银成教育全国辅导机构指定用书
贺银成考研书系由国开出版社独家出版

U0685081

贺银成
考研西医临床医学综合能力
辅导讲义
（上册）

编著：武汉大学中南医院 贺银成

正版书赠：增值服务超值大礼包
内含：录播课+直播课+全程答疑+优质题库
（贺银成主讲）

获取方法（详见书内封二彩页）：
1.扫描封面下方"真学国开"APP二维码下载"真学国开"APP手机注册
2.刮开封面下方授权码涂层获取授权码（正版书读者专享，一码绑定一部手机）

"真学国开"
APP二维码

"真学国开"
新浪微博

国家开放大学出版社
OPEN UNIVERSITY OF CHINA PRESS

内容简介

本书作者贺银成是考研西医临床医学综合能力(简称"西医综合")辅导顶级名师,多年来应邀在全国各地讲授西医综合复习课程,深受广大考生欢迎。本书即是在作者讲稿基础上,结合作者多年来对西医综合的潜心研究编著而成。全书共分八个部分:第一部分为西医综合复习方法,第二至第八部分分别为生理学、生物化学、病理学、诊断学、内科学、外科学和临床医学人文精神。每部分中,各章内容包括考纲要求、复习要点、常考点及例题参考答案四个部分。本书特点是一一揭示西医综合考点及命题规律,对于历年考试重点、要点进行归纳总结,以使考生能迅速明确考点、抓住重点、掌握难点、了解命题规律,复习时能事半功倍。本书严格按考纲要求,对所有考点逐一解析,且讲练结合。本书利用大量图表,对一些相似的知识点进行对比、归纳、总结,重点讲解容易混淆的考点,同时教给考生许多实用的记忆方法和解题技巧。本书适合所有参加西医综合的考研学子以及广大医学工作者。

图书在版编目(CIP)数据

贺银成2019考研西医临床医学综合能力辅导讲义:
全2册/贺银成编著. -北京:国家开放大学出版社,
2018.2

ISBN 978-7-304-09034-0

Ⅰ.①贺… Ⅱ.①贺… Ⅲ.①临床医学—研究生—入学考试—自学参考资料 Ⅳ.①R4

中国版本图书馆CIP数据核字(2017)第265504号

版权所有,翻印必究。

贺银成2019考研西医临床医学综合能力辅导讲义

HEYINCHENG 2019 KAOYAN XIYI LINCHUANG YIXUE ZONGHE NENGLI FUDAO JIANGYI

贺银成 编著

出版·发行:国家开放大学出版社
电话:营销中心 010-68180330 总编室 010-68182524
网址:http://www.crtvup.com.cn
地址:北京市海淀区西四环中路45号 **邮编**:100039
经销:新华书店北京发行所

策划编辑:真 学 **责任校对**:赵 洋
责任编辑:刘媛媛 **责任印制**:赵连生

印刷:北京中科印刷有限公司
版本:2018年3月第1版 2018年3月第1次印刷
开本:787mm×1092mm 1/16 **印张**:82.75 **字数**:2118千字

书号:ISBN 978-7-304-09034-0
定价:179.00元

(如有缺页或倒装,本社负责退换)

前　言

多年来,本人应邀在全国各地讲授考研西医临床医学综合能力(简称西医综合),深受广大考生欢迎。本书即是在讲稿基础上,结合本人多年来对西医综合的潜心研究编著而成。

全书共分八个部分:第一部分为西医综合复习方法,第二至第八部分分别为生理学、生物化学、病理学、诊断学、内科学、外科学和临床医学人文精神。每部分中,各章内容包括考纲要求、复习要点、常考点及例题参考答案四个部分。

本书特点是——揭示西医综合考点及命题规律,对于历年考试重点、要点进行归纳总结,以便同学们能迅速明确考点、抓住重点、掌握难点、了解命题规律,复习时能事半功倍。本书严格按考纲要求,对所有考点逐一解析,且讲练结合。利用大量图表,对一些相似的知识点进行对比、归纳总结,重点讲解容易混淆的考点。

对于医科类考生来说,复习时需要记忆的东西很多,因此本书中,我也教给了同学们许多非常实用的记忆方法,也讲述了许多特别实用的解题技巧。

由于篇幅所限,本书所选例题不可能给出详尽解答。若有疑问,可以参阅《贺银成2019考研西医临床医学综合能力历年真题精析》,将会得到十分详细的解答。同学们复习时也可参阅《贺银成2019考研西医临床医学综合能力辅导讲义同步练习》,这是一本专门针对西医综合的专业题库,且含金量极高,所精选的试题与历年真题绝不重复,这样可使同学们更牢固地掌握知识点,扩大知识面,复习效果会更好。最后,在临考前可以使用《贺银成2019考研西医临床医学综合能力全真模拟试卷及精析》进行热身。

尽管近年来西医综合试题越来越变态,难题、偏题越来越多,但出题还是有规律可循的,所以本套图书每年均可命中大量真题(请参阅下页)。

本书配有由我主讲的全套远程课件,若有需要,可以查阅书末或登录下列网站,查询银成教育全国各地正规合法的合作机构,就近上课学习:

QQ: 800067818　　　2527 0063

公司商城网址　**http://shop.yixueks.com**

武汉银成文化传播有限公司电话: **027-8226 6012**　　**1397 1116 888**　　**1397 1181 888**

同学们在使用本书过程中发现不足或错误之处,请随时指出(heyincheng2002@qq.com),每指出一处错误,奖励10元,多人指出同一处错误者,奖励首位指出者。

2018年我的所有图书均由国家开放大学出版社独家出版,请考生注意鉴别!

最后,祝愿同学们考上自己理想的学校!

贺银成

2018年2月

事实胜于雄辩——本套西医临床医学综合能力系列图书去年命中大量真题

●与 2018 年真题完全相同或非常相似的试题达 123 道●

2018《贺银成考研西医临床医学综合能力辅导讲义》、《贺银成考研西医临床医学综合能力辅导讲义同步练习》、《贺银成考研西医临床医学综合能力全真模拟试卷及精析》及《贺银成考研西医临床医学综合能力历年真题精析》命中大量 2018 年临床医学综合能力（西医）真题，详细对比如下。以下《讲义》、《同步练习》及《模拟题》的试题编号均指 2018 年版。

2018NO1 在维持机体稳态的调节中，负反馈控制的特点是
    A. 迅速   B. 有波动   C. 有预见性   D. 有可能失误
《同步练习》生理学 NO18 与反馈控制相比，前馈控制的优点有
    A. 不会失误   B. 速度快   C. 有预见性   D. 适应性强

2018NO2 神经细胞在静息时，电压门控钠通道对 Na^+ 通透的门控状态是
    A. 激活门和失活门都开放   B. 激活门和失活门都关闭   C. 激活门开放，失活门关闭   D. 激活门关闭，失活门开放
2007NO3 下列关于电压门控 Na^+ 通道与 K^+ 通道共同点的叙述，错误的是
    A. 都有开放状态   B. 都有关闭状态   C. 都有激活状态   D. 都有失活状态

2018NO3 在生理性止血过程中，与识别损伤部位有关的血小板生理特性是
    A. 血小板黏附   B. 血小板聚集   C. 血小板释放   D. 血小板吸附
    A. 黏附   B. 聚集   C. 凝集   D. 激活
《同步练习》生理学 NO116 血小板彼此黏着的现象称为血小板
《同步练习》生理学 NO117 血小板与非血小板表面黏着的现象称为血小板

2018NO4 引起窦房结 P 细胞动作电位 0 期去极化的主要离子流是
    A. I_{Na} B. I_K C. I_{Ca-L} D. I_{Ca-T}
2004NO95 窦房结细胞动作电位 0 期去极化的原因是
    A. Na^+ 内流   B. Ca^{2+} 内流   C. Cl^- 内流
    D. K^+ 内流   E. K^+ 外流

2018NO6 下列关于 CO_2 刺激呼吸运动的描述，正确的是
    A. 中枢化学感受器的反应较快   B. 外周化学感受器较易发生适应
    C. 刺激中枢和外周化学感受器的效应等同   D. 一定水平的 $PaCO_2$ 对维持正常呼吸是必需的
《同步练习》生理学 NO249 调节呼吸运动最重要的理化因素是
    A. O_2 B. CO_2 C. H^+ D. 2，3-DPG

2018NO7 促胃液素延缓胃排空的原因是
    A. 抑制迷走-迷走反射   B. 抑制壁内神经丛反射   C. 增强幽门括约肌收缩   D. 增强肠-胃反射
《同步练习》生理学 NO287 促胃液素的主要生理作用，不包括下列哪项？
    A. 促进胃肠上皮生长   B. 促进胃蛋白酶原分泌   C. 促进胃排空   D. 促进胃酸分泌
《同步练习》生理学 NO288 关于促胰液素的生理作用，下列哪项错误？
    A. 收缩幽门括约肌   B. 促进小肠液分泌   C. 促进胆汁 HCO_3^- 分泌   D. 促进胃酸分泌

2018NO8 大肠内细菌利用简单物质合成的维生素是
    A. 维生素 A 和 D   B. 维生素 B 族和 K   C. 维生素 C 和 E   D. 维生素 PP 和叶酸
《同步练习》生理学 NO367 大肠内细菌可合成
    A. VitA   B. VitB   C. VitD   D. VitK

2018NO12 与眼视近物所作的调节无关的反射活动是
    A. 双眼会聚   B. 晶状体变凸   C. 瞳孔对光反射   D. 瞳孔调节反射

《同步练习》生理学 NO631 人眼视近物时主要表现为

A. 睫状肌松弛　　　　B. 晶状体曲率增大　　　　C. 角膜曲率增加　　　　D. 辐辏反射加强

2018NO14 甲状腺激素作用于靶细胞而产生生物效应的受体属于

A. 核受体　　　　B. G 蛋白耦联受体　　　　C. 酪氨酸激酶受体　　　　D. 离子通道型受体

2006NO18 甲状腺激素作用的主要机制是

A. 与核受体结合,刺激 mRNA 生成　　　　B. 与膜受体结合,促进 cAMP 生成

C. 与核受体结合,促进 cGMP 生成　　　　D. 与膜受体结合,抑制 cAMP 生成

E. 与膜受体结合,抑制 cGMP 生成

2018NO15　1,25-二羟维生素 D_3 对钙、磷调节的效应是

A. 升高血钙,升高血磷　　B. 升高血钙,降低血磷　　C. 降低血钙,升高血磷　　D. 降低血钙,降低血磷

《同步练习》生理学 NO682　1,25-二羟维生素 D_3 对体内钙磷代谢的影响为

A. 升血钙、升血磷　　B. 降血钙、降血磷　　C. 升血钙、降血磷　　D. 降血钙、升血磷

2018NO16 下列关于睾酮对下丘脑-腺垂体反馈调节的描述,错误的是

A. 抑制 GnRH 的分泌　　　　B. 抑制 FSH 的分泌

C. 抑制 LH 的分泌　　　　D. 降低腺垂体对 GnRH 的反应性

《模拟题》(一)NO16 能促进支持细胞分泌抑制素的是

A. LH　　　　B. FSH　　　　C. ABP　　　　D. 雌二醇

2018NO17 蛋白质肽键的化学本质是

A. 氢键　　　　B. 盐键　　　　C. 酰胺键　　　　D. 疏水键

《同步练习》生物化学 NO6 下列关于肽键性质和组成的叙述,正确的是

A. 由 $C_{\alpha 1}$ 和 C-COOH 组成　　B. 由 C_α 和 N 组成　　C. 肽键有一定程度双键性质　　D. 肽键可以自由旋转

2018NO18DNA 在融解温度时的变化是

A. 280nm 处的吸光度增加　　B. 容易与 RNA 形成杂化双链　　C. CG 之间的氢键全部断裂　　D. 50% 的双链被打开

2013NO26DNA 理化性质中的"Tm"值所表达的含义是

A. 复制时的温度　　B. 复性时的温度　　C. 50% 双链被打开的温度　　D. 由 B 型转变成 A 型的温度

2018NO19 磺胺药对二氢叶酸还原酶的抑制性质是

A. 不可逆抑制　　　　B. 竞争性抑制　　　　C. 反竞争性抑制　　　　D. 非竞争性抑制

《同步练习》生物化学 NO110 磺胺类药物的抑菌机制是

A. 不可逆性抑制　　　　B. 竞争性抑制　　　　C. 非竞争性抑制　　　　D. 反竞争性抑制

2018NO21 能够促进 ATP 合酶合成 ATP 的因素是

A. 物质还原速度的加快　　　　B. 质子顺浓度梯度向基质回流

C. 寡霉素与 ATP 合酶相互作用　　　　D. 电子从 $Cytb$ 向 $Cytc_1$ 的传递减慢

A. 含有寡霉素敏感蛋白　　B. 存在于微粒体中　　C. 结合 GDP 后发生构象改变　　D. 存在 H^+ 通道

《同步练习》生物化学 NO273 线粒体内膜复合物 V 的 F_1

《同步练习》生物化学 NO274 线粒体内膜复合物 V 的 F_0

2018NO22 能直接以甘氨酸为原料合成的化合物是

A. 二氢乳清酸　　B. 磷酸核糖焦磷酸　　C. 一磷酸腺苷　　D. 二磷酸尿苷

《同步练习》生物化学 NO345 嘌呤核苷酸从头合成的原料不包括

A. 天冬氨酸　　　　B. 甘氨酸　　　　C. 谷氨酸　　　　D. CO_2

2018NO23 体内快速调节代谢的方式是

A. 酶蛋白生物合成　　B. 酶蛋白泛素化降解　　C. 酶蛋白化学修饰　　D. 同工酶亚基的聚合

2013NO33 下列物质代谢调节方式中,属于快速调节的是

A. 产物对酶合成的阻遏作用　B. 酶蛋白的诱导合成　　C. 酶蛋白的降解作用　　D. 酶的别构调节

2018NO24RNA 生物合成时,转录因子 TFⅡD 结合的部位是

A. TATA 盒　　　　B. ATG　　　　C. GC 盒　　　　D. Poly A

《同步练习》生物化学 NO603 基本转录因子中直接识别、结合 TATA 盒的是

A. TFⅡA　　　　B. TFⅡB　　　　C. TFⅡC　　　　D. TFⅡD

2018NO26 在生物个体中,几乎所有细胞都表达的基因是

    A. 管家基因　　　　　B. 阻遏基因　　　　　C. 可诱导基因　　　　　D. 突变基因

2003NO30 有些基因在一个生物个体的几乎所有细胞中持续表达,这类基因称为

    A. 可诱导基因　　　　B. 可阻遏基因　　　　C. 操纵基因

    D. 启动基因　　　　　E. 管家基因

2018NO27 可获得目的基因的方法是

    A. 质粒降解　　　　　B. 外切核酸酶水解　　C. 核酸变性　　　　　D. 逆转录合成

2009NO161 重组 DNA 技术中可用于获取目的基因的方法有

    A. 化学合成法　　　　B. PCR　　　　　　　C. Western blotting　　D. 基因敲除

2018NO28 可作为信号转导第二信使的物质是

    A. 一磷酸腺苷　　　　B. 腺苷酸环化酶　　　C. 甘油二酯　　　　　D. 生长因子

2009NO162 细胞内信息传递中,能作为第二信使的有

    A. cGMP　　　　　　B. AMP　　　　　　　C. DAG　　　　　　　D. TPK

2018NO29 下列组织中,不会发生化生的是

    A. 肾盂黏膜上皮　　　B. 宫颈柱状上皮　　　C. 结缔组织　　　　　D. 神经纤维

2002NO46 化生不可能发生于

    A. 肾盂黏膜上皮　　　B. 结缔组织　　　　　C. 支气管上皮

    D. 宫颈柱状上皮　　　E. 神经纤维

2018NO30 下列组织中,不发生纤维素样坏死的是

    A. 骨骼肌肌纤维　　　B. 心肌间质　　　　　C. 肾小球　　　　　　D. 小动脉

《同步练习》病理学 NO15 纤维素样坏死不常见于下列哪种疾病?

    A. 风湿病　　　　　　B. 结节性多动脉炎　　C. 急进性肾炎　　　　D. 糖尿病足

2018NO31 炎症细胞自血管内游出后,在组织内作定向运动的现象是

    A. 炎性渗出　　　　　B. 炎性浸润　　　　　C. 趋化作用　　　　　D. 阿米巴样运动

《同步练习》病理学 NO107 炎症的趋化作用是指白细胞

    A. 边集　　　　　　　B. 黏附　　　　　　　C. 游出　　　　　　　D. 定向移动

2018NO32 单核巨噬细胞在局部增生形成的结节状病灶是

    A. 炎性假瘤　　　　　B. 肉芽肿　　　　　　C. 炎性息肉　　　　　D. 肉芽组织

《同步练习》病理学 NO119 肉芽肿的主要细胞成分是

    A. 巨噬细胞和淋巴细胞　B. 类上皮细胞和巨噬细胞　C. 上皮样细胞和多核巨细胞　D. 淋巴细胞和多核巨细胞

2018NO33 下列组织中,不发生癌的组织是

    A. 皮肤附件　　　　　B. 肾上腺　　　　　　C. 淋巴造血组织　　　D. 甲状旁腺

2002NO40 不发生癌的组织是

    A. 皮肤附件　　　　　B. 肾上腺　　　　　　C. 子宫内膜

    D. 甲状旁腺　　　　　E. 软骨组织

2018NO34 下列对风湿热的描述中,错误的是

    A. 属于变态反应性疾病　　　　　　　　　　B. 发病与溶血性链球菌感染有关

    C. 常可导致关节畸形　　　　　　　　　　　D. 心脏病变的后果对人体危害最严重

《同步练习》病理学 NO204 关于风湿病的叙述,下列哪项是错误的?

    A. 属于胶原病　　　　　　　　　　　　　　B. 呈浆液性渗出,容易吸收

    C. 男女患病率无差异　　　　　　　　　　　D. 链球菌细菌壁的抗原成分与其发病有关

《同步练习》病理学 NO206 不符合风湿病病变描述的是

    A. 结缔组织基质的黏液样变性　　　　　　　B. 胶原纤维的纤维素样坏死

    C. 可形成绒毛心　　　　　　　　　　　　　D. Aschoff 细胞来源于心肌细胞

2018NO35 硅沉着病(矽肺)最早期病变出现的部位是

    A. 两肺上叶　　　　　B. 两肺下叶　　　　　C. 上、下肺叶交界的胸膜处　D. 肺门淋巴结

《同步练习》病理学 NO272 早期硅肺的硅结节常位于

    A. 双肺上野　　　　　B. 双肺中叶　　　　　C. 胸膜　　　　　　　D. 肺门淋巴结

2018NO36 肝细胞碎片样坏死的形态学改变是

A. 坏死肝细胞核碎裂　　　　　　　　　　　　B. 肝小叶内肝细胞广泛的点状坏死
C. 坏死突破界板向肝小叶内扩散　　　　　　　D. 肝细胞坏死超过1/3造成小叶结构不完整

2005NO46 肝细胞点状坏死的特点是
A. 伴有严重脂肪变性的坏死　　B. 破坏界板的坏死　　　　C. 形成嗜酸性小体
D. 坏死灶仅累及几个细胞　　E. 肝细胞核碎裂为小点状的坏死

2018NO37 下列肾小球肾炎中,以肾小球内线状免疫荧光为特征的是
A. 膜性肾病　　　　　B. 新月体性肾炎　　　　C. 急性弥漫增生性肾炎　　　D. IgA肾病

《同步练习》病理学 NO407 免疫荧光检查显示线状荧光的疾病是
A. Ⅰ型急进型肾小球肾炎　　B. Ⅱ型急进型肾小球肾炎　　C. Ⅲ型急进型肾小球肾炎　　D. 膜性小球肾炎

2018NO38 引起系统性红斑狼疮组织损害的物质是
A. 自身抗体　　　　　B. CD8$^+$淋巴细胞　　　　C. 苏木素小体　　　　D. 狼疮细胞

《同步练习》病理学 NO368 与系统性红斑狼疮引起的组织损害有关的因素主要为
A. 抗核抗体　　　　　B. 狼疮小体　　　　　C. 狼疮细胞　　　　　D. CD4$^+$T细胞

2018NO40 下列疾病中,属于化脓性炎的是
A. 大叶性肺炎　　　　B. 淋病性尿道炎　　　　C. 肠伤寒　　　　　D. 阿米巴肝脓肿

《同步练习》病理学 NO117 属于化脓性炎症的是
A. 嗜酸性脓肿　　　　B. 阿米巴肝脓肿　　　　C. 冷脓肿　　　　　D. 转移性脓肿

2018NO41 巨幼细胞贫血患者外周血红细胞的形态特征是
A. 大椭圆形　　　　　B. 球形　　　　　C. 靶形　　　　　D. 镰刀形

2008NO71 溶血性贫血患者进行外周血检查时,一般见不到的细胞是
A. 靶形红细胞　　　　B. 晚幼红细胞　　　　C. 破碎红细胞　　　　D. 泪滴样红细胞

2018NO42 可能在心尖部听到舒张期隆隆样杂音的病变是
A. 动脉导管未闭　　　B. 室间隔缺损　　　　C. 主动脉瓣关闭不全　　　D. 肺动脉瓣关闭不全

《同步练习》内科学 NO544 主动脉瓣关闭不全出现
A. P$_2$亢进　　　　　B. Graham Steell 杂音　　　C. 三尖瓣区全收缩期杂音　　　D. Austin-Flint 杂音

2018NO43 支气管哮喘有别于心源性哮喘的临床表现是
A. 咳嗽、咳痰　　　　　　　　　　　　　　　B. 多于夜间发作
C. 呼气性呼吸困难,可自行缓解　　　　　　　D. 双肺可闻及哮鸣音

《同步练习》内科学 NO23 支气管哮喘和左心衰引起的喘息样呼吸困难的鉴别要点是
A. 有无反复发作史　　　　　　　　　　　　　B. 有无肺气肿
C. 有无双肺哮鸣音和湿啰音　　　　　　　　　D. 有无心血管疾病的病史和体征

2018NO44 肺栓塞患者应考虑溶栓治疗的指征是
A. 低血压或晕厥　　　B. 剧烈胸痛　　　　　C. 低氧血症　　　　　D. 咯血

《同步练习》内科学 NO188 发生肺血栓栓塞时,应首先考虑溶栓的情况是
A. 剧烈胸痛　　　　　B. 持续低血压　　　　C. 严重低氧血症　　　　D. 合并深静脉血栓形成

2018NO45 支气管肺泡灌洗液检查为以淋巴细胞增高为主,且以CD8$^+$淋巴细胞为主的疾病是
A. 结节病　　　　　　B. 特发性肺纤维化　　　C. 肺泡蛋白沉积症　　　D. 过敏性肺炎

《同步练习》内科学 NO178 患者,男,49岁。渐进性呼吸困难伴干咳、眼痛、视物模糊4年。胸片示双肺肺门淋巴结肿大,双下肺对称性分布小结节阴影。BALF检查,下列哪项结果对确诊本病意义最大
A. 淋巴细胞0.12,CD4/CD8比值2.5　　　　　B. 淋巴细胞0.12,CD4/CD8比值3.8
C. 淋巴细胞0.28,CD4/CD8比值3.8　　　　　D. 淋巴细胞0.28,CD4/CD8比值2.0

2018 NO46 男性,48岁。外出旅行后出现发热、咳嗽、咳痰伴乏力、腹泻5天。查体:血压 120/76mmHg,神志清楚,双下肺可闻及湿性啰音。化验白细胞12.0×10^9/L,中性87%。血 Na$^+$126mmol/L。胸片提示双肺斑片状影。外院予"头孢呋辛"静脉治疗3天,自觉症状无好转,复查胸片显示双肺阴影较前增多。应首选的治疗药物是
A. 青霉素　　　　　　B. 头孢曲松　　　　　C. 亚胺培南/西司他丁　　　D. 阿奇霉素

2011NO64 患者,女,16岁。外出郊游后出现头痛、咽痛,伴低热和肌肉酸痛。3天后出现咳嗽和少量黏痰。X线胸片检查结果:双肺下叶边缘模糊的斑片状阴影。1周后查体发现鼓膜充血。最可能的诊断是
A. 军团菌肺炎　　　　B. 支原体肺炎　　　　C. 浸润性肺结核　　　　D. 厌氧菌肺炎

2018 NO47 男性,62 岁。1 周前患广泛前壁心肌梗死、左心功能不全,未接受冠脉介入治疗。4 小时前突发心动过速,心电图示 A 型预激综合征伴心房颤动,心室率 156 次/分,应首选的治疗药物是

A. 毛花苷 C　　　　B. 美托洛尔　　　　C. 普罗帕酮　　　　D. 胺碘酮

1999NO151 预激综合征并发快速心房纤颤患者的治疗选择,下列哪些正确?

A. 电复律　　　　B. 普罗帕酮　　　　C. 胺碘酮　　　　D. 维拉帕米

2018NO50 多灶萎缩性胃窦炎最主要的病因是

A. 胆汁反流　　B. 口服非甾体抗炎药　　幽门螺杆菌感染　　D. 自身免疫性抗体

《同步练习》内科学 NO633 慢性非萎缩性胃炎最常见的病因是

A. 自身免疫　　　　B. 吸烟　　　　C. 嗜酒　　　　D. 幽门螺杆菌感染

2018NO51 球后溃疡的临床特点是

A. 上腹痛常无典型的节律性　B. 午夜痛和背部放射痛多见　C. 对药物治疗反应较好　D. 不易并发出血

1996NO52 关于球后溃疡的临床表现,下列哪项不符合?

A. 夜间痛常见　　　　B. 痛常向背部放射　　　　C. 症状较一般十二指肠溃疡严重而持续

D. 不易出血　　　　E. 内科疗效差

2018 NO52 男性,51 岁。肝硬化病史 4 年,发生呕血、黑便 2 天,半天出现意识模糊和躁动入院。为清除该患者的肠道内积血,最宜选用的灌肠液是

A. 弱酸性液　　　　B. 弱碱性液　　　　C. 肥皂水　　　　D. 温开水

《同步练习》内科学 NO871 关于肝性脑病的治疗,不正确的是

A. 给予肥皂水灌肠　　　　　　　　B. 口服新霉素

C. 禁用速效巴比妥类药物镇静　　　　D. 积极纠正电解质和酸碱失衡

2018NO53 尿毒症患者以碳酸氢钠静脉滴入纠正代谢性酸中毒时,发生手足搐搦的机制是

A. 血钠增高继发脑水肿　B. 血钙总量降低　C. 血中游离钙降低　D. 血中结合钙降低

《同步练习》内科学 NO1061 尿毒症病人在纠正酸中毒后发生手足抽搐,最快捷而有效的治疗方法是

A. 血液透析　　　B. 静脉注射安定　　　C. 静滴 5% 碳酸氢钠　　　D. 静注葡萄糖酸钙

2018 NO54 女性,26 岁。因乏力、皮下瘀斑 2 周诊断急性髓细胞白血病入院。化验血:白细胞 15×10^9/L,血红蛋白 83g/L,血小板 15×10^9/L;骨髓检查见原始粒细胞占 65%,早幼粒细胞占 2%,其他各阶段粒细胞占 18%,单核细胞占 12%。该白血病患者欲行染色体检查,最可能出现的染色体异常是

A. t(8;21)(q22;q22)　B. t(9;22)(q34;q11)　C. t(15;17)(q22;q21)　D. t(16;16)(q13;q22)

A. 急性粒细胞白血病　B. 急性早幼粒细胞白血病　C. 急性淋巴细胞白血病　D. 慢性粒细胞白血病

《同步练习》内科学 NO1181t(9;22)常见于

《同步练习》内科学 NO1182t(8;21)常见于

2018NO55 甲状腺毒症性周期性瘫痪的临床特点,正确的是

A. 多见于亚洲青年女性　　　　　　B. 与甲亢疾病的严重程度相平行

C. 高碳水化合物饮食可诱发　　　　D. 为不对称性肢体软瘫

《同步练习》内科学 NO1243 毒性甲状腺肿患者,男性,25 岁,长跑后突然双下肢不能活动,膝反射减退,但无肌萎缩,最可能是

A. 甲亢性肌病　　B. 甲状腺毒症性周期性瘫痪　C. 甲亢合并重症肌无力　D. 甲亢并颅内出血

2018NO56 与类风湿关节炎病情活动性无关的实验室检查结果是

A. 血红蛋白降低　　　B. 血小板减少　　　C. 血沉增快　　　D. RF 滴度增高

2002NO73 下列与类风湿关节炎活动无关的是

A. 晨僵　　　　B. 关节畸形　　　　C. 类风湿结节

D. 血沉增快　　　　E. C 反应蛋白增高

2018NO58 因受者体内存在针对供者特异性抗原的预存抗体所引起的排斥反应是

A. 超急性排斥反应　　B. 加速性排斥反应　　急性排斥反应　　D. 慢性排斥反应

2011NO54 超急性排斥反应的主要病因是

A. 受者存在抗移植物循环抗体　　　　B. 受者与供者 HLA 配型不理想

C. 受者存在严重的免疫缺陷　　　　D. 受者存在抗移植物 T 淋巴细胞

2018NO59 男性,35 岁。5 小时前重物砸伤双大腿,急诊查血钾 6.1mmol/L,心率 50 次/分,律不齐。应首先静脉注射的药物是

A. 25% 葡萄糖 100ml + 6U 胰岛素　　　　　　　B. 10% 葡萄糖酸钙 20ml

C. 11.2% 乳酸钠 50ml　　　　　　　　　　　　　D. 5% 碳酸氢钠 100ml

《同步练习》外科学 NO39 男,60 岁。因慢性肾功能不全入院。血生化检查:$K^+ 6.5mmol/L$,$Na^+ 136mmol/L$,$Ca^{2+} 2.1mmol/L$,$CO_2CP25mmol/L$。心电图示 T 波高尖。下列处理不正确的是

A. 静滴碳酸氢钠溶液　　B. 应用氨苯蝶啶快速利尿　　C. 静注葡萄糖酸钙　　　D. 静滴葡萄糖和胰岛素

2018 NO60 男性,65 岁。3 个月前有 3 次无痛性血尿,近来出现腰痛及尿频、尿痛、血尿和排尿困难,有时尿有血块。最可能的诊断是

A. 前列腺癌　　　　　　B. 膀胱肿瘤　　　　　　　C. 膀胱结石　　　　　　D. 肾癌

《同步练习》外科学 NO1053 男,62 岁。反复无痛性肉眼血尿 3 个月,偶伴尿频、尿急。查体:一般状态好,轻度贫血貌,双肾未触及,首先应考虑的疾病是

A. 泌尿系感染　　　　　B. 前列腺增生　　　　　　C. 膀胱肿瘤　　　　　　D. 膀胱结石

2018NO61 出现反常呼吸运动的胸部损伤是

A. 张力性气胸　　　　　B. 多根多处肋骨骨折　　　C. 开放性气胸　　　　　D. 闭合性气胸

《同步练习》外科学 NO414 造成浮动胸壁的原因是

A. 单根两处肋骨骨折　　B. 单根单处肋骨骨折　　　C. 多根多处肋骨骨折　　D. 多根单处肋骨骨折

2018 NO62 男性,65 岁。患胆总管结石,手术切开胆总管探查、取石,并放置 T 管引流。术后 T 管造影发现仍有 0.5cm 残余结石。可经 T 管瘘管取出残余结石的最短时间是

A. 术后 2 周　　　　　　B. 术后 4 周　　　　　　C. 术后 6 周　　　　　　D. 术后 8 周

《同步练习》外科学 NO841 胆总管切开取石后,造影发现胆总管下端结石残留,T 管至少需保留多长时间,以便后期胆道镜取石?

A. 3 周　　　　　　　　　B. 4 周　　　　　　　　　C. 5 周　　　　　　　　　D. 6 周

2018 NO63 男性,30 岁。上腹部钝器伤 3 小时来院,曾呕吐少量鲜血,诉上腹及腰部疼痛。查体上腹压痛,轻度肌紧张,肠鸣音弱。腹部平片见右肾及腰大肌轮廓模糊。最可能的诊断是

A. 胃破裂　　　　　　　B. 十二指肠破裂　　　　　B. 脾脏破裂　　　　　　D. 空肠破裂

《同步练习》外科学 NO533 男,18 岁。练双杠时撞击上腹部,突发腹痛 4 小时。疼痛加重,伴背部疼痛、恶心、呕吐,呕吐物中有胃液和胆汁。既往有胆囊炎病史。腹部 X 线平片检查:横结肠肝曲胀气,腹膜后有气体征象。粪隐血(−)。最可能的诊断是

A. 右肾破裂　　　　　　B. 肝破裂　　　　　　　　C. 结肠破裂　　　　　　D. 十二指肠破裂

2018NO64 女性,35 岁。甲状腺乳头状癌根治手术后第一天,发现饮水时有呛咳,说话音调降低。最可能的原因是

A. 喉返神经损伤　　　　B. 喉上神经损伤　　　　　C. 声门损伤　　　　　　D. 插管致声门水肿

2017NO59 男性,45 岁。因甲状腺癌行左叶甲状腺全切除术,术后出现饮水呛咳,但发音正常,首先考虑的原因是

A. 喉返神经损伤　　　　B. 交感神经损伤　　　　　C. 喉上神经外支损伤　　D. 喉上神经内支损伤

2018NO65 关于化脓性关节炎的叙述,正确的是

A. 关节液外观可为透明或浑浊黄白色　　　　　　B. 关节液培养最常见白色葡萄球菌

C. 关节液镜检见多量革兰阴性细菌　　　　　　　D. 多见于老年女性,可早期关节腔注射抗生素

《同步练习》外科学 NO1356 下列选项中,不属于化脓性关节炎特点的是

A. 可有血沉增快　　　　　　　　　　　　　　　　B. 好发于上肢各关节

C. 周围血白细胞数增高　　　　　　　　　　　　　D. X 线检查不能作为早期诊断依据

2018NO66 下列膝关节检查结果与疾病的关系,错误的是

A. 浮髌试验(+):膝关节积液　　　　　　　　　　B. 前抽屉试验(+):后交叉韧带断裂

C. 研磨试验(+):半月板损伤　　　　　　　　　　D. 麦氏试验(+):半月板损伤

《模拟题》(一)NO165 膝关节浮髌试验阳性可见于

A. 骨关节炎　　　　　　B. 膝关节结核　　　　　　C. 化脓性膝关节炎　　　D. 髌骨骨折

(68 ~ 69 题共用题干)男性,48 岁。2 小时前参加婚宴后感上腹不适、恶心,随即呕吐大量混有残食的鲜血约 500ml,伴头晕、心悸。近年来常感上腹不适、乏力。查体:体型消瘦,面色晦暗,蜘蛛痣(+),巩膜轻度黄染,肝肋下未及,移动性浊音阳性,肠鸣音活跃。

2018NO68 患者最可能的出血病因是

A. 食管贲门黏膜撕裂出血　B. 胃溃疡伴出血　　　C. 上消化道肿瘤伴出血　D. 食管静脉曲张破裂出血

2018NO69 对判断该患者是否继续存在活动性出血最有价值的体征是

  A. 面色晦暗   B. 巩膜轻度黄染   C. 移动性浊音阳性   D. 肠鸣音活跃

《同步练习》外科学 NO880 男,60岁。进食苹果后呕鲜血500ml,伴头晕、出汗。乙肝病史30年。查体:BP80/50mmHg,心率110次/分,腹水征(+)。最可能的呕血原因是

  A. 急性糜烂性胃炎   B. 胃癌   C. 食管胃底静脉曲张破裂   D. 十二指肠溃疡

《同步练习》外科学 NO878 下列疾病可表现为肠鸣音活跃的是

  A. 上消化道出血   B. 低钾血症   C. 麻痹性肠梗阻   D. 急性胰腺炎

(70~72题共用题干)男性,21岁。2小时前进行举重训练,在用力举起杠铃时突发左胸痛,随即出现进行性呼吸困难、出汗、心悸,急送校医院。查体:脉搏微弱,频率120次/分,呼吸浅而快,频率24~30次/分,BP90/60mmHg,神清,烦躁不安,高枕右侧卧,口唇轻绀,颈静脉怒张。

2018NO70 患者应考虑的主要疾病是

  A. 肺气肿   B. 气胸   C. 肺栓塞   D. 急性胸膜炎

2018NO71 下列最能支持患者主要疾病的体征是

  A. 气管左偏   B. 左肺叩浊、呼吸音减弱   C. 左肺呼吸音消失   D. 双肺叩诊过清音

2018NO72 为确诊应首先选用的辅助检查是

  A. 胸部B超   B. 胸部X线片   C. 胸部CT   D. 肺动脉造影

患者60岁,反复咳嗽咳痰10余年。昨日晨突然出现气急,胸痛,呼吸困难。体检:唇发绀,气管向右移位,左肺呼吸音减低。

《同步练习》内科学 NO237 最可能的诊断是

  A. 左肺不张   B. 左侧气胸   C. 右侧气胸   D. 左侧胸腔积液

《同步练习》内科学 NO238 为确诊该患者,首选的检查方法是

  A. 胸部X线片   B. 肺功能检查   C. 胸部B超   D. 胸部诊断性穿刺

(73~75题共用题干)男性,36岁。间断咳嗽、咳黄脓痰20余年,3天前出现发热,痰中少量带血。幼年时曾患百日咳。

2018NO73 患者最可能的诊断是

  A. 慢性阻塞性肺疾病   B. 支气管扩张症   C. 肺结核   D. 肺脓肿

2018NO74 为明确诊断,最有意义的检查是

  A. 肺功能   B. 胸部X线片   C. 胸部HRCT   D. 支气管镜

2018NO75 根据诊断,目前最佳的处理方法是

  A. 吸氧   B. 抗感染   C. 止血   D. 体位引流

女性,50岁,慢性咳嗽、偶咯大量脓痰20年,有时咯大口鲜血。体检:双肺底可闻及局限性粗湿啰音,经治疗后可好转。多次胸片提示左下肺纹理增粗紊乱。

《同步练习》内科学 NO60 本例最可能的诊断是

  A. 肺脓肿   B. 慢性支气管炎   C. 支气管扩张症   D. 肺气肿

《同步练习》内科学 NO61 为确诊本病,首选的检查方法是

  A. 胸部断层扫描   B. 支气管造影   C. HRCT   D. 胸腔镜取活检

《同步练习》内科学 NO63 本例的主要治疗措施是

  A. 保持呼吸道通畅   B. 使用支气管舒张剂   C. 控制感染   D. 体位引流

(79~81题共用题干)男性,32岁。间断发作下腹痛、腹胀伴腹泻或便秘3年余,下腹痛不重,多于排便后缓解,粪便常有黏液,无脓血。3周来再次发作下腹痛伴腹泻,大便2~4次/天,粪便性状同前。体格检查除下腹部有轻度压痛外,其余未见异常。粪便常规、隐血及培养均未发现明显异常。

2018NO79 患者最可能的诊断是

  A. 肠结核   B. 克罗恩病   C. 肠易激综合征   D. 溃疡性结肠炎

2018NO80 为确定诊断,最有意义的检查是

  A. PPD试验   B. 腹部B超   C. 钡剂灌肠   D. 结肠镜

2018NO81 可选择的治疗是

  A. 口服抗结核药   B. 口服柳氮磺胺吡啶   C. 口服匹维溴铵   D. 口服布地奈德

女,36岁。间断腹痛、腹泻5年,大便3~5次/日,带黏液,无脓血,便后腹痛缓解,受凉及紧张后症状加重,无发热,抗生素治疗无效,体重无减轻,粪隐血试验阴性。

《同步练习》内科学 NO800 为确定诊断,首选的检查是

    A. 腹部 B 型超声   B. 小肠 X 线钡剂造影   C. 结肠镜   D. 腹部 CT

《同步练习》内科学 NO801 最可能的诊断是

    A. 克罗恩病   B. 溃疡性结肠炎   C. 肠易激综合征   D. 肠结核

(82 ~ 84 题共用题干)女性,26 岁。尿频、尿急、尿痛伴腰痛 3 天。既往体健。查体:T36.8℃,心肺未见异常,腹软,肝脾肋下未触及,双肾区无叩击痛。化验:尿蛋白(±),亚硝酸盐还原试验阳性,沉渣镜检白细胞 20 ~ 30/HP,红细胞 5 ~ 10/HP。

2018NO82 患者最可能的诊断是

    A. 急性膀胱炎   B. 急性肾盂肾炎   C. 慢性肾盂肾炎   D. 尿道综合征

2018NO83 下列尿检查结果支持该诊断的是

    A. 可见白细胞管型   B. 尿乙酰-β-D-氨基葡糖苷酶(NAG)升高

    C. 清洁中段尿培养有大肠埃希菌   D. 尿比重和渗透压下降

2018NO84 此时最主要的处理是

    A. 对症治疗及多饮水   B. 单剂量抗生素疗法   C. 短疗程抗生素疗法   D. 10 ~ 14 天抗生素疗法

患者,女,30 岁。1 周来发热、尿频、尿急、尿痛伴腰痛,既往无类似病史。查体:体温 38.3℃,心肺检查未见异常,腹软,肝脾肋下未触及,双肾区有叩击痛。化验:尿蛋白(+),白细胞 30 ~ 50/HP,可见白细胞管型。

2008NO102 对该患者最可能的诊断是

    A. 急性肾小球肾炎   B. 急性尿道炎   C. 急性膀胱炎   D. 急性肾盂肾炎

2008NO103 不宜作为首选的治疗药物是

    A. 喹诺酮类   B. 头孢菌素类   C. 红霉素   D. 半合成广谱青霉素

2008NO104 一般用药的疗程是

    A. 3 天   B. 7 天   C. 14 天   D. 20 天

(85 ~ 87 题共用题干)女性,31 岁。5 天来无明显原因发现四肢皮肤出血点伴牙龈出血,1 天来间断鼻出血。查体见口腔颊黏膜血疱。急诊化验血 Plt8×10⁹/L,临床诊断为特发性血小板减少性紫癜(ITP)。

2018NO85 该患者应首选的紧急治疗不包括

    A. 静滴地塞米松   B. 静滴长春新碱   C. 静滴免疫球蛋白   D. 血小板成分输注

2018NO86 目前的临床症状中,提示该患者颅内出血风险最大的表现是

    A. 四肢皮肤出血点   B. 牙龈出血   C. 口腔颊黏膜血疱   D. 间断鼻出血

2018NO87 下列实验室检查结果支持该诊断的是

    A. 血白细胞减少,血红蛋白正常   B. 抗核抗体阳性,抗磷脂抗体阳性

    C. 凝血时间延长,血块收缩良好   D. 骨髓巨核细胞增多,产板型减少

女性,26 岁。10 天来全身皮肤出血点伴牙龈出血来诊。化验 PLT35×10⁹/L,临床诊断为特发性血小板减少性紫癜(ITP)。

《同步练习》内科学 NO1228 不支持 ITP 诊断的是

    A. 多数病变轻而局限   B. 皮肤黏膜出血常见   C. 月经过多常见   D. 严重内脏出血常见

《同步练习》内科学 NO1229 支持 ITP 诊断的实验室检查是

    A. 凝血时间延长   B. 血块收缩良好   C. 抗核抗体阳性   D. 骨髓巨核细胞增多

《同步练习》内科学 NO1230 该患者的首选治疗是

    A. 糖皮质激素   B. 脾切除   C. 血小板输注   D. 长春新碱

(88 ~ 90 题共用题干)女性,32 岁。发现持续性高血压 3 年,血压为 150 ~ 160/90 ~ 100mmHg,常因情绪激动、体位改变时诱发血压增高,最高可达 210/110mmHg,伴头痛、心悸、出汗。口服多种降压药物疗效不佳。查体:T36.7℃,P90 次/分,BP158/95mmHg,甲状腺(-),双肺(-),心界不大,心律不整,可闻期前收缩 5 ~ 6 次/分,心尖部 S₁ 增强,腹部未闻及血管杂音,下肢不肿。

2018NO88 患者最可能的诊断是

    A. 原发性高血压   B. 原发性醛固酮增多症   C. 嗜铬细胞瘤   D. 肾动脉狭窄

2018NO89 对患者确诊最有价值的检查是

    A. 超声心动图   B. 肾及肾上腺 CT   C. 肾动脉 B 超   D. 腹部 X 线片

2018NO90 患者因疾病而明显焦虑,烦躁,测血压 200/108mmHg,心率 108 次/分。应首选的治疗药物是

    A. β 受体拮抗剂   B. α 受体拮抗剂   C. 醛固酮受体拮抗剂   D. 血管紧张素转换酶抑制剂

《同步练习》内科学 NO1299 在嗜铬细胞瘤患者手术过程中,出现急骤血压升高时,应首选的降压药物是

A. 硝普钠   B. 酚妥拉明   C. 利多卡因   D. 哌唑嗪

(93～95 题共用题干)女性,40 岁。发现甲状腺结节 10 年,近年来易出汗、心悸,渐感呼吸困难。查体:脉搏 104 次/分,血压 130/70mmHg,无突眼,甲状腺Ⅲ度肿大,结节状。心电图示:窦性心律不齐。

2018NO93 最可能的诊断是

A. 原发性甲亢   B. 单纯性甲状腺肿   C. 继发性甲亢   D. 桥本甲状腺炎

2018NO94 确诊的主要根据是

A. 颈部 CT   B. 血清 T_3、T_4、TSH 值   C. 甲状腺 B 超   D. 颈部 MRI

2018NO95 首选的根治性治疗方法是

A. 抗甲状腺药物治疗   B. 甲状腺大部切除术   C. 甲状腺全切术   D. 同位素治疗

患者,男,55 岁。因心悸伴消瘦 1 周来诊。查体:脉率 84 次/分,血压 148/60mmHg,甲状腺弥漫性Ⅱ度肿大,可闻及血管杂音,肺(－),心率 112 次/分,心律绝对不整,心音强弱不等,腹(－)。

2011NO108 该患者的心律失常类型是

A. 心房颤动   B. 心房扑动   C. 频发早搏   D. 二度Ⅱ型房室传导阻滞

2011NO109 产生心律失常的最可能原因是

A. 冠心病   B. 甲亢性心脏病   C. 心肌病   D. 高血压病

2011NO110 为明确诊断,首选的检查是

A. 超声心动图   B. 心肌酶谱   C. 血 T_3、T_4 测定   D. 冠状动脉造影

(103～105 题共用题干)男性,29 岁。高处坠落 2 小时,主诉胸背部疼痛,双下肢不能活动。

2018NO103 根据患者情况,首先考虑的是

A. 脊柱损伤合并骨盆骨折   B. 脊柱损伤合并脊髓损伤   C. 脊柱损伤合并双下肢骨折   D. 胸部损伤合并骨盆骨折

2018NO104 对诊断最有价值的检查是

A. 脊髓造影   B. MRI 检查   C. X 线检查   D. 脑脊液穿刺检查

2018NO105 现场对该患者的正确搬运方法是

A. 一人用一手抱颈,另一手抱脚放于担架上   B. 一人抬头,另一人抬足放于木板上

C. 两人架其上肢拉到担架上   D. 两人将躯干保持平直状态成一体平移至木板上

男性矿工,井下作业时发生塌方砸伤背部,当即倒于地上,下肢无力不能行走,立即来诊。检查见胸腰段后凸畸形并压痛,双下肢不全瘫,感觉异常平面位于双侧腹股沟水平。

《同步练习》外科学 NO1187 对该病人的正确搬运方法是

A. 一人用一手抱颈,另一手抱腿放于担架上   B. 一人抬头,另一人抬足放于木板上

C. 两人架其上肢助其上担架车   D. 两人将其躯干成一体滚动至木板上

《同步练习》外科学 NO1188 送至急诊室后,骨科首先应做的影像学检查是

A. MRI   B. CT   C. B 型超声   D. X 线

《同步练习》外科学 NO1189 为明确有无脊髓损伤,应首选的辅助检查是

A. 肌电图   B. X 线片   C. CT   D. MRI

(106～107 题共用题干)女性,30 岁。腰背痛伴低热、盗汗 1 个月。既往有肺结核病史。体检发现胸 11～12 棘突明显压痛。

2018NO106 最可能的诊断是

A. 脊柱肿瘤   B. 强直性脊柱炎   C. 脊柱结核   D. 化脓性脊柱炎

2018NO107 最具有诊断价值的检查是

A. MRI   B. X 线片   C. CT   D. 结核菌素试验

女,28 岁。进行性背痛 1 个月。查体:腰部叩痛阳性,拾物试验阳性。腰椎 X 线片示 3、4 腰椎间隙变窄,可见椎旁软组织阴影。

《同步练习》外科学 NO1382 最可能的诊断是

A. 腰椎肿瘤   B. 腰椎间盘突出症   C. 腰椎结核   D. 强直性脊柱炎

《同步练习》外科学 NO1383 对确诊最有价值的检查是

A. 活检   B. MRI   C. B 型超声   D. CT

2018NO108 "医师宪章:新千年的医师专业精神"提出了三项基本原则和十项专业责任。以下属于三项基本原则内容的是

A. 将患者利益放在首位   B. 对患者诚实   C. 为患者保守秘密   D. 提高医疗质量

《模拟题》(五)NO115 医师职业精神的十项职业责任不包括

　A. 为患者保密的责任　　　B. 提高医疗品质的责任　　　C. 维护社会公益的责任　　　D. 对职责负有责任

2018NO111 下列选项中,属于医生义务的是

　A. 开展科学研究　　　B. 保障自身安全　　　C. 使用医疗设备　　　D. 妥善保管病历

《同步练习》医学人文 NO2 医师在执业活动中应履行的义务不包括

　A. 进行医学诊查　　　B. 遵守技术操作规范　　　C. 对患者进行健康教育　　　D. 保护患者隐私

2018 NO112 男性,78 岁。因脑梗死昏迷被家人送医院救治,治疗多日仍意识不清,家属要求放弃治疗。针对家属的要求,医生应当考虑的首要因素是

　A. 患者的社会地位　　　B. 患者家属的意愿　　　C. 患者的经济条件　　　D. 患者的疾病状况

《同步练习》医学人文 NO6 一位服用了 60 多片安定的精神病患者被送到医院急救,患者父母表示无力承担抢救费用。按照急救伦理的要求,医生应选择的处理措施是

　A. 在征得患者父母和医院领导同意的情况下,迅速实施抢救　　　B. 在征得患者父母同意的情况下,放弃治疗

　C. 放弃抢救,让患者父母将其接回家　　　D. 仅给予患者家庭能够承受费用的支持疗法

2018NO113 男性,45 岁。艾滋病病毒抗体检测为阳性,要求医生为其保密。医生以下做法能够得到伦理辩护的是

　A. 将检测结果报告给患者单位的领导　　　B. 将检测结果告知来询问的患者父亲

　C. 将检测结果报告当地疾病预防控制中心　　　D. 将检测结果告知来询问的患者投保公司职员

2017NO115 女性,20 岁。有静脉吸毒史,检测发现其 HIV 抗体(＋),患者要求医生为其保守秘密。医生正确的做法是

　A. 为患者保密,不告知任何人　　　B. 不公开患者该信息,只告知其直系亲属

　C. 不公开患者该信息,但报告疾控中心　　　D. 征得患者同意后报告疾控中心

　A. 羟脯氨酸　　　B. 苏氨酸　　　C. 硒代半胱氨酸　　　D. 亮氨酸

2018NO120 蛋白质生物合成后经修饰形成的氨基酸是

2018NO121 可以被磷酸化修饰的氨基酸是

《同步练习》生物化学 NO585 蛋白质合成后,翻译的初级产物中能被磷酸化修饰的氨基酸是

　A. 丝氨酸　　　B. 脯氨酸　　　C. 苏氨酸　　　D. 酪氨酸

　A. 泛素　　　B. 热激(休克)蛋白　　　C. 逆转录酶　　　D. 蛋白激酶

2018NO122 参与合成多肽链正确折叠的蛋白质是

2018NO123 可作为信号传递分子开关的蛋白质是

2010NO159 能促使蛋白质多肽链折叠成天然构象的蛋白质有

　A. 解螺旋酶　　　B. 拓扑酶　　　C. 热激蛋白 70　　　D. 伴侣蛋白

　A. 乳头状癌　　　B. 滤泡状癌　　　C. 髓样癌　　　D. 肉瘤样癌

2018NO124 主要根据细胞核形态诊断的甲状腺癌是

2018NO125 主要根据细胞生物学行为诊断的甲状腺癌是

2005NO48 诊断甲状腺乳头状癌最重要的依据是

　A. 癌细胞核明显异型　　　B. 癌细胞有大量核分裂象　　　C. 癌细胞核明显深染

　D. 癌细胞核有粗大核仁　　　E. 癌细胞核呈毛玻璃状

2016NO56 对诊断甲状腺滤泡癌最有价值的病理变化是

　A. 肿瘤呈浸润性生长　　　B. 肿瘤分化差,形态类似胚胎期甲状腺组织

　C. 肿瘤细胞高度异形　　　D. 肿瘤细胞核为毛玻璃样

　A. 巨噬细胞　　　B. 淋巴细胞　　　C. 多核巨细胞　　　D. 浆细胞

2018NO126 构成伤寒肉芽肿的主要细胞是

2018NO127 构成梅毒肉芽肿的主要细胞是

《同步练习》病理学 NO529 伤寒小结的主要细胞成分是

　A. T 淋巴细胞　　　B. B 淋巴细胞　　　C. 巨噬细胞　　　D. 嗜酸性粒细胞

《同步练习》病理学 NO539 梅毒时恒定出现的细胞是

　A. 淋巴细胞　　　B. 浆细胞　　　C. 上皮样细胞　　　D. 肥大细胞

　A. 烂苹果味　　　B. 苦杏仁味　　　C. 蒜臭味　　　D. 腥臭味

2018NO130 有机磷中毒时,患者的呼吸气味常是

2018NO131 氰化物中毒时,患者的呼吸气味常是

A. 烂苹果味   B. 蒜臭味   C. 腥臭昧   D. 苦杏仁味

《讲义》内科学 P928NO1 氧化物中毒时,病人的呼出气体可呈

《讲义》内科学 P928NO2 有机磷农药中毒时,病人的呼出气体可呈

A. 胰腺导管腺癌   B. 结肠癌   C. 甲状腺乳头状癌   D. 胃癌

2018NO132 患者术后一般能存活 15 年以上的肿瘤是

2018NO133 患者术后很少存活 5 年的肿瘤是

《同步练习》外科学 NO326 甲状腺癌的预后按从好到差的排序为

A. 乳头状癌—髓样状癌—滤泡状癌—未分化癌   B. 乳头状癌—滤泡状癌—髓样癌—未分化癌

C. 滤泡状癌—乳头状癌—髓样癌—未分化癌   D. 滤泡状癌—髓样癌—乳头状癌—未分化癌

A. Miles 术   B. Dixon 术   C. Hartmann 术   D. Park 术

2018 NO134 男性,82 岁。粪便带血及黏液 1 个月。1 周前结肠镜发现距肛缘 15cm 处环周肿物,镜身不能进入,取活检,病理报告:中分化腺癌。3 天来腹胀、腹痛,停止排便排气,诊断肠梗阻。应选择的术式是

2018 NO135 男性,58 岁。脓血便 2 周。肛门指诊距肛缘 4cm 触及肿物,质硬,不活动,占据左侧大半周,上界未触及,指套有血渍。拟诊直肠癌。应选择的术式是

《同步练习》外科学 NO730 对伴有完全性梗阻的高位直肠癌,最常应用的手术方式是

A. Dixon 术   B. Hartmann 术   C. 升结肠造瘘术   D. Miles 术

2014NO79 男性,73 岁。因肠梗阻 4 天手术探查,术中发现直肠、乙状结肠交界部直径约 3cm 肿瘤,尚活动,近端结肠扩张、水肿。合理的手术方式是

A. 横结肠造口术   B. Miles 手术   C. Dixon 手术   D. Hartmann 手术

2018NO137 血友病的产生原因有

A. 缺乏维生素 K   B. 缺乏凝血因子 V   C. 缺乏凝血因子Ⅷ   D. 缺乏凝血因子Ⅸ

《同步练习》生理学 NO94 临床上,乙型血友病是由于缺乏

A. FⅦ   B. FⅧ   C. FⅨ   D. FⅪ

2018NO138 在生理状态下,能使冠脉血流量增多的因素有

A. 加快心率   B. 增加外周阻力   C. 降低动脉血压   D. 增强心肌代谢活动

2003NO130 下列哪些情况可使冠脉血流量增加?

A. 心室收缩期延长   B. 心室舒张期延长   C. 动脉舒张压升高   D. 交感神经兴奋

2018NO139 支持体温调定点学说的现象和依据有

A. 高热高湿环境下中暑的发生   B. 发热初期出现寒战等产热反应

C. 发热恢复期发生出汗等散热反应   D. 体温改变时下丘脑温度敏感神经元电活动改变

2016NO14 人体发热初期出现畏寒、寒战的原因是

A. 产热过程过强   B. 散热过程受阻   C. 体温调定点上调   D. 体温调节中枢功能异常

2018NO142 参与血液中氨运输的主要氨基酸有

A. 丙氨酸   B. 鸟氨酸   C. 谷氨酰胺   D. 谷氨酸

A. 谷氨酰胺   B. 丙氨酸   C. 谷氨酰胺 + 丙氨酸   D. 谷氨酸

《同步练习》生物化学 NO314 氨在血中的运输形式主要是

《同步练习》生物化学 NO315 脑中氨运输至肝的形式主要是

《同步练习》生物化学 NO316 骨骼肌中的氨运输至肝的形式有

2018NO143 能够影响氧化磷酸化的因素有

A. [ADP]/[ATP]   B. 甲状腺素增加   C. 线粒体突变   D. CO 阻断 Cyta$_3$

《同步练习》生物化学 NO257 正常机体氧化磷酸化速度的主要调节因素是

A. 甲状腺激素   B. ADP   C. mtDNA 突变   D. 还原当量

2018NO144 参与蛋白质生物合成的能量物质有

A. ATP   B. CTP   C. GTP   D. UTP

1999NO124 蛋白质生物合成时需要的是

A. GTP   B. ATP   C. 两者都需要   D. 两者都不需要

2018NO145 参与基因转录调控的主要结构有

A. 启动子   B. 衰减子   C. 增强子   D. 密码子

《同步练习》生物化学 NO630 顺式作用元件包括

A. 启动子　　　　　　　B. 沉默子　　　　　　　C. 增强子　　　　　　　D. TFⅡD

2018NO146 肝生物转化的作用有

A. 使多数非营养物质活性降低　　　　　　　B. 使某些激素灭活

C. 使多数非营养物质的水溶性降低　　　　　D. 对毒物既可解毒也可加大毒性

《同步练习》生物化学 NO394 生物转化最重要的生理意义是

A. 使毒物的毒性降低　　　　　　　　　　　B. 使药效失活

C. 使生物活性物质失活　　　　　　　　　　D. 使非营养物质极性增加,利于排泄

2018NO147 能够测定 DNA-蛋白质相互作用的实验技术有

A. 电泳迁移率变动测定　　B. 酵母双杂交　　　C. 染色质免疫沉淀法　　　D. 酶联免疫法

2017NO123 研究 DNA-蛋白质相互作用的实验是

A. 酵母双杂交技术　　　B. DNA 链末端合成终止法　　C. 聚合酶链反应　　　D. 染色质免疫沉淀法

2018NO148 下列选项中,与肝硬化腹水生成机制相关的有

A. 门静脉高压　　　　　　　　　　　　　　B. 肝脏处理胆红素功能下降

C. 肝内纤维组织增生压迫肝静脉主干　　　　D. 淋巴液从肝包膜中外渗

1999NO160 下列哪些是门静脉高压症腹水形成的因素?

A. 门静脉毛细血管床的滤过压增加

B. 肝内淋巴液回流不畅,自肝表面漏入腹腔

C. 肝功能减退,血浆白蛋白合成障碍,致血浆胶体渗透压降低

D. 肾上腺皮质的醛固酮和垂体后叶的抗利尿激素增多,致钠和水的潴留

2018NO150 在下列疾病中,会发生纤维素样坏死的有

A. 膜性肾病　　　　　　B. 系统性红斑狼疮　　C. 风湿性心肌炎　　　　D. 良性高血压

《同步练习》病理学 NO15 纤维素样坏死不常见于下列哪种疾病?

A. 风湿病　　　　　　　B. 结节性多动脉炎　　C. 急进性肾炎　　　　　D. 糖尿病足

2018NO151 在下列疾病中,属于假膜性炎的有

A. 大叶性肺炎　　　　　B. 白喉　　　　　　　C. 细菌性痢疾　　　　　D. 风湿性心包炎

2014NO136 属于假膜性炎的是

A. 白喉　　　　　　　　B. 淋巴结结核　　　　C. 急性蜂窝织性阑尾炎　D. 乙型肝炎

2018NO152 在下列选项中,与肿瘤分期相关的有

A. 肿瘤的大小　　　　　B. 淋巴结有无转移　　C. 肿瘤的浸润深度　　　D. 肿瘤的分化程度

2005NO43A 肿瘤分期是指

A. 肿瘤细胞的分化程度　　B. 肿瘤细胞的恶性程度　　C. 肿瘤的生长范围和扩散程度

D. 肿瘤细胞核分裂象的多少　E. 肿瘤细胞的浸润及转移能力

2018NO153 下列选项中,符合早期胃癌描述的有

A. 肿瘤最大径小于 2cm　B. 肿瘤尚未侵及肌层　C. 可有局部淋巴结转移　D. 可有单个的肝转移灶

1999NO150 早期胃癌包括

A. 黏膜内癌　　　　　　B. 黏膜下癌伴淋巴结转移　C. 侵及肌层的癌　　　D. 侵及浆膜层的癌

2018NO154 下列抗结核药中,属于杀菌药的有

A. 异烟肼　　　　　　　B. 利福平　　　　　　B. 吡嗪酰胺　　　　　　D. 对氨基水杨酸

《同步练习》内科学 NO155 能杀灭巨噬细胞外结核分枝杆菌的抗结核药是

A. 异烟肼　　　　　　　B. 利福平　　　　　　C. 乙胺丁醇　　　　　　D. 吡嗪酰胺

2018NO155 心脏压塞的主要体征有

A. 奇脉　　　　　　　　B. 心界扩大　　　　　C. 血压下降,脉压增大　D. 心率加快,心音减弱

《同步练习》内科学 NO562 不符合心脏压塞特点的是

A. 窦性心动过速　　　　B. 脉压减小　　　　　C. 奇脉　　　　　　　　D. 静脉压降低

2018NO156 有机磷中毒时的毒蕈碱样症状有

A. 腹痛、腹泻　　　　　B. 大汗、流涎　　　　C. 肌纤维颤动　　　　　D. 瞳孔缩小

1995NO73 下列哪个不是有机磷中毒时的毒蕈碱样表现?

A. 恶心、呕吐和腹痛、腹泻　　B. 多汗　　　　　　　　　　C. 肌肉颤动

D. 瞳孔缩小　　　　　　　　　E. 心率减慢

2018NO157 急性肾炎综合征应具有的临床特点包括

A. 高血压　　　　　　　B. 血尿　　　　　　　C. 蛋白尿　　　　　　　D. 肾功能不全

2002NO147 构成急性肾炎综合征的主要临床表现是

A. 少尿　　　　　　　　B. 血尿　　　　　　　C. 氮质血症　　　　　　D. 高血压

2018NO158 Burkitt 淋巴瘤的免疫表型有

A. CD3 阳性　　　　　　B. CD5 阳性　　　　　C. CD20 阳性　　　　　D. CD22 阳性

《模拟题》(四) NO157 Burkitt 淋巴瘤可表现为

A. CD5$^-$　　　　　　　B. CD20$^+$　　　　　　C. CD22$^+$　　　　　　D. t(8;14)

2018NO161 胃窦癌第二站淋巴结有

A. 贲门右侧淋巴结　　　B. 脾门淋巴结　　　　C. 胃左动脉旁淋巴结　　D. 腹腔动脉周围淋巴结

《同步练习》外科学 NO613 胃体部癌肿发生淋巴转移,一般首先受累的淋巴结群位于

A. 腹主动脉旁　　　　　B. 腹腔动脉旁　　　　C. 胃大弯　　　　　　　D. 肝十二指肠韧带

2018NO162 拔除胸腔闭式引流管的指征有

A. 胸腔内气液无残留,肺扩张好,引流管通畅　　　B. 胸腔内气体少量残留,肺扩张好,引流管不通畅

C. 胸腔内气液无残留,肺不张,引流管通畅　　　　D. 胸腔内气体少量残留,引流管内间断有气体逸出

《同步练习》外科学 NO425 关于胸腔闭式引流的描述,正确的是

A. 拔管时在病人深呼气屏气时拔除引流管　　　　B. 气胸插管部位在腋中线与腋后线之间第 6 间隙

C. 引流管深入胸腔约 3 ~ 5cm　　　　　　　　　D. 每日要观察导管是否通畅与引流的质和量

2018NO165 关于骨巨细胞瘤,下列说法正确的有

A. 是一种生物学行为不确定的肿瘤　　　　　　　B. 好发年龄为 20 ~ 40 岁

C. X 线显示骨端偏心性溶骨性破坏　　　　　　　D. 治疗以化疗和放疗为主

2011NO90 下列关于骨巨细胞瘤的叙述,错误的是

A. 好发于 20 ~ 40 岁　　　B. 局部肿胀有包块　　　C. 好发于膝关节上、下骨端　　D. 多属恶性

最后祝愿同学们今年好好利用这套考研西医临床医学综合能力图书,取得优异的成绩!

Contents 目录

目　录

Contents 目录

Contents 目录

第一部分　西医临床医学综合能力复习方法

众所周知,对于大多数医学类考生来说,顺利通过国家组织的西医临床医学综合能力(简称西医综合)统考实在太难。从1990年硕士研究生入学考试西医综合实行全国统考以来,多数年份的及格率甚至比英语还低,实在令人吃惊和难以接受。事实上,每年都有许多考生仅仅因为西医综合未能过关而名落孙山,实在可惜。从2007年开始,西医综合满分增加至300分,占研究生入学考试总分值的60%,因此对于立志攻读硕士学位的学子来说,考好西医综合,获得高分就显得尤为重要。

一、西医综合难考的原因

西医综合每年考试成绩如此糟糕的原因,作者认为有以下几点值得考生重视:

1. 对西医综合考试未能引起足够的重视

许多同学错误地认为:西医综合都是选择题,到时候花几个月时间看看书,考试就能轻松过关。因此为了考研,许多同学可以花两到三年时间准备英语,半年时间准备政治,就是不情愿多花时间来复习西医综合。事实上,要想在西医综合考试中取得好的成绩,不花半年以上时间,不花大力气是绝对不行的。

因西医综合全部试题都是选择题,因此考点广泛,让人防不胜防。如果复习时仅仅记住书本上一些梗概就想轻松过关,那是一种天真的想法。其实,只有那些作了充分准备,对基本概念、基本病理、疾病之间的内在联系与区别有着深刻认识的考生才能在考试中脱颖而出。

2. 西医综合内容繁多

所有内容包括生理学、生物化学、病理学、诊断学、内科学、外科学、临床医学人文精神共七门课程。学习这七门课程的时间跨度达四年之久,等到研究生入学考试时,绝大多数考生对前三门基础课早已忘得一干二净,复习时只有从头再来。而内、外科学由于受考研复习的影响,许多同学未能认真地进入临床实习,对许多疾病的认识只能从书本到书本,没有深刻地理解和掌握,因此对各种疾病都"似曾相识,似是而非",即使当时死记硬背下来的东西,由于没有感性认识与理性认识的结合,没过几天就忘得无影无踪了,更不用说能记住几个月,坚持到考研结束。也没有弄清楚各疾病之间的内在联系与区别,对一些关键考点更是不能准确把握,而这正是选择题考试的大忌。

3. 近年来试题越来越变态

近年来偏题、怪题、罕见题、临床类试题越来越多,很多试题在教科书上不能直接找到答案,只有对相关知识点融会贯通并且掌握了一定解题技巧的考生才能正确作答。

【例1】2018NO62A 男性,65岁。患胆总管结石,手术切开胆总管探查、取石,并放置T管引流。术后T管造影发现仍有0.5cm残余结石。可经T管瘘管取出残余结石的最短时间是——C

　　A. 术后2周　　　　　B. 术后4周　　　　　C. 术后6周　　　　　D. 术后8周

4. 有些试题内容8版教材上没有,而来源于旧版教材

如例2题,6~8版外科学没有相应内容,请参阅5版外科学P28。例3题内容8版内科学未讲述,试题内容取材于2版内科学P139。

【例2】2017NO57A 低钾血症经过补钾治疗仍然不能纠正低血钾,应该考虑合并存在的情况是——D

　　A. 低钠血症　　　　　B. 低磷血症　　　　　C. 低钙血症　　　　　D. 低镁血症

【例3】2009NO59A 下列关于心力衰竭治疗的叙述,正确的是——D

　　A. 为保证休息,心衰患者应常规服用镇静剂　　　B. 每日钠摄入量应控制在3~5g之间

C. 在应用利尿剂时,不必控制钠的摄入　　　　D. 在严格限钠摄入时,可不必严格控制液体入量

5. 2007 年以来病例题所占的比例较大

2007 年以来,内科学和外科学病例题所占的比例约为50%,这对于整天专注于考研,很少脚踏实地进行临床实习的考生来说,吃亏不少。

6. 学习方法不对,因此复习效果欠佳

7. 没有掌握一定的解题技巧

二、了解考点、掌握重点、突破难点

怎样才能事半功倍的复习,在考试中获得高分呢? 根据我们多年来对西医综合试题的深入研究,发现有许多共性的问题,提出来供同学们复习时参考。

1. 了解考点

自 1990 年全国统考以来,除 2007 年加入诊断学、2016 年加入临床医学人文精神之外,历年西医综合考试范围并无太大变化。因此,当你对将要考什么一无所知时,就去认真地研究、归纳总结过去的真题,所有的考点就会跃然纸上。通过研究我们发现,有许多试题在不同的年份重复出现。至于考点大致相同的试题,更是多得让人瞠目结舌。作者编写本书的目的就是要让考生迅速明确考点,掌握重点。

【例 4】2018NO108A"医师宪章:新千年的医师专业精神"提出了三项基本原则和十项专业责任。以下属于三项基本原则内容的是——A

A. 将患者利益放在首位　　B. 对患者诚实　　　　C. 为患者保守秘密　　　　D. 提高医疗质量

2. 掌握重点

复习时要掌握重点,对考点做到胸有成竹。

(1)对试题类型要熟练掌握　西医综合考试全部采用选择题,从 2016 年起,题量由原 180 题减少到 165 题,题型包括 A 型、B 型、X 型题,分值分别为 210 分、30 分和 60 分。

(2)了解各科目分值所占的大致比例　这样可以使同学们在复习时有所侧重,而不是平均用力。试题中,生理学约占 14%、生物化学和病理学各约占 12%、诊断学和内科学约占 33%、外科学约占 23%、临床医学人文精神约占 6%。

(3)了解历年来各专业试题分布情况　这样可以使同学们在复习时有的放矢,掌握重点。通过对近年试题的分析我们发现:消化、循环和呼吸系统的试题占内科学 57%,诊断学每年试题较少。外科学总论、普通外科及骨科试题约占外科学的 80%。物质代谢和基因信息传递的试题约占生物化学的 75%。生理学和病理学历年来试题分散,每个章节的试题一般不超过 15%,生理学《绪论》中也多次出现考题,医学人文考点散乱,这些提示考生在复习时每个章节都要认真对待。

【例 5】2018NO1A 在维持机体稳态的调节中,负反馈控制的特点是——B

A. 迅速　　　　　　B. 有波动　　　　　　C. 有预见性　　　　　　D. 有可能失误

3. 突破难点

研究生入学考试是水平测试,因此每年约有 15% ～20% 的试题,对于大多数考生来说"很难",这部分试题显然属于能力拔高题。只有那些掌握了相关前沿知识,具有扎实基本功的考生才能正确作答。要想获得高分,必须对这类试题正确作答。否则,还没开始,你就丢掉了 15% ～20% 的分数,你还有什么资本去和别的考生竞争? 因为充其量,你只能获得 80% 的分数,你能保证你这 80% 就完全正确? 为此,有些即使教材中没讲到,但考试中经常出现的一些重点内容,本书中我们也会详细讲解,以便让同学们能正确解答这部分"难题"。

(118 ～120 共用题干)男性,60 岁。左手麻木半年,双下肢乏力,行走不稳 3 个月。查体:左上肢桡骨膜反射减弱,左手拇指针刺觉减退,双下肢腱反射亢进,双侧 Babinski 征(＋)。初步诊断为颈椎病。

【例6】2015NO118A 颈椎病变的平面最可能位于——B

    A. 颈$_{4\sim5}$ B. 颈$_{5\sim6}$ C. 颈$_{6\sim7}$ D. 颈$_7\sim$胸$_1$

【例7】2015NO119A 对诊断最有意义的影像学检查是——D

    A. X线   B. CT   C. 增强CT   D. MRI

【例8】2015NO120A 患者最终确诊为颈椎单一节段的椎间盘突出,相应平面颈椎管狭窄,颈脊髓变性。不宜采取的治疗是——D

    A. 颈椎前后路联合手术   B. 颈椎前路手术   C. 颈椎后路手术   D. 按摩治疗

三、注意复习方法

1. 要牢记一些重要的数据

纯数据题常出现在A型题中,近年来纯数据题占1%～5%。这些数据,只有靠平时有意识地去牢记,否则在考试时很容易丢分。

【例9】2015NO66A 上消化道出血患者粪隐血试验阳性,最少出血量是——A

    A. 5ml   B. 20ml   C. 50ml   D. 100ml

【例10】2016NO78A 腹腔间隔室综合征时,膀胱内测得的压力应不低于——A

    A. 20mmHg   B. 25mmHg   C. 30mmHg   D. 35mmHg

2. 要记住一些"最……"条文的内容

因为这些内容往往是A型题的好发部位。

【例11】2018NO35A 硅沉着病(矽肺)最早期病变出现的部位是——D

    A. 两肺上叶   B. 两肺下叶

    C. 上、下肺叶交界的胸膜处   D. 肺门淋巴结

【例12】2018NO50A 多灶萎缩性胃窦炎最主要的病因是——C

    A. 胆汁反流   B. 口服非甾体抗炎药

    C. 幽门螺杆菌感染   D. 自身免疫性抗体

【例13】2016NO66A 诊断胃食管反流病最准确的方法是——D

    A. 食管吞钡X线检查   B. 24小时食管pH监测   C. 食管测压   D. 胃镜检查

3. 掌握前期或临床上重要的内容

因为这些内容往往就是考试的重点,例如三羧酸循环、病毒性肝炎、消化性溃疡、急性胰腺炎、甲状腺功能亢进症、骨折、骨肿瘤等内容均是前期或临床上的重点,几乎每年都有考题出现。一些重点内容,往往每年都不厌其烦地考。因此重复的试题或大致类似的试题较多。对于这些重点内容复习时应全面掌握。如糖代谢的关键酶,就连续多年、变换着花样地考。

【例14】2017NO18A 下列酶中属于糖原合成关键酶的是——B

    A. UDPG焦磷酸化酶   B. 糖原合酶   C. 糖原磷酸化酶   D. 分支酶

【例15】2008NO29A 下列酶中,与丙酮酸生成糖无关的是——A

    A. 丙酮酸激酶   B. 丙酮酸羧化酶

    C. 果糖双磷酸酶-1   D. 葡萄糖-6-磷酸酶

    A. 磷酸甘油酸激酶   B. 丙酮酸激酶

    C. 丙酮酸羧化酶   D. 异柠檬酸脱氢酶

【例16】2009NO127B 糖酵解的关键酶是——B

【例17】2009NO128B 三羧酸循环的关键酶是——D

病毒性肝炎的病理学特点是重点,几乎每年都会出现1～3个试题。其实,解答这类试题方法很简

单,只要熟练掌握下列要点,就可轻松作答:①急性普通型肝炎为点状坏死;②急性、亚急性重型肝炎为大片状坏死;③慢性肝炎较复杂,根据病理类型不同而不同:轻度为点状坏死;中度为灶状、碎片状、带状、桥接坏死;重度为碎片状、大范围桥接坏死;④桥接坏死为慢性肝炎的特征性病理改变。

【例18】2018NO36A 肝细胞碎片样坏死的形态学改变是——C
A. 坏死肝细胞核碎裂
B. 肝小叶内肝细胞广泛的点状坏死
C. 坏死突破界板向肝小叶内扩散
D. 肝细胞坏死超过1/3造成小叶结构不完整

【例19】2016NO48A 下列病理变化中属于急性普通型病毒性肝炎的是——D
A. 汇管区炎症并突破界板
B. 桥接坏死伴小叶结构破坏
C. 肝细胞广泛脂肪变性伴嗜酸性粒细胞浸润
D. 肝细胞广泛水肿伴点状坏死

A. 点状坏死　　　　　　B. 桥接坏死　　　　　　C. 碎片状坏死伴桥接坏死
D. 亚大片坏死　　　　　E. 大片坏死

【例20】2006NO115B 急性重型肝炎的特征性病变是——E
【例21】2006NO116B 中度慢性肝炎的特征性病变是——C
A. 肝细胞,点状坏死　　B. 肝细胞碎片状坏死　　C. 肝细胞桥接坏死
D. 肝细胞亚大片坏死　　E. 肝细胞大片坏死

【例22】2001NO101B 急性重型肝炎的病理学特点是——E
【例23】2001NO102B 急性普通型肝炎的病理学特点是——A

4. 认真区别前期或临床上容易混淆的概念

同学们看书时一定要看"细"、要看"精",要善于找出某些内容的相关性及其区别。这类试题往往是大跨度的联系,并不拘泥于某一章或某一节,甚至是考纲上并未要求的内容也会出现在试题中。

A. 丙氨酸-葡萄糖循环　B. 柠檬酸-丙酮酸循环　C. 乳酸循环　　　　　D. 鸟氨酸循环

【例24】2016NO131B 参与脂肪酸合成的代谢途径是——B
【例25】2016NO132B 参与血氨转运的代谢途径是——A

A. 丙硫氧嘧啶　　　　　B. 复方碘溶液　　　　　C. 普萘洛尔　　　　　D. 醋酸泼尼松

【例26】2017NO132B 能使甲亢患者甲状腺体积缩小、质地变硬的药物是——B
【例27】2017NO133B 能使甲亢患者甲状腺体积增大、充血的药物是——A

A. 异烟肼　　　　　　　B. 利福平　　　　　　　C. 吡嗪酰胺　　　　　D. 乙胺丁醇

【例28】2015NO141B 对结核分枝杆菌A菌群作用最强的药物是——A
【例29】2015NO142B 对结核分枝杆菌B菌群作用最强的药物是——C

5. 多注意一些带英文的内容

每年试卷中都会出现少量含英文单词的题目,如果你不知道其含义,那么解题时就无从下手。

A. Colles 骨折　　　　　B. Smith 骨折　　　　　C. Barton 骨折　　　　D. Galeazzi 骨折

【例30】2014NO149B 桡骨远端屈曲型骨折,骨折近端向背侧移位,远端向掌侧、桡侧移位,称为——B
【例31】2014NO150B 桡骨干下1/3骨折合并尺骨小头脱位,称为——D

6. 多注意一些考过的原题

几乎每年的试卷中都会出现前几年考过的原题,且比例高达4%~8%。因此复习时对于原来已经考过的内容也要重点复习,不能错误地认为:以前考过的内容,今年不会再考了。

【例32】2008NO051A 下列关于绒毛膜癌病理变化的叙述,错误的是——C
A. 大片出血　　　　　　B. 滋养层细胞增生　　　C. 可见胎盘绒毛　　　D. 组织坏死

【例33】2016NO54A 不属于绒毛膜上皮癌的病理特征是——D
A. 肿瘤细胞高度异型　　　　　　　　　　　　　B. 出血坏死明显

　　C. 没有肿瘤间质成分　　　　　　　　　D. 高度水肿的绒毛

【例34】2017NO39A 在子宫肌层内发现水肿的绒毛,其诊断是——D

　　A. 葡萄胎　　　　　B. 绒毛状腺瘤　　　　C. 绒毛膜上皮癌　　　　D. 侵袭性葡萄胎

7. 紧跟热点,多注意发病率呈上升趋势的疾病

　　这就要求考生紧跟考纲,了解疾病流行动态。近年来我国性病呈蔓延趋势,因此有关试题就常常出现。

【例35】2010NO167X 晚期艾滋病的淋巴结特征病变有——BCD

　　A. 副皮质区仍存在　　B. 淋巴细胞大量减少　　C. 血管及纤维组织增生　　D. 淋巴滤泡消失

【例36】2013NO165X 下列关于艾滋病的描述,正确的有——AD

　　A. 艾滋病病毒是 RNA 病毒　　　　　　B. 艾滋病病毒的入侵门户是 CD8 分子

　　C. 早期病变时淋巴滤泡发生萎缩　　　　D. 继发性恶性肿瘤中最常见的为卡波西肉瘤

　　A. 硬性下疳　　　　B. 梅毒疹　　　　C. 树胶样肿　　　　D. 脊髓痨

【例37】2014NO137B 属于Ⅰ期梅毒的病变是——A

【例38】2014NO138B 属于Ⅱ期梅毒的病变是——B

8. 要注意归纳总结及鉴别比较

　　选择题考试,不同于问答题或简答题,要求的就是准确。如平时不注意归纳总结,希望考试时临时去推导、组合,结果多是错误的! 常常听同学们抱怨说:"书我都看了两、三遍,不知为什么就是做不对题目?"我只能遗憾地告诉你:"你目前的水平,只能做做问答题或简答题,还没有达到做选择题所要求的水平。"因为你还没有领会书本内容的精髓,还没有对所有相关的知识点进行归纳总结。

　　这也不能怪同学们,因为考研就这么几个月,要复习的东西又多,哪有那么多时间去归纳总结? 再看看有些复习资料,大多数是教科书内容的摘要,通过作者自己归纳总结后成文的东西几乎没有。看了资料后,还是不能解题。为此,本书将考点、难点进行归纳总结,比较鉴别,以使同学们复习时事半功倍。

　　例如"慢性胃炎"的内容,无论内科学还是病理学都是常考点,如果你平时复习时就能总结成下面这张表,记忆起来就非常方便、快捷,且不易记混,解题时也会得心应手。

	自身免疫性胃炎	多灶萎缩性胃炎
别称	A 型胃炎、慢性胃体炎	B 型胃炎、慢性胃窦炎
累及部位	胃体、胃底	胃窦
基本病理变化	黏膜变薄、腺体减少	黏膜变薄、腺体减少
发病率	少见	很常见
病因	多由自身免疫反应引起	多由幽门螺杆菌感染所致(占90%)
贫血	常伴有,甚至恶性贫血	无
血清 $VitB_{12}$	明显降低(恶性贫血)	正常
内因子抗体(IFA)	阳性(占75%)	阴性
壁细胞抗体(PCA)	多为阳性(阳性率90%)	多为阴性(阳性率30%)
胃酸	明显降低	正常或偏低
血清胃泌素	明显升高(恶性贫血时更高)	正常或偏低

　　同学们也许会问:"这么大一张表,怎么记得住"? 其实,在本书中,作者也讲述了许多非常实用的记忆方法,只要方法得当,记忆起来也非常简单。比如要记住这张鉴别表,可采取如下步骤:

　　①首先记住"别称"项,即 A 型胃炎也称"慢性胃体炎",B 型胃炎也称"慢性胃窦炎"。

　　②根据"别称"项推导出其它内容:胃体胃底含有大量壁细胞,而壁细胞是分泌胃酸的,故 A 型胃炎

因胃体病变,胃酸分泌减少、壁细胞抗体(＋)。由于胃酸减少,通过负反馈机制,血清胃泌素分泌增多。

壁细胞除分泌胃酸外,还能分泌内因子。内因子和 VitB$_{12}$ 结合促进后者的吸收。因此,慢性胃体胃炎由于壁细胞数量减少、功能减退,可导致内因子分泌减少、血清 VitB$_{12}$ 浓度下降。VitB$_{12}$ 长期缺乏,将导致巨幼细胞贫血,严重时恶性贫血,故 A 型胃炎常伴贫血。

③记住剩余的内容。如慢性胃炎以萎缩性胃炎多见,"萎缩"就是指"黏膜萎缩、腺体减少",因此两型胃炎共有的病理特点就是黏膜变薄、腺体减少。

【例39】2001NO65A B 型胃炎主要是由哪个原因引起? ——A
  A. 幽门螺杆菌感染 B. 胆汁反流 C. 消炎药物
  D. 吸烟 E. 酒癖

【例40】1998NO73A 关于 A 型胃炎,下列哪项是正确的? ——C
  A. 较常见   B. 大多数由幽门螺杆菌感染引起
  C. 病变主要累及胃体及胃底 D. 发病与遗传因素无关
  E. 最终不易导致恶性贫血

  A. 缺乏 B. 正常或减少 C. 少量增加 D. 明显增加

【例41】2007NO121B 自身免疫性胃炎的胃酸分泌——A

【例42】2007NO122B 多灶萎缩性胃炎的胃酸分泌——B

9. 熟练掌握病例例题的解答

从 2007 年开始,每年内、外科学都有大量病例试题,约占内外科分值的 50%。其中,常考点是疾病的诊断、鉴别诊断、首选确诊方法和首选治疗。因此,同学们复习时,应重点掌握这方面的知识点。

【例43】2018NO63A 男性,30 岁。上腹部钝器伤 3 小时来院,曾呕吐少量鲜血,诉上腹及腰部疼痛。查体上腹压痛,轻度肌紧张,肠鸣音弱。腹部平片见右肾及腰大肌轮廓模糊。最可能的诊断是——B
  A. 胃破裂 B. 十二指肠破裂 B. 脾脏破裂 D. 空肠破裂

(68～69 题共用题干)男性,48 岁。2 小时前参加婚宴后感上腹不适、恶心,随即呕吐大量混有残食的鲜血约 500ml,伴头晕、心悸。近年来常感上腹不适、乏力。查体:体型消瘦,面色晦暗,蜘蛛痣(＋),巩膜轻度黄染,肝肋下未及,移动性浊音阳性,肠鸣音活跃。

【例44】2018NO68A 患者最可能的出血病因是——D
  A. 食管贲门黏膜撕裂出血 B. 胃溃疡伴出血
  C. 上消化道肿瘤伴出血 D. 食管静脉曲张破裂出血

【例45】2018NO69A 对判断该患者是否继续存在活动性出血最有价值的体征是——D
  A. 面色晦暗 B. 巩膜轻度黄染 C. 移动性浊音阳性 D. 肠鸣音活跃

四、怎样牢固记忆?

健忘是考研复习时最令人恐惧的事。大多数考生总是书看过一、两遍后,闭上书本,脑海中一片空白。这时就很着急,甚至自暴自弃,放弃考研。其实,回头想想,所有的考生都一样,只是你记忆方法不对而已。

记忆医学知识,的确是件苦差事,但无论如何,总不会比记英语单词还难吧! 只要你掌握合适的方法,其实还是很开心的一件事。当然你若能参加一些高水平的考研辅导班,也会起到事半功倍的效果。请注意,我说的是高水平的辅导班,因为只有高水平的老师,才会将考试重点、要点给你归纳总结,让你一目了然;而且还会教你怎样长久地记住这些知识点,让你听过之后十年不忘。下面就介绍一些常用的记忆方法。

1. 同音记忆法

这是一种简单的记忆方法,若授课老师能够给同学们归纳总结一些这方面的知识点,则同学们都可"快乐考研"。这正是作者追求的目标——让 90% 的考生,记住所讲内容的 90%,做对 90% 的试题。

(1) 生物化学中有关"一碳单位代谢"的记忆　　一碳单位的代谢经常考,但也容易忘记。其实本节内容,只需记住一句话,考试时解题足矣——"施舍一根竹竿,让你去参加四清运动"。什么意思?

① 一碳单位的来源——丝色组甘。"施(丝)舍(色)一根竹(组)竿(甘)"。

② 一碳单位——"一根"。

③ 一碳单位的运载体——让你去参加"四清"(四氢叶酸)运动(运动→运送→运载体)。

即经代谢可产生一碳单位的氨基酸为丝、色、组、甘,一碳单位的运载体为四氢叶酸。

【例46】2013NO31A 可以作为一碳单位来源的氨基酸是——A(D 也对)

　　A. 丝氨酸　　　　　　B. 丙氨酸　　　　　　C. 亮氨酸　　　　　　D. 甲硫氨酸

【例47】2011NO33A 经分解代谢可产生一碳单位的氨基酸是——D

　　A. 谷氨酸　　　　　　B. 酪氨酸　　　　　　C. 苏氨酸　　　　　　D. 组氨酸

【例48】1999NO20A 下列氨基酸中哪一种不能提供一碳单位? ——E

　　A. 甘氨酸　　　　　　B. 丝氨酸　　　　　　C. 组氨酸

　　D. 色氨酸　　　　　　E. 酪氨酸

【例49】2005NO31A 体内转运一碳单位的载体是——D

　　A. 叶酸　　　　　　　B. 生物素　　　　　　C. 维生素 B_{12}

　　D. 四氢叶酸　　　　　E. S-腺苷蛋氨酸

(2) 生理学中有关"渗透压产生"的记忆　　该知识点经常考,我给大家总结了一个表,如下:

	晶体渗透压	胶体渗透压	血浆渗透压
正常值	298.7mOsm/(kg·H_2O)	1.3mOsm/(kg·H_2O)	300mOsm/(kg·H_2O)
特点	构成血浆渗透压的主要部分	构成血浆渗透压的次要部分	—
产生原因	来自于 Na^+、Cl^-	来自于蛋白质(主要是白蛋白)	—
作用	维持细胞内、外水平衡	维持血管内、外水平衡	—

渗透压的产生原因和作用是最常考的,怎样牢记这些知识点呢? 其实利用同音记忆法就很简单。

① "晶体"是透明的,所以"晶体"渗透压是由"亮晶晶"的"NaCl"产生的;而"胶体"是黏糊糊的,所以"胶体"渗透压是由蛋白质维持的。

② 由于"胶体"是黏糊糊的东西,只能用血管"盛装",因此维持的是血管内、外的水平衡。

【例50】2014NO40A 下列血浆蛋白中,主要维持血浆胶体渗透压的是——D

　　A. α 球蛋白　　　　　B. β 球蛋白　　　　　C. γ 球蛋白　　　　　D. 白蛋白

　　A. 血浆与组织液的晶体渗透压　　　　　　B. 血浆的胶体渗透压

　　C. 两者都是　　　　　　　　　　　　　　D. 两者都不是

【例51】1991NO97C 对维持血管内、外水平衡有重要作用的是——B

【例52】1991NO98C 对维持细胞内、外水平衡有重要作用的是——A

2. 对比记忆法

对比记忆法原理虽然简单,但要求同学们有相当强的归纳能力及较广的知识面。

例如有机磷农药中毒会产生 M 样症状、N 样症状和中枢神经系统症状:

(1) M 样症状(毒蕈碱样症状)　与阿托品的药理作用相反。

(2) N 样症状(烟碱样症状)　肌肉(面、眼、舌、四肢、横纹肌、全身肌肉)颤动。

(3) 中枢神经系统症状　头痛头昏、谵妄、烦躁不安、抽搐、共济失调、昏迷。

同学们感到困难的是 M 样症状的记忆,好像很杂,没有条理。事实上我们知道:阿托品是治疗有机磷农药中毒的特殊解毒剂,阿托品就是解除其 M 样症状,故 M 样症状和阿托品的作用正好相反。

	阿托品作用	M 样症状		阿托品作用	M 样症状
眼	眼干无泪	流泪	小便	潴留	失禁
鼻	无涕	流涕	支气管	分泌物减少	分泌物增多
口	口干	口吐白沫、流涎	胃肠	蠕动慢	蠕动快
皮肤	干燥	多汗	瞳孔	散大	缩小（针尖大）
大便	干燥、便秘	失禁	心率	增快	减慢

分析上表,我们发现:

①阿托品作用为:使所有 有孔通道(眼、鼻、口、皮肤、尿道、肛门、呼吸道) 分泌减少;M 样症状相反。

②瞳孔、心率变化可记忆为:假如哪个男生总是色眯眯地看着女生,我们平常总是形容他阿托品化——瞳孔散大、心率加快、颜面潮红。

一个复杂难记的临床表现,几经转换,就这样简单地给记住了,而且可以一直记到你退休的那一天!

【例 53】2007NO143X 治疗急性有机磷中毒时,出现"阿托品化"的表现有——ABD

　　A. 瞳孔扩大　　　　　B. 颜面潮红　　　　　C. 心率减慢　　　　　D. 肺部啰音消失

【例 54】1995NO73A 下列哪个不是有机磷中毒的毒蕈碱样表现?——C

　　A. 恶心、呕吐和腹痛腹泻　B. 多汗　　　　　C. 肌肉颤动

　　D. 瞳孔缩小　　　　　E. 心率减慢

3. 形象记忆法

生物化学中,嘌呤和嘧啶合成的元素来源是常考点,可以参照其化学结构式进行形象记忆。

嘌呤的化学结构式如左下图,嘧啶的化学结构式如右下图,其记忆方法为:

(1)嘌呤合成的元素来源 "甘氨酸中间站,谷酰坐两边。左上天冬氨,头顶二氧化碳"。

(2)嘧啶合成的元素来源 "天冬氨酸右边站,谷酰直往左上蹿,剩余废物二氧化碳"。说明左上 3 位 N 来源于谷氨酰胺、左下 C 来源于 CO_2 的 C。

记住这些,也就掌握了嘌呤和嘧啶的合成原料,对解题很有帮助。

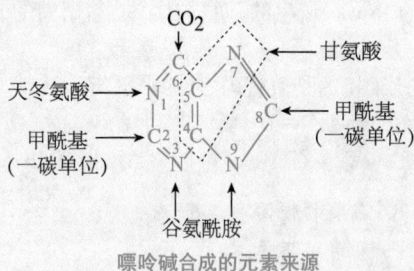

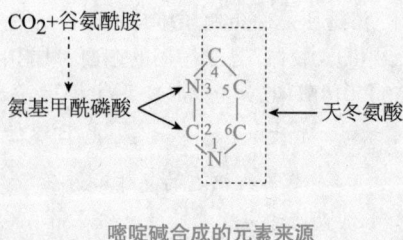

嘌呤碱合成的元素来源　　　　　　　　　　　嘧啶碱合成的元素来源

【例 55】2017NO22A 直接参与嘌呤、嘧啶和尿素合成的氨基酸是——B

　　A. 谷氨酰胺　　　　　B. 天冬氨酸　　　　　C. 丙氨酸　　　　　D. 亮氨酸

【例 56】2010NO33A 从头合成嘌呤的直接原料是——B

　　A. 谷氨酸　　　　　B. 甘氨酸　　　　　C. 天冬酰胺　　　　　D. 氨基甲酰磷酸

4. 场景记忆法

人们对于单个知识点的记忆能力是很差的,即使当时记住了,也容易忘记。但是对场景的记忆能力却很强,有时一件事可令你终生难忘,就是这个道理。

例如生理学中有关"交感神经和副交感神经功能"的比较,每个同学都知道这是考试的重点,但就是记不住,假设你利用场景记忆的话,其实很简单。下面就是生理学中的鉴别表。

系统	交感神经的功能	副交感神经的功能
循环	心率增快、心缩力增强 不重要脏器血管收缩(内脏、皮肤、唾液腺) 肌肉血管收缩(肾上腺素能)或舒张(ACh能)	心率减慢、心缩力减弱 部分血管舒张(软脑膜、外生殖器)
呼吸	支气管平滑肌舒张	支气管平滑肌收缩,黏液分泌增加
消化	分泌黏稠唾液 胃肠蠕动和胆囊活动减弱、括约肌收缩	分泌稀薄唾液,胃液、胰液分泌增多 胃肠蠕动和胆囊活动增强、括约肌舒张
泌尿	逼尿肌舒张,括约肌收缩 有孕子宫收缩,无孕子宫舒张	逼尿肌收缩,括约肌舒张
眼	瞳孔扩大	瞳孔缩小,泪腺分泌增多
皮肤	竖毛肌收缩,汗腺分泌增加	—
代谢	血糖升高(糖原分解增加,胰岛素分泌减少)	血糖降低(糖原分解减少,胰岛素分泌增加)

　　如果你不知捷径,第一天背,第二天就可能忘得一干二净! 其实,你可以设想一下:"交感神经兴奋的典型场景是什么"? 就是战场上,战士们杀敌的场面:他们手握冲锋枪,大喊一声:"冲啊!"然后向敌人阵地冲去。此时,人体的变化就是交感神经兴奋的表现,记忆方法见下表。

系统	表现及反应	记忆方法
循环	心率增快、心缩力增强	只有心潮澎湃,热血沸腾才能杀敌
	不重要脏器血管收缩	杀敌时不可能想到肚子饿了,要吃饭了
	骨骼肌血管舒张	只有这样才能拿好枪
呼吸	支气管平滑肌舒张	冲锋时,当然喘着粗气
消化	分泌黏稠唾液	想想上甘岭的战斗
	胃肠蠕动↓、胆囊活动↓、括约肌收缩↑	杀敌时不可能想到肚子饿了,要吃饭了
泌尿	逼尿肌舒张,括约肌收缩	杀敌时不可能想到上厕所
	有孕子宫收缩,无孕子宫舒张	女兵打仗时当然顾不上肚子里的命根子了
眼	瞳孔扩大	两眼圆瞪,恨不得吃下敌人
皮肤	竖毛肌收缩,汗腺分泌增加	怒发冲冠,大汗淋漓
代谢	血糖升高(糖原分解增加,胰岛素分泌减少)	只有血糖升高才有精力冲锋 否则只能躲在猫耳洞里!

　　这样记,既省时省力,又不易忘记。记住了交感神经的功能,副交感神经的功能就自然凸现了。

【例57】2012NO20A 副交感神经系统兴奋时,引起的生理效应是——B
　　A. 汗腺分泌增加　　　　　　　　　　　B. 支气管平滑肌收缩
　　C. 瞳孔开大肌收缩　　　　　　　　　　D. 胃肠运动减慢

【例58】2006NO131X 副交感神经系统兴奋时可引起——AC
　　A. 心率减慢　　　　　　　　　　　　　B. 胃肠运动减弱
　　C. 瞳孔缩小　　　　　　　　　　　　　D. 糖原分解增加

【例59】2013NO20A 交感神经系统兴奋时,引起的生理效应是——C
　　A. 胃肠运动增强　　　　　　　　　　　B. 支气管平滑肌收缩
　　C. 瞳孔开大肌收缩　　　　　　　　　　D. 促进胰岛素的分泌

【例60】2003NO15A 交感神经兴奋可使——D

A. 胃肠运动加强   B. 消化腺分泌增多   C. 膀胱逼尿肌收缩

D. 支气管平滑肌舒张   E. 瞳孔缩小

【例61】2000NO18A 交感神经活动增强时,下列哪一项不出现? ——D

A. 肠蠕动抑制   B. 瞳孔开大肌收缩   C. 肾素分泌

D. 胰岛素分泌   E. 骨骼肌血管舒张

【例62】1998NO18A 交感神经兴奋可引起——D

A. 瞳孔缩小   B. 逼尿肌收缩   C. 消化道括约肌舒张

D. 妊娠子宫收缩   E. 支气管平滑肌收缩

A. 骨骼肌收缩   B. 胰岛素分泌   C. 糖原分解减少   D. 皮肤血管收缩

【例63】2009NO125B 交感神经兴奋时,可引起——D

【例64】2009NO126B 副交感神经兴奋时,可引起(本题答案项 BC 均正确,但给出的答案为 B)——B

5. 顺序记忆法

(1)烧伤愈合时间的记忆 Ⅰ°、浅Ⅱ°、深Ⅱ°、Ⅲ°烧伤愈合时间分别记忆为 1、2、3、4 周。

(2)尿素合成的记忆 尿素并不是利用氨直接合成的。在肝细胞内存在一个专门合成尿素的循环反应过程,此循环从鸟氨酸开始,通过逐步加入基团而将其转变成精氨酸,然后将精氨酸水解成鸟氨酸和尿素,由此产生尿素,而鸟氨酸又用于下一个循环,因此尿素的合成过程称为鸟氨酸循环,又称尿素循环。常考点归纳为下表,可记忆为 2、3、4,这样可将尿素循环的考点一网打尽。

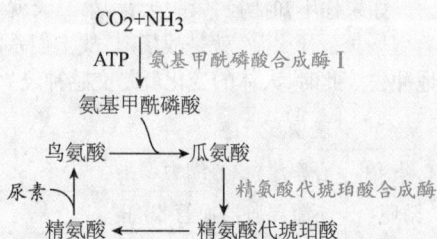

2 个部位	尿素的合成部位——肝脏线粒体 + 胞液
2 个关键酶	氨基甲酰磷酸合成酶Ⅰ、精氨酸代琥珀酸合成酶
2 个 N	尿素分子中 2 个 N——1 个来自 NH_3、1 个来自天冬氨酸
3 个重要中间产物	鸟氨酸、瓜氨酸、精氨酸
3 个 ATP	尿素合成是个耗能过程,每合成 1 分子尿素消耗 3 分子 ATP
4 个高能磷酸键	每合成 1 分子尿素消耗 4 个高能磷酸键

【例65】2010NO32A 在鸟氨酸循环中,直接生成尿素的中间产物是——A

A. 精氨酸   B. 瓜氨酸

C. 鸟氨酸   D. 精氨酸代琥珀酸

【例66】2015NO33A 在尿素生成过程中,直接提供氨基的氨基酸是——A

A. 天冬氨酸   B. 谷氨酸   C. 精氨酸   D. 鸟氨酸

A. 精氨酸代琥珀酸合成酶   B. 精氨酸代琥珀酸裂解酶

C. 腺苷酸代琥珀酸合成酶   D. IMP 脱氢酶

【例67】2015NO129B 鸟氨酸循环启动后的限速酶是——A

【例68】2015NO130B 参与嘌呤核苷酸循环脱氨基机制的酶是——C

6. 横向联系记忆法

例如:①CoQ 是线粒体中不同底物氧化呼吸链的交会点。

②葡糖-6-磷酸是糖代谢不同途径的交会点。

③乙酰 CoA 是糖、脂肪、蛋白质三大物质代谢的交会点。

④一碳单位是氨基酸和核酸代谢联系的枢纽。

如"6-磷酸葡萄糖是糖代谢不同途径的交会点",我们可以归纳为下图：

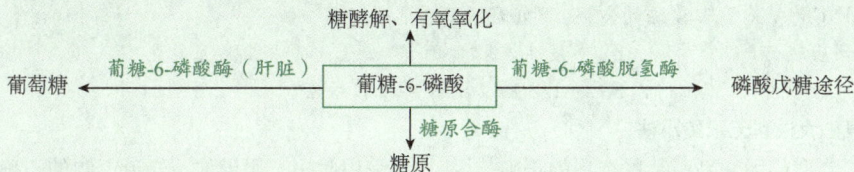

$$
\begin{array}{c}
\text{糖酵解、有氧氧化} \\
\uparrow \\
\text{葡萄糖} \xleftarrow{\text{葡糖-6-磷酸酶（肝脏）}} \boxed{\text{葡糖-6-磷酸}} \xrightarrow{\text{葡糖-6-磷酸脱氢酶}} \text{磷酸戊糖途径} \\
\downarrow \text{糖原合酶} \\
\text{糖原}
\end{array}
$$

【例69】2013NO157X 6-磷酸葡萄糖直接参与的代谢途径有——ABD

　　A. 糖酵解　　　　　　　B. 磷酸戊糖途径　　　　　C. 三羧酸循环　　　　　D. 糖原分解

【例70】1992NO44A 位于糖酵解、糖异生、磷酸戊糖途径、糖原合成及糖原分解各条代谢途径交会点上的化合物是——B

　　A. 1-磷酸葡萄糖　　　　B. 6-磷酸葡萄糖　　　　　C. 1,6-双磷酸果糖

　　D. 3-磷酸甘油醛　　　　E. 6-磷酸果糖

五、掌握解题技巧

1. 要学会"猜"

作出答案的方法无外乎三种：直选法、排他法及"猜猜看"，前两种方法同学们都能熟练应用，这里就不再赘述。"猜"在我们答题过程中常常用到，可以毫不夸张地说，人人都应用过。经过对历年西医综合试题的细致研究，我们发现有以下规律，值得同学们高度重视：

（1）纯数据题　绝大多数答案并不为C，而大多数同学在猜数据题答案时，最常猜的答案就是"C"。

【例71】2010NO88A 手部开放性损伤后，早期清创缝合不应超过的时间是——B

　　A. 4 小时　　　　　　　B. 8 小时　　　　　　　C. 12 小时　　　　　D. 16 小时

【例72】2006NO81A 果糖胺的测定可反映多长时间内糖尿病患者血糖的总水平？——B

　　A. 7 ~ 14 天　　　　　　B. 15 ~ 21 天　　　　　C. 22 ~ 28 天

　　D. 29 ~ 35 天　　　　　E. 36 ~ 42 天

（2）杂合型数据题　对于那些不是纯粹为测试某个特殊数据设计的"纯数据题"，而是出现在答案项中的含数字的选项，则多为干扰项，而非正确答案。掌握这个规律对同学们解题大有帮助，因为这种无关痛痒的数据，即使是专科医师或老师也难以记住。如下面这些绿色数据就不是正确答案项，只是真假难辨的干扰项。

【例73】2006NO93A 下列关于乳腺疾病的叙述，错误的是——A

　　A. 乳腺纤维瘤为良性肿物，无恶变可能　　　B. 乳管内乳头状瘤恶变率为 6% ~ 8%

　　C. 慢性囊性乳腺病常为多发性病变　　　　　D. 急性乳腺炎患者几乎都是产妇

　　E. 乳房内间质也可以发生恶性肿瘤

但近年来内科学的少数试题例外，我们知道内科学试题一直以来都是最变态的，作者认为，单纯玩这种数字游戏没多大的临床意义。但反过来一想，他就是要我们为解题而解题嘛，我们发现了这个规律，为什么就不能利用一下呢？考试时，我们如果不知道正确答案，就猜它嘛。例如：

【例74】2004NO68A 用雄激素治疗再生障碍性贫血，下列选项中，错误的是——D

　　A. 雄激素可刺激骨髓造血　B. 对慢性再障疗效较好　C. 对重型再障无效

　　D. 在用药 1 个月后生效　E. 目前常用的是司坦唑醇（康力龙）

2. A型题中出现的一些"无关痛痒"的选项，常常不是答案所在

为了加大难度，近年来的试题中经常出现此类的多选项：什么"男性好发"、什么"预后怎样"、什么"好发于……年龄"？一般来说，这类选项多是干扰意义非常强的非答案项。其实，这类选项考试时很难作答，因为几乎所有的考生，平时复习时都不会有意地去记住这些"无关紧要"的知识点。这是近几年试

题的趋势,希望同学们注意。如下题的A、D项就是非答案项,但干扰性相当强。

【例75】2003NO88A 关于胆囊癌的叙述,下列哪项正确? ——C

  A. 预后较好   B. 多发生在胆囊颈部 C. 以硬性腺癌多见

  D. 男性多发   E. 约1/3胆囊癌并存胆囊结石

 3. 无限扩大法和无限缩小法

  有时候,当我们无法判断某些选项的正确与否时,可采用此法。假设你不知道下题的正确答案是D,那你就将该答案项的条件"无限扩大"——即无论什么类型的肝破裂都必须行肝叶切除术。假设你有一个裂口为0.5cm的小的肝裂伤,给你行肝叶切除,你干吗? 答案容易得到,而且非常正确。

【例76】1992NO74A 关于肝破裂的描述,下列哪项是错误的? ——D

  A. 肝破裂常合并有胆汁性腹膜炎

  B. 肝破裂右肝比左肝多

  C. 肝破裂如肝静脉主干有损伤,有并发空气栓塞的可能

  D. 肝破裂应行肝叶切除术

  E. 肝破裂常有胆道出血

 4. 局外思维法

  有时,当我们应用所学的医学知识无法正确解题时,你就应该跳出医学范畴,反过来设想:假设我就是一名普通工人,我会怎样? 这种方法对解答一些内、外科学试题,有时帮助很大。如解答下题时,你可以设想你就是一名普通工人,当你面部开放伤12小时后进入医院,你希望医生对你怎么处理? 难道不缝合? 不清创? 延期缝合? 显然你都不会乐意。

【例77】1997NO82A 面颊部开放性损伤后12小时,局部的处理宜——D

  A. 按感染伤口对待,只换药,不清创 B. 清创后不缝合

  C. 清创后延期缝合   D. 清创后一期缝合

  E. 换药观察后,延期缝合

 5. 注意不同科目试题可能会出现不同答案

  考点相同的试题,不同的科目可能会出现不同的答案,解题时,只要看看这个题目的前后试题,就知道这道题属于哪个科目了,然后再按相应的观点去作答。

  如生理学观点为盐酸(胃酸)可促进铁的吸收,但内科学观点为盐酸并不能促进Fe^{2+}的吸收。

【例78】1994NO153X 在缺铁性贫血的防治中,下列哪些是错误的? ——BCD

  A. 维生素C能促进食物中铁的吸收 B. 稀盐酸能促进亚铁的吸收

  C. 诊断性治疗时最好用注射铁剂 D. 血红蛋白正常后应继续用铁剂1~2个月

类似的解题技巧还有很多,这里就不再详述,将会在后述的内容中逐步介绍给大家。

 六、考试时要注意审题

  选择题为客观性试题,要求的就是准确无误,因此审题就显得格外重要。

【例79】1991NO147X 甲状腺大部切除术后,出现呼吸困难和窒息,可能是由于下列哪些原因造成的? ——ACD

  A. 出血压迫 B. 一侧喉返神经损伤 C. 喉头水肿 D. 气管塌陷

这种题目看似简单,实则很难。尽管该类试题多次出现,但仍有不少考生将喉返神经"一侧损伤"和"双侧损伤"混为一谈,而将答案错选为ABCD。

【例80】2010NO171X 间质性肺病的典型肺功能检查结果有——BCD

  A. $FEV_{1.0}/FVC$下降 B. CO弥散量下降 C. VC下降 D. TLC下降

题目要求作答的是"间质性肺病",若知道间质性肺病以限制性通气障碍为主,则答案跃然纸上。

七、参加一些高质量的西医综合培训班,可得到事半功倍的效果

因这些班的老师对命题动向、命题风格都进行了大量而深入地研究,每年对真题的命中率都较高。许多同学常常感叹:"书已经看了两、三遍,内容已经很熟了,但做题时怎么老是出错?",甚至对自己的能力都产生怀疑,整天愁眉沮丧。为什么? 究其原因,即使你能将西医综合要考的教材全都背下来,你也只会做做问答题,至多做做 A 型题而已,因为你没有将某些疾病的联系与区别进行横向比较,没有掌握出题规律和解题技巧,因此只能在及格线下苦苦挣扎! 假设这时有人给你这些无序的内容串一串,提个醒,你就会豁然开朗。那么你也会获得 270 分以上的高分。到那时有人问你:"西医综合真的就这样难考吗?"你也许会挺直腰杆响亮地回答:"NO!"

第二部分 生 理 学

第1章 绪 论

▶ **考纲要求**

①体液及其组成,体液的分隔和相互沟通。机体的内环境和稳态。②机体生理功能调节:神经调节、体液调节和自身调节。③体内的控制系统:负反馈,正反馈和前馈。

▶ **复习要点**

一、机体的内环境和稳态

1. 体液

(1)**体液及其组成** 人体内的液体称为体液。正常成年人的体液量约占体重的 60%,其中细胞内液约占 2/3,细胞外液约占 1/3。在细胞外液中,组织液约占 3/4,血浆约占 1/4(即占体重的 5%)。此外,还有少量的淋巴液和脑脊液等。

(2)**体液的分隔和相互沟通** 人体各部分体液彼此隔开,但又相互沟通。

①**细胞膜** 既是分隔细胞内液与组织液的屏障,又是两者之间相互沟通的窗口。有些物质可自由通过细胞膜的脂质双分子层结构,但有些物质则须经膜中镶嵌的特殊蛋白质才能从膜的一侧转移到另一侧,水的跨膜移动主要受细胞膜两侧渗透压和静水压梯度的驱使。

②**毛细血管壁** 既是分隔血浆和组织液的屏障,也是两者之间相互沟通的门户,体液跨毛细血管壁移动取决于管壁两侧的渗透压和静水压梯度。

③**血浆** 是沟通各部分体液并与外界环境进行物质交换的重要媒介,因而是各部分体液中最为活跃的部分。

2. 内环境

人体内绝大多数细胞并不与外环境相接触,而是浸浴于机体内部的细胞外液中,因此细胞外液是细胞直接接触和赖以生存的环境。生理学中将围绕在多细胞动物体内细胞周围的体液,即细胞外液,称为机体的内环境,以区别于整个机体所处的外环境。机体生存在两个环境中,一个是不断变化着的外环境,另一个是比较稳定的内环境。内环境的相对稳定是机体能自由和独立生存的首要条件。

3. 内环境的稳态

(1)**概念** 内环境的稳态也称自稳态,是指内环境的理化性质,如温度、pH、渗透压和各种液体成分等的相对恒定状态。内环境理化性质的相对恒定并非固定不变,而是可在一定范围内变动但又保持相对稳定的状态,是一种动态平衡。例如,血浆 pH 可在 7.35 ~ 7.45 之间波动,血钾可在 3.5 ~ 5.5mmol/L 之间波动。稳态的维持是机体自我调节的结果,需要全身各系统和器官的共同参与和相互协调。

(2)**稳态的维持和生理意义** 稳态具有十分重要的生理意义。因为细胞的各种代谢活动都是酶促

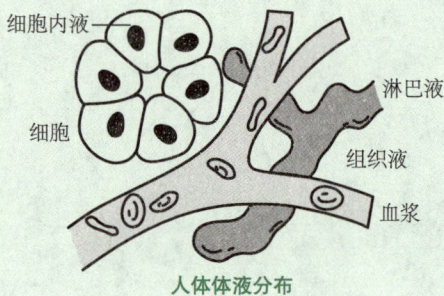

图中标注:细胞内液、细胞、淋巴液、组织液、血浆、**人体体液分布**

生化反应,因此,细胞外液中需要有足够的营养物质、氧和水分,以及适宜的温度、离子浓度、酸碱度和渗透压等。细胞膜两侧一定的离子浓度和分布也是可兴奋细胞保持其正常兴奋性和产生生物电的重要保证。稳态的破坏将影响细胞功能活动的正常进行。因此,内环境的稳态是细胞维持正常生理功能的必要条件,也是机体维持正常生命活动的必要条件。

【例1】2016NO1A 下列关于机体内环境稳态的描述,错误的是

    A. 稳态是指细胞内液理化性质基本恒定   B. 稳态是一种动态平衡

    C. 稳态的维持是机体自我调节的结果   D. 稳态调节中都有一个调定点

【例2】2010NO1A 关于体液的叙述,正确的是

    A. 分布在各部分的体液量大体相等   B. 各部分体液彼此隔开又相互沟通

    C. 各部分体液的成分几乎没有差别   D. 各部分体液中最活跃的是细胞内液

二、机体生理功能的调节

机体对各种功能活动进行调节的方式主要有三种,即神经调节、体液调节和自身调节。

1. 神经调节

(1)定义 神经调节是通过反射而影响生理功能的一种调节方式,是人体生理功能调节中最主要的形式。

神经系统活动的基本过程是反射。反射活动的结构基础是反射弧。反射弧由感受器、传入神经、神经中枢、传出神经和效应器五个部分组成。反射弧的任何一个环节被阻断,反射将不能完成。

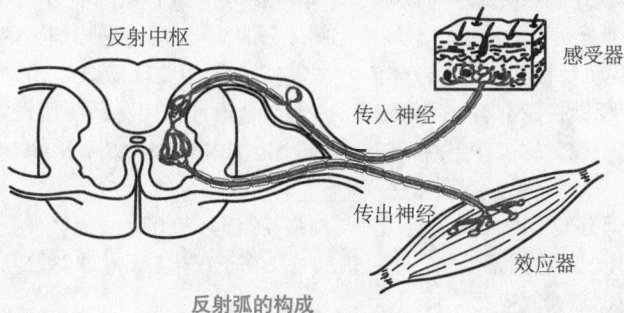

反射弧的构成

(2)特点 ①是人体生理功能调节中最主要的形式;②反应迅速,作用快,调节精确,持续时间短暂。

2. 体液调节

(1)定义 体液调节是指体内某些特殊的化学物质通过体液途径而影响生理功能的一种调节方式。

①远距分泌 一些内分泌细胞分泌的激素可循血液途径作用于全身各处的靶细胞,产生一定的调节作用,称为远距分泌。如甲状腺激素分泌后由血液运送到全身组织,对体内几乎所有细胞都有调节作用。

②旁分泌 有些细胞产生的生物活性物质可不经血液运输,而是在组织液中扩散,作用于邻旁细胞,这种方式称为旁分泌。如生长抑素在胰岛内抑制 α 细胞分泌胰高血糖素就是以这种方式进行的。

③神经分泌 一些神经元能将其合成的某些化学物质释放入血,然后经血液运行至远处,作用于靶细胞,这些化学物质称为神经激素,如血管升压素。神经激素分泌的方式称为神经分泌。

④神经-体液调节 人体内多数内分泌腺或内分泌细胞接受神经的支配,在这种情况下,体液调节便成为神经调节反射弧的传出部分,这种调节称为神经-体液调节。

(2)特点 与神经调节相比,体液调节是一种较为原始的调节方式,其作用缓慢而持久,作用面较广泛,调节方式相对稳定,它对人体生命活动的调节和自身稳态的维持起着十分重要的作用。

3. 自身调节

(1)定义 自身调节是指组织细胞不依赖神经或体液因素,自身对环境刺激发生的一种适应性反应。

(2)特点 调节强度较弱,影响范围较小,且灵敏度较低,调节常局限于某些器官或组织细胞内,但

对于该器官或组织细胞生理活动的功能调节仍然具有一定的意义。

4. 调节类型的判断

(1)**神经调节** 是只有神经因素参与的反射活动,如膝反射、心血管反射、呼吸反射、唾液分泌的调节。

(2)**体液调节** 是指只有体液因素参与的调节活动,如胰岛素、胰高血糖素对血糖浓度的调节。

(3)**神经-体液调节** 是指既有神经因素的参与,又有体液因素参与的调节活动。

(4)**自身调节** 是指既无神经系统活动,又无体液因素参与的调节活动。

注意:①当平均动脉压在 60～140mmHg 波动时,通过自身调节脑血流量可保持恒定(8 版生理学 P148)。
②当肾动脉灌注压在 80～180mmHg 变动时,通过自身调节肾血流量可保持稳定(8 版生理学 P6)。
③当血压在 80～160mmHg 变动时,通过自身调节肾血流量可保持相对稳定(8 版生理学 P246)。

三、体内的控制系统

人体内存在数以千计的控制系统,甚至在一个细胞内也存在许多精细复杂的控制系统,精确地调控细胞的各种功能活动。

1. 反馈控制系统

在这类控制系统中,控制部分发出指令控制受控部分的活动,而控制部分自身的活动又接受来自受控部分返回信息的影响。由受控部分发出的信息反过来影响控制部分的活动,称为反馈。反馈有正反馈和负反馈两种形式。反馈控制系统是一个闭环系统,因而具有自动控制的能力。

(1)**负反馈** 受控部分发出的反馈信息调整控制部分的活动,最终受控部分的活动朝着与它原先活动相反的方向改变,称为负反馈。在正常人体内,大多数情况下为负反馈调节,在维持机体生理功能的稳态中具有重要意义。负反馈控制都有一定调定点,调定点是指自动控制系统所设定的一个工作点,使受控部分的活动只能在这个设定的工作点附近的一个狭小范围内变动。实际上,调定点可被视为各生理指标正常范围的均数。

(2)**正反馈** 受控部分发出的反馈信息促进与加强控制部分的活动,最终使受控部分的活动朝着与它原先活动相同的方向改变,称为正反馈。正反馈的意义在于产生"滚雪球"效应,或促进某一生理活动过程很快达到高潮并发挥最大效应。

(3)**负反馈调节和正反馈调节的区别**

	负反馈控制系统	正反馈控制系统
比例	大多数情况下的控制机制	少数情况下的控制机制
定义	受控部分发出的反馈信息调整控制部分的活动,最终使受控部分的活动朝着与它原先活动相反的方向改变	受控部分发出的反馈信息促进与加强控制部分的活动,最终使受控部分的活动朝着与它原先活动相同的方向改变
作用	起纠正、减弱控制信息的作用	起加强控制信息的作用
举例	①减压反射 ②肺牵张反射 ③动脉血压的压力感受性反射 ④代谢增强时 O_2 及 CO_2 浓度的调节 ⑤甲亢时 TSH 分泌减少	①排尿反射、排便反射 ②分娩过程 ③神经纤维膜上达到阈电位时 Na^+ 通道开放 ④血液凝固过程 ⑤胰蛋白酶原激活的过程有正反馈

注意:尤其要记住正、负反馈调节栏里的几个常考的"举例",这往往是解题的关键。

2. 前馈控制系统

控制部分在反馈信息尚未到达前已受到纠正信息(前馈信息)的影响,及时纠正其指令可能出现的偏差,这种自动控制形式称为前馈。反馈具有"滞后"和"波动"的缺点;而前馈则较快速,并具有预见性,因而适应性更大。但前馈控制有时会发生失误,这是前馈控制的一个缺点。如见到食物后引起唾液和胃酸分泌,却可能因某种原因,结果并没有真正吃到食物,则唾液和胃酸的分泌就成为一种失误。

【例3】2014N01A 下列生理功能活动中,主要通过神经反射而完成的调节是
A. 育龄期女性月经周期的正常进行　　　B. 肢体在受伤害性刺激时的回撤动作
C. 餐后血糖很快恢复正常水平的过程　　D. 正常人体的生长与发育过程

【例4】2006N01A 机体处于寒冷环境时,甲状腺激素分泌增多属于
A. 神经调节　　　B. 自身调节　　　C. 局部调节
D. 体液调节　　　E. 神经-体液调节

【例5】2002N01A 破坏反射弧中的任何一个环节,下列哪一种调节将不能进行?
A. 神经调节　　　B. 体液调节　　　C. 自身调节
D. 旁分泌调节　　　E. 自分泌调节

【例6】1999N01A 下述情况中,属于自身调节的是
A. 人在过度通气后呼吸暂停　　　　　　B. 全身血压维持相对恒定
C. 体温维持相对恒定　　　　　　　　　D. 血糖水平维持相对恒定
E. 平均动脉压在一定范围内升降时,肾血流量维持相对恒定

【例7】2009N01A 人体功能保持相对稳定依靠的调控系统是
A. 非自动控制系统　　B. 负反馈控制系统　　C. 正反馈控制系统　　D. 前馈控制系统

【例8】2015N01A 下列生理功能活动中,主要通过体液途径完成的调节是
A. 沙尘飞入眼球引起的闭眼动作　　　　B. 大量出汗引起尿量减少
C. 食物入口引起唾液分泌　　　　　　　D. 肢体发动随意运动

【例9】2003N01A 属于负反馈调节的过程见于
A. 排尿反射　　　B. 减压反射　　　C. 分娩过程
D. 血液凝固　　　E. 排便反射

【例10】2011N01A 下列生理活动中,存在负反馈控制的是
A. 动作电位的产生　　　　　　　　　　B. 血糖浓度的调节
C. 排便反射的过程　　　　　　　　　　D. 兴奋的突触传播

【例11】2018N01A 在维持机体稳态的调节中,负反馈控制的特点是
A. 迅速　　　B. 有波动　　　C. 有预见性　　　D. 有可能失误

A. 正反馈机制　　B. 负反馈机制　　C. 两者均有　　D. 两者均无

【例12】1996N0117C 胰蛋白酶原激活的过程有

【例13】1996N0118C 雌激素对促性腺激素的调节中有

► **常考点** 生理调节;正、负反馈调节的区别及举例。

　　参考答案——详细解答见《贺银成2019考研西医临床医学综合能力历年真题精析》

1. ABCDE　　2. ABCDE　　3. ABCDE　　4. ABCDE　　5. ABCDE　　6. ABCDE　　7. ABCDE
8. ABCDE　　9. ABCDE　　10. ABCDE　　11. ABCDE　　12. ABCDE　　13. ABCDE

第2章　细胞的基本功能

▶**考纲要求**

①跨细胞膜的物质转运：单纯扩散、易化扩散、主动转运和膜泡运输。②细胞的信号转导：离子通道型受体、G蛋白耦联受体、酶联型受体和核受体介导的信号转导。③细胞的电活动：静息电位,动作电位,兴奋性及其变化,局部电位。④肌细胞的收缩：骨骼肌神经-肌接头处的兴奋传递,横纹肌兴奋-收缩耦联及其收缩机制,影响横纹肌收缩效能的因素。

▶**复习要点**

一、跨细胞膜的物质转运

跨细胞膜的物质转运方式包括单纯扩散、易化扩散、主动转运和膜泡运输。其中,单纯扩散、易化扩散和主动转运是小分子物质的跨膜转运方式,膜泡运输是大分子物质的跨膜转运方式。

1. 单纯扩散

（1）**概念**　单纯扩散也称简单扩散,是指物质从质膜的高浓度一侧通过脂质分子间隙向低浓度一侧进行的跨膜扩散。这是一种物理现象,没有生物学机制的参与,无需代谢耗能。

（2）**扩散物质**　经单纯扩散的物质都是脂溶性（非极性）物质或少数不带电荷的极性小分子。

①高脂溶性物质容易穿越脂质双层,因此 O_2、CO_2、N_2 等高脂溶性小分子的跨膜扩散速度很快。

②水是不带电荷的极性小分子,也能以单纯扩散的方式通过细胞膜,但扩散速度很慢。

③分子较大的非脂溶性物质,如葡萄糖、氨基酸等,很难直接通过膜脂质双层。

④各种带电离子尽管其直径很小,也不能透过膜脂质双层。

（3）**扩散速率**　物质经单纯扩散转运的速率主要取决于：①该物质在细胞膜两侧的浓度差；②细胞膜对该物质的通透性（与物质的脂溶性和分子大小有关）,浓度差越大、通透性越高,则单位时间内物质扩散的量就越大；③物质所在溶液的温度越高、膜有效面积越大,转运速率也越快。

2. 易化扩散

在膜蛋白的帮助（或介导）下,非脂溶性的小分子物质或带电离子顺浓度梯度和（或）电位梯度进行的跨膜转运,称为易化扩散。

（1）**易化扩散的两种形式**　易化扩散可分为经通道易化扩散和经载体易化扩散两种形式。

	经通道易化扩散	经载体易化扩散
定义	是指各种带电离子在通道蛋白的介导下,顺浓度梯度和（或）电位梯度的跨膜转运	是指水溶性小分子物质或离子在载体蛋白介导下,顺浓度梯度进行的跨膜转运
介导方式	借助于通道蛋白质的介导	借助于载体蛋白质的介导
转运方向	顺浓度梯度或电位梯度进行	顺浓度梯度进行
转运速率	快（$10^6 \sim 10^8$ 个离子/秒）	慢（200~50000 个离子或分子/秒）
特性	离子通道具有离子选择性和门控特性	载体与溶质的结合具有化学结构特异性
特点	①相对特异性,特异性无载体蛋白质高 ②通道的导通有开放和关闭两种不同状态 ③无饱和现象	①化学结构特异性 ②竞争性抑制 ③有饱和现象
举例	带电离子 K^+、Na^+、Cl^-、Ca^{2+} 的快速移动	葡萄糖、氨基酸、核苷酸等的跨膜转运

(2) **离子通道**　由于经通道转运的溶质几乎都是离子,因此这类通道也称为离子通道。离子通道均无分解 ATP 的能力,它们所介导的跨膜转运都是被动的。离子通道具有以下两个基本特征。

①**离子选择性**　是指每种通道只对一种或几种离子有较高的通透能力,而对其他离子的通透性很小或不通透。根据通道对离子的选择性,可将通道分为钠通道、钾通道、氯通道和非选择性阳离子通道等。

②**门控特性**　大部分通道蛋白分子内部有一些可移动的结构或化学基团,在通道内起"闸门"作用。许多因素可引起闸门运动,导致通道的开放和关闭,称为门控。在静息状态下,大多数通道处于关闭状态,只有受到刺激时才发生分子构象改变,引起闸门开放。根据闸门对不同刺激的敏感性,可将离子通道分为电压门控通道、化学(配体)门控通道和机械门控通道等。

	电压门控通道	化学门控通道	机械门控通道
调控因素	受膜电位调控	受膜外或膜内化学物质调控	受机械刺激调控
调控机制	当膜电位改变时,可引起通道蛋白质分子的构象发生变化,而使通道开放或关闭	通道本身具有受体功能。一些化学物质(激素、递质)和通道蛋白亚单位上的特殊位点结合,引起通道蛋白的构象发生变化,而使通道开放	质膜感受牵张刺激后引起其中的通道开放或关闭
常见例子	电压门控性 K^+、Na^+、Ca^{2+} 通道	N_2 型乙酰胆碱、谷氨酸、门冬氨酸、甘氨酸化学门控通道	耳蜗毛细胞膜中的机械门控钾通道、动脉血管平滑肌细胞膜中的机械门控钙通道

注意:①有少数通道始终是开放的,这类通道称为非门控通道,如神经纤维膜中的钾漏通道等。
②钠通道的阻断剂为河豚毒,钾通道的阻断剂为四乙胺,钙通道的阻断剂为维拉帕米(异搏定)。
③水分子的跨膜转运方式包括单纯扩散、经水通道的易化扩散(8 版生理学 P14)。

	Na^+ 通道	K^+ 通道
闸门	有两道闸门	只有一道闸门
状态	Na^+ 通道有三种状态: 静息状态——激活门关闭、失活门打开 激活状态——激活门、失活门均打开 失活状态——激活门、失活门均关闭	K^+ 通道有两种状态: 静息状态——门关闭 激活状态——门打开
离子导通	通道对离子导通有开放、关闭两种形式	通道对离子导通有开放、关闭两种形式

(3) **载体(转运体)**　是介导多种水溶性小分子物质或离子跨膜转运的一类膜蛋白。与离子通道或水通道不同,各种载体不存在贯穿整个细胞膜的孔道结构,但能与一个或少数几个溶质分子或离子特异性结合。葡萄糖、氨基酸等跨膜转运就是经载体易化扩散实现的,如葡萄糖载体(GLUT)可将胞外的葡萄糖顺浓度梯度转运到细胞内。

【例1】2007NO3A、1999NO4A 神经纤维电压门控的 Na^+ 通道与 K^+ 通道的共同点中,错误的是
　　A. 都有开放状态　　　B. 都有关闭状态　　　C. 都有激活状态
　　D. 都有失活状态　　　E. 都有静息状态

【例2】2001NO1A、2000NO2A 下列跨膜转运的方式中,不出现饱和现象的是
　　A. 与 Na^+ 耦联的继发性主动转运　　　　B. 原发性主动转运
　　C. 易化扩散　　　D. 单纯扩散　　　E. Na^+-Ca^{2+} 交换

【例3】2018NO2A 神经细胞在静息时,电压门控钠通道对 Na^+ 通透的门控状态是
　　A. 激活门和失活门都开放　　　　B. 激活门和失活门都关闭
　　C. 激活门开放,失活门关闭　　　　D. 激活门关闭,失活门打开

注意:①Na⁺通道有静息(关闭)、激活(开放)和失活(关闭)三种状态。
②K⁺通道只有静息和激活两种状态,没有失活状态。通道对离子的导通表现为开放和关闭两种状态。
③无饱和现象者——单纯扩散、经通道易化扩散。
④有饱和现象者——经载体易化扩散、原发性主动转运、继发性主动转运、钠泵、钙泵。

3. 主动转运

某些物质在膜蛋白的帮助下,由细胞代谢供能而进行的逆浓度梯度和(或)电位梯度的跨膜转运,称为主动转运。根据膜蛋白是否直接消耗能量,将主动转运分为原发性主动转运和继发性主动转运。

(1)原发性主动转运 细胞直接利用代谢产生的能量将物质逆浓度梯度和(或)电位梯度转运的过程,称为原发性主动转运。原发性主动转运的物质通常是带电离子,因此介导这一过程的膜蛋白或载体,称为离子泵。离子泵的本质是ATP酶,可将细胞内的ATP水解为ADP,自身被磷酸化而发生构象改变,从而完成离子逆浓度梯度和(或)电位梯度的跨膜转运。体内存在的重要离子泵包括钠泵(Na^+,K^+-ATP酶)、钙泵(Ca^{2+}-ATP酶)、质子泵(H^+,K^+-ATP酶、H^+-ATP酶)等。

钠泵(钠-钾泵,Na^+,K^+-ATP酶)

①钠泵是镶嵌在细胞膜上的脂质双分子层中的一种特殊蛋白质,普遍存在于哺乳动物的细胞膜上。

②维持细胞膜内外 Na^+、K^+浓度差。正常时细胞内 K^+浓度约为细胞外液中的30倍左右,细胞外液中 Na^+浓度为胞质中的10倍左右(8版生理学P27)。一个细胞约将它所获能量的20%～30%用于钠泵的转运。

钠泵与钙泵

③钠泵活动造成的细胞内高 K^+为胞质内许多代谢反应所必需。如核糖体合成蛋白质就需要高 K^+环境。

④钠泵活动能维持胞内渗透压和细胞容积。钠泵可将漏入胞内的 Na^+不断转运出去,保持细胞正常的渗透压和容积,以防细胞水肿。

⑤钠泵活动建立的 Na^+跨膜浓度梯度,为继发性主动转运的物质提供势能储备。如 Na^+-H^+交换、Na^+-Ca^{2+}交换,以及葡萄糖和氨基酸在小肠和肾小管被吸收的过程中,H^+、Ca^{2+}、葡萄糖和氨基酸的逆浓度梯度转运,都是利用 Na^+经主动转运造成的跨膜浓度梯度作为驱动力。

⑥钠泵活动形成的跨膜离子浓度梯度也是细胞发生电活动的基础。

⑦钠泵活动的生电效应,可直接使膜内电位的负值增大。

⑧钠泵本身具有 ATP酶的活性,可以分解 ATP释放能量。每分解1分子 ATP,可将3个 Na^+移出胞外,同时将2个 K^+移入胞内。钠泵转运的一个周期约需10ms,即最大转运速率为500个离子/秒。

⑨哇巴因是钠泵的特异性抑制剂。

钙泵(Ca^{2+}-ATP酶) 钙泵是哺乳动物细胞中广泛分布的离子泵,不仅分布于质膜中,还集中存在于肌细胞的肌质网和其他细胞的内质网膜中。细胞内 Ca^{2+}升高时,Ca^{2+}通过与钙调蛋白结合,可刺激钙泵的活动。

①PMCA 质膜中的钙泵,称为质膜钙ATP酶(PMCA)。每分解1分子 ATP,可将其结合的1个 Ca^{2+}由胞质内转运至胞外。

②SERCA 肌质网和内质网膜中的钙泵,称为肌质网和内质网钙ATP酶(SERCA)。每分解1分子ATP,可将2个 Ca^{2+}从胞质内转运至内质网中。

两种钙泵的共同作用可使胞质内游离 Ca^{2+}浓度保持在 $0.1～0.2\mu mol/L$的低水平,仅为细胞外液 Ca^{2+}浓度($1～2mmol/L$)的万分之一,这一状态对维持细胞的正常生理功能具有重要意义。

【例4】2016N02A 在引起和维持细胞内外 Na^+、K^+不对等分布中起重要作用的膜蛋白是

    A. 通道   B. 载体   C. 离子泵   D. 膜受体

【例5】2009N02A 神经细胞膜上钠泵活动受抑制时,可导致的变化是

A. 静息电位绝对值减小,动作电位幅度增大　　　B. 静息电位绝对值增大,动作电位幅度减小

C. 静息电位绝对值和动作电位幅度均减小　　　D. 静息电位绝对值和动作电位幅度均增大

【例6】2003NO2A 下列关于 Na^+-K^+ 泵的描述,错误的是

A. 仅分布于可兴奋细胞的细胞膜上　　　B. 是一种镶嵌于细胞膜上的蛋白质

C. 具有分解 ATP 而获能的功能　　　D. 对细胞生物电的产生具有重要意义

E. 能不断将 Na^+ 移出细胞膜外,而把 K^+ 移入细胞膜内

【例7】1999NO140X 下述哪些过程需要细胞本身耗能?

A. 维持正常的静息电位　　　B. 膜去极化达阈电位时的大量 Na^+ 内流

C. 动作电位复极相中的 K^+ 外流　　　D. 骨骼肌细胞胞浆中 Ca^{2+} 向肌浆网内部的聚集

(2)继发性主动转运　有些物质主动转运所需的驱动力并不直接来自 ATP 的分解,而是利用原发性主动转运所形成的某些离子的浓度梯度,在这些离子顺浓度梯度扩散的同时使其他物质逆浓度梯度和(或)电位梯度跨膜转运,这种间接利用 ATP 能量的主动转运过程,称为继发性主动转运,也称联合转运。显然,继发性主动转运依赖于原发性主动转运,若用药物抑制钠泵活动,则相应的继发性主动转运也逐渐减弱或消失。根据物质的转运方向,可将继发性主动转运分为同向转运和反向转运两种形式。

①同向转运　被转运的分子或离子都向同一方向运动的联合转运,称为同向转运,其载体称为同向转运体。如葡萄糖(氨基酸)在小肠黏膜上皮的吸收及在近端肾小管上皮的重吸收都是通过 Na^+-葡萄糖(氨基酸)同向转运体实现的。

②反向转运　被转运的分子或离子向相反方向运动的联合转运,称为反向转运或交换,其载体称为反向转运体或交换体。如 Na^+-Ca^{2+} 交换体、Na^+-H^+ 交换体。

(3)继发性主动转运与原发性主动转运的鉴别　如下表。

	原发性主动转运	继发性主动转运
转运方向	逆浓度梯度或电位梯度	逆浓度梯度或电位梯度
是否耗能	必需消耗能量	必需消耗能量
能量来源	钠泵分解 ATP 供能 直接利用 ATP 分解供能	来自 Na^+ 在膜两侧的浓度势能差 间接利用钠泵分解 ATP 的能量
举例	Na^+ 移出胞外 K^+ 移入胞内	葡萄糖、氨基酸在小肠和肾小管的吸收 神经末梢在突触间隙摄取肽类神经递质 甲状腺上皮细胞聚碘,Na^+-H^+ 交换和 Na^+-Ca^{2+} 交换

(4)单纯扩散、易化扩散与主动转运的鉴别　如下表。

	单纯扩散	易化扩散	主动转运
举例	O_2、CO_2、N_2、H_2O、乙醇尿素、甘油等的跨膜转运	葡萄糖进入红细胞、普通细胞离子(K^+、Na^+、Cl^-、Ca^{2+})	肠及肾小管吸收葡萄糖 Na^+ 泵、Ca^{2+} 泵、H^+-K^+ 泵
移动方向	物质分子从高浓度的一侧移向低浓度的一侧	物质从高浓度梯度或高电位梯度一侧移向低梯度的一侧	物质分子或离子逆浓度差或逆电位差移动
移动过程	无需帮助,自由扩散	需要离子通道或载体的帮助	需要"泵"的参与
终止条件	达细胞膜两侧浓度相等	达细胞膜两侧浓度相等或电化学势差 =0 时停止	受"泵"的控制
能量消耗	不消耗所通过膜的能量 能量来自高浓度本身势能	不消耗所通过膜的能量 属于被动转运	消耗了能量 由膜或膜所属细胞供给

记忆:①单纯扩散在于"简单"——不消耗能量,不需要载体。

②易化扩散在于"容易"——不消耗能量,但需要载体(或通道)。

③主动转运在于"主动"——需要消耗能量;④继发性主动转运在于"继发"——能量是借助原动力。

(5)几种常考物质的跨膜转运方式　总结如下表。

葡萄糖从肠腔内、肾小管吸收	继发性主动转运(伴随 Na^+ 的重吸收)
葡萄糖被红细胞、脑细胞摄取	经载体易化扩散
Na^+ 的跨膜转运	主动转运、经通道易化扩散
Ca^{2+} 的跨膜转运	主动转运、经通道易化扩散
水分子通过细胞膜	单纯扩散、经通道易化扩散
单胺类、肽类递质、碘的摄取	继发性主动转运
O_2、CO_2、NH_3、N_2、乙醇、尿素等通过细胞膜	单纯扩散

注意:①所有气体分子(O_2、CO_2、NH_3、N_2 等)都是单纯扩散。

②带电离子若顺浓度(电位)梯度为经通道易化扩散;若逆浓度(电位)梯度为主动转运。

③葡萄糖、氨基酸若顺浓度梯度(如从血液→红细胞、脑细胞)为经载体易化扩散。

④葡萄糖、氨基酸若逆浓度梯度(从肠腔内、肾小管→血液)为继发性主动转运。

【例8】2017N01A 葡萄糖跨肠上皮细胞刷状缘进入细胞的方式是

　　A. 单纯扩散　　　　B. 继发性主动转运　　C. 原发性主动转运　　　D. 易化扩散

【例9】1998N02A 葡萄糖从细胞外液进入红细胞内属于

　　A. 单纯扩散　　　　B. 通道介导的易化扩散　　C. 载体介导的易化扩散

　　D. 主动转运　　　　E. 入胞作用

【例10】2004N04A 与肠黏膜细胞吸收葡萄糖关系密切的转运过程是

　　A. HCO_3^- 的被动吸收　　B. Na^+ 的主动吸收　　　C. K^+ 的主动吸收

　　D. Cl^- 的被动吸收　　　E. Ca^{2+} 的主动吸收

【例11】2012N01A 人体的 NH_3 通过细胞膜的方式是

　　A. 单纯扩散　　　　　　　　　　　　B. 易化扩散

　　C. 原发性主动转运　　　　　　　　　D. 继发性主动转运

【例12】2015N02A 当细胞膜去极化和复极化时,相关离子的跨膜转运方式是

　　A. 经通道易化扩散　　　　　　　　　B. 原发性主动转运

　　C. 继发性主动转运　　　　　　　　　D. 经载体易化扩散

【例13】2014N02A 葡萄糖在肾小管管腔面被重吸收的跨膜转运方式是

　　A. 原发性主动转运　　　　　　　　　B. 继发性主动转运

　　C. 入胞作用　　　　　　　　　　　　D. 经通道易化扩散

【例14】2009N0156X 与发生细胞生物电有关的跨膜物质转运形式有

　　A. 经载体易化扩散　　　　　　　　　B. 经化学门控通道易化扩散

　　C. 经电压门控通道易化扩散　　　　　D. 原发性主动转运

4. 膜泡运输

　　小分子物质可以通过物理扩散或经膜蛋白的介导穿越细胞膜,但大分子物质和颗粒物质进出细胞并不能直接穿过细胞膜,而是由膜包围形成囊泡,通过膜包裹、膜融合和膜离断等一系列过程完成转运,称为膜泡运输。膜泡运输可同时转运大量物质,故也称为批量运输。膜泡运输是一个主动过程,需要消耗能量,也需要更多蛋白质的参与,同时还伴有细胞膜面积的改变。膜泡运输包括出胞和入胞两种形式。

	出胞	入胞
定义	是指胞质内的大分子物质,以分泌囊泡的形式排出细胞的过程	是指大分子物质或物质团块被细胞膜包裹后,以囊泡的形式进入细胞的过程
特点	细胞排出大分子物质	大分子物质进入细胞
面积	出胞过程可使细胞膜面积有所增加	入胞过程可使细胞膜面积有所减小
举例	主要见于细胞的分泌活动: 内分泌腺细胞将合成的激素分泌到血液、组织液 外分泌腺细胞排放酶原颗粒、黏液到腺管的管腔 神经纤维末梢突触囊泡内神经递质的释放	主要见于细胞外某些团块物质进入细胞的过程: 部分多肽类激素、抗体、运铁蛋白、LDL 病毒(流感、脊灰)、大分子营养物质等

(1)出胞　有以下两种形式。

①持续性出胞　是指细胞在安静情况下,分泌囊泡自发地与细胞膜融合而使囊泡内大分子物质不断排出细胞的过程,如小肠黏膜杯状细胞分泌黏液的过程。

②调节性出胞　是指细胞受到某些化学信号(如激素)或电信号(如动作电位)的诱导时,储存于细胞内某些部位的分泌囊泡大量与细胞膜融合,并将囊泡内容物排出细胞的过程,如动作电位到达神经末梢时引起的神经递质的释放。

出胞　　　　入胞

(2)入胞　有吞噬和吞饮两种形式。

	吞噬	吞饮
定义	指被转运的物质以固态形式进入细胞的过程	指被转运的物质以液态形式进入细胞的过程
发生细胞	发生在单核-巨噬细胞、中性粒细胞等特殊细胞	体内几乎所有细胞均可发生吞饮
转运物质	不是以分子而是以团块或颗粒形式出现 如细菌、死亡细胞、组织碎片等	多数大分子物质如蛋白质分子,进入细胞的唯一途径
入胞过程	细胞膜在受体和收缩蛋白参与下,伸出伪足将团块或颗粒包裹起来,经膜融合、离断后进入细胞	细胞在接触转运物处的膜发生凹陷,并逐渐形成囊袋样结构包裹被转运物,再经膜的融合、离断进入胞内
囊泡大小	形成的囊泡(吞噬泡)较大,直径 1~2μm	形成的囊泡(吞饮泡)较小,直径 0.1~0.2μm

吞饮又分为液相入胞和受体介导入胞。

①液相入胞　是指溶质连同细胞外液连续不断进入细胞的一种吞饮方式。液相入胞没有特异性,转运溶质的量与胞外溶质的浓度成正比。

②受体介导入胞　是被转运物与细胞膜受体特异性结合后,选择性进入细胞的一种入胞方式。在溶质选择性进入细胞的同时,细胞外液可以很少进入;而且即使细胞外溶质的浓度很低,也不影响入胞过程。许多大分子物质都是以这种方式进入细胞的,如运铁蛋白、低密度脂蛋白、维生素 B_{12} 转运蛋白、多种生长因子、胰岛素等蛋白类激素和糖蛋白等。

【例 15】2016NO151X 下列物质跨膜转运中,属于出胞方式的有

A. 肥大细胞脱颗粒　　　　　　　　　　　　B. 内分泌细胞分泌激素

C. 肾小管上皮细胞泌 H^+　　　　　　　　　D. 神经末梢释放递质

【例 16】2004NO3 运动神经纤维末梢释放乙酰胆碱(ACh)属于

A. 单纯扩散　　　　B. 易化扩散　　　　C. 主动转运

D. 出胞作用　　　　　　E. 入胞作用

二、细胞的信号转导

1. 信号转导概述

(1)信号转导　细胞的信号转导是指生物学信息(兴奋或抑制)在细胞间或细胞内的转换和传递,并产生生物效应的过程。通常所说的信号转导是指跨膜信号转导,即生物活性物质(激素、神经递质、细胞因子等)通过受体或离子通道的作用而激活或抑制细胞功能的过程,即信号从细胞外转入细胞内的过程。

(2)信号　信号转导中的信号是指生物学信号,即带有生物学意义的信号,可以是物理信号,如电、声、光、机械牵张等,更多的是以化学物质为载荷物体的化学信号,如激素、神经递质、细胞因子等。信号转导的结果即生物学效应,则是各式各样的。

(3)受体　受体是指细胞中具有接受和转导信息功能的蛋白质。分布于细胞膜中的受体称为膜受体,位于胞质内的受体称为胞质受体,位于细胞核内的受体称为核受体。

(4)配体　凡能与受体特异性结合的活性物质,则称为配体。

(5)信号转导的方式　根据所介导的配体和受体的不同,信号转导可通过两类方式进行。

①水溶性配体或物理信号　先作用于膜受体,再依次经跨膜的和细胞内的信号转导机制产生效应。依据膜受体特性的不同,这类信号转导又有多种通路,主要是由离子通道型受体、G蛋白耦联受体、酶联型受体、招募型受体介导的信号转导。

②脂溶性配体　直接与胞质受体或核受体结合而发挥作用,这类方式都通过影响基因表达而产生效应。

(6)第一信使　指激素、神经递质、细胞因子等细胞外信号分子。

(7)第二信使　指第一信使作用于膜受体后产生的细胞内信号分子,它们可把细胞外信号分子携带的信息转入细胞内,包括 cAMP、cGMP、IP_3(三磷酸肌醇)、DG(二酰甘油)、Ca^{2+}、花生四烯酸(AA)及其代谢产物等。

【例17】2013NO156X 在激素作用的机制中发挥第二信使作用的物质有

A. cGMP　　　　　B. Ca^{2+}　　　　　C. cAMP　　　　　D. DG

2. 离子通道型受体介导的信号转导

(1)离子通道型受体　化学门控通道是一类兼有通道和受体功能的蛋白质,其开放和关闭受某种化学物质(配体)的调控。这类离子通道实际上是由配体结合部位和离子通道两部分所组成,故也称为离子通道型受体或促离子型受体。离子通道型受体因其本身就是离子通道,当配体(激动剂)与受体结合时,离子通道开放,细胞膜对特定离子的通透性选择性增加,从而引起细胞膜电位改变,实现信号的快速跨膜转导。

(2)阳离子通道受体　常见的非选择性阳离子通道受体有烟碱(N)型乙酰胆碱受体(nAChR)、谷氨酸促离子型受体(iGluR)等,如骨骼肌终板膜中的 ACh 受体阳离子通道,由运动神经末梢释放的乙酰胆碱(ACh)激活,产生 Na^+ 和 K^+ 的跨膜移动,且以 Na^+ 内流为主,导致膜电位改变,最终引起肌细胞兴奋。

(3)Cl^- 通道受体　有甘氨酸受体(GlyR)、γ-氨基丁酸A受体($GABA_AR$)等,如神经元膜中的 $GABA_AR$ 受递质激活后,Cl^- 通道开放引起 Cl^- 内流,使膜电位变得更负,导致突触后神经元兴奋性降低而引起抑制。

(4)电压门控通道和机械门控通道　尽管电压门控通道和机械门控通道不称为受体,但它们也能将接受的物理信号转换成细胞膜电位改变,具有与化学门控通道类似的信号转导功能,因此也将其归入离子通道型受体介导的信号转导中。与离子型通道受体不同的只是接受的是电信号和机械信号,但它们也通过离子通道的活动和跨膜离子电流将信号转导到细胞内。

3. G蛋白耦联受体介导的信号转导

G蛋白耦联受体是指激活后作用于与之耦联的 G 蛋白,然后引发一系列以信号蛋白为主的级联反应而完成跨膜信号转导的一类受体。G蛋白耦联受体既无通道结构,又无酶活性,它所触发的信号蛋白之间的相互作用主要是一系列生物化学反应过程,故也称为促代谢型受体。

配体＋G蛋白耦联受体

↓

激活的G蛋白耦联受体

↓

G蛋白 ⟶ 激活的G蛋白

↓

G蛋白效应器 ⟶ 激活的G蛋白效应器 { 腺苷酸环化酶（AC）
(酶或通道)　　　　　　　　　　　　　　磷脂酶C（PLC）
　　　　　　　　　　　　　　　　　　　磷酸二酯酶（PDE）

↓

第二信使或其前体 ⟶ 第二信使浓度增高或降低 { cAMP、cGMP
　　　　　　　　　　　　　　　　　　　IP₃、Ca²⁺
　　　　　　　　　　　　　　　　　　　DG

蛋白激酶A（PKA）
蛋白激酶C（PKC）} 第二信使依赖性蛋白激酶或通道 ⟶ 酶、通道或转录因子被激活或抑制
蛋白激酶G（PKG）

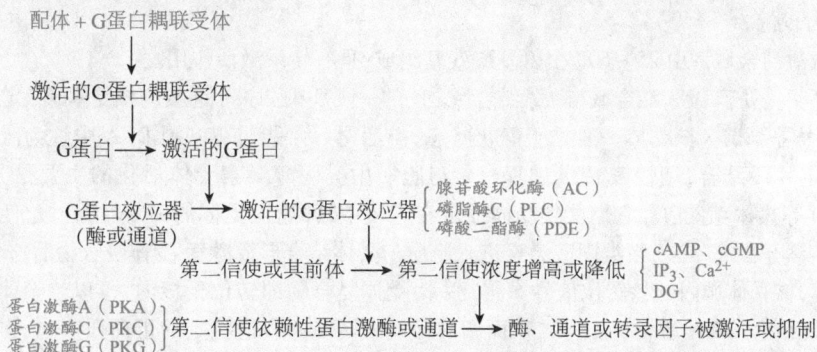

G蛋白耦联受体介导的跨膜转导通路

（1）**G蛋白耦联受体**　G蛋白耦联受体分布广泛。激活这类受体的配体种类也很多,如儿茶酚胺、5-羟色胺、乙酰胆碱、氨基酸类递质、几乎所有的多肽和蛋白质类递质(钠尿肽除外)、光子、嗅质、味质等。这类受体在结构上均由形成7个跨膜区段单条多肽链构成,故又称7次跨膜受体。

（2）**G蛋白**　即鸟苷酸结合蛋白,通常是指由α、β、γ三个亚单位构成的异三聚体G蛋白。G蛋白的种类很多,其共同特征是α亚单位同时具有结合GTP或GDP的能力和具有GTP酶活性。G蛋白与GDP结合而失活,与GTP结合而激活。G蛋白激活型与失活型的转换,在信号转导的级联反应中起着分子开关的作用。

（3）**G蛋白效应器**　是指G蛋白直接作用的靶标,包括效应器酶、膜离子通道、膜转运蛋白等。主要的效应器酶有腺苷酸环化酶(AC)、磷脂酶C(PLC)、磷脂酶A₂(PLA₂)和磷酸二酯酶(PDE)等,它们可催化生成(或分解)第二信使物质,将信号转导至细胞内。此外,G蛋白还可通过第二信使等间接调控离子通道的活动。

（4）**蛋白激酶**　是一类将ATP分子上的磷酸基团转移到底物蛋白而产生蛋白磷酸化的酶类,如cAMP依赖性蛋白激酶即蛋白激酶A(PKA)、Ca²⁺依赖性蛋白激酶即蛋白激酶C(PKC)等。

（5）**主要的G蛋白耦联受体信号转导途径**　详见本讲义生理学·内分泌。

4. 酶联型受体介导的信号转导

酶联型受体是指其自身就具有酶的活性或能与酶结合的膜受体。这类受体的结构特征是每个受体分子只有一个跨膜区段,其胞外结构域含有可结合配体的部位,而胞内结构域则具有酶的活性或含有能与酶结合的位点。这类受体主要有以下四类:

（1）**酪氨酸激酶受体**　激活酪氨酸激酶受体的配体包括表皮生长因子、血小板源生长因子、成纤维细胞生长因子、肝细胞生长因子和胰岛素等。

（2）**酪氨酸激酶结合型受体**　激活酪氨酸激酶结合型受体的配体包括各种生长因子和肽类激素,如促红细胞生成素、干扰素、白细胞介素、生长激素、催乳素、瘦素等。

（3）**鸟苷酸环化酶受体**　激活鸟苷酸环化酶受体的配体包括心房钠尿肽、脑钠尿肽、一氧化氮(NO)等。

（4）**丝氨酸/苏氨酸激酶受体**　激活此类受体的配体包括转化生长因子-β等。

5. 核受体介导的信号转导

（1）**激素类型**　与水溶性配体不同,脂溶性配体可直接进入细胞与胞质受体或核受体结合而发挥作用。由于胞质受体在与配体结合后,一般也要转入核内发挥作用,因而常把细胞内的受体统称为核受体,如类固醇激素受体、VitD₃受体、甲状腺激素受体、维甲酸受体等。

（2）**核受体的结构**　为多肽单链,含有激素结合域、DNA结合域、转录激活结合域和铰链区等功能区段。

①**激素结合域**　由220～250个氨基酸残基组成。除能与激素结合外,还存在热休克蛋白(HSP)结合位点、受体二聚体形成所需的片段和转录激活作用。

②**DNA结合域**　由66～68个氨基酸残基组成,存在两个称为锌指的特异氨基酸序列片段,是介导激素-受体复合物与DNA特定部位结合的结构。在受体未与激素结合前,锌指通常被遮盖,此时受体与

DNA 的亲和力较低。

③转录激活结合域 由 25～603 个氨基酸残基组成,具有转录激活作用。

④铰链区 是处于 DNA 结合域与激素结合域之间的一段氨基酸序列,主要与核受体的核定位信号有关。

(3)信号转导机制 核受体一般处于静止状态,需活化后才能与靶基因 DNA 中称为激素反应元件(HRE)的特定片段结合,调控其转录过程。参与胞质中类固醇激素受体活化的主要是分子伴娘,如 HSP90、HSP70 等热休克蛋白。它们能使受体锚定在胞质中,并遮盖受体的 DNA 结合域,使之不能发挥作用(非 DNA 结合型受体)。当类固醇激素进入胞质与受体结合形成激素-受体复合物后,核受体便与热休克蛋白解离,核受体域内的核转位信号暴露,激素-受体复合物即转位至核内,再以二聚体形式与核内靶基因上 HRE 结合(DNA 结合型受体),从而调节靶基因转录并表达特定的蛋白质产物,引起细胞功能改变。核受体由非 DNA 结合型转变为 DNA 结合型即为核受体的活化。

6. 三种信号转导的比较

	G 蛋白耦联受体介导	离子通道型受体介导	酶联型受体介导
受体	促代谢型受体	促离子型受体	–
关系	受体与 G 蛋白不是同一分子,是独立的蛋白质分子	受体与离子通道是同一分子	受体与酶是可为同一蛋白质分子
配体受体举例	胺类:肾上腺素、去甲肾上腺素 组胺、5-羟色胺 肽类:缓激肽、黄体生成素、甲状旁腺激素、气味分子、光量子	N_2 型 ACh 受体 A 型 γ-氨基丁酸受体 甘氨酸受体	表皮生长因子、神经生长因子 胰岛素 部分肽类 心房钠尿肽、NO 的受体

【例 18】2010N02A 需要依靠细胞内 cAMP 来完成跨膜信号转导的膜受体是

A. G 蛋白耦联受体　　　　　　　　　B. 离子通道型受体

C. 酪氨酸激酶受体　　　　　　　　　D. 鸟苷酸环化酶受体

三、细胞的电活动

细胞在进行生命活动时都伴有电现象,称为细胞生物电。细胞生物电是由一些带电离子(如 Na^+、K^+、Cl^-、Ca^{2+})跨细胞膜流动而产生的,表现为一定的跨膜电位,简称膜电位。细胞的膜电位主要有两种表现形式,即安静状态下的静息电位和受刺激时迅速发生、并向远处传播的动作电位。机体所有的细胞都具有静息电位,而动作电位仅见于神经细胞、肌细胞、部分腺细胞等可兴奋细胞。

1. 静息电位

(1)概念 在安静状态下,细胞膜两侧存在的外正内负且相对平稳的电位差,称为静息电位。据测定,当细胞外液固定于零电位时,各类细胞的静息电位均为负值,范围在 –10～–100mV 之间:骨骼肌细胞约为 –90mV,神经细胞约 –70mV,平滑肌细胞约 –55mV,红细胞约 –10mV。由于记录膜电位时均以细胞外为零电位,故细胞内负值越大,表示膜两侧的电位差越大,即静息电位越大。

极化	是指安静时,细胞膜两侧处于外正内负的状态
超极化	是指细胞膜静息电位向膜内负值增大的方向变化
去极化或除极化	是指细胞膜静息电位向膜内负值减小的方向变化
反极化	是指去极化至零电位后,膜电位进一步变为正值
复极化	是指细胞膜去极化后,再向静息电位方向恢复的过程
超射	细胞膜电位高于零电位的部分称为超射

记忆：①极化（正常膜电位内负外正的状态）是基础；②去极化是"去掉"内负外正的状态（内负降低）；
③复极化是"恢复"内负外正的状态；④超极化是"超过"内负外正的状态（内负增大）。

（2）细胞膜两侧离子的浓度差与平衡电位　细胞膜两侧离子的浓度差是引起离子跨膜扩散的直接动力。该浓度差是由细胞膜中的离子泵，主要是钠泵的活动所形成和维持的。

①在安静状态下，细胞膜两侧离子的分布是不均匀的。细胞膜内的 K^+ 浓度是膜外的 30 倍，而 Na^+、Cl^- 的细胞膜外浓度分别是细胞膜内的 10 倍、30 倍。

②若细胞膜只对一种离子通透，该离子将在浓度差的驱动下进行跨膜扩散；但扩散的同时也使膜两侧形成逐渐增大的电位差。该电位差对该离子产生的作用与浓度差相反，将阻止该离子的扩散。某种离子在膜两侧的电位差和浓度差两个驱动力的代数和，称为该离子的电-化学驱动力。当电位差驱动力增加到与浓度差相等时，电-化学驱动力 $=0$，此时该离子的净扩散量为 0，膜两侧的电位差便稳定下来。这种离子净扩散为零时的跨膜电位差，称为该离子的平衡电位。利用 Nernst 公式，可计算出某种离子的平衡电位（E_x）：

$$E_X = 60\lg\frac{[X^+]_0}{[X^+]_i}(mV)$$

$[X^+]_0$ 和 $[X^+]_i$ 分别表示该离子在细胞外液和细胞内液中的浓度。

在哺乳动物，多数细胞的 E_k 为 $-90 \sim -100mV$，E_{Na} 为 $+50 \sim +70mV$。

（3）安静时细胞膜对离子的相对通透性　细胞膜在安静状态下，如果只对一种离子具有通透性，那么实际测得的静息电位应等于该离子的平衡电位。如果安静状态下，细胞膜对多种离子同时具有通透性，则静息电位的大小取决于细胞膜对这些离子的相对通透性和这些离子各自在膜两侧的浓度差。膜对某种离子的通透性越高，则该离子的扩散对静息电位形成的作用就越大，静息电位也就越接近于该离子的平衡电位。

①细胞膜对 K^+ 和 Na^+ 的通透性　安静时细胞膜对 K^+ 的通透性最高，对 Na^+ 的通透性较小（对 K^+ 通透性约为 Na^+ 的 50～100 倍）。故静息电位接近于 K^+ 的平衡电位，但其负值总比 E_k 略小，这是因为安静时细胞膜对 Na^+ 也有一定的通透性，少量进入细胞的 Na^+ 可部分抵消 K^+ 外流所形成的膜内负电位。

②细胞膜对 Cl^- 的通透性　除 K^+ 和 Na^+ 外，细胞膜两侧溶液中的离子还有 Cl^-、Ca^{2+} 和有机负离子等，但它们对静息电位的形成均无明显影响。迄今尚未发现主动转运 Cl^- 的泵蛋白，故 Cl^- 的跨膜移动几乎完全是被动的，Cl^- 在膜两侧的分布主要取决于跨膜电位，即跨膜电位是 Cl^- 跨膜扩散的原因，而非其跨膜移动的结果。静息电位总是更接近于甚或等于 Cl^- 的平衡电位。

③细胞膜对 Ca^{2+} 的通透性　细胞膜两侧的 Ca^{2+} 浓度差虽然很大，但 Ca^{2+} 浓度远低于 K^+ 和 Na^+ 浓度，特别是安静时膜对 Ca^{2+} 通透性很低，故 Ca^{2+} 在静息电位形成中几乎没有作用。

④细胞膜对有机负离子的通透性　膜内侧的有机负离子主要是带负电荷的蛋白质和核苷酸等，膜对它们几乎不通透。

（4）钠泵的生电作用　钠泵通过主动转运可维持细胞膜两侧 Na^+ 和 K^+ 的浓度差，为 Na^+ 和 K^+ 的跨膜扩散形成静息电位奠定基础。同时，钠泵活动本身具有生电作用，可直接影响静息电位。每分解 1 分子 ATP，钠泵可使 3 个 Na^+ 移出胞外，同时使 2 个 K^+ 移入胞内，相当于把 1 个净正电荷移出膜外，结果使膜内电位的负值增大。因此，钠泵活动在一定程度上也参与静息电位的形成。钠泵活动越强，细胞内电位的负值越大。但一般来说，钠泵的生电作用对静息电位形成的影响并不很大，在神经纤维中≤5%。

（5）影响静息电位水平的因素

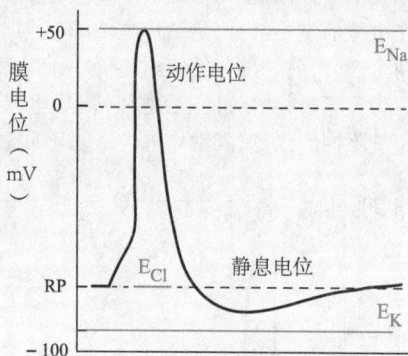

图（右侧）坐标：膜电位（mV），纵轴标有 +50、0、−100，标注 E_{Na}、动作电位、E_{Cl}、静息电位、RP、E_K。

K^+、Na^+ 和 Cl^- 平衡电位
与静息电位、动作电位的关系

①细胞外液 K^+ 浓度　在安静状态下,细胞膜对 K^+ 通透性较大,改变细胞外 K^+ 浓度即可影响 K^+ 平衡电位和静息电位。当细胞外 K^+ 浓度升高时, K^+ 平衡电位减小,故静息电位减小。

②膜对 K^+ 和 Na^+ 的相对通透性　如果细胞膜对 K^+ 通透性增大,则静息电位将增大。反之,膜对 Na^+ 通透性增大,则静息电位减小。

③钠泵活动水平　钠泵活动增强时,其生电效应增强,膜发生一定程度的超极化。反之,钠泵活动受抑制,则可使静息电位减小。

【例19】2011N03A 与 Nernst 公式计算所得相比,实际测得的神经细胞静息电位值

  A. 恰等于 K^+ 平衡电位　 B. 恰等于 Na^+ 平衡电位

  C. 接近于 Na^+ 平衡电位　 D. 接近于 K^+ 平衡电位

【例20】2001N02A 神经纤维安静时,下面说法错误的是

  A. 跨膜电位梯度和 Na^+ 浓度梯度方向相同　 B. 跨膜电位梯度和 Cl^- 浓度梯度方向相同

  C. 跨膜电位梯度和 K^+ 的浓度梯度方向相同　 D. 跨膜电位梯度阻碍 K^+ 外流

  E. 跨膜电位梯度阻碍 Na^+ 外流

【例21】2001N03A 细胞外液的 K^+ 浓度明显降低时,将引起

  A. Na^+ - K^+ 泵向胞外转运 Na^+ 增多　 B. 膜电位负值减小

  C. 膜的 K^+ 电导增大　 D. Na^+ 内流的驱动力增加

  E. K^+ 平衡电位的负值减小

2. 动作电位

(1) 动作电位的概念　动作电位(AP)是指细胞在静息电位基础上接受有效刺激后,产生的一个可迅速向远处传播的膜电位波动。以神经细胞为例,当受到一个有效刺激时,其膜电位从 −70mV 逐渐去极化到达阈电位水平,此后迅速上升至 +30mV,形成动作电位上升支(去极相);随后又迅速下降至接近静息电位水平,形成动作电位下降支(复极相)。两者共同形成尖峰状的电位变化,称为锋电位。锋电位是动作电位的主要部分,是动作电位的标志。锋电位之后膜电位的低幅、缓慢波动,称为后电位。后电位包括两个部分,前一部分的膜电位仍小于静息电位,称为后去极化电位(负后电位);后一部分大于静息电位,称为后超极化电位(正后电位)。后电位结束后恢复到稳定的静息电位水平。

不同的细胞,其动作电位形态不同。神经纤维动作电位及产生机制归纳如下图。

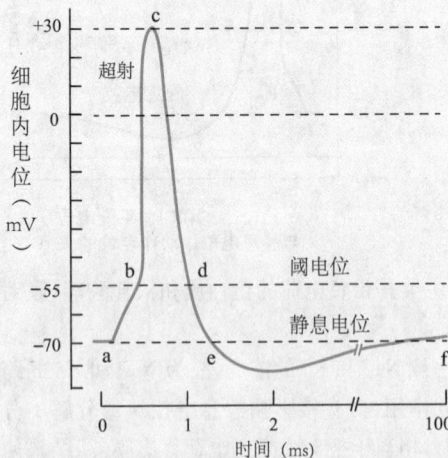

静息电位: K^+ 净外流为零 (K^+ 通道开放, Na^+ 通道关闭)

阈电位: 造成细胞膜对 Na^+ 通透性突然增大的临界膜电位

ab: 膜电位逐步去极化到达阈电位水平 (少量 Na^+ 内流)

bc: 动作电位快速上升相 (膜对 Na^+ 通透性增大, Na^+ 大量内流)

cd: 动作电位快速复极相 (Na^+ 通道失活, K^+ 通道开放, K^+ 外流)

de: 负后电位 (迅速外流的 K^+ 蓄积在膜外侧,阻碍 K^+ 外流)

ef: 正后电位 (生电性钠泵作用的结果)

bcd: 构成锋电位 (大多数被激活的 Na^+ 通道失活,不再开放)

兴奋的标志: 动作电位或锋电位的出现

绝对不应期: 大部分 Na^+ 通道已进入失活状态

相对不应期: 部分失活的 Na^+ 通道开始恢复,部分仍失活

神经纤维动作电位模式图

【例22】1991N01A 神经细胞动作电位的主要组成是

  A. 阈电位　 B. 锋电位　 C. 负后电位

D. 正后电位　　　　　　　E. 局部电位

【例23】2008NO2A 神经细胞在兴奋过程中,Na^+内流和K^+外流的量取决于

A. 各自平衡电位　　B. 细胞的阈电位　　C. 钠泵活动程度　　D. 所给刺激强度

【例24】2001NO4A 在神经纤维,Na^+通道失活的时间在

A. 动作电位的上升相　B. 动作电位的下降相　C. 动作电位超射时

D. 绝对不应期　　　E. 相对不应期

【例25】2014NO3A 下列情况下,能加大神经细胞动作电位幅度的是

A. 延长刺激持续时间　　　　　　　　B. 降低细胞膜阈电位

C. 增加细胞外液中 Na^+ 浓度　　　　　D. 增大刺激强度

A. Na^+　　　　　　　B. K^+　　　　　　　C. Ca^{2+}

D. Cl^-　　　　　　　E. HCO_3^-

【例26】2002NO93B 神经细胞膜在静息时通透性最大的离子是

【例27】2002NO94B 神经细胞膜在受刺激兴奋时通透性最大的离子是

（2）动作电位的特点

①动作电位幅度（"全或无"）　要使细胞产生动作电位,所给刺激必须达到一定的强度。若刺激未达到一定强度（阈值）,动作电位就不会产生（无）;当刺激达到一定的强度时,所产生的动作电位,其幅度便达到该细胞动作电位的最大值,不会随刺激强度的继续增强而增大（全）,这就是动作电位的"全或无"现象。

②可传播性（传导不衰减）　动作电位在细胞膜的某处产生后,并不停留在受刺激处的局部细胞膜,而是沿细胞膜迅速向四周传播,直至整个细胞,而且其幅度和波形在传播过程中始终保持不变。

③脉冲式发放　连续刺激产生的多个动作电位总有一定间隔而不会融合起来,呈现一个个分离的脉冲式发放。

【例28】2005NO3A 能以不衰减的形式沿可兴奋细胞膜传导的电活动是

A. 静息膜电位　　B. 锋电位　　　　C. 终板电位

D. 感受器电位　　E. 突触后电位

【例29】2002NO139X 动作电位的"全或无"特点表现在（正确答案应为AB,但原答案为ABC）

A. 刺激太小时不能引发　B. 一旦产生即达到最大　C. 不衰减性传导　　D. 兴奋节律不变

【例30】2013NO3A 下列关于动作电位的描述,正确的是

A. 刺激强度小于阈值时,出现低幅度动作电位

B. 刺激强度达到阈值后,再增加刺激强度能使动作电位幅度增大

C. 动作电位一经产生,便可沿细胞膜作电紧张性扩布

D. 传导距离较长时,动作电位的大小不发生改变

（3）动作电位的产生机制　发生动作电位时,膜电位的波动实际上是带电离子跨膜移动的结果。当正离子由膜外向膜内转运（如 Na^+、Ca^{2+} 内流）或负离子由膜内向膜外转运（如 Cl^- 外流）时,可造成膜外正电荷流入膜内,这种电流称为内向电流。内向电流可使膜电位减小,膜发生去极化。相反,当正离子由膜内向膜外转运（如 K^+ 外流）或负离子由膜外向膜内转运（如 Cl^- 内流）时,可造成膜内正电荷流出膜外,这种电流称为外向电流。外向电流可使膜电位增大,膜发生复极化或超极化。可见,动作电位的去极相是由内向电流形成的,而复极相则是由外向电流形成的。

如前所述,离子跨膜转运需要两个必不可少的因素,即离子的电-化学驱动力和细胞膜对离子的通透性。动作电位的产生正是在静息电位基础上两者发生改变的结果。

①电-化学驱动力及其变化　根据平衡电位的定义,当膜电位（E_m）等于某种离子的平衡电位（E_X）时,这种离子受到的电-化学驱动力等于零。因此,离子的电-化学驱动力可用膜电位与离子平衡电位的差值（$E_m - E_X$）表示,差值愈大,离子受到的电-化学驱动力就愈大。

数值前的正负号则表示离子跨膜流动的方向,正号为外向,负号为内向。

神经细胞在安静状态下,Na^+ 和 K^+ 受到的电-化学驱动力分别为:

Na^+ 的电-化学驱动力 $= E_m - E_{Na} = -70mV - (+60mV) = -130mV$(内向)

K^+ 的电-化学驱动力 $= E_m - E_K = -70mV - (-90mV) = +20mV$(外向)

当膜电位(E_m)在 $+30mV$ 的超射值水平时,膜对 Na^+ 和 K^+ 的电-化学驱动力分别为:

Na^+ 的电-化学驱动力 $= E_m - E_{Na} = +30mV - (+60mV) = -30mV$(内向)

K^+ 的电-化学驱动力 $= E_m - E_K = +30mV - (-90mV) = +120mV$(外向)

可见,在安静状态下,Na^+ 的内向驱动力明显大于 K^+ 的外向驱动力;在去极化时,Na^+ 的内向驱动力将逐渐减小,K^+ 的外向驱动力则逐渐增大。

②细胞膜对离子的通透性　细胞在安静状态下,Na^+ 受到很强的内向驱动力,如果此时膜对 Na^+ 的通透性增大,将出现很强的内向电流,从而引起膜的快速去极化,产生动作电位上升支。当细胞发生动作电位后,随着膜去极化程度的增加,K^+ 将受到越来越大的外向驱动力,若此时对 K^+ 的通透性增大,将出现很强的外向电流,从而引起膜的快速复极化,产生动作电位的下降支。

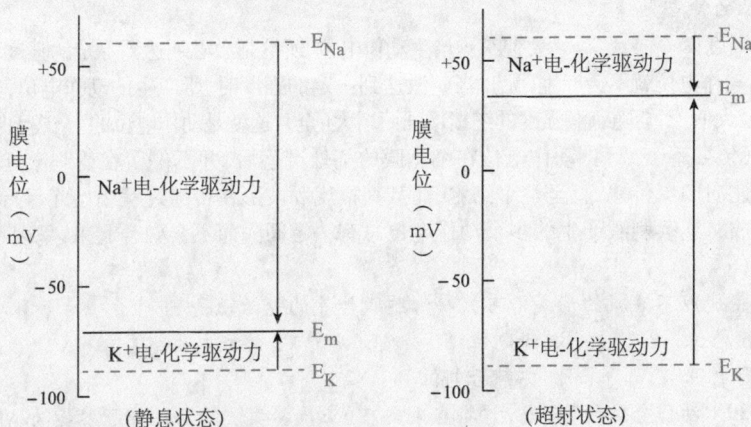

水平线虚线为离子平衡电位,实线为膜电位水平
箭头方向向下为内向驱动力,向上为外向驱动力

离子电-化学驱动力示意图

(4) 动作电位的触发

刺激	是指细胞所处环境的变化,包括物理、化学和生物等性质的环境变化。若要使细胞对刺激发生反应,刺激必须达到一定的量。刺激量包括刺激强度、刺激持续时间、刺激强度-时间变化率
阈强度	能使细胞产生动作电位的最小刺激强度称为阈强度或阈值
阈刺激	是指相当于阈强度的刺激,即刚好能使细胞的静息电位发生去极化达到阈电位水平的刺激
阈下刺激	是指小于阈强度的刺激
阈上刺激	是指大于阈强度的刺激
有效刺激	是指能使细胞产生动作电位的阈刺激或阈上刺激
阈电位	是指造成细胞膜对 Na^+ 通透性突然增大的临界膜电位

  A. Na^+ B. K^+ C. Ca^{2+} D. Cl^-

【例 31】2010NO121B 当神经细胞处于静息电位时,电化学驱动力最小的离子是

【例 32】2010NO122B 当神经细胞处于静息电位时,电化学驱动力最大的离子是

【例 33】2016NO3A 神经细胞的静息电位为 $-70mV$,Na^+ 平衡电位为 $+60mV$,Na^+ 的电-化学驱动力则为

A. −130mV　　　　　B. −10mV　　　　　C. +10mV　　　　　D. +130mV

(5)动作电位的传播

①动作电位在同一细胞上的传播　细胞膜某一部位产生的动作电位可沿细胞膜不衰减地传遍整个细胞,这一过程称为传导。动作电位传导的原理可用局部电流学说来解释。

无髓神经纤维和肌细胞动作电位的传导　兴奋在同一细胞上的传导,实际上是已兴奋的膜处,通过局部电流刺激未兴奋的膜,使之出现可沿细胞膜传导到整个细胞的动作电位。由于动作电位的传导其实是沿细胞膜不断产生新的动作电位,因此它的幅度和形状在长距离传导中保持不变(不衰减传导)。

有髓神经纤维动作电位的传导　有髓纤维为跳跃式传导,其传导速度比无髓纤维快得多。有髓纤维的髓鞘电阻大,基本不导电,又不允许离子通过,但郎飞结处,髓鞘断裂,具有传导性,允许离子移动,因此有髓纤维动作电位的传导是沿郎飞结的跳跃式传导。神经纤维髓鞘化不仅能提高动作电位的传导速度,还能减少能量消耗。因为动作电位只发生在郎飞结,因而传导过程中跨膜流入和流出的离子将大大减少,它们经主动转运返回时所消耗的能量也显著减少。

②动作电位在细胞间的传播　一般而言,细胞之间的电阻很大,无法形成有效的局部电流,因此动作电位不能由一个细胞直接传播到另一个细胞。但在某些组织,如脑内某些核团、心肌及某些平滑肌,细胞间存在缝隙连接。在缝隙连接处,相耦联的两个细胞的质膜靠得很近,而这些缝隙连接属于非门控通道,常处于开放状态,允许小分子的水溶性物质和离子通过。在缝隙连接的细胞群中,其中一个细胞产生动作电位后,局部电流可通过缝隙连接直接传播到另一个细胞。缝隙连接的生理意义在于使某些同类细胞发生同步化活动。

3. 兴奋性及其变化

(1)**兴奋**　当机体、器官、组织或细胞受到刺激时,功能活动由弱变强,或由相对静止转变为比较活跃的反应过程或反应形式,称为兴奋。

(2)**兴奋性**　指机体组织或细胞接受刺激后发生反应的能力或特性,它是生命活动的基本特征之一。

(3)**可兴奋细胞**　是指受刺激后能产生动作电位的细胞,包括神经细胞、肌细胞、部分腺细胞。对于可兴奋细胞而言,兴奋性又可定义为细胞接受刺激后产生动作电位的能力,而动作电位的产生过程或动作电位本身又可称为兴奋。只有可兴奋细胞(并不是所有细胞)接受刺激后才能产生动作电位。

(4)**可兴奋细胞的特征/共同点**　产生动作电位。

(5)**兴奋的标志**　动作电位或锋电位的产生。

(6)**细胞兴奋后兴奋性的变化规律**　细胞在发生一次兴奋后,其兴奋性将出现一系列变化,依次出现绝对不应期→相对不应期→超常期→低常期。

	绝对不应期	相对不应期	超常期	低常期
兴奋性	等于0	逐渐恢复	轻度高于正常	轻度低于正常
阈值	无穷大	刺激强度>原阈强度	刺激强度稍<原阈强度	刺激强度稍>原阈强度
持续时间	0.3~0.4ms	3ms	12ms	70ms
对应关系	相当于动作电位的锋电位	相当于动作电位的负后电位前期	相当于动作电位的负后电位后期	相当于动作电位的正后电位
生理机制	大部分钠通道或钙通道已进入失活状态,不可能再次接受刺激而激活	失活的钠通道或钙通道虽已开始复活,但复活的通道数量较少,部分尚处于复活过程中	钠通道或钙通道已基本复活,而膜电位尚未完全回到静息电位,距离阈电位水平较近	钠通道或钙通道虽已完全复活,但膜电位处于轻度的超极化状态,与阈电位水平的距离加大

【例34】1997NO1A 下列有关同一细胞兴奋传导的叙述,哪一项是错误的?

　　A. 动作电位可沿细胞膜传导到整个细胞

B. 传导方式是通过产生局部电流刺激未兴奋部位,使之出现动作电位

C. 有髓纤维的跳跃传导速度与直径成正比

D. 有髓纤维传导动作电位的速度比无髓纤维快

E. 动作电位的幅度随直径增加而降低

【例35】2002N02A 可兴奋细胞兴奋的共同标志是

A. 反射活动　　　　　B. 肌肉收缩　　　　　C. 腺体分泌

D. 神经冲动　　　　　E. 动作电位

【例36】2006N03A 组织细胞处于绝对不应期时,其兴奋性为

A. 无限大　　　　　　B. 大于正常　　　　　C. 等于正常

D. 小于正常　　　　　E. 零

【例37】2002N03A 神经纤维上前后两次兴奋,后一次兴奋最早可出现于前一次兴奋后的

A. 绝对不应期　　　　B. 相对不应期　　　　C. 超常期

D. 低常期　　　　　　E. 低常期结束后

【例38】1992N061A 神经纤维中相邻两个锋电位的时间间隔至少应大于其

A. 相对不应期　　　　B. 绝对不应期　　　　C. 超常期

D. 去极期　　　　　　E. 绝对不应期加相对不应期

【例39】1995N013A 在神经纤维一次兴奋后的相对不应期

A. 全部 Na^+ 通道失活　　B. 较强的刺激也不能引起动作电位

C. 多数 K^+ 通道失活　　D. 部分 Na^+ 通道失活　　E. 膜电位处在去极过程中

【例40】2007N02A 与低常期相对应的动作电位时相是

A. 锋电位升支　　　　B. 锋电位降支　　　　C. 正后电位　　　　D. 负后电位

4. 局部电位

(1)局部电位的定义及与动作电位的区别　如下表。

	动作电位	局部电位(局部反应)
刺激	由阈刺激或阈上刺激引起	由阈下刺激引起
结果	可导致该细胞去极化 能产生动作电位	可导致受刺激的膜局部出现一个较小的膜的去极化 单个局部电位不能引起动作电位
电位幅度	电位幅度大,达阈电位以上 一旦产生,增加刺激强度,幅度不增加	电位幅度小,在阈电位以下波动 电位幅度随刺激强度增加而增加
传播特点	局部电流形式传导 能进行远距离无衰减传播	电紧张传播 不能进行远距离无衰减传播
总和	不能总和	可以总和(包括时间总和及空间总和)
不应期	有	无
生理机制	Na^+ 通道开放数目多, Na^+ 内流大	Na^+ 通道开放数目少, Na^+ 内流少

注意:①"局部电位(局部反应)"指没有达到动作电位水平,而下面要讲到的"局部电流"是指动作电位的传播方式,两者是截然不同的概念。

②局部电位——终板电位、EPSP、IPSP、感受器电位、发生器电位,它们都具有局部电位的特点。

(2)局部电位的特征　局部电位具有电紧张电位的电学特征:

①等级性电位　即其幅度与刺激强度有关,而不具有"全或无"特点。

②衰减性传导　局部电位以电紧张的方式向周围扩布,扩布范围一般不超过 1mm 半径。

③没有不应期　反应可以叠加总和,其中相距较近的多个局部反应同时产生的叠加称为空间总和,

多个局部反应先后产生的叠加称为时间总和。较大的局部兴奋或小的局部兴奋经总和后可使细胞膜去极化达到阈电位，从而引发动作电位。

【例41】2003NO129X 局部电位的特点是

    A. 没有不应期　　　　B. 有"全或无"现象　　　C. 可以总和　　　　D. 传导较慢

    A. 动作电位　　　　B. 阈电位　　　　C. 局部电位

    D. 静息电位　　　　E. 后电位

【例42】1994NO97B 终板电位是

【例43】1994NO98B 兴奋性突触后电位是

四、肌细胞的收缩

根据结构和收缩特性的不同，人体的肌组织可分为骨骼肌、心肌和平滑肌三类。其中，骨骼肌和心肌在光学显微镜下显现明暗交替的横纹，故统称为横纹肌。另外，依据所受神经支配和控制的差异，肌组织又可分为随意肌（骨骼肌）和非随意肌（心肌和平滑肌）。骨骼肌的收缩是在中枢神经系统控制下完成的，每个肌细胞都受到来自运动神经元轴突分支的支配，只有当支配肌肉的神经纤维发生兴奋时，动作电位经神经-肌接头传递给肌肉，才能引起肌肉的兴奋和收缩。

1. 骨骼肌神经-肌接头处的兴奋传递

（1）骨骼肌神经-肌接头的结构特征　骨骼肌的神经-肌接头由"接头前膜-接头间隙-接头后膜"构成。接头前膜是运动神经轴突末梢的一部分，其内侧的轴浆中含有约 3×10^5 个突触囊泡，每个囊泡内含约 10^4 个乙酰胆碱（ACh）分子。接头间隙充满细胞外液。接头后膜是与接头前膜相对的骨骼肌细胞膜，也称终板膜。终板膜上有 ACh 受体，即 N_2 型 ACh 受体阳离子通道。在接头后膜外表面还分布有乙酰胆碱酯酶，后者能将 ACh 分解为胆碱和乙酸。

（2）骨骼肌神经-肌接头的兴奋传递过程　神经-肌接头处的兴奋传递过程具有电-化学-电传递的特点。当神经纤维传来的动作电位到达神经末梢时，神经兴奋→接头前膜去极化→前膜对 Ca^{2+} 通透性增加→Ca^{2+} 内流→ACh 囊泡破裂释放→ACh 进入接头间隙→ACh 与终板膜上的 ACh 受体结合→终板膜对 Na^+ 通透性增高→Na^+ 内流→产生终板电位→总和达阈电位时→产生肌膜动作电位。可见接头前膜处 Ca^{2+} 的内流对于突触囊泡内 ACh 的释放至关重要，而 ACh 的释放是骨骼肌神经-肌接头处兴奋传递的关键步骤：

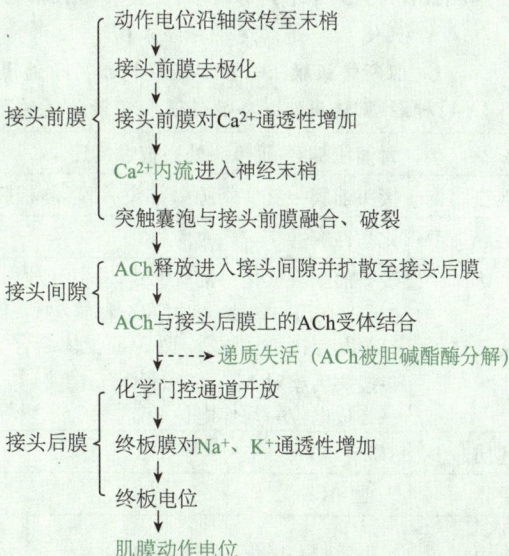

①接头前膜的 ACh 释放具有 Ca^{2+} 依赖性。接头前膜产生的动作电位需通过激活前膜中的电压门控通道，导致 Ca^{2+} 内流而触发囊泡的出胞，故细胞外 Ca^{2+} 浓度的改变可明显影响兴奋的传递。

②运动神经末梢释放 ACh 是一种量子式释放，即 ACh 的释放是以囊泡为单位进行的。一个囊泡称为一个量子（每个突触囊泡内约含有 1 万个 ACh 分子），释放时囊泡内的 ACh 倾囊而出。当接头前膜产生动作电位和 Ca^{2+} 内流时，大量的突触囊泡几乎同步释放 ACh，产生平均幅度约为 50mV 的终板电位（EPP）。产生一个正常的 EPP，约需释放 125 个突触囊泡（7 版生理学 P37 数据为 250 个）。安静状态下因囊泡的随机运动也会发生单个囊泡的自发释放，并引起终板膜电位的微小变化。这种由单个 ACh 量子（一个囊泡）释放引起的终板膜电位变化称

接头前膜
  动作电位沿轴突传至末梢
  ↓
  接头前膜去极化
  ↓
  接头前膜对 Ca^{2+} 通透性增加
  ↓
  Ca^{2+} 内流进入神经末梢
  ↓
  突触囊泡与接头前膜融合、破裂

接头间隙
  ACh 释放进入接头间隙并扩散至接头后膜
  ↓
  ACh 与接头后膜上的 ACh 受体结合
  ┄→递质失活（ACh 被胆碱酯酶分解）

接头后膜
  化学门控通道开放
  ↓
  终板膜对 Na^+、K^+ 通透性增加
  ↓
  终板电位
  ↓
  肌膜动作电位

为微终板电位(MEPP)。每个 MEPP 的幅度约为 0.4mV。

(3)终板电位的特点

①终板电位是局部电位,具有局部电位的所有特征:没有"全或无现象";其大小与神经末梢释放的 ACh 量成正比;无不应期,可表现为总和现象。

②终板膜上无电压门控钠通道,不会产生动作电位。但具有局部电位特征的终板电位可通过电紧张电位刺激周围具有电压门控钠通道的肌膜,使之产生动作电位,并传播至整个肌细胞膜。

③ACh 在刺激终板膜产生终板电位的同时,可被终板膜表面的胆碱酯酶迅速分解,所以终板电位持续时间仅几毫秒。终板电位的迅速消除可使终板膜继续接受新的刺激。

【例44】2009NO3A 在神经-骨骼肌接头完成信息传递后,能消除接头处神经递质的酶是

    A. Na^+-K^+-ATP 酶   B. 乙酰胆碱酯酶   C. 腺苷酸环化酶   D. 磷酸二酯酶

【例45】2013NO2A 神经冲动到达肌接头前膜时,引起开放的通道是

    A. Na^+ 通道   B. Ca^{2+} 通道   C. K^+ 通道   D. Cl^- 通道

【例46】2001NO5A 下列有关神经-肌肉接点处终板膜上离子通道的叙述,错误的是

    A. 对 Na^+ 和 K^+ 均有选择性   B. 当终板膜去极化时打开

    C. 开放时产生终板电位   D. 是 N-ACh 受体通道

    E. 受体和通道是一个大分子

【例47】1999NO5A 在神经-骨骼肌接点的终板膜处

    A. 受体和离子通道是独立的蛋白质分子

    B. 递质与受体结合后不能直接影响通道蛋白质

    C. 受体与第二信使同属于一个蛋白质分子

    D. 受体与离子通道是一个蛋白质分子

    E. 受体通过第二信使触发肌膜兴奋

【例48】2010NO151X 下列选项中,可使骨骼肌松弛的途径有

    A. 促使 Ca^{2+} 进入运动神经末梢   B. 抑制运动神经末梢释放递质

    C. 阻断终板膜上一价非选择性阳离子通道   D. 抑制胆碱酯酶活性

(4)神经-肌接头处兴奋性传递和突触传递的区别

	骨骼肌神经-肌接头处兴奋性传递	经典突触传递(8 版生理学 P276)
典型结构	接头前膜→接头间隙→接头后膜(终板膜)	突触前膜→突触间隙→突触后膜
突触类型	化学性突触	化学性突触
传递过程	接头前膜去极化→前膜 Ca^{2+} 通道开放 →Ca^{2+} 内流→突触小泡内 ACh 释放入接头间隙 →ACh 与接头后膜 N_2 型 ACh 受体结合 →接头后膜对 Na^+ 通透性增高 →终板电位→动作电位	突触前膜去极化→前膜 Ca^{2+} 通道开放 →Ca^{2+} 内流→突触小泡内递质释放入突触间隙 →递质与突触后膜 N_1 型 ACh(或其他)受体结合 →突触后膜去极化或超极化 →突触后电位→动作电位(或抑制)
递质	ACh	ACh、氨基酸、儿茶酚胺、神经肽类
受体	N_2 型 ACh 受体	N_1 型 ACh 受体或其他受体
作用	接头后膜去极化→产生 EPP	突触后膜去极化→产生 EPSP 突触后膜超极化→产生 IPSP
兴奋传递	全或无式(一次神经冲动释放的 ACh 可使肌膜产生一次动作电位)	有总和(一次神经冲动释放的递质,不足以使突触后膜神经元产生动作电位)

2. 横纹肌细胞的兴奋-收缩耦联及其收缩机制

（1）横纹肌细胞的结构特征　横纹肌细胞含有大量的肌原纤维和高度发达的肌管系统（如图）。

①肌原纤维和肌节　每个肌细胞内含有上千条直径 $1\sim2\mu m$、纵向平行排列的肌原纤维。每条肌原纤维在光镜下沿长轴可见明暗交替的横纹，分别称为明带和暗带。在暗带的中央有一条横向的线，称为 M 线，在 M 线两侧有相对较亮的区域，称为 H 带。在明带的中央有一条横线，称为 Z 线。相邻两条 Z 线之间的区段，称为肌节，是肌肉收缩和舒张的基本单位。肌原纤维之所以出现明带和暗带，是由于肌节中含有两套不同的肌丝：粗肌丝直径 10nm，长约1.6 μm，位于暗带，中间固定于 M 线；细肌丝直径 5nm，长约1.0 μm，位于明带，它的一端固定于 Z 线，另一端插入暗带的粗肌丝之间。暗带中含有粗、细两种肌丝，M 线两侧没有细肌丝插入的部分，形成较明亮的 H 带。

②肌管系统　横纹肌细胞中有横管和纵管两种肌管系统。横管（T 管）是与肌原纤维走行方向垂直的膜性管道，由细胞膜内陷并向深部延伸而成。纵管（L 管）是与肌原纤维走行方向平行的膜性管道，即肌质网（SR），其中包绕在肌原纤维周围并交织成网的部分称为纵行肌质网（LSR），其膜上有钙泵，可逆浓度梯度将胞质中 Ca^{2+} 转运至肌质网内。肌质网与 T 管膜或肌膜（见于心肌）相接触（但不连接）的末端膨大，称为连接肌质网（JSR）或终池。JSR 内储有高浓度的 Ca^{2+}，其浓度比胞质中 Ca^{2+} 高近万倍。JSR 膜中嵌有钙释放通道（ryanodine 受体），它们在 JSR 膜中的分布与 T 管膜或肌膜中的 L 型钙通道相对应。在骨骼肌，T 管与两侧的终池相接触而形成三联管结构；而在心肌，T 管与单独的终池相接触而形成二联管结构，这些结构是兴奋-收缩耦联的关键部位。

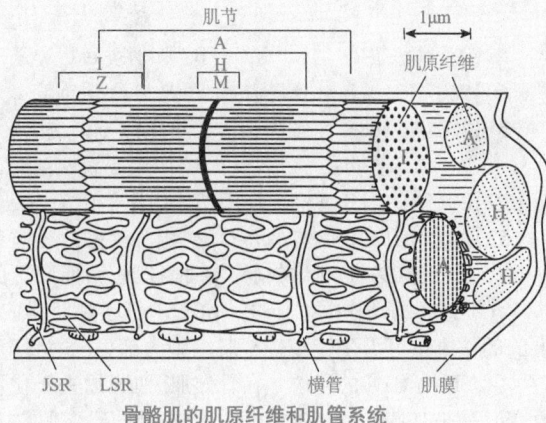

骨骼肌的肌原纤维和肌管系统

（2）肌丝滑行理论　横纹肌的肌原纤维是由粗、细两组与其走向平行的蛋白丝构成，肌肉的缩短和伸长均通过粗、细肌丝在肌节内的相互滑动而发生，肌丝本身的长度不变。其理论依据是：肌肉收缩时暗带长度不变，只有明带发生缩短，同时 H 带相应变短。

（3）肌丝的分子结构　下述肌丝蛋白中，肌球蛋白和肌动蛋白直接参与肌肉收缩，故称为收缩蛋白。原肌球蛋白和肌钙蛋白不直接参与肌肉收缩，但可调控收缩蛋白间的相互作用，故称为调节蛋白。

①粗肌丝　由肌球蛋白（肌凝蛋白）组成。单个肌球蛋白分子呈豆芽状，有一个杆部和两个球形的头部，上有横桥。横桥具有 ATP 酶活性，能与细肌丝的肌动蛋白结合。

②细肌丝　由肌动蛋白（肌纤蛋白）、原肌球蛋白（原肌凝蛋白）、肌钙蛋白构成，三者的比例为 7∶1∶1。肌动蛋白单体呈球形，通过聚合形成两条链，并相互缠绕成螺旋状，构成细肌丝主干，上有横桥结合位点。原肌球蛋白分子呈长杆状，首尾相连，形成长链，沿肌动蛋白双螺旋的浅沟旁走行。当肌肉处于舒张状态时，原肌球蛋白所在的位置恰好能掩盖肌动蛋白分子上的横桥结合位点。

肌钙蛋白以一定的间距出现在原肌球蛋白的双螺旋结构上。肌钙蛋白由 TnT、TnI、TnC 三个亚单位组成。

肌肉舒张时，TnT 和 TnI 分别与原肌球蛋白、肌动蛋白紧密相连，将原肌球蛋白保持在遮盖肌动蛋白上结合位点的位置。当胞质中 Ca^{2+} 浓度升高时，Ca^{2+} 与 TnC 结合，使肌钙蛋白构象发生变化，引起 TnI 与肌动蛋白的结合减弱、原肌球蛋白分子向肌动蛋白双螺旋沟槽的深部移动，从而暴露出肌动蛋白上的结合位点，引发横桥与肌动蛋白的结合，导致肌肉收缩。

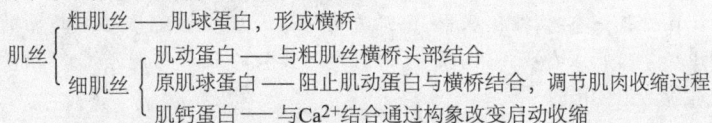

肌丝 ⎰ 粗肌丝 ——肌球蛋白，形成横桥
　　　⎱ 细肌丝 ⎰ 肌动蛋白 —— 与粗肌丝横桥头部结合
　　　　　　　　⎪ 原肌球蛋白 —— 阻止肌动蛋白与横桥结合，调节肌肉收缩过程
　　　　　　　　⎱ 肌钙蛋白 —— 与Ca^{2+}结合通过构象改变启动收缩

(4)**肌肉收缩过程(横桥周期)** 肌肉收缩的基本过程是在肌动蛋白和肌球蛋白的相互作用下将分解 ATP 释放的化学能转变为机械能的过程,能量转换发生在肌球蛋白头部和肌动蛋白之间。

横桥周期
- 横桥与肌动蛋白结合——胞质Ca^{2+}浓度升高→肌钙蛋白与Ca^{2+}结合→横桥与肌动蛋白结合
- 横桥摆动——横桥头部向桥臂方向摆动45°→拖动细肌丝向M线方向滑动→肌节缩短
- 横桥复位——在ADP解离位点,横桥结合1ATP→横桥与肌动蛋白解离
- 横桥与肌动蛋白再结合——若胞质Ca^{2+}浓度仍高→再次重复上述过程

【例49】2012NO3A 与粗肌丝横桥头部结合,引起肌小节缩短的蛋白质是

A. 肌球蛋白   B. 肌动蛋白   C. 原肌球蛋白   D. 肌钙蛋白

A. 肌球蛋白   B. 肌动蛋白   C. 肌钙蛋白   D. 原肌球蛋白

【例50】2007NO107B 肌丝滑行时,与横桥结合的蛋白是

【例51】2007NO108B 骨骼肌收缩过程中作为钙受体的蛋白是

A. 肌球蛋白   B. 肌动蛋白   C. 肌钙蛋白   D. 原肌球蛋白

【例52】2015NO121B 具有ATP酶活性,属于分子马达的肌丝成分是

【例53】2015NO122B 具有结合位点,能与横桥结合而引发肌丝滑行的肌丝成分是

(5)**横纹肌兴奋-收缩耦联** 在横纹肌,由肌膜上的动作电位转变为肌细胞的收缩需经历如下步骤:

①**T管膜的动作电位传导** 由于 T 管膜是肌膜向内凹陷而成,所以 T 管膜是肌膜的延续部分,肌膜上的动作电位可沿 T 管膜传至肌细胞内部,并激活 T 管膜和肌膜中的 L 型钙通道。

②**JSR 内 Ca^{2+} 的释放** 在骨骼肌,肌膜的去极化可引起 L 型钙通道的电压敏感肽段发生位移(构象改变),使 JSR 膜中的钙通道开放,JSR 内的 Ca^{2+} 顺浓度差释放到胞质中。在心肌,肌膜的去极化可引起 L 型钙通道激活而出现少量 Ca^{2+} 内流,进入胞质的 Ca^{2+} 与 JSR 膜中的钙结合位点结合,再引起 JSR 膜中的钙通道开放,即钙触发钙释放(CICR),结果使胞质内的 Ca^{2+} 浓度由静息时的 $0.1\mu mol/L$ 水平迅速升高百倍以上。

③**Ca^{2+} 触发肌肉收缩** 胞质内的 Ca^{2+} 浓度升高促使 Ca^{2+} 与 TnC 结合而触发肌肉收缩。

④**JSR 回收 Ca^{2+}** 胞质内的 Ca^{2+} 浓度升高将激活 LSR 膜中的钙泵,将胞质中的 Ca^{2+} 回收入肌质网,使胞质中 Ca^{2+} 浓度降低,引起肌肉舒张,可见肌肉舒张的过程也需耗能。在骨骼肌的一次收缩中,肌膜和 T 管膜中 L 型钙通道的激活几乎不引起 Ca^{2+} 内流,胞质内增加的 Ca^{2+} 几乎100%由 JSR 释放。而在心肌,由 JSR 释放的 Ca^{2+} 仅占80% ~90%,另有10% ~20%的 Ca^{2+} 则由细胞外经 L 型钙通道内流而来。当骨骼肌舒张时,胞质内增加的 Ca^{2+} 几乎全部经 LSR 膜中的钙泵活动被回收;而心肌胞质中的 Ca^{2+} 大部分经 LSR 膜中的钙泵活动被回收,尚有10% ~20% Ca^{2+} 则由肌膜中的 Na^+-Ca^{2+} 交换体和钙泵排出胞外。

【例54】2017NO2A 下列关于骨骼肌兴奋-收缩耦联的叙述,正确的是

A. 纵管的作用是将电兴奋传向肌细胞深部   B. 肌膜和横管膜 L 型钙通道激活

C. 终池中的 Ca^{2+} 逆浓度差进入肌质   D. Ca^{2+} 与肌动蛋白的钙结合亚单位结合

【例55】2013NO151X 属于骨骼肌的兴奋-收缩耦联过程的有

A. 电兴奋通过横管传向肌细胞的深处

B. 三联管的信息传递,导致终池 Ca^{2+} 释放

C. 肌浆中的 Ca^{2+} 与肌钙蛋白结合可触发肌丝滑行

D. 钙泵活动将 Ca^{2+} 泵到细胞外,降低肌浆中 Ca^{2+} 浓度

A. 30% ~40%   B. 50% ~60%   C. 80% ~90%   D. 100%

【例56】2014NO121B 在心肌兴奋-收缩耦联中,由肌质网释放的 Ca^{2+} 占胞质 Ca^{2+} 增量的百分比是

【例57】2014NO122B 在骨骼肌兴奋-收缩耦联中,由肌质网释放的 Ca^{2+} 占胞质 Ca^{2+} 增量的百分比是

3. 影响横纹肌收缩效能的因素

(1)**前负荷和后负荷**

	前负荷	后负荷
定义	肌肉在收缩前所承受的负荷	肌肉在收缩后所承受的负荷
曲线图	肌肉的长度-张力关系曲线（在等长收缩条件下，测定不同初长度时，肌肉主动收缩产生的张力，得到主动张力与肌肉长度的关系曲线）	肌肉的张力-速度关系曲线（在等张收缩条件下，测定不同后负荷情况下肌肉收缩产生的张力和缩短速度的关系曲线）
曲线意义	肌肉收缩存在最适初长度，肌肉收缩产生的张力与能和细肌丝接触的横桥数目成比例	随着后负荷增加，收缩张力增加而缩短速度减小负荷对横桥周期的影响

　　（2）肌肉的收缩能力　　是指与前负荷和后负荷均无关的能影响肌肉收缩效能的肌肉内在特性。前负荷和后负荷对收缩效能的影响，都是在一定肌肉收缩能力（内在因素）条件下，外加因素的作用。当肌肉收缩能力改变时，前负荷和后负荷的影响也将发生变化，如肌肉收缩能力提高可致长度-张力曲线上移、张力-速度曲线右上移。由于肌肉收缩能力涉及多方面与肌肉收缩相关的内在因素，可看作是除前、后负荷相关因素之外，肌肉内在结构和功能特性的总和，如兴奋-收缩耦联过程中胞质内 Ca^{2+} 浓度的变化、与肌丝滑行有关的横桥 ATP 酶活性、肌细胞能量代谢水平、各种功能蛋白及其亚型的表达水平、肌原纤维的肥大与否等。

　　（3）收缩的总和　　收缩的总和是指肌细胞收缩的叠加特性，是骨骼肌快速调节其收缩效能的主要方式。其中，空间总和形式称为多纤维总和，时间总和形式称为频率总和。

　　①多纤维总和　　原指多根肌纤维同步收缩产生的叠加效应。但在整体情况下，骨骼肌都以一个运动神经元及其轴突分支所支配的全部肌纤维所构成的运动单位为基本单元进行收缩，其叠加效应通常是参与同步收缩的运动单位数目的增加，故又称为多运动单位总和。

　　②频率总和　　是指提高骨骼肌收缩频率而产生的叠加效应。

　　单收缩　　当诱发骨骼肌收缩的动作电位频率很低时，每次动作电位之后出现一次完整的收缩和舒张，这种收缩形式称为单收缩。完成一次动作电位仅需 2~4ms，而完成一次单收缩则需数十甚至数百 ms。

　　不完全强直收缩　　当动作电位的频率增加到一定程度时，由前后连续的两个动作电位所触发的两次收缩就可能叠加起来，产生收缩的总和。若后一次收缩过程叠加在前一次收缩过程的舒张期，所产生的收缩总和称为不完全强直收缩。

　　完全强直收缩　　若后一次收缩过程叠加在前一次收缩过程的收缩期，所产生的总和则称为完全强直收缩。在等长收缩条件下，完全强直收缩所产生的张力可达单收缩的 3~4 倍。

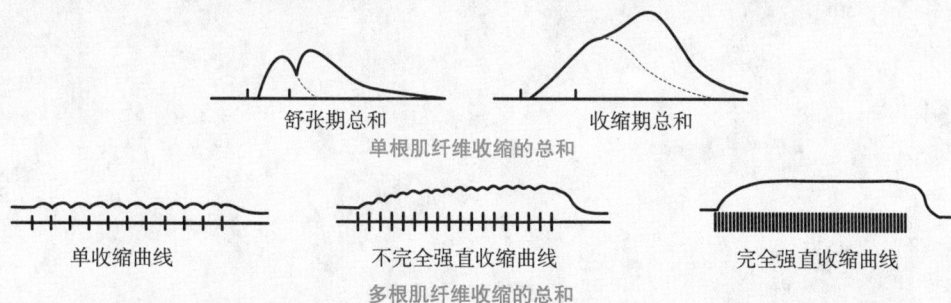

舒张期总和　　　　　　收缩期总和
单根肌纤维收缩的总和

单收缩曲线　　　　　不完全强直收缩曲线　　　　　完全强直收缩曲线
多根肌纤维收缩的总和

【例 58】2008N03A 能使骨骼肌发生完全强直收缩的刺激条件是

A. 足够强度的单个阈刺激　　　　　　　　B. 足够持续时间的单个阈刺激

C. 间隔小于收缩期的一串阈刺激　　　　　D. 间隔大于收缩期的一串阈刺激

A. 收缩速度加快　　　　　　　　　　　　B. 缩短长度增加

C. 主动张力增大　　　　　　　　　　　　D. 缩短起始时间提前

【例59】2016NO121B 在一定范围内增加骨骼肌收缩的前负荷,则骨骼肌收缩力学的改变是

【例60】2016NO122B 在一定范围内增加骨骼肌收缩的后负荷,则骨骼肌收缩力学的改变是

▶**常考点** 几乎每年必考,且总是位于试卷开头部位,若不能轻易作答,对考试信心打击很大。

参考答案——详细解答见《贺银成2019考研西医临床医学综合能力历年真题精析》

1. ABCDE	2. ABCDE	3. ABCDE	4. ABCDE	5. ABCDE	6. ABCDE	7. ABCDE
8. ABCDE	9. ABCDE	10. ABCDE	11. ABCDE	12. ABCDE	13. ABCDE	14. ABCDE
15. ABCDE	16. ABCDE	17. ABCDE	18. ABCDE	19. ABCDE	20. ABCDE	21. ABCDE
22. ABCDE	23. ABCDE	24. ABCDE	25. ABCDE	26. ABCDE	27. ABCDE	28. ABCDE
29. ABCDE	30. ABCDE	31. ABCDE	32. ABCDE	33. ABCDE	34. ABCDE	35. ABCDE
36. ABCDE	37. ABCDE	38. ABCDE	39. ABCDE	40. ABCDE	41. ABCDE	42. ABCDE
43. ABCDE	44. ABCDE	45. ABCDE	46. ABCDE	47. ABCDE	48. ABCDE	49. ABCDE
50. ABCDE	51. ABCDE	52. ABCDE	53. ABCDE	54. ABCDE	55. ABCDE	56. ABCDE
57. ABCDE	58. ABCDE	59. ABCDE	60. ABCDE			

第3章 血 液

▶ **考纲要求**

①血液的组成和理化特性。②各类血细胞数量、生理特性和功能。③红细胞的生成与破坏。④生理性止血:基本过程,血液凝固与抗凝,纤维蛋白溶解。⑤红细胞血型:ABO 和 Rh 血型。⑥血量和输血原则。

▶ **复习要点**

一、血液生理概述

1. 血液的组成

血液由血浆和悬浮于其中的血细胞组成。

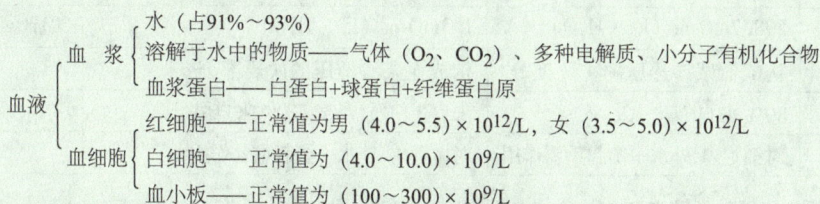

$$血液\begin{cases} 血浆\begin{cases} 水(占91\%\sim93\%) \\ 溶解于水中的物质——气体(O_2、CO_2)、多种电解质、小分子有机化合物 \\ 血浆蛋白——白蛋白+球蛋白+纤维蛋白原 \end{cases} \\ 血细胞\begin{cases} 红细胞——正常值为男(4.0\sim5.5)\times10^{12}/L,女(3.5\sim5.0)\times10^{12}/L \\ 白细胞——正常值为(4.0\sim10.0)\times10^9/L \\ 血小板——正常值为(100\sim300)\times10^9/L \end{cases} \end{cases}$$

(1)**血浆** 血浆的基本成分为晶体物质溶液,另一成分是血浆蛋白。

晶体物质溶液 包括水和溶解于其中的多种电解质、小分子有机化合物和一些气体。由于这些溶质和水都很容易透过毛细血管壁与组织液中的物质进行交换,所以血浆中电解质的含量与组织液的基本相同。临床检测循环血浆中各种电解质的浓度可大致反映组织液中这些物质的浓度。

血浆蛋白 血浆与组织液的主要差别是后者蛋白含量甚少。正常成人血浆蛋白含量为 65 ~ 85g/L,其中白蛋白为 40 ~ 48g/L,球蛋白为 15 ~ 30g/L。除 γ-球蛋白来自浆细胞外,白蛋白和大多数球蛋白主要由肝脏产生。肝病时,常引起血浆白蛋白/球蛋白比值下降(正常人为 1.5 ~ 2.5)。血浆蛋白的主要功能包括:①形成血浆胶体渗透压;②与甲状腺激素、肾上腺皮质激素、性激素等结合,使之不会很快从肾脏排出;③运输功能;④参与血液凝固、抗凝和纤溶等生理过程;⑤抵御病原微生物的入侵;⑥营养功能。

(2)**血细胞** 血细胞可分为红细胞、白细胞和血小板三类。若将一定量的血液与抗凝剂混匀,置于比容管中,以每分钟 3000 转的速度离心 30 分钟,由于比重的不同,血细胞与血浆分开,比容管中上层的淡黄色液体为血浆,下层深红色,为红细胞,二者之间一薄层白色不透明的是白细胞和血小板。

①**血细胞比容** 是指血细胞在血液中所占容积百分比。正常成年男性为 40% ~ 50%,成年女性为 37% ~ 48%。由于血液中白细胞和血小板仅占总容积的 0.15% ~ 1%,故血细胞比容可反映血液中红细胞的相对浓度。由于红细胞在血管系统中的分布不均匀,大血管中血液的血细胞比容略高于微血管中的血液。

②**红细胞比容** 是指红细胞在血液中所占容积百分比。

【例1】1996NO5A 红细胞比容是指红细胞

    A. 与血浆容积之比   B. 与白细胞容积之比   C. 在血液中所占的重量百分比

    D. 异常红细胞与正常红细胞的容积百分比   E. 在血液中所占的容积百分比

【例2】1997NO6A 关于急性失血引起的变化,下列哪一项是错误的?

    A. 动脉血压下降   B. 红细胞的比容升高   C. 心率加快

    D. 中心静脉压下降   E. 皮肤苍白湿冷

2. 血液的理化特性

(1)血液的比重、黏度与血浆渗透压 见下表。

	正常值	临床意义
血液的比重	全血比重 1.050～1.060 血浆比重 1.025～1.030 红细胞比重 1.090～1.092	血液中红细胞越多,全血比重越大 血浆蛋白越多,血浆比重越大 红细胞内血红蛋白含量越高,红细胞比重越大
血液的黏度	全血黏度 4.0～5.0 血浆黏度 1.6～2.4	全血黏度主要决定于血细胞比容的高低、血流切率 血浆黏度主要取决于血浆蛋白含量
血浆渗透压	血浆渗透压 $300mOsm/(kg \cdot H_2O)$ 晶体渗透压 $298.7mOsm/(kg \cdot H_2O)$ 胶体渗透压 $1.3mOsm/(kg \cdot H_2O)$	血浆渗透压 = 晶体渗透压 + 胶体渗透压 血浆渗透压主要取决于晶体渗透压
血浆 pH	7.35～7.45	血浆 pH 主要决定于血浆中 $NaHCO_3/H_2CO_3$ 比值

血浆渗透浓度约 $300mOsm/(kg \cdot H_2O)$,包括晶体渗透压和胶体渗透压。

	晶体渗透压	胶体渗透压	血浆渗透压
正常值	$298.7mOsm/(kg \cdot H_2O)$	$1.3mOsm/(kg \cdot H_2O)$	$300mOsm/(kg \cdot H_2O)$
特点	构成血浆渗透压的主要部分	构成血浆渗透压的次要部分	—
产生原因	80% 来自 Na^+、Cl^-	来自蛋白质(75%～80%来自白蛋白)	—
作用	对细胞内、外水平衡起重要作用	对血管内、外水平衡起重要作用	—

注意:①血浆中电解质含量与组织液基本相同,因此它们的晶体渗透压基本相等。
②血浆与组织液的最大不同是血浆蛋白,因此它们的胶体渗透压不同。
③渗透压的高低与溶质的颗粒数成正比,而与颗粒种类或颗粒大小无关。因蛋白质分子量大分子数少,电解质分子量小分子数多,因此血浆渗透压主要由晶体渗透压决定。
记忆:①"晶体"是透明的,所以"晶体渗透压"由"亮晶晶"的"NaCl"产生。
②"胶体"是黏糊糊的,所以"胶体渗透压"是由蛋白质维持的。
③由于"胶体"是黏糊糊的,只能用血管"盛装",因此胶体渗透压维持的是血管内、外的水平衡。

(2)**血浆的酸碱度** 正常人血浆 pH 值为 7.35～7.45。血浆 pH 值的相对恒定有赖于血液中的缓冲物质,以及肺和肾的正常功能。血浆中的缓冲物质主要包括 $NaHCO_3/H_2CO_3$、蛋白质钠盐/蛋白质和 Na_2HPO_4/NaH_2PO_4 三个缓冲对,其中最重要的是 $NaHCO_3/H_2CO_3$。此外,红细胞内还有血红蛋白钾盐/血红蛋白、氧合血红蛋白钾盐/氧合血红蛋白、K_2HPO_4/KH_2PO_4、$KHCO_3/H_2CO_3$ 等缓冲对,参与维持血浆 pH 值的恒定。

    A. 血浆与组织液的晶体渗透压   B. 血浆的胶体渗透压
    C. 两者都是   D. 两者都不是

【例3】1991NO97C 对维持血管内、外水平衡有重要作用的是
【例4】1991NO98C 对维持细胞内、外水平衡有重要作用的是
    A. 葡萄糖   B. Na^+ C. K^+
    D. 球蛋白   E. 白蛋白

【例5】1997NO93B 血浆胶体渗透压主要来自
【例6】1997NO94B 血浆晶体渗透压主要来自

【例7】1994NO23A 机体细胞内液与组织液通常具有相同的
    A. Na^+浓度   B. 总渗透压   C. 胶体渗透压
    D. Cl^-浓度   E. K^+浓度

【例8】2009NO4A 维持血浆 pH 值相对恒定最重要的缓冲对是

A. Na_2HPO_4/NaH_2PO_4 B. $NaHCO_3/H_2CO_3$ C. K_2HPO_4/KH_2PO_4 D. $KHCO_3/H_2CO_3$

二、血细胞生理

1. 三种血细胞的比较

	红细胞(RBC)	白细胞(WBC)	血小板(PLT)
正常值	男 $(4.0 \sim 5.5) \times 10^{12}/L$ 女 $(3.5 \sim 5.0) \times 10^{12}/L$	$(4.0 \sim 10.0) \times 10^9/L$	$(100 \sim 300) \times 10^9/L$
主要功能	运输 O_2 及 CO_2;缓冲作用;免疫功能	防御功能	生理性止血
寿命	120 天	难确定	7 ~ 14 天
生成调节	原料(VitB$_{12}$、叶酸、Fe^{2+})、蛋白质 爆式促进激活物 BPA、EPO、性激素	集落刺激因子(CSF)	血小板生成素(TPO)

注意:①促红细胞生成素(EPO)由肾产生,是促进红细胞成熟的主要体液因子。
　　　②血小板生成素(TPO)主要由肝实质细胞产生,是促进血小板生成的最重要的生理性调节因子。
　　　③集落刺激因子(CSF)主要由淋巴细胞产生,是调节粒细胞生成的主要体液因子。

2. 红细胞的生成和调节

(1)红细胞生成的部位　在成人,骨髓是生成红细胞的唯一场所。

(2)造血原料及辅助因子　在红细胞生成过程中,需要有足够的蛋白质、铁、叶酸和 VitB$_{12}$ 的供应。蛋白质和铁是合成血红蛋白的重要原料,而叶酸和 VitB$_{12}$ 是合成 DNA 所需的重要辅酶,为红细胞成熟所必需的物质。此外,红细胞生成还需要氨基酸、VitB$_6$、VitB$_2$、VitC、VitE 和微量元素等。若铁摄入不足可导致低色素小细胞性贫血(缺铁性贫血);叶酸和 VitB$_{12}$ 缺乏可导致巨幼红细胞性贫血。

(3)红细胞生成的调节　红细胞生成的大致过程为:骨髓多潜能造血干细胞→造血干细胞→早期红系祖细胞→晚期红系祖细胞→网织红细胞→红细胞。

①刺激祖细胞增殖的因素　干细胞因子(SCF)、IL-3、粒细胞-巨噬细胞集落刺激因子(GM-CSF)可刺激早期红系祖细胞(BFU-E)增殖、发育为晚期红系祖细胞(CFU-E)。

②促红细胞生成素　促红细胞生成素(EPO)为主要调节因素。EPO 主要由肾皮质肾小管周围的间质细胞(如成纤维细胞、内皮细胞)产生,组织缺氧是促进 EPO 分泌的生理性刺激因素。任何引起肾氧供不足的因素,如贫血、缺氧、肾血流减少,均可促进 EPO 的合成与分泌。

③性激素　雄激素可促进红细胞生成,雌激素可抑制红细胞生成。

④其他激素　甲状腺激素、糖皮质激素、生长激素等可改变组织对 O_2 的要求而间接影响红细胞生成。

⑤负性调节因子　如转化生长因子 β(TGF-β)、干扰素 γ、肿瘤坏死因子(TNF)等。

注意:①缺铁为低色素小细胞性贫血的病因,叶酸和 VitB$_{12}$ 缺乏为巨幼细胞贫血的病因。
　　　②EPO 缺乏为肾性贫血的病因,骨髓造血功能衰竭是再生障碍性贫血的病因。
　　　③粒细胞-巨噬细胞集落刺激因子可刺激红系祖细胞的增殖、发育(8 版生理学 P63)。

【例9】2005N04A 下列选项中,能有效刺激促红细胞生成素血浆含量增加的是

　　A. 缺 O_2　　　　　B. CO_2 潴留　　　　　C. 雌激素
　　D. 肾脏疾病　　　　E. 再生障碍性贫血

【例10】2008N04A 调节红细胞生成的特异性体液因子是

　　A. CSF　　　　　B. GH　　　　　C. IGF　　　　　D. EPO

【例11】2010N04A 发生巨幼细胞贫血的原因是

　　A. 缺铁　　　　B. 蛋白质摄入不足　　　C. 缺乏维生素 B$_{12}$和叶酸　　D. EPO 生成不足

3. 红细胞的生理特征

红细胞具有可塑变形性、悬浮稳定性和渗透脆性等生理特征,这些特征都与红细胞的双凹圆碟形有关。

(1)**可塑变形性**　是指正常红细胞在外力作用下具有变形的能力。外力撤销后,变形的红细胞又可恢复其正常的双凹圆碟形。红细胞在全身血管中循环运行时,须经过变形才能通过口径比它小的毛细血管和血窦孔隙。可塑变形性是红细胞生存所需的最重要的特性。红细胞的变形能力取决于红细胞的几何形状、红细胞内的黏度和红细胞膜的弹性,其中以红细胞正常的双凹圆碟形的几何形状最为重要。

正常成人红细胞体积约为 $90\mu m^3$,表面积约为 $140\mu m^2$。若红细胞为等体积的球形,则其表面积仅约 $100\mu m^2$。因此,正常的双凹圆碟形使红细胞具有较大的表面积与体积之比,使红细胞在受到外力时易于变形。遗传性球形红细胞增多症患者的红细胞呈球形,其表面积与体积之比降低,变形能力减弱。

(2)**悬浮稳定性**　将盛有抗凝血的血沉管垂直静置,尽管红细胞的比重大于血浆,但正常时红细胞下沉缓慢,表明红细胞能相对稳定地悬浮于血浆中,红细胞的这一特性称为悬浮稳定性。通常以红细胞在第一小时末下沉的距离来表示红细胞的沉降速率,称为红细胞沉降率(ESR)。ESR 愈快,表示红细胞的悬浮稳定性愈小。

红细胞能相对稳定地悬浮于血浆中,是由于红细胞与血浆之间的摩擦阻碍了红细胞的下沉。双凹圆碟形的红细胞具有较大的表面积与体积之比,所产生的摩擦力较大,故红细胞下沉缓慢。在患某些疾病时(如活动性肺结核、风湿热),红细胞能彼此较快地以凹面相贴,称为红细胞叠连。发生叠连后,红细胞团块的总表面积与总体积之比减小,摩擦力相对减小,而红细胞沉降率加快。ESR 与红细胞叠连有关,而决定红细胞叠连快慢的因素不在于红细胞本身,而在于血浆成分的变化。若将正常人的红细胞置于红细胞沉降率快者的血浆中,红细胞会发生叠连而使沉降率加速;而将红细胞沉降率快者的红细胞置于正常人的血浆中,则沉降率正常。

ESR 加速——见于血浆中胆固醇↑、球蛋白↑、纤维蛋白原↑。

ESR 减慢——见于白蛋白↑、卵磷脂↑。

> **记忆**:血沉的影响因素记忆为荡秋千、白卵(胆球纤,白卵)——一个美丽的小姑娘在**荡秋千**,越荡越高,然后下来,走在白色的鹅**卵**石上。

(3)**渗透脆性**　是指红细胞在低渗盐溶液中发生膨胀破裂的特性。红细胞在等渗的 0.85% NaCl 溶液中可保持其正常形态和大小。若将红细胞悬浮于一系列浓度递减的低渗 NaCl 溶液中,水将在渗透压差的作用下渗入细胞,红细胞由正常双凹圆碟形逐渐胀大,成为球形;当 NaCl 浓度降至 0.42% 时,部分红细胞开始破裂而发生溶血;当 NaCl 浓度降至 0.35% 时,则全部红细胞发生溶血。这一现象表明红细胞对低渗盐溶液具有一定的抵抗力。生理情况下,衰老红细胞对低渗盐溶液的抵抗力弱,即脆性高;而初成熟的红细胞的抵抗力较强,即脆性低。有些疾病可影响红细胞的脆性,如遗传性球形红细胞增多症患者的红细胞脆性变大。

    A. 增快　　　　　　　　B. 减慢　　　　　　　　C. 在正常范围

    D. 先不变后增快　　　　E. 先不变后减慢

【例 12】1996NO93B 将血沉快的人的红细胞放入血沉正常的人的血浆中,红细胞的沉降率

【例 13】1996NO94B 将血沉正常的人的红细胞放入血沉快的人的血浆中,红细胞的沉降率

【例 14】2014NO4A 红细胞在流经狭小毛细血管和血窦时不易被挤破,最主要的原因是

    A. 红细胞内的黏度较高　　　　　　　　　B. 此处的血流速度缓慢

    C. 红细胞膜的弹性较好　　　　　　　　　D. 红细胞呈双凹圆碟形

【例 15】2016NO4A 风湿热时,红细胞沉降率加快的原因是

    A. 红细胞本身发生病变　　　　　　　　　B. 红细胞表面积/体积比增大

    C. 血浆白蛋白、卵磷脂含量增高　　　　　D. 血浆纤维蛋白原、球蛋白含量增高

【例 16】2015NO4A 下列情况下,能使红细胞渗透脆性增高的是

    A. 血浆胶体渗透压降低   B. 红细胞表面积/体积比降低

    C. 红细胞膜内磷脂/胆固醇比升高   D. 血浆晶体渗透压升高

4. 红细胞的破坏

	血管外破坏	血管内破坏
所占比例	90%	10%
破坏部位	血管外(脾、骨髓)	血管内
破坏机制	衰老红细胞被巨噬细胞吞噬	衰老红细胞在血管中受机械冲击而破损
主要产物	血红蛋白 $\left\{\begin{array}{l}铁、氨基酸 \to 重新利用 \\ 胆红素 \to 肝脏 \to 胆汁 \to 体外\end{array}\right.$	血红蛋白 $\to$ 与触珠蛋白结合 $\to$ 被肝摄取

【例 17】2012NO4A 血管外破坏红细胞的主要场所是

    A. 肝脏   B. 脾   C. 肾脏   D. 淋巴结

5. 白细胞生理

(1)**白细胞分类** 白细胞可分为中性粒细胞、嗜酸性粒细胞、嗜碱性粒细胞、单核细胞和淋巴细胞五类。前三种因其胞质内含嗜色颗粒,故总称为粒细胞。正常成年人血液中白细胞数为$(4.0 \sim 10.0) \times 10^9/L$,其中中性粒细胞占 $50\% \sim 70\%$,嗜酸性粒细胞占 $0.5\% \sim 5\%$,嗜碱性粒细胞占 $0\% \sim 1\%$,单核细胞占 $3\% \sim 8\%$,淋巴细胞占 $20\% \sim 40\%$。

(2)**白细胞的生理特性和功能** 各类白细胞均参与机体的防御功能。白细胞具有的变形、游走、趋化、吞噬和分泌等特性是执行防御功能的生理基础。

除淋巴细胞外,所有的白细胞都能伸出伪足做变形运动。当发生炎症时,白细胞可在趋化因子的介导下,迁移到炎症区发挥其生理作用,可将细菌等异物吞噬、消化、杀灭。此外,白细胞还可分泌白细胞介素、干扰素、肿瘤坏死因子、集落刺激因子等多种细胞因子,通过自分泌、旁分泌作用参与炎症和免疫反应的调控。白细胞的吞噬具有选择性。正常细胞的表面光滑,且存在排斥吞噬的保护性蛋白,故不易被吞噬。

白细胞	主要存在部位	主要生理功能
中性粒细胞	血液 + 骨髓	为早期炎症细胞;吞噬消化异物;吞噬清除衰老的红细胞和抗原-抗体复合物
单核细胞	血液	为晚期炎症细胞;激活的单核-巨噬细胞可合成释放多种细胞因子,参与其他细胞活动的调控;对肿瘤和病毒感染细胞具有强大的杀伤能力;加工处理并呈递抗原,参与特异性免疫应答
嗜酸性粒细胞	组织	限制嗜碱性粒细胞和肥大细胞在 I 型变态反应中的作用 参与蠕虫的免疫反应
嗜碱性粒细胞	血液	释放的肝素具有抗凝血作用;释放的组胺和过敏性慢反应物质可引起 I 型超敏反应症状;可能参与机体抗寄生虫免疫应答
淋巴细胞	血液 + 组织液 + 淋巴	在免疫应答中起核心作用。T 细胞主要参与细胞免疫,B 细胞主要参与体液免疫,NK 细胞是机体天然免疫的重要执行者

(3)**白细胞的生成调节** 粒细胞的生成受集落刺激因子(CSF)的调节,CSF 在体外可刺激造血细胞形成集落。CSF 包括粒-巨噬细胞集落刺激因子(GM-CSF)、粒细胞集落刺激因子(G-CSF)、巨噬细胞集落刺激因子(M-CSF)等。CSF 可刺激造血细胞形成集落。此外,乳铁蛋白和转化生长因子 β 等可抑制白细胞生成。目前对淋巴细胞生成的调节机制了解不多。

6. 血小板生理

(1)**血小板的功能**

①血小板有助于维持血管壁的完整性　临床上早已观察到,当血小板降至 $50 \times 10^9/L$ 时,患者的毛细血管脆性增高,微小的创伤即可使之破裂而出现小的出血点。在血小板减少的动物输入新鲜血小板后,可在电镜下观察到血小板黏附并融合到血管内皮上,从而维持血管内皮的完整性。

②血小板在血液凝固、生理性止血中起重要作用　当血管受损时,血小板可迅速黏附于内皮下的胶原表面,相互聚集,在血管损伤局部快速形成血小板止血栓,封闭血管破口,防止血液流失。血小板还可促进凝血因子活化,加速纤维蛋白沉积。血小板激活后,可为内源性凝血途径提供磷脂表面。激活的凝血因子与血小板磷脂表面结合,还可避免血浆中抑制剂的灭活。

③有利于受损血管的修复　血小板可释放血管内皮生长因子(VEGF)、血小板源生长因子(PDGF),促进血管内皮细胞、平滑肌细胞、成纤维细胞的增殖,有利于受损血管的修复。

(2)血小板的生理特性　血小板具有黏附、释放、聚集、收缩和吸附等生理特性。

黏附　血小板与非血小板表面的黏着称为血小板黏附。血小板不能黏附于正常内皮细胞表面;而当血管内皮细胞受损时,血小板即可黏附于内皮下组织。血小板黏附需要血小板膜上的糖蛋白(GP I b)、内皮下成分(胶原纤维)及血浆 vWF 的参与。GP I b/Ⅸ/Ⅴ复合物是血小板表面主要的黏附受体。血管受损后内皮下胶原暴露,vWF 首先与胶原纤维结合,引起 vWF 变构,然后血小板膜上的 GP I b 与变构的 vWF 结合,从而使血小板黏附于内皮下胶原纤维上。因此,vWF 是血小板黏附于胶原纤维的桥梁。

释放　血小板受刺激后将储存在致密体、α-颗粒或溶酶体内的物质排出的现象,称血小板的释放。从致密体中释放的物质主要有 ADP、ATP、5-HT、Ca^{2+};从 α-颗粒中释放的物质主要有 β-血小板球蛋白、血小板因子 4(PF$_4$)、vWF、纤维蛋白原、凝血酶敏感蛋白、PDGF 等;临时合成并释放的物质主要有血栓烷 A$_2$(TXA$_2$)。

聚集　血小板与血小板之间的相互黏着,称为血小板聚集。这一过程需要纤维蛋白原、Ca^{2+} 及血小板膜上 GP Ⅱb/Ⅲa 的参与。在未受刺激的血小板,其膜上的 GP Ⅱb/Ⅲa 并不能与纤维蛋白原结合。当血小板黏附于血管破损处,或在致聚剂的激活下,GP Ⅱb/Ⅲa 活化,纤维蛋白原受体暴露,在 Ca^{2+} 的作用下,纤维蛋白原可与之结合,从而连接相邻的血小板,纤维蛋白原充当聚集的桥梁,使血小板聚集成团。

①聚集时相　血小板聚集通常出现两个时相。第一聚集时相发生迅速,也能迅速解聚,为可逆性聚集。第二聚集时相发生缓慢,但不能解聚,为不可逆聚集。

②血小板聚集激活剂　多种生理性和病理性因素均可引起血小板聚集。生理性致聚剂主要有 ADP、肾上腺素、5-HT、组胺、胶原、凝血酶、血栓烷 A$_2$(TXA$_2$)等;病理性致聚剂主要有细菌、病毒、免疫复合物、药物等。通常血小板的第一聚集时相由低浓度致聚剂诱导,而第二聚集时相的发生与血小板 ADP 和 TXA$_2$ 的释放有关。这是一个正反馈过程。

③血小板聚集抑制物　血小板聚集也受前列环素(PGI$_2$)和一氧化氮(NO)的负性调节。血管内皮细胞含有前列环素合成酶,可使 PGH$_2$ 转化为 PGI$_2$。PGI$_2$ 与 TXA$_2$ 的作用相反,可提高血小板内 cAMP 的浓度,具有较强的抗血小板聚集和舒张血管的作用。正常情况下,血管内皮细胞产生的 PGI$_2$ 与血小板生成的 TXA$_2$ 之间保持动态平衡,使血小板不致聚集。若血管内皮受损,局部 PGI$_2$ 生成减少,将有利于血小板聚集的发生。此外,血管内皮细胞还可释放 NO,NO 与 PGI$_2$ 相似,也可抑制血小板聚集,其效应是通过提高血小板内 cGMP 的浓度而实现的。

④阿司匹林的作用机制　血小板内并无 TXA$_2$ 储存,当血小板受刺激而被激活时,血小板内的磷脂酶 A$_2$(PLA$_2$)也被激活,进而裂解膜磷脂,游离出的花生四烯酸在环加氧酶(COX)的作用下生成前列腺素 G$_2$ 和 H$_2$(PGG$_2$、PGH$_2$)。PGG$_2$ 和 PGH$_2$ 在血小板内经 TXA$_2$ 合成酶催化生成 TXA$_2$;PGH$_2$ 在血管内皮细胞经 PGI$_2$ 合成酶的催化下生成 PGI$_2$。TXA$_2$ 具有强烈的聚集血小板的作用,阿司匹林可抑制 COX,减少 TXA$_2$ 的生成,从而抑制血小板聚集。

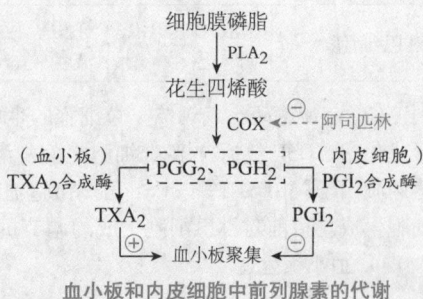

血小板和内皮细胞中前列腺素的代谢

　　收缩　血小板的收缩能力与血小板的收缩蛋白有关。血小板活化后,胞质内的 Ca^{2+} 增高可引起血小板的收缩反应。当血凝块中的血小板发生收缩时,可使血块回缩。当血小板数量减少或功能下降时,可使血块回缩不良。

　　吸附　血小板表面可吸附血浆中多种凝血因子(如凝血因子 I、V、XI、XIII等)。

　　注意:①血小板黏附是指血小板与非血小板表面的黏着。②血小板聚集是指血小板与血小板之间的相互黏着。

　　(3)血小板的生成和调节　血小板是从骨髓成熟的巨核细胞胞质裂解脱落下来的具有生物活性的小块胞质。血小板的生成主要受血小板生成素(TPO)的调节。TPO 主要由肝实质细胞产生,肾也可少量产生。TPO 能刺激造血干细胞向巨核系祖细胞分化,并特异地促进巨核祖细胞增殖、分化,以及巨核细胞的成熟与释放血小板。TPO 是体内血小板生成调节最重要的生理性调节因子。

　　(4)血小板的破坏　血小板的平均寿命为 7~14 天,但只在最初两天具有生理功能。

【例18】2016NO5A 阿司匹林通过减少 TXA_2 合成而抗血小板聚集的作用环节是

　　　　A. 抑制 PLA_2　　　　　　　　　　　　B. 抑制 COX

　　　　C. 抑制 TXA_2 合成酶　　　　　　　　D. 抑制 PGI_2 合成酶

【例19】2012NO5A、2007NO4A 血凝块回缩的原因是

　　　　A. 血凝块纤维蛋白收缩　　　　　　　　B. 红细胞叠连而压缩

　　　　C. 白细胞变形运动　　　　　　　　　　D. 血小板的收缩蛋白收缩

【例20】2017NO3A 生理止血过程中促进血小板发生不可逆聚集的主要原因是

　　　　A. 血管内皮受损,PGI_2 生成减少　　　B. 血小板释放 ADP 和 TXA_2

　　　　C. 血管内皮受损,内皮下胶原暴露　　　D. 血小板收缩蛋白收缩

三、生理性止血

1. 生理性止血的基本过程

　　(1)血管收缩　生理性止血首先表现为受损血管局部和附近的小血管收缩。引起血管收缩的原因为:①损伤性刺激反射性使血管收缩;②血管壁的损伤引起局部血管肌源性收缩;③黏附于损伤处的血小板释放 5-HT、TXA_2 等缩血管物质,引起血管收缩。

　　(2)血小板止血栓的形成　血管损伤后,血小板黏附于内皮下胶原上,这是形成止血栓的第一步。通过血小板黏附可"识别"损伤部位,使止血栓准确定位。黏附的血小板进一步激活血小板内信号途径导致血小板聚集。局部受损红细胞释放的 ADP 和局部凝血过程中生成的凝血酶,均可使血小板活化而释放内源性 ADP 和 TXA_2,进而激活血液中其他血小板,募集更多的血小板相互黏着而发生不可逆聚集、黏附,形成血小板止血栓,从而将伤口堵塞,达到初步的止血,称为一期止血。

　　(3)血液凝固　血管受损可启动凝血系统,在局部发生血液凝固,使血浆中可溶性的纤维蛋白原转变成不溶性的纤维蛋白,并交织成网,称二期止血。最后,局部纤维组织增生,并长入血凝块,达到永久性止血。

　　生理性止血分为血管收缩、血小板止血栓形成和血液凝固三个过程,这三个过程相继发生并相互重叠,密切相关。

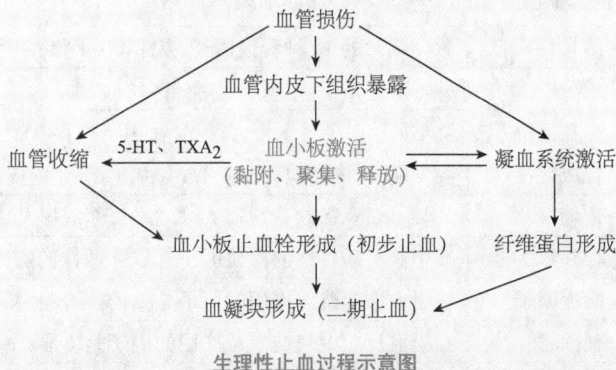

生理性止血过程示意图

　　血小板与生理性止血的三个环节均有密切关系,因此血小板在生理性止血中居于中心地位:①血管

收缩使血流减慢,血小板易于黏附;②血小板激活后释放的 5-HT、TXA_2 可促进血管收缩;③活化的血小板可为血液凝固过程中凝血因子的激活提供磷脂表面;④血小板表面结合有多种凝血因子,血小板还可释放纤维蛋白原等凝血因子,从而大大加速凝血过程;⑤血凝块中血小板的收缩,可引起血凝块回缩,使血凝块变得更为坚实,牢固封住血管的破口。

由于血小板在生理性止血中居于中心地位,因此,当血小板减少或功能减退时,出血时间将会延长。

【例 21】2018NO3A 在生理性止血过程中,与识别损伤部位有关的血小板生理特性是

    A. 血小板黏附　　　　　B. 血小板聚集　　　　　C. 血小板释放　　　　　D. 血小板吸附

【例 22】2008NO152X 血小板在生理性止血中的作用有

    A. 黏附于内皮下成分　　　　　　　　　B. 释放 ADP 和 TXA_2,引起血小板聚集

    C. 释放 TXA_2 促进血管收缩　　　　　　D. 释放 PF_3 促进凝血

    A. 牢固的止血栓　　　　　B. 松软的止血栓　　　　　C. 两者都是　　　　　D. 两者都不是

【例 23】1998NO117C 血小板聚集可形成

【例 24】1998NO118C 纤维蛋白与血小板可形成

> 记忆:①血小板聚集可形成松软的止血栓,纤维蛋白与血小板可形成牢固的止血栓。
> ②"血小板积聚"因含"血",而"血"是松软的,因此形成的是松软的止血栓;
> 有"纤维蛋白"参与形成的血栓,因含"纤维",而"纤维"是牢固的,因此形成的是牢固的止血栓。

2. 凝血因子

血液凝固是一系列复杂的酶促反应过程,需要多种凝血因子的参与。血浆与组织中直接参与血液凝固的物质,统称为凝血因子。目前已知的凝血因子主要有 14 种,包括罗马数字编号 12 种(F Ⅰ ～F X Ⅲ)、高分子量激肽原和前激肽释放酶,其中 F Ⅵ是血清中活化的 F Ⅴa,已不再视为独立的凝血因子。

F Ⅰ	纤维蛋白原	F Ⅷ	抗血友病因子
F Ⅱ	凝血酶原	F Ⅸ	血浆凝血活酶成分,Christmas 因子
F Ⅲ	组织因子(TF)	F X	Stuart-Prower 因子
F Ⅳ	Ca^{2+}	F XI	血浆凝血活酶前质
F Ⅴ	易变因子(前加速素)	F Ⅻ	接触因子,Hageman 因子
F Ⅶ	稳定因子(前转变素)	F X Ⅲ	纤维蛋白稳定因子

凝血因子的一些常考特性如下表。

编号特殊者	数字编号的 12 种凝血因子,从 F Ⅰ ～F X Ⅲ,但无 F Ⅵ。F Ⅵ是 F Ⅴa,不属于独立的凝血因子
成分	除 F Ⅳ是 Ca^{2+} 外,其他均为蛋白质
存在部位	除 F Ⅲ存在于组织外,其他凝血因子均存在于新鲜血浆中
合成部位	除 F Ⅲ(内皮细胞合成)、Ⅳ(Ca^{2+})、F Ⅴ(内皮细胞和血小板合成)外,其他均由肝细胞合成
依赖 VitK	F Ⅱ、Ⅶ、Ⅸ、X 的合成需 VitK 参与,称依赖 VitK 的凝血因子
存在形式	血中具有酶特性的凝血因子都以无活性的酶原形式存在,只有激活后才能发挥作用
酶促因子	在凝血中起酶促作用的因子是 F Ⅱ、Ⅶ、Ⅸ、X、XI、Ⅻ、前激肽释放酶
辅因子	在凝血反应中起辅因子作用的因子是 F Ⅲ、Ⅳ、Ⅴ、Ⅷ和高分子量激肽原
被消耗因子	在凝血中被消耗的因子是 F Ⅱ、F Ⅴ、F Ⅷ、F X Ⅲ
最不稳定	最不稳定的凝血因子是 F Ⅴ、Ⅷ

记忆：①依赖 VitK 的凝血因子是 2、7、9、10——记忆为"爱(2)妻(7)就(9)是(10)依赖 VitK"。

②FⅠ为纤维蛋白原，记忆为工资 1 千元(Ⅰ-纤-原)。FⅢ为组织因子，记忆为山口组(日本黑帮)。

③FⅣ为钙离子，记忆为死(Ⅳ)乞丐(Ca^{2+})。FⅤ为易变因子，记忆为悟(Ⅴ)空七十二变。

④被消耗的凝血因子，记忆为——消耗一生(13)，爱(2)我(5)吧(8)！

⑤最不稳定的凝血因子，记忆为舞吧(5、8)——找个整天泡舞吧的女朋友，当然是最不稳定的。

3. 凝血过程

凝血过程分三阶段：凝血酶原酶复合物的形成、凝血酶原的激活和纤维蛋白的生成。

(1)凝血酶原酶复合物的形成　凝血酶原酶复合物为 FXa-FVa-Ca^{2+}-磷脂复合物，它的形成首先需要激活 FX。根据凝血酶原酶复合物形成的始动途径和参与的凝血因子不同，可将凝血过程分为内源性、外源性凝血途径，虽然两条凝血途径的启动方式和参与的凝血因子不完全相同，但两条途径中的某些凝血因子可以相互激活，故两者间相互联系，并不各自完全独立。

	内源性凝血途径	外源性凝血途径
发生条件	血管损伤或血管内凝血	组织损伤
凝血因子分布	所有凝血因子均来自血液	凝血因子来自血液及血液外的组织因子
启动因子	血管内膜下胶原纤维或异物激活因子(FⅫ)	受损伤组织释放出组织因子(FⅢ)
共同途径	FX	FX
不同因子	参与的不同凝血因子为 FⅫ、Ⅷ、Ⅸ、Ⅺ	参与的不同凝血因子为 FⅢ、Ⅶ
FX 的激活	FX 被 FⅨa-FⅧa-Ca^{2+} 复合物激活为 FXa	FX 被 FⅢ-FⅦa-Ca^{2+} 复合物激活为 FXa
凝血速度	速度较慢(约数分钟)	速度较快(约十几秒)

(2)凝血酶原的激活　在凝血酶原酶复合物的作用下，血浆中无活性的 FⅡ(凝血酶原)被激活为有活性的 FⅡa(凝血酶)。凝血酶具有多种功能：①使四聚体的纤维蛋白原转变为纤维蛋白单体；②激活 FⅩⅢ生成 FⅩⅢa；③激活 FⅤ、FⅧ和 FⅪ，形成凝血过程中的正反馈机制；④使血小板活化，为因子Ⅹ酶复合物和凝血酶原酶复合物的形成提供有效的磷脂表面，也可加速凝血。

(3)纤维蛋白的生成　在凝血酶作用下，溶于血浆中的纤维蛋白原转变为纤维蛋白单体。凝血酶激活ⅩⅢ，使纤维蛋白单体相互连接形成不溶于水的纤维蛋白多聚体，并彼此交织成网，形成血凝块，完成凝血过程。

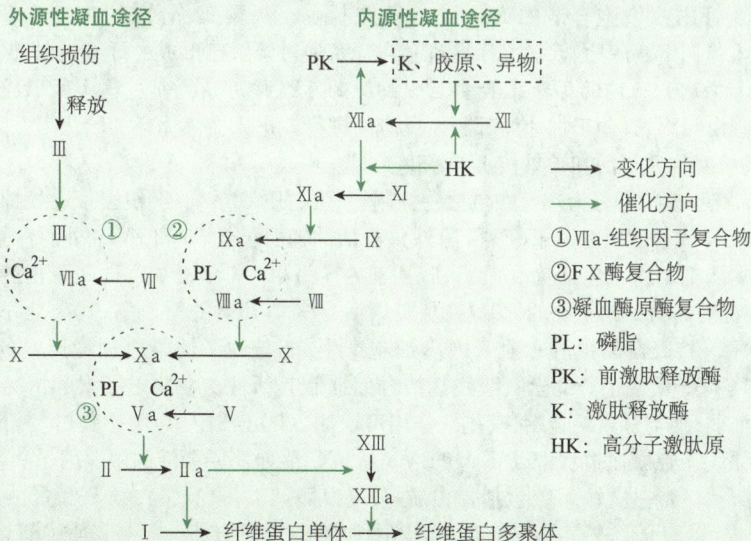

将静脉血放入玻璃试管中,自采血开始到血液凝固所需的时间称为凝血时间(CT),主要反映自 FⅫ被异物表面(玻璃)激活至纤维蛋白形成所需的时间,正常人为 4～12 分钟。血液凝固后 1～2 小时,因血凝块中的血小板激活,使血凝块回缩,释出淡黄色的液体体称为血清。由于凝血过程中一些凝血因子被消耗,故血清与血浆的区别在于前者缺乏纤维蛋白原和 FⅡ、FⅤ、FⅧ、FⅩⅢ等凝血因子,但也增添了少量凝血过程中由血小板释放的物质。

注意:①血友病 A、B、C 分别缺乏凝血因子 FⅧ、FⅨ、FⅪ。
②凝血时间(CT)反映自 FⅫ被异物表面激活至纤维蛋白形成所需的时间,正常人为 4～12min。
③血液凝固后 1～2 小时,血小板收缩,血凝块回缩,释放出淡黄色的液体称为血清。
④血清与血浆的主要区别在于前者缺乏纤维蛋白原和凝血因子 FⅡ、FⅤ、FⅧ、FⅩⅢ。

【例25】2015NO5A 凝血酶原酶复合物的组成是

A. FⅢ-FⅦa-Ca^{2+}-PL

B. FⅩa-FⅤa-Ca^{2+}-PL

C. FⅡa-FⅩa-Ca^{2+}-PL

D. FⅨa-FⅧa-Ca^{2+}-PL

【例26】2014NO5A 下列凝血因子中,需要维生素 K 参与其合成的是

A. 因子Ⅱ、因子Ⅶ、因子Ⅸ、因子Ⅹ

B. 因子Ⅲ、因子Ⅶ、因子Ⅹ、因子Ⅺ

C. 因子Ⅴ、因子Ⅷ、因子Ⅸ、因子Ⅺ

D. 因子Ⅰ、因子Ⅲ、因子Ⅷ、因子Ⅻ

【例27】2006NO6A 下列凝血因子中,最不稳定的是

A. 因子Ⅴ

B. 因子Ⅶ

C. 因子Ⅹ

D. 因子Ⅻ

E. 因子ⅩⅢ

【例28】2018NO137X 血友病的产生原因有

A. 缺乏维生素 K

B. 缺乏凝血因子Ⅴ

C. 缺乏凝血因子Ⅷ

D. 缺乏凝血因子Ⅸ

4. 血液凝固的负性控制

(1)血管内皮的抗凝作用

①正常血管内皮可防止凝血因子、血小板与内皮下成分接触,避免凝血系统的激活和血小板活化。

②血管内皮具有抗血小板和抗凝血功能。血管内皮细胞合成的硫酸乙酰肝素蛋白多糖与血液中的抗凝血酶结合后,可灭活凝血酶、FⅩa 等多种活化的凝血因子。内皮细胞还能合成、分泌 TFPI 和抗凝血酶等抗凝物质。血管内皮细胞合成的 PGI_2、NO 可抑制血小板聚集;合成的组织型纤溶酶原激活物(t-PA)可激活纤维蛋白溶解酶原转变为纤维蛋白溶解酶,通过降解已形成的纤维蛋白,保证血管的通畅。

(2)纤维蛋白的吸附、血流的稀释及单核-巨噬细胞的吞噬作用 凝血过程中所形成的凝血酶,85%～90% 可被纤维蛋白吸附,有助于加速局部凝血反应的进行。进入血液循环的活化凝血因子可被血液稀释,并被血浆中的抗凝物质灭活和被单核-巨噬细胞吞噬。

(3)生理性抗凝物质 可分为丝氨酸蛋白酶抑制物、蛋白质 C 系统、组织因子途径抑制物三类,分别抑制激活的维生素 K 依赖的凝血因子(FⅦa 除外)、激活的辅因子 FⅤa 和 FⅧa、外源性凝血途径。

①丝氨酸蛋白酶抑制物 包括抗凝血酶、肝素辅因子Ⅱ、C_1 抑制物、α_1-抗胰蛋白酶、α_2-抗纤溶酶、α_2-巨球蛋白等。抗凝血酶是最主要的抑制物,负责灭活 60%～70% 的凝血酶;其次是肝素辅因子Ⅱ,可灭活 30% 的凝血酶。**抗凝血酶**由肝和血管内皮细胞产生,能与内源性凝血途径产生的凝血酶、FⅨa、FⅩa、FⅪa、FⅫa 等分子活性中心的丝氨酸残基结合而抑制其活性。在缺乏肝素的情况下,抗凝血酶的直接抗凝作用慢而弱;但与肝素结合后,其抗凝作用可增加 2000 倍以上。

②蛋白质 C 系统 在凝血过程中,FⅧa 和 FⅤa 是 FⅩ、凝血酶原激活的限速因子。蛋白质 C 系统可使 FⅧa 和 FⅤa 灭活。蛋白质 C 系统包括蛋白质 C、凝血酶调节蛋白、蛋白质 S 和蛋白质 C 的抑制物。**蛋白质 C** 由肝合成,以酶原形式存在于血浆中。当凝血酶离开损伤部位而与正常血管内皮细胞上的凝血酶调节蛋白结合后,可激活蛋白质 C。蛋白质 C 可水解灭活 FⅧa、FⅤa,抑制 FⅩ 及凝血酶原的激活,

从而避免凝血过程向周围正常血管部位扩展。此外,活化的蛋白质 C 还可促进纤维蛋白溶解。血浆中的**蛋白质 S** 是活化蛋白质 C 的辅因子,可使活化的蛋白质 C 对 FⅧa、FⅤa 的灭活作用大大增强。

③组织因子途径抑制物(TFPI) 主要由血管内皮细胞产生,是**外源性**凝血途径的特异性抑制剂,是**体内主要的生理性**抗凝物质。TFPI 可与内皮细胞表面的硫酸乙酰肝素结合,注射肝素可引起内皮细胞结合的 TFPI 释放,血浆 TFPI 可升高几倍。

④肝素 主要由肥大细胞、嗜碱性粒细胞产生。肺、心、肝、肌肉等组织中含量丰富,生理情况下血浆中几乎不含肝素。肝素具有**较强**的抗凝作用,但在缺乏**抗凝血酶**的条件下,肝素的抗凝作用**很弱**。因此,肝素主要通过增强抗凝血酶的活性而间接发挥抗凝作用。此外,肝素还可刺激血管内皮细胞释放大量 TFPI 而抑制凝血过程。

(4)促凝和抗凝 ①外科手术时,用温盐水纱布压迫止血,主要是因为纱布是异物,可激活 FⅫ及血小板;此外加温可加速凝血过程中的酶促反应。②血液凝固的多个环节中都需要 Ca^{2+} 的参与,故枸橼酸钠等可与 Ca^{2+} 结合而去除血浆中的 Ca^{2+},而起**体外**抗凝的作用。③维生素 K 拮抗剂如华法林可以抑制 FⅡ、FⅦ、FⅨ、FⅩ 等维生素 K 依赖性凝血因子的合成,在**体内**具有抗凝作用。④肝素在**体内、体外**均能立即发挥抗凝作用。

【例29】2001NO140X、1997NO139X 正常人的血液在血管内不发生凝固的原因有

    A. 血液流动快   B. 血管内膜光滑完整

    C. 纤维蛋白溶解系统的作用   D. 有抗凝血物质存在

【例30】2008NO5A 实验中常用枸橼酸钠抗凝血,其机制是

    A. 抑制凝血酶的活性   B. 加强抗凝血酶Ⅲ的作用

    C. 防止血小板激活   D. 螯合血浆中的 Ca^{2+}

【例31】2004NO5A 肝素抗凝血的主要作用机理是

    A. 抑制 Ⅹ 因子的激活   B. 增强抗凝血活酶Ⅲ的活性

    C. 去除 Ca^{2+} D. 促进纤维蛋白溶解   E. 抑制血小板的作用

【例32】2010NO5A 肝硬化患者易发生凝血障碍和出血现象,其主要原因是

    A. 凝血因子合成减少   B. 血小板生成减少

    C. 维生素 K 缺乏   D. 抗凝血酶灭活延缓

【例33】2017NO136X 肝素抗凝血作用的机制有

    A. 抑制因子 Ⅴ 的激活   B. 促进纤溶酶原的激活

    C. 增强抗凝血酶活性   D. 促进组织因子途径抑制物的释放

5. 纤维蛋白的溶解

正常情况下,组织损伤后所形成的止血栓在完成止血使命后将逐步溶解,从而保证血管的畅通,也有利于受损组织的再生和修复。止血栓的溶解主要依赖于纤维蛋白溶解系统(纤溶系统)。

(1)纤溶系统 纤维蛋白被分解液化的过程称为纤维蛋白溶解(纤溶)。纤溶系统包括纤维蛋白溶解酶原(纤溶酶原)、纤溶酶、纤溶酶原激活物、纤溶抑制物。

(2)纤溶过程 分为两个阶段:纤溶酶原的激活与纤维蛋白(原)的降解,如下图。

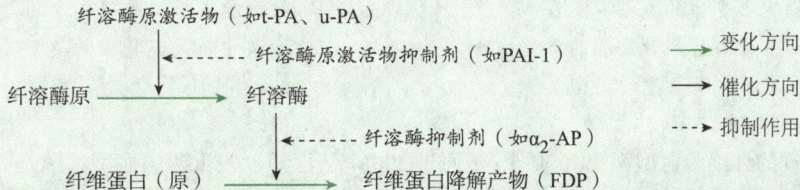

纤溶系统的激活与抑制示意图

①纤溶酶原的激活　正常情况下,血浆中的纤溶酶是以无活性的纤溶酶原形式存在的。纤溶酶原主要由肝产生,嗜酸性粒细胞也可少量合成。纤溶酶原在激活物的作用下,可水解激活成纤溶酶。纤溶酶原激活物包括组织型纤溶酶原激活物(t-PA)、尿激酶型纤溶酶原激活物(u-PA)、FXIIa 和激肽释放酶。

	组织型纤溶酶原激活物	尿激酶型纤溶酶原激活物
代号	t-PA	u-PA
产生部位	血管内皮细胞	肾小管和集合管上皮细胞
所处地位	血液中最主要的内源性纤溶酶原激活物	是血液中活性仅次于 t-PA 的纤溶酶原激活物
作用机制	在纤维蛋白存在时,t-PA 对纤溶酶原的亲和力大增,激活纤溶酶原的效应可增强 1000 倍	通过与多种靶细胞膜上相应受体(u-PA 受体)结合,促进结合于靶细胞表面的纤溶酶原激活
主要功能	当纤维蛋白生成时即可启动纤溶,并将纤溶限制在血凝块局部,增强局部的纤溶强度	主要是溶解血管外蛋白,如促进细胞迁移(排卵、着床、肿瘤转移);其次是清除血浆中的纤维蛋白
临床应用	已作为溶栓剂,广泛应用于临床	未见临床应用

②纤维蛋白和纤维蛋白原的降解　纤溶酶属于丝氨酸蛋白酶,它最敏感的底物是纤维蛋白和纤维蛋白原。在纤溶酶作用下,纤维蛋白和纤维蛋白原分解为许多可溶性小肽,称纤维蛋白降解产物(FDP)。FDP 通常不再发生凝固,其中部分小肽还具有抗凝作用。纤溶酶是血浆中活性最强的蛋白酶,特异性较低,除主要降解纤维蛋白和纤维蛋白原外,对 FII、FV、FVIII、FX、FXII 等也有一定的降解作用。当纤溶亢进时,可因凝血因子的大量分解和纤维蛋白降解产物的抗凝作用而产生出血倾向。

③纤溶抑制物　包括纤溶酶原激活物抑制物-1(PAI-1)、α_2-抗纤溶酶(α_2-AP)。PAI-1 主要由血管内皮细胞产生,通过与 t-PA(组织型纤溶酶原激活物)、u-PA(尿激酶型纤溶酶原激活物)结合而使之灭活发挥作用。α_2-抗纤溶酶主要通过与纤溶酶结合成复合物而抑制后者的活性。

【例 34】2016NO152X 下列物质中,能使纤溶酶原激活为纤溶酶的有

A. 蛋白质 C
B. 尿激酶
C. 凝血因子 XIIa
D. 激肽释放酶

四、血型和输血原则

1. 血型与红细胞凝集

(1)**血型**　通常是指红细胞膜上特异性抗原的类型。

(2)**红细胞凝集**　将血型不相容的两个人的血液混合在一起,红细胞发生凝集成簇的现象,称为红细胞凝集。红细胞凝集的本质是抗原-抗体反应。发生抗原-抗体反应时,由于每个抗体上具有 2 ~ 10 个抗原结合位点,因此抗体可在若干个带有相应抗原的红细胞之间形成桥梁,使它们聚集成簇。

(3)**凝集原**　指镶嵌在红细胞膜上的一些特异蛋白质或糖脂,在凝集反应中起抗原作用。

(4)**凝集素**　指能与红细胞膜上的凝集原起反应的特异性抗体。凝集素为 γ-球蛋白,存在于血浆中。

【例 35】1990NO48A 通常所说的血型是指

A. 红细胞上受体的类型
B. 红细胞表面特异凝集素的类型
C. 红细胞表面特异凝集原的类型
D. 血浆中特异凝集素的类型
E. 血浆中特异凝集原的类型

2. ABO 血型系统

迄今已发现的红细胞血型系统有 30 个,抗原近 300 个。医学上较重要的血型系统是 ABO、Rh 血型系统等,将这些血型的血液输入血型不相容的受血者,都可引起溶血性输血反应。

(1)**ABO 血型的分型**　分 4 种,即 A、B、AB、O 型。

血型		红细胞上的抗原(凝集原)	血清中的抗体(凝集素)
A 型	A_1	$A + A_1$	抗 B
	A_2	A	抗 B + 抗 A_1
B 型		B	抗 A
AB 型	A_1B	$A + A_1 + B$	无抗 A、无抗 A_1、无抗 B
	A_2B	$A + B$	抗 A_1
O 型		无 A,无 B	抗 A + 抗 B

(2)ABO 血型的遗传　A、B 基因是显性基因,O 基因是隐性基因。4 种血型表现型对应于 6 组基因型:A 型血(AA、AO)、B 型血(BB、BO)、AB 型血(AB)、O 型血(OO)。血型遗传符合孟德尔遗传规律,应用此规律可推知子女可能有的血型和不可能有的血型,也可能从子女血型来推断亲子关系。

【例 36】2010NO152X 父母中一方的血型为 A 型,另一方为 B 型,其子女的血型可为
　　　A. A 型　　　　　　　B. B 型　　　　　　　C. AB 型　　　　　　　D. O 型

3. Rh 血型系统

红细胞表面有 Rh 凝集原(抗原)者称为 Rh 阳性,占 99%;无 Rh 凝集原者称 Rh 阴性,占 1%。Rh 血型系统是红细胞血型中最复杂的一个系统。已发现有 40 多种 Rh 抗原,与临床关系密切的 5 种按抗原性的强弱依次为 D > E > C > c > e。Rh 抗原只存在于红细胞上。

	Rh 血型系统	ABO 血型系统
凝集原	Rh 抗原(D、E、C、c、e)	A、A_1、B
抗原部位	Rh 抗原只存在于红细胞上	A、B、H 抗原可存在于红细胞、淋巴细胞、血小板、上皮细胞、内皮细胞的膜上
遗传特性	控制 Rh 血型抗原的等位基因位于 1 号染色体	控制 ABO 血型抗原的等位基因位于 9 号染色体
凝集素	血清中不存在天然凝集素(抗体)需要通过体液免疫产生	出生几个月后,血清中一直存在天然凝集素不需通过体液免疫产生
抗体类型	为不完全抗体 IgG,可以通过胎盘	天然抗体多属 IgM,分子量大,不能通过胎盘免疫性抗体属 IgG,分子量小,可以通过胎盘
溶血反应	①只发生在再次输血,或多次输入 Rh 阳性血液时,即产生抗 Rh 抗体后 ②Rh 阴性母亲怀有 Rh 阳性的胎儿,第二胎时可使 Rh 阳性的胎儿产生溶血	①ABO 血型不合的输血 ②母子 ABO 血型不合,母亲为 O 型,胎儿为 A 型或 B 型,可引起症状很轻的新生儿溶血
反应程度	溶血反应症状较重,可有黄疸、贫血、肝脾肿大	溶血反应症状较轻,除黄疸外,无其他明显异常

【例 37】2011NO5A　Rh 阴性的母亲所生的 Rh 阳性子女,有可能患
　　　A. 巨幼红细胞性贫血　　B. 血友病　　　　　C. 新生儿溶血性贫血　　D. 红细胞增多症
【例 38】2013NO6A　ABO 血型系统的主要抗体是
　　　A. IgA　　　　　　　B. IgM　　　　　　　C. IgE　　　　　　　D. IgG
【例 39】2012NO6A　Rh 血型的主要抗体是
　　　A. IgA　　　　　　　B. IgD　　　　　　　C. IgG　　　　　　　D. IgE

4. 血量

血量是指机体全身血液的总量。全身血液的大部分在心血管系统中快速循环流动,称为循环血量。小部分滞留在肝、肺、腹腔静脉、皮下静脉丛内,流动很慢,称为储存血量。在运动或大出血等情况下,储

存血量可动员释放出来,以补充循环血量。正常成年人的血液总量相当于体重的7%～8%(70～80ml/kg)。体重为60kg的人,血量为4.2～4.8L。血量=红细胞总容积/血细胞比容。

5. 输血原则

(1)**同型输血** 为了防止血型不符发生溶血反应,临床上首选的输血原则是同型输血。

(2)**交叉配血** 输血前应进行交叉配血。把供血者的红细胞和受血者的血清进行配合试验,称为交叉配血主侧。再将受血者的红细胞与供血者的血清作配合试验,称为交叉配血次侧。如果交叉配血的两侧都没有发生凝集反应,即为配血相合,可以进行输血。如果主侧发生凝集反应,则为配血不合,受血者不能接受该供血者的血液。如果主侧不发生凝集反应,而次侧发生凝集反应,称为配血基本相合,这种情况见于将O型血输给其他血型的受血者或AB型受血者接受其他血型的血液。

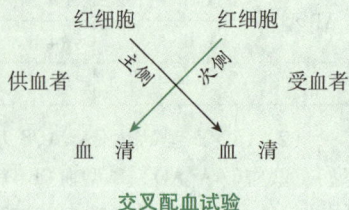

红细胞　　　红细胞
供血者 主侧 次侧 受血者
血清　　　血清

交叉配血试验

(3)**万能血型** 以往曾把O型血的人称为万能供血者,认为他们的血液可输给其他任何ABO血型的人。也曾把AB型血的人称为万能受血者,认为AB型的人可以接受其他任何ABO血型供血者的血液。这种说法是不可取的。即使在紧急的情况下,不同血型之间的输血也应少量而缓慢。

(4)**成分输血** 近年来成分输血的应用越来越广泛。成分输血是把人血中的各种不同成分,如红细胞、粒细胞、血小板和血浆,分别制备成高纯度或高浓度的制品,再输注给病人。

严重贫血患者适宜输注浓缩红细胞悬液,大面积烧伤患者适宜输注血浆或血浆代用品,各种出血性疾病患者适宜输注浓缩的血小板悬液或含凝血因子的新鲜血浆。因此,成分输血可增强治疗的针对性,提高疗效,减少不良反应,节约血源。

(5)**自体输血** 是采用患者自身血液成分,以满足本人手术或紧急情况下需要的一种输血疗法。采用自体输血时可于手术前若干日内定期反复采血储存以备手术之需;也可临手术前自体采血,并在使用血浆代用品维持患者正常血容量的条件下开展手术,然后在需要时输还患者。

【例40】1999N06A 下列关于输血的叙述,哪一项是错误的?

A. ABO血型系统相符合便可输血,不需进行交叉配血
B. O型血的人为"万能供血者"
C. AB型血的人为"万能受血者"
D. Rh阳性的人可接受Rh阴性的血液
E. 将O型血液输给其他血型的人时,应少量而且缓慢

▶ **常考点** 红细胞比容;渗透压;血沉;生理性止血、纤溶。

参考答案——详细解答见《贺银成2019考研西医临床医学综合能力历年真题精析》

1. ABCDE　2. ABCDE　3. ABCDE　4. ABCDE　5. ABCDE　6. ABCDE　7. ABCDE
8. ABCDE　9. ABCDE　10. ABCDE　11. ABCDE　12. ABCDE　13. ABCDE　14. ABCDE
15. ABCDE　16. ABCDE　17. ABCDE　18. ABCDE　19. ABCDE　20. ABCDE　21. ABCDE
22. ABCDE　23. ABCDE　24. ABCDE　25. ABCDE　26. ABCDE　27. ABCDE　28. ABCDE
29. ABCDE　30. ABCDE　31. ABCDE　32. ABCDE　33. ABCDE　34. ABCDE　35. ABCDE
36. ABCDE　37. ABCDE　38. ABCDE　39. ABCDE　40. ABCDE

第4章 血液循环

▶**考纲要求**

①心脏的泵血功能:心动周期,心脏泵血过程和机制,心音,心输出量和心脏做功,心泵功能储备,影响心输出量的因素,心功能评价。②各类心肌细胞的跨膜电位及其形成机制。③心肌的生理特性:兴奋性、自律性、传导性和收缩性。④动脉血压:形成、测量、正常值和影响因素。⑤静脉血压:中心静脉压,静脉回心血量及其影响因素。⑥微循环:组成、血流通路、血流阻力、血流量的调节。⑦组织液:生成和回流及其影响因素。⑧心血管活动的调节:神经调节、体液调节、自身调节和血压的长期调节。⑨冠状动脉循环的特点和调节。

▶**复习要点**

一、心脏的泵血功能

1. 心动周期

心脏的一次收缩和舒张,构成一个机械活动周期,称为心动周期。在一个心动周期中,心房和心室的机械活动都可分为收缩期和舒张期。由于心室在心脏泵血活动中起主要作用,故心动周期通常指心室的活动周期。

心动周期的长度与心率成反比关系。如果正常成人心率为75次/分,则每个心动周期持续约0.8s。如下图所示,在心房的活动周期中,先是左、右心房收缩,持续约0.1s;继而心房舒张,持续约0.7s。在心室活动周期中,也是左、右心室先收缩,持续约0.3s;随后心室舒张,持续约0.5s。在心室舒张期的前0.4s期间,心房也处于舒张状态,这一时期称为全心舒张期。在一个心动周期中,心房和心室的活动按一定的次序和时程先后进行,左右两个心房和左右两个心室的活动都是同步进行的。心率加快时,心动周期缩短,收缩期和舒张期都相应缩短,但舒张期缩短的程度更大,这对心脏的持久活动是不利的。

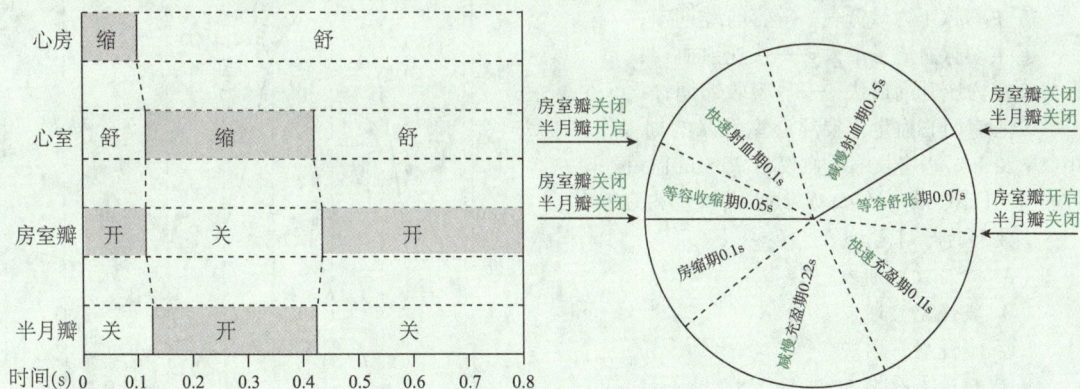

心动周期中心房和心室活动的顺序和时间关系

2. 心脏泵血过程和机制

(1)**心动周期的分期** 大多数同学都能记住以左心室为例的典型心动周期的分期:等容收缩期→快速射血期→减慢射血期→等容舒张期→快速充盈期→减慢充盈期→房缩期(如上图)。

对于心室活动周期而言,心房收缩期实际上是前一周期的舒张末期。心房收缩前,心脏处于全心舒张期。在全心舒张期内,回流入心室的血液量约占心室总充盈量的70%。全心舒张期之后是心房收缩期,由心房收缩推动进入心室的血液约占心室总充盈量的25%。

(2)**心动周期的特点** ①等容收缩期:心室第一次密闭,室内压升高最快,心室容积最大。②等容舒张期:心室第二次密闭,室内压下降最快,心室容积最小。③心室射血期:由于心室收缩引起室内压升高,使射血得以完成;心室容积由最大至最小;射血速度由快至慢。④心室充盈期:主要因心室舒张致室内压下降低于房内压,使充盈得以实现;心室容积由最小至最大;充盈速度由快至慢,最后 0.1s 速度再次加快。

(3)**典型心动周期的生理表现** 在一个心动周期中,由于心室的收缩和舒张,造成瓣膜两侧压力差的变化,引起瓣膜的开放和关闭,从而导致血液定向流动,血液进出心室导致心室容积变化。以左心室为例的典型心动周期的生理表现是常考点,归纳如下表。

	等容收缩期	快速射血期	减慢射血期	等容舒张期	快速充盈期	减慢充盈期	房缩期
所属时期	心室收缩期	心室收缩期	心室收缩期	心室舒张期	心室舒张期	心室舒张期	心室舒张期
持续时间	0.05s	0.1s	0.15s	0.06~0.08s	0.11s	0.22s	0.1s
房室瓣	关闭	关闭	关闭	关闭	开启	开启	开启
半月瓣	关闭	开启	开启	关闭	关闭	关闭	关闭
压力变化	$P_房<P_室<P_主$	$P_房<P_室>P_主$	$P_房<P_室>P_主$	$P_房<P_室<P_主$	$P_房>P_室<P_主$	$P_房>P_室<P_主$	$P_房>P_室<P_主$
左室容积	无变化	迅速减小	继续减小	无变化	迅速增大	继续增大	继续增大
血流方向	滞留左室	左室→主动脉	左室→主动脉	滞留左房	左房→左室	左房→左室	左房→左室

注:$P_房$ 为左心房压力,$P_室$ 为左心室压力,$P_主$ 为主动脉压力

请同学们对照右图,推理一下,常考点为压力及容积改变的"最大、最小"极值。

①左心室压力最高——快速射血期末;
②左心室容积最小——等容舒张期末;
③左心室容积最大——心房收缩期末;
④主动脉压力最高——快速射血期末;
⑤主动脉压力最低——等容收缩期末;
⑥主动脉血流量最大——快速射血期;
⑦室内压升高最快——等容收缩期;
⑧心室回心血量主要靠心室舒张的抽吸作用(占 70%),心房收缩射血仅占 25% 的血量。

【例1】2011N06A 一个心动周期中,心室内容积最大的时刻是
A. 心房收缩期末
B. 减慢充盈期末
C. 减慢射血期末
D. 快速充盈期末

【例2】2017N05A 一个心动周期中,主动脉瓣开始关闭的瞬间是
A. 快速射血期初
B. 快速充盈期初
C. 等容收缩期初
D. 等容舒张期初

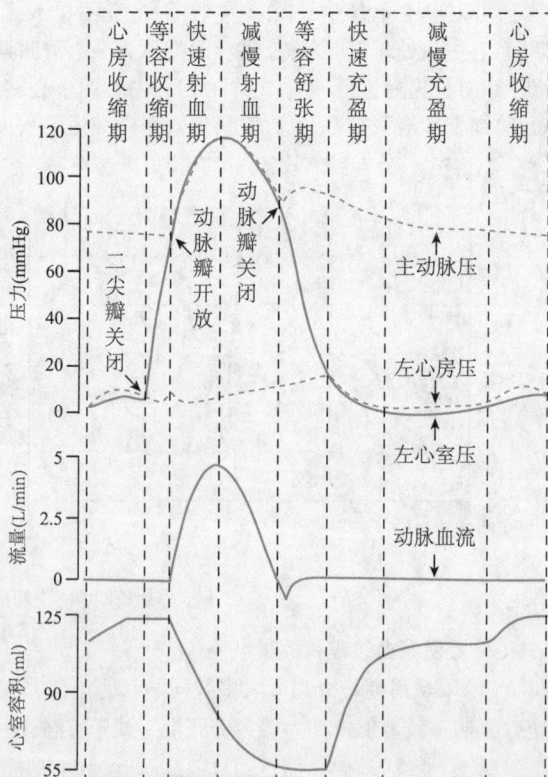

心动周期各时相中左心室压力、容积和瓣膜等变化

A. 等容收缩期末　　　B. 等容舒张期末　　　C. 快速射血期末

D. 快速充盈期末　　　E. 心房收缩期末

【例3】2003NO93B 左心室内压最高的是

【例4】2003NO94B 左心室内容积最小的是

3. 心音

多数情况下,只能听到第一和第二心音。在某些青年人和健康儿童可听到第三心音。

心音	产生机制	临床意义
第一心音	房室瓣关闭引起心室内的血液和室壁振动所致	标志着心室收缩开始
第二心音	主动脉瓣和肺动脉瓣关闭,血液冲击大动脉根部所致	标志着心室舒张期开始
第三心音	心室快速充盈期末,室壁和乳头肌突然伸展及充盈血流突然减速	发生在心室快速充盈期末
第四心音	与心房收缩有关(心房音),正常时一般听不到	出现在心室舒张晚期

【例5】2003NO4A 第二心音的产生主要是由于

A. 房室瓣开放　　　B. 房室瓣关闭　　　C. 动脉瓣开放

D. 动脉瓣关闭　　　E. 心室壁振动

4. 心输出量和心脏做功

指标	定义	正常值
每搏输出量	是指一侧心室一次心脏搏动所射出的血液量,简称搏出量	70ml(60~80ml)
每分输出量(心输出量)	是指一侧心室每分钟射出的血液量,也称心排出量 心输出量=搏出量×心率	男:4.5~6.0L/min 女性较男性约低10%
心指数	以单位体表面积计算的心输出量称为心指数 心指数=心输出量/体表面积。	3.0~3.5L/(min·m²)
射血分数	是指搏出量占心室舒张末期容积的百分比 射血分数=搏出量(ml)/心室舒张末期容积(ml)×100%	55%~65%
每搏功	每搏功是指心室一次收缩射血所做的外功。左室每搏功(J)=搏出量(L)×13.6×9.807×(平均动脉压-左房平均压)(mmHg)×0.001	0.803J
每分功	每分功是指心室每分钟内收缩射血所做的功,即心室完成每分输出量所做的机械外功。每分功=每搏功×心率	60.2J/min

注意:①心指数主要用于不同身材的个体心功能的评价。
②射血分数主要用于心室功能减退、心室异常扩大(如代偿性心衰)患者心功能的评价。
③心脏做功量主要用于高血压患者心功能的评价。

A. 每搏输出量　　　B. 每分输出量　　　C. 射血分数

D. 心指数　　　E. 心脏做功量

【例6】2002NO95B 比较不同个体之间的心泵功能,宜选用的评定指标是

【例7】2002NO96B 心室扩大早期,泵血功能减退时,宜选用的评定指标是

【例8】2015NO6A 心室功能减退病人代偿期射血分数下降的原因是

A. 每分输出量减少　　　　　　　　B. 心室腔异常扩大

C. 心肌细胞增生肥大　　　　　　　D. 每搏输出量减少

【例9】2008NO6A 高血压患者较正常人明显增高的心泵功能指标是

A. 心输出量　　　B. 射血分数　　　C. 心指数　　　D. 心脏做功量

5. 心脏泵血功能的储备

健康成人在安静状态下心输出量约 5 ~ 6L。剧烈运动时心输出量可达 25 ~ 30L，为安静时的 5 ~ 6 倍。这说明正常心脏的泵血功能有相当大的储备量。心输出量可随机体代谢需要而增加的能力，称为心泵功能储备或心力储备。由于心输出量＝搏出量×心率，因此心泵功能储备包括搏出量储备和心率储备两部分。

(1) **搏出量储备** 搏出量是心室舒张末期容积和收缩末期容积之差，因此搏出量储备可分为收缩期储备和舒张期储备两部分。前者是通过增强心肌收缩能力和提高射血分数来实现的，而后者则是通过增加舒张末期容积而获得的。安静时，左心室舒张末期容积约 125ml，左心室收缩末期容积约 55ml，搏出量为 70ml。由于正常心室腔不能过分扩大，一般只能达到 140ml 左右，故舒张期储备仅 15ml 左右，而当心肌作最大程度收缩时，心室收缩末期容积可减小到不足 20ml，因而收缩期储备可达 35 ~ 40ml。可见，收缩期储备要比舒张期储备大得多。

(2) **心率储备** 正常健康成年人安静时心率为 60 ~ 100 次/分。假如搏出量保持不变，使心率在一定范围内加快，当心率达 160 ~ 180 次/分时，心输出量可增加至静息时的 2 ~ 2.5 倍，称为心率储备。但若心率过快(＞180 次/分)，由于舒张期过短，心室充盈不足，可导致搏出量和心输出量减少。

在心力衰竭患者，心肌收缩力减弱，搏出量减少，射血后心室内的剩余血量增多，心室舒张末期容积增大，表明收缩期储备和舒张期储备均下降。在这种情况下，常出现心率代偿性增快，以保证心输出量不致过低，也就是说，患者在安静状态下已动用心率储备。心衰患者往往在心率增快到 120 ~ 140 次/分时心输出量就开始下降，表明此时心率储备已不足以代偿搏出量储备的降低，所以心衰患者的心率储备也显著低于正常人。

【例 10】2014N06A 心率过快时，心输出量减少的主要原因是
　　A. 等容收缩期缩短　　　B. 心室充盈期缩短
　　C. 心房收缩期缩短　　　D. 等容舒张期缩短

6. 影响心输出量的因素

由于心输出量＝搏出量×心率，因此，凡能影响搏出量和心率的因素均可影响心输出量。而搏出量的多少则取决于前负荷、后负荷和心肌收缩能力等。

(1) **基本概念** 前负荷与后负荷、异长调节与等长调节。

	前负荷	后负荷
定义	心肌收缩前所负载的负荷	心肌开始收缩时所遇到的负荷
类型	心室舒张末期压(心室舒张末期容积、心房内压力)	大动脉压
影响因素	静脉回心血量(见后)、射血后心室内剩余血量	动脉血压
调节途径	异长调节	异长调节 + 等长调节

	异长调节	等长调节
定义	通过改变心肌细胞初长度调节心脏泵血功能 心肌细胞初长度有改变	通过改变心肌收缩能力调节心脏泵血功能 心肌细胞初长度无改变
调节途径	Starling 自身调节(无神经、体液因素参与)	神经调节、体液调节
适应证	对搏出量的微小变化进行精细的调节 只适应短期、细微变化的调节	对持续、剧烈循环变化的调节
举例	体位的突然改变、动脉压突然升高等的调节	缺氧、酸中毒、心衰使心搏量减少时的调节

注意：①心室舒张末期压、心室舒张末期容积、心室舒张末期充盈量含义相当，都指前负荷。
　　　②后负荷主要指大动脉压，对于左心室而言为主动脉压，对于右心室而言为肺动脉压。
　　　③异长调节和等长调节均涉及"心缩力"，但"心缩力"的改变为异长调节的结果，等长调节的原因。

【例 11】2012N07A 生理情况下,能代表心室肌前负荷的指标是

    A. 收缩末期容积或压力   B. 舒张末期容积或压力

    C. 等容收缩期容积或压力   D. 等容舒张期容积或压力

【例 12】2013N07A 心室肌收缩的后负荷是

    A. 等容收缩期初心室内压   B. 大动脉血压

    C. 快速射血期心室内压   D. 减慢射血期心室内压

（2）心室前负荷的调节（异长调节）

①影响心室前负荷的因素　在整体情况下,心室的前负荷主要取决于心室舒张末期充盈的血液量。因此,凡是影响心室舒张期充盈量的因素,都可通过异长自身调节使搏出量发生改变。心室舒张末期充盈量是静脉回心血量和射血后心室内剩余血量二者之和。在多数情况下,静脉回心血量的多少是决定心室前负荷大小的主要因素。静脉回心血量又受到心室充盈时间、静脉回流速度、心室舒张功能、心室顺应性、心包腔内压力等因素的影响。

影响因素	生理机制	临床意义或备注
心室充盈时间	心率增快时,心室舒张期缩短,心室充盈时间缩短,心室充盈不完全,静脉回心血量减少	在心室完全充盈后,若继续延长心室充盈时间,则不能进一步增加静脉回心血量
静脉回流速度	在心室充盈时间不变的情况下,静脉回流速度越快,静脉回心血量越多	当外周静脉压增高（如循环血量增多、外周静脉管壁张力增高）、心房或心室内压降低时,静脉回流速度加快
心室舒张功能	在相同外周静脉压条件下,舒张期 Ca^{2+} 回降越快,心室舒张越快,心室的抽吸作用越强,静脉回心血量越多	若降低肌质网对 Ca^{2+} 的回收率,则心肌舒张不良,全心舒张期静脉回心血量减少
心室顺应性	心室顺应性越高,在相同心室充盈压条件下能容纳更多的血量	当心肌纤维化、心肌肥厚时,心室顺应性降低,心室充盈量降低
心包腔压力	正常情况下,心包的存在有助于防止心室的过度充盈	当心包积液时,心包腔内压力增高,心室充盈受限,静脉回心血量减少
射血后心室内的剩余血量	当动脉压突然升高使搏出量减少时,射血后心室剩余血量增加,可使心室充盈量增加	实际上,射血后心室剩余血量增加时,舒张末期压增高,静脉回心血量减少,故心室充盈量不一定增加

②调节途径　调节途径为 Starling 机制,按 Starling 定律,前负荷增加→心室舒张末期压增高→心室肌初长度增加→心肌收缩力增强→输出量增加。

③调节的适应证　只是对搏出量进行精细的调节,只适于短期、细微变化的调节。如体位的突然改变（突然从卧位变成站立位,回心血量减少,导致前负荷减小）,以及动脉压突然升高,左右心室搏出量不平衡等的微调。不适于持续、剧烈循环变化的调节,如体力劳动时搏出量持续大幅度升高等的调节。

（3）心室后负荷的调节　动脉压升高→等容收缩期室内压升高→射血期缩短→搏出量减少→心室剩余血量增多→自身调节机制使搏出量恢复正常。

（4）心肌收缩力的调节（等长调节）　凡是影响心肌收缩力的因素,都是通过等长调节来调节搏出量。

①调节途径　神经调节和体液调节（见后）。

②调节适应证　持续、剧烈循环变化的调节,如缺氧、酸中毒、心衰使心搏量减少时的调节。

（5）心率的调节　正常成年人在安静状态下,心率为 60～100 次/分,平均约 75 次/分。

①年龄的影响　新生儿的心率较快,随着年龄的增长,心率逐渐减慢,至青春期接近成年人水平。

②性别的影响　在成年人,女性的心率稍快于男性。

③生理状态的影响　经常进行体力劳动、体育运动的人,平时心率较慢。在同一个体,安静或睡眠时

心率较慢,运动或情绪激动时心率较快。

④心率变化对心输出量的影响　在一定范围内,心率加快可使心输出量增加。但若心率超过 160～180 次/分,将使心室舒张期明显缩短,心舒期充盈量明显减少,因此搏出量明显减少,从而导致心输出量下降。若心率过慢(<40 次/分),将使心室舒张期过长,此时心室充盈早已接近最大限度,心舒期的延长已不能进一步增加充盈量和搏出量,因此心输出量也减少。

⑤神经和体液因素的影响　在整体情况下,心率受神经和体液因素的调节。交感神经兴奋、循环血液中肾上腺素、去甲肾上腺素、甲状腺激素水平增高时,心率加快。迷走神经兴奋时,心率减慢。

⑥体温的影响　体温每升高 1℃,心率增加 12～18 次/分。

7. 心功能的评价

心脏的主要功能是泵血,心功能的评价分为心脏射血功能评价和心脏舒张功能评价。

(1)从心室压力变化评价心功能　心导管检查是评价心室功能的金标准。应用心导管技术可同时进行压力和容积的测定以评价心功能。

①心脏射血功能评价　通过计算搏出量、射血分数、每搏功、心输出量、心指数、每分功可评价心室的射血功能。此外,对心室收缩压曲线做一阶微分,所产生的心室收缩压变化速率曲线(dP/dt)可作为心脏收缩能力的指标。随着年龄的增大,左心室收缩能力减弱。

②心室舒张功能评价　对心室舒张压曲线做一阶微分,所产生的心室压舒张压变化速率曲线(−dP/dt)可作为心脏舒张功能的指标。随着年龄的增大,左心室舒张功能降低。

(2)从心室容积变化评价心功能　超声心动图是目前无创评价左心室舒张功能最为常用最为重要的方法。

①心室收缩功能评价　主要有左心室舒张末内径(LVDd)、左心室收缩末内径(LVDs)、左心室舒张末容积(EDV)、左心室收缩末容积(ESV)、左心室射血分数(LVEF)、左心室缩短分数(LVFs)。临床上 LVEF 是评价绝大多数患者左心室收缩功能的首选指标。此外,还可通过计算射血期心室容积的变化速率(dV/dt)和心室直径的变化速率(dD/dt)来反映心室收缩能力的变化。

②心室舒张功能评价　如图所示,A 和 B 为舒张期左心室容积随时间变化的曲线及其左心室容积变化速率(dV/dt)曲线。正常人在舒张早期,二尖瓣开放即刻产生较大的左心室流入速率(e 波),而左心房收缩时产生较小的血液流入速率(a 波),即 e/a>1。在舒张功能障碍患者,舒张速率减慢,等容舒张期延长,在舒张早期左心室压力值较高,抽吸作用变小(e 波变小),左心房收缩时对左心室充盈的作用加大(a 波增大),此时 e/a<1(图中虚线所示)。

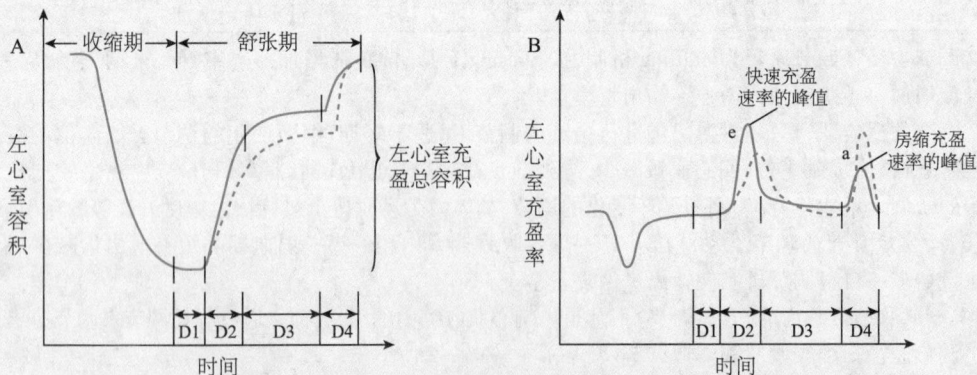

A. 舒张期心室容积随时间变化曲线　　B. 舒张期心室容积变化速率（dV/dt）

D1 等容舒张期；D2 快速充盈期；D3 减慢充盈期；D4 心房收缩期

正常人（实线）和左心室舒张功能不全患者（虚线）舒张功能的评价

③应用心室压力-容积环评价心功能　通过心导管术、超声心动图单独或联合应用可分别绘制出心

室压力-时间曲线和心室容积-时间曲线,以每个相对应时间点的压力和容积值绘制压力-容积曲线,可产生一个心室压力-容积环。该环所表示的是整个心动周期中的心室压力-容积关系,其收缩末期压力-容积关系曲线(ESPVR)可反映心室收缩能力。心室压力-容积环变化也可用于反映前负荷和后负荷变化。舒张功能障碍的患者,心室压力-容积环向上向左偏移。

【例13】2001NO10A 心室肌前负荷增加时,将出现

    A. 心室舒张末期室内压下降　　　　　　B. 心室收缩时最大张力下降

    C. 心室开始收缩时的速度减慢　　　　　　D. 心室收缩时达到最大张力的时间延迟

    E. 心室收缩时最大张力增加

【例14】2007NO5A 心肌通过等长自身调节来调节心脏的泵血功能,其主要原因是

    A. 心肌收缩能力增强　　　　　　　　　　B. 肌小节的初长度增加

    C. 横桥联结的数目增多　　　　　　　　　　D. 心室舒张末期容积增大

【例15】2001NO7A 动脉血压突然升高时,将引起

    A. 左室射血速度增快　　　　　　　　　　B. 心输出量增加

    C. 左室收缩末期容积增加　　　　　　　　D. 左室射血时达到最高室压的时间缩短

    E. 左室射血时最高室压下降

二、各类心肌细胞的跨膜电位及其形成机制

1. 心肌细胞的分类

(1)根据组织学和电生理学特点　将心肌细胞分为工作细胞和自律细胞。

①工作细胞　包括心房肌和心室肌,它们有稳定的静息电位,主要执行收缩功能。

②自律细胞　包括窦房结细胞和浦肯野细胞,它们组成心内特殊传导系统,大多没有稳定的静息电位,并可自动产生节律性兴奋。

(2)根据心肌细胞动作电位去极化的快慢及其产生机制　将心肌细胞分为快反应细胞和慢反应细胞。

①快反应细胞　包括心房肌、心室肌和浦肯野细胞,其动作电位的特点是去极化速度和幅度大,兴奋传导速度快,复极过程缓慢且可分成几个时相,因而动作电位时程很长。

②慢反应细胞　包括窦房结和房室结细胞,其动作电位的特点去极化速度和幅度小,兴奋传导速度慢,复极过程缓慢而没有明确的时相区分。

2. 心室肌细胞的跨膜电位及其形成机制

(1)静息电位　心室肌细胞的静息电位稳定,为 $-80 \sim -90\text{mV}$,主要由 K^+ 外流引起的 K^+ 平衡电位而产生。

①K^+ 平衡电位　心室肌细胞中存在内向整流钾通道(I_{K1} 通道),在静息电位水平,它处于开放状态,而此时钠通道和钙通道则基本处于关闭状态。故静息电位主要由内向整流钾电流(I_{K1})引起的 K^+ 平衡电位而产生。

②Na^+ 内流和泵电流　静息状态下,心室肌细胞膜对 Na^+ 也有一定的通透性,此为钠背景电流和钠泵活动引起的泵电流所致,由于 Na^+ 内流可部分抵消 K^+ 外流形成的电位差,故静息电位略低于 K^+ 平衡电位。

(2)心室肌细胞和窦房结 P 细胞动作电位的形成机制

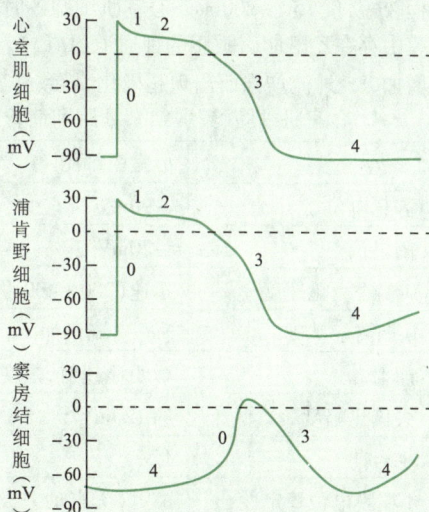

心肌细胞动作电位模式图

分期	心室肌细胞动作电位的形成机制	窦房结 P 细胞动作电位形成机制
静息电位	大量 K^+ 外流达平衡,少量 Na^+ 内流	没有稳定的静息电位
0 期(去极化过程)	快 Na^+ 通道开放,Na^+ 内流增加	缓慢 Ca^{2+} 内流
1 期(快速复极初期)	快 Na^+ 通道关闭,一过性 K^+ 外流(I_{to})增加	无
2 期(平台期)	Ca^{2+} 内流、少量 Na^+ 负载、K^+ 外流	无
3 期(快速复极末期)	Ca^{2+} 内流停止,K^+ 外流增多	K^+ 外流超过 Ca^{2+} 内流
4 期(静息期/自动去极化)	钠泵(将 Na^+ 排出细胞外,摄入 K^+) Na^+-Ca^{2+} 交换体(将 Ca^{2+} 排出细胞外) 钙泵(将少量 Ca^{2+} 排出细胞外)	K^+ 外流逐渐减少(主要因素) Na^+、Ca^{2+} 内流逐渐增加

    A. Na^+ 内流   B. Ca^{2+} 内流   C. Cl^- 内流
    D. K^+ 内流   E. K^+ 外流

【例 16】2004NO95B 窦房结细胞动作电位 0 期去极化的原因是
【例 17】2004NO96B 心室肌细胞动作电位 3 期复极化的原因是
    A. K^+ 外流   B. Ca^{2+} 内流   C. 二者均有   D. 二者均无

【例 18】2002NO117C 心室肌细胞动作电位平台期离子流有
【例 19】2002NO118C 窦房结细胞动作电位 4 期离子流有

    (3)心室肌细胞动作电位的特点 ①0 去极速度快、幅度高。②有平台期、有超射。有平台期是心室肌细胞动作电位持续时间较长的主要原因,也是它区别于骨骼肌细胞和神经细胞动作电位的主要特征。③静息电位负值大,达 – 90mV。④4 期电位稳定,无自动去极化。

    3. 心房肌细胞的跨膜电位及其形成机制

    (1)静息电位 心房肌细胞静息电位约为 – 80mV。

    (2)动作电位特点 动作电位形态与心室肌细胞相似,但无明显的 2 期,复极化较快,故动作电位时程较短,仅 150 ~ 200ms。心室肌细胞各时相的离子流在心房肌细胞也都具备,主要的不同是心房肌细胞膜中存在乙酰胆碱敏感的钾通道(I_{K-Ach})。I_{K-Ach} 通道可在 Ach 作用下大量激活开放,使膜对 K^+ 的通透性增加,K^+ 外流增强而出现超极化,导致心房肌细胞动作电位时程明显缩短。

    4. 心室肌细胞、窦房结 P 细胞和浦肯野细胞跨膜电位的鉴别

	心室肌细胞	窦房结 P 细胞	浦肯野细胞
静息电位	– 90mV	– 70mV	– 90mV
阈电位	– 70mV	– 40mV	– 60mV
0 期去极化速度	迅速(200 ~ 400V/s)	缓慢(10V/s)	迅速(200 ~ 800V/s)
0 期离子基础	Na^+ 内流增加	缓慢 Ca^{2+} 内流	Na^+ 内流
超射	有明显超射,幅度大	无明显超射	有超射,幅度小
去极化幅度	约120mV	70 ~ 85mV	120mV
平台期	有	无	有
4 期膜电位稳定性	稳定(无自动去极化)	不稳定(自动去极化)	不稳定(自动去极化)
4 期自动去极化速度	无自动去极化	自动去极化快(0.1V/s)	自动去极化慢(0.02V/s)

    5. 窦房结 P 细胞动作电位的特点

    ①最大特点就是有明显的 4 期自动去极化,且自动去极速度快(0.1V/s)。4 期自动去极是自律细胞产生自动节律的基础。优势起搏细胞的舒张去极速度最快,在每次心搏活动中,它最先去极达到阈电位水平,

产生一个新的动作电位。正因为窦房结P细胞的4期自动去极速度快，才使之成为**心脏正常的起搏点**。

②其动作电位由0期（去极化）、3期（复极化）和4期（自动去极）组成，无1期、2期。

分期	离子机制及生理特点
0期	由经 I_{Ca-L} 的 Ca^{2+} 内流产生，持续时间较长，去极幅度为 $70\sim85mV$（P细胞缺乏 I_{Na} 通道） 受细胞外 Ca^{2+} 浓度影响明显，可被钙通道阻断剂（维拉帕米）阻断
1期、2期	P细胞缺乏 I_{to} 通道，其动作电位无明显的1期和2期，0期去极化后直接进入3期复极化过程
3期	主要依赖 I_K，使膜电位复极到最大复极电位水平
4期	4期自动去极化的离子流较为复杂，是外向电流减弱和内向电流增强的结果

③最大复极电位（ $-70mV$ ）及阈电位（ $-40mV$ ）的绝对值均低于心室肌细胞。

④最大复极电位、阈电位的绝对值小于浦肯野细胞。0期去极化幅度较小（70mV），时程较长（约7ms）。

⑤无明显超射。

    A. 动作电位去极相有超射现象   B. 复极时间长于去极时间

    C. 有复极2期平台期   D. 有明显的4期自动去极化

    E. 动作电位的总时间长于骨骼肌

【例20】1995NO101B 心室肌细胞动作电位的主要特点是

【例21】1995NO102B 窦房结细胞动作电位的主要特点是

【例22】2017NO4A 与心室肌细胞相比，窦房结细胞生物电活动的特征是

    A. 0期去极化速度较快   B. 静息电位绝对值较小

    C. 0期去极化可被河豚毒阻断   D. 4期去极化速度较慢

【例23】2018NO4A 引起窦房结P细胞动作电位0期去极化的主要离子流是

    A. I_{Na} B. I_K C. I_{Ca-L} D. I_{Ca-T}

6. 浦肯野细胞动作电位的特点

浦肯野细胞是一种快反应自律细胞，其动作电位形状与心室肌细胞相似，也分为0期、1期、2期、3期和4期五个时相。0~3期的产生机制与心室肌细胞基本相同。

①浦肯野细胞动作电位0期去极化速率较心室肌细胞更快，幅度更大，可达 $200\sim800V/s$。

②1期较心室肌细胞更明显，在1期和2期之间可形成一个较明显的切迹。

③3期复极末所达到的最大复极电位较心室肌细胞静息电位更负。

④4期膜电位不稳定，这是与心室肌细胞动作电位最显著的不同之处。

⑤与窦房结P细胞相似，4期自动去极化，但去极化速度（0.02V/s）要明显慢于窦房结P细胞的去极化速度（0.1V/s），因此浦肯野细胞的自动兴奋频率要低于窦房结细胞。

⑥4期自动去极化的离子基础与窦房结细胞不同。浦肯野细胞为一种外向电流（ I_k ）逐渐减弱和内向电流（ I_f ）的逐渐增强。窦房结P细胞为一种外向电流（ I_k ）逐渐减弱和两种内向电流（ I_f、 I_{Ca-T} ）的逐渐增强。

	浦肯野细胞4期自动去极化	窦房结P细胞4期自动去极化
离子基础	一种外向电流 + 一种内向电流	一种外向电流 + 两种内向电流
电流特点	外向电流逐渐减弱、内向电流逐渐增强	外向电流逐渐减弱、内向电流逐渐增强
外向电流	K^+ 外流（ I_k ）减少所起的作用小	K^+ 外流（ I_k ）减少起主要作用
内向电流	I_f（ Na^+ 负载）起主要作用	I_f（ Na^+ 负载）起次要作用 Ca^{2+} 内流（ I_{Ca-T} ）是去极后期的一个组成成分

7. L型 Ca^{2+} 通道和T型 Ca^{2+} 通道的比较

	L 型 Ca^{2+} 通道	T 型 Ca^{2+} 通道
速度	通道激活、失活都较缓慢	通道激活、失活都较快
阈电位	−40mV	−50mV
阻断剂	Mn^{2+}、维拉帕米	Ni^{2+}（镍）
参与	心室肌细胞2期离子流、窦房结0期去极化	窦房结4期自动去极化

记忆：①L 型钙通道记忆为临时加开的火车(L)，为慢通道。②T 型钙通道记忆为特别快车(T)，为快通道。

8. Na^+ 通道的生理学特性

（1）**离子选择性**　该通道最适合 Na^+ 通过，Na^+ 通道开放与否决定大多数可兴奋细胞兴奋性的有无。

（2）**电压门控性**　Na^+ 通道是电压门控通道，主要表现在：

①**易受静息电位影响**　静息电位绝对值越大，处于备用状态的 Na^+ 通道越多。静息电位可影响 Na^+ 通道开放的数量和速度，从而影响动作电位最大去极化速度和幅度。

②**去极化达一定程度才开放**　只有去极化达阈电位水平，通道才能开放，Na^+ 内流而产生动作电位。

③**复极化程度影响 Na^+ 通道的复活**　只有复极化到一定程度，才能由失活状态恢复到备用状态。

④**易受 $[Ca^{2+}]_o$ 的影响**

（3）**时间依从性**　I_f 通道（一种 Na^+ 通道）具有时间依从性，即随时间的推移而逐渐增强。

（4）**各种可兴奋细胞的 Na^+ 通道特性**　心室肌细胞的 Na^+ 通道尽管也可被河豚毒选择性阻断，但对河豚毒的敏感性仅为神经细胞和骨骼肌细胞的 $1/100 \sim 1/1000$。

（5）**两种 Na^+ 通道的比较**

	I_{Na} 通道	I_f 通道
特性	快通道，激活开放和失活关闭的速度很快	缓慢激活，具有时间依从性
开放	0 期	4 期
激活	去极化达 −70mV	3 期复极化达 −60mV（−100mV 时充分激活）
失活	0 期去极化达 0mV	4 期去极化达 −50mV
参与	心室肌细胞 0 期去极化	窦房结、浦肯野细胞 4 期自动去极化

【例 24】2006N08A 下列关于心室肌细胞钠通道的叙述，错误的是

　　A. 是电压依从性的　　　B. 激活或失活的速度都快

　　C. 可被河豚毒阻断　　　D. 去极化到 −40mV 时被激活　　　　　E. 只有 Na^+ 可通过

记忆：①快 Na^+ 通道的阈电位为 −70mV；L 型 Ca^{2+} 通道为 −40mV；T 型 Ca^{2+} 通道为 −50mV。

②骨骼肌细胞和神经细胞的 Na^+ 通道阻断剂为河豚毒，心室肌细胞对河豚毒的敏感性要低得多。

③K^+ 通道阻断剂为四乙胺；L 型 Ca^{2+} 通道阻断剂为 Mn^{2+}、维拉帕米；T 型 Ca^{2+} 通道阻断剂为 Ni^{2+}（镍）。

三、心肌的生理特性

心肌细胞具有兴奋性、自律性、传导性和收缩性，前三者称电生理特性，收缩性是心肌的一种机械特性。

1. 兴奋性

（1）**心肌细胞兴奋性的周期性变化**　心肌细胞每产生一次兴奋，其膜电位将发生一系列规律性变化，兴奋性也随之发生相应的周期性变化。心肌细胞兴奋性的这种周期性变化，使心肌细胞在不同时期内对重复刺激表现出不同的反应特性，从而对心肌兴奋的产生和传导，甚至对收缩反应产生重要影响。心室肌细胞在一次兴奋过程中兴奋性的周期性变化为：有效不应期（绝对不应期＋局部反应期）→相对

不应期→超常期。

	绝对不应期	局部反应期	相对不应期	超常期
代号	ARP	LRP	RRP	SNP
电位区间	从 0 期到 3 期膜电位恢复到 −55mV 期间	3 期复极化时膜电位 −55mV ~ −60mV 期间	3 期复极化时膜电位 −60mV ~ −80mV 期间	3 期复极化时膜电位 −80mV ~ −90mV 期间
动作电位	无论任何刺激,心肌都不能产生动作电位	给予阈上刺激可引起局部去极化反应,但不能产生新的动作电位	给予阈刺激,心肌不能产生动作电位;给予阈上刺激,可能产生动作电位	给予阈下刺激,心肌也可能产生动作电位
兴奋性	0	极低	低于正常	大于正常
发生机制	Na^+ 通道全部失活	Na^+ 通道少量复活	部分 Na^+ 通道复活,但仍未达静息电位水平	Na^+ 通道已大部分恢复到静息状态
膜电位	绝对值很小	绝对值小	绝对值大于 ERP 时的膜电位,小于静息电位	膜电位绝对值稍小于静息电位

　　心室肌细胞发生一次兴奋后,从 0 期去极化开始到复极化 3 期膜电位达到 −55mV 这段时间内,无论给予心肌多强的刺激,都不会引起去极化,即心肌细胞兴奋性为零,这段时间称为绝对不应期(ARP)。

　　随后,膜电位从 −55mV 继续复极至 −60mV 这段时间,若给予阈上刺激,虽可引起局部反应,但仍不会产生新的动作电位,这一时段称为局部反应期。

　　由于在绝对不应期和局部反应期内,无论给予心肌细胞多么强的刺激都不能产生新的动作电位,故将这两期合称为有效不应期(ERP)。右图为心室肌细胞动作电位兴奋性变化的示意图。可以看出,心肌细胞的有效不应期相当长,达 200 ~ 300ms 左右,这是使心肌不会产生强直收缩的原因。

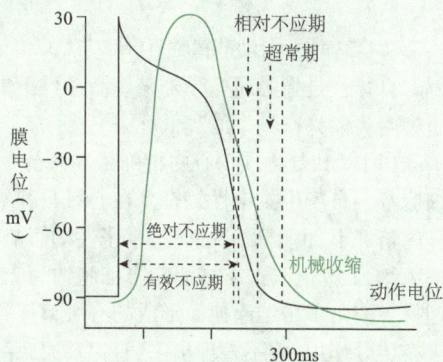

心室肌细胞动作电位、机械收缩曲线与兴奋性变化的关系

　　在相对不应期和超常期,膜电位水平低于静息电位水平,而此时钠通道开放的速度和数量均低于静息电位水平,因此新生动作电位的 0 期去极化速度和幅度均低于正常,故兴奋传导速度较慢,动作电位时程和不应期均较短。

【例 25】2004NO6A 心肌细胞有效不应期特别长的生理意义是
　　A. 使心肌不发生强直性收缩　　　　B. 使心肌"全或无"式收缩
　　C. 使心肌收缩更有力　　　　　　　D. 使心肌产生自动节律性兴奋
　　E. 使心肌同步收缩

　　(2)影响兴奋性的因素

　　①静息电位或最大复极电位水平　　如阈电位水平不变,而静息电位或最大复极电位的负值增大,则它与阈电位之间的差距就加大,兴奋性越低。

　　②阈电位的水平　　如果静息电位或最大复极电位不变,则阈电位水平越高,兴奋性越低。

　　③引起 0 期去极化的离子通道性状　　引起快、慢反应心肌细胞动作电位 0 期去极化的钠通道和 L 型钙通道都有静息、激活和失活三种状态。细胞膜上大部分钠通道是否处于静息状态,是该快反应心肌细胞是否具有兴奋性的前提。在慢反应细胞,细胞的兴奋性取决于 L 型钙通道的功能状态。

　　(3)兴奋性的周期性变化与收缩活动的关系　　正常情况下,当窦房结产生的每一次兴奋传到心房肌和心室肌时,心房肌和心室肌前一次兴奋的不应期均已结束,因此能不断产生新的兴奋,于是,整个心脏就能按照窦房结的节律进行活动。如果在心室肌的有效不应期后、下一次窦性兴奋冲动达到前,心室受到一次外来刺激,则可提前产生一次兴奋和收缩,分别称为期前兴奋和期前收缩。期前兴奋也有自身的有效不应期,当紧接在期前兴奋后的一次窦房结兴奋传到心室时,如果正好落在期前兴奋的有效不应期内,则此次正常下传的窦房结兴奋不能引起心室的兴奋和收缩,即形成一次兴奋和收缩的脱失。这样,在一次期前收缩之后往往出现一段较长的心室舒张期,称为代偿间歇,然后恢复窦性心律。

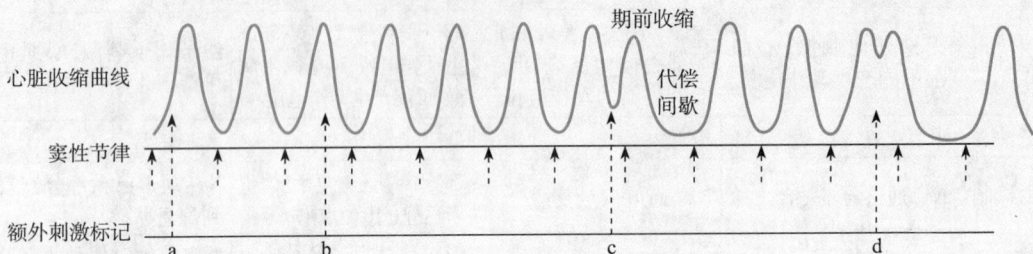

额外刺激a、b落在有效不应期内,不引起反应;额外刺激c、d落在相对不应期内,引起期前收缩和代偿间歇

期前收缩和代偿间歇

2. 自律性(自动节律性)

自律性是指心肌在无外来刺激条件下能自动产生节律性兴奋的能力或特性。自律性的高低是指心肌细胞自动兴奋频率的高低。

(1)心脏起搏点 心内特殊传导系统中各部分心肌细胞都具有自律性,但正常情况下并非各种自律细胞都各自产生主动性兴奋。在心脏自律组织中,以窦房结 P 细胞的自律性最高,约为 100 次/分,但在体内情况下,由于受到心迷走紧张性的影响,其自律性表现为 70 次/分左右。房室交界约为 50 次/分,房室束约为 40 次/分,末梢浦肯野细胞约为 25 次/分。因此窦房结 P 细胞的自律性最高,而成为心脏正常起搏点。由窦房结起搏而形成的心脏节律称为窦性节律。在正常情况下,心脏其他部位的自律组织仅起兴奋传导作用,而不表现出它们自身的自律性,故称为潜在起搏点。

(2)窦房结 是心脏正常的起搏点,它对潜在起搏点的控制,是通过抢先占领和超速驱动压抑来实现的。

①抢先占领 由于窦房结的自律性高于其他潜在起搏点,因此潜在起搏点在其自身 4 期自动去极化达到阈电位之前,由窦房结传来的兴奋已将其激动而产生动作电位,从而控制心脏的节律活动。这一现象称为抢先占领或夺获。由于抢先占领的作用,使潜在起搏点自身的节律性不能显现出来。

②超速驱动压抑 当自律细胞在受到高于其固有频率的刺激时,便按外加刺激的频率发生兴奋,称为超速驱动。在外来的超速驱动刺激停止后,自律细胞不能立即呈现其固有的自律性活动,需经一段静止期后才逐渐恢复其自律性,这种现象称为超速驱动压抑。窦房结对于潜在起搏点自律性的直接抑制作用就是一种超速驱动压抑。

(3)各部位的自律性不同 其自律性为:窦房结 > 房室交界区(结区除外) > 房室束 > 浦肯野细胞 > 心房肌、心室肌。正常生理状态下,心房肌和心室肌无自律性。

(4)衡量心肌自律性的标准 为心肌细胞自动兴奋的频率。

(5)影响自律性的因素 包括以下三项,其中以 4 期自动去极化速度最为重要。

①4 期自动去极化速度 在最大复极电位和阈电位水平不变的情况下,4 期自动去极化速度越快,达到阈电位水平所需时间越短,自律性越高。凡能使 4 期自动去极化中外向电流失活加速,或内向电流激活加速的因素都能使 4 期自动去极化加速。

②最大复极电位水平 在 4 期自动去极化速度不变的情况下,当最大复极电位减小时,它与阈电位水平之间的差距缩短,因而去极化到阈电位水平所需的时间缩短,故自律性增高。

③阈电位水平 在 4 期自动去极化速度不变的情况下,阈电位水平上移将加大它与最大复极电位之

间的差距,即自动去极化达到阈电位所需的时间延长,因而自律性降低。

【例26】2013NO8A 窦房结能成为心脏正常起搏点的原因是

    A. 静息电位仅为 −70mV   B. 阈电位为 −40mV

    C.0 期去极化速度快   D. 4 期去极化速率快

【例27】2016NO6A 心室肌细胞在相对不应期和超常期内产生动作电位的特点是

    A.0 期去极化幅度大   B.0 期去极化速度快

    C. 动作电位时程短   D. 兴奋传导速度快

【例28】2012NO8A 衡量心肌自律性高低的主要指标是

    A. 动作电位的幅值   B. 最大复极电位水平

    C.4 期膜电位自动去极化速率   D.0 期去极化速度

3. 传导性

(1)传导途径　窦房结→心房肌→房室交界→房室束、左右束支→浦肯野纤维→心室肌。

(2)传导速度　心房肌 0.4m/s,房室交界 0.02m/s,心室肌 1m/s,末梢浦肯野纤维 4m/s。可见房室交界处传导最缓慢,称房室延搁,具有重要的生理意义,可避免房室的收缩重叠。

(3)传导方式　以局部电流方式通过细胞间缝隙连接直接扩散至相邻细胞使心肌细胞同步收缩。

(4)影响传导性的因素　结构因素、0 期去极化速度和幅度、膜电位水平、邻旁未兴奋部位膜的兴奋性。

【例29】1992NO53A 心肌细胞中,传导速度最慢的是

    A. 窦房结   B. 心房   C. 房室结

    D. 浦肯野纤维   E. 心室

【例30】2009NO6A 心房和心室收缩在时间上不重叠,后者必定落在前者完毕后的原因是

    A. 窦房结到心房距离近,而心室距离远

    B. 心房肌传导速度快,心室肌传导速度慢

    C. 房室交界处传导速度慢而形成房-室延搁

    D. 窦房结分别通过不同传导通路到达心房和心室

记忆:①心肌自律细胞的特点是 4 期自动去极化。

②衡量心肌细胞自律性的指标为自动兴奋的频率(次选答案为"4 期膜电位自动去极化的速率")。

③窦房结能成为心脏正常起搏点的原因是 4 期自动去极化速度快。

④窦房结起搏细胞动作电位的特点是 4 期自动去极化。

⑤心肌不会产生强直收缩的原因是心肌细胞的有效不应期特别长。

⑥房室延搁的生理意义是使心房心室不会同时收缩(避免房室收缩重叠)。

⑦兴奋以局部电流形式扩散至相邻细胞使心肌细胞同步收缩。

⑧心室肌细胞动作电位的特点是 0 期去极化速度快、幅度高,有平台期,有超射。

⑨自律性最高的细胞——窦房结; 　　收缩力最强的是——心室肌细胞。

　　传导速度最快的是——浦肯野纤维; 传导速度最慢的是——房室交界处。

4. 收缩性

(1)心肌收缩的特点　心肌和骨骼肌同属横纹肌,两者的收缩均由动作电位触发,均通过兴奋-收缩耦联使肌丝滑行而引起。但心肌收缩也有其自身的特点。

①同步收缩　心肌细胞间有低电阻的闰盘存在,兴奋可通过缝隙连接在细胞之间迅速传播,引起所有细胞几乎同步兴奋和收缩,因此心肌可看做一个功能合胞体。心肌的同步收缩也称为"全或无"式收缩。

②不发生强直收缩　由于心肌兴奋性周期的有效不应期特别长,相当于整个收缩期和舒张早期。在有效不应期内,心肌细胞不再接受任何刺激而产生兴奋和收缩。因此,正常情况下心脏不会发生强直收缩。

③对细胞外 Ca^{2+} 依赖性强　由于心肌细胞的肌质网不如骨骼肌发达,储存的 Ca^{2+} 量较少,其兴奋-

收缩耦联过程高度依赖于细胞外的 Ca^{2+} 内流。

	心肌细胞收缩的特点	骨骼肌细胞收缩的特点
共同点	①都由肌小节组成 ③收缩机制都可用滑行理论来解释	②都含有粗、细两种肌丝 ④都有最适初长度
Ca^{2+}	肌质网不发达,贮 Ca^{2+} 量少 细胞外内流的 Ca^{2+}→触发肌质网释放 Ca^{2+}→ 心肌收缩	肌质网发达,贮 Ca^{2+} 量多 触发肌肉收缩的 Ca^{2+} 来自肌质网
兴奋传导	兴奋可经缝隙连接在细胞间迅速传播	一个细胞的兴奋不能同时扩布到其他细胞
收缩方式	为全或无式收缩(同步),不发生强直收缩	为等级性收缩

【例 31】1995NO18A 下列关于心肌与骨骼肌不同点的描述,哪项是正确的?

  A. 只有心肌是由肌小节组成的

  B. 只有骨骼肌的收缩机制可用滑行理论解释

  C. 从心肌的长度-张力曲线关系中,看不出有最适初长度

  D. 骨骼肌的收缩是有等级性的,而心肌的收缩是"全或无"的

  E. 只有骨骼肌有粗、细两种肌丝

(2)影响心肌收缩的因素 凡能影响搏出量的因素(前负荷、后负荷、心肌收缩能力、细胞外 Ca^{2+} 浓度等),都能影响心肌的收缩。此外,运动、肾上腺素、洋地黄等也可增加心肌的收缩。

四、动脉血压

1. 动脉血压的形成

动脉血压通常是指主动脉血压。动脉血压的形成条件主要包括以下 4 个方面。

(1)**心血管系统有足够的血液充盈** 这是动脉血压形成的前提条件。循环系统中血液的充盈程度可用循环系统平均充盈压来表示,其高低主要取决于血量和循环系统容积之间的相对关系。

(2)**心脏射血** 这是动脉血压形成的必要条件。心室射血时所释放的能量一部分作为血液流动的动能,推动血液向前流动;另一部分则转化为大动脉扩张所储存的势能,即压强能。由于心脏射血是间断的,因此在心动周期中动脉血压将发生周期性变化,心室收缩时动脉血压升高,舒张时血压则降低。

(3)**外周阻力** 外周阻力主要是指小动脉和微动脉对血流的阻力。外周阻力使得心室每次收缩射出的血液只有大约 1/3 在心室收缩期流到外周,其余的暂时储存于主动脉和大动脉中,因而使得动脉血压升高。

(4)**主动脉与大动脉的弹性储器作用** 这对减小动脉血压在心动周期中的波动幅度具有重要意义,还可使左心室的间断射血变为动脉内的连续血流,另外又可维持舒张期血压,使之不会过度降低。

2. 动脉血压的测量与正常值

(1)**动脉血压的测量** 动脉血压的测量方法有两种:直接测量法和间接测量法。目前临床上常用的是无创、简便的间接测量法(Korotkoff 音法)。由于大动脉中的血压落差很小,故通常将上臂测得的肱动脉血压代表动脉血压。

(2)**动脉血压变化的特点**

①**动脉血压存在个体、年龄和性别差异** 随着年龄的增长,血压呈逐渐升高的趋势,且收缩压升高比舒张压升高更为显著。女性的血压在更年期前略低于同龄男性,而更年期后则与同龄男性基本相同。通常情况下,正常人双侧上臂的动脉血压存在左高右低的特点,其差异可达 5 ~ 10mmHg。

②**日节律** 正常人血压存在昼夜波动的日节律。大多数人的血压在凌晨 2 ~ 3 时最低,上午 6 ~ 10 时及下午 4 ~ 8 时各有一个高峰,从晚上 8 时起呈缓慢下降趋势,表现为"双峰双谷"的现象。这种现象在老年人和高血压患者更为显著。

（3）**动脉血压的正常值**　动脉血压可用收缩压、舒张压、脉压、平均动脉压等数值来表示。

收缩压	是指心室收缩期中期达到最高值时的血压
舒张压	是指心室舒张末期,动脉血压达最低值时的血压
脉压（脉搏压）	是指收缩压和舒张压的差值,即脉搏压 = 收缩压 − 舒张压
平均动脉压	是指一个心动周期中每一瞬间动脉血压的平均值。平均动脉压 = 舒张压 + 1/3 脉压
正常值	健康青年人:收缩压 100 ~ 120mmHg,　　舒张压 60 ~ 80mmHg 脉压 30 ~ 40mmHg,　　平均动脉压约 100mmHg

3. 影响动脉血压的因素

在生理情况下,动脉血压的变化是多种因素综合作用的结果。为便于理解和讨论,在下面单独分析某一因素时,都假定其他因素恒定不变。

（1）**心脏每搏量**　每搏量的改变主要影响收缩压。每搏量增加时,心缩期射入主动脉的血量增多,动脉管壁所承受的压强也增大,故收缩压明显升高。由于动脉血压升高,血流速度加快,在心舒期末存留在大动脉中的血量增加不多,舒张压的升高相对较小,故脉压增大。通常情况下,收缩压的高低主要反映每搏输出量的多少。

（2）**外周阻力**　外周阻力主要影响舒张压。外周阻力增大时,心舒期内血液外流的速度减慢,因而舒张压明显升高。在心缩期,动脉血压升高使得血流速度加快,因而收缩压升高不如舒张压升高明显,故脉压减小。通常情况下,舒张压的高低主要反映外周阻力的大小。

（3）**心率**　心率的变化主要影响舒张压。心率加快时,心室舒张期明显缩短,因此在心舒期从大动脉流向外周的血流量减少,存留在主动脉内的血量增多,致使舒张压明显升高。由于舒张期末主动脉内存留的血量增多,致使心缩期主动脉内血量增多,收缩压也相应升高,但由于血压升高使血流速度加快,在心缩期有较多的血流流向外周,使收缩压升高程度较小,故脉压减小。

（4）**主动脉和大动脉弹性储器作用**　弹性储器作用主要使心动周期中动脉血压的波动幅度减小。老年人由于动脉硬化,大动脉的弹性储器作用减弱,故收缩压明显升高而舒张压明显降低,导致脉压明显增大。

（5）**循环血量和血管系统容量的匹配情况**　生理情况下,循环血量和血管容量是相匹配的,即循环血量略多于血管系统容量,使之产生一定的循环系统平均充盈压,这是血压形成的重要前提。大失血后,循环血量减少,此时血管系统容量变化不大,则体循环平均充盈压降低,动脉血压便下降。如果血管系统容量明显增大而循环血量不变,也将导致动脉血压下降。

心脏每搏量	每 搏 量 ↑→收缩压 ↑→脉压 ↑　　（舒张压升高不明显）
心率	心 率 ↑→舒张压 ↑→脉压 ↓　　（收缩压升高不明显）
外周血管阻力	外周阻力 ↑→舒张压 ↑→脉压 ↓　　（收缩压升高不明显）
主动脉和大动脉的顺应性	老年人动脉硬化→大动脉弹性储器作用 ↓→血压波动大,脉压 ↑
循环血量和血管容量的比例	失血时→循环血量 ↓→动脉压 ↓

【例 32】1999NO8A 关于动脉血压的叙述,下列哪一项是正确的?

A. 心室收缩时,血液对动脉管壁的侧压称为收缩压

B. 平均动脉血压是收缩压和舒张压的平均值

C. 动脉血压偏正常水平愈远,压力感受器纠正异常血压的能力愈强

D. 其他因素不变时,心率加快使脉搏压增大

E. 男、女性的动脉血压均随年龄的增长而变化

A. 心脏搏出量　　　　　B. 心率　　　　　C. 外周阻力

D. 大动脉顺应性　　　　E. 循环血量

【例33】2005NO107B 一般情况下,动脉收缩压主要反映

【例34】2005NO108B 一般情况下,动脉舒张压主要反映

　　A. 收缩压升高　　　　B. 舒张压升高　　　　C. 收缩压和舒张压升高幅度相同

　　D. 收缩压降低舒张压升高 E. 收缩压升高舒张压降低

【例35】1996NO95B 外周阻力和心率不变而每搏输出量增大时,动脉血压的主要变化是

【例36】1996NO96B 每搏输出量和外周阻力不变而心率加快时,动脉血压的主要变化是

五、静脉血压

静脉是血液回流入心脏的通道,因其易被扩张,容量大,故称为容量血管,起着血液储存库的作用。静脉的收缩和舒张可有效地调节回心血量和心输出量,以适应机体在不同生理条件下的需要。

1. 中心静脉压

(1)定义　通常将右心房和胸腔内大静脉的血压称为中心静脉压(CVP),而将各器官静脉的血压称外周静脉压。CVP 较低,正常值为 $4 \sim 12cmH_2O$,其高低取决于心脏射血能力和静脉回心血量之间的相互关系。

(2)CVP 降低　见于心脏射血能力增强、有效血容量不足。

(3)CVP 升高　见于心脏射血能力减弱(如心力衰竭)、右心房和腔静脉淤血、静脉回心血量增多或回流速度过快(如输液、输血过多或过快)、血量增加、全身静脉收缩、微动脉舒张等。

(4)临床意义　中心静脉压可反映心脏功能状态和静脉回心血量,在临床上常作为判断心血管功能的重要指标,也可作为控制补液速度和补液量的监测指标。如以输液治疗休克患者时,中心静脉压高于正常或有升高趋势,提示输液过多过快或心脏射血功能不全;而中心静脉压偏低或有下降趋势,则提示输液量不足。

> 注意:①CVP 的正常值:8 版生理学 P125 为 $4 \sim 12cmH_2O$,8 版外科学 P33 为 $5 \sim 10cmH_2O(1cmH_2O = 98Pa)$。
> ②左心衰竭导致肺淤血,右心衰竭导致中心静脉压升高。

2. 静脉回心血量及其影响因素

(1)静脉对血流的阻力　静脉对血流的阻力很小,因此血液从微静脉回流到右心房,压力仅降低约15mmHg,这与保证静脉回心血量的功能是相适应的。

①微静脉收缩　微静脉作为毛细血管后阻力血管,其舒缩活动可影响毛细血管前、后阻力的比值,进而改变毛细血管血压。微静脉收缩可使毛细血管后阻力升高,若毛细血管前阻力不变,则毛细血管前、后阻力的比值减小,可导致毛细血管血压升高,组织液生成增多。因此,微静脉的舒缩活动可调控体液在血管和组织间隙的分布情况,并间接地调节静脉回心血量。

②跨壁压　跨壁压可影响静脉的扩张状态,使静脉血流阻力发生改变。大静脉处于扩张状态时,对血流的阻力很小;但当血管塌陷时,其管腔横截面积减小,血流阻力增大。

③血管周围组织对静脉的压迫　可增加静脉血流阻力。

(2)影响静脉回心血量的因素　静脉回心血量在单位时间内等于心输出量,它取决于外周静脉压与中心静脉压之差,以及静脉血流阻力。

①体循环平均充盈压　这是反映血管系统充盈程度的指标。血管系统充盈程度越高,静脉回心血量就越多。当血容量增加或容量血管收缩时,体循环平均充盈压升高,静脉回心血量增加。

②心肌收缩力　心肌收缩增强时,心脏射血增多,心室内剩余血量减少,心舒期室内压降低,从而对心房和静脉内血液的抽吸力量增大,故回心血量增多。反之,当右心衰时,血液淤积在右心房和大静脉内,致使右心室内压较高,回心血量减少。左心衰时,左房压和肺静脉压升高,造成肺淤血和肺水肿。

③骨骼肌的挤压作用　当下肢肌肉进行节律性舒缩运动(如跑步)时,肌肉泵的作用可加速静脉血流。

④体位改变　体位改变主要通过影响静脉跨壁压而改变回心血量。当人体从平卧位转为直立位时，身体低垂部分的静脉因跨壁压增大而充盈扩张，可比卧位多容纳400～600ml血液，将导致回心血量减少。

⑤呼吸运动　吸气时，胸膜腔内负压增大，有利于外周静脉血回流至右心房。呼气时相反。

⑥环境温度　人在高温环境中，皮肤血管舒张，皮肤血管中容纳的血量增多，回心血量减少。

【例37】2000NO8A 下列关于中心静脉压的叙述，哪一项是错误的？

  A. 是指胸腔大静脉和右心房的血压　　　　B. 心脏射血能力减弱时中心静脉压较低

  C. 正常变动范围为0.4～1.2kPa(4～12cmH$_2$O)　D. 是反映心脏功能的一项指标

  E. 静脉输液量大且过快时，中心静脉压升高

【例38】2011NO7A 生理情况下，人的中心静脉压升高可见于

  A. 心脏射血能力加强　　　　　　　　　　B. 体位由直立变为平卧

  C. 从行走改为站立　　　　　　　　　　　D. 由吸气相转为呼气相

【例39】2008NO153X 可使静脉回流加速的因素有

  A. 从卧位到站立　　B. 注射肾上腺素　　C. 慢速跑步　　D. 浸泡在水中

六、微循环

微循环是指微动脉和微静脉之间的血液循环。作为机体与外界环境进行物质和气体交换的场所，微循环对维持组织细胞的新陈代谢和内环境的稳态起着重要作用。

1. 微循环的组成

典型的微循环由微动脉、后微动脉、毛细血管前括约肌、真毛细血管、通血毛细血管（直捷通路）、动-静脉吻合支和微静脉等部分组成。机体各器官、组织的结构和功能不同，微循环的组成也不相同。如人手指甲皱皮肤的微循环组成较简单，微动脉与微静脉之间仅由呈袢状的毛细血管相连，而骨骼肌和肠系膜的微循环结构则相当复杂。

微动脉有完整的平滑肌，其收缩和舒张可显著改变其管腔内径，故起着控制微循环血流量"总闸门"的作用。在真毛细血管起始端，通常有1～2个平滑肌细胞，形成环状的毛细血管前括约肌，其舒缩状态决定进入真毛细血管的血流量，在微循环中起着"分闸门"的作用。较大的微静脉有平滑肌，属于毛细血管后阻力血管，起着微循环"后闸门"的作用。

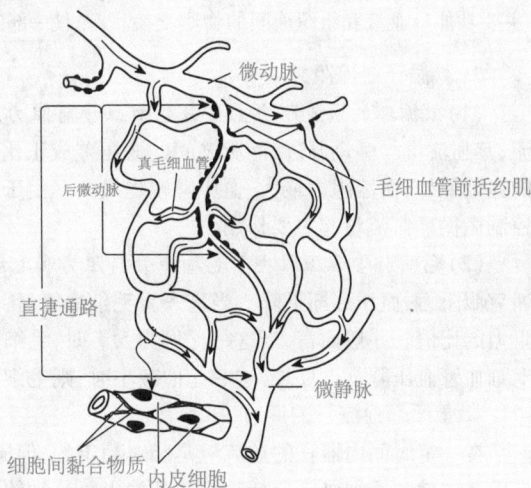

微动脉	①其收缩和舒张可控制微血管的血流量；②调节血压；③是阻力血管的一部分
后微动脉	为微动脉的分支，向真毛细血管供血
真毛细血管	具有物质交换功能
直捷通路	①使一部分血液能迅速通过微循环进入静脉；②骨骼肌组织中多见
动-静脉短路	①体温调节；②手指、足趾、耳郭等处多见
微静脉	其舒缩状态可影响毛细血管血压，从而影响毛细血管处的体液交换和静脉回心血量

注意：①对血流阻力最大的血管——微动脉；阻力血管——微动脉＋小动脉；
②血液循环中血压降落最大的血管——微动脉；③调节器官血流量起主要作用的血管——微动脉。

注意:④起血液储存库作用的血管——静脉; ⑤具有体温调节功能的血管——动-静脉短路;

⑥具有物质交换功能的血管——真毛细血管+部分有交换功能的微静脉;

⑦血流速度最快的血管——主动脉;血流速度最慢的血管——毛细血管。

2. 微循环的血流通路

微循环中的微动脉和微静脉之间的沟通包括迂回通路、直捷通路和动-静脉短路。

	迂回通路	直捷通路	动-静脉短路
别称	营养通路	—	非营养通路
定义	指血液从微动脉流经后微动脉、毛细血管前括约肌进入真毛细血管网,最后汇入微静脉的通路	是指血液从微动脉经后微动脉和通血毛细血管,进入微静脉的通路	是指血液从微动脉直接经动-静脉吻合支而流入微静脉的通路
常见部位	肠系膜、肝、肾	骨骼肌	皮肤(手指、足趾、耳郭)
血管特点	微动脉管壁有环行平滑肌,其缩舒可控制微血管的血流量	管壁平滑肌逐渐减少以至消失	管壁结构类似微动脉
开放状态	20%轮流交替开放	经常开放	环境温度高时开放增多 环境温度低时关闭增多
血流特点	血流慢,容量大	通路短而直,血流阻力小,血速较快	血流速度最快
主要功能	血液和组织液间的物质交换	使一部分血液迅速经微循环进入静脉	体温调节

3. 微循环血流阻力

(1)微循环的血流阻力主要由毛细血管前阻力血管的舒缩状态决定 微循环中血流形式一般为层流,其血流量与微动脉、微静脉之间的血压差成正比,与微循环中总血流阻力成反比。在直径为 $8\sim40\mu m$ 的微动脉处,血流阻力最大,血压降幅也最大。由于微动脉占总血流阻力的比例较高,因此微动脉阻力对控制微循环血流量起主要作用。

(2)毛细血管血压取决于毛细血管前阻力和毛细血管后阻力的比值 血液在流经血管网时,由于不断克服阻力,血压逐渐下降。当进入真毛细血管后,血压明显降低。毛细血管血压取决于毛细血管前、后阻力的比值。一般而言,当这一比例为5:1时,毛细血管的平均血压约为20mmHg。当这一比值增大时,毛细血管血压降低。反之,这一比值减小时,则毛细血管血压升高。

4. 微循环血流量的调节

在一定时间内器官的血流量是相对稳定的,但同一时间内不同微血管中的流速有很大差别,其原因是后微动脉和毛细血管前括约肌不断发生每分钟约 $5\sim10$ 次的交替性、间歇性收缩和舒张活动,称为血管舒缩活动,它们控制着毛细血管的开放和关闭。当它们收缩时,毛细血管关闭,导致毛细血管周围组织代谢产物积聚、氧分压降低。而积聚的代谢产物和低氧状态,尤其是后者可反过来引起局部后微动脉和毛细血管前括约肌舒张,于是毛细血管开放,局部组织积聚的代谢产物被血流清除。接着后微动脉和毛细血管前括约肌又收缩,使毛细血管关闭,如此周而复始。可见,血管舒缩活动主要与局部组织的代谢活动有关。安静状态下,骨骼肌组织同一时间内仅有 20%～35% 的毛细血管处于开放状态。

【例40】2001NO8A 调节器官血流量的主要血管是

    A. 毛细血管   B. 微动脉   C. 静脉

    D. 动-静脉吻合支   E. 毛细血管前微静脉

【例41】2016NO7A 在微循环中,进行物质交换的血液不流经的血管是

    A. 微动脉   B. 后微动脉   C. 通血毛细血管   D. 微静脉

【例42】2008NO7A 在微循环中,主要受局部代谢产物调节的结构是

A. 微动脉　　　　　　B. 直捷通路　　　　　　C. 毛细血管前括约肌　　　D. 真毛细血管

注意：①除真毛细血管、最细的微静脉外，所有血管壁都有平滑肌分布，绝大多数受自主神经调节。
②毛细血管前括约肌和后微动脉血管平滑肌少，不受神经调节，而受局部代谢产物和氧分压调节。
③骨骼肌组织在安静状态下只有20%～35%的真毛细血管处于开放状态。

七、组织液

组织液是由血浆经毛细血管壁滤过到组织间隙而形成的，是细胞赖以生存的内环境。组织液绝大部分呈胶冻状，不能自由流动，因而不会因重力作用而流到身体的低垂部分。

1. 组织液的生成和回流

（1）**组织液的生成**　正常情况下，组织液由毛细血管的动脉端不断产生，同时一部分组织液又经毛细血管静脉端返回毛细血管内，另一部分组织液则经淋巴管回流入血液循环。因此，正常组织液的量处于动态平衡状态。这种动态平衡取决于四种因素的共同作用，即毛细血管血压、组织液静水压、血浆胶体渗透压、组织液胶体渗透压。其中，毛细血管血压、组织液胶体渗透压是促使液体由毛细血管内向外滤过的力量，而组织液静水压、血浆胶体渗透压则是促使液体由毛细血管外向内重吸收的力量。滤过的力量与重吸收的力量之差，称为有效滤过压。

有效滤过压＝（毛细血管血压＋组织液胶体渗透压）−（组织液静水压＋血浆胶体渗透压）

若有效滤过压为正值，表示有液体从毛细血管滤出；若为负值，则表示有液体被重吸收回毛细血管。

（2）**组织液的回流**　流经毛细血管的血浆，约0.5%～2%在毛细血管动脉端滤出到组织间隙形成组织液，约90%的滤出液在静脉端被重吸收，其余约10%（包括滤过的白蛋白分子）进入毛细淋巴管，形成淋巴液。

2. 影响组织液生成的因素

在正常情况下，组织液的生成与回流保持动态平衡，因此组织液总量维持相对恒定。如果这种动态平衡遭到破坏，使组织液生成过多或重吸收减少，就有过多的液体潴留在组织间隙而形成水肿。导致组织液生成增多的因素如下。

原因	举例
毛细血管有效流体静压增高	右心衰竭引起体循环静脉压增高，静脉回流受阻，导致全身性水肿 左心衰竭引起肺静脉压升高，导致肺水肿
组织液胶体渗透压增高	病理性毛细血管通透性增加，部分血浆蛋白质滤过进入组织液
血浆胶体渗透压降低	低蛋白血症（营养不良、肝肾疾病）
淋巴回流受阻	丝虫病导致的淋巴管阻塞；乳癌阻塞淋巴管
毛细血管通透性增高	感染、烧伤、过敏反应引起毛细血管通透性增高，导致水肿

【例43】1995NO144X 下列哪些变化可以使组织液增多？

A. 心衰引起的静脉压升高　　　　　　　　B. 肾病引起的蛋白尿

C. 丝虫病引起的淋巴管阻塞　　　　　　　D. 过敏反应引起的毛细血管通透性增高

八、心血管活动的调节

心血管活动的调节包括神经调节、体液调节和自身调节，不仅能保持正常心率、心输出量、动脉血压和各组织器官血流量的相对稳定，而且能在机体内外环境变化时作出相应的调整，使心血管活动能适应代谢活动改变的需要。

1. 神经调节

心血管活动受自主神经系统的紧张性活动控制,副交感神经系统主要调节心脏活动,而交感神经系统对心脏和血管的活动都有重要的调节作用。神经系统对心血管活动的调节是通过各种心血管反射实现的。

(1)心脏的神经支配　　支配心脏的传出神经为心交感神经和心迷走神经。

	心交感神经	心副交感神经(迷走神经)
节前神经元	位于 T_{1-5} 中间外侧柱	位于延髓迷走神经背核和疑核
节前神经元递质	ACh	ACh
节后神经元	位于星状神经节或颈交感神经节	和心交感神经组成心脏神经丛
节后神经元递质	去甲肾上腺素(NA)	乙酰胆碱(ACh)
递质作用部位	心肌细胞膜的 β_1 受体	心肌细胞膜的 M 型胆碱能受体
支配部位	窦房结、房室交界、房室束 心房肌、心室肌	窦房结、房室交界、房室束、心房肌 (心室肌迷走神经少,对 ACh 不敏感)
效应	正性变时、正性变力、正性变传导	负性变时、负性变力、负性变传导
变兴奋作用(兴奋性)	↑(静息电位变小,阈电位下移)	↓(膜电位增大,与阈电位的距离加大)
变时作用　(自律性)	↑(窦房结4期 Ca^{2+} 内流↑)	↓(窦房结4期 Ca^{2+} 内流↓、Na^+ 内流↓)
变力作用　(收缩性)	↑(激活 Ca^{2+} 通道,Ca^{2+} 内流↑)	↓(抑制 L 型钙通道,Ca^{2+} 内流减少)
变传导作用(传导性)	↑(Ca^{2+} 内流↑,0 期去极化↑)	↓(慢反应细胞0期 Ca^{2+} 内流↓,0 期去极化↓)

【例44】2006N09A 迷走神经兴奋使心率减慢,是由于窦房结细胞发生下列哪种改变所致?

　　A. K^+ 通透性降低　　　　B. K^+ 通透性增高　　　　C. Ca^{2+} 通透性增高

　　D. Na^+ 通透性增高　　　　E. Cl^- 通透性增高

(2)血管的神经支配

	交感缩血管神经纤维	交感舒血管神经纤维	副交感舒血管神经纤维
节前神经元	脊髓胸、腰段的中间外侧柱内	—	—
节前神经元递质	ACh		
节后神经元	位于椎旁和椎前神经节内	—	—
节后神经元递质	去甲肾上腺素	ACh	ACh
血管平滑肌受体	α 受体为主,β_2 受体少	M 型受体	M 型受体
受体阻断剂	酚妥拉明	阿托品	阿托品
效应	α 受体缩血管,β_2 受体舒血管	舒血管	舒血管
支配	①几乎所有血管都接受交感缩血管纤维的支配,其密度:皮肤>骨骼肌、内脏>冠脉、脑血管;②大多数血管接受交感缩血管纤维的单一支配	骨骼肌的微动脉接受交感缩血管、交感舒血管纤维的双重支配	少数器官(如脑膜、唾液腺、胃肠道外分泌腺、外生殖器)的血管接受交感缩血管、副交感舒血管纤维的双重支配
紧张性活动	平时有紧张性活动,作用大	平时无紧张性活动,无作用	平时无紧张性活动,作用很小
生理作用	起紧张性作用,使血管平滑肌保持一定程度的收缩状态;调节血管(主要是小动脉)阻力和血压	不参与血压调节 与情绪激动、防御反应时骨骼肌血流量增加有关	只调节所支配器官组织的局部血流,对循环系统总外周阻力的影响很小

（3）心血管中枢　最基本的心血管中枢位于延髓。延髓心血管中枢至少包括以下 4 个部位。

缩血管区	位于延髓头端腹外侧部
舒血管区	位于延髓尾端腹外侧部
传入神经接替站	颈动脉窦、主动脉弓和心肺感受器→舌咽神经、迷走神经→延髓孤束核→延髓和 CNS 神经元
心抑制区	心迷走神经元的细胞体位于延髓的迷走神经背核和疑核

【例 45】1997NO17A 平时维持交感缩血管纤维紧张性活动的基本中枢位于

　A. 大脑　　　　　　B. 下丘脑　　　　　　C. 中脑和脑桥

　D. 延髓　　　　　　E. 脊髓

（4）心血管反射　主要包括压力感受性反射、化学感受性反射、心肺感受器引起的心血管反射。

①颈动脉窦和主动脉弓压力感受性反射　当动脉压突然升高时,可反射性引起心率减慢、心输出量减少、血管舒张、外周阻力减小、血压下降,这一反射称为压力感受性反射或降压反射。

压力感受器　压力感受器为颈动脉窦和主动脉弓血管外膜下的感觉神经末梢。压力感受器并不直接感受血压变化,而是感受血管壁所受到的机械牵张刺激。当动脉血压升高时,动脉壁被牵张的程度加大,压力感受器的传入冲动变增多。在一定范围内,压力感受器的传入冲动频率与动脉壁扩张程度成正比。在同一血压水平,颈动脉窦压力感受器通常比主动脉弓压力感受器更敏感。

传入神经及其中枢联系　颈动脉窦压力感受器的传入神经纤维组成窦神经,加入舌咽神经后进入延髓。主动脉弓压力感受器的传入神经纤维行走于迷走神经干内,并随之进入延髓。压力感受器的传入冲动到达延髓,可使交感神经紧张性降低、迷走神经紧张性增强。

反射效应　动脉血压升高时,压力感受器传入冲动增多,引起压力感受性反射增强,导致心迷走紧张加强,心交感紧张和交感缩血管紧张减弱,表现为心率减慢,心输出量减少,外周阻力减小,动脉血压下降。而当动脉血压降低时,压力感受器传入冲动减少,压力感受性反射减弱,引起心率加快,心输出量增多,外周阻力增大,血压回升。压力感受性反射属于典型的负反馈调节,且具有双向调节能力。血压升高时反射活动加强,而引起降压效应;血压下降时反射活动减弱,以促使血压回升,从而使动脉血压保持相对稳定。

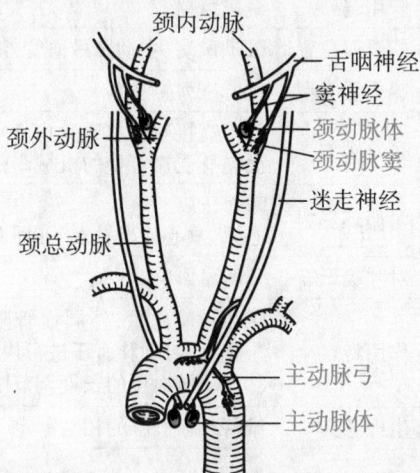

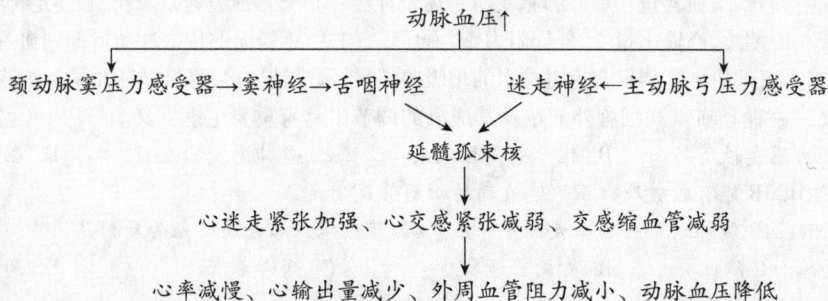

动脉血压↑

颈动脉窦压力感受器→窦神经→舌咽神经　　迷走神经←主动脉弓压力感受器

延髓孤束核

心迷走紧张加强、心交感紧张减弱、交感缩血管减弱

心率减慢、心输出量减少、外周血管阻力减小、动脉血压降低

②颈动脉体和主动脉体化学感受性反射　颈动脉体和主动脉体为外周化学感受器,可感受动脉血中的 O_2 分压降低、CO_2 分压升高和 H^+ 浓度升高等刺激,其传入冲动经窦神经和迷走神经上行至延髓孤束核,达延髓呼吸调节中枢,引起化学感受性反射。反射的主要效应是调节呼吸,可反射性地引起呼吸加深

加快;通过呼吸运动的改变,再反射性影响心血管活动。

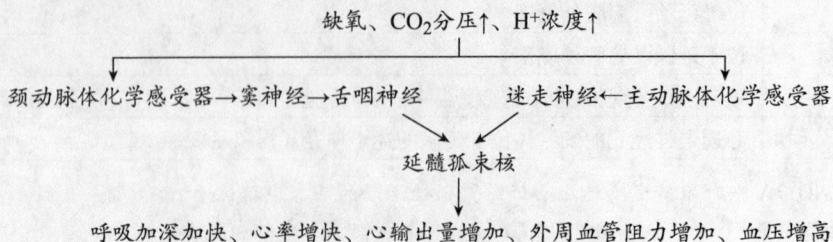

$$缺氧、CO_2分压↑、H^+浓度↑$$

颈动脉体化学感受器→窦神经→舌咽神经　　　迷走神经←主动脉体化学感受器

延髓孤束核

呼吸加深加快、心率增快、心输出量增加、外周血管阻力增加、血压增高

压力感受性反射和化学感受性反射的比较如下表。

	压力感受性反射	化学感受性反射
全名	颈动脉窦和主动脉弓压力感受性反射	颈动脉体和主动脉体化学感受性反射
曾用名	减压反射	升压反射
感受器位置	颈动脉窦、主动脉弓血管外膜下	颈总动脉分叉处、主动脉弓区域
感受器类型	动脉压力感受器	血液化学感受器
有效刺激	并不直接感受血压变化 而是感受血管壁的机械牵张程度	PaO_2、$PaCO_2$、$[H^+]$
对循环影响	降血压 心率↓、心输出量↓、外周血管阻力↓	升血压(是呼吸中枢兴奋的间接作用) 心率↑、心输出量↑、外周血管阻力↑
对呼吸影响	无明显影响	使呼吸加深加快(主要作用)
作用特点	①在心输出量、外周血管阻力、血量发生变化时,对动脉血压进行快速调节 ②在动脉血压的长期调节中不起重要作用	①平时对心血管和血压不起调节作用 ②仅在低氧、窒息、失血、动脉血压过低、酸中毒时,才参与心血管活动的调节
生理意义	维持动脉血压的相对稳定	维持内环境(PaO_2、$PaCO_2$、$[H^+]$)的相对稳定

③心肺感受器引起的心血管反射　在心房、心室和肺循环大血管壁内存在许多感受器,称为心肺感受器,其传入神经纤维行走于迷走神经或交感神经内。和颈动脉窦、主动脉弓压力感受器相比,心肺感受器都位于循环系统压力较低的部分,故又称为低压感受器。

适宜刺激　有两类,一类是血管壁的机械牵张(如心房、心室或肺循环大血管中压力升高或血容量增多);另一类是一些化学物质(如前列腺素、腺苷、缓激肽等)。

反射通路　血压↑、血容量↑→心肺感受器→迷走神经→心交感神经紧张减弱、心迷走神经紧张加强。

反射效应　心率↓、心输出量↓、外周阻力↓、血压↓。心肺感受器的传入冲动可抑制血管升压素和醛固酮的释放,减少肾远曲小管和集合管对钠水的重吸收,肾排水排钠增多,降低循环血量和细胞外液量。

生理意义　在循环血量和细胞外液量及其成分的调节中具有重要生理意义。

A. 压力感受性反射　　B. 化学感受性反射　　C. 心肺感受器反射　　D. 脑缺血反应

【例46】2008NO123B 能有效缓冲血压快速波动的心血管反射是

【例47】2008NO124B 能抑制下丘脑释放血管升压素,调节机体血容量的心血管反射是

A. 动脉血压降低　　B. 心输出量减少　　C. 两者都有　　D. 两者都无

【例48】1999NO119C 电刺激右侧迷走神经外周端可引起

【例49】1999NO120C 夹闭两侧颈总动脉可引起

A. 心率加快、血压升高　B. 心率加快、血压降低　C. 心率减慢、血压降低

D. 心率减慢、血压升高　E. 心率和血压不变

【例50】1998NO93B 在低氧环境中

【例51】1998NO94B 静脉注射去甲肾上腺素时

2. 体液调节

心血管活动的体液调节是指血液和组织液中的某些化学物质对心肌和血管平滑肌活动的调节作用。

(1)**肾素-血管紧张素系统(RAS)** 是人体重要的体液调节系统,对心血管系统的正常发育、心血管功能稳态、电解质和体液平衡的维持,以及血压的调节均具有重要作用。

①**肾素、血管紧张素的转换过程** 肝脏合成的血管紧张素原,在肾近球细胞合成的肾素的作用下生成血管紧张素Ⅰ,后者在血管紧张素转换酶(ACE)作用下生成血管紧张素Ⅱ。血管紧张素Ⅱ在氨基肽酶的作用下依次酶解为血管紧张素Ⅲ、血管紧张素Ⅳ。

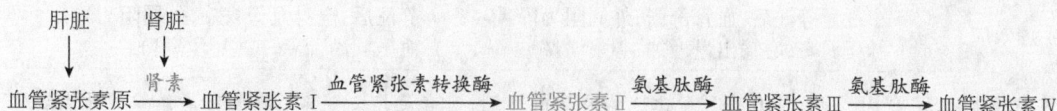

肝脏　　　肾脏

血管紧张素原 $\xrightarrow{肾素}$ 血管紧张素Ⅰ $\xrightarrow{血管紧张素转换酶}$ 血管紧张素Ⅱ $\xrightarrow{氨基肽酶}$ 血管紧张素Ⅲ $\xrightarrow{氨基肽酶}$ 血管紧张素Ⅳ

肾素–血管紧张素系统的组成与成员转换示意图

②**肾素-血管紧张素系统的激活** 循环血量减少导致肾血流灌注减少、血浆 Na^+ 浓度降低、交感神经兴奋→入球小动脉感受器兴奋、致密斑兴奋→近球细胞合成和分泌肾素增多→使血管紧张素原转化为血管紧张素Ⅰ→血管紧张素Ⅱ→血管紧张素Ⅲ→肾上腺皮质分泌醛固酮增多→血容量增加、保 Na^+ 排 K^+。

③**血管紧张素受体(AT受体)的分型** 分 AT_1、AT_2、AT_3、AT_4 4个亚型。

AT_1 分布于脑、心、肺、肝、肾、血管和胎盘等部位。

AT_2 主要分布于肾上腺髓质、子宫、卵巢、脑。

AT_3 分布不清。

AT_4 广泛分布于心血管、脑、肾、肺等处。

④**血管紧张素Ⅱ的生物学效应** 收缩全身微动脉,使外周血管阻力增加、血压升高;收缩静脉,使回心血量增多;使交感神经末梢释放递质增加;使交感缩血管中枢紧张加强;促进神经垂体释放血管升压素和缩宫素;增强促肾上腺皮质激素释放激素(CRH)的作用;刺激醛固酮的分泌;引起或增强渴觉,导致饮水行为。

⑤**其他血管紧张素的作用** 血管紧张素Ⅰ不具备生理作用;血管紧张素Ⅱ的缩血管作用最强;血管紧张素Ⅲ的缩血管效应仅为血管紧张素Ⅱ的 10% ~ 20%,而刺激肾上腺皮质合成和释放醛固酮的作用却较强;血管紧张素Ⅳ的作用与血管紧张素Ⅱ不同甚或相反。

⑥**心脏内局部 RAS 的作用** 正性变力作用、致心肌肥大、调节冠状动脉阻力、抑制心肌细胞增长。

⑦**血管内局部 RAS 的作用** 舒缩血管、影响血管的结构和凝血系统作用。

  A. 血管紧张素Ⅰ   B. 血管紧张素Ⅱ   C. 血管紧张素Ⅲ   D. 血管紧张素Ⅳ

【例52】2016NO123B 在 RAS 中,促使全身微动脉收缩,升高血压作用最强的是

【例53】2016NO124B 在 RAS 中,促进肾上腺皮质合成与释放醛固酮作用最强的是

(2)**肾上腺素和去甲肾上腺素** 均属于儿茶酚胺类物质。循环血液中的肾上腺素和去甲肾上腺素主要来自肾上腺髓质。肾上腺素能神经末梢释放的去甲肾上腺素也有一小部分进入血液循环。

①**肾上腺素** 可与 α 和 β 两类受体结合。

在心脏,肾上腺素与 $β_1$ 受体结合,产生正性变时、正性变力作用。

在血管,肾上腺素的作用取决于血管平滑肌上 α 和 $β_2$ 受体的分布情况。

在皮肤、肾和胃肠血管平滑肌上,α 受体在数量上占优势,肾上腺素能使这些器官的血管收缩。

在骨骼肌和肝的血管上 $β_2$ 受体占优势,小剂量的肾上腺素常以兴奋 $β_2$ 受体的效应为主,引起血管舒张;而大剂量时则因 α 受体也兴奋,故引起血管收缩。

②**去甲肾上腺素** 主要与血管 α 受体结合,也可与心肌 $β_1$ 受体结合,但与血管平滑肌 $β_2$ 受体结合的

能力较弱。静脉注射去甲肾上腺素可使全身血管广泛收缩,动脉血压升高;而血压升高又使压力感受性反射活动加强,由于压力感受性反射对心脏的效应超过去甲肾上腺素对心脏的直接效应,故引起心率减慢。

	肾上腺素	去甲肾上腺素
来源	肾上腺髓质	肾上腺髓质、肾上腺素能神经末梢释放
比例	占80%	占20%
作用机理	可与 α、β 肾上腺素能受体结合	主要与血管 α 受体、心肌 β_1 受体结合
对心肌作用	与 β_1 受体结合(正性变时、正性变力)	与心肌 β_1 受体结合(次要作用)
对血管作用	取决于血管平滑肌上 α、β_2 受体的分布情况	与血管 α 受体结合(主要作用)
生理效应	小剂量静注后,血管舒张,外周阻力降低 脉压增高,心输出量增加,心率增快	静注后,全身血管收缩,外周阻力增加 血压升高,心率减慢(注意!)

注意: 8版生理学P132和P140去甲肾上腺素作用的区别,前者是指去甲肾上腺素对离体心脏的生理作用,后者是指对整体心血管系统的生理作用。

【例54】 2007NO7A 下列选项中,肾上腺素不具有的作用是

    A. 使心肌收缩力增强   B. 使心率加快

    C. 使内脏和皮肤血管收缩   D. 使骨骼肌血管收缩

【例55】 2010NO153X 血管紧张素 II 的缩血管作用机制有

    A. 促进交感神经末梢释放儿茶酚胺   B. 降低中枢对压力感受性反射的敏感性

    C. 增强交感缩血管中枢紧张   D. 直接刺激肾上腺皮质释放皮质醇

    A. 心肌   B. 血管平滑肌   C. 虹膜辐射状肌   D. 支气管平滑肌

【例56】 2009NO123B 乙酰胆碱与 M 受体结合引起收缩或收缩增强的肌肉是

【例57】 2009NO124B 去甲肾上腺素与 β 受体结合引起收缩或收缩力增强的肌肉是

    A. 对 α 受体作用强,对 β_1 受体作用较强,对 β_2 受体作用弱

    B. 对 α 受体作用弱,对 β_1 受体作用较强,对 β_2 受体作用强

    C. 对 α、β_1 和 β_2 受体作用都很弱

    D. 对 α、β_1 和 β_2 受体作用都很强

【例58】 2011NO121B 去甲肾上腺素作用于肾上腺素能受体的特点是

【例59】 2011NO122B 肾上腺素作用于肾上腺素能受体的特点是

(3)**血管升压素(VP)** 也称抗利尿激素(ADH),是由下丘脑视上核和室旁核神经元合成的一种九肽激素。

①抗利尿 VP与肾远曲小管、集合管上皮细胞的 V_2 受体结合,可促进水的重吸收,起到抗利尿作用。

②升血压 VP作用于血管平滑肌的 V_1 受体,可引起血管收缩,血压升高。VP是最强的缩血管物质之一。

③调节细胞外液容量 VP在维持细胞外液量的恒定、动脉血压的稳定中起重要作用。当血浆渗透压升高,或禁水、脱水、失血等导致细胞外液量减少时,VP释放增加,调节机体细胞外液量,从而实现对动脉血压的调节。

注意: 生理状态下,血浆中VP浓度升高时,首先出现抗利尿效应,仅当其浓度明显增加时才引起血压升高。

(4)**血管内皮产生的血管活性物质** 血管内皮细胞可产生并释放多种血管活性物质。

①血管内皮生成的舒血管物质 主要有一氧化氮(NO)、前列环素(PGI_2)和内皮超极化因子(EDHF)。

一氧化氮(NO) 也称内皮舒张因子,其前体为L-精氨酸,在NO合酶作用下生成。NO可激活血管平滑肌的鸟苷酸环化酶,升高cGMP,降低游离 Ca^{2+} 浓度,使血管舒张;NO可抑制血小板黏附,有助于防止血栓形成;NO还可抑制平滑肌细胞的增殖,对维持血管的正常结构与功能具有重要意义。缓激肽、5-羟色胺、ATP、乙酰胆碱、去甲肾上腺素、内皮素、花生四烯酸等可促进NO的生成和释放。

前列环素 也称前列腺素 I_2(PGI_2),可在血管内皮细胞中由前列环素合成酶催化生成,其作用是舒

张血管、抑制血小板聚集。搏动性血流对内皮产生的切应力可刺激血管内皮细胞释放 PGI_2。

内皮超极化因子（EDHF） 可促进 Ca^{2+} 依赖的钾通道开放，引起血管平滑肌超极化，从而舒张血管。

②血管内皮生成的缩血管物质 内皮素（ET）是内皮细胞合成和释放的多肽，具有强烈而持久的缩血管效应；可促进细胞增殖与肥大；并参与心血管细胞的凋亡、分化、表型转化等多种病理过程。

（5）心房钠尿肽 主要由心房肌细胞合成，其生物学效应有：舒张血管，降低血压；利钠、利尿和调节循环血量；调节细胞增殖；对抗 RAS、内皮素和交感系统等缩血管作用。

【例60】1995NO145X 可以引起血管平滑肌收缩的物质有

    A. 血管紧张素 II   B. 前列腺素 E   C. 抗利尿激素   D. 去甲肾上腺素

3. 自身调节

器官血流量的改变是通过调节该器官的阻力血管的口径实现的，神经调节和体液调节是调节血管口径的重要因素，但在某些器官和组织，自身调节机制对血管口径也起重要作用。

（1）代谢性自身调节 当组织代谢活动增强时，局部组织的代谢产物如 CO_2、H^+、腺苷、K^+、乳酸增多而 O_2 分压降低，使局部组织的微动脉和毛细血管前括约肌舒张，其结果是局部组织血流量增多而移去代谢产物和改善缺氧，这一效应称为代谢性自身调节。微循环（尤其是后微动脉和毛细血管前括约肌）的关闭或开启是由局部代谢产物积聚的浓度决定的。

（2）肌源性自身调节 血管平滑肌本身经常保持一定的紧张性收缩，称为肌源性活动。血管平滑肌受牵张刺激时，其紧张性加强。当供应某一器官血管的灌注压突然升高时，由于血管跨壁压增大，血管平滑肌受到牵张刺激，血管尤其是毛细血管前阻力血管的肌源性活动增强，使器官血管的血流阻力增大，以免器官的血流量因灌注压升高而增多。肌源性自身调节的生理意义是在血压发生一定程度的变化时，使某些器官的血流量能保持相对稳定。这种肌源性自身调节机制在肾血管最明显，在脑、肝、心、肠系膜和骨骼肌的血管也能看到，但皮肤血管一般没有这种表现。

【例61】2008NO7A 在微循环中，主要受局部代谢产物调节的结构是

    A. 微动脉   B. 直捷通路   C. 毛细血管前括约肌   D. 真毛细血管

4. 动脉血压的长期调节

（1）动脉血压的短期调节（数秒至数分钟） 短期调节是指对短时间内发生的血压变化起即刻调节作用，主要是神经调节，包括各种心血管反射通过调节心肌收缩力和血管外周阻力，使动脉血压恢复正常并保持稳定。在这种调节机制中以压力感受性反射为主。

（2）动脉血压的长时间调节（数小时、数天、数月或更长） 当血压在较长时间内发生变化时，主要依靠神经调节（交感神经系统）和体液调节。

（3）动脉血压的长期调节（超长时间） 动脉血压的长期调节主要是通过肾调节细胞外液量来实现的，即肾-体液控制机制。当体内细胞外液量增多时，循环血量增多，循环血量和血管系统容量之间的相对关系发生改变，使动脉血压升高；而循环血量增多和动脉血压升高，又能直接导致肾排水和排钠增加，将过多的体液排出体外，从而使血压恢复到正常水平。当体内细胞外液量或循环血量减少，血压下降时，则发生相反的调节。

动脉血压的调节是个复杂的过程，有许多机制的参与。每一种机制都在一个方面发挥调节作用，但不能完成全部的、复杂的调节。神经调节一般是快速的、短期的调节，主要是通过对阻力血管口径及心脏活动的调节来实现。长期调节则主要通过肾对细胞外液量的调节而实现。

    A. 压力感受性反射   B. 化学感受性反射

    C. 心肺感受器反射   D. 肾-体液控制机制

【例62】2009NO121B 动脉血压的短期调节主要依靠

【例63】2009NO122B 动脉血压的长期调节主要依靠

九、冠状动脉循环

1. 冠脉循环的生理特点

（1）**灌注压高，血流量大**　冠状动脉直接开口于主动脉根部，其开口处的血压等于主动脉压，加上冠脉的血流途径短，因此血流阻力小，压降小，冠脉小血管的血压和血液灌注压均维持在较高水平。冠脉血流量占心输出量的 4% ~5%，而心脏的重量仅占体重的 0.5%，可见冠脉血流量极大。

（2）**摄氧率高，耗氧量大**　心肌富含肌红蛋白，其摄氧能力很强。动脉血流经心脏后，65% ~70% 的氧被心肌摄取。

（3）**血流量受心肌收缩的影响显著**　心动周期对冠状动脉血流量的影响见下表。动脉舒张压的高低及心舒期的长短是影响冠脉血流量的重要因素。当体循环外周阻力增加时，动脉舒张压升高，冠脉血流量增加。当心率加快时，心舒期缩短，冠脉血流量减少。

心动周期	冠状动脉血流量	原因
左室等容收缩期	左冠状动脉血流量↓↓	心肌收缩压迫左冠状动脉
左室快速射血期	冠状动脉血流量↑	主动脉压升高，导致冠状动脉血压增高
左室减慢射血期	冠状动脉血流量↓	—
左室舒张期	冠状动脉血流量↑	因心室舒张，对冠状动脉的压迫解除
左室等容舒张期	在舒张早期达高峰，后逐渐降低	—
左房收缩	对冠状动脉血流量影响不明显	

2. 冠脉血流量的调节

	使冠脉血量增加的因素	使冠脉血量减少的因素
心肌代谢水平影响	心肌代谢增强，代谢产物堆积，引起冠脉舒张 腺苷（作用最强）、H^+、CO_2、乳酸、缓激肽、PGE	—
神经调节	在完整机体，神经因素的影响被心肌代谢改变引起的变化掩盖	—
激素调节	肾上腺素、去甲肾上腺素、甲状腺素	血管紧张素、大剂量血管升压素

注意：上述"舒、缩血管物质"与"使冠脉血量增、减因素"的区别与联系：
　①缩血管物质儿茶酚胺并非使冠脉血管收缩、冠脉血量减少，而是使冠脉血量增加；
　②缩血管物质血管紧张素Ⅱ、血管紧张素Ⅲ、ADH 使冠脉血量减少；
　③舒血管物质（前列腺素 PG）、缓激肽可使冠脉血量增加。

　A. 等容收缩期　　　　B. 等容舒张期　　　　C. 射血期　　　　D. 充盈期

【例 64】2010NO123B 在一次心动周期中，冠状动脉血流量急剧降低的时相是

【例 65】2010NO124B 在一次心动周期中，冠状动脉血流量急剧增加的时相是

【例 66】2003NO130X 下列哪些情况可使冠脉血流量增加？
　A. 心室收缩期延长　　B. 心室舒张期延长　　C. 动脉舒张压升高　　D. 交感神经兴奋

【例 67】1997NO140X 在下列哪些情况下，冠状动脉血流量增多？
　A. 动脉舒张压升高　　B. 主动脉瓣闭锁不全　　C. 心室舒张期延长　　D. 心搏频率增加

解题：①一般而言，心肌收缩时可压迫冠状动脉，使冠脉血量减少；舒张期冠脉血量增加，因此收缩期延长使冠脉血量减少，舒张期延长使冠脉血量增加。
②主动脉瓣关闭不全时，主动脉血流减少、冠脉血流也减少。

▶ **常考点**　考试重点,需全面掌握。

　　参考答案——详细解答见《贺银成2019考研西医临床医学综合能力历年真题精析》

1. ABCDE	2. ABCDE	3. ABCDE	4. ABCDE	5. ABCDE	6. ABCDE	7. ABCDE
8. ABCDE	9. ABCDE	10. ABCDE	11. ABCDE	12. ABCDE	13. ABCDE	14. ABCDE
15. ABCDE	16. ABCDE	17. ABCDE	18. ABCDE	19. ABCDE	20. ABCDE	21. ABCDE
22. ABCDE	23. ABCDE	24. ABCDE	25. ABCDE	26. ABCDE	27. ABCDE	28. ABCDE
29. ABCDE	30. ABCDE	31. ABCDE	32. ABCDE	33. ABCDE	34. ABCDE	35. ABCDE
36. ABCDE	37. ABCDE	38. ABCDE	39. ABCDE	40. ABCDE	41. ABCDE	42. ABCDE
43. ABCDE	44. ABCDE	45. ABCDE	46. ABCDE	47. ABCDE	48. ABCDE	49. ABCDE
50. ABCDE	51. ABCDE	52. ABCDE	53. ABCDE	54. ABCDE	55. ABCDE	56. ABCDE
57. ABCDE	58. ABCDE	59. ABCDE	60. ABCDE	61. ABCDE	62. ABCDE	63. ABCDE
64. ABCDE	65. ABCDE	66. ABCDE	67. ABCDE			

第 5 章　呼　吸

▶考纲要求

①肺通气原理:动力和阻力,肺内压和胸膜腔内压,肺表面活性物质。②肺通气功能的评价:肺容积和肺容量,肺通气量和肺泡通气量。③肺换气:基本原理、过程和影响因素。④O_2 和 CO_2 在血液中的运输:存在形式和运输形式,氧解离曲线及其影响因素。⑤化学感受性呼吸反射对呼吸运动的调节。

▶复习要点

一、肺通气原理

1. 肺通气的动力

呼吸肌收缩和舒张→胸廓扩大和缩小→肺的舒缩→外界环境和肺泡间周期性压力差→通气。

肺通气的直接动力是外界环境和肺泡间的气压差,原动力是呼吸肌收缩和舒张引起的节律性呼吸运动。

2. 呼吸运动

主要吸气肌	膈肌、肋间外肌
主要呼气肌	肋间内肌、腹肌
辅助吸气肌	斜角肌、胸锁乳突肌
平静呼吸	吸气是一个主动过程,呼气是一个被动过程 吸气主要由膈肌、肋间外肌收缩完成;呼气不是呼气肌收缩引起,而是膈肌、肋间外肌舒张完成
用力呼吸	吸气和呼气都是主动过程 吸气由膈肌、肋间外肌、辅助吸气肌参与;呼气除吸气肌舒张外,还有肋间内肌、腹肌参与收缩
腹式呼吸	是以膈肌舒缩活动为主的呼吸运动。膈肌的舒缩可引起腹腔内器官位移,造成腹部的起伏
胸式呼吸	是以肋间外肌舒缩活动为主的呼吸运动。肋间外肌的舒缩可引起胸部的起伏

3. 肺内压

肺内压是指肺泡内的压力。

吸气→肺容积↑→肺内压↓→空气进入肺内→至吸气末,肺内压升高到与大气压相等→气流停止。

呼气→肺容积↓→肺内压↑→空气流出肺部→至呼气末,肺内压降低到与大气压相等→气流停止。

4. 胸膜腔内压

(1)胸膜腔　是肺和胸廓之间一个密闭的、潜在性腔隙。胸膜腔由脏层和壁层胸膜构成,其间有少量浆液,不含气体。浆液的作用为:①在两层胸膜之间起润滑作用,减小呼吸运动时两层胸膜间的摩擦;②浆液分子之间的内聚力使两层胸膜紧贴在一起,不易分开,参与胸

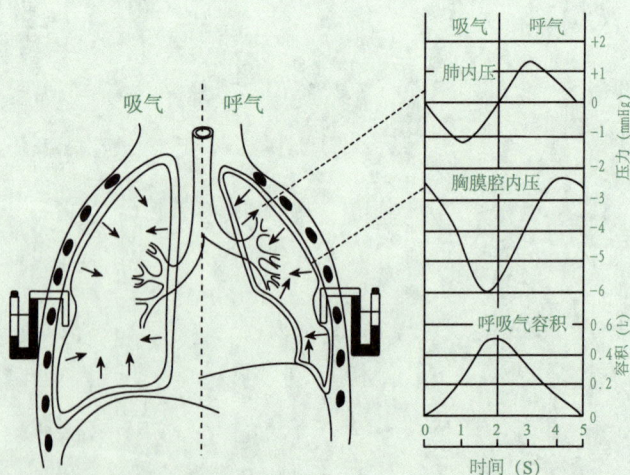

吸气和呼气时,肺内压、胸膜腔内压及呼吸容积的变化(右)及胸膜腔内压直接测量(左)示意图

膜腔负压的形成。

（2）**胸膜腔内压** 胸膜腔内的压力称为胸膜腔内压。胸膜腔内压随呼吸运动而发生周期性波动。胸膜腔内压在平静呼吸时始终低于大气压，若以大气压为0计，则胸膜腔内压为负压，故称为**胸内负压**。若不考虑胸廓因素，肺之所以能维持扩张状态是由于肺内压与肺回缩压之间平衡的结果，而胸膜腔内压正是这种平衡结果的体现，所以，胸膜腔内压=肺内压+（-肺回缩压）。

在吸气末或呼气末，由于肺内压=大气压，若以大气压=0，则：胸膜腔内压=-肺回缩压。

可见，胸膜腔内压的大小主要是由肺回缩压所决定的。

（3）**胸内负压的生理意义**

①保持肺的扩张状态。②作用于腔静脉和胸导管，有利于静脉血和淋巴的回流。③降低气道阻力。

注意："降低气道阻力"为胸内负压的生理意义；"降低吸气阻力"为肺泡表面活性物质的生理功能。

【例1】2004NO8A 肺通气的原动力是

  A. 气体分压大小   B. 肺内压变化   C. 胸内压变化

  D. 肺本身的舒缩运动   E. 呼吸肌的舒缩运动

【例2】2001NO12A 吸气时膈肌收缩,胸内压将

  A. 等于零   B. 负值减少   C. 更负

  D. 等于肺泡内压   E. 等于大气压

【例3】1993NO129X 胸内负压的生理意义为

  A. 维持肺的扩张状态   B. 降低气道阻力

  C. 保持肺泡大小的稳定性   D. 有利于静脉血和淋巴液的回流

5. 肺通气的阻力

（1）**肺通气阻力** 肺通气阻力是指肺通气过程中遇到的阻力,可分为弹性阻力和非弹性阻力两类。弹性阻力包括肺弹性阻力和胸廓弹性阻力。非弹性阻力包括气道阻力、惯性阻力和组织的黏滞阻力。平静呼吸时,弹性阻力占肺通气总阻力的70%;非弹性阻力约占30%,其中以气道阻力为主。

	弹性阻力	非弹性阻力
比例	占总通气阻力的70%	占总通气阻力的30%
阻力类型	弹性阻力在气流停止的静止状态下仍存在 属于静态阻力	非弹性阻力只在气体流动时才有 属于动态阻力
阻力来源	①肺的弹性阻力——最主要 肺泡内侧面表面张力产生的回缩力（占2/3） 肺组织本身的弹性阻力 ②胸廓的弹性阻力——胸廓的弹性成分	①气道阻力——为非弹性阻力的主要部分 来源于鼻、声门、气管和支气管等处 主要受气道直径的影响 ②惯性阻力——平静呼吸时很小 ③组织的黏滞阻力——平静呼吸时很小
计算公式	肺顺应性=$\dfrac{肺容积的变化}{跨肺压的变化}$ L/cmH$_2$O 胸廓顺应性=$\dfrac{胸腔容积的变化}{跨胸壁压的变化}$ L/cmH$_2$O	气道阻力=$\dfrac{大气压与肺内压之差\ cmH_2O}{单位时间内气体流量\ L/s}$ 气道阻力 R∝$(1/r^4)$
总阻力	总顺应性=0.1L/cmH$_2$O	总气道阻力=1~3cmH$_2$O/（L/s）

（2）**肺弹性阻力** 来自肺的弹性成分和肺泡表面张力。

肺组织本身的弹性阻力——主要来自弹性纤维和胶原纤维（占肺总弹性阻力的1/3）。

表面张力产生的回缩力——主要来自液-气界面表面张力所产生的回缩力（占肺总弹性阻力的2/3）。

（3）**胸廓的弹性阻力** 主要来自胸廓的弹性成分。

胸廓处于自然位置→肺容量为肺总量的67%→平静吸气末→胸廓无变形→无弹性阻力。

胸廓被牵引向内缩小→肺容量＜肺总量的67%→深呼气→弹性阻力向外→成为吸气的动力、呼气的阻力。

胸廓被牵引向外扩大→肺容量＞肺总量的67%→深吸气→弹性阻力向内→成为吸气的阻力、呼气的动力。

胸廓的弹性阻力可用胸廓的顺应性表示。正常人胸廓顺应性为 $0.2L/cmH_2O$。

胸廓顺应性降低——见于肥胖、胸廓畸形、胸膜增厚、腹腔内占位性病变。

（4）**弹性阻力与顺应性的关系** 两者成反比关系。弹性阻力是指物体对抗外力作用所引起的变形的力。顺应性是指弹性体在外力作用下发生变形的难易程度。顺应性与弹性阻力成反比关系。肺和胸廓均为弹性组织，均具有弹性阻力，其弹性阻力均可用顺应性来表示。

肺的静态顺应性是指屏气时，呼吸道无气流的情况下，所测得的肺顺应性。呼气和吸气时，肺的顺应性曲线并不重叠的现象，称为滞后现象。滞后现象的产生主要与肺泡液-气界面的表面张力有关。

【例4】2009NO23A 平静呼吸时，吸气的阻力主要来源于

    A. 肺泡内液-气表面张力　B. 肺弹性成分的回缩力　C. 胸廓弹性回缩力　　　 D. 气道阻力

【例5】2010NO8A 影响气道阻力的主要原因是

    A. 肺泡表面张力 　　　　　　　　　　 B. 支气管口径

    C. 气流形式和速度 　　　　　　　　　 D. 肺组织的弹性阻力

【例6】2017NO7A 能引起气道平滑肌舒张的化学因素是

    A. 组胺 　　　　　　　 B. $PGF_{2\alpha}$ 　　　　　 C. 乙酰胆碱 　　　　 D. 去甲肾上腺素

    A. 肺泡表面张力 　　　　　　　　　　 B. 肺组织本身的弹性回缩力

    C. 两者均有 　　　　　　　　　　　　 D. 两者均无

【例7】1999NO121C 与肺通气弹性阻力有关的是

【例8】1999NO122C 与肺通气非弹性阻力有关的是

  6. 肺表面活性物质

来源	二棕榈酰卵磷脂（DPPC）、表面活性物质结合蛋白（SP）均由肺泡Ⅱ型细胞分泌
主要成分	为含脂质与蛋白质的混合物，其中脂质成分约占90%，脂质中DPPC占60%、SP约占10%，SP对维持DPPC的功能，在DPPC分泌、清除和再利用等过程中起重要作用
分子特点	DPPC一端为非极性疏水的脂肪酸，不溶于水而朝向肺泡腔，形成单分子层分布在液-气界面上，其密度随肺泡的张缩而改变。另一端是极性的，易溶于水而插入液体层，垂直排列于肺泡内液-气界面
分布	肺泡内侧面
功能	①降低肺泡表面张力，有助于肺泡的稳定性。 　　肺泡大时，DPPC密度减小，使肺泡表面张力增大，可防止肺泡过度膨胀 　　肺泡小时，DPPC密度增大，使肺泡表面张力减小，可防止肺泡塌陷 ②减少肺组织液生成，防止肺水肿；　　　③防止肺不张 ④可使肺顺应性变大，能减小肺的弹性阻力；　　⑤降低吸气阻力，减少吸气做功
DPPC↓	①成年人患肺炎、肺血栓时，可因DPPC减少发生肺不张 ②导致新生儿呼吸窘迫综合征（肺泡内表面透明质膜形成，发生肺不张） ③肺顺应性降低，导致吸气性呼吸困难

在肺充血、肺组织纤维化、肺表面活性物质减少时，肺顺应性降低，弹性阻力增加，患者表现为吸气困难。

在肺气肿时，肺弹性成分大量破坏，肺回缩力减小，顺应性增加，弹性阻力减小，患者表现为呼气困难。

【例9】2007NO129X、1999NO142X 下列关于肺表面活性物质的叙述，正确的有

    A. 防止液体渗入肺泡 　　　　　　　　 B. 保持大小肺泡的稳定性

    C. 成年人患肺炎时，可因此物减少而发生肺不张　 D. 新生儿可因缺乏此物而发生呼吸窘迫综合征

【例 10】2003N06A 下列关于肺表面活性物质的描述,错误的是

    A. 能降低肺的顺应性   B. 能降低肺泡表面张力   C. 能减小肺的弹性阻力

    D. 由肺泡Ⅱ型细胞分泌   E. 脂质成份为二软脂酰卵磷脂(8 版生理学改称二棕榈酰卵磷脂)

【例 11】2016N08A 下列呼吸系统疾病中,主要表现为呼气困难的是

    A. 肺炎   B. 肺气肿   C. 肺水肿   D. 肺纤维化

【例 12】2006N010A 肺表面活性物质减少时可导致

    A. 肺弹性阻力减少   B. 肺顺应性增大   C. 肺泡表面张力降低

    D. 小肺泡内压小于大肺泡内压   E. 肺不易扩张

【例 13】2008N08A 下列选项中,能使肺的静态顺应性降低的因素是

    A. 肺气肿   B. 肺表面活性物质缺乏   C. 气道阻力增加   D. 惯性阻力增加

二、肺通气功能的评价

1. 肺容积和肺容量

肺容积是指不同状态下肺所能容纳的气体量,可分为潮气量、补吸气量、补呼气量和余气量。肺容量是指肺容积中两项或两项以上的联合气体量,包括深吸气量、功能余气量、肺活量和肺总量。

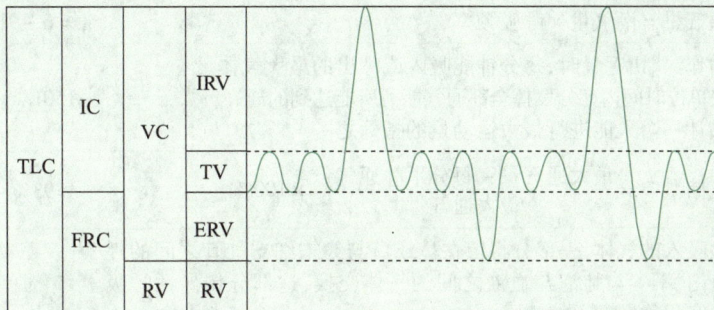

指标	定义	成人正常值
潮气量(TV)	每次呼吸时,吸入或呼出的气体量	500(400 ~ 600ml)
补吸气量(IRV)	是指平静吸气末,再尽力吸气所能吸入的气体量 补吸气量反映吸气的储备量	1500 ~ 2000ml
补呼气量(ERV)	是指平静呼气末,再尽力呼气所能呼出的气体量 补呼气量反映呼气的储备量	900 ~ 1200ml
余气量(RV)	最大呼气末尚存留于肺内不能呼出的气体量	1000 ~ 1500ml
肺活量(VC)	是指尽力吸气后,从肺内所能呼出的最大气体量 可反映一次通气的最大能力,为肺功能测定的常用指标	男 3500ml,女 2500ml
用力肺活量(FVC)	一次最大吸气后,尽力尽快呼气所能呼出的最大气体量	略小于肺活量
1 秒用力呼气量(FEV$_1$)	尽力最大吸气后,再尽力尽快呼气,第 1 秒所能呼出的最大气体量	—
FEV$_1$/FVC%	1 秒用力呼气量与用力肺活量的百分比	83%
肺总量(TLC)	肺所能容纳的最大气体量。TLC = 肺活量 + 余气量	男 5000ml,女 3500ml
深吸气量(IC)	是指从平静呼气末做最大吸气时,所能吸入的气体量 深吸气量是衡量最大通气潜力的重要指标	—
功能余气量(FRC)	是指平静呼气末尚存留在肺内的气体量 其意义是缓冲呼吸过程中肺泡气 P$_{O_2}$ 和 P$_{CO_2}$ 的变化幅度	2500ml

注意：①肺总量 = "肺活量 + 余气量(残气量)"，而不是"肺活量 + 功能余气量(功能残气量)"。

②阻塞性肺疾病(支气管哮喘)患者FEV_1的降低比FVC更明显，故FEV_1/FVC变小，余气量增大。

③限制性肺疾病(肺纤维化)患者FEV_1和FVC均降低，但FEV_1/FVC仍可基本正常，余气量减少。

【例14】2015NO8A 肺纤维化病人，1秒用力呼气量(FEV_1)/用力肺活量(FVC)的检查结果是

    A. FEV_1减小，FVC基本不变，FEV_1/FVC减小   B. FEV_1基本不变，FVC减小，FEV_1/FVC增大

    C. FEV_1和FVC均减小，FEV_1/FVC基本不变   D. FEV_1和FVC均增大，FEV_1/FVC基本不变

【例15】1999NO13A 正常呼气末，肺内的气体量相当于

    A. 余气量   B. 呼气储备量   C. 功能余气量

    D. 吸气储备量   E. 总肺容量

【例16】2008NO9A 可缓冲呼吸过程中肺泡气PO_2和PCO_2变化幅度的肺容量是

    A. 深吸气量   B. 功能残气量   C. 肺活量   D. 用力呼气量

2. 肺通气量和肺泡通气量

(1) 基本概念

指标	定义	成人正常值
肺通气量	是指每分钟吸入或呼出的气体总量 肺通气量 = 潮气量×呼吸频率	=500ml×(12~18)次/分 =6~9L/min
最大随意通气量	尽力作深、快呼吸时，每分钟能吸入或呼出的最大气体量 反映单位时间内充分发挥全部通气能力所能达到的通气量 是估计一个人能进行最大运动量的指标之一	150L
通气储量百分比	通气储量% = $\dfrac{最大通气量 - 每分平静通气量}{最大通气量}$×100%	≥93%
解剖无效腔	每次吸入的气体，一部分将留在鼻或口与终末细支气管之间的呼吸道内，不参与肺泡与血液之间的气体交换，这部分传导性呼吸道的容积称解剖无效腔	150ml一
肺泡无效腔	进入肺泡内的气体，因血流在肺内分布不均而不能全部与血液进行气体交换，未能发生交换的这部分肺泡容量称之	—
生理无效腔	生理无效腔 = 解剖无效腔 + 肺泡无效腔	生理无效腔≈解剖无效腔
肺泡通气量	是指每分钟吸入肺泡的新鲜空气量，是真正有效的气体交换量 肺泡通气量 = (潮气量 - 无效腔气量)×呼吸频率	每次呼吸仅使肺泡内气体更新1/7

注意：①评价肺通气功能常用的指标——肺活量、时间肺活量、肺通气量、肺泡通气量等。

②评价肺通气功能较好的指标——时间肺活量。

③从气体交换的意义来说，评价肺通气功能最好的指标——肺泡通气量。

(2) 各种呼吸方式对肺泡通气量的影响 见下表。

	潮气量(ml)	呼吸频率(次/分)	肺通气量(ml/min)	肺泡通气量(ml/min)
平静呼吸	500	16	500×16 = 8000	(500 - 150)×16 = 5600
浅快呼吸	250	32	250×32 = 8000	(250 - 150)×32 = 3200
深慢呼吸	1000	8	1000×8 = 8000	(1000 - 150)×8 = 6800

注意：①肺通气量 = 潮气量×呼吸频率；

②肺泡通气量 = (潮气量 - 无效腔气量)×呼吸频率 = 肺通气量 - 无效腔气量×呼吸频率；

③无效腔气量 = 150ml，潮气量 = 500ml。

【例17】2009NO8A 如果某人潮气量为 500ml,无效腔气量为 150ml,功能余气量为 2500ml,那么此人每次
平静呼吸能使肺泡气体更新约为

    A. 1/10   B. 1/7   C. 1/5   D. 1/3

【例18】2001NO13A 潮气量增加(其他因素不变)时,下列项目中将增加的是

    A. 死区通气   B. 机能余气量   C. 补吸气量

    D. 肺泡通气量   E. 肺泡 CO_2 张力

【例19】1999NO12A 每分通气量和肺泡通气量之差为

    A. 无效腔气量×呼吸频率   B. 潮气量×呼吸频率   C. 功能余气量×呼吸频率

    D. 余气量×呼吸频率   E. 肺活量×呼吸频率

【例20】2002NO8A 如果潮气量减少一半,而呼吸频率加快一倍,则

    A. 肺通气量增加   B. 肺通气量减少   C. 肺泡通气量增加

    D. 肺泡通气量减少   E. 肺泡通气量不变

【例21】1995NO19A 潮气量为 500ml,呼吸频率为 12 次/分,则肺泡通气量约为

    A. 3 升   B. 4 升   C. 5 升

    D. 6 升   E. 7 升

    A. 肺通气   B. 肺通气量   C. 肺换气

    D. 肺泡通气量   E. 组织换气

【例22】1994NO101B 每分钟肺内更新的气体量为

【例23】1994NO102B 肺泡气通过呼吸膜与血液之间的气体交换过程为

三、肺换气

1. 气体交换的基本原理

(1)气体的扩散   气体分子不停地进行无定向的运动,当不同区域存在气压差时,气体分子将从气
压高处向气压低处发生净转移,这一过程称为气体的扩散。混合气体中各种气体都按其各自的分压差由
分压高处向分压低处扩散,直到取得动态平衡。肺换气和组织换气都是以气体扩散方式进行的。可见,
气体交换的关键因素是交换部位两侧的气体分压差,它是气体交换的动力。

> 注意:①气体交换的动力是交换部位两侧气体的分压差。②肺通气的直接动力是大气和肺泡间的气压差。
>   ③肺通气的原动力是呼吸肌的收缩与舒张。

(2)气体扩散速率   根据 Fick 弥散定律,气体在通过薄层组织时,单位时间内气体扩散的容积与组
织两侧的气体分压差、温度、扩散面积、该气体的扩散系数成正比,而与扩散距离(组织的厚度)成反比。
通常将单位时间内气体扩散的容积称为气体扩散速率。

$$气体扩散速率 \propto \frac{交换部位两侧气体的分压差 \cdot 温度 \cdot 扩散面积 \cdot 溶解度}{扩散距离 \cdot \sqrt{气体分子量}}$$

①气体的分压差   是指两个区域之间某气体分压的差值,它不仅是影响气体扩散的因素之一,而且
是气体扩散的动力和决定气体扩散方向的关键因素。分压差越大,扩散速率越大。

②气体的分子量和溶解度   气体分子的相对扩散速率与气体分子量的平方根成反比,因此质量小的
气体扩散速率较快。如果扩散发生于气相和液相之间,扩散速率还与气体在溶液中的溶解度成正比。溶
解度是指单位分压下溶解于单位容积溶液中的气体量。

扩散系数 = 溶解度/$\sqrt{分子量}$。扩散系数取决于气体分子本身的特性。因 CO_2 和 O_2 在血浆中的溶
解度分别为 51.5 及 2.14,CO_2 的溶解度为 O_2 的 24 倍;CO_2 的分子量为 44,O_2 的分子量为 32,故 CO_2 的

扩散系数为O_2的$\dfrac{51.5/\sqrt{44}}{2.14/\sqrt{32}} = 20$倍。

③扩散面积和扩散距离　气体扩散速率与扩散面积成正比,与扩散距离成反比。

④温度　气体扩散速率与温度成正比。在人体,体温相对恒定,故温度因素可忽略不计。

【例24】2007N010A　CO_2通过呼吸膜的速度比O_2快的主要原因是

　　A. 原理为易化扩散　　　　　　　　　B. 分压差比O_2大

　　C. 分子量比O_2大　　　　　　　　　D. 在血中溶解度比O_2大

【例25】2014N09A 肺泡内O_2向肺毛细血管扩散,肺毛细血管内CO_2向肺泡扩散的决定因素是

　　A. 气体的溶解度　　　　B. 气体的扩散系数　　　　C. 气体的分压差　　　　D. 气体的分子量

(3)呼吸气体和人体不同部位气体的分压　人体吸入的气体是空气。空气成分中具有生理意义的是O_2和CO_2。空气中各气体的容积百分比一般不因地域不同而异,但分压可因总大气压的变动而改变。高原大气压较低,各气体的分压也较低。呼出气是无效腔内的吸入气和部分肺泡气的混合气体。

液体中的气体分压也称为气体的张力。不同组织中的PO_2和PCO_2不同,在同一组织,它们还受组织活动水平的影响。①PO_2在动脉血、混合静脉血和组织中分别为$97\sim100$mmHg、40mmHg、30mmHg;②PCO_2在动脉血、混合静脉血和组织中分别为40、46、50mmHg。

2. 肺换气的过程

肺换气是指肺泡与肺毛细血管血液之间的气体交换。O_2和CO_2的交换都是以扩散方式通过细胞膜实现的。气体总是顺分压差进行扩散。在肺泡,O_2从分压高的肺泡通过呼吸膜扩散到血液,而CO_2则从分压高的毛细血管血液中扩散到分压低的肺泡中。O_2和CO_2在血液和肺泡间的扩散极为迅速,不到0.3s即可达到平衡。通常,血液流经肺毛细血管的时间约0.7s,所以当血液流经肺毛细血管全长约1/3时,肺换气过程已基本完成。可见,肺换气有很大的储备能力。

3. 影响肺换气的因素

(1)呼吸膜的厚度　肺换气的结构基础是呼吸膜(肺泡-毛细血管膜)。呼吸膜由6层组成:含肺泡表面活性物质的液体层、肺泡上皮细胞层、上皮基底膜、基质层(肺泡上皮和毛细血管膜之间的间隙)、毛细血管的基膜、毛细血管内皮细胞层。正常情况下,呼吸膜平均总厚度只有$0.6\mu m$,有的部位只有$0.2\mu m$,气体容易通过。气体扩散速率与呼吸膜厚度成反比,呼吸膜越厚,单位时间内交换的气体量越少。

(2)呼吸膜的面积　气体扩散速率与扩散面积成正比。正常成人的两肺约有3亿个肺泡,总扩散面积约70m^2。安静状态下,用于气体扩散的呼吸膜面积约40m^2,因此有相当大的储备面积。劳动或体育运动时,由于肺毛细血管开放的数量和开放程度增加,有效扩散面积也大大增加。肺不张、肺实变、肺气肿、肺毛细血管阻塞等,均可使呼吸膜扩散面积减小而影响肺换气。

(3)通气/血流(V_A/Q)比值　指每分钟肺泡通气量和每分钟肺血流量的比值,是影响肺换气的重要因素。

V_A/Q	原因	生理意义
V_A/Q = 0.84	V_A/Q = $\dfrac{每分肺泡通气量}{每分肺血流量} = \dfrac{4.2}{5} = 0.84$	健康成人肺总的 V_A/Q = 4.2/5.0 = 0.84 只有在适宜的 V_A/Q 时,才能实现适宜的肺换气
V_A/Q > 0.84	$V_A\uparrow$(肺通气过度) $Q\downarrow$(肺血流减少)	部分肺泡气体未能与血液进行充分气体交换 相当于肺泡无效腔增大
V_A/Q < 0.84	$V_A\downarrow$(肺通气不足) $Q\uparrow$(肺血流相对过剩)	①部分血液流经通气不良的肺泡,混合静脉血中的气体不能得到充分更新,就直接流回了心脏 ②相当于发生了功能性动-静脉短路

可见,气体的交换效率取决于V_A和Q是否匹配。无论V_A/Q增大还是减小,都表明两者不匹配,气体交换效率均将降低,导致缺氧和CO_2潴留,尤其是缺氧。V_A/Q可作为衡量肺换气功能的指标。

健康成人安静时，$V_A/Q=0.84$ 是指全肺的平均水平。由于肺内肺泡通气量和肺毛细血管血流量分布不均，因此各部位的 V_A/Q 比值并不相同。如人取直立位时，肺尖为 3.3，肺底部为 0.63，但由于呼吸面积储备较大，因此并不明显影响气体交换。

肺气肿病人，由于许多细支气管阻塞和肺泡壁的破坏，上述两种 V_A/Q 比值异常的情况都可能发生，致使肺换气效率受到极大影响，这是造成肺换气功能异常最常见的原因。

【例26】2017N06A 肺换气的过程是指

  A. 外界环境中的 O_2 入肺泡的过程   B. 肺泡与外环境进行气体交换

  C. 肺泡与血液进行气体交换   D. 肺泡内气体不断更新的过程

【例27】2011N08A 体内 CO_2 分压最高的部位是

  A. 组织液   B. 细胞内液   C. 毛细血管血液   D. 静脉血液

【例28】2013N010A 下列情况中，能够使肺通气/血流比值增高最明显的是

  A. 肺纤维化形成 B. 肺水肿   C. 支气管哮喘发作 D. 肺栓塞

【例29】2012N010A 假设肺通气量为 7000ml/min，呼吸频率为 20 次/分，无效腔容量为 100ml，每分心输出量为 5000ml 时，其通气/血流比值为

  A. 0.7   B. 0.8   C. 0.9   D. 1.0

> **解题：**肺泡通气量 =（潮气量 – 无效腔气量）× 呼吸频率 = 肺通气量 – 无效腔气量 × 呼吸频率 = 7000 – 100 × 20 = 5000。
>
> 通气/血流比值 V_A/Q = 每分钟肺泡通气量/每分钟肺血流量 = 5000ml/5000ml = 1.0。

【例30】2003N07A 下列关于通气/血流比值的描述，正确的是

  A. 为肺通气量和心输出量的比值   B. 比值增大或减小都降低肺换气效率

  C. 人体直立时肺尖部比值较小   D. 比值增大犹如发生了动-静脉短路

  E. 比值减小意味着肺泡无效腔增大

  A. 肺活量   B. 时间肺活量   C. 每分通气量

  D. 肺总容量   E. 肺泡通气量

【例31】1999N095B 真正的有效通气量是

【例32】1999N096B 评价肺通气功能较好的指标是

> **注意：**①测定肺通气功能较好的指标为时间肺活量。
>
> ②从气体交换的意义来说，评价肺通气功能最好的指标是肺泡通气量。
>
> ③测定肺换气功能较好的指标为 V_A/Q 比值。
>
> ④气体交换的关键因素是交换部位两侧的气体分压差。

四、O_2 和 CO_2 在血液中的运输

1. O_2 和 CO_2 在血液中存在的形式

	O_2 的运输形式	CO_2 的运输形式
物理溶解	占总运输量的 1.5%	占总运输量的 5%
化学结合	氧合血红蛋白（HbO_2，占 98.5%）	碳酸氢盐（HCO_3^-，占 88%） 氨基甲酰血红蛋白（HHbNHCOOH，占 7%）

  A. 氨基甲酰血红蛋白 B. 碳酸氢根   C. 二者均有   D. 二者均无

【例33】2002N0119C O_2 在血液中的运输形式有

【例34】2002N0120C CO_2 在血液中的运输形式有

【例35】2004N07A　CO_2 在血液中运输的主要形式是

 A. 物理溶解　　　　　　　B. H_2CO_3　　　　　　　C. HCO_3^-

 D. HHbNHCOOH　　　　E. $HbCO_2$

解题：仔细比较上述3题，请注意试题要求：CO_2 在血液中运输的主要形式是 HCO_3^-；若要求你答运输形式有？则为 HCO_3^- ＋氨基甲酰血红蛋白＋物理溶解。如为 X 型题，考生更容易上当受骗！

2. 血红蛋白(Hb)与 O_2 结合的特征

(1)**迅速而可逆**　Hb 与 O_2 的结合反应快(＜0.01s)，可逆，解离也很快。结合和解离不需要酶的催化，但受 PO_2 的影响。当血液流经 PO_2 高的肺部时，Hb 与 O_2 结合，形成 HbO_2。当血液流经 PO_2 低的组织时，HbO_2 迅速解离，释出 O_2，成为 Hb。

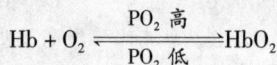

$$Hb + O_2 \xrightleftharpoons[PO_2\ 低]{PO_2\ 高} HbO_2$$

(2)**是氧合而非氧化**　Fe^{2+} 与 O_2 结合后仍然是二价铁，所以该反应是氧合，而不是氧化。

(3)**Hb 与 O_2 结合的量**　1 分子 Hb 可以结合 4 分子 O_2。

①**血红蛋白的氧含量**　是指 100ml 血液中血红蛋白实际结合的氧量。

②**血红蛋白的氧容量**　是指 100ml 血液中血红蛋白能结合的最大氧量。

③**血红蛋白的氧饱和度**　指血红蛋白氧含量和氧容量的百分比。正常人动脉血 Hb 氧饱和度为 97.4%。

④**发绀**　HbO_2 呈鲜红色，Hb 呈紫蓝色。当血液中 Hb 含量达 5g/100ml(血液)以上时，皮肤、黏膜呈暗紫色，这种现象称为发绀。出现发绀常表示机体缺氧，但也有例外。例如，红细胞增多(如高原性红细胞增多症)时，Hb 含量可达 5g/100ml(血液)以上而出现发绀，但机体并不一定缺氧。相反，严重贫血或 CO 中毒时，机体有缺氧但并不出现发绀。

(4)**氧解离曲线呈 S 形**　氧解离曲线呈 S 形，与 Hb 的变构效应有关。Hb 有两种构型：Hb 为紧密型(T 型)，HbO_2 为疏松型(R 型)，两者可相互转换，据测算，在红细胞一生中，Hb 要发生 10^8 次这样的构型转换。当 Hb 与 O_2 结合时，盐键逐步断裂，其分子构型逐渐由 T 型转变为 R 型，对 O_2 的亲和力逐渐增加。反之，当 HbO_2 释放 O_2 时，Hb 分子逐渐由 R 型转变为 T 型，对 O_2 的亲和力逐渐降低。R 型 Hb 对 O_2 的亲和力为 T 型的 500 倍。无论在结合 O_2 还是释放 O_2 的过程中，Hb 的 4 个亚单位彼此之间均有协同效应，即 1 个亚单位与 O_2 结合后，由于变构效应，其他亚单位更易与 O_2 结合；反之，当 HbO_2 的 1 个亚单位释出 O_2 后，其他亚单位更易释放 O_2。因此，Hb 氧解离曲线呈 S 形。

 A. 氧分压　　　　　　　B. 氧含量　　　　　　　C. 氧容量

 D. 氧合 Hb 的亲和力　　E. 氧饱和度

【例36】2006N0107B 血中 Hb 所能结合的氧量是

【例37】2006N0108B 血中 Hb 实际结合的氧量是

【例38】1996N013A、1991N03A 正常人动脉血液中血红蛋白的氧饱和度为

 A. 100%　　　　　　　　B. 97%　　　　　　　　C. 87%

 D. 77%　　　　　　　　E. 67%

【例39】2010N09A 下列关于发绀的叙述，错误的是

 A. 见于血中去氧 Hb≥50g/L 时　　　　　B. 出现发绀通常表示缺 O_2

 C. 出现发绀不一定缺 O_2　　　　　　　　D. 缺 O_2 一定出现发绀

【例40】2012N011A 关于 Hb 和 O_2 结合的叙述，错误的是

 A. Hb 的 4 个亚基间有协同作用　　　　　B. 1 分子 Hb 最多结合 4 分子 O_2

 C. Hb 和 O_2 的结合和解离曲线呈 S 形

 D. 100ml 血中的 Hb 实际结合的 O_2 量称为 Hb 氧容量

3. CO_2 的运输

CO_2 的运输形式有两种:物理溶解(约占 5%)和化学结合(约占 95%),后者的主要形式是碳酸氢盐(HCO_3^- 占 88%)和氨基甲酰血红蛋白(占 7%)。

(1)**碳酸氢盐** 在血浆或红细胞内,溶解的 CO_2 与水结合生成 H_2CO_3,H_2CO_3 解离为 HCO_3^- 和 H^+。此反应快,可逆,但需要酶的催化(碳酸酐酶)。反应方向取决于 PCO_2 的高低,在组织,反应向右进行;在肺部,反应向左进行。碳酸酐酶在 CO_2 的运输中具有非常重要的意义,因此,在使用碳酸酐酶抑制剂(如乙酰唑胺)时,应注意可能会影响 CO_2 的运输。

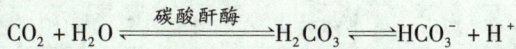

$$CO_2 + H_2O \underset{}{\overset{碳酸酐酶}{\rightleftharpoons}} H_2CO_3 \rightleftharpoons HCO_3^- + H^+$$

(2)**氨基甲酰血红蛋白** 进入红细胞的一部分 CO_2 可与 Hb 的氨基结合,生成氨基甲酰血红蛋白(HHbNHCOOH)。此反应迅速、可逆,不需要酶的催化,受氧合作用的调节。

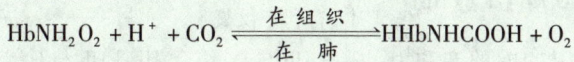

$$HbNH_2O_2 + H^+ + CO_2 \underset{在\ 肺}{\overset{在组织}{\rightleftharpoons}} HHbNHCOOH + O_2$$

此外溶解在血浆中的 CO_2 可与血浆蛋白的游离氨基结合,以氨基甲酰血浆蛋白的形式运输,但量极少。

【例41】2017NO138X 关于 CO_2 在血液中运输的叙述,正确的有

A. 化学结合形式的 CO_2 主要是碳酸氢盐　　　　B. 小部分 CO_2 直接溶解于血浆中

C. Hb 与 CO_2 结合生成氨基甲酰血红蛋白需酶催化　D. 碳酸酐酶在 CO_2 运输中发挥重要作用

4. 氧解离曲线及其影响因素

(1)**氧解离曲线** 是表示血液 PO_2 与 Hb 氧饱和度关系的曲线。该曲线既表示在不同 PO_2 下 O_2 与 Hb 的解离情况,也反映在不同 PO_2 时 O_2 与 Hb 的结合情况。该曲线呈 S 形,可将曲线分为三段。

	氧解离曲线的上段	氧解离曲线的中段	氧解离曲线的下段
相当于	PO_2 在 60~100mmHg 之间时的 Hb 氧饱和度	PO_2 在 40~60mmHg 之间时的 Hb 氧饱和度	PO_2 在 15~40mmHg 之间时的 Hb 氧饱和度
生理含义	反映 Hb 与 O_2 结合的部分	反映 HbO_2 释放 O_2 的部分	反映 HbO_2 与 O_2 解离的部分
曲线特点	曲线较平坦	曲线较陡峭	曲线最陡
曲线说明	PO_2 变化对 Hb 氧饱和度影响不大	PO_2 变化对 Hb 氧饱和度影响较大	PO_2 变化对 Hb 氧饱和度影响最大
功能意义	在肺毛细血管,有利于 Hb 与氧结合运输;在高原、高空,只要动脉血 $PO_2 > 60mmHg$,Hb 氧饱和度可 >90%;反映机体对血氧含量具有缓冲作用	相当于机体安静状态下的供氧情况	反映机体血液供氧的储备能力

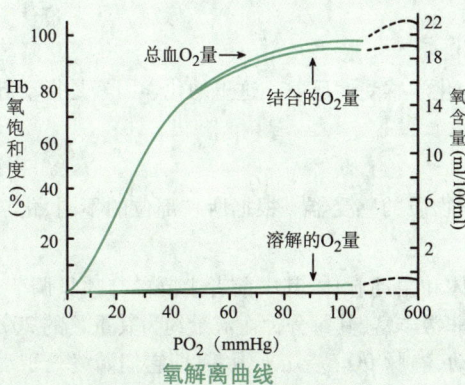

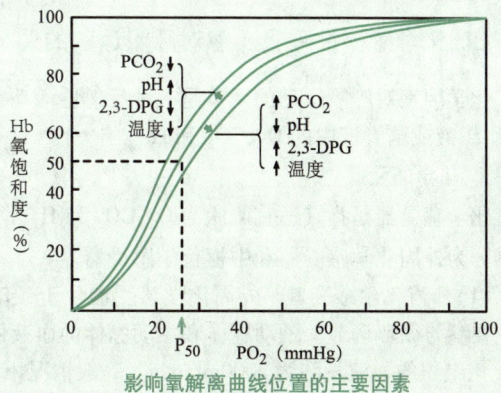

氧解离曲线

影响氧解离曲线位置的主要因素

(2)**氧解离曲线的影响因素** O_2 与 Hb 的结合或解离受多种因素的影响。

通常用 P_{50} 来表示 Hb 对 O_2 的亲和力。P_{50} 是使 Hb 氧饱和度达50%时的 PO_2,正常为 26.5mmHg。

P_{50} 增大,表示 Hb 对 O_2 的亲和力降低,需更高的 PO_2 才能使 Hb 氧饱和度达到50%,曲线右移。

P_{50} 降低,表示 Hb 对 O_2 的亲和力增加,达50% Hb 氧饱和度所需 PO_2 降低,曲线左移。

①氧解离曲线右移(可增加氧的利用)——$PCO_2\uparrow$、2,3-DPG$\uparrow$、$T\uparrow$、$pH\downarrow$。

②氧解离曲线左移(可减少氧的利用)——$PCO_2\downarrow$、2,3-DPG$\downarrow$、$T\downarrow$、$pH\uparrow$。

	P_{50}	氧解离曲线	生理机制	生理意义
$pH\downarrow$ 和 $PCO_2\uparrow$	增大	右移	R 型 Hb→T 型 Hb	波尔效应,在肺摄取氧↑,在组织释放氧↑
温度↑	增大	右移	R 型 Hb→T 型 Hb	局部温度↑,HbO_2 解离↑,供 O_2↑
2,3-DPG↑	增大	右移	R 型 Hb→T 型 Hb	慢性缺氧、贫血时,2,3-DPG↑,HbO_2 解离↑,有利于供氧
CO 中毒	-	左移	CO 与 Hb 的亲和力是 O_2 的250倍	阻碍 Hb 与 O_2 结合,阻碍 Hb 与 O_2 解离 CO 中毒时机体严重缺氧,但不出现发绀

(3)**氧解离曲线和 CO_2 解离曲线的比较**

	氧解离曲线(氧合血红蛋白解离曲线)	CO_2 解离曲线
定义	表示血液 PO_2 与 Hb 氧饱和度关系的曲线	表示血液中 CO_2 含量与 PCO_2 关系的曲线
横坐标	PO_2(mmHg)	PCO_2(mmHg)
纵坐标	Hb 氧饱和度(%)	血液中 CO_2 含量(Vol%)
曲线特点	①曲线呈 S 形,与 Hb 的变构效应有关 ②有饱和点	①接近线性关系,不是 S 形 ②无饱和点

(4)**波尔效应(Bohr effect)**   当 pH 降低或 PCO_2 升高时,Hb 对 O_2 的亲和力降低,氧解离曲线右移;当 pH 升高或 PCO_2 降低时,Hb 对 O_2 的亲和力增加,氧解离曲线左移。这种酸度对 Hb 氧亲和力的影响称为波尔效应。其机制与 pH 改变时 Hb 的构型变化有关。

(5)**何尔登效应(Haldane effect)**   指 O_2 与 Hb 结合可促使 CO_2 的释放,而去氧 Hb 则容易与 CO_2 结合。

【例42】2015N09A 在高原地区,当吸入气的氧分压大于60mmHg 时,血红蛋白氧饱和度为

   A. 60% ~69%　　　　 B. 70% ~79%　　　　 C. 80% ~89%　　　　 D. 90% ~99%

【例43】2002N09A(2007N09A 类似)下列哪一种情况下氧解离曲线发生右移?

   A. 肺通气阻力减小　　 B. 代谢性碱中毒　　 C. 2,3-二磷酸甘油酸增多

   D. 血温降低　　　　　 E. 血 CO_2 分压下降

五、化学感受性呼吸反射对呼吸运动的调节

化学因素对呼吸运动的调节是一种反射性活动,称为化学感受性反射。这里的化学因素是指动脉血液、组织液或脑脊液中的 O_2、CO_2 和 H^+。

1. 化学感受器

化学感受器是指其适宜刺激为 O_2、CO_2 和 H^+ 等化学物质的感受器。根据所在部位的不同,化学感受器分为外周化学感受器和中枢化学感受器。

(1)**外周化学感受器**   外周化学感受器位于颈动脉体和主动脉体,其中前者主要参与呼吸调节,后者主要参与循环调节。颈动脉体和主动脉体的血液供应非常丰富,其每分钟血流量约为其重量的20倍,100g 该组织的血流量约为 2000ml/min。一般情况下,其动、静脉 PO_2 差几乎为零,即它们始终处于动脉

血液的环境之中,表明其丰富的血供与其敏感的化学感受功能有关,并非为了满足其自身高代谢的需要。当 PO_2 下降、PCO_2 升高或 H^+ 浓度升高时,可刺激外周化学感受器。

（2）中枢化学感受器 中枢化学感受器的生理性刺激是脑脊液和局部细胞外液中的 H^+,而不是 CO_2。但血液中的 CO_2 能迅速透过血-脑屏障,使化学感受器周围细胞外液中的 H^+ 浓度升高,从而刺激中枢化学感受器,导致呼吸加深加快,肺通气量增加。

（3）外周化学感受器和中枢化学感受器的区别

	外周化学感受器	中枢化学感受器
部位	颈动脉体(主要调节 呼吸) 主动脉体(主要调节 循环)	延髓腹外侧浅表部位的头端、尾端 (中间区不具备化学感受性)
感受器	颈动脉体 I 型细胞	生理刺激是脑脊液和局部细胞外液中的 H^+
特点	①适宜刺激物为 H^+↑、$PaCO_2$↑、PaO_2↓ ②感受的是 PaO_2,并不是 O_2 含量 ③对 $PaCO_2$ 突然增高的调节反应 快	①适宜刺激物为 H^+、CO_2 ②对 缺 O_2 不敏感,但对 H^+ 的敏感性高 ③对 $PaCO_2$ 突然增高的调节反应 慢
生理功能	在机体低 O_2 时,维持对呼吸的驱动	调节脑脊液的 H^+ 浓度 使中枢神经系统有一定稳定的 pH 环境

记忆:①$PaCO_2$ 对感受器的刺激——中枢感受器 + 外周感受器(其中:中枢感受器 > 外周感受器)
②PaO_2 对感受器的刺激——外周感受器(其中:中枢感受器不敏感)
③H^+ 对感受器的刺激——中枢感受器 + 外周感受器(其中:中枢感受器 > 外周感受器)
注意:H^+ 对感受器刺激的敏感性特殊:虽然中枢化学感受器对 H^+ 敏感性较外周化学感受器高,约为后者的 25 倍。但 H^+ 通过血脑屏障的速度慢,限制了它对中枢化学感受器的作用。因此,对于脑脊液,中枢感受器对 H^+ 的敏感性 > 外周感受器;在动脉血中,中枢感受器对 H^+ 的敏感性 < 外周感受器。

2. CO_2 对呼吸的调节作用

CO_2 是调节呼吸运动的最重要的生理性化学因素。CO_2 既可通过刺激中枢感受器,又可通过外周感受器再兴奋呼吸中枢,使呼吸加深加快。其中中枢化学感受器起主要作用。因此,一定水平的 $PaCO_2$ 对维持呼吸和呼吸中枢的兴奋性是必要的。CO_2 浓度对呼吸调节的影响如下:

（1）CO_2 浓度 >3% 时 肺通气量超过正常的 1 倍以上。
（2）CO_2 浓度 >4% 时 呼吸加深加快(潮气量增加、频率加快)。
（3）CO_2 浓度 >7% 时 通过增大肺通气量,保持 $PaCO_2$ 不致上升过高。
（4）CO_2 浓度 >15% 时 意识丧失,CO_2 麻醉。

3. H^+ 对呼吸的调节作用

H^+ 通过外周和中枢感受器对呼吸进行调节,但中枢感受器的敏感性约为外周感受器的 25 倍。因 H^+ 通过血脑屏障的速度较慢,因此,脑脊液中的 H^+ 才是中枢感受器的最有效刺激。

4. 缺 O_2 对呼吸的调节作用

缺 O_2 只能通过外周感受器对呼吸进行调节。缺氧对中枢的直接作用是抑制,因此临床上低 O_2 时,如吸入纯氧,可导致呼吸暂停。①只有当 PaO_2 <80mmHg 时,肺通气量才出现觉察到的增加,因此动脉血 PaO_2 对正常呼吸运动的调节作用不大。②只有在严重肺气肿、肺心病等情况下的低氧刺激才有重要意义。③外周感受器感受的是 PaO_2,并不是 O_2 含量,在贫血或 CO 中毒时,血 O_2 含量降低,但 PaO_2 正常,因此并不能加强呼吸。

注意:贫血、CO 中毒、亚硝酸盐中毒等主要是 Hb 含量降低或 Hb 构型改变,使血液携氧量减少,血氧含量降低,而对氧分压影响不明显。

【例 44】1994NO145X 动脉血中 CO_2 分压的增加

    A. 在适当的体育锻炼时出现   B. 通过外周化学感受器刺激呼吸

    C. 通过中枢化学感受器刺激呼吸   D. 引起血压的反射性下降

【例 45】1996NO14A 正常人吸入下列哪种混合气体时,肺通气量增加最明显?

    A. 21% O_2 和 79% N_2 B. 17% O_2 和 83% N_2 C. 2% CO_2 和 98% O_2

    D. 20% CO_2 和 80% O_2 E. 30% CO_2 和 70% O_2

【例 46】2016NO09A 下列关于 CO 影响血氧运输的叙述,错误的是

    A. CO 中毒时血 O_2 含量下降   B. CO 中毒时血 O_2 分压下降

    C. CO 妨碍 O_2 与 Hb 的结合   D. CO 妨碍 O_2 与 Hb 的解离

【例 47】2000NO11A 下列哪种情况下动脉血 CO_2 分压降低?

    A. 贫血   B. CO 中毒   C. 中等度运动

    D. 氰化物中毒   E. 过度通气后

    A. 延髓呼吸中枢   B. 中枢化学感受器   C. 两者均是   D. 两者均不是

【例 48】1997NO119C 低氧引起呼吸兴奋,主要是直接作用于

【例 49】1997NO120C 二氧化碳过多引起呼吸兴奋,主要是通过刺激

【例 50】2008NO10A 动脉血中 H^+ 浓度升高引起呼吸运动加强的感受器是

    A. 中枢化学敏感区   B. 包钦格复合体

    C. 颈动脉窦和主动脉弓   D. 颈动脉体和主动脉体

【例 51】2011NO9A 中枢化学感受器的生理性刺激是

    A. 动脉血液中的 CO_2 分压   B. 动脉血液中的 O_2 分压

    C. 功能血液中的 H^+ 浓度   D. 脑脊液和局部细胞外液的 H^+ 浓度

【例 52】2016NO10A 下列关于颈动脉体化学感受器的描述,错误的是

    A. 血供非常丰富,单位时间内血流量为全身之冠

    B. 其流入流出血液中的 PaO_2 差接近零,通常处于动脉血环境中

    C. PaO_2 降低、$PaCO_2$ 和 H^+ 浓度升高对其刺激有协同作用

    D. 感受器细胞上存在对 O_2、CO_2、H^+ 敏感的不同受体

【例 53】2018NO6A 下列关于 CO_2 刺激呼吸运动的描述,正确的是

    A. 中枢化学感受器的反应较快   B. 外周化学感受器较易发生适应

    C. 刺激中枢和外周化学感受器的效应等同   D. 一定水平的 $PaCO_2$ 对维持正常呼吸是必需的

▶ **常考点** 考试重点,应全面掌握。

参考答案——详细解答见《贺银成 2019 考研西医临床医学综合能力历年真题精析》

1. ABCDE	2. ABCDE	3. ABCDE	4. ABCDE	5. ABCDE	6. ABCDE	7. ABCDE
8. ABCDE	9. ABCDE	10. ABCDE	11. ABCDE	12. ABCDE	13. ABCDE	14. ABCDE
15. ABCDE	16. ABCDE	17. ABCDE	18. ABCDE	19. ABCDE	20. ABCDE	21. ABCDE
22. ABCDE	23. ABCDE	24. ABCDE	25. ABCDE	26. ABCDE	27. ABCDE	28. ABCDE
29. ABCDE	30. ABCDE	31. ABCDE	32. ABCDE	33. ABCDE	34. ABCDE	35. ABCDE
36. ABCDE	37. ABCDE	38. ABCDE	39. ABCDE	40. ABCDE	41. ABCDE	42. ABCDE
43. ABCDE	44. ABCDE	45. ABCDE	46. ABCDE	47. ABCDE	48. ABCDE	49. ABCDE
50. ABCDE	51. ABCDE	52. ABCDE	53. ABCDE			

第6章 消化和吸收

▶**考纲要求**

①消化道平滑肌的一般生理特性和电生理特性,消化道的神经支配和胃肠激素。②唾液的成分、作用和分泌调节,蠕动和食管下括约肌的概念。③胃液的性质、成分、作用及其分泌调节,胃和十二指肠黏膜的保护机制,胃运动和胃排空及其调节。④胰液和胆汁的性质、成分、作用及其分泌调节,小肠运动及其调节。⑤大肠液的分泌和大肠内细菌的活动,排便反射。⑥小肠内的物质吸收及其机制。

▶**复习要点**

一、消化生理概述

1. 消化道平滑肌的一般生理特性

消化道平滑肌具有肌组织的共同特性,如兴奋性、传导性和收缩性,但这些特性的表现均有其自身的特点。

(1)**兴奋性较低,收缩缓慢** 消化道平滑肌的兴奋性较骨骼肌低,收缩的潜伏期、收缩期和舒张期所占的时间均比骨骼肌长,而且变异较大。

(2)**具有自律性** 消化道平滑肌在离体后,置于适宜的人工环境内仍能自动进行节律性收缩和舒张,但其节律较慢,远不如心肌规则。

(3)**具有紧张性** 消化道平滑肌经常保持一种微弱的持续收缩状态,即具有一定的紧张性。消化道各部分(如胃、肠)之所以能保持一定的形状和位置,与平滑肌具有紧张性这一特性密切相关。平滑肌的紧张性还能使消化道内经常保持一定的基础压力,有助于消化液向食物中渗透。平滑肌的各种收缩活动都是在紧张性的基础上进行的。

(4)**富有伸展性** 作为中空容纳性器官来说,消化道平滑肌能适应接纳食物的需要进行很大的伸展,以增加其容积。良好的伸展性具有重要生理意义,能使消化道有可能容纳几倍于原初容积的食物,而消化道内压力却不明显升高。

(5)**对不同刺激的敏感性不同** 消化道平滑肌对电刺激不敏感,而对机械牵拉、温度和化学性刺激特别敏感。消化道平滑肌的这一特性与它所处的生理环境密切相关,消化道内食物对平滑肌的机械扩张、温度和化学性刺激可促进消化腺分泌及消化道运动,有助于食物的消化。

2. 消化道平滑肌电生理特性

消化道平滑肌的细胞电活动较骨骼肌复杂,其电位变化主要有静息电位、慢波电位和动作电位等三种形式。

(1)**静息电位** 消化道平滑肌的静息电位较小,通常为 $-50 \sim -60mV$,且不稳定,存在一定波动。静息电位主要因 K^+ 平衡电位而产生,但 Na^+、Cl^-、Ca^{2+} 和生电性钠泵等也都参与静息电位的形成,这可能是其绝对值略小于骨骼肌和神经细胞静息电位的原因。

(2)**慢波电位** 消化道平滑肌细胞在静息电位的基础上,自发地产生周期性的轻度去极化和复极化,由于其频率较慢,故称为慢波。因慢波频率对平滑肌的收缩节律起决定性作用,故又称基本电节律。

①不同部位的慢波频率不同,胃约 3 次/分,十二指肠约 12 次/分,回肠末端为 8~9 次/分。

②慢波波幅为 $10 \sim 15mV$(7 版生理学为 $5 \sim 15mV$),持续时间由数秒至十几秒。

③慢波起源于消化道环形肌和纵行肌之间的 Cajal 间质细胞(ICC)。Cajal 细胞既不属于神经细胞,也不属于平滑肌细胞,而是一种兼有成纤维细胞和平滑肌细胞特性的间质细胞。这些细胞具有较长的突起并相互连接,也连接平滑肌细胞,在连接处形成缝隙连接。Cajal 细胞产生的电活动可以电紧张的形式

传给纵行肌和环形肌细胞,它能启动节律性电活动,是胃肠活动的起搏细胞。

④去除胃肠平滑肌的支配神经后慢波依然出现,说明慢波的产生不依赖外来神经的支配,但慢波的幅度和频率可接受自主神经的调节。

⑤过去认为,慢波本身并不能直接引起平滑肌收缩,但能使平滑肌的静息电位减小,一旦去极化达阈电位,使肌细胞膜中的电压门控钙通道大量开放,便产生动作电位和肌细胞收缩。现已证实,平滑肌细胞存在机械阈和电阈两个临界膜电位值。当慢波去极化达到或超过机械阈,细胞内 Ca^{2+} 浓度增加,足以激活肌细胞收缩(收缩幅度与慢波幅度正相关),而不一定通过动作电位而引发。当去极化达到或超过电阈时,则可引发动作电位使更多的 Ca^{2+} 进入细胞内,使收缩进一步增强,慢波上出现的动作电位数目越多,肌细胞收缩就越强。

⑥慢波的离子机制可能与细胞膜中生电性钠泵的波动性活动有关。当钠泵暂时受抑制时,膜发生去极化;当钠泵活动恢复时,膜电位回到原来静息水平。用哇巴因抑制钠泵活动后,平滑肌的慢波随之消失。

(3)动作电位 当慢波自动去极化达阈电位水平(约 −40mV)时,可产生动作电位。动作电位时程较短,约 10 ~ 20ms,故又称为快波。消化道平滑肌动作电位与骨骼肌细胞动作电位的区别在于:

①锋电位上升较慢,持续时间较长。

②去极化(动作电位上升支)主要依赖 Ca^{2+} 内流,因为平滑肌细胞的动作电位不受钠通道阻断剂的影响,但可被钙通道阻断剂阻断。

③复极化(动作电位下降支)由 K^+ 外流所致,不同的是平滑肌细胞 K^+ 的外向电流与 Ca^{2+} 的内向电流在时间过程上几乎相同,因此锋电位的幅度较低,且大小不等。

消化道平滑肌细胞发生动作电位时,由于 Ca^{2+} 内流量远大于慢波去极化达机械阈时的 Ca^{2+} 内流量,所以在只有慢波而无动作电位时,平滑肌仅发生轻度收缩,而当发生动作电位时,收缩幅度明显增大,并随动作电位频率的增高而加大。每个慢波上所出现的动作电位的数目可作为收缩力大小的指标。

平滑肌慢波、动作电位和收缩三者之间是紧密联系的。收缩主要继动作电位之后产生,而动作电位则在慢波去极化的基础上发生。因此,慢波被认为是平滑肌收缩的起步电位,是平滑肌收缩节律的控制波,它决定消化道运动的方向、节律和速度。

【例1】2004NO9A 下列关于消化道平滑肌基本电节律的叙述,错误的是

    A. 是指节律性去极化波   B. 又称慢波电位

    C. 其产生不依赖于神经的存在   D. 节律不受神经和激素的影响

    E. 波幅在 10mV ~ 15mV 之间

【例2】2016NO11A 胃和小肠蠕动频率的决定性因素是

    A. 胃肠平滑肌慢波节律   B. 胃肠平滑肌动作电位频率

    C. 胃肠平滑肌本身节律活动   D. 胃肠肌间神经丛活动水平

【例3】2007NO131X 下列关于胃肠平滑肌动作电位的叙述,正确的有

    A. 在慢波基础上发生   B. 去极相由 Ca^{2+} 内流引起

    C. 复极相由 K^+ 外流引起   D. 幅度越高,肌肉收缩强度越大

3. 消化道的神经支配

消化道平滑肌的神经支配包括外来神经系统和内在神经系统。前者包括交感神经和副交感神经,后

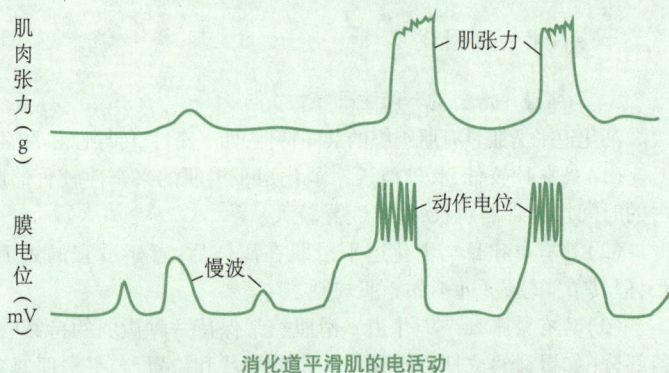

消化道平滑肌的电活动

者包括黏膜下神经丛、肌间神经丛。在整体情况下,外来神经对内在神经丛具有调节作用,但去除外来神经后,内在神经丛仍可在局部发挥调节作用,可独立地调节胃肠运动、分泌、血流量以及水、电解质的转运。

	分布	神经递质	作用
副交感神经	腺细胞、上皮细胞、平滑肌细胞	ACh、P 物质 VIP、脑啡肽	促进消化道运动,增加消化腺分泌 抑制消化道括约肌,胃的容受性舒张
交感神经	胃、小肠、大肠各部	去甲肾上腺素	抑制消化道运动,抑制腺体分泌
黏膜下神经丛	消化道黏膜下层	ACh、VIP	调节腺细胞和上皮细胞的功能
肌间神经丛	消化道纵行肌和环行肌之间	ACh、VIP NO、P 物质	支配平滑肌的活动

4. 胃肠激素

（1）**APUD 细胞**　消化道从胃到大肠的黏膜层内存在 40 多种内分泌细胞,这些细胞都具有摄取胺的前体,进行脱羧而产生肽类或活性胺的能力,通常将这类细胞统称为 APUD 细胞。神经系统、甲状腺、肾上腺髓质、腺垂体等组织都含有 APUD 细胞。

（2）**胃肠激素**　是指消化道黏膜中内分泌细胞合成和释放的多种激素,主要在消化道内发挥作用。消化道黏膜中内分泌细胞的总数远超过体内其他内分泌细胞的总和,故消化道是体内最大最复杂的内分泌器官。

（3）**内分泌细胞**　胃肠道的内分泌细胞有开放型和闭合型两类。

①开放型细胞　占大多数,呈锥形,顶端有微绒毛突起伸入胃肠腔内,直接感受胃肠腔内食物成分和 pH 刺激,触发细胞的分泌活动。

②闭合型细胞　较少见,主要分布于胃底、胃体的泌酸区和胰腺,这种细胞无微绒毛,不直接接触胃肠腔内环境,它们的分泌受神经和周围体液环境变化的调节。

注意:①消化道是体内最大最复杂的内分泌器官(8 版生理学 P190)。
　　　　②甲状腺是人体最大的内分泌腺(8 版生理学 P388)。

（4）**消化道主要内分泌细胞的种类、分布及分泌物**

胃肠激素	细胞名称	分布部位	胃肠激素	细胞名称	分布部位
胰高血糖素	α 细胞	胰岛	胰岛素	β 细胞	胰岛
生长抑素	δ 细胞	胰岛、胃、小肠、大肠	促胃液素	G 细胞	胃窦、十二指肠
缩胆囊素	I 细胞	小肠上部	抑胃肽	K 细胞	小肠上部
胃动素	Mo 细胞	小肠	神经降压素	N 细胞	回肠
胰多肽	PP 细胞	胰岛、胰腺外分泌部分、胃、小肠、大肠	促胰液素	S 细胞	小肠上部

（5）**胃肠激素的生理作用**　胃肠激素的生理作用极为广泛,但主要在于调节消化器官的功能。

①调节消化腺分泌和消化道运动　这是胃肠激素的主要作用。例如促胃液素能促进胃液分泌和胃运动,而促胰液素和抑胃肽则可抑制胃液分泌及胃的运动。

②调节其他激素的释放　血糖浓度升高时,抑胃肽可刺激胰岛素的释放,这对防止餐后血糖升高具有重要意义;此外,生长抑素、胰多肽、促胃液素释放肽、血管活性肠肽等对生长激素、胰岛素、促胃液素的释放也有调节作用。

③营养作用　有些胃肠激素可促进消化系统组织的生长,如促胃液素、缩胆囊素分别能促进胃黏膜上皮和胰腺外分泌部组织的生长。

（6）**五种重要胃肠激素的生理作用及引起释放的刺激物**

激素名称	主要生理作用	引起释放的刺激物
促胃液素	促进胃酸和胃蛋白酶分泌,使胃窦和幽门括约肌收缩,延缓胃排空,促进胃肠运动和胃肠上皮生长	蛋白质消化产物 迷走神经递质、扩张胃
缩胆囊素	刺激胰液分泌和胆囊收缩,增强小肠和大肠运动,抑制胃排空 增强幽门括约肌收缩,松弛壶腹括约肌,促进胰腺外分泌部的生长	蛋白质消化产物 脂肪酸
促胰液素	刺激胰液及胆汁中 HCO_3^- 的分泌,抑制胃酸分泌和胃肠运动 收缩幽门括约肌,抑制胃排空,促进胰腺外分泌部生长	盐酸、脂肪酸
抑胃肽	刺激胰岛素分泌,抑制胃酸和胃蛋白酶分泌,抑制胃排空	葡萄糖、脂肪酸、氨基酸
胃动素	在消化间期刺激胃和小肠的运动	迷走神经、盐酸、脂肪

    A. 胃液分泌　　　　　B. 胰液分泌　　　　　C. 二者均有　　　　　D. 二者均无

【例 4】2003NO111C 胆囊收缩素能刺激

【例 5】2003NO112C 盐酸能刺激

【例 6】1997NO141X 向十二指肠内注入大量 HCl 可引起

    A. 肠液分泌　　　　　B. 胃液分泌　　　　　C. 胰液与胆汁大量分泌　　D. 胃运动增强

【例 7】2006NO11A 下列选项中,不属于促胃液素生理作用的是

    A. 刺激胃酸分泌　　　　　B. 促进胃运动　　　　　C. 刺激胰酶分泌

    D. 促进唾液分泌　　　　　E. 促进胆汁分泌

二、口腔内的消化和吞咽

1. 唾液的分泌

（1）**唾液的成分**　唾液为无色无味近于中性的低渗液体。唾液的渗透压随分泌率的变化而有所不同。在最大分泌率时,渗透压可接近血浆,唾液中 Na^+、Cl^- 浓度较高,K^+ 浓度较低;而分泌率低时,则出现相反的现象;在分泌率很低的情况下,其渗透压仅为 $50mOsm/(kg \cdot H_2O)$。

分泌部位	三对唾液腺(腮腺、颌下腺、舌下腺)
分泌量	1 ~ 1.5L/d,pH6.6 ~ 7.1
水分	占 99%
有机物	黏蛋白(主要成分)、唾液淀粉酶、溶菌酶、免疫球蛋白、尿素、尿酸、氨基酸
无机物	Na^+、K^+、Cl^-、Ca^{2+}、SCN^-(硫氰酸盐)
气体	一定量的 O_2、N_2、NH_3、CO_2 等

（2）**唾液的生理作用**

①湿润和溶解食物,使之便于吞咽,有助于引起味觉。

②唾液淀粉酶可水解淀粉为麦芽糖,该酶最适 pH 为中性,随食物入胃后不久便失去作用。

③清除口腔内食物残渣,稀释与中和有毒物质,溶菌酶和免疫球蛋白具有杀菌和杀病毒作用。

④进入体内的重金属(铅、汞)、氰化物、狂犬病毒等可通过唾液排泄。

（3）**唾液分泌的调节**　在安静情况下,唾液约以 0.5ml/min 的速度分泌,量少稀薄,称为基础分泌,其主要功能是湿润口腔。进食时唾液分泌明显增加,完全属于神经调节(最依赖副交感神经)。神经系统对唾液分泌的调节包括条件反射和非条件反射。副交感神经兴奋可分泌量多而固体成分少的稀薄唾液。交感神经兴奋可分泌量少而固体成分多的黏稠唾液。

【例 8】2013NO13A 唾液淀粉酶发挥作用的最适 pH 值是

A. 2.2 ~ 3.0　　　　B. 4.0 ~ 5.0　　　　C. 6.0 ~ 7.0　　　　D. 8.0 ~ 9.0

【例9】2001NO17A、2000NO13A 下列消化系统的分泌物中,最依赖迷走神经的是

A. 唾液　　　　B. 盐酸　　　　C. 胃蛋白酶

D. 胰液　　　　E. 胆汁

【例10】2012NO13A 唾液中除含有唾液淀粉酶外,还有的酶是

A. 凝乳酶　　　　B. 寡糖酶　　　　C. 溶菌酶　　　　D. 肽酶

2. 蠕动

蠕动是空腔器官平滑肌普遍存在的一种运动形式,由平滑肌的顺序舒缩引起,形成一种向前推进的波形运动。食管蠕动时,食团前的食管出现舒张波,食团后的食管跟随有收缩波,从而挤压食团,使食团向食管下端移动。

3. 食管下括约肌的概念

(1) 定义　食管下端近胃贲门处,虽然在解剖上并不存在括约肌,但此处有一段长 3 ~ 5cm 的高压区,此处的压力比胃内压高 5 ~ 10mmHg。在正常情况下,这一高压区能阻止胃内容物逆流入食管,起类似括约肌的作用,故称为食管下括约肌(LES)。

(2) 调节　LES 的舒缩受迷走神经和体液因素的调节。

调节因素	生理机制	生理效应
迷走神经	释放乙酰胆碱(ACh)	可使食管下括约肌收缩
迷走神经	释放血管活性肠肽(VIP)、一氧化氮(NO)	可使食管下括约肌舒张
体液因素	食物入胃后释放促胃液素、胃动素	可使食管下括约肌收缩
体液因素	食物入胃后释放促胰液素、缩胆囊素、前列腺素 A_2	可使食管下括约肌舒张

【例11】1999NO15A 关于食管-胃括约肌的叙述,下列哪项是错误的?

A. 该部位平滑肌增厚　　　　B. 其内压比胃内高 0.67 ~ 1.33kPa(5 ~ 10mmHg)

C. 食物经过食管时可反射性舒张　　　　D. 胃泌素可刺激其收缩

E. 可防止胃内容物逆流入食管

三、胃内消化

1. 胃液的性质、成分和作用

(1) 胃的内、外分泌功能　胃对食物的化学性消化是通过胃黏膜中多种外分泌腺细胞分泌的胃液来实现的。另外,胃黏膜内还含有多种内分泌细胞,通过分泌胃肠激素来调节消化道和消化腺的活动。

	分泌腺或细胞	分布	功能
外分泌	贲门腺	胃和食管连接处	黏液细胞分泌稀薄的碱性黏液
	泌酸腺	胃底、胃体	壁细胞分泌盐酸和内因子 主细胞分泌胃蛋白酶原,黏液颈细胞分泌黏液
	幽门腺	幽门部	分泌碱性黏液
内分泌	G 细胞	胃窦部	分泌促胃液素和 ACTH 样物质
	δ 细胞	胃底、胃体和胃窦	分泌生长抑素
	肠嗜铬样细胞	胃泌酸区黏膜内	合成和释放组胺

(2) 胃液的性质、成分和作用

纯净胃液是一种无色的酸性液体,pH0.9 ~ 1.5,正常成年人每日分泌 1.5 ~ 2.5L。其主要成分有盐

酸、胃蛋白酶原、黏液和内因子,其余为水、HCO_3^-、Na^+、K^+等无机物。

	分泌细胞	功能
盐酸(胃酸)	壁细胞	①激活胃蛋白酶原;②促使食物蛋白质变性,有利于蛋白质水解 ③杀灭随食物进入胃内的细菌;④有助于小肠对铁钙的吸收 ⑤促进促胰液素、缩胆囊素的释放,促进胰液、胆汁和小肠液分泌
胃蛋白酶原	主细胞(为主) 黏液颈细胞、黏液细胞	胃蛋白酶原被盐酸激活成胃蛋白酶后,消化水解蛋白质 已被激活的胃蛋白酶可自我激活胃蛋白酶原(正反馈)
胃的黏液	胃黏膜表面的上皮细胞、泌酸腺、贲门腺和幽门腺的黏液细胞	①具有润滑作用,有利于食糜在胃内的往返运动;②保护胃黏膜免受坚硬食物的机械性损伤;③黏液呈中性或弱碱性,可降低胃的酸度,减弱胃蛋白酶的活性;④减慢胃腔中的H^+向胃壁扩散的速度
碳酸氢盐	胃黏膜非泌酸细胞	黏液-碳酸氢盐屏障能有效保护胃黏膜免受胃酸的直接侵蚀,防止胃蛋白酶对胃黏膜的消化作用
内因子	壁细胞	与$VitB_{12}$结合,促进回肠对其吸收。内因子缺乏→$VitB_{12}$缺乏→巨幼细胞贫血

【例12】1996NO11A 关于胃液分泌的描述,哪一项是错误的?

    A. 壁细胞分泌盐酸   B. 主细胞分泌胃蛋白酶

    C. 黏液细胞分泌糖蛋白   D. 幽门腺分泌黏液

    E. 内因子由壁细胞分泌

【例13】2016NO12A 在胃黏膜壁细胞完全缺乏时,病人不会出现的表现是

    A. 食物蛋白质消化不良   B. 维生素B_{12}吸收障碍

    C. 肠道内细菌加速生长   D. 胰腺分泌HCO_3^-减少

【例14】2009NO10A 行胃大部切除的患者易产生巨幼红细胞贫血的原因是

    A. 壁细胞数量减少,内因子分泌减少   B. 壁细胞数量减少,胃酸分泌减少

    C. 主细胞分泌减少,胃蛋白酶原分泌减少   D. 胃容积减小,储存食物量减少

2. 胃和十二指肠黏膜的细胞保护作用

(1)定义 人的上消化道经常会受到许多理化因素的刺激,包括高渗和低渗液体、温度从0℃到90℃的不同食物、pH值从1.5到11.5的各种食物和药物。另外,黏膜还暴露于有毒物质,如高浓度的酒精、阿司匹林和其他非类固醇类抗炎药等。但是,黏膜层并未经常受损以至糜烂、溃疡和出血。这是因为胃和十二指肠黏膜具有很强的细胞保护作用,即胃和十二指肠黏膜能合成和释放某些具有防止或减轻各种有害刺激对细胞损伤和致坏死的物质。

(2)直接细胞保护作用 ①胃和十二指肠黏膜和肌层中含有高浓度的前列腺素(PGE_2、PGI_2)和表皮生长因子,它们能抑制胃酸、胃蛋白酶原的分泌,刺激黏液和碳酸氢盐的分泌,使胃黏膜的微血管扩张,增加黏膜的血流量,有助于胃黏膜的修复和维持其完整性,因而能有效地抵抗强酸、强碱、酒精、胃蛋白酶等对消化道的损伤。②某些胃肠激素,如铃蟾素、神经降压素、生长抑素、降钙素基因相关肽等,也对胃黏膜具有明显的保护作用。通常将这种作用称为直接细胞保护作用。

(3)适应性细胞保护作用 胃内食物、胃酸、胃蛋白酶、倒流的胆汁等,可经常性地对胃黏膜构成弱刺激,使胃黏膜持续少量地释放前列腺素和生长抑素等,也能有效地减轻或防止强刺激对胃黏膜的损伤,这种情况称为适应性细胞保护作用。

(4)饮酒和药物 大量饮酒或大量服用非甾体抗炎药,不但可抑制黏液和HCO_3^-的分泌,破坏黏液-碳酸氢盐屏障,还能抑制胃黏膜合成前列腺素,降低细胞保护作用,从而损伤胃黏膜。硫糖铝能与胃黏膜黏蛋白络合,并具有抗酸作用,对胃黏液-碳酸氢盐屏障和胃黏膜屏障均有保护和加强作用,因而被用于治疗消化性溃疡。

（5）幽门螺杆菌　目前已公认,消化性溃疡的发病是由幽门螺杆菌所致。幽门螺杆菌能产生大量活性很高的尿素酶,将尿素分解为氨和 CO_2。氨能中和胃酸,从而使这种细菌能在酸度很高的胃内生存。尿素酶和氨的积聚还能损伤胃黏液层和黏膜细胞,破坏黏液-碳酸氢盐屏障和胃黏膜屏障,致使 H^+ 向黏膜逆向扩散,从而导致消化性溃疡的发生。

3. 消化期的胃液分泌

在消化间期(空腹时),胃液分泌很少,称消化间期胃液分泌。进食可刺激胃液大量分泌,称为消化期胃液分泌。根据消化道受食物刺激的部位,将消化期胃液分泌分为头期、胃期和肠期三个时相,实际上这三个时期几乎是同时开始,相互重叠的。

	头期胃液分泌	胃期胃液分泌	肠期胃液分泌
分泌量	占整个消化期的30%	占整个消化期的60%	占整个消化期的10%
胃液特点	酸度和胃蛋白酶原含量很高持续时间长,分泌量多	酸度和胃蛋白酶原含量很高	酸度低,胃蛋白酶原含量低
消化能力	很强	比头期弱	很弱
刺激因素	由进食动作引起	食物对胃底、胃体部和幽门部感受器的机械和化学性刺激	食糜对小肠黏膜的机械扩张和消化产物的化学性刺激
主要调节	神经调节	神经调节＋体液调节	体液调节
作用机制	条件反射性分泌非条件反射性分泌	经迷走-迷走反射引起胃液分泌扩张幽门→G 细胞→促胃液素肽、氨基酸→G 细胞→促胃液素	十二指肠黏膜释放促胃液素肠泌酸素刺激胃酸分泌

【例 15】2010NO11A 关于胃液分泌调节的叙述,正确的是
　　A. 头期分泌主要是体液调节　　　　　　B. 胃期分泌兼有神经和体液调节
　　C. 肠期分泌主要是神经调节　　　　　　D. 头期、胃期和肠期分泌都有自身调节

4. 胃液分泌的调节

（1）促进胃液分泌的主要因素　包括迷走神经、促胃液素、组胺、Ca^{2+}、低血糖、咖啡因、酒精等。

①迷走神经　迷走神经兴奋后,分泌不同的神经递质发挥不同的生理作用。

a. 神经末梢释放乙酰胆碱(ACh)直接作用于壁细胞 M_3 受体,促进胃酸分泌。

b. 神经末梢释放 ACh 作用于胃泌酸区黏膜内的肠嗜铬样(ECL)细胞,引起后者分泌组胺,组胺与壁细胞上的 H_2 受体结合促进胃酸分泌。

c. 神经末梢释放促胃液素释放肽(GRP,又称铃蟾素、蛙皮素),作用于幽门部 G 细胞,后者分泌促胃液素,刺激壁细胞分泌胃酸。

d. 神经末梢释放的 ACh 抑制胃和小肠黏膜中的 δ 细胞释放生长抑素,消除它对 G 细胞释放促胃液素的抑制作用,实质上起增强促胃液素的作用。

②组胺　具有极强的促胃酸分泌的作用。

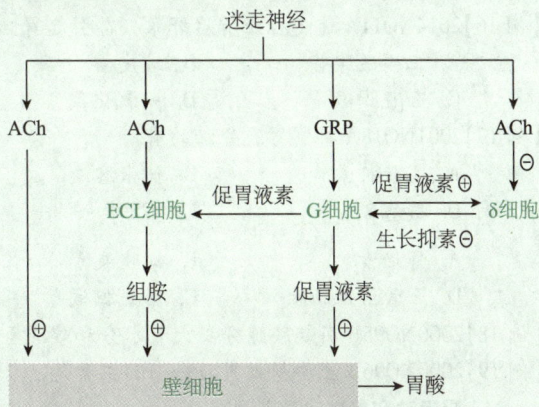

迷走神经兴奋刺激胃酸分泌示意图

由胃泌酸区黏膜的 ECL 细胞分泌,以旁分泌的方式作用于邻旁壁细胞的 H_2 受体,引起壁细胞分泌胃酸。

③促胃液素　促胃液素(胃泌素)由胃窦、十二指肠及空肠上段黏膜中的 G 细胞分泌,有多种形式,主要有大促胃液素(G-34)和小促胃液素(G-17)两种。胃窦部黏膜内主要是 G-17,十二指肠黏膜内 G-17

和 G-34 各占一半。G-17 刺激胃液分泌作用比 G-34 强 5~6 倍,且清除速度快。

促胃液素的生理作用有:a.迷走神经兴奋时释放 GRP,可刺激 G 细胞分泌促胃液素,后者可强烈刺激壁细胞分泌胃酸;b.刺激胃蛋白酶原的分泌;c.刺激 ECL 细胞分泌组胺,间接促进壁细胞分泌胃酸;d.促进消化道黏膜的生长和刺激胃、肠、胰的蛋白质合成,即营养作用;e.加强胃肠运动和胆囊收缩,促进胰液、胆汁的分泌。

(2)抑制胃液分泌的主要因素 包括盐酸、脂肪、高张溶液等。

①胃酸 消化期在食物入胃后可刺激胃酸分泌,当胃酸分泌过多时,可负反馈抑制胃酸分泌。一般说来,当胃窦部 pH≤1.2~1.5 或十二指肠内 pH≤2.5 时,可抑制胃酸分泌。其可能机制有:胃酸直接抑制胃窦黏膜 G 细胞释放促胃液素;胃酸刺激胃窦部 δ 细胞释放生长抑素,间接抑制 G 细胞释放促胃液素和胃酸分泌;胃酸刺激十二指肠黏膜释放促胰液素和球抑胃素,而抑制胃酸分泌。

②脂肪 脂肪及其消化产物进入小肠后,可刺激小肠黏膜分泌多种胃肠激素,如促胰液素、缩胆囊素、抑胃肽、神经降压素、胰高血糖素等,这些可抑制胃酸分泌和胃肠运动的激素,统称为肠抑胃素。

③高张溶液 消化期当食糜进入十二指肠后,可使肠腔内出现高张溶液。高张溶液可刺激小肠内的渗透压感受器,通过肠-胃反射来抑制胃酸分泌。

(3)影响胃液分泌的其他因素

影响因素	生理功能
缩胆囊素	CCK 由小肠黏膜 I 细胞分泌,可与不同的受体结合而对胃酸分泌产生完全不同的效应
VIP	血管活性肠肽(VIP)既可刺激胃酸分泌,又可抑制胃酸分泌 可抑制食物、组胺和促胃液素等刺激胃酸分泌;也可刺激壁细胞促进胃酸分泌
铃蟾素	可作用于幽门部 G 细胞,后者分泌促胃液素,刺激壁细胞分泌胃酸
生长抑素	抑制胃酸分泌:抑制胃窦 G 细胞释放促胃液素;抑制 ECL 细胞释放组胺;直接抑制壁细胞分泌
Valosin	对基础胃酸分泌有刺激作用,这一作用不依赖于促胃液素的分泌
EGF	表皮生长因子(EGF)可抑制胃酸分泌,有利于胃黏膜的修复
抑胃肽	可抑制组胺和胰岛素性低血糖引起的胃酸分泌,其作用是由生长抑素介导的

注意:①刺激组胺分泌的因素——促胃液素、乙酰胆碱。②抑制组胺分泌的因素——生长抑素。

【例 16】2014NO11A 迷走神经节后纤维兴奋引起胃幽门部胃泌素分泌的神经递质是
    A. 三磷酸腺苷　　　　B. 蛙皮素
    C. 乙酰胆碱　　　　　D. 一氧化氮

【例 17】2001NO18A 抑制胃液分泌的有
    A. 生长抑素　　　　B. 低张溶液　　　　C. 高 pH
    D. 氨基酸　　　　　E. ACh

    A. 胃泌素　　　　　B. 促胰液素　　　　C. 胆囊收缩素
    D. 血管活性肠肽　　E. 乙酰胆碱

【例 18】2000NO95B 引起胰腺分泌大量水分和碳酸氢盐的是

【例 19】2000NO96B 主要刺激胃酸分泌的激素是

5. 胃运动和胃排空及其调节

根据胃壁肌层结构和功能的特点,可将胃分为头区和尾区两部分。头区包括胃底和胃体的上 1/3,它的运动较弱,主要功能是储存食物。尾区为胃体的下 2/3 和胃窦,它的运动较强,主要功能是磨碎食物,使之与胃液充分混合,形成食糜,并将食糜逐渐排入十二指肠。

(1)胃的运动形式 包括容受性舒张、紧张性收缩和蠕动,其中容受性舒张是胃特有的运动形式。

	容受性舒张	紧张性收缩	蠕动
定义	是指进食时食物刺激口腔、咽、食管等处的感受器,可反射性引起胃底和胃体的舒张	是指胃壁平滑肌经常处于一定程度的缓慢持续收缩状态	是指由胃平滑肌顺序舒缩引起的一种向前推进的波形运动
运动部位	胃头区(胃底和胃体上1/3)	全胃	胃尾区(胃体下2/3和胃窦)
开始部位	胃头区	胃头区	胃中部
收缩性	胃壁薄,很少发生收缩	是消化道平滑肌共有的运动形式	节律性蠕动,每分钟3次,每个蠕动波约1min到达幽门
方向性	因无收缩,故无方向性	—	开始于胃中部,向幽门推进
生理功能	能使胃容量大大增加,以接纳大量食物入胃,而胃内压却无显著升高;防止食糜过早排入小肠,有利于食物在胃内充分消化	使胃保持一定的形状和位置,防止胃下垂;使胃内保持一定压力,以利于胃液渗入食团中,促进化学性消化;它是其他运动形式的基础	使食糜和胃液充分混合,以利于胃液发挥化学性消化作用,有利于块状食物进一步被磨碎和粉碎,并将食糜由胃排入十二指肠

(2)胃的容受性舒张

①主要刺激物 食物对咽、食管等处感受器的刺激,反射性引起胃头区肌肉的舒张。

②反射机制 其传出、传入神经都是迷走神经,故称迷走-迷走反射。在这个反射过程中,迷走传出纤维是抑制性的,其末梢释放的递质不是乙酰胆碱,而是血管活性肠肽(VIP)或一氧化氮(NO)。

【例20】2000NO12A 胃容受性舒张的主要刺激物是

    A. 胃中的食物   B. 小肠中的食物   C. 咽部和食道中的食物
    D. 胆囊收缩素   E. 促胰液素

【例21】2015NO11A 进食引起胃容受性舒张的支配神经是

    A. 交感神经肾上腺素能纤维   B. 迷走神经胆碱能纤维
    C. 迷走神经肽能纤维   D. 交感神经胆碱能纤维

(3)胃的排空及其影响因素

①胃排空 食物由胃排入十二指肠的过程称为胃排空。食物入胃后5min就开始胃排空,排空速度与食物的物理性状和化学组成有关。液体食物较固体食物排空快,小颗粒食物比大块食物快,等渗液体较非等渗液体快。三类营养物质中,糖类排空最快,蛋白质次之,脂肪最慢。混合食物由胃完全排空需4~6小时。

②胃排空的控制 胃排空的直接动力是胃和十二指肠内的压力差,原动力是胃平滑肌的收缩。当胃运动加强使胃内压大于十二指肠内压时,便发生一次胃排空。在食糜进入十二指肠后,受十二指肠内因素的抑制,胃运动减弱而使胃排空暂停。如此反复,直至食糜全部排入十二指肠。可见,胃排空是间断进行的。

	胃内促进胃排空的因素	十二指肠内抑制胃排空的因素
影响因素	①食糜对胃的扩张刺激通过迷走-迷走反射、壁内神经丛反射加强胃的运动,促进胃排空 ②食糜对胃的扩张刺激和化学刺激(主要是蛋白质消化产物)引起促胃液素释放,它既可促进胃的运动,也能增强幽门括约肌收缩,其总效应是延缓胃排空	①食糜中的酸、脂肪、高渗溶液和对肠壁的机械性扩张,刺激十二指肠的多种感受器,通过肠-胃反射抑制胃的运动,减慢胃排空 ②食糜中的酸、脂肪可刺激小肠黏膜释放促胰液素、抑胃肽等抑制胃的运动,延缓胃排空
反射方式	迷走-迷走反射,壁内神经丛反射	肠-胃反射
生理作用	加强胃的运动,促进胃排空	抑制胃的运动,延缓胃排空

【例22】2018NO7A 促胃液素延缓胃排空的原因是

    A. 抑制迷走-迷走反射   B. 抑制壁内神经丛反射

    C. 增强幽门括约肌收缩   D. 增强肠-胃反射

【例23】2009NO152X 促进胃内容物向十二指肠排空的因素有

    A. 迷走-迷走反射   B. 壁内神经丛反射   C. 肠-胃反射   D. 促胰液素

【例24】2011NO10A 下列选项中,能促进胃排空的神经或体液因素是

    A. 迷走-迷走反射   B. 肠-胃反射   C. 胃酸   D. 促胰液素

（4）**消化间期胃的运动**   胃在空腹状态下,除存在紧张性收缩外,也出现以间歇性强力收缩伴有较长时间的静息期为特点的周期性运动,称为消化间期移行性复合运动(MMC)。MMC 始于胃体上部,并向肠道方向传播。MMC 的每一周期约为 90~120 分钟,分为四个时相。

时相	波形特点	持续时间
Ⅰ相	只能记录到慢波电位,不出现胃肠收缩,为静息期	45~60min
Ⅱ相	出现不规律的锋电位,并开始出现不规则的胃肠蠕动	30~45min
Ⅲ相	每个慢波电位上均出现成簇的锋电位,并有规则的高幅胃肠收缩	5~10min
Ⅳ相	是向下一周期Ⅰ相的短暂过渡期	5min

MMC 的生理作用:消化间期的 MMC 可使胃肠保持断续的运动,特别是Ⅲ相的强力收缩可起到"清道夫"的作用,能将胃肠内容物,包括上次进食后的食物残渣、脱落的细胞碎片、细菌、空腹时吞下的唾液、胃黏液等清扫干净。若消化间期的这种 MMC 减弱,可引起功能性消化不良、肠道细菌过度繁殖等病症。

四、小肠内消化

1. 胰液的分泌和调节

胰腺是兼有外分泌和内分泌功能的腺体。胰腺的内分泌功能主要与糖代谢调节有关。胰腺的外分泌物为胰液,是由胰腺的腺泡细胞和小导管管壁细胞分泌的,具有很强的消化能力。

（1）胰液的性质和成分

外分泌	①腺泡细胞——主要分泌胰酶;②小导管细胞——主要分泌 HCO_3^- 和水分
分泌量	1~2L/d,pH7.8~8.4
主要成分	①无色无臭的碱性液体,渗透压与血浆相等 ②主要阳离子——Na^+、K^+、Ca^{2+}(胰液浓度与血浆浓度相近,比较恒定) ③主要阴离子——HCO_3^- 和 Cl^-(浓度随分泌速率而定) ④有机物——主要是蛋白质,随分泌速度不同而异,由多种腺泡细胞分泌的消化酶组成
生理作用	①有很强的消化能力 ②HCO_3^- 中和进入十二指肠的胃酸,使肠黏膜免受强酸的侵蚀 ③HCO_3^- 造成的弱碱环境可为小肠内多种消化酶提供最适宜的 pH 环境(pH7~8)

胰液中的有机物主要是蛋白质,含量从 0.1%~10% 不等,随分泌速度的不同而有所不同。胰液中的蛋白质主要是多种消化酶,由胰腺腺泡细胞分泌。

	分泌形式	主要功能	备注
胰淀粉酶	活性	是一种 α-淀粉酶,可将淀粉水解为糊精、麦芽糖	最适 pH6.7~7.0
胰脂肪酶	活性	可分解三酰甘油为脂肪酸、一酰甘油和甘油 其脂肪消化作用需辅脂酶的帮助	最适 pH7.5~8.5
胰蛋白酶	酶原	活化后能分解蛋白质为多肽和氨基酸	酶原被肠激酶激活

糜蛋白酶	酶原	活化后能分解蛋白质为多肽和氨基酸	酶原被胰蛋白酶激活
羧基肽酶	酶原	作用于多肽末端的肽链,释出具有自由羧基的氨基酸	酶原被糜蛋白酶激活
RNA 酶	酶原	将核酸水解为单核苷酸	酶原被糜蛋白酶激活
DNA 酶	酶原	将脱氧核糖核酸水解为单核苷酸	酶原被糜蛋白酶激活

辅脂酶是胰脂肪酶的辅因子,即胰脂肪酶只有在辅脂酶存在的条件下才能发挥作用。由于胆盐具有去垢剂特性,可将附着于胆盐微胶粒(即乳化的脂滴)表面的蛋白质清除下去,而辅脂酶对胆盐微胶粒却有较高的亲和力,当胰脂肪酶、辅脂酶、胆盐形成三元络合物时,便可防止胆盐将脂肪酶从脂滴表面清除下去。因此,辅脂酶的作用可比喻为附着在脂滴表面的"锚"。

此外,胰液中还有少量胆固醇酯水解酶、磷脂酶 A_2,可分别水解胆固醇酯和磷脂等。

蛋白水解酶包括胰蛋白酶、糜蛋白酶、羧基肽酶,其中胰蛋白酶的含量最多。无活性的胰蛋白酶原在肠激酶作用下激活为有活性的胰蛋白酶,经正反馈再激活胰蛋白酶原。

7 版生理学 P182 认为糜蛋白酶原、羧基肽酶原、RNA 酶原、DNA 酶原均被胰蛋白酶激活,8 版生理学认为羧基肽酶原、RNA 酶原、DNA 酶原均被糜蛋白酶激活。

(2)胰液的作用　胰液含有消化三种主要营养物质的消化酶,是所有消化液中消化力最强、消化功能最全面的一种消化液。当胰液分泌障碍时,即使其他消化腺的分泌都很正常,食物中的脂肪和蛋白质仍然不能完全被消化和吸收,常可引起脂肪泻;同时,也可使脂溶性维生素 A、D、E、K 等吸收受到影响,但对糖的消化和吸收影响不大。

【例 25】1996NO10A 下列关于正常人胰液的叙述,哪一项是错误的?

　　A. 胰液的 pH 约为 8　　　B. 胰液的碳酸氢钠含量高　C. 每天分泌量超过 1000 毫升

　　D. 胰液中含有羧基肽酶　E. 胰液的分泌以神经调节为主

【例 26】2015NO12A 在胰脂肪酶消化脂肪的过程中,辅脂酶起的作用是

　　A. 提高胰脂肪酶对脂肪的酶解速率　　　　　　B. 防止胰脂肪酶从脂滴表面被清除

　　C. 促进胰腺细胞分泌大量胰脂肪酶　　　　　　D. 将胰脂肪酶原转变为胰脂肪酶

【例 27】2008NO12A 当胰液缺乏而其他消化液分泌正常时,可引起

　　A. 血糖降低　　　　　B. 脂肪泻　　　　　C. 胰腺炎　　　　　D. 恶性贫血

【例 28】2002NO11A、1991NO6A 能使胰蛋白酶原转变为胰蛋白酶最重要的物质是

　　A. 胃酸　　　　　B. 胰蛋白酶　　　　　C. 糜蛋白酶

　　D. 肠致活酶　　　E. 组织液

【例 29】2008NO11A 能促使胃蛋白酶原转变为胃蛋白酶的物质是

　　A. 盐酸　　　　　B. 前列腺素 E_2　　　　　C. 丙谷胺　　　　　D. 内因子

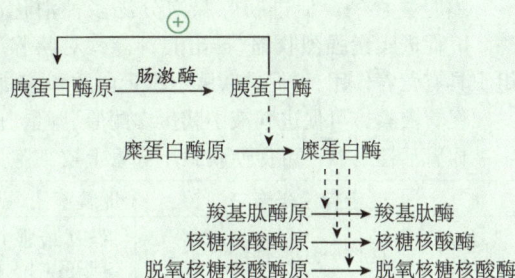

注意:①能使胃蛋白酶原转变为胃蛋白酶的重要物质为胃酸(HCl)。
　　　②能使胰蛋白酶原转变为胰蛋白酶最重要的物质是肠激酶(原称"肠致活酶")。

(3)胰液分泌的调节　在非消化期,胰液几乎不分泌。进食后,胰液便开始分泌。所以,食物是刺激胰液分泌的自然因素。进食时胰液分泌受神经和体液因素的双重控制,但以体液调节为主。

①神经调节　食物的性状、气味及食物对口腔、食管、胃和小肠的刺激都可通过神经反射(包括条件反射和非条件反射)引起胰液分泌。反射的传出神经是迷走神经。迷走神经通过其末梢释放乙酰胆碱直接作用于胰腺,也可通过引起促胃液素的释放间接引起胰腺分泌。内脏大神经属于交感神经,对胰液分泌的

银成教育 027-8226 6012　www.yixueks.com　　国家开放大学出版社　OPEN UNIVERSITY OF CHINA PRESS

影响不明显。

②**体液调节**　调节胰液分泌的体液因素主要有促胰液素和缩胆囊素。

促胰液素　a.可促进胰腺分泌"量多酶少"的胰液,胰液中的碳酸氢盐可迅速中和酸性食糜,同时使进入十二指肠的胃消化酶失活,使肠黏膜免受损伤。b.大量的碳酸氢盐可为胰腺分泌的消化酶提供合适的 pH 环境。c.可促进肝胆汁分泌。d.可抑制胃酸分泌和促胃液素释放。

缩胆囊素　a.促进胰腺腺泡分泌多种消化酶。b.促进胆囊强烈收缩,排出胆汁。c.对胰腺组织具有营养作用,可促进胰腺组织蛋白质和核糖核酸的合成。

促胃液素　可促进胰液中胰蛋白酶原、糜蛋白酶原和淀粉酶的分泌。

血管活性肠肽　可促使胰腺小导管上皮细胞分泌水和碳酸氢盐。

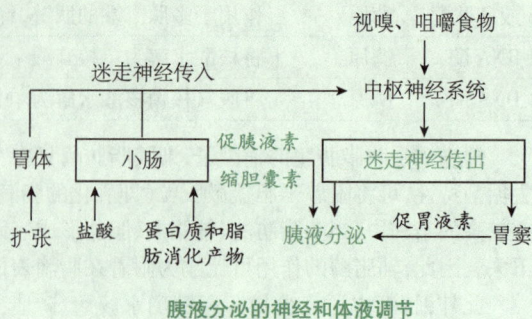

胰液分泌的神经和体液调节

	迷走神经兴奋	促胰液素(胰泌素)	缩胆囊素(CCK、促胰酶素)
刺激物	食物→迷走神经兴奋	胃酸(最强)>蛋白质分解产物>脂肪钠>糖类(几乎无作用)	蛋白质分解产物>脂肪酸>胃酸>脂肪>糖类(无作用)
作用部位	胰腺腺泡细胞	胰腺小导管上皮细胞	胰腺腺泡细胞
胰液特点	量少酶多	量多酶少	量少酶多

注意:①此处"量"指水分和碳酸氢盐的含量;"酶"指各种胰酶的含量。
②迷走神经、CCK 作用部位是腺泡细胞,主要分泌胰酶,故胰液特点为量少酶多。
③促胰液素作用部位是导管细胞,主要分泌水分和碳酸氢盐,故胰液特点为量多酶少。
④可采用形象记忆法记忆:"缩胆囊素"含"胆囊",胆囊的形状似"灯泡",因此作用部位为"腺泡"。"促胰液素"中的"液"或"胰泌素"中的"泌"都含"三点水",因此分泌的胰液含"水"多,而水又是流经"导管"的,因此作用部位就是"导管"细胞。

【例30】2010NO12A 下列关于促胰液素生理作用的叙述,错误的是
　　A. 促进胰腺细胞分泌胰酶　　　　　　　　B. 促进胰腺小导管分泌水和 HCO_3^-
　　C. 促进肝胆汁分泌　　　　　　　　　　　D. 抑制胃液分泌

【例31】2016NO13A 促进胰腺分泌消化酶最主要的胃肠激素是
　　A. 胃泌素　　　　　B. 胰多肽　　　　　C. 促胰液素　　　　　D. 缩胆囊素
　　A. 血管活性肠肽　　B. 去甲肾上腺素　　C. 胆囊收缩素
　　D. 促胃液素　　　　E. 促胰液素

【例32】2006NO109B 主要促使胰腺小导管细胞分泌大量 H_2O 和 HCO_3^- 的是

【例33】2006NO110B 主要促使胰腺腺泡分泌消化酶的是

2. 胆汁的分泌和调节

肝细胞能持续分泌胆汁。在非消化期,肝脏分泌的胆汁主要储存于胆囊内。进食后,食物及消化液可刺激胆囊收缩,将储存于胆囊内的胆汁排入十二指肠。直接从肝细胞分泌的胆汁,称为肝胆汁。储存在胆囊内并由胆囊排出的胆汁,称为胆囊胆汁。

(1)胆汁的性质　胆汁是由肝细胞分泌的一种有色、味苦、较稠的液体。成人每天分泌胆汁 800 ~ 1000ml。肝胆汁呈金黄色,透明清亮,呈弱碱性(pH7.4)。胆囊胆汁因被浓缩而颜色加深,为深棕色,因 HCO_3^- 在胆囊中被吸收而呈弱酸性(pH6.8)。

(2)胆汁的成分　包括水分(占97%)、无机物(K⁺、Na⁺、Ca²⁺、HCO₃⁻)、有机物(**胆盐**、胆色素、胆固醇、卵磷脂)。胆汁是唯一不含消化酶的消化液。**胆盐**是胆汁中<u>最重要</u>的成分,主要作用是促进脂肪的消化和吸收。**胆色素**是血红素的分解产物,是决定胆汁颜色的主要成分。**胆固醇**是肝脏脂肪代谢的产物。

> **注意:**①8版生理学P206:胆汁不含消化酶。
> ②7版生化P420:胆汁含有多种消化酶,如脂肪酶、磷脂酶、淀粉酶、磷酸酶等。8版生化未讲述。
> ③8版生理学P206:胆汁是由肝细胞分泌的,每天分泌800～1000ml。
> ④8版外科学:胆汁是由肝细胞和胆管细胞分泌的,每天分泌800～1200ml。

①微胶粒　胆盐和卵磷脂都是双嗜性分子,当其在水溶液中达到一定浓度时,便可聚合形成疏水面朝向内部、亲水面朝向外表的微胶粒。胆固醇可溶入微胶粒中。

②胆固醇结石的形成机制　卵磷脂是胆固醇的有效溶剂,胆固醇的溶解量取决于胆汁中两者的适当比例。当胆固醇含量过多,或卵磷脂过少时,胆固醇便从胆汁中析出,而形成胆固醇结石。

③胆红素结石的形成机制　在正常情况下,胆汁中绝大部分胆红素以易溶于水的结合胆红素(双葡糖醛酸胆红素)形式存在,仅1%以不溶于水的游离胆红素形式存在,后者可与Ca²⁺结合形成胆红素钙而发生沉淀。若游离胆红素增多,便可形成胆红素结石。

(3)胆汁的生理功能　胆汁的主要作用是促进脂肪的消化和吸收。

①促进脂肪的消化　胆汁中的胆盐、卵磷脂、胆固醇均可作为乳化剂,降低脂肪的表面张力,使脂肪乳化成微滴分散在水性的肠液中,因而可增加胰脂肪酶的作用面积,促进脂肪的分解消化。

②促进脂肪和脂溶性维生素的吸收　肠腔中的脂肪分解产物,如脂肪酸、一酰甘油均可掺入微胶粒中,形成水溶性的混合微胶粒。混合微胶粒很容易穿过静水层达到肠黏膜表面,从而促进脂肪分解产物的吸收。胆汁的这一作用,也有助于脂溶性维生素A、D、E、K的吸收。

③中和胃酸　肝胆汁呈弱碱性(pH7.4),排入十二指肠后,可中和一部分胃酸。

④促进胆汁自身分泌　通过肠肝循环重吸收的**胆盐**,可直接刺激肝细胞合成和分泌胆汁。

⑤微胶粒中的**胆盐**(更主要的是卵磷脂)是胆固醇的有效溶剂,可防止胆固醇析出而形成结石。

> **注意:**①微胶粒是由胆盐及卵磷脂形成的,胆固醇溶解其中。
> ②混合微胶粒是由胆盐、卵磷脂及脂肪分解代谢产物(脂肪酸、一酰甘油)形成的。
> ③胆汁最重要的成分是胆盐,有利胆作用的主要成分是胆盐,促进脂肪消化吸收最重要的成分是胆盐。
> ④促进胆汁分泌最主要的刺激物是经肠肝循环回吸收的胆盐。

(4)胆盐的肠肝循环　肝脏分泌的胆汁,经胆总管进入十二指肠,随胆汁排到小肠的胆盐,约95%在回肠末端被吸收入血,经门静脉回收入肝,称肠肝循环。由于有肠肝循环,因此每循环一次,仅损失5%左右的胆盐。回吸收的**胆盐**可刺激肝胆汁分泌,但对胆囊运动无明显影响。

(5)胆汁分泌与排出的调节

食物是引起胆汁分泌和排出的自然刺激物,其刺激作用由强至弱排序为:高蛋白食物＞高脂肪和混合食物＞糖类食物。胆汁的分泌和排出受神经和体液因素的调节,但以体液调节为主。

①神经调节　进食动作、食物对胃小肠黏膜的刺激均可通过迷走神经反射引起肝胆汁分泌及胆囊收缩。

②体液调节　有多种体液因素参与调节胆汁的分泌和排出。

促胃液素	可通过血液循环作用于肝细胞引起胆汁分泌 也可先引起盐酸分泌,然后由盐酸作用于十二指肠黏膜,使之释放促胰液素进而促进胆汁分泌
促胰液素	主要促进胰液分泌,但也可刺激肝胆汁分泌,主要促进胆管上皮分泌大量的水和HCO₃⁻
缩胆囊素	可引起胆囊强烈收缩和Oddi括约肌舒张,促进胆汁排出;也有较弱的促胆汁分泌作用
胆盐	通过肠肝循环回吸收的**胆盐**是促进胆汁分泌的<u>最主要刺激物</u>(7版生理学观点,8版已删除)

【例34】2009NO11A 胆汁中与消化有关的主要成分是

    A. 消化酶   B. 胆盐   C. 卵磷脂   D. 胆固醇

【例35】1997NO142X 下列关于胆汁的描述,哪些是正确的?

    A. 胆盐是血红蛋白的代谢产物

    B. 肠对胆盐的重吸收导致胆汁进一步分泌

    C. 脂肪的消化吸收需要一定浓度的胆盐

    D. NaCl 自胆囊的主动转移出去是胆汁在胆囊内借以浓缩的机制

【例36】2014NO12A 胆汁在小肠内促进脂肪消化与吸收的主要作用机制是

    A. 碳酸氢盐对胃酸的中和作用   B. 所含脂肪酶的脂肪分解作用

    C. 直接刺激肠上皮细胞吸收作用   D. 胆盐对脂肪的乳化作用

【例37】2011NO152X 胆汁在消化和吸收营养物质中的作用有

    A. 酶解蛋白质   B. 乳化脂肪

    C. 运载脂肪分解产物   D. 促进脂溶性维生素的吸收

【例38】2007NO12A 胆汁中有利胆作用的成分是

    A. 胆色素   B. 胆固醇   C. 卵磷脂   D. 胆盐

3. 小肠运动及其调节

(1)小肠的运动形式

	紧张性收缩	分节运动	蠕动	蠕动冲
运动时期	消化间期 + 消化期	消化期	消化期	肠道病变时
发生部位	整个小肠平滑肌	被食糜充盈的小肠段	任何部位的小肠	梗阻或发生感染的小肠
运动特点	是小肠其他运动形式的基础,即使空腹时也存在,进食后显著增强	小肠分节段进行交替性收缩和舒张	蠕动慢(0.5~2cm/s)传播近(数厘米)食糜移动慢(1cm/min)	强烈快速蠕动,数分钟内将食糜从小肠始段一直推送到末端或直达大肠
主要功能	使小肠保持一定的形状、位置、紧张度和腔内压,有利于吸收的进行	混合食糜和消化液有利于消化和吸收并不明显地推进食糜	缓慢推进肠内容物	快速推进肠内容物(2~25cm/s)

(2)分节运动 分节运动是一种以肠壁环行肌为主的节律性收缩和舒张交替进行的运动。这种形式的运动表现为食糜所在肠道的环行肌以一定间隔交替收缩,把食糜分割成许多节段;随后,原收缩处舒张,原舒张处收缩,使原来节段的食糜分成两半,邻近的两半合在一起,形成新的节段。如此反复,使得食糜不断分开又不断混合。空腹时分节运动几乎不存在,食糜进入小肠后逐步加强。小肠各段分节运动的频率是不同的,上部频率较高,下部较低。在十二指肠约 11 次/分钟,回肠末端约 8 次/分钟。

分节运动的生理意义:①使食糜与消化液充分混合,有利于化学性消化;②增加食糜与小肠黏膜的接触,并不断挤压肠壁以促进血液和淋巴回流,有助于吸收;③分节运动本身对食糜的推进作用很小,但分节运动存在由上至下的频率梯度,这种梯度对食糜有一定的推进作用。

(3)小肠在消化间期的运动 小肠在非消化期也存在与胃相同的周期性移行性复合运动(MMC),它是胃 MMC 向下游传播而形成的,其意义与胃 MMC 相似。

(4)小肠运动的调节 小肠运动主要受肌间神经丛的调节。

①神经调节 副交感神经兴奋时肠壁紧张性增高,肠蠕动加强。交感神经的作用与此相反。

②体液调节 促胃液素、P 物质、脑啡肽、5-羟色胺等可促进小肠的运动。促胰液素、生长抑素、肾上腺素等可抑制小肠运动。

【例39】2005NO130X 下列关于小肠分节运动的叙述,正确的是

　　A. 以纵行肌为主的运动　　　　　　　　　　B. 小肠上部频率较下部低

　　C. 有利于营养成分的吸收　　　　　　　　　D. 有利于肠壁内血液和淋巴回流

【例 40】2008NO13A 当小肠被食糜充盈时,小肠反复进行分节运动,其主要作用是

　　A. 充分混合食糜和消化液　　　　　　　　　B. 将食糜不断向前推进

　　C. 刺激胃肠激素的释放　　　　　　　　　　D. 促进消化液继续分泌

【例 41】2013NO12A 胃和小肠都具有的运动形式是

　　A. 紧张性收缩　　　　　B. 容受性舒张　　　　　C. 分节运动　　　　　D. 袋状往返运动

【例 42】2017NO137X 小肠的运动形式有

　　A. 紧张性收缩　　　　　B. 分节运动　　　　　　C. 集团蠕动　　　　　D. 逆蠕动

五、大肠的功能

1. 大肠液的分泌

分泌部位	大肠液是由大肠黏膜表面的柱状上皮细胞及杯状细胞分泌的
性质	大肠分泌物富含黏液和 HCO_3^-,还含有少量二肽酶、淀粉酶,pH8.3 ~ 8.4
生理作用	大肠液的黏液蛋白能保护肠黏膜和润滑粪便(二肽酶、淀粉酶对物质的分解作用不大)
生理调节	大肠液的分泌主要由食物残渣对肠壁的机械性刺激而引起,尚未发现体液调节因素 刺激结肠的交感神经可使大肠液分泌减少,刺激副交感神经(盆神经)可使分泌增多

2. 大肠内细菌的作用

　　大肠内有大量细菌,主要是大肠杆菌、葡萄球菌等,主要来自食物和空气。粪便中死的和活的细菌约占粪便固体重量的 20% ~ 30%。这些细菌通常不致病。细菌菌体内含有能分解食物残渣的酶。

　　细菌对糖和脂肪的分解称为发酵,能产生乳酸、乙酸、CO_2、甲烷、脂肪酸、甘油、胆碱等。

　　细菌对蛋白质的分解称为腐败,能产生胨、氨基酸、氨、硫化氢、组胺、吲哚等。

　　大肠内的细菌可以合成维生素 B 复合物和维生素 K,这些维生素可被人体吸收利用。

【例 43】2018NO8A 大肠内细菌利用简单物质合成的维生素是

　　A. 维生素 A 和 D　　　　　　　　　　　　B. 维生素 B 族和 K

　　C. 维生素 C 和 E　　　　　　　　　　　　D. 维生素 PP 和叶酸

3. 排便反射

　　正常人直肠内通常没有粪便。当肠蠕动将粪便推入直肠时,可扩张刺激直肠壁内的感受器,冲动沿盆神经和腹下神经传至腰、骶段脊髓的初级排便中枢,同时上传到大脑皮层引起便意。若条件许可,即可发生排便反射。这时冲动由盆神经传出,使降结肠、乙状结肠、直肠收缩,肛门内括约肌舒张。同时阴部神经的传出冲动减少,使肛门外括约肌舒张,于是粪便被排出体外。在排便过程中,支配腹肌、膈肌的神经也兴奋,因而腹肌和膈肌收缩,腹内压增加,有助于粪便的排出。

　　正常人直肠对粪便的机械性扩张刺激具有一定的感觉阈,当达到此感觉阈时即可产生便意。但若在粪便刺激直肠时,环境和条件不适宜排便,便意可受大脑皮层的抑制。人们若对便意经常予以制止,将使直肠对粪便刺激逐渐失去正常的敏感性,即感觉阈升高,加之粪便在结肠内停留过久,水分吸收过多而变得干硬,引起排便困难,这就是产生功能性便秘最常见的原因。

六、小肠内的物质吸收及其机制

1. 小肠吸收的途径

　　营养物质通过质膜的机制包括被动转运、主动转运及胞饮。营养物质和水可通过以下途径进入血液或淋巴:

　　(1)跨细胞途径　即通过绒毛柱状上皮细胞的腔面膜进入细胞,再通过细胞基底侧膜进入血液或淋巴。

(2) **细胞旁途径** 即通过相邻上皮细胞之间的紧密连接进入细胞间隙,然后转入血液或淋巴。

2. 水的吸收

水的吸收都是跟随溶质分子的吸收而被动吸收的,NaCl 主动吸收所产生的渗透压梯度是水吸收的主要动力。

在十二指肠和空肠上部,水从肠腔进入血液和水从血液进入肠腔的量都很大,因此肠腔内液体的减少并不明显。在回肠,离开肠腔的液体比进入的多,因而肠内容物大为减少。

3. 钠的吸收

小肠黏膜上皮从肠腔内吸收 Na^+ 是个主动过程,动力来自上皮细胞基底侧膜中钠泵的活动。钠泵的活动造成细胞内低 Na^+,且黏膜上皮细胞内的电位较膜外肠腔内负约40mV,故 Na^+ 顺电-化学梯度,并与其他物质(如葡萄糖、氨基酸等逆浓度差)同向地转运入细胞。进入细胞内的 Na^+ 再在基底侧膜经钠泵被转运出细胞,进入组织间液,随后进入血液。

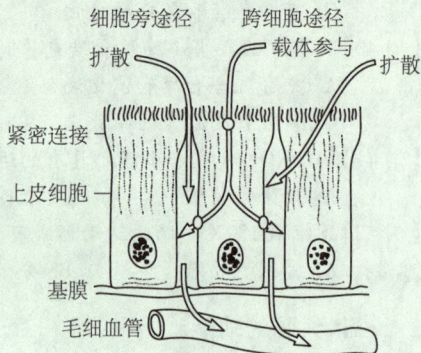
小肠黏膜吸收水和小的溶质的途径

4. 铁的吸收

(1) **需要量** 成人每日吸收铁约1mg,约占每日膳食中含铁量的1/10。铁的吸收与人体对铁的需要量有关。当服用相同剂量的铁剂后,缺铁患者可比正常人的铁吸收量高 2～5 倍。

(2) **VitC** 食物中的铁绝大部分为高铁(Fe^{3+}),不易被吸收,当它还原为亚铁(Fe^{2+})后则较易被吸收。Fe^{2+} 的吸收速度要比相同量的 Fe^{3+} 快 2～15 倍。VitC 能将 Fe^{3+} 还原成 Fe^{2+},因而可促进铁的吸收。

(3) **胃酸** 铁在酸性环境中易溶解而便于被吸收,故胃液中的盐酸可促进铁的吸收。因此胃大部切除或胃酸分泌减少的病人,由于影响铁的吸收可导致缺铁性贫血。

(4) **吸收机制** 铁主要在小肠上部被吸收。肠黏膜细胞吸收无机铁是个主动过程,需要多种蛋白质的易化作用。肠黏膜细胞顶端膜中存在二价金属转运体(DMT1),能将无机铁转运入细胞内,而黏膜细胞基底侧膜中存在的铁转运蛋白(FP1)则可将无机铁转运出细胞,使之进入血液,这两个过程都需要消耗能量。

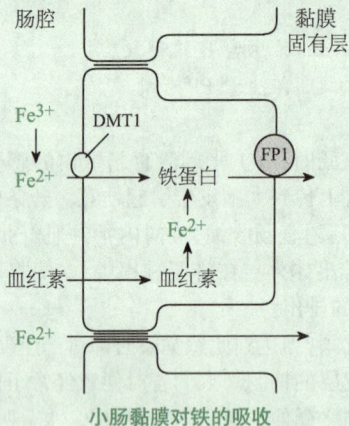
小肠黏膜对铁的吸收

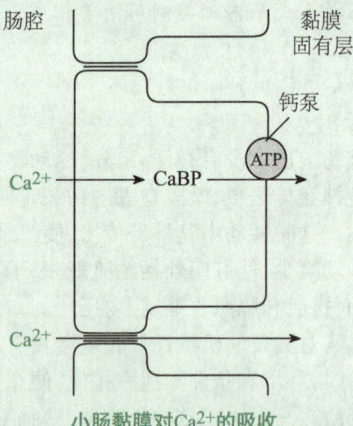
小肠黏膜对 Ca^{2+} 的吸收

【例44】2007NO157A 下列关于小肠对铁吸收的叙述,错误的是
A. 胃酸可促进铁的吸收
B. 维生素 D 可促进铁的吸收
C. 亚铁易被小肠吸收
D. 铁的吸收量与机体需要程度有关

5. 钙的吸收

(1) **吸收机制** 小肠黏膜对 Ca^{2+} 的吸收通过跨上皮细胞和细胞旁途径两种方式进行,以后者为主。

①**跨细胞途径** 主要发生在十二指肠,分三步:肠腔内 Ca^{2+} 经上皮细胞顶端膜中特异的钙通道顺电-

化学梯度进入细胞;进入胞质内的 Ca^{2+} 迅速与钙结合蛋白(CaBP)结合;与 CaBP 结合的 Ca^{2+} 在被运送到基底侧膜处时,与 CaBP 分离,通过基底侧膜中的钙泵和 Na^+-Ca^{2+} 交换体被转运出细胞,然后进入血液。

②细胞旁途径　小肠各段均可通过细胞旁途径被动吸收 Ca^{2+}。

(2)促进 Ca^{2+} 吸收的因素　影响 Ca^{2+} 吸收的主要因素是 VitD 和机体对钙的需要量。

影响因素	促进 Ca^{2+} 吸收的生理机制
需求量↑	儿童、乳母因对 Ca^{2+} 需要量增大而吸收增多
VitD	高活性的 VitD[1,25(OH)$_2$D$_3$]能促进小肠对 Ca^{2+} 的吸收
离子状态	钙盐在水溶液状态(氯化钙、葡萄糖酸钙溶液),且不被肠腔内其他物质沉淀时,才能被吸收
酸度	肠内容物的酸度对 Ca^{2+} 的吸收有重要影响。在 pH≈3 时,Ca^{2+} 呈离子化状态,吸收最好
钙磷比例	食物中钙磷比例适当(如母乳),Ca^{2+} 容易被吸收
脂肪食物	脂肪分解为脂肪酸,可与 Ca^{2+} 结合成钙皂,后者可与胆汁酸结合,形成水溶性复合物而被吸收
氨基酸	某些氨基酸(如色氨酸、赖氨酸、亮氨酸等)可促进 Ca^{2+} 的吸收

(3)抑制 Ca^{2+} 吸收的因素　食物中的草酸、植酸均可与 Ca^{2+} 结合形成不溶性化合物,从而妨碍 Ca^{2+} 的吸收。肠内容物中的磷酸盐,可与 Ca^{2+} 结合形成不溶性的磷酸钙,从而抑制 Ca^{2+} 的吸收。

【例45】2011NO11A 下列选项中,能促进 Ca^{2+} 在小肠吸收的因素是

　　A. 葡萄糖　　　　　　B. 植酸　　　　　　C. 草酸盐　　　　　　D. 磷酸盐

　　A. 脂肪酸　　　　　　B. 磷酸盐　　　　　　C. 维生素 D　　　　　　D. 维生素 C

【例46】2013NO125B 对钙的吸收有阻碍作用的是

【例47】2013NO126B 对铁的吸收有促进作用的是

6. 糖的吸收

(1)吸收形式　食物中的糖类需分解为单糖后才能被小肠上皮细胞吸收。各种单糖的吸收速率差别很大。己糖吸收很快,但戊糖则很慢。在己糖中,以半乳糖和葡萄糖的吸收最快,果糖次之,甘露糖最慢。

(2)单糖的吸收　是逆浓度差的主动转运过程,其能量来自钠泵的活动。在肠黏膜上皮细胞刷状缘膜中存在特异的转运体,它能选择性地将葡萄糖或半乳糖通过黏膜细胞刷状缘从肠腔转运入细胞内,这种转运方式属于继发性主动转运。进入细胞的单糖则以经载体易化扩散的方式离开细胞进入组织间液,随后入血。各种单糖与转运体的亲和力不同,因此吸收速率也不同。

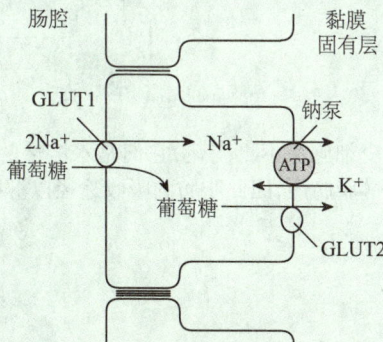

GLUT1为 Na^+-葡萄糖同向转运体
GLUT2为非 Na^+ 依赖性葡萄糖转运体
小肠黏膜对葡萄糖的吸收

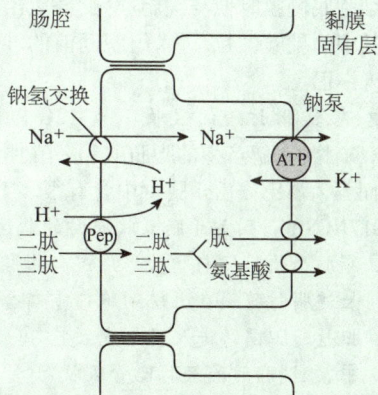

小肠黏膜对氨基酸和肽的吸收

【例48】2007NO13A 下列关于糖类在小肠内吸收的叙述,错误的是

　　A. 与 Na^+ 的吸收相耦联　　　　　　B. 需要载体蛋白参与

C. 单糖的吸收是耗能的主动过程 　　　　D. 果糖的吸收速率快于半乳糖

7. 蛋白质的吸收

（1）**吸收部位**　食物中的蛋白质经消化分解为氨基酸后,几乎全部被小肠吸收。煮熟的蛋白质因变性而易于被消化,在十二指肠和近端空肠即被吸收;未煮熟的蛋白质则较难被消化,需到达回肠后才基本被吸收。

（2）**氨基酸的吸收**　氨基酸自肠腔进入黏膜上皮细胞的过程属于继发性主动转运。在小肠黏膜细胞刷状缘有三种氨基酸运载系统,分别转运中性、酸性或碱性氨基酸。中性氨基酸的转运比酸性或碱性氨基酸速度快。进入上皮细胞的氨基酸经载体易化扩散的方式进入组织间液,然后经血液为机体利用。

（3）**寡肽的吸收**　寡肽是被小肠上皮细胞摄取的。在小肠黏膜上皮细胞刷状缘膜中还存在二肽和三肽转运系统,称为 H^+-肽同向转运体(Pep),可顺浓度梯度由肠腔向细胞内转运 H^+,同时逆浓度梯度将寡肽同向转运入细胞。进入细胞内的二肽和三肽可被细胞内的二肽酶和三肽酶进一步分解为氨基酸,后者经基底侧膜上的氨基酸载体转出细胞,然后进入血液循环。这是一种耗能过程。

（4）**食物蛋白的吸收**　少量的食物蛋白可完整地进入血液,由于吸收量很少,从营养角度看并无多大意义,但可作为抗原引起过敏反应或中毒反应,这对人体是不利的。

【例49】2010N013A 小肠上皮细胞顶端膜上可将寡肽转运入细胞的转运体是

A. Na^+-氨基酸同向转运体 　　　　B. K^+-氨基酸反向转运体

C. Na^+-肽同向转运体 　　　　D. H^+-肽同向转运体

8. 脂肪的吸收

（1）**脂肪吸收的形式**　在小肠内,脂类的消化产物脂肪酸、一酰甘油、胆固醇与胆汁中的胆盐结合形成水溶性的混合微胶粒。由于胆盐的双嗜特性,它能携带脂肪消化产物通过覆盖于小肠黏膜细胞表面的不流动水层到达上皮细胞表面。在这里,一酰甘油、脂肪酸、胆固醇等从混合微胶粒释出,透过上皮细胞质膜而进入细胞。

（2）**长链脂肪酸的吸收**　含12C 以上的长链脂肪酸及一酰甘油,进入小肠上皮细胞后,在内质网中大部分重新合成为三酰甘油,并与细胞中生成的载脂蛋白合成乳糜微粒(CM)。CM 形成后即进入高尔基复合体中,被质膜结构包裹而形成囊泡。当囊泡移行到细胞底侧膜时便与细胞膜融合,以出胞的方式释出其中的乳糜微粒,进入组织间液的乳糜微粒再扩散入淋巴。

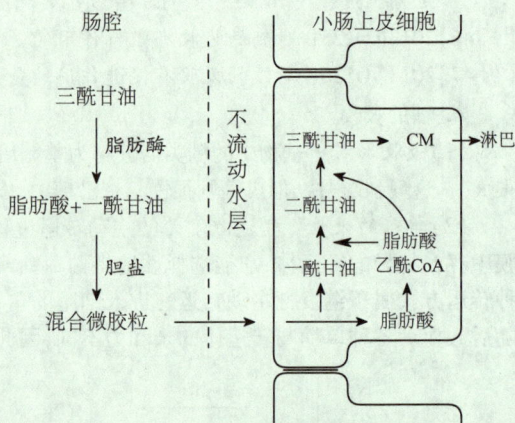

小肠黏膜对脂类的吸收

（3）**中、短链脂肪酸的吸收**　含12C 以下的中、短链三酰甘油水解产生的脂肪酸和一酰甘油,在小肠上皮细胞中不再变化,它们是水溶性的,可直接进入血液而不入淋巴。由于膳食中含有很多15C 以上的长链脂肪酸,因此脂肪的吸收途径以淋巴为主。

【例50】2017N08A 下列关于肠吸收脂肪的叙述,正确的是

A. 脂肪吸收后须与胆盐形成混合微胶粒

B. 长链脂肪酸须在上皮细胞内重新合成甘油三酯

C. 胆盐随胆固醇进入肠上皮细胞

D. 中、短链脂肪酸经淋巴管吸收

9. 维生素的吸收

（1）**水溶性维生素的吸收**　大多数水溶性维生素(如 $VitB_1$、B_2、B_6、PP)是通过依赖于 Na^+ 的同向转运体被吸收的。但维生素 B_{12} 的吸收较特殊,是与内因子结合成复合物后,再到回肠而被主动吸收的。

(2)脂溶性维生素的吸收 维生素 A、D、E、K 的吸收与脂类消化产物相同。

10. 各种物质小肠内吸收的比较

	吸收部位	主要吸收机制	生理特点
糖	小肠	葡萄糖、半乳糖为继发性主动转运 果糖是通过易化扩散被吸收	一般以单糖形式被吸收 继发性主动转运为主要吸收形式
蛋白质	小肠	大多数为继发性主动转运 少数为易化扩散	分解成氨基酸、寡肽后被吸收 寡肽可被小肠上皮细胞摄取
脂肪	小肠	长链脂酸以淋巴途径吸收为主 短、中链脂酸直接进入血液循环	胆盐可促进吸收,胆固醇易于被吸收
水	小肠、结肠	被动吸收	每天吸收液体约8L
Na^+	小肠	主动转运	伴有葡萄糖、氨基酸和 HCO_3^- 的同向转运
HCO_3^-	小肠	以 CO_2 形式被吸收	参阅肾脏吸收章节
Fe^{2+}	小肠上部	主动吸收,需要消耗能量	以 Fe^{2+} 形式被吸收,Fe^{3+} 不易被吸收 VitC 和胃酸可促进铁的吸收
Ca^{2+}	小肠各部	细胞旁途径被动吸收为主 跨上皮细胞主动吸收为辅	VitD、乳酸、酸性环境可促进吸收 食物中的草酸、植酸抑制其吸收
$VitB_{12}$	回肠	主动吸收	在回肠被主动吸收
水溶性 Vit	小肠上段	继发性主动转运	依赖 Na^+ 的同向转运体被吸收
脂溶性 Vit	小肠上段	吸收机制与脂类消化产物相同	脂溶性维生素包括 VitA、D、E、K

注意:①维生素 B_{12}、胆盐在回肠被吸收——记忆为"12号回单位",即12→回(回肠)→单(胆→胆盐)→位(维)。

②VitD 可促进 Ca^{2+} 的吸收,VitC 可促进 Fe^{2+} 的吸收。

    A. 胃底部   B. 胃窦部   C. 小肠上部
    D. 回肠   E. 结肠

【例51】2001NO93B 分泌胃泌素的主要部位是

【例52】2001NO94B 吸收铁的主要部位是

【例53】2015NO13A 下列物质中,主要在回肠被吸收的是
    A. Ca^{2+} B. 胆固醇   C. 维生素 B_{12} D. Fe^{2+}

➡ **常考点** 各种消化液的分泌及调节;胃肠的运动方式及影响因素;主要营养物质的吸收。

    参考答案——详细解答见《贺银成2019考研西医临床医学综合能力历年真题精析》

1. ABC**D**E   2. AB**C**DE   3. AB**C**DE   4. ABC**D**E   5. A**B**CDE   6. A**B**CDE   7. ABC**D**E

8. AB**C**DE   9. A**B**CDE   10. AB**C**DE   11. A**B**CDE   12. A**B**CDE   13. A**B**CDE   14. AB**C**DE

15. A**B**CDE   16. A**B**CDE   17. A**B**CDE   18. A**B**CDE   19. A**B**CDE   20. AB**C**DE   21. ABC**D**E

22. ABC**D**E   23. AB**C**DE   24. AB**C**DE   25. ABCD**E**   26. A**B**CDE   27. A**B**CDE   28. ABC**D**E

29. A**B**CDE   30. A**B**CDE   31. A**B**CDE   32. AB**C**DE   33. AB**C**DE   34. A**B**CDE   35. ABC**D**E

36. ABC**D**E   37. AB**C**DE   38. ABC**D**E   39. AB**C**DE   40. AB**C**DE   41. A**B**CDE   42. AB**C**DE

43. A**B**CDE   44. A**B**CDE   45. A**B**CDE   46. A**B**CDE   47. ABC**D**E   48. ABC**D**E   49. A**B**CDE

50. A**B**CDE   51. A**B**CDE   52. AB**C**DE   53. AB**C**DE

第7章 能量代谢与体温

▶**考纲要求**

①能量代谢:机体能量的来源和利用,能量平衡,能量代谢的测定,影响能量代谢的因素,基础代谢及其测定。②体温及其调节:体温及其正常变动,机体的产热与散热,体温调节。

▶**复习要点**

一、能量代谢

生理学中通常将生物体内物质代谢过程中所伴随发生的能量的释放、转移、储存和利用称为能量代谢。

1. 机体能量的来源和利用

(1)能量的来源

①**机体可利用的能量形式** 包括 ATP(腺苷三磷酸)和 CP(磷酸肌酸)。

ATP 机体利用的能量来源于食物中糖、脂肪、蛋白质分子结构中蕴藏的化学能。当这些营养物质被氧化分解时,碳氢键断裂,释放出化学能。然而,机体的组织细胞在进行各种功能活动时并不能直接利用这种形式的能量,实际上组织细胞所需要的能量是由 ATP 直接提供的。ATP 是糖、脂肪、蛋白质在生物氧化过程中合成的一种高能化合物。当机体需要消耗能量时,ATP 被水解为 ADP 及磷酸,同时释放出能量供机体利用。可见,在体内 ATP 既是直接的供能物质,又是能量储存的重要形式。人体在生命活动过程中所消耗的 ATP 则由营养物质氧化分解释放的能量将 ADP 氧化磷酸化重新生成 ATP 而得到补充。

CP CP 主要存在于肌肉和脑组织中。当物质氧化分解释放的能量过剩时,ATP 将高能磷酸键转给肌酸,在肌酸激酶催化下合成 CP。反之,当组织消耗 ATP 增多,超过营养物质氧化生成 ATP 的速度时,CP 的高能磷酸键又可快速转给 ADP,生成 ATP,以补充 ATP 的消耗。因此,可以认为 CP 是体内 ATP 的储存库,而从机体能量代谢的整个过程来看,ATP 的合成与分解是体内能量转化和利用的关键环节。

②**三大营养物质代谢过程中的能量转换** 机体所需的能量来源于食物中的糖(50%～70%)、脂肪(30%～50%)和蛋白质(少量)。生理状况下,主要由体内的糖和脂肪供能。只有在某些特殊情况下,如长期不能进食或体力极度消耗时,机体才会依靠由组织蛋白质分解所产生的氨基酸供能,以维持基本的生理功能。

(2)能量的利用 各种能源物质在体内氧化过程中释放的能量,50%以上转化为热能,其余部分是以化学能的形式储存于 ATP 等高能化合物的高能磷酸键中,供机体完成各种生理功能活动时使用,如肌肉的收缩和舒张,合成组织细胞成分及生物活性物质,物质的跨膜主动转运,产生生物电活动,腺体的分泌和递质的释放等。以上除骨骼肌收缩对外界物体做一定量的机械功(简称外功)外,其他所做的功最终都转变为热能。热能是最低形式的能,不能再转化为其他形式的能,主要用于维持体温,体热最终主要由体表散发到外界环境中去,较少部分的体热通过呼出气、排泄物等被带出体外。

【例1】2005NO12A 机体各种功能活动所消耗的能量中,最终不能转化为体热的是

A. 心脏泵血并推动血液流动   B. 细胞合成各种功能蛋白质

C. 兴奋在神经纤维上传导   D. 肌肉收缩对外界物体做功

E. 内、外分泌腺体的分泌活动

2. 能量平衡

(1)**概念** 人体的能量平衡是指摄入的能量与消耗的能量之间的平衡。若在一段时间内体重保持不变,可认为此时人体的能量达到"收支"平衡,即这段时间内人体摄入的能量与消耗的能量基本相等。

人体每日消耗的能量主要包括基础代谢的能量消耗、食物特殊动力作用、身体运动的能量消耗和其他的生理活动(包括生长发育)所需能量。

(2)能量的负平衡 若摄入食物的能量少于消耗的能量,机体即动用储存的能源物质,因而体重减轻,称为能量的负平衡。

(3)能量的正平衡 若机体摄入的能量多于消耗的能量,多余的能量则转变为脂肪等组织,因而体重增加,可导致肥胖,称为能量的正平衡。

3. 能量代谢的测定

(1)能量代谢的测定原理 机体的能量代谢遵循能量守恒定律,即在整个能量转化过程中,机体摄入的蕴藏于食物中的化学能与最终转化为热能和所做的外功,按能量来折算是完全相等的。因此,要想测定整个机体的能量代谢率,可通过测定机体在一定时间内所消耗食物产生的能量,也可测定机体一定时间内产生的热量与所做的外功量。由于机体在一定时间内所消耗的食物量很难测定,因此,通常测定机体一定时间内所消耗的能量,再计算出机体的能量代谢率。若机体不做外功,则只需测定单位时间内机体的产热量即可得到机体的能量代谢率。

(2)与能量代谢测定有关的几个常考概念

食物的热价	1 克某种食物氧化时,所释放的能量称该种食物的热价 1 克某种食物在体内氧化,所释放的能量称该种食物的生物热价 1 克某种食物在体外燃烧时,所释放的能量称该种食物的物理热价
食物的氧热价	某种食物氧化时消耗 1L 氧所产生的热量,称该种食物的氧热价
呼吸商(RQ)	一定时间内机体呼出 CO_2 的量与吸入 O_2 量的比值,称为呼吸商(RQ) $$RQ = \frac{CO_2 \text{ 产生量(mol)}}{O_2 \text{ 消耗量(mol)}} = \frac{CO_2 \text{ 产生量(ml)}}{O_2 \text{ 消耗量(ml)}}$$
非蛋白呼吸商	由糖和脂肪氧化时产生的 CO_2 量和消耗氧量的比值,称非蛋白呼吸商(NPRQ)

糖、脂肪、蛋白质的呼吸商分别为 1.00、0.71 和 0.80,混合性食物的呼吸商一般在 0.85 左右。因此,根据呼吸商的大小可推测出能量的主要来源。如果某人的呼吸商接近于 1,说明此人在这段时间内所利用的能量主要来自糖的氧化。在糖尿病患者,因葡萄糖的利用发生障碍,机体主要依靠脂肪代谢供能,因此呼吸商偏低,接近于 0.71。在长期饥饿者,人体的能量主要来自蛋白质的分解,故呼吸商接近 0.8。在肺过度通气、酸中毒等情况下,CO_2 大量排出,可导致呼吸商 >1。相反,在肺通气不足、碱中毒等情况下,呼吸商将变小。

【例2】2017NO09A 关于食物氧热价的叙述,正确的是

    A. 食物氧热价分为生物热价和物理热价   B. 蛋白质的氧热价随耗氧量改变而改变

    C. 指食物氧化时消耗 1 升氧所产生的热量   D. 指 1 克食物氧化时所释放的能量

【例3】1993NO09A 呼吸商数值不同表示

    A. 耗氧量不同   B. 产热量不同   C. 氧化的营养物质不同

    D. 代谢水平不同   E. 以上都不对

【例4】2007NO154A 下列选项中,能引起呼吸商增大的是

    A. 长期饥饿   B. 患糖尿病   C. 代谢性碱中毒   D. 肺通气过度

【例5】2014NO14A 下列情况下,呼吸商测定值接近于 0.7 的是

    A. 糖尿病   B. 酸中毒   C. 长期饥饿而明显消瘦   D. 多食而肥胖

记忆:①"呼"是呼出 CO_2,"吸"是吸入 O_2,因此"呼吸商"是一定时间内呼出 CO_2 的量与吸入 O_2 量的比值。

    ②糖、蛋白质、脂肪的呼吸商分别为 1.00、0.80 和 0.71——记忆为糖衣炮弹气死人:糖1-8 蛋-7 脂。

(3)能量代谢的测定方法 由于能量代谢率的高低与体重不成比例关系,而与体表面积成正比,因此

能量代谢率通常以单位时间内每平方米体表面积的产热量为单位,即以 kJ/(m^2·h) 来表示。测定整个机体能量代谢率通常有三种方法:直接测热法、间接测热法和双标记水法。前两种方法是在受试者安静状态下直接测定散热量或间接测定产热量,最后一种方法是测定机体在自由活动状态下的能量代谢量。

①直接测热法   直接测定受试者在一定时间内发散的总热量,然后换算成单位时间的能量代谢率。由于测量装置复杂,目前主要用于肥胖和内分泌系统障碍等的科学研究。

②间接测热法   a.测定机体在一定时间内的氧耗量和 CO_2 产生量,并测出尿氮排出量;b.根据尿氮含量计算出蛋白质的氧化量和氧化蛋白质食物的产热量;c.计算氧化非蛋白食物的产热量;d.计算出总产热量。

测定耗氧量和 CO_2 产生量的方法有两种:闭合式测定法和开放式测定法。

上述的计算和测量方法较为繁琐,临床上能量代谢率的测定常采用以下两种简化方法:

若蛋白质的氧化量忽略不计,将测得的一定时间内的耗氧量与 CO_2 产生量所求得的呼吸商视为非蛋白呼吸商,经查表找到相对应的氧热价,耗氧量与此氧热价相乘,便可计算出一定时间内的产热量。

研究表明,国人食用混合膳食时非蛋白呼吸商为 0.82,相应的氧热价为 20.20kJ/L。若测定一定时间内的耗氧量,再乘以 20.20kJ/L,即可得到这段时间内的产热量。

③双标记水法   a.测定 CO_2 产生量:给予受试者一定量的 ^2H 和 ^{18}O 标记水 ^2H_2O、$H_2{}^{18}O$,在一定时间内采集尿液,测定 ^2H 代谢率和 ^{18}O 代谢率。由于 ^2H 参与体内的水代谢,^{18}O 除参与水的代谢外,还参与 CO_2 代谢,因此,机体 CO_2 产生量可以通过 ^{18}O 代谢率和 ^2H 代谢率之差求得。b.根据受试者实际摄入的食物组成推算呼吸商,得出总耗氧量。c.计算出每日总能量消耗量。

【例6】2011N012A 临床上测定能量代谢时,为了简便,通常只需测定

A. 一定时间内的 CO_2 产生量   B. 非蛋白氧热价

C. 非蛋白呼吸商   D. 一定时间内的氧耗量

4. 影响能量代谢的因素

(1)肌肉活动   为最主要的影响因素。机体任何轻微的运动都可提高代谢率。

(2)精神活动   不同精神状态下脑组织的能量代谢率变化不大,但当人处于精神紧张状态(如烦恼、恐惧、情绪激动)时,能量代谢率可显著增加。

(3)食物的特殊动力作用   人在进食后的一段时间,即使在安静状态下,也会出现能量代谢率增高的现象,一般从进食后1小时左右开始,延续7~8小时。进食能刺激机体额外消耗能量的作用,称为食物的特殊动力作用。在三种主要营养物质中,进食蛋白质所产生的食物特殊动力作用最为显著,约为30%,进食糖、脂肪、混合性食物的特殊动力作用分别为6%、4%、10%。因此,在计算机体所需摄入的能量时,应注意到额外消耗的这部分能量而给予相应的补充。

(4)环境温度   人在安静状态下,环境温度在 20~30℃ 时,裸体或只穿薄衣,其能量代谢率较为稳定,这是因为此时骨骼肌保持在比较松弛的状态。当环境温度 <20℃ 或 >30℃ 时,代谢率逐渐增加。

【例7】2003N010A 影响能量代谢最主要的因素是

A. 寒冷   B. 高温   C. 肌肉活动

D. 精神活动   E. 进食

【例8】2008N014A、2004N011A 下列物质中食物的特殊动力作用最强的是

A. 糖   B. 脂肪   C. 蛋白质

D. 维生素   E. 无机盐

【例9】2016N0154X 下列情况下,能使机体能量代谢显著提高的有

A. 天气寒冷   B. 天气炎热   C. 焦虑烦恼   D. 病理性饥饿

5. 基础代谢及其测定

(1)基础代谢率(BMR)   基础代谢是指基础状态下的能量代谢。基础代谢率是指在基础状态下单位时间内的能量代谢。所谓基础状态,是指人体处在清醒、安静、不受肌肉活动、精神紧张、食物及环境温

度等因素影响时的状态。测定基础代谢率时,受试者应在清醒状态,静卧,无肌紧张,至少2小时以上无剧烈活动,无精神紧张,餐后12～14小时,室温保持在20～25℃的条件下进行。

机体在基础代谢下的能量消耗主要用于维持血液循环、呼吸等基本生命活动。因此,基础代谢率常作为评价机体能量代谢水平的指标。基础代谢率比一般安静时的代谢率要低,是人体在清醒时的最低能量代谢水平,但不是最低的,因为熟睡时的代谢更低(比安静时低8%～10%)。

(2)影响基础代谢率的因素　基础代谢率除受体表面积、性别(男性高于女性)、年龄(儿童高于成年、年龄越大代谢率越低)、月经周期的影响外,还受下列因素的影响:

BMR升高——红细胞增多症、白血病、甲亢、伴有呼吸困难的心脏病、糖尿病、体温升高。

BMR降低——甲低、肾上腺皮质功能低下、垂体功能低下、肾病综合征、病理性饥饿。

注意:①基础代谢率与体表面积成正比,与体重不成比例关系。
②与体表面积成比例关系的指标——基础代谢率、能量代谢率、肺活量、心输出量、肾小球滤过率等。
③导致BMR升高的疾病——红细胞增多症、白血病、甲亢、心脏病、糖尿病记忆为——红白夹心糖。

(3)基础代谢率的测定　通常采用简化的能量代谢测定法,即将非蛋白呼吸商视为0.82,与之相对应的氧热价为20.20kJ/L,因此,只需测定受试者在基础状态下一定时间内的耗氧量和体表面积,即可计算出基础代谢。国人正常的基础代谢率平均值[kJ/(m²·h)]如下表。

年龄(岁)	11～15	16～17	18～19	20～30	31～40	41～50	51以上
男性	195.5	193.4	166.2	157.8	158.6	154.0	149.0
女性	172.5	181.7	154.0	146.5	146.9	142.4	138.6

某受试者,男性,20岁,在基础状态下1小时的耗氧量为14L,测算出的体表面积为1.6m²,则基础代谢率 = 20.20kJ/L × 14L/h ÷ 1.6m² = 176.75kJ/(m²·h)。

临床上在评价基础代谢率时,通常将实测值和上表中对应的正常平均值进行比较,采用相对值来表示,即

$$基础代谢率(相对值) = \frac{实测值 - 正常平均值}{正常平均值} \times 100\%$$

若相对值在±15%之内,都认为在正常范围;相对值>20%时,说明可能是病理性变化。

【例10】1989NO47A 以下有关"基础代谢率"的叙述,哪一项是错误的?
A. 男子的基础代谢率平均比女子的高　　B. 幼儿的基础代谢率比成人的高
C. 老年人的基础代谢率低　　D. 体重相同的人,其基础代谢率较接近
E. 基础代谢率同体表面积之间具有比例关系

【例11】2006NO14A 下列哪种情况下,基础代谢率明显升高?
A. 肢端肥大症　　B. 甲状腺功能亢进　　C. 糖尿病
D. 呆小症　　E. 肾上腺皮质功能亢进

【例12】2014NO154X 下列疾病中,基础代谢率呈升高趋势的有
A. 急性白血病　　B. 甲状腺功能亢进症　　C. 真性红细胞增多症　　D. 糖尿病

【例13】2018NO9A 测得某人在基础状态下的耗氧量为14L/h,体表面积为1.6m²,其BMR约是
A. 150 kJ/(m²·h)　　B. 167 kJ/(m²·h)　　C. 177 kJ/(m²·h)　　D. 186 kJ/(m²·h)

二、体温及其调节

1. 正常体温
体温是指机体核心部分的平均温度。直肠温度正常值为36.9～37.9℃;口腔温度正常值为36.7～37.7℃;腋窝温度正常值为36.0～37.4℃;食管温度比直肠温度低0.3℃。

2. 体温的正常变动

在正常情况下,体温可因一些内在因素而发生波动,但波动幅度一般不超过1℃。

(1)**体温的日节律** 清晨2~6时体温最低,午后1~6时最高。体温的这种昼夜周期性波动,称为体温的昼夜节律或日节律。体温的日节律与机体的精神或肌肉活动状态等无关,而是由内在的生物节律决定的,主要受下丘脑视交叉上核控制。

(2)**性别的影响** 成年女性的体温平均比男子高0.3℃。

育龄妇女基础体温的双相曲线——正常成年女性的体温随月经周期而发生波动,其基础体温在卵泡期内较低,排卵日最低,排卵后升高0.3~0.6℃。排卵后体温升高是由于黄体分泌的孕激素的作用所致。

(3)**年龄的影响** 儿童和青少年的体温较高,老年人体温较低。新生儿,特别是早产儿,由于体温调节机构尚未发育完善,体温调节能力较差,故体温易受环境因素的影响而发生变动。

(4)**运动的影响** 运动时肌肉活动能使代谢增强,产热量增加,体温升高。

(5)**其他** 情绪激动、精神紧张、进食等均可对体温产生影响。

3. 机体产热

耗能	机体为了维持体温,耗能占所有营养物质所释放能量的50%以上
主要产热器官	肝和骨骼肌(安静时主要为肝,体育运动或劳动时主要为骨骼肌) 新生儿的褐色脂肪组织参与寒冷环境下的非战栗产热
产热形式	产热形式多样——基础代谢产热、骨骼肌运动产热、食物的特殊动力效应、战栗和非战栗产热 一般情况下,产热量多来自全身各组织器官的基础代谢,其中内脏和脑组织产热约占70% 安静时寒冷状态下主要依靠战栗产热和非战栗产热 ①战栗产热——骨骼肌不随意的节律性收缩,不做外功,产热很高(寒冷环境下) ②非战栗产热(代谢产热)——以褐色脂肪的代谢产热为主,占非战栗产热的70%
产热的调节	体液调节——甲状腺激素(最重要)、肾上腺素、去甲肾上腺素、生长激素 神经调节——寒冷刺激可兴奋下丘脑战栗中枢、交感神经,使肾上腺素、去甲肾上腺素分泌↑

在褐色脂肪组织细胞的线粒体内膜上存在解耦联蛋白(UCP),UCP的作用是使线粒体呼吸链中的氧化磷酸化和ATP的合成脱耦联,从而使氧化还原反应过程中释放的能量直接转化为热量散发出来。褐色脂肪组织主要存在于新生儿体内,所以非战栗产热对新生儿的意义尤为重要。

4. 散热反应

(1)**散热部位** 人的主要散热部位是皮肤。

(2)**散热方式** 机体散热的方式主要有辐射、传导、对流和蒸发4种。

	辐射散热	传导散热	对流散热	蒸发散热
定义	机体以热射线的形式将体热传给外界较冷的物质	机体的热量直接传给与之接触的温度较低的物体	通过气体流动进行热量交换的一种散热方式	水分从体表汽化时吸收热量而散发体热的一种方式
散热条件	皮温>环境温度	皮温>环境温度	皮温>环境温度	皮温>环境温度为不感蒸发 皮温≤环境温度为可感蒸发
散热面积	有影响	有影响	有影响	有影响
环境温度	有严重影响	有影响	有影响	有影响
环境湿度	—	—	有影响	有影响
风速	—	—	有影响	有影响
生理特点	安静状态下的主要散热方式(占60%)	肥胖者传导散热量少	散热量受风速影响极大	高温环境中唯一有效的散热方式
举例	空调降温	冰袋、冰帽降温	电风扇降温	酒精擦浴降温

【例14】2015NO14A 下列关于体温正常变动的叙述,正确的是

    A. 通常成年人体温高于儿童　　　　　　B. 成年女性的体温平均高于男性0.3℃

    C. 育龄期女性基础体温以排卵日为最高　　D. 体温的昼夜变化可超过1℃

    A. 脑组织　　　　　　B. 肝组织　　　　　　C. 肌肉组织　　　　　　D. 脂肪组织

【例15】2012NO123B 安静状态下机体产热的主要组织是

【例16】2012NO124B 运动状态下机体产热的主要组织是

> **注意:**①影响基础代谢率的最重要疾病为甲亢或甲低。
> ②影响基础代谢率的最重要激素为甲状腺激素。
> ③人体调节产热活动的最主要激素为甲状腺激素。
> ④安静状态下,人体最主要的产热器官是肝脏(而不是脑组织),运动状态下最主要的产热器官是骨骼肌。
> ⑤一般情况下人体产热的主要方式是基础代谢,寒冷环境中人体最主要的产热方式是战栗产热。
> ⑥新生儿最主要的非战栗产热方式是褐色脂肪的代谢产热。
> ⑦人体最主要的散热部位是皮肤。
> ⑧安静状态下人体最主要的散热方式是辐射散热,高温状态下唯一的散热方式是蒸发散热。

【例17】2015NO154X 能促使机体产热活动明显增强的体液因子有(正确答案应为ABD,原答案为AD)

    A. 肾上腺素　　　B. 生长激素　　　C. 糖皮质激素　　　D. 甲状腺激素

    A. 传导散热　　　B. 辐射散热　　　C. 对流散热　　　D. 蒸发散热

【例18】2013NO123B 环境温度等于皮肤温度时的主要散热方式是

【例19】2013NO124B 环境温度25℃时,机体的主要散热方式是

(3)**蒸发散热** 蒸发散热是指水分从体表汽化时吸收热量而散发体热的一种方式。正常体温条件下,每蒸发1g 水可使机体散发2.43kJ 的热量,可见体表水分的蒸发是一种十分有效的散热形式。蒸发散热可分为不感蒸发和发汗两种形式。

①**不感蒸发** 是指体内的水从皮肤和黏膜(主要是呼吸道黏膜)表面不断渗出而被汽化的过程。这种蒸发不易被人们所察觉,且与汗腺活动无关,其中水从皮肤表面的蒸发称为不显汗。

在环境温度低于30℃时,人体24h 的不感蒸发量一般为1 000ml,其中从皮肤表面蒸发的水为600 ~ 800ml,通过呼吸道黏膜蒸发的水为200 ~ 400ml。在肌肉活动或发热状态下,不显汗可增加。有些不能分泌汗液的动物,不感蒸发是一种有效的散热途径,如狗在炎热环境下常采用热喘呼吸的方式来增加散热。

②**可感蒸发(发汗)** 是指汗腺主动分泌汗液的过程。通过汗液蒸发可有效带走大量体热。其散热量与环境温度、湿度等有关。

(4)**汗液** 汗液中水分约占99%,固体成分约占1%。固体成分大部分为NaCl,也有少量乳酸、KCl 和尿素等,汗液中不含葡萄糖和蛋白质。汗液不是简单的血浆渗出物,而是汗腺细胞主动分泌产生的。刚从汗腺分泌出来的汗液与血浆是等渗的,但在流经汗腺管腔时,在醛固酮的作用下,汗液中的Na^+ 和Cl^- 被重吸收,最后排出的汗液是低渗的。因此大量发汗造成的脱水常表现为高渗性脱水。

> **记忆:**汗液、唾液为低渗液,小肠液、胰液为等渗液。

【例20】2007NO8A 下列关于汗液的叙述,错误的是

    A. 主要成分为水分　　　　　　　　B. 渗透压高于血浆

    C. Na^+ 浓度受醛固酮调节　　　　D. 由汗腺细胞主动分泌

【例21】2017NO141X 下列关于汗液的叙述,正确的有

    A. 汗液中不含蛋白质　　　　　　　B. 刚分泌出的汗液渗透压高于血浆

    C. 汗液中的Na^+ 浓度受醛固酮调节　　D. 由汗腺细胞被动分泌

(5)**发汗的调节** 人体皮肤上分布有两种汗腺,即大汗腺和小汗腺。

①**大汗腺** 分布于腋窝、阴部等处,从青春期开始活动,可能与性功能有关,而与体温调节反应无关。

②**小汗腺** 可见于全身皮肤,其分布密度:手掌、足跖 > 额部、手背 > 四肢、躯干。汗腺分泌能力以躯干最强。小汗腺是体温调节反应重要的效应器,对在炎热环境下以及运动、劳动时维持体热平衡起到关键的作用。

在体内有三种情况能引起汗腺分泌汗液:温热性发汗、精神性发汗和味觉性发汗。

	温热性发汗	精神性发汗
调节中枢	下丘脑的发汗中枢	可能在大脑皮层运动区
支配神经	交感胆碱能神经纤维支配	肾上腺素能神经纤维支配
存在部位	全身各处	手掌、足跖、前额
刺激因素	温热刺激引起发汗	精神紧张、情绪激动引起发汗
主要功能	参与体温调节	与体温调节关系不大
存在形式	两种形式混合存在,不是截然分开的	两种形式混合存在,不是截然分开的

在进食辛辣食物时,口腔内的痛觉神经末梢受到刺激,可反射性地引起头部、颈部发汗,称为味觉性发汗。

(6)皮肤血流量在散热反应中的作用及调节 机体通过辐射、传导和对流的散热方式散失热量的多少,主要取决于皮肤和环境之间的温度差,而皮肤温度的高低与皮肤的血流量有关。机体通过交感神经控制皮肤血管的口径,改变皮肤血管的舒缩状态,来调节皮肤血流量,从而调节体热的散失量。

①**在炎热环境中** 交感神经紧张性降低,皮肤小动脉舒张,动-静脉吻合支开放,皮肤血流量显著增多,较多的体热可从机体深部被带到表层,使皮肤温度升高,以加强散热。

②**在寒冷环境中** 交感神经紧张性增强,皮肤血管收缩,皮肤血流量减少,以减少散热。

③**当环境温度 20～30℃时** 机体的产热量没有大幅度变化。此时机体无需发汗,也无需战栗,仅通过调节皮肤血管血流量,即可控制机体的散热量,以维持体热平衡。

【例22】2007NO19A 支配小汗腺的自主神经和其节后纤维末梢释放的递质分别是

    A. 交感神经,乙酰胆碱   B. 副交感神经,乙酰胆碱

    C. 副交感神经,肽类递质   D. 交感神经,去甲肾上腺素

【例23】2009NO13A 循环系统实现体温调节的主要途径是

    A. 增加心输出量   B. 调节血液温度   C. 改变皮肤血流量   D. 控制血流速度

5. 体温调节

(1)温度感受器 根据感受器存在的部位,可将温度感受器分为外周温度感受器和中枢温度感受器;根据感受温度的性质,温度感受器又可分为冷感受器和热感受器。

	外周温度感受器	中枢温度感受器
分布	是存在于皮肤、黏膜、内脏中的对温度变化敏感的游离神经末梢,包括热感受器和冷感受器	是存在于下丘脑、脑干网状结构、脊髓等处的温度敏感神经元,包括热敏神经元和冷敏神经元
结构	主要为神经末梢	主要为神经元
局部温度升高	热感受器兴奋	热敏神经元发放冲动频率↑(多位于 PO/AH)
局部温度降低	冷感受器兴奋	冷敏神经元发放冲动频率↑(多位于网状结构、弓状核)

(2)体温调节中枢 体温调节的基本中枢在下丘脑。下丘脑的视前区-下丘脑前部(PO/AH)中的温度敏感神经元不仅能感受局部脑温的变化,而且也能对下丘脑以外的部位,如中脑、延髓、脊髓,以及皮

肤、内脏等处的温度变化发生反应。此外,PO/AH 的温度敏感神经元还接受多种物质的刺激,包括致热原、5-羟色胺、去甲肾上腺素和多种肽类物质,引起相应的体温调节反应。可见,PO/AH 是体温调节中枢整合结构的中心部位。

> **记忆:**体温调节中枢在视前区-下丘脑前部——记忆为看体温计时,放在眼睛前方(视前区)。

(3)调定点学说 体温调定点学说认为,体温的调节类似于恒温器的调节。PO/AH 通过某种机制决定体温调定点水平,如 37℃。体温调节中枢就按照这个设定温度进行体温调节活动,当体温与调定点的水平一致时,说明机体的产热与散热取得平衡。当体温高于调定点水平时,体温调节中枢促使机体产热活动减弱,散热活动加强;反之,当体温低于调定点水平时,促使机体产热活动加强,散热活动减弱,直到体温回到调定点水平。调定点是由 PO/AH 温度敏感神经元的工作特性决定的。关于调定点的设置,机制尚不清楚。

如果某种原因使调定点向高温侧移动,机体便出现发热。如由细菌感染所致的发热,就是由于在致热原作用下引起体内一系列反应,结果使体温调定点被重新设置,如上移到 39℃,这种现象称为重调定。由于发热初期体温低于新的调定点水平。机体首先表现为皮肤血管收缩,减少散热。随即出现战栗等产热反应,直到体温升高到 39℃。此时,产热和散热活动在新的调定点水平达到平衡。可见,发热属于调节性体温升高,是体温调节活动的结果。

由于环境温度过高而引起中暑时,也可出现体温升高,但这种情况并非因为体温调节中枢调定点上移,而是由于机体的散热能力不足或体温调节中枢功能障碍所致,为非调节性体温升高。

    A. 热敏神经元   B. 冷敏神经元   C. 两者都是   D. 两者都无

【例24】2000NO119C 参与体温调节的神经元是

【例25】2000NO120C 脑组织温度下降时,放电频率增加的是

【例26】2016NO14A 人体发热初期出现畏寒、寒战的原因是

    A. 产热过程过强   B. 散热过程受阻
    C. 体温调定点上调   D. 体温调节中枢功能异常

► **常考点** 能量代谢的几个基本概念;机体产热和散热的方式。

参考答案——详细解答见《贺银成 2019 考研西医临床医学综合能力历年真题精析》

1. ABCDE   2. ABCDE   3. ABCDE   4. ABCDE   5. ABCDE   6. ABCDE   7. ABCDE
8. ABCDE   9. ABCDE   10. ABCDE   11. ABCDE   12. ABCDE   13. ABCDE   14. ABCDE
15. ABCDE   16. ABCDE   17. ABCDE   18. ABCDE   19. ABCDE   20. ABCDE   21. ABCDE
22. ABCDE   23. ABCDE   24. ABCDE   25. ABCDE   26. ABCDE

第8章 尿的生成和排出

▶**考纲要求**

①肾的功能解剖特点,肾血流量特点及其调节。②肾小球的滤过功能及其影响因素。③肾小管和集合管的物质转运功能及其影响因素。④尿液的浓缩和稀释及其影响因素。⑤尿生成的调节:神经调节和体液调节,尿生成调节的生理意义。⑥肾清除率的概念及其意义。⑦排尿反射。

▶**复习要点**

一、肾的功能解剖和肾血流量

1. 肾的功能解剖

(1)肾的大体解剖 肾为实质性器官,分为肾皮质和肾髓质两部分。皮质位于髓质表层,富有血管,主要由肾小体和肾小管构成。髓质位于皮质深部,血管较少,由15~25个肾锥体构成。在肾单位和集合管生成的尿液,经集合管在肾乳头处开口进入肾小盏,再进入肾大盏和肾盂,最后经输尿管进入膀胱。

(2)肾单位 肾单位是尿生成的基本功能单位。人类每个肾约有100万个肾单位。肾单位由肾小体和肾小管构成,但集合管不属于肾单位的组成成分。肾小体由肾小球和肾小囊组成。

①肾小球 是位于入球小动脉和出球小动脉之间的毛细血管网。

②肾小囊 分脏层和壁层。脏层、毛细血管内皮细胞、基膜共同构成滤过膜,壁层延续至肾小管。

③肾小管 包括近端小管、髓袢和远端小管。远端小管经连接小管与集合管相连接。

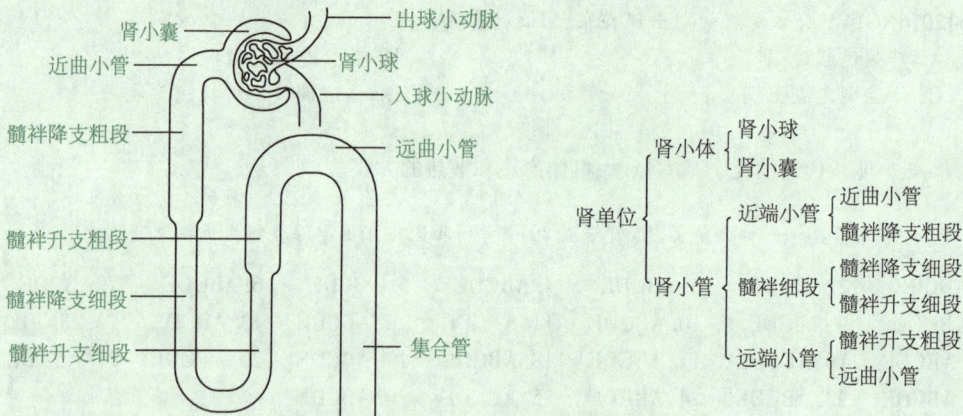

肾单位的构成(集合管不属于肾单位)

(3)肾单位的分类 肾单位分皮质肾单位和近髓肾单位两类。

皮质肾单位 肾小体位于外皮质和中皮质层的肾单位,称为皮质肾单位,约占肾单位总数的80%~90%,其特点为:①肾小体相对较小;②髓袢较短;③入球小动脉口径比出球小动脉大(2:1);④出球小动脉分支形成小管周围毛细血管网,包绕在肾小管的外面,有利于肾小管的重吸收。

近髓肾单位 约占肾单位总数的10%~15%,其肾小体位于靠近髓质的内皮质层,其特点为:①肾小体相对较大;②髓袢较长;③入球小动脉口径与出球小动脉无明显差异;④出球小动脉进一步分支形成两种小血管,一种为网状小血管,缠绕于邻近的近曲和远曲小管周围,有利于肾小管的重吸收;另一种是U型直小血管,在维持髓质高渗中起重要作用。

（4）球旁器 球旁器主要分布于皮质肾单位，由球旁细胞（颗粒细胞）、球外系膜细胞和致密斑组成。

球旁细胞	能合成、储存、释放肾素
球外系膜细胞	具有吞噬和收缩功能
致密斑	感受肾小管液中 NaCl 含量的变化，将信息传递至球旁细胞，调节肾素的分泌和肾小球滤过率

（5）肾小球滤过膜 肾小球毛细血管内的血浆经滤过进入肾小囊，毛细血管和肾小囊之间的结构称为滤过膜，由毛细血管内皮细胞（内）+ 基膜（中）+ 肾小囊脏层足细胞的足突（外）构成。

①机械屏障 肾小球滤过屏障包括机械屏障和电荷屏障。从滤过膜的三层结构可以看出，内皮细胞窗孔直径 > 足细胞滤过隙膜 > 基底膜的网孔，故滤过膜的机械屏障主要由肾小球基膜构成。

②电荷屏障 电荷屏障由下述三层构成。

滤过膜的 3 层结构	机械屏障		电荷屏障	
毛细血管内皮细胞	直径 70～100nm 的窗孔 直径 70～90nm 的窗孔	（病理学数据） （生理学数据）	富含唾液酸糖蛋白	（负电荷）
肾小球基膜（GBM）	病理学未提及该数据 直径 2～8nm 的网孔	（生理学数据）	硫酸肝素和蛋白聚糖	（负电荷）
脏层上皮（足细胞）	直径 20～30nm 滤过隙膜 直径 4～11nm 的小孔	（病理学数据） （生理学数据）	nephrin 蛋白	（负电荷）

③物质通过滤过膜的能力 不同物质通过滤过膜的能力取决于滤过物质分子的大小及其所带的电荷。

分子有效半径 <2.0nm 中性物质（如葡萄糖）	自由滤过
分子有效半径 2.0～4.2nm 的物质	滤过量与分子有效半径成反比
分子有效半径 >4.2nm 的物质	不能滤过
带正电荷分子	容易通过
带负电荷分子	不易通过（因滤过膜各层均含带负电荷的物质，如糖蛋白）

【例1】2015NO15、2008NO15A 在肾小球滤过膜中起机械屏障作用的主要结构是

A. 毛细血管内皮下基膜　　　　　　　　B. 肾小囊脏层上皮细胞
C. 肾小囊脏层足细胞足突裂隙膜　　　　D. 毛细血管内皮细胞

A. 肾小球滤过膜的机械屏障作用　　　　B. 肾小球滤过膜的电荷屏障作用
C. 二者均有　　　　　　　　　　　　　D. 二者均无

【例2】2003NO113C 正常情况下，尿中不出现红细胞是由于

【例3】2003NO114C 正常情况下，尿中不出现蛋白质是由于

注意：①葡萄糖分子量＝180，可自由通过滤过膜。
②清蛋白分子量＝96000（内科学为69000），几乎不能通过滤过膜，再加上带负电荷，就更不易通过。
③球蛋白、纤维蛋白原分子量均 >96000，更不易通过。
④血红蛋白分子量＝64000，可通过滤过膜，但与珠蛋白结合后，就不能通过滤过膜了。

2. 肾血流量的特点

（1）肾是机体供血量最丰富的器官 每分钟两肾的血流量约 1200ml，相当于心输出量的 20%～25%。

（2）肾脏不同部位供血不均 94% 的血流供应肾皮质，5% 供应外髓部，1% 供应内髓部。

（3）肾血流经过两次毛细血管 腹主动脉→肾动脉→叶间动脉→弓形动脉→小叶间动脉→入球小动脉→肾小球毛细血管→出球小动脉→肾小管和集合管的毛细血管→汇入静脉→小叶间静脉→弓形静

脉→叶间静脉→肾静脉→腔静脉。

(4)**肾小球毛细血管内压力较高** 皮质肾单位的入球小动脉的口径比出球小动脉粗1倍,因此肾小球毛细血管内压力较高,有利于肾小球滤过,肾小管周围的毛细血管内压力较低,可促进肾小管的重吸收。

(5)**近髓肾单位的出球小动脉进一步分支形成两种小血管** 一种为网状小血管,缠绕于邻近的近曲小管和远曲小管周围;另一种是细长U形的直小血管,与髓袢并行。直小血管的血流对髓质高渗状态的维持起重要作用。

3. 肾血流量的调节

自身调节	指血压在80～160mmHg变动时,肾血流量可维持稳定。机制为肌源性学说和管-球反馈
神经调节	肾交感神经兴奋(如剧烈运动)时,入球小动脉和出球小动脉平滑肌强烈收缩,肾血流量减少 肾无副交感神经支配
体液调节	使肾血管收缩,肾血流量减少——去甲肾上腺素、肾上腺素、血管升压素、血管紧张素Ⅱ、内皮素、腺苷 使肾血管舒张,肾血流量增加——PGI_2、PGE_2、NO、缓激肽

注意:①当肾动脉灌注压在80～160mmHg变动时,通过自身调节肾血流量可保持相对稳定(8版生理学P243)。
②当肾动脉灌注压在80～180mmHg变动时,通过自身调节肾血流量可保持稳定(8版生理学P6)。
③当血压在80～160mmHg变动时,通过自身调节肾血流量可保持相对稳定(8版生理学P246)。

【例4】1993NO134X 肾脏的血液供应特点是
A. 血液供应丰富 B. 肾髓质血流量多而皮质血流量少
C. 经过两次毛细血管分支 D. 肾小球周围毛细血管中血压较高,有利于肾小管的分泌作用

【例5】2007NO15A 剧烈运动使尿量减少的主要原因是
A. 肾小球毛细血管血压增高 B. 抗利尿激素分泌增多
C. 肾小动脉收缩,肾血流量减少 D. 醛固酮分泌增多

二、肾小球的滤过功能

1. 几个常考概念

(1)**超滤液** 当血液流经肾小球毛细血管时,除蛋白质外的血浆成分被滤过进入肾小囊腔而形成超滤液(也称原尿)。研究表明,超滤液中所含的各种晶体物质的成分和浓度与血浆基本相似。

(2)**肾小球滤过率(GFR)** 是指单位时间内(每分钟)两肾生成的超滤液量,正常值为125ml/min。菊粉的清除率可用来代表肾小球滤过率。正常成人每天两肾的肾小球滤过液总量约为180L。

(3)**肾血浆流量(RPF)** 由肾血流量和血细胞比容可计算肾血浆流量。若肾血流量为1200ml/min,血细胞比容为45%,则肾血浆流量=1200×(1-45%)=660ml/min。

(4)**滤过分数(FF)** =肾小球滤过率/肾血浆流量。正常值为125/660×100%=19%。这表明当血液流经肾脏时,约有19%的血浆经滤过进入肾小囊腔,形成超滤液。

(5)**肾阈** 指某溶质开始在尿中出现的血浆浓度。如肾糖阈为180mg/100ml。

注意:①血浆被肾小球滤过膜滤过后形成超滤液,超滤液也称原尿。超滤液进入肾小管后便改称为小管液。
②小管液在流经肾小管和集合管全程,并经一系列处理后形成终尿。

【例6】2010NO15A 与血浆比较,原尿中物质含量明显改变的是
A. 水 B. 蛋白质 C. Na^+、K^+ D. 葡萄糖

【例7】2001NO15A、2000NO15A 某物质的肾阈是指
A. 该物质的最大滤过率 B. 该物质的最大重吸收率
C. 该物质开始在尿中出现的血浆浓度 D. 该物质的最大分泌率

E. 该物质的最大分泌能力

【例8】2006NO5A 生理情况下,肾小球的滤过分数约为

A. 10% 　　　　　　　　B. 20% 　　　　　　　　C. 30%

D. 40% 　　　　　　　　E. 50%

【例9】1998NO12A 滤过分数是指

A. 肾小球滤过率/肾血浆流量 　　　　　　B. 肾血浆流量/肾血流量

C. 肾血流量/肾血浆流量 　　　　　　　　D. 肾小球滤过率/肾血流量

E. 肾血流量/心输出量

2. 有效滤过压

肾小球滤过作用的动力是有效滤过压,有效滤过压是指促进超滤的动力与对抗超滤的阻力之间的差值。肾小球只有存在正的有效滤过压,才能不断发挥滤过作用而生成原尿。

肾小球有效滤过压 = (肾小球毛细血管血压 + 囊内液胶体渗透压) − (血浆胶体渗透压 + 肾小囊内压)。

> **记忆:**①组织液生成的有效滤过压 = (毛细血管血压 + 组织液胶体渗透压) − (血浆胶体渗透压 + 组织液静水压);
> ②肾小球有效滤过压 = (肾小球毛细血管血压 + 囊内液胶体渗透压) − (血浆胶体渗透压 + 肾小囊内压)。

【例10】2013NO15A 血液流经肾小球时,促进原尿生成的直接动力是

A. 全身平均动脉压 　　　　　　　　　　B. 血浆胶体渗透压

C. 肾动脉压 　　　　　　　　　　　　　D. 肾小球毛细血管压

【例11】2011NO14A 下列选项中,能使肾小球有效滤过压升高的是

A. 肾血浆流量增多 　　　　　　　　　　B. 肾小球囊内压升高

C. 血浆晶体渗透压降低 　　　　　　　　D. 血浆胶体渗透压降低

3. 影响肾小球滤过的因素

影响因素	正常生理	作用机制
肾小球毛细血管血压	当血压 80 ~ 160mmHg 时,肾可通过自身调节维持肾小球毛细血管血压不变	血容量减少、伤害刺激、情绪激动等→交感神经兴奋加强→入球小动脉收缩→肾血流量和毛细血管血压降低
囊内压	正常情况下一般比较稳定	输尿管梗阻→囊内压升高→肾小球滤过率下降
血浆胶体渗透压	正常情况下一般比较稳定	输入大量生理盐水、低蛋白血症→胶体渗透压降低→肾小球滤过率增加
肾血浆流量	肾血浆流量下降时,肾小球滤过率降低	肾血浆流量不是通过改变有效滤过压,而是通过改变平衡点,来影响肾小球滤过率
滤过系数(K_f)	K_f = 滤过膜的有效通透系数(k)×滤过膜面积(s)	K_f 指在单位有效滤过压的驱动下,单位时间内经过滤过膜滤过的液量。凡能影响 k、s 的因素都能影响肾小球滤过率

肾血浆流量对肾小球滤过率的影响是通过改变滤过平衡点而非有效滤过压实现的。如肾血浆流量增大时,肾小球毛细血管中血浆胶体渗透压上升的速度减缓,滤过平衡点向出球小动脉端移动,使有效滤过面积增大,故肾小球滤过率增加;反之,当肾血浆流量减少时,滤过平衡点则靠近入球小动脉,即有效滤过面积减小,故肾小球滤过率减小。当肾交感神经强烈兴奋引起入球小动脉阻力明显增加时(如剧烈运动、大失血、缺氧、中毒性休克等),肾血流量和肾血浆流量明显减少,肾小球滤过率也显著降低。

【例12】2005NO131X 下列哪些生理或病理因素可影响肾小球超滤液的生成量?

A. 剧烈运动和交感神经强烈兴奋 　　　　B. 肾盂或输尿管结石引起尿路梗阻

C. 糖尿病伴有尿量增多 　　　　　　　　D. 高血压引起小动脉硬化

【例13】2014NO15A 下列情况下,可使肾小球滤过平衡点向出球小动脉端移动的是

A. 发生中毒性休克   B. 静脉注射肾上腺素

C. 快速静脉注射大量生理盐水   D. 发生肾盂或输尿管结石

三、肾小管和集合管的物质转运功能

正常人两肾生成的超滤液每天达180L,而终尿仅 1.5L 左右,表明超滤液中的水分约 99% 都被肾小管和集合管重吸收,超滤液中的其他物质被选择性重吸收或被肾小管上皮细胞主动分泌。

【例14】2004NO14A 原尿在肾脏被吸收的比率为

A. 67%   B. 85%   C. 89%

D. 95%   E. 99%

1. 肾小管和集合管中各种物质的重吸收和分泌

(1) Na^+、Cl^- 的重吸收   几乎可在所有肾小管中进行,其中以近端小管重吸收为主。约2/3经跨细胞途径被重吸收,主要发生在近端小管前半段;约1/3经细胞旁途径被重吸收,主要发生在近端小管后半段。

近端小管前半段 Na^+ 进入上皮细胞的过程与 H^+ 的分泌以及葡萄糖、氨基酸的转运相耦联。

①由于上皮细胞基底侧膜中钠泵的作用,造成细胞内低 Na^+,小管液中的 Na^+ 和细胞内的 H^+ 由管腔膜上的 Na^+-H^+ 交换进行逆向转运,H^+ 分泌进入小管液,小管液中的 Na^+ 则顺浓度梯度进入上皮细胞内。

②小管液中的 Na^+ 还可由顶端膜中的 Na^+-葡萄糖同向转运体和 Na^+-氨基酸同向转运体与葡萄糖、氨基酸共同转运,在 Na^+ 顺电-化学梯度通过顶端膜进入细胞的同时,也将葡萄糖、氨基酸转运入细胞内。

③进入细胞的 Na^+ 再由基底侧膜中的钠泵泵出细胞,进入细胞间隙。

④进入细胞内的葡萄糖、氨基酸则经载体易化扩散通过基底侧膜离开上皮细胞,进入血液循环。

⑤由于 Na^+-H^+ 交换使细胞内的 H^+ 进入小管液,HCO_3^- 便被重吸收,而 Cl^- 不被重吸收,导致小管液中 Cl^- 浓度高于管周组织间液中 Cl^- 浓度。

近端小管后半段   ①跨上皮细胞途径:上皮细胞顶端膜中存在 Na^+-H^+ 交换体和 Cl^--HCO_3^- 交换体,其转运结果使 Na^+ 和 Cl^- 进入细胞内,H^+ 和 HCO_3^- 进入小管液。HCO_3^- 可以 CO_2 的形式重新进入细胞。进入细胞内的 Cl^- 由基底侧膜中的 K^+-Cl^- 同向转运体转运至细胞间液,再吸收入血。

②细胞旁途径:由于近端小管 HCO_3^- 和水的重吸收多于 Cl^- 的重吸收,使近端小管后半段小管液中 Cl^- 浓度比管周细胞间液中的浓度约高 20%~40%,Cl^- 顺浓度梯度经细胞旁路(紧密连接)进入细胞间隙被重吸收。由此造成的电位梯度,驱使小管液内 Na^+ 顺电位梯度也通过细胞旁途径而被动重吸收。

髓袢   ①髓袢降支细段:钠泵活性很低,对 Na^+

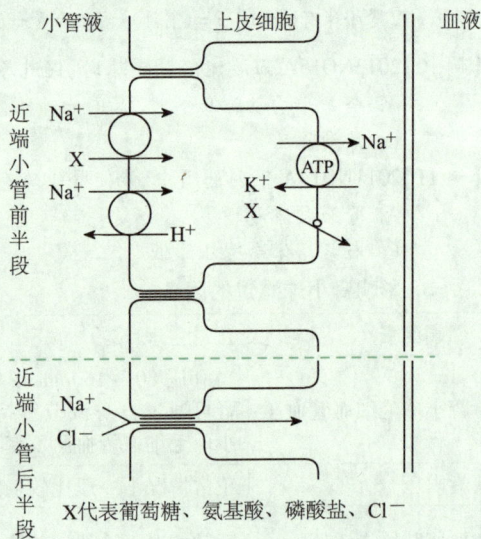

X代表葡萄糖、氨基酸、磷酸盐、Cl^-

近端小管的物质转运示意图

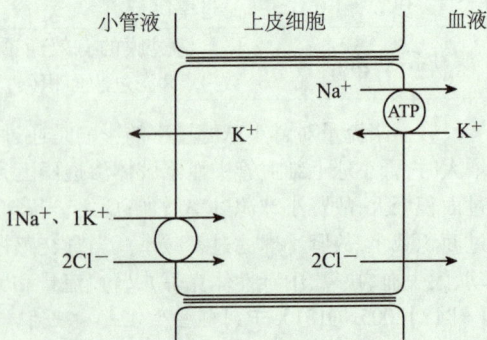

髓袢升支粗段对 Na^+ 和 Cl^- 的重吸收机制示意图

不易通透,对水通透性较高,在组织液高渗的作用下,水被重吸收。

②髓袢升支细段:对水不通透,对 Na^+ 和 Cl^- 易通透,NaCl 便不断扩散入组织间液。

③髓袢升支粗段:是 NaCl 在髓袢重吸收的主要部位,而且是主动重吸收。顶端膜中的 Na^+-K^+-2Cl^- 同向转运体可将小管液中 1 个 Na^+、1 个 K^+ 和 2 个 Cl^- 同向转运入上皮细胞内。进入细胞内的 Na^+ 通过基底侧膜中的钠泵泵至组织间液,Cl^- 由浓度梯度经管周膜中的 Cl^- 通道进入组织间液,K^+ 顺浓度梯度经顶端膜返回小管液中,并使小管液呈正电位。

④K^+ 返回小管内造成小管液正电位,这一电位差又使小管液中的 Na^+、K^+ 和 Ca^{2+} 等正离子经细胞旁途径而被动重吸收。

远端小管和集合管 此处对 Na^+、Cl^- 和水的重吸收可根据机体水、盐平衡状况进行调节。Na^+ 的重吸收主要受醛固酮调节,水的重吸收主要受血管升压素的调节。

①远曲小管始段 上皮细胞对水不通透,但能主动重吸收 NaCl。Na^+ 在远曲小管和集合管的重吸收是逆电-化学梯度进行的,属于主动转运。在远曲小管始段的顶端膜,小管液中的 Na^+ 和 Cl^- 经 Na^+-Cl^- 同向转运体进入细胞。细胞内的 Na^+ 由钠泵泵出细胞,被重吸收回血;细胞内的 Cl^- 经 Cl^- 通道扩散到细胞外。

②远曲小管后段和集合管 有主细胞和闰细胞两类细胞。主细胞基底侧膜中的钠泵活动可造成细胞内低 Na^+,并成为小管液中 Na^+ 经顶端膜 Na^+ 通道进入细胞的动力源泉。而 Na^+ 的重吸收又造成小管液呈负电位,可驱使小管液中的 Cl^- 经细胞旁途径而被动重吸收,也成为 K^+ 从细胞内分泌入小管液的动力。闰细胞的功能与 H^+ 分泌有关(详见后)。

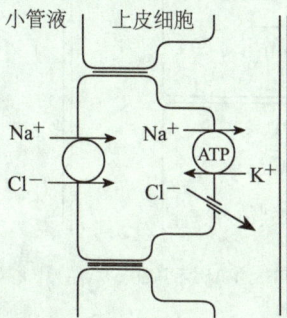

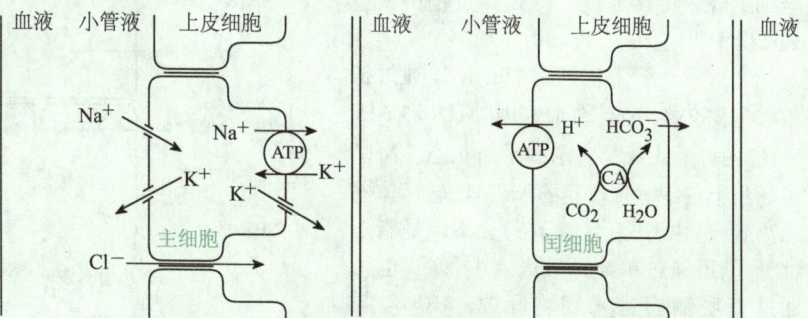

远曲小管始段NaCl的重吸收机制　　　　　远曲小管后段和集合管重吸收NaCl、分泌K^+和H^+示意图

(2)水的重吸收 ①水在近端小管的重吸收:是伴随 NaCl 吸收的被动吸收,与体内是否缺水无关。近端小管中物质的重吸收为等渗重吸收,小管液为等渗液。②水在远曲小管及集合管的重吸收:随体内出入量而变化,受血管升压素的调节。③髓袢升支细段和粗段是不易通透水分的。

(3)HCO_3^- 的重吸收和 H^+ 的分泌 两者同时进行,可在所有肾小管内进行。

近端小管 ①HCO_3^- 是以 CO_2 形式重吸收的。正常情况下,肾小球滤过的 HCO_3^- 几乎全部被肾小管和集合管重吸收,高达80%的 HCO_3^- 是由近端小管重吸收的。血液中的 HCO_3^- 是以 $NaHCO_3$ 的形式存在的,当滤过进入肾小囊后,离解为 Na^+ 和 HCO_3^-。近端小管上皮细胞通过 Na^+-H^+ 交换使 H^+ 进入小管液,进入小管液中的 H^+ 与 HCO_3^- 结合生成 H_2CO_3,很

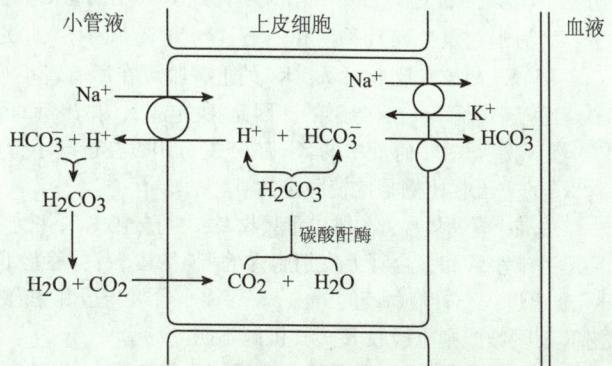

近端小管重吸收HCO_3^-的细胞机制示意图

快生成 CO_2 和水,这一反应由碳酸酐酶催化。CO_2 具有高度脂溶性,很快以单纯扩散方式进入上皮细胞内。在细胞内,CO_2 和水又在碳酸酐酶催化下形成 H_2CO_3。H_2CO_3 再次离解为 H^+ 和 HCO_3^-。H^+ 则通过顶端膜上的 Na^+-H^+ 逆向转运进入小管液,再次与 HCO_3^- 结合形成 H_2CO_3。

②HCO_3^- 的重吸收优先于 Cl^- 的重吸收。

③若 HCO_3^- 滤过量超过 H^+ 的分泌量,多余的部分随尿排出。

髓袢 髓袢对 HCO_3^- 的重吸收主要发生在升支粗段,其机制近同近端小管。

远端小管和集合管 其闰细胞可经两种机制主动分泌 H^+,即经质子泵和 H^+-K^+-ATP 酶将细胞内的 H^+ 泵入小管液中。肾小管和集合管 H^+ 的分泌量与小管液的酸碱度有关。

(4)NH_3 的分泌与 H^+、HCO_3^- 的转运 近端小管、髓袢升支粗段和远端小管上皮细胞内的谷氨酰胺在几种不同酶的作用下生成 NH_3 和 NH_4^+,同时生成 HCO_3^-。NH_3 和 NH_4^+ 分泌入小管腔,HCO_3^- 则进入血液循环。

①肾小管和集合管上皮细胞代谢 1 分子谷氨酰胺生成 2 个 NH_4^+ 和 2 个 HCO_3^-:谷氨酰胺在谷氨酰胺酶的作用下脱氨,生成谷氨酸根和 NH_4^+;谷氨酸根又在谷氨酸脱氢酶作用下生成 α-酮戊二酸和第 2 个 NH_4^+。在上皮细胞内,NH_4^+ 离解为 NH_3 和 H^+;NH_3 扩散至细胞外。在 α-酮戊二酸代谢过程中又生成 2 个 HCO_3^-。

②近端小管上皮细胞中的 NH_3 通过扩散和逆向交换分泌:在细胞内,NH_4^+ 和 NH_3 + H^+ 两种形式处于一定的平衡状态。NH_4^+ 可通过上皮细胞顶端膜的 Na^+-H^+ 转运体进入小管液(由 NH_4^+ 代替 H^+)。NH_3 是脂溶性分子,可通过单纯扩散进入小管腔,也可通过基底侧膜进入细胞间隙。HCO_3^- 与 Na^+ 一同跨过基底侧膜进入组织间液。因此,1 分子谷氨酰胺被代谢时,生成 2 个 NH_4^+ 进入小管液,机体获得 2 个新生成的 HCO_3^-。这一反应过程主要发生在近端小管。

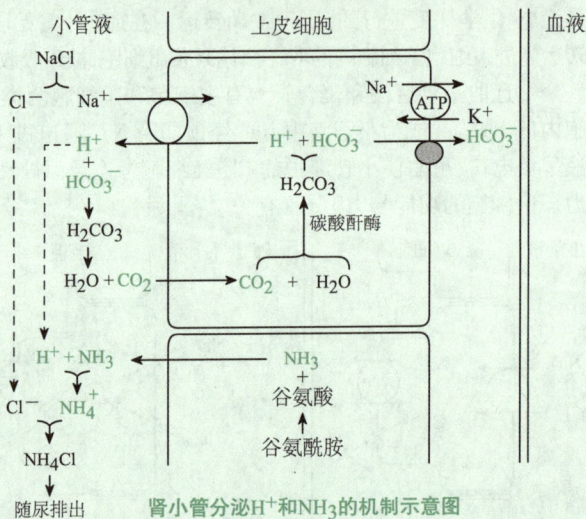

肾小管分泌 H^+ 和 NH_3 的机制示意图

③在集合管,细胞内生成的 NH_3 通过扩散方式进入小管液,与分泌的 H^+ 结合形成 NH_4^+,并随尿排出体外。这一反应过程中,尿中每排出 1 个 NH_4^+ 就有 1 个 HCO_3^- 被重吸收回血液。可见,肾小管和集合管分泌 NH_3 既可促进 H^+ 的排泄,又可促进 HCO_3^- 的重吸收。

肾脏通过重吸收 HCO_3^- 和分泌 H^+、NH_3 和 NH_4^+,对机体酸碱平衡的维持起重要的调节作用。

(5)K^+ 的重吸收和分泌 K^+ 的重吸收可在所有肾小管内进行,但以近端小管为主。终尿中的 K^+ 主要是远端小管和集合管分泌的。因此,决定尿 K^+ 排出量的最重要因素是远端小管和集合管 K^+ 的分泌量。

近端小管 小管液中的 K^+ 有 65% ~ 70% 在近端小管重吸收,25% ~ 30% 在髓袢重吸收。这些部位对 K^+ 的重吸收比例是比较固定的。

远端小管和集合管 既可重吸收 K^+ 又可分泌 K^+,并受多种因素调节,其重吸收和分泌的速率是可变的。

远端小管和集合管上皮细胞内的 K^+ 浓度较高,管腔顶端膜对 K^+ 有通透性,K^+ 可顺电化学梯度经 K^+ 通道进入小管液(K^+ 的分泌)。远端小管后半段和集合管约 90% 的上皮细胞是主细胞,而主细胞可分泌 K^+,闰细胞则重吸收 K^+,其机制不明。

肾对 K^+ 的排出量主要取决于远端小管和集合管主细胞 K^+ 的分泌量。细胞外液 K^+ 浓度升高、醛固酮分泌增加和小管液流速增高,均可刺激主细胞分泌 K^+。

（6）Ca^{2+} 的重吸收和排泄

①近端小管 约80%的 Ca^{2+} 由溶剂拖曳方式经细胞旁途径被重吸收,约20%经跨细胞途径重吸收。

②髓袢 髓袢降支细段和升支细段对 Ca^{2+} 不通透,仅髓袢升支粗段能经主动、被动两种机制重吸收 Ca^{2+}。

③远端小管和集合管 经跨细胞途径主动重吸收 Ca^{2+}。

肾对 Ca^{2+} 的排泄受多种因素的影响,最主要的因素之一是甲状旁腺激素。

（7）葡萄糖的重吸收 肾小囊超滤液中的葡萄糖浓度与血浆相等,但正常情况下,尿中几乎不含葡萄糖,表明葡萄糖全部被重吸收。微穿刺实验证明,滤过的葡萄糖均在近端小管,特别是近端小管前半段被重吸收。小管液中的葡萄糖是通过近端小管上皮细胞顶端膜中的 Na^+-葡萄糖同向转运体,以继发性主动转运的方式被转入细胞的。进入细胞内的葡萄糖则由基底侧膜中的葡萄糖转运体2以易化扩散的方式转运入细胞间液。

近端小管对葡萄糖的重吸收是有一定限度的。当血糖浓度达180mg/100ml血液时,有一部分肾小管对葡萄糖的吸收已达极限,尿中开始出现葡萄糖,此时的血浆葡萄糖浓度称为肾糖阈。

（8）氨基酸的重吸收 由肾小球滤过的氨基酸主要在近端小管被重吸收,其吸收方式为继发性主动重吸收,需 Na^+ 的存在,有多种类型的氨基酸转运体。

【例15】2013NO14A 关于肾脏重吸收和分泌 K^+ 的叙述,正确的是

A. 近端肾小管重吸收约25%～30%的 K^+
B. 髓袢重吸收约65%～70%的 K^+
C. 远端肾小管分泌 K^+,但不重吸收 K^+
D. 远曲小管分泌 K^+ 受醛固酮调节

【例16】2012NO15A、2007NO160A 在近球小管中滤出的 HCO_3^- 被重吸收的主要形式是

A. H_2CO_3　　　B. $(NH_2)_2CO$　　　C. CO_2　　　D. HCO_3^-

【例17】2005NO14A 下列关于 HCO_3^- 在近端小管重吸收的叙述,正确的是

A. 重吸收率约为67%　B. 以 HCO_3^- 的形式重吸收　C. 与小管分泌 H^+ 相耦联
D. 滞后于 Cl^- 的重吸收　E. 与 Na^+ 的重吸收无关

【例18】2017NO10A 正常人摄入 K^+ 较多时,肾排 K^+ 也增多的原因是

A. 远曲小管和集合管分泌 K^+ 增多
B. 近球小管重吸收 K^+ 减少
C. 醛固酮分泌减少
D. 肾小球滤过率增加

2. 各重要物质的吸收/分泌部位

重要物质		吸收部位/分泌部位
吸收	Na^+、Cl^-	近端小管（65%～70%）、髓袢（20%）、远曲小管和集合管（12%）
	K^+	近端小管（65%～70%）、髓袢（25%～30%）、远曲小管和集合管（不定）
	HCO_3^-	近端小管（80%）、髓袢升支粗段、远端小管、集合管
	葡萄糖、氨基酸	近端小管（100%）
	水	近端小管（70%）、髓袢（15%）、远曲小管和集合管（不定量）
	Ca^{2+}	近端小管（70%）、髓袢（20%）、远曲小管和集合管（9%）
分泌	K^+	远端小管后半段＋集合管
	H^+	所有肾小管＋集合管
	NH_3	除髓袢细段外,其他的肾小管＋集合管
	Ca^{2+}	随尿排出（1%）

【例19】2010NO16A 肾小管和集合管上皮细胞分泌 NH_4^+ 和 NH_3 的主要生理意义是

A. 完成细胞内代谢
B. 排泄体内毒素
C. 维持机体酸碱平衡
D. 维持机体电解质平衡

3. 肾小管重吸收或分泌的特点

重要物质		重吸收或分泌方式
吸收	NaCl 的重吸收	在近端小管：主动重吸收占 2/3，被动重吸收占 1/3
	水的重吸收	被动吸收
	HCO_3^- 的重吸收	是以 CO_2 的形式，不是直接以 HCO_3^- 的形式重吸收
	K^+ 的重吸收	主动吸收，机制不明
	葡萄糖、氨基酸的重吸收	继发性主动转运（伴 Na^+ 同向转运）
	Ca^{2+} 的重吸收	近端小管（主动 20%、被动 80%）；远端小管和集合管（主动转运）
分泌	K^+ 的分泌	远端小管后半段和集合管——主细胞分泌 近端小管——Na^+-K^+ 交换和 Na^+-H^+ 交换相互竞争
	H^+ 的分泌	在近端小管——通过 Na^+-H^+ 交换分泌 H^+ 在远曲小管和集合管——闰细胞通过主动转运分泌 H^+
	NH_3 的分泌	单纯扩散（从细胞内扩散到小管腔）

【例20】2002NO141X 关于近端肾小管重吸收水的描述正确的有

A. 伴 Na^+ 重吸收的等渗性重吸收　　　　B. 重吸收量约占滤过量的67%（8版70%）

C. 在腔面膜上水通道的帮助下进行　　　　D. 根据水、盐平衡的需要而受到调节

【例21】1995NO30A、1992NO64A 肾脏维持水平衡的功能，主要靠调节下列哪项活动来实现？

A. 肾小球滤过量　　　　　　　　　　　　B. 近曲小管与髓袢的重吸收水量

C. 远曲小管和集合管的重吸收水量　　　　D. 近曲小管和远曲小管的重吸收水量

E. 肾小管的分泌功能

A. 钠泵　　　　　B. 载体　　　　　C. 二者均是　　　　　D. 二者均非

【例22】2004NO111C 葡萄糖的重吸收需要

【例23】2004NO112C 肾小管上皮细胞分泌氨需要

4. 影响肾小管和集合管重吸收与分泌的因素

（1）小管液中溶质浓度　肾小管和集合管重吸收水的动力是小管液和上皮细胞之间的渗透压梯度。当小管液中某些溶质因未被重吸收而留在小管液中时，可使小管液溶质浓度升高，水的重吸收减少，小管液中保留的水增多，Na^+ 浓度梯度降低，从而使尿量和 NaCl 排出量增多，这种现象称为渗透性利尿。

现象	生理意义或原因
糖尿病病人多尿、正常人进食大量葡萄糖后多尿	渗透性利尿
静脉注射高渗葡萄糖、甘露醇后多尿	渗透性利尿
大量饮清水后多尿（水利尿）	血浆晶体渗透压下降
大量饮用生理盐水后排尿量不会显著增加	晶体渗透压不升高，体液量增加
失水、禁水后少尿	血浆晶体渗透压升高
大量出汗、严重呕吐或腹泻后少尿	血浆晶体渗透压升高，抗利尿激素分泌增加

注意：水利尿是指大量饮清水后尿量增加的现象。请注意，这里是饮"清水"，不是"生理盐水"，因为饮生理盐水后排尿量不会显著增加（8版生理学 P260 图8-18）。水利尿有体液调节的参与，不属于自身调节。

（2）**球-管平衡**　是指近端小管对溶质（特别是 Na^+）和水的重吸收随肾小球滤过率的变化而改变，表现为定比重吸收，即近端小管中 Na^+ 和水的重吸收率总是占肾小球滤过率的 65% ~ 70%。即当肾小

球滤过率增大时,近端小管对 Na^+ 和水的重吸收率也增大;而肾小球滤过率减小时,近端小管对 Na^+ 和水的重吸收率也减小。这种定比重吸收的现象,称为球-管平衡。其生理意义在于尿中排出的 Na^+ 和水不会随肾小球滤过率的增减而出现大幅度的变化,从而保持尿量和尿钠的相对稳定。

【例24】2014NO17A 大量出汗时尿量减少的主要原因是
  A. 血管升压素分泌增多　　　　　　　B. 醛固酮分泌增多
  C. 肾交感神经兴奋　　　　　　　　　D. 肾小管液溶质浓度下降

  A. 饮大量清水　　　　　　　　　　　B. 静脉滴注大量生理盐水
  C. 饮大量生理盐水　　　　　　　　　D. 静脉滴注甘露醇

【例25】2011NO125B 上述措施中,可引起渗透性利尿的是
【例26】2011NO126B 上述措施中,可引起水利尿的是

【例27】2016NO16A 肾小管重吸收 Na^+ 与水的量与肾小球滤过率成定比关系的部位是
  A. 近端小管　　　B. 髓袢细段　　　C. 髓袢升支粗段　　　D. 远曲小管

【例28】2015NO17A 静脉推注少量高浓度葡萄糖时出现尿量增多的原因是
  A. 肾小管液溶质浓度升高　　　　　　B. 血浆胶体渗透压下降
  C. 肾血流量增多　　　　　　　　　　D. 肾小球滤过率升高

【例29】2009NO15A 饮大量清水后尿量增多的主要原因是
  A. 肾血流量增加　　　　　　　　　　B. 醛固酮分泌减少
  C. 抗利尿激素分泌减少　　　　　　　D. 血浆胶体渗透压降低

四、尿液的浓缩和稀释

1. 小管液渗透浓度的变化

  小管液的流动方向是:近曲小管→近端小管直段→髓袢降支细段→髓袢升支细段→髓袢升支粗段→远曲小管→集合管。小管液在流经各段肾小管和集合管时,其渗透浓度可发生很大变化。在近端小管和髓袢中,渗透压的变化是固定的,但流经远曲小管后段和集合管时,渗透压可随体内水的多少而出现大幅度的变动。近端小管为等渗性重吸收,故在近端小管末端,小管液的渗透浓度仍与血浆相等。

部位	管壁特性	小管液的物质流动	生理作用	备注
髓袢降支细段	对水高度通透 对 NaCl 和尿素不通透	水进入组织间液	从外髓部向内髓部 小管液渗透压逐渐升高	水出
髓袢升支细段	对水不通透 对 NaCl 和尿素通透	NaCl 进入组织间液 尿素进入小管液	从内髓部向外髓部,小管液渗透压逐渐降低,髓质高渗	盐出 尿素入
髓袢升支粗段	对水和尿素不通透	主动重吸收 NaCl	小管液渗透压逐渐降低(低渗) 髓质更高渗	盐出
远曲小管和集合管外髓部	对水通透	在 ADH 作用下水被重吸收	小管液中尿素浓度逐渐升高	水出
集合管内髓部	对尿素高度通透	尿素进入组织间液	组织间液尿素浓度逐渐升高 内髓部更高渗	尿素出

注意:①外髓部组织间液高渗由 NaCl 的主动重吸收形成;②内髓部组织间液高渗由 NaCl 和尿素共同形成。
  ③从上表"备注"栏可以看出,"尿素入"—"尿素出"组成尿素的再循环。
  ④髓袢升支细段和粗段均对水不通透,记忆为——水往低处流,只要是升支,对水均不通透。

【例30】2008NO16A 肾脏近端小管对小管液中有用成分重吸收的特点是

A. 重吸收物质种类少 　　　　B. 各种物质的重吸收量少
C. 受神经和体液因素调节 　　D. 小管液与上皮细胞内液保持等渗

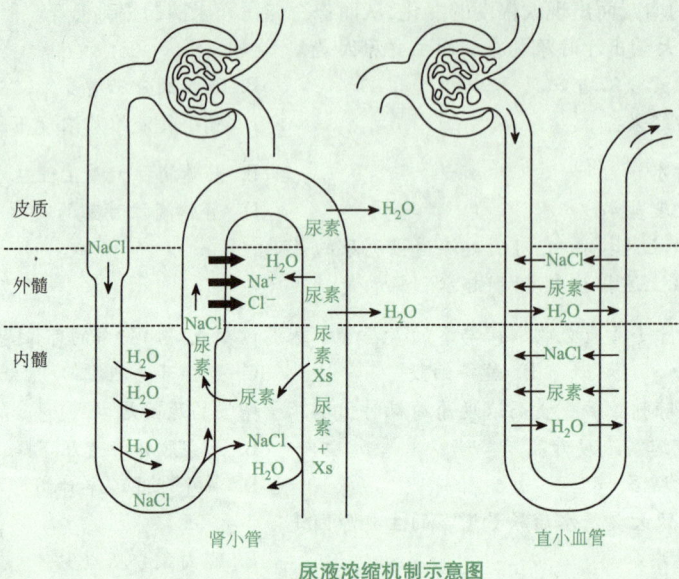

尿液浓缩机制示意图

2. 尿液的稀释机制

（1）尿液的稀释　主要发生在远端小管和集合管。如上所述,小管液在到达髓袢升支粗段末端时为低渗液。如果体内水分过多,造成血浆晶体渗透压降低,可使血管升压素的释放被抑制,远曲小管和集合管对水的通透性降低,水不能被重吸收,而小管液中的 NaCl 将继续被主动重吸收,这种溶质重吸收大大超过水的重吸收,使小管液的渗透浓度进一步降低。

（2）低渗尿　终尿的渗透浓度若低于血浆渗透浓度,称为低渗尿。终尿的渗透浓度可低至 50mOsm/（kg·H_2O）。饮大量清水后,血浆晶体渗透压降低,可引起血管升压素释放减少,导致尿量增加,尿液被稀释。若血管升压素完全缺乏,可出现尿崩症,每天可排出高达 20L 的低渗尿。

3. 尿液的浓缩机制

（1）高渗尿　终尿的渗透浓度若高于血浆渗透浓度,称为高渗尿。

（2）尿液的浓缩　主要发生在远端小管和集合管,与尿液稀释不同的是小管液中水的重吸收比率大大超过了溶质的重吸收。肾对水的重吸收方式为渗透,其动力来自肾髓质肾小管和集合管内外的渗透浓度梯度。肾皮质部的渗透浓度与血浆是相等的,由髓质外层向乳头部逐渐升高,内髓质部的渗透浓度为血浆渗透浓度的4倍。肾髓质渗透浓度梯度是尿浓缩的必要条件。

（3）肾髓质渗透浓度梯度的形成　如前所述。

（4）直小血管在维持肾髓质高渗中的作用　肾髓质高渗的建立是由于 NaCl 和尿素在小管外组织间液中积聚。这些物质能持续滞留在该部位而不被循环血液带走,从而维持肾髓质的高渗环境,这与直小血管所起的逆流交换作用密切相关。直小血管的降支和升支是并行的血管,在髓质中形成逆流系统。直小血管壁对水和溶质都高度通透。

①当血液沿直小血管降支向髓质深部流动时,在任一平面的组织间液渗透浓度均比直小血管内血浆高,即组织间液溶质浓度比血浆高,故组织间液中的溶质不断向直小血管内扩散,而血液中的水则进入组织间液,使直小血管内血浆渗透浓度与组织液趋向平衡。

②当直小血管内血液在升支中向皮质方向流动时,髓质渗透浓度越来越低,这一血管内外的渗透梯度和浓度梯度使血液中的溶质向组织液扩散,而水从组织间液向血管中渗透。

逆流交换过程仅将髓质中多余的溶质和水带回循环血液,从而使肾髓质的渗透梯度得以维持。

【例31】2011NO15A 肾小管液被显著稀释的部位是

　　A. 近端小管　　　　　　B. 集合管　　　　　　C. 髓袢升支粗段　　　　D. 远曲小管

4. 影响尿液浓缩和稀释的因素

尿液的浓缩和稀释取决于肾小管和集合管对小管液中水和溶质重吸收的比率,而水的重吸收较易改变,因而是其主要方面。水的重吸收主要取决于两个基本条件,一是肾小管内外的渗透浓度梯度;二是远端小管后半段和集合管对水的通透性。因此,尿液的浓缩和稀释一方面取决于肾髓质高渗的形成和大小,另一方面取决于远端小管末端和集合管对水的通透性,后者主要受血液中血管升压素浓度的影响。

(1)影响肾髓质高渗形成的因素

①Na^+和Cl^-　Na^+和Cl^-是形成肾髓质高渗的重要因素。凡能影响髓袢升支粗段主动重吸收Na^+和Cl^-的因素都能影响髓质高渗的形成。如袢利尿剂呋塞米可抑制髓袢升支粗段的Na^+-K^+-$2Cl^-$同向转运,减少Na^+和Cl^-的主动重吸收,降低外髓质高渗,阻碍尿的浓缩。

②尿素　尿素是影响肾髓质高渗的另一重要因素。尿素通过尿素再循环进入肾髓质,尿素进入髓质的数量取决于尿素的浓度和集合管对尿素的通透性。

③髓袢结构的完整性　也是逆流倍增的重要基础。肾髓质受损可影响尿液的浓缩。

(2)影响远端小管末端和集合管对水通透性的因素　主要是血液中血管升压素的浓度。

(3)直小血管血流量和速度对髓质高渗维持的影响　直小血管的逆流交换作用对维持髓质高渗极为重要。

【例32】2017NO11A 在尿液的浓缩和稀释调控中起关键作用的体液因子是

　　A. 血管紧张素Ⅱ　　　B. 血管升压素　　　C. 心房钠尿肽　　　D. 醛固酮

五、尿生成的调节

1. 神经调节

肾脏无副交感神经支配,所谓神经调节是指肾交感神经的作用。交感神经兴奋可通过下列方式影响肾脏:

①兴奋肾血管平滑肌的α受体→肾血管收缩→肾血流量减少,肾小球滤过率下降。

②兴奋交感-肾素-血管紧张素-醛固酮系统→保Na^+、排K^+。

③直接刺激近端小管(主要)和髓袢(次要)对Na^+、Cl^-、水的重吸收。

2. 体液调节

(1)血管升压素(VP)　也称抗利尿激素(ADH),主要由下丘脑视上核和室旁核合成,沿下丘脑-垂体束的轴突被运输到神经垂体储存。

①生理作用　血管升压素有V_1和V_2两种受体。

V_1受体　分布于血管平滑肌,激活后可引起平滑肌收缩,导致血流阻力增大,血压升高。

V_2受体　分布于肾远端小管末段和集合管上皮细胞,属于G蛋白耦联受体,其跨膜信号转导是通过V_2受体-G_s-AC-cAMP-PKA通路而实现的,最终使上皮细胞内含水孔蛋白AQP-2的小泡镶嵌到上皮细胞的顶端膜中,形成水通道,从而使顶端膜对水的通透性增加。小管液中的水在肾小管、集合管上皮细胞之间渗透压梯度的作用下,通过水通道而进入上皮细胞。进入上皮细胞内的水再经基底侧膜的水孔蛋白AQP-3、AQP-4进入细胞间液而被重吸收入血。血管升压素在高浓度情况下可促进AQP-2的合成。通过对AQP-2膜转位和合成的调控,血管升压素能控制肾小管上皮细胞顶端膜对水的通透性,从而影响水的吸收。X染色体连锁的肾性尿崩症患者,由于集合管上皮细胞V_2受体缺陷,导致血管升压素无法发挥正常的生理学功能,可使尿量增加、尿渗透压降低。

②生理调节　血管升压素的释放受多种因素的影响,其中最重要的是体液渗透压和循环血量。

体液渗透压　细胞外液渗透压的改变是调节血管升压素分泌最重要的因素。由于血浆渗透压主要取决于晶体渗透压,因此血管升压素的分泌主要受血浆晶体渗透压的调节。大量出汗、严重呕吐、腹泻等可导致机体失水多于溶质丧失,使血浆晶体渗透压升高,从而刺激血管升压素的分泌,通过肾小管和集合管增加对水的重吸收,使尿量减少,尿液浓缩。相反,大量饮清水后,体液被稀释,血浆晶体渗透压降低,血管升压素分泌减少,肾小管和集合管对水的重吸收减少,尿量增加,尿液被稀释。

循环血量 当循环血量减少时,静脉回心血量减少,对心肺感受器的刺激减弱,经迷走神经传入至下丘脑的冲动减少,对血管升压素释放的抑制作用减弱,故血管升压素释放增加。反之,当循环血量增加时,静脉回心血量增加,可刺激心肺感受器,抑制血管升压素的释放。

其他因素 恶心、疼痛、窒息、应激刺激、低血糖、血管紧张素Ⅱ、某些药物(烟碱、吗啡等)均可刺激血管升压素的分泌。乙醇可抑制血管升压素的分泌。

(2)肾素 肾素-血管紧张素-醛固酮系统(RAAS)对尿生成的调节作用是通过机体对肾素分泌的调节来实现的。肾素是由肾脏的颗粒细胞合成、储存和释放的一种酸性蛋白酶,其分泌受多种因素的调节。

①肾内机制 其感受器是位于入球小动脉的牵张感受器和致密斑。牵张感受器能感受肾动脉的灌注压(对动脉壁的牵张程度),致密斑能感受流经该处小管液中的 Na^+ 量。当肾动脉灌注压降低、流经致密斑的 Na^+ 量减少时,均可刺激肾素的释放。

②神经机制 肾交感神经兴奋时,释放的去甲肾上腺素作用于颗粒细胞膜中的 β 受体,可直接刺激肾素的释放。如急性失血,血量减少,血压下降,可反射性兴奋肾交感神经,从而使肾素释放增加。

③体液机制 儿茶酚胺(肾上腺素和去甲肾上腺素)、PGE_2、PGI_2、低盐饮食均可刺激颗粒细胞释放肾素。血管紧张素Ⅱ、血管升压素、心房钠尿肽、内皮素和 NO 可抑制肾素的释放。

(3)血管紧张素Ⅱ(AngⅡ) 对尿生成的调节包括直接作用和间接作用,其直接作用包括对肾小管重吸收和肾小球滤过率的调节;其间接作用则通过促进血管升压素、醛固酮的合成和释放而发挥作用。

①AngⅡ在生理浓度时 通过作用于近端小管上皮细胞的血管紧张素受体,而直接促进 Na^+ 的重吸收;也可通过收缩出球小动脉,引起肾小球毛细血管血压升高,使滤过增加,这样,在近端小管周围毛细血管内血压较低而血浆胶体渗透压较高,从而间接促进近端小管的重吸收。

②AngⅡ在较低浓度时 由于出球小动脉对 AngⅡ的敏感性高于入球小动脉,故 AngⅡ主要引起出球小动脉收缩,于是,肾血流量减少,而肾小球毛细血管血压却升高,故肾小球滤过率变化不大。

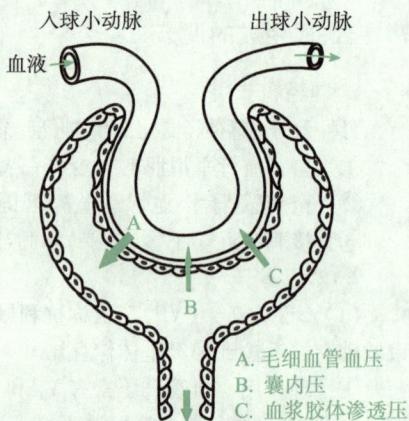

入球小动脉　出球小动脉
血液

A. 毛细血管血压
B. 囊内压
C. 血浆胶体渗透压

③AngⅡ在较高浓度时 入球小动脉强烈收缩,则肾小球滤过率减小。

(4)醛固酮 醛固酮主要作用于肾远曲小管和集合管的上皮细胞,增加 K^+ 的排泄和增加水、Na^+ 的重吸收。醛固酮进入远曲小管和集合管上皮细胞胞质后,与胞质内受体结合,形成激素-受体复合物。激素-受体复合物穿过核膜进入核内,通过基因调节机制,生成多种醛固酮诱导蛋白。这些诱导蛋白可能是:

①顶端膜钠通道蛋白 由于钠通道数目增加,因而有利于小管液中的 Na^+ 向细胞内扩散。

②线粒体中合成 ATP 的酶 这可使 ATP 的生成量增加,为基底侧膜钠泵提供生物能。

③基底侧膜上的钠泵 可加速将细胞内 Na^+ 被泵出和 K^+ 被泵入细胞,增大细胞内与小管液之间的 K^+ 浓度差,有利于 K^+ 的分泌。由于 Na^+ 的重吸收,小管液呈负电位,因此有利于 K^+ 的分泌,同时也有利于 Cl^- 和水的重吸收。

【例 33】2018N011A 在肾远曲小管和集合管上皮细胞内,不属于醛固酮诱导蛋白的物质是

A. 管腔膜上的钠通道　　　　　　　B. 管腔膜上的水孔蛋白
C. 基底侧膜上的钠泵　　　　　　　D. 线粒体中合成 ATP 的酶

（5）血管升压素与醛固酮的鉴别　如下表。

	血管升压素(VP),也称抗利尿激素(ADH)	醛固酮
来源	主要为下丘脑视上核合成,室旁核少量合成	肾上腺皮质的球状带合成及释放
作用部位	远端小管和集合管	远曲小管和集合管
作用机理	增加远端小管、集合管对水的通透性	增加远曲小管和集合管对水、Na^+的重吸收 增加远曲小管和集合管对K^+的排泄
作用结果	水重吸收增加、尿量减少、血压升高	保Na^+排K^+,水、Cl^-重吸收增加
刺激释放	血浆晶体渗透压增高(最重要因素) 血容量减少(次敏感) 恶心、疼痛、应激、血管紧张素Ⅱ 低血糖、尼古丁、吗啡(注意:乙醇为抑制因素)	血钠↓、血钾↑→醛固酮分泌↑ 肾素-血管紧张素的作用→醛固酮分泌↑

（6）**心房钠尿肽**　是心房肌细胞合成并释放的肽类激素。

①**适宜刺激**　心房壁受牵拉(如血量过多、头低足高位、中心静脉压升高、身体浸入水中)均可刺激其释放。此外,乙酰胆碱、去甲肾上腺素、降钙素基因相关肽、血管升压素、高血钾等也能刺激心房钠尿肽的释放。

②**主要作用**　使血管平滑肌舒张、促进肾脏排钠、排水。

③**对肾脏的作用**　可使肾小球滤过率增大;对抗 ADH 的作用,抑制集合管对水的重吸收;抑制肾素、醛固酮和血管升压素的分泌。

【例34】2000NO139X 下列哪些因素可引起大量饮水和尿量增多?

　　A. ADH 释放减少　　　　　　　　　　B. 胰岛素分泌明显减少

　　C. 大量出汗、严重呕吐或腹泻　　　　D. 有效循环血量增多

　　A. 尿比重明显增加　　B. 尿量明显减少　　C. 两者都有　　　　D. 两者都无

【例35】1996NO119C 一次饮 0.9% 盐水 1000ml,可导致

【例36】1996NO120C 大量出汗时,可导致

> **注意:**①汗液为低渗溶液(0.25% NaCl),因此大量出汗导致的是高渗性脱水。这与我们想当然的观点相反,大多数同学总是错误的认为汗是咸的,含NaCl,大量出汗后,就是低渗性脱水。
> ②大量出汗→高渗性脱水→血浆晶体渗透压升高→ADH 分泌增多→水重吸收增多、尿比重增加。

【例37】2016NO17A 机体安静情况下,对醛固酮分泌调节不起作用的因素是

　　A. 高血 K^+　　　　　　　　　　　　B. 高血 Na^+

　　C. 血管紧张素Ⅱ　　　　　　　　　　D. 促肾上腺皮质激素

【例38】2017NO139X 促进肾素分泌的因素有

　　A. 循环血量减少　　　　　　　　　　B. 肾小球滤过 Na^+ 减少

　　C. 动脉血压降低　　　　　　　　　　D. 肾交感神经活动减弱

3. 尿生成调节的生理意义

（1）**在保持机体水平衡中的作用**　人体细胞外液稳态的维持和液体容量的调节需要肾脏的参与,肾脏的调控机制包括自身调节、神经调节和体液调节。在诸多调节机制中,血管升压素在调节肾排水中所起的作用最为重要,此外心房钠尿肽、醛固酮也可参与机体水平衡的调节。

（2）**在保持机体电解质平衡中的作用**　①在尿生成的调节中,醛固酮是肾调节 Na^+ 和 K^+ 排出量最重要的体液因素;②心房钠尿肽可抑制肾重吸收 NaCl,使尿中 NaCl 排出增多;③肾小球滤过率的改变可通过球-管平衡使尿钠和尿量保持稳定;④肾脏对 Ca^{2+} 的排泄受甲状旁腺激素(最重要)、降钙素、维生素 D_3 的调控。

（3）**在保持机体酸碱平衡中的作用**　维持体内酸碱平衡的重要器官是肺和肾。肺主要通过排出 CO_2

来缓冲体内的酸性产物。体内缓冲酸碱最重要、作用最持久的是肾,它可将体内除 CO_2 外的所有酸性物质即固定酸排出体外,从而保持细胞外液中的 pH 于正常范围内。

六、清除率

1. 清除率的概念

两肾在单位时间(一般为一分钟)内能将一定毫升血浆中的某种物质完全清除,这个能完全清除某物质的血浆毫升数,就称为该物质的清除率(C)。

$$清除率(C) = \frac{尿中该物质的浓度(mg/100ml) \times 每分钟尿量(ml/min)}{血浆中该物质的浓度(mg/100ml)}$$

清除率能反映肾对不同物质的排泄能力,是一个较好的肾功能测定方法。但实际上,肾不可能将某一部分血浆中的某种物质完全清除出去,所以清除率只是一个推算的数值,它更能反映的是每分钟所清除的某种物质的量来自多少毫升血浆,或相当于多少毫升血浆中所含的某物质的量。

2. 测定清除率的意义

(1)测定肾小球滤过率　菊粉清除率＝肾小球滤过率,内生肌酐清除率≈肾小球滤过率。

(2)测定肾血浆流量、滤过分数和肾血流量　静脉注射碘锐特或对氨马尿酸,使其血浆浓度维持在 1～3mg/100ml,当血液流经肾一次后,血浆中的碘锐特或对氨马尿酸几近完全(约90%)被清除,因此碘锐特或对氨马尿酸的清除率可用来代表有效肾血浆流量,即每分钟流经两肾全部肾单位的血浆量。

典型代表	经肾排出的方式	临床意义	正常值
菊粉	该物质可经肾小球自由滤过;在肾小囊超滤液中的浓度等于血浆浓度;在肾小管既不被重吸收,也不被分泌	清除率＝肾小球滤过率	125ml/min
内生肌酐	内生肌酐是指体内组织代谢所产生的肌酐,该物质全部由肾小球滤出,在肾小管和集合管既可少量重吸收、也可少量分泌	清除率≈肾小球滤过率	80～120ml/min
碘锐特对氨马尿酸	某物质流经肾脏后,肾静脉血中的浓度接近0,则表示血浆中该物质经肾小球滤过、肾小管和集合管转运后,被全部从血浆中清除,则该物质在尿中的排出量＝每分钟肾血浆流量×血浆中该物质的浓度	清除率＝有效血浆流量	RPF＝660ml/min FF＝19% RBF＝1200ml/min
葡萄糖	全部由肾小球滤出,经肾小管全部重吸收其清除率≈0	肾小管最大吸收率	TmG＝340mg/min
尿素	从肾小球滤过后,被肾小管和集合管净重吸收	清除率＜肾小球滤过率	70ml/min

(3)推测肾小管功能　通过对物质清除率的测定,可推测哪些物质能被肾小管净重吸收,哪些物质能被肾小管净分泌,从而推论肾小管对不同物质的转运功能。

①如某一物质的清除率小于肾小球滤过率,则该物质一定在肾小管被重吸收,但不能排除该物质也被肾小管分泌的可能性,因为当重吸收量大于分泌量时,其清除率仍可小于肾小球滤过率。

②如某一物质的清除率大于肾小球滤过率,则表明肾小管必定能分泌该物质,但不能排除该物质也被肾小管重吸收的可能性,因为当其分泌量大于重吸收量时,其清除率仍可大于肾小球滤过率。

(4)自由水清除率　是用清除率的方法定量测定肾排水情况的一项指标,即对肾产生无溶质水(自由水)能力进行定量分析的一项指标。

无溶质水是指尿液在被浓缩的过程中肾小管每分钟从小管液中重吸收的纯水量;或指尿液在被稀释的过程中,体内被肾排出到尿液中去的纯水量。

【例39】2016NO15A 利用肾清除率概念测定GFR,被清除物除能被肾小球滤过外,尚需满足的条件是

A. 可被肾小管重吸收和分泌　　　　　　 B. 不被肾小管重吸收,但可被分泌

C. 可被肾小管重吸收,但不可被分泌　　　 D. 不被肾小管重吸收和分泌

【例40】2007NO14A 如果某物质在肾动脉中有一定浓度,而在肾静脉中为零,其血浆清除率

A. 等于零　　　　　　　　　　　　　　 B. 等于肾小球滤过率

C. 等于每分钟肾血浆流量　　　　　　　 D. 等于每分钟肾血流量

A. 肾小管对该物质有重吸收作用　　　　 B. 肾小管对该物质有分泌作用

C. 两者均有　　　　　　　　　　　　　 D. 两者均无

【例41】1994NO123C 某种物质的血浆清除率等于肾小球滤过率时意味着

【例42】1994NO124C 某种物质的血浆清除率大于肾小球滤过率时意味着

七、排尿反射

　　排尿反射是一种脊髓反射,即该反射在脊髓水平就能完成。但在正常情况下,排尿反射受脑的高级中枢控制,可有意识地抑制或加强其反射过程。

　　当膀胱内尿量达一定充盈度(约400~500ml)时,膀胱壁的牵张感受器受到刺激而兴奋,冲动沿盆神经传入纤维传至脊髓骶段的排尿反射初级中枢。同时,冲动也上传到脑干和大脑皮层的排尿反射高级中枢,并产生排尿欲。高位中枢可发出强烈抑制或兴奋冲动控制骶髓初级排尿中枢,脑桥可产生抑制和兴奋冲动,大脑皮层主要产生抑制性冲动。排尿时,骶髓排尿中枢的传出信号经盆神经传出,引起逼尿肌收缩,尿道内括约肌舒张,尿液排出。进入后尿道的尿液刺激尿道的感受器,冲动沿阴部神经再次传入骶髓排尿中枢,进一步加强其活动,这是一个正反馈过程。如果排尿反射弧的任何一个部位受损,或骶髓排尿中枢与高位中枢失去联系,都将导致排尿异常。

	病因	常见于
无张力膀胱	膀胱的传入神经受损,膀胱充盈的传入信号不能传至骶髓,膀胱充盈时不能反射性引起张力增加,膀胱充盈膨胀,膀胱壁张力下降	膀胱传入神经受损
溢流性尿失禁	膀胱过度充盈时,可发生溢流性滴流	脊休克期
尿潴留	支配膀胱的传出神经(盆神经)或骶髓受损,排尿反射不能发生,膀胱变得松弛扩张,大量尿液滞留膀胱	骶髓受损
尿失禁	高位脊髓受损,骶部排尿中枢的活动得不到高位中枢的控制	脊休克恢复后

注意:脊休克发生时表现为尿潴留(8版生理学P334),脊休克过去后表现为尿失禁(8版生理学P268)。

【例43】2002NO13A 胸段脊髓受损在脊休克过去之后,排尿功能障碍的表现为

A. 尿失禁　　　 B. 尿频　　　 C. 尿急　　　 D. 尿多　　　 E. 排尿困难

▶ **常考点** 基本概念;各种物质吸收的部位及原理;远曲小管和集合管功能的调节。

参考答案——详细解答见《贺银成2019考研西医临床医学综合能力历年真题精析》

1. ABCDE　　2. ABCDE　　3. ABCDE　　4. ABCDE　　5. ABCDE　　6. ABCDE　　7. ABCDE

8. ABCDE　　9. ABCDE　　10. ABCDE　　11. ABCDE　　12. ABCDE　　13. ABCDE　　14. ABCDE

15. ABCDE　　16. ABCDE　　17. ABCDE　　18. ABCDE　　19. ABCDE　　20. ABCDE　　21. ABCDE

22. ABCDE　　23. ABCDE　　24. ABCDE　　25. ABCDE　　26. ABCDE　　27. ABCDE　　28. ABCDE

29. ABCDE　　30. ABCDE　　31. ABCDE　　32. ABCDE　　33. ABCDE　　34. ABCDE　　35. ABCDE

36. ABCDE　　37. ABCDE　　38. ABCDE　　39. ABCDE　　40. ABCDE　　41. ABCDE　　42. ABCDE

43. ABCDE

第9章 神经系统的功能

▶ **考纲要求**

①神经元的一般结构和功能,神经纤维及其功能,神经的营养性作用。②神经胶质细胞的特征及其功能。③突触传递:化学性突触传递的过程及影响因素,兴奋性和抑制性突触后电位,动作电位在突触后神经元的产生。④神经递质和受体:递质和调质的概念,递质共存现象。受体的概念,亚型和调节。乙酰胆碱及其受体,去甲肾上腺素及其受体。⑤反射的分类和中枢整合,中枢神经元的联系方式,中枢兴奋传播的特征,中枢抑制和中枢易化。⑥感受器的一般生理特征,感觉通路中的信息编码和处理。⑦躯体和内脏感觉:感觉传入通路和皮层代表区,痛觉。⑧视觉:眼的折光系统及其调节,眼的折光异常,房水和眼内压。眼的感光换能功能,色觉及其产生机制。视敏度、暗适应、明适应、视野、视觉融合现象和双眼视觉。⑨听觉:人耳的听阈和听域,外耳和中耳的功能,声波传入内耳的途径,耳蜗的感音换能作用,人耳对声音频率的分析。⑩平衡觉:前庭器官的适宜刺激和平衡觉功能,前庭反应。⑪脊髓、脑干、大脑皮层、基底神经节和小脑对运动和姿势的调控。⑫自主神经系统的功能及其特征,脊髓、脑干和下丘脑对内脏活动的调节。⑬本能行为和情绪的神经基础,情绪生理反应。⑭自发脑电活动和脑电图,皮层诱发电位,觉醒和睡眠。⑮脑的高级功能:学习和记忆,语言和其他认知功能。

▶ **复习要点**

一、神经元和神经胶质细胞

神经系统内主要含有两类细胞,即神经细胞(神经元)和神经胶质细胞(胶质细胞)。

神经细胞是一种高度分化的细胞,是神经系统功能活动的主要承担者,是构成神经系统结构和功能的基本单位。神经胶质细胞主要对神经元起支持、保护、营养等辅助作用,并通过再生修复受损的神经组织。

1. 神经元的一般结构和功能

(1)**神经元的一般结构** 人类中枢神经系统内约含有 10^{11} 个神经元。神经元分胞体和突起,突起又分为树突和轴突两类。一个神经元可有多个树突,但仅有一个轴突。

胞体和树突通常是接受和整合信息的部位,轴突始段是产生动作电位的部位,轴突是传导动作电位的部位,突触末梢则是信息从一个神经元传递给另一个神经元或效应细胞的部位。多数神经元的树突具有很多分支,在树突分支上存在大量多种形态的树突棘,它是接受其他神经元纤维末梢投射,形成突触的重要靶点。树突棘的数量在脑发育期不断增加,可在数分钟或数小时内发生改变或消失。

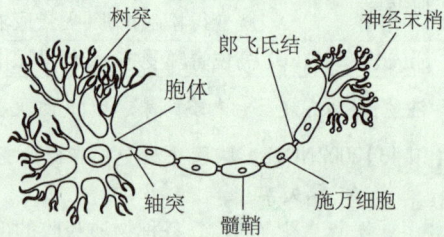

神经元模式图

(2)**神经元的基本功能**

①主要功能是接受和传递信息。

②中枢神经元可通过传入神经接受来自体内、外环境变化的刺激信息,并对这些信息加以处理,再经过传出神经把调控信息传给相应的效应器,产生调节和控制效应。

③下丘脑的某些神经元能分泌神经激素,将神经信号转变为体液信号。

2. 神经纤维及其功能

(1)**神经纤维** 轴突和感觉神经元的长树突二者统称为轴索。轴索外面包有髓鞘或神经膜便成为神经纤维。在周围神经系统,形成髓鞘或神经膜的细胞是施万(Schwann)细胞,而在中枢则为少突胶质细胞。根据髓鞘的有无,可将神经纤维分为有髓神经纤维和无髓神经纤维。神经纤维末端称为纤维末梢。

(2)神经纤维的功能　神经纤维具有传导兴奋和轴浆运输的双重功能。

①神经纤维的兴奋传导　神经纤维的主要功能是传导兴奋。在神经纤维上传导着的兴奋或动作电位,称为神经冲动,简称冲动。

②影响神经纤维传导速度的因素　不同类型的神经纤维传导兴奋的速度有很大的差别,测定神经传导速度有助于诊断神经纤维的疾患和估计神经损伤的预后。

影响因素	生理特点
神经纤维直径	神经纤维直径越粗,传导速度越快(传导速度 m/s≈6×直径 μm) 轴索直径与神经纤维直径之比为 0.6:1 时,传导速度最快
有无髓鞘	有髓纤维的传导速度比无髓纤维快得多,因为有髓纤维是沿郎飞结的跳跃式传导
髓鞘的厚度	有髓神经纤维的髓鞘在一定范围内增厚,传导速度将随之增快
温度	温度在一定范围内升高,可加快传导速度

(3)神经纤维传导兴奋的特征　应与突触传递、中枢兴奋传播的特征相鉴别。

①双向性　人为刺激神经纤维上的任何一点,只要刺激足够强,引起的兴奋可沿纤维两端传播。

②完整性　神经纤维只有其结构和功能上都完整时才能传导兴奋。

③绝缘性　一根神经干内含有许多神经纤维,但神经纤维传导兴奋时基本上互不干扰。

④相对不疲劳性　连续电刺激神经数小时至十几小时,神经纤维始终保持其传导兴奋的能力。

神经纤维传导兴奋的特征	经典突触传递的特征	中枢兴奋传播的特征
①双向性 ②完整性 ③绝缘性 ④相对不疲劳性	①单向传播 ②突触延搁 ③兴奋的总和 ④兴奋节律的改变 ⑤易疲劳 ⑥对内环境变化敏感	①单向传播 ②中枢延搁 ③兴奋的总和 ④兴奋节律的改变 ⑤易疲劳 ⑥对内环境变化敏感 ⑦后发放与反馈

注意:由于中枢兴奋传递有突触结构和化学递质的参与,因此其特征与一般的突触传递很相似,但由于中枢中间神经元之间存在大量的环式联系,因此可出现后放电(后发放)现象。

(4)周围神经纤维的分类　根据神经纤维兴奋传导速度的差异,将周围神经纤维分为 A、B、C 三类,其中 A 类纤维再分为 α、β、γ、δ 四个亚类。根据纤维的直径和来源将其分为Ⅰ、Ⅱ、Ⅲ、Ⅳ四类,其中Ⅰ类纤维再分为Ⅰa、Ⅰb 两个亚类。目前,前一种分类方法多用于传出纤维,后一种分类方法常用于传入纤维。

纤维分类	功能		相当于传入纤维的类型
A(有髓鞘)	α:本体感觉、躯体运动		I_a、I_b
	β:触-压觉		Ⅱ
	γ:支配梭内肌(引起收缩)		—
	δ:痛觉、温度觉、触-压觉		Ⅲ
B(有髓鞘)	自主神经节前纤维		—
C(无髓鞘)	后根:痛觉、温度觉、触-压觉		Ⅳ
	交感:交感节后纤维		—

记忆:C 类纤维包括交感节后纤维、脊髓后根司痛、温、触-压觉的纤维,相当于传入Ⅳ类纤维——记忆为交警赶到第Ⅳ车厢后,触压乘客发现已经没有体温、痛觉。

【例1】2003 NO131 X 突触的传递特征有

A. 双向性
B. 总和现象
C. 相对不疲劳
D. 对内环境改变敏感

【例2】2009 NO18 A 下列关于化学性突触传递特征的叙述,正确的是

A. 双向传播
B. 不衰减传递
C. 兴奋节律不变
D. 对内环境变化敏感

A. 传出神经为到骨骼肌的 A_α 纤维
B. 传出神经为到骨骼肌的 A_γ 纤维
C. 传入纤维为 C 类纤维
D. 传入纤维为 B 类纤维
E. 传入纤维为 A_β 类纤维

【例3】1997 NO95 B 脊髓动物实现的骨骼肌牵张反射

【例4】1997 NO96 B 完整动物的内脏疼痛反射

(5)神经纤维的轴浆运输 轴浆运输是指借助于轴突内轴浆流动而进行的物质运输,分为顺向轴浆运输和逆向轴浆运输,以顺向运输为主。轴浆运输对维持神经元的结构和功能的完整性具有重要意义。

	顺向快速轴浆运输	顺向慢速轴浆运输	逆向轴浆运输
运输方向	胞体→轴突末梢	胞体→轴突末梢	轴突末梢→胞体
运输速度	410mm/d	1～12mm/d	205mm/d
运输机制	通过驱动蛋白实现	随微管、微丝向前延伸	通过动力蛋白完成
举例	主要运输具有膜的细胞器,如线粒体、突触囊泡、分泌颗粒	轴浆可溶性成分的运输	一些能被轴突末梢摄取的物质,如神经营养因子、狂犬病毒、破伤风毒素

【例5】2011 NO18 A 顺向快速轴浆运输主要运送的物质是

A. 具有膜的细胞器　　B. 递质合成酶　　C. 微丝和微管　　D. 神经营养因子

3. 神经的营养性作用

神经末梢经常释放某些营养性因子,持续地调整所支配组织的内在代谢活动,影响其持久性的结构、生化和生理的变化,这一作用称为神经的营养性作用。神经的营养性作用与神经冲动无关。神经的营养性作用在正常情况下不易被觉察,但当神经被切断后即可明显表现出来,表现为它所支配的肌肉内糖原合成减慢,蛋白质分解加速,肌肉逐渐萎缩。例如,脊髓灰质炎患者一旦前角运动神经元变性死亡,它所支配的肌肉将发生萎缩。

【例6】2010 NO19 A 脊髓灰质炎患者病愈后常有肢体肌萎缩后遗症,其主要原因是

A. 病毒对肌肉的直接侵害作用
B. 神经的兴奋性支配作用减弱
C. 神经支配由兴奋转为抑制
D. 肌肉失去神经的营养性作用

4. 神经胶质细胞的特征

(1)数量多 人类中枢神经系统含有 $(1～5)×10^{12}$ 个神经胶质细胞,数量为神经元的 10～50 倍。

(2)分布广 广泛分布于中枢和周围神经系统。

(3)有突起 胶质细胞虽有突起,但无树突和轴突之分;细胞之间不形成化学性突触,但普遍存在缝隙连接。

(4)不产生动作电位 它们也有随细胞外 K^+ 浓度而改变的膜电位,但不能产生动作电位。

(5)细胞膜中有受体 在星形胶质细胞膜中存在多种神经递质的受体。

(6)分裂增殖 胶质细胞终身具有分裂增殖能力。

5. 神经胶质细胞的功能

(1)支持和引导神经元迁移 中枢内除神经元和血管外,其余空间主要由星形胶质细胞充填,形成支持神经元和纤维的支架。发育中的神经元沿胶质细胞突起的方向迁移到它们最终的定居部位。

(2)隔离作用 胶质细胞具有隔离中枢神经系统各个区域的作用。

（3）修复和再生作用　当脑和脊髓受损而变性时，小胶质细胞能转变为巨噬细胞，清除变性的神经组织碎片，然后由星形胶质细胞的增生来充填。在周围神经再生过程中，轴突沿施万细胞所构成的索道生长。

（4）免疫应答作用　星形胶质细胞是中枢内的抗原提呈细胞。

（5）参与脑屏障的形成　星形胶质细胞是构成血-脑屏障的重要组成部分。

（6）物质代谢和营养作用　星形胶质细胞对神经元起运输营养物质和排出代谢产物的作用，还能产生神经营养因子，以维持神经元的生长、发育和功能的完整性。

（7）稳定细胞外的 K^+ 浓度　星形胶质细胞上钠泵的活动可将细胞外过多的 K^+ 泵入胞内，并通过缝隙连接将其分散到其他胶质细胞，以维持细胞外合适的 K^+ 浓度，有助于神经元电活动的正常进行。

（8）参与某些活性物质的代谢　星形胶质细胞能摄取神经元释放的某些递质，如谷氨酸、γ-氨基丁酸等，消除这类递质对神经元的持续作用。星形胶质细胞还能分泌多种生物活性物质，如血管紧张素原、前列腺素、白细胞介素、多种神经营养因子等。

二、突触传递

神经元与神经元之间、神经元与效应细胞之间的信息传递都是通过突触进行的。在突触处的信息传递过程，称为突触传递。根据信息传媒的不同，可将突触传递分为电突触传递和化学性突触传递两大类。

1. 化学性突触传递

在人类神经系统中，化学性突触占大多数，化学性突触传递是神经系统信息传递的主要形式。化学性突触由突触前膜、突触间隙和突触后膜三部分组成。化学性突触分为定向和非定向突触两类。

（1）定向突触传递　是指突触前后两部分之间有紧密解剖关系的突触，如骨骼肌神经-肌接头和神经元之间的经典突触。

①经典突触的微细结构　经典突触的突触前膜和突触后膜较一般神经元膜稍厚，约 7.5nm，突触间隙宽 20 ~ 40nm。突触前末梢的轴浆内含有大量突触囊泡，内含高浓度的神经递质。突触囊泡分三种：

小而清亮透明的囊泡　内含乙酰胆碱、氨基酸类递质。

小而具有致密中心的囊泡　内含儿茶酚胺类递质。

大而具有致密中心的囊泡　内含神经肽类递质。

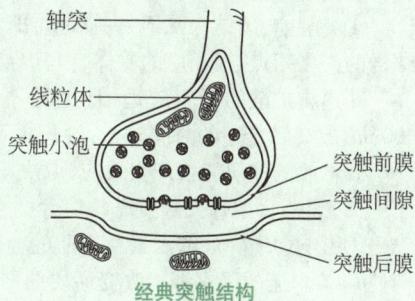

经典突触结构

②经典突触传递的电-化学-电传递过程　突触前神经元兴奋→兴奋达神经末梢→突触前膜去极化→突触前膜 Ca^{2+} 通道开放→Ca^{2+} 进入突触前膜→神经递质释放→递质进入突触间隙→扩散到突触后膜→后膜对某种离子的通透性改变→后膜去极化或超极化→产生突触后电位。

a. 突触前膜 Ca^{2+} 通道开放　当兴奋传到轴突末梢时，突触前膜去极化，当去极化达一定水平时，突触前膜中的电压门控 Ca^{2+} 通道开放，细胞外液中的 Ca^{2+} 进入末梢轴浆内，导致轴浆内 Ca^{2+} 浓度瞬间升高。

b. 突触囊泡递质释放　轴浆内 Ca^{2+} 浓度升高，可触发突触囊泡的出胞，引起末梢递质释放。然后轴浆内的 Ca^{2+} 通过 Na^+-Ca^{2+} 交换迅速外流，使 Ca^{2+} 迅速恢复。Ca^{2+} 触发突触囊泡释放递质须经历下述步骤：

动员　平时突触囊泡由突触蛋白锚定于细胞骨架丝上，不能自由移动，当轴浆内 Ca^{2+} 浓度升高时，Ca^{2+} 与轴浆中的钙调蛋白结合为 Ca^{2+}-CaM 复合物，激活 Ca^{2+}-CaM 依赖的蛋白激酶 Ⅱ，促使突触蛋白磷酸化，使之与细胞骨架丝的结合力减弱，突触囊泡便从骨架丝上游离出来，这一步骤称为动员。

摆渡　游离的突触囊泡在轴浆中小分子 G 蛋白 Rab3 的帮助下向活化区移动，称为摆渡。

着位　被摆渡到活化区的突触囊泡固定于突触前膜的过程，称为着位。

融合　突触囊泡膜上的突触结合蛋白在轴浆内高 Ca^{2+} 条件下发生变构，消除其对融合的钳制作用，于是突触囊泡膜与突触前膜发生融合。

出胞　出胞是通过突触囊泡膜和突触前膜上暂时形成的融合孔进行的。出胞时,融合孔的孔径由1nm扩大到50nm左右,递质从突触囊泡释出。

c.递质达突触后膜　神经递质释放入突触间隙,经扩散抵达突触后膜。

d.突触后电位的形成　神经递质作用于突触后膜上的特异性受体或化学门控通道,导致突触后膜对某些离子的通透性改变,引起突触后膜的去极化或超极化,从而形成突触后电位。

从以上过程可知,影响突触前膜递质释放量的关键因素是进入突触前膜的 Ca^{2+} 数量。

(2)非定向突触传递　非定向突触是指突触前、后两部分之间无紧密解剖关系的突触,此类传递也称为非突触性化学传递,其典型例子是自主神经节后纤维与效应细胞之间的接头。

	定向突触传递	非定向突触传递
神经递质	有神经递质参与	有神经递质参与
结构基础	突触前膜、突触间隙、突触后膜	为曲张体,无突触前膜和突触后膜
间隙距离	突触间隙 20~40nm	曲张体与突触后成分之间的距离 >20nm
传递方向	单向传布	单向传布
传递速度	慢,有突触延搁 10~20ms	慢,递质传递时间 >1s
常见部位	典型突触联系 存在广泛	①支配平滑肌和心肌的交感节后(去甲肾) ②黑质中的多巴胺能纤维;③中枢内5-羟色胺能纤维
生理功能	根据不同的突触类型定	使一个神经元能支配许多效应器细胞

非定向突触传递的特点包括:

①突触前、后结构并不一一对应,即无特化的突触后膜结构,一个曲张体释放的递质可作用于突触后结构的许多靶点,即相应的受体,但其分布较为分散。

②递质扩散的距离较远,且远近不等,曲张体与效应细胞之间的距离一般 >20nm,有的甚至 >400nm,故突触传递的时间较长,且长短不一。

③释放的递质能否产生效应,取决于突触后结构上有无相应受体。

(3)影响化学性突触传递的因素

①影响递质释放的因素　递质的释放量主要决定于进入神经末梢的 Ca^{2+} 量,因此,凡能影响神经末梢处 Ca^{2+} 内流的因素都能改变递质的释放量。如细胞外 Ca^{2+} 浓度升高和(或) Mg^{2+} 浓度降低能使递质释放增多。到达突触前末梢动作电位的频率或幅度增加,也可使进入末梢的 Ca^{2+} 量增加。

②影响已释放递质消除的因素　已释放的递质通常被突触前末梢重摄取,或被酶解代谢而消除,因此,凡能影响递质重摄取和酶解代谢的因素都能影响突触传递。

③影响受体的因素　在递质释放量发生改变时,受体与递质结合的亲和力以及受体的数量均可发生改变,即受体发生上调或下调,从而影响突触传递。另外,由于突触间隙与细胞外液相通,因此凡能进入细胞外液的药物、毒素以及其他化学物质均能到达突触后膜而影响突触传递。例如,筒箭毒碱、α-银环蛇毒可特异地阻断骨骼肌终板膜中的 N_2 型 ACh 受体阳离子通道,使神经-肌接头的传递受阻,肌肉松弛。

【例7】2017NO140X 影响突触前神经末梢递质释放量的主要因素有

　A.神经冲动的传导速度　　　　　　　B.动作电位的频率

　C.进入神经末梢的 Ca^{2+} 量　　　　　D.突触囊泡的大小

【例8】2016NO19A 在突触传递中,与神经末梢释放递质的数量呈正相关的因素是

　A.进入末梢的 Ca^{2+} 量　　　　　　　B.末梢内囊泡的大小

　C.囊泡内递质的含量　　　　　　　　D.活化区面积的大小

2. 兴奋性和抑制性突触后电位

根据突触后膜发生去极化或超极化,可将突触后电位分为兴奋性突触后电位(EPSP)和抑制性突触

后电位(IPSP)。

	兴奋性突触后电位(EPSP)	抑制性突触后电位(IPSP)
神经递质	作用于突触后膜的神经递质为兴奋性递质	作用于突触后膜的神经递质为抑制性递质
后膜电位	递质作用后,突触后膜发生去极化	递质作用后,突触后膜发生超极化
兴奋性	突触后神经元对刺激的兴奋性升高	对其他刺激的兴奋性降低
产生机制	递质作用于突触后膜,突触后膜对 Na^+ 和 K^+ 通透性增高,导致突触后膜去极化	①后膜对 Cl^- 通透性增强, Cl^- 内流,超极化 ②K^+ 通透性增高及 Na^+、Ca^{2+} 通道关闭
后膜离子	Na^+ 内流↑↑、K^+ 外流↑ Na^+ 内流 > K^+ 外流,发生净内向电流	Cl^- 内流↑↑↑、K^+ 外流↑ Cl^- 开放,Cl^- 内流,发生净外向电流
特点	EPSP 可以总和,为局部电位	IPSP 也可以总和,为局部电位
结果	突触后神经元容易兴奋(兴奋)	突触后神经元更不容易兴奋(抑制)
举例	脊髓前角运动神经元接受肌梭的传入纤维投射而形成突触联系	来自伸肌肌梭的传入冲动在兴奋脊髓伸肌运动神经元的同时,通过抑制性中间神经元抑制屈肌运动神经元

【例9】2017NO13A 下列关于兴奋性突触后电位的叙述,正确的是
  A. 由突触前神经元释放抑制性递质而引起   B. 性质上属于动作电位,但幅度较小
  C. 重复刺激可发生时间总和   D. 通过突触后膜 K^+ 通道开放而产生

【例10】2006NO21A 下列关于抑制性突触后电位的叙述,正确的是
  A. 是局部去极化电位   B. 具有"全或无"性质
  C. 是局部超极化电位   D. 由突触前膜递质释放量减少所致
  E. 由突触后膜对钠通透性增加所致

3. 动作电位在突触后神经元的产生

由于一个突触后神经元常与多个突触前神经末梢构成突触,而产生的突触后电位既有 EPSP,也有 IPSP,因此,突触后神经元胞体就好比是个整合器,突触后膜上电位改变的总趋势取决于同时产生的 EPSP 和 IPSP 的代数和。当总趋势为超极化时,突触后神经元表现为抑制;当突触后膜去极化并达到阈电位水平时,即可爆发动作电位。

轴突始段(并不是胞体)首先引发动作电位,然后再扩布至整个神经元。动作电位首先在轴突始段产生的原因为:始段钠通道密度较大;始段细小,EPSP 扩散至该处引起的跨膜电流密度较大。

动作电位一旦爆发,便可沿轴突传向末梢而完成兴奋传导。产生的动作电位也可逆向传到胞体,其意义可能在于消除神经元此次兴奋前不同程度的去极化或超极化,使其状态得到一次刷新。

【例11】2014NO19A 若干 EPSP 总和后足以达到阈电位水平,神经元上首先爆发动作电位的部位是
  A. 轴突末梢   B. 轴突始段   C. 胞体   D. 树突

三、神经递质和受体

化学性突触传递是以神经递质为信息传媒的,神经递质须作用于相应的受体才能完成信息传递。因此,神经递质和受体是化学性突触传递最重要的物质基础。

1. 神经递质

(1)神经递质的概念   神经递质是指由突触前神经元合成并在末梢处释放,能特异性作用于突触后神经元或效应细胞的受体,并使突触后神经元或效应细胞产生一定效应的信息传递物质。

(2)哺乳动物神经递质的分类

胆碱类	乙酰胆碱(ACh)
单胺类	肾上腺素、去甲肾上腺素、多巴胺、5-羟色胺、组胺
氨基酸类	谷氨酸、门冬氨酸、甘氨酸、γ-氨基丁酸
肽类	P物质、阿片肽、下丘脑调节肽、血管升压素、催产素、脑-肠肽、心房钠尿肽、神经肽Y、降钙素基因相关肽
嘌呤类	腺苷、ATP
气体类	NO、CO
脂类	花生四烯酸及其衍生物(前列腺素)、神经活性类固醇

(3)外周神经递质和中枢神经递质

①外周神经递质　包括乙酰胆碱、去甲肾上腺素、肽类(血管活性肠肽VIP、促胃液素、生长抑素)。

②中枢神经递质　包括乙酰胆碱、单胺类(去甲肾上腺素、肾上腺素、多巴胺、5-羟色胺)、氨基酸类(谷氨酸、门冬氨酸、甘氨酸、γ-氨基丁酸)、9种下丘脑调节肽、其它(腺苷、ATP、NO、CO)。

注意:①属于中枢神经递质+外周神经递质的有——乙酰胆碱、去甲肾上腺素、生长抑素。

②既可作为突触前抑制,又可作为突触后抑制的神经递质是γ-氨基丁酸(GABA)。

③抑制性神经递质——γ-氨基丁酸(GABA)、甘氨酸。

(4)神经递质的鉴定　一般认为,神经递质应符合或基本符合以下条件:

①突触前神经元应具有合成递质的前体和酶系统,并能合成该递质;

②递质储存于突触囊泡内,当兴奋冲动抵达末梢时,囊泡内的递质能释放入突触间隙;

③递质释出后经突触间隙作用于突触后膜中的特异性受体而发挥生理作用,人为施加递质至突触后神经元或效应细胞旁,应能引起相同的生理效应;

④存在使该递质失活的酶或其他失活方式(如重摄取);

⑤有特异的受体激动剂和拮抗剂,能分别模拟或阻断相应递质的突触传递效应。

(5)神经调质的概念　神经调质所发挥的作用,称为调制作用。由于递质在有些情况下也可起调质作用,而在另一些情况下调质也可发挥递质的作用,因此两者之间并无十分明确的界限。

	神经递质	神经调质
定义	是指由突触前神经元合成并在末梢处释放,能特异性作用于突触后神经元或效应细胞的受体,并使突触后神经元或效应细胞产生一定效应的信息传递物质	是指由神经元合成和释放,并不在神经元之间直接起信息传递作用,而是增强或削弱递质的信息传递效率,即对递质信息传递起调节作用的物质
生理作用	传递信息	调节信息传递的效率
共同点	①都有受体;②都由神经元产生	①都有受体;②都由神经元产生

(6)递质共存现象

①戴尔原则　一个神经元内只存在一种递质,其全部末梢只释放同一种递质。本观点已过时。

②递质共存　两种或两种以上的递质(包括调质)共存于同一神经元内。

③递质共存的意义　协调某些生理功能活动。

④举例　猫唾液腺接受副交感神经和交感神经的双重支配,副交感神经内含有乙酰胆碱和血管活性肠肽,前者能引起唾液分泌,后者则可舒张血管,增加唾液腺的血供(水源),并增强唾液腺上胆碱能受体的亲和力,两者共同作用,结果引起唾液腺分泌大量稀薄的唾液。交感神经内含去甲肾上腺素和神经肽Y,前者有促进唾液分泌和减少血供(水源)的作用,后者可收缩血管,减少血供,结果使唾液腺分泌少量黏稠的唾液。

2. 神经系统受体

（1）**受体的概念**　受体是指细胞膜上或细胞内能与某些化学物质（如递质、调质、激素等）特异结合并诱发特定生物学效应的特殊生物分子。

（2）**受体的亚型**　每一种受体都有若干亚型。例如，胆碱能受体可分为毒蕈碱受体（M受体）和烟碱受体（N受体），N受体可再分为N_1和N_2受体亚型；肾上腺素能受体可分为α受体和β受体，α受体和β受体又可再分为α_1、α_2受体亚型和β_1、β_2、β_3受体亚型。受体亚型的出现，表明一种递质能通过作用于多种不同受体或受体亚型而产生多样性生物效应。

（3）**受体的调节**　膜受体蛋白的数量和与递质结合的亲和力在不同的生理或病理情况下均可发生改变。

①受体的上调　是指当递质分泌不足时，受体的数量将逐渐增加，亲和力也逐渐增高。

②受体的下调　是指当递质释放过多时，受体的数量将逐渐减少，亲和力也逐渐降低。

由于膜的流动性，储存于胞内膜结构中的受体蛋白可表达于细胞膜中，使发挥作用的受体数量增多；而细胞膜中的受体也可通过受体蛋白的内吞入胞，减少膜中发挥作用的受体数量。至于受体亲和力的改变，通常是通过受体蛋白的磷酸化或去磷酸化而实现的。当然，受体数量和亲和力的调节都是受控的。

（4）**胆碱能神经元/纤维和肾上腺素能神经元/纤维**

	中枢神经系统	周围神经系统
释放乙酰胆碱的神经元/纤维	脊髓前角运动神经元 运动神经元轴突侧支与闰绍细胞的突触 丘脑后部腹侧的特异性感觉投射神经元 脑干网状结构上行激动系统 纹状体、边缘系统的梨状区、杏仁核、海马	支配骨骼肌的运动神经纤维 所有自主神经节前纤维 大多数副交感节后纤维 　（少数释放肽类或嘌呤类递质的纤维除外） 少数交感节后纤维： 　支配骨骼肌的舒血管交感节后纤维 　支配多数小汗腺的交感节后纤维
释放去甲肾上腺素的神经元/纤维	低位脑干神经元（中脑网状结构、蓝斑、延髓网状结构的腹外侧部分）	多数交感节后纤维（支配汗腺和骨骼肌舒血管的交感胆碱能纤维除外）
释放肾上腺素的神经元/纤维	延髓神经元	无释放肾上腺素的神经纤维

（5）**胆碱能受体**　能与乙酰胆碱特异性结合的受体，称为胆碱能受体，分为M受体和N受体。

	M受体	N受体
别称	毒蕈碱受体	烟碱受体
作用	M样作用（毒蕈碱样作用）	N样作用（烟碱样作用）
特点	ACh效应能被毒蕈碱模拟 ACh效应能被阿托品阻断	ACh效应能被烟碱模拟 ACh效应不能被阿托品阻断 六烃季铵阻断N_1、十烃季铵阻断N_2 筒箭毒碱阻断N_1+N_2
分型	5种亚型（$M_1 \sim M_5$受体），均为G-蛋白耦联受体	2种亚型（N_1、N_2受体）
分布特点	广泛分布于中枢、周围神经系统	广泛分布于中枢、周围神经系统
中枢分布	几乎参与了神经系统的所有功能	几乎参与了神经系统的所有功能
周围分布	①多数副交感节后（除少数释放肽类、嘌呤类外） ②少数交感节后（支配骨骼肌的舒血管和汗腺）	CNS和自主神经节后神经元上（N_1） 骨骼肌神经-肌接头处的终板膜中（N_2）
效应	心脏活动抑制 支气管、胃肠平滑肌、膀胱逼尿肌、虹膜环行肌收缩 消化腺分泌↑，汗腺分泌↑，骨骼肌血管舒张	引起自主节后神经元兴奋 引起骨骼肌收缩

记忆：筒箭毒碱阻断N_1+N_2受体记忆为一箭双雕（N_1、N_2）。

(6) 去甲肾上腺素、肾上腺素及其受体　作为神经递质,去甲肾上腺素分布于中枢和周围神经系统,而肾上腺素仅分布于中枢神经系统,它在外周属于肾上腺髓质释放的一种内分泌激素。

① 中枢　在中枢,以去甲肾上腺素为递质的神经元称为去甲肾上腺素能神经元,其胞体绝大多数位于低位脑干,其纤维投射分上行部分、下行部分和支配低位脑干部分。以肾上腺素为递质的神经元称为肾上腺素能神经元,其胞体主要分布于延髓,其纤维投射分为上行部分和下行部分。

② 外周·在外周,去甲肾上腺素是多数交感节后纤维(除支配汗腺、骨骼肌血管的交感胆碱能纤维外)释放的递质,以去甲肾上腺素为递质的神经纤维称为肾上腺素能纤维。

能与去甲肾上腺素、肾上腺素结合的受体,称肾上腺素能受体,分为 α 受体和 β 受体。

	α 受体	β 受体
分型	2 种亚型(α₁、α₂ 受体),均为 G-蛋白耦联受体	3 种亚型(β₁、β₂ 和 β₃ 受体),均为 G-蛋白耦联受体
分布	广泛分布于中枢和周围神经系统	广泛分布于中枢和周围神经系统
中枢分布	①去甲肾上腺素能神经元参与心血管活动、情绪、体温、摄食、觉醒的调节 ②肾上腺素能神经元参与心血管活动的调节	①去甲肾上腺素能神经元参与心血管活动、情绪、体温、摄食、觉醒的调节 ②肾上腺素能神经元参与心血管活动的调节
周围分布	多数交感节后纤维支配的效应细胞均有分布 血管平滑肌上有 α + β 受体 皮肤、肾、胃肠的血管平滑肌以 α 受体为主	多数交感节后纤维支配的效应细胞均有分布 血管平滑肌上有 α + β 受体 骨骼肌、肝脏的血管平滑肌、心脏以 β 受体为主
作用	与 NE 结合主要产生平滑肌兴奋效应(如血管、子宫、虹膜辐射状肌收缩) 少数为抑制性效应(如小肠舒张)	β₁ 与 NE 结合产生正性效应(心率↑、传导↑、心缩力↑) β₂ 与 NE 结合产生抑制效应(血管、子宫、小肠、支气管舒张) β₃ 主要分布在脂肪组织(与脂肪分解有关)
特点	哌唑嗪阻断 α₁ 受体 育亨宾阻断 α₂ 受体 酚妥拉明阻断 α₁ + α₂ 受体	阿替洛尔、美托洛尔阻断 β₁ 受体 心得乐(丁氧胺)阻断 β₂ 受体 心得安(普萘洛尔)阻断 β₁ + β₂ 受体

【例 12】1991NO115X 属于神经递质的是
A. γ-氨基丁酸　　B. 5-羟色胺酸　　C. 5-羟色胺　　D. 多巴胺

【例 13】2016NO20A 在周围神经系统中,属于胆碱能纤维的是
A. 所有自主神经节前纤维　　B. 所有副交感节后纤维
C. 所有支配血管的交感节后纤维　　D. 所有支配汗腺的交感节后纤维

【例 14】2006NO19A 下列药物或毒物中,可阻断 N 型胆碱能受体的物质是
A. 筒箭毒　　B. 心得安　　C. 酚妥拉明
D. 阿托品　　E. 烟碱

【例 15】2007NO155A 下列选项中,主要与毒蕈碱样作用有关的是
A. 心脏活动加强　　B. 支气管痉挛　　C. 胃肠活动减弱　　D. 瞳孔扩大
A. 心肌　　B. 血管平滑肌　　C. 虹膜辐射状肌　　D. 支气管平滑肌

【例 16】2009NO123B 乙酰胆碱与 M 受体结合引起收缩或收缩力增强的肌肉是
【例 17】2009NO124B 去甲肾上腺素与 β 受体结合引起收缩或收缩力增强的肌肉是
A. 瞳孔开大　　B. 气道阻力增加　　C. 血压降低　　D. 血糖降低

【例 18】2010NO125B 在周围神经系统中,α₁ 肾上腺素能受体被阻断后,可出现的生理功能改变是
【例 19】2010NO126B 在周围神经系统中,β₁ 肾上腺素能受体被阻断后,可出现的生理功能改变是

四、反射活动的基本规律

1. 反射的分类

反射是神经活动的基本方式。反射分为条件反射和非条件反射两类。

	非条件反射	条件反射
定义	指生来就有、数量有限、比较固定和形式低级的反射活动	指通过后天学习和训练而形成的反射
反射中枢	低位中枢	高位中枢(大脑皮层)
反射数量	很少	无数
举例	防御反射、食物反射、性反射、吸吮反射	巴甫洛夫实验
形成时间	先天就有,种族性	通过后天学习和训练而形成,个体性
特点	这类反射是人和动物在长期的种系发展中形成的,它的建立无需大脑皮层的参与,通过皮下各级中枢就能形成	是人和动物在个体生活过程中按照所处的生活环境,在非条件反射的基础上不断建立起来的,其中枢在大脑皮层
生理意义	它使人和动物能够初步适应环境,对于个体和种族的生存具有重要意义	它是反射的高级形式,使机体更能精确地适应内外环境的变化

【例20】2003NO14A 下列各项中,属于条件反射的是

A. 咀嚼、吞咽食物引起胃液分泌　　　　　B. 异物接触眼球引起眼睑闭合
C. 叩击股四头肌腱引起小腿前伸　　　　　D. 强光刺激视网膜引起瞳孔缩小
E. 闻到食物香味引起唾液分泌

2. 反射的中枢整合

反射的基本过程是刺激信息经"感受器→传入神经→中枢→传出神经→效应器"五个反射弧环节顺序传递的过程。中枢是反射弧中最复杂的部位。不同反射的中枢范围可相差很大。

(1)**单突触反射**　是指在传入神经元和传出神经元之间,即在中枢只经过一次突触传递的反射。腱反射是体内唯一的单突触反射。

(2)**多突触反射**　是指在中枢经过多次突触传递的反射。人体大部分反射均属于多突触反射。

(3)**中枢整合**　在整体情况下,无论是简单反射还是复杂反射,传入冲动进入脊髓或脑干后,除在同一水平与传出部分发生联系并发出传出冲动外,还有上行冲动传到更高级的中枢部位进一步整合,再由高级中枢发出下行冲动来调整反射的传出活动。因此,进行反射时,既有初级水平的整合活动,也有较高级水平的整合活动,在通过多级水平的整合后,反射活动将更具有复杂性和适应性。

3. 中枢神经元的联系方式

在多突触反射中,以数量众多的中间神经元为桥梁,中枢神经元相互连接成网。神经元之间的联系方式多种多样,不同的联系方式产生不同的传递效应,归纳起来主要有以下几种。

(1)**单线式联系**　是指一个突触前神经元只与一个突触后神经元发生突触联系。例如,视网膜中央凹处的一个视锥细胞通常只与一个双极细胞形成突触联系,而该双极细胞也只与一个神经节细胞形成突触联系,这种联系方式可使视锥系统具有较高的分辨能力。真正的单线式联系很少见。

(2)**辐散式联系**　是指一个神经元通过其轴突末梢分支与多个神经元形成突触联系,从而使与之相联系的许多神经元同时兴奋或抑制。这种联系方式在传入通路中较多见。

(3)**聚合式联系**　指一个神经元可接受来自许多神经元轴突末梢的投射而建立突触联系,因而有可能使来源于不同神经元的兴奋和抑制在同一神经元上整合,导致后者的兴奋或抑制。这种联系方式在传出通路中较多见。

(4)**链锁式联系**　中间神经元通过链锁式联系,使神经冲动在空间上可以扩大作用范围。

(5)**环式联系**　中间神经元通过环式联系,兴奋或因负反馈而使活动及时终止,或因正反馈而使兴奋增强或延续。在环式联系中,即使最初的刺激已经停止,传出通路上的冲动发放仍能继续一段时间,这种现象称为后发放或后放电。后发放现象也可见于各种神经反馈活动中。

【例21】2011NO24A 下列中枢神经元联系方式中,能产生后发放效应的是

　　A. 辐散式联系　　B. 聚合式联系　　C. 链锁式联系　　D. 环式联系

A

B

C

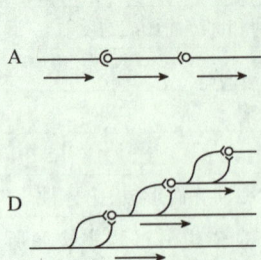

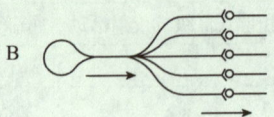

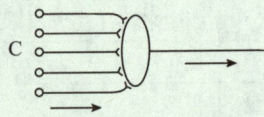

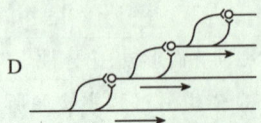

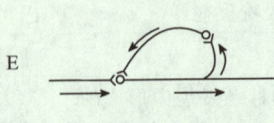

　　A. 单线式联系；　　B. 辐散式联系
　　C. 聚合式联系；　　D. 链锁式联系
　　E. 环式联系

D

E

中枢神经元的联系方式模式图

4. 中枢兴奋传播的特征

在多突触反射中,由于兴奋在反射中枢的传播需经多次突触接替,且许多突触为化学性突触,突触传递明显不同于神经纤维上的冲动传导,其特征主要表现为以下几个方面。

(1) **单向传播**　在反射活动中,兴奋经化学性突触传递,只能从突触前末梢传向突触后神经元。这是因为递质通常由突触前末梢释放,受体主要位于突触后膜。化学性突触传递的单向传播具有重要意义,它限定了神经兴奋传导所携带的信息只能沿着指定的路线运行。

(2) **中枢延搁**　兴奋在中枢传播时往往需要较长时间,这一现象称为中枢延搁。这是因为化学性突触传递需经历突触前膜释放递质,递质在突触间隙内扩散,并作用于突触后膜受体,以及突触后膜离子通道开放等多个环节。兴奋通过一个化学性突触通常需要 0.3~0.5ms,比在同样距离的神经纤维上传导要慢得多。在多突触反射中,兴奋所跨越的突触数目越多,中枢延搁时间就越长。

(3) **兴奋的总和**　在反射活动中,单根神经纤维的传入冲动一般不能使中枢发出传出效应,需有若干神经纤维的传入冲动同时或几乎同时到达同一中枢,才可能产生传出效应。这是因为单根纤维单个传入冲动引起的EPSP为局部电位,其去极化幅度较小,一般不能引起突触后神经元出现动作电位。但若干传入纤维引起的多个EPSP发生空间与时间总和,如果总和后达到阈电位水平即可爆发动作电位。若总和后未达到阈电位,此时突触后神经元虽未出现兴奋,但膜电位去极化程度加大,更接近于阈电位水平,表现为易化。

(4) **兴奋节律的改变**　某一反射弧的传入神经(突触前神经元)和传出神经(突触后神经元)在兴奋传递过程中的放电频率常常不同,这是因为突触后神经元常同时接受多个突触前神经元的突触传递,突触后神经元自身的功能状态也可能不同,因此最后传出冲动的频率取决于各种影响因素的综合效应。

(5) **后发放与反馈**　后发放既可发生于环式联系的反射通路中,也可见于各种神经反馈的活动中。

(6) **对内环境变化敏感和易疲劳**　因突触间隙与细胞外液相通,因此内环境理化因素的变化(如缺氧、CO_2过多、麻醉剂)均可影响化学性突触传递。突触传递易发生疲劳,可能与神经递质的耗竭有关。

【例22】2006NO20A 完成一个反射所需时间的长短主要取决于

　　A. 传入和传出纤维的传导速度　　　　B. 刺激的强弱和性质

　　C. 经过中枢突触的多少　D. 感受器的敏感性　　E. 效应器的敏感性

5. 中枢抑制和易化

反射中枢的各类神经元通过在空间和时间上的多重复杂组合,可产生抑制和易化两种效应。在任何反射中,其中枢活动总是既有抑制又有易化,正因如此,反射活动才得以协调进行。中枢抑制和中枢易化均为主动过程,且具有同样重要的生理意义。

(1) **突触后抑制**　突触后抑制都是由抑制性中间神经元释放抑制性递质,使突触后神经元产生IPSP,从而使突触后神经元发生抑制。突触后抑制包括传入侧支性抑制和回返性抑制两种形式。

(2) **突触前抑制**　广泛存在于中枢,尤其在感觉传入通路中,对调节感觉传入活动具有重要意义。

	传入侧支性抑制（交互抑制）	回返性抑制	突触前抑制
机理	传入冲动进入中枢后，一方面通过突触联系兴奋某一中枢神经元，另一方面通过侧支兴奋一个抑制性中间神经元。再通过后者的活动抑制另一中枢神经元	中枢神经元兴奋时，传出冲动沿轴突外传，同时又经轴突侧支兴奋一个抑制性中间神经元，后者释放抑制性递质，反过来抑制原来发生兴奋的神经元及同一中枢的其他神经元	是通过轴突-轴突引起的。突触前末梢上有自身受体，这些受体可控制 Ca^{2+} 流入突触前的数量，使递质释放量减少
作用	释放抑制性递质，产生 IPSP	释放抑制性递质，产生 IPSP	外来神经元突触前作用为减少递质释放
特征	产生超极化	产生超极化	减少 Ca^{2+} 内流
部位	脊髓运动神经元、脑内	闰绍细胞、海马和丘脑内	感觉传入通路中
意义	这种抑制能使不同中枢之间的活动协调起来	①使神经元活动及时终止；②促使同一中枢内许多神经元的活动同步化	对于调节感觉传入活动有重要意义

注意：①中枢抑制——突触前抑制＋突触后抑制；②突触后抑制——传入侧支性抑制＋回返性抑制；
③去极化抑制——突触前抑制；④超极化抑制——突触后抑制；
⑤增加递质释放量——突触前易化；⑥减少递质释放量——突触前抑制；
⑦Ca^{2+} 内流量增加——突触前易化；⑧Ca^{2+} 内流量减少——突触前抑制。

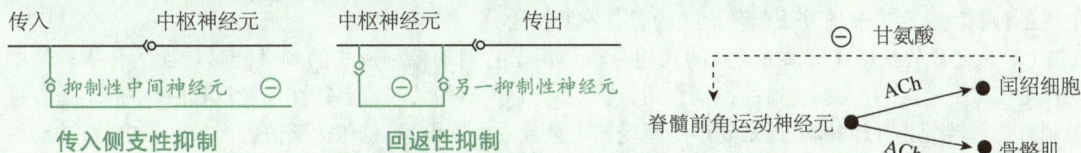

传入侧支性抑制　　　回返性抑制

闰绍细胞（Renshaw cell） 闰绍细胞是脊髓前角内的一种运动神经元，它接受前角运动神经元轴突侧支的支配。脊髓前角运动神经元支配骨骼肌接头处的神经递质为乙酰胆碱（ACh），其轴突侧支与闰绍细胞发生突触联系，释放的神经递质也是乙酰胆碱（ACh）。但闰绍细胞轴突末梢释放的神经递质是甘氨酸，它是一种抑制性神经递质，可反馈性抑制脊髓前角运动神经元的活动，此为回返性抑制的典型例子。

（3）**中枢易化** 中枢易化使某些生理过程变得更容易进行，包括突触后易化和突触前易化。突触前易化与突触前抑制具有相似的结构基础，其生理特点相反，应注意比较。

	突触前抑制	突触前易化	突触后易化
机理	通过轴突-轴突型突触的活动，导致突触前末梢递质释放量↓，在突触前膜引起 EPSP↓	通过轴突-轴突型突触的活动，导致突触前末梢递质释放量↑，在突触后膜引起 EPSP↑	表现为 EPSP 总和，因突触后膜去极化，使膜电位水平靠近阈电位，使动作电位容易暴发
作用	外来神经元使递质释放量↓	外来神经元使递质释放量↑	多个 EPSP 总和
特征	减少末梢 N 的 Ca^{2+} 内流量	增加末梢 N 的 Ca^{2+} 内流量	使突触后膜去极化
部位	感觉传入通路中	轴突-轴突末梢释放 5-羟色胺	—
意义	调节感觉传入活动	使生理过程变得容易	使生理过程变得容易

A. 突触前抑制　　　B. 突触后抑制　　　C. 两者都是　　　D. 两者都不是

【例 23】2001NO121C 超极化抑制是指

【例 24】2001NO122C 传入侧支性抑制是指

【例 25】1998NO15A 突触前抑制的特点是

A. 突触前膜超极化　　　　　　　　B. 突触前轴突末梢释放抑制性递质
C. 突触后膜的兴奋性降低　　　　　D. 突触后膜的兴奋性突触后电位降低
E. 通过轴突-树突突触的活动实现

A. 甘氨酸　　　　　B. 多巴胺　　　　　C. 乙酰胆碱
D. 5-羟色胺　　　　E. P 物质

【例 26】2004NO93B 闰绍细胞轴突末梢神经释放的递质是
【例 27】2004NO94B 黑质-纹状体通路中的主要递质是
【例 28】B 脊髓前角运动神经元轴突侧支与闰绍细胞形成的突触所释放的递质是

五、感觉概述与躯体、内脏感觉

1. 感受器的一般生理特性

感受器是指生物体内一些专门感受内、外环境变化的结构或装置。感受器的结构具有多样性，最简单的感受器是游离神经末梢，如痛觉和温度觉感受器；有的呈被膜样结构，如环层小体、鲁菲尼小体、肌梭等；有的高度分化，如视杆细胞、视锥细胞、耳蜗中的毛细胞等。

（1）感受器的适宜刺激　一种感受器通常只对某种特定形式的刺激最敏感，这种形式的刺激就称为该感受器的适宜刺激。但感受器并不只对适宜刺激发生反应，对于一种感受器来说，非适宜刺激也可引起一定的反应。不过，非适宜刺激引起反应所需的刺激强度要比适宜刺激大得多。所以，机体内外环境中的各种刺激总会先被适宜该刺激形式的感受器所接受。

（2）感受器的换能作用　感受器的功能是将作用于它们的各种形式的刺激能量转换为传入神经的动作电位，这一作用称为感受器的换能作用，这是各种感受器的共同特点。在换能过程中，一般不是直接把刺激能量转变为神经冲动，而是先产生感受器电位或发生器电位，总和达阈值后产生动作电位，冲动沿神经纤维传入。感受器电位与终板电位一样，是一种过渡性慢电位，具有局部电位的特点：不具备"全或无"的特征；可以发生总和；能以电紧张形式沿所在的细胞膜作短距离传播；可使该感受器的传入神经纤维发生去极化并产生动作电位。

> 注意：①局部电位——终板电位、EPSP、IPSP、感受器电位（发生器电位）。它们都具有局部电位的特征。
> ②EPSP 为兴奋性突触后电位，IPSP 抑制性突触后电位。

（3）感受器的编码功能　感受器在把外界刺激转换为神经动作电位时，不仅发生了能量的转换，而且把刺激所包含的环境变化的信息也转移到了动作电位的序列中，起到了信息的转移作用，称感受器的编码功能。感觉编码的机制，至今尚不清楚。目前认为，感觉系统将刺激信号转变为可识别的感觉信号，主要包括刺激的类型、部位、强度、持续时间四个基本属性。

（4）感受器的适应现象　若以一个强度恒定的刺激持续作用于某一感受器，相应的感觉神经纤维上的动作电位频率将随时间的延长而逐渐降低，这一现象称为感受器的适应。适应的程度在各类感受器存在很大的差异。感受器的换能过程、离子通道的功能状态、感受器细胞与感觉神经纤维之间的突触传递特性等，均可影响感受器的适应。适应并非疲劳，因为感受器对某一强度的刺激产生适应后，若进一步加大同样性质刺激的强度，其相应的传入冲动又可增加。

根据感受器发生适应的快慢，可将感受器分为快适应感受器和慢适应感受器。

快适应感受器——皮肤触觉感受器，即环层小体、麦斯纳（Meissner）小体等。

慢适应感受器——梅克尔盘（Merkel 盘）、鲁菲尼（Ruffini）小体、伤害感受器、肌梭、关节囊感受器、颈动脉窦和主动脉弓压力感受器、颈动脉体和主动脉体化学感受器。

【例 29】1993NO133X 感受器的换能作用涉及
A. 将刺激能量转为传入神经纤维上的动作电位

B. 先产生发生器电位,当达到一定水平时,可产生动作电位

C. 发生器电位是"全或无"的

D. 发生器电位传入中枢一定部位,就会产生主观感觉

【例30】2007NO158A 当刺激感受器时,如果刺激仍在持续,但传入神经冲动频率已开始下降,此现象称为

    A. 传导阻滞   B. 衰减性传导   C. 疲惫   D. 适应

【例31】1995NO27A 正常情况下,下列哪一种感受器最容易适应?

    A. 肌梭   B. 伤害性感受器   C. 触觉感受器

    D. 内脏化学感受器   E. 肺牵张感受器

【例32】2009NO155X 下列感受器中,属于慢适应感受器的有

    A. 环层小体   B. 关节囊感受器   C. 肌梭   D. 颈动脉体

2. 感觉通路中的信息编码和处理

(1)**特异神经能量定律** 不同类型感觉的引起,除与不同的刺激类型及其相应的感受器有关外,还取决于传入冲动所经过的专用通路以及它最终到达的大脑皮层的特定部位。所以,当刺激发生在一个特定感觉的神经通路时,不管该通路的活动是如何引起的,或者是由该通路的哪一部分所产生的,所引起的感觉总是该通路的感受器在生理情况下兴奋所引起的感觉。这一原理称为特异神经能量定律。

(2)**感觉通路中的感受野** 是指由所有能影响某中枢感觉神经元活动的感受器所组成的空间范围。中枢感觉神经元的感受野要比感受器的感受野大,高位神经元的感受野要比低位神经元的感受野大,这是因为聚合式联系在传入通路中极为多见。不同的感觉神经元,其感受野的大小也不相等。相邻的感受野之间并非截然分开,而是呈指状交错地重叠在一起。

(3)**感觉通路对刺激强度的编码** 在同一感觉系统或感觉类型的范围内,感觉系统对刺激强度的编码除发生在感受器水平外,也发生在传入通路和中枢水平。当刺激较弱时,阈值较低的感受器首先兴奋。当刺激强度增加时,阈值较高的感受器也参与反应,感受野将扩大,即不再局限于那些直接接受刺激的感受野,而是其周边区的感受野也被募集。

(4)**感觉通路中的侧向抑制及其意义** 在感觉通路中,由于存在辐射式联系,一个局部刺激常可激活多个神经元,处于中心区的投射纤维直接兴奋下一个神经元,而处于周边区的投射纤维则通过抑制性中间神经元而抑制其后续神经元。这样,与来自刺激中心区感觉神经元的信息相比,来自刺激周边区的信息则是抑制的。可见,侧向抑制能加大刺激中心区和周边区之间的差距,增强感觉系统的分辨能力。它也是空间(两点)辨别的基础。

3. 感觉传入通路

(1)**躯体感觉传入通路** 躯体感觉的初级传入神经元胞体位于后根神经节或脑神经节中,其周围突(长树突)与感受器相连,中枢突(轴突)进入脊髓和脑干后发出两类分支,一类在不同水平直接或间接通过中间神经元与运动神经元相连而构成反射弧,完成各种反射,另一类经多级神经元接替后向大脑皮层投射而形成感觉传入通路,产生各种不同的感觉。

①**各种感觉传导通路** 各种一般感觉的神经末梢分别有其特异的感受器,接受刺激后经周围神经、脊髓(脊神经)或脑干(脑神经)、间脑传至大脑皮质的感觉中枢。参阅7版神经病学P56。

深感觉传导通路 由三级神经元组成,第1级神经元位于脊神经节内,周围突分布于躯干、四肢的肌肉、肌腱、骨膜、关节等处的深部感受器;中枢突从后根内侧部入后索,分别形成薄束和楔束。薄束和楔束起始第2级神经元,交叉后在延髓中线两侧和锥体后方上行,形成内侧丘系,止于丘脑腹后外侧核。由此发出第3级神经元,形成丘脑皮质束,经内囊后肢,投射于大脑皮质中央后回的中上部及旁中央小叶后部。

触觉传导通路 第1级神经元位于脊神经节内,周围突构成脊神经的感觉纤维,分布于皮肤触觉感受器,中枢突从后根内侧部进入脊髓后索,其中传导精细触觉的纤维随薄束、楔束上行,走在深感觉传导通路中;传导粗略感觉的纤维入后角固有核,其轴突大部分经白质前连合交叉至对侧前索,小部分在同侧前索,组

成脊髓丘脑前束上行,至延髓中部与脊髓丘脑侧束合成脊髓丘脑束(脊髓丘系),以后行程同脊髓丘脑侧束。

痛温觉传导通路 第1级神经元位于脊神经节内,周围突构成脊神经的感觉纤维,中枢突从后根外侧部进入脊髓后角,起始为第2级神经元,经白质前连合交叉至对侧外侧索,组成脊髓丘脑侧束,终止于丘脑腹后外侧核,再起始于第3级神经元,轴突组成丘脑皮质束,至中央后回的中上部和旁中央小叶的后部。

由于传导痛温觉和粗略触-压觉的纤维是先交叉后上行,而传导深感觉(本体感觉)和精细触-压觉的纤维是先上行后交叉,因此在脊髓半离断的情况下,离断水平以下的痛温觉和粗略触-压觉障碍发生在健侧,而本体感觉和精细触-压觉障碍则发生在病侧。在脊髓空洞症患者,如果较局限地破坏中央管前交叉的感觉传导路径,可出现痛温觉和粗略触-压觉障碍的分离现象,即出现相应节段双侧皮节的痛温觉障碍,而粗略触-压觉基本不受影响。

②丘脑的核团 丘脑的核团或细胞群可分为以下三类。

第一类细胞群(特异感觉接替核) 它们接受第二级感觉投射纤维,换元后投射到大脑皮层感觉区。

第二类细胞群(联络核) 它们接受来自特异感觉接替核和其他皮层下中枢的纤维,换元后投射到大脑皮层的特定区域,其功能与各种感觉在丘脑和大脑皮层之间的联系协调有关。

第三类细胞群(非特异投射核) 是指靠近丘脑中线的髓板内各种结构,主要是髓板内核群,包括中央中核、束旁核、中央外侧核等。这些细胞群通过多突触换元后弥散投射到整个大脑皮层,具有维持和改变大脑皮层兴奋状态的作用。

③感觉投射系统 根据丘脑各部分向大脑皮层投射特征的不同,可将感觉投射系统分为两个不同系统。

	特异投射系统	非特异投射系统
定义	是指丘脑特异感觉接替核及其投射至大脑皮层的神经通路	是指丘脑非特异投射核及其投射至大脑皮层的神经通路
投射细胞群	丘脑的第一、二类细胞群	丘脑的第三类细胞群
投射范围	投向大脑皮层的特定区域	投向大脑皮层的广泛区域
投射关系	点对点投射	弥散投射(不具备点对点投射关系)
传导的冲动	特异性感觉	各种不同感觉的共同上传途径 失去了专一的特异性感觉传导功能
功能	引起特定感觉 激发大脑皮层发出神经冲动	本身不能单独激发大脑皮层神经元放电 主要是维持和改变大脑皮层兴奋状态

网状结构上行激动系统是通过非特异投射系统发挥作用的,存在于脑干网状结构内。由于它是多突触接替系统,因此易受药物影响而发生传导阻滞,如巴比妥类药物的作用机制就是阻断这一系统的传导。

【例33】2002NO15A 在中脑头端切断网状结构,则动物(如猫)处于下列何种状态?

    A. 脊休克   B. 去大脑僵直   C. 觉醒

    D. 昏睡   E. 运动共济失调

【例34】2009NO19A 脑干网状结构上行激动系统的主要功能是

    A. 形成模糊的感觉   B. 激发情绪生理反应

    C. 起上行唤醒作用   D. 维持躯体姿势的平衡

【例35】2008NO19A 下列选项中,符合非特异性感觉投射系统功能的是

    A. 产生某种特定的感觉   B. 维持和改变大脑皮质的兴奋状态

    C. 激发大脑皮质发出传出冲动   D. 参与形成躯体平衡感觉

【例36】2010NO156X 特异性感觉投射系统的生理功能有

    A. 产生各种体表和内脏感觉   B. 维持和改变大脑皮层的兴奋状态

    C. 激发大脑皮层发出传出冲动   D. 建立丘脑和大脑皮层之间的反馈联系

(2) **内脏感觉传入通路** 内脏感觉的传入神经为自主神经,包括交感神经和副交感神经,其胞体主要位于第7胸段至第2腰段和第2～4骶段脊髓后根神经节,以及第Ⅶ、Ⅸ、Ⅹ对脑神经节内。内脏感觉的传入冲动进入中枢后,沿躯体感觉的同一通路,即脊髓丘脑束和感觉投射系统上行,最终到达大脑皮层。

4. 躯体和内脏感觉的皮层代表区

	部位	作用
第一感觉区	中央后回(Brodmann 分区 3-1-2 区)	全身体表感觉投射区
第二感觉区	由中央后回底部延伸到脑岛的区域	体表感觉、痛觉投射
本体感觉区	中央前回(Brodmann 分区 4 区)	运动区、本体感觉投射区
内脏感觉区	第一、二感觉区＋运动辅助区＋边缘系统皮层	内脏感觉
视觉区	枕叶皮层的距状裂(17 区)	视觉
听觉区	颞叶皮层(颞横回和颞上回,即 41、42 区)	听觉
嗅觉区	边缘叶前底部	嗅觉
味觉区	可能在孤束核、丘脑、味皮层	味觉

5. 痛觉

(1) **定义和特点** 痛觉是一种与组织损伤有关的不愉快感觉和情感性体验,而引起痛觉的组织损伤可为实际存在或潜在的。痛觉感受器不存在适宜刺激,任何形式(机械、温度、化学)的刺激只要达到对机体伤害的程度均可使痛觉感受器兴奋,因而痛觉感受器又称伤害感受器。痛觉感受器不易发生适应,属于慢适应感受器,因而痛觉可成为机体遭遇危险的警报信号,对机体具有保护意义。

(2) **致痛物质** 是指体内外能引起疼痛的化学物质。机体组织损伤或发生炎症时,由受损细胞释放的内源性致痛物质有 K^+、H^+、5-羟色胺、缓激肽、前列腺素、降钙素基因相关肽、P 物质等。

(3) **痛觉感受器和传入纤维** 痛觉感受器是游离神经末梢,主要有机械伤害性感受器、机械温度伤害性感受器、多觉型伤害性感受器。痛觉传入纤维有 A_δ 纤维和 C 类无髓纤维两类,分别传导快痛和慢痛。

(4) **躯体痛** 发生在体表某处的疼痛称为体表痛。发生在躯体深部(骨、关节、骨膜、肌腱、韧带、肌肉)等处的疼痛称为深部痛。躯体痛包括体表痛(分快痛、慢痛)和深部痛。

	快痛	慢痛	深部痛
感觉部位	皮肤	皮肤	躯体深部(骨关节、肌肉等)
时相	受刺激时迅速发生	一般在受刺激后 0.5～1.0s 才发生	同慢痛
疼痛性质	尖锐刺痛	烧灼痛	一般表现为慢痛(烧灼痛)
定位	定位清楚	定位不明确	定位不明确
撤除刺激后	疼痛立即消失	疼痛持续几秒钟	疼痛持续几秒钟
传入纤维	A_δ 纤维	C 纤维	C 纤维(后根传入) A_α 纤维(肌梭传入)
投射部位	大脑皮层第一、第二感觉区	扣带回	扣带回

注意:①快痛由 A_δ 纤维传导,慢痛由 C 纤维传导——记忆为快 A 慢 C(A→Acute→急性的,C→Chronic→慢性的)。
②快痛主要经特异投射系统投射到大脑皮层的第一和第二感觉区,慢痛主要投射到扣带回。
③许多痛觉纤维经非特异投射系统投射到大脑皮层的广泛区域(8 版生理学 P304)。
④深部痛的特点是定位不明确,可伴有恶心、出汗和血压改变等自主神经反应。

(5) **内脏痛** 内脏痛常由机械性牵拉、痉挛、缺血、炎症等刺激所致。

内脏痛的特点为：①定位不准确是最主要特点；②发生缓慢、持续时间长；③对牵拉刺激、扩张性刺激敏感，对切割、烧灼刺激不敏感；④特别能引起不愉快的情绪活动。

（6）牵涉痛 牵涉痛是指某些内脏疾病引起远隔的体表部位发生疼痛或痛觉过敏的现象。如心肌缺血时，常感到心前区、左肩和左上臂疼痛；胃溃疡和胰腺炎时，可出现左上腹和肩胛间疼痛；胆囊炎、胆石症发作时，可感觉右肩区疼痛；阑尾炎时，常感觉上腹部或脐周疼痛；肾结石常引起腹股沟区疼痛。

发生牵涉痛时，疼痛往往发生在与患病内脏具有相同胚胎节段和皮节来源的体表部位，这一原理称为皮节法则。牵涉痛主要用会聚-投射理论加以解释。

【例37】2013NO18A 传导慢痛的外周神经纤维是

A. A_γ 纤维　　　　　B. A_δ 纤维　　　　　C. B 类纤维　　　　　D. C 类纤维

【例38】2012NO18A 传导快痛的外周神经纤维主要是

A. A_α 纤维　　　　　B. A_δ 纤维　　　　　C. B 类纤维　　　　　D. C 类纤维

【例39】1991NO28A 内脏痛的主要特点是

A. 刺痛　　　　　B. 慢痛　　　　　C. 定位不精确

D. 必有牵涉痛　　　　　E. 对牵拉不敏感

【例40】1994NO144X 当脚趾受到机械性伤害刺激时，可引起快痛与慢痛

A. 快痛由 A_δ 纤维传导，慢痛由 C 纤维传导

B. 快痛在传递过程中在脊髓要更换神经元

C. 慢痛在皮层的代表区与外周刺激部位间有点对点的关系

D. 痛觉传入纤维兴奋的原因是伤害性刺激引起组织损伤，释放化学物质

注意：快痛是经特异投射系统到达大脑皮层第一和第二感觉区，但慢痛不是经特异投射系统传导（主要投射至扣带回）。此外许多痛觉纤维经非特异投射系统投射到大脑皮层的广泛区域，不是点对点传导。

六、视觉

1. 眼的折光系统

（1）折光系统 根据光学原理，当光线从一种媒质进入另一种媒质时将发生折射，折射的程度取决于界面后对界面前两种不同媒质的折射率之比和界面的曲率大小。眼的折光系统由角膜→房水→晶状体→玻璃体组成。其中，入眼光线的折射主要发生在角膜前表面，起主要调节功能的是晶状体。

（2）简化眼 是一个假想的人工模型，成像原理就像一个凸透镜，其光学参数和其他特征与正常眼等值，在视网膜上形成的也是一个左右交叉的倒影。简化眼模型由一个前后径为 20mm 的单球面折光体构成，入射光线仅在由空气进入球形界面时折射一次，折射率为 1.333。折射界面的曲率半径为 5mm，即节点在折射界面后方 5mm 处，后主焦点恰好位于该折光体的后极，相当于人眼视网膜的位置。

2. 眼的调节

当眼注视 6m 以外的物体（远物）时，从物体上发出的所有进入眼内的光线可被认为是平行光线，对正常眼来说，不需作任何调节即可在视网膜上形成清晰的像。当眼注视 6m 以内的物体（近物）时，必需通过调节才能看得清楚。人眼的调节，即折光能力的改变，主要是靠改变晶状体的折光能力来实现的。另外，瞳孔的调节及双眼会聚对于在视网膜上形成清晰的像也起着重要的作用。

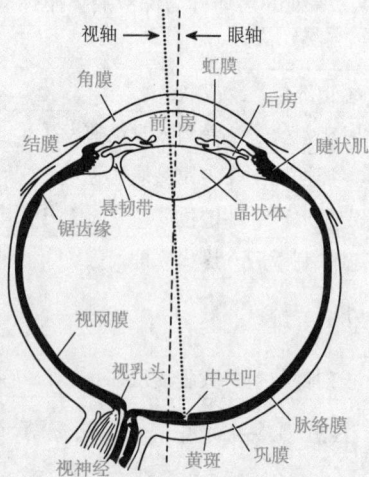

人右眼的水平切面示意图

（1）眼的近反射　当眼注视6m以内的近物或被视物体由远移近时，眼将发生一系列调节，其中最主要的是晶状体变凸，同时发生瞳孔缩小和视轴会聚，这一系列的调节称为眼的近反射。

①晶状体的调节

看远物时→睫状肌松弛→悬韧带紧张→晶状体变扁→物像后移→成像在视网膜上。

看近物时→睫状肌紧张→悬韧带松弛→晶状体变凸→物像前移→成像在视网膜上。

记忆：①悬韧带为固定晶状体的装置，就像晶状体的网罩，因此只有悬韧带"放松"，晶状体才会靠弹性回位变"凸"；而睫状肌刚好与悬韧带相反。

②我们知道看"近物"时，眼睛都是睁得大大的，就像要掉出来似的，即晶状体"凸"出来。

晶状体的最大调节能力可用近点来表示，它是指眼作充分调节时眼所能看清楚的眼前最近物体所在之处。近点可作为判断眼调节能力大小的指标。近点越近，说明晶状体的弹性越好，眼的调节能力越强。正常人随年龄的增长，近点将逐渐移远，如10岁儿童的近点为9cm，20岁左右的青年人约为11cm，60岁老年人增至83cm。近点移远表明晶状体的弹性减小（硬度增加），眼的调节能力降低，这种现象称为老视。可见，老视眼是由于晶状体弹性降低所致。

注意：①折光系统中起主要调节作用的结构是晶状体，眼的调节主要是靠改变晶状体的折光能力来实现的。

②判断眼调节能力大小的指标是近点。

③射入眼内的光线，折射主要发生在角膜的前表面（并不是晶状体）。

②瞳孔缩小　正常人的瞳孔直径可在1.5～8.0mm之间变动。当视近物时，可反射性地引起双眼瞳孔缩小，称为瞳孔近反射或瞳孔调节反射。瞳孔缩小的意义是减少折光系统的球面像差（像呈边缘模糊的现象）和色像差（像的边缘呈色彩模糊的现象），使视网膜成像更为清晰。

③视轴会聚　当双眼注视某一近物或被视物由远移近时，两眼视轴向鼻侧会聚的现象，称为视轴会聚，也称辐辏反射。其意义在于使物像始终能落在两眼视网膜的对称点上以避免复视。当双眼注视某一近物或被视物体由远移近时，假如不出现视轴会聚的调节，物像将落在两眼视网膜的非对称点上，因而在主观上产生两个相同物体有一定重叠的感觉，这种现象称为复视。在临床上，眼外肌瘫痪或眼球内肿瘤压迫等均可产生复视。

（2）瞳孔对光反射　这是眼的一种重要的适应功能，而与视近物无关。

项目	定义	生理意义
晶状体变凸	视近物时，睫状肌收缩，悬韧带松弛，晶状体变凸	使折光能力增强，从而使物像前移而成像于视网膜上
瞳孔近反射	也称瞳孔调节反射，指看近物时，可反射性地引起双侧瞳孔缩小	减少折光系统的球面像差和色像差，使视网膜成像更为清晰
视轴会聚	也称辐辏反射，指双眼注视一个由远移近的物体时，两眼视轴向鼻侧会聚的现象	使物像始终落在两眼视网膜的对称点上以避免产生复视
瞳孔对光反射	是指瞳孔在强光照射时缩小，而光线变弱时散大的反射，其反射中枢位于中脑	调节入眼光量，使视网膜不至于因光量过强而受到损害，也不会因光线过弱而影响视觉
互感性对光反射	光照一侧眼时，双眼瞳孔同时缩小的现象	说明瞳孔对光反射的效应是双侧性的

注意：平常我们说看近物时，眼睛"睁得大大的"，是指晶状体"凸"出，并非瞳孔"变大"，此时瞳孔是缩小的。这与我们常规的"想当然"相反。

【例41】2017NO12A 瞳孔对光反射的中枢部位是

　　A. 枕叶皮层　　　　　B. 外侧膝状体　　　　　C. 中脑　　　　　D. 延髓

【例42】2013NO16A 当睫状肌收缩时，可引起的生理效应是

　　A. 睫状小带紧张性增加　　　　　B. 角膜曲度增加

C. 瞳孔增大　　　　　　　　　　　　　　D. 晶状体曲度增加

【例43】2005NO16A 下列关于正常人眼调节的叙述,正确的是

A. 视远物时需调节才能清晰成像于视网膜　B. 晶状体变凸有助于消除球面像差和色像差
C. 瞳孔缩小可避免强光对视网膜的有害刺激　D. 双眼球会聚可避免复视而形成单视视觉
E. 调节能力随年龄的增长而得到加强

【例44】2018NO12A 与眼视近物所作的调节无关的反射活动是

A. 双眼会聚　　　B. 晶状体变凸　　　C. 瞳孔对光反射　　　D. 瞳孔调节反射

【例45】2014NO18A 因眼外肌瘫痪或眼球内肿瘤压迫而产生复视的原因是

A. 入眼光线分别聚焦于不同焦平面　　　　B. 眼球变形而导致眼内压过高
C. 物像落在双眼视网膜的非对称点上　　　D. 物像发生球面像差和色像差

【例46】2010NO18A 正常情况下,用手电筒灯光照射左眼时出现的反射性反应是

A. 左侧瞳孔缩小,右侧瞳孔不变　　　　　B. 右侧瞳孔缩小,左侧瞳孔不变
C. 左侧瞳孔明显缩小,右侧瞳孔略有增大　D. 左、右侧瞳孔同等程度缩小

3. 眼的折光异常

	近视眼	远视眼	散光眼	老视眼
病因	眼球前后径过长(轴性近视)折光能力过强(屈光性近视)	眼球前后径过短(轴性远视)折光能力过弱(屈光性远视)	角膜表面不呈正球面晶状体表面曲率异常	晶状体弹性下降
成像	远物成像在视网膜前方很少调节近物成像在视网膜上	远物成像在视网膜后方近物成像在视网膜后方	视远物时平行光线不能形成焦点近物可成像于视网膜前或后	远物成像在视网膜上近物成像在视网膜后方
近点	近点比正视眼近	近点比正视眼远	看不清	看不清
远点	远点比正视眼近	经调节后能看清	看不清	能看清
调节	看近物时不需调节或作较小的调节就能看清	看近物和远物都要调节易产生调节疲劳	—	晶状体弹性降低眼的调节能力也降低
矫正	使用凹透镜	使用凸透镜	规则散光使用柱面镜矫正	看近物时使用凸透镜

【例47】2007NO17A 视远物和近物都需要眼进行调节的折光异常是

A. 近视　　　　B. 远视　　　　C. 散光　　　　D. 老视

【例48】2012NO16A 老视发生的主要原因是

A. 玻璃体透明度改变　B. 晶状体弹性减弱　C. 角膜透明度改变　D. 房水循环障碍

4. 房水和眼内压

(1)**房水循环**　充盈于眼的前、后房中的透明液体称为房水。房水来源于血浆,由睫状体脉络膜丛生成,生成后由后房经瞳孔进入前房,然后流过前房角的小梁网,经许氏管进入静脉,从而形成房水循环。房水不断生成,又不断回流入静脉,两者保持动态平衡。

(2)**房水功能**　房水具有营养角膜、晶状体、玻璃体的功能,并维持一定的眼内压。由于房水量的恒定及前、后房容积的相对恒定,因而眼内压也保持相对稳定。眼内压的相对稳定对保持眼球特别是角膜的正常形状与折光能力具有重要意义。

(3)**房水和眼内压异常**　①若眼球被刺破,将导致房水流失、眼内压下降、眼球变形,引起角膜曲率改变。②房水循环障碍可导致病理性眼内压增高,称为青光眼。

5. 眼的感光换能功能

(1)**视网膜的功能结构**　视网膜通常是指具有感光功能的视部,包括色素上皮层和神经层。视网膜在组织学上分为10层,从外向内依次为色素上皮层、光感受器细胞层、外界膜、外颗粒层、外网状层、内颗粒层、内网状层、神经节细胞层、神经纤维层和内界膜。

①色素上皮及其功能　色素上皮细胞内含有黑色素颗粒,后者能吸收光线,因此能防止光线自视网膜折返而干扰视像,也能消除来自巩膜侧的散射光线。

色素上皮细胞的血供来自脉络膜一侧,能为视网膜外层传递营养,并吞噬感光细胞外段脱落的膜盘和代谢产物,因而在视网膜感光细胞的代谢中起重要作用,许多视网膜疾病都与色素上皮功能失调有关。

②感光细胞及其特征　感光细胞属于神经组织,视网膜中含有两种感光细胞,视锥细胞和视杆细胞。它们在形态上都分为外段、内段和终足三部分。外段是视色素集中的部位,在感光换能中起重要作用。

视杆细胞的外段　胞质很少,多为膜盘占据,膜盘膜中镶嵌着被称为视紫红质的视色素。视色素是接受光刺激而产生视觉的物质基础。每个视杆细胞外段约有1000个膜盘,每个膜盘约含有100万个视紫红质分子。因此,单个视杆细胞就可对入射光线起反应。

视锥细胞的外段　膜盘膜中含有三种不同的视色素,分别存在于三种不同的视锥细胞中。正因为所含视色素不同,两种感光细胞在功能上存在明显的差异。

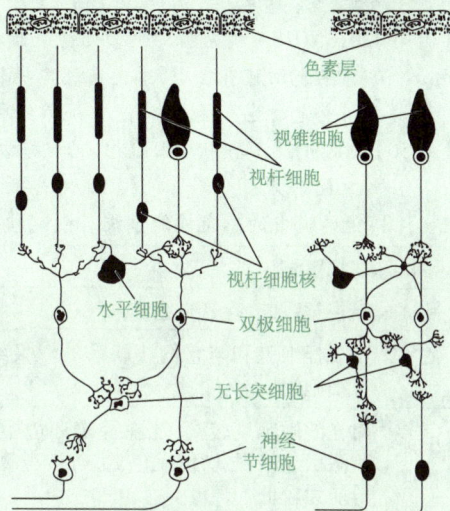

左半部示周围区域,右半部示中央凹
视网膜的主要细胞层次及其联系模式图

③视网膜细胞的联系　两种感光细胞都通过其终足与双极细胞建立化学性突触联系,双极细胞再和神经节细胞建立化学性突触联系。视网膜中这种细胞的纵向联系是视觉信息传递的重要结构基础。视杆细胞与双极细胞的联系普遍存在会聚现象,而视锥细胞与双极细胞之间的会聚程度则小得多。特别是在中央凹处,一个视锥细胞仅与一个双极细胞联系,而该双极细胞也只同一个神经节细胞联系,呈一对一的"单线联系",这就是视网膜中央凹对光的感受分辨力高的结构基础。

在视网膜中,除上述细胞间的纵向联系外,还存在横向联系。此外,在感光细胞终足部之间、水平细胞之间、无长突细胞之间,甚至各神经元之间还存在着缝隙连接。通过缝隙连接,细胞之间可在电学上相互耦合而影响光感受活动。

④两种感光细胞的比较

	视杆细胞	视锥细胞
一般特点	主要与暗视觉(晚光觉)有关	主要与明视觉(昼光觉)有关
数量	多(1.2×10^8 个/单侧眼)	少(6×10^6 个/单侧眼)
存在部位	主要存在视网膜周边部	主要存在于视网膜中心部,中央凹只有视锥细胞
联系方式	普遍存在会聚式排列	会聚排列极少见,还存在辐散式联系
分辨能力	分辨能力低、清晰度差	分辨能力高、清晰度高
色觉	无色觉(不能分辨颜色)	有色觉(能分辨颜色)
视色素	视紫红质	三种不同的视色素(红、绿、蓝)
光敏度	对光的敏感度较高	对光的敏感度较低
视敏度	较低(暗视觉、晚光觉)	较高(明视觉、昼光觉)
外段形状	圆柱状	圆锥状
结构特点	外段长,所含视色素多	外段较短,所含视色素较少
对光反应速度	慢	快

注意:①夜晚走路看不见,撞到电线**杆**——夜晚暗环境由视**杆**细胞负责,白天的光亮环境由视锥细胞主宰。②也可记忆为"日追夜赶(日锥夜杆)"。③解题时应注意"视敏度"和"光敏度"的区别。

【例49】2016NO18A 视网膜中央凹处视敏度极高的原因是

    A. 感光细胞直径小,感光系统单线联系   B. 感光细胞直径小,感光系统聚合联系

    C. 感光细胞直径大,感光系统单线联系   D. 感光细胞直径大,感光系统聚合联系

【例50】2008NO18A 与视锥细胞相比,视杆细胞的特点是

    A. 数量少   B. 对光敏感度高   C. 能产生色觉   D. 分辨能力强

(2)视网膜中的感光换能系统　视网膜中存在两种感光换能系统,即视杆系统和视锥系统。

	视杆系统	视锥系统
别称	暗视觉系统,晚光觉系统	明视觉系统,昼光觉系统
组成	由视杆细胞和与它们相联系的双极细胞、神经节细胞组成	由视锥细胞和与它们相联系的双极细胞、神经节细胞组成
生理特点	对光的敏感度较高,能在昏暗环境中感受弱光刺激引起暗视觉,但无色觉,对被视物细节的分辨能力较低	对光的敏感度较低,只有在强光条件下才能激活,视物时可辨别颜色,且对被视物细节的分辨能力较高

可以证明视网膜中存在以上两种感光换能系统的确实证据有以下几个方面。

①不同感光细胞在视网膜中的分布不同　视杆细胞主要分布于视网膜的周边区,其数量在中央凹外10°～20°处最多,越往视网膜周边区则越少。视锥细胞高度集中于视网膜中央凹处,且此处仅有视锥细胞分布,向视网膜周边区即明显减少。与上述细胞分布相一致的是,在明处,人眼具有良好的颜色分辨能力和对被视物体细微结构较高的分辨能力,其分辨能力以中央凹最强。在暗处,人眼不能分辨颜色,对所视物体只能辨别其大致轮廓和亮度差别,对光的敏感度以视网膜周边区为高。

②视杆细胞和视锥细胞中不同的细胞联系方式　感光细胞通过双极细胞到神经节细胞总的会聚程度为105:1。在视网膜周边区可见多达250个视杆细胞经少数几个双极细胞会聚于一个神经节细胞,而在中央凹处常见一个视锥细胞仅与一个双极细胞相联系,然后又只与一个神经节细胞相连接。可见,在视杆系统的细胞联系中存在较高程度的会聚,而视锥系统中的会聚程度则低得多。感觉通路中的会聚程度越低,如在视锥系统,其感觉分辨能力就越高;而会聚程度越高,如在视杆系统,其感觉分辨能力则越低。

③不同种系动物的不同习性　某些只在白昼活动的动物,如鸡、鸽等,其光感受器以视锥细胞为主。而在夜间活动的动物,如猫头鹰,其视网膜中只有视杆细胞。

④不同感光细胞含不同的视色素　视杆细胞中只有一种视色素(视紫红质),而视锥细胞含有三种吸收光谱特性不同的视色素,这与视杆系统无色觉功能而视锥系统有色觉功能的事实是相符合的。

    A. 视盘   B. 视盘的周边部   C. 中央凹

    D. 中央凹周边部   E. 视网膜周边部

【例51】1997NO97B 视网膜上既无视锥也无视杆细胞的部位是

【例52】1997NO98B 视网膜上仅有视锥细胞的部位是

(3)视杆细胞的感光换能机制

①视紫红质的光化学反应　视杆细胞的感光色素是视紫红质。视紫红质是一种结合蛋白质,由一分子视蛋白和一分子视黄醛的生色基团组成。视蛋白是由348个疏水性氨基酸残基组成的单链,有7个螺旋区7次穿越视杆细胞内膜盘的膜结构,11-顺视黄醛分子连接在第7个螺旋区的赖氨酸残基上。视黄醛由VitA转变而来,后者是一种不饱和醇,在体内可氧化成视黄醛。

视紫红质在光照时,可迅速分解为视蛋白和视黄醛;在暗处又可重新合成,其反应的平衡点取决于光照的强度。在此转换过程中,由于少量的视黄醛可被消耗掉,最终靠食物中的VitA补充,若长期缺乏

银成教育 027-8226 6012 www.yixueks.com　国家开放大学出版社 OPEN UNIVERSITY OF CHINA PRESS

VitA, 则视紫红质的合成不足, 会影响人的暗视觉, 引起夜盲症。

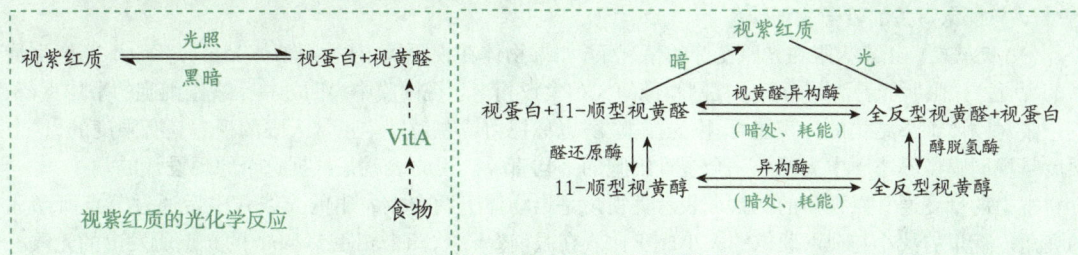

视紫红质 ⇌(光照/黑暗) 视蛋白+视黄醛
↑ VitA
↑ 食物
视紫红质的光化学反应

视紫红质
暗 ↗ ↘ 光
视蛋白+11-顺型视黄醛 ⇌(视黄醛异构酶/暗处、耗能) 全反型视黄醛+视蛋白
醛还原酶 ↕ ↕ 醇脱氢酶
11-顺型视黄醇 ⇌(异构酶/暗处、耗能) 全反型视黄醇

②视杆细胞的感受器电位　视杆细胞在暗处的静息电位为 $-30 \sim -40mV$, 明显小于大多数神经元的静息电位。视杆细胞在暗环境中主要存在两种电流:一种是由 Na^+ 经外段膜中 cGMP 门控通道内流产生的 Na^+ 内向电流,可使膜发生去极化;另一种是由 K^+ 通过内段膜中非门控钾敏感通道外流引起的 K^+ 外向电流,可使膜发生超极化。视杆细胞依靠其内段膜中高密度钠泵的活动,能保持细胞内 Na^+、K^+ 浓度的相对稳定。

在暗处,胞质内的 cGMP 浓度较高,能维持 cGMP 门控通道处于开放状态,因而可产生稳定的 Na^+ 内向电流,这个电流称为暗电流,这就是视杆细胞静息电位较低的原因。

在光照时,cGMP 大量分解,胞质内 cGMP 浓度降低,外段膜中的 cGMP 门控通道关闭,Na^+ 内流减少。而内段膜中的非门控钾敏感通道仍继续允许 K^+ 外流,于是膜电位就向着 K^+ 平衡电位($-70mV$)方向变化,而出现膜的超极化。视杆细胞不能产生动作电位,但外段膜上的超极化型感受器电位能以电紧张的形式扩布到细胞的终足部,影响终足处的递质释放,已知所释放的递质是谷氨酸。

③视锥细胞的感受器电位　光照时也能引起视锥细胞不同视色素的光化学反应,后者也将激发这些细胞产生超极化型感受器电位,其机制不详。

【例53】1995NO29A 光线刺激视杆细胞可引起
　　A. Na^+ 内流增加和超极化　B. Na^+ 内流增加和去极化　C. Na^+ 内流减少和超极化
　　D. Na^+ 内流减少和去极化　E. K^+ 外流停止和去极化

注意:①绝大多数感受器电位都是 Na^+ 内流增加形成的去极化,但光感受器的感受器电位是个例外。
　　　②视杆细胞的感受器电位为 Na^+ 内流减少形成的超极化型慢电位,并不是去极化型慢电位。

6. 颜色视觉及其产生机制

（1）颜色色觉　视锥细胞可对不同的颜色进行识别。颜色色觉简称色觉,是指不同波长的可见光刺激人眼后在脑内产生的一种主观感觉,是一种复杂的物理-心理现象。正常人眼可分辨波长 380 ～760nm 之间的 150 种左右不同的颜色,每种颜色都与一定波长的光线相对应。

（2）三色学说　正常人眼虽能分辨约百余种颜色,但视网膜中并不存在百余种对不同波长可见光发生反应的视锥细胞或视色素。事实上,视网膜上仅分布有三种不同的视锥细胞,分别含有对红、绿、蓝(波长分别为 564nm、534nm、420nm)三种光敏感的视色素。当某一波长的光线作用于视网膜时,可以一定的比例使三种不同的视锥细胞产生兴奋,这样的信息传至中枢,就产生某一种颜色的感受。如果红、绿、蓝三种色光按各种不同的比例作适当的混合,就会产生任何颜色的感觉。

色盲　是一种对全部颜色或某种颜色缺乏分辨能力的色觉障碍,绝大多数由遗传因素引起。分全色盲和部分色盲,后者以红色盲和绿色盲最多见。

色弱　因某种视锥细胞的反应能力较弱,使患者对某种颜色的识别能力稍差的色觉障碍,常由后天因素引起。

（3）对比色学说　三色学说虽能合理解释许多色觉现象,但无法解释颜色对比现象。为此,Hering 提出了对比色学说。他认为,在红、绿、蓝、黄四种颜色中,红色与绿色,蓝色与黄色分别形成对比色。由于任何颜色都由红、绿、蓝、黄四种颜色按不同比例混合而成,故对比色学说也称为四色学说。

7. 与视觉有关的若干生理现象

(1)视敏度　正常人眼在光照良好的情况下,如果物体在视网膜上的成像<4.5μm,一般不能产生清晰的视觉。人眼所能看清楚的最小视网膜像的大小大致相当于视网膜中央凹处一个视锥细胞的平均直径。

眼对物体细小结构的分辨能力,称为视敏度,也称视力或视锐度。正常人眼的视力是有限度的,这个限度是视网膜像不小于中央凹处一个视锥细胞的平均直径。视力表就是根据这个原理设计的。

视力的量度通常以视角的倒数来表示。视角是指物体上两个点发出的光线入眼后通过节点所形成的夹角。视角的大小与视网膜像的大小成正比。在眼前5m处,两个相距1.5mm的光点所发出的光线入眼后形成的视角正好为1分角,此时的视网膜像约4.5μm,正相当于一个视锥细胞的平均直径。国际标准视力表上视力为1.0(1/1分角)的那一行正是表达了这种情况。但国际视力表各行的增率并不相等,故不能很好地比较视力的增减程度。我国普遍使用的对数视力表各行间的增减程度相等。

(2)暗适应和明适应

	暗适应	明适应
定义	当人长时间在明亮环境中突然进入暗处时,最初看不见任何东西,经过一定时间后,视觉敏感度才逐渐增高,能逐渐看见在暗处的物体,这种现象称为暗适应	当人长时间在暗处而突然进入明亮处时,最初感到一片耀眼的光亮,也不能看清物体,稍待片刻后才能恢复视觉,这种现象称为明适应
原因	是人眼在暗处对光的敏感性逐渐提高的过程	是视杆细胞在暗处蓄积了大量的视紫红质,进入亮处后遇强光迅速分解所致
发生条件	从光亮处进入暗处	从暗处进入明亮处
适应进程	慢(25~30分钟)	很快(几秒钟)
适应阶段	第一阶段(入暗处5~8min)——看不清物体 第二阶段(入暗处25~30min)——能看清物体	第一阶段——看不清物体 第二阶段——能看清物体
生理机制	第一阶段与视锥细胞视色素的合成增加有关 第二阶段与视杆细胞中视紫红质的合成增强有关	第一阶段为视杆细胞在暗处蓄积的大量视紫红质在光亮处迅速分解 第二阶段为视锥细胞在光亮下感光而恢复视觉
感光细胞	主要为视杆细胞	主要为视锥细胞

(3)视野　单眼固定注视前方一点时,该眼所能看到的空间范围称为视野。在同一光照条件下,视野大小为:白色>黄蓝色>红色>绿色。视野大小可能与各类感光细胞在视网膜中的分布范围有关。一般人颞侧和下方视野较大,鼻侧和上方视野较小。

(4)视觉融合现象　用闪光重复刺激人眼,若闪光频率较低,在主观上常能分辨出彼此分开的光感。当闪光频率增加到一定程度(超过几十周/秒)时,在主观上将产生连续光感,这一现象称为融合现象。这是由感觉的时间分辨特性所决定的,因为感觉器官反应的频率响应一般都不很高,刺激频率过高必然导致刺激间隔时间过短,因而感觉器官将不能分辨出前后两次刺激的时间差,从而在时间上发生了总和。能引起闪光融合的最低频率,称为临界融合频率(CFF)。在光线较暗时,CFF约为3~4周/秒;在中等光照强度下,CFF约为25周/秒;而在光线较强时,CFF可高达100周/秒。电影每秒放映24个画面,电视每秒播放60个画面,因此观看电影和电视时,主观感觉其画面是连续的。

(5)双眼视觉　某些哺乳动物,如牛、马等,它们的两眼长在头部两侧,因此两眼的视野完全不重叠,左眼和右眼各自感受不同侧面的光刺激,这些动物仅有单眼视觉。人的双眼在头部前方,两眼的鼻侧视野相互重叠,因此凡落在此范围内的任何物体都能同时被两眼所见,两眼同时看某一物体时产生的视觉称为双眼视觉。双眼视物时,两眼视网膜上各形成一个完整的物像,由于眼外肌的精细协调运动,可使来自物体同一部分的光线成像于两眼视网膜的对称点上,并在主观上产生单一物体的视觉,称为单视。眼外肌瘫痪或眼球内肿瘤压迫等都可使物像落在两眼视网膜的非对称点上,因而在主观上产生有一定程度相互重叠的两个物体的感觉,称为复视。

【例54】2015NO18A 在设计视力表时,考虑判断人眼视力高低的标准是

A. 人眼所能看清楚物体的距离　　　　　B. 视网膜中央凹处最小的清晰像大小

C. 视网膜中央凹以外最小的清晰像大小　D. 人眼所能看清楚的物体大小

七、听觉

1. 耳的听阈与听域

听阈	对于每一频率的声波,都有一个刚好能引起听觉的最小强度,称听阈
最大可听阈	在听阈以上继续增加声压,当增加到某一限度时,不仅听感受增强,而且可使鼓膜产生痛感,此时的声压为人耳所能忍受的最强声压,称为最大可听阈
听域	人耳能感受的声音频率和强度的范围称听域
人耳能感受的振动频率	20 ~ 20 000Hz
人耳最敏感的声波频率	1000 ~ 3 000Hz
人类的语言频率	300 ~ 3 000Hz

2. 外耳的功能

外耳由耳郭和外耳道组成。耳郭具有集音作用。外耳道具有传音和增压作用。

3. 中耳的功能

中耳由鼓膜、听骨链、鼓室和咽鼓管等组成。中耳的主要功能是将声波刺激能量准确高效地传给内耳,其中鼓膜和听骨链在传音过程还起增压作用。

（1）鼓膜　面积约 50 ~ 90mm^2,呈顶点朝向中耳的浅漏斗状。鼓膜很像电话机受话器中的振膜,是一个压力承受装置,本身无固有振动,却具有较好的频率响应和较小的失真度。当频率在 2400Hz 以下的声波作用于鼓膜时,鼓膜可复制外加振动的频率,其振动与声波振动始同终,几乎没有残余振动。

（2）听骨链　由锤骨、砧骨及镫骨依次连接而成。锤骨柄附着于鼓膜内面中心处,镫骨脚板与卵圆窗膜相贴,砧骨居中。传音顺序为鼓膜→锤骨→砧骨→镫骨→卵圆窗膜。三个听小骨形成一个固定角度的杠杆,锤骨柄为长臂,砧骨长突为短臂。杠杆的支点刚好在听骨链的重心上,因此在能量传递过程中惰性最小,效率最高。由于听骨链的杠杆作用,声波由鼓膜经听骨链到达卵圆窗膜时,其振动的压强增大(约 24.2 倍),振幅减小(约 1/4),此为中耳的增压作用。

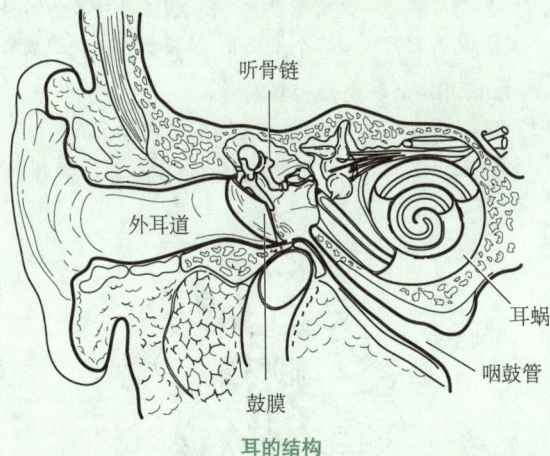

耳的结构

（3）咽鼓管　是连接鼓室和鼻咽部的通道,其鼻咽部开口常处于闭合状态,在吞咽、打哈欠时开放。当咽鼓管开放时,可使鼓室与外界大气相通而维持鼓室内外两侧的压力平衡,对维持鼓膜的正常位置、形状和振动性能具有重要意义。当咽鼓管因炎症阻塞后,鼓室空气被吸收,将导致鼓膜内陷,并产生耳鸣,影响听力。

4. 声波传入内耳的途径

（1）气传导　①声波→外耳道→鼓膜振动→三个听小骨(锤骨→砧骨→镫骨)→卵圆窗膜→耳蜗(此

为主要传导途径);②声波→鼓膜→鼓室空气→圆窗膜→耳蜗,正常情况下此传导途径并不重要,仅在听骨链运动障碍时才发挥一定作用,此时的听力较正常时大为降低。

(2)骨传导 声波→颅骨振动→耳蜗内淋巴的振动(正常情况下此途径作用甚微)。

(3)传音性耳聋 骨传导的效能远低于气传导,在引起正常听觉中的作用甚微;但当鼓膜或中耳病变引起传音性耳聋时,气传导明显受损,而骨传导却不受影响,甚至相对增强。

(4)感音性耳聋 当耳蜗病变引起感音性耳聋时,气传导和骨传导将同样受损。

【例55】2006NO15A 正常人耳对声音频率的最敏感范围是

  A. 20～20000Hz   B. 100～6000Hz   C. 1 000～3000Hz

  D. 1000～10000Hz E. 5000～20000Hz

【例56】2016NO155X 在声波传入内耳的途径中,属于气传导的有

  A. 声波→鼓膜→听骨链→卵圆窗膜→内耳 B. 声波→颅骨→耳蜗外淋巴→耳蜗内淋巴

  C. 声波→鼓膜→鼓室空气→圆窗膜→内耳 D. 声波→颅骨→耳蜗内淋巴

【例57】2011NO17、2013NO17A 声波由鼓膜经听骨链到达卵圆窗膜时,振动变化的特征是

  A. 压强增大,振幅不变   B. 压强增大,振幅减小

  C. 压强增大,振幅增大   D. 压强减小,振幅减小

【例58】2015NO155X 下列各结构中,受损后可产生传导性耳聋的有

  A. 听骨链   B. 螺旋器   C. 咽鼓管   D. 血管纹

5. 耳蜗的感音换能作用及人耳对声音频率的分析

内耳由骨迷路和膜迷路两部分组成。骨迷路是颞骨岩部内的骨性隧道,迂回复杂。膜迷路套在骨迷路内,由密闭而互相连通的膜性小管和囊组成。膜迷路内充满内淋巴,骨迷路与膜迷路之间则充满外淋巴,内外淋巴互不相通。迷路在功能上可分为耳蜗和前庭器官两部分。耳蜗是感音换能装置的所在部位。

注意:①耳蜗为听觉感受器,能将机械振动转换为听神经纤维的神经冲动,与听觉有关。
②前庭器官由三个半规管、椭圆囊和球囊组成,为位置感受器,在保持身体的平衡中起重要作用。

(1)耳蜗的功能结构要点

耳蜗由一骨质管围绕一骨质蜗轴盘旋2.5～2.75周而构成。在耳蜗管的横切面上,可见管腔被两个膜分隔成三个腔,这两个膜分别是斜行的前庭膜和横行的基底膜,三个腔分别称为前庭阶、鼓阶和蜗管。

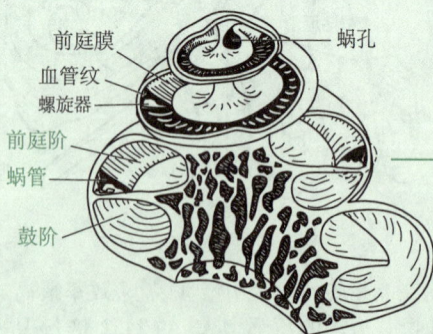

耳蜗纵行剖面示意图   耳蜗管横断面示意图

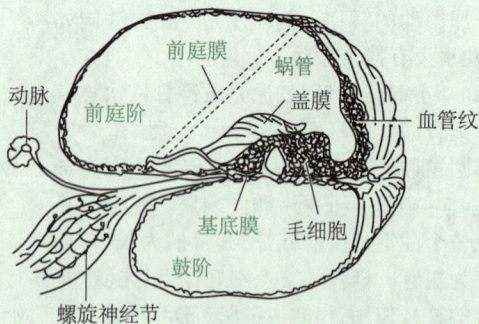

前庭阶在耳蜗底部与卵圆窗膜相连,内充外淋巴。

鼓阶在耳蜗底部与圆窗膜相连,内充外淋巴。前庭阶和鼓阶内都充满外淋巴,它们在耳蜗底部分别与卵圆窗膜、圆窗膜相连,而在耳蜗顶部通过蜗孔相沟通。

蜗管是一个盲管,内充内淋巴。

基底膜上的听觉感受器称为螺旋器(柯蒂器)，螺旋器中与听觉有关的是毛细胞。在蜗管的内侧有一行纵向排列的内毛细胞，在蜗管外侧有 3～5 行纵向排列的外毛细胞。每个毛细胞的顶面有 50～150 条整齐排列的纤毛，称为听毛。盖膜位于基底膜上方，仅一侧与蜗轴相连，另一侧游离于内淋巴中。毛细胞的顶部与蜗管内淋巴接触，其底部与鼓阶外淋巴相接触。毛细胞的底部有丰富的听神经末梢。

> 注意：①前庭阶在耳蜗底部与卵圆窗膜相连，内充外淋巴。②鼓阶在耳蜗底部与圆窗膜相连，内充外淋巴。
> 　　　③蜗管为一个盲管，内充内淋巴。　　　　　④基底膜上有声音感受器螺旋器(柯蒂器)。
> 记忆：①卵圆窗膜与前庭阶相连，内充外淋巴——记忆为外科卵圆钳。
> 　　　②圆窗膜与鼓阶相连，内充外淋巴——记忆为远古时代，古今中外——圆→鼓，鼓→外。
> 　　　③蜗管为盲管——记忆为蜗管=蜗牛的巢，当然为盲管。

(2)基底膜的振动和行波理论　声波振动→鼓膜→听骨链→卵圆窗膜→外淋巴→前庭阶、鼓阶→导致前庭膜、基底膜振动→圆窗膜。在正常气传导过程中，圆窗膜起着缓解耳蜗内压力变化的作用，是耳蜗内结构发生振动的必要条件。

振动的方向　振动自基底膜的蜗底部开始，按行波原理向蜗顶方向传播。不同频率的声波引起的行波都从基底膜的蜗底部开始，但行波传播的远近和最大振幅出现的部位随声波频率的不同而不同。声波频率越高，行波传播越近，最大振幅出现的部位越靠近蜗底部，换言之，靠近蜗底部的基底膜与高频声波发生共振；相反，声波频率越低，则行波传播的距离越远，最大振幅出现的部位越靠近蜗顶部，即蜗顶部的基底膜与低频声波发生共振。因此耳蜗底部受损时主要影响高频听力，耳蜗顶部受损主要影响低频听力。

(3)毛细胞兴奋与感受器电位　基底膜振动时，使基底膜上的毛细胞和盖膜相对位移，毛细胞听毛屈曲，膜电位发生变化，产生微音器电位，它能刺激蜗神经产生动作电位，由听觉传导束传导到颞叶皮层听觉中枢，经整合而产生相应听觉。

(4)耳蜗内电位　耳蜗各阶内充满着淋巴，其中前庭阶和鼓阶中是外淋巴，蜗管中为内淋巴。内、外淋巴在离子组成上差异很大(内淋巴中的 K^+ 浓度比外淋巴中高 30 倍，外淋巴中的 Na^+ 比内淋巴中高 10 倍)，这就造成静息状态下耳蜗不同部位之间存在一定的电位差。在耳蜗未受刺激时，如果以鼓阶外淋巴的电位为参考零电位，则蜗管内淋巴的电位为 +80mV，称为耳蜗内电位(内淋巴电位)。耳蜗内电位对基底膜的机械位移很敏感。

> 记忆：①静息状态下，细胞内 K^+ 浓度约为细胞外液的 30 倍，细胞外液 Na^+ 浓度约为细胞膜内的 10 倍。
> 　　　②静息状态下，耳蜗内淋巴中的 K^+ 浓度比外淋巴中高 30 倍，外淋巴中的 Na^+ 比内淋巴中高 10 倍。

(5)耳蜗微音器电位　当耳蜗受到刺激时，在耳蜗及其附件结构所记录到的一种与声波频率和幅度完全一致的电位变化，称为耳蜗微音器电位。耳蜗微音器电位呈等级式反应，即其电位随刺激强度的增加而增大。耳蜗微音器电位无真正的阈值，没有潜伏期和不应期，不易疲劳，不发生适应现象。微音器电位是多个毛细胞在接受声音刺激时所产生的感受器电位的复合表现。

(6)总和电位　在高频率、高强度的短纯音刺激期间，在蜗管或鼓阶内可记录到一种直流性质的电位变化，即总和电位。它是一种复合电位，包括毛细胞感受器的电活动和听神经末梢的兴奋性突触后电位。

(7)听神经动作电位　是耳蜗对声音刺激所产生的一系列反应中最后出现的电变化，它的作用是向听觉中枢传递声音信息。

【例 59】2009NO17A 听觉器官的感音换能装置——螺旋器所在的部位是

　　A. 盖膜　　　　　　B. 卵圆窗膜　　　　　C. 基底膜　　　　　D. 前庭膜

【例 60】2012NO17A 关于耳蜗声波频率分析的行波学说，错误的叙述是

　　A. 不同频率的声波引起的行波均从基底膜底部开始

　　B. 声波频率愈低，行波的传播距离愈远

　　C. 行波的起点与终点之间有一个振幅最大的部位

　　D. 高频声波的最大行波振幅出现在蜗顶部附近

【例61】2010NO155X 耳蜗微音器电位的特点有

　　A. 其频率和幅度与声波一致　　　　　　B. 不发生适应

　　C. 有一定的阈值　　　　　　　　　　　　D. 有一定的不应期

八、平衡感觉

　　内耳前庭器官由半规管、椭圆囊和球囊组成,其主要功能是感受机体姿势和运动状态(运动觉)以及头部在空间的位置(位置觉),这些感觉合称为平衡感觉。

1. 前庭器官的适宜刺激和平衡觉功能

　　(1)前庭器官的感受细胞　前庭器官的感受细胞是毛细胞,其上有两种纤毛,即动纤毛和静纤毛。各类毛细胞的适宜刺激都是与纤毛发出处平面平行方向的机械力作用。半规管的感受器为壶腹嵴。椭圆囊和球囊的感受器是囊斑。

　　(2)前庭器官的适宜刺激和生理功能

　　①半规管　人体感受旋转加速度的感受器是半规管的壶腹嵴,其适宜刺激是正、负角加速度运动,即旋转变速运动。人体三对半规管所在的平面相互垂直,因此可以感受空间任何方向的角加速度。上、外、后三对半规管分别代表三维空间的三个平面,当头向前倾30°时,外半规管与地面平行,故又称水平半规管,其余两个与地面垂直。当人体直立绕身体纵轴(垂直轴)旋转时,受刺激最大的是水平半规管;当头部在冠状面上进行旋转(如侧身翻转)时,受刺激最大的是上半规管;当头部在矢状面上进行旋转(如前后翻滚)时,受刺激最大的是后半规管(此为2版8年制生理学P456内容)。

　　旋转开始时,半规管内内淋巴由于惯性,其启动将晚于人体和半规管本身的运动。当人体直立绕身体纵轴向左旋转时,左侧水平半规管内内淋巴向壶腹方向流动,使左侧毛细胞兴奋而产生较多的神经冲动;同时右侧水平半规管内内淋巴的流动方向则是离开壶腹,使右侧毛细胞传向中枢的冲动减少。当旋转转为匀速运动时,半规管内内淋巴不再流动,于是两侧壶腹中的毛细胞都处于不受刺激的状态,中枢获得的信息与不进行旋转时无异。当旋转突然停止时,内淋巴由于惯性;两侧壶腹中毛细胞纤毛的弯曲方向和传入冲动正好与旋转开始时相反。其他两对半规管也接受与它们所处平面方向一致的旋转变速运动的刺激。

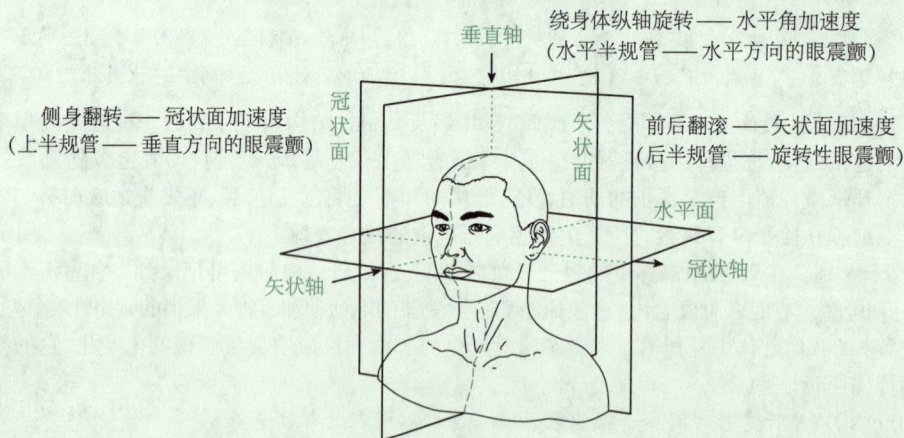

三个方向的眼震颤及受刺激的半规管

　　注意:①人体在冠状面上进行旋转运动(如侧身翻转),相当于沿矢状轴旋转,上半规管受刺激。
　　　　　②人体在矢状面上进行旋转运动(如前后翻滚),相当于沿冠状轴旋转,后半规管受刺激。
　　　　　③8版生理学P327观点错误:当头部以冠状轴为轴心进行旋转时,受刺激的主要是上、后半规管。

②椭圆囊、球囊　人体感受直线加速度运动的感受器是椭圆囊、球囊的囊斑。囊斑毛细胞的纤毛埋植于位砂膜中，位砂膜由蛋白质和碳酸钙组成，比重大于内淋巴，因而具有较大的惯性。椭圆囊、球囊囊斑的适宜刺激是直线加速度运动。当人体直立而静止不动时，椭圆囊囊斑的平面与地面平行，位砂膜位于毛细胞纤毛的上方，而球囊囊斑的平面则与地面垂直，位砂膜位于纤毛外侧。在椭圆囊和球囊的囊斑上，几乎每个毛细胞的排列方向都不相同，毛细胞纤毛的这种排列有利于分辨人体在囊斑平面上所进行的直线变速运动的方向。

	感受器	感受	适宜刺激	不受刺激
半规管	壶腹嵴	旋转加速度	正、负角加速度（旋转变速运动）	匀速旋转
椭圆囊和球囊	囊斑	直线加速度	直线加速运动（直线变速运动）	直线匀速运动

注意：①半规管壶腹嵴感受的是正、负角加速度（旋转变速运动），因此当旋转进行到匀速状态时，不受刺激。
②椭圆囊与球囊的囊斑感受的是直线加速运动，因此匀速直线运动时，不受刺激。

2. 前庭反应

（1）前庭姿势调节反射　来自前庭器官的传入冲动，除能引起运动觉和位置觉外，还可引起各种姿势调节反射。姿势反射是人和动物在静止和运动状态下，为保持身体平衡而进行的身体及各部分在空间所处位置的调整，常通过一定的肢体动作和肌紧张的改变而实现。常见的前庭姿势调节反射如下表。

刺激	姿势改变	感觉器官
车启动或突然加速	乘车者身体将后仰，后仰前躯干肌屈曲、下肢伸肌紧张增强	椭圆囊
刹车或车突然减速	乘车者身体将前倾，前倾前躯干肌伸直、下肢屈肌紧张增强	椭圆囊
电梯上升	头前倾，四肢伸肌紧张抑制、下肢屈曲，产生两腿"发软"的感觉	球囊
电梯下降	头抬起，全身伸肌紧张加强、下肢伸直，产生两腿"发硬"的感觉	球囊
绕身体纵轴向左旋转	右侧颈肌紧张加强，左侧减弱；头向右偏转；左侧上下肢伸肌紧张加强，左侧肢体伸张；右侧上下肢屈肌紧张加强，右侧肢体屈曲；躯干向右偏移	外半规管
绕身体纵轴向右旋转	与向左旋转时的情况相反	外半规管

（2）自主神经反应　当半规管受到过强或长时间的刺激时，可通过前庭神经核与网状结构的联系引起自主神经功能失调，导致心率加快、血压下降、呼吸频率增加、出汗、皮肤苍白、恶心、呕吐、唾液分泌增多等现象，称为前庭自主神经反应。在前庭感受器过分敏感的人，一般的前庭刺激也会引起自主神经反应。晕船反应就是因为船上上下颠簸及左右摇摆使上、后半规管的感受器受到过度刺激而造成的。

（3）眼震颤　是指身体在旋转运动时出现的眼球不自主的节律性运动，是前庭反应中最特殊的一种反应。在生理情况下，可出现三种眼震颤，即水平方向的眼震颤、垂直方向的眼震颤和旋转性眼震颤。

人体运动方向	绕身体纵轴旋转	侧身翻转	前、后翻滚
受刺激的半规管	两侧水平半规管	上半规管	后半规管
引起的眼震颤类型	水平方向的眼震颤	垂直方向的眼震颤	旋转性眼震颤

【例62】1991NO160X 椭圆囊

　　A. 是一个重力感受器

　　B. 与半规管和耳蜗的内淋巴液相通

　　C. 囊斑处的毛细胞的纤毛埋植在含有碳酸钙的耳石膜内

　　D. 能引起肌紧张的反射性改变

【例63】1995NO28A 冷水进入一侧耳内，可引起下列哪一变化，从而导致出现头晕和恶心等植物性功能改变？

　　A. 冷却了耳石器官　　　B. 壶腹嵴的运动减弱　　　C. 前庭传入神经放电增加

D. 前庭传入神经放电减少 E. 内淋巴液流动

【例64】2008NO155X 发生晕船反应时,受到过度刺激的感受器有

    A. 上半规管　　　　　　B. 外半规管　　　　　　C. 后半规管　　　　　　D. 椭圆囊和球囊

记忆:晕船反应受刺激的感受器为上半规管和后半规管——记忆为皇上和皇后上船。

九、神经系统对躯体运动的调控

1. 脊髓对躯体运动的调控作用

脊髓是躯体运动调控的初级中枢,脊髓灰质前角存在大量的运动神经元,其中,α运动神经元被认为是躯体运动反射的最后环节。脊髓在很大程度上受高位中枢的控制。

(1)运动反射的最后公路

①脊髓运动神经元　脊髓灰质前角中存在α、γ、β三类运动神经元。α运动神经元接受从脑干到大脑皮层各级高位运动中枢的下传信息,也接受来自躯干、四肢皮肤、肌肉和关节等处的外周传入的信息,许多运动信息在此会聚并发生整合,最终由它发出一定形式和频率的冲动到达所支配的骨骼肌。因此,α运动神经元是躯体运动反射的最后公路。会聚到α运动神经元的各种运动信息具有引发随意运动、调节姿势和协调不同肌群活动等方面的作用,通过α运动神经元对这些信息的整合,使躯体运动得以平稳和精确地进行,因而具有重要意义。

	α运动神经元	γ运动神经元	β运动神经元
支配	大α:快肌纤维 小α:慢肌纤维	骨骼肌的梭内肌纤维	骨骼肌的梭内、外肌纤维
放电	阵发性放电	较高频率的持续性自发放电	—
作用	支配所有肌纤维的收缩	调节肌梭对牵张刺激的敏感性	不清

②运动单位　由一个α运动神经元及其所支配的全部肌纤维所组成的功能单位,称运动单位。运动单位的大小可相差很大,其大小取决于α运动神经元轴突末梢分支的多少。有的运动单位较大,如一个支配三角肌的运动神经元,可支配2000根肌纤维,可以产生很大的肌张力;有的运动单位较小,如一个支配眼外肌的运动神经元,仅支配6~12根肌纤维,有利于肌肉的精巧运动。

【例65】2007NO20A　γ运动神经元在牵张反射中的作用是

    A. 直接诱发梭外肌收缩　　　　　　　　　B. 直接发动牵张反射

    C. 使肌梭感受器处于敏感状态　　　　　　D. 引起腱器官兴奋

(2)脊髓休克　当人和动物的脊髓在与高位中枢离断后,反射活动能力暂时丧失而进入无反应状态的现象,称为脊髓休克(脊休克)。脊休克主要表现为横断面以下的脊髓所支配的躯体与内脏反射均减退或消失,如骨骼肌紧张降低甚至消失,外周血管扩张,血压下降,发汗反射消失,粪、尿潴留。

在发生脊休克后,一些以脊髓为基本中枢的反射可逐渐不同程度地恢复。其恢复速度与动物进化程度有关,因为不同动物的脊髓反射对高位中枢的依赖程度不同。如蛙在脊髓离断后数分钟内反射即可恢复;狗可于数天后恢复;而人类因外伤引起的脊休克,则需数周至数月才能恢复。各种反射的恢复也有先后,比较简单和较原始的反射(如屈肌反射、腱反射)恢复较早,相对复杂的反射(如对侧伸肌反射、搔爬反射)恢复较慢。血压也逐渐回升到一定水平,排便与排尿反射也在一定程度上有所恢复。脊休克恢复后,通常是伸肌反射减弱而屈肌反射增强,说明高位中枢平时具有易化伸肌反射和抑制屈肌反射的作用。

【例66】2002NO13A 胸段脊髓受损在脊休克过去之后,排尿功能障碍的表现为

    A. 尿失禁　　　　　　B. 尿频　　　　　　C. 尿急

    D. 尿多　　　　　　　E. 排尿困难

【例67】2012NO155X 脊髓休克过后脊髓反射恢复的特征是

A. 低等动物反射恢复快　　　　　　　　　B. 人类不能恢复

C. 屈肌反射、腱反射恢复较快　　　　　　D. 发汗反射增强

注意：①脊休克发生时表现为尿潴留(8版生理学P334)，脊休克过去后表现为尿失禁。

②脊休克发生时发汗反射消失，脊休克恢复后发汗反射增强(7、8版生理学未讲述，详见2版P392)。

（3）**脊髓对姿势反射的调节**　姿势是指人和动物身体各部分之间以及身体与四周空间之间的相对位置。中枢神经系统通过反射改变骨骼肌紧张或产生相应的动作，以保持或改变身体的姿势以免发生倾倒，称为**姿势反射**。如人站立时，对姿势的正确调控能对抗地球重力场的引力，将身体重心保持在两足支撑面范围内而不至于倾斜。运动时，通过姿势反射能对抗由于运动引起的不平衡以防跌倒。**对侧伸肌反射、牵张反射、节间反射**是可在脊髓水平完成的姿势反射。

①**屈肌反射**　当脊动物(脊髓与高位中枢离断的动物)一侧肢体的皮肤受到伤害性刺激时，可反射性引起受刺激侧肢体关节的屈肌收缩而伸肌舒张，使肢体屈曲，称为屈肌反射，简称屈反射。

在此反射中，肢体屈曲的程度与刺激强度有关。较弱的刺激作用于手指时，一般只引起受刺激的手指发生屈曲。随着刺激强度的增强，可引起腕关节、肘关节、甚至肩关节都发生屈曲反应。

屈肌反射具有躲避伤害的**保护意义**，但**不属于**姿势反射。

屈肌反射是**多突触**反射，它的基本中枢在脊髓，可受脊髓中枢的调节，脊髓离断后该反射**增强**。当反射活动进行时，神经冲动通过**环状联系**反复兴奋，增加了作用的持久性，虽然刺激已经停止，但屈肌活动仍在进行，称之为**后放电**。如Babinski征就是原始的屈肌反射。

【例68】2000NO141X 关于屈反射

A. 是多突触反射　　　　　　　　　　　　B. 脊髓离断后减弱

C. 后放电是它的一个特征　　　　　　　　D. Babinski征属于屈反射

注意：①肌紧张、屈肌反射(屈反射)都是多突触反射，腱反射是单突触反射。

②姿势反射包括对侧伸肌反射、牵张反射、节间反射，但屈肌反射不属于姿势反射。

③肌紧张属于牵张反射，是维持身体姿势最基本的反射活动。

②**对侧伸肌反射**　随着刺激强度的加大，除引起同侧肢体屈曲外，还可引起对侧肢体的伸展，这一反射称对侧伸肌反射。对侧伸肌反射是一种**姿势反射**，在保持身体平衡中具有重要意义。

③**牵张反射**　指有完整神经支配的骨骼肌在受外力牵拉伸长时引起被牵拉的同一肌肉发生收缩的反射。

a. 牵张反射的感受器是肌梭　肌梭位于一般肌纤维之间，呈梭状，其外包被一层结缔组织囊。囊内含有6～12根肌纤维，称为**梭内肌纤维**，囊外一般肌纤维称为**梭外肌纤维**。肌梭与梭外肌纤维平行排列，两者呈**并联**关系。梭内肌纤维的收缩成分位于两端，而感受装置则位于中间，两者呈**串联**关系。

肌梭的传入纤维有Ⅰa和Ⅱ类纤维两类，两类纤维都终止于脊髓前角的α运动神经元，α运动神经元的传出纤维支配**梭外**肌纤维。γ运动神经元的传出纤维支配梭**内**肌纤维的收缩成分。

当肌肉受外力牵拉时，肌梭感受装置被动拉长，导致Ⅰa类纤维传入冲动增加，冲动的频率与肌梭被牵拉的程度成正比。肌梭的传入冲动增加可引起支配同一肌肉的α运动神经元兴奋，使**梭外肌**收

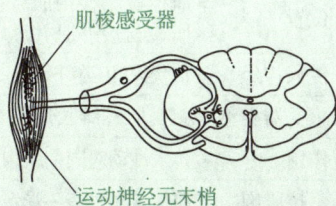
肌梭感受器
运动神经元末梢

缩，从而形成一次牵张反射。与肌肉牵拉而伸长的情况相反，当α运动神经元受刺激，使梭外肌纤维缩短时，由于肌梭与梭外肌纤维呈并联关系，因而肌梭也缩短，肌梭感受器所受到的牵拉刺激减少，Ⅰa类传入纤维放电减少或消失。可见，肌梭是一种长度感受器。

γ传出纤维受刺激，使肌梭收缩成分收缩时，其收缩强度虽不足以引起整块肌肉缩短，但可牵拉肌梭感受装置，引起Ⅰa类传入纤维放电增加。γ传出的作用是调节肌梭对牵张反射的敏感性。

b. 牵张反射的类型　牵张反射包括腱反射和肌紧张两种类型。肌紧张是维持身体姿势最基本的反射活动，是姿势反射的基础，也是随意运动的基础。

	腱反射	肌紧张
别名	动态牵张反射	静态牵张反射
性质	位相性牵张反射	紧张性牵张反射
定义	指快速牵拉肌腱发生的牵张反射	指缓慢持续牵拉肌腱发生的牵张反射
作用	肌肉快速收缩，产生肌肉收缩的明显动作	受牵拉肌肉紧张性收缩，阻止被拉长，无明显收缩动作
反射时间	完成反射的时间短	反射持续进行
感受器	肌梭	肌梭
效应器	肌肉收缩速度快的快肌纤维	肌肉收缩速度慢的慢肌纤维
收缩特点	同步性快速收缩，表现为明显的动作 不能持久进行，易疲劳	持续性交替收缩，不表现为明显的动作 能持久进行，不易疲劳
反射类型	单突触反射	多突触反射
生理意义	辅助诊断疾病	维持姿势，辅助诊断疾病
举例	膝反射、跟腱反射、肘反射	各种姿势反射（坐、直立、运动等）

伸肌和屈肌都有牵张反射。人类的牵张反射主要发生在伸肌，因为伸肌是人类的抗重力肌。临床上常通过检查腱反射和肌紧张（肌张力）来了解神经系统的功能状态。腱反射和肌紧张减弱或消退提示反射弧损害或中断；而腱反射和肌紧张亢进则提示高位中枢有病变，因为牵张反射受高位中枢的调控。

c. 腱器官及反牵张反射　如前所述，肌梭是一种感受肌肉长度的感受器，其传入冲动对同一肌肉的 α 运动神经元起兴奋作用。除肌梭外，骨骼肌中还有一种能感受肌肉张力的感受器，称为腱器官。它分布于肌腱胶原纤维之间，与梭外肌纤维呈串联关系，传入神经为 Ⅰb 类纤维，其传入冲动对同一肌肉的 α 运动神经元起抑制作用。当肌肉受外力牵拉而被拉长时，首先兴奋肌梭感受器引发牵张反射，使被牵拉的肌肉收缩以对抗牵拉。当牵拉力量加大时，腱器官可因受牵拉张力的增加而兴奋，其反射效应是抑制牵张反射。这种由腱器官兴奋引起的牵张反射抑制，称为反牵张反射。反牵张反射可防止牵张反射过强而拉伤肌肉，因此具有保护意义。

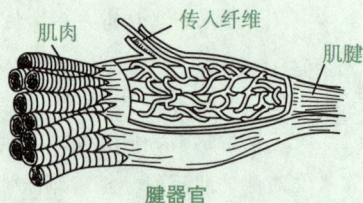

肌肉　传入纤维　肌腱　腱器官

	肌梭	腱器官
位置	肌梭位于梭内肌纤维中间 肌梭与梭外肌并联	位于肌肉-肌腱接头部 腱器官与梭外肌串联
传入神经	Ⅰa 类和 Ⅱ 类纤维	Ⅰb 类纤维
感受器类型	感受肌纤维长度变化（长度感受器）	感受肌张力变化（张力感受器）
作用	传入冲动对同一肌肉的 α 运动神经元起兴奋作用	传入冲动对同一肌肉的 α 运动神经元起抑制作用
牵拉肌肉	肌梭首先兴奋→受牵拉肌肉收缩（牵张反射）	牵拉力量加大→腱器官兴奋→反牵张反射
等长收缩时	传入冲动不变	传入冲动增加
等张收缩时	传入冲动减弱	传入冲动不变
被动受牵拉	传入冲动增加	传入冲动增加
生理意义	发动牵张反射	避免肌肉拉伤

注意:①7 版生理学无反牵张反射的概念,8 版生理学 P337 首次提出"反牵张反射"。

②反牵张反射的感受器为腱器官,牵张反射(包括腱反射和肌紧张)的感受器为肌梭。

④节间反射　脊动物在反射恢复的后期,可出现较为复杂的节间反射。由于脊髓相邻节段的神经元之间存在突触联系,故在与高位中枢失去联系后,脊髓依靠上下节段的协同活动也能完成一定的反射活动,这种反射称为节间反射。搔爬反射就是节间反射的一种表现。

【例69】2011NO19A 下列关于腱反射的叙述,正确的是

A. 高位中枢病变时反射亢进　　　　　　　B. 反射中枢位于延髓

C. 效应器为同一关节的拮抗肌　　　　　　D. 为多突触反射

【例70】2012NO19A 肌梭的传入冲动增加时,产生的生理效应是

A. 兴奋同一肌肉的 α 运动神经元　　　　　B. 抑制同一肌肉的 β 运动神经元

C. 抑制同一肌肉的 γ 运动神经元　　　　　D. 兴奋其它关节肌肉的 α 运动神经元

【例71】2006NO22A 下列关于牵张反射的叙述,错误的是

A. 肌梭是其感受器　　　　　　　　　　　B. 脊髓是其基本中枢

C. 脊髓横断后将永久消失　　　　　　　　D. 是维持姿势的基本反射

E. α 和 γ 纤维是其传出纤维

【例72】2000NO17A 下列有关肌梭感受器的论述中,错误的是

A. 感受装置位于肌梭中间部位　　　　　　B. 肌梭的传入神经为 Ia 类和 Ⅱ 类纤维

C. 肌梭是感受肌纤维长度的感受器　　　　D. 梭外肌收缩时,感受器受到的牵拉刺激增大

E. 梭内肌收缩时,感受器的敏感性提高

【例73】2013NO19A 腱器官传入冲动增加所引起的效应是

A. 对同一肌肉的 γ 运动神经元起抑制作用　B. 对同一肌肉的 α 运动神经元起抑制作用

C. 使梭外肌收缩增强　　　　　　　　　　D. 使梭内肌收缩增强

【例74】2017NO14A 下列关于肌牵张反射的叙述,错误的是

A. 肌梭是牵张反射的感受器　　　　　　　B. 反射的基本中枢位于脊髓

C. 脊髓横断后,牵张反射永久消失　　　　D. 是维持姿势的基本反射

2. 脑干对肌紧张和姿势的调控

在运动调控系统中,脑干位于高级中枢和脊髓之间的中间层次,因而在功能上起"上下沟通"的作用。另外,脑干内存在抑制和加强肌紧张的区域,在肌紧张调节中起重要作用,而肌紧张是维持姿势的基础。脑干通过对肌紧张的调节可完成复杂的姿势反射,如状态反射、翻正反射等。

(1)脑干对肌紧张的调控

①脑干网状结构抑制区和易化区　电刺激脑干网状结构的不同区域,可观察到网状结构中存在抑制或加强肌紧张和肌肉运动的区域,分别称为抑制区和易化区。抑制区较小,位于延髓网状结构的腹内侧部分。易化区较大,分布于广大的脑干中央区域,包括延髓网状结构的背外侧部分、脑桥的被盖、中脑的中央灰质及被盖,以及脑干以外的下丘脑、丘脑中线核群等部位。与抑制区相比,易化区的活动较强,在肌紧张的平衡调节中略占优势。

②去大脑僵直　易化区和抑制区对肌紧张的影响可用去大脑僵直现象加以说明。

A. 去大脑僵直现象　在麻醉动物,于中脑上、下丘之间切断脑干,当麻醉药作用过去后,动物即表现为四肢伸直、坚硬如柱、头尾昂起、脊柱挺硬,呈角弓反张状态,这一现象称为去大脑僵直。

B. 去大脑僵直的发生机制　去大脑僵直是抗重力肌(伸肌)紧张增强的表现。局部肌肉注射麻醉剂或切断相应的脊髓后根以消除肌梭的传入冲动,伸肌紧张性增强的现象便消失。说明去大脑僵直是在脊髓牵张反射的基础上发展起来的,是一种过强的牵张反射。去大脑僵直的发生是由于在中脑水平切断脑干后,中断了大脑皮层、纹状体等部位与脑干网状结构之间的功能联系,造成抑制区和易化区之间的活动

失衡,使抑制区的活动大为减弱,而易化区的活动明显占优势的结果。

人类也可出现类似现象,当蝶鞍上囊肿引起皮层与皮层下结构失去联系时,可出现明显的下肢伸肌僵直及上肢的半屈状态,称为去皮层僵直,这也是抗重力肌紧张增强的表现。人类中脑疾患时可出现去大脑僵直现象,表现为头后仰,上下肢均僵硬伸直,上臂内旋,手指屈曲。出现去大脑僵直提示病变已严重侵犯脑干,是预后不良的信号。

切断中脑上下丘
僵直出现 │ 此为经典去大脑僵直
切断腰骶部脊髓后根
后肢僵直消失 │ 说明经典去大脑僵直是 γ 僵直
切除小脑前叶
僵直再次出现 │ 说明僵直是 α 僵直
切断第Ⅷ对脑神经
僵直再次消失 │ 说明 α 僵直是通过前庭脊髓束实现

去大脑僵直的类型及发生机制

C. 去大脑僵直的类型 去大脑僵直有 α 僵直和 γ 僵直两种类型。如前所述,α 运动神经元的主要功能是支配所有肌纤维的收缩;γ 运动神经元的主要功能是调节肌梭对牵张刺激的敏感性。为了方便理解和记忆,现将 α 僵直和 γ 僵直的实验方法归纳如下。

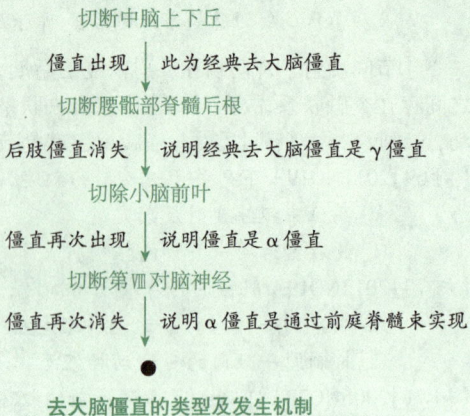

	γ 僵直	α 僵直
定义	是指高位中枢的下行作用通常首先提高脊髓 γ 神经元的活动,使肌梭的敏感性提高,传入冲动增多,转而使 α 运动神经元兴奋,导致肌紧张增强而出现僵直	是指高位中枢的下行作用也可直接作用于 α 运动神经元,或通过脊髓中间神经元间接作用于 α 运动神经元,提高其活动,引起肌紧张加强而出现僵直
主要机制	兴奋脊髓 γ 运动神经元	兴奋脊髓 α 运动神经元
下行传导束	引起僵直的下行传导束主要为网状脊髓束	引起僵直的下行传导束主要为前庭脊髓束
实验方法	在猫中脑上、下丘之间切断脑干造成去大脑僵直后,若切断动物腰骶部脊髓后根以消除肌梭传入冲动对中枢的作用后,可使后肢僵直消失,说明经典的去大脑僵直是 γ 僵直	切断脊髓后根的去大脑猫,若再切除小脑前叶,可使僵直再次出现,说明这种僵直属于 α 僵直,因此时后根已切断,γ 僵直不可能发生。若再切断第Ⅷ对脑神经,以消除半规管、前庭传到前庭核的冲动,则 α 僵直再次消失,说明 α 僵直主要通过前庭脊髓束实现

D. 脊休克、去大脑僵直与去皮层僵直的鉴别 如下表。

	脊休克	去大脑僵直	去皮层僵直
离断部位	C₅ 脊髓	中脑上、下丘之间切断脑干	大脑皮层、皮层下
出现症状	横断面以下脊髓所支配的躯体与内脏反射均减退,如骨骼肌紧张性减低,外周血管扩张,血压下降,发汗反射消失,粪、尿潴留。在发生脊休克后,一些以脊髓为基本中枢的反射可逐渐不同程度的恢复	伸肌的肌紧张出现亢进 四肢伸直、坚硬如柱 头尾昂起、脊柱挺硬 血压不下降 很多躯体、内脏反射可完成	伸肌的肌紧张亢进 下肢伸肌强直 上肢半屈状态
生理机制	离断的脊髓突然失去了高位中枢的调节,主要是失去从大脑皮层到低位脑干的下行纤维对脊髓的控制作用,不是由于损伤刺激引起的	切断了大脑皮层和纹状体等部位与脑干网状结构的功能联系,造成易化区活动明显占优势	大脑皮层与皮层下失去了联系,可出现明显的下肢伸肌僵直及上肢的半屈状态
恢复	简单反射先恢复,可有排便排尿反射	预后不良的信号	预后不良

(2)脑干对姿势的调控
①状态反射 是指头部在空间的位置发生改变以及头部与躯干的相对位置发生改变,都可反射性地

改变躯体肌肉的紧张性。状态反射是在低位脑干整合下完成的,包括迷路紧张反射和颈紧张反射。

②翻正反射　正常动物可保持站立姿势,若将其推倒或将其四足朝天从空中抛下,动物能迅速翻正过来,这种反射称为翻正反射。

3. 大脑皮层对运动的调节

大脑皮层是运动调控的最高级也是最复杂的中枢部位。它接受感觉信息的传入,并根据机体对环境变化的反应和意愿,策划和发动随意运动。

(1)大脑皮层运动区

①主要运动区　包括中央前回(4区)和运动前区(6区),是控制躯体运动的最重要区域。它们接受本体感觉冲动,感受躯体的姿势和躯体各部分在空间的位置及运动状态,并根据机体的需要和意愿调整和控制全身运动。运动区的特征为:a. 对躯体运动的调控为交叉性支配(即一侧皮层支配对侧躯体的肌肉),但在头面部,除下部面肌、舌肌受对侧支配外,其余部均为双侧性支配;b. 皮层代表区的大小与躯体运动的精细和复杂程度有关;c. 运动代表区功能定位总体安排是倒置的,即下肢的代表区在皮层顶部,膝关节及以下肌肉的代表区在半球内侧面,上肢肌肉的代表区在中间部,头面部肌肉的代表区在底部,但头面部代表区的内部安排是正立的。

②其他运动区　运动辅助区位于两半球内侧面,扣带回沟以上,4区之前的区域。

③运动柱　在大脑皮层运动区可见到类似感觉区的纵向柱状排列,从而组成运动皮层的基本功能单位,即运动柱。一个运动柱可控制同一关节几块肌肉的活动,而一块肌肉可以接受几个运动柱的控制。

(2)运动传出通路

①皮层脊髓束　由皮层发出,经内囊、脑干下行,到达脊髓前角运动神经元的传导束,称为皮层脊髓束,可分为皮层脊髓侧束和皮层脊髓前束。

	皮层脊髓侧束	皮层脊髓前束
定义	皮层脊髓束中约80%的纤维在延髓锥体跨过中线,在对侧脊髓外侧索下行而形成	皮层脊髓束中约20%的纤维在延髓不跨越中线,而在脊髓同侧前索下行而形成
纵贯	纵贯脊髓全长	一般只下降到脊髓胸部
功能	控制四肢远端肌肉的活动 与精细的、技巧性的运动有关	控制躯干和四肢近端肌肉,尤其是屈肌的活动 与姿势的维持和粗略的运动有关
受损表现	丧失用两手指夹起细小物品的能力 动物仍能大体上应用其手,并能站立和行走	近端肌肉失去神经控制 躯体平衡的维持、行走和攀登均发生困难

②皮层脑干束　是指由皮层发出,经内囊到达脑干内各脑神经运动神经元的传导束。

③运动传出通路损伤时的表现　运动传出通路损伤后,临床上常出现软瘫和硬瘫两种表现。

	软瘫(柔软性麻痹)	硬瘫(痉挛性麻痹)
麻痹范围	常较局限	常较广泛
随意运动	丧失	丧失
肌紧张(张力)	减退,松弛	过强,痉挛
腱反射	减弱或消失	增强
浅反射	减弱或消失	减弱或消失
Babinski 征	阴性	阳性
肌萎缩	明显	不明显
产生原因	脊髓或脑运动神经元损伤	姿势调节系统损伤

巴宾斯基征（Babinski 征）是神经科常用检查之一。用一钝物划足跖外侧，出现踇趾背屈和其他四趾外展呈扇形散开的体征为巴宾斯基征阳性，是一种异常的跖伸肌反射，常提示皮层脊髓束受损。成年人正常表现为足趾跖屈，称为巴宾斯基征阴性。正常人的巴宾斯基征阴性是一种屈肌反射，由于脊髓平时受高位中枢的控制，这一原始反射被抑制而不表现出来。婴儿因皮层脊髓束发育尚不完全，成年人在深睡或麻醉状态下，都可出现巴宾斯基征阳性。

【例 75】2015NO20A 查体巴宾斯基征阳性提示皮层脊髓侧束损伤的条件是

A. 成人在清醒状态下 　　　　　　B. 成人在熟睡状态下

C. 成人在麻醉状态下 　　　　　　D. 婴儿在清醒状态下

4. 基底神经节的运动调控

基底神经节是指大脑皮层下的一些神经核群，由纹状体（尾核、壳核、苍白球）、中脑黑质、丘脑底核等组成。其中，纹状体对躯体运动调控起主要作用。尾核和壳核称新纹状体，苍白球称旧纹状体，苍白球是纤维联系的中心。在人类，基底神经节是皮层下与皮层构成神经回路的重要脑区之一，参与运动的策划和运动程序的编制。基底神经节的功能失调将引起运动障碍性疾病。

（1）基底神经节的纤维联系

①基底神经节与大脑皮层之间的神经回路　基底神经节的新纹状体接受来自大脑皮层的纤维投射，而其传出纤维从苍白球发出，经丘脑前腹核和外侧腹核接替后又回到大脑皮层。在此神经回路中，从新纹状体到苍白球内侧部的投射有两条通路，即直接通路和间接通路。直接通路是指新纹状体发出的纤维直接投射到苍白球内侧部，其递质为 γ-氨基丁酸（GABA）。间接通路是指新纹状体发出的纤维先到达苍白球外侧部，经丘脑底核接替后再到达苍白球内侧部，其递质是 GABA 和谷氨酸（GLU）。当直接通路被激活时，能易化大脑皮层发动运动。反之，当间接通路被激活时，则可抑制皮层发动运动。平时以直接通路活动为主。当间接通路活动时，则可部分抵消直接通路对大脑皮层的易化作用。

②黑质-纹状体投射系统　黑质和纹状体之间有许多往返的纤维联系，从黑质→纹状体的纤维是多巴胺能系统，从纹状体→黑质的纤维是 GABA 能系统。此外，在纹状体内部还有乙酰胆碱（ACh）能系统。多巴胺能系统的作用是抑制乙酰胆碱递质系统的功能。

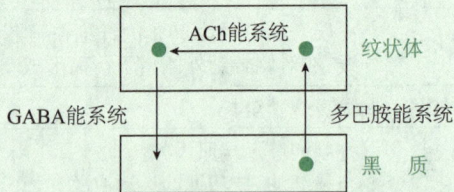

（2）与基底神经节有关的疾病

①帕金森病（震颤麻痹）　帕金森病是由于黑质受损所致，黑质细胞的多巴胺能系统受损，脑内多巴胺含量下降，对乙酰胆碱能系统的抑制作用减弱，机体出现乙酰胆碱递质亢进的症状。临床上表现为全身肌张力增高、肌肉强直、随意运动减少、动作迟缓、表情呆板。此外，还有静止性震颤（可能与丘脑外侧腹核的功能异常有关）。可见，帕金森病由于黑质-纹状体多巴胺能系统受损，脑内多巴胺含量下降。

②舞蹈病　舞蹈病是由于纹状体受损，体内胆碱能神经元和 γ-氨基丁酸能神经元功能减退所致。多巴胺神经元功能相对亢进，出现与帕金森病相反的症状。

	帕金森病（震颤麻痹）	舞蹈病（亨廷顿病）
临床特点	全身肌紧张增高，肌肉强直 随意运动减少、动作缓慢、面部表情呆板 常伴有静止性震颤	肌张力降低 随意运动过多（不自主的上肢和头部舞蹈样动作）
病变部位	黑质	新纹状体
受损系统	多巴胺能系统、丘脑外侧腹核	ACh 能系统、GABA 能系统
脑内多巴胺	降低	一般正常
临床治疗	左旋多巴（多巴胺前体） 东莨菪碱、苯海索（M 受体拮抗剂）	利血平（耗竭多巴胺）

（3）**基底神经节的功能** 迄今为止,基底神经节的功能仍不十分清楚。毁损动物的基底神经节几乎不出现任何症状。目前认为基底神经节的主要功能可能为:

①参与运动的设计和程序编制,并将一个抽象的设计转换为一个随意运动;

②基底神经节可能与随意运动的产生和稳定协调、肌紧张的调节、本体感受传入冲动信息的处理有关;

③基底神经节的某些核团还参与自主神经的调节、感觉传入、心理行为和学习记忆等功能活动。

【例76】2010NO20A 下列关于基底神经节运动调节功能的叙述,错误的是

    A. 发动随意运动   B. 调节肌紧张

    C. 处理本体感觉传入信息   D. 参与运动的设计

【例77】2002NO16A 帕金森病的产生主要是由于下列哪个递质系统受损所致?

    A. 黑质-纹状体多巴胺能系统   B. 脑干网状结构胆碱能系统

    C. 纹状体-黑质γ-氨基丁酸能系统   D. 中缝核5-羟色胺能系统

    E. 蓝斑上部去甲肾上腺素能系统

【例78】2014NO20A 用左旋多巴治疗不能缓解的帕金森病临床表现是

    A. 动作缓慢   B. 肌紧张增高   C. 静止性震颤   D. 面部表情呆板

    A. 利血平   B. 哌唑嗪   C. 育亨宾   D. 左旋多巴

【例79】2018NO118B 能改善帕金森病运动减少症状的药物是

【例80】2018NO119B 能改善舞蹈病运动增多症状的药物是

5. 小脑对运动的调节

（1）**小脑功能** 根据小脑传入、传出纤维联系,将小脑分为前庭小脑、脊髓小脑和皮层小脑三个功能部分。

	前庭小脑	脊髓小脑	皮层小脑
主要功能	控制躯体平衡和眼球运动	调节正在进行的动作,协调大脑皮层对随意运动的控制	参与随意运动的设计和程序编程
主要组成	绒球小结叶	蚓部和半球中间部	半球外侧部
伤后表现	站立不稳、步基宽 步态蹒跚、容易跌倒 随意运动仍能协调 位置性眼球震颤	运动变得笨拙 随意运动不能很好的控制 意向性震颤、小脑共济失调 四肢乏力	一般无症状 可有起始运动延缓和已形成的快速而熟练动作的缺失

记忆:①前庭小脑的功能及伤后表现,记忆为——冲锋在前(前庭小脑)的战士,容(绒球小结叶)易受伤,受伤后站立不稳、步态蹒跚、容易跌倒、翻白眼(位置性眼球震颤)。

    ②脊髓小脑—蚓部和中间部—小脑共济失调、意向性震颤——记忆为"谁在营中—小意"。

（2）**小脑和基底神经节功能的比较** 小脑和基底神经节都参与运动的策划和程序的编制、运动的协调、肌紧张的调节,以及本体感觉传入冲动信息的处理等活动。但两者的作用不完全相同。

	基底神经节	小脑
相同点	参与运动的设计和程序编制,参与运动的协调,参与肌紧张的调节,参与本体感觉传入信息的处理	
不同点	主要在运动的准备阶段起作用 主要与大脑皮层构成回路 因而主要参与运动的设计	主要在运动进行过程中起作用 与大脑皮层、脑干、脊髓有大量纤维联系 因而除参与运动设计外,还参与运动的执行

【例81】2008NO20、2005NO19A 切除动物前庭小脑后,动物将表现为

    A. 站立不稳   B. 四肢乏力   C. 动作不协调   D. 静止性震颤

【例82】2013NO155X 小脑功能异常可能出现的现象有

A. 肌张力增高   B. 意向性震颤   C. 站立不稳   D. 位置性眼震颤

十、神经系统对内脏活动、本能行为和情绪的调节

1. 自主神经系统

自主神经系统是指调节内脏功能活动的神经系统,也称内脏神经系统。自主神经系统包括传入神经和传出神经两部分,但通常仅指支配内脏器官的传出神经,而不包括传入神经。自主神经包括交感神经和副交感神经两部分,它们分布至内脏、心血管和腺体,并调节这些器官的功能。自主神经接受中枢神经系统的控制。

(1)自主神经的结构特征

①自主神经的组成 自主神经由节前神经元和节后神经元组成。

	节前神经元	节后神经元
胞体部位	神经元的胞体位于中枢内	神经元的胞体位于外周神经节
概念	节前神经元发出的纤维称节前神经纤维	节后神经元发出的纤维称节后神经纤维
纤维类型	节前神经纤维属于B类纤维	节后神经纤维属于C类纤维
传导速度	节前纤维传导速度快	节后纤维传导速度慢
纤维特点	交感节前纤维短、节后纤维长	副交感节前纤维长、节后纤维短

自主神经一般都是按下列规律走行:

交感或副交感节前神经元● —神经递质→ ●节后神经元 —神经递质→ 效应器

但唯一例外的是支配肾上腺髓质的交感神经,相当于节前纤维。注意:像这种例外是最易出题的。

【例83】2004NO129X 交感神经节后纤维支配的组织有

A. 肾上腺髓质   B. 血管平滑肌   C. 胰腺和胃腺   D. 心传导组织

注意:①B类纤维——节前纤维, C类纤维——节后纤维、慢痛的传入纤维。
②唯一的例外是支配"肾上腺髓质"的交感神经,相当于节前纤维。
③皮肤和肌肉血管、一般汗腺、竖毛肌、肾上腺髓质、肾只有交感神经支配,而无副交感神经支配。

②交感神经和副交感神经的区别

	交感神经	副交感神经
起源	起自脊髓胸腰段灰质侧角	脑干脑神经核、骶段脊髓灰质相当于侧角处
分布	起源集中,分布广泛 几乎分布所有内脏器官 节前与节后的突触联系辐散程度高	起源分散,分布局限 有些器官无副交感神经支配 节前与节后神经元的突触联系辐散程度低
反应	兴奋时产生的效应较广泛	兴奋时产生的效应较局限
特点	①节前纤维和多个节内神经元有突触联系 ②节后纤维支配器官壁内神经节+效应器 ③交感神经节离效应器较远 　因此节前纤维短,节后纤维长	①节前纤维和少数节内神经元有突触联系 ②节后神经纤维大多直接支配效应器 ③副交感神经节离效应器近(或在效应器内) 　因此节前纤维长,节后纤维短
功能	①大多数情况下与副交感神经拮抗 ②少数情况下是一致的,如唾液腺分泌	①大多数情况下与交感神经拮抗 ②少数情况下是一致的,如唾液腺的分泌

(2)自主神经系统的功能 自主神经系统的主要功能是调节心肌、平滑肌和腺体(消化腺、汗腺、部分内分泌腺)的活动。交感神经和副交感神经的主要递质是去甲肾上腺素和乙酰胆碱,此外还存在少量

肽类、嘌呤类递质。例如,肠道肌间神经丛的抑制性神经元可释放血管活性肠肽,而兴奋性神经元可释放 P 物质。支配幽门 G 细胞的迷走神经节后纤维的递质是促胃液素释放肽。

①自主神经系统胆碱能和肾上腺素能受体的分布及其生理功能如下表。

效应器	胆碱能受体		肾上腺素能受体	
	受体	生理效应	受体	生理效应
自主神经节	N_1	节前-节后兴奋传递		
眼				
虹膜环行肌	M	收缩(缩瞳)		
虹膜辐射状肌			α_1	收缩(扩瞳)
睫状体肌	M	收缩(视近物)	β_2	舒张(视远物)
心				
窦房结	M	心率减慢	β_1	心率加快
房室传导系统	M	传导减慢	β_1	传导加快
心肌	M	收缩力减弱	β_1	收缩力增强
血管				
冠状血管	M	舒张	α_1	收缩
			β_2	舒张(为主)
皮肤黏膜血管	M	舒张	α_1	收缩
骨骼肌血管	M	舒张	α_1	收缩
			β_2	舒张(为主)
脑血管	M	舒张	α_1	收缩
腹腔内脏血管	M		α_1	收缩(为主)
			β_2	舒张
唾液腺血管	M	舒张	α_1	收缩
支气管				
平滑肌	M	收缩	β_2	舒张
腺体	M	促进分泌	α_1	抑制分泌
			β_2	促进分泌
胃肠				
胃平滑肌	M	收缩	β_2	舒张
小肠平滑肌	M	收缩	α_2	舒张
			β_2	舒张
括约肌	M	舒张	α_1	收缩
腺体	M	促进分泌	α_2	抑制分泌
胆囊和胆道	M	收缩	β_2	舒张
膀胱				
逼尿肌	M	收缩	β_2	舒张
三角区和括约肌	M	舒张	α_1	收缩
输尿管平滑肌	M	收缩	α_1	收缩
子宫平滑肌	M	可变	α_1	收缩(有孕)
			β_2	舒张(无孕)
皮肤				
汗腺	M	促进温热性发汗	α_1	促进精神性发汗
竖毛肌			α_1	收缩
唾液腺	M	分泌大量稀薄唾液	α_1	分泌少量黏稠唾液
糖酵解			β_2	加强
脂肪分解			β_3	加强

②交感神经和副交感神经功能的鉴别

系统	交感神经兴奋	副交感神经兴奋
循环	心率增快、心缩力增强 不重要脏器(内脏、皮肤、唾液腺)血管收缩 肌肉血管收缩(肾上腺素能)或舒张(ACh 能)	心率减慢、心缩力减弱 部分血管舒张(软脑膜、外生殖器)
呼吸	支气管平滑肌舒张	支气管平滑肌收缩,黏液分泌增加
消化	分泌黏稠唾液 胃肠蠕动和胆囊活动减弱、括约肌收缩	分泌稀薄唾液 胃肠蠕动和胆囊活动增强、括约肌舒张
泌尿	逼尿肌舒张、括约肌收缩 有孕子宫收缩,无孕子宫舒张	逼尿肌收缩、括约肌舒张
眼	瞳孔扩大	瞳孔缩小,泪腺分泌增加
皮肤	竖毛肌收缩,汗腺分泌	—
代谢	血糖升高(糖原分解增加,胰岛素分泌减少)	血糖降低(糖原分解减少,胰岛素分泌增加)

上述内容,如果你不知捷径,第一天背,第二天就可能忘得一干二净! 其实,利用场景记忆就非常简单。

记忆:你可以想象一下,交感神经兴奋的典型场景是什么? 就是在战场上,战士们杀敌的场面:他们手拿冲锋枪,大喊一声:"冲啊!"然后向敌人阵地冲去。此时,人体的变化就是交感神经兴奋的表现。

系统	交感神经兴奋的表现	记忆方法
循环	心率增快、心缩力增强	只有心潮澎湃,热血沸腾才能杀敌
	不重要脏器血管收缩	杀敌时不可能想到肚子饿了,要吃饭了
	骨骼肌血管舒张	只有这样才能拿好枪
呼吸	支气管平滑肌舒张	冲锋时,当然喘着粗气
消化	分泌黏稠唾液	想想上甘岭的战斗吧
	胃肠蠕动↓、胆囊活动↓、括约肌收缩↑	杀敌时不可能想到肚子饿了,要吃饭了
泌尿	逼尿肌舒张、括约肌收缩	杀敌时不可能想到上厕所
	有孕子宫收缩,无孕子宫舒张	女兵打仗时当然顾不上肚子里的胎儿
眼	瞳孔扩大	两眼圆瞪! 恨不得吃下敌人
皮肤	竖毛肌收缩,汗腺分泌	怒发冲冠,大汗淋漓
代谢	血糖增高(糖原分解增加,胰岛素分泌减少)	只有血糖升高才有精力冲锋 否则只能躲在猫耳洞里

这样记,岂不省时省力,又不易忘记? 记住了交感神经的功能,副交感神经功能就自然凸现了。

【例 84】2013NO20A 交感神经系统兴奋时,引起的生理效应是

    A. 胃肠运动增强   B. 支气管平滑肌收缩

    C. 瞳孔扩大肌收缩   D. 促进胰岛素的分泌

【例 85】2012NO20A 副交感神经系统兴奋时,引起的生理效应是

    A. 汗腺分泌增加   B. 支气管平滑肌收缩   C. 瞳孔扩大肌收缩   D. 胃肠运动减慢

    A. 骨骼肌收缩   B. 胰岛素分泌   C. 糖原分解减少   D. 皮肤血管收缩

【例 86】2009NO125B 交感神经兴奋时,可引起

【例 87】2009NO126B 副交感神经兴奋时,可引起(本题答案项 BC 均正确,但给出的答案为 B)

    (3)自主神经系统的功能特征

①紧张性作用　在安静状态下,自主神经持续发放一定频率的冲动,使所支配的器官处于一定程度的活动状态,称为自主神经的紧张性作用。如切断心迷走神经后心率加快,说明心迷走神经通过紧张性传出冲动,对心脏具有持久的抑制作用;切断心交感神经,则心率减慢,说明心交感神经有兴奋心脏的紧张性传出冲动。

②双重神经支配　许多组织器官都受交感神经和副交感神经的双重支配,两者的作用往往相互拮抗。但有时两者对某一器官的作用也可以是协同的,如交感和副交感神经都能促进唾液腺的分泌,交感神经兴奋可使唾液腺分泌少量黏稠唾液,副交感神经兴奋可分泌大量稀薄唾液。

③受效应器所处功能状态的影响　自主神经的活动与效应器本身的功能状态有关。如刺激交感神经可抑制未孕动物的子宫平滑肌,但可兴奋有孕动物的子宫平滑肌。

④对整体生理功能调节的意义　交感神经的活动一般比较广泛,在环境急剧变化的条件下,可以动员机体许多器官的潜在力量,促使机体适应环境的急骤变化。而副交感神经的活动相对比较局限,其意义主要在于保护机体、休整恢复、促进消化、积蓄能量、加强排泄和生殖功能等。

【例88】2015NO156X 副交感神经系统活动的一般功能特点和意义有
　　A. 其功能活动相对局限　　　　　　　　B. 对消化系统活动具有抑制作用
　　C. 活动度大小与效应器功能状态有关　　D. 有利于机体的休整恢复和能量蓄积

2. 中枢对内脏活动的调节

(1)脊髓对内脏活动的调节　脊髓是内脏活动的初级中枢,基本的血管张力反射、发汗反射、排尿反射、排便反射、阴茎勃起反射等活动均可在脊髓水平完成,但这些反射平时受高位中枢的控制。

(2)低位脑干对内脏活动的调节　延髓、脑桥和中脑合称脑干。脑干中有许多重要的神经中枢,如基本生命中枢(循环、呼吸)的反射调节在延髓水平已初步完成,因此延髓有"生命中枢"之称。中脑是瞳孔对光反射的中枢部位。

(3)下丘脑对内脏活动的调节　下丘脑是较高级的内脏活动调节中枢,刺激下丘脑能产生自主神经反应,但这些自主神经反应多半与一些较为复杂的生理过程组合在一起。

①体温调节　体温调节中枢位于下丘脑,视前区-下丘脑前部存在温度敏感神经元。

②水平衡调节　下丘脑对肾排水的调节是通过控制视上核、室旁核合成和释放血管升压素实现的。下丘脑前部存在渗透压感受器,可根据血液中渗透压的变化调节血管升压素的合成和分泌。

③对腺垂体和神经垂体激素分泌的调节　下丘脑内的神经分泌小细胞能合成调节腺垂体激素分泌的肽类物质,称为下丘脑调节肽。此外,下丘脑视上核和室旁核的神经内分泌大细胞能合成血管加压素和缩宫素。

④生物节律控制　机体内的许多活动能按一定的时间顺序发生周期性变化,称为生物节律。日周期是最重要的生物节律,如血细胞数、体温、血压、多种内分泌激素的分泌等都有日周期节律。控制日周期的关键部位是视交叉上核。

⑤其他　下丘脑能调节摄食行为、饮水行为和性行为等本能行为,还可参与睡眠、情绪及情绪生理反应。

3. 本能行为和情绪的神经基础

(1)本能行为　本能行为是指动物在进化过程中形成并经遗传固定下来的对个体和种属生存具有重要意义的行为,如摄食、饮水和性行为等。

	中枢部位	刺激该区的表现	破坏该区的表现
摄食中枢	下丘脑外侧区	动物多食	动物拒食
饱中枢	下丘脑腹内侧核	动物拒食	摄食过多而肥胖
杏仁核	参与摄食行为的调节	抑制动物的摄食活动	摄食过多而肥胖

饮水行为是通过渴觉引起的。引起渴觉的主要因素是血浆晶体渗透压升高和细胞外液量明显减少。

①血浆晶体渗透压升高　既可刺激下丘脑前部的脑渗透压感受器引起渴觉,也可刺激下丘脑视上核和室旁核分泌血管升压素引起渴觉。

②细胞外液量明显减少　主要由肾素-血管紧张素系统介导渴觉。低血容量能刺激肾素分泌,血液中的血管紧张素Ⅱ含量增高。血管紧张素Ⅱ能作用于间脑的特殊感受区穹窿下器和终板血管器,这两个区域都属于室周器,此处血-脑屏障较薄弱,血液中血管紧张素Ⅱ能达到这些区域而引起渴觉。

【例89】1995NO25A 破坏下列哪一脑区,动物会出现食欲增加而逐渐肥胖?

  A. 边缘叶　　　　　　B. 中脑网状结构　　　　C. 延脑背侧区

  D. 下丘脑外侧区　　　E. 下丘脑腹内侧核

  A. 拒食至饿死　　　B. 食欲大增致肥胖　　　C. 出现假怒现象　　　D. 变得温顺驯服

【例90】2008NO125B 破坏下丘脑外侧区,可引起动物

【例91】2008NO126B 破坏下丘脑腹内侧核,可引起动物

  A. 血管紧张素Ⅱ　　　B. 血管升压素　　　C. 血管活性肠肽　　　D. 心房钠尿肽

【例92】2011NO123B 介导血浆晶体渗透压升高引起渴觉和饮水行为的神经肽是

【例93】2011NO124B 介导低血容量引起渴觉和饮水行为的神经肽是

(2)情绪　是指人类和动物对客观刺激所表达的一种特殊的心理体验和某种固定形式的躯体行为表现。

①恐惧和发怒　是本能的防御反应,也称格斗-逃避反应。防御反应区位于下丘脑近中线的腹内侧区。动物在间脑水平以上切除大脑可出现假怒。动物清醒时,刺激下丘脑腹内侧区可引发防御行为,刺激下丘脑背侧区可引起逃避行为,刺激下丘脑外侧区可出现攻击行为。

②愉快和痛苦

奖赏系统——能引起自我满足和愉快的脑区,中脑腹侧被盖区到伏隔核的多巴胺能通路与之有关。

惩罚系统——能使动物感到嫌恶和痛苦的脑区,位于下丘脑后部的外侧部分、中脑的背侧和内嗅皮层。

记忆:①摄食中枢位于下丘脑外侧区,饱中枢位于下丘脑腹内侧核——记忆为涉外(摄→外),堡垒(饱→内)。

  ②下丘脑腹内侧区为防御,外侧区为攻击,背侧区为逃避——记忆为内防御外进攻背逃跑——战士躲在战壕内为防御,冲出战壕外为进攻,背对战壕为逃跑。

(3)情绪生理反应　自主神经系统的情绪生理反应多表现为交感神经系统活动的相对亢进。内分泌系统的情绪生理反应常引起多种激素分泌改变,如促肾上腺皮质激素、糖皮质激素、肾上腺素、去甲肾上腺素、甲状腺激素、生长激素、催乳素、性激素等的波动。

(4)一些常考的神经中枢

摄水中枢	下丘脑外侧区(与摄食中枢极为接近)
摄食中枢	下丘脑外侧区
饱中枢	下丘脑腹内侧核
日周期中枢	下丘脑视交叉上核
防御反应区	下丘脑近中线的腹内侧区
体温调节中枢	下丘脑(视交叉后较靠前侧为散热中枢,靠后侧为产热中枢)

  A. 丘脑的感觉接替核　B. 丘脑的髓板内核群　C. 下丘脑外侧区

  D. 基底神经节　　　　E. 下丘脑视交叉上核神经元

【例94】2001NO95B 与摄水有关的中枢位于

【例95】2001NO96B 与非特异投射系统有关的结构是

十一、脑电活动以及睡眠与觉醒

1. 脑电活动

此处所述的脑电活动是指大脑皮层许多神经元的集群电活动,而非单个神经元的电活动。脑电活动包括自发脑电活动和皮层诱发电位两种不同形式。

(1)自发脑电活动　自发脑电活动是指在无明显刺激情况下,大脑皮层自发地产生的节律性电位变化。用脑电图仪在头皮表面记录到的自发脑电活动,称为脑电图(EEG)。

①脑电图的波形　脑电波的基本波形有四种,即α、β、θ、δ波。此外,在觉醒并专注于某一事时,常可见一种频率较β波更高的γ波,其频率为30～80Hz,波幅范围不定;而在睡眠时还会出现另一些波形较为特殊的正常脑电波,如驼峰波、σ波、λ波、κ-复合波、μ波等。

	δ波	θ波	α波	β波
频率(Hz)	0.5～3	4～7	8～13	14～30
波幅(μV)	20～200	100～150	20～100	5～20
常见部位	颞叶、枕叶	颞叶、顶叶	枕叶	额叶、顶叶
出现条件	成人入睡后极度疲劳或麻醉时	成人困倦时	成人清醒、安静并闭眼时	成人活动时
常见人群	婴幼儿、成人	儿童、成人	成人	成人
生理意义	同步化,抑制状态	同步化,抑制状态	同步化,抑制状态	去同步化,兴奋状态

记忆:①α波见于成人安静时——记忆为安静的汉语拼音 an→a→α。
②δ波见于成人熟睡时——记忆为熟睡→Sleep→S→δ。
③θ波见于成人困倦时——记忆为困倦时眼睛的符号→θ。
④β波见于成人活动时——记忆为成人弯腰干活的形状→β。

②脑电波形的变动　一般情况下,频率较低的脑电波幅度较大,而频率较高的脑电波幅度较小。在睡眠时脑电波呈高幅慢波,称为脑电的同步化,而在觉醒时呈低幅快波,称为脑电的去同步化。

③脑电波形成的机制　脑电波是由大量神经元同步发生的突触后电位经总和后形成的,而突触后电位总和的结构基础是锥体细胞在皮层排列整齐,其顶树突相互平行,并垂直于皮层表面,因此其同步活动较易发生总和而形成强大的电场,从而改变皮层表面电位。大量皮层神经元的同步电活动则与丘脑的功能活动有关。

(2)皮层诱发电位　皮层诱发电位是指刺激感觉传入系统或脑的某一部位时,在大脑皮层一定部位引出的电位变化。皮层诱发电位可由刺激感受器、感觉神经或感觉传入通路的任何一个部位而引出。皮层诱发电位一般包括主反应、次反应和后发放三部分。

①主反应　为一先正后负的电位变化,在大脑皮层的投射有特定的中心区,出现在一定的潜伏期后,即与刺激有锁时关系。主反应与感觉的特异投射系统活动有关。

②次反应　是尾随主反应之后的扩散性续发反应,可见于皮层的广泛区域,与刺激无锁时关系。次反应与感觉的非特异投射系统活动有关。

③后发放　为主反应和次反应之后的一系列正相周期性电位波动,是非特异感觉传入和中间神经元引起的皮层顶树突去极化和超极化交替作用的结果。

　　A.α波　　　　　　　　B.β波　　　　　　　C.θ波　　　　　　　D.δ波

【例96】2014NO125B 正常成人深度睡眠时多见的脑电波是

【例97】2014NO126B 正常人幼年期脑电波的主要成分是

2. 睡眠与觉醒

睡眠与觉醒是人体所处的两种不同状态,两者昼夜交替而形成睡眠-觉醒周期。人们只有在觉醒状态下才能进行各种体力和脑力活动,睡眠则能使人的精力和体力得到恢复,还能增强免疫、促进生长和发育、增进学习和记忆能力、有助于情绪的稳定。

(1)**睡眠的两种状态及生理意义** 人在睡眠时会出现周期性的快速眼球运动,因此根据睡眠过程中眼电图、肌电图、脑电图的变化观察,可将睡眠分为非快眼动睡眠(NREM)和快眼动睡眠(REM)。NREM的脑电图呈现高幅慢波,因而也称为慢波睡眠(SWS);而快速眼球运动期间的脑电波和觉醒期的脑电波类似,表现为低幅快波,故又称为快波睡眠(FWS)或异相睡眠(PS)。

	慢波睡眠(SWS)	快波睡眠(FWS)
别称	非快眼动睡眠、正相睡眠	异相睡眠、快眼动睡眠
睡眠特点	睡眠过程中SWS、FWS两个时相相互交替 睡眠后SWS→FWS	觉醒状态下,一般只能进入SWS,不能直接进入FWS
持续时间	每个交替周期持续约80~120min	每个交替周期持续约20~30min
脑电图	同步化、高振幅慢波(α、θ、δ波)	去同步化、低振幅快波(β波)
肌张力	四肢、颈后肌张力减退	肌张力显著降低,肌肉几乎完全松弛
眼电图	少或无快速眼球运动	有快速眼球运动(特征)
血压	偏低,但较稳定	可增高,有发作性升降运动
呼吸节律	缓慢而均匀	加快而不规则
躯体运动	无运动	部分躯体抽动
唤醒阈	较高	更高
做梦	少	多(为异相睡眠期间的特征之一)
生长激素	生长激素分泌增加	生长激素分泌减少
特点	机体耗氧量下降,脑耗氧量不变	脑耗氧量增加,脑血流量增加
生理功能	有利于促进生长发育和体力恢复	有利于促进学习记忆和精力恢复

①**非快眼动睡眠(NREM)** 根据脑电波的特点,可将NREM分为4期。

	别称	脑电图特点
Ⅰ期	入睡期	脑电波表现为低幅θ波和β波,频率比觉醒时稍低,脑电波趋于平坦
Ⅱ期	浅睡期	持续0.5~1s的睡眠梭形波(即σ波),若干κ-复合波(为δ波和σ波的复合)
Ⅲ期	中度睡眠期	出现高幅δ波,占20%~50%
Ⅳ期	深度睡眠期	呈现连续的高幅δ波,数量>50%

NREM表现为大脑皮层活动同步化,有利于体力恢复和促进生长发育。

②**快眼动睡眠(REM)** 慢波睡眠后,脑电的渐进性高幅低频的变化出现逆转,呈现与觉醒相似的不规则的β波,表现为皮层活动的去同步化,但在行为上却表现为睡眠状态。REM有利于促进学习记忆和精力恢复,也可能与某些疾病的发生有关,如心绞痛、哮喘、慢阻肺等。

(2)**觉醒状态的维持** 觉醒的产生与脑干网状结构的活动有关(若切断动物的网状结构,动物将处于昏睡状态)。觉醒包括行为觉醒和脑电觉醒。行为觉醒的维持可能与黑质多巴胺能系统的功能有关。脑电觉醒的维持可能与蓝斑上部去甲肾上腺素能系统和脑干网状结构胆碱能系统的作用有关。

A. 促进生长和精力恢复　　　　　B. 促进生长和体力恢复

C. 促进学习记忆和精力恢复　　　D. 促进学习记忆和体力恢复

【例98】2015N0125B 慢波睡眠的生理意义是

【例99】2015N0126B 异相睡眠的生理意义是

十二、脑的高级功能

1. 学习与记忆

学习是指人和动物从外界环境获取新信息的过程。

记忆是指大脑将获取的信息进行编码、储存及提取的过程。

(1)学习的形式 包括非联合型学习和联合型学习。

①非联合型学习 这种形式的学习不需要在两种刺激或刺激与反应之间建立联系,只要单一刺激的重复进行即可产生。习惯化和敏感化就属于非联合型学习。

②联合型学习 这种形式的学习是两种刺激或一种行为与一种刺激之间在时间上很接近地重复发生,最后在脑内逐渐形成联系的过程。人类的学习方式多数是联合型学习,如条件反射的建立和消退。

a. 经典条件反射 也称巴甫洛夫反射。给狗喂食引起唾液分泌,这是非条件反射,食物就是非条件刺激;而给狗以铃声刺激则不会引起唾液分泌,因为铃声与进食无关,是无关刺激。但如果每次给狗喂食前都先出现铃声,然后再给食物,两者多次结合后,单独给予铃声刺激,狗也会分泌唾液。此时,铃声已成为进食的信号,即由无关刺激转变为条件刺激。这种由条件刺激引起的反射性唾液分泌,称为条件反射。因此,条件反射的形成是条件刺激与非条件刺激在时间上反复多次结合、经过后天的学习而建立起来的。这种无关刺激与非条件刺激反复结合的过程称为强化。条件反射建立后,如反复应用条件刺激而不给予非条件刺激强化,条件反射就会减弱,最后完全不出现,称为条件反射的消退。

b. 操作式条件反射 是受意志控制的、一种更为复杂的条件反射,它要求人或动物必须完成某种动作或操作,并在此操作基础上建立条件反射。

(2)记忆的形式 根据记忆的储存和提取方式,可将记忆分为陈述性记忆和非陈述性记忆;根据记忆保留的时间长短,可将记忆分为短时程记忆和长时程记忆。

①陈述性记忆和非陈述性记忆 陈述性记忆是指与特定的时间、地点和任务有关的事实或事件的记忆,可分为情景式记忆和语义式记忆。非陈述性记忆是指一系列规律性操作程序的记忆,是一种下意识的感知及反射,又称为反射性记忆。

②短时程记忆和长时程记忆 短时程记忆的特点是保存时间短,仅几秒到几分钟,容易受干扰,不稳定,记忆容量有限。长时程记忆的特点是保留时间长,可持续几小时,几天或几年;有些记忆甚至可保持终生,称为永久记忆。

(3)人类的记忆过程 人类的记忆过程分4个阶段。

	感觉性记忆	第一级记忆	第二级记忆	第三级记忆
定义	由感觉系统获得信息后,首先在脑的感觉区内储存的阶段	由感觉性记忆经加工整合成新的连续印象	通过反复学习运用,信息在第一级记忆中循环而转入	常年累月运用的信息不易遗忘
持续	<1s	平均几秒钟	数分钟~数年	长期
分类	短时程记忆	短时程记忆	长时程记忆	长时程记忆
机制	与神经元活动的后作用有关,即停止刺激后,活动仍能继续一段时间	神经元间的环路联系的连续活动所致	脑内蛋白质的合成	可能与新的突触联系建立有关

(4)遗忘 遗忘是指部分或完全失去记忆和再认的能力,是一种不可避免的生理现象。

2. 语言和其他认知功能

(1)优势半球和一侧优势 语言是人类相互交流思想和传递信息的工具。语言中枢所在的大脑半球称为优势半球。在人类,两侧大脑半球的功能是不对等的。习惯于使用右手的成年人,语言活动中枢主要在左侧大脑皮层。这种一侧优势的现象仅见于人类,与人类习惯使用右手有关。左侧大脑皮层在语言功能活动上占优势,右侧半球在非语词性认知功能上占优势,如对空间辨认、深度知觉、触-压觉认识、图像视觉认识、音乐欣赏等。

(2)**大脑皮层的语言中枢**　与语言有关的脑区位于大脑侧裂附近。大脑皮层不同的语言功能区损伤后,可引起相应的语言功能障碍。

功能障碍	临床表现	受损定位
感觉失语症	能说话、书写、看懂文字,但听不懂别人的谈话,听力正常	颞上回后部
传导失语症	对部分词语不能很好地组织起来,言语错乱	弓状束
运动失语症	能看懂文字和听懂别人的谈话,但不能说话,发音器官正常	Broca 区
失读症	看不懂文字含义,但视觉和其他语言功能均正常	角回
失写症	能说话、看懂文字,能听懂别人的谈话 但不会书写,手部运动正常	额中回后部接近中央前回的手部代表区
流畅失语症	说话正常,有时说话过度,但言不达意,言语中充满杂乱语和自创词,对别人的说话和文字的理解能力有明显缺陷	左侧颞叶后部或 Wernicke 区

【例100】2014A(执医试题)女,56岁,右利手。突然语言困难2天,有心房颤动病史7年。查体:神志清楚,四肢运动感觉无异常。门诊医生问诊:"生什么病?"答:"呀!吃饭吗?"医生:"把右手举起来"。答:"是",却向门口走去。最可能的原因是

　　A. 运动性失语　　　　B. 命名性失语　　　　C. 传导性失语

　　D. 感觉性失语　　　　E. 混合性失语

▶**常考点**　重点内容,需全面掌握。

　　参考答案——详细解答见《贺银成2019考研西医临床医学综合能力历年真题精析》

1. ABCDE　2. ABCDE　3. ABCDE　4. ABCDE　5. ABCDE　6. ABCDE　7. ABCDE

8. ABCDE　9. ABCDE　10. ABCDE　11. ABCDE　12. ABCDE　13. ABCDE　14. ABCDE

15. ABCDE　16. ABCDE　17. ABCDE　18. ABCDE　19. ABCDE　20. ABCDE　21. ABCDE

22. ABCDE　23. ABCDE　24. ABCDE　25. ABCDE　26. ABCDE　27. ABCDE　28. ABCDE

29. ABCDE　30. ABCDE　31. ABCDE　32. ABCDE　33. ABCDE　34. ABCDE　35. ABCDE

36. ABCDE　37. ABCDE　38. ABCDE　39. ABCDE　40. ABCDE　41. ABCDE　42. ABCDE

43. ABCDE　44. ABCDE　45. ABCDE　46. ABCDE　47. ABCDE　48. ABCDE　49. ABCDE

50. ABCDE　51. ABCDE　52. ABCDE　53. ABCDE　54. ABCDE　55. ABCDE　56. ABCDE

57. ABCDE　58. ABCDE　59. ABCDE　60. ABCDE　61. ABCDE　62. ABCDE　63. ABCDE

64. ABCDE　65. ABCDE　66. ABCDE　67. ABCDE　68. ABCDE　69. ABCDE　70. ABCDE

71. ABCDE　72. ABCDE　73. ABCDE　74. ABCDE　75. ABCDE　76. ABCDE　77. ABCDE

78. ABCDE　79. ABCDE　80. ABCDE　81. ABCDE　82. ABCDE　83. ABCDE　84. ABCDE

85. ABCDE　86. ABCDE　87. ABCDE　88. ABCDE　89. ABCDE　90. ABCDE　91. ABCDE

92. ABCDE　93. ABCDE　94. ABCDE　95. ABCDE　96. ABCDE　97. ABCDE　98. ABCDE

99. ABCDE　100. ABCDE

第10章 内 分 泌

▶考纲要求

①内分泌的概念:激素的概念、化学分类、作用机制和分泌调节,激素作用的一般特性。②下丘脑-腺垂体的功能联系,下丘脑调节肽和腺垂体激素及其功能,生长激素的生理作用和分泌调节。下丘脑-神经垂体的功能联系,血管升压素和缩宫素的生理作用。③甲状腺激素的合成、代谢、生理作用和分泌调节。④甲状旁腺激素和降钙素的生理作用和分泌调节,钙三醇的生理作用和生成调节。⑤胰岛素和胰高血糖素的生理作用和分泌调节。⑥肾上腺糖皮质激素的生理作用和分泌调节。

▶复习要点

一、内分泌和激素

1. 激素的概念

(1)**激素** 是由内分泌腺或器官组织的内分泌细胞所合成与分泌,以体液为媒介,在细胞之间递送调节信息的高效能生物活性物质。多数内分泌细胞只分泌一种激素,但也有少数可合成和分泌一种以上激素,如腺垂体的促性腺激素细胞可分泌卵泡刺激素和黄体生成素。同一内分泌腺可以合成和分泌多种激素,如腺垂体。同一种激素可由多部位组织细胞合成和分泌,如生长抑素可在下丘脑、甲状腺、胰岛、肠黏膜等部位合成和分泌。

(2)**神经激素** 指下丘脑的某些神经细胞分泌的肽类激素,包括9种下丘脑调节肽和2种神经垂体激素。

【例1】1998NO14A"神经激素"是指

　　A. 作用于神经细胞的激素　B. 具有酶功能的神经递质　C. 神经细胞分泌的激素

　　D. 神经系统内存在的激素　E. 使神经兴奋的激素

(3)**激素递送信息的主要方式** 参阅3版8年制生理学P529。

	递送信息的方式	示例
远距分泌 (血分泌)	激素被分泌入血后,经血液循环运输至远隔部位的靶组织发挥作用	多数经典内分泌腺和非内分泌器官组织分泌的激素经血流运输
旁分泌	也称邻分泌,是指激素仅由组织液扩散而作用于邻近的靶细胞	胰岛A细胞分泌的胰高血糖素刺激B细胞分泌胰岛素,性激素在卵巢局部的作用
自分泌	激素被分泌后可以原位作用于产生该激素的细胞;甚至可以不释放,直接在合成激素的细胞内发挥作用,后者又称内在分泌或胞内分泌	胰岛素可抑制B细胞自身分泌胰岛素的活动肾上腺髓质激素抑制自身合成酶的活性
神经分泌	神经元合成的激素直接分泌到血液中,经血流输送发挥作用	下丘脑神经元分泌的某些肽类激素可通过垂体门脉系统作用于腺垂体
腔分泌	激素直接释放到体内管腔中发挥作用	某些胃肠激素可直接分泌到肠腔中发挥作用

【例2】1996NO141X激素传递的方式是

　　A. 经血液运送　　　　　　　　　　　　　B. 经组织液扩散

　　C. 经腺体导管分泌　　　　　　　　　　　D. 经神经轴浆运送到特定部位释放

　　A. 旁分泌调节　　　　B. 血分泌调节　　　　　　C. 自分泌调节　　　　　　D. 腔分泌调节

【例3】2013NO121B胰岛素抑制胰岛A细胞分泌胰高血糖素属于

【例4】2013NO122B血管升压素促进集合管上皮细胞重吸收水属于(应为神经分泌,2版生理学P435)

2. 激素的化学分类

按化学性质可将激素分为胺类、肽与蛋白质类、脂类三大类。按溶解性可将激素分为亲水性激素和亲脂性激素两类。多数胺类、肽与蛋白质类激素属于亲水性激素,多与靶细胞膜受体结合而产生调节效应。类固醇激素和甲状腺激素为亲脂性激素,可直接进入靶细胞内发挥作用。

(1)胺类激素 多为氨基酸的衍生物,生成过程比较简单。

激素	来源	生理特点
儿茶酚胺	酪氨酸经酶修饰而合成	包括肾上腺素、去甲肾上腺素;膜受体介导发挥作用 分泌前储存在胞内分泌颗粒中,需要时释放;半衰期 2～3min
甲状腺激素	甲状腺球蛋白裂解而来	储存在细胞外的甲状腺滤泡腔中,半衰期最长,可达 7 天左右 核受体介导发挥作用;脂溶性强,99% 以上与血浆蛋白结合

(2)肽与蛋白质类激素 属于亲水性激素,在血液中以游离形式存在,多肽激素半衰期 4～40min,蛋白质激素则为 15～170min。这类激素主要与靶细胞膜受体结合,启动细胞内信号转导系统而引起细胞生物效应,而自身并不进入细胞。

(3)脂类激素 以脂质为原料合成,包括类固醇激素和甘烷酸类物质。类固醇激素分子量小,为亲脂激素,在血液中 95% 以上与运载蛋白结合而运输,其半衰期数十分钟至数小时。甘烷酸类的合成原料来源于细胞的膜磷脂,几乎所有组织细胞均可合成,它们既可通过细胞膜受体,也可通过胞内受体转导信息。

胺类激素	肾上腺素、去甲肾上腺素、甲状腺激素
肽和蛋白质类激素	下丘脑调节肽、神经垂体激素、降钙素、胃肠激素、胰岛素、甲状旁腺激素
脂类激素	类固醇激素——孕酮、醛固酮、睾酮、皮质醇、雌二醇、胆钙化醇(记忆为三酮三醇)
	甘烷酸——前列腺素族、血栓素族、白细胞三烯类

> **注意:**①促甲状腺激素释放激素(TRH)为肽类激素,促甲状腺素(TSH)为蛋白质类激素。
> ②甲状腺激素(T_3、T_4)为胺类激素,甲状旁腺激素(PTH)为肽类激素。
> ③糖皮质激素属于类固醇激素,虽含甾环,但其受体在胞质中,为胞质受体,并不是核受体。

【例 5】2013NO22A 甲状腺激素的化学本质是

  A. 糖蛋白   B. 肽类   C. 胺类   D. 类固醇类

【例 6】2006NO17A 下列哪种激素属于类固醇激素?

  A. 甲状腺激素   B. 甲状旁腺激素   C. 抗利尿激素

  D. 肾上腺素   E. 糖皮质激素

3. 激素的细胞作用机制

(1)靶细胞的激素受体 可分为细胞膜受体和细胞内受体。细胞内受体是指位于胞质或胞核中的受体。

	膜受体	胞质受体	胞核受体
受体部位	细胞膜	胞质	胞核
常见激素	除甲状腺激素外的含氮激素	糖皮质激素、盐皮质激素 雌激素、雄激素、孕激素	甲状腺激素、1,25-$(OH)_2D_3$ 雌激素、雄激素、孕激素
受体实质	为跨膜的糖蛋白	特殊的可溶性蛋白质	对转录起调节作用的蛋白质
作用机理	与膜上受体结合,通过 G 蛋白介导,或 PTK 激活,发生磷酸化,诱发细胞内效应	激素进入胞浆与受体结合后,转移至胞核,再与核受体结合,调控转录	激素直接进入胞核与受体结合,发生磷酸化,最终产生增强转录效应
作用原理	第二信使学说	基因表达学说	基因表达学说

(2)激素受体介导的作用机制 依据激素作用机制,可将激素分为两大组群。第 Ⅰ 组群是指与胞内

受体结合的激素,如皮质醇、醛固酮、孕激素、雄激素、雌激素、钙三醇、甲状腺素、三碘甲腺原氨酸。第Ⅱ组群是指与膜受体结合的激素,包括以下激素。

激素类别	代表激素
以 cAMP 为第二信使的激素	CRH、GHIH(SS)、TSH、ACTH、FSH、LH、胰高血糖素、黑素细胞刺激素、促脂素 HCG、阿片肽、降钙素、甲状旁腺激素、血管升压素、血管紧张素Ⅱ、儿茶酚胺
以 cGMP 为第二信使的激素	心房钠尿肽、NO
以 IP_3、DG、Ca^{2+} 为第二信使的激素	GnRH、TRH、缩宫素、血管升压素、血管紧张素Ⅱ、儿茶酚胺 促胃液素、血小板衍生生长因子
以酪氨酸激酶受体介导的激素	胰岛素、胰岛素样生长因子(IGF-1、IGF-2) 血小板衍生生长因子、上皮生长因子、神经生长因子
以酪氨酸激酶结合型受体介导的激素	生长激素、催乳素、缩宫素、促红细胞生成素(EPO)、瘦素

①膜受体后作用　膜受体是一类跨膜蛋白质分子,主要有 G 蛋白耦联受体、鸟苷酸环化酶受体、酪氨酸激酶受体和酪氨酸激酶结合型受体等。其作用机制为 Sutherland 提出的第二信使学说,该学说认为:a. 携带调节信息的激素作为第一信使,先与靶细胞膜中的特异性受体结合;b. 激素与受体结合后,激活细胞内腺苷酸环化酶;c. 在 Mg^{2+} 存在的条件下,腺苷酸环化酶催化 ATP 转变成 cAMP;d. cAMP 作为第二信使,继续使胞质中无活性的蛋白激酶等下游功能蛋白质逐级磷酸化,最终引起细胞的生物效应。

激素与鸟苷酸环化酶受体结合后,通过细胞内 cGMP 浓度的变化产生调节效应。

激素经酪氨酸激酶受体激活后信息传递的级联反应,最终效应为对物质代谢、细胞生长、增殖和分化的调节。

②胞内受体后作用　这类激素无需膜受体,可直接进入细胞与胞内受体结合成复合物,直接充当介导靶细胞效应的信使,如类固醇激素和甲状腺激素。Jesen 和 Gorski 提出的基因表达学说认为,类固醇激素进入细胞后,先与胞质受体结合形成激素-受体复合物,后者再进入细胞核生效,即经过两个步骤调节基因转录和表达,改变细胞活动,故又称二步作用原理。

③各类激素作用机制的归纳总结　请注意《生理学》与《生物化学》内容有差别,下图为两者的综述。

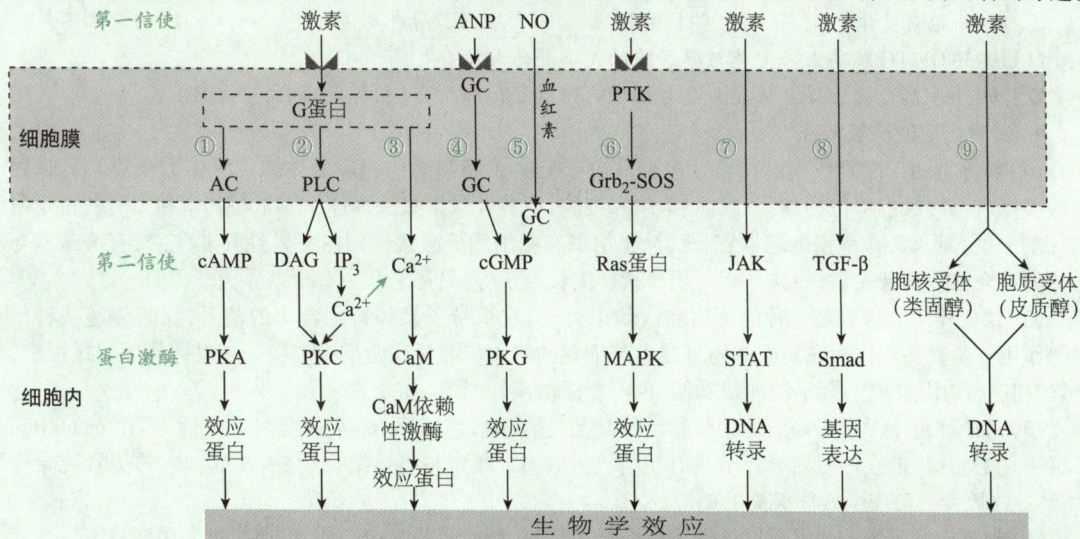

G蛋白为鸟苷酸结合蛋白；AC为腺苷酸环化酶；PLC为磷脂酶C；GC为鸟苷酸环化酶；DAG (DG) 为二脂酰甘油
IP_3为磷脂酰肌醇-3,4,5-三磷酸；CaM为钙调蛋白；PKA、PKC、PKG分别为蛋白激酶A、C、G；ANP为心钠素
PTK为蛋白酪氨酸激酶；Grb_2为接头蛋白；SOS为鸟苷酸释放因子；MAPK为丝裂原激活的蛋白激酶
JAK为非受体型蛋白酪氨酸激酶；STAT为信号转导子和转录活化子；TGF-β为转化生长因子受体-β

各类激素的作用机制示意图

上图中标示的①～⑨分别为下列激素的作用途径：

信号转导通路	代表激素
①cAMP-PKA 通路	胰高血糖素、肾上腺素、促肾上腺皮质激素
②IP_3-DAG-PKC 通路	促甲状腺激素释放激素、去甲肾上腺素、抗利尿激素
③Ca^{2+}/CaM 依赖的蛋白激酶通路	酪氨酸羟化酶、色氨酸羟化酶、骨骼肌糖原合酶
④cGMP-PKG 通路	心房钠尿肽(心钠素)、脑钠尿肽(膜受体)
⑤cGMP-PKG 通路	NO(胞质受体)
⑥Ras/MAPK 通路	表皮生长因子
⑦JAK-STAT 通路	干扰素
⑧Smad 通路	转化生长因子-β(TGF-β)
⑨胞内受体介导的信号转导	甲状腺素、糖皮质激素、盐皮质激素、雌激素、雄激素、孕激素

【例7】2006NO18A 甲状腺激素作用的主要机制是

    A. 与核受体结合,刺激 mRNA 生成   B. 与膜受体结合,促进 cAMP 生成

    C. 与核受体结合,促进 cGMP 生成   D. 与膜受体结合,抑制 cAMP 生成

    E. 与膜受体结合,抑制 cGMP 生成

【例8】2018NO14A 甲状腺激素作用于靶细胞而产生生物效应的受体属于

    A. 核受体   B. G 蛋白耦联受体

    C. 酪氨酸激酶受体   D. 离子通道型受体

    A. cAMP   B. Ca^{2+} C. 两者都是   D. 两者都不是

【例9】1995NO121C 细胞内的第二信使物质是

【例10】1995NO122C 肾上腺素作用于其膜受体时所产生的化学物质是

    A. 细胞膜受体   B. 胞核受体   C. 两者都是   D. 两者都不是

【例11】1993NO111C 胰高血糖素是与肝细胞的何类受体相结合

【例12】1993NO112C 肾上腺皮质激素是与细胞的何类受体相结合(原答案为 D,应为 B)

4. 激素作用的一般特征

(1)**特异作用**　激素作用的特异性主要取决于分布于靶细胞的相应受体。尽管多数激素均可通过血液循环广泛接触各部位的器官、腺体、组织和细胞,但各种激素只选择性作用于与其亲和力高的特定目标(靶),故分别称为该激素的靶器官、靶腺、靶组织和靶细胞。激素作用的特异性并非绝对,有些激素与受体的结合可有交叉现象,如胰岛素与胰岛素样生长因子等,只是亲和力有所差异。

(2)**信使作用**　激素是一种信使物质或传讯分子,它携带了某种特定含义的信号,仅起传递某种信息的作用。激素并不作为底物或产物直接参与细胞的物质与能量代谢反应过程。在发挥作用的过程中,激素对其所作用的细胞,既不添加新功能,也不能提供额外能量。

(3)**高效作用**　激素是高效能的生物活性物质。在生理状态下,激素的血浓度很低,多在 pmol/L～nmol/L 的数量级,但在信号转导环节具有生物放大效应。激素与受体结合后,引发细胞内的信号转导程序,经逐级放大后可产生效能极高的效应。

(4)**相互作用**　各种激素都以体液为媒介传送信息,所产生的效应会相互影响,彼此关联。

①**协同作用**　多种激素联合作用时所产生的倍增效应,表现为协同效应,即大于各激素单独作用所产生的效应的总和。

②**拮抗作用**　如胰岛素可降低血糖,胰高血糖素可升高血糖,两种激素表现为拮抗作用。

③**允许作用**　某激素对特定器官、组织或细胞没有直接作用,但它的存在却是另一种激素发挥生物

效应的必要基础,这是一种支持性作用,称为允许作用。如糖皮质激素本身对心肌和血管平滑肌并无直接增强收缩的作用,但只有它存在时儿茶酚胺类激素才能充分发挥调节心血管活动的作用。

【例13】2003NO132X 激素的一般特性有

A. 特异性作用　　　B. 高效能生物放大作用　　C. 信息传递作用　　　D. 允许作用

5. 激素的分泌调节

(1)生物节律性分泌　许多激素具有节律性分泌的特征,短者以分钟或小时为周期的脉冲式分泌,多数表现为昼夜节律性分泌;长者以月、季为周期的分泌。如一些腺垂体激素表现为脉冲式分泌,皮质醇表现为昼夜节律性分泌,女性性激素呈月周期性分泌,甲状腺激素的分泌呈季节性周期性波动。激素分泌的这种节律性受体内生物钟的控制。下丘脑视交叉上核可能是机体生物钟的所在部位。

(2)体液调节和神经调节　详见后。

二、下丘脑-垂体内分泌

下丘脑和垂体在结构和功能上的联系非常密切,可视为下丘脑-垂体功能单位,包括下丘脑-腺垂体系统和下丘脑-神经垂体系统两部分。下丘脑内一些神经元兼有神经元和内分泌细胞的功能,因此下丘脑-垂体功能单位不仅是内分泌系统的调控中枢,也是神经内分泌功能的高级枢纽。

1. 下丘脑-垂体的功能联系

(1)下丘脑-腺垂体的功能联系　下丘脑和腺垂体之间并没有直接的神经结构联系,但存在独特的血管网络,即垂体门脉系统。来自颈内动脉分支的垂体上动脉先进入正中隆起处的初级毛细血管丛,然后再汇集成几条长门脉血管进入垂体次级毛细血管丛。这种血管网络可经局部血流直接实现下丘脑与腺垂体之间的双向沟通,而无需通过体循环。

下丘脑的内侧基底部,包括正中隆起、弓状核、腹内侧核、视交叉上核、室周核和室旁核内侧等结构在内,都分布有小细胞神经元。这些神经元胞体较小,发出的轴突多终止于下丘脑基底部正中隆起,与初级毛细血管丛密切接触,其分泌物可直接释放到垂体门脉血管中。

(2)下丘脑-神经垂体的功能联系　神经垂体不含腺细胞,自身不能合成激素。神经垂体激素实际是由下丘脑视上核和室旁核等部位的大细胞神经元合成的。大细胞神经元轴突延伸投射终止于神经垂体,形成下丘脑-神经垂体束。视上核和室旁核合成的血管升压素(VP)和缩宫素(OT)经长轴突运输终止于神经垂体的末梢并储存,机体需要时由此释放入血。

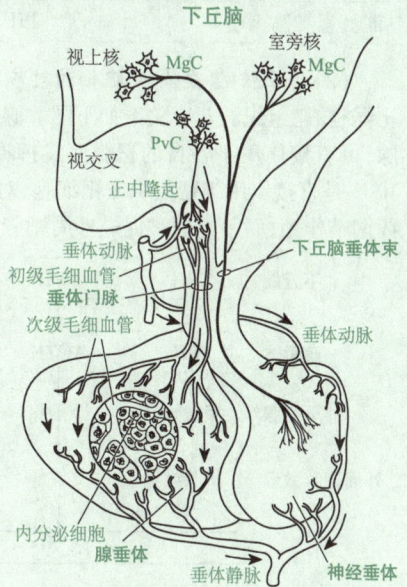

MgC:大细胞神经元;PvC:小细胞神经元
下丘脑-垂体功能结构联系

	下丘脑-神经垂体系统	下丘脑-腺垂体系统
部位	下丘脑视上核、室旁核	下丘脑内侧基底部促垂体区
特性	大细胞肽能神经元(胞体大)	小细胞肽能神经元(胞体小)
分泌激素	VP(血管升压素)、OT(缩宫素)	下丘脑调节肽(如 TRH、CRH 等9种)
激素运送	经下丘脑垂体束的轴浆→神经垂体	经垂体门脉系统→腺垂体
生理作用	详见血管升压素、缩宫素的生理作用	调节腺垂体激素的合成与释放

注意:小细胞神经元主要通过垂体门脉系统调节腺垂体的内分泌活动。
　　　大细胞神经元主要通过下丘脑-神经垂体束调节机体的功能。

(3)**垂体短门脉血管** 神经垂体和腺垂体的毛细血管网之间还可通过垂体短门脉血管联系。

2. 下丘脑-腺垂体系统内分泌概述

(1)**下丘脑调节肽** 由下丘脑促垂体区小细胞神经元分泌,能调节腺垂体活动的肽类物质,统称为下丘脑调节肽。目前已知的下丘脑调节肽有9种,如下表。

下丘脑调节肽	缩写	化学本质	主要作用
促甲状腺激素释放激素	TRH	3 肽	促进 TSH 及 PRL 释放
促性腺激素释放激素	GnRH	10 肽	促进 LH 和 FSH 释放(以 LH 为主)
生长激素抑制激素(生长抑素)	GHIH(SS)	14 肽	抑制 GH、LH、FSH、TSH、PRL、ACTH 的分泌
生长激素释放激素	GHRH	44 肽	促进 GH 释放
促肾上腺皮质激素释放激素	CRH	41 肽	促进 ACTH 释放
促黑(素细胞)激素释放因子	MRF	肽	促进 MSH 释放
促黑(素细胞)激素抑制因子	MIF	肽	抑制 MSH 释放
催乳素释放因子	PRF	31 肽	促进 PRL 释放
催乳素抑制因子	PIF	多巴胺	抑制 PRL 释放

(2)**下丘脑-腺垂体-靶腺轴的对应关系** 下丘脑促垂体区分泌的激素(9种)→腺垂体激素(7种)→靶器官/靶组织的对应关系如下图。腺垂体主要分泌7种激素,其中 TSH、ACTH、LH、FSH 均有各自的靶腺,可直接作用于各自的靶腺而发挥调节作用,常将这些激素称为促激素。而腺垂体分泌的 GH、PRL、MSH 是直接作用于靶组织或靶细胞,对物质代谢、个体生长、乳腺发育、泌乳及黑色素代谢等生理过程发挥调节作用,而不是通过促进外周靶腺分泌激素发挥作用,此为无靶腺激素。

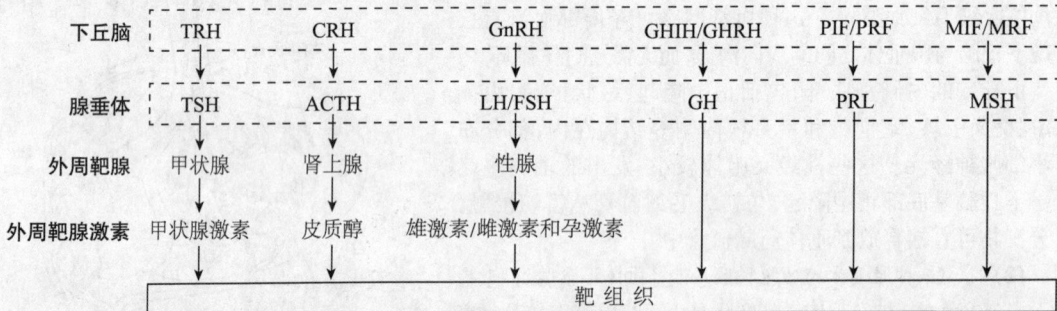

下丘脑	TRH	CRH	GnRH	GHIH/GHRH	PIF/PRF	MIF/MRF
腺垂体	TSH	ACTH	LH/FSH	GH	PRL	MSH
外周靶腺	甲状腺	肾上腺	性腺			
外周靶腺激素	甲状腺激素	皮质醇	雄激素/雌激素和孕激素			

靶 组 织

注意:生长激素(GH)是腺垂体分泌的,生长抑素(SS)是下丘脑分泌的。

(3)**激素分泌的调节**

①**轴系反馈调节** 下丘脑-垂体-靶腺轴在激素分泌稳态中具有重要作用。轴系是一个有等级层次的调节系统,系统内高位激素对下位内分泌活动具有促进性调节作用,而下位激素对高位内分泌活动多起抑制性调节作用,从而形成具有自动控制能力的反馈回路。

长反馈是指调节环路中终末靶腺或组织分泌的激素对上位腺体活动的反馈影响。

短反馈是指垂体分泌的激素对下丘脑分泌活动的反馈影响。

超短反馈是指下丘脑肽能神经元活动受其自身分泌的调节肽的影响,如肽能神经元可调节自身调节肽受体的数量等。

人体内的轴系主要有下丘脑-垂体-甲状腺轴、下丘脑-垂体-

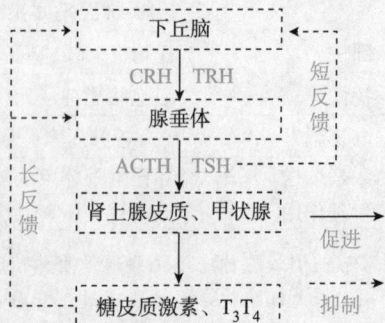

下丘脑
CRH TRH
腺垂体
ACTH TSH
肾上腺皮质、甲状腺
糖皮质激素、T_3T_4

短反馈
长反馈
促进
抑制

肾上腺皮质轴、下丘脑-垂体-性腺轴等。

②代谢物调节　很多激素都参与细胞物质代谢的调节,而在血中反映代谢状态的物质又反过来调节相应激素的分泌水平,形成直接反馈效应。如进餐后,血中葡萄糖水平升高可直接刺激胰岛 β 细胞分泌胰岛素,结果使血糖回降;血糖降低则可引起胰岛素分泌减少,同时刺激胰高血糖素的分泌。

③神经调节　许多内分泌腺的活动都直接或间接地受中枢神经系统活动的调节。当支配内分泌腺的神经兴奋时,激素的分泌也会发生相应的变化。

【例14】2012NO156X 下列激素中,没有明确靶腺的激素是

    A. 生长激素　　　　　　B. ACTH　　　　　　C. TSH　　　　　　D. 促黑激素

【例15】1997NO10A 关于ACTH分泌的调节,下列哪项是错误的?

    A. 受下丘脑促皮质激素释放激素的调节　　B. 受肾上腺分泌糖皮质激素的反馈调节

    C. 受醛固酮的反馈调节　　　　　　　　　D. 受下丘脑-垂体-肾上腺皮质轴调节

    E. 有与光照无关的日周期变化

【例16】1996NO139X 下列哪些情况下促甲状腺激素分泌增多?

    A. 切除一侧甲状腺后　　　　　　　　　B. 在热环境中长期生存时

    C. 切断下丘脑与垂体的联系后　　　　　D. 当食物中长期缺碘时

    A. 以激素调节为主　　　B. 以神经调节为主　　　C. 以代谢物反馈调节为主

    D. 受靶腺激素与下丘脑调节肽双重控制　　E. 以自身调节为主

【例17】1998NO95B 胰岛素分泌

【例18】1998NO96B 促甲状腺素分泌

    A. 受靶腺激素反馈调节　B. 受下丘脑控制　　　C. 两者都是　　　　　D. 两者都不是

【例19】2001NO117C 腺垂体分泌ACTH的细胞

【例20】2001NO118C 神经垂体分泌催产素的细胞

> 注意:①有些激素的特殊调节,如ACTH-皮质醇的日周期变化、应激刺激;缺碘对甲状腺轴的影响。
> ②腺垂体分泌的GH、PRL和MSH可直接作用于靶细胞,而不是通过促进靶腺分泌激素发挥作用。
> ③ACTH主要调节糖皮质激素,正常情况下对醛固酮的分泌无调节作用,但应激时可有调节作用。

【例21】2000NO140X 调节肾上腺髓质激素分泌的因素有

    A. 交感神经　　　　　　　　　　　　　B. ACTH和糖皮质激素

    C. 自身负反馈机制　　　　　　　　　　D. 肾素-血管紧张素

3. 生长激素(GH)——腺垂体激素

腺垂体富含生长激素细胞,生长激素是腺垂体中含量**最多**的激素。生长激素属于蛋白质类激素(8版生理学 P370 表10-1为肽类激素),其化学结构式与催乳素(PRL)十分相似,因此两者有一定的重叠效应,即生长激素有较弱的泌乳始动作用,而PRL也有较弱的促生长作用。

(1)生长激素的生理作用　GH可通过直接激活靶细胞生长激素受体和诱导产生胰岛素样生长因子(IGF)间接刺激靶细胞产生生理效应。生长激素的主要作用是促进生长,对各器官组织产生广泛影响,尤其是对骨骼、肌肉及内脏器官的作用;GH也能调节物质代谢,参与机体应激反应及免疫调节等。

①促进生长　机体的生长受多种激素的调节,但生长激素是起**关键性作用**的激素。幼年缺乏患**侏儒症**,分泌过多患**巨人症**;成人分泌过多患**肢端肥大症**。

生长激素的作用在青春期达到高峰,在长骨骺闭合前,生长激素直接刺激骨生长板前软骨细胞分化为软骨细胞,同时加宽骺板,并使与骨增强相关的细胞对胰岛素样生长因子(IGF)-1的反应性增加,促进骨的纵向生长。胰岛素样生长因子(IGF)-1使软骨细胞增殖成为骨细胞,促进骨生长发育。

生长激素可调节成年人的骨转换,促进骨形成及一定程度的骨吸收。

调节生长发育部分激素的主要作用如下表。

激素	主要生理作用
生长激素	促进全身组织器官的生长,尤其是骨骼、肌肉等软组织的生长
甲状腺激素	维持胚胎期间生长发育,尤其是脑发育;促进生长激素分泌,提供允许作用
胰岛素	与生长激素协同作用,促进胎儿生长;促进蛋白质合成
肾上腺皮质激素	抑制躯体生长;抑制蛋白质合成
雄激素	促进青春期躯体生长;促进骨骺闭合;促进肌肉增长
雌激素	促进青春期躯体生长;促进骨骺闭合

②调节代谢　促进蛋白质合成、促进脂肪分解、升高血糖。

	总效应	生理作用
糖类	升高血糖	抑制外周组织摄取和利用葡萄糖,减少葡萄糖消耗 生长激素分泌过多可造成垂体性糖尿
脂肪	促进脂肪分解	抑制脂肪细胞分化,减少三酰甘油积蓄 激活激素敏感性脂肪酶,促进脂肪分解,增强脂肪酸氧化 使机体的能量来源由糖代谢向脂肪代谢转移,有助于促进生长发育与组织修复
蛋白质	合成大于分解	促进蛋白质代谢,特别是促进肝外组织合成蛋白质 促进氨基酸进入肌细胞利用,减少尿氮,呈正氮平衡;增强 DNA、RNA 合成 GH 还表现为胰岛素样作用,但持续时间较短;GH 可削弱胰岛素的某些生物效应

③免疫调节　GH 可刺激 B 细胞产生抗体,提高 NK 细胞和巨噬细胞活性,因而能维护免疫系统功能。
④参与应激反应　应激时生长激素分泌增多。
⑤调制情绪与行为,影响中枢神经系统的活动。

记忆:①有人将"生长激素"称为"年轻激素"。为了保持年轻,蛋白质合成增加;脂肪分解增加;抑制葡萄糖的消耗,升高血糖;增强钠、钾、钙、磷、硫等重要元素的摄取及利用。
②青春期乳腺发育主要是雌激素作用(还有其他激素的参与)。
③妊娠期乳腺发育是由于催乳素+孕激素+雌激素的作用(记忆为催孕雌——是不是像"韩星"?)。
④分娩后泌乳是由于催乳素+缩宫素的作用(记忆为催宫素——是不是像"韩星"?)。
⑤使蛋白质合成增加的激素——生长激素、生理量的甲状腺激素、胰岛素。
⑥使蛋白质分解增加的激素——糖皮质激素、大剂量的甲状腺激素。
⑦生长激素虽可促进生长发育,但不能促进神经系统的发育,促进神经系统发育的是甲状腺激素。

【例 22】2014N021A 生长激素可通过靶细胞生成某种物质间接促进生长发育,这种物质是
　　A. 转化生长因子　　B. 胰岛素样生长因子　　C. 成纤维细胞生长因子　　D. 表皮生长因子
【例 23】2016N021A 下列激素中,能使机体的能量来源由糖代谢向脂肪代谢转移的是
　　A. 胰岛素　　B. 皮质醇　　C. 生长激素　　D. 甲状腺激素
【例 24】2009N020A 生长激素分泌增多的患者可出现
　　A. 尿氮含量增加　　B. 血糖升高甚至出现尿糖
　　C. 血中脂肪酸含量降低　　D. 血中氨基酸含量降低
【例 25】2017N015A 生长激素对物质代谢的调节作用是
　　A. 促进肝外组织蛋白质合成　　B. 促进肝糖原生成
　　C. 促进外周组织利用葡萄糖　　D. 促进脂肪合成

(2)生长激素(GH)的分泌调节

①下丘脑激素对生长激素分泌的调节 GH受生长激素释放激素(GHRH)与生长抑素/生长激素抑制激素(SS/GHIH)的双重调节。一般认为GHRH对GH的分泌起经常性调节作用,SS主要在应激等刺激引起GH分泌过多时才抑制GH分泌。

②负反馈调节 生长激素对下丘脑和腺垂体本身有负反馈调节作用。此外,胰岛素样生长因子(IGF)-1也对GH的分泌有负反馈调节作用:IGF-1可直接抑制GH的基础分泌和GHRH刺激引起的分泌;在整体动物中,IGF-1能刺激下丘脑释放SS,从而抑制垂体分泌GH,因此IGF-1可通过下丘脑和垂体两个水平对GH的分泌进行负反馈调节。

③激素的作用 甲状腺激素、雌激素、睾酮均可促进生长激素的释放。在青春期,血中雌激素或睾酮浓度增高,可使GH分泌明显增加而引起青春期突长。

④低血糖 低血糖因素(低血糖、饥饿、运动)等使能量供应缺乏或耗能增加时,可引起GH分泌增多。急性低血糖是刺激GH分泌效应最显著的因素。血糖降低时,下丘脑腹内侧核等神经元兴奋性增强,引起腺垂体GH分泌增多。

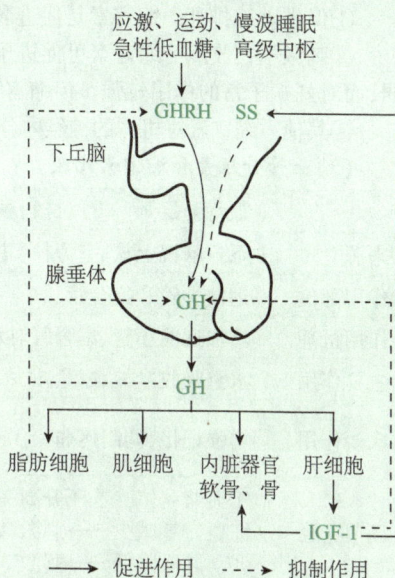

应激、运动、慢波睡眠
急性低血糖、高级中枢

生长激素的主要作用及分泌的调节

⑤代谢因素 高蛋白饮食、注射某些氨基酸,可刺激GH分泌。而游离脂肪酸增多时,则减少GH分泌。

⑥睡眠 夜间GH分泌量占全天分泌量的70%。人在觉醒状态下,GH分泌较少,进入慢波睡眠后GH分泌增加。入睡后1小时左右,血中GH浓度达到高峰,转入异相睡眠(REM睡眠)后,GH分泌又减少。慢波睡眠期GH分泌增多,有利于生长和体力恢复。

⑦应激反应 应激状态下GH分泌增多。

> **注意:**①应激时,血糖升高、GH分泌增多;但高血糖可使GH分泌减少,低血糖可使GH分泌增多。
> ②GH分泌增多——能量物质缺乏(低血糖、运动、饥饿),血中氨基酸水平增高(蛋白质食物、注射精氨酸),应激,慢波睡眠,胰高血糖素,雄激素,雌激素。
> ③GH分泌减少——异相睡眠、葡萄糖、皮质醇、游离脂肪酸、甲羟孕酮、生长抑素。

4. 神经垂体激素

神经垂体不含腺细胞,其自身不能合成激素。所谓的"神经垂体激素",实际上是由下丘脑合成的。

(1)血管升压素的生理作用 血管升压素(VP)也称抗利尿激素(ADH)。VP受体分为V_1、V_2、V_3受体三种,V_1受体主要分布于肝、平滑肌、脑、肾上腺等,G_q蛋白激活PLC、PLD和PLA_2,经Ca^{2+}介导产生效应,如升高血压;V_2受体主要分布于集合管和远曲小管上皮细胞,经AC-cAMP介导促使胞质中的水孔蛋白-2(AQP-2)镶嵌到上皮细胞顶端膜,增强水的重吸收,使尿液浓缩,产生抗利尿效应;V_3受体在肾、心、肠、肺、腺垂体ACTH细胞等处表达。

①VP对肾脏的作用 VP是调节机体水平衡的重要激素之一,可促进远曲小管和集合管对水的重吸收,维持细胞外液量的平衡。VP生理水平的升高可促进肾重吸收水,浓缩尿液,减少尿量,从而发挥抗利尿作用。在机体脱水和失血等情况下,VP的释放量明显增加,可使皮肤、肌肉、内脏等处的血管广泛收缩,这对保持体液、维持动脉血压有重要的生理意义。

②对神经系统的作用 具有增强记忆、调制痛觉的作用。

③尿崩症 VP缺乏可导致尿崩症,使患者排出大量低渗尿,引起严重口渴。

④VP分泌失调综合征 患脑、肺等部位的肿瘤可产生大量VP,导致VP分泌失调综合征,表现为尿量大减,高度浓缩,体内却水潴留,出现低钠血症。

（2）缩宫素的生理作用　缩宫素（OT）的化学结构与血管升压素相似，生理作用也有一定交叉重叠。

①促进乳腺排乳　缩宫素是促进乳汁排放的关键激素，可参与射乳反射，有营养乳腺的作用。

②刺激子宫收缩　缩宫素可促进子宫收缩，但与子宫的功能状态有关。缩宫素对非孕子宫的作用较弱，而对妊娠子宫的作用较强。但缩宫素并不是分娩时发动子宫收缩的决定因素。

③其他　缩宫素对机体的神经内分泌、学习与记忆、痛觉调制、体温调节等生理活动也有一定的影响。

（3）血管升压素和缩宫素比较

	血管升压素（VP），抗利尿激素（ADH）	缩宫素（OT），催产素（OXT）
来源	下丘脑视上核、室旁核（主要为视上核）分泌	下丘脑视上核、室旁核（主要为室旁核）分泌
作用部位	远曲小管和集合管	乳腺、子宫
作用机理	增加远曲小管、集合管对水的通透性	使乳腺中的肌上皮收缩，促进子宫收缩
主要作用	水重吸收增加、尿量减少、血压升高	哺乳期促进乳汁排出，分娩时收缩子宫
次要作用	增强记忆，调制疼痛	对神经内分泌、学习记忆、痛觉调制、体温调节有一定影响
调节途径	①血浆晶体渗透压升高——刺激 ADH 释放 ②血容量减少——刺激 ADH 释放 ③动脉压降低——刺激 ADH 释放	①射乳反射和分娩时女性生殖道扩张 ②阴道、子宫颈机械性刺激可引起 OT 分泌

记忆：2个卵巢与1个子宫共同组成2室1厅，作为"厅"的子宫位于2室（卵巢）之旁，因此与子宫收缩有关的"缩宫素"就是"室旁核"分泌。之后记住 ADH 由视上核分泌就水到渠成。

A. 以神经调节为主　　　　　　　　B. 以激素调节为主
C. 以代谢产物反馈调节为主　　　　D. 受靶腺激素及下丘脑调节肽双重调节

【例26】2017NO118B 缩宫素的分泌调节形式是

【例27】2017NO119B 甲状旁腺激素的分泌调节形式是

【例28】1997NO15A 刺激视上核主要可引起

A. 催产素释放减少　　B. 催产素释放增加　　C. 抗利尿激素释放减少
D. 抗利尿激素释放增加　　E. 瞳孔扩大

三、甲状腺激素

甲状腺是人体最大的内分泌腺，正常成年人的甲状腺重 15～20g。

1. 甲状腺激素的合成

（1）合成原料　甲状腺激素由甲状腺球蛋白中含碘酪氨酸残基缩合而成，故甲状腺球蛋白和碘元素是合成甲状腺激素的必需原料。甲状腺滤泡是合成和分泌甲状腺激素的功能单位。

①原料碘　进入体内的碘化物以离子形式存在，经肠黏膜吸收，约 1/3 被甲状腺摄取。人体合成甲状腺激素所需的碘 80%～90% 来自食物，其余来自饮水和空气。饮食中的碘化物主要是 NaI 和 KI。

②甲状腺球蛋白（TG）　所含酪氨酸残基可被碘化，每分子 TG 含 3～4 分子 T_4，而约 5 个 TG 才含 1 分子 T_3。

③甲状腺过氧化物酶（TPO）　由甲状腺滤泡细胞合成，是催化甲状腺激素合成的关键酶。硫脲类药物可抑制 TPO 活性，抑制甲状腺激素的合成，临床上常用于治疗甲状腺功能亢进（甲亢）。

（2）合成过程　可大致分为三个基本环节。

①聚碘　生理情况下，甲状腺内 I^- 浓度为血清 I^- 的 30 倍。滤泡上皮细胞能主动摄取和聚集碘，即碘捕获。

②碘化　是活化碘取代甲状腺球蛋白（TG）中酪氨酸残基苯环上氢的过程。甲状腺过氧化物酶（TPO）催化离子 I^- 氧化为活化碘（I^0），生成一碘酪氨酸（MIT）残基和二碘酪氨酸（DIT）残基，从而完成碘化过程。

③缩合 在甲状腺过氧化物酶催化下,同一甲状腺球蛋白分子内的 MIT 和 DIT 分别双双耦联成 T_4 (DIT + DIT) 和 T_3 (MIT + DIT)。MIT 与 DIT 缩合生成 T_3 以及极少量的 rT_3。

(3)甲状腺激素的存在形式 在外周血中 T_4 占 93%、T_3 占 7%、rT_3 极少。T_3 生物活性约为 T_4 的 5 倍, rT_3 无生物活性。因此生物活性最大的是 T_3(三碘甲腺原氨酸),甲状腺分泌的激素主要是甲状腺素(T_4)。

注意:①甲状腺激素≠甲状腺素,甲状腺激素包括有生物活性的甲状腺素(T_4) + T_3,极少量无生物活性的 rT_3。

②甲状腺滤泡分泌量最大的是 T_4,但生物活性最大的是 T_3。

③甲状腺储备的甲状腺激素主要是 T_4,可保证机体长时间(50 ~ 120 天)的代谢调节需求。

【例29】2015NO21A 在甲状腺激素合成中,不需要甲状腺过氧化物酶催化的过程是

A. 滤泡聚碘   B. 碘的活化

C. 酪氨酸碘化   D. 碘化酪氨酸缩合

2. 甲状腺激素的储存、释放、运输与作用机制

(1)储存 甲状腺激素(TH)由滤泡上皮细胞合成,并以胶状质形式储存于滤泡腔中。其特点为:①储存于细胞外,甲状腺是唯一将激素大量储存在细胞外的内分泌腺;②储存量大,是体内贮存量最大的激素,可保证机体长时间(50 ~ 120 天)的代谢调节需求。

(2)分泌 当甲状腺受到 TSH 刺激后分泌大量 T_4(占90%)、少量 T_3 和微量 rT_3。

(3)运输 体内甲状腺激素的 1/2 ~ 2/3 存在于甲状腺外,主要与血浆蛋白结合,存在于循环血液中。血浆中与甲状腺激素结合的蛋白质主要有甲状腺素结合球蛋白(TBG)、甲状腺素转运蛋白(TTR)和白蛋白。与 TBG 结合的甲状腺激素约占结合总量的 75%,以游离形式存在的甲状腺激素浓度极低,但只有游离的甲状腺激素才具有生物活性。

(4)降解 脱碘是 T_4、T_3 降解的主要方式。血浆中 T_4 的半衰期约为 6 ~ 7 天,T_3 的半衰期不足 1 天。甲状腺激素主要在肝、肾、骨骼肌等部位降解。

(5)作用机制 T_3、T_4 进入细胞核,与核内特异性受体结合而影响基因表达,发挥生理作用。

3. 甲状腺激素的生理学作用

促进生长发育	甲状腺激素是促进机体生长发育必不可少的因素。幼儿缺乏时导致克汀病(呆小症) 甲状腺激素和生长激素具有协同作用,调控幼年期生长发育
对神经系统的影响	甲状腺激素是胎儿和新生儿脑发育的关键激素,是影响神经系统发育最重要的激素 甲状腺激素可促进神经元增殖、分化,促进胶质细胞生长,促进神经元骨架发育
增强能量代谢	显著的产热效应——1mg T_4 可使机体增加产热量 4200kJ,基础代谢率提高 28% 产热效应与 Na^+-K^+-ATP 酶活性升高、氧化磷酸化加强等有关 能使大多数组织的基础氧消耗量增加,产热量增加,但对不同的组织有差异
对糖代谢的影响	大剂量 T_3、T_4 时——促进糖的吸收和肝糖异生,因此甲亢患者血糖升高 但 T_3、T_4 还可加速外周组织对糖的利用,降低血糖,故随后血糖又很快降低
对脂类代谢的影响	甲状腺激素能促进脂肪的合成与分解,因而可加速脂肪代谢速率 血胆固醇降低(甲状腺激素既可促胆固醇降解,也可促合成,但促分解 > 促合成)
对蛋白质代谢的影响	生理量的甲状腺激素促进蛋白质合成;大量 T_3、T_4 时(如甲亢)促进蛋白质分解
对心血管活动的影响	心率加快、心肌收缩力增强、心输出量增加、脉压增大

注意:①呆小症——幼年时缺乏甲状腺激素;   ②侏儒症——幼年时生长激素分泌不足;

③黏液性水肿——成年时缺乏甲状腺激素;   ④甲亢——成年时甲状腺激素分泌过多;

⑤巨人症——幼年时生长激素分泌过多;   ⑥肢端肥大症——成年生长激素分泌过多;

⑦地方性甲状腺肿——食物中缺碘;   ⑧水牛背(向心性肥胖)——糖皮质激素过多。

A. 一碘酪氨酸   B. 三碘甲腺原氨酸   C. 甲状腺素

D. 逆三碘甲腺原氨酸　　E. 二碘酪氨酸

【例30】1994NO99B 生物活性最大的甲状腺激素是

【例31】1994NO100B 甲状腺分泌的激素主要是

A. 生长激素　　　　　　B. 甲状腺激素　　　　C. 二者均是　　　　D. 二者均非

【例32】2004NO113C 能促进蛋白质合成的激素

【例33】2004NO114C 幼年时缺乏可引起呆小症的激素是

【例34】2005NO132X 生理状态下,下列哪些激素可促进蛋白质合成?

A. 糖皮质激素　　　　　B. 生长激素　　　　　C. 胰岛素　　　　　D. 甲状腺激素

【例35】2003NO16A、1993NO1A、1991NO30A 影响神经系统发育最重要的激素是

A. 生长激素　　　　　　B. 甲状腺激素　　　　C. 皮质醇

D. 肾上腺素　　　　　　E. 胰岛素

【例36】2010NO21A 甲状腺素在生理浓度范围内对物质代谢的影响是

A. 加强蛋白质分解,出现负氮平衡　　　　　　B. 抑制组织利用糖,使血糖浓度升高

C. 促进胆固醇合成,更加速其转化　　　　　　D. 促进脂肪酸合成,并抑制其降解

4. 甲状腺功能的调节

(1)下丘脑(TRH)-腺垂体(TSH)-甲状腺(TH)轴调节系统　下丘脑释放的 TRH 可刺激腺垂体分泌 TSH,TSH 可刺激甲状腺滤泡增生、TH 合成与分泌。当血液中游离的 T_3、T_4 达到一定水平时又可产生负反馈效应,抑制 TSH 和 TRH 的分泌。

(2)甲状腺功能的自身调节　甲状腺可根据血碘水平,通过自身调节改变摄取与合成甲状腺激素的能力。血碘开始升高时(1mmol/L)即可诱导碘的活化和甲状腺激素的合成;但当血碘升高到一定水平(10mmol/L)后反而抑制碘的活化过程,使甲状腺激素合成减少。这种过量碘抑制甲状腺激素合成的效应,称为碘阻滞效应(Wolff-Chaikoff 效应)。

(3)甲状腺功能的神经调节　交感神经兴奋可促进甲状腺激素的分泌,副交感神经的作用不清。

(4)甲状腺功能的免疫调节　B 淋巴细胞可合成 TSH 受体抗体,表现类似于 TSH 阻断或者激活的效应。

【例37】2008NO21A 寒冷刺激可引起下丘脑促垂体区释放

A. CRH　　　　　　B. TRH　　　　　　C. GnRH　　　　　　D. GHIH

四、调节钙磷代谢的激素

1. 甲状旁腺激素(PTH)

(1)生理作用　PTH 是调节血钙和血磷水平的最重要激素,其靶器官是肾与骨,主要作用是升高血钙、降低血磷。因此临床上进行甲状腺手术时,如将甲状旁腺误切,病人可出现低钙抽搐,如不及时治疗,可因喉部肌肉痉挛而窒息死亡。

①对肾的作用　PTH 可促进远曲小管和集合管对钙的重吸收,减少尿钙排泄,从而升高血钙;同时可抑制近端和远端小管对磷的重吸收,促进尿磷排泄,使血磷降低;PTH 还可激活肾近端小管细胞线粒体中的 1α-羟化酶,催化 25-(OH)-D_3 转变为生物活性更高的钙三醇,即 1,25-(OH)$_2$-VitD$_3$,进而间接促进小肠黏膜细胞吸收钙和磷。

②对骨的作用　PTH 可促进骨钙入血,升高血钙。PTH 分泌过多可增强溶骨过程,导致骨质疏松。

(2)分泌的调节

①血钙水平　血钙降低可促进 PTH 合成和分泌。甲状旁腺主细胞对血钙变化极为敏感,血钙水平轻微下降,在 1 分钟内即可增加 PTH 分泌,从而促进骨钙释放和肾小管对钙的重吸收,使血钙水平迅速回升,及时防止低钙血症的发生。持续的低血钙还可使甲状旁腺增生;相反,长时间的高血钙则可发生甲状旁腺萎缩。因此,血钙水平是调节 PTH 分泌的最重要因素。

②血磷　血磷升高可促进 PTH mRNA 表达,也可通过降低血钙和钙三醇水平,间接刺激 PTH 的分泌。

③血镁　血镁降低可刺激 PTH 分泌,但血镁慢性降低则减少 PTH 分泌。

④儿茶酚胺、组胺　儿茶酚胺可通过兴奋 β 受体、组胺通过兴奋 H_2 受体促进 PTH 分泌。

⑤α 受体激动剂、前列腺素　可抑制 PTH 分泌。

⑥钙三醇　尽管钙三醇和 PTH 之间存在协同作用,但钙三醇也可显著抑制 PTH 基因转录,抑制甲状旁腺细胞的增殖,因而具有负反馈调节意义。

2. 降钙素(CT)

(1)生理作用　主要作用是降低血钙、降低血磷。

①对骨的作用　CT 能抑制破骨细胞的活动,减少其分泌;阻止其分化、增殖,从而抑制骨吸收和溶骨过程,减少 Ca^{2+} 释放;CT 同时可刺激成骨细胞,增强成骨过程,使骨组织中钙磷沉积增加,从而降低血钙和血磷。

②对肾的作用　CT 能减少肾近端小管对钙磷的重吸收,增加尿中钙磷的排泄量,降低血钙和血磷。

(2)分泌调节

①血钙水平　CT 的分泌主要受血钙水平的调节。血钙浓度增加时,CT 分泌增加。CT 与 PTH 对血钙的调节作用相反,两者共同调节血钙浓度,维持血钙的稳态。

②胃肠激素　进食可刺激 CT 分泌,因促胃液素、促胰液素、缩胆囊素、胰高血糖素可刺激 CT 分泌。

③血镁　血镁浓度升高可刺激 CT 分泌。

3. 钙三醇

(1)生理作用　维生素 D_3 需经两次羟化才具有激素的生物活性。首先,维生素 D_3 在肝内 25-羟化酶作用下生成 25-羟维生素 D_3,然后经肾近端小管上皮细胞内 1α-羟化酶的催化,生成生物活性最高的 1,25-二羟维生素 D_3,即钙三醇,其主要作用是升高血钙、升高血磷。

①对小肠的作用　钙三醇可促进小肠黏膜上皮细胞对钙、磷的吸收。

②对骨的作用　一方面钙三醇可增加破骨细胞数量,增强骨基质溶解,使骨钙、磷释放入血;另一方面骨吸收引起的高血钙、高血磷又促进骨钙沉积和骨的矿化,但总效应是升高血钙;钙三醇还可促进成骨细胞合成。

③对肾的作用　钙三醇能与 PTH 协同促进肾远曲小管对钙磷的重吸收。

(2)生成调节　①PTH 可通过刺激肾内 1α-羟化酶活性促进 VitD 的活化。②VitD、血钙和血磷降低时,钙三醇的转化增加。③高血钙时,25-羟维生素 D_3 转化为钙三醇减少,导致小肠、肾、骨对钙的吸收能力降低。

4. PTH、CT 和钙三醇的比较

	甲状旁腺激素(PTH)	降钙素(CT)	1,25-二羟维生素 D_3(钙三醇)
产生部位	甲状旁腺主细胞分泌	甲状腺 C 细胞分泌	维生素 D_3 可从食物中获取,也可在紫外线照射下由皮肤中的 7-脱氢胆固醇转化而来
受体分布	肾、骨	骨、肾	分布广泛,主要为小肠、骨、肾
主要作用	升血钙、降血磷	降血钙、降血磷	升血钙、升血磷
作用机理	①促进骨钙入血 ②促进远曲小管对钙吸收 ③抑制近端小管对磷吸收 ④间接促进小肠对钙吸收	①抑制破骨细胞活动 ②促进骨组织中钙磷沉积 ③抑制肾小管对钙磷吸收	①促进小肠对钙的吸收 ②调节骨钙的沉积和释放 ③促进肾小管对钙磷吸收
调节机制	①血钙浓度(最重要);②血磷 ③血镁↓则 PTH 可↑或↓ ④β 受体兴奋,PTH↑ ⑤正常人日节律波动	①血钙浓度(主要因素) ②进食可刺激 CT 分泌: 　促胃液素、促胰液素、缩胆囊素 　胰高血糖素刺激分泌	①VitD、血钙、血磷浓度 ②PTH 促进其分泌 ③雌激素影响其生成

记忆:①正常人日节律波动——甲状旁腺激素、ACTH、糖皮质激素、体温、HMG-CoA 还原酶。

②正常妇女月节律波动——卵泡刺激素(FSH)、黄体生成素(LH)、孕酮(P)、雌二醇(E_2)。

【例38】2009NO21A 正常成年人,调节血钙平衡最重要的激素是

    A. 皮质醇   B. 甲状旁腺激素   C. 生长激素   D. 甲状腺激素

【例39】2016NO23A 活性最高的 1,25-二羟维生素 D_3 的最终生成部位是

    A. 皮肤   B. 肠道   C. 肝脏   D. 肾脏

【例40】2018NO15A1,25-二羟维生素 D_3 对钙、磷调节的效应是

    A. 升高血钙,升高血磷   B. 升高血钙,降低血磷

    C. 降低血钙,升高血磷   D. 降低血钙,降低血磷

【例41】2007NO132X 甲状腺手术时不慎将甲状旁腺切除后可出现

    A. 血钙过低   B. 手足抽搐   C. 血磷酸盐过低   D. 呼吸困难

五、胰岛素和胰高血糖素

1. 胰岛素的生理作用

胰岛素是促进合成代谢,维持血糖浓度稳态的关键激素,对机体能源物质的储存及生长发育有重要意义。

(1)糖 胰岛素具有降低血糖的作用,它是通过增加血糖去路、减少血糖来源而实现的。

①促进肌肉摄取、储存和利用葡萄糖 安静时,肌肉主要利用脂肪酸氧化提供能量;但在肌肉活动时,则利用葡萄糖氧化供能,此时葡萄糖摄入增多,主要原因是肌肉收缩可诱发细胞膜对葡萄糖通透性增加和葡萄糖在细胞内代谢加速。胰岛素大量分泌时,葡萄糖迅速进入肌肉组织,以肌糖原形式储存备用。

②促进肝脏摄取、储存和利用葡萄糖 促进肝细胞摄取葡萄糖,促进糖原合成,抑制糖异生。

(2)脂肪 胰岛素可促进脂肪的合成与储存,抑制脂肪的分解和利用,降低血中脂肪酸的浓度。主要作用环节为:①促进葡萄糖进入脂肪细胞,小部分用于合成脂肪酸,大部分形成 α-磷酸甘油,后者与脂肪酸形成三酰甘油,储存于脂肪细胞;②当肝糖原储存饱和时,多余的葡萄糖转化为脂肪酸;③抑制对激素敏感的脂肪酶活性,减少脂肪细胞中三酰甘油的分解,从而抑制脂肪酸进入循环血液;④增加机体大多数组织对葡萄糖的利用,而减少对脂肪的利用。

(3)蛋白质 胰岛素可促进蛋白质的合成和储存,抑制蛋白质的分解。胰岛素可在蛋白质合成的各个环节发挥作用,是蛋白质合成与储存不可缺少的激素。

(4)对电解质代谢的作用 胰岛素可促进 K^+、Mg^{2+} 及磷酸盐进入细胞,参与细胞物质代谢活动。

(5)对生长的作用 在促进机体生长方面,胰岛素与生长激素具有协同作用。

【例42】2007NO156A 下列关于胰岛素的叙述,错误的是

    A. 促进糖的储存和利用   B. 促进葡萄糖转变为脂肪

    C. 抑胃肽对胰岛素的分泌有调节作用   D. 促进脂肪和蛋白质的分解和利用

【例43】2009NO154X 胰岛素降低血糖浓度的机制有

    A. 促进组织细胞对糖的摄取和利用   B. 抑制蛋白质分解,减少糖的来源

    C. 促进肝糖原和肌糖原的合成,并抑制糖异生   D. 促进葡萄糖转变为脂肪酸,并储存于脂肪组织

2. 胰岛素分泌的调节

(1)营养成分的调节作用 ①血糖水平是调节胰岛素分泌最重要的因素。葡萄糖刺激胰岛 β 细胞分泌胰岛素与 ATP/ADP 比率有关。②许多氨基酸可刺激胰岛素分泌,其中以精氨酸、赖氨酸的刺激作用最强。③血液中游离脂肪酸、酮体明显增多时,可促进胰岛素分泌。

(2)胃肠激素 促胃液素、促胰液素、缩胆囊素、抑胃肽(GIP)均可促进胰岛素分泌,其中 GIP 的刺激作用属于生理性调节,其余胃肠激素的作用都是通过升高血糖而间接实现的。实验表明:口服葡萄糖比静脉注射等量葡萄糖引起更多的胰岛素分泌,其原因是小肠吸收葡萄糖的同时,小肠黏膜分泌的 GIP 入血后可刺激胰岛素分泌,即 GIP 促进胰岛素分泌的作用具有葡萄糖依赖的特性,故将 GIP 又称为葡萄糖依赖性促胰岛素多肽。

（3）**胰岛激素** ①胰岛内的胰高血糖素可通过直接作用于β细胞及升高血糖间接促进胰岛素的分泌。②生长抑素可通过旁分泌抑制β细胞分泌胰岛素。胰腺内的垂体腺苷酸环化酶激活肽（PACAP）也能促进β细胞分泌胰岛素。

（4）**神经调节** 迷走神经兴奋可刺激胰岛素分泌，交感神经兴奋抑制胰岛素分泌。神经调节对正常情况下的胰岛素分泌作用不大，主要在于维持胰岛β细胞对葡萄糖的敏感性。

（5）**胰岛素分泌调节的归纳总结** 如下图。

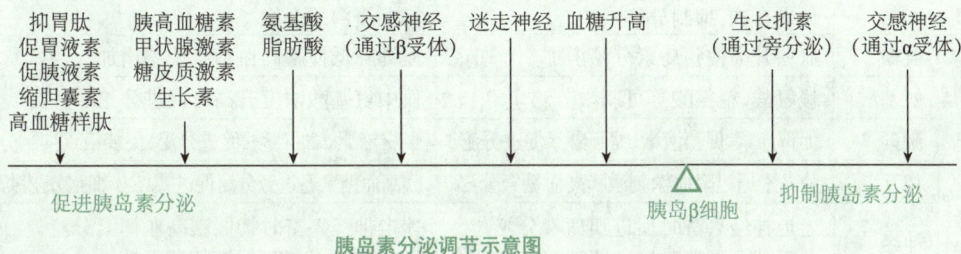

抑胃肽	胰高血糖素	氨基酸	交感神经	迷走神经	血糖升高	生长抑素	交感神经
促胃液素	甲状腺激素	脂肪酸	（通过β受体）			（通过旁分泌）	（通过α受体）
促胰液素	糖皮质激素						
缩胆囊素	生长素						
高血糖样肽							

　　　　　促进胰岛素分泌　　　　　　　　　　　　　胰岛β细胞　　抑制胰岛素分泌

胰岛素分泌调节示意图

【例44】2016NO22A 口服葡萄糖比静脉注射等量葡萄糖引起更多的胰岛素分泌,其原因是

　　A. 小肠吸收葡萄糖非常完全　　　　　　　　B. 小肠分泌抑胃肽刺激胰岛素分泌
　　C. 流经胰岛的血流量很少　　　　　　　　　D. 血流经胰岛时葡萄糖浓度已很低

【例45】2015NO23A 通过旁分泌的方式抑制胰岛素分泌的激素是

　　A. 抑胃肽　　　　　B. 肾上腺素　　　　　C. 生长抑素　　　　　D. 胰高血糖素

3. 胰高血糖素的生理作用

胰高血糖素是一种促进物质分解代谢的激素,动员体内能源物质的分解供能。其主要靶器官是肝。

（1）**升高血糖** 促进肝糖原分解,减少肝糖原合成,增强糖异生,从而提高血糖水平。

（2）**抑制蛋白质合成** 抑制肝内蛋白质合成,促进其分解,同时增加氨基酸进入肝细胞的量,加速氨基酸转化为葡萄糖,即增加糖异生。

（3）**促进脂肪分解** 减少肝内脂肪酸合成三酰甘油,促进脂肪分解,使酮体生成增加。

（4）**促进胰岛素分泌** 通过旁分泌促进胰岛β细胞分泌胰岛素。

（5）**其他** 大量的胰高血糖素具有增加心肌收缩力、组织血流量、胆汁分泌及抑制胃液分泌的作用。

【例46】2014NO23A 胰高血糖素调节糖代谢的主要靶器官或靶组织是

　　A. 肾脏　　　　　B. 脑组织　　　　　C. 骨骼肌　　　　　D. 肝脏

4. 胰高血糖素分泌的调节

（1）**血糖水平** 血糖水平是调节胰高血糖素分泌最主要的因素。低血糖时,胰高血糖素分泌增加,引起肝释放大量的葡萄糖入血,使血糖升高。反之,则分泌减少。饥饿时,胰高血糖素分泌的增加对维持血糖稳态,保证脑的物质代谢和能量供应具有重要意义。

（2）**氨基酸水平** 血中氨基酸增加时,在促进胰岛素分泌降低血糖的同时,还可刺激胰高血糖素分泌而使血糖升高,从而防止低血糖的发生。

（3）**激素的调节** 口服氨基酸比静脉注射氨基酸引起的胰高血糖素分泌更多,提示胃肠激素可刺激胰高血糖素的分泌。促胃液素、缩胆囊素可促进其分泌,而促胰液素的作用则相反。胰岛素和生长抑素可以旁分泌的方式直接抑制相邻的α细胞分泌胰高血糖素。胰岛素可通过降低血糖间接刺激胰高血糖素的分泌。

（4）**神经调节** 交感神经兴奋时,通过胰岛α细胞膜中的β受体促进胰高血糖素的分泌。而迷走神经兴奋时,则通过M受体抑制胰高血糖素的分泌。

注意:①血糖水平是调节胰岛素、胰高血糖素分泌最重要的因素。
　　　②血钙浓度是调节甲状旁腺激素、降钙素分泌的最重要因素。
　　　③口服葡萄糖比静脉注射等量葡萄糖引起更多的胰岛素分泌,其原因是GIP可刺激胰岛素分泌。
　　　④口服氨基酸比静脉注射等量氨基酸引起更多的胰高血糖素分泌,其原因是胃肠激素可刺激其分泌。

5. 胰高血糖素与胰岛素的比较

		胰岛素	胰高血糖素
来源		胰岛 β 细胞分泌	胰岛 α 细胞分泌
主要作用		降低血糖	升高血糖
糖		促进糖摄取、利用、储存	促进肝糖原分解、促进糖异生
脂肪		促进合成,抑制分解	促进分解
蛋白质		促进合成,抑制分解	抑制蛋白质合成
调节	血糖	血糖升高使胰岛素分泌增加	血糖降低使胰高血糖素分泌增加
	氨基酸	赖氨酸、精氨酸等可刺激分泌	血中氨基酸浓度升高时促进分泌
	激素	促胃液素、促胰液素、缩胆囊素促进分泌	促胃液素、缩胆囊素促进分泌,促胰液素抑制分泌
	相互	胰岛素通过降血糖刺激胰高血糖素分泌	胰高血糖素通过旁分泌促进胰岛 β 细胞分泌胰岛素
	神经	迷走神经兴奋时促进胰岛素分泌 交感神经兴奋时抑制胰岛素分泌	迷走神经兴奋时抑制胰高血糖素分泌 交感神经兴奋时促进胰高血糖素分泌

注意:①生长激素是年轻激素,是促进生长发育最重要的激素。

②生长激素和甲状腺激素均可促进生长发育,但生长激素不能促进神经系统的发育。

③影响神经系统发育最重要的激素是甲状腺激素。

④蛋白质合成和储存不可缺少的激素是胰岛素。

⑤血钙可调节甲状旁腺激素、降钙素的分泌,血钾、血钠可调节醛固酮的分泌。

⑥血碘可调节甲状腺激素的分泌,血糖可调节胰岛素、胰高血糖素、生长激素的分泌。

⑦促胃液素和缩胆囊素既可促进胰岛素的分泌(间接作用),也可促进胰高血糖素的分泌(直接作用)。

促胰液素可促进胰岛素分泌,但抑制胰高血糖素的分泌。

六、糖皮质激素

1. 生理作用

对糖代谢的影响	使血糖升高(减少组织对糖的利用,加速肝糖异生,抑制胰岛素与其受体结合)
对脂肪代谢的影响	使脂肪重新分布——水牛背、圆月脸(四肢脂肪分解,头面躯干脂肪合成增强)
对蛋白质代谢的影响	对肝内和肝外组织细胞的蛋白质代谢影响不同 肝外组织——GC 抑制蛋白质合成,加速其分解,减少氨基酸转运入肌肉组织 肝内组织——GC 促进蛋白质合成,促进肝外组织产生的氨基酸转运入肝内
参与应激反应	当机体遭受各种有害刺激时,启动下丘脑-腺垂体-肾上腺皮质系统,腺垂体立即释放 ACTH,刺激糖皮质激素快速大量分泌,引起机体非特异性防御反应。此外,儿茶酚胺、生长激素、催乳素、胰高血糖素、血管升压素、醛固酮、β-内啡肽也增加
对血细胞的影响	使红细胞、血小板和中性粒细胞计数增加,淋巴细胞和嗜酸性粒细胞计数减少
对循环系统的影响	糖皮质激素本身无缩血管作用,但对儿茶酚胺有很好的允许作用 抑制前列腺素的合成,降低毛细血管的通透性,减少血浆滤过,有利于维持循环血量
对胃肠道的影响	促进胃腺分泌盐酸和胃蛋白酶原,增高胃腺细胞对迷走神经、促胃液素的敏感性
对水盐代谢的影响	保钠排水排钾。肾上腺皮质功能不足患者,可出现水中毒 减少小肠黏膜对钙的吸收,抑制近端小管对钙磷的重吸收,增加其排泄量
其他	促进胎儿肺泡发育及肺表面活性物质的生成,防止新生儿呼吸窘迫综合征的发生 维持中枢神经系统的正常兴奋性,改变行为和认知能力,影响胎儿和新生儿的脑发育

记忆:①使蛋白质合成增加的激素——生长激素、生理量的甲状腺激素、胰岛素、睾酮、雌激素。
②使蛋白质分解增加的激素——糖皮质激素、大量的甲状腺激素(如甲亢)。
③以上说明甲状腺激素的特殊性:小剂量促进蛋白质合成,大剂量促进蛋白质分解。

2. 分泌调节

糖皮质激素的分泌可分为基础分泌和应激分泌,均由下丘脑-垂体-肾上腺皮质轴进行调控,如前所述。

【例47】2010NO23A 通过允许作用保持血管平滑肌对儿茶酚胺敏感性的激素是

    A. 生长激素　　　　　　B. 血管升压素　　　　　　C. 皮质醇　　　　　　　　D. ACTH

【例48】2005NO21A 患者长期大量使用糖皮质激素时,下列哪种变化正确?

    A. 血中 CRH 增加　　　B. 血中 ACTH 减少　　　C. 血中 TSH 增加

    D. 血中 GH 减少　　　　E. 血中 PRL 增加

【例49】2004NO130X 在应激反应中,血中浓度升高的激素有

    A. 肾上腺素　　　　　　　　　　　　　　B. 胰岛素

    C. 甲状腺激素　　　　　　　　　　　　　D. 肾上腺皮质激素

【例50】2008NO23A 机体受到刺激而发生应激反应的系统是

    A. 下丘脑-腺垂体-肾上腺皮质系统　　　B. 下丘脑-神经垂体系统

    C. 交感-肾上腺髓质系统　　　　　　　　D. 迷走-胰岛素系统

【例51】2003NO17A 下列关于肾上腺糖皮质激素的叙述,正确的是

    A. 促进蛋白质合成　　B. 促进脂肪的合成和贮存 C. 促进细胞利用葡萄糖

    D. 保持血管对儿茶酚胺的正常反应　　　E. 减少血中红细胞的数量

【例52】1996NO15A 糖皮质激素可以

    A. 抑制蛋白质分解　　B. 使血糖浓度降低　　　C. 使肾脏排水能力降低

    D. 使血浆白蛋白含量减少 E. 增强血管对儿茶酚胺的敏感性

【例53】2014NO22A 机体在发生应激反应时,血中浓度明显升高并起关键作用的激素是

    A. GHRH、GH　　　　B. ACTH、GC　　　　C. FSH、LH　　　　D. TSH、T_3、T_4

【例54】2016NO158X 下列激素中,促使血糖升高的有

    A. 胰高血糖素　　　　B. 糖皮质激素　　　　　C. 肾上腺素　　　　　　D. 雌激素

▶**常考点** 激素的概念、特点;各种激素的调节;各种激素的生理作用。

参考答案——详细解答见《贺银成2019考研西医临床医学综合能力历年真题精析》

1. ABCDE　2. ABCDE　3. ABCDE　4. ABCDE　5. ABCDE　6. ABCDE　7. ABCDE
8. ABCDE　9. ABCDE　10. ABCDE　11. ABCDE　12. ABCDE　13. ABCDE　14. ABCDE
15. ABCDE　16. ABCDE　17. ABCDE　18. ABCDE　19. ABCDE　20. ABCDE　21. ABCDE
22. ABCDE　23. ABCDE　24. ABCDE　25. ABCDE　26. ABCDE　27. ABCDE　28. ABCDE
29. ABCDE　30. ABCDE　31. ABCDE　32. ABCDE　33. ABCDE　34. ABCDE　35. ABCDE
36. ABCDE　37. ABCDE　38. ABCDE　39. ABCDE　40. ABCDE　41. ABCDE　42. ABCDE
43. ABCDE　44. ABCDE　45. ABCDE　46. ABCDE　47. ABCDE　48. ABCDE　49. ABCDE
50. ABCDE　51. ABCDE　52. ABCDE　53. ABCDE　54. ABCDE

第11章 生 殖

▶**考纲要求**

　①男性生殖：睾丸的生精作用和内分泌功能，睾丸功能的调节。②女性生殖：卵巢的生卵作用和内分泌功能，卵巢周期和月经周期，卵巢功能的调节。妊娠和分娩。

▶**复习要点**

一、男性生殖

1. 睾丸的生精作用

睾丸的生精作用是指精原细胞发育为成熟精子的过程。从精原细胞发育成为精子的整个过程称为一个生精周期。人类的生精周期平均需要两个半月左右。

（1）**精子的生成过程**　精子是在睾丸的曲细精管内生成的。曲细精管由生精细胞和支持细胞构成。精原细胞是原始的生精细胞，青春期开始后，在睾丸分泌的雄激素和腺垂体分泌的卵泡刺激素的作用下，精原细胞开始分裂，出现生精周期。精子的生成是一个连续的过程。

精原细胞→初级精母细胞→次级精母细胞→精子细胞→形成成熟的精子→释放入曲细精管腔内。

新生成的精子没有运动能力，需被输送至附睾进一步发育成熟，停留 $18\sim24h$ 后，才获得运动能力。

注意：①精子获得运动能力在附睾。②精子获得使卵子受精的能力在子宫或输卵管（此为精子获能）。

（2）**支持细胞的作用**　支持细胞位于曲细精管的管壁中，在精子的生成和发育过程中具有重要的作用。

①支持保护和营养作用　支持细胞伸出一些细长的突起，包围各级生精细胞，对生精细胞起着机械支持和保护作用。另外，支持细胞胞质中含有丰富的糖原和脂肪，可为发育阶段的各级生精细胞提供营养。

②参与形成血-睾屏障　支持细胞的紧密连接是构成血-睾屏障的主要结构基础。

③分泌功能　支持细胞可分泌雄激素结合蛋白（ABP）、抑制素等。

2. 睾丸的内分泌功能

（1）**雄激素**　雄激素主要由睾丸的间质细胞（Leydig 细胞）分泌，主要包括睾酮（T）、脱氢表雄酮（DHEA）、雄烯二酮和雄酮等。在这些雄激素中，睾酮的生物活性最强，其余几种的生物活性不及睾酮的 1/5；但睾酮进入靶组织后可转变为活性更强的双氢睾酮（DHT）。

①雄激素的合成代谢　在睾丸间质细胞内，胆固醇首先经羟化作用形成孕烯醇酮，孕烯醇酮可通过 Δ^4 和 Δ^5 两条途径合成雄烯二酮。所谓 Δ^4 和 Δ^5 途径是根据类固醇上双键的位置而言的，生成的雄烯二酮经 17β-羟脱氢酶的催化转化为睾酮。在部分靶细胞内，睾酮可经 5α-还原酶形成双氢睾酮后再发挥作用。

血浆中的睾酮，仅约 2% 以游离形式存在，游离的睾酮是具有生物活性的形式。绝大多数睾酮与血浆蛋白结合，其中，约 65% 的睾酮与血浆中的性激素结合球蛋白（SHBG）结合，约 33% 的睾酮与血浆白蛋白等结合。结合形式的睾酮可作为血浆中的储存库。

②睾酮的分解代谢　睾酮在肝内降解灭活，最终转变为 17-酮类固酮，包括雄酮、异雄酮、胆烷醇酮等代谢产物随尿液排出，少数经粪便排出。循环中少量的雄激素在芳香化酶作用下，还可转变为雌激素。

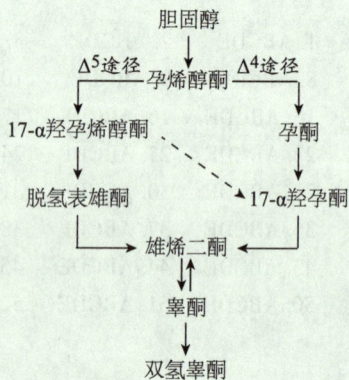

雄激素的合成途径示意图

③睾酮的生理作用　睾酮的作用比较广泛,主要有以下几个方面。

A. 对胚胎性分化的影响　含 Y 染色体的胚胎在第 7 周时分化出睾丸,并能分泌雄激素。雄激素可诱导中肾小管、中肾管以及尿生殖窦和生殖结节等分化为男性的内外生殖器。

B. 对附属性器官和第二性征的影响　睾酮能刺激附属性器官的发育,也能促进男性第二性征的出现,并维持其正常状态。

C. 对生精过程的影响　睾酮进入曲细精管可直接与生精细胞的雄激素受体结合,或转化为活性更强的双氢睾酮再与雄激素受体结合,促进生精细胞的分化和精子的生成。

D. 对性行为和性欲的影响　睾酮与男性的性行为以及正常性欲的维持有关。

E. 对代谢的影响　睾酮能促进蛋白质的合成并抑制其分解,特别是肌肉、骨骼、肾脏和生殖器官的蛋白质合成,因而能加速机体生长。睾酮还参与机体水和电解质的代谢,可使体内水钠潴留。此外,睾酮还能通过促进肾脏合成促红细胞生成素,刺激红细胞生成。

(2)抑制素　抑制素是睾丸支持细胞分泌的一种糖蛋白激素,可选择性抑制腺垂体合成和分泌 FSH。生理剂量的抑制素对 LH 的分泌无明显影响。

(3)雄激素和雌激素的分泌

雄激素的分泌部位	雌激素的分泌部位	孕激素分泌部位
睾丸的间质细胞(大量雄激素) 卵泡的内膜细胞(少量雄烯二酮) 肾上腺皮质网状带细胞(少量脱氢表雄酮)	卵泡 的内膜细胞和颗粒细胞(大量 E_2) 胎盘 (怀孕期间产生大量 E_3) 肾上腺皮质网状带(E_2) 黄体期的黄体细胞 睾丸	卵巢 胎盘

注意:①睾丸可以分泌雌激素,卵巢可以分泌雄激素。
②抑制素由支持细胞分泌,间质细胞分泌雄激素——记忆为一只奸雄(抑支—间雄)。

(4)常考激素的分泌部位

睾丸分泌的激素	卵巢分泌的激素	胎盘分泌的激素	网状带细胞分泌的性激素
雄激素(间质细胞) 抑制素(支持细胞) 雌激素	雌激素(内膜 + 颗粒 + 黄体) 孕激素(黄体细胞) 雄激素 抑制素(颗粒细胞)	雌激素 孕激素 hCG 人胎盘催乳素	雄激素(脱氢表雄酮) 雌激素(E_2)

3. 睾丸功能的调节

(1)下丘脑-腺垂体对睾丸活动的调节　下丘脑分泌的 GnRH 作用于腺垂体,促进腺垂体分泌卵泡刺激素(FSH)和黄体生成素(LH)。FSH 主要作用于曲细精管,影响精子的生成;而 LH 主要作用于睾丸间质细胞,调节睾酮的分泌。FSH 和 LH 协调作用,共同调节睾丸的生精作用及内分泌活动。

①对生精作用的影响　FSH 和 LH 对生精过程都有调节作用。FSH 并不是直接作用于生精细胞,而是通过支持细胞产生雄激素结合蛋白(ABP),后者与睾酮结合后作用于生精细胞,促进生精过程。FSH 起着始动生精的作用,而睾酮则有维持生精的效应。LH 对生精过程有调节作用,但并非直接作用于生精细胞,而是通过刺激睾丸间质细胞释放睾酮而间接发挥作用。

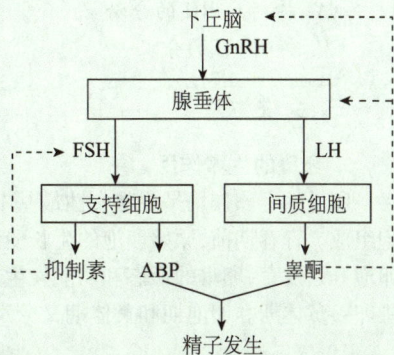

睾丸功能的调节示意图

→ 刺激　┈┈▶ 抑制　ABP:雄激素结合蛋白

②对睾酮分泌的调节　睾丸间质细胞分泌睾酮,主要受 LH 的调节。LH 可促进胆固醇进入线粒体合成睾酮,也可增强间质细胞中与睾酮合成有关酶的活性,从而加速睾酮的合成。FSH 也可促进睾酮的分泌,但 FSH 的这种作用并非直接作用于间质细胞促进睾酮合成,而是通过诱导 LH 受体间接实现的,说明 FSH 和 LH 对间质细胞分泌睾酮有协同作用。

(2)睾丸激素对下丘脑-腺垂体的反馈调节　FSH 可刺激支持细胞分泌抑制素。抑制素可抑制 FSH 的分泌,但对 LH 的分泌无影响。睾酮可负反馈抑制下丘脑 GnRH 和腺垂体 LH 的分泌,而对 FSH 的分泌无影响。

(3)睾丸内的局部调节　①睾丸间质细胞可产生多种肽类物质,如胰岛素样生长因子(IGF)、转化生长因子(TGF)、表皮生长因子(EGF)等生长因子。睾丸间质中的巨噬细胞能分泌肿瘤坏死因子、白细胞介素等细胞因子。这些生长因子或细胞因子可通过旁分泌或自分泌的方式,参与睾丸功能的局部调节。②睾丸支持细胞能合成一些转运蛋白,如雄激素结合蛋白(ABP)、转铁蛋白(TF)、细胞内视黄醇结合蛋白等,这些转运蛋白所转运的雄激素、铁、维生素 A 等物质在精子发生和成熟中发挥着重要作用。

注意:①曲细精管是生精部位,卵泡刺激素(FSH)主要是启动生精,睾酮主要是维持生精。
②调节生精过程的重要激素——卵泡刺激素(FSH)、黄体生成素(LH)、睾酮。

【例1】2004NO17A 睾丸间质细胞的生理功能是
　　A. 分泌雄激素　　　B. 营养和支持生殖细胞　　C. 起血睾屏障作用
　　D. 产生精子　　　E. 分泌雄激素结合蛋白

【例2】2017NO16A 分泌雄激素结合蛋白的细胞是
　　A. 睾丸精细胞　　B. 睾丸间质细胞　　C. 睾丸支持细胞　　D. 睾丸生精细胞
　　A. 性激素　　　B. 皮质醇　　　C. 二者均有　　　D. 二者均无

【例3】1993NO105C 肾上腺皮质可分泌的激素有

【例4】1993NO106C 性腺可分泌的激素有
　　A. 雌激素　　　B. 孕激素　　　C. 黄体生成素
　　D. 卵泡刺激素　　E. 睾酮

【例5】1995NO99B 引起排卵的激素是

【例6】1995NO100B 起着始动生精作用的激素是

【例7】2013NO24A 灭活睾酮的器官是
　　A. 肝脏　　　B. 肾脏　　　C. 肺脏　　　D. 靶组织细胞

【例8】2018NO16A 下列关于睾酮对下丘脑-腺垂体反馈调节的描述,错误的是
　　A. 抑制 GnRH 的分泌　　　　B. 抑制 FSH 的分泌
　　C. 抑制 LH 的分泌　　　　　D. 降低腺垂体对 GnRH 的反应性

二、女性生殖

1. 卵巢的生卵作用

卵巢的生卵作用是成熟女性最基本的生殖功能。卵泡是卵巢的基本功能单位,由卵母细胞和卵泡细胞组成。青春期前,原始卵泡的生长受到抑制。青春期开始后,在下丘脑-腺垂体-性腺轴的调控下,原始卵泡开始发育,卵巢的形态和功能发生周期性变化,称为卵巢周期。卵巢周期分为三个阶段,即卵泡期→排卵→黄体期。卵泡期和黄体期又分别称为排卵前期和排卵后期。

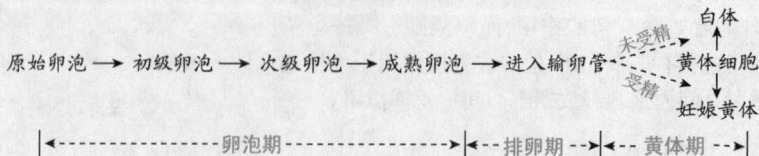

在女性胚胎期,卵巢内可有$(6~7)×10^6$个原始卵泡,随后大部分卵泡发生退化闭锁,到出生时卵巢内卵泡数量减少至$(1~2)×10^6$个,至青春期进一步减少到$(3~4)×10^5$个。青春期后卵泡发育,在每个月经周期中可有15~20个原始卵泡同时开始生长发育,但通常只有1~2个卵泡可发育成优势卵泡,最后发育成熟并排卵。在女性整个生命周期中,只有400~500个卵泡可发育成熟并排卵。

2. 卵巢的内分泌功能

(1)**卵巢分泌的激素**　包括雌激素、孕激素、雄激素(少量)、多种肽类激素。

雌激素	体内的雌激素主要有三种,即雌酮、雌二醇和雌三醇,其中雌二醇活性最强 卵巢分泌的雌激素主要是雌酮和雌二醇,两者可相互转化,最终代谢物为雌三醇
孕激素	主要有孕酮、17α-羟孕酮,其中孕酮生物活性最强
雄激素	主要由卵泡内膜细胞和肾上腺皮质网状带细胞产生
肽类激素	抑制素是最早发现的一种卵巢糖蛋白激素

(2)**卵巢性激素的合成、代谢和降解**　卵巢性激素的合成原料是胆固醇。排卵前,主要由卵泡颗粒细胞和内膜细胞合成雌激素,而排卵后,主要由黄体细胞合成雌激素和孕激素。

①**排卵前的卵泡期**　卵巢主要合成雌激素。卵泡内膜细胞在 LH 的作用下产生的雄烯二酮和睾酮通过卵泡的基膜扩散进入颗粒细胞。颗粒细胞经 FSH 刺激使芳香化酶活性增强,进而将雄烯二酮转变为雌酮,而将睾酮转变为雌二醇。因此,卵巢雌激素的合成需要卵泡内膜细胞和卵巢颗粒细胞共同参与,称为雌激素合成的双细胞双促性腺激素学说。

②**排卵后的黄体期**　孕酮的合成主要通过 $Δ^4$ 途径使孕烯醇酮转化为孕酮。颗粒细胞也能少量合成孕酮。妊娠时胎盘能合成大量孕酮,以维持妊娠。

雌激素和孕激素主要在肝内代谢失活。

(3)**雌激素的生理作用**

胆固醇
$Δ^5$途径　$Δ^4$途径
孕烯醇酮
17α-羟孕烯醇酮　　　孕酮
脱氢表雄酮　　　17α-羟孕酮
雄烯二酮 ←
　　　　　　雌酮
睾酮 ←
雌二醇 ←

乳腺	促进乳腺发育(刺激乳腺导管增生、促使脂肪沉积于乳腺)
女人味	更有女人味(全身脂肪和毛发分布具有女性特征、音调高、骨盆宽大、臀部肥厚)
子宫	促进子宫发育,使子宫内膜发生增生期变化,增加宫颈黏液的分泌,增加子宫对缩宫素的敏感性
输卵管	促进输卵管发育和节律性收缩,有利于精子与卵子的运行
阴道	促进阴道黏膜上皮增生、角化,糖原含量增加,阴道分泌物呈酸性,提高阴道抵抗力
卵泡	雌激素可协同 FSH 促进卵泡发育,诱导排卵前 LH 峰的出现而诱发排卵
蛋白质	促进蛋白质合成,促进生长发育
骨	促进骨的生长(刺激成骨细胞的活动,抑制破骨细胞的活动)
胆固醇	降低胆固醇浓度,降低血浆低密度脂蛋白含量,增加高密度脂蛋白含量
水钠	保钠保水排钾增多(雌激素可使醛固酮分泌增多)

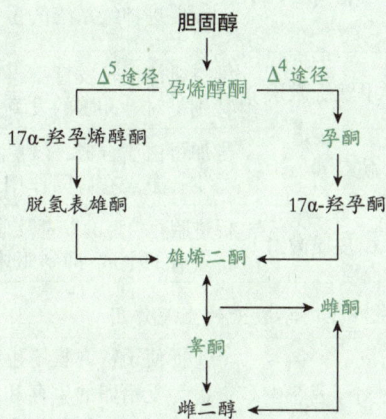

记忆:①雌激素的作用记忆为——女人味 + 纤瘦(胆固醇↓)+ 柔情似水(水钠潴留↑)。
②导致血浆胆固醇降低——雌激素、甲状腺激素增多(Graves 病)。
③导致水钠潴留——雌激素、醛固酮(注意与肾上腺皮质功能不全时的"水中毒"区别)。
④保钠排钾排水——糖皮质激素。

记忆：⑤使蛋白质合成增加——生长激素、生理量的甲状腺激素、胰岛素、睾酮、雌激素。
⑥使蛋白质分解增加——糖皮质激素、大量的甲状腺激素(如甲亢)。
⑦青春期乳腺发育——雌激素的作用。
⑧妊娠期乳腺发育——雌激素＋孕激素＋催乳素的作用。⑨分娩后泌乳——催乳素＋缩宫素的作用。

生理学上有很多地方讲到影响生长发育的激素，常考，现归纳总结如下。

激素	主要生理作用	备注
雄激素	青春期加速躯体生长；增加合成代谢 促进骨骺闭合；刺激女性阴毛与腋毛生长	女性过早出现会造成生殖系统发育异常 女性过多时出现男性化特征
雌激素	促进女性生殖器、乳腺的发育；加速蛋白质合成，促进生长；促进骨的成熟及骨骺愈合	8 版生理学 P425
生长激素	促进生长发育的关键性调节因素 不能促进神经系统的生长发育	幼年期分泌不足导致侏儒症 幼年期分泌过多导致巨人症 成人分泌过多导致肢端肥大症
甲状腺激素	维持机体生长发育不可缺少的激素 特别是对骨和脑的发育尤为重要	幼儿期合成不足导致呆小症
胰岛素	增加蛋白质合成，促进生长发育 与生长激素有协同作用	单独使用胰岛素时，促生长作用不强
糖皮质激素	促进胎儿肺泡的发育及肺泡表面活性物质的生成 抑制骨的生成；抑制躯体生长	8 版生理学 P409、P410

(4) 孕激素的生理作用

对子宫影响	①促使子宫内膜增生(增生期→分泌期)——"铺床" ②为受精卵的生存和着床提供适宜的环境——"着床" ③降低子宫肌的兴奋性，抑制母体对胎儿的排斥反应——"安睡"
对乳腺影响	在雌激素作用的基础上，孕激素可促进乳腺腺泡的发育和成熟，为分娩后泌乳作准备
升高基础体温	正常女性排卵后基础体温升高 0.5℃，临床上将基础体温的变化作为有无排卵的标志
其他作用	与雌激素有拮抗作用，能促进钠水排泄；能使血管和消化道肌张力下降，故易患痔、静脉曲张

记忆：①孕激素对子宫的影响①、②、③分别记忆为"铺床"、"着床"、"安睡"。
②雌激素主要促进乳腺导管细胞发育，孕激素主要是促进乳腺腺泡细胞发育。
③雌激素主要促进子宫内膜发生增生期变化，孕激素主要促进子宫内膜发生分泌期变化。

(5) 雄激素的生理作用　女性体内有少量雄激素，主要由卵泡内膜细胞、肾上腺皮质网状带细胞产生，适量的雄激素配合雌激素可刺激女性阴毛和腋毛的生长。雄激素能增强女性的性欲，维持性快感。

(6) 抑制素的生理作用　抑制素可通过诱导 FSH 受体的表达，促进卵泡内膜细胞分泌雄激素，抑制颗粒细胞分泌孕激素等多种形式，调控卵泡的生长发育。

【例 9】2013NO23A 雌激素和孕激素作用的相同点是
　　A. 促进乳腺导管增生和延长　　　　　　　B. 使子宫内膜变厚
　　C. 使子宫输卵管平滑肌活动减弱　　　　　D. 减少宫颈黏液的分泌

【例 10】2008NO24A 下列关于雌激素生理作用的叙述，正确的是
　　A. 抑制输卵管运动　　　　　　　　　　　B. 促进子宫内膜腺体增生和分泌
　　C. 促进阴道上皮细胞增生和角化　　　　　D. 促进乳腺发育并引起泌乳

【例 11】2015NO24A 孕激素对子宫的生理作用是

A. 促进子宫内膜增厚和分泌　　　　　　　B. 提高子宫平滑肌的兴奋性

C. 提高子宫肌对缩宫素的敏感性　　　　　D. 促进子宫颈分泌黏液

A. 促进肾脏对水和钠的重吸收　　　　　　B. 促进肾脏对钾的排泄

C. 两者均有　　　　　　　　　　　　　　D. 两者均无

【例12】1998NO121C 雌激素

【例13】1998NO122C 孕激素

3. 卵巢功能的调节

卵巢的周期性活动受下丘脑-腺垂体的调节,而卵巢分泌激素的周期性变化又使子宫内膜发生周期性变化,卵巢分泌激素同时对下丘脑-腺垂体进行反馈调节,形成下丘脑-腺垂体-卵巢轴。

(1)月经周期　正常成年女性月经周期一般为28天左右,每次月经持续3~5天。

	月经期	增生期	分泌期
卵巢周期	卵泡早期	卵泡晚期	黄体期
时间	月经周期第1~5天	月经周期第6~14天	月经周期第15~28天
雌激素	分泌量骤然下降	雌激素缓慢升高至第1次高峰	下降再上升至第2次高峰
孕激素	分泌量骤然下降	变化不大	逐渐达高峰后下降
子宫内膜	子宫内膜缺乏性激素支持,功能层螺旋动脉收缩,子宫内膜缺血缺氧,剥离出血	在雌激素作用下,子宫内膜增厚,子宫腺增多且不断增长弯曲,螺旋动脉增长弯曲	在雌激素+孕激素作用下,内膜细胞体积增大,糖原含量增加,腺体分泌增多

(2)卵巢周期的激素调节　月经周期中,血液中的GnRH、FSH、LH及卵巢激素的水平均发生周期性变化。

①卵泡期　是指月经开始至排卵的阶段,约14天。卵泡期开始,血中雌激素和孕激素水平均很低,对FSH和LH分泌的反馈抑制作用较弱,FSH和LH浓度逐渐升高。在FSH和LH的作用下,排卵前1周左右,卵泡合成的雌激素明显增加,使血中FSH下降(对垂体的负反馈作用),LH仍缓慢升高。雌激素由于局部正反馈作用,其浓度仍不断升高,在排卵前1天达第1次高峰。雌激素可正反馈作用于下丘脑,使GnRH分泌增加,GnRH刺激腺垂体分泌释放LH,形成血中LH高峰。

②排卵　LH峰是引发排卵的关键因素。在LH峰出现之前,卵母细胞已基本发育成熟,但由于卵母细胞周围的颗粒细胞分泌卵母细胞成熟抑制因子(OMI),使卵母细胞的成熟分裂停止在

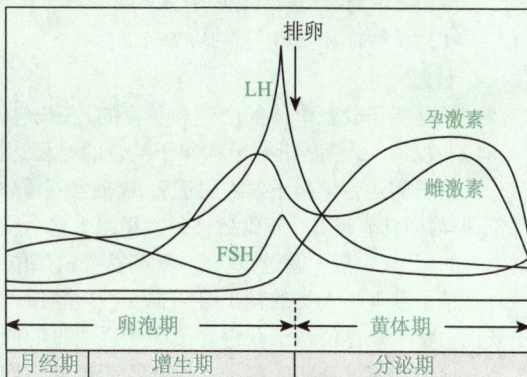

月经周期中相关激素的变化

初级卵母细胞阶段。当LH峰出现时,高浓度LH消除了OMI的抑制作用,促使卵母细胞分裂成熟、排卵。

③黄体期　是指排卵开始至下次月经出现的阶段,约14天。排卵后,颗粒细胞黄体化,并分泌大量雌激素和孕激素,导致排卵后雌激素第2次高峰。反馈抑制下丘脑和腺垂体,血中GnRH、FSH、LH浓度相应下降。此时,子宫内膜由于孕激素和雌激素的刺激,其内膜细胞增大,糖原含量增加,处于分泌期,为接受受精卵作准备。若不受孕则黄体退化,使孕激素和雌激素浓度下降,引起子宫内膜血管痉挛收缩、内膜脱落形成月经。若怀孕,则胎盘分泌人绒毛膜促性腺激素,使月经黄体变成妊娠黄体,维持黄体分泌雌激素和孕激素的功能。

(3)解题时的注意事项

①FSH、LH浓度逐渐升高→雌激素分泌增加(排卵前1天达第1次高峰)→LH高峰→排卵。LH升

高,作用于黄体细胞分泌雌激素和孕激素→导致排卵后雌激素第2次高峰→促进黄体分泌孕激素→排卵后7~8天出现孕激素高峰→黄体退化,雌激素、孕激素降低。可见,LH峰是控制排卵的关键性因素。

②排卵主要与LH有关:引起排卵的关键激素为LH;导致雌激素出现第二次高峰的直接原因为LH。

③雌激素有2个高峰,第1个高峰为FSH、LH升高所致;第2个为LH引起;LH峰为雌激素的第1峰诱发。

④正常排卵后的黄体分泌雌激素、孕酮;妊娠时维持黄体功能的主要激素是人绒毛膜促性腺激素。

注意:①不要"顾名思义",想当然地认为排卵是由卵泡刺激素或称促卵泡激素(FSH)引起。

②黄体生成素(LH)是腺垂体分泌,并非由黄体生成;维持黄体功能的并不是黄体生成素,而是hCG。

【例14】2009NO22A 下列哪种激素能在排卵前一天左右诱发排卵所必需的LH峰?

    A. 雌二醇   B. 孕酮   C. 卵泡刺激素   D. 雄激素

【例15】2003NO18A 正常月经周期中雌激素出现第二次高峰的直接原因是

    A. 雌激素的正反馈作用   B. 孕激素的正反馈作用   C. 催乳素的作用

    D. 黄体生成素的作用   E. 促卵泡激素的作用

【例16】2002NO18A 月经周期中控制排卵发生的关键因素是

    A. 排卵前雌激素高峰   B. 孕激素高峰   C. 卵泡刺激素高峰

    D. 黄体生成素高峰   E. 促性腺激素释放激素高峰

【例17】1997NO12A 女性正常排卵的黄体

    A. 分泌孕酮   B. 分泌雌激素   C. 分泌黄体生成素

    D. 分泌孕酮及雌激素   E. 分泌孕酮、雌激素和黄体生成素

【例18】2014NO24A 女性月经周期中出现两次分泌高峰的激素是

    A. 黄体生成素   B. 雌激素   C. 卵泡刺激素   D. 孕激素

【例19】2011NO22A 女性月经来潮是由于

    A. 血中的E_2水平降低,P水平升高   B. 血中的E_2水平升高,P水平降低

    C. 血中的E_2和P水平均降低   D. 血中的FSH和LH水平均降低

4. 妊娠

妊娠是指子代新个体的产生和孕育的过程,包括受精、着床、妊娠的维持及胎儿的生长。

(1)受精 受精是指精子和卵子结合的过程,受精的部位在输卵管壶腹部。

①精子的运行 精子射入阴道后,需要经过子宫颈、子宫腔、输卵管等几道生理屏障,才可以到达受精部位,即输卵管壶腹部。正常男性每次射出上亿个精子,但在经过女性生殖道的几个屏障后,只有极少数活动力强的精子(一般不超过200个)能到达受精部位,而最后一般只有一个精子与卵子受精,形成受精卵。

②精子获能 人类的精子必须在女性生殖道内停留一段时间,才能获得使卵子受精的能力,称为精子获能。精子获能使精子获得穿透卵子透明带的能力,是精子在受精前必须经历的一个重要阶段。

③顶体反应 获能的精子在输卵管壶腹部与卵子相遇后,精子头部的顶体外膜与精子细胞膜融合、破裂,形成许多小孔,释放出包含多种蛋白水解酶的顶体酶,使卵子外围的放射冠及透明带溶解,这一过程称为顶体反应。顶体反应是精子在受精时的关键变化,只有完成顶体反应的精子才能与卵母细胞融合,实现受精。

(2)着床 胚胎着床是指胚泡植入子宫内膜的过程。受精后,受精卵借助输卵管蠕动和纤毛推动,逐渐运行至子宫腔。受精卵在运行途中,不断进行细胞分裂,约在受精后第2~4天,分裂成桑椹胚(早期胚胎)。约在受精后第4~5天,桑椹胚进入子宫腔并继续分裂发育成晚期胚泡。进入子宫

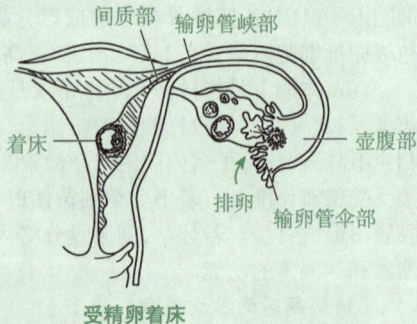

受精卵着床

腔的胚泡会在宫腔内漂浮 1～2 天,此时透明带溶解、消失,胚泡从透明带被解脱出来,并逐渐与子宫内膜接触。在受精后约第 5～9 天,胚泡内细胞团一侧的滋养层细胞靠近子宫内膜,并黏附在子宫壁上,通过与子宫内膜相互作用逐渐进入子宫内膜。至受精第 11～12 天,胚泡几乎全部植入子宫内膜中。

(3)妊娠的维持及激素调节　正常妊娠的维持主要依赖垂体、卵巢、胎盘分泌的各种激素的相互配合。

①人绒毛膜促性腺激素(hCG)　hCG 是由胎盘绒毛合体滋养层细胞分泌的一种糖蛋白激素。卵子受精后第 6 天左右,滋养层细胞开始分泌 hCG,到妊娠 8～10 周达高峰,随后分泌逐渐减少,到妊娠 20 周左右降至较低水平,并一直维持到妊娠末期。在妊娠早期,hCG 刺激月经黄体转变成妊娠黄体,妊娠黄体的寿命只有 10 周左右,以后便发生退缩。与此同时,胎盘分泌孕激素和雌激素,逐渐接替妊娠黄体的作用。因为 hCG 在妊娠早期即出现,所以检测母体血中或尿中的 hCG 浓度,可作为诊断早期妊娠的一个指标。

②类固醇激素　胎盘能分泌大量孕激素和雌激素。胎盘本身不能独立产生类固醇激素,需要从母体或胎儿得到前体物质,再合成孕激素与雌激素。

孕激素由胎盘的合体滋养层细胞分泌,妊娠第 6 周开始分泌,12 周以后孕酮含量迅速增加,至妊娠末期达高峰。

胎盘分泌的雌激素中,90% 是雌三醇,而雌酮、雌二醇很少。检测孕妇血中雌三醇的含量,可了解胎儿在子宫内的情况,有助于判断胎儿是否存活。若雌三醇突然降低,则预示胎儿危险或已发生宫内死亡。

③其他激素　胎盘还可分泌人绒毛膜生长激素、绒毛膜促甲状腺激素、ACTH、TRH、GnRH、内啡肽等。

分泌的激素	分泌部位	生理特点	生理作用或临床意义
人绒毛膜促性腺激素	合体滋养层细胞	早期即大量分泌,8～10 周达高峰 20 周降至较低水平,维持到妊娠末期	测定血或尿中 hCG 诊断早期妊娠
人绒毛膜生长素	合体滋养层细胞	96% 的氨基酸残基序列与人生长激素相同	生长激素的作用,可调节母体与胎儿三大物质代谢,促进胎儿生长
孕激素	合体滋养层细胞	妊娠 6 周开始分泌,12 周后分泌加速,至妊娠末期达高峰	—
雌激素	胎盘和胎儿	雌三醇占 90% ,雌三醇是胎儿和胎盘共同参与合成的	检测孕妇尿中雌三醇含量可判断胎儿是否宫内死亡

【例 20】2006NO13A 精子获能发生于
　　A. 输精管　　　　　　　B. 曲细精管　　　　　C. 附睾
　　D. 前列腺　　　　　　　E. 女性生殖道

【例 21】2010NO24A 妊娠后期孕妇血中雌激素和孕激素处于高水平的原因是
　　A. 下丘脑促垂体区分泌活动加强　　　　B. 腺垂体分泌活动加强
　　C. 卵巢分泌活动加强　　　　　　　　　D. 胎盘分泌活动加强

【例 22】2007NO161A 诊断早期妊娠需测定的血或尿中的激素是
　　A. 孕激素　　　　　　　　　　　　　　B. 雌激素
　　C. 卵泡刺激素　　　　　　　　　　　　D. 人绒毛膜促性腺激素

【例 23】1996NO16A、2012NO23A 妊娠时维持黄体功能的主要激素是
　　A. 雌激素　　　　　　　B. 孕酮　　　　　　　C. 卵泡刺激素
　　D. 黄体生成素　　　　　E. 绒毛膜促性腺激素

【例 24】2016NO24A 在月经周期的卵泡期,唯有一个优势卵泡能最终发育成熟的主要原因是
　　A. 该卵泡分泌较多 E_2,使之摄取更多的 FSH
　　B. 该卵泡分泌较多 P,使之摄取更多的 LH
　　C. 该卵泡分泌较少抑制素,抑制 FSH 分泌的作用较弱
　　D. 该卵泡分泌较少抑制素,抑制 LH 分泌的作用较弱

5. 分娩

（1）**概念** 分娩是成熟胎儿及其附属物从母体子宫产出体外的过程。

（2）**产程** 分娩的全过程分为三期。第一产程（宫口扩张期）是指从规律宫缩到子宫颈完全扩张。第二产程（胎儿娩出期）是指从子宫颈口完全扩张到胎儿娩出为止。第三产程（胎盘娩出期）是指从胎儿娩出至胎盘娩出为止。

（3）**正反馈** 分娩过程中存在正反馈调节,胎儿对子宫颈部的刺激可引起缩宫素的释放和子宫底部肌肉收缩增强,迫使胎儿对子宫颈的刺激更强,从而引起更多的缩宫素释放及子宫的进一步收缩,直至胎儿完全娩出为止。

（4）**参与分娩的激素** 目前认为多种激素参与了分娩的启动和过程,如糖皮质激素、雌激素、孕激素、缩宫素、松弛素、前列腺素、儿茶酚胺等。

▶**常考点** 雌激素、孕激素的作用;月经周期中各激素变化的关系。

参考答案——详细解答见《贺银成2019考研西医临床医学综合能力历年真题精析》

1. **A**BCDE   2. AB**C**DE   3. AB**C**DE   4. **A**BCDE   5. ABC**D**E   6. ABC**D**E   7. **A**BCDE

8. A**B**CDE   9. A**B**CDE   10. AB**C**DE   11. **A**BCDE   12. AB**C**DE   13. ABC**D**E   14. **A**BCDE

15. ABC**D**E   16. A**B**CDE   17. AB**C**DE   18. **A**BCDE   19. ABC**D**E   20. ABC**D**E   21. ABC**D**E

22. ABC**D**E   23. ABCD**E**   24. **A**BCDE

第三部分　生 物 化 学

第1章　蛋白质的结构与功能

▶▶ **考纲要求**

①组成蛋白质的氨基酸化学结构和分类。②氨基酸的理化性质。肽键和肽。③蛋白质的一级结构及高级结构。④蛋白质结构和功能的关系。⑤蛋白质的理化性质。⑥分离、纯化蛋白质的一般原理和方法。

▶▶ **复习要点**

一、蛋白质的分子组成

1. 组成蛋白质的 20 种氨基酸的化学结构和分类

（1）**氨基酸的化学结构**　人体内所有蛋白质都是以 20 种氨基酸为原料合成的多聚体，因此氨基酸是组成蛋白质的基本单位。蛋白质受酸、碱或蛋白酶作用可水解产生游离的氨基酸。存在于自然界中的氨基酸有 300 余种，但被生物体直接用于合成蛋白质的仅有 20 种。除甘氨酸外，均属于 L-α-氨基酸，即在连接羧基的 α 碳原子上有一个氨基。氨基酸的通式如右图所示。

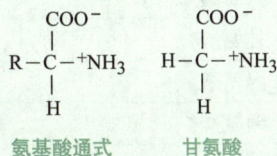

$$R-\overset{\overset{\displaystyle COO^-}{|}}{\underset{\underset{\displaystyle H}{|}}{C}}-{}^+NH_3 \qquad H-\overset{\overset{\displaystyle COO^-}{|}}{\underset{\underset{\displaystyle H}{|}}{C}}-{}^+NH_3$$

氨基酸通式　　　甘氨酸

（2）**氨基酸的分类**　根据其侧链的结构和理化性质，可将组成人体蛋白质的 20 种氨基酸分为 5 类。

非极性脂肪族氨基酸(6 种)	脯氨酸、缬氨酸、异亮氨酸、亮氨酸、丙氨酸、甘氨酸(谱写一两个丙肝患者)
极性中性氨基酸(6 种)	丝氨酸、半胱氨酸、甲硫氨酸、天冬酰胺、谷氨酰胺、苏氨酸
芳香族氨基酸(3 种)	苯丙氨酸、色氨酸、酪氨酸
酸性氨基酸(2 种)	谷氨酸、天冬氨酸
碱性氨基酸(3 种)	赖氨酸、精氨酸、组氨酸

常考氨基酸的特性，归纳如下表。

氨基酸	常考特性
赖氨酸	含 2 个氨基的氨基酸
谷氨酸、天冬氨酸	含 2 个羧基的氨基酸
脯氨酸、羟脯氨酸	亚氨基酸
脯氨酸	容易使肽链走向形成折角的氨基酸
同型半胱氨酸	天然蛋白质中不存在的氨基酸
瓜氨酸	不出现于蛋白质中的氨基酸
色氨酸、酪氨酸	在 280nm 波长处有特征性吸收峰的氨基酸
甘氨酸	20 种氨基酸中除甘氨酸外，都属于 L-α-氨基酸

	氨基酸	同音记忆法
必需氨基酸	缬、异亮、亮、苯丙、蛋、色、苏、赖	写一两本淡色书来（缬-异-亮-苯-蛋-色-苏-赖） 笨蛋来宿舍晾一晾鞋（苯-蛋-赖-苏-色-亮-异亮-缬）
碱性氨基酸	赖、精、组	拣来精读（碱-赖-精-组）
酸性氨基酸	谷、天冬	三伏天（酸-谷-天）
支链氨基酸	异亮、亮、缬	一两只鞋（异-亮-支-缬）
芳香族氨基酸	酪、苯丙、色	芳香老本色（芳香-酪-苯-色）
一碳单位	丝、色、组、甘	施舍（一根）竹竿（丝-色-组-甘）
含硫氨基酸	半胱、胱、蛋	留帮光蛋（硫-半-胱-蛋）
生酮氨基酸	亮、赖	同样来（酮-亮-赖）
生糖兼生酮氨基酸	异亮、苯丙、酪、色、苏	一本落色书（异-苯-酪-色-苏）

记忆：①赖氨酸是含两个氨基的氨基酸。记忆为："赖氨酸"就是"赖"在另一个氨基身边不肯离开的那个氨基酸。
②容易使肽链的走向形成折角的氨基酸是"脯氨酸"。记忆为：只有走向"复"(脯)杂的氨基酸才能形成折角。
③不出现在蛋白质中的氨基酸是瓜氨酸。记忆为：不合群（不出现在蛋白质中）的就是寡（瓜）氨酸。
④应熟记 20 种氨基酸的英文缩写代号，因许多年份的考题直接以代号出现。

氨基酸	三字符	记忆法
甘氨酸	Gly	干管理员工作（甘-"管-理-员 G-l-y"）
丙氨酸	Ala	阿拉伯
缬氨酸	Val	Val 的 V 长得像个楔子（缬-楔-V）
亮氨酸、异亮氨酸	Leu、Ile	亮的英文发音（Leucine）
脯氨酸	Pro	辅（脯）导老师 Professor 的简写
丝氨酸	Ser	别与色氨酸（Trp）混淆
半胱氨酸	Cys	光（胱）速肯定"超音速"（C-y-s）
蛋氨酸	Met	鸡蛋碰石头（蛋-碰-Meet）
天冬氨酸、天冬酰胺	Asp、Asn	注意区分
谷氨酸、谷氨酰胺	Glu、Gln	"谷"的读音 Glu，u 倒过来为 n
苏氨酸	Thr	Through 的英文缩写
苯丙氨酸	Phe	Phenyl（苯基）的缩写
色氨酸	Trp	他人品（T-r-p）很色
酪氨酸	Tyr	讨厌人（T-y-r），老（酪）了，讨厌人
赖氨酸	Lys	耍"赖"，留一手（L-y-s）
精氨酸	Arg	"银"的化学符号为 Ag（银-金-精）
组氨酸	His	"组"织学为 Histology

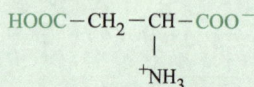

$$HOOC-CH_2-CH-COO^-$$
$$\underset{{}^+NH_3}{|}$$
天冬氨酸（含两个羧基的氨基酸）

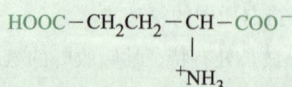

$$HOOC-CH_2CH_2-CH-COO^-$$
$$\underset{{}^+NH_3}{|}$$
谷氨酸（含两个羧基的氨基酸）

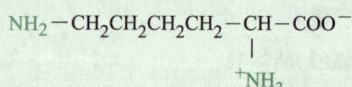

$$NH_2-CH_2CH_2CH_2CH_2-CH-COO^-$$
$$\underset{{}^+NH_3}{|}$$
赖氨酸（含两个氨基的氨基酸）

【例1】2004NO19A、1992NO39A 含有两个氨基的氨基酸是

    A. Lys   B. Trp   C. Val

    D. Glu   E. Leu

【例2】2000NO19A 下列哪一种氨基酸是亚氨基酸?

    A. 赖氨酸   B. 脯氨酸   C. 组氨酸

    D. 色氨酸   E. 异亮氨酸

【例3】2009NO25A 在天然蛋白质的组成中,不含有的氨基酸是

    A. 精氨酸   B. 瓜氨酸   C. 半胱氨酸   D. 脯氨酸

【例4】1999NO19A 天然蛋白质中不存在的氨基酸是

    A. 蛋氨酸   B. 胱氨酸   C. 羟脯氨酸

    D. 同型半胱氨酸   E. 精氨酸

【例5】1995NO1A 不出现于蛋白质中的氨基酸是

    A. 半胱氨酸   B. 胱氨酸   C. 瓜氨酸

    D. 精氨酸   E. 赖氨酸

【例6】2008NO25A 下列氨基酸中,属于酸性氨基酸的是

    A. 精氨酸   B. 甘氨酸   C. 亮氨酸   D. 天冬氨酸

【例7】1998NO19A 以下哪种氨基酸是含硫的氨基酸?

    A. 谷氨酸   B. 赖氨酸   C. 亮氨酸

    D. 蛋氨酸   E. 酪氨酸

【例8】2006NO23A 下列哪种氨基酸体内不能合成,必需靠食物供给?

    A. 缬氨酸   B. 精氨酸   C. 半胱氨酸

    D. 组氨酸   E. 丝氨酸

2. 氨基酸及蛋白质理化性质的鉴别

	氨基酸的理化特性	蛋白质的理化特性
两性解离/ 两性电离	①两端 α-氨基和 α-羧基在溶液中解离 ②若溶液 pH < pI,解离成阳离子 ③若溶液 pH > pI,解离成阴离子 ④若 pH = pI,成为兼性离子,电中性	①氨基 + 羧基 + 侧链上某些基团的解离 ②若溶液 pH < pI,蛋白质带正电荷 ③若溶液 pH > pI,蛋白质带负电荷 ④若 pH = pI,为兼性离子,电荷为0
等电点 pI	$pI = (pK_1 + pK_2)/2$	各种蛋白质的 pI 不同,多接近5.0
紫外吸收	①色氨酸、酪氨酸最大吸收峰在 280nm ②大多数蛋白质都含有色氨酸、酪氨酸,故利用该原理可测定蛋白质含量	蛋白质分子中色氨酸、酪氨酸最大吸收峰在280nm。蛋白质的 A_{280} 与其浓度成正比,故可作蛋白质的定量测定
茚三酮反应	氨基酸与茚三酮水合物共加热,最终形成蓝紫色化合物,其最大吸收峰在570nm,利用此原理行氨基酸定量分析	同左
双缩脲反应	无	阳性。用于检测蛋白质水解程度
胶体性质	无	有
变性沉淀凝固	无	有

记忆:①含有共轭双键的色氨酸、酪氨酸的最大吸收峰在280nm附近。

    ②利用色氨酸最大吸收峰在280nm处的原理,可定量测定蛋白质——记忆为王八(8)蛋(蛋白质)。

    ③核酸的嘌呤环和嘧啶环的最大吸收峰在260nm附近——记忆为核酸(核酸)溜溜(6)。

    ④茚三酮反应时,生成的蓝紫色化合物的最大吸收峰在570nm处。

【例9】2005NO23A 当溶液的 pH 与某种氨基酸的 pI 一致时,该氨基酸在此溶液中的存在形式是

    A. 兼性离子   B. 非兼性离子   C. 带单价正电荷

    D. 疏水分子   E. 带单价负电荷

【例10】2015NO25A 使血清白蛋白(pI 为 4.7)带正电荷的溶液 pH 值是

    A. 4.0   B. 5.0   C. 6.0   D. 7.0

【例11】2002NO19A 在 280nm 波长附近具有最大光吸收峰的氨基酸是

    A. 天冬氨酸   B. 丝氨酸   C. 苯丙氨酸

    D. 色氨酸   E. 赖氨酸

【例12】2007NO24A 核酸的最大紫外光吸收值一般在哪一波长附近?

    A. 280nm   B. 260nm   C. 240nm   D. 220nm

3. 肽键和肽

(1)**肽键** 肽或蛋白质多肽链中连接两个氨基酸的酰胺键称肽键。

肽与肽键

(2)**肽** 氨基酸通过肽键相连成肽。

(3)**寡肽** 由 10 个以内氨基酸相连组成的肽称为寡肽。

(4)**多肽** 由 10 个以上氨基酸相连组成的肽称为多肽。

(5)**蛋白质** 肽链分子中的氨基酸相互连接形成的长链,称为多肽链。肽链中的氨基酸分子因脱水缩合而基团不全,称为氨基酸残基。蛋白质就是由许多氨基酸残基组成、折叠成特定的空间结构、并具有特定生物学功能的多肽。通常将含有 50 个以上氨基酸残基的多肽称为蛋白质,含有 50 个以下氨基酸残基的仍称为多肽。如由 39 个氨基酸残基组成的促肾上腺皮质激素称为多肽,由 51 个氨基酸残基组成的胰岛素称为蛋白质。多肽链有两端,其游离 α-氨基的一端称为氨基末端或 N-端,游离 α-羧基的一端称为羧基末端或 C-端。每条多肽链中氨基酸顺序编号都是从 N-端开始,N-端在左,C-端在右。

【例13】2018NO17A 蛋白质肽键的化学本质是

    A. 氢键   B. 盐键   C. 酰胺键   D. 疏水键

二、蛋白质的分子结构

蛋白质分子结构分一级、二级、三级和四级结构,后三者称高级结构。并非所有蛋白质都有四级结构,由一条肽链组成的蛋白质只有一、二、三级结构,由二条或二条以上的多肽链组成的蛋白质才有四级结构。

1. 蛋白质的一级结构

在蛋白质分子中,从 N-端至 C-端的氨基酸排列顺序称为蛋白质的一级结构。一级结构中的主要化学键是肽键。此外,蛋白质分子中所有二硫键的位置也属于一级结构范畴。二硫键由两个半胱氨酸巯基

胱氨酸和二硫键

(—SH)脱氢氧化而生成。一级结构是蛋白质空间构象和特异生物学功能的基础,但一级结构并不是决定蛋白质空间构象的唯一因素。

牛胰岛素有 A、B 两条多肽链,A 链由 21 个氨基酸残基组成,B 链由 30 个氨基酸残基组成。胰岛素分子中有 3 个二硫键,其中 1 个位于 A 链内,称为链内二硫键,由 A 链的第 6 位和第 11 位半胱氨酸的巯基脱氢而形成;另 2 个二硫键位于 A、B 两链之间,称为链间二硫键。

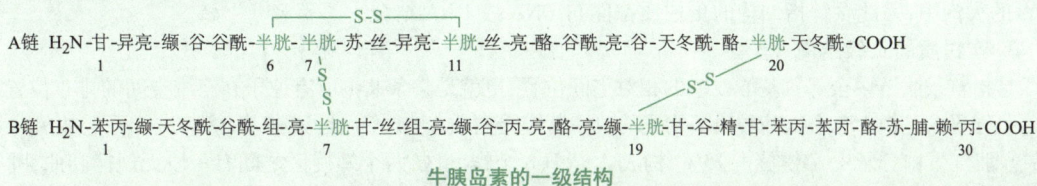

A链 H₂N-甘-异亮-缬-谷-谷酰-半胱-半胱-苏-丝-异亮-半胱-丝-亮-酪-谷酰-亮-谷-天冬酰-酪-半胱-天冬酰-COOH
1   6 7   11   20

B链 H₂N-苯丙-缬-天冬酰-谷酰-组-半胱-甘-丝-组-亮-缬-谷-丙-亮-酪-亮-缬-半胱-甘-谷-精-甘-苯丙-苯丙-酪-苏-脯-赖-丙-COOH
1   7   19   30

牛胰岛素的一级结构

2. 蛋白质的二级结构

蛋白质的二级结构是指蛋白质分子中某一段肽链的局部空间结构,也就是该段肽链主链骨架原子的相对空间位置,并不涉及氨基酸残基侧链的构象。所谓肽链主链骨架原子,是指 N(氨基氮)、Cα(α-碳原子)和 Co(羧基碳)3 个原子依次重复排列。蛋白质二级结构的主要形式包括 α-螺旋、β-折叠、β-转角和无规卷曲。

(1)**肽单元** 参与肽键组成的 6 个原子(Cα1、C、O、N、H 和 Cα2)位于同一平面,Cα1 和 Cα2 在平面上所处的位置为反式构型,此同一平面上的 6 个原子构成肽单元。其中,肽键(C-N)的键长为 0.132nm,介于 C-N 的单键长(0.149nm)和双键长(0.127 nm)之间,所以有一定程度双键性能,不能自由旋转。而 Cα 分别与 N 和 CO 相连的键都是典型的单键,可以自由旋转。正是由于肽单元上 Cα 原子所连的两个单键可以自由旋转,决定了两个相邻肽单元平面的相对空间位置。

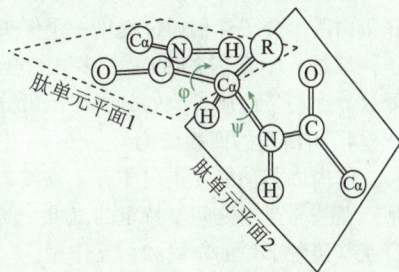

肽单元

(2)**α-螺旋** Pauling 和 Corey 根据多肽链骨架中刚性平面及其他可以旋转的原子提出了多肽链构象是螺旋结构,即 α-螺旋:

①多肽链主链围绕中心轴有规律地螺旋式上升,螺旋的走向为顺时针方向,即所谓的右手螺旋。

②氨基酸侧链伸向螺旋的外侧,每 3.6 个氨基酸残基螺旋上升一圈(即旋转 360°),螺距为 0.54nm。

③α-螺旋的每个肽键的 N-H 和第 4 个肽键的羰基氧形成氢键,氢键的方向与螺旋长轴基本平行。所有肽键中的羰基氧(O)和氨基氢都可形成氢键,以稳固 α-螺旋结构。

④所有的氨基酸均可参与组成 α-螺旋结构,但以 Ala、Glu、Leu 和 Met 常见。

(3)**β-折叠** 呈折纸状。在 β-折叠结构中,多肽链充分伸展,每个肽单元以 Cα 为旋转点,依次折叠成锯齿状结构,氨基酸残基侧链交替地位于锯齿状结构的上下方。锯齿状结构一般较短,只有 5~8 个氨基酸。一条肽链内的若干肽段的锯齿状结构可平行排列,分子内相距较远的两个肽段可通过折叠而形成相同走向,也可通过回折而形成相反走向。

(4)**β-转角** 常发生在肽链进行 180°回折的转角上。β-转角通常由 4 个氨基酸残基组成,第 2 个残基常为脯氨酸,其他常见残基有甘氨酸、天冬氨酸、天冬酰胺、色氨酸。

(5)**无规卷曲** 常用于阐述没有确定规律性的那部分肽链结构。

(6)**超二级结构** 在许多蛋白质分子中,可发现 2 个或 2 个以上具有二级结构的肽段,在空间上相互接近,形成一个有规则的二级结构组合,称为超二级结构。目前已知的二级结构的组合有 αα、βαβ、ββ 3 种形式。

(7)**模体** 模体是蛋白质分子中具有特定空间构象和特定功能的结构成分。其中一类就是具有特殊功能的超二级结构。一个模体总有其特征性的氨基酸序列,并发挥特殊的功能。常见的模体有:α-螺旋-β-转角(或环)-α-螺旋模体(见于多种 DNA 结合蛋白质)、链-β-转角-链模体(见于反平行 β-折叠的蛋白质)、链-β-转角-α-螺旋-β-转角-链模体(见于多种 α-螺旋/β-折叠蛋白质)。在这些模体中,β 转角常为含有 3~4 个氨基酸残基的片段;而环为较大的片段,常连接非规则的二级结构。

(8)锌指结构　是模体的特例,由 1 个 α-螺旋和 2 个反平行的 β-折叠三个肽段组成。形似手指,具有结合锌离子的功能。该模体的 N-端有 1 对半胱氨酸残基,C-端有 1 对组氨酸残基,此 4 个残基在空间上形成一个洞穴,恰好容纳 1 个 Zn^{2+}。由于 Zn^{2+} 可稳固模体中的 α-螺旋结构,使此 α-螺旋能镶嵌于 DNA 的大沟中,因此含锌指结构的蛋白质都能与 DNA 或 RNA 结合。

3. 蛋白质的三级结构

是指整条肽链中全部氨基酸残基的相对空间位置,也就是整条肽链所有原子在三维空间的排布位置。

肌红蛋白是由 153 个氨基酸残基构成的单一肽链蛋白质,含 1 个血红素辅基,能够进行可逆的氧合和脱氧。肌红蛋白分子中 α-螺旋占 75%,构成 A 至 H 8 个螺旋区,两个螺旋区之间有一段无规律卷曲,脯氨酸位于转角处。由于侧链 R 基团的相互作用,多肽链缠绕,形成一个球状分子,球表面有亲水侧链,疏水侧链则位于分子内部,形成一个疏水的"口袋"。血红素位于"口袋"中,它的铁离子配位与组氨酸相连。

(1)结构域　分子量较大的蛋白质常可折叠成多个结构较为紧密且稳定的区域,并各行其功能,称为结构域。结构域可以看作是球状蛋白的独立折叠单位,有较为独立的三维空间结构。

(2)分子伴侣　是细胞内一类可识别肽链的非天然构象、促进各功能域和整体蛋白质正确折叠的保守蛋白质。分子伴侣通过提供一个保护环境从而加速蛋白质折叠成天然构象或形成四级结构。许多分子伴侣是 ATP 酶,与未折叠的多肽结合后,能提供水解 ATP 产生的自由能,使多肽折叠成合适的构象时释放。参与蛋白质折叠的分子伴侣可分为三类:热休克蛋白 70(Hsp70)、伴侣蛋白、核质蛋白。

4. 蛋白质的四级结构

体内许多功能性蛋白质有 2 条或 2 条以上的多肽链。每一条多肽链都有其完整的三级结构,称为亚基。亚基与亚基之间呈特定的三维空间排布,并以非共价键相连接。蛋白质分子中各个亚基的空间排布及亚基接触部位的布局和相互作用,称为蛋白质的四级结构。在四级结构中,各亚基间的结合力主要是氢键和离子键。

血红蛋白的 α 亚基和 β 亚基分别含 141、146 个氨基酸,每个亚基可结合 1 个血红素辅基。4 个亚基通过 8 个离子键相连,形成血红蛋白四聚体,具有运输氧和二氧化碳的功能。但每一个亚基单独存在时,虽可结合氧且与氧亲和力增强,但在体内组织中难于释放氧,失去了血红蛋白原有的运输氧的作用。

5. 蛋白质分子结构的比较

	一级结构	二级结构	三级结构	四级结构
定义	蛋白质分子中从 N→C 端的氨基酸排列顺序	指蛋白质分子中某一段肽链的局部空间结构	整条肽链中所有原子在三维空间的排布位置	蛋白质分子中各亚基间的空间排布
表现形式	肽链	α-螺旋、β-折叠β-转角、无规卷曲	结构域、分子伴侣	亚基
维系键	肽键(主要)二硫键(次要)	氢键	疏水键、盐键、氢键范德华力	氢键、离子键
意义	一级结构是蛋白质空间构象和特异性功能的基础,但不是决定空间构象的唯一因素	二级结构是由一级结构决定的。蛋白质中存在的模体,可发挥特殊生理功能	分子量较大的蛋白质常可折叠成多个结构较为紧密的区域,并各行其功能,称为结构域	含有四级结构的蛋白质,单独的亚基一般没有生物学功能

【例 14】2017N017A 蛋白质 α-螺旋的特点是

A. 多为左手螺旋　　　　　　　　　　B. 螺旋方向与长轴垂直

C. 氨基酸侧链伸向螺旋外侧　　　　　D. 靠盐键维系稳定性

【例15】2001NO19A 对稳定蛋白质构象通常不起作用的化学键是

    A. 氢键   B. 盐键   C. 酯键

    D. 疏水键   E. 范德华力

【例16】2016NO25A "α-螺旋-β-转角-α-螺旋"属于的蛋白质结构是

    A. 一级结构   B. 三级结构   C. 模体   D. 结构域

【例17】1995NO142X 蛋白质二级结构中存在的构象

    A. α-螺旋   B. β-螺旋   C. α-转角   D. β-转角

【例18】2007NO163A(基础) 分子伴侣可以协助蛋白质形成正确的空间构象,下列分子中属于分子伴侣的是

    A. 胰岛素原   B. 热休克蛋白   C. 组蛋白   D. DNA 结合蛋白

【例19】2010NO25A 下列选项中,属于蛋白质三级结构的是

    A. α-螺旋   B. 无规卷曲   C. 结构域   D. 锌指结构

【例20】2012NO25A 下列结构中,属于蛋白质模体结构的是

    A. α-螺旋   B. β-折叠   C. 锌指结构   D. 结构域

    A. 一级结构   B. 二级结构   C. 三级结构

    D. 四级结构   E. 模序结构(8 版生物化学已改称"模体结构")

【例21】2005NO113B 亮氨酸拉链属于蛋白质的

【例22】2005NO114B 整条肽链中全部氨基酸残基的相对位置属于蛋白质的

    A. 亚基聚合   B. 亚基解聚   C. 蛋白质变性

    D. 蛋白质水解   E. 肽键形成

【例23】B 蛋白质一级结构的形成是

【例24】B 蛋白质一级结构的破坏是

【例25】B 蛋白质二、三级结构的破坏是

【例26】B 蛋白质四级结构的破坏是

【例27】B 蛋白质四级结构形成时出现

三、蛋白质结构与功能的关系

1. 蛋白质一级结构与功能的关系

(1)一级结构是空间构象的基础 如用尿素和β-巯基乙醇处理核糖核酸酶 A,分别破坏次级键和二硫键,使其二、三级结构遭到破坏,但肽链不受影响,此时虽然一级结构存在,但酶活性仍然丧失殆尽。当用透析方法去除尿素和β-巯基乙醇后,松散的多肽链,循其特定的氨基酸序列,卷曲折叠成天然的空间构象,4 对二硫键也正确配对,这时酶的活性又逐渐恢复至原来水平。说明空间构象遭破坏的核糖核酸酶 A 只要其一级结构未被破坏,就有可能回复到原来的三级结构,功能依然存在。

(2)一级结构相似的蛋白质具有相似的高级结构与功能 一级结构相似的多肽或蛋白质,其空间构象及功能也相似。如催产素和抗利尿激素都是由 9 个氨基酸组成的肽,但由于两者 N-端第 2、7 位氨基酸不同,因此两者有不同的生物学功能;由于两者有 7 个氨基酸相同,因此抗利尿激素有弱的收缩子宫平滑肌的功能。

(3)氨基酸序列提供重要的生物进化信息 通过比较一些广泛存在于生物界不同种系间的蛋白质的一级结构,可以帮助了解物种进化间的关系。如细胞色素 C,物种间越接近,则一级结构越相似,其空间构象和功能也相似。

(4)重要蛋白质的氨基酸序列改变可引起分子病 蛋白质分子中起关键作用的氨基酸残基缺失或被替代,可严重影响空间构象乃至生理功能,甚至导致疾病。蛋白质一级结构发生改变影响其功能,所导致的疾病称为分子病。如血红蛋白 β 亚基的第 6 位氨基酸由谷氨酸转变成缬氨酸后,使原本水溶性的血

红蛋白聚集成丝状,导致红细胞变成为镰刀状而极易破碎,产生镰刀形贫血。但并非一级结构的每个氨基酸都很重要,如 Cytc 的某些位点即使置换数十个氨基酸残基,其功能依然不变。

> 记忆:镰刀的作用是割谷子,割累了,就歇(缬)会儿——镰刀形贫血→谷氨酸→缬氨酸。

【例28】2014NO25A 蛋白质的空间构象主要取决于肽链中的结构是

    A. 二硫键位置   B. β-折叠   C. α-螺旋   D. 氨基酸序列

2. 蛋白质高级结构与功能的关系

体内蛋白质所具有的特定空间构象都与其发挥特殊的生理功能有密切的关系。一级结构决定蛋白质的生物学功能,但如果没有适当的空间结构形式,蛋白质也不会发挥生物学功能。只有具备高级结构的蛋白质才表现出生物学功能。

(1)血红蛋白亚基与肌红蛋白结构相似　肌红蛋白(Mb)与血红蛋白(Hb)都是含有血红素辅基的蛋白质。血红素是铁卟啉化合物,由 4 个吡咯环通过 4 个甲炔基相连成为一个环形,Fe^{2+} 居于环中。Mb 是具有三级结构的单链蛋白质,整条多肽链折叠成紧密球状分子,分子内部有一个袋形空穴,血红素居于其中。

Hb 是由 4 个亚基组成的四级结构的蛋白质,每个亚基结构中间有一个疏水局部,可结合 1 个血红素并携带 1 分子氧,因此 1 分子 Hb 可结合 4 分子氧。成年人红细胞中的 Hb 主要由两条 α 肽链和两条 β 肽链组成($\alpha_2\beta_2$),α 链含 141 个氨基酸残基,β 链含 146 个氨基酸残基。胎儿期为 $\alpha_2\gamma_2$,胚胎期为 $\alpha_2\varepsilon_2$。Hb 各亚基的三级结构与 Mb 极为相似。Hb 各亚基之间通过 8 对盐键,使 4 个亚基紧密结合而形成亲水的球状蛋白质。

(2)血红蛋白亚基构象变化可影响亚基与氧的结合　Hb 能与氧可逆结合,其氧解离曲线呈 S 形。Hb 的 4 条肽链组成 4 个亚基,各亚基构象变化可影响亚基与氧的结合,血红蛋白的氧解离曲线呈 S 形反映了各亚基间的相互协同作用。

(3)蛋白质构象改变可引起疾病　蛋白质空间构象与其功能密切相关。生物体内蛋白质的合成、加工和成熟是一个复杂的过程,其中多肽链的正确折叠对其正确空间构象的形成和功能的发挥至关重要。若蛋白质的折叠发生错误,尽管其一级结构不变,但蛋白质的构象发生改变,仍可影响其功能,严重时可导致疾病的发生,称为蛋白质构象疾病。如人纹状体脊髓变性病、阿尔茨海默病、亨廷顿舞蹈病、疯牛病等。

疯牛病是由朊病毒蛋白(PrP)引起的一组人和动物神经退行性病变,其致病的生化机制是生物体内正常 α-螺旋形式的 PrP^C 转变成了异常的 β-折叠形式的 PrP^{Sc}。外源或新生的 PrP^{Sc} 可以作为模板,通过复杂的机制诱导含 α-螺旋的 PrP^C 重新折叠成为富含 β-折叠的 PrP^{Sc},并可形成聚合体。PrP^{Sc} 对蛋白酶不敏感,水溶性差,而且对热稳定,可以相互聚集,最终形成淀粉样纤维沉淀而致病。

四、蛋白质的理化性质

1. 蛋白质的两性电离、紫外吸收与呈色反应　详见与氨基酸理化性质的鉴别表。

体内蛋白质的等电点各不相同,大多数接近于 pH5.0。所以在人体体液 pH7.4 的环境下,大多数蛋白质解离成阴离子。少数蛋白质含碱性氨基酸较多,其等电点偏碱性,称碱性蛋白质,如鱼精蛋白、组蛋白等。也有少量蛋白质含酸性氨基酸较多,其等电点偏酸性,称酸性蛋白质,如胃蛋白酶、丝蛋白等。

2. 蛋白质的胶体性质

蛋白质分子量 1 万 ~ 100 万 KD,分子直径 1 ~ 100nm,具有胶体性质。

蛋白质颗粒表面有水化膜、带电荷是维持蛋白质胶体稳定的两个重要因素。若去除蛋白质颗粒的表面电荷和水化膜,则蛋白质极易从溶液中析出。

3. 蛋白质的变性、沉淀和凝固

(1)蛋白质的变性　是指在各种理化因素的作用下,蛋白质的空间构象被破坏,导致其理化性质的改变和生物活性的丧失。蛋白质变性主要是二硫键和非共价键的破坏,不涉及一级结构中氨基酸序列的改变。

蛋白质变性后,其溶解度降低、黏度增加、结晶能力消失、生物活性丧失,易被蛋白酶水解。

造成蛋白质变性的因素包括加热、乙醇、强酸、强碱、重金属离子、生物碱试剂等。

若蛋白质变性的程度较轻,去除变性因素后,有些蛋白质仍可恢复或部分恢复其原有的构象和功能,称为复性。许多蛋白质变性后,空间构象严重破坏,不能复原,称为不可逆性变性。

(2)蛋白质的沉淀　蛋白质变性后,疏水侧链暴露在外,肽链融汇相互缠绕继而聚集,因而从溶液中析出,这一现象称为蛋白质沉淀。

(3)蛋白质的凝固　蛋白质经强酸、强碱作用发生变性后,仍能溶解于强酸或强碱溶液中,若将 pH 调至等电点,则变性蛋白质立即结成絮状的不溶解物,此絮状物仍可溶解于强酸和强碱中。如再加热则絮状物可变成比较坚固的凝块,此凝块不易再溶于强酸和强碱中,这种现象称为蛋白质的凝固作用。实际上凝固是蛋白质变性后进一步发展的不可逆的结果。

注意:①蛋白质变性后——溶液黏度增加、溶解度降低、结晶能力消失、生物活性丧失,易被蛋白酶水解。

②DNA 变性后——溶液黏度降低、DNA 在 260nm 处的吸光度增加(增色效应)。

③变性的蛋白质易于沉淀,沉淀的蛋白质不一定变性,凝固的蛋白质一定变性。

【例29】2007NO23A 蛋白质变性是由于
- A. 蛋白质空间构象的破坏
- B. 氨基酸组成的改变
- C. 肽键的断裂
- D. 蛋白质的水解

【例30】2009NO26A 蛋白质变性后的主要表现是
- A. 分子量变小
- B. 黏度降低
- C. 溶解度降低
- D. 不易被蛋白酶水解

【例31】1997NO145X 蛋白质变性时
- A. 空间结构破坏,一级结构无改变
- B. 280nm 处光吸收增加
- C. 溶解度降低
- D. 生物学功能改变

五、蛋白质的分离和纯化

人体的细胞和体液中存在成千上万种蛋白质,蛋白质分离通常就是利用其特殊理化性质,采取透析、盐析、电泳、层析及超速离心等不损伤蛋白质空间构象的物理方法来纯化蛋白质。

1. 分离和纯化概述

分离方法	蛋白质的理化性质	机理
透析	蛋白质属于大分子	利用透析袋将大分子蛋白质和小分子化合物分开
超滤法	蛋白质属于大分子	利用正压或离心力使蛋白质溶液透过有一定截留分子量的超滤膜,达到浓缩蛋白质溶液的目的
丙酮沉淀	蛋白质在溶液中含量很低,经沉淀浓缩,以利于进一步分离纯化	需在 0～4℃进行,丙酮用量一般 10 倍于蛋白质溶液体积蛋白质被丙酮沉淀后,应立即分离,否则易变性
盐析	蛋白质颗粒表面有水化膜蛋白质的等电点	向溶液中加入硫酸铵、硫酸钠或氯化钠,破坏水化膜使蛋白质沉淀而分离。将溶液 pH 调节至蛋白质的等电点,消除其表面电荷
免疫沉淀	蛋白质具有抗原性	利用特异性抗体识别相应的抗原蛋白,并形成抗原抗体复合物的性质,可从蛋白质溶液中分离抗原蛋白
电泳	蛋白质颗粒表面带电荷	带电荷的蛋白质分子在电场中向正或负极泳动而使蛋白质分离
层析	蛋白质颗粒大小、电荷多少、亲和力	离子交换层析、凝胶过滤、亲和层析
超速离心	蛋白质分子量大小	既可分离纯化蛋白质,又可测定蛋白质分子量

2. 层析

利用蛋白质的电荷量和性质不同,通过离子交换层析或亲和层析将蛋白质分开。如使用阴离子交换层析,由于阴离子交换树脂颗粒上带正电荷,能吸引溶液中的阴离子。然后再用含阴离子的溶液洗柱。含负电量小的蛋白质首先被洗脱下来;增加阴离子浓度,含负电量多的蛋白质也被洗脱下来,于是两种蛋白质被分开。

3. 凝胶过滤

凝胶过滤也称分子筛层析,是利用分子大小分离蛋白质的方法。

4. 超速离心

超速离心是利用蛋白质的密度、形态、沉降系数不同而分离蛋白质的方法。

注意:①利用蛋白质两性性分离蛋白质的有——电泳、离子交换层析。
②利用蛋白质分子大小不同分离蛋白质的有——透析、凝胶过滤(分子筛层析)。

【例32】2000NO20A 下列蛋白质通过凝胶过滤层析时最先被洗脱的是
A. 马肝过氧化氢酶(分子量247500)　　B. 肌红蛋白(分子量16900)
C. 人血清清蛋白(分子量68500)　　D. 牛β-乳球蛋白(分子量35000)
E. 牛胰岛素(分子量5733)

【例33】1993NO20A 用凝胶过滤层析(交联葡聚糖凝胶)柱分离蛋白质时,下列哪项是正确的?
A. 分子体积最大的蛋白质最先洗脱下来　　B. 分子体积最小的蛋白质最先洗脱下来
C. 不带电荷的蛋白质最先洗脱下来　　D. 带电荷的蛋白质最先洗脱下来
E. 没有被吸附的蛋白质最先洗脱下来

解题:①凝胶过滤(分子筛层析)是根据蛋白质分子大小不同进行的分离提纯。是在层析柱内充满带小孔的颗粒,蛋白质溶液加入柱的上部,让其自然下渗。这时,小分子蛋白质进入凝胶微孔,大分子不能进入先洗脱下来,小分子后洗脱下来。并不是想当然的小分子由于滤过快,先洗脱下来。
②离子交换层析,是以蛋白质分子所带电荷不同进行的分离提纯。若以电荷考虑,对于阴离子交换层析,则含负电荷小的蛋白质首先被洗脱下来。

【例34】2011NO25A 盐析法沉淀蛋白质的原理是
A. 改变蛋白质的一级结构　　B. 使蛋白质变性,破坏空间结构
C. 使蛋白质的等电点发生变化　　D. 中和蛋白质表面电荷并破坏水化膜

▶**常考点** 几种特殊的氨基酸;蛋白质的分子结构;蛋白质的理化性质及提纯。

参考答案——详细解答见《贺银成2019考研西医临床医学综合能力历年真题精析》

1. ABCDE　2. ABCDE　3. ABCDE　4. ABCDE　5. ABCDE　6. ABCDE　7. ABCDE
8. ABCDE　9. ABCDE　10. ABCDE　11. ABCDE　12. ABCDE　13. ABCDE　14. ABCDE
15. ABCDE　16. ABCDE　17. ABCDE　18. ABCDE　19. ABCDE　20. ABCDE　21. ABCDE
22. ABCDE　23. ABCDE　24. ABCDE　25. ABCDE　26. ABCDE　27. ABCDE　28. ABCDE
29. ABCDE　30. ABCDE　31. ABCDE　32. ABCDE　33. ABCDE　34. ABCDE

第2章 核酸的结构与功能

▶ **考纲要求**

①核酸分子的组成,主要嘌呤、嘧啶碱的化学结构。②核苷酸。③核酸的一级结构,核酸的空间结构与功能,其他非编码 RNA 的分类与功能。④核酸的理化性质及应用。

▶ **复习要点**

一、核酸的化学组成及一级结构

1. 核酸的分类

	DNA	RNA
名称	脱氧核糖核酸	核糖核酸
分布	细胞核、线粒体	细胞质、细胞核、线粒体
功能	携带遗传信息,决定细胞和个体的遗传型	参与遗传信息的复制和表达
碱基	A、G、C、T	A、G、C、U
戊糖	其戊糖为 β-D-2′-脱氧核糖	其戊糖为 β-D-核糖
核苷酸/脱氧核苷酸	dAMP、dGMP、dCMP、dTMP	AMP、GMP、CMP、UMP

【例1】2001NO21A 通常不存在于 RNA 中,也不存在 DNA 中的碱基是

    A. 腺嘌呤   B. 黄嘌呤   C. 鸟嘌呤

    D. 胸腺嘧啶   E. 尿嘧啶

2. 核酸的分子组成

(1)**核苷酸的分子组成** 核苷酸是核酸的基本组成单位。核酸由多个核苷酸连接而成,因此又称为多聚核苷酸。组成 DNA 的核苷酸是脱氧核糖核苷酸,组成 RNA 的核苷酸是核糖核苷酸。核酸水解后产生核苷酸,核苷酸水解后产生核苷和磷酸。核苷可进一步水解为戊糖和碱基(如下图)。

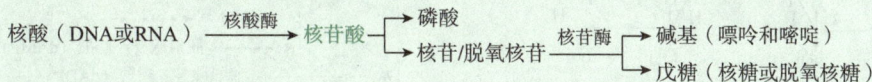

```
核酸(DNA或RNA)──核酸酶→ 核苷酸 ┬→ 磷酸
                                └→ 核苷/脱氧核苷 ──核苷酶→ ┬→ 碱基(嘌呤和嘧啶)
                                                          └→ 戊糖(核糖或脱氧核糖)
```

记忆:①上述组成记忆为"核-苷-酸","核"为核糖;"苷"记忆为碱基;"酸"为磷酸。

    ②核(核糖)+苷(碱基)组成核苷。"核"与"苷"之间的结合键为——糖苷键。

    ③核苷 + 酸(磷酸)组成核苷酸。"核苷"与"磷酸"之间的结合键为——磷酯键。

    ④多个核苷酸组成核酸,"核苷酸"之间的连接键为——3′,5′-磷酸二酯键。

(2)**碱基** 是构成核苷酸的基本组分之一。碱基分为嘌呤和嘧啶两类。组成 DNA 的碱基包括 A(腺嘌呤)、G(鸟嘌呤)、C(胞嘧啶)、T(胸腺嘧啶)。组成 RNA 的碱基包括 A、G、C、U(尿嘧啶)。

(3)**核糖** 是构成核苷酸的另一基本组分。为了有别于碱基的原子,核糖的碳原子标以 C-1′、C-2′…C-5′。DNA 中的核糖为 β-D-2′-脱氧核糖,RNA 中的核糖为 β-D-核糖。

(4)**核苷或脱氧核苷** 碱基与核糖(或脱氧核糖)反应生成核苷(或脱氧核苷)。核糖的 C-1′原子与嘌呤的 N-9 原子(或者嘧啶的 N-1 原子),通过缩合反应形成 β-N-糖苷键。

(5)**核苷酸或脱氧核苷酸** 核苷(或脱氧核苷)C-5′原子上的羟基与磷酸反应,脱水后形成磷酯键,生

成核苷酸(或脱氧核苷酸)。根据连接的磷酸基团的数目不同,核苷酸可分为核苷一磷酸(NMP)、核苷二磷酸(NDP)和核苷三磷酸(NTP)。脱氧核苷酸在符号前面再加上"d"以示区别,如 dTMP、dTDP、dTTP 等。

(6)DNA　多个脱氧核苷酸经 3′,5′-磷酸二酯键连接成为多聚脱氧核糖核苷酸链,即 DNA。DNA 链 5′-端是磷酸基团,3′-端是羟基。这条多聚脱氧核苷酸链只能从 3′-端得以延长,因此,DNA 链具有 5′→3′的方向性。

(7)RNA　与 DNA 相似,RNA 也是多个核苷酸分子通过 3′,5′-磷酸二酯键连接形成的线性大分子,并且也具有 5′→3′的方向性。它与 DNA 的差别仅在于:①RNA 的糖环是核糖而不是脱氧核糖;②RNA 的嘧啶是胞嘧啶和尿嘧啶,而没有胸腺嘧啶,所以构成 RNA 的四种基本核苷酸是 AMP、GMP、CMP、UMP。

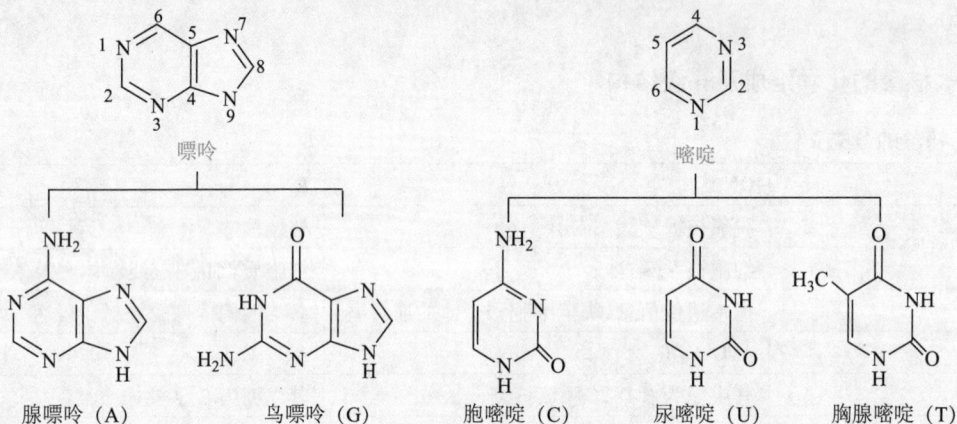

构成核苷酸的嘌呤和嘧啶的化学结构式

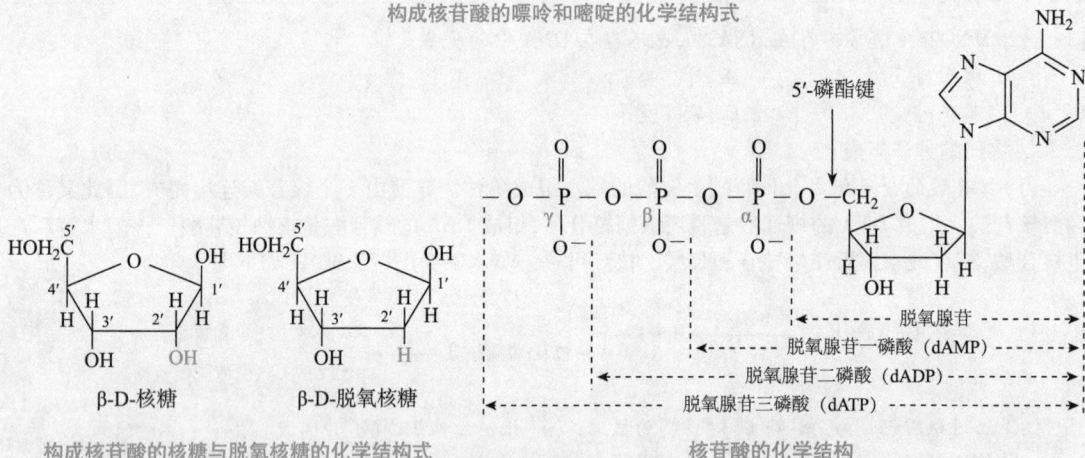

构成核苷酸的核糖与脱氧核糖的化学结构式　　　　核苷酸的化学结构

【例 2】2002NO20A、1997NO20A 核酸中核苷酸之间的连接方式是
　　A. 2′,3′-磷酸二酯键　　　B. 3′,5′-磷酸二酯键　　　C. 2′,5′-磷酸二酯键
　　D. 1′,5′-糖苷键　　　　E. 氢键

3. 核酸的一级结构

核酸是由许多核苷酸分子通过 3′,5′-磷酸二酯键连接而成,即前一个脱氧核苷酸的 3′-羟基与后一个脱氧核苷酸的 5′-磷酸缩合而成。核酸的一级结构是指核苷酸或脱氧核苷酸从 5′-端到 3′-端的排列顺序,也就是核苷酸序列。由于核苷酸之间的差异在于碱基不同,因此核酸的一级结构也就是它的碱基序列。由于核酸分子具有方向性,规定它们的核苷酸或脱氧核苷酸的排列顺序和书写规则必须是从 5′-末端到 3′-末端。

核酸分子中的核糖(或脱氧核糖)和磷酸基团共同构成其骨架结构,但不参与遗传信息的贮存和表达。DNA 和 RNA 对遗传信息的携带和传递,是依靠碱基排列顺序变化而实现的。

二、DNA 的空间结构与功能

DNA 的空间结构是指构成 DNA 的所有原子在三维空间的相对位置关系,分为二级结构和高级结构。

	DNA 一级结构	DNA 二级结构	DNA 高级结构
定义	指核苷酸的排列顺序即碱基排列顺序	即 DNA 双螺旋结构	指在双螺旋结构基础上进一步扭曲成超螺旋
功能	①DNA 是以基因的形式荷载遗传信息,并作为基因复制和转录的模板②是生命遗传的物质基础,也是个体生命活动的信息基础		

1. DNA 双螺旋结构的实验基础

(1)Chargaff 规则　20 世纪 50 年代,Chargaff 提出了有关 DNA 四种碱基组成的 Chargaff 规则:

①不同生物个体的 DNA,其碱基组成不同;

②同一个体不同器官、不同组织的 DNA 具有相同的碱基组成;

③对于特定组织的 DNA,其碱基组成不随年龄、营养状态和环境而变化;

④对于特定的生物体而言,腺嘌呤(A)与胸腺嘧啶(T)的摩尔数相等,而鸟嘌呤(G)与胞嘧啶(C)的摩尔数相等。这一规则暗示 DNA 碱基 A 与 T、G 与 C 以某种相互配对的方式存在。

(2)DNA 是螺旋状分子　1951 年 11 月,英国学者 Wilkins 和 Franklin 获得了高质量的 DNA 分子 X 线衍射照片,分析结果提示 DNA 是螺旋状分子。

2. Watson-Crick 结构模型(DNA 双螺旋结构模型)的要点

1953 年,Watson 和 Crick 综合前人的研究结果,提出了 DNA 分子双螺旋结构模型,称为 Watson-Crick 结构模型,具有以下特征。

(1)DNA 由两条多聚脱氧核苷酸链组成　它们围绕着同一螺旋轴形成右手螺旋结构。两条多聚核苷酸链在空间上的走向呈反向平行,一条链的 5′→3′方向是自上而下,而另一条链的 5′→3′方向是自下而上。DNA 双螺旋结构的直径为 2.37nm,螺距为 3.54nm。

(2)核糖和磷酸位于外侧　由脱氧核糖和磷酸基团构成的亲水性骨架位于双螺旋结构的外侧,而疏水的碱基位于内侧。从外观上,DNA 双螺旋结构的表面存在一个大沟和一个小沟。

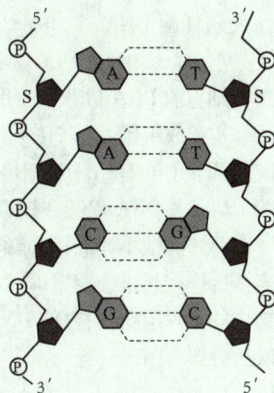
DNA双链结构

(3)DNA 双链之间形成互补碱基对　两条链的碱基间严格按 A＝T(2 个氢键)、G≡C(3 个氢键)配对存在,这种碱基配对关系称为互补碱基对,也称 Watson-Crick 配对。DNA 的两条链则称为互补链,因此 A + G 与 C + T 的比值为 1。碱基对平面与双螺旋结构的螺旋轴垂直。平均而言,每一螺旋有 10.5 个碱基对,每个碱基对之间的相对旋转角度为 36°。每两个相邻的碱基对平面之间的垂直距离为 0.34nm。

(4)碱基对的疏水作用力和氢键共同维持着 DNA 双螺旋结构的稳定　相邻的两个碱基对平面在旋进过程中会彼此重叠,由此产生了具有疏水性的碱基堆积力。这种碱基堆积力和互补链之间碱基对的氢键共同维系着 DNA 双螺旋结构的稳定,而且碱基堆积力对于双螺旋结构的稳定更为重要。

记忆:时间一长,碱基互补规律很容易忘掉。其实,利用形象记忆就很简单。
同学们仔细观察 A＝T、G≡C,就会发现:G 和 C 很相似,都是半圆,因此它们就能互补配对。

3. DNA 双螺旋结构的多样性

(1)右手螺旋结构(B-DNA)　人们将 Watson 和 Crick 提出的双螺旋结构,称为 B-DNA 或 B 型 DNA。

这是 DNA 在水性环境下和生理条件下最稳定的结构,是在92%的相对湿度下 DNA 的典型双链结构。

(2)A-DNA　当环境的相对湿度降低后,DNA 仍保持着右手螺旋结构,但其双螺旋结构的沟槽、螺距、旋转角度等都发生了变化,其参数不同于 B 型-DNA,人们将其称为 A-DNA 或 A 型 DNA。

(3)Z-DNA　1979 年,美国科学家 Rich 等发现了左手螺旋结构,称为 Z-DNA(Z 型 DNA)。

4. DNA 右手螺旋结构和蛋白质的 α 螺旋结构的区别

	DNA 右手螺旋结构	蛋白质的 α 螺旋结构
类型	属于 DNA 的二级结构	属于蛋白质的二级结构
概念	为 DNA 两条互补链的线性螺旋型延长	为一条多肽链主链围绕中心轴螺旋式上升
螺旋方向	右手螺旋(顺时针)	右手螺旋(顺时针)
螺距	3.54nm,每周 10.5 对碱基	0.54nm,每周 3.6 个氨基酸残基
外侧	脱氧核糖和磷酸基团骨架位于双链外侧	氨基酸侧链伸向外侧
内侧	碱基位于双链内侧	肽链位于内侧

5. DNA 的高级结构是超螺旋结构

DNA 双链可以盘绕形成超螺旋结构。当盘绕方向与 DNA 双螺旋方向相同时,其超螺旋结构称为正超螺旋;反之则为负超螺旋(多见)。DNA 的超螺旋结构是在拓扑异构酶参与下实现的。

(1)原核生物 DNA 的环状超螺旋结构　绝大多数原核生物的 DNA 是环状双螺旋分子。在细胞内进一步盘绕后,形成类核结构。类核结构中 80% 是 DNA,其余为蛋白质。在细菌 DNA 中,超螺旋结构可以相互独立存在,形成超螺旋区。在大肠杆菌 DNA,平均每 200bp 就有一个负超螺旋形成。

(2)真核生物 DNA 以核小体为单位形成高度有序的致密结构　真核细胞的 DNA 以非常有序的形式存在于细胞核内。核小体是染色质的基本组成单位,由 DNA 和 H1、H2A、H2B、H3、H4 等 5 种组蛋白共同构成。两分子的 H2A、H2B、H3 和 H4 形成一个八聚体的组蛋白核心,长度约 150bp 的 DNA 双链在核心组蛋白八聚体上盘绕 1.75 圈形成核小体的核心颗粒。核小体的核心颗粒之间再由 DNA 和组蛋白 H1 共同构成的连接区连接起来形成串珠状的染色质细丝。这是 DNA 在核内形成致密结构的第一层次折叠,使 DNA 的体积压缩了 6～7 倍。第二、三、四次层次折叠如右图。

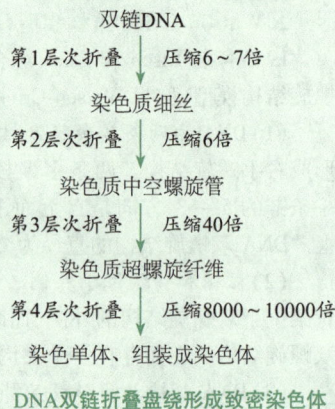

```
双链DNA
第1层次折叠   ↓ 压缩6～7倍
染色质细丝
第2层次折叠   ↓ 压缩6倍
染色质中空螺旋管
第3层次折叠   ↓ 压缩40倍
染色质超螺旋纤维
第4层次折叠   ↓ 压缩8000～10000倍
染色单体、组装成染色体
```
DNA双链折叠盘绕形成致密染色体

【例3】2012NO26A 具有左手螺旋的 DNA 结构是
　　A. G-四链体 DNA　　　B. A 型 DNA　　　C. B 型 DNA　　　D. Z 型 DNA

【例4】1993NO137X　DNA 双螺旋结构中的碱基对主要是
　　A. 腺嘌呤-胸腺嘧啶　B. 胞嘧啶-鸟嘌呤　　C. 尿嘧啶-鸟嘌呤　　D. 腺嘌呤-尿嘧啶

【例5】2007NO164A 按照 Chargaff 规则,下列关于 DNA 碱基组成的叙述,正确的是
　　A. A 与 C 的含量相等　　　　　　　　　　B. A + T = G + C
　　C. 同一生物体,不同组织的 DNA 碱基组成不同　D. 不同生物来源的 DNA,碱基组成不同

【例6】2016NO26A 关于 DNA 双螺旋结构的叙述,错误的是
　　A. 碱基平面与螺旋轴垂直　　　　　　　　B. 碱基配对发生在嘌呤与嘧啶之间
　　C. 疏水作用力和氢键维持结构的稳定　　　D. 脱氧核糖和磷酸位于螺旋的内侧

【例7】2011NO26A 一个 DNA 分子中,若 G 所占的摩尔比是 32.8%,则 A 的摩尔比应是
　　A. 67.2%　　　　　　B. 65.6%　　　　　　C. 32.8%　　　　　D. 17.2%

三、RNA 的结构与功能

1. RNA 与 DNA 一般特性的比较

	RNA 的一般特性	DNA 的一般特性
碱基	A、G、C、U	A、G、C、T
戊糖	β-D-核糖	β-D-2′-脱氧核糖
核苷酸连接键	3′,5′-磷酸二酯键	3′,5′-磷酸二酯键
大小(分子量)	tRNA(2800)、mRNA(10^6) rRNA($0.5 \sim 1.0 \times 10^6$)	DNA 分子较 RNA 分子大得多($>2 \times 10^9$)
形状	单链无规卷曲(tRNA 约 75% 碱基配对)	双螺旋结构(碱基严格配对)
结合的物质	rRNA 与核糖体蛋白构成核糖体	组蛋白
对碱水解	敏感(RNA 具有较强的酸性)	不敏感
碱基配对	除双链病毒 RNA 外,无明确配对碱基 tRNA 可含有稀有碱基(占 10% ~20%)	$A = T、G \equiv C$ 不含稀有碱基
分布	主要在胞质中,胞核和线粒体中也有	主要在胞核内,线粒体中也有

2. RNA 的种类和功能

	mRNA	tRNA	rRNA
主要功能	作为蛋白质合成的模板	蛋白质合成中作为氨基酸的载体	核糖体的组成成分 核糖体是蛋白质合成的场所
比例	占总 RNA 的 2% ~5%	占总 RNA 的 15%	占总 RNA 的 80% 以上(含量最多)
分子量	大小各异(一般约 10^6)	分子量最小(2800)	差异大($0.5 \sim 1.0 \times 10^6$)
二级结构	为线形单链结构	三叶草形	花状
结构特点	5′-末端有 m^7GpppN 帽结构 3′-末端有多聚 A 尾结构 带有遗传信息密码	含稀有碱基(DHU、ψ)最多 含 DHU 环、TψC 环、反密码子环	核糖体大、小亚基 大:5S/5.8S/28S rRNA + 蛋白质 小:18S rRNA + 蛋白质
主要分布	胞核、胞质	胞质	胞质

3. mRNA

在生物体内,mRNA 种类最多,约有 10^5 个之多,而且大小不等。在所有 RNA 中,mRNA 的寿命最短。真核细胞在细胞核内新生成的 mRNA 的初级产物比成熟 mRNA 大得多,被称为 hnRNA(不均一核 RNA)。hnRNA 经过一系列剪接成为成熟的 mRNA。真核生物的 mRNA 结构如下图。

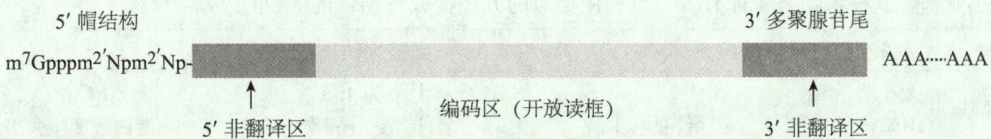

真核生物mRNA结构示意图

(1)**真核生物 mRNA 的 5′-端有特殊帽结构**　大部分真核生物 mRNA 的 5′-端有一反式的 7-甲基鸟嘌呤-三磷酸核苷(m^7Gppp),被称为 5′-帽结构。mRNA 的帽结构可与帽结合蛋白(CBP)结合形成复合体。这种复合体有助于维持 mRNA 的稳定性,协同 mRNA 从细胞核向细胞质的转运,以及在蛋白质生物合成中促进核糖体和翻译起始因子的结合。

（2）真核生物 mRNA 的 3′-端有多聚腺苷酸尾　在真核生物 mRNA 的 3′-端有一段由 80～250 个腺苷酸连接而成的多聚腺苷酸结构，称为多聚腺苷酸尾或多聚 A 尾（polyA）。mRNA 的多聚 A 尾在细胞内与 poly（A）结合蛋白（PABP）结合存在。3′-多聚 A 尾和 5′-帽结构共同负责 mRNA 从细胞核内向细胞质的转运、维持 mRNA 的稳定性以及翻译起始的调控。去除 3′-多聚 A 尾和 5′-帽结构可导致细胞内的 mRNA 迅速降解。原核生物没有这些特殊结构。

（3）mRNA 的碱基序列决定蛋白质的氨基酸序列　mRNA 为蛋白质的生物合成提供模板。成熟 mRNA 由编码区和非编码区组成。从成熟 mRNA 的 5′-端第一个 AUG 至终止密码之间的核苷酸序列称为开放读框（ORF），决定多肽链的氨基酸序列。在 mRNA 的开放读框的两侧，还有非编码序列或称非翻译序列（UTR），5′-端和 3′-端的非翻译序列分别称为 5′-UTR 和 3′-UTR。

4. tRNA

（1）tRNA 含有多种稀有碱基　tRNA 是细胞内分子量最小的核酸，长度为 74～95 个核苷酸。含有大量的稀有碱基，为含稀有碱基最多的 RNA，稀有碱基占所有碱基的 10%～20%。这些稀有碱基包括：DHU（双氢尿嘧啶）、ψ（假尿嘧啶核苷）、mG、mA（甲基化的嘌呤）。tRNA 分子中的稀有碱基均是转录后修饰而成的。

（2）tRNA 呈三叶草样二级结构　tRNA 存在着一些核苷酸序列，能够通过互补碱基配对的原则，形成局部的、链内的双链结构。在形成这些双链结构的序列之间的不能配对的序列则膨出形成环状或襻状结构，称为茎环结构或发夹结构。由于这些茎环结构的存在，使 tRNA 的二级结构酷似三叶草样形状。从 5′→3′ 依次为：DHU 环 + 反密码子环 + TψC 环 + 相同的 CCA 结构。

①DHU 环的功能是识别氨基酰 tRNA 合成酶。

②反密码子环的功能是识别遗传密码。tRNA 的反密码子环由 7～9 个核苷酸组成。居中的 3 个核苷酸构成一个反密码子，位于反密码子环内。这个反密码子可以通过碱基互补的关系识别 mRNA 的密码子。在蛋白质生物合成中，氨基酰-tRNA 的反密码子依靠碱基互补的方式辨认 mRNA 的密码子，从而正确地运送氨基酸参与肽链的合成。

③TψC 环的功能是识别核蛋白体。

④CCA-OH 结构为氨基酸接纳茎。所有 tRNA 的 3′-端的最后 3 个核苷酸均为 CCA，这是氨基酸的结合部位，称为氨基酸接纳茎，不同 tRNA 的氨基酸接纳茎结合不同的氨基酸。

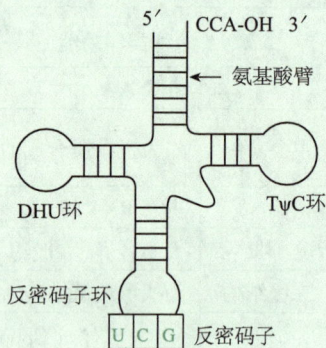

tRNA的三叶草样二级结构

5. rRNA

rRNA 是细胞内含量最多的 RNA。rRNA 与核糖体蛋白共同构成核糖体，参与蛋白质的合成。rRNA 为蛋白质合成所需要的 mRNA、tRNA 以及多种蛋白质因子提供相互结合和相互作用的空间环境。

原核生物有 3 种 rRNA，即 5S、16S、23S-RNA，它们与不同的核糖体蛋白结合分别形成核糖体的大亚基和小亚基。真核生物有 4 种 rRNA，也利用类似的方式构成核糖体的大、小亚基。

	原核生物核糖体的组成		真核生物核糖体的组成	
小亚基	大小为 30S rRNA——16S	蛋白质21 种	大小为 40S rRNA——18S	蛋白质33 种
大亚基	大小为 50S rRNA——23S、5S	蛋白质31 种	大小为 60S rRNA——28S、5.8S、5S	蛋白质49 种

A. rRNA　　　　B. mRNA　　　　C. tRNA

D. hnRNA　　　E. snRNA

【例 8】2003NO97B 含稀有碱基最多的 RNA 是

【例 9】2003NO98B 既含内含子又含外显子的 RNA 是

【例 10】2001NO30A 下列有关真核细胞 mRNA 的叙述,错误的是

    A. 是由 hnRNA 经加工后生成的   B. 5′-末端有 m^7GpppN 帽子

    C. 3′-末端有多聚 A 尾   D. 该 mRNA 为多顺反子(多作用子)

    E. 成熟过程中需进行甲基化修饰

【例 11】2010NO26A 下列选项中,符合 tRNA 结构特点的是

    A. 5′-末端的帽子   B. 3′-末端多聚 A 尾   C. 反密码子   D. 开放阅读框

【例 12】2011NO27A 下列关于 tRNA 的叙述,错误的是

    A. 分子中含稀有碱基较多   B. 分子序列中含有遗传密码

    C. tRNA 分子具三叶草形二级结构   D. 所有 tRNA 的 3′ 端均为—CCA-OH

【例 13】2008NO26A 下列 RNA 中,参与形成原核生物 50S 大亚基的是

    A. 28S rRNA   B. 23S rRNA   C. 16S rRNA   D. hnRNA

6. 其他非编码 RNA(ncRNA)

RNA 种类	缩写	细胞内位置	功能
长链非编码 RNA	lncRNA	细胞核	复杂的生物学功能
核内小 RNA	snRNA	细胞核	参与真核 hnRNA 内含子的加工剪接
核仁小 RNA	snoRNA	核仁	参与 rRNA 的加工和修饰
胞质小 RNA	scRNA	细胞质	参与形成信号识别颗粒
核酶	ribozyme	细胞内	具有催化功能的小 RNA,RNA 剪接
小干扰 RNA	siRNA	—	对外源入侵 RNA 基因的切割,参与转录后调节
微 RNA	miRNAs	细胞质	通过结合 mRNA 而选择性调控基因表达

【例 14】2016NO157X 下列核酸中,具降解 mRNA 功能的有

    A. hnRNA   B. siRNA   C. miRNA   D. snoRNA

四、核酸的理化性质及应用

1. 核酸分子具有强烈的紫外吸收

嘌呤和嘧啶都含有共轭双键,因此,碱基、核苷、核苷酸和核酸在紫外波段有较强的光吸收。在中性条件下,它们的最大吸收值在 260nm 处。根据 260nm 处的吸光度(A_{260}),可以确定出溶液的 DNA 或 RNA 的含量。

核酸为多元酸,具有较强的酸性。DNA 和 RNA 都是线性高分子,因此它们溶液的黏滞度极大。在提取高分子量 DNA 时,DNA 在机械力的作用下易发生断裂。一般而言,RNA 远小于 DNA,溶液的黏滞度也小得多。

2. DNA 的变性

(1)定义   在某些理化因素(温度、pH、离子强度等)作用下,DNA 双链互补碱基对之间的氢键发生断裂,使 DNA 双链解离为单链的过程,称为 DNA 变性。

(2)变性因素   加热、加酸或加碱,其中最常用的使 DNA 变性的方法为加热。

(3)结构变化   DNA 变性时,维系碱基配对的氢键断裂,并不是多核苷酸链断裂,也就是说不破坏一级结构中核苷酸的序列。

(4)吸收值增加   DNA 变性时,解链过程中,由于更多的共轭双键得以暴露,DNA 溶液在 260nm 处的吸光度随之增加,这种现象称为 DNA 的增色效应。它是监测 DNA 双链是否发生变性的一个最常用指标。

(5)溶液黏度降低   DNA 变性时,由原来比较"刚硬"的双螺旋结构,分裂成两条比较柔软的单股多

核苷酸链,从而引起溶液黏度降低(见1版生化P44,此知识点7~8版生物化学上没讲到)。

(6)Tm值(解链温度) Tm是指核酸分子内双链解开50%时的温度,也称解链温度(或融解温度)。DNA的Tm值与其DNA长短以及碱基中的GC含量有关。GC含量越高,Tm值越高;离子强度越高,Tm值越高。Tm可根据DNA长度、GC含量及离子浓度来计算。当寡核苷酸片段<20bp时,按Tm=4(G+C)+2(A+T)来估算,其中,G、C、A、T是寡核苷酸片段中所含的碱基个数。

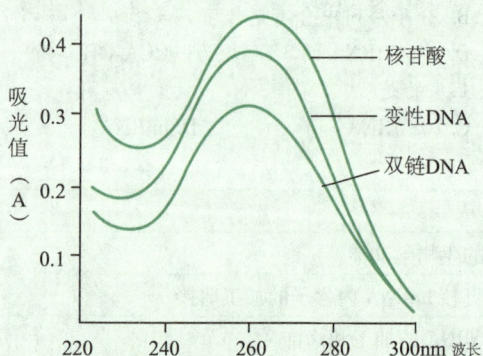

核酸分子的紫外线吸收光谱

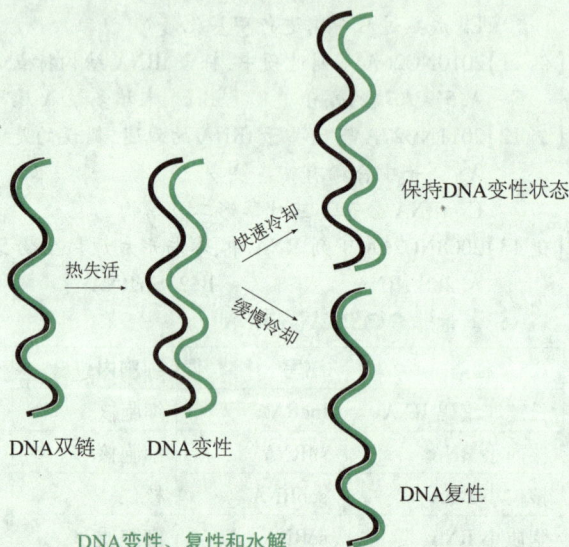

DNA变性、复性和水解

3. DNA 的复性

变性的DNA在适当条件下,两条互补链可重新配对,恢复原来的双螺旋结构,这一现象称为复性。热变性DNA经缓慢冷却后即可复性,这一过程称为退火,退火产生减色效应。但是,热变性DNA迅速冷却至4℃以下,两条解离的互补链还来不及形成双链,所以DNA不能发生复性。这一特性被用来保持DNA的变性状态。

【例15】2007N025A 核酸变性后,可产生的效应是
A. 增色效应
B. 最大吸收波长发生转移
C. 失去对紫外线的吸收能力
D. 溶液黏度增加

【例16】2005N024A DNA 受热变性时,出现的现象是
A. 多聚核苷酸链水解成单核苷酸
B. 在260nm波长处的吸光度增加
C. 碱基对以共价键连接
D. 溶液黏度增加
E. 最大光吸收峰波长发生转移

【例17】2018N018A DNA 在融解温度时的变化是
A. 280nm处的吸光度增加
B. 容易与RNA形成杂化双链
C. CG之间的氢键全部断裂
D. 50%的双链被打开

【例18】2009N027A 下列 DNA 分子中,解链温度(Tm)最高的是
A. 腺嘌呤和胸腺嘧啶含量占20%
B. 腺嘌呤和胸腺嘧啶含量占60%
C. 鸟嘌呤和胞嘧啶含量占30%
D. 鸟嘌呤和胞嘧啶含量占50%

【例19】1998N020A 不同的核酸分子其解链温度(Tm)不同,以下关于Tm的说法正确的是
A. DNA中GC对比例愈高,Tm愈高
B. DNA中AT对比例愈高,Tm愈高
C. 核酸愈纯,Tm范围愈大
D. 核酸分子愈小,Tm范围愈大
E. Tm较高的核酸常常是RNA

【例20】2017N0142X 能够导致核酸分子 Tm 值升高的因素有

A. GC 含量高   B. 溶液离子强度高

C. 温度提高   D. 缓冲液浓度的改变

4. 核酸分子杂交

（1）概念 在 DNA 的复性过程中，如果将不同种类的 DNA 单链或 RNA 放在同一溶液中，只要两种核酸单链分子之间存在着一定程度的碱基配对关系，它们就有可能形成杂化双链。这种杂化双链可以在不同的 DNA 单链之间形成，也可以在 RNA 单链之间形成，甚至还可以在 DNA 单链和 RNA 单链之间形成。这种现象称为核酸杂交。核酸分子杂交是分子生物学的常用实验技术。

（2）应用 应用这一原理，可以研究 DNA 片段在基因组中的定位、鉴定核酸分子间的序列相似性、检测靶基因在待检样品中存在与否等。DNA 印迹、RNA 印迹、斑点印迹、PCR 扩增、基因芯片等核酸检测手段都是利用核酸分子杂交的原理。

5. DNA 变性和蛋白质变性的比较

	DNA 变性	蛋白质变性
定义	是指在某些理化因素作用下，DNA 双链的互补碱基对之间的氢键断裂，使 DNA 双螺旋结构松散，成为单链的现象	是指在某些理化因素作用下，蛋白质特定的空间构象被破坏，导致其理化性质改变和生物活性丧失的现象
主要破坏	主要破坏维系双链碱基配对的氢键 不破坏一级结构中核苷酸的序列	主要破坏二硫键和非共价键 不破坏一级结构中氨基酸的序列
变性因素	加热（最常用）、加酸、加碱	加热、乙醇、强酸、强碱、重金属离子、生物碱试剂
变性后	DNA 变性后，双链解开，DNA 的 A_{260} 增加（DNA 的增色效应），溶液黏度降低	蛋白质变性后溶解度降低、黏度增加、结晶能力消失、生物活性丧失、易被蛋白酶水解
复性	在一定条件下，变性的 DNA 可以复性	在一定条件下，变性的蛋白质可以复性

五、核酶与核酸酶

核酶（ribozyme）	某些小 RNA 分子具有催化特定 RNA 降解的活性，在 RNA 合成后的剪接修饰中具有重要作用。这种具有催化作用的小 RNA 称核酶或催化性小 RNA
核酸酶	是指所有可以水解核酸的酶，可以分为 DNA 酶（DNase）和 RNA 酶（RNase）两类
核酸外切酶	指能水解位于核酸分子链末端磷酸二酯键的核酸酶，分为 5′→3′、3′→5′核酸外切酶
5′/3′ 末端外切酶	指作用于多核苷酸链 5′/3′ 末端的核酸酶
核酸内切酶	是指可以在 DNA 或 RNA 分子内部切断磷酸二酯键的核酸酶
限制性核酸内切酶	有些核酸内切酶要求酶切点具有核酸序列特异性，称为限制性核酸内切酶

【例 21】2007N026A 下列关于 ribozyme 的叙述，正确的是

A. 即核酸酶   B. 本质是蛋白质

C. 本质是核糖核酸   D. 其辅酶是辅酶 A

▶ **常考点** 核酸的组成键；DNA 双螺旋结构；各种 RNA 的特点；核酸的理化性质。

参考答案——详细解答见《贺银成 2019 考研西医临床医学综合能力历年真题精析》

1. ABCDE   2. ABCDE   3. ABCDE   4. ABCDE   5. ABCDE   6. ABCDE   7. ABCDE

8. ABCDE   9. ABCDE   10. ABCDE   11. ABCDE   12. ABCDE   13. ABCDE   14. ABCDE

15. ABCDE   16. ABCDE   17. ABCDE   18. ABCDE   19. ABCDE   20. ABCDE   21. ABCDE

第 3 章　酶

▶ **考纲要求**

①酶的基本概念,全酶,辅助因子,参与组成辅酶的维生素,酶的活性中心。②酶的作用机制,酶反应动力学,酶抑制的类型和特点。③酶的调节。④酶在医学上的应用。

▶ **复习要点**

一、酶的分子结构与功能

1. 酶的基本概念

酶	是由活细胞合成、对其底物具有高度特异性和高度催化效能的蛋白质
核酶	是具有高效、特异催化作用的核糖核酸,主要作用于 RNA
脱氧核酶	是具有高效、特异催化作用的脱氧核糖核酸
单体酶	由单一亚基构成的酶称为单体酶,如核糖核酸酶 A、溶菌酶、羧肽酶 A 等
寡聚酶	指由多个相同或不同的亚基以非共价键连接组成的酶,如蛋白激酶 A、磷酸果糖激酶-1 等
多酶体系	指由几种具有不同催化功能的酶彼此聚合形成的多酶复合物,如丙酮酸脱氢酶复合体等
多功能酶	也称串联酶,是指在一条肽链上同时具有多种不同催化功能的酶,如氨基甲酰合成酶Ⅱ、天冬氨酸氨基甲酰转移酶、二氢乳清酸酶即位于同一条肽链上
单纯酶	是指仅含有蛋白质的酶,如脲酶、某些蛋白酶、淀粉酶、脂酶、核酸酶等
结合酶	也称全酶,是指由酶蛋白和辅助因子组成的酶
酶活性中心	是指酶分子能与底物特异地结合并催化底物转化为产物的具有特定三维结构的区域
同工酶	是指催化相同化学反应,但酶蛋白的分子结构、理化性质乃至免疫学性质均不同的一组酶
变构酶	指与一些效应剂可逆性结合,通过改变酶的构象而影响酶活性的一组酶

　A. 单体酶　　　　　　B. 寡聚酶　　　　　　C. 结合酶
　D. 多功能酶　　　　　E. 单纯酶

【例1】2002NO97B 由于基因融合,形成由一条多肽链组成却具有多种不同催化功能的酶是

【例2】2002NO98B 由酶蛋白和辅助因子两部分组成的酶是

2. 酶的分子组成中常含有辅助因子

(1)**酶的分类**　酶按分子组成不同,可分为单纯酶和结合酶。

①**单纯酶**　仅含有蛋白质的酶称为单纯酶。

②**结合酶(全酶)**　由蛋白质部分和非蛋白质部分共同组成的酶称为结合酶,其中的蛋白质部分称为酶蛋白,非蛋白质部分称为辅助因子。酶蛋白和辅助因子单独存在时均无催化活性,只有酶蛋白和辅助因子结合在一起组成的全酶,才具有催化作用。

	酶蛋白	辅助因子
物质成分	蛋白质	非蛋白质
结合特点	一种酶蛋白常与一种辅助因子结合形成全酶	一种辅助因子可与不同的酶蛋白结合形成不同的全酶
参与反应	催化一定的化学反应	催化不同的化学反应
特性	决定酶促反应的特异性和催化机制	决定酶促反应的性质和类型

注意: 有些酶可以同时含有多种不同类型的辅助因子,如细胞色素氧化酶既含有血红素,又含有 Cu^+/ Cu^{2+},琥珀酸脱氢酶同时含有 Fe^{2+} 和 FAD。

(2)辅助因子的分类 辅助因子按其与酶蛋白结合的紧密程度及作用特点不同,分为辅酶和辅基。

	辅酶	辅基
生化特性	辅酶与酶蛋白结合疏松 可以用透析或超滤的方法除去	辅基与酶蛋白结合紧密 不能通过透析或超滤的方法将其除去
生化作用	在酶促反应中,辅酶作为底物接受质子或基团后离开酶蛋白,参加另一酶促反应,并将所携带的质子或基团转移出去,或者相反	在酶促反应中,辅基不能离开酶蛋白 一般对热稳定
物质成分	多为小分子有机化合物,如 NAD^+、$NADP^+$	多为金属离子及小分子有机化合物(如 FAD、FMN)

记忆: 辅基主要成分为金属离子 + 小分子物质,**不能离开酶蛋白独立存在**——记忆为**金鸡太小,还不能独立**(金鸡独立)。辅酶则与之相反。

【例3】1999NO23A 酶促反应中决定酶特异性的是

    A. 作用物的类别   B. 酶蛋白   C. 辅基或辅酶

    D. 催化基团   E. 金属离子

【例4】2009NO28A 下列关于辅酶或辅基的叙述,错误的是

    A. 属于结合酶类的酶分子组成中才含有辅酶或辅基

    B. 维生素B族多参与辅酶或辅基的组成

    C. 辅酶或辅基直接参与酶促反应

    D. 一种辅酶或辅基只能与一种酶蛋白结合成一种全酶

(3)辅助因子的物质成分 辅助因子多为小分子有机化合物或金属离子。

①小分子有机化合物 作为辅助因子的有机化合物多为B族维生素的衍生物或卟啉化合物,它们在酶促反应中主要参与传递电子、质子(或基团)或起运载体作用。

辅酶或辅基	缩写	转移的基团	所含维生素
烟酰胺腺嘌呤二核苷酸,辅酶Ⅰ	NAD^+	H^+、电子	烟酰胺(维生素PP)
烟酰胺腺嘌呤二核苷酸磷酸,辅酶Ⅱ	$NADP^+$	H^+、电子	烟酰胺(维生素PP)
黄素腺嘌呤二核苷酸	FAD	氢原子	$VitB_2$(核黄素)
焦磷酸硫胺素	TPP	醛基	$VitB_1$(硫胺素)
磷酸吡哆醛		氨基	$VitB_6$
辅酶A	CoA	酰基	泛酸
生物素		二氧化碳	生物素
四氢叶酸	FH_4	一碳单位	叶酸
辅酶B_{12}		氢原子,烷基	$VitB_{12}$
硫辛酸		酰基	硫辛酸

【例5】2011NO158X、1996NO144X 下列辅酶或辅基中,含腺嘌呤的有

    A. FMN   B. FAD   C. $NADP^+$ D. CoA

记忆: ①FMN 为黄素(6,7-二甲基异咯嗪) + 核醇 + 磷酸,不含腺嘌呤。②FAD 为黄素腺嘌呤二核苷酸;$NADP^+$ 为烟酰胺腺嘌呤二核苷酸磷酸;辅酶A 为氨基乙硫醇 + 泛酸 + 磷酸 + 腺苷,以上均含腺嘌呤。

③FAD、NAD^+、$NADP^+$、辅酶A 均含 A,所以含有腺嘌呤。

②金属离子 金属离子是最常见的辅助因子,约2/3的酶含有金属离子(如下表)。

金属酶	金属离子	金属激活酶	金属离子
过氧化氢酶	Fe^{2+}	丙酮酸激酶	K^+、Mg^{2+}
过氧化物酶	Fe^{2+}	丙酮酸羧化酶	Mn^{2+}、Zn^{2+}
谷胱甘肽过氧化物酶	Se^{2+}	蛋白激酶	Mg^{2+}、Mn^{2+}
固氮酶	Mo^{2+}	己糖激酶	Mg^{2+}
核糖核苷酸还原酶	Mn^{2+}	磷脂酶 C	Ca^{2+}
羧基肽酶	Zn^{2+}	细胞色素氧化酶	Cu^{2+}
碳酸酐酶	Zn^{2+}	脲酶	Ni^{2+}
碱性磷酸酶	Mg^{2+}	柠檬酸合酶	K^+

金属离子作为酶的辅助因子的主要作用 a.作为酶活性中心的组成部分参与催化反应,使底物与酶活性中心的必需基团形成正确的空间排列,有利于酶促反应的发生;b.作为连接酶与底物的桥梁,形成三元复合物;c.金属离子还可以中和电荷,减小静电斥力,有利于底物与酶的结合;d.金属离子与酶的结合还可以稳定酶的空间构象。

金属酶与金属激活酶 有的金属离子与酶结合紧密,提取过程中不易丢失,这类酶称为金属酶,如羧基肽酶、黄嘌呤氧化酶、碱性磷酸酶,其金属离子不作为连接金属酶与底物的桥梁。有的金属离子虽为酶的活性所必需,但与酶的结合是可逆的,这类酶称为金属激活酶,其中的金属离子可作为连接激活酶与底物的桥梁,如己糖激酶、肌酸激酶等。

3. 酶的活性中心

(1)**酶的活性中心** 酶的活性中心或活性部位是酶分子中能与底物特异地结合并催化底物转变为产物的具有特定三维结构的区域。酶的活性中心是酶分子执行其催化功能的部位。酶活性中心的必需基团在一级结构上可能相距较远,但在空间结构上相互接近,共同组成酶的活性中心。辅助因子常参与酶活性中心的组成。

酶的活性中心具有三维结构,往往形成裂缝或凹陷。这些裂缝或凹陷由酶的特定空间构象所维持,深入到酶分子内部,且多由氨基酸残基的疏水基团组成,形成疏水"口袋"。

(2)**必需基团** 酶分子中氨基酸残基的侧链由不同的化学基团组成,其中一些与酶的活性密切相关的化学基团称为酶的必需基团。有的必需基团位于酶的活性中心内,有的必需基团位于酶的活性中心之外。

①位于酶活性中心内的必需基团 有结合基团和催化基团之分。

结合基团 其作用是识别和结合底物和辅酶,形成酶-底物复合物。

催化基团 其作用是影响底物中某些化学键的稳定性,催化底物发生化学反应,进而转变成产物。

②位于酶活性中心之外的必需基团 虽然不直接参与催化作用,却为维持酶活性中心的空间构象和(或)作为调节剂的结合部位所必需。酶的必需基团常见的有丝氨酸残基的羟基、组氨酸残基的咪唑基、

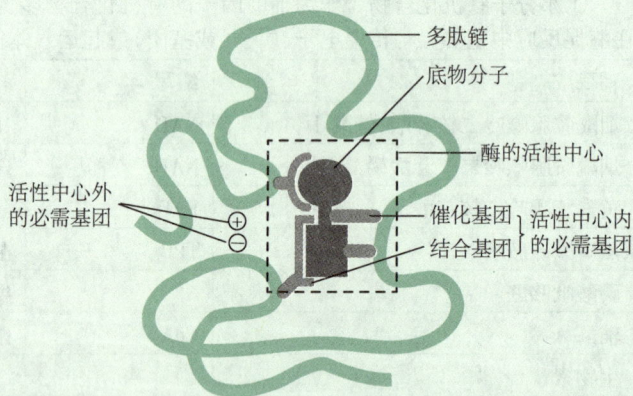

酶的活性中心示意图

半胱氨酸残基的巯基、酸性氨基酸残基的羧基等。

【例6】2000NO22A 下列关于酶活性中心的叙述，正确的是

　　A. 所有酶的活性中心都含有辅酶　　　　　　B. 所有酶的活性中心都含有金属离子

　　C. 酶的必需基团都位于活性中心内　　　　　D. 所有的抑制剂都作用于酶的活性中心

　　E. 所有的酶都有活性中心

注意：活性中心与必需基团、结合基团、催化基团的范畴并不相同，其概念侧重点也不相同。

4. 同工酶

（1）同工酶的定义　同工酶是催化相同化学反应，但酶蛋白的分子结构、理化性质乃至免疫学性质不同的一组酶。同工酶虽然在一级结构上存在差异，但其活性中心的三维结构相同或相似，故可催化相同的化学反应。

（2）同工酶的生化意义　①同工酶存在于同一种属或同一个体的不同组织或同一细胞的不同亚细胞结构中，它使不同的组织、器官和不同的亚细胞结构具有不同的代谢特征。这为同工酶用来诊断不同器官的疾病提供了理论依据。②同工酶的测定已用于临床诊断。③同工酶可作为遗传标志，用于遗传分析研究。

（3）同工酶的测定

①乳酸脱氢酶　有5种同工酶，即 LDH_1 ~ LDH_5：心肌以 LDH_1 含量最高，骨骼肌和肝脏以 LDH_5 含量最高。

②肌酸激酶　是由 M 型（肌型）和 B 型（脑型）亚基组成的二聚体酶，脑中含 CK_1（BB 型），心肌中含 CK_2（MB 型），骨骼肌中含 CK_3（MM 型）。CK_2 仅见于心肌，且含量很高，心肌梗死后 3 ~ 6 小时血中 CK_2 活性升高，12 ~ 24 小时达峰值，3 ~ 4 天恢复正常，因此 CK_2 常作为临床早期诊断心肌梗死的生化指标。

【例7】2001NO22A 心肌中富含的 LDH 同工酶是

　　A. LDH_1　　　　　　　　B. LDH_2　　　　　　　　C. LDH_3

　　D. LDH_4　　　　　　　　E. LDH_5

【例8】2006NO25A 肝中富含的 LDH 同工酶是

　　A. LDH_1　　　　　　　　B. LDH_2　　　　　　　　C. LDH_3

　　D. LDH_4　　　　　　　　E. LDH_5

二、酶的工作原理

1. 酶促反应的特点

酶是一类生物催化剂，遵守一般催化剂的共同规律（如下表）。但酶也有与一般催化剂不同的特点：

（1）酶对底物具有极高的催化效率　酶的催化效率通常比非催化反应高 10^8 ~ 10^{20} 倍，比一般催化剂高 10^7 ~ 10^{13} 倍。

（2）酶对底物具有高度的特异性　与一般催化剂不同，酶对所催化的底物具有较严格的选择性，即一种酶仅作用于一种或一类化合物，或一定的化学键，催化一定的化学反应并产生一定的产物，酶的这种特性称为酶的特异性或专一性。酶的特异性可分为两种类型：

①绝对专一性　有的酶只作用于特定结构的底物分子，进行一种专一的反应，生成一种特定结构的产物。这种特异性称为绝对专一性。如脲酶仅能催化尿素水解生成 CO_2 和 NH_3；琥珀酸脱氢酶仅催化琥珀酸与延胡索酸之间的氧化还原反应。

有些具有绝对专一性的酶可以区分光学异构体和立体异构体，只能催化一种光学异构体或立体异构体进行反应。例如，乳酸脱氢酶仅催化 L-乳酸脱氢生成丙酮酸，而对 D-乳酸无作用。

②相对专一性　有些酶对底物的专一性不是根据整个底物分子结构，而是依据底物分子中特定的化学键或特定的基团，因而可以作用于含有相同化学键或化学基团的一类化合物，这种选择性称为相对专一性。如磷酸酶对一般的磷酸酯键都有水解作用，可水解甘油或酚与磷酸形成的酯键。

（3）**酶的活性与酶量具有可调节性**　许多酶的活性和酶量受体内代谢物或激素的调节。例如，磷酸果糖激酶-1 的活性受 AMP 的别构激活，而受 ATP 的别构抑制。机体通过对酶的活性与酶量的调节使得体内代谢过程受到精确调控，以使机体适应内外环境的不断变化。

（4）**酶具有不稳定性**　酶的化学本质是蛋白质，在某些理化因素（如高温、强酸、强碱等）的作用下，酶会发生变性而失去催化活性。因此，酶促反应往往都是在常温、常压和接近中性的条件下进行的。

酶与催化剂的共同点	酶促反应的特点
①它们在催化反应前后没有质和量的改变 ②它们都只能催化热力学上允许进行的化学反应 ③它们都只能加速反应进程，不能改变反应的平衡点 ④在可逆反应中，一般既可催化正反应，也可催化逆反应 ⑤酶和一般催化剂加速反应的机制都是降低反应的活化能	①酶促反应具有极高的效率 ②酶对底物具有高度特异性 　（绝对专一性、相对专一性） ③酶促反应具有可调节性 ④酶具有不稳定性

【例9】2007NO133X 酶与一般催化剂相比，不同点有
　　A. 反应条件温和，可在常温、常压下进行　　　B. 加速化学反应速度，可改变反应平衡点
　　C. 专一性强，一种酶只作用一种或一类物质　　D. 在化学反应前后酶本身不发生质和量的改变

2. 酶通过促进底物形成过渡态而提高反应速率

（1）**酶比一般催化剂更有效地降低反应的活化能**　化学反应中，由于反应物分子所含的能量高低不一，所含自由能较低的反应物分子，很难发生化学反应。只有那些达到或超过一定能量水平的分子，才有可能相互碰撞并进入化学反应过程，这样的分子称为活化分子。若将低自由能的反应物分子（基态）转变为能量较高的过渡态分子，化学反应就有可能发生。

活化能是指在一定温度下，1摩尔反应物从基态转变为过渡态所需要的自由能。活化能是决定反应速率的内因，是化学反应的能障。欲提高反应速度，可给予反应物活化能（如加热），或降低反应的活化能。酶与一般催化剂一样，可通过降低反应的活化能而加速化学反应速度。

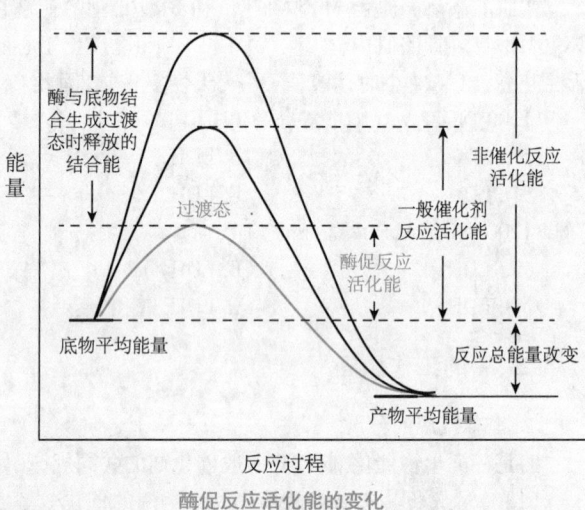
酶促反应活化能的变化

注意：①酶和一般催化剂都能降低反应的活化能，故都能加快反应速度。
　　　②酶比一般催化剂能更有效地降低反应的活化能，因此催化效率更高。

（2）**酶和底物结合形成中间产物**　酶催化底物反应时，必须首先与底物结合形成中间产物。酶与底物结合的过程是释能反应，释放的结合能是降低反应活化能的主要能量来源。

①按酶的诱导契合假说，酶实现高效催化的机制是通过酶与底物相互诱导契合而紧密结合。

②邻近效应与定向排列使诸底物正确定位于酶的活性中心。在两个以上底物参加的反应中，底物之间必须以正确的方向相互碰撞，才有可能发生反应。酶在反应中将诸底物结合到酶的活性中心，使它们相互接近并形成有利于反应的正确定向关系。

③表面效应使底物分子去溶剂化。酶的活性中心多形成疏水"口袋"，这样就造成一种有利于酶与其特定底物结合并催化其反应的环境。酶促反应在此疏水环境中进行，使底物分子脱溶剂化，排除周围

大量水分子对酶和底物分子中功能基因的干扰性吸引和排斥,防止水化膜的形成,利于底物与酶分子的密切接触和结合,这种现象称为表面效应。

(3)酶的催化机制呈现多元催化作用

①酸-碱催化作用　酶是两性解离的蛋白质,酶活性中心上有些基团是质子供体(酸),有些基团是质子受体(碱)。这些基团参与质子的转移,可使反应速率提高 $10^2 \sim 10^5$ 倍。这种催化作用称为酸-碱催化作用。

②亲核催化作用　是指酶活性中心的亲核基团(如丝氨酸蛋白酶的 Ser—OH、巯基酶的 Cys—SH)释出的电子攻击过渡态底物上具有部分正电性的原子或基团,形成瞬时共价键。瞬时共价键形成后,底物被激活,并很容易进一步水解形成产物和游离的酶,此时又表现出共价催化。

③亲电催化　是指酶活性中心内的亲电子基团与富含电子的底物形成共价键。由于酶分子的氨基酸侧链缺乏有效的亲电子基团,常常需要缺乏电子的辅助因子的参加。

【例 10】1991NO9A 酶能加速化学反应的进行是由于哪一种效应?

　　A. 向反应体系提供能量　B. 降低反应的自由能变化　C. 降低反应的活化能

　　D. 降低底物的能量水平　E. 提高产物的能量水平

【例 11】2010NO27A 酶活性中心的某些基团可以参与质子的转移,这种作用称为

　　A. 亲核催化作用　　　　B. 共价催化作用　　　　C. 多元催化作用　　　　D. 一般酸-碱催化作用

三、酶促反应动力学

　　酶促反应动力学是研究酶促反应速率及其各种因素对酶促反应速率影响机制的科学。这些因素包括酶浓度、底物浓度、pH、温度、抑制剂、激活剂等。

底物浓度	当其它因素不变时,底物浓度的变化对反应速率影响的作图呈矩形双曲线
酶浓度	当底物浓度远大于酶浓度时,酶浓度对反应速率的影响呈直线关系
温度	酶促反应速率最快时,反应体系的温度称为酶促反应的最适温度。它不是酶的特征性常数
pH	酶催化活性最高时反应体系的 pH 称为酶促反应的最适 pH。它也不是酶的特征性常数
抑制剂	是指能使酶催化活性下降而不引起酶蛋白变性的物质。分不可逆抑制剂、可逆性抑制剂
激活剂	使酶从无活性变为有活性,或使酶活性增加的物质称为酶的激活剂

注意: ①加热、强酸等可使酶发生不可逆的破坏而变性失活,称酶的钝化作用,不属于"抑制"。

　　②酶的特征性常数——K_m。K_m 与酶结构、底物、温度、pH、离子强度有关,而与酶浓度无关。

　　③不是酶特征性常数——最适温度、最适 pH。

1. 底物浓度对酶促反应速率的影响

在酶浓度和其他反应条件不变的情况下,反应速率(v)对底物浓度[S]作图呈矩形双曲线。

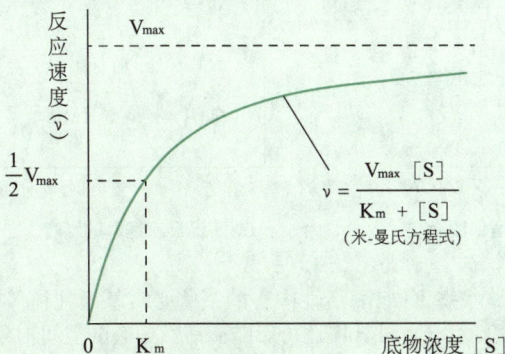

$$v = \frac{V_{max}[S]}{K_m + [S]}$$

(米-曼氏方程式)

底物浓度对酶促反应速率的影响

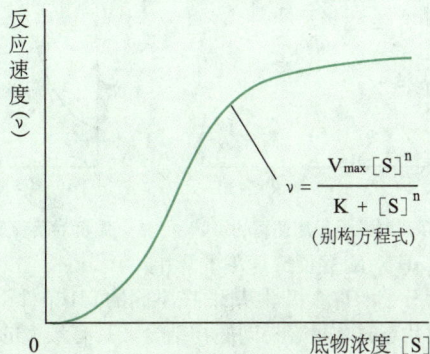

$$v = \frac{V_{max}[S]^n}{K + [S]^n}$$

(别构方程式)

别构酶的S形曲线

请注意,左上图为普通酶的米-曼氏方程式(矩形双曲线),右上图为别构酶的别构方程式(S 形曲线)。常考,容易混淆,因为后者为超纲知识点。

(1)**米-曼氏方程式** 是解释酶促反应底物浓度[S]与反应速度 ν 之间关系的方程式。

$$\nu = \frac{V_{max}[S]}{K_m + [S]}$$ (ν 为酶促反应速度,V_{max} 为最大反应速度,[S]为底物浓度,K_m 为米氏常数)。

①当[S]远大于 K_m 时,$\nu = V_{max}$,即**零级反应**。

②当[S]远小于 K_m 时,$\nu = \dfrac{V_{max}}{K_m}[S]$。

③当 $\nu = 1/2V_{max}$ 时,$K_m = [S]$。即 K_m 定义,$K_m =$ 酶促反应速度为最大速度一半时的底物浓度。

(2)K_m 的特点

①K_m 是酶的特征性常数,只与酶的结构、底物、温度、pH、离子强度有关,而与酶浓度无关。K_m 的大小并非固定不变,各种酶的 K_m 是不同的,酶的 K_m 多在 $10^{-6} \sim 10^{-2}$ mol/L 的范围。

②一种酶有多种底物时,每种底物的 K_m 值各不相同,所以 K_m 与底物、pH 等有关。

③如有几种底物时,K_m 最小的一种底物叫天然底物。

④对于同一底物,不同的酶有不同的 K_m 值。

⑤$K_m \neq K_S (K_S = [E][S]/[ES] = K_2/K_1)$。

⑥K_m 表示酶的亲和力,K_m 值越小,表示亲和力越大。

⑦考试时,有时会让考生根据米氏方程式作简单计算后作答。

(3)V_{max} V_{max} 是酶完全被底物饱和时的反应速度,与酶浓度成正比。

2. 酶浓度对酶促反应速率的影响

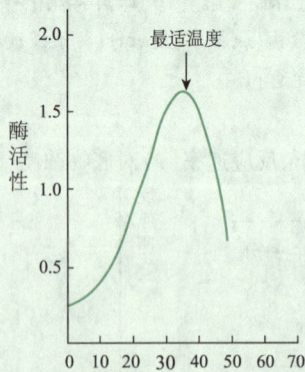

当底物足够时,酶浓度对酶促反应速率的影响呈直线关系。若[S]远大于[E],则反应中[S]浓度的变化量可以忽略不计。此时,随着酶浓度的增加,酶促反应速率增大,两者呈现正比关系。

3. 温度对酶促反应速率的影响

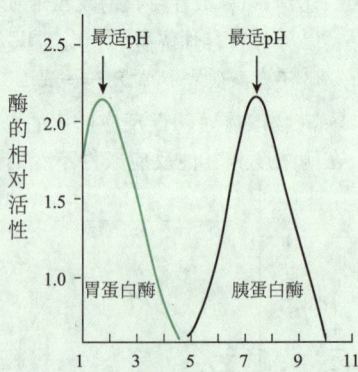

酶对温度的变化极为敏感,温度对酶促反应速率有双重影响。酶促反应时,随着反应体系温度的升高,则酶促反应速度随之加快。但当温度升高达到一定临界值时,温度升高可使酶变性,使酶促反应速率下降。通常将酶促反应速率最快时反应体系的温度称为酶促反应的最适温度。哺乳动物组织中酶的最适温度多在 35 ~ 40℃ 之间。酶的最适温度不是酶的特征性常数,它与反应时间有关。

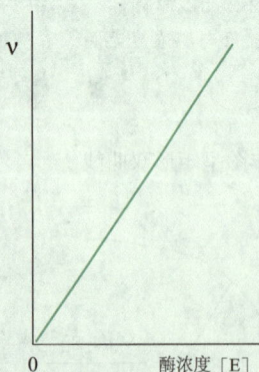

酶浓度对酶促反应速率的影响　　　温度对酶促反应速率的影响　　　pH 对酶促反应速率的影响

4. pH 对酶促反应速率的影响

酶分子的许多极性基团,在不同的 pH 条件下解离状态不同,酶活性中心的某些必需基团往往仅在某一解离状态时才最容易同底物结合或具有最大的催化活性。此外,pH 还可影响酶活性中心的空间构象,从而影响酶的活性。故 pH 的改变对酶的催化作用影响很大。酶催化活性最高时反应体系的 pH,称为酶促反应的最适 pH。如胃蛋白酶的最适 pH 为 1.8,肝精氨酸酶为 9.8。动物体内多数酶的最适 pH 接近中性。

注意:①K_m 是酶的特征性常数,只与酶的结构、底物、温度、pH、离子强度有关,而与酶浓度无关。

②最适温度不是酶的特征性常数,它与反应时间有关。

③最适 pH 也不是酶的特征性常数,它受底物浓度、缓冲液种类与浓度、酶纯度等因素的影响。

【例12】1997NO144X 测定酶活性的必要条件是

    A. 最适 pH   B. 适宜温度   C. 足够的底物浓度   D. 足够的激动物

【例13】2008NO27A 下列关于酶的 K_m 值的叙述,正确的是

    A. 是反应速度达到最大速度时的底物浓度   B. 不能反映酶对底物的亲和力

    C. 对有多个底物的酶,其 K_m 值相同   D. 对同一底物,不同的酶有不同的 K_m 值

【例14】2013NO27A 酶 K_m 值的大小所代表的含义是

    A. 酶对底物的亲和力   B. 最适的酶浓度

    C. 酶促反应的速度   D. 酶抑制剂的类型

【例15】2000NO23A 已知某酶 K_m 值为 0.05mol/L,欲使其所催化的反应速度达最大反应速度的 80% 时,底物浓度应是多少?

    A. 0.04mol/L   B. 0.05mol/L   C. 0.1mol/L

    D. 0.2mol/L   E. 0.8mol/L

5. 抑制剂对酶促反应速率的影响

(1)**抑制剂可逆地或不可逆地降低酶促反应速率** 根据抑制剂与酶结合的紧密程度不同,酶的抑制作用分为不可逆抑制和可逆抑制,后者又包括竞争性抑制、非竞争性抑制和反竞争性抑制。

	不可逆性抑制作用	竞争性抑制作用	非竞争性抑制作用	反竞争性抑制作用
作用机制	抑制剂与酶活性中心上的必需基团以共价键结合,使酶失活	抑制剂与酶的底物相似,可与底物竞争酶的活性中心,阻碍酶与底物结合成中间产物	抑制剂与酶活性中心外的必需基团结合,不影响酶与底物的结合,底物和抑制剂无竞争关系	抑制剂与酶和底物形成的中间产物结合,使中间产物的量下降
抑制剂的去除方法	不能用透析、超滤方法去除抑制剂	可用透析、超滤方法去除抑制剂	可用透析、超滤方法去除抑制剂	可用透析、超滤方法去除抑制剂
常考例子	有机磷抑制胆碱酯酶 重金属离子抑制巯基酶 路易士气抑制巯基酶	①丙二酸抑制琥珀酸脱氢酶;②磺胺药抑制二氢叶酸合成酶	—	—
表观 Km	−(反应终止)	增大	不变	减小
最大速度 Vmax	−(反应终止)	不变	降低	降低

(2)**三种可逆性抑制作用(米氏方程推导结果)的比较**

作用特征	无抑制剂	竞争性抑制	非竞争性抑制	反竞争性抑制
与 I 结合的组分	−	E	E、ES	ES
表观 K_m	K_m	增大	不变	减小
最大速度 V_{max}	V_{max}	不变	降低	降低
林贝作图斜率	K_m/V_{max}	增大	增大	不变
纵轴截距	$1/V_{max}$	不变	增大	增大
横轴截距	$-1/K_m$	增大	不变	减小

记忆:①三种可逆性抑制对 K_m、V_{max} 的影响记忆为竞 K 大,非 V 小,反竞都小——竞 K 大是指竞争性抑制 K_m 变大,V_{max} 不变;非 V 小是指非竞争性抑制 V_{max} 变小,K_m 不变;反竞都小是指反竞争性抑制 K_m 和 V_{max} 均小。

②磺胺类药物可抑制二氢叶酸合成酶——记忆为黄河(磺合)。

【例16】2018NO19A 磺胺药对二氢叶酸还原酶的抑制性质是

    A. 不可逆抑制   B. 竞争性抑制   C. 反竞争性抑制   D. 非竞争性抑制

【例17】2012NO27A 竞争性抑制时,酶促反应表观 K_m 值的变化是

    A. 增大   B. 不变   C. 减小   D. 无规律

【例18】2015NO27A 酶促动力学特点为表观 K_m 值不变,V_{max} 降低,其抑制作用属于

    A. 竞争性抑制   B. 非竞争性抑制   C. 反竞争性抑制   D. 不可逆抑制

6. 激活剂对酶促反应速率的影响

使酶由无活性变为有活性或使酶活性增高的物质,称为酶的激活剂。激活剂大多为金属离子,如 Mg^{2+}、K^+、Mn^{2+} 等;少数为阴离子,如 Cl^- 等;也有许多有机化合物激活剂,如胆汁酸盐等。

(1)必需激活剂 大多数金属离子激活剂对酶促反应是不可缺少的,这类激活剂称为必需激活剂。必需激活剂参加酶与底物或酶-底物复合物结合反应,但激活剂本身不转化为产物。

(2)非必需激活剂 有些酶即使激活剂不存在时,仍有一定的催化活性,激活剂则可使其活性增强,这类激活剂称为非必需激活剂。非必需激活剂通过与酶或底物或酶-底物复合物结合,提高酶的活性。例如,Cl^- 是唾液淀粉酶的非必需激活剂。

四、酶的调节

1. 酶活性的调节是对酶促反应速率的快速调节

细胞对酶活性的调节包括酶的别构调节和酶促化学修饰调节,它们属于对酶促反应速度的快速调节。

(1)酶的别构调节 体内一些代谢物可与某些酶的活性中心外的某个部位非共价可逆结合,引起酶的构象改变,从而改变酶的活性,酶的这种调节方式,称为酶的别构调节(变构调节)。

受别构调节的酶称为别构酶(变构酶)。引起别构效应的物质,称为别构效应剂。酶分子与别构效应剂结合的部位,称为别构部位(调节部位)。别构效应剂通过改变酶的构象而调节酶的活性。

根据别构效应剂对别构酶的调节效果,分为别构激活剂和别构抑制剂两类。别构效应剂可以是代谢途径的终产物、中间产物、酶的底物或其他物质。别构酶有如下特点:

①其速度方程不符合米氏方程,反应速度与底物浓度的曲线为 S 形(米氏方程为矩形双曲线)。

    其速度方程式为:$V = \dfrac{V_{max}[S]^n}{K+[S]^n}$,其中 n 为每个酶分子能结合作用物分子的数目,K 为常数。

②别构酶多是关键酶,催化的反应常是不可逆反应。别构酶在细胞内控制着代谢通路的闸门。

③别构调节可引起酶的构象变化。

④别构酶常由多亚基组成,但并非都有催化亚基和调节亚基,S 状曲线反映了多个亚基间具有协同作用。

⑤别构调节剂可能是,也可能不是参与反应的辅酶、底物或产物。

⑥别构酶有二个中心,即催化中心和调节中心(并非催化亚基和调节亚基)。

⑦别构调节是快速调节。

【例19】2004NO27A 下列关于变构酶的叙述,错误的是

    A. 变构酶催化非平衡反应   B. 多为代谢途径的关键酶

    C. 与变构效应剂呈可逆性结合   D. 都具有催化亚基和调节亚基

    E. 酶构象变化后活性可升高或降低

【例20】1999NO24A 下列酶的别构调节,错误的是

    A. 受别构调节的酶称别构酶

    B. 别构酶多是关键酶(限速酶),催化的反应常是不可逆反应

    C. 别构酶催化的反应,其反应动力学是符合米-曼氏方程的

    D. 别构调节是快速调节

　　E. 别构调节不引起酶的构型变化

注意：构型是指物质的基本结构组成，构象是指物质的空间结构。

　　别构调节可引起酶的构象变化，而不引起酶的构型变化。

　　(2)酶促化学修饰调节　酶促化学修饰调节是通过某些化学基团与酶的共价可逆结合来实现的。

　　酶蛋白肽链上的一些基团可在其他酶的催化下，与某些化学基团共价结合，同时又可在另一种酶的催化下，去掉已结合的化学基团，从而影响酶的活性，酶的这种调节方式称为酶的化学修饰或共价修饰。在化学修饰过程中，酶发生无活性(或低活性)与有活性(或高活性)两种形式的互变。

　　酶的化学修饰包括磷酸化和脱磷酸化、乙酰化和脱乙酰化、甲基化和脱甲基化、腺苷化和脱腺苷化、—SH 和—S—S—的互变等，其中以磷酸化修饰最常见。酶的化学修饰是体内酶的快速调节方式之一。

　　(3)酶原的激活　酶原需要通过激活才能产生有活性的酶。有些酶在细胞内合成或初分泌、或在发挥催化功能前处于无活性状态，这种无活性的酶前体称为酶原。在一定条件下，酶原水解开一个或几个特定的肽键，致使构象发生改变，从而表现出酶的活性，这个过程称为酶原的激活。酶原激活的实质是酶的活性中心形成或暴露。一些酶原的激活条件及激活形式如下表。

酶原	激活因素	激活形式	激活部位
胃蛋白酶原	H^+ 或胃蛋白酶	胃蛋白酶 + 六肽	胃腔
胰凝乳蛋白酶原	胰蛋白酶	胰凝乳蛋白酶 + 两个二肽	小肠腔
弹性蛋白酶原	胰蛋白酶	弹性蛋白酶 + 几个肽段	小肠腔
羧基肽酶原 A	胰蛋白酶	羧基肽酶 A + 几个肽段	小肠腔

注意：①8 版生理学 P205：羧基肽酶原是由已活化的糜蛋白酶激活的。

　　②8 版生物化学 P74：羧基肽酶原是由已活化的胰蛋白酶激活的。

【例 21】1995NO7A 下列哪项不是酶的别(变)构调节的特点？

　　A. 反应动力学遵守米氏方程　　　　　　　B. 限速酶多受别构调节

　　C. 变构剂与酶的结合是可逆的　　　　　　D. 酶活性可因与变构剂结合而促进或抑制

　　E. 别构酶常由多亚基组成

【例 22】2012NO33A 下列反应中，属于酶化学修饰的是

　　A. 强酸使酶变性失活　　　　　　　　　　B. 加入辅酶使酶具有活性

　　C. 肽链苏氨酸残基磷酸化　　　　　　　　D. 小分子物质使酶构象改变

【例 23】2002NO21A 对酶促化学修饰调节特点的叙述，错误的是

　　A. 这类酶大都具有无活性和有活性形式　　B. 这种调节是由酶催化引起的共价键变化

　　C. 这种调节是酶促反应，故有放大效应　　D. 酶促化学修饰调节速度较慢，难以应急

　　E. 磷酸化与脱磷酸化是常见的化学修饰方式

注意：变构调节和化学修饰都是酶的快速调节。酶的诱导和阻遏是缓慢调节。

　　2. 酶含量的调节是对酶促反应速度的缓慢调节

　　(1)酶蛋白合成可被诱导或阻遏　某些底物、产物、激素、生长因子及某些药物等可以在转录水平上影响酶蛋白的生物合成。一般在转录水平上能促进酶合成的物质称为诱导物。诱导物诱发酶蛋白合成的作用称为诱导作用。反之，在转录水平上能减少酶蛋白合成的物质，称为辅阻遏物。辅阻遏物与无活性的阻遏蛋白结合而影响基因的转录，这种作用称为阻遏作用。酶基因被诱导表达后，尚需经过转录水平和翻译水平的加工修饰等过程，所以从诱导酶的合成到其发挥效应，一般需几小时以上方可见效。但是，一旦酶被诱导合成后，即使去除诱导因素，酶的活性仍然持续存在，直到该酶被降解或抑制。因此，与酶活性的调节相比，酶合成的诱导与阻遏是一种缓慢而长效的调节。

（2）酶的降解与一般蛋白质降解途径相同　组织蛋白的降解途径有：

①组织蛋白降解的溶酶体途径　也称非ATP依赖性蛋白质降解途径，是指由溶酶体内的组织蛋白酶非选择性催化分解一些膜结合蛋白、长半寿期蛋白和细胞外的蛋白。

②组织蛋白降解的胞质途径　也称ATP依赖性泛素介导的蛋白降解途径，主要降解异常或损伤的蛋白质，以及几乎所有短半寿期（10min～2h）的蛋白质。

五、酶在医学上的应用

1. 酶与疾病、药物

氯霉素	抑制了细菌核糖体上的转肽酶，从而抑制其蛋白质的合成（8版生化P353）
磺胺	竞争性抑制二氢叶酸合成酶（8版生化P70）（记忆为黄河——磺合）
甲氨蝶呤	竞争性抑制二氢叶酸还原酶（8版生化P227）
5-氟尿嘧啶（5-FU）	抑制胸苷酸合成酶（8版生化P230）
6-巯基嘌呤	作用部位广泛的抗代谢剂，主要是抑制嘌呤核苷酸的合成（8版生化P227）
别嘌呤醇	抑制黄嘌呤氧化酶（8版生化P228）
白化病	酪氨酸酶缺乏（8版生化P218）
苯丙酮酸尿症	苯丙氨酸羟化酶缺乏（8版生化P218）
蚕豆病	G6P脱氢酶缺乏（8版生化128）

【例24】1995N08A 氯霉素的抗菌作用是由于抑制了细菌的

  A. 细胞色素氧化酶　　　B. 嘌呤核苷酸代谢　　　C. 二氢叶酸还原酶

  D. 核蛋白体上的转肽酶 E. 基因表达

【例25】1997N027A 通常血清中酶活性升高的主要原因是

  A. 体内代谢降低使酶的降解减少　　　　B. 细胞受损使细胞内酶释放入血

  C. 细胞内外某些酶被激活　　　　　　　D. 酶由尿中排出减少

  E. 在某些器官中制造增加

【例26】2004N021A 磺胺类药物能竞争性抑制二氢叶酸合成酶是因为其结构类似于

  A. 对氨基苯甲酸　　　B. 二氢蝶呤　　　C. 苯丙氨酸

  D. 谷氨酸　　　　　　E. 酪氨酸

2. 基本概念

（1）**固定化酶**　是将水溶性酶经物理或化学方法处理后，成为不溶于水但仍具有酶活性的酶衍生物。

（2）**抗体酶**　底物和酶的活性中心结合时底物发生构象改变，产生过渡态。若将底物的过渡态类似物作为抗原，注入动物体内产生抗体，则抗体在结构上与过渡态类似物相互适应并可相互结合。该抗体便具有能催化该过渡态反应的酶活性。这种具有催化功能的抗体分子称为抗体酶。

▶ **常考点**　酶学的几个基本概念；米氏方程及意义；三种抑制剂的区别；别构酶；化学修饰；辅酶成分。

  参考答案——详细解答见《贺银成2019考研西医临床医学综合能力历年真题精析》

  1. ABCDE 2. ABCDE 3. ABCDE 4. ABCDE 5. ABCDE 6. ABCDE 7. ABCDE

  8. ABCDE 9. ABCDE 10. ABCDE 11. ABCDE 12. ABCDE 13. ABCDE 14. ABCDE

  15. ABCDE 16. ABCDE 17. ABCDE 18. ABCDE 19. ABCDE 20. ABCDE 21. ABCDE

  22. ABCDE 23. ABCDE 24. ABCDE 25. ABCDE 26. ABCDE

第4章 维生素

▶考纲要求

维生素的分类、作用和意义。

▶复习要点

一、脂溶性维生素

维生素	主要功能	活性形式	缺乏症
VitA	构成视紫红质;保持上皮组织结构的完整 促进生长发育;抗氧化作用	视黄醇 视黄醛、视黄酸	夜盲症、干眼病
VitD	促进钙磷吸收,促进骨盐代谢与骨的正常生长	$1,25\text{-}(OH)_2\text{-}VitD_3$	佝偻病、软骨病
VitE	抗氧化作用,保护生物膜,维持生殖功能 促进血红素生成;组织细胞分化、免疫调节	生育酚	溶血性贫血症 神经功能障碍
VitK	促进肝合成 F II、VII、IX、X、抗凝血因子蛋白 C、蛋白 S 维持骨盐含量,减少动脉钙化	2-甲基 1,4-萘醌	易出血

二、水溶性维生素

维生素	主要功能	活性形式	缺乏症
$VitB_1$	α-酮酸氧化脱羧酶的辅酶、转酮基反应 抑制胆碱酯酶的活性	焦磷酸硫胺素 (TPP)	脚气病 末梢神经炎
$VitB_2$	也称核黄素。构成黄素酶的辅酶,参与生物氧化体系	FMN、FAD	口角炎、舌炎 唇炎、阴囊炎
$VitB_6$	氨基酸脱羧酶及转氨酶的辅酶 ALA 合酶的辅酶、糖原磷酸化酶的组成成分	磷酸吡哆醛 磷酸吡哆胺	人类未发现缺乏症
$VitB_{12}$	促进甲基转移;促进 DNA 合成 促进红细胞成熟;琥珀酰 CoA 的生成	甲钴胺素 5′ 脱氧腺苷钴胺素	巨幼红细胞贫血 神经脱髓鞘
VitPP	构成脱氢酶的辅酶,参与生物氧化体系	NAD^+、$NADP^+$	癞皮病
VitC	参与体内羟化反应;参与氧化作用 增强免疫力作用;促进铁吸收	抗坏血酸	坏血病
泛酸	构成 CoA 的成分,参与体内酰基转移;参与脂肪酸合成	CoA、ACP	缺乏症很少见
叶酸	参与一碳单位的转移 与蛋白质、核酸合成,红细胞、白细胞成熟有关	FH_4	巨幼红细胞贫血
生物素	构成羧化酶的辅基,参与 CO_2 固定;参与细胞信号转导	生物素辅酶	很少出现缺乏症

记忆:一羧二脱三转——一羧(羧化酶的辅基是生物素)、二脱(脱氢酶、脱羧酶的辅酶分别为 VitPP、 $VitB_6$)、三转(转酮酶、转氨酶、转甲基酶的辅酶分别为 $VitB_1$、$VitB_6$、$VitB_{12}$)。

【例1】2016N040A 构成脱氢酶辅酶的维生素是

　A. 维生素 A 　　　　B. 维生素 K 　　　　C. 维生素 PP 　　　　D. 维生素 B_{12}

▶常考点 不常考。

参考答案——详细解答见《贺银成 2019 考研西医临床医学综合能力历年真题精析》

1. ABCDE

第5章 糖代谢

▶**考纲要求**

①糖酵解过程、意义及调节。②糖有氧氧化过程、意义及调节,能量的产生。糖有氧氧化与无氧酵解的关系。③糖原合成和分解过程及其调节机制。④糖异生过程、意义及调节。乳酸循环。⑤磷酸戊糖旁路的意义。⑥血糖的来源和去路,维持血糖恒定的机制及其临床意义。

▶**复习要点**

一、糖的无氧氧化和有氧氧化

1分子葡萄糖在胞质中裂解为2分子丙酮酸,称为糖酵解,这是葡萄糖无氧氧化和有氧氧化的共同起始途径(即葡萄糖→丙酮酸)。在不能利用氧或氧供应不足时,人体将丙酮酸在胞质中还原成乳酸,称为乳酸发酵。氧供应充足时,丙酮酸主要进入线粒体经柠檬酸循环彻底氧化为CO_2和H_2O,称为糖的有氧氧化。

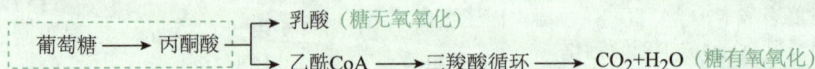

$$葡萄糖 \longrightarrow 丙酮酸 \begin{cases} 乳酸（糖无氧氧化） \\ 乙酰CoA \longrightarrow 三羧酸循环 \longrightarrow CO_2+H_2O（糖有氧氧化） \end{cases}$$

糖无氧氧化与有氧氧化的大致途径（方框表示糖酵解途径）

糖代谢的化学反应式繁杂难记,事实上考试的重点在反应部位、关键酶及调节、能量的产生及其各重要物质之间的关系。二十多年来,化学分子式的书写仅考过1题,像下列这种分子式书写的考题是罕见的。

【例1】1995NO9A 指出下列化学结构式的生化名称:HOOC·CH_2·CH_2·COCOOH

  A. 草酰乙酸   B. 柠檬酸   C. 谷氨酸

  D. α-酮戊二酸   E. 苹果酸

1. 糖的无氧氧化和有氧氧化的区别、生理意义

	糖的无氧氧化	糖的有氧氧化
氧参与	无	有
最终产物	乳酸	CO_2、H_2O
产生能量	2ATP（从糖原开始为3ATP）	30ATP（或32ATP）
反应部位	胞液	胞液＋线粒体
关键酶	3个	7个
生理意义	缺氧时迅速提供能量;红细胞供能的方式	糖氧化的主要方式,绝大多数细胞通过它获能

注意:①完全依靠糖无氧氧化提供能量——成熟红细胞(因成熟红细胞没有线粒体)。

   ②脑组织几乎以葡萄糖作为唯一能量来源,但长期饥饿血糖不足时,可利用酮体供能。

【例2】2018NO20A 糖酵解的生理意义是

  A. 提供葡萄糖进入血液   B. 为糖异生提供原料

  C. 加快葡萄糖氧化速率   D. 缺氧时快速提供能量

2. 糖无氧氧化

葡萄糖不利用氧的分解过程分为两个阶段:第一阶段是糖酵解,第二阶段是乳酸生成。糖无氧氧化的全部反应均在胞质中进行。

  (1)第一阶段(葡萄糖分解为丙酮酸) 即葡萄糖→葡糖-6-磷酸⇌果糖-6-磷酸→果糖-1,6-二磷酸⇌磷酸二羟丙酮⇌3-磷酸甘油醛⇌1,3-二磷酸甘油酸⇌3-磷酸甘油酸⇌2-磷酸甘油酸⇌磷酸烯醇式丙酮酸→丙酮酸。

①葡萄糖磷酸化为葡糖-6-磷酸　催化此反应的酶是己糖激酶(肝内为葡糖激酶),由 ATP 提供磷酸根和能量,此反应为不可逆反应。

②葡糖-6-磷酸转变为果糖-6-磷酸　此反应为可逆反应。

③果糖-6-磷酸转变为果糖-1,6-二磷酸　由磷酸果糖激酶-1 催化,需要消耗 ATP,为不可逆反应。

④6 碳的果糖-1,6-二磷酸裂解为 3 碳的磷酸二羟丙酮和 3-磷酸甘油醛　后两者可互变,此反应可逆。

⑤3-磷酸甘油醛氧化为 1,3-二磷酸甘油酸　此反应由 3-磷酸甘油醛脱氢酶催化,以 NAD^+ 为辅酶接受氢和电子,生成 1 分子 $NADH + H^+$ 和含 1 个高能磷酸键的 1,3-二磷酸甘油酸。

⑥1,3-二磷酸甘油酸转变为 3-磷酸甘油酸　生成 1 分子 ATP,这是糖酵解过程中第一次产生 ATP 的反应,此为底物水平磷酸化作用。此反应可逆,逆反应则需消耗 1 分子 ATP。

⑦3-磷酸甘油酸转变为 2-磷酸甘油酸　由变位酶催化,此反应可逆。

⑧2-磷酸甘油酸脱水生成磷酸烯醇式丙酮酸　此反应可逆。

⑨磷酸烯醇式丙酮酸转变为丙酮酸　由丙酮酸激酶催化,有 ATP 生成,此反应不可逆。

(2)第二阶段(丙酮酸还原生成乳酸)

⑩丙酮酸还原生成乳酸　此反应由乳酸脱氢酶催化,所需的氢原子由第⑤步反应所产生的 $NADH + H^+$ 提供。3-磷酸甘油醛脱氢产生的 $NADH + H^+$,在缺氧的情况下,用于还原丙酮酸生成乳酸;在有氧的情况下,进入线粒体氧化供能。

注意:①糖酵解途径是指从葡萄糖→丙酮酸的过程,因此糖酵解途径的代谢产物是丙酮酸。

②糖酵解过程是指从葡萄糖→乳酸的过程,因此糖酵解过程的代谢产物是乳酸。

下图为葡萄糖无氧氧化和有氧氧化的反应略图,已标出一些常考点。

①己糖激酶(葡糖激酶)
②磷酸果糖激酶-1
③丙酮酸激酶
④丙酮酸脱氢酶复合体
⑤柠檬酸合酶
⑥异柠檬酸脱氢酶
⑦α-酮戊二酸脱氢酶复合体

①~③为糖无氧氧化的关键酶
⑤~⑦为三羧酸循环的关键酶
①~⑦为糖有氧氧化的关键酶

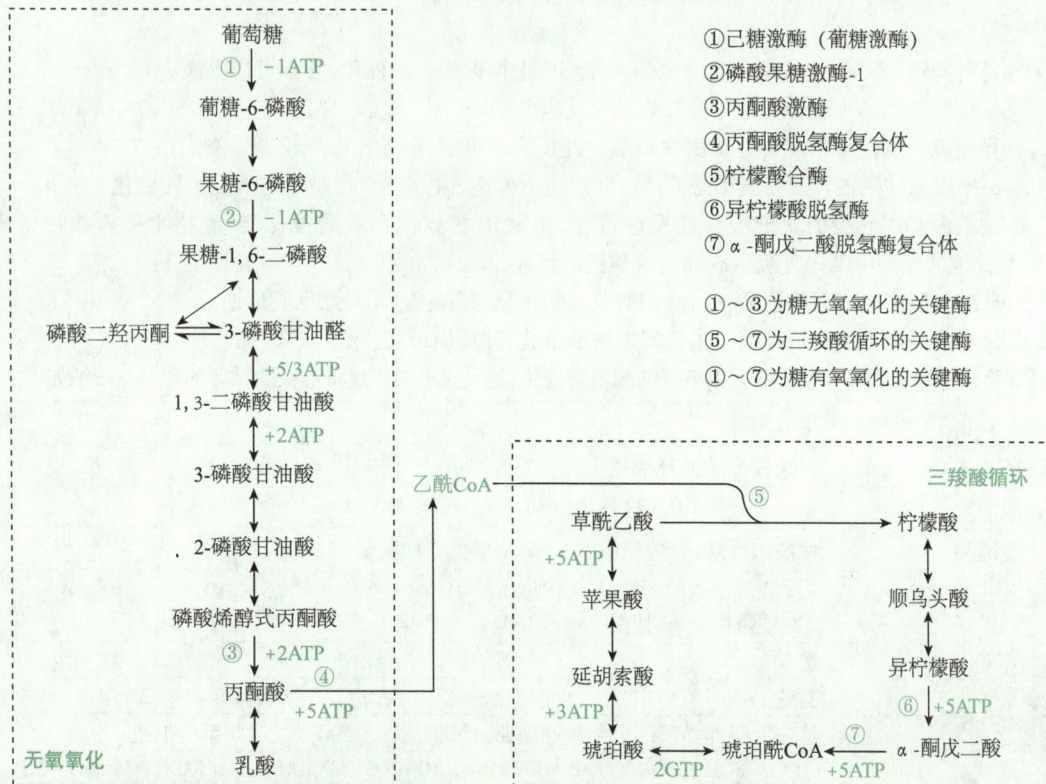

【例3】2013N028A 糖酵解途径所指的反应过程是

    A. 葡萄糖转变成磷酸二羟丙酮　　　　　　B. 葡萄糖转变成乙酰CoA

    C. 葡萄糖转变成乳酸　　　　　　　　　　　D. 葡萄糖转变成丙酮酸

3. 糖有氧氧化

(1)基本途径　糖有氧氧化分为三个阶段(参阅前页插图)。

第一阶段　葡萄糖在胞质中循糖酵解途径分解为丙酮酸(同糖无氧氧化的第一阶段)。

第二阶段　丙酮酸由胞质进入线粒体氧化脱羧生成乙酰CoA。

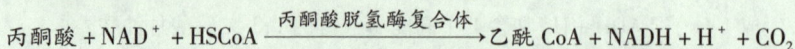

$$丙酮酸 + NAD^+ + HSCoA \xrightarrow{\text{丙酮酸脱氢酶复合体}} 乙酰CoA + NADH + H^+ + CO_2$$

第三阶段　在线粒体内,乙酰CoA进入柠檬酸循环被彻底氧化。此循环以乙酰CoA和草酰乙酸缩合成含有三个羧基的柠檬酸开始,故称为柠檬酸循环(也称为三羧酸循环),其反应过程如下:

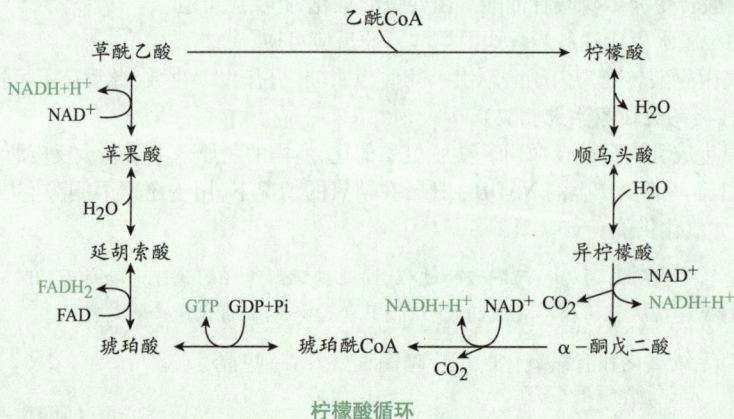

柠檬酸循环

①乙酰CoA和草酰乙酸缩合成柠檬酸　此反应由柠檬酸合酶催化,为不可逆反应。

②柠檬酸经顺乌头酸转变为异柠檬酸　此反应可逆。

③异柠檬酸氧化脱羧转变为α-酮戊二酸　此反应不可逆,由异柠檬酸脱氢酶催化。

④α-酮戊二酸脱羧转变为琥珀酰CoA　此反应不可逆,由α-酮戊二酸脱氢酶复合体催化。

⑤琥珀酰CoA转变为琥珀酸　此反应可逆,由琥珀酰CoA合成酶催化,经底物水平磷酸化生成GTP,是柠檬酸循环中唯一直接生成高能磷酸键的反应。

⑥琥珀酸脱氢生成延胡索酸　由琥珀酸脱氢酶催化,辅酶是FAD,此反应可逆。

⑦延胡索酸加水生成苹果酸　由延胡索酸酶催化,此反应可逆。

⑧苹果酸脱氢生成草酰乙酸　由苹果酸脱氢酶催化,此反应可逆。现将柠檬酸循环的常考点归纳如下。

1次底物水平磷酸化	生成GTP
1分子乙酰CoA	每次柠檬酸循环消耗1分子乙酰CoA
2次脱羧	生成2分子CO_2(这是体内CO_2的主要来源)
3个关键酶	柠檬酸合酶、异柠檬酸脱氢酶、α-酮戊二酸脱氢酶复合体
4次脱氢	3次脱氢由NAD^+接受$\longrightarrow$NADH + $H^+$$\longrightarrow$产生$3 \times 2.5$ ATP 1次脱氢由FAD接受$\longrightarrow$$FADH_2$$\longrightarrow$产生1.5 ATP
反应部位	线粒体
能量	乙酰CoA→10ATP;　　　丙酮酸→12.5ATP;　　　葡萄糖→30/32ATP
生理意义	是三大营养物质的最终代谢通路;是糖、脂肪、氨基酸代谢联系的枢纽
总反应式	$CH_3CO \sim SCoA + 3NAD^+ + FAD + GDP + Pi + 2H_2O \rightarrow 2CO_2 + 3NADH + 3H^+ + FADH_2 + HS\text{-}CoA + GTP$

（2）能量的产生

①无氧酵解产生的2ATP

无氧酵解	ATP
①葡萄糖→葡糖-6-磷酸	−1
②果糖-6-磷酸→果糖-1,6-二磷酸	−1
③2×（1,3-二磷酸甘油酸→3-磷酸甘油酸）	2×1
④2×（磷酸烯醇式丙酮酸→丙酮酸）	2×1
净生成	2ATP

②从糖原开始的糖酵解产生3ATP　如从糖原开始酵解,因越过了反应"葡萄糖→葡糖-6-磷酸",与从葡萄糖开始的糖酵解相比,少消耗1ATP,因此,每1分子葡萄糖单位进行酵解时产生3ATP。

③有氧氧化产生 30 或 32ATP

	有氧氧化反应	辅酶	ATP
第1阶段	葡萄糖→葡糖-6-磷酸		−1
	果糖-6-磷酸→果糖-1,6-二磷酸		−1
	2×（3-磷酸甘油醛→1,3-二磷酸甘油酸）	2NADH（胞质）	3 或 5
	2×（1,3-二磷酸甘油酸→3-磷酸甘油酸）		2
	2×（磷酸烯醇式丙酮酸→丙酮酸）		2
第2阶段	2×（丙酮酸→乙酰 CoA）	2NADH（线粒体基质）	5
第3阶段	2×（异柠檬酸→α-酮戊二酸）	2NADH（线粒体基质）	5
	2×（α-酮戊二酸→琥珀酰 CoA）	2NADH	5
	2×（琥珀酰 CoA→琥珀酸）		2
	2×（琥珀酸→延胡索酸）	2FADH$_2$	3
	2×（苹果酸→草酰乙酸）	2NADH	5
净生成	注意:1~6版生化为 36 或 38ATP		30 或 32ATP

注意: ①虽然糖的有氧氧化的第1阶段的化学反应与无氧氧化相同,但产生的 ATP 数并不相等。

②有氧氧化多一步产能过程:"3-磷酸甘油醛→1,3-二磷酸甘油酸",无氧酵解此步不产生 ATP。

③"3-磷酸甘油醛→1,3-二磷酸甘油酸"产生的 NADH + H$^+$,如经苹果酸穿梭产生2.5ATP;如经磷酸甘油穿梭产生1.5ATP。1~6版生化分别为3ATP 及2ATP。

【例4】1997NO21A 三羧酸循环主要是在亚细胞器的哪个部位进行的?

　　A. 细胞核　　　　　　B. 胞液　　　　　　C. 微粒体

　　D. 线粒体　　　　　　E. 高尔基体

【例5】2007NO33A 三羧酸循环中的不可逆反应是

　　A. 草酰乙酸→柠檬酸　　　　　　　　　B. 琥珀酰 CoA→琥珀酸

　　C. 琥珀酸→延胡索酸　　　　　　　　　D. 延胡索酸→苹果酸

【例6】2011NO29A、2009NO29A 下列化合物中,不能直接由草酰乙酸转变生成的是

　　A. 柠檬酸　　　　　　B. 苹果酸　　　　　　C. 天冬氨酸　　　　　　D. 乙酰乙酸

【例7】2000NO24A　1 克分子丙酮酸被彻底氧化生成二氧化碳和水,同时可生成 ATP 的克分子数是

　　A. 12　　　　B. 13　　　　C. 14　　　　D. 15　　　　E. 16（按 8 版观点,应为 12.5ATP）

4. 糖无氧氧化和有氧氧化的调节

(1)7种关键酶的调节

关键酶	调节机制	抑制剂	激活剂
①己糖激酶(葡糖激酶)	次要的调节方式	G6P、长链脂酰CoA	胰岛素
②磷酸果糖激酶-1	最重要的变构调节酶	ATP、柠檬酸	ADP、AMP F-1,6-BP、F-2,6-BP
③丙酮酸激酶	变构调节+化学修饰	ATP、丙氨酸、胰高血糖素	F-1,6-BP
④丙酮酸脱氢酶复合体	变构调节+化学修饰	ATP、乙酰CoA NADH、脂肪酸	AMP、CoA NAD^+、Ca^{2+}
⑤柠檬酸合酶	现在不认为是调节酶	—	—
⑥异柠檬酸脱氢酶	反馈抑制	ATP	ADP、Ca^{2+}
⑦α-酮戊二酸脱氢酶复合体	反馈抑制	ATP、NADH、琥珀酰CoA	Ca^{2+}

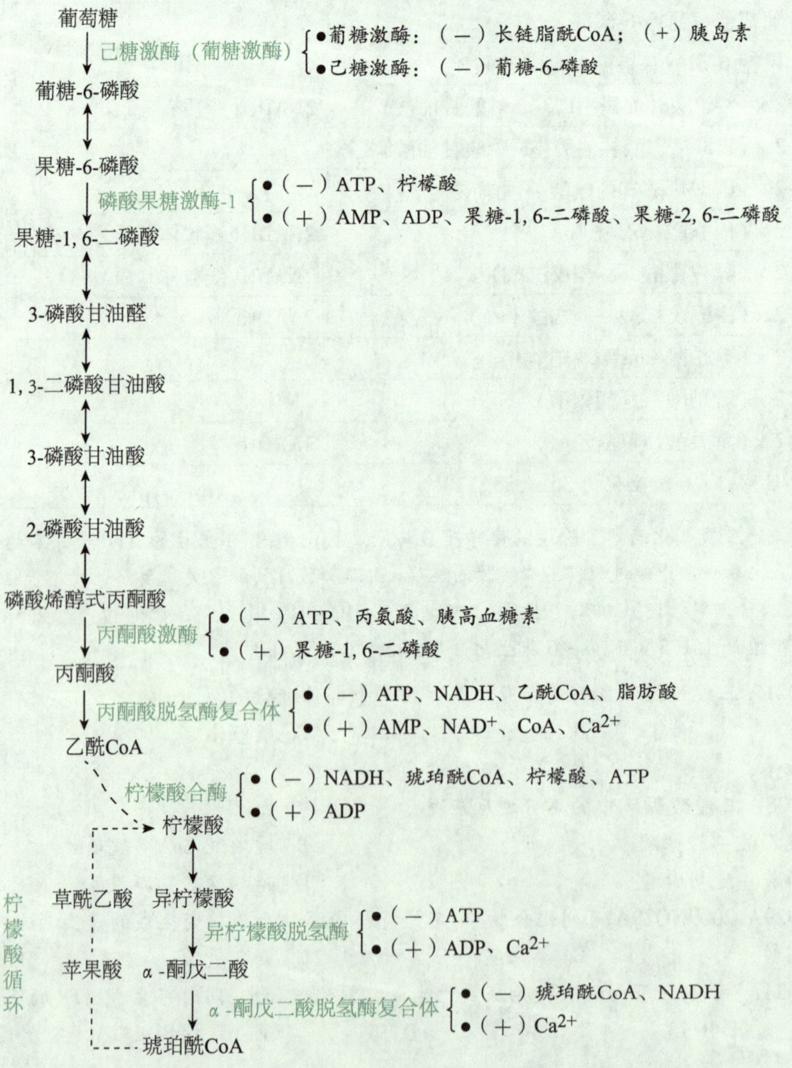

葡萄糖
↓ 己糖激酶（葡糖激酶） { ● 葡糖激酶：（—）长链脂酰CoA；（＋）胰岛素
　　　　　　　　　　　 { ● 己糖激酶：（—）葡糖-6-磷酸
葡糖-6-磷酸

果糖-6-磷酸
↓ 磷酸果糖激酶-1 { ● （—）ATP、柠檬酸
　　　　　　　　 { ● （＋）AMP、ADP、果糖-1,6-二磷酸、果糖-2,6-二磷酸
果糖-1,6-二磷酸

↓
3-磷酸甘油醛

↓
1,3-二磷酸甘油酸

↓
3-磷酸甘油酸

↓
2-磷酸甘油酸

↓
磷酸烯醇式丙酮酸
↓ 丙酮酸激酶 { ● （—）ATP、丙氨酸、胰高血糖素
　　　　　　 { ● （＋）果糖-1,6-二磷酸
丙酮酸
↓ 丙酮酸脱氢酶复合体 { ● （—）ATP、NADH、乙酰CoA、脂肪酸
　　　　　　　　　　　 { ● （＋）AMP、NAD^+、CoA、Ca^{2+}
乙酰CoA
　　↘ 柠檬酸合酶 { ● （—）NADH、琥珀酰CoA、柠檬酸、ATP
　　　　　　　　　{ ● （＋）ADP
　　　　　　柠檬酸
　　　　　　↓
草酰乙酸　异柠檬酸
　　　　　↓ 异柠檬酸脱氢酶 { ● （—）ATP
　　　　　　　　　　　　　　{ ● （＋）ADP、Ca^{2+}
苹果酸　α-酮戊二酸
　　　　↓ α-酮戊二酸脱氢酶复合体 { ● （—）琥珀酰CoA、NADH
　　　　　　　　　　　　　　　　　{ ● （＋）Ca^{2+}
　　　　琥珀酰CoA

柠檬酸循环

记忆:①磷酸果糖激酶-1 是最重要的调节酶。

②ATP 增多时可使除"己糖激酶"外的 5 种调节酶抑制。

可以理解为:人体能量过剩时就不会分解糖。相反 ADP 增多时,可激活诸酶。

③NADH 增多时可抑制有氧氧化的 3 种酶。

④Ca^{2+} 可激活有氧氧化的 3 种酶。

⑤果糖-1,6-二磷酸是磷酸果糖激酶-1 的反应产物,但可正反馈调节磷酸果糖激酶-1。

⑥果糖-2,6-二磷酸是磷酸果糖激酶-1 的最强变构激活剂。

上述关键酶①~⑦中,调节糖无氧氧化的有 3 种,即①②③;调节柠檬酸循环的有 3 种,即⑤⑥⑦;调节糖有氧氧化的有 7 种,即①~⑦。

(2)己糖激酶 是糖酵解的第 1 个关键酶,已发现有 4 种同工酶(Ⅰ~Ⅳ型)。肝细胞中存在的是Ⅳ型,称**葡糖激酶**,它对葡萄糖的亲和力很低,Km 为 10mmol/L 左右,而**脑己糖激酶**的 Km 为 0.1mmol/L 左右。由于 Km 为酶的特征性常数,且与亲和力成反比,故脑细胞对葡萄糖的亲和力很高,即使血糖浓度很低时,脑细胞仍可以摄取葡萄糖供能,而肝细胞却不能,这样可保证脑组织在饥饿状态下的能量供给。

(3)丙酮酸脱氢酶复合体 由丙酮酸脱氢酶 E_1、二氢硫辛酰胺转乙酰酶 E_2 和二氢硫辛酰胺脱氢酶 E_3 组成。参与的辅酶有焦磷酸硫胺素(TPP)、硫辛酸、FAD、NAD^+ 和 CoA(泛酸在体内的活性形式)。

记忆:5 种辅酶可记忆为——比牛 B 更厉害的为牛 A(硫 A)——5 种辅酶中不是包含硫,就是包含 A。

【例8】1990NO55A 在三羧酸循环和有关的呼吸链中,生成 ATP 最多的阶段是

 A. 柠檬酸→异柠檬酸 B. 异柠檬酸→α-酮戊二酸 C. α-酮戊二酸→琥珀酸

 D. 延胡索酸→苹果酸 E. 苹果酸→草酰乙酸

【例9】2005NO28A、1999NO25A 血糖降低时,脑仍能摄取葡萄糖而肝不能是因为

 A. 脑细胞膜葡萄糖载体易将葡萄糖转运入细胞

 B. 脑己糖激酶的 K_m 值低   C. 肝葡萄糖激酶的 K_m 低

 D. 葡萄糖激酶具有特异性   E. 血脑屏障在血糖低时不起作用

【例10】2014NO29A 丙酮酸脱氢酶复合体中不包括的物质是

 A. FAD   B. 生物素   C. NAD^+ D. 辅酶 A

【例11】2015NO28A 下列维生素中,其衍生物参与形成丙酮酸脱氢酶复合体的是

 A. 磷酸吡哆醛   B. 生物素   C. 叶酸   D. 泛酸

【例12】2003NO22A 下列参与糖代谢的酶中,哪种酶催化的反应是可逆的?

 A. 糖原磷酸化酶   B. 己糖激酶   C. 果糖双磷酸酶

 D. 丙酮酸激酶   E. 磷酸甘油酸激酶

【例13】2014NO28A 调节三羧酸循环的关键酶是

 A. 苹果酸脱氢酶   B. 丙酮酸脱氢酶   C. 异柠檬酸脱氢酶   D. 顺乌头酸酶

【例14】1996NO31A 6-磷酸果糖激酶-1 的变构激活剂是

 A. 1,6-双磷酸果糖   B. 2,6-双磷酸果糖   C. ATP

 D. GTP   E. 柠檬酸

【例15】2001NO24A 磷酸果糖激酶 1 的别构抑制剂是

 A. 6-磷酸果糖   B. 1,6-双磷酸果糖   C. 柠檬酸

 D. 乙酰 CoA   E. AMP

【例16】2012NO28A 属于肝己糖激酶的同工酶类型是

 A. Ⅰ型   B. Ⅱ型   C. Ⅲ型   D. Ⅳ型

 A. 磷酸甘油酸激酶   B. 丙酮酸激酶

C. 丙酮酸羧化酶　　　　D. 异柠檬酸脱氢酶

【例17】2009NO127B、2012NO127B 糖酵解的关键酶是

【例18】2009NO128B、2012NO128B 三羧酸循环的关键酶是

(4)糖有氧氧化与无氧酵解的关系　酵母菌在无氧时进行生醇发酵,将其转移至有氧环境,生醇发酵即被抑制。这种有氧氧化抑制生醇发酵(或糖无氧氧化)的现象,称为巴斯德效应。

肌组织中也存在类似现象。糖酵解产生的丙酮酸,面临着有氧氧化和无氧氧化两种代谢选择,决定因素是 $NADH+H^+$ 的去路。缺氧时,$NADH+H^+$ 不能氧化,留在胞质内,丙酮酸接受氢而还原生成乳酸。有氧时,$NADH+H^+$ 进入线粒体内氧化,丙酮酸彻底氧化为 CO_2 和 H_2O,此时胞质中的糖无氧氧化途径受到抑制。一般来说,无氧时所消耗的葡萄糖为有氧时的 7 倍,这是因为氧缺乏导致氧化磷酸化受阻,ADP/ATP 比例升高,磷酸果糖激酶-1 和丙酮酸激酶被激活,从而加速了葡萄糖的分解利用。

【例19】2016NO29A 糖代谢中"巴斯德效应"的结果是

A. 乳酸生成增加　　　　　　　　　　　B. 三羧酸循环减慢

C. 糖原生成增加　　　　　　　　　　　D. 糖酵解受到抑制

5. 底物水平的磷酸化

糖代谢产生能量的方式有两种,即偶联磷酸化和底物水平磷酸化。若将底物的高能磷酸基直接转移给 ADP 或 GDP,生成 ATP 或 GTP,称底物水平磷酸化。在糖无氧氧化和柠檬酸循环中共有 3 个底物水平磷酸化反应(底物水平磷酸化原称"作用物水平磷酸化")。

	糖无氧氧化	柠檬酸循环
反应数量	2 个	1 个
反应式	1,3-二磷酸甘油酸 + ADP $\xrightarrow{磷酸甘油酸激酶}$ 3-磷酸甘油酸 + ATP 磷酸烯醇式丙酮酸 + ADP $\xrightarrow{丙酮酸激酶}$ 丙酮酸 + ATP	琥珀酰 CoA + GDP + Pi $\xrightarrow{琥珀酰 CoA 合成酶}$ 琥珀酸 + HSCoA + GTP
能量形式	ATP	GTP

【例20】2002NO22A 在三羧酸循环中,经作用物水平磷酸化生成的高能化合物是

A. ATP　　　　　B. GTP　　　　　C. UTP　　　　　D. CTP　　　　　E. TTP

【例21】2013NO30A 下列物质中,能够在底物水平上生成GTP的是

A. 乙酰 CoA　　　　B. 琥珀酰 CoA　　　　C. 脂肪酰 CoA　　　　D. 丙二酸单酰 CoA

二、磷酸戊糖途径

细胞内葡萄糖的代谢途径除糖酵解和有氧氧化之外,还有磷酸戊糖途径。

1. 反应部位　胞质。

2. 反应步骤

葡萄糖——→葡糖-6-磷酸 $\xrightarrow{葡糖-6-磷酸脱氢酶}$ 6-磷酸葡萄糖酸内酯——→6-磷酸葡萄糖酸——→核酮糖-5-磷酸——→核糖-5-磷酸——→……——→果糖-6-磷酸、3-磷酸甘油醛——→糖酵解途径

3. 磷酸戊糖途径的特点

(1)要消耗能量　葡萄糖要消耗 1ATP,才能进入磷酸戊糖途径。

(2)不耗氧　相对不需要氧的代谢过程。

(3)大量的 NADPH 生成　其总反应式为:

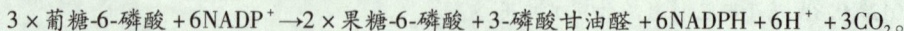

3 × 葡糖-6-磷酸 + 6NADP$^+$——→2 × 果糖-6-磷酸 + 3-磷酸甘油醛 + 6NADPH + 6H$^+$ + 3CO$_2$。

(4)有其它糖的生成和转变　如3C、4C、5C、6C、7C 糖的相互交叉转换。

(5)与糖酵解关系密切　其起始物为葡糖-6-磷酸,产物果糖-6-磷酸、3-磷酸甘油醛又可回到糖酵解里去。

（6）**不占主要地位**　磷酸戊糖途径仅占糖分解的 2% ~ 5%。红细胞略高，占 5% ~ 10%。

（7）**主要功能**　磷酸戊糖途径主要是产生核糖-5-磷酸、NADPH 和 CO_2，而不是产生 ATP。

4. 磷酸戊糖途径的调节

限速酶为葡糖-6-磷酸脱氢酶，主要受 NADPH/NADP$^+$ 的调节（即代谢产物的负反馈调节）：NADPH/NADP$^+$ 比例增高时酶活性被抑制，NADPH/NADP$^+$ 比例降低时酶活性被激活。

5. 磷酸戊糖途径的生理意义

（1）**为核酸的生物合成提供核糖**　核糖是核苷酸的基本组分。体内的核糖不依赖从食物摄入，而是通过磷酸戊糖途径生成。磷酸核糖的生成方式有两种：①经葡糖-6-磷酸氧化脱羧生成；②经糖酵解的中间产物 3-磷酸甘油醛和果糖-6-磷酸通过基团转移生成。

（2）**提供 NADPH 作为供氢体参与多种代谢反应**　与 NADH 不同，NADPH 携带的氢并不通过电子传递链氧化释出能量，而是参与许多代谢反应，发挥不同的功能。

①**NADPH 是体内许多合成代谢的供氢体**　如乙酰 CoA 合成脂肪酸、胆固醇；合成非必需氨基酸。

②**NADPH 参与羟化反应**　体内的羟化反应常有 NADPH 参与。在这些反应中，有的与生物合成有关，如从鲨烯合成胆固醇，从胆固醇合成胆汁酸、类固醇激素等；有的则与生物转化有关。

③**NADPH 用于维持谷胱甘肽的还原状态**　还原型谷胱甘肽是体内重要的抗氧化剂，可以保护含巯基的蛋白质或酶免受氧化剂、尤其过氧化物的损害。对红细胞而言，还原型谷胱甘肽的作用更为重要，可保护红细胞膜的完整性。我国南方地区有些人群的红细胞内缺乏葡糖-6-磷酸脱氢酶，不能经磷酸戊糖途径得到充足的 NADPH，难以使谷胱甘肽保持还原状态，因而表现为红细胞易于破裂，发生溶血性黄疸。这种溶血现象常在食用蚕豆（强氧化剂）后出现，故称为蚕豆病。

> **注意：**①体内 NADPH 主要来源于磷酸戊糖途径，次要来源是柠檬酸-丙酮酸循环。
> ②不要将 NADPH 与 NADH 混淆：NADPH 为辅酶Ⅱ，不能氧化供能；NADH 为辅酶Ⅰ，可氧化供能。

【例 22】2015NO29A 体内提供 NADPH 的主要代谢途径是

　　A. 糖酵解途径　　　　　B. 磷酸戊糖途径　　　　C. 糖的有氧氧化　　　　D. 糖异生

【例 23】2007NO134X 磷酸戊糖途径的重要生理功能有

　　A. 是糖、脂、氨基酸的代谢枢纽　　　　　　B. 为脂肪酸合成提供 NADPH

　　C. 为核酸合成提供原料　　　　　　　　　　D. 为胆固醇合成提供 NADPH

【例 24】1998NO31A 在成熟红细胞中只保存两条对其生存和功能发挥重要作用的代谢途径。其一是糖无氧酵解，其二是

　　A. DNA 合成　　　　　　B. RNA 合成　　　　　C. 蛋白质合成

　　D. 三羧酸循环　　　　　E. 磷酸戊糖途径

三、糖原合成与分解

1. 4 种糖代谢途径的大致比较

	磷酸戊糖途径	糖原分解	糖原合成	糖异生
反应部位	胞液	肝、骨骼肌	肝、肌肉	肝肾（胞液 + 线粒体）
关键酶	葡糖-6-磷酸脱氢酶	糖原磷酸化酶	糖原合酶	丙酮酸羧化酶（最重要）
代谢产物	磷酸核糖（→核苷酸）NADPH （→供氢体）	葡萄糖葡糖-6-磷酸	糖原	葡萄糖、糖原
生理意义	①为核酸合成提供核糖②提供大量 NADPH 参与多种代谢反应	肝内调节血糖肌内紧急供能	储备能量	维持血糖稳定补充糖原储备肾糖异生维持酸碱平衡

2. 糖原的结构特点

糖原是体内糖的储存形式。糖原是由许多葡萄糖基组成的大分子多糖,带有许多分支,其直链主要以 α-1,4-糖苷键连接,支链以 α-1,6-糖苷键连接(如左下图)。每个葡萄糖分子有 1 个葡萄糖基还原端,外周是许多没有还原性的葡萄糖基末端。糖原的合成与分解就在外周的非还原性末端进行。

	糖原直链	糖原支链
在糖原分子中所占比例	93%	7%
连接键	α-1,4 糖苷键	α-1,6 糖苷键
糖原合成时所需酶	糖原合酶	分支酶(将 α-1,4 转为 α-1,6 糖苷键而成分支)
糖原分解时所需酶	糖原磷酸化酶	脱支酶

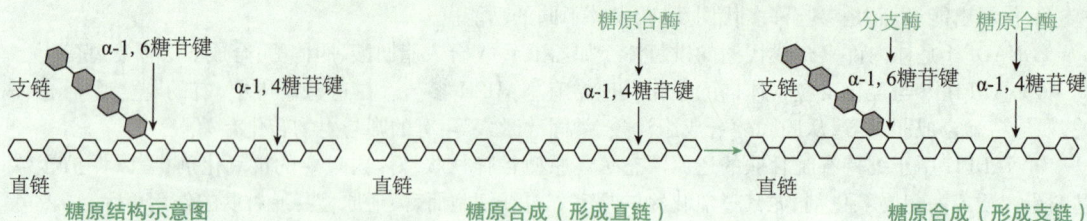

糖原结构示意图　　　　糖原合成(形成直链)　　　　糖原合成(形成支链)

3. 糖原合成

糖原合成是指由葡萄糖生成糖原的过程。

(1)合成部位　肝脏、肌肉组织。

(2)合成过程　糖原合成时,先将葡萄糖活化,再连接形成直链和支链。

①葡萄糖活化为尿苷二磷酸葡萄糖(UDPG)　糖原合成起始于糖酵解中间产物葡糖-6-磷酸(注意:按 8 版生化 P129 糖原合成的定义,糖原合成应从葡萄糖开始,而不是从葡糖-6-磷酸开始)。

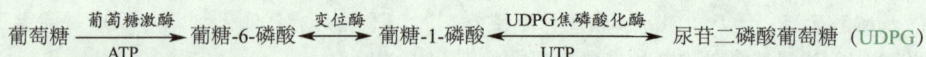

$$\text{葡萄糖} \xrightarrow[\text{ATP}]{\text{葡萄糖激酶}} \text{葡糖-6-磷酸} \xrightarrow{\text{变位酶}} \text{葡糖-1-磷酸} \xrightarrow[\text{UTP}]{\text{UDPG焦磷酸化酶}} \text{尿苷二磷酸葡萄糖 (UDPG)}$$

②UDPG 连接形成直链和支链　UDPG 是活性葡萄糖,是体内葡萄糖供体。UDPG 的葡萄糖基不能直接与游离葡萄糖连接,只能与糖原引物(糖原 n)相连。糖原引物是指细胞内原有的较小糖原分子。在糖原合酶作用下,UDPG 的葡萄糖基转移到糖原引物的非还原性末端,以 α-1,4-糖苷键连接,形成糖原$_{n+1}$,此反应不可逆。糖原合酶是糖原合成过程的关键酶,它只能使糖链不断延长,但不能形成分支。当糖链长度达到 12～18 个葡萄糖基时,分支酶将一段糖链(约 6～7 个葡萄糖基)转移到邻近的糖链上,以 α-1,6-糖苷键连接,形成分支。

(3)关键酶　为糖原合酶,分两种形式(注意与糖原磷酸化酶的两种形式区别,很易混淆):

糖原合酶 a:有活性,是去磷酸化的,经磷酸化后变成糖原合酶 b 而失去活性。

糖原合酶 b:无活性,是磷酸化的。

A. GTP　　　　　　B. ATP　　　　　C. 两者都需要　　　　D. 两者都不需要

【例 25】1999NO123C 糖原合成时需要的是

【例 26】1999NO124C 蛋白质生物合成时需要的是

4. 糖原分解

糖原分解是指糖原分解为葡糖-6-磷酸或葡萄糖的过程,它不是糖原合成的逆反应。肝糖原和肌糖原分解的起始阶段一样,至生成葡糖-6-磷酸开始分道扬镳。在肝内,葡糖-6-磷酸生成游离葡萄糖,以补充血糖。在骨骼肌内,葡糖-6-磷酸进入糖酵解途径,为肌收缩供能。

(1)糖原分解部位　糖原分解部位是肝、肌肉、肾。糖原分解习惯上指肝糖原分解为葡萄糖。称呼"肌糖原分解"时,一般专指肌肉中糖原转变为乳酸的过程。肾糖原分解量极少。

(2)分解过程

①糖原磷酸化酶分解 α-1,4-糖苷键　肝糖原分解是从糖链的非还原端开始的,由糖原磷酸化酶催化,分解 1 个葡萄糖基,生成葡糖-1-磷酸,此反应不可逆(如右下图)。糖原磷酸化酶是糖原分解的关键酶,它只能作用于 α-1,4 糖苷键而非 α-1,6 糖苷键,因此只能分解糖原的直链。

②脱支酶分解 α-1,6-糖苷键　糖原分支被脱支酶水解成游离的葡萄糖(如左下图)。

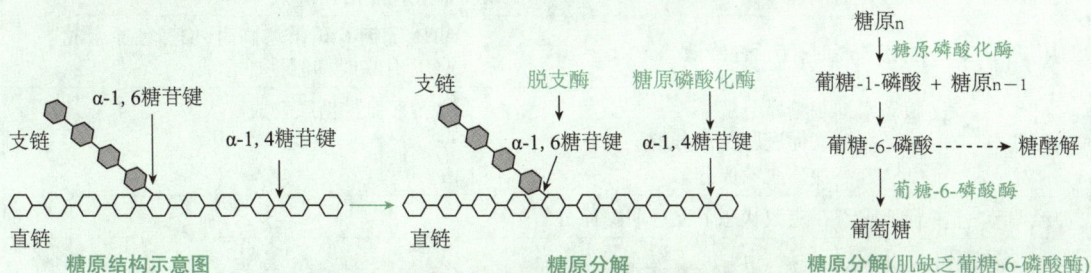

糖原结构示意图　　　　　　糖原分解　　　　　　糖原分解(肌缺乏葡糖-6-磷酸酶)

③在糖原磷酸化酶和脱支酶的共同作用下,糖原分解产物中约 85% 为葡糖-1-磷酸,约 15% 为游离葡萄糖。在变位酶催化下,葡糖-1-磷酸可继续转变为葡糖-6-磷酸。

在肝内　存在葡糖-6-磷酸酶,可将葡糖-6-磷酸水解成葡萄糖释放入血,因此饥饿时肝糖原能够补充血糖,维持血糖稳定。

在肌组织　由于缺乏葡糖-6-磷酸酶,葡糖-6-磷酸只能进行糖酵解,故肌糖原不能分解为葡萄糖,只能给肌收缩提供能量(如右上图)。

	肝糖原代谢特点	肌糖原代谢特点
糖原储备	有	有
葡糖-6-磷酸酶	肝、肾组织富含葡糖-6-磷酸酶	肌肉组织不含葡糖-6-磷酸酶
特点	①能利用葡糖-6-磷酸酶将葡糖-6-磷酸水解为葡萄糖 ②维持血糖	①无葡糖-6-磷酸酶,不能将葡糖-6-磷酸水解为葡萄糖 ②不能维持血糖,只能经糖酵解为肌肉提供能量

(3)关键酶　为糖原磷酸化酶,该酶主要存在于肝、肌肉组织中。糖原磷酸化酶有两种形式:
糖原磷酸化酶 a:有活性,为四聚体,是磷酸化的;糖原磷酸化酶 b:无活性,为二聚体,是去磷酸化的。

5. 糖原分解与合成的鉴别

	糖原分解	糖原合成
部位	主要是肝脏	肝脏、肌肉
关键酶	糖原磷酸化酶	糖原合酶
关键酶的两种形式	糖原磷酸化酶 a(有活性、磷酸化的) 糖原磷酸化酶 b(无活性、去磷酸化的)	糖原合酶 a(有活性、去磷酸化的) 糖原合酶 b(无活性、磷酸化的)
关键酶磷酸化后	活性增高	活性降低
关键酶作用的键(直链)	α-1,4 糖苷键	α-1,4 糖苷键
作用于支链的酶	脱支酶(葡聚糖转移酶 + α-1,6 葡萄糖苷酶)	分支酶(将 α-1,4 转为 α-1,6 糖苷键)
是否耗能	否	耗能(1 分子葡萄糖消耗 2ATP)
主要生理作用	维持血糖	储备糖原(能量)

　　A. 糖原合成酶　　　　　　B. 糖原磷酸化酶　　　　C. 二者都是　　　　　　D. 二者都不是

【例 27】1996NO123C 磷酸化时活性增高

【例 28】1996NO124C 磷酸化时丧失活性

6. 糖原分解和合成代谢的调节　即调节糖原分解和合成的两个关键酶——糖原磷酸化酶及糖原合酶。

	糖原磷酸化酶(糖原分解)	糖原合酶(糖原合成)
主要作用	调节糖原分解	调节糖原合成
共价调节	磷酸化后活性增高	磷酸化后活性降低
别构调节	血糖升高时,酶活性降低	ATP、葡糖-6-磷酸增高时,加速糖原合成 AMP升高时抑制糖原合成
激素调节	胰岛素抑制糖原分解 胰高血糖素促进肝糖原分解 Ca^{2+}升高加速肌糖原分解	胰岛素促进糖原合成 — —
神经调节	肾上腺素在应激状态下促进肌糖原分解	—

注意:①糖原分解在肝内主要受胰高血糖素调节,在骨骼肌内主要受肾上腺素的调节。
　　　②糖原合成主要受细胞能量代谢状态的调节,ATP/AMP增高促进糖原合成,反之抑制糖原合成。

四、糖异生

从非糖化合物(乳酸、甘油、生糖氨基酸)转变为葡萄糖或糖原的过程称为糖异生。

1. 原料　为乳酸、甘油、生糖氨基酸、GTP、ATP(糖原合成需要ATP+UTP,蛋白质合成需要ATP+GTP)。

2. 部位　肝、肾。正常情况下肾糖异生能力只有肝的1/10,长期饥饿时肾糖异生能力可大为增加。

3. 亚细胞部位　胞浆、线粒体。

4. 途径　糖酵解和糖异生的多数反应是可逆的,仅糖酵解3个限速酶催化的反应需由糖异生关键酶来催化。

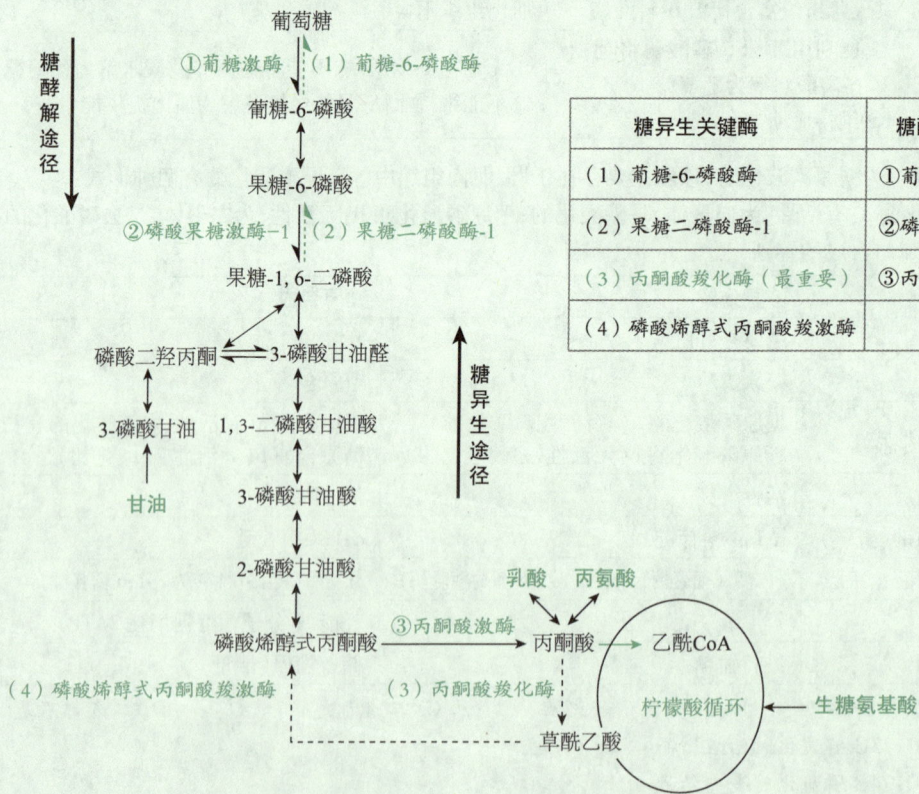

糖异生关键酶	糖酵解关键酶
(1)葡糖-6-磷酸酶	①葡糖激酶
(2)果糖二磷酸酶-1	②磷酸果糖激酶-1
(3)丙酮酸羧化酶(最重要)	③丙酮酸激酶
(4)磷酸烯醇式丙酮酸羧激酶	

(1)丙酮酸经丙酮酸羧化支路生成磷酸烯醇式丙酮酸　糖酵解中,由丙酮酸激酶催化,磷酸烯醇式丙酮酸转变生成丙酮酸。在糖异生中,其逆过程由两个反应组成。

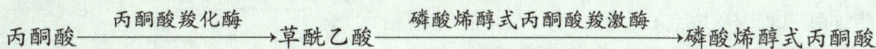

$$丙酮酸 \xrightarrow{\text{丙酮酸羧化酶}} 草酰乙酸 \xrightarrow{\text{磷酸烯醇式丙酮酸羧激酶}} 磷酸烯醇式丙酮酸$$

(2)果糖-1,6-二磷酸转变为果糖-6-磷酸　此反应由果糖二磷酸酶-1催化。

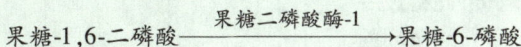

$$果糖-1,6-二磷酸 \xrightarrow{\text{果糖二磷酸酶-1}} 果糖-6-磷酸$$

(3)葡糖-6-磷酸水解为葡萄糖　此反应由葡糖-6-磷酸酶催化。

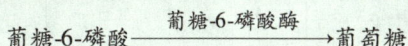

$$葡糖-6-磷酸 \xrightarrow{\text{葡糖-6-磷酸酶}} 葡萄糖$$

上述3步反应中,4种酶均为糖异生的关键酶,其中以丙酮酸羧化酶最重要。步骤(1)的2个反应分别消耗1ATP、1GTP,相当于共要消耗2个ATP。

①图中甘油、乳酸、丙酮酸、丙氨酸等生糖氨基酸等为糖异生的原料。②虚线所示为糖异生的途径(跨越糖酵解3个能障处的关键酶已标出)。③糖异生的关键酶有4个,但以丙酮酸羧化酶最重要。

【例29】2011NO30A 下列选项中,可以转变为糖的化合物是

A. 硬脂酸　　　　　　B. 油酸　　　　　　C. β-羟丁酸　　　　　　D. α-磷酸甘油

注意:①糖异生时,1,3-二磷酸甘油酸还原成3-磷酸甘油醛时,需$NADH + H^+$提供氢原子。

②以乳酸为原料异生成糖时,其脱氢生成丙酮酸时在胞液中产生的大量$NADH + H^+$可供利用。

③以丙酮酸或生糖氨基酸为原料异生成糖时,$NADH + H^+$必须由线粒体提供。

　　$NADH + H^+$来自于脂肪酸β-氧化或柠檬酸循环,但$NADH + H^+$需经不同途径转移至胞液。

④能通过线粒体膜——丙酮酸、天冬氨酸、苹果酸;　不能通过线粒体——脂酰CoA、乙酰CoA、草酰乙酸。

5. 糖异生的调节

糖异生的调节总体上和糖酵解的调节相反。

(1)糖异生原料的影响　血浆中乳酸、甘油和生糖氨基酸的浓度增加时,糖异生增强。

①饥饿时——蛋白分解加速,血中氨基酸增多,糖异生增强。

②大量运动——乳酸堆积,糖异生增强。

(2)ATP/AMP比值　ATP/AMP比值升高,抑制糖酵解、促进糖异生。

(3)果糖-2,6-二磷酸　是肝内调节糖分解或糖异生反应方向的主要信号。

(4)丙酮酸羧化酶　乙酰CoA是丙酮酸羧化酶的变构激活剂。因此脂肪酸和酮体氧化时,产生大量的乙酰CoA,激活丙酮酸羧化酶,可促进肝、肾的糖异生。

(5)激素调节　肾上腺素、糖皮质激素、胰高血糖素等使糖异生增强,胰岛素使糖异生减弱。

	糖 异 生	糖 酵 解
果糖-2,6-二磷酸↑、ATP/AMP↓	↓(抑制果糖二磷酸酶-1)	↑(激活磷酸果糖激酶-1)
胰高血糖素、肾上腺素、糖皮质激素	↑	↓
胰岛素	↓	↑
乙酰辅酶A	↑	↓
饥饿、大量运动	↑	↓

注意:乙酰辅酶A是丙酮酸羧化酶的变构激活剂,是丙酮酸脱氢酶复合体的反馈抑制剂。

6. 糖异生的生理意义

①维持血糖浓度的恒定是糖异生最主要的生理作用;

②糖异生是补充或恢复肝糖原储备的重要途径;

③肾脏糖异生增强有利于维持酸碱平衡。

7. 乳酸循环

（1）**循环过程** 肌肉收缩（尤其氧供应不足时）通过糖无氧氧化生成乳酸，乳酸透过细胞膜弥散入血液后，再入肝异生为葡萄糖。葡萄糖释放入血液后又可被肌摄取，由此构成一个循环，称为乳酸循环，也称 Cori 循环（如图）。乳酸循环的形成取决于肝和肌组织中酶的特点：在肝组织，糖异生活跃，因葡糖-6-磷酸酶活性高，能水解葡糖-6-磷酸，释放葡萄糖。而在肌内，因无葡糖-6-磷酸酶，因此肌内乳酸不能异生为糖。

（2）**生理意义** ①既能回收乳酸中的能量，又可避免乳酸堆积而引起酸中毒；②乳酸循环是耗能过程，2 分子乳酸异生成葡萄糖，消耗 6ATP。

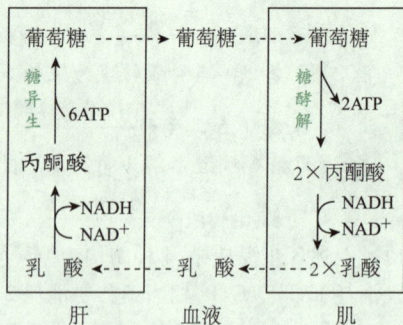

肝　　　血液　　　肌

8. 葡糖-6-磷酸的共同途径

葡糖-6-磷酸（G6P）的代谢途径如下图所示，可见葡糖-6-磷酸是糖代谢各种途径的交会点。在肝脏它至少有 4 条去路；在肝外组织，主要有 3 条去路（如下图）。

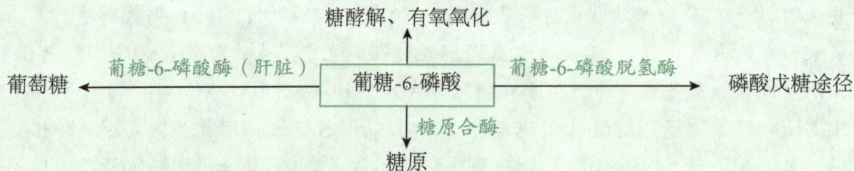

【例30】2017NO143X 糖异生反应涉及的酶有

    A. 磷酸烯醇式丙酮酸羧激酶   B. 丙酮酸羧化酶

    C. 葡萄糖激酶   D. 6-磷酸果糖激酶

【例31】2008NO29A 下列酶中，与丙酮酸生成糖无关的是

    A. 丙酮酸激酶   B. 丙酮酸羧化酶

    C. 果糖双磷酸酶-1   D. 葡萄糖-6-磷酸酶

【例32】1998NO23A 饥饿可以使肝内哪种代谢途径增强？

    A. 脂肪合成   B. 糖原合成   C. 糖酵解

    D. 糖异生   E. 磷酸戊糖途径

【例33】2017NO18A 下列酶中属于糖原合成关键酶的是

    A. UDPG 焦磷酸化酶   B. 糖原合酶   C. 糖原磷酸化酶   D. 分支酶

【例34】1997NO24A 乙酰辅酶 A 是哪个酶的变构激活剂？

    A. 糖原磷酸化酶   B. 丙酮酸羧化酶   C. 磷酸果糖激酶

    D. 柠檬酸合成酶   E. 异柠檬酸脱氢酶

    A. 磷酸甘油酸激酶   B. 烯醇化酶   C. 丙酮酸激酶

    D. 丙酮酸脱氢酶复合体   E. 丙酮酸羧化酶

【例35】1998NO97B 糖异生途径的关键酶是

【例36】1998NO98B 糖酵解途径的关键酶是

    A. 溶酶体   B. 内质网   C. 线粒体   D. 细胞液

【例37】2007NO113B 糖异生和三羧酸循环共同的代谢场所是

【例38】2007NO114B 胆固醇合成和磷脂合成的共同代谢场所是

【例39】2007NO27A 在糖酵解和糖异生中均起作用的酶是
　　A. 丙酮酸羧化酶　　　B. 磷酸甘油酸激酶　　　C. 果糖二磷酸酶　　　D. 丙酮酸激酶

五、血糖及调节

1. 血糖的来源及去路

血糖来源		血糖去路
食物消化吸收→ 肝糖原分解→ 糖　异　生→	血糖 3.89～6.11mmol/L 低血糖——BS < 2.8mmol/L 高血糖——BS > 7.1mmol/L	→无氧酵解、有氧氧化 →磷酸戊糖途径 →转化为脂肪、氨基酸 →合成糖原

2. 血糖水平的调节

血糖水平保持恒定是糖、脂肪、氨基酸代谢协调的结果,也是肝、肌、脂肪组织等代谢协调的结果。酶水平的调节是最基本的调节方式,调节血糖水平的几种激素的作用机制如下。

	作用机制	备注
胰岛素	①促进肌、脂肪组织将葡萄糖转运入细胞 ②加速糖原合成,抑制糖原分解;　③加快糖的有氧氧化 ④抑制肝内糖异生;　　　　　　　⑤抑制 HSL,减缓脂肪动员	体内唯一的降糖激素
胰高血糖素	①抑制糖原合成,促进肝糖原分解 ②抑制糖酵解,促进糖异生;③激活 HSL,加速脂肪动员	体内主要的升糖激素
糖皮质激素	①促进肌蛋白分解,加强糖异生;②抑制肝外组织摄取和利用葡萄糖 ③对促进脂肪动员的激素有允许作用	
肾上腺素	加速糖原分解(肝糖原补充血糖,肌糖原为肌提供能量)	应激状态下发挥作用

3. 维持血糖恒定的临床意义

(1)低血糖　常见原因有:①胰性(胰岛 β 细胞功能亢进、胰岛 α 细胞功能低下);②肝性(肝癌、糖原累积症);③内分泌异常(垂体功能低下、肾上腺皮质功能低下);④肿瘤(胃癌等);⑤饥饿或不能进食。

(2)高血糖　常见原因有:①遗传性胰岛素受体缺陷;②某些慢性肾炎、肾病综合征使肾重吸收糖发生障碍;③交感神经兴奋;④静脉滴注葡萄糖速度过快,使血糖迅速升高;⑤糖尿病。

(3)糖尿病是最常见的糖代谢紊乱疾病　主要病因是部分或完全胰岛素缺失、胰岛素抵抗。

【例40】2016NO30A 胰高血糖素促进糖异生的机制是
　　A. 抑制 6-磷酸果糖激酶-2 的活性　　　　　B. 激活 6-磷酸果糖激酶-1
　　C. 激活丙酮酸激酶　　　　　　　　　　　　D. 抑制磷酸烯醇式丙酮酸羧激酶的合成

▶ 常考点　考试重点,需全面掌握。

参考答案——详细解答见《贺银成2019考研西医临床医学综合能力历年真题精析》

1. ABCDE　　2. ABCDE　　3. ABCDE　　4. ABCDE　　5. ABCDE　　6. ABCDE　　7. ABCDE
8. ABCDE　　9. ABCDE　　10. ABCDE　　11. ABCDE　　12. ABCDE　　13. ABCDE　　14. ABCDE
15. ABCDE　　16. ABCDE　　17. ABCDE　　18. ABCDE　　19. ABCDE　　20. ABCDE　　21. ABCDE
22. ABCDE　　23. ABCDE　　24. ABCDE　　25. ABCDE　　26. ABCDE　　27. ABCDE　　28. ABCDE
29. ABCDE　　30. ABCDE　　31. ABCDE　　32. ABCDE　　33. ABCDE　　34. ABCDE　　35. ABCDE
36. ABCDE　　37. ABCDE　　38. ABCDE　　39. ABCDE　　40. ABCDE

附：糖代谢全图（包括糖酵解、有氧氧化、糖原合成与分解、糖异生、磷酸戊糖途径）

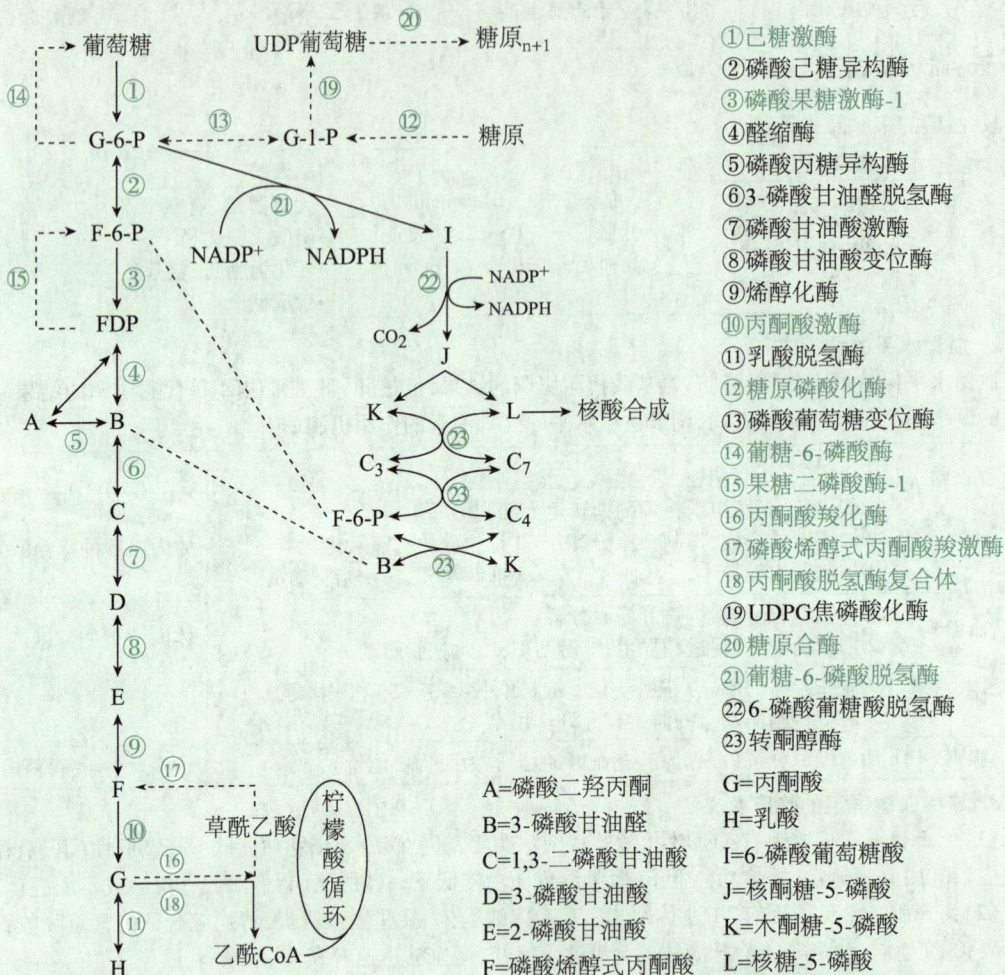

①己糖激酶
②磷酸己糖异构酶
③磷酸果糖激酶-1
④醛缩酶
⑤磷酸丙糖异构酶
⑥3-磷酸甘油醛脱氢酶
⑦磷酸甘油酸激酶
⑧磷酸甘油酸变位酶
⑨烯醇化酶
⑩丙酮酸激酶
⑪乳酸脱氢酶
⑫糖原磷酸化酶
⑬磷酸葡萄糖变位酶
⑭葡糖-6-磷酸酶
⑮果糖二磷酸酶-1
⑯丙酮酸羧化酶
⑰磷酸烯醇式丙酮酸羧激酶
⑱丙酮酸脱氢酶复合体
⑲UDPG焦磷酸化酶
⑳糖原合酶
㉑葡糖-6-磷酸脱氢酶
㉒6-磷酸葡糖酸脱氢酶
㉓转酮醇酶

A=磷酸二羟丙酮　G=丙酮酸
B=3-磷酸甘油醛　H=乳酸
C=1,3-二磷酸甘油酸　I=6-磷酸葡萄糖酸
D=3-磷酸甘油酸　J=核酮糖-5-磷酸
E=2-磷酸甘油酸　K=木酮糖-5-磷酸
F=磷酸烯醇式丙酮酸　L=核糖-5-磷酸

请对照上图，熟练掌握糖代谢的各反应途径、关键酶及其调节（绿色字体为关键酶）：

（1）糖酵解　葡萄糖—①—②—③—④—⑤—⑥—⑦—⑧—⑨—⑩—⑪—乳酸。

（2）葡萄糖有氧氧化
葡萄糖—①—②—③—④—⑤—⑥—⑦—⑧—⑨—⑩—丙酮酸—乙酰CoA—柠檬酸循环。

（3）糖原分解　糖原—⑫—G1P—⑬—G6P。

（4）糖原合成　葡萄糖—①—G6P—⑬—G1P—⑲—UDP葡萄糖—⑳—糖原n+1。

（5）糖异生　糖异生的3个能障，就是糖酵解的3个关键酶催化的不可逆反应：即反应①、③、⑩，因此糖异生的途径大致就是绕过3个能障后的糖酵解逆反应："丙酮酸—⑯—草酰乙酸—⑰—磷酸烯醇式丙酮酸—⑨—⑧—⑦—⑥—⑤—④—FDP—⑮—F6P—②—G6P—⑭—葡萄糖"

（6）磷酸戊糖途径　G6P—㉑—I—㉒—J—K、L—㉓—C_3、C_7—F6P、C_4—B、K。
其中产生的F6P和3-磷酸甘油醛进入糖酵解途径，产生的NADPH可为机体提供大量氢。
磷酸戊糖途径的总反应式为：$3 \times G6P + 6NADP^+ \longrightarrow 2 \times F6P + 3\text{-磷酸甘油醛} + 6NADPH + 6H^+ + 3CO_2$

第6章 脂质代谢

▶ **考纲要求**

　　①酮体的生成、利用和意义。②胆固醇的主要合成途径及调控。胆固醇的转化。胆固醇酯的生成。③脂肪酸分解过程及能量的生成。④脂肪酸的合成过程,不饱和脂肪酸的生成。⑤多不饱和脂肪酸的生理作用。⑥磷脂的合成和分解。⑦血浆脂蛋白的分类、组成、生理功能及代谢。高脂血症的类型和特点。

▶ **复习要点**

一、酮体和胆固醇代谢

1. 酮体的生成和胆固醇合成的大致区别

酮体包括乙酰乙酸(30%)、β-羟丁酸(70%)和丙酮(微量)。酮体的生成和胆固醇合成很相似。

	酮体的生成	胆固醇的合成
原料	乙酰 CoA	乙酰 CoA
反应部位	肝脏(100%?)	肝脏(70% ~80%)、小肠(10%)
亚细胞部位	线粒体	内质网 + 胞液
关键酶	无关键酶	HMG-CoA 还原酶
转化途径	肝外氧化供能	转化为胆汁酸(主要途径)、类固醇激素、7-脱氢胆固醇

【例1】1999NO145X 酮体是脂酸在肝脏氧化分解时的正常中间代谢产物,它包括

　　A. 乙酰乙酸　　　　B. β-羟丁酸　　　　C. 丙酮酸　　　　D. 乙酰 CoA

2. 酮体的生成及利用、胆固醇合成的概述

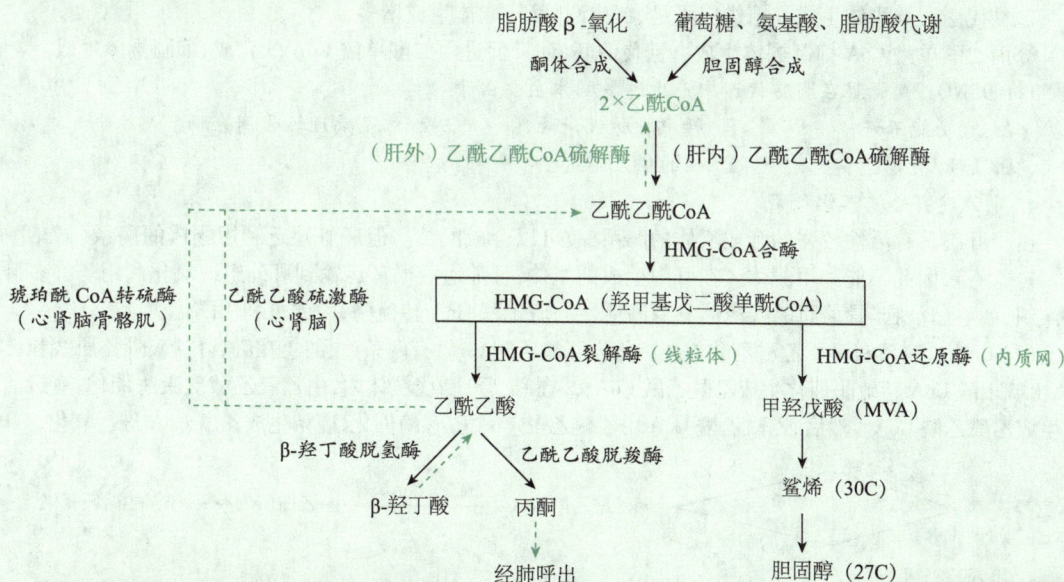

脂肪酸 β-氧化　　葡萄糖、氨基酸、脂肪酸代谢

酮体合成　　胆固醇合成

2×乙酰CoA

(肝外)乙酰乙酰CoA硫解酶　　(肝内)乙酰乙酰CoA硫解酶

乙酰乙酰CoA

HMG-CoA合酶

琥珀酰CoA转硫酶　　乙酰乙酸硫激酶　　HMG-CoA (羟甲基戊二酸单酰CoA)
(心肾脑骨骼肌)　　(心肾脑)

HMG-CoA裂解酶(线粒体)　　HMG-CoA还原酶(内质网)

乙酰乙酸　　甲羟戊酸 (MVA)

β-羟丁酸脱氢酶　　乙酰乙酸脱羧酶

β-羟丁酸　　丙酮　　鲨烯 (30C)

经肺呼出　　胆固醇 (27C)

绿色虚线表示酮体的肝外氧化

酮体、胆固醇的合成及酮体的氧化示意图

　　从图中可以看出,从乙酰 CoA 到 HMG-CoA,酮体和胆固醇合成的反应途径都是相同的。之后,在

HMG-CoA 裂解酶的作用下生成酮体,在 HMG-CoA 还原酶的作用下生成胆固醇(且 HMG-CoA 还原酶为其关键酶)。从这里可以明确区分 HMG-CoA 合酶、裂解酶、还原酶之间的区别和联系。

> **注意**:①虽然酮体和胆固醇合成的原料都是乙酰 CoA,但两者的来源是不一样的,如插图所示。
> ②在线粒体中 HMG-CoA 被裂解为酮体;而胞质内生成的 HMG-CoA,则在内质网合成胆固醇。

【例2】2010NO29、2005NO30A、1995NO3A 胆固醇合成的限速酶是

A. 鲨烯环化酶　　　　　B. 鲨烯合酶　　　　　C. HMG CoA 还原酶

D. HMG CoA 合成酶　　　E. HMG CoA 裂解酶

3. 酮体在肝内的生成

(1)酮体生成过程　以脂肪酸 β-氧化生成的乙酰 CoA 为原料,在肝线粒体由酮体合成酶系催化完成。

①2 分子乙酰 CoA 缩合成乙酰乙酰 CoA　由乙酰乙酰 CoA 硫解酶催化。

②乙酰乙酰 CoA 与乙酰 CoA 缩合成 HMG-CoA　由 HMG-CoA 合酶催化。

③HMG-CoA 裂解产生乙酰乙酸　HMG-CoA 在 HMG-CoA 裂解酶催化下,生成乙酰乙酸和乙酰 CoA。

④乙酰乙酸还原成 β-羟丁酸　由 NADH 供氢,由 β-羟丁酸脱氢酶催化完成。

⑤少量乙酰乙酸转变为丙酮　由乙酰乙酸脱羧酶催化。

(2)酮体生成的意义

①酮体是脂肪酸在肝内正常的中间代谢产物,是肝向肝外组织输出能量的重要形式。心肾脑均可利用酮体供能。正常情况下,脑组织只利用葡萄糖供能,但长期饥饿、糖供应不足时,酮体是脑组织的主要能源物质。

②正常情况下,血中仅有少量酮体,为 0.03 ~ 0.5mmol/L。但在饥饿、糖尿病、高脂低糖饮食时,脂肪动员加强,酮体生成增加,如超过肝外组织的利用能力,则可引起酮症。血酮体超过肾阈值,便可随尿排出,引起酮尿。严重糖尿病患者血中酮体显著增高,可导致酮症酸中毒。

(3)酮体生成的调节

①餐食状态影响酮体生成　饱食后、胰岛素分泌增加、脂肪动员减少,导致酮体生成减少;饥饿时、胰高血糖素分泌增加、脂肪动员加强,导致酮体生成增加。

②糖代谢影响酮体生成　糖供应不足、糖代谢障碍,酮体生成增多。

③丙二酸单酰 CoA 抑制酮体生成　糖代谢旺盛时,促进丙二酸单酰 CoA 的合成,抑制酮体生成。

【例3】1995NO12A 肝脏在脂肪代谢中产生过多酮体主要由于

A. 肝功能不好　　　　　B. 肝中脂肪代谢紊乱　　　C. 酮体是病理性代谢产物

D. 脂肪摄食过多　　　　E. 糖的供应不足

4. 酮体在肝外的氧化利用

由于肝脏具有活性较强的合成酮体的酶系,故可以合成酮体。但肝脏缺乏利用酮体的酶系(琥珀酰 CoA 转硫酶),因此不能利用酮体。在肝中生成的酮体,可随血液循环运输到肝外组织氧化利用。许多肝外组织,如心、肾、脑、骨骼肌的线粒体具有高活性的琥珀酰 CoA 转硫酶,因此可利用酮体供能。

(1)乙酰乙酸的利用　乙酰乙酸首先活化为乙酰乙酰 CoA,有两条途径:①在心、肾、脑、骨骼肌线粒体内,由琥珀酰 CoA 转硫酶催化生成乙酰乙酰 CoA;②在心、肾、脑线粒体内,由乙酰乙酸硫激酶催化,直接活化生成乙酰乙酰 CoA。然后,乙酰乙酰 CoA 由乙酰乙酰 CoA 硫解酶催化,硫解生成乙酰 CoA 进行氧化。

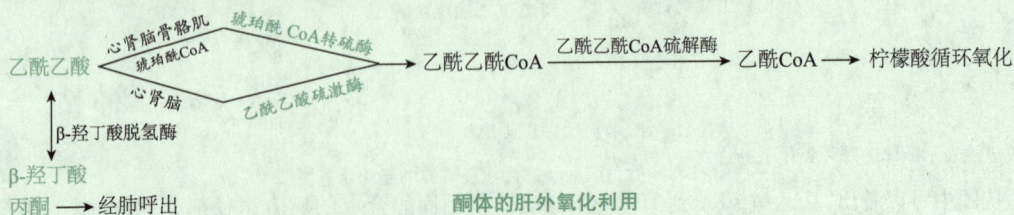

酮体的肝外氧化利用

（2）β-羟丁酸的利用　β-羟丁酸在 β-羟丁酸脱氢酶催化下，生成乙酰乙酸，再转变为乙酰 CoA 被氧化。

（3）丙酮的利用　正常情况下，丙酮生成量很少，可经肺呼出。

记忆：①以乙酰 CoA 为合成原料的是——脂肪酸合成、酮体合成、胆固醇合成。
　　　②酮体是肝内合成，肝外利用。脂肪是肝内合成，肝外储存。
　　　③脂肪细胞可合成、储存、动员脂肪，但不能利用脂肪（甘油）。

【例 4】2003NO23A 酮体不能在肝中氧化的主要原因是肝中缺乏
　　　A. HMG CoA 合成酶　　　B. HMG-CoA 裂解酶　　　C. HMG-CoA 还原酶
　　　D. 琥珀酰 CoA 转硫酶　　　E. β-羟丁酸脱氢酶

【例 5】2007NO165A 先天缺乏琥珀酰 CoA 转硫酶的患者若长期摄取低糖膳食，将会产生的代谢障碍是
　　　A. 酮血症　　　B. 高脂血症　　　C. 低血糖　　　D. 苯丙酮尿症

【例 6】2002NO144X 下列关于琥珀酰辅酶 A 代谢去路的叙述中，正确的是
　　　A. 可异生为糖　　　　　　　　　B. 可氧化供能
　　　C. 是合成卟啉化合物的原料　　　D. 参与酮体的氧化

5. 胆固醇的合成

（1）合成原料　包括乙酰 CoA（主要原料）、NADPH、ATP 等。

①乙酰 CoA　是葡萄糖、氨基酸、脂肪酸在线粒体内的分解产物。

②NADPH　来源于糖代谢的磷酸戊糖途径。

注意：①胆固醇合成是耗能过程，每合成 1 分子胆固醇，需要 18 乙酰 CoA、36ATP、16NADPH + H⁺。
　　　②记忆为三高——高耗能（36ATP）、高耗料（原材料 18 乙酰 CoA）、高耗氢（16NADPH + H⁺）。

（2）大致合成步骤　胆固醇合成过程复杂，大致可分为三个阶段，参阅前面插图。

①由乙酰 CoA 合成甲羟戊酸　2 分子乙酰 CoA 在乙酰乙酰 CoA 硫解酶作用下，缩合成乙酰乙酰 CoA；再在 HMG-CoA 合酶作用下，与 1 分子乙酰 CoA 缩合成 HMG-CoA。后者在 HMG-CoA 还原酶作用下，还原生成甲羟戊酸（MVA）。

②甲羟戊酸经 15C 化合物转变成 30C 的鲨烯　MVA 经脱羧、磷酸化等多步反应生成鲨烯。

③鲨烯环化为羊毛固醇后转变为胆固醇。

（3）胆固醇合成的调节　主要是针对胆固醇合成的关键酶，即 HMG-CoA 还原酶。

	胆固醇合成增加	胆固醇合成减少
关键酶活性	HMG-CoA 还原酶活性增高	HMG-CoA 还原酶活性降低
日周期变化	午夜合成最高（HMG-CoA 还原酶的日节律）	中午合成最少（HMG-CoA 还原酶的日节律）
别构调节	—	甲羟戊酸、胆固醇、7β-羟胆固醇、25-羟胆固醇为 HMG-CoA 还原酶的别构抑制剂
激素调节	胰岛素增加、甲状腺素增加	胰高血糖素增加、皮质醇增多
饮食因素	高糖、高饱、高脂肪饮食时合成增加	饥饿、禁食时合成原料"三高"减少（乙酰 CoA、ATP、NADPH + H⁺ 不足）
负反馈调节	降低食物胆固醇的量	胆固醇↑、7β-羟胆固醇、25-羟胆固醇

注意："甲状腺激素"特殊，它既可诱导肝 HMG-CoA 还原酶，从而增加胆固醇的合成，同时又能促进胆固醇在肝转变为胆汁酸。但后者作用较前者强，因此甲亢患者血清胆固醇含量下降。

　　　A. HMG-CoA 合酶　　　　　　　B. 琥珀酰 CoA 转硫酶
　　　C. 乙酰乙酸硫激酶　　　　　　 D. 乙酰 CoA 羧化酶

【例 7】2014NO131B 参与酮体合成的酶是

【例8】2014NO132B 参与胆固醇合成的酶是

    A. HMG CoA 合酶   B. HMG CoA 还原酶

    C. 乙酰乙酸硫激酶   D. 乙酰 CoA 羧化酶

【例9】2015NO131B 参与酮体分解的酶是

【例10】2015NO132B 胆固醇合成的关键酶是

【例11】2007NO28A 脂肪酸 β 氧化、酮体生成及胆固醇合成的共同中间产物是

    A. 乙酰乙酰辅酶 A   B. 甲基二羟戊酸   C. HMG CoA   D. 乙酰乙酸

6. 胆固醇的转化

胆固醇在体内并不能彻底氧化成 CO_2 和 H_2O，只能转化为其他类固醇物质。

(1)转化为胆汁酸 胆固醇在肝中转化为胆汁酸是胆固醇在体内代谢的主要去路(占40%)。

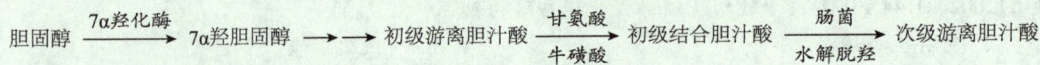

胆固醇 —7α羟化酶→ 7α羟胆固醇 —→ 初级游离胆汁酸 —甘氨酸/牛磺酸→ 初级结合胆汁酸 —肠菌/水解脱羟→ 次级游离胆汁酸

(2)转化为类固醇激素 胆固醇是肾上腺皮质、睾丸、卵巢合成类固醇激素的原料。

部位	合成的类固醇激素	部位	合成的类固醇激素
肾上腺皮质球状带	醛固酮	肾上腺皮质束状带	皮质醇
肾上腺皮质网状带	雄激素	睾丸间质细胞	睾酮
卵巢卵泡内膜细胞及黄体	雌二醇、孕酮		

(3)转化为7-脱氢胆固醇、VitD₃ 胆固醇可在皮肤被氧化为7-脱氢胆固醇,经紫外线照射转变为 $VitD_3$。

【例12】2017NO19A 甲状腺功能亢进时,患者血清胆固醇含量降低的原因是

    A. 胆固醇合成原料减少   B. 类固醇激素合成减少

    C. 胆汁酸的生成增加   D. HMG CoA 还原酶被抑制

    A. 胆汁   B. 胆固醇   C. 胆绿素

    D. 血红素   E. 胆素

【例13】1999NO97B 在体内可转变生成胆汁酸的原料是

【例14】1999NO98B 在体内可转变生成胆色素的原料是

二、甘油三酯代谢

脂质是脂肪和类脂的总称。脂肪即甘油三酯,类脂包括固醇及其酯、磷脂和糖脂等。甘油三酯是机体重要的能量来源,脂肪组织中的甘油三酯是机体的主要能量储存形式。

1. 本章常考物质的代谢部位、主要原料与代谢产物

	合成部位	合成原料	分解部位	分解产物
甘油三酯	肝、脂肪组织、小肠	甘油、脂肪酸	脂肪组织	游离脂肪酸、甘油
脂肪酸	肝肾脑肺乳腺脂肪线粒体外胞液中	乙酰 CoA	除脑外的组织肝肌肉最活跃	$CO_2 + H_2O + ATP$
胆固醇	肝、小肠的胞液和内质网	乙酰 CoA	肝、肾上腺皮质睾丸、卵巢、皮肤	胆汁酸、类固醇激素7-脱氢胆固醇
甘油磷脂	全身细胞内质网肝肾肠最活跃	脂肪酸、甘油、胆碱磷酸盐、丝氨酸	全身组织	随磷脂酶种类而定
神经鞘磷脂	全身细胞内质网脑最活跃	软脂酰 CoA丝氨酸	脑、肝、肾、脾细胞的溶酶体	磷酸胆碱N-脂酰鞘氨醇

A. 溶酶体　　　　　　B. 内质网　　　　　　C. 线粒体　　　　　　D. 细胞液

【例15】2007NO113B 糖异生和三羧酸循环共同的代谢场所是

【例16】2007NO114B 胆固醇合成和磷脂合成的共同代谢场所是

2. 甘油三酯的合成

（1）合成部位　肝、脂肪组织和小肠是合成甘油三酯的主要场所，以肝合成能力最强。

（2）合成原料为甘油及脂肪酸

①甘油　合成甘油三酯的3-磷酸甘油主要来自糖分解代谢所产生的3-磷酸甘油；其次来自游离甘油。肝肾等组织含有甘油激酶，可催化游离甘油磷酸化生成3-磷酸甘油，供甘油三酯合成。脂肪细胞甘油激酶很低，不能直接利用甘油合成甘油三酯。

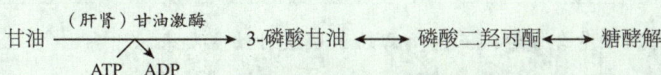

$$甘油 \xrightarrow[\text{ATP}\quad\text{ADP}]{\text{（肝肾）甘油激酶}} 3\text{-磷酸甘油} \longleftrightarrow 磷酸二羟丙酮 \longleftrightarrow 糖酵解$$

②脂肪酸　机体可利用葡萄糖分解代谢的中间产物乙酰CoA合成脂肪酸；小肠黏膜细胞吸收的脂类物质运送至脂肪组织、肝脏后；脂肪组织还可水解极低密度脂蛋白甘油三酯，释放脂肪酸用于合成甘油三酯。合成甘油三酯的三分子脂肪酸可为同一脂肪酸，也可为三种不同的脂肪酸。

（3）合成途径　甘油三酯的合成分甘油一酯途径和甘油二酯途径，前者为小肠黏膜细胞合成的主要途径，后者为肝细胞和脂肪细胞合成的主要途径。甘油三酯合成的关键酶是脂酰CoA转移酶，此酶在肝、脂肪组织和小肠都有，位于内质网。

①脂肪酸活化生成脂酰CoA　合成原料脂肪酸必须活化成脂酰CoA，才能参与甘油三酯的合成。

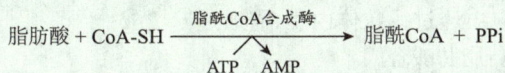

$$脂肪酸 + CoA\text{-}SH \xrightarrow[\text{ATP}\quad\text{AMP}]{\text{脂酰CoA合成酶}} 脂酰CoA + PPi$$

②甘油一酯途径　由脂酰CoA转移酶催化、ATP供能，将脂酰CoA的脂酰基转移至2-甘油一酯羟基上合成甘油三酯，即2-甘油一酯→1,2-甘油二酯→甘油三酯。

③甘油二酯途径　以葡萄糖酵解途径生成的3-磷酸甘油为起始物，先合成1,2-甘油二酯，最后通过酯化甘油二酯羟基生成甘油三酯，即3-磷酸甘油→1-脂酰-3-磷酸甘油→磷脂酸→1,2-甘油二酯→甘油三酯。

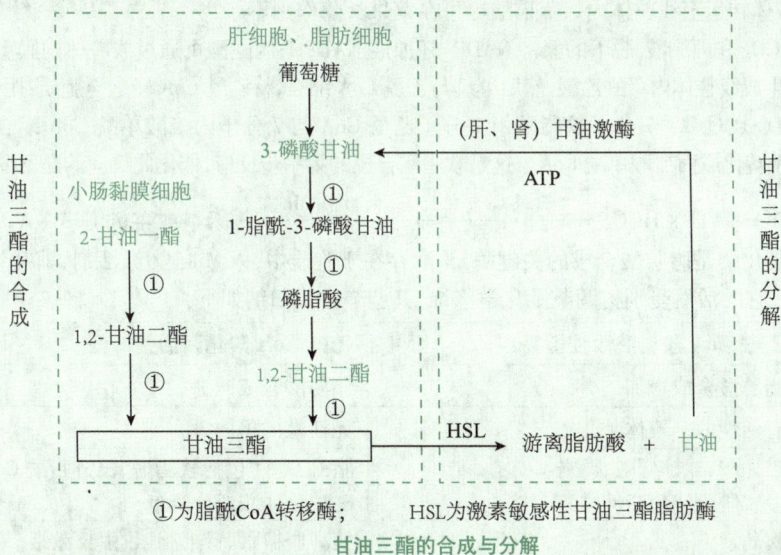

①为脂酰CoA转移酶；　　HSL为激素敏感性甘油三酯脂肪酶

甘油三酯的合成与分解

（4）各种细胞合成甘油三酯的比较

	小肠黏膜细胞		肝细胞	脂肪细胞
	进餐后	空腹		
合成途径	甘油一酯途径	甘油二酯途径	甘油二酯途径	甘油二酯途径
起始物	甘油一酯	—	3-磷酸甘油	—
3-磷酸甘油来源	否	葡萄糖、甘油	葡萄糖、甘油	葡萄糖
甘油三酯可否储存	不可储存	不可储存	不可储存	可储存
动员或分泌形式	CM	VLDL	VLDL	游离脂酸 + 甘油
生理功能	合成外源性甘油三酯	合成内源性甘油三酯	合成内源性甘油三酯	储存甘油三酯

【例 17】2011NO31A 脂肪细胞合成甘油三酯所需的 3-磷酸甘油主要来源于

　　A. 糖酵解　　　　　B. 糖异生　　　　　C. 脂肪动员　　　　D. 氨基酸转化

3. 脂肪酸的合成

（1）软脂酸合成的部位　脂肪酸合成在肝、肾、脑、肺、乳腺、脂肪组织的胞质中进行，其中以肝的活性最强（合成能力较脂肪组织大 8～9 倍）。

（2）软脂酸合成的基本原料

①主料　乙酰 CoA（所有代谢中产生的乙酰 CoA 均可作为脂酸的合成原料，但主要来源于糖分解代谢）。

②辅料　ATP、NADPH、HCO_3^-（CO_2）、Mn^{2+}、生物素。

糖分解代谢产生的乙酰 CoA 位于线粒体内，但软脂酸合成在胞质中进行，乙酰 CoA 不能自由透过线粒体内膜，需通过柠檬酸-丙酮酸循环进入胞质才能进行脂肪酸合成。

在此循环中，乙酰 CoA 首先在线粒体内柠檬酸合酶催化下，与草酰乙酸缩合生成柠檬酸；后者通过线粒体内膜载体转运进入胞质，被 ATP-柠檬酸裂解酶裂解，重新生成乙酰 CoA 和草酰乙酸。进入胞质内的草酰乙酸在苹果酸脱氢酶作用下，由 NADH 供氢，还原成苹果酸，再经线粒体内膜载体转运至线粒体内。苹果酸也可在苹果酸酶作用下氧化脱羧、产生 CO_2 和丙酮酸，脱下的氢将 $NADP^+$ 还原成 NADPH；丙酮酸可通过线粒体内膜上的载体转运至线粒体内，重新生成线粒体内草酰乙酸，然后继续与乙酰 CoA 缩合，将乙酰 CoA 转运至胞质，用于软脂酸合成。

柠檬酸-丙酮酸循环

（3）软脂酸合成过程　1 分子软脂酸由 1 分子乙酰 CoA 与 7 分子丙二酸单酰 CoA 缩合而成。

①乙酰 CoA 转化成丙二酸单酰 CoA　这是软脂酸合成的第一步反应，催化此反应的是乙酰 CoA 羧化酶。

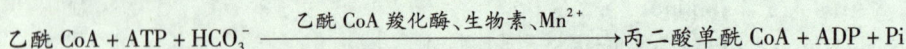

$$乙酰\ CoA + ATP + HCO_3^- \xrightarrow{乙酰\ CoA\ 羧化酶、生物素、Mn^{2+}} 丙二酸单酰\ CoA + ADP + Pi$$

乙酰 CoA 羧化酶是脂肪酸合成的关键酶，该酶存在于胞质中，以 Mn^{2+} 为激活剂，辅基为生物素，起转移羧基的作用。它的活性受别构调节及化学修饰，其调节方式归纳如下：

	乙酰 CoA 羧化酶活性增高	乙酰 CoA 羧化酶活性降低
生化效应	脂肪酸合成增加	脂肪酸合成减少
存在方式	有活性的多聚体	无活性的单体
变构调节	柠檬酸、异柠檬酸、乙酰 CoA	脂酰 CoA（包括软脂酰、长链脂酰 CoA）
共价修饰	去磷酸化使酶活性恢复	磷酸化使酶活性降低
激素调节	胰岛素	胰高血糖素、肾上腺素、生长激素
饮食因素	高糖饮食	高脂饮食

②软脂酸合成　各种脂肪酸的合成过程基本相似，均以丙二酸单酰 CoA 为基本原料，从乙酰 CoA 开

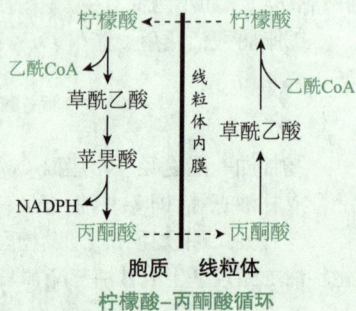

始,经反复加成反应完成,每次循环(缩合-还原-脱水-再还原)延长2C。因此,合成16C的软脂酸需经7次循环反应。

(4)软脂酸碳链的延长 脂肪酸合成酶复合体催化合成的是16C的软脂酸,更长碳链脂肪酸的合成需通过对软脂酸加工,延长完成。软脂酸碳链的延长可在肝细胞的线粒体或内质网中进行。

①软脂酸碳链在内质网中的延长 该反应由内质网脂肪酸延长酶体系催化,以丙二酰CoA为二碳单位的供体,由NADPH供氢,通过缩合、加氢、脱水、再加氢等反应,每次循环增加2C;反应进行可使碳链延长。过程与软脂酸合成相似,但脂酰基不是以ACP为载体,而是连接在CoASH上进行。一般可将脂肪酸碳链延长至24C,但以18C的硬脂酸最多见。

②软脂酸碳链在线粒体中的延长 在线粒体脂肪酸延长酶体系的催化下,软脂酰CoA与乙酰CoA缩合,生成β-酮硬脂酰CoA;再由NADPH供氢,还原为β-羟硬脂酰CoA;接着脱水生成α,β-烯硬脂酰CoA。最后,烯硬脂酰CoA由NADPH供氢,还原为硬脂酰CoA。通过缩合、加氢、脱水、再加氢等反应,每次循环延长2C;一般可延长至24C或26C,但仍以18C的硬脂酸最多见。

    A. 丙氨酸-葡萄糖循环　　B. 柠檬酸-丙酮酸循环　　C. 三羧酸循环

    D. 鸟氨酸循环　　E. 乳酸循环

【例18】1997NO99B 将肌肉中的氨以无毒形式运送至肝脏

【例19】1997NO100B 为机体合成脂酸提供NADPH

> 注意:①为机体合成脂酸提供NADPH的主要是磷酸戊糖途径,柠檬酸-丙酮酸循环也可提供少量NADPH。
> ②乙酰CoA通过线粒体内膜,进入胞液的机制是柠檬酸-丙酮酸循环。

【例20】2014NO30A 乙酰CoA出线粒体的机制是

    A. 三羧酸循环　　　　　　　　　　B. 苹果酸-天冬氨酸穿梭

    C. 柠檬酸-丙酮酸循环　　　　　　D. α-磷酸甘油穿梭

【例21】2000NO26A 下列有关脂酸合成的叙述错误的是

    A. 脂酸合成酶系存在于胞液中　　　B. 生物素是参与合成的辅助因子之一

    C. 合成时需要NADPH　　　　　　　D. 合成过程中不消耗ATP

    E. 丙二酰CoA是合成的中间代谢物

【例22】1996NO24A 胞浆中合成脂酸的限速酶是

    A. β-酮脂酰合成酶　　B. 硫解酶　　　　　　C. 乙酰CoA羧化酶

    D. 脂酰转移酶　　　　E. β-酮脂酰还原酶

【例23】2009NO30A 乙酰CoA羧化酶的变构激活剂是

    A. AMP　　　　　　B. 柠檬酸　　　　　C. ADP　　　　　　D. 2,6-二磷酸果糖

(5)不饱和脂酸的合成 人体内的不饱和脂酸主要包括油酸、软油酸、亚油酸、α-亚麻酸和花生四烯酸等。前2种可自身合成,后3种必须从食物中摄取,因此称必需脂酸。其中以亚油酸最重要,因亚麻酸和花生四烯酸可从亚油酸转化而来。而花生四烯酸是前列腺素的前体,因此,必需脂酸的缺乏可导致前列腺素(PG)减少。亚油酸→α-亚麻酸→…→花生四烯酸→PGH_2→$PGF_{2\alpha}$、PGD_2、PGE_2、PGI_2、TXA_2。

> 记忆:必需脂酸包括亚麻酸、花生四烯酸、亚油酸——记忆为炸麻花是要油的(麻→花→亚油)。

【例24】1999NO27A 大鼠出生后饲以去脂饮食,结果将引起下列哪种脂质缺乏?

    A. 磷脂酰胆碱　　　　B. 甘油三酯　　　　　C. 鞘磷脂

    D. 胆固醇　　　　　　E. 前列腺素

【例25】2008NO30A 如果食物中长期缺乏植物油,将导致人体内减少的物质是

    A. 软油酸　　　　　　B. 油酸　　　　　　　C. 花生四烯酸　　　　D. 胆固醇

【例26】2012NO29A 可以作为合成前列腺素原料的物质是

  A. 软脂酸   B. 硬脂酸   C. 花生四烯酸   D. 棕榈油酸

4. 甘油三酯的分解代谢

(1) **脂肪动员** 甘油三酯分解代谢从脂肪动员开始。所谓脂肪动员,是指储存在脂肪细胞内的脂肪在脂肪酶作用下,逐步水解,释放游离脂肪酸和甘油供其他组织细胞氧化利用的过程。

在激素敏感性甘油三酯脂肪酶(HSL)作用下,甘油三酯水解为甘油二酯及脂肪酸,产生的甘油二酯被甘油二酯酶进一步水解为甘油一酯和脂肪酸,甘油一酯又被甘油一酯酶水解成甘油和脂肪酸。可见,1分子甘油三酯可水解生成3分子游离脂肪酸和1分子甘油。游离脂肪酸不溶于水,不能在血浆中运输,需与血浆清蛋白结合运输至全身,主要由心、肝、骨骼肌等摄取利用;甘油可直接经血液运输至肝、肾、肠等组织利用。脂肪动员的关键酶为激素敏感性甘油三酯脂肪酶(HSL),其调节如下图。

①**脂解激素** 是指能促进脂肪动员的激素,如肾上腺素、去甲肾上腺素、胰高血糖素、ACTH、TRH。

②**抗脂解激素** 是指能抑制脂肪动员的激素,如胰岛素、前列腺素 E_2 等。

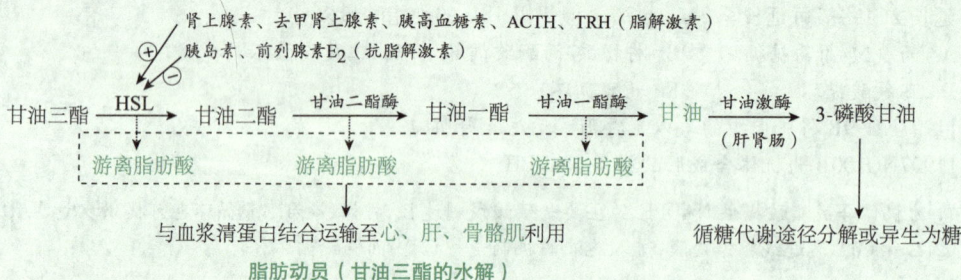

脂肪动员(甘油三酯的水解)

  A. 甘油   B. 3-磷酸甘油   C. 3-磷酸甘油醛

  D. 1,3-二磷酸甘油酸   E. 2,3-二磷酸甘油酸

【例27】2005N0111B 属于脂肪动员产物的是

【例28】2005N0112B 属于脂肪组织中合成甘油三酯原料的是

(2) **甘油的利用** 甘油转变为3-磷酸甘油后被利用。甘油可经血液运输至肝、肾、肠等组织利用。在甘油激酶的作用下,甘油转变为3-磷酸甘油,循糖代谢途径进行分解或异生为糖。肝的甘油激酶活性很高,脂肪动员产生的甘油主要被肝摄取利用,而脂肪细胞和骨骼肌等因甘油激酶活性很低,故不能很好地利用甘油。

> **注意:**①脂肪细胞可合成、储存甘油三酯,但不能利用脂肪。②肝脏可合成酮体,但不能利用酮体。③脂酸的活化在线粒体外进行,脂酸的 β-氧化在线粒体内进行。

(3) **脂肪酸分解——β-氧化** 除脑外,大多数组织均能氧化脂肪酸,以肝、心肌、骨骼肌能力最强。在供氧充足的情况下,脂肪酸在体内分解为 CO_2 和水,释放大量能量,是体内脂肪酸分解代谢的主要形式。

①**脂肪酸活化为脂酰 CoA** 脂肪动员的主要产物游离脂肪酸在氧化前必须进行活化,由内质网、线粒体外膜上的脂酰 CoA 合成酶催化生成脂酰 CoA。此反应需 ATP、CoA-SH 及 Mg^{2+} 的参与。1分子脂肪酸活化需消耗 1ATP,2 个高能磷酸键。

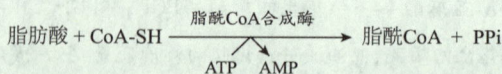

$$脂肪酸 + CoA\text{-}SH \xrightarrow[\text{ATP}\quad\text{AMP}]{\text{脂酰CoA合成酶}} 脂酰CoA + PPi$$

②**脂酰 CoA 进入线粒体** 催化脂肪酸氧化的酶系存在于线粒体基质,胞质内活化的脂酰 CoA 必须进入线粒体才能被氧化。长链脂酰 CoA 不能直接透过线粒体内膜,需要肉碱协助转运。线粒体外膜存在的肉碱脂酰转移酶Ⅰ催化长链脂酰 CoA 与肉碱合成脂酰肉碱,后者在线粒体内膜肉碱-脂酰肉碱转位酶作用下,通过内膜进入线粒体基质,同时将等分子肉碱转运出线粒体。进入线粒体的脂酰肉碱,在线粒体内膜内侧肉碱脂酰转移酶Ⅱ作用下,转变为脂酰 CoA 并释放出肉碱。

脂酰 CoA 进入线粒体是脂肪酸 β-氧化的限速步骤,肉碱脂酰转移酶Ⅰ是脂肪酸 β-氧化的关键酶。

当饥饿、高脂低糖膳食或糖尿病时,机体没有充足的糖供应,或不能有效利用糖,需脂肪酸供能,肉碱脂酰转移酶 I 活性增加,脂肪酸氧化增强。相反,饱餐后脂肪酸合成加强,丙二酸单酰 CoA 含量增加,抑制肉碱脂酰转移酶 I 活性,使脂肪酸的氧化被抑制。

③饱和脂肪酸的 β-氧化　脂酰 CoA 进入线粒体基质后,从脂酰基的 β 碳原子开始,经脱氢、加水、再脱氢、硫解 4 步酶促反应,形成比原来少 2 个碳原子的脂酰 CoA 及 1 分子乙酰 CoA。再照此循环,直至最后完成 β-氧化,形成大量乙酰 CoA,进入柠檬酸循环,彻底氧化为 CO_2 和 H_2O。由于氧化过程发生在脂酰基的 β 碳原子上,故称为 β-氧化。每次 β-氧化包括 4 个连续的酶促反应:

A. 脱氢　脂酰 CoA 在脂酰 CoA 脱氢酶催化下,脂酰 CoA 的 α、β 碳原子各脱下 1 个 H,生成反 Δ^2 烯脂酰 CoA。脱下的 2H 由 FAD 接受,生成 $FADH_2$,经氧化呼吸链传递后最终生成 1.5 分子 ATP。

B. 加水　反 Δ^2 烯脂酰 CoA 在 Δ^2-烯酰 CoA 水化酶的催化下,加水生成 L(+)-β-羟脂酰 CoA。

C. 再脱氢　L(+)-β-羟脂酰 CoA 在 L-β-羟脂酰 CoA 脱氢酶的催化下,脱下 2H 生成 β-酮脂酰 CoA。脱下的 2H 由 NAD^+ 接受,生成 $NADH + H^+$,经氧化呼吸链传递后最终生成 2.5 分子 ATP。

D. 硫解　β-酮脂酰 CoA 在 β-酮硫解酶催化下,加 CoASH 使碳链断裂,生成 1 分子乙酰 CoA 和少 2 个碳原子的脂酰 CoA。

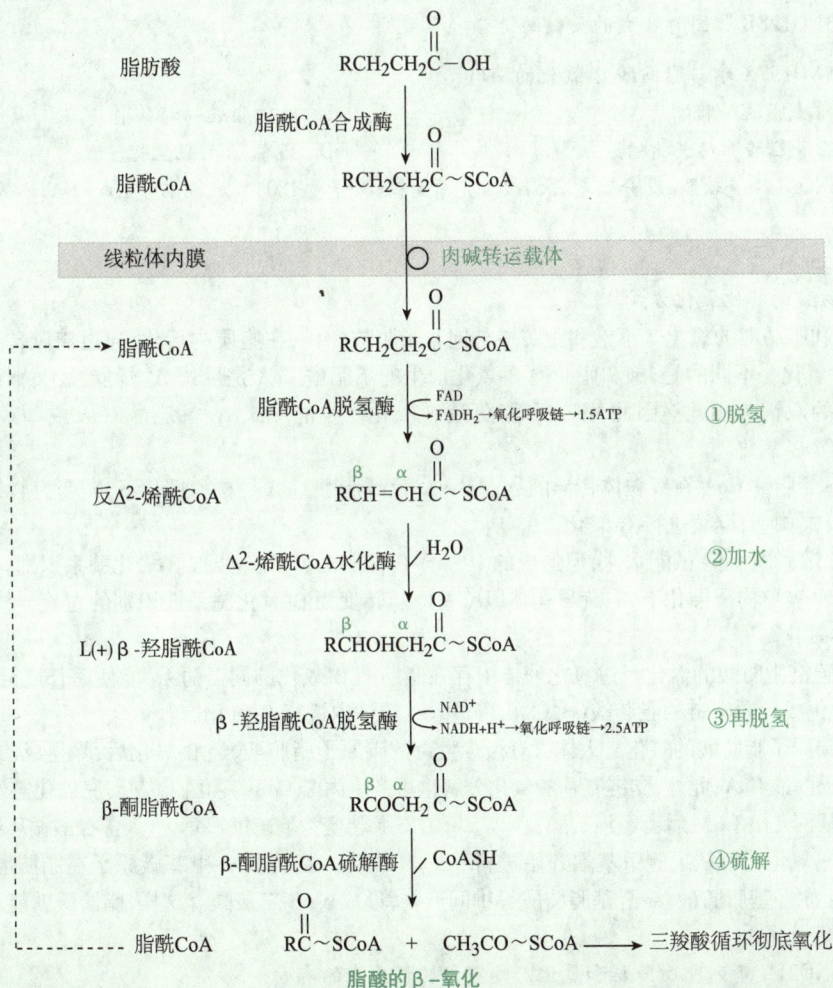

脂酸的 β-氧化

④能量产生　脂肪酸氧化是体内重要的能量来源。例如 $2n$ 个碳原子的脂肪酸,可进行:

$(n-1)$ 次 β-氧化,生成 $(n-1)$ 分子 $FADH_2$、$(n-1)$ 分子 $NADH + H^+$ 及 n 分子乙酰 CoA。

因此净生成的能量为: $1.5 \times (n-1) + 2.5 \times (n-1) + 10 \times n - 2 = (14n-6)$ 分子 ATP。

如软脂酸为 C_{16},$n=8$,故 1 分子软脂酸经 β-氧化后产生的总能量为 $14 \times 8 - 6 = 106$ 分子 ATP。

注意:①$2n$ 个碳原子的脂肪酸彻底氧化净生成 $(14n-6)$ 分子 ATP。

②软脂酸为 C_{16},$n=8$,1 分子软脂酸彻底氧化净生成 106 分子 ATP。

③硬脂酸为 C_{18},$n=9$,1 分子硬脂酸彻底氧化净生成 120 分子 ATP。

④β-氧化的循环过程为脱氢、加水、再脱氢、硫解;脂肪酸合成的循环过程为缩合、加氢、脱水、再加氢。

　　A. 丙二酰 CoA　　　　　B. 脂肪酰 CoA　　　　　C. β-羟丁酸　　　　　D. 乙酰乙酸 CoA

【例29】2010NO129B 脂肪酸 β-氧化途径中,脂肪酸的活化形式是

【例30】2010NO130B 胆固醇合成的重要中间产物是

　　A. 脂酰 CoA 脱氢酶　　　　　　　　　　B. 脂酰 CoA 合成酶

　　C. HMG-CoA 还原酶　　　　　　　　　　D. 肉碱脂酰转移酶 Ⅰ

【例31】2013NO127B 脂肪酸 β-氧化的关键酶是

【例32】2013NO128B 胆固醇合成的关键酶是

【例33】2015NO157X 参与脂肪酸 β-氧化的酶有

　　A. 肉碱脂酰转移酶 Ⅰ　　　　　　　　　B. 肉碱脂酰转移酶 Ⅱ

　　C. 乙酰乙酸 CoA 硫激酶　　　　　　　　D. 脂酰 CoA 脱氢酶

【例34】1996NO28A1 克软脂酸(分子量256)较 1 克葡萄糖(分子量180)彻底氧化所生成的 ATP 高多少倍?

　　A. 2　　　　　　　　　　B. 2.5　　　　　　　　　　C. 3

　　D. 3.5　　　　　　　　　E. 5

(4)脂肪酸的其他氧化方式

①不饱和脂肪酸的氧化　不饱和脂肪酸与饱和脂肪酸一样,在胞质中活化,通过肉碱转运进入线粒体后进行 β-氧化。不同的是,饱和脂肪酸 β-氧化产生的烯脂酰 CoA 是反式 Δ^2 烯脂酰 CoA,而天然不饱和脂肪酸中的双键为顺式。因此,不饱和脂肪酸 β-氧化产生的顺式 Δ^3 烯脂酰 CoA 或顺式 Δ^2 烯脂酰 CoA 不能继续 β-氧化。

顺式 Δ^3 烯脂酰 CoA 在线粒体特异的 Δ^3 顺→Δ^2 反烯脂酰 CoA 异构酶催化下,转变为 β-氧化酶系能识别的 Δ^2 反式构型,继续进行 β-氧化。

顺式 Δ^2 烯脂酰 CoA 虽能水化,但形成的 D(-)-β-羟脂酰 CoA 不能被 β-氧化酶系识别。在 D(-)-β-羟脂酰 CoA 表异构酶催化下,右旋异构体[D(-)型]转变为 β-氧化酶系能识别的左旋异构体[L(+)型],继续 β-氧化。

②超长碳链脂肪酸的氧化　过氧化酶体中存在脂肪酸 β-氧化的同工酶系,能使超长碳链脂肪酸(如 C20、C22)氧化成较短碳链的脂肪酸(≤C8),再进入线粒体内进行 β-氧化。

③奇数碳原子脂肪酸的氧化　人体含有极少量奇数碳原子脂肪酸,经 β-氧化后,除生成乙酰 CoA 外,还生成 1 分子丙酰 CoA;此外,支链氨基酸氧化分解也可产生丙酰 CoA。丙酰 CoA 彻底氧化需经 β-羧化酶作用生成甲基丙二酰 CoA,后者经消旋酶及异构酶的作用,转变为琥珀酰 CoA,进入柠檬酸循环彻底氧化。

④脂肪酸氧化还可从远侧甲基端开始进行　即 ω-氧化。脂肪酸 ω-甲基碳原子在脂肪酸 ω-氧化酶系作用下,经 ω-羟基脂肪酸、ω-醛基脂肪酸等中间产物,形成 α,ω-二羧酸。这样,脂肪酸就能从任一端活化并进行 β-氧化了。

【例35】1996NO21A 下列脂肪降解和氧化产物可以转化为糖的有

　　A. 硬脂酸　　　　　　　B. 乙酰 CoA　　　　　　　C. 酮体

D. 丙酰 CoA　　　　　　E. 油酸

5. 脂肪酸合成及分解的比较

	脂肪酸分解	脂肪酸合成
大体部位	除脑组织外的所有组织,肝肌肉最活跃	肝肾脑肺、乳腺、脂肪
亚细胞部位	线粒体外(脂肪酸活化)、线粒体内(β-氧化)	胞液内
关键酶	肉碱脂酰转移酶Ⅰ	乙酰 CoA 羧化酶
重要中间代谢体	乙酰 CoA	丙二酰 CoA
硫酯键	CoA-SH	ACP-SH(蛋白质硫酯键)
电子传递辅酶	FAD、NAD$^+$	NADPH
需要 HCO$_3^-$	不需要	必需
柠檬酸的激活作用	无激活作用	有激活作用
脂酰 CoA 抑制作用	无抑制作用	有抑制作用
促进反应因素	ADP 含量高时分解加强(禁食、饥饿)	ATP 含量高时合成加强(高糖饮食)

【例36】1998NO24A 脂酸在肝脏进行 β-氧化时,不生成下列何种物质?
A. NADH + H$^+$　　　　　　B. FADH$_2$　　　　　　C. H$_2$O
D. 乙酰 CoA　　　　　　E. 脂酰 CoA

【例37】2016NO31A 脂肪酸 β-氧化的限速酶是
A. 肉碱脂酰转移酶Ⅰ　　　　　　B. 肉碱脂酰转移酶Ⅱ
C. 肉碱-脂酰肉碱转位酶　　　　　　D. 脂酰 CoA 脱氢酶

6. 多不饱和脂肪酸衍生物的生理作用

多不饱和脂肪酸的主要衍生物包括前列腺素、血栓噁烷及白三烯等,是重要的生物活性物质。

(1)前列腺素(PG)　以前列腺酸为基本骨架,有一个五碳环和两条侧链。根据五碳环上取代基团和双键位置不同,前列腺素分为 PGA ~ PGI9 型。体内 PGA、PGE、PGF 较多,PGC$_2$、PGH$_2$ 是前列腺素合成的中间产物。PGI$_2$ 带双环,除五碳环外,还有一个含氧的五碳环,又称为前列环素。

①PGE$_2$ 能诱发炎症,促进局部血管扩张,使毛细血管通透性增加,引起红肿热痛等症状。

②PGE$_2$、PGA$_2$ 能使动脉平滑肌舒张,有降低血压的作用。

③PGE$_2$、PGI$_2$ 能抑制胃酸分泌,促进胃肠平滑肌蠕动。

④卵泡产生的 PGE$_2$、PGF$_{2\alpha}$ 在排卵过程中起重要作用。

⑤PGF$_{2\alpha}$ 可使卵巢平滑肌收缩,引起排卵。

⑥子宫释放的 PGF$_{2\alpha}$ 能使黄体溶解。

⑦分娩时子宫内膜释出的 PGF$_{2\alpha}$ 能使子宫收缩加强,促进分娩。

(2)血栓噁烷(TXA$_2$)　有前列腺酸样骨架但又不同,五碳环被含氧噁烷取代。血小板产生的 TXA$_2$、PGE$_2$ 能促进血小板聚集、血管收缩,促进凝血及血栓形成。而血管内皮细胞释放的 PGI$_2$ 则具有很强的舒血管及抗血小板聚集、抑制凝血及血栓形成的作用。可见,PGI$_2$ 有抗 TXA$_2$ 的作用。

(3)白三烯(LTs)　不含前列腺酸骨架,有 4 个双键,所以在 LT 右下角标以4。白三烯合成的初级产物为 LTA$_4$,衍生物有 LTB$_4$、LTC$_4$、LTD$_4$、LTE$_4$ 等。①过敏反应慢反应物质是 LTC$_4$、LTD$_4$ 及 LTE$_4$ 的混合物,其支气管平滑肌收缩作用较组胺、PGF$_{2\alpha}$ 强 100 ~ 1000 倍,作用缓慢而持久。②LTB$_4$ 能调节白细胞功能,促进炎症和过敏反应的发展。③LTD$_4$ 还能使毛细血管通透性增加。

三、磷脂代谢

1. 概述

含磷酸的脂类称为磷脂,磷脂主要由甘油或鞘氨醇、脂肪酸、磷酸和含氮化合物等组成。根据组成成分不同,可将磷脂分为甘油磷脂和鞘磷脂两大类。

(1)**甘油磷脂**　由甘油构成的磷脂统称为甘油磷脂。下图为甘油磷脂的通式(X 代表不同的酯化基团),其结构特点是甘油的第 1 位和第 2 位的两个羟基被脂酸酯化,第 3 位羟基被磷酸酯化成为磷脂酸。其中,1 位羟基常被饱和脂酸酯化,2 位羟基常被 $C_{16} \sim C_{20}$ 的不饱和脂酸(如花生四烯酸)酯化。磷脂酸的磷酸羟基再被氨基醇(如胆碱、乙醇胺或丝氨酸)或肌醇等取代,形成不同类型的甘油磷脂,见下表。

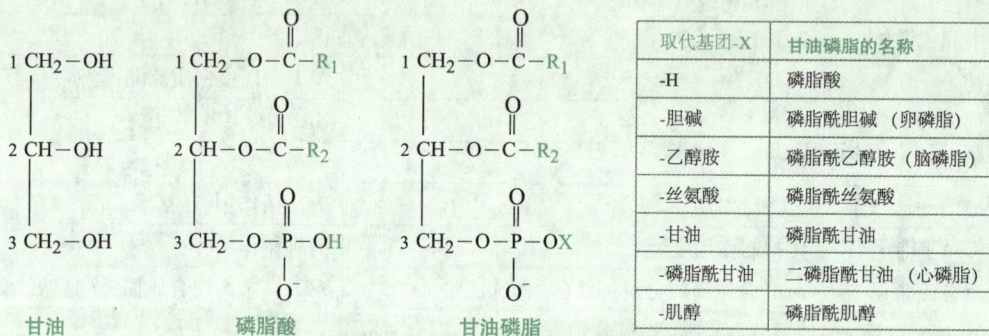

取代基团-X	甘油磷脂的名称
-H	磷脂酸
-胆碱	磷脂酰胆碱（卵磷脂）
-乙醇胺	磷脂酰乙醇胺（脑磷脂）
-丝氨酸	磷脂酰丝氨酸
-甘油	磷脂酰甘油
-磷脂酰甘油	二磷脂酰甘油（心磷脂）
-肌醇	磷脂酰肌醇

(甘油、磷脂酸、甘油磷脂结构式)

(2)**鞘磷脂**　由鞘氨醇或二氢鞘氨醇构成的磷脂,称为鞘磷脂。鞘氨醇的氨基通过酰胺键与 1 分子长链脂肪酸相连形成神经酰胺,为鞘脂的母体结构。鞘氨醇的羟基通过酯键与取代基团结合而成为不含甘油、仅含有鞘氨醇或二氢鞘氨醇的脂类,称为鞘脂。鞘脂所含的 1 分子脂酸主要为 16C、18C、22C 或 24C 饱和脂酸或单不饱和脂酸。按取代基 X 的不同,鞘脂可分为鞘磷脂和鞘糖脂。

2. 甘油磷脂的合成

(1)**合成原料**　主要来自糖、脂质、氨基酸代谢。人体各组织细胞内质网均含有甘油磷脂合成酶系,以肝、肾、肠等活性最高。甘油磷脂合成的基本原料包括甘油、脂肪酸、磷酸盐、胆碱、丝氨酸、肌醇等。

①甘油和脂肪酸　主要由葡萄糖转化而来,甘油 2 位的多不饱和脂肪酸为必需脂肪酸,只能从食物摄取。

②胆碱　既可由食物供给,也可由丝氨酸及甲硫氨酸合成。

③丝氨酸　是合成磷脂酰丝氨酸的原料,脱羧后生成的乙醇胺又是合成磷脂酰乙醇胺的原料。乙醇胺从 S-腺苷甲硫氨酸获得 3 个甲基生成胆碱。

④其他　甘油磷脂的合成还需 ATP、CTP。ATP 供能,CTP 参与乙醇胺、胆碱、甘油二酯活化,形成 CDP-乙醇胺、CDP-胆碱、CDP-甘油二酯等活化中间物。

(2)**合成途径**　甘油磷脂的合成途径有两条:

①甘油二酯合成途径　磷脂酰胆碱(卵磷脂)和磷脂酰乙醇胺(脑磷脂)主要通过此途径合成。这两类磷脂在体内含量最多,占磷脂总量的 75% 以上。甘油二酯是合成的重要中间物。胆碱和乙醇胺由活化的 CDP-胆碱、CDP-乙醇胺提供。磷脂酰胆碱也可由 S-腺苷甲硫氨酸提供甲基,使磷脂酰乙醇胺甲基化而生成,但这种方式合成量仅占 10% ~15%。

②CDP-甘油二酯合成途径　磷脂酰肌醇、磷脂酰丝氨酸、心磷脂由此途径合成。CDP-甘油二酯是合成过程的重要中间物,在相应酶的催化下,分别与肌醇、丝氨酸、磷脂酰甘油缩合,即生成磷脂酰肌醇、磷脂酰丝氨酸、心磷脂。

3. 鞘磷脂的合成

(1)**鞘氨醇的合成**　人体各组织细胞的内质网均可合成鞘氨醇,合成的基本原料是软脂酰 CoA、丝氨酸和胆碱。在磷酸吡哆醛参与下,由内质网 3-酮二氢鞘氨醇合成酶催化,软脂酰 CoA 与丝氨酸缩合并脱羧生成 3-酮基二氢鞘氨醇,再由 NADPH 供氢,还原酶催化,加氢生成二氢鞘氨醇,然后脱氢生成鞘氨醇。

(2)**神经鞘磷脂的合成**　在脂酰转移酶催化下,鞘氨醇的氨基与脂酰 CoA 进行酰胺缩合,生成 N-脂酰鞘氨醇,最后由CDP-胆碱提供磷酸胆碱生成神经鞘磷脂。

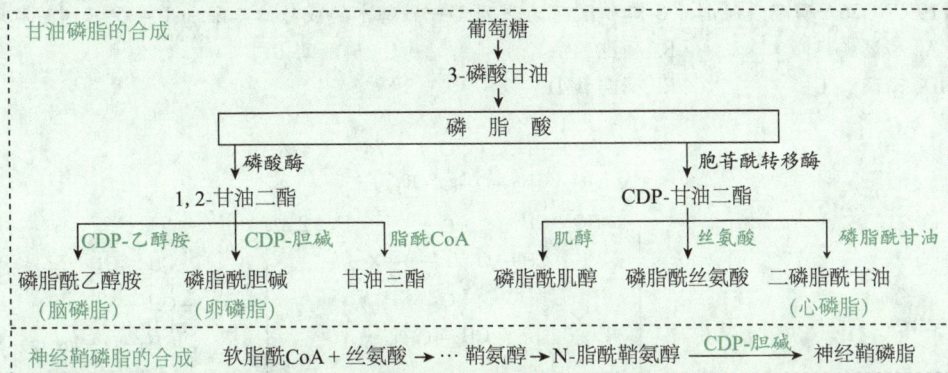

```
甘油磷脂的合成                    葡萄糖
                                   ↓
                              3-磷酸甘油
                                   ↓
                          ┌─────磷 脂 酸─────┐
                  磷酸酶 ↓                    ↓ 胞苷酰转移酶
              1,2-甘油二酯                CDP-甘油二酯
    ┌─────────┬─────────┬─────────┐  ┌─────────┬─────────┬─────────┐
CDP-乙醇胺  CDP-胆碱  脂酰CoA        肌醇      丝氨酸    磷脂酰甘油
    ↓          ↓         ↓            ↓         ↓         ↓
磷脂酰乙醇胺  磷脂酰胆碱  甘油三酯    磷脂酰肌醇  磷脂酰丝氨酸  二磷脂酰甘油
  (脑磷脂)    (卵磷脂)                                       (心磷脂)

神经鞘磷脂的合成   软脂酰CoA+丝氨酸 → … 鞘氨醇 → N-脂酰鞘氨醇 ──CDP-胆碱──→ 神经鞘磷脂
```

注意:①含有胆碱的为——卵磷脂、神经鞘磷脂。

②不含胆碱的为——脑磷脂、心磷脂、磷脂酰肌醇、磷脂酰丝氨酸。

③因甘油三酯合成时经过 3-磷酸甘油→磷脂酸→甘油二酯→甘油三酯,故中间代谢产物有"磷脂酸"。

    A. 磷脂酸　　　　　　　B. CDP-甘油二酯　　　　　　C. 二者都是　　　　　　D. 二者都不是

【例38】2000NO125C 甘油三酯合成时的中间产物是

【例39】2000NO126C 磷脂酰肌醇合成时的中间产物是

【例40】2015NO30A 下列磷脂中,合成代谢过程需进行甲基化的是

    A. 磷脂酰乙醇胺　　　　　B. 磷脂酰胆碱　　　　　C. 磷脂酰丝氨酸　　　　D. 磷脂酸

【例41】2004NO24A 合成脑磷脂需要的物质是

    A. CDP-乙醇胺　　　　　　B. CDP-胆碱　　　　　C. UDP-胆碱

    D. UDP-乙醇胺　　　　　　E. GDP-乙醇胺

4. 磷脂的分解

(1) 甘油磷脂的降解　各种磷脂酶及其作用部位、降解产物见下表,请对照下图,理解记忆。

酶	作用部位	产物
磷脂酶 A_1	甘油磷脂分子中 1 位酯键	溶血磷脂2
磷脂酶 A_2	甘油磷脂分子中 2 位酯键	溶血磷脂1
磷脂酶 C	甘油磷脂分子中 3 位磷酸酯键	甘油二酯
磷脂酶 D	甘油磷脂分子中磷酸取代基间酯键	磷脂酸
磷脂酶 B_1	溶血磷脂1分子中 1 位酯键	甘油磷酸胆碱
磷脂酶 B_2	溶血磷脂2分子中 2 位酯键	甘油磷酸胆碱

    甘油磷脂水解转变为溶血磷脂包括两方面:①磷脂酶 A_2 可使甘油磷脂分子中 2 位酯键水解,产物为溶血磷脂1 和多不饱和脂肪酸。②卵磷脂胆固醇脂酰转移酶催化卵磷脂分子中第 2 位脂酰基转移给胆固醇生成胆固醇酯。

注意:①磷脂酶 A_1、A_2、C、D 水解的都是甘油磷脂,但磷脂酶 B_1、B_2 水解的分别是溶血磷脂1、溶血磷脂2。

②磷脂酶 A_2 的水解产物是溶血磷脂1,磷脂酶 A_1 的水解产物是溶血磷脂2。

【例42】2000NO144X 溶血卵磷脂是由(溶血磷脂原称"溶血卵磷脂")

    A. 磷脂酶 A_1 催化卵磷脂水解后生成　　　　　B. 磷脂酶 C 催化卵磷脂水解后生成

    C. 磷脂酶 D 催化卵磷脂水解后生成

D. 卵磷脂胆固醇脂酰转移酶催化卵磷脂进行脂酰基转移后生成的

【例 43】1997NO26A 磷酯酰肌醇 4,5-二磷酸可为下列哪一种酶水解成甘油二酯和 1,4,5-三磷酸肌醇?

A. 磷酯酶 A_1　　　　　B. 磷酯酶 A_2　　　　　C. 磷酯酶 B

D. 磷酯酶 C　　　　　　E. 磷酯酶 D

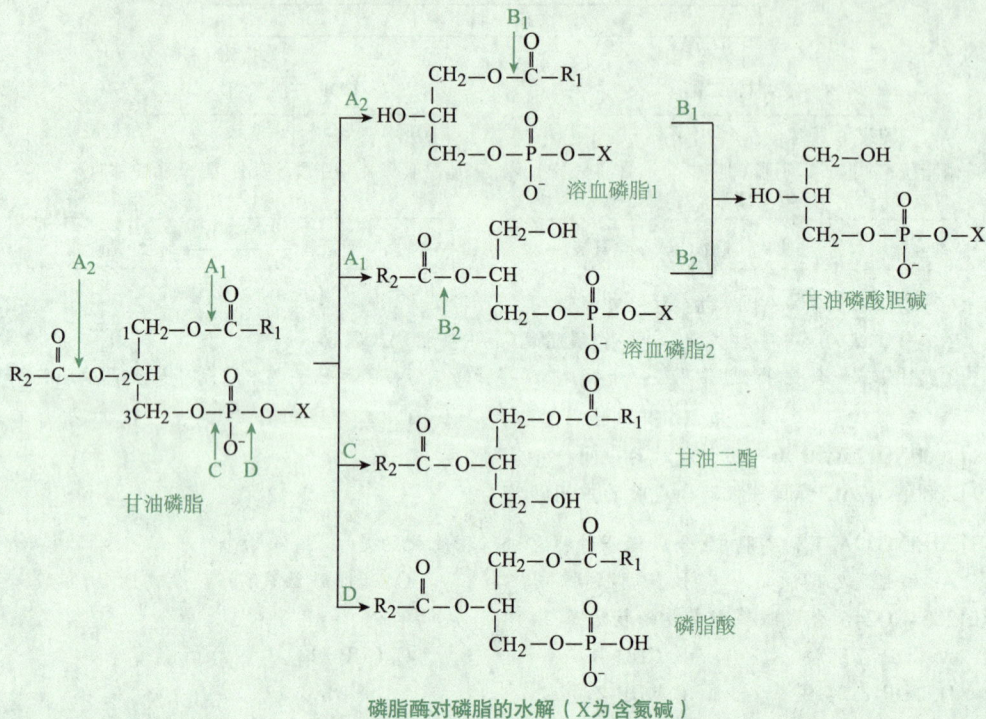

磷脂酶对磷脂的水解（X为含氮碱）

(2)**神经鞘磷脂的降解**　神经鞘磷脂酶存在于脑、肝、脾、肾等细胞溶酶体中,属磷脂酶 C 类,能水解磷酸酯键,产物为磷酸胆碱及 N-脂酰鞘胺醇。若先天性缺乏此酶,则鞘磷脂不能降解,在细胞内积存,引起肝脾肿大、痴呆等鞘磷脂沉积病。

四、血浆脂蛋白代谢

1. 血浆脂蛋白的分类

(1)**按电泳法分类**　分 4 类:α-脂蛋白、前 β-脂蛋白、β-脂蛋白及乳糜微粒(从正极至负极)。

(2)**按超速离心法分类**　分 4 类:乳糜微粒(CM)、VLDL、LDL 和 HDL,分别相当于电泳分离的乳糜微粒、前 β-脂蛋白、β-脂蛋白和 α-脂蛋白。

2. 血浆脂蛋白的组成

血浆脂蛋白主要由蛋白质、甘油三酯、磷脂、胆固醇及其酯组成。

3. 血浆脂蛋白的生理功能

	乳糜微粒	VLDL	LDL	HDL
对应于	CM	前 β-脂蛋白	β-脂蛋白	α-脂蛋白
密度	<0.95	0.95 ~ 1.006	1.006 ~ 1.063	1.063 ~ 1.210
颗粒直径(nm)	80 ~ 500	25 ~ 80	20 ~ 25	5 ~ 17
电泳位置	原点	α_2-球蛋白	β-球蛋白	α_1-球蛋白

蛋白质(%)	0.5～2	5～10	20～25	50
脂类(%)	98～99	90～95	75～80	50
甘油三酯	80～95	50～70	10	5
磷脂	5～7	15	20	25
胆固醇	1～4	15	45～50	20
半衰期	5～15min	6～12h	2～4d	3～5d
合成部位、来源	小肠黏膜细胞	肝细胞	血浆、由 VLDL 转变来	肝、肠、血浆
功能	转运外源性甘油三酯及胆固醇	转运内源性甘油三酯及胆固醇	转运内源性胆固醇	逆向转运胆固醇（肝外→肝）

记忆：从表的左→右，颗粒直径越来越小（因 CM 颗粒直径最大）；密度越来越大（CM 尽管颗粒很大，但都是脂类，尤其是 TG，因此密度＜水比重 1.0）；为此我们记住 TG 含量最高的是 CM；蛋白质含量最少的是 CM（因此密度最小）；LDL 含胆固醇最多；HDL 含蛋白质最多。

【例 44】2002NO23A 血浆中运输内源性胆固醇的脂蛋白是

　　A. CM　　　　　　　　B. VLDL　　　　　　　　C. LDL

　　D. HDL$_2$　　　　　　E. HDL$_3$

【例 45】2001NO26A 血浆各种脂蛋白中，按其所含胆固醇及其酯的量从多到少的排列是

　　A. CM、VLDL、LDL、HDL　　B. HDL、LDL、VLDL、CM　　C. VLDL、LDL、HDL、CM

　　D. LDL、HDL、VLDL、CM　　E. LDL、VLDL、HDL、CM

【例 46】2002NO32A 下列哪种不是肝在脂类代谢中的特有作用？

　　A. 酮体的生成　　　　B. LDL 的生成　　　　C. VLDL 的生成

　　D. 胆汁酸的生成　　　E. LCAT 的合成

　　A. 乳糜微粒　　　　　B. 极低密度脂蛋白　　　C. 低密度脂蛋白

　　D. 高密度脂蛋白　　　E. 极高密度脂蛋白

【例 47】1995NO93B 运输内源性甘油三酯的主要脂蛋白是

【例 48】1995NO94B 有助于防止动脉粥样硬化的脂蛋白是

4. 血浆脂蛋白代谢

（1）乳糜微粒（CM）　CM 由小肠黏膜细胞合成，转运外源性甘油三酯及胆固醇。食物脂肪消化后，小肠黏膜细胞用摄取的中长链脂肪酸再合成甘油三酯，并与合成和吸收的磷脂、胆固醇，加上 ApoB48、AⅠ、AⅡ、AⅣ 等组装成新生 CM，经淋巴道入血，从 HDL 获得 ApoC 及 E，形成成熟 CM。CM 中的甘油三酯很快被血管内皮细胞表面的脂蛋白脂肪酶（LPL）逐步水解释放出脂酸被组织细胞摄取利用。ApoCⅡ 是 LPL 不可缺少的激活剂。空腹 12～14h 后血浆中不含 CM。

（2）极低密度脂蛋白（VLDL）　VLDL 是运输内源性甘油三酯的主要形式，其血浆代谢产物 LDL 是运输内源性胆固醇的主要形式。肝细胞以葡萄糖分解代谢中间产物、食物来源的脂肪酸等为原料合成甘油三酯，再与 ApoB100、E 等组装成 VLDL。VLDL 的甘油三酯在 LPL 作用下，逐步水解，同时其表面的 ApoC、磷脂及胆固醇向 HDL 转移，而 HDL 的胆固醇酯又转移到 VLDL。VLDL 颗粒逐渐变小，密度逐渐增加，转变为中密度脂蛋白（IDL）。部分 IDL 为肝细胞摄取代谢。未被肝细胞摄取的 IDL 甘油三酯被 LPL 及肝脂肪酶进一步水解，最后只剩下胆固醇酯和 ApoB，IDL 即转变为 LDL。

（3）低密度脂蛋白（LDL）　主要由 VLDL 在血浆中转变而来，它是转运肝合成的内源性胆固醇的主要形式。肝是降解 LDL 的主要器官（占 50%），肾上腺皮质、卵巢、睾丸等组织摄取及降解 LDL 的能力也较强。正常人血浆 LDL，每天约 45% 被清除，其中 2/3 经 LDL 受体途径降解，1/3 经单核-吞噬细胞系统降解。血浆 LDL 半寿期为 2～4 天。血浆 LDL 还可被修饰成如氧化修饰 LDL（Ox-LDL），被清除细胞即单核-吞噬

银成教育 027-8226 6012
www.yixueks.com
国家开放大学出版社
OPEN UNIVERSITY OF CHINA PRESS

细胞系统中的巨噬细胞及血管内皮细胞清除。这两类细胞膜表面有清道夫受体(SR),可与修饰 LDL 结合而清除血浆修饰 LDL。

(4)高密度脂蛋白(HDL) 主要由肝合成,小肠可合成部分。主要参与胆固醇的逆向转运,即将肝外组织细胞内的胆固醇,转运到肝,代谢后排出体外。

【例 49】2012NO157X 下列关于 LDL 的叙述,正确的是

A. LDL 主要由 VLDL 在血浆中转变而来   B. LDL 的主要功能是运输内源性甘油三酯

C. LDL 受体广泛存在于各种细胞膜表面   D. LDL 的密度大于 HDL

【例 50】2015NO31A 可被巨噬细胞和血管内皮细胞吞噬和清除的脂蛋白是

A. LDL   B. VLDL   C. CM   D. HDL

【例 51】2013NO29A 能够逆向转运胆固醇到肝的脂蛋白是

A. CM   B. LDL   C. VLDL   D. HDL

【例 52】2016NO159X 下列脂蛋白中,由肝脏合成的有

A. CM   B. HDL   C. LDL   D. VLDL

5. 高脂血症的类型及特点

血浆脂质水平异常升高,超过正常值上限称为高脂血症。高脂血症的诊断标准为:①成人空腹 12~14h 血浆甘油三酯 >2.26mmol/L、胆固醇 >6.21mmol/L;②儿童胆固醇 >4.14mmol/L。WHO 将高脂血症分 6 型。

分型	脂蛋白变化	甘油三酯变化	胆固醇变化
I	CM↑	↑↑↑	↑
IIa	LDL↑		↑↑
IIb	LDL↑ + VLDL↑	↑↑	↑↑
III	IDL↑	↑↑	↑↑
IV	VLDL↑	↑↑	
V	VLDL↑ + CM↑	↑↑↑	↑

注意:①上表中,只有 HDL 没有出现,即通常的高脂血症中,一般无 HDL 升高。

②HDL 是有助于预防动脉粥样硬化的脂蛋白(尤其 HDL₂ 与冠脉硬化发生率负相关)。

【例 53】1994NO139X 通常高脂蛋白血症中,下列哪几种脂蛋白可能增高?

A. 乳糜微粒   B. 极低密度脂蛋白   C. 高密度脂蛋白   D. 低密度脂蛋白

▶ **常考点** 酮体和胆固醇的合成及关键酶;脂酸合成与分解;磷脂合成;血脂的鉴别表。

参考答案——详细解答见《贺银成 2019 考研西医临床医学综合能力历年真题精析》

1. ABCDE   2. ABCDE   3. ABCDE   4. ABCDE   5. ABCDE   6. ABCDE   7. ABCDE

8. ABCDE   9. ABCDE   10. ABCDE   11. ABCDE   12. ABCDE   13. ABCDE   14. ABCDE

15. ABCDE   16. ABCDE   17. ABCDE   18. ABCDE   19. ABCDE   20. ABCDE   21. ABCDE

22. ABCDE   23. ABCDE   24. ABCDE   25. ABCDE   26. ABCDE   27. ABCDE   28. ABCDE

29. ABCDE   30. ABCDE   31. ABCDE   32. ABCDE   33. ABCDE   34. ABCDE   35. ABCDE

36. ABCDE   37. ABCDE   38. ABCDE   39. ABCDE   40. ABCDE   41. ABCDE   42. ABCDE

43. ABCDE   44. ABCDE   45. ABCDE   46. ABCDE   47. ABCDE   48. ABCDE   49. ABCDE

50. ABCDE   51. ABCDE   52. ABCDE   53. ABCDE

第7章　生物氧化

▶ **考纲要求**

　　①生物氧化的特点。②呼吸链的组成,氧化磷酸化及其影响因素,底物水平磷酸化,能量的储存和利用。③胞浆中 NADH 的氧化。④过氧化物酶体和微粒体中的酶类。

▶ **复习要点**

一、生物氧化的特点和类型

1. 生物氧化的特点

　　营养物质在生物体内进行氧化,产生 CO_2、H_2O 及能量的过程,称生物氧化,以区别于体外氧化(如燃烧)。

	生物氧化	体外氧化(燃烧)
共同点	①都有能量产生;②最终都生成 CO_2 和 H_2O;③都遵循氧化还原反应的一般规律	
反应部位	细胞内进行	体外进行
反应条件	水溶液中,体温37℃左右,无高温	有氧环境,高温
氧化方式	加氧、脱氢、失电子	直接氧化(与氧结合)
反应产物	CO_2 + H_2O + 能量	CO_2 + H_2O + 能量
CO_2 + H_2O	CO_2 由有机酸脱羧产生 H_2O 由脱下的氢与氧结合产生	CO_2 和 H_2O 由碳、氢直接与氧结合生成
能量释放	逐步释放	突然释放
能量利用率	高(约40%)	低(<25%)

2. 生物氧化的类型

　　(1)脱电子反应　如 $Fe^{2+} \longrightarrow Fe^{3+} + e^-$。

　　(2)脱氢反应　如 $CH_3CH(OH)COOH \rightarrow CH_3COCOOH + 2H \rightarrow 2H^+ + 2e^-$。因此脱氢反应也包括脱电子反应,但脱电子反应不能包括脱氢反应。

　　(3)加水脱氢反应

　　(4)加氧反应

二、氧化呼吸链是由具有电子传递功能的复合体组成

　　生物体将 $NADH + H^+$ 和 $FADH_2$ 彻底氧化生成水和 ATP 的过程与细胞的呼吸有关,需要消耗氧,参与氧化还原反应的组分由含有辅助因子的多种蛋白酶复合体组成,形成一个连续的传递链,因此称为氧化呼吸链。真核细胞 ATP 的生成主要在线粒体中进行,在氧化呼吸链中,参与传递反应的酶复合体按一定顺序排列在线粒体内膜上,发挥传递电子或氢的作用。其中传递氢的酶蛋白或辅助因子称为递氢体,传递电子的则称为电子传递体。由于递氢过程也需传递电子,所以氧化呼吸链也称电子传递链。

1. 氧化呼吸链的组成

　　氧化呼吸链由位于线粒体内膜上的4种蛋白酶复合体组成,分别称为复合体Ⅰ、Ⅱ、Ⅲ、Ⅳ。各复合体都由多种酶蛋白和辅助因子(金属离子、辅酶或辅基)组成,各复合体的跨膜蛋白成分使其能够镶嵌在线粒体内膜中,并按照一定的顺序进行排列。

复合体共同完成电子传递过程,电子传递的本质是由电势能转变为化学能的过程,电子传递过程中所释放的能量驱动 H^+ 从线粒体基质移至膜间腔,形成跨线粒体内膜的 H^+ 浓度梯度差,用于驱动 ATP 的合成。

	复合体Ⅰ	复合体Ⅱ	复合体Ⅲ	复合体Ⅳ
酶名称	NADH-泛醌还原酶	琥珀酸-泛醌还原酶	泛醌-Cytc 还原酶	Cytc 氧化酶
位于线粒体	内膜的双层质膜上	双层质膜的内侧	内膜的双层质膜上	内膜的双层质膜上
多肽链数	42	4	11	13
功能辅基	FMN,Fe-S	FAD,Fe-S	血红素 b_L,b_H,c_1 Fe-S	血红素 a,血红素 a_3 Cu_A,Cu_B
含结合位点	NADH(基质侧) CoQ(脂质核心)	琥珀酸(基质侧) CoQ(脂质核心)	Cytc(膜间腔侧)	Cytc(膜间腔侧)
功能	将 NADH + H^+ 中的电子传递给泛醌(CoQ)	将电子从琥珀酸传递给泛醌	将电子从还原型泛醌传递给 Cytc	将电子从 Cytc 传递给氧

呼吸链中电子从标准氧化还原电位(E^o)低的组分向电位高的组分进行传递,其电子传递顺序如下图。

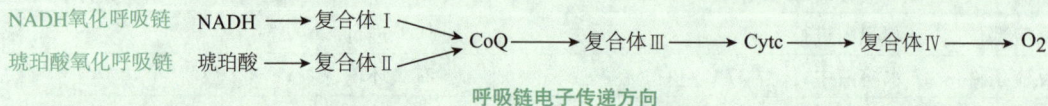

NADH氧化呼吸链　NADH ⟶ 复合体Ⅰ ⟶ CoQ ⟶ 复合体Ⅲ ⟶ Cytc ⟶ 复合体Ⅳ ⟶ O_2
琥珀酸氧化呼吸链　琥珀酸 ⟶ 复合体Ⅱ ⟶
呼吸链电子传递方向

泛醌(CoQ)是一种小分子脂溶性醌类化合物,能在线粒体内膜中自由扩散,不包含在呼吸链复合体中,能进行可逆的电子传递,可同时传递氢和电子,在各复合体间募集并穿梭传递还原当量,在氧化呼吸链中具有重要作用。在电子传递和质子移动的偶联中起核心作用,是 NADH 呼吸链和琥珀酸氧化呼吸链的交会点。

2. 呼吸链的重要成分

	重要组分	作用		重要组分	作用
NAD^+	VitPP	能传递 1H、1e	$NADP^+$	VitPP	能传递 1H、1e
FMN	$VitB_2$	能传递 2H、2e	FAD	$VitB_2$	能传递 2H、2e
Fe-S	铁原子	单电子传递	CoQ	—	能传递 2H、2e
Cyt	铁卟啉	单电子传递			

记忆:单电子传递体——Fe-S、Cyt; 递氢递电子体——NAD^+、$NADP^+$、FMN、FAD、CoQ。

细胞色素 是一类以铁卟啉为辅基的催化电子传递的酶类。铁卟啉中的铁原子可进行 $Fe^{2+} \rightleftharpoons Fe^{3+} + e^-$ 反应传递电子,因此细胞色素是呼吸链中的单电子传递体,并不是递氢体。细胞色素分细胞色素 a、b、c 三类,每类又分几种亚类。Cytc 呈水溶性,与线粒体内膜外表面结合不紧密,极易与线粒体内膜分离,故不包含在复合体Ⅲ中。

【例1】2016N028A 下列辅酶中,不参与递氢的是

　　A. NAD^+ 　　　　B. FAD 　　　　C. FH_4 　　　　D. CoQ

【例2】2006N029A 下列关于细胞色素的叙述,正确的是

　　A. 是一类以铁卟啉为辅基的酶 　　　　B. 都紧密结合在线粒体内膜上

　　C. 是呼吸链中的递氢体 　　　　D. 又称细胞色素氧化酶

　　E. 在呼吸链中按 Cytb→Cytc→$Cytc_1$→$Cytaa_3$ 排列

3. 呼吸链的组成及电子传递

(1)生物体内呼吸链的两条途径　即 NADH 氧化呼吸链和琥珀酸氧化呼吸链,应重点掌握。

NADH 氧化呼吸链　NADH→FMN→Fe-S→CoQ→Cytb→Fe-S→Cytc₁→Cytc→Cu_A→Cyta→Cu_B-Cyta₃→O₂。

FADH₂ 氧化呼吸链(琥珀酸氧化呼吸链)　琥珀酸→FAD→Fe-S(Cytb)→CoQ→Cytb→Fe-S→Cytc₁ →Cytc→Cu_A→Cyta→Cu_B-Cyta₃→O₂。

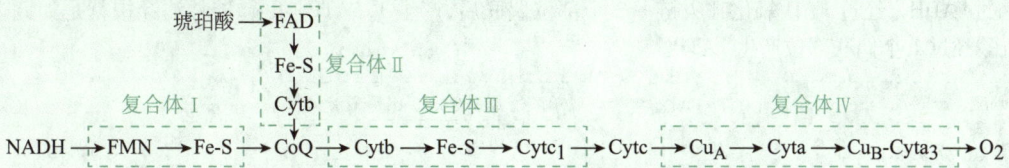

NADH氧化呼吸链和琥珀酸氧化呼吸链的组成及电子传递顺序

> 记忆:①CoQ 是线粒体中不同底物氧化呼吸链的交会点。②G6P 是糖代谢不同途径的交会点。
> ③乙酰 CoA 是糖、脂肪、蛋白质三大物质代谢的交会点。

(2)呼吸链各组分排列顺序的实验依据　呼吸链各组分的排列顺序是由下列实验确定的:

①根据呼吸链各组分的标准氧化还原电位进行排序。标准氧化还原电位(E^0)是指在特定条件下,参与氧化还原反应的组分对电子亲和力的大小。电位高的组分对电子亲和力强,易接受电子;电位低的组分倾向于给出电子。因此,呼吸链中电子应从电位低的组分向电位高的组分进行传递。

②底物存在时,利用呼吸链特异的抑制剂阻断某一组分的电子传递,在阻断部位以前的组分处于还原状态,后面的组分处于氧化状态。根据各组分的氧化和还原状态吸收光谱的改变分析其排列顺序。

③利用呼吸链各组分特有的吸收光谱,以离体线粒体无氧时处于还原状态作为对照,缓慢给氧,观察各组分被氧化的顺序。

④在体外将呼吸链拆开和重组,鉴定 4 种复合体的组成与排列。

【例3】2002NO24A 下列关于呼吸链的叙述,错误的是

  A. 在传递氢和电子过程中可偶联 ADP 磷酸化 B. CO 可使整个呼吸链的功能丧失

  C. 递氢体同时也是递电子体   D. 递电子体也都是递氢体

  E. 呼吸链的组分通常按 E^0 值由小到大的顺序排列

  A. NADH⁺/NADH + H⁺ B. FAD/FADH₂   C. Cytb Fe³⁺/Fe²⁺   D. Cyta Fe³⁺/Fe²⁺

【例4】2009NO129B 上述呼吸链氧化还原对中,氧化还原电位最高的是

【例5】2009NO130B 上述呼吸链氧化还原对中,参与构成呼吸链复合体Ⅱ的是

4. 氧化磷酸化及其偶联

(1)底物水平磷酸化　直接将代谢物分子中的能量转移至 ADP(或 GDP),生成 ATP(或 GTP)的过程,称底物水平磷酸化。常考到的 3 个底物水平磷酸化反应详见本讲义生物化学·糖代谢。

(2)氧化磷酸化定义　机体获得能量(ATP)的主要方式是氧化磷酸化,即由代谢物脱下的氢,经线粒体氧化呼吸链电子传递释放能量,此释能过程与驱动 ADP 磷酸化生成 ATP 相偶联,即还原当量的氧化过程与 ADP 的磷酸化过程相偶联,产生能量 ATP。因此,氧化磷酸化又称为偶联磷酸化。

(3)P/O 比值　1 对电子通过氧化呼吸链传递给氧原子生成 1 分子 H₂O,释放的能量使 ADP 磷酸化合成 ATP,此过程需消耗氧和磷酸。P/O 比值是指氧化磷酸化过程中,每消耗 1/2 摩尔 O₂ 所需磷酸的摩尔数,即所能合成 ATP 的摩尔数,亦即 1 对电子通过氧化呼吸链传递给氧所生成的 ATP 分子数。

(4)氧化磷酸化的偶联部位在复合体Ⅰ、Ⅲ、Ⅳ内　请参阅下图。

①NADH 氧化呼吸链从左到右共有 3 个氧化磷酸化偶联部位,也就是 3 个产生 ATP 的部位,图中标示为 abc。1 对电子经 NADH 氧化呼吸链传递,P/O 比值约为 2.5(1～6 版生物化学此数据为 3,解历年真题时应注意此改动)。如丙酮酸、α-酮戊二酸、苹果酸、β-羟丁酸、谷氨酸、异柠檬酸等脱氢反应产生的 NADH + H⁺,通过 NADH 呼吸链传递,经过 abc3 个偶联部位,产生 2.5ATP,P/O = 2.5。苹果酸-天冬氨酸

穿梭就是如此。

②琥珀酸氧化呼吸链有 2 个氧化磷酸化偶联部位，图中标示为 bc。1 对电子经琥珀酸氧化呼吸链传递，P/O 比值约为 1.5（注意：1~6 版生物化学此数据为 2）。如琥珀酸、脂酰 CoA、α-磷酸甘油等脱氢反应产生的 $FADH_2$，经过 FAD 氧化呼吸链 bc2 个部位偶联后，产生 1.5ATP。α-磷酸甘油穿梭就是如此。抗坏血酸经过 1 个偶联部位产生 1ATP。

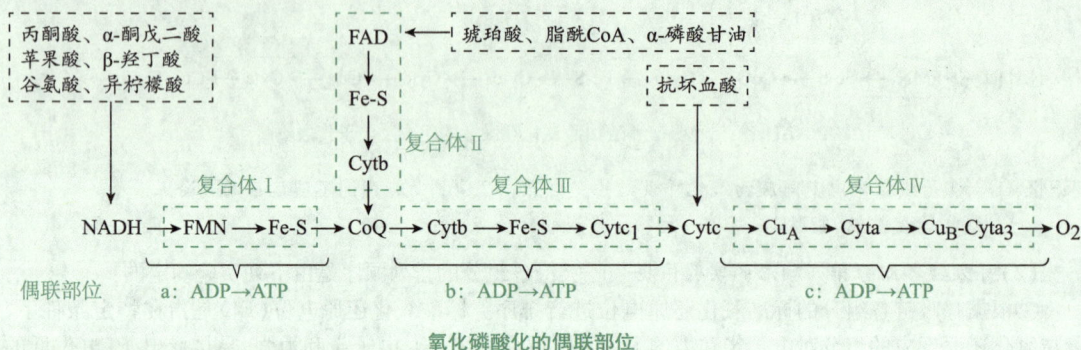

氧化磷酸化的偶联部位

【例6】2007NO29A 下列关于线粒体氧化磷酸化解偶联的叙述，正确的是

    A. ADP 磷酸化作用加速氧的利用　　　　B. ADP 磷酸化作用继续，但氧利用停止

    C. ADP 磷酸化停止，但氧利用继续　　　　D. ADP 磷酸化无变化，但氧利用停止

【例7】2017NO20A 生物氧化中 P/O 比值的含义是

    A. 生成 ATP 数与消耗 $1/2O_2$ 的比值　　B. 分解蛋白质与需要 $1/2 O_2$ 的比值

    C. 需要的磷酸与生成 $1/2O_2$ 的比值　　D. 氧化的磷脂与消耗 $1/2 O_2$ 的比值

【例8】2005NO27A 下列代谢物经相应特异脱氢酶催化脱下的 2H，不能经过 NADH 呼吸链氧化的是

    A. 异柠檬酸　　　　B. 苹果酸　　　　C. α-酮戊二酸

    D. 琥珀酸　　　　　E. 丙酮酸

【例9】1996NO32A 下列哪种物质脱下的一对氢经呼吸链传递后 P/O 比值约为 3？

    A. β-羟丁酸　　　　B. 琥珀酸　　　　C. α-磷酸甘油

    D. 抗坏血酸　　　　E. 脂酰 CoA（按 8 版生化 β-羟丁酸的 P/O=2.5）

(5) 氧化磷酸化偶联机制

①化学渗透假说　目前公认的是 Peter Mitchell 提出的化学渗透假说：电子经呼吸链传递时释放的能量，通过复合体的质子泵功能，驱动质子（H^+）从线粒体内膜基质侧泵出至内膜的膜间腔侧。由于质子不能自由穿过线粒体内膜返回基质，这种质子的泵出引起线粒体内膜两侧的质子浓度差和电位差，从而产生跨线粒体内膜的质子电化学梯度（H^+ 浓度梯度和跨膜电位差），储存电子传递释放的能量。当内膜外侧的质子顺浓度梯度回流至基质时，驱动 ADP 与 Pi 生成 ATP。如一对电子自 NADH 传递至氧可释放约 $-220kJ/mol$ 的能量，同时将 10 个 H^+ 从基质转移至内膜膜间腔侧，形成的 H^+ 梯度储存约 $-200kJ/mol$，当质子顺浓度梯度回流时用于驱动 ATP 合成。

化学渗透假说已经得到广泛的实验支持：A. 氧化磷酸化依赖于完整封闭的线粒体内膜；B. 线粒体内膜对 H^+、OH^-、K^+、Cl^- 是不通透的；C. 电子传递链可驱动质子移出线粒体，形成可测定的跨内膜电化学梯度；D. 增加线粒体内膜外侧酸性可导致 ATP 合成，阻止质子从线粒体基质泵出，可降低内膜两侧的质子梯度，虽然电子仍可以传递，但 ATP 生成却减少。

②ATP 合酶　由呼吸链中复合体质子泵作用形成的跨线粒体内膜的 H^+ 浓度梯度和电位差，储存电子传递释放的能量。当质子顺浓度梯度回流至基质时，储存的能量被 ATP 合酶成分利用，催化 ADP 与 Pi 生成 ATP。ATP 合酶又称复合体 V，由 F_1（亲水部分）和 F_0（疏水部分）两个功能结构域组成。F_0 是镶嵌

在线粒体内膜中的质子通道,由 a_1、b_2、c_{9-12} 亚基组成。F_1 在线粒体内膜的基质侧,由 $\alpha_3\beta_3\gamma\delta\epsilon$ 亚基复合体及 OSCP、IF_1 等亚基组成,其功能是催化 ADP 磷酸化为 ATP。OSCP 为寡霉素敏感蛋白,IF_1 可调节 ATP 合成。ATP 合酶组成可旋转的发动机样结构,当质子顺梯度穿过内膜向基质回流时,转子部分围绕定子部分进行旋转,使 F_1 中的 αβ 功能单元利用释放的能量结合 ADP 和 Pi 并合成 ATP。

实验数据表明,合成 1 分子 ATP 需要 4 个质子,其中 3 个质子通过 ATP 合酶穿线粒体内膜回流进基质,另 1 个质子用于转运 ADP、Pi 和 ATP。每分子 NADH 经氧化呼吸链传递泵出 $10H^+$,生成约 2.5(10/4)分子 ATP,而琥珀酸氧化呼吸链每传递 2 个电子泵出 $6H^+$,生成 1.5(6/4)分子 ATP。

【例10】2018NO21A 能够促进 ATP 合酶合成 ATP 的因素是
    A. 物质还原速度的加快　　　　　　　　　　B. 质子顺浓度梯度向基质回流
    C. 寡霉素与 ATP 合酶相互作用　　　　　　　D. 电子从 Cytb 向 $Cytc_1$ 的传递减慢

5. 影响氧化磷酸化的因素

(1)体内能量状态可调节氧化磷酸化速率　ADP 是调节正常人体氧化磷酸化速率的主要因素。当机体 ATP 浓度降低,ADP 浓度增高时,氧化磷酸化速度加快。

(2)抑制剂可阻断氧化磷酸化过程　有 3 类氧化磷酸化抑制剂。

①呼吸链抑制剂阻断氧化磷酸化的电子传递过程　其作用部位下图标示为"↓"。

②解偶联剂阻断 ADP 的磷酸化过程　解偶联剂可使氧化与磷酸化的偶联脱离,电子可沿呼吸链正常传递并建立跨内膜的质子电化学梯度储存能量,但不能使 ADP 磷酸化合成 ATP。其作用部位下图标示为"＝",如二硝基苯酚(DNP)、新生儿棕色脂肪组织中的解偶联蛋白(UCP1)。

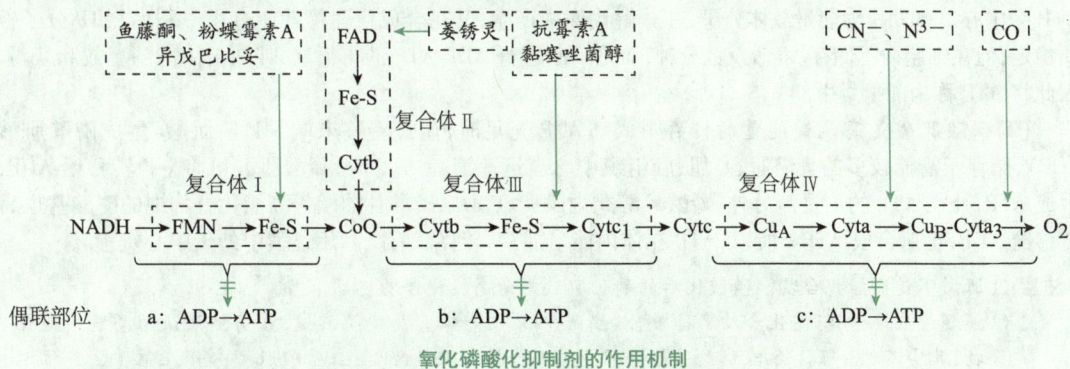

氧化磷酸化抑制剂的作用机制

③ATP 合酶抑制剂同时抑制电子传递和 ATP 的生成　如寡霉素。

(3)甲状腺激素可促进氧化磷酸化和产热　甲状腺激素可诱导细胞膜上 Na^+-K^+-ATP 酶的生成,使 ATP 加速分解为 ADP 和 Pi,ADP 增多促进氧化磷酸化。而且 T_3 可诱导解偶联蛋白基因表达,引起物质氧化释能和产热比率均增加,ATP 合成减少,导致机体耗氧和产热同时增加,所以甲状腺功能亢进症患者基础代谢率增高。

(4)线粒体 DNA 突变可影响氧化磷酸化　使 ATP 生成减少。

> 注意:①CO、CN^-、N_3^- 抑制的是细胞色素 C 氧化酶,而不是细胞色素 C。细胞色素 C 氧化酶即复合体Ⅳ,由 Cu_A→Cyta→Cu_B-$Cyta_3$ 组成,可见细胞色素 C 氧化酶含有的是 Cyta、a_3,而不是 Cytc。
> ②复合体Ⅰ被异戊巴比妥、鱼藤酮、粉蝶霉素 A 抑制——记忆为"一碗鱼粉"。
> ③复合体Ⅲ被黏噻唑菌醇、抗霉素 A 抑制——记忆为"三联抗菌"。
> ④解偶联剂为二硝基苯酚——记忆为"解偶联,当然为一分为二"。

【例11】2015NO32A 氧化磷酸化抑制剂鱼藤酮存在时,1 分子琥珀酸经呼吸链传递生成的 ATP 数是
    A. 0　　　　　　　　B. 1　　　　　　　　C. 1.5　　　　　　　　D. 2.5

【例12】2014NO32A 甲状腺功能亢进患者基础代谢率增高的原因是

A. 解偶联蛋白基因表达增强 　　　　　　B. ATP 合成增加

C. ATP-ADP 转位酶活性降低 　　　　　D. 细胞膜 Na^+,K^+-ATP 酶活性降低

【例13】2012NO30A 2,4-二硝基苯酚抑制氧化磷酸化的机制是

A. 解偶联 　　　　　　　　　　　　B. 抑制电子传递

C. 抑制 ATP 合酶 　　　　　　　　　D. 与复合体 I 结合

【例14】2018NO143X 能够影响氧化磷酸化的因素有

A. [ADP]/[ATP] 　　B. 甲状腺素增加 　　C. 线粒体突变 　　D. CO 阻断 $Cyta_3$

三、ATP 在能量的生成、利用、转移和储存中起核心作用

1. 高能磷酸化合物

高能磷酸化合物是指水解时能释放较大自由能的含有磷酸基的化合物,通常其释放的标准自由能 $\Delta G > 25kJ/mol$,并将水解时释放能量较多的磷酸酯键,称为高能磷酸键。一些重要高能化合物包括 ATP、GTP、UTP、CTP、磷酸肌酸、磷酸烯醇式丙酮酸、乙酰 CoA、氨基甲酰磷酸、焦磷酸、1,3-二磷酸甘油酸、葡糖-1-磷酸等。ATP 是通用高能化合物。UTP、CTP、GTP 可为糖原、磷脂、蛋白质等合成提供能量,但它们一般不能从物质氧化过程中直接生成,只能在核苷二磷酸激酶的催化下,从 ATP 中获得 ~P。

2. ATP

(1) ATP 是最重要的高能磷酸化合物 ATP 在体内能量捕获、转移、储存和利用过程中处于中心位置。细胞中存在的腺苷激酶可催化 ATP、ADP、AMP 间互变。实际上,生物体内能量的生成和利用都以 ATP 为中心。ATP 作为能量载体分子,在分解代谢中产生,又在合成代谢等耗能过程中利用,ATP 分子性质稳定,但在细胞内不储存,寿命仅数分钟,而是不断进行 ADP-ATP 的再循环,伴随自由能的释放和获得,因此将 ATP 称为能量货币。

(2) 磷酸肌酸是高能键能量的储存形式 ATP 充足时,通过转移末端 ~P 给肌酸,生成磷酸肌酸(CP),储存于需能较多的骨骼肌、心肌、脑组织中。当迅速消耗 ATP 时,磷酸肌酸可将 ~P 转移给 ADP,生成 ATP,补充 ATP 的不足。另外,磷酸烯醇式丙酮酸、1,3-二磷酸甘油酸等高能化合物中的磷酸基也易转移给 ADP,迅速合成 ATP。所以,ATP 在体内能量捕获、转移、储存、利用过程中处于中心位置。

注意:①肌酸不是高能化合物。磷酸化后的磷酸肌酸则是高能化合物。
②解题时应注意,有些化合物名称中含"磷酸××",好像含高能磷酸键,容易被误认为高能磷酸化合物,其实不然! 如1,6-双磷酸果糖分子中第1、6位是磷酸酯键;三磷酸肌醇分子在第1、2、5位也是磷酸酯键,都不是高能磷酸键,因此它们都不是高能磷酸化合物。

【例15】2004NO133X、1999NO144X 下列哪些化合物属于高能磷酸化合物?

A. 1,6-双磷酸果糖 　　B. 磷酸烯醇式丙酮酸 　　C. 三磷酸肌醇 　　D. 磷酸肌酸

【例16】2011NO32A、1994NO5A 下列化合物中,不含高能磷酸键的是

A. 1,3-二磷酸甘油酸 　　B. 1,6-二磷酸果糖 　　C. 二磷酸胞苷 　　D. 二磷酸鸟苷

【例17】2009NO32A 下列物质中,不属于高能化合物的是

A. 二磷酸腺苷 　　B. 乙酰 CoA 　　C. 3-磷酸甘油酸 　　D. 磷酸肌酸

四、胞质中 NADH 的氧化

生物氧化的脱氢反应既可发生在线粒体基质中,也可发生在细胞的胞质中,在线粒体内生成的 NADH 可直接进入氧化呼吸链进行电子传递。但 NADH 不能自由穿过线粒体内膜,故胞质中经糖酵解等生成的 NADH,需通过 α-磷酸甘油穿梭,或苹果酸-天冬氨酸穿梭进入线粒体的呼吸链才能进行氧化。

1. α-磷酸甘油穿梭主要存在于脑和骨骼肌中

胞质中的 NADH + H⁺ 在磷酸甘油脱氢酶的催化下,将2H传递给磷酸二羟丙酮,使其还原成α-磷酸甘油,后者通过线粒体外膜,到达线粒体内膜的膜间腔侧。在线粒体内膜的膜间腔侧结合着磷酸甘油脱氢酶的同工酶,此酶含 FAD 辅基,接受 α-磷酸甘油的还原当量生成 $FADH_2$ 和磷酸二羟丙酮。$FADH_2$ 直接将2H传递给泛醌进入氧化呼吸链。通过此机制,$FADH_2$ 将 NADH 携带的一对电子从内膜的膜间腔侧直接传递给泛醌进行氧化磷酸化,因此,1 分子的 NADH 经此穿梭能产生 1.5 分子 ATP。

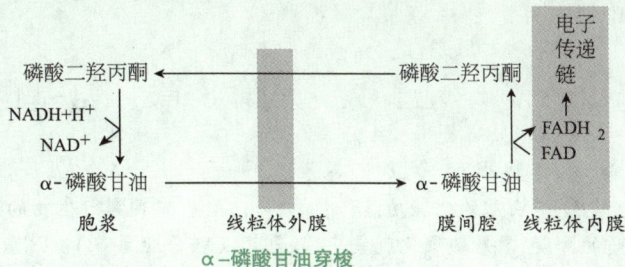
α−磷酸甘油穿梭

2. 苹果酸-天冬氨酸穿梭主要存在于肝和心肌中

胞质中的 NADH + H⁺ 使草酰乙酸还原生成苹果酸,苹果酸经过线粒体内膜上的苹果酸-α-酮戊二酸转运蛋白进入线粒体基质后重新生成草酰乙酸和 NADH + H⁺。基质中的草酰乙酸转变为天冬氨酸后经线粒体内膜上的天冬氨酸-谷氨酸转运蛋白重新回到胞质,进入基质的 NADH + H⁺ 则通过 NADH 氧化呼吸链进行氧化,并产生 2.5 分子 ATP。

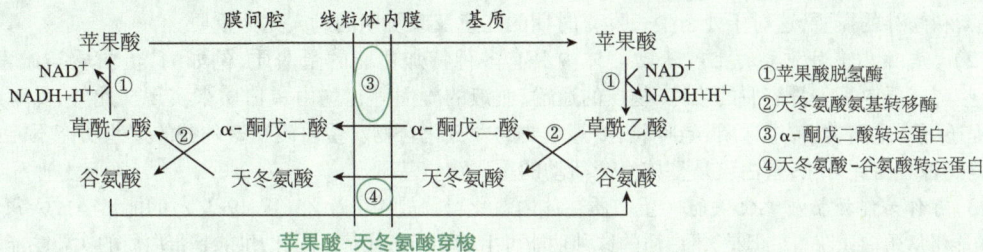
苹果酸-天冬氨酸穿梭

【例18】1995NO5A 苹果酸穿梭作用的生理意义在于

    A. 将草酰乙酸带入线粒体彻底氧化   B. 维持线粒体内外有机酸的平衡

    C. 进行谷氨酸、草酰乙酸转氨基作用   D. 为三羧酸循环提供足够的草酰乙酸

    E. 将胞液中 NADH + H⁺ 的2H带入线粒体内

【例19】2008NO32A 胞浆 NADH 经 α-磷酸甘油穿梭后氧化磷酸化产生的 ATP 数是(按8版生化为1.5)

    A. 1   B. 2   C. 3   D. 4

【例20】2016NO32A 直接参与苹果酸-天冬氨酸穿梭的重要中间产物是

    A. 丙酮酸   B. 磷酸二羟丙酮   C. 磷酸甘油   D. 草酰乙酸

五、过氧化物酶体和微粒体中的酶类

除线粒体的氧化体系外,在微粒体、过氧化物酶体以及细胞其他部位还存在其他氧化体系,参与呼吸链以外的氧化过程,其特点是不伴磷酸化,不能生成 ATP,主要参与体内代谢物、药物和毒物的生物转化。过氧化物酶体中含过氧化氢酶及过氧化物酶等;微粒体中含有单加氧酶。

▶ **常考点** 呼吸链;氧化磷酸化的部位;高能磷酸化合物。

      参考答案——详细解答见《贺银成2019考研西医临床医学综合能力历年真题精析》

1. ABCDE   2. ABCDE   3. ABCDE   4. ABCDE   5. ABCDE   6. ABCDE   7. ABCDE

8. ABCDE   9. ABCDE   10. ABCDE   11. ABCDE   12. ABCDE   13. ABCDE   14. ABCDE

15. ABCDE   16. ABCDE   17. ABCDE   18. ABCDE   19. ABCDE   20. ABCDE

第8章　氨基酸代谢

▶▶ 考纲要求

①蛋白质的生理功能和营养作用,氨基酸及其衍生物的生理功能。②氨基酸的一般代谢(体内蛋白质的降解,氨基酸氧化脱氨基、转氨基及联合脱氨基)。③氨基酸的脱羧基作用。④体内氨的来源和转运。⑤尿素的生成:鸟氨酸循环。高血氨。⑥一碳单位的定义、来源、载体和意义。⑦含硫氨基酸和芳香族氨基酸的代谢及临床意义。

▶▶ 复习要点

一、蛋白质的生理功能与营养作用

1. 蛋白质的生理功能

(1)维持细胞组织的生长、更新和修补　蛋白质是细胞组织的主要成分,因此,参与构成各种细胞组织是蛋白质最重要的功能。机体只有不断地从膳食中摄取足够量的优质蛋白质,才能维持组织细胞生长、更新和修补的需要,这对于处于生长发育时期的儿童及康复期的病人尤为重要。

(2)参与体内多种重要的生理活动　体内具有多种特殊功能的蛋白质,例如酶、蛋白质类激素、抗体、某些调节蛋白等。骨骼肌的收缩、物质的运输、血液的凝固等也均由蛋白质来实现。此外,氨基酸代谢过程还可产生胺类、神经递质、嘌呤、嘧啶等重要的含氮化合物。蛋白质和氨基酸的这些功能不能由糖和脂类代替。由此可见,蛋白质是整体生命活动的重要物质基础。

(3)可作为能源物质氧化供能　蛋白质在体内氧化可释放 4.1kcal/g(17.19kJ/g)的能量。成人每日约 18%的能量从蛋白质获得。但是,蛋白质的这种功能可由糖和脂肪代替。因此,供能是蛋白质的次要功能。

2. 氮平衡

氮平衡是指每日氮的摄入量与排出量之间的关系。蛋白质的含氮量平均约为 16%。摄入的氮主要来源于食物中的蛋白质,主要用于体内蛋白质的合成,而排出的氮主要来源于粪便、尿液中的含氮化合物,主要是蛋白质在体内分解代谢的终产物。因此,测定摄入食物中的含氮量和排泄物中的含氮量可以间接了解体内蛋白质合成与分解代谢的状况。人体氮平衡有三种情况:

(1)氮的总平衡　摄入氮 = 排出氮,反映体内蛋白质的合成与分解处于动态平衡,见于正常成人。

(2)氮的正平衡　摄入氮 > 排出氮,反映体内蛋白质的合成大于分解,见于儿童、孕妇及恢复期病人。

(3)氮的负平衡　摄入氮 < 排出氮,反映体内蛋白质的合成小于分解,见于严重烧伤、消耗性疾病患者。

3. 蛋白质的营养价值

(1)营养必需氨基酸　是指体内需要而自身不能合成,必须由食物提供的氨基酸,包括缬氨酸、异亮氨酸、亮氨酸、苯丙氨酸、蛋氨酸、色氨酸、苏氨酸、赖氨酸共 8 种,记忆为写一两本淡色书来(缬-异-亮-苯-蛋-色-苏-赖)。其余 12 种氨基酸体内可以合成,不必由食物供给,在营养上称为非必需氨基酸。

(2)蛋白质的营养价值　是指食物蛋白质在体内的利用率,其高低主要取决于食物蛋白质中必需氨基酸的种类、数量和比例。含必需氨基酸种类多、比例高的蛋白质,其营养价值高;反之,营养价值低。由于动物性蛋白质所含必需氨基酸的种类和比例与人体需要相近,故营养价值高。

营养价值较低的蛋白质混合食用,彼此间必需氨基酸可以得到相互补充,从而提高蛋白质的营养价值,这种作用称为食物蛋白质的互补作用。例如谷类含赖氨酸较少而含色氨酸较多,豆类含赖氨酸较多而含色氨酸较少,两者混合食用即可提高蛋白质的营养价值。

【例1】2017NO21A 食物蛋白质营养价值指的是

　　A. 蛋白质的含量　　　　　　　　　　B. 蛋白质与脂肪的比值

    C. 蛋白质的吸收速率　　　　　　　　　　　D. 蛋白质在体内的利用率

4. 氨基酸及其衍生物的生理功能

（1）**合成蛋白质**　体内氨基酸的主要生理功能是作为合成蛋白质的原料。从食物蛋白质消化、吸收的氨基酸大部分用于体内蛋白质的合成。体内组织蛋白质降解所产生的氨基酸大部分也被重新用于蛋白质合成。就数量而言，从食物获取的氨基酸主要是满足体内蛋白质合成的需要。

（2）**转变为其他重要生理活性物质**　氨基酸可转变为神经递质、激素及其他重要的含氮生理活性物质。

氨基酸	化合物	生理功能
天冬氨酸、谷氨酰胺、甘氨酸	嘌呤碱	含氮碱基、核酸成分
天冬氨酸	嘧啶碱	含氮碱基、核酸成分
甘氨酸	卟啉化合物	细胞色素、血红素成分
苯丙氨酸、酪氨酸	儿茶酚胺、甲状腺素	神经递质、激素
苯丙氨酸、酪氨酸	黑色素	皮肤色素
色氨酸	5-羟色胺（5-HT）、烟酸	神经递质、维生素
谷氨酸	γ-氨基丁酸（GABA）	神经递质
甲硫氨酸、鸟氨酸	精脒、精胺	细胞增殖促进剂
组氨酸	组胺	血管舒张剂
半胱氨酸	牛磺酸	结合胆汁酸成分
半胱氨酸	硫酸根	活化为 PAPS
甘氨酸、精氨酸、甲硫氨酸	肌酸、磷酸肌酸	能量储存
精氨酸	一氧化氮（NO）	细胞信息转导分子

记忆：半胱氨酸——①可生成牛磺酸；②产生硫酸根；③参与甲硫氨酸（蛋氨酸）循环；
　　　　　　　　④巯基维持蛋白质稳定性；⑤是含硫氨基酸。

　　甘　氨　酸——参与肌酸合成；参与卟啉合成；参与嘌呤合成；提供一碳单位。

　　半胱氨酸可生成牛磺酸，可记忆为——"半"与"牛"相似（形象记忆法）。

【例2】2006NO134X 谷氨酰胺在体内的代谢去路是

    A. 参与血红素的合成　　　　　　　　　　B. 参与嘌呤嘧啶核苷酸合成

    C. 异生成糖　　　　　　　　　　　　　　D. 氧化供能

    A. 酪氨酸　　　　　　B. 脯氨酸　　　　　　C. 半胱氨酸　　　　　　D. 缬氨酸

【例3】2011NO127B 体内经代谢可转变生成牛磺酸的氨基酸是

【例4】2011NO128B 属营养必需氨基酸的是

二、氨基酸的一般代谢

1. 体内蛋白质分解生成氨基酸

（1）**体内蛋白质的降解**　成人体内的蛋白质每天有 1% ~ 2% 被降解，其中主要是骨骼肌中的蛋白质。蛋白质降解所产生的氨基酸，大约 70% ~ 80% 又被重新利用合成新的蛋白质。

（2）**蛋白质的降解速率**　不同的蛋白质降解速率不同，蛋白质的降解速率随生理需要而变化。蛋白质的降解速率以半寿期（$t_{1/2}$）表示，半寿期是指将其浓度减少到开始值的 50% 所需要的时间。肝中大部分蛋白质的半寿期为 1 ~ 8 天，血浆蛋白质的半寿期约为 10 天，结缔组织中的一些蛋白质可达 180 天以上，眼晶体蛋白质的半寿期更长。关键酶的半寿期一般很短，如 HMG-CoA 还原酶的半寿期为 0.5 ~ 2 小时。

（3）蛋白质的降解途径　细胞内蛋白质的降解是通过一系列蛋白酶和肽酶完成的。蛋白质被蛋白酶水解成肽，肽被肽酶降解为游离氨基酸。真核细胞内蛋白质的降解有两条重要途径：

①蛋白质在溶酶体通过 ATP 非依赖途径被降解　溶酶体含有多种组织蛋白酶，这些酶对所降解的蛋白质选择性较差，主要降解细胞外来的蛋白质、膜蛋白和胞内长寿蛋白质。蛋白质通过此途径降解，不需要消耗 ATP。

②蛋白质在蛋白酶体通过 ATP 依赖途径被降解　蛋白质通过此途径降解需泛素的参与。

泛素是一种由 76 个氨基酸组成的蛋白质，因其广泛存在于真核细胞而得名。泛素介导的蛋白质降解过程是一个复杂的过程。首先由泛素与被选择降解的蛋白质形成共价连接，使后者标记并被激活，然后蛋白酶体特异性识别泛素标记的蛋白质并将其降解。泛素的这种标记作用称为泛素化。泛素化包括三种酶（泛素激活酶、泛素结合酶及泛素蛋白连接酶）参与的三步反应，并需消耗 ATP。泛素化的蛋白质在蛋白酶体降解，产生一些约 7～9 个氨基酸残基组成的肽链，肽链进一步水解成氨基酸。

蛋白酶体存在于细胞核和胞质内，主要降解异常蛋白质和短寿蛋白质。

【例5】2010NO31A 下列选项中，符合蛋白酶体降解蛋白质特点的是

A. 不需泛素参与　　　　　　　　　　B. 主要降解外来的蛋白质

C. 需消耗 ATP　　　　　　　　　　　D. 是原核生物蛋白质降解的主要途径

【例6】2017NO145X 下列属于蛋白质体内分解代谢途径的有

A. 溶酶体降解　　　　B. 氨基酸脱氨基　　　　C. 甲硫氨酸循环　　　　D. 泛素化

2. 氨基酸代谢的常考点

	氨基酸	同音记忆法
必需氨基酸（8种）	缬、异亮、亮、苯丙、蛋、色、苏、赖	写一两本淡色书来（缬-异-亮-苯-蛋-色-苏-赖）
非必需氨基酸	20 种氨基酸中，除必需氨基酸外	—
支链氨基酸	缬、异亮、亮	只借一两（支-缬-异-亮）
芳香族氨基酸	酪、苯丙、色	芳香老本色（芳香-酪-苯-色）
含硫氨基酸	半胱、胱、蛋	留帮光蛋（硫-半-胱-蛋）
生酮氨基酸（2种）	亮、赖	同样来（酮-亮-赖）
生糖兼生酮氨基酸（5种）	异亮、苯丙、酪、色、苏	一本落色书（异-苯-酪-色-苏）

【例7】2008NO158X 下列选项中，属于生酮兼生糖的氨基酸有

A. 异亮氨酸　　　　B. 苯丙氨酸　　　　C. 酪氨酸　　　　D. 赖氨酸

3. 氨基酸代谢库——外源性氨基酸与内源性氨基酸组成氨基酸代谢库

体内氨基酸的代谢概况

4. 氨基酸的脱氨基作用

氨基酸的脱氨基作用,生成氨及相应的α-酮酸,这是氨基酸的主要分解代谢途径。脱氨基的方式包括转氨基、L-谷氨酸氧化脱氨基、联合脱氨基(最重要)、非氧化脱氨基等。

(1)转氨基作用由转氨酶催化完成　转氨基作用是在转氨酶的催化下,可逆地把α-氨基酸的氨基转移给α-酮酸,结果是氨基酸脱去氨基生成相应的α-酮酸,而原来的α-酮酸则转变为另一种氨基酸。这是一种体内普遍存在的脱氨基方式,除赖氨酸、苏氨酸、脯氨酸、羟脯氨酸外,大多数氨基酸都能进行转氨基作用。除α-氨基酸之外,氨基酸侧链末端的氨基,如鸟氨酸的δ-氨基也可通过转氨基作用脱去。

转氨酶也称氨基转移酶,广泛分布于体内各组织中,其中以肝、心肌含量最丰富。体内存在多种转氨酶,不同氨基酸与α-酮酸之间的转氨基作用只能由专一的转氨酶催化。在各种转氨酶中,以L-谷氨酸和α-酮酸的转氨酶最为重要。

正常情况下,转氨酶主要存在于细胞内,血清中的活性很低。肝组织中丙氨酸转氨酶(ALT)的活性最高,心肌组织中天冬氨酸转氨酶(AST)的活性最高。当某种原因使细胞膜通透性增高或细胞破坏时,转氨酶可大量释放入血,使血清转氨酶活性明显增高。例如,急性肝炎患者血清ALT活性显著升高,急性心肌梗死患者血清AST明显升高。临床上可以此作为疾病诊断和预后的参考指标之一。

各种转氨酶的辅酶都是磷酸吡哆醛(VitB6)。

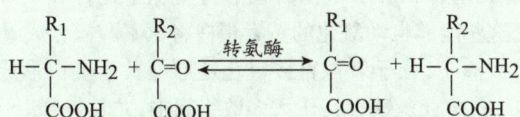

转氨酶催化的转氨基作用通式　　丙氨酸转氨酶和天冬氨酸转氨酶催化的转氨基反应

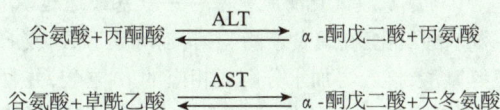

注意:①氨基酸转氨酶的辅酶和脱羧酶的辅酶都是磷酸吡哆醛(VitB6)。
②L-谷氨酸脱氢酶的辅酶是NAD+或NADP+。

(2)L-谷氨酸氧化脱氨基——通过L-谷氨酸脱氢酶催化脱去氨基　转氨基作用使许多氨基酸的氨基被聚集在α-酮戊二酸上生成L-谷氨酸。L-谷氨酸是体内唯一能以相当高的速率进行氧化脱氨反应的氨基酸,脱下的氨基进一步代谢后排出体外。L-谷氨酸的氧化脱氨反应由L-谷氨酸脱氢酶催化完成,此酶广泛存在于肝、肾、脑等组织中,是一种不需氧脱氢酶。在L-谷氨酸脱氢酶催化下,L-谷氨酸氧化脱氨生成α-酮戊二酸和氨。L-谷氨酸脱氢酶的辅酶是NAD+或NADP+,因此它是体内唯一既能利用NAD+又能利用NADP+接受还原当量的酶。

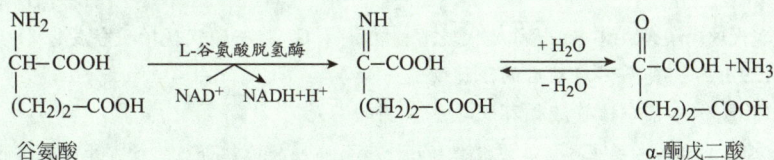

L-谷氨酸氧化脱氨基

(3)联合脱氨基——通过转氨酶和L-谷氨酸脱氢酶的联合作用脱去氨基　转氨酶与L-谷氨酸脱氢酶的联合脱氨基作用主要在肝、肾组织中进行。氨基酸先与α-酮戊二酸进行转氨基作用,生成相应的α-酮酸及谷氨酸,然后谷氨酸在L-谷氨酸脱氢酶作用下,脱去氨基生成原来的α-酮戊二酸并释放出氨。

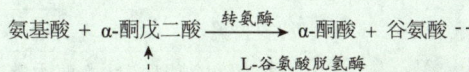

(4)嘌呤核苷酸循环——通过转氨酶和腺苷酸脱氨酶的联合作用脱去氨基　肝肾组织脱氨基主要以联合脱氨基、转氨基、L-谷氨酸氧化脱氨基等方式进行。肌肉组织(骨骼肌、心肌)由于L-谷氨酸脱氢

酶活性很弱,氨基酸很难通过联合脱氨基作用脱去氨基。在这些组织中,氨基酸主要通过嘌呤核苷酸循环脱去氨基。在此过程中,氨基酸首先通过连续的转氨基作用将氨基转移给草酰乙酸,生成天冬氨酸。天冬氨酸与次黄嘌呤核苷酸(IMP)反应生成腺苷酸代琥珀酸,后者经裂解释放出延胡索酸,并生成腺嘌呤核苷酸(AMP)。AMP 在腺苷酸脱氨酶的催化下,脱去氨基,生成 IMP,最终完成氨基酸的脱氨基作用。IMP 可以再参加循环。由此可见,嘌呤核苷酸循环也可看成是另一种形式的联合脱氨基作用。

现将各种脱氨基方式归纳如下:

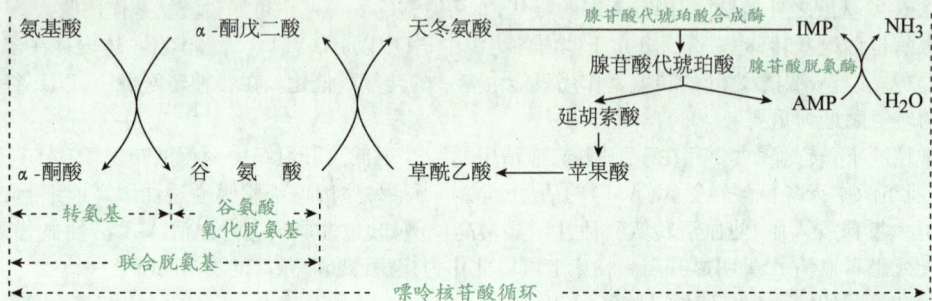

(5)氨基酸氧化酶脱氨基——氨基酸通过氨基酸氧化酶催化脱去氨基 在肝肾组织中还存在一种 L-氨基酸氧化酶,属黄素酶类,其辅基是 FMN 或 FAD。这些能够自动氧化的黄素蛋白将氨基酸氧化成 α-亚氨基酸,接着再加水分解成相应的 α-酮酸,并释放出铵离子,分子氧再直接氧化还原型黄素蛋白形成过氧化氢(H_2O_2),H_2O_2 被过氧化氢酶裂解为氧和 H_2O。过氧化氢酶存在于大多数组织中,尤其是肝。

【例8】1994NO2A 与下列 α 氨基酸相应的 α 酮酸,何者是三羧酸循环的中间产物?

    A. 丙氨酸   B. 鸟氨酸   C. 缬氨酸

    D. 赖氨酸   E. 谷氨酸

【例9】1991NO120X 催化联合脱氨基作用所需的酶是

    A.L-氨基酸氧化酶   B.L-谷氨酸脱氢酶   C. 谷氨酰胺酶   D. 转氨酶

【例10】2014NO33A 肌肉中氨基酸脱氨基作用的主要方式是

    A. 谷氨酸氧化脱氨基作用   B. 谷氨酰胺酶参与的脱氨基作用

    C. 转氨基作用   D. 嘌呤核苷酸循环

【例11】2009NO157X 体内氨基酸脱氨基作用产生的氨可参与合成的物质有

    A. 尿酸   B. 肌酸   C. 谷氨酸   D. 谷氨酰胺

    A. 精氨酸代琥珀酸合成酶 B. 精氨酸代琥珀酸裂解酶 C. 腺苷酸代琥珀酸合成酶 D. IMP 脱氢酶

【例12】2015NO129B 鸟氨酸循环启动后的限速酶是

【例13】2015NO130B 参与嘌呤核苷酸循环脱氨基机制的酶是

注意:①氨基酸分解代谢的最主要反应是脱氨基作用。②肝肾组织中最重要的脱氨基方式是联合脱氨基。③骨骼肌、心肌中最主要的脱氨基方式是嘌呤核苷酸循环。

三、氨的代谢

1. 氨的来源和去路

氨的来源		氨的去路
氨基酸脱氨基、胺类分解→ 肠道细菌腐败产生的氨→ 肾小管上皮细胞分泌氨→	氨的代谢	→在肝中合成尿素(主要去路) →丙氨酸-葡萄糖循环→肌组织中的氨以丙氨酸形式运送到肝 →脑、肌组织中的氨以谷氨酰胺形式运送到肝、肾

2. 氨的转运——氨在血液中以丙氨酸和谷氨酰胺的形式转运

氨在人体内是有毒物质,各组织中产生的氨必须以无毒的方式经血液运输到肝合成尿素,或运输到肾以铵盐的形式排出体外。现已知,氨在血液中主要以丙氨酸及谷氨酰胺两种形式转运。

(1)氨通过丙氨酸-葡萄糖循环从骨骼肌运往肝 骨骼肌中的氨基酸经转氨基作用将氨基转给丙酮酸生成丙氨酸,丙氨酸经血液运送到肝。在肝中,丙氨酸通过联合脱氨基作用生成丙酮酸,并释放出氨。氨用于尿素合成,丙酮酸经糖异生途径生成葡萄糖。葡萄糖由血液运往肌肉,沿糖酵解途径转变成丙酮酸,后者接受氨基生成丙氨酸。丙氨酸和葡萄糖周而复始的转变,完成骨骼肌和肝之间氨的转运,这一途径称为丙氨酸-葡萄糖循环。通过这个循环,骨骼肌中的氨以无毒的丙氨酸形式运往肝,同时,肝又为骨骼肌提供了生成丙酮酸的葡萄糖。

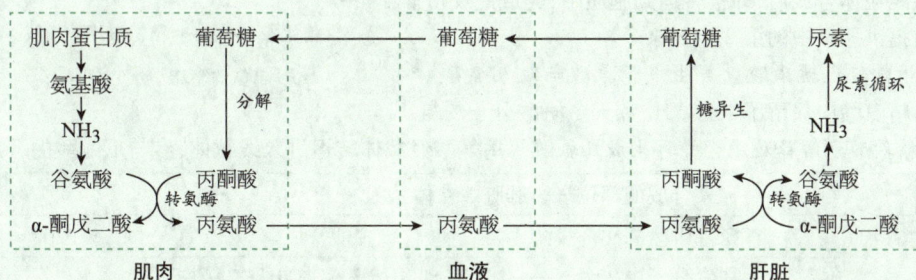

(2)氨通过谷氨酰胺从脑和骨骼肌等组织运往肝或肾 谷氨酰胺是另一种转运氨的形式,它主要从脑和骨骼肌等组织向肝、肾运送氨。在脑、骨骼肌等组织,氨与谷氨酸在谷氨酰胺合成酶的催化下,生成谷氨酰胺,并由血液运往肝或肾,再经谷氨酰胺酶水解成谷氨酸及氨。谷氨酰胺的合成与分解是由不同酶催化的不可逆反应,其合成需消耗 ATP。

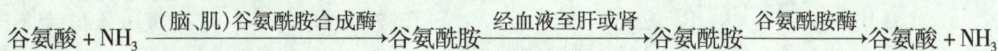

谷氨酸 + NH₃ $\xrightarrow{\text{(脑、肌)谷氨酰胺合成酶}}$ 谷氨酰胺 $\xrightarrow{\text{经血液至肝或肾}}$ 谷氨酰胺 $\xrightarrow{\text{谷氨酰胺酶}}$ 谷氨酸 + NH₃

可以认为,谷氨酰胺既是氨的解毒产物,又是氨的储存及运输形式。谷氨酰胺在脑中固定和转运氨的过程中起着重要作用。临床上对氨中毒的病人可服用或输入谷氨酸盐,以降低氨的浓度。

【例14】2012NO31A 氨的运输所涉及的机制是

　　A. 丙氨酸-葡萄糖循环　　B. 三羧酸循环　　C. 核蛋白体循环　　D. 甲硫氨酸循环

　　A. 丙氨酸-葡萄糖循环　　B. 柠檬酸-丙酮酸循环　　C. 三羧酸循环

　　D. 鸟氨酸循环　　E. 乳酸循环

【例15】1997NO99B 将肌肉中的氨以无毒形式运送至肝脏

【例16】1997NO100B 为机体合成脂酸提供 NADPH

【例17】2000NO27A 氨在血中主要是以下列哪种形式运输的?

　　A. 谷氨酸　　B. 天冬氨酸　　C. 谷氨酰胺

　　D. 天冬酰胺　　E. 谷胱甘肽

【例18】2008NO33A 脑中氨的主要解毒方式是生成

　　A. 尿素　　B. 丙氨酸　　C. 谷氨酰胺　　D. 天冬酰胺

注意:①脑中氨的主要去路是——合成谷氨酰胺; ②肌肉中氨的主要去路是——合成丙氨酸;③脑中的氨运输至肝的形式是——谷氨酰胺;④肌肉中的氨运输至肝的形式是——丙氨酸+谷氨酰胺;⑤肌肉中的氨运往肝的主要形式是丙氨酸;⑥氨在血液中的运输形式主要是——丙氨酸+谷氨酰胺。

3. 尿素的合成——氨在肝中合成尿素是氨的主要代谢去路

正常情况下,体内的氨主要在肝合成尿素,只有少部分氨在肾以铵盐形式随尿排出。正常成人尿素占排氮总量的80% ~90%,可见肝在氨解毒中起着重要作用。尿素合成主要通过鸟氨酸循环(也称尿素循环、Krebs-Henseleit 循环)进行,大体可分为以下5步。

(1)NH_3、CO_2 和 ATP 缩合生成氨基甲酰磷酸   反应由氨基甲酰磷酸合成酶Ⅰ催化,此酶存在于肝细胞线粒体中,为尿素合成的关键酶,受 N-乙酰谷氨酸(AGA)的别构激活。AGA 由乙酰 CoA 与谷氨酸通过 AGA 合成酶催化而生成,精氨酸是 AGA 合成酶的激活剂,精氨酸浓度增高时,尿素合成增加。

(2)氨基甲酰磷酸与鸟氨酸反应生成瓜氨酸   此反应在肝细胞线粒体中进行。

(3)瓜氨酸与天冬氨酸反应生成精氨酸代琥珀酸   瓜氨酸在线粒体合成后,即被转运到胞质中,完成此反应。天冬氨酸提供尿素中的第2个氮原子。

(4)精氨酸代琥珀酸裂解生成精氨酸与延胡索酸   反应产物精氨酸中保留了来自 NH_3 和天冬氨酸分子的氮。

(5)精氨酸水解释放尿素并再生成鸟氨酸   鸟氨酸经载体转运进入线粒体,参与瓜氨酸的合成。

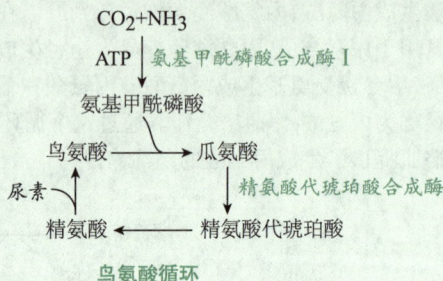

```
                    CO₂+NH₃
              ATP ↓ 氨基甲酰磷酸合成酶Ⅰ
                  氨基甲酰磷酸
              鸟氨酸 ←——→ 瓜氨酸
尿素                         ↓ 精氨酸代琥珀酸合成酶
   精氨酸 ←—— 精氨酸代琥珀酸
            鸟氨酸循环
```

2个部位	尿素合成的部位——肝脏线粒体 + 胞液
2个关键酶	氨基甲酰磷酸合成酶Ⅰ、精氨酸代琥珀酸合成酶
2个N	尿素分子中2个N——1个来自NH_3、1个来自天冬氨酸
3个重要中间产物	鸟氨酸、瓜氨酸、精氨酸
3个ATP	尿素合成是个耗能过程,每合成1分子尿素消耗3分子 ATP
4个高能磷酸键	每合成1分子尿素消耗4个高能磷酸键

A. 线粒体   B. 胞液   C. 两者都是   D. 两者都不是

【例19】1993NO113C 血浆白蛋白生物合成的场所

【例20】1993NO114C 尿素生成的场所

A. 氨基甲酰磷酸合成酶Ⅰ   B. 精氨酸代琥珀酸裂解酶

C. 氨基甲酰磷酸合成酶Ⅱ   D. 腺苷酸代琥珀酸合成酶

【例21】2014NO129B 鸟氨酸循环启动的限速酶是

【例22】2014NO130B 嘧啶核苷酸合成的限速酶是

注意:①白蛋白在核糖体合成,内质网、高尔基体加工。
②氨基甲酰磷酸合成酶Ⅰ存在于肝细胞线粒体中,为鸟氨酸循环的关键酶。
③氨基甲酰磷酸合成酶Ⅱ存在于肝细胞胞质中,为嘧啶核苷酸合成的关键酶。

【例23】2003NO133X 下列哪些化合物是尿素合成的中间产物?

A. 瓜氨酸   B. 甘氨酸   C. 精氨酸   D. 鸟氨酸

【例24】2015NO33A 在尿素生成过程中,直接提供氨基的氨基酸是

A. 天冬氨酸   B. 谷氨酸   C. 精氨酸   D. 鸟氨酸

【例25】2016NO33A   AGA 是尿素合成限速酶的激活剂,可通过促进 AGA 合成而加快尿素合成的氨基酸是

A. 瓜氨酸   B. 精氨酸   C. 鸟氨酸   D. 谷氨酸

4. 高血氨

(1)概念   正常情况下,血氨的来源与去路保持动态平衡,而氨在肝中合成尿素是维持这种平衡的关键。当肝功能严重受损或尿素合成相关酶的遗传性缺陷时,可导致尿素合成发生障碍,使血氨浓度升高,称为高血氨症。

(2)临床表现 包括呕吐、厌食、间歇性共济失调、嗜睡甚至昏迷等。

(3)作用机制 高血氨的毒性作用机制尚不清楚。

①脑细胞能量代谢障碍 氨进入脑组织,可与脑中的 α-酮戊二酸结合生成谷氨酸,氨也可与脑中的谷氨酸进一步结合生成谷氨酰胺。高血氨时,脑中氨的增加可使脑细胞中的 α-酮戊二酸减少,造成柠檬酸循环减弱,ATP 生成减少,导致大脑功能障碍,严重时可发生昏迷。

②脑水肿 谷氨酸、谷氨酰胺增多,渗透压增大,可引起脑水肿。

四、个别氨基酸代谢

1. 氨基酸的脱羧基作用——产生特殊的胺类化合物

有些氨基酸可通过脱羧基作用生成相应的胺类,催化脱羧基反应的酶称为脱羧酶,其辅酶是磷酸吡哆醛。体内胺类含量虽然不高,但具有重要的生理功能。体内广泛存在胺氧化酶,能将胺氧化成相应的醛、NH_3 和 H_2O_2。醛类可继续氧化成羧酸,羧酸再氧化成 CO_2 和 H_2O 或随尿排出,从而避免胺类的蓄积。

$$\underset{\text{氨基酸}}{HOOC-\overset{\overset{R}{|}}{CH}-NH_2} \xrightarrow[-CO_2]{\text{脱羧酶}} \underset{\text{胺}}{R-CH_2-NH_2} \xrightarrow[\underset{H_2O\ NH_3}{O_2\ H_2O_2}]{\text{单胺氧化酶}} \underset{\text{醛}}{RCHO} \xrightarrow{+1/2\ O_2} \underset{\text{羧酸}}{RCOOH}$$

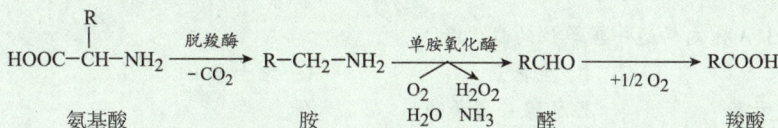

(1)谷氨酸经谷氨酸脱羧酶催化生成 γ-氨基丁酸(GABA) 谷氨酸脱羧酶在脑、肾组织中活性很高,因此 GABA 在脑组织中的浓度较高。GABA 是一种抑制性神经递质,对中枢神经有抑制作用。

(2)组氨酸经组氨酸脱羧酶催化生成组胺 组胺在乳腺、肺、肝、肌、胃黏膜中含量较高,主要存在于肥大细胞中。组胺是一种强烈的血管扩张剂,并能增加毛细血管通透性。组胺可使支气管平滑肌收缩,导致哮喘发作。组胺还能促进胃黏膜细胞分泌胃蛋白酶原及胃酸。

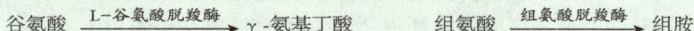

$$\text{谷氨酸} \xrightarrow{\text{L-谷氨酸脱羧酶}} \gamma\text{-氨基丁酸} \qquad \text{组氨酸} \xrightarrow{\text{组氨酸脱羧酶}} \text{组胺}$$

(3)色氨酸经 5-羟色氨酸生成 5-羟色胺 色氨酸首先经色氨酸羟化酶生成 5-羟色氨酸,然后经 5-羟色氨酸脱羧酶催化生成 5-羟色胺(5-HT)。5-HT 是一种抑制性神经递质,可直接影响神经传导。在外周组织,5-HT 具有强烈的血管收缩作用。

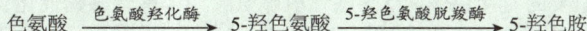

$$\text{色氨酸} \xrightarrow{\text{色氨酸羟化酶}} \text{5-羟色氨酸} \xrightarrow{\text{5-羟色氨酸脱羧酶}} \text{5-羟色胺}$$

(4)某些氨基酸的脱羧基作用可产生多胺类物质 某些氨基酸经脱羧基作用可产生多胺类物质。例如,鸟氨酸经脱羧基作用可生成腐胺,腐胺又可转变成精脒及精胺。鸟氨酸脱羧酶是多胺合成的关键酶。精脒、精胺是调节细胞生长的重要物质。

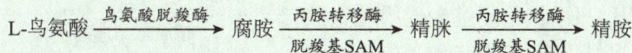

$$\text{L-鸟氨酸} \xrightarrow{\text{鸟氨酸脱羧酶}} \text{腐胺} \xrightarrow[\text{脱羧基SAM}]{\text{丙胺转移酶}} \text{精脒} \xrightarrow[\text{脱羧基SAM}]{\text{丙胺转移酶}} \text{精胺}$$

2. 一碳单位的代谢

(1)一碳单位的考点记忆 一碳单位代谢经常考,内容易理解,但也容易忘记。其实本节内容,只需简单记住一句话,解题足矣!——"施舍一根竹竿,让你去参加四清运动!"。什么意思?

> 记忆:①一碳单位的来源——"施(丝)含(色)一根竹(组)竿(甘)"(丝—色—组—甘)。
> ②一碳单位——"一根"。
> ③一碳单位的运载体——让你去参加"四清"(四氢叶酸)运动(运动→运送→运载体)。
> ④蛋氨酸(甲硫氨酸)可通过 SAM 提供"活性甲基"(一碳单位),参阅 8 版生化 P215。

(2)一碳单位的定义 一碳单位是指某些氨基酸在分解代谢过程中产生的含有一个碳原子的基团,包括甲基(—CH_3)、甲烯基(—CH_2—)、甲炔基(—CH＝)、甲酰基(—CHO)、亚氨甲基(—CH＝NH)等。一碳单位不能游离存在,常与四氢叶酸结合而转运和参与代谢。CO_2 不是一碳单位,因它是无机物,可以游离存在。

(3)一碳单位的主要功能　是作为嘌呤及嘧啶的合成原料,在核酸生物合成中占有重要地位,一碳单位是氨基酸和核苷酸联系的纽带。

(4)一碳单位的代谢　现将一碳单位的代谢归纳如下:

色氨酸　　　　　　组氨酸　　　　　　丝氨酸　　　　　　甲硫氨酸

$$\boxed{\begin{array}{c}N^5\text{-CH=NH-FH}_4\\(N^5\text{-亚氨甲基FH}_4)\end{array}}$$

甘氨酸

$$\boxed{\begin{array}{c}N^{10}\text{-CHO-FH}_4\\(N^{10}\text{-甲酰FH}_4)\end{array}} \longleftrightarrow \boxed{\begin{array}{c}N^5,N^{10}\text{=CH-FH}_4\\(N^5,N^{10}\text{-甲炔FH}_4)\end{array}} \longleftrightarrow \boxed{\begin{array}{c}N^5,N^{10}\text{-CH}_2\text{-FH}_4\\(N^5,N^{10}\text{-甲烯FH}_4)\end{array}} \longrightarrow \boxed{\begin{array}{c}N^5\text{-CH}_3\text{-FH}_4\\(N^5\text{-甲基FH}_4)\end{array}}$$

嘌呤C_2　　　　　嘌呤C_8　　　　　胸腺嘧啶　　　　甲硫氨酸循环
(RNA、DNA)　　　(RNA、DNA)　　　(DNA)

【例26】2005NO31A 体内转运一碳单位的载体是

A. 叶酸　　　　　　　　B. 生物素　　　　　　　C. 维生素B_{12}

D. 四氢叶酸　　　　　　E. S-腺苷蛋氨酸

【例27】1998NO145X 在分解代谢过程中可以产生一碳单位的氨基酸是

A. Gly　　　　　　　　B. Ser　　　　　　　　C. Tyr　　　　　　　D. Trp

【例28】2013NO31A 可以作为一碳单位来源的氨基酸是(注意:AD 均为正确答案,原答案为 A)

A. 丝氨酸　　　　　　　B. 丙氨酸　　　　　　　C. 亮氨酸　　　　　　D. 甲硫氨酸

3. 含硫氨基酸的代谢是相互联系的

(1)含硫氨基酸互变　体内含硫氨基酸包括甲硫氨酸(蛋氨酸)、胱氨酸和半胱氨酸。甲硫氨酸可转变为半胱氨酸和胱氨酸,半胱氨酸和胱氨酸也可以互变,但半胱氨酸和胱氨酸不能转变为甲硫氨酸,因此甲硫氨酸是必需氨基酸。

甲硫氨酸
↙　　↘
胱氨酸　←→　半胱氨酸
含硫氨基酸的互变

(2)甲硫氨酸循环　①甲硫氨酸在腺苷转移酶的催化下与 ATP 反应,生成 S-腺苷甲硫氨酸(SAM)。SAM 中的甲基称为活性甲基,SAM 称为活性甲硫氨酸。SAM 是体内甲基最重要的直接供体。②S-腺苷甲硫氨酸经甲基转移酶催化,将甲基转移至另一种物质,使其甲基化,而 S-腺苷甲硫氨酸去甲基后生成 S-腺苷同型半胱氨酸,后者脱去腺苷生成同型半胱氨酸。③同型半胱氨酸再接受 $N^5\text{-CH}_3\text{-FH}_4$ 上的甲基,重新生成甲硫氨酸,形成一个循环过程,称为甲硫氨酸循环。

生理意义:由 $N^5\text{-CH}_3\text{-FH}_4$ 供给甲基生成甲硫氨酸,再通过此循环的 SAM 提供甲基,以进行体内广泛存在的甲基化反应。由此,$N^5\text{-CH}_3\text{-FH}_4$ 可看成是体内甲基的间接供体。SAM 是活泼的甲基供给者,可为体内 50多种物质提供甲基,如肾上腺素、肉碱、胆碱、肌酸等。

$N^5\text{-CH}_3\text{-FH}_4$ 提供甲基使同型半胱氨酸转变成甲硫氨酸的反应由 N^5-甲基四氢叶酸转甲基酶催化,此酶又

甲硫氨酸
↗　　　　　　腺苷转移酶
FH_4 ←　$N^5\text{-CH}_3\text{-FH}_4$转甲基酶
$N^5\text{-CH}_3\text{-FH}_4$ →　(VitB_{12})
　　　　　　　　　　　　　S-腺苷甲硫氨酸
同型半胱氨酸　　　　　　　　甲基转移酶　RH
　　　　　　　　　　　　　　　　　　　R-CH₃
S-腺苷同型半胱氨酸
甲硫氨酸循环

称转甲基酶,也称甲硫氨酸合成酶,其辅酶是 VitB_{12},它参与甲基的转移。当 VitB_{12}缺乏时,$N^5\text{-CH}_3\text{-FH}_4$上的甲基不能转移给同型半胱氨酸。这不仅影响甲硫氨酸的合成,同时也影响 FH_4 的再生,使组织中游离的四氢叶酸含量减少,导致核酸合成障碍,影响细胞分裂。因此,VitB_{12}不足可引起巨幼红细胞性贫血。同时,同型半胱氨酸在血中浓度升高,可能是动脉粥样硬化和冠心病的独立危险因素。

注意:①甲硫氨酸可转变为半胱氨酸、胱氨酸;但半胱氨酸、胱氨酸不能转化为甲硫氨酸。

②苯丙氨酸可转变为酪氨酸;但酪氨酸不能转化为苯丙氨酸。

③甲基供体是甲硫氨酸;甲基受体是同型半胱氨酸;甲基直接供体是SAM;甲基间接供体是$N^5\text{-}CH_3\text{-}FH_4$。

(3)甲硫氨酸为肌酸合成提供甲基　肌酸、磷酸肌酸是能量储存和利用的重要化合物。肌酸以甘氨酸为骨架,由精氨酸提供脒基,SAM提供甲基而合成,肝是合成肌酸的主要器官。在肌酸激酶(CK)催化下,肌酸接受ATP的高能磷酸基形成磷酸肌酸。磷酸肌酸在心肌、骨骼肌、脑组织中含量丰富。

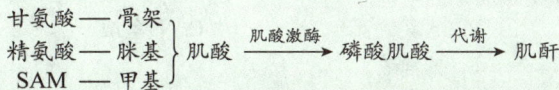

$$
\left.
\begin{array}{l}
\text{甘氨酸——骨架}\\
\text{精氨酸——脒基}\\
\text{SAM——甲基}
\end{array}
\right\}\text{肌酸}\xrightarrow{\text{肌酸激酶}}\text{磷酸肌酸}\xrightarrow{\text{代谢}}\text{肌酐}
$$

注意:①磷酸肌酸是高能化合物,但肌酸不是。肌酸激酶同工酶MB有助于心肌梗死的诊断。

②肌酐是肌酸、磷酸肌酸的最终代谢产物。血中肌酐测定有助于肾功能不全的诊断。

(4)胱氨酸、半胱氨酸代谢

①胱氨酸和半胱氨酸可以互变　胱氨酸和半胱氨酸均属于非必需氨基酸,胱氨酸含有二硫键(—S—S),半胱氨酸含有巯基(—SH),两者可以相互转变。

在许多蛋白质分子中,两个半胱氨酸残基之间所形成的二硫键对维持蛋白质空间构象的稳定性具有重要作用。有些毒物,如芥子气、重金属盐等,能与酶分子中的巯基结合而抑制酶的活性。体内存在的还原型谷胱甘肽能保护酶分子上的巯基,因而具有重要的生理功能。

②半胱氨酸可转变成牛磺酸,牛磺酸是结合胆汁酸的组成成分之一。

③含硫氨基酸氧化分解均可产生硫酸根,但半胱氨酸是体内硫酸根的主要来源。体内的硫酸根,一部分以无机盐的形式随尿排出,另一部分由ATP活化生成活性硫酸根(PAPS),即3′-磷酸腺苷-5′-磷酰硫酸。

【例29】2017NO144X 需要S-腺苷甲硫氨酸参与的反应有

A. 磷脂酰胆碱生物合成　　　　　　　　　B. 各种不同形式一碳单位的转换

C. 肌酸的生物合成　　　　　　　　　　　D. 去甲肾上腺素转变为肾上腺素

【例30】1999NO143X 甘氨酸参与的代谢过程有

A. 肌酸的合成　　　B. 嘌呤核苷酸的合成　　C. 嘧啶核苷酸的合成　　D. 血红素的合成

4. 芳香族氨基酸(苯丙、酪、色)的代谢——可产生神经递质

(1)苯丙氨酸和酪氨酸代谢　右下方框内为儿茶酚胺。

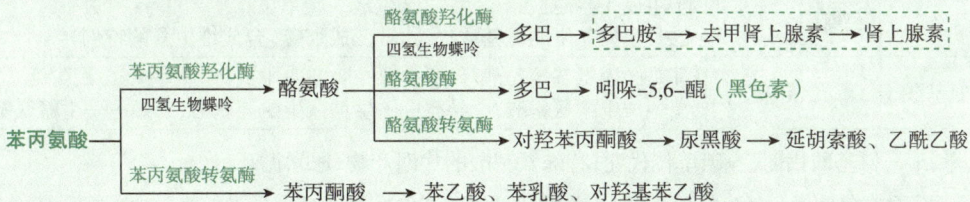

上述反应中,苯丙氨酸羟化酶和酪氨酸羟化酶的辅酶都是四氢生物蝶呤。

如缺乏苯丙氨酸羟化酶,苯丙氨酸不能正常转变为酪氨酸,体内苯丙氨酸蓄积,并经转氨基作用生成苯丙酮酸。大量苯丙酮酸及其部分代谢产物(苯乳酸、苯乙酸)由尿排出,称为苯丙酮酸尿症。

如人体缺乏酪氨酸酶,黑色素(吲哚醌的聚合物)合成障碍,皮肤、毛发等变白,称为白化病。

当体内尿黑酸分解代谢的酶先天性缺陷时,尿黑酸的分解受阻,可出现尿黑酸尿症。

(2)色氨酸代谢　色氨酸可生成5-羟色胺(5-HT),还可分解产生一碳单位、丙酮酸、乙酰乙酰CoA。色氨酸可转变成烟酸,这是体内合成维生素的特例。

【例31】2010NO158X 体内酪氨酸分解代谢的产物有

A. 四氢生物蝶呤　　　B. 肾上腺素　　　C. 尿黑酸　　　D. 多巴胺

【例32】2006NO28A 酪氨酸在体内不能转变生成的是

A. 肾上腺素　　　B. 黑色素　　　C. 延胡索酸

D. 苯丙氨酸　　　E. 乙酰乙酸

【例33】2002NO145X 酪氨酸在体内可转变为

A. 胆色素　　　B. 肾上腺素　　　C. 延胡索酸　　　D. 乙酰乙酸

【例34】1992NO50A 去甲肾上腺素可来自

A. 色氨酸　　　B. 酪氨酸　　　C. 赖氨酸

D. 脯氨酸　　　E. 苏氨酸

A. 甘氨酸　　　B. 色氨酸　　　C. 酪氨酸　　　D. 谷氨酸

【例35】2007NO109B 去甲肾上腺素合成的原料是

【例36】2007NO110B γ-氨基丁酸合成的原料是

5. 个别氨基酸代谢的常考知识点

	氨基酸前体	化合物	生理功用
脱羧基作用	谷氨酸	γ-氨基丁酸	神经递质
	半胱氨酸	牛磺酸	结合胆汁酸成分
	组氨酸	组胺	血管舒张剂
	色氨酸	5-羟色胺	神经递质
	鸟氨酸	精胺、精脒	细胞增殖促进剂
一碳单位	丝、色、组、甘(施舍竹竿) + 蛋氨酸(甲硫氨酸)		
含硫氨基酸	甲硫氨酸(蛋氨酸)	参与转甲基作用,提供活性甲基 参与甲硫氨酸循环 参与肌酸合成:甘+精+SAM(来源于甲硫氨酸)→肌酸→磷酸肌酸→肌酐	
	胱氨酸 半胱氨酸	两者可以互变,给酶提供巯基,维持蛋白质结构 产生活性硫酸根 PAPS(半胱氨酸为其主要来源)	
芳香族氨基酸	苯丙氨酸 酪氨酸	苯丙氨酸→酪氨酸→多巴→儿茶酚胺、黑色素；对羟苯丙酮酸→尿黑酸→延胡索酸、乙酰乙酸	
	色氨酸	①生成5-羟色胺；　②生成一碳单位 ③是生糖兼生酮氨基酸；　④转变成烟酸(合成维生素的特例)	
支链氨基酸	缬、亮、异亮	都是必需氨基酸,分解代谢主要在骨骼肌中进行 亮——生酮氨基酸；　异亮——生糖兼生酮氨基酸；　缬——生糖氨基酸	

▶ **常考点** 氨基酸代谢;一碳单位代谢;特殊氨基酸的代谢产物;尿素循环。

参考答案——详细解答见《贺银成 2019 考研西医临床医学综合能力历年真题精析》

1. ABCDE　2. ABCDE　3. ABCDE　4. ABCDE　5. ABCDE　6. ABCDE　7. ABCDE
8. ABCDE　9. ABCDE　10. ABCDE　11. ABCDE　12. ABCDE　13. ABCDE　14. ABCDE
15. ABCDE　16. ABCDE　17. ABCDE　18. ABCDE　19. ABCDE　20. ABCDE　21. ABCDE
22. ABCDE　23. ABCDE　24. ABCDE　25. ABCDE　26. ABCDE　27. ABCDE　28. ABCDE
29. ABCDE　30. ABCDE　31. ABCDE　32. ABCDE　33. ABCDE　34. ABCDE　35. ABCDE
36. ABCDE

第9章 核苷酸代谢

▶**考纲要求**

　　①嘌呤、嘧啶核苷酸的合成原料、主要合成过程和分解产物,脱氧核苷酸的生成。②嘌呤、嘧啶核苷酸的抗代谢物的作用及其机制。

▶**复习要点**

　　核苷酸是核酸的基本结构单位。人体内的核苷酸多由自身合成,因此核苷酸不属于营养必需物质。核苷酸在体内广泛存在,细胞中主要以5′-核苷酸形式存在,其中以5′-ATP含量最多。

一、嘌呤核苷酸的合成

1. 嘌呤、嘧啶核苷酸的合成原料

　　记住嘌呤和嘧啶的元素来源,也就记住了嘌呤、嘧啶的合成原料。可以参照其化学结构式进行形象记忆。嘌呤和嘧啶合成的元素来源分别如左下图及右下图所示。

　　嘌呤的合成原料——天冬氨酸、谷氨酰胺、甘氨酸、CO_2、甲酰基(来自FH_4)。

　　嘧啶的合成原料——天冬氨酸、谷氨酰胺、CO_2。

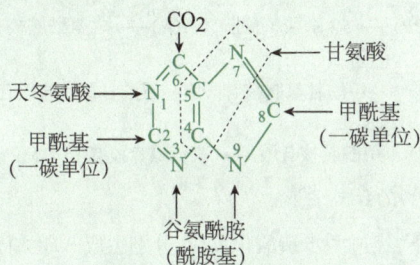

嘌呤碱合成的元素来源　　　　　　　　　嘧啶碱合成的元素来源

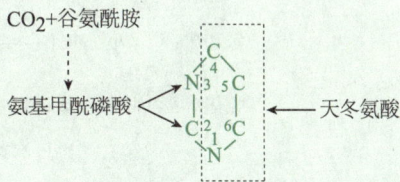

> **记忆:**①嘌呤合成的元素来源——"甘氨酸中间站,谷酰坐两边。左上天冬氨,头顶二氧化碳"。
> ②嘧啶合成的元素来源——"天冬氨酸右边站,谷酰直往左上蹿,剩余废物二氧化碳"。说明左上3位 N 来源于谷氨酰胺、左下 C 来源于CO_2 的 C。

　　　A. Leu　　　　　　　B. Gly　　　　　　　C. 两者都是　　　　　D. 两者都不是

【例1】2001NO125C 属于生酮氨基酸的是

【例2】2001NO126C 可作为合成嘧啶原料的是

【例3】2004NO25A 合成嘌呤、嘧啶的共同原料是

　　　A. 甘氨酸　　　　　　B. 一碳单位　　　　　C. 谷氨酸

　　　D. 天冬氨酸　　　　　E. 氨基甲酰磷酸

> **注意:**一碳单位的生理功能之一是作为嘌呤和嘧啶的合成原料,N^{10}-CHO-FH_4 与 $N^5,N^{10}=CH$-FH_4 分别提供嘌呤合成时 C_2 和 C_8 的来源,N^5,N^{10}-CH_2-FH_4 提供胸苷酸(dTMP)合成时甲基的来源,故 B 项易引起歧义。

【例4】2017NO22A 直接参与嘌呤、嘧啶和尿素合成的氨基酸是

　　　A. 谷氨酰胺　　　　　B. 天冬氨酸　　　　　C. 丙氨酸　　　　　　D. 亮氨酸

【例5】2006NO133X 嘌呤碱的合成原料有

A. 甘氨酸　　　　　B. 天冬酰胺　　　　　C. 谷氨酸　　　　　D. CO_2

【例6】2010NO33A 从头合成嘌呤的直接原料是

A. 谷氨酸　　　　　B. 甘氨酸　　　　　C. 天冬酰胺　　　　　D. 氨基甲酰磷酸

2. 嘌呤核苷酸从头合成与补救合成途径的比较

嘌呤核苷酸的合成存在两种途径,即从头合成和补救合成,以前者为主,两种合成途径的鉴别如下表。

	从头合成	补救合成(重新合成)
定义	是指以磷酸核糖、氨基酸、一碳单位及 CO_2 等简单物质为原料,经过一系列酶促反应,合成嘌呤核苷酸	是指利用体内游离的嘌呤或嘌呤核苷,经简单的反应过程,合成嘌呤核苷酸
原材料	天冬氨酸、谷氨酰胺、甘氨酸、CO_2、FH_4	游离的嘌呤碱、嘌呤核苷
合成部位	肝细胞的胞质(主要合成部位)	脑、骨髓
反应特点	是复杂的酶促反应,需消耗大量氨基酸及 ATP	是简单反应,消耗能量少
所占比例	主要合成途径(占总合成的90%)	次要合成途径(占总合成的10%)

3. 嘌呤核苷酸从头合成

除某些细菌外,几乎所有生物体都能合成嘌呤碱。嘌呤核苷酸的从头合成在胞质中进行,是复杂的酶促反应,反应过程分为两个阶段:重要中间代谢产物次黄嘌呤核苷酸(IMP)的合成;IMP 再转变为 AMP 和 GMP。

(1)IMP 的合成　包括11步反应,合成原料核糖-5′-磷酸来源于糖代谢的磷酸戊糖途径。

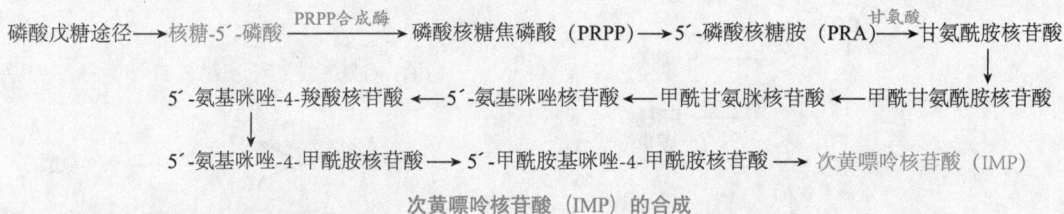

磷酸戊糖途径——→核糖-5′-磷酸 $\xrightarrow{PRPP合成酶}$ 磷酸核糖焦磷酸(PRPP)——→5′-磷酸核糖胺(PRA) $\xrightarrow{甘氨酸}$ 甘氨酰胺核苷酸

5′-氨基咪唑-4-羧酸核苷酸 ←——5′-氨基咪唑核苷酸 ←——甲酰甘氨脒核苷酸 ←——甲酰甘氨酰胺核苷酸

5′-氨基咪唑-4-甲酰胺核苷酸 ——→5′-甲酰胺基咪唑-4-甲酰胺核苷酸 ——→次黄嘌呤核苷酸(IMP)

次黄嘌呤核苷酸(IMP)的合成

(2)IMP 转变为 AMP 和 GMP　AMP 和 GMP 在激酶作用下,经过两步磷酸化反应,分别生成 ATP 和 GTP。

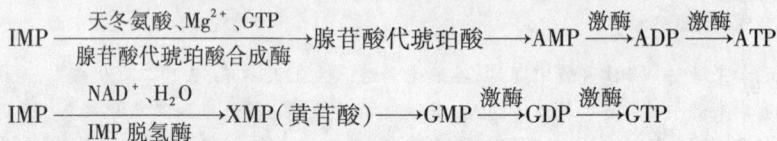

IMP $\xrightarrow[腺苷酸代琥珀酸合成酶]{天冬氨酸、Mg^{2+}、GTP}$ 腺苷酸代琥珀酸——→AMP $\xrightarrow{激酶}$ ADP $\xrightarrow{激酶}$ ATP

IMP $\xrightarrow[IMP脱氢酶]{NAD^+、H_2O}$ XMP(黄苷酸)——→GMP $\xrightarrow{激酶}$ GDP $\xrightarrow{激酶}$ GTP

【例7】2000NO28A 最直接联系核苷酸合成与糖代谢的物质是

A. 葡萄糖　　　B. 6-磷酸葡萄糖　　　C. 1-磷酸葡萄糖
D. 1,6-双磷酸果糖　　　E. 5-磷酸核糖

【例8】2015NO34A 嘌呤核苷酸从头合成时首先生成的核苷酸中间产物是

A. UMP　　　　　B. GMP　　　　　C. AMP　　　　　D. IMP

4. 嘌呤核苷酸补救合成

(1)补救合成的方式　嘌呤核苷酸的补救合成有两种方式。

①利用现有的嘌呤碱(A、G、I)合成嘌呤核苷酸　由 PRPP(磷酸核糖焦磷酸)提供磷酸核糖,在 APRT(腺嘌呤磷酸核糖转移酶)、HGPRT(次黄嘌呤-鸟嘌呤磷酸核糖转移酶)催化下,分别合成 AMP、GMP、IMP。

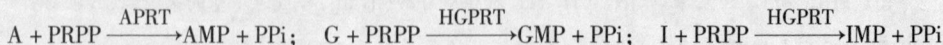

A + PRPP $\xrightarrow{APRT}$ AMP + PPi;　G + PRPP $\xrightarrow{HGPRT}$ GMP + PPi;　I + PRPP $\xrightarrow{HGPRT}$ IMP + PPi

②利用嘌呤核苷重新合成嘌呤核苷酸　反应由腺苷激酶催化,使腺嘌呤核苷生成腺嘌呤核苷酸。

腺嘌呤核苷 $\xrightarrow{腺苷激酶}$ AMP

（2）补救合成的生理意义

①可以节省从头合成时能量和一些氨基酸的消耗。

②体内的某些组织，例如脑、骨髓等由于缺乏从头合成嘌呤核苷酸的酶体系，它们只能进行补救合成。若由于基因缺陷而导致 HGPRT 完全缺失，则患儿表现为自毁容貌征（Lesch-Nyhan 综合征）。

5. 体内嘌呤核苷酸可以相互转变

体内嘌呤核苷酸可以相互转变，以保持彼此平衡。如 IMP 可以转变为 XMP、AMP 及 GMP。此外，AMP、GMP 也可转变为 IMP。由此，AMP 和 GMP 之间也是可以相互转变的。

6. 脱氧核苷酸的生成是在二磷酸核苷水平上进行的

（1）dNDP 的生成　无论脱氧嘌呤核苷酸，还是脱氧嘧啶核苷酸，都不能由核糖直接还原而成，而是以二磷酸核苷（NDP）的形式还原产生（N 代表 A、G、U、C 等碱基），此反应由核苷酸还原酶催化。

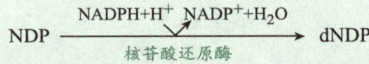

$$NDP \xrightarrow[\text{核苷酸还原酶}]{NADPH+H^+ \quad NADP^++H_2O} dNDP$$

（2）dNTP 的生成　经过激酶的作用，二磷酸脱氧核苷（dNDP）再磷酸化生成三磷酸脱氧核苷（dNTP）。

注意：dTMP 是由 dUMP 在 dTMP 合酶催化下进行甲基化反应转变得到的，该反应发生在核苷一磷酸水平。

【例9】2016NO34A 嘌呤核苷酸补救合成途径的底物是

　　A. 甘氨酸　　　　　B. 天冬氨酸　　　　　C. 谷氨酰胺　　　　　D. 腺嘌呤

【例10】2009NO33A 下列核苷酸经核糖核苷酸还原酶催化，能转变生成脱氧核苷酸的是

　　A. NMP　　　　　B. NDP　　　　　C. NTP　　　　　D. dNTP

7. 嘌呤核苷酸合成的抗代谢物

嘌呤核苷酸合成的抗代谢物是一些嘌呤、氨基酸或叶酸等的类似物，主要以竞争性抑制的方式干扰或阻断嘌呤核苷酸的合成代谢，从而阻止核酸及蛋白质的生物合成。由于肿瘤细胞的核酸及蛋白质合成十分旺盛，因此这些抗代谢物具有抗肿瘤作用。

（1）嘌呤类似物　如 6-巯基嘌呤（6-MP）、6-巯基鸟嘌呤、8-氮杂鸟嘌呤等，其中以 6-MP 最常用。6-MP 的结构与次黄嘌呤类似：①在体内可经磷酸核糖化生成 6-MP 核苷酸，并以这种形式抑制 IMP 转变为 AMP、GMP；②6-MP 还能竞争性抑制次黄嘌呤-鸟嘌呤磷酸核糖转移酶，阻止补救合成途径；③6-MP 核苷酸与 IMP 结构相似，还可反馈抑制 PRPP 酰胺转移酶而干扰磷酸核糖胺的形成，从而阻断嘌呤核苷酸的从头合成。

（2）氨基酸类似物　如氮杂丝氨酸、6-重氮-5-氧正亮氨酸，它们的结构与谷氨酰胺类似，可干扰谷氨酰胺在嘌呤核苷酸合成中的作用，从而抑制嘌呤核苷酸的合成。

（3）叶酸类似物　如甲氨蝶呤（MTX），其结构与叶酸类似，能竞争性抑制二氢叶酸还原酶，使叶酸不能还原成 FH_2 及 FH_4，因此嘌呤分子中来自一碳单位的 C_8、C_2 均得不到供应，从而抑制嘌呤核苷酸的合成。

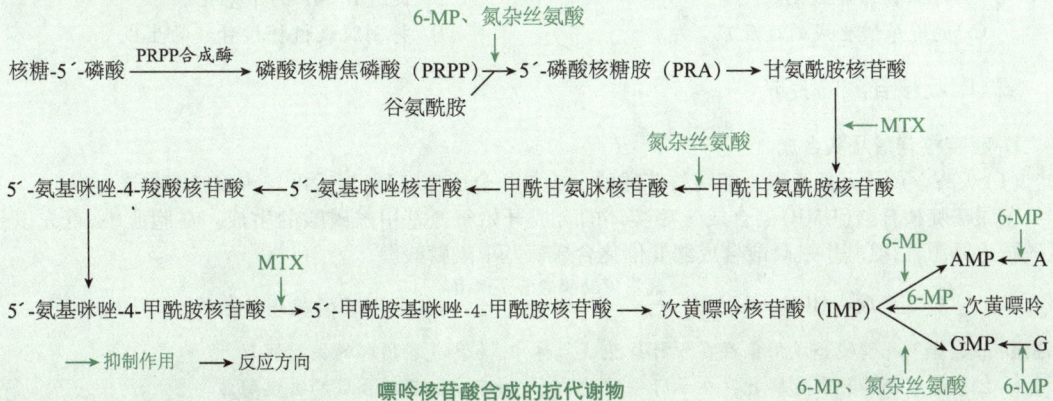

嘌呤核苷酸合成的抗代谢物

二、嘌呤核苷酸的分解

1. 核苷酸的分解代谢

细胞内的核苷酸在核苷酸酶的作用下,水解为核苷。核苷经核苷磷酸化酶的作用,磷酸解成自由的碱基及核糖-1-磷酸。嘌呤碱既可以参加核苷酸的补救合成,也可进一步水解。

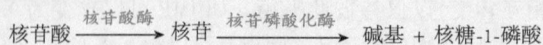

$$核苷酸 \xrightarrow{\text{核苷酸酶}} 核苷 \xrightarrow{\text{核苷磷酸化酶}} 碱基 + 核糖\text{-}1\text{-}磷酸$$

2. 嘌呤核苷酸的分解代谢

体内嘌呤核苷酸分解代谢主要在肝、小肠、肾中进行。嘌呤碱最终分解生成尿酸,随尿排出体外。反应过程简化如下图。AMP 生成次黄嘌呤,后者在黄嘌呤氧化酶作用下氧化成黄嘌呤,最终生成尿酸。GMP 生成鸟嘌呤,后者转变为黄嘌呤,最后也生成尿酸。嘌呤脱氧核苷也经过相同途径进行分解代谢。

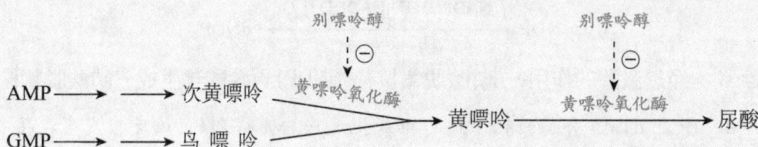

嘌呤核苷酸分解代谢及抗代谢物

尿酸是人体嘌呤分解代谢的终产物,水溶性差。当进食高嘌呤饮食、体内核酸大量分解(如白血病、恶性肿瘤)、肾脏疾病使尿酸排泄障碍时,均可导致血中尿酸升高,引起痛风症。

3. 嘌呤核苷酸分解的抗代谢物

别嘌呤醇与次黄嘌呤结构类似,只是分子中 N_7 与 C_8 互换了位置,故可抑制黄嘌呤氧化酶,从而抑制尿酸的生成(如上图)。黄嘌呤、次黄嘌呤的水溶性较尿酸大得多,不会沉积形成结晶导致痛风症。临床上,常用别嘌呤醇治疗痛风症。

【例 11】1997NO30A 人体内嘌呤分解代谢的最终产物是

A. 尿素   B. 胺   C. 肌酸

D. β-丙氨酸   E. 尿酸

【例 12】1992NO46A 下列哪种代谢异常,可引起血中尿酸含量增高?

A. 蛋白质分解代谢增加   B. 胆红素代谢增加   C. 胆汁酸代谢增加

D. 嘌呤核苷酸分解代谢增加   E. 嘧啶核苷酸分解代谢增加

【例 13】2000NO145X 尿酸是下列哪些化合物分解代谢的终产物?

A. AMP   B. CMP   C. GMP   D. IMP

【例 14】2013NO32A 别嘌呤醇治疗痛风的可能机制是

A. 抑制黄嘌呤氧化酶   B. 促进 dUMP 的甲基化

C. 促进尿酸生成的逆反应   D. 抑制脱氧核糖核苷酸的生成

三、嘧啶核苷酸的合成

1. 嘧啶核苷酸从头合成

(1)从头合成的大致步骤   嘧啶核苷酸的合成是先合成嘧啶环,然后再与磷酸核糖相连而成。

①尿嘧啶核苷酸(UMP)的合成   嘧啶环的合成开始于氨基甲酰磷酸的生成。在胞质中,首先以谷氨酰胺为氮源,由氨基甲酰磷酸合成酶 II 催化合成氨基甲酰磷酸。

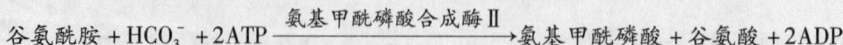

$$谷氨酰胺 + HCO_3^- + 2ATP \xrightarrow{\text{氨基甲酰磷酸合成酶 II}} 氨基甲酰磷酸 + 谷氨酸 + 2ADP$$

注意:①氨基甲酰磷酸合成酶 I 存在于肝细胞线粒体中,为鸟氨酸循环的关键酶。

②氨基甲酰磷酸合成酶 II 存在于肝细胞胞质中,为嘧啶核苷酸合成的关键酶。

氨基甲酰磷酸在胞质中天冬氨酸氨基甲酰转移酶催化下,生成氨甲酰天冬氨酸。后者经二氢乳清酸酶催化脱水,形成具有嘧啶环的二氢乳清酸,然后经多步反应生成 UMP。

②三磷酸胞苷(CTP)的合成　UMP 通过尿苷酸激酶和二磷酸核苷激酶的连续作用,生成三磷酸尿苷(UTP),并在 CTP 合成酶的催化下,从谷氨酰胺接受氨基而成为三磷酸胞苷(CTP)。

③脱氧胸腺嘧啶核苷酸(dTMP 或 TMP)的生成

dTMP 是由 dUMP 经甲基化而生成的,反应由胸苷酸合酶催化,N^5,N^{10}-甲烯四氢叶酸作为甲基供体。N^5,N^{10}-甲烯四氢叶酸提供甲基后生成的二氢叶酸又可在二氢叶酸还原酶的作用下,重新生成四氢叶酸。

(2)从头合成的调节

①哺乳类动物调节的关键酶是氨基甲酰磷酸合成酶Ⅱ,主要受 UMP 的负反馈调节。

②细菌中调节的关键酶是天冬氨酸氨基甲酰转移酶,主要受 CTP 的负反馈调节。

③此外,代谢产物还可通过抑制 PRPP 合成酶而使 PRPP 合成减少,抑制嘧啶核苷酸的合成。

2. 嘧啶核苷酸的补救合成

嘧啶磷酸核糖转移酶是嘧啶补救合成的主要酶,此酶能利用尿嘧啶、胸腺嘧啶及乳清酸作为底物,但对胞嘧啶不起作用。此外,尿苷激酶也是一种补救合成酶。

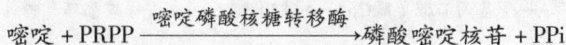

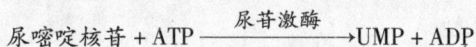

$$\text{嘧啶} + \text{PRPP} \xrightarrow{\text{嘧啶磷酸核糖转移酶}} \text{磷酸嘧啶核苷} + \text{PPi}$$

$$\text{尿嘧啶核苷} + \text{ATP} \xrightarrow{\text{尿苷激酶}} \text{UMP} + \text{ADP}$$

【例 15】2014NO34A 在嘧啶合成途径中,合成 CTP 的直接前体是

A. GMP　　　　　B. UTP　　　　　C. UMP　　　　　D. ATP

【例 16】2008NO34A、2007NO32A、1999NO28A、1996NO29A 合成 dTMP 的直接前体是

A. dUMP　　　　B. dUDP　　　　C. dCMP　　　　D. dCDP

A. UTP　　　　　B. UDP　　　　　C. UMP

D. IMP　　　　　E. dUMP

【例 17】2006NO111B 能直接转变生成 dUDP 的化合物是

【例 18】2006NO112B 能直接转变生成 dTMP 的化合物是

3. 嘧啶核苷酸合成的抗代谢物

与嘌呤核苷酸一样,嘧啶核苷酸合成的抗代谢物也是一些嘧啶、氨基酸、叶酸类似物。

(1)嘧啶类似物　5-氟尿嘧啶(5-FU)结构类似于胸腺嘧啶,在体内可转变为一磷酸脱氧氟尿嘧啶核苷(FdUMP)及三磷酸氟尿嘧啶核苷(FUTP)而发挥作用。FdUMP 与 dUMP 结构类似,是胸苷酸合酶的抑制剂,使 dTMP 合成受阻。FUTP 可以 FUMP 的形式掺入 RNA 分子,异常核苷酸的掺入破坏了 RNA 的结构和功能。

(2)氨基酸类似物　氮杂丝氨酸的结构类似谷氨酰胺,可以抑制 CTP 的生成。

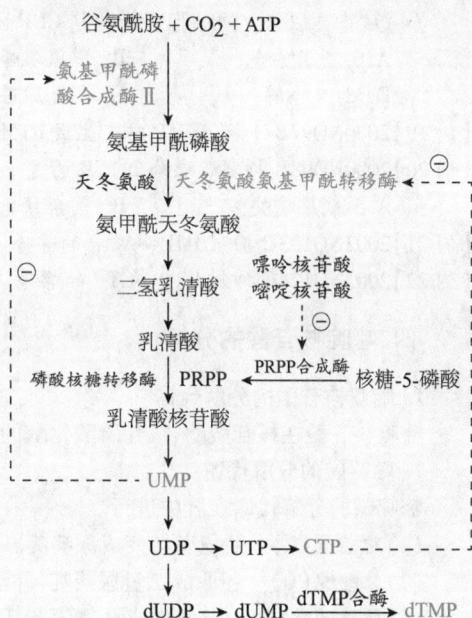

谷氨酰胺 + CO_2 + ATP

氨基甲酰磷酸合成酶Ⅱ

氨基甲酰磷酸

天冬氨酸　天冬氨酸氨基甲酰转移酶 ⊖

氨甲酰天冬氨酸

二氢乳清酸　　　　　嘌呤核苷酸 嘧啶核苷酸 ⊖

乳清酸

磷酸核糖转移酶　PRPP　PRPP合成酶　核糖-5-磷酸

乳清酸核苷酸

UMP

UDP → UTP → CTP

dUDP → dUMP $\xrightarrow{\text{dTMP合酶}}$ dTMP

嘧啶核苷酸的从头合成及其调节

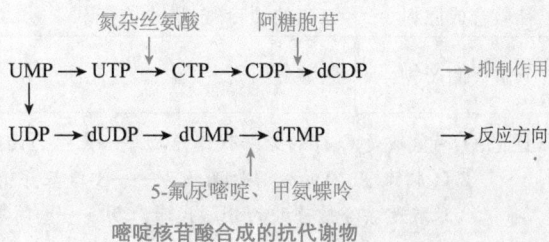

氮杂丝氨酸　　　　阿糖胞苷

UMP → UTP → CTP → CDP → dCDP　　　→ 抑制作用

UDP → dUDP → dUMP → dTMP　　　→ 反应方向

5-氟尿嘧啶、甲氨蝶呤

嘧啶核苷酸合成的抗代谢物

（3）**叶酸类似物** 甲氨蝶呤的结构与叶酸类似,可干扰叶酸代谢,使 dUMP 不能利用一碳单位甲基化而生成 dTMP,进而影响 DNA 合成。

（4）**核苷类似物** 阿糖胞苷能抑制 CDP 还原成 dCDP,也能影响 DNA 的合成。

    A. 6-巯基嘌呤   B. 甲氨蝶呤   C. 氮杂丝氨酸

    D. 别嘌呤醇   E. 阿糖胞苷

【例 19】2000NO97B 干扰 dUMP 转变生成 dTMP 的是

【例 20】2000NO98B 抑制黄嘌呤氧化酶的是

    A. 5-氟尿嘧啶   B. 氮杂丝氨酸   C. 二者均是   D. 二者均非

【例 21】2002NO123C 抑制 IMP→AMP 的嘌呤、嘧啶核苷酸抗代谢物的是

【例 22】2002NO124C 抑制 UTP→CTP 的嘌呤、嘧啶核苷酸抗代谢物的是

四、嘧啶核苷酸的分解

1. 嘧啶核苷酸的分解代谢

嘧啶核苷酸在核苷酸酶、核苷磷酸化酶的作用下,除去磷酸及核糖,产生的嘧啶碱再进一步分解。

2. 嘧啶碱的分解代谢

嘧啶碱的分解代谢在肝中进行。

（1）**胞嘧啶(C)** 脱氨基转变成尿嘧啶。

（2）**尿嘧啶(U)** 还原成二氢尿嘧啶,并水解开环,最终生成 $NH_3 + CO_2 + \beta$-丙氨酸。

（3）**胸腺嘧啶(T)** 分解生成 β-氨基异丁酸。

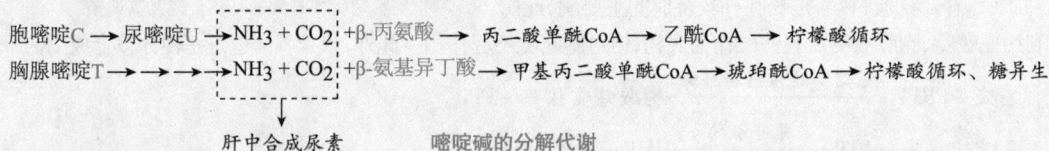

胞嘧啶C ⟶ 尿嘧啶U ⟶ NH₃ + CO₂ + β-丙氨酸 ⟶ 丙二酸单酰CoA ⟶ 乙酰CoA ⟶ 柠檬酸循环

胸腺嘧啶T ⟶ ⟶ ⟶ NH₃ + CO₂ + β-氨基异丁酸 ⟶ 甲基丙二酸单酰CoA ⟶ 琥珀酰CoA ⟶ 柠檬酸循环、糖异生

⟶ 肝中合成尿素   嘧啶碱的分解代谢

3. 嘌呤核苷酸和嘧啶核苷酸合成与分解的鉴别

		嘌呤核苷酸	嘧啶核苷酸
合成碱基		A、G	C、U、T
从头合成	特点	在磷酸核糖分子上逐步合成嘌呤环	先合成嘧啶环,再与磷酸核糖相连
	部位	肝(主要部位)、小肠黏膜及胸腺的胞液	肝脏胞液
	原料	天冬氨酸、谷氨酰胺、甘氨酸、CO_2、FH_4	天冬氨酸、谷氨酰胺、CO_2
	关键酶	PRPP 合成酶 PRPP 酰胺转移酶	氨基甲酰磷酸合成酶Ⅱ(人类) 天冬氨酸氨基甲酰转移酶(细菌)
	中间物	IMP	UMP
补救合成部位		脑、骨髓	—
补救合成原料		游离的嘌呤碱、嘌呤核苷	游离的嘧啶碱
分解代谢产物		尿酸	C、U→β-丙氨酸 + CO_2 + NH_3 T →β-氨基异丁酸 + CO_2 + NH_3

记忆:①丙氨酸是 C、U 的分解代谢产物——记忆为丙酮(铜)——铜的化学元素符号为 Cu。

    ②T(胸腺嘧啶)的分解代谢物为——β-氨基异丁酸——记忆为"T"与"丁"很相似。

    ③尿酸是嘌呤核苷酸的分解代谢产物——太简单,每个人都记得。

【例23】2002NO25A 在体内能分解生成β-氨基异丁酸的是

    A. AMP   B. GMP   C. CMP

    D. UMP   E. TMP

【例24】2011NO34A 胸腺嘧啶分解代谢的产物为

    A. β-羟基丁酸   B. β-氨基异丁酸   C. β-丙氨酸   D. 尿酸

4. 抗代谢类似物

抗代谢剂	类似于	作用
6-巯基嘌呤(6-MP)	次黄嘌呤	作用部位最广的抗代谢剂,抑制 IMP 转变为 AMP、GMP 等
氮杂丝氨酸	谷氨酰胺	干扰谷胺酰胺在嘌呤核苷酸中的作用,抑制嘌呤核苷酸的合成
甲氨蝶呤	叶酸	抑制二氢叶酸还原酶,阻断叶酸还原为 FH_2 及 FH_4
别嘌呤醇	次黄嘌呤	抑制黄嘌呤氧化酶,减少尿酸形成。应用于痛风的治疗
5-氟尿嘧啶(5-FU)	胸腺嘧啶	抑制胸苷酸合酶,阻断 dUMP→dTMP(即 dTMP 的合成)
阿糖胞苷	核苷	抑制 CDP 还原成 dCDP,也能影响 DNA 的合成

【例25】2003NO26A 氮杂丝氨酸干扰核苷酸合成是因为它的结构相似于

    A. 丝氨酸   B. 甘氨酸   C. 天冬氨酸

    D. 天冬酰胺   E. 谷氨酰胺

【例26】2012NO32A 谷氨酰胺类似物所拮抗的反应是

    A. 脱氧核糖核苷酸的生成   B. dUMP 的甲基化

    C. 嘌呤核苷酸的从头合成   D. 黄嘌呤氧化酶催化的作用

注意:谷氨酰胺是嘌呤核苷酸从头合成的原料之一(谷氨酰胺是嘌呤碱 N_3 和 N_9 的元素来源)。由于氮杂丝氨酸的结构与谷氨酰胺类似,因此氮杂丝氨酸可干扰谷氨酰胺在嘌呤核苷酸合成中的作用,从而抑制嘌呤核苷酸的合成。

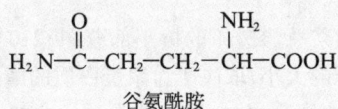

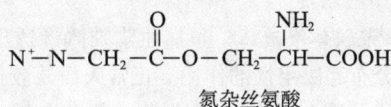

$$\underset{\text{谷氨酰胺}}{H_2N-\overset{\overset{\displaystyle O}{\|}}{C}-CH_2-CH_2-\overset{\overset{\displaystyle NH_2}{|}}{CH}-COOH} \qquad \underset{\text{氮杂丝氨酸}}{N^+-N-CH_2-\overset{\overset{\displaystyle O}{\|}}{C}-O-CH_2-\overset{\overset{\displaystyle NH_2}{|}}{CH}-COOH}$$

▶**常考点** 嘌呤及嘧啶核苷酸合成原料;分解代谢产物;抗代谢剂的作用机制。

        参考答案——详细解答见《贺银成2019考研西医临床医学综合能力历年真题精析》

1. ABCDE   2. ABCDE   3. ABCDE   4. ABCDE   5. ABCDE   6. ABCDE   7. ABCDE

8. ABCDE   9. ABCDE   10. ABCDE   11. ABCDE   12. ABCDE   13. ABCDE   14. ABCDE

15. ABCDE   16. ABCDE   17. ABCDE   18. ABCDE   19. ABCDE   20. ABCDE   21. ABCDE

22. ABCDE   23. ABCDE   24. ABCDE   25. ABCDE   26. ABCDE

第 10 章　非营养物质代谢

▶▶**考纲要求**

①血浆蛋白的分类、性质及功能（8 版生化已删除）。②生物转化的类型和意义。③胆汁酸盐的合成原料、代谢产物及胆汁酸的肠肝循环。④成熟红细胞的代谢特点（8 版生化已删除）。⑤血红素的合成。⑥胆色素的代谢，黄疸产生的生化基础及临床意义。

▶▶**复习要点**

一、血浆蛋白

1. 血浆蛋白的分类

目前已知血浆蛋白有 200 多种，尚无恰当分类方法，但常考到的分类方法，是按电泳分离蛋白质的方法进行分类，如将血清蛋白分为 5 类：清蛋白、α_1 球蛋白、α_2 球蛋白、β 球蛋白和 γ 球蛋白。

2. 血浆蛋白的性质

(1)除 γ 球蛋白由浆细胞合成外，绝大多数血浆蛋白都在肝脏合成。

(2)血浆蛋白的合成场所一般位于膜结合的多核糖体上。

(3)除清蛋白外，几乎所有的血浆蛋白都是糖蛋白，都含有 N—或 O—连接的寡糖链，寡糖链中包含的生物信息可起识别作用。

(4)许多血浆蛋白呈现多态性。

(5)每种血浆蛋白都有自己特异的半衰期。如清蛋白和结合珠蛋白的半衰期分别为 20 天和 5 天左右。

(6)在急性炎症或损伤时，某些血浆蛋白水平会升高，称为急性时相蛋白质（APP），包括 C-反应蛋白、α_1 抗胰蛋白酶、结合珠蛋白、α_1 酸性蛋白和纤维蛋白原等。

3. 血浆蛋白的功能

(1)**维持血浆胶体渗透压**　虽然血浆胶体渗透压仅占血浆总渗透压的极小部分（1/230），但它对水在血管内外的分布起决定性的作用。正常人血浆胶体渗透压的大小，取决于血浆蛋白质的摩尔浓度。由于血浆清蛋白分子量小（69kD），在血浆内的总含量大，摩尔浓度高，故血浆胶体渗透压主要由清蛋白产生，约占总血浆胶体渗透压的 75% ~80%。

(2)**维持血浆正常的 pH**　血浆蛋白盐与相应血浆蛋白形成缓冲对，参与维持正常的 pH。

(3)**运输作用**　脂溶性物质可与其结合而被运输。脂溶性维生素 A 以视黄醇形式存在于血浆中。血浆中的清蛋白能与脂肪酸、Ca^{2+}、胆红素、磺胺等多种物质结合。此外，血浆中还有皮质激素传递蛋白、运铁蛋白、铜蓝蛋白等，可运输血浆中的某些物质。

(4)**免疫作用**　血浆中的免疫球蛋白（IgG、IgA、IgM、IgD、IgE），在体液免疫中起重要作用。血浆中的补体（蛋白酶）可协助抗体完成免疫功能。

(5)**催化作用**　血清酶可分为血浆功能酶、外分泌酶和细胞酶三类，可催化体内各种生化反应。

(6)**营养作用**　成人 3 升血浆中约有 200g 蛋白质。

(7)**凝血、抗凝血和纤溶作用**　血浆中有各种凝血因子、抗凝血、纤溶的物质，发挥相应的功能。

(8)**血浆蛋白质异常与临床疾病**　风湿病常有免疫球蛋白增高，多发性骨髓瘤常在原 r 区带外出现一特征性的 M 蛋白峰。

【例 1】2016NO161X 血浆蛋白质的功能有

　　A. 维持血浆胶体渗透压　　　　　　　　　　B. 维持血浆正常 pH

C. 运输作用　　　　　　　　　　　　　　D. 免疫作用

【例2】2009NO40A 血浆中能结合运输胆红素、磺胺等多种物质的蛋白质是

A. 清蛋白　　　　　B. 运铁蛋白　　　　　C. 铜蓝蛋白　　　　　D. 纤维蛋白

【例3】2014NO40A 下列血浆蛋白中，主要维持血浆胶体渗透压的是

A. α 球蛋白　　　　　B. β 球蛋白　　　　　C. γ 球蛋白　　　　　D. 白蛋白

二、肝的生物转化作用

人体内不可避免地存在许多非营养物质，这些物质既不能作为构建组织细胞的成分，又不能作为能源物质，其中一些还对人体有一定的生物学效应或潜在的毒性作用。机体在排出非营养物质之前，需对它们进行代谢转变，使其水溶性提高，极性增强，易于通过胆汁或尿排出，这一过程称为生物转化。肝是进行生物转化最重要的器官。皮肤、肺、肾等也有一定的生物转化作用。生物转化的亚细胞部位多在肝脏的微粒体，小部分在胞质。

1. 生物转化的生理意义

（1）解毒作用　通过生物转化，可对体内的大部分非营养物质进行代谢转化，使其生物学活性降低或丧失（灭活）；或使有毒物质的毒性减低或消除，称为解毒作用。

（2）排毒作用　生物转化作用可增加某些非营养物质的水溶性和极性，从而易于从胆汁或尿液中排出。

应当指出，有些非营养物质经过肝的生物转化作用后，虽然溶解性增加，但其毒性反而增强；有的还可能溶解性下降，不易排出体外。如烟草中含有苯并芘，其本身没有直接致癌作用，但经过生物转化后反而成为直接致癌物。这显示肝生物转化的解毒与致毒双重性的特点，并不能将生物转化作用简单地称为"解毒作用"。

2. 肝的生物转化包括两相反应

生物转化 $\begin{cases} 第一相反应——氧化、还原、水解（其中以微粒体依赖的单加氧酶系最重要）\\ 第二相反应——各种结合反应（其中以葡糖醛酸结合反应最普遍）\end{cases}$

反应类型	反应	作用	反应部位
氧化反应	依赖 $CytP_{450}$ 的单加氧酶系	最重要，占总反应的 50%	肝细胞微粒体
	单胺氧化酶（MAO）	胺类物质→醛类→酸	肝细胞线粒体
	醇脱氢酶和醛脱氢酶系	催化醇类→醛类→酸	胞质或线粒体
还原反应	硝基还原酶类	硝基化合物→胺类	肝细胞微粒体
	偶氮还原酶类	偶氮化合物→胺类	肝细胞微粒体
水解反应	水解酶类（酯酶、酰胺酶、糖苷酶）	脂类、酰胺类和糖苷类→水解	微粒体＋胞质
结合反应	葡糖醛酸结合反应（最重要）	极性基团化合物→与 UDPGA 结合	肝细胞微粒体
	硫酸（PAPS）结合反应	醇、酚或芳香胺类→硫酸酯类	肝细胞胞质
	谷胱甘肽（GSH）结合反应	环氧、卤代化合物→含 GSH 的结合物	肝细胞胞质
	乙酰基化反应	催化乙酰基转到含氨基或肼的化合物	肝细胞胞质
	甘氨酸结合反应	含羧基化合物→酰基 CoA→转至 Gly	肝细胞线粒体
	甲基化反应	催化含氧、氮、硫等基团的化合物甲基化	内质网＋胞质

体内的生物转化并非所有的物质都必需进行第一、二相反应，即有的只进行第一相反应，有的只进行第二相反应，有的一、二相反应都要进行。这就是说，第一、二相反应可以单独存在。

【例4】2000NO146X 肝中进行生物转化时，较常见的结合物是

A. 乙酰 CoA

B. 葡糖醛酸

C. 谷胱甘肽

D. 3′-磷酸腺苷 5′-磷酰硫酸

注意：PAPS 为活性硫酸供体，即 3′-磷酸腺苷 5′-磷酰硫酸，主要来源于半胱氨酸的分解。

三、胆汁酸的代谢

胆汁由肝细胞分泌，肝细胞初分泌的胆汁称为肝胆汁。肝胆汁进入胆囊后浓缩为胆囊胆汁。胆汁的主要固体成分是胆汁酸盐（占 50%），其次是无机盐、黏蛋白、磷脂、胆固醇、胆色素等。胆汁中的胆汁酸盐主要与脂类消化、吸收有关；磷脂与胆汁中胆固醇的溶解状态有关；其他成分多属于排泄物。

1. 胆汁酸的基本概念

(1) 初级胆汁酸 胆汁酸按其来源分为初级胆汁酸和次级胆汁酸两类。在肝细胞内，以胆固醇为原料，新合成的 7 位含有羟基的胆汁酸，称为初级胆汁酸。初级胆汁酸包括初级游离胆汁酸（胆酸、鹅脱氧胆酸）及初级结合胆汁酸（甘氨胆酸、甘氨鹅脱氧胆酸、牛磺胆酸、牛磺鹅脱氧胆酸），如下图。

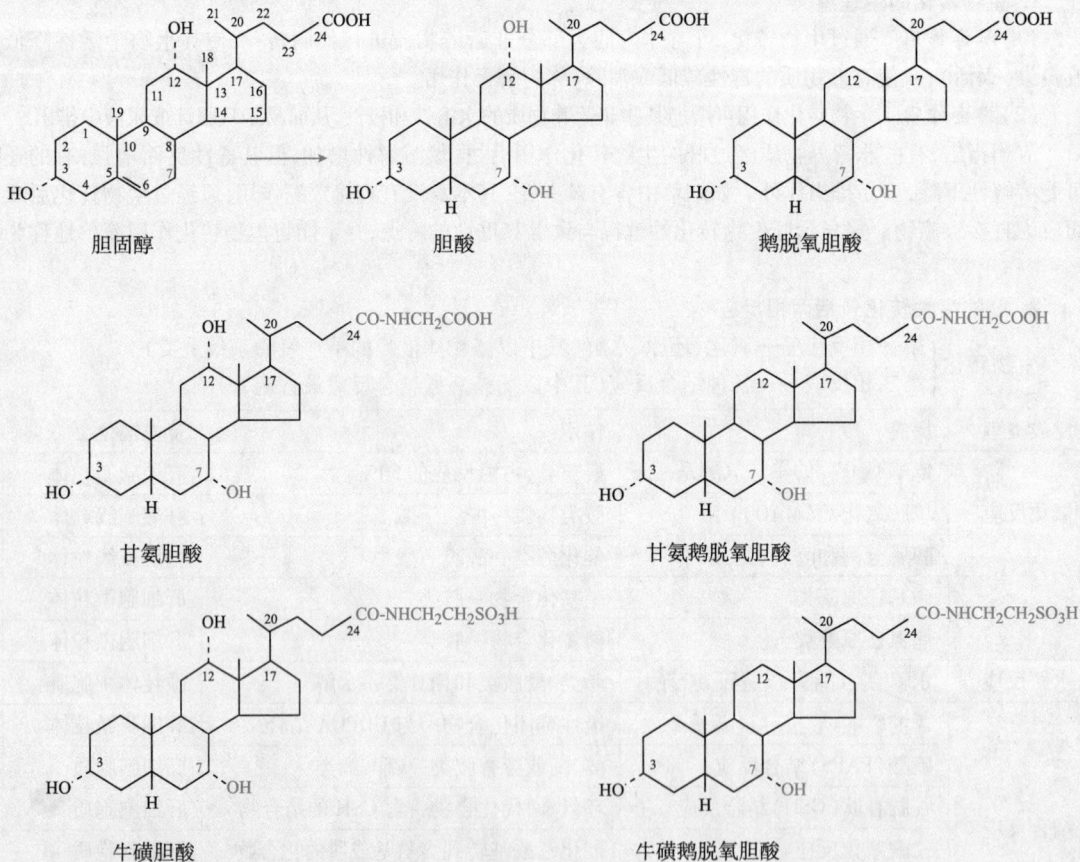

胆固醇　　　　　胆酸　　　　　鹅脱氧胆酸

甘氨胆酸　　　　　　　　　甘氨鹅脱氧胆酸

牛磺胆酸　　　　　　　　　牛磺鹅脱氧胆酸

初级游离胆汁酸＝胆酸＋鹅脱氧胆酸

初级结合胆汁酸＝甘氨胆酸＋甘氨鹅脱氧胆酸＋牛磺胆酸＋牛磺鹅脱氧胆酸

(2) 次级胆汁酸 初级胆汁酸进入肠道后，一部分在肠道细菌的作用下，7 位脱去羟基称为次级胆汁酸。次级胆汁酸包括脱氧胆酸、石胆酸及其在肝中分别与甘氨酸或牛磺酸生成的结合产物。

(3) 游离胆汁酸 无论初级胆汁酸，还是次级胆汁酸，只要未与甘氨酸、牛磺酸结合，都称为游离胆汁酸，包括胆酸、鹅脱氧胆酸、脱氧胆酸、石胆酸。

（4）**结合胆汁酸** 无论初级胆汁酸，还是次级胆汁酸，只要与甘氨酸、牛磺酸结合，都称为结合胆汁酸。胆汁中所含的胆汁酸以结合型为主，结合胆汁酸包括甘氨胆酸、牛磺胆酸、甘氨鹅脱氧胆酸、牛磺鹅脱氧胆酸。其中，甘氨胆汁酸与牛磺胆汁酸的比例为3∶1。

（5）**胆汁酸盐** 在体内，胆汁中的初级胆汁酸与次级胆汁酸均以钠盐或钾盐形式存在，形成相应的胆汁酸盐，简称胆盐。习惯上"胆汁酸、胆汁酸盐、胆盐"三词混用。

2. 胆汁酸的合成原料及代谢产物

（1）**初级胆汁酸** 在肝细胞微粒体和胞质中，以胆固醇为原料合成初级胆汁酸，是胆固醇在体内的主要代谢去路。胆固醇首先在胆固醇7α-羟化酶的催化下生成7α-羟胆固醇，再经过3α及12α羟化、加氢还原、侧链氧化断裂、加水后生成24C的胆酰辅酶A和鹅脱氧胆酰辅酶A。胆酰辅酶A、鹅脱氧胆酰辅酶A既可水解生成初级游离胆汁酸，也可直接与甘氨酸或牛磺酸结合生成相应的初级结合胆汁酸。

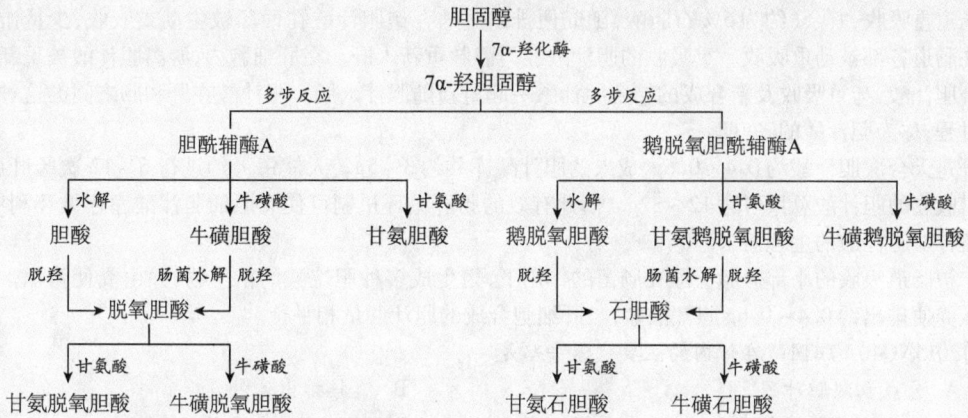

初级游离胆汁酸=胆酸、鹅脱氧胆酸
初级结合胆汁酸=牛磺胆酸、甘氨胆酸、甘氨鹅脱氧胆酸、牛磺鹅脱氧胆酸
次级游离胆汁酸=脱氧胆酸、石胆酸
次级结合胆汁酸=甘氨脱氧胆酸、牛磺脱氧胆酸、甘氨石胆酸、牛磺石胆酸

注意：①胆汁酸合成的原料为胆固醇，合成的关键酶是胆固醇7α-羟化酶。
②胆固醇合成的原料为乙酰辅酶A，合成的关键酶是HMG CoA还原酶。

（2）**次级胆汁酸** 肝细胞合成的初级胆汁酸随胆汁进入肠道，在回肠和结肠上段，由肠道细菌酶催化，经去结合反应、脱去7α-羟基转变为次级胆汁酸。

①**次级游离胆汁酸的合成** 胆酸脱去7α-羟基生成脱氧胆酸；鹅脱氧胆酸脱去7α-羟基生成石胆酸；牛磺胆酸经肠菌水解、脱羟可生成脱氧胆酸；甘氨鹅脱氧胆酸经肠菌水解、脱羟可生成石胆酸。

②**次级结合胆汁酸的合成** 两种次级游离胆汁酸（脱氧胆酸、石胆酸）可经肠肝循环被重吸收入肝，并与甘氨酸或牛磺酸结合而成为次级结合胆汁酸（甘氨脱氧胆酸、牛磺脱氧胆酸、甘氨石胆酸、牛磺石胆酸）。

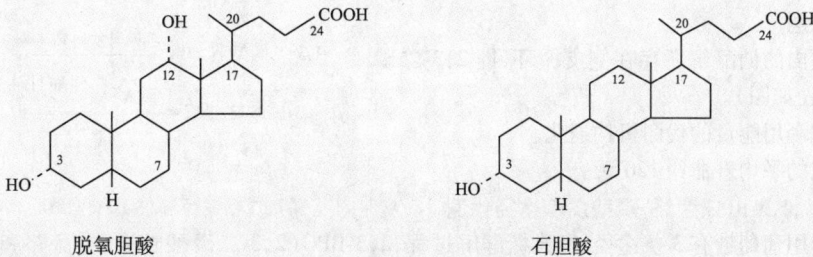

脱氧胆酸

石胆酸

次级游离胆汁酸=脱氧胆酸+石胆酸

（3）初级胆汁酸与次级胆汁酸的鉴别

	初级胆汁酸	次级胆汁酸
直接原料	胆固醇	初级胆汁酸
合成部位	肝细胞	肠道
生化特点	7α-羟化	7α-脱羟
游离型	胆酸、鹅脱氧胆酸	脱氧胆酸、石胆酸
结合型	甘氨胆酸、牛磺胆酸 甘氨鹅脱氧胆酸、牛磺鹅脱氧胆酸	甘氨脱氧胆酸、牛磺脱氧胆酸 甘氨石胆酸、牛磺石胆酸

（4）胆汁酸的肠肝循环　进入肠道的各种胆汁酸（包括初级、次级、结合型与游离型），约有95%以上可被肠道重吸收，其余（约为5% 石胆酸）随粪便排出。结合型胆汁酸在回肠被主动重吸收，少量游离胆汁酸在肠道各部被动重吸收。重吸收的胆汁酸经门静脉重新入肝。在肝细胞内，游离胆汁酸被重新转变成结合胆汁酸，与重吸收及新合成的结合胆汁酸一起重新随胆汁入肠。胆汁酸在肝和肠之间的这种不断循环过程，称为胆汁酸的肠肝循环。

肝每天合成胆汁酸约 0.4 ~ 0.6g，成人的胆汁酸库共约 3 ~ 5g。人体每天约进行 6 ~ 12 次肠肝循环，从肠道吸收的胆汁酸总量可达 12 ~ 32g。借此有效的肠肝循环机制可使有限的胆汁酸库存循环利用，以满足机体对胆汁酸的生理需求。

未被肠道吸收的小部分胆汁酸在肠菌的作用下，衍生成多种胆烷酸的衍生物，并由粪便排出。每日机体从粪便排出约 0.4 ~ 0.6g 胆汁酸盐，与肝细胞合成的胆汁酸量相平衡。

【例5】2015NO40A 胆固醇在体内的主要代谢去路是

　　A. 合成初级胆汁酸　　　　　　　　　　B. 直接排出体外

　　C. 转化为类固醇激素　　　　　　　　　D. 转化为维生素 D_3 的前体

【例6】2016NO162X 胆汁酸浓度升高时可抑制的酶有

　　A. 胆固醇 7α-羟化酶　　　B. HMG COA 还原酶　　C. UDP-葡糖醛酸基转移酶　　D. 硫酸基转移酶

【例7】2008NO160X 肝脏合成的初级胆汁酸有

　　A. 胆酸　　　　　　　B. 鹅脱氧胆酸　　　　　C. 甘氨胆酸　　　　　D. 牛磺胆酸

四、红细胞的代谢特点

1. 成熟红细胞代谢特点

①葡萄糖是成熟红细胞的主要能量物质。

②成熟红细胞除质膜和胞质外，无其他细胞器，不能进行糖有氧氧化，只能利用糖酵解供能（1 分子葡萄糖酵解净产生 2ATP），其中 90% ~95% 经糖酵解和 2,3-二磷酸甘油酸（2,3-BPG）旁路进行代谢，5% ~10% 经磷酸戊糖途径进行代谢。

③红细胞内的糖酵解还存在侧支循环，即 2,3-二磷酸甘油酸旁路（如图）。

④红细胞利用能量的代谢机构退化。

⑤红细胞的平均寿命约 120 天。

2. 糖酵解、2,3-BPG 旁路、磷酸戊糖途径代谢

红细胞利用葡萄糖有 3 条途径:经典糖酵解过程、2,3-BPG（2,3-二磷酸甘油酸）旁路和磷酸戊糖途

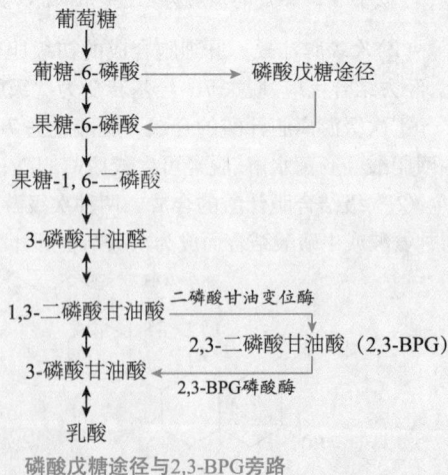

葡萄糖
↓
葡糖-6-磷酸 ——→ 磷酸戊糖途径
↓
果糖-6-磷酸 ←——
↓
果糖-1, 6-二磷酸
↓
3-磷酸甘油醛
↓
1,3-二磷酸甘油酸 ——二磷酸甘油变位酶——
↓　　　　　　　　2,3-二磷酸甘油酸 （2,3-BPG）
3-磷酸甘油酸 ←—— 2,3-BPG磷酸酶
↓
乳酸

磷酸戊糖途径与2,3-BPG旁路

径。血液循环中的红细胞每天大约从血浆摄取 30g 葡萄糖,但主要以糖酵解途径进行代谢,2,3-BPG 旁路途径较少,这是因为 2,3-BPG 对 BPG 变位酶的负反馈作用大于对 3-磷酸甘油酸激酶的抑制作用。

	经典糖酵解途径	2,3-BPG 旁路	磷酸戊糖途径
占糖代谢%	45% ~81%	10% ~45%	5% ~10%
主要功能	为红细胞供能	调节血红蛋白的运氧能力	为各种反应提供 NADPH

红细胞内的 2,3-BPG 虽然也能供能,但主要功能是调节血红蛋白的运氧能力。

【例8】2015NO160X 下列符合红细胞物质代谢特点的有

A. 葡萄糖可经 2,3-二磷酸甘油酸旁路代谢　　B. 葡萄糖可经磷酸戊糖途径代谢

C. 可进行脂肪酸 β-氧化　　D. 可从头合成脂肪酸

【例9】2017NO28A 能够调节血红蛋白运氧功能的物质是

A. 三羧酸循环产物　　B. 2,3-二磷酸甘油酸旁路产物

C. 磷酸戊糖途径产物　　D. 丙酮酸脱氢酶复合体催化产物

3. 红细胞内糖代谢的生理意义

(1)ATP 的功能　红细胞通过糖酵解获得能量,产生的 ATP 主要用于:

①红细胞膜上钠泵、钙泵的运转;　　②维持细胞膜上脂质与血浆脂蛋白中脂质的交换;

③少量 ATP 用于谷胱甘肽、NAD^+ 的生物合成;　　④用于葡萄糖的活化,启动糖酵解过程。

(2)2,3-BPG 的作用

①调节血红蛋白的运氧功能,降低血红蛋白对氧的亲和力。

②是红细胞内能量的储存形式(红细胞内无糖原储存)。

记忆:2,3-BPG 是红细胞的能量储存形式;磷酸肌酸是肌、脑组织的能量储存形式;糖原是肌的能量储存形式。

(3)NADH 和 NADPH 的功能　NADH 和 NADPH 是红细胞内重要的还原当量,可对抗氧化剂,保护细胞膜蛋白、血红蛋白和酶蛋白的巯基等不被氧化,从而维持红细胞的正常功能。磷酸戊糖途径是红细胞产生 NADPH 的唯一途径。

4. 红细胞的脂代谢

成熟红细胞的脂类几乎都存在于细胞膜。成熟红细胞已不能从头合成脂肪酸,但膜脂的不断更新却是红细胞生存的必要条件。红细胞通过主动参入和被动交换不断地与血浆进行脂质交换,以维持其正常的脂类组成、结构和功能。

五、血红素的生物合成

血红素是红细胞的主要成分血红蛋白的辅基,也是其他含血红素蛋白如肌红蛋白、细胞色素、过氧化氢酶及过氧化物酶等的辅基。化学结构上,血红素属于铁卟啉化合物,由卟啉环与 Fe^{2+} 螯合而成。

1. 血红素的生物合成过程

(1)合成部位　血红素可在体内多种组织细胞内合成,参与血红蛋白组成的血红素主要在骨髓的幼红细胞和网织红细胞中合成。合成的亚细胞部位在线粒体和胞质内。

(2)合成原料　血红素合成的基本原料是甘氨酸、琥珀酰 CoA、Fe^{2+}。

(3)血红素的合成步骤　血红素的合成过程分为四个阶段。

①δ-氨基-γ-酮戊酸(ALA)的生成　在线粒体内,来自柠檬酸循环的琥珀酰 CoA 与甘氨酸在 ALA 合酶的催化下缩合成 ALA。ALA 合酶是血红素合成的关键酶,受多种因素的调节。

②胆色素原的生成　ALA 从线粒体进入胞质,由 ALA 脱水酶催化,2 分子 ALA 脱水缩合成 1 分子胆色素原。ALA 脱水酶属于巯基酶,对铅等重金属十分敏感。铅能不可逆地抑制该酶活性,故铅中毒者表现为 ALA 升高。

③尿卟啉原Ⅲ和粪卟啉原Ⅲ的生成　在胞质中经多步反应生成粪卟啉原Ⅲ。

④**血红素的生成**　胞质中生成的粪卟啉原Ⅲ再进入线粒体,经氧化脱羧、脱氢,生成原卟啉Ⅸ。后者作为血红素的直接前体,经亚铁螯合酶(血红素合酶)催化,与Fe^{2+}螯合生成血红素。

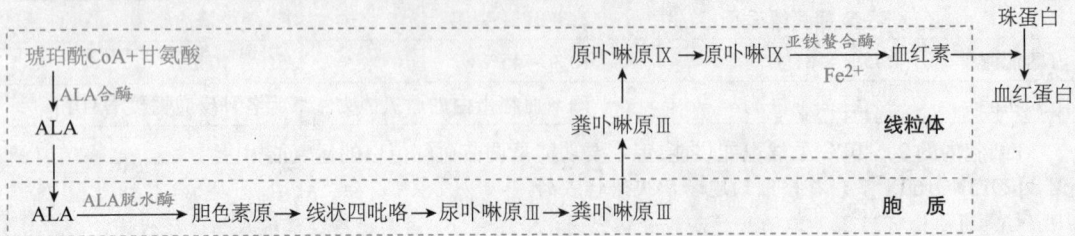

$$
\begin{array}{l}
\text{琥珀酰CoA+甘氨酸} \qquad\qquad\qquad\qquad\quad \text{原卟啉原Ⅸ} \longrightarrow \text{原卟啉Ⅸ} \xrightarrow[Fe^{2+}]{\text{亚铁螯合酶}} \text{血红素} \begin{array}{c}\nearrow \text{珠蛋白} \\ \searrow \text{血红蛋白}\end{array}\\
\quad\downarrow \text{ALA合酶} \\
\text{ALA} \qquad\qquad\qquad\qquad\qquad\qquad\qquad\qquad\quad \text{粪卟啉原Ⅲ} \qquad\qquad\qquad\quad \textbf{线粒体} \\
\quad\downarrow \qquad\qquad\qquad\qquad\qquad\qquad\qquad\qquad\qquad\qquad \uparrow \\
\text{ALA} \xrightarrow{\text{ALA脱水酶}} \text{胆色素原} \rightarrow \text{线状四吡咯} \rightarrow \text{尿卟啉原Ⅲ} \rightarrow \text{粪卟啉原Ⅲ} \qquad \textbf{胞 质}
\end{array}
$$

血红素的生物合成

注意:①血红素主要在骨髓的幼红细胞和网织红细胞内合成;成熟红细胞不含线粒体,故不能合成血红素。
②血红素合成的起始和终末阶段均在线粒体内,中间阶段在胞质中进行。
③血红素生成后从线粒体转运至胞质,在骨髓有核红细胞及网织红细胞中,与珠蛋白结合成为血红蛋白。

2. 血红素生物合成的调节

(1)**ALA合酶**　血红素合成的限速酶是ALA合酶,主要受代谢产物游离血红素、高铁血红素的反馈抑制。ALA合酶的辅酶是磷酸吡哆醛,因此VitB$_6$缺乏可影响血红素的合成。

①**睾酮**　在肝内可转化为5-β氢睾酮,诱导ALA合酶的合成,从而促进血红素合成。

②**异源物**　如巴比妥类、灰黄霉素、致癌物、杀虫剂等,可间接诱导ALA合酶的合成,促进血红素合成。

(2)**ALA脱水酶与亚铁螯合酶**　ALA脱水酶虽可被血红素抑制,但正常生理情况下,不起明显作用。重金属如铅中毒可抑制ALA脱水酶和亚铁螯合酶的活性,从而使血红蛋白合成受阻。

(3)**促红细胞生成素(EPO)**　EPO由肾合成,可促进有核红细胞的成熟及血红素、血红蛋白的合成。

注意:氨基酸转氨酶、脱羧酶及ALA合酶的辅酶都是磷酸吡哆醛(VitB$_6$)。

【例10】1999NO143X 甘氨酸参与的代谢过程有

　　　　A. 肌酸的合成　　　B. 嘌呤核苷酸的合成　　C. 嘧啶核苷酸的合成　　D. 血红素的合成

【例11】1993NO24A 下列关于血红蛋白的叙述哪一项是错误的?

　　　　A. 由球蛋白及血红素构成　　　　　　　　　　B. 由珠蛋白及血红素构成

　　　　C. 有别构(变构)效应　　　　　　　　　　　　D. 是体内主要的含铁蛋白质

　　　　E. 在血液运输O_2及CO_2中起重要作用

六、胆色素的代谢与黄疸

胆色素是体内铁卟啉化合物的主要分解代谢产物,包括胆绿素、胆红素、胆素原和胆素等。体内铁卟啉化合物包括血红蛋白、肌红蛋白、细胞色素、过氧化物酶和过氧化氢酶等。

1. 胆红素的生成和转运

(1)**合成胆红素的主要原料**　①衰老红细胞破坏所释放的血红蛋白(约占80%以上);②小部分来自造血过程中红细胞的过早破坏;③含铁卟啉的酶类;④肌红蛋白由于更新率低,所占比例很小。

(2)**胆红素的合成步骤及循环**

①**在单核吞噬系统**　正常人每天可生成250~350mg胆红素,其中约80%以上来自衰老红细胞破坏所释放的血红蛋白。血红蛋白随后分解为珠蛋白和血红素。珠蛋白可降解为氨基酸供体内再利用,血红素则由单核吞噬系统降解生成胆红素释放入血。

②**在血浆中**　胆红素与清蛋白结合形成胆红素-清蛋白复合体,运输至肝脏进行生物转化。血液中与清蛋白结合的胆红素称为未结合胆红素,其分子内存在氢键,不能直接与重氮试剂反应,只有在加入乙

醇或尿素等破坏氢键后才能与重氮试剂反应,故未结合胆红素也称为间接胆红素、游离胆红素。

③在肝脏　胆红素-清蛋白复合体运输到肝脏后,解离为胆红素被肝细胞摄取。胆红素在胞质中与Y蛋白和Z蛋白结合(其中以Y蛋白为主),被运送至肝细胞滑面内质网,在UDP-葡糖醛酸基转移酶(UGT)的催化下,胆红素分子的丙酸基与葡糖醛酸以酯键结合,生成葡糖醛酸胆红素,此为结合胆红素。与葡糖醛酸结合的胆红素因分子内不再有氢键,分子中间的甲烯桥不再深埋于分子内部,可以迅速、直接与重氮试剂发生反应,故结合胆红素也称直接胆红素。

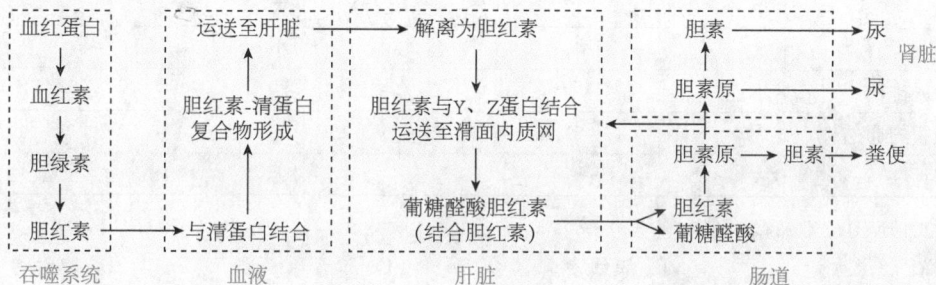

④在肠道　结合胆红素(葡糖醛酸胆红素)随胆汁进入肠道,在回肠下段和结肠的肠菌作用下,脱去葡糖醛酸基,并还原生成d-尿胆素原和中胆素原,后者又可进一步还原生成粪胆素原,这些物质统称为胆素原。

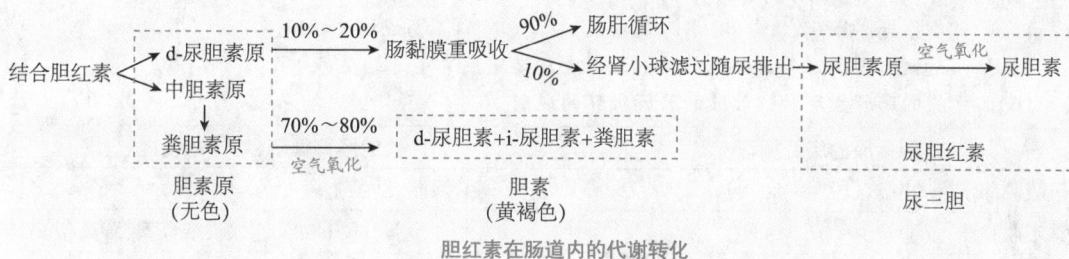

胆红素在肠道内的代谢转化

A. 大部分胆素原随粪便排出体外　在肠道下段,这些无色的胆素原接触空气后分别被氧化成为d-尿胆素、i-尿胆素和粪胆素,三者合称胆素。胆素呈黄褐色,成为粪便的主要颜色。正常人每日排出胆素40～280mg。当胆道完全梗阻时,胆红素不能排入肠道形成胆素原进而形成胆素,因此粪便呈灰白色或陶土色。

B. 小部分胆素原进行肠肝循环　肠道中生成的胆素原约10%～20%被肠黏膜细胞重吸收,经门静脉入肝,其中90%再次随胆汁排入肠腔,形成胆素原的肠肝循环;只有约10%的胆素原进入体循环入肾脏随尿液排出,称为尿胆素原。尿胆素原被空气氧化后生成尿胆素,成为尿的主要色素。临床上将尿胆素原、尿胆素、尿胆红素合称为尿三胆。是黄疸类型鉴别诊断的常用指标。正常人尿中检测不到尿胆红素。

各种胆色素之间的变化关系很难理解,也易混淆,现将考试中常用到的知识点归纳如下:

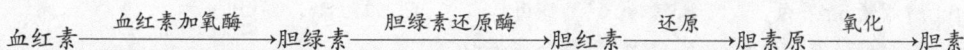

记忆:①胆色素 = 胆红素 + 胆绿素 + 胆素原 + 胆素。
②胆素原 = d-尿胆素原 + 中胆素原 + 粪胆素原。
③胆素 = d-尿胆素 + i-尿胆素 + 粪胆素。
④胆红素是胆汁的主要色素;尿胆素是尿液的主要色素;胆素是粪便的主要色素。
⑤经尿液排出体外的是尿胆素原 + 尿胆素;经粪便排出体外的是胆素原 + 胆素。
⑥经肝细胞排出随胆汁进入肠道的是结合胆红素。
⑦进行肠肝循环的是胆素原;经肠道被肠黏膜重吸收的是胆素原。

（3）未结合胆红素和结合胆红素　两种胆红素理化性质的比较见下表。

	未结合胆红素	结合胆红素
别名	间接胆红素、游离胆红素、血胆红素、肝前胆红素	直接胆红素、肝胆红素
定义	指未与葡糖醛酸结合的胆红素	指与葡糖醛酸结合的胆红素
与重氮试剂的反应	慢,间接阳性	迅速,直接阳性
水溶性	小	大
脂溶性	大	小
经肾随尿排出	不能	能
对细胞膜的通透性	大	小
对脑的毒性	大	无

【例12】2015NO162X 人体内的胆色素包括

　　A. 胆绿素　　　　　　B. 胆红素　　　　　C. 胆素原　　　　D. 胆素

【例13】2013NO161X 未结合胆红素同义名称还有

　　A. 直接胆红素　　　B. 间接胆红素　　　C. 游离胆红素　　D. 肝胆红素

【例14】2003NO31A 下列关于游离胆红素的叙述,正确的是

　　A. 胆红素与葡糖醛酸结合 B. 水溶性较大　　　C. 易透过生物膜

　　D. 可通过肾脏随尿排出 E. 与重氮试剂呈直接反应

　　（4）胆素原的肠肝循环和胆汁酸的肠肝循环的区别

	胆素原的肠肝循环	胆汁酸的肠肝循环
重吸收部位	小肠下段	回肠、结肠上段
重吸收物质	胆素原	各型胆汁酸(初级、次级、结合型、游离型)
重吸收比例	排入肠道的10%~20%胆素原被肠黏膜吸收	排入肠道95%以上的胆汁酸被肠黏膜重吸收
循环途径	肠道→肠黏膜吸收→门静脉→肝→90%随胆汁排入肠道,10%经肾排出	肠道→肠黏膜吸收→门静脉→肝→游离胆汁酸重新合成结合胆汁酸→随胆汁入肠道
生理意义	随尿排出的胆素原接触空气后氧化为尿胆素,成为尿液的主要色素	使有限的胆汁酸库存循环利用,以满足机体对胆汁酸的生理需求

【例15】1995NO11A 正常人尿中的主要色素是

　　A. 胆红素　　　　　　B. 胆色素　　　　　C. 胆绿素

　　D. 胆汁酸盐　　　　　E. 血红素

【例16】2006NO35A 下列哪种物质是结合胆红素?

　　A. 胆红素-清蛋白　　B. 胆红素-Y 蛋白　　C. 胆红素-Z 蛋白

　　D. 双葡糖醛酸胆红素　E. 胆红素-结合珠蛋白

【例17】2011NO40A 体内血红素代谢的终产物是

　　A. CO_2 和 H_2O　　　　B. 乙酰 COA　　　C. 胆色素　　　　D. 胆汁酸

2. 黄疸产生的生化基础及临床意义

　　（1）黄疸产生的生化基础　正常人血清胆红素总量为 3.4~17.1μmol/L,其中约80%是未结合胆红素,其余为结合胆红素。未结合胆红素是有毒的脂溶性物质,易透过细胞膜进入细胞,尤其对富含脂类的神经细胞造成不可逆的损伤。因此,肝对胆红素的解毒作用具有十分重要的意义。

　　体内胆红素生成过多,或肝细胞对胆红素的摄取、转化及排泄能力下降等因素均可引起血浆胆红素

含量增多。当血浆胆红素含量 > 17.1μmol/L,称为高胆红素血症。胆红素为橙黄色物质,过量的胆红素可扩散进入组织造成组织黄染,称为黄疸。

(2)临床意义 根据黄疸发病原因不同,临床上将黄疸分为三类,即溶血性、肝细胞性、阻塞性黄疸。

	正常	溶血性黄疸	肝细胞性黄疸	阻塞性黄疸
主要病理	—	红细胞破坏过多胆红素产生过多	肝细胞受损,摄取、转化、排泄胆红素↓	结合胆红素排泄↓
血总胆红素	< 1mg/dl	> 1mg/dl	> 1mg/dl	> 1mg/dl
血结合胆红素	极少		↑	↑↑
血未结合胆红素	0 ~ 0.7mg/dl	↑↑	↑	
尿胆红素	—	—	+ +	+ +
尿胆素原	少量	↑	不一定	↓
尿胆素	少量	↑	不一定	↓
粪胆素原	40 ~ 280mg/24h	↑	↓或正常	↓或—
粪便颜色	正常	深	变浅或正常	完全阻塞时陶土色

▶常考点 胆红素代谢;胆汁酸代谢。

参考答案——详细解答见《贺银成2019考研西医临床医学综合能力历年真题精析》

1. ABCDE   2. ABCDE   3. ABCDE   4. ABCDE   5. ABCDE   6. ABCDE   7. ABCDE
8. ABCDE   9. ABCDE   10. ABCDE   11. ABCDE   12. ABCDE   13. ABCDE   14. ABCDE
15. ABCDE   16. ABCDE   17. ABCDE

第 11 章　物质代谢的整合与调节

▶ **考纲要求**

①物质代谢的特点和相互联系。②肝在物质代谢中的主要作用。③组织器官的代谢特点和联系。④代谢调节(细胞水平、激素水平及整体水平调节)。

▶ **复习要点**

一、物质代谢的特点和相互联系

1. 物质代谢的特点

①体内各种物质代谢过程相互联系形成一个整体。

②机体物质代谢不断受到精细调节。

③各组织、器官物质代谢各具特色。

④体内各种代谢物都具有共同的代谢池。

⑤ATP 是机体储存能量和消耗能量的共同形式。

⑥NADPH 提供合成代谢所需的还原当量。

2. 物质代谢的相互联系

(1)各种能量物质的代谢相互联系相互制约　糖、脂和蛋白质是人体的主要能量物质,虽然这三大营养物质在体内分解氧化的代谢途径各不相同,但都有共同的中间代谢物乙酰 CoA。柠檬酸循环和氧化磷酸化是糖、脂和蛋白质最后分解的共同代谢途径,释放的能量均以 ATP 形式储存。从能量供应角度看,三大营养物质可以相互补充,但也相互制约。一般情况下,供能以糖及脂为主,并尽量减少蛋白质的消耗。

(2)糖、脂和蛋白质代谢通过中间代谢物而相互联系

①葡萄糖可以转变为脂肪酸,但脂肪酸不能转变为葡萄糖　当摄入的葡萄糖超过体内需要时,葡萄糖分解产生的乙酰 CoA 可羧化成丙二酸单酰 CoA,进而合成脂肪酸和脂肪,这样可将葡萄糖转变为脂肪储存于脂肪组织。但是,脂肪分解产生的脂肪酸不能在体内转变为葡萄糖,因为脂肪酸分解生成的乙酰 CoA 不能逆行转变为丙酮酸。尽管脂肪分解产生的甘油可以在肝、肾、肠等组织甘油激酶的作用下转变成磷酸甘油,进而转变为糖。但与脂肪中大量脂肪酸分解生成的乙酰 CoA 相比,其量极少。

②葡萄糖与大部分氨基酸可以相互转变

a. 葡萄糖可以转变为氨基酸:糖代谢的一些中间代谢物,如丙酮酸、α-酮戊二酸、草酰乙酸等可氨基化成某些非必需氨基酸。但必需氨基酸不能由糖代谢中间物转变而来。

b. 氨基酸可转变为葡萄糖:除生酮氨基酸(亮氨酸、赖氨酸)外,生糖、生糖兼生酮氨基酸都可异生为糖。

③氨基酸可转变为多种脂质,但脂质几乎不能转变为氨基酸　a. 氨基酸可以转变为脂质:所有氨基酸均能分解为乙酰 CoA,合成脂肪酸,进而合成脂肪。b. 脂质不能转变为氨基酸:脂肪酸、胆固醇等脂质不能转变为氨基酸,仅脂肪的甘油可通过生成磷酸甘油醛,循糖酵解途径逆行反应生成糖,转变为某些非必需氨基酸。

④某些氨基酸、磷酸戊糖是合成核苷酸的原料

合成嘌呤的原料——甘氨酸、天冬氨酸、谷氨酰胺及一碳单位。

合成嘧啶的原料——天冬氨酸、谷氨酰胺及一碳单位。

请对照下图,熟练掌握糖、脂、氨基酸代谢的相互关系,尤其要掌握中枢性中间代谢物。

葡萄糖
↓
葡糖-6-磷酸 ————→ 磷酸戊糖途径
↓↑
果糖-6-磷酸 ←————————┘
↓↑
果糖-1,6-二磷酸
↓↑
甘油 ←—→ 磷酸二羟丙酮 ←—→ 3-磷酸甘油醛
↓↑
1,3-二磷酸甘油酸
↓↑
3-磷酸甘油酸
↓↑
2-磷酸甘油酸

嘌呤
血红素
↓↑
磷酸烯醇式丙酮酸

| 丙酮酸 | ←—→ 丙氨酸、色氨酸、苏氨酸、半胱氨酸、丝氨酸、甘氨酸 |
| | ←—→ 乳酸 |

乙酰CoA	←—→ 酮体、胆固醇
	←—→ 亮氨酸、赖氨酸
	←—→ 脂肪酸

嘌呤、嘧啶 ←— 天冬氨酸 →草酰乙酸   柠檬酸
谷氨酰胺
酪氨酸、苯丙氨酸 → 延胡索酸   α-酮戊二酸 ←— 谷氨酸 ←— 精氨酸、组氨酸、脯氨酸
琥珀酸
血红素   嘌呤
缬氨酸、甲硫氨酸、异亮氨酸、苏氨酸

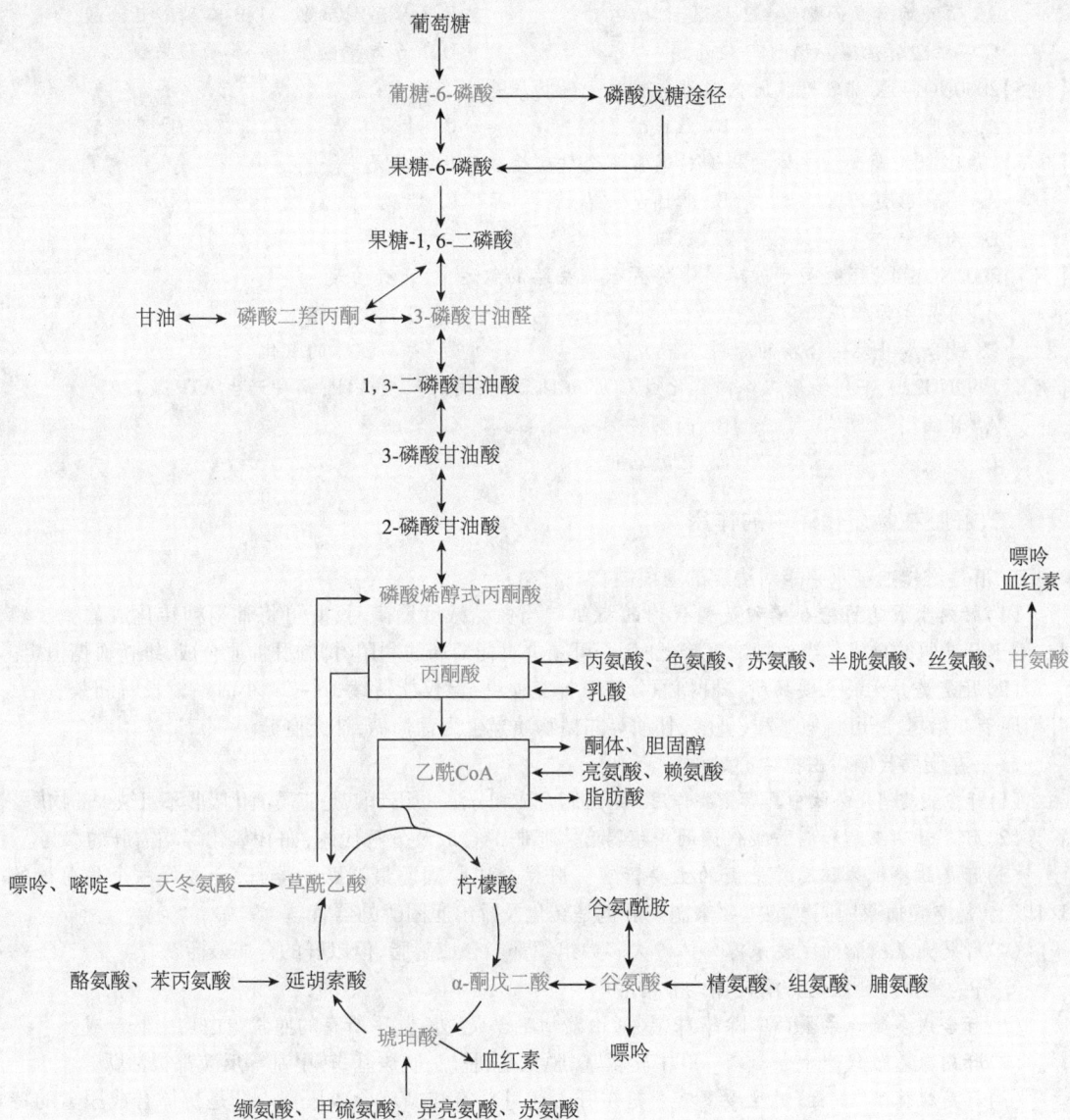

糖、脂、氨基酸代谢途径的相互联系 (绿色字体表示枢纽性中间代谢物)

【例 1】2000NO28A 最直接联系核苷酸合成与糖代谢的物质是

A. 葡萄糖　　　B. 6-磷酸葡萄糖　　　C. 1-磷酸葡萄糖

D. 1,6-双磷酸果糖　　　E. 5-磷酸核糖

【例 2】1995NO6A 糖、脂酸及氨基酸三者代谢的交叉点是

A. 磷酸烯醇式丙酮酸　　　B. 丙酮酸　　　C. 延胡索酸

D. 琥珀酸　　　E. 乙酰 CoA

【例 3】2009NO29A 草酰乙酸不能直接转变生成的物质是

A. 乙酰乙酸　　　B. 柠檬酸　　　C. 天冬氨酸　　　D. 苹果酸

【例 4】2001NO144X 天冬氨酸、乳酸和甘油异生为糖时,所经历的共同反应是

A. 磷酸烯醇式丙酮酸→2-磷酸甘油酸   B. 3-磷酸甘油酸→1,3-二磷酸甘油酸

C. 3-磷酸甘油醛→磷酸二羟丙酮   D. 1,6-双磷酸果糖→6-磷酸果糖

【例5】2000NO143X 哺乳动物肝内能进行糖异生的物质是

A. 软脂酸   B. 丝氨酸   C. 甘油   D. 亮氨酸

【例6】1994NO8A 葡萄糖在体内代谢时通常不会转变生成的化合物是

A. 乙酰乙酸   B. 胆固醇   C. 脂酸

D. 丙氨酸   E. 核糖

【例7】2002NO144X 下列关于琥珀酰辅酶A代谢去路的叙述中,正确的是

A. 可异生为糖   B. 可氧化供能

C. 是合成卟啉化合物的原料   D. 参与酮体的氧化

【例8】1999NO22A 下列物质在体内氧化成 CO_2 和 H_2O 时,同时产生 ATP,哪种产生 ATP 最多?

A. 甘油   B. 丙酮酸   C. 乳酸

D. 谷氨酸   E. 乙酰乙酸

二、肝脏在物质代谢中的作用

1. 肝是维持血糖水平相对稳定的重要器官

(1)肝内生成的葡糖-6-磷酸是糖代谢的枢纽   当血糖浓度增高时,肝可将葡萄糖转化成葡糖-6-磷酸,用于肝糖原的合成。当血糖浓度降低时,肝可减少对葡萄糖的利用,抑制肝糖原合成,维持血糖恒定。

(2)肝是糖异生的主要场所   肝糖原分解可补充血糖,但仅能持续 16～24 小时。较长时间禁食后,肝糖原消耗殆尽,肝可将氨基酸、乳酸、甘油等非糖物质异生为葡萄糖,补充血糖。

2. 肝在脂质代谢中占据中心地位

(1)肝在脂质消化吸收中具有重要作用   肝细胞合成和分泌的胆汁酸,是脂质消化吸收不可缺少的物质。

(2)肝是甘油三酯和脂肪酸代谢的中枢器官   脂肪的合成及分解代谢,如 β 氧化等均需肝的参与。

(3)肝是维持机体胆固醇平衡的主要器官   肝是合成胆固醇最活跃的器官,合成量占全身总量的 3/4 以上,是空腹血浆胆固醇的主要来源。肝也是转化及排出胆固醇的器官。

(4)肝是血浆磷脂的主要来源   体内大多数组织都能合成磷脂,但以肝的合成最活跃。

3. 肝的蛋白质合成与分解代谢均非常活跃

(1)肝合成多数血浆蛋白   除 γ-球蛋白(由浆细胞合成)外,几乎所有的血浆蛋白均由肝合成。

(2)肝内氨基酸代谢十分活跃   肝中转氨基、脱氨基、脱硫、脱羧基、转甲基等反应都很活跃。

(3)肝是机体解"氨毒"的主要器官   氨在肝中通过鸟氨酸循环合成尿素。肝是机体合成尿素的特异器官,其他组织、器官不能进行尿素合成。

4. 肝参与多种维生素和辅酶的代谢

(1)肝在脂溶性维生素吸收和血液运输中具有重要作用   肝合成和分泌的胆汁酸,参与脂溶性维生素 A、D、E、K 在消化道的吸收。肝合成和分泌的视黄醇结合蛋白,能与视黄醇结合,在血液中运输视黄醇。

(2)肝储存多种维生素   肝是 VitA、VitE、VitK、VitB₁₂ 的主要储存场所(但不储存 VitD)。

(3)肝参与多种维生素的转化   肝可将胡萝卜素转化为 VitA,将 VitPP 转化为辅酶Ⅰ和辅酶Ⅱ。

5. 肝参与多种激素的灭活

如一些水溶性激素、类固醇激素、雌激素、醛固酮、抗利尿激素等均在肝代谢灭活。

【例9】2001NO32A 肝功能不良时,下列哪种蛋白质的合成受影响较小?

A. 清蛋白   B. 凝血酶原   C. 凝血因子 V、Ⅷ、Ⅸ等

D. 免疫球蛋白   E. 纤维蛋白原

三、肝外重要组织器官的代谢特点及联系

心可利用多种能源物质,以有氧氧化为主。

脑是机体耗能**最大**的主要器官,耗氧量占全身耗氧量的 20% ~ 25%。几乎以葡萄糖为唯一供能物质,但在长期饥饿状态下,可利用酮体供能。脑每天耗用葡萄糖约 100g。

肌组织主要氧化脂肪酸,强烈运动时由于利用糖酵解供能可产生大量乳酸。由于肌缺乏葡糖-6-磷酸酶,因此肌糖原不能直接分解成葡萄糖提供血糖。

糖酵解是成熟红细胞能量供给的主要途径,因为红细胞没有线粒体,因此不能进行糖的有氧氧化,也不能利用脂酸和非糖物质。

肾是可以进行糖异生和生成酮体的器官。肾脏是除肝脏外,唯一可进行这两种代谢的器官。

【例 10】1995NO10A 静息状态时,体内耗糖量最多的器官是

A. 肝　　　　B. 心　　　　C. 脑
D. 骨骼肌　　E. 红细胞

四、物质代谢调节的主要方式

1. 细胞水平的物质代谢调节主要调节关键酶活性

(1)**各种代谢酶在细胞内区隔分布是物质代谢及其调节的亚细胞结构基础**　在同一时间,细胞内有多种物质代谢进行。参与同一代谢途径的酶,相对独立地分布于细胞特定区域或亚细胞结构,形成所谓区隔分布。酶的这种区隔分布,能避免不同代谢途径之间彼此干扰,使同一代谢途径中的系列酶促反应能够更顺利地连续进行,既提高了代谢途径的进行速度,也有利于调控。

分布	多酶体系
细胞质	糖酵解、糖异生、糖原合成、磷酸戊糖途径、脂酸合成
线粒体	脂酸 β 氧化、氧化磷酸化、柠檬酸循环
细胞质＋线粒体	尿素合成、血红素合成
细胞质＋内质网	蛋白质合成、胆固醇合成
内质网	磷脂合成
细胞核	DNA 及 RNA 合成
溶酶体	多种水解酶

注意:①存在胞液中的多酶系为"糖…",见表中绿色字。
②存在线粒体中的多酶系为"氧化…","柠檬酸循环"为"有氧氧化",呼吸链为"氧化磷酸化"。
③请注意,此处"糖异生的酶存在胞质中",这种说法是不正确的,因为丙酮酸羧化酶就只存在于线粒体中。正确说法应该是"胞质＋线粒体中"。

A. 溶酶体　　　　B. 内质网　　　　C. 线粒体　　　　D. 细胞液
【例 11】2007NO113B 糖异生和三羧酸循环共同的代谢场所是
【例 12】2007NO114B 胆固醇合成和磷脂合成的共同代谢场所是

(2)**关键酶活性决定整个代谢途径的速度和方向**　每条代谢途径由一系列酶促反应组成,其反应速率和方向由其中一个或几个具有调节作用的关键酶活性决定。关键酶的特点包括:①常常催化一条代谢途径的第一步反应或分支点上的反应,速度最慢,其活性能决定整个代谢途径的总速度。②常催化单向反应或非平衡反应,其活性决定整个代谢途径的方向。③酶活性除受底物控制外,还受多种代谢物或效应剂的调节。改变关键酶或调节酶活性是细胞水平代谢调节的基本方式,也是激素水平代谢调节和整体调节的重要环节。

代谢调节可按速度分为快速调节和迟缓调节两类。①快速调节是通过改变酶的分子结构,从而改变其活性来调节酶促反应速度,在数秒或数分钟内即可发挥调节作用。别构调节、化学修饰调节均属于快速调节。②迟缓调节是通过调节酶蛋白分子的合成或降解以改变细胞内酶含量,进而调节酶促反应速度,一般需数小时甚至数天才能发挥调节作用。

【例 13】2018NO23A 体内快速调节代谢的方式是

    A. 酶蛋白生物合成　　　　　　　　　　B. 酶蛋白泛素化降解

    C. 酶蛋白化学修饰　　　　　　　　　　D. 同工酶亚基的聚合

【例 14】2013NO33A 下列物质代谢调节方式中,属于快速调节的是

    A. 产物对酶合成的阻遏作用　　　　　　B. 酶蛋白的诱导合成

    C. 酶蛋白的降解作用　　　　　　　　　D. 酶的别构调节

(3)别构调节通过别构效应改变关键酶活性

①别构调节是生物界普遍存在的代谢调节方式　一些小分子化合物与酶蛋白分子活性中心外的特定部位特异性结合,改变酶蛋白分子构象,从而改变酶活性。

②别构效应剂通过改变酶分子构象改变酶活性　别构效应剂能与别构酶的调节位点或调节亚基非共价结合,引起酶活性中心构象变化,改变酶活性,从而调节代谢。别构效应的机制有两种:

A.酶的调节亚基含有一个"假底物"序列,当其结合催化亚基的活性位点时,能阻止底物的结合,抑制酶活性。当效应剂分子结合调节亚基后,"假底物"序列构象变化,释放催化亚基,使其发挥催化作用。cAMP 激活 cAMP 依赖的蛋白激酶通过这种机制实现。

B.别构效应剂与调节亚基结合,能引起酶三级和(或)四级结构在"T"构象(紧密态、无活性)与"R"构象(松弛态、有活性)之间互变,从而影响酶活性。氧对脱氧血红蛋白构象变化的影响通过该机制实现。

③别构调节使一种物质的代谢与相应的代谢需求和相关物质的代谢协调　别构效应剂在细胞内浓度的改变能灵敏地反映相关代谢途径的强度和相应的代谢需求,并使关键酶构象改变影响酶活性,从而调节相应代谢的强度、方向,以协调相关代谢、满足相应代谢需求。

(4)化学修饰调节通过酶促共价修饰调节酶活性

①酶促共价修饰有多种形式　酶蛋白肽链上某些氨基酸残基侧链可在另一酶的催化下发生可逆的共价修饰,从而改变酶活性。酶促化学修饰主要有磷酸化与去磷酸化(最常见)、乙酰化与去乙酰化、甲基化与去甲基化、腺苷化与去腺苷化、—SH 与—S—S 互变等。酶蛋白分子中丝氨酸、苏氨酸及酪氨酸的羟基是磷酸化修饰的位点,在蛋白激酶催化下,由 ATP 提供磷酸基及能量完成磷酸化;去磷酸化是磷蛋白磷酸酶催化的水解反应。酶的磷酸化与去磷酸化反应是可逆的,分别由蛋白激酶及磷酸酶催化。

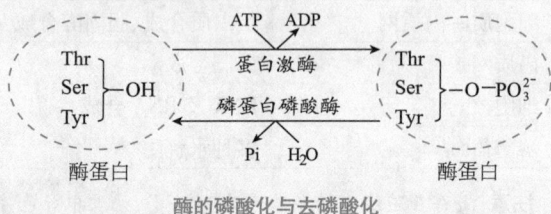
酶的磷酸化与去磷酸化

②酶的化学修饰调节具有级联放大效应　化学修饰调节具有如下特点:

A.绝大多数受化学修饰调节的关键酶都具有无活性(或低活性)和有活性(或高活性)两种形式,它们可分别在两种不同酶的催化下发生共价修饰,互相转变。催化互变的酶在体内受上游调节因素如激素控制。

B. 酶的化学修饰是另一酶催化的酶促反应,一分子催化酶可催化多个底物酶分子发生共价修饰,特异性强,有放大效应。

C.磷酸化与去磷酸化是最常见的酶促化学修饰反应。

D.催化共价修饰的酶自身也常受别构调节、化学修饰调节,并与激素调节偶联,形成由信号分子(激素)、信号转导分子、效应分子(受化学修饰调节的关键酶)组成的级联反应,使细胞内酶活性调节更精细协调。通过级联酶促反应,形成级联放大效应,只需少量激素释放即可产生迅速而强大的生理效应,满足

机体的需要。

> **注意**：能够被磷酸化修饰的氨基酸包括酪氨酸、丝氨酸、苏氨酸——记忆为老师叔(酪丝苏)。

（5）**通过改变细胞内酶含量调节酶活性**　除改变酶分子结构外，改变酶含量也能改变酶活性。酶含量调节通过改变其合成或(和)降解速率实现,消耗 ATP 较多,所需时间较长,通常需数小时甚至数日,因此属于迟缓调节。

①**通过诱导或阻遏酶蛋白基因表达调节酶含量**　酶的底物、产物、激素、药物可诱导或阻遏酶蛋白基因的表达。诱导剂或阻遏剂在酶蛋白生物合成的转录或翻译过程中发挥作用,影响转录较为常见。诱导剂常为底物或类似物,阻遏剂常为代谢产物。

②**通过改变酶蛋白降解速度调节酶含量**　改变酶蛋白分子的降解速度是调节酶含量的重要途径。细胞内酶蛋白的降解与许多非酶蛋白质的降解一样,有两条途径。溶酶体蛋白水解酶可非特异性降解酶蛋白。酶蛋白的特异性降解通过 ATP 依赖的泛素-蛋白酶体途径完成。凡能改变或影响这两种蛋白质降解机制的因素,均可主动调节酶蛋白的降解速度,进而调节酶含量。

　　A. 羟脯氨酸　　　　　　B. 苏氨酸　　　　　　C. 硒代半胱氨酸　　　　D. 亮氨酸

【例15】2018NO120B 蛋白质生物合成后经修饰形成的氨基酸是

【例16】2018NO121B 可以被磷酸化修饰的氨基酸是

【例17】2002NO21A 对酶促化学修饰调节特点的叙述,错误的是

　　A. 这类酶大都具有无活性和有活性形式　　　B. 这种调节是由酶催化引起的共价键变化

　　C. 这种调节是酶促反应,故有放大效应　　　D. 酶促化学修饰调节速度较慢,难以应急

　　E. 磷酸化与脱磷酸化是常见的化学修饰方式

2. 激素水平的调节——激素通过特异受体调节物质代谢

激素能与特定组织或细胞的受体特异结合,通过一系列细胞信号转导反应,引起代谢改变,发挥代谢调节作用。由于受体存在的细胞部位和特性不同,激素信号的转导途径和生物学效应也有所不同。

3. 整体调节——机体通过神经系统及神经-体液途径整体调节体内物质代谢

（1）**空腹状态**　机体物质代谢以糖原分解、糖异生、中度脂肪动员为特征。

（2）**短期饥饿(禁食1～3天)**　机体糖氧化供能减少而脂肪动员加强,酮体生成增多,肝糖异生加强,肌蛋白分解增加,氨基酸增加。

（3）**长期饥饿(禁食>3天)**　可造成器官损害甚至危及生命。长期饥饿时,脂肪动员进一步加强,蛋白质分解减少,氨基酸释放减少,负氮平衡有所改善,糖异生明显减少。

【例18】1998NO23A 饥饿可以使肝内哪种代谢途径增强?

　　A. 脂肪合成　　　　　　B. 糖原合成　　　　　　C. 糖酵解

　　D. 糖异生　　　　　　　E. 磷酸戊糖途径

▶ **常考点**　重要代谢产物之间的联系,酶的调节。

参考答案——详细解答见《贺银成2019考研西医临床医学综合能力历年真题精析》

1. ABCD**E**　　2. ABCD**E**　　3. AB**C**DE　　4. AB**C**DE　　5. ABC**D**E　　6. ABC**D**E　　7. A**B**CDE

8. ABCD**E**　　9. ABC**D**E　　10. A**B**CDE　　11. AB**C**DE　　12. A**B**CDE　　13. A**B**CDE　　14. ABC**D**E

15. AB**C**DE　　16. A**B**CDE　　17. ABC**D**E　　18. ABC**D**E

第12章　DNA 的生物合成

▶**考纲要求**

①DNA 复制的特征及复制的酶。②DNA 半保留复制的基本过程。③DNA 损伤(突变),修复及意义。④逆转录的概念,逆转录酶,逆转录的过程,逆转录的意义。

▶**复习要点**

一、DNA 复制的基本特征

DNA 复制是以 DNA 为模板的 DNA 合成,是基因组的复制过程。在这个过程中,亲代 DNA 作为合成模板,按照碱基配对原则合成子代分子,其化学本质是酶促脱氧核苷酸聚合反应。DNA 复制的主要特征包括半保留复制、双向复制、半不连续复制。DNA 的复制具有高保真性。

1. DNA 以半保留方式进行复制

在复制时,亲代双链 DNA 解开为双股单链,各自作为模板,依据碱基配对规律,合成序列互补的子链 DNA 双链。1958 年,M. Meselson 和 F. W. Stahl 用实验证实了自然界的 DNA 复制方式为半保留式的。

(1)**半保留复制的基本内容**

①亲代的 DNA 分子中双螺旋的碱基配对是 A ═ T、G ≡ C。

②复制时,DNA 分子双链解开,各自作为模板。

③按碱基配对原则,在模板的指引下合成新的子链。

④新合成的子代 DNA 双链,与亲代 DNA 碱基序列一致。

⑤子代的双链 DNA 分子,一条单链从亲代完整地接受过来,另一条单链则完全重新合成。

(2)**半保留复制的意义**

①保真性　半保留复制规律的阐明,对理解 DNA 的功能和物种的延续性有重大意义。依据半保留复制的方式,子代 DNA 中保留了亲代的全部遗传信息,体现在亲代和子代 DNA 之间碱基序列的高度一致。

②变异性　遗传的保守性是相对而不是绝对的,自然界还存在着普遍的变异现象。遗传信息的相对稳定是物种稳定的分子基础,但并不意味着同一物种个体与个体之间没有区别。如地球上现有的几十亿人,除了单卵双胞胎之外,两个人之间不可能有完全一样的 DNA 分子组成(基因型)。因此,在强调遗传恒定性的同时,不应忽视其变异性。

【例1】2001NO29A 若将 1 个完全被放射性标记的 DNA 分子放于无放射性标记的环境中复制三代后,所产生的全部 DNA 分子中,无放射性标记的 DNA 分子有几个?

　　A. 1 个　　　　　　　　B. 2 个　　　　　　　　C. 4 个

　　D. 6 个　　　　　　　　E. 8 个

2. DNA 复制从起始点向两个方向延伸

(1)**原核生物基因复制**　原核生物基因组是环状 DNA,只有一个复制起始点。复制从起点开始,向两个方向进行解链,进行单点起始双向复制。复制中的模板 DNA 形成 2 个延伸方向相反的开链区,称为复制叉。复制叉是指正在进行复制的双链 DNA 分子所形成的 Y 形区域,其中,已解旋的两条模板单链以及正在进行合成的新链构成了 Y 形的头部,尚未解旋的 DNA 模板双链构成了 Y 形的尾部。

(2)**真核生物基因复制**　真核生物基因组庞大复杂,由多个染色体组成,全部染色体均需复制,每个染色体又有多个起点,呈多起点双向复制特征。每个起点产生两个移动方向相反的复制叉,复制完成时,复制叉相遇并汇合连接。从一个 DNA 复制起点起始的 DNA 复制区域称为复制子。复制子是含有一个复制起点的独立完成复制的功能单位。高等生物为多复制子复制，有数以万计的复制子，复制子长度差别很大，约在 13kb ~ 900kb 之间。

【例 2】2014NO35A　真核生物体为解决庞大基因组复制问题的适应性机制是

  A. 双向复制　　　　　B. 半连续复制　　　C. 多复制子复制　　　D. 滚环复制

3. DNA 复制反应呈半不连续特征

DNA 双链是反向平行的，一条链为 5′→3′ 方向，另一条为 3′→5′方向。DNA 合成酶只能催化 DNA 链从 5′→3′方向的合成，故子链沿着模板复制时，只能从 5′→3′方向延伸。

(1) 前导链　DNA 复制时，复制方向与解链方向一致，即按 5′→3′ 进行连续复制的子链。

(2) 后随链　DNA 复制时，另一条子链，其复制方向与解链方向相反，为不连续复制。

(3) 冈崎片段　指后随链上不连续复制的片段。真核冈崎片段长度 100 ~ 200 个核苷酸残基，原核为 1000 ~ 2000 个核苷酸残基。复制完成后，这些不连续片段经过去除引物，填补引物留下的空隙，连接成完整的 DNA 长链。

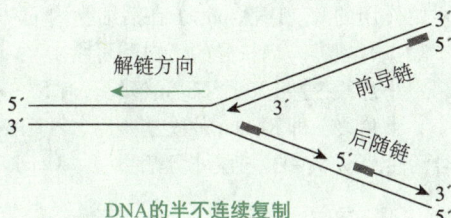

DNA的半不连续复制

(4) 半不连续复制　前导链连续复制而后随链不连续复制，称半不连续复制。在引物生成和子链延长上，后随链都比前导链迟一些，因此两条互补链的合成是不对称的。

4. DNA 复制的原则——碱基互补、方向相反

核苷酸和核苷酸之间的连接键是磷酸二酯键，磷酸二酯键的命名方向是 3′→5′。

DNA 的书写顺序是 5′→3′；子链的合成方向是 5′→3′。

【例 3】1995NO02A　DNA 复制时，以 5′ TAGA3′ 为模板，合成产物的互补结构为

  A. 5′ TCTA3′　　　　　B. 5′ UCUA3′　　　　　C. 5′ ATCT3′

  D. 5′ AUCU3′　　　　　E. 5′ GCGA3′

> 解题：类似的试题常考。无论是 DNA 的复制，还是 tRNA 反密码子配对的试题，其解题方法相似，解题的原则就是：碱基互补，方向相反。尤其应注意方向性。有些试题没有明确给出模板链或密码子的方向，但 DNA 的书写顺序、密码的阅读方向都规定为 5′→3′。

二、DNA 复制的酶学和拓扑学变化

1. DNA 复制需多种生物分子共同参与

DNA 复制是在酶催化下的核苷酸聚合过程，需要多种生物分子共同参与。

原料	dNTP = dATP、dGTP、dCTP、dTTP
酶	DNA-pol(依赖 DNA 的 DNA 聚合酶)
模板	解开成单链的 DNA 母链
引物	提供 3′-OH 末端，使 dNTP 可以依次聚合

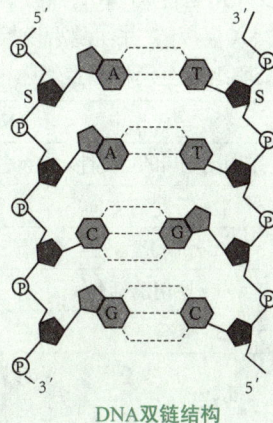

DNA双链结构

【例 4】1994NO14A　合成 DNA 的原料是

  A. dAMP、dGMP、dCMP、dTMP　　B. dATP、dGTP、dCTP、dTTP

  C. dADP、dGDP、dCDP、dTDP　　　D. dATP、dGTP、dCTP、dUTP

  E. dAMP、dGMP、dCMP、dUMP

2. DNA 聚合酶(DNA-pol)——催化脱氧核苷酸之间的聚合

(1) 原核、真核生物的 DNA 聚合酶比较

原核生物的 DNA 聚合酶	真核生物的 DNA 聚合酶
DNA-pol Ⅰ：复制校对、复制和修复中填补空隙 DNA-pol Ⅱ：参与 DNA 损伤的应急状态修复 DNA-pol Ⅲ：复制延长中真正起催化作用的酶	DNA-pol α：催化 RNA 链的合成，具有引物酶活性 DNA-pol β：复制的保真度低，参与应急修复复制 DNA-pol γ：是线粒体 DNA 复制的酶 DNA-pol δ：DNA 链延长中起主要催化作用，还有解旋酶活性 DNA-pol ε：复制中起校对修复、填补引物去除后缺口的作用

（2）**原核生物的 DNA 聚合酶**　按发现的先后顺序，分别命名为 DNA-pol Ⅰ、Ⅱ、Ⅲ。

①DNA-pol Ⅰ　其二级结构以 α-螺旋为主，只能催化延长约20个核苷酸，说明它不是复制延长中起主要作用的酶。DNA-pol Ⅰ在活细胞内的功能主要是对复制中的错误进行校对，对复制和修复中出现的空隙进行填补。用特异的蛋白酶可将 DNA-pol Ⅰ水解为2个片段（如左下图）。

小片段　共323个氨基酸残基，有 $5' \rightarrow 3'$ 核酸外切酶活性。

大片段　即 Klenow 片段，共604个氨基酸残基，具有 DNA-pol 活性和 $3' \rightarrow 5'$ 核酸外切酶活性（即有 $5' \rightarrow 3'$ 聚合活性，而无 $5' \rightarrow 3'$ 核酸外切酶活性）。Klenow 片段是实验室合成 DNA 和进行分子生物学研究的常用工具酶。

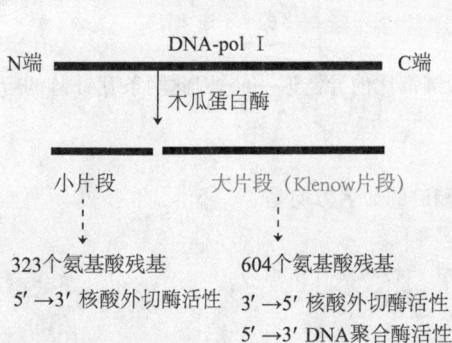

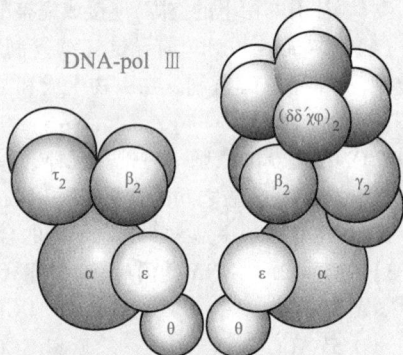

②DNA-pol Ⅱ　DNA-pol Ⅱ基因发生突变后，细菌仍能存活，推想它是在 DNA-pol Ⅰ和 DNA-pol Ⅲ缺失情况下暂时起作用的酶。DNA-pol Ⅱ对模板的特异性不高，即使在已发生损伤的 DNA 模板上，它也能催化核苷酸聚合。因此认为，它可能参与 DNA 损伤的应急状态修复（SOS 修复）。

③DNA-pol Ⅲ　其聚合反应比活性远高于 DNA-pol Ⅰ，每分钟可催化多至 10^5 次聚合反应，因此 DNA-pol Ⅲ是原核生物复制延长中真正起催化作用的酶。DNA-pol Ⅲ是由10种亚基组成的不对称异聚合体（如右上图）。由2个核心酶、1个 γ-复合物和1对 β 亚基构成。核心酶由 α、ε、θ 亚基共同组成，主要作用是合成 DNA，兼有 $5' \rightarrow 3'$ 聚合活性。ε 亚基是复制保真性所必需的。两侧的 β 亚基发挥夹稳 DNA 模板链，并使酶沿模板滑动的作用。其余的6个亚基统称 γ-复合物，包括 γ、δ、δ′、ψ、χ 和 τ，有促进全酶组装至模板上及增强核心酶活性的作用。

	DNA-pol Ⅰ	DNA-pol Ⅱ	DNA-pol Ⅲ
基因突变后的致死性	可能	不可能	可能
外切酶活性的方向	两个方向	一个方向	一个方向
$3' \rightarrow 5'$ 外切酶活性	有	有	有
$5' \rightarrow 3'$ 外切酶活性	有	无	无
$5' \rightarrow 3'$ 聚合活性	有	有	有
功能	对复制中的错误进行校对，复制和修复中填补空隙	参与 DNA 损伤的应急状态修复	复制延长中真正起催化作用的酶

注意:①"5′→3′聚合活性"与"5′→3′外切酶活性"的区别! 由于新链的合成方向都是5′→3′,因此催化 DNA 复制的 3 种 DNA 聚合酶都具有 5′→3′延长脱氧核苷酸链的聚合活性。

②核酸外切酶活性是指能水解位于核酸分子链末端核苷酸的能力。

③DNA-pol Ⅰ有 3′→5′外切酶活性,故有校对功能,合成错误率低($10^{-10} \sim 10^{-9}$)。

④RNA-pol 和逆(反)转录酶均无 3′→5′外切酶活性,故无校对功能,合成错误率高(10^{-6})。

⑤合成方向为 5′→3′者——DNA 复制、RNA 转录、逆(反)转录。

  A. DNA 聚合酶Ⅰ B. DNA 聚合酶Ⅲ C. 两者都是 D. 两者都不是

【例5】2001NO123C 具有 3′→5′外切酶及 5′→3′外切酶活性的是

【例6】2001NO124C 在 DNA 复制中,链的延长上起重要作用的是

【例7】2011NO36A 下列关于原核生物 DNA 聚合酶Ⅲ的叙述,错误的是

  A. 是复制延长中真正起作用的酶   B. 由多亚基组成的不对称二聚体

  C. 具有 5′→3′聚合酶活性   D. 具有 5′→3′核酸外切酶活性

【例8】2009NO158X 下列有关 DNA 聚合酶Ⅲ的叙述,正确的有

  A. 是复制延长中主要起催化作用的酶 B. 具有 5′→3′聚合酶活性

  C. 具有 3′→5′外切酶活性   D. 具有 5′→3′外切酶活性

【例9】2007NO36A RNA 转录与 DNA 复制中的不同点是

  A. 遗传信息储存于碱基排列的顺序中 B. 新生链的合成以碱基配对的原则进行

  C. 合成方向为 5′→3′   D. RNA 聚合酶缺乏校正功能

【例10】2001NO31A 下列有关反转录酶的叙述,错误的是

  A. 反转录酶以mRNA为模板,催化合成cDNA B. 催化的DNA合成反应也是5′→3′合成方向

  C. 在催化 DNA 合成开始进行时不需要有引物 D. 具有 RNase 活性

  E. 反转录酶没有 3′→5′核酸外切酶活性,因此它无校对功能

  (3)真核生物的 DNA 聚合酶 有 5 种,各种 DNA-pol 都有 5′→3′核酸外切酶活性。

	DNA-pol α	DNA-pol β	DNA-pol γ	DNA-pol δ	DNA-pol ε
3′→5′外切酶活性	—	—	有	有	有
5′→3′外切酶活性	有	有	有		
5′→3′聚合活性	有	?(有)	有	有	有
功能	引物酶	DNA 修复	线粒体 DNA 合成	前导链和后随链合成错配修复	错配修复

  DNA-pol α 催化新链延长的长度有限,但它能催化 RNA 链的合成,因此认为它具有引物酶的活性。

  DNA-pol β 复制的保真度低,可能是参与应急修复复制的酶。

  DNA-pol γ 是线粒体 DNA 复制的酶。

  DNA-pol δ 在复制延长中起主要催化作用,相当于原核生物的 DNA-pol Ⅲ;此外它还有解螺旋酶的活性。

  DNA-pol ε 在复制中起校读、修复和填补引物去除后缺口的作用,类似于原核生物的 DNA-pol Ⅰ。

【例11】2012NO34A 真核生物 DNA 复制的主要酶是

  A. DNA 聚合酶β B. DNA 聚合酶γ C. DNA 聚合酶δ D. DNA 聚合酶ε

  3. DNA 复制的保真性——DNA pol 的碱基选择和校对功能实现复制的保真性

  DNA 复制的保真性主要依赖三种机制:遵守严格的碱基配对规律;聚合酶在复制延长中对碱基的选择功能;复制出错时有即时校对功能。

  (1)复制的保真性依赖正确的碱基选择 DNA 复制保真的关键是正确的碱基配对,而碱基配对的关

键又在于氢键的形成。G 和 C 以 3 个氢键,A 和 T 以 2 个氢键维持配对,错配碱基之间难以形成氢键。

(2)聚合酶中的核酸外切酶活性在复制中辨认切除错配碱基并加以校正 原核生物的 DNA pol Ⅰ、真核生物的 DNA pol δ 和 ε 的 3′→5′ 核酸外切酶活性都很强,可以在复制过程中辨认并切除错配的碱基,对复制错误进行校正,此过程称为错配修复。

【例 12】2015NO35A 参与维持 DNA 复制保真性的因素是
A. 密码的简并性
B. DNA 的 SOS 修复
C. DNA 聚合酶的核酸外切酶活性
D. 氨基酰 tRNA 合成酶对氨基酸的高度特异性

4. DNA 复制中需要的其他酶类

DNA 分子的碱基埋在双螺旋内部,因此复制时,只有把 DNA 分子解成单链,才能起模板作用。复制起始的酶及辅助蛋白质包括:DnaA、DnaB、DnaC、DnaG、SSB、拓扑异构酶等。

5. DNA 连接酶

(1)过程 DNA 连接酶可连接 DNA 链 3′-OH 末端和另一 DNA 链的 5′-P 末端,在两者之间生成磷酸二酯键,从而将两段相邻的 DNA 链连接成完整的链。

(2)特点 ①催化作用需 ATP 供能。②只能连接 DNA 双链中的单链缺口,不能连接单独存在的 DNA 单链或 RNA 单链。

(3)功能 ①在 DNA 复制的后随链中连接缺口。②在 DNA 重组、修复、剪接中缝合缺口。③如果 DNA 两股都有单链缺口,只要缺口前后的碱基互补,连接酶也可连接,因此它是基因工程中重要的工具酶。

(4)能催化 3′,5′-磷酸二酯键生成的酶 以下 6 种酶都能催化 3′,5′-磷酸二酯键的生成,比较如下。

	提供核糖 3′-OH	提供 5′-P	反应结果
DNA 聚合酶	引物或延长中的新链	游离 dNTP 去 PPi	(dNMP)$_{n+1}$
RNA 聚合酶	单个的 NTP 或延长中的新链	游离 NTP 去 PPi	(NMP)$_{n+1}$
引物酶	单个的 NTP 或延长中的新链 (引物酶是一种特殊的 RNA 聚合酶)	游离 NTP 去 PPi	(NMP)$_{n+1}$
反转录酶	单个的 dNTP 或延长中的新链	游离 dNTP 去 PPi	(dNMP)$_{n+1}$
DNA 连接酶	复制中不连续的 2 条单链		不连续链→连续链
DNA 拓扑酶	切断、整理后的双链		改变拓扑状态

【例 13】2005NO133X 拓扑异构酶对 DNA 分子的作用是
A. 解开 DNA 超螺旋
B. 切断单链 DNA
C. 结合单链 DNA
D. 连接 3′,5′-磷酸二酯键

三、原核生物的 DNA 复制过程

1. 复制起始

原核生物和真核生物的复制起始不同,比较如下表。

	原核生物的复制起始	真核生物的复制起始
起始点	oriC	多个复制起始点
复制单位	1 个	多个
复制方向	双向	双向,多个复制单位
电镜图像	Y 型(复制叉)	不清
起始点辨认	DnaA 蛋白	可能有"蛋白质-DNA 复合物"参与

【例14】2000NO29A 下列关于真核生物 DNA 复制特点的描述错误的是
A. RNA 引物较小　　　B. 冈崎片段较短　　　C. 片段连接时由 ATP 供给能量
D. 在复制单位中,DNA 链的延长速度较慢　　　E. 仅有一个复制起点

(1)DNA 的解链

①复制有固定起始点　复制不是在基因组上的任意部位随机起始的。E. coli 上有一个固定的复制起始点,称为 oriC,跨度为 245bp。这段 DNA 上有 3 组串联重复序列和 2 对反向重复序列。上游的串联重复序列称为识别区,下游的反向重复序列为富含 AT 区。DNA 双链中,AT 间的配对只有 2 个氢键维系,故富含 AT 的部位容易发生解链。

②参与原核生物复制起始的蛋白质

蛋白质(基因)	通用名	功能
DnaA(dnaA)	—	辨认 E. coli 上的复制起始点 oriC
DnaB(dnaB)	解螺旋酶	解开 DNA 双链
DnaC(dnaC)	—	运送和协同 DnaB
DnaG(dnaG)	引物酶	催化 RNA 引物生成
SSB	单链 DNA 结合蛋白	稳定已解开的单链
拓扑异构酶	拓扑异构酶Ⅱ又称促旋酶	改变 DNA 分子的拓扑构象,理顺 DNA 链

记忆:将 DnaA、B、C、G 记忆为"达赖喇嘛"(Dna):A 是老大,负责辨认路线方针,其功能是辨认起始点;B 是制订完路线后搞分裂的,所以叫解螺旋酶;C 是 B 的助手;G 是他们在国内扶植的傀儡,是"引发"骚乱的,称为"引物"酶。

③拓扑酶改变 DNA 超螺旋状态　DNA 拓扑异构酶简称拓扑酶,分Ⅰ型和Ⅱ型两种。拓扑酶既能水解,又能连接 DNA 分子中的磷酸二酯键,可在将要打结或已打结处切口,下游的 DNA 穿越切口并作一定程度旋转,把结打开或解松,然后旋转复位连结。拓扑酶Ⅰ可以切断 DNA 双链中的一股,使 DNA 解链旋转中不致打结,适当时候又把切口封闭,使 DNA 变为松弛状态,这一反应无需 ATP。拓扑酶Ⅱ可在一定位置上,切断处于正超螺旋状态的 DNA 双链,使超螺旋松弛;然后利用 ATP 供能,松弛状态 DNA 的断端在同一个酶的催化下连接恢复。

A. Dna A 蛋白　　　B. Dna B 蛋白　　　C. Dna C 蛋白　　　D. Dna G 蛋白
【例15】2009NO131B 具有辨认复制起始点功能的蛋白是
【例16】2009NO132B 具有解螺旋酶活性的蛋白是

A. SSB　　　B. Dna B 蛋白　　　C. DNA-pol Ⅰ　　　D. Dna G 蛋白
【例17】2011NO129B 在 DNA 复制时,能与 DNA 单链结合的蛋白质是
【例18】2011NO130B 具有催化短链 RNA 分子合成能力的蛋白质是

【例19】2006NO135X 参与 DNA 复制起始的有
A. Dna 蛋白　　　B. SSB　　　C. 解螺旋酶　　　D. RNA 酶

【例20】2008NO35A 下列复制起始相关蛋白质中,具有合成 RNA 引物作用的是
A. DnaA　　　B. DnaB　　　C. DnaC　　　D. DnaG

【例21】2016NO35A 在 DNA 复制中,拓扑异构酶的作用是
A. 辨认起始点　　　B. 解开 DNA 双链　　　C. 催化 RNA 引物合成　　　D. 松弛 DNA 链

【例22】1996NO30A DNA 复制时下列哪一种酶是不需要的?
A. DNA 聚合酶(DDDP)　　　B. 引物酶(DDRP)　　　C. 逆转录酶(RDPP)
D. 连接酶　　　E. 拓扑异构酶

（2）引发体的生成和引物　复制起始过程需要首先合成引物,引物是由引物酶催化合成的短链 RNA 分子,引物长度十几个至几十个核苷酸。当母链 DNA 解成单链后,不会立即按照模板序列将 dNTP 聚合为 DNA 子链。因为 DNA pol 没有催化两个游离 dNTP 之间形成磷酸二酯键的能力,只能催化核酸片段的 3′-OH 末端与 dNTP 间的聚合。为此,复制起始部位合成的引物只能是 RNA。

在 DNA 双链解开的基础上,形成 DnaB、DnaC 蛋白与 DNA 复制起始点相结合的复合体,此时引物酶进入。形成含 DnaB、DnaC、DnaG（即引物酶）和 DNA 的复制起始区域共同构成的复合结构,称为引发体。

引物酶是一种特殊的 RNA 聚合酶。在复制起始部位,引物酶先利用模板,游离 NTP,形成一段 RNA 引物,提供 3′-OH 末端,使 DNA 复制延长（引物的合成方向也是 5′→3′）。在 DNA-pol Ⅲ 的催化下,引物末端与 dNTP 生成磷酸二酯键。新链每次反应后也留下 3′-OH 末端,复制就可进行下去。

注意:①引物酶(DnaG)催化的是"RNA 引物"生成,因此生成的"引物"是一种短链 RNA 分子,其合成原料不是 dNTP,而是 NTP。这一切都是在 DNA 复制过程中进行的,不要混淆。
②可以将"引物的合成"形象地记忆为大量合成 DNA 前"种植的实验田",但这种实验田又不同于接下来的 DNA 合成,它是"DNA 原野上"种植的一小块"RNA 实验田"。

【例23】1998NO28A 以下哪些代谢过程需要以 RNA 为引物?
　　A. 体内 DNA 复制　　　　B. 转录　　　　　　C. RNA 复制
　　D. 翻译　　　　E. 反转录

【例24】2005NO32A　RNA 引物在 DNA 复制过程中的作用是
　　A. 提供起始模板　　　B. 激活引物酶　　　C. 提供复制所需的 5′-磷酸
　　D. 提供复制所需的 3′-羟基　　　E. 激活 DNA-pol Ⅲ

2. DNA 链的延长

复制中 DNA 链的延长是指在 DNA-pol Ⅲ 的催化下,dNTP 以 dNMP 的方式逐个加入引物或延长中的子链上,其化学本质是磷酸二酯键的不断生成。复制方向从 5′→3′,是指子链的合成方向。在同一复制叉上,前导链的复制先于后随链,但两链是在同一个 DNA-pol Ⅲ 催化下进行延长的。

（1）冈崎片段的形成原因　是因为后随链的子链延长方向与解链的方向相反,需要等待复制叉解开至相当长度,生成新的引物,然后又在引物 3′-OH 末端上延长。

（2）冈崎片段特点
①为不连续的复制片段,原核生物冈崎片段的大小为 1000～2000 核苷酸,真核生物为数百个核苷酸。
②复制过程中可产生许多冈崎片段。
③其合成方向为 5′→3′,每个不连续复制片段的 5′-端都带 1 个 RNA 引物。

（3）冈崎片段的处理
①冈崎片段上的 RNA 引物被 RNA 酶水解。
②留下片段与片段之间的空隙由 DNA-pol Ⅰ（而不是 DNA-pol Ⅲ）来催化,从 5′→3′ 用 dNTP 为原料生成相当于引物长度的 DNA 链。
③DNA 连接酶连接缺口（该过程是一耗能过程）。

【例25】2006NO30A 冈崎片段是指
　　A. 复制起始时,RNA 聚合酶合成的片段　　　B. 两个复制起始点之间的 DNA 片段
　　C. DNA 半不连续复制时出现的 DNA 片段　　D. DNA 连续复制时出现的 DNA 片段
　　E. E. coli 复制起始点 oriC 的跨度为 245bp 的片段

【例26】2003NO134X　DNA 复制过程中,参与冈崎片段之间连接的酶有
　　A. RNA 酶　　　B. DNA-pol Ⅲ　　　C. DnaA 蛋白　　　D. 连接酶

【例27】1999NO30A 下列哪种酶不参加 DNA 的切除修复过程?
　　A. DNA 聚合酶Ⅰ　　　B. DNA 聚合酶Ⅲ　　　C. AP 内切核酸酶

D. DNA 连接酶　　　　　E. 蛋白质 UvrA、UvrB 等

【例 28】1998NO29A 下列哪种酶不参与 DNA 损伤的切除修复过程?

　　A. 核酸内切酶　　　　B. 核酸外切酶　　　　C. DNA 聚合酶

　　D. DNA 连接酶　　　　E. 核酸限制性内切酶

注意:①冈崎片段的处理是复制过程中的切除修复,所需的酶——RNA 酶、DNA-pol Ⅰ、DNA 连接酶。

②由糖基化酶起始作用的损伤切除修复所需的酶——内切酶、外切酶、连接酶、聚合酶。

③紫外线所致损伤修复所需的酶——蛋白质 UvrA、B、C,解螺旋酶、DNA 聚合酶Ⅰ、连接酶。

3. 复制的终止

原核生物的基因是环状 DNA,复制是双向复制,*E. coli* 复制起始点是 oriC,终止点是 ter。

【例 29】1991NO19A　DNA 复制需要:①DNA 聚合酶Ⅲ、②解链蛋白、③DNA 聚合酶Ⅰ、④DNA 指导的 RNA 聚合酶、⑤DNA 连接酶参加,其作用的顺序是

　　A. ④→③→①→②→⑤　　B. ②→③→④→①→⑤　　C. ④→②→①→⑤→③

　　D. ④→②→①→③→⑤　　E. ②→④→①→③→⑤

四、真核生物 DNA 生物合成过程

1. 复制起始

真核生物 DNA 分布在许多染色体上,各自进行复制,因此,与原核生物的复制起始有许多不同。

	原核生物复制起始	真核生物复制起始
复制起始点	一个(oriC)	很多(可多达千个)
起始点辨认	DnaA 蛋白	可能有"蛋白质-DNA 复合物"参与
起始点长度	长(oriC 为 245bp,其中的下游区为 AT 区)	短(酵母含 11bp 富含 AT 的核心序列)
复制方向	双向,一个复制单位	双向,多个复制单位
参与起始	DnaA、B、C、SSB,引物酶	DNA-pol α、δ,拓扑酶 复制因子、增殖细胞核抗原(PCNA)

注意:①增殖细胞核抗原(PCNA)在真核生物复制起始和延长中具有关键作用,具有与原核生物 DNA pol Ⅲ类似的功能;此外,PCNA 还可促进核小体生成。

②PCNA 的蛋白质水平是临床上检验细胞增殖能力的重要指标。

2. 复制延长——发生 DNA 聚合酶 α/δ 转换

引物的合成主要由 DNA-pol α 催化,前导链和后随链的延长主要由 DNA-pol δ 催化,PCNA 的作用是促进 DNA-pol δ 的持续合成能力。

(1)合成前导链　DNA-pol α 催化引物合成后,DNA-pol δ 通过增殖细胞核抗原的协同作用,逐步取代 DNA-pol α,在 RNA 引物的 3′-OH 端上连续合成前导链。

(2)合成后随链　后随链的引物也是由 DNA-pol α 催化合成的,然后由增殖细胞核抗原(PCNA)协同,DNA-pol δ 置换 DNA-pol α,继续合成 DNA 子链。

(3)引物去除　由于真核生物的引物除 RNA 外,还有 DNA 片段,因此去除引物不但需要核内 RNA 酶,还需要核酸外切酶。

(4)复制速度　真核生物 DNA 合成,就酶的催化速率而言,远比原核生物慢,估算为 50dNTP/s(原核生物为 2500dNTP/s)。但真核生物是多复制子复制,总体速度是不慢的。原核生物复制速度与其培养(营养)条件有关。真核生物在不同器官组织、不同发育时期和不同生理状态下,复制速度不大一样。

3. 真核生物 DNA 合成后立即组装成核小体

复制后的染色质结构需要重新装配,原有组蛋白及新合成的组蛋白结合到复制叉后的 DNA 链上,真核生物 DNA 合成后立即组装成核小体。

4. 复制终止——端粒和端粒酶

(1)**端粒** 端粒是真核生物染色体线性 DNA 分子末端的结构,在维持染色体的稳定性和 DNA 复制的完整性中有着重要的作用。DNA 测序发现端粒结构的共同特点是富含 T-G 短序列的多次重复。如仓鼠和人类端粒 DNA 都有(Tn Gn)x 的重复序列,重复达数十至上百次,并能反折成二级结构。

(2)**端粒酶** 端粒酶由三部分组成,即端粒酶 RNA、端粒酶协同蛋白1、端粒酶逆转录酶,可见该酶兼有提供 RNA 模板和催化逆转录的功能。复制终止时,染色体端粒区域的 DNA 可能缩短或断裂,端粒酶通过一种称为爬行模型的机制可以维持染色体的完整。

(3)**端粒酶的特性** 在端粒合成过程中,端粒酶以其自身携带的 RNA 为模板合成互补链,故端粒酶可看作一种特殊的逆转录酶。

【例30】2011NO160X 下列真核生物与原核生物复制特点的比较中,正确的有

A. 真核生物的复制可能需要端粒酶参与　　B. 真核生物的冈崎片段短于原核生物

C. 真核生物的复制起始点少于原核生物　　D. 真核生物 DNA 聚合酶的催化速率低于原核生物

【例31】2017NO23A 端粒酶的组成成分是

A. DNA 修复酶 + 引物　　　　　　　　　B. RNA 聚合酶 + 辅基

C. 逆转录酶 + RNA　　　　　　　　　　D. DNA 聚合酶 + 底物

【例32】2004NO135X 下列选项中,含有 RNA 的酶是

A. 核酶　　　　　B. 端粒酶　　　　　C. 逆转录酶　　　　　D. RNase

A. 核酶(ribozyme)　　B. 端粒酶　　　　C. 二者都是　　　　D. 二者都不是

【例33】2000NO123C 一种由 RNA 和蛋白质组成的酶是

【例34】2000NO124C 属于一种特殊的反转录酶的是

五、逆转录

大多数生物的遗传物质是双链 DNA;但某些病毒的遗传物质是 RNA,常采用逆转录的方式进行复制。

1. 概念

(1)**逆转录** 也称反转录,是指在宿主细胞中,逆转录病毒的逆转录酶以病毒 RNA 为模板,以宿主细胞的4种 dNTP 为原料催化合成 DNA 的过程。即按病毒 RNA 中核苷酸的碱基序列合成 DNA。

(2)**逆转录病毒** RNA 病毒的基因组是 RNA 而不是 DNA,其复制方式是逆转录,因此也称为逆转录病毒,常见的逆转录病毒如劳氏肉瘤病毒(RSV,Rous sarcoma virus)、艾滋病病毒(HIV)等。

(3)**逆转录酶** 也称依赖 RNA 的 DNA 聚合酶,是指能催化以 RNA 为模板合成双链 DNA 的酶。

2. 逆转录过程

逆转录是 RNA 病毒的复制形式,逆转录反应包括以下三步:

①以病毒基因组 RNA 为模板,催化 dNTP 聚合生成 DNA 互补链,产物是 RNA/DNA 杂化双链,这是 RNA 指导的 DNA 合成,此为逆转录作用。

②杂化双链中的 RNA 被逆转录酶水解。

③剩下的单链 DNA 再作模板,由逆转录酶催化合成第二条 DNA 互补链,这是 DNA 指导的 DNA 合成反应。DNA 的合成方向是 5′→3′,在催化 DNA 合成开始时需要有引物,此引物为存在于病毒颗粒中的 tRNA。因逆转录酶可以催化 RNA 水解(第②步反应),因此逆转录酶具有 RNA 酶的

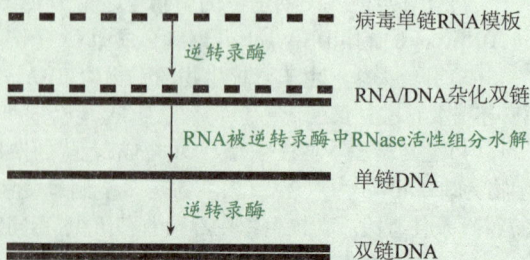

活性。在催化第③步反应时,逆转录酶没有 $3'→5'$ 核酸外切酶活性,无校对功能,故逆转录错误率较高。

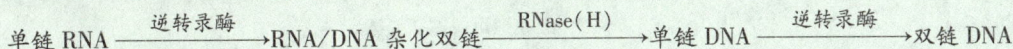

$$单链 RNA \xrightarrow{\text{逆转录酶}} RNA/DNA \text{ 杂化双链} \xrightarrow{\text{RNase(H)}} 单链 DNA \xrightarrow{\text{逆转录酶}} 双链 DNA$$

3. 逆转录研究的意义

(1)挑战传统的中心法则　中心法则认为 DNA 兼有遗传信息的传代和表达的功能,因此 DNA 处于生命活动的中心位置。逆转录现象说明:至少在某些生物,RNA 同样具有遗传信息传代和表达的功能。

(2)使病毒致癌理论的研究更加深入　劳氏肉瘤病毒(RSV)可致癌。HIV 属 RNA 病毒,具有逆转录功能,是 AIDS 的病原体。

(3)分子生物学研究过程中,应用逆转录酶获取基因工程的目的基因　即 cDNA 法。

【例 35】2001NO31A 下列有关反转录酶的叙述,错误的是

A. 反转录酶以 mRNA 为模板,催化合成 cDNA　　B. 催化的 DNA 合成反应也是 $5'→3'$ 合成方向

C. 在催化 DNA 合成开始进行时不需要有引物　　D. 具有 RNase 活性

E. 反转录酶没有 $3'→5'$ 核酸外切酶活性,因此它无校对功能

【例 36】2009NO34A 下列关于逆转录酶的叙述,正确的是

A. 以 mRNA 为模板催化合成 RNA 的酶　　B. 其催化合成反应的方向是 $3'→5'$

C. 催化合成时需先合成冈崎片段　　D. 此酶具有 RNase 活性

【例 37】2012NO159X 逆转录酶的生物学意义有

A. 补充了中心法则　　B. 进行基因操作制备 cDNA

C. 细菌 DNA 复制所必需的酶　　D. 加深了对 RNA 病毒致癌致病的认识

六、DNA 损伤(突变)与修复

1. 导致 DNA 损伤的因素

(1)DNA 复制错误　①在 DNA 复制过程中,碱基的异构互变、4 种 dNTP 之间的浓度不平衡等均可引起碱基的错配,即产生非 Watson-Crick 碱基对。②DNA 片段的缺失或插入。

(2)DNA 自身的不稳定性　是 DNA 自发性损伤中最频繁和最重要的因素。当 DNA 受热、所处环境 pH 发生改变时,DNA 分子上连接碱基和核糖之间的糖苷键可发生水解,导致碱基丢失或脱落,其中以脱嘌呤最为普遍。另外,含有氨基的碱基还可能自发脱氨基,转变为另一种碱基,即碱基的转变,如 C 转变为 U,A 转变为 I 等。

(3)机体代谢过程中产生的活性氧　可直接作用于碱基,如修饰鸟嘌呤,产生 8-羟基脱氧鸟嘌呤。

(4)物理因素　以电磁辐射最常见。

①电离辐射　可破坏 DNA 分子结构,导致 DNA 分子发生碱基氧化修饰、碱基破坏、DNA 链交联与断裂。

②紫外线　可引起 DNA 链上相邻的两个嘧啶碱基发生共价结合,生成嘧啶二聚体。

(5)化学因素　包括自由基(羟自由基·OH、氢自由基·H、活性氧自由基)、碱基类似物(5-溴尿嘧啶)、碱基修饰剂(亚硝酸)、烷化剂(氮芥、硫芥、二乙亚硝胺)、嵌入性染料(溴化乙锭、吖啶橙)等。

(6)生物因素　主要指病毒,如麻疹病毒、风疹病毒、疱疹病毒、真菌、黄曲霉素等。

2. 突变的 DNA 分子改变类型

碱基错配(点突变)	是指 DNA 链上碱基的置换,发生在基因的编码区域,可引起氨基酸的改变
碱基缺失	是指 DNA 链上碱基的脱落而缺失,碱基缺失可造成框移突变
碱基插入	是指 DNA 链上某碱基的插入,碱基插入可造成框移突变
框移突变	是指三联体密码的阅读方式改变,造成蛋白质氨基酸排列顺序发生改变
重排/重组	是指 DNA 分子内发生较大片段的交换

需要指出的是,由于密码子的简并性,上述的碱基置换并非一定发生氨基酸编码的改变。若碱基置换造

成了氨基酸编码改变，称为错义突变；变为终止密码子，称为无义突变；若不改变氨基酸编码，称为同义突变。

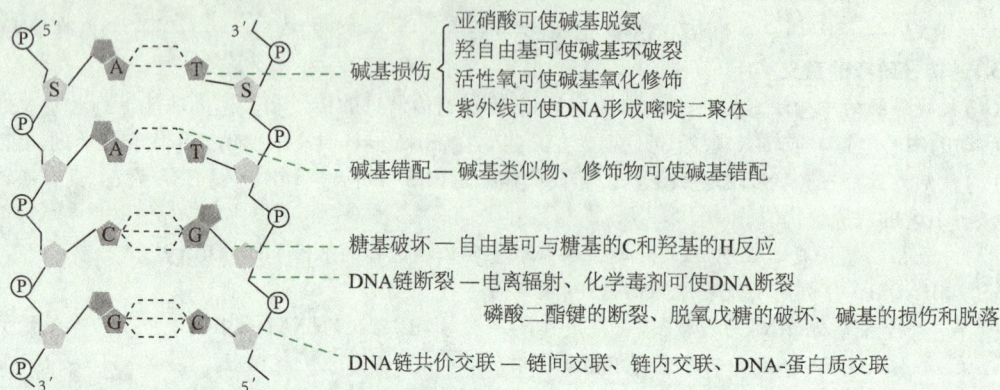

亚硝酸可使碱基脱氨
羟自由基可使碱基环破裂
碱基损伤 — 活性氧可使碱基氧化修饰
紫外线可使DNA形成嘧啶二聚体

碱基错配 — 碱基类似物、修饰物可使碱基错配

糖基破坏 — 自由基可与糖基的C和羟基的H反应

DNA链断裂 — 电离辐射、化学毒剂可使DNA断裂
磷酸二酯键的断裂、脱氧戊糖的破坏、碱基的损伤和脱落

DNA链共价交联 — 链间交联、链内交联、DNA-蛋白质交联

【例38】1997NO31A 紫外线对DNA的损伤主要是
A. 引起碱基置换　　　 B. 导致碱基缺失　　　 C. 发生碱基插入
D. 使磷酸二酯键断裂　 E. 形成嘧啶二聚物

【例39】2003NO27A 下列不属于DNA分子结构改变的是
A. 点突变　　　　　 B. DNA重排　　　　 C. DNA甲基化
D. 碱基缺失　　　　 E. 碱基插入

3. DNA损伤的修复

DNA损伤修复是指纠正DNA两条单链间错配的碱基、清除DNA链上受损的碱基或糖基、恢复DNA正常结构的过程。其方式主要有直接修复、切除修复、重组修复和损伤跨越修复,其中以切除修复最重要。

修复途径	修复对象	参与修复的酶或蛋白质
光复活修复	嘧啶二聚体	光复活酶
碱基切除修复	受损的碱基	DNA糖基化酶、无嘌呤嘧啶核酸内切酶
核苷酸切除修复	嘧啶二聚体、DNA螺旋结构的改变	大肠杆菌中UvrA、UvrB、UvrC、UvrD 人XP系列蛋白XPA、XPB、XPC…XPG
错配修复	复制或重组中的碱基配对错误	大肠杆菌中的MutH、MutL、MutS 人的MLH1、MSH2、MSH3、MSH6
重组修复	双链断裂	RecA蛋白、Ku蛋白、DNA-PKcs、XRCC4
损伤跨越修复	大范围的损伤或复制中来不及修复的损伤	RecA蛋白、LexA蛋白、其他类型DNA pol

（1）直接修复　是最简单的损伤修复方式。修复酶直接作用于受损DNA,将之恢复为原来的结构。

损伤类型	修复机制
嘧啶二聚体	光修复酶直接识别和结合于DNA链上的嘧啶二聚体,将之解聚为原来的单体核苷酸
烷基化碱基	利用烷基转移酶,将烷基从核苷酸转移到自身肽链上,修复DNA的同时自身发生不可逆失活
无嘌呤位点	DNA链上的嘌呤碱基受损时,可能被糖基化酶水解而脱落,生成无嘌呤位点。DNA嘌呤碱基插入酶能催化游离嘌呤碱或脱氧核苷与DNA嘌呤缺如部位重新生成糖苷共价键,导致嘌呤碱基的直接插入。这种作用具有很强的专一性
单链断裂	DNA连接酶催化DNA双链中一条链上缺口处的5′-磷酸基团与相邻片段的3′-羟基之间形成磷酸二酯键

（2）切除修复　是生物界最常见的 DNA 修复方式,分为以下两类。

	碱基切除修复	核苷酸切除修复
识别	DNA 糖基化酶特异性识别 DNA 链中已受损的碱基,并将其水解去除,产生一个无碱基位点	UvrA、UvrB 识别 DNA 损伤部位,但并不识别具体损伤,只识别损伤对 DNA 双螺旋造成的扭曲
切除	在此位点 5′端,无碱基位点核酸内切酶将 DNA 的磷酸二酯键切开,去除剩余的磷酸核糖	UvrC 在解螺旋酶的协助下,在损伤两侧切开 DNA 链,去除两个切口之间的受损寡核苷酸
合成	DNA pol ε 在缺口处以另一条链为模板合成新 DNA	在 DNA pol 作用下以另一条链为模板合成一段新 DNA
连接	DNA 连接酶重新连接切口,使 DNA 恢复正常	DNA 连接酶重新连接切口,使 DNA 恢复正常

注意:①要求牢记切除修复的酶类,且要与冈崎片段处理所需的酶类鉴别,不要混淆。
　　②核苷酸切除修复时,催化 DNA 互补链的合成的是 DNA pol Ⅰ而不是 DNA pol Ⅲ。

遗传性着色性干皮病(XP)的发病,就是由于 DNA 损伤核苷酸切除修复系统基因缺陷所致。

（3）重组修复　若 DNA 分子双链断裂,没有互补链提供修复断裂的遗传信息时,则需要进行重组修复。重组修复是指依靠重组酶系,将另一段未受损伤的 DNA 转移到损伤部位,提供正确的模板,进行修复的过程。重组修复包括同源重组和非同源末端连接的重组修复。

（4）跨越损伤修复　当 DNA 双链发生大范围损伤,DNA 损伤部位失去模板作用,或复制又已解开母链,致使系统无法通过上述方式进行有效修复时,细胞可以诱导一个或多个应急途径,跨过损伤部位先进行复制,再设法修复。

①重组跨越损伤修复　当 DNA 链损伤较大,致使损伤链不能作为模板复制时,细胞利用同源重组的方式,将 DNA 模板进行重组交换,使复制能够继续下去。

②合成跨越损伤修复　DNA 双链发生大片段、高频率的损伤时,细胞可以紧急启动应急修复系统(SOS 修复),诱导产生新的 DNA 聚合酶,替换停留在损伤位点的 DNA pol Ⅲ,在子链上以随机方式插入正确的或错误的核苷酸使复制继续,越过损伤部位之后,这些新 DNA 聚合酶完成使命从 DNA 链上脱离,再由原来的 DNA pol Ⅲ继续复制。可通过 SOS 修复,复制如能继续,细胞可以存活。但 DNA 保留的错误较多,可能导致较广泛、长期的突变。SOS 系统包括了切除、重组修复系统,即 uvr、rec 类基因及产物,还有调控蛋白如 Lex A。一般情况下,只有在紧急状态下才进行 SOS 修复。

【例40】2010NO34A 造成镰刀形红细胞贫血的基因突变原因是
　　A. DNA 重排　　　　B. 碱基缺失　　　　C. 碱基插入　　　　D. 碱基错配

【例41】2015NO37A 镰刀形红细胞贫血患者血红蛋白 β 基因链上 CTC 转变成 CAC,这种突变是
　　A. 移码突变　　　　B. 错义突变　　　　C. 无义突变　　　　D. 同义突变

注意:镰刀形贫血患者血红蛋白 β 链基因的 CTC 突变为 CAC,导致翻译出来的肽链中的谷氨酸转变成了缬氨酸,而使红细胞变成镰刀状而极易破裂,产生贫血。

　　A. 蛋白质构象改变　　B. 蛋白质表达水平改变　　C. DNA 点突变　　D. DNA 缺失突变

【例42】2014NO127B 与疯牛病发病相关的机制是

【例43】2014NO128B 与镰形红细胞贫血发病相关的机制是
　　A. 氨基酸置换　　　　B. 读码框移　　　　C. 二者均有　　　　D. 二者均无

【例44】2002NO125C 点突变(碱基错配)可导致

【例45】2002NO126C 缺失或插入突变可导致

【例46】2013NO34A 对广泛 DNA 损伤进行紧急、粗糙、高错误率的修复方式是
　　A. 光修复　　　　B. 切除修复　　　　C. 重组修复　　　　D. SOS 修复

【例47】2016NO36A 在下列 DNA 突变中,可能仅改变一个氨基酸的是

A. 缺失　　　　B. 插入　　　　C. 点突变　　　　D. 重排

4. DNA 损伤和修复的意义

遗传物质稳定性的世代相传是维持物种稳定的主要因素。但是,如果遗传物质是绝对一成不变的话,自然界就失去了进化的基础,也就没有新的物种出现。因此,生命和生物多样性依赖于 DNA 损伤或突变与损伤修复机制之间的良好动态平衡。

(1)DNA 损伤具有双重效应　①就独立个体而言,DNA 损伤通常是有害的。但从长远的生物效应来看,进化过程是遗传物质不断突变的结果。可以说没有突变就没有如今的生物物种的多样性。因此突变是进化的分子基础。②DNA 突变可能只是改变基因型,体现为个体差异,而不影响其基本表型。③DNA 突变还是某些遗传性疾病的发病基础。

(2)DNA 损伤修复障碍与疾病的关系　DNA 损伤与肿瘤、衰老、免疫性疾病等有关。

疾病	易患肿瘤或疾病	修复系统缺陷
着色性干皮病	皮肤癌、黑色素瘤	核苷酸切除修复
遗传性非息肉型结肠癌	结肠癌、卵巢癌	错配修复、转录偶联修复
遗传性乳腺癌	乳腺癌、卵巢癌	同源重组修复
Bloom 综合征	白血病、淋巴瘤	非同源末端连接重组修复
范科尼贫血	再生障碍性贫血、白血病、生长迟缓	重组跨越损伤修复
Cockyne 综合征	视网膜萎缩、侏儒、耳聋、早衰、对 UV 敏感	核苷酸切除修复、转录偶联修复
毛发硫营养不良症	毛发易断、生长迟缓	核苷酸切除修复

(3)DNA 损伤修复缺陷与肿瘤　①遗传性非息肉性结肠癌(HNPCC)细胞存在错配修复、转录偶联修复缺陷,造成细胞基因组的不稳定性,进而引起调控细胞生长基因的突变,发生细胞恶变。*MLH*1 基因突变形式主要有错义突变、无义突变、缺失和移码突变等;*MSH*2 基因突变形式主要有移码突变、无义突变、错义突变、缺失或插入等。②70% 家族遗传性乳腺癌、卵巢癌患者存在 *BRCA*1 基因突变而失活。

(4)DNA 损伤修复缺陷与人类遗传病　①着色性干皮病(XP)患者的皮肤对阳光紫外线敏感,由于存在不同程度的核酸内切酶缺乏引发的切除修复功能缺陷,故易发生各种皮肤癌。②共济失调-毛细血管扩张症是一种常染色体隐性遗传病,患者对射线及拟辐射的化学因子(如博莱霉素)较敏感,具有极高的染色体自发畸变率,由于对辐射所致的 DNA 损伤存在修复缺陷,因此肿瘤发生率相当高。③DNA 损伤核苷酸切除修复缺陷可导致人毛发硫营养不良症等。

(5)DNA 损伤修复与衰老　研究表明,寿命长的动物,其 DNA 损伤的修复能力较强;寿命短的动物,其 DNA 损伤的修复能力较弱。人的 DNA 修复能力也很强,但到一定年龄后逐渐减退。

(6)DNA 损伤修复缺陷与免疫性疾病　DNA 修复功能先天性缺陷的病人,其免疫系统也常有缺陷。

▶**常考点**　DNA 生物合成的大致过程及各过程所用的酶;DNA 损伤及修复;逆转录和逆转录酶。

参考答案——详细解答见《贺银成2019考研西医临床医学综合能力历年真题精析》

1. ABCDE　2. ABCDE　3. ABCDE　4. ABCDE　5. ABCDE　6. ABCDE　7. ABCDE
8. ABCDE　9. ABCDE　10. ABCDE　11. ABCDE　12. ABCDE　13. ABCDE　14. ABCDE
15. ABCDE　16. ABCDE　17. ABCDE　18. ABCDE　19. ABCDE　20. ABCDE　21. ABCDE
22. ABCDE　23. ABCDE　24. ABCDE　25. ABCDE　26. ABCDE　27. ABCDE　28. ABCDE
29. ABCDE　30. ABCDE　31. ABCDE　32. ABCDE　33. ABCDE　34. ABCDE　35. ABCDE
36. ABCDE　37. ABCDE　38. ABCDE　39. ABCDE　40. ABCDE　41. ABCDE　42. ABCDE
43. ABCDE　44. ABCDE　45. ABCDE　46. ABCDE　47. ABCDE

第 13 章　RNA 的生物合成

▶ **考纲要求**

①RNA 的生物合成(转录的模板、酶及基本过程)。②RNA 生物合成后的加工修饰。③核酶的概念和意义。

▶ **复习要点**

生物体以 DNA 为模板合成 RNA 的过程称为转录。在生物界,RNA 合成的方式有两种:一种是 DNA 指导的 RNA 合成,也称转录,为生物体内的主要合成方式;另一种为 RNA 依赖的 RNA 合成,也称 RNA 复制,常见于病毒。转录和复制有许多相同之处,但也有区别。

	复制	转录
定义	以 DNA 为模板复制 DNA 的过程	以 DNA 为模板转录合成 RNA 的过程
相同点	①都是酶促的核苷酸聚合过程 ③都是以核苷酸为原料 ⑤核苷酸之间都以磷酸二酯键相连 ⑦产物都是很长的多核苷酸链	②都是以 DNA 为模板 ④合成方向都是 $5'→3'$ ⑥都遵循碱基配对规则
①模板	两股 DNA 链都可复制	模板链转录(不对称转录)
②原料	dNTP(dATP、dGTP、dCTP、dTTP)	NTP(ATP、GTP、CTP、UTP)
③配对	$A=T、G≡C$	$A=U、G≡C、T=A$
④酶	DNA 聚合酶(DNA-pol)	RNA 聚合酶(RNA-pol)
⑤产物	子代双链 DNA(半保留复制)	mRNA、tRNA、rRNA
⑥引物	需要以 RNA 为引物	不需要
⑦方式	半保留复制、双向复制、半不连续复制	不对称转录、转录翻译同时进行(原核)

注意:①核酸的配对碱基之间的稳定性为:$G≡C > A=T > A=U$。

　　　②DNA 复制方向为 $5'→3'$;RNA 转录方向为 $5'→3'$;逆转录方向为 $5'→3'$。

【例1】2011NO35A 下列关于转录作用的叙述,正确的是

　　A. 以 RNA 为模板合成 cDNA　　　　　　B. 需要 4 种 dNTP 为原料

　　C. 合成反应的方向为 $3'→5'$　　　　　　D. 转录起始不需要引物参与

【例2】2007NO36A　RNA 转录与 DNA 复制中的不同点是

　　A. 遗传信息储存于碱基排列的顺序中　　　B. 新生链的合成以碱基配对的原则进行

　　C. 合成方向为 $5'→3'$　　　　　　　　　D. RNA 聚合酶缺乏校正功能

【例3】1994NO9A 以 $5'…ACTAGTCAG…3'$(DNA 链)为模板合成相应 mRNA 链的核苷酸序列为

　　A. $5'…TGATCAGCA…3'$　　B. $5'…UGAUCAGUC…3'$　　C. $5'…CUGACUAGU…3'$

　　D. $5'…CTGACTAGT…3'$　　E. $5'…CAGCUGACU…3'$

一、原核生物 RNA 的生物合成

RNA 的生物合成属于酶促反应,反应体系中需要 DNA 模板、原料(4 种 NTP)、RNA 聚合酶(RNA pol)、其他蛋白质因子、Mg^{2+} 和 Zn^{2+} 等。合成方向为 $5'→3'$,核苷酸之间的连接方式为 $3',5'$-磷酸二酯键。

1. 转录模板

(1)不对称转录　在 DNA 分子双链上,一股链按碱基配对规律指导转录生成 RNA,另一股链则不转录,这

种模板选择性称为不对称转录。实验已证明,DNA 分子上的一个基因只有一股链可转录生成其编码产物。

(2)模板链(有意义链、Watson 链)　在 DNA 双链中,转录时能作为 RNA 合成模板的一股单链称为模板链。转录产物若是 mRNA,则可用作翻译的模板,决定蛋白质的氨基酸序列。

(3)编码链(反义链、Crick 链)　在 DNA 双链中,与模板链对应的另一条单链,被称为编码链。模板链既与编码链互补,又与 mRNA 互补,可见 mRNA 的碱基序列除用 U 代替 T 外,与编码链是一致的。文献刊出的各个基因的碱基序列,为避免烦琐和便于查对遗传密码,一般只写出编码链。

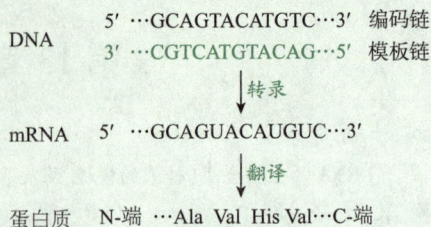

DNA	5′ …GCAGTACATGTC…3′	编码链
	3′ …CGTCATGTACAG…5′	模板链
	↓转录	
mRNA	5′ …GCAGUACAUGUC…3′	
	↓翻译	
蛋白质	N-端 …Ala Val His Val…C-端	

不对称转录的DNA模板及产物

【例4】2014NO36A 在 DNA 双链中,能够转录生成 RNA 的核酸链是

A. 领头链　　　　B. 编码链　　　　C. 随从链　　　　D. 模板链

注意:①6 版生物化学 P245:模板链也称有意义链、Watson 链,编码链也称反义链、Crick 链。

②3 版 8 年制生物化学与分子生物学 P359:模板链也称反义链,编码链也称有意义链。

2. RNA 聚合酶——催化 RNA 的合成

(1)RNA 聚合酶(RNA pol)能从头启动 RNA 链的合成　DNA 依赖的 RNA pol 催化 RNA 的转录,该反应以 DNA 为模板,以 ATP、GTP、UTP、CTP 为原料,还需要 Mg^{2+} 和 Zn^{2+} 作为辅基。RNA 的合成与 DNA 复制合成相似。RNA pol 通过在 RNA 的 3′-OH 端加入核苷酸,延长 RNA 链而合成 RNA。

DNA pol 在启动 DNA 链延长时需要 RNA 引物存在,但 RNA pol 不需要引物就能直接启动 RNA 链的合成。RNA pol 与 DNA 的启动子结合后,就能启动 RNA 合成。启动子是 RNA pol 在转录起始点上游的结合序列。

(2)RNA 聚合酶由多个亚基组成　原核生物(大肠杆菌)的 RNA 聚合酶分子量为 480kDa,是由 4 种亚基组成的五聚体蛋白质($\alpha_2\beta\beta'\sigma$)。大肠杆菌 RNA pol 的 4 个主要亚基($\alpha_2\beta\beta'$)称为核心酶。体外(试管内)的转录实验(含模板、酶、NTP)证明,核心酶已能独立催化 NTP 按模板的指导合成 RNA,但合成 RNA 时没有固定的起始位点。加有 σ 亚基的酶才能在 DNA 的特定起始点上开始转录,可见 σ 亚基的功能是辨认转录起始点。σ 亚基与核心酶共同称为全酶($\alpha_2\beta\beta'\sigma$)。细胞内的转录起始需要全酶,转录延长阶段仅需核心酶。

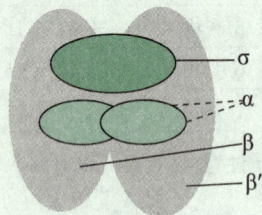

原核生物 RNA 聚合酶	真核生物 RNA 聚合酶
1 种(RNA-pol),5 个亚基($\alpha_2\beta\beta'\sigma$)	3 种(RNA-pol Ⅰ、Ⅱ、Ⅲ)
RNA-pol 具有合成 mRNA、tRNA、rRNA 的功能 　　没有校对功能,缺乏 3′→5′ 外切酶活性 α——位于启动子上游,决定哪些基因被转录 β——与底物 NTP 结合,催化聚合反应 β'——结合 DNA 模板(开链),双螺旋解链 σ——辨认起始点,结合启动子(无催化活性)	RNA-pol Ⅰ、Ⅱ、Ⅲ由于识别不同启动因子而分别 　　负责不同的基因转录 RNA-pol Ⅰ:定位核仁,转录 45S-rRNA RNA-pol Ⅱ:定位核浆,转录产生 hnRNA 及 hnRNA→mRNA RNA-pol Ⅲ:定位核浆,转录产生 tRNA、5S-rRNA、snRNA

注意:"RNA 聚合酶"与"DNA 聚合酶"在不同生物类型刚好相反。请对比 DNA 复制时:

原核生物 DNA 聚合酶为 DNA-pol Ⅰ、Ⅱ、Ⅲ;真核生物为 DNA-pol α、β、γ、δ、ε 5 种。

记忆:①真核生物 RNA-pol Ⅱ转录产生 hnRNA 及 hnRNA→mRNA,记忆为"Ⅱ"个桥洞(hn 或 m)。

②真核生物 RNA-pol Ⅲ转录产生 tRNA、5S-rRNA、snRNA,记忆为:

tRNA——"t"hree(Ⅲ);5S-rRNA——"三"五香烟;snRNA——拼音"san"(Ⅲ)。

利福平或利福霉素能专一性地结合 RNA 聚合酶 β 亚基,抑制结核杆菌的转录,而用于结核菌的治疗。

真核生物的三种 RNA 聚合酶对 α-鹅膏蕈碱的敏感性不同:RNA-pol Ⅰ 对 α-鹅膏蕈碱不敏感;RNA-pol Ⅱ 对 α-鹅膏蕈碱十分敏感;RNA-pol Ⅲ 对 α-鹅膏蕈碱较敏感。

【例5】2010NO35A、2009NO35A 真核生物 RNA 聚合酶Ⅱ的作用是

  A. 合成 45S-rRNA   B. 合成 hnRNA   C. 合成 5S-rRNA   D. 合成 tRNA

【例6】2004NO32A 真核生物 RNA 聚合酶Ⅰ转录后可产生的是

  A. hnRNA   B. 45S-rRNA   C. tRNA

  D. 5S-rRNA   E. snRNA

  A. RNA 聚合酶的 α 亚基   B. RNA 聚合酶的 σ 因子

  C. RNA 聚合酶的 β 亚基   D. RNA 聚合酶的 β′ 亚基

【例7】2008NO129B 原核生物中识别 DNA 模板转录起始点的亚基是

【例8】2008NO130B 原核生物中决定转录基因类型的亚基是

3. RNA 聚合酶结合到 DNA 的启动子上启动转录

（1）**操纵子**　对于整个基因组来讲,转录是不连续、分区段进行的。每一转录区段可视为一个转录单位,称为操纵子。操纵子包括若干基因的编码区及其上游的调控序列。

（2）**启动子**　调控序列中的启动子是 RNA 聚合酶结合模板 DNA 的部位,也是控制转录的关键部位。原核生物以 RNA pol 全酶结合到 DNA 的启动子上而启动转录,由 σ 亚基辨认启动子,其他亚基相互配合。

−10 区　启动子约含 7 个碱基对,富含 TATAAT,其中心位于起始点上游的 −10bp 处,称为 −10 区。多种启动子的 −10 区序列具有高度的保守性和一致性,称为 Pribnow 盒。碱基全是 A-T 配对,缺少 G-C 配对。由于 A-T 配对只有两个氢键维系,故此处 DNA 双链容易解开成单链作为转录的模板。

−35 区　在上游 −35bp 处,有共有序列 TTGACA,它是 RNA 聚合酶全酶的 σ 因子识别序列,称为 −35 区。−35 区是 RNA 聚合酶对转录起始的识别序列,结合识别后,酶向下游移动,到达 Pribnow 盒,形成相对稳定的酶-DNA 复合物,就可以开始转录。

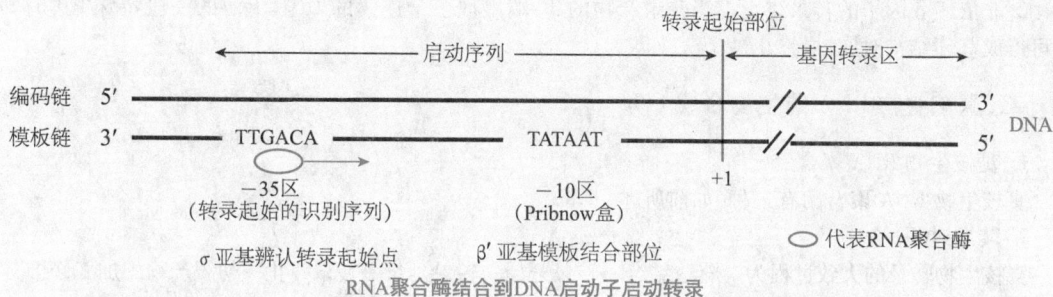

RNA聚合酶结合到DNA启动子启动转录

注意:一般而言,在真核基因中称为启动子,在原核基因中称为启动序列,但 8 版生化两个概念常混用。

【例9】2007NO35A 基因启动子是指

  A. 编码 mRNA 的 DNA 序列的第一个外显子

  B. 开始转录生成 RNA 的那段 DNA 序列

  C. 阻遏蛋白结合的 DNA 序列

  D. RNA 聚合酶最初与 DNA 结合的那段 DNA 序列

【例10】2015NO36A 原核生物转录起始点上游 −10 区的一致性序列是

  A. Pribnow 盒   B. GC 盒   C. UAA   D. TTATTT

4. 转录过程

原核生物的转录过程可分为转录起始、转录延长、转录终止三个阶段。

（1）转录起始需要 RNA pol 全酶　原核生物转录全过程均需 RNA pol 催化,转录起始需 RNA 聚合酶全酶,转录延长阶段仅需核心酶。转录起始阶段可人为分为三步:

①RNA pol 识别并结合启动子　形成闭合转录复合体,其中的 DNA 仍保持完整的双链结构。原核生物需要靠 RNA pol 的 σ 亚基辨认转录起始区和转录起始点。首先被辨认的 DNA 区段是 −35 区的 TTGACA 序列,在这一区段,RNA pol 与模板结合松弛;接着酶向 −10 区的 TATAAT 序列移动并跨过转录起始点,形成与模板的稳定结合。

②DNA 双链打开　使闭合转录复合体成为开放转录复合体,开始转录。无论是转录起始还是转录延长中,DNA 双链解开的范围都只在 17bp 左右,这比复制中形成的复制叉小得多。

③第一个磷酸二酯键的形成　转录起始不需要 RNA 引物,两个与模板配对的相邻核苷酸,在 RNA pol 催化下生成 3′,5′-磷酸二酯键。转录起点配对生成的 RNA 的第一位核苷酸,也是新合成的 RNA 分子的 5′-端,总是 GTP 或 ATP,但以 GTP 更为常见。RNA 链的 5′-端结构在转录延长中一直保留,至转录完成。

（2）RNA pol 核心酶独立延长 RNA 链　第一个磷酸二酯键形成后,转录复合体发生构象变化,σ 亚基从转录起始复合物上脱落,并离开启动子,由 RNA pol 核心酶催化 RNA 链的延长。

（3）原核生物转录延长与蛋白质的翻译同时进行　在电镜下观察原核生物的转录产物,可看到羽毛状图形。研究表明,在同一 DNA 分子模板上,有多个转录复合体同时进行着 RNA 合成;在新合成的 mRNA 链上还可观察到结合在上面的多个核糖体,即多聚核糖体。可见,在原核生物,RNA 链的转录合成尚未完成时,蛋白质的合成就已经将其作为模板开始进行翻译了。转录和翻译的同步进行在原核生物是较为普遍的现象,保证了转录和翻译都以高效率运行。真核生物有核膜将转录和翻译过程分隔在细胞内的不同区域,因此没有这种转录和翻译同步的现象。

（4）转录终止分为依赖 ρ 因子与非依赖 ρ 因子两大类

①依赖 ρ 因子的转录终止　ρ 因子能结合 RNA,且对 poly C 的结合力最强。当产物 RNA 的 3′-端出现较丰富且有规律的 C 碱基时,ρ 因子可识别产物 RNA 上这一终止信号,并与之结合,导致 ρ 因子和 RNA pol 构象改变,从而使 RNA pol 的移动停顿,RNA 产物从转录复合物中释放,转录终止。

②非依赖 ρ 因子的转录终止　当转录产物的 3′-端出现多个连续的 U,其上游的一段特殊碱基序列又可形成茎环结构时,转录终止。

二、真核生物 RNA 的生物合成

1. 真核生物 RNA 聚合酶

真核生物 RNA 聚合酶有三种,如前所述。

2. 转录过程

真核生物转录的大致过程为“辨认、结合→转录开始→转录延长→转录终止→初级产物的加工修饰”。

（1）**转录起始**　真核生物转录起始需要启动子、RNA 聚合酶和转录因子的参与。

①真核转录起始前的上游区段具有启动子的核心序列　不同物种、不同细胞或不同的基因,转录起始点上游都有不同的特异 DNA 序列,统称为顺式作用元件,包括启动子、启动子上游元件、增强子等。

启动子	真核启动子的核心序列为 TATA,称为 TATA 盒或 Hognest 盒
启动子上游元件	是位于 TATA 盒上游的 DNA 序列,常见的是 GC 盒和 CAAT 盒
增强子	是指能够结合特异基因调节蛋白,促进邻近或远隔特定基因表达的 DNA 序列

②转录因子　能直接或间接识别和结合启动子及其上游调节序列等顺式作用元件的蛋白质属于转录因子,其中直接或间接结合 RNA 聚合酶,为转录前复合体装配所必需的,又称为基本转录因子(TF)。真核生物中不同的 RNA-pol 需要不同的 TF 配合完成转录的起始和延长。相对应于 RNA pol Ⅰ、Ⅱ、Ⅲ 的转录因子,分别称为 TFⅠ、TFⅡ、TFⅢ。除个别的基本转录因子 TFⅡD 是通用的外,大多数 TF 都是不同

的 RNA pol 所特有的。真核生物的 TFⅡ又分为 TFⅡA、TFⅡB 等。

转录因子	功能
TFⅡD	TBP(TATA 结合蛋白)亚基结合 TATA 盒
TFⅡA	辅助 TBP-DNA 结合
TFⅡB	稳定 TFⅡD-DNA 复合物,结合 RNA 聚合酶
TFⅡE	解螺旋酶,结合 TFⅡH
TFⅡF	促进 RNA pol Ⅱ结合及作为其他因子结合的桥梁
TFⅡH	解旋酶,作为蛋白激酶催化 CTD 磷酸化

除基本转录因子外,真核基因的转录起始还有其他转录因子的参与。如与启动子上游元件(GC 盒、CAAT 盒等)顺式作用元件结合的蛋白质,称为上游因子,如 Sp1 结合到 GC 盒上,C/EBP 结合到 CAAT 盒上。这些反式作用因子调节通用转录因子与 TATA 盒的结合、RNA 聚合酶与启动子的结合及起始复合物的形成,从而协助调节基因的转录效率。

③转录起始复合物　真核生物 RNA 聚合酶不与 DNA 分子直接结合,而需依靠众多的转录因子。首先是 TFⅡD 的 TBP 亚基结合 TATA 盒,然后在 TFⅡA 和 TFⅡB 的促进和配合下,形成 TFⅡD-ⅡA-ⅡB-DNA 复合体。

具有转录活性的闭合复合体形成过程中,先由 TATA-结合蛋白(TBP)结合启动子的 TATA 盒,然后 TFⅡB 与 TBP 结合,TFⅡB 也能与 DNA 结合。TFⅡA 虽然不是必需的,但它能稳定已与 DNA 结合的 TFⅡB-TBP 复合体,并且在 TBP 与不具有特征序列的启动子结合时发挥重要作用。TFⅡB-TBP 复合体再与由 RNA 聚合酶Ⅱ和 TFⅡF 组成的复合体结合,TFⅡF 的作用是通过和 RNA 聚合酶Ⅱ一起与 TFⅡB 相互作用,降低 RNA 聚合酶Ⅱ与 DNA 的非特异部位的结合,来协助 RNA 聚合酶Ⅱ靶向结合启动子。最后是 TFⅡE 和 TFⅡH 加入,形成闭合复合体,装配完成,这就是转录起始前复合物(PIC)。TFⅡH 具有解螺旋酶活性,能使转录起始点附近的 DNA 双螺旋解开,使闭合复合体成为开放复合体,启动转录。

【例 11】2009NO159X 参与真核生物 hnRNA 转录起始前复合物形成的因子有

　　A. TFⅡD　　　　　B. TFⅡA　　　　　C. TBP　　　　　D. TFⅢ

　　A. TATA 盒　　　　B. GC 盒　　　　　C. CAAT 盒　　　　D. CCAAT 盒

【例 12】2010NO131B　TFⅡD 的结合位点是

【例 13】2010NO132B　转录因子 Sp1 的结合位点是

(2)转录延长　真核生物转录延长与原核生物大致相似,但因有核膜相隔,故没有转录与翻译同步的现象。真核生物基因组 DNA 在双螺旋结构的基础上,与多种组蛋白构成核小体高级结构。RNA-pol 前移处处遇到核小体。RNA-pol 和核小体组蛋白八聚体大小差别不太大。转录延长可以观察到核小体移位和解聚现象。

(3)转录终止　真核生物的转录终止,是和转录后修饰密切相关的。真核生物 mRNA 所特有的聚腺苷酸[poly(A)]尾结构,是在转录后才加上的。目前认为,RNA pol Ⅱ所催化的 hnRNA 的转录终止是与 poly(A)尾的形成同时发生的。分析 mRNA 所对应的 DNA 模板序列,发现在密码子编码区的下游,常有一组共同序列 AATAAA,再远处的下游还有相当多的 GT 序列。这些序列就是 hnRNA 的转录终止相关信号,被称为转录终止的修饰点。RNA pol Ⅱ所催化的转录会越过这一修饰点并将其转录下来,hnRNA 产物中与修饰点所对应的序列会被特异的核酸酶识别并切断,随即在断端的 3′-OH 上,由 poly(A)聚合酶加入 poly(A)尾结构。断端下游的 RNA 虽然继续转录,但很快被 RNA 酶降解。因此,poly(A)尾结构的功能是保护 RNA 免受降解。

3. 真核生物 RNA 的加工修饰

真核生物转录生成的 RNA 分子是初级 RNA 转录物,几乎所有的初级 RNA 转录产物均需经过加工,才能成为具有功能的成熟 RNA。加工主要在细胞核中进行。

(1)mRNA 转录后的加工修饰　真核生物 mRNA 转录后,需要进行 5′-端和 3′-端修饰(即首、尾部修饰)以及对 hnRNA 进行剪接,才能成为成熟的 mRNA,被转运到核糖体,指导蛋白质翻译。

①5′-端修饰(5′-加帽)　是指在前体 mRNA 的 5′-起始端加上 7-甲基鸟嘌呤的帽结构。5′ 加帽过程是由鸟苷酸转移酶和甲基转移酶催化完成的。5′-端的帽结构可使 mRNA 免遭核酸酶的攻击,也能与帽结合蛋白质复合体结合,并参与 mRNA 和核糖体的结合,启动蛋白质的生物合成。

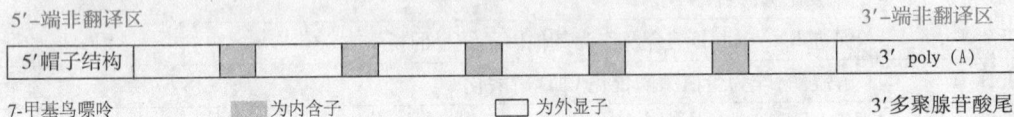

5′-端非翻译区　　　　　　　　　　　　　　　　　　　　　　　3′-端非翻译区

5′帽子结构										3′ poly (A)

7-甲基鸟嘌呤　　　　■为内含子　　　□为外显子　　　　　3′多聚腺苷酸尾

真核生物mRNA加工——5′ 加帽, 3′ 加尾, 去除内含子, 连接外显子

②3′-端修饰(3′-加尾)　是指在前体 mRNA 的 3′-端加上多聚腺苷酸尾(polyA),核内完成,先于 mRNA 中段的剪接。尾部修饰和转录终止同时进行。polyA 尾的功能是维持 mRNA 作为翻译模板的活性,增加 mRNA 本身的稳定性。一般真核生物在胞质内出现的 mRNA,其 polyA 长度为 100～200 个核苷酸之间,也有少数例外,如组蛋白基因的转录产物,无论初级的还是成熟的,都没有 polyA 尾结构。

③前体 mRNA 的剪接　主要是去除内含子,连接外显子。

真核基因最突出的特点是其不连续性,因此真核基因也称为断裂基因。实际上,在细胞核内出现的初级 mRNA 的分子量往往比胞质内出现的成熟 mRNA 大几倍,甚至数十倍。

A. 内含子及外显子　成熟 mRNA 来自 hnRNA(杂化核 RNA、不均一核 mRNA),即 hnRNA 是 mRNA 的未成熟前体(hnRNA→mRNA)。实验证明,hnRNA 和 DNA 模板链可以完全配对。在合成 mRNA 过程中,hnRNA 核苷酸链中的一些片段将不出现在相应 mRNA 中,这些片段称内含子。保留于 mRNA 中的片段称外显子。因此 hnRNA 转变为 mRNA 时,切除了一些片段,保留的片段重新合成 mRNA。由于外显子是编码序列,故成熟 mRNA 多由外显子串联连接而成。

内含子　早期定义为"基因的非编码序列,或称为被转录但不被翻译的序列"。现定义为"隔断基因的线性表达而在剪接过程中被除去的核酸序列"。

外显子　早期定义为"基因的编码序列,或称为被转录也被翻译的序列"。现定义为"在断裂基因及其初级转录产物上出现,并表达为成熟 RNA 的核酸序列"。

B. mRNA 的剪接　是指去除初级转录产物上的内含子,把外显子连接为成熟 RNA 的过程。

a. 内含子形成套索 RNA 被剪除　剪接首先涉及套索 RNA 的形成,即内含子区段弯曲,使相邻的两个外显子相互靠近而利于剪接,称为套索 RNA。

b. 内含子在剪接接口处被剪除　大多数内含子都以 GU 为 5′ 端的起始,而末端为 AG-OH-3′。5′ GU ……AG-OH-3′ 称为剪接接口或边界序列。剪接后,GU 或 AG 不一定被剪除。

c. 剪接过程需两次转酯反应　这是剪接过程的化学反应。反应中既无磷酸酯键数目改变,也无能量消耗。

d. 剪接体是内含子的剪接场所　前体 mRNA 的剪接发生在剪接体。剪接体是一种超大分子复合体,由 5 种核小 RNA(snRNA)和大约 50 种蛋白质装配而成。5 种 snRNA 分别称为 U_1、U_2、U_4、U_5 和 U_6,长度约 100～300 个核苷酸,分子中的碱基以尿嘧啶含量最丰富,因而以 U 作分类命名。每一种 snRNA 分别与多种蛋白质结合,形成 5 种核小核糖核蛋白颗粒(snRNP)。真核生物从酵母到人类,snRNP 中的 RNA 和蛋白质都高度保守。各种 snRNP 在内含子剪接过程中先后结合到 hnRNA 上,使内含子形成套索,并拉近上、下游外显子。剪接体的装配需要 ATP 提供能量。

e. 前体 mRNA 的剪切　真核生物前体 mRNA 分子的加工除剪接外,还有一种剪切模式。剪切是指剪去某些内含子后,在上游的外显子 3′-端直接进行多聚腺苷酸化,不进行相邻外显子之间的连接反应。

剪接是指剪切后又将相邻的外显子片段连接起来,然后进行多聚腺苷酸化。

f. 前体 mRNA 的可变剪接 许多前体 mRNA 经过加工只产生一种成熟的 mRNA,翻译成相应的一种多肽。有些则可剪切或(和)剪接加工成结构有所不同的 mRNA,这种现象称为可变剪接,也称选择性剪接。

④mRNA 编辑 是指对基因的编码序列进行转录后加工。有些基因的蛋白质产物的氨基酸序列与基因初级转录产物的序列并不完全对应,mRNA 上的一些序列在转录后发生了改变,称为 mRNA 编辑。例如人类基因组上只有一个载脂蛋白 B 的基因,转录后发生 RNA 编辑,编码产生的 ApoB 蛋白却有 2 种,一种是 $ApoB_{100}$,由 4536 个氨基酸残基构成,在肝细胞合成;另一种是 $ApoB_{48}$,含 2152 个氨基酸残基,由小肠黏膜细胞合成,这两种 ApoB 都是由 APOB 基因产生的 mRNA 编码的。

(2)rRNA 转录后的加工修饰 真核生物细胞核内都可发现一种 45S rRNA 的转录产物,它是 3 种 rRNA 的前身。45S rRNA 通过"自剪接",在核仁小 RNA(snoRNA)以及多种蛋白质分子组成的核仁小核糖核蛋白(snoRNPs)的参与下,通过逐步剪切成为成熟的 18S、5.8S 及 28S 的 rRNA。rRNA 成熟后,就在核仁上装配,与核糖体蛋白质一起形成核糖体,输出胞质。

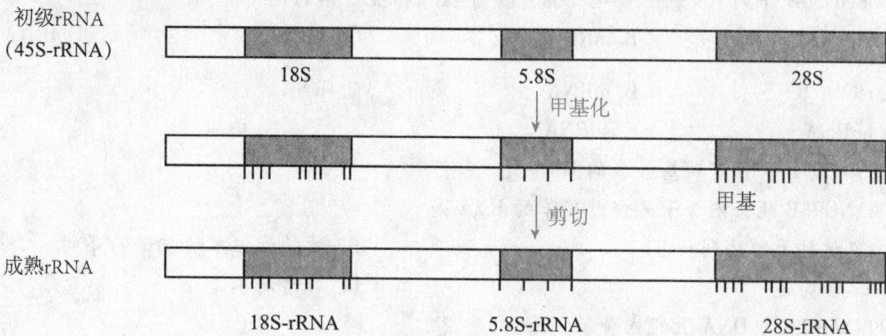

真核生物前体rRNA的加工修饰

(3)tRNA 转录后的加工修饰 前体 tRNA 分子加工为成熟 tRNA 的过程,如下图。

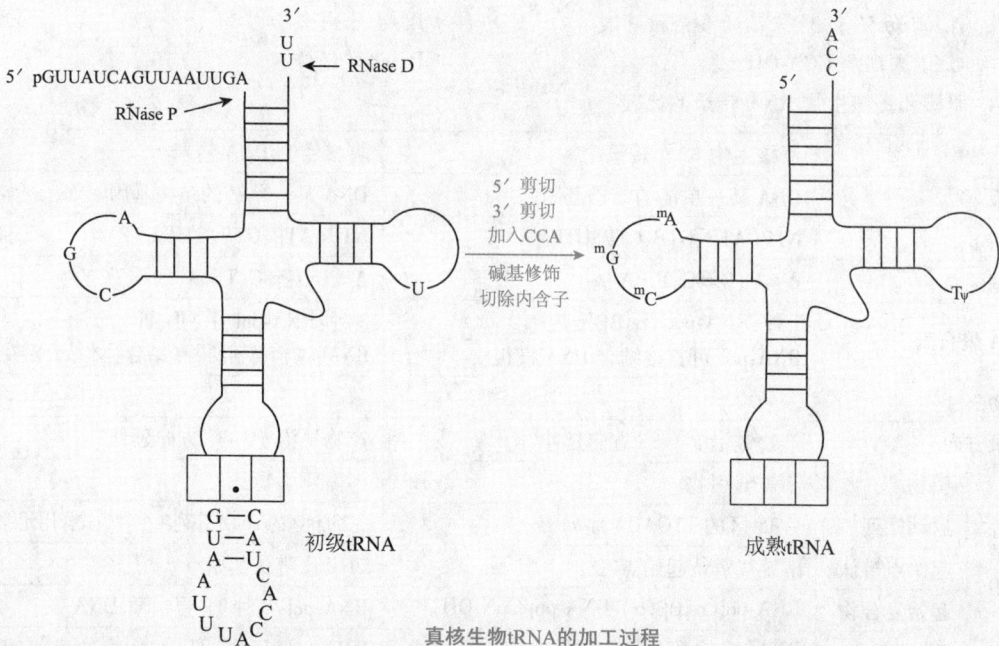

真核生物tRNA的加工过程

①5′端 前体 tRNA 分子 5′ 端的 16 个核苷酸前导序列由 RNase P 切除。

②3′端 氨基酸臂的 3′ 端 2 个 U 被 RNase D 切除,再由核苷酸转移酶加上特有的 CCA 末端。

③茎-环结构 茎-环结构中的一些核苷酸碱基经化学修饰为稀有碱基,包括某些嘌呤甲基化生成甲基嘌呤、某些尿嘧啶还原为二氢尿嘧啶(DHU)、尿嘧啶核苷转变为假尿嘧啶核苷(ψ)、某些腺苷酸脱氨成为次黄嘌呤核苷酸(I)。

④切除内含子 通过剪接切除茎-环结构中部 14 个核苷酸的内含子。

【例 14】2011NO38A hnRNA 转变成 mRNA 的过程是

A. 转录起始　　　　B. 转录终止　　　　C. 转录后加工　　　　D. 翻译起始

【例 15】2013NO159X 真核生物 mRNA 合成后的加工有

A. mRNA 编辑　　　　　　　　　　B. 3′-末端加多聚 A

C. 前体 mRNA 剪接去除内含子　　　D. 在分子伴侣协助下折叠成天然构象

【例 16】2008NO36A 下列 RNA 中,参与形成小分子核糖核蛋白体的是

A. hnRNA　　　　B. mRNA　　　　C. snRNA　　　　D. tRNA

A. rRNA　　　　B. mRNA　　　　C. tRNA

D. hnRNA　　　　E. snRNA

【例 17】2003NO97B 含稀有碱基最多的 RNA 是

【例 18】2003NO98B 既含内含子又含外显子的 RNA 是

A. 不被转录的序列　　　　　　B. 被转录但不被翻译的序列

C. 二者均是　　　　　　　　　D. 二者均不是

【例 19】1998NO123C DNA 上的内含子(intron)是指

【例 20】1998NO124C DNA 上的外显子(exon)是指

【例 21】2007NO135X tRNA 的前体加工包括

A. 剪切 5′ 和 3′ 末端的多余核苷酸　　　B. 去除内含子

C. 3′ 末端加 CCA-OH　　　　　　　　　D. 化学修饰

4. 原核和真核生物 RNA 转录的比较

		原核生物 RNA 转录	真核生物 RNA 转录
模板		DNA 某一单链的结构基因	DNA 某一单链的结构基因
原料		NTP(ATP、GTP、CTP、UTP)	NTP(ATP、GTP、CTP、UTP)
碱基配对		A＝U、G≡C、T＝A	A＝U、G≡C、T＝A
RNA 聚合酶		1 种:RNA-pol（α₂ββ′σ）RNA-pol 可直接结合 DNA 模板	3 种:RNA-pol Ⅰ、Ⅱ、Ⅲ RNA-pol 需与辅助因子结合后才结合模板
产物		多顺反子	单顺反子
转录方向		产物链沿 5′→3′ 方向延伸	产物链沿 5′→3′ 方向延伸
转录起始	引物	不需要引物	不需要引物
	启动序列	−35 区的 TTGACA 序列	−25bp 区的 TATA 序列 + 多种顺式作用元件
	起始点辨认	σ 亚基辨认起始点	TF Ⅱ D 辨认起始点
	起始复合物	RNA-pol(α₂ββ′σ)-DNA-pppGpN-OH 3′	RNA-pol-各种 TF 蛋白质-DNA
	RNA-pol	RNA-pol 全酶(α₂ββ′σ)	RNA-pol Ⅰ、Ⅱ、Ⅲ

转录延长	相同点	$(NMP)_n + NTP \xrightarrow{RNA-pol} (NMP)_{n+1} + PPi$ 转录产物从 5′→3′ 延长	与原核生物大致相似
	特点	无核膜相隔,边转录边翻译 DNA 双链局部解开,形成转录空泡,产物向外伸展	有核膜相隔,无转录与翻译同步的现象 转录延长中有核小体移位和解聚现象
	酶	RNA-pol 核心酶(σ 脱落)	RNA-pol Ⅰ、Ⅱ、Ⅲ
转录终止		依赖 ρ 因子的转录终止 RNA 本身的茎-环结构和一串寡聚 U 终止转录	转录终止的修饰点(AATAAA、GT 序列) 转录终止与转录后修饰密切相关
转录后的加工	mRNA 的转录后加工	一般不需要加工修饰	①首、尾修饰:5′-加帽,3′-加尾;②mRNA 剪接:剪除内含子、连接外显子;③mRNA 编辑
	tRNA 的转录后加工	一般需加工修饰才能成为成熟的 tRNA	切除 5′前导序列及内含子 各种稀有碱基的生成(DHU、Ψ、^{m}G、^{m}A) 添加 CCA-OH 的 3′-末端
	rRNA 的转录后加工	一般需加工修饰才能成为成熟的 rRNA	初级转录产物 45S-rRNA 经剪切成为 5.8S、18S、28S-rRNA

记忆:原核生物辨认转录起始点 σ 因子,终止点 ρ 因子。即圆圈的尾巴向上为开始,尾巴向下为终止。

【例22】2002NO28A 原核生物中识别 DNA 模板上转录起始点的是

　　A. RNA 聚合酶的核心酶　B. RNA 聚合酶的 σ 因子　C. RNA 聚合酶的 α 亚基

　　D. RNA 聚合酶的 β 亚基　E. ρ 因子

【例23】2016NO37A 在原核生物转录中,ρ 因子的作用是

　　A. 辨认起始点　　　　　　　　　　　B. 终止转录

　　C. 参与转录全过程　　　　　　　　　D. 决定基因转录的特异性

【例24】2017NO24A 真核生物与原核生物转录的相同点是

　　A. 都以操纵子模式进行调控　　　　　B. RNA 合成酶相同

　　C. 转录都具有不对称性　　　　　　　D. 产物都需在胞核加工

5. 核酶

　　(1)概念　在研究 rRNA 自我剪接的过程中,发现了有催化作用的 RNA,称核酶。

　　(2)核酶研究的意义　核酶的发现,对中心法则作了重要的补充,是继逆转录现象之后,对 RNA 重要功能的另一阐明。此外,核酶的发现又是对传统酶学的挑战,因为传统酶学认为酶是蛋白质。

　　A. 核酶(ribozyme)　　B. 端粒酶　　　　C. 二者都是　　　　D. 二者都不是

【例25】2000NO123C 一种由 RNA 和蛋白质组成的酶是

【例26】2000NO124C 属于一种特殊的反转录酶的是

【例27】C 具有催化作用的 RNA 是

【例28】C 含有 RNA 的酶

▶**常考点**　碱基配对原则;转录大致过程及酶;内含子及外显子;转录后加工修饰。

　　　　参考答案——详细解答见《贺银成 2019 考研西医临床医学综合能力历年真题精析》

　　1. ABCDE　　2. ABCDE　　3. ABCDE　　4. ABCDE　　5. ABCDE　　6. ABCDE　　7. ABCDE

　　8. ABCDE　　9. ABCDE　　10. ABCDE　　11. ABCDE　　12. ABCDE　　13. ABCDE　　14. ABCDE

　　15. ABCDE　　16. ABCDE　　17. ABCDE　　18. ABCDE　　19. ABCDE　　20. ABCDE　　21. ABCDE

　　22. ABCDE　　23. ABCDE　　24. ABCDE　　25. ABCDE　　26. ABCDE　　27. ABCDE　　28. ABCDE

第 14 章　蛋白质的生物合成

▶▶ **考纲要求**

①蛋白质生物合成体系,遗传密码。②蛋白质生物合成过程,翻译后加工。③蛋白质生物合成的干扰和抑制。

▶▶ **复习要点**

翻译是指在多种因子辅助下,由 tRNA 携带并转运相应氨基酸,识别 mRNA 上的三联体密码子,在核糖体上合成具有特定序列多肽链的过程。翻译与复制、转录的鉴别如下表。

	DNA 复制	RNA 转录	蛋白质合成（翻译）
原料	4 种 dNTP	4 种 NTP	20 种氨基酸
模板	DNA 双链	DNA 模板	mRNA
酶或蛋白质因子	DNA 聚合酶 解链解螺旋酶类 引物酶、连接酶	RNA 聚合酶 ρ 因子	氨基酰 tRNA 合成酶 转肽酶、释放因子 起始因子、延长因子
引物	需要(寡核苷酸)	不需要	不需要
碱基配对	A-T,G-C	A-U,T-A,G-C	密码与反密码配对: A-U,G-C,I-A,C,U
合成方向	5′→3′ 端	5′→3′ 端	N→C 端
显著特点	DNA→DNA	DNA→RNA	RNA→蛋白质
产物	子代双链 DNA	mRNA、tRNA、rRNA	蛋白质多肽链
产物加工修饰	不需要	需要(剪切、修饰等)	需要(修饰成高级结构)
供能物质	ATP	—	ATP、GTP
无机离子	Mg^{2+}	Mg^{2+}、Zn^{2+}	Mg^{2+}、K^+

【例 1】2018N0144X 参与蛋白质生物合成的能量物质有

　A. ATP　　　　B. CTP　　　　C. GTP　　　　D. UTP

一、蛋白质生物合成体系

蛋白质生物合成体系 = 原料(20 种氨基酸) + 模板(mRNA) + 搬运工具(tRNA) + 装配场所(核糖体) + 其他(多种蛋白质因子、有关的酶、ATP、GTP 等)。

1. mRNA——蛋白质合成的信息模板

(1)mRNA 的编码区　从 DNA 分子中转录合成而来的 mRNA 在细胞质内作为蛋白质合成的模板。mRNA 都由 5′-端非翻译区、开放阅读框和 3′-端非翻译区组成,真核生物 mRNA 的 5′-端还有帽子结构,3′-端有长度不一的多聚腺苷酸(poly A)尾。mRNA 分子的编码区(开放阅读框)中的核苷酸序列作为遗传密码,在蛋白质合成过程中被翻译成蛋白质中的氨基酸序列。

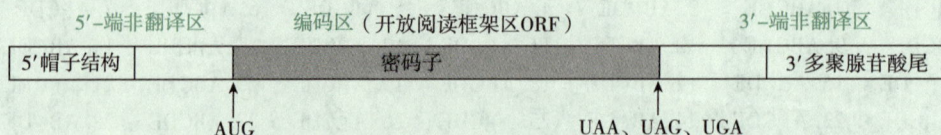

（2）遗传密码　生物对 mRNA 分子中核苷酸序列的翻译方式以 3 个相邻核苷酸为单位进行。在 mRNA 的开放阅读框架区，以每 3 个相邻的核苷酸为一组，编码一种氨基酸。这种存在于 mRNA 的开放阅读框架区的三联体形式的核苷酸序列称为遗传密码（密码子）。

起始密码	AUG（mRNA 5′ 端第 1 个 AUG 为起始密码，位于中间者为甲硫氨酸的密码）
终止密码	UAA、UAG、UGA
方向性	组成密码子的各碱基在 mRNA 序列中的排列具有方向性 每个密码子的三个核苷酸只能从 5′ →3′方向阅读，不能倒读 mRNA 阅读框中从 5′ →3′-端排列的核苷酸顺序决定了肽链中从 N-端到 C-端的氨基酸排列顺序
连续性	mRNA 密码子之间没有间隔核苷酸，从起始密码开始，密码子被连续阅读，直至终止密码出现 mRNA 序列上的各个密码子及密码子的各碱基是连续排列的，3 个 1 组连续不间断
简并性	密码子共 64 个，除 3 个终止密码外，其余 61 个密码代表 20 种氨基酸。有的氨基酸可由多个密码子编码，这种现象称为简并性。为同一种氨基酸编码的各密码子称为简并性密码子，也称同义密码子 除 Trp、Met 各有 1 个密码子外，其它均有 2、3、4 或 6 个密码子。多数情况下，同义密码子的前两位碱基相同，仅第三位碱基有差异，提示第三位碱基的改变往往不改变其密码子编码的氨基酸，合成的蛋白质具有相同的一级结构，因此遗传密码的简并性可降低基因突变的生物学效应
通用性	是指从简单的病毒到高等动物的人类，几乎使用同一套遗传密码，称遗传密码的通用性
摆动性	是指密码子与反密码子配对时，出现的不严格遵守 Watson-Crick 碱基配对规律的现象

遗传密码的摆动性　mRNA 密码子的翻译通过与 tRNA 的反密码子配对反应而实现。发生摆动配对时，mRNA 密码子的第 1 位和第 2 位碱基（5′ →3′）与 tRNA 反密码子的第 3 位和第 2 位碱基（5′ →3′）之间仍为 Watson-Crick 配对，而反密码子的第 1 位碱基与密码子的第 3 位碱基配对存在摆动现象。如 tRNA 上的反密码子第 1 位是次黄嘌呤核苷（I），则可分别与 mRNA 分子中的密码子第 3 位的 A、C 或 U 配对。反密码子第 1 位的 U 可分别与密码子第 3 位的 A 或 G 配对。可见，摆动配对能使一种 tRNA 识别 mRNA 序列中的多种简并性密码子。密码子和反密码子的配对原则（包括摆动性）如下表。

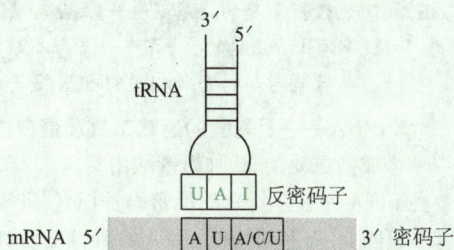

反密码子与密码子的识别方式与摆动配对

tRNA 反密码子第 1 位碱基	I	A	U	G	C
mRNA 密码子第 3 位碱基	A、C、U	U	A、G	U、C	G

记忆：①密码子与反密码子之间正常的配对为 A-U、G-C。
②摆动配对是指 G-U 之间产生的意外交联，且意外冒出的 I 可和 C、U、A 配对（记忆为 ICU 啊）。

　A. AUU　　　　　B. GUA　　　　　C. AUG
　D. UCA　　　　　E. UGA

【例 2】2004NO97B 遗传密码中起始密码子是

【例 3】2004NO98B 遗传密码中终止密码子是

【例 4】2004NO136X 一个 tRNA 上的反密码子为 IAC，其可识别的密码子是
　A. GUA　　　　B. GUC　　　　C. GUG　　　　D. GUU

解题：反密码子中的第 1 位碱基为稀有碱基次黄嘌呤（I），可与密码子第 3 位的 A、C、U 配对，属遗传密码的摆动性。按碱基配对，方向相反的原则：
tRNA 上的反密码子：5′ - I - A - C - 3′
mRNA 上的密码子：3′ - A（C、U）- U - G - 5′（改写为：5′ - GUA（C、U）- 3′）。

【例5】2016N027A 如tRNA的反密码子为GAU，其识别的密码子是

　　A. AUC　　　　　　B. CUA　　　　　　C. CAU　　　　　　D. AAG

【例6】2005N035A 遗传密码的简并性是指

　　A. 蛋氨酸密码可作起始密码　　　　　　B. 一个密码子可代表多个氨基酸

　　C. 多个密码子可代表同一氨基酸　　　　D. 密码子与反密码之间不严格配对

　　E. 所有生物可使用同一套密码

【例7】2002N026A 下列有关遗传密码的叙述，正确的是

　　A. 遗传密码只代表氨基酸　　　　　　　B. 一种氨基酸只有一个密码子

　　C. 一个密码子可代表多种氨基酸　　　　D. 每个tRNA上的反密码子只能识别一个密码子

　　E. 从病毒到人，丝氨酸的密码子都是AGU

【例8】2016N038A 下列密码子的特点中，与移码突变有关的是

　　A. 通用性　　　　　B. 简并性　　　　　C. 连续性　　　　　D. 摇摆性

【例9】1994N011A 能出现在蛋白质分子中的下列氨基酸，哪一种没有遗传密码？

　　A. 色氨酸　　　　　B. 蛋氨酸　　　　　C. 谷氨酰胺

　　D. 脯氨酸　　　　　E. 羟脯氨酸

【例10】2008N037A 下列氨基酸中，无相应遗传密码的是

　　A. 异亮氨酸　　　　B. 天冬酰胺　　　　C. 脯氨酸　　　　D. 羟赖氨酸

注意：①无遗传密码的氨基酸——羟脯氨酸、羟赖氨酸。
②只有1个密码子的氨基酸——甲硫氨酸(AUG)、色氨酸(UGG)——记忆为假(甲)设(色)只有1个密码。
③其密码与起始密码相同的氨基酸——蛋氨酸(AUG)。

2. tRNA——氨基酸的运载工具及蛋白质生物合成的适配器

合成蛋白质的20种氨基酸由特定的tRNA转运至核糖体进行组装。在翻译时，带着不同氨基酸的各种tRNA通过其特有的反密码子识别，准确地在核糖体上与mRNA上相应的密码子对号入座。一种氨基酸可与2~6种对应的tRNA特异性结合，但是一种tRNA只能转运一种特定的氨基酸，这与密码子的简并性相适应。tRNA上有两个重要的功能部位，一个是氨基酸结合部位，另一个是mRNA结合部位，故tRNA具有两个重要功能：①运载作用：将胞质中的氨基酸转到核糖体中去；②适配器作用：mRNA序列中密码子的排列顺序通过tRNA改写成多肽链中氨基酸的排列顺序。

3. 核糖体(核蛋白体)——是肽链"装配厂"

核糖体是由大、小两个亚基组成的复合体，每个亚基都由多种核糖体蛋白质和rRNA组成。合成肽链所需的mRNA与tRNA结合、肽键形成等过程全部在核糖体上完成。核糖体沿着模板mRNA链从5′端向3′端移动。原核生物的核糖体上有A位、P位、E位3个重要的功能部位，在肽链合成中，分别作为氨基酰-tRNA进入的位置、肽酰-tRNA结合的位置和tRNA排出的部位。A位结合氨基酰-tRNA，称为氨基酰位；P位结合肽酰-tRNA，称为肽酰位；E位是出口位，由此释放已经卸载了氨基酸的tRNA。真核生物的核糖体上没有E位，空载的tRNA直接从P位脱落。

核糖体在翻译中的功能部位

【例11】2010N036A 蛋白质生物合成过程中，能在核蛋白体E位上发生的反应是

　　A. 氨基酰tRNA进位　　B. 转肽酶催化反应　　C. 卸载tRNA　　D. 与释放因子结合

4. 肽链合成的酶类和蛋白质因子

(1)重要的酶类　氨基酰-tRNA合成酶、转肽酶等。

(2)蛋白质因子　起始因子(IF、eIF)、延长因子(EF、eEF)、释放因子(RF、eRF)。

①原核生物肽链合成所需要的蛋白质因子如下表。

	种类	生物学功能
起始因子	IF-1	占据核糖体 A 位,防止 A 位结合其他 tRNA
	IF-2	促进 fMet-tRNA^{fMet}与小亚基结合
	IF-3	促进大、小亚基分离,提高 P 位对结合 fMet-tRNA^{fMet}的敏感性
延长因子	EF-Tu	促进氨基酰-tRNA 进入 A 位,结合并分解 GTP
	EF-Ts	EF-Tu 的调节亚基
	EF-G	有转位酶活性,促进 mRNA-肽酰-tRNA 由 A 位移至 P 位;促进 tRNA 卸载与释放
释放因子	RF-1	特异识别终止密码子 UAA、UAG;诱导转肽酶转变为酯酶
	RF-2	特异识别终止密码子 UAA、UGA;诱导转肽酶转变为酯酶
	RF-3	具有 GTP 酶活性,介导 RF-1、RF-2 与核糖体的相互作用

【例 12】2018NO25A 蛋白质生物合成时具有 GTP 酶活性的物质是
　　A. 23S rRNA　　　　　　B. EF-G　　　　　　C. EF-Tu　　　　　　D. RF-2

②真核生物肽链合成所需要的蛋白质因子如下表。

	种类	生物学功能
起始因子	eIF-1	多功能因子,参与翻译的多个步骤
	eIF-2	促进 Met-tRNAi^{Met}与小亚基结合
	eIF-2B	结合小亚基,促进大、小亚基分离
	eIF-3	结合小亚基,促进大、小亚基分离;介导 eIF-4F 复合物-mRNA 与小亚基结合
	eIF-4A	eIF-4F 复合物成分,有 RNA 解螺旋酶活性,促进 mRNA 结合小亚基
	eIF-4B	结合 mRNA,协助 mRNA 扫描定位起始 AUG
	eIF-4E	eIF-4F 复合物成分,识别结合 mRNA 的 5′ 帽结构
	eIF-4G	eIF-4F 复合物成分,结合 eIF-4E、eIF-3 和 PAB
	eIF-5	促进各种起始因子从小亚基解离
	eIF-6	促进大、小亚基分离
延长因子	eEF1-α	促进氨基酰-tRNA 进入 A 位;结合分解 GTP,相当于 EF-Tu
	eEF1-βγ	调节亚基,相当于 EF-Ts
	eEF-2	转位酶活性,促进 mRNA-肽酰-tRNA 由 A 位进入 P 位;促进 tRNA 卸载,相当于 EF-G
释放因子	eRF	识别所有终止密码,具有原核生物各类 RF 的功能

(3)能量物质及离子　ATP、GTP、Mg^{2+}、K^+等。

二、氨基酸与 tRNA 的连接

参与肽链合成的氨基酸需要与相应 tRNA 结合,形成各种氨基酰-tRNA。该过程是由氨基酰 tRNA 合成酶所催化的耗能反应。氨基酸与特异的 tRNA 结合形成氨基酰-tRNA 的过程,称为氨基酸的活化。

1. 氨基酰-tRNA 合成酶识别特定氨基酸和 tRNA

(1)氨基酰-tRNA 合成酶具有高度专一性　密码子与反密码子间的识别主要由 tRNA 决定,而与氨基酸无关。氨基酸与 tRNA 连接的准确性是正确合成蛋白质的关键步骤。氨基酸与 tRNA 连接的专一性由氨基酰-tRNA 合成酶保证。氨基酰-tRNA 合成酶具有高度专一性,既能识别特异的氨基酸,又能辨认应该结合该种氨基酸的tRNA分子。因此氨基酰-tRNA合成酶对底物氨基酸和tRNA都具有高度特异性,因此"密码(mRNA)+反密码(tRNA)+氨基酸"的结合是一种特异性结合。

氨基酰-tRNA由氨基酰-tRNA合成酶催化生成,反应中氨基酸的α-羧基与tRNA的3'-CCA腺苷酸的3'-OH以酯键连接,形成氨基酰-tRNA。每个氨基酸活化需消耗1个ATP分子(2个高能磷酸键:ATP→AMP)。

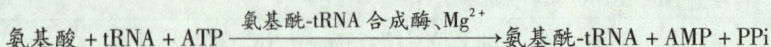

$$氨基酸 + tRNA + ATP \xrightarrow{氨基酰\text{-}tRNA\,合成酶、Mg^{2+}} 氨基酰\text{-}tRNA + AMP + PPi$$

(2)氨基酰-tRNA合成酶具有校对活性 氨基酰-tRNA合成酶还有校对活性,能将错误结合的氨基酸水解释放,即将任何错误的氨基酰-AMP-E复合物或氨基酰-tRNA的酯键水解,再换上与密码子相对应的氨基酸,改正反应的任一步骤中出现的错配,保证氨基酸与tRNA结合反应的误差小于10^{-4}。

【例13】1994NO13A 在体内,氨基酸合成蛋白质时,其活化方式为

A. 磷酸化   B. 与蛋氨酸相结合   C. 生成氨基酰辅酶

D. 生成氨基酰tRNA   E. 与起始因子相结合

2. 肽链合成的起始需要特殊的起始氨基酰-tRNA

真核生物起始氨基酰-tRNA是Met-tRNAi^Met,原核生物的起始密码只能辨认甲酰化的甲硫氨酸。

	原核生物	真核生物
起始	fMet-tRNA^fMet (f代表甲酰化 N-formyl methionine)	Met-tRNAi^Met (i代表起始 initiator)
延长	Met-tRNA^Met	Met-tRNA^Met

三、肽链的生物合成过程

翻译过程包括起始、延长和终止三个阶段。真核生物的肽链合成过程与原核生物的肽链合成过程基本相似,只是反应更复杂,涉及的蛋白质因子更多。

1. 翻译起始复合物的装配启动肽链合成

翻译的起始是指mRNA、起始氨基酰-tRNA分别与核糖体结合而形成翻译起始复合物的过程。

(1)原核生物翻译起始复合物的形成 原核生物翻译起始复合物的形成需要30S小亚基、mRNA、fMet-tRNA^fMet、50S大亚基、3种IF、GTP和Mg^{2+}。其主要步骤如下:

①核糖体大小亚基分离 完整核糖体在IF的帮助下,大小亚基分离,为结合mRNA和fMet-tRNA^fMet做好准备。IF的作用是稳定大小亚基的分离状态。如没有IF存在,大小亚基极易重新聚合。

②核糖体小亚基结合于mRNA的起始密码子附近 小亚基与mRNA结合时,可准确识别阅读框的起始密码子AUG,而不会结合内部的AUG,从而正确地翻译出编码蛋白质。保证这一结合准确性的机制是,各种mRNA的起始AUG上游约8~13核苷酸处,存在一段由4~9个核苷酸组成的共有序列-AGGAGG-,可被16S rRNA通过碱基互补而精确识别。这段序列被称为核糖体结合位点(RBS),也称为S-D序列。此外,mRNA上邻近RBS下游,还有一段短核苷酸序列,可被小亚基蛋白rpS-1识别并结合。通过上述RNA-RNA、RNA-蛋白质相互作用,小亚基可以准确定位mRNA上的起始AUG。

③fMet-tRNA^fMet结合在核糖体P位 fMet-tRNA^fMet与结合了GTP的IF-2一起,识别并结合对应于小亚基P位的mRNA的AUG处。此时,A位被IF-1占据,不与任何氨基酰-tRNA结合。

④核糖体大小亚基结合 结合于IF-2的GTP被水解,释放的能量促使3种IF释放,大亚基与结合了mRNA、fMet-tRNA^fMet的小亚基结合,形成由完整核糖体、mRNA、fMet-tRNA^fMet组成的翻译起始复合物。

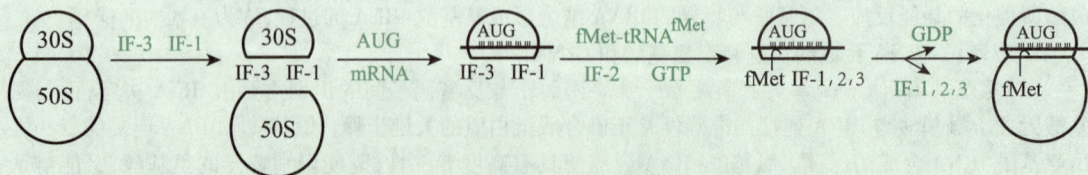

原核生物翻译起始复合物的装配

（2）**真核生物翻译起始复合物的形成**　真核生物翻译起始复合物的装配所需要的起始因子种类更多更复杂。mRNA 的 5′-帽和 3′-多聚 A 尾都是正确起始所依赖的。而且，起始 tRNA 先于 mRNA 结合在小亚基上，与原核生物的装配顺序不同。

①核糖体大小亚基分离　起始因子 eIF-2B、eIF-3 与核糖体小亚基结合，在 eIF-6 参与下，促进 80S 核糖体解离成大小亚基。

②Met-tRNAi^{Met} 定位结合于小亚基 P 位　在 eIF-2B 的作用下，eIF-2 与 GTP 结合，再与 Met-tRNAi^{Met} 共同结合于小亚基，经水解 GTP 而释放出 GDP-eIF-2，从而使 Met-tRNAi^{Met} 结合于小亚基的 P 位，形成 43S 前起始复合物。

③mRNA 与核糖体小亚基定位结合　Met-tRNAi^{Met}-小亚基沿着 mRNA，完成从 5′端向 3′端的起始密码子扫描定位，Met-tRNAi^{Met} 的反密码子与 AUG 配对结合，形成 48S 前起始复合物。

④核糖体大小亚基结合　一旦 48S 复合物定位于起始密码子，eIF-2 上结合的 GTP 即在 eIF-5 的作用下水解为 GDP，并从 48S 起始复合物中解离，继而导致其他起始因子离开 48S 前起始复合物。此时，60S 核糖体大亚基即可结合到 48S 前起始复合物，完成 80S 起始复合物的最后装配。

2. 在核糖体上重复进行的三步反应延长肽链

翻译起始复合物形成后，核糖体从 mRNA 的 5′端向 3′端移动，依据密码子顺序，从 N 端开始向 C 端合成多肽链。这是一个在核糖体上重复进行的进位、成肽、转位的循环过程，每完成 1 次，肽链上即可增加 1 个氨基酸残基，该过程称为核糖体循环。

（1）**进位**　又称注册，是指一个氨基酰-tRNA 按照 mRNA 模板的指令，进入并结合到核糖体 A 位的过程。起始复合物中的 A 位是空闲的，并对应着开放阅读框的第二个密码子，进入 A 位的氨基酰-tRNA 种类即由该密码子决定。氨基酰-tRNA 进位时需要先形成 GTP 复合物，这一三元复合物（氨基酰-tRNA-GTP）的形成需要 eEF-1α 和 eEF-1β。核糖体对氨基酰-tRNA 的进位具有校正作用，这是维持肽链生物合成的高度保真性的机制之一。

（2）**成肽**　是指转肽酶催化两个氨基酸间肽键形成的反应。在起始复合物中，转肽酶催化 P 位上的起始 tRNA 所携带的甲硫氨酰与 A 位上新进位的氨基酰-tRNA 的 α-氨基结合，形成二肽。第一个肽键形成后，二肽酰-tRNA 占据着核糖体 A 位，而卸载了氨基酸的 tRNA 仍在 P 位。从第三个氨基酸开始，转肽酶催化的是 P 位上 tRNA 所连接的肽酰基与 A 位氨基酰基间的肽键形成。转肽酶的化学本质不是蛋白质，而是 RNA，因此属于一种核酶。原核生物核糖体大亚基中的 23S rRNA 具有转肽酶活性。

（3）**转位**　是指核糖体沿着 mRNA 的移位。成肽反应后，核糖体需要向 mRNA 的 3′端移动一个密码子的距离，方可阅读下一个密码子。转位需要 GTP、延长因子的帮助。

蛋白质的生物合成是耗能过程，每生成 1 个肽键平均消耗由 GTP 或 ATP 提供的 4 个高能磷酸键（不包括起始复合物形成所消耗的能量），即氨基酸活化时消耗 2 个高能键，进位、转位各消耗 1 个高能键。为保持蛋白质合成的高度保真性，任何步骤不正确连接都需消耗能量而水解清除。

蛋白质合成阶段	消耗能量	高能磷酸键个数
起始复合物形成（mRNA 在小亚基上就位）	1GTP	1
起始复合物形成（核糖体大亚基结合）	1GTP	1
氨基酸活化	1ATP	2
肽链延长（进位）	1GTP	1
肽链延长（成肽）	0	0
肽链延长（转位）	1GTP	1
合成过程中纠错	根据出错率定，平均 1 个 ATP	根据出错率定

3. 终止密码子和释放因子(RF)导致肽链合成停止

(1)**终止密码子** 肽链上每增加一个氨基酸残基,就需要进行一次核糖体循环,如此往复,直到核糖体的 A 位对应到 mRNA 的终止密码子。终止密码子不被任何氨基酰-tRNA 识别,只有 RF 能识别终止密码子而进入 A 位,这一识别过程需要水解 GTP。RF 的结合可触发核糖体构象改变,将转肽酶活性转变为酯酶活性,水解肽链与结合在 P 位的 tRNA 之间的酯键,释出合成的肽链,促使 mRNA、tRNA、RF 从核糖体脱离。

(2)**释放因子** 原核生物有 3 种 RF。RF1 可识别 UAA、UAG,RF2 可识别 UAA、UGA,RF3 则与 GTP 结合并使其水解,协助 RF1、RF2 与核糖体结合。真核生物只有一种释放因子 eRF,所有 3 种终止密码子均可被 eRF 识别。

4. 原核生物和真核生物蛋白质合成的比较

	原核生物蛋白质合成	真核生物蛋白质合成
核糖体	S 值:70S	80S
	小亚基:30S,16S-rRNA,21 种 rpS	40S,18S-rRNA,33 种 rpS
	大亚基:50S,5S、23S-rRNA,31 种 rpL	60S,5S、5.8S、28S-rRNA,49 种 rpL
氨基酸的活化	$氨基酸 + tRNA + ATP \xrightarrow{氨基酰\text{-}tRNA 合成酶、Mg^{2+}} 氨基酰\text{-}tRNA + AMP + PPi$ 氨基酰-tRNA 合成酶对底物氨基酸和 tRNA 都有高度特异性;此外,此酶还有校正活性	
起始氨基酰 tRNA	fMet-tRNA^{fMet}	Met-tRNAi^{Met}
合成原料	氨基酸	氨基酸
适配器	各种 tRNA	各种 tRNA
模板(mRNA)	一条 mRNA 编码几种蛋白质(多顺反子) 转录后很少加工 转录、翻译和 mRNA 的降解可同时发生	一条 mRNA 编码一种蛋白质(单顺反子) 转录后进行首、尾修饰及剪接 mRNA 核内合成,加工后进入胞液,再作模板
肽链合成起始	起始因子:3 种 IF(IF-1、IF-2、IF-3)	起始因子:10 种 eIF
	①核糖体大小亚基分离:IF-3、IF-1 与小亚基结合促进大小亚基分离	①核糖体大小亚基分离:eIF-3、eIF-2B 与小亚基结合,在 eIF-6 参与下,促进 80S 解离成大小亚基
	②mRNA 在小亚基定位结合:通过 RNA-RNA、RNA-蛋白质相互作用而定位,形成复合体	②起始氨基酰-tRNA 的结合:eIF-2
	③起始氨基酰-tRNA 的结合:IF-2	③mRNA 在小亚基准确就位:涉及多种蛋白因子形成的复合物
	④核糖体大亚基结合:IF-2 结合的 GTP 水解,促使 3 种 IF 释放,形成翻译起始复合物	④核糖体大亚基结合:通过 eIF-5 作用和 GTP 水解,促使各种 eIF 释放
肽链延长	进位:EF-Tu 促进进位,结合分解 GTP EF-Ts 调节亚基	eEF-1α 促进进位,结合分解 GTP eEF-1βγ 调节亚基
	成肽:转肽酶催化的肽键形成过程	同左
	转位:EF-G	eEF-2
肽链合成终止	释放因子 3 种:RF-1——识别 UAA、UAG RF-2——识别 UAA、UGA RF-3——协助 RF-1、2 的作用	释放因子 1 种:eRF——识别所有终止密码,具有原核生物各类 RF 的功能

注意:真核生物起始过程与原核生物相似,但核糖体是先结合甲硫氨酰-tRNA,再结合 mRNA。

请注意表中"肽链合成起始"项①②③④标注的顺序。

【例 14】2004NO28A 下列因子中不参与原核生物翻译过程的是

    A. IF   B. EF1   C. EFT

    D. RF   E. RR

【例 15】2005NO134X 下列哪些因子参与蛋白质翻译延长？

    A. IF   B. EFG   C. EFT   D. RF

【例 16】2013NO36A 下列关于原核生物蛋白质合成的叙述,正确的是

    A. 一条 mRNA 编码几种蛋白质   B. 释放因子是 eRF

    C. 80S 核蛋白体参与合成   D. 核内合成,胞液加工

四、蛋白质合成后的加工修饰

新生肽链并不具有生物学活性,它们必须正确折叠形成具有生物活性的三维空间结构,有的需形成二硫键,有的需经过亚基的聚合形成具有四级结构的蛋白质。此外,许多蛋白质在翻译后还需经过蛋白水解作用切除一些肽段或氨基酸,或对某些氨基酸残基的侧链基团进行化学修饰等处理后,才能成为有活性的成熟蛋白质,这一过程称为翻译后修饰。翻译后修饰在肽链合成开始即随之进行。

1. 肽链折叠为功能构象需要分子伴侣

蛋白质在合成时,还未折叠的肽段有许多疏水基团暴露在外,具有分子内或分子间聚集的倾向,使蛋白质不能形成正确的空间构象。这种结构混乱的肽链集合体产生过多对细胞有致命的影响。实际上,细胞中大多数天然蛋白质折叠都不是自发完成的,其折叠过程需要其他酶或蛋白质的辅助,这些辅助性蛋白质可以指导新生肽链按特定方式正确折叠,它们被称为分子伴侣。

(1)分子伴侣的主要作用 ①封闭待折叠肽链暴露的疏水区段;②创建一个隔离的环境,可使肽链的折叠互不干扰;③促进肽链折叠和去聚集;④遇到应激刺激,使已折叠的蛋白质去折叠。许多分子伴侣是 ATP 酶,能提供水解 ATP 产生的自由能。分子伴侣可逆地与未折叠肽段的疏水部分结合随后松开,如此重复进行,可防止错误的聚集发生,使肽链正确折叠。

(2)分子伴侣的分类 细胞内分子伴侣分为两大类,一类为核糖体结合性分子伴侣,包括触发因子和新生链相关复合物;另一类是非核糖体结合性分子伴侣,包括热激蛋白、伴侣蛋白等。

①热激蛋白 也称热休克蛋白(HSP),属于应激反应性蛋白质,高温刺激可诱导其合成。在蛋白质翻译后加工过程中,HSP 可促进需要折叠的肽链折叠为有天然空间构象的蛋白质。大肠杆菌中参与蛋白质折叠的热激蛋白包括 HSP70、HSP40 和 Grp E。

人类的 HSP 蛋白家族可存在于细胞质、内质网腔、线粒体、细胞核等部位,涉及多种细胞保护功能:如使线粒体和内质网蛋白质保持未折叠状态而转运、跨膜,再折叠成功能构象;避免或消除蛋白质变性后因疏水基团暴露而发生的不可逆聚集,以利于清除变性或错误折叠的肽链中间物。

②伴侣蛋白 是分子伴侣的另一家族,代表性成员如大肠杆菌的 Gro EL 和 Gro ES,其主要作用是为非自发性折叠肽链提供能折叠形成天然空间构象的微环境。

(3)折叠酶 除分子伴侣协助肽链折叠外,一些对于蛋白质空间结构形成至关重要的氨基酸残基(如半胱氨酸、脯氨酸)的正确折叠还需要酶促反应。这些可催化蛋白质功能构象形成所必需的酶,称为异构酶,也称折叠酶。已发现两种异构酶可以帮助细胞内新生肽链折叠为功能蛋白质:①蛋白质二硫键异构酶(PDI):可帮助肽链内或肽链之间二硫键的正确形成;②肽酰-脯氨酸顺反异构酶(PPI):可使肽链在各脯氨酸弯折处正确折叠。

【例 17】2010NO159X 能促使蛋白质多肽链折叠成天然构象的蛋白质有

    A. 解螺旋酶   B. 拓扑酶   C. 热激蛋白 70   D. 伴侣蛋白

【例 18】2017NO25A 热激蛋白(热休克蛋白)的生理功能是

    A. 作为酶参与蛋白质合成   B. 促进新生多肽链的折叠

  C. 参与蛋白质靶向输送   D. 肽链合成起始的关键分子

  A. 泛素   B. 热激(休克)蛋白   C. 逆转录酶   D. 蛋白激酶

【例19】2018NO122B 参与合成多肽链正确折叠的蛋白质是

【例20】2018NO123B 可作为信号传递分子开关的蛋白质是

2. 肽链的肽键水解生成活性蛋白质或功能肽

  新生多肽链的有限水解,属于蛋白质的一级结构修饰,是一种最常见的翻译后加工形式,几乎所有成熟的多肽链都要经过这种形式的加工。

  (1)合成后肽链的末端被水解加工

  ①N-端水解 新生肽链N-端的甲硫氨酸残基,在肽链离开核糖体后,大部分即被特异的蛋白水解酶切除。原核生物中约半数成熟蛋白质的N-端经脱甲酰基酶切除N-甲酰基而保留甲硫氨酸,另一部分被氨基肽酶水解而去除N-甲酰甲硫氨酸。真核生物的信号肽在蛋白质成熟过程中需被切除。

  ②C-端水解 有些情况下,C-端的氨基酸残基也可被酶切除。

  (2)肽链中肽键水解产生多种功能肽 某些无活性的蛋白质前体,经蛋白酶水解,可生成具有活性的蛋白质或多肽,如胰岛素原被酶解可生成胰岛素。

3. 肽链中氨基酸残基的化学修饰增加蛋白质功能多样性

  这些化学修饰均属于酶促反应,蛋白激酶、糖基转移酶、羟化酶、甲基转移酶等在其中发挥重要作用。

化学修饰种类	发生修饰的氨基酸残基	化学修饰种类	发生修饰的氨基酸残基
磷酸化	丝氨酸、苏氨酸、酪氨酸	N-糖基化	天冬酰胺
O-糖基化	丝氨酸、苏氨酸	羟基化	脯氨酸、赖氨酸
乙酰化	赖氨酸、丝氨酸	硒化	半胱氨酸
甲基化	赖氨酸、精氨酸、组氨酸、天冬酰胺、天冬氨酸、谷氨酸		

4. 蛋白质空间结构修饰——亚基聚合和辅基连接

  (1)通过非共价键亚基聚合形成具有四级结构的蛋白质 有4级结构的蛋白质可发生此修饰。

  (2)辅基连接后形成完整的结合蛋白质 蛋白质分单纯蛋白质和结合蛋白质,只有结合蛋白质才有此修饰。

【例21】2012NO160X 蛋白质多肽链生物合成后的加工过程有

  A. 二硫键形成 B. 氨基端修饰 C. 多肽链折叠 D. 辅基的结合

五、蛋白质生物合成的干扰与抑制

1. 许多抗生素通过抑制肽链合成发挥作用

抗生素	作用位点	作用原理	作用生物	应用
伊短菌素	核糖体小亚基	阻碍翻译起始复合物的形成	真核+原核	抗病毒
四环素	核糖体小亚基	抑制氨基酰-tRNA与小亚基结合	原核生物	抗菌药
链霉素、新霉素、巴龙霉素	核糖体小亚基	改变构象致读码错误,抑制起始	原核生物	抗菌药
红霉素、氯霉素、林可霉素	核糖体大亚基	抑制转肽酶,阻断肽链延长	原核生物	抗菌药
嘌呤霉素	核糖体	使肽酰基转移到它的氨基上后脱落	真核+原核	抗肿瘤药
放线菌酮	核糖体大亚基	抑制转肽酶,阻断肽链延长	真核生物	医学研究
夫西地酸、微球菌素	EF-G	抑制EF-G,阻止转位	原核生物	抗菌药
大观霉素	核糖体小亚基	阻止转位	原核生物	抗菌药

2. 其他干扰蛋白质生物合成的物质

	作用机理	作用生物
白喉毒素	使真核生物延长因子 eEF-2 发生 ADP 糖基化失活,阻止肽链合成延长	真核生物
蓖麻蛋白	使核糖体的大亚基 28S rRNA 降解失活	真核生物
干扰素	①活化蛋白激酶,使真核生物起始因子 eIF-2 磷酸化 而失活,从而抑制病毒蛋白质的合成。②诱导生成寡核苷酸,该寡核苷酸活化 RNase L 核酸内切酶,降解病毒 mRNA,阻断病毒蛋白质合成	病毒

【例22】2011NO37A 下列选项中,属于蛋白质生物合成抑制剂的是

　　A. 5-氟尿嘧啶　　　　B. 卡那霉素　　　　C. 甲氨蝶呤　　　　D. 别嘌呤醇

【例23】2009NO36A 对真核和原核生物翻译过程均有干扰作用,故难用作抗菌药物的是

　　A. 四环素　　　　　　B. 链霉素　　　　　C. 卡那霉素　　　　D. 嘌呤霉素

　　A. 四环素　　　　　　B. 氯霉素　　　　　C. 链霉素

　　D. 嘌呤霉素　　　　　E. 放线菌酮

【例24】2006NO113B 能与原核生物核蛋白体小亚基结合,改变其构象,引起读码错误的抗菌素是

【例25】2006NO114B 能与原核生物的核蛋白体大亚基结合的抗菌素是

【例26】2013NO160X 能够影响蛋白质生物合成的物质有

　　A. 毒素　　　　　　　B. 泛素　　　　　　C. 抗生素　　　　　D. 干扰素

► **常考点**　遗传密码的特性;起始和终止密码;蛋白质合成的干扰。

　　　参考答案——详细解答见《贺银成2019考研西医临床医学综合能力历年真题精析》

1. A BCDE　　2. ABCDE　　3. ABCDE　　4. AB CD E　　5. A BCDE　　6. ABC DE　　7. ABCDE

8. ABCDE　　9. ABCDE　　10. ABCD E　　11. ABC DE　　12. ABC DE　　13. ABCD E　　14. AB CDE

15. ABCDE　　16. A BCDE　　17. ABCD E　　18. AB CDE　　19. AB CDE　　20. ABCD E　　21. ABCDE

22. AB CDE　　23. ABCD E　　24. ABC DE　　25. AB CDE　　26. A BCD E

第 15 章　基因表达调控、基因重组、癌基因与基因组学

▶▶ **考纲要求**

①基因表达调控的概念及原理。②原核和真核基因表达的调控。③基因重组的概念、基本过程及其在医学中的应用。④原癌基因、抑癌基因和生长因子的基本概念及作用机制。原癌基因和抑癌基因的产物、功能及与肿瘤的关系。⑤基因诊断的基本概念、技术及应用。基因治疗的基本概念及基本程序。⑥常用的分子生物学技术原理和应用。⑦基因组学的概念,基因组学与医学的关系。

▶▶ **复习要点**

一、基因表达调控的概念及特点

1. 基因表达调控的基本概念

基因是负载特定遗传信息的 DNA 片段,其结构包括 DNA 编码序列、非编码调节序列和内含子组成的 DNA 区域。cDNA 是人为地由 mRNA 通过反转录而得,即与 mRNA 互补的 DNA,人们习惯地将其称为"基因",但它不含基因转录的调控序列,但是含有蛋白质合成的调控序列及多肽链的编码序列。

基因表达就是基因转录和翻译的过程,也是基因所携带的遗传信息表现为表型的过程,包括基因转录成互补的 RNA 序列;对于蛋白质编码基因,mRNA 继而翻译成多肽链,并装配加工成最终的蛋白质产物。在一定调控机制下,大多数基因经历"激活→转录→翻译→产生蛋白质"的过程。但并非所有基因表达过程都产生蛋白质。rRNA、tRNA 编码基因转录产生 RNA 的过程也属于基因表达,但并不产生蛋白质。

不同生物的基因组含有不同数量的基因。人类基因组含约 2 万～2.5 万个基因。但某一特定时期或生长阶段,某一基因组中只有一小部分基因处于表达状态。

2. 基因表达具有时间特异性和空间特异性

(1)时间特异性　是指某一特定基因的表达严格按一定的时间顺序发生。多细胞生物从受精卵发育成为一个成熟个体,经历很多不同的发育阶段,因此,多细胞生物基因表达的时间特异性又称阶段特异性。

(2)空间特异性　指多细胞生物个体在某一特定生长发育阶段,同一基因在不同的组织器官表达不同。基因表达伴随时间或阶段顺序所表现出的这种空间分布差异,实际上是由细胞在器官的分布所决定的,因此基因表达的空间特异性也称细胞特异性或组织特异性。

基因表达的时间、空间特异性由特异的基因启动子(序列)和(或)增强子与调节蛋白相互作用决定。

3. 基因表达的方式存在多样性

基因表达调控是指细胞或生物体在接受环境信号刺激时,或适应环境变化的过程中,在基因表达水平上做出应答的分子机制。基因表达的方式或调节类型分基本表达(组成性表达)和诱导/阻遏。

	管家基因(基本表达,组成性表达)	可诱导基因或可阻遏基因
定义	在一个生物个体的几乎所有细胞中持续表达	是受特定环境信号刺激后表达
环境影响	表达水平较少受环境变化的影响	基因表达易受环境变化的影响
表达方式	持续表达,或变化很小	基因表达产物水平增高(诱导)或降低(阻遏)
影响因素	基本的基因表达只受启动程序或启动子与 RNA-pol 作用的影响,而不受其他机制的调节	除受启动程序/启动子与 RNA-pol 作用影响外,还受其他机制的调节
举例	三羧酸循环关键酶的编码基因	DNA 损伤时的修复酶基因、乳糖操纵子机制

【例 1】2018N026A 在生物个体中,几乎所有细胞都表达的基因是

A. 管家基因　　　　B. 阻遏基因　　　　C. 可诱导基因　　　　D. 突变基因

【例2】2002NO29A 下列关于"基因表达"概念的叙述，错误的是

A. 基因表达具有组织特异性　　　　　　　B. 基因表达具有阶段特异性

C. 基因表达均经历基因转录及翻译过程　　D. 某些基因表达产物是蛋白质分子

E. 有些基因表达水平受环境变化影响

【例3】2010NO37A 组成性基因表达的正确含义是

A. 在大多数细胞中持续恒定表达　　　　　B. 受多种机制调节的基因表达

C. 可诱导基因表达　　　　　　　　　　　D. 空间特异性基因表达

4. 基因表达受顺式作用元件和反式作用因子共同调节

（1）**顺式作用元件**　一个生物体的基因组中既有携带遗传信息的编码序列，也有影响基因表达的调节序列。调节序列一般与被调控的编码序列位于同一条DNA链上，被称为顺式作用元件。

（2）**反式作用因子**　另一些调节序列远离被调控的编码序列，实际上是其他分子的编码基因，只能通过其表达产物来发挥作用。这样的调节基因产物不仅能对处于同一条DNA链上的结构基因的表达进行调控，而且还能对不在一条DNA链上的结构基因的表达进行调节。因此，这些蛋白质分子被称为反式作用因子。这些反式作用因子以特定的方式识别和结合在顺式作用元件上，实施精确的基因表达调控。

5. 基因表达调控呈现多层次和复杂性

基因表达调控体现在基因表达的全过程中，即在RNA转录和蛋白质翻译两个阶段都有控制其表达的机制。因此，基因表达的调控是多层次的复杂过程，改变其中任何环节均会导致基因表达的变化。

（1）**遗传信息水平**　遗传信息以基因的形式贮存于DNA分子中，因此基因组DNA的部分扩增可影响基因表达。为适应某种特定需要而进行的DNA重排、DNA甲基化等，均可在遗传信息水平影响基因表达。

（2）**转录阶段**　基因表达调控可发生在从DNA→RNA→蛋白质合成的任何环节，但发生在转录水平，尤其是转录起始水平的调节，对基因表达起至关重要的作用，即转录起始是基因表达的基本控制点。

（3）**翻译阶段**　影响蛋白质合成的因素也能调节基因表达。

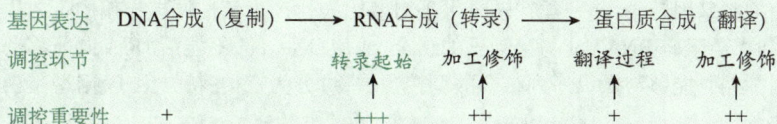

基因表达　DNA合成（复制）──→ RNA合成（转录）──→ 蛋白质合成（翻译）

调控环节　　　　　　　转录起始　加工修饰　翻译过程　　加工修饰

调控重要性　　+　　　　+++　　　++　　　　+　　　　++

基因表达的基本调控点在转录起始水平

【例4】2009NO38A 基因表达调控的基本控制点是

A. mRNA从细胞核转移到细胞质　　　　　B. 转录起始

C. 转录后加工　　　　　　　　　　　　　D. 蛋白质翻译及翻译后加工

6. 基因表达调控是生物体生长和发育的基础

（1）**生物体调节基因表达以适应环境、维持生长和增殖**　生物体所处的内外环境是不断变化的，通过一定的程序调控基因表达，可使生物体表达出合适的蛋白质分子，以便更好地适应环境，维持其生长。原核生物、单细胞生物调节基因的表达就是为了适应环境、维持生长和细胞分裂。

（2）**生物体调节基因表达以维持细胞分化与个体发育**　在多细胞生物，基因表达调控的意义在于维持细胞分化与个体发育。在多细胞个体生长发育的不同阶段，细胞中的蛋白质分子种类和含量变化很大，不同组织器官内蛋白质分子也存在很大差异，这些差异是调节细胞表型的关键。哺乳类动物的细胞分化，各种组织、器官的发育都是由一些特定基因控制的。

二、原核基因表达调控

原核基因组是具有超螺旋结构的闭合环状DNA分子，在结构上有以下特点：①基因组中很少有重复序列；

②编码蛋白质的结构基因为连续编码,且多为单拷贝基因,但编码 rRNA 的基因仍然是多拷贝基因;③结构基因在基因组中所占的比例(约 50%)远远大于真核基因组;④许多结构基因在基因组中以操纵子为单位排列。

1. 操纵子是原核基因转录调控的基本单位

绝大多数原核基因按功能相关性成簇地串联、密集在 DNA 上,共同组成一个转录单位,称为操纵子。操纵子由结构基因和调控序列组成,上游是调控序列,包括启动子、操纵元件以及一定距离外的调节基因;下游为结构基因,最后是转录终止子。一个操纵子就是一个转录单位,而基因转录调控也是以操纵子为单位进行的。在基因转录过程中,RNA pol 识别并结合启动子序列,启动转录,将操纵子中的所有结构基因转录生成一条 mRNA 长链,该 mRNA 分子含有操纵子中各个结构基因

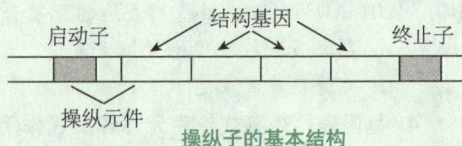
操纵子的基本结构

的序列,因而作为模板指导几条肽链的合成。这样的 mRNA 分子携带了几个多肽链的编码信息,被称为多顺反子。在基因调控中,控制 RNA pol 与启动子的结合,就可以控制该操纵子中各个结构基因的表达。

(1) 结构基因 通常包括数个功能上有关联的基因,它们串联排列,共同构成编码区。

(2) 调控序列 包括启动子、操纵元件以及一定距离外的调节基因。

①启动子 启动子是 RNA 聚合酶的结合部位。*E.coli* 的启动子区长约 40~60bp,包括 3 个功能区:一是识别部位,位于 −35 区;二是结合部位,位于 −10 区;三是起始部位,即 +1 区。RNA 聚合酶 σ 因子可识别特异启动序列,即 DNA 区段 −35 区的 TTGACA 序列。在这一区段,酶与模板的结合松弛,酶移向 −10 区的 TATAAT 序列并跨入转录起始点(+1 区)。不同的 σ 因子决定特异基因的转录激活,决定 mRNA、rRNA、tRNA 基因的转录。

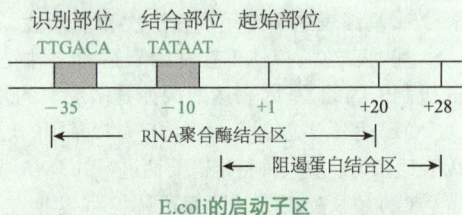
E.coli 的启动子区

②操纵元件 是一段能被特异的阻遏蛋白识别和结合的 DNA 序列。操纵元件紧接在启动子下游,其 DNA 序列通常与启动子有部分重叠,它是阻遏蛋白的结合位点。阻遏蛋白主要通过抑制开放启动子复合物的形成而抑制基因转录,是一类在转录水平对基因表达产生负性调控作用的蛋白质。当操纵序列结合有阻遏蛋白时,会阻碍 RNA pol 与启动子的结合,或使 RNA pol 不能沿 DNA 向前移动,阻遏转录。

③调节基因 编码能够与操纵序列结合的调控蛋白,可分为三类:特异因子、阻遏蛋白和激活蛋白。

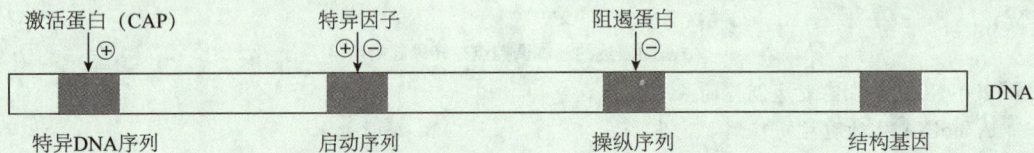

	类别	作用机理	调节作用
调控序列	启动子	是 RNA 聚合酶结合并启动转录的特异性 DNA 序列 共有序列:TATAAT(−10 区域)、TTGACA(−35 区域)	正性调节
	操纵元件	是原核阻遏蛋白的结合位点,阻碍 RNA-pol 与启动序列的结合或使 RNA 聚合酶不能沿 DNA 向前移动,阻遏转录	负性调节
	特异 DNA 序列	可结合激活蛋白,增强 RNA 聚合酶活性,激活转录	正性调节
调节基因	特异因子	决定 RNA 聚合酶对启动序列的特异性识别和结合能力	正/负调节
	阻遏蛋白	可识别、结合特异 DNA 序列——操纵序列,抑制基因转录	负性调节
	激活蛋白	可结合启动序列邻近的 DNA 序列,提高 RNA-pol 与启动序列的结合能力,从而增强 RNA 聚合酶的转录活性	正性调节

2. 乳糖操纵子是典型的诱导型调控

操纵子机制在原核基因表达调控中具有普遍意义。乳糖操纵子是最早发现的原核生物转录调控模式。乳糖代谢酶基因的表达特点是：在环境中没有乳糖时，这些基因处于关闭状态；只有当环境中有乳糖时，这些基因才被诱导开放，合成代谢乳糖所需要的酶。

（1）乳糖操纵子的结构　*E. coli* 的乳糖操纵子含 3 个结构基因 Z、Y、A + 操纵序列 O + 启动子 P + 调节基因 I + 分解（代谢）物基因激活蛋白（CAP）结合位点。由 P 序列、O 序列和 CAP 结合位点共同构成 *lac* 操纵子的调控区。

I 基因具有独立的启动子（PI），编码的是一种阻遏蛋白，阻遏蛋白与 O 序列结合，使操纵子受阻遏而处于关闭状态。在启动子 P 上游还有 1 个 CAP 结合位点。结构基因 Z、Y、A 分别编码 β-半乳糖苷酶、通透酶（原称透酶）和乙酰基转移酶。这三个酶的编码基因由同一调控区调节，实现基因产物的协调表达。

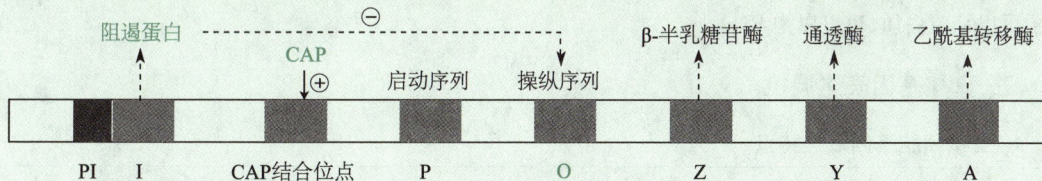

乳糖操纵子结构示意图

（2）乳糖操纵子的调节机制　包括阻遏蛋白的负性调节、CAP 的正性调节及两者的协调调节。

①阻遏蛋白的负性调节　当没有乳糖存在时，*lac* 操纵子处于阻遏状态。此时，I 基因在 PI 启动序列作用下表达的阻遏蛋白与 O 序列结合，阻碍 RNA pol 与 P 序列结合，抑制转录启动。

当有乳糖存在时，*lac* 操纵子即可被诱导。乳糖并非真正的诱导剂。乳糖经酶催化后转变生成的半乳糖才是诱导剂。半乳糖与阻遏蛋白结合，使阻遏蛋白构象发生变化，导致阻遏蛋白与 O 序列解离、启动转录。异丙基硫代半乳糖苷为半乳糖的类似物，是实验室广泛应用的一种极强诱导剂，不被细菌代谢而十分稳定。

②CAP 的正性调节　CAP 分子内有 DNA 结合区及 cAMP 结合位点。

无葡萄糖、cAMP↑时——cAMP 与 CAP 结合，刺激 RNA 转录活性提高 50 倍。

有葡萄糖、cAMP↓时——cAMP 与 CAP 结合受阻，*lac* 操纵子表达下降。

③协调调节　*lac* 阻遏蛋白负性调节与 CAP 正性调节两种机制协调合作。

记忆：①1——1 个 CAP 结合位点（产生正性调节）。
②2——2 种调节机制（阻遏蛋白负性调节 + CAP 正性调节）。
③3——3 个结构基因（Z、Y、A），3 个调控基因（I、P、O）。

【例 5】2015NO38A 原核生物乳糖操纵子受 CAP 调节，结合并活化 CAP 的分子是
　A. 阻遏蛋白　　　　B. RNA 聚合酶　　　C. cAMP　　　　D. cGMP

【例 6】2003NO135X 共同参与构成乳糖操纵子的组分有
　A. 三个结构基因　　B. 一个操纵序列　　C. 一个启动序列　　D. 一个调节基因

【例 7】2000NO31A 乳糖操纵子中的 i 基因编码产物是
　A. β-半乳糖苷酶　　B. 透酶　　　　　　C. 乙酰基转移酶
　D. 一种激活蛋白　　E. 一种阻遏蛋白

【例 8】2006NO34A 下列哪种乳糖操纵子序列能与 RNA 聚合酶结合？
　A. P 序列　　　　　B. O 序列　　　　　C. CAP 结合位点
　D. I 基因　　　　　E. Z 基因

　A. CAP 结合位点　　B. 结构基因编码序列　C. 操纵序列　　　D. 启动序列

【例 9】2008NO131B 分解（代谢）物激活蛋白在 DNA 的结合部位是

【例 10】2008NO132B 阻遏蛋白在 DNA 的结合部位是

3. 色氨酸操纵子通过转录衰减的方式阻遏基因表达

大肠杆菌色氨酸操纵子是一个阻遏操纵子。在细胞无色氨酸时,阻遏蛋白不能与操纵序列结合,因此色氨酸操纵子处于开放状态,结构基因得以表达。当细胞内色氨酸浓度较高时,色氨酸作为辅阻遏物与阻遏蛋白形成复合物并结合到操纵序列上,关闭色氨酸操纵子,停止表达用于合成色氨酸的各种酶。

4. 原核基因表达在转录终止阶段有不同的调控机制

大肠杆菌存在两种转录终止机制:依赖 ρ 因子的转录终止和不依赖 ρ 因子的转录终止。其终止调节方式也有两种:衰减和抗终止,前者导致 RNA 链的过早终止,后者则阻止前者的发生,使下游基因得以表达。

5. 原核基因表达在翻译水平的多个环节受到精细调控

翻译一般在起始和终止阶段受到调节,尤其是起始阶段。翻译起始的调节主要依靠调节分子,调节分子可以是蛋白质,也可以是 RNA。

三、真核基因表达调控

1. 真核细胞基因表达特点

	真核基因组	原核基因组
基因组结构	真核基因组结构庞大 人类基因组约 2 万 ~2.5 万个基因(8 版生化 P356)	大肠杆菌基因组为人类的 1/1000 噬菌体基因组为人类的 1/10 万
编码基因	只有 10% 的序列编码蛋白质、rRNA、tRNA 等 其余 90% 的序列功能不清,可能参与调控	约 50% 的序列为编码基因 50% 为调控序列
转录产物	基因转录产物为单顺反子	基因转录产物为多顺反子
重复序列	基因组含有大量的重复序列	基因组重复序列少
基因连续性	基因不连续,编码基因内部有内含子、外显子	基因序列是连续的,无内含子
其他	DNA 在细胞核内与多种蛋白质结合构成染色质 遗传信息不仅存在于核 DNA 上,还存在线粒体 DNA 上	—

【例 11】2007NO136X 真核基因的结构特点有

    A. 基因不连续性   B. 单顺反子

    C. 含重复序列   D. 一个启动基因后接有几个编码基因

【例 12】2008NO38A 下列关于真核基因组结构特点的叙述,错误的是

    A. 基因不连续   B. 基因组结构庞大

    C. 含大量重复序列   D. 转录产物为多顺反子

【例 13】2013NO37A 原核生物基因组的特点是

    A. 核小体是其基本组成单位   B. 转录产物是多顺反子

    C. 基因的不连续性   D. 线粒体 DNA 为环状结构

2. 染色质结构与真核基因表达密切相关

当基因被激活后,可观察到染色质相应区域发生某些结构和性质变化。

(1)**转录活化的染色质对核酸酶极为敏感**　染色质活化后常出现一些对核酸酶高度敏感的位点,通常位于被活化基因的 5′侧翼区 1kb 内。这些转录活化区是没有核小体结合的裸露 DNA 链。

(2)**转录活化染色质的组蛋白变化**　①富含赖氨酸的 H1 组蛋白含量降低;②H2AH2B 组蛋白二聚体的不稳定性增加;③核心组蛋白 H3、H4 可发生乙酰化、磷酸化、泛素化等修饰。这些变化使得核小体的结构变得松散而不稳定,易于基因转录。

（3）CpG 岛甲基化水平降低　DNA 甲基化是真核生物在染色质水平控制基因转录的重要机制。真核基因组中胞嘧啶可被甲基化修饰为 5-甲基胞嘧啶，且以序列 CG 中的胞嘧啶甲基化更为常见。这些甲基化的胞嘧啶在基因组中并不是均匀分布，有些非甲基化 CG 成簇存在，人们将这些 GC 含量可达 60% 以上，长度 300～3000bp 的区段称为 CpG 岛。处于转录活跃状态的染色质中，CpG 岛的甲基化程度降低。CpG 岛的高甲基化可促进染色质形成致密结构，因而不利于基因表达。

3. 基因组中的顺式作用元件是转录起始的关键调节部位

转录起始是真核基因表达调控的关键。绝大多数真核基因都受顺式作用元件的调控。顺式作用元件是指位于编码基因两侧，可影响自身基因表达活性的 DNA 序列。顺式作用元件常为非编码序列，但并不一定位于转录起始点上游。真核基因组中每个基因都有各自特异的顺式作用元件。

顺式作用元件分为启动子、增强子和沉默子等。

（1）启动子　真核生物启动子包括至少 1 个转录起始点以及 1 个以上的功能组件（如图）。其中，最有意义的功能组件是 TATA 盒（TATAAAA），它通常位于转录起始点上游 –25～–30bp 区域，控制转录起始的准确性及频率。常见的功能组件还包括 GC 盒（GGGCGG）、CAAT 盒（GCCAAT）等。TATA 盒是基本转录因子 TFIID 的结合位点；GC 盒是 SP1 的结合位点；CAAT 盒是 C/EBP 的结合位点。典型的启动子由 TATA 盒及上游的 CAAT 盒和（或）GC 盒组成，这类启动子通常具有 1 个转录起始点及较高的转录活性。

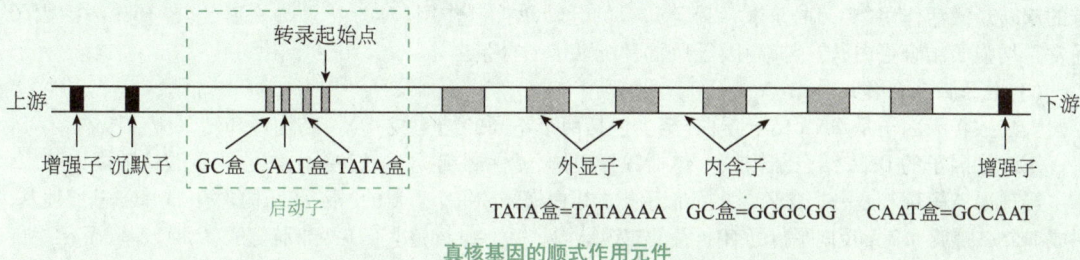

真核基因的顺式作用元件

真核基因的启动子相当于原核基因的启动序列，两者的区别和联系如下表，但教科书有时将两者混用。

	启动子	启动序列
名称差别	真核基因中称启动子	原核操纵子中称启动序列
定义	指 RNA-pol 结合位点周围的一组转录控制组件	指 RNA-pol 结合并启动转录的特异性 DNA 序列
共有序列	TATA 盒（TATAAAA） GC 盒（GGGCGG）、CAAT 盒（GCCAAT）	Pribnow 盒（TATAAT） –35 区的 TTGACA
共有序列位置	TATA 盒——转录起始点上游 –25～–30bp GC 盒、CAAT 盒——–30～–110bp	Pribnow 盒——–10 区 TTGACA——–35 区
作用	基本转录因子 TFⅡD 的结合位点	决定启动序列的转录活性大小

（2）增强子　是指真核基因转录调控区中能增强基因转录活性的一段 DNA 序列。

增强子的功能包括：①增强子与被调控基因位于同一条 DNA 链上，属于顺式作用元件；②增强子是组织特异性转录因子的结合部位，只有当某些细胞或组织中存在与之相结合的特异转录因子时方能表现活性；③增强子不仅能够在基因的上游或下游起作用，还可远距离实施调节作用；④增强子的作用与序列的方向性无关；⑤增强子需要启动子才能发挥作用，没有启动子存在，增强子不能表现活性；⑥增强子对启动子没有严格的专一性，同一增强子可以影响不同类型启动子的转录。

（3）沉默子　是指真核基因调控区中抑制或阻遏基因转录的一段 DNA 序列。沉默序列可促进局部 DNA 的染色质形成致密结构，从而阻止转录激活因子结合 DNA。

【例14】2007NO35A 基因启动子是指

A. 编码 mRNA 的 DNA 序列的第一个外显子　　B. 开始转录生成 RNA 的那段 DNA 序列

C. 阻遏蛋白结合的 DNA 序列　　　　　　　　D. RNA 聚合酶最初与 DNA 结合的那段 DNA 序列

【例 15】2006N031A 下列关于 TATA 盒的叙述，正确的是

A. 是与 RNA-pol 稳定结合的序列　　　　　　B. 是蛋白质翻译的起始点

C. 是 DNA 复制的起始点　　　　　　　　　　D. 是与核蛋白体稳定结合的序列

E. 是远离转录起始点，增强转录活性的序列

4. 转录因子是转录调控的关键分子

真核基因的转录调节蛋白又称转录调节因子或转录因子。绝大多数真核基因转录因子由其编码基因表达后，进入细胞核，与顺式作用元件特异性结合而增强或降低相应基因的表达。大多数转录因子起反式作用，但也可起顺式作用。根据功能特性，可将转录因子分为通用转录因子和特异转录因子两大类。

（1）通用转录因子　也称基本转录因子。通用转录因子 TF Ⅱ D 是由 TBP（TATA 结合蛋白质）和 8～10 个 TBP 相关因子（TAFs）共同组成的复合物，是 RNA 聚合酶结合启动子所必需的一组蛋白质因子，决定三种 RNA（tRNA、mRNA、rRNA）的转录类别。通用转录因子的存在没有组织特异性，因而对于基因表达的时空选择性并不重要。

（2）特异转录因子　为个别基因转录所必需，决定该基因的时间和空间特异性表达，此类特异因子有的起转录激活作用（称为转录激活因子），有的起转录抑制作用（称为转录抑制因子）。转录激活因子通常是增强子结合蛋白，转录抑制因子通常是沉默子结合蛋白。

（3）转录因子的作用特点

大多数转录因子是 DNA 结合蛋白，至少包括两个不同的结构域：DNA 结构域和转录激活域。

①转录因子的 DNA 结合结构域　包括锌指模体、碱性螺旋-环-螺旋模体、碱性亮氨酸拉链模体等。

锌指模体结构　是一类含 Zn^{2+} 的形似手指的蛋白模体。每个重复的"指"状结构含有 23 个氨基酸残基，形成 1 个 α-螺旋和 2 个反向平行的 β-折叠的二级结构。每个 β-折叠上有 1 个半胱氨酸（Cys）残基，而 α-螺旋上有 2 个组氨酸（His）或半胱氨酸（Cys）残基。这样 4 个氨基酸残基与二价 Zn^{2+} 之间形成配位键。整个蛋白质分子可有多个锌指结构，每一个单位可将其指部伸入 DNA 双螺旋的大沟内，接触 5 个核苷酸。

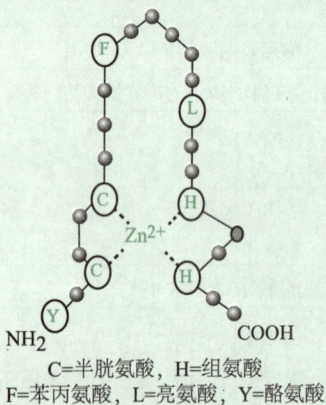

C=半胱氨酸，H=组氨酸
F=苯丙氨酸，L=亮氨酸，Y=酪氨酸

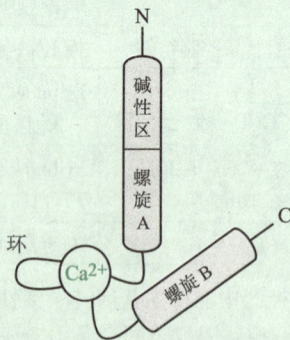

锌指结构　　　　　碱性螺旋-环-螺旋模体结构　　　　碱性亮氨酸拉链模体结构

碱性螺旋-环-螺旋模体结构　至少有两个 α-螺旋，由一个短肽段形成的环所连接，其中一个 α-螺旋的 N-末端富含碱性氨基酸，是与 DNA 结合的结合域。本模体通常以二聚体形式存在，而且两个 α-螺旋的碱性区之间的距离大约与 DNA 双螺旋的一个螺距相等，使两个 α-螺旋的碱性区刚好分别嵌入 DNA 双螺旋的大沟内。

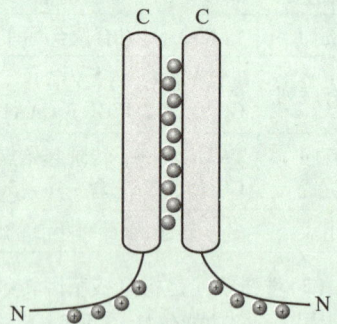

碱性亮氨酸拉链模体结构　其特点是蛋白质 C-末端的氨基酸序列中，每隔 6 个氨基酸含一个疏水性的亮氨酸残基。当 C-末端形成 α-螺旋结构时，肽链每旋转两周就出现一个亮氨酸残基，并且都出现在

α-螺旋的同一侧。这样的两个肽链能以疏水力结合成二聚体，形同拉链一样。该二聚体的 N-末端是富含碱性氨基酸的区域，可以借助其正电荷与 DNA 骨架上的磷酸基团结合。

②转录因子的转录激活结构域　不同的转录因子具有不同的转录激活结构域，根据氨基酸的组成特点，转录激活结构域可分为三类：

酸性激活结构域　是一段富含酸性氨基酸的保守序列，常形成带负电荷的 β-折叠，通过与 TFⅡD 的相互作用协助转录起始复合物的组装，促进转录。

谷氨酰胺富含结构域　其 N-末端的谷氨酰胺残基含量可高达 25%，通过与 GC 盒结合发挥转录激活作用。

脯氨酸富含结构域　其 C-末端的脯氨酸残基含量可高达 20%~30%，通过与 CAAT 盒结合来激活转录。

（4）转录因子与顺式作用元件的归纳总结

	类别	作用机理	调节作用
顺式作用元件	启动子	指 RNA-pol 结合位点周围的一组转录控制组件 包括转录起始点 + 功能组件（TATA 盒、GC 盒、CAAT 盒）	正性调节
	增强子	指远离转录起始点，决定基因的时间、空间特异性表达，增强启动子转录活性的 DNA 序列，发挥作用的方式与方向、距离无关	正性调节
	沉默子	负性调节元件，可结合特异蛋白因子，对基因转录起阻遏作用	负性调节
调节蛋白	反式作用因子	某基因表达的蛋白作用于另一基因的转录，影响另一基因表达	正/负调节
	顺式作用因子	某基因表达的蛋白作用于自身基因的调节序列，影响自身基因的表达	正/负调节

5. 转录起始复合物的动态构成是转录调控的主要方式

（1）**启动子与 RNA 聚合酶活性**　真核启动子的核苷酸序列会影响其与 RNA pol 的亲和力，而亲和力的大小则直接影响转录起始的频率。此外，真核 RNA pol 活性还与转录调节因子有关。

（2）**调节蛋白与 RNA pol 活性**　真核 RNA pol Ⅱ 不能单独识别、结合启动子，而是先由基本转录因子与 RNA pol Ⅱ 形成一个功能性的转录前起始复合物。TFⅡD 是唯一具有特异结合 DNA 功能的转录因子，在转录起始复合物的组装过程中起关键性作用。

6. 转录后调控主要影响真核 mRNA 的结构和功能

（1）mRNA 的稳定性影响真核基因表达　5′帽结构可增加 mRNA 稳定性，3′poly(A) 尾可防止 mRNA 降解。

（2）一些非编码小分子 RNA 可引起转录后基因沉默。

（3）mRNA 前体的选择性剪接可以调节真核基因表达。

7. 真核基因表达在翻译及翻译后仍可受到调控

（1）翻译起始因子(eIF)活性调节　eIF-2α 亚单位的磷酸化可阻碍 eIF 正常运行，从而抑制蛋白质合成起始。

（2）RNA 结合蛋白(RBP)对翻译起始的调节　RBP 参与转录终止、RNA 剪接、RNA 转运、RNA 胞浆内稳定性控制及翻译起始等过程。

8. 原核生物和真核生物基因表达调控的区别

	原核生物基因表达调控	真核生物基因表达调控
启动因子	σ 因子决定 RNA 聚合酶识别的特异性	TFⅡD 决定 RNA 聚合酶识别的特异性
转录激活	操纵子、调节蛋白	顺式作用元件、转录因子
主要机制	操纵子模型具有普遍性 主要为负性调节（阻遏调节）	顺式作用元件具有普遍性 主要为正性调节
特有机制	转录衰减为其特有机制	染色体结构变化为其特有机制
共同点	基因表达都有时间特异性和空间特异性 基因调控的多层次和复杂性 转录起始是基因表达的基本调控点	基因表达都有时间特异性和空间特异性 基因调控的多层次和复杂性 转录起始是基因表达的基本调控点

9. 原核和真核基因表达调控的多层次和复杂性的比较

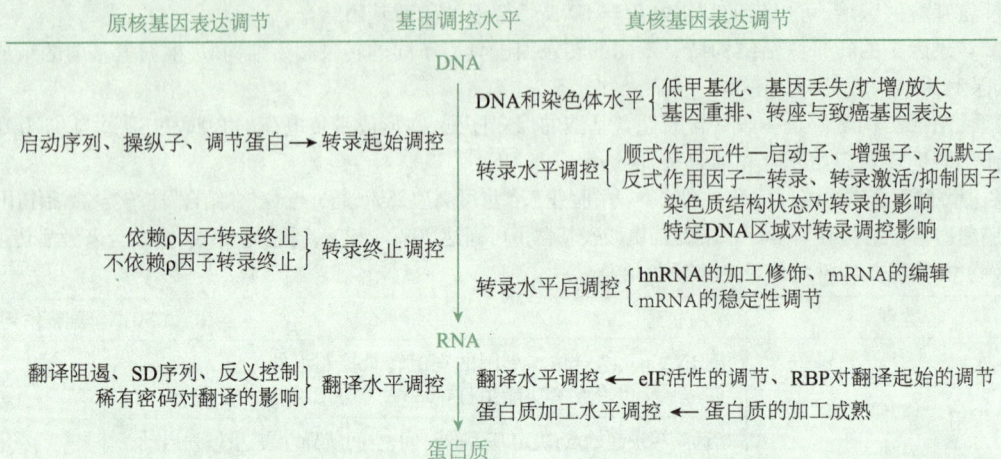

原核基因表达调节	基因调控水平	真核基因表达调节

DNA

DNA和染色体水平 ── 低甲基化、基因丢失/扩增/放大 基因重排、转座与致癌基因表达

启动序列、操纵子、调节蛋白 → 转录起始调控

转录水平调控 ── 顺式作用元件—启动子、增强子、沉默子 反式作用因子—转录、转录激活/抑制因子 染色质结构状态对转录的影响 特定DNA区域对转录调控影响

依赖ρ因子转录终止 不依赖ρ因子转录终止 } 转录终止调控

转录水平后调控 ── hnRNA的加工修饰、mRNA的编辑 mRNA的稳定性调节

RNA

翻译阻遏、SD序列、反义控制 稀有密码对翻译的影响 } 翻译水平调控

翻译水平调控 ← eIF活性的调节、RBP对翻译起始的调节 蛋白质加工水平调控 ← 蛋白质的加工成熟

蛋白质

【例16】2014NO38A 下列蛋白质中,具有锌指模序的是

 A. 酶　　　　　　B. 细胞转运蛋白　　　　C. 转录因子　　　　D. 膜受体

四、基因重组与基因工程

1. 基本概念

(1)**DNA重组** 是指不同DNA分子断裂和连接而产生DNA片段的交换并重新组合形成新DNA分子的过程。重组DNA技术是指在体外将两个或两个以上DNA分子重新组合并在适当细胞中增殖形成新DNA分子的过程。

(2)**同源重组** 也称基本重组,指发生在同源序列间的重组。它通过链的断裂和再连接,在两个DNA分子同源序列间进行单链或双链片段的交换。

(3)**接合作用** 当细胞或细菌通过菌毛相互接触时,质粒DNA就可从一个细胞(细菌)转移至另一个细胞(细菌),这种类型的DNA转移称为接合作用。

(4)**转化作用** 通过自动获取或人为地供给外源DNA,使受体细胞获得新的遗传表型,称为转化作用。

(5)**转导作用** 当病毒从被感染细胞(供体)释放出来,再次感染另一细胞(受体)时,发生在供体与受体细胞之间的DNA转移及基因重组称为转导作用。

(6)**位点特异性重组** 由整合酶催化,在两个DNA序列的特异位点间发生的整合,称位点特异性重组。

(7)**转座** 由插入序列和转座子介导的基因转移或重排称转座。

(8)**转座子** 可从一个染色体位点转移至另一位点分散的重复序列,也就是一段可以发生转座的DNA。

(9)**基因工程** 也称重组DNA技术、分子克隆、DNA克隆,就是利用酶学方法,在体外将目的DNA片段与能自主复制的遗传元件(载体)连接,形成重组DNA分子,进而在受体细胞中复制、扩增,从而获得单一DNA分子的大量拷贝。在克隆目的基因后,还可针对该基因进行表达产物蛋白质或多肽的制备以及基因结构的定向改造。

【例17】1992NO153X 遗传工程的主要内容包括

 A. 载体和目的基因的分离

 B. 限制性内切酶的切割,并把载体和目的基因合成重组

 C. DNA重组体的转化表达

 D. DNA重组体的扩增、筛选与鉴定

2. 重组DNA技术的工具酶

限制性核酸内切酶	识别特异序列,切割双链 DNA
DNA 连接酶	催化 DNA 分子中相邻的 5′-磷酸基和 3′-羟基末端之间形成磷酸二酯键,使 DNA 切口封闭或使两个 DNA 分子或片段连接
DNA 聚合酶 Ⅰ	①合成双链 cDNA 分子或片段连接;　②缺口平移法制作高比活性探针 ③DNA 序列分析;　　　　　　　④填补 3′-端
Klenow 片段	也称 DNA pol Ⅰ 大片段,具有完整 DNA pol Ⅰ 的 5′→3′ 聚合活性、3′→5′ 外切活性,而无 5′→3′ 外切活性。常用于 cDNA 第二链合成,双链 DNA 3′-端标记等
逆转录酶	①合成 cDNA;②替代 DNA 聚合酶Ⅰ进行填补、标记或 DNA 序列分析
多聚核苷酸激酶	催化多聚核苷酸 5′-羟基末端磷酸化,或标记探针
末端转移酶	在 3′-羟基末端进行同质多聚物加尾
碱性磷酸酶	切除末端磷酸基

限制性核酸内切酶是指能识别 DNA 特异序列,并在识别位点或其周围切割双链 DNA 的一类内切酶。目前已发现的限制性核酸内切酶有 1800 多种。根据酶的组成、所需因子及裂解 DNA 方式的不同,可分为三类。

(1) Ⅰ型和Ⅲ型　均为复合功能酶,同时具有限制和 DNA 修饰两种作用,这两型酶不在所识别的位点切割 DNA(即特异性不强),故在重组 DNA 技术中应用价值不大。

(2) Ⅱ型　能在 DNA 双链内部的特异位点识别并切割 DNA,故被广泛用作"分子解剖刀",对 DNA 进行精确切割。重组 DNA 技术中所说的限制性核酸内切酶是指Ⅱ型。

大多数限制性核酸内切酶的识别序列为回文结构。回文结构也称反向重复序列,是指在两条核苷酸链中,从 5′→3′ 方向的核苷酸序列是完全一致的。如 EcoRI 的识别序列,在两条链中,从 5′→3′方向均为 GAATTC。

【例 18】2010NO38A 下列选项中,符合Ⅱ类限制性内切核酸酶特点的是

　　A. 识别的序列呈回文结构　　　　　　　B. 没有特异酶解位点

　　C. 同时有连接酶活性　　　　　　　　　D. 可切割细菌体内自身 DNA

【例 19】2009NO39A 下列选项中,不属于重组 DNA 技术常用工具酶的是

　　A. 拓扑异构酶　　　　　　　　　　　　B. DNA 连接酶

　　C. 逆转录酶　　　　　　　　　　　　　D. 限制性核酸内切酶

【例 20】2001NO146X 重组 DNA 技术中,常用到的酶是

　　A. 限制性核酸内切酶　　B. DNA 连接酶　　　　C. DNA 解螺旋酶　　　　D. 反转录酶

【例 21】2002NO30A 在基因工程中,将目的基因与载体 DNA 拼接的酶是

　　A. DNA 聚合酶Ⅰ　　　　B. DNA 聚合酶Ⅲ　　　C. 限制性核酸内切酶

　　D. DNA 连接酶　　　　　E. 反转录酶

【例 22】1995NO140X 从带有遗传信息的 mRNA 构建成 DNA 重组体,要利用

　　A. 质粒　　　　　　　　　B. 限制性核酸内切酶　　C. DNA 连接酶　　　　D. 反转录酶

【例 23】2004NO31A 能识别 DNA 特异性序列并在识别位点或其周围切割双链 DNA 的一类酶是

　　A. 核酸外切酶　　　　　　B. 核酸内切酶　　　　　C. 限制性核酸外切酶

　　D. 限制性核酸内切酶　　　E. 核酸末端转移酶

　　A. Klenow 片段　　　　　B. 连接酶　　　　　　　C. 碱性磷酸酶　　　　　D. 末端转移酶

【例 24】2008NO127B 常用于合成 cDNA 第二条链的酶是

【例 25】2008NO128B 常用于标记双链 DNA 3′ 端的酶是

3. 重组 DNA 技术中常用的载体

应用重组 DNA 技术有时是为了分离、获得某一感兴趣的基因或 DNA 序列,或是为了获得感兴趣的

表达产物——蛋白质。这些感兴趣的基因或 DNA 序列就是目的基因（目的 DNA、外源性 DNA）。

载体是指为携带目的基因、实现外源基因在受体细胞中的无性繁殖或表达有意义的蛋白质所采用的一些 DNA 分子。载体按功能分为克隆载体和表达载体两大类。克隆载体用于外源 DNA 片段的克隆和在受体细胞中的扩增；表达载体则用于外源基因的表达。

（1）克隆载体

克隆载体的基本特点包括：①至少有一个复制起点使载体在宿主细胞中进行自主复制，并能使克隆的外源 DNA 片段得到同步扩增；②至少有一个选择标志；③有适宜的限制性核酸内切酶的单一切点。

常用的克隆载体主要质粒、噬菌体 DNA 等。

①质粒　是存在于细菌染色体外、能自主复制和稳定遗传的 DNA 分子，通常为环状双链的超螺旋结构。有些质粒可携带抗药性基因，可含有克隆位点。

②噬菌体 DNA　常被用作克隆载体的噬菌体 DNA 有 λ 噬菌体和 M13 噬菌体。

③其他克隆载体　为增加克隆载体插入外源基因的容量，还设计有柯斯质粒载体、细菌人工染色体载体、酵母人工染色体载体等。

（2）表达载体　表达载体是指用来在宿主细胞中表达外源基因的载体。

①原核表达载体　目前应用最广泛的是大肠杆菌表达载体。

②真核表达载体　包括酵母表达载体、昆虫表达载体、哺乳类细胞表达载体等。

【例 26】2011N039A 作为克隆载体的最基本条件是

  A. DNA 分子量较小   B. 环状双链 DNA 分子

  C. 有自我复制功能   D. 有一定遗传标志

【例 27】2003N0136X 下列关于质粒载体的叙述，正确的是

  A. 具有自我复制能力   B. 有些质粒常携带抗药性基因

  C. 为小分子环状 DNA   D. 含有克隆位点

【例 28】2006N033A 下列 DNA 中，一般不用作克隆载体的是

  A. 质粒 DNA   B. 大肠杆菌 DNA   C. 病毒 DNA

  D. 噬菌体 DNA   E. 酵母人工染色体

4. 重组 DNA 技术的基本原理及操作步骤

一个完整的 DNA 克隆过程应包括：目的 DNA 的分离获取（分）、载体的选择与构建（选）、目的 DNA 与载体连接（接）、重组 DNA 转入受体细胞（转）、重组体的筛选与鉴定（筛）。

（1）目的 DNA 的分离获取（分）　分离获取目的 DNA 的方法有：

化学合成法	根据某基因的核苷酸序列，通过 DNA 合成仪合成目的基因
DNA 文库筛选	从基因组 DNA 文库中，利用限制性内切核酸酶切割染色体获取基因
cDNA 文库法	以 mRNA 为模板合成互补的 DNA
PCR 法	通过聚合酶链反应（PCR）仪，设计引物，扩增获取目的 DNA
其他方法	利用酵母单杂交系统可克隆 DNA 结合蛋白的基因 利用酵母双杂交系统可克隆特异性相互作用蛋白质的基因

（2）载体的选择与构建（选）　进行 DNA 克隆的目的有两个：①获得目的 DNA 片段，需选用克隆载体；②获得目的 DNA 片段所编码的蛋白质，需选用表达载体。

（3）目的 DNA 与载体连接（接）　通过不同途径获取含目的基因的外源 DNA、选择或改建适当的克隆载体后，下一步工作是将外源 DNA 与载体 DNA 连接在一起，即 DNA 的体外重组。与自然界发生的基因重组不同，这种人工 DNA 重组是靠 DNA 连接酶将外源 DNA 与载体共价连接的。外源基因与载体的连接方式包括黏端连接、平端连接、黏-平末端连接等。

①黏端连接 依靠酶切后残余的黏性末端进行连接是反应效率较高,也是方向性、准确性较强的连接。

A. 单一相同黏端连接 如果目的 DNA 序列两端和线性化载体两端为同一限制性核酸内切酶(RE)切割所致,则所产生的黏端完全相同。这种单一相同黏端连接时,会有三种连接结果:载体自连、载体与目的 DNA 连接、DNA 片段自连。这种连接容易出现载体自身环化、目的 DNA 双向插入载体、多拷贝现象,从而给后续筛选增加困难。

B. 不同黏端连接 如果用两种不同的 RE 分别切割载体和目的 DNA,则可使载体与目的 DNA 的两端形成不同的黏端,这样可让外源 DNA 定向插入载体。这种使目的基因按特定方向插入载体的克隆方法称为定向克隆。定向克隆有效避免了载体自连、DNA 片段的反向插入和多拷贝现象。

C. 通过其他措施产生黏端进行连接 如人工接头法、加同聚物尾法、PCR 法等。

②平端连接 若目的 DNA 两端和线性化载体两端均为平端,则两者之间也可在 DNA 连接酶的作用下进行连接,其连接结果也有三种,即载体自连、载体与目的 DNA 连接、DNA 片段自连,但连接效率都较低。为了提高连接效率,可采用提高连接酶用量、延长连接时间、降低反应温度、增加 DNA 片段与载体的摩尔比等措施。平端连接同样存在载体自身环化、目的 DNA 双向插入、多拷贝现象等缺点。

③黏-平末端连接 是指目的 DNA 和载体之间通过一端为黏端、另一端为平端的方式进行连接。以该方式连接时,目的 DNA 被定向插入载体(定向克隆)。其连接效率介于黏端与平端连接之间。

(4)重组 DNA 转入受体细胞(转) 将重组 DNA 导入宿主细胞的常用方法有:

①转化 将重组质粒转化进入大肠杆菌进行扩增是最常用的策略。

②转染 将外源 DNA 直接导入真核细胞的过程称为转染。

③感染 以噬菌体载体或黏粒载体构建的重组 DNA 分子,可通过包装形成病毒颗粒,然后以感染的方式将重组 DNA 转入受体菌。

(5)重组体的筛选与鉴定(筛) ①借助载体上的遗传标志进行筛选:如利用抗生素抗性标志筛选、利用基因的插入失活/插入表达特性筛选、利用标志补救筛选、利用噬菌体的包装特性进行筛选等。②序列特异性筛选:限制性核酸内切酶法、PCR 法、核酸杂交法、DNA 测定法。③亲和筛选法。

(6)克隆基因的表达(表达) 基因工程的表达体系包括原核和真核表达体系。

【例29】2005NO136X 在分子克隆中,目的 DNA 可来自

    A. 原核细胞基因组 DNA   B. 真核细胞基因组 DNA

    C. PCR 合成的 DNA   D. 真核细胞 mRNA 反转录获得的 cDNA

【例30】2018NO27A 可获得目的基因的方法是

    A. 质粒降解   B. 外切核酸酶水解   C. 核酸变性   D. 逆转录合成

【例31】2009NO161X 重组 DNA 技术中可用于获取目的基因的方法有

    A. 化学合成法   B. PCR   C. Western blotting   D. 基因敲除

【例32】1994NO140X 进行基因工程实验时,常用的技术有

    A. 分子杂交技术   B. DNA 探针技术   C. 质粒重组技术   D. 基因调控技术

【例33】2010NO160X DNA 重组技术中,用来筛选重组体的方法有

    A. 标志补救   B. 分子杂交

    C. 特异性抗体与产物结合   D. 紫外分光光度计分析

【例34】2017NO26A 基因工程中的黏性末端连接指的是

    A. PCR 引物与 DNA 模板连接   B. 氨基酸之间的肽键形成

    C. 同一限制酶切位点的连接   D. cDNA 与 RNA 形成杂交体

5. 重组 DNA 技术在医学中的应用

(1)重组 DNA 技术广泛应用于生物制药 利用基因工程生产有药用价值的蛋白质、多肽、疫苗产品。

(2)基因诊断 基因诊断也称 DNA 诊断,就是利用分子生物学及分子遗传学的技术和原理,在 DNA

水平分析、鉴定遗传性疾病所涉及基因的置换、缺失或插入等突变。其基本过程为:首先分离、扩增待测的 DNA 片段,然后利用适当分析手段,区分或鉴定 DNA 的异常。

一种可靠的 DNA 诊断方法必须符合:①能正确扩增靶基因;②能准确区分单个碱基的差别;③本底或噪声低,不干扰 DNA 的鉴定;④便于完全自动化操作,适合大面积、大人群普查。

(3)**基因治疗** 基因治疗就是向有功能缺陷的细胞导入具有相应功能的外源基因,以纠正或补偿其基因缺陷,从而达到治疗的目的。基因治疗包括体细胞基因治疗和性细胞基因治疗。前者指针对体细胞进行基因改良的基因治疗;后者因对后代的遗传性状有影响,目前仅限于动物实验。

(4)**遗传病的预防** 包括产前诊断、携带者测试基因、症状前诊断、遗传病易感性预测。

五、癌基因、抑癌基因与生长因子

1. 一些基本概念

(1)**癌基因** 癌基因原指能在体外引起细胞转化,在体内诱发肿瘤的基因。目前广义的"癌基因"概念是:凡能编码生长因子、生长因子受体、细胞内信号转导分子以及与生长有关的转录调节因子等的基因。

(2)**原癌基因(细胞癌基因)** 是指存在于生物正常细胞基因组中的癌基因。

(3)**病毒癌基因** 是一类存在于肿瘤病毒(大多数是逆转录病毒)中的,能使靶细胞发生恶性转化的基因。肿瘤病毒根据其核酸组成不同,可分为 DNA 病毒和 RNA 病毒(逆转录病毒)。逆转录病毒中的癌基因为病毒癌基因,可加前缀 v,如 v-src,正常细胞中与其对应的基因细胞癌基因,可冠以前缀 c,如 c-src。而癌基因表达的蛋白则用大写字母表示,如 *FOS*、*MYC*、*RAS* 等。

(4)**抑癌基因** 抑癌基因是一类抑制细胞过度生长、增殖从而遏制肿瘤形成的基因。对于正常细胞,调控生长的基因(如原癌基因等)和调控抑制生长的基因(如抑癌基因等)的协调表达是控制细胞生长的重要机制之一。常见的抑癌基因包括 *TP53*、*Rb*、*P16*、*APC*、*DCC* 等。

(5)**生长因子** 是一类由细胞分泌的、类似于激素的信号分子,具有调节细胞生长与分化作用的多肽类物质,如 EGF、EPO、IGF、NGF、PDGF 等。

2. 细胞癌基因(原癌基因)

(1)**细胞癌基因的特点** ①广泛存在于生物界,从单细胞酵母、无脊椎动物到人类的正常细胞普遍存在这些基因。②在进化过程中,基因序列高度保守。③它们存在于正常细胞不仅无害,而且其表达产物对细胞正常生长、繁殖、发育和分化起着精确的调控作用。④在某些因素(如放射线、有害化学物质)作用下,这类基因结构发生异常或表达失控,导致细胞生长增殖和分化异常,部分细胞发生恶变从而形成肿瘤。

(2)**细胞癌基因的分类及功能**

类别	癌基因名称	作用
生长因子类	*SIS*	PDGF-2(血小板生长因子-2)
	INT-2	FGF 同类物(成纤维细胞生长因子)
蛋白酪氨酸激酶类生长因子受体	*EGFR*	EGF 受体,促进细胞增殖
	HER-2	EGF 受体类似物,促进细胞增殖
	FMS、*KIT*	M-CSF 受体、SCF 受体,促增殖
膜结合的蛋白酪氨酸激酶	*SRC*、*ABL*	与受体结合转导信号
细胞内蛋白酪氨酸激酶	*TRK*	在细胞内转导信号
细胞内蛋白丝/苏氨酸激酶	*RAF*	MAPK 通路中的重要分子
与膜结合的 GTP 结合蛋白	*RAS*	MAPK 通路中的重要分子
核内转录因子	*MYC*、*FOS*、*JUN*	促进增殖相关基因表达

功能上相关的癌基因可分为以下家族:

①SRC 家族　包括 SRC、ABL、LCK 等。

②RAS 家族　包括 H-RAS、K-RAS、N-RAS 等成员。

③MYC 家族　包括 C-MYC、N-MYC、L-MYC 等数种基因。

【例 35】2007NO34A 下列关于细胞原癌基因的叙述,正确的是

　　A. 存在于 DNA 病毒中　　　　　　　　　　B. 存在于正常真核生物基因组中

　　C. 存在于 RNA 病毒中　　　　　　　　　　D. 正常细胞含有即可导致肿瘤的发生

【例 36】2015NO161X 编码的产物属于生长因子受体的癌基因有

　　A. ERB-B　　　　　　B. HER-2　　　　　　C. SIS　　　　　　D. JUN

3. 癌基因活化的机制

从正常的原癌基因转变为具有使细胞转化功能的癌基因的过程,称为原癌基因的活化,是功能获得的过程。细胞癌基因的活化机制主要有以下四种:

(1)**获得启动子和(或)增强子**　逆转录病毒基因组中的长末端重复序列(LTR)内有活性较强的启动子或增强子元件,感染细胞时可随机整合到宿主细胞的基因组中。如这些活性较强的启动子或增强子正好整合到原癌基因附近或内部,这一原癌基因的表达就将不再接受原有的正常调控,而成为病毒启动子或增强子的控制对象,往往导致该基因的过量表达。

(2)**染色体易位**　在染色体易位过程中发生某些基因的易位和重排,可使原来无活性的原癌基因转位至强的启动子或增强子的附近而被活化,原癌基因表达增强,导致肿瘤的发生。

(3)**基因扩增**　原癌基因可通过扩增使基因拷贝数升高几十甚至上千倍,导致编码产物过量表达,细胞发生转化。如小细胞肺癌中 C-MYC 的扩增和乳腺癌 HER2 的扩增都在肿瘤发生中具有重要作用。

(4)**点突变**　原癌基因在射线或化学致癌剂作用下,可能发生点突变,从而改变表达蛋白的氨基酸组成,造成蛋白质结构的变异。

【例 37】2013NO39A 下列可以导致原癌基因激活的机制是

　　A. 获得启动子　　　　　　　　　　　　　　B. 转录因子与 RNA 的结合

　　C. 抑癌基因的过表达　　　　　　　　　　　D. p53 蛋白诱导细胞凋亡

4. 抑癌基因

(1)**肿瘤抑制基因的功能**　肿瘤抑制基因编码产物的主要功能是诱导细胞分化、维持基因组稳定、触发或诱导细胞凋亡等。总体上,肿瘤抑制基因对生长起着负调控作用,能抑制细胞的恶性生长。

名称	染色体定位	相关肿瘤	编码产物及作用
TP53	17p13.1	多种肿瘤	转录 p53,细胞周期负调节和 DNA 损伤后凋亡
RB	13q14.2	视网膜母细胞瘤、骨肉瘤	转录因子 p105 Rb
PTEN	10q23.3	胶质瘤、膀胱癌、前列腺癌、子宫内膜癌	磷脂类信使的去磷酸化,抑制 PI-3K-Akt 通路
P16	9p21	肺癌、乳腺癌、胰腺癌、食道癌、黑色素瘤	p16 蛋白,细胞周期检查点负调节
P21	6p21	前列腺癌	抑制 Cdk1、2、4、6
APC	5q22.2	结肠癌、胃癌	G 蛋白,细胞黏附与信号转导
DCC	18q21	结肠癌	表面糖蛋白(细胞黏附分子)
NF1	7q12.2	神经纤维瘤	GTP 酶激活剂
NF2	22q12.2	神经鞘膜瘤、脑膜瘤	连接膜与细胞骨架的蛋白
VHL	3p25.3	小细胞肺癌、宫颈癌、肾癌	转录调节蛋白
WT1	11p13	肾母细胞瘤	转录因子

(2)*RB*基因　*RB*基因失活不仅与视网膜母细胞瘤、骨肉瘤等有关,还与小细胞肺癌、乳腺癌、膀胱癌、前列腺癌等有关。*RB*基因定位于染色体 13q14,有 27 个外显子,编码产物为 105kD 的转录因子。Rb 蛋白的磷酸化状态与其功能密切相关。去磷酸化形式为活性型,能促进细胞分化,抑制细胞增殖。Rb 的磷酸化程度受细胞周期中增殖蛋白质的直接控制。低磷酸化的 Rb 对细胞周期的负调节作用是通过与转录因子 E2F-1 的结合而实现的。高磷酸化的 Rb 不能与 E2F-1 结合,导致细胞周期进程失控,细胞异常增生。

(3)*TP53*基因　是迄今为止发现的与人类肿瘤相关性最高的基因。*TP53*基因的表达产物为 p53,野生型 p53 蛋白在维持细胞正常生长、抑制恶性增殖中起重要作用,因而被称为"基因卫士"。当 *TP53* 基因发生突变后,由于空间构象改变影响到转录活化功能及 p53 蛋白的磷酸化过程,这不仅失去野生型 p53 抑制肿瘤增殖的作用,而且突变本身又使该基因具备癌基因功能。突变的 p53 蛋白与野生型 p53 蛋白相结合,形成的寡聚蛋白不能结合 DNA,使得一些癌基因转录失控,导致肿瘤发生。

(4)*PTEN*基因(第 10 号染色体缺失的磷酸酶及张力蛋白同源基因)　是迄今发现的第一个具有双特异磷酸酶活性的肿瘤抑制基因,其编码产物 PTEN 具有磷脂酰肌醇-3,4,5-三磷酸 3-磷酸酶活性,催化水解磷脂酰肌醇-3,4,5,-三磷酸(PIP_3)的 3-磷酸成为 PIP_2,而 PIP_3 是胰岛素、表皮生长因子等细胞生长因子的信号转导分子,从而抑制 PI-3K/Akt 信号通路,起到细胞生长负性调节的作用,*PTEN* 失活与肿瘤的转移密切相关。

【例 38】2012NO40 下列关于 PTEN 的叙述,正确的是
A. 细胞内受体　　　　　　　　　　　B. 抑癌基因产物
C. 作为第二信使　　　　　　　　　　D. 具有丝/苏氨酸激酶活性

A. 细胞原癌基因　　　　　　　　　　B. 抑癌基因
C. 病毒癌基因　　　　　　　　　　　D. 操纵子调节基因

【例 39】2007NO111B　P53 基因是一种
【例 40】2007NO112B　正常细胞内可以编码生长因子的基因是

5. 生长因子
(1)生长因子产生细胞与接受生长因子作用的细胞之间的关系　有以下三种模式:
①内分泌　生长因子从细胞分泌出来后,通过血液运输作用于远端靶细胞。如血小板源生长因子(PDGF)源于血小板,作用于结缔组织细胞。
②旁分泌　细胞分泌的生长因子作用于邻近其他类型细胞,对合成、分泌该生长因子的自身细胞不发生作用。
③自分泌　生长因子作用于合成及分泌该生长因子的细胞本身。
(2)常见的生长因子

生长因子	代号	来源	功能
表皮生长因子	EGF	唾液腺、巨噬细胞	促进表皮与上皮细胞的生长,尤其消化道上皮的增殖
肝细胞生长因子	HGF	间质细胞	促进细胞分化和细胞迁移
促红细胞生成素	EPO	肾	调节成红细胞的发育
类胰岛素生长因子	IGF	血清	促进硫酸盐掺入到软骨组织 促进软骨细胞的分裂,对多种细胞起胰岛素样作用
神经生长因子	NGF	颌下腺	营养交感及某些感觉神经元,防止神经元退化
血小板源生长因子	PDGF	血小板、平滑肌细胞	促进间质及胶质细胞的生长,促进血管生成
转化生长因子 α	TGF-α	肿瘤细胞、巨噬细胞	类似于 EGF,促进细胞恶性转化
转化生长因子 β	TGF-β	肾、血小板	对某些细胞起促进与抑制双向作用
血管内皮生长因子	VEGF	低氧应激细胞	促进血管内皮增殖和新生血管分化

(3)生长因子的作用机制　生长因子由不同的细胞合成后分泌,作用于靶细胞上相应的受体,将信息传递至细胞内部,促进细胞生长、增殖。这些受体有的定位于细胞膜上,有的定位于胞液。许多癌基因表达产物有的属于生长因子或生长因子受体,有的属于胞内信息传递体或核内转录因子。

(4)某些癌基因表达产物的细胞定位与功能　8版生物化学已删除,以前常考。

癌基因	表达产物定位	表达产物功能	癌基因	表达产物定位	表达产物功能
SIS	由细胞分泌	生长因子	*ERBB*	质膜	生长因子受体
FMS	质膜	生长因子受体	*TRK*	质膜	生长因子受体
SRC	胞液	酪氨酸蛋白激酶	*ABL*	胞液	酪氨酸蛋白激酶
RAF	胞液	丝氨酸蛋白激酶	*RAS*	胞液	GTP 结合蛋白
JUN	核	转录因子	*FOS*	核	转录因子
MYC	核	DNA 结合蛋白			

【例41】2010NO40A 下列关于原癌基因的叙述,正确的是

　　A. 只存在于哺乳动物中　　　　　　　　B. 进化过程中高度变异

　　C. 维持正常细胞生理功能　　　　　　　D. *Rb* 基因是最早发现的原癌基因

【例42】2010NO162X 细胞癌基因的产物有

　　A. 生长因子受体　　　　　　　　　　　B. 转录因子

　　C. p53 蛋白　　　　　　　　　　　　　D. 酪氨酸蛋白激酶

【例43】2004NO36A 产物为生长因子受体的癌基因是

　　A. *ras*　　　　　　　B. *sis*　　　　　　　C. *myc*

　　D. *cyclin D*　　　　E. *erb-B₂*

【例44】2011NO161X 下列关于生长因子的叙述,正确的有

　　A. 其化学本质属于多肽　　　　　　　　B. 其受体定位于胞核中

　　C. 主要以旁分泌和自分泌方式起作用　　D. 具有调节细胞生长与增殖功能

六、基因诊断和基因治疗

1. 基因诊断的概念和优势

分子诊断是指应用分子生物学技术对生物体的 DNA 序列及其产物进行定性、定量分析的方法。目前的分子诊断方法主要针对 DNA 分子,涉及到功能分析时,还可定量检测 RNA(主要是 mRNA)和蛋白质分子。通常将针对 DNA 和 RNA 的分子诊断称为基因诊断。

基因诊断的优势:①可在源头上识别基因正常与否,属于"病因诊断";②针对特定基因,特异性强;③所用的 PCR 等技术具有放大效应,故诊断灵敏度高;④适用性强,诊断范围广。

2. 基因诊断技术

(1)基因缺失或插入的诊断　①DNA 印迹法(Southern 印迹):可以区分正常和突变样品的基因型,并可获得基因缺失或插入片段大小等信息。②PCR(聚合酶链反应):跨越基因缺失或插入部位的 PCR 技术,又称裂口 PCR,因其简单灵敏而更适用于临床诊断。

(2)基因点突变的诊断

①等位基因特异性寡核苷酸分子杂交　检测点突变的有效技术是等位基因特异性寡核苷酸(ASO)分子杂交。

②反向点杂交(RDB)　是改进的 ASO 技术。

③变性高效液相色谱　在对临床病例进行基因诊断时,如果表型明确指向某种疾病,可采用筛查点

突变的技术对目的基因进行基因序列扫描,以期发现和确定新的或未知突变类型。

④DNA 序列分析 分离出患者的有关基因,测定其碱基排列顺序,找出其变异所在是最为直接和确切的基因诊断法。此法主要用于基因突变类型已经明确的遗传病的诊断及产前诊断。

3. 基因治疗

(1)概念 基因治疗是以改变人遗传物质为基础的生物医学治疗,即通过一定方式将人正常基因或有治疗作用的 DNA 片段导入人体靶细胞以矫正或置换致病基因的治疗方法。

(2)基因治疗的基本策略 主要有以下三类:

①缺陷基因精确的原位修复 包括对致病基因的突变碱基进行纠正的基因矫正和用正常基因通过重组原位替换致病基因的基因置换。这两种方法均属于对缺陷基因精确的原位修复,既不破坏整个基因组的结构,又可达到治疗疾病的目的,是最为理想的治疗方法,但技术上目前尚未突破。

②基因增补 不删除突变的致病基因,而在基因组的某一位点额外插入正常基因,在体内表达出功能正常的蛋白质,达到治疗疾病的目的。这种对基因进行异位替代的方法,称为基因添加或基因增补。目前基因治疗多采用此种方法。

③基因沉默或失活 有些疾病是由于某一或某些基因的过度表达引起的,向患者体内导入有抑制基因表达作用的核酸,如反义 RNA、核酶、干扰小 RNA 等,可降解相应的 mRNA 或抑制其翻译,阻断致病基因的异常表达,从而达到治疗疾病的目的。这一策略称为基因失活或基因沉默。

(3)基因治疗的基本程序 基因治疗的基本过程分为 5 个步骤。

①选择治疗基因 只有清楚引起某种疾病的突变基因是什么,才能使用其对应的正常基因或经改造的基因作为治疗基因。

②选择携带治疗基因的载体 包括病毒载体和非病毒载体。临床上多选用病毒载体,如逆转录病毒、腺病毒、腺病毒相关病毒、单纯疱疹病毒等。

③选择基因治疗的靶细胞 受体细胞包括体细胞和生殖细胞,基因治疗禁止使用生殖细胞。目前能成功用于基因治疗的靶细胞主要有淋巴细胞、造血细胞、上皮细胞、内皮细胞、肌细胞、肿瘤细胞等。

④将基因导入人体 体内基因递送方式有两种,一种是间接体内疗法,另一种是直接体内疗法。

⑤治疗基因表达的检测 无论以何种方法导入基因,都需要检测这些基因是否能被正确表达。被导入基因的表达状态可用 PCR、RNA 印迹、蛋白印迹、ELISA 等方法去检测。

【例 45】2011NO162X 目前基因治疗所采用的方法有

A. 基因矫正   B. 基因置换   C. 基因增补   D. 基因失活

七、常用分子生物学技术的原理及其应用

1. 分子杂交与印迹技术

(1)分子杂交 在 DNA 变性时,如把不同 DNA 分子或 DNA 与 RNA 分子放在同一溶液中,只要这些核酸单链分子之间存在一定程度的碱基配对关系,就可在不同分子间形成杂化双链,称为核酸分子杂交。

(2)印迹技术 是指将在凝胶中分离的生物大分子转移(印迹)或直接放在固定化介质上并加以检测分析的技术。目前这种技术已广泛用于 DNA、RNA、蛋白质的检测,分别称为 DNA 印迹技术(Southern 印迹)、RNA 印迹技术(Northern 印迹)、蛋白质印迹技术(Western 印迹)。

注意:Southern 印迹用于检测 DNA、Northern 印迹用于检测 RNA、Western 印迹用于检测蛋白质(Protein)——所有首写英文字母为 SD-NR-WP。记忆为傻(S)呆(D)的女(N)人(R)王(W)萍(P)。

(3)探针技术 探针是指带有特殊可检测标记的核酸片段,它具有特定的序列,能够与待测的核酸片段互补结合,因此,可用于检测核酸样品中存在的特定基因。探针既可以是人工合成的寡核苷酸片段,也可以是基因组 DNA 片段、cDNA 全部或部分片段,还可以是 RNA 片段。

2. PCR 技术的原理与应用

(1)**定义**　PCR 技术也称聚合酶链反应,是指在体外对目的 DNA 进行扩增的一项技术。

(2)**工作原理**　以拟扩增的 DNA 分子为模板,以 1 对与模板互补的寡核苷酸片段为引物,在 DNA 聚合酶作用下,按照半保留复制机制沿模板链延伸直至完成 2 条新链合成。重复这一过程,即可使目的 DNA 片段得到扩增。

(3)**反应体系**　模板 DNA、特异引物、耐热性 DNA 聚合酶(如 Taq DNA 聚合酶)、dNTP、含 Mg^{2+} 的缓冲液。

(4)**基本反应步骤**　每个循环包括变性(94℃)、退火(较 T_m 低 5℃)、延伸(72℃)三步,一般进行 25~30 次循环即可达到扩增 DNA 片段的目的。

(5)**用途**　目的基因的克隆、基因的体外突变、DNA 和 RNA 的微量分析、DNA 序列测定、基因突变分析。

(6)**PCR 衍生技术**　逆转录 PCR 技术、原位 PCR 技术、实时 PCR 技术。

3. 核酸序列分析

包括化学裂解法和 DNA 链末端合成终止法。目前 DNA 自动测序已经替代手工测定。

4. 基因文库

(1)**基因文库**　是指一个包含了某一生物体全部 DNA 序列的克隆群体。基因文库可分为基因组 DNA 文库和 cDNA 文库。

(2)**基因组 DNA 文库**　是指包含某一生物细胞全部基因组 DNA 序列的克隆群体,它以 DNA 片段的形式贮存着某一生物的全部基因组 DNA(包括所有的编码区和非编码区)信息。

(3)**cDNA 文库**　是包含某一组织细胞在一定条件下所表达的全部 mRNA 经逆转录而合成的 cDNA 序列的克隆群体,它以 cDNA 片段形式贮存着该组织细胞的基因表达信息。

5. 生物芯片技术

(1)**基因芯片**　是指许多特定的 DNA 片段有规律地紧密排列固定于单位面积的支持物上,然后与待测的荧光标记样品进行杂交,杂交后用荧光检测系统对芯片进行扫描,通过计算机系统对每一位点的荧光信号做出检测、比较和分析,从而迅速得出定性和定量的结果。基因芯片可在同一时间内分析大量的基因。

(2)**蛋白质芯片**　是将高度密集排列的蛋白质分子作为探针点阵固定在固相支持物上,当与待测蛋白样品反应时,可捕获样品中的靶蛋白,再经检测系统对靶蛋白进行定性和定量分析的一种技术。蛋白质芯片技术具有快速、高通量等特点,可以对整个基因组水平的上千种蛋白质同时进行分析。

6. 生物大分子相互作用研究技术

(1)**蛋白质相互作用研究技术**　研究蛋白质相互作用的技术包括酵母双杂交、各种亲和分离分析(亲和色谱、免疫共沉淀、标签蛋白沉淀)、FRET 效应分析、噬菌体显示系统筛选等。

①**标签蛋白沉淀**　标签融合蛋白结合实验是一个基于亲和色谱原理的、分析蛋白质体外直接相互作用的方法。该方法利用一种带有特定标签(tag)的纯化融合蛋白作为钓饵,在体外与待检测的纯化蛋白或含有此待检测蛋白的细胞裂解液温育,然后用可结合蛋白标签的琼脂糖珠将融合蛋白沉淀回收,洗脱液经电泳分离并染色。如果两种蛋白有直接的结合,待检测蛋白将与融合蛋白同时被琼脂糖珠沉淀,在电泳胶中见到相应条带。

②**酵母双杂交技术**　是目前研究蛋白质-蛋白质相互作用的常用技术。该技术的建立是基于对酵母转录激活因子 GAL4 的认识。GAL4 分子的 DNA 结合区(BD)和促进转录的活性区(AD)被分开后将丧失对下游基因表达的激活作用,但是如果 BD 和 AD 分别融合了具有配对相互作用的两种蛋白质分子后,就可以依靠所融合的蛋白质分子之间的相互作用而恢复对下游基因的表达激活作用。

(2)**DNA-蛋白质相互作用分析技术**　蛋白质与 DNA 相互作用是基因表达及其调控的基本机制,分析各种转录因子所结合的特定 DNA 序列及基因的调控序列所结合的蛋白质,可阐明基因表达调控机制。

①**电泳迁移率变动分析**　最初用于研究 DNA 结合蛋白与相应 DNA 序列间的相互作用,用于定性和定量分析,已经成为转录因子研究的经典方法。目前这一技术也被用于研究 RNA 结合蛋白和特定 RNA

序列间的相互作用。

②染色质免疫沉淀技术　真核生物的基因组 DNA 以染色质的形式存在。因此,研究蛋白质与 DNA 在染色质环境下的相互作用是阐明真核生物基因表达机制的重要途径。染色质免疫沉淀技术是目前研究体内 DNA 与蛋白质相互作用的主要方法。

【例 46】2008NO162X 常用于研究基因表达的分子生物学技术有

A. Northern blotting　　B. Southern blotting　　C. Western blotting　　D. RT-PCR

【例 47】2007NO171A 利用聚合酶链反应扩增特异 DNA 序列的重要原因之一是反应体系内存在

A. DNA 聚合酶　　B. 特异 RNA 模板　　C. 特异 DNA 引物　　D. 特异 RNA 引物

A. 酵母双杂交技术　　　　　　　　B. DNA 链末端合成终止法

C. 聚合酶链反应　　　　　　　　　D. 染色质免疫沉淀法

【例 48】2017NO122B 测定蛋白质-蛋白质相互作用的实验是

【例 49】2017NO123B 研究 DNA-蛋白质相互作用的实验是

八、基因组学及医学

1. 基因组

基因组就是一个细胞(或病毒)所载的全部遗传信息,它代表了一种生物所具有的全部遗传信息。对真核生物而言,基因组是指一套完整单倍体 DNA(染色体 DNA)及线粒体或叶绿素 DNA 的全部序列,既有编码序列,也有大量存在的非编码序列。细菌基因组包含了拟核和质粒中的 DNA 序列。病毒基因组有的是 DNA(DNA 病毒),有的是 RNA(RNA 病毒)。细菌和病毒基因组中非编码序列较少。

2. 基因组学

指发展和应用 DNA 制图、测序新技术及计算机程序,分析生命体全部基因组结构和功能。基因组学包括结构基因组学、功能基因组学和比较基因组学。

(1)**结构基因组学**　主要任务是通过人类基因组作图(遗传图谱、物理图谱、序列图谱及转录图谱)和大规模 DNA 测序等,揭示人类基因组的全部 DNA 序列及其组成。

(2)**功能基因组学**　①通过全基因组扫描鉴定 DNA 序列中的基因;②通过序列局部相似性查询(BLAST)等程序搜索同源基因;③通过实验设计验证基因功能;④通过转录组和蛋白质组描述基因表达模式。

(3)**比较基因组学**　比较不同物种的整个基因组,增强对各个基因组功能及发育相关性的认识。

3. 基因组学与医学的关系

以基因组学为基础,提出了"基因病"的概念;基因组学促进了疾病相关基因的鉴定;促进了肿瘤学、流行病学、环境与疾病等的研究。

▶**常考点**　考试重点,考点散乱。

参考答案——详细解答见《贺银成 2019 考研西医临床医学综合能力历年真题精析》

1. ABCDE　2. ABCDE　3. ABCDE　4. ABCDE　5. ABCDE　6. ABCDE　7. ABCDE
8. ABCDE　9. ABCDE　10. ABCDE　11. ABCDE　12. ABCDE　13. ABCDE　14. ABCDE
15. ABCDE　16. ABCDE　17. ABCDE　18. ABCDE　19. ABCDE　20. ABCDE　21. ABCDE
22. ABCDE　23. ABCDE　24. ABCDE　25. ABCDE　26. ABCDE　27. ABCDE　28. ABCDE
29. ABCDE　30. ABCDE　31. ABCDE　32. ABCDE　33. ABCDE　34. ABCDE　35. ABCDE
36. ABCDE　37. ABCDE　38. ABCDE　39. ABCDE　40. ABCDE　41. ABCDE　42. ABCDE
43. ABCDE　44. ABCDE　45. ABCDE　46. ABCDE　47. ABCDE　48. ABCDE　49. ABCDE

第 16 章 细胞信号转导的分子机制

▶ **考纲要求**

①细胞信息传递的概念。②信息分子和受体。③膜受体和胞内受体介导的信息传递及其与疾病的关系。

▶ **复习要点**

一、细胞信号转导概述

1. 基本概念

(1) **细胞通讯** 是体内一些细胞发出信号,另一些细胞接受信号并将其转变为自身细胞功能变化的过程。

(2) **信号转导** 细胞针对外源信息所发生的细胞内生物化学变化及效应的全过程称为信号转导。

(3) **第一信使** 即细胞间信息物质,是指由细胞分泌的调节靶细胞生命活动的化学物质。

(4) **第二信使** 是指在细胞内传递信息的小分子化合物,如 cAMP、cGMP、Ca^{2+}、IP_3、PIP_3、DAG 等。

(5) **第三信使** 是指负责细胞核内外信息传递的物质,又称 DNA 结合蛋白。

2. 细胞外化学信号有可溶性和膜结合型两种形式

(1) **可溶性分子信号** 根据溶解性,分脂溶性和水溶性化学信号两大类;根据体内作用距离,分为内分泌信号、旁分泌信号和神经递质三大类。有些旁分泌信号还作用于发出信号的细胞自身,称为自分泌。

	神经分泌	内分泌	旁分泌及自分泌
化学信号名称	神经递质	激素	细胞因子
作用距离	nm	m	mm
受体位置	膜受体	膜受体、胞内受体	膜受体
举例	乙酰胆碱、谷氨酸	胰岛素、甲状腺激素、生长激素	表皮生长因子、白细胞介素、神经生长因子

(2) **膜结合型信号分子需要细胞间接触才能传递信号** 每个细胞的质膜外表面都有众多的蛋白质、糖蛋白、蛋白聚糖分子。相邻细胞可通过膜表面分子的特异性识别和相互作用而传递信号。

3. 细胞经由特异性受体接受细胞外信号

细胞接受信号时,通过受体将信号导入细胞内。受体是指细胞膜上或细胞内能识别外源化学信号并与之结合的蛋白质分子,个别糖脂也具有受体作用。能够与受体特异性结合的分子称为配体。

(1) **受体的分型** 按照其在细胞内的位置,受体可分为细胞内受体和细胞表面受体两类。

①**细胞表面受体** 位于靶细胞的细胞质膜表面,分为离子通道受体、七跨膜受体和单跨膜受体三类。

	离子通道受体	七跨膜受体	单跨膜受体
别称	配体门控受体	G-蛋白偶联受体	酶偶联受体
内源性配体	神经递质	神经递质、趋化因子 激素、外源刺激(味、光)	生长因子、细胞因子
结构	寡聚体形成的孔道	单体	具有或不具有催化活性的单体
跨膜区段数目	4 个	7 个	1 个
功能	离子通道	激活 G 蛋白	激活蛋白激酶
细胞应答	去极化与超极化	去极化与超极化 调节蛋白质功能和表达水平	调节蛋白质的功能和表达水平,调节细胞分化和增殖

水溶性信号分子(如生长因子、细胞因子、水溶性激素分子)和膜结合型信号分子不能进入靶细胞。

②细胞内受体 包括细胞质或胞核内受体,其相应配体是脂溶性信号分子,如类固醇激素、甲状腺激素。

③膜受体与胞内受体的比较

	信息物质	受体	功能
神经递质	乙酰胆碱、谷氨酸、γ-氨基丁酸	膜受体	影响离子通道开闭
生长因子	类胰岛素生长因子-1、表皮生长因子 血小板衍生生长因子	膜受体	引起酶蛋白和功能蛋白的磷酸化和脱磷酸化,改变细胞代谢和基因表达
激素	蛋白质、多肽及氨基酸衍生类激素	膜受体	同上
	甲状腺激素、类固醇激素	胞内受体	调节转录
维生素	VitA、VitD	胞内受体	调节转录

(2)受体结合配体并转换信号 细胞内受体能够直接传递信号或通过特定的通路传递信号。膜受体识别细胞外信号分子并转换信号。

(3)受体与配体的相互作用具有共同特点

①高度专一性;②高度亲和力;③可饱和性;④可逆性;⑤特定的作用模式。

【例1】2009NO162X 细胞内信息传递中,能作为第二信使的有

A. cGMP   B. AMP   C. DAG   D. TPK

【例2】2018NO28A 可作为信号转导第二信使的物质是

A. 一磷酸腺苷   B. 腺苷酸环化酶   C. 甘油二酯   D. 生长因子

二、细胞内信号转导

1. 细胞受体介导的信号转导途径归纳总结

各类受体介导的信号转导途径归纳如下图,下图为6、7、8版生物化学和生理学内容的归纳总结。

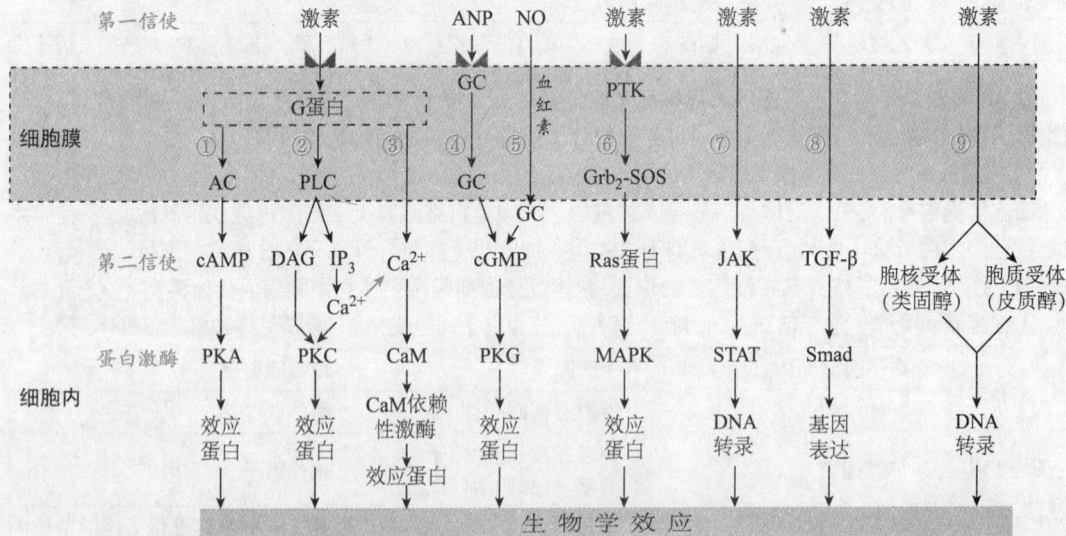

G蛋白为鸟苷酸结合蛋白;AC为腺苷酸环化酶;PLC为磷脂酶C;GC为鸟苷酸环化酶;DAG(DG)为甘油二酯
IP₃为三磷酸肌醇;CaM为钙调蛋白;PKA、PKC、PKG分别为蛋白激酶A、C、G;ANP为心钠素
PTK为蛋白酪氨酸激酶;Grb₂为接头蛋白;SOS为鸟苷酸释放因子;MAPK为丝裂原激活的蛋白激酶
JAK为非受体型蛋白酪氨酸激酶;STAT为信号转导子和转录活化子;TGF-β为转化生长因子受体-β

各类激素的作用机制示意图

信号转导通路	代表激素
①cAMP-PKA 通路	胰高血糖素、肾上腺素、促肾上腺皮质激素
②IP₃-DAG-PKC 通路	促甲状腺激素释放激素、去甲肾上腺素、抗利尿激素
③Ca^{2+}/CaM 依赖的蛋白激酶通路	酪氨酸羟化酶、色氨酸羟化酶、骨骼肌糖原合酶
④cGMP-PKG 通路	心房钠尿肽（心钠素）、脑钠尿肽（膜受体）
⑤cGMP-PKG 通路	NO（胞质受体）
⑥Ras/MAPK 通路	表皮生长因子
⑦JAK-STAT 通路	干扰素
⑧Smad 通路	转化生长因子-β（TGF-β）
⑨胞内受体介导的信号转导	甲状腺激素、糖皮质激素、盐皮质激素、雌激素、雄激素、孕激素

2. cAMP-PKA 通路

该通路以靶细胞内 cAMP 浓度改变和 PKA 激活为主要特征，是激素调节物质代谢的主要途径。

（1）G 蛋白的特点　G 蛋白也称鸟苷酸结合蛋白，是一类重要的信号通路开关。G 蛋白的共同特点是与 GTP 结合时处于活化状态，可作用于下游分子使相应信号通路开放。G 蛋白自身具有 GTP 酶活性，可将结合的 GTP 水解为 GDP，回到非活化状态，使信号通路关闭。

介导七跨膜受体信号转导的异源三聚体 G 蛋白位于细胞质膜内侧，由 αβγ 三个亚基组成。G 蛋白有两种构象，一种以 αβγ 三聚体存在并与 GDP 结合，为非活化型；另一种构象是 α 亚基与 GTP 结合并导致 βγ 二聚体的脱落，此为

G蛋白的状态

活化型。G 蛋白这种有活性和无活性状态的转换称为 G 蛋白循环。异源三聚体 G 蛋白是直接接受 G 蛋白偶联受体信号的分子，并开放各种下游分子，如离子通道、AC（腺苷酸环化酶）、PLC（磷脂酶 C）等的联系，调节各种细胞功能。

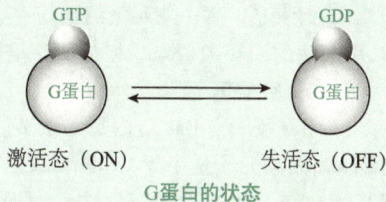

（2）cAMP 和 cGMP 在体内的代谢转化　ATP（GTP）在腺（鸟）苷酸环化酶的催化下，环化生成 cAMP（cGMP），经磷酸二酯酶催化而降解。

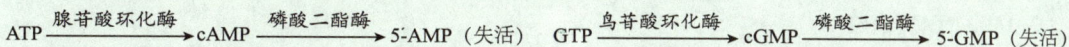

$$ATP \xrightarrow{\text{腺苷酸环化酶}} cAMP \xrightarrow{\text{磷酸二酯酶}} 5'\text{-AMP （失活）} \qquad GTP \xrightarrow{\text{鸟苷酸环化酶}} cGMP \xrightarrow{\text{磷酸二酯酶}} 5'\text{-GMP （失活）}$$

（3）cAMP 的作用机制　cAMP 对细胞的调节作用是通过激活 cAMP 依赖性蛋白激酶系统来实现的。PKA 是由 2 个催化亚基（C）和 2 个调节亚基（R）组成的四聚体（C_2R_2）。四聚体的 PKA 无催化活性，这是由于 R 与 C 结合后抑制了催化活性。R 是 cAMP 的靶蛋白，cAMP 与 R 结合后，解除了对 C 的抑制作用，释放出 2 个游离的、具有活性的 C 亚基。

（4）PKA 的作用　PKA 被激活后，可使多种蛋白质底物的丝氨酸或苏氨酸残基发生磷酸化，改变其活性状态，底物分子包括一些糖、脂代谢相关的酶类、离子通道和某些转录因子。

3. IP₃-DAG-PKC 通路

磷脂酰肌醇信号转导通路是膜受体与其相应的信号分子结合后，通过膜上的 G 蛋白活化磷脂酰肌醇特异性磷脂酶 C（PLC），可将细胞膜上的磷脂酰肌醇-4,5-二磷酸（PIP_2）分解为两个重要的胞内第二信使：甘油二酯（DAG）和三磷酸肌醇（IP_3）。①IP_3 是水溶性分子，可在细胞内扩散至内质网或肌质网膜上，并与 IP_3 控制的 Ca^{2+} 通道结合，使 Ca^{2+} 通道开放，促进细胞钙库内的 Ca^{2+} 迅速释放，使细胞质内 Ca^{2+} 浓度升高。②DAG 是脂溶性分子，生成后仍留在质膜上。Ca^{2+} 和 DAG 的靶分子都是 PKC，PKC 被激活后，可使多种蛋白质底物的丝氨酸或苏氨酸残基发生磷酸化，改变其活性状态，底物分子包括质膜受体、膜蛋

白、多种酶和转录因子等。

4. Ca²⁺/CaM 依赖的蛋白激酶通路

（1）**Ca²⁺浓度升高的机制**　G 蛋白偶联受体至少可通过三种方式引起细胞内 Ca^{2+} 浓度升高：①某些 G 蛋白可直接激活细胞质膜上的钙通道；②通过 PKA 激活细胞质膜的钙通道，促进 Ca^{2+} 流入细胞质；③通过 IP_3 促使细胞质钙库释放 Ca^{2+}。

（2）**信号转导通路**　胞质中的 Ca^{2+} 浓度升高后，与钙调蛋白（CaM）结合，Ca^{2+}/CaM 复合物可激活下游的钙调蛋白依赖性蛋白激酶。后者属于蛋白丝/苏氨酸激酶，如肌球蛋白轻链激酶、磷酸化酶激酶、钙调蛋白依赖性激酶等。这些激酶可激活各种效应蛋白，在收缩运动、物质代谢、神经递质的合成、细胞分泌等多种生理过程中发挥作用。

5. cGMP-PKG 通路

鸟苷酸环化酶（GC）有两种形式，一种是膜结合型受体分子；另一种存在于细胞质中，细胞质中的 GC 含有血红素辅基，可直接受 NO 的激活。正因为 GC 有两种形式，所以 cGMP-PKG 通路分为④⑤两条途径。

（1）**途径④**　心钠素（ANP）可与靶细胞膜上的具有鸟苷酸环化酶活性的受体结合，即能激活鸟苷酸环化酶（GC）。GC 催化 GTP 转变为 cGMP，激活蛋白激酶 G（PKG），催化有关蛋白或有关酶类的丝氨酸/苏氨酸的磷酸化，产生生物学效应，即松弛血管平滑肌、增加尿钠等。

（2）**途径⑤**　NO 进入靶细胞与血红素相互作用，激活胞质内的具有鸟苷酸环化酶活性的可溶性受体，引起酶的周转数（Kcat）增加 200 倍，使 cGMP 生成增加，cGMP 激活 PKG，导致血管平滑肌松弛。

6. Ras/MAPK 通路

（1）**Ras 蛋白**　Ras 蛋白是一条多肽链的单体蛋白，由原癌基因 *RAS* 编码而得名。Ras 蛋白的分子量为 21kD，因其分子量小于 G 蛋白，故也称为小 G 蛋白。Ras 是膜结合型蛋白，性质类似于 G 蛋白中的 G_α 亚基，Ras 与 GTP 结合时有活性，与 GDP 结合时无活性。

（2）**信号转导通路**　①受体与配体结合后形成二聚体，激活受体的蛋白激酶活性；②受体自身酪氨酸残基磷酸化，形成 SH_2 结合位点，从而能够结合含有 SH_2 结构域的接头蛋白 Grb_2；③Grb_2 的两个 SH_3 结构域与 SOS（一种鸟苷酸释放因子）结合，将 SOS 活化；④活化的 SOS 结合 Ras 蛋白，促进 Ras 释放 GDP、结合 GTP；⑤活化的 Ras 蛋白可激活 MAPK（丝裂原激活的蛋白激酶）系统，MAPK 系统包括 MAPK、MAPK 激酶（MAPKK）、MAPKK 激活因子（MAPKKK）；⑥活化的 MAPK 可转移至细胞核内，通过磷酸化作用激活多种效应蛋白，发生生理作用。

7. JAK-STAT 通路

蛋白酪氨酸激酶（PTK）有两类，一类位于细胞质膜上，称为受体型 PTK；另一类位于胞质中，称为非受体型 PTK。前者通过 Ras/MAPK 通路进行信号转导（如上述），后者通过 JAK-STAT 通路进行信号转导。

许多细胞因子受体自身没有激酶结构域，与细胞因子结合后，受体通过蛋白酪氨酸激酶 JAK 的作用使受体自身和胞内底物磷酸化。JAK 的底物是信号转导子和转录活化子（STAT），两者构成 JAK-STAT 通路。

8. Smad 通路

转化生长因子（TGF-β）可激活多条信号通路，其中以 Smad 为信号转导分子的通路，称为 Smad 通路。Smad 分子既是信号转导分子，又是转录因子。

9. 胞内受体介导的信息转导

胞内受体分为胞质受体和胞核受体，如雄激素、孕激素、雌激素、甲状腺激素受体位于细胞核内，而糖皮质激素的受体位于胞质内。类固醇激素与其受体结合后，可使受体的构象发生改变，暴露出 DNA 结合区。在胞质内形成的类固醇-受体复合物以二聚体形成穿过核孔进入核内。在核内，激素-受体复合物作为反式作用因子与 DNA 特异基因的激素反应元件结合，从而促进基因转录。

【例3】2005N036A　cAMP 能别构激活下列哪种酶？

　　A. 磷脂酶 A　　　　　　B. 蛋白激酶 A　　　　　　C. 蛋白激酶 C

D. 蛋白激酶 G   E. 酪氨酸蛋白激酶

【例4】2013NO38A 下列涉及 G 蛋白偶联受体信号的主要途径是

    A. cAMP-PKA 信号途径   B. 酪氨酸激酶受体信号途径

    C. 雌激素-核受体信号途径   D. 丝/苏氨酸激酶受体信号途径

【例5】2004NO30A 直接影响细胞内 cAMP 含量的酶是

    A. 磷脂酶   B. 蛋白激酶 A   C. 腺苷酸环化酶

    D. 蛋白激酶 C   E. 酪氨酸蛋白激酶

【例6】2006NO36A 下列哪种酶激活后会直接引起 cAMP 浓度降低?

    A. 蛋白激酶 A   B. 蛋白激酶 C   C. 磷酸二酯酶

    D. 磷脂酶 C   E. 蛋白激酶 G

【例7】2007NO169A(基础类试题)下列关于 GTP 结合蛋白(G 蛋白)的叙述,错误的是

    A. 膜受体通过 G 蛋白与腺苷酸环化酶偶联   B. 可催化 GTP 水解为 GDP

    C. 霍乱毒素可使其失活   D. 有三种亚基 α、β、γ

【例8】2015NO39A 下列蛋白质中,属于小 G 蛋白的是

    A. 异三聚体 G 蛋白   B. Grb2   C. MAPK   D. Ras

【例9】2007NO170A(基础类试题)下列因素中,与 Ras 蛋白活性无关的是

    A. GTP   B. GRB_2 C. 鸟苷酸交换因子   D. 鸟苷酸环化酶

【例10】2003NO32A 通过胞内受体发挥作用的激素是

    A. 肾上腺素   B. 甲状腺激素   C. 胰高血糖素

    D. 胰岛素   E. 促肾上腺皮质激素

【例11】2008NO159X 与细胞生长、增殖和分化有关的信号转导途径主要有

    A. cAMP-蛋白激酶途径   B. cGMP-蛋白激酶途径

    C. 受体型 PTK-Ras-MAPK 途径   D. JAK-STAT 途径

【例12】2010NO39A 下列关于 Ras 蛋白特点的叙述,正确的是

    A. 具有 GTP 酶活性   B. 能使蛋白质酪氨酸磷酸化

    C. 具有 7 个跨膜螺旋结构   D. 属于蛋白质丝/苏氨酸激酶

【例13】2014NO39A 在经典的信号转导途径中,受 G 蛋白激活直接影响的酶是

    A. PKC   B. MAPK   C. JAK   D. AC

【例14】2015NO159X 参与 GPCR 通路的分子有

    A. G 蛋白   B. cAMP   C. FAD   D. AC

【例15】2017NO27A 下列关于蛋白激酶的叙述,正确的是

    A. 底物可以是脂类物质   B. 可使亮氨酸残基磷酸化

    C. 蛋白质磷酸化后活性改变   D. 属于第二信使物质

【例16】2016NO160X 参与 G 蛋白偶联受体介导信号转导通路的分子有

    A. 7 次跨膜受体   B. G 蛋白   C. 腺苷酸环化酶   D. CMP

【例17】2017NO147X 具有酪氨酸激酶活性的信号分子有

    A. MAPK   B. G 蛋白

    C. Src 蛋白激酶   D. 表皮生长因子受体

三、细胞信号转导异常与疾病的关系

1. 信号转导异常及其与疾病的关系具有多样性

细胞信号转导异常主要表现在两个方面,一是信号不能正常传递,二是信号通路异常地处于持续激

活或高度激活状态,从而导致细胞功能的异常。引起细胞信号转导异常的原因很多,基因突变、细菌毒素、自身抗体、应激等均可导致细胞信号转导异常。细胞信号转导异常在疾病中的作用表现各异,既可作为疾病的直接原因,引起特定疾病的发生;也可参与疾病的某个环节,导致特异性症状或体征的产生。

2. 信号转导异常可发生在两个层次

(1)受体异常激活和失能 ①基因突变、外源信号异常等均可导致受体异常激活。②受体分子数量、结构或调节功能发生异常,可导致受体异常失能,不能正常传递信号。

(2)信号转导分子的异常激活和失活 细胞内信号转导分子可因各种原因而发生功能改变。若其功能异常激活,可持续向下游传递信号,而不依赖外源信号及上游信号转导分子的激活。若信号转导分子失活,则导致信号传递的中断,使细胞失去对外源信号的反应性。

3. 信号转导异常可导致疾病的发生

(1)信号转导异常导致细胞获得异常功能或表型 ①细胞获得异常的增殖能力;②细胞的分泌功能异常;③细胞膜通透性改变。

(2)信号转导异常导致细胞正常功能缺失 ①失去正常的分泌功能;②失去正常的反应性;③失去正常的生理调节能力。

▶▶ **常考点** 每年1~2题,考点散乱。

参考答案——详细解答见《贺银成2019考研西医临床医学综合能力历年真题精析》

1. A BC DE   2. ABC DE   3. A B CDE   4. A BCDE   5. ABC DE   6. ABC DE   7. ABC DE

8. ABCD E   9. ABCD E   10. A B CDE   11. ABCD E   12. A BCDE   13. ABCD E   14. AB CD E

15. ABC DE   16. ABC DE   17. ABCD E

第四部分 病 理 学

第1章 细胞和组织的适应与损伤

▶ **考纲要求**

①细胞适应(肥大、增生、萎缩、化生)的概念及分类。②细胞和组织损伤的原因及机制。③变性的概念、常见的类型、形态特点及意义。④坏死的概念、类型、病理变化及结局。⑤凋亡的概念、病理变化、发病机制及在疾病中的作用。

▶ **复习要点**

一、细胞和组织的适应

1. 适应的形态表现

细胞和由其构成的组织、器官对内、外环境中的持续性刺激和各种有害因子产生的非损伤性应答反应,称为适应。适应在形态学上一般表现为萎缩、肥大、增生和化生。

概念	定义	好发点/举例
萎缩	是指已发育正常的细胞、组织或器官的体积缩小 组织、器官的萎缩可伴实质细胞数量的减少	心肌、肝、肾上腺细胞 神经节细胞
肥大	由于功能增加,合成代谢旺盛,使细胞、组织或器官体积增大 是因实质细胞体积的增大所致,可伴实质细胞数量的增加	妊娠期子宫、哺乳期乳腺 高血压时左心室肥大
增生	是指细胞有丝分裂活跃而致组织或器官内细胞数目增多的现象 常导致组织或器官的体积增大和功能活跃	妊娠期子宫、青春期乳腺 肝叶切除后肝细胞的增生
化生	一种分化成熟的细胞类型被另一种分化成熟的细胞类型所取代的过程	上皮组织、间叶组织的化生

2. 萎缩

萎缩分为生理性萎缩和病理性萎缩,萎缩的分类特点如下表。

分类	概念	好发部位及特点
生理性萎缩	人体的许多组织器官随年龄增长发生的萎缩	胸腺青春期萎缩 生殖系统的更年期后萎缩
营养不良性萎缩	因蛋白质摄入不足、消耗过多和血液供应不足所致的萎缩 脂肪组织最先萎缩,其次为肌肉、肝、肾,最后为心肌、脑	慢性消耗性疾病肌肉萎缩 脑动脉硬化后的脑萎缩
压迫性萎缩	因组织与器官长期受压产生的萎缩	尿路梗阻所致的肾萎缩
失用性萎缩	因器官组织长期工作负荷减少和功能低下所致的萎缩	久卧不动时肌肉萎缩
去神经性萎缩	因运动神经元或轴突损害引起的效应器萎缩	脊髓损伤所致的肌肉萎缩
内分泌性萎缩	因内分泌腺功能下降引起的靶器官细胞萎缩	垂体缺血导致肾上腺萎缩
老化性萎缩	大脑和心脏发生老化	神经细胞和心肌细胞萎缩
损伤性萎缩	病毒和细菌感染所致慢性炎症引起细胞、组织、器官萎缩	慢性萎缩性胃炎

理解萎缩概念时应注意以下几点：

①萎缩是指实质细胞而不是间质细胞的体积缩小，可伴实质细胞数量减少，萎缩时间质细胞可能增生。

②一定是发育正常的细胞、组织、器官体积的缩小，因此组织器官发育不良或未曾发育不属于萎缩。

③萎缩的器官不一定均有体积减小，如输尿管梗阻性肾萎缩，肾体积可能因积水而增大。

④萎缩的细胞、组织和器官的功能大多下降。

⑤心肌细胞和肝细胞等萎缩细胞胞质内可出现脂褐素颗粒。

【例1】2016NO41A 营养不良性萎缩时，最早发生萎缩的组织是

    A. 脂肪组织　　　　B. 脑组织　　　　C. 骨骼肌组织　　　　D. 心肌组织

3. 肥大

肥大按性质分为生理性肥大和病理性肥大，按原因分为代偿性（功能性）肥大和内分泌性（激素性）肥大。

(1)生理性肥大　①肥大若因相应器官和组织功能负荷过重所致，称为代偿性肥大，如举重运动员上肢骨骼肌的增粗肥大。②肥大若因内分泌激素过多作用于效应器所致，称为内分泌性肥大，如妊娠期由于雌、孕激素及其受体作用，子宫平滑肌细胞肥大，同时伴细胞数量增多。

(2)病理性肥大　①代偿性肥大：高血压患者由于心脏后负荷增加，导致的左心室肥大。②内分泌性肥大：甲亢时，甲状腺激素分泌增多，引起甲状腺滤泡上皮细胞肥大。

4. 增生

(1)类型　增生按其性质，分为生理性增生和病理性增生。生理性增生包括代偿性增生和内分泌性增生。病理性增生包括代偿性增生和内分泌性增生，最常见的原因是激素过多或生长因子过多。

(2)增生与肥大的关系　肥大和增生常相伴存在。对于细胞分裂增殖能力活跃的组织、器官如子宫、乳腺等，其肥大可以是细胞体积增大（肥大）和细胞数量增多（增生）的共同结果；但对于细胞分裂增殖能力较低的心肌、骨骼肌等，其组织、器官的肥大仅因细胞肥大所致。

> 记忆：①体积缩小——萎缩；体积增大——肥大＋增生；②数量减少——萎缩；数量增多——增生；
> ③妊娠期的子宫、哺乳期乳腺——增生＋肥大；青春期乳腺——增生。

【例2】2006NO137X 下列选项中，不伴有细胞增生的肥大是

    A. 高血压病性心肌病理性肥大　　　　B. 运动员骨骼肌生理性肥大

    C. 妊娠子宫生理性肥大　　　　D. 哺乳期乳腺生理性肥大

5. 化生

化生是四个概念中最常考的一个。化生常发生于上皮组织和间叶组织。

(1)上皮组织的化生　以鳞状上皮化生（简称"鳞化"）最常见。

上皮组织的化生	常见例子	化生癌变
①柱状上皮→鳞状上皮	慢性支气管炎假复层纤毛柱状上皮化生	支气管黏膜发生鳞癌
②移行上皮→鳞状上皮	肾盂上皮的化生、膀胱上皮化生	膀胱鳞癌
③腺上皮→含杯状细胞或潘氏细胞的肠上皮组织	慢性萎缩性胃炎的肠上皮化生（肠化）胃窦胃体部腺体由幽门腺取代称为假幽门腺化生	胃黏膜发生肠型腺癌

(2)间叶组织的化生　间叶组织中幼稚的成纤维细胞在损伤后，可转变为成骨细胞或成软骨细胞，称骨化生或软骨化生，如骨化性肌炎。

(3)化生的上皮可以恶变　见上表。

【例3】2009NO163X 下列选项中，属于化生的有

    A. 纤维结缔组织中出现软骨细胞　　　　B. 支气管上皮中出现鳞状上皮细胞

    C. 肌肉组织中出现类上皮细胞　　　　D. 血栓中出现毛细血管及成纤维细胞

> **注意**:化生是指一种分化成熟的细胞或组织被另一种分化成熟的细胞或组织所取代。因此,判断是否为化生的简单方法,就是看是否有一种细胞转化为另一种细胞,或一种组织转化为另一种组织。

【例4】2008NO42A 下列子宫内膜癌的病理类型中,与化生密切相关的是

    A. 子宫内膜样腺癌　　　　B. 浆液性腺癌　　　　C. 透明细胞癌　　　　D. 鳞状细胞癌

【例5】1998NO33A 下列哪种肿瘤与化生有关?

    A. 甲状腺滤泡腺癌　　　　B. 卵巢畸胎瘤　　　　C. 肺鳞状细胞癌

    D. 子宫内膜腺癌　　　　E. 肾细胞癌

【例6】2018NO29A 下列组织中,不会发生化生的是

    A. 肾盂黏膜上皮　　　　B. 宫颈柱状上皮　　　　C. 结缔组织　　　　D. 神经纤维

> **注意**:化生常发生于上皮组织和间叶组织。上皮组织包括鳞状上皮、腺上皮和移行上皮。间叶组织包括结缔组织、脂肪、肌肉、脉管、骨、软骨、淋巴组织和造血组织等。神经组织既不是上皮组织,也不是间叶组织,因此不发生化生。神经组织包括神经细胞、神经胶质细胞等。

【例7】2014NO42A 下列选项中,不属于化生的是

    A. 舌根部出现甲状腺组织　　　　　　　B. 气管内出现鳞状上皮

    C. 胃黏膜内出现肠上皮　　　　　　　　D. 子宫内膜中出现鳞状上皮

【例8】1997NO46A 骨化性肌炎,在肌肉组织内出现骨组织,称为

    A. 萎缩　　　　B. 增生　　　　C. 化生

    D. 肥大　　　　E. 变性

二、细胞、组织损伤的原因与发生机制

1. 细胞和组织损伤的原因

(1)**缺氧**　缺血、缺氧是导致细胞和组织损伤的常见原因。

(2)**生物性因素**　是细胞损伤最常见的原因,包括各种病原微生物等。

(3)**物理性因素**　当环境中各种物理性因素超过机体生理耐受时,便可引起细胞损伤,如高温、高辐射。

(4)**化学性因素**　①外源性物质,如强酸、强碱、铅、汞等;②内源性物质,如尿素、自由基等。

(5)**营养失衡**　营养物质摄入不足或过多,可致机体产生相应病变,如 VitD 缺乏可致佝偻病。

(6)**神经内分泌因素**　如糖尿病患者胰岛素分泌不足易伴细菌感染。

(7)**免疫因素**　机体组织细胞对某些抗原刺激反应过度时,可引起变态反应,如支气管哮喘。

(8)**遗传性缺陷**　遗传在损伤中的作用主要体现在两方面:①基因突变可直接引起遗传病,如先天愚型、血友病;②遗传物质缺陷使子代产生遗传易感性。

(9)**社会心理因素**　冠心病、原发性高血压、消化性溃疡的发病都与社会心理因素有关。

2. 细胞和组织损伤的机制

(1)**细胞膜的损伤**　是细胞损伤,特别是细胞早期不可逆损伤的关键环节。

(2)**线粒体的损伤**　是细胞不可逆性损伤的重要早期标志。线粒体损伤常表现为线粒体肿胀、空泡化、线粒体嵴变短、稀疏,基质内出现含钙无定形致密体。

(3)**活性氧类物质的损伤**　活性氧类物质如超氧自由基(O_2^-)、羟自由基($\cdot OH$)及过氧化氢(H_2O_2)等。

(4)**胞质内游离钙的损伤**　细胞内钙浓度往往与细胞结构,特别是线粒体的功能损伤程度呈正相关。细胞内高游离钙是许多因素损伤细胞的终末环节,并且是细胞死亡最终生物化学和形态学变化的潜在介导者。

(5)**缺血缺氧的损伤**　缺血缺氧会导致线粒体氧化磷酸化受抑,ATP 生成减少,钠泵功能低下。重度持续性缺血缺氧可引发细胞坏死。缺血缺氧是细胞损伤最常见和最重要的中心环节。

(6)**化学性损伤** ①CCl_4 可引起肝损伤。②氯化汞中毒时,汞与细胞膜含巯基蛋白结合,损害 ATP 酶依赖性膜转运功能。③代谢产物对靶细胞的细胞毒作用,肝、肾、骨髓和心肌常是毒性代谢产物的靶器官。④诱发过敏反应等免疫损伤,如青霉素引起 I 型变态反应。⑤诱发 DNA 损伤。

(7)**遗传变异** 化学物质、药物、病毒及射线等,均可损伤核内 DNA,诱发基因突变和染色体畸变。

三、细胞可逆性损伤

1. 概念

细胞可逆性损伤的形态学变化称为变性,是指细胞或细胞间质受损伤后,由于代谢障碍,而使细胞内或细胞间质内出现异常物质或正常物质异常蓄积的现象,常伴细胞功能低下。

类型	定义	好发于
细胞水肿	细胞内水的蓄积	肝、心、肾
脂肪变	非脂肪细胞的细胞质中甘油三酯的蓄积	肝(最常见)、心、肾、骨骼肌细胞
玻璃样变	细胞内或细胞间质中蛋白质的异常蓄积	详见后
淀粉样变	细胞间质内淀粉样蛋白质和黏多糖复合物的蓄积,因具有淀粉染色特征而得名	皮肤、结膜、舌、喉、肺、霍奇金病、多发性骨髓瘤、甲状腺髓样癌
黏液样变	细胞间质内黏多糖和蛋白质的蓄积	间叶组织肿瘤、风湿病、动脉粥样硬化
病理性色素沉着	细胞内外有色物质的异常蓄积	详见后
病理性钙化	骨和牙齿之外的组织中固态钙盐的沉积	甲旁亢、骨肿瘤、VitD 摄入过多

变性类型	蓄积物质	病变部位
细胞水肿	水和 Na^+	细胞内
脂肪变	甘油三酯	细胞内
玻璃样变	某些变性的血浆蛋白、胶原蛋白、免疫球蛋白	细胞内、细胞间质
淀粉样变	淀粉样蛋白质和黏多糖复合物	细胞内、细胞间质(8 版病理学 P19)
黏液样变	黏多糖类物质和蛋白质	细胞间质
病理性色素沉着	含铁血黄素、脂褐素、黑色素	细胞内、细胞间质
病理性钙化	磷酸钙、碳酸钙	细胞内、细胞间质

注意:①淀粉样变——淀粉样蛋白质和黏多糖复合物蓄积于细胞间质(8 版病理学 P17)。

②淀粉样变——淀粉样蛋白质和黏多糖复合物蓄积于细胞内、细胞间质(8 版病理学 P19)。

③黏液样变——蛋白质和黏多糖蓄积于细胞间质(8 版病理学 P17)。

【例 9】2005NO138X 符合变性改变的有

A. 细胞内出现异常物质　　　　　　　　B. 细胞内的正常物质异常增多

C. 细胞核固缩　　　　　　　　　　　　D. 为可逆性损伤

2. 细胞水肿(水变性)

(1)**机制** 细胞水肿是细胞损伤最早出现的改变,系因线粒体受损,ATP 生成减少,细胞膜 Na^+-K^+ 泵功能障碍,细胞内水钠积聚过多所致。细胞水肿常见于缺血、缺氧、感染、中毒时肝、肾、心等器官的实质细胞。

(2)**病理变化** 病变初期,细胞线粒体和内质网肿胀,光镜下见细胞质内出现红染细颗粒状物。继而细胞肿大明显、细胞基质高度疏松呈空泡状、气球样变、胞核也可肿胀。肉眼观受累器官体积增大,边缘圆钝,包膜紧张,切面外翻,颜色变淡。病毒性肝炎的常见病变为:胞质疏松化→细胞水肿→气球样变→溶解性坏死。

3. 脂肪变

（1）**病因**　感染、酗酒、中毒、缺氧、营养不良、糖尿病及肥胖。

（2）**好发部位**　肝细胞（最常见）、心肌细胞、肾小管上皮细胞、骨骼肌细胞等。

（3）**病理改变**　镜下胞质中出现球形脂滴，HE 染色不着色而呈空泡状，苏丹Ⅳ、油红 O 等特殊染色可阳性。①慢性肝淤血时，脂肪变首先发生于肝小叶中央区；②磷中毒时，脂肪变以肝小叶周边带更显著；③严重中毒和传染病时，脂肪变常累及全部肝细胞。

（4）**虎斑心**　慢性酒精中毒或缺氧可引起心肌脂肪变，常累及左室内膜下和乳头肌部位。脂肪变心肌呈黄色，与正常心肌的暗红色相间，形成黄红色斑纹，称为虎斑心。有的心外膜增生的脂肪组织可沿间质伸入心肌细胞间，称为心肌脂肪浸润。

【例 10】2012NO42A 虎斑心的组织学改变是（本题内容 8 版病理学未详述，见 2 版病理学 P17）

A. 心肌纤维间大量淋巴细胞浸润　　　　B. 心肌纤维间出现脂肪沉积

C. 心肌细胞中出现脂肪沉积　　　　　　D. 心肌细胞中出现透明蛋白小体

注意：①心肌脂肪变性——脂肪空泡很小，位于心肌细胞内，排列如串珠，肉眼无明显变化，严重时呈虎斑心改变。
②心肌脂肪浸润——是指较正常为多的脂肪组织出现于心肌间质内。病变以右室为重，常累及右房。

【例 11】2001NO33A 关于脂肪变性的描述，正确的是

A. 磷中毒时，脂肪变性首先累及肝小叶中央的细胞

B. 肝淤血时，脂肪变性首先累及肝小叶周边的肝细胞

C. 肾远曲小管容易发生脂肪变性

D. 严重贫血时，心脏乳头肌可呈虎斑状

E. 心肌脂肪变性严重影响心脏功能

A. 淀粉样变性　　　　B. 纤维素样变性　　　　C. 玻璃样变性

D. 黏液变性　　　　　E. 脂肪变性

【例 12】1995NO103B 结节性多动脉炎

【例 13】1995NO104B 四氯化碳中毒

4. 玻璃样变

细胞内或间质中出现半透明状蛋白质蓄积，称为玻璃样变，或透明变。

（1）**细胞内玻璃样变**　通常为均质红染的圆形小体，位于细胞质内。

受累细胞	病理改变	病理结果
肝细胞	胞质中细胞中间丝前角蛋白变性	形成 Mallory 小体
肾小管上皮细胞	具有吞饮作用的小泡，重吸收原尿中的蛋白质，与溶酶体融合	形成玻璃样小滴
浆细胞	粗面内质网中免疫球蛋白蓄积	形成 Rusell 小体

（2）**纤维结缔组织玻璃样变**　见于生理性和病理性结缔组织增生，为纤维组织老化的表现。特点是胶原蛋白交联、变性、融合，胶原纤维增粗变宽。见于萎缩的子宫和乳腺间质、瘢痕组织、动脉粥样硬化纤维斑块等。

（3）**细小动脉壁玻璃样变**　又称细小动脉硬化，常见于缓进型高血压和糖尿病的肾、脑、脾等脏器的细小动脉壁，因血浆蛋白渗入和基底膜代谢物质沉积，使细动脉管壁增厚、管腔狭窄，易继发扩张、破裂和出血。

5. 黏液样变性

（1）**肉眼观**　发生黏液样变性的组织明显肿胀，呈灰白半透明的胶冻状。

（2）**镜下观**　组织间质疏松，充以淡蓝色的黏液样物质，其中散在数量不等的黏液细胞。

（3）**常见于**　急性风湿病或动脉粥样硬化症的血管壁，神经纤维瘤等间叶性肿瘤的间质，黏液水肿。

6. 淀粉样变性

（1）**病变**　淀粉样变物质沉积于细胞间质、小血管基膜下或沿网状纤维支架分布。HE染色镜下特点为淡红色均质状物，并显示淀粉样呈色反应：刚果红染色为橘红色，遇碘则为棕褐色，再加稀硫酸便呈蓝色。

（2）**分类**　淀粉样变可分为局部性和全身性淀粉样变两类。

①局部性淀粉样变　可发生于皮肤、结膜、舌、喉、肺、霍奇金病、多发性骨髓瘤、甲状腺髓样癌等。

②全身性淀粉样变　分为原发性和继发性，前者主要来源于血清α-免疫球蛋白轻链，累及肝、肾、脾、心等器官；后者来源不明，主要成分为肝脏合成的非免疫球蛋白，见于老年人、结核病、某些肿瘤的间质中。

【例14】2000NO34A 下列哪项关于淀粉样变性的叙述是错误的？

  A. 可见于结核病　　　B. 可见于骨髓病　　　C. 可以是全身性病变

  D. 可以是局灶性病变　　　E. 由免疫球蛋白沉积而成

7. 病理性色素沉着

（1）**含铁血黄素**　是巨噬细胞吞噬、降解红细胞血红蛋白所产生的铁蛋白微粒聚集体，系Fe^{3+}与蛋白质结合而成。镜下呈金黄色或褐色颗粒，可被普鲁士蓝染成蓝色。含铁血黄素的存在，表明有红细胞破坏和全身性或局限性含铁物质的剩余。常见于：①生理情况下，肝、脾、淋巴结和骨髓内可有少量含铁血黄素形成；②陈旧性出血和溶血性疾病时，细胞组织中含铁血黄素蓄积。

（2）**脂褐素**　是细胞自噬溶酶体内未被消化的细胞器碎片残体，其成分是磷脂和蛋白质的混合物，源于自由基催化细胞膜相结构不饱和脂肪酸的过氧化作用。镜下为黄褐色微细颗粒状。正常时，附睾管上皮细胞、睾丸间质细胞、神经节细胞胞质内可含有少量脂褐素。萎缩的心肌细胞、肝细胞核周围可出现大量脂褐素，是细胞以往受到自由基脂质过氧化损伤的标志，故又称为消耗性色素。

（3）**黑色素**　是由黑色素细胞胞质中酪氨酸氧化聚合而产生的黑褐色细颗粒。见于色素痣、黑色素瘤、基底细胞癌、肾上腺皮质功能低下的Addison病患者。

（4）**胆红素**　是胆管中的主要色素，主要为血液中红细胞衰老破坏后的产物，它来源于血红蛋白，但不含铁。血中胆红素增高时，病人出现皮肤黏膜黄染。

【例15】2012NO41A、2005NO37A 在下列病变中，脂褐素主要出现于

  A. 萎缩　　　　B. 脂肪变性　　　　C. 坏死　　　　D. 凋亡

【例16】2007NO37A 萎缩发生时，细胞内常出现

  A. 脂褐素　　　B. 含铁血黄素　　　C. 胆红素　　　D. 黑色素

8. 病理性钙化

骨和牙齿之外的组织中固态钙盐沉积称为病理性钙化，包括营养不良性钙化和转移性钙化。光镜下呈蓝色颗粒状至片块状。病理性钙化是许多疾病的常见伴随病变，钙盐的主要成分是磷酸钙和碳酸钙。

	营养不良性钙化	转移性钙化
发生率	多见	少见
定义	钙盐沉积于坏死或即将坏死的组织或异物中，称为营养不良性钙化	由于全身钙磷代谢失常（高钙血症）而致钙盐沉积于正常组织内，称为转移性钙化
发病原因	可能与局部碱性磷酸酶增多有关	与体内钙磷代谢异常有关
代谢特点	钙磷代谢正常	高钙血症
常见于	结核病、血栓、动脉粥样硬化斑块心脏瓣膜病变、瘢痕组织、虫卵	高钙——甲旁亢、骨肿瘤、VitD摄入过多、肾衰竭钙代谢障碍——肾、肺、胃的间质组织

【例17】2001NO147X 关于病理性钙化的叙述，正确的是

  A. HE染色时呈蓝色颗粒状　　　　B. 营养不良性钙化多见

  C. 转移性钙化多见于肾小管、肺泡和胃黏膜

D. 营养不良性钙化多见于变性坏死组织、坏死的虫卵等

【例18】2011NO42A 下列选项中,属于转移性钙化的是

    A. 结核病灶钙化　　　　B. 肺间质钙化　　　　C. 粥瘤钙化　　　　D. 血栓钙化

【例19】2010NO41A 下列钙化中,属于转移性钙化的是

    A. 肝内血吸虫卵钙化　　　　　　　　　　　B. 肾小管钙化

    C. 淋巴结干酪样坏死钙化　　　　　　　　　D. 主动脉粥瘤钙化

记忆:转移性钙化的好发部位记忆为排酸器官——胃、肾、肺(分别排胃酸、碳酸盐、碳酸)。

9. 几个常考的带英文的病理学名词

常考名词	病理改变	好发疾病
Mallory 小体	指肝细胞玻璃样变时,胞质中细胞中间丝前角蛋白变性	酒精性肝病
Rusell 小体	指浆细胞变性时,胞质粗面内质网中免疫球蛋白的蓄积	慢性炎症
Councilman 小体	凋亡的肝细胞皱缩,质膜完整,胞浆致密,细胞器密集、不同程度退变,形成许多凋亡小体。多呈圆形或椭圆形,大小不等,胞浆浓缩,强嗜酸性,可有或无固缩深染的核碎片	也称嗜酸性小体急性病毒性肝炎
Negri 小体	在神经细胞变性时其胞浆内可见嗜酸性包涵体,圆形或卵圆形,直径约 3～10μm,称 Negri body(内基小体)	狂犬病

    A. 光面内质网大量增生　　B. 前角蛋白细丝堆积　　C. 增大的载有蛋白质的溶酶体

    D. 线粒体肿胀、嵴消失　　E. 核内包涵物

【例20】1999NO99B 近曲小管上皮细胞内玻璃样小滴

【例21】1999NO100B 肝细胞内 Mallory 小体

【例22】2007NO172A 下列病变中,属于变性的是肝细胞浆内出现

    A. Mallory 小体　　　　　　　　　　　B. HBsAg

    C. HBcAg　　　　　　　　　　　　　　D. 巨大病毒包涵体

【例23】2008NO41A 下列肝细胞的病理改变中,属于凋亡的是

    A. 脂肪空泡形成　　　　　　　　　　　B. 嗜酸性小体形成

    C. Mallory 小体形成　　　　　　　　　D. 病毒包涵体形成

【例24】2002NO45A 不属于玻璃样变的病变是

    A. Aschoff 小体　　　　B. Russell 小体　　　　C. Councilman 小体

    D. Mallory 小体　　　　E. Negri 小体(8 版病理学 P16 已将 Russell 改为 Rusell)

【例25】2010NO42A 下列小体中,与中间丝蛋白聚集有关的是

    A. 石棉(Ferruginous)小体　　　　　　　B. 马洛里(Mallory)小体

    C. 嗜酸性(Councilman)小体　　　　　　D. 拉塞尔(Rusell)小体

【例26】2013NO43A 酒精中毒时,肝细胞内出现马洛里小体(Mallory body),其病变性质是

    A. 水样变性　　　　B. 脂肪变性　　　　C. 玻璃样变性　　　　D. 纤维素样变性

四、细胞坏死

    当细胞发生致死性代谢、结构和功能障碍,便可引起细胞死亡。细胞死亡分为坏死和凋亡两大类。
    坏死是以酶溶性变化为特点的活体内局部组织细胞的死亡。其基本表现是细胞肿胀、细胞器崩解和蛋白质变性。炎症时,坏死细胞和周围渗出的中性粒细胞释放溶酶体酶,可促进坏死的进一步发生和局部实质细胞溶解,因此坏死常累及多个细胞。

1. 坏死的基本病变

细胞核的变化是细胞坏死的主要形态学标志,包括核固缩、核碎裂和核溶解。

部位		病理变化
细胞核	核固缩	核染色质 DNA 浓聚、皱缩,使核体积减小,嗜碱性增强,DNA 转录合成停止
	核碎裂	核染色质崩解,核膜破裂,核破裂,使核物质分散于胞质中
	核溶解	非特异性 DNA 酶和蛋白酶激活,分解核 DNA 和核蛋白,核染色质嗜碱性下降
细胞质		由于核糖体减少,胞质变性蛋白质增多,糖原颗粒减少,使坏死细胞胞质嗜酸性增强
		线粒体肿胀形成空泡,线粒体基质无定形钙致密物堆积;溶酶体释放酸性水解酶溶解细胞成分
间质		间质细胞对损伤的耐受性大于实质细胞,因此间质细胞出现损伤的时间晚于实质细胞
		间质细胞坏死后细胞外基质逐渐崩解液化,最后融合成片状模糊的无结构物质
血清酶		坏死细胞的膜通透性增加,细胞内乳酸脱氢酶、琥珀酸脱氢酶、肌酸激酶、谷草转氨酶等释放入血

2. 坏死的类型

坏死分为凝固性、液化性和纤维素样坏死 3 个基本类型,及干酪样坏死、脂肪坏死、坏疽等特殊类型。

(1)**凝固性坏死**   蛋白质变性凝固且溶酶体酶水解作用较弱时,坏死区呈灰黄、干燥、质实状态,称为凝固性坏死。凝固性坏死最为常见。坏死灶与健康组织界限多较明显,镜下特点为细胞微细结构消失,而组织轮廓仍可保存;坏死区周围形成充血、出血和炎症反应带。

(2)**液化性坏死**   由于坏死组织中可凝固的蛋白质少,或坏死细胞自身及浸润的中性粒细胞等释放大量水解酶,或组织富含水分或磷脂,则细胞组织坏死后易发生溶解液化,称为液化性坏死。镜下特点为死亡细胞完全被消化,局部组织快速被溶解。

(3)**纤维素样坏死**   旧称纤维素样变性,是结缔组织及小血管壁常见的坏死类型。见于某些变态反应性疾病,如风湿病、结节性多动脉炎、急进性肾炎、急进型高血压、胃溃疡底部小血管等。

(4)**干酪样坏死**   在结核病时,因病灶中含脂质较多,坏死区呈黄色、质地松软、细腻,状似干酪,称为干酪样坏死。镜下为无结构颗粒状红染物,不见坏死部位原有组织结构的残影,甚至不见核碎屑,是更为彻底的凝固性坏死。由于坏死灶内含有抑制水解酶活性的物质,故干酪样坏死物不易溶解也不易吸收。干酪样坏死除常见于结核病外,还可偶见于某些梗死、肿瘤、结核样麻风等。

(5)**脂肪坏死**   急性胰腺炎时,细胞释放胰酶分解脂肪酸,乳房创伤时脂肪细胞破裂,可分别引起酶解性或创伤性脂肪坏死,也属于液化性坏死。脂肪坏死后,释出的脂肪酸与钙离子结合,形成肉眼可见的灰白色钙皂,称皂化斑(脂肪酸钙)。

(6)**坏疽**   是指局部组织大块坏死并继发腐败菌感染,分为干性、湿性和气性坏疽等类型。

	干性坏疽	湿性坏疽	气性坏疽
病因	继发于血液循环障碍引起的缺血性坏死	继发于血液循环障碍引起的缺血性坏死	由产气荚膜杆菌感染引起属于湿性坏疽
致病条件	动脉阻塞但静脉回流通畅的四肢末端	与外界相通的内脏;动脉阻塞且静脉回流受阻的四肢末端	狭深的开放性创伤伴产气荚膜杆菌感染
肉眼观	坏死区干燥皱缩呈黑色	坏死区水分较多	坏死区水分较多、皮下积气
病灶边界	与正常组织界限清楚	与正常组织界限不清	与正常组织界限不清
细菌感染	腐败菌感染较轻	腐败菌感染较重,易繁殖	病情发展很快
全身症状	轻	重	重
好发部位	四肢末端	肠管、胆囊、子宫、肺	小而狭深的开放性伤口

注意:7 版病理学认为干酪样坏死属于特殊的凝固性坏死,脂肪坏死属于特殊的液化性坏死,未将两种坏死类型单列。8 版病理学 P21 已将这两种特殊坏死类型单列。

(7)坏死类型归纳总结

坏死类型	病理特点	备注
凝固性坏死	坏死细胞的蛋白质凝固,常保持其轮廓残影,最为常见	好发于心、肝、肾、脾
液化性坏死	坏死组织因酶性分解而发生溶解液化 镜下见死亡细胞完全被消化,局部组织快速被溶解	好发于脑、脊髓
纤维素样坏死	病变部位形成丝状、颗粒状、小条块状无结构物质	常见于某些变态反应性疾病
干酪样坏死	是彻底的凝固性坏死,坏死部位不见原组织结构残影	坏死物既不易溶解也不易吸收
脂肪坏死	急性胰腺炎的酶解性坏死,创伤性脂肪坏死	急性胰腺炎,乳房创伤
坏疽	是指局部组织大块坏死并继发腐败菌感染	分干性、湿性和气性坏疽

注意:①干酪样坏死不属于结核病的特征性病变,因为干酪样坏死还可见于某些梗死、肿瘤和结核样麻风。
②干酪样坏死是结核病具有诊断意义的病变(8版病理学P352)。

【例27】2013NO42A 镜下坏死组织结构的轮廓消失,呈现一片嗜酸性颗粒状物,其坏死类型是
　　A. 凝固性坏死　　　B. 液化性坏死　　　C. 干酪样坏死　　　D. 脂肪坏死
【例28】2007NO38A 光镜下,干酪样坏死的病理改变是
　　A. 属于凝固性坏死,但保存原有的组织轮廓　　B. 属于凝固性坏死,原有的组织轮廓消失
　　C. 属于液化性坏死,但仍保持细胞周围网架结构　　D. 属于液化性坏死,细胞周围网架结构被破坏
【例29】2016NO43A 凝固性坏死的形态学特点是
　　A. 形成筛状软化灶　　　　　　　　　B. 病灶中出现炎症细胞
　　C. 细胞胞膜及细胞器膜完整　　　　　　D. 保持原有组织轮廓
【例30】2015NO44A 下列可以发生坏疽的病变是
　　A. 肝大片状坏死　　B. 脾梗死　　　C. 脑梗死　　　D. 肠套叠

　　A. 凝固性坏死　　　B. 液化性坏死　　　C. 两者皆有　　　D. 两者皆无
【例31】1995NO127C 病毒性肝炎
【例32】1995NO128C 脾梗死

注意:①病毒性肝炎时,可表现为凝固性坏死。②肝细胞灶状坏死属于溶解坏死,最多见,呈液化性坏死。
③肝细胞溶解坏死由高度气球样变发展而来。

【例33】1993NO144X 湿性坏疽多发生于
　　A. 小肠　　　　　B. 肺　　　　　C. 下肢　　　　　D. 脾
【例34】1994NO33A 结节性动脉周围炎的血管壁坏死是
　　A. 液化性坏死　　B. 纤维素样坏死　　C. 干酪性坏死
　　D. 脂肪坏死　　　E. 固缩坏死
【例35】1997NO33A 下列哪个脏器不发生坏疽?
　　A. 肺　　　　　B. 下肢　　　　　C. 阑尾
　　D. 小肠　　　　E. 脑
【例36】1995NO42A 液化性坏死常见于
　　A. 脑　　　　　B. 心脏　　　　　C. 肾脏
　　D. 脾脏　　　　E. 小肠

记忆:①最易发生液化坏死——脑+脊髓;　②最易发生脂肪变——肝;
③最易发生气球样变——肝;　④最易发生干性坏疽——四肢;
⑤不发生化生的组织——神经纤维;　⑥不发生癌的组织——软骨组织。

3. 坏死的结局

（1）**溶解吸收**　坏死细胞及周围中性粒细胞释放水解酶，使坏死组织溶解液化，由淋巴管或血管吸收；不能吸收的碎片，则由巨噬细胞吞噬清除。坏死细胞溶解后，可引发周围组织急性炎症反应。

（2）**分离排出**　坏死灶较大不易被完全溶解吸收时，表皮黏膜的坏死物可被分离，形成组织缺损。皮肤、黏膜浅表的组织缺损称为糜烂，较深的组织缺损称为溃疡。组织坏死后形成的只开口于皮肤黏膜表面的深在性盲管，称为窦道。连接两个内脏器官或从内脏器官通向体表的通道样缺损，称为瘘管。肺、肾等内脏坏死物液化后，经支气管、输尿管等自然管道排出，所残留的空腔，称为空洞。

（3）**机化与包裹**　新生肉芽组织长入并取代坏死组织、血栓、脓液、异物等的过程，称为机化。如坏死组织等太大，肉芽组织难以向中心部完全长入或吸收，则由周围增生的肉芽组织将其包裹，称为包裹。机化和包裹的肉芽组织最终都可形成纤维瘢痕。

（4）**钙化**　坏死细胞和细胞碎片若未被及时清除，则日后易吸收钙盐和其他矿物质沉积，引起营养不良性钙化。

【例 37】2016NO42A 阑尾切除术后切口处有肠内容物流出，该病变称为

A. 瘘管　　　　　B. 窦道　　　　　C. 脓肿　　　　　D. 溃疡

【例 38】2016NO163X 发生机化时，组织中出现的特征性细胞有

A. 类上皮细胞　　　B. 内皮细胞　　　C. 成纤维细胞　　　D. 多核巨细胞

五、凋亡

1. 凋亡和坏死的比较

凋亡是活体内单个细胞程序性细胞死亡的表现形式，是由体内外某些因素触发细胞内预存的死亡程序而导致的细胞主动性死亡方式，在形态学和生化特征上都有别于坏死。

	凋亡	坏死
机制	基因调控的程序化细胞死亡 主动进行（自杀性）	意外事故性细胞死亡 被动进行（他杀性）
诱因	生理性或轻微病理性刺激因子诱导发生	病理性刺激因子诱导发生
死亡范围	多为散在的单个细胞	多为集聚的多个细胞
细胞膜	仍保持完整	完整性受到破坏
细胞体积	细胞固缩→固缩性坏死	细胞肿胀增大
核染色质	边集	絮状或边集
细胞器	仍保持完整，未崩解	细胞器膜溶解破裂
溶酶体	保持完整，酶不外溢	破坏，酶外溢
后期	膜可发泡成芽形成凋亡小体，被邻近巨噬细胞吞噬	细胞破裂、溶解、残屑被巨噬细胞吞噬
炎症反应	不引起周围组织炎症反应和修复再生	引起周围组织炎症反应和修复再生
生化特征	耗能的主动过程，有新蛋白合成 凋亡早期规律降解为 180～200bp 片段 琼脂凝胶电泳呈特征性梯带状	不耗能的被动过程，无新蛋白合成 DNA 降解无规律，片段大小不一 琼脂凝胶电泳通常不呈梯带状

2. 凋亡的形态学特征

（1）**细胞皱缩**　胞质致密，水分减少，胞质高度嗜酸性，单个凋亡细胞与周围的细胞分离。

（2）**染色质凝聚**　核染色质浓集成致密团块（固缩），或集结排列于核膜内面（边集），胞核裂解成碎片（破裂）。

（3）**凋亡小体形成**　细胞膜内陷或胞质生出芽突并脱落，形成含有核碎片和（或）细胞器成分的膜包

被凋亡小体。凋亡小体是细胞凋亡的重要形态学标志,可被巨噬细胞吞噬、降解。

(4)质膜完整 凋亡细胞因其质膜完整,阻止了与其他细胞分子间的识别,既不引起周围炎症反应,也不诱发周围细胞的增生修复。病毒性肝炎时,肝细胞内的嗜酸性小体,即是肝细胞凋亡的体现。

3. 凋亡的生化特征

其生化特征是凋亡蛋白酶、内切核酸酶、需钙蛋白酶的活化。其中前两种酶是凋亡程序的主要执行者。

(1)凋亡蛋白酶 含半胱氨酸的天冬氨酸蛋白酶也称凋亡蛋白酶,在正常细胞内多以酶原形式存在,活化后可裂解很多重要的细胞蛋白,破坏细胞骨架和核骨架。继而激活限制性内切核酸酶。

(2)限制性内切核酸酶 Ca^{2+}/Mg^{2+} 依赖的限制性内切核酸酶被凋亡蛋白酶激活后,早期出现 180 ~ 200bp 的 DNA 降解片段,琼脂凝胶电泳呈现相对特征性的梯度带。

4. 凋亡的机制

(1)凋亡过程 细胞凋亡分为信号传递、中央调控和结构改变三个阶段。前两者为起始阶段,后者为执行阶段。信号传递经由外源性(死亡受体启动)通路,细胞表面 TNF-α 受体和相关蛋白 Fas(CD95)与 Fas 配体(Fas-L)结合,将凋亡信号导入细胞。中央调控经由内源性(线粒体)通路,受到线粒体通透性改变和促凋亡分子如细胞色素 C 胞质释放的激活。结构改变阶段是在前两者的基础上,凋亡蛋白酶进一步激活酶促级联反应,出现凋亡小体等形态学改变。

(2)凋亡的影响因素 包括抑制因素和诱导因素。

①抑制因素 包括生长因子、细胞基质、性甾体激素、某些病毒蛋白。

②诱导因素 包括生长因子缺乏、糖皮质激素、自由基、电离辐射等。

③参与凋亡过程的基因 Bad、Bax、Bak、p53 等基因可促进凋亡;Bcl-2、Bcl-XL、Bcl-AL 等基因可抑制凋亡;c-myc 等基因具有双向调节作用。

【例39】2000NO35A 关于固缩性坏死的叙述,哪项是正确的?

    A. 固缩性坏死是生理性死亡   B. 常伴有明显的炎症反应

    C. 凋亡小体是细胞核碎片   D. 肝细胞碎片状坏死是固缩性坏死

    E. 肝细胞嗜酸性小体是固缩性坏死

【例40】2011NO44A 下列选项中,属于凋亡特征的是

    A. 死亡细胞质膜破裂   B. 活体内单个细胞死亡

    C. 死亡细胞自溶   D. 伴有急性炎症反应

【例41】2017NO29A 下列形态改变中属于凋亡特征的是

    A. 多为片状细胞死亡   B. 细胞核固缩、碎裂

    C. 常有炎症反应和修复再生   D. 细胞膜完整,发泡成芽

▶**常考点** 考试重点,请全面掌握,尤其概念和常见部位、器官或组织。

参考答案——详细解答见《贺银成2019考研西医临床医学综合能力历年真题精析》

1. A BCDE   2. AB CDE   3. AB CDE   4. ABC D E   5. ABC D E   6. ABC D E   7. A BCDE

8. ABC DE   9. AB C D E   10. ABC DE   11. ABC D E   12. AB CDE   13. ABCD E   14. ABCD E

15. A BCDE   16. A BCDE   17. ABCD E   18. AB CDE   19. AB CDE   20. ABC D E   21. AB CDE

22. A BCDE   23. A BCDE   24. A BCDE   25. ABC DE   26. ABC DE   27. ABC D E   28. AB CDE

29. ABC D E   30. ABC D E   31. ABC D E   32. A BCDE   33. AB CDE   34. AB CDE   35. ABCD E

36. A BCDE   37. A BCDE   38. ABC DE   39. ABCD E   40. AB CDE   41. ABC D E

第2章 损伤的修复

▶ **考纲要求**

①再生的概念和类型,干细胞的概念及其在再生中的作用,各种组织的再生能力及再生过程。②肉芽组织的结构、功能和结局。③伤口愈合的过程、类型及影响因素。

▶ **复习要点**

一、再生

1. 再生的概念和类型

再生是指组织及细胞损伤后,由损伤周围的同种细胞来完成修复过程。如果完全恢复了原组织的结构及功能,则称为完全再生。若由纤维结缔组织来修复,称为纤维性修复,以后形成瘢痕,故也称为瘢痕修复。再生可分生理性再生及病理性再生。

(1)**生理性再生** 是指在生理过程中,有些细胞、组织不断老化、消耗,由新生的同种细胞不断补充,以保持原有的结构和功能的再生。如表皮角化细胞脱落后由基底细胞增生分化予以补充;各种血细胞的不断更新;子宫内膜周期性脱落,由基底部细胞增生加以恢复。生理性再生多为完全性再生。

(2)**病理性再生** 是指病理状态下,细胞组织缺损后发生的再生。病理性再生可为完全性再生,也可为不完全性再生。

2. 不同类型细胞的再生潜能

根据再生能力的强弱,将人体细胞分为三类:稳定细胞、不稳定细胞和永久性细胞。

	不稳定细胞	稳定细胞	永久性细胞
别称	持续分裂细胞	静止细胞	非分裂细胞
定义	这类细胞总在不断地增殖,以代替衰亡或破坏的细胞	在生理情况下,这类细胞增殖现象不明显,但受到组织损伤的刺激时,表现出较强的再生能力	这类细胞不能进行再生或再生能力极弱
再生能力	再生能力很强	再生能力较强	再生能力极弱或不能再生
常见细胞	表皮细胞、呼吸道及消化道黏膜被覆细胞、淋巴细胞、造血细胞、间皮细胞	腺体实质细胞(肝、胰、汗腺、内分泌腺)、肾小管的上皮细胞、平滑肌细胞	神经细胞骨骼肌细胞心肌细胞

注意:①再生能力:结缔组织细胞>平滑肌细胞>心肌细胞>神经细胞。

②神经(节)细胞不能再生,但神经胶质细胞和神经纤维可以再生。

③平滑肌细胞是稳定细胞,骨骼肌细胞则是永久细胞。

④骨组织再生能力很强,骨折后可以完全再生(完全修复);但软骨的再生能力差。

A. 小肠黏膜被覆上皮细胞 B. 肝细胞 C. 神经细胞 D. 心肌细胞

【例1】2009NO133B 属于不稳定细胞的是

【例2】2009NO134B 属于稳定细胞的是

【例3】2008NO163X 人体内属于恒定细胞的有

A. 神经细胞 B. 表皮细胞 C. 心肌细胞 D. 肠上皮细胞

3. 干细胞在再生中的作用

干细胞是个体发育过程中产生的具有无限或较长时间自我更新和多向分化能力的一类细胞。干细胞可分为胚胎干细胞、成体干细胞。近来通过体细胞重编程又获得了诱导性多能干细胞。

（1）**胚胎干细胞**　是指起源于着床前胚胎内细胞群的全能干细胞，具有向三个胚层分化的能力，可以分化为成体所有类型的成熟细胞。

（2）**成体干细胞**　是指存在于各组织器官中具有自我更新和一定分化潜能的不成熟细胞。部分组织中的成体干细胞不仅可向本身组织进行分化，也可向无关组织类型的成熟细胞进行分化，称为转分化。转分化的发现在干细胞研究中具有革命性意义，它为干细胞生物工程在临床治疗中的广泛应用奠定了基础。

（3）**诱导性多能干细胞**　是通过体外基因转染技术将已分化的成体细胞重编程所获得的一类干细胞。它具有胚胎干细胞的全能性，可分化为多种组织细胞，适合于干细胞移植、组织工程、受损组织器官的修复等个体化治疗。

（4）**干细胞在组织修复与细胞再生中的作用**　当组织损伤后，骨髓内的干细胞和组织内的干细胞都可进入损伤部位，进一步分化成熟来修复受损组织的结构和功能。

细胞类型	分布	分化方向
造血干细胞	骨髓，外周血	骨髓和血液淋巴造血细胞
间充质细胞	骨髓，外周血	骨，软骨，腱，脂肪组织，肌组织，骨髓间质，神经细胞
神经干细胞	室管膜细胞，中枢神经系统的星形胶质细胞	神经元，星形胶质细胞，少突胶质细胞
肝脏干细胞	胆管内或近胆管	肝细胞，胆管细胞，之后产生卵圆形细胞
皮肤干细胞	表皮基底层，毛囊膨大区	表皮，毛囊

4. 各种组织的再生能力和再生过程

（1）上皮组织的再生

①被覆上皮再生：鳞状上皮缺损时，由创缘或底部的基底层细胞分裂增生，向缺损中心迁移，先形成单层上皮，以后增生分化为鳞状上皮。胃肠黏膜上皮缺损后，同样也由邻近的基底部细胞分裂增生来修补。新生的上皮细胞起初为立方形，以后增高变为柱状细胞。

②腺上皮再生：再生情况根据损伤状态而定，如有腺上皮缺损但腺体的基底膜未破坏，则可由残存细胞分裂补充，完全恢复原来腺体结构；如腺体构造完全被破坏，则难以再生。

（2）纤维组织的再生　在损伤刺激下，受损处的成纤维细胞进行分裂、增生。成纤维细胞可由静止状态的纤维细胞转变而来，或由未分化的间叶细胞分化而来。当成纤维细胞停止分裂后，开始合成并分泌前胶原蛋白，在细胞周围形成胶原纤维，细胞逐渐成熟，成为纤维细胞。

（3）软骨组织和骨组织的再生　软骨再生起始于软骨膜的增生，这些增生的幼稚细胞形似成纤维细胞，以后逐渐变为软骨母细胞，并形成软骨基质，细胞被埋在软骨陷窝内而变为静止的软骨细胞。软骨再生能力弱，软骨组织缺损较大时需由纤维组织参与修补。骨组织再生能力强，骨折后可完全修复。

（4）血管的再生　毛细血管的再生过程又称为血管形成，是以生芽方式完成的。大血管离断后需手术吻合，吻合口两侧内皮细胞分裂增生，互相连接，恢复原来的内膜结构。但离断的肌层不易完全再生，而由结缔组织增生连接，形成瘢痕修复。

（5）肌组织的再生　肌组织的再生能力很弱，平滑肌有一定再生能力，但心肌再生能力极弱。

（6）神经组织的再生　脑和脊髓的神经细胞破坏后不能再生，只能靠神经胶质细胞及其纤维修补，形成胶质瘢痕。外周神经受损时，如果与其相连的神经细胞仍然存活，则可完全再生。

【例4】2014NO41A　男性，16岁。左手烫伤，红肿，少数水疱，无感染。经治疗痊愈，局部皮肤组织的病理变化表现为

　　A. 纤维瘢痕形成　　　　B. 皮肤附属器破坏　　　C. 毛细血管增生　　　　D. 正常皮肤

【例5】2016NO44A　下列创伤中，能完全修复的是

A. 闭合性骨折　　　　　　　　　　　　B. 一期愈合的手术切口

C. 二期愈合的手术切口　　　　　　　　D. 三度烧伤的创面

【例6】2015NO41A 男性，25岁。患急性糜烂性胃炎，经治疗痊愈后，原胃体黏膜糜烂处表现为

A. 正常胃黏膜　　　　B. 幽门腺化生　　　　C. 表面腺体增厚　　　　D. 肠上皮化生

二、肉芽组织

1. 肉芽组织的结构

肉芽组织由新生毛细血管、增生的成纤维细胞及炎性细胞构成，肉眼表现为鲜红色，颗粒状，柔软湿润，形似鲜嫩的肉芽而得名。

（1）新生毛细血管　肉眼观鲜红色，颗粒状。镜下观新生薄壁的毛细血管扩张，对着创面垂直生长。

（2）成纤维细胞　在毛细血管周围有许多新生的成纤维细胞。成纤维细胞呈梭形，核椭圆，染色质浅，核仁清楚，胞质丰富。成纤维细胞的功能：①可产生基质和胶原，基质的主要成分为透明质酸和硫酸软骨素，早期基质较多，以后则胶原越来越多；②肉芽组织中一些成纤维细胞的胞质中含有肌细丝，此种细胞除有成纤维细胞的功能外，尚有平滑肌细胞的收缩功能，称为肌成纤维细胞；③成纤维细胞是坏死灶机化时的特征性细胞。

（3）炎性细胞　肉芽组织中，常有大量渗出液和炎性细胞。炎性细胞以巨噬细胞为主，也有多少不等的中性粒细胞及淋巴细胞。巨噬细胞的功能：①能分泌 PDGF、FGF、TGF-β、IL-1 及 TNF，加上创面凝血时血小板释放的 PDGF，进一步刺激成纤维细胞及毛细血管增生；②巨噬细胞和中性粒细胞能吞噬细菌及组织碎片；③这些细胞破坏后释放各种蛋白水解酶，能分解坏死组织和纤维蛋白。

注意：①肉芽组织中主要的炎症细胞是巨噬细胞。②肉芽组织中分泌生长因子的细胞是巨噬细胞。
　　　③肉芽组织中具有收缩功能的细胞是肌成纤维细胞。④坏死灶机化时的特征性细胞是成纤维细胞。
　　　⑤肉芽组织的组成成分为新生毛细血管、成纤维细胞及炎性细胞。

2. 肉芽组织的功能

①抗感染保护创面；②填补创口及其他组织缺损；③机化或包裹坏死、血栓、炎性渗出物及其他异物。

3. 肉芽组织的结局

（1）肉芽组织生长　肉芽组织在组织损伤后 2～3 天出现，自下而上（如体表创口）或从周围向中心（如组织内坏死）生长推进，填补创口或机化异物。

（2）肉芽组织成熟为纤维结缔组织　在伤后 1～2 周，肉芽组织逐渐成熟。其形态标志为：①间质水分逐渐减少；②炎性细胞减少并逐渐消失；③部分毛细血管管腔闭塞、数目减少，按正常功能的需要少数毛细血管管壁增厚，改建为小动脉和小静脉；④成纤维细胞产生越来越多的胶原纤维，同时成纤维细胞数目逐渐减少、胞核变细长而深染，变为纤维细胞。至此，肉芽组织成熟为纤维结缔组织。

（3）纤维结缔组织转化为瘢痕组织　以后，胶原纤维量更多，而且发生玻璃样变性，细胞和毛细血管成分更少。逐渐转化为老化阶段的瘢痕组织。

【例7】2009NO164X 肉芽组织中常见的细胞有

A. Langhans 巨细胞　　B. 成纤维细胞　　　　C. 新生内皮细胞　　　　D. 浆细胞

【例8】2005NO39A 下列哪种新生的细胞是机化时出现的特征性细胞？

A. 平滑肌细胞　　　　B. 成纤维细胞　　　　C. 类上皮细胞

D. 横纹肌细胞　　　　E. 上皮细胞

【例9】1996NO148X 肉芽组织具有如下功能

A. 机化　　　　　　　B. 修复　　　　　　　C. 吞噬搬运　　　　　　D. 抗感染

【例10】2012NO164X 下列选项中符合肉芽组织特征的有

A. 较多的多核巨细胞 　　　　　　　　B. 较多的成纤维细胞
C. 较多的内皮细胞 　　　　　　　　　D. 较多的类上皮细胞

三、创伤愈合

1. 皮肤创伤愈合

(1)创伤愈合的基本过程

①伤口的早期变化　伤口局部有不同程度的组织坏死和血管断裂出血,数小时内便出现炎症反应。早期白细胞浸润以中性粒细胞为主,3天后转为巨噬细胞为主。伤口中的血液和渗出液中的纤维蛋白原很快凝固形成凝块,有的凝块表面干燥形成痂皮,凝块和痂皮起着保护伤口的作用。

②伤口收缩　2~3日后边缘的整层皮肤及皮下组织向中心移动,于是伤口迅速缩小,直到14天左右停止。伤口收缩的意义在于缩小创面。伤口收缩是由伤口边缘新生的肌成纤维细胞的牵拉作用引起的,而与胶原无关,因为伤口收缩的时间正好是肌成纤维细胞增生的时间。

③肉芽组织增生和瘢痕形成　大约第3天开始,从伤口底部及边缘长出肉芽组织填平伤口。第5~6天成纤维细胞产生胶原纤维,其后1周胶原纤维形成甚为活跃,以后逐渐缓慢下来。随着胶原纤维越来越多,出现瘢痕形成过程,大约在伤后1个月瘢痕完全形成。

④表皮及其他组织再生　创伤发生24小时内,伤口边缘的基底细胞即开始增生,形成单层上皮覆盖于肉芽组织的表面。当这些细胞彼此相遇时,则停止迁移,并增生、分化成为鳞状上皮。健康的肉芽组织对表皮再生十分重要。皮肤附属器(毛囊、汗腺、皮脂腺)如遭破坏,则不能完全再生,而出现瘢痕修复。

(2)创伤愈合的类型　根据损伤程度及有无感染,创伤愈合可分为以下两种类型。

①一期愈合　见于组织缺损小、创缘整齐、无感染、经黏合或缝合后创面对合严密的伤口。这种伤口只有少量的血凝块,炎症反应轻微,表皮再生在24~48小时便可将伤口覆盖。肉芽组织在第3天就可从伤口边缘长出,并很快将伤口填满。5~7天伤口两侧出现胶原纤维连接,此时即可拆线,切口达到临床愈合。

②二期愈合　见于组织缺损较大、创缘不整、哆开、无法整齐对合、或伴有感染的伤口。这种伤口愈合炎症反应明显;伤口大,伤口收缩明显;愈合的时间较长,形成的瘢痕较大。

2. 骨折愈合

骨的再生能力很强。一般而言,经过良好复位后的单纯性外伤性骨折,几个月内便可完全愈合,恢复正常结构和功能。骨折愈合过程分以下几个阶段。

(1)血肿形成　骨组织和骨髓均有丰富的血管,在骨折的两端及其周围伴有大量出血,形成血肿,数小时后血肿发生凝固。与此同时,常出现轻度的炎症反应。

(2)纤维性骨痂形成　骨折后2~3天,血肿由肉芽组织取代而机化,继而发生纤维化形成纤维性骨痂。肉眼和X线检查见骨折局部呈梭形肿胀。1周左右,增生的肉芽组织及纤维组织可进一步分化,形成透明软骨。透明软骨的形成一般多见于骨外膜的骨痂区,骨髓内骨痂区少见。

(3)骨性骨痂形成　上述纤维性骨痂逐渐分化出骨母细胞,并形成类骨组织,以后出现钙盐沉积,类骨组织转变为编织骨。纤维性骨痂中的软骨组织也经软骨化骨过程演变为骨组织。

(4)骨痂改建或再塑　编织骨由于结构不够致密,骨小梁排列紊乱,故仍达不到正常功能需要。为了适应骨活动时所受应力,编织骨经过进一步改建成为成熟的板层骨,皮质骨和髓腔的正常关系以及骨小梁正常的排列结构也重新恢复。改建是在破骨细胞的骨质吸收和骨母细胞的新骨质形成的协调作用下完成的。

【例11】2011NO41A患者,20岁,骨折愈合良好。5年后骨折处骨组织病理变化表现为
　　A. 大量成纤维细胞　　B. 大量新生毛细血管　　C. 正常骨组织　　　D. 大量多核巨细胞

3. 影响创伤愈合的因素

(1)全身因素　包括年龄、营养状况对创伤愈合的影响。

①蛋白质缺乏　严重的蛋白质缺乏,尤其是含硫氨基酸(如甲硫氨酸、胱氨酸)缺乏时,肉芽组织及胶原形成不良,伤口愈合延缓。

②维生素缺乏　维生素中以 VitC 对愈合最重要。由于 α-多肽链中的两个主要氨基酸(脯氨酸及赖氨酸),必须经羟化酶羟化才能形成前胶原分子,而 VitC 具有催化羟化酶的作用,因此,VitC 缺乏时前胶原分子难以形成,从而影响胶原形成。

③微量元素缺乏　在微量元素中锌对创伤愈合有重要作用,手术后伤口愈合迟缓的患者,皮肤中锌的含量大多比愈合良好的患者低,因此补锌能促进愈合,其作用机制可能与锌是细胞内一些氧化酶的成分有关。

(2)局部因素　包括感染与异物、局部血液循环、神经支配、电离辐射。

(3)影响骨折愈合的因素　凡影响创伤愈合的全身及局部因素均可影响骨折愈合。

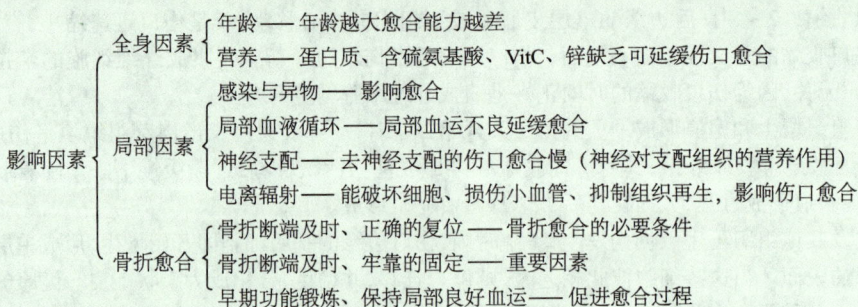

影响因素
- 全身因素
  - 年龄 —— 年龄越大愈合能力越差
  - 营养 —— 蛋白质、含硫氨基酸、VitC、锌缺乏可延缓伤口愈合
- 局部因素
  - 感染与异物 —— 影响愈合
  - 局部血液循环 —— 局部血运不良延缓愈合
  - 神经支配 —— 去神经支配的伤口愈合慢(神经对支配组织的营养作用)
  - 电离辐射 —— 能破坏细胞、损伤小血管、抑制组织再生,影响伤口愈合
- 骨折愈合
  - 骨折断端及时、正确的复位 —— 骨折愈合的必要条件
  - 骨折断端及时、牢靠的固定 —— 重要因素
  - 早期功能锻炼、保持局部良好血运 —— 促进愈合过程

【例 12】2009NO43A 维生素 C 缺乏常导致创伤愈合不良的主要原因是
A. 表皮再生困难　　　　　　　　　　　B. 难以形成前胶原分子
C. 炎症难以控制　　　　　　　　　　　D. 局部神经性营养不良

▶ **常考点**　细胞再生能力;肉芽组织。

参考答案——详细解答见《贺银成 2019 考研西医临床医学综合能力历年真题精析》

1. ABCDE　　2. ABCDE　　3. ABCDE　　4. ABCDE　　5. ABCDE　　6. ABCDE　　7. ABCDE
8. ABCDE　　9. ABCDE　　10. ABCDE　　11. ABCDE　　12. ABCDE

第3章 局部血液循环障碍

▶▶ **考纲要求**

①充血的概念、分类、病理变化及对机体的影响。②出血的概念、分类、病理变化及对机体的影响。③血栓形成的概念和条件,血栓的类型,形态特点、结局及对机体的影响。④栓塞的概念、栓子的类型和运行途径及对机体的影响。⑤梗死的概念、病因、类型、病理特点、结局及其对机体的影响。⑥水肿的概念、原因和类型。

▶▶ **复习要点**

一、充血与淤血

充血和淤血都是指局部组织血管内血液含量的增多。

1. 充血的概念和分类

(1)概念 器官或局部组织血管内血液含量增多称为充血。器官或组织由于动脉输入血量增多而发生的充血,称为动脉性充血,是一主动过程,表现为局部组织或器官小动脉和毛细血管扩张,血液输入量增加。

(2)分类 常见的充血可分为生理性充血和病理性充血。

①生理性充血 是指因器官生理需要和代谢增强而发生的器官或局部组织的充血。如进食后胃肠道黏膜的充血、运动时骨骼肌的充血、妊娠时子宫的充血等。

②病理性充血 是指各种病理状态下器官或组织的充血。炎症性充血是较为常见的病理性充血,在炎症早期,由于致炎因子的作用使细动脉扩张充血,可使局部组织变红和肿胀。局部器官或组织长期受压,当压力突然解除时,细动脉发生反射性扩张而引起的充血,称为减压性充血,如突然揭开绷带后的局部充血等。

	动脉性充血	静脉性充血(淤血)
定义	指器官或组织因动脉输入血量的增多而发生的充血。动脉性充血是一主动过程	指器官或局部组织因静脉回流受阻,血液淤积于小静脉和毛细血管内。淤血是一被动过程
原因	生理或病理因素,导致血管舒张神经兴奋性增高或血管收缩神经兴奋性降低	静脉受压、静脉阻塞、心力衰竭
病变	器官或组织体积增大、红润、温度升高	血液淤滞、发绀、水肿、温度降低
后果	短暂的血管反应 病因解除后恢复正常,对机体无不良影响	短期淤血——后果轻微 慢性淤血——细胞萎缩、变性、坏死、硬化
光镜	镜下见局部细动脉及毛细血管扩张充血	局部细静脉及毛细血管扩张,红细胞积聚
分类	生理性充血、炎症性充血、减压后充血	肺淤血——多见于左心衰 肝淤血——多见于右心衰

2. 静脉性充血(淤血)的病理变化

光镜下淤血器官和组织的小静脉和毛细血管扩张充盈,可见出血,间质水肿。

①由于静脉回流受阻,血液滞留在小静脉和毛细血管内,故发生淤血的局部组织和器官体积增大、肿胀。

②淤血区血液流动缓慢,缺氧,氧合血红蛋白减少,还原血红蛋白增多,故淤血器官呈暗红色。

③毛细血管淤血导致静脉压升高,通透性增高,产生漏出液滞留组织内,引起淤血性水肿。

3. 静脉性充血(淤血)的后果

(1)淤血对机体的影响 ①淤血可致淤血性出血、组织水肿;②淤血严重时可致脏器实质细胞萎缩、变性、坏死;③长期淤血可致结缔组织增生、脏器硬化。

(2)**肺淤血** 主要见于左心衰竭,肺淤血包括急性肺淤血和慢性肺淤血。

①急性肺淤血 肉眼观肺体积增大,暗红色,切面流出泡沫状红色血性液体。镜下特点为肺泡毛细血管扩张充血,肺泡壁增厚,肺泡间隔水肿,部分肺泡充满伊红色水肿液,可见出血。

②慢性肺淤血 慢性左心衰时由于慢性肺淤血,巨噬细胞吞噬了红细胞并将其分解,胞质内形成含铁血黄素颗粒,这种细胞称为心衰细胞,该细胞可见于慢性左心衰、肺出血、出血性肺炎、胸部穿通伤。可见心衰细胞并不是左心衰的特征性细胞。肺淤血硬化时质地变硬,呈棕褐色,称为肺褐色硬化。

(3)**肝淤血** 包括急性肝淤血和慢性肝淤血,主要见于右心衰竭。

①急性肝淤血 肉眼观肝体积增大,暗红色。镜下见小叶中央静脉和肝窦扩张,充满红细胞。严重时小叶中央肝细胞萎缩、坏死;小叶外围汇管区肝细胞由于靠近肝小动脉,缺氧程度较轻,可仅出现肝脂肪变性。

②慢性肝淤血 肝小叶中央区由于严重淤血呈暗红色,小叶周边部肝细胞因脂肪变性呈黄色,致使在肝切面上出现红(淤血区)黄(肝脂肪变区)相间的状似槟榔切面的条纹,称槟榔肝。镜下见肝小叶中央肝窦高度扩张淤血、出血,肝细胞萎缩,甚至坏死消失;肝小叶周边部肝细胞脂肪变性,胞质可见多个脂肪空泡。

> **记忆:**①尘 细 胞——指肺泡内的巨噬细胞吞噬了粉尘,见于肺硅沉着症。
> ②泡沫细胞——指单核细胞(巨噬细胞)吞噬了脂质,见于动脉粥样硬化。
> ③心衰细胞——指肺内巨噬细胞吞噬了破坏的红细胞、含铁血黄素,见于慢性左心衰。
> ④伤寒细胞——指巨噬细胞吞噬了伤寒杆菌,见于肠伤寒。
> ⑤阿绍夫细胞——指巨噬细胞吞噬了纤维素样坏死物质,见于风湿病。

【例1】2009NO44A 肺内出现弥漫分布的、胞浆内有大量含铁血黄素颗粒的巨噬细胞,最常见于
A. 大叶性肺炎   B. 小叶性肺炎   C. 间质性肺炎   D. 左心衰竭

【例2】2007NO39A 肺褐色硬化是下列哪种疾病的形态改变?
A. 特发性肺纤维化   B. 机化性肺炎   C. 慢性肺淤血   D. 大叶性肺炎

【例3】2008NO164X 慢性肺淤血可以引起
A. 肺漏出性出血   B. 肺褐色硬化   C. 肺癌   D. 肺结节病

【例4】2017NO30A 急性左心功能衰竭导致肺出血的原因是
A. 肺静脉小分支破裂   B. 肺动脉小分支破裂
C. 肺静脉端毛细血管漏出增加   D. 肺动脉端毛细血管漏出增加

【例5】2006NO38A 急性肺淤血时,肺泡腔内的主要成分是
A. 心力衰竭细胞   B. 纤维蛋白   C. 伊红色水肿液
D. 中性粒细胞   E. 黏液

二、出血

1. 概念
血液从血管或心腔溢出称为出血。

2. 出血分类及病理变化
(1)**按出血部位分** 出血分为内出血和外出血。
①内出血 是指血液积聚于体腔内,如心包积血、胸腔积血、腹腔积血、关节积血等。
②外出血 是指血液流出体外,如呕血、便血、咯血、尿血等。
(2)**按血液溢出的机制分** 出血分为破裂性出血和漏出性出血。
①破裂性出血 是指心脏或血管壁破裂导致的出血,常见原因包括血管机械性损伤、血管壁或心脏病变、血管壁周围病变侵蚀、静脉破裂、毛细血管破裂。
②漏出性出血 指由于毛细血管和毛细血管后静脉通透性增高,血液通过扩大的内皮细胞间隙和受

损的基底膜漏出血管外。常见于血管壁受损、血小板减少或功能障碍、凝血因子缺乏等。

3. 出血的后果

出血对机体的影响取决于出血类型、出血量、出血速度和出血部位。

（1）破裂性出血　出血迅速,短时间内失血量可超过循环血量的20%～25%,导致出血性休克。

（2）漏出性出血　若出血广泛,如肝硬化门静脉高压所致广泛性胃肠道黏膜出血,也可导致休克。

（3）重要器官的出血　即使出血量很少,也可引起严重后果,如心包积血、脑出血。

三、血栓形成

1. 易混概念

血栓形成	在活体心脏和血管内,血液发生凝固或血液中某些有形成分凝集形成固体质块的过程
血栓	指在活体心脏和血管内,所形成的固体质块
栓塞	指在循环血液中,出现不溶于血液的异常物质,随血流运行阻塞血管腔的现象
栓子	是指循环血液中,阻塞血管的异常物质
缺血	器官或组织的血液供应减少或中断称为缺血
梗死	指器官或局部组织由于血管阻塞、血流停止导致缺氧而发生的坏死

2. 血栓形成的条件和机制

（1）心血管内皮细胞损伤　血管内皮细胞具有抗凝和促凝两种生理特性。生理情况下,以抗凝作用为主,从而保证血液的正常流动。心血管内膜的损伤是血栓形成的最重要和最常见的原因。

①血管内皮细胞的抗凝作用　包括屏障、抗血小板黏集、抗凝血酶或凝血因子、促进纤维蛋白溶解等。

②血管内皮细胞的促凝作用　激活外源性凝血过程、辅助血小板黏附、抑制纤维蛋白溶解等。

（2）血流状态的改变　血流减慢和血流产生漩涡等改变,有利于血栓的形成。静脉比动脉发生血栓多4倍。

（3）血液凝固性增加　高凝状态易导致血栓形成。第V因子基因突变是最常见的遗传性高凝状态。

3. 血栓形成的过程

血管内皮细胞损伤,暴露内皮下胶原→血小板黏附于胶原表面→血小板被激活→释放血小板颗粒（ADP、TXA_2、5-HT 等）→血小板黏附小堆形成→凝血途径启动→血小板血栓→纤维性血栓形成。

4. 血栓的类型和形态

	白色血栓	混合血栓	红色血栓	透明血栓
别称	血小板血栓 析出性血栓	层状血栓	—	微血栓 纤维素性血栓
发生情况	血流较快的情况下	血流缓慢的静脉	血流缓慢的静脉	DIC 晚期病人
常见于	心瓣膜、心腔内、动脉内、静脉血栓的头部	静脉延续性血栓的体部	静脉延续性血栓的尾部	毛细血管内 DIC
成分	血小板＋少量纤维蛋白	血小板＋纤维素＋RBC	纤维素＋RBC＋WBC	纤维蛋白
肉眼观	灰白色、赘生物状 与血管壁黏着 不易脱落	灰白与红褐相间的条纹 粗糙干燥的圆柱状 与血管壁粘连 不易脱落	暗红色 新鲜时湿润,有弹性 与血管壁无粘连	不能看见 只能镜下观
举例	急性风湿性心内膜炎 静脉性血栓的头部	房颤时左房的球形血栓 二狭时左房的球形血栓 动脉瘤内的附壁血栓	容易脱落导致栓塞	休克晚期 DIC 微小血栓

记忆：①心瓣膜上的疣状赘生物是白色血栓,但房颤或二狭时左房的球形血栓是混合血栓。
②最易脱落导致栓塞的是红色血栓。
③白色血栓、混合血栓、红色血栓分别成为静脉延续性血栓的头部、体部、尾部。

【例6】2005NO42A 栓子的最确切定义是
　　A. 阻塞血管的异常物质　　B. 阻塞血管的液态物质　　C. 阻塞血管的固态物质
　　D. 阻塞血管的气态物质　　E. 阻塞血管的脂肪

【例7】2009NO45A 动脉内血栓形成最重要的因素是
　　A. 血管内血流缓慢　　　　B. 血流轴流消失　　　　C. 内皮细胞损伤　　　　D. 血小板增加

【例8】2008NO43A 透明血栓的主要成分是
　　A. 纤维蛋白　　　　　　B. 血小板　　　　　　C. 红细胞　　　　　　D. 中性粒细胞

【例9】2009NO55A 风湿病时,心内膜疣状赘生物属于
　　A. 白色血栓　　　　　　B. 红色血栓　　　　　　C. 混合血栓　　　　　　D. 透明血栓

【例10】2001NO34A 心房纤颤时,左心房内的球形血栓是
　　A. 混合性血栓　　　　　B. 白色血栓　　　　　　C. 红色血栓
　　D. 透明血栓　　　　　　E. 延续性血栓

【例11】2012NO45A 肉眼所见的混合血栓中灰白色条纹在镜下所见的是
　　A. 血小板小梁　　　　　　　　　　　　B. 纤维蛋白网络
　　C. 淋巴细胞浸润　　　　　　　　　　　D. 血栓机化时的肉芽组织

注意：①混合血栓肉眼观呈灰白色与褐色相间的条纹状结构。
②镜下主要由淡红色无结构的呈分支状或不规则珊瑚状的血小板小梁(肉眼呈灰白色)和充满小梁间纤维蛋白网的红细胞(肉眼呈红色)所构成,血小板小梁边缘可有中性粒细胞附着。

　　A. 血小板凝块　　　　　　　　　　　　B. 红细胞凝块
　　C. 纤维蛋白凝块　　　　　　　　　　　D. 血小板和纤维蛋白相间的凝块

【例12】2016NO135B 急性风湿性心内膜炎二尖瓣上的血栓主要成分是
【例13】2016NO136B 弥漫性毛细血管内凝血时血栓的主要成分是

5. 血栓的结局

(1)**软化、溶解、吸收**　新近形成的血栓可软化、溶解、吸收。

(2)**机化、再通**　由肉芽组织逐渐取代血栓的过程,称为血栓机化。较大的血栓约2周可完全机化。在血栓机化过程中,由于水分被吸收,血栓干燥收缩或部分溶解而出现裂隙,周围新生的血管内皮细胞长入并被覆于裂隙表面形成新的血管,相互吻合沟通,使被阻塞的血管部分地重建血流。这一过程称为再通。

(3)**钙化**　如血栓未能软化又未完全机化,可发生钙盐沉着,称为钙化。血栓钙化后成为静脉石或动脉石。

6. 血栓对机体的影响

包括阻塞血管、栓塞、心瓣膜变形、广泛性出血。

【例14】1996NO38A 下述有关血栓的描述中,哪项是错误的?
　　A. 纤维素血栓易溶解吸收　B. 可形成静脉石　　　C. 再通可恢复正常循环
　　D. 可阻塞动脉、静脉　　　E. 可继发于血管炎

四、栓塞

1. 栓塞的概念及栓子的类型

(1)**栓塞的概念**　栓塞是指在循环血液中出现不溶于血液的异常物质,随血流运行阻塞血管腔的现象。

(2)**栓子的类型**　栓子是指阻塞血管的异常物质。栓子可以是固体、液体或气体,最常见的栓子是

脱落的血栓碎片或节段,罕见的为脂肪滴、空气、羊水和肿瘤细胞团等。

2. 栓子的运行途径

栓子一般随血流方向运行,最终停留在口径与其相当的血管并阻断血流。

(1)静脉系统及右心栓子　主要进入肺动脉引起肺栓塞。

(2)主动脉系统及左心栓子　主要阻塞各器官的小动脉,常见于脑、脾、肾及四肢的指、趾部。

(3)门静脉系统栓子　可引起肝内门静脉分支的栓塞。

(4)交叉性栓塞　又称反常性栓塞,偶见来自右心或腔静脉系统的栓子,在右心压力升高的情况下,通过先天性房缺或室缺到达左心,进入体循环引起栓塞。

(5)逆行性栓塞　罕见于下腔静脉内血栓,在胸腹压突然升高(咳嗽)时,逆行至肝、肾静脉分支引起栓塞。

3. 栓塞类型及对机体的影响

栓塞按栓子的类型分为血栓栓塞、脂肪栓塞、气体栓塞、羊水栓塞等。

	栓子来源	栓塞好发部位/病理特性
肺动脉栓塞	下肢膝以上的深静脉(占95%)、盆腔静脉、右心附壁血栓	肺动脉小分支或主干
体循环栓塞	栓子80%来自左心。常见于亚急性心内膜炎时心瓣膜上的赘生物、二狭时左房附壁血栓、心梗的附壁血栓	下肢、脑肠肾脾栓塞易局部梗死上肢动脉、肝脏栓塞很少梗死
脂肪栓塞	循环血流中出现脂肪滴阻塞小血管,称为脂肪栓塞直径>20μm的脂滴栓子常引起肺栓塞直径<20μm的脂滴栓子常引起脑栓塞	长骨(股骨)骨折、烧伤脂肪组织严重挫伤非创伤性疾病,如糖尿病、酗酒
空气栓塞	指大量空气迅速进入血循环,形成气泡阻塞心血管大量气体(>100ml)迅速进入静脉,可导致猝死	头颈胸肺手术、创伤时损伤静脉正压静脉输液、分娩或流产时
减压病	原来溶于血液内的气体迅速游离,形成气泡阻塞心血管深潜水或沉箱作业者迅速浮出水面,导致氮气潴留于血液	又称沉箱病、潜水员病
羊水栓塞	分娩过程中羊水进入了肺循环,易引起DIC	死亡率>80%
癌性栓塞	肿瘤细胞进入血管造成远处器官的栓塞	可合并癌转移
血吸虫栓塞	成虫或虫卵都可造成肝内门静脉分支的栓塞	—

羊水栓塞　在分娩过程中,羊膜破裂、早破或胎盘早期剥离,又逢胎儿阻塞产道时,由于子宫强烈收缩,宫内压增高,可将羊水压入子宫壁破裂的静脉窦内,经血液循环进入肺动脉分支、小动脉及毛细血管内引起羊水栓塞。其证据是在显微镜下观察到肺小动脉和毛细血管内有羊水成分,包括角化鳞状上皮、胎毛、胎脂、胎粪和黏液。也可在母体血液涂片中找到羊水成分。羊水栓塞的母体死亡率>80%,引起猝死的原因为:①羊水中胎儿代谢产物入血引起过敏性休克;②羊水栓子阻塞肺动脉及羊水内含有血管活性物质引起反射性血管痉挛;③羊水具有凝血致活酶的作用,引起DIC。

【例15】2015NO45A 使用正压静脉输液时,可能发生的栓塞是

　　A. 脂肪栓塞　　　　B. 空气栓塞　　　　C. 肿瘤栓塞　　　　D. 血栓栓塞

【例16】2014NO45A 女性,73 岁。下楼梯时,不慎摔倒,股骨骨折。行手术内固定术时,突然呼吸困难,紫绀,血压下降,全身抽搐,昏迷,抢救无效死亡。尸体解剖,肺血管内最可能的发现是

　　A. 脂滴　　　　　　B. 空气　　　　　　C. 角化上皮　　　　D. 血栓

【例17】2007NO173A 下肢动脉血栓栓塞最常来源于

　　A. 右心　　　　　　B. 左心　　　　　　C. 主动脉　　　　　D. 髂动脉

【例18】2011NO45A 女,23岁,足月初产,无妊娠并发症。在阴道分娩过程中,突然呼吸困难,发绀,血压下降,全身抽搐,昏迷,抢救无效死亡。尸体解剖,肺小动脉和毛细血管内最可能的发现是

　　A. 角化上皮　　　　B. 脂滴　　　　　　C. 气泡　　　　　　D. 血栓

A. 肺动脉血栓栓塞　　　　　　　B. 肺动脉脂肪栓塞
C. 肺动脉血栓形成　　　　　　　D. 肺毛细血管血栓形成

【例 19】2013NO137 下肢骨折后 7 天,起床时突然死亡,尸体解剖时最可能的发现是

【例 20】2013NO138 中毒性休克病人死亡,尸体解剖时最可能的发现是

五、梗死

1. 梗死的概念

器官或局部组织由于血管阻塞、血流停止导致缺氧而发生的坏死,称为梗死。梗死一般是由于动脉的阻塞而引起的局部组织缺血坏死。静脉阻塞使局部血流停滞缺氧,也可引起梗死。

2. 梗死形成的原因

(1)**血栓形成**　血管血栓形成导致动脉血流中断或灌注不足是梗死形成的最常见原因。主要见于冠状动脉、脑动脉粥样硬化合并血栓形成时引起的心肌梗死和脑组织梗死。静脉内血栓形成一般只引起淤血、水肿,但肠系膜静脉血栓形成可引起所属静脉引流肠段的梗死。

(2)**动脉栓塞**　多为血栓栓塞,也可为气体、羊水、脂肪栓塞,常引起脾、肾、肺和脑的梗死。

(3)**动脉痉挛**　在严重冠脉粥样硬化的基础上,冠状动脉强烈而持续的痉挛,可引起心肌梗死。

(4)**血管受压闭塞**　血管外的肿瘤压迫血管;肠扭转、肠套叠、嵌顿疝时,肠系膜静脉和动脉受压或血流中断;卵巢囊肿扭转、睾丸扭转致血流供应中断等可引起坏死。

【例 21】2010NO43A 脑贫血性梗死最常见的原因是

A. 脑动脉栓塞　　　　　　　　　B. 脑动脉炎症性病变
C. 脑动脉血栓形成　　　　　　　D. 脑动脉发育异常

3. 梗死的形态特征

(1)**梗死灶的形状**　取决于发生梗死器官的血管分布方式。①多数器官的血管呈锥形分支,如脾、肾、肺的梗死灶呈锥形,其尖端位于血管阻塞处,常指向脾门、肾门、肺门,底部为器官的表面;②肠系膜血管呈扇形分支和支配某一肠段,故肠梗死灶呈节段形;③冠脉分支不规则,故心肌梗死灶呈不规则的地图形。

(2)**梗死灶的质地**　取决于坏死类型,如心脾肾等实质器官的梗死为凝固性坏死,脑梗死为液化性坏死。

(3)**梗死灶的颜色**　取决于病灶内的含血量,可为贫血性梗死(白色梗死)、出血性梗死(红色梗死)。

A. 凝固性坏死　　　B. 液化性坏死　　　C. 两者皆有　　　D. 两者皆无

【例 22】1995NO127C 病毒性肝炎

【例 23】1995NO128C 脾梗死

记忆:①地图形梗死的为心梗;②地图形溃疡为急性菌痢。

4. 梗死的类型

(1)**梗死类型**　梗死分为贫血性梗死、出血性梗死和败血性梗死三种类型。

(2)**贫血性梗死和出血性梗死的鉴别**

	贫血性梗死	出血性梗死
别名	白色梗死	红色梗死
梗塞灶颜色	灰白色	暗红色
梗塞灶出血	出血量不多	出血量多
发生于	支配该器官的动脉分支被阻塞后 组织结构较致密,侧支循环不丰富的实质器官	在严重淤血的基础上发生 组织疏松,双重血供或吻合支丰富的器官
好发器官	心、肾、脾、脑	肺、肠、卵巢囊肿蒂扭转

(3)**败血性梗死** 由含有细菌的栓子阻塞血管引起,常见于急性感染性心内膜炎。

【例24】2009NO54A 易发生贫血性梗死的脏器是

  A. 脾、心、肾   B. 脾、心、肺   C. 肾、心、肺   D. 心、脑、肠

【例25】2016NO164X 肺出血性梗死时,切片中可以看到的与出血性梗死相关的病变有

  A. 含铁血黄素   B. 肉芽肿形成

  C. 肺组织坏死   D. 肺泡内大量红细胞

5. 梗死对机体的影响和结局

(1)**梗死对机体的影响** 取决于梗死的器官、梗死灶大小和部位,以及有无细菌感染等因素。

心肌梗死可严重影响心脏功能,范围大者可导致心功能不全,甚至死亡;脑梗死病灶大者可导致死亡;肾梗死可出现腰痛、血尿;肺梗死可出现胸痛、咯血;肠梗死可有剧烈腹痛、血便、腹膜炎症状;四肢、肺、肠的梗死,可继发腐败菌感染而造成坏疽。

(2)**梗死结局** 梗死→病灶周围血管扩张→炎性细胞渗出→肉芽组织形成→瘢痕修复。

六、水肿

1. 概念

水肿是指组织间隙内的体液增多。如果体液积聚在体腔,则称为积水,如胸腔积水、心包积水等。

2. 类型

(1)**按水肿波及的范围分** 可分为全身性水肿、局限性水肿。

(2)**按发病原因分** 分为肾性水肿、肝性水肿、心性水肿、营养不良性水肿、淋巴性水肿、炎性水肿等。

3. 发病机制

(1)**静脉流体静压增高** 局部静脉流体静压增高可由静脉回流障碍引起,如下肢深静脉血栓形成可使受影响的下肢出现水肿。全身性静脉流体静压增高常由右心充血性心力衰竭引起,可导致全身性水肿。左心衰竭可引起肺淤血水肿。肿瘤压迫局部静脉或静脉血栓形成可使毛细血管的流体静压增高,引起局部水肿。妊娠子宫压迫髂总静脉可导致下肢水肿。

(2)**血浆胶体渗透压降低** 其常见原因为:①蛋白质合成障碍,见于肝硬化、严重营养不良等;②蛋白质分解代谢增强,见于慢性消耗性疾病;③蛋白质丧失过多,见于肾病综合征。血浆胶体渗透压降低可使组织液生成增多而造成水肿。此外,血管外组织胶体渗透压增高也会造成水肿。

(3)**淋巴回流障碍** 当淋巴道堵塞时,淋巴回流受阻或不能代偿地加强回流时,含蛋白的水肿液在组织间隙聚积,可形成淋巴性水肿。如乳腺癌术后由于淋巴回流受阻,可引起患侧上肢严重水肿。丝虫病时,腹股沟淋巴管和淋巴结纤维化,淋巴回流受阻,可引起患肢和阴囊水肿,严重时称为象皮病。

▶ **常考点** 血栓的分类及特点;栓塞的分类及特点。

  参考答案——详细解答见《贺银成2019考研西医临床医学综合能力历年真题精析》

1. AB**C**DE   2. AB**C**DE   3. A**B**CDE   4. AB**C**DE   5. A**B**CDE   6. A**B**CDE   7. AB**C**DE

8. **A**BCDE   9. **A**BCDE   10. A**B**CDE   11. A**B**CDE   12. A**B**CDE   13. AB**C**DE   14. AB**C**DE

15. AB**C**DE   16. **A**BCDE   17. **A**BCDE   18. AB**C**DE   19. A**B**CDE   20. AB**C**DE   21. AB**C**DE

22. AB**C**DE   23. **A**BCDE   24. **A**BCDE   25. A**B**CDE

第4章 炎 症

▶▶**考纲要求**

①炎症的概念、病因、基本病理变化及其机制(包括炎性介质的来源及其作用、炎细胞的种类和功能)。②炎症的局部表现、全身反应和炎症的结局。③急性炎症的病理学类型及其病理特点。④慢性炎症的病理学类型及其病理特点。

▶▶**复习要点**

一、炎症的概述

1. 炎症的概念

当各种外源性和内源性损伤因子作用于机体,造成器官、组织和细胞的损伤时,机体局部和全身会发生一系列复杂反应,以局限和消灭损伤因子,清除和吸收坏死组织和细胞,并修复损伤,机体这种以防御为主的反应称为炎症。炎症是具有血管系统的活体组织对各种损伤因子的刺激所发生的以防御为主的基本病理过程。

2. 炎症的病因

凡是能引起组织和细胞损伤的因子都能引起炎症,致炎因子种类很多,主要包括:

(1)**物理性因子** 高温、低温、机械性创伤、紫外线、放射线等。

(2)**化学性因子** 外源性化学物质包括强酸、强碱、强氧化剂、芥子气等。内源性化学物质包括坏死组织的分解产物、病理条件下堆积于体内的代谢产物如尿素等。

(3)**生物性因子** 最常见,如细菌、真菌、病毒、支原体、衣原体、寄生虫等。

(4)**组织坏死** 任何原因引起的组织坏死都是潜在的致炎因子。

(5)**变态反应** 当机体免疫反应状态异常时,可引起不当的免疫反应,造成组织损伤,引发炎症反应。

(6)**异物** 手术缝线、二氧化硅晶体或物质碎片等残留在机体组织内可导致炎症。

3. 炎症的基本病理变化

炎症的基本病理变化包括局部组织的变质、渗出和增生,其中渗出是炎症最具特征性的变化。

(1)**变质** 炎症局部组织发生的变性和坏死统称为变质。实质细胞的变质性变化包括细胞水肿、脂肪变性、细胞凝固性坏死和液化性坏死等。间质细胞的变质性变化包括黏液变性和纤维素性坏死等。

(2)**渗出** 渗出液是由于血管通透性增高和白细胞主动游出血管所致,应与漏出液鉴别。

	病因	外观	比重	细胞总数	蛋白质	凝固性
渗出液	炎症	浑浊	>1.018	>500×10⁶/L	>30g/L	易自凝
漏出液	非炎症	清亮	<1.018	<100×10⁶/L	<30g/L	不自凝

(3)**增生** 包括实质细胞和间质细胞的增生。炎症性增生具有限制炎症扩散和修复损伤组织的功能。

4. 炎症的局部表现和全身反应

(1)**炎症的局部表现** 包括红、肿、热、痛和功能障碍。

红(局部发红)	局部血管扩张、充血所致
肿(局部肿胀)	局部血管通透性增高,液体和细胞成分渗出所致
热(发热)	由于动脉性充血、血流加快、代谢旺盛所致
痛(疼痛)	是由于渗出物压迫、炎症介质作用于感觉神经末梢所致
功能障碍	炎症引起局部器官的功能障碍所致,如关节炎引起关节活动不灵活、肺炎引起换气障碍

（2）炎症的全身反应　包括发热、末梢血白细胞数目改变、心率加快、血压升高、寒战等。

①发热　是外源性和内源性致热原共同作用的结果。细菌产物可刺激机体释放 IL-1 和 TNF，引起发热。

②末梢血白细胞　多数细菌感染引起中性粒细胞增加；寄生虫感染和过敏反应引起嗜酸性粒细胞增加；某些病毒感染可引起淋巴细胞比例增加；多数病毒、立克次体、原虫、伤寒杆菌感染引起白细胞降低。

③心血管反应　严重的全身感染（如败血症），可引起全身血管扩张、血浆外渗、有效循环血量减少、休克。

【例1】2000NO37A 炎症最常见的原因是

A. 物理性因子　　　　　B. 化学性因子　　　　　C. 免疫反应

D. 生物性因子　　　　　E. 机械性因子

二、急性炎症

1. 急性炎症过程中的血管反应

在急性炎症过程中，血管发生的反应为：①血流动力学改变，引起血流量增加；②血管通透性增加，将血浆蛋白和白细胞运送到血管外组织。

（1）血流动力学改变　急性炎症过程中组织发生损伤后，很快发生如下血流动力学改变。

血流动力学改变　细动脉短暂收缩 ⟶ 血管扩张和血流加速 ⟶ 血流速度减慢 ⟶ 血流显著减慢甚至淤滞

白细胞反应　　　　　　　　　　　　　白细胞主动游出血管外

红细胞反应　　　　　　　　　　　　　血管通透性增高，红细胞被动漏出血管外

血流动力学改变	病理变化	发生机制
细动脉短暂收缩	损伤后立即出现，仅持续几秒	神经调节 + 体液调节
血管扩张和血流加速	首先细动脉扩张，然后毛细血管床开放导致局部血流加快、血流量增加	神经调节 + 体液调节（组胺、NO、缓激肽、前列腺素扩张血管）
血流速度减慢	血液黏稠度增加，血流阻力增大血流速度减慢，甚至血流淤滞	血管通透性升高导致血浆渗出小血管内红细胞浓集

（2）血管通透性增加　这是炎症时局部液体和蛋白渗出血管的重要原因，导致血管通透性增加的因素有：

①内皮细胞收缩　主要累及细静脉。导致内皮细胞收缩的原因有以下两类：

	组胺、缓激肽、白三烯引起	TNF、IL-1 引起
作用机制	作用于内皮细胞受体，使内皮细胞收缩，细胞间出现 0.5 ~ 1.0μm 缝隙，导致血管通透性增加	通过内皮细胞的细胞骨架重构，使内皮细胞收缩，内皮细胞间隙加大，导致血管通透性增加
出现时间	损伤后立即发生	损伤后 4 ~ 6 小时
累及血管	细静脉	细静脉
持续时间	仅 15 ~ 30min（故称速发短暂反应）	24 小时或更长

②内皮细胞损伤　原因主要有三类：速发持续反应、迟发持续性渗漏和白细胞介导的内皮细胞损伤。

	速发持续反应	迟发持续性渗漏
常见病因	严重烧伤和化脓菌感染直接损伤内皮细胞	轻中度热损伤、X 线和紫外线照射、某些细菌毒素
出现时间	损伤后迅速发生	损伤后 2 ~ 12 小时发生
持续时间	持续几小时至几天	持续几小时至几天
受累血管	微循环的所有血管	毛细血管及细静脉

白细胞黏附于内皮细胞被激活，释放具有毒性的氧代谢产物和蛋白水解酶，可造成内皮细胞损伤和脱落。

③内皮细胞穿胞作用增强　富含蛋白质的液体通过穿胞通道穿越内皮细胞称为穿胞作用,此为血管通透性增加的另一机制。血管内皮生长因子(VEGF)可导致内皮细胞穿胞通道数量增加、口径增大。

④新生毛细血管高通透性　在炎症修复过程中,以出芽方式形成新生毛细血管,其内皮细胞连接不健全,因此新生毛细血管通透性较高。

【例2】2003NO38A 炎症时,经被动过程从血管内到血管外组织的细胞是

    A. 淋巴细胞　　　　　　B. 红细胞　　　　　　C. 单核细胞

    D. 嗜酸性粒细胞　　　　E. 嗜碱性粒细胞

【例3】2001NO149X 炎症时,引起血管通透性增加的因素有

    A. 血管内皮细胞损伤　　　　　　　　B. 新生毛细血管增多

    C. 血管扩张　　　　　　　　　　　　D. 内皮细胞间隙加宽

【例4】2015NO43A 严重烧伤时,导致血管通透性增加的主要机制是

    A. 内皮细胞穿胞作用增加　　　　　　B. 内皮细胞直接损伤

    C. 白细胞介导的内皮细胞损伤　　　　D. 新生毛细血管的高通透性

【例5】2007NO174A 炎症病灶内血管发生速发持续反应时,血管内皮的主要改变是

    A. 细胞穿胞作用增强　　B. 细胞变性、坏死　　C. 细胞迅速收缩　　　　D. 细胞凋亡

2. 急性炎症过程中的白细胞反应

(1) **白细胞渗出**　白细胞通过血管壁游出到血管外的过程,称为白细胞渗出,是炎症最重要的特征。白细胞渗出包括以下4个阶段,并在趋化因子作用下到达炎症灶,在局部发挥重要的防御作用。

①白细胞边集和滚动　在毛细血管后小静脉,随着血流缓慢和液体的渗出,体积较小而移动较快的红细胞逐渐把体积较大、移动较慢的白细胞推离血管的中心部(轴流),白细胞达血管的边缘部,称为白细胞边集。随后,内皮细胞被细胞因子和炎症介质激活,并表达黏附分子,白细胞和内皮细胞表面的黏附分子不断地发生结合和分离,白细胞在内皮细胞表面翻滚,称为白细胞滚动。选择素介导白细胞滚动过程中与内皮细胞的黏附。

②白细胞黏附　由白细胞表面的整合素与内皮细胞表达的配体(免疫球蛋白超家族分子)介导,白细胞紧紧黏附于内皮细胞表面。

③白细胞游出　白细胞穿过血管壁进入周围组织的过程,称为白细胞游出。通常发生在毛细血管后小静脉。白细胞游出主要是由炎症病灶产生的趋化因子介导的。

白细胞渗出示意图

游出方式	主动游出——中性粒细胞、嗜酸性粒细胞、嗜碱性粒细胞、单核细胞、淋巴细胞(阿米巴运动) 被动溢出——红细胞因血管壁通透性增高而被动溢出血管
游出细胞	在急性炎症的早期(24小时内)以中性粒细胞游出为主 炎症24~48小时以单核细胞浸润为主
细胞种类	葡萄球菌和链球菌感染以中性粒细胞浸润为主 病毒感染以淋巴细胞浸润为主,过敏反应以嗜酸性粒细胞浸润为主

④趋化作用　趋化作用是指白细胞沿化学物质浓度梯度向着化学刺激物作定向移动,移动的速度为每分钟 5~20μm。这些具有吸引白细胞定向移动的化学刺激物称为趋化因子。

内源性趋化因子 包括补体成分(特别是 C5a)、白三烯(主要是 LTB4)、细胞因子(特别是 IL-8)等。

外源性趋化因子 最常见的外源性趋化因子是细菌产物,特别是含有 N-甲酰甲硫氨酸末端的多肽。

> **注意**:①渗出是炎症最具特征性的变化,白细胞渗出是炎症反应最重要的特征。
> ②生理学和病理学观点不同:8 版生理学 P65 认为除淋巴细胞外,所有白细胞都能伸出伪足做变形运动。

(2)白细胞激活 白细胞聚集到组织损伤部位后,通过多种受体来识别感染的微生物和坏死组织,然后被激活,通过吞噬作用和免疫作用发挥重要功能。

①吞噬作用 是指白细胞游出并抵达炎症病灶,吞噬病原体、组织碎片和异物的过程。具有吞噬作用的细胞主要为中性粒细胞和巨噬细胞。中性粒细胞的吞噬能力较强,巨噬细胞主要来自血液中的单核细胞和局部的组织细胞。

②免疫作用 发挥免疫作用的细胞主要是单核细胞、淋巴细胞和浆细胞。抗原进入机体后,巨噬细胞将其吞噬处理,再把抗原呈递给 T 和 B 细胞,免疫活化的淋巴细胞分别产生淋巴因子或抗体,杀伤病原微生物。

(3)白细胞介导的组织损伤作用 白细胞释放的某些产物可引起内皮细胞和组织损伤,加重原始致炎因子的损伤作用。

【例6】2000NO38A 下列哪项病理变化最支持炎症的诊断?

    A. 细胞变性坏死   B. 毛细血管扩张充血   C. 白细胞渗出

    D. 纤维组织增生   E. 实质细胞增生

【例7】2001NO37A 炎症时,内皮细胞与白细胞黏着主要是由于

    A. 血流缓慢   B. 细胞表面负电荷减少   C. 细胞表面黏附分子数量增加且亲和性增加

    D. 趋化因子吸引   E. 内皮细胞损伤

【例8】1997NO35A 在急性蜂窝织炎组织中,浸润的炎细胞是

    A. 浆细胞   B. 淋巴细胞   C. 嗜酸性粒细胞

    D. 中性粒细胞   E. 巨噬细胞

    A. 淋巴细胞   B. 中性粒细胞   C. 浆细胞   D. 巨噬细胞

【例9】2012NO135B 急性炎症晚期开始出现的细胞是

【例10】2012NO136B 出现在肉芽肿性炎中的主要细胞是

3. 炎症介质在炎症过程中的作用

(1)炎症介质的共同特点 炎症的血管反应和白细胞反应都是通过一系列化学因子的作用实现的,参与和介导炎症反应的化学因子称为炎症介质。炎症介质的共同特点为:

①炎症介质可来自血浆和细胞;②多数炎症介质通过与靶细胞表面的受体结合发挥其生物活性,某些炎症介质本身具有酶活性或者可介导氧化损伤;③炎症介质作用于靶细胞可进一步引起靶细胞产生次级炎症介质,使初级炎症介质的作用放大或抵消初级炎症介质的作用;④炎症介质被激活或分泌到细胞外后,半衰期十分短暂,很快被酶降解灭活,或被拮抗分子抑制或清除。

(2)炎症介质的种类 包括细胞释放的炎症介质和血浆中的炎症介质。

炎症介质	来源	功能
组胺	肥大细胞、嗜碱性粒细胞、血小板	作用于 H_1 受体,使细动脉扩张和细静脉通透性增加
5-羟色胺	血小板	引起血管收缩
TXA_2	血小板	使血小板聚集和血管收缩
前列腺素	肥大细胞(PGD_2)、多种细胞(PGE_2 和 $PGF_{2\alpha}$)、血管内皮细胞(PGI_2)	PGD_2、PGE_2 和 $PGF_{2\alpha}$ 协同引起血管扩张,促进水肿发生。PGI_2 抑制血小板聚集和使血管扩张
白三烯	肥大细胞	LTC_4、LTD_4、LTE_4 可使支气管痉挛、静脉血管通透性增加

血小板激活因子(PAF)	嗜碱性粒细胞、血小板、中性粒细胞单核巨噬细胞、血管内皮细胞	PAF 可激活血小板,增加血管通透性,引起支气管收缩,促进白细胞与内皮细胞黏附、白细胞趋化和脱颗粒反应
TNF-α、IL-1	巨噬细胞、肥大细胞、内皮细胞	促进内皮黏附分子表达,引起发热,促进中性粒细胞释放
活性氧	中性粒细胞、巨噬细胞	促进趋化因子、细胞因子、黏附分子的表达;增强和放大炎症反应;大量释放引起组织损伤
一氧化氮	内皮细胞、巨噬细胞	扩张小血管,抑制血小板黏附、聚集和脱颗粒,抑制肥大细胞引起的炎症反应
溶酶体酶	中性粒细胞、单核细胞	杀伤和降解吞噬的微生物,并引起组织损伤

(3)主要炎症介质的作用

功能	炎症介质
血管扩张	组胺、前列腺素、NO
血管通透性升高	组胺、5-羟色胺、缓激肽、C3a、C5a、LTC$_4$、LTD$_4$、LTE$_4$、PAF、P 物质
趋化作用、白细胞渗出和激活	TNF、IL-1、IL-8、化学趋化因子、C3a、C5a、白三烯(LTB$_4$)
发热	IL-1、TNF、前列腺素
疼痛	前列腺素、缓激肽、P 物质
组织损伤	白细胞溶酶体酶、活性氧、NO

【例 11】2011NO43A 下列炎症介质中,具有趋化作用的是

    A. 缓激肽   B. 前列腺素   C. NO   D. IL-8

【例 12】2003NO37A 具有趋化作用的炎症介质是

    A. 组胺   B. 缓激肽   C. 氧自由基

    D. C3b   E. C5a

【例 13】2001NO148X 炎症反应中,具有趋化作用的物质有

    A. 可溶性细菌产物   B. C3a   C. 白细胞三烯 B$_4$ D. IL-8

【例 14】2014NO43A 下列炎性介质中,引起发热的是

    A. 前列腺素   B. 缓激肽   C. IL-8   D. NO

【例 15】2014NO163X 炎性介质的作用包括

    A. 发热   B. 趋化作用   C. 血管通透性降低   D. 疼痛

【例 16】1996NO39A 下述哪种物质与吞噬细胞对细菌的杀伤降解无直接关系?

    A. 阳离子蛋白   B. 乳铁蛋白   C. 髓过氧化物酶

    D. 酸性水解酶   E. 调理素

4. 急性炎症的病理学类型

在急性炎症过程中,通常渗出性病变表现明显。根据渗出物的主要成分和病变特点,可将急性炎症分为浆液性炎、纤维素性炎、化脓性炎和出血性炎。

(1)**浆液性炎**　以浆液渗出为特征,渗出的浆液主要来自血浆,也可由浆膜的间皮细胞分泌,含 3%～5% 的蛋白质(主要为白蛋白),同时混有少量中性粒细胞和纤维素。浆液性炎常发生于黏膜、浆膜、滑膜、皮肤和疏松结缔组织等。黏膜的浆液性炎也称浆液性卡他性炎。

(2)**纤维素性炎**　以纤维蛋白原(可转变为纤维蛋白,即纤维素)渗出为特征,好发于黏膜、浆膜和肺组织。黏膜发生的纤维素性炎,渗出的纤维素、中性粒细胞、坏死黏膜组织、病原菌等可在黏膜表面形成一层灰白色膜状物,称为假膜,故又称假膜性炎(曾称"伪膜性炎")。

对于白喉的假膜性炎,由于咽喉部黏膜与深部组织结合较牢固,故咽喉部的假膜不易脱落,称为固膜性炎;而气管黏膜与其下组织结合较疏松,故气管的假膜较易脱落,称为浮膜性炎,可引起窒息。

浆膜发生的纤维素性炎(如绒毛心)可机化引起纤维性粘连。肺组织发生的纤维素性炎(如大叶性肺炎),除引起大量纤维蛋白渗出外,还可见大量中性粒细胞渗出。

(3)化脓性炎 以中性粒细胞渗出,并伴有不同程度的组织坏死和脓液形成为特点。

①原因 化脓性炎多由化脓菌(葡萄球菌、链球菌、脑膜炎双球菌、大肠埃希菌等)感染所致,也可由组织坏死继发感染产生。

②脓液 脓性渗出物称为脓液,是一种浑浊的凝乳状液体,呈灰黄色或黄绿色。脓液中除含脓细胞外,还含有细菌、坏死组织碎片和少量浆液。由葡萄球菌引起的脓液较为浓稠,由链球菌引起的脓液较为稀薄。

③分类 依据病因和发生部位不同,可将化脓性炎分为以下几种类型。

	表面化脓和积脓	蜂窝织炎	脓肿
定义	是发生于黏膜和浆膜的化脓性炎	是指疏松结缔组织的弥漫性化脓性炎	是局限性化脓性炎
好发部位	黏膜、浆膜	皮肤、肌肉、阑尾	皮下、内脏
致病菌	化脓菌	溶血性链球菌	金黄色葡萄球菌
病理特点	中性粒细胞向黏膜表面渗出 深部浸润不明显	组织内大量中性粒细胞弥漫性浸润 细菌常经组织间隙和淋巴管扩散	脓腔形成 迁徙性脓肿多见

(4)出血性炎 是指炎症病灶的血管损伤严重,渗出物中含有大量红细胞。常见于流行性出血热、钩端螺旋体病、鼠疫等。

(5)急性炎症的归纳总结

炎症类型	病理特点	好发疾病或部位
浆液性炎	以浆液渗出为主要特征 可导致积液——胸腔、心包、关节、腹腔 炎症一般较轻,易于消退	好发于黏膜、浆膜、疏松结缔组织 发生于黏膜者可引起浆液性卡他性炎 发生于浆膜者可引起体腔积液 发生于关节者可引起关节腔积液
纤维素性炎	特征为纤维蛋白原渗出,后形成纤维蛋白(纤维素) 血管壁损伤重,血管通透性明显增高 发生于黏膜者可形成假膜性炎(细菌性痢疾) 发生于浆膜者可引起体腔纤维素粘连(绒毛心)	好发于黏膜、浆膜和肺组织 发生于 黏膜——细菌性痢疾 发生于 浆膜——绒毛心 发生于 肺组织——大叶性肺炎
化脓性炎	特征为中性粒细胞渗出为主,伴不同程度的组织坏死和脓液形成	阑尾、皮肤、皮下、肌肉、内脏、浆膜等处
出血性炎	特征为血管损伤严重,渗出物含大量红细胞	流行性出血热、钩端螺旋体病、鼠疫

【例17】2016NO45A 引起绒毛心的原发疾病是
    A. 浆液性心包炎   B. 纤维蛋白性心包炎   C. 化脓性心包炎   D. 结核性心包炎

【例18】2013NO46A 发生在下列不同部位的纤维蛋白性炎症中,属于假膜性炎症的是
    A. 心包膜   B. 胸膜   C. 关节滑膜   D. 肠黏膜

【例19】2018NO40A 下列疾病中,属于化脓性炎的是
    A. 大叶性肺炎   B. 淋病性尿道炎   C. 肠伤寒   D. 阿米巴肝脓肿

【例20】2002NO148X 以化脓性炎为主要表现的疾病有
    A. 急性阑尾炎   B. 病毒性肝炎   C. 流行性乙型脑炎   D. 流行性脑膜炎

【例21】2018NO151X 在下列疾病中,属于假膜性炎的有

      A. 大叶性肺炎   B. 白喉   C. 细菌性痢疾   D. 风湿性心包炎

【例22】2012NO47A 在假膜性炎症中,最具有特征性的渗出物是

      A. 白蛋白   B. 纤维蛋白   C. 淋巴细胞   D. 中性粒细胞

      A. 急性细菌性痢疾   B. 肠伤寒   C. 急性蜂窝织炎   D. 急性重症肝炎

【例23】2011NO135B 属于化脓性炎的是

【例24】2011NO136B 属于肉芽肿性炎的是

      A. 化脓性炎   B. 纤维素性炎   C. 浆液性炎   D. 变质性炎

【例25】2017NO126B 急性蜂窝织炎性阑尾炎的病理特点是

【例26】2017NO127B 风湿性关节炎的病理特点是

      A. 白喉   B. 淋巴结结核   C. 急性蜂窝织性阑尾炎   D. 乙型肝炎

【例27】2014NO135B 属于变质性炎的是

【例28】2014NO136B 属于假膜性炎的是

5. 急性炎症的结局

(1)**痊愈** 在清除致炎因子后,如果炎性渗出物和坏死组织被溶解吸收,通过周围正常细胞的再生,可完全恢复原来的组织结构和功能,称为完全愈复;如果组织坏死范围较大,由肉芽组织增生修复,则为不完全愈复。

(2)**迁延为慢性炎症** 在机体抵抗力低下或治疗不彻底的情况下,可使急性炎症转变为慢性炎症。

(3)**蔓延扩散** 在机体抵抗力低下,或病原微生物毒力强、数量多的情况下,可使炎症扩散,包括局部蔓延、淋巴道蔓延、血行蔓延。经血行蔓延可引起菌血症、毒血症、败血症、脓毒血症。

三、慢性炎症

根据形态学特点,慢性炎症可分为一般慢性炎症(非特异性慢性炎)和肉芽肿性炎(特异性慢性炎)。

1. 慢性炎症发生的原因

①病原微生物很难清除,持续存在。如结核杆菌、梅毒螺旋体、某些真菌等病原微生物难以彻底清除,常可激发免疫反应,特别是迟发性过敏反应,有时可表现为特异性肉芽肿性炎。

②长期暴露于内源性或外源性毒性因子,如长期暴露于二氧化硅粉尘可引发硅肺。

③对自身组织产生免疫反应,如类风湿关节炎、系统性红斑狼疮等。

2. 一般慢性炎症的病理变化特点

(1)一般慢性炎症的特点

①炎症灶内浸润细胞主要为单核细胞、淋巴细胞和浆细胞。

②主要由炎症细胞的产物引起组织破坏。

③修复过程中,常出现较明显的成纤维细胞和血管内皮细胞增生,以及被覆上皮和腺上皮等实质细胞增生,以替代和修复损伤的组织。

(2)**炎性息肉** 在致炎因子的长期刺激下,局部黏膜上皮、腺体和肉芽组织增生,形成突出于黏膜表面的肉样肿块,称炎性息肉,常有蒂。大小不等,从数 mm~2cm,甚至更大。如鼻息肉、宫颈息肉、肠息肉等。镜下可见黏膜上皮、腺体和肉芽组织增生,并有多少不等的淋巴细胞和浆细胞浸润。

(3)**炎性假瘤** 是指组织炎性增生形成的一个境界清楚的瘤样病变。炎性假瘤本质上是炎症,由肉芽组织、炎细胞、增生的实质细胞、纤维结缔组织构成。常发生于眼眶和肺。肺的炎性假瘤是持续存在的肺部慢性炎症,引起纤维结缔组织、肺泡上皮和血管等组织在局部增生所形成的瘤样病变。

3. 肉芽肿性炎

(1)**概念** 肉芽肿性炎以炎症局部巨噬细胞及其衍生细胞增生形成境界清楚的结节状病灶(肉芽肿)为特征,是一种特殊类型的慢性炎症。但并不是所有的肉芽肿性炎均为慢性经过,如伤寒肉芽肿就呈急性经过。巨噬细胞衍生的细胞包括上皮样细胞和多核巨细胞。肉芽肿直径一般为 0.5~2mm。

(2)肉芽肿性炎的常见类型

①感染性肉芽肿 包括细菌感染(结核病、麻风、猫抓病),螺旋体感染(梅毒),真菌和寄生虫感染(组织胞浆菌、新型隐球菌、血吸虫感染等)。

②异物性肉芽肿 手术缝线、石棉、滑石粉、隆乳术的填充物、移植的人工血管等,可引起异物性肉芽肿。

③原因不明的肉芽肿 如结节病肉芽肿。

(3)肉芽肿的组成成分和形态特点 肉芽肿的主要细胞成分是上皮样细胞和多核巨细胞,具有诊断意义。多核巨细胞的细胞核数目可达几十个,甚至几百个。结核结节中的多核巨细胞又称为Langhans巨细胞,由上皮样细胞融合而来。多核巨细胞还常见于不易消化的较大异物、组织中的角化上皮和尿酸盐等周围,细胞核杂乱无章地分布于细胞,称为异物多核巨细胞。

> 注意:①肉芽肿的主要成分——上皮样细胞、多核巨细胞。
> ②肉芽组织的主要成分——新生毛细血管、成纤维细胞、炎性细胞(主要是巨噬细胞)。
> ③慢性肉芽肿记忆为抓(猫抓病)一(异物)些(血吸虫病)没(梅毒)妈(麻风)的姐姐(结核病、结节病)。

【例29】2004NO140X 下列属于肺炎性假瘤病理变化的有
A. 增生的肺泡上皮　　　　B. 增生的纤维、血管组织
C. 浸润的炎性细胞　　　　D. 异型性明显的肿瘤细胞

【例30】2010NO44A 异物肉芽肿中,最主要的炎症细胞是
A. 嗜酸性粒细胞　B. 中性粒细胞　C. 淋巴细胞　D. 巨噬细胞

【例31】2017NO31A 下列肉芽肿中常有Langhans巨细胞的是
A. 风湿小结　　　　B. 黏液潴留结节
C. 结核结节　　　　D. 术后缝线反应结节

【例32】2017NO150X 下列病变属于肉芽肿性炎的有
A. 伤寒小结　　　　B. 子宫内膜结核
C. 硅肺结节　　　　D. 新月体性肾小球肾炎

A. 纤维素性炎　B. 化脓性炎　C. 肉芽肿性炎　D. 出血性炎

【例33】2008NO133B 肺结节病属于

【例34】2008NO134B 小叶性肺炎属于
A. 鼠疫　　　B. 梅毒　　　C. 白喉　　　D. 艾滋病

【例35】2015NO137B 属于肉芽肿性炎的是

【例36】2015NO138B 属于出血性炎的是

> 注意:①肉芽肿性炎以上皮样细胞、多核巨细胞为主;②慢性炎症以淋巴细胞和单核细胞为主;
> ③细菌性感染以中性粒细胞为主; ④寄生虫感染和过敏以嗜酸性粒细胞为主;
> ⑤急性炎症的24小时内以中性粒细胞渗出为主,24~48小时内以单核细胞渗出为主。

▶ **常考点** 炎症反应过程;炎性因子;炎症类型的鉴别。

参考答案——详细解答见《贺银成2019考研西医临床医学综合能力历年真题精析》

1. ABCDE　2. ABCDE　3. ABCDE　4. ABCDE　5. ABCDE　6. ABCDE　7. ABCDE
8. ABCDE　9. ABCDE　10. ABCDE　11. ABCDE　12. ABCDE　13. ABCDE　14. ABCDE
15. ABCDE　16. ABCDE　17. ABCDE　18. ABCDE　19. ABCDE　20. ABCDE　21. ABCDE
22. ABCDE　23. ABCDE　24. ABCDE　25. ABCDE　26. ABCDE　27. ABCDE　28. ABCDE
29. ABCDE　30. ABCDE　31. ABCDE　32. ABCDE　33. ABCDE　34. ABCDE　35. ABCDE
36. ABCDE

第 5 章　肿　瘤

▶**考纲要求**

①肿瘤的概念、肉眼形态、组织结构、异型性及生长方式。肿瘤生长的生物学特征,转移的概念、途径、对机体的影响,侵袭和转移的机制。②肿瘤的命名和分类,良性肿瘤和恶性肿瘤的区别,癌和肉瘤的区别。③肿瘤的病因学、发病机制、分级和分期。④常见的癌前病变,非典型增生、异型增生、原位癌、上皮内瘤变、交界性肿瘤的概念。常见肿瘤的特点(病理学)。⑤肿瘤的分类、病因与发病机制、病理、临床表现、诊断与防治。常见体表肿瘤的临床特点与诊治原则(外科学)。

▶**复习要点**

病理学和外科学《肿瘤》的许多内容重复,为了节省同学们复习时间,现将两章内容一并归纳如下。

一、肿瘤概述

1. 肿瘤的概念

肿瘤是机体的细胞异常增殖形成的新生物,常表现为机体局部的异常组织团块(肿块)。

①最常见的消化道肿瘤为胃癌;②农村最常见的恶性肿瘤为胃癌;③城市最常见的恶性肿瘤为肺癌。

2. 肿瘤性增殖和非肿瘤性增殖的区别

	肿瘤性增殖	非肿瘤性增殖
定义	指导致肿瘤形成的细胞增殖	指不一定导致肿瘤形成的细胞异常增殖
特性	一般是克隆性的	一般是多克隆性的
细胞特点	肿瘤细胞的形态、代谢和功能均有异常 不同程度地失去了分化成熟的能力	属于正常新陈代谢所需的细胞更新,有的是针对一定刺激或损伤的防御性、修复性反应
对机体影响	常表现为肿块,与机体不协调,对机体有害	为正常的细胞更新、损伤引起的防御、修复反应,通常符合机体需要的生物学过程
病理特点	肿瘤细胞生长旺盛,失去控制,具有相对自主性 消除致瘤因素后,肿瘤仍能持续生长	细胞增殖受到控制,有一定限度 引起细胞增殖的原因消除后不再继续增生

【例1】1993NO141X 肿瘤性增生的腺上皮具有如下特点

A. 分化成熟能力下降　　　　　　　B. 可具有一定的代偿功能

C. 相对无止境生长　　　　　　　　D. 可具有分泌功能

3. 肿瘤的形态

(1) 肉眼形态　大体观察时,应注意肿瘤的数目、大小、形状、颜色、质地等。

①**数目**　有些患者为单发肿瘤,有些患者为多发肿瘤,故体检或对手术切除标本进行检查时,应全面仔细。

②**大小**　肿瘤体积差别很大。极小的肿瘤肉眼观察很难见到。很大的肿瘤,重量可达数十千克。一般而言,恶性肿瘤的体积越大,发生转移的机会也越大。因此,恶性肿瘤的体积是肿瘤分期的一项重要指标。

③**形状**　肿瘤形态各异,如乳头状、绒毛状、息肉状、结节状、分叶状、浸润性、溃疡状、囊状等。

④**颜色**　肿瘤的颜色由组成肿瘤的组织、细胞及其产物的颜色决定。比如,纤维组织的肿瘤,切面多呈灰白色;脂肪瘤呈黄色;血管瘤常呈红色;黑色素瘤常呈黑色。

⑤**质地**　肿瘤质地与其类型、肿瘤细胞与间质的比例有关。如脂肪瘤、纤维间质较少的肿瘤质地较软;伴有纤维增生反应的浸润性癌,质地较硬。

(2)组织学形态 肿瘤组织分为肿瘤实质和间质两部分。

①肿瘤实质 肿瘤细胞构成肿瘤实质,其细胞形态、组成的结构或其产物是判断肿瘤分化方向、进行肿瘤组织学分类的主要依据。肿瘤细胞可刺激血管生成,是肿瘤能够持续生长的重要因素。

②肿瘤间质 一般由结缔组织和血管组成,起着支持和营养肿瘤实质的作用。肿瘤间质内可见淋巴细胞浸润,可能与机体对肿瘤组织的免疫反应有关。

4. 肿瘤的分化

(1)肿瘤的分化 是指肿瘤组织在形态和功能上与某种正常组织的相似之处。

(2)肿瘤的分化程度 是指肿瘤组织与某种正常组织相似的程度,肿瘤的分化程度与其恶性程度负相关。肿瘤的组织形态和功能越是类似某种正常组织,说明其分化程度越高或分化好;与正常组织相似性越小,则分化程度越低或分化差;分化极差,以致无法判断其分化方向的肿瘤称为未分化肿瘤。

5. 肿瘤的异型性

(1)定义 肿瘤的异型性是指组织结构和细胞形态与相应的正常组织有不同程度的差异。良性肿瘤分化程度高、异型性小;恶性肿瘤分化程度低、异型性大。因此,异型性是区别肿瘤良、恶性的重要组织学依据。

(2)肿瘤的结构异型性 是指肿瘤细胞形成的组织结构,在空间排列方式上与相应正常组织的差异。如鳞癌的癌细胞排列成巢团状或条索状,可出现癌珠。良性肿瘤虽然细胞异型性较小,但仍可有不同程度的结构异型性。恶性肿瘤的细胞异型性和结构异型性均较明显。

(3)肿瘤的细胞异型性 主要表现在:①肿瘤细胞体积异常,有的表现为细胞体积增大,有的表现为原始的小细胞;②肿瘤细胞的大小和形态很不一致(多形性),出现瘤巨细胞(体积巨大的肿瘤细胞);③肿瘤细胞核的体积增大;④核的大小、形状和染色差别较大(核的多形性),出现巨核、双核、多核、奇异形核;⑤核仁明显,体积增大,数目增多;⑥核分裂象常增多,出现病理性核分裂象。

(4)间变性肿瘤 间变(anaplasia)原意指"退性发育"、"去分化",即已分化成熟的细胞和组织倒退分化,返回到原始幼稚状态。现代病理学中,间变是指肿瘤细胞缺乏分化。间变性肿瘤是指分化很差,异型性显著的恶性肿瘤,多为高度恶性的肿瘤。

6. 肿瘤的命名原则

(1)良性肿瘤的命名 组织或细胞类型 + 瘤,如平滑肌瘤。

(2)恶性肿瘤的命名

①来源于上皮组织的恶性肿瘤的命名 上皮名称 + 癌,如鳞状细胞癌、腺癌。

②来源于间叶组织的恶性肿瘤的命名 间叶组织名称 + 肉瘤,如纤维肉瘤、脂肪肉瘤、骨肉瘤。

(3)肿瘤命名的特殊情况

①结合形态来命名,如乳头状囊腺瘤、乳头状囊腺癌、透明细胞肉瘤。

②肿瘤形态类似于某些幼稚组织或细胞称母细胞瘤。

属于良性的母细胞瘤——骨母细胞瘤、软骨母细胞瘤、肌母细胞瘤。

属于恶性的母细胞瘤——肾母细胞瘤、神经母细胞瘤、髓母细胞瘤、视网膜母细胞瘤、肝母细胞瘤。

③一些病名为"×瘤"、"×病"的,既可为恶性肿瘤,也可为良性肿瘤,有些却不是肿瘤。

良性肿瘤	神经鞘瘤、间皮瘤、葡萄胎
恶性肿瘤	精原细胞瘤、绿色瘤、黑色素瘤、淋巴瘤、白血病、霍奇金病、鲍文(Bowen)病
交界性肿瘤	骨巨细胞瘤、侵蚀性葡萄胎
不属于肿瘤	结核瘤、迷离瘤、动脉瘤、炎性假瘤、错构瘤
畸胎瘤	是来源于生殖细胞的肿瘤,具有向体细胞分化的潜能,大多数肿瘤含有至少两个或三个胚层组织成分,包括成熟畸胎瘤和未成熟畸胎瘤

④肿瘤多发称为瘤病,如神经纤维瘤病、脂肪瘤病、血管瘤病。

注意:①这些命名的特殊情况,是常考点,请牢记。有些知识点即使教科书上没有,也常考,请注意。
②间皮瘤好发于腹膜及胸膜,既可为恶性肿瘤,也可为良性肿瘤,且恶性居多,但以前试题的答案均将间皮瘤归为良性肿瘤。
③母细胞瘤起源幼稚,一般为恶性肿瘤,但也可为良性肿瘤。

【例2】2013NO47A 在下列选项中,符合肿瘤间变概念的是
A. 良恶性肿瘤之间的形态改变　　　　B. 肿瘤细胞的去分化
C. 肿瘤发生过程中的一种癌前病变　　D. 肿瘤亲子代之间的遗传特性继承

【例3】2016NO46A 下列肿瘤中,属于良性肿瘤的是
A. 肝母细胞瘤　　B. 髓母细胞瘤　　C. 神经母细胞瘤　　D. 软骨母细胞瘤

【例4】2006NO42A 下列肿瘤中,属于恶性肿瘤的是
A. 血管瘤　　B. 软骨母细胞瘤　　C. 纤维腺瘤
D. 多形性腺瘤　　E. 精原细胞瘤

【例5】2016NO165X 下列癌组织的细胞中,不决定肿瘤特性的有
A. 增生的成纤维细胞　　　　B. 增生的内皮细胞
C. 上皮来源的异形细胞　　　D. 浸润的淋巴细胞

7. 肿瘤的分类

(1)肿瘤的分类依据　肿瘤的分类主要依据肿瘤的组织类型、细胞类型和生物学行为,包括各种肿瘤的临床病理特征及预后情况。

(2)肿瘤的简单分类　参阅8版病理学P85 表5-1,此表内容很少考。

(3)WHO 国际疾病分类(ICD)　对每一种肿瘤性疾病进行编码,用一个四位数字组成的主码代表一个特定的肿瘤性疾病,用一个斜线和一个附加的数码代表肿瘤的生物学行为,置于疾病主码之后。如肝细胞癌的编码是 8170/3,8170 为肝细胞肿瘤的编码,/3 代表恶性肿瘤。在编码系统中,/0 代表良性肿瘤;/1 代表交界性或生物学行为未确定;/2 代表原位癌,包括某些Ⅲ级上皮内瘤变及某些非浸润性肿瘤;/3 代表恶性肿瘤。

(4)免疫组化标记　肿瘤免疫组织化学常用标记物如下表。

肿瘤	Keratin(角蛋白)	EMA(上皮细胞膜抗原)	HMB45(抗黑色素瘤特异性单抗)	S-100	Desmin(结蛋白)	LCA(扁豆素)
癌	+	+	-	-	-	-
肉瘤	±	±	±	±	±	-
淋巴瘤	-	-	-	-	-	+
黑色素瘤	-	-	+	+	-	-

(5)常见肿瘤的细胞遗传学改变　参阅8版病理学P88 表5-4。

【例6】2013NO49A 在恶性肿瘤的鉴别诊断中,免疫组织化学染色角蛋白阳性,波形蛋白阴性,该肿瘤最可能的诊断是
A. 癌　　B. 肉瘤　　C. 黑色素瘤　　D. 神经内分泌肿瘤

8. 肿瘤的生长

(1)肿瘤的生长方式　肿瘤的生长方式主要有三种:膨胀性、外生性和浸润性生长。
①良性肿瘤的生长方式　可为膨胀性生长、外生性生长,但主要为膨胀性生长。
②恶性肿瘤的生长方式　可为浸润性生长、外生性生长、膨胀性生长,但主要为浸润性生长。

(2)肿瘤的生长特点 良性肿瘤一般生长缓慢,恶性肿瘤生长较快。影响肿瘤生长速度的因素很多,如肿瘤细胞的倍增时间、生长分数、肿瘤细胞的生成和死亡的比例等。

(3)肿瘤血管生成 肿瘤细胞本身和巨噬细胞能产生血管生成因子,如血管内皮细胞生长因子(VEGF),诱导新生血管的生成,为肿瘤的生长提供营养。

(4)肿瘤的演进和异质性 恶性肿瘤生长过程中,其侵袭性增加的现象称为肿瘤的演进,可表现为生长速度加快、浸润周围组织并发生远处转移。肿瘤演进与它获得越来越大的异质性有关。

肿瘤的异质性是指由单克隆来源的肿瘤细胞,在生长过程中形成的生长速度、侵袭能力、对生长信号的反应、对抗癌药物的敏感性等方面均有差异的"亚克隆"过程。这时,这一肿瘤细胞群体不再是由完全一样的肿瘤细胞组成的,而是具有异质性的肿瘤细胞群体,是具有各自特性的"亚克隆"。

注意:不要混淆肿瘤"异型性"和"异质性"的含义。

【例7】2012NO48A 肿瘤的异质性是指

A. 肿瘤细胞的大小　　　　　　　　B. 肿瘤细胞起源于不同的细胞亚群
C. 肿瘤细胞形成具有不同的生长侵袭特性的亚群　　D. 肿瘤细胞核染色深浅不一

9. 肿瘤的扩散

肿瘤扩散是肿瘤最重要的生物学特点,包括局部浸润、直接蔓延和转移。

(1)局部浸润和直接蔓延 直接蔓延指随着恶性肿瘤不断长大,肿瘤细胞常常沿着组织间隙或神经束衣连续地浸润生长,破坏邻近器官或组织的现象。肿瘤局部浸润和蔓延的机制:

①癌细胞表面黏附分子减少 正常上皮细胞表面有各种细胞黏附分子(CAMs),它们之间的相互作用,有助于使细胞黏附在一起,阻止细胞移动。肿瘤细胞表面黏附分子减少,使细胞彼此分离。

②癌细胞与基底膜的黏着增加 正常上皮细胞与基底膜的附着是通过上皮细胞基底面的一些分子介导的,如层粘连蛋白(LN)受体。癌细胞表达更多的LN受体,并分布于癌细胞的整个表面,使癌细胞与基底膜的黏着增加。

③细胞外基质(ECM)的降解 癌细胞产生蛋白酶(如Ⅳ型胶原酶),溶解细胞外基质成分(如Ⅳ型胶原),使基底膜局部形成缺损,有助于癌细胞通过。

④癌细胞迁移 癌细胞借阿米巴样运动通过基底膜缺损处移出。

(2)转移 恶性肿瘤细胞从原发部位侵入淋巴管、血管或体腔,迁徙到其他部位继续生长,形成同样类型肿瘤的过程称为转移。转移是恶性的确凿证据,但并非所有的恶性肿瘤都会发生转移。

恶性肿瘤转移方式如下:

①淋巴道转移 肿瘤细胞侵入淋巴管,随淋巴流到达局部淋巴结(区域淋巴结)。大多数为区域淋巴结转移,也可为"跳跃式"转移。转移时,肿瘤细胞先聚集于边缘窦,以后累及整个淋巴结。

②血行转移 胃肠道癌可经门静脉转移到肝;骨肉瘤可经体循环转移到肺;肺癌随动脉系统而致全身播散到脑、骨、肾等处;经脊椎静脉丛(Batson脊椎静脉系统)进行转移,如乳腺癌的椎体转移、甲状腺癌的颅骨转移、前列腺癌的脊椎转移等。

恶性肿瘤经血道转移最常受累的脏器是肺和肝。

位于器官表面的转移性肿瘤,由于瘤结节中央出血、坏死而下陷,形成所谓的"癌脐"。

③种植转移 发生于胸腹腔等体腔内器官的恶性肿瘤,侵及器官表面时,瘤细胞可以脱落,种植在体腔其他器官的表面,形成多个转移性肿瘤,这种播散方式称为种植性转移。种植性转移常见于腹腔器官的恶性肿瘤。例如,胃肠道黏液癌侵及浆膜后,可种植到大网膜、腹膜、盆腔如卵巢等处。这种特殊类型的卵巢转移性肿瘤,称为Krukenberg瘤,多由胃肠道黏液癌(尤其是胃的印戒细胞癌)转移而来。当然,Krukenberg瘤也可以通过淋巴道和血道转移形成,但少见。

转移是恶性肿瘤独有的生物学特点,与一些基因改变有关。上皮钙黏素、组织金属蛋白酶抑制物基因,其产物可抑制肿瘤转移,可视为转移抑制基因。黏附分子CD44的过度表达可能与某些肿瘤的血行播散有关。转移抑制基因 nm23 表达水平降低与某些肿瘤(如乳腺癌)的侵袭和转移能力有关。

【例 8】2011NO47A 患者,女,58 岁。因左乳腺外上象限肿物伴腋窝淋巴结肿大住院。手术标本病理诊断为左乳腺浸润性导管癌伴淋巴结转移(2/10)。下列病理变化中,与患者肿瘤转移关系最密切的是
　　A. 角蛋白的表达增高　　B. 凋亡增多　　　　C. 层粘连蛋白受体增多　　D. 出现坏死灶

【例 9】2015NO47A 双侧卵巢肿大,活检发现癌细胞,首先考虑癌细胞来源于
　　A. 子宫　　　　　　　B. 肠　　　　　　　C. 胃　　　　　　　　D. 卵巢

【例 10】2012NO52A 双侧卵巢发生肿瘤转移形成克氏瘤(Krukenberg tumor)时,其原发肿瘤主要为
　　A. 胃印戒细胞癌　　　B. 肠型胃腺癌　　　C. 肠腺癌　　　　　　D. 肠印戒细胞癌

　　A. 肺癌　　　　　　　B. 乳腺癌　　　　　C. 结肠癌
　　D. 皮肤癌　　　　　　E. 四肢肉瘤

【例 11】2002NO111B 可经门脉系统转移到肝的肿瘤是

【例 12】2002NO112B 可经椎旁静脉系统转移到骨的肿瘤是

> 注意:①Batson 脊椎静脉系统(椎旁静脉系统)转移途径是同学们最易混淆,且常考的内容之一。
> ②胃肠等消化道肿瘤可经胸导管转移至左锁骨上淋巴结,称为魏氏(Virchow)淋巴结。

【例 13】1996NO40A 下述哪项是恶性肿瘤最具特征的变化?
　　A. 出血坏死　　　　　B. 浸润　　　　　　C. 转移
　　D. 细胞多形性　　　　E. 生长迅速

10. 肿瘤的分级

病理学上,通常根据恶性肿瘤的分化程度、异型性及核分裂象的数目来确定恶性肿瘤的级别。
(1) Ⅰ级　高分化,分化良好,恶性程度低;
(2) Ⅱ级　中度分化,中度恶性;
(3) Ⅲ级　低分化,恶性程度高。

11. 肿瘤的分期

肿瘤的分期是指恶性肿瘤的生长范围和播散程度。对肿瘤进行分期,需要考虑以下因素:原发肿瘤的大小、浸润深度、浸润范围、邻近器官受累情况、局部和远处淋巴结转移情况、远处转移等。

国际上广泛采用 TNM 分期系统:T 指肿瘤原发灶的情况,N 指区域淋巴结受累情况,M 指远处转移(通常是血道转移)情况。在此基础上,用 TNM 三个指标的组合划出特定的分期。

【例 14】2018NO152X 在下列选项中,与肿瘤分期相关的有
　　A. 肿瘤的大小　　　　　　　　　　　　B. 淋巴结有无转移
　　C. 肿瘤的浸润深度　　　　　　　　　　D. 肿瘤的分化程度

【例 15】2005NO43A 肿瘤分期是指
　　A. 肿瘤细胞的分化程度　　　　　　　　B. 肿瘤细胞的恶性程度
　　C. 肿瘤细胞核分裂象的多少　　　　　　D. 肿瘤的生长范围和扩散程度
　　E. 肿瘤细胞的浸润及转移能力

【例 16】2009NO47A 肿瘤的分级是指
　　A. 肿瘤的大小　　　　　　　　　　　　B. 肿瘤的浸润范围
　　C. 肿瘤是否累及淋巴结　　　　　　　　D. 肿瘤的分化程度

12. 肿瘤对机体的影响

(1) 良性肿瘤

①局部压迫和阻塞　良性肿瘤分化较成熟,生长缓慢,在局部生长,不浸润,不转移,一般对机体的影响较小,主要表现为局部压迫和阻塞症状。其严重程度主要与肿瘤发生部位有关。如颅内的良性肿瘤,

②继发性改变　有时对机体带来不同程度的影响,如子宫黏膜下肌瘤常引起出血和感染。

③分泌过多激素　内分泌腺肿瘤可分泌多量激素而引起症状,如垂体生长激素瘤引起巨人症。

(2) 恶性肿瘤

①死亡　恶性肿瘤分化不成熟,生长迅速,浸润并破坏器官的结构和功能,还可发生转移,因此对机体的影响严重,治疗效果不理想,患者死亡率高。

②继发性改变　肿瘤可因浸润、坏死而并发出血、穿孔、病理性骨折、感染等。

③恶病质　恶性肿瘤晚期机体严重消瘦、贫血、厌食、全身衰弱的状态,称为恶病质。

(3) 异位内分泌综合征　一些非内分泌腺肿瘤,可产生和分泌激素或激素样物质,而引起症状,称为异位内分泌综合征。此类肿瘤多为恶性肿瘤,以癌居多,如肺癌、胃癌、肝癌等。

(4) 副肿瘤综合征　由于肿瘤的产物(包括异位激素产生)、异常免疫反应等,引起内分泌、神经、消化、造血、骨关节、肾脏及皮肤等系统发生病变,出现相应的临床表现,称为副肿瘤综合征。这些表现不是由原发肿瘤或转移瘤直接引起,而是通过产生某种物质间接引起的。异位内分泌综合征属于副肿瘤综合征。

13. 良性肿瘤和恶性肿瘤的区别

	良性肿瘤	恶性肿瘤
分化程度	分化好,异型性小	分化不好,异型性大
核分裂象	无或少,不见病理性核分裂象	多,可见病理性核分裂象
组织结构	与原来正常组织相似	不规则,与正常组织不同
生长速度	缓慢	较快
生长方式	膨胀性生长(主要方式)、外生性生长	浸润性生长(主要方式)、外生性生长
特征	有包膜,不侵犯周围组织,可推动	无包膜,浸润破坏周围组织,境界不清,活动受限制
转移	不转移	可转移
继发改变	少见	常见,如出血、坏死、溃疡形成等
全身影响	较小,主要为局部压迫或阻塞	较大,破坏原发部位和转移部位的组织 坏死、出血、合并感染;恶病质
复发	不复发或很少复发	易复发

A. 外生性或膨胀性生长　B. 浸润性生长　　C. 二者均有　　D. 二者均无

【例17】2002NO135C 良性肿瘤的生长方式多为

【例18】2002NO136C 恶性肿瘤的生长方式主要为

A. 血道转移　　B. 淋巴道转移　　C. 浸润性生长

D. 膨胀性生长　　E. 外生性生长

【例19】1998NO99B 肝血管瘤

【例20】1998NO100B 胫骨骨软骨瘤

注意:①请注意试题的要求。2002NO136题若为"恶性肿瘤的生长方式可为?"则答C。
　　②血管瘤虽然是良性肿瘤,不发生转移,但却呈浸润性生长,例如1998NO99题答案为C。

【例21】2010NO45A 呈浸润性生长,但不发生转移的肿瘤是

A. 骨髓瘤　　B. 淋巴瘤　　C. 血管瘤　　D. 精原细胞瘤

【例22】1999NO45A 下列哪种肿瘤呈浸润性生长?

A. 脂肪瘤　　B. 畸胎瘤　　C. 带状瘤

D. 腺瘤　　E. 乳头状瘤

14. 一些常考概念

交界性肿瘤	是指介于良性与恶性之间的肿瘤,如侵蚀性葡萄胎、骨巨细胞瘤(外科学)
癌前病变	某些疾病(或病变)虽然本身不是恶性肿瘤,但具有发展为恶性肿瘤的潜能,患者发生相应恶性肿瘤的风险增加。这些疾病或病变称为癌前病变,如大肠腺瘤、乳腺纤维囊性病、慢性胃炎与肠上皮化生、慢性溃疡性结肠炎、皮肤慢性溃疡、黏膜白斑
非典型增生	指细胞增生并出现异型性,但不足以诊断为肿瘤,增生未累及上皮全层(累及全层者为原位癌) 非典型增生主要发生于被覆上皮和腺上皮,分轻、中、重三级
异型增生	非典型增生为过去的叫法,现在学术界倾向使用异型增生来描述与肿瘤相关的非典型增生 异型增生分为轻、中、重三级:轻度为异型性较小,累及上皮层的下 1/3;中度为累及上皮层的下 2/3;重度为异型性较大,累及上皮 2/3 以上。轻度异型增生可恢复正常,中重度则较难逆转
上皮内瘤变	用于描述上皮异型增生到原位癌这一连续的过程:轻度异型增生称为上皮内瘤变Ⅰ级;中度异型增生称为上皮内瘤变Ⅱ级;重度异型增生和原位癌称为上皮内瘤变Ⅲ级
原位癌	指异型增生的细胞与癌细胞相同,并累及上皮全层,但未突破基底膜
浸润癌	指突破了基底膜的癌
早期癌	癌浸润仅限于黏膜及黏膜下层者
迷离瘤	指误位于异常部位的分化正常的组织

【例 23】2003NO39A、2000NO39A 交界性肿瘤是指

  A. 既有癌组织,又有肉瘤成分的肿瘤   B. 侵犯表皮和真皮交界部位的肿瘤

  C. 介于良性和恶性之间的肿瘤   D. 侵犯黏膜和黏膜肌层交界部位的肿瘤

  E. 既有腺癌成分、又有鳞癌成分的肿瘤

【例 24】2002NO39A 原位癌是指

  A. 早期癌   B. 原发癌   C. 癌前病变

  D. 未发生转移的癌 E. 未突破基底膜的癌

【例 25】1994NO37A 下述哪个病变是癌前病变?

  A. 大肠腺瘤   B. 皮下脂肪瘤   C. 皮肤纤维瘤

  D. 子宫平滑肌瘤 E. 乳腺纤维腺瘤

【例 26】1995NO34A 误位于异常部位的分化正常的组织叫

  A. 错构瘤   B. 迷离瘤   C. 绿色瘤

  D. 畸胎瘤   E. 尤文氏肉瘤

【例 27】2008NO45A 下列病变中,属于真性肿瘤的是

  A. 动脉瘤   B. Bowen 病   C. 迷离瘤   D. 错构瘤

二、常见肿瘤举例

1. 常常出现在试题中的一些易混概念

(1)鳞腺癌 既有鳞癌成分,又有腺癌成分的肿瘤。

(2)腺棘癌 是指在高分化腺癌中,伴有良性化生的鳞状上皮。

(3)囊腺癌 腺上皮的恶性肿瘤称腺癌。腺腔高度扩张呈囊状的腺癌称为囊腺癌。

(4)癌肉瘤 既有癌成分,又有肉瘤成分的肿瘤。

(5)黑色素瘤 又称恶性黑色素瘤,是一种能产生黑色素的高度恶性肿瘤。多见于 30 岁以上成人,发生于皮肤者以足底部、外阴及肛门周围多见。预后差,晚期可有淋巴道和血道转移。

(6)视网膜母细胞瘤 多见于 3 岁以下婴幼儿,预后差。肿瘤细胞为幼稚的小圆细胞,形态类似未分化的视网膜母细胞,可见特征性的 Flexener-Wintersteiner 菊形团。

2. 上皮组织肿瘤

(1)上皮组织良性肿瘤

	乳头状瘤	管状腺瘤、绒毛状腺瘤	囊腺瘤
好发部位	鳞状上皮、尿路上皮覆盖的部位	结肠、直肠黏膜	卵巢
病理特点	外生性生长,指状或乳头状,镜下乳头轴心由血管和结缔组织等间质构成	常呈息肉状,可有蒂,可为广基,绒毛状腺瘤癌变率高	大小不等的囊腔可分泌浆液、黏液等

(2)上皮组织恶性肿瘤

类型	病理特点	好发部位
鳞癌	分化好的鳞癌,癌巢中央可见角化珠或癌珠,细胞间可见细胞间桥 分化差的鳞癌,可无角化珠,细胞间桥少或无	鳞状上皮覆盖的部位:皮肤、口腔、唇、食管、喉
腺癌	癌细胞大小不等,形态不一,排列成不规则的腺腔样结构,核分裂象多见。可表现为乳头状腺癌、囊腺癌、乳头状囊腺癌、黏液癌	腺上皮的恶性肿瘤:胃肠道、肺、乳腺、子宫
黏液癌	分泌大量黏液的腺癌称为黏液癌(胶样癌) 腺腔扩张,含大量黏液,癌细胞似漂浮在黏液中	胃、大肠
印戒细胞癌	为特殊类型的黏液癌,黏液积聚在癌细胞内,将核推向一边	胃、大肠
基底细胞癌	癌巢由深染的基底细胞样癌细胞构成。生长缓慢,表面常有溃疡浸润破坏深层组织,很少发生转移,对放疗很敏感,低度恶性	老年人面部
尿路上皮癌	也称移行细胞癌。级别越高,越易复发和向深部浸润	膀胱、输尿管、肾盂

【例28】2002NO149X 鳞癌可发生于

    A. 宫颈   B. 肾盂   C. 口腔黏膜   D. 支气管

【例29】1997NO40A 诊断腺癌时,下列指标中哪项最重要?

    A. 肿瘤出血坏死明显   B. 肿瘤呈浸润性生长   C. 肿瘤细胞异型性明显

    D. 肿瘤发生于实体腺   E. 恶性肿瘤细胞呈腺样排列

    A. 高分化腺癌   B. 中分化腺癌   C. 黏液腺癌   D. 印戒细胞癌

【例30】2010NO133B 黏液潴留在癌细胞内的肿瘤是

【例31】2010NO134B 由分化良好腺体构成的恶性肿瘤是

> 注意:①分泌大量黏液的腺癌为黏液癌,不称为黏液腺癌,故2010NO133题正确答案是D。
> ②印戒细胞癌属于特殊类型黏液癌,是指黏液潴留在癌细胞内,将核挤向一侧,使癌细胞呈印戒状。

    A. 角化珠形成   B. 腺腔形成   C. 二者均有   D. 二者均无

【例32】2004NO117C 腺鳞癌可见

【例33】2004NO118C 髓样癌可见

    A. 癌细胞团中央可见角化珠   B. 癌细胞团漂浮在黏液内

    C. 黏液将癌细胞核推向一侧   D. 癌细胞呈条索状排列

    E. 癌细胞形成乳头结构

【例34】2001NO99B 鳞状细胞癌的组织学表现是

【例35】2001NO100B 印戒细胞癌的组织学表现是

【例36】1999NO46A 下列哪种肿瘤以局部破坏为主,很少发生转移?

    A. 腺癌   B. 鳞癌   C. 黑色素瘤

    D. 基底细胞癌   E. 乳头状腺瘤

3. 间叶组织肿瘤

（1）间叶组织良性肿瘤

类型	病理特点	好发部位
脂肪瘤	最常见的良性软组织肿瘤,多发于成人。外观为分叶状,有被膜	肩、背、颈、四肢
血管瘤	有毛细血管瘤、海绵状血管瘤、静脉血管瘤,可自然消退	皮肤、肌肉、内脏器官
淋巴管瘤	由增生的淋巴管构成,内含淋巴液,多发于小儿	表皮
平滑肌瘤	瘤组织由梭形细胞构成,形态比较一致,核呈长杆状,两端钝圆,形态类似平滑肌瘤细胞,排列成束状、编织状,核分裂象罕见	子宫
软骨瘤	自骨膜发生者称骨膜软骨瘤 发生于手足短骨和四肢长骨骨干髓腔者称内生性软骨瘤	骨膜、手足短骨 四肢长骨骨干髓腔

（2）间叶组织恶性肿瘤

类型	病理特点	好发部位
脂肪肉瘤	多见于成人,呈结节状,分叶状,镜下特点为脂肪母细胞出现	深部软组织、腹膜后
横纹肌肉瘤	多见于儿童和婴幼儿,恶性程度高,早期易发生血道转移	头颈部、泌尿生殖道
平滑肌肉瘤	软组织平滑肌肉瘤多见于中老年人	子宫、软组织、腹膜后
血管肉瘤	易出血坏死	皮肤、乳腺、肝、脾、骨
纤维肉瘤	镜下为异型的梭形细胞呈鲱鱼骨样排列	四肢皮下组织
骨肉瘤	为最常见的骨恶性肿瘤,镜下肿瘤细胞异型明显,见肿瘤骨	四肢长骨干骺端
软骨肉瘤	软骨基质中有异型的软骨细胞	骨盆

（3）癌和肉瘤的区别

	癌	肉瘤
组织分化	上皮组织	间叶组织
发病率	较高,为肉瘤的9倍	较低
好发年龄	40岁以上	有些类型见于青少年,有些类型见于中老年
好发部位	皮肤、黏膜、内脏多见	四肢、躯干多见
大体形态	质较硬、色灰白、较干燥	质软、色灰红、湿润、鱼肉状
镜下特点	多形成癌巢,实质与间质分界清楚 纤维组织常有增生	肉瘤细胞多弥漫分布,实质与间质分界不清 间质内血管丰富,纤维组织少
网状纤维	见于癌巢周围,癌细胞间多无网状纤维	肉瘤细胞间多有网状纤维
转移方式	多经淋巴道转移	多经血道转移

【例37】2018N033A 下列组织中,不发生癌的组织是

    A. 皮肤附件   B. 肾上腺   C. 淋巴造血组织   D. 甲状旁腺

解题：来源于上皮组织的恶性肿瘤称为癌,来源于间叶组织的恶性肿瘤称为肉瘤。
间叶组织包括纤维结缔组织、脂肪、肌肉、脉管、骨、软骨组织等。

4. 外科学常见体表肿瘤及肿块

（1）**皮肤乳头状瘤** 系表皮乳头样结构的上皮增生所致,同时向表皮下乳头状延伸,易恶变为皮肤癌。如阴茎乳头状瘤极易恶变为乳头状鳞状细胞癌。

(2)**皮肤鳞状细胞癌** 早期即可呈溃疡,常继发于慢性溃疡或慢性窦道开口,或瘢痕部的溃疡经久不愈而癌变。表面呈菜花状,边缘隆起不规则,底部不平,易出血,常伴感染致恶臭。可局部浸润及淋巴结转移。

(3)**黑痣** 为色素斑块,可分为:

①**皮内痣** 痣细胞位于表皮下,真皮层,常高出皮面。表面光滑,少见恶变。

②**交界痣** 痣细胞位于基底细胞层,向表皮下延伸。局部扁平,色素较深,易癌变。多位于手足易受外伤处。

③**混合痣** 皮内痣和交界痣同时存在。

(4)**脂肪瘤** 好发于四肢、躯干。境界清楚,呈分叶状,质软,可有假囊性感,无痛。生长缓慢,但可达巨大体积。深部者可恶变。多发者瘤体常较小,常呈对称性,可伴疼痛。

(5)**带状纤维瘤** 位于腹壁,为腹肌外伤或产后修复性纤维瘤。非真正肿瘤,无明显包膜。

(6)**神经纤维瘤** 多发性,常对称性生长,大多无症状,但也可有明显疼痛。

(7)**血管瘤** 分为毛细血管瘤、海绵状血管瘤和蔓状血管瘤。

(8)**皮样囊肿** 为囊性畸胎瘤,浅表者好发于眉梢或颅骨骨缝处,可与颅内交通呈哑铃状。

(9)**皮脂囊肿** 非真正肿瘤,为皮脂腺排泄受阻所致潴留性囊肿。

【例38】2009NO80A 下列常见体表良性肿瘤中,易发生恶变的是

    A. 皮肤乳头状疣   B. 交界痣   C. 皮内痣   D. 神经鞘瘤

三、辅助检查

1. 肿瘤标记物

肿瘤标记物是指表达或表达水平与肿瘤相关的分子,可以是酶、激素、糖蛋白、胚胎性抗原或肿瘤代谢物。大多数肿瘤标记物在恶性肿瘤和正常组织之间并无质的差异而仅为量的差别,故特异性较差。

检验值	临床意义
尿中本周蛋白阳性	多发性骨髓瘤
碱性磷酸酶升高	前列腺癌骨转移伴增生性骨反应、肝癌、骨肉瘤、阻塞性黄疸
酸性磷酸酶增高	前列腺癌骨转移伴增生性骨反应、前列腺癌
乳酸脱氢酶增高	肝癌、恶性淋巴瘤
血清 α-酸性糖蛋白增高	肺癌
癌胚抗原(CEA)增高	胃癌、结肠癌、肺癌、乳癌
甲胎蛋白(AFP)升高	原发性肝癌、恶性淋巴瘤、活动性肝病、生殖性胚胎源性肿瘤

注意:①前列腺癌——酸性磷酸酶增高。

    ②前列腺癌骨转移伴增生性骨反应——酸性磷酸酶增高 + 碱性磷酸酶增高。

【例39】2001NO88A 肝癌的实验室检查项目中,诊断意义最大的是

    A. 癌胚抗原   B. γ-谷氨酰转肽酶   C. 甲胎蛋白

    D. 碱性磷酸酶   E. 乳酸脱氢酶同工酶

2. 影像学检查

(1)**X 线** 包括透视、平片、特殊 X 线。

(2)**CT** 用于颅内肿瘤、实质性脏器肿瘤及淋巴结的鉴别诊断。

(3)**B 超** 用于肝、胆、胰、脾、子宫及卵巢肿瘤的诊断。

(4)**放射性核素显像** 甲状腺、肝、骨、脑、大肠肿瘤常用。一般可显示 2cm 以上病灶。骨肿瘤诊断阳性率高,胃肠道肿瘤阳性率低。

(5)**远红外热像检查** 为当前唯一反映肿瘤代谢状况,有助于定性诊断的影像诊断方法。

  A. 肝肿瘤   B. 甲状腺肿瘤   C. 大肠癌

  D. 骨肿瘤   E. 脑肿瘤

【例40】2000NO113B 放射性核素显像检查诊断阳性率较高的是

【例41】2000NO114B 放射性核素显像检查诊断阳性率较低的是

四、肿瘤病因学及发生机制

1. 细胞生长与增殖的调控

细胞的生长和增殖受许多调节因子的控制,特别是生长因子、生长因子受体、信号转导蛋白和转录因子。肿瘤形成与这些调节因子的基因发生异常有关。

(1)**细胞生长与增殖的信号转导过程** 正常细胞的生长与增殖依赖于生长因子。生长因子通过细胞信号转导,启动转录因子,促进特定基因的转录,包括调节细胞周期的基因。例如:

生长因子与其受体结合——→活化 Ras 蛋白——→激活 MAPK 通路——→激活转录——→细胞增殖

(2)**细胞周期的调控** 细胞周期的进行依靠细胞周期蛋白(cyclin)和细胞周期蛋白依赖性激酶(CDK)复合物的推动。CDK 的活性受 CDK 抑制物(CKI)抑制。CKI 有多种,如 p16、p21、p27 等。CKI 的表达,受上游分子的调控,如 p21 的转录由 p53 控制。p53 在细胞周期调节、DNA 修复、凋亡等过程中均起关键作用。

2. 肿瘤发生的分子机制

(1)**癌基因** 原癌基因在正常时并不导致肿瘤,只有在发生某些异常时,才能使细胞发生恶性转化。这时,这些基因称为细胞癌基因(如 c-ras、c-myc 等)。原癌基因转变为细胞癌基因的过程,称为原癌基因的激活。其激活方式有几种:

①点突变 如促进细胞生长的信号转导蛋白 ras 基因 12 号密码子 GGC 发生单个碱基置换,成为 GTC,导致 Ras 蛋白的 12 号氨基酸(甘氨酸)变为缬氨酸。突变的 Ras 蛋白不能将 GTP 水解为 GDP,因此一直处于活性状态。这种突变的 Ras 蛋白称为 Ras 肿瘤蛋白,不受上游信号控制,持续促进细胞增殖。

②基因扩增 特定基因过度复制,其拷贝数增加,导致特定的基因产物过量表达。如神经母细胞瘤中发生的 N-myc 的扩增、乳腺癌中 HER2(ERB-B2)基因的扩增。

③染色体转位 原癌基因所在的染色体发生染色体转位,可导致原癌基因的表达异常或结构与功能异常。原癌基因可因染色体转位被置于很强的启动子控制之下,转录增加,过度表达。例如 Burkitt 淋巴瘤位于 8 号染色体上的 c-myc 转位到 14 号染色体编码的免疫球蛋白重链的位点,可导致 c-myc 的过度表达。

原癌基因由于转位产生具有致癌能力的融合基因,编码融合蛋白,导致细胞恶性转化。例如慢粒白血病的费城染色体 9 号染色体上的原癌基因 abl 转位至 22 号染色体的 bcr 位点,导致 Abl 蛋白的氨基酸被 Bcr 蛋白序列取代,形成一个功能异常的 Bcr/Abl 融合蛋白,可导致细胞恶性转化。

癌基因举例如下,请同学们熟记下表内容,近几年常考。

	分类	原癌基因	活化机制	相关人类肿瘤
生长因子	PDGF-β 链	*sis*	过度表达	星形细胞瘤、骨肉瘤
生长因子受体	EGF 受体家族	*eRB*-B2	扩增	乳腺癌(教材为腺癌)、卵巢癌、肺癌、胃癌
信号转导蛋白	G 蛋白	*ras*	点突变	肺癌、结肠癌、胰腺癌、白血病
	非受体酪氨酸激酶	*abl*	转位	慢性粒细胞白血病、急性淋巴细胞白血病
转录因子		*myc*	转位	Burkitt 淋巴瘤
		N-*myc*	扩增	神经母细胞瘤、小细胞肺癌
		L-*myc*	扩增	小细胞肺癌

【例42】2013NO48A 下列原癌基因中,以点突变为主要激活方式成为癌基因的是

A. *ras*   B. PDGF   C. cyclin D1   D. *myc*

【例 43】2007NO48A 滤泡型淋巴瘤发生的主要分子机制是

A. BCL-2 基因转位   B. BCL-2 基因点突变

C. BCL-2 基因扩增   D. BCL-2 基因缺失

(2)肿瘤抑制基因(抑癌基因)　抑癌基因的产物限制细胞生长,其功能的丧失可导致细胞发生转化。目前已知的抑癌基因有 10 余种,如 APC、RB、p53、NF-1、BRCA-1、BRCA-2 等。

①RB 基因　RB 基因是人们认识到的第一个肿瘤抑制基因,定位在染色体 13q14。视网膜母细胞瘤是由于 RB 基因的丢失或突变失活所致。此外,RB 的丢失或失活也见于膀胱癌、肺癌、乳腺癌、骨肉瘤等。

RB 蛋白在调节细胞周期中起重要作用。在 G_1 期,cdk4/6 活化后,使 RB 磷酸化。RB 通常与转录因子 E2F 结合,阻止后者的转录活性。RB 功能丧失的结果是 E2F 的转录活性处于无控状态,使细胞失去了控制 G_1/S 期的转换,导致肿瘤发生。一些 DNA 肿瘤病毒产生的致癌蛋白如 HPV 的 E7,也是通过与 RB 蛋白结合并抑制其活性而导致肿瘤发生的。

②p53 基因　p53 基因编码 P53 蛋白,是最广为人知的抑癌基因。P53 蛋白由 393 个氨基酸组成,具有特异的转录激活作用。p53 缺失或突变的细胞发生 DNA 损伤后,不能通过 p53 介导停滞在 G_1 期进行 DNA 修复,细胞继续增殖,DNA 的异常传递给子代细胞。这些异常的积累,可能最终导致细胞发生肿瘤性转化。人类肿瘤 50% 以上有 p53 基因的突变,尤其结肠癌、肺癌、乳腺癌和胰腺癌的突变更为常见。

p53 可通过多种方式被灭活:突变(最常见)、与 DNA 肿瘤病毒蛋白如 HPV 的 E6 等结合、与癌蛋白 mdm2 结合,P53 蛋白被阻不能进入核内发挥作用。

p53 基因在不同肿瘤中有不同的突变点,但有几个突变热点,如 Arg248、Arg249、Arg175、Arg273。Arg248 是突变率最高的残基,Arg249 是致癌性黄曲霉毒素所致肝细胞癌中常见的突变残基。

③NF1 基因　位于 17 号染色体上,编码 neurofibromin 蛋白,其突变失活导致 I 型神经纤维瘤病。

④APC 基因　APC 的失活与大肠癌的发生有关。APC 蛋白的功能与 Wnt 信号传导通路有关。

一些肿瘤抑制基因和人类相关肿瘤归纳如下表,请同学们熟记,近几年常考。

基因	功能	相关体细胞肿瘤	与遗传型突变相关的肿瘤
APC	抑制信号转导	胃癌、结肠癌、胰腺癌	家族性腺瘤性息肉病、结肠癌
RB	调节细胞周期	视网膜母细胞瘤、骨肉瘤	视网膜母细胞瘤、骨肉瘤、乳腺癌、结肠癌、肺癌
p53	调节细胞周期和转录	大多数人类肿瘤	Li-Fraumeni 综合征、多发性癌和肉瘤
WT-1	转录调控	肾母细胞瘤	肾母细胞瘤
P16	周期蛋白依赖激酶抑制物	胰腺癌、食管癌	恶性黑色素瘤
NF-1	间接抑制 ras	神经鞘瘤	I 型神经纤维瘤病、恶性神经鞘瘤
BRCA-1	DNA 修复		女性家族性乳腺癌和卵巢癌
BRCA-2	DNA 修复		男性和女性乳腺癌
VHL	调节 HIF	肾细胞癌	遗传性肾细胞癌、小脑血管母细胞瘤

(3)凋亡调节基因功能紊乱　调节细胞凋亡的基因在某些肿瘤的发生上也起重要作用。如 Bcl-2 蛋白抑制凋亡,而 Bax 蛋白促进凋亡。bcl-2 基因的过度表达与滤泡型恶性淋巴瘤的发生发展有关。

(4)DNA 修复基因功能障碍　当 DNA 修复机制有异常时,DNA 损伤被保留下来,可能导致肿瘤的发生。如着色性干皮病患者因为不能修复紫外线导致的 DNA 损伤,其皮肤癌的患病率极高。

(5)端粒酶和肿瘤　大多数体细胞没有端粒酶活性,许多恶性肿瘤细胞都含有端粒酶活性,可能使其端粒不会缩短,这与肿瘤细胞的永生化有关。

(6)表观遗传调控与肿瘤　除了经典的 DNA 碱基序列改变所致的遗传变化外,还有一些遗传变化不是由于 DNA 碱基序列改变引起的,称为表观遗传学改变,包括 DNA 甲基化、组蛋白修饰等。

(7)肿瘤发生是一个多步骤的过程　目前认为肿瘤的发生并非单个分子事件,而是一个多步骤过程。细胞的完全恶性转化,一般需要多个基因的改变,且在癌变的不同阶段,可能有不同的癌基因起作用,有癌基因的激活与抑癌基因的缺失或失活。如结肠直肠癌的发生机制如下。

正常黏膜 ⟶ 增生 ⟶ 早期腺瘤 ⟶ 中期腺瘤 ⟶ 晚期腺瘤 ⟶ 癌 ⟶ 转移癌

　　　　　APC突变　DNA甲基化异常　Ras突变　　DCC丢失　　p53突变　其他突变

了解肿瘤发生的机制,不但具有理论意义,也具有重要的临床价值。一些明确的肿瘤分子改变,已用于临床诊断、治疗和预后判断。例如,有 HER2/NEU/ERBB2 基因(属于表皮生长因子受体家族成员)扩增和过表达的乳腺癌患者,其预后较没有 HER2 基因扩增和过表达者差。近年来,开发出针对 HER2 基因产物的单克隆抗体,可抑制具有 HER2 基因扩增和过表达的乳腺癌细胞的生长,并已应用于临床治疗。

【例 44】2012NO167X 在大肠癌发生中,常见的失活抑癌基因有

A. p53　　　　　　　　B. APC　　　　　　　　C. DCC　　　　　　　　D. PDGF

【例 45】2003NO137X 在大肠癌的发生、发展中,起重要作用的基因有

A. ret　　　　　　　　B. ras　　　　　　　　C. APC　　　　　　　　D. p53

【例 46】2016NO166X 细胞 DNA 损伤时,p53 的主要作用有

A. 使细胞停留在 G_1 期　　　　　　　　B. 活化 Ras

C. 诱导 Rb 磷酸化　　　　　　　　D. 启动细胞凋亡程序

【例 47】1998NO38A 下列哪项关于恶性肿瘤发生发展的叙述是错误的?

A. 癌症是一种基因病　　　　　　　　B. 多种因素起作用

C. 常为多阶段演进过程　　　　　　　　D. 单个基因改变即可引起细胞恶性转化

E. 既有癌基因改变,又有肿瘤抑制基因改变

【例 48】2012NO49A 下列原癌基因中,其表达产物与乳腺癌预后明确相关的是

A. ras　　　　　　　　B. jun　　　　　　　　C. myc　　　　　　　　D. her2/neu

3. 环境致瘤因素

(1)化学物质　①~④为间接化学致癌物,⑤为直接化学致癌物。

①多环芳烃　致癌作用特别强的是 3,4-苯并芘、1,2,5,6-双苯并蒽等,可能与肺癌、胃癌发生有关。

②致癌的芳香胺类　如乙萘胺、联苯胺等,与膀胱癌发生有关;氨基偶氮染料可引起实验性肝细胞癌。

③亚硝胺类物质　致癌性强、致癌谱广。可在许多实验动物诱发各器官的肿瘤,可能引起胃肠道癌等。肉类食品的保存剂与着色剂可含有亚硝酸盐。亚硝酸盐也可由细菌分解硝酸盐产生。在胃内酸性环境下,亚硝酸盐与来自食物的二级胺作用合成亚硝胺。亚硝胺在体内经过羟化作用而活化,形成一个有很强反应性的烷化碳离子而致癌。

④真菌毒素　黄曲霉菌广泛存在于霉变食品中,霉变的花生、玉米及谷类含量最高。黄曲霉毒素有多种,以黄曲霉毒素 B1 致癌性最强。黄曲霉毒素 B1 是异环芳烃,在肝脏代谢为环氧化物,可使肿瘤抑制基因 p53 发生点突变而失去活性,这种毒素可诱发肝细胞癌。其致癌性与 HBV 感染有协同作用。

⑤烷化剂及酰化剂　为直接化学致癌物,如环磷酰胺等化疗后可诱发粒细胞性白血病。

【例 49】1997NO147X 亚硝胺致癌作用有以下特点

A. 致癌性强　　　　　　　　B. 对称的亚硝胺常引起食管癌

C. 不对称的亚硝胺常引起肝癌　　　　　　　　D. 在胃内酸性环境合成

【例 50】1994NO150X 黄曲霉素致癌的特点是

A. 致癌性强　　　　　　　　B. 化学性不稳定,加热易分解

C. 主要诱发胃癌　　　　　　　　D. 霉变的花生及谷物中含量高

（2）物理致癌因素

①紫外线　可引起皮肤鳞癌、基底细胞癌和恶性黑色素瘤。紫外线可使 DNA 中相邻的两个嘧啶形成二聚体，造成 DNA 分子复制错误。着色性干皮病患者先天性缺乏修复 DNA 所需的酶，不能修复紫外线导致的 DNA 损伤，因此皮肤癌的发病率很高。

②电离辐射　包括 X 线、γ 射线、β 粒子等。辐射能使染色体发生断裂、转位和点突变，导致癌基因激活或肿瘤抑制基因的灭活。

（3）生物致癌因素　病毒、寄生虫与肿瘤的关系见下表。

寄生虫/微生物	肿瘤
华支睾吸虫	肝癌、胆管癌
慢性血吸虫	结肠癌
人类乳头瘤病毒 HPV6、HPV11	生殖道、喉等部位的乳头状瘤
人类乳头瘤病毒 HPV16、HPV18	宫颈原位癌和浸润癌——HPV 的 E6 蛋白能与 p53 蛋白结合，抑制 p53 的功能；HPV 的 E7 蛋白能与 RB 结合，抑制 RB 的功能
Epstein-Barr 病毒（EBV）	伯基特淋巴瘤、鼻咽癌
乙肝病毒（HBV）、丙肝病毒（HCV）	肝细胞癌
RNA 肿瘤病毒（反转录病毒）	急性转化病毒——含病毒癌基因（如 v-src、v-abl、v-myb） 慢性转化病毒——不含癌基因，可促进转录，引起原癌基因激活和过度表达
人类 T 细胞白血病/淋巴瘤病毒I	成人 T 细胞白血病/淋巴瘤
幽门螺杆菌（Hp）	胃低度恶性 B 细胞性淋巴瘤、胃癌

4. 肿瘤与遗传

遗传因素在一些肿瘤的发生中起重要作用。

综合征	受累基因	相关肿瘤	遗传类型
家族性视网膜母细胞瘤	RB	视网膜母细胞瘤、骨肉瘤	常染色体显性遗传
家族性腺瘤性息肉病	APC	结直肠癌	常染色体显性遗传
神经纤维瘤病 I 型	NF1	神经纤维瘤、恶性神经鞘瘤	常染色体显性遗传
Bloom 综合征	BLM	白血病、实体肿瘤	常染色体隐性遗传
Li-Fraumeni 综合征	P53	肉瘤、乳腺癌、白血病、脑肿瘤	常染色体隐性遗传
Fanconi 贫血	FACC、FACA	白血病	常染色体隐性遗传
着色性干皮病	XPA、XPB	皮肤癌	常染色体隐性遗传
毛细血管扩张性共济失调症	ATM	淋巴瘤、白血病	常染色体隐性遗传

【例 51】1995NO39A 下述哪项关于放射性致癌的描述是错误的？

    A. 组织损伤的程度与放射剂量有关　　　　B. RNA 是放射损伤的主要物质

    C. 细胞具有修复放射损伤的能力　　　　　D. 放射性治疗史与癌发生有关

    E. 职业性放射暴露与癌发生有关

【例 52】2017NO148X 下列肿瘤的发生与 EBV 相关的有

    A. 肝癌　　　　　　　　B. 肺癌　　　　　　　　C. 鼻咽癌　　　　　　　　D. 淋巴瘤

【例 53】2007NO42A 子宫颈癌最重要的病因是

    A. HIV 感染　　　　　B. HBV 感染　　　　　C. HPV 感染　　　　　D. HCV 感染

A. *ras* 基因产物　　　B. P53 基因产物　　　C. *Rb* 基因产物　　　D. *myc* 基因产物

【例 54】2007NO115B　HPV 的 E6 蛋白能灭活

【例 55】2007NO116B　HPV 的 E7 蛋白能灭活

【例 56】2014NO46A 下列选项中，不属于遗传性肿瘤的是
　　A. 纤维瘤病　　　　　　　　　B. 神经纤维瘤病
　　C. 结肠腺瘤性息肉病　　　　　D. Li-Fraumeni 综合征

【例 57】2006NO40A 属于常染色体显性遗传的遗传性肿瘤综合征是
　　A. Bloom 综合征　　　B. 着色性干皮病　　　C. Fanconi 贫血
　　D. 神经纤维瘤病Ⅰ型　　E. 毛细血管扩张性共济失调

【例 58】2004NO37A 与 DNA 修复调节基因突变相关的肿瘤是
　　A. 遗传性非息肉病性大肠癌　　　　B. 家族性腺瘤性息肉病
　　C. Li-Fraumeni 综合征　　　D. 神经纤维瘤病　　　E. 肾母细胞瘤

五、肿瘤的治疗

1. 治疗原则

良性肿瘤及交界性肿瘤以手术切除为主。恶性肿瘤为全身性疾病，常伴浸润与转移。

2. 手术治疗

手术切除恶性肿瘤，仍然是最有效的治疗方法。

3. 化疗

目前单独应用化疗可能治愈的肿瘤包括绒毛膜上皮癌、恶性葡萄胎、睾丸精原细胞瘤、Burkitt 淋巴瘤、大细胞淋巴瘤、小细胞肺癌、急淋白血病、胚胎性横纹肌肉瘤等。某些肿瘤化疗后可获得长期缓解，如颗粒细胞白血病、部分霍奇金病、肾母细胞瘤、乳癌、肛管癌、膀胱癌、喉癌、骨肉瘤等。

（1）化疗药物按作用原理分 6 类

类别	作用机制	常用化疗药物
细胞毒素类	由氮芥基团作用于 DNA 和 RNA、酶、蛋白质，导致细胞死亡	环磷酰胺、氮芥、卡氮芥、白消安、洛莫司汀
抗代谢类	抗癌药对核酸代谢物与酶结合反应有相互竞争作用，阻断核酸的合成	氟尿嘧啶、甲氨蝶呤、巯嘌呤、替加氟、阿糖胞苷
抗生素类	某些抗生素有抗肿瘤作用	放线菌素 D、丝裂霉素、阿霉素、平阳霉素、博莱霉素
生物碱类	干扰细胞内纺锤体形成，使细胞停留在有丝分裂中期	长春碱、羟喜树碱、替尼泊苷
激素类	能改变内环境进而影响肿瘤生长，有的能增强机体对肿瘤侵害的抵抗力	他莫昔芬、乙烯雌酚、黄体酮、丙酸睾丸酮、甲状腺素、泼尼松、地塞米松
其他类	不属于以上诸类	甲基苄肼、羟基脲、顺铂、卡铂、抗癌锑、三嗪咪唑胺

（2）按化疗药物对细胞增殖周期作用的不同分 3 类

①细胞周期非特异性药物　对增殖或非增殖细胞均有作用，如氮芥类、抗生素类。
②细胞周期特异性药物　作用于细胞增殖的整个或大部分周期时相，如氟尿嘧啶等抗代谢类。
③细胞周期时相特异药物　选择性作用于某一时相，如阿糖胞苷、羟基脲抑制 S 期，长春新碱抑制 M 期。

（3）化疗副作用　①白细胞、血小板减少；②消化道反应；③毛发脱落；④血尿；⑤免疫功能降低。
　　A. 细胞毒素类　　　B. 抗代谢类　　　C. 抗生素类

D. 生物碱类　　　　　　E. 激素类

【例59】2006NO125B 氟尿嘧啶属于化疗药物的

【例60】2006NO126B 环磷酰胺属于化疗药物的

　　A. 心脏毒性　　　　B. 肾脏毒性　　　　C. 肺毒性　　　　D. 骨髓毒性

【例61】2006B(执医试题)环磷酰胺的主要不良反应是

【例62】2006B(执医试题)顺铂的主要不良反应是(注意最佳答案为D而不是B)

注意:①环磷酰胺的不良反应——骨髓抑制、胃肠道反应、出血性膀胱炎、脱发等。
　　　②顺铂的不良反应——骨髓抑制、消化道反应、周围神经炎、耳毒性。

【例63】2011NO83A 目前单独应用化疗治疗效果最佳的肿瘤是

　　A. 霍奇金淋巴癌　　　　　　　　　B. 乳腺癌

　　C. 儿童急性淋巴细胞白血病　　　　D. 粒细胞白血病

【例64】2005A(执医试题)能单独应用化疗治愈的肿瘤是

　　A. 肾母细胞瘤　　　　　　　　　　B. 霍奇金淋巴癌

　　C. 绒毛膜上皮癌　　　　　　　　　D. 颗粒细胞白血病

4. 放疗

各种肿瘤对放射线的敏感性不一,可分为三类:

(1)**高度敏感**　淋巴造血系统肿瘤、性腺肿瘤、多发性骨髓瘤、肾母细胞瘤等低分化肿瘤。

(2)**中度敏感**　鳞癌、基底细胞癌、宫颈鳞癌、鼻咽癌、乳癌、食管癌、肺癌。

(3)**低度敏感**　胃肠道腺癌、软组织肉瘤、骨肉瘤等。

5. 生物治疗

生物治疗包括免疫治疗与基因治疗两大类。

(1)**免疫治疗**　肿瘤的非特异性免疫疗法,如接种卡介苗、短棒状杆菌、麻疹疫苗、白介素-2、干扰素等。特异性免疫疗法有接种自身或异体的瘤苗、肿瘤免疫核糖核酸等。

(2)**基因治疗**　是指利用基因工程技术,干预存在于靶细胞的相关基因的表达水平以达到治疗目的,包括以直接或间接抑制或杀伤肿瘤细胞为目的的肿瘤治疗。

【例65】2002A(执医试题)肿瘤的特异性免疫治疗是

　　A. 注射麻疹疫苗　　　B. 注射短棒状杆菌疫苗　　C. 注射异体肿瘤免疫核糖核酸

　　D. 注射干扰素　　　　E. 注射转移因子

六、肿瘤的三级预防

1. 一级预防

一级预防是消除或减少可能致癌的因素,防止癌症的发生。其目的是减少癌症的发病率。约80%以上的癌症是由环境因素所引起的。

(1)**戒烟**　与烟草有关的癌症包括肺癌、口腔癌、食管癌、胃癌、膀胱癌、胰腺癌、肝癌等。故应加强宣传教育、改进烟草质量使之无害化。

(2)**饮食**　约25%~35%的癌症与饮食有关,故应多食纤维素、新鲜蔬菜水果,忌食高盐、霉变食物。

(3)**减少职业暴露**　减少职业性暴露于致癌物,如石棉、苯、某些重金属等。

(4)**防止环境污染**　注意环境保护,如大气、水源、土壤等环境防污染。

2. 二级预防

二级预防是指癌症一旦发生,如何在其早期发现它,予以及时治疗,其目的是降低癌症的死亡率。

二级预防即为早期发现、早期诊断与早期治疗。对高发区及高危人群定期检查是较确切可行的方法,从中发现癌前期病变及时治疗。如切除胃肠道腺瘤或息肉,及时治疗子宫颈慢性炎症伴不典型增生病变。

3. 三级预防

三级预防是指改善生存质量,对症性治疗,如世界卫生组织提出的癌症三级止痛阶梯治疗方案等。

【例66】2012NO81A 下列措施中,属于癌症二级预防的是

    A. 减少职业性致癌物的暴露   B. 改善生存质量,对症性治疗

    C. 改进烟草质量使之无害化   D. 对高发区及高危人群定期检查

▶**常考点** 考试重点,需全面掌握。

参考答案——详细解答见《贺银成2019考研西医临床医学综合能力历年真题精析》

1. ABCD**E**　2. A**B**CDE　3. ABC**D**E　4. ABCD**E**　5. A**B**CDE　6. **A**BCDE　7. ABC**D**E

8. AB**C**DE　9. AB**C**DE　10. **A**BCDE　11. A**B**CDE　12. A**B**CDE　13. AB**C**DE　14. A**B**CDE

15. ABC**D**E　16. ABC**D**E　17. AB**C**DE　18. A**B**CDE　19. AB**C**DE　20. ABCD**E**　21. A**B**CDE

22. ABC**D**E　23. A**B**CDE　24. ABCD**E**　25. **A**BCDE　26. A**B**CDE　27. A**B**CDE　28. A**B**CDE

29. ABCD**E**　30. A**B**CDE　31. **A**BCDE　32. A**B**CDE　33. ABC**D**E　34. **A**BCDE　35. A**B**CDE

36. ABC**D**E　37. A**B**CDE　38. A**B**CDE　39. A**B**CDE　40. A**B**CDE　41. **A**BCDE　42. **A**BCDE

43. A**B**CDE　44. A**B**CDE　45. A**B**CDE　46. **A**BCDE　47. AB**C**DE　48. ABC**D**E　49. A**B**CDE

50. A**B**CDE　51. A**B**CDE　52. AB**C**DE　53. AB**C**DE　54. A**B**CDE　55. AB**C**DE　56. ABCD**E**

57. ABC**D**E　58. A**B**CDE　59. A**B**CDE　60. **A**BCDE　61. AB**C**DE　62. AB**C**DE　63. AB**C**DE

64. AB**C**DE　65. AB**C**DE　66. ABC**D**E

第6章 动脉粥样硬化与高血压病

▶▶考纲要求

①动脉粥样硬化的病因、发病机制及基本病理变化,动脉粥样硬化所引起的各脏器的病理改变和后果。②高血压病的概念、发病机制,良性高血压的分期及其病理变化,恶性高血压的病理特点。

▶▶复习要点

一、动脉粥样硬化

动脉粥样硬化(AS)主要累及大中动脉,基本病变是动脉内膜的脂质沉积、内膜灶状纤维化,粥样斑块形成,致管壁变硬、管腔狭窄,并引起一系列继发性病变,特别是发生在心、脑、肾等器官,可引起缺血性改变。

1. 危险因素

(1)高脂血症 是指血浆总胆固醇(TC)、甘油三酯(TG)异常增高。低密度脂蛋白(LDL)是引起 AS 的主要因素,与极低密度脂蛋白(VLDL)共同称为致 AS 性的脂蛋白,而高密度脂蛋白(HDL)对 AS 有预防作用。研究发现,LDL 被动脉壁细胞氧化修饰后具有促进粥样斑块形成的作用。目前认为氧化 LDL(ox-LDL)是最重要的致粥样硬化因子,是损伤内皮细胞和平滑肌细胞(SMC)的主要因子。

(2)高血压 高血压时血流对血管壁的机械性压力和冲击,造成血管内皮损伤,使内膜对脂质的通透性增加,脂质蛋白易渗入内膜,单核细胞和血小板黏附并迁入内膜,中膜 SMC 迁入内膜,促进 AS 的发生。

(3)吸烟 吸烟是心肌梗死主要的独立危险因素。①吸烟可使血中 CO 浓度增高,从而造成血管内皮细胞缺氧性损伤。大量吸烟可使血中 LDL 易于氧化,ox-LDL 可促进血液单核细胞迁入内膜并转化为泡沫细胞。②烟内含有一种糖蛋白,可激活凝血因子Ⅷ及某些致突变物质,后者可使血管 SMC 增生。

(4)致继发性高脂血症的疾病 ①糖尿病患者血中 TG、VLDL 水平明显增高,HDL 水平较低,而且高血糖可致 LDL 氧化,促进血液单核细胞迁入内膜及转变为泡沫细胞;②高胰岛素血症可促进动脉壁 SMC 增生;③甲状腺功能减退、肾病综合征均可引起高胆固醇血症,致血浆 LDL 明显增高。

(5)遗传因素 动脉粥样硬化的发病具有家族聚集现象提示遗传因素为本病的危险因素。

(6)性别和年龄 女性在绝经期前其发病率低于同年龄组男性,绝经后这种差别消失,是由于雌激素具有改善血管内皮的功能、降低血胆固醇水平的作用。

(7)代谢综合征 是一种合并有高血压、葡萄糖与脂质代谢异常的综合征,伴有 LDL 升高和 HDL 胆固醇降低。

致动脉粥样硬化因素	抗动脉粥样硬化因素
血浆总胆固醇增高(甲状腺功能低下、肾病综合征)	—
血浆甘油三酯增高(糖尿病)、胆固醇酯增高	—
磷脂、载脂蛋白 B(apoB)	—
低密度脂蛋白(LDL)、极低密度脂蛋白(VLDL)增高	高密度脂蛋白(HDL)
高血压、吸烟、高龄、遗传因素、男性、肥胖	年轻、女性

注意:①LDL、VLDL、TG 值异常增高是判断动脉粥样硬化和冠心病的最佳指标。

②HDL 具有很强的抗动脉粥样硬化和冠心病发病的作用。

【例1】2016NO49A 动脉粥样硬化对人体危害最大的动脉类型是

　　A. 大动脉　　　　　　B. 中动脉　　　　　　C. 小动脉　　　　　　D. 细动脉

【例2】1996NO42A 下述哪项不属于动脉粥样硬化症的危险因素?

A. 高胆固醇血症　　　B. 甲状腺功能亢进　　　C. 糖尿病

D. 吸烟　　　E. 高血压

2. 发病机制

（1）脂质渗入学说　此学说认为血浆增多的胆固醇及胆固醇酯等沉积于动脉内膜，引起结缔组织增生，使动脉壁增厚和变硬，继而结缔组织发生坏死形成动脉粥样硬化。

LDL 通过内皮细胞吞饮作用进入动脉内膜，刺激平滑肌细胞（SMC）增殖，并与动脉壁内的基质相互作用。LDL 可分为 3 个等级：大、轻 LDL；中间密度 LDL；小、致密 LDL。小、致密 LDL 具有很强的致动脉粥样硬化的作用，因其较易穿透动脉内膜，与动脉壁基质中的硫酸软骨素蛋白多糖有很强的亲和力。小、致密 LDL 微粒的抗氧化作用弱，进入富含脂质的动脉粥样斑块后，其致粥样硬化作用就更加明显。

（2）损伤-应答学说（内皮损伤学说）　各种刺激因素（如机械性、LDL、高胆固醇血症、吸烟、毒素、病毒）造成内皮细胞不同程度的损伤，使其通透性增加、变性坏死脱落；内皮细胞屏障受损，可使血浆脂蛋白过量地融入动脉壁，同时引起血小板黏附、聚集、释放各种活性物质，进一步加重内皮细胞损伤。

损伤的内皮细胞分泌生长因子，如单核细胞趋化蛋白 1（MPC-1）、血小板源性生长因子（PDGF）、转化生长因子 β（TGFβ）等，吸引单核细胞积聚、黏附内皮，并迁入到内皮下间隙，摄取已进入内膜发生氧化的脂质，形成单核细胞源性泡沫细胞。内皮细胞分泌的生长因子激活动脉中膜的平滑肌细胞（SMC）迁入内膜，SMC 经其表面的 LPL 受体介导而吞噬脂质，形成平滑肌细胞源性泡沫细胞。

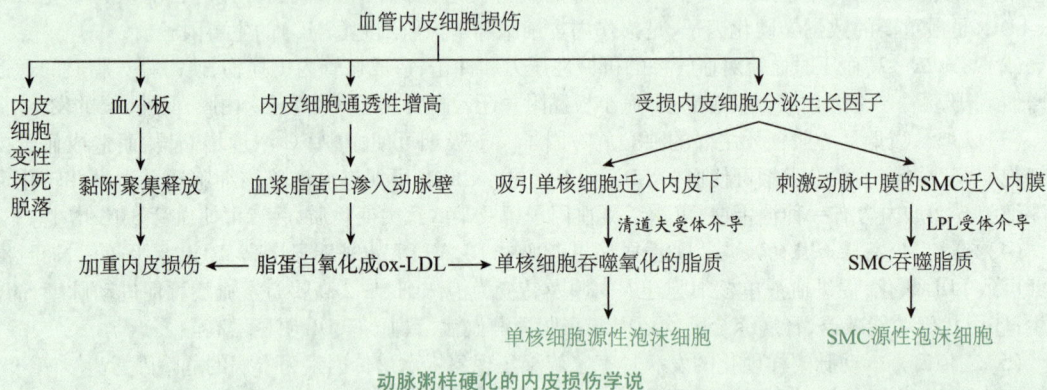

血管内皮细胞损伤

内皮细胞变性坏死脱落　　血小板　　内皮细胞通透性增高　　　受损内皮细胞分泌生长因子

黏附聚集释放　　血浆脂蛋白渗入动脉壁　　吸引单核细胞迁入内皮下　　刺激动脉中膜的SMC迁入内膜

清道夫受体介导　　　LPL受体介导

加重内皮损伤 ← 脂蛋白氧化成ox-LDL → 单核细胞吞噬氧化的脂质　　SMC吞噬脂质

单核细胞源性泡沫细胞　　　SMC源性泡沫细胞

动脉粥样硬化的内皮损伤学说

记忆：①尘　细　胞——肺泡内的巨噬细胞吞噬了粉尘。②泡沫细胞——单核细胞（巨噬细胞）吞噬脂质。
③心衰细胞——肺内巨噬细胞吞噬破坏的红细胞、含铁血黄素。
④风湿细胞（Aschoff 细胞）——心肌间质等组织中的巨噬细胞吞噬纤维素样坏死物质。
⑤泡沫细胞来源——平滑肌细胞 + 单核细胞。

（3）动脉 SMC 增殖或突变学说　SMC 是一种多潜能的细胞，是动脉粥样硬化病变中最重要的组成成分。冠状动脉属于肌性动脉，富含平滑肌。平滑肌细胞的迁移和增殖是动脉粥样硬化的成因之一，故平滑肌成分越多，则血管对粥样硬化性损伤的反应也越活跃。

SMC 受到各种因素的作用而发生突变。血小板能释放 SMC 增殖因子，诱导 SMC 迁移，激活成纤维细胞膜表面的 LDL 受体，增加脂质在病灶中的积聚，加速动脉粥样硬化的发展。

（4）慢性炎症学说　动脉粥样硬化是血管壁的慢性炎症反应，也是该病发生发展过程中的核心因素。高敏 C-反应蛋白（CRP）是最新研究发现的炎症标记。

（5）单核-巨噬细胞作用学说　在病变早期，高胆固醇血症能增加单核细胞对内皮细胞的黏附力，单核细胞通过趋化作用，在内皮细胞间迁移。进入内膜后，单核细胞转化为巨噬细胞。

①巨噬细胞通过清道夫受体吞噬脂质，成为泡沫细胞，并形成动脉粥样硬化的早期病变脂纹。

②巨噬细胞能分泌大量氧化代谢物，如氧化低密度脂蛋白（ox-LDL）和超氧化离子。

③巨噬细胞分泌生长调节因子,强烈刺激 SMC 的迁移和增生,形成新的结缔组织。

【例 3】2007NO43A 在动脉粥样硬化的发病机制中,粥样斑块形成的首要条件是

    A. 慢性、反复的血管内皮细胞损伤　　　　B. 血脂的沉积及其氧化作用

    C. 炎症细胞的渗出　　　　　　　　　　D. 平滑肌细胞反应

【例 4】2004NO38A 造成动脉粥样硬化中纤维增生的主要细胞是

    A. 内皮细胞　　　　　B. 泡沫细胞　　　　　C. 平滑肌细胞

    D. 纤维母细胞　　　　E. 淋巴细胞

【例 5】2011NO50A 与动脉粥样硬化斑块形成无关的细胞是

    A. 内皮细胞　　　　B. 平滑肌细胞　　　　C. 单核细胞　　　　D. 成纤维细胞

【例 6】2015NO50A 早期动脉粥样硬化病变的主要细胞是

    A. 平滑肌细胞　　　　B. 泡沫细胞　　　　C. 成纤维细胞　　　　D. 内皮细胞

    A. 阿绍夫细胞　　　　B. 陷窝细胞　　　　C. 类上皮细胞

    D. 泡沫细胞　　　　　E. 噬神经细胞现象

【例 7】1997NO103B 动脉粥样硬化症可见

【例 8】1997NO104B 乙型脑炎可见

3. 基本病理变化

病理改变	病理特点
脂纹	①为肉眼可见的最早病变,位于主动脉后壁及其分支出口处 ②镜下见大量泡沫细胞聚集;③泡沫细胞来源于巨噬细胞和平滑肌细胞
纤维斑块	①由脂纹发展而来;②镜下见表层为大量胶原纤维玻璃样变,平滑肌细胞增生并分泌大量细胞外基质组成纤维帽,纤维帽下可见数量不等的泡沫细胞、平滑肌细胞、炎细胞等
粥样斑块	也称粥瘤,由纤维斑块深层细胞的坏死发展而来,是动脉粥样硬化的典型病变 镜下见纤维帽下大量粥样物质、胆固醇结晶和钙盐沉积,斑块底部和边缘出现肉芽组织
继发性病变	斑块内出血、斑块破裂、血栓形成、钙化、动脉瘤形成、血管腔狭窄

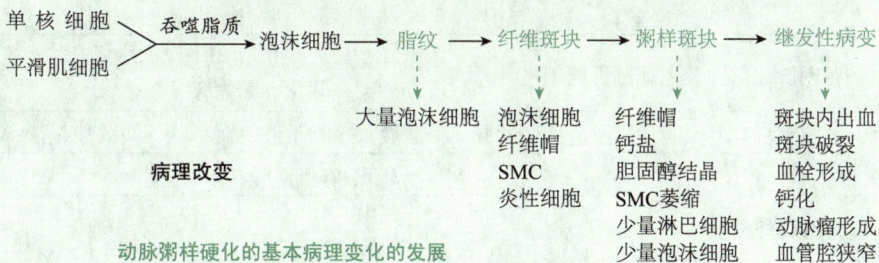

动脉粥样硬化的基本病理变化的发展

继发性病变是在纤维斑块和粥样斑块的基础上继发的病变。

病变	形成原因	后果
斑块内出血	斑块内新生血管破裂形成血肿	动脉管腔狭窄,甚至闭塞,急性供血中断
斑块破裂	斑块表面的纤维帽破裂,粥样物质自裂口逸入血流	形成胆固醇栓子引起栓塞
血栓形成	斑块破裂形成溃疡,胶原暴露	促进血栓形成,动脉栓塞或器官梗死
钙化	在纤维帽和粥瘤病灶内钙盐沉积	管壁变硬、变脆
动脉瘤形成	中膜平滑肌萎缩、弹性降低	动脉壁局限性扩张,形成动脉瘤
血管腔狭窄	弹力肌层动脉因粥样斑块而致管腔狭窄	相应器官缺血

【例9】1996NO149X 动脉粥样硬化斑块可发生

    A. 出血   B. 溃疡   C. 血栓形成   D. 动脉瘤

【例10】2014NO50A 与动脉粥样斑块表面的纤维帽形成关系密切的细胞是

    A. 平滑肌细胞   B. 内皮细胞   C. 成纤维细胞   D. 单核细胞

> **注意**：①脂纹主要由泡沫细胞+脂质组成，纤维斑块主要由增生的平滑肌细胞+细胞外基质组成。
> ②粥样斑块主要由坏死产物+胆固醇+钙盐组成。

4. 解题时的一些易混概念

（1）**动脉硬化、动脉粥样硬化**　动脉硬化是指动脉壁增厚变硬、失去弹性的一类疾病，是一个大的概念，包括动脉粥样硬化、细动脉硬化和动脉中层钙化。

（2）**粥瘤**　也称粥样斑块，是由纤维斑块深层细胞的坏死发展而来。①肉眼观，内膜面可见灰黄色斑块既向内膜表面隆起又向深部压迫中膜。切面，斑块的管腔面为白色质硬组织，深部为黄色或黄白色质软的粥样物质。②光镜下，在纤维帽之下含有大量不定形的坏死崩解产物、胆固醇结晶和钙盐沉积。

（3）**动脉瘤**　严重的粥样斑块底部的中膜平滑肌发生不同程度的萎缩和弹性下降，在血管内压力的作用下，动脉壁局限性扩张，形成动脉瘤。动脉瘤破裂可大出血。请注意：动脉瘤的形成是一个慢性过程，但动脉血管的破裂出血常是急性病理改变（如高血压时脑血管破裂导致的脑出血等）。

5. 主要动脉的病理改变及后果

主要动脉	好发部位	主要病理改变
主动脉	主动脉后壁及分支开口处 以腹主动脉病变最严重	上述之典型病理改变 可形成动脉瘤，破裂大出血危及生命
冠状动脉	冠状动脉左前降支＞右主干 ＞左主干、左旋支、后降支	上述之典型病理改变 冠心病（后详）
颈动脉	颈内动脉起始部	纤维斑块、粥样硬化斑块、管腔狭窄闭塞
脑动脉	基底动脉、大脑中动脉、Willis 环	纤维斑块、粥样斑块→管腔狭窄，甚至闭塞 脑动脉管腔狭窄→脑供血不足→脑萎缩 动脉瘤破裂出血→脑出血→病人死亡
肾动脉	肾动脉开口处及主动脉近侧端	粥样斑块、狭窄→肾实质萎缩、间质纤维化 动脉粥样硬化性固缩肾
四肢动脉	下肢重:髂动脉、股动脉及前后胫动脉	管腔狭窄→下肢供血不足→间歇性跛行、干性坏疽
肠系膜动脉	—	肠坏死、麻痹性肠梗阻、休克

6. 冠状动脉粥样硬化

（1）**发病部位**　左冠状动脉前降支＞右主干＞左主干、左旋支、后降支。

（2）**基本病变**　前述病变均可在冠状动脉中发生。斑块性病变多发生于血管的心壁侧。在横切面上，斑块多呈新月形、偏心位，使管腔呈不同程度狭窄。

（3）**管腔狭窄程度分级**　Ⅰ级≤25%，Ⅱ级26%～50%，Ⅲ级51%～75%，Ⅳ级≥76%。

（4）**后果**　冠状血管反应性改变是粥样硬化性冠状动脉疾病的特点。冠状动脉硬化常伴冠状动脉痉挛，可造成急性心脏供血中断，引起心肌缺血、心绞痛、心肌梗死等，成为心源性猝死的原因。

【例11】2005NO44A 冠状动脉粥样硬化发生率最高的部位是

    A. 左主干   B. 左旋支   C. 左前降支

    D. 右冠脉   E. 后降支

7. 冠状动脉粥样硬化性心脏病

冠心病是冠状动脉狭窄所致,冠状动脉粥样硬化是冠心病最常见的病因。

(1)心绞痛　是由于心肌急剧的暂时性缺血缺氧所造成的一种临床综合征。心绞痛可因心肌耗氧量暂时增加,超出了已经狭窄的冠状动脉所能提供的氧而发生,也可因冠状动脉痉挛而导致心肌供氧不足而引起。

(2)心肌梗死　是由于冠脉血流中断,引起供血区持续性缺血而导致的较大范围的心肌坏死。

①分类　心肌梗死分心内膜下心肌梗死和透壁性心肌梗死。

	心内膜下心肌梗死	透壁性心肌梗死
累及部位	左室壁心腔侧 1/3 的心肌 波及肉柱和乳头肌	左前降支支配区域 (左室前壁、心尖及室间隔前 2/3)
累及深度	心内膜下	心室壁 2/3 ~ 全层
累及范围	多发性、小灶性坏死,直径 0.5 ~ 1.5cm	病灶较大,直径 >2.5cm

②病理变化　多属贫血性梗死。一般梗死 6 小时后肉眼才能辨认,梗死灶呈苍白色,8 ~ 9 小时后成土黄色。光镜下,心肌纤维早期呈凝固性坏死、核碎裂、消失,胞质均质红染或不规则粗颗粒状,即收缩带;间质水肿,不同程度的中性粒细胞浸润。4 天后出现充血出血带。1 ~ 2 周边缘出现肉芽组织。3 周后肉芽组织开始机化,逐渐形成瘢痕组织。

③合并症

	发生率	发生时间	原因	部位	后果
心力衰竭	—	—	二尖瓣关闭不全	左心衰或全心衰	死亡
心脏破裂	少见	2 周内	梗死灶失去弹性 梗死灶发生溶解	左室下 1/3、室间隔和左室乳头肌	急性心包填塞 急性右心衰
室壁瘤	10% ~ 30%	急性期 愈合期	梗死灶在左心室内压力作用下形成的局限性向外膨隆	左室前壁靠心尖处	心功能不全 继发血栓形成
附壁血栓	—	—	梗死灶心内膜粗糙 左室壁瘤处形成血流涡流	左心室	栓塞
心源性休克	—	—	心肌收缩力极度减弱	左室	心源性休克死亡
急性心包炎	15% ~ 30%	2 ~ 4 天	心外膜纤维素性心包炎	心外膜	粘连性心包炎
心律失常	—	—	累及传导系统	传导系统	传导紊乱

(3)心肌纤维化　发生于中至重度冠脉硬化。肉眼观心脏体积增大,重量增加,心腔扩大,心室壁厚度一般可正常。光镜下心内膜下心肌细胞弥漫性空泡变、多灶性陈旧性心肌梗死灶或瘢痕灶。

(4)冠状动脉性猝死　是心源性猝死中最常见的一种。多发生在冠状动脉粥样硬化的基础上。无心肌梗死时也可发生猝死,此类病人通常有致心律失常性基础病变,如心室瘢痕或左心室功能不全。

二、高血压病

1. 概念

(1)高血压诊断标准　收缩压≥140mmHg(18.4kPa)和(或)舒张压≥90mmHg(12.0kPa)。

(2)分类　高血压分原发性高血压(特发性高血压)、继发性高血压(症状性高血压)和特殊类型高血压。原发性高血压又称高血压病,可分为良性高血压和恶性高血压两类。

2. 发病机制

(1)遗传机制　已公认遗传机制是高血压发生的基础之一。遗传模式分单基因遗传和多基因遗传两种。

(2)高血压产生的机制　涉及神经、内分泌及代谢等多种系统。

①肾素-血管紧张素-醛固酮系统(RAAS)　血管紧张素II在高血压发病中是中心环节,其机制包括:强烈

收缩小动脉,增加外周阻力,收缩微静脉,增加回心血量和心排出量;促进原癌基因表达,促进 SMC 增生,增加外周阻力;作用于交感神经,使交感缩血管活性增强;促进醛固酮释放,增加水钠重吸收,增加循环血量;促进神经垂体释放抗利尿激素,增加血容量;直接作用于肾血管,使其收缩,致尿量减少,增加血容量。

②交感神经系统　交感神经递质去甲肾上腺素可兴奋心脏 β_1 受体,导致心率增快,心肌收缩力增强,心排出量增加,导致血压增高。

③血管内皮功能紊乱　表现为内皮细胞 NO 水平下降,局部 RAAS 过度激活,类花生四烯酸物质代谢异常。

④胰岛素抵抗　胰岛素有舒张血管、抗炎、抗凋亡、抗动脉粥样硬化等心血管保护效应。50% 高血压患者,特别是肥胖患者,具有胰岛素抵抗和高胰岛素血症。

(3) 血管重构机制　血管重构是指血管结构任何形式的病变。高血压血管重构分 4 型:壁/腔比值增大型、壁/腔比值减小型、壁/腔比值不变型和微血管减少型。

3. 良性高血压(缓进型高血压)

良性高血压多见于中、老年,进展缓慢。按病变发展分为三期。

(1) 功能紊乱期　基本病理改变为全身细小动脉间歇性痉挛收缩,因动脉无器质性病变,痉挛缓解后血压可恢复正常。临床表现为血压升高,但常有波动,可伴有头晕、头痛,经适当休息和治疗,血压可恢复正常,一般不需服用降压药。

(2) 动脉病变期

①细小动脉硬化　是高血压病的主要病变特征,表现为细小动脉玻璃样变,最易累及肾的入球小动脉、视网膜动脉和脾的中心动脉。由于细小动脉长期痉挛,加之血管内皮细胞受长期的高血压刺激,使内皮细胞及基底膜受损,内皮细胞间隙扩大,通透性增强,血浆蛋白渗入血管壁中。同时 SMC 分泌大量细胞外基质,SMC 因缺氧而变性、坏死,使血管壁逐渐由血浆蛋白、细胞外基质、坏死的 SMC 产生的修复性胶原纤维及蛋白多糖所代替,正常管壁结构消失,逐渐凝固成红染无结构均质的玻璃样物质,致细动脉壁增厚,管腔缩小甚至闭塞。

②肌型小动脉硬化　主要累及肾小叶间动脉、弓状动脉及脑的小动脉等。小动脉内膜胶原纤维及弹性纤维增生,内弹力膜分裂。中膜 SMC 增生肥大,不同程度的胶原纤维、弹力纤维增生,血管壁增厚,管腔狭窄。

③大动脉硬化　弹力肌型或弹力型大动脉无明显病变或并发动脉粥样硬化。

(3) 内脏病变期

①心脏病变　主要表现为左心室代偿性肥大。心脏重量增加,可达 400g 以上(正常男性约 260g,女性约 250g)。肉眼观,左心室壁增厚,可达 1.5~2.0cm(正常≤1.0cm)。左心室乳头肌和肉柱明显增粗,心腔不扩大,相对缩小,称为向心性肥大。晚期当左心室失代偿时,心肌收缩力降低,逐渐出现心腔扩张,称为离心性肥大。可见心脏的典型病理变化为:早期向心性肥大,晚期离心性肥大,严重者发生心力衰竭。

②脑病变　包括脑水肿或高血压脑病、脑软化、脑出血等。脑出血常发生于基底节、内囊,其次为大脑白质、脑桥和小脑,多见于基底节区域,尤以豆状核区最多见,这是因为供应该区域的豆纹动脉从大脑中动脉呈直角分支,直接受到大脑中动脉压力较高的血流冲击和牵引,致豆纹动脉易破裂出血。

	脑水肿或高血压脑病	脑软化	脑出血
病因	脑小动脉硬化和痉挛	脑的细小动脉硬化和痉挛	脑的细小动脉硬化、血管壁变脆
病理	局部组织缺血、毛细血管通透性增高→脑水肿、颅内高压	供血区脑组织缺血而发生多数微梗死灶	血压突然升高,动脉破裂→颅内高压→脑疝
部位	不定	大软化灶多在脑皮质和白质 小软化灶多位于丘脑	基底节、内囊最常见 大脑白质、脑桥和小脑可见
临表	颅内压升高的三主征	根据软化灶大小不同而异	颅内压升高的三主征 偏瘫、昏迷、死亡
备注	可发生高血压危象	—	为高血压最严重并发症

③肾脏病变　高血压时,由于肾入球动脉的玻璃样变和肌型小动脉的硬化,管壁增厚,管腔狭窄,致病变区的肾小球缺血发生纤维化、硬化或玻璃样变,相应的肾小管因缺血而萎缩,间质纤维组织增生。病变相对较轻的肾单位肾小球代偿性肥大,肾小管代偿性扩张。肉眼观,双侧肾脏对称性缩小,质地变硬,肾表面凸凹不平,呈细颗粒状,称为原发性颗粒性固缩肾。

④视网膜病变　视网膜中央动脉发生细动脉硬化。

【例12】1997NO37A 在下列描述中,哪一项不符合高血压的病理变化?

    A. 细小动脉硬化　　　　B. 左心室肥大　　　　C. 肾脏大瘢痕性萎缩

    D. 脑出血　　　　　　　E. 视乳头水肿、出血

【例13】1996NO41A 下述有关高血压脑病的描述中,哪项是不正确的?

    A. 脑内可有小软化灶形成　　　　　　　　B. 脑内可有微小动脉瘤形成

    C. 脑出血是常见的致死原因　　　　　　　D. 基底节、内囊是出血的常见部位

    E. 脑动脉栓塞多见

4. 恶性高血压(急进型高血压)

多见于青少年,血压显著升高,常超过230/130mmHg,病变进展迅速,可发生高血压脑病,或较早就出现肾衰竭,或常出现视网膜出血及视盘水肿。

(1)特征性病变　是增生性小动脉硬化和坏死性细动脉炎,主要累及肾。

①增生性小动脉硬化　主要表现为动脉内膜显著增厚,伴平滑肌细胞增生,胶原纤维增多,血管壁呈层状洋葱皮样增厚,管腔狭窄。

②坏死性细动脉炎　常累及动脉内膜和中膜,发生纤维素样坏死,周围有单核细胞及中性粒细胞浸润。

(2)小动脉病变　上述小动脉病变主要累及肾、脑和视网膜。

①肾的入球小动脉　最常受累,病变可波及肾小球,使肾小球毛细血管袢发生节段性坏死。

②大脑　常引起局部脑组织缺血,微梗死形成和脑出血。

    A. 细动脉玻璃样变性　　　　　　　　　　B. 细动脉纤维化

    C. 细动脉淀粉样变性　　　　　　　　　　D. 细动脉纤维素样坏死

【例14】2010NO137、2009NO135B 良性高血压的基本病变是

【例15】2009NO136B 恶性高血压的基本病变是

    A. 动脉玻璃样变性　　B. 动脉壁纤维素样变性　　C. 动脉粥样硬化　　D. 动脉中层钙化

【例16】2017NO124B 高血压病常见的血管病变是

【例17】2017NO125B 心肌梗死常见的冠状动脉病变是

    A. 血管壁纤维素样坏死　B. 血管壁玻璃样变性　　C. 二者均有　　　　D. 二者均无

【例18】2003NO117C 高血压可引起

【例19】2003NO118C 风湿病可引起

> 注意:缓进型高血压为肾入球小动脉玻璃样变 + 小动脉硬化;恶性高血压为肾入球小动脉纤维素样坏死。

【例20】2017NO33A 小血管壁纤维素样坏死,常见的疾病是

    A. 心肌病　　　　　　B. 良性高血压　　　　C. 急进型高血压　　D. 肺动脉高压

▶ **常考点**　动脉粥样硬化的危险因素、病理特征;高血压的病理特点。

参考答案——详细解答见《贺银成2019考研西医临床医学综合能力历年真题精析》

1. AB**C**DE　　2. A**B**CDE　　3. **A**BCDE　　4. **A**BCDE　　5. **A**BCDE　　6. **A**BCDE　　7. **A**BCDE

8. ABCD**E**　　9. **A**BCDE　　10. **A**BCDE　　11. **A**BCDE　　12. **A**BCDE　　13. ABCD**E**　　14. **A**BCDE

15. ABC**D**E　　16. **A**BCDE　　17. **A**BCDE　　18. **A**BCDE　　19. **A**BCDE　　20. AB**C**DE

第7章 风湿病、感染性心内膜炎与心瓣膜病

➡️ **考纲要求**

①风湿病的病因、发病机制、基本病理变化及其各器官的病理变化。②心内膜炎的分类及其病因、发病机制、病理变化、合并症和结局。③心瓣膜病的类型、病理变化、血流动力学改变和临床病理联系。

➡️ **复习要点**

一、风湿病

1. 病因和发病机制

发病原因	与 A 组 β 溶血性链球菌感染有关的变态反应性疾病
主要累及	主要累及全身结缔组织,最常侵犯心脏、关节和血管等处,其中以心脏病变最严重
发病情况	冬春季多发,好发年龄 5~15 岁(高峰 6~9 岁)。男女发病无差异。出现心瓣膜变形常在 20~40 岁
病理特征	风湿小体(Aschoff 小体)

(1)**A 组 β 溶血性链球菌感染** A 组链球菌的 M 蛋白抗原与人心瓣膜、脑组织等存在交叉抗原性,可引起交叉免疫反应,所以 M 蛋白被认为是"致风湿源性"的标记。部分风湿病患者在发病前曾有咽峡炎、扁桃体炎等上呼吸道链球菌感染的病史。

(2)**自身免疫反应机制** A 组溶血性链球菌的某些成分,其分子结构可能和人体组织的分子结构相同或类似,因而产生交叉反应。

(3)**遗传易感性** 风湿热患者亲属患病的风险高于无风湿热的家庭。

(4)**链球菌毒素学说** 链球菌可产生多种细胞外毒素和一些酶,可以直接造成人体内组织器官的损伤。

2. 基本病理变化

(1)**分期** 风湿病主要累及结缔组织的胶原纤维,以心脏、血管、浆膜病变最明显,按病程可分为三期。

	变质渗出期	增生期	纤维化期
别称	—	肉芽肿期	硬化期
病程	持续 1 个月(早期病变)	持续 2~3 个月	持续 2~3 个月
病理特征	胶原的纤维素样坏死	Aschoff 小体形成	梭形瘢痕形成
其他病变	结缔组织基质的黏液样变性 浆液纤维素渗出 淋巴细胞、浆细胞、单核细胞浸润	心肌间质、心内膜、皮下结缔组织中出现特征性风湿小体	风湿小体内的坏死细胞被吸收 风湿小体纤维化 最后形成梭形小瘢痕

(2)**Aschoff 小体** 又称风湿小体、风湿小结,为风湿病增生期的特征性病变。

组成	①Aschoff 细胞(阿绍夫细胞、风湿细胞):细胞体积大,圆形;胞质丰富,嗜碱性;核大,圆形或椭圆形;核膜清晰,染色质集于中央,核的横切面似枭眼,纵切面呈毛虫样 ②少量 T 淋巴细胞;③浆细胞等
部位	风湿小体多位于纤维素样坏死灶内;在心肌间质内,Aschoff 细胞多位于小血管旁
形态	呈梭形,风湿小体中心含有肿胀和纤维素样坏死的胶原纤维,周围有组织细胞和纤维母细胞增生
来源	风湿细胞为巨噬细胞源性,在纤维素样坏死基础上,巨噬细胞增生、吞噬纤维素样坏死物质后形成 因镜下可见单核、双核或多核,有人将多核者称之为 Aschoff 巨细胞

【例1】2011NO48A 风湿病变质渗出期的主要病变是

A. 纤维素样坏死形成　　B. 阿绍夫小体形成　　C. 梭形瘢痕形成　　D. 小化脓灶形成

【例2】1998NO41A 下述有关风湿病的描述,哪项是错误的?

A. 可引起缩窄性心包炎　　　　　　　　B. 风湿性关节炎为纤维素性炎

C. 风湿性肉芽肿具有诊断意义　　　　　D. Aschoff 细胞可能为巨噬细胞源性

E. Aschoff 小体内淋巴细胞主要是 T 细胞

> **注意:**①风湿病既可为浆液性渗出,又可为纤维素性渗出。
> ②风湿性关节炎是浆液性渗出,故易吸收,不遗留关节畸形(5 版病理学 P143)。
> ③风湿性关节炎是浆液性渗出 + 纤维素性渗出,渗出物易完全吸收,不遗留关节畸形(8 版病理学 P145)。
> ④类风湿关节炎呈纤维素性渗出,不易吸收,容易遗留关节畸形。

【例3】2015NO48A 风湿小结内的阿少夫细胞来源于

A. T 淋巴细胞　　　　B. B 淋巴细胞　　　　C. 巨噬细胞　　　　D. 成纤维细胞

A. 关节病变　　　　　B. 心包内纤维蛋白性炎症　C. 心肌内 Aschoff 小体　D. 心内膜炎

【例4】2013NO133B 对风湿病最有诊断意义的病变是

【例5】2013NO134B 对风湿病人造成最严重危害的病变是

3. 风湿病的各器官病理变化

(1)**风湿性心脏病** 包括风湿性心内膜炎、风湿性心外膜炎(心包炎)、风湿性心肌炎。

	风湿性心内膜炎	风湿性心肌炎	风湿性心外膜炎(心包炎)
累及部位	心瓣膜(二尖瓣最常见)	心肌间质结缔组织	心外膜脏层
特征病理	瓣膜闭锁缘疣状赘生物	心肌间质出现风湿小体	浆液性或纤维素性渗出
其他病变	①瓣膜肿胀、变性、黏液样变性、纤维素样坏死、浆液渗出 ②内膜灶性增厚、附壁血栓如左房后壁的 Mc Callum 斑	①风湿小体位于左心室、室间隔、左心房及左心耳 ②间质性心肌炎,间质水肿 ③少量淋巴细胞浸润	浆液性——量多,心包积液 纤维素性——量少、绒毛心 渗出的大量纤维素如不被溶解吸收,可形成缩窄性心外膜炎
临床表现	心尖区轻度收缩期/舒张期杂音,风湿停止杂音消失	窦速、第一心音减弱急性充血性心衰、传导阻滞	干性心外膜炎→心包摩擦音 湿性心外膜炎→心音弱而遥远

(2)**风湿性关节炎** 75% 的风湿热患者在疾病早期出现风湿性关节炎,需与类风湿关节炎鉴别。

	风湿性关节炎	类风湿关节炎
起病	亚急性	缓慢
最常侵犯	膝、踝、肩、腕、肘等大关节	腕、掌指关节、近端指间关节
病理改变	滑膜充血肿胀	滑膜炎性渗出、滑膜下血管扩张
渗出性质	浆液性 + 纤维素性渗出,易被完全吸收	纤维素性渗出,不易吸收
关节畸形	不遗留畸形	遗留关节畸形
临床特点	游走性疼痛,反复发作性	关节痛呈对称性,持续性,但时轻时重

(3)**皮肤病变** 急性风湿病时,皮肤出现环形红斑和皮下结节,具有诊断意义。

①环形红斑 为渗出性病变。多见于躯干和四肢皮肤。好发于儿童,常在 1~2 天内消退。

②皮下结节 为增生性病变。多见于肘、腕、膝、踝关节附近的伸侧面皮下结缔组织。镜下,结节中心为大片状纤维蛋白样坏死物,周围有放射状排列的 Aschoff 细胞和成纤维细胞,伴有以淋巴细胞为主的炎细胞浸润。

(4)**风湿性动脉炎** 大小动脉均可受累,以小动脉受累多见。如冠状动脉、肺动脉、肠系膜动脉等。

(5) **风湿性脑病** 多见于 5~12 岁儿童，女孩多见。主要病变为脑的风湿性动脉炎和皮质下脑炎。当锥体外系受累时，患儿出现肢体的不自主运动，称为 小舞蹈症。

【例 6】2018NO34A 下列对风湿热的描述中，错误的是

    A. 属于变态反应性疾病   B. 发病与溶血性链球菌感染有关

    C. 常可导致关节畸形   D. 心脏病变的后果对人体危害最严重

【例 7】2016NO168X 在风湿热病变中，可以出现 Aschoff 小体的有

    A. 风湿性心肌炎   B. 风湿性动脉炎   C. 皮下结节   D. 环形红斑

二、感染性心内膜炎（IE）

1. 分类

（1）根据病情和病程分 分为急性和亚急性感染性心内膜炎。

（2）根据瓣膜类型分 分为自体瓣膜和人工瓣膜心内膜炎。

2. 病因和发病机制

（1）**自体瓣膜感染性心内膜炎** 急性 IE 致病菌以金黄色葡萄球菌最多见，少数为肺炎球菌、A 族链球菌、流感杆菌、淋球菌等。亚急性 IE 以草绿色葡萄球菌（应为草绿色链球菌）最多见，肠球菌次之。

（2）**人工瓣膜感染性心内膜炎** 早期因手术感染所致，致病菌多为表皮葡萄球菌、金黄色葡萄球菌。晚期多由一过性菌血症所致，致病菌多为金黄色葡萄球菌（50% 以上）。

（3）**器质性心血管疾病患者** 如风心病（约 80%）、先心病（8%~15%）、人工瓣膜置换术、老年退行性心脏病等。无器质性心血管疾病者仅占 2%~10%。

3. 病理变化及临床病理联系

（1）**急性感染性心内膜炎、亚急性感染性心内膜炎与风湿性心内膜炎的比较** 如下表。

	风湿性心内膜炎	急性感染性心内膜炎	亚急性感染性心内膜炎
别名	疣状心内膜炎	急性细菌性心内膜炎	亚急性细菌性心内膜炎
发病原因	变态反应性疾病	由致病力强的化脓菌引起	由致病力弱的细菌引起
致病菌	A 组 β 溶血性链球菌	金葡菌、溶链、肺炎球菌	草绿色葡萄球菌（应为链球菌）
脓肿形成	无	可有脓肿，可形成溃疡	瓣膜上可形成溃疡
受累部位	二尖瓣（最常见）>二尖瓣+主动脉瓣>三尖瓣	二尖瓣+主动脉瓣常见（病理 P146）主动脉瓣常见（内科 P322）	二尖瓣+主动脉瓣常见（病理 P147）二尖瓣+主动脉瓣常见（内科 P321）
病变基础	常累及正常心瓣膜	常累及正常心瓣膜	常累及已发病的心瓣膜
赘生物	有	有	有
①部位	瓣膜闭锁缘上	瓣膜表面	瓣膜上
②特点	单行排列，细小灰白色，半透明	体积庞大，质地松软灰黄或浅绿色	大小不一，单个或多个息肉状或菜花状、质松脆、易破碎
③脱落	附着牢固，不易脱落	易脱落，形成细菌栓子	易破碎，易脱落
④细菌	不含细菌（变态反应）	含细菌（化脓性感染）	不含细菌或仅含极少的细菌
⑤组成	血小板、纤维素	血小板、纤维素、细菌菌落炎性细胞、坏死组织	血小板、纤维素、细菌菌落中性粒细胞、坏死组织
瓣膜情况	瓣膜增厚、心内膜增厚	瓣膜严重破坏时，可破裂穿孔	瓣膜变形，导致慢性心瓣膜病

（2）**亚急性感染性心内膜炎的主要病理变化**

①**心脏** 常侵犯二尖瓣和主动脉瓣，在病变瓣膜上形成赘生物，特点见上表。瓣膜损害可致瓣膜口

狭窄或关闭不全,临床上可听到相应的杂音。瓣膜变形严重可出现心力衰竭。

②血管　细菌毒素和赘生物破裂脱落形成的栓子,可引起动脉性栓塞和血管炎。栓塞最多见于脑,其次为肾、脾等。由于栓子不含细菌或仅含极少的细菌,细菌毒力弱,常为无菌性梗死。

③变态反应　微栓塞可引起局灶性或弥漫性肾小球肾炎。皮肤出现 Osler 小结。

④败血症　脱落赘生物中的细菌侵入血流,并在血流中繁殖,致患者有长期发热、脾大、白细胞增多、皮肤、黏膜、眼底常有小出血点、贫血等表现。

【例8】2009NO55A 风湿病时,心内膜疣状赘生物属于

　　A. 白色血栓　　　　　　B. 红色血栓　　　　　C. 混合血栓　　　　　D. 透明血栓

【例9】2002NO42A 疣状赘生物是指

　　A. 心内膜增生物　　　　B. 心内膜上的新生物　　　C. 心瓣膜纤维化

　　D. 心瓣膜上的附壁血栓　E. 心瓣膜钙化

【例10】2010NO47A 风湿性心内膜炎时,心瓣膜疣状赘生物的主要成分是

　　A. 细菌菌落与炎症细胞　　　　　　　　B. 血小板与纤维素

　　C. 肉芽组织与瘢痕　　　　　　　　　　D. 小血管与风湿肉芽肿

【例11】2004NO137X 亚急性感染性心内膜炎可引起

　　A. 心瓣膜变形　　　　　B. 局灶性肾小球肾炎　　C. 无菌性坏死　　　D. Osler 小结

　　A. 由致病力强的化脓菌引起　　　　　　B. 由致病力弱的草绿色链球菌引起

　　C. 与 A 组乙型溶血性链球菌有关　　　　D. 与系统性红斑狼疮有关

　　E. 与慢性消耗性疾病有关

【例12】2006NO117B 风湿性心内膜炎的发生

【例13】2006NO118B 亚急性细菌性心内膜炎的发生

三、心瓣膜病

心瓣膜病变主要为二尖瓣受累,约占70%,二尖瓣合并主动脉瓣病变者为20%～30%,单纯主动脉瓣病变者为2%～5%,三尖瓣和肺动脉瓣病变者少见。

1. 心瓣膜病的主要类型和病理变化

(1)二尖瓣狭窄　正常情况下,血液由右心房→三尖瓣→右心室→肺动脉瓣→肺→左心房→二尖瓣→左心室→主动脉瓣→主动脉。当二狭时,血液从左心房流入左心室受阻,出现左心房高压,如下图。

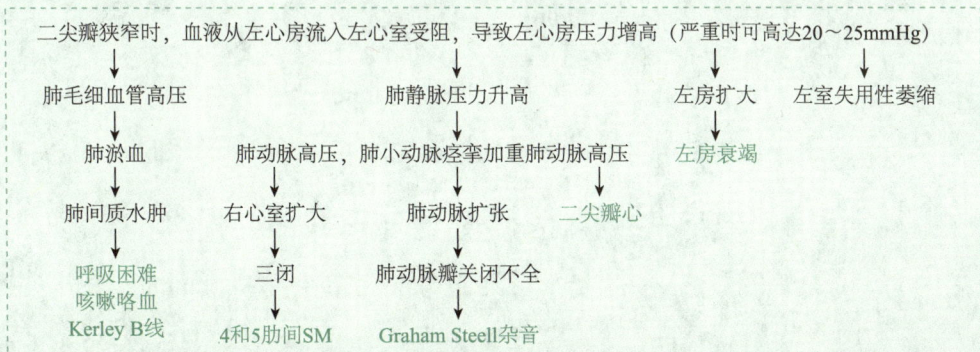

(2)二尖瓣关闭不全　二闭时,在收缩期,左心室部分血流通过关闭不全的二尖瓣口反流左心房内,产生心尖区全收缩期杂音。左心房既接受肺静脉的血流,又接受左心室反流的血液,致左心房血容量较正常增多,久之出现左心房代偿性肥大,继而左心房、左心室容积负荷增加,使左心室代偿性肥大。右心

室、右心房代偿性肥大,右心衰竭和大循环淤血。

（3）**主动脉瓣狭窄** 主狭时,左心室排血受阻,左心室发生代偿性肥大,室壁增厚,向心性肥大。后期左心代偿性失调,出现左心衰竭,进而引起肺淤血、右心衰竭、大循环淤血。

（4）**主动脉瓣关闭不全** 在舒张期,主动脉瓣关闭不全,主动脉部分血流反流至左心室,使左心室血容量增加,发生代偿性肥大。久而久之,相继发生左心衰竭、肺淤血、肺动脉高压,继而引起右心肥大,大循环淤血。

2. 四种心瓣膜病的比较

	病因	血流动力学	临床表现
二狭	风湿性心内膜炎反复发作 感染性心内膜炎引起少见	左房扩大→左房衰竭→ 右室扩大→右心衰	体循环淤血、梨形心 心尖部舒张期隆隆样杂音
二闭	风湿性心内膜炎的后果 亚急性细菌性心内膜炎	左房扩大→左房衰竭→左室大	球形心 心尖部收缩期吹风样杂音
主狭	多由风湿性主动脉炎引起	左室扩大→左室衰竭→右心衰	肺淤血→体循环淤血、靴形心 主动脉瓣区收缩期杂音
主闭	多由风湿性主动脉炎引起	左室衰→肺动脉高压→右心衰	主动脉瓣区舒张期杂音、周围血管征

注意:8 版病理学 P148 主狭为靴形心,8 版内科学 P312 和 8 版诊断学 P168 主闭为靴形心。

【例 14】2003NO44A 引起水冲脉的疾病是

　　A. 二尖瓣关闭不全　　　B. 三尖瓣关闭不全　　　C. 主动脉瓣关闭不全
　　D. 二尖瓣狭窄　　　　　E. 主动脉瓣狭窄

▶ **常考点**　风湿小体;疣状赘生物。

　　　参考答案——详细解答见《贺银成 2019 考研西医临床医学综合能力历年真题精析》

1. ABCDE　　2. ABCDE　　3. ABCDE　　4. ABCDE　　5. ABCDE　　6. ABCDE　　7. ABCDE
8. ABCDE　　9. ABCDE　　10. ABCDE　　11. ABCDE　　12. ABCDE　　13. ABCDE　　14. ABCDE

第8章 心肌病与心肌炎

▶ **考纲要求**

①心肌病的概念,扩张性心肌病、肥厚性心肌病及限制性心肌病的病理学特点。②心肌炎的概念、病理学类型及其病理特点。

▶ **复习要点**

一、心肌病

1. 概念

心肌病是指除冠心病、先心病、高心病、肺心病、心脏瓣膜病等以外的以心肌结构和功能异常为主要表现的一组疾病,分为扩张性心肌病、肥厚性心肌病、限制性心肌病、致心律失常性右室心肌病、未分类的心肌病及特异性心肌病。8版病理学 P151 将克山病归为特异性心肌病。

> **注意**:心肌病指心肌病变伴心脏功能不全,至今病因不明,也称原发性心肌病、特发性心肌病(7版病理学 P132)。

【例1】2000NO42A 下列哪项符合原发性心肌病?

    A. 炎症性心肌病变   B. 冠状动脉粥样硬化引起的心肌病变

    C. 原因不明的代谢性心肌病变   D. 高血压引起的心肌病变

    E. 甲状腺功能亢进引起的心肌病变

2. 扩张性心肌病、肥厚性心肌病及限制性心肌病的病理学特点

充血性心肌病也称扩张性心肌病,闭塞性心肌病属于限制性心肌病。

	扩张性心肌病	肥厚性心肌病	限制性心肌病
特征	主要表现为心脏扩大 并有一定程度的心肌肥厚 可产生充血性心衰	非对称性室间隔肥厚 左心室显著肥厚 左心室流出道受阻	单侧或双侧心室充盈受限 舒张容量减少 心室内膜和内膜下心肌纤维化
病因	特发性、病毒感染、酗酒、遗传	50%家族史,常染色体显性遗传	特发性
肉眼	心脏重量增加,两侧心腔扩张 心室壁略增厚(离心性肥大) 心尖部室壁呈钝圆形	心脏增大、重量增加 心室壁肥厚,以室间隔肥厚突出 二尖瓣及主动脉瓣下内膜增厚	心腔狭窄 心内膜和内膜下纤维性增厚 可有三闭或二闭
光镜	心肌细胞不均匀肥大、伸长 心肌细胞核大、不整、浓染 心肌间质纤维化、瘢痕灶	心肌细胞弥漫性肥大 心肌细胞核大、畸形、深染 心肌纤维走行紊乱	心内膜纤维化、玻璃样变、钙化 伴有附壁血栓 心内膜下心肌萎缩、变性
临床表现	充血性心衰的症状和体征 部分病人可发生猝死 心电图示心肌劳损、心律不齐	心排出量下降 肺动脉高压导致呼吸困难 附壁血栓脱落引起栓塞	与缩窄性心包炎酷似 心力衰竭和栓塞 少数可发生猝死

> **注意**:①6版病理学 P149:扩张性心肌病占90%,是最常见的心肌病。
>
> ②8版病理学:扩张性心肌病发病率为 19/10 万,肥厚性心肌病患病率为 180/10 万,限制性心肌病散发。

【例2】2007NO177A 特发性心肌病中,最常见的类型是

    A. 克山病   B. 限制性心肌病   C. 扩张性心肌病   D. 肥厚性心肌病

【例3】2014NO48A 扩张性心肌病肉眼检查不包括的主要病理变化是

A. 心脏重量增加达 500～800g   B. 两侧心腔扩张

C. 二尖瓣、三尖瓣关闭不全   D. 心内膜增厚(按 8 版病理学无正确答案)

【例 4】1999NO44A 下述哪项符合限制性心肌病？

A. 心内膜及心内膜下心肌纤维化   B. 心肌间质纤维化

C. 心肌细胞呈旋涡状排列   D. 心肌细胞变性坏死

E. 心肌间质内淋巴细胞浸润

【例 5】2015NO163X 肥厚型心肌病的肉眼病理变化有

A. 左心室壁肥厚   B. 室间隔不均肥厚   C. 二尖瓣肥厚   D. 左心房壁肥厚

二、心肌炎

心肌炎是各种原因引起的心肌局限性或弥漫性炎症病变,以病毒性心肌炎最多见。

1. 病毒性心肌炎

(1)**病因** 多由嗜心肌性病毒感染引起,常见病毒是柯萨奇病毒 B 组 2～5 型、A 组 9 型,其次为 ECHO 病毒和腺病毒,还有流感病毒、风疹病毒、巨细胞病毒、肝炎病毒等。

(2)**病理变化** 病毒可直接导致心肌细胞损伤,也可通过 T 细胞介导的免疫反应间接地引起心肌细胞损伤。①肉眼观:心脏略增大或无明显变化。②镜下观:心肌细胞间质水肿,其间可见大量淋巴细胞、单核细胞浸润,将心肌分割成条索状,可有心肌断裂,伴有心肌间质纤维化等。

2. 细菌性心肌炎

(1)**病因** 常见细菌有白喉杆菌、沙门菌属、链球菌、结核杆菌、脑膜炎双球菌、肺炎双球菌等。

(2)**病理变化** 可见心肌及间质多发性小脓肿灶,其周围有不同程度的心肌细胞变性坏死,间质以中性粒细胞浸润为主。

3. 孤立性心肌炎

孤立性心肌炎又称特发性心肌炎、Fiedler 心肌炎,病因不明,好发于 20～50 岁青中年人。

(1)**弥漫性间质性心肌炎** 主要表现为心肌间质或小血管周围有较多淋巴细胞、单核细胞、巨噬细胞浸润。早期心肌细胞较少发生变性、坏死。病程较长者,心肌间质纤维化,心肌细胞肥大。

(2)**特发性巨细胞性心肌炎** 病灶的心肌内可见灶状坏死、肉芽肿形成,中心有红染、无结构的坏死物,周围有淋巴细胞、单核细胞、浆细胞、嗜酸性粒细胞浸润,并混有多量的多核巨细胞。

4. 免疫反应性心肌炎

(1)**病因**

①变态反应疾病引起的心肌炎 如风湿性心肌炎、类风湿心肌炎、系统性红斑狼疮、结节性多动脉炎等。

②某些药物引起的心肌炎 如磺胺类、青霉素、四环素、链霉素、金霉素等抗生素,抗癫痫药等。

(2)**病理变化** 主要为心肌间质性炎。在心肌间质及小血管周围可见嗜酸性粒细胞、淋巴细胞、单核细胞浸润,偶见肉芽肿形成。心肌细胞有不同程度的变性、坏死。

【例 6】2005NO137X 病毒性心肌炎的常见病原体有

A. 柯萨奇病毒   B. 埃可病毒   C. 流行性感冒病毒   D. EB 病毒

【例 7】2008NO54A 以肉芽肿病变为特点的心肌炎是

A. 特发性巨细胞性心肌炎   B. 细菌性心肌炎   C. 病毒性心肌炎   D. 弓形虫性心肌炎

▶ **常考点** 心肌病的概念;三种心肌病的特点。

参考答案——详细解答见《贺银成 2019 考研西医临床医学综合能力历年真题精析》

1. ABCDE   2. ABCDE   3. ABCDE   4. ABCDE   5. ABCDE   6. ABCDE   7. ABCDE

第9章 肺 炎

▶ **考纲要求**

①各种细菌性肺炎的病因、发病机制和病理变化。②支原体肺炎的病因、发病机制、病理变化及其并发症。③病毒性肺炎的病因、发病机制、病理特点。

▶ **复习要点**

一、细菌性肺炎

1. 大叶性肺炎

(1)病因和发病机制 大叶性肺炎主要是由肺炎球菌引起的以肺泡内弥漫性纤维素渗出为主的炎症,病变常累及肺大叶的全部或大部。本病多见于青壮年,起病急,主要表现为寒战高热、咳嗽、胸痛、呼吸困难、咳铁锈色痰,有肺实变体征及外周血白细胞增多。一般经5～10天,体温下降,症状和体征消退。

①肺炎链球菌 大叶性肺炎90%以上由肺炎链球菌引起,其中1、2、3、7型多见,但以3型毒力最强。

②其他病原菌 肺炎杆菌、金黄色葡萄球菌、流感嗜血杆菌、溶血性链球菌少见。

③诱因 受寒、醉酒、疲劳、麻醉等机体抵抗力降低时,易致细菌入侵而发病。

(2)病理变化 主要病理变化为肺泡腔内的纤维素性炎,典型的自然病程分为四期。

	充血水肿期	红色肝样变期	灰色肝样变期	溶解消散期
病程	发病后1～2天	发病后3～4天	发病后5～6天	发病后7天(历时1～3周)
肉眼观	肺肿大,暗红色	肺充血肿大,暗红色	肺叶仍肿大,灰白色	肺开始缩小,质软
镜下观	肺泡壁毛细血管扩张 肺泡内浆液性渗出 红细胞(少量) 中性粒细胞(少量) 巨噬细胞(少量)	肺泡壁毛细血管扩张 中量纤维素渗出 红细胞(大量) 中性粒细胞(少量) 巨噬细胞(少量)	肺泡壁毛细血管受压 大量纤维素渗出 红细胞(大量溶解) 中性粒细胞(大量) 巨噬细胞(中量)	肺组织逐渐恢复 纤维素逐渐溶解 红细胞(极少) 中性粒细胞(死亡) 巨噬细胞(大量)
胸片	片状模糊阴影	大片致密阴影	—	恢复正常
临表	寒战、高热 白细胞计数升高	发绀、咳铁锈色痰	缺氧症状减轻 咳黏液脓痰	体温下降 症状体征消失

记忆:①纤维素变化规律:无→中量→大量→溶解; ②红细胞:少→多→少→无;
③中性粒细胞:少→少→多→死亡溶解; ④巨噬细胞:少→少→中→多(因其为慢性炎细胞)。

(3)并发症 大叶性肺炎的并发症现已少见。

①肺肉质变(机化性肺炎) 由于肺内炎性病灶中中性粒细胞渗出过少,释放的蛋白酶量不足以溶解渗出物中的纤维素,大量未能被溶解吸收的纤维素被肉芽组织取代而机化。病变肺组织呈褐色肉样外观。

②胸膜肥厚和粘连 纤维素性胸膜炎不能完全溶解吸收发生机化引起。

③肺脓肿和脓胸 病原菌毒力大或机体抵抗力低下时,金葡菌和肺炎链球菌混合感染者易发生肺脓肿。

④败血症或脓毒败血症 严重感染时,细菌侵入血液大量繁殖并产生毒素所致。

⑤感染性休克 见于重症病例,是大叶性肺炎的严重并发症。

A. 纤维素性炎症　　　B. 化脓性炎症　　　C. 增生性炎症　　　D. 浆液性炎症

【例1】2016NO137B 肺炎链球菌感染常引起的病变是

【例2】2016NO138B 痢疾杆菌感染常引起的病变是

【例3】1994NO148X 大叶性肺炎的病理特点有

    A. 肺泡的纤维素性炎   B. 支气管常受累   C. 可合并中毒性休克   D. 可合并肺脓肿

【例4】2009NO48A 中性粒细胞渗出过少的大叶性肺炎易发生的并发症是

    A. 肺肉质变   B. 肺脓肿   C. 脓胸   D. 败血症

【例5】2008NO164X 慢性肺淤血可以引起

    A. 肺漏出性出血   B. 肺褐色硬化   C. 肺癌   D. 肺结节病

注意：慢性肺淤血——肺褐色硬化；   大叶性肺炎——肺肉质变。

2. 小叶性肺炎（支气管肺炎）

小叶性肺炎是由化脓性细菌引起的，以肺小叶为病变单位的急性化脓性炎症。病变常以细支气管为中心，故又称为支气管肺炎。主要发生于儿童、体弱老人、久病卧床者。

（1）病因和发病机制 小叶性肺炎大多由细菌引起。

①肺炎球菌 致病力较弱的4、6、10 型肺炎球菌是最常见的致病菌。

②其他致病菌 包括葡萄球菌、流感嗜血杆菌、肺炎克雷伯杆菌、链球菌、铜绿假单胞菌、大肠埃希菌等。

③诱因 为机体抵抗力降低，如患传染病、营养不良、恶病质、昏迷、麻醉、手术后等。小叶性肺炎常是某些疾病的并发症，如麻疹后肺炎、手术后肺炎、吸入性肺炎、坠积性肺炎等。

（2）病理变化 小叶性肺炎的病变特征是以细支气管为中心的肺组织化脓性炎症。

①肉眼观 双肺表面和切面散在分布灰黄、质实病灶，以下叶和背侧多见。病灶大小不一，直径多在0.5～1cm（相当于肺小叶范围），形状不规则。严重病例，病灶可相互融合成片，甚或累及整个大叶，发展为融合性支气管炎，一般不累及胸膜。

②镜下观 早期，病变的细支气管黏膜充血水肿，表面附着黏液性渗出物，周围肺组织或肺泡间隔仅有轻度充血。随着病情进展，病灶中支气管、细支气管管腔及其周围的肺泡腔内出现较多中性粒细胞、少量红细胞。病灶周围肺组织充血，可有浆液渗出，部分肺泡过度扩张。严重病例，呈完全化脓性炎症改变。

（3）并发症 并发症多，且危险性大。常见的有呼吸功能不全、心力衰竭、脓毒血症、肺脓肿和脓胸等。

（4）大叶性肺炎和小叶性肺炎的鉴别

	大叶性肺炎	小叶性肺炎（支气管肺炎）
病原菌	肺炎链球菌（占90%）、溶血性链球菌肺炎杆菌、金葡菌、流感嗜血杆菌	葡萄球菌、肺炎球菌、流感嗜血杆菌、肺炎克雷伯杆菌、链球菌、铜绿假单胞菌、大肠埃希菌
典型病变	起始于肺泡→肺段或整个肺叶	起始于细支气管→以肺小叶为单位灶性散布
病变范围	肺大叶	肺小叶
好发人群	青壮年	小儿和年老体弱者
好发部位	单侧肺，左肺或右肺下叶	双肺下叶和背侧
特点	支气管不受累	胸膜不受累
病理变化	①渗出性炎，以肺泡纤维素渗出为主②典型的四期表现：充血水肿期、红色肝样变期、灰色肝样变期、溶解消散期	①化脓性炎，以肺组织中性粒细胞浸润为主②纤维素渗出少③红细胞、脱落的肺泡上皮细胞量少
并发症	肺肉质变（机化性肺炎）、胸膜肥厚和粘连肺脓肿及脓胸、败血症、感染性休克	心衰、呼衰、脓毒血症、肺脓肿、脓胸

【例6】2010NO48A 吸入性肺炎的病理学类型是

    A. 支气管肺炎   B. 大叶性肺炎

　　C. 间质性肺炎　　　　　　　　　　　　　　D. 弥漫性肺泡损伤

　　A. 淋巴细胞渗出为主的炎症　　　　　　　　B. 纤维蛋白渗出为主的炎症

　　C. 浆液渗出为主的炎症　　　　　　　　　　D. 单核巨噬细胞渗出为主的炎症

　　E. 中性粒细胞渗出为主的炎症

【例 7】2002NO99B 大叶性肺炎是

【例 8】2002NO100B 小叶性肺炎是

　　A. 纤维素性炎　　　　　　B. 化脓性炎　　　　　C. 肉芽肿性炎　　　　　D. 出血性炎

【例 9】2008NO133B 肺结节病属于

【例 10】2008NO134B 小叶性肺炎属于

3. 军团菌肺炎

　　（1）病因及发病机制　　军团菌肺炎是由嗜肺军团杆菌引起的，以肺组织急性纤维素性化脓性炎为病变特点的急性传染病。军团菌为需氧的多形革兰阴性杆菌，其传染源是人、水源、空调系统，主要通过空气传播。该菌常规染色不能着色，须由改良 Dieterle 饱和银染色法或直接免疫荧光法才能检出。

　　军团菌常从呼吸道侵犯肺泡和细支气管。侵入人体的军团菌可被中性粒细胞和巨噬细胞黏附、吞噬。进入胞质内的军团菌不仅不能被杀灭，反而增长、繁殖，导致细胞破裂，产生和释放酶类及细胞毒因子，损伤肺组织。此外，军团菌尚可产生和释放多种毒素引起肺的持续性损伤，并进入血液引起肺外器官和组织的病变。

　　（2）病理变化　　以肺组织急性纤维素性化脓性炎为病变特点。

　　①肉眼观　　肺体积增大，质较硬，表面粗糙，有纤维素附着。切面病灶呈片状或团块状，暗灰色，实性。早期病变常局限于单个肺叶，晚期可波及多个肺叶。严重病例可见肺脓肿形成。

　　②镜下观　　早期以大量纤维素和中性粒细胞渗出为主，常伴肺组织和细支气管的坏死。晚期主要表现为渗出物、坏死组织的机化及间质纤维化。

　　（3）并发症　　约 1/3 病例累及胸膜，严重病例可有胸膜坏死。

二、病毒性肺炎和支原体肺炎

　　病毒性肺炎和支原体肺炎两者均是间质性肺炎，因此有许多相似的特征。

	病毒性肺炎	支原体肺炎
致病菌	流感病毒（最常见）、呼吸道合胞病毒、腺病毒、麻疹病毒、巨细胞病毒	支原体
病理特征	①间质性肺炎；②肺泡间质受累、增宽、水肿 ③肺间质炎细胞浸润（主要为单核细胞、淋巴细胞） ④肺泡腔变小，一般无渗出物，或仅有少量浆液性渗出	间质性肺炎 （同左）
包涵体	在增生的上皮细胞和多核巨细胞内可见病毒包涵体	无
好发年龄	儿童	儿童、青少年
临床特征	剧烈咳嗽为主，呼吸困难，紫绀缺氧	咳嗽为突出症状

　　注意：①病毒性肺炎和支原体肺炎由于不是细菌感染，故无中性粒细胞浸润。

　　　　　②胸膜不受累——支原体肺炎、小叶性肺炎。

　　　　　③胸膜常受累——大叶性肺炎、肺结核、硅肺。

　　　　　④病毒包涵体是诊断病毒性肺炎的重要依据，可出现在支气管和肺泡上皮细胞、多核巨细胞内。

　　　　　　病毒包涵体出现在胞核内——腺病毒、单纯疱疹病毒、巨细胞病毒（嗜碱性）；

　　　　　　病毒包涵体出现在胞质内——呼吸道合胞病毒（嗜酸性）；

　　　　　　病毒包涵体出现在胞核＋胞质内——麻疹病毒。

　　　　　⑤以咳嗽为突出症状的肺炎为支原体肺炎、病毒性肺炎（若为 A 型题最佳答案为支原体肺炎）。

【例 11】1992NO35A 病毒性肺炎的主要诊断依据是

  A. 间质性肺炎   B. 淋巴细胞、单核细胞为主的炎细胞浸润

  C. 上皮细胞内病毒包涵体 D. 肺泡上皮细胞增生 E. 肺泡内透明膜形成

【例 12】2017NO34A 下列病理改变符合病毒性肺炎的是

  A. 常有肺泡结构破坏   B. 肺泡间隔水肿，炎细胞浸润

  C. 肺泡内常有大量纤维素渗出   D. 局部区域中性粒细胞浸润

  A. 大叶性肺炎   B. 小叶性肺炎

  C. 间质性肺炎   D. 有肉芽肿形成的肺炎

【例 13】2013NO135B 肺炎支原体肺炎的病理类型通常是

【例 14】2013NO136B 病毒性肺炎的病理类型通常是

  A. 核内病毒包涵体 B. 胞质内病毒包涵体 C. 两者皆有   D. 两者皆无

【例 15】1994NO125C 麻疹病毒

【例 16】1994NO126C 腺病毒

▶**常考点** 大叶性肺炎、小叶性肺炎和病毒性肺炎的病理特点。

    参考答案——详细解答见《贺银成 2019 考研西医临床医学综合能力历年真题精析》

1. ABCDE 2. ABCDE 3. ABCDE 4. ABCDE 5. ABCDE 6. ABCDE 7. ABCDE

8. ABCDE 9. ABCDE 10. ABCDE 11. ABCDE 12. ABCDE 13. ABCDE 14. ABCDE

15. ABCDE 16. ABCDE

第 10 章 慢性阻塞性肺疾病

▶ **考纲要求**

①慢性支气管炎的病因、发病机制和病理变化。②支气管哮喘的病因、发病机制、病理变化和临床病理联系。③支气管扩张症的概念、病因、发病机制、病理变化和并发症。④肺气肿的概念、分类、发病机制、病理变化和临床病理联系。

▶ **复习要点**

一、慢性支气管炎

慢性支气管炎是发生于支气管黏膜及其周围组织的慢性非特异性炎性疾病,是一种常见多发病。主要临床特征为反复发作的咳嗽、咳痰或伴有喘息症状,且症状每年至少持续 3 个月,连续 2 年以上。

1. 病因和发病机制

(1)病毒和细菌感染　慢性支气管炎的发病与感冒密切相关。

(2)吸烟　吸烟者患病率较不吸烟者高 2 ~ 10 倍,且患病率与吸烟量成正比。

(3)空气污染与过敏因素　工业烟雾、粉尘等造成的大气污染与慢性支气管炎有明显因果关系。

(4)机体内在因素　如机体抵抗力降低,呼吸系统防御功能受损及内分泌失调等也与本病有关。

2. 病理变化

早期,病变局限于较大的支气管,随着病情进展逐渐累及较小的支气管和细支气管。主要病变包括:

(1)黏液-纤毛排送系统受损　纤毛柱状上皮变性坏死,再生的上皮杯状细胞增多,并发生鳞状上皮化生。

(2)黏膜下腺体增生肥大和浆液性上皮发生黏液腺化生　导致黏液分泌增多。

(3)管壁充血水肿、炎性细胞浸润　炎性细胞多为淋巴细胞和浆细胞。

(4)管壁平滑肌断裂萎缩　喘息型者平滑肌束增生、肥大;软骨可变性、萎缩或骨化。

(5)细支气管炎和细支气管周围炎　为慢支反复发作的结果,是引起慢性阻塞性肺气肿的病变基础。

【例 1】2007NO138X 慢性支气管炎的病理变化可有

　　A. 柱状上皮的纤毛倒伏,甚至完全脱失　　　　B. 支气管腺体增生和黏液腺化生

　　C. 支气管管壁中出现大量淋巴细胞　　　　　　D. 支气管管壁中软骨细胞出现不典型增生

二、支气管哮喘

支气管哮喘是一种由呼吸道过敏引起的以支气管可逆性发作性痉挛为特征的慢性阻塞性炎性疾病。

1. 病因

(1)过敏原　诱发哮喘的过敏原种类较多,如花粉、尘埃、动物毛屑、真菌(曲菌)、某些食品、药品等。这些物质主要经呼吸道吸入,也可食入或经其他途径进入人体。

(2)其他因素　呼吸道感染、精神因素也可诱发哮喘发作。

2. 发病机制

(1)哮喘发作　除过敏原方面的影响和机体本身的状态外,其发作过程主要涉及多种细胞(淋巴细胞、单核细胞、肥大细胞、嗜酸性粒细胞)表面受体及它们合成、分泌的多种介质与细胞因子,并经过信息的接受、传递、调控等复杂步骤共同完成全部反应过程。如过敏原可激活 T 淋巴细胞分化为 Th1 和 Th2 两个亚群,它们能释放多种白细胞介素。Th2 可释放 IL-4 和 IL-5,IL-4 可促进 B 细胞产生 IgE,促进肥大细胞生成,并由 IgE 包裹的致敏肥大细胞与抗原反应,引发哮喘。而 IL-5 则可选择性促使嗜酸性粒细胞

分化、激活并滞留于炎症灶内,在气道上皮损伤、平滑肌细胞收缩、成纤维细胞增生、细胞外基质的形成等方面发挥重要作用。

(2)**加重因素**　机体的特应性、气道壁的炎性增生、气道的高反应性均可导致对过敏原的敏感性增高,以致轻微的刺激即可使气道发生明显的收缩,引起气道阻力显著增高,也是哮喘发病的重要环节。

3. 病理变化

(1)**肉眼观**　肺因过度充气而膨胀,常伴有灶性萎陷。支气管管腔内可见黏液栓,偶可见支气管扩张。

(2)**镜下观**　支气管黏膜上皮局部脱落,基底膜显著增厚及玻璃样变,黏膜下水肿,黏液腺增生,杯状细胞增多,管壁平滑肌增生肥大。管壁各层可见嗜酸性粒细胞、单核细胞、淋巴细胞、浆细胞浸润。在管壁、黏液栓中常可见嗜酸性粒细胞的崩解产物夏科-莱登(Charcot-Leyden)结晶。

4. 临床病理联系

①哮喘发作时,因细支气管痉挛、黏液栓阻塞,可引起呼气性呼吸困难,并伴有哮鸣音。症状可自行缓解或经治疗后缓解。②长期反复哮喘发作可导致胸廓变形、弥漫性肺气肿,有时可合并自发性气胸。

三、支气管扩张症

支气管扩张症是以肺内小支气管管腔持久性扩张伴管壁纤维性增厚为特征的慢性呼吸道疾病。

1. 病因和发病机制

(1)**基础病变**　支气管扩张症多继发于慢性支气管炎、麻疹、百日咳后的支气管肺炎及肺结核病等。

(2)**先天性疾病**　先天性及遗传性支气管发育不全或异常时,因支气管壁的平滑肌、弹力纤维和软骨薄弱或缺失,管壁弹性降低易致支气管扩张,如巨大气管支气管扩张症。

2. 病理变化

(1)**肉眼观**　病变支气管呈囊状扩张,可局限于一个肺段或肺叶,也可累及双肺,以左肺下叶最多见。扩张的支气管数目多少不等,多者肺切面可呈蜂窝状。扩张的支气管腔内可见黏液脓性或血性渗出物。

(2)**镜下观**　支气管壁明显增厚,黏膜上皮增生伴鳞化。黏膜下血管扩张充血,淋巴细胞、浆细胞或中性粒细胞浸润,管壁腺体、平滑肌、弹力纤维和软骨不同程度遭受破坏。

3. 并发症

(1)**少数患者**　可合并肺脓肿、脓胸、脓气胸。

(2)**重症患者**　慢性重症患者常伴严重的肺功能障碍。晚期可并发肺动脉高压和慢性肺源性心脏病。

四、肺气肿

肺气肿是末梢肺组织(呼吸性细支气管、肺泡管、肺泡囊和肺泡)因含气量过多伴肺泡间隔破坏,肺组织弹性减弱,导致肺体积膨大、通气功能降低的一种疾病状态,是支气管和肺部疾病最常见的并发症。

1. 病因和发病机制

(1)**阻塞性通气障碍**　慢性支气管炎时,小支气管、细支气管管壁结构遭受破坏,纤维化使管壁增厚、管腔狭窄;同时黏液性渗出物增多、黏液栓形成,进一步加剧小气道的通气障碍。

(2)**呼吸性细支气管和肺泡壁弹性降低**　长期慢性支气管炎症破坏了大量弹力纤维,使细支气管和肺泡的回缩力减弱;而阻塞性肺通气障碍使细支气管和肺泡长期处于高张力状态,弹性降低,使残气量进一步增多。

(3)**α_1-抗胰蛋白酶水平降低**　α_1-抗胰蛋白酶(α_1-AT)对包括弹性蛋白酶在内的多种蛋白水解酶有抑制作用。炎症时,白细胞的氧代谢产物氧自由基等能氧化 α_1-抗胰蛋白酶,使之失活,导致中性粒细胞和巨噬细胞分泌的弹性蛋白酶数量增多、活性增强,加剧了细支气管和肺泡壁弹性蛋白、IV型胶原和糖蛋白的降解,破坏了肺组织的结构,使肺泡回缩力减弱。遗传性 α_1-AT 缺乏者因血清中 α_1-AT 水平极低,故肺气肿的发病率较一般人高 15 倍。

【例2】2000NO147X 慢性阻塞性肺气肿的发生与下列哪些因素有关?

　　A. 小气道的阻塞性通气障碍　　　　　　　　　B. 内源性弹性蛋白酶增多

　　C. 吸烟　　　　　　　　　　　　　　　　　　D. 遗传性 α_1-抗胰蛋白酶缺乏

【例3】1997NO45A 遗传性 α_1-抗胰蛋白酶缺乏与下列哪种肺气肿的发生关系密切?

　　A. 腺泡中央型肺气肿　　　B. 间质性肺气肿　　　C. 全腺泡型肺气肿

　　D. 肺大疱　　　　　　　　E. 瘢痕旁肺气肿

> 注意:①8 版病理学 P172 认为遗传性 α_1-抗胰蛋白酶缺乏为全腺泡型肺气肿的病因。
>
> ②8 版内科学 P22 认为遗传性 α_1-抗胰蛋白酶缺乏为北欧个体 COPD 的病因,但我国未见报道。

2. 分类

(1)**肺泡性肺气肿**　病变发生在肺腺泡内,因其常合并小气道阻塞性通气障碍,故也称阻塞性肺气肿。其分类病理学和内科学不同。内科学将阻塞性肺气肿分为小叶中央型、全小叶型和混合型三类。

①腺泡中央型肺气肿　位于腺泡中央的呼吸性细支气管囊状扩张,而肺泡管、肺泡囊扩张不明显。

②腺泡周围型肺气肿　称隔旁肺气肿。呼吸性细支气管基本正常,肺泡管、肺泡囊扩张。

③全腺泡型肺气肿　常见于青壮年、先天性 α_1-抗胰蛋白酶缺乏患者。病变特点是呼吸性细支气管、肺泡管、肺泡囊和肺泡都扩张,含气小囊腔布满肺腺泡内。肺泡间隔破坏严重时,气肿囊腔融合形成直径超过 1cm 的较大囊泡,则称为囊泡性肺气肿。

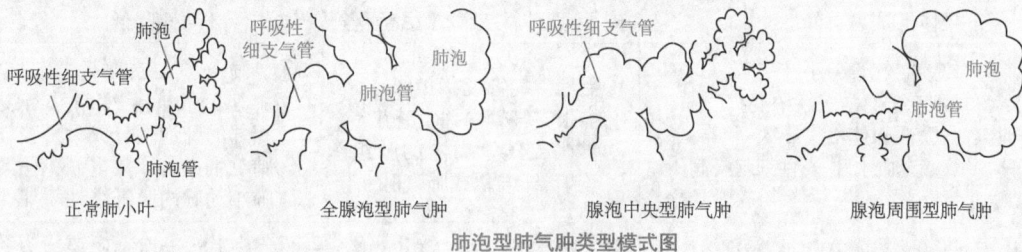

肺泡型肺气肿类型模式图

(2)**间质性肺气肿**　肋骨骨折、胸壁穿透伤或剧烈咳嗽引起肺内压急剧增高,可导致细支气管或肺泡间隔破裂,使空气进入肺间质形成间质性肺气肿。

(3)**其他类型肺气肿**

①瘢痕旁肺气肿　是指出现在肺组织瘢痕灶周围,由肺泡破裂融合形成的局限性肺气肿,因其出现的具体位置不恒定,且大小形态不一,故也称为不规则型肺气肿。若气肿囊腔直径 >2cm,破坏了肺小叶间隔时,称为肺大疱。位于肺膜下的肺大疱破裂可引起气胸。

②代偿性肺气肿　指肺萎缩及肺叶切除后残余肺组织或肺炎性实变病灶周围肺组织的肺泡代偿性过度充气。通常不伴气道和肺泡壁的破坏或仅有少量肺泡壁破坏。

③老年性肺气肿　因老年人的肺组织弹性回缩力减弱,使肺残气量增多而引起的肺膨胀。

【例4】2011NO52A 中央型肺气肿是指

　　A. 三、四级支气管和周围肺泡囊扩张

　　B. 呼吸性细支气管扩张,周围肺泡囊扩张不明显

　　C. 肺门周围的肺组织扩张,近胸膜处肺组织扩张不明显

　　D. 呼吸性细支气管扩张不明显,周围肺泡管和肺泡囊扩张

【例5】2015NO52A 腺泡周围型肺气肿的病理表现是

　　A. 呼吸性细支气管不扩张,其周围的肺泡扩张　　　B. 呼吸性细支气管扩张,周围肺泡扩张不明显

　　C. 肺泡间隔内出现成串小气泡　　　　　　　　　D. 呼吸性细支气管、肺泡管和肺泡囊均扩张

3. 病理变化

（1）**肉眼观**　肺体积增大，边缘钝圆，色灰白，柔软而缺乏弹性，指压后压痕不易消退。切面肺组织呈海绵状，可见含气囊泡形成，囊腔大小不等。

（2）**镜下观**　肺泡扩张，肺泡间隔变窄、断裂，相邻肺泡融合成较大的囊腔。肺泡间隔内毛细血管床数量减少，间质内肺小动脉内膜纤维性增厚，管腔狭窄。小支气管和细支气管可见慢性炎症改变。

4. 临床病理联系

患者有阻塞性通气功能障碍的表现，可出现呼气性呼吸困难，气促、胸闷、发绀等缺氧症状。严重者可形成肺气肿病人特有的体征"桶状胸"。最终可因肺动脉高压导致慢性肺心病。

5. 慢性支气管炎、肺气肿和支气管扩张症的比较

	慢性支气管炎	支气管扩张症	肺气肿
定义	是发生于支气管黏膜及其周围组织的慢性非特异性炎性疾病	是以肺内小支气管管腔持久性扩张伴管壁纤维性增厚为特征的慢性呼吸道疾病	是末梢肺组织（呼吸性细支气管、肺泡管、肺泡囊和肺泡）因含气量过多伴肺泡间隔破坏，肺组织弹性减弱，导致肺体积膨大、功能降低的一种肺疾病
病因	多种因素长期作用的结果：呼吸道病毒和细菌感染 吸烟、空气污染、过敏因素 机体抵抗力下降	慢性支气管炎、支气管肺炎 肺结核 呼吸道反复感染 先天/遗传性支气管发育不全	慢性支气管炎（最常见） 吸烟、空气污染、尘肺 α_1-抗胰蛋白酶水平降低 老年性肺弹性降低
病理	较大支气管→小支气管 黏液-纤毛排送系统受损 黏膜下腺体增生肥大 管壁充血水肿、炎性细胞浸润 管壁平滑肌断裂萎缩，软骨骨化	①受累支气管囊状扩张 ②扩张支气管内并发感染 ③扩张支气管周围的肺组织萎缩、纤维化或肺气肿	①肺显著增大、肺弹性差 ②肺泡扩张、间隔变窄并断裂，相邻的肺泡融合成大囊腔 ③肺毛细血管数量减少 肺小动脉内膜纤维性增厚
临床病理联系	咳嗽咳痰，多为白色黏液泡沫痰 喘息、哮鸣音、干湿性啰音 阻塞性通气功能障碍	频发咳嗽，咳大量脓痰 可有咯血、胸闷、闭气、胸痛 气急、发绀、杵状指	慢支症状——咳嗽咳痰 呼气性呼吸困难 气促、胸闷、发绀，桶状胸

▶ **常考点**　COPD 的病因及发病机制。

参考答案——详细解答见《贺银成 2019 考研西医临床医学综合能力历年真题精析》

1. ABCDE　　2. ABCDE　　3. ABCDE　　4. ABCDE　　5. ABCDE

第11章 肺硅沉着病、慢性肺心病、鼻咽癌与肺癌

▶▶**考纲要求**

①肺硅沉着病的病因、发病机制、病理变化、各期病变特点及其并发症。②慢性肺源性心脏病的病因、发病机制、病理变化及其临床病理联系。③鼻咽癌的病因、组织学类型、扩散途径及其临床病理联系。④肺癌的病因、常见肉眼类型、组织学类型、病理特点、转移途径及其临床病理联系。

▶▶**复习要点**

一、肺硅沉着病

肺硅沉着病简称硅肺(曾称矽肺),是长期吸入含游离 SiO_2 的粉尘,沉着于肺组织所引起的一种常见职业病。患者多在接触硅尘 10 ~ 15 年后发病,病程进展缓慢,即使脱离硅尘接触后,肺部病变仍继续发展。

1. 病因和发病机制

(1)SiO_2 粉尘 吸入空气中游离 SiO_2 粉尘是硅肺发病的主要原因。发病与否与吸入 SiO_2 的数量、形状、颗粒大小密切相关。当吸入硅尘数量超过正常肺的清除能力时均能使硅尘沉积于肺内。

①硅尘形状 虽然不同形状的 SiO_2 结晶都可致病,但以四面体的石英结晶致纤维化的作用最强。

②硅尘大小 是致病的决定性因素。硅尘颗粒越小,致病力越强。

硅尘大小	致病力
SiO_2 颗粒 >5μm	不易吸入肺内,不易致病
SiO_2 颗粒 <5μm	可进入肺内直达肺泡,被巨噬细胞吞噬形成早期硅肺的细胞性结节
SiO_2 颗粒 1 ~ 2μm	致病性最强

(2)巨噬细胞 当吸入肺组织的硅尘被巨噬细胞吞入后,SiO_2 与水聚合形成硅酸,可导致溶酶体膜通透性增高或破裂;被激活的巨噬细胞形成的氧自由基也可直接损伤细胞质膜。溶酶体破裂后释放的多种溶酶体酶导致巨噬细胞崩解自溶,同时释放出硅尘。游离硅尘又可被其他巨噬细胞再吞噬。巨噬细胞释放多种细胞因子和炎症介质,导致肺组织的炎症反应、成纤维细胞增生导致肺纤维化。反复吸入并沉积在肺内的硅尘,特别是巨噬细胞破裂再释放出的硅尘使肺部病变不断发展加重。即便患者脱离硅尘环境,肺部病变仍继续发展。

(3)免疫因素 在硅肺的发病中也可能发挥作用。研究表明,玻璃样变的硅结节内含有较多的免疫球蛋白,患者血清中也可出现 IgG、IgM 及抗核抗体等的异常,但确切机制尚未明了。

2. 病理变化

硅肺的基本病变是硅结节的形成和肺组织的弥漫性纤维化。

(1)硅结节 是境界清楚的圆形或椭圆形结节,直径 3 ~ 5mm,色灰白,质硬,触之有沙砾感。

①早期阶段 是由吞噬硅尘的巨噬细胞聚集形成的细胞性结节。

②病情进展 结节内成纤维细胞增生、纤维化,形成纤维性结节→部分结节中胶原纤维发生玻璃样变。

③晚期阶段 结节中央小血管管壁增厚,管腔狭窄。相邻的硅结节可以融合形成大的结节状病灶,其中央常因缺血、缺氧发生坏死、液化,形成硅肺性空洞。

(2)肺组织弥漫性纤维化 晚期病例可达全肺 2/3 以上。镜下为致密的玻璃样变的胶原纤维。

(3)胸膜纤维化而增厚 厚度可达 1 ~ 2cm。

【例1】2001NO41A 关于硅肺的描述,正确的是

　　A. 大于 5μm 的硅尘致病性强　　　　　　　　B. 硅酸导致巨噬细胞自溶

　　C. 硅结节内无免疫球蛋白　　　　　　　　D. 纤维性结节是硅肺的早期病变

　　E. 胸膜常无病变

【例2】1996NO44A 下述哪项有关肺疾病的描述是正确的?

　　A. 硅肺主要由小于 $5\mu m$ 的粉尘引起　　B. 支原体主要引起小叶性肺炎

　　C. α_1-抗胰蛋白酶缺乏是肺气肿的常见原因　　D. 支气管腔扩大称为支气管扩张症

　　E. 支气管肺炎常作为独立疾病发生

【例3】2018NO35A 硅沉着病(矽肺)最早期病变出现的部位是

　　A. 两肺上叶　　　　　　　　　　　　　　B. 两肺下叶

　　C. 上、下肺叶交界的胸膜处　　　　　　　D. 肺门淋巴结

【例4】2011NO51A 形成早期细胞性硅结节的细胞主要是

　　A. 巨噬细胞　　　　B. 淋巴细胞　　　　C. 成纤维细胞　　　　D. 嗜中性粒细胞

　　3. 各期病理特点

	Ⅰ期硅肺	Ⅱ期硅肺	Ⅲ期硅肺
病变	硅结节主要浸润肺门淋巴结 肺组织、胸膜也有浸润	硅结节扩展到淋巴结外的肺组织	硅结节密集与肺纤维化融合成块
胸膜	胸膜可有硅结节,增厚不明显	胸膜增厚	胸膜明显增厚
硅结节	硅结节数量少 米粒至绿豆大(1~3mm)	硅结节数量增多 黄豆大小	硅结节弥散全肺 融合成团
部位	主要在双肺中下叶近肺门处 肺门淋巴结最先形成硅结节	弥散全肺 集中于两肺中下叶近肺门处	弥散全肺 病灶周围合并肺气肿或肺不张
肺	重量、体积、硬度无改变	重量、硬度均增加	重量硬度明显增加,浮沉试验阳性
胸片	肺野一定量小阴影 分布不少于2个肺区	较多小阴影<1cm 分布不少于4个肺区	大的团块阴影,直径>2cm 肺门淋巴结肿大、蛋壳样钙化

　　4. 并发症

　　(1)**肺结核**　硅肺患者易并发肺结核,称为硅肺结核病。Ⅲ期硅肺的肺结核发生率70%以上。

　　(2)**慢性肺心病**　约60%~75%的晚期硅肺并发慢性肺心病。肺组织弥漫性纤维化使肺毛细血管床减少,肺小动脉闭塞性脉管炎及缺氧引起的肺小动脉痉挛,可导致肺动脉压增高,最终发展为慢性肺心病。

　　(3)**肺部感染**　患者抵抗力降低,呼吸道预防能力减弱,易继发严重的细菌和病毒感染,导致死亡。

　　(4)**阻塞性肺气肿**　晚期硅肺患者常合并不同程度的阻塞性肺气肿,导致自发性气胸。

【例5】1991NO34A 下列哪项不符合硅肺的病理变化?

　　A. 易并发肺结核　　B. 可引起肺间质纤维化　　C. 早期硅结节在肺实质内

　　D. 硅结节中央可发生坏死　　E. 硅结节呈同心环状胶原纤维组成

注意:①硅肺时肺门淋巴结可有钙化,但硅结节一般无钙化。

　　②可形成空洞的有硅肺、肺结核。③最早出现的硅结节在肺门淋巴结内,而不在肺实质内。

　　二、慢性肺源性心脏病

　　肺心病的基本病理变化为各种原因所致的肺动脉高压→肺循环障碍→右室肥大、扩张→肺心病。

　　1. 病因及发病机制

　　(1)**肺疾病**　最常引起肺心病的是慢性阻塞性肺疾病(COPD),其中以慢性支气管炎并发阻塞性肺气肿最常见(约占80%~90%),其次为支气管哮喘、支气管扩张症、肺尘埃沉着症、慢纤洞肺结核和肺间

质纤维化。此类疾病时肺毛细血管床减少,小血管纤维化、闭塞,使肺阻力增加。此外COPD时,缺氧可导致肺小动脉痉挛,肺血管构型改建,即发生无肌细动脉肌化、肺小动脉中膜增生肥厚等变化,从而增大肺循环阻力,使肺动脉压升高,最终导致右心肥大、扩张。

(2)胸廓运动障碍性疾病 少见。如严重脊柱弯曲、类风湿关节炎、胸膜广泛粘连等。

(3)肺血管疾病 原发性肺动脉高压症、广泛或反复发生的肺小动脉栓塞(如虫卵、肿瘤细胞栓子)等可直接引起肺动脉高压,导致肺心病。

【例6】2003NO33A 慢性肺源性心脏病发生的关键环节是

  A. 肺间质纤维化   B. 肺气肿   C. 肺动脉高压

  D. 肺动脉分支血栓栓塞 E. 肺阻塞性通气障碍

【例7】1998NO147X 下述哪些疾病可导致慢性肺源性心脏病?

  A. 慢性阻塞性肺气肿   B. 三期硅肺

  C. 慢性空洞性肺结核   D. 肺动脉反复血栓栓塞

2. 病理变化

(1)肺部病变 除原有肺疾病的表现外,肺内的主要病变是肺小动脉的变化,包括:①无肌型细动脉肌化;②肌型小动脉中膜增生肥厚、内膜下出现纵行肌束;③肺小动脉炎、肺小动脉弹力纤维及胶原纤维增生;④腔内血栓形成和机化;⑤肺泡间隔毛细血管数量减少。

(2)心脏病变 ①右室肥厚、心室腔扩大。通常以肺动脉瓣下2cm处右心室前壁肌层厚度>5mm(正常约3~4mm)作为诊断肺心病的病理形态标准。②右心室壁心肌细胞肥大,也可见因缺氧导致心肌纤维萎缩、肌浆溶解、横纹肌消失。③心肌间质水肿、胶原纤维增生。

【例8】2004NO138X 下列属于慢性肺源性心脏病肺内血管病变的有

  A. 毛细血管数量减少   B. 中型动脉纤维素样坏死

  C. 无肌型细动脉肌化   D. 肌型小动脉中膜增厚

【例9】2014NO52A 慢性肺源性心脏病心脏变化的主要指标是

  A. 肺动脉瓣下2cm处右心室壁厚度超过0.5cm   B. 左心室肥厚

  C. 心脏重量增加可达850g   D. 三尖瓣关闭不全

3. 临床病理联系

其临床表现为:原有肺疾病的临床症状和体征+呼吸功能不全的表现+右心衰竭的表现。病情严重者,可合并呼吸性酸中毒、脑水肿,甚至发生肺性脑病。

三、鼻咽癌

1. 病因

(1)EB病毒 已知EB病毒与鼻咽癌关系密切,其主要证据是瘤细胞内存在EBV-DNA及核抗原(EBNA)。90%以上患者的血清中存在EB病毒核抗原、膜抗原、壳抗原等多种成分的相应抗体,特别是EB病毒壳抗原的IgA抗体(VcA-IgA)阳性率可高达97%,具有一定的诊断意义。

(2)遗传因素 流行病学调查表明,部分病例有明显的家族性,提示本病可能与遗传因素有关。

(3)化学致癌物质 亚硝酸胺类、多环芳烃类、镍等与鼻咽癌的发病有一定的关系。

2. 组织学类型

鼻咽癌绝大多数起源于鼻咽黏膜柱状上皮的储备细胞,少数来源于鳞状上皮的基底细胞。柱状上皮中的储备细胞是一种原始的具有多向分化潜能的细胞,既可分化为柱状上皮,也可分化为鳞状上皮,因此鼻咽癌的组织构象复杂,分类意见难以统一。

(1)鳞状细胞癌 根据癌细胞分化程度,可将其分为分化性和未分化性两类。

①分化性鳞状细胞癌 又分为角化型鳞癌和非角化型鳞癌。

角化型鳞癌又称为高分化鳞癌,其癌巢内细胞分层明显,可见细胞内角化,棘细胞间可见细胞间桥,癌巢中央可见大量角化珠形成。此型较少见,一般认为与 EB 病毒无关。

非角化型鳞癌又称低分化鳞癌,其癌巢内细胞分层不明显,癌细胞大小形态不一,常呈卵圆形、多角形或梭形,细胞间无细胞间桥,无细胞角化和角化珠形成。此型最常见,其发病与 EB 病毒密切相关。

②未分化性鳞状细胞癌　有两种形态学表现:

一种为泡状核细胞癌,癌细胞呈片状或不规则巢状分布,癌细胞胞质丰富,境界不清,细胞核大,空泡状,核分裂象少见。癌巢间有较多淋巴细胞浸润。该型约占鼻咽癌总数的 10%,对放射治疗敏感。

另一种未分化鳞癌的癌细胞小,胞质少,呈小圆形或短梭形,弥漫分布,无明显的癌巢结构。

(2)腺癌　少见,主要来自鼻咽黏膜的柱状上皮,也可来自鼻咽部小腺体。高分化者表现为柱状细胞腺癌或乳头状腺癌。低分化腺癌癌巢不规则,腺样结构不明显,癌细胞小。也有极少病例为黏液腺癌。

3. 扩散途径

包括直接蔓延、淋巴道转移、血道转移。

4. 临床病理联系　参阅 3 版 8 年制病理学 P246。

(1)早期　鼻咽癌起病隐匿,早期症状不明显,无特异性,且原发病灶小,易被忽略或误诊。

(2)中期　随着肿瘤的生长和浸润,可出现鼻塞、鼻出血、涕中带血、头痛、耳鸣、听力减退等。

(3)压迫症状　侵犯颅底骨,压迫颅神经,可出现视物模糊、面部麻木、复视、眼睑下垂、吞咽困难、软腭瘫痪等。颈交感神经受肿大的颈深上淋巴结压迫,可出现颈交感神经麻痹综合征。

(4)常见首发症状　半数以上患者首诊症状为颈部肿块,在乳突下方或胸锁乳突肌上段前缘出现无痛性结节。故对颈部结节应高度重视,并作病理活组织检查。

(5)实验室检查及治疗　血清学检查 EB 病毒 VcA-IgA、原位杂交检测 EBER、免疫组化检测 LMP-1 对鼻咽癌有一定的诊断意义。非角化性鼻咽癌对放射治疗较敏感,但易复发。

四、肺癌

1. 病因

(1)吸烟　吸烟是肺癌致病的最危险因素之一,吸烟者肺癌的发病率比普通人高 20 ~ 25 倍,且与吸烟的量和吸烟时间的长短正相关。香烟烟雾中已确定的致癌物质有 3,4-苯并芘、尼古丁、焦油等。此外,放射性元素 ^{210}钋、^{14}碳及砷、镍等都有致癌作用。

(2)空气污染　污染的空气中 3,4-苯并芘、二乙基亚硝酸胺、砷等致癌物的含量较高。研究表明,肺癌的发病率与空气中 3,4-苯并芘的浓度呈正相关。此外,吸入家居装饰材料散发的氡、氡子体等物质也是肺癌发病的危险因素。

(3)职业因素　长期接触放射性物质(铀)或吸入含石棉、镍、砷等致癌粉尘,肺癌发生率明显增高。

(4)基因改变　小细胞肺癌和肺腺癌分别有癌基因 *c-myc*、*k-ras* 突变,两者均有 p53 失活。

2. 病理变化

(1)大体类型　根据肿瘤在肺内分布部位,可将肺癌分为中央型、周围型和弥漫型三个类型。

	中央型(肺门型)肺癌	周围型肺癌	弥漫型肺癌
占肺癌%	60% ~70%(最常见)	30% ~40%	2% ~5%
发生部位	主气管或叶支气管	肺段或其远端支气管	末梢肺组织
肿块形状	巨大肿块	结节状、球形,直径 2 ~8cm	粟粒状,多发性结节
肺门转移	发生早,肿大淋巴结与肺门融合	发生较晚,可侵犯胸膜	少见
病理类型	鳞状细胞癌最多见,多有吸烟史	腺细胞癌最多见,多无吸烟史	肺泡细胞癌多见

(2)组织学类型 肺癌分鳞癌、腺癌、腺鳞癌、小细胞癌、大细胞癌、肉瘤样癌、类癌和唾液腺癌 8 个基本类型。其恶性程度依次为:小细胞癌 > 大细胞癌 > 腺癌 > 鳞癌 > 类癌。

	肺鳞状细胞癌	肺腺癌	肺小细胞癌	肺大细胞癌
占肺癌	30% ~50%(最常见)	30% ~35%	10% ~20%	15% ~20%
类型	80% ~85%为中央型	65%为周围型	中央型,多发于大支气管	多发生于大支气管
特点	多有吸烟史 肿瘤生长缓慢 易被纤支镜发现 角化珠为其特征	常累及胸膜(占77%) 女性多见 分化最好者为细支气管 肺泡癌	常具有内分泌功能 生长迅速、转移早 由嗜银细胞发生 对放化疗敏感	生长迅速,恶性程度高 转移早而广泛 部分呈神经内分泌分化

注意:①最常见的肺癌是鳞癌(8 版外科学为腺癌最多见),中央型肺癌以鳞癌多见,周围型肺癌以腺癌多见。
②吸烟的男性以肺鳞癌最多见,不吸烟的女性以肺腺癌最多见。
③恶性程度最高的肺癌是小细胞肺癌,恶性程度最低的肺癌是肺类癌。
④具有内分泌功能的肺癌是肺小细胞癌(燕麦细胞癌)、肺类癌、部分肺大细胞癌。
⑤对放化疗最敏感的肺癌是小细胞肺癌。
⑥肺大细胞癌多发生于大支气管,多为中央型肺癌(8 版病理学 P183)。
⑦肺大细胞癌常见于老年男性,多为周围型肺癌(8 版外科学 P282)。

腺癌的新分类标准 2011 年国际肺癌研究会将肺腺癌分为原位腺癌(AIS)、微浸润腺癌(MIA)和浸润性腺癌三类。AIS 是指局限性,肿瘤细胞沿肺泡壁呈鳞屑样生长,无间质、血管或胸膜浸润的小腺癌(≤3cm)。MIA 是指孤立性,以鳞屑样生长方式为主,且浸润灶≤0.5cm 的小腺癌(≤3cm)。浸润性腺癌其浸润灶 >0.5cm。

腺鳞癌 少见,占 10% 左右。发生于支气管上皮的具有多种分化潜能的干细胞。

肉瘤样癌 少见,高度恶性,癌组织分化差,可细分为多形性癌、梭形细胞癌、巨细胞癌、癌肉瘤等。

【例 10】2009NO49A 肺癌中恶性程度最高的是
A. 鳞癌　　　　　　B. 腺癌　　　　　C. 细支气管肺泡细胞癌　　D. 小细胞癌

【例 11】2005NO45A 肺癌的恶性程度最低的类型是
A. 类癌　　　　　　B. 腺癌　　　　　C. 鳞癌
D. 大细胞癌　　　　E. 小细胞癌

【例 12】2015NO51A 在下列肿瘤类型中,细支气管肺泡癌属于
A. 小细胞癌　　　　B. 鳞状细胞癌　　C. 腺癌　　　　D. 大细胞癌

3. 扩散途径
(1)直接蔓延 中央型肺癌常直接侵犯纵隔、心包及周围血管。周围型肺癌可侵犯胸膜并侵入胸壁。
(2)转移 淋巴道转移发生较早,且扩散速度快。血道转移常见于脑、肾上腺、骨等器官和组织。

4. 临床病理联系
(1)早期 肺癌常因早期症状不明显而失去及时就诊机会。
(2)中晚期 部分患者因咳嗽、痰中带血、胸痛,特别是咯血而就医。
(3)浸润压迫症状 ①若压迫支气管可导致远端肺组织局限性萎缩或肺气肿;②若合并感染,可引发化脓性炎或脓肿形成;③癌组织侵入胸膜可导致胸痛、血性胸水;④侵入纵隔可压迫上腔静脉,导致面、颈部水肿及颈静脉怒张;⑤位于肺尖部的肿瘤可侵犯交感神经,导致 Horner 综合征;⑥侵犯臂丛可出现上肢疼痛、肌肉萎缩等。
(4)副肿瘤综合征 神经内分泌型肺癌,可有异位内分泌作用而引起副肿瘤综合征。

5. 一些常考的知识点
(1)小细胞肺癌 又称小细胞神经内分泌癌、燕麦细胞癌,占全部肺癌的 10% ~20%。

银成教育 027-8226 6012
www.yixueks.com

国家开放大学出版社
OPEN UNIVERSITY OF CHINA PRESS

好发人群	中老年有吸烟嗜好的男性
起源	支气管黏膜上皮的 Kulchitsky 细胞（APUD 细胞），是一种异源性神经内分泌肿瘤
肉眼观	多为中央型，常发生于大支气管，向肺实质浸润生长，形成巨块
镜下观	癌细胞小，圆形或卵圆形，似淋巴细胞，但体积较大；可围绕小血管形成假菊形团结构 可呈梭形或燕麦形，胞质少，似裸核，弥漫分布或呈片状、条索状排列（燕麦细胞癌）
免疫组化	可见神经内分泌颗粒，免疫组化染色显示癌细胞对神经内分泌标记如神经元特异性烯醇化酶（NSE）、嗜铬素 A（CgA）、突触素（Syn）、人自然杀伤细胞相关抗原（Leu7）阳性，角蛋白可呈阳性
病理特点	"三最"——恶性程度最高、转移最早、对放化疗效果最好
特殊临表	能分泌大量 5-羟色胺引起类癌综合征，表现为支气管痉挛、阵发性心动过速、水样腹泻、皮肤潮红

（2）**瘢痕癌** 主要特征是腺癌伴纤维化和瘢痕形成，目前认为是对肿瘤出现的间质胶原纤维反应。

（3）**中央型早期肺癌** 是指发生于段支气管以上的大支气管者，其癌组织仅局限于管壁生长，包括腔内型和管壁浸润型，后者不突破外膜，未侵及肺实质，且无局部淋巴结转移。

（4）**周边型早期肺癌** 是指发生于小支气管者，在肺组织内呈结节状，直径 <2cm，无局部淋巴结转移。

（5）**隐性肺癌** 是指肺内无明显肿块，影像学检查阴性而痰液细胞学检查癌细胞阳性，手术切除标本经病理学证实为支气管黏膜原位癌或早期浸润癌，而无淋巴结转移。

> **注意：**①强调无淋巴结转移者——中央型早期肺癌、周边型早期肺癌、隐性肺癌、早期食管癌。
> ②无论有无淋巴结转移者——早期癌的概念、早期胃癌。

    A. 中央型多见　　　　　B. 周围型多见　　　　　C. 弥漫型多见
    D. 常具有内分泌功能　　E. 肿瘤呈胶冻状

【例 13】1997NO101B 肺腺癌

【例 14】1997NO102B 肺鳞癌

【例 15】1999NO43A 下列肺癌的描述中，哪项正确？
    A. 腺癌最多见　　　　　B. 小细胞癌多呈弥漫型　　C. 鳞状细胞癌多有吸烟史
    D. 周围型多为鳞癌　　　E. 细支气管肺泡细胞癌多为中央型

【例 16】2000NO43A 下列哪项符合肺小细胞癌？
    A. 与吸烟关系不密切　　B. 可伴有异位激素分泌　　C. 起源于化生的上皮细胞
    D. 5 年存活率高　　　　E. 发病率在肺癌中居首位

【例 17】2007NO44A 下列癌中，属于肺腺癌特殊类型的是
    A. 小细胞肺癌　　　　　B. 大细胞肺癌　　　　　C. 肺类癌　　　　　D. 肺瘢痕癌

【例 18】2008NO48A 肉眼类型多为弥漫型的肺癌是
    A. 鳞状细胞癌　　　　　　　　　　　　　B. 小细胞癌
    C. 中分化腺癌　　　　　　　　　　　　　D. 细支气管-肺泡细胞癌

【例 19】2015NO168X 呼吸系统肿瘤中，由神经内分泌细胞发生的包括
    A. 支气管类癌　　　　　B. 腺癌　　　　　C. 鳞癌　　　　　D. 小细胞癌

▶ **常考点** 硅结节的特点；肺心病的病因、病理；各型肺癌的特点；小细胞肺癌。

        参考答案——详细解答见《贺银成 2019 考研西医临床医学综合能力历年真题精析》

1. ABCDE　　2. ABCDE　　3. ABCDE　　4. ABCDE　　5. ABCDE　　6. ABCDE　　7. ABCDE

8. ABCDE　　9. ABCDE　　10. ABCDE　　11. ABCDE　　12. ABCDE　　13. ABCDE　　14. ABCDE

15. ABCDE　　16. ABCDE　　17. ABCDE　　18. ABCDE　　19. ABCDE

第 12 章　慢性胃炎、消化性溃疡病与阑尾炎

▶ **考纲要求**

①慢性胃炎的类型及其病理特点。②溃疡病的病因、发病机制、病理变化及其并发症。③阑尾炎的病因、发病机制、病理变化及其并发症。

▶ **复习要点**

一、慢性胃炎

1. 慢性胃炎的类型及病理特点

	慢性浅表性胃炎	慢性萎缩性胃炎	慢性肥厚性胃炎	疣状胃炎
别称	慢性单纯性胃炎	—	巨大肥厚性胃炎	—
好发部位	胃窦	胃体、胃底（A 型）胃窦（B 型）	胃底、胃体	胃窦
病因	幽门螺杆菌感染	自身免疫性（A 型）幽门螺杆菌感染（B 型）	未明	未明
病理特征	胃黏膜充血水肿,表浅上皮坏死,固有层炎细胞浸润	黏膜层萎缩变薄腺体减少,肠上皮化生	腺体增生肥大固有层炎细胞少	胃黏膜出现许多中心凹陷的疣状突起病灶
胃镜	胃黏膜充血水肿,淡红色,可伴糜烂、点状出血	黏膜变薄,皱襞变浅黏膜下血管透见	黏膜皱襞粗大加深加宽,结节状突起	病灶中心凹陷部胃黏膜上皮变性坏死

2. 慢性萎缩性胃炎

（1）A 型和 B 型胃炎的区别

	A 型胃炎	B 型胃炎
别称	慢性胃体炎	慢性胃窦炎
好发部位	胃体部、胃底部	胃窦部
基本病理变化	胃黏膜萎缩变薄、腺体减少	胃黏膜萎缩变薄、腺体减少
发病率	少见	很常见
病因	自身免疫	幽门螺杆菌感染（占 60% ~70%）
血清中自身抗体	阳性（>90%）	阴性
抗内因子抗体（IFA）	阳性（占 75%）	阴性
抗壁细胞抗体（PCA）	阳性（占 90%）	阳性（占 30%）（即大多数为阴性）
胃内 G 细胞增生	有	无
血清胃泌素水平	高	低
胃酸分泌	明显降低	中度降低或正常
血清 VitB$_{12}$水平	降低	正常
恶性贫血	常有	无
伴发消化性溃疡	无	高

(2)**胃镜所见**　胃黏膜由正常的橘红色变为灰色或灰绿色,黏膜层变薄,皱襞变浅,甚至消失,黏膜下血管透见;表面呈细颗粒状,偶见出血及糜烂。

(3)**病理变化**　病理特征为胃黏膜萎缩变薄,黏膜腺体减少或消失并伴有肠上皮化生。

①病变区胃黏膜萎缩变薄,腺体变小,数目减少,胃小凹变浅;②固有层内有多量淋巴细胞、浆细胞浸润;③胃黏膜内可见纤维组织增生;④常出现腺上皮化生,以肠上皮化生多见。

肠上皮化生——是指病变区胃黏膜上皮被肠型腺上皮替代的现象,表现为在胃窦病变区,胃黏膜表层上皮细胞中出现杯状细胞、吸收上皮细胞和帕内特(Paneth)细胞等。

假幽门腺化生——胃体或胃底部的壁细胞和主细胞消失,为类似幽门腺的黏液分泌细胞所取代。

    A. 胃小凹上皮增生　　　　　　　　　　　　B. 胃黏膜内出现胰腺组织

    C. 胃黏膜浅层糜烂出血　　　　　　　　　　D. 胃黏膜腺体变小、减少

【例1】2014NO133B 慢性萎缩性胃炎的主要病变是

【例2】2014NO134B 迷离瘤的病变是

    A. 胃黏膜内多量中性粒细胞浸润　　　　　　B. 胃黏膜内多量淋巴细胞浸润

    C. 胃黏膜腺体减少伴肠上皮化生　　　　　　D. 被覆上皮增生导致胃黏膜增厚

【例3】2008NO135C 慢性萎缩性胃炎的病变特点是

【例4】2008NO136C 慢性浅表性胃炎的病变特点是

    A. 胃黏膜萎缩　　　　　B. 恶性贫血　　　　　C. 两者皆有　　　　　D. 两者皆无

【例5】1999NO127C　A 型萎缩性胃炎

【例6】1999NO128C　B 型萎缩性胃炎

【例7】2015NO167X 慢性萎缩性胃炎的病变包括

    A. 胃黏膜慢性炎细胞浸润　　　　　　　　　B. 肠上皮化生

    C. 鳞状上皮化生　　　　　　　　　　　　　D. 幽门螺杆菌阳性

【例8】2007NO178A 伴有恶性贫血的慢性胃炎是

    A. 巨大肥厚性胃炎　　　　　　　　　　　　B. 慢性浅表性胃炎

    C. 疣状胃炎　　　　　　　　　　　　　　　D. A 型慢性萎缩性胃炎

二、消化性溃疡病

1. 病因及发病机制

消化性溃疡病是以胃或十二指肠黏膜形成慢性溃疡为特征的一种常见病,其病因与发病机制复杂。

(1)**幽门螺杆菌(Hp)感染**　在溃疡病的发病机制中具有重要作用:①Hp 可释放细菌型血小板激活因子,促进表面毛细血管内血栓形成,导致血管阻塞、黏膜缺血,破坏胃十二指肠黏膜防御屏障;②Hp 能分泌催化游离氨生成的尿素酶,裂解胃黏膜糖蛋白的蛋白酶,产生能破坏黏膜表面上皮细胞脂质膜的磷酸酯酶,有利于胃酸直接接触上皮并进入黏膜内;③Hp 能促进胃黏膜 G 细胞增生,导致胃酸分泌增加;④Hp 可趋化中性粒细胞,后者释放髓过氧化物酶而产生次氯酸,破坏黏膜上皮细胞,诱发消化性溃疡。

(2)**黏膜抗消化能力降低**　胃十二指肠黏膜防御屏障功能破坏是黏膜组织被胃酸、胃蛋白酶消化而形成溃疡的重要原因。

(3)**胃液的消化作用**　胃液对胃壁组织的自我消化是溃疡病形成的原因。

(4)**神经内分泌功能失调**　溃疡病患者常有精神紧张、忧虑、胃液分泌障碍、迷走神经功能紊乱等现象。

(5)**遗传因素**　溃疡病在一些家庭中有高发趋势,提示本病的发生可能与遗传有关。

2. 病理

胃溃疡病变与十二指肠病变大致相同。

(1)**胃溃疡**　多位于胃小弯侧,尤其以胃窦部多见。少见于胃底及大弯侧。溃疡常一个,呈圆形或

椭圆形,直径多 <2cm。溃疡边缘整齐,底部平坦、洁净,通常穿越黏膜下层,深达肌层甚至浆膜层。溃疡周围的胃黏膜因受溃疡底部瘢痕组织的牵拉而呈放射状。镜下溃疡底部由内向外分 4 层:

①炎症层　为最表层,由少量炎性渗出物(白细胞、纤维素等)覆盖。

②坏死组织层　为其下一层。

③肉芽组织层　为较新鲜的肉芽组织。

④瘢痕组织层　为最下层,由肉芽组织移行为陈旧瘢痕组织。

瘢痕底部小动脉因炎症刺激常有增殖性动脉内膜炎,使小动脉管壁增厚、管腔狭窄、血栓形成,造成局部供血不足,妨碍组织再生,使溃疡不易愈合。但这种变化却可防止溃疡血管破裂、出血。溃疡底部的神经节细胞及神经纤维常发生变性、断裂及小球状增生,这种变化可能是患者产生疼痛症状的原因之一。

(2)十二指肠溃疡　多发生于球部前壁或后壁,溃疡一般较小,直径多 <1cm,溃疡较浅且易愈合。

3. 结局和并发症

	发生率	原因	结果
愈合	—	底部的肉芽组织增生形成瘢痕组织充填修复	痊愈
出血	10% ~35%	溃疡底部毛细血管或大血管破裂	大便潜血试验阳性,呕血便血
穿孔	5%	十二指肠溃疡因肠壁较薄更易穿孔	大量胃肠内容物进入腹腔引起腹膜炎
幽门狭窄	3%	由于瘢痕收缩,可引起幽门狭窄	幽门梗阻,胃扩张,反复呕吐,碱中毒
恶变	<1%	长期胃溃疡恶变率 <1%	十二指肠溃疡几乎不发生癌变

注意:①消化性溃疡最常见的并发症是上消化道出血。　②十二指肠溃疡最少见的并发症是恶变。
③胃溃疡好发于胃窦部,十二指肠溃疡好发于球部。④消化性溃疡出血多见于后壁。
⑤消化性溃疡急性穿孔多见于前壁,消化性溃疡慢性穿孔多见于后壁。

【例 9】2007NO45A 下列关于消化性溃疡形态特征的叙述,错误的是

　　A. 表层以伊红色坏死组织和炎性渗出为主　　B. 坏死组织下是大量新生毛细血管和成纤维细胞

　　C. 底层瘢痕内可见闭塞性动脉内膜炎　　　　D. 溃疡周围见大量异型细胞增生

【例 10】2013NO166X 胃溃疡的镜下病理特征有

　　A. 纤维蛋白和中性粒细胞渗出　　B. 肉芽肿形成　　C. 纤维瘢痕形成　　D. 闭塞性动脉内膜炎

三、阑尾炎

1. 阑尾炎的病因及发病机制

(1)阑尾腔的阻塞　有 50% ~80% 的阑尾炎病例伴阑尾腔的阻塞。其原因可能为粪石、寄生虫、阑尾痉挛等(请注意:外科学阑尾腔阻塞的最常见原因为淋巴滤泡增生,占 60%)。

(2)细菌入侵　为非特异性感染,致病菌包括大肠杆菌、肠球菌及链球菌等。

2. 急、慢性阑尾炎的病理变化

急性阑尾炎的病理改变主要有 3 类:急性单纯性阑尾炎、急性蜂窝织炎性(化脓性)阑尾炎、急性坏疽性阑尾炎。慢性阑尾炎多由急性阑尾炎转变而来,主要病变为阑尾壁的不同程度纤维化及慢性炎细胞浸润等。

3. 急性阑尾炎的并发症　急性弥漫性腹膜炎、阑尾周围脓肿、阑尾系膜静脉的血栓性静脉炎、肝脓肿等。

▶ **常考点**　A、B 型胃炎的鉴别;消化性溃疡和阑尾炎很少出题。

　　　　参考答案——详细解答见《贺银成 2019 考研西医临床医学综合能力历年真题精析》

1. ABCDE　　2. ABCDE　　3. ABCDE　　4. ABCDE　　5. ABCDE　　6. ABCDE　　7. ABCDE

8. ABCDE　　9. ABCDE　　10. ABCDE

第 13 章　病毒性肝炎、肝硬化与胰腺炎

▶ **考纲要求**

①病毒性肝炎的病因、发病机制及基本病理变化,肝炎的临床病理类型及其病理学特点。②肝硬化的类型及其病因、发病机制、病理特点和临床病理联系。③胰腺炎的病因、发病机制及病理特点。

▶ **复习要点**

一、病毒性肝炎

病毒性肝炎是指由一组肝炎病毒引起的以肝实质细胞变性、坏死为主要病变的一种常见传染病。各型肝炎病毒及其相应肝炎的特点如下表。

	病毒	病毒性质	潜伏期(周)	传染途径	转成慢性肝炎	暴发型肝炎
甲型肝炎	HAV	单链 RNA	2~6	肠道	无	0.1%~0.4%
乙型肝炎	HBV	DNA	4~26	密切接触输血,注射	5%~10%	<1%
丙型肝炎	HCV	单链 RNA	2~26	同上	>70%	极少
丁型肝炎	HDV	缺陷性 RNA	4~7	同上	共同感染<5% 重叠感染80%	共同感染3%~4% 重叠感染7%~10%
戊型肝炎	HEV	单链 RNA	2~8	肠道	无	合并妊娠20%
庚型肝炎	HGV	单链 RNA	不详	输血,注射	无	不详

1. 病因和发病机制

(1) **甲型肝炎病毒(HAV)**　HAV 引起甲型肝炎,其特点为消化道感染。HAV 通过肠道上皮经门静脉系统达肝脏,病毒在肝细胞内复制,分泌入胆汁,故粪便中可查到病毒。HAV 并不直接损伤肝细胞,而是通过细胞免疫机制导致肝细胞损伤。HAV 一般不引起携带者状态,也不导致慢性肝炎。通常急性起病,大多数可痊愈,极少发生急性重型肝炎(暴发性肝炎)。

(2) **乙型肝炎病毒(HBV)**　完整的乙肝病毒颗粒呈球形,又称 Dane 颗粒。HBV 基因组是环状双链结构,环状双链长短不一,长链为负链,长度固定;短链为正链,长度可变。感染的肝细胞表面可分泌大量 HBsAg,使机体免疫系统,尤其是 $CD8^+T$ 细胞识别并杀伤感染细胞,导致肝细胞坏死或凋亡。在机体缺乏有效的免疫反应的情况下则表现为携带者状态。HBcAg 一直在感染的肝细胞内,而 HBeAg 则分泌到血液中。HBV 在我国是慢性肝炎的主要致病原。

(3) **丙型肝炎病毒(HCV)**　主要通过注射或输血进行传播。HCV 是单链 RNA 病毒,可直接破坏肝细胞,较多实验证明免疫因素也是肝细胞损伤的重要原因。HCV 感染者约 3/4 可演变成慢性肝炎。其中,20% 可进展为肝硬化,部分可发生肝细胞性肝癌。

(4) **丁型肝炎病毒(HDV)**　HDV 为复制缺陷型 RNA 病毒,必须与 HBV 复合感染才能复制。其感染可通过两种途径:与 HBV 同时感染,或在 HBV 携带者中再感染 HDV。

(5) **戊型肝炎病毒(HEV)**　为单链 RNA 病毒,主要通过消化道传播。HEV 多感染 35 岁以上的中年人和老年人(病情往往较重),妊娠期戊型肝炎发生重症肝炎的比例较高。HEV 一般不导致携带者状态和慢性肝炎。大多数病例预后良好,但在孕妇中死亡率可达 20%。

(6) **庚型肝炎病毒(HGV)**　HGV 主要发生在透析的患者,主要通过污染的血液或血制品传播,也可

能经性接触传播。部分患者可变成慢性。

2. 基本病理变化

病毒性肝炎的基本病理变化为肝细胞变性、坏死,同时伴有不同程度的炎细胞浸润、肝细胞再生和间质纤维组织增生。即肝炎病变是变质、渗出、增生三种改变交织而成,但其中以变质性改变为主。

(1)肝细胞变性

①细胞水肿 为最常见病变。光镜下见肝细胞明显肿大,胞质疏松呈网状,半透明。进一步发展,肝细胞肿大加重,胞质完全透明,称为气球样变。电镜下,可见内质网不同程度扩张,线粒体明显肿胀,溶酶体增多。

②嗜酸性变 此种变性仅累及单个或数个肝细胞。光镜下可见肝细胞胞质水分脱失浓缩,肝细胞体积变小,胞质嗜酸性增强,故红染;细胞核染色较深。

> **注意:**①病毒性肝炎肝细胞变性记忆为"一大一小","一大"即细胞水肿,"一小"即嗜酸性变。
> ②细胞水肿——累及许多肝细胞,肝细胞胞质内水分异常蓄积而肿大→气球样变→液化性坏死。
> ③嗜酸性变——仅累及单个或数个肝细胞,肝细胞胞质水分脱失而缩小→嗜酸性变→凋亡。

(2)肝细胞坏死与凋亡 溶解性坏死分为点状、碎片状、桥接、大片坏死4种类型。

坏死类型	定义及临床意义	常见于
溶解性坏死	由严重的肝细胞水肿发展而来,可分为以下类型	最常见的坏死类型
点状坏死	指单个或数个肝细胞的坏死	急性普通型肝炎
碎片状坏死	指肝小叶周边部界板肝细胞的灶性坏死和崩解	慢性肝炎
桥接坏死	指中央静脉与汇管区之间,两个汇管区之间,或两个中央静脉之间出现的相互连接的坏死带,为慢性肝炎的特征性病变	中、重度慢性肝炎
大片坏死	指几乎累及整个肝小叶的大范围肝细胞坏死	重型肝炎
凋亡(嗜酸性坏死)	由嗜酸性变发展而来,为单个肝细胞的死亡,属于细胞凋亡	普通型肝炎

(3)炎症细胞浸润 主要为淋巴细胞和单核细胞浸润于肝小叶内或汇管区。

(4)肝细胞再生 坏死的肝细胞由周围正常的肝细胞通过直接或间接分裂再生而修复。

(5)间质反应性增生 ①Kupffer细胞增生,并可脱入窦腔内变为游走的吞噬细胞,参与炎细胞浸润;②间叶细胞和成纤维细胞增生参与损伤的修复。

(6)小胆管增生 慢性且坏死较严重的病例,在汇管区或大片坏死灶内,可见小胆管增生。

(7)纤维化 肝脏的炎症反应和中毒性损伤可引起纤维化。

【例1】2015NO42A 不会引起慢性肝炎的肝炎病毒是
A. HAV B. HBV C. HCV D. HDV

【例2】2005NO46A 肝细胞点状坏死的特点是
A. 肝细胞核碎裂为小点状的坏死 B. 破坏界板的坏死
C. 形成嗜酸性坏死 D. 坏死灶仅累及几个细胞 E. 伴有严重脂肪变性的坏死

【例3】2018NO36A 肝细胞碎片样坏死的形态学改变是
A. 坏死肝细胞核碎裂 B. 肝小叶内肝细胞广泛的点状坏死
C. 坏死突破界板向肝小叶内扩散 D. 肝细胞坏死超过1/3造成小叶结构不完整

【例4】1997NO149X 病毒性肝炎中常见的肝细胞变化有
A. 胞浆疏松化 B. 气球样变 C. 嗜酸性坏死 D. 溶解坏死

【例5】2014NO44A 下列肝细胞坏死中,属于凋亡的是
A. 碎片状坏死 B. 点状坏死 C. 桥接坏死 D. 嗜酸性坏死

注意：①肝是最易发生脂肪样变的器官，但病毒性肝炎除丙型肝炎外，极少发生脂肪变性。

②病毒性肝炎最常见的坏死类型是溶解性坏死，由"水样变→气球样变→溶解性坏死"演变而来。

③凋亡原称嗜酸性坏死，由嗜酸性变发展而来，胞质进一步浓缩，核浓缩消失，最终形成深红色浓染的圆形小体，称为嗜酸性小体（凋亡小体）。

3. 各型病毒性肝炎的病变特点

（1）**甲型肝炎** ①肝细胞变性坏死：最常见者为早期呈气球样变，嗜酸性变，晚期呈溶解性坏死；②汇管区可见炎细胞浸润，主要为大单核细胞和淋巴细胞浸润；③肝血窦壁 Kupffer 细胞增生。

（2）**乙型肝炎** 毛玻璃样细胞是乙型肝炎的形态学特征之一。

毛玻璃样肝细胞并非指肝细胞的玻璃样变性，而是指肝细胞胞质内含有HBsAg，免疫酶标显示 HBsAg 反应阳性。组织学上表现为胞质内充满嗜酸性颗粒状物质，不透明，似毛玻璃样。电镜下，显示其胞质滑面内质网（即光面内质网）增生，HBsAg 颗粒积存于此。

（3）**丙型肝炎** 慢性丙型肝炎除了有慢性肝炎的典型病变外，还有一些独特的改变：①脂肪样变，由感染的肝细胞脂质新陈代谢的改变或胰岛素抵抗即所谓的代谢综合征引起；②汇管区淋巴细胞浸润，有时可见到完整的淋巴滤泡；③胆管损伤，可能与病毒直接感染胆管上皮细胞有关。

（4）**丁型肝炎** ①为肝细胞嗜酸性变及小泡状脂肪变，伴炎细胞浸润及汇管区炎症反应；②慢性 HBV 感染者重叠感染 HDV 后，有加重肝组织病变现象。

（5）**戊型肝炎** ①门脉区炎症改变，可见大量 Kupffer 细胞和多形核白细胞，但淋巴细胞少见；②肝细胞胞质和毛细胆管胆汁淤积；③肝细胞坏死表现为灶状或小片状至亚面积、大面积坏死，特别是门脉周围区。

（6）**庚型肝炎** 单一 HGV 感染一般损伤较轻。急性肝炎主要以肝细胞肿胀和汇管区炎细胞浸润为主。慢性肝炎以肝细胞肿胀、小叶点状或灶状坏死，汇管区炎细胞浸润以及纤维组织轻度增生为主。

【例6】2017NO35A 引起肝细胞毛玻璃样变性的病原体是

    A. HAV   B. HBV   C. HCV   D. HEV

【例7】2017NO149X 毛玻璃样肝细胞的特点有

    A. 胞浆内含淀粉样物质   B. 胞浆内含 HBsAg 阳性物质

    C. 胞浆不透明似毛玻璃样   D. 胞浆内充满嗜酸性细颗粒物质

【例8】2013NO167X 丙型肝炎除了一般病毒性肝炎的病理特点外，其相对特异的镜下特点还有

    A. 碎屑样坏死   B. 凋亡小体

    C. 汇管区淋巴滤泡形成   D. 肝细胞脂肪变性明显

4. 临床病理类型

病毒性肝炎分为普通型和重型病毒性肝炎。

（1）**普通型病毒性肝炎** 又分为急性和慢性两种类型。

①急性普通型肝炎 病程在半年以内。肉眼观，肝脏肿大，质较软，表面光滑。镜下观，肝细胞广泛变性，且以细胞水肿为主；肝细胞坏死轻微，多为点状坏死和嗜酸性坏死；肝小叶内与汇管区可见轻度炎细胞浸润。

②慢性普通型肝炎 病程持续半年以上。根据炎症、坏死、纤维化程度，将其分为轻、中、重三型。

	轻度慢性肝炎	中度慢性肝炎	重度慢性肝炎
坏死程度	肝细胞变性坏死程度轻	肝细胞变性坏死明显	肝细胞变性坏死严重
坏死类型	多为点状坏死 偶为轻度碎片状坏死	中度碎片状坏死 特征性桥接坏死	重度碎片状坏死 大范围桥接坏死
肝小叶	肝小叶结构清晰 界板无坏死	小叶结构大部分保存 内有纤维间隔形成	小叶结构不规则 纤维间隔分割肝小叶
再生	肝细胞完全再生	肝细胞再生较明显	坏死区肝细胞不规则再生

（2）重型病毒性肝炎　又分为急性和亚急性两种,病理特点见下表。

	急性普通型肝炎	慢性普通型肝炎	急性重型肝炎	亚急性重型肝炎
坏死类型	点状坏死	点状坏死 碎片状坏死、桥接坏死	大片坏死	大片坏死
再生	完全再生	少量再生	再生不明显	结节状再生
炎性浸润	轻度炎性细胞浸润	慢性炎性细胞浸润	大量炎性细胞浸润	明显炎性细胞浸润
肝脏大小	肿胀变大、质较软	无变化,或略增大	明显缩小（左叶为甚）	缩小
肝脏被膜	紧张	稍紧张	皱缩,黄/红褐色	皱缩,黄绿色
临床表现	肝脏肿大、肝区疼痛 肝功能异常、黄疸	指病程超过半年以上者 可无任何临床症状	黄疸、出血倾向 肝衰、肝性脑病、死亡	可治愈,但常转化 为坏死后性肝硬化

注意:①急性普通型肝炎为点状坏死。②急性、亚急性重型肝炎为大片坏死。
③桥接坏死为慢性肝炎的特征性病理改变(7版病理学P179,8版病理学P198)。

A. 点状坏死　　　　　　B. 桥接坏死　　　　　C. 碎片状坏死伴桥接坏死
D. 亚大片坏死　　　　　E. 大片坏死

【例9】2006NO115B 急性重型肝炎的特征性病变是

【例10】2006NO116B 中度慢性肝炎的特征性病变是(本题答案应为B,但原给答案为C)

A. 肝细胞点状坏死　　　　B. 肝细胞碎片状坏死　　　C. 肝细胞桥接坏死
D. 肝细胞亚大片坏死　　　E. 肝细胞大片坏死

【例11】2001NO101B 急性重型肝炎的病理学特点是

【例12】2001NO102B 急性普通型肝炎的病理学特点是

A. 肝细胞桥接坏死　　　　B. 肝细胞结节状再生　　　C. 两者皆有　　　　　　D. 两者皆无

【例13】2000NO127C 亚急性重型肝炎(正确答案为B,原答案为C)

【例14】2000NO128C 急性普通型肝炎

【例15】2016NO48A 下列病理变化中属于急性普通型病毒性肝炎的是

A. 汇管区炎症并突破界板　　　　　　　　B. 桥接坏死伴小叶结构破坏
C. 肝细胞广泛脂肪变性伴嗜酸性粒细胞浸润　　D. 肝细胞广泛水肿伴点状坏死

【例16】1999NO147X 急性重型肝炎的病理特点是

A. 肝细胞点状坏死　　　　　　　　　　　B. 肝体积明显缩小
C. 肝质地柔软,呈黄色或红褐色　　　　　　D. 肝细胞再生不明显

【例17】2011NO55A 下列肝细胞坏死的病变中,可以经过完全再生修复的是

A. 大块坏死　　　　　B. 桥接坏死　　　　　C. 灶状坏死　　　　　D. 碎片坏死

二、肝硬化

　　国际上依据形态分类,将肝硬化分为大结节型、小结节型、大小结节混合型及不全分割型四型。我国常将肝硬化分为:门脉性肝硬化、坏死后性肝硬化和胆汁性肝硬化。其中,门脉性肝硬化最常见,相当于国际形态分类中的小结节型肝硬化。

1. 门脉性肝硬化的病因及发病机制

（1）病毒性肝炎　多由乙肝及丙肝引起（占77%）,其中以乙肝最常见。

（2）慢性酒精中毒　为欧美最常见病因。此类肝硬化可见 Mallory 小体（透明小体）。

（3）营养不良　食物中长期缺乏蛋氨酸或胆碱类物质→肝脏磷脂合成障碍→脂肪肝→肝硬化。

（4）有毒物质的损伤作用　如四氯化碳、辛可芬等长期作用可致肝损伤而引起肝硬化。

上述各种因素均可引起肝细胞弥漫性损害→肝内广泛的胶原纤维增生（纤维化）→假小叶形成→肝内血液循环改建和肝功能障碍→肝硬化。

【例18】1998NO44A 最常导致肝硬化的DNA病毒是

    A. HAV　　　　　　　　B. HBV　　　　　　　　C. HCV

    D. HDV　　　　　　　　E. HEV

【例19】2014NO55A 下列肝细胞病变中，与肝硬化形成最相关的是

    A. 大块坏死　　　　B. 桥接坏死　　　　C. 灶状坏死　　　　D. 碎片样坏死

2. 门脉性肝硬化的病理变化

（1）肉眼观　早期肝体积正常或稍增大。晚期明显缩小；表面结节状，大小相仿；肝被膜增厚。

（2）镜下观　特征性病变是假小叶形成。假小叶是指由广泛增生的纤维组织分割原来的肝小叶并包绕成大小不等的圆形或类圆形的肝细胞团。①正常肝小叶结构破坏，被假小叶所取代；②假小叶内肝细胞排列紊乱，可有变性、坏死、再生的肝细胞，再生的肝细胞体积大，核大且深染，或有双核；③中央静脉缺如、偏位或有两个以上；④包绕假小叶的纤维间隔内可有少量淋巴细胞和单核细胞浸润；⑤假小叶内可见小胆管增生。

【例20】2006NO45、2003NO45A 肝硬化的特征性病变是

    A. 肝细胞增生　　　　B. 小胆管增生　　　　C. 纤维组织增生

    D. 肝细胞坏死　　　　E. 假小叶形成

【例21】2009NO56A 下列肝硬化的病变中，符合假小叶的是

    A. 肉眼下见肝内大小不等的结节　　　　B. 再生的肝细胞所形成的结节

    C. 广泛增生的纤维组织包绕的肝细胞结节　　　　D. 异型增生肝细胞所形成的结节

【例22】1996NO150X 肝硬化的病理组织学变化有

    A. 假小叶形成　　　　B. 纤维组织增生　　　　C. 肝细胞弥漫大片坏死　　　　D. 淋巴细胞浸润

3. 门脉性肝硬化的临床病理联系

（1）门脉高压症的原因　注意与外科学门静脉高压症的原因相区别。

①窦性阻塞　肝内广泛结缔组织增生，肝血窦闭塞或窦周纤维化，使门静脉循环受阻。

②窦后性阻塞　假小叶压迫小叶下静脉，使肝窦内血液流出受阻，从而影响门静脉血流入肝血窦。

③窦前性阻塞　肝内肝动脉与门静脉小分支在汇入肝窦前形成异常吻合，使高压力的动脉血流入门静脉内。

（2）门脉高压症的症状和体征

①慢性淤血性脾大　肝硬化患者中约70%~85%出现脾大，可引起脾功能亢进。

②腹水　形成腹水的原因包括：门静脉压力升高使门静脉系统的毛细血管流体静压增高，管壁通透性增大，液体漏入腹腔；低蛋白血症；肝功能障碍导致醛固酮、抗利尿激素灭活减少，血中水平升高，导致水钠潴留。

③侧支循环形成　门静脉和腔静脉之间有4个交通支，其中以食管下段交通支最重要。

交通支	门静脉高压时产生的临床表现
胃底食管下段交通支	最重要的交通支。门脉高压时，可曲张破裂导致上消化道大出血
直肠下端肛管交通支	痔
前腹壁交通支	脐周浅静脉怒张，形成海蛇头现象
腹膜后交通支	Retzius 静脉丛扩张。只能于术中见到

④胃肠淤血、水肿　患者出现腹胀、食欲不振等消化道症状。

（3）肝功能障碍　因肝脏合成蛋白功能降低导致血浆蛋白减少；由于凝血因子合成减少，可导致出血倾向；胆色素代谢障碍可导致黄疸；肝对雌激素灭活减弱，可导致体内雌激素水平增高；肝功能极度衰

竭时,可表现为肝性脑病。

4. 不同类型肝硬化的比较

	门脉性肝硬化	坏死后性肝硬化	继发性胆汁性肝硬化
病因	病毒性肝炎、慢性酒精中毒营养不良、毒物的损伤作用	肝炎转变而来(HBV、HCV)药物和化学毒物	长期肝外胆管阻塞胆道上行性感染
肉眼观	肝脏早期增大,晚期缩小结节大小相仿,0.15~0.5cm	肝体积减小,以左叶为甚结节大小悬殊,可达5~6cm	肝缩小不如其它两种明显无明显结节或有细小结节
肝细胞	排列紊乱,可有变性、坏死	假小叶内的肝细胞有变性、坏死	淤胆肿大,网状或羽毛状坏死
假小叶	大小不等	大小不等,形态不一	典型假小叶结构少见
胆管	假小叶内可见小胆管增生	小胆管增生显著	胆管破裂、胆汁湖

注意:亚急性重型肝炎和慢性活动性肝炎,尤其HBV、HCV感染者,容易转变为坏死后性肝硬化。

【例23】2010NO49A 下列色素中,引起肝细胞羽毛状坏死的是

A. 胆色素　　　　　B. 含铁血黄素　　　　　C. 脂褐素　　　　　D. 黑色素

三、急性胰腺炎

1. 病因

(1)胆道疾病　是我国最常见的病因,尤其是胆道结石。

(2)酗酒　是外国最常见的病因。

(3)其他因素　包括妊娠、高脂血症、药物、各种原因造成的胰管阻塞、内分泌及免疫异常等。

(4)特发性　特发性急性胰腺炎是指病因不明的胰腺炎。

2. 发病机制

胆道结石和酗酒可影响瓦特氏壶腹括约肌的舒缩功能而容易形成胆汁和十二指肠液的反流。酗酒也可增加胰腺的分泌,使胰管内压升高,小胰管破裂,胰液进入组织间隙。胆汁或十二指肠液反流进入组织间隙,可激活胰蛋白酶,进而激活胰腺其他酶类,如脂肪酶、弹力蛋白酶、磷脂酶A、血管舒缓素等。脂肪酶的激活可造成胰腺内外脂肪组织的坏死。弹力蛋白酶的激活可造成血管壁的破坏而出现出血。激活的磷脂酶A可使卵磷脂转变成溶血卵磷脂,后者对细胞膜具有强烈的破坏作用而引起细胞坏死。激活的血管舒缓素可影响全身的血管舒缩功能,引起组织水肿。

3. 病理特点

(1)急性水肿性胰腺炎　表现为胰腺肿大,变硬,间质充血水肿,中性粒细胞及单核细胞浸润。可见局限性脂肪坏死。腹腔可有少量渗出液。少数病例可转变为出血坏死性胰腺炎。

(2)急性出血性胰腺炎　以广泛出血坏死为特征。①肉眼观:胰腺肿大,质软,无光泽,暗红色。胰腺、大网膜、肠系膜等处可见钙皂,或小灶状脂肪坏死。②镜下观:胰腺组织大片凝固性坏死,细胞结构不清,间质小血管壁坏死,故有大量出血。在坏死胰腺组织的四周,或可见轻度炎细胞浸润。

▶**常考点**　病毒性肝炎及肝硬化是考试重点,应全面掌握。

　　　　参考答案——详细解答见《贺银成2019考研西医临床医学综合能力历年真题精析》

1. A**BCDE**　　2. ABC**D**E　　3. AB**C**DE　　4. **ABCD**E　　5. AB**C**DE　　6. A**B**CDE　　7. A**BCD**E

8. AB**C**DE　　9. ABC**D**E　　10. AB**C**DE　　11. ABC**D**E　　12. A**B**CDE　　13. A**B**CDE　　14. AB**C**DE

15. AB**C**DE　　16. **ABCD**E　　17. AB**C**DE　　18. A**B**CDE　　19. A**B**CDE　　20. ABC**D**E　　21. AB**C**DE

22. **AB**CDE　　23. **A**BCDE

第 14 章　消化系统肿瘤

▶️ **考纲要求**

①早期食管癌的概念，中晚期食管癌各型的形态特点、临床表现及扩散途径。②早期胃癌的概念及各型的形态学特点，中晚期胃癌的肉眼类型和组织学类型、临床表现及扩散途径。③大肠息肉和腺瘤的概念、病理学特点。④大肠癌的病因、发病机制、肉眼类型及组织学类型、临床分期与预后的关系、临床表现及扩散途径。⑤原发性肝癌的肉眼类型、组织学类型、临床表现及扩散途径。⑥胰腺癌的病因、发病机制及病理特点。

▶️ **复习要点**

一、考试中应明确的一些基本概念

这些概念，散见于各科各章节，很容易混淆，现将一些常考的概念归纳总结如下：

早期肺癌	中央型早期肺癌——发生于段支气管以上的大支气管，管壁内生长，未侵及肺实质 周边型早期肺癌——发生于小支气管，肿块直径 <2cm，无局部淋巴结转移（病理学 P182）
隐性肺癌	指肺内无明显肿块，影像学检查阴性而痰细胞学检查癌细胞阳性，手术切除标本经病理学证实为支气管黏膜原位癌或早期浸润癌，而无淋巴结转移（8 版病理学 P182）
早期肝癌	指单个癌结节最大直径 <3cm 或两个癌结节合计最大直径 <3cm 的原发性肝癌（病理学 P215）
小肝癌	孤立癌肿的直径 <3cm，或相邻两个癌结节直径之和 <3cm 者（内科学 P429） 癌肿直径 >2cm，而 ≤5cm（8 版外科学 P432）（8 版病理学 P215 认为小肝癌 = 早期肝癌）
微小肝癌	直径 ≤2.0cm 的肝癌（8 版外科学 P432）
巨块型肝癌	直径 >10cm 的肝癌（8 版内科学 P429）
早期食管癌	指侵犯黏膜或黏膜下层的癌，未侵犯肌层，无淋巴结转移者 多为原位癌或黏膜内癌（8 版病理学 P208）
早期胃癌	局限于黏膜或黏膜下层的癌，而不论有无淋巴结转移（8 版内外科学、病理学）
微小胃癌	直径 <0.5cm 的胃癌（8 版病理学 P209）
小胃癌	直径 0.6～1.0cm 的胃癌（8 版病理学 P209）；指直径 <1.0cm 的胃癌（8 版外科学 P361）
进展期胃癌	指癌组织浸润超过黏膜下层或浸润胃壁全层的胃癌（8 版病理学 P209）

注意：①食管癌与其他早期癌的区别：如早期癌定义、早期胃癌都是不论有无淋巴结转移！
②强调无局部淋巴结转移——早期肺癌、隐性肺癌、早期食管癌——记忆为肺寝忘食。

    A. 早期胃癌　　　　　B. 小胃癌　　　　　C. 微小胃癌
    D. 进展期胃癌　　　　E. 晚期胃癌

【例 1】1996NO115B 癌灶直径 ≤5mm

【例 2】1996NO116B 局限于黏膜或黏膜下层的胃癌

【例 3】1999NO150X 早期胃癌包括

    A. 黏膜内癌　　　　　　　　　　　　B. 黏膜下癌伴淋巴结转移
    C. 侵及肌层的癌　　　　　　　　　　D. 侵及浆膜层的癌

【例 4】2004NO40A 无淋巴结转移的癌是

A. 早期食管癌　　　　　B. 早期胃癌　　　　　C. 早期大肠癌

D. 肺鳞癌　　　　　　　E. 胰腺癌

【例5】1998NO148X 早期食管癌包括

A. 原位癌　　　　　B. 黏膜内癌　　　　　C. 黏膜下癌　　　　　D. 浸润肌层的癌

【例6】2007NO98A 下列关于癌灶直径大小的选项中,属于小肝癌的是(外科学试题)

A. 1cm　　　　　B. 3cm　　　　　C. 6cm　　　　　D. 9cm

二、食管癌

1. 早期食管癌

(1)定义　是指侵犯黏膜或黏膜下层的癌,未侵犯肌层,无淋巴结转移者,多为原位癌、黏膜内癌。

(2)临床表现　早期癌组织无明显浸润,无肿块形成,故症状不明显。部分患者出现轻微的胸骨后疼痛、烧灼感、哽噎感,这些可能是由于食管痉挛或肿瘤浸润黏膜引起的。

(3)肉眼观　癌变处黏膜轻度糜烂或表面呈颗粒状、微小的乳头状。

(4)镜下观　绝大部分为鳞状细胞癌。

2. 中晚期食管癌

(1)概念　中晚期食管癌是指癌肿穿破黏膜下层,侵犯肌层。

(2)临床表现　由于癌肿不断浸润生长,使管壁狭窄,患者可出现吞咽困难,最终导致恶病质。

(3)肉眼观　肉眼形态分为以下四型。

①髓质型　最多见,癌组织在食管壁内浸润性生长,累及食管全周或大部分,管壁增厚、管腔变小。切面癌组织质地较软,似脑髓,色灰白,癌组织表面常有溃疡。

②蕈伞型　癌呈扁圆形肿块,突向食管腔,表面有浅溃疡,肿瘤组织侵犯食管管周的部分或大部。

③溃疡型　肿瘤表面有较深溃疡,深达肌层,底部凹凸不平,多浸润食管管周的一部分。

④缩窄型　癌组织质硬,内有明显的结缔组织增生,浸润食管全周,食管呈环形狭窄,近端管腔明显扩张。

(4)镜下观　95%以上为鳞状细胞癌,其次为腺癌,偶见腺棘皮癌、燕麦小细胞癌。

3. 扩散途径

(1)直接蔓延　至周围组织和器官。

(2)淋巴转移　与食管淋巴引流途径一致。上段癌可转移至颈和上纵隔淋巴结;中段癌转移到食管旁或肺门淋巴结;下段癌转移至食管旁、贲门旁及腹腔上部淋巴结。

(3)血道转移　常转移至肝、肺。

4. 早期食管癌和中晚期食管癌的比较

	早期食管癌	中晚期食管癌
好发部位	3个生理狭窄(中段最常见、下段次之、上段少见)	同左
定义	指侵犯黏膜或黏膜下层的癌,未侵犯肌层,无淋巴结转移者	癌肿穿破黏膜下层,侵犯肌层
临床症状	无明显症状	多有典型症状:进行性吞咽困难
X线钡餐	管壁轻度局限性僵硬或正常(8版病理学P208) 食管黏膜皱襞紊乱、粗糙或有中断 局限性管壁僵硬,蠕动中断 小的充盈缺损;小龛影(8版外科学P292)	8版病理学P208 未叙述 明显不规则狭窄和充盈缺损,管壁僵硬狭窄上方口腔侧食管不同程度的扩张(8版外科学P292)
肉眼观	黏膜轻度糜烂或表面呈颗粒状、微小的乳头状	髓质型(最多见)、蕈伞型、溃疡型和缩窄型
镜下观	绝大多数为鳞状细胞癌	鳞癌(95%)、腺癌、小细胞癌、腺棘皮癌
确诊方法	食管拉网脱落细胞学检查	食管镜＋活组织检查

【例7】2007NO155A 食管癌最多见的发病部位是(外科学试题)

    A. 颈段   B. 胸部上段   C. 胸部中段   D. 胸部下段

【例8】1997NO41A 下列哪一项有关早期食管癌的描述是不正确的?

    A. 常无明显临床症状   B. 可以是黏膜内癌   C. 可以是黏膜下癌

    D. 可以是原位癌   E. 可以浸及浅肌层

【例9】1995NO40A 下述有关食管癌的描述中,哪项是错误的?

    A. 食管上段最常见   B. 鳞状细胞癌多见   C. 可见原位癌

    D. 亚硝胺与食管癌发生有关   E. 可以多中心发生

【例10】2014NO165X 中晚期食管癌的肉眼类型有(所给答案与8版病理学不一致)

    A. 胶样型   B. 髓质型   C. 溃疡型   D. 隆起型

    A. 蕈伞型   B. 缩窄型   C. 两者皆有   D. 两者皆无

【例11】1994NO127C 早期胃癌

【例12】1994NO128C 食管癌

三、胃癌

    胃癌是最常见的恶性消化道肿瘤之一。好发年龄40～60岁,男多于女,好发于胃窦小弯侧,胃体部少见。临床上将胃癌分为早期胃癌和中晚期(进展期)胃癌。

    胃癌的癌前病变——慢性萎缩性胃炎、胃息肉、胃溃疡伴异型增生、胃黏膜大肠型肠上皮化生。

【例13】2005NO139X 与胃癌发生有关的疾病或病变有

    A. 萎缩性胃炎   B. 胃溃疡

    C. 黏膜上皮非典型增生   D. 黏膜肠上皮化生

1. 早期胃癌

(1)概念 早期胃癌是指癌组织浸润仅限于黏膜或黏膜下层,而不论有无淋巴结转移。

在早期胃癌中,若直径<0.5cm者,称为微小癌;直径0.6～1.0cm者,称为小胃癌。

内镜检查时,在该癌变处钳取活检确诊为癌,但手术切除标本经节段性连续切片均未发现癌,称为一点癌。

(2)大体分型 分为以下三型。

①隆起型 肿瘤从黏膜面明显隆起或呈息肉状,此型较少。

②表浅型 肿瘤呈扁平状,稍隆起于黏膜表面。

③凹陷型 又名溃疡周边癌性糜烂,系溃疡周边黏膜的早期癌,此型最多见。

(3)镜下特点 早期胃癌以原位癌、高分化管状腺癌多见,其次为乳头状腺癌,未分化癌少见。

2. 中晚期(进展期)胃癌

(1)概念 是指癌组织浸润超过黏膜下层或浸润胃壁全层的胃癌。

(2)肉眼类型 分为以下三型。

①息肉型或蕈伞型 又称结节蕈伞型,癌组织向黏膜表面生长,呈息肉状或蕈伞状,突入胃腔内。

②溃疡型 癌组织坏死脱落形成溃疡,溃疡一般较大,边界不清,多呈皿状。也可隆起如火山口状,边缘清楚,底部凹凸不平。

③浸润型 癌组织向胃壁内局限性或弥漫性浸润,与周围正常组织分界不清。其表面胃黏膜大部分消失,有时可见浅表溃疡。如为弥漫性浸润,可导致胃壁普遍增厚,变硬,胃腔变小,状如皮革,称为"革囊胃"。

胶样癌:当癌细胞分泌大量黏液时,癌组织肉眼呈半透明的胶冻状,故称之。

(3)组织学类型 主要为腺癌,常见类型为管状腺癌和黏液癌。少数为腺棘皮癌、鳞状细胞癌。

【例14】2015NO165X 胃癌的肉眼类型有

    A. 蕈伞型   B. 溃疡型   C. 浸润型   D. 胶样型

3. 早期胃癌和中晚期胃癌的比较

	早期胃癌	中晚期胃癌
定义	是指癌组织浸润仅限于黏膜或黏膜下层,而不论有无淋巴结转移。包括微小癌、小胃癌、一点癌	是指癌组织浸润超过黏膜下层或浸润胃壁全层的胃癌
肉眼观	隆起型、表浅型、凹陷型(最常见)	息肉型或蕈伞型、浸润型、溃疡型(最常见)
镜下观	多为原位癌及高分化管状腺癌,乳头状癌、未分化癌少见	多为腺癌,其次为腺棘皮癌、鳞状细胞癌

注意:①早期胃癌——凹陷型最常见;②中晚期胃癌——溃疡型最常见。

4. 几个易混概念

一点癌	胃癌内镜检查时钳取活检确诊为癌,但手术切除标本经节段性连续切片均未发现癌
胶样癌	当癌细胞分泌大量黏液时,癌组织肉眼呈半透明的胶冻状
革囊胃	为晚期胃癌。指胃癌弥漫性浸润,可导致胃壁普遍增厚,变硬,胃腔变小,状如皮革
Virchow 信号结	晚期胃肠道肿瘤,易经胸导管转移至左锁骨上淋巴结(Virchow 信号结)
Krukenberg 瘤	胃癌转移至卵巢,在双侧卵巢形成转移性黏液癌,称克鲁根勃瘤

5. 扩散途径

(1)**直接蔓延**　癌组织向胃壁各层浸润,当穿透浆膜后可向周围和邻近器官蔓延。

(2)**淋巴道转移**　为主要转移途径。首先转移到局部淋巴结,晚期可转移到 Virchow 淋巴结。

(3)**血道转移**　可转移到肝、肺、脑、骨等器官。

(4)**种植性转移**　可转移到盆腔。转移到双侧卵巢形成转移性黏液癌,称 Krukenberg 瘤。

6. 良、恶性溃疡的鉴别

	良性溃疡(胃溃疡)	恶性溃疡(溃疡型胃癌)
外形	圆形或椭圆形	不整形、皿形或火山口状
大小	溃疡直径一般 <2cm	溃疡直径常 >2cm
深度	较深	较浅
边缘	整齐、不隆起	不整齐、隆起
底部	较平坦	凹凸不平,有坏死出血
周围黏膜	黏膜皱襞向溃疡集中	黏膜皱襞中断,呈结节状肥厚

【例15】1999NO40A 下述哪项支持胃的恶性溃疡?

A. 溃疡呈圆形,椭圆形　　B. 边缘整齐,不隆起　　C. 底部较平坦

D. 火山口状,底部凹凸不平　　　　　　　　　　　　E. 皱襞向溃疡集中

四、大肠息肉和腺瘤(参阅 3 版 8 年制病理学 P269)

1. 概念

(1)**息肉**　突出于肠黏膜表面,呈环形或卵圆形有蒂的肿块,称为息肉。大肠息肉是常见的良性肿物,其中有的属于黏膜的增生性改变(如增生性息肉),有的属于腺瘤(如腺瘤样息肉)。

(2)**分类**　大肠息肉分为以下三类:

①非肿瘤性息肉　即增生性息肉、幼年性息肉。

②散发性腺瘤性息肉　即管状腺瘤、绒毛状腺瘤、管状-绒毛状腺瘤、锯齿状腺瘤。

③遗传性家族性息肉病　如 FAP、Peutz-Jegher 综合征、幼年性息肉病、增生性息肉病等。

2. 病理学特点

(1) **管状腺瘤** 腺上皮细胞数增多,核细长,如笔杆状,可呈假复层,排列呈大小形态不一的腺管状结构,有不同程度的上皮内瘤变。管状腺瘤中可有绒毛状结构,但只要这部分成分不超过 20% ~ 25% ,仍应诊断为管状腺瘤。

(2) **绒毛状腺瘤** 增生的上皮向黏膜突起,形成绒毛状和乳头状,乳头中央可见由纤维组织及血管构成的中心索。组织学上至少 50% 以上的成分是绒毛状结构才能给出此诊断。绒毛状腺瘤常较大,无蒂,上皮有不同程度的上皮内瘤变。绒毛状腺瘤易恶变。

(3) **管状-绒毛状腺瘤** 该腺瘤绒毛状成分占 25% ~ 50% ,其余为腺管状结构。上皮有上皮内瘤变,可伴有恶变。

(4) **锯齿状腺瘤** 即传统的锯齿状腺瘤,以腺腔锯齿状为特征,也可有管状腺瘤和绒毛状腺瘤的成分。

(5) **广基锯齿状腺瘤** 又称广基锯齿状腺息肉,是一种形态学不同于传统锯齿状腺瘤,又不同于增生性息肉的一类病变。息肉大,锯齿状结构更明显,但没有上皮内瘤变存在。其组织学特征是腺窝扩张,有的腺窝基底部向两侧扩张似烧瓶,称为水平腺窝。多见于近端结肠。

(6) **家族性腺瘤性息肉病(FAP)** 是一种常染色体显性遗传病,由 APC 基因突变引起。整个结肠、直肠布满成百至数千个大小不一的腺瘤,多数为管状腺瘤。

(7) **Turcot 综合征** 也是一种常染色体显性遗传病,除多发性结肠腺瘤性息肉外,还伴有中枢神经系统肿瘤。根据分子基础的不同,分为两种类型:①APC 基因突变(FAP 家族)伴有小脑髓母细胞瘤;②hM-LH1 和 hPMS2 突变(HNPCC 家族)伴有多形性胶质母细胞瘤。

(8) **Peutz-Jegher 综合征** 属于常染色体显性遗传病,以在整个胃肠道出现多发性错构瘤性息肉为特征。患者多有口唇黏膜、手指、足趾皮肤黑色素沉着。典型的息肉较大,有蒂。腺上皮由吸收细胞、杯状细胞、潘氏细胞、嗜银细胞等组成。息肉上皮由于 LKB1/STH-11 基因突变,易恶变成癌。

五、大肠癌

1. 病因及发病机制

(1) **饮食习惯** 高营养而少纤维的饮食与本病发生有关。

(2) **遗传因素** 家族性腺瘤性息肉病癌变(APC 突变)、遗传性非息肉病性大肠癌(错配修复基因突变)。

(3) **癌前病变** 肠息肉状腺瘤、绒毛状腺瘤、增生性息肉病、幼年性息肉病、慢性血吸虫病、慢性溃疡性结肠炎等。

(4) **发病机制** 主要有 4 种。

①经腺瘤癌变 如家族性腺瘤性息肉病、遗传性非息肉病性大肠癌。

②锯齿状病变通路 如增生性息肉病、锯齿状腺瘤的恶变,是由于错配修复基因异常所致。

③溃疡性结肠炎相关的大肠癌通路 是由于 p53 基因异常所致。

④幼年性息肉病-癌途径 是由于 Smad4 基因突变所致。

【例 16】2008NO49A 下列病变中,与大肠癌的发生关系不密切的是

    A. 增生性息肉   B. 腺瘤性息肉   C. 家族性腺瘤性息肉病   D. 溃疡性结肠炎

【例 17】2001NO42A 下述疾病中,与大肠癌关系不密切的是

    A. 家族性腺瘤性息肉病   B. 绒毛状腺瘤   C. 息肉状腺瘤

    D. 混合型腺瘤   E. 增生性息肉

【例 18】2000NO149X 大肠癌的癌前病变有

    A. 大肠腺瘤性息肉   B. 家族性息肉病   C. 溃疡性结肠炎   D. 绒毛状腺瘤

【例 19】2010NO50A 与大肠癌发生密切相关的息肉是

    A. 炎性息肉   B. 增生性息肉   C. 幼年性息肉   D. 腺瘤性息肉

【例20】2011NO167X 下列大肠息肉病变中,属于癌前病变的有
　　A. 幼年性息肉　　　　B. 家族性腺瘤性息肉病　　C. 炎症性息肉　　　　D. 腺瘤性息肉

注意: ①增生性息肉——属于非肿瘤性息肉,无癌变倾向(参阅8版病理学P211)。
②增生性息肉病——是指数目多于100颗的息肉,有癌变倾向。增生性息肉≠增生性息肉病。
③同理,幼年性息肉病是癌前病变,而幼年性息肉不是癌前病变。
④炎性息肉是炎性病变,不是癌前病变。

2. 发生部位

大肠癌好发于直肠(50%),其余依次为乙状结肠(20%)、盲肠及升结肠(16%)、横结肠、降结肠。

3. 肉眼观

分型	病理特点	备注
隆起型	肿瘤呈息肉状或盘状向肠腔突出,可伴表浅溃疡	多为分化较高的腺癌
溃疡型	肿瘤表面形成较深溃疡,或呈火山口状	本型较常见
浸润型	癌组织向肠壁深层弥漫浸润,常累及肠管全周,使局部肠管周径明显缩小	易形成环状狭窄
胶样型	癌细胞分泌大量黏液,肿瘤表面及切面均呈半透明、胶冻状	此型预后较差

4. 组织学

分乳头状腺癌、管状腺癌、黏液腺癌或印戒细胞癌、未分化癌、腺鳞癌、鳞状细胞癌等。

5. 大肠癌分期及预后

分期	肿瘤生长范围	5年存活率
A	肿瘤局限于黏膜层(重度上皮内瘤变)	100%
B_1	肿瘤侵及肌层,但未穿透,无淋巴结转移	67%
B_2	肿瘤穿透肌层,但无淋巴结转移	54%
C_1	肿瘤未穿透肌层,但有淋巴结转移	43%
C_2	肿瘤穿透肠壁,并有淋巴结转移	22%
D	有远隔脏器转移	极低

【例21】2011NO165X 大肠癌的肉眼类型有
　　A. 隆起型　　　　B. 溃疡型　　　　C. 浸润型　　　　D. 胶样型

注意: ①中晚期食管癌肉眼类型——髓质型(最常见)、蕈伞型、溃疡型、缩窄型。
②中晚期胃癌肉眼类型——息肉型或蕈伞型、溃疡型、浸润型。
③大肠癌肉眼类型——隆起型、溃疡型(较多见)、浸润型、胶样型。

　　A. 溃疡型　　　　B. 胶样型　　　　C. 浸润型　　　　D. 隆起型
【例22】2015NO133B 组织学上表现为黏液癌的大肠癌类型是
【例23】2015NO134B 较易引起肠梗阻的大肠癌类型是

6. 扩散途径

(1)直接蔓延　至周围邻近器官,如前列腺、膀胱、腹膜等处。

(2)淋巴转移　癌组织未穿透肠壁肌层时,较少发生淋巴道转移。一旦穿透肌层,则转移率明显增加。一般先侵犯局部淋巴结,再沿淋巴引流方向到达远隔淋巴结。偶可侵入胸导管达左锁骨上淋巴结。

(3)血道转移　常见为肝,其次为肺、脑等。

(4)种植转移　癌细胞穿破肠壁浆膜后脱落,播散到腹腔内形成种植转移。

【例24】1999NO34A 关于大肠癌的描述,下列哪项是正确的?
    A. 盲肠癌最多见　　　B. 类癌由腺瘤癌变而来　C. 少数癌瘤产生 CEA
    D. Dukes D 期有远隔器官转移　　　　E. 未分化癌多见

六、原发性肝癌

原发性肝癌是指肝细胞或肝内胆管上皮细胞发生的恶性肿瘤。

1. 病因

(1)**病毒性肝炎**　乙肝(最常见)、丙肝(次常见)。

(2)**肝硬化**　肝硬化经 7 年左右可发展为肝癌。其中以坏死后性肝硬化最多见,肝炎后肝硬化次之。

(3)**酒精**　是一种肝癌的致癌因子,间接经由肝硬化,而后修补过程产生肝癌。

(4)**真菌及其毒素**　黄曲霉菌、青霉菌等可引起实验性肝癌,尤其黄曲霉素 B_1 最重要。

注意:①肝癌常合并肝硬化,大多数为坏死后性肝硬化(8 版病理学 P215)。
②50% ~90% 的原发性肝癌合并肝硬化,其中以病毒性肝炎后肝硬化最多见(7 版内科学 P457)。

【例25】1998NO44A 最常导致肝硬化的 DNA 病毒是
    A. HAV　　　　　B. HBV　　　　　C. HCV
    D. HDV　　　　　E. HEV

2. 肉眼类型

(1)**早期肝癌(小肝癌)**　是指单个癌结节最大直径 <3cm 或两个癌结节合计最大直径 <3cm 的原发性肝癌。形态特点:多呈球形,边界清楚,切面均匀一致,无出血及坏死。

(2)**晚期肝癌**　肝脏体积明显增大,大体形态分为以下三型。

类型	病理特点	发病率
巨块型	肿瘤体积巨大,甚至达儿头大,圆形,右叶多见,切面中心常有出血坏死 瘤体周围常有多少不一的卫星状癌结节,不合并或仅合并轻度肝硬化	次常见
多结节型	癌结节散在,圆形或椭圆形,大小不等,如融合则形成较大结节,通常合并肝硬化	最常见
弥漫型	癌组织弥散于肝内,结节不明显,常于肝硬化基础上发生,形态上与肝硬化易混淆	较少见

3. 组织学类型

类型	病理特点	占比
肝细胞癌	发生于肝细胞,分化程度差异较大:分化高者癌细胞类似于肝细胞,分泌胆汁,癌细胞排列呈巢状,血管多,间质少;分化低者异型性明显,癌细胞大小不一,形态各异	最常见
胆管细胞癌	发生于肝内胆管上皮,癌细胞呈腺管状排列,可分泌黏液,癌组织间质较多 一般不并发肝硬化	次常见
混合细胞型肝癌	癌组织中具有肝细胞癌及胆管细胞癌两种成分	最少见

【例26】2004NO139X 原发性肝癌的组织学类型有
    A. 鳞癌　　　B. 胆管细胞癌　　　C. 混合性肝癌　　　D. 肝细胞癌

4. 扩散途径

(1)**肝内直接蔓延**　肝癌首先在肝内直接蔓延,也可在肝内沿门静脉分支播散、转移。

(2)**肝外转移**　多经淋巴道转移至肝门淋巴结,也可转移至上腹部淋巴结、腹膜后淋巴结。

(3)**血行转移**　晚期通过肝静脉转移至肺、肾上腺、脑及肾等处。

(4)**种植转移**　侵入肝表面的癌细胞脱落后可形成种植性转移。

【例27】2012N053A 肝细胞性肝癌最常见的转移部位为

    A. 肝   B. 肺   C. 骨   D. 肝门区淋巴结

注意: ①肝癌最早、最易发生的转移是肝内转移(血行转移)。

      ②肝癌血行肝外最常转移至肺(占50%),肝癌淋巴转移最常见的部位是肝门淋巴结。

5. 临床表现

多数病例有肝硬化病史。患者有进行性消瘦,肝区疼痛,肝脏迅速增大,黄疸,腹水等症状和体征。

七、胰腺癌

胰腺癌一般指外分泌胰腺发生的癌。根据其发生部位分为胰头癌、胰体癌、胰尾癌和全胰癌。

1. 病因和发病机制

(1)**吸烟**   胰腺癌发病最主要的环境影响因素是吸烟,吸烟可使发病风险加倍。

(2)**慢性胰腺炎**   尤其是遗传性胰腺炎是胰腺癌的高危因素。

(3)**化学毒物**   接触某些化学物(如联苯胺)为高危因素。

(4)**基因突变**   约90%患者出现K-ras基因点突变,约50%患者有TP53的突变和DPC4的缺失。DPC4编码能调节转化生长因子β介导的生长控制功能的转录因子。50%以上的患者有c-erb B2(HER2/NEU)基因的扩增。少数患者有BRCA2和MLH1基因的突变,而影响DNA损伤的修复。这些基因改变在胰腺癌的发生、发展中起着重要的作用。

2. 病理变化

(1)**分布**   胰腺癌可发生于头部(60%)、体部(15%)、尾部(5%)或整个胰腺,尤其常见于胰头部。

(2)**肉眼观**   胰腺癌大小形态不一,有时肿瘤呈硬性结节突出于胰腺表面,有时瘤结节则埋藏于胰腺内,无法由胰腺外观上看出,不深部取材难以确诊。癌周组织常见硬化,以致全腺变硬,甚至剖腹探查时都很难与慢性胰腺炎相鉴别。

(3)**镜下观**   常见组织学类型为导管腺癌、囊腺癌、黏液癌、实性癌。还可见未分化癌、多形性癌、鳞状细胞癌、腺鳞癌等。

▶**常考点** 早期食管癌的特点;早期胃癌、良恶性胃溃疡的鉴别;大肠癌分期;肝癌的病理特点。

      参考答案——详细解答见《贺银成2019考研西医临床医学综合能力历年真题精析》

1. AB**C**DE   2. A**B**CDE   3. A**B**CDE   4. ABC**D**E   5. AB**C**DE   6. A**B**CDE   7. AB**C**DE

8. ABCD**E**   9. A**B**CDE   10. A**B**CDE   11. ABC**D**E   12. AB**C**DE   13. A**B**CDE   14. A**B**CDE

15. ABC**D**E   16. AB**C**DE   17. ABCD**E**   18. A**B**CDE   19. ABC**D**E   20. A**B**CD**E**   21. A**B**CDE

22. A**B**CDE   23. AB**C**DE   24. ABC**D**E   25. A**B**CDE   26. A**B**CDE   27. AB**C**DE

銛成教育 027-8226 6012
www.yixueks.com

国家开放大学出版社
OPEN UNIVERSITY OF CHINA PRESS

第 15 章　淋巴造血系统疾病

▶▶**考纲要求**

①霍奇金淋巴瘤的病理特点、组织类型及其与预后的关系。②非霍奇金淋巴瘤的病理学类型、病理变化及其临床病理联系。③白血病的病因和分类,各型白血病的病理变化及临床病理联系。

▶▶**复习要点**

一、淋巴组织肿瘤概述

淋巴造血系统包括髓性组织和淋巴组织两个部分。髓性组织主要由骨髓和血液中的各种血细胞成分构成。淋巴组织包括胸腺、脾脏、淋巴结等,因此淋巴造血系统肿瘤包括髓性肿瘤和淋巴组织肿瘤等。

1. 定义

（1）**淋巴组织肿瘤**　是指来源于淋巴细胞及其前体细胞的恶性肿瘤,包括淋巴瘤、淋巴细胞白血病、毛细胞白血病和浆细胞肿瘤等。

（2）**淋巴瘤**　是恶性淋巴瘤的简称,指原发于淋巴结和结外淋巴组织的恶性肿瘤。按病理组织学不同,可将淋巴瘤分为霍奇金淋巴瘤（HL）和非霍奇金淋巴瘤（NHL）两大类。

2. WHO（2001）关于淋巴组织肿瘤的分类

详见 8 版病理学 P224 的表 10-1。目前分类混乱,主要要求记住哪些属于 B 细胞性,哪些属于 T 细胞性淋巴瘤,因为这往往是考试重点。常考的 T、B 细胞性肿瘤的分类简单归纳如下:

B 细胞肿瘤	T 细胞肿瘤	霍奇金淋巴瘤
滤泡性淋巴瘤、套细胞淋巴瘤	蕈样霉菌病	结节性淋巴细胞为主型霍奇金淋巴瘤
Burkitt 淋巴瘤	Sezary 综合征	经典霍奇金淋巴瘤
慢性淋巴细胞白血病/小淋巴细胞淋巴瘤	间变性大细胞淋巴瘤	结节硬化型
淋巴浆细胞淋巴瘤、浆细胞骨髓瘤	原发性皮肤间变性大细胞淋巴瘤	富于淋巴细胞型
脾脏边缘区淋巴瘤	扭曲性淋巴细胞淋巴瘤	混合细胞型
毛细胞白血病	T 细胞大颗粒淋巴细胞白血病	淋巴细胞减少型

记忆:①T 细胞淋巴瘤记忆为大 S——间变性大细胞淋巴瘤、大颗粒淋巴细胞白血病、蕈样肉芽肿-Sezary 综合征。

②扭曲性淋巴细胞淋巴瘤——"扭曲性"记忆为大 S 的身材（大 S 可是人人皆知的大明星哟）。

【例 1】2010NO51A 下列非霍奇金淋巴瘤中,属于 T 细胞淋巴瘤的是

　　A. 蕈样霉菌病　　　　　B. Burkitt 淋巴瘤　　　　　C. 滤泡性淋巴瘤　　　　　D. 套细胞淋巴瘤

【例 2】2008NO52A 起源于 T 细胞的淋巴瘤是

　　A. 套细胞淋巴瘤　　　　B. Burkitt 淋巴瘤　　　　　C. 蕈样霉菌病　　　　　D. 滤泡性淋巴瘤

【例 3】1995NO43A 下述哪个是 B 淋巴细胞来源的恶性淋巴瘤?

　　A. 多发性骨髓瘤　　　　B. 霍奇金淋巴瘤　　　　　C. 蕈样霉菌病

　　D. 伯基特淋巴瘤　　　　E. 恶性组织细胞增生症

【例 4】2000NO44A 关于非霍奇金淋巴瘤的描述,哪项正确?

　　A. 脑、肝、肾等器官不发生非霍奇金淋巴瘤　　　B. 非霍奇金淋巴瘤以 T 细胞源性多见

　　C. 滤泡型及小细胞型非霍奇金淋巴瘤恶性度低　　D. 蕈样霉菌病为 B 细胞源性

　　E. Burkitt 淋巴瘤为 T 细胞性

3. 淋巴细胞的分化与淋巴组织肿瘤

约 80% ~85% 的淋巴组织肿瘤是 B 细胞来源,少数为 T 细胞来源,NK 细胞性更少见。

肿瘤类型	免疫学标记
B 细胞及其肿瘤	CD10、CD19、CD20、表面 Ig、CD79a、PAX5（后两个为 8 版病理学新加入）
T 细胞及其肿瘤	CD2、CD3、CD4、CD7、CD8
NK 细胞及其肿瘤	CD16、CD56
髓样肿瘤	CD13、CD14、CD15、CD64、CD33、CD117、MPO（后三个为 8 版病理学新加入）
幼稚的 T 和 B 细胞	TdT（末端脱氧核苷酸转移酶）

二、非霍奇金淋巴瘤

非霍奇金淋巴瘤（NHL）2/3 原发于淋巴结，1/3 原发于淋巴结外器官或组织，如消化道、呼吸道、皮肤、甲状腺等。根据肿瘤细胞的起源和属性，可将 NHL 分为三类：前体淋巴细胞肿瘤（即急性淋巴母细胞白血病/淋巴瘤）、成熟（外周）B 细胞肿瘤、成熟（外周）T 细胞/NK 细胞肿瘤。

在我国，成人 NHL 以弥漫性大 B 细胞淋巴瘤最常见，儿童和青少年以急性淋巴母细胞白血病/淋巴瘤、Burkitt 淋巴瘤、间变性大细胞淋巴瘤常见，因此这几种肿瘤常考。

1. 霍奇金淋巴瘤与非霍奇金淋巴瘤的鉴别

	霍奇金淋巴瘤（HL、霍奇金病 HD）	非霍奇金淋巴瘤（NHL）
发病率	占淋巴瘤的 10%～20%	占淋巴瘤的 80%～90%
好发年龄	15～27 岁多见，50 岁前后	老年男性，平均年龄 60 岁
发病性别	男多于女	男多于女
首发症状	无痛性颈或锁骨上淋巴结肿大（占 60～80%）	无痛性颈或锁骨上淋巴结肿大（占 22%）
原发病变	90% 的病例原发于淋巴结	2/3 原发于淋巴结，1/3 原发于结外组织
转移方式	向邻近淋巴结依次转移	跳跃转移，更易结外浸润（肿瘤扩散的不连续性）

2. 几种常见非霍奇金淋巴瘤的鉴别比较

	弥漫大 B 细胞淋巴瘤	滤泡性淋巴瘤	黏膜相关淋巴组织淋巴瘤
发病率	占 NHL30%～40%（最常见）	占 NHL5%～10%	占 B 细胞淋巴瘤的 7%～8%
来源	B 细胞性	B 细胞性	B 细胞性
恶性程度	高度恶性	惰性	低度恶性
病理特点	形态单一、体积较大的异型淋巴细胞弥漫性浸润，核圆形或卵圆形，染色质边集	瘤细胞呈滤泡样生长，滤泡大小形状相似，界限不清。约 30% 转变为弥漫性大 B 细胞淋巴瘤	肿瘤细胞常见于反应性淋巴滤泡套区外侧，瘤细胞为中心细胞样细胞
免疫表型	CD19、CD20、CD79a、表面 Ig	CD19、CD20、CD10、表面 Ig	CD19、CD20、CD79a、CD22
遗传学	Bcl-6 基因突变 t(14;18) 和 Bcl-2 基因易位	Bcl-6;Bcl-2 蛋白;t(14;18)	t(11;18)(q21;q21) 染色体易位是特征性遗传学标志
好发年龄	老年男性，平均 60 岁	中老年人，中位年龄 59 岁	成人，中位年龄 61 岁
临床表现	淋巴结迅速增大，结外肿块 可累及肝脾 骨髓很少受累	局部或全身淋巴结肿大 以腹股沟淋巴结受累常见 常累及脾，40% 有骨髓受累	胃肠道黏膜最常受累 其次为眼附属器、皮肤、甲状腺、肺、涎腺、乳腺等
治疗	对化疗敏感 强化治疗 60%～80% 完全缓解 CD20 单抗（利妥昔单抗）有效	强化治疗不会改善病情 但病情进展缓慢，预后较好 转为 DLBCL 后治疗困难	抗肿瘤治疗可获长期缓解 惰性经过，缓慢扩散，预后良好

	前体 B/T 细胞淋巴瘤(急性淋巴母细胞白血病/淋巴瘤)	慢性淋巴细胞白血病/小淋巴细胞淋巴瘤(CLL/SLL)	浆细胞骨髓瘤
发病率	占儿童白血病的80%	较少见	在老年人中常见
来源	B、T 细胞性	B 细胞性	B 细胞性
恶性程度	高度侵袭性	惰性	恶性
病理特点	瘤细胞浸润被膜和结外软组织 核染色质细腻或呈点彩状 可见"星空现象"	小淋巴细胞弥漫性增生浸润 前淋巴细胞聚集成"假滤泡" 所有 CLL 都有骨髓受累	全身骨骼系统多发性溶骨性改变 常累及脊柱、肋骨、颅骨
免疫表型	TdT、CD34、CD10 B 和 T 细胞分化抗原	B 细胞抗原:CD19、CD20 同时表达 CD5 和 CD23	表达浆细胞标记 CD38、CD138 CD79a$^+$,CD19$^-$、CD20$^-$
遗传学	瘤细胞异常核型 染色体易位和重排	12q 三体、11q22 缺失 17q13 缺失、13q14 基因突变	染色体结构和数量异常 13 单体、13q14 缺失、14q32 转位
好发年龄	<15 岁	>50 岁,男多于女	50~70 岁
临床表现	贫血、粒细胞↓、血小板↓ 淋巴结和脾肿大、纵隔肿块	全身淋巴结肿大,肝脾肿大 低丙种球蛋白血症	肿瘤性浆细胞器官浸润,Ig↑ 尿中本周蛋白阳性
治疗	对化疗敏感,预后好 t(9,22)(q34,q11.2)(BCR-ABL1)易位者预后差	预后差异大,与临床分期有关 有 11q、17q 缺失者预后不良	预后差异较大 采用烷化剂治疗,约 50% ~ 70% 的患者可获得缓解

	外周 T 细胞淋巴瘤,非特殊类型	NK/T 细胞淋巴瘤	蕈样霉菌病/Sezary 综合征
发病率	占 NHL 的7% ~10%	占 NHL 的5% ~20%	少见
来源	T 细胞性	NK/T 细胞性	T 细胞性
恶性程度	侵袭性或高度侵袭性	侵袭性强	低度恶性
病理特点	淋巴结结构破坏,肿瘤侵犯副皮质区,常有瘤细胞侵袭血管	瘤细胞分布于凝固性坏死和混合炎细胞浸润的背景上	真皮浅层及血管周围有瘤细胞和多种类型炎细胞浸润
免疫表型	CD2、CD3、CD4	CD56、CD2、CD3	CD2、CD3、CD4、CD7$^-$、CD8$^-$
遗传学	TCR 基因重排	6q21-25 缺失	T 细胞受体基因重组呈单克隆性
好发年龄	60~70 岁男性	40 岁前后,男多于女	40~60 岁,男多于女
临床表现	复杂多样,全身淋巴结肿大,结外病变(皮肤、胃肠道、肝脾、肺脏、骨髓受累)	好发于中线面部(鼻腔)侵袭性强,局部组织坏死明显 Ⅰ、Ⅱ期首选放疗	早期表现为皮肤湿疹样病损以后皮肤增厚,形成瘤样结节有时可破溃
治疗预后	治疗反应差,预后不良	预后与临床分期密切相关	病变局限于皮肤者疗效好

【例5】2013NO52A 在临床上,约有 40% 的滤泡型淋巴瘤会转化为弥漫大 B 细胞型淋巴瘤,其最常见的分子机制是

    A. p53 基因突变　　　　　B. ras 基因突变　　　　　C. bcr-abl 融合基因形成　　　D. myc 基因扩增

【例6】2003NO46A 以皮肤病变为特点的淋巴瘤是

    A. 蕈样霉菌病　　　　　B. Burkitt 淋巴瘤　　　　　C. 免疫母细胞性淋巴瘤

    D. 小淋巴细胞性淋巴瘤　　E. 滤泡性淋巴瘤

【例7】2011NO53A 下列选项中,符合前体 B 细胞淋巴母细胞白血病/淋巴瘤的叙述是

    A. 老年患者多见　　　　　　　　　　　　B. 95% TdT 阳性

    C. 白细胞计数超过 100×10^9/L　　　　D. Bcl-2 蛋白过度表达

【例8】2015NO53A 下列选项中,符合 NK/T 细胞淋巴瘤免疫表型的是

　　A. CD20　　　　　　　B. CD65　　　　　　　C. CD79　　　　　　　D. CD56

3. Burkitt 淋巴瘤

（1）概述　好发于儿童和青年，男多于女。占全部淋巴瘤3%～5%，占15岁以下儿童恶性肿瘤的10%。1964年Epstein首先从非洲儿童Burkitt淋巴组织中分离出EB病毒。Burkitt淋巴瘤具有明显地方流行性，80%以上的患者血清中有高价EB病毒抗体，患者淋巴组织培养，可见EB病毒颗粒。

（2）临床特点

①地方性Burkitt淋巴瘤常发生于淋巴结外的器官和组织，最常累及颌骨，表现为颌面部巨大包块。散发性Burkitt淋巴瘤常发生于回盲部，表现为腹腔内巨大肿物。在免疫相关性Burkitt淋巴瘤，淋巴结、骨髓是常见的受累部位。少数病例可表现为急性白血病。

②一般不累及外周淋巴结和脾。

③属于B细胞性高度侵袭性淋巴瘤，恶性程度高，可能是人类生长最快的肿瘤。

④化疗效果较好，大多数病人可以治愈。

（3）免疫学表现和分子遗传学特点　Burkitt淋巴瘤是B细胞肿瘤，表达B细胞分化抗原，如CD19、CD20、CD79a，表达滤泡生发中心细胞标记Bcl-6和CD10等。表达IgM。Burkitt淋巴瘤的发生与第8号染色体上 c-myc 基因转位密切相关，最常见的是 t(8;14)，还可发生 t(2;8) 或 t(8;22)。

（4）病理学特点　淋巴结结构破坏。瘤细胞核圆或卵圆形，有2～4个小核仁，染色质比较粗糙。胞质中等量，HE染色呈双色性。一旦肿瘤细胞死亡，即被散在的巨噬细胞吞噬。瘤细胞间散在分布着吞噬有核碎片的巨噬细胞，构成所谓满天星图像。

【例9】2014NO53 A 下列选项中，符合Burkitt淋巴瘤的叙述是

　　A. 老年患者多见　　　　B. 国内多见　　　　C. 与EB病毒感染有关　　D. T细胞淋巴瘤

【例10】2005NO47A 镜下肿瘤细胞间有散在巨噬细胞存在，形成满天星图像的淋巴瘤是

　　A. Burkitt淋巴瘤　　　　B. 大B细胞淋巴瘤　　　　C. 霍奇金淋巴瘤

　　D. 滤泡性淋巴瘤　　　　E. 周围T细胞淋巴瘤

【例11】2008NO165X Burkitt淋巴瘤的临床病理特点有

　　A. T细胞来源　　　　　　　　　　　　B. 与EB病毒感染有关

　　C. 镜下可见星天现象　　　　　　　　D. 属高度侵袭性肿瘤

【例12】1997NO148X 伯基特淋巴瘤的特点是

　　A. 多见于非洲儿童　　　　　　　　　B. 一般不累及外周淋巴结

　　C. 由小无裂细胞恶变而来　　　　　　D. 伴有组织细胞反应性增生

【例13】2001NO44A 下列描述中，不符合Burkitt淋巴瘤的是

　　A. 多累及颈淋巴结　　　B. B细胞来源　　　C. 与EB病毒感染有关

　　D. 多见于儿童和少年　　E. 化疗效果较好

注意：①常累及周围淋巴结的有——滤泡淋巴瘤、弥漫型大细胞性B细胞淋巴瘤、周围T细胞淋巴瘤；

②不常累及周围淋巴结的有——Burkitt淋巴瘤、NK/T细胞淋巴瘤。

③虽为B细胞淋巴瘤，但还表达T细胞抗原CD5者——CLL/SLL、套细胞淋巴瘤。

三、霍奇金淋巴瘤

1. R-S 细胞（Reed-Sternberg 细胞）

（1）典型R-S细胞　R-S细胞是霍奇金淋巴瘤具有诊断意义的细胞，典型R-S细胞的形态特点为：

①是一种椭圆形瘤巨细胞，直径约15～45μm。

②瘤细胞胞质丰富，嗜双性（即略嗜酸性或嗜碱性）。

③细胞核圆形或椭圆形，双核或多核。典型R-S细胞的双核面对面排列，称镜影细胞或诊断性R-S细胞。

④R-S 细胞及其变异型细胞绝大多数是 B 细胞起源，仅 1% ~2% 起源于 T 细胞。

(2) 霍奇金细胞　除了典型的 R-S 细胞外，具有上述形态特征的单核瘤巨细胞称为霍奇金细胞，这类细胞的频繁出现提示霍奇金淋巴瘤的可能。

(3) 变异型 R-S 细胞　包括陷窝细胞、多核瘤巨细胞、LP 细胞、木乃伊细胞。

类型	别称	病理特点	常见于
典型 RS 细胞	镜影细胞	直径 15 ~45 μm，双核面对面排列，彼此对称，形成镜影	混合细胞型
陷窝细胞	腔隙细胞	瘤细胞体积大，直径 40 ~50 μm，胞质宽而空亮 单核，核多叶有皱缩，核膜薄，有一个或多个小核仁	结节硬化型
多核瘤巨细胞	—	瘤细胞体积巨大，形态极不规则 细胞核大，染色质粗，包涵体样核仁，常见多极核分裂	淋巴细胞减少型
LP 细胞	爆米花细胞	瘤细胞体积大，多分叶状核，染色质稀少 有多个小的嗜碱性核仁，胞质淡染	淋巴细胞为主型
木乃伊细胞	干尸细胞	变性或凋亡的 R-S 细胞，核固缩浓染，胞质嗜酸性 即所谓的"木乃伊化"	—

注意：RS 细胞并非霍奇金淋巴瘤的特异性细胞，而只是具有诊断意义的细胞。因为 RS 细胞可见于：
①霍奇金淋巴瘤；②传染性单核细胞增多症；③结缔组织病。

【例 14】1997NO44A、1994NO39A 霍奇金淋巴瘤具有诊断意义的细胞主要是
　　A. 霍奇金细胞　　　　　B. 陷窝细胞　　　　　C. 多形性细胞
　　D. RS 细胞　　　　　　E. 未分化细胞

【例 15】1991NO132X 霍奇金淋巴瘤的 RS 细胞的特点是
　　A. 多核或双核的瘤巨细胞　　　　　　　　　B. 胞浆丰富，嗜酸性
　　C. 核大而呈空泡状，核仁明显，其周围有透明晕　　D. 常见核分裂象

2. 组织学分型

根据 WHO 分类，霍奇金淋巴瘤分为结节性淋巴细胞为主型(NLPHL)和经典型(CHL)两类，其中，经典型霍奇金淋巴瘤包括 4 个亚型：结节硬化型、混合细胞型、富于淋巴细胞型和淋巴细胞减少型。

	结节性淋巴C为主型	结节硬化型	混合细胞型	富于淋巴细胞型	淋巴细胞减少型
代号	NLPHL	NS	MC	LR	LD
占 CHL	占 HL5%	40% ~70%	20% ~25%	5%	1% ~5%
好发人群	30 ~50 岁男性	年轻女性	老年男性	—	老年人
预后	极好	较好	较好	好	差
合并感染	不伴 EB 病毒	较少伴 EB 病毒	常伴 EB 病毒	40% 伴 EB 病毒	常伴 HIV
肿瘤细胞	LP 细胞 (爆米花细胞)	陷窝细胞	镜影细胞 单核型 R-S 细胞	单核或镜影细胞	镜影细胞 多形性细胞
免疫表型	$CD15^-$、$CD10^+$ $CD20^+$、$CD79a^+$ 表达 B 细胞标记	$CD15^+$、$CD30^+$ $CD45^-$，不表达 B 或 T 细胞分化抗原	$CD15^+$、$CD30^+$ $CD45^-$，不表达 B 或 T 细胞抗原	$CD15^+$、$CD30^+$ $CD45^-$、$CD20^-$	$CD15^+$、$CD30^+$ $CD45^-$，不表达 B 或 T 细胞抗原
病理特点	缺乏镜影细胞	肿瘤呈结节状排列	肿瘤细胞与各种 炎细胞混合存在	大量反应性淋巴 细胞存在	淋巴细胞极少 大量 R-S 细胞

【例 16】2004NO41A 缺乏典型诊断性 RS 细胞的霍奇金淋巴瘤亚型是

A. 结节硬化型　　　　　B. 混合细胞型　　　　　C. 淋巴细胞减少型

D. 弥漫性淋巴细胞为主型　　　　　E. 结节性淋巴细胞为主型

【例 17】2007NO179A 有多量陷窝细胞出现的霍奇金淋巴瘤的亚型是

A. 结节硬化型　　　　　　　　　　　B. 淋巴细胞消减型

C. 混合细胞型　　　　　　　　　　　D. 淋巴细胞为主型

【例 18】1999NO38A 下述哪项符合结节硬化型霍奇金淋巴瘤?

A. 淋巴结结构保留　　　　　　　　　B. 淋巴细胞大量增生

C. 多种细胞混合增生,少数 RS 细胞　　D. 淋巴细胞显著减少,较多 RS 细胞

E. 纤维组织增生,多数陷窝细胞和 RS 细胞

【例 19】2016NO52A 下列淋巴瘤中,预后最好的是

A. 霍奇金淋巴瘤结节硬化型　　　　　B. 伯基特淋巴瘤

C. 弥漫性大 B 细胞淋巴瘤　　　　　　D. 滤泡性淋巴瘤

【例 20】2012NO168X 结节性淋巴细胞为主型霍奇金淋巴瘤的肿瘤细胞特点有

A. 爆米花样细胞　　B. 双核 RS 细胞　　C. CD20 阳性　　　　D. CD30 阳性

3. 病理诊断

(1)根据 R-S 细胞进行诊断　典型 R-S 细胞具有诊断价值。陷窝细胞对结节硬化型也具有诊断意义。

(2)借助免疫组化协助诊断　CD20$^+$ 为结节性淋巴细胞为主型霍奇金淋巴瘤的诊断依据,其他各型均阴性。CD15、CD30 是最常用于霍奇金淋巴瘤诊断和鉴别诊断的抗原标记。

4. 临床分期和预后

分期	肿瘤累及范围	5 年生存率
I 期	病变局限于一组淋巴结或一个结外器官或部位	90%
II 期	病变局限于膈肌同侧的两组或两组以上淋巴结,或直接蔓延至相邻的结外器官或部位	90%
III 期	累及膈肌两侧的淋巴结,或再累及一个结外器官或部位	60% ~75%
IV 期	弥漫或播散性累及一个或多个结外器官,如肝、骨髓等	约 50%

四、急性髓性白血病

1. FAB 分类　8 版病理学已删除下表。

分类	形态	评论
M_0	肿瘤性母细胞,无髓母细胞的形态和化学标记,但表达髓细胞系统抗原	—
M_1	主要为极不成熟的髓母细胞,极少数粒细胞或 Auer 小体	Ph(+),预后很差
M_2	主要为髓母细胞和前髓细胞,常有 Auer 小体	有 t(8;21) 转位,预后好
M_3	主要为早幼粒细胞,每个细胞有多个 Auer 小体	以 t(15;17) 转位为特征 对维甲酸治疗有效
M_4	有髓细胞和单核细胞分化证据,髓样成分与 M_2 相似,周围血单核细胞增多	有 inv16 或 16q 缺失 预后较好
M_5	以单核母细胞和前单核细胞为主	儿童常见,牙龈浸润 染色体 11q23 异常
M_6	以奇异多核巨型母细胞样红母细胞为主,可见髓母细胞	无器官浸润,老人多见
M_7	以巨核细胞系列母细胞为主,抗血小板抗体阳性,骨髓纤维化,网状纤维增多	—

2. 临床表现和病理表现　详见内科学。

3. 造血系统疾病免疫表型的归纳总结

近年来连续出现一些死记硬背的试题,让人伤透脑筋,请同学们适应这种试题。

	细胞来源	免疫表型	核型分析
CLL/SLL	B 细胞性	CD19、CD20、CD5、CD23	12 号染色体三倍体、11q22 缺失 17q13 缺失、13q14 基因突变
滤泡性淋巴瘤	B 细胞性	CD19、CD20、CD10、Bcl-2 蛋白	t(14;18)转位,表达 Bcl-2
套细胞淋巴瘤	B 细胞性	CD19、CD20、CD79a、CD5、IgM、IgD、cyclin D_1 蛋白	t(11;14)(q13;q32)转位 cyclin D_1 蛋白过度表达
弥漫大 B 细胞淋巴瘤	B 细胞性	CD19、CD20、CD79a、表面 Ig、TdT⁻	t(14;18)转位,Bcl-6 基因突变
Burkitt 淋巴瘤	B 细胞性	CD19、CD20、CD79a、CD10 和 Bcl-6、IgM	t(8;14)转位常见,t(2;8)、t(8;22)
外周 T 细胞淋巴瘤	T 细胞性	CD2、CD3、CD4	TCR 基因重排
NK/T 细胞淋巴瘤	NK/T 细胞	CD2、CD45RO、CD56	染色体畸形(6q 缺失)
镜影细胞、陷窝细胞	B 细胞性	CD15、CD30(不表达 T、B 细胞标记)	—
爆米花样细胞	B 细胞性	CD20、CD45、CD75、CD79a、Bcl-6	免疫球蛋白轻链、重链强阳性
急性髓性白血病	—	CD13、CD14、CD15、CD64	M_7 的血小板相关抗原阳性

注意:按 6 版内科学 P622 观点,弥漫性大 B 细胞淋巴瘤为 t(3;14),7、8 版内科学已删除该知识点,8 版病理学 P228 为 t(14;18),但 8 版病理学 P227 认为 t(14;18)是滤泡性淋巴瘤的特征性标记(矛盾)。

【例21】 2007NO48A 滤泡型淋巴瘤发生的主要分子机制是

    A. BCL-2 基因转位　　　B. BCL-2 基因点突变　　　C. BCL-2 基因扩增　　　D. BCL-2 基因缺失

【例22】 2007NO70A 套细胞淋巴瘤细胞的表面标志,除 CD5(+)外,还应有(内科学试题)

    A. CD3(+)　　　B. CD4(+)　　　C. CD20(+)　　　D. CD30(+)

【例23】 2017NO153X 滤泡性淋巴瘤免疫组化检测中,阳性的指标有

    A. BCL-2　　　B. CD3　　　C. CD20　　　D. CD79a

【例24】 2017NO38A 在淋巴结活检切片中见到单核、双核的大细胞,核仁明显且呈红色。首先考虑的疾病是

    A. T 细胞淋巴瘤　　　　　　　　　B. 霍奇金淋巴瘤

    C. Burkitt 淋巴瘤　　　　　　　　D. 大 B 细胞淋巴瘤

▶**常考点**　RS 细胞;组织学分型;T、B 细胞的分类;Burkitt 淋巴瘤;免疫表型和核型分析。

    参考答案——详细解答见《贺银成2019考研西医临床医学综合能力历年真题精析》

1. ABCDE　　2. ABCDE　　3. ABCDE　　4. ABCDE　　5. ABCDE　　6. ABCDE　　7. ABCDE

8. ABCDE　　9. ABCDE　　10. ABCDE　　11. ABCDE　　12. ABCDE　　13. ABCDE　　14. ABCDE

15. ABCDE　　16. ABCDE　　17. ABCDE　　18. ABCDE　　19. ABCDE　　20. ABCDE　　21. ABCDE

22. ABCDE　　23. ABCDE　　24. ABCDE

第 16 章 免疫性疾病

▶ **考纲要求**

　　①变态反应的概念、类型、发病机制及结局。②自身免疫性疾病的概念、发病机制和病理变化。③系统性红斑狼疮和类风湿关节炎的病因、发病机制和病理变化。④免疫缺陷的概念、分类及其主要特点。⑤艾滋病的概念、病因、传播途径、发病机制、病理变化、分期及临床病理联系。⑥移植排斥的概念、发病机制及分型。宿主抗移植物的概念,肝、肾移植排斥的病理变化。移植物抗宿主的概念。

▶ **复习要点**

一、变态反应

　　机体在受到抗原刺激时产生过强的免疫应答,并造成对自身组织器官免疫损伤的反应称为变态反应(超敏反应),其抗原称为变应原(超敏原)。参阅 6 版医学免疫学 P145。

　　Ⅰ型变态反应　又称速发型变态反应。抗原第一次进入机体后,刺激机体产生 IgE 抗体,并结合到肥大细胞或嗜碱性粒细胞表面的 IgE Fc 受体上。当上述抗原再次进入机体时,肥大细胞或嗜碱性粒细胞释放组胺、白三烯、血小板活化因子等,引起变态反应。

　　Ⅱ型变态反应　又称细胞毒型变态反应。细胞溶解破坏是此型反应的特征。主要有 IgM 和 IgG 参与。如 ABO 血型不合的输血反应、新生儿溶血症、自身免疫性溶血性贫血、部分肾小球肾炎等。

　　Ⅲ型变态反应　又称免疫复合物型变态反应。参与的抗体主要是 IgG,其次为 IgM,如血清病、免疫复合物型肾小球肾炎。

　　Ⅳ型变态反应　又称迟发型变态反应。如接触性皮炎、移植排斥反应、结核分枝杆菌引起的组织损伤、卡介苗接种等。

二、自身免疫病

　　自身免疫病是指由机体自身产生的抗体或致敏淋巴细胞,破坏自身的组织和细胞,导致组织损害和器官功能障碍的原发性免疫性疾病。但自身抗体的存在并不等同于自身免疫病,因为自身抗体可存在于无自身免疫病的正常人,如抗甲状腺球蛋白、胃壁细胞、细胞核 DNA 的抗体等。

1. 发病机制

　　机体对自身组织抗原不产生免疫反应,称为自身免疫耐受,其终止和破坏是自身免疫病发生的根本机制。

　　(1)免疫耐受的丢失及隐蔽抗原的暴露　免疫耐受的机制十分复杂,可通过下列机制获得免疫耐受:

　　①克隆消除:未成熟或成熟的 T、B 细胞在中枢或外周免疫器官中接触自身抗原,诱导自身反应性细胞克隆死亡并被除去;②克隆无变应性:是指在某些情况下,T、B 细胞虽然仍有与抗原反应的 T 细胞受体或膜免疫球蛋白表达,但对该抗原递呈功能上呈无应答或低应答状态;③T 细胞外周抑制:抑制性 T 细胞抑制其他自身反应性 T 细胞的功能。

　　下列情况下可导致免疫耐受的丢失:

　　①回避 T_H 细胞的耐受　B 细胞识别的是半抗原的表位,T 细胞识别的是载体的表位,引起免疫应答时两种信号缺一不可,机体对这类抗原的耐受往往出现在相应 T_H 细胞处于克隆消除或克隆无变应状态。

　　②交叉免疫反应　由共同抗原刺激机体产生的共同抗体,可与相应组织发生交叉免疫反应,引起免疫损伤。如 A 组 β 溶血性链球菌细胞壁的 M 糖蛋白与人体心肌纤维的肌膜有共同抗原表位,其感染后,机体产生的抗链球菌抗体可与自身心肌纤维发生交叉反应,从而引起风湿性心脏病。

③T_S细胞和T_H细胞功能失衡　当T_S细胞功能过低或T_H细胞功能过强时,则可产生大量自身抗体,如系统性红斑狼疮的发病。

④隐蔽抗原释放　有些器官组织的抗原成分从胚胎期开始就与免疫系统隔离,成为隐蔽抗原。一旦外伤等原因使隐蔽抗原释放,则可发生自身免疫反应。如一侧眼球外伤后,可导致双侧眼球交感性眼炎。

(2)**遗传因素**　一些自身免疫性疾病有家族史,如系统性红斑狼疮、自身免疫性溶血性贫血;有些自身免疫性疾病与HLA,特别是HLA-Ⅱ类抗原相关;转基因大鼠可诱发自身免疫病。

(3)**微生物因素**　包括细菌、支原体和病毒可导致自身免疫病的发生。

(4)**激素**　自身免疫性疾病多见于女性,提示女性激素可能对某些自身免疫性疾病有促进发生的作用。

2. 自身免疫病的类型

自身免疫病可分为器官或细胞特异性自身免疫病和系统性自身免疫病两种类型。

(1)**器官或细胞特异性自身免疫病**　其病理损害和功能障碍仅限于抗体或致敏淋巴细胞所针对的某一器官或某一类细胞。如慢性淋巴细胞性甲状腺炎、自身免疫性溶血性贫血、恶性贫血伴自身免疫性萎缩性胃炎、自身免疫性脑脊髓炎、自身免疫性睾丸炎、肺出血肾炎综合征、自身免疫性血小板减少症、胰岛素依赖型糖尿病、重症肌无力、毒性弥漫性甲状腺肿、原发性胆汁性肝硬化、自身免疫性肝炎、溃疡性结肠炎、膜性肾小球肾炎。

(2)**系统性自身免疫病**　其自身抗原多为器官、组织的共有成分,如细胞核、线粒体等,故能引起多器官组织的损害,因其病变主要出现在多种器官的结缔组织或血管内,又称为胶原病或结缔组织病。如系统性红斑狼疮、类风湿关节炎、口眼干燥综合征、炎性肌病、系统性硬化、结节性多动脉炎。

3. 系统性红斑狼疮(SLE)

SLE多见于年轻女性,男女之比约1∶10。临床表现复杂,主要有发热及皮肤、肾、关节、心、肝等损害。

(1)**病因及发病机制**　免疫耐受的终止和破坏,导致大量自身抗体产生是本病发生的根本原因。抗核抗体是其中最主要的自身抗体,包括:抗DNA抗体、抗组蛋白抗体、抗RNA-非组蛋白性抗体、抗核仁抗原抗体。此外,许多患者血清中还存在抗血细胞(包括红细胞、血小板和淋巴细胞)的自身抗体。

①遗传因素　大量的研究表明,本病的发生与遗传因素有关。

②免疫因素　患者体内有多种自身抗体形成,提示B细胞活动亢进是本病的发病基础,其原因未明。目前的研究表明:$CD4^+T_H$细胞可能在这一过程中发挥重要作用。

③其他因素　长期使用某些药物(如盐酸肼苯哒嗪、普鲁卡因酰胺等)的患者大部分可出现抗核抗体阳性;本病女性患者居多,提示本病的发生可能与雌激素有关;紫外线照射可造成DNA损伤,从而启动DNA-抗DNA免疫复合物形成。

(2)**组织损伤机制**　SLE的组织损伤与自身抗体的存在有关,多数内脏病变为免疫复合物介导的Ⅲ型变态反应,其中主要为DNA-抗DNA复合物所致的血管和肾小球病变;其次为特异性抗红细胞、粒细胞、血小板自身抗体,经Ⅱ型变态反应导致相应血细胞损伤和溶解,引起全血细胞减少。

抗核抗体本身并无细胞毒性,但它能攻击变性或胞膜受损的细胞,一旦它与细胞核接触,即可使细胞核肿胀,呈均质一片,并被挤出胞体,形成狼疮小体(即苏木素小体,内科学称为苏木紫小体),此为诊断SLE的特征性依据。狼疮小体对中性粒细胞和巨噬细胞有趋化作用,在补体存在时可促进细胞的吞噬作用。吞噬了狼疮小体的细胞称为狼疮细胞。

注意:①抗核抗体——是SLE发病中最重要的自身抗体。

②狼疮小体(苏木素小体、苏木紫小体)——变性或胞膜受损的细胞被抗核抗体攻击后的结果。

③狼疮细胞——是指吞噬了狼疮小体的中性粒细胞和巨噬细胞。

④狼疮带——是指SLE患者皮肤受损时,在真皮和表皮交界处免疫物沉积,形成的颗粒或团块状荧光带。

(3)**病理变化**　SLE的病变多种多样,除狼疮细胞外,并无其他特异性改变。

本病的基本病变为急性坏死性小动脉炎、细动脉炎。活动期病变以纤维素样坏死为主。慢性期血管壁纤维化明显,管腔狭窄,血管周围有淋巴细胞浸润伴水肿及基质增生。

	发生率	临床表现	机制
皮肤	80%	典型表现为面部蝶形红斑	真皮和表皮交界处 IgG、IgM 和 C_3 沉积
肾	50%	狼疮肾炎(苏木素小体具有诊断意义)	大量免疫复合物沉积于内皮下为特征性病变
心	50%	心瓣膜非细菌性疣赘性心内膜炎	赘生物常累及二尖瓣或三尖瓣,实质为白色血栓
关节	95%	滑膜充血水肿、单核细胞、淋巴细胞浸润,紧接滑膜细胞处浅表部位的纤维素样坏死	
脾脏		滤泡增生,红髓中出现多量浆细胞。洋葱皮样结构为最突出的病理变化	

注意:①免疫荧光证实皮肤的真皮和表皮交界处有 IgG、IgM 和 C_3 沉积,形成狼疮带。

②弥漫增生型狼疮性肾炎中,内皮细胞下有大量免疫复合物沉积,是 SLE 的特征性病变。

③对 SLE 有诊断意义的病变——狼疮小体、狼疮带、狼疮肾炎内皮下大量免疫复合物沉积。

④对 SLE 有确诊意义的自身抗体——抗 dsDNA 抗体(抗核抗体为最佳筛选试验)。

⑤对 SLE 有诊断意义的临床表现——面部蝶形红斑。

⑥SLE 时心瓣膜非细菌性疣赘性心内膜炎,也称疣状心内膜炎(Libman-Sack 心内膜炎)。

⑦SLE 活动期的典型坏死为纤维素样坏死,风湿病变质渗出期的典型坏死为纤维素样坏死。

【例1】2013NO51A 引起系统性红斑狼疮的超敏反应类型是

A. Ⅰ型　　　　　　B. Ⅱ型　　　　　　C. Ⅲ型　　　　　　D. Ⅳ型

【例2】2008NO47A Libman-Sacks 血栓性心内膜炎常发生于

A. 休克　　　　　　　　　　　　　　　B. 败血症

C. 癌症晚期　　　　　　　　　　　　　D. 系统性红斑狼疮

【例3】2017NO40A 系统性红斑狼疮所致的疣状心内膜炎,其赘生物的主要成分是

A. 纤维素　　　　　　　　　　　　　　B. 血小板凝块

C. 血小板凝块和低毒化脓菌　　　　　　D. 纤维素网络和血小板小梁

【例4】2016NO47A 属于系统性红斑狼疮的特征性病变是

A. 血管周围大量浆细胞浸润　　　　　　B. 细动脉管壁玻璃样变性

C. 血管纤维素样坏死　　　　　　　　　D. 小动脉内广泛血栓形成

【例5】2011NO49A 系统性红斑狼疮的狼疮带是指带状免疫荧光出现于

A. 关节滑膜内　　　　　　　　　　　　B. 血管壁

C. 肾小球基膜　　　　　　　　　　　　D. 真皮与表皮交界处

【例6】2002NO36A 一般不出现于 SLE 患者体内的抗体是

A. 抗核抗体　　　B. 抗链球菌抗体　　　C. 抗 Sm 抗体

D. 抗 DNA 抗体　　E. 抗组蛋白抗体

【例7】2000NO150X 系统性红斑狼疮的病理特点有(内科学试题)

A. 抗核抗体阳性　　　　　　　　　　　B. 脾小动脉洋葱皮样改变

C. 心瓣膜细菌性心内膜炎　　　　　　　D. 肾小球内出现苏木紫小体

4. 类风湿关节炎

类风湿关节炎多发于 25~55 岁的女性。以多发性对称性增生性滑膜炎为主要临床表现,引起关节软骨和关节囊的破坏,最终导致关节强直畸形。绝大多数患者血浆中有类风湿因子及其免疫复合物存在。

(1)病因及发病机制　本病病因不明。可能与遗传因素、免疫因素及感染因素有关。

研究表明,滑膜中浸润的淋巴细胞大部分是活化的 $CD4^+T_H$ 细胞,提示细胞免疫在发病中起重要作用。

此外，体液免疫也参与其病变的发生。近 80% 患者存在 IgG 分子 Fc 片段的自身抗体(即类风湿因子 RF)，RF 多为 IgM，也可为 IgG、IgA、IgE 等。关节中的 RF 被认为是导致炎症反应的原因；滑膜液中 IgG 型 RF 可形成免疫复合物(IgG-抗 IgG)，固定并激活补体，吸引中性粒细胞和单核细胞游出，通过 III 型变态反应引起组织损伤；血循环中的 RF 在发病中的意义不确定。

(2)病理变化

关节病变　最常对称性累及手、足小关节，其次为肘、腕、膝、踝、髋及脊椎等关节。受累关节表现为慢性增生性滑膜炎：①滑膜细胞肥大增生，可形成绒毛状突起；②滑膜下结缔组织多量淋巴细胞、巨噬细胞、浆细胞浸润，可见淋巴滤泡形成；③大量新生血管形成；④处于高度血管化、炎细胞浸润、增生状态的滑膜覆盖于关节软骨表面形成血管翳。晚期血管翳侵犯整个关节软骨、关节腔，可导致永久性关节强直。

关节以外的病变　全身多处器官组织均可受累。

①类风湿小结　对本病具有一定特征性，1/4 患者可出现皮下类风湿小结。镜下，类风湿小结中央为大片纤维素样坏死，周围有呈栅状或放射状排列的上皮样细胞，外围为肉芽组织。类风湿小结主要发生于皮肤，也可发生于肺、脾、心包、大动脉、心瓣膜等。

②急性坏死性动脉炎　动脉可发生急性坏死性动脉炎，病变累及浆膜则可导致纤维素性胸膜炎或心包炎。

注意：①纤维素样坏死——类风湿小结、系统性红斑狼疮、风湿病的变质渗出期。
②急性坏死性动脉炎——类风湿关节炎、系统性红斑狼疮。

【例 8】2010NO46A 类风湿关节炎的滑膜病变特点是
　　A. 浆液性炎　　　　　B. 肉芽肿性炎　　　　C. 化脓性炎　　　　D. 慢性增生性炎

【例 9】2017NO152X 类风湿关节炎的滑膜改变有
　　A. 大量中性粒细胞浸润　B. 多量淋巴细胞浸润　C. 滑膜细胞增生　　D. 血管增生明显

【例 10】2015NO49A 类风湿关节炎滑膜内浸润的特征性细胞是
　　A. 嗜酸性粒细胞　　　B. 巨噬细胞　　　　　C. 浆细胞和淋巴细胞　D. 中性粒细胞

三、免疫缺陷病概述

1. 概念　免疫缺陷病是一组由于免疫系统发育不全或遭受损害所致的免疫功能缺陷而引起的疾病。

2. 分类　免疫缺陷病分为原发性和继发性两种。

	原发性免疫缺陷病	继发性免疫缺陷病
别称	先天性免疫缺陷病	获得性免疫缺陷病
发病	婴幼儿	任何年龄
病因	与遗传有关	直接侵犯免疫系统的感染、恶性肿瘤、免疫抑制剂、放化疗
举例	原发性丙种球蛋白缺乏症	艾滋病

3. 病理特点

(1)原发性免疫缺陷病　临床上少见，与遗传有关，常表现为婴幼儿反复感染。按免疫缺陷性质的不同，可分为体液免疫缺陷为主、细胞免疫缺陷为主及两者兼有的联合性免疫缺陷三大类。此外，补体缺陷、吞噬细胞功能缺陷等非特异性免疫缺陷也属于此类疾病。

体液免疫缺陷为主	联合性免疫缺陷病
原发性丙种球蛋白缺乏症	重症联合性免疫缺陷病
孤立性 IgA 缺乏症	Wiskott-Aldrich 综合征
普通易变免疫缺陷病	毛细血管扩张性共济失调症
细胞免疫缺陷为主	腺苷酸脱氢酶缺乏症
Di George 综合征	吞噬细胞功能障碍
Nezelof 综合征	补体缺陷
黏膜皮肤念珠菌病	

（2）继发性免疫缺陷病 较原发性免疫缺陷病常见。许多疾病可伴发继发性免疫缺陷病,包括感染（风疹、麻疹、巨细胞病毒感染、结核病等）、恶性肿瘤（霍奇金淋巴瘤、白血病、骨髓瘤）、自身免疫病（SLE、类风湿关节炎）、免疫球蛋白丧失（肾病综合征）、免疫球蛋白合成不足（营养缺乏）、淋巴细胞丧失（药物）和免疫抑制剂治疗等。继发性免疫缺陷病可因机会性感染引起严重后果。

四、艾滋病（AIDS、获得性免疫缺陷综合征）

AIDS 是由人类免疫缺陷病毒（HIV）感染引起的以全身性严重免疫缺陷为主要特征的致命性传染病。

1. 病因

HIV 属于反转录病毒,为单链 RNA 病毒,分为 HIV-1 和 HIV-2 两个亚型。HIV-1 病毒结构已清楚,呈圆形或椭圆形,病毒核心由两条 RNA 链、反转录酶、核心蛋白 p17 及 p24 构成,并由宿主细胞的脂质膜包被,膜上嵌有病毒编码的糖蛋白（即外膜蛋白 gp120 和跨膜糖蛋白 gp41）。HIV-1 基因组包括 9 个基因,其中部分基因在编码核心蛋白、反转录酶、糖蛋白及调控病毒复制中发挥作用,尚有部分基因功能不清。

2. 传播途径

患者和无症状病毒携带者是本病的传染源。HIV 主要存在于宿主血液、精液、子宫、阴道分泌物和乳汁中。HIV 的传播途径如下表,应与梅毒的传播途径相鉴别。

梅毒的传播途径	艾滋病的传播途径
性交（占95%）	性传播（占60%以上）
输血	输血和血制品的应用
医务人员不慎被感染等	医务人员职业性传播,注射器或医用器械污染
母婴传播	垂直传播
接吻	器官移植（8版病理学已删除）

【例11】2000NO148X 艾滋病的传播途径包括

    A. 经血传播   B. 性传播   C. 母婴传播   D. 粪-口传播

3. 发病机制

（1）HIV 感染 CD4$^+$T 细胞 CD4 是 HIV 的主要受体。当 HIV 进入人体后,病毒包膜上的 gp120 与 CD4$^+$T 细胞膜上的 CD4 受体结合,在共受体作用下进入细胞内。然后进行逆转录、复制,与宿主基因组整合。整合后的环状病毒 DNA 称为前病毒。经过数月或数年的临床潜伏期,前病毒可被某些因子激活而开始不断复制,在细胞膜上装配成新病毒,并以芽生方式释放入血,释出后的病毒再侵犯其他靶细胞。病毒复制的同时可直接导致受感染的 CD4$^+$T 细胞破坏、溶解。CD4$^+$T 细胞在免疫应答中起核心作用。CD4$^+$T 细胞在 HIV 直接和间接作用下,大量破坏、功能受损,导致细胞免疫缺陷。由于其他免疫细胞均不同程度受损,因而促进并发各种严重的机会性感染和肿瘤。

（2）HIV 感染组织中的单核巨噬细胞 存在于脑、淋巴结和肺等器官组织中的单核巨噬细胞可有10%～50%被感染。病毒可在巨噬细胞内大量复制,储存于胞质内,成为 HIV 的储存场所,并在病毒扩散中起重要作用。可携带病毒通过血-脑屏障,从而引起中枢神经系统感染。

（3）HIV 感染淋巴结生发中心的滤泡树突状细胞 成为 HIV 的储备池。

HIV 感染可导致机体严重免疫缺陷,是 AIDS 发病的中心环节。从感染病毒至出现症状约需 5 年。

【例12】2007NO47A HIV 感染细胞时,主要的入侵门户是

    A. CD3   B. CD4   C. CD8   D. CD20

【例13】2016NO167X HIV 病毒可以感染的人体细胞有

    A. T 淋巴细胞   B. B 淋巴细胞   C. 巨噬细胞   D. 树突状细胞

4. 病理变化

(1)**淋巴组织的变化** ①早期,淋巴结肿大,淋巴滤泡明显增生,生发中心活跃,髓质内出现较多浆细胞。电镜下可见 HIV 颗粒位于生发中心内,主要集中于滤泡树突状细胞,也可出现于巨噬细胞及 $CD4^+T$ 细胞内。②随着病情的发展,滤泡外层淋巴细胞越来越少,小血管增生,生发中心被零落分割;副皮质区 $CD4^+T$ 细胞进行性减少,代之以浆细胞浸润。③晚期,淋巴结一片荒芜,淋巴细胞几乎消失殆尽,仅残留少许巨噬细胞和浆细胞。④此外,脾、胸腺也表现为淋巴细胞减少。

淋巴滤泡增生 → 生发中心活跃 → 网状带破坏 → 网状带消失 → 淋巴结结构消失 → 纤维化、玻璃样变

满天星现象　　多核巨细胞　　$CD_4\downarrow$、浆细胞浸润　　T、B 细胞↓、淋巴细胞消失

注意:①类风湿关节炎发病中起主要作用的细胞是 $CD4^+T$ 细胞;
②AIDS 病人晚期外周血细胞减少最显著的是 $CD4^+T$ 细胞;
③参与结核免疫反应和变态反应的主要细胞是 $CD4^+T$ 细胞。

(2)**继发性感染** 多发机会性感染可累及各器官,但以中枢神经系统、肺、消化道受累最常见。

肺孢子虫感染	最常见,70% ~80% 患者可经历一次或多次肺孢子虫感染,约 50% 死于此感染,有诊断参考价值
结核杆菌感染	因严重免疫缺陷,肺结核很少出现典型肉芽肿病变,但结核杆菌甚多
弓形虫、真菌	70% 病例有中枢神经系统弓形虫或新型隐球菌感染,导致脑炎、脑膜炎
病毒感染	巨细胞病毒、乳头瘤空泡病毒感染,导致进行性多灶性白质脑病
HIV 直接感染	引起脑膜炎、亚急性脑病、痴呆

(3)**恶性肿瘤** 最常见为 Kaposi 肉瘤(占 30%),其他常见伴发肿瘤为淋巴瘤。

【例 14】2003NO41A 艾滋病患者中,最常见的恶性肿瘤是
　　A. 霍奇金淋巴瘤　　　B. 非霍奇金淋巴瘤　　　C. Kaposi 肉瘤
　　D. 子宫颈癌　　　E. 阴茎癌

【例 15】2002NO35A AIDS 病人晚期外周血细胞减少最显著的是
　　A. $CD4^+$ 细胞　　　B. $CD8^+$ 细胞　　　C. $CD16^+$ 细胞
　　D. $CD14^+$ 细胞　　　E. $CD56^+$ 细胞

【例 16】2001NO35A AIDS 患者晚期淋巴结的病理变化特点是
　　A. 淋巴滤泡增生　　　B. 副皮质区增生　　　C. 窦组织细胞增生
　　D. 淋巴细胞消失殆尽　　　E. 副皮质区变窄

【例 17】2013NO165X 下列关于艾滋病的描述,正确的有
　　A. 艾滋病病毒是 RNA 病毒　　　　　　　　B. 艾滋病病毒的入侵门户是 CD8 分子
　　C. 早期病变时淋巴滤泡发生萎缩　　　　　　D. 继发性恶性肿瘤中最常见的为卡波西肉瘤

【例 18】2010NO167X 晚期艾滋病的淋巴结特征病变有
　　A. 副皮质区仍存在　　　B. 淋巴细胞大量减少　　　C. 血管及纤维组织增生　　D. 淋巴滤泡消失

【例 19】2008NO167X 完全型艾滋病的诊断标准有
　　A. 抗 HIV 抗体阳性　　　B. $CD8^+$ 细胞显著减少　　　C. 肺孢子虫性肺炎　　　　D. Kaposi 肉瘤

5. 分期及其临床病理联系
艾滋病潜伏期较长,可经数月至 10 年或更长时间才发展为 AIDS。根据病程,分为以下三期。

(1)**早期(急性期)** 感染 HIV3 ~6 周后,可表现出咽痛、发热、肌肉酸痛等非特异性症状。病毒在体内复制,但由于患者尚有较好的免疫反应能力,2 ~3 周后这些症状可自行缓解。

(2)**中期(慢性期)** 机体的免疫功能与病毒之间处于相互抗衡的阶段,在某些病例此期可长达数年

或不再进入末期。此期病毒复制持续处于低水平,临床可以无明显症状或出现明显的全身淋巴结肿大,常伴发热、乏力、皮疹等。

(3)后期(危险期) 机体免疫功能全面崩溃,临床表现为持续发热、乏力、消瘦、腹泻,并出现神经系统症状,明显的机会性感染及恶性肿瘤。血液检测显示淋巴细胞明显减少,尤其 CD4$^+$T 细胞减少为著,细胞免疫反应丧失殆尽。

五、器官移植和骨髓移植

1. 概念

(1)宿主抗移植物反应(HVGR) 即移植排斥反应,是宿主免疫系统针对移植物的组织相容性抗原分子产生的由细胞或(和)抗体介导的超敏反应。在免疫功能正常的个体,接受异体移植物后,如果不经任何免疫抑制处理,将立即发生宿主免疫系统对移植物的排斥反应,即 HVGR,导致移植物被排斥。

(2)移植物抗宿主反应(GVHR) 在免疫功能缺陷的个体,若移植物含有大量的免疫活性细胞(如骨髓、胸腺移植),宿主无力排斥植入的组织器官,而移植物中的供体免疫活性细胞可被宿主的组织相容性抗原所活化,从而产生针对宿主组织细胞的免疫应答,最终导致宿主全身性组织损伤,称为 GVHR。

2. 移植排斥反应的发病机制

(1)单向移植排斥理论 同种异体移植物排斥反应的方式与受体或宿主的免疫反应状况、移植物的性质密切相关。在非免疫器官的移植时常出现 HVGR。在富含免疫细胞的器官移植时常出现 GVHR。

HVGR 过程既有细胞免疫的参与,也有体液免疫的参与。

①T 细胞介导的排斥反应 T 细胞介导的迟发型超敏反应与细胞毒作用对移植物的排斥反应发挥重要作用。供体的淋巴细胞(过路细胞)、树突状细胞等具有丰富的 HLA-Ⅰ、Ⅱ,是主要的致敏原。它们一旦被宿主的淋巴细胞识别,即可使 CD8$^+$细胞分化为成熟的 CD8$^+$细胞毒性 T 细胞,溶解破坏移植物。同时使 CD4$^+$细胞活化,启动经典的迟发型超敏反应。

②抗体介导的排斥反应 虽然 T 细胞在移植物排斥反应中起着主要作用,但抗体也能介导排斥反应,其主要形式有两种:过敏排斥反应;抗 HLA 抗体形成,造成移植物损害。

此外,在免疫功能缺陷的个体,异体移植后可发生移植物抗宿主反应。

(2)双向移植排斥理论 主要出现在临床上大量使用免疫抑制剂的情况下。

3. 排斥反应的分型及病理变化

实体器官排斥反应按形态变化及发病机制的不同,分为超急性、急性和慢性排斥反应三类。

(1)超急性排斥反应 少见,多发生于移植后数分钟至数小时。其发生与受者血循环中已有供体特异性 HLA 抗体存在,或受者、供者 ABO 血型不符有关。本质上属于Ⅲ型变态反应,病理改变以广泛分布的急性小动脉炎、血栓形成和因而引起的组织缺血坏死为特征。现因术前已广泛采用了组织交叉配型,故本型已属少见。

移植肾肉眼观,表现为色泽由粉红色迅速转变为暗红色,伴出血或梗死,出现花斑状外观。镜下表现为广泛的急性小动脉炎伴血栓形成及缺血性坏死。

注意:①ABO 血型不符的实体器官移植所致的超急性排斥反应属于Ⅲ型变态反应。
②ABO 血型不符的输血反应属于Ⅱ型变态反应。

(2)急性排斥反应 较常见。未经治疗者此反应可发生在移植后数天内;经免疫抑制治疗者,可于移植后数月或数年突然发生。此种排斥反应可以细胞免疫为主,主要表现为间质内单个核细胞浸润;也可以体液免疫为主,主要表现为亚急性血管炎。

①细胞型排斥反应 常发生在移植后数月。镜下可见肾间质明显水肿伴以 CD4$^+$和 CD8$^+$T 细胞为主的单个核细胞浸润。肾小球及肾小管周围毛细血管中有大量单个核细胞,可侵袭肾小管壁,即肾小管

炎,可引起局部肾小管坏死。

②血管型排斥反应　主要为抗体介导的排斥反应。抗体及补体沉积引起血管损伤,随后出现血栓形成及相应部位的梗死。此型更常出现的是亚急性血管炎,表现为成纤维细胞、肌细胞、泡沫状巨噬细胞增生所引起的血管内膜增厚,常导致管腔狭窄或闭塞。

(3)慢性排斥反应　多发生在术后几个月至 1 年以后。

①临床表现　常表现为慢性进行性的移植器官损害,直至功能衰竭。

②发病机制　不仅特异性免疫攻击与慢性排斥反应有关,非特异性组织损伤可能与之关系更密切。

特异性免疫攻击　目前认为,以体液免疫为主,而 CD4$^+$T$_H$ 细胞发挥着关键作用。CD4$^+$T$_H$ 细胞的活化,既可诱导 CD8$^+$CTL、NK 细胞、巨噬细胞活化,又可促进 B 淋巴细胞产生特异性抗体,激活补体,导致慢性排斥反应。活化的 T$_H$ 细胞还可产生多种细胞因子,对移植物发挥多种生物学效应。

非特异性组织损伤　缺血再灌注损伤、感染、药物毒性等,可通过直接或间接参与宿主抗移植物免疫反应过程,介导移植物损伤。

③肾移植慢性排斥反应的病理变化　其突出病变是血管内膜纤维化,引起管腔严重狭窄,从而导致肾缺血,其形态表现为肾小球萎缩、纤维化、玻璃样变,肾小管萎缩,肾间质除纤维化外,同时有单核细胞、淋巴细胞及浆细胞浸润。

【例20】2011NO54A 超急性排斥反应的主要病因是
A. 受者存在抗移植物循环抗体　　B. 受者与供者 HLA 配型不理想
C. 受者存在严重的免疫缺陷　　D. 受者存在抗移植物 T 淋巴细胞

【例21】2014NO54 A 符合超急性排斥反应的病理变化是
A. 血管内膜增厚　　B. 大量淋巴细胞浸润
C. 血管周围洋葱皮样改变　　D. 急性小动脉炎

【例22】2008NO46A 超急性排斥反应时,血管病变的特点是
A. 血管壁纤维素样坏死　　B. 血管周围纤维组织增生
C. 血管壁玻璃样变性　　D. 血管内膜纤维化

【例23】2012NO51A 在肾移植排异反应中,最典型的Ⅱ型超敏反应是
A. 超急性排异反应　　B. 急性细胞型排异反应
C. 急性血管型排异反应　　D. 慢性排异反应(原答案为 A)

A. 细动脉壁玻璃样变性　　B. 细动脉壁纤维素样坏死
C. 小动脉内膜纤维化　　D. 小血管内纤维素样血栓形成

【例24】2010NO137B 良性高血压的基本病变是
【例25】2010NO138B 慢性排斥反应的基本病变是

▶**常考点**　免疫病理的一些基本概念;SLE;艾滋病;排斥反应的病理改变。
参考答案——详细解答见《贺银成 2019 考研西医临床医学综合能力历年真题精析》

1. ABCDE　2. ABCDE　3. ABCDE　4. ABCDE　5. ABCDE　6. ABCDE　7. ABCDE
8. ABCDE　9. ABCDE　10. ABCDE　11. ABCDE　12. ABCDE　13. ABCDE　14. ABCDE
15. ABCDE　16. ABCDE　17. ABCDE　18. ABCDE　19. ABCDE　20. ABCDE　21. ABCDE
22. ABCDE　23. ABCDE　24. ABCDE　25. ABCDE

第 17 章　泌尿系统疾病

▶考纲要求

①急性弥漫性增生性肾小球肾炎的病因、发病机制、病理变化和临床病理联系。②新月体性肾小球肾炎的病因、发病机制、病理变化和临床病理联系。③膜性肾小球病、微小病变性肾小球病、局灶性节段性肾小球硬化、膜增生性肾小球肾炎、系膜增生性肾小球肾炎的病因、发病机制、病理变化和临床病理联系。④IgA 肾病及慢性肾小球肾炎的病因、病理变化和临床病理联系。⑤肾盂肾炎的病因、发病机制、病理变化和临床病理联系。⑥肾细胞癌、肾母细胞瘤、膀胱癌的病因、病理变化、临床表现和扩散途径。

▶复习要点

一、急性弥漫性增生性肾小球肾炎

急性弥漫性增生性肾小球肾炎也称急性肾炎、毛细血管内增生性肾小球肾炎、感染后性肾小球肾炎,其病变特点是弥漫性毛细血管内皮细胞和系膜细胞增生,伴中性粒细胞和巨噬细胞浸润。病变由免疫复合物引起。

1. 病因和发病机制

(1)链球菌感染后肾炎　本病多由 A 族乙型溶血性链球菌感染所致。通常在咽部、皮肤链球菌感染 1~4 周后发病。①大部分患者血清 ASO(抗链球菌溶血素 O)滴度增高,提示近期有链球菌感染史;②患者血清补体降低,说明有补体的激活和消耗;③患者肾小球内有免疫复合物沉积,损伤由免疫复合物介导。

(2)非链球菌感染后肾炎　少数由肺炎球菌、葡萄球菌、腮腺炎病毒、麻疹病毒、肝炎病毒等引起。

2. 病理变化

肉眼观	双肾轻至中度肿大,被膜紧张,肾脏表面充血,呈大红肾或蚤咬肾改变	
光镜下	肾小球——弥漫性毛细血管内皮细胞和系膜细胞增生,伴中性粒细胞和巨噬细胞浸润(主要病变)	
	近曲小管——上皮细胞变性,管腔内出现蛋白管型、红细胞管型、白细胞管型(次要病变)	
	肾间质——充血、水肿、炎细胞浸润(次要病变)	
免疫荧光	肾小球有颗粒状 IgG、IgM、C3 沉积	
电镜检查	电子密度较高的沉积物,呈驼峰状(特征性病变),多位于脏层上皮细胞和肾小球基底膜之间	

3. 临床病理联系

急性肾炎多见于儿童,多表现为急性肾炎综合征,即血尿、蛋白尿、水肿、高血压,常伴血浆尿素氮增高。

【例 1】2011NO164X 急性弥漫性增生性肾小球肾炎的病理特点有

A. 肾小球内皮细胞增生　　　　　　　　B. 肾小球系膜细胞增生

C. 病变严重者有肾小球毛细血管纤维素样坏死　D. 电镜下脏层上皮细胞足突消失

A. 急性肾炎综合征　　B. 急进性肾炎综合征　　C. 肾病综合征

D. 慢性肾炎综合征　　E. 隐匿性肾炎综合征

【例 2】2003NO99B 轻微病变性肾小球肾炎的临床表现是

【例 3】2003NO100B 毛细血管内增生性肾小球肾炎的临床表现是

二、急进性肾小球肾炎

急进性肾小球肾炎也称快速进行性肾炎、新月体性肾炎,病理特征为肾小球壁层上皮细胞增生形成新月体。临床表现为急进性肾炎综合征,由蛋白尿、血尿等症状迅速发展为少尿和无尿。如不及时治疗,患者常在数周至数月内死于急性肾衰竭。

1. 病因和发病机制

大部分急进性肾炎由免疫机制引起,根据免疫学和病理学检查结果,可将急进性肾炎分为三型。

	Ⅰ型急进性肾炎	Ⅱ型急进性肾炎	Ⅲ型急进性肾炎
别名	抗肾小球基膜抗体性肾炎	免疫复合物性肾炎	免疫反应缺乏型肾炎
原理	抗基膜抗体与基膜抗原结合,激活补体致病	循环免疫复合物性疾病	50%~80%为肾微血管炎 抗中性粒细胞胞质抗体(ANCA)阳性
病理	IgG、C3沉积	沉积于系膜区/毛细血管壁	肾小球内无IgG、C3沉积
荧光	线性荧光	颗粒状荧光	无免疫荧光
电镜	无电子致密物沉积	有电子致密物沉积	无电子致密物沉积
免疫	抗基底膜抗体阳性	血循环免疫复合物阳性,C3↓	ANCA阳性
病因	原发性 Goodpasture综合征	原发性、感染后性 过敏性紫癜 系统性红斑狼疮、其他	ANCA相关性、原发性 Wegener肉芽肿病 显微型结节性多动脉炎/多血管炎

注意:①Ⅲ型急进性肾炎也称免疫反应缺乏型肾炎、寡免疫复合物型肾炎、少免疫复合物型肾炎。
②新月体是由增生的壁层上皮细胞和渗出的单核细胞构成,可伴中性粒细胞和淋巴细胞浸润。
③Ⅰ型急进性肾炎、Heymann肾炎均属于原位免疫复合物性肾炎。
④链球菌感染后肾炎、狼疮肾炎均属于循环免疫复合物性肾炎。

Goodpasture综合征(肺出血-肾炎综合征)是指Ⅰ型急进性肾炎病人的抗基底膜抗体与肺泡基膜发生交叉免疫反应,引起的肺出血,可伴血尿、蛋白尿和高血压等肾炎症状。

【例4】2018NO37A 下列肾小球肾炎中,以肾小球内线状免疫荧光为特征的是
   A. 膜性肾病   B. 新月体性肾炎   C. 急性弥漫增生性肾炎   D. lgA肾病

【例5】2001NO43A 肺出血肾炎综合征患者咯血是由于
   A. 肺淤血   B. 尿毒症引起肺部炎症   C. 肺内小动脉破裂
   D. 交叉免疫反应引起的肺损害   E. 肺内空洞

   A. 急性弥漫增生性肾炎   B. 肺出血肾炎综合征   C. 微小病变肾病   D. Heymann肾炎
【例6】2012NO137B 属于循环免疫复合物型肾炎的是
【例7】2012NO138B 属于抗肾小球基膜型肾炎的是

2. 病理变化

肉眼观	双肾体积增大,苍白,表面点状出血,切面见肾皮质增厚
光镜下	肾小球——球囊内增生的壁层上皮细胞和渗出的单核细胞形成新月体(特征性病变) 肾小管——上皮细胞变性,因吸收蛋白导致细胞内玻璃样变性;部分肾小管萎缩、消失 肾间质——水肿、炎细胞浸润,后期纤维化(次要病变)
免疫荧光	Ⅰ型为线性荧光,Ⅱ型为颗粒状荧光,Ⅲ型无荧光
电镜下	新月体形成;Ⅱ型出现电子致密物;几乎所有病例均可见基膜缺损和断裂

【例8】2015NO164X 急进性肾小球肾炎电镜检查的病变特点有
   A. Ⅱ型可见电子致密物沉积   B. 肾小球系膜细胞增生
   C. 可见基底膜的缺损和断裂   D. 脏层上皮细胞足突消失

【例9】2009NO51A 快速进行性肾小球肾炎主要增生的细胞是

    A. 内皮细胞　　　　　B. 系膜细胞　　　　　C. 脏层上皮细胞　　　　　D. 壁层上皮细胞

3. 临床病理联系

（1）一般表现　血尿、水肿、高血压、肾功能急剧减退，肾衰竭。

（2）血清标志物　血清抗 GBM 抗体、ANCA 检测分别有助于Ⅰ型、Ⅲ型急进性肾炎的诊断。

（3）特殊表现　Goodpasture 综合征可有反复发作的咯血。

4. 急性肾炎与急进性肾炎的鉴别

	急性弥漫性增生性肾小球肾炎	急进性肾小球肾炎
别称	毛细血管内增生性肾小球肾炎、急性肾炎	新月体性肾小球肾炎、快速进行性肾小球肾炎
起病	急	更急骤
病史	1~4 周前 A 族乙型溶血性链球菌感染	可有前驱感染史
发病年龄	多见于儿童	Ⅰ型好发于青中年，Ⅱ及Ⅲ型好发于老年
蛋白尿	有	有
血尿	有	有
水肿	有	有
高血压	有	有
肾功损害	一过性肾功能减低	短期内肾功能衰竭
临床表现	急性肾炎综合征	急进性肾炎综合征
病因	病原微生物感染（尤其是溶血性链球菌感染）免疫介导损伤，炎症介导过程	肾脏的原发病变 系统疾病的肾脏改变
肉眼观	肾脏肿大，大红肾、蚤咬肾	肾脏肿大，色苍白，肾皮质表面点状出血
病理特点	毛细血管内皮细胞和系膜细胞增生	肾小球壁层上皮增生，新月体形成
光镜	内皮细胞和系膜细胞增生 近曲小管上皮细胞发生变性 肾间质水肿，少量炎细胞浸润	肾小球球囊内广泛新月体形成 肾小管上皮细胞玻璃样变 肾间质水肿，炎细胞浸润，后期纤维化
电镜	驼峰状电子致密物沉积	详见后
免疫病理	IgG、C_3 沉积于脏层上皮细胞和肾小球基膜之间、基膜内、内皮下、系膜区（颗粒状）	Ⅰ型基底膜内 IgG、C_3 线性沉积 Ⅱ型免疫复合物沉积（颗粒状）、Ⅲ型无沉积

注意：①8 版病理学 P265：急性肾炎常在链球菌感染 1~4 周后起病；8 版内科学 P469 为 1~3 周。

    ②8 版病理学 P266：急性肾炎的 IgG、C_3 沉积于脏层上皮细胞和基膜之间、内皮下、基膜内或系膜区。

    8 版内科学 P469：急性肾炎的 IgG、C_3 沉积于毛细血管壁和（或）系膜区。

    A. 内皮细胞增生　　　　B. 脏层上皮细胞增生　　　C. 壁层上皮细胞增生

    D. 成纤维细胞增生　　　　E. 淋巴细胞增生

【例 10】2005NO117B 急性弥漫增生性肾小球肾炎的主要病理变化是

【例 11】2005NO118B 快速进行性肾小球肾炎的主要病理变化是

    A. 系膜细胞及系膜基质增生　　　　　　B. 系膜细胞及内皮细胞增生

    C. 壁层上皮细胞及巨噬细胞增生　　　　D. 脏层上皮细胞及巨噬细胞增生

【例 12】2008NO137B 新月体性肾小球肾炎的病变特点是

【例 13】2008NO138B 毛细血管内增生性肾小球肾炎的病变特点是

    A. 上皮细胞足突消失　　B. 上皮下驼峰样沉积物　　C. 系膜区沉积物

D. 内皮下、致密层和上皮下沉积物　　　　　E. 上皮下沉积物伴基膜增厚

【例14】2004NO99B 系膜增生性肾小球肾炎电镜下可见

【例15】2004NO100B 毛细血管内增生性肾小球肾炎电镜下可见

5. 一些常考概念

大红肾	急性肾小球肾炎
大白肾	脂性肾病、膜性肾病、膜性增生性肾炎的早期、新月体性肾炎的中期
蚤咬肾	急性肾小球肾炎
原发性颗粒性固缩肾	高血压肾病(8版病理学 P141)
继发性颗粒性固缩肾	慢性肾小球肾炎(8版病理学 P273)
动脉粥样硬化性固缩肾	动脉粥样硬化(8版病理学 P137)
不规则疤痕肾	慢性肾盂肾炎(8版病理学 P277)

记忆：①大白肾见于**脂性肾病、膜性肾病、膜性增生性肾炎、新月体性肾炎**
——记忆为"**4个月亮**"，前面3个均为"月"字旁(黑体字)，后面1个"月亮"直接出来了。
②高血压肾病引起原发性颗粒性固缩肾——记忆为**高原**。

【例16】2006NO43A 引起原发性颗粒性固缩肾的最主要病变是

A. 部分是肾小球纤维化　B. 肾间质纤维组织增生　C. 肾间质淋巴细胞浸润
D. 入球小动脉玻璃样变性　　　　　　　　　E. 部分肾小球代偿性肥大

A. 蚤咬肾　　　　　　　B. 大白肾　　　　　　　C. 颗粒性固缩肾
D. 肾脏多数脓肿　　　E. 肾脏多数凹陷瘢痕

【例17】1999NO101B 弥漫性膜性肾小球肾炎

【例18】1999NO102B 动脉硬化性肾萎缩

注意：动脉粥样硬化性肾萎缩，8版病理学称为动脉粥样硬化性固缩肾(P137)，表现为肾实质萎缩和间质纤维组织增生，肾组织梗死机化后遗留较大凹陷瘢痕。

三、肾病综合征

1. 膜性肾小球病(膜性肾病)

(1)**病因与发病机制**　膜性肾病为慢性免疫复合物介导的疾病。其易感性与 MHC 位点控制抗肾组织自身抗体的产生有关。自身抗体与肾小球上皮细胞膜抗原反应，在上皮细胞与基膜之间形成免疫复合物。病变部位通常没有中性粒细胞、单核细胞浸润和血小板沉积，但有补体出现。研究表明，病变的发生与补体 C5b～C9 组成的膜攻击复合物的作用有关。C5b～C9 可激活肾小球上皮细胞和系膜细胞，使之释放蛋白酶和氧化剂，引起毛细血管壁损伤和蛋白漏出。

(2)**病理变化**　其特征性病理改变为基膜增厚、钉突形成。

肉眼观	双肾肿大，颜色苍白，呈大白肾
光镜下	肾小球——早期正常，之后肾小球毛细血管壁弥漫性增厚 肾小管——近曲小管内含有被吸收的蛋白小滴 肾间质——可有炎细胞浸润
免疫荧光	免疫球蛋白和补体沉积，表现为颗粒状荧光
电镜下	上皮细胞肿胀，足突消失，基膜与上皮之间有大量电子致密物，形成钉状突起，基膜增厚

(3)**临床病理联系**　常表现为肾病综合征。约15%的患者表现为非肾病综合征性蛋白尿。

【例19】2008NO50A 膜性肾小球肾炎电镜下的特征性病变是

    A. 系膜区低密度电子致密物沉积

    B. 基底膜外侧驼峰样电子致密物沉积

    C. 上皮下电子致密物与基底膜样物质形成钉突结构

    D. 基底膜内皮侧、致密层和系膜区电子致密物沉积

2. 微小病变性肾小球病(微小病变性肾病、轻微病变性肾病)

(1)**病因与发病机制** 肾小球内无免疫复合物沉积,但很多证据表明本病与免疫机制有关。目前认为本病的发生与免疫功能异常有关。免疫功能异常导致细胞因子释放和脏层上皮细胞损伤,引起蛋白尿。

(2)**病理变化** 其病理特点为脏层上皮细胞足突消失。

肉眼观	肾脏肿胀,颜色苍白。切面肾皮质因肾小管内脂质沉积而出现黄白色条纹
光镜下	肾小球——结构基本正常 肾小管——近曲小管上皮细胞内出现大量脂滴和蛋白小滴 肾间质——基本正常
免疫荧光	无免疫球蛋白和补体沉积
电镜下	弥漫性脏层上皮细胞足突消失,胞体肿胀,胞质内常有空泡形成,细胞表面微绒毛增多

(3)**临床病理联系** 本病多见于儿童,主要表现为肾病综合征。

记忆:①膜性肾病的特征性病变是钉状突起——记忆为铁钉磨(膜)成针。
      ②微小病变性肾病的特征性病变是足突消失——记忆为微不足道。

【例20】2007NO46A 微小病变肾病的主要病理改变是

    A. 常规光镜检查肾小球无异常,免疫荧光显示其毛细血管基膜上有免疫复合物沉积

    B. 常规光镜检查肾小球无异常,电镜显示肾小球上皮细胞足突融合或消失

    C. 常规光镜检查显示肾小球内存在微小硬化灶

    D. 常规光镜检查显示肾小球内存在微小炎细胞浸润灶

【例21】2010NO52A 轻微病变性肾小球肾炎的特征性病变是

    A. 系膜细胞增生   B. 系膜细胞及内皮细胞增生

    C. 脏层上皮细胞足突融合   D. 壁层上皮细胞及巨噬细胞增生

【例22】2012NO163X 在微小病变型肾小球肾炎中,肾小管容易形成的变性有

    A. 水样变性   B. 脂肪变性   C. 玻璃样变性   D. 纤维素样变性

3. 膜增生性肾小球肾炎(系膜毛细血管性肾小球肾炎)

(1)**病因与发病机制** 本病可以是原发性的,也可以是继发性的。

原发性膜性增生性肾炎根据超微结构和免疫荧光的特点,可分为两个主要类型。

	Ⅰ型膜增生性肾小球肾炎	Ⅱ型膜增生性肾小球肾炎
发病率	占2/3	占1/3
光镜特点	肾小球体积增大,系膜细胞和内皮细胞数量增多,可有白细胞浸润;部分病例有新月体形成。PASM染色示基膜呈双线或双轨征(光镜下两个类型病变相似!)	
电镜特点	系膜区和内皮细胞下出现电子致密沉积物	大量块状电子密度极高的沉积物在基膜致密层呈带状沉积(故称为致密沉积物病)
免疫荧光	C3 颗粒状沉积,可出现 IgG、C1q、C4	C3 沉积,不出现 IgG、C1q、C4
发病机制	由循环免疫复合物沉积引起,并有补体激活	补体替代途径的异常激活,低补体血症(C3↓↓)

注意：①膜增生性肾炎（系膜毛细血管性肾炎）的病理特点为基膜增厚呈双轨征（8 版病理学 P271）。
②系膜毛细血管性肾炎（膜增生性肾炎）的病理特点为毛细血管袢呈双轨征（8 版内科学 P479）。
③双轨征 = 外侧为原有基膜，内侧为新形成的基膜样物质，中间为系膜细胞、内皮细胞或白细胞突起嵌入。

（2）**病理变化**　其特征性病理改变为肾小球基膜增厚、肾小球细胞增生和系膜基质增多。

（3）**临床病理联系**　本病多见于儿童和青年，主要表现为肾病综合征，常伴血尿。

【例 23】2004NO42A 致密沉积物病属于下列哪种肾小球肾炎？
　　A. 膜性肾小球肾炎　　B. 快速进行性肾小球肾炎　C. 系膜增生性肾小球肾炎
　　D. 膜性增生性肾小球肾炎 E. 毛细血管内增生性肾小球肾炎

【例 24】2000NO45A 下列哪项符合系膜毛细血管性肾小球肾炎？
　　A. 起病急骤　　B. 常表现急性肾炎综合征　C. 嗜银染色显示毛细血管壁呈车轨状
　　D. 部分病人血清补体升高 E. 激素和免疫抑制治疗效果明显

【例 25】1999NO33A 弥漫性膜性增生性肾小球肾炎的病理特点是
　　A. 肾小球囊壁层细胞显著增生　　　　　　B. 肾小球内新月体形成
　　C. 系膜细胞和内皮细胞增生　　　　　　　D. 毛细血管壁呈车轨状
　　E. 毛细血管内皮细胞增生

注意：膜性增生性肾炎的病理特点是肾小球基膜增厚、系膜细胞增生和系膜基质增多。增生的系膜细胞突起插入邻近毛细血管袢形成"双轨征"。"双轨征"为特征性病理表现。

（4）微小病变性肾小球病、膜增生性肾小球肾炎与膜性肾小球病的鉴别

	微小病变性肾小球病	膜增生性肾小球肾炎	膜性肾小球病
别称	脂性肾病、微小病变性肾小球肾炎	系膜毛细血管性肾小球肾炎	膜性肾病
病理特点	弥漫性上皮细胞足突消失 基底膜正常	肾小球基膜增厚 肾小球细胞增生，系膜基质增多	毛细血管壁弥漫性增厚 上皮下免疫复合物沉积
发病	好发于儿童（占80%）	好发于儿童和青年	好发于成人
特点	儿童最常见的肾病综合征	占原发肾病综合征 10% ~20%	成人最常见的肾病综合征
光镜	肾小球基本正常 肾小管上皮细胞内脂质沉积	系膜细胞增生、系膜基质增多 肾小球基膜明显增厚 增厚的基膜呈双轨状	早期肾小球基本正常，之后肾小球毛细血管壁弥漫性增厚
电镜	肾小球基本正常，无免疫沉积物 基底膜正常 弥漫性脏层上皮细胞足突消失	Ⅰ型:系膜区和内皮下沉积 Ⅱ型:基底膜致密层带状沉积	沉积物之间钉状突起 基底膜明显增厚、虫蚀样 上皮细胞肿胀、足突消失
免疫	免疫荧光阴性	Ⅰ型:C3 颗粒状沉积,可有 IgG、C1q、C4 Ⅱ型:显示 C3 沉积,无 IgG、C1q、C4 出现	IgG 和 C3 沉积于基底膜 颗粒状荧光
临床表现	典型肾病综合征的表现 选择性蛋白尿（小分子）	多数表现为肾病综合征 少数表现为急性肾炎综合征 Ⅱ型常出现低补体血症	肾病综合征（80%） 非选择性蛋白尿
治疗	90% 对糖皮质激素有效	疗效不佳，预后差	激素不敏感
预后	5% 的病人发生肾功能衰竭	50% 病人发生肾功能衰竭	40% 的病人数年内肾功衰

【例 26】2002NO37A 引起儿童肾病综合征的最常见肾小球疾病是
　　A. 脂性肾病　　B. 新月体性肾炎　　C. IgA 肾病
　　D. 节段性肾炎　　E. 弥漫增生性肾炎

【例 27】2011NO168X 引起肾病综合征的肾炎类型有

A. 膜性肾小球肾炎　　　　　　　　　　B. 弥漫性毛细血管内增生性肾小球肾炎
C. 新月体性肾小球肾炎　　　　　　　　D. 轻微病变型肾小球肾炎

4. 局灶性节段性肾小球硬化与系膜增生性肾小球肾炎

	局灶性节段性肾小球硬化	系膜增生性肾小球肾炎
病理特点	部分肾小球的部分小叶发生硬化	弥漫性系膜细胞增生及系膜基质增多
好发人群	青少年男性	青少年男性
发病率	占原发性肾病综合征的 5% ~10%	占原发性肾病综合征的 30%
光镜观察	病变局灶性分布,肾小球部分毛细血管袢内系膜基质增多,基膜塌陷,严重者管腔闭塞	弥漫性系膜细胞增生及系膜基质增多
电镜观察	弥漫性脏层上皮细胞足突消失 部分上皮细胞从肾小球基膜剥脱	弥漫性系膜细胞增生及系膜基质增多 系膜区见电子致密物沉积
免疫荧光	IgM 和 C3 沉积	IgG 和 C3 沉积或阴性
病因	由脏层上皮细胞损伤和改变引起	病因未明
发病机制	局部通透性增高,血浆蛋白和脂质在细胞外基质内沉积,激活系膜细胞,导致节段性玻璃样变和硬化	免疫反应通过介质的作用刺激系膜细胞,导致系膜细胞增生,系膜基质增多
临床表现	大部分表现为肾病综合征,少数表现为蛋白尿	肾病综合征、无症状蛋白尿、血尿
治疗	50% 患者对糖皮质激素有效	糖皮质激素 + 细胞毒药物
预后	多发展为慢性肾小球肾炎	轻症者疗效好,重症者预后较差

记忆:①膜性肾小球肾炎——病变部位主要是基膜,表现为基膜明显增厚,虫蚀样改变,钉状突起。
②膜增生性肾小球肾炎——病变部位为基膜 + 系膜,表现为基膜明显增厚呈双轨征,系膜细胞明显增生。
③系膜增生性肾小球肾炎——病变部位为系膜,表现为弥漫性系膜细胞增生及系膜基质增多。

5. 各型肾炎的基膜特点

基膜正常	轻微病变性肾小球炎	基膜伸出钉状突起	膜性肾小球肾炎
基膜呈虫蚀样	膜性肾小球肾炎	基膜局灶型破裂或缺损	新月体性肾小球肾炎

记忆:①由免疫复合物沉积于基底膜所引起的肾炎为颗粒状荧光,如急性肾炎、膜性肾小球肾炎。
②由抗基底膜抗体沉积所引起的肾炎,为均匀的、连续性的线型荧光。
③新月体性肾炎有的是由于抗基底膜抗体所致(Goodpasture 综合征),有的是由链球菌感染所致。
④轻微病变性肾炎基底膜正常,无免疫复合物沉积,无免疫荧光。

四、IgA 肾病

　　IgA 肾病的特点是免疫荧光显示系膜区 IgA 沉积,常表现为反复发作的镜下或肉眼血尿。本病可能是最常见的肾炎类型,在我国约占原发性肾小球疾病的 30%。本病由 Berger 于 1968 年最先描述,故又称 Berger 病。

1. 病因

　　(1)免疫复合物　患者血清中聚合 IgA 增高,有的患者血液中出现含有 IgA 的免疫复合物。IgA 分为 IgA₁ 和 IgA₂ 两种亚型,仅 IgA₁ 可导致肾脏内免疫复合物沉积。

　　(2)遗传因素　IgA 肾病的发生与某些 HLA 表型有关,提示遗传因素具有重要作用。

　　(3)免疫调节异常　由于病毒、细菌、食物蛋白等对呼吸道或消化道的刺激作用,黏膜 IgA 合成增多,IgA₁ 或含 IgA₁ 的免疫复合物沉积于系膜区,并激活补体替代途径,引起肾小球损伤。

2. 病理变化

（1）镜下病变变化　IgA肾病的组织学改变差异很大。**最常见**的是系膜增生性改变，表现为系膜细胞增生和系膜基质增多。也可表现为局灶性节段性增生或硬化。少数病例可有较多新月体形成。

（2）免疫荧光　特征为系膜区IgA沉积，常伴C3和备解素，也可出现少量IgG和IgM，常无补体早期成分。

（3）电镜检查　显示系膜区电子致密沉积物。

3. 临床病理联系

（1）发病情况　IgA肾病可发生于不同年龄的个体，儿童和青年多发。发病前常有上呼吸道感染，少数发生于胃肠道或尿路感染后。

（2）临床表现　30%～40%的患者仅出现镜下血尿，可伴有轻度蛋白尿。5%～10%的患者表现为急性肾炎综合征。血尿常持续数天，以后消失，但每隔数月复发。

（3）预后　本病预后差异很大，许多患者肾功能可长期维持正常，但15%～40%的患者病情缓慢进展，在20年内发生慢性肾衰竭。

> **注意：**①8版病理学P272：30%～40%的IgA肾病患者仅有镜下血尿。
> ②7版内科学P523：几乎所有IgA肾病患者均有血尿。
> ③8版内科学P485：血尿是IgA肾病最常见的临床表现。

【例28】2009NO166X　IgA肾病的组织学改变可为

    A. 内皮细胞增生　　　　　　　　　　　　B. 局灶性节段性增生

    C. 弥漫性系膜增生　　　　　　　　　　　D. 可有新月体形成

【例29】2013NO53A　在下列选项中，符合IgA肾病镜下特征的病变是

    A. 肾小球内皮细胞增生　　　　　　　　　B. 肾小球系膜区细胞增生

    C. 肾小球毛细血管袢纤维素样坏死　　　　D. 肾小球内中性粒细胞浸润

五、慢性肾小球肾炎

慢性肾小球肾炎为不同类型肾小球肾炎发展的终末阶段。病变特点是大量肾小球玻璃样变和硬化。

1. 病因

慢性肾小球肾炎由不同类型的肾炎发展而成。

（1）链球菌感染后肾炎　约1%～2%的儿童患者发展为慢性肾炎，成人患者转为慢性肾炎的比例较高。

（2）急进性肾炎　急进性肾炎患者度过急性期后绝大部分转为慢性肾炎。

（3）肾病综合征　膜性肾病、膜增生性肾炎、系膜增生性肾炎、局灶性节段性肾小球硬化均可发展为慢性肾炎。

（4）隐匿性　有相当数量的慢性肾炎患者发病隐匿，没有明确的肾炎病史，发现时已进入慢性阶段。

2. 病理变化　详见后（慢性肾盂肾炎与慢性肾炎的鉴别表）。

3. 临床病理联系　早期可有食欲差、贫血、呕吐、乏力等症状。有的患者表现为蛋白尿、高血压、水肿、氮质血症。晚期常表现为慢性肾炎综合征。

六、肾盂肾炎

肾盂肾炎是肾盂、肾间质和肾小管的炎性疾病，而肾小球肾炎是以肾小球损害为主的变态反应性疾病。

1. 急性肾盂肾炎

（1）病因和发病机制

①血源性感染　少见。主要见于败血症、感染性心内膜炎时，细菌随血流进入肾脏，常见致病菌为金葡菌。

②上行性感染　常见。尿道炎和膀胱炎时，细菌沿输尿管或输尿管周围淋巴管上行至肾盂、肾盏和肾间质。常见致病菌为大肠埃希菌，其次为变形杆菌、产气杆菌、肠杆菌和葡萄球菌等。

（2）病理变化

上行感染所致的肾盂肾炎的病变顺序为:肾盂→肾间质→肾小管→肾小球。

血行感染所致的肾盂肾炎的病变顺序为:肾皮质→肾小球→肾间质→肾盂。

（3）急性肾盂肾炎与急性肾小球肾炎的比较

	急性肾盂肾炎	急性肾小球肾炎
定义	累及肾盂、肾间质和肾小管的化脓性炎症	累及肾小球的变态反应性疾病
特点	为急性化脓性感染,无变态反应性表现 主要病变在 肾盂	为变态反应性疾病,无化脓性炎表现 主要病变在 肾小球
病因	上行或血行的细菌化脓性感染	与链球菌感染有关的免疫性疾病
肉眼观	肾脏肿大或正常 表面充血,可见黄白色脓肿	肾脏对称性增大 可充血(大红肾),或点状出血(蚤咬肾)
肾盂	黏膜充血水肿,大量炎细胞浸润	无明显变化
肾间质	可有小脓肿	明显增生肿胀,毛细血管增生、渗出、坏死
肾小球	一般无改变 血行感染所致的肾盂肾炎可有小脓肿	体积增大、肾小囊可有少量炎细胞渗出 血管间质细胞增生性变化为其特征
肾小管	可有坏死、小脓肿,炎细胞浸润 可形成白细胞管型对诊断有帮助	无明显改变(因本病主要累及肾小球) 严重时可有管型(蛋白、红细胞、颗粒管型)
肾功能	无明显改变 无高血压、氮质血症	可有一过性肾功能减退 可有高血压、氮质血症、水肿等

（4）并发症　肾乳头坏死、肾盂积脓、肾周脓肿等。

2. 慢性肾盂肾炎

慢性肾盂肾炎是肾小管-间质的慢性炎症。病理特点为慢性间质性炎、纤维化和瘢痕形成。

	慢性肾盂肾炎	慢性肾小球肾炎
肉眼观	不规则的瘢痕,瘢痕分布不均匀 两侧肾脏病变不对称,不规则瘢痕肾	规则的颗粒,颗粒分布均匀 两侧肾脏病变对称,继发性颗粒性固缩肾
肾萎缩	可有	可有
肾盂	肾乳头萎缩,肾盏肾盂因瘢痕收缩而变形	周围脂肪组织增多
肾间质	不规则纤维化,炎细胞浸润	规则纤维化,可见淋巴细胞浸润
肾小球	早期无变化;小动脉玻璃样变、硬化 晚期纤维化、玻璃样变;病变轻的地方扩张代偿	原先肾炎的病变;小动脉玻璃样变、硬化 肾小球玻璃样变、纤维化;病变轻的地方扩张代偿
肾小管	萎缩,病变轻的地方扩张代偿 胶样管型(变性的白细胞和蛋白质)	萎缩,病变轻的地方扩张代偿
肾功能	减退	减退

【例30】2017NO37A 慢性肾盂肾炎的炎症性质是

    A. 变质性炎症　　　　　B. 增殖性炎症　　　　C. 化脓性炎症　　　　D. 肉芽肿性炎症

【例31】2016NO53A 属于慢性肾盂肾炎的病理变化是

    A. 肾小球内系膜细胞增生　　　　　　B. 肾小球内中性粒细胞浸润

    C. 肾小球囊层上皮细胞增生　　　　　D. 肾小球囊壁纤维化

七、肾和膀胱的常见肿瘤

1. 肾细胞癌和肾母细胞瘤的鉴别

	肾细胞癌（肾癌）	肾母细胞瘤（Wilms 瘤）
好发年龄	>40 岁	儿童
肿瘤起源	肾小管上皮细胞	后肾胚基组织
特点	多数为散发病例，少数为家族性病例 家族性肾癌为常染色体显性遗传	多数为散发病例，少数为家族性病例 家族性为常染色体显性遗传，伴不完全外显性
好发部位	肾上、下极（尤其是上极）	肾上、下极
肉眼观	①单个，大小不等，可出血坏死；②有假被膜	①单个，大小不等，可出血坏死；②有假被膜
病理特征	透明细胞癌（70%~80%）、乳头状癌 嫌色细胞癌、集合管癌、未分类肾癌	具有幼稚的肾小球或肾小管样结构 细胞成分：间叶组织、上皮样细胞和幼稚细胞
转移途径	血道转移——常见（肺、骨最多见） 淋巴转移——少见（主动脉旁淋巴结）	血道转移——常见（肺最多见） 淋巴转移——少见（主动脉旁淋巴结）
症状	血尿（90%）、肾区肿块、腰痛	腹部包块

2. 肾细胞癌的副肿瘤综合征

肾癌可产生多种异位激素：促红细胞生成素（红细胞增多症）、甲状旁腺激素（高钙血症）、肾素（高血压）、糖皮质激素（Cushing 综合征）。

3. 膀胱尿路上皮肿瘤

膀胱癌多发生于男性，男女之比约为3∶1。膀胱癌多为移行上皮（尿路上皮）癌，也可发生鳞癌、腺癌等。

（1）病因　膀胱癌与吸烟（最重要）、接触芳香胺、埃及血吸虫感染、膀胱黏膜的慢性刺激等有关。

（2）好发部位　膀胱侧壁和膀胱三角区近输尿管开口处。

（3）临床表现　最常见的症状是无痛性血尿，可出现膀胱刺激征。

（4）扩散途径

①容易局部复发，复发率50%~90%。

②侵袭性强的肿瘤可累及邻近的前列腺、精囊和输尿管等。

③通过淋巴道转移至局部淋巴结、髂动脉旁和主动脉旁淋巴结。

④血道转移较晚，主要转移至肝、肺、骨髓。

【例32】2006NO50A 肾细胞癌最常见的病理组织学类型是

　　A. 乳头状癌　　　　　B. 透明细胞癌　　　　　C. 嫌色细胞癌

　　D. 集合管癌　　　　　E. 未分化癌

【例33】2010NO53A 膀胱最常见的恶性肿瘤是

　　A. 鳞状细胞癌　　　　B. 腺癌　　　　　C. 移行细胞癌　　　　　D. 腺鳞癌

▶ **常考点**　各类肾小球肾炎是考试的重点，应全面掌握。肾盂肾炎、泌尿系统肿瘤不常考。

参考答案——详细解答见《贺银成2019考研西医临床医学综合能力历年真题精析》

1. ABCDE　　2. ABCDE　　3. ABCDE　　4. ABCDE　　5. ABCDE　　6. ABCDE　　7. ABCDE

8. ABCDE　　9. ABCDE　　10. ABCDE　　11. ABCDE　　12. ABCDE　　13. ABCDE　　14. ABCDE

15. ABCDE　　16. ABCDE　　17. ABCDE　　18. ABCDE　　19. ABCDE　　20. ABCDE　　21. ABCDE

22. ABCDE　　23. ABCDE　　24. ABCDE　　25. ABCDE　　26. ABCDE　　27. ABCDE　　28. ABCDE

29. ABCDE　　30. ABCDE　　31. ABCDE　　32. ABCDE　　33. ABCDE

第18章　生殖系统和乳腺疾病

▶▶**考纲要求**

①子宫颈上皮内瘤变的概念、分级及病理变化。②子宫颈癌的病因、子宫颈浸润癌的组织学类型及病理形态特征、扩散途径和临床分期。③子宫内膜异位症的病因和病理变化。④子宫内膜增生症的病因和病理变化。⑤子宫体癌的病因、组织学类型及病理形态特征、扩散途径。⑥子宫平滑肌瘤的病理变化、子宫平滑肌肉瘤的病理变化和扩散途径。⑦葡萄胎、侵蚀性葡萄胎、绒毛膜癌的病因、病理变化及临床表现。⑧卵巢浆液性肿瘤、黏液性肿瘤的病理变化,性索间质性肿瘤、生殖细胞肿瘤的常见类型及其病理变化。⑨前列腺增生症的病因和病理变化。⑩前列腺癌的病因、病理变化和扩散途径。⑪乳腺癌的病因、组织学类型及病理形态特征、扩散途径。

▶▶**复习要点**

一、子宫颈上皮内瘤变

1. 子宫颈上皮异型增生

子宫颈上皮异型增生原称非典型增生,属于癌前病变,是指子宫颈上皮部分被不同程度异型性的细胞所取代。表现为细胞大小形态不一,核增大深染,核质比例增大,核分裂象增多,细胞极性紊乱。病变由基底层逐渐向表层发展。根据其病变程度不同,分为三级。

(1)Ⅰ级　异型细胞局限于上皮的下1/3。

(2)Ⅱ级　异型细胞累及上皮层的下1/3至2/3。

(3)Ⅲ级　增生的异型细胞超过全层的2/3,但尚未累及上皮全层。

2. 子宫颈原位癌

(1)原位癌　是指异型增生的细胞累及子宫颈黏膜上皮全层,但病变仍局限于上皮内,未突破基底膜。

(2)原位癌累及腺体　原位癌的癌细胞可由表面沿基底膜通过宫颈腺口蔓延至子宫颈腺体内,取代部分或全部腺上皮,但仍未突破腺体的基底膜,称为原位癌累及腺体,仍然属于原位癌的范畴。

3. 子宫颈浸润癌

子宫颈浸润癌是指癌细胞突破基底膜,向固有膜间质内浸润。根据癌细胞浸润深度的不同,分为两类。

(1)早期浸润癌(微小浸润性鳞状细胞癌)　是指癌细胞突破基底膜,向固有膜间质内浸润,但浸润深度不超过基底膜下5mm者。早期浸润癌一般肉眼不能判断,只有在显微镜下才能确诊。

(2)浸润癌　是指癌组织向间质内浸润性生长,浸润深度超过基底膜下5mm。

4. 子宫颈上皮内瘤变(CIN)

从子宫颈鳞状上皮异型增生到原位癌,呈逐渐演化的级谱样变化,而不是相互分离的病变。新近的分类将子宫颈上皮异型增生与原位癌合称为子宫颈上皮内瘤变(CIN)。CINⅠ相当于Ⅰ级异型增生,CINⅡ相当于Ⅱ级异型增生,CINⅢ包括Ⅲ级异型增生和原位癌。

不典型增生/原位癌	异型增生/原位癌	子宫颈上皮内瘤变	最新分类(8版未讲)
轻度不典型增生	异型增生Ⅰ级	CINⅠ	低级别 SIL(LSIL)
中度不典型增生	异型增生Ⅱ级	CINⅡ	高级别 SIL(HSIL)
重度不典型增生	异型增生Ⅲ级	CINⅢ	高级别 SIL(HSIL)
原位癌	原位癌	CINⅢ	高级别 SIL(HSIL)

5. CIN 的演变

子宫颈上皮 CIN Ⅰ 和 CIN Ⅱ 并不一定都发展为 CIN Ⅲ、原位癌或浸润癌。若经适当治疗,大多数 CIN 可逆转或治愈。发展为 CIN Ⅲ 和浸润癌的几率和所需时间与上皮内瘤变的程度有关。病变级别越高,其转化几率越高,所需时间越短。

CIN Ⅰ (异型增生Ⅰ级)------→ 可消退或长期存在
↓
CIN Ⅱ (异型增生Ⅱ级)------→ 可消退
↓
CIN Ⅲ (异型增生Ⅲ级+原位癌)
↓
子宫颈早期浸润癌 (突破基底膜向间质浸润深度≤5mm)
↓
子宫颈浸润癌 (突破基底膜向间质浸润深度>5mm)

①约 50% CIN Ⅰ 可自然消退,约 10% 的 CIN Ⅰ 需 10 年以上经由 CIN Ⅱ 转变为 CIN Ⅲ,仅有不到 2% 的 CIN Ⅰ 最终发展为浸润癌。

②CIN Ⅲ 在 10 年内发展为浸润癌的几率达 20%。

【例 1】2017NO151X 下列病变中属于子宫颈 CINⅢ的有

A. 轻度异型增生　　　　B. 中度异型增生　　　　C. 重度异型增生　　　　D. 原位癌

【例 2】2007NO176A 子宫颈 CIN Ⅲ 是指异型增生细胞占据上皮的

A. 下 1/3

B. 下 1/3 ~ 2/3

C. 下 2/3 以上但未累及全层

D. 下 2/3 以上及原位癌

二、子宫颈癌

1. 病因

(1)**妇科疾病**　与早婚、多产、宫颈裂伤、局部卫生不良、包皮垢刺激等多种因素有关。

(2)**性生活**　性生活过早和性生活紊乱是子宫颈癌发病的最主要原因。

(3)**HPV**　HPV 感染是主要致病因素之一,尤其是 HPV-16、18、31、33 型与子宫颈癌发生密切相关。

(4)**HIV**　HIV 感染可使子宫颈原位癌的发生率增加 5 倍。

(5)**吸烟和免疫缺陷**　可增加致癌风险。某些癌基因、机体的免疫状态可能与 HPV 有协同作用。

【例 3】2007NO42A 子宫颈癌最重要的病因是

A. HIV 感染　　　　B. HBV 感染　　　　C. HPV 感染　　　　D. HCV 感染

2. 子宫颈浸润癌的病理变化

(1)**肉眼观**　分为以下四型。

①糜烂型　病变处黏膜潮红,颗粒状,质脆,触之易出血,在组织学上多属于原位癌和早期浸润癌。

②外生菜花型　癌组织向子宫颈表面生长,形成乳头状或菜花状突起,表面常有坏死和浅表溃疡形成。

③内生浸润型　癌组织向子宫颈深部浸润生长,使宫颈前后唇增厚变硬,表面较光滑,临床检查易漏诊。

④溃疡型　癌组织除向深部浸润外,表面同时有大块坏死脱落,形成溃疡,似火山口状。

(2)**镜下观**　组织学类型以鳞状细胞癌居多(80%),腺癌少见(20%)。

①子宫颈鳞状细胞癌　子宫颈上皮的 CIN 和鳞状细胞癌大多累及子宫颈鳞状上皮和柱状上皮交界处(即移行带),或来源于子宫颈内膜化生的鳞状上皮。根据其进展过程,分为早期浸润癌和浸润癌。

②子宫颈腺癌　根据腺癌组织结构和细胞分化程度,可分为高分化、中分化、低分化三型。

3. 子宫颈浸润癌的扩散途径

(1)**直接蔓延**　①癌组织向上浸润破坏整段子宫颈,很少侵犯子宫体;②向下可累及阴道穹隆及阴道壁;③向两侧可累及宫旁及盆壁组织;④向前可侵犯膀胱;⑤向后可累及直肠。

(2)**淋巴道转移**　是子宫颈癌最常见和最重要的转移途径。癌组织首先转移至子宫旁淋巴结,然后依次转移至闭孔、髂内、髂外、髂总、腹股沟、骶前淋巴结,晚期可转移至锁骨上淋巴结。

(3)**血道转移**　较少见,晚期可转移至肺、骨、肝。

【例 4】A 子宫颈癌经淋巴道首先转移至

A. 子宫旁淋巴结　　　B. 骶前淋巴结　　　C. 腹股沟淋巴结　　　D. 闭孔淋巴结

4. 子宫颈浸润癌的临床分期 详见后。

三、子宫内膜异位症

子宫内膜异位症是指子宫内膜腺体和间质出现于子宫内膜以外的部位,如卵巢(占80%)、子宫阔韧带、直肠阴道陷窝、盆腔腹膜、腹部手术疤痕、脐部、阴道、外阴和阑尾等。

1. 病因 未明。

有以下几种学说:月经期子宫内膜经输卵管反流至腹腔器官;子宫内膜因手术种植在手术切口或经血流播散至远方器官;异位的子宫内膜由体腔上皮化生而来。

2. 病理变化

异位的子宫内膜受卵巢激素的影响产生周期性反复性出血,出血后可因机化而与周围器官发生纤维性粘连。如发生在卵巢,反复出血可致卵巢体积增大,形成囊腔,内含黏稠的咖啡色液体,称巧克力囊肿。镜下可见与正常子宫内膜相似的子宫内膜腺体、子宫内膜间质及含铁血黄素。

【例5】A 子宫内膜异位症的好发部位是
    A. 子宫内膜   B. 子宫阔韧带   C. 卵巢   D. 阴道

【例6】A 卵巢巧克力囊肿常继发于
    A. 卵巢黏液性肿瘤   B. 卵巢浆液性肿瘤   C. 子宫内膜异位症   D. 子宫内膜增生症

四、子宫内膜增生症

子宫内膜增生症是由于内源性或外源性雌激素增高引起的子宫内膜腺体或间质增生,临床主要表现为功能性子宫出血,育龄期和更年期妇女均可发病。

1. 病因

雌激素过多。

2. 病理变化

根据细胞形态、腺体结构增生和分化程度的不同,分单纯性、复杂性和异型增生(非典型增生)。

	单纯性增生	复杂性增生	异型增生
旧称	轻度增生、囊性增生	腺瘤型增生	非典型增生
癌变率	1%	3%	1/3
内膜腺体	数量增多,某些扩张成小囊	明显增多,排列拥挤	明显增多,显著拥挤,"背靠背"
腺体上皮	一般为单层或假复层 细胞呈柱状,无异型	复层 细胞增生呈乳头状,无异型	复层 轻至中度异型性增生
内膜间质	无明显异常	明显减少	可有间质浸润(癌)

【例7】2015NO54A 与子宫内膜癌关系不密切的子宫内膜变化是
    A. 复杂性增生   B. 非典型增生   C. 增殖期子宫内膜   D. 单纯性增生

【例8】2010NO54A 最容易发展为子宫内膜腺癌的子宫内膜病变是
    A. 不规则增生   B. 单纯增生   C. 复杂性增生   D. 非典型增生

五、子宫内膜腺癌(子宫体癌)

子宫内膜腺癌又称子宫体癌,是由子宫内膜上皮细胞发生的恶性肿瘤,多见于绝经期和绝经后妇女。

1. 病因

(1)**子宫内膜样腺癌** 与子宫内膜增生和雌激素长期持续作用有关,肥胖、糖尿病、不孕、吸烟是其高危因素。①肥胖使脂肪细胞里的雄甾烯二酮芳香化转化为雌二醇。体重增加 23kg,发生子宫内膜样腺癌的风险增加 10 倍。②正常情况下,肝细胞可将雌二醇转化为雌三醇,从而降低发病风险,吸烟可影响肝脏的转化能力。③分子生物学可查见微卫星灶不稳定和位于第 10 号染色体上的 PTEN 基因突变。

（2）**子宫乳头状浆液性癌和透明细胞癌**　与体内雌激素增加及子宫内膜增生无关,而是在非活动性或萎缩子宫内膜基础上发生的。患者年龄偏大,多发生于绝经后。浆液性癌常有 p53 基因过度表达。

2. 病理变化

（1）**肉眼观**　子宫内膜癌分为弥漫型和局限型两型。

①**弥漫型**　表现为子宫内膜弥漫性增厚,表面粗糙不平,灰白质脆,常有出血坏死或溃疡形成,并不同程度地浸润子宫肌层。

②**局限型**　多位于子宫底或子宫角,常呈息肉或乳头状突向宫腔。

（2）**镜下观**　癌组织可呈高、中、低分化,以高分化腺癌居多。

①**高分化腺癌**　腺管排列拥挤、紊乱,细胞轻度异型,结构貌似增生的内膜腺体。

②**中分化腺癌**　腺体不规则,排列紊乱,细胞向腺腔内生长可形成乳头或筛状结构,并见实性癌灶。癌细胞异型性明显,核分裂象易见。

③**低分化腺癌**　癌细胞分化差,很少形成腺样结构,多呈实体片状排列,核异型性明显,核分裂象多见。

3. 扩散途径

子宫内膜癌以直接蔓延为主,晚期可经淋巴道转移,血道转移少见。与子宫颈癌扩散途径的比较如下。

	子宫颈癌	子宫体癌（子宫内膜腺癌）
直接蔓延	向上→整段子宫颈;向下→阴道穹隆及阴道壁 向前→膀胱;　　　　向后→直肠 向两侧→宫旁及盆壁组织	向上→子宫角、输卵管、卵巢 向下→宫颈管和阴道 向外→浆膜、输卵管、卵巢、腹膜、大网膜
淋巴道转移	是最常见最重要的转移途径 首先转移至子宫旁淋巴结	宫底部的癌多转移至腹主动脉旁淋巴结 子宫角部的癌转移至腹股沟淋巴结 累及宫颈管者可至宫旁、髂内髂外髂总淋巴结
血道转移	肺、骨、肝	肺、肝、骨

4. 子宫颈癌和子宫体癌的比较

	子宫颈癌	子宫体癌（子宫内膜腺癌）
病因	早婚、多产、性生活紊乱、HPV 感染	子宫内膜增生、雌激素长期持续作用
年龄	40～60 岁（平均 54 岁）	绝经期和绝经后期（55～65 岁）
肉眼观	糜烂型、外生菜花型、内生浸润型、溃疡型	弥漫型、局限型
组织学	鳞癌（80%）、腺癌（20%）	高、中、低分化腺癌
扩散	直接蔓延、淋巴道转移、血道转移	直接蔓延、淋巴道转移、血道转移
临床表现	早期无自觉症状 典型表现为不规则阴道出血及接触性出血 晚期出现下腹部及腰骶部疼痛、子宫膀胱或直肠瘘	早期无明显症状 最常见表现为阴道不规则出血 晚期出现下腹部及腰骶部疼痛
临床分期	0 期——原位癌（CIN Ⅲ） Ⅰ期——癌局限于子宫颈以内 Ⅱ期——肿瘤超出子宫颈,未及盆壁,未侵及阴道下1/3 Ⅲ期——癌扩散至盆腔壁及阴道下 1/3 Ⅳ期——癌组织已超越骨盆,或累及膀胱黏膜或直肠	Ⅰ期——癌组织局限于子宫体 Ⅱ期——癌组织累及子宫体及子宫颈 Ⅲ期——癌组织向子宫外扩散,未侵入盆腔外 Ⅳ期——癌组织超出盆腔,累及膀胱和直肠黏膜

5. 子宫内膜腺癌（子宫体癌）与子宫内膜增生症的鉴别

	子宫内膜增生症	子宫内膜腺癌
发病因素	雌激素过多	与雌激素长期持续作用和子宫内膜异型增生有关
好发人群	育龄期和更年期妇女	绝经期和绝经后期妇女（55～65岁）
临床表现	功能性子宫出血	阴道不规则流血，阴道分泌物增多
肉眼特点	子宫内膜增厚，厚度＞5mm	子宫内膜弥漫或局限性增厚，表面不平，呈息肉或乳头状，不规则，灰白质脆，常伴出血坏死或溃疡形成
镜下特点	单纯性、复杂性、异型增生	高、中、低分化腺癌，其中以高分化腺癌多见
预后	少数发展为子宫内膜腺癌	一般生长缓慢，局限在宫腔内，转移发生较晚

子宫内膜异型增生与高分化子宫内膜腺癌很难区分，主要鉴别点是前者没有内膜间质浸润。

【例9】A 子宫体癌与子宫内膜增生症最主要的区别在于前者
　　A. 腺体结构不规则　　　　　　　　　　B. 腺体之间的间质稀少
　　C. 子宫内膜间质浸润　　　　　　　　　D. 腺体拥挤，细胞异型

六、子宫平滑肌瘤和子宫平滑肌肉瘤

1. 子宫平滑肌瘤的病理变化
子宫平滑肌瘤是女性生殖系统最常见的肿瘤，30岁以上妇女的发病率高达75%。

（1）肉眼观　多数肿瘤发生于子宫肌层，一部分可位于黏膜下或浆膜下，脱垂于子宫腔或子宫颈口。既可单发，也可多发。肿瘤表面光滑，边界清，无包膜。切面灰白，质韧，编织状或旋涡状。有时肿瘤可出现均质的透明、黏液变性或钙化。当肌瘤间质血管内有血栓形成时，肿瘤局部可发生梗死伴出血，肉眼呈暗红色，称为红色变性。

（2）镜下观　瘤细胞与正常子宫平滑肌细胞相似，梭形、束状或旋涡状排列，胞质红染，核呈长杆状，两端钝圆，核分裂象少见，缺乏异型性。肿瘤与周围正常平滑肌界限清楚。

2. 子宫平滑肌肉瘤的病理变化
子宫平滑肌瘤极少恶变，如肿瘤组织出现坏死，边界不清，细胞异型，核分裂象增多，应诊断为平滑肌肉瘤。

3. 子宫平滑肌肉瘤的扩散途径
50%以上经血流转移至肺、骨、脑，也可在腹腔内播散。

4. 子宫平滑肌瘤和子宫平滑肌肉瘤的鉴别

	子宫平滑肌瘤	子宫平滑肌肉瘤
发病率	高（女性生殖系统最常见的肿瘤）	低
肿瘤性质	良性	恶性
肿瘤来源	子宫平滑肌细胞	子宫肌层的间质细胞
肉眼特点	单个或多发，表面光滑，无包膜，灰白，质韧编织状或旋涡状，可钙化、出血坏死	一般为单个，边界不清，质软鱼肉状，常伴出血坏死
镜下特点	瘤细胞与正常子宫平滑肌细胞相似束状或旋涡状排列，核分裂象少见，缺乏异型性	瘤细胞排列紊乱，异型性明显

【例10】2012NO54A 子宫平滑肌瘤与子宫平滑肌肉瘤镜下的主要鉴别要点是
　　A. 细胞核异型程度　　B. 肿瘤大小　　　C. 细胞核分裂象数量　　　D. 边界是否清晰

七、滋养层细胞疾病

滋养层细胞疾病（GTD）包括葡萄胎、侵蚀性葡萄胎、绒毛膜癌和胎盘部位滋养层细胞肿瘤，其共同特

银成教育　027-8226 6012
www.yixueks.com

国家开放大学出版社
OPEN UNIVERSITY OF CHINA PRESS

征为:①滋养层细胞异常增生;②患者血清和尿液中人绒毛膜促性腺激素(HCG)的含量高于正常妊娠。HCG可作为诊断、疗效评价和随访的辅助指标。

1. 葡萄胎、侵蚀性葡萄胎、绒毛膜癌的鉴别

	葡萄胎	侵蚀性葡萄胎	绒毛膜癌
发病年龄	任何年龄,<20岁和>40岁多见	—	<20岁和>40岁多见
病变性质	良性病变	交界性肿瘤	恶性肿瘤
与妊娠关系	异常妊娠	继发于葡萄胎后	葡萄胎、流产、正常妊娠后
滋养层细胞	不同程度增生,异型性很小	高度增生,有一定异型性	异常增生,异型性显著
绒毛结构	水泡状绒毛不侵入肌层	水泡状绒毛侵入子宫肌层	无绒毛结构
绒毛间质	有绒毛,间质高度水肿	有绒毛,间质高度水肿	无绒毛,无间质
间质血管	间质血管消失或少量	—	无血管
出血坏死	少见	常见	极常见
转移灶	无	无(可有血管栓塞)	肺(最常见)、脑、胃肠道、肝、阴道壁
临床表现	子宫反复不规则流血 偶有葡萄状物自阴道流出 子宫增大、无胎心及胎动 HCG明显增高	—	阴道持续性不规则流血 子宫增大 HCG持续增高 血道转移的症状
治疗	手术	化疗	现在以化疗为主
预后	绝大多数能痊愈,10%转为侵蚀性葡萄胎,2%转为绒癌	预后良好。转移灶内的瘤组织可自然消退	现在绝大多数可治愈,已发生转移者治愈率可达70%

注意:①侵蚀性葡萄胎和葡萄胎的主要区别是前者水泡状绒毛侵入子宫肌层,后者不侵入肌层。

②绒毛膜癌与侵蚀性葡萄胎的主要区别是前者无绒毛、无间质、无血管,后者则否。

③侵蚀性葡萄胎可有阴道壁紫蓝色出血坏死结节,为水泡状绒毛侵入子宫肌层所致;

绒毛膜癌也可见紫蓝色的癌结节,为癌结节出血坏死所致。

④绒毛膜癌极易经血道转移,最常转移至肺(占90%),其次为脑、胃肠道、肝、阴道壁等。

宫颈癌极易经淋巴道转移,最先转移至子宫旁淋巴结。

绒毛膜癌的发病与妊娠有关,50%继发于葡萄胎,25%继发于自然流产,20%发生于正常分娩,5%发生于早产。

2. 葡萄胎的分类　分完全性葡萄胎和部分性葡萄胎。

	完全性葡萄胎	部分性葡萄胎
染色体核型	46XX(>80%) 46XY(10%)	69XXX、69XXY(绝大多数) 92XXXY(罕见)
肉眼观	所有绒毛均呈葡萄状	部分绒毛呈葡萄状,部分绒毛正常
病理特点	绒毛因间质高度水肿,绒毛间质内血管消失,滋养层细胞不同程度增生(最重要特征)	

A. 绒毛水肿,滋养层细胞增生

B. 异型增生滋养层细胞浸润深肌层,但可见绒毛结构

C. 异型增生滋养层细胞浸润深肌层,无绒毛结构,出血、坏死明显

D. 在胎盘种植部位滋养层细胞浸润肌层,无出血、坏死

【例11】2010NO135B 葡萄胎的主要病理变化是

【例12】2010NO136B 绒毛膜癌的主要病理变化是

【例13】A 女性,25 岁,半年前不全流产,诊刮为葡萄胎。随访监测血 HCG 逐渐升高。半月前感胸痛、咳嗽、咯血。胸部 X 线片提示左肺中叶片状阴影。穿刺活检可见异型性显著的滋养层细胞,无绒毛结构。该患者最可能的诊断是

  A. 肺小细胞癌   B. 葡萄胎肺转移

  C. 侵蚀性葡萄胎肺转移   D. 绒毛膜癌肺转移

【例14】2016NO54A 不属于绒毛膜上皮癌的病理特征是

  A. 肿瘤细胞高度异型   B. 出血坏死明显

  C. 没有肿瘤间质成分   D. 高度水肿的绒毛

【例15】2017NO39A 在子宫肌层内发现水肿的绒毛,其诊断是

  A. 葡萄胎   B. 绒毛状腺瘤

  C. 绒毛膜上皮癌   D. 侵袭性葡萄胎

八、卵巢肿瘤

1. 卵巢肿瘤的分类

（1）**上皮性肿瘤**　浆液性肿瘤、黏液性肿瘤、子宫内膜样肿瘤、透明细胞肿瘤、移行细胞肿瘤。

（2）**生殖细胞肿瘤**　畸胎瘤、无性细胞瘤、内胚窦瘤、绒毛膜癌。

（3）**性索间质肿瘤**　颗粒细胞-卵泡膜细胞瘤、支持-间质细胞瘤。

2. 卵巢浆液性肿瘤和黏液性肿瘤的鉴别

	卵巢浆液性肿瘤	卵巢黏液性肿瘤
发病率	高（浆液性囊腺瘤是最常见的卵巢肿瘤）	较低（占所有卵巢肿瘤的25%）
肿瘤性质	可为良性、交界性、恶性	可为良性、交界性、恶性
发病年龄	良性和交界性肿瘤多见于 30～40 岁 恶性肿瘤多见于老年妇女	同左
肉眼观	单个或多个囊腔,囊内含有清亮囊液 双侧卵巢发生多见 良性——囊壁光滑 交界性——囊壁较多乳头突起 恶性——大量实性组织和乳头出现	多个囊腔,内含黏稠液体,乳头较少 双侧发生较少见 良性——肿瘤表面光滑,囊壁光滑 恶性——大量乳头和实性区域 出血坏死、包膜浸润
良性肿瘤	囊腔为单层立方或矮柱状上皮,具有纤毛 乳头较宽、细胞无异型性	囊腔为单层高柱状上皮,无纤毛 细胞无异型性
交界性肿瘤	囊腔上皮 2～3 层 乳头增多、细胞轻度异型,核分裂象增加 可有或无间质浸润	囊腔上皮 2～3 层 乳头增多、细胞轻度异型,核分裂象增加 无间质和被膜浸润
恶性肿瘤	囊腔上皮超过3层 乳头树枝状分布,常见砂粒体 细胞异型性明显,核分裂象多见 癌细胞破坏性间质浸润（最主要特点）	囊腔上皮超过3层 复杂的腺体和乳头结构 细胞异型性明显 癌细胞间质浸润

3. 卵巢性索间质肿瘤

（1）**性索间质性肿瘤的常见类型**

	女性	男性
性索间质细胞	颗粒细胞、卵泡膜细胞	支持细胞、间质细胞
常见肿瘤类型	颗粒细胞瘤、卵泡膜细胞瘤、颗粒-卵泡膜细胞瘤	支持细胞瘤、间质细胞瘤、支持-间质细胞瘤
分泌功能	卵泡膜细胞产生雌激素	间质细胞产生雄激素
患者内分泌	伴雌激素分泌增多	伴雄激素分泌增多

(2)三种性索间质性肿瘤病理变化的比较

	颗粒细胞瘤	卵泡膜细胞瘤	支持-间质细胞瘤
肿瘤性质	低度恶性	良性	交界性(潜在恶性)
肿瘤分泌	雌激素	雌激素	雄激素
肉眼特点	体积较大,囊实性,常伴出血 肿瘤呈黄色,间质呈白色	实体状 肿瘤呈黄色	实性结节、分叶状 肿瘤呈黄色或棕黄色
镜下特点	瘤细胞大小一致、体积小 细胞核呈咖啡豆样外观 可见 Call-Exner 小体	瘤细胞排列成束,核卵圆形 胞质富含脂质呈空泡状 瘤细胞呈巢状分布	支持细胞和间质细胞按不同比例混合而成,不同分化程度镜下表现不一

注意:①最常见的卵巢肿瘤是浆液性囊腺瘤;最常见的卵巢恶性肿瘤是浆液性囊腺癌(8版病理学P295)。
②女性生殖系统最常见的肿瘤是子宫平滑肌瘤(8版病理学P290)。
③女性最常见的生殖细胞肿瘤是成熟畸胎瘤(8版病理学P298)。
④婴幼儿最常见的生殖细胞肿瘤是卵黄囊瘤(内胚窦瘤,8版病理学P299)。

4. 卵巢生殖细胞肿瘤
(1)常见类型
①无性细胞瘤 由原始生殖细胞组成的肿瘤。
②畸胎瘤 原始生殖细胞向胚胎的体壁细胞分化。
③卵黄囊瘤(内胚窦瘤) 原始生殖细胞向胚外组织分化,瘤细胞和胎盘的间充质细胞或它的前身相似。
④绒毛膜癌 原始生殖细胞向覆盖在胎盘绒毛表面的细胞分化。
(2)畸胎瘤 大多数肿瘤含有至少两个或三个胚层组织成分。

	成熟畸胎瘤	未成熟性畸胎瘤
发病率	多见(最常见的生殖细胞肿瘤)	少见(占20岁以下女性所有恶性肿瘤的20%)
好发年龄	20～30岁女性	<20岁女性
肿瘤性质	良性	恶性
预后	好	差
肉眼特点	肿瘤呈囊性,囊内充满皮脂样物 囊壁可见头节,表面附有毛发,可见牙齿	肿瘤呈实体分叶状,可含小囊腔 实体内含未成熟的组织
镜下特点	肿瘤由三个胚层的各种成熟组织构成: 皮肤、毛囊、汗腺、脂肪、肌肉、骨、软骨、呼吸道上皮、消化道上皮、甲状腺、脑组织	在成熟畸胎瘤基础上,见到未成熟的组织: 如未成熟的原始神经管(最常见)和菊形团,未成熟的骨或软骨组织等

(3)无性细胞瘤、胚胎性癌和卵黄囊瘤的鉴别

	无性细胞瘤	胚胎性癌	卵黄囊瘤(内胚窦瘤)
肿瘤特性	恶性	高度恶性	高度恶性
好发年龄	10～30岁的青年人	20～30岁的青年人	<30岁的妇女
肉眼特点	肿瘤体积较大,表面结节状 切面质软、鱼肉样	肿瘤体积较小 肿瘤边界不清,可出血坏死	肿瘤体积大,结节分叶状 色灰黄,实体状,可出血坏死
镜下特点	瘤细胞体积大而一致 细胞膜清晰,胞质空亮透明 瘤周有结核样肉芽肿结构 瘤细胞胎盘碱性磷酸酶阳性	瘤细胞排列成腺管、腺泡或乳头状 瘤细胞大,呈上皮样,异型显著 常见核分裂象和瘤巨细胞 可为混合性肿瘤	疏网状结构(最常见的形态) S-D(Schiller-Duval)小体 细胞外嗜酸性小体(特征性) 多泡性卵黄囊结构

记忆:Call-Exner 小体——颗粒细胞瘤;   Schiller-Duval 小体——卵黄囊瘤;

细胞外嗜酸性小体——卵黄囊瘤;   淀粉小体——前列腺增生症;

砂粒体——浆液性囊腺癌、甲状腺乳头状癌(砂粒体的实质是钙化小体,常出现在间质中)。

【例 16】2008NO166X 卵巢浆液性囊腺癌的病理特点有

    A. 肉眼可见囊内实性结节   B. 乳头被覆异型性明显的细胞

    C. 无间质浸润   D. 砂粒体形成

【例 17】A 不符合卵泡膜细胞瘤描述的是

    A. 低度恶性   B. 可产生雌激素   C. 好发于绝经期妇女   D. 多为实性

【例 18】A 生殖细胞向胚外组织分化形成的肿瘤是

    A. 无性细胞瘤   B. 畸胎瘤   C. 内胚窦瘤   D. 绒毛膜癌

【例 19】2014NO164X 良性畸胎瘤内可以出现的组织有

    A. 脑组织   B. 皮肤及其附属器   C. 甲状腺组织   D. 软骨组织

【例 20】X 属于恶性肿瘤的是

    A. 卵巢颗粒细胞瘤   B. 卵巢无性细胞瘤

    C. 内胚窦瘤   D. 卵巢卵泡膜细胞瘤

九、前列腺增生疾病

1. 前列腺增生症和前列腺癌的鉴别

	前列腺增生症	前列腺癌
发病率	50岁以上男性随年龄增加而提高	50岁以上男性随年龄增加而提高
病因	与雄激素减少,雌激素相对增加有关	与雄激素相关
好发部位	前列腺内区、移行区、尿道周围区(中叶为主)	前列腺的周围区(后叶为主)
肉眼特点	结节状增大,质地较软 和周围正常前列腺组织分界不清	灰白结节状,质地韧硬 和周围正常前列腺组织界限不清
镜下特点	增生的成分为纤维、平滑肌和腺体 腺上皮向腔内呈乳头状或形成皱褶 增生腺体的腺腔内可见淀粉小体	分化好的癌细胞排列规则、拥挤、背靠背 腺上皮向腔内呈乳头状或筛状 核仁增大,外层基底细胞缺如(诊断性)
病理特点	以前列腺上皮和间质增生为特征	多为分化较好的腺癌,腺体外层基底细胞缺如、核仁增大是高分化腺癌的主要诊断依据
临床表现	尿道梗阻,排尿困难,尿流不畅	排尿困难,血尿

2. 前列腺癌的扩散途径

5%～20%的前列腺癌可发生局部浸润和远处转移。

(1)**直接蔓延** 前列腺癌常直接向精囊、膀胱底部浸润,后者可引起尿道梗阻。

(2)**血道转移** 主要转移至骨,以脊椎骨最常见,其次为股骨近端、盆骨和肋骨。男性肿瘤骨转移应首先想到前列腺癌转移的可能。偶见内脏的广泛转移。

(3)**淋巴转移** 最先转移至闭孔淋巴结,随之到内脏淋巴结、胃底淋巴结、髂骨淋巴结、骶骨前淋巴结和主动脉旁淋巴结等。

【例21】2007NO49A 增生腺体周围的一种细胞缺失是病理确认前列腺癌的重要依据,这种细胞是

A. 基底细胞　　B. 肌上皮细胞　　C. 腺上皮细胞　　D. 成纤维细胞

十、乳腺癌

乳腺癌是来自乳腺终末导管小叶单元上皮的恶性肿瘤,居女性恶性肿瘤的第一位。

1. 病因

(1)**雌激素作用** 乳腺癌的发生与雌激素水平高低有关:①月经初潮早、闭经晚、生育晚或不育,长期服用雌激素等雌激素水平较高者均为乳腺癌的高危因素;②55岁以后闭经的妇女发生乳腺癌的几率比45岁前闭经者高出1倍;③35岁以前因某些原因切除双侧卵巢者,极少发生乳腺癌;④雌激素水平过高,可导致乳腺上皮增生,甚至癌变。

(2)**遗传因素** 约10%的乳腺癌患者有家族遗传倾向,有家族史的妇女乳腺癌发病率比无家族史者高2～3倍。研究表明BRCA1、BRCA2基因和具有遗传倾向的乳腺癌发病相关。

(3)**环境因素** 乳腺癌有明显的地理区域分布,在北美和北欧发病率最高,而在多数亚洲和非洲国家发病率较低。目前认为可能与妊娠多少、哺乳方式、饮食习惯、生活环境不同及肥胖有关。

(4)**放射线** 在原子弹爆炸后幸存女性中,乳腺癌的发生机会会明显增加。长时间大剂量放射线检查和治疗被认为是乳腺癌的诱发因素,接触放射线的年龄越小,剂量越大,将来发生乳腺癌的几率越高。

(5)**纤维囊性变** 非增生性纤维囊性变不会演变为乳腺癌,而导管和腺泡上皮的增生,尤其是不典型增生,则被视为癌前病变。

2. 病理变化

(1)**病理分类** 浸润性导管癌最常见,占整个乳腺癌的70%～85%。

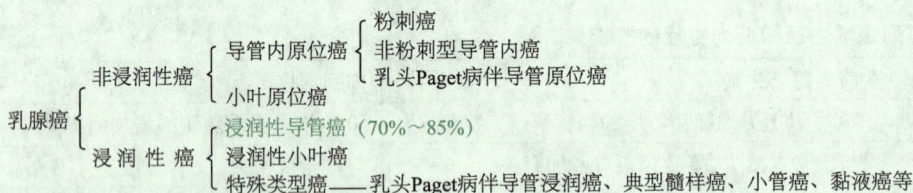

```
            ┌ 导管内原位癌 ┌ 粉刺癌
     非浸润性癌┤           ┤ 非粉刺型导管内癌
            │           └ 乳头Paget病伴导管原位癌
乳腺癌┤      └ 小叶原位癌
            ┌ 浸润性导管癌(70%～85%)
     浸润性癌┤ 浸润性小叶癌
            └ 特殊类型癌——乳头Paget病伴导管浸润癌、典型髓样癌、小管癌、黏液癌等
```

注意:①乳腺癌最常见的病理类型是浸润性导管癌,约占乳腺癌70%～85%(8版病理学P303)。
②乳腺癌最常见的病理类型是浸润性非特殊癌,占乳腺癌80%左右(8版外科学P256)。

【例22】1995NO45A、1994NO43A 最常见的乳腺癌的病理学类型是

A. 导管内癌　　B. 浸润性导管癌　　C. 小叶原位癌

D. 髓样癌　　E. 浸润性小叶癌

【例23】2010NO166X 下列乳腺癌中,属于非浸润性癌的有

A. 髓样癌　　B. 小管癌　　C. 粉刺癌　　D. 小叶原位癌

(2)**非浸润癌** 分为导管内原位癌和小叶原位癌,两者均来自终末导管-小叶单元上皮细胞。

①**导管内原位癌** 占所有乳腺癌的15%～30%,远比小叶原位癌多见。导管内原位癌导管明显扩

张;癌细胞局限于扩张的导管内,导管基膜完整。组织学上分粉刺癌和非粉刺型导管内癌。

	粉刺癌	非粉刺型导管内癌
共同点	都属于导管内原位癌 都局限于导管内生长,未突破基膜	都属于导管内原位癌 都局限于导管内生长,未突破基膜
肉眼观	切面可见导管内挤出粉刺样物为其特点	无特殊
镜下观	癌细胞体积较大,呈实性排列. 细胞形态不规则,细胞异型性明显 癌灶中央总有坏死为其特征,坏死区常钙化 导管周围见间质纤维组织增生,慢性炎细胞浸润 易转变为浸润癌	癌细胞体积较小,排列成实性、乳头状、筛状等 细胞形态比较规则,异型性不明显 癌灶中央一般无坏死或仅有轻微坏死 导管周围间质纤维组织增生不明显 不易转变为浸润癌

②小叶原位癌　约30%累及双侧乳腺,常为多中心性。发生于乳腺小叶的末梢导管和腺泡。癌细胞呈实性排列,形态较为一致,核分裂象罕见。未突破基底膜,癌灶中央无坏死。发展为浸润癌的几率和导管内原位癌相似。

【例24】2014NO56A 下列乳腺癌的病理学类型中,属于原位癌的是

　　A. 髓样癌　　　　　B. 黏液癌　　　　　C. 小管癌　　　　　D. 粉刺癌

【例25】2015NO46A 下列属于原位癌的病变是

　　A. 胃黏膜内癌　　　B. 食管黏膜下癌　　C. 乳腺导管内癌　　D. 大肠黏膜下癌

【例26】2011NO56A 下列乳腺癌的病理学类型中,属于原位癌的是

　　A. 导管内癌　　　　B. 黏液癌　　　　　C. 髓样癌　　　　　D. 小管癌

记忆:①乳腺癌的好发部位是乳腺外上象限(占50%以上)。
　　　②粉刺癌的好发部位是乳腺中央部位(占50%以上)。
　　　③乳腺小叶原位癌的好发部位是双侧乳腺,多中心性(约占30%)。
　　　④Paget病(湿疹样乳腺癌)的好发部位是乳头和乳晕。

(3)浸润癌　包括浸润性导管癌、浸润性小叶癌及特殊类型癌。

①浸润性导管癌和浸润性小叶癌的鉴别

	浸润性导管癌	浸润性小叶癌
来源	由导管内癌突破基膜向间质浸润而来	由小叶原位癌突破基膜向间质浸润而来
比例	占整个乳腺癌的70%(最常见)	占整个乳腺癌的5%~10%
镜下观	癌细胞排列成巢状、团索状,伴少量腺样结构 癌细胞形态各异,多形性明显,核分裂象多见	癌细胞单行串珠状浸润于间质或正常导管之间 癌细胞小,大小一致,异型性较小,核分裂象少见
肉眼观	灰白色,质硬,切面砂粒感 无包膜,与周围分界不清,活动度差	灰白柔韧,切面呈橡皮样 无包膜,与周围分界不清

②特殊类型癌　主要有髓样癌伴大量淋巴细胞浸润、小管癌、黏液癌和佩吉特病。

髓样癌　肿瘤由明显异型的大细胞组成,相互融合成片,呈推进性生长。癌细胞巢之间间质较少,肿瘤周围有明显的淋巴细胞浸润。肉眼观,肿瘤灰白,质软,境界清楚。尽管该肿瘤细胞明显异型,但一般生长缓慢,预后较好,局部淋巴结转移较晚也较少见。

小管癌　又称腺癌,为高分化癌。癌组织主要由腺管样结构组成,腺管小而规则,在乳腺间质中浸润性生长。腺管上皮细胞一般为单层,细胞小、轻度异型,肌上皮细胞缺如。预后较好。

黏液癌　多见于老年人,预后良好。癌细胞分泌大量黏液,堆积在腺腔内,由于腺体崩解释放到间质中,形成黏液湖,癌巢或癌细胞漂浮在黏液中,肉眼观呈半透明胶冻状,故又称胶样癌。

佩吉特病　又称 Paget 病、湿疹样癌。伴有或不伴有间质浸润的导管内癌的癌细胞沿乳腺导管向上

扩散,累及乳头和乳晕,在表皮内可见大而异型、胞质透明的肿瘤细胞。在病变下方可见导管内癌,或伴有浸润。乳头和乳晕可见渗出和浅溃疡,呈湿疹样改变。

【例27】2015NO56A 下列乳腺癌的病理学类型中,恶性度较低的是

    A. 浸润性小叶癌   B. 髓样癌   C. 小管癌   D. 浸润性导管癌

【例28】2014NO47A 女性,58 岁。左乳腺外上象限肿物,直径约2cm。组织学检查,肿瘤细胞小,在纤维组织中排列成单排细胞,浸润周围脂肪组织。应诊断为

    A. 浸润性小叶癌   B. 浸润性导管癌   C. 导管内癌   D. 小叶原位癌

【例29】2008NO55A 乳腺髓样癌的病理组织学特点

    A. 癌组织中大量腺体形成   B. 癌巢小而少,大量纤维组织增生

    C. 大片癌细胞巢伴淋巴细胞浸润   D. 大量黏液形成,其中漂浮癌细胞团

【例30】2013NO168X 下列属于乳腺髓样癌形态学特点的有

    A. 边界清楚   B. 癌细胞体积大

    C. 有较多的淋巴细胞浸润   D. HER2/neu 过表达

3. 扩散

(1)**直接蔓延**　癌细胞沿乳腺导管直接蔓延,可累及相应的乳腺小叶腺泡;也可沿导管周围组织间隙向周围扩散至脂肪组织。随着癌组织不断扩大,甚至可侵及胸大肌和胸壁。

(2)**淋巴道转移**　最常见的转移途径。多数经同侧腋窝淋巴结→锁骨下淋巴结→锁骨上淋巴结。

(3)**血道转移**　至肺、骨、肝、肾上腺、脑等组织或器官。

▶**常考点**　子宫颈上皮内瘤变;子宫颈癌;滋养细胞疾病的病理变化;乳腺癌病理变化。

    参考答案——详细解答见《贺银成 2019 考研西医临床医学综合能力历年真题精析》

1. ABCDE   2. ABCDE   3. ABCDE   4. ABCDE   5. ABCDE   6. ABCDE   7. ABCDE

8. ABCDE   9. ABCDE   10. ABCDE   11. ABCDE   12. ABCDE   13. ABCDE   14. ABCDE

15. ABCDE   16. ABCDE   17. ABCDE   18. ABCDE   19. ABCDE   20. ABCDE   21. ABCDE

22. ABCDE   23. ABCDE   24. ABCDE   25. ABCDE   26. ABCDE   27. ABCDE   28. ABCDE

29. ABCDE   30. ABCDE

第19章 内分泌系统疾病

▶**考纲要求**

①弥漫性非毒性甲状腺肿、弥漫性毒性甲状腺肿、甲状腺功能低下、甲状腺炎的病因、病理变化和临床病理联系。②甲状腺肿瘤的肉眼特点、组织学类型、临床表现和扩散途径。③糖尿病及胰岛细胞瘤的病因、病理变化和临床病理联系。

▶**复习要点**

一、弥漫性非毒性甲状腺肿

弥漫性非毒性甲状腺肿也称单纯性甲状腺肿,是由于缺碘使甲状腺素分泌不足,促甲状腺素(TSH)分泌增多,甲状腺滤泡上皮增生,滤泡内胶质堆积而使甲状腺肿大。一般不伴甲状腺功能亢进。

1. 病因

(1)**缺碘** 地方性水、土、食物中缺碘及机体青春期、妊娠期、哺乳期对碘需求量增加而相对缺碘。

(2)**致甲状腺肿因子的作用** ①水中大量钙和氟可引起甲状腺肿,因其影响肠道碘的吸收;②某些食物(如卷心菜、木薯、菜花、大头菜)可致甲状腺肿,如木薯内含氰化物,可抑制碘化物在甲状腺内的运送;③硫氰酸盐及过氯酸盐妨碍碘向甲状腺聚集;④药物(硫脲类、磺胺类)、锂、钴、高氯酸盐等,可抑制碘离子的浓集或碘离子的有机化。

(3)**高碘** 常年饮用含高碘的水,因碘摄入过多,过氧化物酶的功能基团过多地被占用,可影响酪氨酸氧化,造成碘的有机化过程受阻,导致甲状腺代偿性肿大。

(4)**遗传与免疫** 家族性甲状腺肿的原因是激素合成中有关酶(如过氧化物酶)的遗传性缺乏。

2. 病理变化

	增生期	胶质贮积期	结节期
别称	弥漫性增生性甲状腺肿	弥漫性胶样甲状腺肿	结节性甲状腺肿
肉眼观	甲状腺弥漫性对称性中度增大 表面光滑,≤150g 甲状腺功能正常	甲状腺弥漫性对称性显著增大 表面光滑,200~300g 半透明胶冻状	甲状腺不对称结节状增大 结节大小不一,多无包膜 可出血坏死钙化
光镜	滤泡上皮增生呈立方或低柱状 伴小滤泡和小假乳头形成 胶质较少,间质充血	部分上皮增生 可有小滤泡或假乳头形成 滤泡腔扩大,内有大量胶质贮积	部分滤泡上皮增生 小滤泡形成,有胶质贮积 结节大小不一

3. 临床病理联系

患者可出现双侧甲状腺弥漫性肿大,晚期可出现结节性甲状腺肿,产生压迫症状。

二、弥漫性毒性甲状腺肿

弥漫性毒性甲状腺肿是指血中甲状腺素过多,作用于全身各组织所引起的临床综合征,临床上统称为甲状腺功能亢进症,简称甲亢。也有人将毒性甲状腺肿称为 Graves 病。

1. 病因

(1)**自身免疫** 本病为自身免疫性疾病,其依据为:①血中球蛋白增高,并有多种抗甲状腺的自身抗体,且常与一些自身免疫性疾病并存;②血中存在与 TSH 受体结合的抗体,具有类似 TSH 的作用。

(2)**遗传因素**　发现某些患者亲属也患有此病或其他自身免疫性疾病。

(3)**精神创伤**　有些患者因精神创伤,可能干扰了免疫系统而促进自身免疫疾病的发生。

2. 病理变化

(1)**肉眼观**　甲状腺弥漫性对称性增大,约为正常的 2~4 倍(60~100g),表面光滑,血管充血,质较软,切面灰红呈分叶状,胶质少,棕红色,质如肌肉。

(2)**光镜下**　①滤泡上皮增生呈高柱状,有的呈乳头样增生,并有小滤泡形成;②滤泡腔内胶质稀薄,滤泡周边胶质出现许多大小不等的上皮细胞的吸收空泡;③间质血管丰富、充血,淋巴细胞增生。

(3)**电镜下**　滤泡上皮细胞内质网丰富、扩张,高尔基复合体肥大、核糖体增多,分泌活跃。

(4)**免疫荧光**　滤泡基底膜上有 IgG 沉着。

(5)**其他**　全身可有淋巴组织增生,胸腺、脾脏增大,心脏肥大、扩大,心肌和肝细胞可有变性、坏死和纤维化。眼球外突的原因是眼球外肌水肿、球后纤维脂肪组织增生、淋巴细胞浸润和黏液水肿。

3. 临床病理联系

本病多见于女性,男女之比为 1∶4~1∶6,以 20~40 岁最多见。临床上主要表现为甲状腺肿大,基础代谢率和神经兴奋性升高,如心悸、多汗、烦热、脉搏快、手震颤、多食、消瘦、乏力、突眼等,血中 T_3、T_4 增高。

三、甲状腺功能低下

甲状腺功能低下是甲状腺素合成和释放减少或缺乏而出现的综合征。根据年龄不同,可表现为克汀病或黏液水肿。

1. 病因

(1)**甲状腺损伤**　甲状腺肿瘤、炎症、外伤、放射等实质性损伤。

(2)**甲状腺发育异常**

(3)**甲状腺素合成障碍**　缺碘、药物、先天或后天性甲状腺素合成障碍。

(4)**自身免疫性疾病**

(5)**垂体或下丘脑病变**

2. 病理变化

(1)**克汀病或呆小病**　①散发者多表现为甲状腺少许滤泡组织残存,甚至完全缺如;甲状腺素合成障碍者表现为甲状腺增生肥大;②地方性甲状腺肿呈萎缩或肿大,腺体局限性增生或退行性变;③腺垂体常较大,部分病例示蝶鞍扩大,切片中 TSH 细胞肥大;④大脑发育不全、脑萎缩、骨成熟障碍等。

(2)**黏液性水肿**　①原发者甲状腺明显萎缩,腺泡大部分被纤维组织所取代,并有淋巴细胞浸润,残余腺泡上皮细胞矮小,腺泡内胶质含量极少;②慢性甲状腺炎者腺体大多有淋巴细胞、浆细胞浸润且增大,后期可纤维化而萎缩;③服用硫脲类药物者腺体增生肥大,胶质减少而充血;④继发于垂体功能减退者垂体有囊性变或纤维化,甲状腺腺体缩小,腺泡上皮扁平,腔内充满胶质。

3. 临床病理联系

(1)**呆小病**　主要是由于地方性缺碘,在胎儿和婴儿期从母体获得或合成甲状腺素不足或缺乏,导致生长发育障碍,表现为大脑发育不全、智力低下、表情痴呆、愚钝容貌,骨形成及成熟障碍,四肢短小,形成侏儒。

(2)**黏液性水肿**　临床表现为怕冷、嗜睡、月经周期不规律,动作、说话及思维减慢,皮肤发凉、粗糙、非凹陷性水肿。氨基多糖沉积的组织和器官可出现相应功能障碍。

四、甲状腺炎

1. 病因

(1)**急性甲状腺炎**　是由细菌感染引起的化脓性炎症,较少见。

(2)亚急性甲状腺炎 又称肉芽肿性甲状腺炎、巨细胞性甲状腺炎等,是与病毒感染有关的巨细胞性或肉芽肿性炎症。女性多于男性,中青年多见。

(3)慢性淋巴细胞性甲状腺炎 又称桥本甲状腺炎,是一种自身免疫性疾病。

(4)慢性纤维性甲状腺炎 又称 Riedel 氏甲状腺肿、慢性木样甲状腺炎,其病因不明。

2. 病理变化

(1)亚急性甲状腺炎 ①肉眼观:甲状腺呈不均匀结节状,轻至中度增大,质实,橡皮样。切面病变呈灰白或淡黄色,可见坏死或瘢痕,常与周围组织有粘连。②光镜下:病变呈灶性分布,范围大小不一,发展不一致,部分滤泡被破坏,胶质外溢,引起类似结核结节的肉芽肿形成,并有多量的中性粒细胞及不等量的嗜酸性粒细胞、淋巴细胞、浆细胞浸润,可形成微小脓肿,伴异物巨细胞反应,但无干酪样坏死。愈复期巨噬细胞消失,滤泡上皮细胞再生、间质纤维化、瘢痕形成。

(2)慢性淋巴细胞性甲状腺炎 ①肉眼观:甲状腺弥漫性对称性肿大,稍呈结节状,质较韧,被膜轻度增厚,与周围组织无粘连,切面呈分叶状,色灰白灰黄。②光镜下:甲状腺实质广泛破坏、萎缩,大量淋巴细胞浸润,淋巴滤泡形成,纤维组织增生,有时可出现多核巨细胞。

(3)慢性纤维性甲状腺炎 ①肉眼观:甲状腺中度肿大,病变呈结节状,质硬似木样,与周围组织明显粘连,切面灰白。②光镜下:甲状腺滤泡萎缩,小叶结构消失,而大量纤维组织增生、玻璃样变,有淋巴细胞浸润。

3. 临床病理联系

(1)亚急性甲状腺炎 临床上起病急,发热不适,颈部压痛,可有短暂性甲状腺功能异常。病程短,常在数月内恢复正常。

(2)慢性淋巴细胞性甲状腺炎 临床表现为甲状腺无毒性弥漫性肿大,晚期一般有甲状腺功能低下的表现,TSH 增高,T_3、T_4 降低,病人体内出现多种自身抗体。

(3)慢性纤维性甲状腺炎 早期症状不明显,甲状腺功能正常。晚期甲状腺功能低下,增生的纤维瘢痕组织压迫可产生声音嘶哑、呼吸及吞咽困难。

五、甲状腺肿瘤

1. 甲状腺腺瘤

(1)肉眼观 多为单发,圆形或类圆形肿块,有完整包膜,常压迫周围组织,直径一般 3～5cm。切面多为实性,色暗红或棕黄,可并发出血、囊性变、钙化和纤维化。

(2)镜下观 根据肿瘤组织学特点分类如下:

组织学类型	别称	病理变化
单纯型腺瘤	正常大小滤泡型腺瘤	肿瘤包膜完整,由形态与正常甲状腺相似的滤泡构成
胶样型腺瘤	巨滤泡型腺瘤	肿瘤组织由大滤泡或大小不一的滤泡组成,肿瘤间质少
胎儿型腺瘤	小滤泡型腺瘤	肿瘤组织由小滤泡组成,内含少量胶质。间质水肿、黏液样变
胚胎型腺瘤	梁状和实性腺瘤	瘤细胞小,大小一致,分化好,呈条索状。无胶质,间质疏松水肿
嗜酸细胞型腺瘤	Hürthle 细胞腺瘤	瘤细胞大而呈多角形,胞质丰富,嗜酸性,内含嗜酸性颗粒
非典型腺瘤	–	瘤细胞丰富,排列成索或巢片状,间质少,无包膜和血管侵犯

2. 甲状腺癌

(1)病理变化 甲状腺癌是起源于滤泡上皮细胞或滤泡旁细胞的一类恶性肿瘤,可发生于任何年龄,但以 40～50 岁多见。根据组织形态不同,甲状腺癌可分为以下类型。

	乳头状癌	滤泡癌	未分化癌(间变性癌)	髓样癌(C细胞癌)
发生率	60%	20%	15%	7%(5%~10%)
好发年龄	青少年女性	40岁以上女性	50岁以上女性	40~60岁
恶性程度	低	中	高	中
颈淋巴结	转移早	10%转移	早,50%转移	可有转移
远处转移	少	33%有	迅速	可有
肉眼观	肿块2~3cm,圆形无包膜,可出血坏死	结节状,质软包膜不完整	形状不规则,无包膜常出血坏死	单发或多发假包膜,质实而软
光镜电镜	乳头分支多,有间质血管核呈毛玻璃状,无核仁间质内有砂粒体	极易侵犯血管滤泡分化程度不同瘤细胞异型性明显	小细胞型、梭形细胞型巨细胞型、混合型	瘤细胞排列成乳头状、滤泡状,间质内有淀粉样物质沉着
预后	好(10年生存率>80%)	差	最差(1~3月)	较差
免疫组化	Thyroglobulin 阳性 Calcitonin 阴性	Thyroglobulin 阳性 Calcitonin 阴性	Thyroglobulin 阳性 Calcitonin 阴性	Thyroglobulin 阴性 Calcitonin 阳性
转移	恶性程度低早期局部淋巴结转移	早期发生血道转移	恶性程度最高早期局部浸润和转移	颈淋巴结和血道转移(外科学观点)

注意:①好发年龄病理学和外科学不同:如乳头状癌病理学为青少年女性多见;外科学为30~45岁女性。
②恶性程度从高到低为:未分化癌>髓样癌>滤泡癌>乳头状癌(恶性程度最高的是未分化癌)。
③尽管乳头状癌恶性程度低,预后好,但早期易发生颈部淋巴结转移。
④最易发生转移的甲状腺癌是未分化癌,最易发生血道转移的是滤泡癌。
⑤能产生降钙素的癌是髓样癌,具有内分泌功能的癌是髓样癌,属于APUD瘤的是髓样癌。
⑥未分化癌包括**巨**细胞癌、**梭**形细胞癌、**小**细胞癌、**混**合细胞癌——记忆为**畏惧硕士的小混混**。

①隐匿性癌 甲状腺**乳头状**癌有时以微小癌出现,癌灶直径<1cm,临床上称为隐匿性癌。
②滤泡癌 镜下观可见不同分化程度的滤泡。滤泡分化好者似正常甲状腺组织,很难与腺瘤相鉴别,须多处取材、切片,根据包膜、血管、神经是否有侵犯来确定诊断。分化差者,癌细胞异型性明显,呈实性巢片状,滤泡少而不完整。
③甲状腺髓样癌 髓样癌又称C细胞癌,是由滤泡旁细胞(C细胞)发生的恶性肿瘤,属于APUD瘤。部分为家族性常染色体显性遗传。由于来源于C细胞,故90%的肿瘤能分泌**降钙素**,产生严重腹泻和低钙血症。镜下瘤细胞呈实性片巢状、乳头状、滤泡状排列,间质内常有淀粉样物质沉着(可能与降钙素分泌有关)。电镜下可见胞质内有大小较一致的神经内分泌颗粒。
(2)**临床表现** 患者临床表现差异很大,有的生长缓慢类似甲状腺腺瘤;有的原发灶很小,而转移灶很大,首先表现为颈淋巴结肿大;有的短期内生长很快,浸润周围组织引起临床症状。多数患者甲状腺功能正常,仅少数引起内分泌紊乱(甲亢或甲低)。
【例1】2010NO56A 下列甲状腺癌中,出现砂粒体结构的是
　　A. 乳头状癌　　　　B. 髓样癌　　　　C. 滤泡癌　　　　D. 梭形细胞癌
【例2】2005NO48A 诊断甲状腺乳头状癌最重要的依据是
　　A. 癌细胞核明显异型　　　　　　B. 癌细胞有大量核分裂象
　　C. 癌细胞核明显深染　　　　　　D. 癌细胞核有粗大核仁
　　E. 癌细胞核呈毛玻璃状
【例3】2013NO56A 一例甲状腺肿瘤,呈浸润性生长。镜下见癌细胞呈滤泡状排列,细胞核呈毛玻璃状,核

重叠,核沟明显。应诊断为

    A. 乳头状癌   B. 滤泡状癌   C. 髓样癌   D. 未分化癌

【例4】2003NO139X 甲状腺未分化癌包括

    A. 髓样癌   B. 巨细胞癌   C. 梭形细胞癌   D. 小细胞癌

【例5】2001NO39A 甲状腺髓样癌是一种

    A. 交界性肿瘤   B. 鳞癌   C. 未分化癌

    D. 迷离瘤   E. 神经内分泌肿瘤

【例6】2012NO56A 甲状腺癌中,一般只从血行转移的是

    A. 滤泡状癌   B. 乳头状癌   C. 髓样癌   D. 未分化癌

【例7】1995NO44A 下述哪种甲状腺癌的分化最差?

    A. 乳头状腺癌   B. 滤泡腺癌   C. 巨细胞癌

    D. 嗜酸性细胞腺癌   E. 髓样癌

【例8】2008NO56 恶性程度最高的甲状腺肿瘤是

    A. 滤泡癌   B. 乳头状癌   C. 未分化癌   D. 髓样癌

【例9】1999NO36A 甲状腺癌中,下列哪一种最常见?

    A. 滤泡性腺癌   B. 乳头状腺癌   C. 髓样癌

    D. 梭形细胞癌   E. 巨细胞癌

【例10】2016NO56A 对诊断甲状腺滤泡癌最有价值的病理变化是

    A. 肿瘤呈浸润性生长   B. 肿瘤分化差,形态类似胚胎期甲状腺组织

    C. 肿瘤细胞高度异形   D. 肿瘤细胞核为毛玻璃样

    A. 乳头状癌   B. 滤泡状癌   C. 髓样癌   D. 肉瘤样癌

【例11】2018NO124B 主要根据细胞核形态诊断的甲状腺癌是

【例12】2018NO125B 主要根据细胞生物学行为诊断的甲状腺癌是

六、胰岛疾病

1. 糖尿病

(1)类型　糖尿病分为原发性糖尿病和继发性糖尿病。

①原发性糖尿病　即日常俗称的糖尿病,病因未明,分为胰岛素依赖型糖尿病(1型糖尿病)和非胰岛素依赖型糖尿病(2型糖尿病)两种。

②继发性糖尿病　是指已知原因造成的胰岛内分泌功能不足所致的糖尿病,如炎症、肿瘤、手术、某些内分泌疾病(如肢端肥大症、Cushing综合征、甲亢、嗜铬细胞瘤、类癌综合征)等。

(2)病因

①1型糖尿病　好发于青少年,是在遗传易感性的基础上由病毒感染等诱发的针对B细胞的一种自身免疫性疾病。其根据是:患者体内可检测到胰岛细胞抗体和细胞表面抗体;患者血HLA-DR3和HLA-DR4的检出率超过平均值;患者血清中抗病毒抗体滴度显著增高。

②2型糖尿病　好发于成年人,肥胖者多见。本病病因不明,认为是与肥胖有关的胰岛素相对不足及组织对胰岛素不敏感所致。

③继发性糖尿病的病因如前述。

(3)病理变化

①胰岛病变　1型糖尿病早期为非特异性胰岛炎;晚期胰岛B细胞颗粒脱失、空泡变性、坏死、消失,胰岛变小、数目减少,纤维组织增生、玻璃样变。2型糖尿病早期病变不明显,晚期B细胞减少,常见胰岛淀粉样变性。

②血管病变　毛细血管和细、小动脉内皮细胞增生，基底膜增厚。大、中动脉有粥样硬化或中层钙化。

③肾脏病变　可有肾脏体积增大，结节性肾小球硬化，弥漫性肾小球硬化，肾乳头坏死等。

④视网膜病变　早期表现为微小动脉瘤和视网膜小静脉扩张，继而渗出、水肿、微血栓形成、出血等非增生性视网膜病变；还可因血管病变引起缺氧，刺激纤维组织增生、新生血管形成等增生性视网膜病变。视网膜病变可造成白内障或失明。

⑤神经系统病变　周围神经可因血管病变引起缺血性损伤或症状，如肢体疼痛、麻木、感觉丧失、肌肉麻痹等。脑细胞也可发生广泛变性。

【例13】2013A(执医试题) I 型糖尿病患者的胰腺不会出现的病理改变是

　　A. 胰岛细胞增生　　　B. 胰岛细胞坏死　　　C. 间质钙化

　　D. 间质纤维化　　　E. 胰岛细胞空泡变性

2. 胰岛细胞瘤

(1)**肉眼观**　好发部位依次为胰尾、胰体、胰头部(外科学观点为三者相等)，异位胰腺也可发生。

肿瘤多为单个，体积较小，1～5cm，圆形或椭圆形，境界清楚，包膜完整或不完整，色暗红，质软，均质。可继发纤维组织增生、钙化、淀粉样变、黏液变性、囊性变等。

(2)**镜下观**　瘤细胞可排列呈岛状、团状、脑回状、索带状、腺泡状等多种形状。瘤细胞间为毛细血管、胶原纤维构成的间质，可见黏液、淀粉样变性、钙化等继发性病变。

胰岛细胞瘤多数具有分泌功能，已知的功能性胰岛细胞瘤有6种，即胰岛素瘤、胃泌素瘤、高血糖素瘤、生长抑素瘤、血管活性肠肽瘤和胰多肽瘤。

【例14】2013A(执医试题)女，40岁。近3年经常于清晨出现突发晕厥，出冷汗，饮糖水后症状很快缓解。

　　B超检查发现胰腺占位，大小约1.5cm。该肿瘤好发部位依次是

　　A. 胰头、胰颈、胰体　　B. 胰头、胰体、胰尾　　C. 胰颈、胰体、胰尾

　　D. 胰体、胰尾、胰头　　E. 胰尾、胰体、胰头

▶**常考点**　甲亢、甲减、甲状腺炎、胰岛疾病为2013年新增考点；甲状腺癌的鉴别表。

参考答案——详细解答见《贺银成2019考研西医临床医学综合能力历年真题精析》

1. ABCD**E**　2. ABCD**E**　3. ABCD**E**　4. ABCD**E**　5. ABCD**E**　6. ABCD**E**　7. ABCD**E**

8. ABCD**E**　9. ABCD**E**　10. ABCD**E**　11. ABCD**E**　12. ABCD**E**　13. ABCD**E**　14. ABCD**E**

第20章 流行性脑脊髓膜炎与流行性乙型脑炎

▶▶考纲要求

①流行性脑脊髓膜炎的病因、传播途径、病理变化、临床病理联系和结局。②流行性乙型脑炎的病因、传染途径、病理变化、临床病理联系和结局。

▶▶复习要点

一、流行性脑脊髓膜炎(流脑)

1. 病因与传播途径

(1)病因 流行性脑脊髓膜炎(流脑)是由脑膜炎双球菌引起的脑脊髓膜的急性化脓性炎症。好发于儿童和青少年,表现为发热、头痛、呕吐、皮肤瘀斑(瘀点)和脑膜刺激征。

(2)传播途径 患者或带菌者鼻咽部分泌物中的细菌通过咳嗽、喷嚏等借飞沫传播,经呼吸道进入人体,但大多数不发病,成为带菌者。约2%~3%机体抵抗力低下患者,病菌达到软脑膜,引起化脓性脑膜炎。

2. 病理变化

根据病情进展,一般分为三期:

(1)上呼吸道感染期 细菌在鼻咽部黏膜繁殖,经2~4天潜伏期后,出现上感症状,主要表现为黏膜充血水肿,少量中性粒细胞浸润。约1~2天后,部分患者进入败血症期。

(2)败血症期 患者皮肤、黏膜出现瘀点(斑),此处刮片可找到细菌,此期血培养可阳性。

(3)脑膜炎症期 此期的特征性病变是脑脊髓膜的化脓性炎症。

①肉眼观 脑脊膜血管高度扩张充血,蛛网膜下腔充满灰黄色脓性渗出物,使脑回、脑沟模糊不清。脓性渗出物主要沿血管分布,可累及大脑凸面矢状窦附近或脑底部视神经交叉及邻近各池(如交叉池、脚间池)。由于炎性渗出物的阻塞,脑脊液循环发生障碍,可引起不同程度的脑室扩张。

②镜下观 蛛网膜血管高度扩张充血,蛛网膜下腔增宽,其中可见大量中性粒细胞、浆细胞及纤维素渗出。脑实质一般不受累。严重病例可累及邻近脑膜的脑实质,称为脑膜脑炎。

3. 临床病理联系

(1)脑膜刺激征 表现为颈项强直、屈髋伸膝(Kernig)征阳性。

(2)颅内压升高症状 表现为剧烈头痛、喷射性呕吐、视盘水肿、小儿前囟饱满等。

(3)脑脊液 表现为压力增高,混浊或呈脓性,细胞数及蛋白质含量增多,糖量减少,涂片及培养可阳性。

4. 结局与并发症

(1)结局 由于抗生素的广泛应用,流脑如能及时治疗,大多数患者能痊愈。少数发生后遗症:脑积水、脑神经受损麻痹、颅底部动脉炎致阻塞性病变。

(2)暴发型脑膜炎双球菌败血症 主要表现为败血症性休克,脑膜的炎症病变较轻。短期内出现皮肤、黏膜的广泛出血点、瘀斑及周围循环衰竭等严重表现,称沃-弗(Waterhouse-Friderchsen)综合征。其发生机制为脑膜炎双球菌败血症时,大量内毒素释放到血液中引起的中毒性休克和DIC。

(3)暴发性脑膜脑炎 脑膜炎波及软脑膜下的脑组织,主要是由于内毒素的作用,使得脑微循环障碍和血管通透性增高,引起脑组织淤血和大量浆液渗出,进而发生严重脑水肿,颅内压急骤升高。表现为突然高热、剧烈头痛、频繁呕吐、惊厥、昏迷等。

二、流行性乙型脑炎(乙脑)

1. 病因与传播途径

（1）**病因**　流行性乙型脑炎是由乙型脑炎病毒感染引起的急性传染病，表现为高热、嗜睡、抽搐、昏迷等。乙脑病毒是噬神经性病毒，为有膜 RNA 病毒。

（2）**传播途径**　本病的传染源为乙脑患者和中间宿主家畜、家禽，主要通过媒介（蚊）传播。传播媒介为库蚊、伊蚊和按蚊，在我国主要为三节吻库蚊。

2. 病理变化

乙脑广泛累及脑脊髓实质，引起神经细胞变性、坏死，胶质细胞增生和血管周围炎性细胞浸润。病变以大脑皮质、基底核和视丘最为严重，小脑皮质、丘脑和脑桥次之，脊髓病变最轻，常仅限于颈段脊髓。

（1）**肉眼观**　软脑膜充血水肿，脑回变宽，脑沟窄而浅。切面脑组织充血水肿，脑实质内粟粒大小半透明软化灶，其境界清楚，以顶叶、丘脑等处最明显。

（2）**镜下观**　可出现以下几种基本病变：

①血管改变和炎症反应　脑实质血管高度扩张充血，血管周围间隙增宽，并有淋巴细胞套形成。

②神经细胞变性坏死　表现为神经细胞肿胀，尼氏小体消失，胞质内出现空泡，核偏位。严重者，可发生核固缩、核溶解。可见卫星现象和噬神经细胞现象。

③软化灶形成　病变严重时，神经组织液化性坏死，形成筛状软化灶，对本病的诊断具有特征性意义。

④胶质细胞增生　主要是小胶质细胞弥漫性或局灶性增生，形成胶质结节。

（3）**常考概念**　筛状软化灶为其特征性病变。

淋巴细胞套	是指乙型脑炎时，以淋巴细胞为主的炎细胞围绕血管周围间隙形成的袖套状浸润
卫星现象	乙型脑炎时，变性坏死的神经细胞被增生的少突胶质细胞包绕 若一个神经元被 5 个或 5 个以上的少突胶质细胞围绕，称为"卫星现象"
噬神经细胞现象	是指乙脑时，神经细胞变性坏死，小胶质细胞或血源性巨噬细胞吞噬坏死神经元的现象 注意：小胶质细胞并不是真正的神经胶质细胞，而属于单核巨噬细胞系统
筛状软化灶	指乙脑时神经组织发生灶性液化性坏死，形成的质地疏松、染色较淡的镂空筛网状病灶

3. 临床病理联系

（1）**昏迷和嗜睡**　常是最早出现的主要症状，为神经元广泛受累所致。

（2）**脑神经麻痹症状**　脑神经核团受损可出现肌张力增强，腱反射亢进，抽搐，痉挛等上运动神经元损害的表现。脑桥和延髓的运动神经细胞受损，可出现吞咽困难、呼吸困难、循环衰竭等。

（3）**颅内压增高症状**　由于脑内血管扩张充血，血管通透性增高，脑水肿等，可导致颅内压增高，引起剧烈头痛、呕吐等，严重时可致脑疝形成。

（4）**脑膜炎症状**　由于脑膜有轻度炎症反应，故可出现脑膜刺激症状。

4. 结局

多数患者经治疗后痊愈，少数病例因脑组织病变较重而恢复较慢，甚至不能恢复而留有痴呆、语言障碍、肢体瘫痪等后遗症。病变严重者，可因呼吸循环衰竭或并发小叶性肺炎而死亡。

5. 流脑和乙脑的鉴别

	流行性脑脊髓膜炎	流行性乙型脑炎
简称	流脑	乙脑
病原体	细菌（脑膜炎双球菌）	病毒（乙型脑炎病毒）
寄生部位	病人和带菌者的鼻咽部	中枢神经系统
传染源	病人、带菌者	病人，中间宿主家畜、家禽
传播途径	呼吸道直接传播（飞沫传播）	通过媒介（蚊）传播

发病季节	冬春季	夏秋季
特征	化脓性炎症	变质性炎症
发病	多见于儿童、青少年	多见于 10 岁以下儿童
病损部位	主要为脑脊髓膜(软膜、蛛网膜) 脑实质一般不受累	主要为脑实质(神经元) 脑膜病变轻微
病理改变	①脑脊髓膜血管高度扩张充血 ②蛛网膜下腔灰黄色脓性渗出物 　以额顶叶最明显	①脑实质血管高度扩张充血 ②脑回变宽、沟变浅,以顶叶及丘脑最明显 ③可见筛状软化灶(特征性诊断意义)
炎症变性	①蛛网膜下腔脓性渗出,炎细胞浸润 ②脑脊膜血管充血扩张	①神经细胞变性坏死 ②血管充血扩张,血管套形成 ③软化灶形成,胶质细胞增生
临床表现	①脑膜刺激征明显(颈项强直、Kernig 征阳性) ②颅压增高征(头痛、呕吐、视乳头水肿) ③脑脊液压力增高、蛋白增多、脓细胞阳性 ④败血症表现(发热、中毒性休克)	①脑膜刺激征不明显(主要为神经损害) ②神经元损伤症状 ③脑组织水肿时,颅压可增高 ④脑脊液细胞数增多
后遗症	脑积水、颅神经受损、脑梗死	痴呆、语言障碍、肢体瘫痪

记忆:①流脑是脑膜双球菌感染脑膜所致,因此病理改变主要在脑膜、蛛网膜下腔→充血扩张、脓性渗出→脑膜刺激征明显、脑脊液压力增高、大量炎细胞渗出。

②流脑是脑膜感染,脑实质变化不大,无血管套形成、无软化灶、无神经细胞变性、无胶质细胞增生。

③流脑是细菌感染,有细菌感染的一些特征:蛛网膜下腔炎细胞浸润明显,脑脊液脓细胞(＋)。

④同理,乙脑是病毒感染脑实质,同学们可按这种方法,理解记忆。

【例 1】2007NO50A 流行性脑膜炎时,病变主要累及

　　A. 胶质细胞　　　　B. 神经元　　　　C. 硬脑膜　　　　D. 软脑膜

【例 2】2009NO53A 乙型脑炎的特征性病变是

　　A. 血管淋巴套　　　B. 镂空筛状软化灶　　C. 胶质细胞增生　　D. 卫星现象

【例 3】1999NO148X 流行性乙型脑炎的基本病变有

　　A. 神经细胞变性坏死　　B. 蛛网膜下腔大量中性粒细胞渗出

　　C. 胶质细胞增生　　　　D. 主要累及大脑灰质及神经核团

　　A. 颅内压增高　　　　B. 神经细胞变性坏死　　C. 二者皆有　　　　D. 二者皆无

【例 4】1998NO127C 流行性脑脊髓膜炎

【例 5】1998NO128C 流行性乙型脑炎

　　A. 阿绍夫细胞　　　　B. 陷窝细胞　　　　C. 类上皮细胞

　　D. 泡沫细胞　　　　　E. 噬神经细胞现象

【例 6】1997NO103B 动脉粥样硬化症可见

【例 7】1997NO104B 乙型脑炎可见

▶ **常考点**　流脑和乙脑的病理特点。

　　参考答案——详细解答见《贺银成 2019 考研西医临床医学综合能力历年真题精析》

　1) ABCDE　　2. ABCDE　　3. ABCDE　　4. ABCDE　　5. ABCDE　　6. ABCDE　　7. ABCDE

第21章　传染病与血吸虫病

▶▶ **考纲要求**

　　①结核病的病因、传播途径、发病机制、基本病理变化及转化规律。原发性肺结核病的病变特点、发展和结局。继发性肺结核病的类型及其病理特点。肺外器官结核病的病理特点和临床病理联系。②伤寒的病因、传播途径、各器官的病理变化、临床病理联系、并发症和结局。③细菌性痢疾的病因、传播途径，急性、中毒性及慢性痢疾的病理特点及其临床病理联系。④尖锐湿疣的病因、传播途径、发病机制、病理变化。⑤梅毒的病因、传播途径、发病机制、病理变化、分期及其临床病理联系。⑥血吸虫病的病因、传播途径、病理变化及其发病机制，肠道、肝、脾的病理变化及其临床病理联系。

▶▶ **复习要点**

一、结核病

1. 概述

（1）**病因**　结核病是由结核杆菌（主要是人型和牛型）引起的一种慢性肉芽肿病。

（2）**传染途径**　传染源主要是痰菌阳性的带菌者，尤其是空洞型肺结核病人。直径<5μm的带菌微滴能到达肺泡，因此其致病性最强。

①**经呼吸道传染**　是最常见和最重要的传染途径。

②**经消化道感染**　食入带菌食物，如被结核分枝杆菌污染的牛奶。

③**经皮肤伤口感染**　少见。

（3）**发病机制**　结核病的变态反应及免疫反应详见本讲义内科学·肺结核。结核病属Ⅳ型变态反应。

（4）**基本病理变化**　结核病的基本病理变化是渗出、增生、坏死。特征性病理变化为结核结节。

	机体免疫力	机体变态反应	细菌数量	细菌毒力	病理特征
以渗出为主的病变	低	较强	多	强	浆液性或浆液纤维素性炎
以增生为主的病变	较强	较弱	少	较低	结核结节（具有诊断价值）
以坏死为主的病变	低	强	多	强	干酪样坏死（一定诊断意义）

①**结核结节的组成**　结核结节由上皮样细胞、朗汉斯巨细胞、淋巴细胞、少量反应性增生的成纤维细胞构成。典型结核结节中央有干酪样坏死。

②**朗汉斯巨细胞**　来源于骨髓中的单核细胞进入外周血发育成为巨噬细胞，吞噬能力增强，吞噬结核杆菌后体积增大，逐渐转变为上皮样细胞。上皮样细胞的活性增强，有利于吞噬和杀灭结核杆菌。多数上皮样细胞相互融合，形成朗汉斯巨细胞。朗汉斯巨细胞是一种多核巨细胞，直径可达300μm，胞质丰富，核的数目由十几个到几十个不等。核排列在胞质周围呈花环状、马蹄形或密集于胞体的一端。

③**干酪样坏死**　对病理诊断结核病有一定意义。坏死灶中含有结核杆菌，可成为恶化进展的原因。

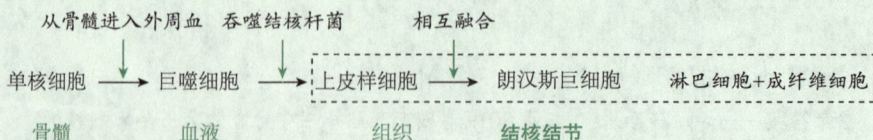

（5）**结核病转化规律**　①转向愈合：吸收消散；纤维化、钙化。②转向恶化：浸润进展；溶解播散。

【例1】2010N0164X 下列选项中，属于结核结节成分的有

  A. 成纤维细胞   B. 类上皮细胞   C. 异物巨细胞   D. 淋巴细胞

2. 原发性肺结核病

（1）**结核病的分类** 病理学分类与内科学不一样，如结核性胸膜炎在内科学就不属于继发型肺结核。

结核病 $\begin{cases}\text{原发性肺结核病——原发综合征}\\\text{继发性肺结核病——局灶型肺结核、浸润型肺结核、慢性纤维洞型肺结核、干酪性肺炎、结核球、结核性胸膜炎}\\\text{肺结核病血源播散所致病变——急、慢性全身性粟粒性结核病，急、慢性肺粟粒性结核病，肺外结核病}\\\text{肺外结核——肠结核病、结核性腹膜炎、结核性脑膜炎、泌尿生殖系统结核病、骨与关节结核病、淋巴结结核病}\end{cases}$

（2）**病变特点** 原发性肺结核病的病理特征是原发综合征的形成。

  ①Ghon灶 原发性肺结核病时，最初在通气较好的上叶下部或下叶上部近胸膜处形成的 1~1.5cm 大小的灰白色炎性实变灶，称为原发病灶（Ghon灶）。绝大多数病灶中央有干酪样坏死。

  ②原发综合征 结核杆菌可侵入淋巴管，循淋巴液引流到局部肺门淋巴结，引起结核性淋巴管炎和淋巴结炎，表现为淋巴结肿大和干酪样坏死。肺的原发病灶、淋巴管炎、肺门淋巴结结核称为原发综合征。X线呈哑铃状阴影。

（3）**发展和结局** 原发综合征的转归有三：

  ①自行痊愈 原发综合征形成后，在最初几周内有细菌通过血道或淋巴道播散到全身其他器官，但之后由于细胞免疫的建立，95%左右的病例不再发展，病灶进行性纤维化、钙化，自行痊愈。

  ②形成支气管淋巴结结核 有的肺门淋巴结病变继续发展，形成支气管淋巴结结核。

  ③播散 少数营养不良者病灶扩大、干酪样坏死、形成空洞，有的甚至在肺内播散形成粟粒性肺结核病、全身性粟粒性结核病。

（4）**原发性肺结核病与继发性肺结核病的鉴别**

	原发性肺结核病	继发性肺结核病
定义	指第一次感染结核杆菌所引起的肺结核	指再次感染结核杆菌所引起的肺结核
好发年龄	儿童	成人
免疫力	开始时对结核杆菌无免疫力，病程中产生	有免疫力
好发部位	原发病灶→淋巴管炎→肺门淋巴结结核	病变多样，新旧病灶并存，较局限
起始部位	肺上叶下部、下叶上部近胸膜处	肺尖部
起病情况	隐匿	缓慢，干酪型可急性发病
病程长短	病程短，95%自愈	病程长，波动性，需治疗
临床表现	轻微且短暂，类似"上感"	迁延，全身毒性症状、咳嗽、咯血等
并发症	无	干酪性坏死、空洞形成
播散途径	淋巴道、血道	支气管
预后	95%自愈，可在肺内播散为粟粒性肺结核 少数血行播散为全身粟粒性结核病	可有多种表现

注意：①继发性肺结核的好发部位——肺尖部(8版病理学P355)。

    ②继发性肺结核的好发部位——肺上叶尖后段、下叶背段和后基底段(8版内科学P65)。

【例2】2015NO55A 原发性肺结核的好发部位是

  A. 肺上叶下部、下叶上部 B. 肺锁骨下区   C. 肺下叶   D. 肺尖部

【例3】2006NO48A 下列选项中，由原发性肺结核引起的是

  A. 急性粟粒性肺结核 B. 局灶型肺结核   C. 浸润型肺结核

  D. 干酪性肺炎   E. 空洞性肺结核

【例4】1999NO149X 原发性肺结核的基本病变包括

  A. 原发病灶   B. 肺门淋巴结结核

  C. 血源性结核病   D. 结核性淋巴管炎

【例5】2011NO166X 原发性肺结核的病理特点有

  A. 病灶多位于肺尖部   B. 常循血道播散

  C. 常循淋巴道播散   D. 常为浸润型肺结核

3. 继发性肺结核病

（1）继发性肺结核病的特点 可归纳为32个字：肺尖开始，病程迁延。自上而下，气道蔓延。时好时坏，波浪前进。上重下轻，上旧下新。

（2）局灶型肺结核 是继发性肺结核病的早期病变。病灶常位于肺尖下2～4cm处，直径0.5～1cm。病灶境界清楚，有纤维包裹。镜下病变以增生为主，中央为干酪样坏死。病人常无症状，属非活动性结核病。

（3）浸润型肺结核 是临床最常见的活动性、继发性肺结核。多由局灶型肺结核发展而来。病变以渗出为主，中央有干酪样坏死，病灶周围有炎症包绕。如病变继续发展，干酪样坏死扩大，局部可形成急性空洞，急性空洞一般容易愈合；但若经久不愈，则可发展为慢性纤维空洞型肺结核。

（4）慢性纤维空洞型肺结核

①肺内可有一个或多个厚壁空洞。多位于肺上叶。空洞分三层：内层为干酪样坏死物质，含大量结核杆菌；中层为结核性肉芽组织；外层为纤维结缔组织。

②同侧或对侧肺组织可见新旧不一、大小不等、病变类型不同的病灶。

③后期肺组织严重破坏，广泛纤维化，胸膜增厚并与胸壁粘连，可严重影响肺功能。

④病变空洞与支气管相通，成为结核病的传染源，故此型又有开放性肺结核之称。

（5）干酪性肺炎 可由浸润型肺结核、急慢性空洞型肺结核恶化进展而来。此型结核病病情危重。

（6）结核球 又称结核瘤。结核球是直径2～5cm，有纤维包裹的孤立的境界分明的干酪样坏死灶。常单个，位于肺上叶。X线片上有时很难与周围型肺癌相鉴别。结核球可能来自：①浸润型肺结核的干酪样坏死灶纤维包裹；②结核空洞引流支气管阻塞，空洞由干酪样坏死物填充；③多个结核病灶融合。

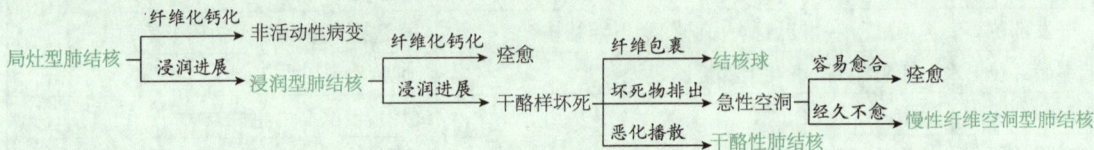

继发性肺结核的病理演变关系

（7）结核性胸膜炎 结核性胸膜炎分干性和湿性两种。①干性胸膜炎又称增殖性结核性胸膜炎，是由肺膜下结核病灶直接蔓延到胸膜所致。常见于肺尖，病变局限，以增生为主，一般通过纤维化愈合。②湿性胸膜炎又称渗出性结核性胸膜炎，病变为浆液纤维素性炎，渗出多，不易吸收，可因机化而致胸膜增厚粘连。

【例6】2014NO166X 继发性肺结核的病理特点有

  A. 常循血道播散   B. 常循淋巴道播散

  C. 常循气道播散   D. 病灶多从肺尖部开始

【例7】2001NO45A 下列描述中，不符合继发性肺结核病的是

  A. 以内源性再感染为主   B. 以淋巴道和血道播散为主

  C. 以气道播散为主   D. 多从肺尖开始   E. 新旧病变交杂

  A. 局灶型肺结核   B. 慢性纤维空洞型肺结核   C. 浸润型肺结核   D. 干酪性肺炎

【例8】2015NO135B 非活动性肺结核是

【例9】2015NO136B 病情危重的肺结核是

    A. 急性粟粒性肺结核   B. 急性空洞型肺结核   C. 局灶型肺结核   D. 干酪性肺炎

【例10】2009NO137B 属于血源播散性肺结核的是

【例11】2009NO138B 属于非活动性肺结核的是

【例12】2005NO140X 局灶性肺结核的特点有

    A. 病灶位于肺下叶上部   B. 境界清楚

    C. 以增生性病变为主   D. 属于活动性结核病

【例13】2005NO49A 结核瘤是指

    A. 结核引起的良性肿瘤 B. 结核引起的恶性肿瘤   C. 结核引起的肿瘤样浸润性病灶

    D. 结核引起的孤立性干酪样坏死灶   E. 结核引起的冷脓肿

【例14】2008NO53A 下列选项中,属于开放型肺结核的是

    A. 局灶性肺结核   B. 慢性纤维空洞性肺结核

    C. 浸润性肺结核病   D. 结核瘤

4. 肺结核病血源性播散所致病变

原发性和继发性肺结核除经淋巴道和支气管播散外,也可经血道播散引起粟粒性结核病和肺外结核病。

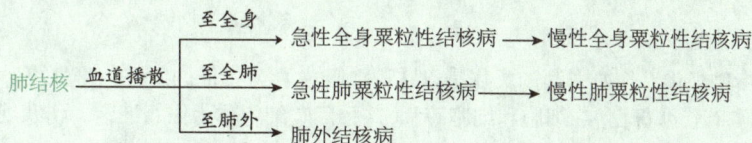

肺结核　血道播散　至全身 —→ 急性全身粟粒性结核病 —→ 慢性全身粟粒性结核病

                      至全肺 —→ 急性肺粟粒性结核病 —→ 慢性肺粟粒性结核病

                      至肺外 —→ 肺外结核病

5. 肺外结核病

(1)**肠结核病**　病理分原发性和继发性两型。原发性肠结核很少见,常发生于小儿,一般由饮用带有结核杆菌的牛奶或乳制品而感染。绝大多数肠结核继发于活动性空洞型肺结核,多因反复咽下含结核杆菌的痰液引起。肠结核病好发于回盲部(约85%)。根据其病变特点,临床分为两型:

①**溃疡型**　多见。结核杆菌侵入肠壁淋巴组织,形成结核结节,以后结节逐渐融合并发生干酪样坏死,破溃后形成溃疡。肠壁淋巴管环肠管行走,病变沿淋巴管扩散,因此典型的肠结核溃疡多呈环形,其长轴与肠腔长轴垂直。溃疡愈合后由于瘢痕形成和纤维收缩,可致肠腔狭窄。

②**增生型**　少见。以肠壁大量结核性肉芽组织形成和纤维增生为特征。肠壁高度肥厚、肠腔狭窄。

(2)**结核性腹膜炎**　青少年多见。以腹腔内结核灶直接蔓延为主,溃疡型肠结核是最常见的原发病灶。

(3)**结核性脑膜炎**　儿童多见。主要由于结核杆菌经血道播散所致,病变以脑底部最明显。

【例15】2002NO34A 肠结核最好发于

    A. 回盲部   B. 空肠   C. 降结肠

    D. 升结肠   E. 十二指肠

【例16】2013NO54A 肠结核溃疡的形态特征取决于

    A. 肠黏膜的皱襞形态   B. 肠黏膜淋巴小结的形态

    C. 肠黏膜淋巴管的走向   D. 肠黏膜血管的走向

【例17】2017NO36A 下列疾病中,容易导致肠腔狭窄的疾病是

    A. 伤寒   B. 阿米巴肠病   C. 痢疾   D. 肠结核

二、伤寒

伤寒是由伤寒杆菌引起的急性传染病。以全身单核巨噬细胞系统细胞的增生为病变特征,以回肠末端淋巴组织病变最为突出。临床表现为持续高热、相对缓脉、脾大、皮肤玫瑰疹及中性粒细胞、嗜酸性粒细胞减少。

注意：①伤寒时与我们想当然的相反，一般细菌感染时中性粒细胞增多，但伤寒时减少。
②伤寒时，中性粒细胞、嗜酸性粒细胞减少，并非嗜碱性粒细胞减少。

1. 病因、传染途径与发病机制

（1）病因　伤寒杆菌属沙门氏菌属中的 D 族，革兰染色阴性。其菌体 O 抗原、鞭毛 H 抗原、表面 Vi 抗原都能使人体产生相应的抗体，尤以 O 及 H 抗原性较强，故可用肥达反应来测定血清中抗体滴度，作为诊断伤寒的依据之一。菌体裂解时所释放的内毒素是主要致病因素。

（2）传染途径　伤寒患者及带菌者是本病的传染源。细菌随粪便、尿排出，污染食品、饮用水、牛奶等经消化道传播。好发于儿童和青壮年。全年均可发病，以夏秋两季最多。

（3）发病机制　伤寒杆菌在胃内大部分被破坏。当菌量较大时，细菌得以进入小肠侵入肠壁淋巴组织，尤其是回肠末端的集合淋巴小结或孤立淋巴结。并沿淋巴管进入肠系膜淋巴结。淋巴组织中的伤寒杆菌被巨噬细胞吞噬，并在其中繁殖，可经胸导管进入血液，引起菌血症。血液中的细菌很快被单核巨噬细胞吞噬，并在其中繁殖，致肝脾、淋巴结肿大。随着细菌繁殖和内毒素释放，患者可出现败血症和毒血症。由于胆囊中大量的伤寒杆菌随胆汁再次入肠，重复侵入已致敏的淋巴组织，使其发生强烈的过敏反应致肠黏膜坏死、脱落、溃疡形成。

2. 病理变化

（1）特征性病理变化　伤寒引起的炎症是以巨噬细胞增生为特征的急性增生性炎。增生活跃时，巨噬细胞胞浆中吞噬有伤寒杆菌、红细胞和细胞碎片，这种巨噬细胞称为伤寒细胞。伤寒细胞常聚集成团，形成小结节，称为伤寒肉芽肿或伤寒小结，是伤寒的特征性病变，具有病理诊断价值。

（2）肠道病变　以回肠下端集合和孤立淋巴小结的病变最常见且最明显。

	起病时间	病理变化	典型表现
髓样肿胀期	第 1 周	回肠下段淋巴组织略肿胀，隆起于黏膜表面，色灰红，质软	集合淋巴小结病变
坏死期	第 2 周	病灶局部肠黏膜坏死	—
溃疡期	第 3 周	坏死肠黏膜脱落后形成溃疡：集合淋巴小结发生的溃疡其长轴与肠管长轴平行；孤立淋巴小结处的溃疡小而圆	特征性溃疡穿孔、出血
愈合期	第 4 周	肉芽组织增生填平溃疡，溃疡边缘上皮再生覆盖	—

以下是一些常考溃疡的特征（包括内科学、外科学及病理学疾病）。

疾病	好发部位	典型溃疡的特征
肠伤寒	回肠下段	圆形或椭圆形溃疡，溃疡长轴与肠管长轴平行
肠结核	回盲部	溃疡呈横带状（半环形），溃疡长径与肠管长轴垂直
急性细菌性痢疾	乙状结肠、直肠	地图状溃疡，或称"大小不等、形状不一的浅溃疡"
肠阿米巴病	盲肠、升结肠	口小底大的烧瓶状溃疡
肠血吸虫病	直肠、乙状结肠、降结肠	大小不等的溃疡，无特殊形态
克罗恩病	回肠末端	节段性纵行裂隙状溃疡
溃疡性结肠炎	大肠各段	连续性弥漫性，位于黏膜、黏膜下层的表浅性溃疡
胃癌	胃窦小弯	火山口状溃疡

（3）其他病变
①肠系膜淋巴结、脾、肝及骨髓　由于巨噬细胞增生而肿大，可见伤寒肉芽肿和坏死灶。
②心肌　心肌纤维可有颗粒变性、甚至坏死。

③肾小管　上皮细胞增殖,可发生颗粒变性。

④皮肤　玫瑰疹。

⑤膈肌、腹直肌和股内收肌　常发生凝固性坏死(称蜡样变性),出现肌痛、皮肤知觉过敏。

⑥胆囊　伤寒杆菌可在胆囊内大量繁殖,成为慢性带菌者或终身带菌者。

【例18】1995NO36A 伤寒杆菌感染的特征性反应细胞是

　　A. 中性粒细胞　　　　B. 嗜酸性粒细胞　　　　C. 单核细胞

　　D. 多核巨细胞　　　　E. 淋巴细胞

【例19】2010NO168X 伤寒病时,可出现伤寒肉芽肿的部位有

　　A. 肝　　　　　　　　B. 胆囊　　　　　　　　C. 脾　　　　　　　D. 骨髓

【例20】2012NO55A 肠伤寒溃疡的形态特征取决于

　　A. 肠黏膜的皱襞形态　　　　　　　　B. 肠黏膜淋巴小结的形态

　　C. 肠黏膜淋巴管的走向　　　　　　　D. 肠黏膜血管的走向

　　A. 烧瓶状溃疡　　　B. 大小不等、形状不一的浅溃疡　　　　C. 环形溃疡

　　D. 圆形或椭圆形溃疡　　E. 火山口状溃疡

【例21】2000NO101B 肠结核

【例22】2000NO102B 细菌性痢疾

　　A. 倒三角烧瓶样溃疡　B. 与肠长轴平行的溃疡　C. 与肠长轴垂直的溃疡　D. 火山口状溃疡

【例23】2007NO117B 肠伤寒可见

【例24】2007NO118B 阿米巴肠病可见

　　A. 溃疡长轴与肠道长轴平行　　　　　　B. 溃疡长轴与肠道长轴垂直

　　C. 弥漫性小溃疡上有假膜形成　　　　　D. 溃疡呈三角烧瓶状

【例25】2011NO133B 肠结核的病变特点是

【例26】2011NO134B 肠阿米巴病的病变特点是

3. 并发症和结局

若无并发症,一般经4~5周痊愈,并获得较强的免疫力。抗生素的应用可缩短病程,减轻症状。若治疗不当可导致并发症,极少数严重者可致死,败血症、肠出血、肠穿孔是本病的重要死亡原因。

(1)肠穿孔　好发于溃疡期,是伤寒最严重的并发症,穿孔后可导致弥漫性腹膜炎。

(2)肠出血　好发于溃疡期,出血严重者可引起出血性休克。

(3)支气管肺炎　小儿患者多见,常因抵抗力下降,继发肺炎球菌感染所致。

(4)其他　由伤寒杆菌及其毒素借血道感染其他器官,如骨髓、脑膜、肾、关节等。

【例27】1995NO148X 下列哪些疾病可合并穿孔?

　　A. 伤寒　　　　　　B. 胃癌　　　　　　C. 细菌性痢疾　　　　D. 十二指肠溃疡

4. 伤寒与急性菌痢的鉴别

	伤寒	急性细菌性痢疾
致病菌	伤寒杆菌	痢疾杆菌
易感人群	儿童、青壮年多见	儿童多见,其次为青壮年,老人少见
传染源	病人、带菌者	病人、带菌者
传播途径	经口感染	经口感染
病程	4周(潜伏期10天)	1~2周
侵犯部位	主要是回肠末端	主要是乙状结肠、直肠

三、细菌性痢疾

细菌性痢疾是由痢疾杆菌引起的一种假膜性肠炎。病变多局限于结肠,尤其是乙状结肠和直肠。

【例28】2002NO33A 急性细菌性痢疾的典型肠道病变性质为

　　A. 化脓性炎　　　　　　B. 卡他性炎　　　　　　C. 假膜性炎

　　D. 出血性化脓性炎　　　E. 蜂窝织炎

1. 病因

痢疾杆菌是革兰阴性菌,根据抗原结构和生化反应,可分为四群,即福氏、宋内氏、鲍氏和志贺氏菌。四群均能产生内毒素,志贺氏菌还可产生强烈外毒素。

菌群	产生毒素	细菌毒力	临床特征及常见类型
福氏痢疾杆菌	内毒素	较低	急性+慢性+中毒性菌痢
宋内氏痢疾杆菌	内毒素	较低	急性+中毒性菌痢
鲍氏痢疾杆菌	内毒素	较强	急性菌痢多见
志贺氏痢疾杆菌	内毒素+外毒素	强	急性菌痢多见

注意:①中毒性菌痢多由毒力低的福氏、宋内氏痢疾杆菌引起,而毒力强的志贺氏痢疾杆菌反而少见,这与我们常规想象相反。原因未明,可能与特异体质有关。
②志贺氏痢疾杆菌可产生内毒素及外毒素(细菌毒力最强),其它群痢疾杆菌仅产生内毒素。
③痢疾杆菌内毒素导致肠黏膜溃疡,外毒素导致水样腹泻,细菌导致菌血症。

2. 传播途径

(1)**传染源**　患者和带菌者是本病的传染源。

(2)**传播途径**　①粪-口传播:痢疾杆菌从粪便中排出后可直接或间接(苍蝇为媒介)经口传染给健康人。②饮食传播:食物和饮水的污染有时可引起菌痢的暴发流行。菌痢全年均可发病,但以夏秋季多见。

(3)**易感人群**　好发于儿童,其次是青壮年,老年患者少见。

3. 细菌性痢疾分型及临床病理联系

	急性细菌性痢疾	慢性细菌性痢疾	中毒性细菌性痢疾
致病菌	福氏、宋内氏、鲍氏、志贺氏痢疾杆菌	福氏痢疾杆菌	福氏、宋内氏痢疾杆菌
起病急缓	起病较急	起病缓慢,病程超过2月	起病急骤
临床特点	不洁饮食史,起病较急 阵发性腹痛腹泻,里急后重	多由急性转变而来,症状随肠道病变而定。肠道病变此起彼伏,新旧溃疡交替,肠息肉	起病急 全身中毒症状重 肠道病变和症状轻
预后	病程1~2周 多数痊愈,少数转为慢性	病程可长达数月~数年 可痊愈,少数转为慢性带菌者	起病数小时即出现中毒性休克、呼衰而死亡

【例29】1993NO29A 下述哪项有关中毒性痢疾的描述是不正确的?

　　A. 儿童多见　　　　　B. 肠道症状轻　　　　　C. 多由毒力强的痢疾杆菌引起

　　D. 全身症状明显　　　E. 患者对细菌毒素反应强烈

4. 急性菌痢的典型病变

菌痢的病变主要发生于大肠,尤以乙状结肠和直肠为重。

(1)**病理特征**　为假膜性肠炎和溃疡形成。

(2)**假膜性炎形成**　急性卡他性炎→纤维素渗出→假膜性炎。

(3)**溃疡**　为浅表溃疡,地图状溃疡(病程1周左右出现)。

(4)**并发症** 肠出血、肠穿孔少见,少数病例可转为慢性。

【例30】1992NO27A 假膜性肠炎的主要渗出物是

    A. 浆液　　　　　　　　B. 纤维素　　　　　　　C. 中性白细胞

    D. 淋巴细胞　　　　　　E. 单核细胞

注意:①呈地图形坏死的为心梗;地图形溃疡为急性菌痢。

    ②假膜性炎见于急性菌痢、白喉,其中咽白喉为固定性炎、气管白喉为活动性炎。

四、尖锐湿疣

尖锐湿疣是由 HPV 引起的性传播疾病。主要累及生殖道上皮,呈现良性增生性疣状病变。

1. 病因

人乳头瘤病毒(HPV)属乳多空病毒科,是双链环状 DNA 病毒。目前 HPV 尚不能在体外培养,也无动物模型,人类是其唯一自然宿主。HPV 有 60 多个基因型,在尖锐湿疣病变中以 HPV6、11 型最常见。

2. 传播途径

(1)**传染源** 患者及无症状的带毒者是本病的主要传染源,患病期 3 个月内传染性最强。

(2)**传播途径** ①主要通过性接触直接传播;②也可通过非性接触的间接感染而致病;③分娩中经产道或产后密切接触导致母婴传播;④自身接种而传播至其他部位。

(3)**易感人群** 最常发生于 20~40 岁年龄组。

3. 发病机制

病毒经接触传播到达黏膜与皮肤交界部位,通过微小糜烂面进入上皮细胞造成感染。HPV 的复制增殖与上皮细胞的分化阶段有关。在基底层细胞内病毒处于静止状态,病毒 DNA 的早期基因在棘细胞层开始表达,而晚期基因的表达则在颗粒层的核内进行,完整的病毒体仅在终末分化的角质层细胞中产生。因此,增殖的 HPV 病毒仅可在感染上皮的表层细胞核内检见。病毒复制可诱导上皮细胞增殖、表皮变厚,并伴有棘层细胞增生和表皮角化而形成皮肤疣状病变。

感染后的进程和转归与所感染的病毒型别、数量以及机体的免疫状态(尤其细胞免疫)有关。免疫功能缺陷可使病损复发或加重。此外,分化成熟的角质层细胞很快脱落,使 HPV 抗原接触免疫系统的机会较少,这也是导致 HPV 免疫原性较低,易形成持续性感染的重要因素之一。

4. 病理变化

(1)**好发部位** HPV 具有宿主和组织特异性,对人体皮肤和黏膜,尤其是生殖道上皮细胞具有高度亲嗜性。好发于潮湿温暖的黏膜和皮肤交界处。男性常见于阴茎冠状沟、龟头、系带、尿道口、肛门附近。女性多见于阴蒂、阴唇、会阴部、肛周。

(2)**肉眼观** 初起为小而尖的突起,逐渐扩大,淡红或暗红色,质软,表面凹凸不平,呈疣状颗粒。有时较大呈菜花状生长。

(3)**镜下观** ①表皮角质层轻度增厚,几乎全为角化不全细胞,棘层肥厚,有乳头状瘤样增生,表皮钉突增粗延长,偶见核分裂象。②表皮浅层出现凹空细胞有助于诊断。凹空细胞较正常细胞大,胞质空泡状,细胞边缘常残有带状胞质。③核增大,居中,圆形、椭圆形或不规则形,染色深,可见双核或多核。④真皮层可见毛细血管及淋巴管扩张,大量慢性炎症细胞浸润。

(4)**免疫组化** 可检测 HPV 抗原,用原位杂交、PCR、原位 PCR 技术可检测 HPV DNA,有助于诊断。

五、梅 毒

1. 病因

梅毒是由梅毒螺旋体引起的传染病。梅毒螺旋体又称苍白螺旋体,体长 6~15μm,宽 0.1~0.2μm,

有 8~14 个致密而规则的螺旋。暗视野显微镜下可见其运动,Fontana 镀银染色呈棕褐色。该螺旋体在体外活力低,不易生存,对理化因素抵抗力极弱,对四环素、青霉素、汞、砷、铋剂敏感。

2. 传播途径

(1)传染源　梅毒患者是唯一传染源。早期梅毒患者,即第一、二期梅毒患者的皮肤、黏膜活动性病变中有大量梅毒螺旋体,具有高度的传染性。病原体常在直接接触破损的皮肤或黏膜时进入机体。

(2)传播途径

①后天性梅毒　95% 以上通过性交传播,少数可因输血、接吻、医务人员不慎受染等直接接触传播。

②先天性梅毒　是由患病母亲经胎盘传给胎儿(母婴传播)所引起的。

梅毒	病人为唯一传染源	AIDS	病人 + HIV 感染者
伤寒	病人 + 带菌者	急性细菌痢疾	病人 + 带菌者
肺结核	空洞型肺结核患者		

3. 发病机制

机体免疫力的强弱决定感染梅毒螺旋体后是痊愈、潜匿抑或发展为晚期梅毒。病原体有很强的侵袭力,并有黏附组织和降低宿主免疫力的能力。

(1)荚膜样物质　螺旋体表面的荚膜样物质含有黏多糖和唾液酸,可阻止抗体的大分子物质与螺旋体结合、抑制补体的激活、干扰补体的杀灭作用,免疫抑制的结果有利于螺旋体在宿主体内的存活和扩散。

(2)PGE_2 和透明质酸酶　螺旋体产生的 PGE_2 可抑制巨噬细胞的杀菌活性,分泌的透明质酸酶可促进黏附并降解组织、细胞基质和血管基底膜,有利于其扩散至各种组织和血管内,引起闭塞性动脉内膜炎,并因免疫反应引起以浆细胞为主的单个核细胞浸润。

(3)迟发型超敏反应　病原体诱发机体发生细胞介导的迟发型超敏反应,使病原体所在部位形成树胶肿。

(4)免疫反应　宿主的免疫反应可阻止感染后下疳形成,但不能完全杀灭病原体,这可能与其外膜含有少量蛋白质而缺乏抗原性有关,或是由于 TH 细胞下调使其逃脱宿主免疫反应的结果。

(5)特异性抗体　机体感染病原体后第 6 周,可出现特异性抗体及非特异性抗体反应素。特异性抗体在补体参与下可将病原体杀死或溶解,并发挥调理素化作用。临床上梅毒血清学试验反应阳性具有诊断价值。随着抗体的产生,机体免疫力逐渐增强,病变部位的病原体数量减少,因此,早期梅毒可有不治自愈的倾向。然而播散到全身的病原体常难以完全消灭,从而导致梅毒复发或晚期梅毒的发生。

4. 基本病理变化

(1)闭塞性动脉内膜炎和小血管周围炎　闭塞性动脉内膜炎是指小动脉内皮细胞及纤维细胞增生,使管壁增厚,血管腔狭窄闭塞。小动脉周围炎是指围管性单核细胞、淋巴细胞和浆细胞浸润。浆细胞恒定出现是本病的病变特点之一。血管炎病变见于各期梅毒。

(2)树胶样肿　又称梅毒瘤。仅见于三期梅毒,可发生在任何器官,以皮肤、黏膜、肝、骨和睾丸常见。镜下结构与结核结节相似,中央为凝固性坏死,形态类似干酪样坏死,唯坏死不如干酪样坏死彻底,弹力纤维尚保存。弹力纤维染色可见组织内原有血管壁轮廓。

	树胶样肿	结核结节
病原菌	梅毒螺旋体	结核分枝杆菌
代表疾病	梅毒	结核病
病理特点	①类似干酪坏死;绝少钙化 ②坏死灶周围含大量淋巴细胞、浆细胞 ③类上皮细胞和朗汉斯巨细胞很少 ④必有闭塞性小动脉内膜炎和动脉周围炎	①干酪坏死 ②含大量淋巴、上皮样细胞和朗汉斯巨细胞 ③可有钙化

【例31】2004NO43A 下列关于梅毒树胶肿的叙述,正确的是

    A. 大片干酪样坏死　　　B. 类上皮细胞丰富　　　C. 大量朗汉斯巨细胞

    D. 淋巴细胞、浆细胞少见 E. 可见原有血管壁轮廓

【例32】2016NO55A 梅毒性增生性动脉内膜炎时,血管周围浸润的特征性炎细胞是

    A. 中性粒细胞　　　　B. 巨噬细胞　　　　C. 浆细胞　　　　D. T淋巴细胞

5. 后天性梅毒

后天梅毒分为一、二、三期。一、二期梅毒称为早期梅毒,有传染性。三期梅毒又称为晚期梅毒,因常累及内脏,故又称为内脏梅毒。

	第一期梅毒	第二期梅毒	第三期梅毒
分期	早期梅毒	早期梅毒	晚期梅毒
传染性	有传染性	传染性最大	无传染性
时间	梅毒螺旋体侵入人体后3周左右	下疳发生后7~8周	感染后4~5年
临床表现	会阴部硬性下疳 局部淋巴结肿大	皮肤黏膜广泛梅毒疹 全身非特异性淋巴结肿大	病变累及内脏 (心血管、中枢神经等)
病理变化	闭塞性小动脉炎、动脉周围炎	典型的血管周围炎改变	树胶样肿形成(特征性)

病变可累及内脏:

(1)心血管　主要侵犯主动脉,可引起梅毒性主动脉炎、主动脉瓣关闭不全及主动脉瘤等。梅毒性主动脉瘤破裂是患者猝死的主要原因。

(2)中枢神经系统　主要累及中枢神经和脑脊髓膜,可导致麻痹性痴呆和脊髓痨。

(3)肝脏　主要形成树胶样肿。

(4)骨关节损害　鼻骨破坏形成马鞍鼻。长骨、肩胛骨与颅骨也常受累。

    A. 硬性下疳　　　　B. 梅毒疹　　　　C. 树胶样肿　　　　D. 脊髓痨

【例33】2014NO137B 属于Ⅰ期梅毒的病变是

【例34】2014NO138B 属于Ⅱ期梅毒的病变是

六、血吸虫病

血吸虫病是由血吸虫寄生于人体引起的一种寄生虫病,人通过皮肤接触含有尾蚴的疫水而感染,主要病变是由虫卵引起肝与肠的肉芽肿形成。在我国,病原体主要是日本血吸虫。

1. 病因及传播途径

日本血吸虫的生活史可分虫卵、毛蚴、胞蚴、尾蚴、童虫及成虫等阶段。成虫以人体或其他哺乳动物如犬、猫、猪、牛等为终宿主,自毛蚴至尾蚴的发育繁殖阶段以钉螺为中间宿主。血吸虫传播必须具备三个条件,即带虫卵的粪便入水、钉螺的孳生、人体接触疫水。

(1)成虫　成虫寄生于门静脉、肠系膜静脉系统,雌雄异体。

(2)虫卵　雌虫在肠系膜下静脉内产卵,部分虫卵随血流进入肝脏,部分虫卵经肠壁进入肠腔,随同患者粪便的排出体外,未能排出的虫卵沉积在局部组织中,逐渐死亡钙化。

(3)毛蚴　排出的虫卵入水后,孵出毛蚴。毛蚴在水中遇到中间宿主钉螺,侵入螺体软组织内。在螺体内,经过母胞蚴、子胞蚴阶段后,发育成尾蚴,然后离开钉螺再次入水。

(4)尾蚴　尾蚴常分布于水的表层,当人与疫水接触时,尾蚴钻入皮肤或黏膜,并脱去尾部发育成童虫。

(5)童虫　童虫进入小静脉或淋巴管,随血流经右心到肺。以后由肺的毛细血管入大循环向全身散布。只有进入肠系膜静脉的童虫,才能继续发育为成虫,其余多在途中夭折。

(6)重复生活周期　通常在感染尾蚴后3周左右发育为成虫。雌雄成虫交配后产卵,约经11天逐渐发

育为成熟虫卵,内含毛蚴。肠壁内的虫卵成熟后破坏肠黏膜进入肠腔,并随粪便排出体外,再演复生活周期。

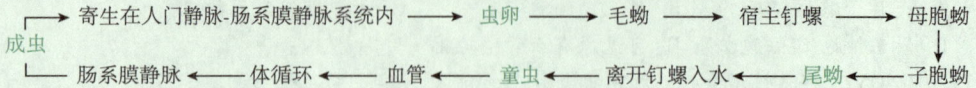

成虫
├→ 寄生在人门静脉-肠系膜静脉系统内 ──→ 虫卵 ──→ 毛蚴 ──→ 宿主钉螺 ──→ 母胞蚴
│   │
└─ 肠系膜静脉 ←── 体循环 ←── 血管 ←── 童虫 ←── 离开钉螺入水 ←── 尾蚴 ←── 子胞蚴

2. 基本病理变化及发病机制

在血吸虫感染过程中,尾蚴、童虫、成虫、虫卵均可对宿主造成损害,但以虫卵引起的病变最严重,对机体的危害也最大。造成损害的原因和机制主要是不同虫期血吸虫释放的抗原诱发宿主的免疫反应所致。

(1)血吸虫各期引起的损害 尾蚴、童虫、成虫、虫卵对宿主造成损害如下表。

	主要病损	临床表现	致病机制
尾蚴	尾蚴性皮炎	局部瘙痒的小丘疹,数日后消退	Ⅰ型及Ⅳ型变态反应
童虫	血管炎和血管周围炎(肺组织最明显)	以肺受损最明显,表现为肺充血、水肿、点状出血、咳嗽、痰中带血	童虫的机械损伤作用代谢产物引起的变态反应
成虫	对机体的损害较轻	—	成虫表面含有宿主的抗原逃避了宿主的免疫攻击
	贫血、嗜酸性粒细胞增多脾大、静脉内膜炎、静脉周围炎	相应临床表现	成虫代谢产物的作用
	肝、脾的单核巨噬细胞增生	吞噬有黑褐色的血吸虫色素	成虫吞噬 RBC 后 Hb 分解成色素
	嗜酸性脓肿	嗜酸性粒细胞堆积在寄生虫周围	死亡虫体周围组织坏死
虫卵	急性虫卵结节、慢性虫卵结节	成熟毛蚴的头腺分泌物有抗原性	宿主对虫卵的免疫应答

(2)虫卵造成的主要病损 虫卵沉着所引起的损害是最主要的病变,其基本病理变化为虫卵结节。虫卵主要沉着于乙状结肠壁、直肠壁和肝,也可见于回肠末端、阑尾、升结肠、肺、脑等处。

未成熟虫卵——毛蚴不成熟,无毒液分泌,所引起的病变轻微。

成熟虫卵——含成熟毛蚴,卵内毛蚴分泌可溶性虫卵抗原,从而引起特征性虫卵结节(血吸虫肉芽肿)。

急性虫卵结节	慢性虫卵结节
①结节中央常有 1~2 个成熟虫卵	①放射状物质没有以前多
②虫卵表面有放射状嗜酸性棒状体(Hoeppli 现象)	②出现冠状带
③周围有大量嗜酸性粒细胞浸润	③外周有肉芽组织
④嗜酸性脓肿状似脓肿而非脓肿(为嗜酸性粒细胞堆积)	④假结核结节 大量类上皮细胞、少量异物巨细胞,钙化等

注意:①急性虫卵结节并非真正脓肿,而是寄生虫结节,为大量嗜酸性粒细胞积聚,并非中性粒细胞积聚。
②慢性虫卵结节内的毛蚴已死亡。只有死亡,才会有吸收、钙化。
③结核结节内的结核分枝杆菌并未死亡,可以成为复发的根源。
④"假结核结节"见于血吸虫病慢性虫卵结节。
⑤"树胶样肿"类似结核结节,但绝少钙化,见于梅毒。

【例 35】2003NO140X 急性血吸虫卵结节的病理变化有

    A. 上皮样细胞增生   B. 异物巨细胞形成

    C. 嗜酸性粒细胞浸润   D. 卵壳附有放射状棒状体

【例 36】1994NO46A 血吸虫卵引起的急性虫卵结节内浸润的细胞为

    A. 大量浆细胞   B. 大量肥大细胞   C. 大量淋巴细胞

D. 大量嗜酸性粒细胞　　E. 大量巨噬细胞

【例37】1995NO41A 下述有关日本血吸虫病的描述中,哪项是错误的?

A. 急性虫卵结节可引起脓肿形成和积脓　　B. 虫卵随粪便排出体外

C. 可引起肝硬化　　　D. 钉螺是中间宿主　　E. 肺、脑可发生虫卵结节

【例38】1999NO35A 关于血吸虫病的描述,下列哪项是正确的?

A. 晚期虫卵结节出现多量类上皮细胞　　B. 慢性虫卵结节的虫卵内毛蚴仍存活

C. 急性虫卵结节内大量中性粒细胞浸润　　D. 慢性虫卵结节内大量淋巴细胞浸润

E. 肺脏内无虫卵结节形成

【例39】2013NO55、2001NO46A 在血吸虫病中,给病人造成最大危害的因素是

A. 虫卵　　　　B. 童虫　　　　C. 成虫　　　　D. 尾蚴

3. 肠道、肝、脾的病理变化

(1)**肠道**　病变常累及全部结肠,以直肠、乙状结肠、降结肠最为显著。

①**急性期**　虫卵沉积于结肠黏膜及黏膜下层,形成急性虫卵结节。随着病变的发展,虫卵结节最后纤维化,虫卵逐渐死亡和钙化。

②**慢性期**　由于虫卵反复沉着,肠黏膜反复发生溃疡和肠壁纤维化,最终导致肠壁增厚变硬,甚至肠腔狭窄和肠梗阻。

(2)**肝**　虫卵沉积于汇管区,大量纤维组织增生和虫卵压迫导致窦前性门脉高压症。

(3)**脾**　脾脏增大是由于成虫的代谢产物引起的单核巨噬细胞增生所致。

4. 临床病理联系

急性血吸虫病见于无免疫力的初次感染者,多在接触疫水5～6周后出现症状,主要是由于成虫产生大量成熟、毒力强的虫卵沉积在肝、肠组织内形成急性虫卵结节所致,可形成一种可溶性抗原抗体复合物损伤血管,产生免疫病理反应,病变以浆液性炎、出血性炎、虫卵结节为主。表现为全身中毒反应严重,发热,腹痛,腹泻,脓血便,肝脾肿大,咳嗽或痰中带血丝,重症者可有神志迟钝,贫血,消瘦,无力等症状,血中嗜酸性粒细胞增高。

▶**常考点**　结核结节,原发性和继发性肺结核病的鉴别及其特点;伤寒和菌痢的病理特点;梅毒特点;急、慢性血吸虫卵结节的特点、致病机理。

参考答案——详细解答见《贺银成2019考研西医临床医学综合能力历年真题精析》

1. ABCDE　　2. ABCDE　　3. ABCDE　　4. ABCDE　　5. ABCDE　　6. ABCDE　　7. ABCDE

8. ABCDE　　9. ABCDE　　10. ABCDE　　11. ABCDE　　12. ABCDE　　13. ABCDE　　14. ABCDE

15. ABCDE　　16. ABCDE　　17. ABCDE　　18. ABCDE　　19. ABCDE　　20. ABCDE　　21. ABCDE

22. ABCDE　　23. ABCDE　　24. ABCDE　　25. ABCDE　　26. ABCDE　　27. ABCDE　　28. ABCDE

29. ABCDE　　30. ABCDE　　31. ABCDE　　32. ABCDE　　33. ABCDE　　34. ABCDE　　35. ABCDE

36. ABCDE　　37. ABCDE　　38. ABCDE　　39. ABCDE

第五部分 诊断学

第1章 常见症状

▶ **考纲要求**

　常见症状学：发热，水肿，咳嗽及咳痰，咯血，呼吸困难，胸痛，腹痛，呕血及黑便，黄疸，血尿，意识障碍。

▶ **复习要点**

一、发热

　发热是指机体在致热源作用下或各种原因引起体温调节中枢的功能障碍时，体温升高超出正常范围。

1. 正常体温及生理变异

　正常人体温一般为 36～37℃ 左右。但应注意：①在 24 小时内下午体温较早晨稍高；②剧烈运动、劳动、进餐后体温略升高，一般波动范围不超过 1℃；③妇女月经前及妊娠期体温略高于正常；④高温环境下体温可稍升高；⑤老年人体温略偏低。

【例1】2008NO154X 下列关于体温正常变动的叙述，正确的有（生理学试题）

　A. 一昼夜中清晨较低，午后较高　　　　B. 成年男子体温平均较女子高

　C. 新生儿体温偏高　　　　　　　　　　D. 老年人体温偏低

2. 发病机制

　(1)致热源性发热　包括外源性和内源性两大类。

　外源性致热源　包括各种微生物病原体及产物、炎性渗出物及无菌性坏死组织、抗原抗体复合物、某些类固醇物质、多糖体成分及多核苷酸、淋巴细胞激活因子等。

　内源性致热源　又称白细胞致热源，如 IL-1、TNF 和干扰素等。

　(2)非致热源性发热

　体温调节中枢直接受损——颅脑损伤、出血、炎症等。

　引起产热过多的疾病——癫痫持续状态、甲状腺功能亢进症等。

　引起散热减少的疾病——广泛性皮肤病、心力衰竭等。

3. 病因

　发热的病因很多，临床上可分为感染性和非感染性两大类，而以前者多见。

　(1)感染性发热　各种病原体引起的感染，如病毒、细菌、支原体、衣原体、真菌等。

　(2)非感染性发热　主要有以下几类病因：

　①血液病　如白血病、淋巴瘤、恶性组织细胞病等。

　②结缔组织疾病　如系统性红斑狼疮、皮肌炎、硬皮病、类风湿关节炎、结节性多动脉炎等。

　③变态反应性疾病　如风湿热、药物热、血清病、溶血反应等。

　④内分泌代谢疾病　如甲状腺功能亢进症、甲状腺炎、痛风、重度脱水等。

　⑤颅内疾病　如脑出血、脑震荡、脑挫伤等，为中枢性发热。

　⑥血栓及栓塞疾病　如心肌梗死、肺梗死、脾梗死、肢体坏死等，通常为吸收热。

⑦皮肤疾病　皮肤广泛病变致皮肤散热减少而发热,见于广泛性皮炎、鱼鳞癣等。

⑧恶性肿瘤　各种恶性肿瘤均可能出现发热。

⑨物理及化学性损害　如中暑、大手术后、内出血、骨折、大面积烧伤等。

⑩自主神经功能紊乱　影响正常的体温调节过程,使产热大于散热,体温升高。

【例2】A 在非感染性发热中,属于变态反应性疾病的是

　　A. 中暑　　　　　　B. 脑震荡　　　　　　C. 重度安眠药中毒　　　D. 血清病

4. 临床表现

(1)发热的分度　分低热(37.3～38℃)、中等度热(38.1～39℃)、高热(39.1～41℃)、超高热(>41℃)。

(2)发热的临床过程及特点　发热的临床过程分体温上升期、高热期和体温下降期。

	体温上升期	高热期	体温下降期
生理特点	产热＞散热	产热和散热在较高水平保持平衡	散热＞产热
调定点	体温调定点上移	体温≥上移的体温调定点	体温调定点逐渐降至正常
寒战	常有	无	无
皮肤	皮肤血管收缩、皮肤苍白	皮肤血管舒张、皮肤发红	皮肤血管舒张、皮肤潮湿
出汗	无	开始出汗	出汗多
持续时间	数小时～数天	数小时～数周	数小时～数天
方式	骤升型、缓升型	—	骤降、渐降
举例	疟疾、大叶性肺炎为骤升型 伤寒、结核病为缓升型	大叶性肺炎、流感可持续数天 伤寒发热可持续数周	疟疾、急性肾盂肾炎为骤降 伤寒、风湿热为渐降

5. 热型及临床意义

热型	特点	临床意义
稽留热	体温恒定地维持在39～40℃以上的高水平,达数天～数周 24小时内体温波动不超过1℃	大叶性肺炎 斑疹伤寒、伤寒高热期
弛张热	也称败血症热型。体温常＞39℃,波动幅度大 24小时内波动范围超过2℃,但都在正常水平以上	败血症、风湿热 重症肺结核、化脓性炎症
间歇热	体温骤升达高峰后持续数小时,又迅速降至正常水平 无热期可持续1～数天,如此高热期和无热期反复交替出现	疟疾、急性肾盂肾炎
波状热	体温逐渐上升至≥39℃,数天后逐渐降至正常 持续数天后又逐渐升高,如此反复多次	布氏杆菌病
回归热	体温骤升至≥39℃,持续数天后骤降至正常水平 高热期和无热期各持续若干天后规律性交替一次	回归热、霍奇金病
不规则热	发热的体温曲线无规律	结核病、风湿热 支气管肺炎、渗出性胸膜炎

6. 伴随症状

(1)寒战　大叶性肺炎、败血症、急性胆囊炎、急性肾盂肾炎、流脑、疟疾、钩体病、药物热。

(2)结膜充血　麻疹、流行性出血热、斑疹伤寒、钩体病。

(3)单纯疱疹　大叶性肺炎、流脑、间日疟、流感。

(4)淋巴结肿大　传染性单核细胞增多症、风疹、淋巴结结核、丝虫病、白血病、淋巴瘤、转移癌。

(5)肝脾肿大　传染性单核细胞增多症、病毒性肝炎、布氏杆菌病、白血病、淋巴瘤、急性血吸虫病。

(6)出血　流行性出血热、病毒性肝炎、斑疹伤寒、败血症、急性白血病、重症再障、恶组。

(7) **关节肿痛** 败血症、猩红热、布氏杆菌病、风湿热、结缔组织病、痛风。

(8) **皮疹** 麻疹、风疹、猩红热、水痘、斑疹伤寒、风湿热、结缔组织病。

(9) **昏迷** 先发热后昏迷见于乙脑、流脑、斑疹伤寒、中毒性菌痢。先昏迷后发热见于脑出血、巴比妥中毒。

【例3】A 临床上弛张热的常见病因不包括

　　A. 败血症　　　　　　　B. 风湿热　　　　　　　C. 伤寒　　　　　　　D. 干酪性肺炎

【例4】X 某发热患者,体温维持在39.5～40.5℃已7天,应考虑为

　　A. 干酪性肺炎　　　　　B. 大叶性肺炎　　　　　C. 急性坏死性胰腺炎　　　D. 斑疹伤寒

【例5】A 回归热常见于

　　A. 支气管肺炎　　　　　B. 伤寒　　　　　　　　C. 霍奇金病　　　　　D. 水痘

【例6】X 不规则热见于

　　A. 结核病　　　　　　　B. 支气管肺炎　　　　　C. 渗出性胸膜炎　　　　D. 急性肾盂肾炎

【例7】A 发热伴皮肤黏膜出血、表浅淋巴结肿大,常见于

　　A. 败血症　　　　　　　B. 急性白血病　　　　　C. 伤寒　　　　　　　D. 病毒性肝炎

二、水肿

水肿是指人体组织间隙有过多的液体积聚使组织肿胀。不包括内脏器官局部水肿,如脑水肿、肺水肿等。

1. 发生机制

由于组织液生成的有效滤过压 =(毛细血管血压 + 组织液胶体渗透压)-(血浆胶体渗透压 + 组织液静水压),因此以上四大因素都可影响组织液的生成。当组织液的生成大于回吸收时,可产生水肿。

(1) **毛细血管血流动力学改变** 毛细血管内静水压增加、血浆胶体渗透压降低、组织液胶体渗透压增高、组织间隙机械压力降低、毛细血管通透性增强。

(2) **钠水潴留** ①肾小球滤过率降低:肾小球滤过膜通透性降低,球-管平衡失调,滤过面积减小,肾小球有效滤过压下降;②肾小管对钠水的重吸收增加:肾小球滤过分数增加,醛固酮分泌增加,抗利尿激素分泌增加。

(3) **静脉、淋巴回流障碍** 多产生局部水肿。

2. 病因和临床表现

(1) **心源性水肿和肾源性水肿的比较**

鉴别要点	心源性水肿	肾源性水肿
基本病因	右心衰竭	各型肾炎和肾病
主要机制	有效循环血量减少,肾血流量减少,继发性醛固酮增多引起的钠水潴留	多种因素引起肾排钠排水减少,导致钠水潴留,细胞外液增多,毛细血管静水压升高,引起水肿
开始部位	从足部(最早为踝内侧)开始,向上延及全身	从眼睑、颜面开始,延及全身
水肿特点	行走活动后明显,休息后减轻或消失 经常卧床者腰骶部明显,颜面一般无水肿	晨起时以眼睑、颜面水肿为主
发展快慢	较缓慢	常迅速
水肿性质	比较坚实,移动性小	软而移动性大
伴随改变	心脏增大、心脏杂音、肝大、静脉压升高	高血压、尿检改变、肾功能异常

(2) **肝源性水肿** 肝硬化为最常见的原因,可首先出现踝部水肿,逐渐向上蔓延,而头、面部及上肢常无水肿。门脉高压症、低蛋白血症、肝淋巴液回流障碍、继发性醛固酮增多等是水肿和腹水形成的发病机制。

(3) **营养不良性水肿** 多见于慢性消耗性疾病长期营养缺乏、蛋白丢失性胃肠病、重度烧伤等所致的低蛋白血症或 $VitB_1$ 缺乏。其特点是水肿发生前常有体重减轻。

(4) **其他原因的全身性水肿** 如黏液性水肿、经前期紧张综合征、药物性水肿、特发性水肿等。

(5)局部性水肿　常见原因有:炎症性水肿,淋巴回流障碍,静脉回流障碍,血管神经性水肿。

注意:①水肿从上至下者——肾源性水肿。

②水肿从下至上者——心源性水肿、肝源性水肿、营养不良性水肿、特发性水肿。

③水肿上下均明显者——黏液性水肿、经前期紧张综合征。

【例8】2017NO41A 可见于肝源性水肿的临床表现是

A. 自颜面部开始向全身发展　　　　　　　B. 可表现为踝部水肿

C. 常伴发颈静脉充盈　　　　　　　　　　D. 常为非凹陷性水肿

3. 伴随症状

(1)水肿＋肝肿大　心源性、肝源性、营养不良性水肿。

(2)水肿＋重度蛋白尿　肾源性水肿。

(3)水肿＋呼吸困难与发绀　心脏病、上腔静脉阻塞综合征。

(4)水肿＋心跳缓慢、血压偏低　甲状腺功能减退症。

(5)水肿与月经周期明显相关　经前期紧张综合征。

(6)水肿＋消瘦、体重减轻　营养不良性水肿。

(91~92题共用题干)女性,24岁。3周前上感发热、咽痛,1周来乏力、头晕,晨起颜面发胀,继而出现下肢水肿、食欲下降、尿少。自幼体弱,患有房间隔缺损,平素活动尚可。查体:T37.2℃,P88次/分,BP150/90mmHg,发育营养稍差,自主体位,双眼睑水肿,颈静脉无怒张,双肺(－),心界不大,心律整,心音正常,$P_2 > A_2$,腹软,肝脾未及,下肢凹陷性水肿(＋)。

【例9】2016NO91A 该患者水肿最可能的类型是

A. 心源性　　　　B. 肾源性　　　　C. 肝源性　　　　D. 营养不良性

【例10】2016NO92A 导致该患者水肿最可能的机制是

A. 钠、水潴留　　　B. 血管通透性增高　　　C. 低蛋白血症　　　D. 静脉压增高

三、咳嗽与咳痰

1. 概念

(1)咳嗽　咳嗽是一种反射性防御动作,通过咳嗽可以清除呼吸道分泌物及气道内异物。

(2)咳痰　痰是气管、支气管的分泌物或肺泡内的渗出液,借助咳嗽将其排出称为咳痰。

2. 病因

(1)呼吸道疾病　当鼻咽部至小支气管整个呼吸道黏膜受刺激时,均可引起咳嗽。如咽喉炎、喉结核、喉癌等可引起干咳。气管支气管炎、支气管扩张、支气管哮喘、支气管结核等均可引起咳嗽和(或)咳痰。而呼吸道感染是引起咳嗽、咳痰最常见的原因。

(2)胸膜疾病　胸膜炎、胸膜间皮瘤、自发性气胸、胸腔穿刺等均可引起咳嗽。

(3)心血管疾病　二尖瓣狭窄或其他原因所致的左心衰竭引起肺淤血、肺水肿时,可引起咳嗽。

(4)中枢神经因素　从大脑皮层发出冲动传至延髓咳嗽中枢后可发生咳嗽。脑炎、脑膜炎可出现咳嗽。

(5)其他因素所致慢性咳嗽　如服用血管紧张素转化酶抑制剂后咳嗽,胃食管反流病所致咳嗽,习惯性及心理性咳嗽等。

3. 临床表现

(1)咳嗽的性质　干性咳嗽常见于急性或慢性咽喉炎、喉癌、急性支气管炎初期、气管受压、支气管异物、支气管肿瘤、胸膜疾病、原发性肺动脉高压、二尖瓣狭窄等。湿性咳嗽常见于慢性支气管炎、支气管扩张、肺炎、肺脓肿、空洞型肺结核等。

(2)咳嗽的时间与规律　突发性咳嗽常由于吸入刺激性气体或异物、淋巴结或肿瘤压迫气管或支气管分叉处所引起。发作性咳嗽常见于百日咳、支气管结核、以咳嗽为主要症状的支气管哮喘。长期慢性

咳嗽常见于慢性支气管炎、支气管扩张、肺脓肿、肺结核。夜间咳嗽常见于左心衰竭、肺结核。

（3）**咳嗽的音色** ①咳嗽声音嘶哑多为声带炎症、肿瘤压迫喉返神经所致；②鸡鸣样咳嗽多见于百日咳、会厌喉部疾患、气管受压；③金属音咳嗽常见于因纵隔肿瘤、主动脉瘤或支气管癌直接压迫气管所致的咳嗽；④咳嗽声音低微常见于严重肺气肿、声带麻痹、极度衰弱者。

（4）**痰的性质** 黏液性痰多见于急性支气管炎、支气管哮喘、大叶性肺炎初期、慢性支气管炎、肺结核等。浆液性痰见于肺水肿。脓性痰见于化脓性细菌性下呼吸道感染。血性痰是由于呼吸道黏膜受侵害，损害毛细血管或血液渗入肺泡所致。

（5）**痰量** 痰量增多常见于支气管扩张、肺脓肿、支气管胸膜瘘。

4. 伴随症状

（1）**咳嗽伴发热** 见于急性上、下呼吸道感染、肺结核、胸膜炎等。

（2）**咳嗽伴胸痛** 常见于肺炎、胸膜炎、支气管肺癌、肺栓塞、自发性气胸等。

（3）**咳嗽伴呼吸困难** 常见于喉水肿、喉肿瘤、支气管哮喘、慢性阻塞性肺疾病、重症肺炎。

（4）**咳嗽伴咯血** 常见于支气管扩张、肺结核、肺脓肿、支气管肺癌、二尖瓣狭窄等。

（5）**咳嗽伴大量脓痰** 常见于支气管扩张、肺脓肿、肺囊肿合并感染、支气管胸膜瘘。

（6）**咳嗽伴哮鸣音** 见于支气管哮喘、慢性阻塞性肺疾病、心源性哮喘、弥漫性泛细支气管炎。

（7）**咳嗽伴杵状指（趾）** 常见于支气管扩张、慢性肺脓肿、支气管肺癌、脓胸等。

四、咯血

1. 概念

（1）**咯血** 是指喉及喉部以下的呼吸道及肺任何部位的出血，经口腔咯出。

（2）**鼻出血** 多自前鼻孔流出，出血灶多位于鼻中隔前下方，也可为鼻腔后部出血。

（3）**呕血** 是指上消化道出血经口腔呕出，出血部位多见于食管、胃及十二指肠。

2. 咯血和呕血的鉴别

	咯血	呕血
常见病因	肺结核、肺癌、肺炎、肺脓肿 支气管扩张、心脏病	消化性溃疡、肝硬化、急性胃黏膜病变 胆道出血、胃癌
出血前症状	喉部痒感、胸闷、咳嗽等	上腹部不适、恶心、呕吐等
出血方式	咯出	呕出，可为喷射状
出血的颜色	鲜红	暗红色、棕色，有时为鲜红色
血中混有物	痰、泡沫	食物残渣、胃液
酸碱反应	碱性	酸性
黑便	无，若咽下血液量较多时可有	有，可为柏油样便，呕血停止后仍可持续数日
出血后痰的性状	常有血痰数日	无痰

3. 咯血的病因和发病机制

（1）**支气管疾病** 支气管扩张、支气管肺癌、慢性支气管炎等。

（2）**肺部疾病** 肺结核、肺炎、肺脓肿等。咯血的原因很多，最常见的原因是肺结核。
肺炎发生咯血的多为肺炎球菌肺炎、金葡菌肺炎、肺炎杆菌肺炎和军团菌肺炎，支原体肺炎少见。
肺结核发生的咯血多为浸润型、空洞型肺结核和干酪性肺炎，急性血行播散型肺结核较少出现咯血。
肺结核咯血的机制为：①结核病变使毛细血管通透性增加，血液渗出，导致痰中带血或小血块；②病变累及小血管可造成中等量咯血；③空洞壁肺动脉分支形成的小动脉瘤破裂，或继发的结核性支气管扩张形成的动静脉瘘破裂,可造成大咯血。

(3)**心血管疾病** 较常见于二尖瓣狭窄,其次为肺动脉高压、肺栓塞、肺血管炎、高血压病等。

(4)**其他** 如血液病等。

4. 临床表现

(1)**年龄** 青壮年咯血多见于肺结核、支气管扩张、二尖瓣狭窄。40岁以上的吸烟者多见于支气管肺癌。儿童慢性咳嗽伴少量咯血、低色素贫血多见于特发性含铁血黄素沉着症。

(2)**咯血量** 小量咯血为 <100ml/d,中量咯血为 100~500ml/d,大量咯血为 >500ml/d 或 100~500ml/次。

大量咯血——空洞性肺结核、支气管扩张、慢性肺脓肿。

痰中带血——支气管肺癌、慢性支气管炎、支原体肺炎。

> **记忆:** ①大量咳痰——支气管扩张、急性肺脓肿。
> ②大量咯血——支气管扩张、慢性肺脓肿、空洞性肺结核。

(3)**颜色和性状**

咯血性状	临床意义
鲜红色	肺结核、支气管扩张、肺脓肿、出血性疾病
暗红色	二尖瓣狭窄
铁锈色血痰	肺炎球菌肺炎(典型表现)、肺吸虫病、肺泡出血
砖红色胶冻样痰	肺炎克雷伯杆菌肺炎(典型表现)
浆液性粉红色泡沫痰	左心衰竭
黏稠暗红色血痰	肺梗死

> **注意:** 内科学——肺吸虫病为果酱样痰;诊断学——肺吸虫病为铁锈色血痰。

5. 伴随症状

咯血伴发热——肺结核、肺炎、肺脓肿、流行性出血热、肺出血型钩体病、支气管肺癌。

咯血伴胸痛——肺炎球菌肺炎、肺结核、肺梗死、支气管肺癌。

咯血伴呛咳——支气管肺癌、支原体肺炎。

咯血伴脓痰——支气管扩张、肺脓肿、空洞性肺结核继发细菌感染。

咯血伴皮肤黏膜出血——血液病、风湿病、流行性出血热、肺出血型钩体病。

咯血伴杵状指——支气管扩张、肺脓肿、支气管肺癌。

咯血伴黄疸——钩体病、肺炎球菌肺炎、肺栓塞。

【例11】A 引起咯血最常见的病因是

    A. 支气管扩张   B. 肺脓肿   C. 肺结核   D. 二尖瓣狭窄

【例12】A 儿童慢性咳嗽伴少量咯血、低色素性贫血,最常见于

    A. 原发性肺结核   B. 先天性心脏病

    C. 支气管扩张   D. 特发性含铁血黄素沉着症

【例13】X 大咯血常见于

    A. 浸润性肺结核   B. 支气管肺癌   C. 支气管扩张   D. 慢性肺脓肿

    A. 少量铁锈色痰   B. 砖红色胶冻样痰   C. 脓痰带血丝或脓血状   D. 黄绿色脓痰

【例14】2012NO141B 肺炎克雷伯杆菌肺炎典型痰液表现是

【例15】2012NO142B 金黄色葡萄球菌肺炎典型痰液表现是

五、胸痛

1. 病因及发生机制

(1)**胸壁疾病** 急性皮炎、带状疱疹、肋间神经炎、肋软骨炎、肋骨骨折、多发性骨髓瘤等。

(2)**心血管疾病** 心绞痛、心肌梗死、心肌病、急性心包炎、胸主动脉瘤、肺栓塞(梗死)、肺动脉高压等。

(3)**呼吸系统疾病** 胸膜炎、胸膜肿瘤、自发性气胸、血胸、支气管炎、支气管肺癌等。

(4)**纵隔疾病** 纵隔炎、纵隔气肿、纵隔肿瘤等。

(5)**其他** 过度通气综合征、痛风、食管炎、食管癌、膈下脓肿、肝脓肿、脾梗死等。

2. 临床表现

引起胸痛的疾病	临床症状
带状疱疹	成簇的小疱沿一侧肋间神经分布,不超过体表中线,为剧痛
肋软骨炎	第一、二肋软骨处见单个或多个隆起,局部压痛,无红肿
心绞痛、心肌梗死	胸骨后方、心前区或剑突下疼痛,可向左肩和左臂内侧放射
夹层动脉瘤	疼痛多位于胸背部,向下放射至下腹、腰部、两侧腹股沟和下肢
肺尖部肺癌	也称肺上沟癌(Pancoast 癌),为肩部、腋下疼痛,向上肢内侧放射

3. 伴随症状

(1)**胸痛伴咳嗽、咳痰、发热** 气管、支气管、肺部疾病。

(2)**胸痛伴呼吸困难** 大叶性肺炎、自发性气胸、渗出性胸膜炎、肺栓塞。

(3)**胸痛伴咯血** 肺栓塞、支气管肺癌。

(4)**胸痛伴苍白、大汗、血压降低或休克** 心肌梗死、夹层动脉瘤、主动脉窦瘤破裂、大块肺栓塞。

(5)**胸痛伴吞咽困难** 反流性食管炎。

【例16】X 心绞痛的疼痛部位多位于

    A. 胸骨后方   B. 心前区   C. 剑突下   D. 上腹部

六、呼吸困难

1. 病因

(1)**呼吸系统疾病** 气道阻塞,肺部疾病,胸壁、胸廓、胸膜腔疾病,神经肌肉疾病,膈运动障碍。

(2)**循环系统疾病** 心衰、心包压塞、肺栓塞、原发性肺动脉高压。

(3)**中毒** 糖尿病酮症酸中毒、吗啡中毒、有机磷中毒、氰化物中毒、亚硝酸盐中毒、急性 CO 中毒。

(4)**神经精神性疾病** 脑出血、脑外伤、脑肿瘤、脑炎、脑膜炎、脑脓肿、癔症。

(5)**血液病** 重度贫血、高铁血红蛋白血症、硫化血红蛋白血症。

2. 发生机制和临床表现

(1)**肺源性呼吸困难** 临床上分吸气性、呼气性和混合性呼吸困难三型。

	吸气性呼吸困难	呼气性呼吸困难	混合性呼吸困难
特点	吸气显著费力,吸气时间延长 三凹征(胸骨上窝、锁骨上窝、肋间隙)	呼气费力,呼气时间延长 呼气缓慢	吸气期和呼气期均费力 呼吸频率增快、深度变浅
伴随	高调吸气性哮鸣音、干咳	呼气期哮鸣音	呼吸音异常或病理性呼吸音
病因	气道梗阻	肺泡弹性减弱 小支气管痉挛或炎症	肺或胸膜病变使肺呼吸面积减少导致换气功能障碍
疾病	喉部、气管、大支气管狭窄与阻塞	喘息型支气管炎、支气管哮喘 慢阻肺、弥漫性泛细支气管炎	重症肺炎、肺结核、大面积肺梗死、弥漫性肺间质疾病、大量胸腔积液、气胸、广泛性胸膜增厚

(2)**心源性呼吸困难** 由左心衰和(或)右心衰引起,尤其是左心衰时呼吸困难更为严重。

左心衰引起呼吸困难的原因主要是肺淤血和肺泡弹性降低,其机制为:①肺淤血,使气体弥散功能降低;②肺泡张力增高,刺激牵张感受器,通过迷走神经反射兴奋呼吸中枢;③肺泡弹性减退,使肺活量减少;④肺循环压力升高对呼吸中枢的反射性刺激。

左心衰引起的呼吸困难特点为:①有引起左心衰的基础病因,如风心病、高心病、冠心病;②呈混合性呼吸困难;③两肺底部或全肺出现湿啰音;④应用强心剂、利尿剂等改善左心功能后呼吸困难症状随之好转。

右心衰竭引起呼吸困难的主要原因为体循环淤血,其机制为:①右心房和上腔静脉压升高,刺激压力感受器反射性地兴奋呼吸中枢;②血氧含量减少,乳酸、丙酮酸等代谢产物增加,刺激呼吸中枢;③淤血性肝大、腹腔积液、胸腔积液,使呼吸运动受限,肺交换面积减少。

(3)中毒性呼吸困难 分三种情况:

	中枢兴奋引起的呼吸困难	中枢抑制引起的呼吸困难	机体缺氧引起的呼吸困难
机理	代谢性酸中毒时酸性代谢产物刺激呼吸中枢引起呼吸困难	吗啡等中枢抑制药物抑制呼吸中枢引起的呼吸困难	化学毒物中毒导致机体缺氧引起的呼吸困难
举例	尿毒症、糖尿病酮症酸中毒	吗啡、巴比妥、有机磷中毒	CO、亚硝酸盐、苯胺类、氰化物中毒
病史	有引起代谢性酸中毒的病因	有药物或化学物质中毒史	有上述物质中毒史
特点	Kussmaul 呼吸	Cheyne-Stokes 呼吸、Biots 呼吸	—

注意:①Kussmaul 呼吸——在尿毒症、糖尿病酮症酸中毒时,机体出现深长而规则的呼吸,可伴有鼾音,称为酸中毒大呼吸,即 Kussmaul 呼吸,或称库斯莫尔呼吸(8 版诊断学 P23)
②Kussmaul 征——是指吸气时颈静脉扩张更明显,常见于缩窄性心包炎(8 版内科学 P319)。

(4)神经精神性呼吸困难

	神经性呼吸困难	精神性呼吸困难
发病机制	呼吸中枢受增高的颅内压和供血减少的刺激	因过度通气而发生的呼吸性碱中毒所致
临床表现	呼吸深慢	呼吸浅快
伴随症状	常伴有呼吸节律的改变 如双吸气(抽泣样呼吸)、呼吸遏制(吸气突然停止)	伴有叹息样呼吸或出现手足搐搦
常见病症	重症颅脑疾患(脑出血、脑炎、脑脓肿)	焦虑症、癔症

(5)血源性呼吸困难 多见于重度贫血、高铁血红蛋白血症、硫化血红蛋白血症。

3. 伴随症状

发作性呼吸困难伴哮鸣音——支气管哮喘、心源性哮喘。

呼吸困难伴发热——肺炎、肺脓肿、肺结核、胸膜炎、急性心包炎。

呼吸困难伴一侧胸痛——大叶性肺炎、急性渗出性胸膜炎、肺栓塞、自发性气胸、急性心梗、支气管肺癌。

呼吸困难伴咳嗽、咳痰——慢性阻塞性肺疾病、肺部感染、支气管扩张、肺脓肿。

呼吸困难伴意识障碍——脑出血、脑膜炎、糖尿病酮症酸中毒、尿毒症、肺性脑病、急性中毒、休克型肺炎。

【例 17】2008NO60A 下列呼吸困难类型中,最可能是左心功能衰竭所致的是(内科学试题)
　　A. 劳力性呼吸困难　　　　　　　　　B. 吸气性呼吸困难
　　C. 呼气性呼吸困难　　　　　　　　　D. 夜间阵发性呼吸困难

【例 18】2012NO58A 下列呼吸类型与疾病的关系,正确的是
　　A. 精神紧张——深大呼吸　　　　　　B. 糖尿病酮症——潮式呼吸
　　C. 尿毒症——叹息样呼吸　　　　　　D. 脑出血——间停呼吸
　　A. 吸气性呼吸困难　　　　　　　　　B. 呼气性呼吸困难

C. 混合性呼吸困难   D. 精神性呼吸困难

【例 19】B 支气管肿瘤导致的呼吸困难是

【例 20】B 支气管哮喘导致的呼吸困难是

【例 21】B 癔症患者出现的呼吸困难是

【例 22】B 气胸导致的呼吸困难是

A. Cheyne-Stokes 呼吸   B. Kussmaul 呼吸   C. 抽泣样呼吸   D. 叹息样呼吸

【例 23】B 糖尿病酮症酸中毒患者常见的呼吸困难类型是

【例 24】B 脑出血患者常见的呼吸困难类型是

【例 25】B 癔症患者常见的呼吸困难类型是

【例 26】2016NO57A 下列可导致发绀的疾病中,属于混合性发绀的是(超纲题)

A. 肺栓塞   B. 阻塞性肺气肿   C. 亚硝酸盐中毒   D. 心力衰竭

(68~69 题共用题干)男性,66 岁。2 个月来稍活动后即感心悸、气短、呼吸困难,1 周来反复发生夜间憋醒,需坐起方可缓解。既往有两次急性心肌梗死病史,慢性支气管炎病史 30 年,吸烟 40 年。查体:R18 次/分,BP140/80mmHg,高枕位,无发绀,轻度桶状胸,双肺底可闻及湿啰音,心律整,心率 108 次/分,第一心音低钝,$A_2 = P_2$,下肢不肿。

【例 27】2017NO68A 该患者呼吸困难的主要类型是

A. 肺源性   B. 心源性   C. 神经精神性   D. 血源性

【例 28】2017NO69A 该患者产生呼吸困难的最主要病理生理机制是

A. 血氧分压降低   B. 肺泡张力增高   C. 小支气管痉挛   D. 肺淤血

七、呕血

呕血是上消化道疾病(指屈氏韧带以上的消化道,包括食管、胃、十二指肠、肝胆、胰、胃空肠吻合口术后的空肠上段疾病)或全身性疾病所致的上消化道出血,血液经口腔呕出。

1. 病因

(1)消化系统疾病

①食管疾病 反流性食管炎、食管憩室炎、食管癌、食管异物、食管贲门黏膜撕裂(Mallory-Weiss 综合征)、门脉高压所致的食管静脉曲张破裂、食管损伤等。

②胃及十二指肠疾病 以消化性溃疡最常见,其次为急性糜烂出血性胃炎、胃癌、胃泌素瘤(Zollinger-Ellison综合征)、胃恒径动脉综合征(Dieulafoy 病)、平滑肌瘤、淋巴瘤、胃黏膜脱垂等。

③门脉高压引起的胃底静脉曲张破裂或门脉高压性胃病出血。

(2)上消化道邻近器官或组织的疾病 如胆道结石、胆道蛔虫、胆囊癌、胆管癌、急慢性胰腺炎、胰腺癌等。

(3)全身性疾病 血液疾病、感染性疾病、结缔组织病等。

2. 临床表现

(1)呕血和黑便 当出血量少或在胃内停留时间长时,血红蛋白与胃酸作用形成酸化正铁血红蛋白,呕吐物可呈咖啡渣样棕褐色。部分血液经肠道排出体外,可形成黑便。

(2)失血性周围循环障碍 ①出血量占循环血容量的 10% 以下时,患者一般无明显临床表现;②出血量占循环血容量的 10%~20% 时,可有头晕、无力等症状,多无血压、脉搏等变化;③若出血量达血容量的 20% 以上时,可出现急性失血症状;④若出血量 >30%,可出现周围循环衰竭症状。

(3)血液学改变 出血早期可无明显血液学改变,出血 3~4 小时以后由于组织液的渗出及输液等情况,血液被稀释,血红蛋白及血细胞比容逐渐降低。

3. 伴随症状

（1）**上腹痛** 慢性反复发作的周期性上腹痛多为消化性溃疡；中老年人无规律性上腹痛，应警惕胃癌。

（2）**肝脾肿大** 脾大、有腹壁静脉曲张者，提示肝硬化；肝大、质地坚硬，表面不平提示肝癌。

（3）**黄疸** 黄疸、寒战、发热伴有上腹绞痛并呕血者可能为胆道疾病引起。黄疸、发热及全身皮肤黏膜有出血倾向，常见于败血症、钩体病。

【例29】2009NO57A 剧烈呕吐后，患者呕出鲜血的最常见病因是

    A. 消化性溃疡   B. 食管裂孔疝

    C. 急性胃炎   D. Mallory-Weiss 综合征

八、便血

1. 病因

（1）**下消化道疾病**

小肠疾病——肠结核、肠伤寒、急性出血性坏死性肠炎、钩虫病、Crohn 病、小肠肿瘤、小肠血管瘤、空肠憩室炎或溃疡、Meckel 憩室炎或溃疡、肠套叠等。

结肠疾病——急性菌痢、阿米巴痢疾、血吸虫病、溃疡性结肠炎、结肠憩室炎、结肠癌、结肠息肉等。

直肠肛管疾病——直肠肛管损伤、非特异性直肠炎、直肠息肉、直肠癌、痔、肛裂、肛瘘等。

血管病变——血管瘤、血管畸形、毛细血管扩张症等。

（2）**上消化道疾病** 上消化道出血时可表现为呕血和（或）便血。

（3）**全身性疾病** 白血病、血小板减少性紫癜、血友病、遗传性毛细血管扩张症、VitC 或 VitK 缺乏、肝疾病、尿毒症、败血症、流行性出血热等。

2. 临床表现

便血颜色取决于出血部位、出血量、血液在肠道内停留时间的长短。

注意：①呕吐物呈咖啡色是由于红细胞破坏后，血红蛋白与胃酸作用形成酸化正铁血红蛋白。

②柏油样大便是由于红细胞破坏后，血红蛋白在肠道内与硫化物结合形成硫化亚铁，使粪便成黑色。

③隐血试验阳性提示出血量 >5ml/d，肉眼黑便提示出血量 >50ml/d（内科学数据）。

④隐血试验阳性提示出血量 5～10ml/d（8 诊断学 P31 数据，7 版诊断学为 <5ml/d）。

3. 伴随症状

（1）**腹痛** 慢性反复上腹痛，呈周期性与节律性，出血后疼痛减轻，见于消化性溃疡。上腹绞痛或伴有黄疸者，提示胆道出血。腹痛时排血便或脓血便，便后腹痛减轻，见于细菌性痢疾、阿米巴痢疾、溃疡性结肠炎。腹痛伴便血还见于急性出血性坏死性肠炎、肠套叠、肠系膜血栓形成或栓塞、膈疝。

（2）**里急后重** 见于细菌性痢疾、直肠炎、直肠癌。

（3）**发热** 见于败血症、流行性出血热、钩体病、肠道淋巴瘤、白血病等。

（4）**全身出血倾向** 见于急性传染性疾病、血液病。

（5）**皮肤改变** 有蜘蛛痣及肝掌者提示肝硬化门脉高压症。

（6）**腹部肿块** 见于肠道恶性淋巴瘤、结肠癌、肠结核、肠套叠、Crohn 病。

【例30】A 引起便血的小肠疾病不包括

    A. 钩虫病   B. Meckel 憩室炎   C. 肠套叠   D. 阿米巴痢疾

【例31】X 腹痛伴脓血便可见于

    A. 细菌性痢疾   B. 阿米巴痢疾   C. 肠易激综合征   D. 溃疡性结肠炎

【例32】X 便血伴里急后重常见于

    A. 细菌性痢疾   B. 直肠癌   C. 肠套叠   D. 直肠炎

【例33】2015NO66A 上消化道出血患者粪隐血试验阳性，最少出血量是

    A. 5ml   B. 20ml   C. 50ml   D. 100ml

九、腹痛

1. 病因

教科书叙及的病因都很容易作答,故略。容易引起混淆的病因可能是:

胸腔疾病所致的腹部牵涉痛——肺炎、肺梗死、心绞痛、心肌梗死、急性心包炎、胸膜炎、食管裂孔疝。

全身性疾病所致的急性腹痛——腹型过敏性紫癜、糖尿病酸中毒、尿毒症、铅中毒、血卟啉病。

中毒和代谢障碍所致的慢性腹痛——铅中毒、尿毒症。

2. 发生机制

腹痛发生可分为以下三种基本机制。

	内脏性腹痛	躯体性腹痛	牵涉痛
定义	是腹内某一器官的痛觉信号由交感神经传入脊髓引起	是由来自腹膜壁层及腹壁的痛觉信号,经体神经传至脊神经根,反映到相应脊髓节段所支配的皮肤所引起	是指内脏痛觉信号传至相应脊髓节段,引起该节段支配的体表部位疼痛
定位	定位模糊(部位不确切,接近腹中线)	定位明确	定位明确
疼痛性质	疼痛感觉模糊 多为痉挛、不适、钝痛、灼痛	疼痛剧烈而持续	疼痛剧烈
伴随	常伴恶心、呕吐、出汗等自主神经兴奋症状	局部腹肌强直 腹痛可因咳嗽、体位变化而加重	压痛、肌紧张、感觉过敏

3. 临床表现

(1)**腹痛部位** 一般腹痛部位多为病变所在部位。

(2)**腹痛性质和程度** 阵发性剑突下钻顶样疼痛是胆道蛔虫症的典型表现。突发中上腹剧烈刀割样痛、烧灼样痛,多为胃、十二指肠溃疡穿孔。

(3)**诱发因素** 进食油腻食物后发作多为胆囊炎或胆石症。酗酒、暴饮暴食后发作多为急性胰腺炎。

(4)**发作时间** 餐后痛常为胆胰疾病、胃部肿瘤或消化不良。周期性、节律性上腹痛见于胃、十二指肠溃疡。子宫内膜异位者腹痛与月经来潮有关。卵泡破裂者发作在月经间期。

4. 伴随症状

腹痛伴发热、寒战——提示炎症存在,常见于急性胆道感染、胆囊炎、肝脓肿等。

腹痛伴黄疸——与肝胆胰疾病有关。

腹痛伴休克——可能为腹腔脏器破裂、胃肠穿孔、绞窄性肠梗阻、肠扭转、急性重症胰腺炎、心肌梗死。

腹痛伴呕吐、反酸、腹泻——提示食管、胃肠病变。

腹痛伴血尿——提示泌尿系疾病(如结石)。

5. 三种绞痛的鉴别

绞痛多为空腔脏器痉挛、扩张或梗阻引起。

	肠绞痛	胆绞痛	肾绞痛
疼痛部位	多位于脐周、下腹部	位于右上腹,放射至右背与右肩胛	位于腰部并向下放射至腹股沟、外生殖器及大腿内侧
其他特点	常伴恶心、呕吐、腹泻、便秘、肠鸣音增强等	常伴黄疸、发热 肝可触及,Murphy 征阳性	常伴尿频、尿急 小便含蛋白质、红细胞等

【例 34】2007NO63A 下列选项中,属于内脏性腹痛特点的是

    A. 疼痛部位不确切,接近腹中线   B. 疼痛程度剧烈而持续

    C. 可有局部腹肌强直   D. 疼痛可因体位变化而加重

【例35】2014NO57A 男性,72岁。2天来上腹疼痛,1天来发热,最高达38℃,在下列疾病中可排除的是

    A. 胆囊炎   B. 十二指肠溃疡穿孔
    C. 急性心肌梗死   D. 右下大叶性肺炎

十、黄疸

黄疸是由于血清中胆红素升高致使皮肤、黏膜、巩膜发黄的症状和体征。正常血清总胆红素为1.7~17.1μmol/L。胆红素在17.1~34.2μmol/L,临床不易察觉,称为隐性黄疸;超过34.2μmol/L时出现临床可见黄疸。

1. 胆红素的正常代谢　注意与生物化学的差异。

正常血循环中衰老的红细胞被单核-巨噬细胞破坏,降解为血红蛋白。血红蛋白在组织蛋白酶的作用下生成珠蛋白和血红素。血红素在酶的催化下转变为胆绿素,后者再经还原酶还原为胆红素,占总胆红素来源的80%~85%。此种胆红素为游离胆红素或非结合胆红素(UCB)。UCB与血清白蛋白结合而输送,不溶于水,不能从肾小球滤过,故尿液中不出现UCB。UCB通过血液循环运输至肝脏,与白蛋白分离后被肝细胞摄取,在肝细胞内与Y、Z两种载体蛋白结合,并被运输至肝细胞光面内质网,经葡萄糖醛酸转移酶催化,形成胆红素葡萄糖醛酸酯,称为结合胆红素(CB)。CB是水溶性物质,可通过肾小球滤过从尿中排出。CB从肝细胞经胆管排入肠道后,在回肠末端及结肠经细菌酶的分解与还原,形成尿胆原。尿胆原大部分从粪便排出,称为粪胆原;小部分经肠道吸收,通过门静脉血回到肝内,其中大部分再转变为CB,又随胆汁排入肠腔,形成胆红素的肠肝循环。

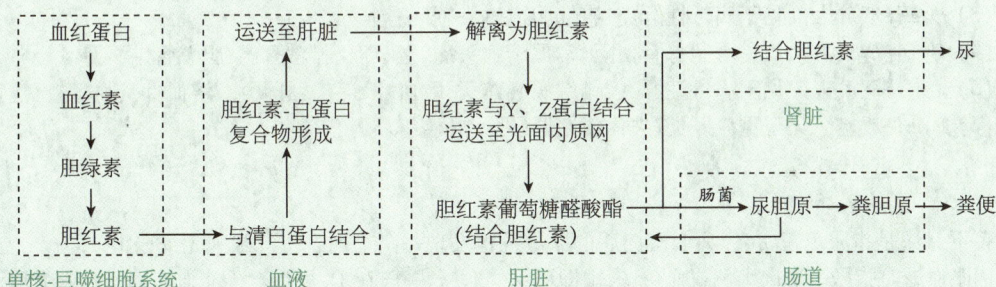

正常值:血清总胆红素(TB)1.7~17.1μmol/L,其中CB0~3.42μmol/L,UCB1.7~13.68μmol/L。

2. 病因、发病机制和临床表现

(1)三种黄疸的胆色素代谢检查结果

	CB(μmol/L)	UCB(μmol/L)	CB/TB	尿胆红素	尿胆原
正常人	0~6.8	1.7~10.2	0.2~0.4	阴性	0.84~4.2μmol/L
胆汁淤积性黄疸	明显增加	轻度增加	>0.5	强阳性	减少或缺如
溶血性黄疸	轻度增加	明显增加	<0.2	阴性	明显增加
肝细胞性黄疸	中度增加	中度增加	0.2~0.5	阳性	正常或轻度增加

(2)**先天性非溶血性黄疸**　是由肝细胞对胆红素的摄取、结合、排泄有缺陷所致的黄疸。

①Gilbert综合征　是指肝细胞摄取非结合胆红素功能障碍及微粒体内葡萄糖醛酸转移酶不足,致血清非结合胆红素因转变为结合胆红素发生障碍而升高。黄疸一般较轻,肝功能检查正常。

②Dubin-Johnson综合征　是指肝细胞对结合胆红素向毛细胆管排泄发生障碍,致血清结合胆红素增加而发生的黄疸。肝细胞对胆红素的摄取和结合正常。

③Crigler-Najjar综合征　是指肝细胞缺乏葡萄糖醛酸转移酶,使非结合胆红素不能转变为结合胆红

银成教育 027-8226 6012
www.yixueks.com

国家开放大学出版社
OPEN UNIVERSITY OF CHINA PRESS

素,导致血清非结合胆红素增多而出现的黄疸。由于血中非结合胆红素甚高,故可产生核黄疸。

④Rotor 综合征　是指肝细胞对摄取非结合胆红素和排泄结合胆红素存在先天性缺陷,致血中胆红素增高而出现的黄疸。

【例36】1997NO49 血清碱性磷酸酶明显增高,可见于哪种黄疸?

    A. 肝细胞性黄疸　　　　B. 溶血性黄疸　　　　C. Rotor 综合征引起的黄疸

    D. Gilbert 综合征引起的黄疸　　　　E. 阻塞性黄疸

    A. Gilbert 综合征　　　　B. 无效造血　　　　C. Dubin-Johnson 综合征

    D. Crigler-Najjar 综合征　　E. Rotor 综合征

【例37】2000NO105B 胆红素生成过多见于

【例38】2000NO106B 肝细胞向毛细胆管排泄结合胆红素障碍,而胆红素的摄取和结合正常见于

3. 辅助检查

为明确黄疸的病因,可选用的检查包括:B 超、腹部 X 线平片、胆道造影、逆行胰胆管造影(ERCP)、经皮肝穿刺胆道造影(PTC)、上腹部 CT 扫描、放射性核素检查、磁共振胰胆管成像(MRCP)、肝穿刺活检、腹腔镜检查等。

4. 伴随症状

(1)黄疸伴发热　见于急性胆管炎、肝脓肿、钩端螺旋体病、败血症、大叶性肺炎、病毒性肝炎。

(2)黄疸伴上腹剧烈疼痛　见于胆道结石、肝脓肿、胆道蛔虫病。右上腹剧痛、寒战高热、黄疸为夏科(Charcot)三联征,提示急性化脓性胆管炎。持续性右上腹钝痛见于病毒性肝炎、肝脓肿、原发性肝癌。

(3)黄疸伴肝肿大　见于病毒性肝炎、急性胆道感染、肝癌等。

(4)黄疸伴胆囊肿大　提示胆总管梗阻,常见于胰头癌、壶腹癌、胆总管癌、胆总管结石等。

(5)黄疸伴脾肿大　见于病毒性肝炎、钩端螺旋体病、败血症、疟疾、肝硬化、溶血性贫血、淋巴瘤。

(6)黄疸伴腹水　见于重症肝炎、失代偿期肝硬化、肝癌等。

十一、血尿

镜下血尿是指尿色正常,但离心沉淀后的尿液镜检发现每高倍视野有红细胞 3 个以上。

肉眼血尿是指尿呈洗肉水色或血色,肉眼即可见的血尿,一般在 1L 尿中含 1ml 血液即呈肉眼血尿。

1. 病因

(1)泌尿系统疾病　如急慢性肾小球肾炎、IgA 肾病、遗传性肾炎、薄基底膜肾病、间质性肾炎、尿路感染、泌尿系统结石、结核、肿瘤、多囊肾、尿路憩室、息肉等。

(2)全身性疾病　感染性疾病(败血症、流行性出血热、猩红热、钩端螺旋体病)、血液病(白血病、再生障碍性贫血、血小板减少性紫癜、过敏性紫癜、血友病)、免疫和自身免疫性疾病(系统性红斑狼疮、结节性多动脉炎、皮肌炎、类风湿关节炎等引起的肾损害)、心血管疾病(亚急性感染性心内膜炎、急进性高血压、慢性心力衰竭、肾动脉栓塞、肾静脉血栓形成)。

(3)尿路邻近器官疾病　急慢性前列腺炎、精囊炎、急性盆腔炎、宫颈癌、输卵管炎、阴道炎等。

(4)化学物品或药品对尿路的损害　如磺胺药、吲哚美辛、甘露醇、汞、铅、镉等对肾小管的损害。

(5)功能性血尿　平时运动量小的健康人,突然加大运动量可出现运动性血尿。

2. 临床表现

(1)尿颜色的改变　尿呈淡红色像洗肉水样,提示每升尿含血量 >1ml。肾脏出血时,尿与血混合均匀,尿呈暗红色;膀胱或前列腺出血,尿色鲜红,有时有血凝块。但红色尿不一定是血尿,需仔细辨别。尿呈暗红色或酱油色,不混浊,无沉淀,镜检无红细胞,见于血红蛋白尿。棕红色或葡萄酒色,不混浊,镜检无红细胞,见于卟啉尿。服用某些药物(大黄、利福平、氨基比林)也排出红色尿,但镜检无红细胞。

(2)分段尿异常　起始段血尿提示病变在尿道。终末段血尿提示出血部位在膀胱颈部、三角区或后

尿道的前列腺和精囊腺。全程血尿提示血尿来自肾脏或输尿管。

（3）镜下血尿 ①镜下红细胞大小不一、形态多样为肾小球性血尿，见于肾小球肾炎。②镜下红细胞形态单一，与外周血近似，为均一型血尿，提示血尿来源于肾后，见于肾盂肾盏、输尿管、膀胱、前列腺病变。

（4）症状性血尿 若伴有肾区钝痛或绞痛，提示病变在肾脏。膀胱和尿道病变则常有尿频、尿急、排尿困难。

（5）无症状性血尿 见于隐匿性肾炎、某些疾病（肾结核、肾癌、膀胱癌）的早期。

3. 伴随症状

（1）血尿伴肾绞痛 是肾或输尿管结石的特征。

（2）血尿伴尿流中断 见于膀胱、尿道结石。

（3）血尿伴尿流细和排尿困难 见于前列腺炎、前列腺癌。

（4）血尿伴尿频尿急尿痛 见于膀胱炎、尿道炎。

（5）血尿伴水肿、高血压、蛋白尿 见于肾小球肾炎。

（6）血尿伴肾肿块 单侧见于肿瘤、肾积水、肾囊肿；双侧见于先天性多囊肾、游走肾、肾下垂。

（7）血尿伴皮肤黏膜及其他部位出血 见于血液病、某些感染性疾病。

（8）血尿伴乳糜尿 见于丝虫病、慢性肾盂肾炎。

【例39】2007NO149X 下列关于血尿的叙述，正确的有

    A. 尿液呈红色即是血尿

    B. 一般在1000ml尿中含1ml血液即呈肉眼血尿

    C. 离心尿每个高倍镜视野中红细胞＞3个即有病理意义

    D. 血尿程度与疾病严重性成正比

十二、意识障碍

意识障碍是指人对周围环境及自身状态的识别和觉察能力出现障碍。

1. 病因

（1）重症急性感染 如败血症、肺炎、中毒型菌痢、伤寒、斑疹伤寒、恙虫病、颅脑感染等。

（2）颅脑非感染性疾病 脑血管疾病（脑缺血、脑出血、蛛网膜下腔出血、脑栓塞、脑血栓形成、高血压脑病）、脑占位性疾病（脑肿瘤、脑脓肿）、颅脑损伤（脑震荡、脑挫裂伤、外伤性颅内血肿、颅骨骨折）、癫痫。

（3）内分泌与代谢障碍 如甲状腺危象、甲状腺功能减退症、尿毒症、肝性脑病、肺性脑病、糖尿病、低血糖、妊娠中毒症。

（4）心血管疾病 重度休克、心律失常引起Adams-Stokes综合征。

（5）水电解质平衡紊乱 如低钠血症、低氯性碱中毒、高氯性酸中毒。

（6）外源性中毒 如安眠药、有机磷杀虫药、氰化物、一氧化碳、酒精、吗啡等中毒。

（7）物理性及缺氧性损害 如高温中暑、日射病、触电、高山病等。

2. 临床表现

意识障碍可有下列不同程度的表现：

（1）嗜睡 是最轻的意识障碍，患者陷入持续的睡眠状态，可被唤醒，并能正确回答和作出各种反应，但当刺激去除后很快又再入睡。

（2）意识模糊 是意识水平轻度下降，较嗜睡为深的一种意识障碍。患者能保持简单的精神活动，但对时间、地点、人物的定向能力发生障碍。

（3）昏睡 是接近于人事不省的意识状态。患者处于熟睡状态，不易唤醒。虽在强烈刺激下可被唤醒，但很快又再入睡。醒时答话含糊或答非所问。

（4）谵妄 是一种以兴奋性增高为主的高级神经中枢急性活动失调状态，临床上表现为意识模糊、

定向力丧失、感觉错乱、躁动不安、言语杂乱。

（5）昏迷　是严重的意识障碍，表现为意识持续的中断或完全丧失。按程度可分为三个阶段：

①轻度昏迷　意识大部分丧失，无自主运动，对声、光刺激无反应，对疼痛刺激尚可出现痛苦的表情或肢体退缩等防御反应。角膜反射、瞳孔对光反射、眼球运动、吞咽反射等可存在。

②中度昏迷　对周围事物及各种刺激均无反应，对剧烈刺激可出现防御反射。角膜反射减弱，瞳孔对光反射迟钝，眼球无转动。

③深度昏迷　全身肌肉松弛，对各种刺激均无反应。深、浅反射均消失。

3. 伴随症状

（1）伴发热　先发热后意识障碍见于重症感染性疾病；先意识障碍后发热见于脑出血、蛛网膜下腔出血、巴比妥类药物中毒。

（2）伴呼吸缓慢　见于吗啡、巴比妥、有机磷杀虫药中毒、银环蛇咬伤。

（3）伴瞳孔散大　见于颠茄类、酒精、氰化物等中毒、癫痫、低血糖状态。

（4）伴瞳孔缩小　见于吗啡类、巴比妥类、有机磷杀虫药中毒。

（5）伴心动过缓　见于颅内高压症、房室传导阻滞、吗啡类、毒蕈中毒。

（6）伴高血压　见于高血压脑病、脑血管意外、肾炎尿毒症。

（7）伴低血压　见于各种原因的休克。

（8）伴皮肤黏膜改变　出血点、瘀斑和紫癜见于严重感染和出血性疾病；口唇呈樱桃红色提示CO中毒。

（9）伴脑膜刺激征　见于脑膜炎、蛛网膜下腔出血。

（10）伴瘫痪　见于脑出血、脑梗死等。

常考点　不常考，考点散乱。

参考答案——详细解答见《贺银成2019考研西医临床医学综合能力历年真题精析》

1. ABCDE　2. ABCDE　3. ABCDE　4. ABCDE　5. ABCDE　6. ABCDE　7. ABCDE
8. ABCDE　9. ABCDE　10. ABCDE　11. ABCDE　12. ABCDE　13. ABCDE　14. ABCDE
15. ABCDE　16. ABCDE　17. ABCDE　18. ABCDE　19. ABCDE　20. ABCDE　21. ABCDE
22. ABCDE　23. ABCDE　24. ABCDE　25. ABCDE　26. ABCDE　27. ABCDE　28. ABCDE
29. ABCDE　30. ABCDE　31. ABCDE　32. ABCDE　33. ABCDE　34. ABCDE　35. ABCDE
36. ABCDE　37. ABCDE　38. ABCDE　39. ABCDE

第2章 一般检查

▶▶ **考纲要求**

体格检查:一般检查。

▶▶ **复习要点**

一般检查的内容包括性别、年龄、体温、呼吸、脉搏、血压、发育与营养、意识状态、面容表情、体位姿势、步态等,还有皮肤和淋巴结。

一、全身状态检查

1. 性别 疾病的发生与性别有一定的关系。

2. 年龄

幼儿及儿童多发——佝偻病、麻疹、白喉。

少年和青年多发——结核病、风湿热。

老年多发——动脉硬化性疾病、某些肿瘤。

3. 生命体征

包括体温、脉搏、呼吸和血压。体温的测量方法通常有口测法、肛测法和腋测法三种。

	口测法	肛测法	腋测法
正常值	36.3~37.2℃	36.5~37.7℃	36.0~37.0℃
特点	测量时嘱患者不用口腔呼吸 测量结果较准确	较口测法高0.2~0.5℃ 测值稳定	该法简便、安全 不易发生交叉感染
适用人群	不能用于婴幼儿及神志不清者	多用于婴幼儿及神志不清者	最常用的体温测量方法

4. 发育与体型

(1)**成人发育正常的指标** ①头部的长度为身高的1/7~1/8;②胸围为身高的1/2;③双上肢展开后,左右指端的距离与身高基本一致;④坐高等于下肢的长度。

(2)**病态发育** 与内分泌改变有关。

青春期前,出现腺垂体功能亢进——巨人症(体格异常高大)。

青春期前,出现腺垂体功能减退——垂体性侏儒症(体格异常矮小)。

新生儿期,甲状腺功能减退——呆小病(体格矮小、智力低下)。

性激素分泌受损——男性阉人征、女性男性化。

(3)**体型** 分无力型、正力型和超力型三种。

	无力型	正力型	超力型
别称	瘦长型	匀称型	矮胖型
腹上角	<90°	≈90°	>90°
体型特点	体高肌瘦、颈细长、肩窄下垂、胸廓扁平	身体各部分结构匀称适中	体格粗壮、颈粗短、面红 肩宽大、胸围大

5. 营养状态

(1)**营养状态的评价** 评价营养状态最简便而迅速的方法是观察皮下脂肪充实的程度,最适宜的测量部位是前臂屈侧或上臂背侧下1/3处的皮下脂肪。

（2）**营养不良**　体重低于标准体重的 10% 称为消瘦，WHO 规定体重指数（BMI）< 18.5 为消瘦。见于摄食障碍、消化障碍、消耗增多。

（3）**营养过度**　体重超过标准体重的 20% 称为肥胖，WHO 规定体重指数（BMI）≥30 为肥胖，我国标准为 BMI≥28。按其原因，可将肥胖分为原发性和继发性两种。

①原发性肥胖　也称单纯性肥胖，为摄入热量过多所致，表现为全身脂肪分布均匀，常有遗传倾向。

②继发性肥胖　主要为内分泌疾病所致，见于下丘脑、垂体疾病，肥胖性生殖无能综合征，库欣综合征，肾上腺皮质功能亢进，甲状腺功能低下等。

A. 侏儒症　　　　　　B. 呆小症　　　　　　C. 巨人症　　　　　　D. 佝偻病

【例1】B 婴幼儿时期维生素 D 缺乏易导致

【例2】B 青春期垂体前叶功能亢进会导致

【例3】2007NO145X 下列选项中，可引起肥胖的疾病有

A. 原发性肾上腺皮质功能减退症　　　　　B. 下丘脑综合征

C. 胰岛素瘤　　　　　　　　　　　　　　D. 多囊卵巢综合征

【例4】2014NO58A 测量血压方法的注意事项，下列说法正确的是（参阅 8 版诊断学 P164）

A. 被检者测前安静休息并停止吸烟 5～10 分钟　　　B. 仰卧位时，被测的右上肢平放于腋中线水平

C. 袖带下缘位于肘窝横纹处　　　　　　　　　　　D. 袖带内充气应至肱动脉搏动音消失为止

6. 意识状态

意识障碍按程度可分为嗜睡、意识模糊、昏睡、谵妄及昏迷。

7. 语调和语态

喉部炎症、结核和肿瘤可引起声音嘶哑；脑血管意外可引起音调变浊和发音困难；喉返神经麻痹可引起音调降低和语言共鸣消失。

8. 面容与表情

面容	临床意义	面容	临床意义
急性病容	急性感染性疾病	慢性病容	慢性消耗性疾病
贫血面容	各种贫血	肝病面容	慢性肝脏疾病
肾病面容	慢性肾脏疾病	甲亢面容	甲状腺功能亢进症
黏液性水肿面容	甲状腺功能减退症	二尖瓣面容	风心二狭
肢端肥大症面容	肢端肥大症	伤寒面容	肠伤寒、脑脊髓膜炎、脑炎
苦笑面容	破伤风	满月面容	库欣综合征、长期使用糖皮质激素者
面具面容	帕金森病、脑炎		

【例5】X 破伤风患者常出现

A. 意识障碍　　　　　B. 苦笑面容　　　　　C. 角弓反张位　　　　　D. 蹒跚步态

9. 体位

体位	临床意义	体位	临床意义
自主体位	正常人、轻症、疾病早期患者	被动体位	极度衰弱、意识丧失者
强迫仰卧位	急性腹膜炎	强迫俯卧位	脊柱疾病
强迫侧卧位	一侧胸膜炎、大量胸腔积液	强迫坐位	也称端坐呼吸，见于心、肺功能不全者
强迫蹲位	先天性发绀型心脏病	强迫停立位	心绞痛
辗转体位	胆石症、胆道蛔虫症、肾绞痛	角弓反张位	破伤风、小儿脑膜炎

【例6】A 胆道蛔虫症患者腹痛发作时,喜欢采用的体位是

    A. 辗转体位　　　　B. 强迫左侧卧位　　　　C. 强迫右侧卧位　　　　D. 强迫坐位

【例7】A 下列关于体位的叙述,正确的是

    A. 急性腹膜炎——强迫半靠位　　　　B. 脊柱疾病——强迫侧卧位

    C. 小儿脑膜炎——被动体位　　　　D. 心肺功能不全——强迫坐位

10. 步态

步态	临床意义	步态	临床意义
醉酒步态	小脑疾病、酒精中毒、巴比妥中毒	共济失调步态	脊髓疾病
慌张步态	帕金森病	跨阈步态	腓总神经麻痹
剪刀步态	脑性瘫痪、截瘫患者	间歇性跛行	高血压、动脉硬化患者
蹒跚步态	佝偻病、大骨节病、进行性肌营养不良、先天性双侧髋关节脱位		

【例8】A 醉酒步态常见于

    A. 大脑疾病　　　　B. 小脑疾病　　　　C. 脑性瘫痪　　　　D. 腓总神经损伤

二、皮肤

1. 颜色

皮肤颜色与毛细血管的分布、血液的充盈度、色素量的多少、皮下脂肪的厚薄有关。

(1)苍白、发红、发绀

苍白——贫血、末梢毛细血管痉挛或充盈不足引起。见于寒冷、虚脱、主闭、雷诺病、血栓闭塞性脉管炎。

发红——由毛细血管扩张充血、血流加速、血量增加和红细胞数量增多引起。见于运动、饮酒、发热性疾病、阿托品中毒、CO中毒、库欣综合征、真性红细胞增多症。

发绀——指皮肤呈青紫色,出现于口唇、耳廓、面颊、肢端。见于还原血红蛋白增多、异常血红蛋白血症。

(2)黄染 常见原因为黄疸、胡萝卜素增高和长期服用含有黄色素的药物(米帕林、呋喃类药物)。

	黄疸	胡萝卜素增高	长期服用含有黄色素的药物
黄染原因	血清总胆红素>34.2umol/L	血清胡萝卜素>2.5g/L	血清黄色素增高
黄染特点	首先出现巩膜黄染 然后出现皮肤黄染	首先出现手掌、足底、前额黄染 一般不出现巩膜、口腔黏膜黄染	首先出现皮肤黄染 然后出现巩膜黄染
巩膜黄染	近角巩膜缘处黄染轻 远角巩膜缘处黄染重	巩膜一般无黄染	近角巩膜缘处黄染重 远角巩膜缘处黄染轻
血胆红素	血清胆红素增高	血清胆红素不高	血清胆红素不高
减轻因素	肝功能恢复后黄染逐渐减退	停食胡萝卜素后黄染逐渐减退	停止服药后黄染逐渐减退

(3)色素沉着 见于慢性肾上腺皮质功能减退、肝硬化、晚期肝癌、肢端肥大症、黑热病、疟疾。

(4)色素脱失 常见的色素脱失有白癜风、白斑、白化病。

白癜见于白癜风、甲亢、肾上腺皮质功能减退、恶性贫血等。

白斑常发生于口腔黏膜和女性外阴。

白化病属于遗传性疾病,为先天性酪氨酸酶缺乏所致。

2. 脱屑

米糠样脱屑见于麻疹;片状脱屑见于猩红热;银白色鳞状脱屑见于银屑病。

3. 皮疹、皮下出血、蜘蛛痣与肝掌

临床上常见的皮疹包括斑疹、玫瑰疹、丘疹、斑丘疹、荨麻疹、疱疹。

皮下出血根据其直径大小分为瘀点、紫癜、瘀斑、血肿等。

	形态特点	临床意义
斑疹	局部皮肤发红,一般不凸出于皮肤表面	斑疹伤寒、丹毒、风湿性多形性红斑
玫瑰疹	直径 2~3mm 的鲜红色圆形斑疹	伤寒、副伤寒的特征性皮疹
丘疹	局部颜色改变,病灶凸出于皮肤表面	药物疹、麻疹、湿疹
斑丘疹	是指丘疹周围有皮肤发红的底盘	风疹、猩红热、药物疹
荨麻疹	稍隆起于皮肤表面的苍白色或红色的局限性水肿	各种过敏反应
疱疹	直径 <1cm 为小水疱 >1cm 为大水疱;腔内含脓者为脓疱	单纯疱疹、水痘 烫伤、糖尿病足
瘀点	<2mm 的皮下出血点	造血系统疾病、重症感染、毒物或药物中毒
紫癜	3~5mm 的皮下出血点	造血系统疾病、重症感染、毒物或药物中毒
瘀斑	>5mm 的皮下出血点	造血系统疾病、重症感染、毒物或药物中毒
血肿	片状出血并伴有皮肤显著隆起	造血系统疾病、重症感染、毒物或药物中毒
蜘蛛痣	大小不一,直径帽针头大至数 cm 的血管痣,分布于上腔静脉区域,如面颈、手背、上臂、前胸、肩部	肝炎、肝硬化(肝脏对雌激素的灭活作用减弱)
肝掌	手掌大、小鱼际处发红,加压后退色	慢性肝病(肝脏对雌激素的灭活作用减弱)

4. 皮下结节

	形态特点	临床意义
风湿结节	位于关节、骨隆突附近,圆形,硬质,无压痛,数目不多,大小不等	风湿热、类风湿
囊蚴结节	躯干、四肢皮下,黄豆大结节,圆形或椭圆形,平滑,无压痛,可推动	囊尾蚴病
痛风结节	耳廓、跖趾、指(趾)关节、掌指关节,大小不一黄白色结节	痛风(特征性病变)
结节性红斑	小腿伸侧,对称性,大小不一,数目不等,痛性结节	溶链感染,自身免疫病
Osler 小结	粉红色,压痛性小结节,常位于指尖、足趾、大小鱼际肌腱处	感染性心内膜炎

【例9】X 最易观察发绀的部位是
    A. 口唇   B. 耳廓   C. 面颊   D. 鼻尖
【例10】A 关于皮疹的叙述,不正确的是
    A. 斑疹——伤寒   B. 玫瑰疹——副伤寒
    C. 丘疹——湿疹   D. 斑丘疹——猩红热
【例11】A 米糠样脱屑常见于
    A. 风疹   B. 麻疹   C. 药物疹   D. 猩红热
【例12】X 蜘蛛痣常出现于
    A. 面   B. 颈   C. 腹壁   D. 大腿内侧
【例13】2008NO58A 下列临床表现中,与肝硬化患者体内雌激素增加无关的是(内科学试题)
    A. 蜘蛛痣   B. 男性乳腺发育   C. 毛细血管扩张   D. 贫血貌

三、淋巴结

1. 表浅淋巴结分布
头颈部——耳前淋巴结、耳后淋巴结、枕后淋巴结、颌/颏下淋巴结、颈前/后淋巴结、锁骨上淋巴结。

上　肢——腋窝淋巴结(外侧群、胸肌群、肩胛下群、中央群、腋尖群)、滑车上淋巴结。

下　肢——腹股沟淋巴结(上、下群)、腘窝淋巴结。

2. 淋巴结的检查顺序

头颈部淋巴结——耳前→耳后→枕部→颌下→颏下→颈前→颈后→锁骨上淋巴结。

上肢淋巴结——腋窝淋巴结→滑车上淋巴结。腋窝淋巴结从尖群→中央群→胸肌群→肩胛下群→外侧群。

下肢淋巴结——腹股沟部(上群→下群)→腘窝淋巴结。

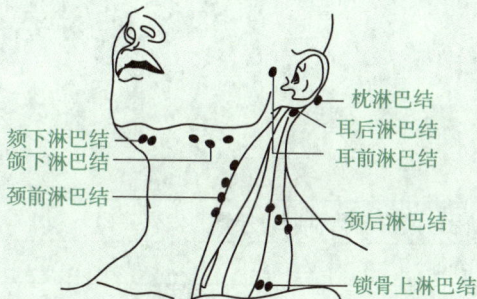

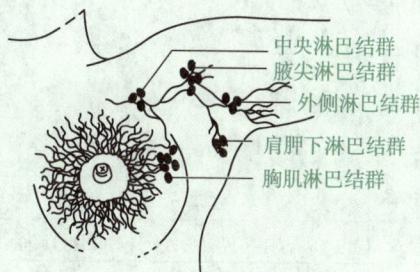

3. 淋巴结肿大的病因

非特异性淋巴结炎	引流区域的急、慢性炎症
淋巴结结核	常位于颈部呈"串珠状"分布
恶性肿瘤转移	肺癌——转移至右锁骨上窝淋巴结、腋窝淋巴结 胃癌——转移至左锁骨上窝淋巴结(Virchow 淋巴结)
全身淋巴结肿大	急慢性淋巴结炎、传染性单核细胞增多症、淋巴瘤、各型白血病

【例 14】A 肺癌最易转移至

　A. 左锁骨上窝淋巴结　　　　　　　B. 右锁骨上窝淋巴结

　C. 左锁骨下淋巴结　　　　　　　　D. 右锁骨下淋巴结

▶ **常考点** 考点散乱。

参考答案——详细解答见《贺银成 2019 考研西医临床医学综合能力历年真题精析》

1. ABCDE　　2. ABCDE　　3. ABCDE　　4. ABCDE　　5. ABCDE　　6. ABCDE　　7. ABCDE

8. ABCDE　　9. ABCDE　　10. ABCDE　　11. ABCDE　　12. ABCDE　　13. ABCDE　　14. ABCDE

第3章　头部与颈部检查

▶ **考纲要求**

　　体格检查:头颈部检查。

▶ **复习要点**

一、头部检查

1. 头颅检查

体征	临床意义
小颅	小儿囟门多在12~18个月闭合,过早闭合可形成小颅畸形,常同时伴智力发育障碍
尖颅	也称塔颅。见于尖颅并指(趾)畸形(Apert综合征)
方颅	见于小儿佝偻病、先天性梅毒
巨颅	也称落日现象,见于脑积水
长颅	Manfan综合征、肢端肥大症
变形颅	变形性骨炎(Paget病)　　注意:乳头湿疹样乳腺癌也称为Paget病(8版外科学P257)

【例1】A 形成落日现象面部外观的是

　　A. Apert综合征　　　　　　B. Manfan综合征　　　　C. 先天愚型　　　　　　D. 脑积水

2. 眼的检查

(1)眼的功能检查

　　①视力　分近视力和远视力。近视力通常指阅读视力,近视力检查有助于了解眼的调节能力。远视力检查有助于了解视网膜和视神经的功能。

　　②视野　视野检查主要用于了解黄斑中心凹以外的视网膜功能。双眼视野颞侧偏盲或象限偏盲,见于视交叉以后的中枢病变,单侧不规则的视野缺损见于视神经和视网膜病变。

　　③色觉　色觉异常分为色弱和色盲两种。色盲又分先天性和后天性色盲。先天性色盲是遗传性疾病,以红绿色盲最常见。后天性色盲多由视网膜病变、视神经萎缩、球后视神经炎引起。

　　④立体视的检查　参见眼科学教材。

(2)外眼检查

　　①眼睑

体征	临床意义
睑内翻	沙眼
上睑下垂	单侧——动眼神经麻痹(蛛网膜下腔出血、白喉、脑脓肿、脑炎、外伤等) 双侧——先天性上睑下垂、重症肌无力
眼睑闭合障碍	单侧——面神经麻痹;双侧——甲亢
眼睑水肿	肾炎、慢性肝病、营养不良、贫血、血管神经性水肿

　　②泪囊　泪囊黏液脓性分泌物见于慢性泪囊炎。

　　③结膜　结膜充血黏膜发红见于结膜炎、角膜炎。颗粒与滤泡见于沙眼。结膜苍白见于贫血。结膜发黄见于黄疸。结膜多少不等的散在出血点见于感染性心内膜炎,如伴充血、分泌物,见于急性结膜炎。

大片结膜下出血,见于高血压、动脉硬化。

④眼球

项目		体检发现	临床意义
眼球突出	双侧眼球突出	双侧眼球突出	甲状腺功能亢进症
	Stellwag 征	瞬目(即眨眼)减少	甲状腺功能亢进症
	Graefe 征	眼球下转时上睑不能相应下垂	甲状腺功能亢进症
	Mobius 征	目标由远及近,两眼不能适度内聚	甲状腺功能亢进症
	Joffroy 征	上视时无额纹出现	甲状腺功能亢进症
	单侧眼球突出	单侧眼球突出	局部炎症、眶内病变、颅内病变
眼球下陷		可双侧下陷、单侧下陷	双侧下陷见于严重脱水、老年人 单侧下陷见于 Horner 综合征、眶尖骨折
眼球运动		麻痹性斜视多见于	颅脑外伤、鼻咽癌、脑炎、脑脓肿、脑血管病
眼内压		可减低和增高	减低见于眼球萎缩和脱水,增高见于青光眼

(3)眼前节检查

①角膜 角膜软化见于婴幼儿营养不良、维生素 A 缺乏等。

老年环——是指角膜边缘及周围出现的灰白色混浊环,是类脂质沉着的结果,多见于老年人。

Kayser-Fleischer 环——是指角膜边缘出现的黄色或棕褐色色素环,环的外缘较清晰、内缘较模糊。是铜代谢障碍的结果,见于肝豆状核变性(Wilson 病)。

②巩膜 可见黄疸。

③瞳孔 正常直径为 3~4mm。

生理性瞳孔较小	婴幼儿、老年人、光亮处
生理性瞳孔较大	青少年、兴奋、在暗处
病理性瞳孔缩小	虹膜炎、有机磷农药中毒、药物反应(毛果芸香碱、吗啡、氯丙嗪)
病理性瞳孔扩大	外伤、颈交感神经刺激、青光眼绝对期、视神经萎缩、药物反应(阿托品、可卡因)
双侧瞳孔大小不等	双侧瞳孔大小不等——常为颅内病变(脑外伤、脑肿瘤、中枢神经梅毒、脑疝) 双侧瞳孔大小不等且变化不定——中枢神经和虹膜的神经支配障碍 双侧瞳孔大小不等且对光反射减弱或消失——中脑功能损害
直接对光反射	直接光照瞳孔,瞳孔立即缩小,移开光照后瞳孔迅速复原
间接对光反射	光照一侧瞳孔,对侧瞳孔缩小,移开光照后瞳孔扩大
集合反射	是指 1m 外的目标逐渐移近眼球时,病人双眼内聚,瞳孔缩小
近反射	是指 1m 外的目标逐渐移近眼球时,双眼内聚、瞳孔缩小、晶状体的调节三者的总称

(4)眼底检查 需借助眼底镜才能检查眼底。各种常见疾病的眼底改变见 8 版《诊断学》P109 表 3-3-1。

视乳头水肿的原因——颅内肿瘤、脑脓肿、外伤性脑出血、脑膜炎、脑炎等引起的颅内高压。

视乳头水肿的原理——颅内压增高后影响视网膜中央静脉的回流。

　　A. 重症肌无力　　　　　B. 甲状腺功能亢进症　　　C. 动眼神经麻痹　　　　D. 面神经麻痹

【例2】B 双眼睑闭合障碍见于

【例3】B 单眼睑闭合障碍见于

　　A. Stellwag 征　　　　　B. Graefe 征　　　　　　C. Horner 综合征　　　　D. Joffroy 征

【例4】B 瞬目减少

【例 5】B 一侧上眼睑下垂、眼眶凹陷、瞳孔缩小、同侧面部无汗

【例 6】A 不属于甲亢眼征的是

    A. Stellwag 征   B. Graefe 征   C. Gordon 征   D. Mobius 征

【例 7】X 单侧眼球下陷见于

    A. 严重脱水   B. Horner 综合征   C. 眼球萎缩   D. 眶尖骨折

【例 8】X 引起瞳孔缩小的原因包括

    A. 敌敌畏中毒   B. 注射吗啡   C. 外伤   D. 视神经萎缩

【例 9】A 角膜边缘出现 Kayser-Fleischer 环，常见于

    A. 老年人   B. 维生素 A 缺乏   C. 服用阿的平后   D. 肝豆状核变性

3. 耳的检查

痛风	耳廓上触及痛性小结节
外耳道炎	外耳道黄色液体流出并伴痒痛
外耳道疖肿	外耳道内局部红肿疼痛，伴耳廓牵拉痛
急性中耳炎	外耳道脓液流出，伴全身症状
颅底骨折	外耳道有血液或脑脊液流出
听力减退	耳道有耵聍或异物、听神经损害、局部或全身血管硬化、中耳炎、耳硬化

【例 10】A 男性，12 岁，从 3 米高处跌下 5 小时，后枕部着地。浅昏迷，双瞳孔等大等圆，右侧外耳道有血性分泌物流出。患者最可能的诊断是

    A. 硬膜外血肿   B. 蛛网膜下腔积血   C. 鼻骨骨折   D. 颅底骨折

4. 鼻的检查

系统性红斑狼疮	面部蝶形红斑（鼻梁部皮肤红斑）
黑热病、慢性肝病	鼻梁皮肤黑褐色斑点或斑片
酒渣鼻	鼻尖和鼻翼发红，并有毛细血管扩张和组织肥厚
蛙状鼻	肥大的鼻息肉患者
鞍鼻	鼻骨骨折、鼻骨发育不良、先天性梅毒、麻风病
鼻出血	单侧鼻出血——外伤、鼻腔感染、局部血管损伤、鼻咽癌、鼻中隔偏曲 双侧鼻出血——全身性疾病（出血热、伤寒、血液病、高血压、肝疾病、VitC、K 缺乏） 妇女周期性鼻出血——子宫内膜异位症（注意：教材错为鼻出血与 VitC、D 缺乏有关）
鼻炎	急性鼻炎——急性鼻黏膜肿胀充血，伴鼻塞、流涕 慢性鼻炎——鼻黏膜肥厚 慢性萎缩性鼻炎——鼻黏膜萎缩、鼻腔分泌物减少、鼻甲缩小、鼻腔宽大、嗅觉减退
鼻窦炎	鼻塞、流涕、头痛、鼻窦压痛（鼻窦共 4 对：上颌窦、额窦、筛窦、蝶窦）

【例 11】A 女性，30 岁，有痛经史 5 年。常于经期发生鼻出血，应考虑

    A. 血小板减少性紫癜   B. 功能性子宫出血   C. 子宫内膜异位症   D. 鼻咽癌

5. 口的检查

（1）口唇　健康人口唇红润光泽。

①口唇苍白见于贫血、虚脱、主动脉瓣关闭不全；②口唇发绀见于心力衰竭、呼吸衰竭；

③口角糜烂见于核黄素缺乏；　　　　　　④口唇肥大见于黏液性水肿、肢端肥大症、呆小症；

⑤口唇疱疹见于单纯疱疹病毒感染（见于大叶性肺炎、感冒、流行性脑脊髓膜炎、疟疾）。

（2）口腔黏膜

Koplik 斑（麻疹斑）——相当于第二磨牙的颊黏膜处出现帽针头大小白色斑点，为麻疹的早期特征。

黏膜疹——口腔黏膜对称性充血、肿胀，伴小出血点。见于猩红热、风疹、某些药物中毒。

（3）牙齿和牙龈　Hutchinson 齿见于先天性梅毒。牙龈的游离缘出现蓝灰色点线称为铅线，是铅中毒的特征。牙龈黑褐色点线状色素沉着见于铋、汞、砷等中毒。

（4）舌

舌体增大	暂时性肿大——舌炎、口腔炎、舌的蜂窝织炎、脓肿、血肿、血管神经性水肿 长时间增大——黏液性水肿、呆小病、唐氏（Down）综合征、舌肿瘤
地图舌	也称移行性舌炎，其原因不明，可由核黄素缺乏引起。多不伴随其他病变
裂纹舌	横向裂纹见于唐氏（Down）综合征、核黄素缺乏；纵向裂纹见于梅毒性舌炎
草莓舌	猩红热、长期发热病人
牛肉舌	糙皮病（烟酸缺乏）
镜面舌（光滑舌）	缺铁性贫血、恶性贫血、慢性萎缩性胃炎
毛舌（黑舌）	久病衰弱、长期使用广谱抗生素引起真菌生长的病人
舌的运动异常	舌震颤见于甲亢；舌偏斜见于舌下神经麻痹

（5）咽和扁桃体　扁桃体炎时，腺体红肿、增大。扁桃体增大分三度：

Ⅰ度为不超过咽腭弓者。

Ⅱ度为超过咽腭弓者。

Ⅲ度为达到或超过咽后壁中线者。

（6）口腔气味　糖尿病酮症酸中毒患者可发出烂苹果味；尿毒症病人可发出尿味；肝坏死患者有肝臭味；肺脓肿患者呼吸时发出组织坏死的臭味；有机磷农药中毒患者发出大蒜味。

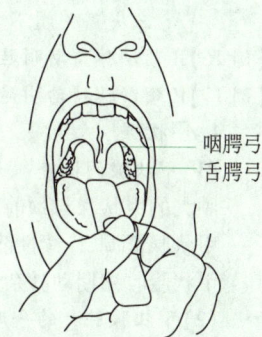

咽腭弓
舌腭弓

（7）腮腺　腮腺导管位于颧骨下 1.5cm，横过嚼肌表面，开口相当于上颌第二磨牙对面的颊黏膜上。正常腮腺不能触及。腮腺肿大见于急性流行性腮腺炎、急性化脓性腮腺炎和腮腺肿瘤。

【例12】A 口腔内相当于第二磨牙的颊黏膜处出现帽针头大小的白色斑点，常提示

　　A. 麻疹　　　　　　　B. 风疹　　　　　　　C. 猩红热　　　　　　　D. 雪口病

【例13】A 关于舌的表现，不正确的是

　　A. 地图舌——无伴随病变　　　　　　B. 裂纹舌——烟酸缺乏

　　C. 草莓舌——猩红热　　　　　　　　D. 镜面舌——缺铁性贫血

【例14】A 慢性失音常见于

　　A. 腺样体肥大　　　　B. 慢性喉炎　　　　C. 喉癌　　　　D. 喉结核

二、颈部检查

1. 颈部外形及分区

正常人颈部直立，两侧对称。颈部每侧分以下两个大三角区域。

（1）颈前三角　胸锁乳突肌内缘、下颌骨下缘、前正中线之间的区域。

（2）颈后三角　胸锁乳突肌后缘、锁骨上缘、斜方肌前缘之间的区域。

2. 颈部姿势与运动

（1）头不能抬起　严重消耗性疾病的晚期、重症肌无力、脊髓前角细胞炎、进行性肌萎缩等。

（2）斜颈　先天性斜颈、先天性颈肌挛缩、颈肌外伤、瘢痕收缩。

（3）颈部运动受限伴疼痛　软组织炎症、颈肌扭伤、肥大性脊椎炎、颈椎结核或肿瘤等。

（4）颈部强直　脑膜刺激征（脑膜炎、蛛网膜下腔出血等）。

3. 颈部血管

体征	临床意义
颈静脉怒张	右心衰、缩窄性心包炎、心包积液、上腔静脉阻塞综合征、胸腹腔压力增高
颈静脉搏动	三尖瓣关闭不全
颈动脉搏动明显	主闭、高血压、甲亢、严重贫血
颈部大血管区血管性杂音	颈动脉狭窄、椎动脉狭窄
锁骨上窝杂音	颈肋压迫导致锁骨下动脉狭窄
生理性颈静脉杂音	最常出现于右侧颈下部，可随体位、转颈、呼吸等改变性质。如在右锁骨上窝听到低调、柔和、连续性杂音，则为颈静脉血流快速流入上腔静脉口径较宽的球部产生，这种静脉音是生理性的，用手指压迫颈静脉后即可消失

【例 15】A 右锁骨上窝听到血管杂音，最有可能是

　　A. 生理性杂音　　　B. 右锁骨下动脉狭窄　　　C. 右锁骨下静脉狭窄　　　D. 右颈动脉狭窄

　　A. 三尖瓣关闭不全　　B. 二尖瓣关闭不全　　　C. 主动脉瓣狭窄　　　D. 严重贫血

【例 16】B 颈动脉搏动明显常见于

【例 17】B 颈静脉搏动明显常见于

4. 甲状腺

（1）甲状腺的检查

肿大的甲状腺与颈前其他肿块的主要鉴别点是前者可随吞咽上下移动。

甲状腺低调、连续性静脉"嗡鸣"音——见于甲状腺肿大，对诊断甲亢有帮助。

甲状腺收缩期动脉杂音——见于弥漫性甲状腺肿伴功能亢进。

（2）甲状腺肿大的分度

Ⅰ度肿大——不能看出肿大，但能触及肿大；

Ⅱ度肿大——既能看到肿大，也能触及肿大，但在胸锁乳突肌内侧；

Ⅲ度肿大——超过胸锁乳突肌外缘。

（3）甲状腺肿大的常见疾病

常见疾病	体检特点
甲状腺功能亢进症	质地柔软，可有震颤，可听到嗡鸣样血管杂音
单纯性甲状腺肿	可为弥漫性肿大，也可为结节性肿大，不伴甲亢体征
甲状腺癌	肿块结节感，不规则，质硬。于肿块后缘不能摸及颈总动脉搏动
桥本甲状腺炎	也称慢性淋巴性甲状腺炎。弥漫性结节性肿大。于腺体后缘可摸及颈总动脉搏动
甲状旁腺腺瘤	甲状旁腺在甲状腺之后，发生腺瘤时可使甲状腺突出

【例 18】A 鉴别甲状腺肿块和颈部其他肿块的简单方法是

　　A. 视诊肿块的位置及形态　　　　　　　　B. 触诊时嘱患者做吞咽动作

　　C. 触诊时有无震颤　　　　　　　　　　　D. 是否可扪及颈总动脉搏动

5. 气管

（1）气管向健侧移位　大量胸腔积液、积气、纵隔肿瘤、单侧甲状腺肿大。

（2）气管向患侧移位　肺不张、肺硬化、胸膜粘连。

（3）Oliver 征　是指主动脉弓动脉瘤时，由于心脏收缩时瘤体膨大将气管压向后下，每次心脏搏动时可以触到气管的向下拽动。

【例19】A 气管向健侧移位不见于

　　A. 大量胸腔积液　　　　B. 单侧甲状腺肿大　　　　C. 胸膜粘连　　　　D. 张力性气胸

【例20】A　Oliver 征常见于

　　A. 肝血管瘤　　　　B. 胸主动脉瘤　　　　C. 主动脉弓瘤　　　　D. 颈动脉瘤

▶ **常考点**　很少考。

参考答案——详细解答见《贺银成2019考研西医临床医学综合能力历年真题精析》

1. ABCDE　　2. ABCDE　　3. ABCDE　　4. ABCDE　　5. ABCDE　　6. ABCDE　　7. ABCDE

8. ABCDE　　9. ABCDE　　10. ABCDE　　11. ABCDE　　12. ABCDE　　13. ABCDE　　14. ABCDE

15. ABCDE　　16. ABCDE　　17. ABCDE　　18. ABCDE　　19. ABCDE　　20. ABCDE

第4章　胸部与肺检查

▶ **考纲要求**

体格检查：胸部检查。

▶ **复习要点**

一、胸廓的体表标志

1. 骨骼标志

骨骼标志	部位	临床意义
胸骨上切迹	胸骨柄上方	气管位于切迹正中
胸骨角	也称 Louis 角。由胸骨柄与胸骨体的连接处向前突起形成	与第2肋软骨相连，为计数肋骨和肋间隙顺序的主要标志 平支气管分叉、心房上缘、上下纵隔交界、第4或5胸椎
腹上角	也称胸骨下角。为左右肋弓在胸骨下端会合处形成的夹角	相当于横膈的穹隆部 其后为肝左叶、胃及胰腺的所在区域
肋脊角	为第12肋骨与脊柱构成的夹角	其前为肾脏和输尿管上端所在区域
肋骨	1～12肋骨	1～7肋骨在前胸部与肋软骨相连 8～10肋骨＋肋软骨＋胸骨构成胸廓的骨性支架 11～12肋骨为浮肋
肋间隙	为两肋之间的空隙	唯第1对肋骨前部因与锁骨重叠，常不能在胸壁触及
肩胛骨	位于后胸壁第2～8肋骨之间	肩胛下角平第7或8肋骨水平，相当于第8胸椎水平 可作为后胸部计数肋骨的标志
脊柱棘突	后正中线的标志	第7颈椎棘突最突出，常作为计数胸椎的标志

注意：①肩胛下角可作为后胸部计数肋骨的标志，第7颈椎棘突可作为计数胸椎的标志。

②第8～10肋骨＋肋软骨＋胸骨构成胸廓的骨性支架。

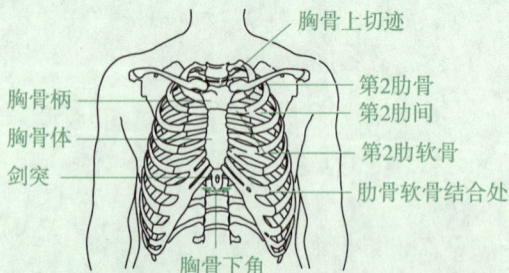

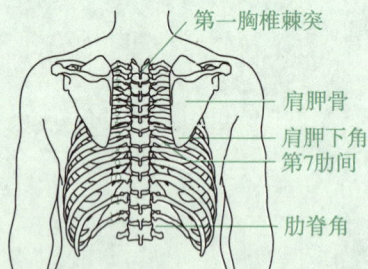

2. 自然陷窝和解剖区域

（1）**锁骨上窝**　相当于两肺上叶肺尖的上部。

（2）**锁骨下窝**　相当于两肺上叶肺尖的下部，其下界为第3肋骨下缘。

（3）**肩胛上区**　相当于上叶肺尖的下部，其外上界为斜方肌的上缘。

3. 肺和胸膜的界限

界限	临床意义
肺尖	达第1胸椎水平,距锁骨上缘约3cm
肺上界	始于胸锁关节向上至第1胸椎水平,然后转折向下至锁骨中1/3与内1/3交界处
肺下界	前胸壁于锁骨中线平第6肋间隙,腋中线平第8肋间隙;后胸壁于肩胛线平第10肋间隙
肺内侧界	第2肋软骨水平——左右两肺前内界几乎相遇 第4肋软骨水平——右侧几乎直线向下;左侧向左达第4肋骨前端,沿第4~6肋骨的前面向下 第6肋软骨水平——右肺转折向右,下行与右肺下界连接;左肺向左,下行与左肺下界连接
肺外侧界	几乎与侧胸壁的内部表面相接触
胸膜	脏层胸膜和壁层胸膜形成两个完全封闭的胸膜腔,胸膜腔内为负压
气管分叉	左右主支气管分叉平胸骨角(即胸椎4、5水平)

【例1】X　Louis 角标志着
　　A. 第二肋间平面　　　　B. 上下纵隔交界
　　C. 胸骨下角　　　　　　D. 左右主支气管分叉
　　A. 第7颈椎棘突　　　　B. 胸骨角
　　C. 胸骨下角　　　　　　D. 肩胛下角
【例2】B 可作为计数胸椎的标志是
【例3】B 可作为前胸部计数肋骨的标志是
【例4】B 可作为后胸部计数肋骨的标志是

二、胸壁、胸廓与乳房

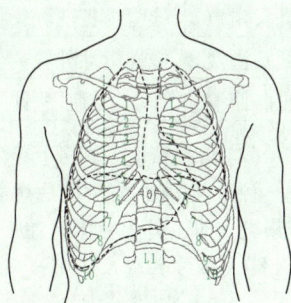

肺和胸膜的界限

1. 胸壁

检查项目	正常	临床意义
静脉	无明显静脉可见	上腔静脉阻塞——静脉血流方向自上而下 下腔静脉阻塞——静脉血流方向自下而上
皮下气肿	无	胸部皮下气肿见于肺、气管或胸膜受损,局部产气杆菌感染
胸壁压痛	无	局部压痛——肋间神经炎、肋软骨炎、胸壁软组织炎、肋骨骨折 胸骨压痛和叩击痛——白血病
肋间隙	无回缩或膨隆	吸气时肋间隙回缩——呼吸道阻塞 肋间隙膨隆——大量胸腔积液、张力性气胸、严重肺气肿、胸壁肿瘤、主动脉瘤

2. 胸廓

外形改变	临床意义
扁平胸	瘦长体型、慢性消耗性疾病(如肺结核)
桶状胸	严重 COPD、矮胖体型、老年
佝偻病胸	佝偻病(漏斗胸、鸡胸、肋膈沟、佝偻病串珠)
胸廓一侧变形	一侧膨隆——大量胸腔积液、气胸、一侧严重代偿性肺气肿 一侧下陷——肺不张、肺纤维化、广泛胸膜增厚和粘连
胸廓局部隆起	心脏明显肿大、心包大量积液、主动脉瘤、胸内或胸壁肿瘤、肋骨骨折、肋软骨炎

【例5】A 胸骨压痛和叩击痛常见于

A. 肋间神经炎   B. 肋软骨炎   C. 肋骨骨折   D. 白血病

【例6】A 男性患者,60 岁,测量胸廓前后径与横径之比为 1:1,肋骨与脊柱夹角为60°,应考虑为

A. 正常胸廓   B. 扁平胸   C. 桶状胸   D. 鸡胸

【例7】X 佝偻病胸可表现为

A. 漏斗胸   B. 鸡胸   C. 桶状胸   D. 肋膈沟

3. 乳房

(1)乳房视诊

外形改变	临床意义
对称性	一侧乳房增大见于先天畸形、囊肿形成、炎症、肿瘤;一侧乳房缩小见于发育不全
乳房水肿	乳腺癌(局部皮肤橘皮样改变)、乳腺炎(局部皮肤发红)
乳头回缩	发育异常(自幼发生)、乳癌(近期发生)
乳头出血	导管内良性乳头状瘤(最常见)、乳癌、乳管炎
乳头溢液	慢性囊性乳腺炎
皮肤回缩	外伤、炎症、恶性肿瘤

(2)乳房触诊　乳房上界为第2肋间,乳头平第4肋间,下界为第6肋间,内界为胸骨缘,外界为腋前线。

触诊乳房时,先健侧后患侧。检查左侧乳房时由外上象限开始→顺时针方向→最后触诊乳头;检查右侧乳房时由外上象限开始→逆时针方向→最后触诊乳头。

【例8】A 触诊乳腺应从哪一部位开始?

A. 乳头、乳晕区   B. 内上象限   C. 外上象限   D. 内下象限

A. 血性溢液   B. 黄色或黄绿色溢液   C. 浆液性无色溢液   D. 棕褐色溢液

【例9】2010NO145B 导管内乳头状瘤时,常出现的乳头溢液是(外科学试题)

【例10】2010NO146B 正常月经期时,常出现的乳头溢液是(外科学试题)

三、肺和胸膜

1. 视诊

(1)腹式呼吸和胸式呼吸　正常男性和儿童以腹式呼吸为主,正常女性以胸式呼吸为主。

胸式呼吸减弱,腹式呼吸增强——肺炎、重症肺结核、胸膜炎、肋间神经痛、肋骨骨折等。

腹式呼吸减弱,胸式呼吸增强——腹膜炎、大量腹水、肝脾极度肿大、腹腔内巨大肿瘤、妊娠晚期等。

(2)呼吸困难的分类　分吸气性呼吸困难和呼气性呼吸困难。

	吸气性呼吸困难	呼气性呼吸困难
原因	上呼吸道部分梗阻	下呼吸道梗阻
常见病因	气道阻塞(如气管异物)	支气管哮喘、阻塞性肺气肿
病理特点	吸气时气流不能顺利入肺,吸气时间延长	呼气时气流呼出不畅,呼气时间延长
临床表现	三凹征(胸骨上窝、锁骨上窝、肋间隙凹陷)	呼气时肋间隙膨隆

(3)呼吸困难的体位

端坐呼吸——充血性心衰、二尖瓣狭窄、重症哮喘、慢性阻塞性肺疾病。

转卧或折身呼吸——充血性心衰、神经性疾病。

平卧呼吸——肺叶切除术后、神经性疾病、肝硬化(肺内分流)、低血容量。

(4)呼吸类型、病因和临床特点

呼吸类型	临床特点	病因
正常呼吸	呼吸频率 12~20 次/分	—
呼吸过速	呼吸频率 >20 次/分	发热、疼痛、贫血、甲亢、心衰
呼吸过缓	呼吸频率 <12 次/分	麻醉剂或镇静剂过量、颅内压增高
Kussmaul 呼吸	呼吸深快	糖尿病酮症酸中毒、尿毒症酸中毒
Cheyne-Stokes 呼吸（潮式呼吸）	是一种由浅慢逐渐变为深快,然后再由深快转为浅慢,随之出现一段呼吸暂停后,又开始如上变化的周期性呼吸	药物引起的呼吸抑制、充血性心衰皮质水平的大脑损伤
Biots 呼吸（间停呼吸）	有规律呼吸几次后,突然停止一段时间,又开始呼吸,即周而复始的间停呼吸	药物引起的呼吸抑制、颅内压增高延髓水平的大脑损伤
叹气样呼吸	表现为在一段正常呼吸节律中插入一次深大呼吸,并常伴有叹息声,多为功能性改变	神经衰弱、精神紧张、抑郁症
抑制性呼吸	胸部剧烈疼痛导致吸气相突然中断,呼吸运动短暂地突然受到抑制	急性胸膜炎、胸膜恶性肿瘤肋骨骨折、胸部严重外伤

【例11】A 三凹征最常见于

    A. 气管异物　　　　　　　B. 大叶性肺炎　　　　　　　C. 支气管哮喘　　　　　　　D. COPD

【例12】2015NO58A 下列疾病中,可出现抑制性呼吸现象的病因是

    A. 支气管哮喘　　　　　　B. 糖尿病酮症　　　　　　C. 充血性心力衰竭　　　　　D. 急性胸膜炎

【例13】A 颅内压增高患者常见的呼吸节律是

    A. 叹气样呼吸　　　　B. Cheyne-Stokes 呼吸　　　　C. Kussmaul 呼吸　　　　D. Biots 呼吸

2. 触诊

（1）**胸廓扩张度**　一侧胸廓扩张受限,见于大量胸腔积液、气胸、胸膜增厚、肺不张。

（2）**语音震颤**

语音震颤最强的部位——肩胛间区及左右胸骨旁第1、2肋间隙。

语音震颤最弱的部位——肺底。

语音震颤减弱或消失——COPD、阻塞性肺不张、胸腔积液或气胸、胸膜显著增厚粘连、胸壁皮下气肿。

语音震颤增强——大叶性肺炎实变期、大片肺梗死、空洞型肺结核、肺脓肿等。

（3）**胸膜摩擦感**　于呼气、吸气两相均可触及,常见于急性胸膜炎。

3. 叩诊

（1）**正常叩诊音**　正常胸部叩诊为清音。前胸上部较下部叩诊音稍浊,右肺较左肺稍浊;背部较前胸稍浊;右侧腋下因肝脏的影响叩诊音稍浊,左侧腋前线下方有胃泡存在,叩诊呈鼓音(Traube's 鼓音区)。

（2）**肺界的叩诊**

	正常情况	临床意义
肺上界	Kronig 峡指肺尖的宽度正常为 4~6cm,叩诊呈清音区	肺上界变窄或叩诊浊音——肺结核肺尖浸润、纤维变、萎缩 肺上界变宽或叩诊过清音——慢性阻塞性肺气肿(COPD)
肺下界	于锁骨中线平第6肋间隙 于腋中线平第8肋间隙 于肩胛线平第10肋间隙	肺下界降低——COPD、腹腔内脏下垂 肺下界上升——肺不张、导致腹内压升高的因素
肺前界	相当于心脏的绝对浊音界 右肺前界相当于胸骨线的位置	两肺间浊音区扩大——心脏扩大、心肌肥厚、心包积液 两肺间浊音区缩小——COPD

（3）**肺下界的移动范围**　正常人肺下界的移动范围是 6~8cm。

（4）胸部异常叩诊音　肺、胸膜、膈或胸壁病变都可出现异常叩诊音。

叩诊音	产生机制	临床意义
浊音或实音	肺部含气减少	肺炎、肺不张、肺结核、肺梗死、肺水肿、肺硬化
	肺内不含气	肺肿瘤、肺包虫病或囊虫病、未液化的肺脓肿
	胸膜病变	胸腔积液、胸膜增厚
过清音	肺含气增多	慢性阻塞性肺疾病
鼓音	肺内空腔病变腔径 >3 ~4cm	空洞型肺结核、液化了的肺脓肿、肺囊肿、气胸
空瓮音	空洞巨大,位置表浅且壁光滑	巨大空洞、张力性气胸(鼓音的特例)
浊鼓音	肺泡壁松弛,肺泡含气量减少	肺不张、肺炎充血期或消散期、肺水肿

①Damoiseau 曲线　也称胸腔积液曲线,是指中等量胸腔积液患者坐位时,积液的上界呈一弓形线。

②Garland 三角区　Damoiseau 曲线和脊柱之间呈浊鼓音的倒置三角区。

③Grocco 三角区　在健侧脊柱旁,叩得的三角形浊音区。

④Skoda 叩响　叩诊前胸部时,于积液区浊音界上方靠近肺门处,叩得的浊鼓音区。

【例14】A 语音震颤减弱见于

　　A. 肺气肿　　　　　B. 大叶性肺炎　　　　C. 肺梗死　　　　D. 空洞型肺结核

【例15】A 肺部叩诊首先从哪一部位开始?

　　A. 肺尖　　　　　B. 肺移动度　　　　C. 肺下界　　　　D. 肺前界

【例16】2010NO58A 下列疾病中,叩诊检查可发现 Kronig 峡增宽的是

　　A. 肺炎　　　　　B. 肺气肿　　　　C. 肺结核　　　　D. 胸腔积液

【例17】A 正常人肺下界的移动范围是

　　A. 2 ~3cm　　　　　B. 4 ~5cm　　　　C. 5 ~7cm　　　　D. 6 ~8cm

　　A. 清音　　　　　B. 鼓音　　　　C. 浊音　　　　D. 浊鼓音

【例18】B　正常肺部叩诊为

【例19】B　Kronig 峡叩诊为

【例20】B　Traube 区叩诊为

【例21】B　Grocco 三角区叩诊为

【例22】B　Garland 三角区叩诊为

4. 听诊

（1）正常呼吸音

特征	气管呼吸音	支气管呼吸音	支气管肺泡呼吸音	肺泡呼吸音
强度	极响亮	响亮	中等	柔和
音调	极高	高	中等	低
吸气:呼气	1:1	1:3	1:1	3:1
性质	粗糙	管样	沙沙声,但管样	轻柔的沙沙声
正常听诊区域	胸外气管	胸骨柄	主支气管	大部分肺野
产生机理	是空气进出气管发出的声音	吸入的空气在声门、气管或主支气管形成湍流产生的声音	兼有支气管呼吸音和肺泡呼吸音特点的混合性呼吸音	是由于空气在细支气管和肺泡内进出移动的结果

（2）异常肺泡呼吸音

①肺泡呼吸音减弱与增强

	肺泡呼吸音减弱或消失	肺泡呼吸音增强
出现部位	可在局部、单侧、双侧	可在单侧、双侧
产生原因	肺泡内的空气流量减少 进入肺内的空气流速减慢 呼吸音传导障碍	肺泡内的空气流量增多 进入肺内的空气流速加快 呼吸运动和通气功能增强
临床意义	胸廓活动受限——胸痛、肋软骨骨化、肋骨切除 呼吸肌疾病——重症肌无力、膈肌瘫痪、膈肌升高 支气管阻塞——阻塞性肺气肿、支气管狭窄 压迫性肺膨胀不全——胸腔积液、气胸 腹部疾病——大量腹水、腹部巨大肿瘤	呼吸深长——酸中毒 呼吸深长和增快——运动、发热、代谢亢进 呼吸运动增强——贫血 一侧肺泡呼吸音增强——健侧代偿

②呼气音延长　见于支气管炎、支气管哮喘、慢性阻塞性肺气肿等。

③断续性呼吸音　也称齿轮呼吸音,常见于肺结核和肺炎等。

④粗糙性呼吸音　见于支气管或肺部炎症的早期。

(3)异常支气管呼吸音　也称管样呼吸音,是指在正常肺泡呼吸音部位听到支气管呼吸音。可见于肺组织实变(大叶性肺炎实变期)、肺内大空腔(肺脓肿、空洞型肺结核)、压迫性肺不张(胸腔积液的上方区域)。

(4)异常支气管肺泡呼吸音　是指在正常肺泡呼吸音的区域听到支气管肺泡呼吸音。见于支气管肺炎、肺结核、大叶性肺炎初期、胸腔积液上方肺膨胀不全的区域。

(5)啰音　啰音是呼吸音以外的附加音,分湿啰音和干啰音。

①湿啰音和干啰音的比较

	湿啰音	干啰音
产生机理	是由于吸气时气体通过呼吸道内的分泌物,形成的水泡破裂所产生的声音。由于小支气管壁因分泌物黏着而陷闭,当吸气时突然张开重新充气所产生的爆破音	是由于气管、支气管或细支气管狭窄或部分阻塞,空气吸入或呼出时发生湍流所产生的声音
啰音音调	音调可高可低、断续而短暂	音调较高、持续时间较长
听诊时相	于吸气时或吸气终末较明显,有时也出现在呼气早期	吸气及呼气均可听到,但以呼气时明显
部位性质	部位较恒定,性质不易变,中小湿啰音可同时存在	部位易变换,在瞬间内数量可明显增减
咳嗽	咳嗽后可减轻或消失	与咳嗽关系不明显
分类	按啰音响亮程度分响亮性、非响亮性湿啰音 另分为粗、中、细湿啰音和捻发音	按音调高低分高调、低调干啰音

②湿啰音的分类及特点

	粗湿啰音	中湿啰音	细湿啰音	捻发音
别称	大水泡音	中水泡音	小水泡音	—
发生部位	气管、主支气管 空洞部位	中等大小支气管	小支气管	细支气管和肺泡
出现时期	吸气早期	吸气中期	吸气后期	吸气终末
临床意义	支气管扩张、肺水肿 肺结核、肺脓肿空洞	支气管炎 支气管肺炎	支气管肺炎、细支气管炎 肺淤血、肺梗死 弥漫性肺间质纤维化	肺淤血 肺泡炎、肺炎早期 老年人、长期卧床者

Velcro 啰音见于弥漫性肺间质纤维化。肺部局限性湿啰音见于肺炎、肺结核、支气管扩张。

两侧肺底湿啰音见于心衰所致的肺淤血、支气管肺炎。两肺满布湿啰音见于急性肺水肿、严重支气管炎。

③干啰音的分类及特点

	高调干啰音	低调干啰音
别称	哨笛音	鼾音
音调	音调高,基音频率 >500Hz	音调低,基音频率 100~200Hz
听诊特点	呈短促的"zhi-zhi"声或带音乐性	呈呻吟声或鼾声性质
发生部位	较小的支气管或细支气管	气管或主支气管

双肺干啰音——支气管哮喘、慢性支气管炎、慢性阻塞性肺疾病、心源性哮喘。

肺局限性干啰音——支气管结核、支气管肿瘤。

【例23】X 管样呼吸音可见于下列哪些疾病?

　　A. 大叶性肺炎实变期　　B. 肺脓肿　　　　C. 弥漫性肺间质纤维化　　D. 支气管哮喘

【例24】X 齿轮呼吸音见于

　　A. 肺炎　　　　　　B. 肺脓肿　　　　C. 肺结核　　　　　D. 支气管扩张

【例25】A 中湿啰音常出现于

　　A. 吸气早期　　　　B. 吸气中期　　　C. 吸气晚期　　　　D. 呼气中期

【例26】A 可见于正常人的啰音是

　　A. 大水泡音　　　　B. 中水泡音　　　C. 小水泡音　　　　D. 捻发音

【例27】2009N058A 患者出现进行性呼吸困难,吸气时双肺中下野可闻及 Velcro 音,最可能的诊断是

　　A. 肺癌　　　　　　B. 肺结核　　　　C. 特发性肺纤维化　　D. 肺大疱

【例28】A 支气管扩张患者肺部常出现

　　A. 局限性干啰音　　B. 局限性湿啰音　C. 双肺弥漫性湿啰音　D. 两肺底湿啰音

【例29】A 局限性干啰音常见于

　　A. 支气管哮喘　　　B. 慢性支气管炎　C. 支气管内膜结核　　D. 肺梗死

【例30】A 肺部固定性湿啰音常见于

　　A. 急性肺水肿　　　B. 支气管扩张　　C. 慢性支气管炎　　D. 支气管肺癌

　　(6)语音共振　是喉部发音产生的振动经气管、支气管、肺泡传至胸壁,由听诊器听及。语音共振一般在气管、支气管附近听到的声音最强,在肺底较弱。

　　语音共振减弱——见于支气管阻塞、胸腔积液、胸膜增厚、胸壁水肿、肥胖、慢性阻塞性肺疾病等。

	特点	临床意义
支气管语音	语音共振的强度和清晰度均增加,常伴语音震颤增强叩诊浊音,听诊病理性支气管呼吸音	肺实变区域
胸语音	是一种强度和清晰度更强的支气管语音,言词清晰可辨,容易听及。有时在支气管语音出现之前,即可查出	大范围的肺实变区域
羊鸣音	不仅语音强度增加,而且其性质发生改变带有鼻音性质,颇似"羊叫声"	中等量胸腔积液上方肺受压的区域肺实变伴少量胸腔积液的部位
耳语音	语音强度增加,音调增高	肺实变

【例31】A 胸语音常见于

　　A. 大叶性肺炎　　　B. 支气管扩张　　C. 胸腔积液　　　　D. 支气管哮喘

【例32】A 羊鸣音最易出现于

　　A. 少量胸腔积液部位　　　　　　　B. 中量胸腔积液上方肺区域

　　C. 大量胸腔积液部位　　　　　　　D. 肺实变区域

银成教育 027-8226 6012 www.yixueks.com　国家开放大学出版社 OPEN UNIVERSITY OF CHINA PRESS

(7)胸膜摩擦音　应与心包摩擦音相鉴别。

	胸膜摩擦音	心包摩擦音
产生机制	是胸膜脏层和壁层在呼吸运动时产生摩擦而出现的声音	是心包脏层和壁层在心脏搏动时产生摩擦而出现的声音
出现时机	与呼吸有关	与心搏一致
听诊特点	呼、吸两相均可听到 一般于吸气末或呼气初较明显 深呼吸时摩擦音强度增加	心室收缩-舒张两期均易听到 有时仅出现在收缩期 坐位前倾或呼气末摩擦音更明显
听诊部位	最常听到的部位是前下侧胸壁,肺尖很少听到	心前区或胸骨左缘第3、4肋间最响亮
屏气后	摩擦音消失	摩擦音仍存在
体位影响	可随体位的变动而消失或复现	坐位前倾摩擦音更明显
积液影响	胸腔积液量小时出现,积液量大时消失	心包积液量小时出现,积液量大时消失
常见疾病	纤维素性胸膜炎、肺梗死、尿毒症 胸膜肿瘤、少量胸腔积液	感染性心包炎、急性心肌梗死、尿毒症 系统性红斑狼疮、心脏损伤后综合征

【例33】X 胸膜摩擦音可见于

    A. 胸腔积液　　　　　B. 胸膜肿瘤　　　　　C. 尿毒症　　　　　D. 严重脱水

【例34】A 最易听到胸膜摩擦音的部位是

    A. 肺尖　　　　　B. 双肺中野　　　　　C. 双肺底　　　　　D. 前下侧胸壁

四、呼吸系统常见疾病的主要症状和体征

	大叶性肺炎	胸腔积液	慢性阻塞性肺疾病	气胸
胸廓	对称	饱满,肋间隙增宽	呈桶状	饱满,肋间隙增宽
呼吸运动	患侧减弱	患侧减弱	两侧减弱	患侧减弱
气管位置	居中	向健侧移位	居中	向健侧移位
语音震颤	患侧增强	患侧减弱或消失	两侧减弱	患侧减弱或消失
叩诊	浊音或实音	积液区叩诊呈浊音	过清音	鼓音
呼吸音	可听到支气管呼吸音	减弱或消失,积液区上方有支气管呼吸音	双侧减弱	患侧减弱或消失
胸膜摩擦音	累及胸膜时可听到胸膜摩擦音	纤维素性胸膜炎患者可听到胸膜摩擦音	无	无
啰音	湿啰音	无	无	无
语音共振	患侧增强	积液区减弱或消失	减弱	减弱或消失

(93～95题共用题干)患者,男,74岁。因发热、咳嗽、呼吸困难1周来院。查体:体温38.8℃,脉率80次/分,血压140/80mmHg,未见颈静脉充盈,右中下肺叩浊,语音震颤减弱,呼吸音消失,左肺可闻散在干性啰音,心界向左扩大,心律不整,心率100次/分,未闻杂音,腹(−)。

【例35】2011NO93A 该患者的主要疾病是

    A. 肺炎　　　　　B. 气胸　　　　　C. 胸腔积液　　　　　D. 心力衰竭

【例36】2011NO94A 该患者还可能出现的体征有

    A. 气管向左移位　　　　　　　　　　B. 可闻胸膜摩擦音

　　C. 双侧肋间隙变窄　　　　　　　　　　　D. 左上肺支气管呼吸音

【例37】2011NO95A 为明确病因,应采取的最佳检查方法是
　　A. 胸部 CT　　　　B. 胸部 B 超　　　　C. 胸部 X 线片　　　　D. 胸腔穿刺

　　(91~92 题共用题干)患者,男,25 岁。低热 2 周。查体:气管不偏,右侧胸部呼吸运动减弱,右下肺触觉语颤正常,叩诊呈浊音,肺泡呼吸音减低,未闻及湿啰音,左肺未见异常。

【例38】2008NO91A 根据患者的右侧胸部体征,可诊断为
　　A. 胸腔积液　　　　B. 胸膜增厚伴粘连　　　　C. 肺实变　　　　D. 肺大疱

【例39】2008NO92A 为明确诊断,应选用的最简便检查方法是
　　A. 胸部 X 线片　　　　B. 胸部 CT　　　　C. 胸部 B 超　　　　D. 胸腔镜

五、心脏检查

1. 视诊

(1)**胸廓畸形**　正常人胸廓前后径、横径左右应基本对称。
①心前区隆起　见于右心室肥大(法洛四联症、肺动脉瓣狭窄、风心病二尖瓣狭窄)等。
②鸡胸、漏斗胸、脊柱畸形　鸡胸常伴马方综合征。
(2)**心尖搏动**　正常心尖搏动位于第 5 肋间,左锁骨中线内侧 0.5~1.0cm,搏动范围以直径计为 2.0~2.5cm。影响心尖搏动位置的因素包括生理性和病理性因素。

因素	心尖搏动移位	临床常见疾病
左心室增大	向左下移位	主动脉瓣关闭不全
右心室增大	向左侧移位	二尖瓣狭窄
左、右心室均增大	向左下移位,心浊音界两侧扩大	扩张型心肌病
右位心	心尖搏动位于右侧胸壁	先天性右位心
纵隔移位	心尖搏动向患侧移位	一侧胸膜增厚或肺不张
	心尖搏动移向病变对侧	一侧胸腔积液、气胸
横膈移位	心尖搏动向左外侧移位	大量腹水,横膈抬高使心脏横位
	心尖搏动移向内下,可达第 6 肋间	严重肺气肿,横膈下移使心脏垂位

(3)**心尖搏动强度和范围的改变**
心尖搏动增强——激动、剧烈运动、高热、严重贫血、甲亢、左室肥厚代偿期。
心尖搏动减弱——心肌收缩力降低、心包积液、缩窄性心包炎、肺气肿、气胸、大量胸水。
(4)**负性心尖搏动**　心脏收缩时,心尖部胸壁搏动内陷,称负性心尖搏动。见于粘连性心包炎(Broadbent 征)、重度右心室肥大伴心脏顺钟向转位。
(5)**心前区搏动**

胸骨右缘第 2 肋间(主动脉瓣区)收缩期搏动	主动脉弓动脉瘤、升主动脉扩张
胸骨左缘第 2 肋间(肺动脉瓣区)收缩期搏动	肺动脉扩张、肺动脉高压、正常青年人体力活动或情绪激动
胸骨左缘第 3、4 肋间搏动	右室肥大(房缺)
剑突下搏动	右室肥大、腹主动脉搏动(腹主动脉瘤)

2. 触诊

心脏触诊检查包括 4 个项目,即心尖搏动、心前区搏动、震颤及心包摩擦感。
(1)**心尖搏动及心前区搏动**

左室肥厚——心尖区抬举性搏动。室间隔缺损——心前区抬举性搏动。

右室肥厚——胸骨左下缘收缩期抬举性搏动。

【例40】X 能使心尖搏动向左侧移位的是

    A. 右侧胸腔积液   B. 右侧肺不张   C. 右侧纵隔肿瘤   D. 二尖瓣狭窄

【例41】2017NO42A 患者剑突下可见搏动,在深吸气后明显,最可能的临床意义是

    A. 腹主动脉瘤   B. 肝血管瘤   C. 右心室扩大   D. 左心室室壁瘤

    A. 心尖部抬举性搏动   B. 心前区抬举性搏动   C. 心底部抬举性搏动

    D. 胸骨上窝抬举性搏动   E. 右颈部异常搏动

【例42】1994NO109B 风湿性心脏病主动脉瓣狭窄

【例43】1994NO110B 先天性心脏病室间隔缺损

(2)震颤(猫喘)　心脏震颤是血液经狭窄的口径或循异常方向流动形成涡流造成瓣膜、血管壁或心室壁震动传至胸壁所致。凡触及震颤均可认为心脏有器质性病变。触及震颤者,多数可听到响亮的杂音。低频振动易触及震颤,但不易听到杂音。心前区震颤的临床意义见下表。

震颤部位	时相	常见病变	震颤部位	时相	常见病变
胸骨右缘第2肋间	收缩期	主动脉瓣狭窄	胸骨左缘第2肋间	收缩期	肺动脉瓣狭窄
胸骨左缘第3~4肋间	收缩期	室间隔缺损	胸骨左缘第2肋间	连续性	动脉导管未闭
心尖区	舒张期	二尖瓣狭窄	心尖区	收缩期	重度二闭

【例44】A 关于震颤和杂音的关系,正确的是

    A. 震颤和杂音产生机制不同   B. 听到杂音一定能触及震颤

    C. 低频振动容易听到   D. 在一定条件下,杂音越响,震颤越强

(3)心包摩擦感　应与胸膜摩擦感相鉴别。

	胸膜摩擦感	心包摩擦感
产生机制	是胸膜脏层和壁层在呼吸运动时产生摩擦,检查者手的感觉	是心包脏层和壁层在心脏搏动时产生摩擦,检查者手的感觉
出现时机	与呼吸有关	与心搏一致
触诊特点	呼、吸两相均可触及 有时只能在吸气相末触到	在收缩期和舒张期两相均可触及 以收缩期、前倾体位或呼气末最明显
触诊部位	最常见于胸廓的下前侧部触及	心前区或胸骨左缘第3、4间
积液影响	胸腔积液量小时出现,积液量大时消失	心包积液量小时出现,积液量大时消失
常见疾病	急性胸膜炎	急性心包炎

3. 叩诊

心脏叩诊主要是通过了解相对浊音界,来确定心脏的大小和形态。心浊音界包括相对浊音界及绝对浊音界两部分,心脏左右缘被肺遮盖的部分,叩诊呈相对浊音,而不被肺遮盖的部分叩诊呈绝对浊音。通常心脏相对浊音界反映心脏的实际大小。

(1)正常成人心脏相对浊音界和各部组成

应记录胸骨中线与左锁骨中线的间距(8~10cm)。

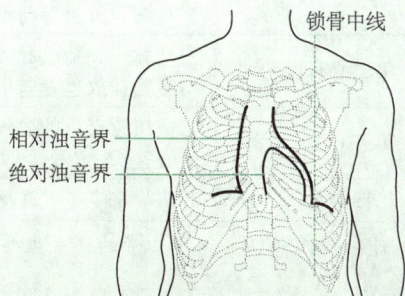

心浊音右界组成	右界(cm)	肋间	左界(cm)	心浊音左界组成
升主动脉和上腔静脉	2~3	II	2~3	肺动脉段
右心房	2~3	III	3.5~4.5	左心耳
右心房	3~4	IV	5~6	左心室
		V	7~9	左心室

(2)**心浊音界改变及临床意义**　心浊音界改变受心脏本身病变和心外因素的影响。

心外因素	心脏本身因素
心界向健侧移位——一侧大量胸水、气胸 心界向患侧移位——一侧胸膜粘连、增厚、肺不张 心界向左增大——大量腹水、腹腔巨大肿瘤 心浊音界缩小——肺气肿	左室增大——靴形心(主闭) 右室增大——心界向左右侧增大(肺心病、房缺) 双室增大——普大形心(扩张型心肌病) 左房增大——梨形心(二狭) 心包积液——烧瓶心(心包积液的特征性体征)

4. 听诊

(1)**心脏瓣膜听诊区**　通常有 5 个听诊区。

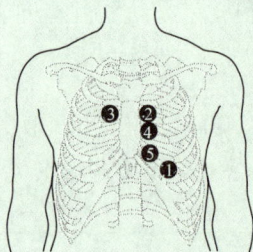

①二尖瓣听诊区：位于心尖搏动最强点，即第5肋间、左锁骨中线内0.5~1.0cm

②肺动脉瓣听诊区：位于胸骨左缘第2肋间

③主动脉瓣听诊区：位于胸骨右缘第2肋间

④主动脉瓣第二听诊区：位于胸骨左缘第3肋间

⑤三尖瓣听诊区：位于胸骨下端左缘，即胸骨左缘第4~5肋间

心脏瓣膜听诊区

(2)**心率**　是指每分钟心搏次数，正常成人 60~100 次/分。

(3)**心律**　是指心脏跳动的节律。正常人心律基本规则。部分青年人可出现窦性心律不齐。

房颤的特点为心律绝对不规则、第一心音强弱不等、脉率<心率(脉搏短绌)。

【例45】X 脉搏短绌主要见于

　　A. 房颤　　　　　B. 三度房室传导阻滞　　　C. 频发期前收缩　　　D. 室颤

(4)**心音的产生机制和临床意义**

心音	产生机制	临床意义
第一心音(S_1)	二尖瓣、三尖瓣关闭，瓣叶振动引起 半月瓣开放也参与形成	标志着心室收缩开始
第二心音(S_2)	主动脉瓣和肺动脉瓣关闭瓣叶振动引起 房室瓣开放也参与形成	标志着心室舒张期开始
第三心音(S_3)	心室快速充盈的血流冲击心室壁 使心室壁、腱索、乳头肌振动引起	发生在心室舒张早期 部分儿童和青少年可听到
第四心音(S_4)	心房收缩使房室瓣及其相关结构振动引起	正常情况下听不到(病理性)

【例46】2003NO4A 第二心音的产生主要是由于(生理学试题)

　　A. 房室瓣开放　　　　B. 房室瓣关闭　　　　C. 动脉瓣开放

　　D. 动脉瓣关闭　　　　E. 心室壁振动

【例47】1990NO46A 第一心音的产生主要是由于(生理学试题)

　　A. 半月瓣关闭　　　　B. 主动脉瓣关闭　　　C. 肺动脉瓣关闭

　　D. 房室瓣开放　　　　E. 房室瓣关闭

　(5)第一心音和第二心音的鉴别

	第一心音	第二心音
主要机制	二尖瓣、三尖瓣关闭引起	主动脉瓣、肺动脉瓣关闭引起
提示	心室收缩的开始	心室舒张的开始
出现时间	约在心电图 QRS 波开始后 0.02 ~ 0.04s	约在心电图 T 波的终末或稍后
特点	音调较低,较钝,较响亮,时限较长(0.1s)	音调较高,较清脆,较弱,时限较短(0.08s)
最响部位	心尖部	心底部
与心尖搏动关系	与心尖搏动同时出现	与心尖搏动不同步

　(6)第三心音和第四心音的鉴别

	第三心音	第四心音
主要机制	心室快速充盈的血流冲击心室壁使心室壁、腱索、乳头肌振动引起	心房收缩使房室瓣及其相关结构振动引起
出现时间	心室舒张早期、快速充盈期之末距 S_2 后约 0.12 ~ 0.18s	心室舒张末期约在下一心动周期的 S_1 前 0.1s
音调性质	轻而低调	低调、沉浊而弱
最响部位	心尖部或其内上方,呼气时较清楚	心尖及其内侧
临床意义	正常情况下只在部分儿童和青少年中听到	正常情况下听不到,通常在病理情况下听到

【例48】A 下列哪项不符合第三心音的特点?

　　A. 音调较第二心音低　　B. 持续时间较短　　　C. 心尖部较清楚　　　D. 吸气末较清楚

　(7)心音的改变及其临床意义　心音改变包括心音强度改变、心音性质改变和心音分裂。

①第一、二心音强度的改变

	第一心音(S_1)	第二心音(S_2)
心音增强	二尖瓣狭窄 PR 间期缩短 心动过速、心肌收缩力增强(高热、贫血、甲亢)	主动脉压增高(高血压、动脉粥样硬化) 肺动脉压增高(肺心病、二狭并肺动脉高压、房缺、室缺、动脉导管未闭)
心音减弱	二闭、主闭、PR 间期延长 心肌收缩力降低(心肌炎、心肌病、心梗、心衰)	主动脉压降低(主动脉瓣狭窄、低血压) 肺动脉压降低(肺动脉瓣狭窄)
强弱不等	房颤、完全性房室传导阻滞(大炮音)	—

②第一、二心音两者同时改变

S_1 和 S_2 同时增强——心脏活动增强(劳动、激动)、胸壁较薄者。

S_1 和 S_2 同时减弱——心肌严重受损、循环衰竭、心包积液、胸腔积液、肺气肿、肥胖等。

③心音性质的改变　S_1 失去原有性质且明显减弱,S_2 也减弱,S_1 与 S_2 相似,可形成"单音律",见于心肌严重病变。当心率增快,收缩期与舒张期时限几乎相等时,听诊类似钟摆声,称"钟摆律"或"胎心律",见于大面积急性心肌梗死、重症心肌炎。

④第一心音分裂　正常情况下,三尖瓣较二尖瓣延迟关闭 0.02 ~ 0.03s,该时间差不能为人耳分辨。当 S_1 的两个成分相距 0.03s 以上时,可出现 S_1 分裂。

原因 三尖瓣关闭明显迟于二尖瓣,如电活动延迟(完全性右束支传导阻滞)、机械活动延迟(肺动脉高压)。

特点 左右心室收缩不同步;S_1的两个成分相距0.03s以上;在心尖或胸骨左下缘最清晰;不因呼吸而变异。

⑤**第二心音分裂** 临床上较常见,以肺动脉瓣区明显。

	常见疾病	临床意义
生理分裂	大多数正常人,尤其儿童和青年	深吸气末可闻及
通常分裂	肺动脉瓣关闭延迟——完全性右束支阻滞 主动脉瓣关闭提前——二闭、室缺(左室射血缩短) 右室排血时间延长——二狭伴肺动脉高压、肺动脉瓣狭窄	最常见的S_2分裂 深吸气末明显
固定分裂	房间隔缺损	S_2分裂不受呼吸影响
反常分裂 (逆分裂)	完全性左束支传导阻滞 主动脉瓣狭窄、重度高血压	P_2在前,A_2在后 为病理性,是重要的心脏体征

【例49】A 完全性左束支传导阻滞可导致

A. 第一心音逆分裂   B. 第二心音通常分裂

C. 第二心音逆分裂   D. 第二心音固定分裂

【例50】2008N059A 下列疾患中,一般不会出现肺动脉瓣区第二心音反常分裂的是

A. 先天性心脏病房间隔缺损   B. 急性广泛前壁心肌梗死

C. 完全性左束支传导阻滞   D. 主动脉瓣狭窄

(8)**额外心音** 指正常S_1、S_2之外听到的病理性附加心音,与心脏杂音不同。额外心音的分类如下。

$$
额外心音
\begin{cases}
舒张期额外心音
\begin{cases}
奔马律—舒张早期奔马律、舒张晚期奔马律、重叠型奔马律 \\
开瓣音—二狭且瓣膜弹性良好 \\
心包叩击音—缩窄性心包炎 \\
肿瘤扑落音—心房黏液瘤
\end{cases} \\
收缩期额外心音—收缩早期喀喇音(喷射音)、收缩中晚期喀喇音(二脱) \\
医源性额外音—人工瓣膜音、人工起搏音
\end{cases}
$$

①**舒张期额外心音**

A. **奔马律** 是一种额外心音发生在舒张期的三音心律,由于同时常存在心率增快,额外心音与原有的S_1、S_2组成类似马奔跑的蹄声,故称奔马律。奔马律是心肌严重损害的体征。按其时间的早晚,可分为三种,即舒张早期奔马律、舒张晚期奔马律和重叠型奔马律。

	舒张早期奔马律	舒张晚期奔马律
发生率	常见	少见
实质	为病理性S_3	为增强的S_4
机制	心室舒张负荷过重,心室舒张时,血液冲击室壁振动所致	心室舒张末压增高或顺应性降低,心房为克服充盈阻力负荷而加强收缩所产生的心房音
听诊	音调较低、强度弱	音调较低、强度弱
意义	心室舒张负荷过重,严重器质性心脏病	心室阻力负荷过重,心肌代偿肥厚
病例	心衰、急性心梗、重症心肌炎、心肌病	高心、肥厚型心肌病、主狭

注意:①左室奔马律于呼气时最响;右室奔马律于吸气时最响。

②S_1分裂、S_2分裂及S_4与体位无关;S_3与体位有关,在仰卧位时最清楚。

B. **开瓣音(二尖瓣开放拍击声)** 是由于舒张早期血液自高压力的左房迅速流入左心室,导致弹性尚好的瓣叶迅速开放后又突然停止,使瓣叶振动引起的拍击样声音。开瓣音的存在可作为二尖瓣瓣叶弹性及活动尚好的间接指标,是二尖瓣分离术适应证的重要参考条件。

C. 心包叩击音 见于缩窄性心包炎。

D. 肿瘤扑落音 见于心房黏液瘤患者。

②收缩期额外心音 可分为收缩早期喀喇音和收缩中、晚期喀喇音。

A. 收缩早期喀喇音（喷射音） 紧接于 S_1 后约 $0.05 \sim 0.07s$，在心底部听诊最清楚。其产生机制为扩大的肺动脉、主动脉在心室射血时动脉壁振动，以及在主、肺动脉阻力增高的情况下，半月瓣瓣叶用力开启，或狭窄的瓣叶在开启时突然受限产生振动所致。根据发生部位分为主动脉收缩期喷射音和肺动脉收缩期喷射音。

	主动脉收缩期喷射音	肺动脉收缩期喷射音
最响部位	主动脉瓣听诊区	肺动脉瓣听诊区
听诊特点	高频、高调、短促、清脆	高频、高调、短促、清脆
呼吸影响	不受呼吸影响	吸气时减弱、呼气时增强
常见病例	高血压、主狭、主动脉缩窄、主动脉瘤、主闭	肺动脉高压、肺狭、原发性肺动脉扩张、房缺、室缺

B. 收缩中、晚期喀喇音 喀喇音出现在 S_1 后 $0.08s$ 者称收缩中期喀喇音，$>0.08s$ 者为收缩晚期喀喇音。见于二尖瓣脱垂。收缩中、晚期喀喇音合并收缩晚期杂音，也称为二尖瓣脱垂综合征。

③医源性额外音 主要包括人工瓣膜音和人工起搏音。

（9）心脏杂音

①产生机制 血流加速、瓣膜口狭窄、瓣膜关闭不全、异常血流通道、心脏异常结构和大血管瘤样扩张。

②杂音分类 包括收缩期杂音、舒张期杂音、连续性杂音、双期杂音。一般认为舒张期杂音和连续性杂音均为器质性杂音，而收缩期杂音则可能为器质性或功能性。

③杂音强度 一般采用 Levine 6 级分级法。3 级以上的杂音常合并震颤，多为器质性。

级别	响度	听诊特点	震颤
1	很轻	很弱，易被初学者或缺少心脏听诊经验者所忽视	无
2	轻度	能被初学者或缺少心脏听诊经验者听到	无
3	中度	明显的杂音	无
4	中度	明显的杂音	有
5	响亮	杂音很响	明显
6	响亮	杂音很响，即使听诊器稍离开胸壁也能听到	明显

④杂音形态 有以下五种。

杂音形态	杂音特点	举例
递增型杂音	杂音由弱逐渐增强	二尖瓣狭窄的舒张期隆隆样杂音
递减型杂音	杂音由强逐渐减弱	主动脉瓣关闭不全的舒张期叹气样杂音
递增递减型杂音	杂音由弱转强，再由强转弱，又称菱形杂音	主动脉瓣狭窄的收缩期杂音
连续型杂音	杂音从收缩期开始，逐渐增强，高峰在 S_2 处；舒张期开始减弱，直到下一 S_1 前消失	动脉导管未闭的连续性杂音
一贯型杂音	强度大体保持一致	二尖瓣关闭不全的全收缩期杂音

⑤体位和呼吸对杂音的影响

左侧卧位——二狭杂音增强。　　　　前倾坐位——主闭杂音增强。

仰卧位——二闭、三闭、肺闭杂音增强。　　Valsalva 动作——肥厚梗阻性心肌病杂音增强。

从卧位迅速站立——二闭、三闭、主闭、肺闭、肺狭杂音减弱；肥厚梗阻性心肌病杂音增强。

⑥生理性杂音和器质性收缩期杂音的鉴别

鉴别点	生理性杂音	器质性收缩期杂音
年龄	儿童、青少年多见	不定
部位	肺动脉瓣区、心尖区	不定
性质	柔和、吹风样	粗糙、吹风样、常呈高调
持续时间	短促	较长、常为全收缩期
强度	≤2/6 级	常≥3/6 级
震颤	无	3/6 级以上可伴有震颤
传导	局限	沿血流方向传导较远而广

⑦收缩期杂音

	功能性杂音	器质性杂音
二尖瓣	运动、贫血、发热、妊娠、甲亢 左室大相对二闭——高心、冠心、贫血心、扩张心	风心二闭
三尖瓣	右室大相对三闭——二狭、肺心病	极少见
主动脉瓣	升主动脉扩张——高血压、主动脉粥样硬化	主动脉瓣狭窄
肺动脉瓣	青少年及儿童的生理性杂音	肺动脉瓣狭窄
胸骨左缘 2~4 肋间	部分青少年生理性杂音	—
胸骨左缘 3、4 肋间	—	室缺、肥厚梗阻性心肌病

⑧舒张期杂音

	功能性杂音	器质性杂音
二尖瓣	相对二狭——中重度主闭 Austin Flint 杂音	风心二狭
三尖瓣	—	三狭(极少见)
主动脉瓣	—	主闭(风湿性、特发主动脉瓣脱垂、梅毒)
肺动脉瓣	肺动脉扩张相对肺闭—二狭并肺动脉高压	极少见

	器质性二狭杂音	Austin Flint 杂音(相对性二狭杂音)
杂音特点	粗糙,递增型舒张中、晚期杂音,常伴震颤	柔和,递减型舒张中、晚期杂音,无震颤
拍击性 S_1	常有	无
开瓣音	可有	无
心房颤动	常有	常无
X 线心影	呈二尖瓣型,左房、右室增大	呈主动脉瓣型,左室增大

⑨连续性杂音　见于动脉导管未闭(最常见)、冠状动静脉瘘、冠状动脉窦瘤破裂。

⑩心包摩擦音　参见胸膜摩擦音与心包摩擦音的鉴别表。

(91~92 题共用题干)男性,72 岁。因胸痛 24 小时,诊断急性前壁心肌梗死入院,按常规接受药物治疗。入院后第 4 天,患者再次感心前区疼痛,持续约 30 分钟,查体心尖部内侧可闻及收缩中晚期高调、短促附加音伴收缩晚期杂音,与呼吸运动无关。

【例 51】2015NO91A 该患者新出现的附加音最可能是

A. 心包摩擦音　　　　B. 开瓣音　　　　C. 喀喇音　　　　D. 第四心音

【例 52】2015NO92A 出现该附加音最可能的病因是

    A. 心力衰竭　　　　　B. 渗出性心包炎　　　　C. 二尖瓣脱垂　　　　D. 心室壁瘤

六、血管检查

1. 脉搏

（1）脉率　影响因素类似于心率。

（2）脉律　房颤者可有脉搏短绌。二度房室传导阻滞者可有脉搏脱漏，称脱落脉。

（3）脉波

正常波形	升支（叩击波）——发生在左心室收缩早期，由左心室射血冲击主动脉壁所致 波峰（潮波）——出现在收缩中、晚期，系血液向远端运行时，部分逆反，冲击动脉壁引起 降支（重搏波）——发生于心室舒张期，来源于主动脉瓣关闭，血液由外周向近端折回后再向前
水冲脉	甲亢、严重贫血、脚气病、主闭、动脉导管未闭、动静脉瘘
交替脉	左心衰、高心病、急性心梗、主闭
奇脉	右心衰、心脏压塞、缩窄性心包炎（吸停脉）
无脉	严重休克、多发性大动脉炎

2. 血压

血压通常指体循环动脉血压。

（1）成人血压水平的定义和分类　中国高血压防治指南标准如下。

类别	收缩压（mmHg）	舒张压（mmHg）
正常血压	< 120	< 80
正常高值	120 ~ 139	80 ~ 89
1 级高血压（轻度）	140 ~ 159	90 ~ 99
2 级高血压（中度）	160 ~ 179	100 ~ 109
3 级高血压（重度）	≥180	≥110
单纯收缩期高血压	≥140	< 90

（2）血压变动的临床意义

高血压	至少 3 次非同日血压的收缩压≥140mmHg 和（或）舒张压≥90mmHg
低血压	BP < 90/60mmHg
双上肢血压差别显著	正常双上肢血压差别达 5 ~ 10mmHg。超过此范围见于多发性大动脉炎、先天性动脉畸形
上下肢血压差异常	正常下肢血压高于上肢 20 ~ 40mmHg 下肢血压低于上肢——主动脉缩窄、胸腹主动脉型大动脉炎
脉压改变	脉压增大见于主闭、甲亢、动脉硬化；脉压减小见于主狭、心包积液、严重心衰

3. 静脉杂音

由于静脉压力低，不易出现涡流，故杂音一般不明显。颈静脉营营声系颈静脉血流快速回流入上腔静脉所致，是无害性杂音。肝硬化门静脉高压引起腹壁静脉曲张时，可在脐周或上腹部闻及连续性静脉营营声。

（91 ~ 92 题共用题干）患者，男，48 岁。因患肝硬化 5 年，近 1 年来明显腹胀，尿少，食欲下降，下肢水肿来院。查体：一般情况差，腹膨隆，可见腹壁静脉曲张，移动性浊音阳性。

【例 53】2009NO91A 该患者还可能出现的体征是

A. 振水音阳性   B. 剑突下可闻静脉营营音

C. 肝浊音界消失   D. 肠鸣音亢进

【例 54】2009NO92A 该患者腹壁静脉曲张的血流方向应为

A. 脐以上静脉血流向上,脐以下血流向下

B. 脐以上静脉血流向下,脐以下血流向上

C. 脐以上静脉血流向上,脐以下血流向上

D. 脐以上静脉血流向下,脐以下血流向下

4. 动脉杂音

动脉杂音多见于周围动脉、肺动脉和冠状动脉。

5. 周围血管征

周围血管征	包括点头征、水冲脉、枪击音、Duroziez 征、毛细血管搏动征
点头征(De Musset 征)	脉压增大的情况,如主闭
水冲脉	主闭、甲亢、严重贫血、动脉导管未闭
枪击音(Traube 征)	主闭、甲亢、严重贫血
Duroziez 双重杂音	是指轻压听诊器于股动脉上可闻及连续全期吹风样杂音。见于主闭
毛细血管搏动征	见于脉压增大的疾病,如主闭、甲亢

七、循环系统常见疾病的主要症状和体征

1. 4 种常见心脏瓣膜疾病的鉴别

	二尖瓣狭窄	二尖瓣关闭不全	主动脉瓣狭窄	主动脉瓣关闭不全
病因	多数为风湿性 瓣膜钙化逐渐增多 少数为先天性	风湿性、二脱 冠心病乳头肌功能失调 二尖瓣退行性变	风湿性 先天性 老年性主动脉瓣钙化	风湿性 先天性 感染性心内膜炎
病理	左房大→右室大	左房大→左室大	左室大→左室衰竭	左室大→肺动脉高压
症状	劳力性呼吸困难 夜间阵发性呼吸困难 肺水肿、咯血、肺部感染	劳力性呼吸困难 心悸、咳嗽、乏力 急性肺水肿少见	三联征＝呼吸困难＋心绞痛＋晕厥	心悸、心前区不适 头部搏动感 体位性头晕
视诊	心尖搏动向左移位 二尖瓣面容 心前区隆起	心尖搏动向左下移位 心尖搏动增强 (心衰后心尖搏动减弱)	心尖搏动稍向左下移位 心尖搏动增强	心尖搏动向左下移位 重度者颈动脉搏动明显 点头运动
触诊	心尖区舒张期震颤 剑突下抬举样搏动	心尖搏动有力 心尖部抬举样搏动 重度者有收缩期震颤	心尖搏动有力 心尖部抬举样搏动 胸骨右缘2肋间收缩期震颤	心尖部抬举样搏动 水冲脉 毛细血管搏动征
心型	梨形心	球形心(病理学)	正常或稍左下扩大	靴形心
特征杂音	心尖部低调、隆隆样、舒张中晚期递增型杂音(最重要的特征性体征)	心尖区响亮粗糙、音调较高的3/6级以上全收缩期吹风样杂音	胸骨右缘2肋间3/6级以上收缩期、粗糙、喷射性、递增递减型杂音	主动脉瓣区或主动脉瓣第二听诊区叹气样、递减型、舒张期杂音
传导	—	向左腋下和左肩胛下区传导	向颈部传导	向胸骨左下方和心尖区传导
伴随	开瓣音提示瓣膜弹性好 Graham Steell 杂音提示肺动脉扩张	—	—	枪击声、Duroziez 杂音 Austin Flint 杂音提示相对二狭
心音	S_1 亢进 P_2 亢进和分裂	S_1 减弱 P_2 亢进和分裂	S_2 减弱、S_2 逆分裂 心尖区有时可闻及 S_4	—

【例55】2018NO42A 可能在心尖部听到舒张期隆隆样杂音的病变是

    A. 动脉导管未闭   B. 室间隔缺损

    C. 主动脉瓣关闭不全   D. 肺动脉瓣关闭不全

【例56】2013NO58A 关于二尖瓣狭窄心尖部舒张期杂音听诊特点的叙述,正确的是

    A. 多为递增递减型   B. 为全舒张期

    C. 向剑突方向传导   D. 强度不受呼吸影响

2. 心包积液 心包积液是指心包腔内积聚的液体过多,正常心包液约30~50ml。

(1)**病因** 感染性(结核、病毒、化脓性)和非感染性(风湿性、肿瘤转移、出血、尿毒症性)等。

(2)**症状** 胸闷、心悸、呼吸困难、腹胀、水肿以及原发病症状。

(3)**体征**

视诊 心尖搏动减弱或消失。

触诊 心尖搏动弱而不易触到。

叩诊 心浊音界向两侧扩大,且随体位改变。卧位时心底部浊音界增宽,坐位时心尖部增宽。

听诊 心率增快,心音遥远,偶闻心包叩击音。少量心包积液时,心前区可闻及心包摩擦音。

大量心包积液时,可出现颈静脉怒张,肝颈征阳性,Ewart征阳性,脉压减小,奇脉。

Ewart征——左肩胛下区语颤增强、叩诊浊音、闻及支气管肺泡呼吸音。

3. 心力衰竭

(1)**病因** ①心肌本身病变,如心肌缺血、心肌坏死、心肌炎。②心室负荷过重,如阻力负荷过重(高血压、主狭)、容量负荷过重(二闭、主闭)。

(2)**左心衰竭和右心衰竭的鉴别**

	左心衰竭	右心衰竭
主要症状	乏力,进行性呼吸困难、夜间阵发性呼吸困难 端坐呼吸、咳泡沫痰、咯血	腹胀、少尿、食欲不振、恶心呕吐
主要体征	肺淤血	体循环淤血
视诊	呼吸急促,发绀,端坐位,急性肺水肿	颈静脉怒张,周围性发绀、浮肿
触诊	交替脉	奇脉,肝肿大,肝颈征阳性,下肢凹陷性水肿
叩诊	无特殊	可有胸水、腹水
听诊	心尖区可闻及舒张期奔马律,P₂亢进 急性肺水肿时,满肺湿啰音和哮鸣音	三尖瓣区闻及收缩期吹风样杂音 右心室舒张期奔马律

▶ **常考点** 常考,需全面掌握。

参考答案——详细解答见《贺银成2019考研西医临床医学综合能力历年真题精析》

1. A**B**C**D**E   2. A**B**CDE   3. A**B**CDE   4. ABC**D**E   5. A**B**CDE   6. ABC**D**E   7. A**B**CDE

8. AB**C**DE   9. A**B**CDE   10. AB**C**DE   11. A**B**CDE   12. ABC**D**E   13. AB**C**DE   14. ABC**D**E

15. **A**BCDE   16. A**B**CDE   17. AB**C**DE   18. AB**C**DE   19. A**B**CDE   20. A**B**CDE   21. AB**C**DE

22. ABC**D**E   23. A**B**CDE   24. AB**C**DE   25. A**B**CDE   26. ABC**D**E   27. ABC**D**E   28. **A**BCDE

29. AB**C**DE   30. **A**BCDE   31. A**B**CDE   32. A**B**CDE   33. A**B**CDE   34. AB**C**DE   35. **A**BCDE

36. **A**BCDE   37. ABC**D**E   38. **A**BCDE   39. ABC**D**E   40. A**B**CDE   41. AB**C**DE   42. ABC**D**E

43. **A**BCDE   44. ABC**D**E   45. A**B**CDE   46. ABC**D**E   47. ABCD**E**   48. ABC**D**E   49. A**B**CDE

50. **A**BCDE   51. AB**C**DE   52. A**B**CDE   53. A**B**CDE   54. A**B**CDE   55. A**B**CDE   56. ABC**D**E

第5章 腹部检查

▶️ **考纲要求**

　　体格检查：腹部检查。

▶️ **复习要点**

一、腹部体表标志及分区

1. 腹部体表标志

体表标志	解剖学意义	临床意义
肋弓下缘	第8~10肋软骨连接形成肋缘+11、12浮肋	腹部体表上界；腹部分区定位；肝胆定位
剑突	胸骨下端的软骨	腹部体表上界；肝脏测量的标志
腹上角	两侧肋弓至剑突根部的交角	用于判断体型及肝脏的测量
脐	腹部中心	向后投影平 L_3、L_4 之间；腹部四区分法的标志
髂前上棘	髂棘前方突出点	腹部九区分法的标志；骨髓穿刺部位
腹直肌外缘	相当于锁骨中线的延续	手术切口；胆囊点的定位
腹中线	胸骨中线的延续	腹部四区分法的垂直线
腹股沟韧带	—	腹部体表下界；寻找股动脉和股静脉的标志
耻骨联合	两耻骨间的纤维软骨连接	与耻骨共同组成腹部体表下界
肋脊角	两侧背部第12肋骨与脊柱的交角	检查肾叩痛的部位

> **记忆：**①腹部体表上界——肋弓下缘、剑突； 腹部体表下界——腹股沟韧带、耻骨联合。
> 　　　　②腹部四区分法的标志——脐、腹中线； 腹部九区分法的标志——肋弓下缘、髂前上棘。
> 　　　　③脐疝位于脐；白线疝位于腹中线；腹股沟疝通过腹股沟韧带。

2. 腹部分区

　　(1)四区法 经脐作一条水平线与一条垂直线，将腹部分为四区，即左上腹部、右上腹部、左下腹部、右下腹部。

　　(2)九区法 是以两侧肋弓下缘连线、两侧髂前上棘连线作两条水平线，以左、右髂前上棘至腹中线连线的中点作两条垂直线。四线相交将腹部划分为九区：即左季肋部(左上腹部)、左腰部(左侧腹部)、左髂部(左下腹部)，右季肋部(右上腹部)、右腰部(右侧腹部)、右髂部(右下腹部)，上腹部、中腹部(脐部)和下腹部(耻骨上部)。

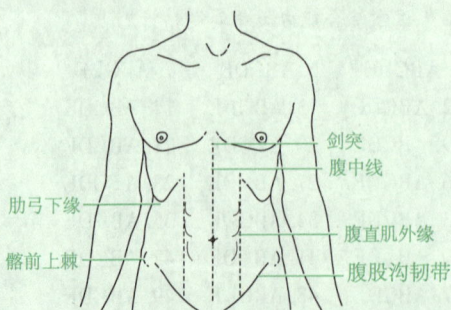

腹部体表标志

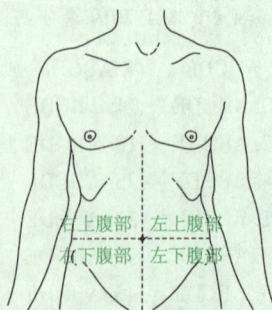

腹部四区法

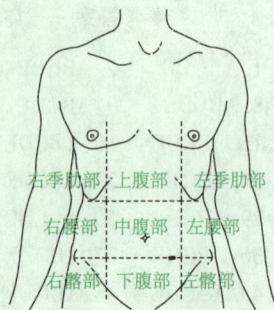

腹部九区法

【例 1】A 左季肋部的脏器不包括

　　A. 左肾　　　　　　B. 左肾上腺　　　　　C. 胰体　　　　　　D. 胃

二、视诊

1. 腹部外形

正常腹部外形包括腹部平坦、腹部饱满、腹部低平。

(1)全腹膨隆　常见于腹腔积液、腹内积气和腹内巨大肿块。

腹腔积液	蛙腹(大量腹水时)——肝硬化门脉高压症、心力衰竭、缩窄性心包炎、腹膜癌转移 　　　　　　　　　　肾病综合征、胰源性腹水、结核性腹膜炎 尖腹(腹部尖凸型)——腹膜炎、腹膜肿瘤浸润
腹内积气	积气在胃肠道(多见)——肠梗阻、肠麻痹 积气在腹腔内(少见)——胃肠穿孔、治疗性人工气腹
腹内巨大肿块	足月妊娠、巨大卵巢囊肿、畸胎瘤

(2)局部膨隆　腹部局限性膨隆常为脏器肿大、腹内肿瘤或炎性肿块、胃肠胀气、腹壁上的肿物或疝等。

鉴别腹壁肿块和腹腔内肿块的简便方法是嘱患者仰卧位作屈颈抬肩,使腹肌紧张。如肿块更明显,说明肿块位于腹壁,反之肿块位于腹腔内。

(3)全腹凹陷　①患者仰卧时前腹壁水平明显凹陷,见于消瘦、脱水者。②舟状腹见于恶病质,如结核病、恶性肿瘤等慢性消耗性疾病。③吸气时出现腹凹陷,见于膈肌麻痹、上呼吸道梗阻。

(4)局部凹陷　少见。多为手术后腹壁瘢痕收缩、白线疝、切口疝等引起。

2. 呼吸运动

男性和小儿以腹式呼吸为主,成年女性以胸式呼吸为主。

(1)腹式呼吸减弱　腹膜炎、腹水、急性腹痛、腹腔内巨大肿块、妊娠。

(2)腹式呼吸消失　胃肠穿孔所致的急性腹膜炎、膈肌麻痹。

(3)腹式呼吸增强　癔症、大量胸腔积液。

3. 腹壁静脉

正常人腹壁皮下静脉一般不显露。

(1)门静脉高压症　腹壁曲张静脉的血流方向是以脐为中心向四周放射(水母头)。

(2)下腔静脉阻塞　腹壁浅静脉血流方向是由下而上。

(3)上腔静脉阻塞　腹壁浅静脉血流方向是由上而下。

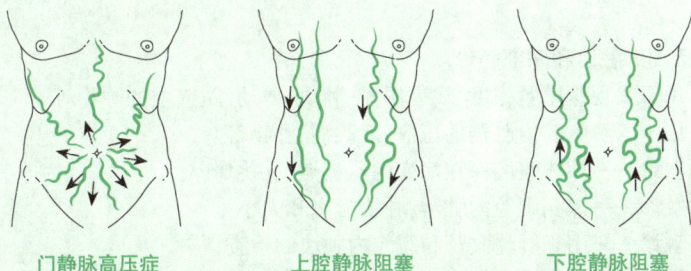

门静脉高压症　　　　　　上腔静脉阻塞　　　　　　下腔静脉阻塞

注意:门脉高压症腹壁静脉曲张的表现,诊断学和内科学为"水母头"状改变,病理学为"海蛇头"现象。

4. 胃肠型和蠕动波

正常人一般看不到胃型、肠型和蠕动波。

(1)胃肠道梗阻　可见胃型或肠型、胃蠕动波或逆蠕动波。

（2）**肠梗阻** 可见肠蠕动波。小肠梗阻所致的蠕动波多见于脐部,肠型多位于腹中部,伴高调肠鸣音或呈金属音调。远端结肠梗阻的肠型多位于腹部周边,每次蠕动波到来时腹部更加隆起。

（3）**肠麻痹** 蠕动波消失。

5. 腹壁其他情况

皮疹	充血性或出血性皮疹——发疹性高热性疾病(麻疹、猩红热、斑疹伤寒)、药物过敏 紫癜、荨麻疹——过敏性疾病
色素	Grey-Turner 征——胁腹皮肤呈蓝色,见于急性坏死型胰腺炎、肠绞窄 Cullen 征——脐周围或下腹壁皮肤发蓝,见于宫外孕破裂
腹纹	白纹——为腹壁真皮结缔组织因张力增高裂开所致,见于肥胖者、经产妇 紫纹——为糖皮质激素增多症的常见现象,出现于下腹部、臀部、股外侧、肩背部 妊娠纹——分布于下腹部、髂部,见于妊娠、产后
脐部	脐凹分泌物呈浆液性、脓性、臭味——脐炎 脐凹分泌物呈水样、有尿味——脐尿管未闭 脐部溃烂——化脓性炎、结核性炎症
疝	腹股沟疝(男性多见)、股疝(女性多见)、脐疝(婴幼儿多见)、白线疝(先天性多见)、切口疝
搏动	上腹部搏动见于正常人较瘦者、腹主动脉瘤、肝血管瘤、二狭或三闭引起的右室增大

【例2】A 左上腹隆起的常见病因不包括
　　A. 脾肿大　　　　　　B. 多囊肾　　　　　　C. 巨结肠　　　　　　D. 结肠脾曲肿瘤

【例3】A 急性坏死型胰腺炎的体征不包括
　　A. Grey-Turner 征　　B. 腹部移动性浊音阳性　　C. 腹部紫纹　　　　D. Cullen 征

（91~92题共用题干）患者,男,48岁。因患肝硬化5年,近1年来明显腹胀,尿少,食欲下降,下肢水肿来院。查体:一般情况差,腹膨隆,可见腹壁静脉曲张,移动性浊音阳性。

【例4】2009NO91A 该患者还可能出现的体征是
　　A. 振水音阳性　　　　　　　　　　　　B. 剑突下可闻静脉"营营"音
　　C. 肝浊音界消失　　　　　　　　　　　D. 肠鸣音亢进

【例5】2009NO92A 该患者腹壁静脉曲张的血流方向应为
　　A. 脐以上静脉血流向上,脐以下血流向下　　　B. 脐以上静脉血流向下,脐以下血流向上
　　C. 脐以上静脉血流向上,脐以下血流向上　　　D. 脐以上静脉血流向下,脐以下血流向下

三、触诊

1. 触诊法 包括浅部触诊和深部触诊。

（1）**浅部触诊** 用于发现腹壁紧张度、浅表压痛、肿块、搏动、腹壁上的肿物等。

（2）**深部触诊** 用于了解腹腔内脏器的压痛、反跳痛、肿物等。

深部触诊 ⎰ 深压触诊——探测腹腔深在病变的压痛点、反跳痛
　　　　　 滑动触诊——探测腹腔内脏器、肿块形态和大小
　　　　　 双手触诊——用于肝、脾、肾和腹腔内肿块的检查
　　　　　 浮沉触诊——也称冲击触诊,用于大量腹水时检查深部的脏器和肿物
　　　　　 钩指触诊——用于肝、脾触诊

注意: 双合诊属于双手触诊法,但主要用于盆腔检查,不用于腹腔检查。

2. 腹壁紧张度 正常人腹壁柔软。

（1）**腹壁紧张度增加**

全腹壁紧张、无肌痉挛、无压痛——肠胀气、气腹、大量腹水。

板状腹(腹壁高度紧张、肌痉挛、压痛明显)——急性胃肠穿孔。

腹壁柔韧感——结核性腹膜炎、腹膜转移癌。

上腹或左上腹肌紧张——急性胰腺炎。

右上腹肌紧张——急性胆囊炎。

右下腹肌紧张——急性阑尾炎、胃穿孔。

腹壁紧张不明显——年老体弱、腹肌发育不全、大量腹水、过度肥胖、盆腔炎。

(2)**腹壁紧张度降低**　多因腹肌张力降低或消失所致。

局部腹壁张力降低——局部腹肌瘫痪或缺陷。

全腹张力降低——慢性消耗性疾病、大量放腹水后、经产妇、年老体弱、脱水患者。

腹壁张力消失——脊髓损伤致腹肌瘫痪、重症肌无力。

3. 压痛及反跳痛

(1)**压痛**　提示腹壁或腹腔内脏器的病变。①右下腹压痛见于急性阑尾炎;②左腰部压痛见于胰体尾炎和肿瘤;③右肩胛下区压痛见于胆囊病变;④上腹或季肋部压痛见于下叶肺炎、胸膜炎、心肌梗死;⑤胆囊压痛点位于右锁骨中线与肋缘交界处;⑥阑尾压痛点为脐与右髂前上棘连线中、外 1/3 交界处(Mc Burney 点)。

(2)**反跳痛**　提示腹膜壁层已受炎症累及,是腹内脏器病变累及腹膜的标志。

腹膜刺激征(腹膜炎三联征)= 腹肌紧张 + 压痛 + 反跳痛。

4. 脏器触诊

(1)一些常考的体征

体征	临床体检	临床意义
肝-颈静脉回流征	指右心衰引起肝淤血肿大时,用手压迫肝脏可使颈静脉怒张更明显	右心衰、肝淤血
肝区摩擦感	右手掌面轻贴于肝区,让患者作腹式呼吸,可触知摩擦感	肝周围炎
肝扩张性搏动	三闭引起右室增大时,右室的收缩搏动经右房、下腔静脉而传至肝脏。如两手掌置于肝脏左右叶上面时,可有两手被推向两侧的感觉	三尖瓣关闭不全
肝震颤	手指掌面稍用力按压肝囊肿表面片刻,能感到一种微细的震动感	肝棘球蚴病
Murphy 征	触诊时,左拇指指腹勾压右肋下胆囊点处。患者深吸气过程中发炎的胆囊下移时碰到用力按压的拇指引起疼痛,患者因剧烈疼痛而终止吸气	急性胆囊炎
Courvoisier 征	由于胰头癌压迫胆总管导致胆道阻塞,黄疸进行性加深,胆囊也显著肿大,但无压痛,称为库瓦西耶征(Courvoisier 征)	胰头癌
液波震颤	腹腔大量积液(>3000 ~ 4000ml)时,用手指叩击腹部,可感到波动感	腹腔大量积液
振水音	胃内有多量液体及气体存留时,以冲击触诊法振动胃部,可听到气、液撞击的声音。若清晨空腹或餐后 6 ~ 8 小时仍有此音为阳性	幽门梗阻胃扩张

【例6】A 关于腹部深部触诊法,下列哪项不正确?

　　A. 双合诊　　　　　　B. 滑动触诊法　　　　　C. 双手触诊法　　　　　D. 冲击触诊法

【例7】A 腹壁揉面感常见于

　　A. 肠结核　　　　　　B. 腹膜结核　　　　　　C. 溃疡性结肠炎　　　　D. 粘连性肠梗阻

【例8】A 肝-颈静脉回流征阳性常提示

　　A. 肝包虫病　　　　　B. 三尖瓣关闭不全　　　C. 左心功能衰竭　　　　D. 右心功能衰竭

(2)**肝脏触诊**　有单手触诊法、双手触诊法和钩指触诊法。正常成人的肝脏,一般在肋缘下触不到,但腹壁松软的瘦长体型,于深吸气时可于肋弓下触及肝下缘,在 1cm 内。在剑突下可触及肝下缘,多在 3cm 以内,在腹上角较锐的瘦高者剑突根部可下达 5cm,但不会超过剑突根部至脐距离的中、上 1/3 交界处。

肝下移	内脏下垂、肺气肿、右侧胸腔大量积液
肝弥漫性肿大	肝炎、肝淤血、脂肪肝、早期肝硬化、Budd-Chiari 综合征、白血病、血吸虫病、华支睾吸虫病
肝局限性肿大	肝脓肿、肝肿瘤、肝囊肿、肝棘球蚴病
肝缩小	急性和亚急性肝坏死、门脉性肝硬化晚期
肝单向性搏动	为腹主动脉搏动传导所致
肝扩张性搏动	三尖瓣关闭不全

注意：①血吸虫病、华支睾吸虫病为弥漫性肝肿大，包虫病则为局限性肝肿大。
②肝硬化早期为弥漫性肝肿大，肝硬化晚期为肝缩小。

四种常见肝疾病的触诊鉴别如下表。

	急性肝炎	肝淤血	肝硬化	肝癌
体积	肝轻度肿大	肝明显肿大	早期肿大，晚期缩小	肝逐渐肿大
表面	表面光滑	表面光滑	表面有小结节	大小不等的结节或巨块
边缘	边缘钝	边缘圆钝	边缘锐利	边缘不整齐
质地	质地稍韧	质韧	质较硬	质地坚硬如石
压痛	有充实感和压痛	有压痛，肝颈征阳性	无压痛	压痛和叩痛明显

A. 病毒性肝炎后肝硬化　　　　　　　　B. 酒精性肝硬化
C. 淤血性肝硬化　　　　　　　　　　　D. 原发性胆汁性肝硬化

【例9】2016NO143B 在我国最易引起原发性肝癌的肝硬化类型是
【例10】2016NO144B 肝脏明显缩小的肝硬化类型是

（3）**脾触诊**　有单手触诊法、双手触诊法和钩指触诊法等。

正常情况下脾脏不能触及。

①脾肿大测量法　分三线测量，以厘米表示。

第Ⅰ线测量——指左锁骨中线与左肋缘交点至脾下缘的距离。

第Ⅱ线测量——指左锁骨中线与左肋缘交点至脾脏最远点的距离。

第Ⅲ线测量——指脾右缘与前正中线的距离。

②脾肿大的临床分度　脾肿大分为三度。

轻度肿大——脾缘不超过肋下2cm。

中度肿大——脾缘超过肋下2cm，在脐水平线以上。

高度肿大——超过脐水平线或前正中线，即巨脾。

③脾肿大的临床意义

轻度肿大——急慢性肝炎、伤寒、急性疟疾、感染性心内膜炎、败血症。

中度肿大——慢淋白血病、肝硬化、疟疾后遗症、慢性溶血性黄疸、淋巴瘤、系统性红斑狼疮。

高度肿大——慢粒白血病、慢性疟疾、黑热病、骨髓纤维化症、淋巴肉瘤、恶性组织细胞病。

④脾肿大的鉴别　脾肿大需与增大的左肾、肿大的肝左叶、结肠脾曲肿瘤、胰尾部囊肿相鉴别。

⑤脾压痛　见于脾脓肿、脾梗死。

⑥脾摩擦感　见于脾周围炎、脾梗死。

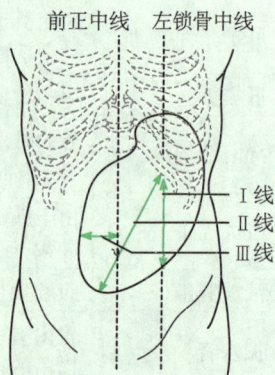

脾脏的测量

（图中标注：前正中线　左锁骨中线　Ⅰ线　Ⅱ线　Ⅲ线）

记忆：①触诊有摩擦感者——肝、脾、胸膜、心包。　　　听诊有摩擦音者——肝、脾、胸膜、心包。
②摩擦感是因纤维性渗出物使接触的双面发生摩擦而产生，因此肝摩擦感见于肝周围炎；
脾摩擦感见于脾周围炎、脾梗死；胸膜摩擦感见于急性胸膜炎；心包摩擦感见于急性心包炎。

（4）**胆囊触诊** 可用单手滑行触诊法、钩指触诊法进行。正常时,不能触及胆囊。

	急性胆囊炎	壶腹周围癌	胆囊结石、胆囊癌	胆总管结石
胆囊特点	胆囊肿大有囊性感	胆囊肿大有囊性感	胆囊肿大有实性感	胆囊常不肿大
压痛	有明显压痛	无压痛	一般无压痛	非急性期无压痛
黄疸	一般无黄疸	黄疸进行性加深	一般无黄疸	明显黄疸
体征	Murphy 征阳性	Courvoisier 征阳性	—	—

（5）**肾触诊** 一般用双手触诊法。正常人肾脏一般不易触及,有时可触到右肾下极。

肾下垂——在深吸气时能触到 1/2 以上的肾脏为肾下垂。

游走肾——肾下垂明显并能在腹腔内各个方向移动称为游走肾。

肾肿大——肾盂积水或积脓、肾肿瘤、多囊肾。

泌尿系统疾病的压痛点和叩痛点如下。

	解剖部位	临床意义
季肋点	也称前肾点。为第 10 肋前端,右侧位置稍低,平肾盂	肾脏病变
上输尿管点	脐水平线腹直肌外缘	输尿管结石、结核、化脓性炎
中输尿管点	髂前上棘水平腹直肌外缘,相当于输尿管第二狭窄处	输尿管结石、结核、化脓性炎
肋脊点	背部第 12 肋骨与脊柱的交角(肋脊角)的顶点	肾盂炎、肾脓肿、肾结核
肋腰点	第 12 肋骨与腰肌外缘的交角(肋腰角)的顶点	肾盂炎、肾脓肿、肾结核
肋脊角	背部第 12 肋骨与脊柱的交角,检查肾叩痛的位置	肾炎、肾盂肾炎、肾结石、肾结核

（6）**膀胱触诊** 一般采用单手滑行法,如腹壁菲薄柔软,有时也用双手触诊法。

膀胱增大多有积尿,呈圆形或扁圆形,触之囊性感,不能用手推移。按压时憋胀,有尿意,排尿后缩小或消失。借此可与妊娠子宫、卵巢囊肿及直肠肿物等鉴别。

膀胱胀大见于尿道梗阻(前列腺肥大或癌)、脊髓病(如截瘫)所致的尿潴留、昏迷患者、腰椎或骶椎麻醉后、手术后局部疼痛患者。

注意:①正常情况下不能触及的脏器——脾脏、胆囊。

②正常情况下可以触及的脏器——肝脏、肾脏、膀胱、盲肠、横结肠、乙状结肠。

5. 腹部肿块

体检时,要正确区分正常脏器和病理性肿块。

（1）**正常腹部可触到的结构** 腹直肌肌腹及腱划、腰椎椎体及骶骨岬、乙状结肠粪块、横结肠、盲肠等。

（2）**异常肿块** 条索状或管状肿物,短时间内形态多变者,多为蛔虫团或肠套叠。右上腹触到边缘光滑的卵圆形肿物应疑为胆囊积液。

6. 液波震颤

液波震颤主要见于大量腹腔积液患者。

注意:液波震颤阳性——腹水 >3000~4000ml。 移动性浊音阳性——腹水 >1000ml。

水坑征——腹水 >120ml。

【例 11】A 胰头癌时胆囊

    A. 轻度肿大、囊性感、明显压痛

    C. 明显肿大、囊性感、无压痛

    B. 明显肿大、囊性感、明显压痛

    D. 明显肿大、实性感、明显压痛

【例 12】A 关于腹腔脏器触诊,正确的是

    A. 在右肋缘下触及肝脏称肝肿大

    B. 正常脾脏在左肋缘下可以触及

   C. 正常胆囊不能触及   D. 于前腹壁触及肾脏称肾下垂

【例13】A 膀胱触诊一般采用

  A. 双合诊   B. 深压触诊法   C. 双手触诊法   D. 单手滑行法

【例14】A 正常腹部能触及的肿块不包括

  A. 腹直肌腱划   B. 骶骨岬   C. 盲肠   D. 腹主动脉

【例15】2011 NO58 A 正常人腹部触诊时,下列结构不能触及的是

  A. 腰椎椎体   B. 带粪块的乙状结肠   C. 胰腺   D. 横结肠

【例16】A 液波震颤阳性提示腹腔积液超过

  A. 120ml   B. 1000ml   C. 2000 ~ 3000ml   D. 3000 ~ 4000ml

四、叩诊

1. 肝脏叩诊

（1）**肝界** 肝界应与肺界区分。

	肝上界	肝下界	肺下界	肺上界
（右）锁骨中线	第 5 肋间	右季肋下缘	第 6 肋间	肺尖
（右）腋中线	第 7 肋间	第 10 肋骨水平	第 8 肋间	—
（右）肩胛线	第 10 肋间	—	第 10 肋骨水平	—

（2）**肝浊音界** 分相对和绝对浊音界两种。沿右锁骨中线,由肺区向下叩诊时,当叩诊音由清音变为浊音时,即为肝上界。此处相当于被肺遮盖的肝顶部,称为肝相对浊音界。如继续向下叩诊 1 ~ 2 肋间,则叩诊音由浊音变为实音,此处的肝脏不再被肺所遮盖而直接贴近胸壁,称为肝绝对浊音界,即为肺下界。

肝浊音界扩大	肝炎、肝癌、肝脓肿、肝淤血、多囊肝、膈下脓肿（肝脏本身并不增大）
肝浊音界缩小	急性重型病毒性肝炎、肝硬化、胃肠胀气
肝浊音界消失	急性胃肠穿孔、腹部大手术后数日内、间位结肠、全内脏转位
肝浊音界上移	右肺纤维化、右下肺不张、气腹、鼓肠
肝浊音界下移	肺气肿、右侧张力性气胸

（3）**肝叩击痛** 见于病毒性肝炎、肝脓肿、肝癌。

2. 胃泡鼓音区（Traube 区）

  胃泡鼓音区位于左前胸下部肋缘以上。Traube 区缩小或消失见于中重度脾肿大、左侧胸腔积液、心包积液、肝左叶肿大、急性胃扩张、溺水患者。

3. 脾脏叩诊

  脾叩诊多采用轻叩法,在左腋中线上进行。正常时在左腋中线第 9 ~ 11 肋之间叩到脾浊音,其长度约为 4 ~ 7cm,前方不超过腋前线。脾浊音区扩大见于脾肿大。脾浊音区缩小见于左侧气胸、胃扩张、肠胀气。

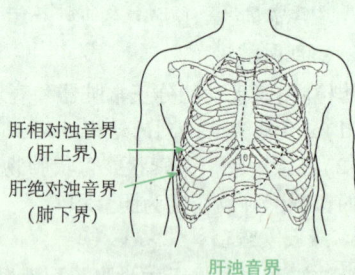

肝相对浊音界
（肝上界）

肝绝对浊音界
（肺下界）

肝浊音界

4. 移动性浊音 移动性浊音阳性提示腹水 >1000ml。大量腹水和巨大卵巢囊肿的鉴别见下表。

	大量腹水	巨大卵巢囊肿
浊音区域	仰卧位时在下腹及两侧	仰卧位时在腹中部
鼓音区域	仰卧位时在上腹部	仰卧位时在腹部两侧
移动性	浊音具有移动性	浊音不呈移动性
尺压试验	硬尺无节奏性跳动	硬尺有节奏性跳动

【例 17】A 鉴别卵巢囊肿和腹水的体检方法是

　　A. 搔弹音　　　　　　　B. 振水音　　　　　　C. 移动性浊音　　　　　D. 尺压试验

五、听诊

1. 肠鸣音

	临床检查	临床意义
肠鸣音正常	右下腹 作听诊点,4~5 次/min	正常人频率、声响、音调变异很大
肠鸣音活跃	肠鸣音 >10 次/min,音调不特别高亢	急性胃肠炎、服泻药后、胃肠道大出血
肠鸣音亢进	肠鸣音 >10 次/min,肠鸣音响亮、高亢	机械性肠梗阻
肠鸣音减弱	肠鸣音减弱,数分钟才听到一次	老年性便秘、腹膜炎、低钾血症、胃肠动力低下
肠鸣音消失	持续听诊 >2min 无肠鸣音	急性腹膜炎、麻痹性肠梗阻

2. 血管杂音

　　血管杂音有动脉性杂音和静脉性杂音。动脉性杂音常在腹中部或腹部两侧。静脉性杂音为连续性潺潺声,无收缩期和舒张期性质,常出现于脐周或上腹部。

	临床检查	临床意义
腹主动脉瘤	腹中部 收缩期喷射性杂音	可触及搏动性肿块
腹主动脉狭窄	腹中部 收缩期喷射性杂音	搏动减弱,下肢血压低于上肢,足背动脉搏动消失
肾动脉狭窄	左、右上腹 收缩期杂音	年轻的高血压患者
髂动脉狭窄	下腹两侧 收缩期杂音	—
左叶肝癌压迫肝动脉	上腹 吹风样或轻微的连续性杂音	—
静脉性杂音	脐周或上腹 连续潺潺声 常出现于脐周或上腹部	门脉高压腹壁静脉严重曲张 (克吕韦耶-鲍姆加滕综合征)

3. 搔刮试验

　　搔刮试验用于肝下缘触诊不清楚时,协助测定肝下缘。常用于腹壁较厚或不能满意地配合触诊者,也用于鉴别右上腹肿物是否为肿大的肝脏。

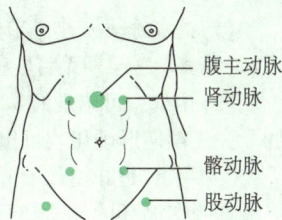

腹主动脉
肾动脉
髂动脉
股动脉

【例 18】A 提示少量腹水存在的体征是

　　A. 腹部膨隆　　　　　　　B. 振水音阳性

　　C. 水坑征阳性　　　　　　D. 移动性浊音阳性

六、腹部常见病变的主要症状和体征

1. 消化性溃疡

(1)胃溃疡和十二指肠溃疡的比较

	胃溃疡	十二指肠溃疡
疼痛部位	中上腹稍偏高处、剑突下、剑突下偏左处	中上腹、脐上方、脐上偏右处
疼痛性质	持续性钝痛、隐痛、胀痛、灼痛	夜间痛,饥饿痛
疼痛节律	进食痛,多在餐后 1h 内发病,1~2h 后缓解,至下餐前消失,呈"进餐—疼痛—缓解"的规律	空腹痛,多在两餐之间疼痛,下次进餐后缓解呈"疼痛—进餐—缓解"的规律
疼痛周期	好发于秋冬或冬春之交,与寒冷有关	同左
癌变率	<1%~3%	不癌变

(2) 并发症

	发生率	临床意义
出血	20%~25%	消化性溃疡是上消化道出血最常见的原因,表现为呕血和黑便
穿孔	5%~10%	前壁溃疡多为急性穿孔,后壁溃疡多为慢性穿孔
幽门梗阻	2%~4%	反复发作性呕吐大量宿食,空腹时上腹部振水音是幽门梗阻的特征性体征
癌变	<1%~3%	胃溃疡癌变率为1%~3%以下,十二指肠溃疡不癌变

2. 急性腹膜炎

(1) 分类　按炎症范围分为弥漫性和局限性,按发病来源分为继发性和原发性,按炎症开始时的性质分为无菌性和感染性。

(2) 症状　急性弥漫性腹膜炎多见于消化性溃疡急性穿孔和外伤性胃肠穿孔,其临床症状为典型的空腔脏器穿孔的表现。急性局限性腹膜炎常发生于病变脏器的部位,疼痛局限于病变部位,多呈持续性钝痛。

(3) 体征　典型的腹膜炎三联征,即腹肌紧张、压痛和反跳痛。

视诊——腹式呼吸减弱或消失。腹腔渗液多或肠麻痹时,可见腹部膨隆。

触诊——腹肌紧张、压痛和反跳痛。胃溃疡穿孔可表现为板状腹。

叩诊——胃肠穿孔时肝浊音界缩小或消失。腹腔大量渗液时,可有移动性浊音。

听诊——肠鸣音减弱或消失。

(91~92题共用题干)女性,22岁。无诱因突发右下腹部剧烈疼痛,向腰骶及会阴部放射,伴头晕、恶心、出大汗、欲排大便感,未作任何处理来院急诊。

【例19】2014NO91A 在询问病史中,对明确腹痛病因价值最大的是

A. 转移性腹痛史　　B. 泌尿系结石史　　C. 婚姻月经史　　D. 不洁饮食史

【例20】2014NO92A 该患者体检中不可能出现的体征是

A. 肠鸣音亢进　　　　　　　　　B. 腹部移动性浊音阳性

C. 血压下降、心率增快　　　　　D. 右下腹压痛、反跳痛

3. 肝硬化

(1) 病理分类　小结节性、大结节性、大小结节混合性及再生结节不明显性等。

(2) 症状　早期无明显症状和体征。失代偿期可出现水肿、腹水、黄疸、皮肤黏膜出血、肝性脑病、无尿等。

(3) 体征　可出现蜘蛛痣、肝掌、男性乳腺发育、肝由肿大而变小。脾轻至中度肿大。下肢常有水肿。失代偿期肝硬化均可出现门脉高压的表现。

①腹水　是肝硬化最突出的临床表现。可出现蛙状腹、脐疝、移动性浊音、液波震颤等。

②侧支循环的建立和开放　包括食管胃底静脉曲张(破裂可导致上消化道大出血)、腹壁静脉曲张(可呈水母头状)、痔静脉曲张(可形成痔,破裂时引起便血)。

③脾肿大　门脉高压时,脾呈轻、中度肿大,可伴脾功能亢进,全血细胞减少。当发生上消化道出血时,脾脏可暂时缩小。当发生脾周围炎时,可出现左上腹隐痛和脾区摩擦感及摩擦音。

【例21】2013NO57A 肝硬化失代偿期患者发生大呕血后出现的体征变化,正确的是

A. 肝脏缩小　　B. 脾脏缩小　　C. 腹水量明显减少　　D. 腹壁静脉曲张加重

4. 急性阑尾炎

急性阑尾炎是指阑尾的急性炎症性病变,是外科最常见的急腹症。

(1) 症状　腹痛是主要症状,早期为中上腹或脐周范围较弥散疼痛(内脏神经痛),经数小时后炎症波及浆膜和腹膜壁层,出现定位清楚的右下腹疼痛(躯体神经痛)。据统计,约70%~80%患者有典型转移性右下腹痛病史,常伴恶心、呕吐、便秘、腹泻、轻度发热。

(2) 体征

体征	临床检查	临床意义
上腹轻压痛	上腹或脐周有模糊不清的轻压痛	病程早期,为内脏神经痛
右下腹压痛	阑尾点(Mc Burney点)固定压痛、反跳痛	诊断阑尾炎的重要依据,提示炎症累及壁腹膜
Blumberg 征	右下腹反跳痛	壁层腹膜受炎症刺激的防卫性反应 提示阑尾炎加重,出现化脓、坏疽、穿孔
Rovsing 征	右手加压左下腹降结肠区,再用左手反复按压前上端,病人诉右下腹痛,称结肠充气试验阳性	内脏移动使大肠内气体倒流刺激发炎阑尾所致。称罗氏征或结肠充气试验
Psoas 征	也称腰大肌试验。指患者左侧卧位,两腿伸直,右腿被动向后过伸时出现右下腹痛	提示炎症阑尾位于盲肠后位
Obturator 征	也称闭孔内肌试验。指患者仰卧位,右髋和右大腿屈曲,然后被动向内旋转,引起右下腹疼痛	提示炎症阑尾靠近闭孔内肌
直肠指检	直肠右前壁触痛或触及肿块	直肠右前壁触痛提示低位或盆位阑尾炎 触及肿块提示阑尾周围脓肿

【例22】2008NO57A 患者,男,45 岁。4 小时前感上腹部胀痛伴恶心,呕吐一次为胃内容物,1 小时以来右侧腹痛,有便意但未能排便,疑似急性阑尾炎。下列体征中,对确诊最有价值的是

A. 体温 37.8℃　　　B. Mc Burney 点压痛　　　C. 腰大肌征阳性　　　D. Rovsing 征阳性

5. 肠梗阻

(1)病因和分类

①机械性肠梗阻　最常见,为肠腔狭窄引起。如肠粘连、肠扭转、肠套叠、绞窄性疝、蛔虫团堵塞肠腔。

②动力性肠梗阻　无肠腔狭窄,是肠道运动功能紊乱引起,分麻痹性肠梗阻和痉挛性肠梗阻。

③血运性肠梗阻　是肠系膜血管缺血所致。见于肠系膜血管栓塞、血栓形成。

(2)症状　腹痛(最主要的症状)、腹胀、呕吐、肛门停止排气排便。

(3)体征　腹部膨胀,小肠梗阻见脐周不规则肠型和蠕动波,结肠梗阻见腹部周边明显膨胀。腹肌紧张、压痛、反跳痛。肠鸣音亢进(机械性肠梗阻)或消失(麻痹性肠梗阻)。

【例23】2010NO59A 患者出现剧烈阵发性腹痛,约数分钟一次,无排气。查体:腹部膨隆,压痛(＋),可见肠型及蠕动波,肠鸣音亢进呈金属音调。最可能的诊断是

A. 血运性肠梗阻　　　B. 麻痹性肠梗阻　　　C. 痉挛性肠梗阻　　　D. 机械性肠梗阻

6. 腹部肿块　可位于腹壁、腹腔或腹膜后。

(1)病因　可为炎症性、肿瘤性、梗阻性、先天性、寄生虫性等。

(2)症状　①炎性肿块常伴低热疼痛。②肿块伴黄疸常见于肝、胆、胰病变。肿块伴消化道出血多为胃肠道病变。③肿块伴呕吐、腹部绞痛常见于胃肠道梗阻。④肿块伴尿路症状常见于肾膀胱病变。⑤肿块伴月经周期紊乱多为卵巢、子宫病变。⑥黄疸进行性加深、且扪及无痛性肿大的胆囊见于胰头癌。⑦胆囊肿大有发热、间歇性黄疸、右上腹痛并向右肩部放射见于胆结石。

(3)体征　①屈颈抬肩试验主要用于区别腹壁肿块和腹腔内肿块。②肘膝位检查可用于区别腹腔内和腹膜后肿块。③肝扩张性搏动见于血管瘤、三尖瓣关闭不全致肝淤血肿大。

▶ **常考点**　常考,需全面掌握。

参考答案——详细解答见《贺银成2019考研西医临床医学综合能力历年真题精析》

1. ABCDE　　2. ABCDE　　3. ABCDE　　4. ABCDE　　5. ABCDE　　6. ABCDE　　7. ABCDE

8. ABCDE　　9. ABCDE　　10. ABCDE　　11. ABCDE　　12. ABCDE　　13. ABCDE　　14. ABCDE

15. ABCDE　　16. ABCDE　　17. ABCDE　　18. ABCDE　　19. ABCDE　　20. ABCDE　　21. ABCDE

22. ABCDE　　23. ABCDE

第6章　脊柱与四肢检查

▶▶ **考纲要求**

　　体格检查：四肢脊柱检查。

▶▶ **复习要点**

一、脊柱检查

1. 脊柱弯曲度

生理性弯曲	侧面观有4个生理弯曲——颈段稍前凸，胸段稍后凸，腰椎明显前凸，骶椎明显后凸
颈侧偏	先天性斜颈
脊柱后凸	也称驼背，多发生于胸段脊柱 佝偻病、脊柱结核、强直性脊柱炎、脊椎退行性变、脊柱压缩性骨折、脊椎骨软骨炎
脊柱前凸	多发生于腰椎部位 晚期妊娠、大量腹水、腹腔巨大肿瘤、第5腰椎向前滑脱、水平骶椎、髋关节结核
脊柱姿势性侧凸	儿童期坐立姿势不良、代偿性侧凸、坐骨神经性侧凸、脊髓灰质炎后遗症
脊柱器质性侧凸	先天性脊柱发育不良、肌肉麻痹、营养不良、慢性胸膜肥厚、胸膜粘连、肩部或胸廓畸形

2. 脊柱活动度

　　颈椎和腰椎活动范围最大，胸椎活动范围小，骶椎和尾椎几乎无活动性。

	前屈	后伸	左右侧弯	旋转度（一侧）
颈椎	35°～45°	35°～45°	45°	60°～80°
胸椎	30°	20°	20°	35°
腰椎	75°～90°	30°	20°～35°	30°
全脊柱	128°	125°	73.5°	115°

　　（1）脊柱颈椎段活动受限　颈部肌纤维炎及韧带受损、颈椎病、结核或肿瘤、颈椎外伤、骨折、关节脱位。
　　（2）脊柱腰椎段活动受限　腰部肌纤维炎及韧带受损、腰椎椎管狭窄、腰椎间盘突出症、腰椎结核或肿瘤、腰椎骨折或脱位。

3. 脊柱压痛与叩击痛

斜方肌中点处压痛	落枕
锁骨上窝和颈外侧三角区压痛	颈肋综合征、前斜角肌综合征
颈肩部压痛	颈部肌纤维炎
脊椎棘突压痛	胸腰椎结核、椎间盘突出症、外伤或骨折
椎旁肌肉压痛	腰背肌纤维炎、腰肌劳损
脊柱叩击痛	脊柱结核、脊椎骨折、腰椎间盘突出症

【例1】A 关于脊柱正常生理弯曲的叙述，正确的是
　　A. 颈段稍向后凸　　B. 胸段稍向前凸　　C. 腰椎明显后凸　　D. 正常人脊柱无侧弯
【例2】A 脊柱后凸畸形不常见于

A. 佝偻病 　　　　B. 脊柱结核 　　　　C. 强直性脊柱炎 　　　　D. 髋关节结核

【例3】A 脊柱叩击痛阴性见于

A. 脊柱结核 　　　　B. 腰椎间盘突出症 　　　　C. 颈肋综合征 　　　　D. 脊椎骨折

4. 脊柱的特殊检查

	试验名称	试验方法	临床意义
颈椎特殊检查	Jackson 压头试验	患者端坐位,医生双手向下加压头部 出现颈痛或上肢放射痛为阳性	颈椎病、颈椎间盘突出症
	前屈旋颈试验 (Fenz 征)	患者头颈部前屈,并左右旋转 如颈椎处疼痛为阳性	颈椎小关节的退行性病变
	压颈试验 (Naffziger 试验)	患者仰卧,医生双手指按压患者两侧颈静脉 出现上肢或下肢疼痛加重为阳性	上肢疼痛加重见于根性颈椎病 下肢疼痛加重见于根性坐骨神经痛
	旋颈试验	患者坐位,头略后仰,并自动左、右旋转颈部 出现头昏、头痛、视力模糊为阳性	椎动脉型颈椎病
腰骶椎的特殊检查	摇摆试验	患者平卧,屈膝屈髋,双手抱于膝前 医生扶患者双膝左右摇摆,腰痛者为阳性	腰骶部病变
	拾物试验	将物品放在地上,嘱患者拾起	腰椎间盘突出症、腰肌外伤及炎症
	直腿抬高试验 (Lasegue 征)	患者仰卧,双下肢平伸,分别作双侧直腿 抬高动作,腰与大腿 <70°,且伴下肢后侧 放射痛者为阳性	腰椎间盘突出症 单纯性坐骨神经痛
	屈颈试验 (Linder 试验)	患者仰卧,医生一手置于患者胸前,另一手置 于枕后,上抬患者头部,出现下肢痛为阳性	根肩型腰椎间盘突出症
	股神经牵拉试验	患者俯卧,髋、膝关节完全伸直,医生将患 者一侧下肢抬起,使髋关节过伸,如大腿 前方出现放射痛为阳性	高位腰椎间盘突出症 ($L_{2\sim3}$ 或 $L_{3\sim4}$)

【例4】A 压颈试验阳性提示

A. 颈椎压缩性骨折 　　　　B. 颈椎间盘突出症 　　　　C. 腰肌外伤 　　　　D. 落枕

二、四肢与关节检查

1. 上肢长度 　正常情况下双上肢应等长,长度不一见于先天性短肢畸形、骨折重叠、关节脱位。

2. 肩关节

方肩	肩关节脱位、三角肌萎缩	耸肩	先天性肩胛高耸症、脊柱侧弯
肩章状肩	锁骨骨折、肩锁关节脱位	冻结肩	肩关节周围炎
搭肩试验(Dugas 征)	肩肱关节脱位、肩锁关节脱位	肱骨结节间压痛	肱二头肌长头腱鞘炎
肱骨大结节压痛	冈上肌腱损伤	肩峰下内方压痛	肩峰下滑囊炎

3. 肘关节

伸直时肘关节轻度外翻,约 5°～15°,称携物角。此角 >15° 为肘外翻,<0° 为肘内翻。

(1)**肱骨髁上骨折** 　肱骨下端向前移位,导致肘窝上方突出。

(2)**桡骨头脱位** 　肘窝外下方向桡侧突出。

(3)**肘关节后脱位** 　鹰嘴向肘后方突出,肘后三角(Huter 三角)解剖关系改变。

4. 腕关节及手

腕关节背/旁侧局部隆起	腱鞘囊肿	腕背侧肿胀	腕肌腱腱鞘炎、软组织损伤
尺骨小头向腕背侧隆起	下尺桡关节半脱位	手指关节梭形肿胀	类风湿关节炎
单个指关节梭形肿胀	指骨结核、指骨内生软骨瘤	指间关节侧方肿胀	手指侧副韧带损伤
腕垂症	桡神经损伤	猿掌	正中神经损伤
爪形手	尺神经损伤、进行性肌萎缩	餐叉样畸形	Colles 骨折
匙状甲（反甲）	缺铁性贫血、高原疾病、风湿热、甲癣		
杵状指（趾）	与肢体末端慢性缺氧、代谢障碍、中毒性损害有关 呼吸系统疾病——慢性肺脓肿、支气管扩张、支气管肺癌 心血管系统疾病——发绀型先天性心脏病、亚急性感染性心内膜炎 营养障碍性疾病——肝硬化		

5. 髋关节和膝关节

疼痛性跛行	髋关节结核、暂时性滑膜炎、股骨头无菌性坏死
短肢跛行	两侧下肢相差 3cm 以上，见于小儿麻痹后遗症
鸭步	先天性双侧髋关节脱位、髋内翻、小儿麻痹症
呆步	髋关节强直、化脓性髋关节炎
膝内翻、膝外翻	分别称"O 形腿、X 形腿"，见于佝偻病
膝反张	也称膝反屈畸形，见于小儿麻痹症、膝关节结核
膝关节肿胀	膝关节匀称性胀大——膝关节积液　　膝关节梭形膨大——膝关节结核 髌骨上方明显隆起——髌上囊内积液　　髌骨前面明显隆起——髌前滑囊炎
半月板囊肿	膝关节间隙处肿块，伸膝明显，屈膝消失
骨软骨瘤	胫前上端或股骨下端局限性隆起，无压痛
腘窝囊肿	腘窝处肿块，囊性感
膝部摩擦感	炎症后遗症、创伤性关节炎
浮髌试验	阳性提示中等量以上关节积液（＞50ml）
侧方加压试验	内侧副韧带损伤，外侧副韧带损伤

6. 踝关节及足

两侧踝关节对称性肿胀	踝关节扭伤、结核、化脓性关节炎、类风湿关节炎
踝关节局限性肿胀	腱鞘炎、腱鞘囊肿、跟腱周围炎、跗骨头无菌性坏死或骨折
足内翻	小儿麻痹症
足外翻	胫前胫后肌麻痹

【例5】A　Dugas 征阳性常提示

　　A. 肩关节脱位　　　　　B. 肘关节脱位　　　　C. 髋关节脱位　　　D. 锁骨骨折

【例6】2016NO58A 下列疾病中，可出现杵状指（趾）的是

　　A. 肝硬化　　　　　　　B. 慢性支气管炎　　　C. 肢端肥大症　　　D. 缺铁性贫血

▶ **常考点**　很少考。

参考答案——详细解答见《贺银成 2019 考研西医临床医学综合能力历年真题精析》

1. ABC**D** E　　2. ABC**D** E　　3. ABC DE　　4. A**B** CDE　　5. A BCDE　　6. A BCDE

第7章　神经系统检查

➤ **考纲要求**

体格检查:常用神经系统检查。

➤ **复习要点**

一、脑神经检查

编号	颅神经	支配	损伤后表现
I	嗅神经	感觉性神经,司嗅觉	同侧嗅觉功能障碍
II	视神经	感觉性神经,传导视觉冲动	视力、视野、眼底检查异常
III	动眼神经	眼球运动	眼球向内、向上及向下运动受限 上睑下垂、调节反射消失
IV	滑车神经	眼球运动	眼球向下及向外运动减弱
V	三叉神经	混合性神经(感觉+运动纤维) 面部皮肤、眼、鼻、口腔黏膜 咀嚼肌、颞肌和翼状内外肌	一侧感觉纤维受损——同侧面部皮肤、口、鼻腔黏膜感觉丧失 一侧运动纤维受损——同侧咀嚼肌瘫痪,张口时下颌偏向患侧 三叉神经病变——直接和间接角膜反射均消失
VI	展神经	眼球运动	眼球向外转动障碍
VII	面神经	面部表情肌 舌前2/3的味觉	一侧周围伤——患侧额纹减少、眼裂增大、鼻唇沟变浅 　　　　　　　露齿时口角偏向健侧、鼓腮时患侧漏气 　　　　　　　不能皱额闭眼 中枢性损害——皱额闭眼正常、健侧下半部面部表情肌瘫痪
VIII	位听神经	包括前庭神经和耳蜗神经	听力减退、眼球震颤反应减弱
IX	舌咽神经	舌后1/3的味觉	舌后1/3的味觉减退、咽反射迟钝或消失
X	迷走神经	①喉上神经内支支配声门裂 　以上的喉黏膜 ②喉上神经外支支配环甲肌 ③喉返神经支配声门裂以下喉 　黏膜、除环甲肌以外的喉肌	喉上神经内支损伤——呛咳 喉上神经外支损伤——音调降低 喉返神经损伤——声音嘶哑、呼吸困难 咽支损伤——咽反射迟钝或消失
XI	副神经	胸锁乳突肌、斜方肌	向对侧转头及同侧耸肩不能,同侧胸锁乳突肌及斜方肌萎缩
XII	舌下神经	茎突舌肌、舌骨舌肌 颏舌肌、全部舌内肌	单侧麻痹——舌尖偏向患侧 双侧麻痹——不能伸舌

舌咽神经咽支、迷走神经咽支和交感神经咽支共同构成咽丛,发出分支支配咽黏膜的感觉、咽肌运动和腺体分泌,因此舌咽神经、迷走神经受损时咽反射迟钝或消失。

记忆:①舌前2/3的味觉由面神经支配,舌后1/3的味觉由舌咽神经支配。

②直接角膜反射消失、间接角膜反射消失——三叉神经病变(传入障碍);

直接角膜反射消失、间接角膜反射存在——患侧面神经瘫痪(传出障碍)。

③舌尖偏向患侧提示舌下神经损伤;张口时下颌偏向患侧提示三叉神经受损;

悬雍垂偏向健侧提示舌咽神经和迷走神经受损;露齿时口角偏向健侧提示面神经受损。

【例1】A 面神经受损伤的临床表现为

    A. 舌前 1/3 味觉丧失   B. 舌前 2/3 味觉丧失

    C. 舌后 1/3 味觉丧失   D. 舌后 2/3 味觉丧失

【例2】A 提示滑车神经受损的临床表现是

    A. 上睑下垂   B. 眼球向外转动障碍

    C. 眼球向下及向外运动减弱   D. 眼球向上运动障碍

二、运动功能检查

1. 肌力 是指肌肉运动时的最大收缩力,分6级。

0级——完全瘫痪,测不到肌肉收缩。   1级——仅测到肌肉收缩,但不能产生动作。

2级——肢体在床面上能水平移动,但不能抬离床面。 3级——肢体能抬离床面,但不能抗阻力。

4级——能作抗阻力动作,但不完全。   5级——正常肌力。

瘫痪类型	含义	临床意义
单瘫	单一肢体瘫痪	脊髓灰质炎
偏瘫	为一侧肢体(上、下肢)瘫痪,常伴同侧脑神经损伤	颅内病变、脑卒中
交叉性偏瘫	为一侧肢体瘫痪及对侧脑神经损害	脑干病变
截瘫	为双侧下肢瘫痪,是脊髓横贯性损伤的结果	脊髓外伤、炎症

2. 肌张力

是指静息状态下肌肉紧张度和被动运动时遇到的阻力。肌张力增高可表现为痉挛状态和铅管样强直。

	痉挛状态(折刀现象)	铅管样强直	肌张力降低
肌肉触诊	肌肉坚实感 伸屈肢体时阻力高	肌肉坚实感 伸屈肢体时阻力高	肌肉松软 伸屈肢体时阻力低
体检特点	被动伸屈肢体时,起始阻力大,终末突然阻力减弱	被动伸屈肢体时,各个方向的阻力增加是均匀一致的	被动伸屈肢体时阻力低 关节运动范围大
临床意义	锥体束损害	锥体外系损害	周围神经炎、脊髓前角灰质炎 小脑病变、肌源性病变

3. 不自主运动

是指患者意识清楚的情况下,随意肌不自主收缩所产生的一些无目的的异常动作,多见于锥体外系损害。

不自主运动	特点	临床意义
静止性震颤	静止时明显,运动时减轻,睡眠时消失,常伴肌张力增高	帕金森病
意向性震颤	休息时消失,动作时发生,愈近目的的物愈明显	也称动作性震颤。见于小脑疾患
舞蹈样运动	舞蹈样动作,睡眠时减轻或消失	儿童期脑风湿性病变
手足徐动	为手指或足趾的一种缓慢持续的伸展扭曲动作	脑性瘫痪、肝豆状核变性、脑基底节变性

4. 共济失调

(1)**共济失调** 患者轮替动作缓慢、不协调。

(2)**小脑病变** 同侧指鼻试验不准、闭目难立征阳性、跟-膝-胫试验不稳。

(3)**感觉性共济失调** 睁眼时指鼻试验准确、闭眼时出现障碍;睁眼时能站稳而闭眼时站立不稳;跟-膝-胫试验障碍。

【例3】A 一侧肢体随意运动丧失,伴同侧中枢性面瘫及舌瘫,称为

A. 单瘫   B. 偏瘫   C. 交叉瘫   D. 截瘫

【例4】A 关于肌张力的叙述,不正确的是

A. 指静息状态下的肌肉紧张度   B. 肌张力增加时,在被动检查时阻力增加

C. 铅管样强直为锥体束损害的表现   D. 肌张力降低见于小脑病变

【例5】A 动作性震颤见于

A. 震颤麻痹   B. 小脑病变   C. 感觉性共济失调   D. 肝豆状核变性

【例6】A 下列哪项体征提示锥体束损伤?

A. 静止性震颤   B. 肌张力折刀样增高   C. 交叉性偏瘫   D. 指鼻试验阳性

三、感觉功能检查

检查	感觉障碍类型	临床意义
浅感觉检查	痛觉障碍	脊髓丘脑侧束损害
	温度觉障碍	脊髓丘脑侧束损害
	触觉障碍	脊髓丘脑前束和后束病损
深感觉检查	运动觉障碍	后索病损
	位置觉障碍	后索病损
	震动觉障碍	后索病损
复合感觉检查	皮肤定位觉障碍	皮质病变
	两点辨别觉障碍	当触觉正常而两点辨别觉障碍时为额叶病变
	实体觉障碍	皮质病变
	体表图形觉障碍	丘脑水平以上病变

【例7】A 额叶病变可导致

A. 触觉障碍   B. 震动觉障碍   C. 两点辨别觉障碍   D. 运动觉障碍

【例8】A 属于深感觉检查的内容是

A. 震动觉   B. 实体觉   C. 体表图形觉   D. 温度觉

四、神经反射检查

1. 浅反射

浅反射是指刺激皮肤、黏膜或角膜引起的反应。

反射	临床意义
角膜反射	直接角膜反射消失、间接角膜反射消失——三叉神经病变(传入障碍) 直接角膜反射消失、间接角膜反射存在——患侧面神经瘫痪(传出障碍)
腹壁反射	上、中或下部反射消失——分别见于不同平面的胸髓病损 双侧上、中、下部反射均消失——昏迷、急性腹膜炎 一侧上、中、下部反射均消失——同侧锥体束病损 腹壁反射减弱或消失——肥胖、老年、经产妇
提睾反射	双侧消失为 L_{1-2} 病损;一侧消失见于锥体束病损
跖反射	反射消失为 S_{1-2} 病损
肛门反射	反射障碍为 S_{4-5} 病损、肛尾神经病损

2. 深反射   深反射是指刺激骨膜、肌腱经深部感受器完成的反射,也称腱反射。

反射	临床意义	反射	临床意义
肱二头肌反射	反射中枢为 $C_{5\sim6}$	肱三头肌反射	反射中枢为 $C_{6\sim7}$
桡骨膜反射	反射中枢为 $C_{5\sim6}$	膝反射	反射中枢为 $L_{2\sim4}$
跟腱反射	反射中枢为 $S_{1\sim2}$	踝阵挛、髌阵挛	锥体束以上病变,深反射亢进

3. 病理反射

(1)定义　病理反射是指锥体束病损时,大脑失去对脑干和脊髓的抑制作用而出现的异常反射。

(2)临床意义　1岁半以内的婴幼儿由于神经系统发育未完善,可出现这种反射,不属于病理性。

(3)临床检查　包括 Babinski 征、Oppenheim 征、Gordon 征和 Hoffmann 征。Hoffmann 征的反射中枢为 $C_7\sim T_1$。请注意:6版诊断学将 Hoffmann 征归类为深反射,7版、8版均归类为病理反射。

4. 脑膜刺激征　脑膜刺激征是脑膜受激惹的体征,包括颈强直、Kernig 征和 Brudzinski 征,见于脑膜炎、蛛网膜下腔出血、颅压增高等。

【例9】A 神经系统检查中,浅反射不包括

　A. 腹壁反射　　B. 提睾反射　　C. 跖反射　　D. 眼心反射

【例10】A 跟腱反射中枢位于

　A. 腰髓1~2节　B. 腰髓2~4节　C. 腰髓3~5节　D. 骶髓1~2节

　A. Brudzinski 征　B. Oppenheim 征　C. Gordon 征　D. Hoffmann 征

【例11】B 检查上肢锥体束病损的体征是

【例12】B 不属于检查锥体束病变的神经反射是

【例13】A 关于 Babinski 征的叙述,不正确的是

　A. 锥体束损害时常阳性　　　　B. 不一定是病理性

　C. 是最典型的病理反射　　　　D. 阳性反应为踇趾跖屈

五、自主神经功能检查

检查方法	副交感神经	交感神经
眼心反射	加压眼球后脉率减慢 >12 次/分,提示副交感神经兴奋性增高	加压眼球后脉率加快,提示交感神经兴奋性增高
卧立位试验	由立位到卧位,脉率减慢 >10~12 次/分,提示迷走神经兴奋性增高	由卧位到立位脉率增快 >10~12 次/分,提示交感神经兴奋性增高
皮肤划痕试验	红色划痕出现快、持续时间长、明显增宽,提示副交感神经兴奋性增高	白色划痕持续时间 >5min,提示交感神经兴奋性增高
竖毛反射	—	根据竖毛反射障碍的部位判断交感神经功能障碍范围
发汗试验	—	根据不出汗的部位判断交感神经功能障碍的范围

此外,Valsalva 动作用于检查压力感受器功能状态、反射弧的传入或传出纤维的损害状况。

【例14】A 自主神经功能检查不包括

　A. 卧立位试验　B. 竖毛反射　C. 跖反射　D. Valsalva 动作

▶ **常考点**　很少考。

参考答案——详细解答见《贺银成2019考研西医临床医学综合能力历年真题精析》

1. ABCDE　2. ABCDE　3. ABCDE　4. ABCDE　5. ABCDE　6. ABCDE　7. ABCDE
8. ABCDE　9. ABCDE　10. ABCDE　11. ABCDE　12. ABCDE　13. ABCDE　14. ABCDE

银成教育 027-8226 6012 www.yixueks.com　国家开放大学出版社 OPEN UNIVERSITY OF CHINA PRESS

第8章　临床血液学检测

▶️ **考纲要求**

　　实验室检查:血常规检查、骨髓检查。

▶️ **复习要点**

一、血液常规检查

　　血液常规检查包括血红蛋白测定、红细胞计数、红细胞平均值测定和红细胞形态检测;白细胞计数及其分类计数;血小板计数、血小板平均值测定和血小板形态检测。

1. 红细胞检测和血红蛋白测定

　　(1)红细胞及血红蛋白增多　包括相对性增多和绝对性增多。

	血红蛋白正常值	血红蛋白增多	红细胞计数正常值	红细胞计数增多
成年男性	120~160g/L	>170g/L	$(4.0~5.5)×10^{12}/L$	$>6.0×10^{12}/L$
成年女性	110~150g/L	>160g/L	$(3.5~5.0)×10^{12}/L$	$>5.5×10^{12}/L$
新生儿	170~200g/L	—	$(6.0~7.0)×10^{12}/L$	—

　　(2)红细胞及血红蛋白减少

　　生理性减少——婴幼儿、15岁以下的儿童、部分老年人、妊娠中晚期。

　　病理性减少——见于各种贫血。

　　(3)红细胞形态改变　正常红细胞呈双凹圆盘形,直径6~9μm,平均7.5μm。

　　①大小异常

	红细胞大小	临床意义
小红细胞	直径<6μm	低色素性贫血(如缺铁性贫血)
大红细胞	直径>10μm	溶血性贫血、急性失血性贫血、巨幼细胞贫血
巨红细胞	直径>15μm	巨幼细胞贫血
红细胞大小不均	直径相差1倍以上	骨髓红系增生明显活跃(中重度缺铁性贫血、溶血性贫血、失血性贫血)

　　②形态异常

	红细胞特点	临床意义
球形细胞	细胞呈圆球形	遗传性球形细胞增多症、自身免疫性溶血性贫血
椭圆形细胞	椭圆形细胞占25%~50%以上	遗传性椭圆形细胞增多症、巨幼细胞贫血
口形细胞	细胞呈鱼口状	遗传性口形细胞增多症、DIC、酒精中毒
靶形细胞	细胞状似射击靶标	珠蛋白生成障碍性贫血、异常血红蛋白病、缺铁性贫血、溶血性贫血、黄疸、脾切除后
镰形细胞	细胞如镰刀状	镰形细胞性贫血(HbS病)
泪滴形细胞	细胞呈泪滴状或手镜状	骨髓纤维化、珠蛋白生成障碍性贫血、溶血性贫血
棘/刺细胞	外周呈钝锯齿状、棘刺状突起	棘形细胞增多症、脾切除后、酒精中毒性肝病、尿毒症
裂细胞	红细胞异形性	微血管病性溶血(如DIC、血栓性血小板减少性紫癜、溶血尿毒症综合征、恶性高血压)
RBC缗钱状形成	涂片中红细胞串成缗钱状	多发性骨髓瘤、原发性巨球蛋白血症

③染色反应的异常

低色素性——缺铁性贫血、珠蛋白生成障碍性贫血、铁粒幼细胞性贫血、某些血红蛋白病。

高色素性——巨幼细胞贫血、球形细胞。

嗜多色性——增生性贫血，尤以溶血性贫血多见。

④结构的异常

	生理意义	临床意义
嗜碱性点彩	嗜碱性点状物质是核糖体凝集而成	铅中毒、巨幼细胞贫血
染色质小体	Howell-Jolly 小体是核的残余物质	溶血性贫血、巨幼细胞贫血、红白血病、其他增生性贫血
卡-波环	Cabot 环是纺锤体的残余物或胞质中脂蛋白变性所致	溶血性贫血、巨幼细胞贫血、严重贫血、铅中毒、白血病
有核红细胞	成人外周血中出现有核红细胞为病理现象	溶血性贫血、红白血病、骨髓纤维化、骨髓转移癌、严重缺氧

（4）红细胞平均值测定　先测定血细胞比容、红细胞数、血红蛋白量，再计算出 MCV、MCH、MCHC。

	血细胞比容	平均红细胞容积	平均红细胞血红蛋白量	平均红细胞血红蛋白浓度
代号	HCT、PCV	MCV	MCH	MCHC
定义	血细胞在血液中所占容积的比值	指每个红细胞的平均体积	指每个红细胞内所含血红蛋白的平均量	指每升血液中平均所含血红蛋白浓度（克数）
单位	L/L	fl	pg	g/L
公式	—	$MCV = \dfrac{每升血液中血细胞比容}{每升血液中红细胞数}$ $= \dfrac{HCT \times 10^{15}}{RBC \times 10^{12}/L} fl$	$MCH = \dfrac{每升血液中血红蛋白量}{每升血液中红细胞数}$ $= \dfrac{Hgb(g/L) \times 10^{12}}{RBC \times 10^{12}/L} pg$	$MCHC = \dfrac{每升血液中血红蛋白量}{每升血液中血细胞比容}$ $= \dfrac{Hgb(g/L)}{HCT(L/L)} g/L$
正常	男:(0.467±0.039)L/L 女:(0.421±0.054)L/L	手工法:82~92fl 自动法:80~100fl	手工法:27~31pg 自动法:27~34pg	320~360g/L （32%~36%）
意义	增高表示血液浓缩、RBC 增多症;降低见于各种贫血	详见下表	详见下表	详见下表

各种贫血的形态学分类见下表。

贫血的形态学分类	MCV(fl)	MCH(pg)	MCHC(%)	病因
正常细胞性贫血	80~100	27~34	32~36	再障、急性失血性贫血、多数溶血性贫血、白血病
大细胞性贫血	>100	>34	32~36	巨幼细胞贫血、恶性贫血
小细胞低色素性贫血	<80	<27	<32	缺铁性贫血、铁粒幼细胞性贫血、珠蛋白生成障碍性贫血
单纯小细胞性贫血	<80	<27	32~36	慢性感染、炎症、肝病、尿毒症、恶性肿瘤、风湿病所致的贫血

【例1】A 周围血出现有核红细胞,最不可能见于

　　A. 溶血性贫血　　　B. 急性再生障碍性贫血　　C. 骨髓纤维化　　D. 红白血病

【例2】A 泪滴红细胞常见于

　　A. 铅中毒　　　　　B. 缺铁性贫血　　　　C. 尿毒症　　　D. 骨髓纤维化

【例3】2008NO71A 溶血性贫血患者进行外周血检查时,一般见不到的细胞是(内科学试题)

    A. 靶形红细胞   B. 晚幼红细胞   C. 破碎红细胞   D. 泪滴样红细胞

注意:①溶血性贫血可见到球形红细胞、靶形红细胞、镰形红细胞、破裂红细胞、晚幼红细胞等(8版内科学)。

    ②若按诊断学作答则无答案项可供选择,因8版诊断学 P247 阐明泪滴样红细胞也见于溶血性贫血。

    ③泪滴样红细胞多见于骨髓纤维化症。

【例4】A 下列疾病外周血可出现红细胞大小不均,但除外

    A. 缺铁性贫血   B. 溶血性贫血   C. 再生障碍性贫血   D. 失血性贫血

2. 白细胞的检测

(1)白细胞计数

白细胞正常值为成人$(4 \sim 10) \times 10^9/L$,新生儿$(15 \sim 20) \times 10^9/L$,6个月至2岁$(11 \sim 12) \times 10^9/L$。成人高于正常值上限称白细胞增多,低于正常值下限称白细胞减少。血液检查正常值如下表。

细胞类型	绝对值	百分数(%)
中性杆状核粒细胞(Nst)	$(0.04 \sim 0.05) \times 10^9/L$	0 ~ 5
中性分叶核粒细胞(Nsg)	$(2 \sim 7) \times 10^9/L$	50 ~ 70
嗜酸性粒细胞	$(0.05 \sim 0.5) \times 10^9/L$	0.5 ~ 5
嗜碱性粒细胞	$(0 \sim 0.1) \times 10^9/L$	0 ~ 1
淋巴细胞	$(0.8 \sim 4) \times 10^9/L$	20 ~ 40
单核细胞	$(0.12 \sim 0.8) \times 10^9/L$	3 ~ 8
红细胞	成年男性$(4.0 \sim 5.5) \times 10^{12}/L$,女性$(3.5 \sim 5.0) \times 10^{12}/L$	—
网织红细胞	$(24 \sim 84) \times 10^9/L$	0.5 ~ 1.5
血小板	$(100 \sim 300) \times 10^9/L$	—

(2)中性粒细胞

中性粒细胞在外周血可分为中性杆状核粒细胞(Nst)和中性分叶核粒细胞(Nsg)两类。

①中性粒细胞增多或减少

	中性粒细胞增多	中性粒细胞减少
感染	急性化脓性感染 (金黄色葡萄球菌、溶血性链球菌)	细菌——伤寒、副伤寒杆菌感染 病毒——流感、病毒性肝炎、水痘、风疹、巨细胞病毒 原虫——疟疾、黑热病
损伤	严重外伤、大手术后、大面积烧伤 急性心梗、严重的血管内溶血	物理因素——X 线、γ 射线、放射性核素 化学因素——苯、铅、汞 化学药物——氯霉素、磺胺、抗癌药、抗糖尿病药、抗甲状腺药
血液病肿瘤	急、慢性粒细胞白血病、骨髓纤维化 真性 RBC 增多症、原发性 PLT 增多症 肝癌、胃癌	非白血性白血病 恶性组织细胞病、骨髓转移癌 严重缺铁性贫血、巨幼细胞贫血、再障、PNH
其它	糖尿病酮症酸中毒、尿毒症、妊娠中毒症 急性铅或汞中毒、安眠药中毒 昆虫毒、蛇毒、毒蕈中毒、急性大出血	单核-吞噬细胞系统功能亢进——脾亢、门脉性肝硬化 淋巴瘤、Gaucher 病、Niemann-Pick 病 自身免疫性疾病——系统性红斑狼疮

注意:①急性铅中毒时中性粒细胞增多,慢性铅中毒时中性粒细胞减少。

    ②细菌感染时一般为中性粒细胞增多,但伤寒、副伤寒杆菌感染时中性粒细胞减少。

    ③粒细胞性白血病时中性粒细胞增多,非白血性白血病时中性粒细胞减少。

    ④骨髓纤维化时中性粒细胞增多,骨髓转移癌时中性粒细胞减少。

②中性粒细胞的核象变化——核左移或核右移现象

	中性粒细胞核左移	中性粒细胞核右移
定义	外周血不分叶核粒细胞 >5%	外周血 5 叶或更多分叶中性粒细胞 >3%
临床意义	急性化脓性感染、急性失血、急性中毒急性溶血反应、白血病、类白血病反应	巨幼细胞贫血、造血功能衰竭抗代谢药(阿糖胞苷或6-巯基嘌呤)、炎症的恢复期

③中性粒细胞形态异常

形态异常	特点	临床意义
中性粒细胞中毒性改变	细胞大小不均、中毒颗粒空泡形成、杜勒小体、核变性	猩红热、严重感染、败血症恶性肿瘤、中毒、大面积烧伤
巨多分叶核中性粒细胞	直径达 16～25μm,核分叶多于 5 个	巨幼细胞贫血、应用抗代谢药物后
棒状小体(Auer 小体)	白细胞胞质中出现红色杆状物质,一个或数个,长约 1～6μm	急粒白血病、急单白血病急淋白血病无棒状小体
与遗传有关的形态异常	Pelger-Huet 畸形、Chediak-Higashi 畸形Alder-Reilly 畸形、May-Hegglin 畸形	遗传性异常形态改变

【例5】A 下列哪种疾病不出现中性粒细胞核左移?
　　A. 急性化脓性感染　　　B. 急性失血　　　C. 巨幼细胞贫血　　　D. 急性溶血反应
【例6】A 关于白细胞的叙述,不正确的是
　　A. 慢性铅中毒时外周血中性粒细胞常减少　　B. 外周血 WBC <0.5×10⁹/L 称粒细胞缺乏症
　　C. 系统性红斑狼疮患者外周血白细胞数常减少　　D. Auer 小体见于急性粒细胞白血病

(3)嗜酸性粒细胞和嗜碱性粒细胞
①嗜酸性粒细胞和嗜碱性粒细胞增多

	嗜酸性粒细胞增多	嗜碱性粒细胞增多
正常值	$(0.05～0.5)×10^9/L($ 占 $0.5\%～5\%)$	$(0～0.1)×10^9/L($ 占 $0～1\%)$
过敏性疾病	支气管哮喘、荨麻疹、药物过敏、食物过敏血管神经性水肿、血清病	过敏性结肠炎、药物过敏、食物过敏红斑、类风湿关节炎
血液病	慢性粒细胞白血病、嗜酸性粒细胞白血病多发性骨髓瘤、淋巴瘤、嗜酸性粒细胞肉芽肿	慢性粒细胞白血病、嗜碱性粒细胞白血病骨髓纤维化
恶性肿瘤	某些上皮系肿瘤(如肺癌)	转移癌
传染病	急性传染病一般减少,但猩红热增多	水痘、流感、天花、结核病
寄生虫病	血吸虫病、蛔虫病、钩虫病	—
其它	皮肤病(湿疹、剥脱性皮炎、天疱疮、银屑病)风湿性疾病	糖尿病

②嗜酸性粒细胞和嗜碱性粒细胞减少,临床意义甚小或无临床意义。
嗜酸性粒细胞减少——伤寒、副伤寒、应激状态、长期使用肾上腺皮质激素后。

(4)淋巴细胞
①淋巴细胞↑——生理性增多(婴幼儿和儿童期)、病毒感染性疾病、肿瘤性疾病(淋巴细胞白血病、淋巴瘤)、急性传染病的恢复期、移植排斥反应(GVHR、GVHD)等。
②淋巴细胞↓——应用皮质激素、烷化剂、抗淋巴细胞球蛋白、放射性损伤、免疫缺陷病、丙种球蛋白缺乏症。
③异形淋巴细胞↑——感染性疾病、药物过敏、输血、血液透析后、免疫性疾病、粒细胞缺乏症等。

(5)单核细胞　单核细胞增多症见于生理性增多、感染、某些血液病。单核细胞减少无临床意义。

注意:外周血计数减少无临床意义或意义不大——嗜酸性粒细胞减少、嗜碱性粒细胞减少、单核细胞减少。

【例7】A 胆道蛔虫症常伴外周血

  A. 中性粒细胞增多　　　B. 嗜酸性粒细胞增多　　C. 嗜碱性粒细胞增多　　D. 浆细胞增多

【例8】A 病理性淋巴细胞增多不常见于

  A. 病毒性肝炎　　　　　B. 应用糖皮质激素　　　C. 流行性出血热　　　　D. 淋巴瘤

3. 血小板的检测

血小板正常值为$(100 \sim 300) \times 10^9/L$，$< 100 \times 10^9/L$为血小板减少，$> 400 \times 10^9/L$为血小板增多。

(1)血小板减少

血小板生成障碍——再障、放射性损伤、急性白血病、巨幼细胞贫血、骨髓纤维化晚期。

血小板破坏过多——原发性血小板减少性紫癜(ITP)、TTP、DIC、SLE、恶性淋巴瘤、风疹等。

血小板分布异常——脾肿大(肝硬化、Banti 综合征)、血液被稀释(输入大量库存血或血浆)。

(2)血小板增多

原发性增多——真性红细胞增多症、原发性血小板增多症、骨髓纤维化早期、慢粒白血病。

反应性增多——急性感染、急性溶血。

(3)血小板平均容积(MPV)　代表单个血小板的平均容积。正常值为$7 \sim 11fL$。

MPV 增加——是造血功能恢复的首要表现，见于血小板破坏增加而骨髓代偿功能良好者。

MPV 降低——是骨髓造血功能衰竭的指标之一，见于骨髓造血功能不良、白血病。

(4)血小板分布宽度(PDW)　正常值$15\% \sim 17\%$。

PDW 反映血小板容积大小的离散度，用所测单个血小板容积大小的变异系数(CV%)表示。

PDW 降低——表明血小板均一性高。

PDW 增高——表明血小板大小悬殊。见于急性髓系白血病、巨幼细胞贫血、慢粒白血病、脾切除后、巨大血小板综合征、血栓性疾病。

(5)外周血血小板形态　巨大血小板见于ITP、粒细胞白血病、某些反应性骨髓增生旺盛的疾病。

【例9】A　MPV 的正常参考值是

  A. $3 \sim 5fL$　　　　　B. $4 \sim 7fL$　　　　　C. $5 \sim 8fL$　　　　　D. $7 \sim 11fL$

【例10】X　PDW 增高见于

  A. 巨幼细胞贫血　　　　B. 慢性粒细胞白血病　　C. 急性髓系白血病　　　D. 脾切除后

二、血细胞形态特征

1. 血细胞发育过程中形态演变的一般规律

(1)细胞体积　随着血细胞的发育成熟，胞体逐渐由大变小，但巨核系细胞体积通常由小变大。

(2)细胞质

胞质量由少逐渐增多，但淋巴细胞变化不大。胞质内颗粒:从无颗粒(原始细胞)→嗜天青颗粒(早幼粒细胞)→特异性颗粒(中性、嗜酸性和嗜碱性颗粒)，但红细胞胞质内一般无颗粒。

(3)细胞核

细胞核一般由大变小。染色质由细致疏松逐渐变为粗糙、致密或凝集成块，着色由浅变深。核仁由有到无，经清晰、模糊不清至消失。核膜由不明显变为明显。

(4)细胞核/细胞质比例　由大变小。巨核细胞则相反。

2. 血细胞的正常形态学特征　参阅 8 版诊断学 P268。

3. 血细胞的细胞化学染色

(1)八种染色方法

	酶别称/简称	酶存在部位	主要临床意义
过氧化物酶染色	过氧化物酶(POX)	粒细胞胞质	急粒强阳性,急淋阴性,急单阴性或弱阳性
苏丹黑B染色	苏丹黑B(SB)	粒细胞胞质	急粒强阳性,急淋阴性,急单弱阳性
氯化醋酸AS-D萘酚酯酶染色	特异性酯酶 粒细胞酯酶(AS-D NCE)	粒细胞胞质	急粒强阳性,急淋阴性,急单阴性
α-醋酸萘酚酯酶染色	非特异性酯酶 单核细胞型酯酶(α-NAE)	单核细胞胞质	急粒阴性或弱阳性,急淋阴性,急单强阳性
中性粒细胞碱性磷酸酶染色	中性粒细胞碱性磷酸酶(NAP)	成熟阶段的中性粒细胞	急粒、慢粒NAP减低,急淋NAP多增高 急单白血病一般正常或减低
酸性磷酸酶染色	酸性磷酸酶(ACP)	细胞胞质	多毛细胞白血病强阳性 T细胞阳性,B细胞阴性
糖原染色	PAS反应	细胞胞质	急粒阴性或弱阳性,急淋阳性,急单多阳性
铁染色	—	骨髓小粒、幼红细胞	缺铁性贫血阴性,非缺铁性贫血阳性

记忆:①POX、SB、AS-D NCE均存在于粒细胞胞质中,因此急粒强阳性,急淋阴性,急单阴性。
②α-NAE存在于单核细胞胞质中,因此急单强阳性,急粒阴性,急淋阴性。
③NAP例外,虽存在于中性粒细胞,但急粒、慢粒NAP降低,急淋NAP增高,急单正常或降低。

(2)几种常见急性白血病的细胞化学染色结果

	急淋	急单	急粒	红白血病
POX	−	− ~ +	+ ~ +++	视合并的白细胞类型而定
SB	−	− ~ +	++ ~ +++	同上
AS-D NCE	−	− ~ +	++ ~ +++	同上
α-NAE	++ ~ +++		− ~ ++	同上
α-NAE + NaF		能被NaF抑制	不能被NaF抑制	同上
NAP	增加	正常或增加	减少	同上
PAS	+ 粗颗粒状或块状	− 或 +,弥漫性淡红色或细颗粒状	− 或 + 弥漫性淡红色	+++

4. 细胞免疫分型

细胞免疫分型也称细胞免疫标记(表型)检测,其检测方法包括免疫荧光法和免疫酶染色法。

(1)细胞免疫分型的临床应用

①有助于识别不同系列的细胞

识别髓系细胞的抗体——CD13、CD14、CD15、CD32、CD33、CD65、CD91、CD156、CD166。

识别成熟T淋巴细胞的抗体——CD2、CD3、CD4、CD7、CD8。

识别成熟B淋巴细胞的抗体——CD19、CD20、CD22。

识别NK淋巴细胞的抗体——CD16、CD56。

②用于检测T细胞亚群

$$T细胞 \begin{cases} TH(CD4^+、CD8^-) \begin{cases} TSI(诱导抑制T细胞)——CD29低密度表达、CD31^+、CD45RA^+、CD45RO^- \\ THI(诱导辅助T细胞)——CD29高密度表达、CD31^-、CD45RA^-、CD45RO^+ \end{cases} \\ TS(CD4^-、CD8^+) \end{cases}$$

③有助于识别不同分化阶段的细胞

造血干细胞的主要标志——$CD34^+$、$CD90^+$、Lin^-。

造血干细胞向髓系定向的标志——$CD34^+$、$CD33^+$。

T 淋巴细胞系祖细胞标志——$CD34^+$、TDT^+、$CD10^+$、$CD7^+$。

B 淋巴细胞系祖细胞标志——$CD34^+$、$CD19^+$。

(2)急性白血病细胞免疫表型特点

①ALL 与 AML 细胞免疫表型特点

	CD19	CD7	CD33	CD13	HLA-DR	TdT
B-ALL	+	−	−	−	+	+/−
T-ALL	−	+	−	−	−/+	+
AML	−	−/+	+	+	+	−

②ALL 免疫表型特点

系列	亚型	主要的蛋白标记	系列	亚型	主要的蛋白标记
B 系列	早期 B 型	$CD19^+$、$CD10^-$	T 系列	B 细胞型	$CD19^+$、胞膜 Ig^+
	普通型	$CD19^+$、$CD10^+$		前 T 型	$CD7^+$、$CD2^-$
	前 B 型	$CD19^+$、胞质 μ 链$^+$		T 细胞型	$CD7^+$、$CD2^+$

③急性髓细胞白血病免疫表型特点

亚型	典型的蛋白标记	亚型	典型的蛋白标记
M0	CD34、CD33、CD13	M4	CD34、CD33、CD15、CD14、CD13
M1	同上	M5	CD33、CD15、CD14、CD13
M2	CD34、CD33、CD15、CD13	M6	CD33、血型糖蛋白
M3	CD33、CD13(HLA-Dr 阴性)	M7	CD33、CD41、CD42、CD61

5. 细胞遗传学分析

人体有 46 条染色体,其中常染色体 22 对(44 条),性染色体 1 对(XY),男性为 46,XY;女性为 46,XX。染色体核型书写有统一格式,其书写顺序为:染色体数目、性染色体、染色体异常。各项之间以逗号分开,性染色体以大写的 X 与 Y 表示,各染色体变异以小写字母表示:t 表示易位,inv 表示倒位,iso 或 i 表示等臂染色体,ins 表示插入,del 表示缺失,r 表示环状染色体,− 表示丢失,+ 表示增加,p 表示短臂,q 表示长臂。请掌握 8 版诊断学 P279 表 4-2-11 急性白血病常见的染色体异常。

【例 11】A 骨髓细胞学检查时,α-醋酸萘酚酯酶染色呈强阳性,其阳性反应能被氟化钠抑制,提示

　　A. 急粒白血病　　　　B. 急淋白血病　　　　C. 急单白血病　　　　D. 红白血病

【例 12】A 骨髓铁染色显示细胞外铁(−),铁粒幼细胞百分率 9%。最可能的诊断为

　　A. 铁粒幼细胞性贫血　　B. 缺铁性贫血　　　　C. 再生障碍性贫血　　D. 巨幼细胞贫血

【例 13】A 识别 T 淋巴细胞的免疫标记物为

　　A. CD3　　　　　　　　B. CD19　　　　　　　C. CD16　　　　　　　D. CD20

▶ **常考点**　很少考。

　　　　参考答案——详细解答见《贺银成 2019 考研西医临床医学综合能力历年真题精析》

1. ABCDE　　2. ABCDE　　3. ABCDE　　4. ABCDE　　5. ABCDE　　6. ABCDE　　7. ABCDE

8. ABCDE　　9. ABCDE　　10. ABCDE　　11. ABCDE　　12. ABCDE　　13. A BCDE

第9章　排泄物、分泌物与体液检测

▶ **考纲要求**

　　实验室检查:尿便常规检查、常规体液检查。

▶ **复习要点**

一、尿液检测

1. 尿液的一般性状

一般性状	含义	主要临床意义
尿量正常	1000~2000ml/24h(成人)	正常值
尿量增多	>2500ml/24h(多尿)	水摄入过多、利尿剂、糖尿病、尿崩症、肾脏疾病
尿量减少	<400ml/24h 为少尿,<100ml/24h 为无尿	分肾前性、肾性、肾后性少尿
血尿	每升尿液中含血量 >1ml 为肉眼血尿 红细胞数平均 >3 个/HP 为镜下血尿	泌尿系统炎症、结石、肿瘤、结核、外伤 血友病、血小板减少性紫癜
血红蛋白尿	血红蛋白出现于尿中	严重的血管内溶血(溶血性贫血、溶血反应、PNH)
肌红蛋白尿	肌红蛋白出现于尿中	挤压伤综合征、缺血性肌坏死、正常人剧烈运动后
胆红素尿	尿内含有大量的结合胆红素	胆汁淤积性黄疸、肝细胞性黄疸
脓尿和菌尿	尿中含有大量脓细胞、细菌	肾盂肾炎、膀胱炎
乳糜尿	尿中含有淋巴液	丝虫病、肾周围淋巴管梗阻
脂肪尿	尿中出现脂肪小滴	脂肪挤压损伤、骨折、肾病综合征
气味尿	尿中出现各种异味	新鲜尿液有氨味——慢性膀胱炎、尿潴留 尿液有蒜臭味——有机磷中毒 尿液有烂苹果味——糖尿病酮症酸中毒 尿液有鼠臭味——苯丙酮尿症
尿 pH 降低	正常尿 pH4.5~8.0	酸中毒、高热、痛风、糖尿病、口服 NH_4Cl、VitC
尿 pH 增高	正常尿 pH4.5~8.0	碱中毒、尿潴留、膀胱炎、利尿剂、肾小管性酸中毒
尿比重降低	正常尿比重 1.015~1.025	大量饮水、慢性肾炎、慢性肾衰、尿崩症
尿液比密	正常尿比密 1.015~1.025	可粗略反映肾小管的浓缩和稀释功能

2. 尿液的化学检查

(1)尿蛋白

蛋白尿类型	特点	临床意义
肾小球性蛋白尿	为滤过膜机械和电荷屏障受损所致 可为选择性、非选择性蛋白尿	选择性蛋白尿以清蛋白为主,如肾病综合征 非选择性蛋白尿大、小分子蛋白尿均可滤过
肾小管性蛋白尿	为近曲小管对低分子量蛋白质重吸收减少所致	肾盂肾炎、间质性肾炎、肾小管酸中毒、肾损害的药物
溢出性蛋白尿	血浆中的低分子量蛋白质过多,超过了肾小管的重吸收能力	血红蛋白、肌红蛋白——溶血性贫血、挤压伤综合征 凝溶蛋白——多发性骨髓瘤、浆细胞病、轻链病
组织性蛋白尿	为低分子量蛋白尿(T-H 糖蛋白)	肾组织被破坏
假性蛋白尿	尿中混有大量血、脓、黏液等	肾脏本身无损害——膀胱炎、尿道炎、尿道出血

（2）**尿糖**　肾糖阈为 8.88mmol/L。

糖尿类型	临床意义
血糖增高性糖尿	糖尿病——最常见的病因 内分泌疾病——库欣综合征、甲亢、嗜铬细胞瘤、肢端肥大症 其他——肝硬化、胰腺炎、胰腺癌
血糖正常性糖尿	肾性糖尿（慢性肾炎、肾病综合征、间质性肾炎、家族性糖尿）
暂时性糖尿	生理性糖尿、应激性糖尿
其他糖尿	乳糖、半乳糖、果糖、甘露醇、某些戊糖等可引起糖尿
假性糖尿	尿中还原性物质导致假阳性，如 VitC、尿酸、葡萄糖醛酸、异烟肼、链霉素、水杨酸、阿司匹林

（3）**酮体**　酮体是 β-羟丁酸、乙酰乙酸和丙酮的总称。正常情况下，尿中酮体为阴性。

糖尿病性酮尿——糖尿病酮症酸中毒、接受苯乙双胍（降糖灵）治疗者。

非糖尿病性酮尿——糖代谢异常者，如高热、严重呕吐、腹泻、长期饥饿、禁食、过分节食、肝硬化等。

（4）**尿胆红素与尿胆原**　正常人尿胆红素阴性（定量≤2mg/L），尿胆原阴性或弱阳性（定量≤10mg/L）。

尿胆红素增加——①急性黄疸性肝炎、阻塞性黄疸；②门脉周围炎、纤维化及其药物所致的胆汁淤积；③Dubin-Johnson 综合征、Rotor 综合征。

尿胆原增加——肝细胞性黄疸、溶血性黄疸。

尿胆原减少——阻塞性黄疸。

3. 显微镜检查

尿沉渣检查是对尿液离心沉淀物中有形成分的鉴定，包括尿沉渣定性、定量检查及各种有形成分的计数检测，如细胞、管型、结晶检测。

红细胞淡影	红细胞在低渗尿中因吸水胀大，并可有血红蛋白逸出，呈大小不等的空环形
肾小球源性血尿	指多形性红细胞 >80%，见于急性肾炎、急进性肾炎、紫癜性肾炎、狼疮性肾炎
非肾小球源性血尿	指多形性红细胞 <50%，见于肾结石、肾结核、肿瘤、多囊肾、肾盂肾炎、急性膀胱炎
白细胞和脓尿	泌尿系统感染，如肾盂肾炎、肾结核、膀胱炎、尿道炎
透明管型	正常人、肾病综合征、慢性肾炎、恶性高血压、心力衰竭
颗粒管型	慢性肾炎（最常见）、急性肾炎后期、肾盂肾炎
细胞管型	肾小管上皮细胞管型（肾小管损伤） 红细胞管型（临床意义同血尿）、白细胞管型（肾盂肾炎、间质性肾炎）
蜡样管型	严重的肾小管坏死
宽幅管型	又称肾功能不全管型，见于慢性肾衰竭少尿期
脂肪管型	肾病综合征、慢性肾炎急发、其他肾小管损伤性疾病
细菌管型	感染性疾病

【例1】A 尿中最能反映肾功能的指标是

　　A. 红细胞　　　　　　　B. 白细胞　　　　　　　C. 尿比重　　　　　　　D. 尿蛋白

【例2】A 红细胞淡影常见于

　　A. 低渗尿　　　　　　　B. 高渗尿　　　　　　　C. 等渗尿　　　　　　　D. 酸性尿

【例3】2007NO149X 下列关于血尿的叙述，正确的有（外科学试题）

　　A. 尿液呈红色即是血尿

　　B. 一般在 1000ml 尿中含 1ml 血液即呈肉眼血尿

C. 离心尿每个高倍镜视野中红细胞>3个即有病理意义

D. 血尿程度与疾病严重性成正比

【例4】2007NO73A 肾小球性蛋白尿的主要蛋白类型是

A. 轻链蛋白　　　　　　　　　　　　B. 白蛋白

C. β₂微球蛋白　　　　　　　　　　　D. Tamm-Horsfall 蛋白

【例5】2004NO144X 溢出性蛋白尿中的蛋白是指

A. 球蛋白　　　　B. 本周蛋白　　　　C. 血红蛋白　　　　D. 肌红蛋白

【例6】A慢性肾炎患者尿中最常见的管型是

A. 透明管型　　　　B. 颗粒管型　　　　C. 蜡样管型　　　　D. 宽幅管型

4. 尿液自动化仪器检测

项目及代码	参考值	检测原理
酸碱度(pH)	5~7	酸、碱指示剂
蛋白(PRO)	阴性（<0.1g/L）	酸性环境中带正电荷蛋白与带负电荷指示剂反应显色
葡萄糖(GLU)	阴性（<2mmol/L）	葡萄糖氧化酶反应
酮体(KET)	阴性	亚硝基铁氰化钾反应
隐血(BLD)	阴性（<10个RBC/μl）	亚铁血红素的过氧化物酶样活性
胆红素(BIL)	阴性（1mg/L）	重氮反应
尿胆原(UBG)	阴性或弱阳性	重氮反应或Ehrich反应
亚硝酸盐(NIT)	阴性	亚硝酸盐还原法
白细胞(LEU)	阴性（<15个WBC/μl）	中性粒细胞酯酶法
比重(SG)	1.015~1.025	多聚电解质离子解离法
维生素C(VC)	阴性（<10mg/L）	吲哚酚法

二、粪便检测

1. 一般性状检查

正常人每日排便1次,约100~300g,为黄褐色圆柱形软便。病理情况下可有下列改变。

病理改变	临床意义
鲜血便	下消化道病变——直肠息肉、直肠癌、肛裂、痔
柏油样便	黑便+隐血试验阳性——上消化道出血、食用较多动物血、肝、铁剂 黑便+隐血试验阴性——服用活性碳、铋剂
白陶土样便	胆管阻塞
脓性及脓血便	脓性及脓血便——细菌性痢疾、溃疡性结肠炎、局限性肠炎、结肠癌、直肠癌 血中带脓——阿米巴痢疾；　脓中带血——细菌性痢疾
米泔样便	重症霍乱、副霍乱
黏液便	小肠炎症时黏液与粪便混合,大肠病变黏液与粪便不易混合,直肠病变黏液附着于粪便表面
稀糊状或水样便	各种感染和非感染性腹泻
细条样便	直肠癌

2. 显微镜检测

在显微镜下观察粪便中的有形成分,有助于消化系统各种疾病的诊断,因此粪便的显微镜检查是常规检测的重要手段。

红细胞	正常粪便中无红细胞
白细胞	正常粪便中不见或偶见,肠道炎症时可见白细胞
巨噬细胞	细菌性痢疾、溃疡性结肠炎
肠黏膜上皮细胞	正常粪便中见不到,结肠炎、假膜性肠炎时可增加
寄生虫	阿米巴、鞭毛虫、孢子虫、纤毛虫、蠕虫等虫卵或虫体
食物残渣	正常粪便偶见淀粉颗粒和脂肪小滴 淀粉颗粒增加——慢性胰腺炎、胰腺功能不全 脂肪小滴增加——急慢性胰腺炎、胰腺癌、肠蠕动亢进、腹泻、消化不良综合征

【例7】A 正常粪便中不应有

  A. 白细胞   B. 红细胞   C. 淀粉颗粒   D. 脂肪小滴

【例8】A 出血坏死性肠炎患者排出的粪便为

  A. 水样便   B. 红豆汤样便   C. 脓血性便   D. 洗肉水样便

注意:①正常大便中不会出现——红细胞、肠黏膜上皮细胞、肿瘤细胞。

②细菌性痢疾——大便脓中带血,白细胞多于红细胞。

③阿米巴痢疾——大便血中带脓,红细胞多于白细胞。

④过敏性肠炎、肠道寄生虫病——嗜酸性粒细胞增加。

三、痰液检测

1. 一般性状检查

正常人一般痰液很少,只有当呼吸道黏膜和肺泡受刺激时,分泌物增多,才有痰液咳出。痰量增多见于慢性支气管炎、支气管扩张、肺脓肿、肺结核等。痰量突然增加并呈脓性见于肺脓肿。

粉红色泡沫痰	急性肺水肿
铁锈色痰	大叶性肺炎、肺梗死
黄痰	呼吸道化脓性感染,如化脓性支气管炎、金黄色葡萄球菌肺炎、支气管扩张、肺脓肿、肺结核
黄绿色痰	绿脓杆菌肺炎、干酪性肺炎
棕褐色痰	阿米巴肺脓肿、慢性充血性心衰肺淤血
黏液性痰	支气管炎、支气管哮喘、早期肺炎
浆液性痰	肺淤血
脓性痰	呼吸道化脓性感染,如支气管扩张、肺脓肿、脓胸向肺组织溃破
血性痰	肺结核、支气管扩张、肺癌、肺吸虫病

【例9】A 患者咳血性痰最不可能的诊断是

  A. 支气管哮喘   B. 肺结核

  C. 支气管扩张   D. 肺吸虫病

【例10】A 肺脓肿时可出现

  A. 黏液性痰   B. 粉红色泡沫样痰

  C. 铁锈色痰   D. 痰静置后出现分层现象

2. 显微镜检测

白细胞	正常痰内可见少量白细胞 中性粒细胞增多——呼吸道化脓性感染 嗜酸性粒细胞增加——支气管哮喘、过敏性支气管炎、肺吸虫病 淋巴细胞增加——肺结核
红细胞	呼吸道疾病、出血性疾病
上皮细胞	正常痰内可有少量上皮细胞,炎症时增加
肺泡巨噬细胞	炭末细胞——吞噬炭粒,见于炭末沉着症、吸入大量烟尘者 心衰细胞——吞噬含铁血黄素,见于心力衰竭引起的肺淤血、肺梗死、肺出血
硫磺样颗粒	放线菌病
寄生虫	肺吸虫病、阿米巴肺脓肿

四、脑脊液检测

1. 正常脑脊液特点

容量	成人约为90~150ml,新生儿约为10~60ml
颜色	无色透明液体
压力	成人卧位80~180mmH$_2$O(0.78~1.76kPa),儿童卧位40~100mmH$_2$O(0.4~1.0kPa)
蛋白质	定性——阴性或弱阳性 定量——腰椎穿刺0.20~0.45g/L,小脑延髓池穿刺0.10~0.25g/L,脑室穿刺0.05~0.15g/L
葡萄糖	2.5~4.5mmol/L(腰池)
氯化物	120~130mmol/L(腰池)
酶学检查	乳酸脱氢酶LDH3~40U/L,天门冬氨酸氨基转移酶AST5~20U/L,肌酸激酶CK0.94±0.26U/L
细胞计数	无红细胞,仅有少量白细胞。成人$(0~8)×10^6$/L,儿童$(0~15)×10^6$/L
细菌学检查	阴性
免疫学检查	IgG 0.01~0.04g/L,IgA 0.001~0.006g/L,IgM 0.00011~0.00022g/L
蛋白电泳	前清蛋白0.02~0.07(2%~7%),清蛋白0.56~0.76(56%~76%) α$_1$球蛋白0.02~0.07(2%~7%),α$_2$球蛋白0.04~0.12(4%~12%) β球蛋白0.08~0.18(8%~18%),γ球蛋白0.03~0.12(3%~12%)

2. 常见脑及脑膜疾病的脑脊液特点

	化脓性脑膜炎	结核性脑膜炎	病毒性脑膜炎	乙脑	脑肿瘤	脑室出血
压力	↑↑↑	↑↑	↑	↑	↑↑	↑
外观	混浊、脓性	微混、毛玻璃样	清晰或微混	清晰或微混	无色或黄色	血性
蛋白质	↑↑↑	↑↑	↑	↑	↑	↑
葡萄糖	↓↓↓	↓↓	正常或稍高	正常或稍高	正常	↑
氯化物	↓	↓↓	正常	正常	正常	正常
细胞计数	显著增加 多为中性粒细胞	增加 多为淋巴细胞	增加 多为淋巴细胞	增加,早为中性粒,晚为淋巴细胞	正常或稍增加 多为淋巴细胞	增加 多为红细胞
细菌	阳性	抗酸杆菌	阴性	阴性	阴性	阴性

记忆:①脑及脑膜疾病时,都可导致脑脊液压力增高。

②病理情况下,血脑屏障通透性增高,蛋白质含量均增加。

③细菌(化脓菌、结核杆菌)可释放葡萄糖分解酶使糖酵解增强,从而使脑脊液葡萄糖含量降低。

④细菌性疾病氯化物含量降低,其他均正常。

【例11】A 脑脊液葡萄糖含量降低见于

    A. 急性化脓性脑膜炎   B. 病毒性脑膜炎   C. 流行性乙型脑炎   D. 脑肿瘤

【例12】A 患者,男,头痛、恶心呕吐3天。脑脊液检查结果示:混浊,Pandy试验阳性,葡萄糖1.2mmol/L,氯化物含量108mmol/L,白细胞11×10^6/L,中性粒细胞55%。该患者最可能的诊断为

    A. 急性化脓性脑膜炎   B. 病毒性脑膜炎   C. 流行性乙型脑炎   D. 脑膜白血病

五、浆膜腔积液检测

正常成人胸腔液<20ml,腹腔液<50ml,心包腔液10~50ml。

鉴别要点	漏出液	渗出液
病因	非炎症所致	炎症、肿瘤、化学或物理性刺激
外观	淡黄,浆液性	不定,可为血性、脓性、乳糜性等
透明度	透明或微混	多混浊
比重	<1.018	>1.018
凝固性	不自凝	能自凝
黏蛋白试验(Rivalta试验)	阴性	阳性
蛋白定量	<25g/L	>30g/L
葡萄糖定量	与血糖相近	常低于血糖
细胞计数	常$<100\times10^6$/L	常$>500\times10^6$/L
细胞分类	以淋巴细胞、间皮细胞为主	以中性粒细胞或淋巴细胞为主
细菌学检测	阴性	可找到病原菌
积液/血清总蛋白	<0.5	>0.5
积液/血清LDH比值	<0.6	>0.6
LDH	<200IU	>200IU

注意:①脑脊液蛋白定性为Pandy试验,浆膜腔积液黏蛋白定性为Rivalta试验。

②总蛋白定量是鉴别漏出液和渗出液最有用的试验。

③乳酸测定、乳酸脱氢酶测定有助于漏出液与渗出液的鉴别诊断。

④渗出液中的葡萄糖常因细菌分解而减少,漏出液中的葡萄糖含量常与血糖相似。

【例13】A 下列哪项腹水检查结果不支持结核性腹膜炎的诊断?

    A. 腹水比重1.028   B. Rivalta试验阳性

    C. 草绿色、混浊、可为血性   D. WBC400×10^6/L,单核占15%,多核占85%

► 常考点 很少考。

参考答案——详细解答见《贺银成2019考研西医临床医学综合能力历年真题精析》

1. AB**C**DE   2. **A**BCDE   3. A B**C**DE   4. A B**C**DE   5. A B**C**DE   6. A B**C**DE   7. A B**C**DE

8. A B**C**DE   9. **A**BCDE   10. ABC D**E**   11. AB**C**DE   12. AB**C**DE   13. ABC D**E**

第10章　常用肝肾功能实验室检查

▶ **考纲要求**

实验室检查：常用肝、肾功能检查。

▶ **复习要点**

一、肾功能检查

1. 肾功能检查概况

肾功能检测包括肾小球滤过功能检测、肾小管功能检测及酸化功能检测，如下图所示。

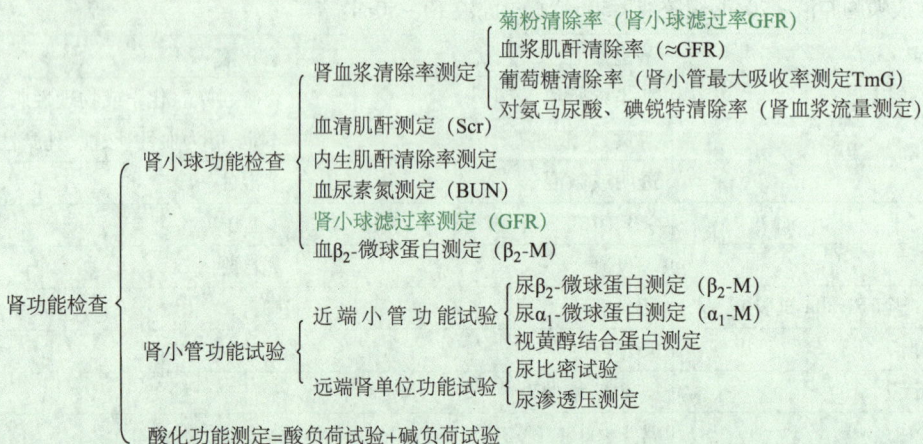

$$
肾功能检查
\begin{cases}
肾小球功能检查
\begin{cases}
肾血浆清除率测定
\begin{cases}
菊粉清除率（肾小球滤过率GFR）\\
血浆肌酐清除率（≈GFR）\\
葡萄糖清除率（肾小管最大吸收率测定TmG）\\
对氨马尿酸、碘锐特清除率（肾血浆流量测定）
\end{cases}\\
血清肌酐测定（Scr）\\
内生肌酐清除率测定\\
血尿素氮测定（BUN）\\
肾小球滤过率测定（GFR）\\
血β_2-微球蛋白测定（β_2-M）
\end{cases}\\
肾小管功能试验
\begin{cases}
近端小管功能试验
\begin{cases}
尿β_2-微球蛋白测定（β_2-M）\\
尿α_1-微球蛋白测定（α_1-M）\\
视黄醇结合蛋白测定
\end{cases}\\
远端肾单位功能试验
\begin{cases}
尿比密试验\\
尿渗透压测定
\end{cases}
\end{cases}\\
酸化功能测定=酸负荷试验+碱负荷试验
\end{cases}
$$

注意： ①血清 β₂-微球蛋白（β₂-M）、α₁-微球蛋白测定属于肾小球功能检测。

②尿液 β₂-微球蛋白（β₂-M）、α₁-微球蛋白测定属于近端肾小管重吸收功能检测。

2. 肾小球功能检测

（1）**肾小球滤过率（GFR）**　是评估肾小球滤过功能最重要的参数，是指单位时间内（分钟）经肾小球滤过的血浆液体量。为测定 GFR，临床上设计了各种物质的肾血浆清除率试验。

（2）**肾血浆清除率**　是指双肾在单位时间(min)内，能将多少毫升血浆中所含的某物质全部清除。

$$
清除率（C）=\frac{某物质每分钟在尿中排出的总量}{某物质在血浆中的浓度}=\frac{某物质尿中的浓度(U)×每分钟尿量(V)}{某物质在血浆中的浓度(P)}
$$

利用清除率可分别测定肾小球滤过率(GFR)、肾血流量、肾小管对各种物质的重吸收和分泌作用。各种物质经肾排出的方式大致可分为四种，其临床意义如下表。

典型代表	经肾排出的方式	临床意义
菊粉	全部由肾小球滤出，肾小管既不吸收，也不分泌	完全代表肾小球滤过率（GFR）
肌酐	全部由肾小球滤出，肾小管不吸收，很少排泌	基本代表肾小球滤过率（GFR）
葡萄糖	全部由肾小球滤出，又全部被肾小管吸收，不分泌	代表肾小管最大吸收率
碘锐特对氨马尿酸	除肾小球滤过外，大部分经肾小管周围毛细血管向肾小管分泌后排出	可作为肾血流量测定

（3）**肾小球功能检测的常用指标**

测定指标	参考值	临床意义
血清肌酐测定	全血 $88.4 \sim 176.8 \mu mol/L$ 血清或血浆,男 $53 \sim 106 \mu mol/L$ 女 $44 \sim 97 \mu mol/L$	评估肾小球滤过功能 慢性肾衰竭的分期指标 鉴别肾前性和肾实质性少尿
内生肌酐清除率测定	成人 $80 \sim 120ml/min$	判断肾小球损害程度的敏感指标 评估肾功能损害程度;指导治疗
血尿素氮测定	成人 $3.2 \sim 7.1mmol/L$ 婴儿、儿童 $1.8 \sim 6.5mmol/L$	器质性肾功能损害;肾前性少尿;蛋白质分解或摄入过多;血 BUN 作为肾衰竭透析充分性指标
肾小球滤过率测定	总 GFR $100 \pm 20ml/min$	评估肾小球滤过功能的最重要参数
血 β_2-微球蛋白测定	成人血清 $1 \sim 2mg/L$	肾小球滤过功能受损,潴留于血中使之增高 IgG 肾病、恶性肿瘤、肝炎、类风湿关节炎时增高

诊断学慢性肾衰竭的分期指标与内科学不一致,请注意区别。以下为诊断学数据:

分期	肾小球滤过率(ml/min)	血尿素氮(mmol/L)	血肌酐(μmol/L)
正常值	100 ± 20	$3.2 \sim 7.1$	$88.4 \sim 176.8$
肾衰竭代偿期	<50	<9	<178
肾衰竭失代偿期	<25	>9	>178
肾衰竭期	<10	>20	>445(内科学为>450)

3. 肾小管功能检测

(1)近端小管功能检测

	尿 β_2-微球蛋白测定	血、尿 α_1-微球蛋白测定
代号	β_2-M	α_1-M
分子量	11800(低分子量蛋白质)	26000(低分子量蛋白质)
产生部位	除成熟红细胞和胎盘滋养层细胞外的所有细胞	肝细胞和淋巴细胞
特性	能自由通过滤过膜,99.9% 被近端小管重吸收,仅微量从尿中排出	能自由通过滤过膜,99% 被近端小管重吸收分解,仅微量从尿中排出
正常值	成人尿 $<0.3mg/L$,或 $<0.2mg/g$ 尿肌酐	成人尿 $<15mg/24h$ 尿,或 $<10mg/g$ 尿肌酐 血清游离 α_1-M 为 $10 \sim 30mg/L$
临床意义	近端肾小管重吸收功能受损的早期诊断指标	尿 α_1-M 反映评估近端肾小管功能 血清 α_1-M 评估肾小球滤过功能

(2)远端小管功能检测

	尿比密试验(昼夜尿、3h 尿)	尿渗量(尿渗透压)测定
试验原理	正常尿生成过程中,远端肾小管对原尿有稀释功能,集合管具有浓缩功能	尿渗量是指尿中全部溶质的微粒总数量。尿比重和尿渗量都能反映尿中溶质的总量
正常值	成人尿量 $1000 \sim 2000ml/24h$,其中夜尿量 $<750ml$,昼尿量/夜尿量 $=3 \sim 4:1$,至少 1 次尿比密 >1.018,昼尿中最高与最低尿比密差值 >0.009	禁饮尿渗量平均 $800mOsm/kg \cdot H_2O$ 血浆平均为 $300mOsm/kg \cdot H_2O$ 尿/血浆渗量比值为 $3 \sim 4:1$
临床意义	可反映远端肾小管稀释-浓缩功能	判断肾浓缩功能,鉴别肾前性、肾性少尿

4. 血尿酸检测

（1）原理　尿酸是嘌呤的代谢产物,可自由透过肾小球,也可经肾小管排泌,但进入原尿的尿酸 90% 左右在肾小管重吸收回到血液中。血尿酸浓度受肾小球滤过功能和肾小管重吸收功能的影响。

（2）参考值　血清尿酸男性 150 ~ 416μmol/L,女性 89 ~ 357μmol/L。

（3）临床意义　①血尿酸增高见于肾小球滤过功能损害、体内尿酸生成异常增多(如痛风等)。②血尿酸降低见于肾小管重吸收功能损害,尿中大量丢失,肝功能严重损害尿酸生成减少。

5. 肾小管性酸中毒的检测

肾小管性酸中毒分 4 型:低钾型远端肾小管性酸中毒(Ⅰ型),近端肾小管性酸中毒(Ⅱ型),高钾型近、远端肾小管性酸中毒(Ⅲ型),肾功能不全型(Ⅳ型)。

（1）尿酸化功能测定　可了解近端肾小管重吸收 HCO_3^- 及远端肾小管泌氨、产氨的功能情况。

（2）酸负荷试验(氯化铵负荷试验)　协助诊断远端肾小管性酸中毒。

（3）碱负荷试验(HCO_3^- 重吸收排泄试验)　协助诊断近端肾小管性酸中毒。

【例1】2011A(执医试题)女,68 岁。高血压病史 20 年,发现尿蛋白 3 年,尿比重 1.010,红细胞 0 ~ 1/HP, 尿蛋白0.45 g/d,尿蛋白分析 $β_2$-MG,$α_1$-MG 升高。该患者蛋白尿属于

　　A. 组织性　　　　　　　B. 溢出性　　　　　　　C. 肾小管性

　　D. 功能性　　　　　　　E. 肾小球性

【例2】2012A(执医试题) 男,63 岁。2 型糖尿病 14 年,血压升高 5 年,尿蛋白定量 2.6g/d,血肌酐 132μmol/L。其蛋白尿性质应为

　　A. 肾小球性　　　　　　B. 功能性　　　　　　　C. 肾小管性

　　D. 溢出性　　　　　　　E. 分泌性

【例3】2005NO76A 男性,55 岁,患慢性肾炎 10 余年,经中西医结合治疗病情稳定,但近 1 年来逐渐加重, 食欲下降,贫血,化验血肌酐已进入肾衰竭期,这时血肌酐的水平是(内科学试题)

　　A. <178μmol/L　　　　B. 178 ~ 278μmol/L　　C. 278 ~ 450μmol/L

　　D. 450 ~ 707μmol/L　　E. >707μmol/L

　　A. 血肌酐 <178μmol/L　B. GFR 25 ~ 50ml/分　　C. 两者均是　　　　　　D. 两者均不是

【例4】1999NO133C 肾功能不全代偿期(注意:原给出答案与现 8 版内科学数据不一致)

【例5】1999NO134C 肾功能衰竭期(内科学试题)

【例6】A 莫氏试验是为了检测

　　A. 近端肾小管的功能　　B. 远端肾小管的功能　　C. 肾小球滤过功能　　D. 肾血浆流量

二、肝脏病常用实验室检测

为发现肝脏损伤及了解、评估肝脏各种功能状态而设计的众多实验室检测方法,统称为肝功能试验 (LFT),主要包括反映肝脏代谢功能状态的相关指标及反映肝损伤的指标,不包括肝癌标志物、肝炎病毒血清标志物及基因检测。

1. 蛋白质代谢功能检测

	来源	临床意义
血浆蛋白	除 γ 球蛋白外,大部分血浆蛋白由肝合成	肝受损时,血浆蛋白(清蛋白)降低
γ 球蛋白	由 B 细胞和浆细胞产生	肝受损(慢性炎症)时,刺激 γ 球蛋白生成
凝血因子	除 FⅢ、FⅣ、FⅤ外,均由肝合成	肝受损时,凝血功能障碍
尿素	在肝中经尿素循环合成尿素,维持血氨正常	肝受损时,血氨增高

2. 血清总蛋白(TP)、清蛋白(A)、球蛋白(G)

	清蛋白（A）	球蛋白（G）
来源	全部由肝脏合成	γ 球蛋白由 B 淋巴细胞和浆细胞合成
作用	维持胶体渗透压，参与物质转运、营养代谢	与机体免疫功能、血浆黏度密切相关
特点	半衰期 19～21 天，分子量 66 000	多种免疫球蛋白、补体、糖蛋白、脂蛋白等混合而成
正常值	40～55g/L	20～30g/L
降低	肝细胞受损——肝炎、肝硬化、肝癌 营养不良——蛋白质摄入不足、消化吸收不良 蛋白质丢失过多——肾病综合征、严重烧伤 消耗增加——重症结核、甲亢、恶性肿瘤 血清水分增加——水钠潴留、晶体液输入过多	生理性——3 岁以下的婴幼儿 免疫功能抑制——长期应用糖皮质激素、免疫抑制剂 先天性低 γ 球蛋白血症
增加	血清水分减少： 严重脱水、休克 饮水量不足、肾上腺皮质功能减退	慢性肝病——肝炎、肝硬化、酒精性肝病、胆汁性肝硬化 M 球蛋白血症——多发性骨髓瘤、淋巴瘤、巨球蛋白血症 自身免疫性疾病——SLE、风湿热、类风湿关节炎 慢性炎症——结核病、疟疾、黑热病、麻风病、慢性血吸虫病

3. 血清蛋白电泳

在碱性环境中（pH8.6），血清蛋白质均带负电荷，在电场中均会向阳极泳动。

清蛋白分子质量小，所带电荷相对较多，在电场中向阳性泳动快；γ 球蛋白分子质量大，泳动速度最慢。电泳后从阳性至阴极，依次为清蛋白、α_1 球蛋白、α_2 球蛋白、β 球蛋白和 γ 球蛋白五个区带（如下图）。

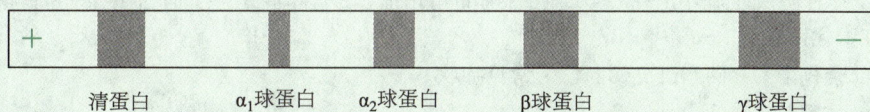

| 清蛋白 | α_1球蛋白 | α_2球蛋白 | β球蛋白 | γ球蛋白 |

	清蛋白	α_1 球蛋白	α_2 球蛋白	β 球蛋白	γ 球蛋白
正常值	62%～71%	3%～4%	6%～10%	7%～11%	9%～18%
合成部位	肝	脂蛋白成分	脂蛋白成分	脂蛋白成分	浆细胞
慢性肝炎、肝硬化、肝癌	↓↓	↓	↓	↓	↑
M 蛋白血症	↓	偶升高	偶升高	↑	单克隆↑↑
肾病综合征、糖尿病、肾病	↓↓	↑	↑	↓	↓↓
结缔组织病（如 SLE）	—	—	—	—	多克隆↑↑
蛋白丢失性肠病	↓	↑	↑	↓	↓

A. 正常人　　　　　B. SLE　　　　　C. 肝硬化
D. 肾病综合征　　　E. 先天性低丙种球蛋白血症
蛋白电泳结果是（北京医科大学 1997 年试题）

	白蛋白	α_1 球蛋白	α_2 球蛋白	β 球蛋白	γ 球蛋白
【例 7】B	30.2%	4.8%	7.8%	10.1%	46.1%
【例 8】B	46.7%	7.2%	13.4%	9.4%	23.3%
【例 9】B	57.0%	5.5%	7.3%	12.8%	17.4%
【例 10】B	40.4%	6.1%	15.1%	17.4%	21.0%

4. 血浆凝血因子测定

除 FⅢ、FⅣ、FⅤ 外，所有凝血因子均由肝合成，其中凝血因子 Ⅱ、Ⅶ、Ⅸ、Ⅹ 的合成需 VitK 参与。因此肝脏疾病时,可因凝血因子合成减少而导致凝血障碍。

肝疾病的过筛试验	参考值	影响因素	临床意义
凝血酶原时间(PT)	11~14s	FⅡ、Ⅴ、Ⅶ、Ⅹ	肝硬化失代偿期的特征,胆汁淤积导致 VitK 缺乏
活化部分凝血酶时间(APTT)	30~42s	FⅨ、Ⅹ、Ⅺ、Ⅻ	严重肝病,VitK 缺乏
凝血酶时间(TT)	16~18s	FⅦ、Ⅸ、Ⅹ	血浆纤维蛋白原减少,FDP 存在
肝促凝血酶原时间(HPT)	–	FⅡ、Ⅶ、Ⅹ	反映 FⅡ、Ⅶ、Ⅹ 的综合活性
抗凝血酶Ⅲ(AT-Ⅲ)	–	–	严重肝病时 AT-Ⅲ 活性明显降低

5. 血氨测定

参考值 18~72μmol/L(此为 8 版诊断学 P357 数据,P611 数据为 11~35μmol/L)。

升高——进食高蛋白饮食、运动后、严重肝损害、上消化道出血、尿毒症、肝外门脉系统分流形成。

降低——低蛋白饮食、贫血。

6. 脂类代谢功能检测

血清脂类包括胆固醇、胆固醇酯、磷脂、三酰甘油及游离脂肪酸。血液中的胆固醇及磷脂主要来源于肝脏。在胆道阻塞时,患者血浆中出现异常大颗粒脂蛋白,称为阻塞性脂蛋白 X(LP-X),同时血液中胆固醇及磷脂含量增高。

参考值 总胆固醇 2.9~6.0mmol/L,胆固醇酯 2.34~3.38mmol/L,胆固醇酯:游离胆固醇 = 3:1。

临床意义 ①肝细胞受损时,血中胆固醇酯减少。肝严重受损(肝硬化、暴发性肝功能衰竭)时,血中总胆固醇降低。②胆汁淤积时,血中出现 LP-X,血中总胆固醇增加。③营养不良、甲亢时,血中总胆固醇减少。

7. 胆红素代谢检测

(1)胆红素代谢 参阅本讲义诊断学·常见症状。

(2)黄疸的鉴别

	正常人	梗阻性黄疸	溶血性黄疸	肝细胞性黄疸
总胆红素 STB	3.4~17.1μmol/L	>171μmol/L	<85.5μmol/L	17.1~171μmol/L
结合胆红素 CB	0~6.8μmol/L	明显增加	轻度增加	中度增加
非结合胆红素 UCB	1.7~10.2μmol/L	轻度增加	明显增加	中度增加
CB/STB	0.2~0.4	>0.5	<0.2	0.2~0.5
尿胆红素	阴性	强阳性	阴性	阳性
尿胆素原	0.84~4.2μmol/L	减少或缺如	明显增加	正常或轻度增加
粪胆素	阳性	随梗阻程度定	明显增加	轻度增加、正常或无

【例11】A 尿胆原增加见于

    A. 胆道梗阻   B. 肠梗阻   C. 使用广谱抗生素   D. 肾功能不全

【例12】A 患者,50 岁,黄疸。查血:总胆红素 230μmol/L,结合胆红素 185μmol/L。尿胆红素(+++),尿胆原(-)。最可能的诊断是

    A. Rotor 综合征   B. Gilbert 综合征

    C. 急性病毒性肝炎   D. 胆总管下端结石

8. 胆汁酸代谢检测

血清胆汁酸测定可作为一项灵敏的肝清除功能试验。胆汁酸增高见于:①肝细胞损害;②胆道梗阻;③门脉分流时,肠道中次级胆汁酸经分流的门脉系统直接进入体循环;④进食后可一过性增高。

9. 摄取、排泄功能检测

临床上常用静脉注射靛氰绿、利多卡因等来了解肝脏的摄取与排泄功能。

10. 血清酶及同工酶检测

(1) 与肝功能有关的酶的特点

分布于肝细胞内——丙氨酸氨基转移酶(ALT)、天门冬氨酸氨基转移酶(AST)、乳酸脱氢酶(LDH)、醛缩酶。

由肝细胞合成的酶——凝血酶。

从胆汁中排泄的酶——碱性磷酸酶(ALP)、γ-谷氨酰转移酶(GGT)。

与肝纤维化有关的酶——单胺氧化酶(MAO)、Ⅲ型前胶原肽(PⅢP)、透明质酸酶(HA)、脯氨酰羟化酶(PH)。

(2) 主要酶学的特点

	参考值	主要存在部位	主要临床意义
ALT	5~40U/L	肝、骨骼肌	肝细胞受损时升高
AST	8~40U/L	心、肝、骨骼肌	肝细胞受损时升高
ALP	40~150U/L	肝、骨骼肌	胆道疾病时生成增加、排泄减少,血清 ALP 升高
GGT	11~50U/L(男)	肝胆系统	肝细胞线粒体受损时其活性显著升高
LDH	95~200U/L	心、骨骼肌、肾	心梗时血清 LDH 升高
MAO	0~3U/L	肝、肾、胰	肝纤维化时 MAO 活性增高
PH	$39.5 \pm 11.87 \mu g/L$	肝	肝纤维化时 PH 活性增高
PⅢP	41~163$\mu g/L$	肝	是诊断早期肝纤维化最好的指标

(3) ALT 和 AST 的比较

	ALT	**AST**
名称	丙氨酸氨基转移酶	天门冬氨酸氨基转移酶
辅酶	磷酸吡哆醛(VitB$_6$)、磷酸吡哆胺	磷酸吡哆醛(VitB$_6$)、磷酸吡哆胺
分布	肝(主要)、骨骼肌、肾、心肌	心肌(主要)、肝、骨骼肌、肾
肝亚细胞部位	主要存在于非线粒体中	主要存在于线粒体中(80%)
升高情况	急性病毒性肝炎 ALT 显著升高,ALT/AST>1 ALT 测定反映肝细胞损伤较 AST 更灵敏	急性重症肝炎 AST 显著升高,ALT/AST<1 慢性肝炎活动期、酒精性肝病 AST 显著升高 急性心肌梗死 AST 可升高

【例 13】A 对诊断早期肝硬化最有意义的检查是

　　A. PⅢP　　　　　　B. ALP　　　　　　C. MAO　　　　D. PH

▶ **常考点**　黄疸的鉴别。

　　参考答案——详细解答见《贺银成 2019 考研西医临床医学综合能力历年真题精析》

1. ABCDE　2. ABCDE　3. ABCDE　4. ABCDE　5. ABCDE　6. ABCDE　7. ABCDE
8. ABCDE　9. ABCDE　10. ABCDE　11. ABCDE　12. ABCDE　13. ABCDE

第11章　血气分析与肺功能检查

▶ **考纲要求**

实验室检查:血气分析,肺功能检查。

▶ **复习要点**

一、血气分析的指标

血液从动脉→肺泡→静脉,因此血气分析的常用指标包括动脉血氧分压(PaO_2)、肺泡-动脉血氧分压差($P_{A-a}O_2$)、中心静脉血氧分压($P_{\bar{V}}O_2$)、动脉血二氧化碳分压($PaCO_2$)等。

1. PaO_2、$P_{A-a}O_2$、$P_{\bar{V}}O_2$ 和 $PaCO_2$

	动脉血氧分压	肺泡-动脉血氧分压差	混合静脉血氧分压	动脉血二氧化碳分压
代号	PaO_2	$P_{A-a}O_2$	$P_{\bar{V}}O_2$	$PaCO_2$
定义	动脉血中物理溶解的 O_2 分子所产生的压力	肺泡氧分压(P_AO_2)与动脉血氧分压(PaO_2)之差	中心静脉血中物理溶解的 O_2 分子所产生的压力	动脉血中物理溶解的 CO_2 分子所产生的压力
正常	95～100mmHg	15～20mmHg	35～45mmHg (平均40mmHg)	35～45mmHg (平均40mmHg)
临床意义	判断有无缺氧 判断缺氧程度 判断有无呼衰	$P_{A-a}O_2 = P_AO_2 - PaO_2$ $P_{A-a}O_2$ 是反映肺换气功能的指标	$P_{\bar{V}}O_2$ 判断组织缺氧的指标 $P_{a-\bar{V}}DO_2$ 反映组织摄氧状况	判断呼衰类型和程度 判断呼吸性酸碱失调 判断代谢性失调的代偿

2. 动脉血氧饱和度和动脉血氧含量

	动脉血氧饱和度	动脉血氧含量
代号	SaO_2	CaO_2
定义	指动脉血氧与 Hb 结合的程度 是单位 Hb 含氧百分数	单位容积(每升)动脉血液中所含氧的总量(mmol/L) 或每100ml 动脉血含氧的 ml 数
正常	95%～98%	8.55～9.45mmol/L(19～21ml/dl)
临床意义	判断是否缺氧的一个指标,但反映缺氧不敏感 氧解离曲线的生理意义	CaO_2 是反映动脉血携氧量的综合指标 $CaO_2 - C_{\bar{V}}O_2$ 可估测组织代谢状况

注意:诊断学中"氧饱和度"和"氧含量"的定义与生理学一致,但说法不同。生理学定义为:

氧含量——100ml 血液中,Hb 实际结合的 O_2 量。

氧容量——100ml 血液中,Hb 所能结合的最大 O_2 量。

氧饱和度——Hb 氧含量与氧容量的百分比。

【例1】A 动脉血气分析时,SaO_2 正常值大约是

　　A. 90%～93%　　　　B. 93%～95%　　　　C. 95%～98%　　　　D. 100%

　　A. 氧分压　　　　　B. 氧含量　　　　　C. 氧容量

　　D. 氧合 Hb 的亲和力　　E. 氧饱和度

【例2】2006N0107B 血中 Hb 所能结合的氧量是(生理学试题)

【例3】2006N0108B 血中 Hb 实际结合的氧量是

3. pH 值、标准碳酸氢盐、实际碳酸氢盐、缓冲碱、剩余碱

	正常值	定义	临床意义
pH 值	7.35 ~ 7.45	未分离血细胞的动脉血浆中 $[H^+]$ 的负对数值	pH <7.35——失代偿性酸中毒 pH >7.45——失代偿性碱中毒 pH 正常——无酸碱失衡、代偿性酸碱失衡、混合性酸碱失衡
标准碳酸氢盐(SB) 实际碳酸氢盐(AB)	22 ~ 27mmol/L 平均 24mmol/L	SB 是指在标准状态下所测得的血浆 $[HCO_3^-]$；AB 是指实际 $PaCO_2$、血氧饱和度下所测得的血浆 $[HCO_3^-]$	AB > SB——呼吸性酸中毒 AB < SB——呼吸性碱中毒 AB = SB < 正常值——代谢性酸中毒 AB = SB > 正常值——代谢性碱中毒
缓冲碱(BB)	45 ~ 55mmol/L 平均 50mmol/L	指血液中一切具有缓冲作用的碱性物质的总和	BB 减少——代谢性酸中毒 BB 增加——代谢性碱中毒
剩余碱(BE)	0 ± 2.3mmol/L	是指在标准状态下,将血液标本滴定至 pH =7.4 所需要的酸或碱的量	反映代谢性因素的指标 临床意义与 SB 相同
血浆 CO_2 含量 ($T-CO_2$)	25.2mmol/L	指血浆中结合的和物理溶解的 CO_2 总含量	受呼吸因素影响较大,限制了它在判断酸碱失衡中的应用
阴离子间隙(AG)	8 ~ 16mmol/L	指血浆中的未测定阴离子(UA)与未测定阳离子(UC)的差值 $AG = Na^+ - (Cl^- + HCO_3^-)$	①高 AG 代酸——乳酸酸中毒、尿毒症、酮症酸中毒 ②正常 AG 代酸——HCO_3^- 减少、排酸衰竭、过量使用含氯的酸

注:标准状态是指 38℃、血红蛋白完全饱和、$PaCO_2$ 为 40mmHg 的状态。

4. 呼吸衰竭的分型

根据动脉血气分析结果,可将呼吸衰竭分为Ⅰ型和Ⅱ型两种类型。

	Ⅰ型呼衰	Ⅱ型呼衰
别称	缺氧性呼吸衰竭	高碳酸性呼吸衰竭
定义	缺氧而无 CO_2 潴留	缺氧伴 CO_2 潴留
诊断标准	PaO_2 <60mmHg,$PaCO_2$ 正常或下降	PaO_2 <60mmHg 及 $PaCO_2$ >50mmHg
病因	换气功能障碍	通气功能障碍
常见疾病	ARDS、急性肺栓塞、严重肺部感染性疾病	COPD

二、酸碱平衡失调的判断

1. 临床判断依据

(1)血气分析 这是判断酸碱平衡失调的最主要依据。虽然血气分析的指标很多,但其主要指标还是 pH、$PaCO_2$、HCO_3^-。请同学们牢记下表中的所有数据,解题过程中经常用到。

	正常值范围	平均值	临床意义
pH	7.35 ~ 7.45	7.40	pH <7.35——失代偿性酸中毒 pH >7.45——失代偿性碱中毒 pH 正常——无酸碱失衡、代偿性酸碱失衡、混合性酸碱失衡
$PaCO_2$	35 ~ 45mmHg	40mmHg	$PaCO_2$ 为呼吸性指标:$PaCO_2$ >45 为呼酸,$PaCO_2$ <35 为呼碱
HCO_3^-	22 ~ 27mmol/L	24mmol/L	HCO_3^- 为代谢性指标:HCO_3^- >27 为代碱,HCO_3^- <22 为代酸

(2)病史 较重要的参考指标。

(3)电解质及阴离子间隙(AG) 参考指标,对诊断帮助不大。$AG = Na^+ - (Cl^- + HCO_3^-)$。

(4)其他　如尿电解质、肾功能等只具有辅助诊断作用。

2. 判断酸碱失衡的临床思维路径

(1)弄清楚 pH 的含义

pH 值正常值为 7.35～7.45。pH＜7.35 为失代偿性酸中毒；pH＞7.45 为失代偿性碱中毒；pH 正常提示无酸碱失衡、代偿性酸碱失衡或混合性酸碱失衡。

(2)弄清楚呼吸性指标 $PaCO_2$ 的含义

CO_2 是气体，是**呼吸性指标**，所以判断呼酸、呼碱就看 CO_2，而且是看 CO_2 分压($PaCO_2$)，是否正常。由于 CO_2 能与水反应生成碳酸，因此 CO_2 是酸性的。

CO_2 越多，就越酸，就是酸中毒；如果它越少，即酸少了，就是碱中毒。

$PaCO_2$ 的正常值是 35～45 mmHg，因此 **$PaCO_2$ ＞45 为呼酸**(酸多)，**$PaCO_2$ ＜35 为呼碱**(酸少)。

(3)弄清楚代谢性指标 HCO_3^- 的含义

HCO_3^- 是**代谢性指标**，判断代酸、代碱，就看 HCO_3^- 是否正常。

与 CO_2 相反，HCO_3^- 是碱性的。故 HCO_3^- 越多就越碱，为碱中毒；HCO_3^- 少了，就是碱少了，为酸中毒。

HCO_3^- 的正常值为 22～27mmol/L，因此 **HCO_3^- ＞27 为代碱**(碱多)，**HCO_3^- ＜22 为代酸**(碱少)。

(4)弄清楚代谢性指标 BE 的含义

BE 和 HCO_3^- 一样，属于**代谢性指标**，表示代酸、代碱，其正常值为(－2.3～＋2.3)mmol/L。

BE 为剩余碱，它越多表示碱越多，就是代谢性碱中毒，是正值。**BE＞＋2.3 为代碱**(如 ＋3、＋4 等)。若 BE 少了，表示碱少了，就是代谢性酸中毒，是负值。**BE＜－2.3 为代酸**(如 －3、－4 等)。

由于 BE 有正负值之分，因此解题时应仔细再仔细，要真正弄明白什么"BE 负值减小、BE 绝对值增大、BE 增大"等绕口令式的说法。如 BE＝－3.5mmol/L 表示 BE 绝对值增大，但真正数字较正常值要小。

(5)弄清楚综合性指标 AB、SB 的含义

AB 是实际碳酸氢盐(Actual Bicarbonate，AB)，SB 是标准碳酸氢盐(Standard Bicarbonate，SB)，它们反映的都是血浆[HCO_3^-]，但 AB 在一定程度上受呼吸性因素的影响，SB 一般不受呼吸因素的影响，它们是**综合性指标**。其正常值都是 22～27mmol/L。

①AB 与 SB 比较　如果试题中，只要求将 AB 和 SB 作比较，可将它们作为**呼吸性指标**看待。

在 SB＝正常值时，若 AB＞SB，就是 AB 多了，就是 CO_2 多了，即酸多了，就是**呼酸**，记忆为 $PaCO_2$＞正常值。

在 SB＝正常值时，若 AB＜SB，就是 AB 少了，就是 CO_2 少了，即酸少了，就是**呼碱**，记忆为 $PaCO_2$＜正常值。

②三个指标(AB、SB、正常值)都出现　如果试题中，"AB、SB、正常值"三个指标均出现，可将它们作为**代谢性指标**看待。可以把它们两个(AB＝SB)当作 HCO_3^- 看待，去跟正常值比较：小于正常值就是 HCO_3^- 少了，就是代酸；大于正常值就是 HCO_3^- 多，就是代碱。

AB＝SB＜正常值——AB 和 SB 都小了，就是 HCO_3^- 少了，就是**代谢性酸中毒**，记忆为 HCO_3^-＜正常值。

AB＝SB＞正常值——AB 和 SB 都多了，就是 HCO_3^- 多了，就是**代谢性碱中毒**，记忆为 HCO_3^-＞正常值。

技巧：①解题时，如果只有 AB 与 SB 作比较，就把 AB 看作 $PaCO_2$，把 SB 看作 $PaCO_2$ 的正常值。

②解题时，若 AB、SB、正常值三个指标均出现，就可以把 AB＝SB 看成 HCO_3^-。

③酸碱失衡的"粗略判断法"，即经验判断法，可参阅本讲义内科学·呼吸衰竭。

(6)基本酸碱失衡　有 4 种，即代谢性酸中毒、代谢性碱中毒、呼吸性酸中毒和呼吸性碱中毒。

(7)代偿性酸碱失衡

①代偿方向——为反方向代偿，即呼酸⟷代碱、呼碱⟷代酸。

②代偿途径——主要通过肾代偿[HCO_3^-](速度慢)，通过肺代偿 $PaCO_2$(速度快)。

③弄清楚谁是原发？谁是代偿？

(8)原发性混合性酸碱失衡　如呼酸合并代酸、呼酸合并代碱、呼碱合并代酸、呼碱合并代碱。也可在此基础上出现代偿。因此使得酸碱失衡更复杂,同学们更难理解。

(9)三重酸碱失衡 如呼酸＋代酸＋代碱、呼碱＋代酸＋代碱。

【例4】A 某呼吸衰竭患者血气分析为 pH7.32、PaO_2 50mmHg、$PaCO_2$ 80mmHg、HCO_3^- 26mmol/L,该患者为

    A. 代谢性酸中毒失代偿   B. 呼吸性酸中毒失代偿

    C. 呼吸性酸中毒伴代谢性酸中毒   D. 呼吸性酸中毒伴代谢性碱中毒

> **解题:**①从 pH7.32＜7.35 可知,本例为失代偿性酸中毒。
>
> ②从 $PaCO_2$ ＞45mmHg 可知,本例为呼吸性酸中毒。
>
> ③从 HCO_3^- 正常,可知本例无代谢性酸碱失衡。故本例为失代偿性呼吸性酸中毒。

【例5】2003NO54A、2007NO80A 女性,60 岁,慢性咳喘 18 年,加重一周。血气分析结果如下:pH7.35,PaO_2 55mmHg,$PaCO_2$ 74mmHg,AB 42mmol/L,血钾 2.8mmol/L,血氯 80mmol/L,考虑诊断为

    A. 代谢性酸中毒失代偿   B. 呼吸性酸中毒失代偿

    C. 呼吸性酸中毒伴代谢性酸中毒   D. 呼吸性酸中毒伴代谢性碱中毒

    E. 呼吸性酸中毒代偿期

> **解题:**①从 pH7.35 可知,本例为代偿性。
>
> ②PaO_2 ＜60mmHg,只能说明缺氧,对酸碱失衡的判断没有特别的意义。
>
> ③从 $PaCO_2$ ＞45mmHg,判定为呼吸性酸中毒。
>
> ④AB42mmol/L ,与 SB 的正常值(22～27)比较,AB＞SB,判定为呼吸性酸中毒。
>
> ⑤血钾＜3.5mmol/L,血钾降低推断出代碱(高钾酸中毒,低钾碱中毒)。故本例为代偿性呼酸＋代碱。

【例6】2001NO58A 下列哪项不符合呼吸性酸中毒合并代谢性酸中毒的血气检查结果?（内科学试题）

    A. $PaCO_2$ 升高   B. HCO_3^- 减少   C. AB＝SB≤正常值

    D. BE 负值减小   E. pH 明显降低

> **解题:**①CO_2 为呼吸性指标,为酸性,$PaCO_2$ 升高表示呼吸性酸中毒。
>
> ②HCO_3^- 为代谢性指标,为碱性,HCO_3^- 减少表示代谢性酸中毒。
>
> ③AB＝SB≤正常值,表示代谢性酸中毒。
>
> ④BE 负值减小,如从 -2.3 变成了 -1,即碱多了,可能为代碱。
>
> ⑤呼酸合并代酸,两种酸中毒合并在一起,pH 肯定明显降低。

【例7】2000NO59A 呼吸衰竭时下列检查中哪项不符合慢性呼吸性酸中毒的表现?（内科学试题）

    A. $PaCO_2$ 上升   B. pH 可正常或降低   C. HCO_3^- 上升

    D. SB＞AB   E. CO_2 结合力上升

> **解题:**①CO_2 为呼吸性指标,为酸性,$PaCO_2$ 升高表示呼吸性酸中毒。
>
> ②若为代偿性呼酸,则 pH 正常;若为失代偿性呼酸,则 pH 降低。
>
> ③慢性呼酸时,由于 $PaCO_2$ 升高,HCO_3^- 经代偿后可增高,但 HCO_3^- 一般不超过 45mmol/L。
>
> ④AB＜SB,为呼吸性碱中毒。
>
> ⑤呼吸性酸中毒,CO_2 增多,当然,CO_2 结合力上升。

三、肺功能检查

1. 肺容积和肺容量 参阅本讲义生理学·呼吸。

肺容积——潮气容积、补吸气容积、补呼气容积、残气容积。

肺容量——深吸气量、功能残气量、肺活量、肺总量。

2. 肺功能检查项目

肺通气功能检查	肺换气功能检查	小气道功能检查
肺通气量(每分钟静息通气量VE、最大自主通气量MVV) 用力肺活量(FVC) 最大呼气中段流量(MMEF) 肺泡通气量(VA)	气体分布 通气/血流比值 肺泡弥散量(D_L)	闭合容积(CV) 最大呼气流量-容量曲线(MEFV) 频率依赖性肺顺应性(FDC)

3. 肺通气功能检查

（1）指标　通气功能又称动态肺容积，是指单位时间内随呼吸运动进出肺的气量和流速。

	定义	正常值	临床意义
VE	静息状态下,每分钟呼出气的量 VE＝潮气容积×呼吸频率	男 6663±200ml 女 4217±160ml	>10L提示通气过度,导致呼碱 <3L提示通气不足,导致呼酸
MVV	指1分钟内以最大呼吸幅度和最快呼吸频率呼吸所得的通气量	男 104±2.71L 女 82.5±2.17L	阻塞性或限制性通气障碍均降低 作为通气储备能力的考核指标
FVC	指深吸气至肺总量位后以最大力量、最快速度所能呼出的全部气量	男 3179±117ml 女 2314±48ml	测定呼吸道有无阻力的重要指标 阻塞性通气障碍FEV$_{1.0}$降低
MMEF	是根据用力肺活量曲线计算得出用力呼出25%～75%的平均流量	男 3452±1160ml/s 女 2836±946ml/s	评价早期小气道阻塞的指标
VA	指安静状态下每分钟进入呼吸性细支气管及肺泡与气体交换的有效通气量	VA＝(潮气容积－无效腔气量)×呼吸频率	评价肺通气功能的最好指标

注意:①通气功能检查——主要反映大气道(内径>2.0mm)的通气状况。
②小气道功能检查——主要反映小气道(内径≤2.0mm)的功能状况。

（2）通气功能障碍分型　阻塞性通气功能障碍的特点是以流速(FEV$_{1.0}$/FVC%)降低为主,限制性通气功能障碍以肺容量(VC)减少为主。

	FEV$_{1.0}$/FVC%	MVV	VC	气速指数	RV	TLC
阻塞性通气功能障碍	↓↓	↓↓	正常或↓	<1.0	↑	正常或↑
限制性通气功能障碍	正常或↑	↓或正常	↓↓	>1.0	正常或↓	↓
混合性通气功能障碍	↓	↓	↓	＝1.0	不定	不定

4. 肺换气功能检查

	定义	正常值	临床意义
气体分布	采用一口气氮稀释法	气体分布均匀 氮浓度<2.5%	吸入气体分布不均匀见于气流阻力不均、肺顺应性降低
通气/血流比值	每分钟肺泡通气量/血流量	V/Q≈0.8	V/Q>0.8 提示无效腔气量增加 V/Q<0.8 提示静-动脉分流
肺泡弥散量	指肺泡膜两侧气体分压差为1mmHg,单位时间内肺泡膜所能通过的气体量	男 18.23～38.41ml/mmHg·min 女 20.85～23.9ml/mmHg·min	①降低——肺间质纤维化、石棉肺、肺气肿、肺结核、气胸、肺部感染、肺水肿、先心、风心、贫血 ②增加——红细胞增多症、肺出血

【例8】A 可使残气量增加的疾病是
　　A. 肺不张　　　　　B. 肺气肿　　　　　C. 肺间质纤维化　　　　D. 胸腔积液

【例9】A 肺功能检查时,阻塞性通气功能障碍最主要的表现是
　　A. 肺活量降低　　　B. 残气量增加　　　C. 气流指数>1.0　　　D.1 秒率降低

【例10】A 患者，男，40 岁。肺功能检查提示第 1 秒用力呼气容积占用力肺活量的 40%，残气量/肺总量为 45%。血气分析正常。应诊断为

    A. 阻塞性通气功能障碍   B. 限制性通气功能障碍   C. 混合性通气功能障碍   D. 弥散功能障碍

【例11】X 可导致通气/血流比值失调而产生缺氧的疾病是

    A. 肺炎   B. 肺不张   C. 肺动脉栓塞   D. 阻塞性肺气肿

【例12】X 影响肺泡弥散功能的主要因素包括

    A. 气体交换面积减小   B. 呼吸膜增厚   C. 肺弹性回缩力降低   D. 呼气流速降低

5. 小气道功能检查

小气道是指吸气状态下，内径≤2mm 的细支气管（相当于 6 级支气管分支以下），包括全部细支气管和终末细支气管。因小气道阻力仅占气道总阻力的 20% 以下，因此早期慢阻肺可无任何临床症状和体征。

	定义	正常值	临床意义
闭合容积 CV	指平静呼气至残气位时，肺下垂部小气道开始闭合时能继续呼出的气体量	CV/VC% 为 30 岁13%、50 岁20%	吸烟者不正常率明显增加 戒烟半年后可明显改善
闭合总量 CC	指小气道开始闭合时肺内留存的气体量。CC = CV + RV	CC/TLC% < 45%	吸烟者不正常率明显增加 戒烟半年后可明显改善
最大呼气流量-容积曲线 MEFV	指受试者在作最大用力呼气过程中，将呼出的气体容积与相应的呼气流量所记录的曲线	Vmax50、Vmax25/预计值 > 70%	Vmax50、Vmax25/预计值 < 70%，且 V_{50}/V_{25} < 2.5 提示小气道功能障碍
频率依赖性肺顺应性 FDC	详见后		

肺顺应性是指单位压力改变时所引起的容积变化，用以反映肺组织的弹性。

肺顺应性分为静态顺应性和动态顺应性。

	静态肺顺应性（Cstat）	动态肺顺应性（Cdyn）
定义	指呼吸周期中，气流被短暂阻断时测得的肺顺应性	指呼吸周期中，气流未被阻断时测得的肺顺应性
生理意义	反映肺组织的弹性	反映气道阻力
测定条件	无气流	有气流
影响因素	主要受肺组织弹性的影响	主要受气道阻力的影响
分类	—	正常呼吸频率（20 次/分）动态顺应性 快速呼吸频率（60 次/分）动态顺应性（FDC）
正常值	2.0L/kPa	1.5～3.5L/kPa
临床意义	肺纤维化——Cstat 降低、肺静态弹性回缩力增加 肺 气 肿——Cstat 增加、肺静态弹性回缩力降低	小气道疾病患者呼吸频率增加时，Cdyn 降低

    A. 一秒率   B. 最大呼气流量-容积曲线

    C. 最大呼气中段流量   D. 频率依赖性肺顺应性

【例13】B 反映小气道阻塞程度最敏感的指标是

【例14】B 反映小气道功能障碍最敏感的指标是

▶ 常考点 血气分析。

      参考答案——详细解答见《贺银成2019考研西医临床医学综合能力历年真题精析》

   1. ABCDE   2. ABCDE   3. ABCDE   4. ABCDE   5. ABCDE   6. ABCDE   7. ABCDE

   8. ABCDE   9. ABCDE   10. ABCDE   11. ABCDE   12. ABCDE   13. ABCDE   14. ABCDE

第 12 章　器械检查

▶**考纲要求**

　　器械检查：①心电图检查。②胸部 X 线片。③超声波检查（常用腹部 B 超及超声心动图检查）。④内镜检查（支气管镜及消化内镜检查）。

▶**复习要点**

一、心电图检查

1. 心电图各波段的组成、命名及正常值

（1）心电图各波段的组成、命名及正常值　详见本讲义内科学·心律失常。

（2）平均心电轴的概念　心电轴通常是指平均 QRS 心电轴，它是心室除极过程中全部瞬间向量的综合（平均 QRS 向量），借以说明心室在除极过程这一总时间内的平均电势方向和强度。一般采用心电轴与 I 导联正（左）侧段之间的角度来表示平均心电轴的偏移方向。

（3）平均心电轴的测量方法　包括目测法、作图法、查表法，其中目测法常用，后两种方法少用。

　　目测法是目测 I 和 III 导联 QRS 波群的主波方向，估测电轴是否发生偏移：若 I 和 III 导联的 QRS 主波均为正向波，可推断电轴不偏；若 I 导联主波为正向波，III 导联主波为负向波，则属于电轴左偏；若 I 导联出现较深的负向波，III 导联主波为正向波，属于电轴右偏。

> **记忆**：心电轴目测法记忆为：口对口，向左走；尖对尖，向右偏。
> 　　I、III 导联的 QRS 波群的主波方向相反，口对着口，即判断心电轴左偏；尖对着尖，判断心电轴右偏。

	心电轴正常	心电轴左偏	心电轴右偏
心电图 I 导联			
心电图 III 导联			
目测法	I、III 导联QRS 主波均为正波	I 导联QRS为正波 III 导联QRS为负波	I 导联QRS为负波 III 导联QRS为正波
心电轴范围	−30°～+90°	−30°～−90°	+90°～+180°

（4）**心脏循长轴转位**　自心尖部朝心底部方向观察，设想心脏可循其本身长轴作顺钟向或逆钟向转位。

	正常人	顺钟向转位	逆钟向转位
V₃、V₄ 导联	R/S 大致相等	正常在 V₃、V₄ 导联出现的波形转向左心室方向，即出现在 V₅、V₆ 导联上	正常在 V₃、V₄ 导联出现的波形转向右心室方向，即出现在 V₁、V₂ 导联上
临床意义	正常人也可出现转位	右心室肥大	左心室肥大

2. 心房肥大

	右房肥大	左房肥大	双房肥大
心电图	P 波高尖,振幅≥0.25mV Ⅱ、Ⅲ、aVF 导联表现最突出 P 波的宽度并不增加	①P 波增宽≥0.12s,常呈双峰型 双峰间距≥0.04s,以Ⅰ、Ⅱ、aVL 导联最显著 ②V_1 P 波终末部负向波变深,Ptf_{V_1}≥0.04mm·s	P 波高≥0.25mV P 波宽≥0.12s V_1 P 波高大双相
特点	肺型 P 波	二尖瓣型 P 波	–
常见疾病	慢性肺心病、某些先心病	二狭	风心、某些先心

3. 心室肥大

	左室肥大	右室肥大
QRS 电压	R_{V5} 或 R_{V6} >2.5mV R_{V5} + S_{V1} >4.0mV(男)或 3.5mV(女) R_I >1.5mV;R_{aVL} >1.2mV R_{aVF} >2.0mV;R_I + $S_Ⅲ$ >2.5mV	V_1 的 R/S≥1;V_5 的 R/S≤1 或 S 波比正常加深 aVR 以 R 波为主,R/q 或 R/S≥1 R_{V1} + S_{V5} >1.05mV(重症>1.2mV) R_{aVR} >0.5mV
心电轴	左偏(一般≤-30°)	右偏≥+90°(重症可>110°)
QRS 波群	时间延长到 0.10~0.11s,一般<0.12s	–
ST-T	并存 ST-T 改变(左室肥大伴劳损)	右胸导联(V_1、V_2)ST 压低、T 波倒置(右室肥大伴劳损)

4. 双心室肥大

与诊断双心房肥大不同,双心室肥大的心电图表现并不是左、右心室异常表现相加。心电图可表现为:

大致正常的心电图——当双心室肥大时,两侧心室的综合心电向量互相抵消。

单侧心室肥大心电图——仅表现为一侧心室肥大而掩盖另一侧心室肥大。

双心室肥大心电图。

    A. 左心房肥大   B. 右心房肥大   C. 左右心房同时肥大   D. 左心室肥大

【例1】B 心电图上 P 波宽度为 0.14s,呈双峰,高度 0.20mV,诊断为

【例2】B 心电图上 P 波宽度为 0.15s,呈双峰,高度 0.36mV,诊断为

【例3】X 右心室肥大的心电图诊断标准是

    A. V_1 导联 R/S≥1   B. R_{V1} + S_{V5} >1.05mV

    C. R_I >1.5mV   D. 心电轴右偏≥+90°

5. 心肌缺血与心肌梗死

(1)心肌缺血的心电图类型　在正常情况下,心室的复极过程是从心外膜开始向心内膜方向推进的。当心室肌某一部分发生缺血时,将影响心室复极的正常进行,从而产生心电图 ST-T 的异常改变。

心肌缺血原因	心电图特点	心肌缺血原因	心电图特点
心内膜下心肌层缺血	高大 T 波	心内膜下心肌损伤	ST 段压低
心外膜下心肌层缺血	T 波倒置	心外膜下心肌损伤	ST 段抬高
透壁性心肌缺血	T 波倒置	透壁性心肌缺血	ST 段抬高
典型心绞痛	ST 段压低	变异型心绞痛	ST 段抬高

必须指出的是,心电图上 ST-T 改变只是非特异性心肌复极异常的共同表现。

(2)心肌梗死的特点

①心肌梗死的心电图基本图形　冠状动脉发生闭塞后,在心电图上可先后出现缺血、损伤和坏死 3 种类型的图形。

	主要影响	心肌缺血原因及心电图特点
"缺血型"改变	主要影响T波	心内膜下肌层缺血——T波高而直立 心外膜下肌层缺血——T波倒置
"损伤型"改变	主要影响ST段	主要表现为ST段抬高,若ST段明显抬高可形成单向曲线
"坏死型"改变	主要影响除极	病理性Q波(时间≥0.03s,振幅≥1/4R)或呈QS波 梗死的心肌直径>2~3cm或厚度>5mm才可产生病理性Q波

②心肌梗死的图形演变及分期　心肌梗死除了具有特征性图形改变外,它的图形演变也具有一定的特异性。因此随访观察心电图演变对诊断更有意义。

分期	别称	心梗后时间	心电图特点
超急性期	超急性损伤期	数分钟~数小时	心内膜缺血→高大T波;ST段斜型抬高;无异常Q波
急性期	充分发展期	数小时~数日	ST段弓背向上→单向曲线→逐渐下降 异常Q波或QS波;T波由直立变倒置
近期	亚急性期	数周~数月	ST段逐渐恢复至基线;倒置T波变浅;坏死Q波持续存在
陈旧期	愈合期	3~6个月之后	ST段和T波恢复正常或T波持续倒置、低平;残留坏死Q波

③心肌梗死的心电图定位诊断　请牢记8版诊断学P504的表5-1-1。

【例4】A 心肌损伤坏死的心电图特征性表现是
　　A. ST段弓背向上　　　　B. ST-T鱼钩样改变　　　C. 病理性Q波　　　　D. T波深而倒置

【例5】1990N09A 心电图对区别心肌梗死和心绞痛最有意义的改变是(内科学试题)
　　A. ST段上升　　　　　　B. T波呈冠状"T"倒置　　C. 合并心律失常
　　D. T波异常高耸　　　　E. 病理性Q波

【例6】X 关于急性心肌梗死的心电图变化,不正确的是
　　A. T波高尖是早期变化　　　　　　　　　　B. 只有Q波出现才表明有心肌坏死
　　C. QRS波振幅可有变化　　　　　　　　　　D. 数周内ST段均可回到等电位线

【例7】2000N0151X 心电图Ⅱ、Ⅲ、aVF、V_6、V_7导联运动后出现ST段水平下降,最可能涉及的冠状动脉有
　　A. 右冠状动脉　　　　　B. 左前降支　　　　　C. 左回旋支　　　　D. 左主干

6. 心律失常

(1)心律失常的分类　详见本讲义内科学·心律失常。

(2)窦性心律及窦性心律失常

①正常窦性心律、窦速和窦缓

	正常窦性心律	窦性心动过速	窦性心动过缓
心率	60~100次/分	>100次/分	<60次/分
P波	P波规律出现;窦性P波在Ⅰ、Ⅱ、aVF直立,aVR倒置	窦性P波	窦性P波
PR间期	0.12~0.20s	缩短,但>0.12s	>0.12s
病因	正常人	运动、精神紧张、发热、甲亢、贫血、失血、心肌炎	正常人、老年人、运动员、窦房结功能障碍、颅内高压、甲低、β受体阻滞剂

②窦性心律不齐　指窦性心律的节律不整,在同一导联上PP间期差异>0.12s,常与窦性心动过缓同时存在。

③窦性停搏　指窦房结停止产生冲动,心电图上表现为规则的PP间距中突然出现P波脱落,形成长

PP 间距,且长 PP 间距与正常 PP 间距不成倍数关系。

　　④病态窦结综合征　心电图表现为:a.持续的窦性心动过缓,心率<50 次/分,且不易用阿托品纠正;b.窦性停搏或窦房阻滞;c.在显著窦性心动过缓的基础上,常出现室上性快速心律失常(慢-快综合征)。

　　(3)期前收缩、异位心动过速、扑动、颤动、传导异常等　详见本讲义内科学·心律失常。

【例8】2004NO49A 下列符合心电图诊断窦性停搏的是(内科学试题)

　　A. 心室率小于 40 次/分　　　　　　　B. 可见单个逸搏或逸搏心律

　　C. 长 PP 间期的时间大于 1.5 秒　　　　D. 长 PP 间期与基本的窦性 PP 间期无倍数关系

　　E. PP 间期进行性缩短,直到出现一次长 PP 间期

【例9】A 关于心房颤动的叙述,不正确的是

　　A. 正常 P 波消失,代之以颤动波　　　　B. 通常以 V_5 导联最明显

　　C. 心室律绝对不规则　　　　　　　　　D. QRS 波可增宽变形

【例10】X 心电图上出现异常 Q 波需考虑

　　A. 心肌病　　　　B. 右束支传导阻滞　　　　C. 左束支传导阻滞　　　　D. 心肌梗死

注意:①异常 Q 波并不是心肌梗死的特征性表现,很多疾病均可出现异常 Q 波。
　　　②左束支阻滞 V_1 可出现宽而深的 QS 波,右束支阻滞表现为 QRS 波群后半部时间延迟、形态改变。

二、X 线胸片

1. 正常胸片

　　(1)**肺野**　正常人双肺野透亮度相同。沿第 2、4 前肋下缘水平线划分为上、中、下肺野,将一侧肺野纵行均分为内、中、外带。

　　(2)**肺门**　正位胸片上肺门阴影位于两肺野内带,左侧略高,由肺动脉、肺静脉、支气管和淋巴组织等组成,主要成分为肺动脉和肺静脉。

　　(3)**肺纹理**　自肺门向外周放射状分布的树枝状影,逐渐变细,是肺动脉、肺静脉和支气管的投影。

　　(4)**肺叶**　左肺分为上、下两叶,右肺分为上、中、下三叶。肺叶由叶间胸膜分割而成。

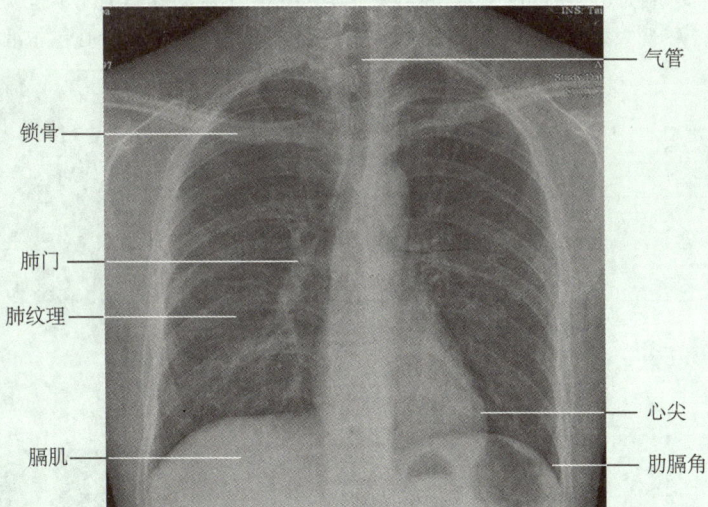

　　(5)**纵隔**　为胸骨之后、胸椎之前、两肺之间的区域,上为胸廓入口,下为横膈。主要由心脏、大血管、气管、支气管、食管、胸腺等构成。

　　(6)**横膈**　介于胸腹腔之间,呈圆顶状,右膈顶一般在第 5~6 前肋间水平,较左膈略高。横膈与胸壁之间形成的夹角称为肋膈角,横膈与心脏之间形成的夹角称为心膈角。

　　(7)**骨骼**　胸片能显示肋骨、肩胛骨、锁骨、部分胸骨和胸椎等。与考试有关的解剖学标志为锁骨。

　　(8)**心尖**　有些胸片没有标记左(L)、右侧(R),根据心尖指向左下方的原则,可以判断左、右肺野。

注意:①不要将肺门影误认为肺部肿块影。②沿肺纹理消失的边缘找到肺压缩线,即可明确气胸的诊断。
　　　③判断纵隔移位的标志即为气管是否居中。气胸、胸腔积液等均可导致气管(纵隔)向健侧移位。
　　　④正常时肋膈角锐利,肋膈角消失提示少量胸腔积液。⑤肺尖斑片状浸润阴影,常提示浸润性肺结核。

2. 胸部 X 线片的阅读

阅读胸片时,应重点观察肺野和心脏,还需重视肋骨、脊柱等有无骨质改变。

(1)肺野

观察肺野时,应注意有无肺纹理、有无肺部阴影及阴影部位、肋膈角是否锐利等。

肺野无阴影的诊断公式:

正常胸片 = 两肺纹理存在且对称 + 两侧肋膈角锐利 + 无阴影 + 心脏大小外形正常。

气胸 = 外侧(或一侧)肺野无肺纹理、变黑 + 纵隔或气管向健侧移位。

肺野有阴影的诊断公式:

胸腔积液 = 内低外高弧状阴影 ~ 2/3 肺野大片状致密阴影(变白) + 纵隔向健侧移位。

肺癌 = 老年 + 不规则的块状阴影。

浸润性肺结核 = 肺尖部(锁骨上下区)斑片状、云雾状阴影。

肺炎 = 常表现为斑片状阴影位于肺尖以外的肺野。

注意:①胸腔积液——少量积液表现为肋膈角变钝;中量积液表现为外侧弧形向上的积液影;
大量积液表现为大片肺野致密阴影 + 纵隔向健侧移位。

②中央型肺癌——主要为肺门肿块影,也可有远段肺叶的肺不张。

(2)心脏

观察心脏时,主要看心脏的外形是否正常。

心脏增大的诊断公式:

梨形心(二尖瓣型) = 左心房增大→多见于二尖瓣狭窄。

靴形心(主动脉型) = 左心室扩大→多见于主动脉瓣关闭不全。

普大型心(三角形烧瓶状) = 心界向两侧扩大→多见于心包积液。

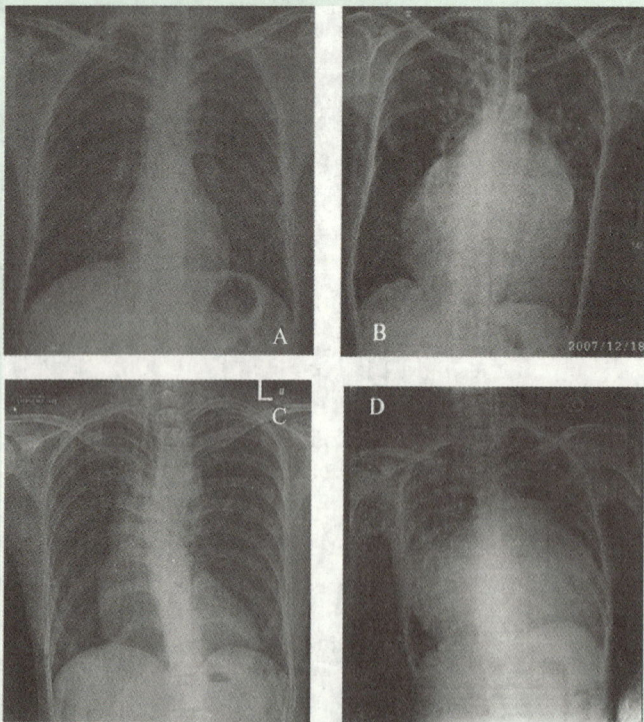

A 为正常心脏,B 为梨形心,C 为靴形心,D 为普大型心。

三、超声波检查

1. 常用腹部 B 超检查

	B 超征象	临床意义
胆囊结石	强回声光团后伴声影,并随体位改变而在胆囊内移动	能检测出 >2mm 的结石准确率 >95%
肝外胆管结石	胆管腔内强回声光团伴声影,探头加压不变形,光团与管壁间分界明显	诊断准确率 80% 左右
胆总管下端结石	受胃肠道气体干扰,准确性低	准确率 70% 左右
肝内胆管结石	沿门静脉旁的胆管分支内形状及大小各异的强光团伴声影,结石远肝门端的胆小管可有扩大	准确率 90% 左右
外科黄疸的诊断	胆管扩张——肝内胆管显示、肝外胆管上段直径 >5mm、中下段 >10mm	准确率 93% ~96%
急性胆囊炎	胆囊增大(正常胆囊 8 ~12cm ×3 ~5cm),囊壁增厚甚至有"双边征"	准确率 65% ~90%
慢性胆囊炎	胆囊缩小,胆囊壁增厚,排空机能减退或消失	—
胆道蛔虫病	胆管内有平行强光带,偶可见蛔虫在胆管内蠕动	B 超为首选检查方法
胆囊息肉	强回声光团不伴声影,不随体位改变而在胆囊内移动	B 超为主要诊断方法
胆囊癌	胆囊壁增厚不均匀,腔内有位置和形态固定肿物,回声不均匀,不伴声影	诊断率 75% ~88%
胆管癌	可见肝内胆管扩张或可见胆管肿物	B 超为首选检查方法
急性胰腺炎	胰腺肿大(正常 17 ~20cm ×3 ~5cm ×1.5 ~2.5cm),胰周积液轻型胰腺炎为低回声,重型胰腺炎为粗大的强回声	B 超为首选诊断方法
慢性胰腺炎	胰腺局限性结节、胰管扩张、囊肿形成、胰腺肿大或纤维化	—

2. 常用超声心动图检查

	超声心动图征象	临床意义
二尖瓣狭窄	M 型超声心动图显示瓣叶活动受限,大瓣正常活动波形消失,代之以城墙垛样改变,大、小瓣呈同向活动	城墙垛样改变为其特征性改变
二尖瓣关闭不全	M 型检查显示二尖瓣大瓣曲线呈双峰或单峰型,上升及下降速率均增快。左室和左房前后径明显增大。左房后壁出现明显凹陷波	M 型和二维超声心动图不能确诊
主动脉瓣狭窄	M 型超声心动图诊断本病不敏感和缺乏特异性二维超声心动图探测主动脉瓣异常十分敏感	二维超声为确诊和判断狭窄程度的重要方法
主动脉瓣关闭不全	M 型超声心动图显示舒张期二尖瓣前叶或室间隔纤细扑动	M 型敏感性低(43%)

四、内镜检查

1. 纤维支气管镜(纤支镜)检查

(1)适应证 ①不明原因咯血,需明确出血部位和咯血原因者;②胸部 X 线片示块影、肺不张、阻塞性肺炎,疑为肺癌者;③胸片阴性,但痰细胞学阳性的"隐性肺癌"者;④性质不明的弥漫性病变、孤立性结节或肿块,需钳取或针吸肺组织作病理切片或细胞学检查者;⑤原因不明的肺不张或胸腔积液者;⑥原因不明的喉返神经麻痹和膈神经麻痹者;⑦不明原因的干咳或局限性喘鸣者;⑧吸收缓慢或反复发作的肺炎;⑨需用双套管吸取或刷取肺深部细支气管的分泌物作病原学培养,以避免口腔污染者;⑩用于治疗。

(2)禁忌证 ①对麻醉药过敏者以及不配合检查的受检者;②有严重心肺功能不全、严重心律失常、频发心绞痛者;③全身状况极度衰弱不能耐受检查者;④凝血功能严重障碍以致无法控制的出血倾向者;⑤主动脉瘤有破裂危险者;⑥新近有上呼吸道感染或高热、哮喘发作、大咯血者需待症状控制后再考虑作纤维支气管镜检查。

(3)临床应用

①协助诊断　可用于中心型肺癌、肺不张、咯血原因不明、肺部感染、肺间质疾病、胸膜疾病的诊断。

②协助治疗　用于呼吸衰竭的救治,胸外伤及胸腹手术后并发症的治疗,取异物,肺部感染性疾病的治疗,介入治疗,肺泡蛋白沉积症的治疗。

(4)并发症　喉痉挛(严重并发症)、低氧血症(发生率80%)、术中术后出血、气胸、术后发热等。

【例11】X 临床上纤维支气管镜可进行

A. 直视下吸痰

B. 经鼻插入纤支镜作胸膜活检

C. 肺泡灌洗

D. 经纤支镜作胸腔穿刺

2. 上消化道内镜(胃镜)检查

上消化道内镜检查包括食管、胃、十二指肠的检查。

(1)适应证

①上消化道症状原因不明者　吞咽困难、胸骨后疼痛、烧灼、上腹部疼痛、不适、食欲不振等。

②上消化道出血原因不明者　急性上消化道出血行胃镜检查既可作为诊断,也可进行治疗。

③X 线钡餐检查不能确诊者　特别是黏膜病变和疑有肿瘤者。

④随访病变　消化性溃疡、萎缩性胃炎、胃手术后、反流性食管炎、Barrett 食管等。

⑤观察疗效　药物治疗前后疗效对比观察、术后随访。

⑥需内镜治疗者　取异物、止血、食管狭窄扩张、息肉摘除等。

(2)禁忌证

①严重心肺疾病　轻症心肺功能不全不属禁忌证。

②休克、昏迷、神志不清、精神失常等危急重症。

③上消化道穿孔急性期。

④严重咽喉疾患、腐蚀性食管炎、腐蚀性胃炎、巨大食管憩室等。

⑤急性传染性肝炎、胃肠道传染病一般暂缓检查。

(3)并发症

一般并发症包括喉头痉挛、下颌关节脱臼、咽喉部损伤感染、腮腺肿大、食管贲门黏膜撕裂等。

严重并发症包括心搏骤停、心肌梗死、心绞痛、食管胃肠穿孔、感染、低氧血症等。

(4)常见上消化道疾病的内镜诊断

①慢性胃炎的内镜鉴别

	慢性非萎缩性胃炎	慢性萎缩性胃炎	慢性肥厚性胃炎
黏膜	充血水肿、反光增强 斑片状发红,周围有红晕	苍白花斑状,萎缩变薄 皱襞变浅,黏膜粗糙颗粒状	肥厚水肿、似脑回状,牛肉色
黏膜下	出血、片状糜烂,表面糜烂	黏膜下血管透见	因黏膜肥厚,黏膜下难见
胃内分泌物	黏膜表面有较多透明或黄白色分泌物,难以冲掉	少	增多
特征性改变	黏膜充血水肿糜烂	黏膜下血管透见	黏膜肥厚,似脑回状,牛肉色
确诊方法	活组织检查	活组织检查	活组织检查

②溃疡　分活动期、愈合期和瘢痕期。

③肿瘤　胃镜是胃癌、食管癌的最佳检查方法。

【例12】A 纤维内镜下见胃黏膜充血、水肿,呈红白相间,黏膜皱襞增粗。最可能的诊断为

A. 慢性非萎缩性胃炎　　B. 慢性萎缩性胃炎　　C. 慢性肥厚性胃炎　　D. 皮革胃

【例13】A 下列哪项是内镜检查的禁忌证?

A. Barrett 食管

B. 幽门梗阻

C. 胃穿孔

D. 胃大部切除术后反流性食管炎

3. 下消化道内镜(结肠镜)检查

下消化道内镜检查包括乙状结肠镜、结肠镜和小肠镜检查,教科书仅讲到结肠镜检查。

(1)适应证

①原因不明的下消化道症状　便血、大便习惯改变、腹痛、腹块、贫血等。

②钡灌肠或乙状结肠镜检查不能确诊者。

③原发灶不明者　转移性腺癌、CEA 或 CA199 升高,需寻找肿瘤原发灶者。

④炎症性肠病的诊断及随访。

⑤结肠癌的术前诊断、术后随访。

⑥需结肠镜治疗者　息肉切除、止血、整复肠套叠、肠扭转等。

(2)禁忌证

①直肠、肛门严重狭窄。

②急性重度结肠炎　如急性细菌性痢疾、急性重度溃疡性结肠炎及憩室炎。

③急性弥漫性腹膜炎、腹腔脏器穿孔、腹内广泛粘连、大量腹水。

④妊娠妇女。

⑤严重心肺功能衰竭、精神失常、昏迷患者。

(3)并发症　包括肠穿孔、肠出血、肠系膜裂伤、心脑血管意外、气体爆炸等。

(4)结肠疾病的内镜诊断　结肠疾病的基本病变是炎症、溃疡和肿瘤。

溃疡性结肠炎——黏膜广泛充血、水肿、糜烂或浅溃疡,表面有脓苔和渗出物,可有炎性息肉形成。

Crohn 病——纵形或匐行性深溃疡呈跳跃式分布,附近有大小不等的炎性息肉,周围黏膜正常或呈鹅卵石样增生,肠壁增厚,肠腔狭窄。

【例14】A 纤维结肠镜下用高频电刀切除息肉时,可导致肠腔内气体爆炸,常发生于术前使用

A. 潘泻叶作肠道准备者

B.20%甘露醇作肠道准备者

C.6.7%甘露醇作肠道准备者

D. 清肠液作肠道准备者

▶**常考点**　心电图。

参考答案——详细解答见《贺银成2019考研西医临床医学综合能力历年真题精析》

1. A BCDE　2. ABCDE　3. ABCDE　4. ABCDE　5. ABCDE　6. ABCDE　7. ABCDE
8. ABCDE　9. ABCDE　10. ABCDE　11. ABCDE　12. ABCDE　13. ABCDE　14. ABCDE

第13章　常用临床操作

▶ **考纲要求**

①导尿术。②胸膜腔穿刺术。③腹膜腔穿刺术。④骨髓穿刺术。⑤腰椎穿刺术。⑥心肺复苏。

▶ **复习要点**

一、导尿术

1. 适应证

①尿潴留导尿减压;②留尿作细菌培养,包括普通培养和膀胱灭菌尿培养;③泌尿系统手术后与急性肾衰记录尿量;④不明原因的少尿、无尿并可疑尿路梗阻者;⑤膀胱病变,如神经源性膀胱、膀胱颈狭窄时用以测定残余尿量、膀胱容积和膀胱压力;⑥膀胱病变诊断不明时,注入造影剂、膀胱冲洗、探测尿道有无狭窄;⑦盆腔器官术前准备等。

2. 器械准备、操作方法及注意事项

参阅8版诊断学 P589。

二、胸膜腔穿刺术

1. 适应证

①检查胸腔积液的性质;②抽液减压;③通过穿刺胸膜腔给药。

2. 操作方法与注意事项

参阅8版诊断学 P590。

三、腹膜腔穿刺术

1. 适应证

①抽取腹腔积液进行各种实验室检查,以便寻找病因,协助临床诊断。

②对大量腹水引起严重胸闷、气促、少尿等症状,使患者难以忍受时,可适当抽放腹水以缓解症状。一般每次放液不超过 3000 ~ 6000ml。

③腹腔内注射药物,注射抗生素如卡那霉素、链霉素、庆大霉素,注射化疗药物如环磷酰胺、噻替派、丝裂霉素等,以协助治疗疾病。

2. 操作方法及注意事项

参阅8版诊断学 P591、592。

四、骨髓穿刺术

1. 适应证

临床上骨髓穿刺液主要用于:①血细胞形态学检查;②造血干细胞培养;③细胞遗传学分析;④病原生物学检查等,以协助临床诊断、疗效观察、预后判断等。

2. 操作方法及注意事项

参阅8版诊断学 P597、P598。

五、腰椎穿刺术

1. 适应证

①常用于检查脑脊液的性质,对诊断脑膜炎、脑炎、脑血管病变、脑瘤等神经系统疾病有重要意义;②测定颅内压和了解蛛网膜下腔是否阻塞等;③鞘内注射药物。

2. 操作方法及注意事项

参阅 8 版诊断学 P600。

六、心肺复苏

详见本讲义内科学·心脏骤停与心脏性猝死。

▶**常考点**　2017 新增考点,尚未出题。

银成教育 2018 临床执业及助理医师资格考试辅导全国合作伙伴联系方式

城　　市			报 名 地 址 及 咨 询 电 话
银成教育总部			总部地址：湖北省武汉市武昌区徐东大街 120 号汇金中心（群星城）K3-2-2805 服务热线：027-82266012、13971181888　　合作热线：13971116888
湖北	荆州		武汉市洪山区省出版城图书批发市场 715 号门面　贺老师 13986075048、18571561018、18607121131
	十堰		
	襄阳		
	荆门		
	宜昌		宜昌市夷陵路 181 号（三峡大学医学院）西区实验楼　李老师 18995896878、18995897181
	恩施		
	咸宁		咸宁市咸安区咸宁大道 1 号香泉公馆 2-3 栋 4 单元 2904　　刚老师 13545861515、13655567736
	黄冈		黄冈市黄州区经济开发区明珠大道瑞天新城 1 栋 1104　邹老师 15347170006　潘老师 15098049840
	孝感		孝感市孝南区兵工花园 321 栋 405 室　邹老师 18872264170　潘老师 15098049840
	随州		
湖南	长沙		长沙市麓山南路 525 号左家垅交通银行三楼鸿鹄教育办公室（中南校区）　罗老师 18608480629
	益阳市		
	邵阳市		
	张家界		
	湘西吉首		长沙市枫林三路 889 号涉外经济学院南门一条街鸿鹄教育三楼（涉外校区）　罗老师 18608480629
	株洲		
	湘潭		
	常德		常德市武陵区下南门城南街道金泰利商业大厦（步步高百货楼上）　左老师 18073638882
	怀化		怀化市鹤城区昌顺广场 13 楼 1309 医诚教育办公室　刘老师 18074542620、18273873812
	郴州		郴州市国庆南路 2 号中兴大厦 6 楼金百度教育　张老师 13786571028　李老师 18975700185
	娄底		娄底市娄星区星海名都国际 C 座 309（一中对面）李老师 18573871767　周老师 15399885828
	衡阳		衡阳市蒸湘区联合新村安置小区三栋二单元 401　王老师 13807470970　阮老师 18692019013
	永州		永州市河东翠竹路东城明珠 A 栋 3 楼 30B　刘老师 18942583766　李老师 18942589266
	岳阳		
江西	南昌	上饶	江西省南昌市北京东路 1463 号（省肿瘤医院旁） 李老师 18979193651　政老师 18979193653
	鹰潭	九江	
	吉安	新余	
	抚州	萍乡	
	景德镇		江西省南昌市北京东路 1463 号（省肿瘤医院旁）李老师 18979193651　政老师 18979193653
	宜春		

银成教育 2018 临床执业及助理医师资格考试辅导全国合作伙伴联系方式

城 市		报 名 地 址 及 咨 询 电 话
江西	赣州	赣州市章江路馨安家园 10 栋 1802（市博物馆旁）　周老师 17707078175　欧阳老师 18970783928
重庆	重庆	重庆市涪陵区兴华中路泽胜中央广场 1-11-8　李老师 13512321489、13512321428
四川	成都	成都市十二桥路 37 号华神科技大厦 A 座 6 楼　周老师 18980720935
	资阳	
	德阳	
	绵阳	
	达州	
	巴中	
	阿坝	
	宜宾	宜宾市翠屏区民主路 58 号春秋商务大厦 14-22　董云江 18608283021
	泸州	
	凉山	凉山州西昌市健康二环路荣昌苑 1 栋 1 单元 502　李老师 18090111698
	雅安	雅安市雨城区上坝路 196 号（雅安电大）1 单元 406　李老师 18090111698
	眉山	眉山市东坡区三苏雕像献血站楼上 3 楼 304（医卫巷入口处）　邹老师 18108010311
	南充	南充市顺庆区涪江路医学街北湖盛景 1 楼（川北医学院旁）　曾老师 13228455077
广东	广州	广州市番禺区小谷围街外环东路 232 号 13 栋 B112　刘老师 17620743900　李老师 17137628229
	佛山	佛山市禅城区江湾路 2 号 明福智富广场 4 座 1328　龙老师 18718108236
广西	南宁	南宁市民族大道 1 号 21 时代广场 0615 室　曾老师 18070922509
	钦州	
	百色	
	玉林	
	贵港	
宁夏	银川	银川市西夏区怀远东路金波小区 34 号协力厚宁阳药店二楼　景老师 18809582657
河南	郑州	郑州市新郑龙湖镇锦艺城　刘老师 13323860512
	平顶山	平顶山市矿工路新华书店对面路北　李老师 13027579906　王老师 13233724358
	安阳	安阳市解放大道与迎宾路交叉口（火车站广场）东南角　安泰公寓 8 楼　叶老师 18303721080
	信阳	信阳市东方红大道新玛特对面苏荷公寓 1 单元 702　何老师 13290996646
	开封	开封市金明区大梁路与西环路交叉口，银地商务 6 楼 629A　李老师 13783632013
	南阳	南阳市七一路市教育局正对面考试书店　胡老师 18203819919
	新乡	新乡市火车站广场北出站口向北汇金城 4 号（凯宾酒店 14 楼）　韩老师 15690793032、15137355475
	许昌	禹州市华夏大道东区实验学校　刘老师 18236806779
	洛阳	洛阳市汝阳县文化路与涧河路交会东北约 100 米涧河家园　葛老师 15729092736

银成教育 2018 临床执业及助理医师资格考试辅导全国合作伙伴联系方式

城 市		报 名 地 址 及 咨 询 电 话
河南	商丘	永城市东城区欧亚路东段苏州花园南区 2301 房间　刘老师 17537043616
	漯河	漯河市火车站北 200 米昌韵快捷酒店（吉楚连锁酒店）　苗老师 13273957859
	濮阳	濮阳市京开大道与胜利路交叉口东北角（飞龙车站对面）旭龙大厦 14 楼　姜老师 15936766561
	鹤壁	安阳市解放大道与迎宾路交叉口（火车站广场）东南角　安泰公寓 8 楼　张老师 13526144895
	焦作	焦作市民主路与建设路交叉口西南角（大铜马）恒桥大厦 5 楼　张老师 18639134239
	驻马店	驻马店市文明路与文化路交叉口骨科医院　陈老师 18903968060
	三门峡	三门峡虢国路与上阳路交叉口市政府家属院 1 号楼 3 单元 5 楼 何老师 13290996646　任老师 13781000941
福建	泉州	泉州市丰泽区田淮街云谷商业楼 1-8 号　郑老师 15960431960
	漳州	漳州市芗城区芝山镇北环城路绿洲富城 7 栋　王老师 15059829351
云南	昆明	昆明市人民西路 350 号中国银行三楼（梁家河车场对面）　刘老师 18508740875
	大理	大理市下关嘉士伯大道 40 号二层（外贸宾馆旁）　段老师 13577297208
	玉溪	玉溪市红塔区菜园街 2 号综合楼二楼（第三人民医院正对面）　李老师　15125283901
	昭通	昭通市昭通市海楼路 134 号(昭通崇医教育五楼）　鲜老师 15287078615　鲜老师 15925528887
	曲靖	曲靖市麒麟区大花桥汇宝中心 16 楼 1604 室　王老师 15187490806　郑老师 13466083438
	文山	
	红河	
	临沧	临沧市临翔区公园路教育小区　张老师 13388835006
	楚雄	
	西双版纳	
	普洱	
	保山	保山市隆阳区升阳路 28 号二楼（职高对面）　刘老师 18288515859
贵州	贵阳	贵阳市南明区宝山路 128 号省医专家楼 1 单元 4 层 5 号　徐老师 18785092025
	毕节	凯里市北京西路 26 号市府花园福满楼 1-503 室　张老师 13765578498　孙老师 13688558687
	都匀	
	凯里	
	遵义	遵义市特殊教育学校斯秀德培训中心（罗庄贵阳路）　谢老师 13638529691
	六盘水	黔西南州兴义市兴义商城 3 栋 16 楼 1 号　徐老师 15308595340
	兴义	
	安顺	安顺市西秀区黄果树大街宝山广场住宅 1 单元 704 号　王老师 15186991007
	铜仁	铜仁市碧江区高新技术产业园人才大厦 3 楼　A　刘老师 18273873812
陕西	西安	西安市碑林区含光路 46 号新西部医药大厦 1301 室　王老师 17765031082　张老师 18165370888
	咸阳	咸阳市世纪大道铁投 V 领郡 3 号楼 402 室　李老师 15991902073

银成教育 2018 临床执业及助理医师资格考试辅导全国合作伙伴联系方式

城　市		报 名 地 址 及 咨 询 电 话
新疆	乌鲁木齐	乌鲁木齐市友好南路 339 号郑泰教育大厦七楼　郑老师 13079912181
	巴音郭楞	巴音郭楞蒙古自治库尔勒人民东路水利大厦　贾老师 18690683266
江苏	南京	扬州市江都区大桥镇龙腾花园公寓楼 11 层 1106 室　喻老师　18360294451
	宿迁	
	淮安	淮安市清江浦区淮海东路 142 号新亚国际大厦 1125 室　朱老师 15996298702
安徽	合肥	合肥市宝利丰广场徽州大道 230 号　李老师 18805676261
	安庆	安庆市大观区华贸 1958 C4 栋 612 室　邹老师 13655567736、15897934160
上海	上海	上海市普陀区棕榈路　马老师 17701756279
山西	太原	太原市迎泽区解放南路山西医科大学东门往南 50 米　薛老师 13513601716
	临汾	临汾东关大十字腾亿写字楼 901　陈老师 13223682122
甘肃	兰州	兰州大学对面黄楼写字楼 10 楼 1012 室　贾老师 18919193900
天津	天津	廊坊市安次区光明西道壹佰文创大厦八层　刘老师 13343169859
河北	石家庄	石家庄市龙泉花园 44-1-902　王老师 15100111573
	秦皇岛	秦皇岛市海港区燕山大学燕大宾馆 2101　康老师 13333337290.
	承德	廊坊市安次区光明西道壹佰文创大厦八层　刘老师 13343169859
	张家口	
	廊坊	
	邢台	沧州市禧福荷塘 D 区 2 单元 1202　郭老师 18331918866　李老师 18000683097
	沧州	沧州市禧福荷塘 D 区 2 单元 1202　郭老师 18032729972　李老师 18031711707
	唐山	唐山市金槟酒店三层（建设路西山道西南角）　王老师 13832532372
	保定	保定市涿州市范阳路 592 号惠友钻石广场 A 座 739 室　王老师 13931207367
	邯郸	邯郸市邯山区学院北路与滏河南大街交叉口金威写字楼 2—402　刘老师 15544796180
浙江	杭州	杭州市余杭区欣北钱江国际 6-2402　王老师 18329141199
	宁波	
	衢州	
	丽水	
	温州	
海南省	海口	海口市美兰区人民大道蓝海鑫城（海南大学东门旁）　李老师 18184693961
内蒙古	赤峰	赤峰市红山区万悦广场 B 座 804 室　姜老师 13624868727、18804761258
山东省	临沂	临沂市兰山区通达路 36 号城建时代广场 1318 室　庄老师 15266665687

【说明】上述合作点联系方式仅供当年学员咨询报名时参考，合作机构名单会在银成医考官网实时更新。
考生报名参加辅导前务必再次登录官网 www.yixueks.com 或致电 027-82266012 确认当地合作机构信息。

银成教育 2019 考研西医临床综合能力辅导全国合作教学点联系方式

城 市		报 名 地 址 及 咨 询 电 话
湖北	武汉	总部地址：湖北省武汉市武昌区徐东大街 120 号汇金中心（群星城）K3-2-2805 服务热线：027-82266012、13971181888　合作热线：13971116888
	恩施	湖北民族学院华雅考研考证办公室　刘老师 13687198059
	十堰	十堰市茅箭区人民南路 30 号（湖北医药学院）图书馆　孙老师 13733559934
	宜昌	宜昌市胜利三路 33 号三峡大学医学院　李老师 18995897181
	咸宁	湖北科技学院　贺老师 13886118928　（诚招校园代理）
四川	成都	成都市新都区成都医学院　王老师 13281155115
	成都	成都市十二桥路 37 号成都中医药大学华神大厦 B-405　贾老师 18160030372　028-83573517
	泸州	泸州市江阳区皂角巷铂金公馆三楼　邢利明 13568139617　杜老师 18228967830
	南充	南充市涪江路医学街鱼米巷北湖盛景 1 楼　王老师 18990795241
江西	南昌	南昌市八一大道南昌大学医学院内　杨老师 15083820377
	九江	九江市前进东路 666 号派拉蒙文化商城三楼胜利教育　许老师 13707929485 0792-8571897
重庆	重庆	重庆市渝中区大坪正街 129 号四环大厦　李老师 18983488112
浙江	温州	温州市瓯海区茶山温州大学北校区　温医短号 686862　徐老师 13655773879
	嘉兴	嘉兴市南区嘉杭路 118 号嘉兴学院医学院　（嘉兴学院短号 675055）　李老师 15824364055
	绍兴	绍兴市越城区环城西路 548 号 14 幢 301 室　魏老师 13505755656
江苏	南京	南京市秦淮区中山东路 532 号金蝶科技园 H2 座 102 中试考研　刘老师 18051005011
	徐州	徐州市泉山区淮海西路 84 号徐州医科大学西校区西门启航教育办公室　魏老师 13395221771
	扬州	扬州市邗江中路 88 号扬子津青年街二楼　董老师 13952726681
陕西	西安	西安市小寨华旗国际三楼　马老师 18165365368
	咸阳	咸阳市秦都区世纪大道陕西中医学院　李老师 15991902073
贵州	贵阳	贵阳市云岩区北京路 9 号贵州医科大学生食堂旁火麒考研培训中心　彭老师 15186997120
	遵义	遵义市汇川区贵阳路谢建教育　陈老师 13765997026
河南	郑州	郑州市金水区东风路 18 号汇宝大厦十二层 1202　程老师 15225122853　0371-63212510
	新乡	新乡医学院本部第六学生公寓对面 4#家属楼东单元 1 楼 河南科技学院老开水房后启航考研　郝老师 13140598989、18903738282
	洛阳	洛阳市洛龙区开元大道 263 号河科大开元校区龙祥小区农贸市场 2 楼　李老师 15236683290
	开封	河南大学金明校区创业中心二楼 D2/D7 河南大学明伦校区西门里 20 米路北启航考研　雷老师 18739961283
辽宁	沈阳	沈阳市铁西区肇工街南八西路 11-4　王老师 15204048889
	大连	大连市高新区黄浦路 537 号泰德大厦 1909 室　杨老师 15841198911
	锦州	锦州市松山区科技路 19 号（渤海大学）　李老师 15841612653
甘肃	兰州	兰州市兰州大学正门对面黄楼写字楼 10 楼 1012 室　贾老师 18919193900
福建	福州	福州市闽侯县上街镇福州大学生活三区文都教育　孔老师 13107942581
山西	太原	太原市迎泽区桃园南路康乐街口鸿富商务 11 层文都考研　李老师 13453105410
	大同	
	长治	太原市迎泽区桃园南路康乐街口鸿富商务 11 层文都考研　李老师 13453105410
	晋中	

银成教育 2019 考研西医临床综合能力辅导全国合作教学点联系方式

城 市		报 名 地 址 及 咨 询 电 话
山西	汾阳	太原市迎泽区桃园南路康乐街口鸿富商务 11 层文都考研　李老师 13453105410
宁夏	银川	银川市兴庆区胜利南街双怡苑小区 6-204　孙老师 18109585706、18309594847
广西	南宁	南宁市大学路鲁班路地铁口华逸大厦 A 座 27 楼　徐老师 13978685467　林老师 18978919729
	百色	广西壮族自治区百色市城乡路右江名族医学院　宋老师 18778675870
湖南	郴州	郴州市国庆南路 2 号中兴大厦 6 楼金百度教育　张老师 13786571028　李老师 18975700185
	衡阳	衡阳市常胜西路 22 号二楼文都考研专用教室　李老师 13789380955
吉林	吉林	吉林市吉林医药学院小北门启航考研办公室　迟老师 13196229950　杨老师 15604329415
内蒙古	呼和浩特	呼和浩特市赛罕区昭乌达路心想是城大厦 6 楼文都学校　王老师 14747345242
	通辽	
	包头	
青海	西宁	西宁市同仁路 46 号万兴大厦一号楼 3 单元 3032 室（810001）　贾老师 18919193900
安徽	合肥	合肥市包河区屯溪路 193 号合工大电子城 2#203　刘老师 17730016669
	芜湖	皖南医学院　刘老师 17730016669
	蚌埠	蚌埠医学院　刘老师 17730016669
	淮南	安徽理工大学　刘老师 17730016669
北京	北京	北京市海淀区西三旗桥东悦秀路北京明园大学研大　魏老师 13466665150
云南	昆明	昆明市五华区建设了协信天地　1 栋 23 楼　徐老师 18669000800
河北	石家庄	石家庄红旗大街与新石南路与交口西行 200 米河北银行六楼　孙老师 4000089095
	秦皇岛	秦皇岛市燕山大学燕大宾馆一楼大厅学程考研　康老师 0335-8079276、13333308850
	衡水	衡水学院东临庆丰街与和平路交口东南角"绿色餐厅楼上"　朱老师 18732829520
	沧州	杨校长 18931869293
	邢台	邢台市桥东区邢台学院南门对面楼上上 301　杨校长 18931869293
	廊坊	廊坊市光明西道壹佰文创大厦 8 层　周老师 18931645166
	保定	保定市河北大学本部北院竞学楼东侧领航考研　陈老师 13722286155
	承德	承德市双桥区承德医学院创博书店　郭老师 13283391711
	张家口	张家口市高新区市府西大街 3 号财富中心 D 座 3-53 室　宫老师 18931309727
	邯郸	邯郸市河北工程大学医学部　杨老师 18931869293
	唐山	唐山金槟酒店三层（建设路西山道西南角）　张老师 13343153693
广东	广州	广州医科大学　江老师 13886117908　（诚招校园代理）
天津	天津	天津医科大学　张老师 13886117728　（诚招校园代理）
新疆	乌鲁木齐	新疆医科大学　贺老师 13886118928　（诚招校园代理）
	石河子	石河子大学医学院　贺老师 13886118928　（诚招校园代理）
江苏	南京	南京医科大学　江老师 13886117908　（诚招校园代理）
	南通	南通大学医学院　贺老师 13886118928　（诚招校园代理）

【说明】上述合作点联系方式仅供当年学员咨询报名时参考，合作机构名单会在银成医考官网实时更新。考生报名参加辅导前务必再次登录官网 www.yixueks.com 或致电 027-82266012 确认当地合作机构信息。

银成教育全国辅导机构指定用书
贺银成考研书系由国开出版社独家出版

2019

贺银成

考研西医临床医学综合能力

辅导讲义

（下册）

编著：武汉大学中南医院 贺银成

正版书赠：增值服务超值大礼包

内含：录播课+直播课+全程答疑+优质题库

（贺银成主讲）

获取方法（详见书内封二彩页）：

1.扫描封面下方"真学国开"APP二维码下载"真学国开"APP手机注册

2.刮开封面下方授权码涂层获取授权码（正版书读者专享，一码绑定一部手机）

"真学国开"
APP二维码

"真学国开"
新浪微博

国家开放大学出版社
OPEN UNIVERSITY OF CHINA PRESS

内容简介

本书作者贺银成是考研西医临床医学综合能力(简称"西医综合")辅导顶级名师,多年来应邀在全国各地讲授西医综合复习课程,深受广大考生欢迎。本书即是在作者讲稿基础上,结合作者多年来对西医综合的潜心研究编著而成。全书共分八个部分:第一部分为西医综合复习方法,第二至第八部分分别为生理学、生物化学、病理学、诊断学、内科学、外科学和临床医学人文精神。每部分中,各章内容包括考纲要求、复习要点、常考点及例题参考答案四个部分。本书特点是一一揭示西医综合考点及命题规律,对于历年考试重点、要点进行归纳总结,以使考生能迅速明确考点、抓住重点、掌握难点、了解命题规律,复习时能事半功倍。本书严格按考纲要求,对所有考点逐一解析,且讲练结合。本书利用大量图表,对一些相似的知识点进行对比、归纳、总结,重点讲解容易混淆的考点,同时教给考生许多实用的记忆方法和解题技巧。本书适合所有参加西医综合的考研学子以及广大医学工作者。

图书在版编目(CIP)数据

贺银成 2019 考研西医临床医学综合能力辅导讲义:
全 2 册 / 贺银成编著. -北京:国家开放大学出版社,
2018.2

ISBN 978-7-304-09034-0

Ⅰ.①贺… Ⅱ.①贺… Ⅲ.①临床医学—研究生—入学考试—自学参考资料 Ⅳ.①R4

中国版本图书馆 CIP 数据核字(2017)第 265504 号

版权所有,翻印必究。

贺银成 2019 考研西医临床医学综合能力辅导讲义

HEYINCHENG 2019 KAOYAN XIYI LINCHUANG YIXUE ZONGHE NENGLI FUDAO JIANGYI

贺银成 编著

出版·发行:国家开放大学出版社
电话:营销中心 010-68180330   总编室 010-68182524
网址:http://www.crtvup.com.cn
地址:北京市海淀区西四环中路 45 号   邮编:100039
经销:新华书店北京发行所

策划编辑:真 学	责任校对:赵 洋
责任编辑:刘媛媛	责任印制:赵连生

印刷:北京中科印刷有限公司
版本:2018 年 3 月第 1 版   2018 年 3 月第 1 次印刷
开本:787mm×1092mm   1/16   印张:82.75   字数:2118 千字

书号:ISBN 978-7-304-09034-0
定价:179.00 元

(如有缺页或倒装,本社负责退换)

前　言

多年来,本人应邀在全国各地讲授考研西医临床医学综合能力(简称西医综合),深受广大考生欢迎。本书即是在讲稿基础上,结合本人多年来对西医综合的潜心研究编著而成。

全书共分八个部分:第一部分为西医综合复习方法,第二至第八部分分别为生理学、生物化学、病理学、诊断学、内科学、外科学和临床医学人文精神。每部分中,各章内容包括考纲要求、复习要点、常考点及例题参考答案四个部分。

本书特点是一一揭示西医综合考点及命题规律,对于历年考试重点、要点进行归纳总结,以便同学们能迅速明确考点、抓住重点、掌握难点、了解命题规律,复习时能事半功倍。本书严格按考纲要求,对所有考点逐一解析,且讲练结合。利用大量图表,对一些相似的知识点进行对比、归纳总结,重点讲解容易混淆的考点。

对于医科类考生来说,复习时需要记忆的东西很多,因此本书中,我也教给了同学们许多非常实用的记忆方法,也讲述了许多特别实用的解题技巧。

由于篇幅所限,本书所选例题不可能给出详尽解答。若有疑问,可以参阅《贺银成2019考研西医临床医学综合能力历年真题精析》,将会得到十分详细的解答。同学们复习时也可参阅《贺银成2019考研西医临床医学综合能力辅导讲义同步练习》,这是一本专门针对西医综合的专业题库,且含金量极高,所精选的试题与历年真题绝不重复,这样可使同学们更牢固地掌握知识点,扩大知识面,复习效果会更好。最后,在临考前可以使用《贺银成2019考研西医临床医学综合能力全真模拟试卷及精析》进行热身。

尽管近年来西医综合试题越来越变态,难题、偏题越来越多,但出题还是有规律可循的,所以本套图书每年均可命中大量真题。

本书配有由我主讲的全套远程课件,若有需要,可以查阅书末或登录下列网站,查询银成教育全国各地正规合法的合作机构,就近上课学习:

QQ: 800067818　　2527 0063

公司商城网址　**http://shop. yixueks. com**

武汉银成文化传播有限公司电话: **027-8226 6012**　　**1397 1116 888**　　**1397 1181 888**

同学们在使用本书过程中发现不足或错误之处,请随时指出(heyincheng2002@ qq. com),每指出一处错误,奖励10元,多人指出同一处错误者,奖励首位指出者。

2018年我的所有图书均由国家开放大学出版社独家出版,请考生注意鉴别!

最后,祝愿同学们考上自己理想的学校!

贺银成

2018年2月

Contents　目录

目　录

ﾟ

Contents 目录

Contents 目录

第六部分　内　科　学

第1章　慢性阻塞性肺疾病

▶ **考纲要求**

慢性阻塞性肺疾病的病因、发病机制、病理生理、临床表现、实验室和其他检查、诊断与病情严重程度评估、鉴别诊断、并发症、治疗和预防。

▶ **复习要点**

一、呼吸系统疾病总论

总论的内容虽然考试大纲上未作要求，但本节内容对于归纳理解和记忆后述疾病相当重要，也经常出现相关的考题，且很难作答。

1. 痰液性质与疾病

痰液性质	临床意义	痰液性质	临床意义
无色透明或白色黏液痰	正常人、支气管黏膜轻度炎症	白色泡沫痰或黏液痰	慢性支气管炎
大量黄脓痰	支气管扩张症、肺脓肿	铁锈色痰	肺炎链球菌肺炎
红棕色胶冻样痰	肺炎克雷伯杆菌肺炎	粉红色泡沫痰	肺水肿
恶臭脓痰	大肠杆菌感染(8版内科学)	恶臭脓痰	厌氧菌感染(5版)
咖啡样痰	肺阿米巴病	果酱样痰	肺吸虫病

【例1】2014NO65 A 男性,72岁。1周前感冒后咳嗽、咳痰,量多,初为黄色脓性、黏稠带血,后变为红棕色胶冻状。查体:R24次/分,口唇发绀,右肺叩浊,呼吸音低,散在湿啰音,心率120次/分,心律整。血常规 WBC10.5×10^9/L。最可能的诊断是

　　A. 金黄色葡萄球菌肺炎　　　　　　　　B. 干酪性肺炎

　　C. 肺炎链球菌肺炎　　　　　　　　　　D. 肺炎克雷伯杆菌肺炎

2. 肺功能的检查

肺容积检查	通气功能检查	换气功能检查	小气道功能检查
肺容积 肺容量	肺通气量 时间肺活量 最大呼气中段流量 肺泡通气量	气体分布 通气/血流比值(V/Q) 弥散功能	闭合容积(CV) 最大呼气流速容量曲线 频率依赖性肺顺应性(最敏感)

【例2】2003NO60A 下列哪项指标可提示有早期小气道病变存在?

　　A. 弥散功能　　　　　B. 潮气量　　　　　C. 流速容量曲线

　　D. 最大通气量　　　　E. 肺泡通气量

3. 肺通气功能的评价

	阻塞性通气功能障碍	限制性通气功能障碍
常见疾病	阻塞性肺疾病(如 COPD)	胸廓畸形、胸膜疾病、肺纤维化(间质性肺病)
通气障碍特点	流速降低为主(FEV$_1$/FVC 降低)	肺容量减少为主(VC 降低)
VC	减低或正常	减低
RV	增加	减低
TLC	正常或增加	减低
RV/TLC	明显增加	正常或略增加
FEV$_1$	减低	正常或减低
FEV$_1$/FVC	减低	正常或增加
MMFR	减低	正常或减低

VC 肺活量;RV 残气量;TLC 肺总量;FEV$_1$ 第 1 秒用力呼气容积;FVC 用力肺活量;MMFR 最大呼气中期流速。

注意:①阻塞性通气障碍的特点是以流速降低为主(FEV$_1$/FVC 降低)。

限制性通气功能障碍的特点是以肺容量减小为主(VC 降低)。

②"流速降低"可以派生出"时间肺活量"、"第一秒用力呼气容积"、"残气量/肺总量"等答案项。

③限制性通气功能障碍 FEV$_1$——8 版内科学为"正常或减低",7 版内科学为"正常或增加"。

【例 3】2010NO171X 间质性肺病的典型肺功能检查结果有

A. FEV$_{1.0}$/FVC 下降　　　B. CO 弥散量下降　　　C. VC 下降　　　D. TLC 下降

A. FEV$_1$/FVC 减低　　　　　　　　　　　B. TLC 减低

C. RV/TLC 升高　　　　　　　　　　　　　D. FEV$_1$ 占预计值百分比减低

【例 4】2013NO141B 慢性阻塞性肺疾病的典型肺容量和通气功能的特征性变化是

【例 5】2013NO142B 特发性肺纤维化的典型肺容量和通气功能的特征性变化是

4. 一些常见的综合性考题

有些试题跨度相当大,几乎涵盖整个内科学,甚至外科学的某些疾病,考生觉得这种题目很棘手,若出现在 X 型题中,很少有考生能答对。现将一些常考点归纳如下:

体征	常见临床疾病
局限性哮鸣音	支气管肺癌、支气管异物、支气管内膜结核
弥漫性哮鸣音	慢性支气管炎、阻塞性肺气肿、支气管哮喘、心源性哮喘
局限性湿啰音	肺部炎症、肺结核、支气管扩张、肺脓肿、肺癌早期、肺癌继发炎症
两肺底湿啰音	心衰导致的肺淤血、支气管炎、支气管肺炎
广泛湿啰音	急性肺水肿、慢性支气管炎
肺尖湿啰音	肺结核
漏出性胸水	心力衰竭、缩窄性心包炎、腹膜透析、低蛋白血症、肝硬化、肾病综合征
渗出性胸水	胸膜炎(结核性、感染性)、膈下感染、恶性肿瘤、系统性红斑狼疮、风湿热
杵状指(趾)	肺部疾病——支气管扩张、脓胸、肺癌、特发性肺纤维化、肺性肥大性骨关节病 心脏疾病——亚急性感染性心内膜炎、感染性心肌炎、紫绀型先心病 消化疾病——克罗恩病、溃疡性结肠炎、肝硬化、吸收不良综合征
匙状甲	缺铁性贫血、风湿热
Horner 综合征	Pancoast 癌(上沟癌)、甲状腺癌

【例6】2003NO57A 单侧肺局限性哮鸣音可见于

    A. 支气管哮喘   B. 阻塞性肺气肿   C. 肺炎

    D. 液气胸   E. 支气管肺癌

【例7】2003NO56A 杵状指(趾)一般不出现在下列哪种疾病?

    A. 亚急性感染性心内膜炎   B. 支气管扩张   C. 慢性支气管炎

    D. 脓胸   E. 肺癌

    A. 水泡音   B. 哮鸣音   C. 二者均有   D. 二者均无

【例8】2004NO119C 慢性支气管炎的体征可出现

【例9】2004NO120C 干性支气管扩张的体征可出现

二、慢性阻塞性肺疾病

慢性阻塞性肺疾病(COPD)简称慢阻肺,是以持续气流受限为特征的可以预防和治疗的疾病,其气流受限多呈进行性发展。肺功能检查对确定气流受限有重要意义。在吸入支气管扩张剂后,第一秒用力呼气容积/用力肺活量(FEV_1/FVC) <0.70 表明存在持续气流受限。

慢阻肺与慢性支气管炎和肺气肿有密切关系。当慢性支气管炎、肺气肿患者肺功能检查出现持续气流受限时,可诊断为慢阻肺。如患者只有慢性支气管炎和(或)肺气肿,而无持续气流受限,则不能诊断为慢阻肺。一些已知病因或具有特征性病理表现的疾病,也可导致持续气流受限,如支气管扩张症、肺结核纤维化、严重的间质性肺疾病、弥漫性泛细支气管炎、闭塞性细支气管炎等,均不属于慢阻肺。

1. 病因

病因不明,可能是多种环境因素与机体自身因素长期相互作用的结果。

(1)**吸烟** 吸烟为最重要的环境发病因素,吸烟者慢支的患病率比不吸烟者高2~8倍。烟草中的焦油、尼古丁和氢氰酸等化学物质具有多种损伤效应:①损伤气道上皮细胞和纤毛运动,使气道净化能力下降;②促使支气管黏液腺和杯状细胞增生肥大,黏液分泌增多;③刺激副交感神经而使支气管平滑肌收缩,气道阻力增加;④使氧自由基产生增多,诱导中性粒细胞释放蛋白酶,破坏肺弹力纤维,诱发肺气肿形成。

(2)**职业粉尘和化学物质** 如烟雾、变应原、工业废气、室内空气污染等,均可能促进慢支的发病。

(3)**空气污染** 大气中的有害气体可损伤气道黏膜上皮,使纤毛清除功能下降,利于细菌感染。

(4)**感染因素** 病毒、支原体、细菌等感染是慢性支气管炎发生发展的重要原因之一。

(5)**其他因素** 免疫功能紊乱、气道高反应性、年龄增大等机体因素和气候环境因素等。

> **注意**:①吸烟是 COPD 最重要的环境发病因素,感染是 COPD 最重要的病情加重因素。
> ②戒烟是预防 COPD 最重要的措施。

2. 发病机制

(1)**炎症机制** 气道、肺实质及肺血管的慢性炎症是慢阻肺的特征性改变,中性粒细胞、巨噬细胞、T淋巴细胞等炎症细胞参与了慢阻肺的发病过程。中性粒细胞的活化和聚集是慢阻肺炎症过程的一个重要环节,通过释放中性粒细胞弹性蛋白酶等多种生物活性物质,引起慢性黏液高分泌状态并破坏肺实质。

(2)**蛋白酶-抗蛋白酶失衡** 蛋白水解酶对组织有损伤、破坏作用。抗蛋白酶对弹性蛋白酶等多种蛋白酶具有抑制功能,其中 α_1-抗胰蛋白酶(α_1-AT)是活性最强的一种。蛋白酶增多或抗蛋白酶不足均可导致组织结构破坏产生肺气肿。吸入有害气体、有害物质可导致蛋白酶产生增多或活性增强,而抗蛋白酶产生减少或灭活加快;同时氧化应激、吸烟等危险因素也可降低抗蛋白酶活性。先天性 α_1-抗胰蛋白酶缺乏,多见于北欧血统的个体。我国尚未见报道。

(3)**氧化应激** COPD 患者氧化应激增加。氧化物主要有超氧阴离子、羟根、次氯酸、H_2O_2 和一氧化氮(NO)等。氧化物可直接作用并破坏许多生化大分子,如蛋白质、脂质和核酸等,导致细胞功能障碍或细胞死亡;引起蛋白酶-抗蛋白酶失衡;促进炎症反应等。

(4)其他　如自主神经功能失调、营养不良、气温变化等都有可能参与 COPD 的发生、发展。

【例10】2008NO63A 下列选项中,不属于我国 COPD 发病的常见危险因素是

A. 吸烟及大气污染　　　　　　　　　　B. 职业性粉尘暴露

C. 儿童时期下呼吸道感染　　　　　　　D. 先天性 α_1 抗胰蛋白酶缺乏

【例11】2011NO65A 下列关于阻塞性肺气肿发病机制的叙述,错误的是

A. 肺纤维化　　　B. 呼吸性细支气管狭窄　　C. 气腔过度膨胀　　　D. 气腔壁破坏

3. 病理生理

(1)通气功能障碍　COPD 的特征性病理生理变化是持续气流受限导致肺通气功能障碍。

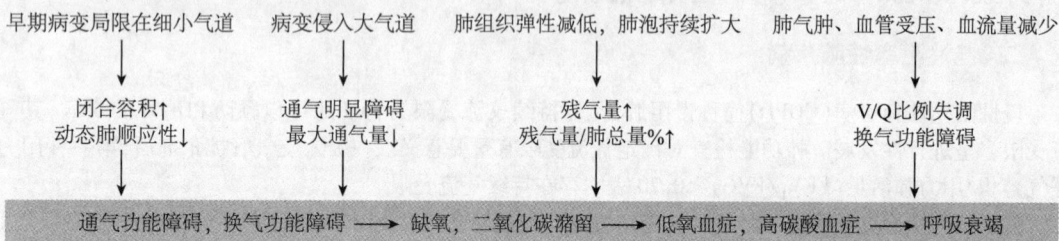

早期病变局限在细小气道	病变侵入大气道	肺组织弹性减低,肺泡持续扩大	肺气肿、血管受压、血流量减少
↓	↓	↓	↓
闭合容积↑ 动态肺顺应性↓	通气明显障碍 最大通气量↓	残气量↑ 残气量/肺总量%↑	V/Q比例失调 换气功能障碍

通气功能障碍,换气功能障碍 ⟶ 缺氧,二氧化碳潴留 ⟶ 低氧血症,高碳酸血症 ⟶ 呼吸衰竭

(2)换气功能障碍　随着病情发展,肺组织弹性减退,残气量、残气量占肺总量的百分比增加。肺气肿导致肺毛细血管因膨胀肺泡的挤压而减少,肺泡间的血流量减少,此时肺泡虽有通气,但肺泡壁无血流灌注,导致无效腔样气量增大;也有部分肺区虽有血流灌注,但肺泡通气不良,不能参与气体交换,导致功能性分流增加,从而产生通气/血流比例失调。同时,肺泡及毛细血管大量丧失,弥散面积减少。通气/血流比例失调与弥散障碍共同作用,导致肺换气功能障碍。

(3)呼吸衰竭　通气和换气功能障碍可导致缺氧和 CO_2 潴留,发生不同程度的低氧血症和高碳酸血症,最终导致呼吸功能衰竭。

【例12】1995NO66A 关于阻塞性肺气肿,哪一项描述是正确的?

A. 经积极治疗可以痊愈　　　　　　　　B. 其病理改变是不可逆的

C. 仅限于肺泡弹性减退与膨胀　　　　　D. α_1-抗胰蛋白酶增多易发生肺气肿

E. 肺功能改变主要是肺活量减少

【例13】2005NO62A　COPD 病理生理改变的标志是

A. 气体交换异常　　　B. 黏液高分泌　　　C. 肺动脉高压

D. 肺过度充气　　　　E. 呼气气流受限

【例14】1997NO61A 下列哪项关于阻塞性肺气肿出现的病理生理改变是错误的?

A. 最大通气量和时间肺活量减低　　　　B. 残气占肺总量的百分比增加

C. 动态及静态肺顺应性降低　　　　　　D. 生理无效腔气量增大

E. 肺内动静脉分流

【例15】1999NO57A 慢性支气管炎并发肺气肿早期病理生理改变,下列哪项错误?

A. 病变局限于细小气道　B. 最大通气量降低　　C. 闭合容积增大

D. 动态肺顺应性降低　　E. 静态肺顺应性增加

4. 临床表现

(1)慢性咳嗽咳痰　为白色黏液或浆液性泡沫痰,偶可带血丝。急性发作期痰量增多,可有脓性痰。

(2)气短或呼吸困难　是 COPD 的标志性症状。

(3)喘息和胸闷　部分患者特别是重度患者或急性加重时可出现喘息。

(4)体征　早期可无异常,晚期可有肺气肿体征。

①视诊 胸廓前后径增大,肋间隙增宽,剑突下胸骨下角增宽,称为桶状胸。部分患者呼吸变浅,频率加快。

②触诊 双侧语颤减弱。

③叩诊 肺部过清音,心浊音界缩小,肺下界和肝浊音界下降。

④听诊 两肺呼吸音减弱,呼气延长,部分患者可闻及干性或湿性啰音。

5. 临床分期

(1)**急性加重期** 是指在疾病过程中,短期内咳嗽咳痰、气短和(或)喘息加重,痰量增多,呈脓性或黏液脓性,可伴发热等症状。

(2)**稳定期** 是指患者咳嗽咳痰、气短等症状稳定或症状轻微。

6. 实验室及其他检查

(1)**肺功能检查** 为首选检查,是判断气流受限的主要客观指标,对 COPD 的诊断、严重程度评价、疾病进展、预后及治疗反应等均有重要意义。使用支气管扩张剂后,$FEV_1/FVC < 0.70$ 可确定持续气流受限。肺总量(TLC)、功能残气量(FRC)、残气量(RV)增高,肺活量(VC)降低,表明肺过度充气。

检查项目	临床意义
FEV_1/FVC	一秒用力呼气容积/用力肺活量(FEV_1/FVC)是评价气流受限的一项敏感指标
$FEV_1\%$ 预计值	是评价 COPD 严重程度的良好指标,其变异性小,易于操作
吸入支气管舒张药后	$FEV_1/FVC < 0.7$ 可确定为"持续性气流受限"
TLC、FRC、RV	肺总量(TLC)、功能残气量(FRC)、残气量(RV)增高对诊断 COPD 有参考价值
VC	肺活量(VC)减低对诊断 COPD 有参考价值
RV/TLC	残气量/肺总量(RV/TLC)增加(>40%)对诊断阻塞性肺气肿有重要意义

(2)**胸部 X 线** 早期无改变,晚期出现肺纹理增粗、紊乱等非特异性改变,对诊断 COPD 价值不大。

(3)**血气分析** 对确定发生低氧血症、高碳酸血症、酸碱平衡失调及判断呼衰类型有重要价值。

注意:①肺功能检查是判断气流受限的主要客观指标。血气分析主要用于判断酸碱失衡及呼衰类型。

②肺功能检查对 COPD 的诊断、严重程度评价、疾病进展、预后及治疗反应等有重要意义。

③"FEV_1/FVC"主要用于判断有无气流受限,"$FEV_1\%$ 预计值"主要用于判断 COPD 的严重程度。

④肺部 X 线检查对 COPD 的诊断价值不大。

7. 诊断

(1)**诊断标准** 主要根据吸烟等高危因素、临床表现及肺功能检查等,并排除可以引起类似症状和肺功能改变的其他疾病,综合分析确定。

(2)**肺功能检查** 见持续气流受限(吸入支气管扩张剂后 $FEV_1/FVC < 0.70$)是诊断慢阻肺的必备条件。

8. 稳定期病情严重程度评估

目前多主张对稳定期慢阻肺采用综合指标体系进行病情严重程度评估。

(1)**症状评估** 可采用改良版英国医学研究委员会呼吸困难问卷(mMRC 问卷)进行评估。

mMRC 分级	呼吸困难症状
0 级	剧烈活动时出现呼吸困难
1 级	平地快步行走或爬缓坡时出现呼吸困难
2 级	由于呼吸困难,平地行走时比同龄人慢或需要停下来休息
3 级	平地行走 100m 左右或数分钟后即需要停下来喘气
4 级	因严重呼吸困难而不能离开家,或在穿衣服时即出现呼吸困难

(2)**肺功能评估** 可使用 GOLD 分级,慢阻肺患者吸入支气管扩张剂后 $FEV_1/FVC < 0.70$,再根据其

FEV_1 下降程度进行气流受限的严重程度分级。

肺功能分级	患者肺功能 FEV_1 占预计值的百分比($FEV_1\%pred$)
GOLD1 级：轻度	$FEV_1\%pred \geq 80\%$
GOLD2 级：中度	$50\% \leq FEV_1\%pred < 80\%$
GOLD3 级：重度	$30\% \leq FEV_1\%pred < 50\%$
GOLD4 级：极重度	$FEV_1\%pred < 30\%$

注意：①诊断慢阻肺最重要的指标是吸入支气管扩张剂后 $FEV_1/FVC < 0.70$。
②慢阻肺严重程度分级的指标是 FEV_1 占预计值的百分比（$FEV_1\%pred$）。

（3）急性加重风险评估 上一年发生 2 次或 2 次以上急性加重或 $FEV_1\%pred < 50\%$，均提示今后急性加重的风险增加。根据上述症状、肺功能改变和急性加重风险等，即可对稳定期慢阻肺患者的病情严重程度做出综合性评估，并依据该评估结果选择稳定期的主要治疗药物。

患者综合评估分组	特征	肺功能分级	上一年急性加重次数	mMRC 分级	首选治疗药物
A 组	低风险，症状少	GOLD1～2 级	≤1 次	0～1 级	SAMA 或 SABA，必要时
B 组	低风险，症状多	GOLD1～2 级	≤1 次	≥2 级	LAMA 或 LABA
C 组	高风险，症状少	GOLD3～4 级	≥2 次	0～1 级	ICS + LABA，或 LAMA
D 组	高风险，症状多	GOLD3～4 级	≥2 次	≥2 级	ICS + LABA，或 LAMA

注：SABA：短效 β_2 受体激动剂；SAMA：短效抗胆碱能药物；
LABA：长效 β_2 受体激动剂；LAMA：长效抗胆碱能药物；ICS：吸入型糖皮质激素

【例 16】2012N063A 评估慢性阻塞性肺疾病严重程度的肺功能指标是
A. FEV_1/FVC　　　B. $FEV_1\%$ 预计值　　　C. FEV_1 绝对值　　　D. DLco

9. 鉴别诊断

（1）支气管哮喘 多在儿童或青少年起病，以发作性喘息为特征，发作时两肺布满哮鸣音，缓解后症状消失，常有家族史或个人过敏史。哮喘发作时，一秒率虽下降，但支气管舒张试验常阳性。

（2）支气管扩张 主要表现为反复咳嗽、咳大量脓痰和（或）反复咯血。肺部固定而持久的局限性湿性啰音。部分胸片示肺纹理粗乱或呈卷发状。高分辨 CT 可确诊支气管扩张。

（3）肺结核 常有午后低热、乏力、盗汗等结核中毒症状，痰检可发现结核杆菌。

（4）支气管肺癌 可反复咳嗽咳痰，痰中带血，或出现刺激性咳嗽，胸部占位性病变。

10. 并发症

（1）慢性呼吸衰竭 常在 COPD 急性加重时发生，其症状加重，表现为低氧血症和（或）高碳酸血症。

（2）自发性气胸 表现为突然加重的呼吸困难，伴明显发绀，患侧肺部叩诊鼓音，听诊呼吸音减弱或消失。通过 X 线检查可确诊。

（3）慢性肺心病 由于 COPD 肺疾病引起肺血管床减少及缺氧致肺动脉痉挛，血管重塑，导致肺动脉高压，右心室肥厚扩大，最终发生右心功能不全。

【例 17】2013N064A 男性，68 岁。3 年前诊断为 COPD，未规律治疗。2 小时前无明显诱因突感左胸剧痛，继之呼吸困难、发绀、大汗、烦躁。查体：BP90/60mmHg，气管右移，左肺呼吸音减弱，未闻及干湿性啰音。最可能的诊断是
A. 肺炎并发胸膜炎　　　B. 肺栓塞　　　C. 自发性气胸　　　D. 急性心肌梗死

11. 治疗

（1）稳定期的治疗

①教育和劝导患者戒烟。因职业或环境粉尘、刺激性气体所致者,应脱离污染环境。

②支气管舒张药 是现有控制症状的主要措施,可根据病情严重程度选用 β_2 肾上腺素受体激动剂(沙丁胺醇、特布他林等)、抗胆碱能药(异丙托溴铵、噻托溴铵)、茶碱类(氨茶碱)。

③糖皮质激素 对高风险(C 组和 D 组)患者,长期吸入糖皮质激素与长效 β_2 肾上腺素受体激动剂联合制剂,可增加运动耐量、减少急性加重发作频率、提高生活质量、改善某些患者的肺功能。常用剂型有沙美特罗 + 氟替卡松、福莫特罗 + 布地奈德。

④祛痰药 对痰不易咳出者可应用,常用药物有盐酸氨溴索、N-乙酰半胱氨酸、羧甲司坦等。

⑤长期家庭氧疗(LTOT) 对慢阻肺并发慢性呼吸衰竭者实施 LTOT,可提高生活质量和生存率,对血流动力学、运动能力、精神状态均会产生有益的影响。

宜采用持续低流量给氧,其指征为:$PaO_2 \leqslant 55mmHg$ 或 $SaO_2 \leqslant 88\%$,有或没有高碳酸血症;PaO_2 55 ～ 60mmHg,或 $SaO_2 < 89\%$,并有肺动脉高压、心力衰竭所致水肿或红细胞增多症(血细胞比容 > 0.55)。

一般采用鼻导管吸氧,氧流量为 1 ～ 2L/min,吸氧时间 10 ～ 15h/d。目的是使患者在静息状态下,达到 $PaO_2 \geqslant 60mmHg$ 和(或)$SaO_2 \geqslant 90\%$ 。

(2)急性加重期的治疗

①确定病情加重的诱因 最常见诱因是细菌或病毒感染。根据病情严重程度,决定门诊或住院治疗。

②支气管扩张剂 药物同病情稳定期。有严重喘息症状者可给予较大剂量的雾化吸入治疗。

③低流量吸氧 给氧浓度(%) = 21 + 4 × 氧流量(L/min),一般为 28% ～ 30%。

④抗生素 当患者呼吸困难加重、咳嗽伴痰量增加、有脓痰时,应选用抗生素。

⑤糖皮质激素 对需住院治疗的急性加重期患者可考虑口服泼尼松龙,或静脉给予甲泼尼龙。

⑥祛痰剂 酌情选用溴已新、盐酸氨溴索。禁用中枢性强镇咳剂,以免加重呼吸道阻塞,导致病情恶化。

(96 ～ 98 题共用题干)男性,75 岁。反复咳嗽、咳痰、喘息 30 年,活动后气短 2 年,加重 1 周。既往高血压病史 25 年,吸烟史 30 年,平均 1 包/日,已戒烟 2 年。查体:R22 次/分,双肺呼吸音低,偶闻及干鸣音,双下肺可闻及少许湿性啰音。

【例 18】2016NO96A 该患者最可能的诊断是

A. 慢性阻塞性肺疾病　　B. 慢性心力衰竭　　C. 支气管扩张症　　D. 支气管哮喘

【例 19】2016NO97A 下列检查对诊断意义最大的是

A. 胸部 HRCT　　B. 血气分析　　C. 肺功能　　D. 超声心动图

【例 20】2016NO98A 应采取的最主要治疗措施是

A. 静脉应用糖皮质激素　B. 吸入支气管舒张剂　　C. 口服祛痰药物　　D. 口服利尿剂

12. 预防

(1)戒烟 是预防慢阻肺最重要的措施,在疾病的任何阶段戒烟都有助于防止病情进展。

(2)控制环境污染 控制职业和环境污染,减少有害气体或有害颗粒的吸入。

(3)免疫接种 流感疫苗、肺炎链球菌疫苗、细菌溶解物、卡介苗多糖核酸对防止慢阻肺患者反复感染可能有益。积极防治婴幼儿和儿童期呼吸系统感染。

(4)增强体质 加强体育锻炼、增强体质,提高机体免疫力,可帮助改善机体一般状况。

► **常考点** 阻塞性肺疾病肺功能检查的评价、治疗。

参考答案——详细解答见《贺银成2019考研西医临床医学综合能力历年真题精析》

1. ABC**D**E　　2. AB**C**DE　　3. A**B**CDE　　4. AB**C**DE　　5. A**B**CDE　　6. ABC**D**E　　7. AB**C**DE

8. AB**C**DE　　9. AB**C**DE　　10. AB**C**DE　　11. AB**C**DE　　12. A**B**CDE　　13. AB**C**DE　　14. AB**C**DE

15. A**B**CDE　　16. A**B**CDE　　17. AB**C**DE　　18. AB**C**DE　　19. AB**C**DE　　20. A**B**CDE

第2章　支气管哮喘与支气管扩张症

▶**考纲要求**

①支气管哮喘的病因、发病机制、临床表现、实验室和其他检查、诊断、分期和分级、鉴别诊断、并发症和治疗。②支气管扩张症的病因、发病机制、临床表现、实验室和其他检查、诊断、鉴别诊断和治疗。

▶**复习要点**

一、支气管哮喘

支气管哮喘是由多种细胞(嗜酸性粒细胞、肥大细胞、T淋巴细胞、中性粒细胞、平滑肌细胞、气道上皮细胞)和细胞组分参与的气道慢性炎症性疾病。这种慢性炎症与气道高反应性相关,通常出现广泛多变的可逆性气流受限。临床特征为反复发作性的喘息、呼气性呼吸困难、胸闷、咳嗽等,可自行缓解或经治疗后缓解。

【例1】2002NO152X 支气管哮喘是以下列哪些细胞反应为主的气道炎性疾病?

　　A. 嗜酸性粒细胞　　　　B. T淋巴细胞　　　　C. B淋巴细胞　　　　D. 肥大细胞

1. 病因

病因未明。患者过敏体质及外界环境的影响是发病的危险因素。哮喘与多基因遗传有关,同时受遗传因素和环境因素的双重影响。

(1)遗传因素　本病具有家族集聚现象,亲缘关系越近,患病率越高。目前已经鉴定了多个哮喘易感基因位点,如5q12、22、23、17q12~17、9q24等。

(2)环境因素　包括:①变应原因素,如室内变应原(尘螨、家养宠物、蟑螂)、室外变应原(花粉、草粉)、职业性变应原(油漆、饲料、活性染料)、食物(鱼虾、蛋类、牛奶)、药物(阿司匹林、抗生素);②非变应原因素,如大气污染、吸烟、运动、肥胖等。

2. 发病机制

哮喘的发病机制未明,目前概括为气道免疫-炎症机制、神经调节机制及其相互作用。

(1)气道免疫-炎症机制　包括细胞免疫和体液免疫。

①气道炎症形成机制　气道炎症反应是由多种炎症细胞、炎症介质和细胞因子共同参与、相互作用的结果。当外源性变应原进入机体后,刺激机体产生IgE抗体,后者附着于肥大细胞和嗜碱性粒细胞而致敏。当变应原再次进入体内,可与结合在细胞表面的IgE交联,使该细胞合成并释放多种活性介质导致平滑肌收缩、黏液分泌增加、血管通透性增高和炎症细胞浸润等,产生哮喘的临床症状。

②气道高反应性(AHR)　是指气道对各种刺激因子如变应原、理化因素、运动、药物等呈现的高度敏感状态,表现为患者接触这些刺激因子时气道出现过强或过早的收缩反应。气道高反应性是哮喘的基本特征。目前认为气道慢性炎症是导致气道高反应性的重要机制之一。当气道受到变应原刺激后,多种炎症细胞释放炎症介质(如组胺、前列腺素PG、白三烯LT、血小板活化因子PAF)和细胞因子,气道上皮受损、上皮下神经末梢裸露,从而导致气道高反应性。

③气道重构　是哮喘的重要病理特征,表现为气道上皮细胞黏液化生、平滑肌肥大/增生、上皮下胶原沉积和纤维化、血管增生等,多出现在反复发作、

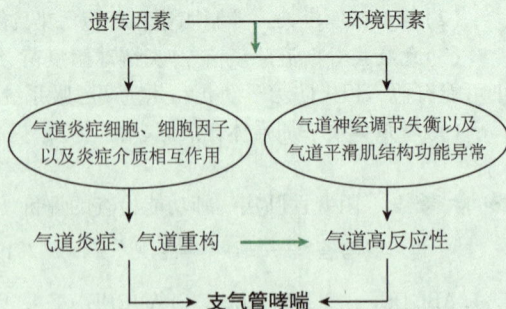

哮喘发病机制示意图

长期没有得到良好控制的患者。气道重构使哮喘患者对吸入激素的敏感性降低,出现不可逆气流受限以及持续存在的气道高反应性。

(2)**神经调节机制** 神经因素被认为是哮喘发病的重要环节之一。支气管受自主神经支配,除肾上腺素能神经、胆碱能神经外,还有非肾上腺素能非胆碱能(NANC)神经系统。哮喘患者β-肾上腺素受体功能低下,而患者对吸入组胺和乙酰甲胆碱反应性显著增高,提示胆碱能神经张力增加。NANC能释放舒张支气管平滑肌的神经介质(如血管活性肠肽、NO)及收缩支气管平滑肌的介质(P物质、神经激肽),两种平衡失调,则可引起支气管平滑肌收缩。

注意:①8版内科学 P29 第 8~9 行:AHR 是哮喘的基本特征,气道慢性炎症是导致 AHR 的重要机制之一。
②8版内科学 P29 倒数 2 行:气道慢性炎症为哮喘的基本特征。

【例2】1994NO65A 支气管哮喘的发病与下列哪种物质无关(8版内科学已删除该知识点)?
　　A. 环化一磷酸腺苷(cAMP)　　　　　　　　B. 环化一磷酸鸟苷(cGMP)
　　C. 腺苷脱氨酶(ADA)　　D. 慢反应物质(SRS-A)　　E. 前列环素

3. 临床表现

(1)**典型症状** 典型症状为发作性伴有哮鸣音的呼气性呼吸困难,症状可在数分钟内发生,并持续数小时至数天,可经平喘药物治疗后缓解或自行缓解。夜间及凌晨发作或加重常是哮喘的重要临床特征之一。

(2)**运动性哮喘** 有些青少年患者,其哮喘症状在运动时出现,称为运动性哮喘。

(3)**咳嗽变异性哮喘(CVA)** 指发作时以咳嗽为唯一症状的不典型哮喘。

(4)**胸闷变异性哮喘(CTVA)** 是指发作时,以胸闷为唯一症状的不典型哮喘。

(5)**体征** ①哮喘发作时典型体征是双肺可闻及广泛哮鸣音,呼气音延长。②在非常严重的哮喘发作,哮鸣音反而减弱,甚至完全消失,表现为"沉默肺",是病情危重的表现。严重患者可出现心率增快、奇脉、胸腹反常运动和发绀。③非发作期体检可无异常发现,故未闻及哮鸣音,不能排除哮喘。

【例3】1998NO56A 危重症哮喘患者的临床表现,下列哪项不正确?
　　A. 呈现腹式呼吸　　B. 双肺哮鸣音响亮　　C. 血压下降
　　D. 有奇脉　　　　　E. 意识模糊

【例4】2001NO54A 关于支气管哮喘发作的临床表现,下列哪项不正确?
　　A. 强迫端坐位　　B. 出现严重呼气性呼吸困难　　C. 呼吸运动度增大、呈吸气位
　　D. 语音震颤减弱　　E. 大汗淋漓伴紫绀

4. 实验室和其他检查

(1)**肺功能检测**

	检测目的	哮喘发作时表现或阳性标准	备注
通气功能检测	肺通气功能	$FEV_1/FVC\% < 70\%$ 或 FEV_1 低于正常预计值的 80% 为判断气流受限的最重要指标	阻塞性通气障碍表现肺的弥散功能正常
支气管激发试验	气道反应性	FEV_1 下降≥20% 为阳性 吸入支气管激发剂为乙酰甲胆碱、组胺	只适用于非哮喘发作期、$FEV_1 >$ 正常预计值70%者
支气管舒张试验	气道可逆性	吸入支气管舒张剂为沙丁胺醇、特布他林。FEV_1 较用药前增加≥12%,且绝对值增加≥200ml 为阳性	阳性提示气道阻塞可逆
PEF及变异率测定	PEF 反映气道通气功能的变化	发作时呼气峰值流速(PEF)下降 监测 PEF 日间、间周变异率有助于诊断和病情评估	若昼夜 PEF 变异率≥20% 为气道气流受限可逆
血气分析	酸碱平衡情况	发作时 PaO_2 和 $PaCO_2$ 改变详见后	酸碱失衡情况见后

注意:①支气管激发试验是吸入激发剂使支气管平滑肌收缩,具有一定的危险性,临床上少用。
②支气管舒张试验是吸入舒张剂使支气管平滑肌舒张,一般较安全,临床上常用。
③支气管哮喘患者行 X 线胸片检查,发作时呈过度通气状态,缓解期无异常发现,因此诊断价值不大。
④$FEV_1/FVC\% < 70\%$ 或 FEV_1 低于正常预计值的 80% 为判断气流受限的最重要指标。

(2)动脉血气分析 一般情况下,PaO_2 降低必伴有 $PaCO_2$ 升高,但本病血气分析结果不同。

①呼吸性碱中毒 哮喘严重发作时可有缺氧,PaO_2 降低,由于过度通气,$PaCO_2$ 也降低——呼碱。

②呼吸性酸中毒 重症哮喘,病情进一步发展,可有缺氧和 CO_2 潴留,$PaCO_2$ 升高——呼酸。

③合并代谢性酸中毒 如缺氧明显,可合并代谢性酸中毒。

(3)特异性变应原检测 体内变应原试验包括皮肤变应原试验和吸入变应原试验。外周血变应原特异性 IgE 增高,结合病史有助于病因诊断,但血清总 IgE 测定对哮喘的诊断价值不大。

【例5】1999NO55A 支气管哮喘发作时的呼吸功能检查,下列哪项不正确?

    A. FEV_1 下降　　　　　　B. $FEV_1/FVC\%$ 下降　　　　C. MMFR 上升

    D. MEF50% 减少　　　　　E. PEF 减少

【例6】2002NO59A 对支气管哮喘急性发作病人进行血气分析,其中 $PaCO_2$ 增高提示

    A. 病情好转　　　　　　　B. 出现呼吸性碱中毒　　　　C. 病情恶化

    D. 出现心力衰竭　　　　　E. 无临床意义

【例7】2006NO61A 用于鉴别 COPD 和支气管哮喘的试验是

    A. 过敏原试验　　　　　　B. 支气管激发试验　　　　　C. 低氧激发试验

    D. 运动试验　　　　　　　E. 支气管扩张试验

5. 诊断与鉴别诊断

(1)诊断标准 符合①~④或④、⑤条者,可诊断为支气管哮喘。

①反复发作喘息、气急、胸闷或咳嗽,多与接触变应原、冷空气、理化刺激、病毒性上呼吸道感染、运动等有关。

②发作时在双肺可闻及散在或弥漫性、以呼气相为主的哮鸣音,呼气相延长。

③上述症状可经治疗缓解或自行缓解。

④除外其他疾病所引起的喘息、气急、胸闷或咳嗽。

⑤临床表现不典型者,有下列之一项:支气管激发试验阳性;支气管舒张试验阳性;昼夜 PEF 变异率≥20%。

(2)支气管哮喘急性发作期分级 哮喘急性发作时严重程度可分为轻度、中度、重度、危重 4 级。

临床特点	轻度	中度	重度	危重
气短	步行、上楼梯时	稍事活动	休息时	—
体位	可平卧	喜坐位	端坐呼吸	—
讲话方式	连续成句	讲话常有中断	只能发单字表达	不能讲话
精神状态	可有焦虑	时有焦虑或烦躁	常有焦虑、烦躁	嗜睡、意识模糊
呼吸频率	轻度增加	增加	常 >30 次/分	—
三凹征	常无	可有	常有	胸腹矛盾呼吸
哮鸣音	散在哮鸣音	响亮、弥漫的哮鸣音	响亮、弥漫的哮鸣音	哮鸣音减弱,甚至消失
脉律	无奇脉	可有奇脉	有奇脉	脉律不规则
脉率	<100 次/分	100~120 次/分	>120 次/分	脉率变慢
PaO_2	正常	60~80mmHg	<60mmHg	严重低氧血症
$PaCO_2$	<45mmHg	≤45mmHg	>45mmHg	高 CO_2 血症
SaO_2	>95%	91%~95%	≤90%	严重降低
pH	正常	正常	可降低	降低

(3)非急性发作期哮喘严重性评估 评估方法为哮喘控制水平,包括目前临床控制评估和未来风险评估。

①目前临床控制评估(最好 4 周以上) 临床控制评估分为控制、部分控制、未控制 3 个等级。

控制 满足以下所有条件:白天无症状或≤2 次/周;无活动受限;无夜间症状或憋醒;无需使用急救治疗或≤2 次/周;肺功能正常。

部分控制 出现以下任何 1 项:白天症状 >2 次/周;有活动受限;有夜间症状或憋醒;急救治疗 >2

次/周;肺功能检查 PEF 或 FEV_1 <正常预计值或个人最佳值的80%。

未控制　出现≥3项哮喘部分控制的表现。

②未来风险评估　急性发作风险,病情不稳定,肺功能迅速下降,药物不良反应。

(4)鉴别诊断

	支气管哮喘	左心衰竭引起的喘息样呼吸困难(心源性哮喘)
病史	家族史、过敏史、哮喘发作史	高血压、冠心病、风心病、二狭等病史
发病年龄	儿童、青少年多见	40岁以上多见
发作时间	常于夜间及凌晨发作和加重	常于夜间发病
主要症状	呼气性呼吸困难	混合性呼吸困难,咳粉红色泡沫痰
肺部体征	双肺满布哮鸣音	双肺广泛湿啰音和哮鸣音
心脏体征	正常	左心界扩大、心率增快、心尖部奔马律
胸片	肺野清晰,肺气肿征象	肺淤血征、左心扩大
治疗	支气管解痉剂有效	洋地黄有效

【例8】2018NO43A 支气管哮喘有别于心源性哮喘的临床表现是

　　A. 咳嗽、咳痰　　　　　　　　　　B. 多于夜间发作

　　C. 呼气性呼吸困难,可自行缓解　　D. 双肺可闻及哮鸣音

6. 并发症　严重发作时可并发气胸、纵隔气肿、肺不张;长期反复发作可致 COPD、支气管扩张、肺心病。

7. 治疗

(1)确定并减少危险因素接触　脱离变应原是防治哮喘最有效的方法。

(2)平喘治疗　治疗哮喘的药物分以下两类:

①缓解性药物(解痉平喘药)　应按需使用,可迅速解除支气管痉挛,从而缓解哮喘症状。这类药物包括短效 β_2 受体激动剂(SABA)、短效吸入型抗胆碱药(SAMA)、短效茶碱类药、全身用糖皮质激素。

②控制性药物(抗炎药)　需长期使用,多用于气道慢性炎症,使哮喘维持临床控制。这类药物包括吸入型糖皮质激素(ICS)、白三烯调节剂、长效 β_2 受体激动剂(LABA、不单独使用)、茶碱缓释剂、色甘酸钠、酮替酚等。

	代表药物	作用机理	注意事项
β_2 受体激动剂	沙丁胺醇特布他林	通过激动呼吸道的 β_2 受体,激活腺苷酸环化酶,使细胞内的 cAMP↑、游离 Ca^{2+}↓,松弛支气管平滑肌	控制急性发作的首选药长期应用反应性降低
茶碱类	氨茶碱	抑制磷酸二酯酶、提高平滑肌细胞内 cAMP 含量拮抗腺苷受体刺激肾上腺素分泌,增强呼吸肌的收缩增强气道纤毛清除功能和抗炎作用	主要副作用:胃肠道反应(恶心呕吐)心血管系统症状偶可兴奋呼吸中枢
抗胆碱药	异丙托溴铵噻托溴铵	阻断节后迷走神经,降低迷走神经张力SAMA(异丙托溴铵)治疗哮喘急性发作	LAMA(噻托溴铵)用于哮喘合并 COPD 的长期治疗
抗炎药类	糖皮质激素	通过诸多环节有效抑制气道炎症:抑制嗜酸性粒细胞等炎症细胞在气道的聚集,抑制炎症介质的生成和释放,增强平滑肌细胞 β_2 受体反应性	最有效的药物长期应用副作用严重可吸入、口服、静脉用药
	色甘酸钠	部分抑制 IgE 介导的肥大细胞释放介质	用于预防发作
	LT 调节剂	通过调节 LT 的生物活性而发挥抗炎作用舒张支气管平滑肌	常用药物为扎鲁司特副作用为胃肠道症状
	酮替酚	抑制组胺和慢反应物质释放	对轻症、季节性哮喘有效

注意:7 版内科学 P76 为酮替酚,8 版内科学已删除,8 版药理学 P297 为酮替芬(Ketotifen)。

为了同学们理解和记忆,现将三种常考平喘药的作用机理图示如下:

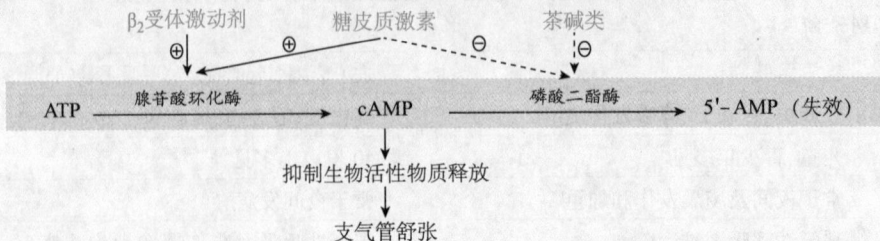

$$\beta_2受体激动剂 \quad \oplus \qquad 糖皮质激素 \quad \oplus \qquad 茶碱类 \quad \ominus$$

ATP —腺苷酸环化酶→ cAMP —磷酸二酯酶→ 5'-AMP(失效)

cAMP ↓ 抑制生物活性物质释放 ↓ 支气管舒张

【例 9】2015NO64A 治疗支气管哮喘的缓解药物不包括
A. 速效吸入的 β_2 受体激动剂 　　B. 短效茶碱
C. 白三烯调节剂 　　D. 全身用糖皮质激素

【例 10】2016NO65A 支气管哮喘急性发作首选的药物治疗方法是
A. 静脉注射氨茶碱 　　B. 雾化吸入异丙托溴铵
C. 雾化吸入沙丁胺醇 　　D. 静脉使用糖皮质激素

【例 11】2005NO60A β_2 受体兴奋剂在应用两周后,常引起 β_2 受体下调,支气管舒张作用减弱。下列哪种药物可促进 β_2 受体功能的恢复?
A. 氨茶碱 　　B. 酮替酚 　　C. 溴化己胺醇
D. 白三烯受体拮抗剂 　　E. 异丙托品

(3)**急性发作期的治疗**　治疗目标是尽快缓解气道痉挛,纠正低氧血症,恢复肺功能。

①**轻度**　吸入短效 β_2 受体激动剂,在第 1 小时内每 20 分钟吸入 1~2 喷,随后调整为每 3~4 小时吸入 1~2 喷。效果不佳时加用缓释茶碱片,或加用短效抗胆碱药气雾剂。

②**中度**　雾化吸入短效 β_2 受体激动剂,第 1 小时内持续雾化吸入。联合应用雾化吸入短效抗胆碱药、激素混悬液。也可联合静注茶碱类。若治疗效果不佳,应尽早口服糖皮质激素,同时吸氧。

③**重度至危重度**　持续雾化吸入短效 β_2 受体激动剂,联合雾化吸入短效抗胆碱药、激素混悬液及静注茶碱类。吸氧。应尽早静脉应用激素,待病情控制后改为口服。当 pH <7.20 且合并代酸时,应适当补碱。经上述处理后,病情仍无改善者,应及时行机械通气,其指征包括呼吸肌疲劳、$PaCO_2 \geq 45mmHg$、意识障碍。

(4)**非急性发作期的治疗**　必须个体化,联合应用,以最小剂量、最简单的联合、副作用最少,达到最佳控制状态为原则。哮喘长期治疗方案分 5 级,具体如下表。

第 1 级	第 2 级	第 3 级	第 4 级	第 5 级
按需使用 SABA	按需使用 SABA	按需使用 SABA	按需使用 SABA	按需使用 SABA
控制性药物	选用 1 种	选用 1 种	在第 3 级基础上选用 1 种或 1 种以上	在第 4 级基础上增加 1 种
	低剂量 ICS	低剂量 ICS + LABA	中等剂量或高剂量 ICS + LABA	口服最小剂量糖皮质激素
	白三烯调节剂	中等剂量或高剂量 ICS	白三烯调节剂	抗 IgE 治疗
		低剂量 ICS + 白三烯调节剂	缓释茶碱	
		低剂量 ICS + 缓释茶碱		

注:SABA = 短效 β_2 受体激动剂,为控制哮喘急性发作的首选药物,如沙丁胺醇、特布他林。

LABA = 长效 β_2 受体激动剂,与 ICS 联合是目前最常用的控制哮喘的药物,如沙美特罗、福莫特罗。

ICS = 吸入型糖皮质激素,低剂量指每日吸入布地奈德200~400μg,中等剂量为>400~800μg,高剂量为>800~1600μg。

【例 12】1998NO57A 关于用肾上腺糖皮质激素治疗迟发性哮喘的机制,下列哪项不正确?

  A. 抑制磷酸酯酶 A_2 B. 抑制前列腺素、血小板活化因子合成

  C. 抑制组织胺脱羧酶,减少组织胺形成   D. 抑制小血管收缩,减少渗出和炎症细胞浸润

  E. 增加 β 受体数量

注意:糖皮质激素能增强平滑肌细胞 $β_2$ 受体反应性,但并不增加 $β_2$ 受体数量,故 E 也不对,原答案为 D。

【例 13】1997NO66A 冠心病患者伴发支气管哮喘时应慎用哪种药物?

  A. 氨茶碱   B. 肾上腺糖皮质激素   C. 酮替酚

  D. 肾上腺素   E. 色甘酸二钠

注意:在使用平喘药物前,一定要注意鉴别"支气管哮喘"和"心源性哮喘",如一时难以鉴别,可先注射氨茶碱缓解症状后再进一步检查。不能应用吗啡、肾上腺素等,以免引起危险。

【例 14】2005NO61A 中度持续发作的支气管哮喘患者应用糖皮质激素的原则是

  A. 长期口服 5 ~ 10mg 强的松   B. 长期吸入二丙酸倍氯米松 <400μg/d

  C. 长期吸入二丙酸倍氯米松 200 ~ 1000μg/d   D. 间断吸入激素加长期应用支气管扩张剂

  E. 一次性大剂量激素冲击治疗

【例 15】2011NO63A 患者,男,30 岁。哮喘发作已 2 天,自服氨茶碱、吸入丙酸倍氯米松气雾剂无效而来诊。体检:患者神志恍惚,发绀,有奇脉,两肺满布哮鸣音,HR120 次/分。对该患者的紧急处理方法应是

  A. 静脉推注氨茶碱并监测血药浓度   B. 静脉注射地塞米松和 $β_2$-受体激动剂

  C. 大量补液、气管插管和机械通气   D. 静脉推注抗生素和支气管舒张剂

(96 ~ 98 题共用题干)男性,35 岁。支气管哮喘 30 年,再发咳嗽伴喘息 3 天,吸入沙丁胺醇症状稍改善,1 天来喘息加重。查体:R32 次/分,端坐呼吸,大汗,语不成句,口唇发绀,双肺呼吸音低,可闻及散在哮鸣音,未闻及湿啰音,心率 126 次/分,有奇脉。

【例 16】2012NO96A 应首选的辅助检查是

  A. 胸部 X 线   B. 肺功能   C. 动脉血气分析   D. 心电图

【例 17】2012NO97A 下列处理措施中,不恰当的是

  A. 鼻导管吸氧   B. 静脉滴注糖皮质激素

  C. 持续雾化吸入 $β_2$ 受体激动剂   D. 限制液体入量(<2000ml/天)

【例 18】2012NO98A 经治疗病情不缓解,病人出现嗜睡,意识模糊,不能言语,查体哮鸣音消失,应采取的最主要措施是

  A. 面罩吸氧   B. 静脉注射肾上腺素

  C. 机械通气   D. 静脉滴注呼吸兴奋剂

二、支气管扩张症

支气管扩张症多继发于急、慢性呼吸道感染和支气管阻塞后,反复发生支气管炎症,致使支气管壁结构破坏,引起支气管异常和持久性扩张。临床表现主要为慢性咳嗽、咳大量脓性痰和(或)反复咯血。

1. 病因

(1)**病因未明** 约30%的病例无明显病因。

(2)**弥漫性支气管扩张** 常发生于有遗传、免疫或解剖缺陷的患者,如囊性纤维化、纤毛运动障碍、严重的 $α_1$-抗胰蛋白酶缺乏患者。低免疫球蛋白血症、免疫缺陷和罕见的气道结构异常也可引起弥漫性疾病,如巨大气管-支气管症、软骨缺陷、变态反应性支气管肺曲菌病等疾病的少见并发症。

(3)**局灶性支气管扩张** 可源于未经治疗的肺炎或阻塞,如异物、肿瘤、外源性压迫或肺叶切除后解剖移位。

(4)**支气管扩张诱发因素** 详见 8 版内科学 P37 表 2-5-1。

2. 发病机制

上述疾病损伤了宿主气道清除机制和防御功能,易发生感染和炎症。细菌反复感染可使充满炎性介质和病原菌黏稠液体的气道逐渐扩大、形成瘢痕和扭曲。支气管壁由于水肿、炎症和新血管形成而增厚。周围间质组织和肺泡的破坏导致纤维化、肺气肿。

3. 临床表现

(1) 慢性咳嗽、咳大量脓痰　主要症状为持续或反复的咳嗽、咳痰或咳脓痰。无明显诱因者常隐匿起病,无症状或症状轻微。呼吸困难和喘息常提示有广泛的支气管扩张或有潜在的慢阻肺。随着感染加重,可出现痰量增多和发热。当支气管扩张伴急性感染时,患者可表现为咳嗽、咳脓痰和伴随肺炎。

(2) 反复咯血　50% ~ 70% 的患者可有咯血,大出血常为小动脉被侵蚀或增生的血管被破坏所致。

(3) 干性支气管扩张　部分患者以反复咯血为唯一症状,平时无咳嗽、咳脓痰等症状,临床上称为干性支气管扩张。病变部位多位于引流良好的上叶支气管。患者无异常肺部体征。

(4) 好发部位　支扩好发于左下叶和舌叶支气管。

(5) 体征　早期可无异常肺部体征。病变重或继发感染时可闻及下胸部、背部固定而持久的局限性粗湿啰音,有时可闻及哮鸣音。病变严重尤其是伴有慢性缺氧、肺心病、右心衰竭的患者可出现杵状指。

4. 实验室和其他辅助检查

(1) 胸部 X 线片　对判断有无支气管扩张缺乏特异性,病变轻时影像学检查可正常。

	支气管囊状扩张	支气管柱状扩张
典型表现	卷发样阴影	双轨征(纵切面)、环形阴影(横切面)
产生机制	扩张的气道有显著囊腔,囊腔内可有液气平面	受累肺实质通气不足、萎陷,扩张气道聚拢
其他表现	气道壁增厚(支气管周围炎症所致)	气道壁增厚(支气管周围炎症所致)

(2) 支气管碘脂质造影　可确诊支气管扩张,因其为创伤性检查,现已被高分辨 CT(HRCT)所取代。

(3) 胸部高分辨率 CT(HRCT)　可在横断面上清楚地显示扩张的支气管,具有无创、易重复、易接受的特点,现已成为确诊支气管扩张的主要(首选)方法。

(4) 纤维支气管镜检查　仅具有辅助诊断价值,主要用于局灶性支气管扩张,且位于段支气管以上者。

(5) 肺功能测定　对支气管扩张诊断价值不大。

5. 诊断与鉴别诊断

(1) 诊断　根据反复咳脓痰、咯血病史,既往有诱发支气管扩张的呼吸道感染病史,HRCT 显示支气管扩张的异常影像学改变,即可确诊支气管扩张症。

(2) 鉴别诊断　支扩应与慢性支气管炎、肺脓肿、肺结核、先天性肺囊肿和弥漫性泛细支气管炎等相鉴别。

【例 19】1994NO64A 根据下列哪项条件可确诊支气管扩张

　A. 慢性咳嗽、咳痰　　　B. 反复咯血　　　C. 大量咳痰且分层

　D. 肺部湿啰音　　　E. 支气管造影

【例 20】2006NO60A 下列关于支气管扩张常见临床特点的叙述,错误的是

　A. 反复咯血　　　　　　　　　　　　　B. 咳大量脓痰

　C. 病变部位固定湿啰音　　　　　　　　D. 胸部 X 线平片多无异常表现

　E. 胸部 CT 多表现为支气管壁增厚,管腔呈囊、柱状扩张

6. 治疗

(1) 治疗基础疾病　对活动性肺结核伴支扩应抗结核治疗,低免疫球蛋白血症可用免疫球蛋白替代治疗。

(2) 控制感染　是急性感染期的主要治疗措施。引起感染的常见致病菌为铜绿假单胞菌、金黄色葡萄球菌、流感嗜血杆菌、肺炎链球菌(8 版内科学 P37 已更改为肺炎克雷伯杆菌)、卡他莫拉菌。

(3) 改善气流受限　使用支气管舒张剂,可改善气流受限,并帮助清除分泌物,对伴有气道高反应及

可逆性气流受限的患者常有明显疗效。

(4)清除气道分泌物 使用化痰药物和胸部物理治疗(如振动、拍背、雾化吸入和体位引流),均有助于清除气道分泌物。

(5)咯血 若咯血量少,可口服卡巴克洛(安络血)、云南白药。若出血量中等,可静脉给予垂体后叶素或酚妥拉明。若出血量大,经内科治疗无效者,可考虑介入栓塞或手术治疗。

(6)外科治疗 ①局限性支气管扩张,且经充分内科治疗仍顽固反复发作者,可考虑手术切除病变肺组织;②大出血来自增生的支气管动脉、经休息和抗生素等保守治疗不能缓解,仍反复大咯血,病变局限者可考虑外科手术,否则采用支气管动脉栓塞术治疗;③尽管采取了所有治疗但仍致残的病例,合适者可考虑肺移植。

【例21】2000NO060A 男性,44岁,一周前上感伴咳嗽,三小时前突然咯鲜血,量达300ml,无胸痛。既往有痰中带鲜血史。查体:体温37.3℃,血压正常,双肺叩清,右下肺可闻中小水泡音,心尖部可闻Ⅲ/6级收缩期吹风样杂音。最可能的诊断为

    A. 肺结核伴空洞   B. 支气管扩张   C. 肺梗塞

    D. 肺炎球菌性肺炎   E. 风湿性心脏瓣膜病

【例22】1999NO054A 关于支气管扩张的咯痰症状,下列哪项不正确?

    A. 可大量咯痰,每天达几百毫升   B. 可无咯痰

    C. 痰量可在夜间卧床时增多   D. 可出现臭味痰

    E. 收集痰液可分三层

【例23】1992NO010A 慢性支气管炎病人长期咳脓性痰合并以下哪种疾病较为多见?

    A. 支气管哮喘   B. 阻塞性肺气肿   C. 鼻窦病变伴支气管扩张

    D. 活动性肺结核   E. 肺囊肿

【例24】2012NO065A 支气管扩张症合并感染的常见病原体不包括

    A. 肺炎链球菌   B. 流感嗜血杆菌   C. 铜绿假单胞菌   D. 肺炎支原体

【例25】1996NO065A 支气管扩张患者施行体位引流排痰,下列哪项不正确?

    A. 病变肺应处于高处   B. 每日应引流2~4次,每次15~30分钟

    C. 可用生理盐水先作雾化吸入,便于排痰   D. 痰量多的患者,应尽快把痰排出

    E. 排痰时,同时配合深呼吸,用力咯痰,可提高排痰效果

注意:①在所学肺疾中,大量咳痰者有二:支气管扩张(100~400ml/d)和肺脓肿(300~500ml/d)。

②放置收集的痰液,分为3层者为肺脓肿;4层者为支气管扩张。

③确诊支气管扩张的方法现首选肺部高分辨CT(HRCT),原首选支气管碘油造影。

④支气管扩张症的典型X线表现——双轨征(柱状扩张)、卷发样阴影(囊状扩张)。

⑤支气管扩张可表现为反复咯血、同一肺段反复发生肺炎等,解题时应注意此知识点。

⑥干性支气管扩张以反复咯血为唯一症状,无咳嗽、咳脓痰,无异常肺部体征,好发于上叶支气管。

⑦支气管扩张症好发于左下叶和舌叶支气管。

⑧继发性肺结核好发于上叶尖后段和下叶背段,因此肺结核引起的支气管扩张好发于此。

▶**常考点** 考试重点,需全面掌握。

    参考答案——详细解答见《贺银成2019考研西医临床医学综合能力历年真题精析》

1. ABCDE   2. ABCDE   3. ABCDE   4. ABCDE   5. ABCDE   6. ABCDE   7. ABCDE

8. ABCDE   9. ABCDE   10. ABCDE   11. ABCDE   12. ABCDE   13. ABCDE   14. ABCDE

15. ABCDE   16. ABCDE   17. ABCDE   18. ABCDE   19. ABCDE   20. ABCDE   21. ABCDE

22. ABCDE   23. ABCDE   24. ABCDE   25. ABCDE

第3章 肺部感染性疾病(肺炎与肺脓肿)

▶▶**考纲要求**

①肺炎的流行病学、病因和发病机制、分类、临床表现、诊断与鉴别诊断。②各型肺炎的临床表现、并发症、实验室和其他检查、诊断、鉴别诊断和治疗。③肺脓肿的病因和发病机制、临床表现、实验室和其他检查、诊断、鉴别诊断和治疗。

▶▶**复习要点**

一、肺炎概述

肺炎是指终末气道、肺泡、肺间质的炎症,可由病原微生物、理化因素、免疫损伤、过敏及药物所致。细菌性肺炎是最常见的肺炎,也是最常见的感染性疾病之一。

1. 肺炎的流行病学

社区获得性肺炎、医院获得性肺炎年发病率分别约为 12/1000 人口和 5～10/1000 住院患者,近年发病率有增加的趋势。门诊患者肺炎病死率 <1%～5%,住院患者平均为 12%,入住重症监护病房者约为40%。发病率和病死率高的原因包括:①社会人口老龄化、吸烟、伴有基础疾病、免疫功能低下,如COPD、心力衰竭、肿瘤、糖尿病、尿毒症、神经系统疾病、药瘾、嗜酒、艾滋病、久病体衰、大型手术、应用免疫抑制剂、器官移植等。②病原体变迁、新病原体出现、医院获得性肺炎发病率增加、病原学诊断困难、不合理使用抗生素导致细菌耐药性增加,尤其多耐药(MDR)病原体增加。

2. 病因和发病机制

(1)**是否发生肺炎取决于两个因素** 正常的呼吸道免疫防御机制可使气管隆凸以下的呼吸道保持无菌。是否发生肺炎取决于两个因素:病原体和宿主因素。如果病原体数量多、毒力强和(或)宿主呼吸道局部和全身免疫防御系统损害,即可发生肺炎。

(2)**感染途径** ①社区获得性肺炎的感染途径包括:空气吸入;血行播散;邻近感染部位蔓延;上呼吸道定植菌的误吸。②医院获得性肺炎还可通过误吸胃肠道的定植菌(胃食管反流)和通过人工气道吸入环境中的致病菌引起。

(3)**病理** 病原体直接抵达下呼吸道后,孳生繁殖,引起肺泡毛细血管充血、水肿,肺泡内纤维蛋白渗出及细胞浸润。

3. 分类

(1)**解剖分类** 肺炎可分为大叶性(肺泡性)肺炎、小叶性(支气管性)肺炎、间质性肺炎。

	大叶性肺炎	小叶性肺炎	间质性肺炎
特点	病原体先在肺泡引起炎症,经肺泡间孔向其他肺泡扩散,致使部分肺段或整个肺段、肺叶发生炎症	病原体经支气管入侵,引起细支气管、终末细支气管、肺泡炎症,常继发于其他疾病,如支气管炎、支扩、上呼吸道感染、长期卧床的危重者	以肺间质为主的炎症,累及支气管壁及周围组织,有肺泡壁增生、间质水肿,病变仅在肺间质,呼吸道症状较轻,病变广泛则呼吸困难明显
病原体	多为肺炎链球菌	肺炎链球菌、葡萄球菌、病毒、肺炎支原体、军团菌	细菌、支原体、衣原体、病毒、肺孢子菌
胸片	肺叶或肺段的实变阴影	沿着肺纹理分布的不规则斑片状阴影,边缘密度浅而模糊,无实变征象,肺下叶常受累	一侧或双侧肺下部不规则阴影可呈磨玻璃状、网格状其间可有小片肺不张阴影

(2)病因分类

①细菌性肺炎 如肺炎链球菌、金黄色葡萄球菌、甲型溶血性链球菌、肺炎克雷伯杆菌、流感嗜血杆菌、铜绿假单胞菌、鲍曼不动杆菌等所致的肺炎。

②非典型病原体所致肺炎 如军团菌、支原体、衣原体等所致的肺炎。

③病毒性肺炎 如冠状病毒、腺病毒、呼吸道合胞病毒、流感病毒、麻疹病毒等所致的肺炎。

④肺真菌病 如白念珠菌、曲霉菌、隐球菌、肺孢子菌、毛霉等所致的肺炎。

⑤其他病原体所致肺炎 如立克次体、弓形虫、寄生虫等所致的肺炎。

⑥理化因素所致的肺炎 如放射性肺炎、胃酸吸入引起的化学性肺炎等。

【例1】2011A(执医试题)治疗社区获得性肺炎时,可覆盖非典型病原体的抗生素是

A. 头孢菌素类　　　B. 糖肽类　　　C. 青霉素类

D. 大环内酯类　　　E. 氨基糖苷类

注意:社区获得性肺炎的非典型病原体包括军团菌、支原体、衣原体等,治疗均首选大环内酯类抗生素。

(3)患病环境分类 分为社区获得性肺炎和医院获得性肺炎两类。

社区获得性肺炎(CAP) 是指在医院外罹患的感染性肺实质炎症,包括具有明显潜伏期的病原体感染而在入院后平均潜伏期内发病的肺炎。

①诊断依据 a.新近出现的咳嗽、咳痰或原有呼吸道疾病症状加重并出现脓性痰,伴或不伴胸痛;b.发热;c.肺实变体征和(或)闻及湿性啰音;d.WBC $>10\times10^9/L$ 或 $<4\times10^9/L$;e.胸片示片状、斑片状浸润性阴影或间质性改变,伴或不伴胸腔积液。以上a~d项中任何1项+e项,除外非感染性疾病即可作出诊断。

②常见病原体 包括肺炎链球菌(约占50%)、支原体、衣原体、流感嗜血杆菌、呼吸道病毒(甲、乙型流感病毒,腺病毒、呼吸道合胞病毒、副流感病毒)等。

医院获得性肺炎(HAP) 也称医院内肺炎,是指患者入院时不存在,也不处于潜伏期,而于入院48小时后在医院内发生的肺炎。HAP还包括呼吸机相关性肺炎(VAP)和卫生保健相关性肺炎(HCAP)。

①诊断依据 胸片示新的或进展的肺部浸润影+下列3项中的2项或以上,即可诊断为肺炎:a.发热T$>38℃$;b.血WBC增多或减少;c.脓性气道分泌物。HAP的临床表现、实验室和影像学检查特异性低。

②常见病原体 无感染高危因素患者的常见病原体依次为肺炎链球菌、流感嗜血杆菌、金黄色葡萄球菌、大肠杆菌、肺炎克雷伯杆菌等;有感染高危因素的患者常见病原体为金黄色葡萄球菌、铜绿假单胞菌、肠杆菌属、肺炎克雷伯杆菌等。目前,多耐药(MDR)所致的医院获得性肺炎有升高的趋势,如耐甲氧西林金黄色葡萄球菌(MRSA)、铜绿假单胞菌、鲍曼不动杆菌等。

记忆:社区获得性肺炎的致病菌包括支原体、肺炎链球菌、衣原体、流感嗜血杆菌、呼吸道病毒,记忆为在小区里支起铁链晒衣服,衣服上的水流到了过道上——小区(社区获得性肺炎)、支(支原体)、铁链(肺炎链球菌)、衣服(衣原体)、流到(流感嗜血杆菌)、过道(呼吸道病毒)。

【例2】2007NO142X 慢性呼吸衰竭患者发生院内获得性支气管-肺部感染的最多见的病原菌有

A. 革兰阴性杆菌　　　　　　　　B. 耐甲氧西林金黄色葡萄球菌

C. 厌氧菌　　　　　　　　　　　D. 嗜肺军团菌

【例3】2017NO43A 医院获得性肺炎最常见的致病菌是

A. 革兰阳性杆菌　　　B. 革兰阴性杆菌　　　C. 革兰阳性球菌　　　D. 革兰阴性球菌

【例4】2013NO170X 青壮年社区获得性肺炎常见病原体包括

A. 肺炎支原体　　　B. 肺炎克雷伯杆菌　　　C. 流感嗜血杆菌　　　D. 铜绿假单胞菌

4. 临床表现

(1)常见症状 细菌性肺炎的症状可轻可重,决定于病原体和宿主的状态。常见症状为咳嗽、咳痰,可有脓性痰或血痰,伴或不伴胸痛。肺炎病变范围大者可有呼吸困难,呼吸窘迫。大多数患者有发热。

(2)**体征** 早期无异常。肺实变时有典型体征,如叩诊浊音、语颤增强、支气管呼吸音、湿性啰音等。

5. 评估严重程度

确诊肺炎后,符合 1 项主要标准或 3 项次要标准以上者可诊断为重症肺炎。

(1)**主要标准** ①需要有创机械通气;②感染性休克需要血管收缩剂治疗。

(2)**次要标准** ①呼吸频率≥30 次/分;②氧合指数(PaO_2/FiO_2)≤250;③多肺叶浸润;④意识障碍/定向障碍;⑤氮质血症($BUN≥7mmol/L$);⑥白细胞减少($WBC < 4.0×10^9/L$);⑦血小板减少($Plt < 10.0×10^9/L$);⑧低体温($T<36℃$);⑨低血压,需要强力的体液复苏。

6. 确定病原体

(1)**痰** 咳痰标本采集方便,是最常用的下呼吸道病原学标本,但应注意污染菌。痰定量细菌培养致病菌浓度≥10^7cfu/ml,可以认为是肺部感染的致病菌;≤10^4cfu/ml,则为污染菌;介于两者之间,应重复痰细菌培养。

(2)**经纤维支气管镜或人工气道吸引** 如吸引物细菌培养浓度≥10^5cfu/ml,可认为是致病菌。

(3)**防污染样本毛刷(PSB)** 若所取标本培养细菌浓度≥10^3cfu/ml,可认为是致病菌。

(4)**支气管肺泡灌洗(BAL)** 如灌洗液培养细菌浓度≥10^4cfu/ml,可认为是致病菌。

(5)**经皮细针吸检(PFNA)** 其敏感性和特异性均很好,但为有创检查,临床上少用。

(6)**血和胸腔积液培养** 肺炎患者血和痰培养分离到相同细菌,可确定为肺炎的病原体。若仅为血培养阳性,但不能用其他原因如腹腔感染、静脉导管相关性感染解释菌血症的原因,血培养的细菌也可认为是肺炎的致病菌。胸腔积液培养到的细菌则基本可认为是肺炎的致病菌。

【例 5】2007NO61A 关于肺部真菌感染,下列选项中,对诊断最有意义的是

    A. 痰中培养出真菌   B. 咽拭子涂片发现真菌

    C. 痰涂片找到真菌   D. 胸水中培养出真菌

7. 鉴别诊断

(1)**区分肺炎与呼吸道感染** 呼吸道感染虽有咳嗽、咳痰、发热等症状,但上、下呼吸道无肺实质浸润,胸部 X 线检查可资鉴别。

(2)**区分肺炎与其他类似肺炎的疾病** 如肺结核、肺癌、肺血栓栓塞症、非感染性肺部浸润等。

二、肺炎链球菌肺炎

1. 病因

肺炎链球菌为革兰染色阳性球菌,有荚膜,其致病力与荚膜对组织的侵袭作用有关。肺炎链球菌可分为 86 个血清型,成人致病菌多属 1~9 及 12 型,以第 3 型毒力最强;儿童多为 6、14、19、23 型。

2. 发病机制与病理改变

(1)**发病率** 约占社区获得性肺炎的半数,是最常见的社区获得性肺炎。

(2)**不易形成空洞** 肺炎链球菌不产生毒素,不引起原发性组织坏死,故不易形成空洞。病变消散后肺组织多无损坏,不留纤维瘢痕。极个别患者肺泡内纤维素吸收不完全,可形成机化性肺炎。

(3)**最易发生大叶性肺炎** 肺炎链球菌是革兰阳性球菌,首先在肺泡引起病变,经肺泡间孔(Cohn孔)向肺的中央部分扩展,累及几个肺段或整个肺叶,典型表现为肺实质炎性变,并不累及支气管。

(4)**少数可发生感染性休克** 老年人及婴幼儿的病情尤为严重。有败血症者,可出现皮肤、黏膜出血点。

【例 6】2015NO65A 在整个病理过程中没有肺泡壁和其他结构破坏的肺炎是

    A. 肺炎链球菌肺炎   B. 肺炎克雷伯杆菌肺炎

    C. 铜绿假单胞菌肺炎   D. 金黄色葡萄球菌肺炎

【例 7】2005NO63A、1997NO62A、1995NO64A 下列哪种细菌性肺炎一般不出现肺脓肿改变?

    A. 流感嗜血杆菌   B. 军团菌   C. 肺炎克雷伯菌

    D. 肺炎链球菌   E. 大肠杆菌

3. 临床表现

(1)症状 常表现为青年人受凉、淋雨、疲劳后急性起病,寒战高热,咳嗽咳痰,可痰中带血或出现特征性铁锈色痰液。可有患侧胸痛,放射到肩部或腹部,咳嗽或深呼吸时加剧。

(2)体征 急性热面容,鼻翼扇动,口角及鼻周有单纯疱疹,病变广泛时可出现发绀。有脓毒症者,可出现皮肤、黏膜出血点,巩膜黄染。早期肺部体征不明显。肺实变期叩诊浊音,触觉语颤增强并可闻及支气管呼吸音。消散期可闻及湿啰音。重症感染时可有休克、急性呼吸窘迫综合征及神经精神症状。

【例8】2008NO65A 患者,男,37岁。受凉后出现高热2天,体温达39℃~40℃,伴有头痛、寒战、咳嗽、咳血痰,恶心伴呕吐3次。查体:急性病容,神清,皮肤和黏膜可见散在出血点,口角可见单纯性疱疹,颈有抵抗,右下肺叩浊,可闻及支气管呼吸音和湿啰音。双侧病理反射未引出。该患者最可能的疾病是

  A. 干酪性肺炎   B. 金葡菌肺炎   C. 念珠菌肺炎   D. 肺炎球菌肺炎

4. 并发症

近年来肺炎链球菌肺炎的并发症已很少见。严重脓毒症或毒血症患者易发生感染性休克,尤其老年人,表现为血压降低、四肢厥冷、多汗、发绀、心动过速、心律失常,而高热、胸痛、咳嗽等症状并不常见。其他并发症有胸膜炎、脓胸、心包炎、脑膜炎、关节炎等。

5. 实验室检查

(1)外周血象 血白细胞升高,中性粒细胞多在80%以上,并有核左移。

(2)痰涂片 可发现革兰染色阳性,带荚膜的双球菌或链球菌,即可初步作出病原学诊断。

(3)痰培养 24~48小时可以确定病原体。

(4)血培养 10%~20%的患者可合并菌血症,故重症肺炎应做血培养。

(5)X线胸片 早期仅见肺纹理增粗,或受累肺段、肺叶模糊。以后表现为大片炎症浸润影或实变影,在实变影中可见支气管充气征,肋膈角可有少量胸腔积液。在消散期,炎性浸润逐渐吸收,可有"假空洞征"。

6. 诊断

根据典型症状和体征,结合胸部X线片,容易作出初步诊断。病原菌检测是确诊本病的主要依据。

7. 治疗

(1)抗生素治疗 首选青霉素G。轻症者,青霉素240万U/d,分3次肌注;病情稍重者,青霉素240万~480万U/d,分次静滴;重症及并发脑膜炎者,1000万~3000万U/d,分4次静滴。对青霉素过敏者,可选用呼吸氟喹诺酮类、头孢噻肟或头孢曲松等。多重耐药菌株感染者可选用万古霉素、替考拉宁或利奈唑胺。

(2)支持疗法 患者卧床休息,补充足够的蛋白质、热量和维生素。禁用阿司匹林或其他解热药,以免过度出汗及干扰真实热型。对烦躁不安者,可给予镇静剂,禁用抑制呼吸的镇静药。

(3)并发症的处理 经抗菌药物治疗后,高热常在24小时内消退。若体温降而复升或3天后仍不降者,应考虑肺外感染,如脓胸、心包炎、关节炎等。约10%~20%的肺炎并发胸腔积液,5%并发脓胸,应做相应处理。

【例9】1995NO65A 男性,24岁,高热三天,咳嗽,咯铁锈色痰,白细胞增高,胸片呈右上叶片状阴影,正确选用抗菌素为

  A. 青霉素   B. 青霉素+链霉素   C. 青霉素+庆大霉素

  D. 先锋V   E. 先锋V+丁胺卡那霉素

三、肺炎克雷伯杆菌肺炎

1. 病因与发病机制

(1)病原菌 肺炎克雷伯杆菌革兰染色阴性,为当今肺炎常见的G^-杆菌之一。

(2)感染途径 肺炎克雷伯菌主要为内源性感染,即口咽部定植菌随分泌物误吸。其口咽部定植菌既可是患者自身原发性的,也可是源自其他患者或医护人员交叉感染所致继发性的。雾化器等吸入治

疗器械污染导致肺炎杆菌气溶胶吸入,虽然少见,但常呈聚集性发病。

(3)**病理变化** 病变呈大叶或小叶分布或两者兼有。首先为渗出和实变,继而血管栓塞致组织坏死,有空洞或多发性脓肿形成。胸膜表面常有纤维蛋白渗出物覆盖,可并发脓胸,少数可并发心包炎和脑膜炎。与肺炎球菌肺炎不同,克雷伯杆菌肺炎临床治愈后常遗留纤维增生、残余性小化脓灶、支气管扩张和肺气肿等。

2. 临床表现

(1)**症状** 克雷伯杆菌肺炎起病突然。部分患者有上呼吸道感染前驱症状。酗酒是最重要的发病危险因素。主要症状为寒战、发热、咳嗽、咳痰和呼吸困难等。早期常见患者全身衰弱等毒血症表现。痰液无臭、黏稠、痰量中等,由血液和黏液混合而呈砖红色,为本病的特征。

(2)**体征** 急性病容,呼吸困难,严重者有全身衰竭、休克、黄疸。病变呈大叶性者可有肺实变体征。

3. 诊断

(1)**胸片** 示大叶实变或小叶浸润和脓肿形成。若病灶为右上叶实变,因其渗出物稠厚且比重高,常使水平叶间裂呈弧形下坠,有病原学提示和诊断价值。半数患者病变累及多个肺叶,16% ~50%伴肺脓肿形成。

(2)**病原学确诊** 需从下呼吸道防污染标本、血液或胸液标本培养出克雷伯杆菌。合格痰标本培养本菌生长并达到≥10^6cfu/ml,有诊断参考意义。

4. 治疗

抗感染治疗可选择β-内酰胺类,重症患者联合氨基糖苷类或喹诺酮类。在抗生素使用频度较低的地区,可选用第一至第三代头孢菌素或广谱青霉素。在第三代头孢菌素广泛使用的地区,耐药菌株流行,需应用碳青霉烯类抗生素。

【例10】2005NO65A 患者,52岁,急性起病,寒战、高热、全身衰弱,痰稠呈砖红色胶冻状,胸部X线检查结果为右侧肺可见实质阴影及蜂窝状脓肿,叶间隙下坠。下列哪项诊断和治疗最适合?

A. 金黄色葡萄球菌肺炎,选用万古霉素治疗　　B. 军团菌肺炎,选用红霉素治疗

C. 支原体肺炎,选用红霉素治疗　　D. 厌氧菌肺炎,选用青霉素G治疗

E. 肺炎克雷伯菌肺炎,选用半合成广谱青霉素加氨基糖苷类

A. 肺炎链球菌　　　　　　　　B. 军团菌

C. 铜绿假单胞菌　　　　　　　D. 肺炎克雷伯杆菌

【例11】2010NO143B 对β内酰胺类抗生素耐药的病原中,主要机制为产生超广谱β内酰胺酶的是

【例12】2010NO144B 对β内酰胺类抗生素耐药的病原中,主要机制为青霉素结合蛋白结构改变的是

注意:①肺炎克雷伯杆菌可产生超广谱β内酰胺酶,而对β内酰胺类抗生素产生耐药性。

②铜绿假单胞菌主要通过产生羧苄青霉素酶而耐药。

③肺炎链球菌可以改变青霉素作用靶位的青霉素结合蛋白,而对抗生素耐药。

四、军团菌肺炎

8版内科学未讲述,请参阅3版8年制内科学P82。

军团菌为需氧G⁻杆菌,广泛存在于自然界,特别是水体中。主要多经呼吸道感染,老年人、慢性病、免疫低下者为本病的高危人群。军团菌的外膜蛋白、脂多糖和多种蛋白酶可造成肺组织损伤。细菌成分或产物可经淋巴或血行播散至肺外器官,引起多系统性病变和症状。军团菌主要引起肺炎,但常伴有肺外表现。

1. 临床表现

(1)**症状** 起病初感乏力、肌痛、头痛,24~48小时后体温升高至39~40℃,呈稽留热,伴反复寒战。咳嗽,有少量黏痰,有时见脓痰或血痰。部分患者有胸痛、呼吸困难、恶心呕吐、水样腹泻和消化道出血。重症患者出现呼吸、循环或肾衰竭。

(2)**体征** 患者呈急性病容,出汗,呼吸急促,发绀,肺部湿性啰音或实变体征。

2. 辅助检查与诊断

(1)**X 线胸片**　表现为斑片状影或肺段实变,无空洞形成,进展迅速。偶有胸腔积液。

(2)**病原菌培养**　凡肺炎患者肺外症状明显、相对缓脉、低钠血症以及对β-内酰类无效者,均应警惕本病。培养分离到军团菌是确诊本病的可靠依据,但需要特殊培养基(BCYE),其阳性率较低,生长缓慢。

(3)**血清学抗体和抗原检测**　以双份血清抗体滴度升高≥4 倍、尿抗原(嗜肺军团菌 1 型)检测最常用。

3. 治疗

传统治疗首选红霉素,重症者加用利福平。目前推荐新大环内酯类和喹诺酮类治疗军团菌病。

　　A. 庆大霉素　　　　　B. 青霉素 G　　　　　C. 红霉素

　　D. 氧氟沙星　　　　　E. 甲硝唑

【例 13】1999NO103B 克雷伯杆菌肺炎首选(答案为 A,参阅真题精析)

【例 14】1999NO104B 军团菌肺炎首选

　　A. 绿脓杆菌感染有效　　B. 军团菌肺炎有效　　　C. 两者都有效　　　　D. 两者都无效

【例 15】2001NO133C 氨基糖苷类抗生素对

【例 16】2001NO134C 头孢菌素类对

五、革兰阴性杆菌肺炎

8 版内科学未讲述,请参阅 5 版内科学 P70。

1. 病因与发病机制

(1)**病原菌**　医院内获得性肺炎多由革兰阴性杆菌所致,包括肺炎克雷伯杆菌、铜绿假单胞菌、流感嗜血杆菌、大肠埃希菌等,均为需氧菌,在机体免疫力严重减损时易于发病。

(2)**感染途径**　①口腔吸入为主要感染途径;②住院患者使用机械呼吸、雾化器、湿化器及各种导管等均有可能引起细菌感染;③肺外感染灶可经血液循环将致病菌带至肺部。

(3)**病理改变**　革兰阴性杆菌肺炎的共同点为肺实变或病变融合,组织坏死后容易形成多发性脓肿。常双肺下叶受累,若波及胸膜,可引起胸膜渗液或脓胸。

2. 辅助检查与诊断

(1)**病原学确诊**　从痰中或血中培养出致病菌可作为病原学确诊依据。痰液采集后应在 10 分钟内接种培养,多次培养出同一细菌,或作痰定量培养则临床意义更大。为避免污染,可使用塑料导管经环甲膜从气管内吸痰,或用纤维支气管镜从下呼吸道吸痰及通过防污染毛刷取样作细菌培养。

(2)**血清学检查**　一般不能用于早期诊断,仅是一种回顾性诊断方法,或用于流行病学调查。

3. 治疗

治疗革兰阴性杆菌肺炎之前应作细菌药敏试验,以便选择有效药物。院内感染的重症肺炎在未明确致病菌前,可给予氨基糖苷类与半合成青霉素或第二、三代头孢菌素。

治疗时应大剂量、长疗程、联合用药,静脉滴注为主,雾化吸入为辅。同时,注意营养支持、充分引流痰液。

(1)**绿脓杆菌肺炎**　可选用 β-内酰胺类、氨基糖苷类及氟喹诺酮类。

(2)**流感嗜血杆菌肺炎**　首选氨苄西林,或与氯霉素联用,后改为单用氨苄西林。若感染严重,应及时改为第三代头孢菌素(头孢噻肟钠、头孢他啶等)。

(3)**肠杆菌科细菌(大肠杆菌、产气杆菌、阴沟杆菌)肺炎**　通常选择羧苄西林或哌拉西林与一种氨基糖苷类联用。头孢噻肟钠、头孢他啶等对肠杆菌也有较强抗菌作用。

六、肺炎支原体肺炎

肺炎支原体肺炎是由肺炎支原体引起的呼吸道和肺部的急性炎症改变,常同时有咽炎、支气管炎和肺炎。

1. 临床表现

(1) **症状** 起病较缓慢，主要表现为乏力、咽痛、头痛、咳嗽、发热、食欲不振、腹泻、肌痛、耳痛等。咳嗽多为阵发性刺激性呛咳，咳少量黏痰。肺外表现常见，如皮炎（斑丘疹、多形红斑）。

(2) **体征** 咽部充血，中耳炎，颈淋巴结肿大。胸部体检与肺部病变程度常不相称，可无明显体征。

2. 实验室检查

(1) **冷凝集试验** 起病 2 周后，约 2/3 的患者冷凝集试验阳性，滴度 ≥1:32，若滴度逐步升高，更有诊断价值。如血清支原体 IgM 抗体 ≥1:64，或恢复期抗体滴度有 4 倍增高，可进一步确诊。

(2) **痰标本** 直接检测支原体抗原，可用于早期快速诊断。

(3) **X 线胸片** 显示肺部多种形态的浸润影，呈节段性，以肺下野多见。部分患者可有少量胸腔积液。

3. 诊断

根据临床症状、X 线影像学表现、血清学检查结果可作出诊断。培养分离出肺炎支原体虽对诊断有决定性意义，但检出率较低，且所需时间较长。血清学抗体检测只能作回顾性诊断。

4. 治疗

(1) **首选大环内酯类** 如红霉素、罗红霉素、阿奇霉素等。疗程一般 2~3 周。

(2) **次选药物** 对大环内酯类不敏感者，可选用氟喹诺酮类、四环素类。

(3) **无效药物** 因肺炎支原体无细胞壁，故青霉素、头孢菌素等抗生素无效。

七、病毒性肺炎

1. 临床表现

(1) **症状** 与支原体肺炎相似，但起病较急，发热，头痛，全身酸痛等全身症状突出。可有咳嗽，少痰。重症患者可有呼吸困难、发绀、嗜睡、精神萎靡，甚至发生休克、心力衰竭、呼吸衰竭、ARDS 等。

(2) **体征** 常无显著胸部体征。

2. 辅助检查与诊断

(1) **外周血象** 白细胞计数正常、稍高或偏低。

(2) **胸片** 可见肺纹理增多，磨玻璃状阴影，小片状浸润或广泛浸润、实变，病情较重者显示双肺弥漫性结节性浸润，但大叶实变及胸腔积液者均不多见。

3. 治疗

(1) **对症治疗** 为主要治疗。包括卧床休息，居室保持空气流通，注意隔离，预防交叉感染。

(2) **病毒抑制药物** 如利巴韦林、阿昔洛韦、更昔洛韦、阿糖腺苷等。

4. 肺炎支原体肺炎和病毒性肺炎的鉴别

肺炎支原体肺炎和病毒性肺炎均属于间质性肺炎，都以咳嗽为主要症状，容易混淆。

	肺炎支原体肺炎	病毒性肺炎
好发季节	秋冬季，但季节差异性不大	冬春季，可暴发流行，也可散发
好发人群	儿童、青年人	儿童、成人
发病率	占所有肺炎的 10%，非细菌性肺炎的 1/3	约占住院社区获得性肺炎的 8%
病原体	肺炎支原体	甲乙型流感病毒、腺病毒、副流感 V、冠状 V
部位	病原体存在于纤毛上皮之间，不侵入肺实质	病毒侵入细支气管上皮引起细支气管炎
基本病变	表现为间质性肺炎	表现为间质性肺炎
前驱症状	较缓慢，发热、头痛、乏力、肌痛、耳痛等	较急，发热、头痛、全身酸痛、倦怠等
咳嗽	多为阵发刺激性咳嗽，少量黏液	咳嗽，少痰，或白色黏液痰
体征	无明显体征，严重症状与轻微体征不相称	常无显著体征，严重者肺部干湿性啰音

【例17】1997NO63A 有关肺炎支原体肺炎的临床表现,哪项是错误的?

    A. 潜伏期约1~3周,起病缓慢   B. 头痛显著

    C. 咳嗽不重,初为干咳,以后咳大量黏痰   D. 发热退完后咳嗽可继续存在

    E. 胸膜累及时,可有胸膜摩擦音或胸水体征

【例18】2004NO60A 下列关于病毒性肺炎临床表现的叙述,正确的是

    A. 并发胸腔积液者较多见   B. 起病较急,但临床症状较轻

    C. 肺部体征为较典型的肺炎体征   D. X线胸片可见散发性大片状浸润阴影

    E. 感染可波及肺泡,但较少侵犯肺间质

5. 几种肺炎的鉴别

	肺炎链球菌肺炎	肺炎克雷伯杆菌肺炎	肺炎支原体肺炎
起病缓急	急	急	缓
前驱症状	病前数日上感史	病前上感症状	咽痛、头痛、肌肉痛
发热	39℃~40℃(稽留热)	39℃左右	38℃左右,偶39℃
咳嗽咳痰	铁锈色痰	红棕色胶冻痰(砖红)	少量黏痰,阵发刺激性咳嗽
疾病特点	不易形成空洞	砖红色胶冻痰是特征性病变	咳嗽为突出症状
X线	大片炎症浸润影或实变影 支气管充气征、假空洞征	肺大叶实变或小叶浸润,蜂窝状 肺脓肿,水平叶间裂弧形下坠	肺部多种形态浸润影 节段分布,多见于肺下野
首选药物	青霉素G	氨基糖苷类+2、3代头孢	红霉素、罗红霉素、阿奇霉素
次选药物	氟喹诺酮类、头孢、万古霉素	2、3代头孢	氟喹诺酮类、四环素类

	绿脓杆菌肺炎	军团菌肺炎	病毒性肺炎
起病缓急	急	亚急性	较急、症状轻
前驱症状	院内感染、气管插管史	头痛、全身酸痛、疲乏	头痛、全身酸痛、倦怠
发热	高热	39℃~40℃、稽留热	中、低热
咳嗽咳痰	绿色脓痰	少量黏痰,或脓痰、血痰	少量白色黏液痰
X线	弥漫性支气管肺炎、早期肺脓肿	肺下叶斑片状浸润、无空洞	双肺弥漫性结节性浸润
首选药物	氨基糖苷类+半合成青霉素	红霉素	利巴韦林、阿昔洛韦(无首选)
次选药物	头孢、氟喹诺酮类	利福平、四环素、SMZ	阿糖腺苷、金刚烷胺(无次选)

解题:本章的常考点就是各型肺炎的鉴别诊断及治疗的首选药物。判定肺炎的类型可采用以下方法:

    ①从特征性痰液入手,铁锈色痰——肺炎链球菌肺炎;红棕(砖红)色胶冻痰——克雷伯菌肺炎。

    ②从特征性X线表现入手,如肺叶实变、其中有液气囊腔、X线表现易变性——葡萄球菌肺炎;
       肺大叶实变、蜂窝状肺脓肿——克雷伯杆菌肺炎。

    ③从疾病特征入手,如以刺激性咳嗽为突出症状——支原体肺炎(以下试题中绿色字为判断要点)。

【例19】2001NO57A 某糖尿病患者,男性,68岁,突发高热、寒战、右胸痛,次日咯痰,为黄脓性带血丝,量
       多,X线显示右下肺叶实变,其中有多个液气囊腔,最可能的诊断是

    A. 干酪性肺炎   B. 绿脓杆菌肺炎   C. 克雷伯杆菌肺炎

    D. 葡萄球菌肺炎   E. 军团菌肺炎

【例20】2006NO65A 男性,34岁,2天前着凉后发热,体温38.9℃,伴呼吸困难、咳嗽,咳少量黄痰,腹泻2
       次,自服"先锋霉素"无效。入院查体:嗜睡,口唇轻度紫绀,脉搏100次/分,呼吸28次/分,双肺
       叩清音,双下肺可闻及湿啰音,心律整,腹(−),血WBC12.3×10^9/L,中性87%。血气分析:

pH7.35,PaO$_2$57mmHg,PaCO$_2$31mmHg,胸片示:左上肺前段、左下肺及右上肺前段、右中肺见斑片状阴影。最可能的诊断是

A. 军团菌肺炎   B. 金黄色葡萄球菌肺炎   C. ARDS

D. 肺栓塞   E. 支原体肺炎

【例21】2011NO64A 患者,女,16岁。外出郊游后出现头痛、咽痛,伴低热和肌肉酸痛。3天后出现咳嗽和少量黏痰。X线胸片检查结果:双肺下叶边缘模糊的斑片状阴影。1周后查体发现鼓膜充血。最可能的诊断是

A. 军团菌肺炎   B. 支原体肺炎   C. 浸润性肺结核   D. 厌氧菌肺炎

【例22】2010NO67A 单独使用大环内酯类抗生素不能很好地控制重症社区获得性肺炎的病原是

A. 肺炎球菌   B. 肺炎支原体   C. 军团菌   D. 肺炎衣原体

A. 咳砖红色痰   B. 红霉素治疗有效   C. 两者均是   D. 两者均不是

【例23】1996NO129C 支原体肺炎

【例24】1996NO130C 克雷伯杆菌肺炎

记忆:各型肺炎的首选抗生素可采用同音记忆法记忆为:

支-援-红-军-送-白-糖(支原体和军团菌首选红霉素,克雷伯杆菌首选氨基糖苷类)。

A. 少量铁锈色痰   B. 砖红色胶冻样痰   C. 脓痰带血丝或脓血状   D. 黄绿色脓痰

【例25】2012NO141B 肺炎克雷伯杆菌肺炎典型痰液表现是

【例26】2012NO142B 金黄色葡萄球菌肺炎典型痰液表现是

八、肺脓肿

肺脓肿是肺组织坏死形成的脓腔。临床特征为高热、咳嗽和咳大量脓臭痰。胸部X线影像显示有一个或多发的含气液平的空洞,如为多个直径<2cm的空洞则称为坏死性肺炎。

1. 病因和发病机制

(1)感染途径和常见致病菌   根据感染途径不同,将肺脓肿分为吸入性、继发性、血源性三类。

感染途径	临床特点	病原菌
吸入性肺脓肿	多为误吸所致,占所有肺脓肿的60%	多为厌氧菌(占90%)、放线菌属
血源性肺脓肿	某处感染灶经血液循环播散至肺部	金黄色葡萄球菌(最多见)、链球菌、表皮葡萄球菌
继发性肺脓肿	某些细菌性肺炎、支气管扩张、囊肿、阻塞、支气管肺癌、肺结核空洞、邻近器官感染、阿米巴肝脓肿溃破	金黄色葡萄球菌、铜绿假单胞菌、肺炎克雷伯杆菌

(2)好发部位   肺脓肿的好发部位与感染途径及体位有关。

吸入性肺脓肿——右肺(单发)	血源性肺脓肿——两肺外野(多发)
吸入性肺脓肿:仰卧位——上叶后段或下叶背段	原发性肺结核——上叶下部或下叶上部近胸膜处
吸入性肺脓肿:坐位——下叶后基底段	继发性肺结核——上叶尖后段、下叶背段、后基底段
吸入性肺脓肿:右侧卧位——右上叶前段或后段	支气管扩张——左下叶和左舌叶支气管

【例27】2003NO58A 血源性肺脓肿最常见的病原菌是

A. 大肠杆菌   B. 产气杆菌   C. 金黄色葡萄球菌

D. 肺炎杆菌   E. 草绿色链球菌

【例28】2002NO58A 吸入性肺脓肿的病原菌绝大多数是

A. 金黄色葡萄球菌   B. 厌氧菌   C. 克雷伯杆菌

D. 大肠杆菌   E. 肺炎链球菌

【例29】2006NO66A 男性,78岁,3天前着凉后发热,体温38.2℃,伴咳嗽,咳黄痰,痰不易咳出。既往病史:3年前患脑梗塞,卧床,生活不能自理。偶有进食呛咳。体检:双下肺可闻及细小水泡音。胸片提示:右下肺背段片状影。血 WBC10.8×10⁹/L,中性79%,应用头孢唑林体温控制不佳。该患者可能合并哪类病原体感染?

A. 耐甲氧西林金黄色葡萄球菌   B. 军团菌

C. 肺炎链球菌   D. 真菌   E. 厌氧菌

【例30】2006NO63A 吸入性肺脓肿最常见的部位是

A. 左上叶后段和舌叶   B. 左下叶基底段   C. 右上叶后段和下叶背段

D. 右下叶基底段   E. 右中叶

注意:①肺炎支原体肺炎和病毒性肺炎为间质性肺炎,均表现为严重的刺激性咳嗽与轻微的肺部体征不相称。

②耐青霉素的肺炎链球菌(PRSP)首选氟喹诺酮、头孢噻肟、头孢曲松。

③多重耐药菌株感染引起的肺炎链球菌肺炎首选万古霉素。

④耐甲氧西林金葡菌(MRSA)引起的葡萄球菌肺炎首选万古霉素。

⑤尽管吸入性肺脓肿多为厌氧菌感染,但首选抗生素不是厌氧菌的特效药甲硝唑,而是青霉素。

⑥咳大量臭脓痰的常见疾病为——急性肺脓肿,支气管扩张症急性感染期。

2. 临床表现 注意与支气管扩张症鉴别。

	肺脓肿	支气管扩张症
发病年龄	壮年,男多于女	儿童和青年
起病缓急	70%~90%为急性起病	多慢性经过
典型表现	高热、咳嗽、咳大量脓臭痰	慢性咳嗽、咳大量脓痰和(或)反复咯血
痰液特性	量多(可达300~500ml/d) 脓性臭味痰 静置后可分3层	按痰液量分轻中重度,急性感染时可达数百ml/d 放置后分4层:上层为泡沫,下悬脓性黏液,中为混浊黏液,底层为坏死组织沉淀物
咯血	1/3病例,血源性肺脓肿极少咯血	50%~70%患者有程度不同的咯血,咯血量不等
体征	体征与脓肿大小和部位有关 慢性肺脓肿常有杵状指(趾)	早期或干性支扩无异常体征;病重或继发感染者可有湿性啰音;慢性支扩可有杵状指(趾)
致病菌	吸入性肺脓肿多为厌氧菌 血源性肺脓肿多为金黄色葡萄球菌	铜绿假单胞菌、金葡菌、流感嗜血杆菌、肺炎链球菌、卡他莫拉菌、肺炎克雷伯杆菌
X线	浓密的炎症阴影中有空腔、气液平面 血源性肺脓肿表现为两肺多发性肺脓肿	支气管柱状扩张表现为双轨征 支气管囊状扩张表现为卷发样阴影
确诊方法	胸腔积液和血培养对确定病原菌价值很大	胸部高分辨CT(现在),支气管碘油造影(过去)
抗感染治疗	吸入性:首选青霉素 血源性:耐β内酰胺酶青霉素类、头孢 阿米巴性:甲硝唑	开始时给予氨苄西林、阿莫西林、头孢克洛 铜绿假单胞菌感染给予喹诺酮、第三代头孢 慢性咳脓痰者给予长疗程抗生素
脓液引流/痰液引流	祛痰、雾化、舒张支气管 体位引流、纤支镜冲洗引流	祛痰、雾化、舒张支气管 体位引流、外科治疗

注意:痰液放置后分为3层者为肺脓肿,分为4层者为支气管扩张症。

3. 辅助检查

(1)**血常规** 急性肺脓肿白细胞总数达(20~30)×10⁹/L,中性粒细胞90%以上。

(2)**细菌学检查** 痰、胸腔积液、血细菌培养(包括需氧菌+厌氧菌培养)可确定致病菌。

（3）**胸片** 早期表现为大片浓密模糊浸润影，晚期可见脓腔形成，脓腔中可出现圆形透亮区及气液平面，其四周被浓密的炎症浸润所环绕。慢性肺脓肿脓腔壁增厚，内壁不规则，可呈多房性。

（4）**纤支镜** 有助于明确病因和病原学诊断，可吸引脓腔、冲洗支气管。

4. 诊断

对有误吸史者，突发畏寒高热、咳嗽咳大量臭脓痰，白细胞计数显著增高，胸片示浓密炎性阴影中有空腔、气液平面，即可做出急性肺脓肿的诊断。痰、血培养，包括厌氧菌培养，对病因诊断有重要价值。

    A. 肺炎   B. 肺脓肿   C. 支气管扩张症   D. 肺结核

【例31】2014N0141B 男性，45岁。醉酒后出现发热、咳嗽，1周后咳黏液脓性痰伴胸痛，胸部CT提示下叶背段大片模糊阴影，密度不均匀，最可能的诊断是

【例32】2014N0142B 男性，38岁。受凉后出现发热、咳嗽、痰少3天，查体：口周疱疹，右下肺叩浊，可闻及支气管呼吸音，最可能的诊断是

5. 鉴别诊断 肺脓肿应与X线胸片呈现空洞的肺部疾病相鉴别。

肺脓肿	脓腔为圆形透亮区，有液平面，四周被浓密炎症浸润环绕，脓腔内壁光整或略不规则
空洞性肺结核	空洞形态不一，多由干酪渗出病变溶解形成洞壁不明显、多个空腔的虫蚀样空洞
肺鳞癌	可发生坏死液化，形成空洞，空洞壁较厚，呈偏心性，残留的肿瘤组织使内壁凹凸不平，空洞四周炎症病变少，可有肺门淋巴结肿大，一般无中毒性或急性感染症状
肺囊肿继发感染	囊肿内有气液平面，四周炎症反应轻，无明显中毒症状和脓痰
肺炎链球菌肺炎	假空洞征（肺部炎性浸润吸收速度较快所致）

6. 治疗

（1）**抗菌药物治疗** 抗生素疗程6～8周，或直至胸片示脓腔和炎症消失，仅有少量的残留纤维化。
①吸入性肺脓肿多合并厌氧菌感染，首选青霉素治疗；若青霉素效果不佳，可使用克林霉素、甲硝唑等。
②血源性肺脓肿多为葡萄球菌和链球菌感染，可选用耐β-内酰胺酶的青霉素或头孢菌素。
③若为阿米巴肺脓肿，则用甲硝唑治疗。

（2）**脓液引流** 是提高疗效的有效措施。痰液黏稠不易咳出者，可用祛痰药、雾化吸入以利痰液引流。引流的体位应使脓腔处于最高位，每日2～3次，每次10～15分钟。可经纤支镜冲洗及吸引。

（3）**手术治疗** 手术适应证为：①病程超过3个月，经内科治疗脓腔不缩小，或脓腔过大（>5cm）估计不易闭合者；②大咯血经内科治疗无效或危及生命；③伴有支气管胸膜瘘或脓胸经抽吸、引流和冲洗疗效不佳者；④支气管阻塞限制了气道引流，如肺癌。

注意：肺脓肿抗生素治疗的疗程8版内科学P60为6～8周，7版内科学P38为8～12周。

【例33】2016N063A 急性肺脓肿停用抗菌药物治疗的指征是

    A. 体温正常   B. 痰恶臭味消失

    C. 血白细胞正常   D. 胸片显示脓腔消失

▶ **常考点** 各型肺炎的鉴别，各型肺炎的首选治疗药物；肺脓肿的感染途径和病原菌。

    参考答案——详细解答见《贺银成2019考研西医临床医学综合能力历年真题精析》

1. ABCDE 2. ABCDE 3. ABCDE 4. ABCDE 5. ABCDE 6. ABCDE 7. ABCDE
8. ABCDE 9. ABCDE 10. ABCDE 11. ABCDE 12. ABCDE 13. ABCDE 14. ABCDE
15. ABCDE 16. ABCDE 17. ABCDE 18. ABCDE 19. ABCDE 20. ABCDE 21. ABCDE
22. ABCDE 23. ABCDE 24. ABCDE 25. ABCDE 26. ABCDE 27. ABCDE 28. ABCDE
29. ABCDE 30. ABCDE 31. ABCDE 32. ABCDE 33. ABCDE

银成教育 027-8226 6012 www.yixueks.com　国家开放大学出版社 OPEN UNIVERSITY OF CHINA PRESS

第4章 肺结核

▶ **考纲要求**

肺结核的病因和发病机制、结核菌感染和肺结核的发生与发展(包括结核病分类)、临床表现、实验室和其他检查、诊断、鉴别诊断和治疗。

▶ **复习要点**

一、病因和发病机制

1. 病因

结核病的病原菌为结核分枝杆菌复合群,包括结核分枝杆菌、牛分枝杆菌、非洲分枝杆菌和田鼠分枝杆菌。人肺结核的致病菌90%以上为结核分枝杆菌。结核分枝杆菌的生物学特性如下:

(1)**多形性** 典型的结核分枝杆菌是细长、稍弯曲、两端圆形的杆菌,痰标本中的结核分枝杆菌可呈现为T、V、Y字型以及丝状、球状、棒状等多种形态。

(2)**抗酸性** 结核分枝杆菌抗酸染色呈红色,抗酸染色是鉴别结核分枝杆菌和其他细菌的方法之一。

(3)**生长缓慢** 结核分枝杆菌的增代时间为14~20小时。培养时间一般约2~8周。

(4)**抵抗力** 结核分枝杆菌对干燥、冷、酸、碱等抵抗力强,但对紫外线比较敏感,太阳光直射下痰中结核分枝杆菌经2~7小时可被杀死。

(5)**菌体结构复杂** 结核分枝杆菌菌体成分复杂,主要是类脂质、蛋白质和多糖类。类脂质占总量的50%~60%,其中蜡质约占50%。

菌体成分	临床意义	参与形成
类脂质	①分枝杆菌酸——与抗酸染色性及细胞壁完整性有关	—
	②磷脂——有抗原性,促使单核细胞、类上皮细胞化、郎汉斯巨细胞形成	结核结节
	③蜡质——免疫佐剂活性,引发机体迟发性变态反应	空洞形成、干酪液化
	④索状因子——对宿主有毒性,并有免疫佐剂活性	—
	⑤硫脂——与结核分枝杆菌毒力有关,破坏宿主巨噬细胞功能	—
蛋白质	属完全抗原,是结核菌素的主要成分,可诱发皮肤变态反应	OT试验
多糖类	菌体多糖与血清反应等免疫应答有关	免疫应答

记忆:磷脂→灵芝→结节→结核结节; 蜡质→蜡烛→在肺内燃烧→空洞形成、干酪液化。

2. 结核菌感染

(1)**传染源** 主要是结核病患者,即痰直接涂片阳性者。

(2)**传播途径** 肺结核多经呼吸道传播,飞沫传播为最重要的传播途径,经消化道、皮肤等途径传播罕见。

(3)**易感人群** 机体自然免疫力低下和获得性特异性抵抗力低下者是结核病的易感人群。如婴幼儿、老年人、HIV感染者、免疫抑制剂使用者、慢性疾病患者免疫力低下等。

3. 结核病的发生与发展

(1)**结核病免疫和迟发性变态反应** 结核分枝杆菌并不分泌毒素,而是通过细胞免疫对人体组织造成破坏,体液免疫对控制结核分枝杆菌感染的作用并不重要。人体感染结核分枝杆菌后,首先是肺泡内巨噬细胞作出反应→大量分泌IL-1、IL-6和TNF-α等细胞因子→吸引淋巴细胞和单核细胞积聚在结核分枝杆菌周围→肉芽肿形成→限制结核分枝杆菌扩散并杀灭之。CD4$^+$T细胞参与其中。

临床上常将免疫反应、变态反应（Ⅳ型、迟发型）与过敏反应混为一谈，考试中应严格区分。

	免疫反应（CMI）	变态反应（DTH、Ⅳ型、迟发型）
抗原类型	多糖类	蜡质（参与结核变态反应） 菌体蛋白（诱发皮肤变态反应）
抗原量	高剂量抗原易引发	低剂量抗原易引发
对机体影响	获得特异性免疫力，对人体起保护作用	对人体组织起破坏作用，对细菌也不利
发病	常发生于继发结核感染患者	常发生于原发结核感染患者
临床特点	局部反应轻微	多发生于结核分枝杆菌侵入人体4～8周后。可出现皮肤红斑、溃疡、坏死、干酪化、空洞形成，结核分枝杆菌大量繁殖，易扩散
免疫抑制剂	可抑制免疫反应	也可同时抑制变态反应

【例1】1997NO150X 下列关于结核杆菌的描述中，哪些是正确的？

A. 多糖类参与免疫反应
B. 脂类与细菌毒力有关
C. 蛋白与蜡质D结合使机体产生变态反应
D. 分泌外毒素，引起组织坏死和全身中毒症状

【例2】1998NO60A 有关出现结核病变态反应，下列哪项是错误的？

A. 常发生于原发结核感染的病人
B. 多发生于结核分枝杆菌侵入人体后4～8周
C. 局部可出现渗出性炎症，但不出现干酪样坏死
D. 结核菌素试验呈阳性
E. 可出现皮肤结节性红斑

（2）原发型肺结核与继发型肺结核的鉴别

	原发型肺结核	继发型肺结核
定义	指结核分枝杆菌初次感染在肺内发生的病变	指肺结核复发或再次感染肺结核
好发年龄	儿童	成人
好发部位	肺上叶下部或下叶上部近胸膜处（8版病理学P353）	肺上叶尖后段、下叶背段和后基底段
起病情况	隐匿	缓慢，干酪型可急性发病
临床表现	轻微且短暂，类似"上感"	迁延，全身毒性症状、咳嗽、咯血等
并发症	一般无	干酪性坏死、空洞形成
播散途径	淋巴道、血道	支气管
预后	95%自愈	可多种表现

注意：①继发性肺结核的好发部位——肺尖部（8版病理学P355）。
②继发型肺结核的好发部位——肺上叶的尖后段、下叶的背段和后基底段（8版内科学P65）。
③继发型肺结核的好发部位——肺上叶尖后段和下叶背段（7版内科学P50、6版内科学P44）。

原发综合征　原发病灶和肿大的气管支气管淋巴结，合称为原发综合征。X线胸片表现为哑铃型阴影，即"原发病灶→引流淋巴管炎→肿大的肺门淋巴结"。

【例3】1999NO149X 原发性肺结核的基本病变包括（病理学试题）

A. 原发病灶
B. 肺门淋巴结结核
C. 血源性结核病
D. 结核性淋巴管炎

A. 淋巴道播散　　B. 血路播散　　C. 二者均有　　D. 二者均无

【例4】2002NO127C 原发性肺结核的常见播散方式是（病理学试题）

【例5】2002NO128C 继发性肺结核的常见播散方式是（病理学试题）

【例6】2012NO170X 继发型肺结核的好发部位为（按8版内科学P65观点答案为ABD，原答案为AD）

    A. 上叶尖后段   B. 下叶后基底段   C. 右中叶或左舌叶   D. 下叶背段

二、临床表现

1. 全身症状

发热为最常见症状，多为长期午后潮热。部分患者有乏力、盗汗、食欲减退、体重减轻等。

2. 呼吸系统症状

（1）咳嗽咳痰 咳嗽、咳痰2周以上或痰中带血是肺结核的常见可疑症状，咳嗽较轻，干咳或少量黏液痰。

（2）咯血 约1/3的患者咯血。多数患者为少量咯血，少数患者为大咯血。痰中带血主要为炎性病灶毛细血管扩张所致；中等量以上咯血，则与小血管损伤或来自空洞的血管瘤破裂有关。咯血后低热可能因小支气管内残留血块吸收或阻塞支气管感染所致。若发热持续不退，则应考虑结核病灶播散。

（3）胸痛 结核病灶累及胸膜时可表现为胸痛，为胸膜性胸痛。

（4）呼吸困难 多见于干酪样肺炎、大量胸腔积液患者。

3. 体征 取决于病变性质和范围。

（1）病变范围较小 可无任何体征。

（2）渗出性病变范围较大或干酪样坏死 肺实变体征：语颤增强、叩诊浊音、支气管呼吸音和细湿啰音。

（3）较大空洞病变 可闻及支气管呼吸音。

（4）较大范围的纤维条索形成 气管移向患侧，患侧胸廓塌陷，叩诊浊音，呼吸音减弱，可闻及湿啰音。

（5）结核性胸膜炎和支气管结核 结核性胸膜炎可有胸腔积液征，支气管结核可闻及局限性哮鸣音。

（6）结核性风湿症 少数患者可以类似风湿热样变性，称为结核性风湿症。多见于青年女性。常累及四肢大关节，在受累关节附近可见结节性红斑或环形红斑，间歇出现。

【例7】2001NO56A 关于结核病的呼吸系统症状，下列哪项正确？

    A. 约半数的病人有不同程度的咯血   B. 痰中带血可因空洞的血管瘤破裂造成

    C. 炎症波及壁层胸膜可出现剧烈胸痛   D. 咯血后发热持续不退，提示有结核病播散

    E. 一般无急骤出现的呼吸困难

【例8】2004NO57A 下列关于肺结核患者咯血的叙述，正确的是

    A. 大量咯血多伴有胸痛   B. 约有1/2的患者有不同程度的咯血

    C. 大量咯血主要是由于肺小动脉破裂   D. 痰中带血主要为病灶毛细血管扩张所致

    E. 咯血后常伴有低热的原因主要是并发感染

三、诊断与鉴别诊断

1. 常用检查方法

（1）X线检查 胸部X线检查是诊断肺结核的常规首选方法。肺结核的影像学特点是病变多发生在上叶的尖后段、下叶的背段和后基底段，密度不均匀、边缘较清晰、变化较慢，易形成空洞和播散病灶。

（2）CT 能提高分辨率，对病变细微特征进行评价。常用于对肺结核的诊断以及与其他胸部疾病的鉴别。

（3）痰涂片检查 是简单、快速、易行和可靠的方法，但欠敏感。痰中含菌量 > 5000 ~ 10000 个/ml 可呈阳性结果。痰涂片检查阳性只能说明痰中含有抗酸杆菌，不能区分是结核分枝杆菌还是非结核性分枝杆菌，由于非结核性分枝杆菌致病的机会非常少，故痰中检出抗酸杆菌对诊断肺结核有极重要的意义。

（4）痰结核杆菌培养 是诊断结核病的金标准，但费时较长，一般为2~8周，临床上少用。

（5）纤支镜检查 常用于支气管结核和淋巴结支气管瘘的诊断，可以取活组织检查。

（6）结核菌素试验（PPD试验） 该试验广泛用于检出结核分枝杆菌的感染，而非检出结核病。结核菌素试验对儿童、少年和青年的结核病诊断有参考意义。由于我国广泛推行卡介苗接种，结核菌素试验

阳性不能区分是结核分枝杆菌的自然感染还是卡介苗接种的免疫反应。因此,结核菌素试验阳性仅对未接种卡介苗的婴幼儿的诊断较有价值。结核分枝杆菌感染后需 4～8 周才能建立充分的变态反应,在此之前,结核菌素试验可呈阴性;营养不良、HIV 感染、麻疹、水痘、癌症、严重的细菌感染(包括重症结核病如粟粒性结核病、结核性脑膜炎)等,结核菌素试验结果则多为阴性或弱阳性。

(7)γ-干扰素释放试验(IGRAs) 通过特异性抗原 ESAT-6 和 GFP-10 与全血细胞共同孵育,然后检测 γ-干扰素水平,可以区分结核分枝杆菌的自然感染与卡介苗接种和大部分非结核分枝杆菌感染,因此诊断结核感染的特异性明显高于 PPD 试验。

【例 9】2015NO170X 结核菌素试验阴性可见于

A. 结核性脑膜炎　　　　　　　　　B. 儿童结核
C. 癌症合并结核　　　　　　　　　D. 营养不良合并结核

2. 结核病分类和诊断要点

结核病分原发型肺结核、血行播散型肺结核、继发型肺结核(浸润性肺结核、空洞性肺结核、结核球、干酪样肺炎、纤维空洞性肺结核)、结核性胸膜炎、其他肺外结核、菌阴肺结核。

	原发型肺结核	血行播散型肺结核	浸润性肺结核	纤维空洞性肺结核
好发年龄	少年儿童	婴幼儿、青少年	成人	成人
发病	隐匿	急性、亚急性、慢性	缓慢	慢性迁延、反复进展
好发部位	通气较大的部位	全肺或双上、中肺野	肺尖和锁骨下	不定
特点	最易自愈的类型	最严重的类型	最常见的类型	肺组织破坏严重
X线	原发综合征表现(哑铃型阴影)	急性、亚急性、慢性的表现不同(见下)	小片状或斑点状阴影,可融合和形成空洞	纤维厚壁空洞形成广泛纤维增生

	急性血行播散型肺结核(急性粟粒型肺结核)	亚急性、慢性血行播散型肺结核
好发人群	婴幼儿、青少年(成人少见)	成人
发病情况	抵抗力低下,大量结核杆菌经血行进入肺部	人体免疫力较高,少量结核杆菌经血行入肺
起病情况	起病急,持续高热,全身中毒症状重	起病较缓,症状轻,全身中毒症状轻或无
X线	病变分布——全肺(从肺尖至肺底)大小、密度、分布三均匀的粟粒状结节阴影	病变分布——双上、中肺野 大小、密度、分布三不均的粟粒状阴影

(1)空洞性肺结核 空洞形态不一。多由干酪渗出病变溶解形成洞壁不明显的、多空腔的虫蚀样空洞;伴有周围浸润病变的新鲜的薄壁空洞,也可出现张力性空洞、干酪溶解性空洞。

(2)结核球 直径 2～4cm。多由干酪样病变吸收和周边纤维包裹或干酪空洞阻塞性愈合而形成,中间可有钙化灶或液化坏死形成的空洞,同时 80% 以上结核球有卫星灶,可作为诊断及鉴别诊断的参考。

(3)干酪样肺炎 多发生于:①机体免疫力差、细菌数量多;②有淋巴结支气管瘘,淋巴结中的大量干酪样物质进入肺内。大叶性干酪样肺炎 X 线呈大叶性密度均匀磨玻璃状阴影,逐渐出现溶解区,呈虫蚀样空洞,痰菌阳性。小叶性干酪样肺炎症状体征较轻,X 线呈小叶斑片播散病灶,多发生在双肺中下部。

(4)纤维空洞性肺结核 病程长,反复进展恶化,肺组织破坏重,肺功能严重受损,可出现纤维厚壁空洞和广泛纤维增生,造成肺门抬高和肺纹理呈垂柳样,患侧肺组织收缩,纵隔移向患侧。长期痰菌阳性且耐药。

(5)菌阴肺结核 为 3 次痰涂片及 1 次痰培养阴性的肺结核。其诊断标准为:①典型肺结核临床症状和胸片表现;②抗结核治疗有效;③临床可排除其他非结核性肺部疾患;④PPD(5IU)强阳性,血清抗结核抗体阳性;⑤痰结核菌 PCR 和探针检测呈阳性;⑥肺外组织病理证实结核病变;⑦支气管肺泡灌洗液检出抗酸分枝杆菌;⑧支气管或肺部组织病理证实结核病变。具备①～⑤中 3 项或⑦～⑧中任何 1 项可确诊。

【例 10】2011A(执医试题)下列检查结果中,对诊断痰菌阴性肺结核意义最大的是

A. PPD 试验阳性　　　　B. 典型的胸部 X 线表现　C. 血结核抗体阳性

D. 痰结核杆菌 PCR 阳性 E. 血 ADA(腺苷脱氨酶)水平增高

3. 肺结核的记录方式

按结核病分类、病变部位、范围、痰菌情况、化疗史程序书写。如:继发型肺结核双上涂(＋),复治。

4. 鉴别诊断

(1)**肺炎**　起病急,伴发热、咳嗽咳痰。胸片为密度较淡且较均匀的片状或斑片状阴影,抗菌治疗有效。

(2)**慢阻肺(COPD)**　多表现为慢性咳嗽、咳痰,少有咯血。肺功能检查为阻塞性通气功能障碍。

(3)**支气管扩张**　慢性反复咳嗽、咳痰,多有大量脓痰、常反复咯血。胸片及高分辨 CT 可确诊。

(4)**肺癌**　多有长期吸烟史,表现为刺激性咳嗽,痰中带血,胸痛,消瘦等。胸片见肿块呈分叶状,有毛刺、切迹,可见偏心厚壁空洞。

(5)**肺脓肿**　多有高热、咳大量脓臭痰,胸片表现为带液平面的空洞伴周围浓密炎性阴影。

四、治疗

1. 化学治疗

(1)**化疗原则**　早期、规律、全程、适量、联合。整个过程分强化和巩固两个阶段。

(2)**化疗的主要作用**　杀菌、灭菌、防止耐药菌产生。

(3)**化学治疗的生物学机制**

①药物对不同代谢状态和不同部位结核杆菌的作用　结核杆菌根据代谢状态,分为 A、B、C、D4 个菌群。

	A 群结核杆菌	B 群结核杆菌	C 群结核杆菌	D 群结核杆菌
繁殖状态	快速繁殖	半静止状态	半静止状态	完全休眠状态
存在部位	巨噬细胞外,干酪液化处	巨噬细胞内,空洞壁	干酪灶中	病灶中
特性	细菌数量大 易产生耐药变异菌	繁殖速度缓慢	可间歇性短暂繁殖	无致病力 无传染性
敏感药物	异烟肼＞链霉素＞利福平	吡嗪酰胺＞利福平＞异烟肼	利福平＞异烟肼	无任何药物敏感

记忆:①A 群结核杆菌对**异**烟肼最敏感——记忆为英文字母"A"对应数字"1"→异。

②B 群结核杆菌对**吡**嗪酰胺最敏感——记忆为英文字母"B"为"吡"拼音的首个字母。

②**耐药性**　现代化疗多采用联合用药,通过交叉杀菌作用来**防止耐药性**产生。联合用药后中断治疗或不规律用药仍可产生耐药性。其产生机制是各种药物开始早期杀菌作用速度的差异,某些菌群只有一种药物起灭菌作用,而在菌群再生长期间和菌群延缓生长期药物抑菌浓度存在差异所造成的结果。

③**间歇化疗**　其理论依据是结核分枝杆菌的延缓生长期。**氨硫脲**没有延缓生长期,不适于间歇化疗。

④**顿服**　抗结核药物血中高峰浓度的杀菌作用,优于经常性维持较低药物浓度水平的情况。研究表明,顿服的效果优于分次口服。

(4)**常用抗结核药**

	制菌机理	作用部位	特点	副 作 用
异烟肼(INH,H)	抑制 DNA 合成	细胞内外	杀菌剂	周围神经炎,偶有肝功能损害
利福平(RFP,R)	抑制 mRNA 合成	细胞内外	杀菌剂	肝功能损害、过敏反应
链霉素(SM,S)	抑制蛋白质合成	细胞外	杀菌剂	听力障碍、肾功能损害、眩晕
吡嗪酰胺(PZA,Z)	吡嗪酸抑菌	细胞内	杀菌剂	肝功能损害、高尿酸、关节痛
乙胺丁醇(EMB,E)	抑制 RNA 合成	—	抑菌剂	球后视神经炎
对氨基水杨酸(PAS,P)	干扰中间代谢	—	抑菌剂	胃肠不适、肝功能损害、过敏反应

记忆：①抗结核药的副作用记忆为——以后一周练听力、利肝安胃肠(乙后-异周-链听力-利肝-氨胃肠)。
②具有肝毒性的抗结核药——异烟肼-对氨基水杨酸-利福平-吡嗪酰胺,记忆为一对利比亚人(异对利吡)。

    A. 异烟肼   B. 利福平   C. 吡嗪酰胺   D. 乙胺丁醇

【例11】2015NO141B 对结核分枝杆菌 A 菌群作用最强的药物是

【例12】2015NO142B 对结核分枝杆菌 B 菌群作用最强的药物是

    A. 对氨基水杨酸钠   B. 乙胺丁醇   C. 二者均是   D. 二者均非

【例13】2003NO119C 能杀灭结核分枝杆菌的药物是

【例14】2003NO120C 对结核分枝杆菌有抑菌作用的药物是

【例15】2002NO60A 结核性胸膜炎治疗过程中应用乙胺丁醇,最易出现的不良反应是

    A. 皮疹   B. 药物热   C. 胃肠道刺激

    D. 肾功能损害   E. 球后视神经炎

【例16】2018NO154X 下列抗结核药中,属于杀菌药的有

    A. 异烟肼   B. 利福平   B. 吡嗪酰胺   D. 对氨基水杨酸

(5)标准化疗方案　初治活动性肺结核和复治涂阳肺结核的治疗方案如下表。

	每日用药方案	间歇用药方案
初治活动性涂阳肺结核	2HRZE/4HR	$2H_3R_3Z_3E_3/4H_3R_3$
初治活动性涂阴肺结核	2HRZE/4HR	$2H_3R_3Z_3E_3/4H_3R_3$
复治涂阳敏感肺结核	2HRZSE/6~10HRE	$2H_3R_3Z_3S_3E_3/6~10H_3R_3E_3$

(6)耐多药肺结核(MDR-TB)　①详细了解患者用药史,该地区常用抗结核药物和耐药流行情况;②尽量作药敏试验;③严格避免只选用一种新药加到原失败方案;④WHO 推荐尽可能采用新一代的氟喹诺酮类药物;⑤不使用交叉耐药的药物;⑥治疗方案至少含 4 种二线的敏感药物;⑦至少包括吡嗪酰胺、氟喹诺酮类、注射用卡那霉素或阿米卡星、乙硫或丙硫异烟肼和 PAS 或环丝胺酸;⑧药物剂量依体重决定;⑨加强期应为 8 个月,总治疗期为 20 个月或更长,以治疗效果决定。监测治疗效果最好以痰培养为准。

【例17】2014NO170X 耐多药结核病的治疗原则包括

    A. 三联抗结核治疗   B. 有广泛病变的应延长治疗至 24 个月

    C. 通常含强化期和继续期 2 个阶段   D. 痰涂片和培养阴转后至少治疗 12 个月

2. 咯血的治疗

(1)少量咯血　多以安慰患者、消除紧张、卧床休息为主,可用氨基己酸、氨甲苯酸(止血芳酸)、酚磺乙胺(止血敏)、卡巴克洛(安络血)等药物治疗。

(2)大量咯血　首选垂体后叶素缓慢静脉注射。垂体后叶素可收缩小动脉,使肺循环血量减少而达到较好的止血效果,但高血压、冠心病、心衰患者和孕妇禁用。

(3)支气管动脉破裂造成的大咯血　可采用支气管动脉栓塞法。

3. 糖皮质激素的应用

糖皮质激素仅用于结核毒性症状严重者,且必须确保在有效抗结核药物治疗的情况下使用。

4. 肺结核的外科治疗

适应证是经合理化疗后无效、多重耐药的厚壁空洞、大块干酪灶、结核性脓胸、支气管胸膜瘘、大咯血保守治疗无效者。

【例18】1994NO61A 常用于杀菌作用并能透过血脑屏障,以及在胸水、干酪性病灶中浓度较高的抗结核药是

    A. 链霉素   B. 对氨基水杨酸   C. 利福平

    D. 异烟肼   E. 氨硫脲

五、相关疾病与防控措施

1. 肺结核与相关疾病

（1）HIV/AIDS　结核病是 HIV/AIDS 最常见的机会感染性疾病。

HIV 与结核分枝杆菌双重感染病例的临床特点是：①症状和体征多（如体重减轻，长期发热，持续性咳嗽）；②淋巴结肿大多见（全身淋巴结肿大，触痛，胸片示肺门淋巴结肿大成团块状）；③下叶病变多见；④胸膜和心包有渗出；⑤治疗过程中常出现药物不良反应；⑥耐药菌株多；⑦结核菌素试验常为阴性。

（2）肝炎　异烟肼、利福平、吡嗪酰胺均有潜在的肝毒性作用。严重肝损害的发生率为1%，约20%的患者可出现无症状的轻度转氨酶升高，无需停药。如有食欲不振、黄疸、肝大应立即停药，直至肝功能恢复正常。如肝炎严重，肺结核又必须治疗，可考虑使用 2SHE/10HE 方案。

（3）糖尿病　糖尿病合并肺结核有逐年增高趋势。两病相互影响，糖尿病对肺结核治疗的不利影响比较显著，肺结核的治疗必须在控制糖尿病的基础上才能奏效。肺结核合并糖尿病的化疗原则与单纯肺结核相同，只是治疗期可适当延长。

（4）矽肺（硅沉着病）　矽肺患者是并发肺结核的高危人群，Ⅲ期矽肺合并肺结核的比例可高达50%以上。矽肺合并结核的治疗与单纯肺结核的治疗相同。

【例19】2016NO170X　HIV/AIDS 并发肺结核的特点有
A. 结核菌素试验常为阴性　　　　　B. 下叶病变多见
C. 容易出现空洞　　　　　　　　　D. 出现药物不良反应较多

2. 结核病控制策略与措施

（1）全程督导化学治疗　可以提高治疗依从性和治愈率，减少多耐药病例的发生。

（2）病例报告和转诊　肺结核属于乙类传染病，各级医疗预防机构要专人负责，做到及时、准确、完整地报告肺结核疫情，同时做好转诊工作。

（3）病例登记和管理　肺结核具有病程较长、易复发、具有传染性等特点，通过对确诊肺结核病例的登记达到掌握疫情、便于管理的目的。

（4）卡介苗接种　对预防成人肺结核的效果很差，但对预防儿童结核性脑膜炎、粟粒型结核效果较好。新生儿进行卡介苗接种后，仍须注意采取与肺结核患者隔离的措施。

（5）预防性化疗　主要用于受结核分枝杆菌感染易发病的高危人群，包括 HIV 感染者、涂阳肺结核患者的密切接触者、未经治疗的肺部硬结纤维病灶（无活动性）、矽肺、糖尿病、长期使用糖皮质激素或免疫抑制剂者、吸毒者、营养不良者、儿童青少年结核菌素试验硬结直径≥15mm 者。常用异烟肼 300mg/d，顿服 6~9 个月；或利福平＋异烟肼，每日顿服 3 个月。

▶ **常考点**　考试重点，希望同学们全面掌握。

参考答案——详细解答见《贺银成2019考研西医临床医学综合能力历年真题精析》

1. ABCDE　2. ABCDE　3. ABCDE　4. ABCDE　5. ABCDE　6. ABCDE　7. ABCDE
8. ABCDE　9. ABCDE　10. ABCDE　11. ABCDE　12. ABCDE　13. ABCDE　14. ABCDE
15. ABCDE　16. ABCDE　17. ABCDE　18. ABCDE　19. ABCDE

第5章　原发性支气管肺癌与间质性肺疾病

▶ **考纲要求**

①原发性支气管肺癌的病因和发病机制、临床表现和分期、实验室和其他检查、诊断、鉴别诊断和治疗。②间质性肺疾病的病因和发病机制、临床表现、实验室和其他检查、诊断、鉴别诊断和治疗。

▶ **复习要点**

一、原发性支气管肺癌

1. 病因和发病机制

（1）**吸烟**　吸烟是肺癌死亡率进行性增加的首要原因。烟雾中的苯并芘、尼古丁、亚硝胺和少量放射性钋等均有致癌作用，尤其易致鳞癌和未分化小细胞癌。吸烟者发生肺癌的危险性较不吸烟者高 9～10 倍。

（2）**职业致癌因子**　已被确认的致癌因素包括石棉、砷、铬、镍、铍、煤焦油、芥子气、三氯甲醚、氯甲甲醚、烟草的加热产物、电离辐射、微波辐射等。这些因素可使肺癌发生的危险性增高 3～30 倍。

（3）**空气污染**　室内空气污染包括被动吸烟、燃烧燃料和烹调过程中产生的致癌物。室外空气污染包括 3,4-苯并芘、氧化亚砷、放射性物质、镍、铬化合物等致癌物质。

（4）**电离辐射**　大剂量电离辐射可引起肺癌。一般人群中电离辐射约 50% 来自自然界，45% 为医疗照射。

（5）**饮食与营养**　较少食用含 β 胡萝卜素的蔬菜和水果，肺癌发生的危险性升高。

（6）**其他诱发因素**　如肺结核、病毒感染、真菌毒素（黄曲霉）等。

（7）**遗传和基因改变**　与肺癌密切相关的癌基因有 *ras* 和 *myc* 基因家族、*c-erbB2*、*bcl-2*、*c-fos*、*c-jun* 等，相关的抑癌基因有 *p53*、*Rb*、*CDKN2*、*FHIT* 基因等。

2. 临床分期

肺癌的 TNM 分期及临床分期详见 8 版内科学 P77 表 2-8-1、表 2-8-2。

3. 临床表现

（1）**原发肿瘤引起的症状和体征**

①**咳嗽**　为早期症状，常为无痰或少痰的刺激性干咳，当肿瘤引起支气管狭窄后咳嗽可加重。

②**痰血或咯血**　多见于中央型肺癌。肿瘤向腔内生长可有痰中带血；侵蚀大血管，可引起大咯血。

③**气短或喘鸣**　肿瘤向支气管内生长，或转移到肺门淋巴结压迫主支气管，或引起部分气道阻塞，可有呼吸困难、气短、喘息。偶可表现为喘鸣，可闻及局限性或单侧哮鸣音。

④**发热**　肿瘤组织坏死可引起发热，多数发热的原因为肿瘤引起的阻塞性肺炎。

⑤**体重下降**　为晚期恶性肿瘤的常见症状之一。

（2）**肺外胸内扩展引起的症状和体征**

①**胸痛**　多由于肿瘤侵犯胸膜所致。肿瘤压迫肋间神经，胸痛可累及其分布区域。

②**声音嘶哑**　为肿瘤压迫喉返神经所致，多见于左侧。

③**咽下困难**　为肿瘤压迫食管所致。

④**胸水**　10% 的患者有不同程度的胸水，提示肿瘤转移至胸膜或肺淋巴回流受阻。

⑤**上腔静脉阻塞综合征**　为肿瘤压迫上腔静脉所致，表现为头面部和上半身淤血水肿，颈部肿胀，颈静脉怒张。

⑥**Horner 综合征**　肺尖部肺癌（肺上沟瘤、Pancoast 癌）压迫交感神经，引起病侧眼睑下垂、瞳孔缩小、眼球内陷，同侧额部与胸壁无汗，称为 Horner 综合征。

（3）**胸外转移引起的症状和体征**　多见于小细胞肺癌，其次为未分化癌、腺癌、鳞癌等。

①转移至中枢神经系统　可引起颅内压增高、癫痫发作、偏瘫、小脑功能障碍等。

②转移至骨骼　大多为溶骨性病变，少数为成骨性。肿瘤常转移至脊柱后，出现椎管受压症状。

③转移至腹部　如胰腺、胃肠道、肾上腺、腹膜后淋巴结等。

④转移至淋巴结　锁骨上淋巴结是肺癌转移的常见部位。

（4）**胸外表现**　是指肺癌非转移性胸外表现，又称副癌综合征。

①肥大性肺性骨关节病　多侵犯上、下肢长骨远端，导致杵状指（趾）和肥大性骨关节病。

②异位促性腺激素　多见于大细胞肺癌，表现为男性轻度乳房发育、增生性骨关节病。

③分泌促肾上腺皮质激素样物　多见于小细胞肺癌、支气管类癌，常引起库欣综合征。

④分泌抗利尿激素　可引起厌食、恶心、呕吐等水中毒症状，其特征为低钠、低渗（血钠 <135mmol/L，血浆渗透压 <280mOsm/kg）。

⑤神经肌肉综合征　包括小脑皮质变性、脊髓小脑变性、周围神经病变、重症肌无力、肌病等。

⑥高钙血症　可由骨转移、肿瘤分泌过多甲状旁腺素相关蛋白引起，常见于鳞癌。

⑦类癌综合征　表现为皮肤、心血管、胃肠道和呼吸功能异常。

4. 辅助检查

（1）**胸片**　①中央型肺癌：向腔内生长可引起支气管阻塞征象，肺不张伴肺门淋巴结肿大时，下缘可表现为倒 S 状影像，为右上叶中央型肺癌的典型征象。②周围型肺癌：早期多呈局限性小斑片状阴影，晚期为圆形或类圆形阴影，边缘分叶状，常伴脐凹或细毛刺。③肺泡细胞癌有结节型和弥漫型两种表现。

（2）**磁共振（MRI）**　与 CT 相比，在明确肿瘤与血管之间的关系上有优越性，而在发现小病灶（<5mm）方面则不如 CT 敏感。

（3）**单光子发射计算机断层显像（SPECT）**　可进行肿瘤定位、定性和骨转移判断。

（4）**痰脱落细胞学检查**　重复 3 次以上，对中央型肺癌诊断率可达 80%，周围型可达 50%。

（5）**纤维支气管镜**　主要适于中央型肺癌，活检率可达 93%。

（6）**针吸细胞学检查**　主要适于周围型肺癌。

（7）**纵隔镜检查**　有利于肿瘤的诊断及 TNM 分期。

（8）**胸腔镜检查**　主要用于确定胸腔积液和胸膜肿块的性质。

5. 鉴别诊断

肺癌需与肺结核、肺炎、肺脓肿、纵隔淋巴瘤、肺部良性肿瘤等相鉴别。

6. 治疗

（1）**非小细胞肺癌**　对于局限性病变可采用手术、根治性放疗、根治性综合治疗等。对于播散性病变可采用化疗、放疗、靶向治疗等。

（2）**小细胞肺癌**　多采用以化疗为主的综合治疗。

二、间质性肺疾病概述

间质性肺疾病（ILD）也称为弥漫性实质性肺疾病，是一组主要累及肺间质和肺泡腔，导致肺泡-毛细血管功能单位丧失的弥漫性肺疾病。主要临床表现为进行性加重的呼吸困难、限制性通气功能障碍伴弥散功能降低、低氧血症以及影像学上的双肺弥漫性病变。

1. 病因和发病机制

间质性肺疾病包括 200 多种急性和慢性肺部疾病，其中大多数疾病的病因还不明确。虽然本病发病机制不明，但都有共同的发病规律，即肺间质、肺泡、肺小血管、末端气道存在不同程度炎症，在炎症和修复过程中导致肺纤维化的形成。

2. 临床表现

不同ILD的临床表现不完全相同，多数起病隐匿。

(1)呼吸困难　为最常见的症状，疾病早期仅在活动时出现，随着疾病进展呈进行性加重。

(2)咳嗽　多为持续性干咳，少有咯血、胸痛、喘鸣。

(3)全身症状　如发热、盗汗、乏力、消瘦、皮疹、肌肉关节疼痛、肿胀、口干、眼干燥等。

(4)Velcro啰音(爆裂音)　两肺底可闻及吸气末细小的干性爆裂音(Velcro啰音)是ILD的常见体征,尤其是特发性肺纤维化。爆裂音也可见于胸部影像学正常者,因此爆裂音对ILD缺乏诊断特异性。

(5)杵状指(趾)　为晚期常见征象,常提示严重的肺结构破坏和肺功能受损。

(6)肺动脉高压和肺心病体征　为晚期表现,可出现发绀、呼吸急促、P_2亢进、下肢水肿等。

(7)系统疾病体征　皮疹、关节肿胀、变形等可能提示结缔组织病。

3. 辅助检查与诊断

(1)病史　详细的职业接触史和用药史等往往是诊断的重要线索。

(2)胸片　绝大多数患者胸片显示双肺弥漫性阴影,阴影可呈网格条索状、弥漫磨玻璃状、结节状等。

(3)高分辨CT(HRCT)　能细致显示肺组织和间质形态的结构变化和大体分布特点,是诊断ILD的重要手段。ILD的HRCT表现包括弥漫性结节影、磨玻璃样变、肺泡实变、小叶间隔增厚、胸膜下线、网格影伴囊腔形成或蜂窝状改变,常伴牵拉性支气管扩张或肺结构改变。

(4)肺功能测定　以限制性通气功能障碍和气体交换障碍为特征。

①限制性通气障碍　表现为肺总量(TLC)、肺活量(VC)和残气量(RV)均减少,肺顺应性降低,一秒钟用力呼气容积/用力肺活量(FEV_1/FVC)正常或增加。

②气体交换障碍　表现为CO弥散量(DL_{CO})下降,肺泡-动脉氧分压差$[P_{(A-a)}O_2]$增加,低氧血症。

(5)支气管镜检查　纤维支气管镜检查并进行支气管肺泡灌洗(BAL)或(和)经支气管肺活检(TBLB)对于了解弥漫性肺部渗出性病变的性质,鉴别ILD具有一定的帮助。

(6)肺活检　对确定临床病理类型是必要的。

【例1】2010N0171X 间质性肺病的典型肺功能检查结果有

　　A. $FEV_{1.0}/FVC$下降　　　B. CO弥散量下降　　　C. VC下降　　　D. TLC下降

三、特发性肺纤维化(IPF)

IPF是一种慢性、进行性、纤维化性间质性肺疾病,组织学和(或)胸部HRCT特征性表现为普通型间质性肺炎(UIP),病因不清,好发于老年人。IPF是最常见的一种特发性间质性肺炎,占47%~71%。

1. 病因

(1)吸烟　吸烟指数超过20包年,患病的危险性明显增加。

(2)病毒感染　研究表明,病毒感染(如EB病毒)与本病有关,但在发病中的确切作用不明确。

(3)胃食管反流病　IPF常合并胃食管反流病,提示胃食管反流病所致的微小吸入可能与IPF发病有关,但两者之间的因果关系还不十分清楚。

(4)遗传易感性　家族性IPF病例的报道提示本病存在一定的遗传易感性,但尚未证实特定的遗传异常。

2. 发病机制

目前认为IPF起源于肺泡上皮反复发生微小损伤后的异常修复。反复的微小损伤导致肺泡上皮凋亡,上皮异常激活产生多种生长因子和趋化因子诱导固有成纤维细胞增生,趋化循环纤维细胞到肺脏损伤部位,刺激上皮基质转化、成纤维细胞分化为肌成纤维细胞,促进成纤维细胞和肌成纤维细胞灶的形成。肌成纤维细胞增生分泌过量细胞外基质,导致纤维瘢痕形成、蜂窝囊形成、肺结构破坏和功能丧失。

3. 临床表现

(1)**起病隐匿**　多于 50 岁以后发病。

(2)**呼吸困难**　主要表现为活动性呼吸困难,渐进性加重,常伴干咳。

(3)**全身症状**　不明显。可有不适、乏力、体重减轻,但很少发热。75% 有吸烟史。

(4)**体征**　约半数患者可见杵状指(趾)。90% 患者可在双肺基底部闻及吸气末细小的 Velcro 啰音。病程晚期可出现发绀、肺动脉高压、右心衰竭征象。

4. 辅助检查

主要检查是 X 线和肺功能。HRCT 有利于发现早期病例,是诊断 IPF 的重要手段之一。

(1)**胸部 X 线**　通常显示双肺外带、胸膜下、基底部分布明显的网状或网结节模糊影,伴有蜂窝状改变。

(2)**HRCT**　可显示普通型间质性肺炎的特征性改变,诊断准确性 >90%,因此 HRCT 已成为诊断本病的重要方法,可以替代外科肺活检。HRCT 典型普通型间质性肺炎的表现为:①病变呈网格状改变、蜂窝状改变,伴或不伴牵拉支气管扩张;②病变以胸膜下、基底部分布为主。

(3)**肺功能**　主要表现为限制性通气功能障碍、弥散量降低伴低氧血症或 I 型呼吸衰竭。早期静息肺功能可以正常或接近正常,但运动肺功能表现为 $P_{(A-a)}O_2$ 增加、氧分压降低。

(4)**BALF/TBLB**　BALF 细胞分析多表现为中性粒细胞和嗜酸性粒细胞增加,淋巴细胞增加不明显。TBLB 取材太小,不可能作出普通型间质性肺炎的病理诊断。故 BALF 和 TBLB 对 IPF 无诊断意义。

(5)**外科肺活检**　适用于 HRCT 不典型改变、诊断不清楚、没有手术禁忌证的患者。

> **注意:**①诊断 IPF 的主要临床表现为 Velcro 啰音,其他次要表现包括呼吸困难、杵状指。
> ②诊断 IPF 的首选检查为 HRCT,并不是肺功能检查、病理学检查,BALF 和 TBLB 无诊断价值。
> ③HRCT 诊断 IPF 的特征性表现为网格状改变、蜂窝状改变,多分布于双下肺、胸膜下、基底部。
> ④IPF 肺功能检查常表现为限制性通气功能障碍(I 型呼衰)、弥散量降低。

【例 2】2013NO63A 特发性肺纤维化的 HRCT 典型表现是

　　A. 双肺斑片状磨玻璃影　　　　　　　　　　B. 双下肺和胸膜下分布为主的网状改变

　　C. 病灶与周围正常组织形成鲜明对照的"地图状"改变　 D. 双肺结节状阴影

5. 诊断标准

(1)**IPF 的诊断遵循如下标准**　①间质性肺疾病,但排除了其他原因,如环境、药物、结缔组织疾病等;②HRCT 表现为普通型间质性肺炎;③联合 HRCT 和外科肺活检病理表现诊断为普通型间质性肺炎。

(2)**IPF 急性加重**　是指 IPF 患者出现无已知原因可以解释的病情加重或急性呼吸衰竭。诊断标准为:①过去或现在诊断为 IPF;②一个月内发生无法解释的呼吸困难加重;③低氧血症加重或气体交换功能严重受损;④新出现的肺泡浸润影;⑤排除了肺感染、肺栓塞、气胸或心力衰竭等。

6. 治疗　目前除肺移植外,尚无有效治疗药物。

(1)**药物治疗**　目前尚无循证医学证据证明任何药物治疗 IPF 有效,因此不推荐应用糖皮质激素、糖皮质激素 + 免疫抑制剂、糖皮质激素 + 免疫抑制剂 + N-乙酰半胱氨酸、干扰素-γ1b、波生坦、华法林治疗。N-乙酰半胱氨酸可在一定程度上减慢肺功能恶化,部分患者可考虑使用。对于 IPF 急性加重目前多采用较大剂量糖皮质激素治疗,但尚无循证医学证据。

(2)**非药物治疗**　尽可能进行肺康复训练,静息状态下存在明显低氧血症者实行长程氧疗。

(3)**肺移植**　是目前最有效的治疗方法。

> **注意:**①8 版内科学 P91——不推荐使用糖皮质激素、糖皮质激素 + 免疫抑制剂。
> ②7 版内科学 P102——推荐使用糖皮质激素 + 免疫抑制剂(环磷酰胺或硫唑嘌呤)。

(166~167 题共用题干)男性,67 岁,慢性咳嗽,咳少量白痰,活动后气短 3 年,近 2 月气短加重,痰量较多,为脓性痰。查体:口唇轻度发绀,双下肺可闻及 Velcro 啰音,有杵状指。

【例 3】2007NO166A 根据以上病史、症状和体征特点,对该患者最可能的诊断是

    A. 淋巴样间质性肺炎　　　　　　　　　　B. 特发性肺纤维化

    C. 巨细胞型间质性肺炎　　　　　　　　　D. 慢性阻塞性肺病

【例4】2007NO167A 为了确诊,需做进一步检查,下列哪种检查方法最有利于确诊?

    A. 肺功能测定　　　　　B. 支气管肺泡灌洗液检查　C. 肺通气灌注扫描　　　D. HRCT

四、结节病

结节病是一种原因不明的多系统受累的肉芽肿性疾病,主要侵犯肺和淋巴系统,其次是眼部和皮肤。

1. 病因和发病机制

(1)**遗传因素**　家族和病例对照研究证实与结节病易感和表型关系最为密切的基因位于6号染色体的 MHC 区域,其他候选基因如细胞因子、化学趋化因子受体等均不具备可重复性。

(2)**环境因素**　伯氏疏螺旋体、痤疮丙酸杆菌、分枝杆菌等作为结节病的可能病因没有被证实。

(3)**免疫因素**　结节病以受累脏器,尤其是肺的非干酪样坏死性肉芽肿为病理特点,病变组织聚集大量激活的 Th1 型 $CD4^+T$ 细胞和巨噬细胞是其特征性免疫异常表现。

2. 临床表现

(1)**急性结节病**　表现为双侧肺门淋巴结肿大、关节炎、结节性红斑,常伴有发热、肌肉痛、不适。

(2)**亚急性/慢性结节病**　约50%的亚急性/慢性结节病无症状,为体检或胸片偶然发现。

①系统症状　约1/3患者可有非特异性表现,如发热、体重减轻、无力、不适、盗汗。

②胸内结节病　90%患者累及肺,30%～50%有咳嗽、胸痛、呼吸困难,20%有气道高反应性或伴喘鸣音。

③胸外结节病

部位	发生率	临床表现
淋巴结	30%～40%	能触及肿大淋巴结,不融合,可活动,无触痛,不形成溃疡和窦道 以颈部、腋窝、肱骨内上髁、腹股沟淋巴结最常受累
皮肤	25%	结节性红斑、冻疮样狼疮、皮下结节
眼	11%～83%	以葡萄膜炎最常见
心脏	30%	心律失常、心力衰竭、猝死
内分泌	2%～10%	高钙血症,与激活的巨噬细胞、肉芽肿 $1,25-(OH)_2D_3$ 的产生调节障碍有关
其他系统	—	肌肉、骨骼、神经、腮腺、肝肾、胃肠、血液、生殖系统均可受累

3. 辅助检查

(1)**胸片**　90%以上的患者表现 X 线胸片异常,双侧肺门淋巴结肿大伴或不伴右侧气管旁淋巴结肿大是最常见的征象。临床上常根据胸部后前位片对结节病进行分期。

0 期　无异常 X 线表现。

Ⅰ 期　双侧肺门淋巴结肿大,无肺部浸润影。

Ⅱ 期　双侧肺门淋巴结肿大,伴肺部网状、结节状或片状浸润影。

Ⅲ 期　肺部网状、结节状或片状浸润影,无双侧肺门淋巴结肿大。

Ⅳ 期　肺纤维化,蜂窝肺,肺大泡,肺气肿。

(2)**胸部 CT/HRCT**　HRCT 的典型表现为沿着支气管血管束分布的微小结节,可融合成球。其他异常有磨玻璃样变、索条带影、蜂窝肺、牵拉性支气管扩张。病变多侵犯上叶,肺底部相对正常。

(3)**肺功能检查**　Ⅰ期结节病80%肺功能正常。Ⅱ、Ⅲ期结节病肺功能异常者占40%～70%,特征性变化是限制性通气功能障碍、弥散量降低、氧合障碍。约1/3患者同时有气流受限。

(4)**纤维支气管镜**　结节病可通过支气管黏膜活检、TBLB、经支气管淋巴结针吸(TBNA)、支气管内超声引导(EBUS)活检得到诊断,是目前确诊肺结节病的重要手段。

①支气管镜 可见因隆突下淋巴结肿大所致的气管隆突增宽,气管和支气管黏膜受累所致的黏膜结节。

②支气管肺泡灌洗(BAL) 支气管肺泡灌洗液(BALF)细胞学检查主要显示淋巴细胞增加,CD4/CD8 的比值增加(> 3.5)。

③经支气管肺活检(TBLB) 特征性病理改变是非干酪样上皮样细胞性肉芽肿。

4. 诊断

结节病的诊断应符合三个条件:①临床和胸部影像表现与结节病相符合;②活检证实有非干酪样坏死性类上皮肉芽肿;③除外其他原因。

5. 治疗

(1)**自然缓解** 结节病I、II、III期的自然缓解率分别为55% ~90%、40% ~70%、10% ~20%,因此无症状和肺功能正常的I期结节病无需治疗;无症状和病情稳定的II、III期,肺功能轻微异常者,也无需治疗。

(2)**糖皮质激素** 结节病出现明显肺内或肺外症状,尤其累及心脏、神经系统者,需使用全身糖皮质激素治疗。常用泼尼松 0.5mg/(kg·d),连续 4 周,病情好转后逐渐减至维持量,疗程 6~24 个月。

(3)**免疫抑制剂** 如甲氨蝶呤、硫唑嘌呤,主要用于糖皮质激素不能耐受或治疗无效者。

(4)**随访** 结节病的复发率较高,治疗结束后需每 3~6 个月随访 1 次,至少 3 年或直至病情稳定。

(96~98 题共用题干)女性,45 岁。干咳、活动后气短、乏力 2 个月。2 年前曾发现双侧肺门淋巴结肿大,因无症状未予诊治。查体:双下肢可散在分布的红色丘疹,双下肺可闻及少许湿啰音。胸部 CT 提示双肺弥漫性网状、小结节状阴影,双下肺呈蜂窝肺改变,肺门纵隔淋巴结无肿大。

【例5】2015NO96A 患者最可能的诊断是

  A. 肺结核   B. 特发性肺纤维化

  C. 结节病   D. 结缔组织病相关肺间质病

【例6】2015NO97A 对明确诊断意义最大的检查是

  A. 肺功能检查   B. 结核菌素试验   C. 自身抗体检查   D. 支气管镜检查

【例7】2015NO98A 药物治疗总疗程一般不少于

  A. 1 个月   B. 2 个月   C. 3 个月   D. 6 个月

【例8】2016NO64A 男性,66 岁。进行性呼吸困难伴干咳 1 年,无吸烟史。查体:双下肺可闻及爆裂音,可见杵状指。胸部 HRCT 提示双下肺蜂窝状改变。最可能的肺功能指标改变是

  A. FEV_1/FVC 减低   B. TLC 减低   C. RV 增高   D. DL_{CO} 增高

【例9】2017NO46A 女性,48 岁。胸闷、咳嗽 4 个月,无发热。胸部 CT 提示双侧肺门、纵隔淋巴结肿大,伴双肺网格影及小结节影,双下肺少许蜂窝状改变。支气管镜检查显示支气管黏膜呈铺路石样改变,支气管肺泡灌洗液检查最可能的结果是

  A. 中性粒细胞比例升高   B. 淋巴细胞比例升高且 $CD4^+$/$CD8^+$ 比值增高

  C. 淋巴细胞比例升高且 $CD4^+$/$CD8^+$ 比值降低   D. 嗜酸性粒细胞比例升高

五、过敏性肺炎

过敏性肺炎是指易感个体反复吸入有机粉尘抗原后诱发的一种主要通过细胞免疫和体液免疫反应介导的肺部炎症反应性疾病,其特征性病理改变是以淋巴细胞渗出为主的慢性间质性肺炎、细胞性细支气管炎和散在分布的非干酪样坏死性肉芽肿。

1. 临床表现

(1)**急性形式** 是最常见的表现形式。一般在职业或家居环境抗原接触后 4~8 小时出现畏寒、发热、全身不适、胸闷、呼吸困难、咳嗽等。如果脱离抗原接触,病情可于 24~48 小时内恢复。

(2)**亚急性形式** 如果持续暴露于抗原,反复急性发作几周或几个月,逐渐出现持续进行性发展的

呼吸困难,伴体重减轻,可表现为亚急性形式。

(3)**慢性形式**　是长期暴露于低水平抗原或急性、亚急性反复发作后的结果,主要表现为进行性发展的呼吸困难,伴咳嗽、咳痰、体重减轻,肺底部可闻及吸气末 Velcro 啰音,少数有杵状指(趾)。

2. 诊断

(1)**病史**　有吸入有机粉尘的病史。

(2)**临床表现**　发热,咳嗽,呼吸困难,两肺底部闻及 Velcro 啰音。

(3)**HRCT**　胸部 HRCT 显示磨玻璃样影及微细颗粒状阴影、弥漫性网织或小结节影。

(4)**肺功能检查**　表现为弥散功能降低,限制性通气功能障碍。

(5)**支气管肺泡灌洗液检查(BALF)**　显示细胞总数增加,可达正常的 3 ~ 5 倍,以淋巴细胞(尤其是 CD8$^+$T 细胞)增高为主,故 CD4$^+$/CD8$^+$ < 1。

> **注意:**①过敏性肺炎——BALF 显示淋巴细胞增加,且以 CD8$^+$T 细胞增加为主,CD4$^+$/CD8$^+$ < 1。
> ②结节病——BALF 显示淋巴细胞增加,且以 CD4$^+$T 细胞增加为主,CD4$^+$/CD8$^+$ > 3.5。
> ③特发性肺纤维化——BALF 显示中性粒细胞、嗜酸性粒细胞增加为主,淋巴细胞增加不明显。

3. 治疗

根本治疗措施是脱离或避免抗原接触。急性重症伴有明显肺部渗出和低氧血症,激素治疗有助于影像学和肺功能明显改善。

【例 10】2018NO45A 支气管肺泡灌洗液检查为以淋巴细胞增高为主,且以 CD8$^+$淋巴细胞为主的疾病是
　　A. 结节病　　　　B. 特发性肺纤维化　　　C. 肺泡蛋白沉积症　　　D. 过敏性肺炎

▶ **常考点**　原发性支气管肺癌不常考;间质性肺疾病的诊断和治疗常考。

参考答案——详细解答见《贺银成 2019 考研西医临床医学综合能力历年真题精析》

1. ABCDE　　2. ABCDE　　3. ABCDE　　4. ABCDE　　5. ABCDE　　6. ABCDE　　7. ABCDE
8. ABCDE　　9. ABCDE　　10. ABCDE

第6章 肺血栓栓塞症

▶▶ **考纲要求**

肺血栓栓塞症的病因和发病机制、临床表现、实验室和其他检查、诊断和分型、鉴别诊断和治疗。

▶▶ **复习要点**

一、概念及危险因素

1. 概念

（1）**肺栓塞（PE）** 是以各种栓子阻塞肺动脉系统为其发病原因的一组疾病或临床综合征的总称，包括肺血栓栓塞症（PTE）、脂肪栓塞综合征、羊水栓塞、空气栓塞等。

（2）**肺血栓栓塞症（PTE）** 是肺栓塞的一种最常见类型，占肺栓塞的绝大多数，通常所说的肺栓塞即指肺血栓栓塞症。PTE 是来自静脉系统或右心的血栓阻塞肺动脉或其分支所导致的以肺循环和呼吸功能障碍为主要临床和病理生理特征的疾病。

（3）**深静脉血栓形成（DVT）** 引起肺血栓栓塞症的血栓主要来源于深静脉血栓形成。

（4）**静脉血栓栓塞症（VTE）** 深静脉血栓形成与肺血栓栓塞症实质上为一种疾病过程在不同部位、不同阶段的表现，两者合称为静脉血栓栓塞症。

2. 危险因素 详见 8 版内科学 P99 表 2-10-1。

静脉血栓栓塞症的危险因素包括任何可导致静脉血液淤滞、静脉系统内皮损伤和血液高凝状态的因素。

（1）**原发性危险因素** 由遗传变异引起，包括 V 因子突变、蛋白 C 缺乏、蛋白 S 缺乏、抗凝血酶缺乏等。

（2）**继发性危险因素** 由后天获得，包括高龄、骨折、创伤、手术、恶性肿瘤、口服避孕药等。其中，年龄是独立的危险因素，随着年龄的增长，深静脉血栓形成和肺血栓栓塞症的发病率逐渐增高。

二、病因、发病机制与临床表现

1. 病因及发病机制

（1）**引起肺血栓栓塞症的血栓来源** 外周深静脉血栓形成后脱落，随静脉血流移行至肺动脉内，形成肺动脉内血栓栓塞。

① 下腔静脉径路 常见。其中大部分来源于下肢深静脉，特别是从腘静脉上端到髂静脉段的下肢近端深静脉（占 50%～90%），盆腔静脉丛也是重要来源。

② 上腔静脉径路 因颈内静脉和锁骨下静脉插管引起者较以前多见。

③ 右心腔 少见。

（2）**肺动脉血栓栓塞的好发部位** 右肺和下肺叶。

（3）**肺动脉血栓栓塞的病理机制**

① 血流动力学改变 栓子阻塞肺动脉及其分支达一定程度后，加上神经体液因素和低氧所引起的肺动脉收缩，导致肺血管阻力增加，肺动脉高压，右心室后负荷加重，引起右心功能不全，心肌缺血，诱发心绞痛。

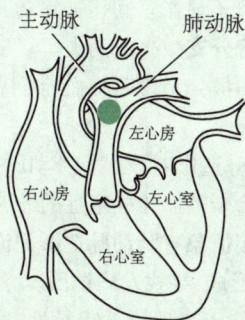

病理结果	病理生理机制
肺梗死	肺组织缺血
肺动脉高压	肺动脉阻塞、收缩
右室后负荷增加	肺动脉高压
气体交换障碍	V/Q 比例失调

肺血栓栓塞症的病理生理变化

②气体交换障碍　栓塞部位肺血流减少,肺泡无效腔增大,肺内血流重新分布,通气/血流比例失调,导致低氧血症。肺顺应性降低,肺体积缩小,可出现肺不张。

③肺梗死　约15%的患者肺动脉栓塞后,支配区的肺组织因血流受阻或中断可发生肺梗死。

④慢性血栓栓塞性肺动脉高压　急性肺栓塞后肺动脉内血栓未完全溶解,或肺栓塞反复发生,出现血栓机化、肺血管管腔狭窄甚至闭塞,导致肺动脉高压、右心室肥大,甚至右心衰竭。

【例1】2011A(执医试题)肺血栓栓塞症的继发性危险因素中,属于独立危险因素的是

　A. 创伤　　　　　　　B. 年龄　　　　　　　C. 骨折

　D. 口服避孕药　　　　E. 肿瘤家庭史

2. 临床表现

肺血栓栓塞症临床表现多种多样,但均缺乏特异性。临床上有时出现所谓的"三联征",即同时出现呼吸困难、胸痛及咯血,仅见于约20%的患者。

(1)**呼吸困难**　不明原因的呼吸困难及气促,尤以活动后明显,为本病最多见的症状。

(2)**胸痛**　包括胸膜炎性胸痛、心绞痛样疼痛。

(3)**咯血**　常为小量咯血,大咯血少见。

(4)**晕厥**　可为唯一或首发症状。

(5)**其他**　如烦躁不安、惊恐甚至濒死感,咳嗽、心悸等。

(6)**体征**　呼吸急促最常见。肺部可闻及哮鸣音、细湿啰音。心动过速,血压变化,颈静脉充盈或异常搏动,肺动脉瓣区 P_2 亢进或分裂,三尖瓣区收缩期杂音。可伴低热。

(7)**深静脉血栓形成的临床表现**　患肢肿胀、周径增粗、疼痛或压痛、皮肤色素沉着,行走后肿胀加重。

三、诊断、鉴别诊断与治疗

1. 诊断与鉴别诊断

(1)**疑诊**　如患者存在危险因素,出现上述临床表现及体征,应进行如下检查:

①血浆 D-二聚体　敏感性高而特异性差。急性肺血栓栓塞症时升高。若 <500μg/L 有排除诊断价值。

②动脉血气分析　常表现为低氧血症、低碳酸血症、肺泡-动脉血氧分压差增大。

③胸片　示肺动脉栓塞征、肺动脉高压征、右心扩大征、肺野局部片状阴影,尖端指向肺门的楔形阴影。

④下肢深静脉超声检查　为诊断深静脉血栓形成最简便的方法。

(2)**确诊**　以下4项中有1项阳性即可确诊。

①螺旋 CT　是目前最常用的肺血栓栓塞症的确诊手段。CT 肺动脉造影(CTPA)能够准确发现段以上肺动脉内的血栓。直接征象为:肺动脉内的低密度充盈缺损,部分或完全包围在不透光的血流之间(轨道征),或者呈完全充盈缺损,远端血管不显影。间接征象为:肺野楔形密度增高影,条带状高密度区或盘状肺不张,中心肺动脉扩张及远端血管分支减少或消失。

②放射性核素肺通气/血流灌注扫描　是诊断肺血栓栓塞症的重要方法。典型征象是呈肺段分布的肺血流灌注缺损,并与通气显像不匹配。

③磁共振显像(MRI)　MRI 肺动脉造影对段以上肺动脉内血栓的诊断敏感性和特异性均较高。

④肺动脉造影　为有创检查,是诊断肺血栓栓塞症的经典方法。直接征象有肺动脉内造影剂充盈缺损,伴或不伴轨道征的血流阻断。间接征象有肺动脉造影剂流动缓慢,局部低灌注,静脉回流延迟等。

(3)**求因**　明确有无深静脉血栓形成,寻找发病诱因。

(4)**鉴别诊断**　肺血栓栓塞症的临床表现缺乏特异性,容易漏诊和误诊,应与冠心病、肺炎、特发性肺动脉高压、主动脉夹层、胸腔积液、其他原因所致的晕厥或休克等鉴别。

注意:①确诊肺血栓栓塞症最常用的方法是螺旋 CT 肺动脉造影(CTPA),为无创检查方法。

②确诊肺血栓栓塞症的传统经典方法是肺动脉造影,为有创检查方法,故不是首选检查。

③诊断下肢深静脉血栓形成最简便的方法是下肢深静脉彩超检查。

④血浆 D-二聚体对诊断肺血栓栓塞症的敏感性高而特异性差,一般用于排除诊断。

⑤放射性核素肺扫描为诊断肺血栓栓塞症的重要检查。

【例2】2007NO57A 放射性核素主要用于诊断的病症是

A. 肺泡炎　　　　　B. 肺泡内出血　　　　　C. 结节病　　　　　D. 肺栓塞

【例3】2011NO61A 患者,男,72岁。患有高血压、心绞痛2年。20小时前经股动脉途径行冠状动脉造影显示:升主动脉明显扩张,左前降支95%阻塞。半小时前患者起床后突感胸闷、胸痛、呼吸困难、口唇发绀。血压70/50mmHg,颈静脉明显充盈,血气 PaO_2 45mmHg,$PaCO_2$ 35mmHg。最可能的诊断是

A. 急性心肌梗死　　　B. 主动脉夹层　　　　C. 急性肺栓塞　　　　D. 心脏压塞

2. 治疗

(1)**一般处理与循环支持治疗**　对高度怀疑或确诊肺血栓栓塞症的患者,应严密监测呼吸、血压、心率、心电图及血气变化。避免大便用力,以防深静脉血栓脱落。积极纠正低氧血症。对于出现右心功能不全并血压下降者,可应用多巴胺、多巴酚丁胺、去甲肾上腺素等。

(2)**治疗原则**　溶栓是最重要的治疗方法,抗凝是基础治疗方法,手术是补救治疗方法。

①高危患者　对于低血压、右心室功能不全的大块肺动脉栓塞患者,应先行溶栓治疗,再行抗凝治疗。

②中危患者　对于血压正常,但右心功能不全的次大块肺动脉栓塞患者,是否行溶栓治疗目前尚无定论,但无论是否行溶栓治疗,均应行抗凝治疗。

③低危患者　对于血压正常,右心功能正常的肺动脉栓塞患者,无需溶栓,直接行抗凝治疗。

低危患者	中危患者	高危患者
血压正常	血压正常	血压降低
右心功能正常	右心功能不全	右心功能不全
↓	↓	↓
无需溶栓	溶栓/不溶栓	溶栓治疗
↓	↓	↓
直接抗凝	抗凝治疗	抗凝治疗

无效 → 手术治疗

肺血栓栓塞症的治疗原则

(3)**溶栓治疗**

①溶栓时机　溶栓的时间窗一般为14天以内,但若近期有新发肺血栓栓塞征象者可适当延长。

②常用药物　尿激酶、链激酶、重组组织型纤溶酶原激活剂(rt-PA)。

③监测指标　每2~4小时测定一次凝血酶原时间(PT)或活化部分凝血活酶时间(APTT)。

(4)**抗凝治疗**　抗凝治疗可有效防止血栓复发和再形成,是血流动力学稳定肺血栓栓塞症的基础治疗,常用药物有普通肝素、低分子肝素、华法林等。

①普通肝素　静脉滴注,根据 APTT 调整剂量,维持 APTT 于正常值的 1.5~2.5 倍。

②低分子肝素　皮下注射,使用时无需监测 APTT、调整剂量。

③华法林　可口服长期维持治疗。由于华法林需数天才能在体内发挥作用,因此与肝素需至少重叠应用5天。抗凝治疗的疗程一般为3~6个月。

(5)**其他治疗**　包括肺动脉血栓摘除术、肺动脉导管碎解和抽吸血栓等。手术取栓适用于大的肺动脉栓塞,由于死亡率高达30%~44%,因此仅用于溶栓治疗无效或溶栓治疗禁忌的患者。

注意:①肺血栓栓塞症溶栓治疗的时间窗为起病14天以内。

②急性心肌梗死溶栓治疗的时间窗为起病12~24小时内。

③肺血栓栓塞症和急性心肌梗死溶栓治疗的常用药物均为尿激酶、链激酶、rt-PA。

【例4】2013NO65A 伴有血液动力学紊乱的大面积肺栓塞的溶栓治疗时间窗是

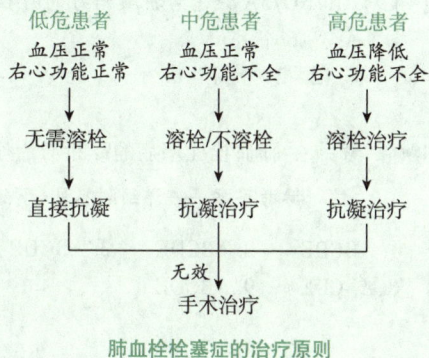

A. ≤3 天　　　　　　B. ≤7 天　　　　　　C. ≤14 天　　　　　　D. ≤30 天

【例5】2018NO44A 肺栓塞患者应考虑溶栓治疗的指征是

A. 低血压或晕厥　　　B. 剧烈胸痛　　　　　C. 低氧血症　　　　　D. 咯血

【例6】2010NO68A 男性,45 岁,突发胸痛、呼吸困难 3 小时,CTPA 显示右下肺动脉干及左下肺动脉分支多处充盈缺损。查体:脉率 105 次/分,血压 80/60mmHg,颈静脉怒张,双肺呼吸音清晰,$P_2 > A_2$,三尖瓣区可闻及 2/6 级收缩期杂音。左下肢轻度水肿。此时应采取的主要治疗措施是

A. 静脉点滴 rt-PA　　B. 静脉点滴多巴胺　　C. 皮下注射低分子肝素　D. 手术治疗

(73~75 题共用题干)女性,45 岁。术后卧床 3 天突发呼吸困难、胸痛,CTPA 诊断为肺栓塞。查体:R24 次/分,口唇发绀,双肺呼吸音清,$P_2 > A_2$,左下肢肿胀。

【例7】2017NO73A 该患者最可能的血气分析结果是

A. PaO_2 降低,$PaCO_2$ 降低　　　　　　B. PaO_2 降低,$PaCO_2$ 升高

C. PaO_2 正常,$PaCO_2$ 降低　　　　　　D. PaO_2 正常,$PaCO_2$ 升高

【例8】2017NO74A 下列情况中,对决定患者是否采取溶栓治疗意义最大的是

A. 低氧血症程度　　　B. 血压和右心功能情况　C. 呼吸困难程度　　　D. 发病时间长短

【例9】2017NO75A 该患者抗凝治疗的疗程是

A. 3~6 个月　　　　　　　　　　　　　B. 大于 6 个月,小于 12 个月

C. 12~24 个月　　　　　　　　　　　　D. 终身

▶ **常考点**　肺血栓栓塞症的诊断与治疗。

　　参考答案——详细解答见《贺银成 2019 考研西医临床医学综合能力历年真题精析》

1. ABCDE　2. ABCDE　3. ABCDE　4. ABCDE　5. ABCDE　6. ABCDE　7. ABCDE

8. ABCDE　9. ABCDE

第7章 肺动脉高压与肺源性心脏病

▶ **考纲要求**

肺动脉高压与肺源性心脏病的病因和发病机制、临床表现、实验室和其他检查、诊断、鉴别诊断和防治原则。

▶ **复习要点**

一、肺动脉高压概述

1. 概念

肺动脉高压是由已知或未知原因引起的肺动脉压异常升高的一种病理生理状态,血流动力学诊断标准为:在海平面、静息状态下,右心导管测量平均肺动脉压(mPAP)≥25mmHg。

2. 分类

肺动脉高压原习惯性分为"原发性"和"继发性"两类。2008年WHO将其分为5大类:①动脉性肺动脉高压;②左心疾病所致的肺动脉高压;③肺疾病和(或)低氧所致的肺动脉高压;④慢性血栓栓塞性肺动脉高压;⑤未明多因素机制所致的肺动脉高压。

其中,①③④⑤类均属于毛细血管前性肺动脉高压,血流动力学特征为mPAP≥25mmHg、肺毛细血管楔压(PCWP)或左心室舒张压＜15mmHg;②类属于毛细血管后性肺动脉高压,血流动力学特征为mPAP≥25mmHg、PCWP或左心室舒张压＞15mmHg。参阅8版内科学P107表2-11-1。

3. 严重程度的分度

根据静息状态下mPAP水平,分为轻(26~35mmHg)、中(36~45mmHg)、重(＞45mmHg)三度。

二、特发性肺动脉高压

1. 病因和发病机制

特发性肺动脉高压是一种不明原因的肺动脉高压,过去称为原发性肺动脉高压。目前认为其发病与遗传因素、自身免疫及肺血管内皮、平滑肌功能障碍等因素有关。

(1)遗传因素 11%~40%的散发患者存在骨形成蛋白受体2(BMPR2)基因变异。有些病例存在激活素受体样激酶1(ALK1)基因变异。

(2)免疫因素与炎症反应 29%的患者抗核抗体水平明显升高,但缺乏结缔组织病的特异性抗体。

(3)肺血管内皮功能障碍 肺血管收缩和舒张由肺血管内皮分泌的收缩和舒张因子共同调控。肺血管收缩因子主要为血栓素A_2(TXA$_2$)、内皮素-1(ET-1);舒张因子主要为前列环素、一氧化氮(NO)。若上述因子表达不平衡,可导致肺血管平滑肌收缩,从而引起肺动脉高压。

(4)血管壁平滑肌细胞K^+通道缺陷 可见血管平滑肌增生肥大,电压依赖性K^+通道功能缺陷,K^+外流减少,细胞膜处于除极状态,使Ca^{2+}进入细胞内,从而导致血管收缩。

【例1】2011A(执医试题)不引起缺氧性肺血管收缩的体液因素是

    A. 白三烯增加   B. 前列腺素PEF$_{2\alpha}$增加   C. 血栓素A_2增加
    D. 内皮素释放增加   E. 一氧化氮生成增加

2. 临床表现

(1)呼吸困难 是最常见的症状,多为首发症状,主要表现为活动后呼吸困难,进行性加重。

(2)胸痛 因右心负荷增加、耗氧增多、冠脉供血减少引起。常于活动或情绪激动时发生。

（3）**头晕或晕厥**　因心排量减少,脑组织供血突然减少所致。常在活动时出现。

（4）**咯血**　咯血量通常较少,有时也可出现大咯血而致死亡。

（5）**其他症状**　疲乏、无力,雷诺现象,Ortner综合征(增粗的肺动脉压迫喉返神经引起声音嘶哑)。

（6）**体征**　肺动脉高压及右心负荷增加的有关体征。

注意:①特发性肺动脉高压可出现Ortner综合征,即增粗的肺动脉压迫喉返神经引起声音嘶哑。

　　　②甲状腺癌侵犯喉返神经可出现声音嘶哑(外科学)。

3. 辅助检查

（1）**血液检查**　①血红蛋白可增高,与长期缺氧代偿有关。②脑钠肽可有不同程度增高,与疾病严重程度及患者预后有一定相关性。

（2）**心电图**　不能直接反映肺动脉压增高,但能提示右心室增大或肥厚。

（3）**胸片**　可有肺动脉高压的X线征象。

（4）**超声心动图和多普勒超声**　是筛查肺动脉高压最重要的无创检查方法。多普勒超声心动图估测三尖瓣峰值流速 > 3.4m/s 或肺动脉压 > 50mmHg 将被诊断为肺动脉高压。

（5）**肺功能测定**　可表现为轻到中度限制性通气功能障碍、弥散功能减低。

（6）**血气分析**　多数患者有轻、中度低氧血症,系由通气/血流比例失衡所致。

（7）**放射性核素肺通气/灌注显像**　可呈弥漫性稀疏或基本正常,是排除慢性栓塞性肺动脉高压的重要手段。

（8）**右心导管检查**　可直接测量肺动脉压力,测定心排出量,计算肺血管阻力,确定有无左向右分流等,有助于制订治疗策略。

（9）**急性肺血管反应试验**　可评价肺血管对短效血管扩张剂的反应性,目的是筛选出对口服钙通道阻滞剂可能有效的患者。用于该试验的药物有静脉用前列环素、静脉用腺苷、吸入NO。

4. 诊断和鉴别诊断

（1）**临床诊断标准**　临床表现、心电图、胸片、CT征象对于提示或诊断肺动脉高压具有重要价值。多普勒超声心动图估测肺动脉收缩压 > 50mmHg,结合临床可以诊断肺动脉高压。

（2）**确诊标准**　右心导管检查测定平均肺动脉压 ≥ 25mmHg。

（3）**鉴别诊断**　特发性肺动脉高压属于排除性诊断,必须在除外各种引起肺动脉高压的病因后方可作出诊断。凡能引起肺动脉高压的疾病,均应与本病进行鉴别。

5. 治疗

（1）**氧疗**　低氧刺激可引起肺血管收缩,而加速本病进展,故伴有低氧血症时,应给予氧疗。

（2）**血管舒张药**　可以选用钙通道阻滞剂、前列环素、NO、内皮素受体拮抗剂等。

（3）**抗凝治疗**　并不能改善患者症状,但可延缓疾病进展,改善预后。华法林为首选抗凝药。

（4）**对症治疗**　当出现右心衰竭、肝淤血、腹水时,可用利尿剂治疗。

（5）**心肺移植**　晚期病例可行肺或心肺移植治疗。

【例2】2014A(执医试题)女。36岁,呼吸困难伴声嘶2个月,活动后明显,无慢性咳嗽、咳痰和关节疼痛病史。查体:口唇发绀,颈静脉充盈,肝颈回流征阳性,P_2亢进,三尖瓣区可闻及3/6级收缩期杂音,双下肢水肿。其最可能的诊断是

A. 特发性肺动脉高压　　B. 风湿性心脏瓣膜病　　C. 房间隔缺损

D. 室间隔缺损　　E. 扩张型心肌病

【例3】2016NO59A 女性,32岁。患特发性肺动脉高压,可能出现的体征是

A. 心尖搏动呈抬举样　　　　　　　　B. 心尖搏动向左侧移位

C. 心尖部可闻及收缩期杂音并向左腋下传导　　D. 心底部第2心音逆分裂

三、慢性肺源性心脏病

慢性肺源性心脏病(慢性肺心病)是指由支气管-肺组织、胸廓或肺血管病变致肺血管阻力增加,产生肺动脉高压,继而右心室结构和(或)功能改变的疾病。发生本病的先决条件是肺动脉高压。根据起病缓急和病程长短,可将肺心病分为急性和慢性肺心病两类,临床上以慢性肺心病多见。

1. 病因

(1)支气管、肺疾病 以慢性阻塞性肺疾病(COPD)最多见,约占80%~90%。其次为支气管哮喘、支气管扩张、肺结核、间质性肺疾病等。

(2)胸廓运动障碍性疾病 较少见,严重胸廓或脊椎畸形、神经肌肉疾患均可引起胸廓活动受限、肺受压、支气管扭曲或变形,导致肺功能受损。气道引流不畅,肺部反复感染,并发肺气肿或纤维化。

(3)肺血管疾病 特发性肺动脉高压、慢性栓塞性肺动脉高压、肺小动脉炎均可引起肺血管阻力增高。

(4)其他 原发性肺泡通气不足、先天性口咽畸形、睡眠呼吸暂停低通气综合征等可引起肺心病。

【例4】2011A(执医试题)导致慢性肺心病最常见的疾病是

 A. 支气管扩张   B. 慢性阻塞性肺疾病   C. 严重胸廓畸形

 D. 支气管哮喘   E. 肺血栓栓塞症

【例5】1998NO147X 下述哪些疾病可导致慢性肺源性心脏病?(病理学试题)

 A. 慢性阻塞性肺气肿   B. 三期硅肺

 C. 慢性空洞型肺结核   D. 肺动脉反复血栓栓塞

2. 发病机制

(1)肺动脉高压的形成 这是肺源性心脏病发病的先决条件。

①肺血管阻力增加的功能性因素 缺氧、高碳酸血症和呼吸性酸中毒使肺血管收缩痉挛,其中缺氧是肺动脉高压形成的最重要因素。缺氧时收缩血管的活性物质增多,如白三烯、5-羟色胺、血管紧张素Ⅱ、血小板活化因子等使肺血管收缩,血管阻力增加。

②肺血管阻力增加的解剖学因素 长期反复发作的慢阻肺及支气管周围炎,可引起肺小动脉血管炎、管壁增厚、管腔狭窄或纤维化,肺血管重塑、血栓形成等,均可导致肺动脉高压。

③血液黏稠度增加和血容量增多 慢性缺氧产生继发性红细胞增多,血液黏稠度增加。缺氧可使醛固酮分泌增加→水钠潴留→血容量增加。

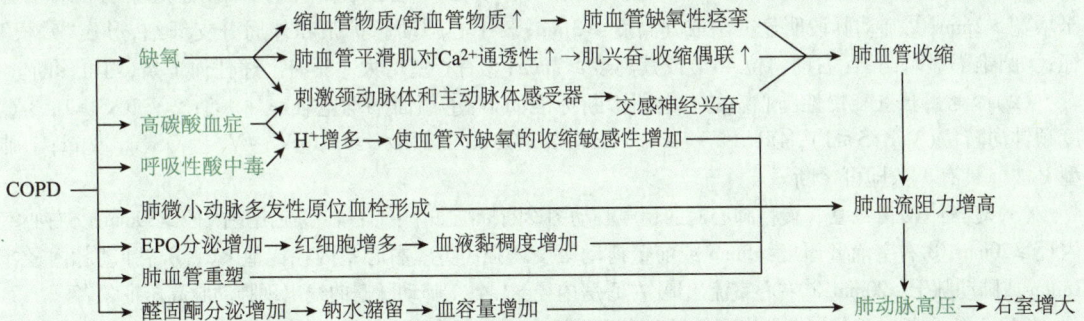

慢性肺源性心脏病的发病机制与病理生理改变

(2)心脏变化 由于肺动脉高压→右心室肥大、右心衰→少数患者晚期可发生左心室肥大、左心衰。

(3)其他重要脏器的损害 缺氧和高碳酸血症可导致脑、肝、肾、胃肠及内分泌系统、血液系统等发生病理改变,引起多脏器功能损害。

【例6】1995NO47A 慢性肺源性心脏病发病的主要因素,下列哪项不正确?

A. 肺血管阻力增加   B. 气道梗阻   C. 肺动脉高压

D. 低氧血症及高碳酸血症 E. 血黏度增加

A. 慢性缺氧所致肺血管重建   B. 缺氧性肺血管收缩

C. 支气管肺感染和阻塞 D. 血液黏稠度增加   E. 气道炎症

【例7】2006B(执医试题)肺心病肺动脉高压形成的解剖因素是

【例8】2006B(执医试题)肺心病肺动脉高压形成的功能因素是

3. 临床表现

(1)肺、心功能代偿期

	肺功能代偿期	右心功能代偿期
症状	咳嗽咳痰,气促,呼吸困难,少有胸痛或咯血	活动后心悸
体征	缺氧体征——不同程度发绀 原发病体征——肺气肿,干、湿性啰音 肺动脉高压——$P_2 > A_2$,颈静脉充盈	右室肥大——三尖瓣区可出现收缩期杂音 剑突下心脏收缩期搏动

(2)肺、心功能失代偿期

	肺功能失代偿期	右心功能失代偿期
症状	呼吸困难加重,头痛、失眠、食欲下降,严重时出现肺性脑病	明显气促,心悸,食欲不振,腹胀、恶心
体征	缺氧——明显发绀,球结膜充血水肿 严重者——视网膜血管扩张,视盘水肿 腱反射减弱或消失,出现病理反射 CO_2潴留——周围血管扩张的表现(皮肤潮红、多汗)	剑突下收缩期杂音,甚至出现舒张期杂音 心率增快,颈静脉怒张,肝颈征阳性 肝大有压痛,下肢水肿,腹水

注意:①肺心病肺心功能代偿期——有颈静脉怒张,但肝颈静脉回流征阴性。

②肺心病肺心功能失代偿期——有颈静脉怒张,且肝颈静脉回流征阳性。

【例9】2007NO62A 慢性肺心病心功能代偿期除了有COPD的临床表现外,还可有的体征是

A. 肝颈静脉反流征阳性 B. 剑突下心脏收缩期搏动 C. 舒张期奔马律   D. 腹腔积液征

4. 辅助检查

(1)**X线检查** 除肺、胸基础疾病及急性肺部感染的特征外,尚有肺动脉高压征。X线诊断标准如下:①右下肺动脉干扩张,其横径≥15mm,或右下肺动脉横径/气管横径≥1.07,或动态观察右下肺动脉干增宽>2mm;②肺动脉段明显突出或其高度≥3mm;③中心肺动脉扩张和外周分支纤细,形成"残根"征;④圆锥部显著凸出(右前斜位45°)或其高度≥7mm;⑤右心室增大。具有上述任何1条,均可诊断。

(2)**心电图检查** 慢性肺心病的心电图诊断标准如下:①额面平均电轴≥+90°;②$V_1 R/S≥1$;③重度顺钟向转位($V_5 R/S≤1$);④$R_{V1}+S_{V5}≥1.05mV$;⑤aVR R/S或R/Q≥1;⑥$V_1 \sim V_3$呈QS、Qr或qr;⑦肺型P波。具有1条即可诊断。

(3)**超声心动图检查** 慢性肺心病的超声心动图诊断标准如下:①右心室流出道内径≥30mm;②右心室内径≥20mm;③右室前壁厚度≥5mm或前壁搏动幅度增强;④左、右心室内径比值<2;⑤右肺动脉内径≥18mm或肺动脉干≥20mm;⑥右心室流出道/左心房内径>1.4;⑦肺动脉瓣曲线出现肺动脉高压征象者。

(4)**血气分析** 失代偿期可出现低氧血症、高碳酸血症,甚至呼吸衰竭(合并肺性脑病时的首选检查)。

(5)**血液化验** 红细胞、血红蛋白可升高。全血黏度、血浆黏度可增加。

【例10】2000NO58A X线胸片诊断慢性肺源性心脏病的主要依据,下列哪项不符合?

A. 可有明显肺气肿或慢性肺部感染疾患征象   B. 右心室增大

C. 肺动脉段突出,其高度大于等于5mm   D. 右下肺动脉干横径大于等于15mm

E. 右下肺动脉干横径与气管横径之比大于等于1.07

【例 11】1998NO55A 有关慢性肺源性心脏病的心电图诊断,下列哪项不正确?

A. 应有右心肥大的心电图改变　　　　　　B. 应有肺型 P 波

C. V$_1$ 至 V$_3$ 导联可出现 QS 波　　　　　D. 肢导低电压可有可无

E. 可见间歇性右束支传导阻滞

5. 诊断与鉴别诊断

根据患者有慢阻肺病史,出现肺动脉高压、右心室肥大征象,如颈静脉怒张、P$_2$ > A$_2$、剑突下心脏搏动增强、肝大压痛、肝颈静脉回流征阳性,即可作出诊断。本病须与冠心病、风心病、原发性心肌病相鉴别。

6. 治疗

(1)**肺心功能代偿期**　采取综合治疗措施,延缓基础支气管、肺疾病的进展,增强患者的免疫功能,预防感染,减少或避免急性加重,必要时行长期家庭氧疗或家庭无创呼吸机呼吸,以改善患者的生活质量。

(2)**肺心功能失代偿期**　治疗原则为积极控制感染,通畅呼吸道,改善呼吸功能,纠正缺氧和 CO_2 潴留,控制呼吸衰竭和心力衰竭,防治并发症。

治疗项目		临床要求
控制感染		是急性加重期的关键治疗
氧疗		在保持呼吸道通畅的前提下,纠正缺氧和 CO_2 潴留
利尿剂	作用机制	减少血容量,减轻右心负荷,消除水肿
	用药原则	应选用作用轻的利尿剂,小剂量使用
	副作用	易出现低钾、低氯性碱中毒,使缺氧加重,痰液黏稠不易咳出和血液浓缩
洋地黄	用药原则	宜选用作用快、排泄快的洋地黄制剂
	用药剂量	常用剂量的 1/2 ~ 2/3
	常用药物	毒毛花苷 K、毛花苷丙
	用药指征	感染已控制,呼吸功能已改善,利尿剂无效者;右心衰明显且无感染者;急性左心衰;合并室上性快速心律失常,如室上速、房颤(心室率 >100 次/分)
	注意事项	用药前应注意纠正缺氧,防治低钾血症;心率快慢不能作为衡量疗效的指征
血管扩张剂		可减轻心脏前后负荷,降低心肌氧耗,增强心肌收缩力,对部分顽固性心力衰竭有效

【例 12】2017NO154X 下列属于慢性肺源性心脏病急性加重期的治疗原则有

A. 积极控制感染　　　　　　　　　　　B. 积极利尿

C. 积极应用正性肌力药　　　　　　　　D. 积极处理并发症

【例 13】2002NO57A 慢性肺源性心脏病急性加重时,使用利尿剂可能引起

A. 低钾低氯性碱中毒　　　　　　　　　B. 代谢性酸中毒

C. 呼吸性酸中毒合并代谢性酸中毒　　　D. 呼吸性碱中毒合并代谢性酸中毒

E. 稀释性低钠血症

【例 14】2005NO142X 慢性肺源性心脏病洋地黄应用的指征是

A. 合并急性左心功能衰竭　　　　　　　B. 感染已得到控制,利尿剂治疗右心功能未能改善

C. 合并室上性心动过速　　　　　　　　D. 心房颤动(心室率 80 ~ 100 次/分)

▶ **常考点**　肺心病的发病机理、检查、利尿剂和强心剂的应用。

参考答案——详细解答见《贺银成2019考研西医临床医学综合能力历年真题精析》

1. ABCDE　　2. ABCDE　　3. ABCDE　　4. ABCDE　　5. ABCDE　　6. ABCDE　　7. ABCDE

8. ABCDE　　9. ABCDE　　10. ABCDE　　11. ABCDE　　12. ABCDE　　13. ABCDE　　14. ABCDE

第 8 章　胸膜疾病(胸腔积液与气胸)

▶▶ **考纲要求**

①胸腔积液的病因和发病机制、临床表现、实验室和其他检查、诊断、鉴别诊断和治疗。②气胸的病因和发病机制、临床类型、临床表现、影像学检查、诊断、鉴别诊断、并发症和治疗。

▶▶ **复习要点**

一、胸腔积液

胸膜的脏层和壁层之间存在一个潜在腔隙,称为胸膜腔。正常人胸膜腔内约有 5~15ml 液体将两层胸膜分开。若出现胸膜腔内液体增多,称为胸腔积液,简称胸水。胸腔积液压迫周围肺组织,影响呼吸功能。

1. 病因和发病机制

(1)胸水的病因及发病机制

胸水的病因及发病机制	临床常见疾病
胸膜毛细血管内静水压升高	充血性心衰、缩窄性心包炎、上腔静脉或奇静脉阻塞
胸膜通透性增加	胸膜炎(结核、肺炎)、风湿性疾病(系统性红斑狼疮、类风湿关节炎)胸膜肿瘤(恶性肿瘤转移、间皮瘤)、肺梗塞、膈下炎症
胸膜毛细血管内胶体渗透压降低	低蛋白血症、肝硬化、肾病综合征、急性肾炎、黏液性水肿
壁层胸膜淋巴引流障碍	癌性淋巴管阻塞、发育性淋巴管引流异常
损伤	主动脉瘤破裂、食管破裂、胸导管破裂等产生的血胸、脓胸、乳糜胸
医源性	药物(甲氨蝶呤、胺碘酮、苯妥英、呋喃妥英、β 受体阻滞剂)、放射治疗消化内镜检查、支气管动脉栓塞术、液体负荷过大、骨髓移植等

(2)胸水的性质　胸腔积液的主要病因和积液性质见下表。

胸水性质	常见病因
漏出性胸水	充血性心衰、缩窄性心包炎、上腔静脉阻塞、肝硬化肾病综合征、急性肾炎、腹膜透析、黏液性水肿、药物过敏
渗出性胸水	胸膜炎、膈下感染、胸膜恶性肿瘤、肺梗塞、系统性红斑狼疮、类风湿关节炎、气胸、胸部手术
脓胸(渗出性)	各类肺感染、肺结核、胸穿后感染、胸外伤、气胸、食管瘘
血胸(渗出性)	肺结核、恶性肿瘤、肺梗塞、胸外伤、气胸
乳糜胸(渗出性)	胸导管外伤、胸导管阻塞

【例 1】2004NO56A 下列哪项不是渗出性胸膜炎的病因?

　　A. 阻塞性肺炎累及胸膜　　B. 纵隔肿瘤侵袭胸膜　　C. 系统性红斑狼疮

　　D. 气胸　　　　　　　　　E. 药物过敏

【例 2】2002NO55A 下列疾病中,不会引起漏出性胸水的是

　　A. 心力衰竭　　　　　　　B. 低蛋白血症　　　　　C. 肝硬化

　　D. 肾病综合征　　　　　　E. 系统性红斑狼疮

【例 3】2001NO151X 下列哪些疾病的胸腔积液是由于胸膜毛细血管壁通透性增加所致?

　　A. 结核性胸膜炎　　　　B. 缩窄性心包炎　　　　C. 胸膜肿瘤　　　　　　D. 肺梗塞

【例4】1995NO152X 下列哪些病因的胸腔积液是渗出液?

　　A. 肿瘤转移　　　　　B. 结缔组织病　　　　　C. 气胸　　　　　D. 结核性

2. 临床表现

(1)**呼吸困难**　呼吸困难是最常见的症状,可伴有胸痛和咳嗽。呼吸困难与胸廓顺应性下降、患侧膈肌受压、纵隔移位、肺容量下降刺激神经反射有关。

(2)**结核性胸膜炎**　多见于青年人,常有发热、干咳、胸痛,随着胸水量的增加胸痛可缓解。

(3)**恶性胸腔积液**　多见于中年以上患者,一般无发热,胸部隐痛,伴消瘦和呼吸道肿瘤症状。

(4)**炎性胸腔积液**　为渗出液,常伴咳嗽、咳痰、胸痛及发热。

(5)**积液量**　<300~500ml,可无明显症状。积液量>500ml,可表现为胸闷、呼吸困难,局部叩诊浊音。积液量进一步增加,出现呼吸困难加重,纵隔向健侧移位。

(6)**体征**　体征与积液量有关。少量积液时无明显体征,可触及胸膜摩擦感、闻及胸膜摩擦音。中至大量积液时,可有典型胸腔积液的体征。

	胸腔积液	气胸	肺气肿	肺炎实变
胸廓	患侧饱满	患侧饱满	桶状	对称
呼吸运动	患侧减弱	患侧减弱	两侧减弱	患侧减弱
气管位置	向健侧移位	向健侧移位	居中	居中
语颤	减弱或消失	减弱或消失	两侧减弱	患侧增强
呼吸音	减弱或消失	减弱或消失	减弱	支气管呼吸音
啰音	无	无	无	湿啰音

3. 辅助检查

(1)**诊断性胸穿和胸水检查**　对明确积液性质及病因诊断至关重要(后述)。疑为渗出性胸水,必须作胸腔穿刺。若为漏出液,则避免胸腔穿刺。不能确定胸水性质时,可首先做胸腔穿刺。

(2)**胸部X线**　其表现与积液量、是否有包裹或粘连有关。

积液量及性质	胸部X线片典型表现
300ml 左右	极小量的游离胸腔积液,后前位胸片仅见肋膈角变钝
300~500ml	积液量增多时显示有向外侧、向上的弧形上缘的积液影
>500ml	大量胸腔积液时患侧胸部致密影,气管和纵隔推向健侧
包裹性积液	不随体位改变而变动,边缘光滑饱满,多局限于叶间或肺与膈之间,呈"D"字型

(3)**胸部CT、PET/CT检查**　可显示少量胸腔积液、肺内病变、胸膜间皮瘤、胸内和胸膜转移瘤、纵隔和气管旁淋巴结等病变,有助于病因诊断。CT、PET/CT诊断胸腔积液的准确性,在于能正确鉴别支气管肺癌的胸膜侵犯或广泛转移,良性或恶性胸膜增厚,对恶性胸腔积液的病因诊断、肺癌分期与选择治疗方案至关重要。

(4)**B超检查**　是敏感性最高的检查胸腔积液的无创性诊断方法。还可在B超引导下穿刺抽液。

(5)**胸膜活检**　可发现肿瘤、结核和其他胸膜肉芽肿性病变。具有简单、易行、损伤小等优点,阳性率40%~75%。CT或B超引导下活检可提高成功率。

(6)**胸腔镜或开胸活检**　适用于上述检查不能确诊者。胸腔镜检查对恶性胸腔积液的病因诊断率最高,达70%~100%,为拟定治疗方案提供依据。

(7)**支气管镜检查**　对咯血或疑有气道阻塞者可行此项检查。

注意:①解题时应注意,为确定胸腔积液的有无,首选的检查是 B 超,而不是胸片。

②若已确诊胸腔积液,为明确胸腔积液的性质,首选的检查是胸腔穿刺 + 胸水检查。

③一般情况下,影像学检查不能对疾病进行定性,但 CT 检查可对胸腔积液进行定性诊断。

【例 5】2001NO55A 关于胸腔积液,下列哪项不正确?

A. 积液量在 300 ~ 500ml 时可无临床症状

B. 积液量大于 300ml 可出现 X 线表现

C. CT 检查对提示积液性质无效

D. B 超是敏感性最高的检查胸腔积液的无创性诊断方法

E. X 线胸片可不表现为弧形向上的积液影

(176 ~ 178 题共用题干)男性,35 岁,3 个月来低热、盗汗、消瘦,1 个月来劳累后气短。查体:T37.6℃,右下肺触觉语颤减弱,叩诊呈浊音,呼吸音消失。心尖搏动向左移位,心音正常,心率 98 次/分,律整,无杂音,超声示右侧胸腔中等量积液。

【例 6】2007NO176A 对患者进行初步诊断,首先考虑为

A. 结核性胸腔积液   B. 病毒性胸腔积液

C. 化脓性胸腔积液   D. 肿瘤性胸腔积液

【例 7】2007NO177A 入院后应采取的最主要诊断措施是

A. 胸腔穿刺抽液检查   B. 血培养   C. PPD 试验   D. 胸部 CT 检查

【例 8】2007NO178A 该患者还可能出现的体征是

A. 右侧肺底下移   B. 气管向左移位

C. 右上肺可闻管状呼吸音   D. 双侧胸廓肋间隙变窄

4. 诊断与鉴别诊断

(1)漏出性胸水和渗出性胸水的鉴别

	漏出性胸水	渗出性胸水
原因	液体漏出所致	炎症所致液体渗出
外观	透明清亮,静置后不凝固	草黄色,稍混浊,易有凝块
比重	< 1.016 ~ 1.018	> 1.018
Rivalta 试验	阴性	阳性
蛋白定性(定量)	阴性(< 30g/L)	阳性(> 30g/L)
葡萄糖定量	与血糖相近	低于血糖水平
细胞计数	细胞数 < 100×10^6/L(以淋巴细胞和间皮细胞为主)	白细胞数 > 500×10^6/L
胸水蛋白/血清蛋白	< 0.5	> 0.5
胸水 LDH/血清 LDH	< 0.6	> 0.6

(2)良、恶性胸水的鉴别

	良性胸水	恶性胸水
胸水 LDH(U/L)	> 200	> 500
腺苷脱氨酶 ADA(U/L)	> 45	< 45
胸水癌胚抗原 CEA(μg/L)	< 20	> 20(伴血 CEA 增高)

(3)胸水性质的鉴别可按下列步骤进行

①判断是渗出液,还是漏出液? 可根据胸水外观、比重、蛋白定量或定性、LDH等进行判断。

②判断是结核性,还是肿瘤性? 考试中最常出现的试题是要求考生区分结核性和肿瘤性。

肿瘤性——胸水 pH > 7.4、ADA25 ~ 45U/L、LDH > 500U/L、CEA > 20μg/L。

结核性——胸水 pH < 7.3、ADA > 45U/L、LDH > 200U/L、CEA 正常。

> **注意:** ①以上为胸水性质鉴别的一般规律,但应注意不同版本的教材数据可能不一致。
> ②判断结核性胸水和恶性胸水,若试题给出的 ADA 数据与 LDH 数据矛盾,一般应以 ADA 为准。

【例9】 2006NO62A 下列关于结核性胸腔积液特点的叙述,错误的是

    A. 比重 > 1.018   B. 胸水蛋白定量 > 30g/L   C. 胸水腺苷脱氨酶 < 40U/L

    D. 胸水细胞数 > 500 × 10⁶/L E. 胸水乳酸脱氢酶水平大于血清水平的 60%

【例10】 2017NO44A 男性,46 岁。发热伴咳嗽、咳痰 3 天,右侧胸痛 2 天。既往有"关节炎"病史。查体:T38.7℃,右下肺呼吸音减低,可闻及少许湿性啰音。胸片提示右侧胸腔积液,胸水检查示白细胞 15 000 × 10⁶/L,单核细胞10%,pH6.9,LDH986U/L,ADA90U/L。胸腔积液最可能的原因是

    A. 结核性胸膜炎   B. 肺癌   C. 类风湿关节炎   D. 脓胸

【例11】 2015NO63A 女性,45 岁。呼吸困难、胸痛 1 个月。胸部 B 超发现右侧中等量胸腔积液。化验:血性胸水,比重 1.020,蛋白定量35g/L,WBC680 × 10⁶/L,ADA25U/L,最可能的诊断是

    A. 结核性胸腔积液   B. 癌性胸腔积液

    C. 肺栓塞所致胸腔积液   D. 肺炎旁胸腔积液

    A. 肺炎伴胸腔积液   B. 心衰伴胸腔积液   C. 肺癌伴胸腔积液   D. 结核性胸膜炎

【例12】 2008NO141B 胸腔积液化验结果为:pH7.40,WBC1700 × 10⁶/L,多核细胞30%,单核细胞70%,葡萄糖 2.0mmol/L,ADA102U/L。应考虑诊断为

【例13】 2008NO142B 胸腔积液化验结果为:pH7.28,WBC1200 × 10⁶/L,多核细胞56%,单核细胞44%,葡萄糖 2.4mmol/L,ADA15U/L,胸水/血清 CEA 比值为 2。应考虑诊断为

(93 ~ 95 题共用题干)患者,女,59 岁。进行性呼吸困难 1 个月,无发热。体检示气管向右侧偏移,左侧胸廓饱满,左肺叩诊呈实音,呼吸音消失,诊断为胸腔积液。胸水检查示,外观呈淡黄色,比重 1.024,有核细胞数 1000 × 10⁶/L,单核细胞80%,胸水总蛋白 36g/L。

【例14】 2009NO93A 该患者出现胸水最可能的原因是

    A. 结核性胸膜炎   B. 缩窄性心包炎   C. 肺炎   D. 肺癌

【例15】 2009NO94A 对该患者的胸水做进一步检查,下列检查结果支持上述病因诊断的是

    A. 葡萄糖含量 4.4mmol/L   B. LDH230U/L   C. ADA16U/L   D. pH7.35

【例16】 2009NO95A 为明确诊断,最佳的检查方法是

    A. 胸部 X 线片   B. 胸部 B 超   C. 胸水培养   D. 胸腔镜检查

5. 治疗

(1)结核性胸膜炎

①抽液治疗 结核性胸膜炎胸水蛋白含量高,容易引起胸膜粘连,原则上应尽快抽尽胸腔积液或行肋间插细管引流。抽液后可减轻毒性症状,体温下降,有助于使被压迫的肺复张。大量胸水者每周抽液 2 ~ 3 次,直至胸水完全消失。首次抽液≤700ml,以后每次抽液量≤1000ml,过多、过快抽液可使胸腔内压力骤降,发生复张后肺水肿或循环衰竭。一般情况下,抽胸水后,没必要向胸腔内注入抗结核药物,但可注入链激酶等防止胸膜粘连。

复张后肺水肿 表现为大量抽液时,剧烈咳嗽、气促、咳大量泡沫状痰,双肺满布湿啰音,PaO₂ 下降。X线显示肺水肿征。应立即吸氧,酌情使用糖皮质激素及利尿剂,控制液体入量,必要时行气管插管机械通气。

胸膜反应 表现为抽液时发生头晕、冷汗、心悸、面色苍白、脉细等,应立即停止抽液,使患者平卧,必

要时皮下注射 0.1% 肾上腺素 0.5ml,密切观察病情,注意血压变化,防止休克。

②抗结核治疗　详见本讲义内科学·肺结核。

③糖皮质激素　疗效不肯定。如全身毒性症状严重、大量胸水,可在抗结核药物治疗同时,加用泼尼松。待体温正常、全身毒性症状减轻、胸水明显减少时,即应逐渐减量以至停用。一般疗程约 4～6 周。

(2)类肺炎性胸腔积液　类肺炎性胸腔积液一般积液量少,经有效抗生素治疗后可吸收,积液多者应穿刺抽液。胸水 pH <7.2 时,应肋间插管引流。

(3)脓胸　治疗原则是控制感染、引流胸腔积液、促进肺复张、恢复肺功能。

抗生素	应足量使用,以防脓胸复发。体温正常后再持续用药 2 周以上。可全身 + 胸腔内给药
引流	是脓胸最基本的治疗方法,可反复抽脓或肋间插管闭式引流
冲洗胸腔	可用 2% $NaHCO_3$ 或生理盐水冲洗胸腔,然后注入适量链激酶,使脓液变稀便于引流 有支气管胸膜瘘者,不宜冲洗胸腔,以免引起细菌播散
慢性脓胸	应改进原有的脓腔引流,也可考虑外科手术(胸膜剥脱术)

(4)恶性胸腔积液　胸腔积液多为恶性肿瘤的晚期并发症,其胸水生长速度快,常需反复抽液才能暂时缓解呼吸困难的症状,但疗效差。

【例 17】2012NO64A 女性,26 岁。近 1 周出现右侧胸痛、呼吸困难伴发热。查体:T38.5℃,右下肺叩诊浊音,呼吸音减低。行抽液治疗时,患者感到呼吸困难有减轻。但抽液 1200ml 时患者气促加重,伴剧烈咳嗽,咳大量泡沫痰。最可能的原因是

　　A. 胸膜反应　　　　　B. 并发气胸　　　　　C. 并发肺水肿　　　　　D. 纵隔摆动

二、气胸

胸膜腔是不含气体的密闭的潜在性腔隙。当气体进入胸膜腔造成积气状态时,称为气胸。发生气胸后,胸膜腔内负压可变成正压,致使静脉回心血流受阻,产生不同程度的心肺功能障碍。

1. 病因

(1)肺泡与胸腔之间产生破口　肺泡内的气体从破口进入胸腔,直到压力差消失,破口可以自行闭合。但大气管、食管破口往往难以自行愈合。

(2)胸壁创伤　胸膜腔与外界相通,外界空气进入胸膜腔。

(3)胸腔内感染　由产气的微生物产生的气体所致。临床上以前两种情况多见。

(4)诱因　胸内压增高的因素,如抬举重物用力过猛、剧咳、屏气、甚至大笑等。

【例 18】1998NO152X 自发性气胸的常见病因有

　　A. 肺大疱　　　　　　　　　　　　　B. 肺结核

　　C. 肺癌　　　　　　　　　　　　　　D. 用力咳嗽、屏气、喷嚏

2. 分类

(1)按发病原因分　分为自发性、外伤性和医源性气胸。

①自发性气胸　又分为原发性和继发性。

a.原发性自发性气胸　常发生于无基础肺疾病的健康人,多见于瘦高体型的男性青壮年。常规 X 线检查肺部无显著病变,但可有胸膜下肺大疱,多位于肺尖部,可能与吸烟、身高、小气道炎症有关,也可能与非特异性炎症瘢痕、弹性纤维先天性发育不良有关。

b.继发性自发性气胸　常发生于有基础肺部病变者,由于病变引起细支气管不完全阻塞,形成肺大疱破裂而发生气胸,如肺结核、COPD、肺癌、肺脓肿、肺尘埃沉着症、淋巴管平滑肌瘤等。

②外伤性气胸　是指胸部外伤导致胸膜腔与外界相通,外界气体进入胸膜腔内。

③医源性气胸　由诊断和治疗操作所致,如针灸、纤支镜活检、经皮肺穿刺活检等。

(2)按胸腔内压力分　分为闭合性、开放性和张力性气胸。

3. 发病机制

发生气胸时,胸膜腔内负压消失,失去了对肺的牵引作用,使肺失去膨胀能力,表现为肺容积缩小、肺活量减低、最大通气量减小的限制性通气功能障碍。由于肺容积缩小,初期血流量并不减少,产生通气/血流比值下降,导致动静脉分流,出现低氧血症。大量气胸时,胸膜腔内甚至变成正压,对肺产生压迫,同时失去负压吸引静脉血回心的作用,使心脏充盈减少,心搏量降低,引起心率增快、血压降低,甚至休克。张力性气胸还可引起纵隔移位,致循环障碍。

4. 临床类型

(1)闭合性气胸　胸膜破裂口较小,可随着肺萎缩而闭合,空气不再继续进入胸膜腔。胸膜腔内压接近或略超过大气压。胸膜腔积气量决定伤肺萎陷的程度。

(2)开放性气胸　胸膜腔破裂口较大,外界空气可经胸壁伤口或软组织缺损处,随呼吸自由进出胸膜腔。空气出入量与胸壁伤口大小有密切关系。伤口大于气管口径时,空气出入量多,胸内压几乎等于大气压,伤肺将完全萎陷,丧失呼吸功能。

(3)张力性气胸　气管、支气管或肺损伤处形成活瓣,气体随每次吸气进入胸膜腔并集聚增多,导致胸膜腔压力高于大气压,故又称高压性气胸。伤肺严重萎陷,纵隔显著向健侧移位,健侧肺受压,腔静脉回流障碍。

5. 临床表现

(1)诱因　起病前部分患者有持重物、屏气、剧烈体力活动等诱因,大部分患者无明显诱因。

(2)胸痛　大多数起病急骤,患者突感一侧胸痛,针刺样或刀割样,持续时间短暂。

(3)呼吸困难　一过性胸痛后出现胸闷和呼吸困难,可伴刺激性咳嗽。若为双侧气胸,则呼吸困难严重。

(4)严重呼吸循环障碍　张力性气胸时胸膜腔内压骤然升高,肺被压缩,纵隔移位,可迅速出现严重呼吸循环障碍。患者表情紧张、胸闷、烦躁不安、发绀、冷汗、心律失常、呼吸衰竭等。

(5)体征　大量气胸时,气管向健侧移位,患侧胸部隆起,呼吸运动与触觉语颤减弱,叩诊过清音或鼓音,听诊呼吸音减弱或消失。左侧少量气胸或纵隔气肿时,有时可在左心缘处听到与心跳一致的气泡破裂音,称为 Hamman 征。

6. 辅助检查

(1)X 线胸片　是诊断气胸的重要方法。气胸的典型表现为外凸弧形的细线条形阴影,称为气胸线,线外透亮度增高,无肺纹理,线内为压缩的肺组织。大量气胸时,肺脏压向肺门,纵隔及心脏移向健侧。

(2)CT 检查　表现为胸膜腔内出现极低密度的气体影,伴有肺组织不同程度的萎缩改变。

(3)气胸容量大小的判断　可依据 X 线胸片进行。

①当肺门水平侧胸壁至肺边缘的距离(b)为 1cm 时,约占单侧胸腔容量的 25% ;2cm 时约 50%。若 b≥2cm 为大量气胸,b < 2cm 为小量气胸。②从肺尖气胸线至胸腔顶部的距离(a)≥3cm 为大量气胸,a < 3cm 为小量气胸。

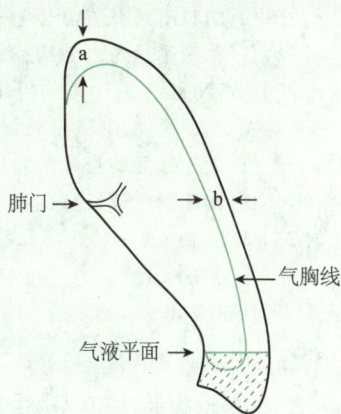

气胸容量测定法

7. 诊断、鉴别诊断与并发症

(1)诊断　根据临床症状、体征及影像学表现,气胸的诊断不难。

(2)鉴别诊断　气胸需与哮喘、COPD、急性心肌梗死、肺大疱等相鉴别。

(3)并发症　皮下气肿、纵隔气肿、复张后肺水肿、血气胸。

【例 19】2009NO65A 患者,男,58 岁。3 小时前在投掷铅球转身后突感左侧胸痛,随即出现胸闷气短,呼吸急促,行走后症状加重,伴出汗、心悸,自行半坐位休息后症状稍有缓解而来院。既往有高血压、冠心病及肺结核病史。根据临床症状分析,应首先考虑下列哪种疾病的可能性最大?

A. 心绞痛 　　　　　　　　　　B. 心肌梗死

C. 急性肺栓塞 　　　　　　　　D. 急性闭合性气胸

【例20】2005NO66A 男性,40岁,慢性咳嗽咳痰史10年,突发左侧胸痛1天,呈针刺样疼痛,向左肩部放射,伴有胸闷及气短,干咳,无发热。吸烟约10年,1包/天。查体:消瘦、神志清楚、气管居中,无颈静脉怒张,左下肺叩诊鼓音,左下肺呼吸音降低,右肺散在少量干啰音,心界叩诊不清,心率92次/分,律齐,无病理性杂音,双下肢不肿。最可能的疾病是

A. 左侧气胸 　　　　B. 肺栓塞 　　　　C. 急性心肌梗死

D. COPD 　　　　　　E. 肺大疱

8. 治疗

治疗的目的是促进患侧肺复张,消除病因,减少复发。

(1)保守治疗　　大多数可保守治愈,仅10%～20%的患者需手术治疗。保守治疗适用于稳定型小量气胸、首次发生的症状较轻的闭合性气胸。

(2)胸腔穿刺抽气　　适用于小量气胸(20%以下)、呼吸困难较轻、心肺功能尚好的闭合性气胸。抽气可加速肺复张,迅速缓解症状。

(3)胸腔闭式引流　　适用于不稳定型气胸、呼吸困难明显、肺压缩程度较重、交通性气胸、张力性气胸、反复发生气胸者、胸穿抽气效果不佳者。无论其气胸容量多少,均应尽早行胸腔闭式引流。

(4)化学性胸膜固定术　　为避免复发,可在胸腔内注入硬化剂,产生无菌性胸膜炎症,使脏层胸膜与壁层胸膜粘连而消灭胸膜腔间隙。适用不宜手术或拒绝手术的下列患者:①持续性或复发性气胸;②双侧气胸;③合并肺大疱;④肺功能不全,不能耐受手术者。常用硬化剂有多西环素、滑石粉等。

(5)手术治疗　　经内科治疗无效的气胸为手术适应证,主要适用于长期气胸、血气胸、双侧气胸、复发性气胸、张力性气胸引流治疗失败者、胸膜增厚致肺膨胀不全、多发性肺大疱者。

【例21】2004NO55A 下列关于闭合性气胸采用排气疗法的叙述,正确的是

A. 每次抽气量不应超过1.5L 　　　　　　B. 积气量多者可每日抽气一次

C. 胸腔闭式引流应为首选排气方式 　　　D. 肺复张能力差者,应尽快将气抽尽

E. 积气量达到该侧胸腔容积的15%即可抽气

【例22】1997NO64A 关于气胸的处理,哪项是错误的?

A. 气胸量<20%,症状轻微,不需排气 　　B. 如肺萎陷时间长,宜用高负压排气

C. 交通性气胸应做胸腔插管引流 　　　　D. 复发性气胸,可用四环素注入胸腔造成粘连

E. 血气胸可做低位胸腔插管引流

【例23】1996NO64A 下列哪项积气量占该侧胸腔容量百分值的自发性气胸患者需进行治疗?

A. 15%以上 　　　　B. 20%以上 　　　　C. 25%以上

D. 30%以上 　　　　E. 40%以上

注意:以上均为老教材上的数据,8版内科学已完全更改或删除,不必深究。

▶ **常考点**　胸水的病因分类;渗出性和漏出性、良性和恶性胸水的鉴别;气胸治疗。

参考答案——详细解答见《贺银成2019考研西医临床医学综合能力历年真题精析》

1. ABCDE　　2. ABCDE　　3. ABCDE　　4. ABCDE　　5. ABCDE　　6. ABCDE　　7. ABCDE

8. ABCDE　　9. ABCDE　　10. ABCDE　　11. ABCDE　　12. ABCDE　　13. ABCDE　　14. ABCDE

15. ABCDE　　16. ABCDE　　17. ABCDE　　18. ABCDE　　19. ABCDE　　20. ABCDE　　21. ABCDE

22. ABCDE　　23. ABCDE

第9章 急性呼吸窘迫综合征与呼吸衰竭

▶▶**考纲要求**

①急性呼吸窘迫综合征(ARDS)的概念、病因和发病机制、病理生理、临床表现、实验室和其他检查、诊断和治疗(包括无创和有创机械通气)。②呼吸衰竭的发病机制、病理生理(包括酸碱平衡失调及电解质紊乱)、临床表现和分型、实验室和其他检查、治疗。

▶▶**复习要点**

一、急性呼吸窘迫综合征(ARDS)

1. 概念

急性呼吸窘迫综合征(ARDS)是指由各种肺内和肺外致病因素导致的急性弥漫性肺损伤,进而发展的急性呼吸衰竭。主要病理特征是炎症导致的肺微血管通透性增高,肺泡腔渗出富含蛋白质的液体,进而导致肺水肿及透明膜形成,常伴肺泡出血。主要病理生理改变是肺容积减少、肺顺应性降低和严重通气/血流比例失调。临床表现为呼吸窘迫、顽固性低氧血症和呼吸衰竭,肺部影像学表现为双肺渗出性病变。

1994年美欧ARDS共识会议同时提出急性肺损伤(ALI)和ARDS的概念,沿用至今。事实上,ALI与ARDS为同一疾病过程的两个阶段,故8版内科学P133已取消ALI的命名,将本病统称为ARDS。原ALI相当于现在的轻症ARDS。

2. 病因

(1)**肺内因素(直接因素)** 包括化学性因素(如吸入性肺损伤)、物理性因素(如肺挫伤、放射性损伤)、生物性因素(如重症肺炎)。导致直接肺损伤的原因,国外以胃内容物吸入最多见,国内以重症肺炎最多见。

(2)**肺外因素(间接因素)** 包括严重休克、感染中毒症、严重非胸部创伤、大面积烧伤、急性胰腺炎等。

(3)**ARDS的常见危险因素** 包括肺炎、非肺源性感染中毒症、胃内容物吸入、大面积创伤、肺挫伤、胰腺炎、吸入性肺损伤、重度烧伤、非心源性休克、药物过量、输血相关性急性肺损伤、肺血管炎、溺水等。

3. 发病机制

(1)**直接损伤** 致病因素对肺泡膜造成的直接损伤占次要地位。

(2)**间接损伤** ARDS的本质是多种炎症细胞(巨噬细胞、中性粒细胞、血管内皮细胞、血小板)及其释放的炎性介质和细胞因子间接介导的肺脏炎症反应。ARDS是系统性炎症反应综合征(SIRS)的肺部表现。

炎症细胞和炎症介质是启动早期炎症反应和维持炎症反应的两个主要因素,在ARDS的发生发展中起关键作用。炎症细胞产生多种炎症介质和细胞因子,最重要的是肿瘤坏死因子-α(TNF-α)和白细胞介素-1(IL-1),导致大量中性粒细胞在肺泡内聚集、激活,并通过"呼吸暴发"释放氧自由基、蛋白酶和炎症介质,引起靶细胞损伤,表现为肺毛细血管内皮细胞和肺泡上皮细胞损伤,肺微血管通透性增高和微血栓形成,大量富含蛋白质和纤维蛋白的液体渗出至肺间质和肺泡,形成非心源性肺水肿,透明膜形成,进一步导致肺间质纤维化。

4. 病理生理

(1)**肺水肿** ARDS的病理改变为弥漫性肺泡损伤,主要表现为肺广泛充血水肿和肺泡腔内透明膜形

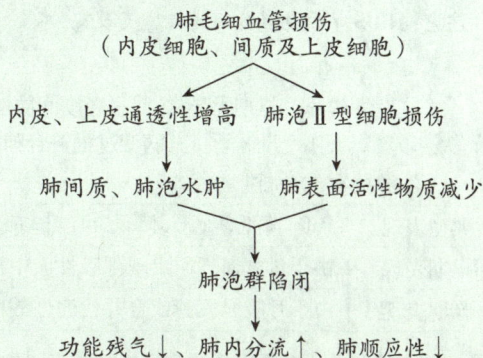

肺毛细血管损伤
(内皮细胞、间质及上皮细胞)

内皮、上皮通透性增高　　肺泡Ⅱ型细胞损伤

肺间质、肺泡水肿　　　　肺表面活性物质减少

肺泡群陷闭

功能残气↓、肺内分流↑、肺顺应性↓

成。由于肺毛细血管内皮细胞和肺泡上皮细胞损伤,肺泡膜通透性增加,引起肺间质和肺泡水肿。

(2)**肺不张** 由于肺泡Ⅱ型细胞损伤,肺表面活性物质减少,导致小气道陷闭和肺泡萎缩不张。

(3)**顽固性低氧血症** ARDS肺形态改变有两个特点:①肺水肿和肺不张在肺内呈不均一分布,即重力依赖区(仰卧位时靠近背部的肺区)以肺水肿和肺不张为主,通气功能极差,而非重力依赖区(仰卧位时靠近胸壁的肺区)的肺泡功能基本正常;②由于肺水肿和肺泡萎陷,使功能残气量和有效参与气体交换的肺泡数量减少。上述病理和形态学改变可导致严重通气/血流比例失调、肺内分流、弥散障碍,造成顽固性低氧血症和呼吸窘迫,表现为弥散功能障碍及限制性通气功能障碍。在治疗时应行正压给氧。

(4)**呼吸窘迫** 呼吸窘迫的发生机制主要有:①低氧血症刺激颈动脉体和主动脉体化学感受器,反射性刺激呼吸中枢,产生过度通气;②肺充血、水肿刺激毛细血管旁J感受器,反射性使呼吸加深加快,导致呼吸窘迫。由于呼吸的代偿,$PaCO_2$最初可以降低或正常。极端严重者,由于肺通气量减少、呼吸窘迫加重呼吸肌疲劳,可发生高碳酸血症。

　　A. 限制性通气功能障碍　B. 弥散功能降低　　　C. 两者均可有　　　D. 两者均可无

【例1】2000NO129C　　间质性肺炎患者

【例2】2000NO130C　　ARDS患者

【例3】2009NO176X　　ARDS的特征性表现有

　　A. 肺水肿　　　　　　B. 进行性呼吸困难　　　C. 顽固性低氧血症　　　D. 肺顺应性降低

【例4】2007NO60A　　ARDS时出现肺泡Ⅱ型细胞损伤,表面活性物质减少,可引起的病理改变是

　　A. 肺不张、肺泡萎陷　　　　　　　　　　　B. 肺水肿

　　C. 肺内含铁血黄素沉着　　　　　　　　　　D. 肺小叶间隔增宽

5. 临床表现

主要表现为严重的呼吸困难和顽固性低氧血症。

(1)**发病时间** 大多数于原发病起病后72小时内发生,几乎不超过7天。

(2)**原发病的症状和体征** 原发病不同,症状和体征不同。

(3)**呼吸困难** 最早出现的症状是呼吸增快,并呈进行性加重的呼吸困难、发绀,表现为顽固性低氧血症。其呼吸困难的特点是呼吸深快、费力,患者常感到胸廓紧束、严重憋气,即呼吸窘迫,不能用通常的吸氧疗法改善,也不能用原发心肺疾病解释。

(4)**体征** 早期体征无异常,可有少量细湿啰音。后期多可闻及水泡音、管状呼吸音。

【例5】1999NO82A 下列哪项不是ARDS初期的临床表现?

　　A. 呼吸加快　　　　　　　　　　　　　B. 呼吸窘迫感,用一般的吸氧法不能得以缓解

　　C. 呼吸道分泌物增多,肺部有啰音　　　D. X线胸片一般无明显异常

　　E. PaO_2降至8.0kPa(60mmHg)

注意:ARDS早期呈轻度间质性肺炎改变,不会出现呼吸道分泌物增多,故答案为C。

6. 辅助检查

(1)**X线胸片** 早期无异常,或呈轻度间质性改变,表现为边缘模糊的肺纹理增多,继之出现斑片状或大片状磨玻璃影或实变浸润影。其病变过程符合肺水肿的特点,快速多变,后期出现肺间质纤维化的改变。

(2)**动脉血气分析**

典型表现	PaO_2降低,$PaCO_2$降低,pH升高
早期表现	由于过度通气而出现呼吸性碱中毒,则PaO_2降低、$PaCO_2$降低、pH增高
晚期表现	由于呼吸肌疲劳或合并代谢性酸中毒,则PaO_2降低、$PaCO_2$升高、pH降低

根据血气分析和吸入氧浓度可计算肺氧合功能指标,如肺泡-动脉氧分压差$[P_{(A-a)}O_2]$、肺内分流(Q_S/Q_T)、

呼吸指数[$P_{(A-a)}O_2/PaO_2$]、氧合指数(PaO_2/FiO_2)等指标,对诊断、严重性分级、疗效评价均有重要意义。

目前,临床上以 PaO_2/FiO_2 最常用。PaO_2/FiO_2 正常值为 400～500mmHg,$PaO_2/FiO_2 \leqslant 300mmHg$ 是诊断 ARDS 的必要条件。PaO_2/FiO_2 = 氧分压/吸入氧的比例,如某患者吸入 40% 氧气的条件下,PaO_2 为 80mmHg,则 $PaO_2/FiO_2 = 80/0.4 = 200mmHg$。

(3)床边呼吸功能监测 ARDS 时,血管外肺水增加,肺顺应性降低,出现明显的肺内右向左分流,但无呼吸气流受限。上述改变,对 ARDS 疾病严重性评价和疗效判断有一定的意义。

(4)心脏超声和 Swan-Ganz 导管检查 Swan-Ganz 导管可测定肺动脉楔压(PAWP),这是反映左心房压较为可靠的指标。PAWP 一般 <12mmHg,若 PAWP >18mmHg,则支持左心衰竭的诊断。但 PAWP >18mmHg 并不是 ARDS 的排除标准,如果呼吸衰竭的临床表现不能完全用左心衰竭解释时,应考虑 ARDS 的诊断。

7. 诊断

满足以下 4 项条件方可诊断为 ARDS。

①明确诱因下 1 周内出现的急性或进展性呼吸困难。

②胸部 X 线平片/胸部 CT 显示双肺浸润影,不能完全用胸腔积液、肺叶/全肺不张和结节影解释。

③呼吸衰竭不能完全用心力衰竭、液体负荷过重解释。如果临床没有危险因素,需要用客观检查(如超声心动图)来评价心源性肺水肿。

④根据氧合指数(PaO_2/FiO_2)确诊 ARDS(PaO_2/FiO_2 正常值为 400～500mmHg)。

轻度:$200 < PaO_2/FiO_2 \leqslant 300mmHg$;中度:$100 < PaO_2/FiO_2 \leqslant 200mmHg$;重度:$PaO_2/FiO_2 \leqslant 100mmHg$。

注意:①氧合指数(PaO_2/FiO_2)为临床上最常用的计算氧合功能的指标。

②8 版内科学 P135:$PaO_2/FiO_2 \leqslant 300$ 是诊断 ARDS 的必要条件(7 版内科学的诊断标准为 ≤200)。

③PAWP 为肺动脉楔压(8 版内科学 P135),PCWP 为肺毛细血管楔压(8 版外科学 P33),试题中常混用。

【例6】2014NO63 下列选项中,符合 ARDS 诊断标准的是(本题按 7 版内科学标准原答案为 A)

A. $PaO_2/FiO_2 \leqslant 200mmHg$,PCWP≤18mmHg B. $PaO_2/FiO_2 \leqslant 300mmHg$,PCWP≤18mmHg

C. $PaO_2/FiO_2 \leqslant 200mmHg$,PCWP≥18mmHg D. $PaO_2/FiO_2 \leqslant 300mmHg$,PCWP≥18mmHg

8. 鉴别诊断

上述 ARDS 的诊断标准是非特异性的,因此确诊前应排除大面积肺不张、心源性肺水肿、高原肺水肿、弥漫性肺泡出血等,通过详细询问病史、体检、胸部 X 线片、心脏超声、血液化验等可作出鉴别。

【例7】1996NO82A 女,54 岁,急性胰腺炎行胆囊造瘘、胰腺引流术后,仍禁食、胃肠减压、输液及抗感染治疗,并吸入高浓度氧。动脉血气分析 pH7.46、PaO_2 55mmHg、$PaCO_2$ 33mmHg。X 线胸片示两肺有较广泛的点、片状阴影。心电图示窦性心动过速。此时提示病人可能存在

A. 急性心力衰竭 B. 阻塞性肺部病变 C. 术后肺不张

D. 肺部感染 E. ARDS

9. 治疗

(1)治疗原发病 是治疗 ARDS 的首要原则和基础。感染是导致 ARDS 的常见原因,且为首位高危因素。

(2)纠正缺氧 采取有效措施尽快提高 PaO_2。一般需采用高浓度给氧,使 $PaO_2 \geqslant 60mmHg$ 或 $SaO_2 \geqslant$ 90%。轻症者可使用面罩给氧,但多数患者需使用机械通气。

(3)机械通气 轻症者可采用无创正压通气,重症者多采用呼气末正压给氧(PEEP)和小潮气量。

①PEEP 的调节 适当水平的 PEEP,可使萎陷的小气道和肺泡再开放,防止肺泡随呼吸周期反复开闭,使呼气末肺容量增加,并可减轻肺损伤和肺泡水肿,从而改善肺泡弥散功能和通气/血流比例,减少肺内分流,达到改善氧合,增加肺顺应性的目的。PEEP 水平一般为 8～18cmH₂O。

②小潮气量 ARDS 机械通气常采用小潮气量,即 6～8ml/kg,旨在将吸气平台压控制在 30～35cmH₂O 以下,防止肺泡过度扩张。

(4)液体管理 为减轻肺水肿,应合理限制液体入量,以可允许的较低循环容量来维持有效循环,保

持肺脏处于相对"干"的状态。即液体出入量维持在轻度负平衡状态,可使用利尿药促进水肿的消退。

(5)**营养支持与监护** ARDS时机体处于高代谢状态,应补充足够的营养。

(6)**糖皮质激素** 疗效不确定。

(99~101题共用题干)女性,42岁,因"急性重症胰腺炎"入院。2天来经保守治疗,发热及腹痛略好转,但逐渐出现呼吸困难,予面罩吸氧(氧流量6升/分)后血气分析显示:pH7.52,$PaO_2$63mmHg,$PaCO_2$24mmHg。查体:体温38.5℃,呼吸30次/分,血压130/80mmHg,双肺呼吸音清晰,心率105次/分,律整,$A_2 > P_2$,中上腹压痛(+),肝脾肋下未触及,双下肢无水肿。胸片示双肺外带少许渗出性病变。

【例8】2010NO99A 该患者出现呼吸困难最可能的原因是

    A. ARDS   B. 吸入性肺炎   C. 心力衰竭   D. 肺栓塞

【例9】2010NO100A 该患者出现低氧血症最主要的机制是

    A. 通气血流比例失衡   B. 肺泡通气量下降   C. 弥散功能障碍   D. 肺内分流

【例10】2010NO101A 针对该患者呼吸困难的原因,应首选的治疗措施是

    A. 加强抗厌氧菌治疗   B. 皮下注射低分子肝素

    C. 无创通气   D. 控制入量,防治心衰发生

    A. 高压氧疗   B. 持续低流量给氧   C. 无控制性给氧

    D. 鼻导管持续高浓度给氧   E. 呼气末正压给氧

【例11】2002NO103B 对成人呼吸窘迫综合征的治疗采用(现已改称"急性呼吸窘迫综合征")

【例12】2002NO104B 对肺炎病人所致缺氧的治疗采用

注意:①呼气末正压给氧——ARDS;②持续低流量给氧——慢性支气管炎、COPD、COPD所致的呼衰。
③无控制给氧——肺炎;④高压给氧——气性坏疽、Buerger病、急性呼衰。

二、呼吸衰竭

呼吸衰竭是指各种原因引起的肺通气和(或)换气功能严重障碍,使静息状态下也不能维持足够的气体交换,导致低氧血症伴(或不伴)高碳酸血症,进而引起一系列病理生理改变和相应临床表现的综合征。其临床表现缺乏特异性,确诊有赖于动脉血气分析。呼吸衰竭的诊断标准为:在海平面、静息状态、呼吸空气条件下,$PaO_2 < 60mmHg$,伴或不伴$PaCO_2 > 50mmHg$。

1. 病因

气道阻塞性病变	气管-支气管的炎症、痉挛、肿瘤、异物、纤维化瘢痕等,其中以COPD最常见
肺组织病变	各种累及肺泡和(或)肺间质的病变,如肺炎、肺气肿、肺水肿、严重肺结核、硅肺等
肺血管病变	肺栓塞、肺血管炎等可引起肺通气/血流比例失调,导致换气功能不良,引起呼吸衰竭
心脏疾病	各种缺血性心脏疾病、严重心瓣膜疾病、心肌病、心包疾病、严重心律失常
胸廓与胸膜病变	胸部外伤造成连枷胸、严重的自发性或外伤性气胸、脊柱畸形、大量胸腔积液、强直性脊柱炎
神经肌肉病变	脑血管病变、颅脑外伤、脑炎、镇静催眠剂中毒等可抑制呼吸中枢

注意:感染是慢性呼吸衰竭最常见的诱因,并不是直接病因。严重呼吸系统感染是急性呼吸衰竭最常见的病因。

【例13】2003NO59A 下列哪种疾病不是慢性呼吸衰竭的病因?

    A. 重度肺结核   B. 肺间质纤维化   C. 硅肺

    D. 胸廓畸形   E. 严重感染

2. 分类

(1)**按照发病急缓分类** 分急性呼吸衰竭和慢性呼吸衰竭。

(2)按照发病机制分类　分通气性呼吸衰竭和换气性呼吸衰竭,也可分为泵衰竭和肺衰竭。

(3)按照动脉血气分析分类　分类方法很多,但最常考的是按血气分析结果进行分类。

	Ⅰ型呼衰	Ⅱ型呼衰
别称	低氧性呼吸衰竭	高碳酸性呼吸衰竭
定义	缺氧而无 CO_2 潴留	缺氧而伴有 CO_2 潴留
血气结果	$PaO_2 < 60mmHg$,$PaCO_2$ 正常或下降	$PaO_2 < 60mmHg$,$PaCO_2 > 50mmHg$
原因	肺换气功能障碍 (通气/血流比例失调、弥散障碍、肺动-静脉分流)	肺通气功能障碍 (肺泡通气不足)
常见疾病	间质性肺疾病、急性肺栓塞、严重肺部感染、ARDS	慢性阻塞性肺疾病(COPD)

注意:①确诊呼吸衰竭的依据是血气分析的 PaO_2 值,只要 $PaO_2 < 60mmHg$,就可以确诊呼吸衰竭。
　　　②然后根据 $PaCO_2$ 值区分Ⅰ型呼衰和Ⅱ型呼衰,若 $PaCO_2 > 50mmHg$,就可诊断为Ⅱ型呼衰。

【例14】2002NO54A　Ⅱ型呼吸衰竭最常见于下列哪一种疾病?
　　A. 大叶肺炎　　　　　B. 特发性肺间质纤维化　　C. 慢性阻塞性肺疾病
　　D. ARDS　　　　　　　E. 浸润型肺结核

【例15】2007NO58A 血气分析结果显示:PaO_2 下降,$PaCO_2$ 升高,pH 下降或正常,HCO_3^- 升高。符合的疾病是
　　A. 脊柱后侧突　　　　B. 吸入异物　　　　　C. 支气管哮喘急性发作　　D. 脑干出血

3. 发病机制和病理生理

(1)低氧血症和高碳酸血症的发生机制

①肺通气不足　肺泡通气减少,当然会导致肺泡氧分压(P_AO_2)降低和二氧化碳分压(P_ACO_2)升高,从而引起缺氧和 CO_2 潴留。此为Ⅱ型呼吸衰竭的主要发病机制。

②弥散障碍　系指 O_2、CO_2 等气体通过肺泡膜进行交换的物理弥散过程发生障碍。由于 CO_2 的弥散系数是 O_2 的 20 倍,故在弥散障碍时,通常以低氧血症为主,此为Ⅰ型呼吸衰竭的主要发病机制。

③通气/血流(V/Q)比例失调　正常成人肺泡通气/血流(V/Q)比值约为 0.8,V/Q 比值无论增大还是减小,都会影响肺换气功能。V/Q 比值增大常见于肺血管病变,如肺栓塞。V/Q 比值减小常见于肺部病变,如肺泡萎陷、肺炎、肺不张、肺水肿等。V/Q 比例失调通常仅导致低氧血症,而无 CO_2 潴留。此为Ⅰ型呼吸衰竭的发病机制之一。

④肺内动-静脉解剖分流增加　系指肺动脉内的静脉血未经氧合直接流入肺静脉,导致 PaO_2 降低,是通气/血流比例失调的特例。在这种情况下,提高吸氧浓度不能提高分流静脉血的氧分压,即吸氧不能缓解症状。常见于肺动-静脉瘘。此为Ⅰ型呼吸衰竭的发病机制之一。

⑤氧耗量增加　发热、寒战、严重哮喘、呼吸困难、抽搐等,均可增加氧耗量。氧耗量增加的患者,若同时伴有通气功能障碍,则会出现严重的低氧血症。

注意:①Ⅰ型呼衰的发病机制主要是弥散功能障碍,Ⅱ型呼衰的发病机制主要是肺通气不足。
　　　②肺内动-静脉分流是 V/Q 比例失调的特例,两者均属于Ⅰ型呼衰的发病机制之一,但不是主要机制。
　　　③由于Ⅰ型呼衰无 CO_2 潴留,故 V/Q 比例失调仅导致低氧血症,而无 CO_2 潴留。

【例16】2017NO45A 男性,72 岁。慢性咳嗽、咳痰 20 年,活动后呼吸困难 3 年,加重 1 周。既往吸烟史 50 年。血气分析提示 PaO_2 50mmHg,$PaCO_2$ 68mmHg,出现呼吸衰竭最主要的机制是
　　A. 通气/血流比例失调　B. 肺泡通气量下降　　　C. 弥散功能障碍　　　　D. 肺内分流

　　A. 肺泡通气量下降　　B. 通气/血流比例失调　　C. 弥散障碍　　　　　　D. 肺内分流

【例17】2016NO141B　肺栓塞患者出现低氧血症最主要的机制是

【例18】2016NO142B　COPD 患者出现低氧血症最主要的机制是

（2）低氧血症和高碳酸血症对机体的影响

①低氧血症和高碳酸血症对机体的影响　如下表。

	缺氧对机体的影响	CO_2 潴留对机体的影响
CNS	脑细胞功能障碍,毛细血管通透性增高 脑水肿、损伤、脑细胞死亡	脑脊液 H^+ 浓度增高,降低细胞兴奋性,抑制 脑皮质,中枢神经系统麻醉(先兴奋后抑制)
心血管	心率↑,心排量↑,血压↑,冠脉血流量↑ 肺动脉血管收缩,肺动脉高压	心率↑,心排量↑,脑血管、冠脉舒张 肾、脾、肌肉血管收缩
呼吸系统	颈动脉体、主动脉体兴奋,肺通气量增加 缺氧对呼吸的影响远较 CO_2 潴留的影响为小	CO_2 潴留是强有力的呼吸兴奋剂 通气增加
肝肾功能	肝肾功能受损	肾血管痉挛,尿量减少
造血系统	EPO 产生增多,继发性红细胞增多	—
酸碱平衡	代谢性酸中毒、高钾血症	呼吸性酸中毒、代谢性碱中毒、低氯

②酸碱平衡失调和电解质紊乱　根据酸碱平衡公式（Hnderson-Hasselbach 方程式），动脉血的 pH = $6.1 + lg[HCO_3^-/H_2CO_3]$，因此 pH 值取决于血浆 HCO_3^- 和 H_2CO_3 的比值。HCO_3^- 主要依靠肾脏调节,需1~3天;H_2CO_3 主要依靠肺调节,仅需数小时。

急性呼吸衰竭　由于 CO_2 潴留,H_2CO_3 浓度增高,可导致 pH 迅速下降,出现呼吸性酸中毒。随着病情进展,体内大量酸性代谢产物(乳酸、无机磷酸)堆积,导致代谢性酸中毒。此时患者表现为呼酸合并代酸。最后由于能量不足,钠泵功能障碍,造成细胞内酸中毒和高钾血症(此为血钾过高,而不是细胞内高钾)。

慢性呼吸衰竭　慢性Ⅱ型呼吸衰竭时,CO_2 潴留发展缓慢,肾脏可通过增加 HCO_3^- 的回吸收来维持 pH 恒定。当体内 CO_2 长期增高时,HCO_3^- 维持在较高水平,导致呼吸性酸中毒合并代谢性碱中毒,此时 pH 可维持在正常范围。当呼吸衰竭恶化,CO_2 潴留进一步加重时,HCO_3^- 已不能代偿,则呈现失代偿性呼酸合并代碱,pH 低于正常范围。

【例19】2007NO59A 下列关于慢性缺氧表现的叙述,正确的是

　　A. 抽搐、昏迷　　　　B. 继发性红细胞增多症　　C. 呼吸频数　　　　D. 肝脾肿大

【例20】2012A(执医试题)机体对慢性Ⅱ型呼吸衰竭所进行的代偿性反应是

　　A. 血钾增加　　　　B. 阴离子间隙增加　　　　C. 肾脏回吸收 HCO_3^- 增加

　　D. 呼吸频率增加　　E. 潮气量增加

4. 急性呼吸衰竭

（1）临床表现　急性呼吸衰竭的临床表现主要是低氧血症所致的呼吸困难和多脏器功能障碍。

应注意区分急性呼吸衰竭和慢性呼吸衰竭的临床表现。

	急性呼吸衰竭	慢性呼吸衰竭
呼吸困难	最早出现的症状 (呼吸频率、节律和幅度改变)	COPD 所致的呼衰表现为呼气延长→呼吸浅快 CO_2 潴留时可表现为 CO_2 麻醉
发绀	缺氧的典型表现	由于为慢性缺氧,故发绀不明显
精神神经	缺氧引起:精神错乱、躁狂、昏迷、抽搐等 CO_2 潴留可出现嗜睡,淡漠,扑翼样震颤	CO_2 潴留引起:先兴奋后抑制→肺性脑病
循环系统	心率↑、周围循环衰竭、血压↓、心律失常	CO_2 潴留表现:皮肤充血、温暖多汗、血压↑、心率↑
消化泌尿	肝肾功能障碍、上消化道出血	—

（2）实验室和其他检查

①动脉血气分析 对判断呼吸衰竭和酸碱失衡的严重程度及指导治疗均具有重要意义。

②肺功能检查 对判断通气功能障碍的性质、是否合并换气功能障碍及其严重程度,均有价值。

③胸部影像学检查 包括胸片、胸部CT、放射性核素肺通气/灌注扫描、肺血管造影、超声检查等。

④纤维支气管镜检查 对明确气道疾病、获取病理学证据具有重要意义。

(3)治疗 呼吸衰竭的总体治疗原则是:加强呼吸支持(保持呼吸道通畅、纠正缺氧、改善通气),呼吸衰竭病因和诱因的治疗,加强一般支持治疗,对重要脏器功能的监测与支持。

①保持呼吸道通畅 是最基本、最重要的治疗措施。保持呼吸道通畅的方法主要有:a.昏迷患者应使其处于仰卧位,头后仰,托起下颌并将口打开;b.清除呼吸道分泌物及异物;c.必要时建立人工气道,如简便人工气道(口咽通气道、鼻咽通气道、喉罩)、气管插管、气管切开;d.支气管痉挛者,应积极使用支气管扩张药物。

②氧疗 确定吸氧浓度的原则是在保证PaO_2迅速提高到60mmHg或脉搏容积血氧饱和度(SpO_2)≥90%的前提下,尽量降低吸氧浓度。吸氧浓度(%)=21+4×氧流量(L/min)。

缺氧不伴CO_2潴留者(Ⅰ型呼衰)可采用高浓度吸氧(>35%),但应防止氧中毒。

缺氧伴CO_2潴留者(Ⅱ型呼衰)应采用持续低流量给氧。

③呼吸兴奋剂 可通过刺激外周或中枢化学感受器调节呼吸,使呼吸频率和潮气量增加。常用药物有尼可刹米、洛贝林和多沙普仑。其使用原则是:a.必须保持呼吸道通畅,否则会促发呼吸肌疲劳,加重CO_2潴留;b.脑缺氧、脑水肿未纠正而出现频繁抽搐者慎用;c.患者的呼吸肌功能基本正常;d.主要适用于以中枢抑制为主、通气量不足引起的呼吸衰竭;e.对于因呼吸肌疲劳引起的低通气,也有一定效果;f.不宜用于以肺换气功能障碍为主所导致的呼吸衰竭。

④机械通气

优点	能维持必要的肺泡通气量,降低$PaCO_2$;改善肺的气体交换效能 使呼吸肌得以休息,有利于恢复呼吸肌功能
气管插管指征	急性呼衰患者昏迷加深,呼吸不规则,呼吸道分泌物增多,咳嗽和吞咽反射明显减弱
并发症	通气过度造成呼吸性碱中毒;通气不足造成呼吸性酸中毒和低氧血症 气压过高导致气胸、纵隔气肿、间质性肺气肿;呼吸机相关肺炎;血压下降、心输出量下降
方法	多采用经鼻/面罩无创正压通气(NIPP),用于急性呼吸衰竭的治疗
呼吸机的选择	常用呼吸机有压力控制型和容量控制型两类 肺顺应性降低或气道阻力增加的患者,使用容量控制型呼吸机 对于有自主呼吸的患者,应采用同步压力控制型呼吸机

⑤病因治疗 是治疗呼吸衰竭的根本所在。

⑥一般支持治疗 维持水电解质平衡。

【例21】2001NO60A 关于呼吸衰竭的治疗,下列哪项提法不正确?

　　A. 增加肺泡通气量才能纠正呼吸性酸中毒

　　B. 采用PEEP方式有利于改善换气功能

　　C. 呼吸兴奋剂可用于有呼吸肌病变及肺间质纤维化的患者

　　D. 氧疗应使PaO_2在60mmHg以上,SaO_2为90%以上

　　E. 在合并心衰时,如有血氧饱和度上升,则有使用利尿剂的指征

【例22】1998NO58A 呼吸衰竭时,CO_2潴留,应用呼吸兴奋剂治疗,下列哪项叙述不正确?

　　A. 病因以中枢抑制为主,疗效好　　　　　　B. 病因以呼吸肌疲劳为主,亦有效

　　C. 病因以神经传导系统为主,疗效好　　　　D. 病因以呼吸肌病变为主,疗效差

　　E. 病因以广泛间质纤维化为主,不宜使用

【例 23】1996NO66A 呼吸衰竭患者治疗使用呼吸机辅助呼吸,下列哪项正确?
    A. 呼吸衰竭伴低血压,应及时用呼吸机
    B. 严重呼吸性酸中毒和缺氧,应及时用呼吸机
    C. 气道阻力增加的重症病变,宜使用压力控制呼吸机
    D. 对肺顺应性降低的重症病变,宜使用压力控制呼吸机
    E. 对锻炼恢复自主呼吸病变,宜使用容量控制呼吸机

5. 慢性呼吸衰竭

(1)临床表现

①呼吸困难　慢阻肺所致的呼吸困难,病情较轻时表现为呼吸费力伴呼气延长;严重时发展成浅快呼吸。若伴 CO_2 潴留,发生 CO_2 麻醉时,患者可由呼吸过速转为浅慢呼吸或潮式呼吸。

②神经症状　慢性呼衰伴 CO_2 潴留,随 $PaCO_2$ 升高可表现为先兴奋后抑制。

③循环系统表现　CO_2 潴留使外周体表静脉充盈、皮肤充血、温暖多汗、血压升高、心率加快,脑血管扩张产生搏动性头痛。

(2)治疗

①氧疗　COPD 导致的慢性呼衰常是Ⅱ型呼衰,临床上多采用持续低流量给氧(<35%,1~2L/min,每日 10h 以上,维持 $PaO_2 \geq 60mmHg$,$SaO_2 \geq 90\%$)。严禁采用高浓度给氧,因此种情况下多伴高碳酸血症,呼吸中枢对 CO_2 反应性差,呼吸主要靠低氧血症对颈动脉体、主动脉体化学感受器的刺激来维持。若输入高浓度氧,使血氧迅速上升,解除了低氧对外周化学感受器的刺激,便会抑制患者呼吸,甚至导致 CO_2 麻醉。

②机械通气　根据病情选用无创机械通气或有创机械通气。慢阻肺急性加重早期及时应用无创机械通气可以防止呼吸功能不全加重,缓解呼吸肌疲劳,减少后期气管插管率,改善预后。

③抗感染　因为慢性呼衰急性加重的诱因就是感染。

④呼吸兴奋剂　阿米三嗪可通过刺激颈动脉体和主动脉体化学感受器兴奋呼吸中枢,增加通气量。

⑤纠正酸碱失调　治疗呼衰时呼吸性酸中毒的根本原则在于改善肺泡通气,排出过多的 CO_2,一般不宜补碱。只有在 pH<7.2,或合并代谢性酸中毒时,才可少量补充碳酸氢钠。因碳酸氢钠在纠正酸中毒时,可加重 CO_2 潴留,故碳酸氢钠最好与呼吸兴奋剂和支气管舒张剂同时应用。

呼衰常合并低钾、低氯血症(同时也可伴有低钠血症),产生代谢性碱中毒,应及时补充钾、氯、钠离子。

注意:①呼吸衰竭进行氧疗的指征为 $PaO_2 < 60mmHg$。
②呼吸衰竭进行机械通气的指征为 $PaO_2 < 40mmHg$,$PaCO_2 > 70mmHg$,R>35 次/分。
③呼吸衰竭使用呼吸兴奋剂的指征为 $PaCO_2 > 75mmHg$。补碱指征为 pH<7.2。
④慢性呼衰氧疗最常用的是鼻导管吸氧,有条件的可用面罩吸氧(均为无创性人工气道)。
⑤有创性人工气道包括经口或鼻导管插管、气管切开等(以上为 3 版 8 年制内科学数据)。

【例 24】1999NO59A 慢性呼吸衰竭缺氧明显伴二氧化碳潴留时,采用氧疗的给氧浓度,下列哪项是正确的?
    A. <25%　　　　　B. <35%　　　　　C. <45%
    D. <55%　　　　　E. <65%

【例 25】2000NO152X 关于肺源性心脏病呼吸衰竭的氧疗,下列哪些正确?
    A. 提高肺泡内 PaO_2,增加 O_2 弥散能力　　　　B. 提高动脉血氧饱和度,增加可利用氧
    C. 增加肺泡通气量,促进 CO_2 排出　　　　D. 降低肺循环阻力和肺动脉压,增强心肌收缩力

【例 26】2004NO59A 男性,60 岁,慢性咳喘史 35 年,多次血气检查 $PaCO_2$ 55mmHg~60mmHg。近来因着凉后症状加重,入院时紫绀明显。血气分析 $PaCO_2$ 86mmHg,PaO_2 50mmHg,拟行机械通气。其治疗目标是
    A. 使 $PaCO_2$ 降至完全正常　　　　　　B. 使 $PaCO_2$ 降至 55mmHg~60mmHg
    C. 使 $PaCO_2$ 降至低于正常 D. 使 $PaCO_2$ 维持现状　　E. 使 PaO_2 恢复正常

【例 27】2009NO170X 导致肺心病Ⅱ型呼吸衰竭患者发生呼吸性酸中毒合并代谢性碱中毒的常见病因有

    A. 使用呼吸兴奋剂   B. 补碱   C. 过度机械通气   D. 利尿

(96～98题共用题干)男性,60岁。反复咳喘40余年,活动后气短10余年,间断双下肢水肿5年,加重1天入院。吸烟史40年。查体:嗜睡,口唇发绀,颈静脉怒张,桶状胸,双肺可闻及干湿啰音,心率110次/分,心律整,肝肋下3.0cm,双下肢水肿。血气分析示 pH7.26,PaO_2 45mmHg,$PaCO_2$ 75mmHg。

【例28】2013NO96A 下列治疗措施错误的是

    A. 积极控制感染   B. 应用无创呼吸机改善通气

    C. 应用5%碳酸氢钠纠正酸中毒   D. 应用支气管舒张剂

【例29】2013NO97A 经治疗后病情有好转,神志清醒。数日后出现烦躁,有时抽搐。血气分析 pH 7.49,PaO_2 66mmHg, $PaCO_2$ 55mmHg,BE+15mmol/L,上述情况最可能是

    A. 失代偿性代谢性碱中毒   B. 呼吸性酸中毒合并代谢性碱中毒

    C. 呼吸性碱中毒合并代谢性碱中毒   D. 失代偿性呼吸性酸中毒

【例30】2013NO98A 经治疗后症状好转出院,出院后应采取的措施不包括

    A. 长期口服小剂量糖皮质激素   B. 戒烟

    C. 长期使用长效支气管舒张剂   D. 长期家庭氧疗

三、酸碱平衡失调和电解质紊乱

1. 考试时判断酸碱失调类型的常用指标

指标	正常值	定义	临床意义
pH	7.35～7.45	正常范围内属于代偿性	<7.35 失代偿性酸中毒;>7.45 失代偿性碱中毒
PaO_2	95～100mmHg	—	<60mmHg 呼衰
$PaCO_2$	35～45mmHg	—	>50mmHg 呼衰
CO_2CP	22～31mmol/L	血浆中呈结合状态的 CO_2	意义与SB相同
AB	22～27mmol/L	隔绝空气时测得的 HCO_3^-	AB>SB——呼酸 AB<SB——呼碱
SB	22～27mmol/L	标准状态下测得的 HCO_3^-	AB=SB<正常值——代酸 AB=SB>正常值——代碱
BE	0±2.3mmol/L	剩余碱	正值——代碱;负值——代酸
BB	45～55mmol/L	缓冲碱	血液中各种碱的总和

    注意:AB为实际碳酸氢盐含量,SB为标准碳酸氢盐含量。如AB>SB说明体内 CO_2 潴留,为呼吸性酸中毒;如AB<SB说明体内 CO_2 呼出过多,为呼吸性碱中毒。

2. 常考酸碱失调的对照表

	pH	$PaCO_2$	HCO_3^-	BE	CO_2CP	AG	K^+	Cl^-
呼酸	N/↓	↑	N/↑	N/正↑	N/↑		↑/N	N/↓
呼酸+代酸	↓↓	↑	N/↓	负↑	N/↓	↑	↑	N/↑
呼酸+代碱	N/↑/↓	↑↑	↑↑	正↑	↑↑		↓	↓
代酸	N/↓	N/↓	↓	负↑		N/↑	↑	N/↑
呼碱	↑	↓	N/↓	N/负↑	↓		↓	N/↑
代碱	N/↑	N/↑	↑	正↑			↓	↓

    注意:N表示正常;正↑表示正值增大;负↑表示负值增大。

3. 判断酸碱失调的解题技巧　对于这类题目,许多同学无从下手,可按如下规律解题:

(1)从发病原因大致推测出题者会考何种类型酸碱失调?

内科学考得最多的就是"慢阻肺并呼衰",外科学考得最多的就是"代酸"。

我们知道COPD发生呼酸最常见(占41.5%～78%),其次为呼酸合并代碱(11%～34%)、呼酸合并代酸(5%～13%)、呼碱少见,仅占1%～5%,其他类型更少见。所以考试中以前两种酸碱失衡最多见。

(2)看pH　pH<7.35失代偿性酸中毒;pH>7.45失代偿性碱中毒;正常表明为代偿性。

(3)看PaO_2、$PaCO_2$　达到诊断呼衰标准者可诊断为呼衰。考题中,大多为此类型。

(4)看AB、SB值　AB为实际碳酸氢盐含量,正常值22～27mmol/L。SB为标准碳酸氢盐含量,正常值22～27mmol/L,平均24mmol/L。若试题没有明确给出SB值,解题时可按SB=24mmol/L进行处理。

　　AB>SB——呼酸(CO_2潴留);　　　　AB<SB——呼碱(CO_2呼出过多);

　　AB↓SB↓——代酸;　　　　　　　　AB↑SB↑——代碱。

(5)看辅助结果　血K^+、血Cl^-等。

【例31】2003NO54A、2007NO80A 女性,60岁,慢性咳喘18年,加重一周。血气分析结果如下:pH7.35,PaO_2 55mmHg,$PaCO_2$ 74mmHg,AB 42mmol/L,血钾2.8mmol/L,血氯80mmol/L,考虑诊断为

A. 代谢性酸中毒失代偿　　　　　　　　　　B. 呼吸性酸中毒失代偿

C. 呼吸性酸中毒伴代谢性酸中毒　　　　　　D. 呼吸性酸中毒伴代谢性碱中毒

E. 呼吸性酸中毒代偿期

【例32】2001NO58A 下列哪项不符合呼吸性酸中毒合并代谢性酸中毒的血气检查结果?

A. $PaCO_2$ 升高　　　　B. HCO_3^- 减少　　　　C. AB=SB≤正常值

D. BE负值减小　　　　E. pH明显降低

A. pH值下降　　　　B. PaO_2 下降　　　　C. 两者均有　　　　D. 两者均无

【例33】1994NO133C 呼吸衰竭

【例34】1994NO134C 肾功能衰竭

▶ **常考点**　考试重点,需全面掌握。

参考答案——详细解答见《贺银成2019考研西医临床医学综合能力历年真题精析》

1. ABCDE　　2. ABCDE　　3. ABCDE　　4. ABCDE　　5. ABCDE　　6. ABCDE　　7. ABCDE

8. ABCDE　　9. ABCDE　　10. ABCDE　　11. ABCDE　　12. ABCDE　　13. ABCDE　　14. ABCDE

15. ABCDE　　16. ABCDE　　17. ABCDE　　18. ABCDE　　19. ABCDE　　20. ABCDE　　21. ABCDE

22. ABCDE　　23. ABCDE　　24. ABCDE　　25. ABCDE　　26. ABCDE　　27. ABCDE　　28. ABCDE

29. ABCDE　　30. ABCDE　　31. ABCDE　　32. ABCDE　　33. ABCDE　　34. ABCDE

第10章 心力衰竭

▶ **考纲要求**

①慢性心力衰竭的病因及诱因、病理生理、类型、心功能分级、临床表现、实验室和其他检查、诊断、鉴别诊断和治疗。②急性左心衰竭的病因、发病机制、临床表现、诊断、鉴别诊断和治疗。

▶ **复习要点**

心力衰竭(HF)是各种心脏结构或功能性疾病导致心室充盈和(或)射血能力受损,心排血量不能满足机体组织代谢需要,以肺循环和(或)体循环淤血,器官、组织血液灌注不足为临床表现的一组综合征,主要表现为呼吸困难、体力活动受限和体液潴留。心功能不全或心功能障碍理论上是一个更广泛的概念,伴有临床症状的心功能不全,称为心力衰竭(简称心衰)。

【例1】2004NO47A 下列关于心力衰竭概念的叙述,错误的是

A. 心排血量可维持正常
B. 通常伴有肺循环的主动充血
C. 是指伴有临床症状的心功能不全
D. 有心功能不全不一定有心力衰竭
E. 伴有体循环充血的心衰称为充血性心衰

一、慢性心力衰竭

以下病因、诱因、病理生理、类型、心力衰竭的分期与分级等内容,在8版内科学错为概述,事实上应为慢性心力衰竭的内容,参阅3版8年制内科学P209~214。

1. 病因与诱因

(1)**基本病因** 主要包括原发性心肌损害和心脏负荷过重。

①原发性心肌损害

类型	常见病因	备注
缺血性心肌损害	冠心病心肌缺血、心肌梗死	引起心衰最常见的原因之一
心肌炎和心肌病	各种类型的心肌炎、心肌病	以病毒性心肌炎、原发性扩张型心肌病最常见
心肌代谢障碍	糖尿病心肌病、甲亢性心肌病、心肌淀粉样变性	以糖尿病心肌病最常见

②心脏负荷过重

	压力负荷过重	容量负荷过重
别称	后负荷过重	前负荷过重
常见病因	高血压、肺动脉高压 主动脉瓣狭窄、肺动脉瓣狭窄	瓣膜关闭不全——主闭、二闭、三闭 左右心腔分流——房缺、室缺、动脉导管未闭 循环血量增加——慢性贫血、甲亢、围生期心肌病
病理生理	早期心肌代偿性肥厚 晚期心肌结构、功能发生改变而失代偿	早期心室腔代偿性扩大 晚期心脏结构、功能发生改变,超过一定限度后失代偿

注意:①前负荷也称容量负荷,是指心室舒张末期压;后负荷也称压力负荷,是指大动脉压。
②左心室后负荷是指主动脉压,右心室后负荷是指肺动脉压。

A. 二尖瓣狭窄伴肺动脉高压
B. 二尖瓣关闭不全
C. 主动脉瓣狭窄
D. 主动脉瓣关闭不全
E. 三尖瓣关闭不全

【例2】1993NO93B 左心室后负荷增加

【例3】1993NO94B 右心室前负荷增加

（2）诱因　有基础心脏病的患者,其心衰症状多由一些增加心脏负荷的因素所诱发。

感染	呼吸道感染是最常见、最重要的诱因,感染性心内膜炎也不少见
心律失常	房颤是器质性心脏病最常见的心律失常之一,也是诱发心衰的最重要因素
血容量增加	钠盐摄入过多,静脉输液过多、过快
体力消耗	过度体力消耗或情绪激动,如妊娠后期、分娩过程、暴怒
治疗不当	不恰当停用利尿药、降压药
原有心脏病	原有心脏病变加重或并发其他疾病,如冠心病发生心梗、风心病活动期、合并甲亢或贫血

2. 病理生理

（1）**代偿机制**　当心肌收缩力受损和(或)心室超负荷等血流动力学因素存在时,机体可通过以下代偿机制使心功能在短期内维持在相对正常的水平。

①Frank-Starling 机制　在一定限度内增加心脏前负荷,可使回心血量增多,心室舒张末期容积增加,从而增加心排量,提高心肌作功量;但同时也导致心室舒张末期压力增高,心房压、静脉压随之升高,达到一定程度时可出现肺循环和(或)体循环淤血。

②神经体液机制　当心脏排血量不足时,机体启动神经体液机制进行代偿,包括:

	交感神经兴奋性增强	肾素-血管紧张素-醛固酮系统(RAAS)激活
心肌收缩力	增强心肌收缩力,增快心率,提高心排血量	增强心肌收缩力,调节血液再分配
周围血管	周围血管收缩,增加心脏后负荷和心肌耗氧量	使周围血管收缩,维持血压,心脏前负荷增加
心肌重塑	参与心室重塑的病理过程	促进心脏和血管的重塑过程
主要介质	去甲肾上腺素:对心肌有直接毒性作用	醛固酮:增加钠水潴留,增加体液量
其他因素	使心肌应激性增强,促进心律失常	加重心肌损伤和心功能恶化

③心肌肥厚　当心脏后负荷增加时,常以心肌肥厚作为主要代偿机制,伴或不伴心室扩大。心肌肥厚以心肌细胞肥大、心肌纤维化为主,但心肌细胞数量并不增加。心肌肥厚可使心肌收缩力增强,从而使心排血量在相当长时间内维持正常,但心肌顺应性降低,舒张功能减退,最终导致失代偿。

（2）**心室重塑**　在心脏功能受损,心腔扩大,心肌肥厚的代偿过程中,心肌细胞、胞外基质、胶原纤维网等均发生相应变化,即心室重塑,是心力衰竭发生发展的基本病理机制。

（3）**舒张功能不全**　能量供应不足、心室肌顺应性减退及充盈障碍,可导致心脏舒张功能不全。

（4）**体液因子的改变**　心力衰竭时除激活交感神经系统、RAAS 外,还有众多体液因子参与心血管系统的调节,并在心肌和血管重塑中起重要作用。

体液因子	分泌部位	生理作用
精氨酸加压素(AVP)	下丘脑	抗利尿;收缩周围血管;维持血浆渗透压
心钠肽(ANP)	心房、心室肌	扩张血管,利尿排钠,对抗肾上腺素、肾素-血管紧张素的水钠潴留
脑钠肽(BNP)	心室肌细胞	功能与 ANP 相似,但作用较弱
C 型利钠肽(CNP)	血管系统内	可能参与或协同 RAAS 的调节作用
内皮素	血管内皮细胞	强效血管收缩肽;导致细胞肥大增生,参与心脏重塑过程
转化生长因子-β	心肌细胞 成纤维细胞	诱导心肌细胞、血管平滑肌、内皮细胞、成纤维细胞的生长并调节基因表达

注意:①精氨酸加压素是由下丘脑分泌后沿下丘脑垂体束输送至垂体后叶的,而不是由垂体分泌的。
②血管升压素(VP)也称抗利尿激素(ADH),在人类称精氨酸血管升压素、精氨酸加压素(AVP)。
③心力衰竭时,BNP、ANP增高程度与心衰的严重程度正相关,可作为评定心衰进程和判断预后的指标。

心力衰竭的病理生理机制归纳如下图。

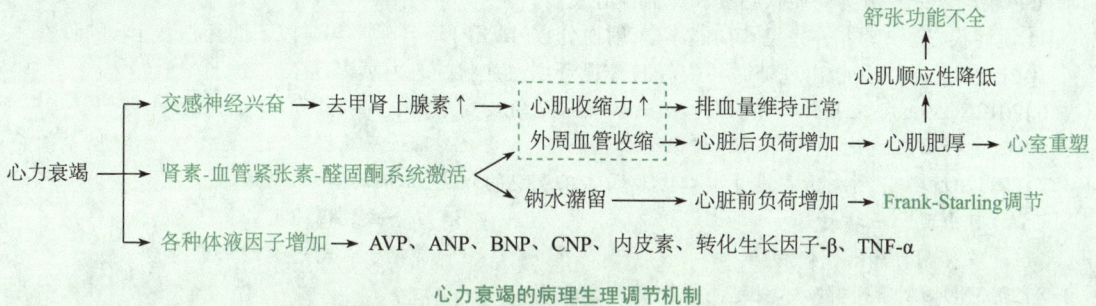

心力衰竭的病理生理调节机制

【例4】1999NO48A 关于心室重构的概念,下列哪项不正确?
A. 心肌损害,心脏负荷过重,室壁应力增加,心室反应性肥大
B. 肥厚心肌纤维的缩短能力和心室排血能力下降
C. 肥厚心肌收缩速度下降,松弛延缓
D. 心肌适度肥厚足以克服室壁应力时,心功能可维持正常
E. 早期心脏肥厚对维护心功能有益

【例5】2004NO48A 关于心力衰竭时各种体液因子的改变,下列哪项正确?
A. 心衰时,缓激肽生成增加
B. 缓激肽有很强的利尿作用
C. 心衰早期,心钠素分泌减少
D. 内皮依赖性释放因子有强大的缩血管作用
E. 由于心排血量降低,引起血管加压素分泌减少

3. 类型

(1)按心力衰竭部位分 分为左心衰竭、右心衰竭和全心衰竭。
①左心衰竭 由左心室代偿功能不全所致,以肺循环淤血为特征,临床上较为常见。
②右心衰竭 单纯的右心衰竭主要见于肺心病、某些先心病,以体循环淤血为主要表现。
③全心衰竭 左心衰竭后肺动脉压力增高,使右心负荷加重,右心衰竭随之出现,即为全心衰竭。心肌炎、心肌病患者左、右心同时受损,左、右心衰竭可同时出现而表现为全心衰竭。

(2)按生理功能分 分为收缩性心衰和舒张性心衰。
①收缩性心衰 心脏收缩功能障碍,心排血量下降,并有循环淤血的表现,即为收缩性心衰,临床上常见。
②舒张性心衰 是由心室主动舒张功能障碍或心室肌顺应性减退及充盈障碍所致。单纯的舒张性心衰可见于冠心病、高心病心功能不全早期,收缩期射血功能尚未明显降低,但因舒张功能障碍而致左心室充盈压增高,肺循环淤血。严重的舒张性心衰见于限制型心肌病、肥厚型心肌病等。
心室主动舒张功能不全 其原因多为 Ca^{2+} 不能及时地被肌浆网回摄及泵出胞外,因为这两种过程均为耗能过程,所以当能量供应不足时,心室主动舒张功能即受到影响。如冠心病有明显心肌缺血时,在出现收缩功能障碍前即可出现舒张功能障碍。
心室肌顺应性减退及充盈障碍 主要见于心室肥厚(如高血压、肥厚型心肌病),这类病变将明显影响心室的充盈压,当左室舒张末压过高时,肺循环出现高压和淤血,即舒张性心功能不全。

(3)按心脏排血量分 分为低排出量心衰和高排出量心衰。

①低排出量心衰　临床上大多数心力衰竭为低排出量心衰。

②高排出量心衰　早期由于心输出量增加,血压增高,心率增快,可出现脉压增大。常见于甲亢、严重贫血、动静脉瘘、脚气病和妊娠等。脚气病的主要病理变化是小血管扩张、周围血管阻力降低、血循环加速,使回心血量增加,心排量增大。

(4)按阶段分　分为无症状心衰和充血性心衰。

①无症状心衰　是指左室已有功能不全,射血分数(LVEF)降至正常 50% 以下而无心衰症状的阶段。

②充血性心衰　是指出现肺循环或(和)体循环淤血症状的心力衰竭。

【例 6】2012NO59A 临床上出现舒张期心力衰竭最常见的疾病是

  A. 急性心肌梗死　　　B. 扩张型心肌病　　　C. 高血压病　　　D. 缩窄性心包炎

【例 7】2011NO59A 下列关于高排量型心力衰竭临床表现的叙述,正确的是

  A. 可出现脉压增大　　　　　　　　B. 以全心衰竭为主

  C. 多表现为舒张性心衰　　　　　　D. 常见于心动过速的心衰患者

【例 8】2003NO49A 下列哪项不引起高排血量心力衰竭?

  A. 严重贫血　　　　　B. 甲状腺功能亢进　　　C. 动静脉瘘

  D. 脚气病　　　　　　E. 二尖瓣关闭不全

【例 9】1999NO47A 关于无症状性心力衰竭,下列哪项正确?

  A. 左室已有功能下降,LVEF < 50% ,有神经内分泌激活

  B. 左室已有功能下降,LVEF > 50% ,有神经内分泌激活

  C. 左室已有功能下降,LVEF < 50% ,无神经内分泌激活

  D. 左室已有功能下降,LVEF > 50% ,无神经内分泌激活

  E. 此为一短暂的代偿过程

4. 心力衰竭的分期与分级

(1)心衰的分期

①前心衰阶段(A 期)　患者存在心衰高危因素,但目前尚无心脏结构或功能异常,也无心衰的症状和(或)体征。包括高血压病、冠心病、糖尿病、代谢综合征、使用心肌毒性药物等,可发展为心脏病的高危因素。

②前临床心衰阶段(B 期)　患者无心衰的症状和(或)体征,但已发展为结构性心脏病,如左室肥厚、无症状瓣膜性心脏病、既往心肌梗死史等。

③临床心衰阶段(C 期)　患者已有基础结构性心脏病,既往或目前有心衰的症状和(或)体征。

④难治性终末期心衰阶段(D 期)　患者虽经严格优化内科治疗,但休息时仍有症状,常伴心源性恶病质,须反复长期住院。

(2)心衰的分级(NYHA 分级)　应注意心衰的 NYHA 分级与急性心梗心泵功能的 Killip 分级的区别。

	心力衰竭的 NYHA 分级	急性心肌梗死泵衰竭的 Killip 分级
I 级	心脏病患者日常活动量不受限制 一般活动不引起乏力、呼吸困难等心衰症状	无明显心力衰竭 无肺部啰音和第三心音
II 级	心脏病患者体力活动轻度受限,休息时无自觉症状 一般活动下可出现心衰症状	有左心衰竭,肺部啰音 < 50% 肺野
III 级	心脏病患者体力活动明显受限 低于平时一般活动即可引起心衰症状	有急性肺水肿,肺部啰音 > 50% 肺野
IV 级	心脏病患者不能从事任何体力活动 休息状态下也出现心衰症状,活动后加重	有心源性休克表现
适用证	单纯性左心衰、收缩性心衰	急性心肌梗死

(3)6 分钟步行试验　是一项简单易行、安全方便的试验,通过评定慢性心衰患者的运动耐力评价心

衰的严重程度和疗效。要求患者在平直走廊里尽快行走,测定6分钟的步行距离,若6分钟步行距离<150m为重度心衰;150~450m为中度心衰;>450m为轻度心衰。

【例10】2007NO77A 男性,70岁,因急性广泛前壁心肌梗死入院。查体:血压95/50mmHg,高枕卧位,双侧中下肺均可闻水泡音,心律整,心率108次/分,可闻S_3奔马律,四肢末梢皮温正常。胸片示:心脏不大,主动脉迂曲钙化,两肺门阴影增大、模糊。按Killip分级,该患者心功能应属于

A. Ⅰ级　　　　　　B. Ⅱ级　　　　　　C. Ⅲ级　　　　　　D. Ⅳ级

A. 重度心功能不全　　B. 中度心功能不全　　C. 轻度心功能不全　　D. 心功能正常

【例11】2016NO139B 女,70岁。冠心病患者,行6分钟步行试验,步行距离为420米,应判断为

【例12】2016NO140B 男,45岁。扩张型心肌病患者,行6分钟步行试验,步行距离为145米,应判断为

5. 临床表现

临床上左心衰竭较为常见,尤其是左心衰竭后继发右心衰竭而致的全心衰竭,由于严重广泛的心肌疾病同时波及左、右心而发生全心衰竭者,在住院患者中更为多见。

(1)左心衰竭　以肺循环淤血及心排血量降低为主要表现。

①不同程度的呼吸困难　劳力性呼吸困难→端坐呼吸→夜间阵发性呼吸困难→急性肺水肿。

呼吸困难类型	病理生理机制	备注
劳力性呼吸困难	因运动使回心血量增加,左心房压力升高,加重肺淤血	左心衰最早出现的症状
端坐呼吸	平卧时回心血量增多,且横膈上抬,呼吸更为困难	说明肺淤血已达一定程度
夜间阵发性呼吸困难	睡眠平卧血液重新分配使肺血量增加;夜间迷走神经张力增加、小支气管收缩、横膈抬高、肺活量减少	伴哮喘者也称心源性哮喘
急性肺水肿	是心源性哮喘的进一步发展,左心衰的典型表现	左心衰最严重的形式

②咳嗽咳痰、咯血　早期为白色浆液性泡沫状痰,晚期为典型的粉红色泡沫样痰。

③缺血缺氧表现　乏力、疲倦、运动耐量减低、头晕、心慌、心率增快等。

④少尿及肾功能损害　严重的左心衰竭血液进行再分配时,肾血流量首先减少,可出现少尿。长期慢性的肾血流量减少可出现血尿素氮、血肌酐升高,并可有肾功能不全的相应症状。

⑤肺部体征　由于肺毛细血管压增高,液体渗出到肺泡而出现湿性啰音,肺部啰音可从局限于肺底部直至全肺。侧卧位时下垂的一侧啰音较多。

⑥心脏体征　表现为心脏扩大(单纯舒张性心衰除外)、相对性二尖瓣关闭不全的反流性杂音、肺动脉瓣区第二心音亢进、舒张期奔马律。

(2)右心衰竭　以体循环淤血为主要表现。

消化道症状	胃肠道及肝淤血引起腹胀、食欲不振、恶心呕吐是右心衰最常见的症状
劳力性呼吸困难	单纯性右心衰为分流型先心病或肺部疾患所致,可有明显呼吸困难
水肿	始于身体低垂部位的对称性凹陷性水肿。也可表现为胸腔积液,双侧多见
颈静脉征	颈静脉充盈、怒张是右心衰的主要体征。肝颈静脉反流征阳性更具特征性
肝脏肿大	肝淤血肿大常伴压痛
心脏体征	因右心室扩大而出现三尖瓣关闭不全的反流性杂音

(3)全心衰竭　右心衰竭继发于左心衰竭而形成全心衰竭。右心衰竭时右心排血量减少,因此阵发性呼吸困难等肺淤血症状反而减轻。扩张型心肌病等表现为左、右心衰者,肺淤血症状往往不严重,左心衰竭的表现主要为心排血量减少的相关症状和体征。

(4)慢性左心衰和慢性右心衰的鉴别

	慢性左心衰	慢性右心衰
临表特点	临床表现以肺循环淤血和心排量降低为主	临床表现以体循环淤血为主
主要表现	劳力性呼吸困难——最早出现的症状 端坐呼吸——说明淤血达到一定程度 夜间阵发性呼吸困难——心源性哮喘 急性肺水肿——左心衰呼吸困难最严重的形式 咯血——咳粉红色泡沫样痰	胃肠道——腹胀、食欲不振、恶心呕吐 肝脏——淤血性肿大、肝区痛、肝功能减退 呼吸困难——劳力性呼吸困难 胸水——多为双侧,单侧者以右侧较多 腹水,低垂部位对称性凹陷性水肿
咳嗽咳痰	白色浆液性泡沫痰为其特点	呼吸困难和咳嗽咳痰,在单纯右心衰不明显
心脏	以左室扩大为主 可合并二闭,心尖部可闻收缩期杂音	单纯右心衰多为右室/右房大 可合并三闭,三尖瓣区可闻收缩期杂音
脉律	交替脉	奇脉(2版诊断学,8版已删除该知识点)
肺部	双肺湿啰音	单纯右心衰无异常,并左心衰可有
其他表现	缺血缺氧——乏力、疲倦、头晕、心慌 肾脏缺血——少尿、血BUN、CR升高	颈静脉搏动增强、充盈、怒张 肝颈静脉反流征阳性——更具有特征性

【例13】2008NO60A 下列呼吸困难类型中,最可能是左心功能衰竭所致的是

    A. 劳力性呼吸困难   B. 吸气性呼吸困难

    C. 呼气性呼吸困难   D. 夜间阵发性呼吸困难

【例14】1995NO55A 夜间阵发性呼吸困难发生的机理与下列哪项关系不大?

    A. 静脉回流增加   B. 膈肌上升   C. 肺活量减少

    D. 迷走神经张力增高   E. 外周小动脉扩张

【例15】1998NO47A 左心衰竭最早出现的临床症状是

    A. 疲乏无力   B. 劳力性呼吸困难   C. 阵发性夜间呼吸困难

    D. 夜间卧床时咳嗽   E. 失眠、尿少、头晕

注意:①劳力性呼吸困难是左心衰最早出现的症状;疲乏无力是左心衰几乎都有的症状。

      ②劳力性呼吸困难、夜间阵发性呼吸困难、端坐呼吸、急性肺水肿为慢性左心衰最典型的症状。

【例16】2014NO62 A 在下列选项中,对诊断左心室衰竭最有价值的体征是

    A. 第一心音减弱   B. 肺部湿啰音   C. 收缩中期喀喇音   D. 舒张期奔马律

【例17】2013A(执医试题)左心衰竭患者合并右心衰竭后,可能减轻左心衰竭时的临床表现的是

    A. 颈静脉充盈   B. 恶心   C. 喘憋

    D. 下肢水肿   E. 肝肿大

【例18】1997NO70A 下列哪项提示左心功能不全?

    A. 交替脉   B. 奇脉   C. 水冲脉

    D. 脉短绌   E. 脉细数

记忆:①交替脉——左心衰(高血压性心脏病、急性心肌梗死、主闭导致的心衰)。

      ②奇   脉——右心衰(2版诊断学)、大量胸腔积液、大量心包积液、缩窄性心包炎、肺气肿、支气管哮喘。

      ③水冲脉——甲亢、脚气病、严重贫血、主闭、动脉导管未闭、动静脉瘘。

    A. 颈静脉怒张   B. 下肢水肿

    C. 贫血貌   D. 腹部移动性浊音

【例19】2007NO119B 心源性腹水与肝源性腹水的主要鉴别点是

【例20】2007NO120B 尿毒症性心包积液与非特异性心包积液的主要鉴别点是

6. 辅助检查

脑钠肽(BNP)	增高的程度与心衰严重程度呈正比。未经治疗者,BNP 正常可基本排除心衰诊断		
肌钙蛋白	检测目的是为了排除急性冠脉综合征。严重心衰者肌钙蛋白可轻度升高		
心电图	心衰患者无特异性心电图表现		
X 线	心脏扩大——可作为心衰的辅助诊断检查(左心衰→左室大;右心衰→右室或右房大) 肺　淤　血——肺静脉压 >25 ~ 30mmHg,可出现间质性肺水肿,显示 Kerley B 线 　　　　　　　Kerley B 线为慢性肺淤血的特征性表现,肺淤血程度可反映左心衰的严重程度		
放射性核素	判断心室腔大小(EF 值);反映心脏舒张功能(左室最大充盈速率)		
心肺运动试验	测定最大耗氧量、无氧阈值。只适用于慢性稳定性心衰患者		
超声心动图	左室射血分数(LVEF)	↓	正常: >50%
漂浮导管检查 (有创检查)	中心静脉压(CVP)	↑	正常:6 ~ 12cmH₂O
	肺小动脉楔压(PCWP)	↑	正常: <12mmHg
	心脏指数(CI)	↓	正常: >2.5L/(min·m²)
	心排出量(CO)	↓	正常: >5L/min

截至目前,国内外尚无诊断心衰的客观标准。不同版本的教材数据不一样,上表为 8 年制内科学数据。

注意:①超声多普勒是临床上最实用的判断心脏舒张功能的检查方法。
②心脏漂浮导管检查是判断左心功能最有价值的检查方法,为有创检查,一般不作为首选。
③放射性核素心血池显影有助于判断心室腔大小,也可反映心脏舒张功能。

【例 21】2017NO47A 关于血浆脑钠肽(BNP)的叙述,正确的是
A. 主要来源于左心房　　　　　　　B. 左心室功能不全可明显增高
C. 增高可提示存在心肌损伤　　　　D. 快速心房颤动时可明显增高

【例 22】2001NO152X 下列哪些检查指标显示患者左心功能不全?
A. LVEF = 35%　　B. PCWP = 19mmHg　　C. CI = 2.46L/(min·m²)　　D. CO = 4.6L/min

A. 超声心动图检查　　B. X 线心脏三位相片检查　C. 心室及冠状动脉造影检查
D. 漂浮导管检查　　　E. 心电图运动负荷试验检查
【例 23】1997NO109B 对诊断冠心病最有价值
【例 24】1997NO110B 对左心功能判断最有价值

7. 诊断和鉴别诊断

综合病因、病史、症状、体征及客观检查可作出诊断。应与支气管哮喘、心包积液、缩窄性心包炎、肝硬化腹水等相鉴别。非心源性肝硬化不会出现颈静脉怒张等上腔静脉回流受阻的体征。

8. 治疗

(1)生活方式管理
①患者教育　健康的生活方式,平稳的情绪,适当的诱因规避,规范的药物服用,合理的随访计划。
②体重管理　日常体重监测能简便地反映患者体液潴留情况及利尿剂疗效,帮助指导调整治疗方案。
③饮食管理　减少钠盐摄入有利于减轻水肿等症状,但应注意低钠血症的发生。
(2)休息与活动　急性期或病情不稳定者应限制体力活动,卧床休息,以降低心脏负荷,有利于心功能的恢复。适宜的活动能提高骨骼肌功能,改善运动耐量。
(3)病因治疗　消除病因和诱因,尤其是呼吸道感染,应积极选用适当的抗感染治疗。对于持续发热 1 周以上者应警惕感染性心内膜炎。心律失常特别是房颤是诱发心衰的常见原因。
【例 25】2009NO59A 下列关于心力衰竭治疗的叙述,正确的是(超纲题,内容取材于 2 版内科学 P139)

A. 为保证休息,心衰患者应常规服用镇静剂　　B. 每日钠摄入量应控制在 3 ~ 5g 之间

C. 在应用利尿剂时,不必控制钠的摄入　　D. 在严格限钠摄入时,可不必严格控制液体入量

(4)利尿剂　利尿剂是治疗心衰最常用的药物,是唯一能控制体液潴留的药物,但不能作为单一治疗。原则上在慢性心衰急性发作和明显体液潴留时应用。常用的利尿剂有以下三类:

	代表药物	作用机理	注意事项
噻嗪类	氢氯噻嗪	抑制肾远曲小管近端、髓袢升支远端对钠的重吸收,并因 Na^+-K^+ 交换同时降低钾的重吸收	治疗轻度心衰的首选药物 副作用为高尿酸、低钾血症
袢利尿剂	呋塞米	促进髓袢升支粗段排钠排钾	为强利尿剂,副作用为低钾 控制体重下降 0.5 ~ 1kg/d 直至干重
保钾利尿剂	安体舒通	使远曲小管保 K^+ 排 Na^+	利尿作用不强,与排钾利尿剂合用
	氨苯蝶啶	使远曲小管保 K^+ 排 Na^+	利尿作用不强,与排钾利尿剂合用
	阿米洛利	使远曲小管保 K^+ 排 Na^+	利尿作用较强,保 K^+ 作用较弱

作用机制　通过排钠排水减轻心脏容量负荷,对缓解淤血症状、减轻水肿有十分显著的效果。

剂量选择　利尿剂适量至关重要:①剂量不足则体液潴留,将降低 RASS(8 版内科学 P170 为 RASS,应为 RAAS)抑制剂的疗效,并增加 β 受体拮抗剂的负性肌力作用;②剂量过大则容量不足,将增加 RASS 抑制剂及血管扩张剂的低血压及肾功能不全的风险。

副作用　利尿剂长期使用最常见的副作用是电解质紊乱,特别是低钾血症或高钾血症。对于低钠血症应注意区分缺钠性(容量减少性)和稀释性(难治性水肿):前者表现为尿少而比重高,需给予高渗盐水补充钠盐;后者常见于心衰进行性恶化患者,表现为尿少而比重低,需严格限制水的摄入,并按利尿剂抵抗处理。

【例 26】1999NO51A 使用利尿剂治疗心力衰竭,下列哪项是错误的?

A. 保钾利尿剂宜持续应用　　B. 轻者宜选择噻嗪类或袢利尿剂间歇应用

C. 有肾功能不全时应选用袢利尿剂　　D. 噻嗪类利尿剂剂量与效应呈线性关系

E. 袢利尿剂的不良反应多由利尿所致

【例 27】2002NO47A 利尿剂治疗心功能不全的作用是通过

A. 排钠排水　　B. 提高心肌收缩力　　C. 增加心排血量

D. 减轻水肿　　E. 降低动脉压

(5)血管紧张素转换酶抑制剂(ACEI)　以小剂量开始,如能耐受则逐渐加量,开始用药后 1 ~ 2 周内监测肾功能和血钾,后定期复查,长期维持终身用药。

作用机制	①通过抑制 ACE 减少血管紧张素Ⅱ生成而抑制 RAAS ②通过抑制缓激肽降解而增强缓激肽活性及缓激肽介导的前列腺素的生成,而扩张血管 ③通过降低心衰患者神经-体液代偿机制的不利影响,改善心室重塑 ④可缓解症状,延缓心衰进展,改善预后,降低远期死亡率(洋地黄不能降低总死亡率)
副作用	低血压、肾功能一过性恶化、高血钾、干咳、血管性水肿
禁忌证	低血压、双肾动脉狭窄、无尿性肾衰竭(血肌酐 > 265μmol/L)、血钾 > 5.5mmol/L、妊娠期妇女
常用制剂	卡托普利(最早应用)、贝那普利、培哚普利、雷米普利、咪达普利、赖诺普利
应用特点	各种 ACEI 对心衰患者的症状、死亡率、疾病进展的作用无明显差异 干咳不能耐受者改用血管紧张素Ⅱ受体阻滞剂

注意:①ACEI 禁忌证——8 版内科学 P171 为 CR > 265μmol/L,P265 为 CR > 3mg/dl。

②ACEI 禁忌证——7 版内科学 P175 为 CR > 225μmol/L,P260 为 CR > 3mg/dl。

(6)血管紧张素受体阻断剂(ARB)　ARB 可阻断 ACE 和非 ACE 途径产生的血管紧张素Ⅱ与受体结

合,阻断 RAS 的效应,但无抑制缓激肽降解作用,因此干咳、血管性水肿的副作用较少见。

①适应证　心衰患者首选 ACEI,当 ACEI 引起干咳、血管性水肿时,不能耐受者,可改用 ARB。

②注意事项　不主张 ACEI 与 ARB 联合应用,因为不能使心衰患者获益更多,反而增加不良反应。

③制剂　如坎地沙坦、氯沙坦、缬沙坦等。

(7)醛固酮受体拮抗剂　螺内酯等抗醛固酮制剂作为保钾利尿剂,能阻断醛固酮效应,抑制心血管重塑,改善心衰患者的远期预后。使用时应注意监测血钾。依普利酮是一种新型选择性醛固酮受体拮抗剂,适用于老年、糖尿病、肾功能不全患者。

(8)肾素抑制剂　血浆肾素活性是动脉粥样硬化、糖尿病、心力衰竭患者发生心血管事件和预测死亡率的独立危险因素。雷米吉仑、依那吉仑、阿利吉仑属于肾素抑制剂,但目前不推荐用于 ACEI、ARB 的替代治疗。

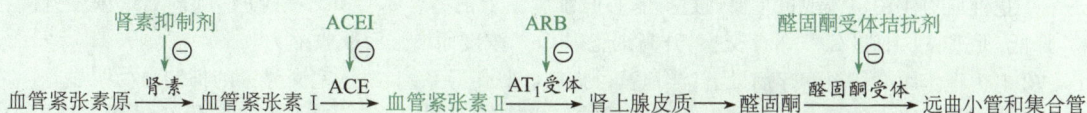

与肾素-血管紧张素-醛固酮系统有关的抗心衰药物作用部位及机制

【例28】2001NO48A 对降低慢性心力衰竭患者总死亡率较为肯定的药物是

A. 利尿剂类　　　　B. 硝酸酯类　　　　C.α-受体兴奋剂类

D. 钙离子拮抗剂类　E. 血管紧张素转换酶抑制剂类

A. 硝酸酯类　　　　B. 钙通道拮抗剂　　C. 血管紧张素转换酶抑制剂

D. β受体阻滞剂　　E. 抗血小板制剂

【例29】2003NO101B 对提高急性心肌梗死患者生存率无影响的药物是

【例30】2003NO102B 对提高慢性心力衰竭患者生存率无明显作用的药物是

注意:①对提高急性心肌梗死患者生存率无影响的药物——硝酸酯类。

②对提高慢性心力衰竭患者生存率无明显作用的药物——钙通道拮抗剂。

③对降低慢性心力衰竭患者总死亡率较为肯定的药物——血管紧张素转换酶抑制剂。

④不能降低慢性心力衰竭患者总死亡率的药物——洋地黄。

(9)β受体拮抗剂　从传统观点看,β受体拮抗剂以其负性肌力作用而禁用于心力衰竭,但现代观点认为β受体拮抗剂可抑制心衰代偿机制中交感神经兴奋性增强的效应,能减轻症状、改善预后、降低死亡率和住院率。

①常用制剂　已经临床验证的β受体拮抗剂包括选择性 β_1 受体拮抗剂比索洛尔、美托洛尔与非选择性 α_1、β_1 和 β_2 受体拮抗剂卡维地洛。

②适应证　所有病情稳定并无禁忌证的心功能不全患者一经诊断均应立即小剂量起始应用β受体拮抗剂,逐渐增加达最大耐受剂量并长期维持。存在体液潴留的患者应与利尿剂同时使用。对于慢性心衰急性失代偿或急性心衰患者,持续服用原剂量β受体拮抗剂不仅不增加风险,且较减量或中断治疗者临床转归更好,故不宜突然停用。

③禁忌证　β受体阻滞剂的禁忌证为支气管痉挛性疾病、严重心动过缓、二度及二度以上房室传导阻滞、严重周围血管疾病(如雷诺病)、重度急性心衰。

【例31】2005NO56A 下列哪项是影响β受体阻滞剂治疗心力衰竭疗效的主要因素?(超纲题)

A. 年龄　　　　B. 性别　　　　C. 血脂水平

D. 血糖水平　　E. 体重水平

【例32】2016NO60A 男性,60岁。因1年来反复发生夜间阵发性呼吸困难,2个月来心悸、气短、不能平卧、尿少、下肢水肿来院,3年前患广泛前壁心肌梗死。入院查体:T36.7℃,P67次/分,BP120/

65mmHg,半卧位,颈静脉充盈,双肺底均可闻及湿性啰音,心界扩大,心律不整,心率98次/分,心音强弱不等,肝肋下2cm,双下肢凹陷性水肿(++)。该患者治疗中,不宜选用的药物是

A. 洋地黄

B. 华法林

C. β受体拮抗剂

D. 血管紧张素转换酶抑制剂

注意:β受体阻滞剂可使心率减慢,心排量减低,可用于慢性心衰的治疗,不宜用于重度急性心衰的治疗。

(10)洋地黄　研究表明,地高辛可显著改善轻、中度心衰患者的临床症状,改善生活质量,提高运动耐量,减少住院率,但不能提高生存率。

作用机制　洋地黄的作用机制为:

①正性肌力作用　洋地黄主要通过抑制心肌细胞膜上的 Na^+-K^+-ATP酶,使细胞内 Na^+ 浓度升高,K^+ 降低,促进心肌细胞 Ca^{2+}-Na^+ 交换,升高细胞内 Ca^{2+} 浓度而增强心肌收缩力。

②电生理作用　一般治疗剂量下,洋地黄可抑制心脏传导系统,对房室交界区的抑制最为明显。

③迷走神经兴奋作用　可对抗心衰时交感神经兴奋的不利影响,但尚不足以取代β受体拮抗剂的作用。洋地黄对迷走神经系统的兴奋作用是洋地黄的一个独特优点。

④作用于肾小管细胞,减少钠的重吸收并抑制肾素分泌。

常用制剂　①地高辛是最常用且唯一经过安慰剂对照研究进行疗效评价的洋地黄制剂,为口服制剂,主要用于慢性心衰的治疗;②毛花苷C(西地兰)、毒毛花苷K(毒K)均为快速起效的静脉注射剂,适用于急性心力衰竭、慢性心衰加重时。

临床应用　如下表。

适应证	伴有快速房颤/房扑的收缩性心衰是洋地黄的最佳指征 包括扩张型心肌病、二尖瓣或主动脉瓣病变、陈旧性心肌梗死、高心病所致的慢性心力衰竭
慎用指征	代谢异常引起的高排血量心衰——贫血性心脏病、甲亢、心肌炎、心肌病等所致的心衰 肺心病、心肌梗死、缺血性心肌病均易发生洋地黄中毒,应慎用
禁忌证	①预激综合征伴房颤;　②高度房室传导阻滞;　③病态窦房结综合征;　④肥厚型心肌病 ⑤心包缩窄导致的心衰;　⑥急性心梗24小时内;　⑦单纯风心二狭伴窦性心律的肺水肿
易中毒	心肌缺血缺氧急性期、低血钾、低血镁、肾功能不全、药物(奎尼丁、维拉帕米、胺碘酮)
毒性反应	①胃肠症状——包括恶心呕吐。厌食是最早表现 ②心律失常——室早二联律(最多见)、非阵发性交界区心动过速、房早、房颤、房室传导阻滞 ③心电图——快速房性心律失常伴传导阻滞是洋地黄中毒的特征性表现;"鱼钩样"改变 ④中枢神经系统症状——视力模糊、黄视、绿视、定向力障碍、意识障碍等
洋地黄中毒的处理	①停用洋地黄;②快速性心律失常者,血钾不低用利多卡因或苯妥英钠,血钾低者行静脉补钾 ③严禁使用电复律,因易导致心室颤动 ④有房室传导阻滞、缓慢心律失常者可用阿托品,一般不需安置临时心脏起搏器

【例33】2000NO52A 洋地黄治疗心力衰竭的机理,下列哪项不正确?

A. 抑制心肌细胞钠-钾-ATP酶

B. 促进 Na^+-Ca^{2+} 交换

C. 降低SNS和RAS活性　D. 提高细胞内 Ca^{2+} 水平　E. 具有正性肌力作用及正性松弛作用

(93~95题共用题干)女性,75岁。半年来稍活动后心悸、气短,1个月来夜间不能平卧、双下肢水肿来院,5年前患前壁心肌梗死,有高血压病史16年、糖尿病史12年。查体:T37.3℃,P88次/分,BP135/60mmHg,半卧位,颈静脉怒张,双肺底可闻及湿啰音,心界向左下扩大,心率120次/分,心律不整,$A_2 = P_2$,脉短绌,腹壁厚,肝触诊不满意,双下肢凹陷性水肿(++)。

【例34】2015NO93A 该患者目前选用的治疗药物中,不恰当的是

A. 噻嗪类利尿剂　　　B. β受体拮抗剂　　　C. 硝酸酯类制剂　　　D. 洋地黄制剂

【例35】2015NO94A 针对该患者的心律不整应首选的药物是

A. 普罗帕酮　　　B. 胺碘酮　　　C. 维拉帕米　　　D. 地高辛

【例36】2015NO95A 患者检验结果:血 WBC12.4×10⁹/L,中性粒细胞82%,ALT42U/L,血 Cr264μmol/L,
TC 4.21 mmol/L,LDL-C2.96mmol/L,血 K⁺ 4.98mmol/L,Na⁺ 138mmol/L,血糖 6.5mmol/L。根据
检验结果,该患者应调整的治疗药物中,不恰当的是

A. 增加 ACEI　　　　　　　　B. 改用袢利尿剂
C. 加用抗生素　　　　　　　　D. 增加他汀类制剂

(11)**磷酸二酯酶抑制剂**　包括米力农、氨力农等,通过抑制磷酸二酯酶活性,促进 Ca^{2+} 通道膜蛋白磷酸化,Ca^{2+} 内流增加,从而增强心肌收缩力。此类药物短期应用可改善心衰症状,但可增加患者的远期死亡率,因此,仅对心脏术后急性收缩性心衰、难治性心衰、心脏移植前的终末期心衰的患者短期应用。

(12)**扩血管药物**　慢性心衰的治疗,并不推荐使用血管扩张药物,仅在伴有心绞痛、高血压的患者联合治疗。对心脏流出道或瓣膜狭窄的患者禁用,如二狭、主狭、左室流出道梗阻。

【例37】1998NO51A 血管扩张剂在心功能不全患者中的应用,下列哪项不正确?

A. 先天性心脏病室间隔缺损者宜应用　　　B. 二尖瓣狭窄患者宜应用
C. 主动脉瓣关闭不全患者宜应用　　　　　D. 严重冠状动脉狭窄患者应慎用
E. 血容量不足者应禁用(本题答案为 B 似乎更合适,但原给出的答案为 A)

(13)**非药物治疗**

①心脏再同步化治疗　因部分心衰患者存在房室、室间、室内收缩不同步,导致心肌收缩力降低。
②左室辅助装置　适用于严重心脏事件后或准备行心脏移植的短期过渡治疗、急性心衰的辅助治疗。
③心脏移植　是治疗顽固性心衰的最终治疗方法。

(14)**舒张性心衰的治疗**　舒张性心衰最常见于肥厚型心肌病,其治疗措施为:

①积极寻找并治疗基础病因　如冠心病、主动脉瓣狭窄、有效控制血压等。
②降低肺静脉压　限制钠盐摄入,应用利尿剂;若肺淤血明显,可小剂量应用静脉扩张剂(硝酸盐制剂)。
③β受体拮抗剂　可减慢心率,延长舒张期而改善舒张功能,同时降低高血压,减轻心肌肥厚,改善心肌顺应性。因此其应用不同于收缩性心衰,一般治疗目标为维持心率 50~60 次/分。
④钙通道阻滞剂　可降低细胞内 Ca^{2+} 浓度,改善心肌主动舒张功能;降低血压,改善左心室早期充盈,减轻心肌肥厚,主要用于肥厚型心肌病。
⑤ACEI/ARB　能降低高血压,改善心肌及小血管重塑,改善舒张功能,最适于高心病、冠心病心衰。
⑥无收缩功能障碍的情况下,禁用正性肌力药物(如洋地黄等)。

【例38】2007NO141X 关于舒张性心力衰竭的治疗原则,下列提法中,正确的有

A. 积极控制心动过速,增加心室充盈　　　B. 尽量降低心脏后负荷,增加心排血量
C. 应用 ACEI、钙拮抗剂,逆转左室肥厚　　D. 合用小剂量地高辛可提高治疗效果

【例39】1999NO50A 下列哪类药物对逆转左室肥厚、改善舒张功能无效?

A. 硝酸酯类　　　　B. 血管紧张素转换酶抑制剂类
C. 钙拮抗剂类　　　D. β受体阻滞剂类　　　E. 醛固酮拮抗剂类

【例40】2017NO49A 男性,65 岁。因心力衰竭 2 年来院。查体:口唇稍发绀,颈静脉充盈,双肺底均可闻及湿啰音,心界向两侧扩大,心律整,心率 76 次/分,双下肢凹陷性水肿(+)。心电图示窦性心律、完全性左束支传导阻滞,超声心动图示左心室扩大,室壁弥漫性运动减弱伴运动不协调,LVEF32%。该患者治疗的最佳方案是

A. 长期应用醛固酮受体拮抗剂　　　　B. 联合应用正性肌力及血管扩张药物
C. 联合应用 β受体拮抗剂及利尿剂　　D. 心脏再同步化治疗(CRT)

二、急性心力衰竭

1. 病因

（1）**弥漫性心肌损害**　如急性冠状动脉综合征（约占15%）、急性心肌损害（急性重症心肌炎、围生期心肌病），急性左心室心肌损害引发泵衰竭，心肌收缩力降低，心排量减少，引起急性肺水肿。

（2）**急性心脏后负荷过重**　如突然动脉压显著升高或高血压危象、原有瓣膜狭窄（主动脉瓣、二尖瓣）或左心室流出道梗阻者突然过度体力劳动、急性心律失常并发急性心衰（快速型心房颤动或心房扑动、室性心动过速）。由于后负荷过重导致心室舒张末期压力突然升高，引起急性肺水肿。

（3）**急性容量负荷过重**　如新发心脏瓣膜反流（急性缺血性乳头肌功能不全、感染性心内膜炎伴瓣膜腱索断裂）、慢性心衰急性失代偿（约占70%）。

（4）**心源性休克**　严重的急性心衰可导致组织低灌注，通常表现为血压下降。

（5）**非心源性急性心衰**　如甲亢危象、贫血、感染败血症、快速大量输液导致容量陡增、急性肺静脉压显著增高等，均可引起急性肺水肿。

2. 发病机制
心脏收缩力突然减小→心排出量急剧减少→肺静脉压增高→肺毛细血管压增高→血管内的液体渗透到肺间质和肺泡→形成急性肺水肿。

3. 临床表现
为急性肺水肿的表现：突发严重呼吸困难，呼吸频率常达30~40次/分，强迫坐位，面色苍白，发绀，频繁咳嗽，咳粉红色泡沫痰。两肺满布湿啰音和哮鸣音，第一心音减弱，可闻及舒张早期第三心音奔马律，肺动脉瓣第二心音亢进。胸片见肺水肿征。急性心梗时心力衰竭的严重程度常用 Killip 分级进行评价。

4. 治疗

（1）**体位**　患者取半卧位或端坐位，双腿下垂，以减少静脉回流。

（2）**吸氧**　立即行高流量鼻管给氧。

（3）**吗啡**　可使患者镇静、减少躁动，减少氧耗，舒张小血管，减轻心脏负荷。

（4）**快速利尿**　首选呋塞米静注，有利于减轻心脏负荷、扩张静脉、缓解肺水肿。

（5）**氨茶碱**　解除支气管痉挛，并有一定的增强心肌收缩、扩张外周血管作用。

（6）**洋地黄**　最适于有快速心室率的心房颤动并心室扩大伴左室收缩功能不全者。但对急性心肌梗死24小时内禁用。

（7）**血管扩张剂**　可以硝酸甘油、硝普钠静滴。

（8）**正性肌力药物**　如多巴胺、多巴酚丁胺等。

【例41】1997N073A 最常伴发急性左心功能衰竭的疾病是

A. 肺梗塞　　　　　B. 室间隔缺损　　　　　C. 肺动脉瓣狭窄

D. 急进性高血压　　E. 主动脉窦瘤破裂入右心室

▶ **常考点**　考试重点，尤其是慢性心衰，希望全面掌握。

参考答案——详细解答见《贺银成2019考研西医临床医学综合能力历年真题精析》

1. ABCDE	2. ABCDE	3. ABCDE	4. ABCDE	5. ABCDE	6. ABCDE	7. ABCDE
8. ABCDE	9. ABCDE	10. ABCDE	11. ABCDE	12. ABCDE	13. ABCDE	14. ABCDE
15. ABCDE	16. ABCDE	17. ABCDE	18. ABCDE	19. ABCDE	20. ABCDE	21. ABCDE
22. ABCDE	23. ABCDE	24. ABCDE	25. ABCDE	26. ABCDE	27. ABCDE	28. ABCDE
29. ABCDE	30. ABCDE	31. ABCDE	32. ABCDE	33. ABCDE	34. ABCDE	35. ABCDE
36. ABCDE	37. ABCDE	38. ABCDE	39. ABCDE	40. ABCDE	41. ABCDE	

第 11 章　心律失常

▶ **考纲要求**

①心律失常的分类及发病机制。②期前收缩、阵发性心动过速、扑动、颤动、房室传导阻滞及预激综合征的病因、临床表现、诊断(包括心电图诊断)和治疗(包括电复律、射频消融及人工起搏器的临床应用)。

▶ **复习要点**

心律失常这部分内容,既是考试重点,又是难点。许多同学复习时,就是死记硬背,结果复习效果很差。实际上,本章内容有很多规律性的东西,只要理解,就容易解题。下面将有关的知识点,归纳总结如下。

正常情况下,窦房结是心脏的起搏点。冲动从窦房结→结间束(分前、中、后束)→房室结→希氏束→束支(分左、右束支,左束支又分前支和后支)→浦肯野纤维→心室。

这种先后有序的电激动的传播,引起了一系列电位变化,形成了心电图上相应的波形(见右上图)。尤其要记住心电传导的部位与各波形对应的关系,即弄清波形产生的原理,这是推导各类心律失常心电图表现的基础。各种波形的临床意义及解题中需要记忆的正常值见下表。

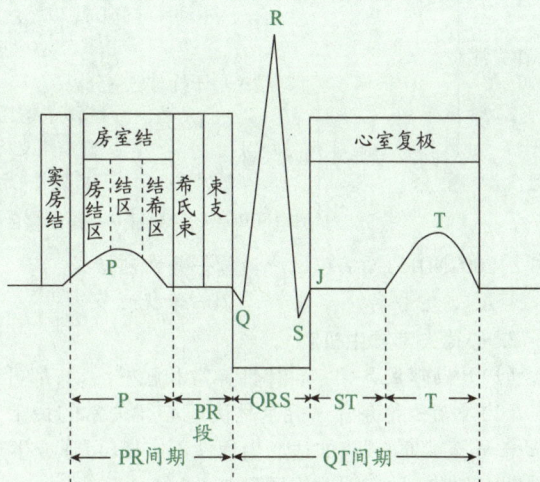

心电图是诊断心律失常最重要的一项无创性检查技术。应记录 12 导联心电图,并记录清楚显示 P 波导联的心电图长条以备分析,通常选择 V_1 或 Ⅱ 导联。系统分析应包括:心房和心室节律是否规则,频率各为若干? PR 间期是否恒定? P 波与 QRS 波形态是否正常? P 波与 QRS 波的相互关系等。

波形	代表的意义	临床正常值
P 波	心房肌去极的电位变化	≤0.11s,<0.25/0.20mV(肢/胸导联)
P 形态	Ⅰ、Ⅱ、aVF、$V_4 \sim V_6$ 向上,aVR 向下	—
PR 间期	心房开始去极到心室开始去极	0.12 ~ 0.20s
QRS 波群	心室肌去极全过程	0.06 ~ 0.11s
QRS 波形	没有电轴偏移情况下,Ⅰ、Ⅱ、Ⅲ 主波向上	—
QRS 振幅	6 个肢体导联≥0.5mV,6 个胸导联≥0.8mV	否则为低电压
J 点	QRS 的终末与 ST 段起始的交点	一般在等电位上,可随 ST 移位
ST 段	心室缓慢复极过程	任何导联下移≤0.05mV $V_1 \sim V_2$ 上移≤0.3mV;V_3≤0.5mV $V_4 \sim V_6$ 上移≤0.1mV
T 波	心室快速复极过程时的电位变化	振幅≥同导联 R 波的 1/10
QT 间期	心室肌去极和复极全过程。长短与心率快慢有关	0.32 ~ 0.44s
U 波	心室后继电位,产生机制不明	明显增高见于低 K^+

【例1】2011NO57A 动态心电图检查对评价心律失常的临床价值最小的是

    A. 心律变异性　　　　　B. 心律失常类型　　　　　C. 心律失常性质　　　　　D. 心律失常病因

一、心律失常的分类及发病机制

1. 心律失常的分类

心律失常是指心脏冲动的频率、节律、起源部位、传导速度或激动次序的异常。

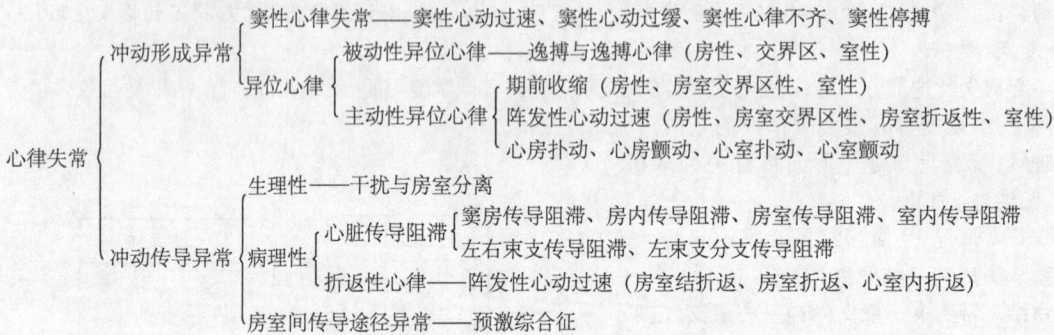

心律失常
- 冲动形成异常
  - 窦性心律失常——窦性心动过速、窦性心动过缓、窦性心律不齐、窦性停搏
  - 异位心律
    - 被动性异位心律——逸搏与逸搏心律（房性、交界区、室性）
    - 主动性异位心律
      - 期前收缩（房性、房室交界区性、室性）
      - 阵发性心动过速（房性、房室交界区性、房室折返性、室性）
      - 心房扑动、心房颤动、心室扑动、心室颤动
- 冲动传导异常
  - 生理性——干扰与房室分离
  - 病理性
    - 心脏传导阻滞
      - 窦房传导阻滞、房内传导阻滞、房室传导阻滞、室内传导阻滞
      - 左右束支传导阻滞、左束支分支传导阻滞
    - 折返性心律——阵发性心动过速（房室结折返、房室折返、心室内折返）
  - 房室间传导途径异常——预激综合征

【例2】2002NO151X 病理性冲动传导异常包括

    A. 房室分离　　　　　B. 干扰脱节　　　　　C. 左束支分支阻滞　　　　　D. 窦房阻滞

2. 心律失常发生机制

（1）**冲动形成异常**　自律性异常和触发活动，都可导致冲动异常发放。

（2）**冲动传导异常**　折返是快速心律失常的最常见发生机制。产生折返的基本条件是传导异常。冲动传导至某处心肌，如适逢生理性不应期，可形成生理性阻滞或干扰现象。传导障碍并非由于生理性不应期所致者，称病理性传导阻滞。

二、窦性心律失常

正常窦性心律的冲动起源于窦房结，频率为 60～100 次/分。心电图显示窦性心律的 P 波在 I、II、aVF 导联直立，aVR 倒置，PR 间期 0.12～0.20s。窦性心律失常是由于窦房结冲动发放频率的异常或窦性冲动向心房的传导受阻所导致的心律失常。

1. 窦性心动过速

（1）**病因**　①健康人吸烟、饮茶、喝咖啡、饮酒、体力活动、情绪激动等。②病理状态：发热、甲亢、贫血、休克、心肌缺血、充血性心力衰竭、应用肾上腺素、阿托品等药物等。

（2）**临床表现**　①生理因素引起者多无特殊症状。②各种疾病引起的窦速除原发疾病症状外，还可有心慌、乏力、运动耐量下降，部分患者可诱发心绞痛、心功能不全等。

（3）**心电图特点**　窦性 P 波的频率 >100 次/分，伴有房室传导或室内传导异常者，可有 P-R 间期延长或 QRS 波群宽大畸形。

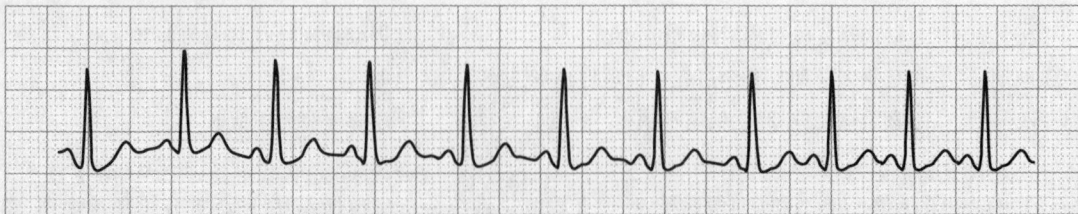

（4）**治疗**　①针对病因，去除诱发因素，如治疗心力衰竭、纠正贫血、控制甲亢等。②必要时应用 β

受体拮抗剂、非二氢吡啶类钙通道阻滞剂。

2. 窦性心动过缓

(1)**病因** ①健康青年人、运动员、睡眠状态。②病理状态:颅内疾患、严重缺氧、低温、甲状腺功能减退、阻塞性黄疸、应用拟胆碱药物、胺碘酮、β 受体阻滞剂、非二氢吡啶类钙通道阻滞剂、洋地黄等药物。

(2)**临床表现** ①生理因素引起者多无明显症状,运动或代谢增强时窦性心率可增加至正常。②各种疾病所伴随的窦性心动过缓其临床表现与原发病相关。体检时,心率慢于 60 次/分,部分患者伴有窦性心律不齐而出现心律不规则。

(3)**心电图特点** 窦性 P 波的频率 <60 次/分,运动后窦性心率可逐渐增加并超过 90 次/分。静脉注射阿托品可使心率超过 90 次/分。

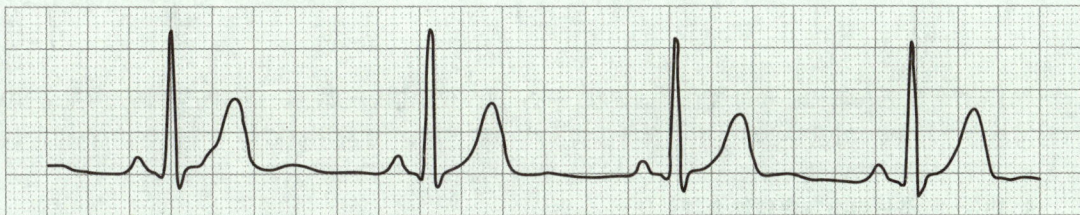

(4)**治疗** ①无症状的窦缓无需治疗。②若因心率过慢,出现心排血量不足症状,可应用阿托品或异丙肾上腺素等药物。但长期应用往往效果不确定,易发生严重副作用,故应考虑心脏起搏治疗。

3. 窦性停搏

(1)**病因** ①窦房结变性与纤维化、急性下壁心肌梗死、脑血管意外、迷走神经张力增高、颈动脉窦过敏。②应用洋地黄、乙酰胆碱等药物。

(2)**临床表现** 过长时间的窦性停搏(>3s)且无逸搏发生时,患者可出现黑蒙、短暂意识障碍、晕厥,严重者可发生 Adams-Stokes 综合征,甚至死亡。

(3)**心电图特点** 在较正常 PP 间期显著长的间期内无 P 波发生,或 P 波与 QRS 波均不出现,长的 PP 间期与基本的窦性 PP 间期无倍数关系。长时间的窦性停搏后,下位的潜在起搏点,如房室交界或心室,可发出单个逸搏或逸搏性心律控制心室。

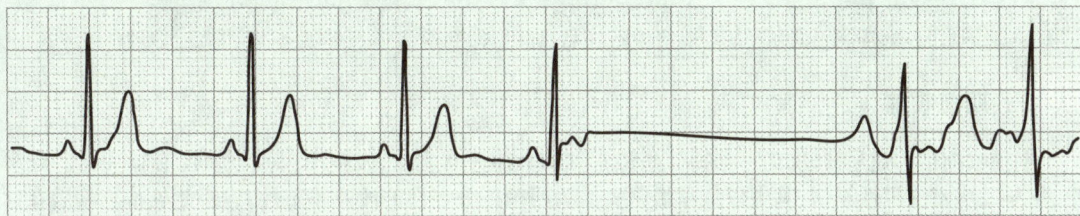

(4)**治疗** 参照病态窦房结综合征。

【例 3】2004NO49A 下列符合心电图诊断窦性停搏的是

A. 心室率小于 40 次/分　　　　　B. 可见单个逸搏或逸搏心律

C. 长 PP 间期的时间大于 1.5 秒　　D. 长 PP 间期与基本的窦性 PP 间期无倍数关系

E. PP 间期进行性缩短,直到出现一次长 PP 间期

4. 病态窦房结综合征

病态窦房结综合征(SSS)简称病窦综合征,是由窦房结病变导致功能减退,产生多种心律失常的综合表现。患者可在不同时间出现一种以上的心律失常。

(1)**病因** ①窦房结受损:纤维化与脂肪浸润、硬化与退行性变、淀粉样变性、甲状腺功能减退等均可损害窦房结,导致窦房结起搏与窦房传导功能障碍。②窦房结周围神经和心房肌的病变,窦房结动脉

供血减少。③迷走神经张力增高、某些抗心律失常药物抑制窦房结功能。

(2)临床表现 患者出现与心动过缓有关的心、脑等脏器供血不足的症状,如发作性头晕、黑矇、乏力等,严重者可发生晕厥。如有心动过速发作,则可出现心悸、心绞痛等症状。

(3)心电图特点 ①持续而显著的窦性心动过缓(50次/分以下);②窦性停搏与窦房传导阻滞;③窦房传导阻滞与房室传导阻滞同时并存;④心动过缓-心动过速综合征。

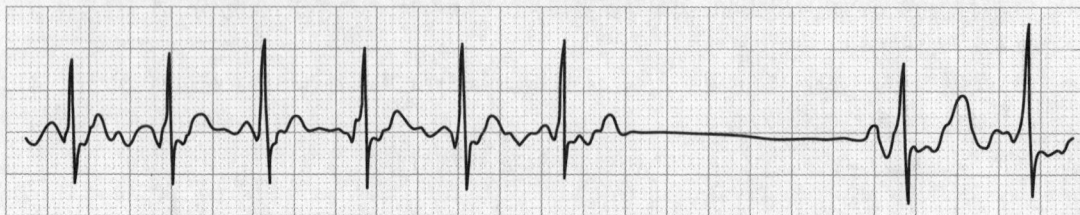

(4)治疗 ①若患者无心动过缓有关的症状,不必治疗,仅定期随诊观察。②对于有症状的患者,应行起搏器治疗。③心动过缓-心动过速综合征患者发作心动过速,单独应用抗心律失常药物治疗,可能加重心动过缓。应用起搏治疗后,患者仍有心动过速发作,可同时应用抗心律失常药物。

5.窦速、窦缓与病态窦房结综合征的比较

	窦性心动过速	窦性心动过缓	病态窦房结综合征
病因	①吸烟、饮茶、运动、激动等 ②发热、贫血、甲亢、心肌缺血、心肌炎、心衰、阿托品等	①健康青年人、运动员、睡眠状态 ②颅内疾患、严重缺氧、低温、甲减、胺碘酮、β受体阻滞剂	窦房结病变、供血减少 窦房结周围神经和心房肌病变
ECG特点	窦性P波规律出现 心率100~150次/分 PR间期0.12~0.20s QRS波正常	窦性P波规律出现 心率<60次/分 常伴窦性心律不齐(同一导联上PP间期差异>0.12s)	持续而显著的窦缓<50次/分 窦性停搏与窦房阻滞 窦房阻滞与房室阻滞并存 心动过缓-心动过速综合征
临床表现	可无症状,或有原发病症状	可无症状 可有心排血量不足的症状	与心动过缓有关的心、脑供血不足的症状
治疗	治疗原发病,避免诱因 必要时用β受体阻滞剂、地尔硫䓬	无症状者无需治疗。有症状者给予阿托品、异丙肾、起搏器	无症状者无需治疗 有症状者,安置起搏器

三、期前收缩

期前收缩也称过早搏动,简称早搏。是最常见的心律失常之一,发生率仅次于窦性心律失常。分房早、室早及房室交界性早搏,其中以室早最常见。为明确区分窦性P波及非窦性P波,此处特意将后者称为P'波,8版内科学并无P'写法。

1.房性期前收缩(房早)

(1)病因 ①心脏结构与功能异常,如心脏瓣膜病、高心病、冠心病、肺心病、甲亢心。②部分房早见于心脏正常者,易发生于紧张、焦虑、饮酒后。

(2)临床表现 主要表现为心悸,部分患者有胸闷、乏力症状,自觉停跳感。有些患者无任何症状。

(3)心电图特点

①房性期前收缩的P'波提前发生,与窦性P波形态不同。

②房性期前收缩下传的QRS波形态通常正常,较早发生的房性期前收缩可出现宽大畸形的QRS波,称为室内差异性传导。如发生在舒张早期,适逢房室结尚未脱离前次搏动的不应期,可产生传导中断,无QRS波发生(被称为阻滞的或未下传的房性期前收缩)或缓慢传导(下传的PR间期延长)现象。

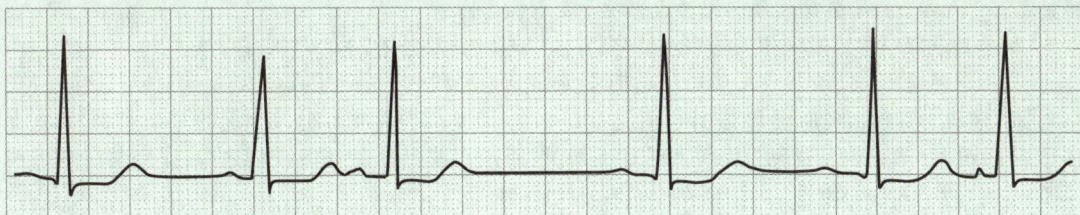

③代偿间歇:房性期前收缩常使窦房结提前发生除极,因而包括期前收缩在内前后两个窦性 P 波的间期短于窦性 PP 间期的两倍,称为不完全性代偿间歇;少数房性期前收缩发生较晚,或窦房结周围组织的不应期长,窦房结的节律未被扰乱,期前收缩前后 PP 间期恰为窦性者的两倍,称为完全性代偿间歇。

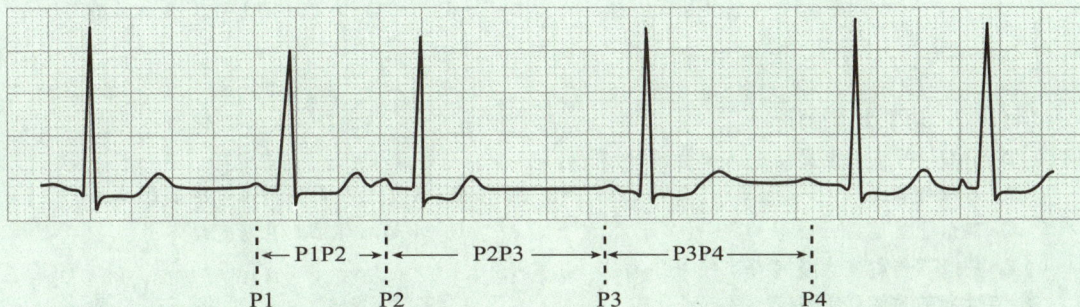

不完全性代偿间歇——早搏前后周期之和<2×窦性周期之和（即P1P2+P2P3<2×P3P4）

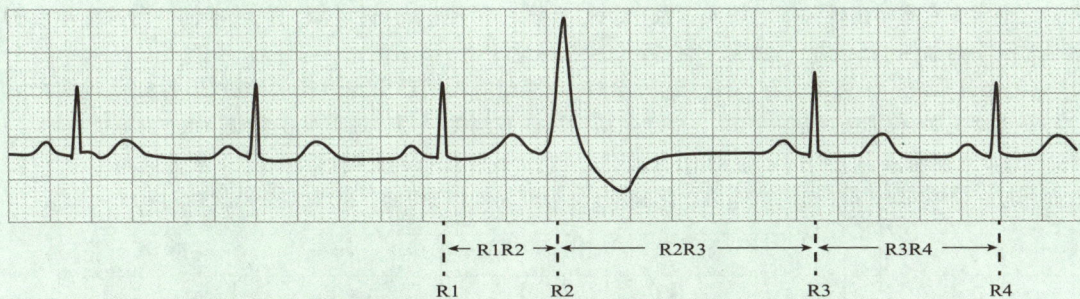

完全性代偿间歇——早搏前后周期之和=2×窦性周期之和（即R1R2+R2R3=2×R3R4）

(4)治疗　①通常无需治疗。②当有明显症状,或因房早触发室上性心动过速时,应给于治疗。治疗药物包括普罗帕酮、莫雷西嗪、β 受体阻滞剂等。

【例4】2012NO60A 男性,48 岁。因偶发心悸,24 小时动态心电图检查发现:平均心率62 次/分,房性期前收缩58 次/24 小时,ST 段无异常。应采取的最佳处理是

A. 美托洛尔口服　　　B. 普罗帕酮口服　　　C. 钾镁盐类口服　　　D. 临床观察

【例5】2016NO62A 女性,36 岁。因偶发心悸3 天来诊,既往有"预激综合征",无心动过速发作史。查体:P80 次/分,BP110/70mmHg,双肺（－）,心界不大,偶发早搏0～3 次/分,心音正常。24 小时动态心电图示单发房性期前收缩98 次。该患者应首选的治疗方案是

A. 观察病情,暂不用药　　　　　　　　　B. 应用 IC 类抗心律失常药

C. 选用钙通道阻滞剂　　　　　　　　　　D. 立即行射频消融术

2. 交界性期前收缩（交界性早搏）

(1)病因　①可发生于心脏病患者,如缺血性心脏病、风湿性心脏病、心衰患者发生洋地黄中毒、低

钾血症。②无器质性心脏病表现的患者也可发生交界性早搏。

(2)**临床表现** 除原发病相关的表现外,交界性早搏一般无明显症状,偶尔有心悸。

(3)**心电图特点** ①交界性早搏可逆行向上传导至心房和顺行向下传导至心室,其传导速度不同,心电图可表现为提前出现逆行 P' 波并可引起 QRS 波群,形态与正常窦性 P 波引起的 QRS 波群相似,此时 P'-R 间期 <0.12s;也可表现为提前出现 QRS 波群,逆行 P' 波重叠在 QRS 波群之中,或出现在 QRS 波群之后,此时 R-P' 间期 <0.20s。②交界性早搏的代偿间歇完全。

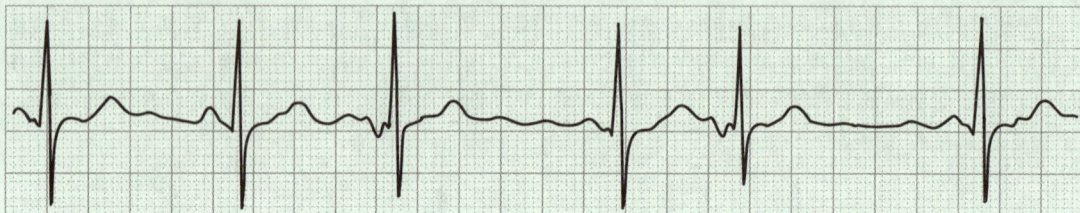

(4)**治疗** 通常无需治疗。

【例6】1996N074A 关于房室交界性早搏,下列哪项正确?

A. 临床较常见
B. 常发生在无器质性心脏病基础上
C. 偶尔能呈隐匿性传导
D. 其起源部位都在房室结本身
E. 一般下传心室大多可伴有传导阻滞

3. 室性期前收缩(室早)

(1)**病因** ①正常人和各种心脏病患者均可发生室早。心肌炎、缺血、缺氧、麻醉、手术均可使心肌受到机械、电、化学性刺激而发生室早。②药物中毒:洋地黄、奎尼丁、三环类抗抑郁药中毒发生严重心律失常之前常先有室早出现。③电解质紊乱(低钾、低镁)、精神不安、过量烟、酒、咖啡也可诱发室早。④室早常见于高血压、冠心病、心肌病、风心病、二尖瓣脱垂患者。

(2)**临床表现** ①患者可有心悸。②听诊时,室性期前收缩后出现较长的停歇,室性期前收缩之第二心音强度减弱,仅能听到第一心音。桡动脉搏动减弱或消失。颈静脉可见正常或巨大的 a 波。

(3)**心电图特点** ①提前发生的 QRS 波,时限通常 >0.12s,宽大畸形,ST 段、T 波方向与 QRS 主波方向相反。②室早与其前面的窦性搏动之间期(称为配对间期)恒定。③为完全性代偿间歇。

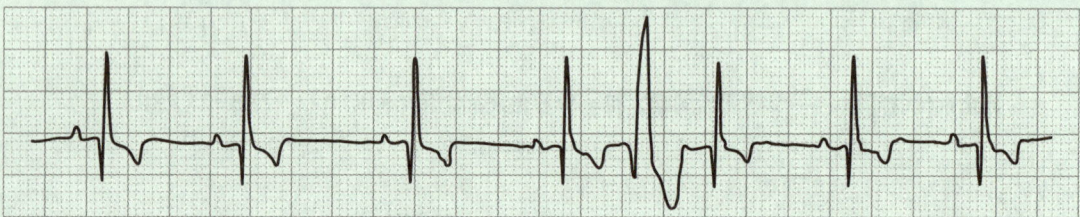

(4)**室性期前收缩的类型**

①室早二联律 指每个窦性搏动后跟随 1 个室性期前收缩。

②室早三联律 指每两个正常搏动后出现 1 个室性期前收缩。

③成对室早 指连续发生两个室性期前收缩。

④室性心动过速 指连续 3 个或 3 个以上室性期前收缩。

⑤单形性室早 指同一导联内,室性期前收缩形态相同。

⑥多形性室早或多源性室早 指同一导联内,室性期前收缩形态不同。

(5)**室性并行心律** 心室的异位起搏点自行发放冲动,并能防止窦房结冲动入侵,其心电图表现为:

①异位室性搏动与窦性搏动的配对间期不恒定;

②长的两个异位搏动之间距,是最短的两个异位搏动间期的整数倍;

③当主导心律(如窦性心律)冲动下传与心室异位起搏点的冲动几乎同时抵达心室,可产生室性融合波。

(6)治疗 应根据临床状况确定治疗方案。

①无器质性心脏病 A. 无器质性心脏病患者发生的室早,如为偶发或单源性且症状不明显者,无需治疗或给予 β 受体阻滞剂治疗,因为这种室早不会增加心脏性猝死的危险性。B. 频繁室早伴明显症状者,可口服普罗帕酮、美西律、β 受体阻滞剂,也可使用胺碘酮治疗。

②有器质性心脏病(慢性心脏病) 如陈旧性心梗、心肌炎、心肌病患者常伴有室早,应积极治疗,因室早是这类患者心脏性猝死的独立危险因素。

β 受体拮抗剂 虽对室早的疗效不显著,但可降低心肌梗死后猝死发生率、再梗死率和总病死率。

胺碘酮 对这类患者有良好的治疗效果,但长期使用副作用发生率较高(3 版 8 年制内科学 P253)。

ACEI/ARB 通过改善心功能而减少、抑制室早,可明显减少心源性死亡率(3 版 8 年制内科学 P253)。

I 类药物 虽能有效减少室性期前收缩,但患者总死亡率和猝死的风险反而增加,因为这些药物本身具有致心律失常作用,故严禁使用 I 类药物。

③急性心肌缺血或急性心肌梗死 A. 易发生恶性室早,目前不主张预防性应用抗心律失常药物,而应尽早实施再灌注治疗。B. 若在实施再灌注治疗之前已发生频发、多源性室早,此时应静脉注射胺碘酮,继之静脉滴注维持,同时补钾、补镁、尽早使用 β 受体拮抗剂。C. 若急性心梗发生窦性心动过速 + 室早,应早期应用 β 受体拮抗剂,可能减少室颤的危险。

【例7】1999NO52A 急性心肌梗死左心功能不全伴频发多源室性早搏,用利多卡因无效,应优选下列哪种药物治疗?

    A. 普鲁卡因酰胺   B. 普罗帕酮   C. 胺碘酮

    D. 氨酰心安   E. 维拉帕米

【例8】2014NO59A 男性,60 岁。因扩张型心肌病、心脏扩大、心功能Ⅳ级、心电监测呈现频发室性期前收缩伴短阵阵发性室性心动过速而来院。对该患者治疗应首选的方法是

    A. 静脉输注胺碘酮   B. 静脉推注利多卡因

    C. 静脉推注美托洛尔   D. 静脉推注普罗帕酮

4. 三种期前收缩的比较

	房早	交界性早搏	室早
激动起源	窦房结以外心房的任何部位	房室交界区	交界区以下的部位
P 波	①无窦性 P 波 ②提早出现的房性 P′波,与窦性 P 波形态不同	①无窦性 P 波 ②逆行 P′波,在 QRS 之前、之后或重叠	无窦性 P 波 偶有逆行 P′ 波
QRS 波	①P′波后可有可无 QRS 波 ②形态多与窦性 QRS 相同少数不同(室内差异性传导)	①提早出现的 QRS 波 ②形态多与窦性 QRS 相同少数不同(室内差异性传导)	①提早出现宽大畸形的 QRS 波为室早特征 ②QRS 时限 >0.12s
间期	P′R 间期≥0.12s	P′R <0.12s 或 RP′ <0.20s	无 P′波
代偿间歇	房早后不完全性代偿间歇完全性代偿间歇少见	早搏后完全性代偿间歇	室早后完全性代偿间歇
发病情况	60% 正常成人偶可发生各种器质性心脏病均可发生	正常人可有	正常人 + 各种心脏病最常见的心律失常
治疗	通常无须治疗普罗帕酮、莫雷西嗪、β 受体阻滞剂	通常无须治疗	无症状无须治疗有明显症状:Ⅱ、Ⅲ类药物

四、心动过速

心动过速是指窦房结或异位节律点兴奋性增高或折返激动引起的快速心律（早搏连续出现 3 次或 3 次以上）。根据节律点发生部位的不同分为窦性、房性、交界性及室性心动过速。因房性和交界性过速的 P′波不易区分，故将两者统称为室上性心动过速（室上速）。

1. 阵发性室上性心动过速（室上速）

（1）**病因**　通常无器质性心脏病表现，不同性别与年龄均可发生。

（2）**临床表现**　①心动过速突发突止，持续时间长短不一。症状包括心悸、胸闷、焦虑不安、头晕，若发作时心室率过快，使心输出量与脑血流量锐减，或心动过速猝然终止，窦房结未能及时恢复自律性导致心搏停顿，均可发生晕厥。②体检心尖区第一心音强度恒定，心律绝对规则。

（3）**心电图特点**　①心率 150～250 次/分，节律规则；②QRS 波形态与时限均正常，但发生室内差异性传导阻滞时，QRS 波形态异常；③逆行 P′常埋藏在 QRS 波内或位于其终末部分，P′波与 QRS 波保持固定关系；④起始突然，通常由一个房早触发，其下传的 P′R 间期显著延长，随之引起心动过速发作。

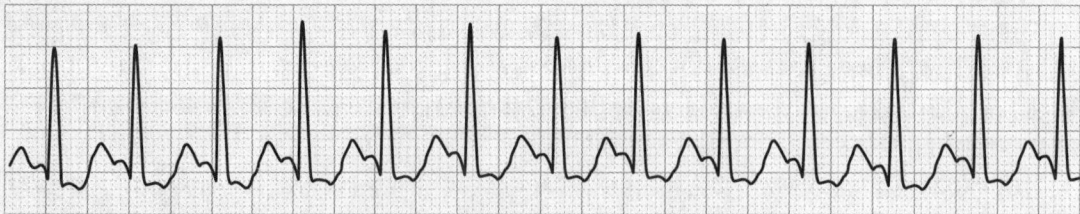

（4）**治疗**　急性发作期治疗如下：

①刺激迷走神经　若患者心功能与血压正常，可先尝试刺激迷走神经的方法，如颈动脉窦按摩、Valsalva 动作、诱导恶心、将面部浸没于冰水内等方法可使心动过速终止，但停止刺激后，有时又恢复原来心率。

②腺苷与钙通道阻滞剂　首选治疗药物为腺苷。腺苷无效，可改用静注维拉帕米。

③洋地黄　若伴有心功能不全，可首选静脉注射洋地黄终止发作。

④β 受体阻滞剂　可有效终止心动过速，但应避免用于失代偿性心力衰竭、支气管哮喘患者。

⑤食管心房调搏术　常能有效中止发作。

⑥直流电复律　当患者出现严重心绞痛、低血压、充血性心力衰竭时，应立即电复律。急性发作以上治疗无效者，也应施行电复律。但应注意，已应用洋地黄者不宜电复律治疗。

预防复发首选导管消融术，安全、有效，且可根治心动过速。

【例 9】1999NO53A 阵发性室上性心动过速的心电图诊断，下列哪项不正确？

　　A. 心室率 150～250 次/分　B. 节律一般规则，但亦可有不规则

　　C. QRS 波群形态可不正常　D. 可见到逆行 P 波　　　　E. 开始和终止突然

2. 室性心动过速（室速）

（1）**病因**　①室速常发生于各种器质性心脏病患者，最常见为冠心病，特别是曾有心肌梗死的患者，其次是心肌病、心力衰竭、二尖瓣脱垂、心脏瓣膜病等。②其他病因包括代谢障碍、电解质紊乱、长 QT 综合征等。③室速偶发生于无器质性心脏病者。

（2）**临床表现**

①非持续性室速　发作时间 <30s，能自行终止，患者常无症状。

②持续性室速　发作时间 >30s，需药物或电复律始能终止发作，患者常有明显血流动力学障碍与心肌缺血。临床症状包括低血压、少尿、晕厥、气促、心绞痛等。

③体格检查　听诊心律轻度不规则，第一、二心音分裂，收缩期血压可随心搏变化。

（3）心电图特点
①的室性期前收缩连续出现；
②QRS 波形态畸形，时限 > 0.12s，ST-T 波方向与 QRS 波主波方向相反；
③心室率通常为 100 ~ 250 次/分，心律规则，但也可略不规则；
④心房独立活动与 QRS 波无固定关系，形成房室分离；
⑤通常发作突然开始；

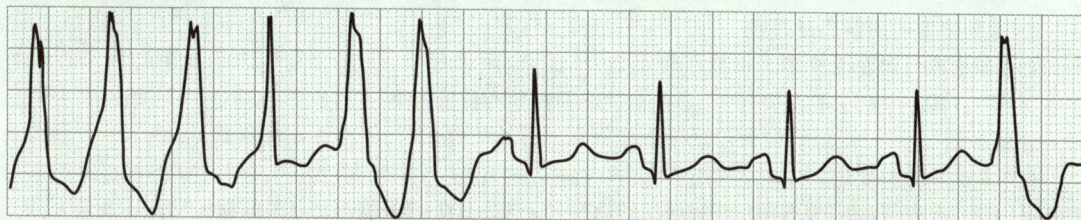

⑥心室夺获与室性融合波为室性心动过速的特征。室速发作时，少数室上性冲动可下传心室，产生心室夺获，表现为在 P 波之后，提前发生一次正常的 QRS 波。室性融合波的 QRS 形态介于窦性与异位心室搏动之间，其意义为部分心室夺获。

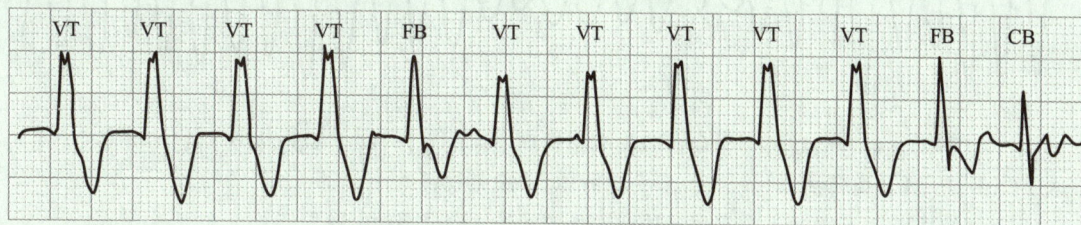

CB心室夺获，FB室性融合波，VT室性心动过速

（4）治疗　有器质性心脏病者，应首先给以针对性治疗。无器质性心脏病者发生非持续性短暂室速，如无症状或血流动力学障碍，处理原则与室早相同。持续性室速发作，无论有无器质性心脏病，均应治疗。

①终止室速发作　A.室速患者如无显著血流动力学障碍，首先给于静脉注射利多卡因、普鲁卡因胺。静脉注射普罗帕酮也十分有效，但不宜用于心肌梗死、心力衰竭患者。其他药物无效时，可选用胺碘酮静脉注射，或改用直流电复律。B.若患者已发生低血压、休克、心绞痛、充血性心力衰竭，应迅速施行电复律。C.洋地黄中毒引起的室速，不宜电复律，应给予药物治疗。

②预防复发　应努力寻找和治疗诱发室速的病因，如缺血、低血压、低血钾等。治疗充血性心力衰竭有助于减少室速的发作。

（5）三种心动过速治疗的比较　窦速、室上速与室速的治疗原则如下图所示。

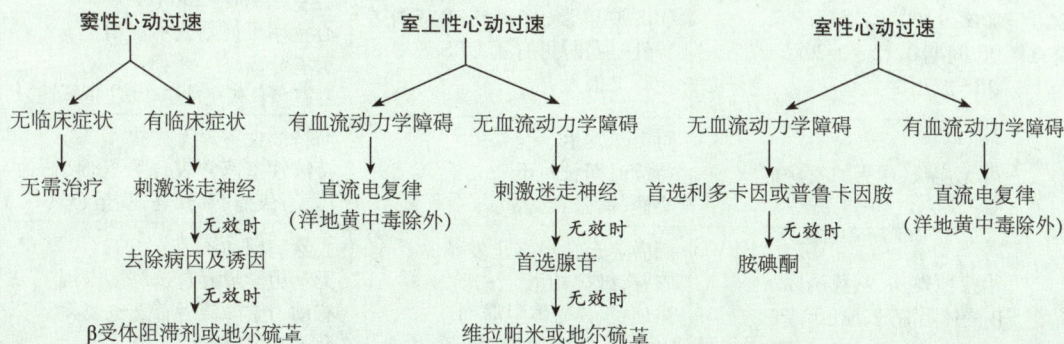

注意:①无器质性心脏病的稳定性室速首选利多卡因;②器质性心脏病合并稳定性室速首选胺碘酮。③洋地黄中毒引起的室速,首选苯妥英钠;④血流动力学不稳定性室速首选直流电复律。⑤流出道特发性室速首选普罗帕酮,左室特发性室速首选维拉帕米。

【例10】1998NO48A 下列哪项心电图表现是确定室性心动过速诊断的最主要依据?

    A. QRS波群形态畸形　　B. 心室率100~200次/分　C. 心室律可稍不规则

    D. 房室分离　　　　　　E. 心室夺获与室性融合波

3. 特殊类型的室性心动过速

(1)**加速性心室自主节律**　也称缓慢型室速。心电图表现为:①连续发生3~10个起源于心室的QRS波群,心率常为60~110次/分。②心动过速的开始和终止呈渐进性。③由于心室与窦房结两个起搏点轮流控制心室节律,融合波常出现于心律失常的开始与终止时,心室夺获亦很常见。

(2)**尖端扭转型室速**　尖端扭转是多形性室性心动过速的一个特殊类型,因发作时QRS波群的振幅与波峰呈周期性改变,宛如围绕等电位线连续扭转而得名。频率200~250次/分。QT间期>0.5s,U波显著。

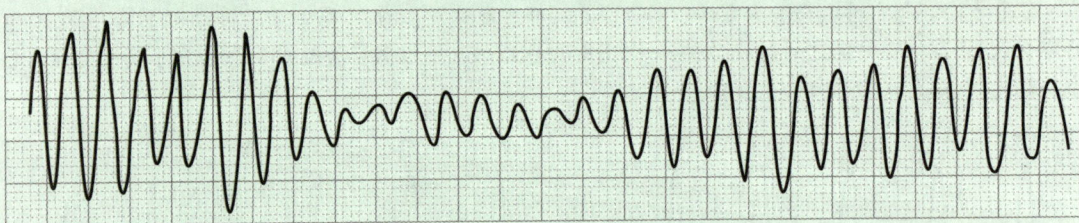

治疗:①静脉注射硫酸镁可终止和预防尖端扭转型室速的发作;②ⅠA类、Ⅲ类药物均可使QT间期延长,不宜使用;ⅠB类药物(利多卡因、苯妥英钠)对本病无效。

【例11】2006NO52A 下列哪项不是尖端扭转型室性心动过速心电图的特点?

    A. 发作时QRS波群的振幅与波峰呈周期性改变

    B. 是室性并行心律的一个特殊类型　　　C. 频率一般为200~250次/分

    D. QT间期通常延长　　　　　　　　　　E. 常伴有高U波

4. 三种心动过速的比较

	窦性心动过速	室上性心动过速	室性心动过速
病因	生理反应:运动、激动等 发热、贫血、甲亢 风湿热、心肌炎、心衰	通常无器质性心脏病	各种器质性心脏病者 冠心病最常见 偶见于无器质性心脏病者
ECG特点	窦性P波规律出现 频率>100次/分 PR间期0.12~0.20s QRS波正常	心率150~250次/分,节律规则 QRS波正常,伴束支或室内差 异性阻滞时可有宽QRS波 逆行P波	≥3个的室早连续出现 心室率100~250次/分 心室率可规则或不规则 房室分离 心室夺获或室性融合波(特征性)
临床表现	可无症状,或有原发病症状	可突然发生、突然终止 持续时间长短不一 心悸、紧张、乏力等	非持续性室速无症状 持续性室速常表现为气促、低血压、心绞痛、晕厥等,甚至心衰
治疗	治疗原发病,避免诱因 β受体阻滞剂、地尔硫䓬	刺激迷走神经终止发作 腺苷、维拉帕米 洋地黄、β受体阻滞剂 电复律、射频等治疗	去除病因和诱因 无动力学障碍首选利多卡因 有动力学障碍者首选电复律 介入和射频

五、扑 动

1. 心房扑动

(1) 常见病因

①阵发性房扑可见于无器质性心脏病者。

②持续性房扑见于风心、冠心、高心、心肌病、肺栓塞、慢性心衰、二狭、三狭等。

③甲亢、酒精中毒、心包炎等。

(2) 心电图特点

①心房活动呈规律的锯齿状扑动波,称为 F 波,扑动波之间等电线消失,在Ⅱ、Ⅲ、aVF、V_1 导联最明显。

②典型房扑的心房率为 250 ~ 300 次/分。

③心室率规则或不规则,心房率 300 次/分时,心室率 150 次/分(2∶1 传导)。

④QRS 波群形态大多正常。当出现室内差异性传导时,可有 QRS 波增宽、形态异常。

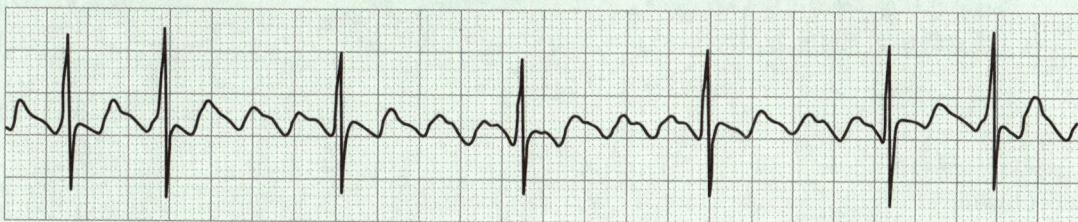

(3) 临床表现

①具有不稳定型倾向,可恢复为窦性心律或进展为心房颤动,但也可持续数月或数年。

②心室率不快者可无症状。心室率快者可诱发心绞痛、充血性心衰。

③体检可见快速的颈静脉扑动,有时可听到心房音。

(4) 治疗

①药物治疗　减慢心室率的药物包括 β 受体阻滞剂、钙通道阻滞剂、洋地黄等;转复房扑的药物包括 ⅠA 类(如奎尼丁)、ⅠC 类药(如普罗帕酮);如房扑合并冠心病、充血性心衰时,应选用胺碘酮。

②直流电复律　终止房扑最好的方法是直流电复律。

③食道调搏　也是转复房扑的有效方法。

④射频消融　可根治房扑,主要适用于血流动力学不稳定的房扑。

⑤抗凝治疗　持续性房扑的患者发生血栓栓塞的风险明显增高,应给予抗凝治疗。

2. 心室扑动

(1) 病因　①以缺血性心脏病最常见。②抗心律失常药物,特别是引起 QT 间期延长与尖端扭转的药物。③严重缺氧、缺血、预激综合征合并房颤与极快的心室率、电击伤等均可引起。

(2) 临床表现　意识丧失、抽搐、呼吸停顿,甚至死亡。听诊心音消失,脉搏触不到,血压无法测到。

(3) 心电图特点　呈正弦图形,波幅大而规则,频率 150 ~ 300 次/分(通常 200 次/分以上)。

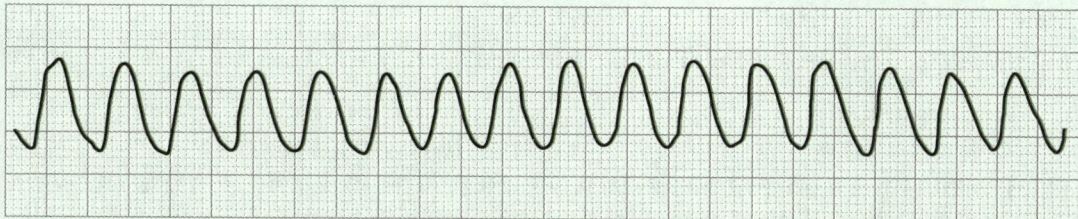

(4) 治疗　心肺复苏,体外非同步电击除颤。

3. 心房扑动和心室扑动的鉴别

	心房扑动	心室扑动
病因	阵发性房扑可见于无器质性心脏病者 持续性房扑见于风心、冠心、高心、心肌病 肺栓塞、慢性心衰、二狭、三狭等	常见于缺血性心肌病 延长 QT 间期的药物、严重缺氧缺血 WPW 综合征并房颤等
ECG特点	规律锯齿状扑动波（F 波），扑动波之间等电线消失 典型房扑的心房率为 250～300 次/分 心室率规则或不规则 心房率 300 次/分时，心室率 150 次/分（2:1 传导） QRS 波形态正常或增宽畸形（出现传导阻滞时）	正弦波图形，波幅大而规则 频率 150～300 次/分 （通常＞200 次/分） 有时与室速难以鉴别
临床表现	具有不稳定型倾向；心室率不快者可无症状 心室率快者可诱发心绞痛、充血性心衰	意识丧失、抽搐 呼吸停止，呼吸音消失，血压测不到
治疗	终止房扑最好的方法是直流电复律 食道调搏、射频消融、抗凝治疗	与心跳骤停相同

六、颤 动

1. 心房颤动

（1）病因

①正常人　房颤可见于正常人，可在情绪激动、手术后、运动或大量饮酒时发生。

②心脏疾病　风心病、冠心病、高心病、甲亢心、心肌病、心包炎、心衰、感染性心内膜炎等。

③肺部疾病　慢性肺心病、急性缺氧、高碳酸血症等。

④孤立性房颤　房颤发生在无心脏病变的中青年，称为孤立性房颤。

⑤老年房颤　老年房颤患者中部分是心动过缓-心动过速综合征的心动过速期表现。

【例 12】2005NO55A 下列关于心房颤动发病原因的叙述，错误的是

　　A. 心房颤动的自然发生率随年龄增长而增加

　　B. 阵发性心房颤动可见于正常人

　　C. 急性酒精中毒时可出现心房颤动

　　D. 孤立性心房颤动是指短暂发作的、临床症状不明显的心房颤动

　　E. 甲状腺功能亢进症是最常见的出现心房颤动的非心脏性疾病

（2）心房颤动的分类

名称	临床特点
首诊房颤	首次确诊（首次发作或首次发现）
阵发性房颤	持续时间≤7 天（常≤48 小时），能自行终止
持续性房颤	持续时间＞7 天，非自限性
长期持续性房颤	持续时间≥1 年，患者有转复愿望
永久性房颤	持续时间＞1 年，不能终止或终止后又复发，无转复愿望

　　A. 急性心房颤动　　　　　　　　　B. 阵发性心房颤动
　　C. 持续性心房颤动　　　　　　　　D. 永久性心房颤动

【例 13】2010NO141B 女性，45 岁，患风湿性心脏病二尖瓣狭窄 20 年。近 1 个月来多次突发心悸，心电图证实为心房颤动，持续几分钟至几小时不等，可自行恢复。应诊断为

【例 14】2010NO142B 男性，47 岁，心悸 3 年。动态心电图检查示：快心室率心房颤动。曾服用胺碘酮转复

为窦性心律并维持。1个月前心房颤动再发,改用电复律成功。应诊断为

(3)临床表现

①房颤症状的轻重受心室率快慢的影响 心室率 > 150 次/分,患者可发生心绞痛、充血性心衰。心室率不快时,患者可无症状。房颤时心房有效收缩消失,心排血量比窦性心律时减少25%或更多。

②房颤并发体循环栓塞危险性甚大 栓子来自左心房,多在左心耳部,因血流淤滞、心房失去收缩力所致。据统计,非瓣膜性心脏病合并房颤,发生脑卒中的机会较无房颤者高出 5 ~ 7 倍。二尖瓣狭窄或二尖瓣脱垂合并房颤时,脑栓塞的发生率更高。

③体检 听诊第一心音强度变化不定,心律极不规则。当心室率快时可发生脉搏短绌,原因是许多心室搏动过弱以致未能开启主动脉瓣,或因动脉血压波太小,未能传导至外周动脉。颈静脉搏动 a 波消失。

> **注意:**①心房颤动时心房有效收缩消失,心排血量比窦性心律减少25%以上(8 版内科学 P189)。
> ②二狭合并房颤时心房收缩功能消失,心排血量减少20% ~ 25%(8 版内科学 P301)。

(4)心电图特点 ①P 波消失,代之以小而不规则的基线波动,形态与振幅均变化不定,称为 f 波,频率约 350 ~ 600 次/分;②心室率极不规则,通常为 100 ~ 160 次/分;③QRS 波形态通常正常,当心室率过快,发生室内差异性传导时,QRS 波可增宽变形。

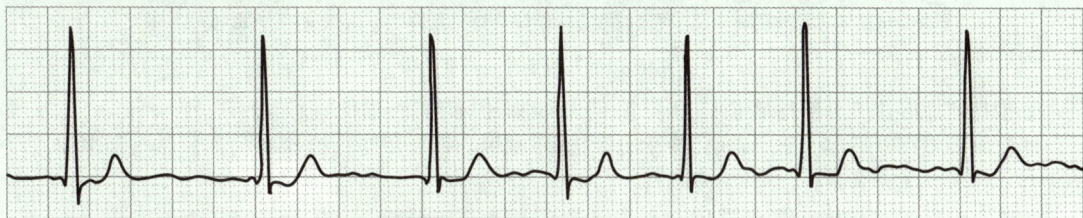

【例 15】2001NO52A 心房颤动发生后至少可使心排血量下降

  A. 35%   B. 30%   C. 25%

  D. 20%   E. 15%

【例 16】1994NO71A 关于心房纤颤的诊断,下列哪项不正确?

  A. 心音强弱不等   B. 心律绝对不齐   C. 容易听到第四心音

  D. 心率大于脉率   E. 心电图 P 消失,代之 f 波

【例 17】1993NO49A 下列哪项表现临床听诊可有心律不齐?

  A. 一度房室传导阻滞 B. 阵发性室上性心动过速 C. 2:1 心房扑动

  D. 心室率慢的心房纤颤 E. 完全性右束支传导阻滞

> **注意:**①房颤患者的心室律变得规则,应考虑:恢复为窦性心律;转为房速;转为房扑;发生室速或交界速。
> ②如心室律变得慢而规则(30 ~ 60 次/分),提示可能出现完全性房室传导阻滞。

(5)治疗 治疗措施包括抗凝、转复窦律、控制心室率。

①抗凝治疗 房颤患者的栓塞发生率较高,对于合并心脏瓣膜病变者,需用华法林抗凝。对于非瓣膜病变者,需采用 CHADS$_2$ 评分法对患者进行危险分层,然后进行相应治疗,如下表。

评分标准(危险因素)	CHADS$_2$ 评分	临床处理原则
近期心力衰竭(1分) 高血压(1分) 年龄≥75 岁(1分)	≥2 分	发生血栓栓塞的危险性较高,应口服华法林 维持 INR2.0 ~ 3.0,预防脑卒中发生
糖尿病(1分)	1 分	口服华法林或阿司匹林
血栓栓塞病史(2分)	0 分	无需抗凝治疗

②转复窦性心律　将房颤转为窦性心律的方法包括药物转复、电转复和导管消融治疗。

A. 药物转复　可以选用ⅠA类(奎尼丁、普鲁卡因胺)、ⅠC类(普罗帕酮)或Ⅲ类(胺碘酮)药物。
奎尼丁可诱发致命性室性心律失常,增加死亡率,现已少用。

ⅠC类也可致室性心律失常,严重器质性心脏病患者不宜使用。

目前首选胺碘酮,致心律失常发生率低,尤其适用于合并器质性心脏病患者。

B. 电转复　适用于房颤发作时伴有血流动力学障碍(如急性心衰、血压下降)、药物转复无效者。

C. 导管消融　近年采用的复律方法,为二线治疗,不作为首选治疗方法。主要适用于症状反复发作,并且抗心律失常药物治疗无效的阵发性和持续性房颤。

复律前后的抗凝治疗　房颤持续不超过 24 小时,复律前无需抗凝治疗,否则应在复律前接受华法林抗凝治疗。抗凝治疗遵守"前三后四"的华法林抗凝模式,即复律前要用华法林 3 周,维持凝血酶原时间国际标准化率(INR)在 2.0~3.0,转复成功后继续抗凝治疗 3~4 周。

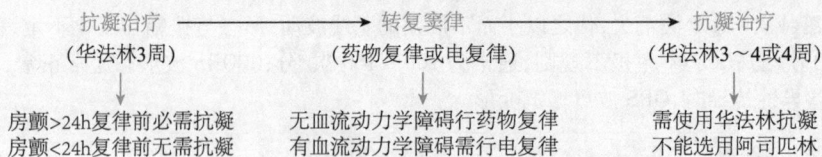

抗凝治疗	→	转复窦律	→	抗凝治疗
(华法林3周)		(药物复律或电复律)		(华法林3~4或4周)
房颤>24h复律前必需抗凝		无血流动力学障碍行药物复律		需使用华法林抗凝
房颤<24h复律前无需抗凝		有血流动力学障碍需行电复律		不能选用阿司匹林

心房颤动的抗凝治疗与转复心律

③维持窦性心律　可使用氟卡尼、普罗帕酮、胺碘酮、伊布利特、索他洛尔等。

④控制心室率　近年的研究表明,持续房颤选择"减慢心率 + 预防血栓栓塞",其预后与经复律后维持窦性心律者并无显著差异,并且简便易行,尤其适合老年患者。

控制心室率时,心功能正常者选用 β 受体阻滞剂、钙通道阻滞剂;心功能不全者选用地高辛。

A. 对于无器质性心脏病的房颤患者,目标心室率控制在 <110 次/分。

B. 对于合并器质性心脏病的房颤患者,根据具体病情决定目标心率。

【例 18】2009NO60A 慢性心房颤动应用洋地黄的主要目的是

　　A. 控制心室率　　　　　　　　　　　　B. 转复房颤律

　　C. 预防室性心律失常　　　　　　　　　D. 为实施电转复做准备

【例 19】2013NO60A 女性,62 岁。患高血压病 10 年,2 个月来发作性心悸,心电图诊断为心房颤动,持续 5~24 小时左右自行恢复。4 天前再次发作后持续不缓解来院。查体:BP125/70mmHg,心率 90 次/分,对该患者正确的治疗措施是

　　A. 立即采取电转复　　　　　　　　　　B. 立即静脉输注胺碘酮转复

　　C. 华法林抗凝 3 周后转复　　　　　　　D. 经胸 UCG 检查心房内无血栓即可转复

【例 20】2015NO60A 男性,47 岁。因健康查体发现心房颤动而来院,平日无心悸感,既往体健,无高血压、糖尿病、甲亢病史。超声心动图检查心脏结构正常,化验血脂正常。对该患者的最佳处理方案是

　　A. 口服阿司匹林　　B. 口服 β 受体拮抗剂　　C. 射频消融术　　D. 临床观察

(108~110 题共用题干)患者,男,55 岁。因心悸伴消瘦 1 周来诊。查体:脉率 84 次/分,血压 148/60mmHg,甲状腺弥漫性Ⅱ度肿大,可闻及血管杂音,肺(−),心率 112 次/分,心律绝对不整,心音强弱不等,腹(−)。

【例 21】2011NO108A 该患者的心律失常类型是

　　A. 心房颤动　　　　　　　　　　　　　B. 心房扑动

　　C. 频发早搏　　　　　　　　　　　　　D. 二度Ⅱ型房室传导阻滞

【例 22】2011NO109A 产生心律失常的最可能原因是

　　A. 冠心病　　　　B. 甲亢性心脏病　　　　C. 心肌病　　　　D. 高血压病

【例23】2011NO110A 为明确诊断,首选的检查是

    A. 超声心动图   B. 心肌酶谱   C. 血 T_3、T_4 测定   D. 冠状动脉造影

2. 心室颤动

(1)**病因** ①以缺血性心脏病最常见。②抗心律失常药物,特别是引起 QT 间期延长与尖端扭转的药物。③严重缺氧、缺血、预激综合征合并房颤与极快的心室率、电击伤等均可引起。

(2)**临床表现** 意识丧失、抽搐、呼吸停顿,甚至死亡。听诊心音消失,脉搏触不到,血压无法测到。

(3)**心电图特点** 心室颤动的波形、振幅、频率均极不规则,无法辨认 QRS 波、ST 段与 T 波。

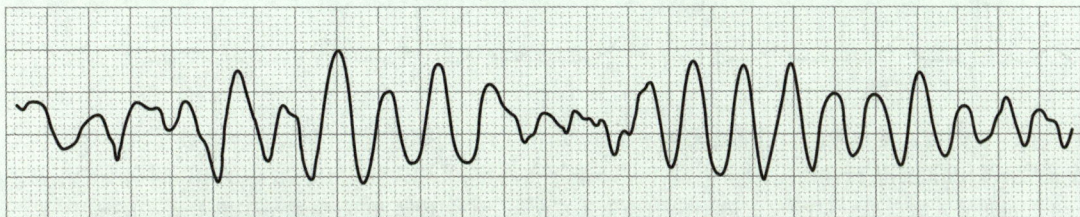

(4)**治疗** 心肺复苏,体外非同步电击除颤。

3. 心房颤动与心室颤动的比较

	心房颤动	心室颤动
病因	①阵发性房颤可见于正常人 ②持续性房颤见于风心、冠心、高心、甲亢心、心肌病、缩窄性心包炎等	①缺血性心肌病 ②延长 QT 间期的药物、严重缺氧缺血 WPW 综合征并房颤等
ECG 特点	P 波消失,f 波出现,频率 350～600 次/分 心室率极不规则,通常为 100～160 次/分 QRS 波形态正常或增宽(室内差异性传导)	波形、波幅、频率均极不规则 无法辨认 QRS 波群、ST 段与 T 波
临床表现	①心室率 >150 次/分可发生心绞痛、心衰 ②心排出量可减少 25% 以上 ③房颤并发体循环栓塞的危险性甚大 ④第一心音强度变化不定、心律极不规则、脉搏短绌——三大体征	①意识丧失、抽搐、呼吸停止,血压为 0 ②伴急性心梗的原发性室颤预后佳 不伴心梗的室颤,1 年复发率为 20%～30%

七、房室传导阻滞

1. 病因

(1)**正常人** 正常人或运动员可发生文氏型房室传导阻滞,与迷走神经张力增高有关。

(2)**病理性** 急性心肌梗死、冠状动脉痉挛、病毒性心肌炎、心内膜炎、心肌病、急性风湿热、钙化性主动脉瓣狭窄、心脏肿瘤、先天性心血管病、原发性高血压、心脏手术、电解质紊乱、药物中毒、Lyme 病、Chagas 病、黏液性水肿、Lev 病、Lenegre 病等。

2. 临床表现

(1)**一度房室阻滞** 常无症状。听诊时,因 PR 间期延长,第一心音强度减弱。

(2)**二度房室阻滞** 可引起心搏脱漏,可有心悸症状,也可无症状。二度 I 型房室阻滞的第一心音强度逐渐减弱,并有心搏脱漏。二度 II 型房室阻滞也有间歇性心搏脱漏,但第一心音强度恒定。

(3)**三度房室阻滞** 症状取决于心室率的快慢与伴随病变,症状包括疲倦、乏力、头晕、晕厥、心绞痛、心力衰竭。当心室率过慢导致脑缺血时,患者可出现短暂性意识丧失,甚至抽搐,称为 Adams-Strokes 综合征,严重者可致猝死。听诊第一心音强度经常变化,第二心音可呈正常或反常分裂,间或听到响亮亢

进的第一心音。当心房与心室同时收缩时,颈静脉可出现巨大的 a 波(大炮波)。

3. 心电图特点

(1)**一度房室阻滞** PR 间期 >0.20s,每个 P 波后都有一个下传的 QRS 波。QRS 波形态和时限均正常。房室传导延缓部位几乎均在房室结,极少数在希氏束。

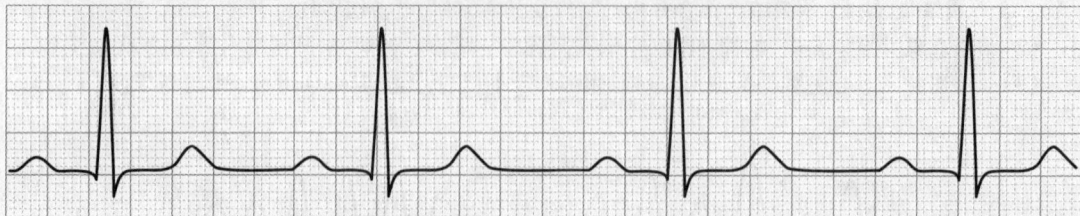

(2)**二度I型房室阻滞(莫氏I型或文氏房室阻滞)** ①PR 间期进行性延长,直至 P 波受阻不能下传心室;②相邻 RR 间期进行性缩短,直至一个 P 波不能下传心室;③包含受阻 P 波在内的 RR 间期小于正常窦性 PP 间期的 2 倍。最常见的房室传导比例为 3:2 或 5:4。④多数情况下,阻滞位于房室结,QRS 波正常。

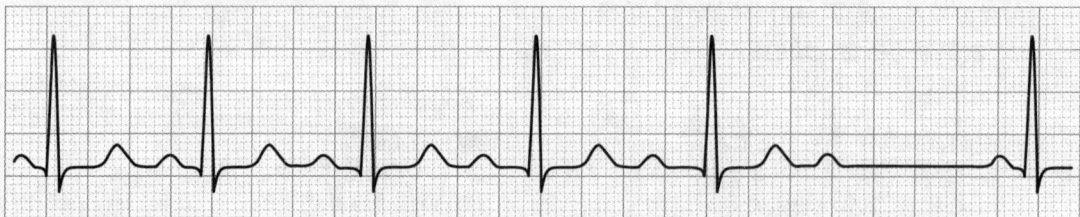

(3)**二度Ⅱ型房室阻滞(莫氏Ⅱ型房室阻滞)** ①PR 间期固定,时限多正常或延长;②QRS 波间歇性脱漏,传导比例多为 2:1、3:1、或不等比阻滞;③下传的 QRS 波群形成正常或呈束支阻滞图形。

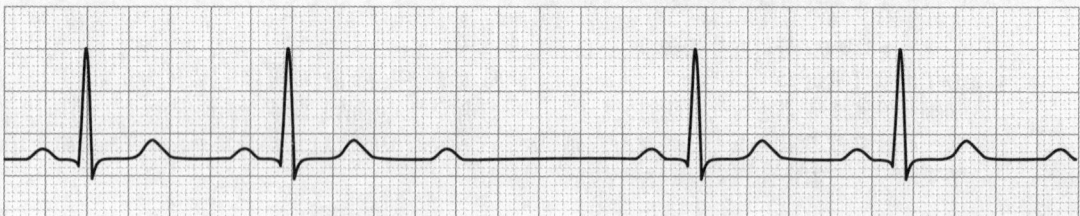

(4)**三度房室阻滞(完全性房室阻滞)** 心房冲动全部受阻而不能传导至心室。心电图表现为:①P 波与 QRS 波群相互各自独立、互不相关,即房室分离;②心房率快于心室率;③心室节律由交界区或心室异位起搏点维持。④若心室起搏点位于希氏束及其近端,QRS 波群正常,心室率为 40~60 次/分,节律较为稳定;若心室起搏点位于室内传导系统的远端,则 QRS 波群增宽,心室率多低于 40 次/分,节律常不稳定。

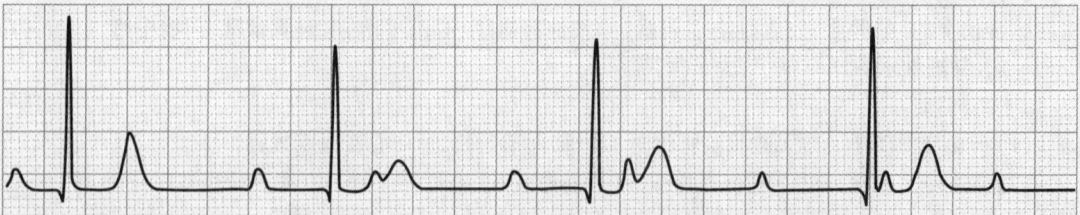

4. 治疗

(1)**一度房室阻滞与二度Ⅰ型房室阻滞** 心室率不太慢时,无需特殊治疗。

(2)**二度Ⅱ型房室阻滞与三度房室阻滞** 心室率显著缓慢,伴血流动力学障碍者,应行起搏治疗。

（3）**药物治疗** ①阿托品可提高房室阻滞的心率,适用于阻滞位于房室结的患者。②异丙肾上腺素适用于任何部位的房室传导阻滞,但应用于急性心肌梗死时应十分慎重,因可能导致严重室性心律失常。

5. 不同类型房室传导阻滞的鉴别

	一度房室阻滞	二度Ⅰ型房室阻滞	二度Ⅱ型房室阻滞	三度房室阻滞
病因	正常人或运动员	多为功能性	多属器质性病变	器质性病变
阻滞部位	任何部位的传导缓慢均可导致	房室结(多见) 希氏束近端(少见)	房室结 希氏束远端或束支	希氏束及其近邻室内传导系统的远端
预后	预后好	预后好	预后差	预后差
ECG特点	PR 间期 >0.20s P 波后均有 QRS 波 无 QRS 波的脱落	①PR 进行性延长;包含受阻 P 波在内的 RR<正常 PP 2 倍 ②最常见的房室传导比例为 3:2 或 5:4 ③QRS 波大多数正常	①PR 间期恒定不变部分 P 波后无 QRS 波 ②最常见的房室传导比例为 3:1 或 4:1 ③QRS 正常或畸形	①房室完全阻滞房室各自独立 ②P 波与 QRS 波无关 PR 间期不固定 ③心房率快于心室率 ④QRS 波正常或增宽
临表	无症状	可致心悸、心搏脱漏	可致心悸、心搏脱漏	心绞痛、晕厥、心衰
治疗	无需治疗	无需治疗	①心室率显著缓慢,并有症状者给予起搏治疗 ②阿托品适用于阻滞部位在房室结者 ③异丙基肾上腺素适用任何部位阻滞	

【例 24】2001NO50A 某患者,女性,17 岁,两周前感冒,一天来胸闷、气短、头晕,行走时出现眼前发黑。查体 BP85/50mmHg,心律不齐,心率 36 次/分,心电图为Ⅲ度房室传导阻滞、多源性室性心律,应选用的最佳治疗方案是
    A. 阿托品静注   B. 异丙基肾上腺素静点   C. 利多卡因静点
    D. 多巴胺静点   E. 以上都不是

> **注意**:①Ⅲ度房室传导阻滞,心率 36 次/分,应尽早安装心脏起搏器。
> ②大炮音见于Ⅲ度房室传导阻滞、房颤。

    A. 房室分离   B. 房室传导阻滞   C. 窦房传导阻滞   D. 室性逸搏心律
【例 25】2012NO139B 心电图示:P 波及 QRS 波时限、形态正常,P-P 及 R-R 各自成规律,P 波与 QRS 波无关,P 波频率 54 次/分,QRS 波频率 62 次/分,应诊断为
【例 26】2012NO140B 心电图示:P 波形态、时限正常,下传的 P-R 间期正常。部分 P 波后无 QRS 波,出现一长间隙,长间隙时间与窦性 P-P 间距成整倍数关系,应诊断为

八、预激综合征

预激综合征又称 WPW 综合征,是指心电图呈预激表现,临床上有心动过速发作。心电图的预激是指心房冲动提前激动心室的一部分或全体。发生预激的解剖学基础是,在房室传导组织以外,还存在一些由普通工作心肌组成的肌束。连接心房与心室之间者,称为房室旁路(Kent 束),Kent 束可位于房室环的任何部位。除 Kent 束外,还有三种少见的旁路:房-希氏束、结室纤维、分支室纤维。

1. 病因
（1）**正常人** 据大规模人群统计,预激综合征的发生率平均为 0.15%,患者多无其他心脏异常征象。
（2）**先心病** 如三尖瓣下移畸形、二尖瓣脱垂、心肌病等可并发预激综合征。
（3）**无症状者** 40% ~ 65% 的预激综合征患者为无症状者。
2. 临床表现

(1)**无明显症状**　预激综合征本身不引起症状。

(2)**心动过速**　可表现为房室折返性过速(80%)、心房颤动(15%~30%)、心房扑动(5%)。

(3)**恶化**　频率过快的心动过速,特别是持续发作房颤者,可恶化为室颤,或导致充血性心衰、低血压。

3. 心电图特点

①窦性心搏的 PR 间期 <0.12s;②某些导联的 QRS 波群 >0.12s,QRS 波群起始部粗钝(称 delta 波),终末部分正常;③ST-T 波呈继发性改变,与 QRS 波群主波方向相反。

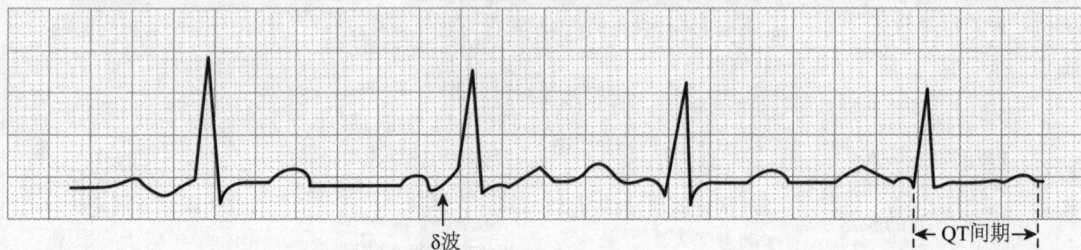

δ波　　QT间期

④根据心前区导联 QRS 波的形态,将预激综合征分为两型,A 型胸前导联 QRS 波主波向上,预激发生在左室或右室后底部;B 型在 V_1 导联 QRS 波主波向下,V_5、V_6 导联向上,预激发生在右室前侧壁。

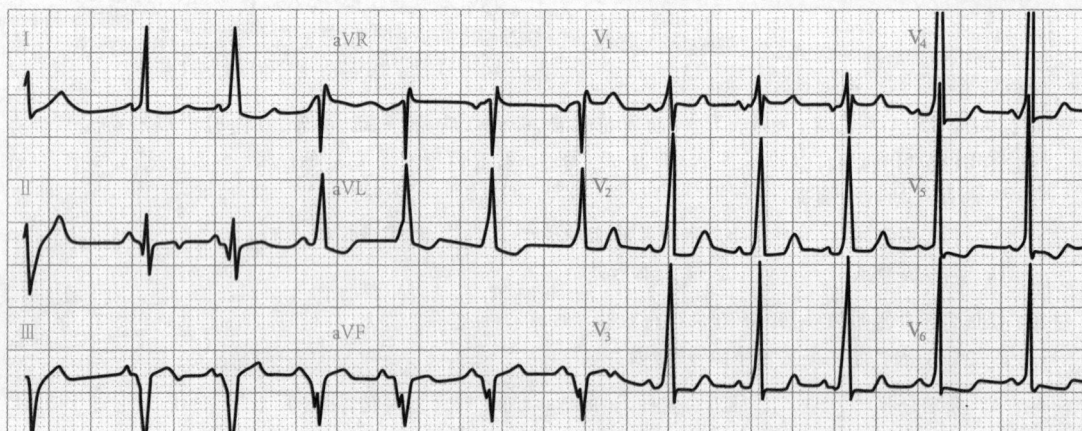

A型预激综合征

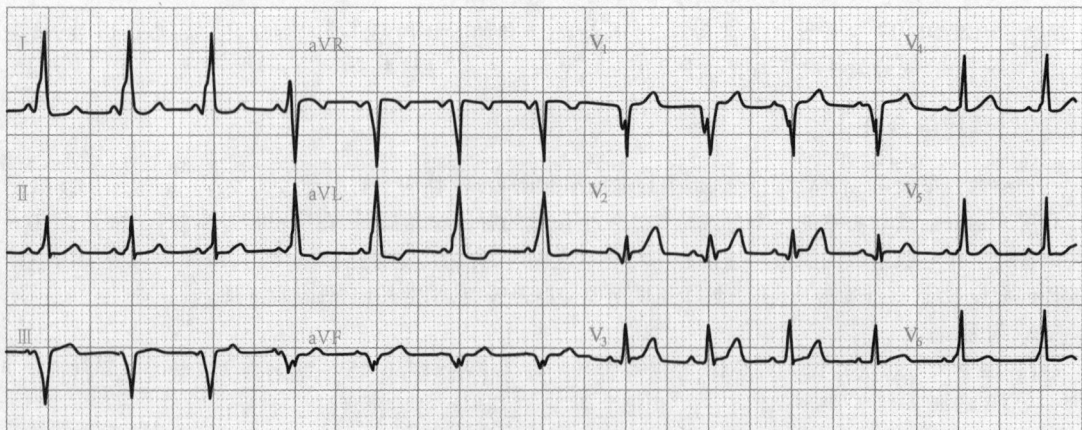

B型预激综合征

4. 诊断 最有价值的方法为临床心电生理检查。

5. 治疗

(1) **无需治疗** 无心动过速发作,或偶有发作但症状轻微者,是否治疗目前仍有争议。

(2) **需要治疗** 如心动过速发作频繁伴明显症状,应予治疗。治疗方法包括药物治疗和导管消融术。

①预激综合征发作正向房室折返性心动过速 若刺激迷走神经无效者,首选腺苷或维拉帕米静注,也可选用普罗帕酮。洋地黄可缩短旁路不应期而加快心室率,不宜单独用于曾经发作房颤或房扑的患者。

②预激综合征发作房扑与房颤,伴晕厥或低血压者 应立即行电复律治疗。药物治疗应选用延长房室旁路不应期的药物,如普鲁卡因胺、普罗帕酮。应当注意,静脉注射利多卡因、维拉帕米可加速预激综合征合并房颤患者的心室率,故不宜使用。

③导管消融 经导管消融旁路是根治预激综合征室上速发作的首选治疗方法。尚无条件行消融治疗者,为有效预防心动过速的复发,可以选用β受体拮抗剂、维拉帕米、普罗帕酮、胺碘酮等。

> **注意:** ①预激综合征伴心动过速——可以选用维拉帕米、胺碘酮、普罗帕酮,但禁用洋地黄。
> ②预激综合征伴心房颤动——可以选用普罗帕酮、普鲁卡因胺,但禁用维拉帕米。

【例27】2000NO53A 关于预激综合征患者的治疗选择,下列哪项不正确?

A. 伴发正向房室折返性心动过速,可首选维拉帕米静注

B. 伴发心房纤颤,宜选用 IC 类抗心律失常药物

C. 心动过速发作频繁宜采用射频消融治疗

D. 虽无心动过速或心房纤颤发生,亦应进行预防治疗

E. 为有效预防心动过速的发作,应选用两种抗心律失常药物合用

【例28】1999NO151X 预激综合征并发快速心房纤颤患者治疗选择,下列哪些正确?

A. 电复律　　　　　B. 普罗帕酮　　　　　C. 胺碘酮　　　　　D. 维拉帕米

九、抗快速心律失常药物的分类

生理学已经讲到,心肌细胞的典型动作电位分 0、1、2、3、4 期,0 期由 Na^+ 内流产生;1 期 Na^+ 通道关闭,由一过性 K^+ 外流形成;2 期主要由 Ca^{2+} 内流产生;3 期主要由 K^+ 外流形成;4 期为静息期,其离子机制复杂。

目前治疗心律失常的主要策略是降低心肌组织的异常自律性、减少后除极、调节传导性或有效不应期以消除折返。达到上述目的的主要方法包括:①阻滞钠通道;②拮抗心脏的交感效应;③阻滞钾通道;④阻滞钙通道。

为此,临床上将抗快速心律失常药物分为以下四类,其中 I 类再分为三个亚类。

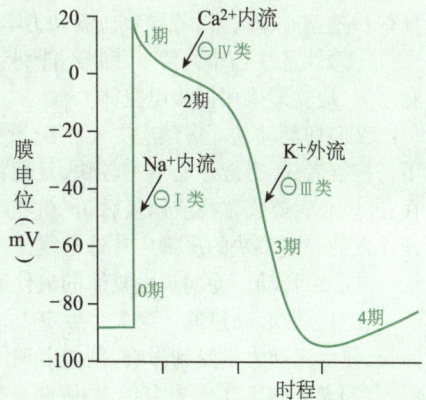

分类	作用原理	代表药物
I 类	阻断快速钠通道	—
I A 类	减慢动作电位 0 相上升速度(Vmax),延长动作电位时程	奎尼丁、普鲁卡因胺、丙吡胺
I B 类	不减慢 Vmax,缩短动作电位时程	美西律、苯妥英钠、利多卡因
I C 类	减慢 Vmax,减慢传导、轻微延长动作电位时程	氟卡尼、恩卡尼、普罗帕酮
II 类	阻断 β 肾上腺素能受体	美托洛尔、阿替洛尔、比索洛尔
III 类	阻断钾通道、延长复极	胺碘酮、索他洛尔
IV 类	阻断慢钙通道	维拉帕米、地尔硫草

注意：①Ⅱ类药物为β受体阻滞剂，包括美托洛尔、阿替洛尔、比索洛尔——记忆为二B:洛尔。

②Ⅲ类药物为钾通道阻滞剂，包括胺碘酮、索他洛尔——记忆为三甲医院，三等奖为铜锁。

③钙通道阻滞剂为Ⅳ类药物，包括地尔硫䓬、维拉帕米——记忆为该死的乞丐，在地上捡米吃。

④索他洛尔为非选择性β受体阻滞剂，因可阻断I_K通道，抑制延迟整流钾电流，归为Ⅲ类而非Ⅱ类药物。

【例29】2007NO51A 下列选项中，不属于胺碘酮抗心律失常主要电生理效应的是

    A. 显著减慢 Vmax　　　　　　　　　　B. 抑制电压依赖性钾通道

    C. 延长动作电位时限　　　　　　　　　D. 延长有效不应期

【例30】1994NO72A 下列哪种抗心律失常药物属ⅠA类？

    A. 利多卡因　　　B. 吡二丙胺(丙吡胺)　　C. 普罗帕酮(心律平)

    D. 美西律(慢心律)　　E. 胺碘达隆(胺碘酮)

    A. 普罗帕酮　　　　　　B. 奎尼丁　　　　　　C. 丙吡胺

    D. 利多卡因　　　　　　E. 胺碘酮

【例31】1998NO103B 不减慢 Vmax,稍减慢传导,缩短动作电位时间

【例32】1998NO104B 明显减慢 Vmax,显著减慢传导,轻微延长动作电位时间

【例33】2001NO51A 下列哪项不是胺碘酮的常见药物不良反应？

    A. 低血糖　　　　B. 室性快速性心律失常　　C. 肺纤维化

    D. 角膜微粒沉着　　　E. 光过敏

十、心律失常的介入治疗

1. 心脏电复律

（1）**适应证**　各种严重的恶性心律失常、各种持续时间较长的快速型心律失常。总的原则是:对于任何快速型心律失常,若导致血流动力学障碍、心绞痛发作加重、药物治疗无效者,均应考虑电复律。

①**恶性室性心律失常**　药物不能纠正的室性心动过速,室性心动过速伴意识障碍、严重低血压、急性肺水肿,应立即采用同步电复律。

②**心房颤动**　a. 房颤病史 <1 年,既往窦性心率不低于 60 次/分;b. 房颤后心力衰竭、心绞痛恶化、不易控制者;c. 房颤伴心室率较快,且药物控制不佳者;d. 原发病(如甲亢)已得到控制,但房颤仍持续存在;e. 风心病瓣膜置换或修复后 3~6 个月以上,先心病修补术后 2~3 个月以上仍有房颤者;f. 预激综合征伴发的心室率快的房颤应首选电复律。

③**心房扑动**　为同步电复律的最佳适应证,成功率几乎 100%,且所需电能较小。

④**室上性心动过速**　绝大多数室上速无需首选电复律。若其他处理不能纠正室上速,且发作持续时间长,使血流动力学受到影响,例如出现低血压时,应立即电复律。

（2）**禁忌证**　①病史多年,心脏明显扩大、伴高度或完全房室传导阻滞的房颤;②伴完全房室传导阻滞的房扑;③伴病态窦房结综合征的异位性心律失常;④洋地黄中毒、低钾血症。

2. 植入永久性心脏起搏器的适应证

①伴有临床症状的任何水平的完全或高度房室阻滞;

②束支-分支水平阻滞,间歇发生二度Ⅱ型房室阻滞,有症状者;

③病窦综合征或房室传导阻滞,心室率经常 <50 次/分,有明确症状;或间歇发生心室率 <40 次/分;

④由于颈动脉窦过敏引起的心率减慢,心率或 RR 间隔达到上述标准,伴有明确症状者;

⑤有窦房结功能障碍和(或)房室传导阻滞的患者,因其他情况必须使用减慢心率的药物治疗时。

3. 射频消融的适应证

①预激综合征合并阵发性房颤和快速心室率;②房室折返性心动过速、房室结折返性心动过速、房

速、特发性室速反复发作,或合并有心动过速心肌病,或者血流动力学不稳定者;③发作频繁、心室率不易控制的典型房扑;④发作频繁、心室率不易控制的非典型房扑;⑤发作频繁,症状明显的心房颤动;⑥不适当窦速合并心动过速心肌病;⑦发作频繁和(或)症状重,药物预防发作效果差的合并器质性心脏病的室速。

【例34】1993NO152X 下列哪些情况不宜作心脏电复律?

　　A. 低血钾所致快速心律失常　　　　　　　B. 非阵发性交界性心动过速

　　C. 心房纤颤伴室内差异性传导　　　　　　D. 病态窦房结综合征伴快速室上性心动过速

【例35】2007NO56A 下列病症中,不能采用射频消融治疗的是

　　A. 频发室性期前收缩　　　　　　　　　　B. 室性心动过速

　　C. 心房颤动　　　　　　　　　　　　　　D. 非阵发性交界区心动过速

▶▶ **常考点** 各型心律失常的特点及治疗。

参考答案——详细解答见《贺银成2019考研西医临床医学综合能力历年真题精析》

1. ABCDE	2. ABCDE	3. ABCDE	4. ABCDE	5. ABCDE	6. ABCDE	7. ABCDE
8. ABCDE	9. ABCDE	10. ABCDE	11. ABCDE	12. ABCDE	13. ABCDE	14. ABCDE
15. ABCDE	16. ABCDE	17. ABCDE	18. ABCDE	19. ABCDE	20. ABCDE	21. ABCDE
22. ABCDE	23. ABCDE	24. ABCDE	25. ABCDE	26. ABCDE	27. ABCDE	28. ABCDE
29. ABCDE	30. ABCDE	31. ABCDE	32. ABCDE	33. ABCDE	34. ABCDE	35. ABCDE

第12章　动脉粥样硬化与冠心病

▶▶**考纲要求**

①动脉粥样硬化的流行病学、危险因素、发病机制和防治措施。②心绞痛的分型、发病机制、临床表现、实验室和其他检查、诊断、鉴别诊断和防治(包括介入性治疗及外科治疗原则)。重点为稳定型心绞痛、急性冠脉综合征(不稳定型心绞痛及非ST段抬高型心肌梗死)。③急性ST段抬高型心肌梗死的病因、发病机制、病理、临床表现、实验室和其他检查、诊断、鉴别诊断、并发症和治疗(包括介入性治疗原则)。

▶▶**复习要点**

一、动脉粥样硬化

动脉粥样硬化是一组称为动脉硬化的血管病中最常见、最重要的一种。各种动脉硬化的共同特点是动脉管壁增厚变硬、失去弹性和管腔缩小。

1. 流行病学

我国动脉粥样硬化的发病率呈上升趋势,多见于中、老年人,以40~50岁发展最快。近年来,临床发病年龄有年轻化趋势。南北方发病率略有差异,北方略高于南方。特别在尸检中的检出率高。

2. 危险因素

(1)**年龄、性别**　临床上多见于40岁以上的中、老年人,49岁以后进展较快,但一些青年人、儿童也可发现早期病变。女性发病率较男性低,因为雌激素有抗动脉粥样硬化的作用,但在更年期后发病率增加。年龄和性别属于不可改变的危险因素。

(2)**血脂异常**　脂质代谢异常是动脉粥样硬化最重要的危险因素。总胆固醇(TC)、甘油三酯(TG)、低密度脂蛋白胆固醇(LDL-C)、极低密度脂蛋白胆固醇(VLDL-C)、相应的载脂蛋白B(apoB)增高,高密度脂蛋白胆固醇(HDL-C)和载脂蛋白A(apoA)降低都被认为是危险因素。此外,脂蛋白(a)[Lp(a)]增高也可能是独立危险因素。临床实践中,以TC和LDL-C增高最受关注。

(3)**高血压**　60%~70%的冠状动脉硬化患者有高血压,高血压患者患本病较血压正常者高3~4倍。

(4)**吸烟**　吸烟者本病的发病率和病死率增高2~6倍,且与每日吸烟的支数呈正比。

(5)**糖尿病和糖耐量异常**　糖尿病患者发病率较非糖尿病者高出数倍。本病患者糖耐量减低者十分常见。

(6)**肥胖**　标准体重(kg)=身高(cm)-105或110;体重指数(BMI)=体重(kg)/身高(m)^2。超过标准体重20%或BMI>24者称为肥胖症。肥胖也是动脉粥样硬化的危险因素。

(7)**家族史**　有冠心病、糖尿病、高血压、血脂异常家族史者,冠心病的发病率增加。

(8)**其他危险因素**　A型性格者、口服避孕药、西方饮食方式等。

【例1】2012A(执医试题)冠心病的危险因素不包括

A. 高脂血症　　　　　B. 吸烟　　　　　　　C. 饮酒

D. 肥胖　　　　　　　E. 高血压

3. 发病机制

(1)**多种学说**　发病机制不明,有多种学说,如脂质浸润学说、血栓形成学说、平滑肌细胞克隆学说等。

(2)**内皮损伤反应学说**　近年得到多数学者的支持。本学说认为各种主要危险因素最终都损伤动脉内膜,而粥样硬化病变的形成是动脉对内膜损伤作出的炎症-纤维增生性反应的结果。动脉内膜损伤可为功能紊乱或解剖损伤。在长期高脂血症的情况下,增高的脂蛋白中主要是氧化修饰的低密度脂蛋白(ox LDL)和胆固醇对动脉内膜造成功能性损伤。

4. 防治措施

（1）合理的膳食

①控制膳食总热量　以维持正常体重为度，40 岁以上者应预防发胖。一般以 BMI20～24 为正常体重。或以腰围为标准，一般以女性≥80cm，男性≥85cm 为超标。

②超过正常标准体重者，应减少每日进食的总热量　脂肪摄入量不超过总热量的 30%，其中动物性脂肪不超过 10%，胆固醇每日不超过 200mg。并限制酒及糖的摄入。

③年过 40 岁者即使血脂无异常，也应避免经常食用过多的动物性脂肪和含胆固醇较高的食物。

④已确诊冠状动脉硬化者，严禁暴饮暴食，以免诱发心绞痛和心肌梗死。

⑤合并高血压或心力衰竭者，应同时限制食盐。

（2）适当的体力劳动和体育活动　参加一定的体力劳动和体育活动，对预防肥胖，锻炼循环系统的功能和调整血脂代谢均有裨益，是预防本病的一项积极措施。

（3）合理安排工作和生活　生活要有规律，保持乐观、愉快的情绪，避免过度劳累和情绪激动。

（4）提倡戒烟限酒　虽然少量低浓度酒能提高 HDL，但长期饮酒会引起其他问题，故不宜提倡。

（5）积极控制与本病有关的一些危险因素　如高血压、糖尿病、高脂血症、肥胖症等。

（6）药物治疗

①调整血脂药物　可以选用以他汀类降低 TC 和 LDL-C 为主的调脂药。

	他汀类	贝特类	烟酸类	树脂类
代表药物	洛伐他汀、辛伐他汀普伐他汀	非诺贝特、苯扎贝特吉非贝齐	烟酸、阿昔莫司	考来烯胺（消胆胺）考来替哌
作用机制	为 HMG-CoA 还原酶抑制剂	促进 VLDL 和 TG 分解及胆固醇的逆向转运	抑制脂肪组织脂解，减少肝 VLDL 合成与分泌	与肠道内胆酸不可逆结合，阻断胆固醇重吸收
主要作用	主要降低血胆固醇也降低血甘油三酯	主要降低血甘油三酯也降低血胆固醇	降低血甘油三酯和总胆固醇	降低血总胆固醇
适应证	高胆固醇血症、以胆固醇升高为主的混合性高脂血症	高甘油三酯血症、以甘油三酯升高为主的混合性高脂血症	高甘油三酯血症、以甘油三酯升高为主的混合性高脂血症	高胆固醇血症、以胆固醇升高为主的混合性高脂血症

记忆：以甘油三酯升高为主的高脂血症首选贝特类，甘油三酯正常值为 <1.76mmol/L（8 版内科学 P765）。

——记忆为赵本山身高低于 1 米 76 呗（"山"指甘油三酯，"呗"指贝特类）。

②抗血小板药物　用于预防冠状动脉和脑动脉血栓栓塞，最常用者为阿司匹林，其他尚有氯吡格雷、西洛他唑、普拉格雷、替格瑞洛，静脉应用的药物包括阿昔单抗、替罗非班、埃替非巴肽等。

③溶血栓和抗凝药物　对动脉内形成血栓导致管腔阻塞者，可用溶血栓制剂，继而用抗凝药。

④针对缺血症状的相应治疗，如心绞痛时应用血管扩张剂及 β 受体阻滞剂等。

（7）介入和外科手术治疗　包括对狭窄或闭塞的血管，特别是冠状动脉、肾动脉、四肢动脉施行再通、重建或旁路移植等外科手术，以恢复动脉的供血。如经皮腔内血管成形术、经皮腔内旋切术、旋磨术、支架植入等多种介入治疗。目前应用最多的是经皮腔内球囊扩张术和支架植入术。

　A. 主要降低血甘油三酯，也降低血胆固醇的药物

　B. 主要降低血胆固醇，也降低血甘油三酯的药物

　C. 主要降低 LDL-C 的药物

　D. 仅降低血甘油三酯的药物

　E. 仅降低血总胆固醇的药物

【例 2】2000NO103B 辛伐他汀

【例 3】2000NO104B 吉非贝齐

二、稳定型心绞痛

1. 概述

（1）冠心病的分型　冠状动脉粥样硬化性心脏病简称冠心病，也称缺血性心脏病，是指冠状动脉发生粥样硬化引起管腔狭窄或闭塞，导致心肌缺血缺氧或坏死而引起的心脏病。

①1979 年，WHO 将冠心病分为 5 型：隐匿型或无症状型冠心病、心绞痛、心肌梗死、缺血性心肌病、猝死。

②近年将冠心病分为急性冠脉综合征（ACS）和慢性冠脉病（CAD）两大类：

ACS 包括不稳定型心绞痛（UA）、非 ST 段抬高型心肌梗死（NSTEMI）和 ST 段抬高型心肌梗死（STEMI）。

CAD 包括稳定型心绞痛、缺血性心肌病、隐匿性冠心病等。

（2）心绞痛的分类　有些名称现已淘汰，但仍可见于历年真题中。

①劳力性心绞痛　由运动诱发的短暂胸痛发作，休息或舌下含服硝酸甘油后，疼痛常迅速缓解。

②初发型劳力性心绞痛　通常在首发症状 1~2 个月以内，很轻的体力活动可诱发，程度至少达 CCSⅢ级（老教材定义为：劳力性心绞痛病程在 1 个月以内）。

③稳定型劳力性心绞痛　是在冠状动脉固定性严重狭窄基础上，由于心肌负荷增加引起心肌急剧的、暂时的缺血缺氧的临床综合征。劳力性心绞痛病程稳定 1 个月以上。

④恶化型劳力性心绞痛　在相对稳定的劳力性心绞痛基础上，心绞痛逐渐增强，疼痛更剧烈、时间更长或更频繁，CCS 分级至少增加Ⅰ级水平，程度至少 CCSⅢ级（老教材定义为：同等程度劳累所诱发的胸痛次数、严重程度及持续时间突然加重）。

⑤自发性心绞痛　胸痛发作与心肌需氧量的增加无关。与劳力性心绞痛相比，疼痛一般持续时间较长，程度较重，不易为硝酸甘油缓解。未见心肌酶学改变。心电图常出现某些暂时性 ST 段压低或 T 波改变。

⑥变异型心绞痛　某些自发性心绞痛患者发作时出现暂时性 ST 段抬高，称为变异型心绞痛。

2. 发病机制

稳定型心绞痛的发病机制是冠状动脉在存在固定狭窄或部分闭塞的基础上发生需氧量的增加。当冠状动脉狭窄或部分闭塞时，其扩张性减弱，血流量减少，对心肌的供血量相对比较固定，如心肌的血液供应减少到尚能应付心脏平时的需要，则休息时可无症状。在劳力、情绪激动、饱食、受寒等情况下，一旦心脏负荷突然增加，使心率增快、心肌张力和心肌收缩力增加而导致心肌氧耗量增加，而冠脉的供血却不能相应地增加以满足心肌对血液的需求时，即可引起心绞痛。

稳定型心绞痛患者冠脉造影多有冠脉狭窄，但约15%的患者无明显狭窄，其发病可能是冠脉痉挛、冠脉循环的小动脉病变、血红蛋白和氧的解离异常、交感神经过度活动、儿茶酚胺分泌过多、心肌代谢异常所致。

【例 4】2010NO170X 稳定型心绞痛的发病机制有

　　A. 冠状动脉内斑块形成　　　　　　　　B. 冠状动脉内血栓形成

　　C. 冠状动脉痉挛　　　　　　　　　　　D. 冠状循环小动脉病变

3. 病理解剖

冠脉造影显示稳定型心绞痛患者：①有 1、2 或 3 支冠脉直径减小 >70% 的病变（分别占 25% 左右）；②左冠脉主干狭窄（占 5% ~10%）；③冠脉无显著狭窄（占 15%）。

一般认为，管腔直径减小 70% ~75% 以上会严重影响血供，50% ~70% 者也有一定意义。

4. 临床表现

（1）症状　典型症状是发作性胸痛，常在体力活动或情绪激动时发生，多表现为心前区或胸骨后压迫感、束带感、紧缩感、窒息感，属钝痛性质，持续数分钟至十余分钟，多为 3~5 分钟。停止活动或含服硝酸甘油后缓解。有时胸痛可放射至左肩、左臂内侧达无名指和小指，或至颈咽部、下颌部。

（2）体征　平时一般无异常体征。心绞痛发作时常见心率增快、血压升高、皮肤出汗，可有第四或第三心音奔马律；暂时性心尖部收缩期杂音，是乳头肌缺血以致功能失调引起二尖瓣关闭不全所致。

【例5】2005NO51A 下列哪项不是稳定型心绞痛患者发作时的典型体征表现?

A. 血压下降　　　　 B. 心率加快　　　　 C. 第二心音逆分裂

D. 出现第四心音奔马律　 E. 一过性心尖部收缩期杂音

【例6】1993NO50A 心绞痛发作时可出现

A. 体温升高　　　　 B. 血沉增快　　　　 C. 血清心肌酶谱增高

D. 动脉血压增高　　 E. 以上都不正确

5. 辅助检查

心肌酶学	肌钙蛋白I或T(cTnI或cTnT)、肌酸激酶(CK)、肌酸激酶同工酶(CK-MB)均正常
静息心电图	约半数正常,可有陈旧性心肌梗死、非特异性ST-T异常、T波异常等
发作时心电图	绝大多数可出现暂时性心肌缺血引起的ST-T下移,有时可出现T波倒置
心电图负荷试验	阳性标准为:ST段水平型或下斜型压低≥0.1mV(J点后60~80ms),持续2分钟 试验禁忌证:①心梗急性期;　②不稳定型心绞痛;　③明显心衰; ④严重心律失常;　⑤急性疾病者;　⑥ST下移超过0.15mV
长程心电图 (Holter检查)	连续记录24小时(或更长时间)动态心电图 以了解胸痛发作时相应的缺血性ST-T改变,也可检查无痛性心肌缺血
^{201}铊心肌显像	可显示心肌缺血部位,表现为缺血灶的放射性灌注缺损
放射性核素心腔造影	可测定左室射血分数、显示心肌缺血区室壁局部运动障碍
PET	正电子发射断层心肌显像(PET)可判断心肌血流灌注,了解心肌代谢情况,评估心肌活力
CTA	多层螺旋CT冠状动脉成像(CTA)进行冠状动脉二维或三维重建 用于判断冠脉狭窄程度、管壁钙化情况、管壁内斑块分布范围和性质
超声心动图	可测定左心室功能。多数静息时超声心动图无异常
冠状血管造影	有创性检查,为最准确的诊断方法,为诊断金标准,可了解冠状动脉狭窄的部位及程度

注意:①诊断心绞痛最常用的检查方法是——心电图检查(7版内科学P277,8版内科学已删除)。

②诊断冠心病最常用的无创检查方法是——心电图运动负荷试验。

③诊断冠心病最准确的检查方法是——冠状动脉造影。

④急性冠脉综合征患者,判断有无心肌梗死的首选影像学检查是——PET。

⑤急性冠脉综合征患者,判断有无心肌梗死的首选实验室检查指标是——肌钙蛋白I或T。

⑥急性冠脉综合征患者,判断心肌缺血部位的首选影像学检查是——心肌核素显像。

【例7】2015NO59A 男性,56岁。近1个月来反复出现发作性胸部压抑感,向咽喉部放射,持续10分钟左右自行缓解,既往有高血压、糖尿病病史,吸烟35年。为明确诊断,不宜进行的检查是

A. 心电图活动平板负荷试验　　　　　 B. 冠状动脉CT

C. 冠状动脉造影　　　　　　　　　　 D. 24小时动态心电图

A. 超声心动图检查　　 B. X线心脏三位相片检查　 C. 心室及冠状动脉造影检查

D. 漂浮导管检查　　　 E. 心电图运动负荷试验检查

【例8】1997NO109B 对诊断冠心病最有价值

【例9】1997NO110B 对左心功能判断最有价值

6. 诊断与鉴别诊断

(1)**诊断**　根据典型心绞痛的发作特点,结合年龄和存在冠心病危险因素,除外其他原因所致的心绞痛,一般可建立诊断。心绞痛发作时心电图检查可见ST-T改变,症状消失后心电图ST-T改变也逐渐消失,支持心绞痛的诊断。未捕捉到发作时心电图者可行心电图负荷试验。

加拿大心血管病学会(CCS)将心绞痛严重度分为四级。

级别	临床特点
Ⅰ级	一般体力活动(如步行和登楼)不受限,仅在强、快或持续用力时发生心绞痛
Ⅱ级	一般体力活动轻度受限,快步、饭后、寒冷、刮风中、精神应激、醒后数小时内发作心绞痛 一般情况下平地步行200m以上或登楼一层以上受限
Ⅲ级	一般体力活动明显受限,一般情况下平地步行200m内,或登楼一层引起心绞痛
Ⅳ级	轻微活动或休息时即可发生心绞痛

(2)鉴别诊断　需与急性冠脉综合征、其他引起心绞痛的疾病、肋间神经炎、肋软骨炎、心脏神经症、反流性食管炎、膈疝、消化性溃疡、肠道疾病、颈椎病等相鉴别。

7. 治疗

治疗原则是改善冠状动脉血供和降低心肌耗氧以改善患者症状,提高生活质量,同时治疗动脉粥样硬化,预防心肌梗死和死亡,以延长生存期。

(1)**发作时的治疗**

①休息　发作时立刻休息,一般患者在停止活动后症状即逐渐消失。

②药物治疗　较重的发作,可使用作用较快的硝酸酯制剂。其作用机理为:扩张冠脉,降低阻力,增加冠脉循环的血流量;扩张周围血管,减少静脉回心血量,降低心脏前后负荷和心肌需氧,从而缓解心绞痛。这类药物包括硝酸甘油、硝酸异山梨酯(消心痛)等,可舌下含化。

(2)**缓解期的治疗**

①调节生活方式　尽量避免诱因,调节饮食,不宜过饱,戒烟限酒,调整日常生活和工作量,减少精神负担,保持适当体力活动,但不致发生疼痛症状;一般无需卧床休息。

②改善缺血,减轻症状的药物　包括β受体阻滞剂、硝酸酯类、钙通道阻滞剂等。

β受体阻滞剂　可减慢心率、减弱心肌收缩力、降低血压、降低心肌耗氧量,从而减少心绞痛的发作。要求用药后静息心率降至55~60次/分,常用制剂是美托洛尔、比索洛尔等。但应注意低血压、严重心动过缓、高度房室传导阻滞、窦房结功能紊乱、支气管哮喘者不宜应用。

硝酸酯类　为内皮依赖性血管扩张剂,能减少心肌需氧和改善心肌灌注,从而减低心绞痛发作的频率和程度,增加运动耐量。缓解期常用制剂有硝酸甘油皮肤贴片、硝酸异山梨酯缓释片等。

钙通道阻滞剂　可抑制心肌收缩,减少心肌氧耗;扩张冠脉,解除冠脉痉挛;扩张外周血管,降低动脉压,减轻心脏负荷;还可降低血液黏度,抗血小板聚集,改善心肌的微循环。特别适合同时有高血压的患者。常用制剂有维拉帕米、硝苯地平、氨氯地平、地尔硫䓬等。

③预防心肌梗死,改善预后的药物　常用药物如下表。

药物	药理作用	备注
阿司匹林	通过抑制环氧化酶和血栓烷A_2的合成达到抗血小板聚集的作用	所有患者均应服用阿司匹林 若不能耐受,可改用氯吡格雷
氯吡格雷	通过选择性不可逆的抑制血小板二磷酸腺苷(ADP)受体而阻断ADP依赖激活的血小板糖蛋白Ⅱb/Ⅲa复合物,有效地减少ADP介导的血小板激活和聚集	常用于支架植入后、阿司匹林有禁忌证者
β受体阻滞剂	可降低心肌氧耗,减少心绞痛发作	长期使用,可显著降低心血管事件
他汀类	能有效降低TC和LDL-C,延缓粥样斑块进展	常用药物为辛伐他汀、阿托伐他汀
ACEI或ARB	可使冠心病患者心血管死亡、非致死性心肌梗死等终点事件的相对危险性显著降低	不能耐受ACEI者,可使用ARB

④血运重建治疗　如经皮冠脉介入治疗(PCI)、冠状动脉旁路移植术(CABG)等。

【例 10】1996NO70A 钙拮抗剂治疗心绞痛的主要机理,下列哪项不正确?

A. 抑制心肌收缩,减少心肌耗氧量　　　　　B. 扩张外周动脉,降低血压,减轻后负荷

C. 降低血液黏度,抗血小板聚集　　　　　　D. 解除冠状动脉痉挛,改善心肌供氧

E. 减慢心率,减少心肌作功

三、不稳定型心绞痛/非 ST 段抬高型心肌梗死

急性冠脉综合征(ACS)是一组由急性心肌缺血引起的临床综合征,主要包括不稳定型心绞痛(UA)、非 ST 段抬高型心肌梗死(NSTEMI)和 ST 段抬高型心肌梗死(STEMI)。

UA/NSTEMI 是由于动脉粥样斑块破裂或糜烂,伴有不同程度的表面血栓形成、血管痉挛、远端血管栓塞所导致的一组临床症状,合称为非 ST 段抬高型急性冠脉综合征(NSTEACS)。UA/NSTEMI 的病因和临床表现相似,但程度不同,主要表现在缺血严重程度以及是否导致心肌损害。

1. 不稳定型心绞痛(UA)的分类

(1)三种临床表现的不稳定型心绞痛　根据临床表现不同,可将不稳定型心绞痛分为以下三类:

类型	临床特点
静息型心绞痛	于休息时发作,持续时间通常 >20 分钟
初发型心绞痛	通常在首发症状 1~2 个月内,很轻的体力活动即可诱发(程度至少达 CCS Ⅲ级)
恶化型心绞痛	在相对稳定的劳力性心绞痛基础上,心绞痛逐渐加重 (疼痛更剧烈、时间更长或更频繁,按 CCS 分级至少增加 Ⅰ级水平,程度至少 CCS Ⅲ级)

(2)继发性不稳定型心绞痛　少数不稳定型心绞痛患者发作有明显的诱发因素:①增加心肌氧耗:感染、甲亢、心律失常;②减少冠脉血流:低血压;③血液携氧能力下降:贫血、低氧血症。以上情况称为继发性 UA。

(3)变异型心绞痛　其特征为静息心绞痛,表现为心绞痛在安静时发作,与劳累和精神紧张无关,并伴有短暂 ST 段抬高,是 UA 的一种特殊类型,其发病机制为冠状动脉痉挛。

变异型心绞痛能导致急性心肌梗死、严重心律失常(包括室速、室颤)和猝死。

	变异型心绞痛	急性心肌梗死
冠脉病变	为冠状动脉痉挛所致 受累血管既可能是病变冠脉,也可能是正常冠脉	常为冠状动脉粥样硬化所致 受累血管常为病变冠脉
发作情况	常在安静时发作,与劳累和精神紧张无关 即发生与心肌氧耗量增加无关	常在安静时发作,诱因多不明显
硝酸甘油	多次使用可能缓解胸痛(钙通道阻滞剂效果最好)	往往不能缓解胸痛
心电图	部分导联短暂 ST 段抬高	相应导联常有 ST 段抬高
心肌酶学	肌钙蛋白 T 或 I 正常	肌钙蛋白 T 或 I 增高
动力学	一般无血流动力学改变	可有血流动力学改变

【例 11】2007NO78A 男性,58 岁,2 周来晨练行走 300 米左右出现胸部闷胀压抑感,放散到咽喉部,有紧缩感,持续 5~10 分钟,自行停止活动,休息约 3~5 分钟后缓解。近 1 周来自觉上一层楼即感上述症状,口含硝酸甘油有效。既往有高血压病 25 年,高脂血症 8 年,糖尿病 6 年。对该患者正确的诊断应是(8 版内科学已弃用这些不规范名称)

A. 劳力性心绞痛　　　B. 变异性心绞痛　　　C. 初发性心绞痛　　　D. 恶化性心绞痛

【例 12】2005NO58A 男性,52 岁,1 周来阵发性夜间心前区闷痛,伴出汗,每次持续约 10 分钟,能自行缓解,白天可正常工作。1 小时前在熟睡中再发心前区胀痛,明显压抑感,自服速效救心丸无效,症

状持续不缓解而来院。既往体健,无类似发作。入院查心电图呈心前区导联 ST 段抬高。该患者最可能的诊断是

A. 劳累性心绞痛　　　B. 初发型心绞痛　　　C. 恶化型心绞痛

D. 变异型心绞痛　　　E. 梗死后心绞痛

2. 病因和发病机制

UA/NSTEMI 的病理特征为不稳定粥样硬化斑块破裂或糜烂基础上血小板聚集、并发血栓形成、冠脉痉挛收缩、微血管栓塞导致急性或亚急性心肌供氧减少或缺血加重。虽然也可因劳力负荷诱发,但劳力负荷中止后胸痛并不能缓解。其中,NSTEMI 常因心肌严重的持续性缺血导致心肌坏死,病理上出现心肌灶性或心内膜下心肌坏死。

3. 临床表现

(1)症状　不稳定型心绞痛患者胸部不适的性质与稳定型心绞痛相似,通常程度更重,持续时间更长,可达数十分钟,胸痛在休息时也可发生。如有下列临床表现有助于诊断不稳定型心绞痛:

①诱发心绞痛的体力活动阈值突然或持久降低;②心绞痛发生频率、严重程度、持续时间增加;③出现静息或夜间心绞痛;④胸痛放射至附近的或新的部位;⑤发作时伴有新的相关症状,如出汗、恶心呕吐、心悸、呼吸困难等;⑥常规休息或舌下含化硝酸甘油只能暂时缓解或甚至不能完全缓解症状;⑦发作时 ST 抬高的变异型心绞痛。

	稳定型心绞痛	不稳定型心绞痛
冠脉病变	稳定的粥样硬化斑块	不稳定的粥样硬化斑块继发病理改变,如斑块内出血、斑块纤维帽出现裂痕、表面有血小板聚集
劳力负荷	劳力负荷增加时可诱发心绞痛 一般停止活动后症状可消除	劳力负荷可诱发心绞痛 劳力负荷终止后胸痛并不缓解
硝酸甘油	92% 患者可缓解	往往不能缓解

注意:①稳定型心绞痛心电图 ST 段下移≥0.1mV。变异型心绞痛心电图 ST 段抬高。

②稳定型心绞痛缓解胸痛首选硝酸甘油。变异型心绞痛缓解胸痛首选钙通道阻滞剂。

(2)体征　体检可发现第三或第四心音,以及二尖瓣反流引起的收缩期杂音。

4. 辅助检查

心电图	多数患者胸痛发作时有一过性 ST 段抬高或降低、T 波低平或倒置 ST 段抬高或降低≥0.1mV 是严重冠脉疾病的表现,可能会发生急性心梗或猝死
连续心电监护	可发现无症状或心绞痛发作时的 ST 改变
冠脉造影	3 支血管病变占40%,2 支血管病变占20%,左冠脉主干病变占20% 单支血管病变占10%,没有明显血管狭窄占10%
心肌酶学	肌钙蛋白 T 或 I 较传统的 CK 和 CK-MB 更敏感、更可靠 在症状发生后24h 内,cTn 峰值超过正常对照值的99 个百分位需考虑 NSTEMI 的诊断

5. 诊断与鉴别诊断

(1)诊断　根据典型症状、缺血性心电图改变(新发或一过性 ST 段压低≥0.1mV,或 T 波倒置≥0.2mV),以及心肌损伤标志物(cTnT、cTnI、CK-MB)测定,可以作出 UA/NSTEMI 的诊断。冠脉造影可确诊。

(2)鉴别诊断　需与 STEMI 鉴别。

6. 危险分层

(1)UA 严重程度分级　Braunwald 根据心绞痛的特点和基础病因,提出以下分级(Braunwald 分级):

严重程度	定义	一年内死亡或心梗发生率
Ⅰ级	严重的初发型心绞痛或恶化型心绞痛,无静息心绞痛	7.3%
Ⅱ级	亚急性静息型心绞痛(一个月内发生过,但 48 小时内无发作)	10.3%
Ⅲ级	急性静息型心绞痛(在 48 小时内有发作)	10.8%
临床环境		
A	继发性心绞痛,在冠脉狭窄基础上,存在加剧心肌缺血的冠脉以外的疾病	14.1%
B	原发性心绞痛,无加剧心肌缺血的冠脉以外的疾病	8.5%
C	心肌梗死后心绞痛,心肌梗死后两周内发生的不稳定型心绞痛	18.5%

(2)UA 患者死亡或非致死性心肌梗死的短期危险分层　根据患者年龄、心血管危险因素、心绞痛严重程度和发作时间、心电图、心脏损伤标志物、有无心功能改变等因素,可行详细危险分层,如下表。

项目	高度危险性(至少具备下列 1 条)	中度危险性(无高度危险特征,但具备下列任何 1 条)	低度危险性(无高、中度危险特征,但具备下列任何 1 条)
病史	缺血性症状在 48 小时内恶化	既往心梗、脑血管疾病、冠脉旁路移植术、或使用阿司匹林	
疼痛特点	长时间(>20min)静息性胸痛	长时间(>20min)静息胸痛目前缓解,并有高度或中度冠心病可能。静息胸痛(<20min)或因休息、含服硝酸甘油缓解	过去 2 周内新发 CCS Ⅲ或Ⅳ级心绞痛,但无长时间(>20min)静息性胸痛,有中度或高度冠心病可能
临床表现	缺血引起的肺水肿,新出现二闭杂音或原杂音加重,S_3 或新出现啰音,或原啰音加重,低血压、心动过缓、心动过速、年龄 >75 岁	年龄 >70 岁	
心电图	静息性心绞痛伴一过性 ST 段改变(>0.05mV),新出现束支阻滞或新出现的持续性心动过速	T 波倒置 >0.2mV,病理性 Q 波	胸痛时心电图正常或无变化
标记物	↑↑(cTnT >0.1μg/L)	↑(cTnT >0.01,但 <0.1μg/L)	

7. 治疗原则

UA/NSTEMI 的治疗目的有两个:即刻缓解心肌缺血和预防不良反应后果(即死亡、心肌梗死或再梗死)。其治疗包括抗缺血治疗、抗血栓治疗和根据危险度分层进行有创治疗。

(1)一般治疗　患者应立即休息,消除紧张情绪和顾虑,保持环境安静。有发绀、呼吸困难或其他高危表现者,应给予吸氧,监测血氧饱和度,维持 SaO_2 >90%。同时积极处理引起氧耗增加的因素,如发热、贫血、低血压、心律失常等。

(2)抗心肌缺血治疗　主要目的是减少心肌氧耗量、扩张冠脉、缓解心绞痛发作。

①硝酸酯类　可扩张静脉,降低心脏前负荷,并降低左心室舒张末压,降低心肌耗氧量,改善左心室功能。此外,硝酸酯类还可扩张正常或粥样硬化的冠状动脉,缓解心肌缺血。心绞痛发作时,可含服硝酸甘油。若仍无效,可静脉应用硝酸甘油或硝酸异山梨酯。

②β 受体阻滞剂　主要作用于心肌 $β_1$ 受体而降低心肌耗氧量,减少心肌缺血反复发作,减少心肌梗死的发生。应尽早用于无禁忌证的 UA 患者。常使用选择性 $β_1$ 受体阻滞剂,如美托洛尔、比索洛尔等。

③钙通道阻滞剂　可有效减轻心绞痛症状,可作为治疗持续性心肌缺血的次选药物。钙通道阻滞剂

为血管痉挛性心绞痛（即变异型心绞痛）的首选药，能有效降低心绞痛的发生率。

（3）抗血小板治疗

①阿司匹林　除非有禁忌证，所有 UA 均应尽早使用阿司匹林。阿司匹林可通过不可逆抑制环氧化酶（COX-1）、减少血栓素 A_2 的生成达到抑制血小板活性的目的。负荷量 150～300mg，维持量每日 75～100mg，已经规律用药 1 周以上者可不再给予负荷量。如无明显副作用，应终身用药。

②ADP 受体拮抗剂　通过阻断血小板的 P_2Y_{12} 受体抑制 ADP 诱导的血小板活化，与阿司匹林机制不同，联合应用可以提高抗血小板疗效。不稳定型/非 ST 段抬高型心肌梗死患者建议联合使用阿司匹林和 ADP 受体拮抗剂，维持治疗至少 12 个月。常用药物包括氯吡格雷、噻氯匹定、普拉格雷、替格瑞洛等。

③血小板糖蛋白 GP Ⅱb/Ⅲa 受体拮抗剂　激活的血小板通过 GP Ⅱb/Ⅲa 受体与纤维蛋白原结合，导致血小板血栓的形成，这是血小板聚集的最后、唯一途径。常用药物包括阿昔单抗、替罗非班、依替巴肽等，主要用于计划接受介入治疗的 UA 患者。

（4）抗凝治疗　常规用于中、高危的 UA 患者，常用抗凝药包括普通肝素、低分子肝素、磺达肝癸等。

（5）调脂治疗　他汀类药物在急性期应用可促使内皮细胞释放 NO，有类似硝酸酯的作用，远期有抗炎症、稳定斑块的作用，能降低冠状动脉疾病患者的死亡率和心肌梗死发生率。所有 UA 患者均应尽早（在 24 小时内）开始使用他汀类药物。

（6）ACEI 或 ARB　对 UA 患者，长期应用 ACEI 能降低心血管事件的发生率。

（7）冠状动脉血运重建术　包括经皮冠状动脉介入治疗（PCI）和冠脉旁路搭桥术（CABG）。

①PCI　目前对不稳定型心绞痛有早期保守治疗和早期侵入治疗两种策略。根据早期保守治疗策略，冠脉造影适用于强化药物治疗后仍有心绞痛复发或负荷试验阳性的患者。而早期侵入治疗的策略是，临床上只要没有血运重建的禁忌证，均应常规行冠脉造影，根据病情行 PCI 或 CABG。

早期侵入性策略分为急诊（＜2 小时）、早期（＜24 小时）及 72 小时内。a. 对于有顽固性心绞痛、伴有心力衰竭、威胁生命的室性心律失常、血流动力学不稳定者，建议行急诊（＜2 小时）冠脉造影及血运重建术。b. 对于 GRACE 风险评分＞140 分，或肌钙蛋白增高，或 ST-T 动态改变的患者，建议早期（＜24 小时）行冠脉造影及血运重建术。c. 对于症状反复发作且合并至少 1 项危险因素（肌钙蛋白升高、ST-T 改变、糖尿病、肾功能不全、左心室功能低下、既往心肌梗死、既往 PCI 或 CABG、GRACE 风险评分＞109 分）的患者，建议于发病 72 小时内行冠脉造影。d. 对于低危患者，不建议常规行侵入性诊断和治疗，可根据负荷试验的结果选择治疗方案。

②CABG　选择何种血运重建策略，主要根据临床因素、术者经验、基础冠心病的严重程度。手术最大的受益者是病变严重、有多支血管病变的症状严重和左心室功能不全的患者。

四、急性 ST 段抬高型心肌梗死

急性 ST 段抬高型心肌梗死（STEMI）是指急性心肌缺血性坏死，大多是在冠脉病变的基础上，发生冠脉血供急剧减少或中断，使相应的心肌严重而持久地急性缺血所致。

1. 病因和发病机制

（1）基本病因　STEMI 的基本病因是冠状动脉粥样硬化。

（2）少见病因　冠脉栓塞、先天性畸形、痉挛和冠状动脉口阻塞等。

绝大多数急性心肌梗死是由于不稳定的粥样斑块溃破，继而出血和管腔内血栓形成，而使管腔闭塞。少数情况下粥样斑块内出血或血管持续痉挛，也可使冠状动脉完全闭塞。

【例 13】2004NO52A 男性，64 岁，在抗洪抢险一线，突获悉其母病故后当日发生急性下壁心肌梗死。既往有高血压 5 年、糖尿病 10 年、吸烟 40 余年。该患者急性心肌梗死的主要病因是

A. 劳累及情绪激动　　　B. 高血压　　　　　　C. 糖尿病

D. 动脉硬化　　　　　　E. 吸烟过量

2. 病理和病理生理

(1) 冠状动脉的病变

阻塞血管	心肌梗死范围
左冠状动脉前降支闭塞	左室前壁、心尖部、下侧壁、前间隔、二尖瓣前乳头肌
左冠状动脉回旋支闭塞	左室高侧壁、膈面(左冠脉占优势时)、左房、可能累及房室结
左冠状动脉主干	广泛左室
右冠状动脉	左室膈面(右冠状动脉占优势时)、后间隔、右室、可能累及窦房结和房室结

(2) 心肌病变

冠脉闭塞 20 ~ 30min	受其供血的心肌即有少数坏死
闭塞 1 ~ 2 小时	受累区域绝大部分心肌细胞凝固性坏死、间质充血水肿、炎细胞浸润
之后	心肌纤维溶解、肌溶灶形成、肉芽组织形成
Q 波	大块心肌坏死累及全层者,可出现病理性 Q 波 冠脉闭塞不完全、或自行再通形成小灶性坏死、或未累及心室壁全层者,无 Q 波出现
可产生的并发症	心脏破裂、室间隔穿孔、乳头肌断裂、室壁瘤
1 ~ 2 周后开始吸收	逐渐纤维化,6 ~ 8 周发展为陈旧性心梗

3. 临床表现

(1) 先兆和临床症状

	发生率	发生时间	临床特点
先兆	50% ~81%	病前数日	表现为胸部不适,活动时心悸、气急、烦躁、心绞痛等前驱症状 以初发型心绞痛或恶化型心绞痛最突出
胸痛	几乎均有	最先出现	详见后
全身症状	大多数	24 ~48 小时	发热,心动过速,白细胞增高,血沉(ESR)增快
胃肠症状	不少见	胸痛剧烈时	频繁恶心呕吐,上腹胀痛,肠胀气,呃逆
心律失常	75% ~95%	起病 1 ~2 天	24 小时内多见,各种心律失常中以室早最多见 室颤是心肌梗死早期的主要死因 室颤先兆:室早 >5 次/分;成对出现;短阵室速;多源性室速;R on T
低血压	常见	疼痛时	疼痛时血压下降未必是休克。疼痛缓解而血压降低,为休克表现
休克	20%	数小时~数日	主要为心源性休克,为心肌广泛(> 40%)坏死,心排量下降所致
心力衰竭	32% ~48%	起病最初几天	主要是急性左心衰竭,少数为急性右心衰

注意:①前壁心肌梗死易发生室性心律失常,下壁心肌梗死易发生房室传导阻滞。
　　　②前壁心肌梗死若发生房室传导阻滞,则表明梗死范围广泛,病情严重。
　　　③急性心肌梗死早期的主要死因为室颤,心律失常以室早最多见。

记忆:下壁心肌梗死易发生房室传导阻滞——记忆为下水道阻塞(下阻)。

(2) 体征　①心脏浊音界可正常,也可轻度至中度增大。②心率多增快,少数可减慢。③心尖区第一心音减弱,可出现第四心音(心房性)奔马律,少数为第三心音(心室性)奔马律。④部分患者可闻及心包摩擦音,为反应性纤维性心包炎所致。⑤心尖区可出现粗糙的收缩期杂音或伴收缩中晚期喀喇音,为二尖瓣乳头肌功能失调或断裂所致。⑥室间隔穿孔时,可于胸骨左缘 3 ~4 肋间新出现粗糙的收缩期杂音伴震颤。⑦可有各种心律失常。⑧几乎所有患者均有血压降低。

（3）**泵衰竭的分级**　急性心肌梗死引起的心力衰竭称为泵衰竭。

Killip Ⅰ级	无明显心力衰竭,无肺部湿啰音
Killip Ⅱ级	有左心衰竭,肺部湿啰音范围 <50% 肺野
Killip Ⅲ级	有急性肺水肿,肺部湿啰音范围 >50% 肺野
Killip Ⅳ级	有心源性休克等不同程度或阶段的血流动力学变化

【例 14】2011A（执医试题）男,65 岁。持续胸痛 4 小时,心电图提示Ⅱ、Ⅲ、aVF 导联 ST 段抬高 0.2mV,最可能出现的心律失常是

　　A. 心房颤动　　　　　B. 房室传导阻滞　　　　C. 室性期前收缩
　　D. 房性期前收缩　　　E. 阵发性室上性心动过速

【例 15】2007NO77A 男性,70 岁,因急性广泛前壁心肌梗死入院。查体:血压 95/50mmHg,高枕卧位,双侧中下肺均可闻水泡音,心律整,心率 108 次/分,可闻 S_3 奔马律,四肢末梢皮温正常。胸片示:心脏不大,主动脉迂曲钙化,两肺门阴影增大、模糊。按 Killip 分级,该患者心功能应属于

　　A. Ⅰ级　　　　　B. Ⅱ级　　　　　C. Ⅲ级　　　　　D. Ⅳ级

注意:心肌梗死时的心泵衰竭 Killip 分级与心衰心功能 NYHA 分级的区别。

4. 辅助检查

（1）**心电图**　对急性心肌梗死的诊断、定位、定范围、估计病情和判断预后都有帮助。

①ST 段抬高型心肌梗死的心电图特点　注意与非 ST 段抬高型心梗相鉴别。

	ST 段抬高型心梗	非 ST 段抬高型心梗
发病率	常见	不常见
发病原因	大块心肌梗死、累及心室肌大部分者或室壁全层	心内膜下心梗、或冠状动脉闭塞不完全、或再通的小灶性坏死
心电图特征性改变	①宽而深大的病理性 Q 波 ②ST 段弓背向上抬高 ③T 波倒置	①始终无 Q 波 ②ST 段普遍压低 ≥0.1mV(aVR、V_1 除外) ③对称性 T 波倒置,或仅有 T 波倒置
心电图动态性改变	①起病数小时内,出现异常高大的 T 波 ②数小时后,ST 段弓背向上抬高 ③数小时~2 日,出现病理性 Q 波 　Q 波 3~4 天内不变,70%~80% 永久存在 ④数周~数月,T 波倒置,可永久存在	①ST 段普遍降低(aVR、V_1 除外) ②继之 T 波倒置加深,呈对称性 ③始终不出现 Q 波 ④ST 段和 T 波改变持续数日或数周后恢复 ⑤T 波改变在 1~6 个月内恢复

②ST 段抬高型心肌梗死的心电图定位、定范围诊断　如下表。

心梗部位	导联改变	可能受累的冠脉
前间壁	V_1、V_2、V_3	左前降支近端、间隔支
前壁	V_3、V_4、V_5	左前降支及其分支
前侧壁	V_5、V_6、V_7、aVL	左前降支中部或左回旋支
高侧壁	Ⅰ、aVL	左回旋支
广泛前壁	V_1~V_5	左前降支近端
下壁	Ⅱ、Ⅲ、aVF	右冠脉、回旋支或前降支远端不常见
后壁	V_7、V_8、V_9	后降支

注意: ST 段抬高见于——急性心梗、变异型心绞痛、急性心包炎、早期复极综合征。

病理性 Q 波见于——急性心梗、肥厚型心肌病、扩张型心肌病、病毒性心肌炎。

无病理性 Q 波——急性心包炎。可见病理性 Q 波并不是急性心梗特有。

【例16】1990NO09A 心电图对区别心肌梗死和心绞痛最有意义的改变是

    A. ST 段上升　　　　B. T 波呈冠状"T"倒置　　C. 合并心律失常

    D. T 波异常高耸　　　E. 病理 Q 波

【例17】2000NO151X 心电图Ⅱ、Ⅲ、aVF、V_6、V_7 导联运动后出现 ST 段水平下降,最可能涉及的冠状动脉有

    A. 右冠状动脉　　　　B. 左前降支　　　　C. 左回旋支　　　　D. 左主干

  (2)**放射性核素检查**

  ①**热点扫描或照相**　利用坏死心肌细胞中的 Ca^{2+} 能结合 ^{99m}Tc-焦磷酸盐的特点,静脉注射 ^{99m}Tc-焦磷酸盐进行"热点"扫描或照相;或利用坏死心肌细胞的肌凝蛋白可与其特异抗体结合的特点,静脉注射 ^{111}In-抗肌凝蛋白单克隆抗体,进行"热点"扫描或照相,可显示急性心肌梗死的部位和范围。

  ②**冷点扫描或照相**　利用坏死心肌血供断绝、瘢痕组织中无血管,以致于 ^{201}Tl 或 ^{99m}Tc-MIBI 不能进入细胞的特点,静脉注射放射性核素,进行"冷点"扫描或照相,可显示慢性期或陈旧性心肌梗死的部位和范围。

  ③**γ闪烁照相**　应用门电路γ闪烁照相法进行放射性核素心腔造影(常用 ^{99m}Tc-标记的红细胞或白蛋白),可观察心室壁的运动和 LVEF,有助于判断心室功能、诊断心梗后造成的室壁运动失调和心室壁瘤。

  ④**SPECT**　目前多采用 SPECT 来检查,新的方法 PET 可观察心肌的代谢变化,判断心肌的存活性。

  (3)**超声心动图**　可了解心室壁的运动和左心室功能,诊断室壁瘤和乳头肌功能失调。

    A. 心电图试验　　　B. 核素心肌灌注显像　　C. 动态心电图监测

    D. 血培养　　　　　E. 心肌酶谱

【例18】2005NO119B 患者发作性心悸伴头晕,为明确诊断,应首选的检查措施是

【例19】2005NO120B 心肌梗死后,为明确心肌存活状况,应首选的检查措施是

  (4)**实验室检查**

  ①**普通检查项目**

外周血白细胞	↑ 24~48 小时达 $10~20×10^9/L$,中性粒细胞增多,嗜酸性粒细胞减少或消失
血沉(ESR)	↑
C 反应蛋白(CRP)	↑ 持续 1~3 周
游离脂肪酸	↑ 数小时至 2 天
肌凝蛋白轻链或重链	↑

  ②**心肌酶学指标**　带●为现临床上常用指标,肌钙蛋白是诊断急性心肌梗死的敏感指标,故常考。

血清心肌酶学	代号	开始升高	达高峰时间	恢复正常时间
肌红蛋白	SMB	2 小时	12 小时	24~48 小时
●肌钙蛋白 I	cTnI	3~4 小时	11~24 小时	7~10 天
●肌钙蛋白 T	cTnT	3~4 小时	24~48 小时	10~14 天
●肌酸激酶同工酶	CK-MB	4 小时	16~24 小时	3~4 天
肌酸激酶	CK	6~10 小时	12 小时	3~4 天
天冬氨酸氨基转氨酶	AST	6~10 小时	24 小时	3~6 天
乳酸脱氢酶	LDH	6~10 小时	2~3 天	1~2 周

注意：①SMB——在急性心梗后出现最早，也十分敏感，但特异性不很强。

②cTnT——是诊断急性心梗的确定性标志物，其诊断特异性为74%～96%，灵敏度50%～59%。

③cTnI——对急性心梗的诊断与cTnT无差异，其诊断特异性为93%～99%，灵敏度6%～44%。

④CK-MB——对急性心梗的诊断不如cTnT、cTnI敏感，但对早期(＜4小时)诊断有较重要价值。

⑤CK-MB的增高程度能反映梗死范围，高峰出现时间是否提前有助于判断溶栓治疗是否成功。

为了帮助同学们记忆，将上述指标归纳如下图：

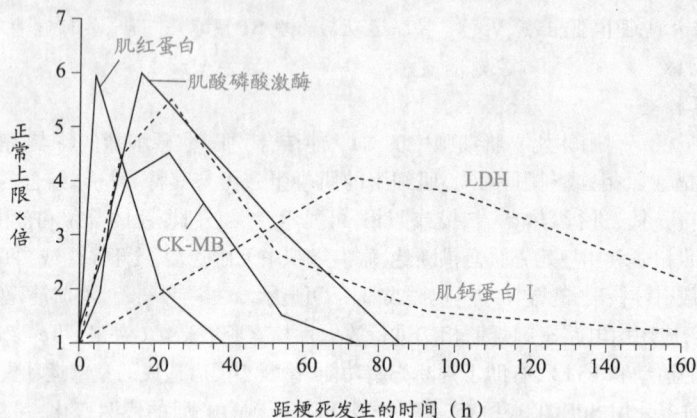

5. 诊断与鉴别诊断

(1)诊断 根据典型临床表现，特征性心电图及实验室检查发现，即可诊断本病。

(2)鉴别诊断 需与心绞痛、主动脉夹层、急性肺动脉栓塞、急腹症、急性心包炎等鉴别。

		心绞痛	急性心梗
胸痛	诱因	劳力、情绪激动、受寒、饱食等	不常有
	部位	中下段胸骨后	相同，但可在较低位置或上腹部
	性质	压榨性或窒息性	相似，但程度更剧烈
	时限	短(1～5分钟或15分钟以内)	长(数小时或1～2天)
	发作频率	频繁发作	不频繁
	硝酸甘油疗效	显著缓解	作用较差或无效
气喘或肺水肿		极少	可有
血压		升高或无显著变化	可降低，甚至发生休克
听诊特点		可有暂时性心尖部收缩期杂音 可有第二心音逆分裂或出现交替脉 可出现第三或第四心音奔马律	心尖区粗糙收缩期杂音，或伴收缩中晚期喀喇音 第一心音减弱 可出现第三或第四心音奔马律
心律失常		发生率较心梗低	可有各种心律失常，以室早最多见
心包摩擦音		无	可有
发热		无	常有
外周血白细胞		正常	常升高
血沉(ESR)		正常	常升高
血清心肌坏死标记物		正常	常升高
心电图变化		无变化，或暂时性ST-T改变	特征性和动态性改变

【例 20】2014NO60 A 欲判断患者是否在 1 周前左右发生急性心肌梗死，最有价值的检查是

　　A. 超声心动图　　　　B. 冠状动脉造影　　　C. 肌钙蛋白测定　　　　D. 心肌核素显像

【例 21】2007NO54A 当患者发作剧烈胸痛时，下列哪项检查结果正常，可排除急性冠脉综合征的诊断？

　　A. CK-MB　　　　　　　　　　　　B. 肌钙蛋白

　　C. 超声心动图　　　　　　　　　　D. 18 导联体表心电图

【例 22】2005NO52A 下列哪项是临床上确定患者存在急性心肌损害最有价值的指标？

　　A. 乳酸脱氢酶增高　　B. 肌钙蛋白 T 增高　　C. 血清肌红蛋白增高

　　D. 磷酸肌酸激酶增高　　E. 心电图出现 ST 段水平下移

【例 23】2015NO169X 对急性胸痛患者，鉴别急性心肌梗死与主动脉夹层有意义的临床表现有

　　A. 疼痛持续时间　　　　　　　　　B. 合并消化道症状

　　C. 心肌坏死标记物　　　　　　　　D. 主动脉瓣区杂音

　　A. 肺毛细血管楔压增高　B. 肺动脉压增高　　C. 右房压增高

　　D. 外周动脉压增高　　　E. 以上四项都存在

【例 24】1991NO87B 冠心病劳力型心绞痛发作时

【例 25】1991NO88B 急性下壁心肌梗死伴右心室梗塞

6. 并发症

并发症	发生率	发生时间	临床特点
乳头肌功能失调或断裂	50%	—	①二尖瓣乳头肌缺血坏死，导致二尖瓣脱垂或关闭不全，心尖区出现收缩中晚期喀喇音和吹风样收缩期杂音，第一心音可不减弱，可引起心衰 ②乳头肌整体断裂少见，多发生在二尖瓣后乳头肌，见于下壁心肌梗死
心脏破裂	少见	1 周内	多为心室游离壁破裂，偶为室间隔破裂。胸骨左缘 3~4 肋间出现响亮收缩期杂音，伴震颤。可急性死亡，也可为亚急性而存活数月
栓塞	1%~6%	1~2 周	多为左心室附壁血栓脱落所致，引起脑、肾、脾、四肢等动脉栓塞 也可因下肢静脉血栓形成，部分脱落导致肺动脉栓塞
室壁瘤	5%~20%	—	多见于左心室。可见左侧心界扩大，心搏较广，可有收缩期杂音，心音减弱，ST 段抬高。超声心动图可见左室心缘突出，搏动减弱或反常搏动
心梗后综合征	10%	数周~数月	心梗后出现，表现为心包炎、胸膜炎或肺炎，有发热、胸痛等症状 可能是机体对坏死物质的过敏反应

（91~92 题共用题干）患者，男，46 岁。5 天前因压榨性胸痛伴大汗 3 小时来院，诊断急性前壁心肌梗死。因拒绝介入及溶栓治疗而按常规行保守处理，1 天后症状缓解，此后病情平稳。4 小时前，患者再次发作胸痛，持续 50 分钟，心尖部可闻 3/6 级收缩中晚期吹风样杂音。

【例 26】2011NO91A 该患者出现杂音最可能的病因是

　　A. 心力衰竭　　　　　B. 腱索断裂　　　　　C. 乳头肌功能不全　　　D. 室间隔穿孔

【例 27】2011NO92A 下列检查指标升高对诊断再梗死意义最大的是

　　A. cTnT　　　　　　　B. CK-MB　　　　　　C. LDH　　　　　　　　D. AST

【例 28】1995NO54A 关于急性心肌梗死并发心脏破裂，下列哪项不正确？

　　A. 多见于起病一周内　　B. 可累及右心室　　C. 心内膜下心梗不易发生

　　D. 心动过缓　　　　　　E. 多为室间隔破裂穿孔

【例 29】1998NO50A 关于急性心肌梗死并发症，下列哪项正确？

　　A. 乳头肌断裂多见于二尖瓣前乳头肌　　　　B. 心脏破裂多见于室间隔穿孔破裂

    C. 心室壁瘤多发于心梗后三个月   D. 急性心梗早期即可伴发肺梗塞

    E. 心梗后综合征发生率约为 1% ~2%

【例30】2003NO53A 男性,47 岁,10 天前患急性前壁心梗入院。一天来胸痛再发,呈持续性,在吸气时及仰卧位时加重,坐位或前倾位时可减轻。查体:体温 37.5℃,血压正常,右肺底叩浊,呼吸音减弱,可闻及心包摩擦音,胸部 X 线片示右侧胸腔少量积液。WBC 11×10^9/L,血沉 28mm/h。最可能的诊断是

    A. 心肌梗死扩展   B. 不稳定型心绞痛   C. 变异型心绞痛

    D. 肺栓塞   E. 心肌梗死后综合征

【例31】2008NO61A 患者,男,50 岁。2 个月前,因急性前壁心肌梗死入院,经行左前降支药物支架植入后,住院 7 天出院。此后患者无任何症状,服用药物 1 个月后自行停用。2 小时前在睡眠中再次发生剧烈胸痛,ECG 证实为急性前壁再发心肌梗死。该患者本次再梗的最可能原因是

    A. 冠状动脉内新病变形成   B. 支架内再狭窄形成

    C. 支架内血栓形成   D. 冠状动脉痉挛

7. 治疗

（1）**监护和一般治疗** 急性期卧床休息 12 小时。若无并发症,24 小时内应鼓励患者在床上活动肢体。若无低血压,第 3 天可在病房活动。

（2）**解除疼痛** 心肌再灌注治疗开通梗死相关血管、恢复缺血心肌的供血是解除疼痛最有效的方法,但在再灌注治疗前可选用哌替啶、吗啡、硝酸酯类、β 受体拮抗剂等解除疼痛。

（3）**抗血小板治疗** 各类急性冠脉综合征均需联合使用阿司匹林 + ADP 受体拮抗剂(如氯吡格雷)等抗血小板药物。静脉应用 GPⅡb/Ⅲa 受体拮抗剂(如阿昔单抗)常用于接受直接介入治疗的患者,术中使用。

（4）**抗凝治疗** 对于溶栓的患者,肝素可作为溶栓治疗的辅助用药。对未溶栓治疗的患者,应用肝素是否有利并无充分证据。直接凝血酶抑制剂(比伐卢定)可取代肝素,用于直接介入治疗时的术中抗凝。

（5）**介入治疗(PCI)** 应在起病 3 ~6 小时内,最多 12 小时内进行,可使闭塞的冠状动脉再通。

  ①**直接介入治疗** 适应证为:a. 所有症状发作 12 小时以内,并且有持续新发的 ST 段抬高或新发左束支传导阻滞者;b. 即使症状发作时间 12 小时以上,但仍然有进行性缺血证据,或仍然有胸痛和 ECG 变化。

  ②**补救性介入治疗** 溶栓治疗后仍有明显胸痛,抬高的 ST 段无明显降低者,应尽快施行冠脉造影,如显示 TIMI 0 ~ Ⅱ 级血流,说明相关动脉未再通,宜立即施行补救性介入治疗。

  ③**溶栓治疗再通者的介入治疗** 溶栓治疗成功后有指征实施急诊血管造影,必要时进行梗死相关动脉血运重建治疗,可缓解重度残余狭窄导致的心肌缺血,降低再梗死的发生。溶栓成功后稳定的患者,实施血管造影的最佳时机是 3 ~24 小时。

（6）**溶栓疗法** 无条件施行介入治疗者或因患者就诊延误、转送患者到可施行介入治疗的单位将会错过再灌注时机,如无禁忌证应立即(接诊患者后 30 分钟内)行溶栓治疗。

  适应证 ①两个或两个以上相邻导联 ST 段抬高(胸导联≥0.2mV,肢导联≥0.1mV),或病史提示急性心梗伴左束支阻滞,起病 <12 小时,年龄 <75 岁;②ST 段显著抬高的心梗,患者年龄 >75 岁,可慎重进行;③ST 段抬高型心梗,发病时间已达 12 ~24 小时,但如仍有进行性缺血性胸痛、广泛 ST 段抬高者也可考虑。

  禁忌证 ①既往发生过出血性脑卒中,6 个月内发生过缺血性脑卒中或脑血管事件;②中枢神经系统受损、颅内肿瘤或畸形;③近期(2 ~4 周)有活动性内脏出血;④未排除主动脉夹层;⑤入院时严重且未控制的高血压(>180/110mmHg)或慢性严重高血压病史;⑥目前正在使用治疗剂量的抗凝药或已知有出血倾向;⑦近期(2 ~4 周)有创伤史,包括头部外伤、创伤性心肺复苏或较长时间(>10 分钟)的心肺复苏;⑧近期(<3 周)外科大手术;⑨近期(<2 周)曾有在不能压迫部位的大血管行穿刺术。

  溶栓药物 尿激酶、链激酶、重组组织型纤维蛋白溶酶原激活剂(rt-PA)静脉滴注或冠脉注射。

  溶栓再通的判断标准 ①冠脉造影直接判断(最直接可靠的证据);②抬高的 ST 段于 2h 内回降 >50%;③胸痛 2 小时内基本消失;④2h 内出现再灌注性心律失常;⑤血清 CK-MB 酶峰值提前出现(14h 内)。

(7)**紧急冠状动脉旁路搭桥术** 适用于介入失败、溶栓治疗无效,有手术指征者,宜争取6~8小时内施行紧急手术,但死亡率明显高于择期手术。

> **注意**:①急性心肌梗死的早期(3~6h内)治疗首选——介入治疗(心肌再灌注)。
> ②急性心肌梗死者,无条件施行介入治疗的——施行溶栓治疗。
> ③并发心源性休克的急性心肌梗死,先行主动脉内球囊反搏,待血压稳定后再行介入治疗。
> ④急性心梗者,既不能施行介入治疗,也不能施行溶栓治疗的——施行紧急主动脉-冠脉旁路移植术。
> ⑤稳定型心绞痛缓解胸痛首选硝酸甘油,变异型心绞痛缓解胸痛首选钙通道阻滞剂。
> ⑥稳定型心绞痛心电图ST段下移≥0.1mV,变异型心绞痛心电图ST段抬高。

(8)**ACEI或ARB** 血管紧张素转换酶抑制剂(ACEI)有助于改善恢复期心肌的重构,减少急性心梗的病死率和充血性心衰的发生。除非有禁忌证,应全部选用ACEI。通常在初期24小时内开始给药。如患者不能耐受ACEI,可考虑给予血管紧张素受体拮抗剂(ARB)。

(9)**调脂治疗** 他汀类药物的使用同不稳定型心绞痛的治疗。

(10)**抗心律失常和传导障碍治疗**
①室早、室速首选利多卡因。反复发作室性心律失常者可用胺碘酮。
②单形性室速,药物治疗无效时,也可采用同步直流电除颤。
③室颤、持续多形性室速,可采用非同步直流电除颤或同步直流电复律。
④缓慢性心律失常可用阿托品肌内注射或静脉注射。
⑤二、三度房室阻滞,伴血流动力学障碍者,宜用人工心脏起搏器临时起搏,待传导阻滞消失后撤除。
⑥室上性快速心律失常选用维拉帕米、洋地黄、美托洛尔、胺碘酮等。药物治疗无效时,采用同步直流电转复。

(11)**抗休克治疗** 休克原因包括心源性、周围血管舒缩障碍、血容量不足等,应分别进行处理。
①补充血容量 估计血容量不足,中心静脉压(CVP)和肺动脉楔压(PCWP)降低者,可用右旋糖酐40或5%~10%葡萄糖液静脉滴注。输液后如CVP>18cmH$_2$O、PCWP>15~18mmHg,则应停止输液。右心室梗死时,CVP升高则未必是补充血容量的禁忌。
②应用升压药 补充血容量后血压仍不升,而PCWP和心排量正常时,提示周围血管张力不足,可使用多巴胺、多巴酚丁胺升高血压。
③应用血管扩张剂 经上述处理后血压仍不回升,而PCWP增高,心排量低时,可给予硝普钠15μg/min开始静脉滴注,每5分钟逐渐增量至PCWP降至15~18mmHg;硝酸甘油10~20μg/min开始静脉滴注,每5~10分钟增加5~10μg/min直至左室充盈压下降。
④其他 为降低心源性休克的病死率,可行主动脉内球囊反搏术进行辅助循环,然后行冠脉造影。

(12)**治疗心衰** 急性心梗24小时内禁用洋地黄,右室梗死者慎用利尿剂。

(13)**右室梗死的处理** 右室梗死多伴右心衰、低血压,无左心衰时可补充血容量。不宜用利尿剂。

(14)**非ST段抬高心肌梗死(NSTEMI)的处理** NSTEMI其住院期病死率较低,但再梗死率、心绞痛再发生率和远期病死率较高。NSTEMI多为非Q波性,不宜溶栓治疗。低危组以阿司匹林、肝素治疗为主;中危组和高危组以介入治疗为主。

【例32】2014NO169X 男性,50岁。4小时来急性胸痛,心电图诊断为"急性下壁、右心室心肌梗死"。患者胸痛持续不缓解,查体:BP85/60mmHg,颈静脉充盈,下肢水肿(+)。下列治疗措施中,正确的有
  A. 适当利尿消除水肿   B. 积极补液适当应用多巴胺升血压
  C. 即刻行PCI术血运重建   D. 静点硝酸甘油缓解心绞痛

> **注意**:大多数急性心梗患者有应用硝酸甘油的指征,而下壁心梗、可疑右室心梗、明显低血压(收缩压<90mmHg)者,不宜应用(8版内科学P251)。

【例33】2006NO55A 急性心肌梗死应用主动脉内气囊反搏术的最佳适应证是

A. 并发心源性休克　　　B. 并发急性左心衰竭　　　C. 并发恶性心律失常

D. 并发右心室梗死　　　E. 并发慢性肾功能不全

【例34】2013NO61A 急性非ST段抬高心肌梗死治疗时不宜采用溶栓疗法的主要原因是

A. 冠脉内主要是白血栓　　　　　　　　　B. 冠脉阻塞不完全

C. 冠脉痉挛是发病的主要因素　　　　　　D. 病情危急程度较轻(8版内科学未讲述)

(96~98题共用题干)女性,74岁,1周前因股骨颈骨折卧床行保守牵引治疗。8小时前在睡眠中突发心前区疼痛,持续伴阵发加重,出汗,口含硝酸甘油不缓解。既往有高血压、糖尿病病史。入院查体:脉率62次/分,血压110/70mmHg,双肺(一),心脏不大,心律整,$A_2 > P_2$,双侧脉搏对称。心电图如下:

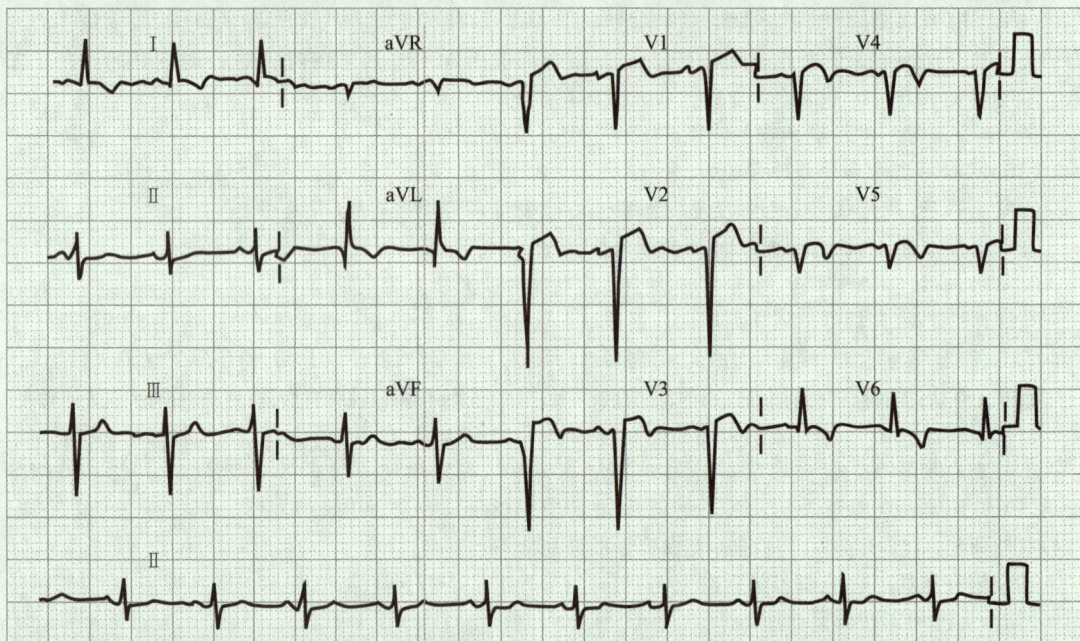

【例35】2010NO96A 对该患者最可能的诊断是

A. 肺栓塞　　　　　B. 主动脉夹层　　　　　C. 不稳定性心绞痛　　　　　D. 急性心肌梗死

【例36】2010NO97A 明确诊断,最有价值的检查是

A. 肌酸激酶同工酶(CK-MB)　　　　　　B. D-二聚体(D-dimer)

C. 肌钙蛋白 T(TnT)　　　　　　　　　　D. 脑钠肽(BNP)

【例37】2010NO98A 下面关于该患者的急诊处理措施,错误的是

A. 溶栓治疗　　　　B. 抗凝治疗　　　　C. 抗血小板治疗　　　　D. 急诊介入治疗

▶ **常考点** 考试重点,需全面掌握。

参考答案——详细解答见《贺银成2019考研西医临床医学综合能力历年真题精析》

1. ABCDE　　2. ABCDE　　3. ABCDE　　4. ABCDE　　5. ABCDE　　6. ABCDE　　7. ABCDE

8. ABCDE　　9. ABCDE　　10. ABCDE　　11. ABCDE　　12. ABCDE　　13. ABCDE　　14. ABCDE

15. ABCDE　　16. ABCDE　　17. ABCDE　　18. ABCDE　　19. ABCDE　　20. ABCDE　　21. ABCDE

22. ABCDE　　23. ABCDE　　24. ABCDE　　25. ABCDE　　26. ABCDE　　27. ABCDE　　28. ABCDE

29. ABCDE　　30. ABCDE　　31. ABCDE　　32. ABCDE　　33. ABCDE　　34. ABCDE　　35. ABCDE

36. ABCDE　　37. ABCDE

第13章 高血压

▶**考纲要求**

①原发性高血压的流行病学、病因和发病机制、病理、临床表现及并发症、实验室和其他检查、临床类型、危险度分层、诊断标准、鉴别诊断和防治措施。②继发性高血压的病因、临床表现、诊断和鉴别诊断。

▶**复习要点**

一、原发性高血压

1. 血压定义和分类

(1)**定义** 原发性高血压是以体循环动脉压升高为主要临床表现的心血管综合征,简称高血压。高血压的定义为未使用降压药物的情况下,诊室收缩压≥140mmHg 和(或)舒张压≥90mmHg。

(1)**血压水平分类** 根据血压升高水平,又进一步将高血压分为 1～3 级。

分类(血压 mmHg)	收缩压	舒张压	分类	收缩压	舒张压
正常血压	<120	<80	正常高值血压	120～139	80～89
高血压1级(轻度)	140～159	90～99	高血压2级(中度)	160～179	100～109
高血压3级(重度)	≥180	≥110	单纯收缩期高血压	≥140	<90

注:当收缩压和舒张压分别属于不同分级时,以较高的级别作为标准。以上标准适用于任何年龄的成年男性和女性。

2. 流行病学

高血压患病率和发病率在不同国家、地区、种族之间有差别,工业化国家较发展中国家高,美国黑人约为白人的 2 倍。高血压患病率、发病率及血压水平随年龄增加而升高。

我国 18 岁以上成人高血压患病率达 18.80%。我国高血压患病率和流行存在地区、城乡、民族差别,随年龄增长而升高。北方高于南方,华北和东北属于高发区;沿海高于内地;城市高于农村;高原少数民族地区患病率较高。男、女性高血压总体患病率差别不大,青年期男性略高于女性,中年后女性稍高于男性。

3. 病因

高血压是遗传因素和环境因素相互交互作用的结果。

(1)**遗传因素** 60%患者有家族史,高血压的遗传可能存在主要基因显性遗传和多基因关联遗传两种方式。

(2)**环境因素**

钠盐摄入量	不同地区人群血压水平和高血压患病率与钠盐平均摄入量显著正相关,但同一地区人群中个体间血压水平与摄盐量并不相关,摄盐过多导致血压升高主要见于对盐敏感的人群
钾摄入量	与血压呈负相关
高蛋白摄入	属于升高血压的因素
脂肪酸	饮食中饱和脂肪酸或饱和脂肪酸/多不饱和脂肪酸比值较高属于升高血压的因素
饮酒量	饮酒量与血压水平线性相关,尤其与收缩压相关性更强
叶酸	我国人群普遍缺乏叶酸,导致血浆同型半胱氨酸水平增高,与高血压正相关
精神应激	城市脑力劳动者、精神高度紧张的从业者、长期生活在噪声环境中的人群患高血压几率大
吸烟	可使交感神经末梢释放去甲肾上腺素而使血压升高

(3)**其他因素** 体重增加、肥胖是高血压的重要危险因素。长期服用避孕药的妇女容易出现血压升

高。睡眠呼吸暂停低通气综合征(SAHS)患者50%有高血压。

【例1】2011A(执医试题)男,66岁。发现高血压3年,未治疗。查体:BP150/85mmHg。该患者的血压属于

    A. 正常高值   B. 单纯收缩期高血压   C. 理想血压

    D. 正常血压   E. 2级高血压

【例2】2015NO62A 我国高血压病人群体的主要特点是

    A. 高肾素   B. 高血糖   C. 高血脂   D. 盐敏感

4. 发病机制

(1)**神经机制**　各种原因使大脑皮层下神经中枢功能发生变化,各种神经递质浓度与活性异常,包括去甲肾上腺素、肾上腺素、多巴胺、神经肽Y、5-羟色胺、血管加压素、脑啡肽、脑钠肽和中枢肾素-血管紧张素系统,最终使交感神经系统活性亢进,血浆儿茶酚胺浓度升高,阻力小动脉收缩增强,导致血压增高。

(2)**肾脏机制**　各种原因引起肾性水、钠潴留,通过肾脏机制导致高血压。

(3)**激素机制**　通过激活肾素-血管紧张素-醛固酮系统,使血压增高。

(4)**血管机制**　大动脉、小动脉结构和功能的变化在高血压发病中发挥着重要作用。

(5)**胰岛素抵抗**　约50%的原发性高血压患者存在不同程度的胰岛素抵抗。胰岛素抵抗可造成继发性高胰岛素血症,使肾脏水钠重吸收增强,交感神经系统活性亢进,动脉弹性减退,从而使血压升高。

5. 病理

心脏和血管是高血压病理生理作用的主要靶器官,早期可无明显病理改变。长期高血压引起的心脏改变主要是左心室肥厚和扩大。而全身小动脉病变则主要是壁/腔比值增加和管腔内径缩小,导致重要靶器官如心、脑、肾组织缺血。目前认为血管内皮功能障碍是高血压最早、最重要的血管损害。

(1)**心脏**　长期压力负荷增高,儿茶酚胺、血管紧张素Ⅱ都可刺激心肌细胞肥大、间质纤维化,引起左心室肥厚、扩张,称为高血压性心脏病。左心室肥厚可使冠脉血流储备下降,导致心内膜下心肌缺血。

(2)**脑**　①长期高血压可使脑血管缺血与变性,形成微动脉瘤,一旦破裂可发生脑出血。②高血压可促使脑动脉粥样硬化,粥样斑块破裂可并发脑血栓形成。③脑小动脉闭塞性病变,可导致腔隙性脑梗死。

(3)**肾脏**　长期持续高血压可使肾小球内囊压力升高,肾小球纤维化、萎缩、肾动脉硬化,导致肾实质缺血、肾单位不断减少。恶性高血压可导致入球小动脉、小叶间动脉发生增殖性内膜炎及纤维素样坏死,可在短期内出现肾衰竭。

(4)**视网膜**　视网膜小动脉早期发生痉挛,随着病程进展出现硬化。血压急骤升高可引起视网膜渗出和出血。眼底检查有助于对高血压严重程度的了解,目前采用 Keith-Wagener 眼底分级法:Ⅰ级:视网膜动脉变细、反光增强;Ⅱ级:视网膜动脉狭窄、动静脉交叉压迫;Ⅲ级:在上述病变基础上有眼底出血及棉絮状渗出;Ⅳ级:上述基础上出现视盘水肿。

```
交感神经系统活性亢进                              血压升高
肾性水钠潴留                                     心——高血压性心脏病（左心室肥厚、扩大）
肾素-血管紧张素-醛固酮系统激活  ——→ 高血压 ——→  脑——微动脉瘤、小动脉硬化和血栓形成、脑病
血管内皮细胞释放各种血管活性物质                    肾——小动脉硬化、纤维化、肾衰
胰岛素抵抗、继发性高胰岛素血症                      视网膜——小动脉痉挛硬化、视网膜渗出、出血、视盘水肿
```

【例3】2004NO51A 下列关于高血压所致靶器官并发症的叙述,错误的是

    A. 血压急剧升高可形成脑部小动脉的微动脉瘤   B. 高血压脑病的临床表现在血压降低后可逆转

    C. 高血压是促使冠状动脉粥样硬化的病因之一   D. 长期持久性高血压可致进行性肾硬化

    E. 严重高血压可并发主动脉夹层

【例4】1997NO71A 高血压死亡原因最常见的为

    A. 心肌梗死   B. 脑血管意外   C. 肾功能衰竭

    D. 心功能不全   E. 心律失常

注意:①高血压最常见的并发症是脑血管意外; ②高血压最常见的死因为脑血管意外;
③急进性高血压损害最严重的器官是肾脏; ④急进性高血压的最常见死因为肾功能衰竭。

6. 临床表现及并发症

(1)**症状** 大多数患者起病缓慢,缺乏特殊临床表现,仅在测量血压时或发生心、脑、肾等并发症时才被发现。常见症状有头晕、头痛、颈项板紧、疲劳、心悸等。典型的高血压头痛在血压下降后即可消失。高血压患者还可出现受累器官的症状,如胸闷、气短、心绞痛、多尿等。约1/5患者无症状。

(2)**体征** 一般较少。周围血管搏动、血管杂音、心脏杂音等是重点检查项目。有些体征提示继发性高血压可能,如腰部肿块提示多囊肾或嗜铬细胞瘤;股动脉搏动延迟出现或缺如,下肢血压明显低于上肢,提示主动脉缩窄等。

(3)**恶性高血压(急进型高血压)** ①起病急骤,多见于中青年。②血压显著升高,舒张压持续≥130mmHg。③头痛、视力模糊、眼底出血、渗出和视乳头水肿。④以肾脏损害为突出表现,表现为持续性蛋白尿、血尿、管型尿,可伴肾功能不全。⑤进展迅速,预后很差,常死于肾功能衰竭、脑卒中或心力衰竭。

(4)**并发症** 脑血管病、心力衰竭、冠心病、慢性肾衰竭、主动脉夹层。

【例5】1993NO44 急进性高血压病人,下列哪项器官的功能损害最为严重?

  A. 肾脏   B. 脑   C. 心脏

  D. 眼底病变   E. 肺

【例6】1989NO118X 急进型高血压的特点是

  A. 视力模糊或失明   B. 短期内肾功能衰竭

  C. 病情发展迅速   D. 舒张压持续≥130mmHg

【例7】1996NO69A 有关高血压的并发症,下列哪项不正确?

  A. 心、脑、肾等器官是主要受累脏器   B. 眼底病变与高血压的严重程度直接有关

  C. 恶性高血压以脑并发症最为突出   D. 脑卒中的发病率比心肌梗死高5倍左右

  E. 高血压脑病症状出现可能与脑水肿有关

7. 辅助检查

(1)**基本项目** 血液生化(钾、空腹血糖、总胆固醇、甘油三酯、HDL、LDL、尿酸、肌酐)、血常规、尿液分析(蛋白、糖、尿沉渣镜检)、心电图。

(2)**推荐项目** 24小时血压监测、超声心动图、颈动脉超声、餐后2小时血糖、血同型半胱氨酸、尿蛋白定量、眼底检查、胸片、脉搏波传导速度、踝臂血压指数等。

(3)**选择项目** 对疑有继发性高血压者,可以分别选择下列检查:血浆肾素活性、血和尿醛固酮、血和尿皮质醇、血游离甲氧基肾上腺素及甲氧基去甲肾上腺素、血和尿儿茶酚胺等。

8. 诊断与鉴别诊断

(1)**诊断** 高血压诊断主要依据诊室测量的血压值。测量安静休息坐位时上臂肱动脉血压,一般需非同日测量3次血压值收缩压均≥140mmHg和(或)舒张压均≥90mmHg可诊断为高血压。但应注意:

①若患者既往有高血压史,正在使用降压药物,即使血压正常,也应诊断为高血压。

②如疑似直立性低血压的患者,还应测量平卧位和站立位血压。

③是否为高血压,不能仅凭1次或2次诊室血压测量值,需要进一步观察血压变化和总体水平。

(2)**鉴别诊断** 一旦诊断为高血压,必需鉴别是原发性还是继发性(详见后)。

9. 预后

(1)**诊断性评估** 对已明确诊断的高血压患者作诊断性评估,以便进行危险分层。用于危险分层的指标主要有4项:①血压升高水平;②是否有影响预后的各种心血管危险因素;③是否存在靶器官损害;④是否存在相关的临床并发症(如下表)。

诊断性评估所需要的信息主要来自患者的病史、家族史、体格检查和实验室检查。

项目	危险因素
心血管危险因素	①高血压(1～3级)；②年龄：男 >55岁，女 >65岁；③吸烟；④糖耐量受损和(或)空腹血糖受损 ⑤血脂异常：$TC \geq 5.7mmol/L$，$LDL-C > 3.3mmol/L$ 或 $HDL-C < 1.0mmol/L$ ⑥心血管病家族史：一级亲属发病年龄男 <55岁，女 <65岁 ⑦腹型肥胖：男性腰围 $\geq 90cm$，女性 $\geq 85cm$，或体重指数(BMI)$\geq 28kg/m^2$ ⑧血同型半胱氨酸升高 $\geq 10\mu mol/L$
靶器官损害	①左心室肥厚(心电图或超声心动图)；②颈动脉超声示动脉粥样斑块或内膜中层厚度(IMT)$\geq 0.9cm$ ③股动脉 $PWV \geq 12m/s$；④$ABI < 0.9$；⑤血肌酐轻度升高(男 $115～133\mu mol/L$，女 $107～124\mu mol/L$) ⑥尿微量白蛋白 $30～300mg/24h$，或尿白蛋白/肌酐 $\geq 30mg/g$
伴随临床疾患	①脑血管病：脑出血、缺血性脑卒中、TIA；②心脏疾病：心肌梗死、心绞痛、冠脉血运重建、慢性心衰 ③肾脏疾病：糖尿病肾病、肾功能受损(血肌酐男 $\geq 133\mu mol/L$、女 $\geq 124\mu mol/L$，尿蛋白 $\geq 300mg/24h$) ④周围血管病；⑤视网膜病变：出血、渗出、视盘水肿；⑥糖尿病

(2)高血压患者心血管危险分层标准

其他危险因素和病史	高血压 1 级	高血压 2 级	高血压 3 级
无其他危险因素	低危	中危	高危
1～2 个其他危险因素	中危	中危	很高危
≥3 个其他危险因素或靶器官损害	高危	高危	很高危
临床并发症或合并糖尿病	很高危	很高危	很高危

注意：①7 版内科学 P257 将"合并糖尿病"放在此表第四行，8 版内科学 P262 放在第五行，故相应的危险分层完全不同。②7 版内科学 P257 为"极高危"，8 版内科学 P262 改为"很高危"。

【例 8】2002NO49A 下列哪项符合原发性高血压高度危险组标准？

    A. 高血压 2 级伴 1 个危险因素　　　　B. 高血压 2 级伴 2 个危险因素

    C. 高血压 2 级伴靶器官损害　　　　　D. 高血压 1～2 级伴 3 个危险因素

    E. 高血压 3 级

【例 9】2011A(执医试题)女，66 岁。快步行走时右下肢疼痛，休息数分钟后缓解。其父亲 52 岁时被确诊为急性心肌梗死。BP170/106mmHg，血清总胆固醇 6.0mmol/L，两次空腹血糖 >9.0mmol/L，右足背动脉搏动未触及。该患者高血压诊断的分级是

    A.2 级，高危　　　　B.2 级，很高危　　　　C.1 级，低危

    D.1 级，高危　　　　E.1 级，很高危

注意：①上题若按 8 版内科学 P262 分层，则高血压 2 级伴靶器官损害、高血压 3 级无危险因素都属高危组。
②本题血压 170/106mmHg，属高血压 2 级(中度)。患者有 4 个危险因素(高血压 2 级、女性 >65 岁、血胆固醇 >5.7mmol/L、家族史)、1 个并发症(外周血管病)，属很高危。

10. 治疗概述

(1)降压治疗的目的　最终目的是减少高血压患者心、脑血管病的发生率和死亡率。

(2)治疗性生活方式干预　适用于所有高血压患者，包括使用降压药物治疗的患者。

①减轻体重　尽可能将体重指数(BMI)控制在 $<24kg/m^2$(7 版内科学数据为 25)。

②减少钠盐摄入　膳食中约 80% 钠盐来自烹调用盐和各种腌制品，每人每天食盐量不宜超过 6g。

③补充钾盐　每人每日吃新鲜蔬菜 400～500g，喝牛奶 500ml，可补钾 1000mg(7 版内科学数据)。

④减少脂肪摄入　膳食中脂肪量应控制在总热量的 25% 以下(7 版内科学数据)。

⑤戒烟限酒　饮酒量每日不可超过相当于 50g 乙醇(7 版内科学数据)。

⑥增加运动　运动有利于减轻体重和改善胰岛素抵抗,提高心血管调节适应能力。较好的运动方式是低或中等强度的等张运动,可选择慢跑或步行,每周3~5次,每次20~60分钟。

注意: 本处8版内科学P262相对于7版内科学数据改动很大,解题时请注意。

【例10】2010A(执医试题)高血压患者尽量做到
A. 每人每日食盐量不应超过8g
B. 饮酒量每日不超过相当于75g乙醇的量
C. 低或中度强度的等张运动
D. 将体重指数(BMI)控制在30
E. 膳食中脂肪量控制在总量的35%以下

(3)降压治疗的对象　①高血压2级或以上患者(≥160/100mmHg);②高血压合并糖尿病,或者有心、脑、肾靶器官损害和并发症患者;③凡血压持续性升高,改善生活行为后血压仍未获得有效控制者;④高危和很高危患者必须使用药物强化治疗。

(4)降压目标　①一般主张血压目标值应<140/90mmHg。②高血压合并糖尿病、慢性肾脏病、心力衰竭、病情稳定的冠心病合并高血压患者,血压目标值<130/80mmHg。③老年收缩期高血压患者,收缩压控制在150mmHg以下,如能耐受可降至140mmHg以下。应尽早将血压降低至上述目标值,但并非越快越好。大多数高血压患者,应根据病情在数周至数月内将血压降至目标水平。

(5)用药原则　使用降压药应遵循以下4项原则:
①小剂量开始　初始治疗时通常应采用较小的有效治疗剂量,根据需要逐步增加剂量。
②优先选择长效制剂　尽可能使用每天给药1次但能持续24小时降压的长效药物,从而有效控制夜间血压与晨峰血压,更有效地预防心脑血管并发症。
③联合用药　可增加降压效果又不增加不良反应,在低剂量单药治疗效果不满意时,可以采用两种或两种以上降压药物联合治疗。
④个体化　根据患者具体情况、药物有效性和耐受性、经济条件及个人意愿,选择适合患者的降压药物。

11. 降压药物的种类及特点

常用降压药物分5类,分别记忆为A、B、C、D,即血管紧张素转换酶抑制剂ACEI+血管紧张素Ⅱ受体阻滞剂ARB(A)、β受体拮抗剂(B)、钙通道阻滞剂CCB(C)、利尿剂Diuretics(D)。

(1)利尿剂　有噻嗪类、祥利尿剂、保钾利尿剂三类,参阅本讲义内科学·心力衰竭。

常用制剂	氢氯噻嗪、氨苯蝶啶、阿米洛利、呋塞米、吲达帕胺
降压机制	通过排钠,减少细胞外容量,降低外周血管阻力
降压特点	起效平稳、缓慢,持续时间较长,作用持久
适应证	轻中度高血压,单纯收缩期高血压,盐敏感性高血压 合并肥胖、糖尿病或心衰,更年期女性,老年人高血压
不良反应	低钾血症,大剂量时可影响血脂、血糖、血尿酸代谢,尿量增多
禁忌证	高脂血症,痛风,肾功能不全(噻嗪类和保钾利尿剂不宜应用,祥利尿剂可用)
注意事项	利尿剂能增强其他降压药的疗效;长期应用利尿剂应注意补钾 保钾利尿剂不宜与ACEI、ARB合用;祥利尿剂主要用于肾功能不全者

【例11】2012NO61A 关于高血压患者的降压治疗,下列提法正确的是
A. 血压控制越低越好,减少靶器官损害
B. 尽量应用单种药物,降低药物副反应
C. 血压控制达标后,药物需及时调整减量
D. 有并发症患者,药物及治疗方案应个体化

【例12】2003NO48A 下列关于高血压降压治疗的原则,哪一项是错误的?
A. 发生高血压急症应迅速降压
B. 血压控制满意后,可以立即停药
C. 单个药物宜从小剂量开始
D. 联合用药

E. 尽可能用长效制剂,减少血压波动

【例13】2011NO169X 利尿剂作为治疗高血压病的药物,下列提法不正确的有

A. 过度肥胖患者禁用　　　　　　　　　B. 不适用于老年患者

C. 伴发心力衰竭者可选用　　　　　　　D. 主要适用于高血压病3级患者

【例14】2005NO141X 高血压患者长期应用噻嗪类药物可引起下列哪些临床表现?

A. 血胆固醇增加　　B. 血糖增高　　C. 血尿酸降低　　D. 血钾下降

(2)β受体拮抗剂　有选择性(β_1)、非选择性($\beta_1 + \beta_2$)和兼有α受体拮抗三类。

常用制剂	普萘洛尔、美托洛尔、阿替洛尔、倍他洛尔、比索洛尔、卡维地洛、拉贝洛尔
降压机制	通过抑制中枢和周围肾素-血管紧张素-醛固酮系统,抑制心肌收缩力,减慢心率发挥降压作用
降压特点	起效较强,而且迅速,不同β受体拮抗剂作用持续时间不同
适应证	不同程度的高血压,尤其心率较快的中青年患者或合并心绞痛、慢性心力衰竭者
不良反应	心动过缓,抑制心肌收缩力,抑制窦房结和房室结功能,收缩支气管,外周血管痉挛,诱发高尿酸
禁忌证	房室传导阻滞,急性心力衰竭,病态窦房结综合征,支气管哮喘,周围血管疾病
注意事项	长期应用者突然停药可发生反跳现象(即撤药综合征);可影响糖代谢,故糖尿病患者慎用

(3)钙通道阻滞剂(CCB)　分为二氢吡啶类和非二氢吡啶类。

常用制剂	硝苯地平、维拉帕米、地尔硫䓬、氨氯地平、拉西地平、乐卡地平
降压机制	阻断钙通道,减少细胞外 Ca^{2+} 进入血管平滑肌,减少兴奋-收缩偶联,降低阻力血管的收缩反应 减轻血管紧张素Ⅱ(ATⅡ)和 α_1 受体的缩血管效应,减少肾小管钠的重吸收
降压特点	起效迅速,降压疗效和幅度较强,疗效的个体差异较小,与其他降压药联用能明显增强降压作用 能抗动脉粥样硬化,对血脂、血糖无明显影响,对老年患者具有较好降压作用,对嗜酒者有效
适应证	合并冠心病、糖尿病、外周血管病者,老年单纯收缩期高血压
不良反应	血管扩张所致的头痛、颜面潮红、下肢水肿;二氢吡啶类(硝苯地平)可引起反射性心率加快 非二氢吡啶类(维拉帕米)负性肌力、负性传导作用
禁忌证	非二氢吡啶类不宜用于心力衰竭、窦房结功能低下、心脏传导阻滞

(4)血管紧张素转换酶抑制剂(ACEI)

常用制剂	卡托普利、依那普利、贝那普利、雷米普利、培哚普利
降压机制	抑制循环和组织血管紧张素转换酶(ACE),使血管紧张素Ⅱ(ATⅡ)生成减少(主要作用) 抑制激肽酶使缓激肽降解减少,而缓激肽是强烈的舒血管物质(次要作用)
降压特点	起效缓慢,3～4周达最大作用,限制钠盐摄入或联合使用利尿剂可使起效迅速和作用增强 能改善胰岛素抵抗,减少尿蛋白排出,对肥胖、糖尿病、心脏、肾脏等靶器官受损者疗效较好
适应证	心力衰竭、心肌梗死、房颤、蛋白尿、糖尿病、糖尿病肾病
不良反应	刺激性干咳、血管性水肿(与体内缓激肽增多有关)
禁忌证	血钾 >5.5mmol/L、妊娠妇女、双侧肾动脉狭窄、肾功能严重受损(血肌酐 >265μmol/L)

【例15】2006NO53A 有关高血压药物治疗的选择,下列哪项不正确?

A. 无并发症高血压患者——利尿剂

B. 轻中度高血压伴周围血管病者——β受体阻滞剂

C. 伴糖尿病并有微量蛋白尿者——ACEI

D. 伴有妊娠者——钙通道拮抗剂

E. 伴痛风者——ARB(血管紧张素Ⅱ受体拮抗剂)

(5)血管紧张素Ⅱ受体拮抗剂(ARB)

常用制剂	氯沙坦、缬沙坦、厄贝沙坦、替米沙坦
降压机制	阻滞组织血管紧张素Ⅱ(ATⅡ)受体,阻断其血管收缩、水钠潴留与重构作用
降压特点	起效缓慢,但降压持久而平稳;低盐饮食或与利尿剂合用可增强疗效;治疗剂量窗较宽 最大特点是直接与药物有关的不良反应较少,一般不引起刺激性干咳,持续治疗依从性较高
适应证	同 ACEI
不良反应	干咳少见,其余同 ACEI
禁忌证	ACEI 发生干咳可改用 ARB,其余同 ACEI

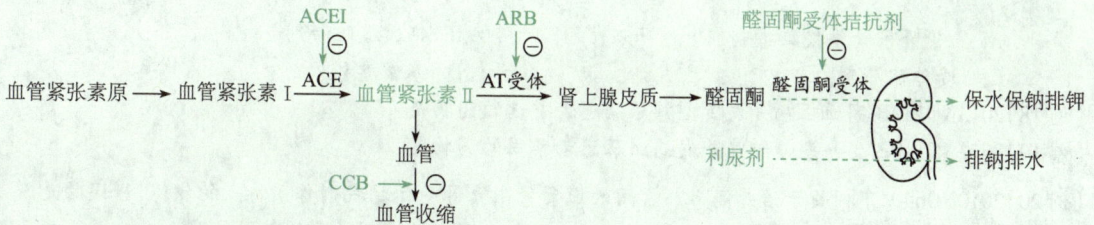

注意:①ACEI 可减少 ATⅡ 的生成,使血管舒张,从而降低血压;因可抑制醛固酮合成,故可导致高钾血症。
②ARB 可抑制 ATⅡ 受体,抑制 ATⅡ 的缩血管作用,从而降低血压。
③CCB 可抑制血管平滑肌的钙离子通道,降低缩血管作用,从而降低血压。
④利尿剂可排钠排水,减少细胞外容量,从而降低血压。

(6)五种降压药的比较

	血管紧张素转换酶抑制剂	血管紧张素Ⅱ受体阻滞剂	β-受体阻滞剂	钙通道阻滞剂	利尿剂
缩写	ACEI	ARB	β-R	CCB	Diuretics
助记	A	A	B	C	D
代表药物	卡托普利 依那普利	氯沙坦 缬沙坦	美托洛尔 阿替洛尔	硝苯地平 维拉帕米	氢氯噻嗪 氯噻酮
主要机理	①抑制周围和组织的 ACE,使 ATⅡ生成减少 ②抑制激肽酶使缓激肽降解减少	①阻滞 AT_1,阻断 ATⅡ的水钠潴留、血管收缩与组织重建 ②激活 AT_2,拮抗 AT_1的效应	抑制中枢和周围的 RAAS,以及血流动力学自动调节机制	①阻滞胞外 Ca^{2+} 经钙通道进入血管平滑肌内,降低阻力血管收缩反应性。②减轻 ATⅡ和 α_1 受体的缩血管效应。③减少肾小管钠吸收	排钠,减少细胞外容量,降低外周血管阻力
降压特点	降压缓慢 3~4 周达最大作用	降压缓慢 6~8 周达最大作用	起效迅速、强力	起效迅速、强力 剂量与疗效正相关	起效缓慢平稳 2~3 周达高峰
代谢影响	改善胰岛素抵抗 减少尿蛋白 对血脂无影响	减少尿蛋白 扩张出球小动脉 对血脂无影响	增加胰岛素抵抗 使血脂升高	对血脂、血糖无影响	使血脂、血糖、血尿酸增高
不良反应	刺激性干咳 血管性水肿	无刺激性干咳 副作用很少	房室传导阻滞 支气管痉挛 抑制心肌收缩力	心率增快 面部潮红 头痛、下肢水肿	低钾血症 影响血脂、血糖、血尿酸

记忆：对血脂有影响者——BD（β受体阻滞剂、利尿剂）。

对血脂无影响者——AC（血管紧张素转换酶抑制剂、血管紧张素Ⅱ受体阻滞剂、钙通道阻滞剂）。

【例16】2013A（执医试题）男，68岁。高血压病史10余年。查体：P56次/分，BP160/90mmHg。血肌酐365μmol/L。降压治疗宜首选

    A. 维拉帕米　　　　　B. 美托洛尔　　　　　C. 利血平

    D. 氨氯地平　　　　　E. 贝那普利

【例17】2000NO49A 高血压合并糖尿病，BP 180/100mmHg，心率65次/分，尿蛋白（＋），血肌酐正常，选用下列哪类药物降压最合适？

    A. ACEI制剂　　　　　B. β受体阻滞剂　　　　　C. 钙离子拮抗剂

    D. 利尿剂　　　　　E. α受体阻滞剂

    A. 血管紧张素转换酶抑制剂　　　　　B. 钙通道阻滞剂

    C. β受体阻滞剂　　　　　D. 噻嗪类利尿剂

【例18】2013NO139B 高血压病并发2型糖尿病患者首选的药物是

【例19】2013NO140B 变异型心绞痛并发高血压患者禁用的药物是

【例20】2010NO64A 下列关于治疗高血压常用的血管紧张素Ⅱ受体拮抗剂作用特点的叙述，错误的是

    A. 降压作用持久、平稳　　　　　B. 治疗剂量窗的范围较窄

    C. 最大降压作用在服药后6~8周出现　　　　　D. 与药物直接相关的不良反应少

（7）**各类药物的强制性适应证**　参阅2版8年制内科学P266 表3-6-6。

药物类型	强制性适应证（高血压合并下列情况）	禁忌证或慎用
利尿剂	老年单纯性收缩期高血压、心力衰竭	痛风、高血脂、妊娠
β受体阻滞剂	心绞痛、心肌梗死后、快速性心律失常伴青光眼、妊娠高血压	哮喘、COPD、Ⅱ度或Ⅲ度房室阻滞、周围血管病、甘油三酯↑
钙通道阻滞剂	二氢吡啶类：老年单纯性收缩期高血压、心绞痛、左心室肥厚、妊娠高血压、冠心病；非二氢吡啶类：心绞痛、室上速	心衰、房室阻滞
ACEI	心衰、左室肥厚、左心功能不全、心肌梗死后糖尿病肾病、肾病、蛋白尿、房颤	双侧肾动脉狭窄高血钾、妊娠
ARB	心力衰竭、左室肥厚、心肌梗死后糖尿病肾病、蛋白尿、房颤，不能耐受ACEI者	禁忌证少见
袢利尿剂	终末期肾病、心力衰竭	少见

注意：对于双侧肾动脉狭窄，ACEI可加重肾功能损害，甚至产生氮质血症。这是因为血管紧张素Ⅱ可通过收缩出球小动脉维持肾灌注压，ACEI可舒张出球小动脉，降低肾灌注压，导致肾小球滤过率与肾功能降低。故ACEI禁用于合并双侧肾动脉狭窄、肾功能严重受损（血CR＞265μmol/L）。

（8）**降压治疗方案**　①目前推荐的优化联合方案是：ACEI/ARB＋二氢吡啶类CCB、ARB/ACEI＋噻嗪类利尿剂、二氢吡啶类CCB＋噻嗪类利尿剂、二氢吡啶类CCB＋β受体拮抗剂。②次要推荐方案是：利尿剂＋β受体拮抗剂、α受体拮抗剂＋β受体拮抗剂、二氢吡啶类CCB＋保钾利尿剂、噻嗪类利尿剂＋保钾利尿剂。③三联治疗一般必须含利尿剂。记忆方法参阅右图。

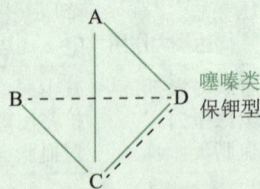

A＝ACEI/ARB，B＝β受体拮抗剂，C＝二氢吡啶类CCB
D＝噻嗪类利尿剂（绿）/保钾利尿剂（黑）

银成教育 027-8226 6012　www.yixueks.com　　国家开放大学出版社 OPEN UNIVERSITY OF CHINA PRESS

注意:①高血压合并心肌梗死病史——首选β受体阻滞剂,此为心肌梗死的二级预防。

②高血压合并急性心肌梗死——首选血管紧张素转换酶抑制剂。

③高血压合并冠心病心绞痛——首选钙离子通道阻滞剂。

【例21】2017NO48A 男性,56岁。1个月来发生3次在夜间睡眠中因突发心前区痛而惊醒,伴出汗、咽部发紧、呼吸不畅,持续10分钟左右自行缓解,白天活动正常。既往发现血压升高1年,未治疗,吸烟20年。查体:P60次/分,BP160/80mmHg,双肺正常,心律整,心音正常,双下肢不肿。该患者应首选的降压治疗药物是

A. 血管紧张素转换酶抑制剂　　　　　B. 血管紧张素Ⅱ受体拮抗剂

C. 钙通道阻滞剂　　　　　　　　　　D. β受体拮抗剂

12. 特殊类型高血压的处理

(1)**老年高血压**　①老年高血压的特点是收缩压增高,舒张压下降,脉压增大;血压波动大,容易出现体位性低血压及餐后低血压;血压昼夜节律异常,白大衣高血压和假性高血压相对常见。②老年高血压应降至150/90mmHg以下,如能耐受可降至140/90mmHg以下;对于80岁以上的老年高血压降压目标值为<150/90mmHg。③老年高血压降压治疗强调收缩压达标,同时应避免过度降低血压。④在能耐受降压治疗的前提下,逐步降压达标,应避免过快降压。⑤CCB、ACEI、ARB、利尿剂等均可选用。

(2)**儿童青少年高血压**　①儿童青少年高血压以原发性高血压为主,左心室肥厚是最常见的靶器官受累。儿童青少年血压明显升高者,多为继发性高血压,以肾性高血压最多见。②绝大多数儿童青少年高血压患者通过非药物治疗即可达到血压控制目标,若生活方式治疗无效,出现高血压症状、靶器官损害,合并糖尿病、继发性高血压等,应考虑药物治疗。③ACEI、ARB、CCB为首选的儿科抗高血压药物。

(3)**顽固性高血压**　顽固性高血压或难治性高血压是指尽管使用了三种以上合适剂量的降压药联合治疗(其中包括利尿剂),血压仍未能达到目标水平。其主要原因为假性难治性高血压(血压测量错误、白大衣现象、治疗依从性差等)、生活方式未获得有效改善、降压治疗方案不合理、其他药物干扰降压作用、容量超负荷、胰岛素抵抗、继发性高血压(如肾动脉狭窄、原醛症)等。

(4)**高血压急症**　是指原发性或继发性高血压患者,在某些诱因作用下,血压突然明显升高(一般超过180/120mmHg),伴有进行性心、脑、肾等重要靶器官功能不全的表现。高血压急症包括高血压脑病、颅内出血、脑梗死、急性心力衰竭、急性冠脉综合征、主动脉夹层、子痫、急性肾小球肾炎等。

治疗原则　①及时降压:应选择适宜有效的降压药物,静滴给药。若情况允许,应及早开始口服降压药物治疗。②逐步控制性降压:初始阶段(数分钟至1小时内)血压控制的目标为平均动脉压的降幅不超过治疗前水平的25%;在随后的2~6小时内将血压降至安全水平(160/100mmHg左右);如果可以耐受,临床情况稳定,在随后24~48小时逐步降至正常水平。③合理选择降压药:处理高血压急症的药物,要求起效迅速,短时间内达到最大作用;作用持续时间短,停药后作用消失较快;不良反应较小。④避免使用的药物:高血压急症禁止使用利血平,因肌内注射后降压作用缓慢,如果短期内反复注射可导致难以预测的蓄积效应,发生严重低血压;治疗开始时不宜使用强力的利尿药,除非有心力衰竭或明显的体液容量负荷过重。

降压药物选择　大多数情况下首选硝普钠,硝普钠可用于各种高血压急症。

	作用机制	适用证	主要副作用
硝普钠	扩张动静脉,降低前后负荷	各种高血压急症	恶心呕吐、肌肉颤动、硫氰酸中毒
硝酸甘油	扩张静脉,选择性扩张冠状动脉和大动脉	急性心力衰竭、急性冠脉综合征时高血压急症	心动过速、面部潮红头痛和呕吐
尼卡地平	二氢吡啶类钙通道阻滞剂降压同时改善脑血流量	高血压危象、急性脑血管病时高血压急症	心动过速面部潮红
拉贝洛尔	α+β受体阻滞剂	妊娠、肾衰时高血压急症	头晕、体位性低血压、传导阻滞

【例 22】2016NO61A 有关高血压急症治疗原则,不正确的是
    A. 使用静脉制剂快速降压
    B. 60 分钟内降压幅度不超过 25%
    C. 2～6 小时内将血压降至正常水平
    D. 无临床症状及靶器官损害证据者,可采取口服降压药治疗

二、继发性高血压

病名	各种继发性高血压的鉴别要点
肾实质高血压	先有肾病→高血压;肾实质损害较重
高血压肾损害	先有高血压→肾损害;肾实质损害较轻
肾血管性高血压	单/双侧肾动脉狭窄→肾缺血→激活肾素-血管紧张素-醛固酮系统迅速发展,上腹可闻及连续性高调血管杂音。肾动脉造影可确诊
原发性醛固酮增多症	高血压合并低血钾
嗜铬细胞瘤	阵发性高血压,血尿儿茶酚胺及代谢产物含量增加
主动脉缩窄	上肢血压增高,下肢血压不高或降低(双上下肢血压不等)
皮质醇增多症	高血压合并库欣综合征(向心性肥胖、紫纹、多毛)

【例 23】2000NO47A 关于继发性高血压,下列哪项不正确?
    A. 慢性肾小球肾炎所致的高血压主要与水钠潴留及血容量增加有关
    B. 肾血管性高血压在继发性高血压中属不常见的一种
    C. 原发性醛固酮增多症仅少数病例可发展为重度或恶性高血压
    D. 嗜铬细胞瘤在继发性高血压中是较少的一种
    E. 对 40 岁以下的高血压者应着重考虑继发性高血压的可能

【例 24】2009NO62A 患者,男,40 岁。发现血压增高半年,最高达 160/90mmHg,伴乏力、肌痛、口渴。吸烟 20 年。查体:血压 170/90mmHg,肥胖,心脏不大,心律整,心率 76 次/分,双下肢不肿。尿常规:尿蛋白(±),比重 1.008,血钾 3.1mmol/L。最可能的诊断是
    A. 原发性醛固酮增多症   B. 原发性高血压
    C. 肾性高血压   D. 肾血管性高血压

【例 25】2011NO60A 患者,男,32 岁。发现血压高 1 年,最高达到 170/100 mmHg,口服硝苯地平片治疗。近半年来出现头晕,发作性全身乏力,手足发麻,口渴,夜尿增多。查尿糖(−),尿蛋白(±),尿比重 1.010,血钾 3.01mmol/L。最可能的诊断是
    A. 原发性高血压   B. 原发性醛固酮增多症
    C. 肾血管性高血压   D. 肾实质性高血压

▶ **常考点** 高血压的病理;特殊类型的高血压;药物治疗。

参考答案——详细解答见《贺银成 2019 考研西医临床医学综合能力历年真题精析》

1. ABCDE   2. ABCDE   3. ABCDE   4. ABCDE   5. ABCDE   6. ABCDE   7. ABCDE
8. ABCDE   9. ABCDE   10. ABCDE   11. ABCDE   12. ABCDE   13. ABCDE   14. ABCDE
15. ABCDE   16. ABCDE   17. ABCDE   18. ABCDE   19. ABCDE   20. ABCDE   21. ABCDE
22. ABCDE   23. ABCDE   24. ABCDE   25. ABCDE

第14章　心肌疾病(原发性心肌病与心肌炎)

▶▶**考纲要求**

①原发性心肌病的分类、病因、病理、临床表现、实验室和其他检查、诊断、鉴别诊断和治疗。②心肌炎的病因、临床表现、实验室和其他检查、诊断、鉴别诊断和治疗。

▶▶**复习要点**

一、心肌病

心肌病是指一组异质性心肌疾病,由不同病因(遗传性病因较多见)引起的心肌病变导致心肌机械和(或)心电功能障碍,常表现为心室肥厚或扩张。该病可局限于心脏本身,也可为系统性疾病的部分表现,最终可导致心脏性死亡或进行性心力衰竭。由其他心血管疾病继发的心肌病理性改变不属于心肌病范畴,如心脏瓣膜病、高心病、先心病、冠心病等所致的心肌病变。

1. 分类

(1)**美国分类**　2006 年,美国心脏协会将心肌病分为以下三类。8 版内科学 P272 采用此分类标准。

①**遗传性心肌病**　肥厚型心肌病、右心室发育不良心肌病、左心室致密化不全、糖原贮积症、先天性传导阻滞、线粒体肌病、离子通道病(包括长 QT 综合征、Brugada 综合征、短 QT 综合征、儿茶酚胺敏感室速等)。

②**混合性心肌病**　扩张型心肌病、限制型心肌病。

③**获得性心肌病**　感染性心肌病、心动过速心肌病、心脏气球样变、围生期心肌病。

(2)**我国分类**　2007 年,我国制定的心肌病诊断及治疗建议将原发性心肌病分为扩张型心肌病、肥厚型心肌病、致心律失常性右室心肌病、限制型心肌病和未定型心肌病五类。有心电紊乱尚无明显心脏结构改变,有明显遗传背景的 WPW 综合征、Brugada 综合征等离子通道病暂不纳入原发性心肌病。7 版内科学 P336 采用此分类标准。

注意:8 版以前的教材都将心肌病定义为原因不明的代谢性心肌病变,做历年真题时应注意概念的变化。

【例1】2013NO62A 下列疾病中,属于原发性心肌病范畴的是

A. 致心律失常型右室心肌病　　　　　B. 围产期心肌病

C. 酒精性心肌病　　　　　　　　　　D. 自身免疫性心肌病

【例2】2000NO42A 下列哪项符合原发性心肌病?(病理学试题)

A. 炎症性心肌病变　　　　　　　　　B. 冠状动脉粥样硬化引起的心肌病变

C. 原因不明的代谢性心肌病变　　　　D. 高血压引起的心肌病变

E. 甲状腺机能亢进引起的心肌病变

2. 扩张型心肌病

(1)**病因**　病因不明,部分患者有家族遗传性。可能病因包括感染(以病毒感染最常见)、非感染性炎症、中毒(包括酒精)、内分泌和代谢紊乱、精神创伤等。

(2)**病理**　以心腔扩大伴收缩功能障碍为特征。肉眼可见心室扩张,室壁变薄,纤维瘢痕形成,常伴有附壁血栓。瓣膜、冠状动脉多无改变。组织学为非特异性心肌细胞肥大、变性。

注意:8 版内科学 P273:扩张型心肌病——心腔扩张,心室扩张,室壁变薄。

8 版病理学 P149:扩张性心肌病——心腔扩张,心室扩张,室壁略增厚或正常(离心性肥大)。

(3)**临床表现**

①症状　起病隐匿,早期可无症状。主要表现为活动时呼吸困难和活动耐量下降。随之可出现夜间阵发性呼吸困难、端坐呼吸等左心功能不全的症状。晚期出现食欲下降、腹胀、下肢水肿等右心功能不全的症状。

②心脏体征　心界扩大,心音减弱,可闻及第三或第四心音、奔马律,有时心尖部闻及收缩期杂音。

③左心衰体征　肺部可闻及湿啰音,可局限,也可遍布两肺,可伴哮鸣音。

④右心衰体征　颈静脉怒张,肝大,外周水肿。长期肝淤血可导致肝硬化、胆汁淤积和黄疸。

（4）辅助检查

胸片	心影增大,心胸比＞50%。可出现肺淤血、肺水肿、肺动脉高压征象
心电图	缺乏特异性。常见 ST 段压低和 T 波倒置,可见各种类型的心律失常
超声心动图	是诊断和评估病情最常用的重要检查手段。早期表现为左心室轻度扩大,后期各心腔均扩大,以左心室扩大为著。室壁运动普遍减弱,心肌收缩功能下降,左心室射血分数显著降低
CMR	心脏磁共振（CMR）对心肌病诊断、鉴别诊断及预后评估均有很高价值,但不是首选检查
冠状动脉造影	若发现明显的冠脉狭窄等病变,有助于排除因冠状动脉狭窄所造成的缺血性心肌病
EMB	心内膜心肌活检（EMB）有助于决定患者应尽早心脏移植还是先用心室辅助泵

（5）治疗

①病因治疗　应积极寻找病因,给予相应治疗,如控制感染、严格限酒或戒烟、治疗相应内分泌疾病或自身免疫病,纠正电解质紊乱,改善营养失衡等。

②针对心力衰竭的药物治疗　早期尚未出现心衰症状时,就应积极给予药物干预治疗,如 β 受体拮抗剂、ACEI 或 ARB,可减缓心室重构,延缓病变发展。若出现心衰症状时,应按慢性心衰治疗指南进行治疗。

③心力衰竭的心脏同步化治疗　是通过置入带有左心室电极的起搏器,同步起搏左、右心室,使心室的收缩同步化。这一治疗对部分心力衰竭的患者有显著疗效,但应在药物治疗的基础上选用。

④心脏移植　对于严重心力衰竭内科治疗无效的病例,可考虑心脏移植。

⑤抗凝治疗　对于有房颤、附壁血栓形成、有血栓栓塞病史的患者需长期服用华法林抗凝。

【例3】1996NO72A 目前认为扩张型心肌病最主要的病因是

　　A. 病毒性心肌炎　　　　B. 遗传因素　　　　C. 酒精中毒因素

　　D. 内分泌疾患　　　　E. 代谢异常

【例4】2007NO53A 下列关于扩张型心肌病临床表现的叙述,正确的是

　　A. 起病可急也可缓　　　　　　　　　　B. 可在成年人任何年龄发病

　　C. 一般不发生血栓栓塞　　　　　　　　D. 可早期发生全心扩大

【例5】2015NO57A 下列超声心动图结果描述中,不支持扩张型心肌病诊断的是

　　A. 左心室后壁厚度变薄　　　　　　　　B. 左心室可见节段性运动减弱

　　C. 左心室舒张末内径增大　　　　　　　D. 左心房扩大

注意:①扩张型心肌病超声心动图示室壁运动普遍减弱（8 版内科学 P274）。

②缺血性心肌病超声心动图示左心室节段性运动减弱（1 版医学超声影像学 P94）。

（93～95 题共用题干）男性,56 岁。3 年来进行性加重劳累后心悸、气短,多次出现夜间睡眠中呼吸困难,需坐起后缓解。半年来感腹胀、食欲下降、尿少、下肢水肿。既往无高血压、糖尿病、高血脂症。查体:P88 次/分,BP130/70mmHg,半卧位,颈静脉怒张,双肺底可闻及湿啰音,心前区搏动弥散,心界向两侧扩大,心率 110 次/分,心律不整,心音强弱不等,P₂＞A₂,心尖部可闻及 3/6 级收缩期吹风样杂音,肝肋下 2.0cm,肝颈静脉反流征（＋）,下肢水肿（＋＋）。

【例6】2012NO93A 该患者最可能的诊断是

　　A. 扩张型心肌病　　　　B. 心瓣膜病　　　　C. 心包积液　　　　D. 冠状动脉性心脏病

【例7】2012NO94A 为明确诊断,最有价值的检查是

    A. 动态心电图   B. 超声心动图   C. 胸部 X 线片   D. 冠状动脉 CT

【例8】2012NO95A 该患者心律不整最可能的类型是

    A. 心房颤动   B. 窦性心律不齐   C. 阵发性心动过速   D. 频发期前收缩

3. 肥厚型心肌病

(1)病因　为常染色体显性遗传,具有遗传异质性(约占50%)。最常见的基因突变为 β 肌球蛋白重链及肌球蛋白结合蛋白 C 的编码基因。

(2)病理　以心室肥厚为特征,尤其是室间隔肥厚,部分患者的肥厚部位不典型,可以是左心室靠近心尖部位。组织学改变有 3 大特点:心肌细胞排列紊乱、小血管病变、瘢痕形成。

(3)临床表现

①症状　最常见的症状是劳力性呼吸困难(占90%)和乏力,夜间阵发性呼吸困难较少见。最常见的持续性心律失常是房颤。部分患者有晕厥,常于运动时出现。该病是青少年和运动员猝死的主要原因。

②体征　心脏轻度增大,可闻及第四心音。左心室流出道梗阻者可于胸骨左缘第 3~4 肋间闻及较粗糙的喷射性收缩期杂音。心尖部闻及收缩期杂音,此为二尖瓣前叶移向室间隔导致的二尖瓣关闭不全。

> **注意:**①心脏杂音增强——含服硝酸甘油、应用强心药、取站位、Valsalva 动作(心肌收缩力↑、前负荷↓)。
> ②心脏杂音减弱——使用 β 受体阻滞剂、取卧位或下蹲位(心肌收缩力↓、前负荷↑)。
> ③8 版内科学 P278 第 6 行、第 8 行的"心脏后负荷",应为"心脏前负荷"。

(4)辅助检查

胸片	提示心影可正常大小或左心室增大
心电图	变化多端,主要表现为 QRS 波左心室高电压、倒置 T 波和异常 q 波 少数患者可有深而不宽的病理性 Q 波。此外,可伴有室内传导阻滞和其他各种心律失常
超声心动图	是临床最主要的诊断手段。心室不对称肥厚而无心室腔增大为其特征。舒张期室间隔厚度达 15mm 或与后壁厚度之比≥1.3。伴有流出道梗阻的病例可见室间隔流出道部分向左心室内突出、二尖瓣前叶在收缩期前移(SAM)、左心室顺应性降低致舒张功能障碍等
CMR	心脏磁共振(CMR)显示心室壁和(或)室间隔局限性或普遍性增厚

(5)治疗

①药物治疗　是基础治疗。针对流出道梗阻的药物主要有 β 受体拮抗剂、非二氢吡啶类钙通道阻滞剂。当出现充血性心衰时,需采用针对性处理,包括 ACEI、ARB、β 受体拮抗剂、利尿剂、螺内酯,慎用地高辛。对房颤患者需行抗凝治疗,胺碘酮可减少阵发性房颤的发作;对于持续性房颤,可给予 β 受体拮抗剂控制心室率。对于胸闷不适的患者使用硝酸酯类药物,需除外流出道梗阻,以免加重病情。

②手术治疗　对于药物治疗无效、心功能 NYHA Ⅲ~Ⅳ级患者,若存在严重流出道梗阻(静息或运动时流出道压力阶差 >50mmHg),需考虑行室间隔切除术。

③酒精室间隔消融术　经冠脉间隔支注入无水酒精,造成该供血区域心室间隔坏死,可减轻部分患者左心室流出道梗阻,改善心衰症状。

④起搏治疗　对于其他病因有双腔起搏置入适应证的患者,选择放置右心室心尖起搏可望减轻左心室流出道梗阻。对于药物治疗无效,而又不适合手术或消融治疗的患者,可以选择双腔起搏。

【例9】2003NO47A 用硝酸甘油类药物使肥厚型梗阻性心肌病患者症状加重的原因是

    A. 扩张大动脉,降低了周围血压   B. 扩张静脉,左室射血分数增加

    C. 扩张静脉,使回心血流量减少   D. 冠状动脉收缩

    E. 心肌氧耗量增加

(96~98题共用题干)患者,男,36 岁。3 年来出现劳累后胸闷、头晕,1 小时前因胸闷自服硝酸甘

油片后感头晕加重,并出现短暂黑矇而来院。既往无高血压病史,无烟酒史,其父有类似病史。查体:血压 120/70mmHg,脉率 68 次/分,双肺(－),心界不大,心律整,胸骨左缘第 3～4 肋间可闻 3/6 级收缩期吹风样杂音,A_2 减弱。

【例 10】2009NO96A 最可能的诊断是
　　A. 肥厚型心肌病　　　B. 扩张型心肌病　　　C. 先天性心脏病　　　D. 缺血性心脏病

【例 11】2009NO97A 应首选的检查是
　　A. 心电图　　　B. 超声心动图　　　C. 心肌核素显像　　　D. 冠状动脉造影

【例 12】2009NO98A 适宜该患者治疗的药物是
　　A. 硝酸酯类　　　B. 洋地黄类　　　C. 利尿剂　　　D. β 受体阻滞剂

4. 限制型心肌病

(1)病因　约半数为特发性,另一半为病因清楚的特殊类型,后者中以淀粉样变最常见。

(2)病理　主要病理改变为心肌纤维化、炎性细胞浸润、心内膜面瘢痕形成。

(3)临床表现

①症状　活动耐量下降、乏力、呼吸困难。逐渐出现肝大、腹腔积液、水肿等。右心衰较重为其特点。

②体征　颈静脉怒张,可闻及奔马律,可有血压下降、肝大、移动性浊音阳性、下肢水肿。

(4)辅助检查　①心电图示各导联低电压。②超声心动图示双心房扩大和心室肥厚见于限制型心肌病;心肌呈磨玻璃样改变为心肌淀粉样变的特点;心包增厚和室间隔抖动征见于缩窄性心包炎。

(5)治疗　原发性限制型心肌病无特殊治疗手段。继发性行病因治疗。

【例 13】2003NO52A 下列哪种疾病的临床表现与缩窄性心包炎最相似?
　　A. 肥厚型梗阻性心肌病　B. 风湿性心脏病　　　C. 冠心病
　　D. 限制型心肌病　　　E. 肺心病

5. 三种常考心肌病的比较

	扩张型心肌病	肥厚型心肌病	限制型心肌病
特征	左室或双室扩张 心肌收缩期功能减退 伴或不伴充血性心力衰竭	心室非对称性肥厚,尤其是室间隔肥厚,无心腔增大 左室流出道可有或无梗阻	单侧或双侧心室充盈受限 心室舒张容量下降 收缩功能及室壁厚度正常
病理特点	心腔扩张,心室扩张、室壁变薄 瓣膜、冠状动脉多正常 心肌细胞非特异性肥大变性	心室肥大,尤其室间隔肥厚 心肌细胞排列紊乱 小血管病变、瘢痕形成	心肌纤维化 炎性细胞浸润 心内膜面瘢痕形成
病因	病毒性心肌炎最常见 炎症、中毒、遗传 内分泌和代谢异常	常染色体显性遗传占50% 具有遗传异质性	50% 为特发性 50% 病因清楚 (以淀粉样变最常见)
症状	充血性心衰的症状和体征 部分患者可发生栓塞或猝死	劳力性呼吸困难、乏力 运动时晕厥,房颤,青少年猝死	酷似缩窄性心包炎的表现 呼吸困难,右心衰较重
体征	心界扩大,心尖部收缩期杂音 可闻第三或第四心音,呈奔马律	心脏轻度增大,第四心音,胸骨左缘3～4肋间粗糙收缩期杂音	右心衰的临床表现: 浮肿、颈静脉怒张、腹水
心电图	可有传导阻滞等多种心律失常 病理性 Q 波少见	左室肥大,ST-T 改变 病理性 Q 波为其特征	常常为低电压,QRS 波异常,T 波低平或倒置
心动图	心腔扩大,以左室扩大为著 室壁运动普遍减弱,房室瓣反流 二尖瓣、三尖瓣本身无病变	心室不对称性肥厚而无心腔增大为其特征,舒张期室间隔厚度≥15mm 或与后壁之比≥1.3	双心房扩大和心室肥厚 心肌呈磨玻璃样改变

心导管检查	早期正常,有心衰时左右心室舒张末期压、左心房压和肺毛细血管楔压增高,心搏量、心脏指数减低	左心室舒张末期压上升	肺动脉压明显增高舒张期变化较大右室舒张压相对较低
造影检查	心室造影示心腔扩大,室壁运动减弱冠脉造影多无异常	心室造影示左心室腔变形冠脉造影多无异常	心室造影示左心室心内膜肥厚、心室腔缩小、心尖部钝角化
活检	心肌细胞肥大、变性、间质纤维化	心肌细胞畸形肥大,排列紊乱	心内膜增厚、心内膜下心肌纤维化
治疗	β阻滞剂、ACEI、洋地黄、利尿剂心衰的心脏再同步化治疗抗凝治疗	β受体拮抗剂、ACEI、ARB慎用洋地黄、硝酸酯类制剂消融术、手术治疗	原发性无特殊治疗继发性行病因治疗

注意:①对扩张型心肌病、肥厚型心肌病最有价值的诊断方法是超声心动图。

②心电图检查,肥厚型心肌病有病理性 Q 波为其特征;扩张型心肌病病理性 Q 波少见。

③肥厚型心肌病的治疗首选 β 受体阻滞剂。

【例 14】2017NO155X 扩张型心肌病患者辅助检查可出现的异常结果有

A. 心电图可见病理 Q 波　　　　　　　　B. 超声心动图可呈现二尖瓣反流

C. 核素检查心肌可有灶性放射性减低　　D. 心室造影可出现室壁矛盾运动

二、心肌炎

1. 分类

心肌炎是指心肌本身的炎性病变,分为感染性和非感染性两大类。

(1)**感染性心肌炎**　多由病毒(最常见)、细菌、真菌、螺旋体、立克次体、原虫、蠕虫等引起。

(2)**非感染性心肌炎**　常由药物、毒物、放射、结缔组织病、血管炎、巨细胞心肌炎、结节病等引起。

2. 病因

病毒性心肌炎是指嗜心肌病毒感染引起的以心肌非特异性间质性炎症为主要表现的心肌炎。

(1)**柯萨奇 B 组病毒**　为最常见致病原因,约占30% ~50%。

(2)**常见病毒**　如孤儿(ECHO)病毒、脊髓灰质炎病毒等。

(3)**其他少见病毒**　如人类腺病毒、流感病毒、风疹病毒、脑炎病毒、肝炎(A、B、C 型)病毒、EB 病毒、巨细胞病毒、HIV 病毒等都可引起心肌炎。

【例 15】2005NO137X 病毒性心肌炎的常见病原体有

A. 柯萨奇病毒　　　B. 埃可病毒　　　C. 流行性感冒病毒　　　D. EB 病毒

注意:柯萨奇病毒、埃可病毒为病毒性心肌炎的常见病原体,流感病毒和 EB 病毒为少见病原体,因此按8版内科学 P282 观点,本题最佳答案为 AB 而不是 ABC,原给出的答案为 ABC。

3. 病理特点

病毒性心肌炎的典型改变是心肌间质增生、水肿及充血,内有多量炎性细胞浸润等。

4. 临床表现

(1)**病史**　多数患者于发病前 1 ~3 周有病毒感染等前驱症状,如发热、全身倦怠等"感冒"症状。

(2)**心肺症状**　心悸、胸痛、呼吸困难、水肿,甚至晕厥、猝死。临床诊断的病毒性心肌炎绝大部分以心律失常为主诉或首见症状,少数可因此发生晕厥或阿斯综合征。

(3)**体检**

①**心律失常**　可见各种类型心律失常,以房早、室早、房室传导阻滞最为常见。心率增快与体温不相称。

②**杂音**　可闻及第三、第四心音或奔马律,部分患者可于心尖部闻及收缩期吹风样杂音。

③**心衰患者**　可有颈静脉怒张、肺部啰音、肝大等体征。

5. 辅助检查

(1)**心电图** 常见 ST-T 改变,包括 ST 段轻度移位和 T 波倒置。合并急性心包炎的患者可有 aVR 导联以外 ST 段广泛抬高,少数可出现病理性 Q 波,可出现各型心律失常,特别是室性心律失常和房室传导阻滞。

(2)**超声心动图** 可正常,也可显示左室增大,室壁运动减低,左心室收缩功能低下,附壁血栓。

(3)**心脏磁共振** 对心肌炎诊断价值较大。典型表现为钆延迟增强扫描可见心肌片状强化。

(4)**心肌酶学** 血清肌钙蛋白(T 或 I)、心肌酸激酶同工酶(CK-MB)增高。

(5)**非特异性炎症指标** 血沉增快,C 反应蛋白阳性。

(6)**心内膜活检(EMB)** 有助于诊断及预后的判断。病毒性心肌炎的确诊有赖于心内膜、心肌或心包组织内病毒的检出。EMB 为有创检查方法,对轻症患者,一般不作为常规。

> **注意:**①病毒性心肌炎应与急性心肌梗死鉴别:两者均有心肺症状、心律失常、病理性 Q 波、血清肌钙蛋白增高、CK-MB 增高。但病毒性心肌炎有"上感"病史、病程长;急性心肌梗死无"上感"史,病程短。
> ②对扩张型心肌病、肥厚型心肌病最有价值的诊断方法是——超声心动图。
> ③心电图检查——肥厚型心肌病有病理性 Q 波为其特征,扩张型心肌病病理性 Q 波少见。
> ④肥厚型心肌病的治疗——首选 β 受体阻滞剂。

6. 治疗

病毒性心肌炎尚无特异性治疗,应以针对左心功能不全的支持治疗为主。

出现心力衰竭时,酌情使用利尿剂、血管扩张剂、ACEI 等。糖皮质激素疗效不肯定,不主张常规使用。

【例 16】2006NO58A 女性,22 岁,3 周前因上感发热 5 天。1 天来胸闷、心悸、气短伴头晕、全身乏力。查体:体温 37℃,脉搏 70 次/分,血压 96/60mmHg,咽充血,双肺清,未闻及啰音,心脏不大,心律不整,心率 76 次/分,第一心音低钝,ECG 示频发室性期前收缩,短阵室性心动过速。最可能的诊断是

A. 急性心肌炎　　　　B. 急性心包炎　　　　C. 扩张型心肌病

D. 感染性心内膜炎　　E. 冠心病

【例 17】2012NO62A 女性,22 岁。3 天来感心悸伴胸闷,活动后明显,时有阵发性胸痛,呈针刺样,体力下降。3 周前有上感发热、咽痛史,既往体健。查体:T37.2℃,P120 次/分,R18 次/分,BP100/70mmHg,平卧位,颈静脉无怒张,甲状腺Ⅰ度肿大,双肺底可闻及散在湿啰音,心率 120 次/分,心律整,S₁ 低钝,可闻及奔马律,P₂>A₂,肝未及,下肢不肿。该患者最可能的诊断是

A. 甲状腺功能亢进症　　　　　　　　　　B. 急性心肌炎

C. 急性心包炎　　　　　　　　　　　　　D. 急性冠脉综合征

A. 栓塞　　　　　B. 猝死　　　　　C. 二者均有　　　　　D. 二者均无

【例 18】1996NO127C 主动脉瓣关闭不全

【例 19】1996NO128C 病毒性心肌炎

▶ **常考点** 以上 3 种心肌病的特点及治疗;心肌炎。

参考答案——详细解答见《贺银成2019考研西医临床医学综合能力历年真题精析》

1. ABCDE　　2. ABCDE　　3. ABCDE　　4. ABCDE　　5. ABCDE　　6. ABCDE　　7. ABCDE
8. ABCDE　　9. ABCDE　　10. ABCDE　　11. ABCDE　　12. ABCDE　　13. ABCDE　　14. ABCDE
15. ABCDE　　16. ABCDE　　17. ABCDE　　18. ABCDE　　19. ABCDE

第15章　心脏瓣膜病

▶ 考纲要求

心脏瓣膜病的病因、病理生理、临床表现、实验室和其他检查、诊断和鉴别诊断、并发症和防治措施。

▶ 复习要点

一、二尖瓣狭窄（二狭）

1. 病因

（1）风湿热　最常见，占50%。风湿热是A组β溶血性链球菌咽峡炎导致的一种反复发作的急性或慢性全身性结缔组织炎症。急性风湿热后形成明显二狭至少需要2年，通常需5年以上的时间。多数患者的无症状期为10年以上，故风湿性二尖瓣狭窄一般在40～50岁发病。风湿性心脏病患者中，以女性患者居多，约占2/3；单纯二狭约占25%，二狭伴二闭占40%。

（2）少见病因　主要为老年性二尖瓣环或环下钙化、婴幼儿先天性畸形。

（3）罕见病因　包括类癌瘤、结缔组织疾病。有人认为病毒（特别是Coxsackie病毒）也可引起二狭。

2. 病理生理

（1）二尖瓣瓣口的面积及分度　正常二尖瓣瓣口面积4～6cm²。瓣面积1.5～2.0cm²为轻度二狭；瓣口面积1.0～1.5cm²为中度二狭；瓣口面积<1cm²为重度二狭。

（2）二狭的病理生理　正常情况下，血液由右房→三尖瓣→右室→肺动脉→肺毛细血管→肺静脉→左房→二尖瓣→左室→主动脉瓣→主动脉。因此，当二狭时，血液从左房流入左室受阻→出现左房高压→肺静脉高压→肺毛细血管压力升高→肺动脉高压→右心室压力升高→右心室肥厚→右心衰竭。

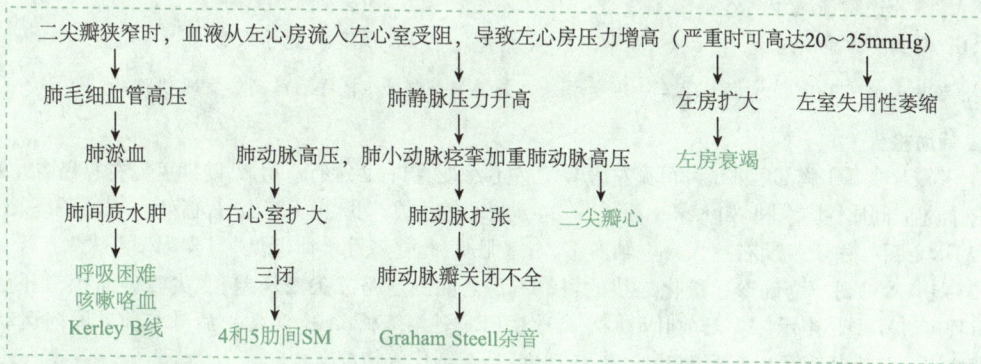

二尖瓣狭窄时，血液从左心房流入左心室受阻，导致左心房压力增高（严重时可高达20～25mmHg）

- 肺毛细血管高压 → 肺淤血 → 肺间质水肿 → 呼吸困难 咳嗽咯血 Kerley B线
- 肺静脉压力升高 → 肺动脉高压，肺小动脉痉挛加重肺动脉高压 → 右心室扩大 → 三闭（4和5肋间SM）
- 肺动脉扩张 → 二尖瓣心 → 肺动脉瓣关闭不全（Graham Steell杂音）
- 左房扩大　左室失用性萎缩 → 左房衰竭

A. 肺动脉压增高　　B. 肺毛细血管楔压增高　C. 两者均有　　　D. 两者均无

【例1】1999NO129C 二尖瓣狭窄心功能失代偿期

【例2】1999NO130C 单纯右心室梗塞

【例3】2007NO55A 下列关于二尖瓣狭窄所致大量咯血机理的叙述，正确的是（正确答案为A，原答案为C）
A. 左心房压力突然增高导致支气管静脉破裂　　B. 肺动脉压力持续增高导致肺小动脉破裂
C. 肺静脉压力持续增高导致静脉破裂　　D. 肺泡毛细血管压力增高导致破裂

3. 临床表现

当二尖瓣中度狭窄（瓣口面积<1.5cm²）时，才开始出现临床症状。

（1）呼吸困难　为最常见也是最早期的症状，在运动、情绪激动、妊娠、感染或快速房颤时最易被诱发。随着病情进展，可出现劳力性呼吸困难、静息时呼吸困难、夜间阵发性呼吸困难、端坐呼吸。

（2）**咳嗽** 多在夜间睡眠或劳动后出现，为干咳无痰或泡沫痰。咳嗽可能与支气管黏膜淤血水肿易患支气管炎或扩大的左心房压迫左主支气管有关。

（3）**咯血** ①大咯血：是由于严重二尖瓣狭窄，左心房压力突然增高，肺静脉压增高，支气管静脉破裂出血所致，可为二尖瓣狭窄的首发症状，多见于二狭早期；②痰中带血或血痰：常伴夜间阵发性呼吸困难，与支气管炎、肺部感染、肺毛细血管破裂有关；③肺梗死时咯胶冻状暗红色痰，为二狭合并心力衰竭的晚期并发症；④粉红色泡沫痰：为急性肺水肿的特征，为毛细血管破裂所致。

（4）**血栓栓塞** 为二狭的严重并发症，约20%的患者在病程中发生血栓栓塞。发生栓塞者约80%合并房颤，故合并房颤者需予以预防性抗凝治疗。

（5）**严重二尖瓣狭窄体征** 可呈"二尖瓣面容"。右心室扩大时可于剑突下触及收缩期抬举样搏动。右心衰竭时可出现颈静脉怒张、肝颈回流征阳性、肝大、双下肢水肿。

（6）**心音** 心尖部第一心音亢进，呈拍击样，可闻及开瓣音（如瓣叶钙化僵硬，则开瓣音消失）。当出现肺动脉高压时，可闻及 P_2 亢进和分裂。

（7）**心脏杂音** ①二狭的特征性杂音为心尖区舒张中晚期低调隆隆样杂音，呈递增型、局限，左侧卧位明显，运动或用力呼气可使其增强，常伴舒张期震颤。②严重肺动脉高压时，肺动脉扩张，导致相对肺动脉瓣关闭不全，可于胸骨左缘第2肋间闻及递减型高调叹气样舒张早期杂音（即 Graham Steell 杂音，8版内科学 P300 将 Steell 错为"Steel"）。③右心室扩大时，可导致相对性三尖瓣关闭不全，可于胸骨左缘第4、5肋间闻及全收缩期吹风样杂音。

【例4】2002NO53A 二尖瓣口面积为 $2.0cm^2$ 时，下列提法哪项正确？

　　A. 为二尖瓣中度狭窄　　B. 可无临床症状　　C. 可无心尖部舒张期隆隆样杂音

　　D. 可无跨瓣膜压差存在　　E. 一般不引起左心房扩大

【例5】2013NO58A 关于二尖瓣狭窄心尖部舒张期杂音听诊特点的叙述，正确的是

　　A. 多为递增递减型　　　　　　　　　　　B. 为全舒张期

　　C. 向剑突方向传导　　　　　　　　　　　D. 强度不受呼吸影响

注意： 8版内科学 P300：用力呼气时二狭杂音增强。若按8版观点，本题无正确答案可供选择。

4. 辅助检查

（1）**X线检查** ①胸部后前位片可见左房增大，左心缘变直，右心缘有双房影，晚期可见右心室增大；②胸片可见肺淤血、间质性肺水肿（如 Kerley B 线）；③主动脉弓缩小，肺动脉主干突出，右心室增大，心脏呈梨形。

（2）**心电图** 由于晚期右室大→电轴右偏、右室肥厚；此外窦性心律者见"二尖瓣型 P 波"。

（3）**超声心动图** 为确诊和量化二狭的可靠方法。能测定跨二尖瓣压差、二尖瓣口面积，判断狭窄的严重程度。M 型超声示二尖瓣前叶呈城墙样改变（EF 斜率降低，A 峰消失），后叶与前叶同向运动，瓣叶回声增强。二维超声可以观察瓣叶厚度、活动度、是否钙化等情况。

（4）**彩色多普勒血流显像** 可实时观察二尖瓣狭窄的射流，有助于连续多普勒的正确定向。连续脉冲波多普勒可较准确地测定舒张期跨二尖瓣的压差和二尖瓣瓣口面积。

狭窄程度	平均压力阶差（mmHg）	肺动脉压（mmHg）	二尖瓣瓣口面积（cm^2）
轻度二尖瓣狭窄	<5	<30	>1.5（P299 为 1.5～2.0）
中度二尖瓣狭窄	5～10	30～50	1.0～1.5
重度二尖瓣狭窄	>10	>50	<1.0

5. 并发症

（1）**心房颤动** 为二尖瓣狭窄最常见的心律失常，也是相对早期的常见并发症。发生房颤时，舒张

期心房收缩功能丧失,左心室充盈减少,可使心排量减少 20% ~ 25%,常致心衰加重。

(2)急性肺水肿　为重度二狭的严重并发症。表现为突发性呼吸困难和发绀,不能平卧,咳粉红色泡沫痰,双肺满布干、湿性啰音,常因感染、剧烈活动、心律失常等诱发。

(3)血栓栓塞　20% 发生体循环栓塞,其中 80% 伴有房颤。血栓栓塞几率为脑动脉栓塞(占 2/3) > 外周动脉 > 内脏动脉。栓子多来源于扩大的左心房伴房颤者。来源于右心房的栓子可造成肺栓塞。

(4)右心衰竭　为晚期并发症。右心衰竭时,右心排出量减少,肺循环血量减少,呼吸困难可有所减轻。

(5)感染性心内膜炎　较少见。

(6)肺部感染　本病常有肺淤血,故易合并肺部感染。

【例6】2006NO56A 下列哪项是二尖瓣狭窄伴心房颤动患者最常见的并发症?

  A. 心绞痛   B. 肺栓塞   C. 心包填塞

  D. 心力衰竭   E. 感染性心内膜炎

  A. 二尖瓣狭窄   B. 二尖瓣关闭不全   C. 主动脉瓣狭窄   D. 肺动脉瓣狭窄

【例7】2014NO139B 最容易并发感染性心内膜炎的瓣膜损害是

【例8】2014NO140B 最容易并发心房颤动的瓣膜损害是

6. 治疗

(1)一般治疗　预防性抗风湿治疗,预防感染性心内膜炎,避免剧烈体力活动。

(2)并发症的治疗

①大量咯血　应取坐位,同时使用镇静剂,静脉注射利尿剂,以降低肺动脉压。

②急性肺水肿　处理原则同急性左心衰。但应注意:避免使用以扩张小动脉为主,减轻后负荷的血管扩张剂,应选用扩张小静脉,减轻前负荷为主的硝酸酯类;洋地黄对二狭的肺水肿无益。

③心房颤动　治疗目的为控制心室率,争取恢复和保持窦性心律,预防血栓栓塞。

急性房颤　急性快速性房颤因心室率快,舒张期充盈时间缩短,导致左房压力急剧增加,同时心排量减少,故应立即控制心室率。可先静注洋地黄;如效果不满意,可静注地尔硫䓬或艾司洛尔;当有血流动力学障碍时,应立即电复律。

慢性房颤　应争取介入或手术治疗解决狭窄。在此基础上,若房颤病史 < 1 年,左房内径 < 60mm,且无窦房结或房室结功能障碍者,可考虑电复律或药物复律。若不宜复律、复律失败,则可口服 β 受体拮抗剂、地高辛、非二氢吡啶类钙通道阻滞剂控制心室率。

(3)预防栓塞　二狭合并房颤时,极易发生血栓栓塞。若无禁忌,均应长期口服华法林抗凝。

(4)经皮球囊二尖瓣成形术　适用于单纯二尖瓣狭窄(最佳适应证)、瓣叶活动度好、无明显钙化、瓣下结构无明显增厚。

(5)闭式二尖瓣分离术　目前少用。

(6)直视二尖瓣分离术　适应证为瓣叶严重钙化、病变累及腱索和乳头肌、左心房有血栓者。

(7)人工瓣膜置换术　适应证为二狭合并二闭、严重瓣叶和瓣下结构钙化不宜做分离术者。

二、二尖瓣关闭不全(二闭)

1. 病因

二尖瓣结构包括瓣叶、瓣环、腱索、乳头肌等四部分,正常二尖瓣的功能有赖于此四部分及左心室的结构和功能完整性,任何一个或多个部分发生结构异常或功能失调,均可导致二闭。

(1)瓣叶　①风湿性损害最常见,占二闭的 1/3,女性多见。②二尖瓣脱垂、感染性心内膜炎破坏瓣叶、肥厚型心肌病、先天性心脏病,心内膜垫缺损等均可导致二闭。

(2)瓣环扩大　①左室扩大、左心衰造成二尖瓣瓣环扩大可导致二尖瓣相对关闭不全。②二尖瓣瓣环退行性变和瓣环钙化也可导致二闭;严重二尖瓣环钙化者,50% 合并主动脉瓣钙化。

（3）腱索　先天性、自发性断裂，或继发于感染性心内膜炎、风湿热的腱索断裂，均可导致二闭。

（4）乳头肌　乳头肌缺血导致短暂性二闭，急性心肌梗死后乳头肌坏死可导致永久性二闭。先天性乳头肌畸形、乳头肌脓肿、肉芽肿、淀粉样变、结节病等。

病损部位	慢性二闭的病因	急性或亚急性二闭的病因
瓣叶-瓣环	风湿性（过去最常见）、黏液样变性、瓣环钙化结缔组织病、先天性（如二尖瓣裂）	感染性心内膜炎、外伤、人工瓣周漏
腱索-乳头肌	瓣膜脱垂（腱索或乳头肌过长）乳头肌功能不全	非风湿性二闭以腱索断裂最常见 感染性心内膜炎、心肌梗死并乳头肌功能不全 创伤所致腱索或乳头肌断裂
心肌	扩张型心肌病、梗阻性肥厚型心肌病 冠心病节段运动异常或室壁瘤	—

【例9】2007NO52A　下列选项中，不属于常见的急性二尖瓣关闭不全病因的是
A. 感染性心内膜炎　　B. 急性心肌梗死　　C. 心脏瓣膜手术　　D. 扩张型心肌病

2. 病理生理

二尖瓣关闭不全的主要病理生理变化是左心室每搏射出的血液一部分反流入左心房，使前向血流减少，同时使左房负荷和左室舒张期负荷增加，从而引起一系列血流动力学变化。

（1）急性二闭　急性二闭时，收缩期左心室射出的部分血液经关闭不全的二尖瓣口反流左心房，使左心房容量负荷增加，致使左心房压和肺毛细血管楔压急剧升高，导致肺淤血、急性肺水肿。反流入左心房的血液与肺静脉至左心房的血液汇总，在舒张期充盈左心室，致左心房和左心室容量负荷骤增，左室舒张末压急剧上升。

（2）慢性二闭　慢性二闭时，左心室舒张期容量负荷增加，可通过Frank-Starling机制使左心室每搏量增加，射血分数维持在正常范围，因此代偿早期可无临床症状。随着病情进展，左心房接收左心室反流血液，持续严重的过度容量负荷终致左心房压和左心室舒张末压明显升高，内径扩大。当失代偿时，肺静脉压和肺毛细血管楔压增高，继而发生肺淤血、左心衰竭。晚期出现肺动脉高压，导致右心室肥厚、右心衰竭，终致全心衰竭。

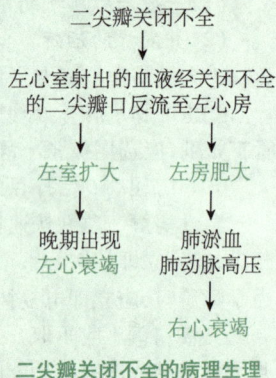

二尖瓣关闭不全
左心室射出的血液经关闭不全的二尖瓣口反流至左心房
左室扩大　左房肥大
晚期出现左心衰竭　肺淤血肺动脉高压
右心衰竭
二尖瓣关闭不全的病理生理

【例10】2005NO53A　下列关于二尖瓣关闭不全患者早期病理生理改变的叙述，正确的是
A. 左心房压力负荷增加　B. 左心室压力负荷增加　C. 左心室容量负荷增加
D. 肺静脉压力负荷增加　E. 肺静脉容量负荷增加

3. 临床表现

	急性二尖瓣关闭不全	慢性二尖瓣关闭不全
心排量	心排量明显减少	心排量减少，导致疲乏无力，活动耐力下降
肺淤血	轻症者仅有劳力性呼吸困难 重症者急性肺水肿、左心衰竭、心源性休克	不同程度呼吸困难，如劳力性呼吸困难、夜间阵发性呼吸困难、端坐呼吸
右心衰竭	病程短，极少出现右心衰竭症状	晚期出现，如腹胀、纳差、肝大、胸腹水、水肿等
心界	病程短，一般无心界扩大	心界向左下扩大，心尖搏动左下移位
心尖搏动	心尖抬举样搏动（高动力型）	心尖抬举样搏动（高动力型）
心音	肺动脉瓣第二心音亢进、分裂 心尖区可闻及第四心音	第一心音减弱，第二心音分裂 严重反流时可闻及第三心音
杂音	心尖区 3/6 级以上收缩期粗糙吹风样杂音 累及腱索、乳头肌时出现乐音性杂音	心尖区 3/6 级以上全收缩期吹风样杂音 腱索断裂时可闻及海鸥鸣或乐音性杂音

注意:①二闭——特征性杂音为心尖区全收缩期吹风样杂音,可伴收缩期震颤。

前叶损害为主者,杂音向左腋下或左肩胛下传导;后叶损害为主者杂音向心底部传导。

②二尖瓣脱垂——心尖区闻及收缩中晚期非喷射性喀喇音,喀喇音之后出现二闭收缩期杂音。

③腱索断裂——二闭杂音似海鸥鸣或乐音性。

4. 辅助检查

（1）X线检查 ①轻度二闭者,可无明显异常发现。严重者左心房、左心室明显增大,增大的左心房可推压食管,左心衰者可见肺淤血和间质性肺水肿。晚期可见右室增大。②急性二闭者,心影正常或左心房轻度增大,伴肺淤血、肺水肿。

（2）心电图 ①轻度二闭心电图可正常,严重者可见左心室肥厚和劳损。②慢性二闭常伴左心房增大、房颤;如为窦性心律则可见P波增宽呈双峰状(二尖瓣P波),提示左心房增大。③急性二闭心电图多正常。

（3）超声心动图 M型和二维超声心动图不能确诊二闭。脉冲式多普勒和彩色多普勒敏感性达100%,并可对二尖瓣反流进行定量诊断。

分度	射流面积(cm^2)	每次搏动的反流量(ml)	反流分数
轻度二闭	<4	<30	<30%
中度二闭	4~8	30~59	30%~49%
重度二闭	>8	>60	>50%

5. 二狭与二闭的鉴别

	二尖瓣狭窄(二狭)	二尖瓣关闭不全(二闭)
病程	从急性风湿热至形成二狭至少需2年	从风心病至出现二闭症状至少需20年
病因	风湿热(最常见)	过去以风湿热最常见,现在以腱索断裂最常见
心脏扩大	左房扩大为主	左室、左房增大
心尖搏动	正常或不明显	高动力型(心尖搏动有力,可呈抬举性)
临床表现	二尖瓣瓣口面积<1.5cm^2才出现明显症状 如呼吸困难、咯血、咳嗽、声嘶等	急性:劳力性呼吸困难、左心衰、肺水肿 慢性:轻症者可终身无症状 　　　严重者疲乏无力、肺淤血出现较晚
听诊	①心尖部隆隆样舒张中晚期杂音,伴震颤 ②心尖区第一心音亢进和开瓣音 ③肺动脉高压时可有P_2亢进、分裂 ④肺动脉扩张致肺闭可出现该区舒张早期叹气样杂音(Graham-Steell杂音)	①心尖部全收缩期吹风样高调一贯型杂音 ②第一心音减低 ③肺动脉高压时可有P_2亢进、分裂
并发症	房颤、感染性心内膜炎、血栓栓塞 右心衰、肺部感染、急性肺水肿	房颤(3/4)、感染性心内膜炎较多见 体循环栓塞少见、心力衰竭
病情分级	瓣口面积1.5~2.0cm^2为轻度二狭 瓣口面积1.0~1.5cm^2为中度二狭 瓣口面积<1cm^2为重度二狭	射流面积<4cm^2为轻度反流 射流面积4~8cm^2为中度反流 射流面积>8cm^2为重度反流
诊断	超声心动图是确诊二狭的可靠方法	脉冲多普勒和彩色多普勒敏感性100%

注意:①正常二尖瓣口面积4~6cm^2。轻度狭窄1.5~2.0cm^2,中度狭窄1.0~1.5cm^2,重度狭窄<1cm^2。

②正常主动脉瓣口面积3~4cm^2。轻度狭窄>1.5cm^2,中度狭窄1.0~1.5cm^2,重度狭窄<1.0cm^2。

二尖瓣脱垂多为二尖瓣原发性黏液性变使瓣叶松弛膨大或伴腱索过长,心脏收缩时瓣叶突入左房所致,常表现为收缩中、晚期喀喇音合并收缩晚期杂音。喀喇音是由于二尖瓣在收缩中晚期脱入左房,瓣叶突然紧张或其腱索的突然拉紧产生震动所致。二尖瓣脱垂可造成二尖瓣关闭不全,血液由左室反流至左房,而出现收缩晚期杂音。

【例11】2004NO54A 下列关于二尖瓣关闭不全听诊特点的叙述,正确的是

 A. 第二心音出现延后 B. 不出现第三心音 C. 杂音可能掩盖第一心音

 D. 杂音多呈递增型 E. 杂音不向胸骨左缘及心底部传导

【例12】2015NO61A 男性,53岁。1个月来活动后气短、心悸,自觉体力明显下降。偶有夜间憋醒,坐起休息后可缓解,有高血压病史1年,最高血压达150/90mmHg,吸烟25年。查体:P88次/分,BP130/80mmHg,平卧位,颈静脉充盈,双肺底可闻及湿啰音,心界向两侧扩大,心率108次/分,心律不整,心音强弱不等,心尖部可闻及2/6级收缩期吹风样杂音,肝肋下可及,下肢水肿(±)。首先可以排除的疾病是

 A. 心包积液 B. 扩张型心肌病 C. 冠心病 D. 风湿性心瓣膜病

6. 并发症

心房颤动	3/4 的慢性重度二尖瓣关闭不全患者可发生心房颤动
感染性心内膜炎	较二尖瓣狭窄者常见
体循环栓塞	常见于左心房扩大、慢性房颤者,但较二尖瓣狭窄者少见
心力衰竭	在急性者早期出现,慢性者仅在晚期出现
二尖瓣脱垂	二尖瓣脱垂的并发症包括感染性心内膜炎、脑血管栓塞、心律失常、猝死、腱索断裂、心衰

【例13】1998NO151X 关于风湿性心脏病二尖瓣关闭不全,下列哪些叙述正确?

 A. 心房纤颤较二尖瓣狭窄发生晚   B. 感染性心内膜炎发生较二尖瓣狭窄多

 C. 出现充血性心力衰竭后,治疗预后较二尖瓣狭窄好 D. 并发体循环梗塞较二尖瓣狭窄少

7. 治疗

(1)急性二闭 外科治疗为根本措施。

①内科治疗 内科治疗的目的是减少反流量,降低肺静脉压,增加心排出量。动脉扩张剂(如静滴硝普钠)可减少体循环血流阻力,提高主动脉输出流量,同时减少二尖瓣反流量和左心房压力。若已发生低血压,则不宜使用,而应行主动脉内球囊反搏。

②外科治疗 可在药物控制症状的基础上,紧急或择期行人工瓣膜置换术或修复术。

(2)慢性二闭 包括内科治疗和外科治疗。

①内科治疗 抗风湿治疗,预防感染性心内膜炎,处理并发症。无症状、心功能正常者无需治疗。已有症状的二尖瓣反流,可给予血管紧张素转换酶抑制剂(ACEI)减少左心室容积,缓解症状。

②外科治疗 手术适应证为:重度二闭伴心功能NYHA Ⅲ或Ⅳ级;心功能NYHA Ⅱ级伴心脏扩大;严重二闭,LVEF减低。常用手术方法有二尖瓣修补术和二尖瓣置换术。

 (91~92题共用题干)女性,35岁,因心悸1个月就诊。查体:脉率78次/分,血压130/85mmHg,心界向左扩大,心律不齐,心率96次/分,心尖部可闻及3/6级收缩期吹风样杂音及舒张期隆隆样杂音,P_2亢进,胸骨左缘第二肋间可闻及柔和的舒张期杂音。

【例14】2010NO91A 该患者最可能的心脏器质性疾病诊断是

 A. 二尖瓣狭窄伴肺动脉瓣关闭不全 B. 二尖瓣狭窄伴二尖瓣关闭不全

 C. 二尖瓣关闭不全伴肺动脉瓣关闭不全 D. 二尖瓣狭窄及关闭不全,伴肺动脉瓣关闭不全

【例15】2010NO92A 该患者听诊不可能出现的心音特点是

 A. 心尖部第一心音强弱不等   B. 心尖部可闻舒张早期开瓣音

 C. 心尖部可闻及第四心音   D. P_2分裂(应为S_2分裂)

三、主动脉瓣狭窄(主狭)

1. 病因

(1)**先天性畸形** 单叶瓣畸形可引起严重的先天性主动脉瓣狭窄,是婴儿死亡的重要原因之一。

①二叶瓣畸形 正常主动脉瓣为三叶瓣,且大小相等。群体中约1%的个体出生时呈二叶瓣畸形,男性多见。约1/3瓣膜发生狭窄,另1/3发生关闭不全,其余可能只会造成轻微的血流动力学异常。

②三叶瓣畸形 表现为三个半月瓣大小不等,部分瓣叶交界融合,少数患者出现主狭。

(2)**老年性主动脉瓣钙化** 为成人<u>最常见</u>的主狭的原因。

(3)**风湿性心脏病** 炎症性病变导致主动脉瓣狭窄的病因主要为风湿热,少数为结缔组织疾病。

2. 病理生理

(1)**主动脉狭窄程度分级** 正常成人主动脉瓣瓣口面积3~4cm²。主动脉瓣狭窄程度分级如前述。

(2)**主狭的病理生理** 主狭时,收缩期左心室向主动脉射血受阻,左心室舒张末压明显升高,致使左心室向心性肥厚,其顺应性降低。相继发生左心房扩大、左心房压力增高,最终引起肺静脉压、肺毛细血管楔压、肺动脉压升高,导致肺淤血、呼吸困难。左心室舒张末期压迫心内膜下血管使冠脉灌注减少及脑供血不足,导致心绞痛和晕厥(如右图)。

主狭时,血液从左心室流入主动脉受阻

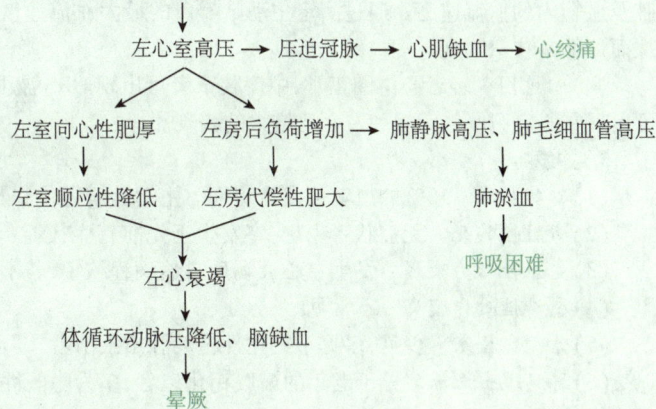

左心室高压 → 压迫冠脉 → 心肌缺血 → 心绞痛

左室向心性肥厚　左房后负荷增加 → 肺静脉高压、肺毛细血管高压

左室顺应性降低　左房代偿性肥大　肺淤血

左心衰竭　　呼吸困难

体循环动脉压降低、脑缺血

晕厥

3. 临床表现

(1)**典型症状** 主狭患者可长期无症状,直至主动脉瓣瓣口面积≤1.0cm²时才出现临床症状。心绞痛、晕厥、呼吸困难是主狭的典型三联征。

①呼吸困难 劳力性呼吸困难为晚期患者常见的首发症状,见于95%的有症状患者。随着病情发展,可出现阵发性夜间呼吸困难、端坐呼吸,甚至急性肺水肿。

②心绞痛 对于重度主狭患者,心绞痛是最早出现也是最常见的症状。产生心绞痛的原因为:a. 左心室壁增厚、心室收缩压升高、射血时间延长,增加心肌耗氧量;b. 左心室肥厚,导致心肌毛细血管密度相对减少;c. 舒张期心腔内压力增高,压迫心内膜下冠脉,导致心肌灌注不足;d. 左心室舒张末压升高导致舒张期主动脉-左心室压差降低,减少冠脉灌注压。

③晕厥 见于15%~30%的有症状患者,部分仅表现为黑矇,可为首发症状。晕厥多与劳累有关,常发生于体力劳动当时;休息时晕厥多由于心律失常(如房颤、房室传导阻滞)导致的心排出量骤减所致。

(2)**体征** ①心界:正常或轻度向左扩大,心尖区可触及收缩期抬举样搏动。②心音:第一心音正常,如主动脉瓣严重狭窄或钙化,左心室射血时间明显延长,则主动脉瓣第二心音成分减弱或消失,可有第二心音逆分裂。③心脏杂音:典型杂音为粗糙而响亮的射流性杂音,3/6级以上,呈递增-递减型,可向颈部传导,在胸骨右缘1~2肋间听诊最清楚。一般来说,杂音愈响,持续时间愈长,高峰出现愈晚,提示狭窄程度越重。

【例16】2013NO169X 严重主动脉瓣狭窄引起心肌缺血的机制包括

　　A. 冠状动脉灌注压降低　　　　　　　　B. 左心室舒张末容积减小

　　C. 左心室壁毛细血管密度相对减少　　　D. 左心室射血时间延长,心肌耗氧增加

【例17】1997NO69A 下列哪项不是主动脉瓣狭窄的主要临床表现?

　　A. 栓塞　　　　　　B. 心绞痛　　　　　　C. 晕厥

　　D. 左心功能不全　　E. 猝死

【例18】1995NO153X 有关主动脉瓣狭窄所致的主动脉瓣区收缩期杂音的描述,下述哪些正确?

A. 响度可在三级以上

B. 伴有主动脉瓣关闭不全时,则杂音减弱

C. 杂音强度取决于瓣膜狭窄程度

D. 老年人该杂音可在心尖部最响(按8版观点C也正确)

4. 辅助检查

(1)**X线检查**　心影一般不大,形状可略有变化,即左心缘下1/3处稍向外膨出;左心房轻度增大;75%～85%的患者有呈现升主动脉扩张。侧位透视有时可见主动脉瓣钙化。

(2)**二维超声心动图**　可见主动脉瓣瓣叶增厚、回声增强(提示瓣膜钙化),瓣叶收缩期开放幅度减小,开放速度减慢;左心室后壁及室间隔对称性肥厚;左心房可增大;主动脉根部狭窄后扩张等。

(3)**彩色多普勒超声心动图**　可见血流于瓣口下方加速形成五彩镶嵌的射流,连续多普勒可测定心脏及血管内的血流速度。通过测定主动脉瓣口的最大血流速度,可计算最大跨瓣压力阶差及瓣口面积,从而评估其狭窄程度。

(4)**心电图**　轻者心电图正常,中度狭窄者可出现QRS波群电压增高伴轻度ST-T改变,重度狭窄者可出现左心室肥厚伴劳损和左心房增大的表现。

5. 并发症

(1)**心律失常**　10%的患者可发生房颤。主动脉瓣钙化累及传导系统可导致房室传导阻滞。

(2)**心脏性猝死**　无症状者少见,多发生于先前有症状者。

(3)**充血性心力衰竭**　发生左心衰竭后自然病程缩短,若不行手术治疗,50%的患者于2年内死亡。

(4)**感染性心内膜炎**　不常见。

(5)**体循环栓塞**　少见,多见于钙化性主动脉瓣狭窄者。

(6)**胃肠道出血**　多见于老年的瓣膜钙化患者,多为隐匿性和慢性。

6. 治疗

(1)**内科治疗**　①主要是预防感染性心内膜炎。②无症状者无需治疗,应定期随访。轻度狭窄者每2年复查1次,体力活动不受限制;中、重度狭窄者应避免剧烈体力活动,每6～12个月复查1次。一旦出现症状,即需手术治疗。③心衰患者等待手术过程中,可慎用利尿剂以缓解肺充血。ACEI及β受体拮抗剂不适用于主动脉瓣狭窄患者。

(2)**外科治疗**　凡出现症状者,均应手术治疗。

①**人工瓣膜置换术**　为成人主狭的主要手术方式。手术指征为重度主狭伴心绞痛、晕厥或心衰。无症状患者,若伴进行性心脏增大、左心功能进行性减退、活动时血压降低,也应考虑手术。

②**直视下主动脉瓣分离术**　适用于儿童和青少年的非钙化性严重主狭,甚至包括无症状者。

③**经皮主动脉瓣球囊成形术**　应用范围局限(与二狭不同),适用于高龄、有心衰等高危患者。

④**经皮主动脉瓣置换术**　目前不是治疗主狭的首选方法。

四、主动脉瓣关闭不全(主闭)

1. 病因

主闭主要由主动脉瓣膜本身病变、主动脉根部疾病所致。根据发病情况,分为急性和慢性两种。

(1)**急性主闭**　病因包括:①感染性心内膜炎;②胸部创伤致升主动脉根部、瓣叶支持结构和瓣叶破损;③主动脉夹层血肿使主动脉瓣环扩大;④人工瓣膜撕裂等。

(2)**慢性主闭**

主动脉瓣本身病变　①风湿性心脏病(占2/3);②先天性畸形:二叶式主动脉瓣、主动脉瓣穿孔、室间隔损伤伴主动脉瓣脱垂;③感染性心内膜炎;④退行性主动脉瓣病变;⑤主动脉瓣黏液样变性。

主动脉根部扩张　①Marfan综合征;②梅毒性主动脉炎;③其他:高血压性主动脉环扩张、特发性升

主动脉扩张、主动脉夹层、强直性脊柱炎、银屑病性关节炎等。

2. 病理生理

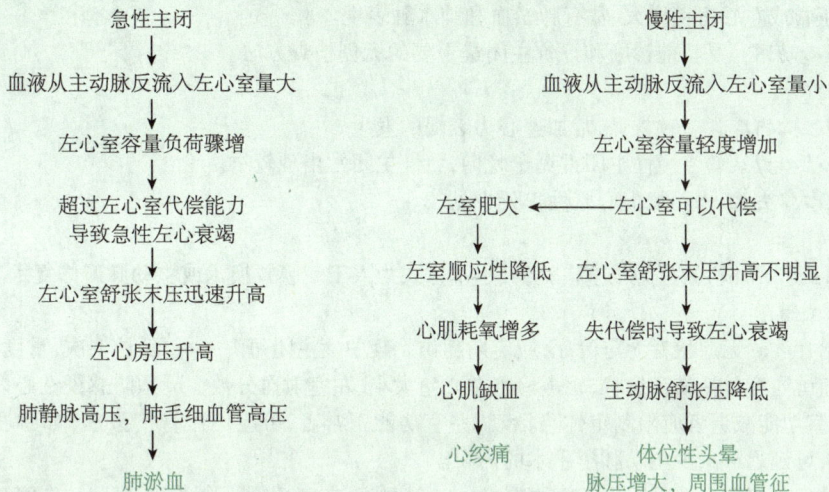

3. 临床表现

（1）急、慢性主动脉瓣关闭不全临床表现的比较

	急性主动脉瓣关闭不全	慢性主动脉瓣关闭不全
呼吸困难	轻症者无症状 重症者可突发呼吸困难,咳粉红色泡沫痰	出现左心衰竭时可有典型呼吸困难
心绞痛	少见	较主狭少见
晕厥	少见	罕见,改变体位时可出现头晕或眩晕
一般体检	重者面色灰暗,唇甲发绀 脉搏细数,周围血管征不明显	面色苍白,头随心搏摆动,周围血管征明显 心尖搏动向左下移位,心界向左下扩大
心音	第一心音减弱,肺动脉高压时可有 P_2 亢进 可闻及第三心音和第四心音	第一心音减弱,主动脉瓣区第二心音减弱 心尖区可闻及第三心音
杂音	舒张期柔和、短促、低调杂音	主动脉瓣区舒张早期高调递减叹气样杂音, 向心尖传导。反流明显者可于心尖部闻及低 调柔和舒张期隆隆样杂音（Austin-Flint 杂音）

（2）常考点　主闭患者由于舒张压降低,脉压增大,可出现周围血管征。

周围血管征	点头征、水冲脉、枪击音、Duroziez 征、毛细血管搏动征
点头征（De Musset 征）	见于脉压增大的情况,如主闭
水冲脉	见于主闭、甲亢、严重贫血、动脉导管未闭
枪击音（Traube 征）	见于主闭、甲亢、严重贫血
Duroziez 征	轻压听诊器于股动脉上可闻及连续全期吹风样杂音,称 Duroziez 征。见于主闭
毛细血管搏动征	见于脉压增大的疾病,如主闭、甲亢
Austin-Flint 杂音	见于主闭重度反流者
Graham Steell 杂音	见于二狭伴肺动脉扩张

【例19】2013NO59A 下列临床上常见出现脉压减小的病变,不正确的是
    A. 心包积液　　　　B. 心力衰竭　　　　C. 主动脉瓣狭窄　　D. 重度二尖瓣关闭不全

4. X线和超声心动图检查

(1)**X线检查** 慢性主闭左心室明显增大,升主动脉结扩张,呈主动脉型心脏(靴形心)。急性主闭心脏大小多正常或左心房稍增大,常有肺淤血和肺水肿表现。

(2)**超声心动图** 是目前诊断和评价主闭最重要的无创检查方法。

5. 并发症

(1)**感染性心内膜炎** 较常见,常加速心力衰竭的发生。

(2)**充血性心力衰竭** 慢性主闭常见于晚期,急性主闭常出现较早。

(3)**室性心律失常** 常见,但心脏性猝死少见。

6. 治疗

(1)**急性主闭** 外科治疗为根本措施,其手术方式为人工瓣膜置换术或主动脉瓣修复术。

(2)**慢性主闭**

①内科治疗 a.无症状者无需治疗,应定期随访。轻中度主闭每1~2年随访1次,重度主闭每半年随访1次。随访内容包括临床症状、超声检查左心室大小、左室射血分数。b.预防感染性心内膜炎,预防风湿活动,左室功能减退者应限制重体力活动,左室功能正常者,可应用血管扩张剂(如肼屈嗪、尼群地平、ACEI等),可延迟或减少主动脉瓣手术的需要。

②外科治疗 严重主闭可行人工瓣膜置换术:有症状+左室功能不全者;无症状+左室功能不全;症状明显即使左室功能正常者。

7. 主狭与主闭的鉴别

	主动脉瓣狭窄	主动脉瓣关闭不全
心血管	左室肥厚扩大 冠脉血流量减少导致心绞痛	左室肥厚扩大,冠脉血流量减少导致心绞痛 舒张压降低导致脉压增大→周围血管征
临床表现	主狭三联征:呼吸困难、心绞痛、晕厥	舒张压低,脑供血不足→头晕,晕厥罕见 冠脉供血不足→心绞痛 急重症者可有左心衰、低血压
体征	①心尖搏动局限,抬举性 ②主动脉瓣区递增-递减型喷射性收缩期杂音 　杂音沿颈动脉传导,伴收缩期震颤 ③主动脉瓣区第二心音减弱,甚至消失	①心尖搏动向左下移位,可呈抬举性 ②主动脉瓣二区递减型叹息样舒张期杂音 ③重度反流者可有心尖区 Austin-Flint 杂音 ④反流严重者主动脉瓣第二心音减弱或消失
并发症	心律失常(房颤)、感染性心内膜炎(不常见) 心脏性猝死(1%~3%)、心力衰竭 体循环栓塞(少见)、胃肠道出血	室性心律失常(常见) 感染性心内膜炎(较常见) 心脏性猝死(少见)、心力衰竭
诊断	超声心动图是确诊主狭的可靠方法	超声心动图为可靠诊断方法,敏感性仅43%

A. 栓塞　　　　　　B. 猝死　　　　　　C. 二者均有　　　　　　D. 二者均无

【例20】1996NO127C 主动脉瓣关闭不全

【例21】1996NO128C 病毒性心肌炎

▶**常考点** 4种心脏瓣膜病的临床特点及鉴别。

参考答案——详细解答见《贺银成2019考研西医临床医学综合能力历年真题精析》

1. ABCDE　　2. ABCDE　　3. ABCDE　　4. ABCDE　　5. ABCDE　　6. ABCDE　　7. ABCDE

8. ABCDE　　9. ABCDE　　10. ABCDE　　11. ABCDE　　12. ABCDE　　13. ABCDE　　14. ABCDE

15. ABCDE　　16. ABCDE　　17. ABCDE　　18. ABCDE　　19. ABCDE　　20. ABCDE　　21. ABCDE

第16章 心包疾病

▶▶**考纲要求**

　　急性心包炎及缩窄性心包炎的病因、病理、临床表现、实验室和其他检查、诊断、鉴别诊断和治疗。

▶▶**复习要点**

　　心包腔是由心包脏层和壁层构成的潜在性腔隙,内有15～50ml浆膜液起润滑作用。心包炎为心包脏层和壁层的炎性疾病,可单独存在,也可是某种全身疾病累及心包的表现。按病程分为急性、亚急性和慢性3类。

　　(1)**急性心包炎**　病程<6周,包括纤维素性、渗出性(浆液性或血性)心包炎。

　　(2)**亚急性心包炎**　病程6周～6个月,包括渗出性-缩窄性、缩窄性心包炎。

　　(3)**慢性心包炎**　病程>6个月,包括缩窄性、渗出性、粘连性(非缩窄性)心包炎。

一、急性心包炎

1. 病因

感染	以病毒感染最常见,其他包括细菌、真菌、寄生虫、立克次体感染等
自身免疫	风湿热、结缔组织病(如系统性红斑狼疮、类风湿关节炎、结节性多动脉炎等)
肿瘤侵犯心包	包括原发性肿瘤、继发性肿瘤
代谢性疾病	尿毒症、痛风
邻近器官疾病	急性心肌梗死后心包炎、胸膜炎、主动脉夹层
物理因素	胸壁外伤、心脏手术后、放射性
病因不明	称为急性非特异性心包炎或特发性急性心包炎

　　注意:①急性心包炎的病因过去以结核性最常见,现在以病毒感染最常见(8版内科学P315)。
　　　　　②缩窄性心包炎的病因以结核性最常见(8版内科学P319)。

2. 病理

　　根据病理变化,急性心包炎分为纤维蛋白性和渗出性两种。

　　(1)**纤维蛋白性心包炎**　在急性期,心包壁层和脏层上有纤维蛋白、白细胞、少许内皮细胞渗出,此时无明显液体积聚,称为纤维蛋白性心包炎。

　　(2)**渗出性心包炎**　随着病情进展,积液增多,转变为渗出性心包炎,常为浆液纤维蛋白性,液体量可由100ml至2～3L不等,多为黄而清的液体,偶可混浊不清、化脓性或血性。

　　(3)**积液量**　积液一般在数周至数月内吸收,但也可伴随壁层和脏层的粘连、增厚及缩窄。液体也可在短期内大量积聚引起心脏压塞。

　　(4)**炎症扩散**　炎症可扩散至心外膜下心肌、纵隔、横膈和胸膜等。

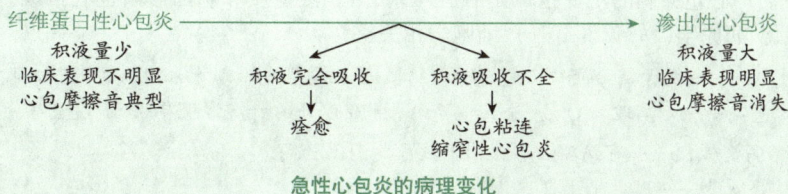

```
纤维蛋白性心包炎 ─────────────────────────→ 渗出性心包炎
   积液量少                                        积液量大
临床表现不明显      积液完全吸收    积液吸收不全    临床表现明显
心包摩擦音典型           ↓              ↓         心包摩擦音消失
                       痊愈         心包粘连
                                   缩窄性心包炎
```
急性心包炎的病理变化

3. 临床表现

（1）**症状**　胸骨后、心前区疼痛为急性心包炎的**特征**，常见于炎症变化的纤维蛋白渗出期。疼痛可放射至颈部、左肩、左臂，也可达上腹部，疼痛性质尖锐，与呼吸运动有关，常因咳嗽、深呼吸而加重。

（2）**体征**　急性心包炎最具诊断价值的体征是心包摩擦音，呈抓刮样粗糙的高频音。多位于心前区，以胸骨左缘第3、4肋间最为明显。身体前倾坐位、深吸气或将听诊器胸件加压后心包摩擦音增强（8版诊断学 P162 观点为心包摩擦音于呼气末增强）。心包摩擦音可持续数小时、数天甚至数周。当积液增多将脏层和壁层心包分开时，摩擦音消失。

	纤维蛋白性心包炎	渗出性心包炎
主要症状	心前区疼痛（主要症状）	呼吸困难（最突出的症状）
体征	心包摩擦音	心界向两侧扩大、Ewart 征、心包叩击音
心脏压塞	快速心包积液时可出现	快速心包积液时可出现

心包积液少时，可不影响血流动力学。心包积液量大时，可产生心脏压塞症状。

临床表现	特点
①早期心包积液量少	不影响血流动力学，但心包摩擦音典型
②心包积液量大	对血流动力学影响大（压迫症状重），但心包摩擦音消失
③呼吸困难	最突出的症状（与支气管、肺受压及肺淤血有关）
④心脏压塞	表现为急性循环衰竭、休克。如体液积聚较慢，可表现为体循环淤血
颈静脉怒张	静脉压显著升高
动脉压下降	心排量减少，心动过速，脉压变小（因舒张压变化不大）
奇脉	奇脉见于大量心包积液、缩窄性心包炎、肺气肿、支气管哮喘

【例1】2002NO48A 急性心包炎所致心脏压塞的临床表现，下列哪项不正确？

　　A. 奇脉　　　　　　　B. 心率加快　　　　　　C. 心排血量降低

　　D. 静脉压显著增高　　E. 外周动脉舒张压上升

【例2】2012NO169X 临床可出现奇脉的疾病有

　　A. 支气管哮喘急性发作　　B. 自发性气胸　　　　C. 限制型心肌病　　　　D. 心包积液

4. 辅助检查

（1）**X 线**　纤维蛋白性心包炎因积液量少，故诊断价值不大。渗出性心包炎积液量一般较大，可有阳性结果。成人积液量<250ml，儿童<150ml，X线常阴性。心脏阴影向两侧扩大，心脏搏动减弱或消失，尤其是肺部无明显充血而心影显著增大是心包积液的有力证据。

（2）**心电图**　①除 aVR 和 V_1 导联 ST 段压低外，其他常规导联 ST 段均弓背向下型抬高；②一至数日后，ST 段回到基线，出现 T 波低平及倒置，持续数周至数月后 T 波逐渐恢复正常；③QRS 波低电压；④无病理性 Q 波，无 QT 间期延长；⑤常有窦性心动过速。

（3）**超声心动图**　为确诊检查项目，方法简单易行，迅速可靠。并可在其引导下，行心包穿刺。

（4）**心脏磁共振显像（CMR）**　能清晰地显示心包积液的容量及分布，分辨积液性质，测量心包厚度。

（5）**心包穿刺**　心包穿刺的主要指征是心脏压塞，对积液性质和病因诊断也有帮助，可以对心包积液进行常规、生化、病原学（细菌、真菌等）、细胞学相关检查。

注意：①病理性 Q 波——见于病毒性心肌炎、急性心肌梗死、肥厚型心肌病（特征性）、扩张型心肌病（少见）。
②急性心包炎——无病理性 Q 波、除 aVR 和 V_1 导联以外的所有常规导联 ST 段呈弓背向下型抬高。
③ST 段抬高型心梗——有病理性 Q 波、ST 段弓背向上抬高。
④变异型心绞痛——无病理性 Q 波、发作时 ST 段抬高。
⑤诊断急性心包炎最有价值的体征是心包摩擦音，诊断心包炎最有价值的辅助检查是超声心动图。

5. 诊断及鉴别

（1）诊断　根据急性起病、典型胸痛、心包摩擦音、心浊音界扩大、心音遥远、颈静脉怒张等体征、特征性心电图表现,即可诊断急性心包炎。超声心动图检查可以确诊并判断积液量。

（2）鉴别　常见急性心包炎的鉴别诊断如下表。

	急性非特异性	结核性	化脓性	肿瘤性	心脏损伤后综合征
病史	发病数日前上感史,起病急,反复发作	常伴原发感染病灶,或与其他浆膜腔结核并存	常有原发感染病灶,伴明显败血症表现	转移性肿瘤多见,可见淋巴瘤及白血病	有手术、心肌梗死、心脏创伤等病史,可反复发作
发热	持续发热	常无	高热	常无	常有
心包摩擦音	明显,出现早	有	常有	少有	少有
胸痛	常剧烈	常无	常有	常无	常有
白细胞计数	正常或增高	正常或轻度增高	明显增高	正常或轻度增高	正常或轻度增高
血细菌培养	阴性	常阴性	可阳性	阴性	阴性
心包积液量	较少	常大量	较多	大量	一般中量
积液性质	草黄色或血性	多为血性	脓性	多为血性	常为浆液性
细胞分类	淋巴细胞占多数	淋巴细胞较多	中性粒细胞占多数	淋巴细胞较多	淋巴细胞较多
细菌	无	偶找到结核杆菌	化脓性细菌阳性	无	无
治疗	非甾体类抗炎药	抗结核药	抗生素 心包切开	原发病治疗 心包穿刺	糖皮质激素

【例3】1996NO73A 关于结核性心包炎的特征,下列哪项不符合?

  A. 可有大量心包积液 B. 可呈血性心包积液 C. 心包摩擦音多见

  D. 在肺内可无结核病灶 E. 治疗不当可引起心包缩窄

6. 治疗

（1）治疗原则　病因治疗,解除心脏压塞,对症支持治疗。

（2）一般治疗　卧床休息,直至胸痛消失和发热消退。疼痛时给予非甾体抗炎药,必要时给予吗啡。

（3）糖皮质激素　对其他药物治疗积液吸收效果不佳的患者,可给予糖皮质激素。

（4）心包穿刺　心包渗液多引起急性心脏压塞时,需立即行心包穿刺放液。

（5）外科手术　顽固性复发性心包炎,病程超过2年,激素无法控制者,或伴严重胸痛者可手术治疗。

  （76～78题共用题干）男性,46岁。2个月来渐进性乏力、活动后呼吸困难,2周来上感后不能平卧、下肢水肿。既往有肺结核病史,吸烟25年。查体:T37.6℃,P104次/分,R18次/分,BP95/85mmHg,半卧位,口唇轻度发绀,颈静脉怒张,双肺未闻及干湿啰音,心界向两侧扩大,心律整,脉搏随呼吸强弱不等,肝肋下2cm,双下肢凹陷性水肿(++)。

【例4】2017NO76A 该患者应首先考虑的诊断是

  A. 心力衰竭 B. 扩张型心肌病 C. 心包积液 D. 急性心肌炎

【例5】2017NO77A 为明确诊断,最有价值的检查是

  A. X线胸片 B. 心肌损伤标志物测定 C. 超声心动图 D. 心电图

【例6】2017NO78A 对该患者应采取的最关键治疗措施是

  A. 应用正性肌力药物 B. 应用静脉血管扩张剂 C. 应用静脉心肌营养药 D. 心包穿刺术

二、心包积液和心脏压塞

当心包积液进展迅速或积液量达到一定程度时,可造成心脏输出量和回心血量明显下降而产生临床

症状,称为心脏压塞。

1. 病因

(1)**常见病因** 各种病因的心包炎均可伴有心包积液,其中以肿瘤、特发性心包炎、肾衰竭最常见。

(2)**严重体循环淤血** 可产生漏出性心包积液。

(3)**外伤** 穿刺伤、心脏破裂等,可造成血性心包积液。迅速或大量心包积液可引起心脏压塞。

2. 临床表现

心脏压塞的临床特征为 Beck 三联征 = 低血压 + 心音低弱 + 颈静脉怒张。

(1)**症状** 呼吸困难为最突出的症状。还可出现上腹部疼痛、肝大、全身水肿、胸腹腔积液等。

(2)**体征**

心脏体检	心尖搏动减弱,心界向两侧增大,心音低而遥远
Ewart 征	即心包积液征,是指积液量大时,可于左肩胛骨下出现叩浊音,听诊闻及支气管呼吸音
心包叩击音	缩窄性心包炎患者,可于胸骨左缘3、4肋间闻及心包叩击音
脉压	大量心包积液可使收缩压降低,而舒张压变化不大,故脉压变小
奇脉	表现为桡动脉搏动呈吸气性显著减弱或消失、呼气时恢复的现象
体循环淤血	大量心包积液时,可出现颈静脉怒张、肝大、肝颈静脉回流征、腹腔积液、下肢水肿
急性心脏压塞	表现为窦性心动过速、血压下降、脉压变小、静脉压明显升高、严重者出现循环衰竭和休克
慢性心脏压塞	可产生体循环静脉淤血征象,表现为颈静脉怒张、Kussmaul 征、奇脉

注意:①Kussmaul 呼吸——在尿毒症、糖尿病酮症酸中毒时,机体出现深长而规则的呼吸,可伴有鼾音,称为酸中毒大呼吸,即 Kussmaul 呼吸,或称库斯莫尔呼吸。

②Kussmaul 征——是指吸气时颈静脉扩张更明显,常见于缩窄性心包炎、心脏压塞。

3. 辅助检查

(1)**X 线检查** 可见心影向两侧增大呈烧瓶状,心脏搏动减弱或消失。

(2)**心电图** 可见肢体导联 QRS 波低电压,大量积液时可见 P 波、QRS 波、T 波电交替,常伴窦速。

(3)**超声心动图** 为首选的确诊检查方法,表现为舒张末期右心房塌陷及舒张早期右心室游离壁塌陷。

(4)**心包穿刺** 在超声心动图引导下行心包穿刺抽液,可迅速缓解心脏压塞症状,且可行相关检查。

4. 治疗

心包穿刺引流是解除心脏压塞最简单有效的手段。

(93~95题共用题干)男性,60岁。3个月来自觉乏力,1个月来出现渐进性呼吸困难、气短、腹胀、尿少、下肢水肿,体重无明显变化,无胸痛、发热等。既往有慢性支气管炎病史30年,饮酒史20年。查体:T36.5℃,P102次/分,BP90/80mmHg,轻度贫血貌,颈静脉怒张,双肺(−),心界明显向两侧扩大,心音低,肝肋下3.0cm,双下肢水肿(++),深吸气时脉搏消失。

【例7】2014NO93A 根据患者病史及体检,导致目前临床表现的最可能原因是

A. 心脏压塞 B. 呼吸衰竭 C. 肝脏衰竭 D. 全心衰竭

【例8】2014NO94A 应首先考虑的疾病诊断是

A. 渗出性心包炎 B. 酒精性心肌病 C. 扩张型心肌病 D. COPD

【例9】2014NO95A 为明确诊断,应选用最简便而又有价值的检查是

A. 动态心电图 B. 胸部 CT 检查 C. 胸部 X 线片 D. 超声心动图

三、缩窄性心包炎

1. 病因

（1）**最常见原因**　结核性心包炎为我国最常见的病因。

（2）**次常见原因**　急性非特异性、化脓性、由创伤性心包炎演变而来。

（3）**外伤性**　放射性心包炎、心脏手术后引起者。

（4）**少见病因**　自身免疫性疾病、恶性肿瘤、尿毒症、药物等。

2. 病理生理

心包缩窄使心室舒张期扩张受阻，充盈减少，心搏量下降，为维持心排血量，心率代偿性增快。①上腔静脉回流障碍→颈静脉怒张；②下腔静脉回流障碍→肝大、腹水、下肢水肿；③静脉压升高；④Kussmaul 征。

3. 临床表现

病史	常有急性心包炎、复发性心包炎、心包积液等病史
主要症状	劳力性呼吸困难、活动耐量下降、乏力
心脏体检	心尖搏动减弱，多数患者呈收缩期负性波动，心界稍增大或不增大，心音低而遥远，无杂音
心包叩击音	可于胸骨左缘 3、4 肋间闻及心包叩击音
Kussmaul 征	是指吸气时颈静脉扩张更明显
体循环淤血	可出现颈静脉怒张、肝大、腹腔积液、下肢水肿

4. 本章一些常考的英文体征

体征	临床意义	见于
Duroziez 征	是指轻压听诊器于股动脉上可闻及连续全期吹风样杂音	主闭
Traube 征	枪击音	主闭、甲亢、严重贫血
De Musset 征	点头征	主闭
Ewart 征	即心包积液征。指渗出性心包炎有大量心包积液时，在左肩胛骨下可出现浊音及支气管呼吸音	心包积液
Rotch 征	指急性心包炎时，在胸骨右缘第 3～6 肋间出现浊音	急性心包炎
Kussmaul 征	吸气时颈静脉扩张	缩窄性心包炎、心脏压塞
Osler 结节	为指（趾）垫出现的豌豆大的红色或紫色痛性结节	亚急性感染性心内膜炎
Roth 斑	为视网膜的卵圆形出血斑，其中心呈白色	亚急性感染性心内膜炎
Janeway 损害	为手掌和足底直径 1～4mm 出血红斑	急性感染性心内膜炎
Beck 三联征	静脉压升高、心音低、动脉压低	急性心脏压塞

　　A. Osler 结节　　　　　　B. Ewart 征　　　　　　C. 肝脏扩张性搏动

　　D. Duroziez 氏血管杂音　　E. Beck 三联征

【例 10】2001NO103B 渗出性心包炎可出现

【例 11】2001NO104B 亚急性感染性心内膜炎可出现

　　A. 奇脉　　　　　　　　B. 腹水　　　　　　　　C. 肝脏肿大　　　　　　D. 心界扩大

【例 12】2009NO139B 扩张型心肌病与心包积液的主要鉴别点是

【例 13】2009NO140B 渗出性心包炎与缩窄性心包炎的主要鉴别点是

▶ **常考点**　近几年常考。

　　参考答案——详细解答见《贺银成 2019 考研西医临床医学综合能力历年真题精析》

1. ABCDE　　2. ABCDE　　3. ABCDE　　4. ABCDE　　5. ABCDE　　6. ABCDE　　7. ABCDE

8. ABCDE　　9. ABCDE　　10. ABCDE　　11. ABCDE　　12. ABCDE　　13. ABCDE

第17章　感染性心内膜炎

▶**考纲要求**

　　感染性(自体瓣膜及人工瓣膜)心内膜炎的病因、临床表现、并发症、实验室和其他检查、诊断和治疗。

▶**复习要点**

　　感染性心内膜炎(IE)为心脏内膜表面的微生物感染,伴赘生物形成。赘生物为大小不等、形状不一的血小板和纤维素团块,内含大量微生物和少量炎症细胞。瓣膜为最常受累部位。

　　根据病程,IE 分为急性和亚急性两类,急性 IE 的特征为:①中毒症状明显;②病程进展迅速,数天至数周引起瓣膜破坏;③感染迁移多见;④病原体主要为金黄色葡萄球菌。亚急性 IE 的特征为:①中毒症状轻;②病程数周至数月;③感染迁移少见;④病原体以草绿色链球菌多见,其次为肠球菌。

　　根据获得途径,IE 分为卫生保健相关性、社区获得性和静脉毒品滥用。

　　根据瓣膜材质,IE 分为自体瓣膜心内膜炎和人工瓣膜心内膜炎。

一、自体瓣膜心内膜炎

1. 病因　链球菌和葡萄球菌是引起感染性心内膜炎(IE)的主要病原微生物。

(1)**急性 IE**　主要由金黄色葡萄球菌引起,少数由肺炎球菌、淋菌、A 族链球菌、流感杆菌等所致。

(2)**亚急性 IE**　以草绿色链球菌最常见,其次为 D 族链球菌(牛链球菌和肠球菌)、表皮葡萄球菌等。

(3)**自体瓣膜心内膜炎**　真菌、立克次体、衣原体为自体瓣膜心内膜炎的少见致病微生物。

　　A. 由致病力强的化脓菌引起　　　　　　　　B. 由致病力弱的草绿色链球菌引起

　　C. 与 A 组溶血性链球菌有关　　　　　　　　D. 与系统性红斑狼疮有关

　　E. 与慢性消耗性疾病有关

【例1】2006NO117B 风湿性心内膜炎的发生

【例2】2006NO118B 亚急性细菌性心内膜炎的发生

2. 亚急性感染性心内膜炎的发病机制

(1)**血流动力学因素**　亚急性感染性心内膜炎好发于:①器质性心脏病的心脏瓣膜,尤其是二尖瓣关闭不全和主动脉瓣关闭不全。②先心病,如动脉导管未闭、室间隔缺损、法洛四联症和主动脉缩窄(不是主动脉瓣狭窄)。这些异常的瓣膜口和先天性缺损可使血流压力下降和内膜灌注减少,有利于微生物沉积和生长,因此易于发病。注意:在血流压差小的部位,如单纯性房缺、大面积室缺、血流缓慢时(如房颤、心力衰竭、瓣膜狭窄),由于不产生高速射流和湍流,发病少见。

(2)**非细菌性血栓性心内膜炎**　当心内膜的内皮受损时,血小板可聚集形成血小板微血栓和纤维蛋白沉着,成为结节样无菌性赘生物,成为细菌定居瓣膜表面的重要因素。

(3)**短暂性菌血症**　各种感染可导致暂时性菌血症,进入血液循环中的细菌定居在无菌性赘生物上,即可发生感染性心内膜炎。

(4)**细菌感染无菌性赘生物**　取决于菌血症的发生频度、循环血中的细菌数量及细菌黏附于无菌性赘生物的能力。草绿色链球菌从口腔进入血流的机会频繁,黏附性强,因此成为亚急性感染性心内膜炎的最常见致病菌;而大肠埃希菌虽然菌血症常见,但由于黏附性差,故极少导致心内膜炎。

【例3】2006NO141X 下列哪些是易患感染性心内膜炎的高危病变?

　　A. 主动脉瓣狭窄　　　　B. 单纯性房间隔缺损　　　　C. 动脉导管未闭　　　　D. 室间隔缺损

3. 临床表现

(1)周围体征　无特异性,其可能原因为微血管炎或微血栓。

体征	临床表现	临床意义
瘀点	可出现在任何部位,以锁骨以上皮肤、口腔黏膜、睑结膜多见	病程长者多见
出血	指甲、趾甲下线状出血	—
Roth 斑	为视网膜的卵圆形出血斑,中心呈白色	亚急性多见
Osler 结节	指和趾垫出现的豌豆大的红色或紫色痛性结节	亚急性多见
Janeway 损害	手掌和足底处直径 1~4mm 无痛性出血红斑	急性多见

(2)亚急性和急性感染性心内膜炎临床表现的鉴别　如下表。

	亚急性感染性心内膜炎	急性感染性心内膜炎
发病率	多见(占 2/3)	少见(占 1/3)
病原菌	草绿色链球菌最多见	金黄色葡萄球菌最多见
病理	基本病理改变为心内膜赘生物形成 多发生在器质性病变的瓣膜 主要累及二尖瓣和主动脉瓣 赘生物不易脱落,栓塞发生晚	基本病理改变为心内膜赘生物形成 主要发生在正常瓣膜 主要累及主动脉瓣 赘生物大而脆,易脱落,栓塞发生早
发热	几乎都有(可有弛张热,多 <39℃)	几乎都有(呈暴发性败血症过程,有寒战高热)
心脏杂音	80%~85% 的患者有	80%~85% 的患者有,且杂音易变化、新杂音
杵状指	多见	少见
Osler 结节	几乎仅发生在亚急性者	无
Roth 斑	多见	少见
Janeway 损害	罕见	多见
瘀点	多见	少见
动脉栓塞	少见(可栓塞任何部位)	多见(可栓塞任何部位)
脾大	多见	少见
贫血	多见(多为轻、中度贫血)	少见

记忆:所有体征中,除 Janeway 损害多见于"急性(Ji→J)感染性心内膜炎"外,其他均以"亚急性"多见。

4. 并发症

并发症	临床意义	常见于
心力衰竭	最常见并发症(占 15~65%),主要为瓣膜关闭不全所致 常累及主动脉瓣(75%)、二尖瓣(50%)、三尖瓣(19%)	急性感染性心内膜炎
心肌脓肿	可发生在心肌任何部位,以主动脉瓣环处最多见	急性感染性心内膜炎
急性心梗	多为冠状动脉栓塞所致,以主动脉瓣感染时多见	急性感染性心内膜炎
化脓性心包炎	少见	急性感染性心内膜炎
细菌性动脉瘤	3%~5%。受累动脉为近端主动脉、脑、内脏、四肢	亚急性感染性心内膜炎
迁移性脓肿	多发生于肝、脾、骨髓、神经系统	急性感染性心内膜炎
神经系统	1/3 受累。脑栓塞最多见(占其中 1/2)	急性感染性心内膜炎
肾脏	肾动脉栓塞、肾梗死、肾脓肿(不多见)	急性感染性心内膜炎
肾脏	免疫复合物所致的局灶性、弥漫性肾小球肾炎	亚急性感染性心内膜炎

注意：①并发症除"细菌性动脉瘤、肾小球肾炎"以亚急性心内膜炎多见外，其他均以急性多见。
②感染性心内膜炎最常见并发症为心衰（最常累及主动脉瓣），最常见栓塞部位为大脑中动脉。

  A. 贫血   B. 心瓣膜区杂音   C. 脾肿大   D. 环形红斑

【例4】2015NO139B 亚急性感染性心内膜炎一般不出现的临床表现是

【例5】2015NO140B 急性风湿热一般不出现的临床表现是

【例6】2005NO54A 风湿性心脏瓣膜病患者出现下列哪种征象应首先考虑有感染性心内膜炎的可能？

  A. 心律失常   B. 心力衰竭   C. 阵发性心前区疼痛

  D. 发热持续一周以上   E. 尿频、尿急、尿痛

【例7】2010NO65A 感染性心内膜炎侵犯下列哪个瓣膜最容易并发心力衰竭？

  A. 二尖瓣   B. 三尖瓣   C. 肺动脉瓣   D. 主动脉瓣

5. 辅助检查

（1）**尿液常规** 常有镜下血尿和轻度蛋白尿。肉眼血尿提示肾梗死。

（2）**血液常规** 亚急性者常见正常细胞性贫血，急性者常有白细胞计数增高。血沉几乎均增快。

（3）**免疫学检查** 25%患者有高丙种球蛋白血症。80%患者出现循环免疫复合物。

（4）**血培养** 是诊断感染性心内膜炎的最重要方法。在近期未接受过抗生素治疗的患者血培养阳性率可达95%以上，其中90%以上患者的阳性结果获自入院后第一日采集的标本。但血培养阴性，也不能完全排除诊断。①对于未经治疗的亚急性患者，应在第一日间隔1小时采血1次，共3次。如次日未见细菌生长，应重复采血3次后，开始抗生素治疗。已用过抗生素者，应停药2~7天后采血。②急性患者应在入院后3小时内，每隔1小时共取3个血标本后开始治疗。本病的菌血症为持续性，无需在体温升高时采血。每次采集静脉血10~20ml作需氧和厌氧菌培养，至少应培养3周。念珠菌、曲霉菌、组织胞质菌、Q热柯克斯体、鹦鹉热衣原体等致病时，血培养阴性。

（5）**X线** 肺部多处小片状浸润阴影提示脓毒性肺栓塞所致肺炎。

（6）**超声心动图** 若发现赘生物、瓣周并发症等支持心内膜炎的证据，有助于明确诊断。经胸超声心动图（TTE）可检出50%~75%的赘生物，经食管超声（TEE）可检出<5mm的赘生物，敏感性95%。

6. 诊断与鉴别诊断

（1）**感染性心内膜炎 Duke 诊断标准**

①确诊标准 符合2项主要标准，或1项主要标准+3项次要标准，或5项次要标准。

②疑诊标准 符合1项主要标准+1项次要标准，或3项次要标准。

主要标准	（1）血培养阳性（符合至少1项标准） 　①两次不同时间的血培养检出同一典型IE致病微生物（如草绿色链球菌、链球菌、金葡菌等） 　②多次血培养检出同一IE致病微生物（2次至少间隔12小时以上的血培养阳性；所有3次血培养均阳性、或4次或4次以上的多数血培养阳性） 　③Q热病原体1次血培养阳性或其IgG抗体滴度>1:800 （2）心内膜受累证据（符合至少1项标准） 　①超声心动图异常（赘生物、脓肿、人工瓣膜裂开） 　②新出现的瓣膜反流
次要标准	①易患因素：心脏本身存在易感因素，或静脉药物成瘾者 ②发热：体温≥38℃ ③血管征象：主要动脉栓塞，感染性肺梗死，细菌性动脉瘤，颅内出血，结膜出血以及Janeway损害 ④免疫性征象：肾小球肾炎、Osler结节、Roth斑以及类风湿因子阳性 ⑤致病微生物感染的证据：不符合主要标准的血培养阳性，或与IE一致的活动性致病微生物感染的血清学证据

（2）**鉴别诊断** 本病临床表现涉及全身多个脏器，既多样化，又缺乏特异性，需与之鉴别的疾病较多。

注意：①对感染性心内膜炎最有价值的诊断方法是血细菌培养。
②对确诊亚急性感染性心内膜炎有重要价值的检查方法是超声心动图——检出赘生物。
③对诊断急性感染性心内膜炎最有意义的临床表现是发热＋心脏可变杂音。

【例8】2013A(执医试题)为感染性心内膜炎患者做血培养时,应抽取的静脉血量至少是

A. 6ml　　　B. 10ml　　　C. 2ml　　　D. 8ml　　　E. 4ml

(93～95题共用题干)患者,女,34岁。因1个月来发热、乏力、咳嗽,1天来左眼突然失明来院。既往有心脏杂音。查体:体温37.9℃,脉率96次/分,血压128/75mmHg,左眼视力消失,双肺(－),心界不大,心尖部3/6级收缩期吹风样杂音,肝未及,脾肋下可及。化验:Hb96g/L,WBC12.8×10⁹/L,尿蛋白(±),镜检RBC 1～3个/HP。

【例9】2008NO93A 对该患者最可能的诊断是

A. 肺结核　　　B. 缺铁性贫血　　　C. 急性肾小球肾炎　　　D. 感染性心内膜炎

【例10】2008NO94A 该患者不可能出现的体征是

A. Roth 斑　　　B. 杵状指　　　C. 水冲脉　　　D. Osler 结节

【例11】2008NO95A 为确诊,最重要的临床检查是

A. 胸部X线片　　　B. 血培养加药敏　　　C. 超声心动图　　　D. 肾活检

(96～98题共用题干)患者,女,22岁。5岁前发现心脏杂音。2个月来乏力、头晕、食欲下降,四肢关节疼痛。1周来活动后气短,夜间反复憋醒而来院就诊。查体:体温37.8℃,脉率96次/分,血压120/60mmHg,消瘦,睑结膜苍白,可见小出血点,右肺底少许小水泡音,心界不大,心律整,心尖部S₁减弱,胸骨左缘第三肋间可闻舒张期叹气样杂音,肝脾肋下均可及,下肢不肿。血红蛋白84g/L,白细胞12.1×10⁹/L,红细胞沉降率(血沉)38mm/第1小时末,尿常规红细胞2～4/HP。

【例12】2011NO96A 该患者最主要的疾病是

A. 风湿热　　　B. 肺炎　　　C. 缺铁性贫血　　　D. 感染性心内膜炎

【例13】2011NO97A 对确诊意义最大的检查是

A. CRP　　　B. 胸部X线片　　　C. 血培养　　　D. 血清铁蛋白

【例14】2011NO98A 该患者心脏杂音最可能的瓣膜异常是

A. 主动脉瓣关闭不全　　　　　B. 肺动脉瓣关闭不全
C. 二尖瓣关闭不全　　　　　D. 三尖瓣关闭不全

7. 治疗

(1)**抗微生物治疗的用药原则**　抗微生物治疗为最重要的治疗措施,用药原则为:

①**早期用药**　在连续送3～5次血培养后即可开始治疗。

②**足量用药**　成功的治疗有赖于杀菌而不是抑菌。大剂量和长疗程,旨在完全消灭藏于赘生物内的致病菌,抗生素的联合应用能起到快速的杀菌作用。

③**静脉用药为主**　可以保持高而稳定的血药浓度。

④**病原微生物不明时**　急性者选用针对金黄色葡萄球菌、链球菌和革兰阴性杆菌均有效的广谱抗生素,亚急性者选用针对大多数链球菌(包括肠球菌)的抗生素。

⑤**已分离出病原微生物时**　应根据致病微生物对药物的敏感程度选择合理的抗微生物药物。
有条件者应测定最小抑菌浓度(MIC),以判定致病菌对某种抗微生物药物的敏感程度。

(2)**经验治疗**　在病原菌尚未培养出时,可针对常见病原菌行经验治疗,然后根据培养结果调整用药。

①**急性感染性心内膜炎**　采用萘夫西林＋氨苄西林,或萘夫西林＋庆大霉素。

②**亚急性感染性心内膜炎**　以青霉素为主或加庆大霉素。

③**对不能耐受β-内酰胺酶者**　可选用万古霉素＋环丙沙星。

（3）已知致病微生物时的治疗

致病菌	抗微生物药物	疗程
对青霉素敏感的细菌 （草绿色链球菌、牛链球菌、肺炎球菌）	对青霉素不过敏者首选青霉素；青霉素＋庆大霉素 对青霉素过敏者选用头孢曲松或万古霉素	≥4周
对青霉素耐药的链球菌	青霉素＋庆大霉素；或万古霉素	4周
肠球菌	青霉素＋庆大霉素；氨苄西林＋庆大霉素；万古霉素	4～6周
金黄葡萄球菌、表皮葡萄球菌	甲氧西林敏感——萘夫西林或苯唑西林＋庆大霉素 甲氧西林耐药——万古霉素	4～6周
真菌	两性霉素B	数月

（4）**外科治疗**　主要适应证：①由瓣膜功能衰竭所致的心力衰竭；②在积极抗生素治疗的情况下，仍有持续败血症；③再发栓塞；④如果二尖瓣赘生物＞10mm，或抗生素治疗下赘生物体积增大，或赘生物位于二尖瓣闭合的边缘时，应考虑尽早手术治疗。

次要适应证：①脓肿、假性动脉瘤以及1个（多个）瓣叶破裂或瘘引起异常交通的征象表明局部感染扩散时；②不容易治愈（如真菌、布鲁菌和Q热病原体）或对心脏结构破坏力大的病原微生物感染时；③抗生素治疗后病原体不明；④伴有心衰的左侧急性金葡菌性心内膜炎；⑤血培养阴性，足够抗生素治疗，持续发热10天以上的再发。

【例15】2009NO169X 下列选项中，判断感染性心内膜炎治愈标准的有（超纲题）

    A. 脾脏缩小　　　　　　　　　　　B. 应用抗生素后体温正常4～6周以上

    C. 血红蛋白上升　　　　　　　　　D. 应用抗生素2周后血培养阴性

【例16】2016NO169X 感染性心内膜炎患者接受人工瓣膜置换术的适应证有

    A. 伴发急性心肌梗死　　　　　　　B. 严重瓣膜反流致心力衰竭

    C. 真菌性心内膜炎　　　　　　　　D. 赘生物直径≥10mm

二、人工瓣膜心内膜炎

	早期人工瓣膜心内膜炎	晚期人工瓣膜心内膜炎
发病时间	人工瓣膜置换术后60天内	人工瓣膜置换术后60天以后
致病菌	葡萄球菌约50%（表皮葡萄球菌明显多于金葡菌），革兰阴性杆菌，真菌	以链球菌最常见（以草绿色链球菌为主），葡萄球菌（表皮葡萄球菌多见），革兰阴性杆菌，真菌
血培养	阳性	阳性
起病情况	急性暴发性发病	亚急性表现为主
病死率	40%～80%	20%～40%
临床表现	赘生物形成、人工瓣膜破裂、发热 心脏杂音、脾大、周围栓塞征	同左

▶**常考点**　大约每年1～3题。

参考答案——详细解答见《贺银成2019考研西医临床医学综合能力历年真题精析》

1. ABCDE　　2. ABCDE　　3. ABCDE　　4. ABCDE　　5. ABCDE　　6. ABCDE　　7. ABCDE

8. ABCDE　　9. ABCDE　　10. ABCDE　　11. ABCDE　　12. ABCDE　　13. ABCDE　　14. ABCDE

15. ABCDE　　16. ABCDE

第18章 心脏骤停与心脏性猝死

▶考纲要求

　　心脏骤停和心脏性猝死的病因、病理生理、临床表现和急救处理。

▶复习要点

一、概述

　　心脏骤停是指心脏射血功能的突然终止。导致心脏骤停的病理生理机制最常见为快速型室性心律失常(室颤和室速),其次为缓慢性心律失常或心室停顿,较少见的是无脉性电活动。心脏骤停后10秒左右,患者即可出现意识丧失,经及时救治可获存活,否则将发生生物学死亡。

　　心脏骤停是心脏性猝死的直接原因。心脏性猝死是指急性症状发作后1小时内发生的以意识突然丧失为特征的、由心脏原因引起的自然死亡。

1. 病因

　　(1)冠心病　绝大多数心脏性猝死发生在有器质性心脏病的患者。在西方国家,心脏性猝死约80%由冠心病及其并发症引起,这些冠心病患者约75%有心肌梗死病史。

　　(2)心肌病　各种心肌病引起心脏猝死占5%~15%,是冠心病易患年龄前(<35岁)心脏性猝死的主要原因,如梗阻性肥厚型心肌病、致心律失常型右室心肌病。

　　(3)其他　离子通道病,如长QT综合征、Brugada综合征等。

【例1】2004A(执医试题)心脏性猝死最主要的病因是

　　A. 二尖瓣脱垂　　　　　　　　　　B. 心肌病

　　C. 主动脉瓣狭窄　　　　　　　　　D. 冠心病及其并发症

2. 病理生理

　　(1)致命性快速心律失常　为心脏性猝死的主要致命原因,它的发生是冠状动脉血管事件、心肌损伤、心肌代谢异常和(或)自主神经张力改变等因素相互作用引起的一系列病理生理异常的结果。

　　(2)严重缓慢性心律失常和心室停顿　是心脏性猝死的另一重要原因,常见于病变弥漫累及心内膜下普肯耶纤维的严重心脏疾病。

　　(3)非心律失常性心脏性猝死　常见于心脏破裂、心脏流入和流出道的急性阻塞、急性心脏压塞等。

　　(4)无脉性电活动　为少见病因。可见于急性心梗心室破裂、大面积肺梗死时。

3. 临床表现

　　心脏性猝死的临床表现可分为四个时期,即前驱期、终末事件期、心脏骤停、生物学死亡四期。

　　(1)前驱期　在猝死前数天至数月,有些患者可出现胸痛、气促、疲乏、心悸等非特异性症状。

　　(2)终末事件期　是指心血管状态出现急剧变化到心脏骤停发生前的一段时间,自瞬间至持续1小时不等。典型表现包括严重胸痛、急性呼吸困难、突发心悸或眩晕等。若心脏骤停瞬间发生,事先无预兆,则绝大多数为心源性。

　　(3)心脏骤停　心脏骤停可导致意识突然丧失,伴局部或全身抽搐,大动脉搏动消失,呼吸断续或停止,皮肤苍白或发绀,瞳孔散大,听诊心音消失,二便失禁。

　　(4)生物学死亡　心脏骤停后,大部分患者在4~6分钟内开始发生不可逆脑损害,随后经数分钟过渡到生物学死亡。因此心脏骤停后应立即实施心肺复苏和尽早除颤。心脏复苏成功后死亡的最常见原因是中枢神经系统的损伤。

【例 2】2011 A(执医试题)心室颤动导致不可逆性脑损害,其发作至少持续

    A. 4 ~ 6 分钟   B. 7 ~ 9 分钟   C. 30 秒   D. 1 ~ 3 分钟

【例 3】2011 A(执医试题)心脏骤停最重要的诊断依据是

    A. 心音消失   B. 呼之不应   C. 桡动脉搏动消失   D. 呼吸断续

二、心脏骤停的急救处理

心脏骤停后抢救成功的关键是尽早进行心肺复苏(CPR)和复律治疗。

1. 识别心脏骤停

①原来清醒的病人神志突然丧失,呼之不应;②摸不到大动脉(颈动脉或股动脉)搏动,测不到血压,心音消失;③自主呼吸在挣扎性叹息样呼吸 1 ~ 2 次后随即停止;④瞳孔散大,对光反射消失。

2. 呼救   在不延缓实施心肺复苏的同时,应设法通知急救医疗系统(EMS)。

3. 初级心肺复苏

主要复苏措施包括人工胸外按压(Circulation,C)→开放气道(Airway,A)→人工呼吸(Breathing,B)。为强调胸外按压的重要性,8 版内外科学已将心肺复苏程序由 A→B→C 改为了 C→A→B。

(1)胸外按压和早期除颤(C)   胸外按压是建立人工循环的主要方法。

①**体位**   患者仰卧平躺在硬质平面上,术者跪在其旁。若胸外按压在床上进行,应在患者背部垫以硬板。

②**按压部位**   胸骨下半部,双乳头之间。不要按压剑突。

③**按压方法**   术者用一只手掌根部放在胸部正中双乳之间的胸骨上,另一手平行重叠压在手背上,保证手掌根部横轴与胸骨长轴方向一致。按压时肘关节伸直,依靠肩部和背部的力量垂直向下按压,按压胸骨的幅度至少 5cm(儿童约 5cm,婴儿约 4cm)。按压频率至少为 100 次/分。

④**并发症**   肋骨骨折、心包积血、心脏压塞、气胸、血胸、肺挫伤、肝脾撕裂伤、脂肪栓塞等。

⑤**体外电除颤**   心肺复苏的关键起始措施是胸外按压和早期除颤。

(2)开放气道(A)   保证呼吸道通畅是成功复苏的重要一步,采用仰头抬颏法开放气道,应清除患者口中的异物和呕吐物,若有义齿松动应取下。

(3)人工呼吸(B)   开放气道后,首先进行 2 次人工呼吸,每次持续吹气 1s 以上。

术者用拇指和示指捏住患者鼻孔,吸一口气,用口唇把患者的口全罩住,然后缓慢吹气,每次吹气应持续 1s 以上,确保呼吸时有胸廓起伏。施救者实施人工呼吸前,正常吸气即可,无需深吸气。无论单人还是双人进行心肺复苏,胸外按压和通气的比例均为 30:2,交替进行。

气管内插管是建立人工通气的最好方法,以人工气囊挤压或人工呼吸机进行辅助呼吸与输氧。

注意:①胸外心脏按压的部位在胸骨下半部,双乳头之间,每次按压应使胸骨下陷至少 5cm。

        ②胸外心脏按压频率至少为 100 次/分,胸内心脏按压频率为 60 ~ 80 次/分。

        ③无论单人还是双人进行心肺复苏,胸外按压与人工呼吸的比例均为 30:2。

4. 高级心肺复苏(ALS)

(1)通气与氧供   充分通气的目的是纠正低氧血症。院外常用面罩、简易球囊,院内常用呼吸机维持通气。

(2)电除颤与复律   心脏骤停后电除颤的时间是心肺复苏成功最重要的决定因素。

①**电复律**   是指与心电图上 QRS 波群同步发放直流电,使房性或室性心律失常转变为窦性心律的方法。

②**电除颤**   也称非同步电复律,是指室扑、室颤时,因不能分辨 QRS 波群和 T 波,而与心电图上 QRS 波群非同步发放直流电,使室扑或室颤转变为窦性心律的方法。

③**同步直流电复律和非同步直流电除颤**   主要是依据心律失常时 R 波是否存在来确定。R 波存在选用同步电复律(如新近发生的房扑或房颤、室上速、室速等),R 波消失选用非同步电除颤(如室扑、室颤等)。

④**直流电除颤和交流电除颤**   目前以直流电除颤最为常用。原始的除颤仪是利用交流电直接进行

除颤的,常因触电而伤亡,因此目前一般都使用直流电除颤。

⑤单相波电除颤和双相波电除颤 是除颤仪的两种不同工作方式。除颤器上有两个电极,单相波电除颤只发出一次电流,电流流经身体的时间由身体的电阻决定,由于是单相电流,因此除颤时所需能量较大(360J)。双相波电除颤则在发出一次电流后,还可发出一次反向电流,而且能够控制电流通的时间,由于电流两次流经人体,因此除颤时所需能量较小(150~200J)。

(3)**起搏治疗** 对心脏骤停患者不推荐使用起搏治疗,而对有症状的心动过缓患者可考虑起搏治疗。

(4)**药物治疗**

①给药途径 心脏骤停患者在进行心肺复苏时,应尽早开通静脉通道。周围静脉通常选用肘前静脉或颈外静脉,手部或下肢静脉效果较差。中心静脉可以选用颈内静脉、锁骨下静脉或股静脉。若静脉穿刺无法完成,某些复苏药物可经气管给予。

②药物选择 肾上腺素是心肺复苏的首选药,常规给药方法是静脉推注1mg,每3~5分钟重复1次,可逐渐增加剂量至5mg。严重低血压可以给予去甲肾上腺素、多巴胺、多巴酚丁胺。

5. 疗效判断

(1)**大动脉搏动** 心脏按压有效时可以触及颈动脉或股动脉搏动。

(2)**呼气末CO_2分压($ETCO_2$)** 是用于判断心肺复苏效果的可靠监测指标,$ETCO_2$升高表明心排血量增加,肺和组织的灌注改善。

(3)**瞳孔变化** 心脏按压过程中,若瞳孔缩小并有对光反射,预后较好。但瞳孔的变化只能作为复苏效果的参考,不能根据瞳孔的变化来决定是否继续复苏。

【例4】2003A(执医试题)抢救由心室颤动引起的心脏骤停时,最有效的方法是

　　A. 口对口人工呼吸　　　B. 皮下注射肾上腺素

　　C. 植入心脏起搏器　　　D. 非同步电击复律

【例5】2009、2010A(执医试题)心室颤动时初诊,首次电除颤的能量为

　　A. 360J　　　　B. 300J　　　　C. 200J　　　　D. 150J　　　　E. 100J

> **注意:**①由于室颤时,无法辨认QRS波群,必需采取非同步电除颤。
> ②如采用双相波直流电除颤,可以选择150~200J。如采用单相波直流电除颤,应选择360J。

(6~8题共用题干)男,72岁。排便时突然跌倒,意识丧失,呼吸断续。有陈旧心肌梗死和糖尿病病史,无高血压病史,诊断为心脏骤停。

【例6】2011A(执医试题)该患者既往超声心动图检查未发现异常,其心脏骤停最可能的原因是

　　A. 冠心病　　　　　　　B. 预激综合征　　　　　　C. 主动脉瓣狭窄

　　D. 梗阻性肥厚型心肌病　　E. 主动脉夹层

【例7】2011A(执医试题)心电图示心搏停顿,此时首选的药物是

　　A. 普鲁卡因酰胺　　　　B. 肾上腺素　　　　　　　C. 普罗帕酮

　　D. 胺碘酮　　　　　　　E. 碳酸氢钠

【例8】2011A(执医试题)最佳的给药途径是

　　A. 静脉注射　　　　　　B. 心内注射　　　　　　　C. 肌肉注射

　　D. 气管内给药　　　　　E. 皮下注射

▶ **常考点** 很少考。

参考答案——详细解答见《贺银成2019考研西医临床医学综合能力历年真题精析》

1. ABC**D**E　　2. **A**BCDE　　3. **A**BCDE　　4. ABC**D**E　　5. **A**BCDE　　6. **A**BCDE　　7. A**B**CDE

8. **A**BCDE

第19章 胃食管反流病与慢性胃炎

▶**考纲要求**

①胃食管反流病的病因和发病机制、临床表现、实验室和其他检查、诊断和治疗。②慢性胃炎的病因和发病机制、胃镜及组织学病理、临床表现、诊断和治疗。

▶**复习要点**

一、胃食管反流病

胃食管反流病(GERD)是指胃十二指肠内容物反流入食管引起烧心等症状,根据是否导致食管黏膜糜烂、溃疡,分为反流性食管炎(RE)及非糜烂性反流病(NERD)。GERD可引起咽喉、气道等食管邻近组织的损害,出现食管外症状。

1. 病因和发病机制

胃食管反流病是多种因素造成的以食管下括约肌(LES)功能障碍为主的胃食管动力障碍性疾病,直接损害因素是胃酸、胃蛋白酶及胆汁(非结合胆盐和胰酶)等反流物。

(1)**抗反流屏障结构与功能异常** 抗反流屏障是食管和胃交接的解剖结构,包括LES、膈肌脚、膈食管韧带、食管与胃底间的锐角等。LES是食管末端约3~4cm长的环形肌束,其收缩产生的食管胃连接处的高压带,可防止胃内容物反流入食管。

①导致LES结构受损的因素 贲门失弛缓症手术后,食管裂孔疝,腹内压增高(妊娠、肥胖、腹水、呕吐、负重),长期胃内压增高(胃扩张、胃排空延迟)。

②引起LES功能障碍或一过性LES松弛延长的因素 某些激素(缩胆囊素、胰高血糖素、血管活性肠肽),食物(高脂肪饮食、巧克力),药物(钙通道阻滞剂、地西泮)。

当食管的清除能力和黏膜屏障不足以抵抗反流物的损伤时,则可致病。

(2)**食管清除作用降低** 常见于导致食管蠕动和唾液分泌异常的疾病或病理生理过程,如干燥综合征。食管裂孔疝时,部分胃经膈食管裂孔进入胸腔,可改变LES结构、降低食管对反流物的清除作用,导致胃食管反流病。

(3)**食管黏膜屏障功能降低** 长期吸烟、饮酒、服用药物等,可使食管黏膜不能抵御反流物的损害。

【例1】2002NO153X 通过影响LES压,能促进胃食管反流病发生的是

    A. 胆囊收缩素   B. 胰升糖素   C. 血管活性肠肽   D. 地西泮

【例2】2013NO66A 与幽门螺杆菌感染无关的疾病是

    A. 胃炎   B. 胃溃疡   C. 十二指肠溃疡   D. 胃食管反流病

2. 临床表现

(1)**食管症状**

典型症状 烧心和反流是本病最常见的典型症状。烧心和反流常在餐后1小时出现,卧位、弯腰或腹压增加时可加重,部分患者烧心和反流症状可在夜间入睡时发生。

非典型症状 指除烧心和反流之外的食管症状。

①胸痛 由反流物刺激食管引起,为胸骨后疼痛。严重时可为剧烈刺痛,可放射到后背、胸部、肩部、颈部、耳后,有时酷似心绞痛(不要误诊),可伴或不伴烧心和反流。由胃食管反流病引起的胸痛是非心源性胸痛的常见病因之一。

②吞咽困难或胸骨后异物感 见于部分患者,可能是由于食管痉挛或功能紊乱所致,症状呈间歇性,进食固体或液体食物均可发生;少数患者吞咽困难是由食管狭窄引起,呈持续或进行性加重。

(2)**食管外症状** 由反流物刺激或损伤食管以外的组织或器官引起,如咽喉炎、慢性咳嗽和哮喘。

严重者可发生吸入性肺炎,甚至出现肺间质纤维化。反流物刺激咽喉部可引起咽喉炎、声嘶。一些患者诉咽部不适、异物感、堵塞感,但无真正吞咽困难,称为癔球症。

(3)并发症 包括上消化道出血、食管狭窄、Barrett 食管。

①Barrett 食管 食管贲门交界处的齿状线 2cm 以上的食管鳞状上皮被特殊的柱状上皮所取代称 Barrett 食管。Barrett 食管是食管腺癌的主要癌前病变,其腺癌的发生率比正常人高 10~20 倍。

②Barrett 溃疡 Barrett 食管发生的消化性溃疡。

【例 3】2007NO67A 下列胃食管反流病的临床表现中,不属于食管外刺激症状的是

    A. 咳嗽   B. 哮喘   C. 胸痛   D. 声嘶

【例 4】2011NO66A 下列关于胃食管反流病胸痛的叙述,错误的是

    A. 反流物刺激食管痉挛所致   B. 疼痛可发生在胸骨后

    C. 疼痛不向他处放射   D. 疼痛可为剧烈刺痛

【例 5】2009NO171X 胃食管反流患者中,由反流物引起的临床表现有

    A. 癔球症   B. 咽喉炎、声嘶   C. 非季节性哮喘   D. 反复发生肺炎

(91~92 题共用题干)女性,55 岁。2 个月来反复发作夜间入睡时胸骨下段疼痛,性质呈刺痛、烧灼样,向后背、胸部、颈部放射,持续 30 分钟以上,坐起后症状可有减轻,偶在饱餐后 1 小时左右发生,口含硝酸甘油无效。既往有高血压、胃病史,否认糖尿病史。父有冠心病史。

【例 6】2012NO91A 该患者发作性胸痛最可能的病因是

    A. 心绞痛   B. 胆囊炎   C. 主动脉夹层   D. 胃食管反流病

【例 7】2012NO92A 该患者胸痛的类型属于

    A. 胸膜性胸痛   B. 纵隔性胸痛   C. 胸壁性胸痛   D. 心因性胸痛

3. 辅助检查

(1)胃镜 是诊断反流性食管炎最准确的方法,并能判断反流性食管炎的严重程度和有无并发症。胃镜下反流性食管炎的分级(洛杉矶分级法)如下:

正常	食管黏膜没有破损
A 级	一个或一个以上食管黏膜破损,长径 <5mm
B 级	一个或一个以上食管黏膜破损,长径 >5mm,但没有融合性病变
C 级	食管黏膜破损有融合,但 <75% 的食管周径
D 级	食管黏膜破损融合,至少达到 75% 的食管周径

(2)24 小时食管 pH 监测 应用便携式 pH 记录仪监测患者 24 小时食管 pH 值,可掌握食管是否存在过度酸反流的客观证据,是诊断胃食管反流病的重要方法,主要用于胃镜不能确诊的患者。

(3)食管 X 线钡餐 诊断敏感性不高,多用于排除食管癌等疾病。主要用于不愿接受胃镜检查者。

(4)食管测压 可测定 LES 的压力、显示频繁的一过性 LES 松弛、评价食管体部的功能。

【例 8】2016NO66A 诊断胃食管反流病最准确的方法是

    A. 食管吞钡 X 线检查   B. 24 小时食管 pH 监测   C. 食管测压   D. 胃镜检查

注意:①内镜为最准确的检查方法或作为首选者:反流性食管炎、消化性溃疡、上消化道出血、炎性肠病。
②24 小时食管 pH 监测是诊断胃食管反流病的重要方法。
③诊断胃食管反流病首选内镜检查,若症状典型而内镜检查阴性,则行 24 小时食管 pH 监测。

4. 诊断

(1)诊断依据 有反流症状;内镜下可能有反流性食管炎的表现;食管过度酸反流的客观证据。

(2)初步诊断 如果患者有典型的烧心和反酸症状,可作出胃食管反流病的初步临床诊断。

(3)确立诊断 胃镜检查如发现有反流性食管炎并能排除其他原因引起的食管病变,本病的诊断可确

立。对有典型症状而胃镜检查阴性者,应监测 24 小时食管 pH,如证实有食管过度酸反流,则诊断成立。

5. 治疗

胃食管反流病的主要治疗目的是控制症状、治愈食管炎、减少复发、防治并发症。

治疗方案	药物或手术方式	适应证
促胃肠动力药	多潘立酮、莫沙必利、依托必利	适用于轻症患者,或作为抑酸药合用的辅助治疗
H₂ 受体拮抗剂	西咪替丁、雷尼替丁、法莫替丁	适用于轻、中症患者,疗程 8~12 周
质子泵抑制剂	奥美拉唑、兰索拉唑、潘托拉唑	目前疗效最好的抑酸剂,适用于重症患者,疗程4~8周
抗酸药	碳酸氢钠片	仅用于症状轻、间歇发作的患者作为临时缓解症状用
维持治疗	H₂ 受体拮抗剂、质子泵抑制剂	质子泵抑制剂的疗效最好
手术治疗	抗反流手术(如胃底折叠术)	需长期大剂量 PPI 维持治疗的患者 确诊由反流引起的严重呼吸道疾病、PPI 疗效不佳者

【例9】2006NO143X 胃食管反流病的治疗目的是

A. 控制症状　　　B. 减少复发　　　C. 防止食管狭窄　　　D. 避免食管穿孔

(79~81 题共用题干)男性,54 岁。2 个月来反酸、烧心,多于餐后明显,平卧位时易出现,近 5 天来加重,有时伴胸骨后疼痛,ECG 未见明显异常,胃镜检查见食管黏膜破损融合。

【例10】2017NO79A 该患者最可能的诊断是

A. 胃食管反流病　　B. 心绞痛　　　C. 食管憩室炎　　　D. 食管癌

【例11】2017NO80A 选用的最佳治疗是

A. 口服氢氧化铝　　B. 口含硝酸甘油　　C. 口服奥美拉唑　　D. 手术治疗

【例12】2017NO81A 若需维持治疗,选用的最佳药物是

A. 雷尼替丁　　　　　　　　　B. 奥美拉唑

C. 硝酸异山梨酯　　　　　　　D. 顺铂和5-氟尿嘧啶

二、慢性胃炎

1. 分类

慢性胃炎分非萎缩性(浅表性)胃炎、萎缩性胃炎和特殊类型三大类。

(1)慢性非萎缩性胃炎　是指不伴胃黏膜萎缩,胃黏膜层见以淋巴细胞和浆细胞为主的慢性炎症细胞浸润的慢性胃炎。可细分为胃窦胃炎、胃体胃炎和全胃炎。幽门螺杆菌感染首先发生胃窦胃炎;自身免疫引起的慢性胃炎主要表现为胃体胃炎。

(2)慢性萎缩性胃炎　是指胃黏膜已发生萎缩性改变的慢性胃炎。细分为自身免疫性胃炎(A 型胃炎)和多灶萎缩性胃炎(B 型胃炎)。

(3)特殊类型胃炎　少见,如感染性胃炎、化学性胃炎、Menetrier 病、嗜酸细胞性胃炎、充血性胃炎等。

2. 病因和发病机制

(1)幽门螺杆菌(Hp)感染　是慢性胃炎最常见的病因。幽门螺杆菌进入胃内后,部分可被胃酸杀灭,部分则附着于胃窦部黏液层,依靠其鞭毛穿过黏液层,定居于黏液层与胃窦黏膜上皮细胞表面,一般不侵入胃腺和固有层。一方面避免了胃酸的杀灭作用;另一方面难以被机体的免疫机能清除。Hp 释放的尿素酶可分解尿素产生 NH_3,产生的氨可中和反渗入黏液内的胃酸,形成有利于 Hp 定居和繁殖的局部微环境,使感染慢性化。Hp 凭借其产生的氨及空泡毒素导致细胞损伤;促进上皮细胞释放炎症介质;菌体细胞壁 Lewis X、Lewis Y 抗原引起自身免疫反应;多种机制使炎症反应迁延或加重。

(2)十二指肠-胃反流　胃肠慢性炎症、消化吸收不良、动力异常等可导致长期反流,造成胃黏膜慢性炎症。

(3)**自身免疫** 胃壁细胞可分泌内因子,促进维生素 B_{12} 的吸收。当体内出现针对壁细胞或内因子的自身抗体时,作为靶细胞的壁细胞总数减少,内因子分泌减少,导致维生素 B_{12} 吸收不良,出现巨幼细胞性贫血,称为恶性贫血。本病在北欧发病率较高。

(4)**年龄因素和胃黏膜营养因子缺乏** 老年人胃黏膜退行性改变。长期消化吸收不良、食物单一、营养缺乏均可使胃黏膜修复再生功能降低,炎症慢性化,上皮细胞增殖异常及胃腺萎缩。

【例13】2005NO68A 在慢性胃炎的发病机制中,与幽门螺杆菌感染无关的因素是

A. 产生胃壁细胞抗体　　　　　　　B. 分泌空泡毒素A

C. 释放尿素酶分解尿素产生 NH_3　　D. 产生细胞毒素相关基因蛋白

E. 菌体胞壁作为抗原诱导免疫反应(8版内科学已删除部分内容)

【例14】2012NO171X 下列属于慢性胃炎发病原因的有

A. Hp 感染　　　　　　　　　　　B. 自身免疫

C. 精神刺激　　　　　　　　　　　D. 十二指肠液反流入胃

注意:①其发病与幽门螺杆菌感染有关——消化性溃疡、胃癌、B型胃炎、急性幽门螺杆菌感染性胃炎。
②其发病与幽门螺杆菌感染无关——急性糜烂出血性胃炎、胃食管反流病、A型胃炎。

【例15】2018NO50A 多灶萎缩性胃窦炎最主要的病因是

A. 胆汁反流　　　　　　　　　　　B. 口服非甾体抗炎药

C. 幽门螺杆菌感染　　　　　　　　D. 自身免疫性抗体

3. 临床表现

(1)**症状** 大多数患者无明显症状。可表现为中上腹不适、饱胀、钝痛、烧灼痛等。也可有食欲不振、嗳气、泛酸、恶心等消化不良症状。自身免疫性胃炎患者可有恶性贫血、$VitB_{12}$ 缺乏的其他临床表现。

(2)**体征** 多不明显,可有上腹部轻压痛。

4. 辅助检查和诊断

(1)**胃镜及组织学检查** 是慢性胃炎最可靠的诊断方法。

根据其在胃内的分布,慢性胃炎分为:①胃窦炎:多由 Hp 感染所致,部分患者炎症可波及胃体;②胃体炎:多与自身免疫有关,病变主要累及胃体和胃底;③全胃炎:可有 Hp 感染扩展而来。

慢性胃炎类型	典型胃镜表现
慢性非萎缩性胃炎	胃黏膜呈红黄相间,或黏膜皱襞肿胀增粗
萎缩性胃炎	胃黏膜色泽变淡,皱襞变细而平坦,黏液减少,黏膜变薄,有时可见黏膜血管纹
萎缩性胃炎伴增生	可见胃黏膜呈颗粒状或结节状

不同病因所致胃黏膜损伤和修复过程中产生的慢性胃炎组织学病变如下。

①**炎症** 以淋巴细胞、浆细胞为主的慢性炎症细胞浸润,初在黏膜浅层,即黏膜层的上 1/3,称为浅表性胃炎。病变继续发展,可波及黏膜全层。炎症的活动性是指中性粒细胞出现,它存在于固有膜、小凹上皮、腺管上皮之间,严重者可形成小凹脓肿。

②**化生** 长期慢性炎症使胃黏膜表层上皮、腺上皮被杯状细胞、幽门腺细胞所取代。其分布范围越广,发生胃癌的危险性越高。胃腺化生分为肠上皮化生和假幽门腺化生两种,前者以杯状细胞为特征的肠腺替代了胃固有腺体;后者泌酸腺的颈黏液细胞增生,形成幽门腺样腺体。

③**萎缩** 病变扩展至腺体深部,腺体破坏,数量减少,固有层纤维化,黏膜变薄。

④**异型增生** 又称不典型增生,是细胞在再生过程中过度增生和分化缺失,增生的上皮细胞拥挤、有分层现象,核增大失去极性,有丝分裂象增多,腺体结构紊乱。异型增生是胃癌的癌前病变,根据异型程度分为轻、中、重三度,轻度者常可逆转为正常,重度者有时与高分化腺癌不易区分。

在慢性炎症向胃癌的进程中,化生、萎缩、异型增生被视为胃癌前状态。

(2)**幽门螺杆菌检查** 可在胃镜检查时同时进行快速尿素酶检查,也可采用非侵入性检查。

(3)**自身免疫性胃炎相关检查** 表现为血清 $VitB_{12}$ 浓度降低,血清内因子抗体及壁细胞抗体阳性等。

5. 自身免疫性胃炎和多灶萎缩性胃炎的区别

	自身免疫性胃炎	慢性多灶萎缩性胃炎
别称	A 型胃炎、慢性胃体炎	B 型胃炎、慢性胃窦炎
累及部位	胃体、胃底	胃窦
基本病理变化	胃黏膜萎缩、腺体减少	胃黏膜萎缩、腺体减少
发病率	少见	很常见
病因	多由自身免疫反应引起	幽门螺杆菌感染(占 90%)
贫血	常伴有,甚至恶性贫血	无
血清 $VitB_{12}$	降低	正常
恶性贫血	可有	无
内因子抗体(IFA)	阳性(占 75%)	无
抗壁细胞抗体(PCA)	阳性(占 90%)	阳性占 30%(即大多数为阴性)
胃酸	显著降低	正常或偏低
血清胃泌素	明显增高(恶性贫血时更高)	正常或偏低

注意:①A 型胃炎壁细胞受损,壁细胞数量减少,胃酸减少,负反馈调节使胃泌素分泌增多。
②A 型胃炎内因子分泌减少,致维生素 B_{12} 吸收不良、恶性贫血。

【例 16】2007NO178A 伴有恶性贫血的慢性胃炎是(病理学试题)

　　A. 巨大肥厚性胃炎 　　　　　　　　　B. 慢性浅表性胃炎

　　C. 疣状胃炎 　　　　　　　　　　　　D. A 型慢性萎缩性胃炎

【例 17】2001NO65A　B 型胃炎主要是由哪个原因引起?

　　A. 幽门螺菌感染　　B. 胆汁反流　　　C. 消炎药物

　　D. 吸烟　　　　　　E. 酒癖

【例 18】1998NO73A 关于 A 型胃炎,下列哪项是正确的?

　　A. 较常见 　　　　　　　　　　　　　B. 大多数由幽门螺杆菌感染引起

　　C. 病变主要累及胃体及胃底 　　　　　D. 发病与遗传素质无关

　　E. 最终不易导致恶性贫血

【例 19】1996NO33A 慢性萎缩性胃炎最具特征性的病理变化是(病理学试题)

　　A. 黏膜变薄、腺体减少　　B. 假幽门腺化生　　C. 肠上皮化生

　　D. 腺体异型增生　　　　　E. 胃酸减少

　　A. 胃黏膜萎缩　　　　B. 恶性贫血　　　C. 两者都是　　　　D. 两者都不是

【例 20】1999NO127C　A 型萎缩性胃炎(病理学试题)

【例 21】1999NO128C　B 型萎缩性胃炎(病理学试题)

　　A. 胃酸度升高　　　B. 胃酸度正常或减少　　C. 胃酸度常减少

　　D. 胃酸度明显上升　　E. 胃酸度明显减少

【例 22】1998NO109B　B 型胃炎伴大量 G 细胞丧失

【例 23】1998NO110B　胃溃疡

【例 24】B 十二指肠球部溃疡

A. 缺乏　　　　　B. 正常或减少　　　　C. 少量增加　　　　D. 明显增加

【例25】2007NO121B 自身免疫性胃炎的胃酸分泌

【例26】2007NO122B 多灶萎缩性胃炎的胃酸分泌

6. 治疗

　　大多数成人胃黏膜均有非活动性、轻度慢性浅表性胃炎,可视为生理性黏膜免疫反应,不需要药物治疗。如慢性胃炎波及黏膜全层或呈活动性,出现癌前状态,如肠上皮化生、假幽门腺化生、萎缩、不典型增生,可给予短期或长期间歇治疗。

　　(1)对因治疗

　　①幽门螺杆菌相关性胃炎　单一药物治疗不能有效根除幽门螺杆菌。可联合下表中的药物:1种质子泵抑制剂(PPI)+2种抗生素,或1种铋剂+2种抗生素,疗程7~14天。

抗生素	克拉霉素、羟氨苄青霉素(阿莫西林)、甲硝唑、替硝唑、喹诺酮类、痢特灵(呋喃唑酮)、四环素
PPI	奥美拉唑、兰索拉唑、潘托拉唑、雷贝拉唑、埃索美拉唑
铋剂	三钾二枸橼酸铋、果胶铋、次碳酸铋

　　②十二指肠-胃反流　可使用助消化、改善胃肠动力药等。

　　③自身免疫　可考虑使用糖皮质激素。

　　④胃黏膜营养因子缺乏　可补充复合维生素,改善胃肠营养等。

　　(2)对症治疗　抑制胃酸,缓解症状,保护胃黏膜;恶性贫血者需终身注射维生素 B_{12}。

　　(3)癌前状态处理

　　①口服选择性 COX-2 抑制剂塞来昔布对胃黏膜重度炎症、肠化、萎缩及异型增生的逆转有一定益处;也可适量补充复合维生素和含硒食物等。

　　②对药物不能逆转的局灶中、重度不典型增生(高级别上皮内瘤变),在确定无淋巴结转移时,宜行预防性手术,目前多采用胃镜下黏膜剥离术。

　　③对药物不能逆转的灶性重度不典型增生伴局部淋巴结肿大者,可考虑手术治疗。

　　④对于胃黏膜之肠化和不典型增生,β 胡萝卜素、维生素 C、维生素 E 和叶酸等抗氧化维生素、以及锌、硒等微量元素可助其逆转。

【例27】2016NO67A 临床上服用下列药物时,不影响对幽门螺杆菌病原检测的是

　　A. 奥美拉唑　　　B. 枸橼酸铋钾　　　C. 米索前列醇　　　D. 呋喃唑酮

【例28】2015NO171X 根除胃幽门螺杆菌治疗时常用的药物包括

　　A. 雷尼替丁　　　B. 奥美拉唑　　　C. 硫糖铝　　　D. 克拉霉素

【例29】2003NO143X 可能逆转慢性胃炎病人胃黏膜之肠化和不典型增生的药物是

　　A. β-胡萝卜素　　　B. 维生素 C　　　C. 维生素 E　　　D. 叶酸

▶ **常考点**　胃食管反流病临床表现,诊断及治疗;A 型胃炎和 B 型胃炎的区别。

　　　　参考答案——详细解答见《贺银成 2019 考研西医临床医学综合能力历年真题精析》

1. ABCDE　　2. ABCDE　　3. ABCDE　　4. ABCDE　　5. ABCDE　　6. ABCDE　　7. ABCDE
8. ABCDE　　9. ABCDE　　10. ABCDE　　11. ABCDE　　12. ABCDE　　13. ABCDE　　14. ABCDE
15. ABCDE　　16. ABCDE　　17. ABCDE　　18. ABCDE　　19. ABCDE　　20. ABCDE　　21. ABCDE
22. ABCDE　　23. ABCDE　　24. ABCDE　　25. ABCDE　　26. ABCDE　　27. ABCDE　　28. ABCDE
29. ABCDE

第 20 章　消化性溃疡

▶ **考纲要求**

消化性溃疡的病因和发病机制、临床表现、实验室和其他检查、诊断、鉴别诊断、治疗、并发症及治疗。

▶ **复习要点**

一、流行病学、病因和发病机制

1. 流行病学特点

消化性溃疡是指胃肠道黏膜被自身消化而形成的溃疡,可发生于食管、胃、十二指肠、胃-空肠吻合口附近以及含有胃黏膜的 Meckel 憩室。以胃、十二指肠球部最为常见,分别称为胃溃疡(GU)和十二指肠溃疡(DU)。

分布	全球性常见病,估计约 10% 的人在其一生中患过此病。我国:南方多于北方,城市多于农村
季节性	秋冬季多于夏季
高峰年龄	DU 好发于青壮年。GU 好发于中老年,比 DU 晚 10 年
性别	无论胃溃疡还是十二指肠溃疡,均好发于男性
比例	DU: GU = 3:1

【例 1】1997NO48A 关于消化性溃疡的叙述,哪一项是不正确的?

　　A. 在临床上,十二指肠溃疡较胃溃疡多见　　　　B. 绝大多数病例病变位于胃和十二指肠

　　C. 男性发病多于女性　　D. 全世界均多见　　　　E. 童年及老年均罕见

2. 病因和发病机制

(1) **胃酸和胃蛋白酶**　在导致各类胃炎的病因持续作用下,黏膜糜烂可进展为溃疡。消化性溃疡发病的主要机制是胃酸、胃蛋白酶的侵袭作用与黏膜的防御能力间失去平衡,胃酸对黏膜产生自我消化。

(2) **幽门螺杆菌(Hp)感染**　是消化性溃疡的主要病因。十二指肠球部溃疡患者的 Hp 感染率高达 90% ~100%,胃溃疡为 80% ~90%。同样,在 Hp 感染率高的人群,消化性溃疡的患病率也较高。清除 Hp 可加速溃疡的愈合,显著降低消化性溃疡的复发。

(3) **药物**　长期服用非甾体抗炎药(NSAIDs)、糖皮质激素、氯吡格雷、化疗药物、双磷酸盐、西罗莫司等的患者可发生溃疡。NSAIDs 是导致胃黏膜损伤最常见的药物,约 10% ~25% 的患者可发生溃疡。

(4) **遗传易感性**　部分消化性溃疡患者有家族史,提示可能的遗传易感性。正常人的胃黏膜内,大约有 10 亿个壁细胞,平均每小时分泌盐酸 22mmol,而十二指肠溃疡患者的壁细胞总数平均为 19 亿个,每小时分泌盐酸约 42mmol,比正常人高出 1 倍左右。

(5) **胃排空障碍**　十二指肠-胃反流可导致胃黏膜损伤;胃排空延迟及食糜停留过久可持续刺激胃窦 G 细胞,使之不断分泌促胃液素,导致胃酸分泌过多。

(6) **其他**　应激、吸烟、长期精神紧张、进食无规律等是消化性溃疡的常见诱因。

尽管胃溃疡和十二指肠溃疡均属于消化性溃疡,但胃溃疡在发病机制上以黏膜屏障功能降低为主,十二指肠溃疡以高胃酸分泌为主。

【例 2】2017NO50A 阿司匹林引起 NSAID 溃疡的最主要致溃疡机制是

　　A. 抑制 COX-1　　　　B. 抑制 COX-2　　　　C. 同时抑制 COX-1 和 COX-2　　　　D. 局部作用

【例 3】2003NO62A 十二指肠溃疡的发病主要是因为

　　A. 胃酸、胃蛋白酶等侵袭因素增强　　　　　　　　B. 黏膜屏障减弱

    C. 黏膜血流量减少   D. 细胞更新能力减弱

    E. 表皮生长因子减少

【例4】1999NO88A 关于胃、十二指肠溃疡,下列哪项叙述不正确?(外科学试题)

    A. 胃溃疡好发年龄比十二指肠溃疡大   B. 十二指肠溃疡起病与精神因素有关

    C. 药物(阿司匹林、皮质类固醇)所引起的多为十二指肠溃疡

    D. 十二指肠溃疡不会恶变成癌   E. 胃溃疡用抗酸剂止痛的效果不好

二、临床表现和并发症

1. 临床表现

(1)**症状** 上腹痛或不适为主要症状,可为钝痛、灼痛、胀痛、剧痛、饥饿样不适,可能与胃酸刺激溃疡壁的神经末梢有关,常具有下列特点:①慢性过程,病史可达数年或十余年;②周期性发作,发作期可为数周或数月,缓解期长短不一,发作有季节性,多在秋冬和冬春之交发病;③部分患者有与进餐相关的节律性上腹痛,如饥饿痛或餐后痛;④腹痛可被抑酸剂缓解。

部分患者无上述典型腹痛,仅表现为腹胀、厌食、嗳气、反酸等消化不良症状。

(2)**体征** 发作时剑突下可有局限性压痛,缓解后无明显体征。

(3)**十二指肠溃疡与胃溃疡的区别**

	十二指肠溃疡(DU)	胃溃疡(GU)
好发部位	球部(前壁较常见)	胃角和胃窦小弯
发病年龄	青壮年	中老年,比DU晚10年
发病机理	主要是侵袭因素增强	主要是保护因素减弱
BAO	增高	正常或偏低
MAO	增高(20%~50%)	正常或偏低
与NSAIDs关系	5%的DU与之有关	25%的GU与之有关
Hp感染率	90%~100%	80%~90%
疼痛	餐前痛→进餐后缓解→餐后2~4小时再痛→进食后缓解。	餐后1小时疼痛→1~2小时逐渐缓解→下次进餐再痛
腹痛特点	多为饥饿痛,夜间痛多见,节律性疼痛多见	多为进食痛,夜间痛少见,节律性疼痛少见
癌变	否	癌变率<1%
复发率	高	低

注意:①十二指肠球部溃疡的腹痛规律:疼痛—进食—缓解。②胃溃疡的腹痛规律:进食—疼痛—缓解。③溃疡性结肠炎的腹痛规律:疼痛—便意—便后缓解。④克罗恩病的腹痛规律:进食—加重—便后缓解。⑤肠易激综合征腹痛的腹痛规律:疼痛—排便—缓解。

【例5】2012A(执医试题)男,53岁。上腹胀痛10余年,多于饭后约30分钟加重。半年来上腹痛加重,伴反酸,间断呕吐胃内容物。吸烟15年,饮白酒10年,每日约半斤。患者的病变最可能位于

    A. 十二指肠球部   B. 胃窦   C. 胃体

    D. 贲门   E. 胃底

(4)**特殊溃疡**

①**复合溃疡** 是指胃和十二指肠均有活动性溃疡,多见于男性,幽门梗阻发生率较高。复合溃疡中的胃溃疡较单独的胃溃疡癌变率低。

②**幽门管溃疡** 胃酸分泌一般较高,餐后很快发生疼痛,早期出现呕吐,易出现梗阻、出血、穿孔等并发症。

③球后溃疡　是指发生于十二指肠降段、水平段的溃疡,多位于十二指肠降段的初始部及乳头附近,溃疡多在后内侧壁,可穿透入胰腺诱发急性胰腺炎。球后溃疡具有十二指肠溃疡的临床特点,但夜间痛和背部放射痛更为多见,对药物治疗反应稍差,较易并发出血。

④巨大溃疡　是指直径 >2cm 的溃疡,常有 NSAIDs 服用史,多见于老年人。巨大十二指肠球部溃疡常位于后壁,易发展为穿透性,周围有大的炎性团块。疼痛剧烈而顽固,多放射至背部。巨大胃溃疡并不一定都是恶性的。

⑤老年人溃疡　临床表现多不典型,常无症状或症状不明显。疼痛多无规律,较易出现体重减轻和贫血。胃溃疡多位于胃体上部,溃疡常较大,易误诊为胃癌。

⑥儿童期溃疡　主要发生于学龄儿童,发生率低于成人。随着年龄的增长,溃疡表现与成人相近。多表现为脐周痛,时常出现呕吐,可能与幽门、十二指肠水肿和痉挛有关。

⑦无症状性溃疡　15% 的消化性溃疡患者无症状,常以消化道出血、穿孔等并发症为首发症状。可见于任何年龄,以长期服用非甾体药患者及老年人多见。

⑧促胃液素瘤　也称 Zollinger-Ellison 综合征,是胰腺非 β 细胞瘤分泌大量胃泌素所致。肿瘤小,生长缓慢,但最终都将发展为恶性。基础胃酸分泌过度,常伴腹泻,常规治疗无效。溃疡部位不典型,溃疡常位于十二指肠球部和胃窦小弯侧、食管下段、十二指肠球后、空肠。易并发出血、穿孔、梗阻、复发。

⑨难治性溃疡　经正规抗溃疡治疗而溃疡仍未愈合者,可能因素包括:病因尚未去除,如仍有 Hp 感染,继续服用非甾体药物等致溃疡药物;穿透性溃疡;特殊病因,如克罗恩病、促胃液素瘤等;某些疾病或药物影响抗溃疡药物的疗效;误诊;不良因素存在,如吸烟、酗酒、精神应激等。

注意:①抗酸剂疗效差的溃疡——低胃酸的胃溃疡、幽门管溃疡、球后溃疡、癌性溃疡、巨大溃疡。
　　　②易出血的溃疡——幽门管溃疡、球后溃疡、促胃液素瘤。

　　A. 无症状性溃疡　　　B. 幽门管溃疡　　　　C. 复合性溃疡　　　　D. 球后溃疡

【例6】2009NO141B 夜间痛多见且易发生出血的溃疡是

【例7】2009NO142B 用 H_2RA 维持治疗过程中,复发的溃疡半数以上是

【例8】2018NO51A 球后溃疡的临床特点是
　　A. 上腹痛常无典型的节律性　　　　　　　B. 午夜痛和背部放射痛多见
　　C. 对药物治疗反应较好　　　　　　　　　D. 不易并发出血

【例9】1995NO72A 下列哪项不符合由胃泌素瘤引起的消化性溃疡?
　　A. 多发生在球后十二指肠降部和横段,或空肠近端　B. 常规胃手术后不易复发
　　C. 易并发出血、穿孔、梗阻　D. 基础胃酸分泌过度　　E. 常伴腹泻

2. 并发症

出血	①15% ~25% 的患者可并发出血。出血是消化性溃疡最常见的并发症 ②10% ~25% 的患者以消化道出血为首发症状;③十二指肠溃疡比胃溃疡更易出血
穿孔	穿孔率 1% ~5%。穿孔合并出血占 10%
梗阻	发生率 2% ~4%。主要由十二指肠溃疡或幽门管溃疡引起
癌变	十二指肠溃疡不癌变;胃溃疡癌变率 <1%。癌变常发生在溃疡边缘,故活检时应取此处组织

注意:①消化性溃疡最常见的并发症是上消化道出血,上消化道出血最常见的病因是消化性溃疡。
　　　②十二指肠溃疡最少见的并发症是癌变(因十二指肠溃疡不癌变)。

　　A. 穿孔　　　　　　　B. 出血　　　　　　　C. 幽门梗阻　　　　　D. 癌变

【例10】2015NO143B 消化性溃疡患者最常见的并发症是

【例11】2015NO144B 十二指肠溃疡患者不易发生的并发症是

(99~101 共用题干)患者,男,35 岁。3 个月来间断上腹痛,有时夜间痛醒,反酸。1 天前黑便 1 次,无呕血,但腹痛减轻,化验大便隐血强阳性。

【例 12】2011NO99A 最可能的诊断是

A. 慢性胃炎   B. 胃溃疡   C. 十二指肠溃疡   D. 胃癌

【例 13】2011NO100A 为了确定诊断,首选的检查是

A. 胃镜检查   B. 钡餐透视   C. 腹部 CT   D. 腹部 B 超

【例 14】2011NO101A 若患者出现黑便,每日出血量最少应超过

A. 30ml   B. 50ml   C. 150ml   D. 300ml

三、辅助检查、诊断与鉴别诊断

1. 辅助检查

(1)**胃镜 + 黏膜活检** 是确诊消化性溃疡的首选检查方法,其目的在于:①确定有无病变、部位及分期;②鉴别良恶性;③评价治疗效果;④对合并出血者给予止血治疗。

(2)**X 线钡餐检查** 为确诊消化性溃疡的次选检查方法。X 线钡餐适宜于:①胃镜禁忌者;②不愿接受胃镜检查者;③了解胃的运动情况。龛影是确诊消化性溃疡的直接征象,而局部压痛、十二指肠球部激惹和球部变形、胃大弯侧痉挛性切迹均为间接征象,仅提示有溃疡的可能。

(3)**幽门螺杆菌检查** 分经侵入性检查和非侵入性检查两种。①侵入性检查:需通过胃镜检查取胃黏膜活组织进行检测,主要包括快速尿素酶试验、组织学检查和幽门螺杆菌培养;②非侵入性检查:无需胃镜检查,主要包括^{13}C 或^{14}C 尿素呼气试验、粪便幽门螺杆菌抗原检测、血清学检查。

检查项目	特点	适应证/评价
快速尿素酶试验	利用幽门螺杆菌可产生尿素酶的原理 用试纸检测,操作简便,费用低廉	为侵入性检查的首选方法
胃黏膜组织切片镜检	可直接观察幽门螺杆菌,与常规 HE 染色相比 采用特殊染色(银染、改良 Giemsa)可提高阳性率	为 Hp 检测的金标准之一
Hp 培养	技术要求较高,主要用于科研	临床上尚未普及
^{14}C 尿素呼气试验	敏感性及特异性均高,无需胃镜,患者依从性好	为 Hp 检测的金标准之一 根除 Hp 治疗后复查的首选方法
粪便 Hp 抗原检测	仅提示胃肠道内有无幽门螺杆菌存在	临床应用价值不大
血清学检查	定性检测血清 Hp 抗体 IgG,提示近期是否感染 Hp 不受近期 PPI 治疗影响而呈假阴性	不宜作为根除 Hp 治疗后的复查

(4)**胃液分析和血清胃泌素测定** 仅在疑有胃泌素瘤时作鉴别诊断之用。

(5)**粪便隐血** 了解溃疡有无合并出血。

注意:①确诊消化性溃疡——首选胃镜检查,次选 X 线钡餐检查。
②确诊结肠克罗恩病——首选结肠镜检查,次选 X 线钡剂灌肠检查。
③检查幽门螺杆菌——侵入性检查首选经胃镜的快速尿素酶试验,治疗后复查首选^{14}C 尿素呼气试验。
④近期应用抗生素、PPI、铋剂等,可造成幽门螺杆菌检查呈假阴性,血清学检查例外。

【例 15】2012NO66A 正在用 PPI 治疗的溃疡病患者,用下列方法检查幽门螺杆菌(Hp)感染时,最不易出现假阴性的是

A. ^{13}C 尿素呼气试验   B. 快速尿素酶试验   C. 血清学 Hp 抗体检测   D. Hp 培养

A. 血清学检查   B. ^{13}C 尿素呼气试验   C. 快速尿素酶试验   D. 胃组织学检查

【例 16】2014NO143B 侵入性检查幽门螺杆菌的首选方法是

【例 17】2014NO144B 当幽门螺杆菌根除治疗后复查疗效时,首选的检查方法是

2. 诊断

慢性病程、周期性发作的节律性上腹疼痛是诊断消化性溃疡的重要线索。

确诊有赖胃镜检查。X 线钡餐检查发现龛影也有确诊价值。

3. 良、恶性胃溃疡的鉴别

	胃溃疡	胃癌
年龄	中青年居多	中年以上居多
胃酸	正常或偏低,无真性缺酸现象	真性胃酸缺乏
溃疡直径	常 <2cm	常 >2cm
X 线	龛影壁光滑,位于胃腔轮廓之外 周围胃壁柔软,可呈星状集合征	龛影边缘不整,位于胃腔轮廓之内,龛影周围胃壁僵硬,呈结节状,向溃疡集聚的皱襞有融合中断现象
内镜	圆形或椭圆形,底部平滑 溃疡周围黏膜柔软,皱襞向溃疡集中	形状不规则,底部凹凸不平,边缘结节隆起,污秽苔溃疡周围因癌性浸润而增厚,可有糜烂出血
内镜活检	确诊	确诊

【例 18】2005NO143X 下列有关胃的良性与恶性溃疡鉴别要点的叙述,正确的是

    A. 早期溃疡型胃癌单凭内镜所见不难与良性溃疡鉴别

    B. 活组织检查可以确定良性或恶性溃疡

    C. 即使内镜下诊断为良性溃疡且活检阴性,仍有漏诊恶性溃疡的可能

    D. 胃镜复查溃疡愈合不是鉴别良性或恶性溃疡的可靠依据

【例 19】1998NO74A 关于消化性溃疡的癌变,下列哪项是正确的?

    A. 各种消化性溃疡均有恶变的可能   B. 癌变发生在溃疡边缘

    C. 癌变率可达 1% 以上   D. 症状经严格的 4 周治疗无好转

    E. 癌变率与年龄无关

四、治疗

1. 治疗目标

去除病因、控制症状、促进溃疡愈合、预防复发、避免并发症。

2. 抑制胃酸分泌

目前常用于抑制胃酸分泌的药物有两种,即 H_2 受体拮抗剂和质子泵抑制剂。

	H_2 受体拮抗剂	质子泵抑制剂(PPI)
代表药物	法莫替丁 = 雷尼替丁 = 尼扎替丁 > 西咪替丁	奥美拉唑、潘托拉唑、雷贝拉唑、兰索拉唑
作用机制	抑制壁细胞的 H_2 受体 抑制基础胃酸、夜间胃酸的分泌	不可逆地抑制壁细胞 H^+-K^+-ATP 酶 抑酸时间可长达 72 小时,2 ~ 3 天可控制症状
特点	疗效好,用药方便,价格适中,不良反应少	抑酸作用最强,最持久,疗效最好,价格昂贵
溃疡愈合	胃溃疡和十二指肠 6 周愈合率分别为 80% ~ 95%、90% ~ 95%	胃溃疡和十二指肠 4 周愈合率分别为 80% ~ 96%、90% ~ 100%

【例 20】2002NO61A 下列 H_2RA 药物中,抑酸作用最强且持久而副作用少的是

    A. 西咪替丁   B. 雷尼替丁   C. 法莫替丁

    D. 尼扎替丁   E. 罗沙替丁

【例 21】1993NO46A 治疗消化性溃疡时,应用下列何种药物抑制胃酸和胃蛋白酶分泌最有效?

    A. 质子泵抑制剂　　　　B. H_2 受体拮抗剂　　　　C. M 胆碱能受体阻滞剂

    D. 胃泌素受体拮抗剂　　　E. 胃酸中和剂

3. 根除幽门螺杆菌

(1)机制　对 Hp 引起的消化性溃疡,根除 Hp 不但可促进溃疡愈合,而且可显著降低溃疡复发率。用常规抑酸治疗愈合的溃疡年复发率为 50% ~70% ,而根除 Hp 可使溃疡复发率降至 5% 以下。

(2)指征、方案和疗程　消化性溃疡不论活动与否,都是根除 Hp 的主要指征之一。根除幽门螺杆菌多采用 3 联治疗,即 1 种 PPI + 2 种抗生素,或 1 种铋剂 + 2 种抗生素。疗程 1 ~2 周。

质子泵抑制剂或胶体铋剂	抗菌药物
奥美拉唑　　20 mg　bid　×1 ~2 周	克拉霉素　500 mg　bid　×1 ~2 周
枸橼酸铋钾　240 mg bid　×1 ~2 周	阿莫西林　1000 mg bid　×1 ~2 周
	甲硝唑　　400 mg　bid　×1 ~2 周
以上任选 1 种	以上任选 2 种

(3)复检 Hp　对有并发症和经常复发的消化性溃疡患者,应追踪抗 Hp 的疗效,一般在治疗后至少 4 周复检 Hp,且在检查前应停用 PPI 或铋剂 2 周,否则会有假阴性。首选非侵入性的 ^{14}C 尿素呼气试验,也可采用胃镜下取活检做尿素酶检查。

【例 22】2001NO63A 下列哪一种药物兼有抑制幽门螺杆菌的作用?

    A. 甲氰咪胍　　　　B. 雷尼替丁　　　　C. 奥美拉唑

    D. 碳酸钙　　　　　E. 胶体铝镁合剂

【例 23】1995NO59A 患有幽门螺杆菌相关性胃炎的病人,给予哪种抗生素最为宜?

    A. 四环素　　　　　B. 红霉素　　　　　C. 庆大霉素

    D. 先锋霉素 Ⅳ　　　E. 羟氨苄青霉素

注意:阿莫西林为羟氨苄青霉素的商品名。此外还可应用甲硝唑、呋喃唑酮(痢特灵)等根除幽门螺杆菌。

4. 保护胃黏膜

种类	代表药	作用机理	副作用或注意事项
铋剂	三钾二枸橼酸铋 次碳酸铋 果胶铋	①分子量较大,在酸性溶液中呈胶体状,与溃疡基底面的蛋白形成蛋白-铋复合物,覆于溃疡表面,阻断胃酸、胃蛋白酶对黏膜的自身消化 ②铋剂可包裹 Hp 菌体,干扰 Hp 代谢,发挥杀菌作用	舌苔和粪便发黑 肾功能不良者禁用 止痛效果较缓慢
弱碱性抗酸剂	铝碳酸镁 磷酸铝 氢氧化铝凝胶	碱性药物中和胃酸,短暂缓解疼痛 能促进前列腺素合成,增加胃黏膜血流量 刺激胃黏膜分泌 HCO_3^- 和黏液	被视为黏膜保护剂
前列腺素类药	米索前列醇 (8 版内科已删除)	抑制胃酸分泌;增加胃黏膜血流量 增加胃十二指肠黏膜黏液和碳酸氢盐分泌	腹泻 收缩子宫,孕妇忌用

【例 24】2006NO72A 男性,30 岁,患消化性溃疡 2 年余,经常反复发作,曾用过多种药物治疗。下列用过的治疗药物中,属于保护胃黏膜的药物是

    A. 法莫替丁　　　　B. 奥美拉唑　　　　C. 氢氧化铝

    D. 西沙比利　　　　E. 米索前列醇

注意:氢氧化铝凝胶原为弱碱性抗酸剂,8 版内科学归为胃黏膜保护剂。

5. 治疗消化性溃疡的方案及疗程

为使溃疡愈合率 >90%,抑酸药物的疗程通常为 4~6 周,部分患者需要 8 周。根除 Hp 所需的 1~2 周疗程既可重叠在 4~8 周的抑酸药物疗程内,也可在抑酸疗程结束后进行。

6. 患者教育

适当休息,减轻精神压力,停服不必要的非甾体抗炎药(NSAIDs),如确需服用,可同时加服抑酸和保护胃黏膜的药物;改善进食规律、戒烟、戒酒、少饮浓咖啡等。

7. 维持治疗

消化性溃疡愈合后,大多数患者可以停药。但对反复溃疡复发、Hp 阴性者,可给予维持治疗,即较长时间服用维持剂量的 H_2 受体拮抗剂或 PPI,疗程短者 3~6 个月,长者 1~2 年。

【例25】2010NO60A 预防非甾体抗炎药所致消化性溃疡的首选药物是

　　A. 硫糖铝　　　　B. 胶体铋　　　　C. 米索前列醇　　　　D. 阿莫西林

【例26】2007NO66A 非甾体抗炎药(NSAID)引起的消化性溃疡,当不能停用 NSAID 时,首选的治疗药物是

　　A. 雷尼替丁　　　　B. 硫糖铝　　　　C. 西沙比利　　　　D. 奥美拉唑

注意: ①治疗 NSAID 溃疡的首选药物是 PPI。②预防 NSAID 溃疡的首选药物是米索前列醇或 PPI。③预防 NSAID 溃疡的长程维持治疗首选米索前列醇或质子泵抑制剂(PPI)。8 版内科学已删除。

8. 外科手术

(1)**手术指征**　大多数消化性溃疡已不需要外科手术治疗,只有在下列情况下,才考虑手术治疗:①大量出血经药物、胃镜、血管介入治疗无效时;②急性穿孔、慢性穿透溃疡;③瘢痕性幽门梗阻;④胃溃疡疑有恶变。

(2)**手术方式**　外科手术不只是单纯切除溃疡病灶,而是通过手术永久地减少胃酸、胃蛋白酶分泌的能力。胃大部切除术和迷走神经切断术是治疗消化性溃疡最常用的两种手术方式。胃大部切除后消化道重建主要有三种术式:①Billroth-Ⅰ式吻合,即残胃直接与十二指肠吻合;②Billroth-Ⅱ式吻合,即残胃和近端空肠吻合,十二指肠残端自行缝合;③胃空肠 Roux-en-Y 吻合术。

▶ **常考点**　重点内容,希望同学们全面掌握。

参考答案——详细解答见《贺银成 2019 考研西医临床医学综合能力历年真题精析》

1. ABCDE　2. ABCDE　3. ABCDE　4. ABCDE　5. ABCDE　6. ABCDE　7. ABCDE
8. ABCDE　9. ABCDE　10. ABCDE　11. ABCDE　12. ABCDE　13. ABCDE　14. ABCDE
15. ABCDE　16. ABCDE　17. ABCDE　18. ABCDE　19. ABCDE　20. ABCDE　21. ABCDE
22. ABCDE　23. ABCDE　24. ABCDE　25. ABCDE　26. ABCDE

第 21 章　肠结核与结核性腹膜炎

▶**考纲要求**

①肠结核的临床表现、实验室和其他检查、诊断、鉴别诊断和治疗。②结核性腹膜炎的临床表现、实验室和其他检查、诊断、鉴别诊断和治疗。

▶**复习要点**

一、肠结核

肠结核是结核分枝杆菌引起的肠道慢性特异性感染,常继发于肺结核。

致病菌	90% 以上的肠结核由人型结核分枝杆菌引起,牛型结核分枝杆菌引起者少见
感染途径	主要为经口感染,多因患开放性肺结核或喉结核而吞下含菌痰液,或与开放性肺结核者共餐而感染 少数因饮用未经消毒的带菌牛奶、乳制品而发生牛型结核分枝杆菌肠结核 由血行播散引起者少见,见于粟粒性结核 腹(盆)腔内结核病灶直接蔓延引起,如女性生殖器结核直接蔓延引起
好发部位	回盲部(占85%)。原因:①含结核分枝杆菌的肠内容物停留时间久;②回盲部淋巴组织丰富

记忆:①90%的肠结核由肺结核引起;②90%的骨结核由肺结核引起；③90%的肾结核由肺结核引起;④90%附睾结核由肾结核引起;⑤诊断性腹腔冲洗的阳性率90%;⑥腹股沟斜疝占腹外疝90%;⑦导尿管留置3天后细菌尿的发生率90%;

【例1】2002NO34A 肠结核最好发于(病理学试题)

   A. 回盲部　　　　　　B. 空肠　　　　　　　C. 降结肠

   D. 升结肠　　　　　　E. 十二指肠

1. 临床表现

(1)腹痛　本病多见于中青年,女性稍多于男性,约为1.85:1。多表现为右下腹或脐周疼痛,间歇发作,餐后加重,常伴肠鸣,排便或肛门排气后缓解。腹部可有压痛,多位于右下腹。

(2)大便习惯改变　溃疡型肠结核常伴腹泻,粪便呈糊样,多无脓血,不伴里急后重。有时腹泻与便秘交替。增生型肠结核以便秘为主。

(3)腹部肿块　多位于右下腹,质中,较固定,轻至中度压痛。多见于增生型肠结核。

(4)全身症状和肠外结核表现　结核毒血症多见于溃疡型肠结核,为长期不规则低热、盗汗、消瘦、贫血、乏力等。增生型肠结核一般情况较好,无明显结核毒血症。

(5)溃疡型和增生型肠结核临床表现的鉴别　肠结核分为溃疡型、增生型和混合型三类。

	溃疡型肠结核	增生型肠结核
腹痛	+	+
腹泻	多见	少见
便秘	少见	多见
腹部包块	少见	多见
全身表现	多见	少见
肠外表现	常合并活动性肺结核	极少合并活动性肺结核

并发出血	少见	罕见
并发穿孔	急性穿孔少见,慢性穿孔可见	少见
钡剂灌肠	钡剂于病变肠段呈现激惹征象,排空很快,充盈不佳,而在病变的上、下肠段则钡剂充盈良好,称为 X 线钡影激惹征(特征性表现)	肠黏膜呈结节状改变,肠腔狭窄、肠段缩短变形,回肠和盲肠的正常角度消失(无特征性)

注意:①肠结核——溃疡呈带状,长径与肠轴垂直; ②肠伤寒——溃疡呈椭圆形,长径与肠轴平行。
③X 线钡剂造影"激惹征(跳跃征)"是溃疡型肠结核的特征性 X 线表现,该知识点常考。
④肠结核的腹泻特点——2~4 次/天,大便糊状,不含脓血便,无里急后重,腹泻与便秘交替出现。

【例 2】1992NO18A 关于肠结核的临床表现,下列哪项不正确?
    A. 腹泻是溃疡型肠结核的主要临床表现之一   B. 腹部肿块主要见于增生型肠结核
    C. 多见于青少年和壮年   D. 多数起病缓慢
    E. 多不伴有肺结核

【例 3】2004NO63A 关于肠结核腹泻特点的叙述,错误的是
    A. 腹泻是溃疡型肠结核的主要临床表现之一   B. 一般不含有黏液和脓液
    C. 腹泻可与便秘交替   D. 常伴里急后重   E. 便血较少见

【例 4】2005NO72A 男性,25 岁,右下腹痛 3 月余,还常伴有上腹或脐周腹痛,排便次数稍多,呈糊状,不含黏液和脓血,每日约 2~4 次,曾作过 X 线钡剂检查发现回盲部有跳跃征。最可能的诊断是
    A. 克罗恩病   B. 溃疡型肠结核   C. 右侧结肠癌
    D. 阿米巴病   E. 肠恶性淋巴瘤

【例 5】1992NO23A 男,50 岁,半年来反复出现腹泻,粪便糊样,时有腹泻和便秘交替。检查轻度贫血貌,右下腹部可扪及肿块。胃肠 X 线检查示回盲部钡剂充盈缺损,考虑最不像哪个病?
    A. 结肠癌   B. Crohn 病   C. 血吸虫病性肉芽肿
    D. 肠结核   E. 慢性溃疡性结肠炎

2. 辅助检查
(1)血沉(ESR) 血沉增快提示结核病处于活动期。
(2)OT 试验 强阳性有助于本病的诊断。
(3)结核感染 T 细胞斑点试验(T-SPOT) 阳性有助于本病的诊断。
(4)X 线钡剂灌肠 对肠结核的诊断具有重要价值。阳性表现见上表。
(5)结肠镜检 对肠结核的诊断具有重要价值。内镜下见回盲部等处黏膜充血、水肿、溃疡形成,大小及形态各异的炎症息肉,肠腔变窄。病灶处活检,发现肉芽肿、干酪灶或抗酸杆菌时,可以确诊。

注意:①确诊肠结核首选结肠镜检查 + 活检,若发现肉芽肿、干酪灶或抗酸杆菌,可以确诊。
②肠结核的次选检查为 X 线钡剂灌肠检查,发现"激惹征(跳跃征)"可确诊溃疡型肠结核。

3. 诊断及鉴别诊断
(1)诊断 以下情况应考虑本病:
①中青年患者有肠外结核,主要是肺结核。
②有腹痛、腹泻、便秘等症状;右下腹压痛、腹块或原因不明的肠梗阻,伴有发热、盗汗等结核毒血症状。
③X 线钡剂检查发现跳跃征、溃疡、肠管变形和肠腔狭窄等征象。
④结肠镜检查发现回盲部的炎症、溃疡、炎症息肉或肠腔狭窄。
⑤结核菌素(PPD)试验强阳性或结核感染 T 细胞斑点试验(T-SPOT)阳性。若病理活检发现干酪性肉芽肿,具有确诊意义,活组织中找到抗酸杆菌有助于诊断。
⑥对高度怀疑肠结核的病例,如抗结核治疗 2~6 周症状明显改善,2~3 个月后肠镜检查病变明显

改善或好转,可作出肠结核的临床诊断。

(2)鉴别诊断

	肠结核	克罗恩病
肠外结核	多见	一般无
病程	复发不多	病程长,缓解与复发交替
瘘管、腹腔脓肿、肛周病变	少见	可见
病变节段性分布	常无	有
溃疡形状	常呈横行,浅表而不规则	多成纵行,裂隙状
结核菌素试验	强阳性	弱~阳性
抗结核治疗	症状改善,肠道病变好转	症状无明显改善,肠道病变无好转
组织病理抗酸杆菌	可有	无
干酪性肉芽肿	有	无

【例6】2007NO65A 对高度怀疑肠结核的病例中,下列最有利于临床诊断的是

A. 抗结核治疗 2~6 周有效　　　　　　　B. PPD 试验阳性

C. 有肠外结核　　　　　　　　　　　　　D. 有腹痛、腹泻、右下腹压痛

【例7】2014NO68A 男性,32 岁。3 个多月来低热、乏力、大便稀、右下腹痛、体重减轻。查体:T37.6℃,P84 次/分,BP110/70mmHg,心肺检查未见异常,腹软,右下腹轻压痛,肝脾肋下未触及,肠鸣音活跃。化验血 Hb125g/L,WBC5.4×10⁹/L,Plt252×10⁹/L,粪常规偶见 WBC。结肠镜检查示回盲部肠黏膜充血水肿,横行溃疡形成,肠腔狭窄,大小及形态各异的炎性息肉。最可能的诊断是

A. 克罗恩病　　　　B. 肠结核　　　　C. 结肠癌　　　　D. 阿米巴肉芽肿

4. 治疗

肠结核治疗的目的是消除症状、改善全身情况、促进病灶愈合、防治并发症。

(1)抗结核化学药物治疗　是本病治疗的关键。详见本讲义内科学·肺结核。

(2)对症治疗　腹痛可用抗胆碱能药物;摄入不足或腹泻严重者应注意纠正水、电解质与酸碱失衡;对不完全性肠梗阻患者,需进行胃肠减压。

(3)手术指征　①完全性肠梗阻或部分性肠梗阻内科治疗无效者;②急性肠穿孔,或慢性肠穿孔瘘管形成经内科治疗而未能闭合者;③肠道大出血经积极抢救不能有效止血者;④诊断困难需开腹探查者。

【例8】1998NO156X 下列哪几项是肠结核必需手术治疗的指征?

A. 肠梗阻　　　　　　　　　　　　　　　B. 急性肠穿孔

C. 慢性肠穿孔引起粪瘘经内科治疗不见好转　D. 肠道大量出血经积极抢救不能满意止血

【例9】1995NO60A 在肠结核的治疗中,下列哪一项不正确?

A. 为使病人早日康复,防止耐药性的产生,目前多采用长程抗结核治疗

B. 一般使用异烟肼与利福平二种杀菌药联合　C. 开始治疗 1~2 周即有症状改善

D. 腹痛可用抗胆碱能药物　　　　　　　　E. 伴完全肠梗阻者应手术治疗

二、结核性腹膜炎

结核性腹膜炎是由结核杆菌引起的慢性弥漫性腹膜感染,好发于中青年,女性多见,男女之比为1:2。

1. 病因和发病机制

本病多继发于肺结核或体内其他部位结核病。主要感染途径以腹腔内的结核病灶直接蔓延为主,少数由淋巴、血行播散引起粟粒性结核性腹膜炎。注意与肠结核的感染途径相鉴别。

	结核性腹膜炎	肠结核
主要感染途径	腹腔内结核灶直接蔓延	经口感染
次要感染途径	血行感染(无经口感染)	血行感染,腹(盆)腔内结核灶直接蔓延
常见原发病灶	肠系膜淋巴结结核、输卵管结核、肠结核(最常见) 血行感染者多为粟粒性肺结核	开放性肺结核或喉结核最常见 血行感染者多为粟粒性肺结核 直接蔓延者多为女性生殖器结核

2. 病理

病理特点可分为渗出、粘连、干酪三种类型,以前两型多见,可混合存在。

渗出型	腹膜充血水肿,表面覆盖纤维蛋白渗出物,可伴黄(灰)白色细小及融合之结节 腹水量中等以下,呈草黄色(多见)、淡血性、乳糜性
粘连型	大量纤维组织增生和蛋白沉积使腹膜、肠系膜明显增厚。肠袢相互粘连可发生肠梗阻
干酪型	多由渗出型、粘连型演变而来,并发症常见。以干酪样坏死病变为主,坏死的肠系膜淋巴结参与其中,形成结核性脓肿。病灶可向肠管、腹腔、阴道穿破而形成窦道或瘘管

3. 临床表现

(1)结核性腹膜炎的临床表现 应注意与肠结核比较。

	结核性腹膜炎	肠结核
发热盗汗	低热或中等度热最多见。弛张热(1/3)、稽留热(少见)	低热、弛张热、稽留热
腹痛性质	持续性或阵发性隐痛 偶可表现为急腹症	间歇发作,餐后加重 伴腹鸣,排便后肛门排气后缓解
腹痛部位	脐周、下腹或全腹	右下腹或脐周
腹部触诊	腹壁揉面感(并非特征性体征)	无特征性表现
腹水	可有少量至中等量,草黄色、淡血性、乳糜性	一般无腹水
腹块	多见于粘连型、干酪型,常位于脐周	多见于增生型肠结核
腹泻	3~4 次/天,大便糊状。有时腹泻与便秘交替出现	多见于溃疡型肠结核
肠梗阻	多发生在粘连型	晚期可有,多见
肠穿孔	干酪型多见	慢性溃疡型穿孔可见

(2)几种内科疾病的腹泻特点及大便性状

	腹泻特点	大便性状
肠结核	腹泻与便秘交替,无里急后重	糊状,不含黏液脓血
结核性腹膜炎	可有腹泻与便秘交替	糊状,不含黏液脓血
克罗恩病	累及下段结肠或直肠肛门者可有黏液血便和里急后重	糊状,不含黏液脓血
溃疡性结肠炎	便血程度及大便次数反映病情轻重,里急后重	多为糊状,少数为水样便,含脓血便
肠易激综合征	可有腹泻与便秘交替	多为糊状,少数为水样便,绝不含脓血
大肠癌	少数腹泻与便秘交替,里急后重明显	脓血便

注意:①腹泻和便秘交替并不是肠结核的特异性临床表现,只是其肠功能紊乱的表现之一。
　　　②腹泻和便秘交替可见于——肠结核、结核性腹膜炎、肠易激综合征、大肠癌。

【例10】2007NO64A 结核性腹膜炎腹痛的特点是

　　A. 早期腹痛明显　　　　　B. 呈持续性绞痛　　　　C. 疼痛多位于脐周、下腹　　D. 呈转移性疼痛

【例11】2005NO69A 下列有关结核性腹膜炎全身症状的叙述,错误的是

　　A. 主要症状是发热和盗汗　　　　　　B. 热型以低热和中等热最多

　　C. 约1/3患者呈弛张热　　　　　　　D. 少数可呈稽留热

　　E. 毒血症状明显者见于粘连型

【例12】2002NO63A 结核性腹膜炎病人的发热特点错误的是

　　A. 一半有弛张热　　　　　　　　　　B. 少数可呈稽留热

　　C. 高热伴明显毒血症者见于渗出型　　D. 高热伴明显毒血症者见于干酪型

　　E. 高热伴明显毒血症者见于伴有粟粒型结核者

【例13】1996NO155X 结核性腹膜炎腹水的性质可为

　　A. 草黄色渗出液　　　　　　　　　　B. 淡血色

　　C. 合并肝硬化的病人可接近漏出液　　D. 乳糜性

　　(3)几种内科疾病腹痛特点的比较

疾病种类	腹痛特点
肠结核	多位于右下腹或脐周,间歇性发作,常为疼挛性阵痛伴腹鸣,进餐后加重,排便或排气后缓解
结核性腹膜炎	早期不明显。以后多为脐周、下腹持续性或阵发性隐痛,有时在全腹,偶可表现为急腹症
克罗恩病	常见症状。右下腹或脐周阵发性痛,常为疼挛性阵痛伴腹鸣,进餐后加重,排便或排气后缓解
溃疡性结肠炎	轻症者无腹痛或仅有腹部不适,多为左下腹或下腹的轻度至中度腹痛 有"疼痛—便意—便后缓解"的规律,常有里急后重
肠易激综合征	几乎均有腹痛,部位不定,以下腹和左下腹多见,多于排便或排气后缓解,极少睡眠中痛醒
大肠癌	右半结肠癌多为右腹钝痛,可牵涉右上腹、中上腹痛、餐后腹痛

注意:①十二指肠球部溃疡的腹痛规律:疼痛—进食—缓解。②胃溃疡的腹痛规律:进食—疼痛—缓解。
③溃疡性结肠炎的腹痛规律:疼痛—便意—便后缓解。④克罗恩病的腹痛规律:进食—加重—便后缓解。
⑤肠易激综合征腹痛的腹痛规律:疼痛—排便—缓解。⑥结核性腹膜炎腹痛规律:持续性或阵发性隐痛。

4. 辅助检查

(1)血沉　血沉是判断结核是否活动的简易指标。

(2)PPD 或 T-SPOT　强阳性对诊断有帮助,但不能确诊本病。

(3)腹水检查　腹水多呈草黄色渗出液,静置后可自然凝固,少数浑浊或呈淡血性,偶见乳糜性。腹水检查的生化特点为:①比重 >1.018。②蛋白质定性试验阳性,定量 $>30g/L$。③WBC $>500 \times 10^6/L$,以淋巴细胞或单核细胞为主。④腺苷脱氨酶(ADA)活性常增高,但需排除恶性肿瘤,如测定 ADA 同工酶 ADA2 升高则对本病的诊断有一定特异性。⑤普通细菌培养阴性,结核杆菌培养的阳性率很低。⑥腹水细胞学检查的目的是排除癌性腹水。

(4)腹部 B 超　可在 B 超定位下穿刺抽腹水,B 超对腹部包块性质的鉴别有一定帮助。

(5)X 线　腹部 X 线平片检查有时可见到钙化影,提示钙化的肠系膜淋巴结结核。

(6)腹腔镜　腹腔镜 + 活检对结核性腹膜炎有确诊价值,一般适用于游离腹水较多、诊断困难者。腹腔镜检查禁用于有广泛腹膜粘连者。

注意:①对结核性腹膜炎最有诊断价值的检查是——腹腔镜 + 腹膜活检。

②对肠结核有确诊价值的检查是——结肠镜 + 活检。

③X 线钡餐造影对肠结核具有重要诊断价值。

④对溃疡性结肠炎最有诊断价值的检查是——结肠镜 + 活检。

⑤X 线钡剂灌肠检查对溃疡性结肠炎的诊断准确性没有结肠镜高。

⑥对于克罗恩病的诊断,小肠病变选用胃肠钡剂造影,结肠病变选用钡剂灌肠检查。

⑦对克罗恩病的诊断,结肠镜常需结合 X 线检查。

5. 诊断和鉴别诊断

（1）诊断　本病诊断较困难，有下列情况应考虑本病：

①中青年者，有结核病史，伴有其他器官结核病证据。

②长期发热原因不明，伴有腹痛、腹胀、腹水、腹壁柔韧感或腹部包块。

③腹水为渗出液，以淋巴细胞为主，普通细菌培养阴性，ADA 明显增高。

④X 线胃肠钡餐检查发现肠粘连等征象及腹部平片有肠梗阻或散在钙化点。

⑤结核菌素试验或 T-SPOT 试验呈强阳性。

（2）鉴别诊断　本病需与以下疾病相鉴别。

①以腹水为主要表现者　需与腹腔恶性肿瘤、肝硬化腹水、结缔组织病等鉴别。

②以腹部包块为主要表现者　需与腹部肿瘤、克罗恩病等鉴别。

③以发热为主要表现者　需与长期发热的其他疾病鉴别。

④以急性腹痛为主要表现者　需与外科急腹症鉴别。

6. 治疗

结核性腹膜炎治疗的关键是及早给予合理、足够疗程的抗结核化学药物治疗，以达到早日康复、避免复发和防止并发症的目的。

（1）抗结核化疗　①对于一般渗出型病例，由于腹水及症状消失常不需太长时间，患者可能会自行停药，而导致复发，故必须强调全程规则治疗。②对粘连型或干酪型病例，由于大量纤维增生，药物不易进入病灶达到应有浓度，病变不易控制，故应加强抗结核化疗的联合应用，并适当延长抗结核的疗程。

（2）大量腹水的治疗　可适当放腹水以减轻症状。

（3）手术指征　①并发完全性肠梗阻或不全性肠梗阻经内科治疗无效；②急性肠穿孔，或腹腔脓肿经抗生素治疗无效；③肠瘘经抗结核化疗与加强营养而未能闭合；④与急腹症不能鉴别时，可行剖腹探查。

> （99～101 题共用题干）女性，26 岁。腹胀、腹痛伴低热、盗汗 3 个月。查体发现腹部移动性浊音阳性。化验血 HBsAg（＋）。腹水常规：比重 1.023，蛋白定量 38g/L，白细胞数 610×10^6/L，其中单个核细胞为 80%。

【例 14】2016NO99A 该患者最可能的诊断是

　A. 肝硬化合并自发性腹膜炎　　　　　　B. 结核性腹膜炎

　C. 肝炎后肝硬化失代偿期　　　　　　　D. 肝癌腹膜转移

【例 15】2016NO100A 下列检查结果支持上述诊断的是

　A. 腹水腺苷脱氨酶（ADA）79.5U/L　　　B. 血清-腹水白蛋白梯度（SAAG）12g/L

　C. 腹水病理检查见到癌细胞　　　　　　D. 腹水培养见到来自肠道的革兰阴性菌

【例 16】2016NO101A 该患者最宜选用的治疗是

　A. 对症支持治疗　　　　　　　　　　　B. 应用广谱抗生素

　C. 抗结核治疗　　　　　　　　　　　　D. 全身联合肿瘤化疗

▶ **常考点**　肠结核的好发部位；溃疡型肠结核与增生型肠结核的区别；结核性腹膜炎临床特点。

参考答案——详细解答见《贺银成 2019 考研西医临床医学综合能力历年真题精析》

1. ABCDE　　2. ABCDE　　3. ABCDE　　4. ABCDE　　5. ABCDE　　6. ABCDE　　7. ABCDE

8. ABCDE　　9. ABCDE　　10. ABCDE　　11. ABCDE　　12. ABCDE　　13. ABCDE　　14. ABCDE

15. ABCDE　　16. ABCDE

第22章 炎症性肠病(溃疡性结肠炎与克罗恩病)

▶**考纲要求**

炎症性肠病(溃疡性结肠炎、克罗恩病)的临床表现、并发症、实验室和其他检查、诊断、鉴别诊断和治疗。

▶**复习要点**

一、炎症性肠病概述

1. 概念

(1)**炎症性肠病(IBD)** 是一类多种病因引起的,异常免疫介导的肠道慢性及复发性炎症,有终身复发倾向,溃疡性结肠炎和克罗恩病为其主要疾病类型。

(2)**溃疡性结肠炎** 是一种病因不明的结直肠慢性非特异性炎症性疾病,病变主要局限于大肠黏膜与黏膜下层。临床表现为腹泻、黏液脓血便、腹痛。病情轻重不等,多呈反复发作的慢性病程。

(3)**克罗恩病(Crohn 病)** 是一种病因不明的胃肠道慢性炎性肉芽肿性疾病。病变多见于末段回肠和邻近结肠,但可累及从口腔至肛门各段消化道,呈节段性或跳跃式分布。

2. 病因

炎症性肠病的病因未完全明了,可能是由环境、遗传、感染、免疫多因素相互作用所致。

(1)**环境因素** 经济越发达的地区,发病率越高。

(2)**遗传因素** 炎症性肠病患者一级亲属的发病率显著高于普通人群,而患者配偶的发病率不增加。克罗恩病发病率单卵双胞显著高于双卵双胞。

(3)**感染因素** 多种微生物参与了炎症性肠病的发生与发展。目前认为,炎症性肠病是针对自身正常肠道菌群的异常免疫反应性疾病。

(4)**免疫因素** 持续的天然免疫反应及 Th1 细胞异常激活等释放出各种炎症介质及免疫调节因子,如 IL-1、IL-2、IL-4、IL-6、IL-8、TNF-α、IFN-γ 等参与了肠黏膜屏障的免疫损伤。针对这些炎症反应通路上的重要分子而开发的生物制剂,如抗 TNF-α 单克隆抗体等所产生的显著治疗效果,反证了肠道黏膜免疫屏障在炎症性肠病的发生、发展、转归过程中始终发挥着重要的作用。

【例1】1996NO47A 现在认为哪项不可能引起溃疡性结肠炎?

  A. 结肠的感染   B. 变态反应   C. 细胞免疫异常

  D. 遗传   E. 过敏反应

二、溃疡性结肠炎

1. 病理

(1)**病理特点** 病变主要局限于大肠黏膜与黏膜下层,呈连续性弥漫分布。病变自直肠开始,逆行向近段发展,可累及全结肠甚至末段回肠。①活动期时,结肠固有膜内弥漫性淋巴细胞、浆细胞、单核细胞浸润,黏膜糜烂、溃疡、隐窝炎、隐窝脓肿。②慢性期时,隐窝结构紊乱、腺体萎缩变形、排列紊乱、数目减少,杯状细胞减少,出现潘氏细胞化生及炎性息肉。

由于结肠病变一般仅累及黏膜及黏膜下层,很少深入肌层,所以并发结肠穿孔、瘘管、肛周脓肿少见。少数重症病变累及结肠壁全层,可发生中毒性巨结肠。此时,肠壁重度充血、肠腔膨大、肠壁变薄,溃疡累及肌层至浆膜层,可致急性穿孔。病程超过 20 年的患者发生结肠癌的风险较正常人增高 10～15 倍。

(2)**溃疡性结肠炎与克罗恩病病理变化的比较**

	克罗恩病	溃疡性结肠炎
病变分布	节段性	连续性
病变累及	肠壁全层	肠壁黏膜层及黏膜下层
受累部位	回肠末端及邻近右侧结肠最多见	直肠、乙状结肠 > 降结肠、横结肠 > 全结肠
直肠受累	少见	绝大多数受累
末端回肠	常受累	罕见受累
肉眼观	鹅口疮样溃疡、纵行溃疡、裂隙溃疡 肠黏膜呈鹅卵石样外观,肠腔狭窄	肠黏膜弥漫性充血水肿,表面细颗粒状 出血、糜烂、溃疡
内镜表现	纵行或匍行溃疡,周围黏膜正常 或鹅卵石样改变	浅溃疡,黏膜弥漫性充血水肿、颗粒状 炎性息肉,桥状黏膜,结肠袋消失
典型病理	节段性改变,裂隙状溃疡,非干酪坏死性肉芽肿	隐窝脓肿,浅溃疡,一般局限于黏膜与黏膜下层
结肠穿孔	少见(3%)	少见
瘘管形成	多见	罕见
脓血便	有腹泻,但脓血便少见	多见
肠腔狭窄	多见,偏心性	少见,中心性

注意:①胃黏膜糜烂并不超过黏膜肌层,超过黏膜肌层称为消化性溃疡。
②溃疡性结肠炎的溃疡病变一般限于黏膜与黏膜下层,很少累及肌层,很少引起结肠穿孔。
③尽管结肠克罗恩病一般累及肠壁全层,但引起肠穿孔者少见(发生率3%)。

(3)以下是一些常考溃疡的特征　包括内科学、外科学及病理学疾病。

肠伤寒溃疡	圆形或椭圆形溃疡,溃疡长径与肠轴平行
急性细菌性痢疾	地图状溃疡,或称"大小不等、形状不一的浅溃疡"
肠结核溃疡	溃疡呈横带状(半环形),溃疡长径与肠轴垂直
克罗恩病溃疡	纵行裂隙状溃疡
溃疡性结肠炎	位于黏膜、黏膜下层的表浅性溃疡
溃疡型胃癌	火山口状溃疡

【例2】2007NO82A 男性,30 岁,腹痛、腹泻、间断低热 3 年。结肠镜见回肠末段病变呈跳跃性,见纵行溃疡,溃疡周围黏膜呈鹅卵石样。最可能的诊断是
　　A. 溃疡性结肠炎　　　　B. 溃疡型肠结核　　　　C. 肠伤寒　　　　　　D. 克罗恩病

【例3】2006NO73A 男性,35 岁,腹泻伴左下腹轻至中度疼痛 2 年,每天大便 4～5 次,间断便血,有疼痛—便意—便后缓解的规律,常有里急后重。最近结肠镜检查发现肠黏膜呈细颗粒状,血管纹理模糊。目前最可能的诊断是
　　A. 肠道功能紊乱　　　　B. 克罗恩病　　　　　　C. 溃疡性结肠炎
　　D. 肠阿米巴病　　　　　E. 肠结核

【例4】2001NO62A 下列哪一种并发症在溃疡性结肠炎最少见?
　　A. 中毒性巨结肠　　　　B. 直肠结肠癌变　　　　C. 直肠结肠大量出血
　　D. 肠梗阻　　　　　　　E. 瘘管形成

　　A. 溃疡性结肠炎　　　　B. 肠阿米巴病　　　　　C. 肠结核
　　D. 肠克罗恩病　　　　　E. 血吸虫病

【例5】1999NO115B 发生炎性息肉最多见于(外科学试题)

【例6】1999NO116B 发生肠内瘘可见于(外科学试题)

2. 临床表现

反复发作的腹泻、黏液脓血便及腹痛是溃疡性结肠炎的主要临床表现。起病多为亚急性,少数急性起病。病程呈慢性经过,发作与缓解交替,少数症状持续并逐渐加重。

(1)**消化系统表现**

①腹泻 见于大多数患者,主要与炎症导致大肠黏膜对水、钠吸收障碍以及结肠运动功能失常有关。

②黏液脓血便 见于大多数患者,为活动期重要表现,系黏膜炎性渗出、糜烂溃疡所致。大便次数及便血程度与病情轻重有关:轻者排便2~4次/日,便血轻或无;重者>10次/日,脓血显见,甚至大量便血。

③腹痛 多有轻至中度腹痛,为左下腹或下腹阵痛,也可累及全腹。常有里急后重,便后缓解。

④体征 轻、中型患者仅有左下腹轻压痛,重型和暴发型患者常有明显压痛甚至肠型。若出现腹肌紧张、反跳痛、肠鸣音减弱等体征,应考虑并发中毒性巨结肠、肠穿孔等。

(2)**全身反应** 中、重型患者可有低至中度发热。高热常提示有严重感染、并发症或病情急性进展。重度患者可出现衰弱、消瘦、贫血、低蛋白血症、水和电解质平衡紊乱等。

(3)**肠外表现**

①病情控制后可缓解的肠外表现 包括外周关节炎、结节性红斑、坏疽性脓皮病、巩膜外层炎、前葡萄膜炎、口腔复发性溃疡等,这些肠外表现在结肠炎控制或结肠切除后可以缓解或恢复。

②与溃疡性结肠炎共存的肠外表现 包括骶髂关节炎、强直性脊柱炎、原发性硬化性胆管炎、淀粉样变性、急性发热性嗜中性皮肤病等。这些肠外表现与溃疡性结肠炎共存,但与其本身的病情变化无关。

(4)**临床分型**

①临床类型 分为初发型、慢性复发型(最常见)、慢性持续型和急性暴发型(少见)。

初发型	是指无既往史的首次发作
慢性复发型	是指发作期与缓解期交替
慢性持续型	是指症状持续,间以症状加重的急性发作
急性暴发型	急性起病,病情严重,全身毒血症状明显,可伴中毒性巨结肠、肠穿孔、败血症等并发症

②临床严重程度 分为轻、中、重三度。

轻度	腹泻<4次/日,便血轻或无,无发热,贫血无或轻,血沉正常
中度	介于轻度与重度之间
重度	腹泻>6次/日,有明显黏液脓血便,体温>37.5℃,脉搏>90次/分,Hb<100g/L,ESR>30mm/h

③按病变范围 分为直肠炎、左半结肠炎、全结肠炎。

④病情分期 分为活动期和缓解期。

【例7】2009NO67A 下列关于溃疡性结肠炎的肠外表现中,随肠炎控制或结肠切除后可以缓解或恢复的是

    A. 淀粉样变性   B. 强直性脊柱炎   C. 外周关节炎   D. 骶髂关节炎

【例8】2000NO153X 下列哪些是炎症性肠病的肠外表现?

    A. 杵状指   B. 虹膜睫状体炎   C. 口腔黏膜病变   D. 结节性红斑

【例9】2005NO70A 溃疡性结肠炎最多见的临床类型是

    A. 初发型   B. 慢性复发型   C. 慢性持续型

    D. 急性暴发型   E. 临床终末型

【例10】1998NO70A 下列哪项不符合重度溃疡性结肠炎?

    A. 腹泻每日6次以上   B. 体温38℃以上   C. 脉搏90次/分以上

D. 血沉大于30mm／第1h　E. 血红蛋白在100g／L以下

3. 并发症

（1）**中毒性巨结肠**　约5%的重症溃疡性结肠炎患者可并发中毒性巨结肠,此时结肠病变广泛而严重,累及肌层与肠肌神经丛,肠壁张力减退,结肠蠕动消失,肠内容物与气体大量积聚,致急性结肠扩张,一般以横结肠最为严重。常因低钾、钡剂灌肠、使用阿托品或654-2、颠茄合剂、阿片类制剂等诱发。

临床表现为病情急剧恶化,毒血症明显,鼓肠,腹部压痛,肠鸣音消失。

X线腹部平片见结肠扩张,结肠袋形消失。本并发症易引起急性肠穿孔,预后差。

注意: 溃疡性结肠炎患者腹胀明显,腹膜刺激征阳性,应首先考虑合并中毒性巨结肠。

（2）**直肠结肠癌变**　多见于广泛性结肠炎、幼年起病而病程漫长者,病史超过20年的患者发生结肠癌的风险较正常人增高10～15倍。

（3）**其他并发症**　结肠大出血发生率约3%。肠穿孔多与中毒性巨结肠有关。肠梗阻少见。

（4）**与克罗恩病、肠结核的并发症鉴别**

克罗恩病	肠结核	溃疡性结肠炎
肠梗阻（常见,25%）	肠梗阻	肠梗阻（少见）
肠穿孔	肠穿孔	肠穿孔
肠出血	肠出血	肠大出血（3%）
腹腔脓肿	腹腔脓肿	—
肠瘘	肠瘘	—
中毒性结肠扩张（罕见）	—	中毒性结肠扩张（较常见,5%）
癌变	—	直肠结肠癌变（5%～10%）

注意: ①溃疡性结肠炎的好发部位是直肠和乙状结肠,但中毒性巨结肠以横结肠最严重。
②肠结核、结核性腹膜炎、克罗恩病最常见的并发症都是肠梗阻,但溃疡性结肠炎并发肠梗阻少见。
③急性暴发性（重症）溃疡性结肠炎最常见的并发症是中毒性巨结肠。
④溃疡性结肠累及大肠黏膜和黏膜下层,一般不发生穿孔、不形成瘘管,但克罗恩病易形成瘘管。

4. 辅助检查

	溃疡性结肠炎	克罗恩病
血液检查	贫血,活动期血沉加快、C-反应蛋白增高	贫血,活动期血沉加快、C-反应蛋白增高
粪便检查	肉眼见黏液脓血,镜下见红细胞和脓细胞	隐血试验阳性
自身抗体	外周血抗中性粒细胞胞质抗体（p-ANCA）为相对特异性抗体	抗酿酒酵母抗体（ASCA）为相对特异性抗体
钡剂灌肠	X线主要表现为:①黏膜粗乱和（或）颗粒状改变;②多发性浅溃疡;③铅管征	肠道炎性改变:黏膜皱襞粗乱、纵行溃疡、鹅卵石征、假息肉、瘘管形成,病变节段分布
结肠镜检	是本病诊断和鉴别诊断的最重要手段之一镜下示黏膜弥漫性水肿、颗粒状	病变节段分布,纵行溃疡,鹅卵石征,炎性息肉
活检	弥漫性炎症细胞浸润,无肉芽肿病变	典型改变为非干酪性肉芽肿

注意: ①表中的绿色字为特征性表现,是解题的关键,请牢记。
②确诊溃疡性结肠炎首选结肠镜,次选X线钡剂灌肠。钡剂灌肠仅用于结肠镜检查有困难者。
③重型、暴发型溃疡性结肠炎病例不宜行钡剂灌肠检查,以免加重病情或诱发中毒性巨结肠。

　　　A. 肠穿孔　　　　　　　　B. 肠出血　　　　　　　　C. 肠梗阻　　　　　　　　D. 中毒性巨结肠

【例11】2013NO143B 克罗恩病患者最常见的并发症是

【例12】2013NO144B 暴发型或重型溃疡性结肠炎患者最易发生的并发症是

【例13】2017NO156X 溃疡性结肠炎的并发症可有

　　　A. 中毒性巨结肠　　　　B. 癌变　　　　　　　　　C. 肠出血　　　　　　　　D. 肠穿孔

(99～101题共用题干)患者,女,45岁。反复发作脓血便10余年,此期间有时伴膝关节疼痛,多次大便细菌培养阴性,X线钡剂检查见乙状结肠袋消失,肠壁变硬,肠管变细。

【例14】2009NO99A 最可能的诊断是

　　　A. 溃疡性结肠炎　　　　B. 克罗恩病　　　　　　　C. 慢性细菌性痢疾　　　　D. 肠结核

【例15】2009NO100A 该病腹痛的特点是

　　　A. 腹痛—进食—缓解　　　　　　　　　　　B. 腹痛—进食—加痛

　　　C. 腹痛—便意—便后缓解　　　　　　　　　D. 腹痛—便意—便后无变化

【例16】2009NO101A 该患者最不可能出现的并发症是

　　　A. 中毒性巨结肠　　　　B. 癌变　　　　　　　　　C. 肠出血　　　　　　　　D. 肠梗阻

5. 诊断与鉴别诊断

　　(1)**诊断** 具有持续或反复发作腹泻和黏液脓血便、腹痛、里急后重,伴或不伴不同程度的全身症状,应考虑本病。结肠镜检查至少有1项重要改变及黏膜活检所见即可确诊。

　　(2)**鉴别诊断** 溃疡性结肠炎需与下列疾病相鉴别。

　　①结肠克罗恩病与肠结核

	结肠克罗恩病	肠结核	溃疡性结肠炎
腹痛	最常见,位于右下腹或脐周	右下腹痛	左下腹或下腹痛
腹痛特点	腹痛—进食加重—便后缓解	腹痛—进食加重—便后缓解	腹痛—便意—便后缓解
腹泻	常见	腹泻便秘交替	多见
大便性状	糊状,无脓血和黏液	糊状,无脓血和黏液	黏液脓血便(活动期)
里急后重	无(累及直肠、肛管时可有)	无	可见(病变在直肠者可有)
腹部包块	见于10%～20%的患者	增生型肠结核可有	无
瘘管	多见(为特征性临床表现)	少见	罕见
直肠肛管病变	见于部分患者	无	见于大多数患者
全身症状	发热、营养障碍	低热、盗汗	发热、消瘦、贫血
肠外表现	多种	肺结核	多种
肠镜检查	纵行溃疡、黏膜呈鹅卵石样病变肠管间黏膜正常	回盲部黏膜充血、水肿、溃疡形成、炎性息肉、肠腔狭窄	浅表溃疡、黏膜弥漫性充血水肿、颗粒状、脆性增加
活组织检查	裂隙状溃疡、非干酪性肉芽肿、黏膜下层淋巴细胞聚集	可发现肉芽肿、干酪样坏死、抗酸杆菌等	固有膜全层弥漫性炎症、隐窝脓肿、隐窝结构明显异常
钡剂灌肠	肠黏膜粗乱,纵行溃疡鹅卵石征,假息肉,瘘管	溃疡型肠结核X线钡剂灌肠显示激惹征(跳跃征)	黏膜粗乱,颗粒样改变多发性浅溃疡,铅管征

注意:①脓血便——溃疡性结肠炎、直肠癌。

　　　②不伴脓血便——肠结核、克罗恩病、肠易激综合征。

　　　③黏液脓血便是溃疡性结肠炎活动期的重要表现,其病情程度分型即以此为基础。

②急性细菌性痢疾　粪便可分离出致病菌,抗生素治疗有效,通常在 4 周内痊愈。

③阿米巴肠炎　主要累及右侧结肠,结肠溃疡较深,边缘潜行,溃疡间黏膜正常。抗阿米巴治疗有效。

④血吸虫病　有疫水接触史,常有肝脾肿大,粪便检查可发现血吸虫卵,毛蚴孵化阳性。

⑤大肠癌　多见于中年以后,直肠指检常触及肿块,结肠镜及活检可确诊。

⑥肠易激综合征　粪便有黏液但绝无脓血,镜检正常,隐血试验阴性。

6. 治疗

(1)5-氨基水杨酸(5-ASA)　5-氨基水杨酸几乎不被吸收,可抑制肠黏膜前列腺素的合成和炎症介质白三烯的形成,对肠道炎症有明显的抗炎作用。5-氨基水杨酸在胃内多被分解失效,因此常通过下述给药系统进入肠道,发挥其药理作用。

①柳氮磺吡啶(SASP)　为治疗本病的常用药物。该药口服后能通过胃,到达结肠,经肠菌分解为 5-氨基水杨酸和磺胺吡啶,前者是主要有效成分,其滞留在结肠内与肠上皮接触而发挥抗炎作用。主要用于治疗轻、中度溃疡性结肠炎,或经糖皮质激素治疗已有缓解的重度患者。

②5-氨基水杨酸新型制剂　口服 5-氨基水杨酸新型制剂可避免在小肠近段被吸收,而在结肠内发挥药效。这类制剂有各种控释剂型的美沙拉嗪、奥沙拉嗪、巴柳氮。

③给药途径　5-ASA 灌肠剂适合病变局限在直肠及乙状结肠者,栓剂适用于病变局限在直肠者。

(2)糖皮质激素　对急性发作期有较好疗效,主要用于 5-氨基水杨酸疗效不佳的轻、中度患者,特别适合于重度患者。①病变局限在直肠、乙状结肠的患者,可用琥珀酸钠氢化可的松 100mg 或地塞米松 5mg + 生理盐水 100ml,作保留灌肠。②病变局限于直肠者,可用布地奈德泡沫灌肠剂 2mg 保留灌肠,该药是以局部作用为主的新型糖皮质激素,全身不良反应较少。

(3)免疫抑制剂　硫唑嘌呤、巯嘌呤可试用于激素疗效不佳或对激素依赖的慢性持续型病例。

(4)维持治疗　本病缓解期控制炎症主要以 5-ASA 作维持治疗。维持治疗疗程至少 4 年。

(5)对症治疗　及时纠正水电解质平衡紊乱;贫血者可输血;低蛋白血症者应补充白蛋白。病情严重者应禁食,并给予完全胃肠外营养。抗生素治疗对一般病例并无指征,但对重症有继发感染者,应给予抗菌治疗。

(6)外科治疗　①紧急手术指征为:并发大出血、肠穿孔、中毒性巨结肠经内科治疗无效且伴严重毒血症状者。②择期手术指征为:并发结肠癌变;内科治疗无效者;糖皮质激素不良反应太大不能耐受者。

常考药物	所属类别	作用部位	适应证
柳氮磺吡啶	氨基水杨酸	结肠 + 小肠	轻、中型,重型经激素治疗后维持
美沙拉嗪、奥沙拉嗪、巴柳氮	氨基水杨酸控释剂	结肠	结肠病变严重者
泼尼松、氢化可的松、地塞米松	糖皮质激素	结肠 + 小肠	重型病例,控制病情最有效的药物
布地奈德泡沫灌肠剂	糖皮质激素	直肠	病变局限于直肠者行保留灌肠
环孢素	免疫抑制剂	全身	对激素效果不佳或依赖者

注意:①轻中度溃疡性结肠炎首选 5-氨基水杨酸,重度首选糖皮质激素,激素无效者选用免疫抑制剂。

②病变局限于直肠者,给予栓剂治疗;病变位于直肠 + 乙状结肠者,行保留灌肠。

③病变广布结肠者,选用 5-氨基水杨酸的控释制剂,如美沙拉嗪、奥沙拉嗪、巴柳氮。

【例17】2006NO67A 在用糖皮质激素治疗溃疡性结肠炎时,宜选用主要作用于肠道局部而全身不良反应较小的药物。下列具有此作用的糖皮质激素是

A. 泼尼松　　　　B. 泼尼松龙　　　　C. 布地奈德

D. 地塞米松　　　E. 琥珀酸钠氢化可的松

【例18】2011NO171X 在治疗溃疡性结肠炎的常用药物中,可避免在小肠近段被吸收的氨基水杨酸制剂有

A. 柳氮磺吡啶　　B. 巴柳氮　　　　C. 美沙拉嗪　　　D. 奥沙拉嗪

三、克罗恩病（Crohn 病）

1. 临床表现

腹痛、腹泻、体重下降三大症状是克罗恩病的主要临床表现。

（1）**腹痛**　为最常见症状，多位于右下腹或脐周，间歇性发作，常为痉挛性阵痛伴肠鸣增加。常于进餐后加重，排便或肛门排气后缓解。体检常有右下腹压痛。

（2）**腹泻**　为常见症状，主要由病变肠段炎症渗出、蠕动增加、继发性吸收不良引起。腹泻先是间歇发作，病程后期可转为持续性。粪便多为糊状，一般无脓血和黏液。病变累及下段结肠或肛门直肠者，可有黏液血便及里急后重。

（3）**腹部包块**　见于 10%～20% 患者，由于肠粘连、肠壁增厚、肠系膜淋巴结肿大、内瘘、局部脓肿形成所致。多位于右下腹与脐周。固定的腹块提示有粘连，多已有内瘘形成。

（4）**瘘管形成**　为本病的特征性临床表现。

（5）**肛门周围病变**　包括肛门周围瘘管、脓肿、肛裂等病变。

（6）**全身表现**　包括发热、营养障碍、体重下降等。

（7）**肠外表现**　与溃疡性结肠炎的肠外表现相似，但发生率更高。

2. 辅助检查

（1）**胃肠钡餐造影及钡剂灌肠**　可见肠黏膜皱襞粗乱、纵行性溃疡、鹅卵石征、假息肉、多发性狭窄、肠壁僵硬、瘘管形成等征象。由于肠壁增厚，可见填充钡剂的肠袢分离，提示病变呈节段性分布。

（2）**CT 或 MR**　可更清晰地显示小肠病变，主要可见内外瘘道形成、肠腔狭窄、肠壁增厚、强化，形成"木梳征"和肠周脂肪液化等征象。

（3）**肠镜检查**　可见肠黏膜纵行溃疡、鹅卵石样改变、肠腔狭窄、肠壁僵硬、炎性息肉，病变呈节段性分布。

3. 并发症

并发症	发生率	备注
肠梗阻	25%	最常见并发症。多为不全性肠梗阻
腹腔内脓肿	—	次常见并发症。可反复发作，多位于肠袢之间
肠穿孔	3%	慢性病变，炎性肠管易与周围肠管粘连
肠出血	1%	小肠克罗恩病肠出血少见，结肠、直肠克罗恩病肠出血多见
癌变	—	直肠或结肠黏膜受累者可发生癌变

注意：肠结核、结核性腹膜炎、克罗恩病最常见的并发症都是肠梗阻。

4. 诊断与鉴别诊断

（1）**诊断**　对慢性起病，反复发作右下腹痛，腹泻，体重下降，特别是伴有肠梗阻、腹部压痛、腹块、肠瘘、肛周病变、发热等表现者，应考虑本病。WHO 提出的克罗恩病的诊断标准如下：

	临床	影像	内镜	活检	切除标本
①非连续性或节段性病变		+	+		+
②卵石样黏膜或纵行溃疡		+	+		+
③全壁性炎性反应改变	+（腹块）	+（狭窄）	+（狭窄）		+
④非干酪性肉芽肿				+	+
⑤裂沟、瘘管	+				+
⑥肛门部病变	+			+	+

具有上述①②③者为疑诊;再加上④⑤⑥三者之一可确诊;具备④者,只要再加上①②③三者之二也可确诊

A. 右下腹痛　　　　　B. 肉芽肿病变

C. 两者均有　　　　　D. 两者均无

【例 19】1995NO129C 克隆病(现改称"克罗恩病")

【例 20】1995NO130C 肠结核

(2)鉴别诊断　克罗恩病和肠结核的鉴别如下表。

		克罗恩病	肠结核
临床表现	性别	男女患病率近似	女多于男
	肠外结核	无	常伴有
	瘘管	多见(特征性临床表现)	少见
	肠道出血	常见	罕见
	肠道狭窄	多发性、跳跃性	单一环形狭窄
	直肠肛门病变	常伴发	无
内镜检查	纵行裂隙状溃疡	特征性改变	罕见
	卵石征	特征性改变	罕见
	病变特征	节段性分布	局限于一处,呈环形分布
病理检查	裂隙状溃疡	特征性	少见
	淋巴细胞集聚	特征性	少见
	干酪性肉芽肿	无(为非干酪性肉芽肿)	特征性改变
实验检验	抗酸染色	阴性	阳性
	结核 DNA-PCR	阴性	阳性

5. 治疗

(1)活动期

①氨基水杨酸制剂　柳氮磺吡啶(SASP)为治疗本病的常用药物。该药口服后达结肠,经肠菌分解为 5-氨基水杨酸发挥抗炎作用。口服 5-氨基水杨酸新型制剂可避免在小肠近段被吸收,而在结肠内发挥药效。

柳氮磺吡啶——口服剂用于病变局限于结肠的轻度者;灌肠剂适于病变局限于直肠乙状结肠者;栓剂适于病变局限在直肠者;控释剂(美沙拉嗪、奥沙拉嗪、巴柳氮)适用于轻度回结肠型及轻度结肠型患者。

②糖皮质激素　适用于各型中、重度患者及对氨基水杨酸制剂无效的患者。布地奈德主要在肠道局部发挥作用,全身不良反应小,有条件者可用于轻、中度回结肠型患者。

③免疫抑制剂　硫唑嘌呤、硫嘌呤适用于对激素无效或对激素依赖的患者。

④抗菌药物　硝基咪唑类、喹诺酮类药物对本病有一定疗效。

⑤生物制剂　英夫利昔单抗(infliximab)是一种抗肿瘤坏死因子-α 的人鼠嵌合体单克隆抗体,为促炎细胞因子的拮抗剂,临床试验证明对传统治疗无效的活动性克罗恩病有效。

记忆:美沙拉嗪、奥沙拉嗪、巴柳氮适用于轻度回结肠型患者——记忆为美国的奥巴马找了个年轻的小蜜回去结婚了!

(2)缓解期　用氨基水杨酸或糖皮质激素取得缓解者,可用氨基水杨酸维持缓解。对糖皮质激素无效而加用硫唑嘌呤取得缓解者,继续用硫唑嘌呤维持。使用英夫利昔单抗取得缓解者,应继续定期使用以维持缓解。维持治疗可达 3 年以上。

(3)炎症性肠病治疗的归纳总结

	溃疡性结肠炎	克罗恩病
治疗目的	控制急性发作、维持缓解、减少复发、防治并发症(7版)	控制病情活动、维持缓解、防治并发症(6版)
一般治疗	强调休息、饮食、营养,纠正水、电解质平衡紊乱	必须戒烟,强调营养支持,对症治疗
水杨酸制剂	柳氮磺吡啶为常用药。适用于轻、中度患者或重度经糖皮质激素治疗已有缓解者	病变局限于结肠的轻度患者。美沙拉嗪适用于轻度回结肠型及轻度结肠型患者
糖皮质激素	急性发作期疗效较好 适于SASP无效的轻中型、重型活动期、暴发型 病变局限在直肠者行布地奈德保留灌肠	是目前控制病情活动最有效的药物 适于中、重度患者,对SASP无效的中度患者 布地奈德适用于轻中度回结肠型有条件者
免疫抑制剂	可试用于激素治疗效果不佳者 激素依赖的慢性持续型病例	适用于激素治疗无效者 激素依赖的患者
急诊手术	并发大出血、肠穿孔、重型患者特别是合并中毒性巨结肠伴严重毒血症内科治疗无效者	不能控制的大出血、急性穿孔、完全性肠梗阻、瘘管与腹腔脓肿
抗菌治疗	合并严重感染者才使用抗生素	甲硝唑对肛周病变、环丙沙星对瘘有效

  A. 柳氮磺吡啶   B. 美沙拉嗪   C. 布地奈德   D. 硫唑嘌呤

【例21】2008NO143B 治疗轻、中型溃疡性结肠炎的首选药物是

【例22】2008NO144B 治疗轻、中型克罗恩病(病变累及回肠和结肠)的首选药物是

【例23】1996NO48A 关于肾上腺皮质激素治疗克罗恩病,下列哪项是不正确的?
  A. 用于本病活动期,对控制症状有效   B. 长期应用可防止复发
  C. 一般开始口服强的松每日40～60mg   D. 严重者可静脉给药
  E. 有瘘管形成者慎用

▶**常考点** 考试重点,尤其克罗恩病、溃疡性结肠炎和肠结核的特点及其鉴别。

  参考答案——详细解答见《贺银成2019考研西医临床医学综合能力历年真题精析》

 1. ABCDE 2. ABCDE 3. ABCDE 4. ABCDE 5. ABCDE 6. ABCDE 7. ABCDE
 8. ABCDE 9. ABCDE 10. ABCDE 11. ABCDE 12. ABCDE 13. ABCDE 14. ABCDE
15. ABCDE 16. ABCDE 17. ABCDE 18. ABCDE 19. ABCDE 20. ABCDE 21. ABCDE
22. ABCDE 23. ABCDE

第 23 章　肠易激综合征

▶️**考纲要求**

　　肠易激综合征的病因和发病机制、临床表现、诊断、鉴别诊断和治疗。

▶️**复习要点**

　　肠易激综合征(IBS)是一种以腹痛或腹部不适伴排便习惯改变为特征而无器质性病变的常见功能性肠病。在欧美国家成人患病率为 10% ~ 20%,我国约为 10%。患者以中青年居多,男女比例约为 1:2。临床上分为腹泻型、便秘型和混合型三型。西方国家以便秘型多见,我国以腹泻型多见。

　　1. 病因和发病机制　　不明,与多种因素有关。

　　(1)**胃肠动力学异常**　　以便秘、腹痛为主者 3 次/分钟的慢波频率明显增加。腹泻型患者高幅收缩波明显增加。对各种生理性和非生理性刺激的动力学反应过强,并呈反复发作过程。

　　(2)**内脏感知异常**　　直肠气囊充气试验表明,IBS 患者充气疼痛阈值明显低于对照组。

　　(3)**肠道感染治愈后**　　其发病与感染的严重性及应用抗生素的时间均有一定相关性。

　　(4)**胃肠激素**　　研究发现某些胃肠激素,如缩胆囊素等,可能与 IBS 症状有关。

　　(5)**精神心理障碍**　　IBS 患者焦虑、抑郁积分显著高于正常人,应激事件发生频率也高于正常人。

【例 1】2009NO66A 引起肠易激综合征发病的最重要因素是

　　　A. 急性肠道感染　　　　　　　　　　B. 精神心理障碍

　　　C. 内脏感知异常　　　　　　　　　　D. 对某些食物不耐受

　　2. 临床表现

起病隐匿	症状反复发作或慢性迁延数年至数十年,但全身健康状况却不受影响 精神、饮食因素可使症状复发或加重
腹痛	①几乎所有患者都有不同程度的腹痛或腹部不适,部位不定,以下腹和左下腹多见 ②排便或排气后缓解;③极少有睡眠中痛醒,不影响睡眠
腹泻	常排便较急,粪便呈糊状或稀水样便,一般 3 ~ 5 次/天 少数严重者可达 10 余次/天,可带黏液,但绝无脓血;部分病人可有腹泻与便秘交替
便秘	常有排便困难,粪便干结,量少,呈羊粪状或细杆状,大便表面可附黏液,常伴腹胀、排便不净感
其他	部分患者有消化不良症状,失眠、焦虑、抑郁、头昏、头痛等精神症状
体征	一般无明显体征。可在相应部位有轻压痛,部分患者可触及腊肠样肠管 肛门指检可感到肛门痉挛、张力较高,可有触痛

【例 2】2003NO63A 下列哪项不符合肠易激综合征的腹泻特点?

　　　A. 一般每日大便 3 ~ 5 次左右　　　　B. 大便多呈稀糊状

　　　C. 大便多带有黏液　　　D. 排便常干扰睡眠　　　　　　E. 大便绝对无脓血

【例 3】2002NO64A 关于肠易激综合征的病人,下列有关腹痛的描述,错误的是

　　　A. 部位不定　　　　B. 下腹及右下腹多见　　　C. 极少睡眠中痛醒

　　　D. 于排便或排气后缓解　　E. 无明显体征

　　3. 诊断标准

　　(1)病程 6 个月以上且近 3 个月来持续存在腹部不适或腹痛,并伴有下列特点中至少 2 项:
①症状在排便后改善;②症状发生伴随排便次数改变;③症状发生伴随粪便性状改变。

（2）以下症状不是诊断所必备,但属常见症状,这些症状越多越支持 IBS 的诊断:

①排便频率异常(每天排便 >3 次或每周 <3 次);②粪便性状异常(块状、硬便或稀水样便);③粪便排出过程异常(费力、急迫感、排便不尽感);④黏液便;⑤胃肠胀气或腹部膨胀感。

（3）缺乏可解释症状的形态学改变和生化异常。

4. 鉴别诊断

腹痛为主者应与引起腹痛的疾病鉴别。腹泻为主者应与引起腹泻的疾病鉴别,尤其要注意与乳糖不耐受症相鉴别。以便秘为主者应与引起便秘的疾病相鉴别。

【例4】2006NO68A 目前,对肠易激综合征的诊断推荐采用国际认同的罗马Ⅱ标准,其中有关腹部不适或腹痛时间的规定是在过去 12 个月内至少累及达(6 版内科学为罗马Ⅱ标准,8 版已改为罗马Ⅲ标准)

  A. 6 周   B. 8 周   C. 10 周   D. 12 周   E. 16 周

【例5】2016NO68A 男性,45 岁。间断发生腹痛、腹泻 5 年,发作时大便 2 ~4 次/天,有时便中有黏液,无脓血,排便后腹痛可缓解,因再发 1 周来诊。查体:左下腹轻压痛。化验粪常规:WBC0 ~1 个/HP,隐血试验(－),细菌培养(－)。该患者最可能的诊断是

  A. 慢性细菌性痢疾 B. 肠易激综合征   C. 克罗恩病   D. 溃疡性结肠炎

5. 治疗

IBS 并无器质性病变,只是一种功能性肠病。治疗目的是消除患者顾虑,改善症状,提高生活质量。

	适应证	药物举例
一般治疗	解除顾虑,提高治疗信心是治疗最重要的一步	镇静药
胃肠解痉药	抗胆碱药可作为缓解腹痛的短期对症治疗	匹维溴胺
止泻药	腹泻症状较重者(不宜长期使用) 腹泻症状较轻者(用吸附止泻药)	洛哌丁胺、地芬诺酯 蒙脱石、药用炭
泻药	便秘型患者(不宜长期使用)	欧车前制剂、甲基纤维素 聚乙二醇、乳果糖、山梨醇
胃肠动力感觉调节药	便秘型患者	5-HT 受体部分激动剂替加色罗
抗抑郁药	上述治疗无效,且精神症状明显者	阿米替林
肠道微生态制剂	纠正肠道菌群失调,对腹泻腹胀有一定疗效	双歧杆菌、乳酸杆菌、酪酸菌

（79 ~81 题共用题干）男性,32 岁。间断发作下腹痛、腹胀伴腹泻或便秘 3 年余,下腹痛不重,多于排便后缓解,粪便常有黏液,无脓血。3 周来再次发作下腹痛伴腹泻,大便 2 ~4 次/天,粪便性状同前。体格检查除下腹部有轻度压痛外,其余未见异常。粪便常规、隐血及培养均未发现明显异常。

【例6】2018NO79A 患者最可能的诊断是

  A. 肠结核   B. 克罗恩病   C. 肠易激综合征   D. 溃疡性结肠炎

【例7】2018NO80A 为确定诊断,最有意义的检查是

  A. PPD 试验   B. 腹部 B 超   C. 钡剂灌肠   D. 结肠镜

【例8】2018NO81A 可选择的治疗是

  A. 口服抗结核药 B. 口服柳氮磺胺吡啶 C. 口服匹维溴胺 D. 口服布地奈德

▶▶ **常考点** 新增考点,近年来连续出题。

参考答案——详细解答见《贺银成 2019 考研西医临床医学综合能力历年真题精析》

1. A BCDE 2. ABC DE 3. A BCDE 4. ABC DE 5. A BCDE 6. AB CDE 7. ABC DE

8. AB CDE

第24章　肝疾病(肝硬化、原发性肝癌与肝性脑病)

▶️ **考纲要求**

①肝硬化的病因、发病机制、临床表现、实验室检查、诊断、鉴别诊断、并发症和治疗。②本章将内科学和外科学教材内容一并归纳:原发性肝癌的临床表现、实验室和其他检查、诊断和鉴别诊断(内科学大纲);肝脏肿瘤的诊断方法和治疗原则(外科学大纲)。③肝性脑病的病因、发病机制、临床表现、实验室和其他检查、诊断、鉴别诊断和治疗。

▶️ **复习要点**

一、肝硬化

肝硬化是由一种或多种原因引起的,以肝组织弥漫性纤维化、假小叶形成和再生结节为组织学特征的进行性慢性肝病。

1. 病因

病毒性肝炎	是我国最常见的病因(占60%~80%),其中以乙肝最常见,其次为丙型肝炎 HBV、HCV、HDV可演变为肝硬化;HAV、HEV不发展为肝硬化
慢性酒精中毒	欧美国家最常见的病因(占50%~90%),在我国约占15%
胆汁淤积	任何原因引起肝内、外胆道梗阻,持续胆汁淤积,均可发展为胆汁性肝硬化
循环障碍	肝静脉和/或下腔静脉阻塞(Budd-Chiari)综合征、慢性心功能不全、缩窄性心包炎,导致肝脏长期淤血、肝细胞变性和纤维化,最终发展为淤血性肝硬化
药物或化学毒物	长期接触四氯化碳、磷、砷等,或服用双醋酚汀、甲基多巴、异烟肼等引起中毒性肝炎
免疫紊乱	自身免疫性肝炎、累及肝脏的多种风湿性疾病可进展为肝硬化
寄生虫感染	血吸虫卵被肝内巨噬细胞吞噬演变为成纤维细胞形成纤维性结节,导致门脉性肝硬化 华支睾吸虫寄生于肝内外胆管内,引起胆道梗阻及炎症,逐渐发展为肝硬化
遗传代谢性疾病	肝豆状核变性(铜沉积)、血色病(铁沉积)、α_1-抗胰蛋白酶缺乏
营养障碍	长期营养不良、多种消化吸收不良、肥胖、糖尿病等导致脂肪肝,可发展为肝硬化
隐源性肝硬化	指病因不明者,约占5%~10%

【例1】1998NO44A 最常导致肝硬化的 DNA 病毒是(病理学试题)

A. HAV　　　B. HBV　　　C. HCV　　　D. HDV　　　E. HEV

记忆:①肝硬化最常见病因是病毒性肝炎,其中以乙肝最常见。

②ABCDE五种肝炎病毒中,中间(B、C、D)发展为肝硬化,头尾(A、E)不发展为肝硬化。

2. 发病机制

肝硬化发展的基本特征是肝细胞坏死、再生、肝纤维化和肝内血管增殖、循环紊乱。

(1)**肝细胞坏死**　致病因素作用使肝细胞广泛变性、坏死,肝小叶纤维支架塌陷。

(2)**再生结节形成**　残存的肝细胞不沿原支架排列再生,形成不规则结节状肝细胞团。

(3)**纤维间隔形成**　各种细胞因子促进纤维化的产生,自汇管区-汇管区或汇管区-肝小叶中央静脉延伸扩展形成纤维间隔。肝纤维化是胶原纤维合成增多而降解减少的结果。其中,肝星状细胞是形成纤维化的主要细胞,在肝受损伤时被激活,在各种细胞因子参与下,细胞外基质合成增加,胶原合成过多。

(4)假小叶形成　汇管区和肝包膜的纤维束向肝小叶中央静脉延伸扩展,这些纤维间隔包绕再生结节或将残留肝小叶重新分割,改建为假小叶,形成典型的肝硬化组织病理改变。假小叶是肝硬化的特征性病理变化。肝纤维化发展的同时,伴有显著的、非正常的血管增殖,使肝内门静脉、肝静脉和肝动脉三个血管系之间失去正常关系,出现交通吻合支等,这不仅是形成门静脉高压的病理基础,而且也是加重肝细胞营养障碍、促进肝硬化发展的重要机制。

【例2】1997NO52A 患者男性,50 岁,既往体健,查体时发现肝在右肋下 2 厘米,质硬、无压痛、脾可触及、锌浊度试验20 单位,ALT 正常,肝穿刺病理检查有假小叶形成,应诊断为

A. 慢性活动性肝炎　　　B. 慢性持续性肝炎　　　C. 代偿性肝硬化

D. 肝淤血　　　　　　　E. 多囊肝

【例3】2006NO69A 在肝硬化的发病机制中,形成肝纤维化的主要细胞是

A. 肝星状细胞　　　　　B. 肝细胞　　　　　　　C. Kupffer 细胞

D. 上皮细胞　　　　　　E. 内皮细胞

3. 临床表现

肝硬化通常起病隐匿,病程发展缓慢,临床上将肝硬化分为肝功能代偿期和失代偿期。

(1)代偿期　多数患者无症状或症状较轻,可有腹部不适、乏力、食欲减退、消化不良、腹泻等症状,多呈间歇性。肝脏是否肿大取决于肝硬化的类型。脾脏因门脉高压常有轻、中度肿大。肝功能正常或轻度异常。

> 注意:①肝硬化早期一般表现为肝脏肿大,晚期表现为肝脏萎缩,肝体积缩小。
> 　　　②肝硬化无论早期还是晚期均表现为脾脏肿大。

(2)失代偿期　症状较明显,主要有肝功能减退和门静脉高压两类临床表现。

①肝功能减退　主要有以下表现:

项目	临床表现及病理生理机制
消化吸收不良	食欲减退、厌食、腹胀、荤食后易泻,也与门脉高压时胃肠道淤血水肿等有关
营养不良	一般情况差,消瘦,乏力,精神不振,皮肤干枯或水肿
黄疸	肝细胞广泛坏死可导致皮肤、巩膜黄染,尿色深
出血和贫血	常有鼻腔、牙龈出血、皮肤黏膜瘀斑瘀点、消化道出血 与肝合成凝血因子减少、脾亢、毛细血管脆性增加有关
雌激素↑	肝功能减退时,肝脏对雌激素灭活减少所致 表现为男性性欲减退、睾丸萎缩、乳房发育;女性月经失调、闭经、不孕;出现蜘蛛痣、肝掌
雄激素↓	雌激素增高反馈抑制垂体促性腺轴,导致睾丸间质细胞分泌雄激素减少
糖皮质激素↓	肝硬化时,作为肾上腺皮质激素合成原料的胆固醇合成减少,肾上腺皮质激素合成减少
促黑素↑	促皮质激素释放因子受抑,肾上腺皮质功能减退,促黑素增加 表现为患者面部色素沉着增加,导致面色黑黄,晦暗无光,称为肝病面容
抗利尿激素↑	肝脏对抗利尿激素灭活作用减弱,导致抗利尿激素增多,促进腹水形成
醛固酮↑	肝脏对醛固酮灭活作用减弱,导致继发性醛固酮增多,促进腹水形成
甲状腺激素↓	肝硬化患者血清总 T_3、游离 T_3 降低,游离 T_4 正常或偏高;严重者 T_4 也降低
不规则发热	肝脏对致热因子等灭活降低,还可由继发性感染所致
低白蛋白血症	患者常有下肢水肿、腹水

②门静脉高压　多属肝内型,门脉高压常导致食管胃底静脉曲张出血、腹水、脾大、脾功能亢进、肝肾综合征、肝肺综合征等,是推动肝功能减退的重要病理生理环节,是肝硬化的主要死因之一。

A. 腹水 是肝功能减退和门静脉高压的共同结果,是肝功能失代偿期最突出的临床表现。腹水形成的机制包括:a. 门静脉高压,腹腔内脏血管床静水压增高,组织液吸收减少而漏入腹腔,是腹水形成的决定性因素;b. 有效循环血容量不足,肾血流减少,肾素-血管紧张素系统激活,肾小球滤过率降低,排钠和排尿量减少;c. 低蛋白血症,胶体渗透压降低,毛细血管内液体漏入腹腔或组织间隙;d. 肝脏对醛固酮和抗利尿激素灭活作用减弱,导致继发性醛固酮增多和抗利尿激素增多;e. 肝淋巴量超过了淋巴循环引流的能力,肝窦内压升高,肝淋巴液生成增多,自肝包膜表面漏入腹腔,参与腹水形成。

B. 门-腔侧支循环开放 常见的侧支循环有:

侧支循环	相应临床表现
食管胃底静脉曲张	破裂出血是肝硬化门脉高压最常见的并发症
腹壁静脉曲张	脐周腹壁浅静脉呈水母头(海蛇头)现象(血流方向为脐上向上,脐下向下)
痔静脉扩张	肝硬化门脉高压可导致痔静脉曲张,表现为痔出血
Retzius 静脉曲张	是指腹膜后门静脉与下腔静脉之间的许多小分支增多曲张,可缓解门脉高压
脾肾分流	门静脉的属支脾静脉、胃静脉可与左肾静脉沟通,形成脾肾分流

C. 脾大脾功能亢进 脾大是肝硬化门静脉高压较早出现的体征。门脉高压时,脾脏被动淤血性肿大,随之出现脾功能亢进,表现为外周白细胞减少、贫血和血小板减少,易并发感染、出血。

注意:①腹水是肝硬化失代偿期最突出的临床表现。
②食管胃底静脉曲张是肝硬化门脉高压最具诊断价值的临床表现。
③出现门静脉高压时,首先出现淤血性脾肿大(8 版外科学 P438 为充血性脾肿大),故脾肿大为肝硬化门脉高压较早出现的体征。

【例 4】2013NO67A 下列对诊断肝硬化门脉高压症最有价值的体征是
A. 蜘蛛痣　　　B. 脾脏肿大　　　C. 肝脏质地坚硬　　　D. 腹壁静脉曲张

【例 5】2001NO61A 下列哪一项不是肝硬化代偿期的表现?
A. 乏力、食欲减退　　B. 食管和胃底静脉曲张　C. 肝脏质地结实或偏硬
D. 脾脏中度肿大　　E. 肝功能轻度异常

【例 6】1999NO61A 肝硬化失代偿病人的下列检验中,哪项不正确?
A. 凝血因子减少　　B. 血红蛋白减少　　C. 雄激素减少
D. 雌激素减少　　E. 肾上腺糖皮质激素可减少

A. 黄疸　　　B. 肝大　　　C. 腹壁静脉曲张　　　D. 皮肤紫癜

【例 7】2012NO143B 肝硬化代偿期的体征是
【例 8】2012NO144B 肝硬化失代偿期门脉高压的体征是

4. 并发症
(1)上消化道出血 其原因如下:
①食管胃底静脉曲张破裂出血 为最常见并发症。常表现为上消化道大出血,可诱发肝性脑病。门静脉高压是导致曲张静脉出血的主要原因,诱因多见于粗糙食物、胃酸侵蚀、腹内压增高及剧烈咳嗽等。
②消化性溃疡和急性出血性糜烂性胃炎 门静脉高压使胃黏膜静脉回流缓慢,胃十二指肠的上皮后机制削弱,大量代谢产物淤滞于黏膜,屏障功能受损,黏膜糜烂、溃疡甚至出血。
③门静脉高压性胃病 系胃黏膜下动-静脉交通支广泛开放,胃黏膜毛细血管扩张,广泛渗血。发病率占肝硬化患者50%~80%,表现为反复或持续少量呕血、黑便及难以纠正的贫血,少数出现上消化道大出血。
(2)肝性脑病 为本病最严重的并发症,也是最常见的死亡原因。详见后。
【例 9】2004NO64A 肝硬化最常见的并发症是

A. 肝性脑病   B. 自发性腹膜炎   C. 上消化道出血

D. 肝肾综合征   E. 原发性肝癌

注意:①肝硬化最常见的并发症是上消化道出血(食管胃底曲张静脉破裂出血)。

②肝硬化最严重的并发症是肝性脑病,肝硬化最常见的死因是肝性脑病。

(3)**胆石症** 肝硬化患者胆石症发生率增高,约为30%,其病理生理机制可能为:①肝硬化时胆汁酸减少,降低了胆红素及胆固醇的溶解性,使两者容易从胆汁中结晶析出,形成胆色素和胆固醇结石;②库普弗细胞减少,细胞免疫功能降低,容易发生胆系感染,胆道黏膜充血水肿,缺血坏死脱落,为结石提供核心;③脾功能亢进导致慢性溶血,胆红素产生过多,胆汁中游离胆红素增加,与胆汁中钙结合形成结石核心;④雌激素灭活作用减弱,增加的雌激素对缩胆囊素抵抗,胆囊收缩无力、排空障碍,有利于胆囊结石形成。

(4)**感染** 肝硬化患者免疫功能低下,常并发感染,如呼吸道、胃肠道、泌尿道感染等。

①自发性细菌性腹膜炎(SBP) 由于腹水是细菌的良好培养基,肝硬化患者出现腹水后容易导致本病,致病菌多为**革兰阴性杆菌**。起病缓慢者多表现为低热、腹胀或腹水持续不减;病情进展快者,表现为发热、腹痛明显、短期内腹水迅速增加,全腹压痛和腹膜刺激征,严重者诱发肝性脑病、出现中毒性休克等。患者外周血白细胞及中性粒细胞比例增高。腹水外观浑浊,常规检查提示渗出性,$WBC > 500 \times 10^6/L$,或多形核白细胞 $> 250 \times 10^6/L$,腹水细菌培养可确诊。

②胆道感染 胆囊及肝外胆管结石所致的胆道梗阻常伴发感染,患者常有腹痛、发热、黄疸等。

③肺部、肠道及尿路感染 也较常见,致病菌仍以**革兰阴性杆菌**多见。

【例10】2013A(执医试题)男,52岁。乏力、腹胀1年,加重伴腹痛2天。慢性乙型肝炎病史12年。查体:T 38.8℃,前胸可见数个蜘蛛痣,腹部饱满,全腹弥漫压痛及反跳痛,移动性浊音阳性。最可能的诊断是

A. 肝癌破裂   B. 结核性腹膜炎   C. 自发性腹膜炎

D. 上消化道穿孔   E. 腹膜转移癌

(5)**门静脉血栓形成或海绵样变** 因门静脉血流淤滞,门静脉主干、肠系膜上静脉、肠系膜下静脉、脾静脉易形成血栓,常表现为腹胀、突发剧烈腹痛、脾大、顽固性腹水、肠坏死、消化道出血。门静脉海绵样变是指肝门部、肝内门静脉分支部分或完全慢性阻塞后,在门静脉周围形成细小迂曲的血管,也可视为门静脉的血管瘤。其原因与门静脉炎、肝门周围纤维组织炎、血栓形成、红细胞增多、肿瘤侵犯有关。

(6)**电解质和酸碱平衡紊乱** 长期钠摄入不足、利尿、大量放腹水、继发性醛固酮增多均是导致电解质紊乱的常见原因。常表现为低钠、低钾、低氯与代谢性碱中毒,容易诱发肝性脑病。

(7)**肝肾综合征** 患者肾脏无实质性病变,由于严重门静脉高压,内脏高动力循环使体循环血流量明显减少,多种扩血管物质(如前列腺素、NO、胰高血糖素、心房利钠肽、内毒素、降钙素基因相关肽)不能被肝脏灭活,引起体循环血管床扩张,肾脏血流不足,因此出现肾衰竭。

发病机制 主要是全身血流动力学改变,表现为内脏血管床扩张,心输出量相对不足和有效血容量不足,肾素-血管紧张素-醛固酮系统和交感神经系统被进一步激活,最终导致肾皮质血管强烈收缩、肾小球滤过率下降。7版内科学发病机理见下图(8版内科学已删除该知识点,与7版略不同)。

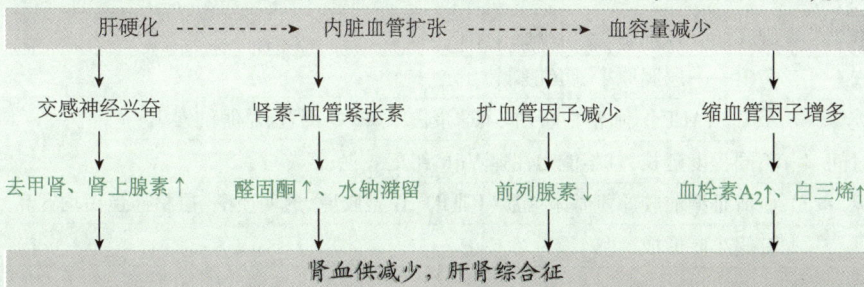

```
肝硬化 ----------→ 内脏血管扩张 ----------→ 血容量减少
  │                    │                    │                    │
  ▼                    ▼                    ▼                    ▼
交感神经兴奋      肾素-血管紧张素      扩血管因子减少        缩血管因子增多
  │                    │                    │                    │
  ▼                    ▼                    ▼                    ▼
去甲肾、肾上腺素↑  醛固酮↑、水钠潴留    前列腺素↓        血栓素A₂↑、白三烯↑
  │                    │                    │                    │
  ▼                    ▼                    ▼                    ▼
        肾血供减少,肝肾综合征
```

临床表现　为少尿、无尿、氮质血症(血肌酐升高)、稀释性低钠血症、尿钠减少。

诊断标准　①肝硬化合并腹水;②急进型血肌酐在2周内升至2倍基线值,或>226μmol/L,缓进型血肌酐>133μmol/L;③停用利尿剂至少2天以上,并经白蛋白扩容后,血肌酐没有改善(仍>133μmol/L);④排除休克;⑤近期未使用肾毒性药物或扩血管药物;⑥排除肾实质疾病,如蛋白尿>500mg/d、镜下血尿>50/HP、B超发现肾实质病变。

鉴别诊断　肝肾综合征与急性肾功能衰竭的鉴别见下表。

	肝肾综合征	急性肾功能衰竭		肝肾综合征	急性肾功能衰竭
病程	一般较长	较短(起病急)	腹水	大量	可有
肝功能损害	严重	不定	肝性脑病	一般有	不常有
尿量 ml/d	<500	<400	尿钠 mmol/L	↓ <10	>30
尿渗透压	高于血浆	低而固定	尿蛋白	<500mg/d	+ ~ ++
尿常规	正常/轻度异常	蛋白尿、管型尿	血钠	↓	正常/↓
BUN	↑	↑↑↑	血 CR	↑	↑↑↑
肾脏大小	正常	正常/增大	病理改变	无	显著异常

【例11】2017NO52A 男性,53岁。肝硬化病史8年,5天来无明显原因出现腹胀,腹水迅速增加,脾脏进一步增大,体温正常。最可能发生的并发症是

　　　A. 原发性肝细胞癌　　　B. 原发性腹膜炎　　　C. 门静脉血栓形成　　　D. 肝肾综合征

【例12】2014NO67A 肝硬化患者发生肝肾综合征时的特点是

　　　A. 血 BUN 升高、血钠升高、尿钠降低　　　　B. 血 BUN 升高、血钠降低、尿钠升高

　　　C. 血 BUN 降低、血钠降低、尿钠升高　　　　D. 血 BUN 升高、血钠降低、尿钠降低

【例13】2011NO67A 下列属于肝硬化肝肾综合征诊断标准的是

　　　A. 肝硬化不合并腹水　　　　　　　　　　　　B. 有休克

　　　C. 近期未使用肾毒性药物　　　　　　　　　　D. 血肌酐大于123μmol/L

(8)**肝肺综合征**　在排除原有心肺疾患后,具有基础肝病、肺内血管扩张和动脉血氧合功能障碍。临床上主要表现为肝硬化伴呼吸困难、发绀和杵状指(趾),预后较差。慢性肝病患者具有严重低氧血症(PaO₂<6.7kPa)应疑诊。PaO₂<10kPa 是诊断肝肺综合征的必备条件。

(9)**原发性肝细胞癌**　肝硬化特别是病毒性肝炎肝硬化和酒精性肝硬化发生肝细胞癌的危险性明显增加。当患者出现肝区疼痛、肝大、血性腹水、无法解释的发热时要考虑此病。

【例14】1994NO154X 对发热、腹痛、血性腹水的患者应考虑

　　　A. 结核性腹膜炎　　　B. 门静脉血栓形成　　　C. 胰源性腹水　　　D. 门脉性肝硬化

5. 辅助检查

肝硬化代偿期,各项检查多正常,以下为失代偿期肝硬化的结果。

血常规检查	脾亢——红细胞↓、白细胞↓、血小板↓
尿常规检查	黄疸——尿胆原↑、胆红素↑
肝功能检查	AST↑、ALT↑、血清白蛋白↓、球蛋白↑、A/G 倒置、总胆红素↑
凝血酶原时间	不同程度延长,且不能为注射 VitK 纠正
纤维化指标	血清Ⅲ型前胶原氨基末端肽(PⅢP)、Ⅳ型胶原、透明质酸、层粘连蛋白均升高
肝活检	有假小叶形成(可确诊)

6. 诊断

①有肝病史、长期大量饮酒史等;　　②有肝功能减退和门静脉高压的临床表现;

③肝功能试验常有阳性发现;　　④B超或CT提示肝硬化,内镜发现食管胃底静脉曲张。

⑤肝活检见假小叶形成是诊断本病的金标准。

7. 鉴别诊断

(1)引起腹水和腹部膨隆的疾病　需与结核性腹膜炎、腹腔内肿瘤、肾病综合征、缩窄性心包炎鉴别。

(2)肝大　应除外原发性肝癌、慢性肝炎、血吸虫病、血液病等。

(3)肝硬化并发症　①上消化道出血应与消化性溃疡、糜烂出血性胃炎、胃癌等鉴别;②肝性脑病应与低血糖、糖尿病酮症酸中毒、尿毒症等鉴别;③肝肾综合征应与慢性肾小球肾炎、急性肾小管坏死等鉴别;④肝肺综合征应与肺部感染、哮喘等鉴别。

8. 治疗

(1)去除或减轻病因

①抗HBV治疗　复制活跃的HBV是肝硬化进展最重要的危险因素之一,对于HBV肝硬化失代偿,无论ALT水平如何,当HBV DNA阳性时,均应给予抗HBV治疗。常用药物有阿德福韦、恩替卡韦、拉米夫定等。失代偿期乙肝肝硬化不宜使用干扰素。

②抗HCV治疗　适用于肝功能代偿期的肝硬化,采用聚乙二醇干扰素α联合利巴韦林或普通干扰素联合利巴韦林等方案。失代偿期丙肝肝硬化不宜使用干扰素。

③针对其他病因进行治疗　参阅有关章节。

(2)慎用损伤肝脏的药物　避免使用不必要、疗效不明确的药物,以减轻肝脏代谢负担。

(3)维持肠内营养　肠内营养是机体获得能量的最好方式。肝硬化患者常有消化不良,应进食易消化的食物,以碳水化合物为主,蛋白质摄入量以患者可耐受为宜,辅以多种维生素,可给予胰酶助消化。

(4)保护肝细胞　①微创方式解除胆道梗阻,可避免对肝功能的进一步损伤。②因为胆汁中鹅去氧胆酸可溶解细胞膜,故口服熊去氧胆酸降低肝内鹅去氧胆酸的比例,减少其对肝细胞膜的破坏。③其他保护肝细胞的药物包括:多烯磷脂酰胆碱、水飞蓟素、还原型谷胱甘肽及甘草酸二铵等。

(5)腹水的治疗

限制钠水摄入	钠盐摄入0.5~0.8g/d(NaCl1.2~2.0g/d);入水量<1000ml/d,低钠血症者<500ml/d
利尿	呋塞米+螺内酯,使体重减轻0.3~0.5kg/d(无水肿)或0.8~1.0kg/d(有水肿) 肝硬化腹水利尿剂首选螺内酯,螺内酯结构与醛固酮相似,可竞争性结合醛固酮受体
TIPS	经颈静脉肝内分流术(TIPS)能有效降低门脉压,增加肾脏血液灌注,但易诱发肝性脑病
放腹水输蛋白	适用于不具备TIPS技术、对TIPS禁忌的顽固性腹水 一般每放腹水1000ml需输注白蛋白80g。该方法易诱发肝肾综合征、肝性脑病
自发性腹膜炎	选用肝毒性小,针对革兰阴性杆菌兼顾革兰阳性球菌的抗生素,如头孢哌酮、喹诺酮类

(6)食管胃底静脉曲张破裂出血的治疗和预防

①一级预防　适用于食管胃底静脉曲张但尚未出血,预防措施包括对因治疗;口服质子泵抑制剂(PPI)或H_2受体拮抗剂;非选择性β受体拮抗剂(如普萘洛尔、卡地洛尔);内镜结扎治疗。

②二级预防　适用于已发生过食管胃底静脉曲张出血者,预防措施包括:TIPS;内镜下栓塞曲张静脉的断流术;部分脾动脉栓塞为代表的限流术;非选择性β受体拮抗剂及长效生长抑素类似物调节门静脉血流量;口服PPI或H_2受体拮抗剂,减少胃酸对曲张静脉壁的损伤。

(7)胆石症　应以内科保守治疗为主,尤其是肝功能C级者,应尽量避免手术,否则死亡率很高。

(8)感染　对肝硬化并发的感染,一旦疑诊,应立即经验性抗感染治疗。自发性细菌性腹膜炎、胆道、肠道感染的抗生素选择,应遵循广谱、足量、肝肾毒性小的原则,首选第三代头孢菌素,如头孢哌酮+舒巴坦。其他如氟喹诺酮、哌拉西林+他唑巴坦及碳青霉烯类抗生素,均可根据患者情况使用。一旦培养出致病菌,则应根据药敏实验选择窄谱抗生素。

(9)门静脉血栓形成　包括抗凝、溶栓、TIPS 等治疗。

(10)肝硬化低钠血症　轻症者,通过限水可以改善。中重度者,可选用血管加压素 V_2 受体拮抗剂(托伐普坦),增强肾脏处理水的能力,使水重吸收减少,提高血钠浓度。由于静脉补充 3% 的氯化钠可能加重腹水,因此,肝硬化患者不推荐使用。

【例 15】2006NO70A 近来来开展的经颈静脉肝内门体分流术治疗肝硬化门脉高压症,其最大副作用是易诱发

    A. 肝肾综合征　　　　　　B. 肝肺综合征　　　　　　C. 肝性脑病

    D. 感染　　　　　　　　　E. 电解质和酸碱平衡紊乱

【例 16】2009NO68A 患者,男,54 岁。患肝炎后肝硬化 10 年,近 1 周来病情加重,腹水量增加,腹胀明显,并出现呼吸困难、睡眠障碍和意识错乱。为减少腹水,下列最佳的治疗药物是

    A. 阿米洛利　　　　　　B. 氢氯噻嗪　　　　　　C. 螺内酯　　　　　　D. 呋塞米

解题: 醛固酮增多为肝硬化腹水的病因之一。螺内酯(安体舒通)的化学结构与醛固酮类似,可竞争性抑制远曲小管和集合管的醛固酮受体,从而抑制醛固酮的作用,故肝硬化腹水的治疗首选螺内酯。

【例 17】1995NO151X 关于肝硬化的治疗有

    A. 代偿期用高热量、高蛋白及丰富维生素饮食

    B. 同时选用多种保肝药物治疗

    C. 肝硬化合并症治疗

    D. 伴有慢性活动性肝炎者,可试用肾上腺皮质激素进行治疗

二、原发性肝癌

原发性肝癌简称肝癌,是指由肝细胞或肝内胆管上皮细胞发生的恶性肿瘤。

1. 病因和发病机制

病毒性肝炎	最主要病因。我国肝癌患者约 90% 有 HBV 感染的背景。乙肝、丙肝与肝癌的发生有关 HBV 感染→慢性肝炎→肝硬化→肝癌是最主要的发病机制
食物及饮水	长期大量饮酒易导致酒精性肝病,在此基础上形成的肝纤维化、肝硬化,都可引起肝癌 长期进食受黄曲霉素污染的霉变食物、含亚硝胺食物、缺乏微量元素的食物易发生肝癌 池塘中生长的蓝绿藻产生的藻类毒素可污染水源,可能与肝癌有关
毒物	亚硝胺类、偶氮芥类、有机氯农药等化学物质都是可疑的致肝癌物质
寄生虫	血吸虫、华支睾吸虫感染均易导致肝癌
遗传因素	不同种族人群肝癌发病率不同。肝癌常有家族聚集现象

    A. 病毒性肝炎后肝硬化　　　　　　　　　　B. 酒精性肝硬化

    C. 淤血性肝硬化　　　　　　　　　　　　　D. 原发性胆汁性肝硬化

【例 18】2016NO143B 在我国最易引起原发性肝癌的肝硬化类型是

【例 19】2016NO144B 肝脏明显缩小的肝硬化类型是

记忆: 我们常将"病毒性肝炎(尤其是乙肝)→肝硬化→肝癌",形象地称为肝炎病人的三部曲。因此肝硬化最常见的病因就是乙肝;肝癌最常见的病因就是病毒性肝炎后肝硬化。

【例 20】1994NO54A 原发性肝癌的发生与下列哪种因素最有关?

    A. 肠道戊型肝炎病毒感染　　　　　　　　　B. 肠道寄生虫感染

    C. 肠道细菌感染　　　D. 黄曲霉素污染　　　E. 酒精中毒

2. 病理

（1）**大体分型**　分为块状型、结节型、弥漫型三型。

分型	大体特点	病理学特点
块状型	最多见，直径 5 ~ 10cm，>10cm 者称巨块型	圆形，中心易坏死、液化、出血
结节型	大小和数目不等的癌结节，直径 <5cm 单个结节直径 <3cm 或相邻两个结节之和 <3cm 称小肝癌	与周围肝组织分界不如块状型清楚 常伴有肝硬化
弥漫型	最少见，癌结节弥散分布于整个肝脏	不易与肝硬化区分，常因肝衰竭死亡

（2）**组织病理**　根据组织学类型，将肝癌分肝细胞肝癌（约占 90%）、胆管细胞癌和混合型肝癌。

（3）**转移途径**

肝内转移	肝癌最早、最易发生的转移是肝内血行转移。易侵犯门静脉分支引起多发性转移灶
血行转移	肝癌血行转移（肝外转移）最常见于肺（占 50%）
淋巴转移	肝癌淋巴转移最常见于肝门淋巴结
种植转移	少见。从肝表面脱落种植在腹膜、横膈、盆腔等处

【例 21】2004NO139X 原发性肝癌的组织学类型有（病理学试题）

　　A. 鳞癌　　　　　　　　B. 胆管细胞癌　　　　　C. 混合性肝癌　　　　D. 肝细胞癌

【例 22】2007NO98A 下列关于癌灶直径大小的选项中，属于小肝癌的是（外科学试题）

　　A. 1cm　　　　　　　　　B. 3cm　　　　　　　　C. 6cm　　　　　　　　D. 9cm

【例 23】2017NO51A 原发性肝癌最早的转移方式是

　　A. 肝外血行转移　　　　B. 淋巴转移　　　　　　C. 种植转移　　　　　　D. 肝内转移

注意：①肝癌最早、最易发生的转移是肝内转移（血行转移）。
　　　　②肝癌血行肝外最常转移至肺（占 50%），肝癌淋巴转移最常见的部位是肝门淋巴结。
　　　　③8 版外科学 P432 对小肝癌的定义为：2cm < 癌肿直径 ≤5cm。

3. 临床表现

（1）**肝区疼痛**　最常见的症状（占 50%），多为持续性胀痛或钝痛。

（2）**肝脏肿大**　最常见的体征（占 95%），多表现为肝脏进行性增大，质地坚硬，表面凸凹不平。

（3）**黄疸**　一般出现在肝癌晚期，多为阻塞性黄疸，少数为肝细胞性黄疸。

（4）**肝硬化征象**　腹水迅速增加且具难治性，多为血性腹水，一般为漏出性。

（5）**伴癌综合征**　是指由于癌肿本身代谢异常或癌组织对机体影响而引起内分泌异常的一组症候群。主要表现为自发性低血糖症、红细胞增多症；其他罕见的有高钙血症、高脂血症、类癌综合征等。

【例 24】2013NO171X 原发性肝癌发生的伴癌综合征的主要表现有

　　A. 自发性低血糖症　　　B. 高钙血症　　　　　　C. 高脂血症　　　　　　D. 红细胞增多症

4. 辅助检查

（1）**甲胎蛋白（AFP）**　是诊断肝细胞癌的特异性标志物，阳性率约为 70%。现已广泛用于肝癌的普查、诊断、疗效判断及预测复发。血清 AFP 浓度与肝癌大小呈正相关。

在排除妊娠、生殖腺胚胎瘤的基础上，$AFP > 400\mu g/L$ 为诊断肝癌的条件之一。对于 AFP 逐渐升高不降或 $>200\mu g/L$，持续 8 周，应结合影像学及肝功能变化作综合分析或动态观察。

（2）**其他肝癌标志物**　血清岩藻糖苷酶（AFu）、γ-谷氨酰转移酶同工酶 II（GGT₂）、异常凝血酶原（APT）、$α_1$-抗胰蛋白酶（AAT）、碱性磷酸酶同工酶（ALP-I）等，有助于 AFP 阴性肝癌的诊断和鉴别。

（3）**影像学检查**　CT 平扫多为低密度占位，部分有晕圈征，大肝癌常有中央坏死；增强时动脉期病灶的密度高于周围肝组织，但随即快速下降，低于周围正常肝组织，并持续数分钟，呈"快进快出"表现。

检查方法	符合率	临床意义
B超	检出率不及CT	肝癌筛查的首选方法。能检出直径>1cm的肝内占位性病变
增强CT	检出率可>80%	1cm左右肝癌的检出率可>80%
磁共振成像(MRI)	检出率可>80%	无放射性,可以短期重复检查
选择性肝动脉造影	符合率>90%	为有创检查,适用于增强CT/MRI难以确诊的小肝癌

(4)**肝穿刺活检** 在超声或CT引导下行细针穿刺+活组织检查是确诊肝癌最可靠的方法。

注意:①8版内科学肝癌的诊断标准——AFP>400μg/L,没有时间限制;AFP>200μg/L持续8周以上。
②7版内科学肝癌的诊断标准——AFP>500μg/L持续4周以上;AFP>200μg/L持续8周以上。
③B超是目前肝癌筛查的首选方法,能检出直径>1cm的肝内占位性病变。
④AFP目前已广泛用于肝癌的普查、诊断、判断疗效、预测复发。

【例25】2015NO79A 为筛查原发性肝癌,首选的影像学检查是
    A. 选择性腹腔动脉造影 B. 增强CT   C. MRI   D. B型超声

【例26】2014NO171X 对原发性肝癌高危人群进行普查的主要方法有
    A. 血清AFP测定   B. 腹部CT检查   C. 腹部B超检查   D. 肝MRI检查

【例27】2005NO73A 男性,40岁,健康体检时化验血甲胎蛋白>500μg/L,血ALT 35U/L。查体未见异常,
    初步诊断最可能是
    A. 肝硬化代偿期   B. 肝硬化失代偿期   C. 慢性迁延性肝炎
    D. 慢性活动性肝炎   E. 亚临床肝癌

5. 诊断与鉴别诊断

(1)**诊断** 满足下列三项中的任何一项,即可诊断为肝癌,这是国际上广泛使用的肝癌诊断标准。
①具有两种典型影像学(超声、增强CT/MRI、选择性肝动脉造影)表现,病灶>2cm;
②一项典型的影像学表现,病灶>2cm,AFP>400μg/L;
③肝脏活检阳性。

(2)**鉴别诊断** 原发性肝癌需与下列疾病相鉴别:
①继发性肝癌 原发于肝脏以外的癌灶转移至肝,呈多发性结节,血清AFP一般为阴性。
②肝硬化结节 增强CT强化,呈"快进快出",诊断为肝癌。若无强化,则考虑肝硬化结节。AFP>400μg/L有助于诊断肝癌。
③活动性病毒性肝炎 血清AFP常呈短期低浓度升高,应定期多次随访测定AFP和ALT。如AFP和ALT同步升高,或ALT持续增高至正常值数倍,则肝炎可能性大;如AFP和ALT曲线分离,AFP持续升高,往往超过400μg/L,而ALT不升高,则多为肝癌。
④肝脓肿 多表现为发热、肝区疼痛,压痛明显,白细胞计数和中性粒细胞升高。超声检查可发现脓肿的液性暗区。必要时在超声引导下行诊断性穿刺,以明确诊断。

6. 治疗

肝癌对放疗和化疗均不敏感,常用的治疗方法有手术切除、肝移植、血管介入、射频消融术等。
(1)**手术治疗** 早期手术切除是目前首选的、最有效的治疗方法。
术前应测定吲哚氰绿15分钟滞留率(ICG-R15),评估肝脏的储备功能,以决定肝切除量。慢性肝炎时ICG-R15多在15%~20%之间,慢性活动性肝炎则更高,肝硬化失代偿期平均为35%。肝癌患者术前ICG-R15>20%,手术风险增大。
8版外科学P434外科学手术适应证为(中华医学会肝外科学组,2010):
病人一般情况 ①较好,无明显心、肺、肾等重要脏器质性病变;②肝功能正常或仅有轻度损害,按

肝功能分级属 A 级;或属 B 级,经短期护肝治疗后,肝功能恢复到 A 级;③肝外无广泛转移性肿瘤。

根治性切除指征 ①单发的微小肝癌和小肝癌;②单发的向肝外生长的大肝癌或巨大肝癌,受肿瘤破坏的肝组织少于 30%,肿瘤包膜完整,周围界限清楚;③多发肿瘤,但肿瘤结节少于 3 个,且局限在肝的一段或一叶内。

姑息性肝切除的指征 ①3~5 个多发性肿瘤,局限于相邻 2~3 个肝段或半肝内,影像学显示无瘤肝组织明显代偿性增大,达全肝的 50% 以上;如肿瘤分散,可分别作局限性切除;②左半肝或右半肝的大肝癌或巨大肝癌,边界较清楚,第一、二肝门未受侵犯,影像学显示无瘤侧肝代偿性增大明显,达全肝组织的 50% 以上;③位于肝中央区(肝中叶,或Ⅳ、Ⅴ、Ⅵ、Ⅷ段)的大肝癌,无瘤肝组织明显代偿性增大,达全肝的 50% 以上;④Ⅰ或Ⅷ段的大肝癌或巨大肝癌;⑤肝门部有淋巴结转移者,如原发肝肿瘤可切除,应作肿瘤切除;⑥周围脏器(结肠、胃、膈肌或右肾上腺等)受侵犯,如原发肿瘤可切除,应连同受侵犯脏器一并切除;远处脏器单发转移性肿瘤(如单发肺转移),可同时作原发肝癌切除和转移瘤切除术。

肝癌合并胆管癌栓、门静脉癌栓和(或)腔静脉癌栓时,如癌栓形成时间不长,病人一般情况允许,原发肿瘤较局限,应积极手术,切除肿瘤,去除癌栓。

(2)**局部治疗** 包括经皮穿刺瘤内注射无水酒精(PEI)、射频消融术(RF)、肝动脉栓塞(TAE)等。PEI 和 RF 适用于肿瘤 <3cm 者,可达到治疗性切除的目的。TAE 靶向性好,创伤小,可重复,是目前非手术治疗中、晚期肝癌的常用方法。

(3)**肝移植** 对于肝癌合并肝硬化患者,肝移植可将整个病肝切除,是治疗肝癌和肝硬化的有效手段。但若肝癌已有血管侵犯及远处转移(常见为肺、骨转移),则不宜行肝移植术。

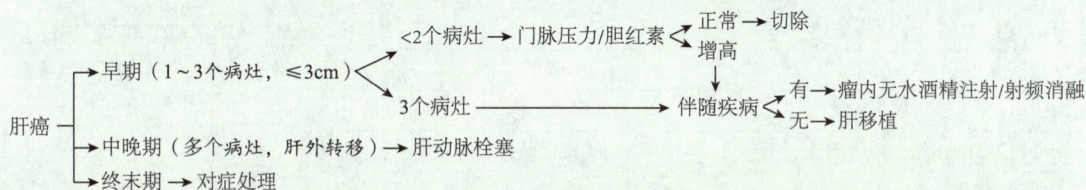

(4)**药物治疗** HBV 感染患者在手术、局部治疗和肝移植后,均需坚持口服抗病毒药物。肝移植患者需终身使用免疫抑制剂。

注意:①肝癌的治疗首选手术切除。
②当手术无法切除时,次选介入治疗,包括肝动脉栓塞、肝动脉灌注化疗。
③若术中无法切除肿瘤,可选用姑息性治疗,如肝动脉结扎、无水酒精注射等。
④肝癌一般不作全身化疗,因为局部血药浓度低,且副作用大,疗效差。

【例 28】2005A(执医试题)男性,48 岁。右季肋区疼痛半年。CT 检查示:肝右叶 12cm×10cm 肿块,包绕、压迫下腔静脉,肝左叶内多个小的低密度结节。进一步检查确诊为原发性肝癌。考虑的治疗方法不包括
　　A. 肝动脉灌注化疗　　　B. 肝动脉栓塞术　　　C. 肝动脉结扎术　　　D. 肝叶切除术

三、肝性脑病

肝性脑病是由严重肝病或门-体分流引起的,以代谢紊乱为基础,中枢神经系统功能失调的综合征,临床表现轻者仅有轻微的智力减退,严重者出现意识障碍、行为失常和昏迷。

1. 病因和诱因

(1)**病因** 以肝硬化(尤其病毒性肝炎肝硬化)最常见,其他包括重症肝炎、暴发性肝衰竭、原发性肝癌、严重胆道感染、妊娠期急性脂肪肝等。

(2)**诱因** 消化道出血、大量排钾利尿、放腹水、高蛋白饮食、催眠镇静药、麻醉药、便秘、尿毒症、外

科手术、感染等。

> **注意:** ①解题时应严格区分导致肝性脑病的病因与诱因。
> ②原发性肝癌在 7 版内科学为诱因,在 8 版内科学为病因。

【例 29】 1998NO71A 下列哪种肝硬化引起肝性脑病最常见?

A. 酒精性肝硬化   B. 原发胆汁性肝硬化   C. 淤血性肝硬化

D. 肝炎后肝硬化   E. 血吸虫病性肝硬化

2. 发病机制

(1) 氨中毒学说 氨是促发肝性脑病最主要的神经毒素。氨代谢紊乱引起氨中毒是肝性脑病,特别是门-体分流性肝性脑病的重要发病机制。

氨的来源 虽然肾脏和肌肉均可产氨,但消化道是产氨的主要部位,肠道氨来源于:①谷氨酰胺在肠上皮细胞代谢后产生(谷氨酰胺→NH_3 + 谷氨酸);肠道细菌对含氮物质的分解(尿素→NH_3 + CO_2)。②肾脏产氨。

相互转化 氨以非离子型(NH_3)和离子型(NH_4^+)两种形式存在。NH_3 和 NH_4^+ 的相互转化受 pH 梯度的影响。NH_3 在酸性环境下(pH<6.0),可与 H^+ 结合形成毒性小的 NH_4^+ 随粪便排出体外。在碱性环境下,如当结肠 pH>6.0 时,NH_4^+ 离解为 NH_3 和 H^+,NH_3 大量弥散入血,导致肝性脑病。因此,我们可以对肝性脑病患者给予弱酸灌肠,以促进氨的排出。

	NH_3	NH_4^+
中文	氨 (氨气、非离子型)	铵 (铵离子、离子型)
氨中毒	●	—
血氨	●	—
吸收率	高	低
特性	易通过血脑屏障达脑部, 毒性大	不能通过血脑屏障达脑部, 相对无毒

$$NH_3 + H^+ \underset{pH>6.0}{\overset{pH<6.0}{\rightleftharpoons}} NH_4^+$$

(有毒)   (无毒)

正常肝脏可将门静脉输入的氨转变为尿素和谷氨酰胺,故进入体循环的氨极少,不会导致氨中毒。

当肝功能衰竭时,肝脏对氨的代谢能力明显减退;当存在门-体分流时,肠道的氨不经肝脏代谢而直接进入体循环,血氨增高,导致氨中毒,引发肝性脑病。

氨对脑功能的影响 ①干扰脑细胞三羧酸循环,使大脑细胞的能量供应不足;②增加了脑对中性氨基酸如酪氨酸、苯丙氨酸、色氨酸的摄取,这些物质对脑功能具有抑制作用;③脑星形胶质细胞含有谷氨酰胺合成酶,可促使氨与谷氨酸合成为谷氨酰胺,当脑内氨浓度增加时,星形胶质细胞合成的谷氨酰胺增加,从而造成脑水肿;④氨可直接干扰神经的电活动。

(2) γ-氨基丁酸(GABA)/苯二氮䓬(BZ)神经递质 大脑神经元表面 GABA 受体与 BZ 受体及巴比妥受体紧密相连,组成 GABA/BZ 复合体,共同调节 Cl^- 通道。复合体中任何一个受体被激活均可促使 Cl^- 内流而使神经传导被抑制。弥散入大脑的氨可上调脑星形胶质细胞 BZ 受体,引发肝性脑病。

(3) 假性神经递质 正常时兴奋性和抑制性神经递质保持生理平衡。兴奋性神经递质有多巴胺、去甲肾上腺素、乙酰胆碱、谷氨酸及天冬氨酸等。食物中的芳香族氨基酸(酪氨酸、苯丙氨酸),经肠菌脱羧酶的作用,分别转变为酪胺和苯乙胺。正常情况下,这两种胺在肝内被分解清除。

酪 氨 酸 —细菌脱羧酶→ 酪 胺   —β羟化酶→ β羟酪胺 ····

苯丙氨酸 —细菌脱羧酶→ 苯乙胺   —β羟化酶→ 苯乙醇胺 ···· →化学结构类似去甲肾上腺素

肠道   肝内分解   脑组织

当肝功能衰竭时,清除发生障碍,酪胺和苯乙胺进入脑组织,经 β 羟化酶的作用分别转变为 β 羟酪胺和苯乙醇胺。后二者的化学结构与正常的神经递质去甲肾上腺素相似,但不能传递神经冲动或作用很弱,当被神经细胞摄取并取代突触中的正常递质,则神经传导发生障碍,出现肝性脑病。

(4)**色氨酸** 正常情况下色氨酸与白蛋白结合不易通过血脑屏障。肝病时白蛋白合成降低,加之血浆中其他物质对白蛋白的竞争性结合,造成游离的色氨酸增多。游离的色氨酸可通过血脑屏障,在大脑中代谢生成5-羟色胺(5-HT)及5-羟吲哚乙酸(5-HITT),这两者都是抑制性神经递质,参与肝性脑病的发病。

【例30】1990NO4A 关于肝性脑病的处理,下列哪一项是错误的?

A. 终止蛋白质饮食　　B. 用肥皂水灌肠　　C. 新霉素保留灌肠

D. 用冰帽降低颅内温度　E. 谷氨酸钾静滴

【例31】2002NO62A 关于肝性脑病氨中毒学说,下列正确的是

A. NH_4^+ 有毒性,能通过血脑屏障　　　　B. 肠内 pH > 6 时,NH_3 不易被吸收

C. 低钾碱中毒时增加氨毒性　　　　　　D. 腹泻时增加氨毒性

E. 高血糖时增加氨毒性

3. 临床表现

主要表现为高级神经中枢的功能紊乱(如性格改变、智力下降、行为失常、意识障碍)以及运动和反射异常(如扑翼样震颤、肌阵挛、反射亢进、病理反射),其临床过程分为5期。

	0 期	1 期	2 期	3 期	4 期
别称	潜伏期	前驱期	昏迷前期	昏睡期	昏迷期
精神行为	即轻微肝性脑病无行为性格异常	轻度性格改变和精神异常:焦虑,欣快激动,淡漠,睡眠倒错,健忘	嗜睡,行为异常,衣冠不整,言语不清,书写障碍,定向力障碍	昏睡,但可唤醒,醒时能应答,常神志不清,神经体征持续或加重	昏迷不能唤醒
腱反射	正常	正常	亢进	亢进	浅昏迷时亢进深昏迷时消失
肌张力	正常	正常	增高	增高	浅昏迷时增高深昏迷时降低
病理反射	–	–	+	+	无法引出
扑翼样震颤	–	+	+	+	–
脑电图	正常	多数正常	特异性异常	异常波形	明显异常

注意:①扑翼样震颤——病人平伸手指及腕关节时,腕关节突然屈曲,然后又迅速伸直,如此震颤多动,类似鸟的翅膀在扇动。是由于基底节病变及小脑共济失调所致。多见于肝性脑病、肝豆状核变性及尿毒症。
　　　②肝性脑病的扑翼样震颤不是肝震颤,肝震颤是指医生手指掌面稍用力按压片刻肝囊肿表面时,感到的一种微细的震动感,见于肝棘球蚴病(8版诊断学P181)。

【例32】2003NO64A 隐性肝性脑病病人的临床特点是

A. 轻度性格改变　　B. 轻度行为改变　　C. 应答尚准确,但吐字稍缓慢

D. 可有扑翼样震颤　E. 无任何临床表现

【例33】1989NO5A 肝性昏迷前驱期的主要临床表现是

A. 定向力减退　　　B. 计算能力下降　　C. 精神错乱

D. 腱反射亢进　　　E. 轻度性格改变、行为失常

A. 扑翼样震颤无法引出　　　　　　B. 轻度性格改变和行为失常

C. 昏睡和精神错乱　　　　　　　　D. 意识错乱和睡眠倒错

【例 34】2011NO141B 肝性脑病二期的表现是

【例 35】2011NO142B 肝性脑病四期的表现是

4. 辅助检查

(1)**血氨** 肝硬化及门-体分流后的肝性脑病患者多有血氨增高,急性肝性脑病患者血氨可以正常。

(2)**血浆氨基酸** 正常人血中支链氨基酸与芳香族氨基酸的比值 >3,门-体分流性脑病患者 <1。

(3)**脑电图** 所有代谢性脑病患者均可出现类似变化,对 0 期和 1 期肝性脑病的诊断价值较小。2 ~ 4 期患者脑电图提示较明显的脑功能改变,故对肝性脑病预后判断有一定价值。

(4)**诱发电位** 多用于轻微肝性脑病的诊断和研究。

(5)**临界视觉闪烁频率** 用于检测轻微肝性脑病。

(6)**心理智能测验** 用于轻微肝性脑病的筛选。

(7)**影像学检查** 急性肝性脑病患者行头部 CT 或 MRI 检查可发现脑水肿。

> **注意:**①肝性脑病经常考到的实验室检查指标是血氨增高,因此治疗的关键也是降低血氨浓度。
> ②血氨正常值:8 版诊断学 P357 为 18 ~ 72μmol/L,P611 为 11 ~ 35μmol/L。
> ③可用于轻微肝性脑病诊断的检查包括诱发电位、临界视觉闪烁频率、心理智能测验。

【例 36】2014NO66A 对早期肝性脑病诊断价值最大的检查结果是

    A. 定向力障碍   B. 心理智能检查异常   C. 病理征阳性   D. 扑翼样震颤

5. 诊断和鉴别诊断

(1)**诊断** 主要诊断依据为:①有严重肝病和(或)广泛门-体侧支循环形成的基础及肝性脑病的诱因;②出现精神紊乱、昏睡或昏迷、可引出扑翼样震颤;③肝功能指标明显异常及(或)血氨增高;④脑电图异常;⑤心理智能测验、诱发电位及临界视觉闪烁频率异常;⑥头部 CT 或 MRI 排除脑血管意外及颅内肿瘤等疾病。

(2)**鉴别诊断** 少数肝性脑病患者肝病病史不明确,以精神症状为突出表现,易误诊为精神病。故对有精神症状患者,了解其肝病史及检测肝功能等应作为排除肝性脑病的常规。肝性脑病还应与引起昏迷的疾病,如糖尿病、低血糖、尿毒症、脑血管意外、脑部感染、镇静药过量等相鉴别。

6. 治疗

(1)**及早识别及去除肝性脑病的诱因**

	病理生理机制	临床治疗措施或意义
纠正水电紊乱	低钾性碱中毒可增加氨的吸收	利尿剂剂量不宜过大;大量放腹水后应补充足够白蛋白 肝硬化腹水患者入量≈尿量 + 1000ml
止血	上消化道出血是本病的诱因	按上消化道出血的治疗原则彻底止血
清除肠道积血	肠道积血是血氨的主要来源	乳果糖、乳梨醇、25%硫酸镁口服或鼻饲;稀醋酸清洁灌肠
预防控制感染	感染是肝性脑病的诱因之一	选择肝毒性小,针对革兰阴性杆菌为主的三代头孢菌素
慎用镇静药	镇静催眠药可诱发肝性脑病	对于烦躁不安、抽搐患者禁用阿片类、巴比妥类、苯二氮䓬类镇静剂,可试用异丙嗪、扑尔敏等抗组胺药
其他	便秘是肝性脑病的诱因之一	保持大便通畅,警惕低血糖

【例 37】2018NO52A 男性,51 岁,肝硬化病史 4 年,发生呕血、黑便 2 天,半天来出现意识模糊和躁动入院。为清除该患者的肠道内积血,最宜选用的灌肠液是

    A. 弱酸性液   B. 弱碱性液   C. 肥皂水   D. 温开水

(2)**营养支持** 目的在于促进机体的合成代谢,抑制分解代谢,保持正氮平衡。急性期患者禁食蛋白质,慢性期患者无需禁食。优选植物蛋白质,尽量保证热能供应、补充各种维生素,酌情输注血浆和白蛋白。

(3)减少肠内氮源性毒物的生成与吸收

	病理生理机制	临床治疗措施或意义
清洁肠道	上消化道出血、便秘为诱因	清洁肠道可减少肠道产氨,减少肠道对氨的吸收
乳果糖	被结肠细菌分解为乳酸和乙酸 降低肠道 pH,可减少氨的吸收	口服或保留灌肠,适用于各期肝性脑病
口服抗生素	抑制肠道产尿素酶的细菌,减少氨的生成	口服利福昔明、甲硝唑、新霉素
益生菌制剂	抑制产氨、产尿素酶细菌的生长,减少氨的生成	口服含双歧杆菌、乳酸杆菌的微生态制剂

(4)**促进体内氨的代谢** ①L-鸟氨酸-L-天冬氨酸及鸟氨酸-α-酮戊二酸能促进体内尿素循环而降低血氨。②谷氨酸钠或钾、精氨酸等药物理论上具有降氨作用,但疗效不肯定。

(5)**调节神经递质** ①GABA/BZ复合受体拮抗剂氟马西尼可以拮抗内源性苯二氮䓬所致的神经抑制,对部分3、4期患者具有促醒作用。②支链氨基酸制剂,是一种以亮氨酸、异亮氨酸、缬氨酸为主的复合氨基酸,可竞争性抑制芳香族氨基酸进入大脑,减少假性神经递质的形成,其疗效尚有争议。

(6)**基础病的治疗** 包括改善肝功能、阻断肝外门-体分流、人工肝、肝移植等。

【例38】1996NO49A 肝性脑病时中枢神经系统的多巴胺合成减少,故应给予

    A. 多巴胺   B. 复方氨基酸溶液   C. 乙酰谷氨酰胺

    D. 左旋多巴   E. 乳果糖

    A. 精氨酸   B. 谷氨酸钾   C. 支链氨基酸   D. 乳果糖

【例39】2010NO139B 治疗肝性脑病时,可减少假神经递质形成的药物是

【例40】2010NO140B 治疗肝性脑病时,可减少氨生成与吸收的药物是

(99～101 题共用题干)男性,56 岁。2 年来消瘦、乏力,近 5 天来发热、嗜睡,1 天来意识障碍急诊入院,既往患乙型肝炎多年,吸烟史 20 年。查体:T37.5℃,P86 次/分,R20 次/分,BP120/80mmHg,神志不清,巩膜轻度黄染,颈软,心肺检查未见异常,腹平软,肝肋下未及,脾肋下 4cm,移动性浊音阳性。尿常规无异常,化验血 Hb110g/L,WBC3.4×10⁹/L,Plt92×10⁹/L。

【例41】2015NO99A 该患者最可能的诊断是

    A. 肺性脑病   B. 肝性脑病   C. 尿毒症昏迷   D. 脑血管意外

【例42】2015NO100A 为明确诊断,首选的检查是

    A. 肝肾功能   B. 血气分析   C. 头颅 CT   D. 血氨

【例43】2015NO101A 针对该患者的发病机制,应选择的治疗措施是

    A. 降血氨药物如谷氨酸钾   B. 纠正水、电解质紊乱   C. 机械通气   D. 降颅压治疗

▶**常考点** 考试重点,应熟练掌握。

参考答案——详细解答见《贺银成2019考研西医临床医学综合能力历年真题精析》

1. A BCDE   2. AB CDE   3. ABCDE   4. ABC DE   5. A BCDE   6. ABC DE   7. A BCDE

8. AB CDE   9. AB CDE   10. AB CDE   11. AB CDE   12. ABC DE   13. AB CDE   14. ABCDE

15. AB CDE   16. AB CDE   17. AB CDE   18. ABCDE   19. ABCDE   20. ABC DE   21. A BCDE

22. A BCDE   23. ABC DE   24. ABC DE   25. ABC DE   26. AB CDE   27. ABCD E   28. ABC DE

29. ABC DE   30. A BCDE   31. AB CDE   32. ABCD E   33. ABCD E   34. ABC DE   35. ABCDE

36. ABCDE   37. ABCDE   38. ABC DE   39. ABC DE   40. ABC DE   41. A BCDE   42. ABC DE

43. A BCDE

第25章　泌尿系统疾病总论

▶**考纲要求**

肾的解剖与组织结构,肾脏的生理功能,常用肾脏疾病检查及临床意义,肾脏疾病常见综合征,肾脏疾病的诊断和防治原则。

▶**复习要点**

一、肾的解剖与生理功能

1. 肾的解剖与组织结构

肾脏由肾单位、肾小球旁器、肾间质、血管和神经组成。肾单位是肾脏的结构和功能单位,每个肾脏由约100万个肾单位组成。连接小管将肾单位与集合管连接起来。肾单位包括肾小体和肾小管两部分,肾小体由肾小球、肾小囊两部分组成。

(1)肾小球　肾小球毛细血管壁由内皮细胞、基底膜、足细胞构成,形成具有半透膜性质的滤过膜。

①内皮细胞　呈扁平状覆盖于毛细血管壁腔侧,胞体布满小孔(窗孔)。内皮细胞具有抗凝、抗血栓、合成基底膜及血管活性物质等作用。

②基底膜　肾小球基底膜(GBM)厚度为310~373nm,基底膜中层为致密层,富含带负电荷的涎酸蛋白,基底膜内、外两层密度较稀,称为疏松层,富含阴离子硫酸肝素。Ⅳ型胶原形成基底膜基本构架。基底膜对维持正常肾小球结构、固定邻近细胞、构成滤过屏障起着重要作用。

③足细胞　是终末分化细胞,通过稀疏的足突附着于基底膜上,而足突间裂隙孔由一层裂隙膜所封闭。足细胞有多种裂隙膜蛋白,包括 Nephrin、podocin 等,这些蛋白质分子相互插入构成了肾小球滤过屏障的分子筛,是防止中、大分子量蛋白质漏出的重要分子屏障。这些裂隙膜蛋白的缺乏或改变,可引起大量蛋白尿。

④系膜组织　肾小球毛细血管间有系膜组织,包括系膜细胞和基质,起支撑肾小球毛细血管丛、调节肾小球滤过率、修补基底膜、清除异物和基底膜代谢产物等作用。

(2)肾小管　分为近端小管、细段、远端小管、连接小管四部分。肾小管不同的节段由高度分化、形态和功能截然不同的各种上皮细胞构成,具有明显的极性。在管腔侧和基底膜侧分布着不同的转运蛋白,是水和溶质定向转运的结构和物质基础。

2. 肾的生理功能

肾的生理功能主要是排泄代谢产物及调节水、电解质和酸碱平衡,维持机体内环境的稳定。

(1)肾小球滤过功能　经肾小球滤过是代谢产物排泄的主要形式。其中含氮类废物如尿素、肌酐等多由肾小球滤过排出,部分有机酸如马尿酸、苯甲酸、各种胺类及尿酸等也有一部分经肾小球滤过排出。肾小球滤过率主要取决于肾小球内毛细血管和肾小囊内静水压、胶体渗透压、滤过膜面积及滤过膜通透性等因素。

(2)肾小管重吸收和分泌功能　近端肾小管是重吸收的主要部位,肾小球滤过的葡萄糖、氨基酸全部被重吸收,Na^+通过钠泵主动重吸收,主要阴离子 HCO_3^-、Cl^- 随 Na^+ 一起转运。近端小管除具有重吸收功能外,还与有机酸的排泄有关。远端肾小管,特别是连接小管是调节尿液最终成分的主要场所。

(3)肾脏和激素　肾分泌的激素包括:

①血管活性肽　肾素、血管紧张素、前列腺素、激肽释放酶-激肽系统、内皮素、利钠肽及类花生酸类物质。

②非血管活性激素　$1,25\text{-}(OH)_2D_3$、促红细胞生成素(EPO)等。

【例1】2008NO69A 下列选项中,属于肾分泌的非血管活性激素是

A. 促红细胞生成素　　　　B. 肾素　　　　　　　　C. 前列腺素　　　　　　　D. 激肽类

二、肾脏疾病的检查

1. 尿液检查

（1）蛋白尿　是指尿蛋白定量 >150mg/d,或尿蛋白/肌酐 >200mg/g,或尿蛋白定性试验阳性。微量白蛋白尿是指尿白蛋白排泄量为 30～300mg/d。大量蛋白尿是指尿蛋白 >3.5g/d。

内科学分为生理性、肾小球性、肾小管性、溢出性蛋白尿,诊断学还包括组织性、假性蛋白尿。

生理性蛋白尿	功能性蛋白尿见于剧烈运动、发热、紧张等导致的一过性蛋白尿,多见于青少年 体位性蛋白尿——常见于青少年,直立和脊柱前凸姿势时出现,卧位时消失,一般量 <1g/d
肾小球性蛋白尿	选择性蛋白尿——病变较轻,仅有白蛋白滤过 非选择性蛋白尿——病变较重,中小分子、高分子量蛋白质(如 IgG)无选择性地滤过
肾小管性蛋白尿	常为小分子量蛋白(如溶菌酶、β_2 微球蛋白、核糖核酸酶等),尿蛋白总量一般 <2g/d
溢出性蛋白尿	血中小分子量蛋白质,如本周蛋白、血红蛋白、肌红蛋白等异常增多,从肾小球滤出,超过肾小管重吸收阈值所致的蛋白。见于多发性骨髓瘤、血管内溶血
组织性蛋白尿	由于肾组织被破坏或肾小管分泌蛋白增加所致,为 Tamm-Horsfall 蛋白
假性蛋白尿	尿中混有大量血、脓、黏液等成分而导致尿蛋白定性试验呈假阳性,一般不伴肾损害

注意:①在肾小管性蛋白尿中,β_2 微球蛋白为小分子量蛋白尿。

　　　②在慢性肾功能不全中,β_2 微球蛋白为大分子毒素。

【例2】2009NO172X 下列选项中,属于生理性蛋白尿的有

　　A. 直立性蛋白尿　　　　B. 发热引起的蛋白尿　　　C. 分泌性蛋白尿　　　D. 组织性蛋白尿

【例3】1995NO49A 关于蛋白尿,下列哪一项是错误的?

　　A. 大、中、小分子均有的蛋白尿,见于肾小球肾炎

　　B. 微量的蛋白尿,见于早期糖尿病肾病

　　C. 凝溶蛋白尿,见于多发性骨髓瘤

　　D. 肾组织性蛋白尿多为小分子量蛋白尿

　　E. β_2 微球蛋白尿为微小病变型肾病的特征

【例4】2007NO73A 肾小球性蛋白尿的主要蛋白类型是

　　A. Tamm-Horsfall 蛋白　　B. 白蛋白　　　　　　　C. β_2 微球蛋白　　　D. 轻链蛋白

【例5】2004NO144X 溢出性蛋白尿中的蛋白是指

　　A. 球蛋白　　　　　　　B. 本周蛋白　　　　　　C. 血红蛋白　　　　　D. 肌红蛋白

　　A. 尿中 IgA 排泄增多　　　　　　　　　　　B. 尿中核糖核酸酶排泄增多

　　C. 二者均有　　　　　　　　　　　　　　　D. 二者均无

【例6】2002NO133C 分泌性蛋白尿表现为

【例7】2002NO134C 肾小管性蛋白尿表现为

　　A. 溶菌酶尿　　　　　　B. β_2 微球蛋白尿　　　C. 二者均有　　　　　D. 二者均无

【例8】1998NO131C 肾小球性蛋白尿主要是

【例9】1998NO132C 肾小管性蛋白尿主要是

（2）血尿　分肉眼血尿和显微镜下血尿两种。尿液外观呈洗肉水样、血样、酱油样或有血凝块时,称为肉眼血尿,尿液含血量 >1ml/L 可呈肉眼血尿。新鲜尿离心沉渣检查,红细胞 >3 个/HP,称为镜下血尿。

①常见原因　泌尿系炎症、结石、肿瘤、结核、外伤、血液系统疾病(如血友病、血小板减少性紫癜)。

②分类　血尿分肾小球源性血尿和非肾小球源性血尿。

	肾小球源性血尿	非肾小球源性血尿
发病原因	肾小球基底膜断裂,红细胞通过该裂缝时受到挤压损伤,在肾小管中受到不同渗透压和 pH 作用,呈现变形红细胞血尿	红细胞未受到挤压损伤,变形红细胞 < 50%,称非肾小球源性血尿(诊断学定义)
常见病因	急性肾小球肾炎、急进性肾炎、慢性肾炎紫癜性肾炎、狼疮性肾炎	肾结石、泌尿系统肿瘤、肾盂肾炎多囊肾、急性膀胱炎、肾结核
红细胞管型	典型表现	无
相差显微镜	变形红细胞血尿	正常红细胞血尿(变形红细胞 < 50%)
尿红细胞容积分布曲线	①非对称曲线;②峰值红细胞容积小于静脉红细胞分布曲线的红细胞容积峰值	①对称曲线;②峰值红细胞容积大于静脉红细胞分布曲线的红细胞容积峰值

【例10】2013NO69A 肾小球源性血尿最常见的病因是

　　A. 急性肾小球肾炎　　　B. 慢性肾小球肾炎　　　C. 急性肾盂肾炎　　　　D. IgA 肾病

【例11】2011NO70A 患者,男,40 岁。常规体检时发现镜下血尿,尿红细胞 5 ~ 8/HP,尿蛋白(-),肾功能正常。血压 120/80mmHg,B 超示双肾未见明显异常。在诊断时,首选的检查是

　　A. 肾脏 CT 检查　　　　　　　　　　　　B. 肾穿刺活检

　　C. 相差显微镜尿红细胞形态　　　　　　　D. 静脉肾盂造影检查

【例12】2008NO172X 下列选项中,支持肾小球源性血尿的有

　　A. 伴较大量蛋白尿　　　　　　　　　　　B. 出现红细胞管型

　　C. 出现异型红细胞　　　　　　　　　　　D. 红细胞容积分布呈对称曲线

【例13】2007NO149X 下列关于血尿的叙述,正确的有(外科学试题)

　　A. 尿液呈红色即是血尿

　　B. 一般在 1000ml 尿中含 1ml 血液即呈肉眼血尿

　　C. 离心尿每个高倍镜视野中红细胞 > 3 个即有病理意义

　　D. 血尿程度与疾病严重性成正比

　　(3)管型尿　管型是蛋白质、细胞或碎片在肾小管、集合管中凝固而成的圆柱形聚体。尿中管型的出现表示蛋白质在肾小管内凝固,可因肾小球或肾小管性疾病引起,但在发热、运动后偶可见透明管型,此时不一定代表肾脏有病变。管型尿的分类及临床意义见下表。

透明管型	发热、运动后、正常人	红细胞管型	急性肾小球肾炎
白细胞管型	急性肾盂肾炎、间质性肾炎	脂肪管型	肾病综合征
上皮细胞管型	肾小管损伤	蜡样管型	严重肾小管坏死
宽幅管型	慢性肾衰竭少尿期	颗粒管型	慢性肾炎、急性肾炎后期、肾盂肾炎、肾小管损伤

　　(4)白细胞尿、脓尿和细菌尿

　　①白细胞尿　新鲜尿离心沉渣检查每个高倍视野白细胞 > 5 个,称为白细胞尿。

　　②脓尿　因蜕变的白细胞称为脓细胞,故白细胞尿也称为脓尿。

　　③细菌尿　清洁外阴后无菌技术下采集的中段尿标本,如涂片每个高倍镜视野均可见细菌,或培养菌落计数 > 10^5 个/ml,称为细菌尿,是诊断尿路感染的重要证据。

　　2. 其他检查

　　(1)肾小球滤过率测定　单位时间内两肾生成原尿的量,称为肾小球滤过率(GFR)。GFR 不能直接测定,临床上多采用内生肌酐清除率来反映肾小球滤过率,但不够准确。正常值平均为 $100 ± 10ml/($ min

· 1. 73m²），女性较男性略低。以上方法评估 GFR 繁琐，不适用于门诊长期随访患者。因此，目前多采用血清肌酐值代入公式，估计 GFR（eGFR），其优点是不必留 24 小时尿。

（2）影像学检查　包括超声显像、静脉尿路造影、CT、MRI、肾血管造影、放射性核素检查等。

（3）肾活检　对无肾穿刺禁忌证的患者进行肾组织检查，有助于明确诊断、指导治疗、判断预后。

三、肾脏疾病常见综合征与诊治

1. 肾脏疾病常见综合征及常考概念

肾炎综合征	以血尿、蛋白尿、水肿、高血压为特点的综合征，可分为急性、急进性和慢性肾炎综合征
急性肾炎综合征	起病急，病程 <3 个月，常有前驱感染（急性扁桃体炎、皮肤感染等），以急性肾炎最典型
急进性肾炎综合征	指肾功能急性进行性恶化，于数周至数月内发展为少尿或无尿的肾衰竭者
慢性肾炎综合征	病程迁延 3 个月以上的肾炎综合征
肾病综合征	①尿蛋白 >3.5g/d，②血浆白蛋白 <30g/L，③水肿，④高血脂（其中①、②必备）
尿道综合征	患者虽有尿频、尿急、尿痛，但多次检查均无真性细菌尿。分两种： ①感染性尿道综合征——占 75%，致病菌为支原体、衣原体等 ②非感染性尿道综合征——占 25%，病因不明，可能与精神焦虑有关
急性肾衰竭综合征	各种原因引起的血肌酐在 48h 内绝对值升高 ≥26.4μmol/L 或较基础值升高 ≥50% 或尿量 <0.5ml/（kg·h），持续超过 6h，称为急性肾损伤（AKI）。急性肾衰竭是 AKI 的严重阶段，主要表现为少尿、无尿、含氮代谢产物在血中潴留、水电解质及酸碱平衡紊乱
慢性肾衰竭综合征	慢性肾脏病（CKD）是指肾脏损伤或肾小球滤过率 <60ml/（min·1.73m²），时间 >3 个月。慢性肾衰竭是 CKD 的严重阶段，主要表现为消化系统症状、心血管并发症、贫血、肾性骨病等
无症状尿检异常	包括无症状性蛋白尿和（或）血尿 是指轻、中度蛋白尿和（或）血尿，不伴有水肿、高血压等明显症状
隐匿型肾炎	无症状性血尿或（和）蛋白尿，既往国内称隐匿型肾小球肾炎，是指无水肿、高血压及肾功能损害，而仅表现为肾小球源性血尿或（和）蛋白尿的一组肾小球疾病
隐匿型尿感	即无症状细菌尿，指有菌尿而无任何尿感临床症状

【例 14】1999NO155X 慢性肾炎综合征的特点有（正确答案应为 ABCD，原答案为 ABC）

　　A. 蛋白尿　　　　　　B. 血尿　　　　　　　C. 高血压　　　　　　D. 水肿

【例 15】2018NO157X 急性肾炎综合征应具有的临床特点包括

　　A. 高血压　　　　　　B. 血尿　　　　　　　C. 蛋白尿　　　　　　D. 肾功能不全

【例 16】1997NO42A 肾病综合征不伴有

　　A. 蛋白尿　　　　　　B. 水肿　　　　　　　C. 血尿

　　D. 低蛋白血症　　　　E. 高脂血症

　　A. 血尿　　　　　　　B. 肾功能减退　　　　C. 二者均是　　　　　D. 二者均非

【例 17】2004NO123C 急性肾炎综合征常表现为

【例 18】2004NO124C 无症状性尿异常常表现为

　　A. 血尿　　　　　　　B. 高血压　　　　　　C. 两者都有　　　　　D. 两者都无

【例 19】2001NO129C 急性肾炎综合征表现有

【例 20】2001NO130C 隐匿性肾炎综合征表现有

2. 肾脏疾病的诊断

（1）病因诊断　首先应区分是原发性肾脏疾病,还是继发性肾脏疾病。

①原发性肾脏病　包括免疫反应介导的肾炎、泌尿系感染、肾血管疾病、肾结石、肾肿瘤、先天性肾病。

②继发性肾脏病　可继发于肿瘤、代谢、自身免疫等疾病,也可见于各种药物、毒物对肾脏造成的损害。

（2）病理诊断　对肾炎、肾病综合征、急性肾损害、原因不明的蛋白尿和（或）血尿,可行肾穿刺活检以明确病理类型、探讨发病机制、明确病因、指导治疗、评估预后。

（3）功能诊断　对于诊断为急性肾损伤、慢性肾脏病的患者,还要进行肾功能的分期诊断。

（4）并发症诊断　肾脏病,特别是急慢性肾衰竭可引起全身各个系统并发症,包括中枢神经、呼吸、循环系统等。

3. 肾脏疾病的防治原则

治疗原则包括去除诱因、一般治疗、针对病因和发病机制的治疗、合并症和并发症的治疗、肾脏替代治疗。

一般治疗	避免劳累,去除感染等病因,避免接触肾毒性药物或毒物 采用健康生活方式（戒烟、限制饮酒、适量运动、控制情绪）,合理饮食
针对免疫发病机制的治疗	糖皮质激素,免疫抑制剂（环磷酰胺、硫唑嘌呤） 新型免疫抑制剂,如环孢素 A、他克莫司、雷帕霉素、麦考酚吗乙酯（霉酚酸酯）
针对非免疫发病机制的治疗	高血压、高血脂、高血糖、高尿酸血症、肥胖、蛋白尿、肾内高凝状态
合并症及并发症的治疗	首选血管紧张素转换酶抑制剂（ACEI）及血管紧张素 II 受体拮抗剂（ARB）控制高血压及糖尿病肾病
肾脏替代治疗	包括腹膜透析、血液透析、肾移植

【例 21】2005NO144X 下列肾脏病的免疫治疗中,属于亲免素调节剂的是

A. 环孢素　　　B. 西罗莫司（雷帕霉素）　C. 麦考酚吗乙酯　　D. 硫唑嘌呤

【例 22】2006NO144X 下列具有肾保护作用,能延缓肾功能恶化的降压药物有

A. 贝那普利　　　B. 氯沙坦　　　C. 氨氯地平　　　D. 阿替洛尔

▶ **常考点**　一些常见综合征的临床特点及其鉴别。

参考答案——详细解答见《贺银成 2019 考研西医临床医学综合能力历年真题精析》

1. ABCDE　2. ABCDE　3. ABCDE　4. ABCDE　5. ABCDE　6. ABCDE　7. ABCDE
8. ABCDE　9. ABCDE　10. ABCDE　11. ABCDE　12. ABCDE　13. ABCDE　14. ABCDE
15. ABCDE　16. ABCDE　17. ABCDE　18. ABCDE　19. ABCDE　20. ABCDE　21. ABCDE
22. ABCDE

第 26 章　肾小球肾炎、肾病综合征与 IgA 肾病

▶▶**考纲要求**

①肾小球肾炎(急性、急进性、慢性)的病因和发病机制、病理、临床表现、实验室检查、诊断、鉴别诊断和治疗。②肾病综合征的病因、病理生理、病理分型、临床表现、实验室检查、并发症、诊断、鉴别诊断和治疗。③IgA 肾病的病因、病理、临床表现、实验室检查、诊断、鉴别诊断和治疗。

▶▶**复习要点**

一、急性肾小球肾炎(急性肾炎、毛细血管内增生性肾小球肾炎)

急性肾小球肾炎简称急性肾炎,是以急性肾炎综合征为主要临床表现的一组疾病。其特点为急性起病,患者出现血尿、蛋白尿、水肿、高血压,可伴一过性肾功能不全。多见于链球菌感染后。

1. 病因和发病机制

(1)**β-溶血性链球菌感染**　本病常因 β-溶血性链球菌"致肾炎菌株"(A 组 12 型和 49 型)感染所致,常见于上呼吸道感染(多为扁桃体炎)、猩红热、皮肤感染(多为脓疱疮)等链球菌感染后。感染的严重程度与急性肾炎的发生和病变轻重并不完全一致。本病主要由感染所诱发的免疫反应,目前认为链球菌的致病抗原系胞质成分(内链素)或分泌蛋白,诱发免疫反应后可通过循环免疫复合物沉积于肾小球而致病,或种植于肾小球的抗原与循环中的特异抗体相结合形成原位免疫复合物而致病。

(2)**自身免疫反应**　也可能参与了发病机制。

(3)**补体异常活化**　也参与了致病机制,导致肾小球内皮细胞和系膜细胞增生,并可吸引中性粒细胞及单核细胞浸润,导致肾脏病变。

2. 病理

(1)**肉眼观**　肾脏体积可较正常增大,病变主要累及肾小球。

(2)**光镜检查**　病理类型为毛细血管内增生性肾小球肾炎。

①**肾小球**　通常为弥漫性肾小球病变,以内皮细胞、系膜细胞增生为主要表现,急性期可伴有中性粒细胞、单核细胞浸润。病变严重时,增生和浸润的细胞可压迫毛细血管袢使管腔狭窄或闭塞。

②**肾小管**　病变多不明显,但肾间质可有水肿、灶状炎性细胞浸润。

(3)**免疫病理**　可见 IgG、C3 呈粗颗粒状沿肾小球毛细血管壁和(或)系膜区沉积。

(4)**电镜检查**　肾小球上皮细胞下有驼峰状大块电子致密物沉积。

3. 临床表现

急性肾炎多见于儿童,男性多于女性。起病前 1~3 周有上呼吸道感染等前驱症状。

(1)**尿异常**　几乎全部患者均有镜下血尿,30% 患者有肉眼血尿。可伴轻中度蛋白尿、白细胞增多。

(2)**水肿**　80% 以上患者出现水肿,典型表现为晨起眼睑水肿或伴下肢轻度可凹性水肿。肾炎性水肿主要是由于肾小球滤过率下降,而肾小管重吸收功能基本正常造成"球-管失衡"和肾小球滤过分数(肾小球滤过率/肾血浆流量)下降,导致水钠潴留所致。

(3)**高血压**　约 80% 患者出现一过性轻、中度高血压,常与水钠潴留有关。

(4)**肾功能异常**　可有一过性肾功能不全,表现为血肌酐轻度升高,多于 1~2 周后逐渐恢复。

(5)**充血性心力衰竭**　常发生在急性肾炎综合征期,严重水钠潴留、高血压为常见诱发因素。

(6)**免疫学异常**　起病初期血清 C3 及总补体下降,8 周内恢复至正常,对诊断意义很大。患者血清抗链球菌溶血素"O"(ASO)滴度升高,提示近期链球菌感染。部分患者可有循环免疫复合物阳性。

注意：①急性肾炎最常见的症状是镜下血尿，但血尿最常见的病因是 IgA 肾病，而不是急性肾炎。

②急性肾炎 = 病前上感史 + 血尿和红细胞管型 + C3 降低并于 8 周内恢复正常。

4. 辅助检查

尿液	血尿	几乎 100% 有镜下血尿。30% 有肉眼血尿。血尿和红细胞管型具有诊断意义
	蛋白尿	可伴轻、中度蛋白尿，少数患者可有大量蛋白尿
	其它	可见白细胞、上皮细胞、颗粒管型、红细胞管型
肾功	BUN、血肌酐	一过性升高
免疫	C3、CH50	血清 C3 降低，并于发病 8 周内恢复正常——诊断意义很大
	抗 O（ASO）	滴度升高提示近期有链球菌感染

【例1】2011NO69A 下列关于急性肾小球肾炎发病机制的叙述，错误的是

A. 常由 β-溶血性链球菌感染所致
B. 感染严重程度与病变轻重一致
C. 可通过循环免疫复合物而致病
D. 可通过原位免疫复合物形成而致病

【例2】2014NO70A 男性，16 岁。少尿、水肿 1 周，气促不能平卧伴咳粉红色泡沫样痰 1 天入院，既往体健。查体：T37.5℃，P120 次/分，R24 次/分，BP165/105mmHg，端坐呼吸，全身水肿明显，双肺底可闻及湿啰音，心律整，无杂音。化验血 Hb120g/L，尿蛋白（++），尿比重 1.025，尿沉渣镜检 RBC30～40/HP，颗粒管型 0～1/HP，血 Cr178μmol/L。该患者发生急性心力衰竭最可能的病因是

A. 急性肾小球肾炎
B. 急进性肾小球肾炎
C. 肾病综合征
D. 高血压病

5. 诊断和鉴别诊断

（1）诊断 链球菌感染后 1～3 周出现血尿、蛋白尿、水肿、高血压、少尿及肾功能不全等急性肾炎综合征表现，伴补体 C3 下降，病情于发病 8 周内逐渐恢复正常者，可临床诊断为急性肾炎。

（2）鉴别诊断

①其他病原体感染后的急性肾炎 许多细菌、病毒、寄生虫感染也可引起急性肾炎，应予以鉴别。

②系膜毛细血管性肾炎 又称膜增生性肾炎，常表现为急性肾炎综合征及肾病综合征，病变持续无自愈倾向，50%～70% 患者有持续性低补体血症，C3 不能在 8 周内恢复正常。

③系膜增生性肾炎 患者血清 C3 一般正常，病情无自愈倾向。

④急进性肾炎 可有急性肾炎相似的临床表现，但以肾功能急剧恶化为特征。

⑤系统性疾病肾脏受累 系统性红斑狼疮、过敏性紫癜肾炎等均可呈现急性肾炎综合征。可根据其他系统受累的典型临床表现和实验室检查加以鉴别。

6. 治疗 急性肾炎的治疗原则可与急进性肾炎、慢性肾炎的治疗一并对比记忆。

	急性肾炎	急进性肾炎	慢性肾炎
一般治疗	①卧床休息；②急性期给予低盐饮食；③氮质血症期给予低蛋白饮食；④少尿时限制液体量		
抗感染	青霉素 10～14 天	无感染时不用	无感染时不用
对症治疗	利尿消肿、降血压	同左	同左
激素治疗	不宜应用	尽早强化治疗	不主张应用
细胞毒药	不宜应用	尽早强化治疗	不主张应用
血浆置换	不宜应用	尽早应用，需 10 次左右	不宜应用
透析	少数发生急性肾功衰有指征者	并急性肾功衰有指征者应用	少用
肾移植	有自愈倾向，不用	病情静止半年后	极少应用

（102～104 题共用题干）男性，21 岁。肉眼血尿伴尿量减少 6 天入院，2 周前曾有发热、咽痛。既

往体健。查体:BP156/95mmHg,皮肤黏膜未见出血点和紫癜,双眼睑水肿,双下肢凹陷性水肿(++)。化验尿常规:蛋白(++),沉渣镜检 RBC50～60/HP;血肌酐 156μmol/L,尿素氮 11mmol/L。

【例3】2016NO102A 该患者最可能的诊断是

    A. 急性肾小球肾炎　　　B. 急进性肾小球肾炎　　C. IgA 肾病　　　　　D. 肾病综合征

【例4】2016NO103A 若行肾穿刺病理学检查,最可能的病理类型是

    A. 系膜增生性肾小球肾炎　　　　　　　　B. 微小病变性肾小球肾炎

    C. 毛细血管内增生性肾小球肾炎　　　　　D. 新月体性肾小球肾炎

【例5】2016NO104A 该患者目前不宜选用的治疗是

    A. 限制盐的摄入　　　　　　　　　　　　B. 利尿治疗

    C. 降压治疗　　　　　　　　　　　　　　D. 糖皮质激素与细胞毒药物治疗

二、急进性肾小球肾炎(RPGN,rapidly progressive glomerulonephritis)

急进性肾炎(RPGN)以急性肾炎综合征、肾功能急剧恶化、多在早期出现少尿性急性肾衰竭为临床特征,病理类型为新月体性肾小球肾炎的一组疾病。

【例6】1998NO64A 急进性肾炎临床最突出的表现是

    A. 水肿　　B. 高血压　　C. 少尿或无尿　　D. 肾病综合征　　E. 心包摩擦音

1. 病因和发病机制

(1)**感染**　半数患者有上呼吸道感染的前驱病史,其中少数为链球菌感染,多数为病毒感染。

(2)**毒物**　接触某些有机溶剂、碳氢化合物如汽油,与 I 型急进性肾炎的发病密切相关。

(3)**药物**　如丙硫氧嘧啶、肼苯达嗪等可引起 RPGN Ⅲ型。

(4)**遗传易感性**　在 RPGN 发病中也发挥重要作用。

(5)**免疫病理分型及发病机制**

	Ⅰ型急进性肾炎	Ⅱ型急进性肾炎	Ⅲ型急进性肾炎
别名	抗肾小球基底膜型肾炎	免疫复合物型肾炎	少免疫复合物型肾炎
原理	是由于抗肾小球基底膜抗体与肾小球基底膜抗原相结合激活补体而致病	是由于肾小球循环免疫复合物沉积或原位免疫复合物形成,激活补体而致病	50%～80%为原发性小血管炎肾损害,血清抗中性粒细胞胞质抗体(ANCA)常阳性
病理特点	新月体形成 肾小球节段性纤维素样坏死	新月体形成 肾小球内皮细胞和系膜细胞增生	新月体形成 肾小球节段性纤维素样坏死
免疫病理	IgG、C3 沉积于肾小球毛细血管壁,呈光滑线条状沉积	IgG、C3 沉积于系膜区及毛细血管壁呈颗粒状沉积	肾小球内无沉积 或微量免疫复合物沉积
电镜	无电子致密物沉积	电子致密物沉积于系膜区和内皮下	无电子致密物沉积
年龄	青、中年男性多见	中、老年男性多见	中、老年男性多见
发病	少见	多见	罕见
起病	起病多急骤	起病多急骤,常有肾病综合征表现	起病隐匿,常有发热、乏力、关节痛
检验	蛋白尿、血尿、氮质血症	蛋白尿、血尿、氮质血症	蛋白尿、血尿、氮质血症
免疫	抗肾小球基底膜抗体(+)	血循环免疫复合物(+),血清 C3↓	ANCA(+)
治疗	强化血浆置换疗法(首选) +糖皮质激素+环磷酰胺	甲泼尼龙冲击 +环磷酰胺治疗	甲泼尼龙冲击 +环磷酰胺治疗
预后	差	居中	较好

注意:①Ⅰ型急进性肾炎免疫病理有 IgG、C3 光滑线条状沉积,但电镜下无电子致密物沉积。
②诊断急进性肾小球肾炎最有价值的指标是 50% 以上肾小球囊内有大新月体形成。
③急进性肾炎Ⅲ型也称少免疫复合物型肾炎、寡免疫复合物型肾炎、免疫反应缺乏型肾炎。

    A. 血清抗肾小球基底膜抗体阳性   B. 血清 ANCA 阳性

    C. 两者均有   D. 两者均无

【例7】2000NO133C 急性肾小球肾炎

【例8】2000NO134C 急进性肾小球肾炎Ⅰ型

2. 病理

(1)**肉眼观**　肾脏体积常较正常增大。

(2)**光镜检查**　病理类型为新月体性肾小球肾炎。①光镜下通常以广泛(50% 以上)的肾小球囊腔内有大新月体形成(占肾小球囊腔 50% 以上)为主要特征。病变早期为细胞新月体,后期为纤维新月体。②Ⅱ型常伴有肾小球内皮细胞、系膜细胞增生。③Ⅰ型和Ⅲ型可见肾小球节段性纤维素样坏死。

(3)**免疫病理**　是分型的主要依据。Ⅰ型见 IgG、C3 呈光滑线条状沿肾小球毛细血管壁分布;Ⅱ型见 IgG、C3 呈颗粒状沉积于系膜区、毛细血管壁;Ⅲ型肾小球内无或仅有微量免疫沉积物。

(4)**电镜检查**　Ⅱ型可见电子致密物在系膜区、内皮下沉积;Ⅰ型和Ⅲ型无电子致密物沉积。

3. 临床表现

(1)**好发人群**　我国以Ⅱ型多见。Ⅰ型好发于中青年,Ⅱ型和Ⅲ型常见于中老年,男性略多。

(2)**急进性肾炎综合征**　以急性肾炎综合征起病,如血尿、蛋白尿、水肿、高血压;早期出现少尿或无尿,进行性肾功能恶化并发展为尿毒症。

(3)**贫血**　患者常伴有中度贫血。

(4)**其他表现**　Ⅱ型患者约半数可伴肾病综合征,Ⅲ型患者常有发热、乏力、关节痛、咯血等症状。

【例9】2014NO168X 新月体性肾小球肾炎类型有

    A. 免疫复合物型   B. 免疫反应缺乏型

    C. 致密沉积物型   D. 抗肾小球基膜抗体型

【例10】2010NO172X 下列关于急进性肾小球肾炎临床特点的叙述中,正确的有

    A. 以急性肾炎综合征起病   B. 早期出现少尿或无尿

    C. 进行性肾功能恶化   D. 常伴有中度贫血

【例11】2001NO71A 下列哪一项不支持急进性肾小球肾炎的诊断?

    A. 呈急性肾炎综合征   B. 肾功能急剧坏转

    C. 早期出现少尿性急性肾功能衰竭   D. 数周至半年进展至尿毒症

    E. 常无贫血表现

4. 辅助检查

(1)**免疫学检查**　Ⅰ型抗 GBM 抗体阳性;Ⅱ型循环免疫复合物、冷球蛋白阳性,C3 降低;Ⅲ型 ANCA 阳性。

(2)**B超检查**　常显示双肾增大。

5. 诊断与鉴别诊断

(1)**诊断**　凡急性肾炎综合征伴肾功能急剧恶化,均应怀疑本病并及时进行肾活检。若病理证实为新月体性肾小球肾炎,根据临床和实验室检查能除外系统性疾病,则可以确诊。

(2)**鉴别诊断**　需与下列疾病鉴别。

①引起少尿性急性肾衰竭的非肾小球疾病　如急性肾小管坏死、急性过敏性间质性肾炎、梗阻性肾病。

②引起急进性肾炎综合征的其他肾小球疾病　如继发性急进性肾炎:Goodpasture 病、系统性红斑狼疮、过敏性紫癜肾炎等均可引起新月体性肾炎;原发性肾小球疾病:虽无新月体形成,但临床上可呈急进性肾炎综合征,如重症毛细血管内增生性肾炎、重症系膜毛细血管性肾炎等。

【例12】2005NO74A 下列不形成新月体的肾小球肾炎是

    A. 急进性肾小球肾炎   B. 重症毛细血管内增生性肾小球肾炎

    C. 狼疮肾炎   D. 肺出血-肾炎综合征   E. 过敏性紫癜肾炎

6. 治疗

包括针对急性免疫介导性炎症病变的强化治疗和针对肾脏病变后果的对症治疗。

(1)**强化血浆置换疗法** 应用血浆置换机分离患者的血浆和血细胞,弃去血浆(内含致病性抗体),以等量正常人的血浆和患者血细胞重新输入体内。该疗法适用于各型急进性肾炎,但主要适用于 I 型急进性肾炎、就诊时已发生急性肾衰竭需透析治疗的 III 型急进性肾炎。

(2)**甲泼尼龙冲击联合环磷酰胺治疗** 主要适用于 II、III 型急进性肾炎,对 I 型疗效差。

(3)**替代治疗** 凡急性肾衰竭已达透析指征者,均应及时透析。肾移植应在病情静止半年,特别是 I 型患者血中抗基底膜抗体需转阴后半年进行。

【例13】1995NO155X 治疗 I 型急进性肾炎最适当的疗法有

    A. 糖皮质激素和环磷酰胺   B. 环孢素 A

    C. 血浆置换疗法   D. 透析和肾移植

三、慢性肾小球肾炎(慢性肾炎)

慢性肾炎是指以蛋白尿、血尿、高血压、水肿为基本临床表现,起病方式各有不同,病情迁延,病变进展缓慢,可伴不同程度肾功能减退,最终发展为慢性肾衰竭的一组肾小球疾病。本组疾病的病理类型及病期不同,主要临床表现各异。

1. 病因和发病机制

(1)**少数由急性肾炎发展而来** 直接迁延或临床痊愈若干年后再现。

(2)**免疫因素介导** 慢性肾炎的病因、发病机制和病理类型不尽相同,但起始因素多为免疫介导炎症。

(3)**非免疫因素介导** 导致病程慢性化的机制除免疫因素外,非免疫非炎症因素占有重要作用。

2. 病理

(1)**病理类型** 慢性肾炎可见于多种肾脏病理类型,主要为系膜增生性肾炎、系膜毛细血管性肾炎、膜性肾病、局灶节段性肾小球硬化等。其中,少数非 IgA 系膜增生性肾炎可由急性肾炎转化而来。

(2)**后期** 病变进展至后期,所有上述不同类型病理变化均可进展为程度不等的肾小球硬化,相应肾单位的肾小管萎缩、肾间质纤维化。

(3)**晚期** 疾病晚期肾脏体积缩小,肾皮质变薄,病理类型均发展为硬化性肾小球肾炎。

3. 临床表现

慢性肾炎可发生于任何年龄,但以青中年为主,男性多见。多数起病缓慢、隐袭。临床表现呈多样性,其基本表现为蛋白尿、血尿、高血压、水肿,可有不同程度的肾功能减退,病情迁延,渐进性发展为慢性肾衰竭。肾脏病理类型是决定肾功能进展快慢的重要因素,如系膜毛细血管性肾炎进展较快,膜性肾病进展较慢。

4. 辅助检查

早期多为轻度尿异常,尿蛋白常在 $1\sim3g/d$,尿沉渣红细胞增多,可见管型。肾功能正常或轻度受损(肌酐清除率下降、轻度氮质血症)。经过很长时间稳定期后,可出现肾功能减退。

5. 诊断和鉴别诊断

凡尿化验异常(蛋白尿、血尿)、伴或不伴水肿及高血压病史达 3 个月以上,无论有无肾功能损害均应考虑此病,在除外继发性肾小球肾炎及遗传性肾小球肾炎后,可诊断为慢性肾炎。但需与 Alport 综合征、原发性高血压肾损害、慢性肾盂肾炎等相鉴别。

6. 治疗

慢性肾炎的治疗应以防止或延缓肾功能进行性恶化,改善或缓解临床症状,防治心脑血管并发症为主要目的。不以消除尿红细胞或轻微尿蛋白为目标。

(1)积极控制高血压和减少尿蛋白　高血压和尿蛋白是加速肾小球硬化、促进肾功能恶化的重要因素,因此应积极控制高血压和减少尿蛋白。高血压的治疗目标为血压<130/80mmHg。尿蛋白的治疗目标为<1g/d。

①慢性肾炎常有水钠潴留引起的容量依赖性高血压,故高血压患者应限盐(NaCl<6g/d)。

②可选用噻嗪类利尿剂,如氢氯噻嗪。

③当Ccr<30ml/min时,噻嗪类利尿剂一般无效,应改用袢利尿剂,但不宜使用过久。

④血管紧张素转换酶抑制剂(ACEI)和血管紧张素Ⅱ受体拮抗剂(ARB)不仅可降低血压,而且还有减少蛋白尿和延缓肾功能恶化的肾脏保护作用,因此为治疗慢性肾炎高血压和(或)减少尿蛋白的首选药。

(2)限制食物中蛋白及磷的摄入量　肾功能不全患者,应采用优质低蛋白饮食[<0.6g/(kg·d)]。

(3)糖皮质激素和细胞毒药物　由于慢性肾炎病因、病理类型各异,一般不主张积极运用。

(4)避免加重肾脏损害　感染、劳累、妊娠、肾毒性药物(如氨基糖苷类、含马兜铃酸的中药),均可能损伤肾脏,导致肾功能恶化,应予以避免。

注意:①血压控制目标:普通高血压<140/90mmHg,慢性肾炎或糖尿病高血压<130/80mmHg(8版标准)。
　　　慢性肾炎高血压:尿蛋白≥1g/d时<125/75mmHg;尿蛋白<1g/d时<130/80mmHg(7版标准)。
　　②慢性肾炎尿蛋白控制在<1g/d(7版、8版内科学标准相同)。
　　③慢性肾炎合并高血压、蛋白尿,高血压合并糖尿病的治疗均首选ACEI或ARB。
　　④ACEI可导致血钾增高及一过性肾功能不全,故血肌酐>265μmol/L、血钾>5.5mmol/L慎用ACEI。

【例14】2009NO69A 下列关于慢性肾炎高血压的治疗原则或方法,正确的是

　　A. 顽固性高血压可联合应用不同降压药

　　B. 尿蛋白定量≥1g/d者,血压应控制在130/80mmHg以下

　　C. 尿蛋白定量<1g/d者,血压应控制在125/75mmHg以下

　　D. 血肌酐<400μmol/L时,才能用ACEI

(170~171题共用题干)女性,36岁,1年来乏力、易疲倦、腰部不适,有时下肢浮肿,未检查。2个月来加重,伴纳差,血压增高为150/100mmHg,下肢轻度浮肿。尿蛋白(+),沉渣RBC5~10/HP,偶见颗粒管型,血化验Hb90g/L,血肌酐400μmol/L。

【例15】2007NO170A 最可能的诊断是

　　A. 慢性肾盂肾炎　　　　B. 慢性肾小球肾炎　　　　C. 肾病综合征　　　　D. 狼疮性肾炎

【例16】2007NO171A 进行降压治疗时,下列药物不宜选用的是

　　A. 贝那普利　　　　B. 氯沙坦　　　　C. 氢氯噻嗪　　　　D. 氨氯地平

四、无症状血尿或(和)蛋白尿(大纲不要求,但常考)

无症状血尿或(和)蛋白尿既往国内称为隐匿型肾小球肾炎,是指无水肿、高血压及肾功能损害,而仅表现为肾小球源性血尿或(和)蛋白尿的一组肾小球疾病。

1. 病理类型

本组疾病可由多种病理类型的原发性肾小球疾病所致,但病理改变多较轻,如轻微病变性肾小球肾炎(肾小球中仅有节段性系膜细胞及基质增生)、轻度系膜增生性肾小球肾炎、局灶节段性肾小球肾炎(局灶性肾小球病,病变肾小球内节段性内皮及系膜细胞增生)等病理类型。根据免疫病理表现,又可将系膜增生性肾小球肾炎分为IgA肾病和非IgA系膜增生性肾炎。

2. 临床表现

可表现为单纯性血尿、单纯性蛋白尿、血尿+蛋白尿,而无水肿、高血压、肾功能减退。

	单纯性血尿	单纯性蛋白尿	血尿 + 蛋白尿
临床表现	血尿	蛋白尿	血尿 + 蛋白尿
不表现为	蛋白尿、水肿、高血压、肾功能损害	血尿、水肿、高血压、肾功能损害	水肿、高血压、肾功能损害
常见病因	IgA 肾病	肾小球源性蛋白尿	病情复杂
需除外	尿路疾病、其他肾小球疾病	功能性蛋白尿、体位性蛋白尿	病情复杂，难以确定
确诊方法	肾活检	肾活检	肾活检
预后	较好，肾功能可长期维持正常	良好，肾功能可长期维持正常	较单纯性血尿稍差

3. 治疗　无需特殊治疗。

4. 几种肾小球肾炎的鉴别

	急性肾小球肾炎	急进性肾小球肾炎	慢性肾小球肾炎	无症状血尿或/和蛋白尿
起病	急	更急骤	慢性迁延	可迁延
蛋白尿	有	有	有	有
血尿	有	有	有	有
水肿	有	有	有	无
高血压	有	有	有	无
肾功↓	一过性肾功能减退	短期内肾功能衰竭	可有不同程度减退	无
病因	免疫介导损伤炎症介导过程	原发性急进性肾炎继发性:狼疮肾炎原发肾小球病转化	免疫介导炎症急性肾炎转化而来	原发肾小球病转化
病理特征	肾脏增大主要累及肾小球弥漫肾小球病变	肾脏增大肾小囊广泛新月体形成	肾脏缩小不同程度肾小球硬化肾小管萎缩肾间质纤维化	病理改变较轻
病理类型	毛细血管内增生性肾小球肾炎	新月体肾小球肾炎	多种病理类型引起	多种病理类型引起
主要病理	以内皮细胞和系膜细胞增生为主	肾小球囊壁层上皮显著增生形成新月体	晚期,不同类型病理变化均转化为程度不等的肾小球硬化	各种原发肾小球疾病的表现,但较轻
电镜	肾小球上皮细胞下有驼峰状电子致密物沉积	Ⅰ 型、Ⅲ 型无沉积Ⅱ型:系膜区、内皮下沉积	—	—
免疫病理	IgG、C3 颗粒状沉积	Ⅰ型:IgG、C3 线性沉积Ⅱ 型:颗粒状沉积Ⅲ 型:无沉积	—	—
病史	发病 1 ~ 3 周前有 β-溶血性链球菌感染病史	半数以上患者有上呼吸道感染的前驱病史	起病隐匿感染可使病情加重	无
发病年龄	儿童(2 ~ 6 岁)男多于女	Ⅰ 型:青、中年Ⅱ及Ⅲ型:中、老年男性	任何年龄青中年男性多见	任何年龄青少年多见

注意:①急进性肾炎Ⅰ型电镜下无电子致密物,但免疫病理见 IgG、C3 沉积于肾小球毛细血管壁。

②慢性肾炎病因不同,因此本病虽多为免疫介导炎症,但教科书并未讲述免疫病理、电镜改变。

③隐匿型肾炎由不同病理类型的原发性肾小球疾病所致,教科书也未讲述免疫病理、电镜改变。

【例17】2006NO74A 下列关于隐匿性肾小球肾炎的叙述,错误的是

    A. 可无蛋白尿   B. 可无血尿   C. 无高血压

    D. 无水肿   E. 肾脏病理肾小球无异常

【例18】2002NO67A 链球菌感染后急性肾小球肾炎与IgA肾病的根本不同是

    A. 链球菌感染史   B. 病程长短   C. 起病缓急

    D. 尿检异常   E. 肾脏组织病变

五、肾病综合征

1. 诊断标准

①尿蛋白 >3.5g/d;②血浆白蛋白 <30g/L;③水肿;④血脂升高。其中①②两项为诊断所必需。

2. 病因

分原发性和继发性两大类,考试时以原发性为重点,继发性很少考到。

分类	儿童	青少年	中老年
原发性	微小病变型肾病 (又称脂性肾病)	系膜增生性肾小球肾炎 微小病变型肾病 系膜毛细血管性肾小球肾炎 局灶节段性肾小球硬化	膜性肾病
继发性	过敏性紫癜肾炎 乙肝病毒相关性肾炎 系统性红斑狼疮肾炎	过敏性紫癜肾炎 乙肝病毒相关性肾炎 系统性红斑狼疮肾炎	糖尿病肾病 肾淀粉样变性 骨髓瘤性肾病 淋巴瘤或实体肿瘤性肾病

【例19】2000NO67A 下列哪一项是诊断肾病综合征的必需条件?

    A. 尿蛋白 >3.5g/d   B. 尿沉渣红细胞 >3 个/高倍视野

    C. 高血压   D. 水肿   E. 血脂升高

【例20】2016NO172X 下列属于中老年人继发性肾病综合征常见病因的有

    A. 糖尿病肾病   B. 肾淀粉样变性

    C. 过敏性紫癜肾炎   D. 系统性红斑狼疮肾炎

【例21】2002NO37A 引起儿童肾病综合征的最常见肾小球疾病是(病理学试题)

    A. 脂性肾病   B. 新月体性肾炎   C. IgA肾病

    D. 节段性肾炎   E. 弥漫增生型肾炎

【例22】1994NO152X 引起原发性肾病综合征的常见肾小球疾病有

    A. 膜型肾炎   B. 膜增殖型肾炎   C. IgA肾病   D. 急进性肾炎

注意:虽然临床上有10%~20%的IgA肾病表现为肾病综合征,且引起肾病综合征病因之一的系膜增生性肾小球肾炎分为IgA肾病和非IgA系膜增生性肾小球肾炎,但答案并未将C选入。

3. 病理生理

(1)**大量蛋白尿** 主要原因是肾小球滤过膜的分子屏障和电荷屏障受损,使肾小球滤过的血浆蛋白超过了近曲小管的重吸收量,形成大量蛋白尿。在此基础上,凡是增加肾小球内压及导致高灌注、高滤过的因素(如高血压、高蛋白饮食)均可加重尿蛋白的排出。

(2)**血浆蛋白变化** 表现为血浆白蛋白(主要表现)、免疫球蛋白(如IgG)、补体成分、抗凝及纤溶因子、金属结合蛋白、内分泌素结合蛋白等减少。严重时可为非选择性蛋白尿。

低白蛋白血症的原因:①肝合成白蛋白增加不足以克服尿中丢失量和肾小管分解量;②肾病综合征患者因胃肠道黏膜水肿导致食欲减退、蛋白质摄入不足、吸收不良或丢失加重低白蛋白血症。

(3) **水肿** 肾病性水肿主要病因是低白蛋白血症,次要病因是钠、水潴留。

(4) **高脂血症** 表现为胆固醇↑、甘油三酯↑、LDL↑、VLDL↑、Lp(a)↑,可能与肝脏脂蛋白合成增加、分解减少有关,目前认为后者可能是高脂血症更为重要的原因。

> **注意:**①肾病综合征——胆固醇↑、甘油三酯↑、LDL↑、VLDL↑、Lp(a)↑(8 版内科学 P478)。
> ②尿毒症——少数胆固醇↑、甘油三酯↑、LDL↑、VLDL↑、Lp(a)↑、HDL↓(8 版内科学 P527)。

【例23】2006NO75A 有多种原因可引起肾病综合征患者的血浆白蛋白降低。下列原因中,错误的是

A. 白蛋白自尿中丢失 　　　　　B. 可能有蛋白质的摄入不足

C. 可能有蛋白质的吸收不良或丢失 　　D. 肝脏失去了代偿增加白蛋白合成的能力

E. 原尿中部分白蛋白在近曲小管上皮细胞中分解

【例24】1996NO156X 肾病综合征时可伴哪些血浆蛋白成分下降?

A. 白蛋白 　　　　　　　　　　B. 转铁蛋白

C. IgG 　　　　　　　　　　　　D. 多种内分泌结合蛋白

4. 病理类型及临床特点

引起原发性肾病综合征的肾小球疾病主要病理类型分为以下 5 型。

①微小病变型肾病和系膜增生性肾小球肾炎

	微小病变型肾病	系膜增生性肾小球肾炎
光镜	肾小球正常,近曲小管脂肪变性	肾小球系膜细胞和系膜基质弥漫性增生
免疫病理	免疫荧光阴性	IgA 肾病以 IgA 沉积为主,伴 C3 沉积于系膜区、毛细血管壁 非 IgA 肾炎以 IgG、IgM 沉积为主,伴 C3 沉积于系膜区、毛细血管壁
电镜	广泛肾小球脏层细胞足突消失	系膜区电子致密物
发病	好发于儿童(占80%~90%)	占原发肾病综合征的30%。好发于青少年、男性
临床表现	典型肾病综合征的表现 血尿、高血压、肾功衰少见 30%~40%病例数月内自行缓解	50%有上感前驱症状。可急性起病,可隐匿起病 IgA 肾病:血尿(100%),肾病综合征(15%) 非 IgA 肾炎:血尿(70%),肾病综合征(50%)
治疗	90% 对糖皮质激素有效	对糖皮质激素及细胞毒药物的反应与病理改变轻重相关
预后	复发率高达60% 可转化为系膜增生性肾小球肾炎	50%病例经激素治疗可缓解

> **注意:**①足突广泛融合——脂性肾病、膜性肾病、局灶节段性肾小球硬化。
> ②尽管足突广泛融合见于多种疾病,但每次试题答案均将此作为脂性肾病的病理特征。
> ③基底膜正常——微小病变型肾病(脂性肾病)。 ④基底膜局灶型破裂——新月体性肾炎。
> ⑤钉状突起——膜性肾病。 ⑥双轨征——系膜毛细血管性肾小球肾炎。

②系膜毛细血管性肾小球肾炎、膜性肾病和局灶节段性肾小球硬化

	系膜毛细血管性肾小球肾炎	膜性肾病	局灶节段性肾小球硬化
光镜	系膜细胞和系膜基质弥漫重度增生 毛细血管壁呈双轨征	肾小球弥漫性病变 基底膜增厚	病变呈局灶性、节段性分布 受累节段肾小球硬化
免疫	IgG、C3 沉积系膜区、毛细血管壁 颗粒状沉积	IgG 和 C3 沉积毛细血管壁 细颗粒状沉积	IgM 和 C3 沉积于肾小球 团块状沉积
电镜	系膜区、内皮下可见电子致密物	基底膜上皮侧电子致密物 基底膜钉突状,足突广泛融合	肾小球上皮足突广泛融合

发病	占原发肾病综合征的 10% ~20%	占原发肾病综合征的 20%	占原发肾病综合征的 5% ~10%
好发	青壮年,男性	中老年,男性	青少年男性,隐匿起病
临床表现	肾病综合征(50% ~60% 患者) 血尿(几乎 100% 患者) 血清 C3 持续降低(50% ~70%)	肾病综合征(80% 患者) 镜下血尿(30% 患者) 易发生肾静脉栓塞	肾病综合征(50% ~75%) 血尿(75%) 高血压(50%),肾功↓(30%)
治疗	治疗困难。糖皮质激素及细胞毒药物仅对部分儿童病例有效	糖皮质激素及细胞毒药物 60% ~70% 早期病例可缓解	50% 患者对糖皮质激素有效

注意:①系膜细胞和基质增生——系膜增生性肾小球肾炎、系膜毛细血管性肾小球肾炎;
②系膜细胞和内皮细胞增生——弥漫性毛细血管内增生性肾小球肾炎(急性肾炎);
③肾小球囊壁层上皮细胞显著增生(形成新月体)——急进性肾炎;
④肾小球囊脏层上皮细胞足突融合——脂性肾病、膜性肾病、局灶节段性肾小球硬化。

【例 25】1996NO46A 轻微病变性肾小球肾炎的主要病理变化是(病理学试题)
    A. 肾小球毛细血管壁增厚 B. 脏层上皮细胞足突消失 C. 系膜细胞及基质增生
    D. 壁层上皮细胞增生   E. 内皮细胞增生

    A. 急性肾炎综合征   B. 急进性肾炎综合征   C. 肾病综合征
    D. 慢性肾炎综合征   E. 隐匿性肾炎综合征

【例 26】2003NO99B 轻微病变性肾小球肾炎的临床表现是(病理学试题)

【例 27】2003NO100B 毛细血管内增生性肾小球肾炎的临床表现是(病理学试题)

    (102 ~104 题共用题干)男性,55 岁。间断水肿 1 年,加重半个月,伴气短、纳差 2 天入院。查体:BP150/90mmHg,心肺检查未见异常,腹软,肝脾肋下未触及,双下肢凹陷性水肿(++)。化验尿:蛋白(++++),尿糖(±),尿沉渣镜检 RBC0 ~2/HP。B 超双肾静脉主干有血栓。

【例 28】2015NO102A 最可能的诊断是
    A. 糖尿病肾病   B. 慢性肾小球肾炎急性发作
    C. 高血压肾损害   D. 肾病综合征

【例 29】2015NO103A 肾穿刺检查,最可能的病理结果是
    A. 系膜毛细血管性肾炎 B. 结节性肾小球硬化   C. 入球动脉玻璃样变性 D. 膜性肾病

【例 30】2015NO104A 最主要的治疗用药是
    A. 利尿剂   B. 糖皮质激素   C. ACEI   D. 胰岛素

5. 并发症

(1)**感染** 是肾病综合征的常见并发症,与蛋白质营养不良、免疫功能紊乱及应用糖皮质激素有关。常见感染部位依次为呼吸道、泌尿道、皮肤等。

(2)**血栓、栓塞并发症** 肾病综合征,尤其膜性肾病,容易发生血栓、栓塞并发症(发生率 40% ~50%),其中肾静脉栓塞最多见(发生率 10% ~50%)。其原因为:①血液浓缩和高脂血症造成血液黏稠度增加;②某些蛋白质从尿中丢失,及肝代偿性合成蛋白质增加,引起机体凝血、抗凝和纤溶系统失衡;③血小板功能过度激活、应用利尿剂和糖皮质激素等进一步加重高凝状态。

肾静脉血栓形成常表现为突发腰痛、血尿、尿蛋白增加、肾功能减退。

(3)**急性肾衰竭** 肾病综合征患者因有效血容量不足而致肾血流量下降,易发生肾前性氮质血症。少数病例可出现急性肾衰竭,以微小病变型肾病居多,常表现为少尿或无尿,扩容利尿无效。肾活检病理检查显示肾小球病变轻微,肾间质弥漫性重度水肿,肾小管部分细胞变性、坏死,肾小管腔内有大量蛋白管型。

(4)**蛋白质及脂肪代谢紊乱** 见本章病理生理项。

注意:微小病变型肾病病理改变轻微,预后好,但肾病综合征发生急性肾衰竭以微小病变型肾病居多。

【例31】2014NO69A 肾病综合征患者发生血栓并发症,最常见的部位是

    A. 肾静脉   B. 脾静脉   C. 下肢静脉   D. 肺静脉

【例32】2013NO70A 男性,35 岁。因蛋白尿原因待查入院,24 小时尿蛋白定量3.8g,血白蛋白 30g/L,肾活检示:轻度系膜增生性肾炎。该患者最不常见的并发症是

    A. 水、电解质紊乱   B. 肾静脉血栓形成   C. 急性肾衰竭   D. 营养不良

6. 治疗

(1)**一般治疗** 严重水肿、低蛋白血症者需卧床休息,水肿消失后下床活动。应给予优质蛋白质饮食。

(2)**利尿消肿**

利尿剂	代表药	作用机理	注意事项
噻嗪类	氢氯噻嗪	抑制髓袢升支和远曲小管对 Na^+、Cl^- 的重吸收	防止低 K^+、低 Na^+ 血症
潴钾类	氨苯蝶啶	作用于远曲小管,排 Na^+ 排 Cl^-、潴钾	防止高 K^+ 血症
袢利尿剂	呋塞米、丁尿胺	作用于髓袢升支,抑制 Na^+、Cl^-、K^+ 的重吸收	防止低 K^+ 低 Na^+ 低 Cl^-
渗透性	低右、706 代血浆	一过性提高血浆胶体渗透压	对少尿患者慎用

(3)**减少尿蛋白** 减少尿蛋白可以有效延缓肾功能的恶化。血管紧张素转换酶抑制剂(ACEI)和血管紧张素Ⅱ受体拮抗剂(ARB)可通过降低肾小球内压和直接影响肾小球基底膜对大分子的通透性,而减少尿蛋白。

(4)**降脂治疗** 存在高脂血症的患者,发生心血管疾病的风险增高,可以考虑降脂药物治疗。

(5)**糖皮质激素** 为主要治疗措施。糖皮质激素通过抑制免疫炎症反应,抑制醛固酮和抗利尿激素分泌,影响肾小球基底膜通透性而发挥其利尿、消除尿蛋白的作用。使用原则是:

起始足量	泼尼松 1mg/(kg·d),口服 8～12 周
缓慢减药	足量治疗后,每 2～3 周减原用量的 10%,当减至 20mg/d 左右时,更应缓慢减量
长期维持	最后以最小有效剂量(10mg/d)再维持半年左右
激素用法	全日量顿服或维持期间两日量隔日 1 次顿服,以减轻激素的副作用

(6)**细胞毒药物** 可用于激素依赖型和激素抵抗型患者。如无激素禁忌,一般不作为首选或单独用药。环磷酰胺为国内外最常用的细胞毒药物。盐酸氮芥为最早用于治疗肾病综合征的药物。

(7)**环孢素** 能选择性抑制 Th 细胞和 T 细胞毒效应细胞,用于激素及细胞毒药物无效的难治性病例。

(8)**麦考酚吗乙酯** 选择性抑制 T、B 淋巴细胞增殖及抗体形成,对部分难治性肾病综合征有效。

(9)**肾病综合征的治疗原则**

①微小病变型肾病 对激素敏感,初治者可单用激素。疗效差或反复发作者,可选用激素 + 细胞毒药物。

②膜性肾病 单用激素无效,可采用激素联合烷化剂。效果不佳的患者可试用小剂量环孢素。

③局灶节段性肾小球硬化 30%～50% 患者单用激素有效,无效者试用环孢素。

④系膜毛细血管性肾小球肾炎 疗效差。

记忆:①原发肾综合征,脂性膜性加增生。水肿高脂蛋白尿,蛋白直往三十掉(系指白蛋白 <30g/L)。
        肾病综合的治疗,首先常规加利尿,其次减少蛋白尿。激素常为首选药,无效再来用毒药。
        激素毒物若无助,考虑使用环孢素。最近研究已表明,有钱可用麦考酚(系指麦考酚很昂贵)。
    ②脂性肾病用激素,无效再加细胞毒。局灶硬化用激素,无效试用环孢素。
        膜性肾病很顽固,首选激素加毒物。膜性增生疗效差,我也拿它没办法。

(10)**并发症的治疗**

①感染 通常在激素治疗时无需应用抗生素预防感染,否则不但达不到预防目的,反而可能诱发真

菌二重感染。一旦发现感染,应及时选用敏感、强效、且无肾毒性的抗生素积极治疗,有明确感染灶者应尽快去除。严重感染难以控制时应考虑减少或停用激素。

②血栓及栓塞并发症　当血浆白蛋白 <20g/L 时,提示存在高凝状态,应开始预防性抗凝治疗。

抗凝药疗程　抗凝药一般维持半年以上。

肝素钠　1875～3750U 皮下注射,q6h,维持试管法凝血时间于正常值1倍。

华法林　口服,维持凝血酶原时间国际标准化比值(INR)于 1.5～2.5。

抗血小板药　抗凝同时可以辅以抗血小板药,如口服双嘧达莫、阿司匹林。

溶栓　对已发生血栓、栓塞者可尽早(6小时内效果最佳)给予尿激酶、链激酶全身或局部溶栓。

③急性肾损伤　可给予祥利尿剂、血液透析、治疗原发病、碱化尿液等处理。

④蛋白质及脂肪代谢紊乱　血管紧张素转换酶抑制剂(ACEI)和血管紧张素Ⅱ受体拮抗剂(ARB)均可减少尿蛋白。降脂药可选择性降低胆固醇或甘油三酯。

【例33】1997NO53A 原发性肾病综合征患者,首次治疗,每日用强的松 60mg。三周后尿蛋白仍为(++++),此时应

　　A. 改用地塞米松　　　　B. 将强的松加量到 80mg/日　　　　　　　C. 改用环磷酰胺

　　D. 用原量继续观察　　　E. 减少强的松用量到 40mg/日,加用免疫抑制剂

【例34】2004NO72A 最常用于治疗肾病综合征的细胞毒药物是

　　A. 长春新碱　　　　　　B. 氮芥　　　　　　　　　　　　　　　　C. 环磷酰胺

　　D. 苯丁酸氮芥　　　　　E. 硫唑嘌呤

六、IgA 肾病

IgA 肾病是指肾小球系膜区以 IgA 或 IgA 沉积为主的原发性肾小球病。IgA 肾病是肾小球源性血尿最常见的病因,是我国最常见的肾小球疾病。

1. 病因与发病机制

(1)以往观念　不少 IgA 肾病患者常在呼吸道或消化道感染后发病或出现肉眼血尿,故以往强调黏膜免疫与 IgA 肾病发病机制相关。

(2)近年观念　近年研究表明,IgA 肾病患者血清中 IgA1 较正常人显著增高。肾小球系膜区沉积的 IgA 免疫复合物(IgAIC)或多聚 IgA 为 IgA1,相似于血清型 IgA,提示为骨髓源性 IgA。IgA 肾病患者血循环中多聚 IgA1 或 IgA1IC 与系膜细胞有较高亲和力,两者结合后,诱导系膜细胞分泌炎症因子、活化补体,导致 IgA 肾病病理改变和临床症状。

2. 病理

(1)病理类型　IgA 肾病病理变化多种多样,病变程度轻重不一,可涉及肾小球肾炎几乎所有的病理类型:轻微病变性肾炎、局灶增生性肾炎、毛细血管内增生性肾炎、系膜毛细血管性肾炎、新月体性肾炎、局灶节段性肾小球硬化、增生硬化性肾炎等。

目前广泛采用 IgA 肾病牛津分型,具体内容涵盖:系膜细胞增生(M0/1)、内皮细胞增生(E0/1)、节段性硬化或粘连(S0/1)、肾小管萎缩或肾间质纤维化(T0/1/2)等四项主要病理指标。

(2)免疫病理　以 IgA 为主呈颗粒样或团块样在肾小球系膜区分布,伴或不伴毛细血管祥分布,常伴有 C3 沉积,一般无 C1q、C4 沉积。可有 IgG、IgM 沉积,但强度较弱。

(3)电镜检查　可见电子致密物沉积于系膜区,有时呈巨大团块,具有重要辅助诊断价值。

3. 临床表现　可包括原发性肾小球病的各种临床表现,但以血尿最常见。

(1)前驱症状　好发于青少年,男性多见。起病前多有上感感染,其次为消化道、肺部、泌尿道感染。

(2)血尿　几乎所有患者均有血尿。部分患者常在上感后 24～72 小时出现突发性肉眼血尿,持续数小时至数日。肉眼血尿可转为镜下血尿,少数患者可反复发作。更多的患者起病隐匿,表现为无症状性尿异常。

(3) **无症状性血尿和(或)蛋白尿** 约占 IgA 肾病发病时的 60%～70%,表现为伴或不伴轻度蛋白尿的无症状血尿,无水肿、高血压和肾功能减退。

(4) **持续性尿检异常** 反复发作肉眼血尿患者发作期间可有持续性尿检异常,但尿蛋白一般 <1.5g/24h,无明显低蛋白血症,肾功能正常或轻度异常。

(5) **肾病综合征** 约 10%～20% 患者表现为肾病综合征,以大量蛋白尿、水肿为主要表现。

(6) **肾衰竭** 少数肉眼血尿发作的患者(<5%)可合并急性肾衰竭,肾活检呈弥漫性新月体形成或伴肾小球毛细血管袢坏死,或肾小管腔内有大量红细胞管型,肾功能进行性恶化。

【例 35】2012NO69A IgA 肾病最常见的临床表现是

  A. 水肿   B. 高血压   C. 血尿   D. 蛋白尿

4. 实验室检查

(1) **肾小球源性血尿** 尿沉渣检查显示尿红细胞增多,相差显微镜显示变形红细胞为主。

(2) **尿蛋白** 可阴性。少数患者呈大量蛋白尿(>3.5g/d)。

(3) **血 IgA** 多次查血 IgA,升高者可达 30%～50%。

5. 诊断和鉴别诊断

本病诊断依靠肾活检标本的免疫病理学检查,即肾小球系膜区或伴毛细血管壁 IgA 为主的免疫球蛋白呈颗粒样或团块样沉积。需排除肝硬化、过敏性紫癜等继发性 IgA 沉积的疾病后诊断方可成立。

6. 治疗

(1) **单纯性血尿** 一般无特殊治疗,应避免劳累、预防感冒和避免使用肾毒性药物。

(2) **蛋白尿** 可使用 ACEI 或 ARB,以使尿蛋白 <1g/d,延缓肾功能进展。若治疗 3～6 个月后尿蛋白仍持续 >1g/d,应使用糖皮质激素治疗,必要时加用其他免疫抑制剂。

(3) **肾病综合征** IgA 肾病表现肾病综合征的不多。

(4) **急性肾衰竭** 可给予糖皮质激素、免疫抑制剂治疗。

  (102～104 题共用题干)男性,25 岁。咽痛、发热 1 天后出现肉眼血尿,无尿频、尿痛、尿急。化验尿蛋白阴性,尿沉渣镜检 RBC 满视野/HP。

【例 36】2014NO102A 该患者最可能的诊断是

  A. 急性肾小球肾炎   B. 过敏性紫癜肾炎

  C.IgA 肾病   D. 急进性肾小球肾炎

【例 37】2014NO103A 该患者肾活检最可能的类型是

  A. 新月体性肾小球肾炎   B. 系膜增生性肾小球肾炎

  C. 毛细血管内增生性肾小球肾炎   D. 系膜毛细血管性肾小球肾炎

【例 38】2014NO104A 若诊断确定,处理方案是

  A. 血浆置换治疗   B. 给予糖皮质激素   C. 给予免疫抑制剂   D. 对症支持治疗

▶ **常考点** 考试重点,每年都有大量考题出现,且考得很细,需全面掌握。

    参考答案——详细解答见《贺银成2019考研西医临床医学综合能力历年真题精析》

1. A**B**CDE   2. A**B**CDE   3. A**B**CDE   4. A**B**CDE   5. A**B**CDE   6. A**B**CDE   7. A**B**CDE

8. A**B**CDE   9. A**B**CDE   10. A**B**CDE   11. A**B**CDE   12. A**B**CDE   13. A**B**CDE   14. A**B**CDE

15. A**B**CDE   16. A**B**CDE   17. ABCD**E**   18. AB**C**DE   19. A**B**CDE   20. A**B**CDE   21. A**B**CDE

22. A**B**CDE   23. A**B**CDE   24. A**B**CDE   25. A**B**CDE   26. A**B**CDE   27. A**B**CDE   28. A**B**CDE

29. AB**C**DE   30. A**B**CDE   31. A**B**CDE   32. A**B**CDE   33. A**B**CDE   34. A**B**CDE   35. A**B**CDE

36. AB**C**DE   37. A**B**CDE   38. ABC**D**E

第 27 章 尿路感染

▶️ **考纲要求**

尿路感染的病因和发病机制、临床表现、实验室和其他检查、诊断、鉴别诊断和治疗。

▶️ **复习要点**

尿路感染简称尿感,是指各种病原微生物在尿路中生长、繁殖而引起的炎症性疾病。

一、分类、病因、发病机制和临床表现

1. 分类

(1)根据感染发生部位　分为上尿路感染和下尿路感染,前者系指肾盂肾炎,后者主要指膀胱炎。

(2)根据病程　分为急性尿感和慢性尿感。

(3)根据有无尿路结构或功能的异常　分为复杂性尿感和非复杂性尿感。复杂性尿感是指伴有尿路引流不畅、结石、畸形、膀胱-输尿管反流等结构或功能的异常,或在慢性肾实质性疾病基础上发生的尿路感染。不伴上述情况者,称为非复杂性尿感。

【例1】2013NO172X 下列情况发生的尿路感染属于复杂性尿感的有

　　A. 尿路结石　　　　B. 尿路畸形　　　　C. 膀胱输尿管反流　　　　D. 慢性肾实质性疾病

2. 病原微生物

(1)革兰阴性杆菌　为尿路感染最常见的致病菌,其中以大肠埃希菌最常见,占全部尿感的85%。

(2)其他杆菌属　包括克雷伯杆菌、变形杆菌、柠檬酸杆菌属等。

(3)革兰阳性菌　约5%~15%尿路感染由革兰阳性菌引起,主要是肠球菌、凝固酶阴性的葡萄球菌。

(4)腺病毒　可以在儿童和一些年轻人中引起急性出血性膀胱炎,甚至引起流行。

(5)其他　包括结核分枝杆菌、衣原体、真菌等也可导致尿路感染。

大肠埃希菌最常见于无症状性细菌尿、非复杂性尿感、首次发生的尿感。医院内感染、复杂性或复发性尿感、尿路器械检查后发生的尿感,则多为肠球菌、变形杆菌、克雷伯杆菌、铜绿假单胞菌所致。其中,变形杆菌常见于伴尿路结石者,铜绿假单胞菌多见于尿路器械检查后,金黄色葡萄球菌常见于血源性尿感。

【例2】2012A(执医试题)无症状性细菌尿最常见的致病菌是

　　A. 粪肠球菌　　　　B. 大肠埃希菌　　　　C. 葡萄球菌

　　D. 铜绿假单胞菌　　　　E. 变形杆菌

3. 感染途径

(1)上行感染　最常见(占95%)。即病原菌沿尿道→膀胱→输尿管、肾盂。

(2)血行感染　不足2%,指病原菌通过血运到达肾脏和尿路其他部位引起的感染。致病菌多为金葡菌。

(3)直接感染　少见。泌尿系统周围器官、组织发生感染时,病原菌偶可直接侵入泌尿系统导致感染。

(4)淋巴道感染　罕见。

4. 机体防御功能

机体的防御机制包括:①排尿的冲刷作用;②尿道和膀胱黏膜的抗菌能力;③尿液中高浓度尿素、高渗透压和低 pH 值等;④前列腺分泌物中含有的抗菌成分;⑤感染出现后,白细胞很快进入膀胱上皮组织和尿液中,起清除细菌的作用;⑥输尿管膀胱连接处的活瓣,具有防止尿液、细菌进入输尿管的功能。

5. 易感因素

易感因素包括尿路梗阻、膀胱输尿管反流、机体免疫力低下、神经源性膀胱、妊娠、性别和性活动、医

源性因素、泌尿系统结构异常、遗传因素等。

尿路有复杂情况而致尿路不畅是最主要的易感因素。细菌性前列腺炎是青年男性尿感患者最常见的易感因素。单次导尿后,尿感的发生率约为 1% ~2% ;留置导尿管 3 天,尿感发生率 >90% 。

【例 3】2001NO70A 一般留置导尿管 3 ~4 天后,细菌尿的发生率达

　　A. 50%　　　　　　B. 60%　　　　　　C. 70%　　　　　　D. 80%　　　　　　E. 90% 以上

6. 细菌的致病力

(1)菌株　并不是所有大肠埃希菌均能引起症状性尿感,只有大肠埃希菌 O、K、H 株才有特殊的致病力。

(2)致病机制　大肠埃希菌通过菌毛将细菌菌体附着于特殊的上皮细胞受体,然后导致黏膜上皮细胞分泌 IL-6、IL-8,并诱导上皮细胞凋亡和脱落。致病性大肠埃希菌还可产生溶血素、铁载体等对人体杀菌作用具有抵抗能力的物质。

7. 流行病学

(1)女性　除婴儿和老年人外,女性尿感发生率明显高于男性,比例约为 8:1。未婚女性发病率约为 1% ~3% ,已婚女性发病率约为 5% ,孕妇尿感发生率约为 2 ~8% ,60 岁以上女性尿感发生率高达 10% ~12% ,多为无症状性细菌尿。

(2)男性　除非存在易感因素,成年男性极少发生尿感,50 岁以后因前列腺肥大,其发生率较高,约为 7% 。

8. 临床表现

	急性膀胱炎	急性肾盂肾炎	无症状细菌尿	尿道综合征
尿路刺激征	尿频尿急尿痛	可有尿频尿急尿痛	无	尿频尿急尿痛
全身症状	无	寒战高热恶心呕吐	无	无
高血压	无	无	无	无
氮质血症	无	无	无	无
血象、血沉	正常	白细胞↑、血沉↑	正常	正常
菌尿	+	+	+	－(但可有脓尿)

【例 4】2003NO67A 鉴别尿路感染与尿道综合征的最根本点是

　　A. 尿白细胞的多少　　　B. 尿红细胞的多少　　　C. 尿白细胞管型的有无

　　D. 真性细菌尿的有无　　　E. 尿路刺激症状的有无

【例 5】1999NO72A 下列哪项不符合尿道综合征?

　　A. 好发于中年女性　　　B. 有尿频　　　C. 有排尿不畅

　　D. 尿白细胞均不增多　　　E. 尿菌培养阴性

【例 6】2001NO72A 有关肾区疼痛,下列哪项不正确?

　　A. 间质性肾炎有肾区压痛　　B. IgA 肾病有肾区压痛　　C. 肾盂积液有肾区叩痛

　　D. 肾盂肾炎有肾区叩痛　　　E. 肾动脉栓塞肾区有剧烈疼痛

9. 并发症

(1)肾乳头坏死　是指肾乳头及其邻近肾髓质缺血性坏死,常发生于伴有糖尿病、尿路梗阻的肾盂肾炎,为严重并发症。常表现为寒战、高热、剧烈腰痛、腹痛和血尿等。可同时伴革兰阴性杆菌败血症和急性肾衰竭。

(2)肾周围脓肿　为严重肾盂肾炎直接扩展所致,多有糖尿病、尿路结石等易感因素。致病菌常为革兰阴性杆菌,尤其是大肠埃希菌,常出现明显的单侧腰痛,且向健侧弯腰时疼痛加剧。

【例 7】1998NO154X 肾盂肾炎的并发症有

　　A. 肾盂积脓　　　　B. 肾功能衰竭　　　　C. 肾周围脓肿　　　　D. 败血症

二、辅助检查、诊断与鉴别诊断

1. 辅助检查

检查项目	临床意义
尿常规	白细胞尿——尿沉渣镜检 WBC >5 个/HP,对尿感诊断意义较大;肾盂肾炎者可有白细胞管型 镜下血尿——部分患者有镜下血尿(RBC3 ~ 10 个/HP),极少数膀胱炎患者有肉眼血尿 蛋白尿——多为阴性~微量
白细胞排泄率	取 3h 尿液行尿 WBC 计数。<$2×10^5$/h 为正常;(2~3)$×10^5$/h 为可疑;>$3×10^5$/h 为阳性
涂片细菌检查	清洁中段尿沉渣涂片镜检,若≥1 个细菌/HP,提示尿路感染 检出率 80% ~ 90%,可初步确定是杆菌还是球菌、是 G^+ 菌还是 G^- 菌
尿细菌培养	取清洁中段尿、导尿、膀胱穿刺尿做细菌培养(膀胱穿刺尿最可靠): 尿细菌定量培养 <10^4/ml 为可能污染;10^4 ~ 10^5/ml 为可疑阳性 ≥10^5/ml(如无尿感症状,则需 2 次培养均为同一菌种)为真性菌尿(可确诊尿感) 耻骨上膀胱穿刺尿细菌定性培养有细菌生长,即为真性菌尿
硝酸盐还原试验	原理为大肠埃希菌等 G^- 菌可使尿内硝酸盐还原为亚硝酸盐 此法为尿感的过筛试验,其敏感性 >70%,特异性 >90%
血液常规	急性肾盂肾炎时白细胞常升高,中性粒细胞增多,核左移
肾功能	慢性肾盂肾炎肾功能受损时,可出现肾小球滤过率下降,血肌酐升高
影像学检查	B 超、腹部平片、IVP 可了解有无尿路复杂情况

2. 诊断与鉴别诊断

(1)诊断 主要依据尿细菌学检查,其诊断标准为:

①凡是有真性细菌尿者,均可诊断为尿路感染。

②无症状细菌尿的诊断主要依靠尿细菌学检查——两次尿细菌培养均为同一菌种的真性菌尿。

③有尿感典型症状的女性,尿细菌培养菌落计数 >10^2/ml,可诊断为尿路感染。

④有尿感典型症状的男性,尿细菌培养菌落计数 >10^3/ml,可诊断为尿路感染。

⑤留置导尿管的患者,若出现典型尿感的临床表现,且无其他原因可以解释,尿标本细菌培养菌落计数 >10^3/ml,应考虑导管相关性尿路感染的诊断。

注意:①诊断尿感的最主要依据是真性细菌尿,而不是临床表现。真性细菌尿的诊断标准见上表。

②诊断慢性肾盂肾炎的最主要依据是静脉肾盂造影,而不是临床表现,也不是实验室检查结果。

③诊断肾衰竭的最主要依据是肾小球滤过率(原为血肌酐值),而不是临床表现。

(2)定位诊断

根据临床表现定位 上尿路感染常有发热、寒战、毒血症症状,伴明显腰痛、输尿管点和(或)肋脊点压痛、肾区叩击痛等。而下尿路感染常以膀胱刺激征为突出表现,一般少有发热、腰痛等。

根据实验室检查定位 出现下列情况提示上尿路感染:①膀胱冲洗后尿培养阳性;②尿沉渣镜检有白细胞管型,并排除间质性肾炎、狼疮性肾炎等疾病;③尿 N-乙酰-β-D-氨基葡萄糖苷酶(NAG)升高、尿 $β_2$ 微球蛋白($β_2$-MG)升高;④尿渗透压降低。

注意:①上尿路感染——可有尿路刺激征,有全身症状、外周血 WBC 增高、有肾区叩痛及尿白细胞管型。

②下尿路感染——多有尿路刺激征,无全身症状、外周血 WBC 不高、无肾区叩痛及尿白细胞管型。

(3)鉴别诊断 应与尿道综合征、肾结核、慢性肾炎等相鉴别。

【例8】2007NO74A 尿路感染诊断的最重要依据是

　　A. 有尿痛、尿频、尿急症状　B. 腰痛和肾区叩击痛　　　C. 有真性细菌尿　　　　　D. 有白细胞尿

【例9】2006NO76A 女性,40 岁,5 天来高热,腰痛伴尿频、尿痛、尿急,曾口服环丙沙星两天不见好转。既往无类似发作史,1 个月前曾发现肾盂结石未积极治疗。查体:体温 39℃,右肾区有叩击痛,尿蛋

白(+),WBC 20～30 个/HP,偶见白细胞管型,尿比重 1.025。最可能的诊断是

   A. 非复杂性膀胱炎　　　B. 非复杂性急性肾盂肾炎　C. 复杂性膀胱炎

   D. 复杂性急性肾盂肾炎　　E. 慢性肾盂肾炎

【例10】2012NO70A 女性,35 岁。发热伴尿频、尿急、尿痛 2 天来急诊,测体温最高 38.8℃,既往体健。化验血 WBC14.5×10⁹/L,尿蛋白(+),尿沉渣镜检 RBC20～30/HP,WBC 满视野/HP。该患者最可能的诊断是

   A. 急性膀胱炎　　　　　B. 急性肾盂肾炎　　　C. 慢性肾盂肾炎急性发作　D. 尿道综合征

三、治疗

1. 一般治疗

急性期注意休息,多饮水,勤排尿。发热者给予易消化、高热量、富含维生素饮食。膀胱刺激征明显者,可口服碳酸氢钠,以碱化尿液、缓解症状、抑制细菌生长。尿感反复发作者,应积极寻找病因,去除诱发因素。

2. 抗感染治疗

用药原则为:①选用致病菌敏感的抗生素,无病原学结果前,一般首选对革兰阴性杆菌有效的抗生素,尤其是首发尿感;②抗生素在尿和肾内的浓度要高;③选用肾毒性小、副作用少的抗生素;④单一药物治疗失败、严重感染、混合感染、耐药菌株出现时应联合用药;⑤对不同类型的尿路感染给予不同的治疗时间。

(1)急性膀胱炎 致病菌多为大肠埃希菌,约占75%,绝大多数菌株对多种抗菌药物敏感。

	单剂量疗法	短程疗法(3 日疗法)	7 日疗法(3 版 8 年制内科学 P670)
指征	无复杂因素存在的急性膀胱炎	急性膀胱炎的首选治疗方法	妊娠妇女、老年患者、糖尿病患者机体抵抗力低下、男性膀胱炎
治疗方法	单次口服磺胺甲噁唑 2.0 + 甲氧苄啶 0.4 + 碳酸氢钠 1.0;氧氟沙星 0.4;或阿莫西林 3.0	磺胺类、喹诺酮类、半合成青霉素或头孢类抗生素任选一种,连用 3 天	磺胺类、喹诺酮类、半合成青霉素或头孢类抗生素任选一种,连用 7 天
疗效评价	副作用小,依从性好,复发率高疗效不如 3 日疗法 目前较少应用	有效率90%,耐药性无增加可减少复发,增加治愈率 目前首选的治疗方法	只用于具有适应证的特定患者不宜使用单剂量、3 日疗法的急性膀胱炎
后期处理	无论何种疗法,停服抗生素 7 天后,需行尿细菌定量培养 若结果阴性,表示急性细菌性膀胱炎已治愈;若仍有真性细菌尿,应继续给予 2 周抗生素治疗		

急性膀胱炎的治疗　　尿频尿急尿痛　　　　　　急性肾盂肾炎的治疗

妇女(非复杂尿感)　　孕妇(复杂尿感)

3日疗法,1周后复查　　不宜3日疗法　　　　　轻型急性肾盂肾炎——2周疗法(口服)
重症急性肾盂肾炎——2周疗法(静滴)

无尿频尿急尿痛　　　有尿频尿急尿痛

急性膀胱炎　肾盂肾炎　症状性肾盂肾炎　WBC+　WBC−　　⊕ 指尿细菌培养阳性
1周后复查　2周疗法　2周疗法　　感染性　非感染性　　⊖ 指尿细菌培养阴性
　　　　　　　　　　　　　　　尿道综合征　尿道综合征

(2)肾盂肾炎 首发急性肾盂肾炎的致病菌 80% 为大肠埃希菌,首选对革兰阴性杆菌有效的药物。72 小时显效者无需换药,否则应按药敏结果更换抗生素。

①轻型急性肾盂肾炎 采用 2 周疗法。可口服喹诺酮类、半合成青霉素或头孢类抗生素,治疗 2 周后,有效率 90%。如尿菌仍阳性,应参考药敏试验结果选用有效抗生素继续治疗 4～6 周。

②重症急性肾盂肾炎　采用 2 周疗法。可静脉滴注氨苄西林、头孢噻肟钠、左氧氟沙星等。治疗 72 小时无效则根据药敏结果更换抗生素。

（3）再发性尿感　再发性尿感包括重新感染和复发，其中重新感染约占 80%。

①重新感染　治疗后症状消失，尿菌阴性，但停药 6 周后再次出现真性细菌尿，菌株与上次不同，称重新感染。治疗方法同首次发作。对半年内发生 2 次以上者，可用长程低剂量抑菌治疗，即每晚临睡前排尿后服用小剂量抗生素 1 次，如复方新诺明、呋喃妥因或氧氟沙星，每 7～10 天更换药物 1 次，连用半年。

②复发　治疗后症状消失，尿菌阴转后 6 周内再出现菌尿，菌种与上次相同，且为同一血清型。在祛除诱因的基础上，根据药敏结果选用杀菌型抗生素，疗程≥6 周。反复发作者，给予长程低剂量抑菌治疗。

（4）妊娠期尿感　宜选用毒性较小的抗生素，如阿莫西林、呋喃妥因、头孢菌素等，疗程如下图。

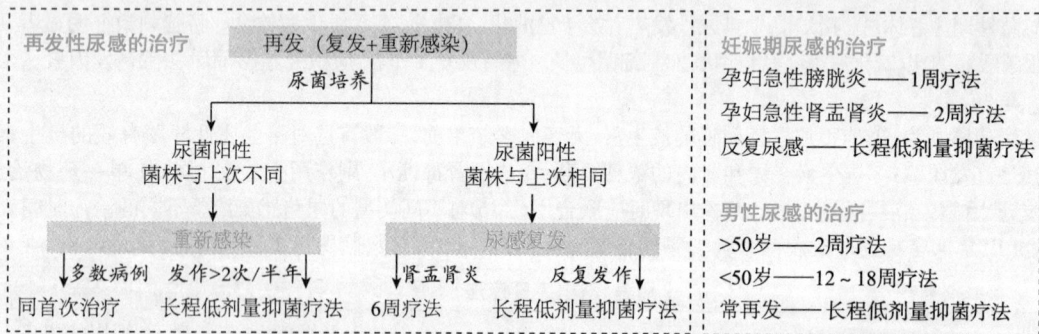

再发性尿感的治疗	妊娠期尿感的治疗
再发（复发+重新感染） 尿菌培养 尿菌阳性 菌株与上次不同 — 重新感染 尿菌阳性 菌株与上次相同 — 尿感复发 多数病例 发作>2次/半年：同首次治疗　长程低剂量抑菌疗法 肾盂肾炎 反复发作：6周疗法　长程低剂量抑菌疗法	孕妇急性膀胱炎——1周疗法 孕妇急性肾盂肾炎——2周疗法 反复尿感——长程低剂量抑菌疗法 男性尿感的治疗 >50岁——2周疗法 <50岁——12～18周疗法 常再发——长程低剂量抑菌疗法

记忆：①3d 疗法——急性膀胱炎、再发尿感初诊者。　②1W 疗法——孕妇急性膀胱炎。
③2W 疗法——急性肾盂肾炎、孕妇急性肾盂肾炎。　④6W 疗法——肾盂肾炎复发。
⑤长程低剂量抑菌疗法——常再发尿感(半年再发 2 次以上、反复妊娠期尿感、无症状细菌尿治疗后复发)。

(82～84 题共用题干)女性，26 岁，妊娠 30 周。3 天来腰痛伴尿频、尿痛。两天来发热，体温最高达 38.6℃。既往体健。尿常规:蛋白(＋)，沉渣镜检 RBC5～10/HP，WBC20～25/HP，偶见白细胞管型。

【例 11】2017NO82A 该患者最可能的诊断是

　　A. 尿道综合征　　　　B. 急性膀胱炎　　　　C. 急性肾盂肾炎　　　　D. 肾结核

【例 12】2017NO83A 若做清洁后中段尿细菌培养，最可能的结果是

　　A. 未见细菌生长　　　B. 大肠埃希菌　　　　C. 粪链球菌　　　　　D. 结核杆菌

【例 13】2017NO84A 最宜选用的治疗是

　　A. 多饮水及对症治疗　　　　　　　　B. 静脉给予大环内酯类抗生素
　　C. 抗结核治疗　　　　　　　　　　　D. 静脉给予第三代头孢菌素类抗生素

（5）无症状细菌尿　是一种隐匿型尿感，即患者有菌尿而无任何尿感症状，常在健康人群中进行筛选时，或因其他慢性肾脏病作常规尿细菌学检查时发现。其发病率随年龄增长而增加，超过 60 岁的妇女，可达 10%。其致病菌多为大肠埃希菌。目前认为，有下述情况者应予治疗:①妊娠期无症状细菌尿；②学龄前儿童；③曾出现有症状感染者；④肾移植、尿路梗阻、其他尿路复杂情况者。根据药敏结果选择有效抗生素，主张短疗程用药；如治疗后复发，可选长程低剂量抑菌疗法。

	治疗方法	理论依据
妇女无症状细菌尿	不予治疗	长期观察未见不良后果
妊娠妇女无症状细菌尿	必须治疗	治疗可保护母亲和胎儿
学龄前儿童无症状细菌尿	必须治疗	—
老年人无症状细菌尿	不予治疗	治疗与否与寿命无关
肾移植、尿路梗阻等引起的无症状细菌尿	7天疗法	多有尿路复杂情况

注意: 无须治疗的无症状细菌尿——妇女、老年人。

【例14】2015NO69A 下列患无症状细菌尿的病人中,不需要治疗的是

A. 学龄前儿童　　　　B. 老年人　　　　C. 妊娠妇女　　　　D. 肾移植后

四、慢性肾盂肾炎

1. 临床表现

(1)**症状不典型**　临床表现较为复杂,全身及泌尿系统局部表现可不典型,可表现为无症状细菌尿。

(2)**常见表现**　半数患者可有急性肾盂肾炎病史,后出现程度不同的发热、间歇性尿频、排尿不适、腰部酸痛、肾小管功能受损表现,如夜尿增多、低比重尿等。可发展为慢性肾衰竭。

(3)**急性发作**　急性发作时患者症状明显,类似急性肾盂肾炎。

2. 诊断

除反复发作尿感病史之外,尚需结合影像学及肾功能检查。①肾外形凹凸不平,两肾大小不等;②静脉肾盂造影可见肾盂肾盏变形、缩窄;③持续性肾小管功能损害。具备①、②条的任何一条,再加第③条就可确诊。

3. 治疗

慢性肾盂肾炎常为复杂性尿感,其治疗的关键是积极寻找并去除易感因素;慢性肾盂肾炎急性发作时,治疗原则同急性肾盂肾炎。

【例15】2010NO69A 慢性肾盂肾炎早期肾功能减退的主要指标是

A. 血尿素氮升高　　　　　　　　　　B. 血肌酐升高

C. 尿浓缩功能减退　　　　　　　　　D. 肌酐清除率下降

【例16】2014NO172X 下列支持慢性肾盂肾炎诊断的有

A. 可无急性肾盂肾炎病史　　　　　　B. 肾外形凹凸不平,双肾大小不等

C. 持续性肾小管功能损害　　　　　　D. 静脉肾盂造影常见肾盂肾盏正常

【例17】2000NO68A 判断肾盂肾炎病人是复发还是重新感染,通常以病人前次治疗停药后几周再发为依据?

A. 4 周　　　　　　　　B. 5 周　　　　　　　　C. 6 周

D. 7 周　　　　　　　　E. 8 周

【例18】1996NO56A 对肾盂肾炎的描述,下列哪项不正确?

A. 肾盂肾炎病史超过一年即为慢性期　　B. "无症状性菌尿"亦需及时系统治疗

C. 容易再次复发　　　　　　　　　　　D. 诊断慢性肾盂肾炎时,过去可无明确病史

E. 判定急性期或慢性期有困难时,可作短期治疗,以利鉴别

【例19】1995NO48A 诊断慢性肾盂肾炎时,下列哪项是不正确的?

A. 静脉肾盂造影时可见到肾盂肾盏变形缩窄　　B. 必有尿路刺激(尿急、尿频、尿痛)症状

C. 无全身症状,只有尿培养反复多次阳性　　　D. 肾小管功能可持续损害

E. 可有高血压、水肿、肾功能减退

▶**常考点**　急慢性肾盂肾炎的临床、病理特点,鉴别及治疗。

　　参考答案——详细解答见《贺银成2019考研西医临床医学综合能力历年真题精析》

1. ABCDE　　2. ABCDE　　3. ABCDE　　4. ABCDE　　5. ABCDE　　6. ABCDE　　7. ABCDE

8. ABCDE　　9. ABCDE　　10. ABCDE　　11. ABCDE　　12. ABCDE　　13. ABCDE　　14. ABCDE

15. ABCDE　　16. ABCDE　　17. ABCDE　　18. ABCDE　　19. ABCDE

第28章　急性肾损伤与慢性肾衰竭

▶**考纲要求**

①急性肾损伤的病因和发病机制、临床表现、实验室检查、诊断、鉴别诊断和治疗。②慢性肾衰竭的病因和发病机制、临床表现、实验室检查、诊断、鉴别诊断和治疗。

▶**复习要点**

一、急性肾损伤

急性肾损伤(AKI)以往称为急性肾衰竭,是指由多种病因引起的肾功能快速下降而出现的临床综合征。

1. 病因和分类

(1)**肾前性 AKI**　血容量减少(体液丢失和出血)、有效动脉血容量减少、肾内血流动力学改变等。

(2)**肾后性 AKI**　源于急性尿路梗阻,从肾盂到尿道任一水平尿路上均可发生梗阻。

(3)**肾性 AKI**　有肾实质损伤,包括肾小管、肾间质、肾血管、肾小球疾病导致的损伤。肾小管性 AKI 的常见病因是肾缺血、肾毒性物质(外源性毒素如生物毒素、化学毒素、抗生素、对比剂,内源性毒素如血红蛋白、肌红蛋白)损伤肾小管上皮细胞,可引起急性肾小管坏死(ATN)。

2. 发病机制

(1)**肾前性 AKI**　最常见,由肾脏血流灌注不足所致,见于细胞外液容量减少,或虽然细胞外液容量正常,但有效循环容量下降的某些疾病,或某些药物引起的肾小球毛细血管灌注压降低。早期,肾脏血流自我调节机制通过调节肾小球出球和入球小动脉的血管张力,即入球小动脉扩张和出球小动脉收缩,以维持肾小球滤过率(GFR)和肾血流量,可使肾功能维持正常。当血压过低,超过自我调节能力时,即可导致肾小球滤过率降低,但短期内并无肾实质损伤。若持续低灌注,则可发生肾小管上皮细胞明显损伤,继而发展为 ATN。

(2)**肾性 AKI**　按损伤部位可分为肾小管性、间质性、血管性和肾小球性,其中以 ATN 最常见:

①**小管因素**　缺血/再灌注、肾毒性物质可引起近端肾小管损伤,导致肾小管对钠重吸收减少,管-球反馈增强,小管管型形成导致小管梗阻,管内压增加,肾小球滤过率下降。小管严重受损可导致肾小球滤过液的反漏,通过受损的上皮或小管基底膜漏出,致肾间质水肿和肾实质进一步损伤。

②**血管因素**　肾缺血可导致血管内皮损伤和炎症反应,引起血管收缩因子(内皮素、肾内肾素-血管紧张素系统、血栓素 A_2 等)产生过多,而血管舒张因子(NO、PGI_2、PGE_2)合成减少。这些变化可进一步引起血流动力学异常,导致 GFR 下降。

③**炎症因子的参与**　肾缺血可通过炎症反应直接使血管内皮细胞受损,也可通过小管细胞产生炎症介质(IL-6、IL-18、TNFα、TGFβ、MCP-1 等)使内皮细胞受损,受损的内皮细胞表达上调 ICAM-1 和 P 选择素,使白细胞黏附及移行增加,炎症反应导致肾组织的进一步损伤,GFR 下降。

(3)**肾后性 AKI**　双侧尿路梗阻或孤立肾患者单侧尿路出现梗阻时,可发生肾后性 AKI。尿路发生梗阻时,尿路内反向压力首先传导到肾小球囊腔,由于肾小球入球小动脉扩张,早期 GFR 尚能维持正常。若梗阻持续无法解除,肾皮质大量区域出现无灌注或低灌注状态,GFR 将逐渐降低。

【例1】1997NO152X 急性肾小管坏死的发病机理有

A. 肾缺血　　　　　B. 肾中毒　　　　　C. 原尿外漏　　　　　D. 肾小管阻塞

3. 临床表现

典型 ATN 临床病程可分为三期:起始期、维持期(少尿期)、恢复期(多尿期)。

(1)**起始期**　此期患者常遭受低血压、缺血、脓毒血症、肾毒素等因素的影响,但尚未发生明显的肾实质损伤。随着肾小管上皮细胞发生明显损伤,GFR下降,则进入维持期。

（2）**维持期（少尿期）**　成人尿量 < 400ml/24h 称少尿,尿量 < 100ml/24h 称为无尿。成人尿量 > 400ml/24h,即进入多尿期。有些患者尿量 >400ml/24h（外科学为 800ml/24h）,但血清肌酐、尿素氮仍进行性升高,升幅不高,很少出现高钾血症,预后较好,称为非少尿型肾损伤。AKI 的全身症状如下表。

消化系统	食欲减退、恶心呕吐、腹胀腹泻,严重者可发生消化道出血
呼吸系统	可有急性肺水肿,表现为呼吸困难、咳嗽、憋气
循环系统	高血压、心力衰竭、各种心律失常、心肌病变
神经系统	意识障碍、躁动、谵妄、抽搐、昏迷等尿毒症脑病症状
血液系统	出血倾向、轻度贫血

（3）**恢复期（多尿期）**　从肾小管细胞再生、修复,直至肾小管完整性恢复,称为多尿期。GRF 逐渐恢复正常或接近正常范围。少尿型患者开始出现利尿,可有多尿表现,在不使用利尿剂的情况下,每日尿量可达 3000～5000ml,或更多。

	急性肾衰竭维持期（少尿期）	急性肾衰竭恢复期（多尿期）
尿量	< 400ml/24h	> 400ml/24h
持续时间	一般 1～2 周,可长达 1 月;少尿期越长,病情越重	1～3 周
水	水中毒	尿量大时,可有脱水
氮平衡	BUN 升高、CR 升高、氮质血症	早期 BUN 升高、CR 升高,氮质血症
血钾	高钾	早期高钾,晚期低钾（随尿排出）
血钠	水中毒,稀释性低钠、低氯	低钠,大量脱水时可高钠
钙	低钙	低钙
其他	高镁、高磷、出血倾向（DIC）、代谢性酸中毒	低血压（尿量增加,体液减少）
主要死因	高钾血症、水中毒	低钾血症、感染

【例2】2004NO78A 下列关于急性肾衰竭的叙述,正确的是（外科学试题）

　　A. 肾性急性肾衰竭时通常尿液浓缩,尿比重和渗透压高

　　B. 尿量是判断有无急性肾衰竭的唯一指标

　　C. 20% 的急性肾衰竭与创伤和手术相关

　　D. 高血钾是少尿期最主要的死亡原因

　　E. 多尿期时氮质血症恢复正常

【例3】2002NO154X 急性肾功能衰竭少尿期的表现是

　　A. 高钾血症　　　　　　B. 高钠血症　　　　　C. 高钙血症　　　　　D. 高磷血症

4. 实验室检查

血液检查	有轻度贫血,血肌酐和尿素氮进行性上升,pH↓,血钾↑,血钠正常或偏低,血钙↓,血磷↑
尿液检查	尿蛋白 ±～+,尿比重 <1.015 且较固定,尿渗透压 <350mOsm/（kg·H_2O)
影像检查	B 超、CT、MRI、放射性核素检查
肾活检	是重要的诊断手段

5. 诊断与鉴别诊断

（1）**AKI诊断标准**　肾功能在 48h 内突然减退,血清肌酐绝对值升高 ≥26.5μmol/L（0.3mg/dl）,或 7 天内血清肌酐增至 ≥1.5 倍基础值;或尿量 <0.5ml/（kg·h）,持续时间 >6h。根据血清肌酐和尿量进一步分期。

分期	血清肌酐	尿量
1期	增至基础值 1.5~1.9 倍,或升高≥26.5μmol/L	<0.5ml/(kg·h),持续 6~12h
2期	增至基础值 2.0~2.9 倍	<0.5ml/(kg·h),持续≥12h
3期	增至基础值 3 倍,或升高≥353.6μmol/L,或开始肾脏替代治疗 或 18 岁以下患者 eGFR <35ml/(min·1.73m²)	<0.3ml/(kg·h),持续≥24h 或无尿≥12h

注意:①诊断急性肾衰竭的最主要依据是肾小球滤过率(原为血肌酐值),而不是临床表现。

②诊断慢性肾盂肾炎的最主要依据是静脉肾盂造影,而不是临床表现,也不是实验室检查结果。

③诊断尿感的最主要依据是真性细菌尿,而不是临床表现。真性细菌尿的诊断标准见《尿路感染》。

(2)急性肾小管坏死(ATN)与肾前性少尿的鉴别 如下表。

诊断指标	肾前性少尿	急性肾小管坏死(ATN)
尿沉渣	透明管型	棕色颗粒管型
尿比重	>1.020	<1.010
尿渗透压(mOsm/kg·H₂O)	>500	<350(7 版内科学为 300)
血尿素氮/血肌酐	>20	<10~15(7 版内科学为 20)
尿肌酐/血肌酐	>40	<20
尿钠浓度(mmol/L)	<20	>40
肾衰指数	<1	>1
钠排泄分数(%)	<1	>1

$$肾衰指数 = \frac{尿钠}{尿肌酐/血肌酐}; \qquad 钠排泄分数 = \frac{尿钠/血钠}{尿肌酐/血肌酐} \times 100\%$$

(3)急性肾小管坏死和肾后性尿路梗阻的鉴别 肾后性尿路梗阻(结石、肿瘤、前列腺肥大等)可有突发完全无尿或间歇无尿,肾绞痛,肾区叩痛等,膀胱出口梗阻可有膀胱积尿膨胀,超声检查和 X 线检查可确诊。

(4)急性肾小管坏死和其他肾性肾衰竭的鉴别 肾性急性肾衰竭可见于急进性肾炎、急性间质性肾炎、狼疮肾炎、过敏性紫癜性肾炎、肾病综合征、系统性血管炎、血栓性微血管病、恶性高血压等。通常根据各种疾病所具有的特殊病史、临床表现、实验室检查及对药物治疗的反应,可作出鉴别诊断。肾活检可帮助鉴别。

【例4】2012NO172X 下列支持急性肾小管坏死的尿液检查结果有

A. 尿比重 <1.010　　　　　　　　　　B. 尿渗透压 <300mOsm/Kg·H₂O

C. 尿钠浓度 <20mmol/L　　　　　　　D. 肾衰指数 <1

【例5】2007NO146X 肾前性急性肾衰竭的特点有(注意8版教材的数据有改动)

A. 尿比重 >1.018　　B. 血尿素氮/肌酐 >20　　C. 肾衰指数 >1　　　　D. 滤过钠分数 >1

【例6】2016NO69A 急性肾小管坏死维持期出现的实验室检查异常是

A. 血尿素氮与肌酐的比值减低　　　　　　B. 血红蛋白中度以上减低

C. 血钾浓度减低　　　　　　　　　　　　D. 尿钠浓度减低

6. 治疗

(1)尽早纠正可逆病因 急性肾衰竭的治疗首先要纠正可逆病因。对于各种严重外伤、心力衰竭、急性失血等都应进行相关治疗,包括输血、扩容、抗感染、抗休克等。停用影响肾灌注或肾毒性的药物(如庆大霉素、阿米卡星等)。存在尿路梗阻时,应及时采取措施去除梗阻。

(2)维持体液平衡 少尿期若不严格控制输液总量,将导致水中毒等严重后果。

每日补液量 = 前 24 小时显性失水量 + 不显性失水量 - 内生水量 = 前一日尿量 +500ml。

(3)饮食和营养 补充营养以维持机体的营养状况和正常代谢,这有助于损伤细胞的修复和再生,提高存活率。能量供应量为 35kcal/(kg·d),主要由碳水化合物和脂肪供应。蛋白质摄入量限制为 0.8g/(kg·d)。尽可能地减少钠、钾、氯的摄入量。

(4)高钾血症　血钾 >6.5mmol/L,应紧急处理:

①钙剂　10% 葡萄糖酸钙 10~20ml 稀释后静脉缓慢注射。

②纠酸　5% 碳酸氢钠 100~200ml 静滴,以纠正酸中毒,并可促进钾离子向细胞内流动。

③GI 液　50% 葡萄糖 50~100ml(G) + 胰岛素 6~12U(I)缓慢静注,可促进钾离子向细胞内移动。

④降钾树脂　口服降钾树脂(聚磺苯乙烯),15~30g,tid。

⑤透析　为最有效的治疗方法,血钾 >6.5mmol/L 为肾透析的指征。

(5)代谢性酸中毒　如 HCO_3^- <15mmol/L,可选用碳酸氢钠纠酸。重症酸中毒者,应立即透析治疗。

(6)治疗感染　应尽早使用抗生素,但不提倡预防使用抗生素,宜选用肾毒性小的药物。

(7)肾脏替代治疗　透析指征见下表。

外科肾透析指征	5 版内科学 P567 肾透析指征	8 版内科学 P522 肾透析指征
①CR >442μmol/L ②K+ >6.5mmol/L ③严重代酸 ④尿毒症症状加重 ⑤水中毒出现症状和体征	①CR 每日升高 >176.8μmol/L(或 >442μmol/L) ②K+ 每日升高 >1mmol/L(或 >6.5mmol/L) ③BUN 每日升高 >8.9mmol/L(或 >21.4mmol/L) ④酸中毒、CO_2CP <13mmol/L、pH <7.25 ⑤出现水中毒症状和体征 ⑥急性肺水肿 ⑦无明显高分解代谢,但无尿2天或少尿4天以上	K+ >6.5mmol/L 严重代酸 pH <7.15 心包炎 严重脑病 容量负荷过重利尿剂无效

重症患者倾向于早期透析治疗,其目的在于:①对容量负荷过重者可清除体内过多的水分;②清除尿毒症毒素;③纠正高钾血症、代谢性酸中毒,以稳定机体的内环境;④有助于液体、热量、蛋白质及其他营养物质的补充。

AKI 透析治疗可选择腹膜透析(PD)、间歇性血液透析(IHD)、连续性肾脏替代治疗(CRRT)等。

①PD　无需抗凝,很少发生心血管并发症,适用于血流动力学不稳定的患者,但透析效率较低,且有发生腹膜炎的风险,重症患者很少采用。

②血液透析　代谢废物的清除率高,治疗时间短,但易有心血管功能不稳定、症状性低血压,且需要应用抗凝药物,对有出血倾向的患者增加治疗的风险。

③CRRT　包括连续性静-静脉血液滤过(CVVH)、连续性静-静脉血液透析(CVVHD)、连续性静-静脉血液透析滤过(CVVHDF)等,对血流动力学影响较小,适用于多器官衰竭患者。

(8)多尿期治疗　多尿期开始时,肾小球滤过功能、肾小管浓缩功能仍未恢复,治疗时仍应维持水、电解质和酸碱平衡,控制氮质血症和防止各种并发症。

(9)恢复期治疗　一般无需特殊处理,应定期随访肾功能,避免使用肾毒性药物。

注意:①治疗急性肾衰竭合并感染者,应选用肾毒性小的药物——青霉素、第三代头孢菌素等。
②治疗急性肾衰竭合并感染者,禁用肾毒性大的药物——庆大霉素、阿米卡星等。
③急性肾衰竭合并高钾血症最有效的治疗——肾透析。
④常用肾透析指征:血钾 >6.5mmol/L、血肌酐 CR >442μmol/L、血浆尿素氮 BUN >21.4mmol/L。
⑤正常值:血钾为 3.5~5.5mmol/L、CR 为 76~88μmol/L、BUN 为 3.2~7.1mmol/L。

【例7】2003NO144X 急性肾功能衰竭少尿期进行透析的指征是

A. 血肌酐每日升高 >176.8μmol/L

B. 血尿素氮每日升高 >8.9mmol/L

C. 血钾每日升高 >0.8mmol/L

D. 酸中毒、CO_2CP <13mmol/L、pH <7.25

【例8】2017NO157X 重症急性肾衰竭透析治疗的方法有

A. 间歇性血液透析

B. 连续性动静脉血液滤过

C. 连续性静静脉血液滤过　　　　　　　　　　D. 腹膜透析

二、慢性肾衰竭

1. 定义及分期

（1）**慢性肾脏病（CKD）**　各种原因引起的肾脏结构和功能障碍≥3 个月,包括肾小球滤过率（GFR）正常和不正常的病理损伤、血液或尿液成分异常及影像学检查异常,或不明原因的 GFR 下降（GFR <60ml/min）超过 3 个月,称为慢性肾脏病。GFR 正常值为（100±10）ml/min。慢性肾脏病包括 CKD1~5 期。

（2）**慢性肾衰竭（CRF）**　是指慢性肾脏病引起的 GFR 下降及与此相关的代谢紊乱和临床症状组成的综合征。慢性肾衰竭主要为 CKD4~5 期。

（3）**美国肾脏病基金会分期**　国际公认的慢性肾脏病分期依据是美国肾脏基金会制定的指南,分为 5 期。

分期	特征	GFR（ml/min·1.73m²）	防治目标-措施
1	GFR 正常或升高	≥90	慢性肾脏病（CKD）诊治,缓解症状,保护肾功能
2	GFR 轻度降低	60~89	评估、延缓 CKD 进展,降低心血管病风险
3a	GFR 轻到中度降低	45~59	-
3b	GFR 中到重度降低	30~44	延缓 CKD 进展,评估、治疗并发症
4	GFR 重度降低	15~29	综合治疗,透析前准备
5	ESRD（肾衰竭）	<15 或透析	如出现尿毒症,需及时替代治疗

（4）**我国慢性肾衰竭的分期（1992）**　分为 4 期,8 版内科学已删除该部分内容。

CRF 分期	肌酐清除率（ml/min）	血肌酐（μmol/L）	临床表现	相当于
肾功能代偿期	50~80	133~177（正常）	正常	CKD2 期
肾功能失代偿期	20~50	186~442	无。可有轻度贫血、夜尿多	CKD3 期
肾功能衰竭期	10~20	451~707	贫血、夜尿增多、胃肠道症状	CKD4 期
尿毒症期	<10	≥707	临床表现及生化值显著异常	CKD5 期

注意：①我国慢性肾衰竭分期的主要依据是血肌酐值（CR）,分 4 期。
②美国慢性肾衰竭分期的主要依据是肾小球滤过率（GFR）,分 5 期。注意两种分期之间的转换关系。

【例9】2005NO76A 男性,55 岁,患慢性肾炎 10 余年,经中西医结合治疗病情稳定,但近 1 年来逐渐加重,食欲下降,贫血,化验血肌酐已进入肾衰竭期,这时血肌酐的水平是
　　A. <178μmol/L　　　　　B. 178~278μmol/L　　　　C. 278~450μmol/L
　　D. 450~707μmol/L　　　　E. >707μmol/L

（105~107 题共用题干）患者,男,50 岁。1 年来头晕、乏力,半月加重伴心悸、纳差、恶心,血压增高为 165/105mmHg,化验尿蛋白（++）,沉渣 RBC4~8/HP,血 Hb80g/L,血肌酐 610μmol/L,BUN25mmol/L。

【例10】2009NO105A 根据国际公认的"肾脏病生存质量指导"（K/DOQI）的分期,该例慢性肾脏疾病的分期是
　　A. 1 期　　　　　　　　B. 2 期　　　　　　　　C. 3 期　　　　　　　　D. 4 期

【例11】2009NO106A 根据肾功能损害程度,该患者符合
　　A. 肾储备能力下降期　　B. 氮质血质期　　　　　C. 肾衰竭期　　　　　　D. 尿毒症期

【例12】2009NO107A 该该者最不可能出现的电解质紊乱是
　　A. 低镁血症　　　　　　B. 低钠血症　　　　　　C. 低钙血症　　　　　　D. 高磷血症

2. 常见病因

主要有糖尿病肾病、高血压肾小动脉硬化、原发性和继发性肾小球肾炎、肾小管间质病变(慢性间质性肾炎、慢性肾盂肾炎、尿酸性肾病、梗阻性肾病)、肾血管疾病、遗传性肾病(如多囊肾、遗传性肾炎)等。

在发达国家,糖尿病肾病、高血压肾小动脉硬化为慢性肾衰的主要病因。

在我国,原发性肾小球肾炎是慢性肾衰的最常见病因。

> **注意:**①慢性肾衰竭最常见的病因:我国为慢性肾小球肾炎,发达国家为糖尿病肾病。
> ②引起慢性肾衰竭的最常见继发性肾脏病是糖尿病肾病。

3. 慢性肾衰竭进展的危险因素

(1)慢性肾衰竭渐进性发展的危险因素　包括高血糖、高血压、高脂血症、高同型半胱氨酸血症、蛋白尿(包括微量白蛋白尿)、低蛋白血症、吸烟、贫血、老年、营养不良、尿毒症毒素蓄积等。

(2)慢性肾衰竭急性加重的危险因素　①累及肾脏的疾病复发或加重:原发性或继发性肾小球肾炎、高血压、糖尿病、缺血性肾病等;②有效血容量不足:低血压、脱水、大出血、休克等;③肾脏局部血供急剧减少:如肾动脉狭窄患者使用 ACEI、ARB 等药物;④严重高血压未控制;⑤肾毒性药物;⑥泌尿道梗阻;⑦其他:严重感染、高钙血症、肝衰竭、心力衰竭等。

4. 发病机制

(1)慢性肾衰竭进展的机制　包括肾单位高滤过、肾单位高代谢、肾组织上皮细胞表型转化的作用、某些细胞因子和生长因子的作用等。

(2)尿毒症症状的发生机制　虽然血清肌酐和尿素氮水平被用于评价肾小球滤过功能,但这两种分子本身与尿毒症的症状和体征无关。尿毒症症状及体内各器官系统损害的原因主要有:

①肾脏排泄和代谢功能下降　导致水、电解质、酸碱平衡失调,如水钠潴留、高血压、代谢性酸中毒等。

②尿毒症毒素的毒性作用　尿毒症毒素分小分子、中分子和大分子三类。

	小分子毒素	中分子毒素	大分子毒素
MW	<500 道尔顿	500~5000 道尔顿	>5000 道尔顿
代表毒素	尿素氮(最多)、胍类(甲基胍、琥珀胍酸)、胺类、酚类	甲状旁腺激素(PTH)	核糖核酸酶、β_2-微球蛋白、维生素 A 生长激素、胰升糖素、溶菌酶
毒性作用	在体内积蓄,引起临床症状	尿毒症脑病、内分泌紊乱、细胞免疫功能低下,PTH 引起肾性骨营养不良、软组织钙化	具有某些毒性

③肾脏的内分泌功能障碍　促红细胞生成素(EPO)分泌减少导致肾性贫血,骨化三醇[1,25-$(OH)_2D_3$]产生不足可致肾性骨病。

④营养素的缺乏　持续炎症状态、营养素(如必需氨基酸、水溶性维生素、微量元素等)的缺乏,可引起或加重尿毒症的症状。

【例13】2002NO66A 下列引起尿毒症某些症状的毒素中,不属于小分子毒素的是

A. 尿素　　　　　　B. 尿酸　　　　　　C. 溶菌酶

D. 胍类　　　　　　E. 胺类

5. 临床表现

水电解质失衡	高钾、代谢性酸中毒、低钠、低钙、高磷、高镁(因镁 40% 经肾排出)、活性 VitD 缺乏
物质代谢紊乱	糖代谢异常——糖耐量减低(多见)、低血糖(少见) 脂代谢紊乱——甘油三酯↑、VLDL↑、LP(a)↑、HDL↓、胆固醇轻度增高 维生素代谢紊乱——血清 VitA 水平增高,VitB₆ 及叶酸缺乏
高血压和左室肥厚	①水钠潴留(主要原因);②肾素-血管紧张素增高或/及某些舒张血管的因子不足

心力衰竭	原因为水钠潴留、高血压、尿毒症心肌病变。心力衰竭是尿毒症最常见的死亡原因
尿毒症性心肌病	原因为代谢废物的潴留、贫血,部分患者可伴有冠心病
心包病变	与尿毒症毒素蓄积、低蛋白血症、心衰、感染、出血等有关 分为尿毒症性和透析相关性两种;多发生在透析不充分时,多为血性心包积液
血管钙化	与高磷血症、钙分布异常、血管保护性蛋白(胎球蛋白 A)缺乏有关
动脉粥样硬化	病情进展迅速,血液透析后病变程度加重。冠心病为主要死因之一
呼吸系统症状	尿毒症肺水肿,胸片提示蝴蝶翼征
胃肠道症状	食欲不振、恶心呕吐、口腔有尿味、消化道出血
贫血	多为轻、中度贫血,与促红细胞生成素缺乏(主因)、缺铁、营养不良、出血等有关
出血倾向	晚期有出血倾向,与血小板功能降低有关,部分患者可有 FⅧ缺乏
神经肌肉系统症状	中枢系统——乏力、失眠、注意力不集中、性格改变、淡漠、谵妄、惊厥、昏迷、精神异常 周围系统——以感觉障碍为著,肢端袜套样分布的感觉丧失(最常见)、肢体麻木 神经肌肉兴奋性增高(肌肉震颤、痉挛、不宁腿综合征)、肌萎缩、肌无力
内分泌失调	↓(EPO、1,25-$(OH)_2 D_3$),↑(肾内肾素-血管紧张素Ⅱ、泌乳素、MSH、FSH、LH、ACTH、PTH)
肾性骨营养不良	包括高转化性骨病、低转化性骨病和混合性骨病

肾性骨营养不良 慢性肾脏病患者存在钙、磷等矿物质代谢及内分泌功能紊乱,如 PTH(甲状旁腺素)升高、1,25-$(OH)_2 D_3$(骨化三醇)不足等,导致矿物质异常、骨病、血管钙化等临床综合征,称为慢性肾脏病-矿物质和骨异常。慢性肾衰竭出现的骨矿化和代谢异常,称为肾性骨营养不良(肾性骨病),包括高转化性骨病(纤维囊性骨炎)、低转化性骨病(骨再生不良和骨软化症)和混合性骨病,以高转化性骨病最常见。

(1)**高转化性骨病** 由 PTH 过高引起,破骨细胞过度活跃引起骨盐溶解、骨质重吸收增加,骨胶原基质破坏,而代以纤维组织,形成纤维囊性骨炎,易发生肋骨骨折。X 线检查可见骨骼囊样缺损、骨质疏松等。

(2)**低转化性骨病** 包括骨再生不良、骨软化症。骨再生不良与 PTH 浓度降低、某些成骨因子不足而不能维持骨的再生有关。骨软化症与骨化三醇不足或铝中毒引起的骨组织钙化障碍有关。

注意:①透析不能纠正——脂代谢异常。 ②透析能加重——动脉粥样硬化。
③透析能迅速纠正——心力衰竭、出血倾向、尿毒症肺炎。④慢性肾衰最常见的死因为心力衰竭。

【例 14】1990NO128X 慢性肾功能衰竭时,常有以下改变
    A. 代谢性酸中毒   B. 高钙血症   C. 贫血   D. 低磷血症

【例 15】1994NO48A 慢性肾功能衰竭时高血压的发生机制,下列哪项是正确的?
    A. 肾素-血管紧张素水平增高   B. 血容量扩张
    C. 血容量与肾素-血管紧张素平衡失调   D. 激肽系统的作用
    E. 肾动脉狭窄

【例 16】2015NO172X 下列属于尿毒症肾性骨营养不良的疾病有(本题答案与 2001NO155 矛盾)
    A. 纤维囊性骨炎   B. 骨生成不良   C. 骨软化症   D. 骨硬化症

【例 17】1998NO66A 关于慢性肾衰伴发心脏扩大的原因,下列哪项是错误的?
    A. 水钠潴留   B. 高血压   C. 尿毒症性心肌病变
    D. 心包积液   E. 严重贫血

【例 18】2018NO53A 尿毒症患者以碳酸氢钠静脉滴入纠正代谢性酸中毒时,发生手足搐搦的机制是
    A. 血钠增高继发脑水肿   B. 血钙总量降低
    C. 血中游离钙降低   D. 血中结合钙降低

【例 19】2009NO70A 患者,男,35 岁。反复水肿伴血压高 5 年,近半年来夜尿增多,有时牙龈出血,口渴,

气促,面色逐渐苍白,曾化验血红蛋白为 65g/L,1 天前稀便多次后逐渐神志不清。2 年前曾患急性甲型肝炎已愈。为明确昏迷原因,除全面查体外,首选的检查是

  A. 肝功能和血氨 B. 血肌酐 C. 血糖 D. 骨髓穿刺

（102～104 题共用题干)男性,45 岁。间断双下肢水肿伴蛋白尿 10 年,乏力、纳差、恶心 1 周,刷牙时牙龈出血伴皮肤碰后发青 3 天入院。入院时测血压 150/90mmHg,化验血 Hb80g/L,WBC6.4 × 10^9/L,Plt192 × 10^9/L。尿蛋白(++),尿比重 1.010,尿糖(±),偶见颗粒管型。血 Cr707μmol/L。

【例 20】2013NO102A 该患者血肌酐升高的最可能病因是

  A. 慢性肾小球肾炎 B. 肾病综合征 C. 高血压病肾损害 D. 糖尿病肾病

【例 21】2013NO103A 该患者贫血最可能的原因是

  A. 失血因素   B. 慢性溶血

  C. 促红细胞生成素减少   D. 营养性造血原料不足

【例 22】2013NO104A 该患者出血倾向最可能的原因是

  A. 血管脆性增加 B. 血小板功能减低 C. 凝血因子缺乏 D. 纤溶亢进

6. 诊断与鉴别诊断

根据病史、体检及实验室检查不难诊断,但应与肾前性氮质血症、急性肾衰等鉴别。

7. 治疗

(1)早期防治对策和措施 早期诊断、有效治疗原发病、去除病因,是慢性肾衰竭防治的基础。

项目	治疗目标
血压	CKD1～4 期 BP < 130/80mmHg;CKD5 期 BP < 140/90mmHg
血糖(糖尿病患者)	空腹 5.0～7.2mmol/L,睡前 6.1～8.3mmol/L
HbA1C(糖尿病患者)	< 7%
蛋白尿	< 0.5g/24h
GFR 下降速度	< 4ml/(min·year)
Scr 升高速度	< 50μmol/(L·year)

高血压的治疗 首选血管紧张素转换酶抑制剂(ACEI)和血管紧张素Ⅱ受体拮抗剂(ARB),ACEI 和 ARB 具有良好降压作用,还可扩张出球小动脉,从而减低高滤过,减轻蛋白尿,同时也具有抗氧化、减轻肾小球基底膜损害的作用。

(2)营养治疗 限制蛋白饮食是治疗的重要环节,能够减少含氮代谢产物生成,减轻症状及相关并发症,延缓病情进展。①非糖尿病肾病患者在 CKD1～2 期,推荐蛋白入量 0.8g/(kg·d);②CKD3～5 期,应采用低蛋白饮食,推荐蛋白入量 0.6g/(kg·d);③糖尿病患者则从显性蛋白尿起就应该限制蛋白摄入,推荐蛋白入量 0.8g/(kg·d);一旦出现肾小球滤过率(GFR)下降,蛋白入量需 < 0.6g/(kg·d)。在低蛋白饮食中,约 50% 的蛋白质应为高生物价蛋白,如蛋、瘦肉、鱼、牛奶等。如有条件,在低蛋白饮食的基础上,可同时补充适量的必需氨基酸[0.1～0.2g/(kg·d)]和(或)α-酮酸。

无论何种饮食治疗方案,都必须摄入足够热量,一般为 30～35kcal/(kg·d),此外还需补充维生素、叶酸及控制钾、磷的摄入。磷摄入量应 < 600～800mg/d;对严重高磷血症患者,还应同时给予磷结合剂。

(3)纠正代谢性酸中毒和水、电解质紊乱 对症治疗。

(4)贫血 透析能改善贫血。重组人促红细胞生成素(rHuEPO)治疗贫血疗效显著,应同时补充铁剂。

(5)低钙血症、高磷血症和肾性骨病 当 GFR < 30ml/min 时,除限制磷摄入外,可应用磷结合剂口服,以碳酸钙较好。明显低钙血症患者,可口服骨化三醇。

(6)肾脏替代治疗 包括血液透析、腹膜透析和肾移植。

【例 23】2006NO144X 下列具有肾保护作用,能延缓肾功能恶化的降压药物有

  A. 贝那普利   B. 氯沙坦   C. 氨氯地平   D. 阿替洛尔

(102 ~ 104 题共用题干)男性,45 岁。间断全身轻度水肿 5 年,加重伴视物模糊 1 天入院。测血压 180/135mmHg,化验尿蛋白(++),尿沉渣镜检 RBC8 ~ 10 个/HP,24 小时尿蛋白定量 1.3g,血 Cr337μmol/L。

【例 24】2012NO102A 该患者首选的治疗措施是

  A. 血液透析   B. 限盐、低蛋白饮食 C. 利尿治疗   D. 降压药物治疗

【例 25】2012NO103A 该患者目前不适宜选用的治疗药物是

  A. 卡托普利   B. 硝苯地平   C. 氢氯噻嗪   D. 呋塞米

【例 26】2012NO104A 病情稳定后,为明确诊断,最重要的检查是

  A. 眼底检查   B. 肾动态显像   C. 肾穿刺活检   D. 双肾 B 型超声

▶ **常考点** 急性肾损伤的病因,少尿期和多尿期特点,治疗;慢性肾功衰的表现及治疗。

    参考答案——详细解答见《贺银成 2019 考研西医临床医学综合能力历年真题精析》

1. ABCDE 2. ABCDE 3. ABCDE 4. ABCDE 5. ABCDE 6. ABCDE 7. ABCDE

8. ABCDE 9. ABCDE 10. ABCDE 11. ABCDE 12. ABCDE 13. ABCDE 14. ABCDE

15. ABCDE 16. ABCDE 17. ABCDE 18. ABCDE 19. ABCDE 20. ABCDE 21. ABCDE

22. ABCDE 23. ABCDE 24. ABCDE 25. ABCDE 26. ABCDE

第29章　贫血概述与缺铁性贫血

▶**考纲要求**

①贫血的分类、临床表现、诊断和治疗。②缺铁性贫血的病因和发病机制、临床表现、实验室检查、诊断、鉴别诊断和治疗。

▶**复习要点**

一、血液系统疾病总论

虽然考试大纲对血液系统疾病总论无要求,但根据我们多年来对考生辅导的情况来看,绝大多数考生都认为血液病学内容很难理解和记忆。追其原因,大多数考生对血液系统疾病的规律性缺乏理解,只能死记硬背。事实上,只要考生熟练掌握一些规律性的知识点,就很容易理解和记忆,而且就不会觉得血液系统疾病的试题太难。本节就与考试相关的知识点进行概括总结,以帮助考生对后述疾病的理解和记忆。

1. 造血部位的变迁

不同时期的造血部位不同,可分为胚胎期、胎儿期和出生后三个阶段的造血期。

(1)**中胚叶造血期(胚胎期)**　卵黄囊是胚胎期最早出现的造血场所。

(2)**肝脾造血期(胎儿期)**　卵黄囊退化后,由肝脾替代其造血功能。

(3)**骨髓造血期(出生后)**　出生后,骨髓成为主要的造血器官。当骨髓没有储备能力时,一旦需要额外造血,即由骨髓外的器官(如肝脾)来参与造血,发生所谓的骨髓外造血。

2. 造血细胞及环境

(1)**造血细胞的生成与发育**　现已公认各种血液细胞与免疫细胞均起源于共同的骨髓造血干细胞(HSC)。然后按"多能造血干细胞(PHSC)→定向多能造血干细胞(HSC)→定向单能干细胞(祖细胞)→成熟非增殖血细胞"的规律进行发育。

(2)**造血调节**　血细胞的生成除需要 HSC 外,还需正常造血微环境及造血调控因子的存在。

3. 各系各阶段发育的基本规律

下图为各系发育的基本规律。从图中可以看出:各系均起源于各自祖细胞,然后大致都遵循"祖细胞→原始×细胞→幼稚×细胞→成熟×细胞"的发育规律。其中红系和粒系的发育划分更详细,如红系从原始红细胞→早幼红→中幼红→晚幼红→成熟的普通红细胞;粒系从原始粒细胞→早幼粒细胞→(中性、嗜酸性、嗜碱性)中幼粒→(中性、嗜酸性、嗜碱性)晚幼粒细胞。

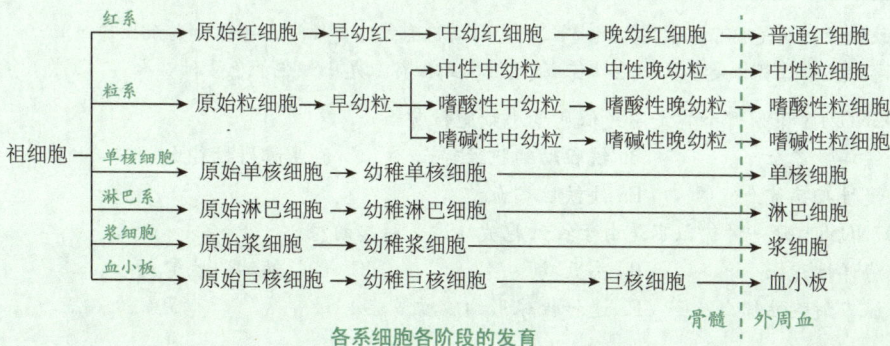

各系细胞各阶段的发育

二、贫血概述

贫血是指人体外周血红细胞容量减少,低于正常范围下限,不能运输足够的氧至组织而产生的综合征。由于红细胞容量测量较复杂,临床上常以血红蛋白(Hb)浓度来代替。我国规定:在海平面地区,成年男性血红蛋白(Hb)<120g/L,成年女性(非妊娠)Hb<110g/L,孕妇Hb<100g/L,即可诊断为贫血。

请注意:贫血是一个症状,而不是一个单独的疾病,各系统疾病均可引起贫血。

1. 贫血的分类

基于不同的临床特点,贫血有不同的分类。

(1)按贫血进展速度分 分为急性贫血和慢性贫血。

(2)按血红蛋白浓度分 分为轻度、中度、重度和极重度贫血。

血红蛋白浓度	<30g/L	30~59g/L	60~90g/L	>90g/L
贫血严重程度	极重度	重度	中度	轻度

(3)按骨髓红系增生情况分 分为增生不良性贫血(如再障)和增生性贫血(除再障外的贫血)。

(4)按红细胞形态分 分为大细胞性贫血、正常细胞性贫血和小细胞低色素性贫血。

类型	MCV(fl)	MCHC(%)	常见疾病
大细胞性贫血	>100	32~35	巨幼细胞贫血、骨髓增生异常综合征、肝疾病
正常细胞性贫血	80~100	32~35	再障、溶血性贫血、急性失血性贫血、骨髓病性贫血
小细胞低色素性贫血	<80	<32	缺铁性贫血、铁粒幼细胞性贫血、慢性病贫血海洋性贫血(珠蛋白生成障碍性贫血)

注:MCV为红细胞平均体积,MCHC为红细胞平均血红蛋白浓度。

(5)根据病因及发病机制分 分为红细胞生成减少性贫血、红细胞破坏过多性贫血和失血性贫血。

RBC生成减少	造血干祖细胞异常	再障、纯红细胞再障、骨髓增生异常综合征、先天性红细胞生成异常性贫血
	造血调节异常	骨髓基质细胞受损——骨髓坏死、骨髓纤维化、骨髓硬化症、肿瘤骨髓转移淋巴细胞功能亢进、造血调节因子水平异常、造血细胞凋亡亢进
	造血原料不足	缺铁和铁利用障碍性贫血(缺铁性贫血) 叶酸或VitB$_{12}$缺乏或利用障碍性贫血(巨幼细胞性贫血)
红细胞破坏过多		溶血性贫血
红细胞丢失过多		失血性贫血(急性+慢性)

注意:①缺铁性贫血是临床上最常见的贫血。②红细胞丢失过多性贫血也称为失血性贫血。
③急性失血性贫血是正常细胞性贫血,慢性失血性贫血是小细胞低色素性贫血。

【例1】1992NO21A 下列哪个肯定不是低色素小细胞性贫血

  A. 海洋性贫血　　　　B. 铁粒幼细胞性贫血　　　C. 再生障碍性贫血

  D. 慢性疾病贫血　　　E. 缺铁性贫血

【例2】1997NO58A 哪一种贫血不是由于红细胞破坏过多引起的?

  A. 海洋性贫血　　　　B. 蚕豆病　　　　　　C. 铁粒幼细胞性贫血

  D. 镰刀细胞性贫血　　E. 遗传性球形细胞增多症

  A. 血细胞破坏过多　　B. 造血物质缺乏　　　C. 两者均可　　　　D. 两者均不可

【例3】1997NO131C 急性白血病

【例4】1997NO132C 缺铁性贫血

2. 贫血的临床表现

神经系统	头痛、眩晕、萎靡、晕厥、失眠、多梦、耳鸣、眼花、记忆力减退、注意力不集中
皮肤黏膜	皮肤黏膜苍白是贫血的主要表现,溶血性贫血可引起皮肤黏膜黄染
呼吸系统	轻度贫血时活动后呼吸加深加快,重度贫血时端坐呼吸
循环系统	组织缺氧,心悸,心率加快,心搏有力,脉压升高,贫血性心脏病
消化系统	消化功能减低、消化不良、腹胀、食欲减退、大便规律和性状改变
泌尿系统	血管外溶血出现胆红素尿和高尿胆原尿,血管内溶血出现游离血红蛋白和含铁血黄素尿
内分泌系统	长期贫血影响甲状腺、性腺、肾上腺、胰腺的功能,改变促红细胞生成素和胃肠激素的分泌
生殖系统	长期贫血可减弱男性特征,导致女性月经过多
免疫系统	红细胞减少会影响机体的非特异性免疫功能;贫血患者反复输血会影响 T 细胞亚群
血液系统	贫血可使外周血细胞数量、形态、生化成分发生改变;也可影响骨髓的造血功能

3. 贫血的诊断

(1)贫血的诊断步骤可分为三步

①确立诊断 血红蛋白和红细胞计数是确定贫血的可靠指标。血红蛋白还可判定贫血的严重程度。

②明确贫血类型 包括细胞形态学分类、骨髓增生程度分类、病因和发病机制分类等。

③病因诊断 贫血诊断最重要的是病因诊断。

(2)诊断方法 包括病史、临床表现、体检及实验室检查。常用的实验室检查方法如下:

①血常规 包括 Hb、RBC、MCV、MCH、MCHC、白细胞和血小板数量等。

②外周血涂片 可观察红细胞、白细胞、血小板数量和形态改变,有否疟原虫和异常细胞等。

③网织红细胞计数 可间接判断骨髓红系增生情况,作为贫血治疗效果的早期指标。

④骨髓检查 提示贫血时造血功能的高低及造血组织是否出现肿瘤性改变,是否坏死、纤维化等。

4. 贫血的治疗

(1)对症治疗 目的是减轻重度血细胞减少对患者的致命影响,为对因治疗发挥作用赢得时间。具体措施包括:重度贫血患者、老年人或合并心肺功能不全的贫血患者应输注红细胞,以纠正贫血,改善体内缺氧状态;急性大量失血患者应及时输血或红细胞及血浆,迅速恢复血容量并纠正贫血。

(2)对因治疗 即针对贫血发病机制进行治疗。

①缺铁性贫血 应补充铁剂,同时治疗导致缺铁的原发病。

②巨幼细胞贫血 应补充叶酸或 VitB$_{12}$。

③溶血性贫血 采用糖皮质激素、脾切除术。

④遗传性球形细胞增多症 行脾切除有肯定疗效。

⑤造血干细胞质异常性贫血 可采用干细胞移植。

【例5】2003NO146X 下列疾病中可以进行切脾治疗的是

  A. 遗传性球形细胞增多症   B. 自身免疫性溶血性贫血

  C. 丙酮酸激酶缺乏所致贫血   D. 海洋性贫血

【例6】2016NO71A 下列外周血化验检查最有助于判断骨髓增生程度的是

  A. 血红蛋白测定   B. 红细胞计数

  C. 网织红细胞计数   D. 血细胞比容测定

三、缺铁性贫血

1. 铁的体内代谢

（1）铁的体内分布

铁总量	正常成年男性50～55mg/kg，女性35～40mg/kg
贮存铁	男1000mg，女300～400mg，贮存铁包括铁蛋白和含铁血黄素
功能状态铁	血红蛋白铁（占体内铁67%）、肌红蛋白铁（占体内铁15%）、转铁蛋白铁（3～4mg）乳铁蛋白、酶和辅因子结合的铁
正常需求	每天造血约需铁20～25mg，主要来自衰老破坏的红细胞
铁摄取量	正常人维持体内铁平衡需每天从食物中摄取铁1～1.5mg，孕、乳妇2～4mg 因此妊娠和哺乳期妇女容易发生缺铁性贫血

（2）铁的来源及排泄

铁的来源	铁的平衡	铁的排泄
食物摄入（动物Fe^{2+}）→ 食物摄入（植物Fe^{3+}）→ 衰老红细胞中Hb释放的铁→	铁	→大便排出<1mg/d →尿中排出（少量） →皮肤汗液（少量） →哺乳妇女乳汁1mg/d

（3）铁的吸收

①铁的吸收部位　十二指肠及空肠上段。

②铁的吸收形式　以Fe^{2+}形式被吸收。动物食品铁吸收率约20%，植物食品铁吸收率约为1%～7%。

③影响铁吸收的因素　铁的状态、体内铁贮量、骨髓造血状态、胃肠道功能、药物等都可影响铁的吸收。

铁主要是以Fe^{2+}被吸收，肉类食品中的肌红蛋白所含的铁可被完整地直接吸收，植物中的铁多为Fe^{3+}，需要还原成Fe^{2+}或与铁螯合物结合后才容易被吸收。

维生素C和其他还原剂能使Fe^{3+}还原成Fe^{2+}；蛋白质分解后的氨基酸、酰胺剂、胺类可促进铁成为溶解状态，均可促进铁的吸收。

（4）铁的运输　吸收入血的Fe^{2+}→经铜蓝蛋白氧化为Fe^{3+}→与血浆中的转铁蛋白结合，才被转运到各组织中去。每一分子的转铁蛋白可与两分子的Fe^{3+}结合。体内仅1/3的转铁蛋白呈铁饱和状态。说明正常情况下，转铁蛋白饱和度为33%。

（5）铁的利用　运送到组织中的Fe^{3+}→与转铁蛋白分离并还原成Fe^{2+}→参与形成血红蛋白。

> **注意：**①铁是以Fe^{2+}形式吸收，以Fe^{3+}形式运输。
> ②铁的吸收部位在十二指肠及空肠上段，而$VitB_{12}$的吸收部位在回肠末端，因此切除空肠可引起铁的吸收障碍导致缺铁性贫血，切除回肠易导致巨幼细胞贫血。

【例7】2013NO71A　正常人体铁在消化道吸收的主要部位是

　A. 胃　　　　　　　B. 十二指肠　　　　　　C. 空肠下段　　　　　　D. 回肠

（6）正常人体铁的分布及功能　下表为2版内科学数据，仅供参考。

	含铁量（mg）	功能
血红蛋白	2500	血液中输送氧
肌红蛋白	140	肌肉中输送氧
转铁蛋白	3	运输
含血红素的酶	约1	氧利用等
铁蛋白及含铁血黄素	300～1000	贮存

(7)**铁的代谢**　下图为体内铁的代谢示意图。

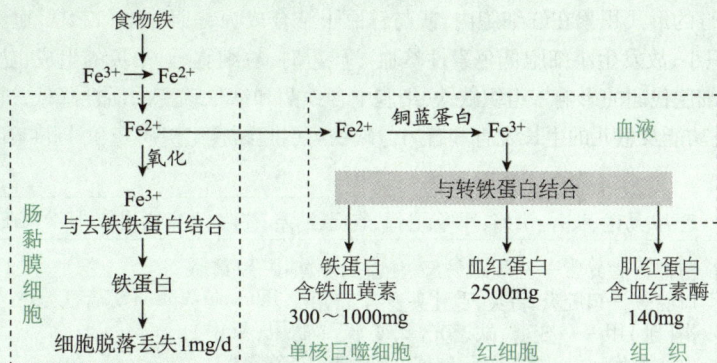

食物铁

$Fe^{3+} \rightarrow Fe^{2+}$

肠黏膜细胞

Fe^{2+} ─────────→ Fe^{2+} ──铜蓝蛋白──→ Fe^{3+}　　血液

↓氧化

Fe^{3+}

↓

与去铁铁蛋白结合

与转铁蛋白结合

↓

铁蛋白

↓

细胞脱落丢失1mg/d

铁蛋白
含铁血黄素
300～1000mg
单核巨噬细胞

血红蛋白
2500mg
红细胞

肌红蛋白
含血红素酶
140mg
组 织

(8)**解题中经常用到的一些概念**　如下表。

项目	代号	临床意义
血清铁	SI	生理状态下,转铁蛋白仅 1/3 与铁结合,称血清铁
未饱和的转铁蛋白	UIBC	指 2/3 未与铁结合的转铁蛋白,又称未饱和的铁结合力
转铁蛋白饱和度	TS	TS = 血清铁/总铁结合力×100%。正常值 = 33%
血清总蛋白	TP	
血清铁蛋白	SF	
转铁蛋白	TRF 或 TF	
转铁蛋白受体	TFR	表达于红系造血细胞膜表面,与 Hb 合成所需的铁代谢有关
血清可溶性转铁蛋白受体	sTfR	红细胞内缺铁时,TFR 脱落进入血液成为 sTfR
红细胞游离原卟啉测定	FEP	升高表示血红素合成有障碍

【例8】1996NO60A 关于铁代谢,下列哪项是正确的?

　　A. 正常肠黏膜可吸收三价铁　　　　　　B. 血清铁离子一般是亚铁离子

　　C. 维生素 C 能把食物中铁游离化　　　　D. 铁主要在空肠下段吸收

　　E. 在肠黏膜细胞内铁离子与去铁铁蛋白结合

注意:现 8 版内科学上已没有"去铁铁蛋白"的说法,详见 2 版内科学 P486。

2. 病因和发病机制

(1)**病因**　缺铁性贫血的常见病因如下表。

需铁量增加	多见于婴幼儿、青少年、妊娠、哺乳期妇女
铁摄入不足	婴幼儿不补充蛋类、肉类等含铁丰富的辅食,青少年偏食,妊娠、哺乳期不补充高铁食物
铁吸收障碍	胃大部切除、胃肠道功能紊乱(长期腹泻、慢性肠炎)、转运障碍(无转铁蛋白血症、肝病)
铁丢失过多	各种失血(痔、月经过多、多次献血等)

(2)**发病机制**

①**缺铁对铁代谢的影响**　缺铁时体内贮铁指标(铁蛋白、含铁血黄素)减低、血清铁和转铁蛋白饱和度减低、总铁结合力和未结合铁的转铁蛋白升高、组织缺铁、红细胞内缺铁。转铁蛋白受体表达于红系造血细胞膜表面,其表达量与红细胞内血红蛋白合成所需的铁代谢密切相关。当红细胞内铁缺乏时,转铁蛋白受体脱落进入血液成为血清可溶性转铁蛋白受体(sTfR)。

②缺铁对造血系统的影响 红细胞内缺铁,血红素合成障碍,大量原卟啉不能与铁结合成为血红素,以游离原卟啉(FEP)的形式积累在红细胞内,或与锌原子结合成为锌原卟啉(ZPP),血红蛋白生成减少,红细胞胞质少、体积小,故发生小细胞低色素性贫血。严重时,粒细胞、血小板的生成也受影响。

③缺铁对组织细胞代谢的影响 组织缺铁,细胞中含铁酶和铁依赖酶的活性降低,进而影响患者的精神、行为、体力、免疫功能及患儿的生长发育和智力。缺铁可引起黏膜组织病变和外胚叶组织营养障碍。

3. 临床表现

贫血表现	乏力、易倦、头昏、头痛、耳鸣、心悸、气促、纳差、苍白,心率增快,心脏增大在贫血改善后恢复
组织缺铁表现	精神行为异常——烦躁易怒、注意力不集中、异食癖 口腔——口腔炎、舌炎、舌乳头萎缩、口角炎、Plummer-Vinson 综合征(缺铁性吞咽困难) 指(趾)甲——变薄、缺乏光泽、变平、匙状甲(反甲) 皮肤毛发——皮肤干燥、皱缩,毛发干枯、脱落 其他——体力、耐力下降,易感染,儿童生长发育迟缓、智力低下
缺铁原发病表现	如消化性溃疡、肿瘤或痔疮导致的黑便、血便等,妇女月经过多等

注意:①组织缺铁表现是指组织细胞中含铁酶和铁依赖酶的活性降低,进而影响患者的精神、行为、体力、免疫功能及患儿的生长发育和智力等。

②贫血表现是指贫血患者血红蛋白减少,携氧能力降低,导致机体缺氧的一般表现。

【例9】2010NO71A 下列缺铁性贫血的临床表现中,属于组织缺铁表现的是

　　A. 头晕　　　　　　B. 皮肤苍白　　　　　C. 心悸　　　　　　D. 异食癖

【例10】2003NO70A 缺铁性贫血病人发生 Plummer-Vinson 综合征时的临床特点是

　　A. 儿童发育迟缓　　B. 智商低　　　　　　C. 烦躁、易怒

　　D. 吞咽困难　　　　E. 异食癖

【例11】2001NO68A 关于缺铁性贫血患者的表现,下列哪项不正确?

　　A. 感染发生率较低　　　　　　　　　　B. 口角炎、舌炎、舌乳头萎缩较常见

　　C. 胃酸缺乏及胃肠功能障碍　　　　　　D. 毛发无泽、易断、易脱

　　E. 指甲扁平、甚至"反甲"

【例12】2000NO74A 下列有关贫血性心脏病的改变,哪一项不正确?

　　A. 心脏扩大　　　　　　　　　　　　　B. 心尖部可闻及隆隆样杂音

　　C. 心尖部可闻及较粗糙的吹风样杂音　　D. 心电图可呈 ST 段降低,T 波低平或倒置

　　E. 以上改变在贫血治愈后仍不能恢复正常

4. 实验室检查

项目	临床结果
血象	呈小细胞低色素性贫血,网织红细胞正常或轻度增高 白细胞和血小板可正常或减低,部分患者血小板升高
外周血涂片	红细胞体积小、中央淡染区扩大
骨髓检查	①增生活跃或明显活跃,以红系增生为主(中、晚幼红细胞为主),呈核老浆幼现象 ②粒系、巨核系无明显异常;③骨髓涂片铁染色提示铁粒幼细胞减少或消失
铁代谢指标	血清铁(SI)↓、血清铁蛋白↓、转铁蛋白饱和度(TS)↓、总铁结合力(TIBC)↑
红细胞内卟啉代谢	红细胞游离原卟啉(FEP)测定升高(FEP 升高表示血红素合成障碍)
sTfR	sTfR 测定是迄今反映缺铁性红细胞生成的最佳指标,sTfR >26.5nmol/L 可诊断缺铁

注意:①缺铁性贫血最可靠的诊断依据是骨髓中铁粒幼红细胞减少、骨髓可染铁消失。

②贫血最可靠的诊断依据是血红蛋白降低。

③"核老浆幼"见于缺铁性贫血,"核幼浆老"见于巨幼细胞贫血。

④缺铁性贫血时三低三高,即血清铁、血清铁蛋白、转铁蛋白饱和度均降低;总铁结合力、血清 sTfR、红细胞内游离原卟啉均升高。

【例13】2005NO77A 下列疾病中,骨髓有核红细胞出现"核老浆幼"现象的是

  A. 巨幼细胞贫血   B. 急性红血病   C. 骨髓增生异常综合征

  D. 缺铁性贫血   E. 再生障碍性贫血

【例14】2000NO73A 缺铁性贫血病人的下列哪一项不正确?

  A. TF 升高   B. TFR 升高   C. TS 升高

  D. FEP 升高   E. 锌卟啉升高

【例15】1997NO56A 下列哪项不符合缺铁性贫血?

  A. 血清铁蛋白减低   B. 血清铁减低   C. 总铁结合力减低

  D. 运铁蛋白饱和度减低   E. 骨髓有核红细胞内铁减少

(105 ~ 107 题共用题干)男性,45 岁。逐渐乏力、心慌 2 个月来诊,病后偶有上腹部不适,进食正常,体重略有下降,大小便正常,既往体健。查体:贫血貌,皮肤未见出血点,浅表淋巴结不大,巩膜无黄染,心肺腹检查未见明显异常。化验 Hb78g/L,MCV75fl,MCHC29%,WBC7.2 × 10^9/L,分类见中性粒细胞70%,淋巴细胞30%,Plt260 × 10^9/L。粪便隐血阳性。

【例16】2014NO105A 该患者最可能的诊断是

  A. 肾性贫血   B. 铁粒幼细胞性贫血   C. 慢性病性贫血   D. 缺铁性贫血

【例17】2014NO106A 下列检查中,对诊断意义最小的是

  A. 尿常规   B. 血清铁和铁蛋白测定   C. 消化道内镜   D. 骨髓细胞学

【例18】2014NO107A 下列符合该患者铁代谢异常的结果是

  A. 骨髓细胞内铁减低、外铁增高   B. 骨髓细胞内、外铁均增高

  C. 骨髓细胞内铁增高、外铁减低   D. 骨髓细胞内、外铁均减低

5. 诊断

(1)贮存铁耗尽(ID)　①血清铁蛋白 <12μg/L;②骨髓铁染色显示骨髓小粒可染铁消失(最可靠指标),铁粒幼红细胞少于 15%;③血红蛋白及血清铁等指标尚正常。

(2)红细胞内铁缺乏(IDE)　a. ID 的① + ②条;b. 转铁蛋白饱和度 <15%;c. 红细胞内游离原卟啉(FEP)/Hb >4.5μg/gHb;d. 血红蛋白尚正常。

(3)缺铁性贫血(IDA)　a. IDE 的 a + b + c 条;b. 小细胞低色素性贫血:男性 Hb <120g/L,女性 Hb <110g/L,孕妇 Hb <100g/L;MCV <80fl,MCH <27pg,MCHC <32%。

(4)病因诊断　只有明确病因,缺铁性贫血才可能根治。

6. 鉴别诊断

	缺铁性贫血	铁粒幼细胞性贫血	地中海贫血	慢性病性贫血	转铁蛋白缺乏症
血清铁	↓	↑	不低且常增高	↓	↓↓
血清铁蛋白	↓	↑	不低且常增高	↑	↓↓
转铁蛋白饱和度	↓	↑	不低且常增高	↓	—
总铁结合力	↑	不低(老版为↓)	—	↓	↓↓
骨髓铁粒幼细胞	↓	↑	—	—	—

A. 血清铁蛋白增高,血清铁增高,总铁结合力增高

B. 血清铁蛋白增高,血清铁增高,总铁结合力降低

C. 血清铁蛋白增高,血清铁降低,总铁结合力降低

D. 血清铁蛋白降低,血清铁降低,总铁结合力降低

E. 血清铁蛋白降低,血清铁降低,总铁结合力增高

【例19】1996NO109B 缺铁性贫血

【例20】1996NO110B 铁粒幼细胞性贫血

7. 治疗

治疗原则是根除病因,补足贮存铁。治疗性铁剂包括无机铁和有机铁。

(1)**无机铁** 以硫酸亚铁为代表,其不良反应较有机铁明显。因此,临床上常首选有机铁来代替无机铁,以减轻铁剂的不良反应。口服铁剂的不良反应主要是胃肠道反应,以恶心最常见,其次为腹部痉挛痛、上腹部不适、便秘和腹泻等,约1/3服用者可出现上述症状。为减少胃肠道反应,宜餐后服用。

进食谷类、乳类、茶等会抑制铁剂的吸收;鱼、肉类、维生素C可促进铁剂的吸收。

(2)**有机铁** 包括右旋糖酐铁、葡萄糖酸亚铁、山梨醇铁、富马酸亚铁、琥珀酸亚铁、多糖铁复合物。注射铁剂(右旋糖酐铁)应深部肌肉缓慢注射,并注意过敏反应。

病因治疗	最基本的治疗,是缺铁性贫血能否根治的关键
补充铁剂(口服)	餐后服用琥珀酸亚铁胃肠道反应小,易耐受 口服铁剂后,先是外周血网织红细胞增多,5~10天达高峰 血红蛋白2周后开始升高,2月左右恢复正常 血红蛋白正常后,仍需服用铁剂4~6个月,待铁蛋白正常后停药
补充铁剂(注射)	适应证——不能口服铁剂;口服吸收障碍者 最常用——右旋糖酐铁,肌肉注射,50mg,qd 或 q2d

注射用铁的总需求量(mg) = (需达到的血红蛋白浓度 – 患者的血红蛋白浓度)×0.33×患者体重(kg)。

【例21】1994NO153X 在缺铁性贫血的防治中,下列哪些是错误的?

A. 维生素C能促进食物中铁的吸收

B. 稀盐酸能促进亚铁的吸收

C. 诊断性治疗时最好用注射铁剂

D. 血红蛋白正常后应继续用铁剂1~2个月

注意:①盐酸能促进Fe^{3+}吸收,但并不能促进Fe^{2+}的吸收,故口服$FeSO_4$并没有必要同时服用稀盐酸,除非病人胃酸缺乏(2版内科学P494,8版已删除)。②8版生理学P215为盐酸(胃酸)可促进铁的吸收。

【例22】2011NO71A 下列治疗缺铁性贫血的铁剂中,不良反应最明显的是

A. 琥珀酸亚铁　　　B. 富马酸亚铁　　　C. 硫酸亚铁　　　D. 葡萄糖酸亚铁

【例23】2012NO72A 女性,25岁。头晕、乏力半年门诊就诊,诊断为"缺铁性贫血",当时化验 Hb78g/L,RBC 3.5×10^{12}/L,网织红细胞1.5%。门诊给予口服琥珀酸亚铁0.1g,3次/日,1周后门诊复查 Hb 和 RBC 未升,网织红细胞4%,该患者 Hb 和 RBC 未上升的最可能原因是

A. 未按时服药　　　B. 药物吸收不良　　　C. 诊断错误　　　D. 服药时间短

▶**常考点** 重点内容,请全面掌握。

参考答案——详细解答见《贺银成2019考研西医临床医学综合能力历年真题精析》

1. ABCDE　2. ABCDE　3. ABCDE　4. ABCDE　5. ABCDE　6. ABCDE　7. ABCDE

8. ABCDE　9. ABCDE　10. ABCDE　11. ABCDE　12. ABCDE　13. ABCDE　14. ABCDE

15. ABCDE　16. ABCDE　17. ABCDE　18. ABCDE　19. ABCDE　20. ABCDE　21. ABCDE

22. ABCDE　23. ABCDE

第30章 再生障碍性贫血与溶血性贫血

▶▶**考纲要求**

①再生障碍性贫血的病因和发病机制、临床表现、实验室检查、诊断、鉴别诊断和治疗。②溶血性贫血的分类。常见溶血性贫血(遗传性球形红细胞增多症、红细胞葡萄糖-6-磷酸脱氢酶缺乏症、血红蛋白病、自身免疫性溶血性贫血、阵发性睡眠性血红蛋白尿)的发病机制、实验室检查、诊断、鉴别诊断和治疗。

▶▶**复习要点**

一、再生障碍性贫血(再障)

再生障碍性贫血简称再障,是一种可能由不同病因和机制引起的骨髓造血功能衰竭症。主要表现为骨髓造血功能低下、全血细胞减少和贫血、出血、感染综合征,免疫抑制治疗有效。

1. 病因

(1)**病毒感染** 特别是肝炎病毒、微小病毒 B19 等。

(2)**化学因素** 特别是氯霉素类抗生素、磺胺类药物、抗肿瘤化疗药物、苯等。抗肿瘤药物与苯对骨髓的抑制与剂量相关;但抗生素、磺胺类药物、杀虫剂引起的再障与剂量关系不大,但与个人敏感有关。

(3)**长期接触 X 射线、镭、放射性核素等** 可影响 DNA 的复制,抑制细胞有丝分裂,干扰骨髓细胞生长,使造血干细胞数量减少。

【例1】1999NO68A 关于氯霉素引起再生障碍性贫血的说法,下列哪项不正确?

    A. 用氯霉素引起再障发生率较对照组高 6～20 倍

    B. 与用药剂量和疗程无关

    C. 多数是不可逆的,即使停止用药,再障仍继续发展

    D. 可影响骨髓细胞成熟和抑制幼稚细胞增殖

    E. 可能阻止 RNA 的功能(8 版内科学已删除该知识点)

2. 发病机制

再障的主要发病机制是免疫异常,造血微环境与造血干祖细胞量的改变是免疫异常损伤所致。

(1)**造血干细胞缺陷** 包括质和量的异常。再障患者骨髓 $CD34^+$ 细胞较正常人明显减少,减少程度与病情相关,$CD34^+$ 细胞中具有自我更新及长期培养启动能力的"类原始细胞"明显减少。

(2)**造血微环境异常** 再障患者骨髓活检除发现造血细胞减少外,还有骨髓"脂肪化"、静脉窦壁水肿、出血、毛细血管坏死等。部分再障患者骨髓基质细胞体外培养生长情况差,其分泌的各类造血调控因子明显不同于正常人;骨髓基质细胞受损的再障患者做造血干细胞移植不易成功。

(3)**免疫异常** 再障患者外周血及骨髓淋巴细胞比例增高,T 细胞亚群失调,Th1($CD4^+$ T 细胞)、$CD8^+$ T 抑制细胞和 $\gamma\delta TCR^+$ T 细胞比例增高,T 细胞分泌的造血负调控因子(IL2、IFN-γ、TNF)明显增多,髓系细胞凋亡亢进,多数患者用免疫抑制剂有效。

【例2】2014A(执医试题)男,23 岁。头晕、乏力 1 个月,加重伴鼻出血 3 天。查体:贫血貌,全身皮肤散在出血点,浅表淋巴结未触及肿大,心肺及腹部未见异常。实验室检查:Hb75g/L,WBC1.2×10^9/L,Plt15×10^9/L,网织红细胞 0.002。该患者可能的免疫异常是

    A. $CD4^+$ 细胞比例降低 B. $CD8^+$ 细胞比例增高 C. TNF 水平降低

    D. 补体降低   E. $\gamma\delta TCR^+$ T 细胞比例降低

3. 临床表现

再障患者由于骨髓造血功能低下,故可表现为外周血全血细胞减少,导致贫血、感染和出血。

（1）重型再障（SAA）　起病急,进展快,病情重。

①贫血　多呈进行性加重,苍白、乏力、头晕、心悸、气短明显。

②感染　多数患者有发热,以呼吸道感染最常见,致病菌以革兰阴性杆菌、金黄色葡萄球菌、真菌为主,常合并败血症。

③出血　均有不同程度的皮肤、黏膜、内脏出血。

（2）非重型再障（NSAA）　起病和进展较缓慢,病情较重型轻。

①贫血　慢性过程,常见苍白、乏力、头晕、心悸、活动后气短等。输血后症状改善,但不持久。

②感染　高热较重型少见,感染相对易控制,很少持续 1 周以上。上呼吸道感染常见,其次为牙龈炎、支气管炎、扁桃腺炎,而肺炎、败血症等重症感染少见。常见致病菌为革兰阴性杆菌、各类球菌。

③出血　出血倾向较轻,以皮肤、黏膜出血为主,内脏出血少见。

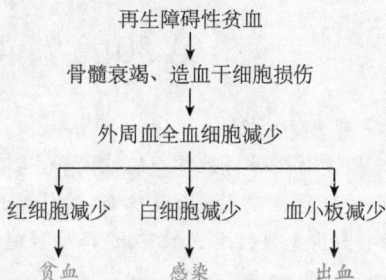

右上角流程图：
再生障碍性贫血 → 骨髓衰竭、造血干细胞损伤 → 外周血全血细胞减少 → 红细胞减少（贫血）/白细胞减少（感染）/血小板减少（出血）

【例3】2012NO173X 外周血中全细胞减少可见于
　　A. 再生障碍性贫血　　　　　　　　　　B. 巨幼细胞贫血
　　C. 阵发性睡眠性血红蛋白尿　　　　　　D. 自身免疫性溶血性贫血

【例4】1993NO148X 急性再生障碍性贫血早期表现为
　　A. 起病急骤,症状较重　　B. 感染　　　　C. 出血　　　　　D. 明显贫血

注意:①全血细胞减少的疾病———再生障碍性贫血（AA）、骨髓增生异常综合征（MDS）、阵发性睡眠性血红蛋白尿（PNH）、恶性组织细胞病、巨幼细胞贫血、急性造血功能停滞等。

②自身免疫性溶血性贫血可有贫血（红细胞减少）,白细胞计数常增高（有时出现类白血病反应）,血小板计数大多正常（偶尔显著减少称为 Evans 综合征）（2 版内科学 P520）。

③再障的贫血是进行性加重的,因此早期可无明显贫血,但在晚期可出现。

4. 实验室检查

再障的检查结果见下表,请注意与缺铁性贫血相鉴别。

	缺铁性贫血	再生障碍性贫血
贫血分类	小细胞低色素性贫血	正细胞正色素性贫血
MCV（fl）	<80	80～100
MCHC	<32%	32%～35%
Hb、红细胞	降低	降低
白细胞	正常或减低	降低
血小板	正常或减低	降低
网织红细胞	正常或轻度增高	降低
血片	红细胞体积缩小,中央淡染区扩大	形态正常,数量减少
骨髓	红系——增生活跃,以中、晚幼红细胞为主"核老浆幼"现象 粒系、巨核系——正常 骨髓涂片铁染色示铁粒幼细胞减少或消失	①多部位骨髓增生低下,红系、粒系、巨核系明显减少,形态大致正常 ②非造血细胞比例↑;③骨髓小粒无造血细胞 ④骨髓活检示造血组织均匀减少,脂肪组织增加

　　A. 血间接胆红素增高、贫血、网织红细胞增高

　　B. 血间接胆红素增高、贫血、网织红细胞正常或降低

　　C. 血间接胆红素增高、无贫血、网织红细胞正常

D. 血间接胆红素正常、贫血、网织红细胞降低

E. 血间接胆红素正常、贫血、网织红细胞正常

【例5】2002NO107B 符合MDS的是

【例6】2002NO108B 符合再生障碍性贫血的是

5. 诊断

(1) **再障的诊断标准** ①全血细胞减少,网织红细胞百分数 <0.01,淋巴细胞比例增高;②一般无肝、脾肿大;③骨髓多部位增生减低(<正常50%)或重度减低(<正常25%),造血细胞减少,非造血细胞比例增高,骨髓小粒空虚;④除外引起全血细胞减少的其他疾病,如阵发性睡眠性血红蛋白尿(PNH)、Fanconi贫血、Evans综合征、免疫相关性全血细胞减少等。

(2) **重型再障的诊断标准** 发病急,贫血进行性加重,常伴严重感染和(或)出血。血象具备下述3项中2项:①网织红细胞绝对值 $<15 \times 10^9/L$;②中性粒细胞 $<0.5 \times 10^9/L$;③血小板 $<20 \times 10^9/L$。骨髓增生广泛重度减低。如中性粒细胞 $<0.2 \times 10^9/L$,则为极重型再障。

(3) **非重型再障的诊断标准** 达不到上述标准的再障。

6. 鉴别诊断

(1) **阵发性睡眠性血红蛋白尿(PNH)** 典型患者有血红蛋白尿发作,易鉴别。不典型者无血红蛋白尿发作,全血细胞减少,骨髓可增生减低,易误诊为再障。但PNH患者酸溶血试验(Ham试验)、蛇毒因子溶血试验(CoF试验)均阳性。

(2) **骨髓增生异常综合征(MDS)** 可有全血细胞减少,网织红细胞有时不高甚至降低,骨髓可低增生,易与再障混淆,但MDS有病态造血可资鉴别。

(3) **自身抗体介导的全血细胞减少** 包括Evans综合征和免疫相关性全血细胞减少。前者可测及外周成熟血细胞的自身抗体,后者可测及骨髓未成熟血细胞的自身抗体。

(4) **急性白血病** 特别是白细胞减少和低增生型白血病,早期肝脾、淋巴结不肿大,外周两系或三系血细胞减少,易与再障混淆。但急性白血病骨髓象原始粒、单、或原(幼)淋巴细胞明显增多。

(5) **恶性组织病** 常有非感染性高热,进行性衰竭,肝脾淋巴结肿大,黄疸,出血较重,全血细胞减少。多部位骨髓检查可找到异常组织细胞。

(105~107题共用题干)患者,女,28岁。3个月来乏力,1周来发热伴皮肤紫癜和口腔颊黏膜血疱,浅表淋巴结及肝脾均不大,胸骨无压痛。化验:Hb65g/L,RBC2.2 $\times 10^{12}$/L,Ret 0.2%,WBC2.4 $\times 10^9$/L,分类:N24%,L70%,M6%,Plt10 $\times 10^9$/L。胸部X线片检查示右下肺炎症。

【例7】2008NO105A 对该患者最可能的血液病学诊断是

    A. 骨髓增生异常综合征   B. 再生障碍性贫血   C. 急性淋巴细胞白血病   D. 巨幼细胞贫血

【例8】2008NO106A 为确定诊断,首选的检查是

    A. 血清铁和铁蛋白   B. 血清叶酸和维生素 B_{12} C. 骨髓穿刺   D. 骨髓活检

【例9】2008NO107A 根据病史,该患者最急需的治疗是

    A. 抗生素治疗   B. 补充叶酸和维生素 B_{12}

    C. 雄激素治疗   D. 血小板成分输注

【例10】2007NO83A 男性,25岁,半年来乏力、面色苍白伴牙龈出血,3周来加重,既往体健。查体:皮肤有散在出血点,浅表淋巴结未触及,巩膜无黄染,肝脾未触及。化验血 Hb68g/L,RBC2.3 $\times 10^{12}$/L,Ret0.9%,WBC2.1 $\times 10^9$/L,Plt28 $\times 10^9$/L,髂后骨髓穿刺检查示增生低下。为明确诊断,进一步的检查首选

    A. 白细胞分类计数   B. 血清铁和铁蛋白测定   C. 胸骨穿刺   D. 骨髓活检

【例11】2016NO173X 下列符合重型再生障碍性贫血血象诊断标准的有

    A. Hb <90g/L   B. 网织红细胞 $<15 \times 10^9$/L

    C. 中性粒细胞 $<0.5 \times 10^9$/L   D. 血小板 $<20 \times 10^9$/L

7. 治疗

对症治疗	输血(Hb < 60g/L 者)、控制感染(合并感染者)、止血(出血者)、护肝
免疫抑制治疗	抗淋巴/胸腺细胞球蛋白(ALG/ATG)对重型再障有效
	环孢素适于全部再障;CD3 单克隆抗体、麦考酚吗乙酯、环磷酰胺、甲泼尼龙适于重型再障
造血生长因子	适用于全部再障,尤其是重型再障。常用 EPO(促红细胞生成素)、G-CSF(粒系集落刺激因子)
	一般在免疫抑制剂治疗重型再障后使用,维持 3 个月以上
雄激素	适用于全部再障,在使用 2 ~ 3 个月后生效
	常用的有 4 种:司坦唑醇(康力龙)、十一酸睾酮(安雄)、丙酸睾酮、达那唑
造血干细胞移植	用于重型再障。最好是无感染和其他并发症、年龄 < 40 岁、有合适供体者

注意:雄激素对全部再障有效(8 版内科学 P560)。

雄激素仅对慢性再障效果好,使用后 2 ~ 3 月后起效,对重型再障无效(5 版内科学)。

【例 12】2004NO68A 用雄激素治疗再生障碍性贫血,下列选项中,错误的是

A. 雄激素可刺激骨髓造血　B. 对慢性再障疗效较好　　C. 对重型再障无效

D. 在用药 1 个月后生效　E. 目前常用的是司坦唑醇(康力龙)

二、溶血性贫血概述

溶血是红细胞遭到破坏,寿命缩短的过程。骨髓具有正常造血 6 ~ 8 倍的代偿能力,当溶血超过骨髓的代偿能力,引起的贫血即为溶血性贫血(HA);当溶血发生而骨髓能够代偿时,可无贫血,称为溶血状态。

1. 临床分类

(1)红细胞自身异常所致的溶血性贫血

①红细胞膜异常　a. 遗传性红细胞膜缺陷,如遗传性球形(椭圆形、棘形、口形)细胞增多症;b. 获得性血细胞膜糖化肌醇磷脂(GPI)锚连膜蛋白异常,如阵发性睡眠性血红蛋白尿(PNH)。

②遗传性红细胞酶缺乏　a. 磷酸戊糖途径酶缺陷,如葡萄糖-6-磷酸脱氢酶(G6PD)缺乏症;b. 无氧糖酵解途径缺陷,如丙酮酸激酶缺乏症;c. 核苷代谢酶系、氧化还原酶系缺陷。

③遗传性珠蛋白生成障碍　a. 珠蛋白肽链结构异常不稳定血红蛋白病,血红蛋白病 S、D、E 等;b. 珠蛋白肽链数量异常,如地中海贫血。

④血红素异常

a. 先天性红细胞卟啉代谢异常,如红细胞生成性血卟啉病。

b. 铅中毒影响血红素合成可发生溶血性贫血。

(2)红细胞外部异常所致的溶血性贫血

①免疫性溶血性贫血

a. 自身免疫性溶血性贫血温抗体型或冷抗体型,原发性或继发性(如 SLE、病毒或药物等)。

b. 同种免疫性溶血性贫血,如血型不符的输血反应、新生儿溶血性贫血等。

②血管性溶血性贫血

a. 微血管病性溶血性贫血,如血栓性血小板减少性紫癜/溶血尿毒症综合征(TTP/HUS)、弥散性血管内凝血(DIC)、败血症等。

b. 瓣膜病,如钙化性主动脉瓣狭窄及人工瓣膜、血管炎等。

c. 血管壁受到反复挤压,如行军性血红蛋白尿。

③生物因素　蛇毒、疟疾、黑热病等。

④理化因素　大面积烧伤、血浆中渗透压改变和化学因素,如苯肼、亚硝酸盐类等中毒,可因引起获得性高铁血红蛋白血症而溶血。

【例 13】2011NO173X 下列选项中,属于遗传性红细胞膜缺陷引起的溶血性贫血的疾病有

A. 遗传性球形细胞增多症　　　　　　　B. 阵发性睡眠性血红蛋白尿
C. 遗传性椭圆形细胞增多症　　　　　　D. 遗传性血红蛋白病

2. 发病机制

(1) 血管外溶血　是指红细胞被脾脏等单核-巨噬细胞系统吞噬消化,释出血红蛋白(Hb)分解为珠蛋白和血红素。珠蛋白被分解利用,血红素被分解为铁和卟啉。铁被再利用。卟啉进一步分解为游离胆红素,被肝细胞摄取,与葡糖醛酸结合形成结合胆红素随胆汁排入肠道。当溶血程度超过肝脏处理胆红素的能力时,会发生溶血性黄疸。

(2) 血管内溶血　是指红细胞在血液循环中被破坏,释放游离 Hb。①由于 Hb 在血管中不能进一步进行代谢,故常导致 Hb 血症。②游离 Hb 能与血浆中的结合珠蛋白结合,不能通过肾小球滤过排出,需经肝细胞摄取并在肝内进行胆红素代谢(同血管外溶血)。③未被结合的游离 Hb 从肾小球滤过,形成 Hb 尿排出体外;其余部分 Hb 被近端小管重吸收,并分解为卟啉、珠蛋白及铁。④若反复发生血管内溶血,铁以铁蛋白或含铁血黄素的形式沉积于上皮细胞内,并可随尿排出,形成含铁血黄素尿。

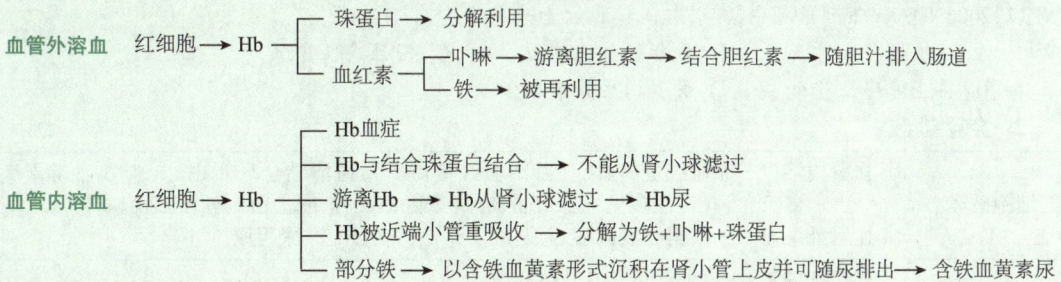

血管外溶血　红细胞 → Hb ─┬─ 珠蛋白 → 分解利用
　　　　　　　　　　　　　　 └─ 血红素 ─┬─ 卟啉 → 游离胆红素 → 结合胆红素 → 随胆汁排入肠道
　　　　　　　　　　　　　　　　　　　　 └─ 铁 → 被再利用

血管内溶血　红细胞 → Hb ─┬─ Hb血症
　　　　　　　　　　　　　　　├─ Hb与结合珠蛋白结合 → 不能从肾小球滤过
　　　　　　　　　　　　　　　├─ 游离Hb → Hb从肾小球滤过 → Hb尿
　　　　　　　　　　　　　　　├─ Hb被近端小管重吸收 → 分解为铁+卟啉+珠蛋白
　　　　　　　　　　　　　　　└─ 部分铁 → 以含铁血黄素形式沉积在肾小管上皮并可随尿排出 → 含铁血黄素尿

(3) 原位溶血　也称无效性红细胞生成,是指骨髓内的幼红细胞在释放入血循环之前,就已经在骨髓内被破坏,可伴有黄疸,其本质是一种血管外溶血。常见于骨髓增生异常综合征(MDS)和巨幼细胞贫血。

(4) 红系代偿性增生　溶血后可引起骨髓红系代偿性增生:①外周血网织红细胞比例增加,可达0.05~0.20;②血涂片可见有核红细胞,严重溶血时可见到幼稚粒细胞;③骨髓涂片检查显示骨髓增生活跃,红系比例增高,以中幼红、晚幼红为主,粒红比例可倒置,部分红细胞内含有核碎片,如 Howell-Jolly 小体和 Cabot 环。

	血管内溶血	血管外溶血
病因	红细胞在血液循环中遭到破坏,释放游离的血红蛋白引起症状	单核-吞噬系统吞噬裂解红细胞后,释放的血红蛋白可分解为珠蛋白和血红素
血红蛋白尿	有	无
血红蛋白血症	有	无
含铁血黄素尿	有	无
游离胆红素	不高	增高
黄疸	轻	重,明显
常见原因	血型不合的输血、输注低渗溶液、PNH 冷抗体型自身免疫性溶血性贫血	遗传性球形细胞增多症、α 地中海贫血 温抗体型自身免疫性溶血性贫血
起病	急	缓慢
病程	多发生急性溶血	多发生慢性溶血
临床症状	剧烈腰痛、四肢痛、头痛、呕吐 寒战高热、血红蛋白尿、黄疸 可在短期内休克、衰竭死亡	"贫血、黄疸、肝脾肿大"三个特征 病程长,呼吸循环系统可对贫血代偿 长期高胆红素血症,致胆石症、肝功减退

注意:①红细胞葡萄糖-6-磷酸脱氢酶(G6PD)缺乏症(蚕豆病)主要是血管外溶血,也可发生血管内溶血。

②镰状细胞贫血既可发生血管外溶血,也可发生血管内溶血。

③α地中海贫血的溶血发生在脾脏,不属于原位溶血。β地中海贫血为骨髓内溶血,属于原位溶血。

【例14】2010NO173X 可出现血管内溶血的疾病有

    A. 遗传性球形细胞增多症   B. G6PD 缺乏症

    C. 地中海贫血   D. 阵发性睡眠性血红蛋白尿

【例15】1990NO129X 血管外溶血常表现为

    A. 起病较缓慢   B. 脾脏常肿大

    C. 部分病人切脾可有效   D. 多有血红蛋白尿

【例16】2007NO68A 下列可以引起原位溶血的疾病是

    A. 遗传性球形细胞增多症   B. 海洋性贫血

    C. 骨髓增生异常综合征   D. G6PD 缺乏症

【例17】2006NO77A 下列选项中,可引起间接胆红素升高的是

    A. 缺铁性贫血   B. 铁粒幼细胞贫血   C. 慢性病性贫血

    D. 再生障碍性贫血   E. 骨髓增生异常综合征

3. 实验室检查

红细胞破坏	血管内溶血——血红蛋白血症(游离血红蛋白↑)、血清结合珠蛋白↓、含铁血黄素尿(慢性多见)、血红蛋白尿(尿隐血阳性、尿蛋白阳性、红细胞阴性) 血管外溶血——高胆红素血症、总胆红素增高、粪胆原↑、尿胆原↑
红系代偿性增生	网织红细胞——增高(可达 0.05 ~ 0.20) 骨髓红系——增生活跃,主要为中晚幼红细胞,粒红比例可以倒置 外周血——血涂片见有核红细胞。部分红细胞含核碎片,如 Howell-Jolly 小体和 Cabot 环
红细胞寿命缩短	是溶血最可靠的指标。^{51}Cr-RBC 测定红细胞寿命

【例18】2013NO173X 溶血性贫血时,能提示骨髓代偿性增生的实验室检查结果有

    A. 血涂片见有核红细胞   B. 血网织红细胞增高

    C. 血清胆红素增高   D. 骨髓增生活跃,粒红比例倒置

【例19】2017NO54A 下列检查结果支持溶血性贫血的是

    A. 尿中尿胆原排泄减少   B. 血清非结合胆红素减少

    C. 血清结合珠蛋白减少   D. 血网织红细胞减少

4. 几个常考的概念

概念	病理特征	临床常见疾病
Howell-Jolly 小体	红细胞或有核红细胞内 1μm 暗紫色小体,为细胞分裂中的核碎片	红白血病、巨幼细胞贫血 切脾后、无脾、脾萎缩、脾功能低下
Heinz 小体	是红细胞内变性珠蛋白的包涵体。光镜下,可见红细胞内 1 ~ 2μm 大小颗粒状折光小体,分布于胞膜上	不稳定血红蛋白病 红细胞葡萄糖-6-磷酸脱氢酶缺乏症 苯胺或硝基类化合物中毒的溶血性贫血
Auer 小体	胞浆内出现 1 ~ 数根细棒或针状的小体,结构均匀一致,并非颗粒连接而成,称为 Auer 小体。它是一种免疫球蛋白	急粒、急单(注意:急淋 Auer 小体阴性) 多发性骨髓瘤、浆细胞白血病 颗粒网状细胞白血病、MDS RAEB-t 型

5. 诊断

(1)确定是否存在溶血　贫血病人如有溶血性贫血的临床表现,实验室检查提示红细胞破坏增多,

骨髓中幼红细胞代偿性增生及红细胞寿命缩短,即可确定溶血。

(2)初步判断溶血性贫血的类型 区分血管内溶血和血管外溶血。血管内溶血常见于异型输血、阵发性睡眠性血红蛋白尿、阵发性冷性血红蛋白尿等。血管外溶血常见于自身免疫性溶血性贫血。

(3)确定溶血性贫血的病因 抗人球蛋白试验(Coombs 试验)阳性提示温抗体型自身免疫性溶血性贫血,阴性提示 Coombs 试验阴性的温抗体型自身免疫性溶血性贫血、非自身免疫性的其他溶血性贫血。

注意:①Ham 试验(酸溶血试验)阳性——阵发性睡眠性血红蛋白尿(PNH)。
②Coombs 试验(抗人球蛋白试验)阳性——温抗体型自身免疫性溶血性贫血。
③高铁血红蛋白还原试验阳性——红细胞葡萄糖-6-磷酸脱氢酶(G6PD)缺乏症(蚕豆病)
④红细胞脆性试验阳性——遗传性球形细胞增多症。

6. 治疗

(1)病因治疗 针对溶血性贫血的发病机制进行治疗。如药物诱发的溶血性贫血,应立即停药并避免再次用药。自身免疫性溶血性贫血采用糖皮质激素、脾切除治疗等。

(2)对症治疗 针对贫血或溶血性贫血的并发症进行治疗。如输注红细胞,纠正急性肾衰竭、休克、电解质紊乱、抗血栓形成、补充造血原料等。

三、溶血性贫血各论

1. 遗传性球形红细胞增多症

(1)发病机制 本病是一种遗传性红细胞膜缺陷导致的溶血性贫血,多数为常染色体显性遗传,少数为常染色体隐性遗传。病理基础为红细胞膜骨架蛋白基因异常,导致膜骨架蛋白缺陷,细胞膜脂质丢失,细胞表面积减小,细胞球形变;红细胞膜骨架蛋白缺陷还可引起若干继发性代谢变化。以上原因可导致红细胞变形性、柔韧性降低,当通过脾脏时容易被破坏,出现血管外溶血性贫血。

(2)实验室检查

①血象 多为轻至中度贫血,MCV 多在正常范围或轻度减低,MCHC 常有升高。外周血涂片可见小球形红细胞增多,常在 10% 以上,有时高达 60% ~70%(正常人 <5%)。网织红细胞比例升高。

②骨髓象 骨髓增生明显,红系增生活跃,幼红细胞比例增高,严重者可出现髓/红比例倒置。

③红细胞渗透脆性试验 为最重要的筛查试验。异常球形红细胞在低渗盐水中较正常红细胞易于溶血,即渗透脆性增高。正常红细胞在 0.42% ~0.46% 盐水浓度时开始溶血,0.32% 时完全溶血。本病红细胞在 0.52% ~0.72% 时开始溶血,0.42% 时完全溶血。

④红细胞膜研究 分析锚蛋白、收缩蛋白、带 3 蛋白等膜骨架蛋白,可以确定红细胞膜的异常。为非常规检查,主要用于疑难病例的诊断。

(3)诊断 ①常表现为反复发生的溶血性贫血,间歇性黄疸,不同程度的脾肿大;②外周血小球形红细胞增多(>10%);③红细胞渗透脆性增加;④半数有阳性家族史。

(4)鉴别诊断 家族史阴性者,需与自身免疫性溶血性贫血等鉴别。

(5)治疗

①脾切除 对本病有显著疗效,术后 90% 的患者贫血、黄疸可改善,但球形红细胞依然存在。

②输血 贫血严重时,可输注红细胞,应注意补充叶酸,以防叶酸缺乏而加重贫血或诱发危象。

【例20】1989NO120X 溶血性贫血进行脾切除的适应证是

    A. 遗传性球形细胞增多症

    B. 糖皮质激素治疗无效的原发性自身免疫性溶血性贫血

    C. 海洋性贫血溶血明显或脾肿大明显者

    D. 阵发性睡眠性血红蛋白尿

2. 红细胞葡萄糖-6-磷酸脱氢酶缺乏症

(1) **发病机制** NADPH(还原型烟酰胺腺嘌呤二核苷酸磷酸)是磷酸戊糖旁路代谢的主要产物,是红细胞重要的还原物质,可将氧化型谷胱甘肽转变为还原型谷胱甘肽(GSH),而 GSH 是体内重要的抗氧化剂,可保护含巯基的酶免受氧化剂的损害,维持红细胞膜的完整性。葡萄糖-6-磷酸脱氢酶(G6PD)是磷酸戊糖旁路代谢的关键酶,G6PD 缺乏症患者 NADPH 和 GSH 减少,在接触氧化物质(如蚕豆、某些药物)后,可造成 GSH 耗竭,引起红细胞膜巯基的直接氧化损伤,并生成高铁血红素和变性珠蛋白包涵体(即 Heinz 小体)。上述改变使红细胞柔韧性下降,易于被脾脏巨噬细胞吞噬而发生血管外溶血,但也可发生血管内溶血。

(2) **实验室检查** 分为 G6PD 活性筛选试验和定量测定两类。

①G6PD 活性筛选试验 国内常用高铁血红蛋白还原试验、荧光斑点试验、硝基四氮唑蓝纸片法。可半定量判定 G6PD 活性。其中,高铁血红蛋白还原试验敏感性最强,荧光斑点试验特异性最高。

②红细胞 G6PD 活性测定 最可靠,是主要的诊断依据。测定方法有多种,但其结果均应低于正常平均值的40%。溶血高峰期、恢复期 G6PD 的活性可正常或接近正常,通常在急性溶血后 2~3 个月复查才能较为准确地反映患者的 G6PD 活性。

③红细胞海因(Heinz)小体生成试验 G6PD 缺乏的红细胞内可见海因小体,计数 >5% 有诊断意义。但该试验缺乏特异性,因为海因小体也可见于其他原因引起的溶血。

(3) **诊断** 主要依靠实验室检查。对于有阳性家族史,病史中有急性溶血特征,有食蚕豆、服药等诱因者,应考虑本病。如筛选试验中有 2 项中度异常或 1 项严重异常,或定量测定异常,即可确立诊断。

(4) **治疗** ①对于急性溶血者,应去除诱因,注意纠正水电解质、酸碱失衡和肾功能不全。输红细胞(避免亲属血)、使用糖皮质激素可改善病情。②慢性患者可使用叶酸。③脾切除一般无效。

A. 蚕豆病 　　　　　　　　　　　B. 苯丙酮尿症

C. 帕金森病 　　　　　　　　　　D. 镰刀型红细胞贫血症

【例 21】2012N0129B 与 G6PD 缺陷有关的疾病是

【例 22】2012N0130B 与多巴胺生成障碍有关的疾病是

3. 血红蛋白病

血红蛋白由珠蛋白和血红素组成,珠蛋白有两种肽链,包括 α 链和非 α 链(β、γ、δ 链)。每一条肽链和一个血红素连接,构成一个血红蛋白单体。人类血红蛋白由 2 对(4 条)血红蛋白单体聚合而成。正常人出生后有三种血红蛋白:①血红蛋白 A(HbA,$\alpha_2\beta_2$),占 95% 以上;②血红蛋白 A_2(HbA$_2$,$\alpha_2\delta_2$),占 2%~3%;③胎儿血红蛋白(HbF,$\alpha_2\gamma_2$),约占 1%。

(1) **发病机制** 血红蛋白病分为珠蛋白合成数量异常(地中海贫血)和异常血红蛋白病两大类。

①地中海贫血 分为 α 地中海贫血和 β 地中海贫血两种类型。

	α 地中海贫血	β 地中海贫血
病因	α 珠蛋白基因缺陷导致 α 珠蛋白链合成受抑制	β 珠蛋白基因缺陷导致 β 珠蛋白链合成受抑制
正常 Hb	HbA($\alpha_2\beta_2$)、HbA$_2$($\alpha_2\delta_2$)、HbF($\alpha_2\gamma_2$)	HbA($\alpha_2\beta_2$)、HbA$_2$($\alpha_2\delta_2$)、HbF($\alpha_2\gamma_2$)
异常 Hb	在胎儿、新生儿 γ 链合成过剩,形成 Hb Bart(γ_4);在成人 β 链合成过剩,形成 HbH(β_4)	①α 链合成增多,聚合成不稳定的 α 聚合体,形成包涵体;②γ 和 δ 链合成增多,导致 HbF、HbA$_2$↑
结果	①Hb Bart、HbH 对氧亲和力高,造成组织缺氧②HbH 不稳定,易发生沉淀,形成包涵体	①α 聚合体在幼红细胞、成熟红细胞内沉淀,形成包涵体;②HbF 对氧亲和力高,加重组织缺氧
溶血	导致红细胞在脾脏内被破坏,引起溶血	导致无效造血(骨髓内破坏)及溶血

②异常血红蛋白病 是一组遗传性珠蛋白结构异常的血红蛋白病,珠蛋白肽链出现单个或双氨基酸替代、缺失、插入、链延伸、链融合等肽链结构改变,导致血红蛋白功能和理化性质的变化或异常,表现为珠蛋白多聚体形成、氧亲和力变化、形成不稳定血红蛋白或高铁血红蛋白等,以溶血、发绀、血管阻塞为主

要临床表现。绝大多数为常染色体显性遗传病。

镰状细胞贫血 又称血红蛋白 S（HbS）病，主要见于黑人。因 β 珠蛋白链第 6 位谷氨酸被缬氨酸替代所致。HbS 在缺氧情况下形成溶解度很低的螺旋形多聚体，使红细胞扭曲成镰状细胞。这类红细胞机械脆性增高，变性能力差，易发生血管外和血管内溶血。

不稳定血红蛋白病 是由于珠蛋白链氨基酸替换或缺失导致血红蛋白空间构象改变，形成不稳定血红蛋白，约有 120 余种。不稳定的珠蛋白链在细胞内发生沉淀，形成海因小体，使红细胞变形性降低、膜通透性增加，易于在脾脏内被破坏。

血红蛋白 M（HbM）病 HbM 是由于珠蛋白链氨基酸替代，使血红素的铁易于氧化为高铁（Fe^{3+}）状态，至今共发现 7 种变异类型。

氧亲和力增高的 Hb 病 是由于珠蛋白肽链发生氨基酸替代，改变了血红蛋白的立体空间构象，造成其氧亲和力增高，氧解离曲线左移，引起动脉血氧饱和度下降和组织缺氧，可出现代偿性红细胞增多症。

（2）实验室检查

①α 地中海贫血 正常人有 4 个 α 基因，自父母双方各继承 2 个，根据 α 基因缺失数目，分为 4 种类型。

	静止型	标准型	HbH 病	重型
受累	1 个 α 基因受累	2 个 α 基因受累	3 个 α 基因受累	4 个 α 基因均缺乏
特点	α/β 链合成比为 0.9 接近正常 1.0	α/β 链合成比为 0.6	α/β 链合成比 0.3~0.6	α 链绝对缺乏 γ 链自相聚合成 Hb Bart
其他	无包涵体 MCV、MCHC 可轻度↓	少数红细胞内 有 HbH 包涵体	大量 HbH 包涵体 靶形细胞可见 红细胞渗透脆性降低	临床症状最严重 Hb Bart 胎儿水肿综合征
Hb 电泳	无异常	无异常	HbH 占 5%~40%	Hb Bart 占 80%~100%
临床表现	携带者 无临床症状，无贫血	无明显临床表现 RBC 呈小细胞低色素性	轻至中度贫血 肝脾肿大，黄疸	胎儿苍白，全身水肿，腹水，肝脾显著肿大，多死亡

②异常血红蛋白病

镰状细胞贫血 行红细胞镰变试验时可见大量镰状红细胞，血红蛋白电泳发现 HbS 有助于诊断。

不稳定血红蛋白病 海因小体生成试验、异丙醇试验、热变性试验均为阳性。

血红蛋白 M 病 可见高铁血红蛋白增高，但一般不超过 30%。有异常血红蛋白吸收光谱。

氧亲和力增高的血红蛋白病 测定氧解离曲线左移。

（3）诊断 ①地中海贫血可根据家族史、临床表现、血细胞检查、外周血涂片、血红蛋白电泳等实验室检查结果进行诊断，基因分析有利于进一步分型。②异常血红蛋白病可根据实验室检查结果进行分型。

（4）治疗

①地中海贫血 主要是对症治疗。静止型、轻型患者一般不需要治疗。Hb > 75g/L 的轻、中型患者发育无明显障碍，也无需长期输血治疗，但应积极防治诱发溶血的因素如感染等。

②异常血红蛋白病 镰状细胞贫血、氧亲和力增高的血红蛋白病主要给予对症治疗。不稳定血红蛋白病、血红蛋白 M 病一般无需治疗。

【例23】2010NO34A 造成镰刀形红细胞贫血的基因突变原因是

　　A. DNA 重排　　　　　B. 碱基缺失　　　　　C. 碱基插入　　　　　D. 碱基错配

4. 自身免疫性溶血性贫血

自身免疫性溶血性贫血（AIHA）系因免疫调节功能发生异常，产生抗自身红细胞抗体致使红细胞破坏的一种溶血性贫血。根据致病抗体最佳活性温度，可将自身免疫性溶血性贫血分为温抗体型和冷抗体型两种临床类型。冷抗体型自身免疫性溶血性贫血又细分为冷凝集素综合征（CAS）和阵发性冷性血红蛋白尿(PCH)两个亚型。

	温抗体型自身免疫性溶血性贫血	冷抗体型自身免疫性溶血性贫血
所占比例	约占 AIHA 的 80% ~ 90%	约占 AIHA 的 10% ~ 20%
致病抗体	多为 IgG 或 C3,少数为 IgM	CAS 多为 IgM,PCH 为 IgG 双相溶血素(D-L 抗体)
抗体特性	不完全抗体,37℃最活跃	CAS 为完全抗体,0 ~ 5℃最活跃;PCH20℃以下最活跃
病史	病毒感染,自身免疫性疾病(SLE)、恶性淋巴增殖性疾病(淋巴瘤),药物(青霉素、头孢菌素)	CAS 多继发于支原体肺炎、传染性单核细胞增多症、血液系统恶性肿瘤,PCH 多继发于病毒或梅毒感染
临床表现	多表现为慢性血管外溶血,成年女性多见,以贫血、黄疸、脾大为特征。少数表现为 Evans 综合征	CAS 表现为耳、鼻尖、指(趾)发绀,贫血,血红蛋白尿 PCH 患者遇冷出现血红蛋白尿,伴发热、腰背痛、恶心呕吐等;反复发作者可有脾大、黄疸、含铁血黄素尿
辅助检查	抗人球蛋白(Coombs)试验阳性	CAS 冷凝集素试验阳性,PCH 冷热溶血(D-L)试验阳性
治疗	病因治疗,糖皮质激素(首选),脾切除,免疫抑制剂,输洗涤红细胞	保暖是最重要的治疗措施 激素疗效不佳,切脾无效,免疫抑制治疗是主要治疗措施

注意:温抗体型自身免疫性溶血性贫血的抗体为不完全抗体,吸附于红细胞表面。致敏红细胞易被巨噬细胞破坏,部分膜破坏可形成球形红细胞。

【例 24】2010A(执医试题)女,20 岁。面色苍白、乏力、心悸 1 周。实验室检查:Hb65g/L,WBC9.4 × 10^9/L,Plt212 × 10^9/L,网织红细胞 0.12,Coombs 试验阳性,该患者首选的治疗措施是

    A. 脾切除　　　　　　B. 应用硫唑嘌呤　　　　　C. 应用环孢素

    D. 应用糖皮质激素　　E. 输注红细胞

【例 25】2014A(执医试题)发生温抗体型自身免疫性溶血性贫血时,部分红细胞可出现的异常形态是

    A. 泪滴状　　　　　　B. 棘形　　　　　　　　C. 球形

    D. 椭圆形　　　　　　E. 镰刀形

【例 26】2015A(执医试题)女,20 岁。头晕、心悸、乏力 3 个月。查体:贫血貌,浅表淋巴结未触及肿大,巩膜轻度黄染,心肺未见异常,腹平软,肝肋下 1cm,脾肋下 3cm。实验室检查:Hb75g/L,RBC2.5 × 10^{12}/L,WBC8.2 × 10^9/L,Plt151 × 10^9/L,网织红细胞 0.12,Coombs 试验(+)。患者最可能的诊断是

    A. 缺铁性贫血　　　　B. 巨幼细胞贫血　　　　C. Evans 综合征

    D. 地中海贫血　　　　E. 自身免疫性溶血性贫血

5. 阵发性睡眠性血红蛋白尿(PNH)

    PNH 是一种后天获得性造血干细胞基因突变所致的红细胞膜缺陷性溶血病,是良性克隆性疾病。临床表现为与睡眠有关、间歇发作的慢性血管内溶血和血红蛋白尿,可伴全血细胞减少、反复静脉血栓形成。

    (1)发病机制　由于造血干细胞基因突变,使血细胞膜上糖化磷脂酰肌醇(GPI)锚合成障碍,从而造成 GPI 锚连蛋白缺失,导致红细胞易被补体破坏,发生血管内溶血。CD55 和 CD59 是最重要的 GPI 锚连膜蛋白,CD55 在补体激活的 C3、C5 转化酶水平起抑制作用,CD59 可阻止液相的补体 C9 转变成膜攻击复合物。由于基因突变发生于造血干细胞水平,故 PNH 患者的红细胞、粒细胞、单核细胞、淋巴细胞上 GPI 锚连膜蛋白均可部分或全部丢失。患者体内对补体敏感的 PNH 细胞与正常血细胞并存,前者的数量与血红蛋白尿发作的频度、血细胞减少的程度有关。

    (2)实验室检查

    ①血象　贫血常呈正细胞或大细胞性,也可出现小细胞低色素性贫血;网织红细胞增多;粒细胞、血小板通常减少;约半数患者全血细胞减少。血涂片可见有核红细胞和红细胞碎片。

    ②骨髓象　增生活跃,尤以红系明显。长期尿铁丢失过多,铁染色示骨髓内、外铁减少。

③溶血 可有血管内溶血表现。

④诊断性试验 为针对 PNH 红细胞的补体敏感性及血细胞膜上 GPI 锚连膜蛋白缺乏的相关检查。

特异性血清学试验 酸溶血试验(Ham 试验)为本病经典的确诊试验,特异性较高,敏感性差。此外,还有蛇毒因子溶血试验、热溶血试验、蔗糖溶血试验等。

流式细胞术检测 CD55 和 CD59 PNH 时,粒细胞、单核细胞、红细胞、淋巴细胞膜上的 CD55、CD59 表达下降。

流式细胞术检测 FLAER FLAER 是 PNH 检测的新方法,更敏感、更特异,且不受输血、溶血的影响。

(3)诊断 有 PNH 的临床表现(与睡眠有关、间歇发作的慢性血管内溶血和血红蛋白尿),有肯定的血管内溶血实验室检查证据,酸溶血试验(Ham 试验)、蛇毒因子溶血或尿含铁血黄素试验中有任何 2 项阳性,或流式细胞术发现粒细胞或红细胞的 CD55 或 CD59 表达下降 >10% 即可诊断。

(4)鉴别诊断 需与自身免疫性溶血性贫血、骨髓增生异常综合征、再生障碍性贫血等鉴别。

(5)治疗 包括支持对症治疗、控制溶血发作、防治血栓形成。

①支持对症治疗 必要时输注去白细胞的红细胞,使用雄激素刺激红细胞生成,给予小剂量铁剂。

②控制溶血发作 糖皮质激素对部分患者有效。可使用碳酸氢钠、抗氧化药物、抗补体单克隆抗体。

③防治血栓形成 对已发生血栓者给予抗凝治疗,对是否采取预防性抗凝治疗尚无定论。

④异基因造血干细胞移植 是目前唯一可能治愈本病的方法。

【例 27】2012A(执医试题)下列实验室检查结果支持阵发性睡眠性血红蛋白尿诊断的是

    A. 红细胞渗透脆性增高   B. 高铁血红蛋白还原试验阳性

    C. 酸溶血(Ham)试验阳性   D. 血红蛋白电泳异常

    E. 抗人球蛋白(Coombs)试验阳性

【例 28】2015A(执医试题)诊断阵发性睡眠性血红蛋白尿最有意义的血细胞膜免疫标志是

    A. CD19、CD20   B. CD3、CD4   C. CD33、CD34

    D. CD3、CD8   E. CD55、CD59

▶**常考点** 重点内容,请全面掌握。

    参考答案——详细解答见《贺银成 2019 考研西医临床医学综合能力历年真题精析》

1. ABCDE   2. ABCDE   3. ABCDE   4. ABCDE   5. ABCDE   6. ABCDE   7. ABCDE

8. ABCDE   9. ABCDE   10. ABCDE   11. ABCDE   12. ABCDE   13. ABCDE   14. ABCDE

15. ABCDE   16. ABCDE   17. ABCDE   18. ABCDE   19. ABCDE   20. ABCDE   21. ABCDE

22. ABCDE   23. ABCDE   24. ABCDE   25. ABCDE   26. ABCDE   27. ABCDE   28. ABCDE

第 31 章　骨髓增生异常综合征与白血病

▶▶ **考纲要求**

①骨髓增生异常综合征的分型、临床表现、实验室检查、诊断、鉴别诊断和治疗。②急性白血病和慢性髓系白血病的临床表现、实验室检查、诊断、鉴别诊断和治疗。

▶▶ **复习要点**

一、骨髓增生异常综合征

骨髓增生异常综合征(MDS)是一组起源于造血干细胞,以血细胞病态造血,高风险向急性髓系白血病(AML)转化为特征的难治性血细胞质、量异常的异质性疾病。

1. 分型

(1)FAB 分型　FAB 协作组根据患者外周血、骨髓中原始细胞比例、形态学改变及单核细胞数量,将 MDS 分为 5 型:难治性贫血(RA)、环形铁粒幼细胞性难治性贫血(RAS)、难治性贫血伴原始细胞增多(RAEB)、难治性贫血伴原始细胞增多转变型(RAEB-t)、慢性粒-单核细胞性白血病(CMML)。

FAB 分型	外周血	骨髓
RA	原始细胞 <1%	原始细胞 <5%
RAS	原始细胞 <1%	原始细胞 <5% ,环形铁幼粒细胞 >有核红细胞 15%
RAEB	原始细胞 <5%	原始细胞 5% ~20%
RAEB-t	原始细胞 ≥5%	原始细胞 20% ~30% ,或幼粒细胞出现 Auer 小体
CMML	原始细胞 <5% ,单核细胞 >1×10⁹/L	原始细胞 5% ~20%

【例 1】2002NO70A 骨髓增生异常综合征病人的骨髓幼稚细胞中有 Auer 小体,见于

    A. RA 型　　　　　　　B. RAS 型　　　　　　　C. RAEB 型

    D. RAEB-t 型　　　　　E. CMML 型

(2)WHO 分型　如下表。

WHO 分型	外周血	骨髓
RCUD	1 系或 2 系减少;原始细胞 <1%	1 系病态造血≥10%;原始细胞 <5%;环状铁幼粒细胞 <15%
RARS	贫血;无原始细胞	仅红系病态造血;原始细胞 <5%;环状铁幼粒细胞≥15%
RCMD	血细胞减少;原始细胞 <1% 无 Auer 小体;单核细胞 <1×10⁹/L	≥2 系病态造血的细胞≥10%;原始细胞 <5% 无 Auer 小体;± 环状铁幼粒细胞≥15%
RAEB-1	血细胞减少;原始细胞 <5% 无 Auer 小体;单核细胞 <1×10⁹/L	1 系或多系病态造血;原始细胞 5% ~9% 无 Auer 小体
RAEB-2	血细胞减少;原始细胞 5% ~19% 有或无 Auer 小体;单核细胞 <1×10⁹/L	1 系或多系病态造血;原始细胞 10% ~19% 有或无 Auer 小体
MDS-U	血细胞减少,原始细胞≤1%	1 系或多系病态细胞 <10% ,同时伴细胞遗传学异常 原始细胞 <5%
5q⁻ 综合征	贫血;血小板正常或升高 原始细胞 <1%	分叶减少的巨核细胞正常或增多 原始细胞 <5% ;细胞遗传学异常仅见 5q⁻;无 Auer 小体

①WHO 认为骨髓原始细胞≥20% 即为急性白血病;②提出了难治性血细胞减少伴单系病态造血(RCUD),包括难治性贫血(RA)、难治性中性粒细胞减少(RN)、难治性血小板减少(RT);③增设了难治性血细胞减少伴多系(2 系或 3 系)病态造血(RCMD),包括伴有多系病态造血的 RA 及伴有多系病态造血的 RAS/RARS。④根据骨髓原始细胞是否 >10%,将 RAEB 分为 RAEB-1 和 RAEB-2 两型(前者骨髓原始细胞为 5% ~9%,后者为 10% ~19%)。⑤增加了 5q⁻ 综合征亚型,特指仅有 5 号染色体长臂缺失的原发性 RA。⑥取消了 RAEB-t 亚型,将骨髓原始细胞 >20% 的患者归为急性髓系白血病(AML)。⑦取消了 CMML 亚型,将其归为骨髓增生异常综合征/骨髓增殖性肿瘤(MDS/MPN)。⑧增设不能分类的 MDS(MDS-U)。

注意:①8 版内科学先后使用过环形铁粒幼细胞、环形铁幼粒细胞、环状铁粒幼细胞等名称。

②FAB 分型标准——MDS 骨髓原始细胞 <30%,急性白血病≥30%。

③WHO 分型标准——MDS 骨髓原始细胞 <20%,急性白血病≥20%。

(102 ~104 题共用题干)患者,男,52 岁。3 个月来乏力,面色苍白。化验血 Hb62g/L,WBC3.2 ×10⁹/L,分类 N66%,L30%,M4%,Plt68 ×10⁹/L。骨髓增生明显活跃,原始粒细胞 4%,成熟粒细胞分叶过多,胞浆内颗粒少,红系有巨幼样变,全片见巨核细胞 54 个,易见小巨核细胞。骨髓铁染色见环状铁幼粒细胞 11%,染色体检查见 –7,诊断为 MDS。

【例2】2011NO102A 按照 FAB 分型,该例 MDS 最可能的类型是

　　A. RA　　　　　　　B. RAS　　　　　　　C. RAEB　　　　　　　D. CMML

【例3】2011NO103A 按 WHO 新的分型,该例 MDS 最可能的类型是

　　A. RA　　　　　　　B. RAS　　　　　　　C. RCMD　　　　　　　D. RAEB

【例4】2011NO104A 下列治疗方法中,目前该例尚不宜选用的是

　　A. 司坦唑醇　　　　B. 联合化疗　　　　C. 全反式维甲酸　　　　D. 促红细胞生成素

2. 临床表现

FAB	主要症状	临床进展	中位生存期	白血病转化率
RA	以贫血为主	进展缓慢	3 ~6 年	5% ~15%
RAS	以贫血为主	进展缓慢	3 ~6 年	5% ~15%
RAEB	以全血细胞减少为主,易发生贫血、出血、感染、脾大	病情进展快	12 个月	40% 以上
RAEB-t	以全血细胞减少为主,易发生贫血、出血、感染、脾大	病情进展快	5 个月	60% 以上
CMML	以贫血为主,可有感染、出血、脾大常见	病情进展快	20 个月	30%

注意:从上表可以看出,RAEB 和 RAEB-t 恶变率分别高达 40%、60% 以上,故需采用阿糖胞苷化疗。

3. 实验室检查

(1)**血象和骨髓象的病态造血表现**　持续性(≥6 个月)一系或多系血细胞减少:Hb <110g/L、中性粒细胞 <1.5 ×10⁹/L、血小板 <100 ×10⁹/L,但骨髓增生活跃。MDS 的病态造血的表现如下表。

	红系	粒系	巨核系
细胞核	核出芽,核间桥,核碎裂多核,核多分叶,巨幼样变	核分叶减少(假 Pelger-Huet)不规则核分叶增多	小巨核细胞,核少分叶,多核(正常巨核细胞为单核分叶)
细胞质	环状铁粒幼细胞,空泡 PAS 染色阳性	胞体小或异常增大,颗粒减小或无颗粒,假 Chediak-Higashi 颗粒,Auer 小体	—

(2)**血象和骨髓象**　注意和再生障碍性贫血的区别。

	骨髓增生异常综合征	再生障碍性贫血
红细胞、血红蛋白	↓	↓
白细胞	↓	↓
血小板	↓	↓
网织红细胞	90% 减少、10% 正常或增多	减少
贫血类型	正常细胞性或大细胞性贫血 90%，小细胞性贫血 10%	正常细胞性贫血
骨髓红系	增生活跃(中幼、晚幼红为主)	增生不良
骨髓粒系	增生活跃(多数)，少数正常或减少	增生不良
骨髓巨核细胞	增生或正常	明显减少或缺如

注意： MDS 的骨髓象与血象的检查结果是相反的，表现为骨髓增生活跃，但外周各系减少。这是因为骨髓的病态造血所致。事实上 80%～90% 的 MDS 骨髓增生活跃或明显活跃，仅 10%～20% 表现为骨髓增生低下。

(3) **细胞遗传学改变** 40%～70% 的 MDS 有克隆性染色体核型异常，多为缺失性改变，以 +8、-5/5q⁻、-7/7q⁻、20q⁻ 最常见。

(4) **病理检查** 正常人原粒和早幼粒细胞沿骨小梁内膜分布，MDS 患者骨髓活检时在骨小梁旁区和间区出现 3～5 个或更多的呈簇状分布的原粒和早幼粒细胞，称为不成熟前体细胞异常定位(ALIP)。

(5) **造血祖细胞体外集落培养** MDS 体外集落培养常出现集落流产，形成的集落少或不能形成集落。

【例5】 1996NO58A 下列哪种情况骨髓红系增生情况与网织红细胞计数不一致？

A. 再生障碍性贫血　　　B. 缺铁性贫血　　　C. 急性白血病

D. 骨髓增生异常综合征(MDS)　　　E. 自身免疫性溶血性贫血

【例6】 2002NO155X　MDS 病人实验室检查可见的异常是

A. 骨髓活检可见 ALIP　　　　　　　B. 骨髓网硬蛋白纤维增多

C. 常见异常染色体 -6　　　　　　　D. 常见异常染色体 5q⁻

4. 诊断与鉴别诊断

(1) **诊断** 主要根据临床表现(以贫血为主，常伴出血和感染)、实验室检查见外周血一系、两系或全血细胞减少，骨髓存在一系或多系病态造血，结合骨髓活检、染色，可诊断 MDS。MDS 的诊断目前尚无"金标准"，是一个除外性诊断。

(2) **鉴别诊断** 需与再障、PNH、巨幼细胞贫血、慢粒白血病等鉴别。

5. 治疗

支持治疗	输红细胞、血小板；防治感染；长期输血致铁超负荷者应行除铁治疗
促造血治疗	雄激素(司坦唑醇、11-酸睾酮等) 造血生长因子(粒细胞集落刺激因子 G-CSF、促红细胞生成素 EPO)
生物调节剂	沙利度胺、来那度胺对 5q⁻ 综合征有较好疗效。免疫抑制剂可用于部分低危组 MDS
去甲基化药物	5-氮杂-2′-脱氧胞苷能逆转 MDS 抑癌基因启动子 DNA 甲基化，改变基因表达
联合化疗	蒽环类抗生素 + 阿糖胞苷联合化疗，部分患者能获得一段缓解期
诱导分化治疗	可使用全反式维 A 酸、骨化三醇 1,25-$(OH)_2D_3$。G-CSF + EPO 也有诱导分化作用
造血干细胞移植	异基因造血干细胞移植(HSCT)是目前唯一能治愈 MDS 的疗法

注意： 异基因造血干细胞移植(HSCT)用于治疗——再障、骨髓增生异常综合征(MDS)、淋巴瘤、白血病。

二、急性白血病

白血病是一类造血干祖细胞的恶性克隆性疾病，因白血病细胞自我更新增强、增殖失控、分化障碍、凋亡受阻,而停滞在细胞发育的不同阶段。白血病细胞大量增生积聚,使正常造血受抑制并浸润其他器官和组织。根据白血病细胞的分化程度和自然病程,将白血病分为急性和慢性两大类。

急性白血病是造血干祖细胞的恶性克隆性疾病,发病时骨髓中异常的原始细胞及幼稚细胞(白血病细胞)大量增殖并抑制正常造血,可广泛浸润肝脾、淋巴结等各种脏器,表现为贫血、出血、感染和浸润等征象。

1. FAB 分型

急性白血病的分型,大纲虽不要求掌握,但解题时经常涉及,尤其是 M_3(急性早幼粒白血病)常考。

FAB 将急性白血病(AL)分为急淋白血病(ALL)和急性髓系白血病(AML)。

(1)AML 的 FAB 分型　共分以下 8 型。

分型	中文名	特点
M_0	急性髓细胞白血病微分化型	骨髓原始细胞 >30%,无嗜天青颗粒及 Auer 小体,髓过氧化物酶(MPO)及苏丹黑 B 阳性细胞 <3%,CD33 及 CD13 阳性,淋巴抗原及血小板抗原阴性
M_1	急粒白血病未分化型	原粒细胞占骨髓非红系有核细胞(NEC)>90%,其中 MPO 阳性细胞 >3%
M_2	急粒白血病部分分化型	原粒细胞占 NEC 的 30%~89%,其他粒细胞≥10%,单核细胞 <20%
M_3	急性早幼粒白血病	骨髓中以早幼粒为主,早幼粒在 NEC 中≥30%
M_4	急粒-单白血病	骨髓中原始细胞占 NEC >30%,各阶段粒细胞≥20%,各阶段单核细胞≥20%
M_5	急单白血病	骨髓 NEC 中原单核、幼单核≥30%,且原单核、幼单核及单核细胞≥80%
M_6	红白血病	骨髓中幼红细胞≥50%,NEC 中原始细胞≥30%
M_7	急性巨核细胞白血病	骨髓中原始巨核细胞≥30%,血小板抗原阳性,血小板过氧化酶阳性

NEC(骨髓非红系有核细胞)是指不包括浆细胞、淋巴细胞、组织嗜碱细胞、巨噬细胞及所有红系有核细胞的骨髓有核细胞计数。请注意,原始细胞≥30% 才能诊断为白血病,否则即为 MDS,可参照下图记忆。

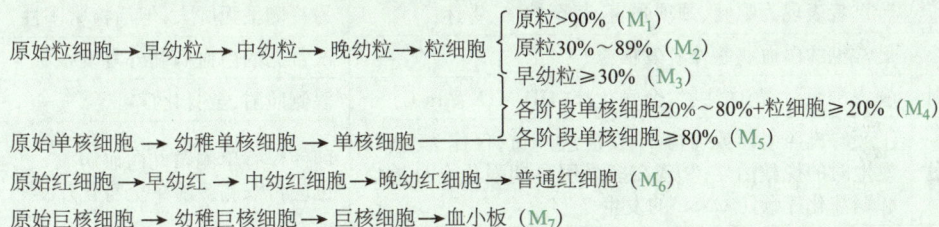

原始粒细胞→早幼粒→中幼粒→晚幼粒→粒细胞　原粒>90% (M_1)
原粒30%~89% (M_2)
早幼粒≥30% (M_3)

原始单核细胞 → 幼稚单核细胞 → 单核细胞　各阶段单核细胞20%~80%+粒细胞≥20% (M_4)
各阶段单核细胞≥80% (M_5)

原始红细胞→早幼红 → 中幼红细胞→晚幼红细胞→普通红细胞 (M_6)

原始巨核细胞 → 幼稚巨核细胞 → 巨核细胞→血小板 (M_7)

(2)ALL 的 FAB 分型　共分 3 型。

L_1:原始和幼淋巴细胞以小细胞(直径≤12μm)为主。

L_2:原始和幼淋巴细胞以大细胞(直径 >12μm)为主。

L_3(Burkitt 型):原始和幼淋巴细胞以大细胞为主,大小一致,细胞内有明显空泡,胞浆嗜碱性,染色深。

2. 临床表现

(1)正常骨髓造血功能受抑制的表现　即外周血三系减少的表现。

症状	临床特点	备注
贫血	部分患者因病程短,可无贫血	半数患者就诊时已有严重贫血,尤其继发 MDS 者
发热	本身低热,合并感染可高热	最常见感染部位——口腔炎、牙龈炎、咽峡炎 最常见致病菌——革兰阴性杆菌(肺炎克雷伯杆菌)
出血	见于各部位,多表现为皮肤瘀点、瘀斑、鼻出血、牙龈出血、月经过多	急性白血病以出血为早期表现者占40% 白血病最常见死因为颅内出血(占54%)

(2)白血病细胞增殖浸润的表现

症状	临床特点	备注
DIC	全身广泛出血	急性早幼粒白血病易并发 DIC
淋巴结肿大	ALL 多见	纵隔淋巴结肿大多见于 T 细胞急淋
肝脾肿大	肝脾轻至中度肿大	巨脾见于慢粒白血病急性变
骨骼和关节	常有胸骨下段局部压痛	可出现关节、骨骼疼痛,多见于儿童
眼眶	粒细胞肉瘤(绿色瘤)	多见于粒细胞白血病
口腔	白血病细胞浸润可使牙龈增生肿胀	牙龈增生肿胀多见于急单或急粒-单
皮肤	皮肤出现蓝灰色斑丘疹,隆起、变硬,呈紫蓝色结节	多见于急单或急粒-单
CNSL	最常见的髓外浸润,因化疗药物难以通过血脑屏障	多见于 ALL 化疗缓解期儿童
睾丸	次常见的髓外浸润部位,多为单侧无痛性肿大	多见于 ALL 化疗缓解后的幼儿和青年

注意:①急性白血病贫血的原因是红系增殖受白血病细胞的干扰。②再障贫血的原因是骨髓造血功能衰竭。③缺铁性贫血的原因是造血原材料(Fe^{2+})的缺乏。④肾性贫血的原因是促红细胞生成素(EPO)的缺乏。

(3)中枢神经系统白血病(CNSL)和睾丸白血病

	中枢神经系统白血病(CNSL)	睾丸白血病
发生时期	白血病的各个时期,但常发生于治疗后缓解期	常发生于化疗缓解后
好发类型	急性淋巴细胞白血病(ALL)	ALL
好发人群	儿童	幼儿、青年
临床表现	轻症者表现为头痛、头昏 严重者表现为呕吐、颈项强直,甚至抽搐、昏迷	睾丸无痛性肿大,多为一侧性 另一侧虽无肿大,但活检常阳性
发生率	最常见的白血病髓外复发根源	次常见的白血病髓外复发根源
治疗原则	颅脊椎照射、鞘内注射、全身化疗(HD MTX、Ara-C)	双侧照射、全身化疗
治疗方案	①颅脊椎照射疗效确切,不良反应严重,仅作为 CNSL 发生时的挽救治疗;②现在多采用早期强化全身治疗和鞘注化疗预防 CNSL 的发生	即使仅有单侧睾丸白血病 也应行双侧照射 + 全身化疗
化疗药物	鞘内注射常用甲氨蝶呤、阿糖胞苷、糖皮质激素	化疗常用 DVP 方案、HD Ara-C + NVT

【例7】2014NO71A 下列不属于白血病细胞浸润表现的是

    A. 皮肤瘀斑　　　　B. 淋巴结肿大　　　C. 牙龈增生　　　　D. 关节痛

    A. 急性粒细胞白血病　B. 急性单核细胞白血病　C. 红白血病

    D. B 细胞急淋白血病　　E. T 细胞急淋白血病

【例8】2000NO109B 纵隔淋巴结肿大常见于

【例9】2000NO110B 牙龈增生、肿胀多见于

【例10】2007NO69A、2011NO72 中枢神经系统白血病最常发生于急性白血病的阶段是

    A. 起病时　　　　　B. 缓解时　　　　　C. 复发时　　　　　D. 耐药时

【例11】2005NO80A 男性,17 岁,患 ALL,经化疗后已完全缓解 3 个月,但最近发现右侧睾丸无痛性肿大,骨髓检查仍正常,诊断为睾丸白血病。针对该病的治疗措施是

    A. 右侧睾丸放射治疗　B. 右侧睾丸手术治疗　　C. 双侧睾丸放射治疗

    D. 双侧睾丸手术治疗　E. 化学治疗

3. 实验室检查

(1) 急性白血病实验室检查结果

贫血	正常细胞性贫血(红细胞、血红蛋白均减少)
白细胞	多数升高——>10×10^9/L 为白细胞增多性白血病,>100×10^9/L 为高白细胞性白血病 >200×10^9/L 为白细胞淤滞症 少数正常或降低——如低于 1.0×10^9/L 为白细胞不增多性白血病
血小板	降低(50%低于 60×10^9/L)
血片	原始细胞和/或幼稚细胞>30%,甚至95%。白细胞不增多病例很难找到原始细胞
骨髓	三系减少——红系↓、正常粒系↓(但白血病细胞增多)、巨核↓ 原始细胞——原始细胞≥骨髓有核细胞的30%为急性白血病的诊断标准 骨髓增生——90%增生活跃(主要为原始细胞),10%增生低下(原始细胞仍>30%)

(2) 急性白血病与前述三种疾病的鉴别

	急性白血病	骨髓增生异常综合征	再生障碍性贫血	缺铁性贫血
贫血类型	正常细胞性	正常细胞性,大细胞性	正常细胞性	小细胞低色素性
红细胞	↓	↓	↓	↓
白细胞	↑(多数)	↓	↓	可正常或降低
血小板	↓	↓	↓	可正常、降低或升高
骨髓红系	↓	↑(中、晚幼红增多)	↓(红系增生不良)	↑(中晚幼红增多)
骨髓粒系	↓(正常粒系↓)	↑(多数),N/↓(少数)	↓	正常
骨髓巨核	↓	正常或增多	↓↓(很难找到)	正常
骨髓增生	↑(90%增生活跃)	多数增生活跃	各系增生不良	红系增生活跃
原始细胞	占有核细胞≥30%	占有核细胞<30%	占有核细胞<30%	占有核细胞<30%

注意:①急性白血病最有价值的诊断依据是——骨髓中原始细胞占有核细胞的比例≥30%。
②骨髓增生异常综合征的诊断标准为——骨髓中原始细胞占有核细胞的比例<30%。
③急性白血病最有价值的临床表现是——贫血、出血、感染+肝脾肿大。
④再障最有价值的临床表现是——贫血、出血、感染(无肝脾肿大)。

(3) 常见急性白血病的细胞化学鉴别

	急淋白血病	急粒白血病	急单白血病
髓过氧化物酶(MPO) (8 版诊断学 P272 为 POX)	–	分化差的原始细胞(–)~(+) 分化好的原始细胞+ ~ ₊₊₊	(–)~(+)
糖原染色(PAS)	(+)成块或粗 颗粒状	(–)或(+) 弥漫性淡红色或细颗粒状	(–)或(+),弥漫性淡 红色或细颗粒状
非特异性酯酶(NSE/NEC)	–	(–)或(+),NaF 抑制<50%	+,NaF 抑制≥50%
中性粒细胞碱性磷酸酶(NAP)	增加	减少或(–)	正常或增加
Auer 小体	–	+	+

注意:①髓过氧化物酶阴性见于急淋白血病,强阳性见于急粒白血病。 ②糖原染色成块见于急淋白血病。
③非特异性酯酶阳性,能被 NaF 抑制≥50%,见于急单白血病。 ④Auer 小体阴性见于急淋白血病。

【例 12】2015NO71A 下列急性白血病患者的白血病细胞镜检时,无 Auer 小体的类型是

A. 急性淋巴细胞白血病　　　　　　　B. 急性粒细胞白血病部分分化型

C. 急性早幼粒细胞白血病　　　　　　D. 急性单核细胞白血病

【例 13】2006A（执医试题）男，35 岁。1 周来乏力、发热伴牙龈肿胀出血。化验 Hb65g/L，WBC3.0×10⁹/
　　　　L，分类见原幼细胞 30%，Plt35×10⁹/L。骨髓检查原始细胞 80%，POX 染色部分呈弱阳性，非特
　　　　异性酯酶染色阳性，NaF 可抑制。该例急性白血病最可能的 FAB 分型是

　　　　A. M₁ 型　　　　　　　B. M₂ 型　　　　　　　C. M₃ 型

　　　　D. M₄ 型　　　　　　　E. M₅ 型

（4）中性粒细胞碱性磷酸酶（NAP）　主要存在于成熟阶段的分叶核及杆状核中性粒细胞，其他血细胞均呈阴性反应。NAP 的检查方法是外周血涂片经染色后，在油镜下连续观察 100 个中性粒细胞，记录其阳性反应细胞所占的百分率，即为阳性率。请注意：NAP 阳性率检测的是外周血，计数的是 100 个中性粒细胞。该实验方法决定了 NAP 阳性率与患者外周血粒细胞总数无关，而与中性粒细胞有无发育障碍直接相关，只要成熟阶段的中性粒细胞多，即使总的粒细胞计数减少，NAP 阳性率照样增高。例如：

①慢性粒细胞性白血病为造血干细胞的恶性疾病，有粒细胞分化和成熟障碍，尽管外周血粒细胞计数很高，但 NAP 阳性率仍降低。

②再生障碍性贫血并不是造血干细胞的恶性疾病，中性粒细胞的分化成熟没有障碍，因骨髓造血衰竭，幼稚细胞再生不足，常表现为中性粒细胞成熟过度，故尽管外周血粒细胞计数很低，但 NAP 阳性率仍然增高。

③类白血病反应是指患者在某些情况下出现外周血白细胞显著增高，是正常骨髓对某些刺激的一种反应，外周血多为成熟白细胞，因此 NAP 阳性率显著增高。

中性粒细胞碱性磷酸酶增高见于再障、类白血病反应、严重化脓性感染、急淋、急单、慢粒白血病急变、原发性血小板增多症、骨髓纤维化、真性红细胞增多症。

中性粒细胞碱性磷酸酶降低见于单纯性病毒性感染、PNH、系统性红斑狼疮、急粒、慢粒。

【例 14】2009NO173X 下列疾病中，可出现中性粒细胞碱性磷酸酶阳性率和积分减低的有

　　　　A. 急性淋巴细胞白血病　　　　　　　B. 急性粒细胞白血病

　　　　C. 急性单核细胞白血病　　　　　　　D. 慢性粒细胞白血病

【例 15】2008NO72A 患者，男，41 岁。因发热、咽痛 10 天来诊。化验 WBC 89×10⁹/L，疑诊为慢性粒细胞
　　　　白血病（CML）。下列选项中，支持 CML 慢性期的化验结果是

　　　　A. 血小板降低　　　　　　　　　　　B. NAP 阳性率明显降低

　　　　C. 外周血可见有核红细胞　　　　　　D. 骨髓中巨核细胞减少

（5）免疫学检查　M₃ 型（APL）细胞通常表达 CD13、CD33、CD117、CD9，但不表达 CD34 和 HLA-DR。

肿瘤类型	免疫学标记	肿瘤类型	免疫学标记
B 细胞及其肿瘤	CD10、CD19、CD20、CD24	T 细胞及其肿瘤	CD2、CD3、CD5、CD7、CD8
NK 细胞及其肿瘤	CD16、CD56	髓系、单核系	CD13、CD14、CD15、CD64
造血干/祖细胞	CD34	早期髓系	HLA-DR

【例 16】2012A（执医试题）男，15 岁。因发热、乏力、刷牙时牙龈出血 1 周入院。查体：T 38.5℃，牙龈肿胀，胸骨压痛（+），双下肢小腿出现散在出血点及瘀斑。血常规：Hb80g/L，WBC10.1×10⁹/L，Plt30×10⁹/L。骨髓增生极度活跃，原始细胞占 0.60，POX 染色呈弱阳性，非特异性酯酶染色阳性，可被 NaF 抑制。该患者原始细胞最可能的免疫表型是

　　　　A. CD14⁺　　　　　B. CD41⁺　　　　　C. CD8⁺　　　　　D. CD3⁺　　　　　E. CD4⁺

（6）染色体和分子生物学检查　白血病常伴特异染色体和基因改变。如 99% 的急性早幼粒细胞白血病（M₃）有 t(15;17)(q22;q12)，该易位使 15 号染色体上 PML（早幼粒白血病基因）与 17 号染色体上 RARA（维 A 酸受体基因）形成 PML-RARA 融合基因。这是 M₃ 发病及用全反式维 A 酸及砷剂治疗有效的分子基础。

急粒白血病(AML)常见染色体和分子学异常见下表(以下为8版内科学P582内容)。

预后	染色体	分子学异常
良好	t(15;17)(q22;q12); t(8;21)(q22;q22) inv(16)(p13;q22)/t(16;16)(p13;q22)	正常核型伴有孤立的 NPM1 突变
中等	正常核型;孤立的 +8;孤立的 t(9;11)(p22;q23);其他异常	t(8;21)或 inv(16)伴 C-KIT 突变
不良	复杂核型(≥3 种异常);t(6;9)(p23;q34) 11q23 异常,除外 t(9;11) del(5q)、−5、del(7q)、−7;t(9;22)	正常核型伴有单独的 FLT3-ITD

急淋白血病(ALL)常见染色体和分子学异常的检出率见下表(以下为8版内科学P582内容)。

染色体核型	基因	成人发生率	儿童发生率
超二倍体	–	7%	25%
亚二倍体	–	2%	1%
t(9;22)(q34;q11.2):Ph$^+$	BCR-ABL1	25%	3%
t(12;21)(p13;q22)	TEL-AML1	2%	22%
t(v;11q23):如 t(4;11)、t(9;11)、t(11;19)	MLL	10%	8%
t(1;19)	E2A-PBX1	3%	5%
t(5;14)(q31;q32)	IL3-IGH	<1%	<1%
t(8;14)、t(2;8)、t(8;22)	c-myc	4%	2%
t(1;14)(p32;q11)	TAL1	12%	7%
t(10;14)(q24;q11)	HOX11	8%	1%
t(5;14)(q35;q32)	HOX11L2	1%	3%

【例17】2004NO66A 急性非淋巴细胞白血病 M_2 型的基因改变是

A. PML/RARa   B. MLL/ENL   C. CBFB/MYH$_{11}$

D. bcr/abl   E. AML$_1$/ETO(8 版内科学已删除相关内容)

(105~107 题共用题干)男性,35 岁。牙龈出血、皮肤瘀斑及间断鼻出血 10 天入院。既往体健。化验血常规:Hb64g/L,WBC10.5×10^9/L,Plt26×10^9/L。骨髓增生明显活跃,可见胞浆中有较多颗粒及 POX 染色强阳性的细胞,部分可见成堆 Auer 小体,计数此种细胞占 65%。

【例18】2016NO105A 该患者最可能的诊断是

A. 急性淋巴细胞白血病   B. 急性早幼粒细胞白血病

C. 急性单核细胞白血病   D. 急性巨核细胞白血病

【例19】2016NO106A 支持上述诊断的细胞免疫学表型是

A. CD10 阳性、CD19 阳性   B. CD13 阳性、HLA-DR 阳性

C. CD13 阳性、HLA-DR 阴性   D. CD41 阳性、CD61 阳性

【例20】2016NO107A 该患者临床最容易出现的并发症是

A. 高尿酸性肾病   B. 弥散性血管内凝血

C. 严重感染   D. 中枢神经系统白血病

4. 诊断及鉴别诊断

(1)诊断 根据临床表现、血象和骨髓象特点,诊断白血病一般不难。

(2)鉴别诊断 需与骨髓增生异常综合征(MDS)、巨幼细胞贫血、急性再障等相鉴别。

5. 治疗

(1) 一般治疗

处理高白细胞血症	$WBC > 100 \times 10^9/L$ 时,应行血细胞分离,单采过高的 WBC + 水化 + 化疗 化疗前预处理:ALL 用地塞米松,AML 用羟基脲;然后联合化疗 预防白血病细胞溶解诱发的高尿酸血症、酸中毒、电解质紊乱、凝血异常
红细胞减少	输浓缩红细胞纠正贫血,但白细胞淤滞时不宜马上输注红细胞,以免增加血液黏度
粒细胞减少	特别在化放疗后粒细胞缺乏时,宜住层流病房,使用粒细胞集落刺激因子(G-CSF) 发热时,应做细菌培养 + 药敏试验,并迅速进行经验性抗生素治疗
血小板减少	输注单采血小板悬液控制出血
预防高尿酸血症	多饮水、碱化尿液、别嘌醇 0.1g tid 以抑制尿酸合成,无尿时按肾功能衰竭处理
维持营养	补充营养,给予高蛋白、高热量、易消化食物,必要时经静脉补充营养

白细胞淤滞症 当循环血液中白细胞数 $> 200 \times 10^9/L$ 时,可产生白细胞淤滞症,表现为呼吸困难,低氧血症,反应迟钝,言语不清,颅内出血等。病理学显示白血病血栓栓塞与出血并存。高白细胞不仅会增加患者早期死亡率,还可增加髓外白血病的发病率和复发率。因此,当血中白细胞 $> 100 \times 10^9/L$ 时,就应紧急使用血细胞分离机,单采清除过高的白细胞(M_3 型一般不推荐),同时给以化疗和水化。

(2) 急性淋巴细胞白血病(ALL)的化疗方案

急淋方案		药物
诱导缓解	VP 方案	VCR 长春新碱 + P 泼尼松
	DVP 方案	DNR 柔红霉素 + VCR 长春新碱 + P 泼尼松
	DVLP 方案	DNR 柔红霉素 + VCR 长春新碱 + L-ASP 左旋门冬酰胺酶 + P 泼尼松
缓解后治疗	HD Ara-C	高剂量阿糖胞苷
	HD MTX	高剂量甲氨蝶呤
	6-MP 和 MTX	口服 6-MP 和 MTX,同时间断给予 VP 方案是普遍采用的维持治疗方案
	HSCT	异基因造血干细胞移植(HSCT)对治愈成人 ALL 至关重要
	化疗联合 TKIs	Ph^+ ALL 在化疗时可联合酪氨酸激酶抑制剂(TKIs,伊马替尼或达沙替尼)

(3) 急性髓系白血病(AML)的化疗方案 APL 为急性早幼粒细胞白血病(M_3 型)。

AML 方案		药物
诱导缓解	IA 方案	IDA 去甲氧柔红霉素 + Ara-C 阿糖胞苷(非 APL 最常用的化疗方案)
	DA(3 +7)方案	DNR 柔红霉素 + Ara-C 阿糖胞苷(非 APL 最常用的化疗方案)
	HA 方案	HHT 高三尖杉酯碱 + Ara-C 阿糖胞苷
	ATRA + 蒽环类	ATRA 全反式维 A 酸 + 蒽环类为 APL 最常用的化疗方案
缓解后治疗	预后不良组	首选异基因造血干细胞移植(allo-HSCT)
	预后良好组	首选大剂量阿糖胞苷(HD Ara-C)为基础的化疗,复发后再行 allo-HSCT
	预后中等组	配型相合的 allo-HSCT 和 HD Ara-C 为主的化疗均可采用

注意:①左旋门冬酰胺酶(L-ASP)对急粒白血病(AML)无效,只适用于急淋白血病(ALL)。
②高三尖杉酯碱(HHT)对急淋白血病(ALL)无效,只适用于急粒白血病(AML)。

(4) 化疗药物的副作用 常见副作用如下表。

化疗药物	代号	常见副作用
长春新碱	VCR	末梢神经炎,便秘
泼尼松	P	类库欣综合征,高血压,高尿酸血症,糖尿病
柔红霉素	DNR	心脏毒性,骨髓抑制,胃肠道反应,局部刺激
左旋门冬酰胺酶	L-ASP	肝功能损害,胰腺炎,凝血因子和清蛋白合成减少,过敏反应
环磷酰胺	CTX	骨髓抑制,恶心呕吐,脱发,出血性膀胱炎,肝损害
甲氨蝶呤	MTX	黏膜炎,肝肾损害,骨髓抑制
阿糖胞苷	Ara-C	小脑共济失调(最严重)、皮疹、发热、眼结膜炎
全反式维A酸	ATRA	分化综合征,颅内压增高,肝肾损害,皮肤干燥,脱屑,口角破裂
三氧化二砷	ATO	肝功能损害,心电图QT间期延长
高三尖杉酯碱	HHT	骨髓抑制,心脏毒性,消化道反应

    A. 口腔及其它黏膜溃疡　　B. 过敏反应　　　　　　　C. 心脏损害

    D. 神经炎　　　　　　　　E. 脱发

【例21】1994NO111B 甲氨蝶呤治疗急性白血病时的主要副作用是

【例22】1994NO112B 左旋门冬酰胺酶治疗急性白血病的主要副作用

【例23】2006NO145X　L-ASP 治疗 ALL 时的主要不良反应有

    A. 肝功能损害　　　　B. 肾功能损害　　　　C. 胰腺炎　　　　D. 过敏反应

【例24】1991NO125X 治疗急性淋巴细胞性白血病,可选用如下哪些药物?

    A. 强的松　　　　　　B. 长春新碱　　　　　C. 左旋门冬酰胺酶　　　D. 高三尖杉酯碱

【例25】1998NO63A 急性早幼粒细胞性白血病的分化诱导剂治疗,通常首选下列哪一种?

    A. 十三顺式维甲酸　　　B. 全反式维甲酸　　　C. 罗钙全

    D. α-D$_3$　　　　　　　　E. 小剂量阿糖胞苷

注意: 我国学者发现全反式维A酸对急性早幼粒细胞性白血病(M$_3$ 型)的诱导缓解率为85%,但缓解后单用维A酸易复发。故常与其他疗法联合或交替应用。

    A. 6-巯基嘌呤　　　　　B. 阿糖胞苷　　　　　C. 左旋门冬酰胺酶

    D. 高三尖杉酯碱　　　　E. 柔红霉素

【例26】1993NO97B 只用于治疗急性淋巴细胞性白血病

【例27】1993NO98B 只用于治疗急性非淋巴细胞性白血病

三、慢性髓系白血病(慢粒)和慢性淋巴细胞白血病(慢淋)

1. 慢粒的临床表现

    慢粒(CML)各年龄组均可发病,中位发病年龄45～50岁,男性多于女性。起病缓慢,早期常无自觉症状。患者可因健康检查或因其他疾病就医时才发现血象异常或脾大而被确诊。

2. 慢粒的临床分期

    慢粒分为慢性期(CP)、加速期(AP)和最终急变期(BP/BC)。

    (1)慢性期(CP)　　CP 一般持续1～4年。

    ①一般表现　乏力、低热、多汗或盗汗、体重减轻等代谢亢进的症状,由于脾大而自觉有左上腹坠胀感。

    ②脾大　脾脏肿大为最显著体征,脾脏可达脐或脐以下,质地坚实,平滑,无压痛。

    ③肝大　肝脏明显肿大较少见。

④胸骨压痛　部分患者可有胸骨中下段压痛。

⑤白细胞增高　当白细胞显著增高时,可有眼底充血及出血。白细胞极度增高时可发生白细胞淤滞症。

（2）加速期（AP）　常有发热、虚弱、进行性体重下降、骨骼疼痛,逐渐出现贫血和出血。脾持续性或进行性肿大。原来治疗有效的药物无效。加速期可维持数月至数年。①外周血或骨髓原始细胞≥10%,外周血嗜碱性粒细胞 >20%,不明原因的血小板进行性减少或增加。②除 Ph 染色体以外又出现其他染色体异常,如 +8、双 Ph 染色体、17 号染色体长臂的等臂(i17q)等。③粒-单系祖细胞培养,集簇增加而集落减少,骨髓活检显示胶原纤维显著增生。

（3）急变期（BC）　为慢粒的终末期,临床与 AL 类似。多数急粒变,少数为急淋变或急单变,偶有巨核细胞及红细胞等类型的急性变。急性变预后极差,往往在数月内死亡。①外周血原粒 + 早幼粒细胞 >30%;②骨髓中原始细胞或原淋 + 幼淋或原单 + 幼单 >20%,原粒 + 早幼粒细胞 >50%;③出现髓外原始细胞浸润。

3. 慢粒的实验室检查

（1）血象、中性粒细胞碱性磷酸酶（NAP）、骨髓象改变　详见下表。

（2）Ph 染色体（费城染色体）　为小 22 号染色体,显带分析为 t(9;22)(q34;q11)。见于慢粒白血病（阳性率 95%）、急粒白血病（2%）、成人急淋白血病（25%）、儿童急淋白血病（5%）等。慢淋白血病阴性。9 号染色体长臂上 *C-ABL* 原癌基因易位至 22 号染色体长臂的断裂点簇集区（BCR）形成 BCR-ABL 融合基因。其编码的蛋白主要为 P_{210}。P_{210} 具有酪氨酸激酶活性,导致慢粒白血病的发生。

4. 慢粒和慢淋的比较

		慢性髓系白血病（慢粒）	慢性淋巴细胞白血病（慢淋）
发病年龄		各年龄段均可发病,以中年最多见	多老年发病（ >50 岁占 90%）
发病性别		男多于女	男多于女
起病		缓慢,多无自觉症状	缓慢,多无自觉症状
突出体征		脾重度肿大为最显著体征	表浅淋巴结肿大（颈、腋、腹股沟）
一般症状		低热、多汗或盗汗、体重减轻	低热、盗汗、乏力、食欲减退
晚期症状		白细胞极度增高导致淤滞症	免疫功能减退,易并发感染
部分症状		部分患者胸骨中下段压痛 肝肿大较少见	常出现自身免疫现象 轻至中度脾肿大（占 50% ~70%）
外周血红细胞		晚期减少（贫血）	晚期减少（贫血）
外周血白细胞		增高（常 $>20 \times 10^9/L$）,原始细胞 <10%	增高（常 $>10 \times 10^9/L$）
外周血淋巴细胞		降低（淋巴细胞和单核细胞百分率减少）	增高（常 $\geq 5 \times 10^9/L$,淋巴细胞占 50%）
外周血血小板		早期多正常,晚期减少	减少
骨髓	增生	增生活跃（粒细胞为主）	增生活跃（淋巴细胞为主）
	红系	相对减少	减少
	粒系	增生活跃（粒:红 = 10 ~50:1）,原始粒 <10%	减少
	巨核系	正常或增多,晚期减少	减少
	淋巴系	—	↑↑（淋巴细胞≥40%）
其他		NAP 活性减低	B 细胞性多见、T 细胞性少见
染色体		Ph 染色体 95% 阳性 [t(9;22)(q34;q11)]	80% 有染色体异常
化疗		首选分子靶向治疗,次选干扰素 两者均无效者选用羟基脲	苯丁酸氮芥——最常用 氟达拉滨、CTX、COP、CHOP

5. 慢粒的治疗

慢粒的治疗着重于慢性期早期,一旦进入加速期或急变期,则预后不良。慢粒慢性期的治疗如下:

(1)白细胞淤滞症的紧急处理 需用羟基脲和别嘌醇。对于白细胞 $>100×10^9/L$ 者,应行治疗性白细胞单采。明确诊断后,首选伊马替尼。

(2)分子靶向治疗 第一代酪氨酸激酶抑制剂(TKI)甲磺酸伊马替尼(IM)为2-苯胺嘧啶衍生物,能特异性阻断 ATP 在 abl 激酶上的结合位置,使酪氨酸残基不能磷酸化,从而抑制 BCR-ABL 阳性细胞的增殖。伊马替尼的完全细胞遗传学缓解率为83%,且随治疗时间延长疗效提高。伊马替尼需终身服用。

(3)干扰素 干扰素(IFN-α)是分子靶向药物出现之前的首选药物。目前用于不适合 TKI 和异基因骨髓移植的患者。约50%的有效者可以获得长期生存。

(4)其他药物治疗 ①细胞周期特异性化疗药,用药后两三天白细胞即下降,停药后又很快回升。常用于高龄、具有并发症、TKI 和干扰素均不能耐受的患者、高白细胞淤滞时的降白细胞处理。②阿糖胞苷、高三尖杉酯碱、砷剂、白消安等也可选用。

(5)异基因造血干细胞移植(allo-HSCT) 是唯一可治愈慢粒的方法。适应证为:新诊断的儿童和青年患者;依据年龄、脾脏大小、血小板计数和原始细胞数等综合的疾病进展风险预测可能性高者,并具有全相合供者的年轻患者;TKI 治疗失败者或不能耐受者。

注意:①慢粒白血病的治疗原首选羟基脲,8 版内科学不作为首选,仅用于 TKI 和干扰素均不能耐受者。
②慢粒白血病的治疗首选分子靶向治疗(TKI),次选干扰素,两者均无效则选用羟基脲(8 版)。

【例28】1994NO60A 慢性粒细胞性白血病的 Ph 染色体是

    A. t(8;21)   B. t(8;22)   C. t(9;21)

    D. t(9;22)   E. t(9;23)

【例29】2009NO71A 下列白血病类型中,不会出现 Ph 染色体的是

    A. 慢性粒细胞白血病   B. 慢性淋巴细胞白血病

    C. 急性粒细胞白血病   D. 儿童急性淋巴细胞白血病

【例30】1998NO45A 下列描述中,哪一项不符合慢性粒细胞白血病?

    A. 约90%出现 Ph 染色体   B. 周围血白细胞数量明显增高

    C. 骨髓大量原始粒细胞   D. 脾脏明显增大   E. 肝肿大

▶ **常考点** 考试重点,希望考生全面掌握。

    参考答案——详细解答见《贺银成2019考研西医临床医学综合能力历年真题精析》

1. ABCDE   2. ABCDE   3. ABCDE   4. ABCDE   5. ABCDE   6. ABCDE   7. ABCDE

8. ABCDE   9. ABCDE   10. ABCDE   11. ABCDE   12. ABCDE   13. ABCDE   14. ABCDE

15. ABCDE   16. ABCDE   17. ABCDE   18. ABCDE   19. ABCDE   20. ABCDE   21. ABCDE

22. ABCDE   23. ABCDE   24. ABCDE   25. ABCDE   26. ABCDE   27. ABCDE   28. ABCDE

29. ABCDE   30. ABCDE

第32章　淋巴瘤与多发性骨髓瘤

▶▶ 考纲要求

①淋巴瘤的临床表现、实验室检查、诊断、鉴别诊断、临床分期和治疗。②多发性骨髓瘤的临床表现、实验室及其他检查、诊断、分型和分期、鉴别诊断和治疗。

▶▶ 复习要点

一、霍奇金淋巴瘤(HL)

淋巴瘤分为霍奇金淋巴瘤(HL)和非霍奇金淋巴瘤(NHL)。HL主要原发于淋巴结,特点是淋巴结进行性肿大,典型病理特征是R-S细胞存在于不同类型反应性炎细胞的特征背景中,并伴有不同程度的纤维化。

1. 临床表现

HL的临床表现如下表,应注意与NHL相鉴别。

	霍奇金淋巴瘤(HL)	非霍奇金淋巴瘤(NHL)
发病率	占淋巴瘤8%~11%	占淋巴瘤89%~92%
发病年龄	青年多见,儿童少见	各年龄组,随年龄增长而增加
发病性别	男多于女	男多于女
首发症状	无痛性颈或锁骨上淋巴结肿大(占60%~80%)	无痛性颈或锁骨上淋巴结肿大(占22%)
原发病变	多在淋巴结,也可在结外组织	结外淋巴组织
转移方式	向邻近淋巴结依次转移	跳跃转移,更易结外浸润
压迫症状	神经(疼痛)、纵隔淋巴结肿大(咳嗽、胸闷、肺不张、上腔静脉压迫综合征)、输尿管、脊髓	易侵犯纵隔淋巴结中枢神经系统以脑膜、脊髓为主
全身症状	盗汗、疲乏、瘙痒、消瘦较多见周期性发热(Pel-Ebstein热)见于1/6的患者饮酒后淋巴结疼痛为HL特有。可有带状疱疹	发热、盗汗、疲乏、皮肤瘙痒少见
结外累及	少见,可有肝脾肿大(占10%)	常见,胃肠道以回肠最多见(占50%)
确立诊断	淋巴结活检	淋巴结活检

2. 辅助检查

血液	HL——轻或中度贫血,少数白细胞轻度增加,部分患者嗜酸性粒细胞增多NHL——白细胞多正常,淋巴细胞增多
骨髓象	骨髓涂片阳性率低(3%),找到R-S细胞是HL骨髓浸润的依据
化验检查	活动期ESR↑,LDH↑(提示预后不良),血清碱性磷酸酶或血钙↑(提示骨骼受累)B细胞NHL可并发抗人球蛋白试验阳性或阴性的溶血性贫血,少数可出现单株IgG或IgM
B超检查	可发现体检遗漏的淋巴结
CT检查	是腹部检查的首选方法,能显示腹主动脉旁淋巴结、脾门、肝门受累情况
PET/CT	正电子发射计算机体层显像CT可显示淋巴瘤病灶及部位,是评价疗效的重要指标
免疫表型检查	可以区分B、T、NK细胞来源

注意:血液病的确诊一般首选骨髓检查,但淋巴瘤骨髓涂片阳性率很低(仅3%),确诊首选淋巴结活检。

【例1】2002NO69A、2001NO67A　NHL累及胃肠道的最常见部位是

    A. 食管　　　　　　　　B. 胃　　　　　　　　C. 回肠

    D. 十二指肠　　　　　　E. 结肠

【例2】2003NO71A 以原因不明发热为主要起病症状的霍奇金淋巴瘤的特征是

    A. 一般年龄较轻　　　　　B. 女性多见　　　　　　C. 病变较为弥漫

    D. 常不累及腹膜后淋巴结 E. 多常有局部和全身皮肤瘙痒

3. 临床分期

一直沿用 Ann Arbor 分期系统(1989),将 HL 分 4 期,此分期方案 NHL 也可参照使用。

(1)分组　全身症状分为 A、B 两组。凡无以下症状者为 A 组,有以下症状之一者为 B 组:①不明原因发热 >38℃;②盗汗;③半年内体重下降10%以上。

(2)分期

Ⅰ期	单个淋巴结区域(Ⅰ)或局灶性单个结外器官(ⅠE)受侵犯。
Ⅱ期	在膈肌同侧的两组或多组淋巴结受侵犯(Ⅱ),或局灶性单个结外器官及其区域淋巴结受侵犯伴或不伴横膈同侧其他淋巴结区域受侵犯(ⅡE)
Ⅲ期	横膈上下淋巴结同时累累(Ⅲ),可伴有局灶性相关结外器官(ⅢE)、脾受侵犯(ⅢS)或两者皆有(ⅢS+E)
Ⅳ期	弥漫性(多灶性)单个或多个结外器官受侵犯,伴或不伴相关淋巴结肿大,或孤立性结外器官受侵犯伴远处(非区域性)淋巴结肿大。如肝或骨髓累及,即使局限也属于Ⅳ期

注意:①HL 脾脏受累属于Ⅲ期,肝脏受累属于Ⅳ期。②骨髓受累属于Ⅳ期。

Ⅰ期　　　　　　Ⅱ期　　　　　　Ⅲ期　　　　　　Ⅳ期

【例3】2014NO173X 下列支持淋巴瘤分期为 B 组的临床表现有

    A. 盗汗　　　　　　　　　　　　　　B. 3 个月内体重减轻≥10%

    C. 瘙痒　　　　　　　　　　　　　　D. 发热 38℃以上连续 3 天

【例4】2010NO72A 女性,32 岁,右颈部无痛性淋巴结肿大半个月,发热 1 周,最高体温38.3℃。查体:右颈部和左腋下各触及 1 个 3.0cm×2.0cm 的淋巴结,其余部位淋巴结未见肿大,肝肋下刚触及,脾肋下 1cm。颈部淋巴结活检为非霍奇金淋巴瘤。骨髓检查示:淋巴瘤细胞占12%。按 Ann Arbor 提出的淋巴瘤临床分期方案,该患者的分期属于

    A. ⅡA　　　　　　　B. ⅢB　　　　　　　C. ⅣA　　　　　　　D. ⅣB

4. 诊断与鉴别诊断

(1)诊断　根据临床表现(进行性无痛性淋巴结肿大)及病理检查(淋巴结活检),不难诊断。

(2)鉴别诊断　淋巴瘤需与其他淋巴结肿大的疾病相鉴别。

①局部淋巴结肿大　需排除淋巴结炎、恶性肿瘤转移、结节病、急性化脓性扁桃体炎等。

②以发热为主要表现的淋巴瘤　需与结核病、败血症、结缔组织病、坏死性淋巴结炎、恶组等鉴别。

③结外淋巴瘤　需与相应器官的其他恶性肿瘤相鉴别。

5. 治疗

主要采用化疗 + 放疗的综合治疗。

(1)化疗　首选 ABVD 方案。

①ABVD 方案　ABVD = 阿霉素(A) + 博莱霉素(B) + 长春花碱(V) + 甲氮咪胺(D)。对生育影响小,不引起继发性肿瘤,疗效与 MOPP 相同,为 HL 的首选化疗方案。

②MOPP 方案　MOPP = 氮芥(M) + 长春新碱(O) + 甲基苄肼(P) + 泼尼松(P),化疗完全缓解率 80%,5 年生存率 75%,长期无病生存率 50%,使 HL 成为第一种用化疗治愈的恶性肿瘤。但 MOPP 治疗 3 个月以上的患者,第二种肿瘤的发生率为 3% ~ 5%,不孕率高达 50%,目前 MOPP 已被 ABVD 方案取代。

(2)放疗　HL 一般从原发部位向邻近淋巴结依次转移,因此 20 世纪 70 年代开始,扩大照射成为早期 HL 的主要治疗方法。病变在膈上采用斗篷式照射,病变在膈下采用倒"Y"字照射。

(3)治疗原则

①结节性淋巴细胞为主型　此型多为 I A 期,预后好。 I A 期可行单纯淋巴结切除等待观察或累及野照射 20 ~ 30Gy。 II 期以上同早期 HL 治疗。

②早期(I、II 期)病例　对放疗敏感,治愈率达 80%。但因单一放疗的毒副反应很大,为减少治疗的毒副反应,近 20 年来对早期病例多采用低毒性的 ABVD 方案联合放疗,也取得了类似的疗效。因此目前认为最佳的治疗方案为 4 ~ 6 周期的 ABVD 方案化疗 + 30 ~ 40Gy 受累野照射治疗。

③晚期(III、IV 期)病例　以 ABVD 化疗为主,必要时联合放疗。ABVD 方案化疗 6 ~ 8 周期,化疗前有大肿块或化疗后肿瘤残存者应联合应用放疗。

	早期病例(I、II 期)	晚期病例(III、IV 期)
治疗方案	ABVD 化疗 4 ~ 6 周期 + 受累野照射	ABVD 化疗 6 ~ 8 周期 + 必要时局部照射
治疗方法	适量全身化疗(化疗疗程缩短) 放疗总剂量、照射野范围缩小	ABVD 方案 (A 阿霉素 + B 博莱霉素 + V 长春花碱 + D 甲氮咪胺)
剂量	30 ~ 40Gy,3 ~ 4 周 1 疗程×6 疗程	>6 疗程(巨大肿块或化疗后残留肿块,加局部放疗)
特点	原扩大照射方案已弃用	ABVD 方案为 HL 的首选化疗方案

④复发难治性 HL 的治疗　首程放疗后复发可采用常规化疗;化疗抵抗或不能耐受者,再分期为临床 I、II 期行放射治疗。

A. MOPP 方案　　　　B. ESHAP 方案　　　　C. ABVD 方案
D. CHOP 方案　　　　E. VLDP 方案

【例5】2011B(执医试题)治疗结节硬化型霍奇金淋巴瘤首选的方案是

【例6】2011B(执医试题)治疗弥漫性大 B 细胞淋巴瘤首选的方案是

二、非霍奇金淋巴瘤(NHL)

NHL 是一组具有不同组织学特点和起病部位的淋巴瘤,易发生早期远处扩散。WHO 新分类将每一种淋巴瘤类型确定为独立疾病,2008 年提出了淋巴组织肿瘤分型新方案,该方案既考虑了形态学特点,也反映了应用单克隆抗体、细胞遗传学、分子生物学等新技术对淋巴瘤的新认识和确定的新病种。

1. 临床表现

(1)共同临床表现　为无痛性进行性淋巴结肿大或局部肿块,如前所述。

(2)NHL 的特点　①全身性,其中淋巴结、扁桃体、脾、骨髓是最易受累的部位,常伴全身症状;②临床表现的多样性;③随年龄增长而发病增加,男较女为多,除惰性淋巴瘤外,一般发展迅速;④NHL 对各器官的压迫和浸润较 HL 多见,常以高热、各器官、系统症状为主要临床表现。

2. 实验室检查

(1)一般检查项目　参阅 HL 的实验室检查。

(2)常见 NHL 的染色体易位和免疫学标记 请牢记,常考。

淋巴瘤类型	染色体易位	免疫标记	临床特点
边缘区淋巴瘤	$t(11;18)$	$CD5^+$、$bcl\text{-}2^+$	B 细胞性,属惰性淋巴瘤
滤泡性淋巴瘤	$t(14;18)$	$CD10^+$、$bcl\text{-}2^+$、$bcl\text{-}6^+$	B 细胞性,化疗反应好,不能治愈
套细胞性淋巴瘤	$t(11;14)$	$CD5^+$、$bcl\text{-}1^+$	B 细胞性,发展快,化疗效果差
弥漫性大 B 细胞淋巴瘤	$t(14;18)$(病理学)	$bcl\text{-}6^+$、$bcl\text{-}2^+$	最常见的侵袭性 NHL
Burkitt 淋巴瘤	$t(8;14)$、MYC	$CD20^+$、$CD22^+$、$CD5^-$	临床特点见本讲义病理学
间变性大细胞淋巴瘤	$t(2;5)$	$CD30^+$、Ki-1(+)	T 细胞性,常有皮肤侵犯
周围性 T 细胞淋巴瘤	—	$CD4^+$、$CD8^+$	侵袭性淋巴瘤,化疗效果较差
蕈样肉芽肿-Sezary 综合征	—	$CD3^+$、$CD4^+$、$CD8^-$	属惰性淋巴瘤

记忆:①边缘区淋巴瘤 $t(11;18)$——11 可看成一双筷子,18 为一把——记忆为:筷子一把边缘敲。

②滤泡性淋巴瘤 $t(14;18)$——14 为医师,18 为一把——记忆为:医师一把抓滤泡。

③套细胞淋巴瘤 $t(11;14)$——11 为可看成一双筷子,14 为医师——记忆为:用筷子的医师戴手套。

④Burkitt 淋巴瘤 $t(8;14)$、MYC——记忆为伯基特的爸要死了,因为家里有母夜叉(MYC)。

【例7】2005NO79A 应用染色体易位技术辅助 NHL 分型,下列选项中,错误的是

　　A. 检出 $t(14;18)$ 提示是滤泡性淋巴瘤　　　　B. 检出 $t(8;14)$ 提示是 Burkitt 淋巴瘤

　　C. 检出 $t(11;14)$ 提示是套细胞淋巴瘤　　　　D. 检出 $t(2;5)$ 提示是间变性大细胞淋巴瘤

　　E. 检出 $t(11;4)$ 提示是弥漫性大 B 细胞淋巴瘤

【例8】2006NO80A 男性,65 岁,无痛性双颈部淋巴结肿大半个月,到医院行淋巴结活检病理,发现淋巴结结构破坏,弥漫性小淋巴细胞浸润,免疫染色 CD20 阳性,CD 阳性,有 $t(11;14)$,表达 bcl-1。诊断为 NHL,最可能的类型是

　　A. 单核细胞样 B 细胞淋巴瘤　　　　　　　　B. 脾边缘区细胞淋巴瘤

　　C. 黏膜相关性淋巴样组织淋巴瘤　　　　　　D. 滤泡性淋巴瘤　　　　E. 套细胞淋巴瘤

【例9】2006NO78A 完全表达为成熟的辅助性 T 细胞淋巴瘤的类型是

　　A. 成人 T 细胞淋巴瘤　　B. 周围 T 细胞淋巴瘤　　C. 蕈样肉芽肿/赛塞里综合征

　　D. 血管免疫母细胞性 T 细胞淋巴瘤　　　　　E. 间变性大细胞淋巴瘤

【例10】2018NO158X Burkitt 淋巴瘤的免疫表型有

　　A. CD3 阳性　　　　　B. CD5 阳性　　　　　C. CD20 阳性　　　　　D. CD22 阳性

【例11】2007NO70A 套细胞淋巴瘤细胞的表面标志,除 CD5(+)外,还应有

　　A. CD3(+)　　　　　B. CD4(+)　　　　　C. CD20(+)　　　　　D. CD30(+)

(85~87 题共用题干)女性,28 岁。发热伴皮肤瘙痒 1 周。查体:T38.2℃,轻度贫血貌,右侧颈部及右锁骨上各触及数个肿大淋巴结,最大者为 $3\times1.5cm$ 大小,活动,无压痛,其余浅表淋巴结均未触及肿大。化验血常规:Hb90g/L,WBC9.5×10^9/L,中性粒细胞55%,淋巴细胞35%,Plt110 $\times10^9$/L,网织红细胞15%,骨髓涂片偶见 R-S 细胞。

【例12】2017NO85A 该患者最可能的诊断是

　　A. 慢性淋巴细胞白血病　B. 结核性淋巴结炎　　C. 淋巴结转移肿瘤　　D. 淋巴瘤

【例13】2017NO86A 对明确诊断最有意义的检查是

　　A. PPD 试验　　　　　B. 淋巴结 B 超　　　　C. 淋巴结活检　　　　D. 骨髓活检

【例14】2017NO87A 引起该患者贫血最可能的原因是

　　A. 慢性疾病致铁代谢障碍　　　　　　　　　B. 骨髓内肿瘤细胞浸润

C. 营养不良   D. 自身免疫异常

3. 诊断与鉴别诊断

(1) 诊断　进行性、无痛性淋巴结肿大者,应做淋巴结印片及病理切片或淋巴结穿刺物涂片检查。疑诊皮肤淋巴瘤时可做皮肤活检及印片。

(2) 鉴别诊断　参阅 HL 的鉴别诊断。

4. 治疗

NHL 多中心发生的倾向使其临床分期的价值和扩大照射的疗效不如 HL,决定了其治疗应以化疗为主。

(1) 非霍奇金淋巴瘤的化疗方案如下表

	惰性淋巴瘤	侵袭性淋巴瘤
特点	病情发展慢,化放疗有效,但不易缓解	发展快,不论分期均应以化疗为主,辅以放疗
举例	淋巴浆细胞淋巴瘤 小淋巴细胞淋巴瘤、边缘区淋巴瘤 滤泡性淋巴瘤、蕈样肉芽肿-Sezary 综合征	原始 B 淋巴细胞淋巴瘤、原始免疫细胞淋巴瘤 套细胞淋巴瘤、弥漫性大 B 细胞淋巴瘤 Burkitt 淋巴瘤、间变性大细胞淋巴瘤
特点	Ⅰ、Ⅱ期放化疗后可存活 10 年,多采用姑息治疗 如病情进展,可用苯丁酸氮芥或环磷酰胺口服 Ⅲ、Ⅳ期患者采用 COP 或 CHOP 方案化疗	无论分期,均采用侵袭性 NHL 的标准治疗方案 CHOP。在化疗前加用利妥昔单抗(R-CHOP)为弥漫性大 B 细胞淋巴瘤的经典方案
化疗	COP(环磷酰胺、长春新碱、泼尼松) CHOP(环磷酰胺、阿霉素、长春新碱、泼尼松)	CHOP(环磷酰胺、阿霉素、长春新碱、泼尼松) EPOCH(依托泊苷、阿霉素、长春新碱、泼尼松、环磷酰胺)

注意: ①霍奇金淋巴瘤(HL)的首选化疗方案均为 ABVD。
②侵袭性非霍奇金淋巴瘤(NHL)的标准化疗方案为 CHOP。

(2) 生物治疗

①单克隆抗体　90% 的 NHL 和 HL 的淋巴细胞为主型均表达 CD20。凡 CD20$^+$者,均可使用 CD20 单抗(利妥昔单抗)治疗 B 型淋巴瘤。

②干扰素　对蕈样肉芽肿有部分缓解作用。

③抗幽门螺杆菌的药物　胃 MALT 淋巴瘤经抗幽门螺杆菌治疗后部分患者症状改善,淋巴瘤消失。

(3) 造血干细胞移植(HSCT)　55 岁以下、重要脏器功能正常、缓解期短、难治易复发的侵袭性淋巴瘤、4 个 CHOP 方案能使淋巴结缩小超过 3/4 者,可行大剂量联合化疗后进行自体或异基因造血干细胞移植。

(4) 手术治疗　合并脾功能亢进如有切脾指征,可行脾切除术。

【例 15】2000NO155X 下列哪些 NHL 病人可考虑放疗为主?

A. 低度恶性组临床分期Ⅰ期   B. 中度恶性组临床分期Ⅰ期

C. 高度恶性组临床分期Ⅰ期   D. 低度恶性组临床分期Ⅱ期

三、多发性骨髓瘤

多发性骨髓瘤是浆细胞恶性增殖性疾病。骨髓中克隆性浆细胞异常增生,并分泌单克隆免疫球蛋白或其片段(M 蛋白),导致相关器官或组织损伤。常见表现为骨痛、贫血、肾功能不全、感染、高钙血症等。

1. 临床表现

多发性骨髓瘤是一种以骨髓中单克隆浆细胞大量增生为特征的恶性疾病。克隆性浆细胞直接浸润组织和器官,分泌的 M 蛋白直接导致各种临床症状,其中以贫血、骨骼疼痛或溶骨性骨质破坏、高钙血症和肾功能不全为其特征。

(1) 骨骼损害　骨痛为常见症状,以腰骶部最多见,其次为胸背部、肋骨和下肢骨骼。

(2) 感染　正常多克隆免疫球蛋白和中性粒细胞减少,免疫力下降,容易发生各种感染。

（3）贫血 90%以上患者可出现程度不一的贫血，部分患者以贫血为首发症状。

（4）高钙血症 原因为破骨细胞引起的骨再吸收、肾小球滤过率下降致钙的清除能力下降。

（5）肾功能损害 可表现为蛋白尿、管型尿、急慢性肾功能衰竭等。原因为：①本周蛋白被近曲小管吸收后沉积在上皮细胞胞质内，使肾小管细胞变性，功能受损；②高血钙引起多尿或少尿；③尿酸过多。

（6）高黏滞综合征 表现为头昏、眩晕、眼花、耳鸣、手指麻木、冠状动脉供血不足等。

（7）出血倾向 鼻出血、牙龈出血、皮肤紫癜多见。

（8）淀粉样变和雷诺现象 IgD型患者可发生淀粉样变，表现为舌、腮腺肿大，心脏扩大，腹泻或便秘等。若M蛋白为冷球蛋白，则可引起雷诺现象。

（9）髓外浸润 ①器官肿大：如肝、脾、肾和淋巴结肿大。②神经损害：胸、腰椎破坏压迫脊髓所致截瘫较常见，其次为神经根受累，脑神经瘫痪少见。③髓外浆细胞瘤：孤立性病变位于口腔、呼吸道等软组织中。④浆细胞白血病：系骨髓瘤细胞累及外周血，造成外周血浆细胞 $>2.0 \times 10^9 / L$，称为浆细胞白血病（PCL），多为IgA型，为本病的终末期表现，预后极差。

2. 辅助检查

（1）血象 多为正常细胞性贫血。血片中红细胞呈缗钱状（成串状）排列。白细胞总数正常或减少。晚期可见大量浆细胞。血小板计数多正常。

（2）骨髓 骨髓中浆细胞异常增生，并伴有质的改变。骨髓瘤细胞免疫表型 $CD38^+$、$CD56^+$。

（3）单株免疫球蛋白血症 ①蛋白电泳示M蛋白高峰。②免疫固定电泳示IgG型约占52%、IgA型占21%，轻链型约占15%，IgD、IgE、IgM少见或罕见。③血清免疫球蛋白定量测定示M蛋白增多，正常免疫球蛋白减少。

（4）血清钙磷 因骨质破坏，可出现血钙增高、血磷正常。

（5）血清 β_2 微球蛋白 由浆细胞分泌，与全身骨髓瘤细胞总数有关，用于判断肿瘤负荷及预后。

（6）尿蛋白 90%患者有蛋白尿，约半数患者尿中出现本周蛋白。本周蛋白的特点为：①由游离轻链 κ 或 λ 构成，分子量小，可在尿中大量排出；②当尿液逐渐加温至 45～60℃ 时，本周蛋白开始凝固，继续加热至沸点时重新溶解，再冷却至60℃以下，又出现沉淀；③尿蛋白电泳时出现浓集区带。

（7）细胞遗传学 染色体异常通常为免疫球蛋白重链区基因的重排。染色体异常包括 del(13)、del(17)、t(4;14)、t(11;14)、1q21 扩增。

（8）影像学检查 骨病变X线：①典型表现为圆形、边缘清楚如凿孔样的多个大小不等的溶骨性损害，常见于颅骨、盆骨、脊柱、股骨、肱骨等处；②病理性骨折；③骨质疏松，多在脊柱、肋骨、骨盆。

3. 诊断与鉴别诊断

（1）诊断标准

主要指标为：①骨髓中浆细胞 >30% ；②活组织检查证实为骨髓瘤；③血清中有M蛋白：IgG >35g/L，IgA >20g/L 或尿本周蛋白 >1g/24h。

次要指标为：①骨髓中浆细胞 10%～30% ；②血清中有M蛋白，但未达上述标准；③出现溶骨性病变；④其他正常的免疫球蛋白低于正常值的50%。

至少有1个主要指标和1个次要指标；或至少包括次要指标①和②的3个次要指标，即可诊断本病。

（2）分型 根据血清M成分的特点，将本病分为8种类型，即 IgG、IgA、IgD、IgM、IgE、轻链型、非分泌型、双克隆或多克隆免疫球蛋白型，其中以IgG型最常见，其次为IgA型。

（3）分期 目前临床常用的分期标准包括 Durie-Salmon 分期系统和国际分期系统（ISS）。

Durie-Salmon 分期系统 它根据贫血、高钙血症、血或尿M蛋白水平、骨骼损害程度，将MM分为 Ⅰ、Ⅱ、Ⅲ期，然后根据血肌酐水平分为A、B组。参阅3版8年制内科学P868。

Ⅰ期——符合下列所有4项者：①血红蛋白 >100g/L；②血钙正常；③X线检查无异常；④低M蛋白量（IgG <50g/L、IgA <30g/L、尿本周蛋白 <4g/24h）。

Ⅱ期——既不符合Ⅰ期,也不符合Ⅲ期。

Ⅲ期——符合下列4项中以下任何1项或以上:①血红蛋白 $<85g/L$;②血钙 $>2.75mmol/L$;③X线检查示溶骨性病灶 >3 个;④高M蛋白量(IgG $>70g/L$ 、IgA $>50g/L$ 、尿本周蛋白 $>12g/24h$)。

A组——血肌酐 $<176.8\mu mol/L$ 。

B组——血肌酐 $\geqslant176.8\mu mol/L$ 。

国际分期系统(ISS) 有肾功能损害者归入B组,肾功能正常者为A组(8版内科学分期)。

分期	分期依据	中位生存时间
Ⅰ期	血清 β_2 微球蛋白 $<3.5mg/L$,白蛋白 $\geqslant35g/L$	62个月
Ⅱ期	介入Ⅰ期和Ⅲ期之间	44个月
Ⅲ期	血清 β_2 微球蛋白 $\geqslant5.5mg/L$	29个月

(4)鉴别诊断 本病应与其他浆细胞病、反应性浆细胞增多症、溶骨性病变相鉴别。

4. 治疗

(1)化学治疗 初治病例可选用MPT方案(美法仑+泼尼松+沙利度胺);无效时,改用VAD方案(长春新碱+阿霉素+地塞米松)。难治性病例可使用DTPACE方案(地塞米松+沙利度胺+顺铂+阿霉素+环磷酰胺+依托泊苷)。

(2)干细胞移植 自体干细胞移植可提高缓解率,改善患者总生存期和无事件生存率,是适合移植患者的标准治疗。清髓性异基因干细胞移植可在年轻患者中进行,常用难治复发患者。

(3)骨病治疗 二膦酸盐有抑制破骨细胞的作用。放射性核素内照射有控制骨损害、减轻疼痛的疗效。

(4)高钙血症 可行水化、利尿、二膦酸盐、糖皮质激素、降钙素等治疗。

(16~18题共用题干)男,70岁。乏力、腰痛半个月,既往体健。查体:轻度贫血貌,第2~4腰椎局部压痛。实验室检查:血清总蛋白108g/L,白蛋白30g/L,血肌酐177μmol/L。骨髓细胞学检查示骨髓中异常浆细胞占0.45,腰椎X线片示第2腰椎压缩性骨折。

【例16】2015A(执医试题) 为进一步明确诊断,下一步需做的检查是

A. 血清 β_2 微球蛋白测定   B. 腰椎CT   C. 尿常规

D. 血清钙测定   E. 血、尿免疫球蛋白鉴定

【例17】2015A(执医试题) 根据目前的临床资料及Durie-Salmon临床分期标准,该患者最可能的临床分期是

A. Ⅰ期B组   B. Ⅱ期A组   C. Ⅱ期B组

D. Ⅲ期A组   E. Ⅲ期B组

【例18】2015A(执医试题) 该患者疾病最可能的类型是

A. IgD型   B. IgG型   C. IgE型

D. 轻链型   E. 不分泌型

➡**常考点** 淋巴瘤的分类特点、染色体易位技术、诊断及鉴别。

参考答案——详细解答见《贺银成2019考研西医临床医学综合能力历年真题精析》

1. ABCDE	2. ABCDE	3. ABCDE	4. ABCDE	5. ABCDE	6. ABCDE	7. ABCDE
8. ABCDE	9. ABCDE	10. ABCDE	11. ABCDE	12. ABCDE	13. ABCDE	14. ABCDE
15. ABCDE	16. ABCDE	17. ABCDE	18. ABCDE			

第 33 章　出血性疾病概述与特发性血小板减少性紫癜

▶▶**考纲要求**

　　①出血性疾病概述:正常止血机制、凝血机制、抗凝与纤维蛋白溶解机制及出血性疾病分类、诊断和防治。②特发性血小板减少性紫癜的临床表现、实验室检查、诊断、鉴别诊断和治疗。

▶▶**复习要点**

　一、出血性疾病概述

　　因先天性、遗传性及获得性因素导致血管、血小板、凝血、抗凝及纤维蛋白溶解等止血机制的缺陷或异常,而引起的以自发性或轻度损伤后过度出血为特征的疾病,称为出血性疾病。

　　1. 正常止血、凝血、抗凝和纤维蛋白溶解机制

　　(1)正常止血机制　生理性止血包括血管收缩、血小板血栓形成和血液凝固三个过程。

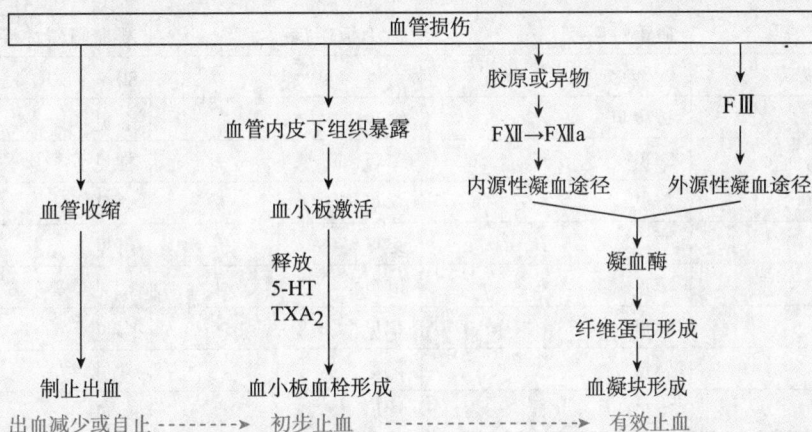

血管损伤

```
                                              胶原或异物              F Ⅲ
血管内皮下组织暴露            FⅫ→FⅫa
                                          内源性凝血途径      外源性凝血途径
血管收缩        血小板激活
                                                  凝血酶
                释放
                5-HT                          纤维蛋白形成
                TXA₂
制止出血      血小板血栓形成                  血凝块形成
出血减少或自止 ------▶  初步止血  ------------▶  有效止血
```

　　(2)凝血机制　血液凝固是无活性的凝血因子被有序地、逐级放大地激活,转变为有蛋白降解活性的凝血因子的过程,即所谓"瀑布学说"的一系列酶促反应。目前已知的凝血因子有 14 个。凝血过程分为以下三个阶段,请参阅本讲义生理学·血液。

　　①凝血活酶生成　又分为外源性和内源性两种途径,结果形成凝血活酶。

　　②凝血酶生成　结果形成凝血酶。

　　③纤维蛋白生成　血浆中的纤维蛋白原转变为纤维蛋白。

　　(3)抗凝与纤维蛋白溶解机制　除凝血系统外,人体内还存在完善的抗凝与纤维蛋白溶解(简称"纤溶")系统,以保证体内血流的畅通。

　　①抗凝系统　体内起抗凝作用的物质包括抗凝血酶(AT)、蛋白 C 系统、TFPI、肝素等。

　　抗凝血酶(AT)　AT 是人体内最重要的抗凝物质,约占血浆生理性抗凝活性的 75%,主要功能是灭活 FXa 及凝血酶,对 FIXa、FXIa、FⅫa 也有一定的灭活作用,其抗凝活性与肝素密切相关。

　　蛋白 C 系统　由蛋白 C(PC)、蛋白 S(PS)、血栓调节蛋白(TM)组成,通过灭活 FV、FⅧ而发挥抗凝作用。

　　组织因子途径抑制物(TFPI)　可直接对抗 FXa;在 Ca^{2+} 存在的条件下,有抗 TF/FⅦa 复合物的作用。

　　肝素　可灭活 FXa 及凝血酶,其抗凝作用与抗凝血酶密切相关。

　　②纤溶系统　主要由纤溶酶原及其激活剂、纤溶酶激活剂抑制物等组成。

2. 发病机制分类

血管壁异常	先天性——遗传性出血性毛细血管扩张症、家族性单纯性紫癜、先天性结缔组织病 后天性——败血症、过敏性紫癜、药物性紫癜、维生素 C 缺乏、糖尿病、结缔组织病
血小板异常	数量异常：血小板↑——原发性出血性血小板增多症、脾切除术后 血小板↓——破坏过多(ITP)、消耗过多(DIC)、生成减少(再障)、分布异常(脾亢) 质量异常：遗传性——血小板无力症、巨大血小板综合征、血小板颗粒性疾病 获得性——感染、尿毒症、异常球蛋白血症
凝血异常	遗传性——血友病 A、B　　获得性——维生素 K 缺乏症、肝病性凝血障碍
抗凝及纤维蛋白溶解异常	肝素使用过量，香豆类药物过量，敌鼠钠过量 免疫相关性抗凝物增多、蛇咬伤，溶栓药物过量
复合性异常	复合性止血机制异常——先天性(血友病)、获得性(DIC)

3. 出血性疾病的诊断

(1)**出血特征**　皮肤黏膜出血点、紫癜多为血管、血小板异常所致，而深部血肿、关节出血多与凝血障碍有关。

(2)**常见出血性疾病的临床鉴别**

项目	血管性疾病	血小板疾病	凝血障碍性疾病
性别	女性多见	女性多见	80% ~90% 发生于男性
阳性家族史	较少见	罕见	多见
出生后脐带出血	罕见	罕见	常见
皮肤紫癜	常见	多见	罕见
皮肤大块瘀斑	罕见	多见	可见
血肿	罕见	可见	常见
关节腔出血	罕见	罕见	多见
内脏出血	偶见	常见	常见
眼底出血	罕见	常见	少见
月经过多	少见	多见	少见
手术或外伤后渗血不止	少见	可见	多见

(3)**实验室检查**　根据筛选试验结果，结合临床表现可将出血性疾病大致分为两类：①出血时间延长、血小板正常或减少、凝血象正常者，归类为血管壁功能异常和(或)血小板异常所致的出血性疾病；②凝血时间、APTT、PT 中一项或多项延长而其他结果正常者，归类为凝血异常所致的出血性疾病。

考试中经常用到的一些实验室检查项目如下表。

项目	原理	临床疾病
出血时间 BT	检查皮肤血管止血功能，包括血管壁收缩和粘合，血小板黏附、积聚和释放	出血时间延长见于血小板数量减少、血小板功能缺陷、血管性血友病
血小板计数	正常值 $100 \sim 300 \times 10^9/L$	血小板增多或减少
巨核细胞	正常时，骨髓巨核细胞占有核细胞的 0.58%。观察形态和成熟程度有助于血小板减少病因的判定	特发性血小板减少性紫癜时，巨核细胞数量增多或正常，多为未成熟型
血块收缩时间	血液凝固后，血小板向外伸出伪足，牵拉纤维蛋白网导致血块回缩	回缩不良——血小板减少或增多 　　　　　　血小板无力症、凝血因子缺乏症

凝血时间 CT	反映内源性凝血系统功能	CT↑——凝血因子缺乏症、肝脏疾病 FDP 增多、血中抗凝物质增多
凝血酶原时间 PT	反映外源性凝血系统功能	PT↑——凝血因子Ⅱ、Ⅴ、Ⅶ、Ⅹ缺乏 纤维蛋白原缺乏，DIC，VitK 缺乏
凝血酶时间 TT	主要反映纤维蛋白原（FⅠ）的功能	TT 延长见于低（无、异常）纤维蛋白原血症
APTT	活化的部分凝血活酶时间（APTT）反映内源性凝血系统功能	APTT↑——FⅧ、Ⅸ、Ⅹ、Ⅺ、Ⅻ、Ⅴ、Ⅰ、Ⅱ缺乏
FDP	FDP 为纤维蛋白（原）降解产物	FDP↑——纤溶亢进、DIC、高凝状态

（4）常用的出、凝血试验在出血性疾病诊断中的意义

项目	血管性疾病	血小板疾病	血液凝固异常	纤溶亢进	抗凝物增多
BT	±	±	±	－	－
CT	－	±	+	+	+
毛细血管脆性试验	+	±	－	－	－
血小板计数	－	±	－	－	－
血块收缩	－	+	－	－	－
PT	－	－	±	±	±
APTT	－	－	+	+	+
TT	－	－	±	+	+
PCT	－	－	+	+	±
纤维蛋白原	－	－	±	+	－
FDP	－	－	－	+	－
纤溶酶原	－	－	－	+	－

（5）确定病因 根据确诊试验确定出血性疾病的发病机制及可能的相关病因。

【例1】2017NO158X 可引起 PT 延长而 TT 正常的凝血因子缺陷有

  A. 纤维蛋白原   B. 凝血酶原

  C. 凝血因子Ⅶ   D. 凝血因子Ⅷ

【例2】2013NO72A 男性，18 岁。因头痛针刺合谷穴后，次日局部形成血肿。半年前曾因右膝关节轻度外伤而出血。该患者出血最可能的机制是

  A. 血管壁功能异常   B. 凝血功能异常

  C. 血小板数量减少   D. 血小板功能缺陷

【例3】2014NO72A 男性，18 岁。2 天来右膝关节肿胀。自幼外伤后易出血不止。查体：皮肤黏膜未见出血点和紫癜，右膝关节肿胀，局部有压痛。化验示 APTT 延长，PT 正常。该患者出血最可能的原因是

  A. 凝血酶生成障碍   B. 纤维蛋白溶解亢进

  C. 凝血活酶生成障碍   D. 纤维蛋白生成障碍

【例4】1994NO52A 下列哪项在严重的原发性血小板减少性紫癜患者中最常见到？

  A. BT 延长   B. CT 延长   C. 束臂试验阴性

  D. 血小板功能正常 E. 骨髓巨核细胞数减少

【例5】1997NO151X 下列哪些不支持原发性血小板减少性紫癜的诊断？

  A. 出血时间延长 B. 凝血时间延长 C. 血小板减少 D. 骨髓巨核细胞减少

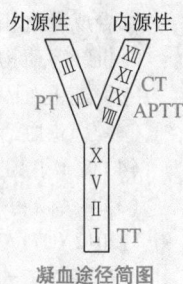

凝血途径简图

注意：由于BT检查的是皮肤血管的止血功能，包括血管壁收缩和粘合，血小板黏附、积聚和释放，故血小板减少性紫癜，可导致BT延长。而CT反应内源性凝血系统功能，与血小板功能无关，故CT正常。

【例6】2006A(执医试题)属于纤溶异常的实验室检查是

    A. 血vWF测定   B. 血栓素B_2测定   C. 血FDP测定

    D. 血TAT测定   E. 血PC测定

    A. 血vWF测定   B. PF_3有效性测定   C. 血栓素B_2测定

    D. 血PC测定   E. 血D二聚体测定

【例7】2007B(执医试题)属于抗凝异常的实验室检查的是

【例8】2007B(执医试题)属于纤溶异常的实验室检查是

解题：①测定血管性血友病因子(vWF)与血小板3因子(PF_3)，可反映血小板的黏附与聚集功能。

②血栓素B_2(TXB_2)是花生四烯酸的代谢产物，较TXA_2稳定，有促进血管收缩和促血小板聚集的作用。

③血浆蛋白C(PC)是一种依赖维生素K的天然抗凝因子，血PC测定可检测抗凝系统的功能。

④D二聚体是交联纤维蛋白产物之一，血D二聚体测定可反映纤溶活性。

4. 出血性疾病的防治

(1)病因防治　主要适用于获得性出血性疾病。

①防治基础疾病　如控制感染，积极治疗肝胆疾病、肾病，抑制异常免疫反应等。

②避免接触、使用可加重出血的物质及药物　如血管性血友病、血小板功能缺陷症等，应避免使用阿司匹林、吲哚美辛(消炎痛)、噻氯匹定等抗血小板药物。凝血障碍所致如血友病等，应慎用抗凝药，如华法林、肝素。

(2)补充血小板和(或)相关凝血因子　在紧急情况下，输入新鲜血浆或新鲜冷冻血浆是一种可靠的补充或替代疗法，因其含有除TF、Ca^{2+}以外的全部凝血因子。此外，血小板悬液、纤维蛋白原、凝血酶原复合物、冷沉淀物、FⅧ等，也可根据病情予以补充。

(3)止血药物　目前广泛应用于临床者有以下几类：

①收缩血管、增加毛细血管致密度、改善其通透性的药物　如卡巴克络、曲克芦丁、垂体后叶素、维生素C及糖皮质激素等。

②合成凝血相关成分所需的药物　如维生素K等。

③抗纤溶药物　如氨基己酸(EACA)、氨甲苯酸(PAMBA)等。

④促进止血因子释放的药物　如去氨加压素。

⑤局部止血药物　如凝血酶、巴曲酶及吸收性明胶海绵等。

(4)促血小板生成的药物　如血小板生成素(TPO)、白介素-11(IL-11)等。

(5)其他治疗　如免疫治疗、血浆置换、手术治疗、基因治疗等。

【例9】2012N071A 下列属于抗纤溶药物的是

    A. 氨基己酸   B. 曲克芦丁   C. 维生素K   D. 去氨加压素

二、特发性血小板减少性紫癜(ITP)

特发性血小板减少性紫癜(ITP)是一种复杂的多种机制共同参与的获得性自身免疫性疾病。2007年ITP国际工作组将本病更名为原发免疫性血小板减少症(ITP)。该病的发生是由于患者对自身血小板抗原的免疫失耐受，产生体液免疫和细胞免疫介导的血小板过度破坏和血小板生成受抑，出现血小板减少，伴或不伴皮肤黏膜出血的临床表现。

1. 临床表现

(1)起病　成人ITP一般起病隐匿。

(2)出血倾向　多数较轻而局限，但易反复发生。可表现为皮肤、黏膜出血，如瘀点、紫癜、瘀斑、外伤后不易止血等,鼻出血、牙龈出血也较常见。严重内脏出血少见,但月经过多较常见。

(3)乏力 是ITP的临床症状之一,部分患者表现得更为明显。

(4)血栓形成倾向 ITP不仅是一种出血性疾病,也是一种血栓前疾病。

(5)其他 长期月经过多可出现失血性贫血。

2. 实验室检查

血小板	最突出的实验室检查结果是血小板数量减少 血小板生存时间明显缩短,平均体积增大,功能正常,血小板动力学无明显加速
出血时间(BT)	BT延长,血块收缩不良(请注意区分:凝血时间CT正常)
相关抗体及补体	血小板相关抗体(PAIg)阳性,血小板相关补体(PAC$_3$)阳性
TPO	血浆血小板生成素(TPO)正常
贫血	正常细胞或小细胞低色素性贫血
骨髓象	骨髓巨核细胞数量正常或增加(慢性型显著增加) 巨核细胞发育成熟障碍,表现为巨核细胞体积变小、胞质内颗粒减少、幼稚巨核细胞增多 有血小板形成的巨核细胞显著减少(<30%);红系、粒系和单核系正常
溶血	少数可发现自身免疫性溶血的证据(Evans综合征)

注意: ①ITP时,虽然外周血中血小板减少,但骨髓巨核细胞数增多。主要是由于巨核细胞发育成熟障碍所致,因此有血小板形成的(产板型)巨核细胞显著减少(<30%),而幼稚、颗粒型巨核细胞增多。

②80%以上的ITP患者PAIg及PAC$_3$阳性,主要抗体成分为IgG,也可为IgM、IgA。

3. 诊断与鉴别诊断

(1)诊断 ①至少2次化验血小板计数减少,血细胞形态无异常;②体检脾脏一般不增大;③骨髓检查巨核细胞正常或增多,有成熟障碍;④排除其他继发性血小板减少症。

(2)鉴别诊断 本病确诊需排除继发性血小板减少症,如再生障碍性贫血、脾功能亢进、骨髓增生异常综合征、白血病、系统性红斑狼疮、药物性免疫性血小板减少等。本病与过敏性紫癜不难鉴别。

(3)分型与分期

①新诊断的ITP 指确诊后3个月以内的ITP患者。

②持续性ITP 指确诊后3~12个月血小板持续减少的ITP患者。

③慢性ITP 指血小板减少持续超过12个月的ITP患者。

④重症ITP 指血小板<10×10^9/L,且就诊时存在需要治疗的出血症状或常规治疗中发生了新的出血症状,需要用其他升高血小板药物治疗或增加现有治疗的药物剂量。

⑤难治性ITP 指满足以下所有三个条件的患者:脾切除后无效或者复发;仍需要治疗以降低出血的危险;除外其他引起血小板减少症的原因,确诊为ITP。

【例10】 2005NO145X 下列支持ITP诊断的是

  A. PAIg阳性   B. PAC$_3$阳性   C. APTT延长   D. CT延长

【例11】 1998NO61A 引起ITP病人出血的机制中,下列哪项最不可能?

  A. 血小板破坏过多   B. 血小板生成减少   C. 毛细血管壁通透性增加

  D. 血小板第3因子异常 E. 血小板功能异常

注意: ITP患者血小板功能一般是正常的,故E也可作为答案项,原答案为D。参阅8版内科学P625。

【例12】 2009NO72A 患者,女,25岁。因皮肤瘀斑伴月经过多2个月来诊,化验血小板为20×10^9/L,诊断为特发性血小板减少性紫癜。该患者化验血小板相关抗体的主要成分是

  A. IgG   B. IgA   C. IgM   D. IgD

【例13】2008NO173X 下列选项中,符合成人ITP表现的有

A. 紫癜四肢对称分布　　　　　　　　B. 多有中度脾大

C. 可有口腔颊黏膜血疱　　　　　　　D. 可有牙龈和鼻出血

(102～104题共用题干)患者,女,30岁。8个月来月经量增多,1周来皮肤瘀斑伴牙龈出血,不挑食,无光过敏和口腔溃疡。查体:脾侧位肋下刚触及。化验血 Hb85g/L,RBC4.0×10^{12}/L,WBC5.1×10^9/L,Plt25×10^9/L,尿常规(－)。骨髓检查:粒红比例正常,全片见巨核细胞138个,其中产板型4个。

【例14】2009NO102A 最可能的诊断是

A. 再生障碍性贫血　　B. ITP　　　　　C. 脾功能亢进　　　　　D. MDS

【例15】2009NO103A 最有助于诊断的进一步检查是

A. 血小板抗体　　　　　　　　　　　B. 腹部B超

C. 骨髓活检　　　　　　　　　　　　D. 骨髓干细胞培养

【例16】2009NO104A 若化验血清铁(SI)、铁蛋白(SF)和总铁结合力(TIBC),该患者的检查结果可能是

A. SI降低,SF降低,TIBC降低　　　　　B. SI降低,SF降低,TIBC增高

C. SI增高,SF增高,TIBC增高　　　　　D. SI增高,SF增高,TIBC降低

4. 治疗

(1)**一般治疗**　出血严重者应注意休息。血小板<20×10^9/L者,应严格卧床休息,避免外伤。

(2)**观察**　ITP患者若无明显出血倾向,血小板计数>30×10^9/L者,可不予治疗。

(3)**糖皮质激素**　为首选治疗,近期有效率约80%。糖皮质激素的作用机制为:①减少自身抗体生成,减轻抗原抗体反应;②抑制单核-巨噬细胞系统对血小板的破坏;③改善毛细血管通透性;④刺激骨髓造血及血小板向外周血的释放。妊娠期不宜应用,因可引起子痫和精神症状。

常用药物为泼尼松,1mg/(kg·d),分次或顿服,待血小板升至正常或接近正常后,1个月内快速减量至最小维持量5～10mg/d,无效者4周后停药。

(4)**静脉输注丙种球蛋白**　为ITP的一线治疗,主要用于ITP的急症处理、不能耐受糖皮质激素或脾切除前准备、合并妊娠或分娩前。常用剂量为400mg/(kg·d)×5天,或1.0g/(kg·d)×2天。

(5)**脾切除**　为ITP的二线治疗,有效率约70%～90%。脾切除的适应证为:①正规糖皮质激素治疗无效,病程迁延6个月以上;②糖皮质激素维持量>30mg/d;③有糖皮质激素使用禁忌证。

脾切除的禁忌证为:①年龄小于2岁;②妊娠期;③因其他疾病不能耐受手术者。

(6)**免疫抑制剂**　为二线治疗,主要适用于:①糖皮质激素治疗或脾切除疗效不佳者;②有使用糖皮质激素或脾切除的禁忌证;③与糖皮质激素合用以提高疗效及减少糖皮质激素的用量。常用药物包括长春新碱(最常用)、环磷酰胺、硫唑嘌呤、环孢素等。环孢素A主要用于难治性ITP。

(7)**抗CD20单克隆抗体**　可有效清除体内B淋巴细胞,减少自身抗体生成。

(8)**促血小板生成药物**　主要用于糖皮质激素无效、难治性ITP患者。常用药物包括重组人血小板生成素(rhTPO)、TPO拟肽罗米司亭、非肽类TPO类似物艾曲波帕。

(9)**紧急处理**　适用于血小板<20×10^9/L者、严重广泛出血者、疑有颅内出血者。可给予血小板输注、静脉注射免疫球蛋白、大剂量甲泼尼龙等。

注意:①ITP患者若血小板<20×10^9/L,应严格卧床,避免外伤。

②ITP患者若血小板<20×10^9/L,应紧急输注血小板悬液,以防颅内出血。

③ITP患者血小板<30×10^9/L,应进行药物治疗;若>30×10^9/L,无需药物治疗。

【例17】2006NO79A 在ITP的免疫抑制治疗中,最常用的免疫抑制剂是

A. 长春新碱　　　　　B. 环磷酰胺　　　　　C. 硫唑嘌呤

D. 环孢素　　　　　　　　　　E. 甲氨蝶呤

【例18】1996NO154X 特发性血小板减少性紫癜病人出血严重,应选用如下哪种治疗?

A. 静脉给氢化可的松或地塞米松　　　　B. 输注浓缩血小板悬液

C. 大剂量免疫球蛋白静脉输注　　　　　D. 静脉给环磷酰胺

【例19】1995NO69A 关于特发性血小板减少性紫癜的肾上腺皮质激素治疗,下列哪项是错误的?

A. 一般可用强的松 $1 \sim 1.5$mg/kg · d　　　B. 病情严重时可短期静脉注射

C. 妊娠期可以应用　　　　　　　　　　D. 复发时应用仍有效

E. 治疗缓解后仍需小剂量维持 $3 \sim 6$ 个月

【例20】1994NO51A 原发性血小板减少性紫癜患者,应用糖皮质激素治疗多长时间未见效,才考虑切脾?

A. 1 个月　　　　　B. 2 个月　　　　　C. 3 个月

D. $4 \sim 6$ 个月　　　E. >6 个月

注意: 8 版内科学 P626 数据为 >6 个月,7 版内科学 P650 为 $3 \sim 6$ 个月。

【例21】1993NO52A 用糖皮质激素治疗原发性血小板减少性紫癜,下列哪一项是正确的?

A. 血小板上升前出血症状即可改善　　　B. 停药后不易复发

C. 复发时再用无效　　　　　　　　　　D. 重要作用是抑制抗体生成

E. 妊娠初期病人可以应用

(105～107题共用题干)女性,25 岁。无明显诱因月经量增多 2 个月,出现牙龈出血 2 天入院,既往体健。查体:胸腹部及四肢皮肤散在出血点和少量瘀斑,浅表淋巴结不大,牙龈少量渗血,心肺腹检查未见明显异常。化验血:Hb100g/L,RBC3.3 $\times 10^{12}$/L,WBC8.2 $\times 10^9$/L,Plt9 $\times 10^9$/L,网织红细胞1%。

【例22】2015NO105A 为警惕颅内出血的危险,查体中还应特别注意检查的是

A. 关节肿胀　　　　B. 血肿　　　　C. 鼻出血　　　　D. 口腔血疱

【例23】2015NO106A 该患者最可能的诊断是

A. 再生障碍性贫血　　　　　　　　　B. Evans 综合征

C. 特发性血小板减少性紫癜　　　　　D. 弥散性血管内凝血

【例24】2015NO107A 为确定诊断,首选的检查是

A. 白细胞分类　　　B. 骨髓检查　　　C. 抗人球蛋白试验　　　D. 凝血功能

▶ **常考点**　ITP 实验室检查结果,ITP 治疗。

参考答案——详细解答见《贺银成2019考研西医临床医学综合能力历年真题精析》

1. ABCDE　　2. ABCDE　　3. ABCDE　　4. ABCDE　　5. ABCDE　　6. ABCDE　　7. ABCDE

8. ABCDE　　9. ABCDE　　10. ABCDE　　11. ABCDE　　12. ABCDE　　13. ABCDE　　14. ABCDE

15. ABCDE　　16. ABCDE　　17. ABCDE　　18. ABCDE　　19. ABCDE　　20. ABCDE　　21. ABCDE

22. ABCDE　　23. ABCDE　　24. ABCDE

第 34 章　内分泌疾病总论、甲亢与甲减

▶▶ **考纲要求**

①内分泌系统疾病总论：内分泌疾病的分类、主要症状及体征、主要诊断方法和防治原则。②Graves 病的病因和发病机制、临床表现（包括特殊临床表现）、实验室和其他检查、诊断、鉴别诊断和治疗（包括甲状腺危象的防治）。③甲状腺功能减退症的分类、病因、临床表现、实验室和其他检查、诊断、鉴别诊断和治疗。

▶▶ **复习要点**

一、内分泌系统疾病总论

1. 内分泌疾病的分类

根据病变发生部位不同（下丘脑、垂体或周围靶腺），分为原发性和继发性。内分泌腺或靶组织对激素的敏感性或应答反应降低可导致疾病。非内分泌组织的恶性肿瘤可异常地产生过多激素而致病。此外，接受过多药物或激素治疗，可导致医源性内分泌疾病。

2. 内分泌疾病的主要症状及体征　参阅 3 版 8 年制内科学 P949，8 版内科学未讲述。

（1）**身材过高或矮小**　身高是判断体格发育的重要指标之一。身材过高见于生长激素瘤、Klinefelter 综合征。矮小症见于 GHRH 基因或 GHRH 受体基因突变、生长激素缺乏症、生长激素不敏感综合征、IGF-1 缺乏症、性腺功能减退症（如无睾症、Turner 综合征、肥胖性生殖无能症、单一性促性腺激素缺乏症）。

（2）**肥胖与消瘦**　引起肥胖的疾病有下丘脑疾病（下丘脑性肥胖）、库欣综合征、胰岛素瘤、2 型糖尿病、性腺功能减退症、甲状腺功能减退症、糖原累积病、多囊卵巢综合征、代谢综合征等。引起消瘦的疾病有甲状腺功能亢进症、1 型糖尿病、肾上腺皮质功能减退症、Sheehan 病、嗜铬细胞瘤、神经性厌食、血管活性肠肽瘤等。

（3）**多饮多尿**　见于糖尿病、醛固酮增多症、甲状旁腺功能亢进症、肾小管性酸中毒、尿崩症等。

（4）**高血压伴低血钾**　常见于原发性醛固酮增多症、原发性高血压应用利尿剂、库欣综合征等。

（5）**皮肤色素沉着**　引起全身性色素沉着的疾病有原发性肾上腺皮质功能减退症、Nelson 综合征、先天性肾上腺皮质增生症、异位 ACTH 综合征、ACTH 依赖性库欣综合征。引起局部皮肤色素沉着的疾病有 A 型胰岛素不敏感综合征、黄褐斑、Albright 综合征。

（6）**多毛与毛发脱落**　引起全身性多毛的疾病有多囊卵巢综合征、先天性肾上腺皮质增生症、库欣病、分泌雄激素的卵巢肿瘤。局部毛发增多见于胫前局限性黏液性水肿、A 型胰岛素不敏感综合征。全身性毛发脱落见于雄激素减少（如睾丸功能减退症、肾上腺皮质功能减退症、卵巢功能减退症）。局部毛发脱落见于脂溢性皮炎、斑秃、全秃等。

（7）**皮肤紫纹和痤疮**　紫纹是库欣综合征的特征之一。病理性痤疮见于库欣病、先天性肾上腺皮质增生症、多囊卵巢综合征、分泌雄激素的卵巢肿瘤、女性服用雄激素制剂。

（8）**男性乳腺发育**　见于 Klinefelter 综合征、完全性睾丸女性化、分泌雌激素的睾丸肿瘤等。

（9）**突眼**　见于颅内肿瘤、海绵窦血栓形成、眼眶疾病、眶周炎、绿色瘤、眼眶癌等。

（10）**溢乳和闭经**　见于催乳素瘤、甲状腺功能减退症、其他下丘脑-垂体肿瘤、垂体柄受压或断裂等。

（11）**骨痛与自发性骨折**　见于原发性骨质疏松症、1 型糖尿病、甲状腺功能亢进症、性腺功能减退症等。

3. 内分泌疾病的主要诊断方法

（1）**功能诊断**

①临床表现　典型症状和体征对诊断内分泌疾病有重要参考价值。有些表现与内分泌疾病关系密

切,如闭经、月经过少、性功能改变、毛发改变、生长障碍或过度、体重减轻或增加、头痛、视力减退、皮肤色素改变、多饮、多尿等。可从这些非特异性临床表现中寻找内分泌功能紊乱和内分泌疾病的诊断线索。

②实验室检查及其资料分析

a.代谢紊乱证据 各种激素可以影响不同的物质代谢,包括糖、脂质、蛋白质、电解质和酸碱平衡,可测定基础状态下血糖、血脂谱、血钠、钾、钙、磷、碳酸氢根等。

b.激素血液浓度的测定 血液激素浓度是内分泌腺功能的直接证据。如血浆皮质醇浓度的测定等。

c.动态功能测定 包括兴奋试验和抑制试验。

兴奋试验多适用于分泌功能减退的情况,可估计激素的储备功能,应用促激素试验探测靶腺的反应,如 ACTH、TSH、TRH、GnRH、CRH 刺激试验,胰岛素低血糖兴奋试验,胰高血糖素兴奋试验等。

抑制试验多适用于分泌功能亢进的情况,观察其正常反馈调节是否消失,有无自主性激素分泌过多,是否有功能性肿瘤存在,如地塞米松抑制试验、可乐定抑制试验等。

(2)定位诊断 包括病变性质和病变部位的确定,现有多种检查方法可帮助明确微小病变。

①影像学检查 蝶鞍 X 线平片、分层摄影、CT、MRI、B 超,均属非侵袭性内分泌腺检测法,可定位下丘脑-垂体、甲状腺、性腺疾病、肾上腺肿瘤、胰岛肿瘤等。

②放射性核素检查 标记内分泌肿瘤细胞摄取的特殊物质,定位肿瘤的存在。如甲状腺^{131}I 扫描。

③细胞学检查 细针穿刺细胞病理学检查,免疫细胞化学技术,激素受体检测。如甲状腺穿刺活检。

④静脉导管检查 静脉导管插入内分泌腺静脉流出端,采取血液标本,测定激素浓度,以明确该腺体是否产生过量激素。如岩下窦静脉取血测定垂体激素,对于判断库欣病有诊断价值。

(3)病因诊断

①自身抗体检测 如甲状腺球蛋白抗体(TGAb)、甲状腺过氧化物酶抗体(TPOAb)、促甲状腺激素受体抗体(TRAb)、胰岛素抗体(IAA)、胰岛细胞抗体(ICA)等。抗体测定有助于明确内分泌疾病的性质及自身免疫病的发病机制,甚至作为早期诊断和长期随访的依据。

②染色体检查 有无畸形、缺失、增多等。

③HLA 鉴定

【例1】2011A(执医试题)内分泌疾病定位诊断的方法不包括

    A. B 型超声检查   B. 静脉导管分段取血   C. 磁共振成像

    D. 放射性核素显像   E. 血清靶器官激素水平测定

4. 内分泌病的防治原则

(1)内分泌功能亢进的治疗

①手术治疗 手术切除导致功能亢进的肿瘤或增生的组织。

②放射治疗 放疗毁坏肿瘤或增生组织,以减少激素分泌。

③针对内分泌腺体的药物治疗 抑制激素的合成和释放,如奥曲肽可抑制 GH、PRL、胰岛素等的分泌;溴隐亭可抑制 PRL、GH 的分泌;赛庚啶和酮康唑治疗库欣综合征;咪唑类和硫脲类药物抑制甲状腺激素的合成,治疗甲亢。

④针对激素受体的药物治疗 如米非司酮可阻断糖皮质激素受体,缓解库欣综合征患者的症状。

⑤针对内分泌肿瘤的化学治疗 如米托坦治疗肾上腺皮质癌。

⑥放射性核素治疗 如^{131}I 治疗甲亢患者,利用 β 射线杀伤甲状腺细胞。

(2)内分泌功能减退的治疗

①外源性激素替代治疗或补充治疗 为最常见的治疗方法,原则是"缺什么补什么,缺多少补多少,不多不少,一直到老"。如甲减者补充甲状腺激素,肾上腺皮质功能减退者补充皮质醇。

②直接补充激素产生的效应物质 如甲状旁腺功能减退者补充钙和维生素 D。

③内分泌组织移植 如胰岛移植、胰腺移植、甲状旁腺移植等。

二、Graves 病

甲状腺毒症是指血液循环中甲状腺激素过多,引起以神经、循环、消化等系统兴奋性增高和代谢亢进为主要表现的一组临床综合征。根据甲状腺的功能状态,甲状腺毒症可分为甲状腺功能亢进类型和非甲状腺功能亢进类型。甲状腺功能亢进症简称甲亢,是指甲状腺腺体本身产生甲状腺激素过多而引起的甲状腺毒症,其中,以弥漫性毒性甲状腺肿最常见,占80%以上,称为 Graves 病。

1. 病因和发病机制

(1)遗传 本病有显著的遗传倾向。同胞兄妹发病危险为11.6%,单卵孪生子发病有较高的一致性。目前发现 Graves 病与 HLA、CTLA4、PTPN22、CD40、IL-2R、可结晶片段受体样因子 3(FcRL3)、Tg、TSHR 等基因有关,是一个复杂的多基因疾病。

(2)自身免疫 Graves 病是一种自身免疫性疾病。血清中存在针对甲状腺细胞 TSH 受体的特异性自身抗体,称为 TSH 受体抗体(TRAb)。90% ~ 100% 未经治疗的 Graves 病患者 TRAb 阳性。

①TRAb 有两种类型,即 TSH 受体(TSHR)刺激性抗体(TSAb)和 TSH 受体刺激阻断性抗体(TSBAb)。TSAb 与 TSH 受体结合,激活腺苷酸环化酶信号系统,导致甲状腺细胞增生和甲状腺激素合成、分泌增加。TSH 对 TSHR 的刺激受到下丘脑-垂体-甲状腺轴的负反馈调节,保持甲状腺激素产生的平衡。但是 TSAb 对 TSHR 的刺激没有这种调节机制,导致甲状腺激素过度产生。所以,TSAb 是 Graves 病的致病性抗体。②50% ~90% 的 Graves 病患者也存在针对甲状腺的其他自身抗体,如甲状腺过氧化物酶抗体(TPOAb)、甲状腺球蛋白抗体(TgAb)。

(3)环境因素 也参与 Graves 病的发病,如细菌感染、性激素、应激等都对本病的发生有影响。

【例2】2009NO174X Graves 病是由自身抗体引起,这些自身抗体针对的抗原或抗原成分是

  A. 线粒体   B. TSH 受体   C. 甲状腺过氧化物酶   D. 甲状腺球蛋白

2. 临床表现

本病好发于 20 ~50 岁女性。主要表现为:甲状腺毒症、弥漫性甲状腺肿、眼征和胫前黏液性水肿。

(1)甲状腺毒症 甲亢时,甲状腺激素分泌增多,交感神经兴奋性增高,新陈代谢加速,症状累及神经、循环、消化等全身各系统,表现为各系统代谢亢进的临床表现,称为甲状腺毒症。

消化系统		食欲亢进,肠蠕动亢进,稀便,排便次数增加,体重显著下降
心血管系统		心悸气短,心动过速,脉压增大(甲亢心)。心脏增大和心衰。以房颤等房性心律失常多见
精神神经系统		多言好动,紧张焦虑,焦躁易怒,失眠不安,手和眼睑震颤
生殖系统		内分泌紊乱,月经紊乱,男性阳痿,偶有乳腺增生(男性乳腺发育)
内分泌系统		早期血 ACTH、尿 17-羟、17-酮均增高,晚期降低
造血系统		循环血淋巴细胞和单核细胞数增多,白细胞总数和血小板计数减低
肌肉骨骼系统	周期性瘫痪	好发于亚洲男性青壮年,活动时易发
	甲亢性肌病	表现为近端肌肉进行性无力、萎缩,以肩胛带、骨盆带肌群受累为主
	重症肌无力	1% 的 Graves 病患者伴发重症肌无力
	骨质疏松	尿钙、尿磷增加,血钙正常
物质代谢	电解质	血 K⁺、血镁降低;血钙正常;尿 K⁺、尿钙、尿酸增加
	蛋白质	分解加速,合成减少(负氮平衡)
	糖	血糖升高
	脂肪	分解增加
	胆固醇	血清胆固醇降低(胆固醇为合成皮质激素的原料,甲亢时交感神经兴奋)

注意:①甲亢时白细胞总数减少,而甲危时白细胞总数增多。

②甲亢时淋巴细胞数、单核细胞数增多,而甲危时中性粒细胞数增多。

Graves 病对物质代谢的影响见下表,注意与嗜铬细胞瘤比较。

	Graves 病	嗜铬细胞瘤		**Graves 病**	嗜铬细胞瘤
BMR	↑	↑	血 K^+	↓	↓
尿 K^+	↑	↑			
血钙	正常	↑	血镁	↓	—
蛋白质	分解↑、合成↓	分解↑、合成↓	糖	血糖↑	血糖↑
脂肪	分解↑	分解↑、游离脂肪酸↑	胆固醇	↓	—

【例3】2005NO146X Graves 病的主要临床表现是

    A. 甲状腺毒症   B. 结节性甲状腺肿

    C. 眼征   D. 胫前黏液性水肿

【例4】2000NO71A Graves 病时的代谢,下列哪项不正确?

    A. 肠道糖吸收增加   B. 肝糖原分解增加   C. 尿肌酸排出增加

    D. 血总胆固醇增加   E. 糖耐量异常

【例5】2003NO69A 关于嗜铬细胞瘤病人的代谢紊乱,错误的是

    A. 基础代谢率可增高   B. 血糖升高   C. 血游离脂肪酸增高

    D. 血钾可升高   E. 血钙可升高

(2)**甲状腺肿大** 大多数 Graves 病患者有程度不等的甲状腺肿大。甲状腺肿为弥漫性,质地中等(病史较久或食用含碘食物较多者可坚韧),无压痛;甲状腺上、下极可触及震颤,闻及血管杂音。也有少数病例甲状腺不肿大。

甲状腺功能亢进症	两侧弥漫性肿大,对称,无痛,质中等,光滑
单纯甲状腺肿	弥漫性对称性肿大,无痛,质软光滑
结节性甲状腺肿	可触及结节性肿大的甲状腺
甲状腺腺瘤	单发,圆形或椭圆形,光滑无痛,肿块随吞咽上下活动,稍硬
甲状腺癌	常单个,质硬,不平,固定,肿块随吞咽上下活动度小。可有颈淋巴结转移症状
亚急性甲状腺炎	甲状腺突然肿大,发硬,吞咽困难,疼痛,并向患侧耳颞处放射
桥本甲状腺肿	无痛性弥漫性肿大,对称,质硬,表面光滑,肿块较大时可有压迫症状

(3)**眼征** 大部分 Graves 病患者存在眼球突出,突出程度与病情轻重无关。眼征主要分为两类:

①**单纯性突眼** 约占所有眼征的95%,病因与甲状腺毒症所致的交感神经兴奋性增高有关。这些眼征在甲亢治愈后能自行恢复或好转,预后良好。

①上睑挛缩、眼裂增宽	—
②Joffroy 征	眼球向上看时,前额皮肤不能皱起
③von Graefe 征	双眼向下看时,由于上眼睑不能随眼球下落,显现白色巩膜
④Mobius 征	双眼看近物时,眼球辐辏不良
⑤Stellwag 征	瞬目减少,炯炯发亮
⑥轻度突眼	突眼度超过正常值3mm 以下

②浸润性突眼　眼球突出明显,超过眼球突度参考值上限的 3mm 以上(中国人群突眼度男性 18.6mm,女 16mm),少数患者仅有单侧突眼。病因与眶后组织的自身免疫炎症反应有关。患者自诉眼内异物感、胀痛、畏光、流泪、复视、斜视、视力下降。查体见眼睑肿胀,结膜充血水肿,眼球活动受限,严重者眼球固定,眼睑闭合不全、角膜外露而形成角膜溃疡、全眼炎,甚至失明。

(4)胫前黏液性水肿　见于少数 Graves 病患者,白种人多见。多发生在胫骨前下 1/3 部位,皮损大多为对称性。早期皮肤增厚变粗,晚期皮肤粗糙,如橘皮或树皮样。

【例6】2009NO75A 下列关于 Graves 病甲状腺特点的叙述,正确的是
 A. 有程度不等的结节性甲状腺肿大   B. 久病者甲状腺质软、无压痛
 C. 肿大程度与甲亢病情轻重明显相关 D. 极少数无甲状腺肿大

【例7】2012NO174X 符合浸润性突眼体征的有
 A. 上眼睑挛缩,眼裂增宽   B. 眼球活动受限
 C. 眼睑肿胀,结膜充血水肿   D. 双眼迅速向下看时,出现白色巩膜

【例8】2004NO69A 下列选项中,不属于 Graves 病患者单纯性突眼的表现是
 A. 眼球向前突出   B. 瞬目减少
 C. 眼睑肿胀、肥厚,结膜充血、水肿 D. 双眼上看时,前额皮肤不能皱起
 E. 双眼看近物时,眼球辐辏不良

3. 特殊类型甲亢

(1)甲状腺危象(甲亢危象)　是甲状腺毒症急性加重的一个综合征,其病死率达 20% 以上。

原因	可能与循环内甲状腺激素水平增高有关。注意:外科学最主要原因是术前准备不充分 多发生于较重甲亢未予治疗或治疗不充分的患者
诱因	各种应激状态,如感染、手术、创伤、精神刺激等。多发生于较重甲亢未予治疗或治疗不充分的患者
症状	上吐下泻、高热大汗、谵妄昏迷
化验	FT_3、FT_4、TT_3、TT_4 均↑; TSH↓; 白细胞计数↑、中性粒细胞数↑
诊断	甲亢危象的诊断主要依靠临床表现综合判断
治疗	临床高度疑似本症及有危象前兆者应按甲亢危象进行处理 针对诱因治疗、丙硫氧嘧啶、碘剂、普萘洛尔、氢化可的松、物理降温、吸氧

注意:①治疗甲危时,抗甲状腺药物首选丙硫氧嘧啶(因可抑制 T_4 转化为 T_3)。
 ②虽然甲亢时 T_3、T_4 均增高,但其浓度与病情轻重无平行关系。
  基础代谢率与甲亢病情轻重成平行关系,因甲亢程度的轻重就是根据基础代谢率而定。
 ③类似的:血清淀粉酶的高低与急性胰腺炎的病情严重程度也不成正比,但与其确诊率高低成正比。

【例9】2003NO68A 下列不符合甲状腺危象表现的是
 A. 高热达 39℃ 以上 B. 心率 >140 次/分 C. 厌食
 D. 恶心呕吐腹泻   E. 白细胞总数和中性粒细胞常减低

(2)甲状腺毒症性心脏病　甲状腺毒症对心脏有三个作用:增强心脏 β 受体对儿茶酚胺的敏感性;直接作用于心脏收缩蛋白,发挥正性肌力作用;继发于甲状腺激素导致的外周血管扩张,阻力下降,心输出量增加。上述作用导致心动过速、心排量增加、心房颤动、心衰。甲状腺毒症性心脏病的心衰分两种类型:

①高排出量型心力衰竭　是心动过速和心脏排出量增加导致的心衰,是由于心脏高排出量后失代偿引起,并非心脏泵衰竭所致,主要发生在年轻甲亢患者。常随甲亢控制,心功能恢复。

②心脏泵衰竭　是诱发和加重已有的或潜在的缺血性心脏病发生的心衰,是心泵衰竭,好发于老年患者。甲亢患者中 10% ~15% 发生房颤,甲亢患者发生心衰时,30% ~50% 与房颤并存。

(108~110 题共用题干)患者,男,55 岁。因心悸伴消瘦 1 周来诊。查体:脉率 84 次/分,血压

148/60mmHg,甲状腺弥漫性Ⅱ度肿大,可闻及血管杂音,肺(－),心率112次/分,心律绝对不整,心音强弱不等,腹(－)。

【例10】2011NO108A 该患者的心律失常类型是

    A. 心房颤动

    B. 心房扑动

    C. 频发早搏

    D. 二度Ⅱ型房室传导阻滞

【例11】2011NO109A 产生心律失常的最可能原因是

    A. 冠心病　　　　B. 甲亢性心脏病　　　　C. 心肌病　　　　D. 高血压病

【例12】2011NO110A 为明确诊断,首选的检查是

    A. 超声心动图　　　B. 心肌酶谱　　　C. 血 T_3、T_4 测定　　　D. 冠状动脉造影

(3)**甲亢合并周期性瘫痪** 好发于亚洲成年男性。常见于 Graves 病、多结节性毒性甲状腺肿、桥本甲状腺炎、过量使用甲状腺素片者。甲亢程度轻重不一,常以双侧对称性肌无力起病,活动后加重,伴肌痛,双下肢最易受累。劳累、进食富含碳水化合物及应用胰岛素可诱发或加重。发作时血钾降低,尿钾正常。本病多呈自限性,休息或补钾后缓解,甲亢控制后症状多明显减轻。

【例13】2016NO74A 男性,31岁。3个月来感全身乏力、手颤,体重下降7kg。4小时前起床时感双下肢不能活动。既往体健。查体:心率120次/分。血 K^+ 2.7mmol/L,Na^+ 140.6mmol/L,Cl^- 105.1mmol/L,HCO_3^- 25.3mmol/L。患者最可能的诊断是

    A. 家族性周期性麻痹

    B. 甲状腺毒症性周期性瘫痪

    C. 肾小管酸中毒

    D. 原发性醛固酮增多症

(4)**淡漠型甲亢** 多见于老年患者。起病隐匿,症状与常规甲亢相反:高代谢综合征、眼征和甲状腺肿均不明显。主要表现为明显消瘦、心悸、乏力、头晕、晕厥、神经质或神志淡漠。可伴房颤、震颤和肌病等体征,70%的患者无甲状腺肿大。易被误诊为恶性肿瘤、冠心病等,易发生甲危。

> **注意:**①Graves 病好发于 20～50 岁女性,Graves 眼病好发于男性。
> ②甲亢性周期性瘫痪好发于 20～40 岁成年男性;淡漠型甲亢、T_3 型甲状腺毒症好发于老年患者。

【例14】1998NO68A 关于淡漠性甲亢,下列哪项是错误的?

    A. 多见于老年人

    B. 病人乏力、明显消瘦

    C. 可仅表现为阵发性或持续性心房纤颤

    D. 不易发生甲状腺危象

    E. 眼征、甲状腺肿和高代谢症群均不明显

(5)**T_3 型甲状腺毒症** 是由于甲亢时,产生 T_3 和 T_4 的比例失调,T_3 产生量显著多于 T_4 所致。发生的机制不清。Graves 病、毒性结节性甲状腺肿和自主高功能腺瘤可以发生 T_3 型甲状腺毒症。老年人多见。

①临床表现 与寻常型甲亢相同,但症状较轻。在碘缺乏地区常见。

②化验检查 TT_3、FT_3 均升高,但 TT_4、FT_4 正常。TSH 减低,^{131}I 摄取率增加。

(6)**亚临床甲亢** 主要依赖实验室检查结果诊断,其特点如下表。

	T_3 型甲状腺毒症	亚临床甲亢
临床表现	有甲亢的临床表现,但症状较轻	无或轻微甲亢的临床表现
血清 T_3、T_4	TT_3、FT_3 均升高,TT_4、FT_4 正常	正常
血清 TSH	降低	降低
好发人群	老年人	老年女性
基础疾病	Graves 病、毒性结节性甲状腺肿 自主高功能腺瘤、缺碘地区	Graves 病、多结节性甲状腺肿 自主高功能腺瘤、外源性甲状腺激素替代治疗

(7)**妊娠期甲状腺功能亢进症**

①妊娠期 TBG 增高,导致血清 TT_3、TT_4 增高,因此妊娠甲亢的诊断应依赖 FT_3、FT_4 和 TSH。

②HCG 在妊娠三个月达高峰,过量的 HCG 能刺激 TSH 受体,产生妊娠一过性甲状腺毒症。

③新生儿甲亢:母体的 TSAb 可以通过胎盘刺激胎儿的甲状腺引起新生儿甲亢。

【例 15】2001NO74A 下列哪项对诊断妊娠甲亢无帮助?

　　A. 血总 T_3、T_4 升高　　　B. 血 FT_3、FT_4 升高　　　C. 体重不随妊娠月数而增加

　　D. 休息时脉率 >100 次/分　　　　E. 四肢近端肌肉消瘦

(8)Graves 眼病(GO)　又称浸润性突眼,其病理基础是眶后组织淋巴细胞浸润,大量黏多糖堆积和糖胺聚糖沉积,透明质酸增多,导致突眼(突眼度正常值男 ≤18.6mm,女 ≤16mm)。GO 临床病情评估标准如下表:

分级	眼睑挛缩	软组织受累	突眼超正常值	复视	角膜暴露	视神经
轻度	<2mm	轻度	<3mm	无或一过性	无	正常
中度	≥2mm	中度	≥3mm	非持续性	轻度	正常
重度	≥2mm	重度	≥3mm	持续性	轻度	正常
威胁视力	—	—	—	—	严重	压迫

临床活动性评分(CAS)是判断 GO 活动性的简便方法。以下 10 项各为 1 分,CAS≥3 分提示 GO 处于活动期:①球后疼痛 >4 周;②4 周内眼球运动时疼痛;③眼睑发红;④结膜发红;⑤眼睑肿胀;⑥球结膜水肿;⑦泪阜肿胀;⑧突眼度较上次增加 2mm;⑨任一方向眼球运动较上次减少 5°以上;⑩视力较上次下降 ≥1 行。

【例 16】2016NO174X 判断 Graves 病眼病活动期的指标有

　　A. 眼球运动时疼痛　　　B. 复视　　　C. 结膜充血　　　D. 突眼度

4. 辅助检查

项目	临床意义或特点
TSH	血清 TSH 浓度的变化是反映甲状腺功能最敏感的指标,诊断亚临床甲亢的主要指标
TT_3	血清总 T_3(TT_3)20% 由甲状腺产生,80% 在外周组织由 T_4 转换而来 大多数甲亢血清总 T_3(TT_3)与血清总 T_4(TT_4)同时升高,T_3 型甲亢仅有 TT_3 增高
TT_4	该指标稳定性及重复性好,是诊断甲亢的主要指标。T_4 全部由甲状腺产生,血清中的 $T_4$99% 与蛋白质结合,其中 80%~90% 与甲状腺激素结合球蛋白(TBG)结合。TT_4 受 TBG 影响: TBG 升高(导致 TT_4 增高)——雌激素、妊娠、急性病毒性肝炎、先天因素 TBG 降低(导致 TT_4 减低)——雄激素、糖皮质激素、低蛋白血症、先天因素
FT_3、FT_4	游离 T_3、T_4(FT_3、FT_4)不受 TBG 影响,能直接反映甲状腺功能状态,是诊断甲亢的主要指标 FT_3 仅占 T_3 的 0.35%,FT_4 仅占 T_4 的 0.025%,FT_3、FT_4 含量甚微,测定的稳定性不如 TT_3、TT_4
摄^{131}I 率	已被 sTSH 测定所取代。正常值:3 小时 5%~25%,24 小时 20%~45%,高峰在 24 小时出现 甲亢时 2 小时摄^{131}I 率 >25%,24 小时摄^{131}I 率 >50%(总摄^{131}I 率增加,摄取高峰前移) 用于甲状腺毒症病因的鉴别:甲亢的甲状腺毒症吸^{131}I 率↑,非甲亢的甲状腺毒症吸^{131}I 率↓
TRAb	促甲状腺激素受体抗体(TRAb)是鉴别甲亢病因、诊断 Graves 病的重要指标之一 TRAb 包括 TSAb 和 TSBAb,检测到的 TRAb 仅能反映自身抗体的存在,不能反映其功能
TSAb	TSH 受体刺激抗体(TSAb)是诊断 Graves 病的重要指标,未经治疗者 TSAb 阳性率达 85%~100% 能反映这种抗体产生了对甲状腺细胞的刺激功能
CT/MRI	眼部 CT/MRI 可排除其他原因所致的突眼,评估眼外肌的受累情况
甲扫	甲状腺核素扫描对于诊断甲状腺自主高功能腺瘤有意义

注意:诊断甲亢最敏感的指标是 TSH,诊断甲亢的首选指标是 FT_3、FT_4,诊断高功能腺瘤首选甲状腺扫描。

【例 17】1994NO50A　Graves 病停用药物时,下列哪项检查对判断该病的预后关系最大?

A. 甲状腺缩小、杂音消失 B. T_3 抑制试验可抑制 C. T_3、T_4 及 rT_3 正常

D. TSH 恢复正常 E. 甲状腺刺激抗体阴性

(88～90 题共用题干)女性,25 岁。乏力、心悸、低热 2 周余。检查发现甲状腺弥漫肿大Ⅰ度,无触痛,心率 110 次/分。化验血 FT_3、FT_4 明显升高,TSH 明显减低。

【例 18】2017NO88A 临床最可能的诊断是

A. Graves 病 B. 亚急性甲状腺炎

C. 结节性甲状腺肿 D. 自身免疫甲状腺炎

【例 19】2017NO89A 在下列选项中,对该患者首选的治疗是

A. ^{131}I 治疗 B. 口服糖皮质激素

C. 口服甲巯咪唑 D. 口服非甾体类抗炎药

【例 20】2017NO90A 患者经治疗后,甲状腺激素水平仍较高,症状不缓解,下一步最恰当的处理是

A. ^{131}I 治疗 B. 糖皮质激素加量

C. 改服碘剂治疗 D. 加服 β 受体拮抗剂

5. 诊断和鉴别诊断

(1)诊断的程序 ①甲状腺毒症的诊断;②确定甲状腺毒症是否来源于甲亢;③确定引起甲亢的原因。

(2)甲亢的诊断 ①高代谢症状和体征;②甲状腺肿大;③血清 TT_4、FT_4 增高,TSH 降低。

(3)Graves 病的诊断 ①甲亢诊断确立;②甲状腺弥漫性肿大,少数病例无甲状腺肿大;③眼球突出和其他浸润性眼征;④胫前黏液性水肿;⑤TRAb、TSAb、TPOAb、TgAb 阳性。①②项为诊断必备条件,③④⑤项为辅助条件。

(4)甲状腺毒症原因的鉴别 主要是甲亢和破坏性甲状腺毒症的鉴别,其鉴别方法是测定 ^{131}I 摄取率。

(5)甲亢的原因鉴别 即 Graves 病、结节性毒性甲状腺肿、甲状腺自主高功能腺瘤的鉴别。

6. 治疗

(1)甲亢治疗指征 甲亢有以下三种治疗方法,其作用机制及适应证如下表。

	抗甲状腺药物治疗	^{131}I 治疗	手术治疗
作用原理	抑制甲状腺激素的合成,达到治疗目的	通过破坏甲状腺组织,减少甲状腺激素的产生达到治疗目的	通过破坏甲状腺组织,减少甲状腺激素的产生达到治疗目的
适应证	轻、中度病情 甲状腺轻、中度肿大 孕妇、高龄甲亢 严重内科疾病不宜手术者 术前和 ^{131}I 治疗前的准备 术后复发不适宜 ^{131}I 治疗	甲状腺肿大Ⅱ度以上 抗甲状腺药物过敏 抗甲状腺药物治疗或术后复发 甲亢合并心脏病 伴 WBC、PLT 或全血细胞减少 甲亢合并肝、肾等脏器功能损害 浸润性突眼,有手术禁忌证者	甲状腺显著肿大(80g),有压迫症状 中、重度甲亢,长期药物治疗无效 停药复发或不能坚持服药者 胸骨后甲状腺肿 细针穿刺细胞学检查怀疑恶变 药物治疗无效或过敏的妊娠患者

注意:①美国治疗 Graves 病首选 ^{131}I,欧洲、日本和我国则首选抗甲状腺药物。

②<20 岁的年轻甲亢患者首选药物治疗,哺乳期甲亢首选药物治疗(甲巯咪唑,即他巴唑)。

③甲亢手术后复发者,首选 ^{131}I 治疗。当有 ^{131}I 治疗禁忌证时,再选择药物治疗。

(2)甲亢治疗禁忌证 ①药物治疗的禁忌证:药物过敏;②^{131}I 治疗的禁忌证:妊娠和哺乳期妇女;③手术治疗的禁忌证:重度活动性 Graves 眼病,合并严重内科疾病不能耐受手术者,妊娠 T1 期(1～3 个月)和 T3 期(7～9 个月)。

【例 21】2010NO73A 女性,32 岁,妊娠 30 周出现心悸、多汗、手颤。辅助检查示:血 FT_3、FT_4 升高,TSH 降低,诊断为 Graves 病。合理的治疗方法是(按 8 版内科学观点答案为 B,原答案为 A)

A. 口服丙硫氧嘧啶　　　B. 口服甲巯咪唑　　　C. ^{131}I 治疗　　　D. 手术治疗

A. 硫脲类制剂　　　B. 碘制剂　　　C. 普萘洛尔

D. ^{131}I　　　E. 手术

【例22】1999NO109B 女性40岁,中度弥漫性甲亢合并迁延性肝炎,且对抗甲状腺药物过敏,首选何种治疗?

【例23】1999NO110B 女性56岁,结节性甲状腺肿伴甲亢,首选何种治疗?

(3)抗甲状腺药物(ATD)　ATD 是甲亢的基础治疗,但治愈率仅约40%,复发率高达50%~60%。ATD 也可作为手术前和 ^{131}I 治疗前的准备。

①ATD 的分类　ATD 分为硫脲类和咪唑类两类。

	丙硫氧嘧啶(PTU)	甲巯咪唑(MMI,他巴唑)
所属类别	硫脲类	咪唑类
特点	半衰期短(1小时),需6~8小时给药1次	半衰期长(4~6小时),可每天单次使用
药理作用	主要为抑制甲状腺激素的合成,并不抑制释放在外周组织可抑制 T_4 转变为 T_3,起效快	抑制甲状腺激素的合成,起效慢
副作用	肝毒性较大,故一般情况下首选 MMI	影响胎儿皮肤发育,故妊娠 T1 期首选 PTU

注意:①甲亢合并妊娠分为 T1 期(1~3个月)、T2 期(4~6个月)、T3 期(7~9个月)。甲危首选 PTU。

②妊娠期甲亢首选药物治疗(T1 期用 PTU,T2、T3 期用 MMI),次选手术治疗(T2 期进行)。

③药物治疗甲亢复发率高达50%~60%,复发后可选择 ^{131}I 治疗或手术治疗。

②ATD 副作用　ATD 的常见副作用如下表。

	粒细胞减少症	皮疹	中毒性肝病	血管炎
发生率	0.1%~0.5%	约5%	0.1%~0.2%	少见
发生情况	用药数天内发生	不定	转氨酶升高,暴发性肝坏死,胆汁淤积	ANCA 阳性的小血管炎、关节病、狼疮综合征
特点	两类 ATD 存在交叉反应,故不能换药	轻者可换用另一种 ATD,重者不能换	PTU 较 MMI 肝损害严重,且常见	发生率随用药时间延长而增高
主要区分	甲亢所致粒细胞减少	—	甲亢本身肝功异常	—
处理措施	粒细胞减少(中性粒细胞 $<1.5\times10^9/L$)时应当停药	轻度者可给予抗组胺药,重度者需换用 ^{131}I 治疗或手术治疗	监测肝功能首选 MMI,次选 PTU	对症处理

注意:①一种 ATD 导致 $N<1.5\times10^9/L$ 时应停药,不应换用另一种 ATD,因为它们之间存在交叉反应。

②当 $WBC<4\times10^9/L$,但 $N>1.5\times10^9/L$ 时,通常无需停药,可减少 ATD 剂量,加用鲨肝醇。

③甲亢也可引起粒细胞减少,故粒细胞减少时,应区分是甲亢所致,还是 ATD 所致。用药前应常规行白细胞计数,并定期观察白细胞数目变化。

③剂量和疗程　包括治疗期和维持期。

	治疗期	维持期
治疗时机	确诊甲亢后,具有 ATD 治疗指征	血清甲状腺激素达到正常水平后
药物剂量	MMI10~20mg,qd;或 PTU50~150mg,bid~tid	MMI5~10mg,qd;或 PTU50mg,bid~tid
疗程	根据血清甲状腺激素水平而定	12~18个月
监测指标	每4周监测血清甲状腺激素水平	每8周监测血清甲状腺激素水平

注意:左甲状腺素片可抑制甲状腺自身免疫过程,避免血清 TSH 水平升高,可用于抗甲药物治疗时,出现甲低或甲状腺明显增大者。但 ATD 治疗期间,一般不主张加用左甲状腺素片。

【例24】2007NO71A 抗甲状腺药物因白细胞减少而停药,因此在治疗时白细胞总数不能低于

  A.2.0 ×10⁹/L B.2.5×10⁹/L C.3.0×10⁹/L D.3.5×10⁹/L

A. $2.0 \times 10^9/L$ B. $2.5 \times 10^9/L$ C. $3.0 \times 10^9/L$ D. $3.5 \times 10^9/L$

  A. 普萘洛尔   B. 利血平   C. 安定

  D. 甲状腺素片   E. 复方碘溶液

【例25】1989NO83B 甲亢伴支气管哮喘者禁用

【例26】1989NO84B 抗甲状腺药物治疗后,甲亢症状缓解,甲状腺继续增大时可加用

  (108～110 题共用题干)患者,女,25 岁。半月来怕热、心悸、出汗多,体重下降5kg。查体:血压 120/65mmHg,无突眼,甲状腺轻度弥漫性肿大,可闻及血管杂音,心率 120 次/分,心律整。

【例27】2008NO108A 对患者首选的治疗方案是

  A. 口服抗甲状腺药物 B. 口服 β 受体阻滞药 C. 放射性碘治疗 D. 口服碘剂

【例28】2008NO109A 若治疗 8 周后原症状消失,但甲状腺肿有加重,下一步的治疗方法是

  A. 继续原治疗   B. 加服左甲状腺素(L-T_4)

  C. 加用另一种抗甲状腺药物   D. 加大碘剂用量

【例29】2008NO110A 若患者未愈而发生早孕,希望保胎,最佳的治疗方法是

  A. 立即行甲状腺手术 B. 口服甲硫氧嘧啶 C. 口服丙硫氧嘧啶 D. 口服甲巯咪唑

  (4) ^{131}I 治疗 治疗机制是 ^{131}I 被甲状腺摄取后释放出 β 射线,破坏甲状腺组织细胞,减少甲状腺激素的产生。β 射线在组织内的射程仅有 2mm,不会累及毗邻组织。^{131}I 治疗甲亢的治愈率可达 85% 以上。

  甲状腺功能减退症是 ^{131}I 治疗难以避免的后果,故 ^{131}I 治疗后要定期监测甲状腺功能,尽早发现甲减,及时给予甲状腺素替代治疗。^{131}I 治疗的并发症包括放射性甲状腺炎、诱发甲状腺危象、加重活动性 Graves 眼病。

  (5) 手术治疗 详见外科学。

  (6) 其他治疗

  ① 碘剂 减少碘摄入量是甲亢的基础治疗之一。过量碘的摄入会加重和延长病程,增加复发率,所以甲亢患者应当食用无碘食盐,忌用含碘药物和含碘造影剂。复方碘化钠溶液可抑制甲状腺激素的释放,但不能抑制甲状腺激素的合成,故常用于术前准备、甲危的治疗,不手术者严禁使用碘剂。

  ② β 受体拮抗药 可阻断甲状腺激素对心脏的兴奋作用;阻断外周组织 T_4 转化为 T_3,可较快控制甲亢症状,常在 ATD 治疗初期使用。通常应用普萘洛尔。对于支气管哮喘者,可选用 $β_1$ 受体拮抗药,如阿替洛尔、美托洛尔等。

  (7) 甲状腺危象的治疗

针对诱因治疗	感染、创伤、手术、精神刺激、治疗不充分
抗甲状腺药物	首选丙硫氧嘧啶,可抑制甲状腺激素的合成,抑制外周组织 T_4 转化为 T_3
碘剂	复方碘溶液,每次 5 滴,q6h。服用丙硫氧嘧啶后 1 小时开始服用,可抑制甲状腺激素的释放
普萘洛尔	可阻断甲状腺激素对心脏的兴奋作用,减慢心率;抑制外周组织 T_4 转换为 T_3
氢化可的松	防止肾上腺皮质功能低下
降温	高热者给予物理降温,避免使用乙酰水杨酸类药物

【例30】2012NO73A 甲亢危象的处理中,不恰当的是

  A. 首选丙硫氧嘧啶   B. 碘剂应在服用抗甲状腺药物后使用

  C. 使用糖皮质激素有助于增强应激能力 D. 高热时应选用乙酰水杨酸类解热药

【例 31】1995NO71A 甲亢危象的治疗,下列哪组最理想?

A. 丙硫氧嘧啶＋碘剂＋普萘洛尔＋强的松　　　B. 丙硫氧嘧啶＋强的松

C. 他巴唑＋普萘洛尔＋强的松　　　　　　　　D. 丙硫氧嘧啶＋普萘洛尔＋他巴唑

E. 碘剂＋他巴唑

(8)Graves 眼病的治疗

①一般治疗　高枕卧位,限制钠盐,使用利尿剂,可减轻眼部水肿。注意保护眼睛,可戴有色眼镜。

②活动性 Graves 眼病　给予泼尼松口服,持续 2 ~ 4 周。

③球后外照射　与糖皮质激素联用可增加疗效。严重病例或不能耐受大剂量糖皮质激素时采用本法。

④加重 Graves 眼病的危险因素　包括吸烟、T_3 5nmol/L、活动期持续超过 3 个月、甲亢治疗后发生甲减。

⑤眶减压手术　若糖皮质激素、球后照射无效,角膜感染或溃疡,压迫视神经,可行眶减压手术。

(9)妊娠期甲亢的治疗

	治疗方案	理由
治疗总原则	首选药物治疗,次选手术治疗	手术可引起早产、流产,麻醉剂可致畸
T1 期	首选丙硫氧嘧啶	甲巯咪唑有致畸作用
T2 期、T3 期	首选甲巯咪唑	丙硫氧嘧啶可导致急性重型肝炎
左甲状腺素	不宜使用	因左甲状腺素可增加 ATD 的剂量
监测指标	母体血清 FT_4 为主要监测指标	TSH 不作为监测指标,它的变化滞后
剂量控制	妊娠后 6 个月 ATD 应减量(因妊娠的免疫抑制作用)	分娩后,抗甲药应增量(免疫抑制解除)
手术治疗	适用于丙硫氧嘧啶不能控制的甲亢	T2 期(妊娠 4 ~ 6 个月)进行手术
^{131}I 治疗	妊娠甲亢严禁使用 ^{131}I 治疗	^{131}I 具有放射性

注意:①甲亢合并妊娠分为 T1 期(1 ~ 3 个月)、T2 期(4 ~ 6 个月)、T3 期(7 ~ 9 个月)。

②T1 期甲亢首选丙硫氧嘧啶,T2 期、T3 期、哺乳期首选甲巯咪唑。

③妊娠期甲亢首选药物治疗,次选手术治疗,且手术仅在 T2 期进行。哺乳期仅能行药物治疗。

④丙硫氧嘧啶适用于甲亢术前准备、甲危、T1 期甲亢的治疗。

(10)哺乳期甲亢的治疗　首选甲巯咪唑(他巴唑),监测方法同妊娠期。

(11)甲状腺毒症心脏病的治疗

①抗甲药　甲状腺毒症心脏病患者,应立即给予足量抗甲药,控制甲状腺功能至正常。

②^{131}I 治疗　经抗甲药控制症状后,尽早给予大剂量的 ^{131}I 破坏甲状腺组织。

为防止放射性损伤后引起的一过性高甲状腺激素血症加重心脏病变,在给予 ^{131}I 治疗的同时,应给予 β 受体阻滞剂保护心脏。^{131}I 治疗后两周继续给予抗甲药物治疗,等待 ^{131}I 发挥其完全破坏作用;^{131}I 治疗后 12 个月,调整抗甲药物剂量,严格控制甲状腺功能在正常范围。

③房颤的处理　房颤可被普萘洛尔、洋地黄控制。控制甲亢后可以施行电转律。

(12)甲亢合并周期性瘫痪的治疗

本病多为低钾性瘫痪,呈自限性,休息或补钾后缓解,甲亢控制后症状多明显减轻。

①补钾　轻症者可口服补钾。严重者需静脉滴注氯化钾尽快缓解症状,病情好转后改为口服钾盐。

②辅助呼吸　患者出现呼吸肌瘫痪时,应采用辅助呼吸。

③根除性治疗　甲亢控制后周期性瘫痪消失,因此可选用药物、手术或 ^{131}I 对甲亢作根除性治疗。

三、甲状腺功能减退症

甲状腺功能减退症简称甲减,是由各种原因导致的低甲状腺激素血症或甲状腺激素抵抗而引起的全身性低代谢综合征,其病理特征是黏多糖在组织和皮肤堆积,表现为黏液性水肿。

1. 分类

（1）根据病变发生的部位分类

①原发性甲减 由甲状腺腺体本身病变引起的甲减占全部甲减的95%以上,且90%以上原发性甲减是由自身免疫、甲状腺手术、甲亢^{131}I治疗所致。

②中枢性甲减 由下丘脑、垂体病变引起的促甲状腺激素释放激素（TRH）或促甲状腺激素（TSH）产生和分泌减少所致的甲减。垂体外照射、垂体大腺瘤、颅咽管瘤、产后大出血是其较常见的原因。其中,由于下丘脑病变引起的甲减,称为三发性甲减。

③甲状腺激素抵抗综合征 由甲状腺激素在外周组织实现生物效应障碍引起的综合征。

（2）根据病变的原因分类 药物性甲减、手术后甲减、^{131}I治疗后甲减、特发性甲减、垂体或下丘脑肿瘤手术后甲减。

（3）根据甲状腺功能减低的程度分类 临床甲减、亚临床甲减。

2. 病因

（1）自身免疫损伤 自身免疫性甲状腺炎最常见,包括桥本甲状腺炎、萎缩性甲状腺炎、产后甲状腺炎等。

（2）甲状腺破坏 包括手术、^{131}I治疗、甲状腺次全切除等。

（3）碘过量 碘过量可引起具有潜在性甲状腺疾病者发生甲减,也可诱发和加重自身免疫性甲状腺炎。含碘药物胺碘酮诱发甲减的发生率约5%～22%。

（4）抗甲状腺药物 如锂盐、硫脲类、咪唑类等。

3. 临床表现

一般表现	易疲劳、畏寒怕冷、体重增加、记忆力减退
消化系统	厌食、腹胀、麻痹性肠梗阻、黏液水肿性巨结肠
心血管系统	心肌收缩力降低、心率减慢、心排量下降、心电图显示低电压
内分泌系统	月经异常
造血系统	血红蛋白合成障碍,肠道吸收铁障碍引起铁缺乏,叶酸缺乏,恶性贫血
骨骼肌系统	肌无力,肌进行性萎缩
体征	表情呆滞,反应迟钝,眼睑水肿,皮肤干燥粗糙,皮温低,毛发稀疏干燥
黏液性水肿昏迷	见于病情严重者,多在冬季寒冷时发病。表现为低体温、嗜睡、心动过缓、血压降低、肌肉松弛

4. 实验室检查及诊断

指标或试验	临床意义
TSH↑、FT$_4$↓	即可诊断为原发性甲状腺功能减退症
TSH↑、T$_3$、T$_4$正常	诊断为亚临床甲状腺功能减退症
TSH↓或正常,TT$_4$、FT$_4$↓	考虑中枢性甲状腺功能减退症
TT$_3$↓、FT$_3$↓	严重病例TT$_3$和FT$_3$可降低
TSH↑	比TT$_4$、FT$_4$、TT$_3$、FT$_3$更敏感,为诊断甲减最敏感的指标
吸^{131}I率↓	为避免^{131}I对甲状腺的进一步损害,一般不做此检查
甲状腺自身抗体	血清TPOAb和TgAb阳性提示甲减是由于自身免疫性甲状腺炎所致
TRH刺激试验	用于鉴别原发性甲减与中枢性甲减
其他检查	轻中度贫血,血清胆固醇、心肌酶谱可升高,少数病例血清泌乳素升高、蝶鞍增大

5. 鉴别诊断

（1）贫血 应与其他原因所致的贫血鉴别。

（2）蝶鞍增大 应与垂体瘤鉴别。原发性甲减时 TRH 分泌增加可以导致高 PRL 血症、溢乳及蝶鞍增大，酷似垂体催乳素瘤，可行 MRI 鉴别。

（3）心包积液 需与其他原因的心包积液鉴别。

（4）水肿 应与特发性水肿鉴别。

（5）低 T_3 综合征 也称甲状腺功能正常的病态综合征，是指非甲状腺疾病原因引起的伴有低 T_3 的综合征。主要表现为血清 TT_3、FT_3 水平减低，血清 rT_3 增高，血清 T_4、TSH 水平正常。

【例32】2011A（执医试题）原发性甲状腺功能减退症血中升高的是

  A. TT_3 B. FT_3 C. TRAb

  D. rT_3 E. TSH

  A. TSH   B. rT_3 C. TT_3 D. FT_3

【例33】2011NO143B 对诊断亚临床甲状腺功能异常最有意义的激素测定是

【例34】2011NO144B 对诊断低 T_3 综合征最有意义的激素测定是

6. 治疗

（1）左甲状腺素（L-T_4）治疗 需终身用药。治疗目标是将血清 TSH 和甲状腺激素水平恢复到正常范围内。治疗剂量取决于患者的病情、年龄、体重和个体差异。起始的剂量和达到完全替代剂量的需要时间要根据年龄、体重和心脏状态而定。补充甲状腺激素，重新建立下丘脑-垂体-甲状腺轴的平衡约需 4～6 周。甲状腺片是动物甲状腺的干制剂，因其甲状腺激素含量不稳定和 T_3 含量过高已很少使用。

（2）亚临床甲减 高胆固醇血症、TSH＞10mU/L 时，需治疗。

（3）黏液水肿性昏迷的治疗 ①补充甲状腺激素，首选 T_3 静脉注射，也可给予 T_4。②支持治疗：保温、供氧、保持呼吸道通畅，必要时行气管切开、机械通气。③氢化可的松持续静滴。④控制感染，治疗原发病。⑤根据需要补液，但入水量不宜过多。

【例35】2006A（执医试题）预防甲状腺功能减退症黏液性水肿昏迷的关键是

  A. 坚持甲状腺素替代治疗 B. 水摄入量不宜过多   C. 禁用镇静、安眠药

  D. 增强免疫力   E. 避免过度劳累

▶**常考点** 常考，需全面掌握。

    参考答案——详细解答见《贺银成2019考研西医临床医学综合能力历年真题精析》

1. ABC**D**E   2. A**B**CDE   3. AB**C**DE   4. ABCD**E**   5. ABCD**E**   6. ABC**D**E   7. A**B**CDE

8. AB**C**DE   9. ABCDE   10. ABC**D**E   11. AB**C**DE   12. ABCD**E**   13. AB**C**DE   14. ABCD**E**

15. A**B**CDE   16. ABC**D**E   17. ABCD**E**   18. AB**C**DE   19. ABC**D**E   20. A**B**CDE   21. ABCD**E**

22. A**B**CDE   23. ABC**D**E   24. ABC**D**E   25. AB**C**DE   26. ABC**D**E   27. A**B**CDE   28. A**B**CDE

29. ABC**D**E   30. ABCD**E**   31. AB**C**DE   32. ABC**D**E   33. ABCDE   34. AB**C**DE   35. A**B**CDE

第35章　库欣综合征、原发性醛固酮增多症与嗜铬细胞瘤

▶ **考纲要求**

①库欣综合征的病因、临床表现、实验室和其他检查、诊断、鉴别诊断和治疗。②原发性醛固酮增多症的病因分类、临床表现、实验室和其他检查、诊断、鉴别诊断和治疗。③嗜铬细胞瘤的临床表现、实验室和其他检查、诊断、鉴别诊断和治疗。

▶ **复习要点**

一、库欣综合征

肾上腺是人体重要的内分泌腺,分为皮质和髓质两部分。肾上腺皮质由外向内依次分为球状带、束状带和网状带,分泌的激素见下表。肾上腺髓质的嗜铬细胞在功能上相当于无轴突的交感神经节后神经元,主要分泌儿茶酚胺。库欣(Cushing)综合征即为肾上腺皮质分泌糖皮质激素过多所致。

部位	分泌激素	亢进所致疾病(临床常见疾病)
球状带	醛固酮	原发性醛固酮增多症
束状带	糖皮质激素(皮质醇)	库欣综合征(Cushing 综合征)
网状带	性激素	男性化或女性化肾上腺皮质功能异常
嗜铬细胞	儿茶酚胺(肾上腺素 + 去甲肾上腺素)	嗜铬细胞瘤

记忆:①糖皮质激素——糖——糖是黏性的,可扯成一束束的——束状带分泌。
②盐皮质激素——盐——盐是小颗粒状——球状——球状带分泌。③剩余的性激素为网状带分泌。

Cushing 综合征	各种病因造成肾上腺分泌过多糖皮质激素(主要是皮质醇)所致病症的总称
Cushing 病	在 Cushing 综合征的病因中,约70% 是由于垂体 ACTH 分泌亢进所致,称 Cushing 病
Meador 综合征	不依赖 ACTH 的双侧肾上腺小结节性增生
Carney 综合征	指 Meador 综合征伴皮肤、乳腺、心房黏液瘤、睾丸肿瘤、垂体生长激素瘤

1. 病因

(1)依赖 ACTH 的库欣综合征

①库欣病　占库欣综合征的70%,垂体病变包括 ACTH 微腺瘤(约占库欣病的80%)、ACTH 大腺瘤(约占库欣病的10%)、无腺瘤(呈 ACTH 细胞增生,约占库欣病的10%)。

②异位 ACTH 综合征系垂体以外的肿瘤分泌大量 ACTH,伴肾上腺皮质增生。

③异位 CRH 综合征一些肿瘤可产生 CRH,兴奋垂体分泌 ACTH,导致糖皮质激素分泌过多。

(2)不依赖 ACTH 的库欣综合征　包括:①肾上腺皮质腺瘤;②肾上腺皮质癌;

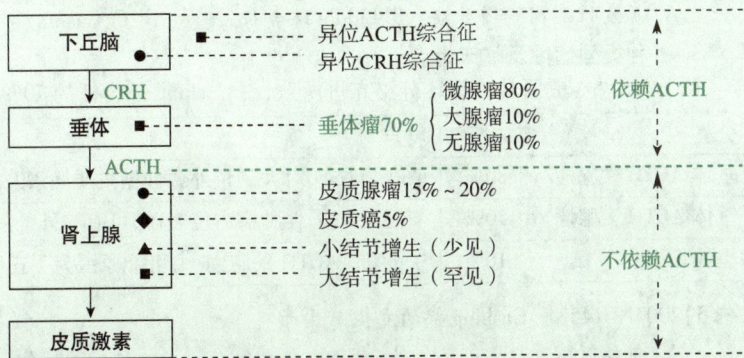

下丘脑 —■— 异位ACTH综合征
—●— 异位CRH综合征

CRH

垂体 —— 垂体瘤70% 微腺瘤80% / 大腺瘤10% / 无腺瘤10% 依赖ACTH

ACTH

肾上腺 —●— 皮质腺瘤15% ~ 20%
—◆— 皮质癌5%
—▲— 小结节增生(少见)
—■— 大结节增生(罕见) 不依赖ACTH

皮质激素

③不依赖 ACTH 的双侧肾上腺小结节性增生；④不依赖 ACTH 的双侧肾上腺大结节性增生。

【例1】2007NO72A 不依赖 ACTH 的 Cushing 综合征的病因是

　　A. 垂体微腺瘤　　　　　B. 肾上腺皮质癌　　　　C. 小细胞肺癌　　　　D. 胸腺癌

【例2】1998NO67A　Cushing 病是指下列哪种病因引起的皮质醇增多症？

　　A. 原发于肾上腺本身的肿瘤　　　　　　　　　B. 垂体分泌 ACTH 过多

　　C. 垂体外癌瘤产生 ACTH　　　　　　　　　　D. 不依赖 ACTH 的双侧肾上腺结节性增生

　　E. 大剂量应用糖皮质激素

2. 临床表现

（1）库欣综合征分类　库欣综合征有多种类型：

类型	临床表现	备注
典型病例	向心性肥胖,满月脸,多血质,紫纹	库欣病、肾上腺腺瘤、异位 ACTH 综合征的缓进型
重型	体重减轻,高血压,水肿,低钾性碱中毒	病情严重,进展迅速,摄食减少
早期病例	以高血压为主,肥胖、向心性肥胖不典型	全身情况好,尿游离皮质醇明显增高
并发症为主	心衰、脑卒中、病理性骨折、精神症状、肺部感染	年龄大,库欣综合征易被忽略
周期性发作	机制不清,病因不明	部分病例可能为垂体性、异位 ACTH 性

（2）典型库欣综合征的临床表现

向心性肥胖、满月脸	与糖皮质激素导致的脂肪重新分布有关
多血质外貌	与皮肤菲薄、微血管易透见、红细胞和血红蛋白增多等有关（皮质醇刺激骨髓）
全身肌肉系统	肌无力,下蹲后起立困难
神经系统	常有不同程度的精神、情绪变化,如情绪不稳、烦躁、失眠,严重者精神变态
皮肤表现	轻微损伤即可引起瘀斑。下腹两侧、大腿外侧出现紫纹,皮肤色素沉着加深
心血管表现	高血压常见,动脉硬化、肾小动脉硬化、动静脉血栓、心血管并发症发生率增加
抗感染能力减弱	长期皮质醇分泌过多使免疫力降低,肺部感染多见;化脓性细菌感染不容易局限化
性功能障碍	与肾上腺雄激素产生过多、大量皮质醇抑制垂体促性腺激素有关。女性表现为月经减少,痤疮,明显男性化见于肾上腺皮质癌。男性表现为性欲减退,阴茎缩小,睾丸变软
代谢障碍	类固醇性糖尿病、低钾性碱中毒（见于肾上腺皮质癌、异位 ACTH 综合征）

【例3】2011NO74A 早期 Cushing 综合征主要的临床表现是

　　A. 高血压　　　　　　　B. 向心性肥胖　　　　　C. 满月脸　　　　　D. 多血质

【例4】2013NO174X 有双侧肾上腺皮质增生,并可引起高血压、低血钾的疾病包括

　　A. 原发性醛固酮增多症　B. Liddle 综合征　　　　C. Cushing 病　　　　D. 嗜铬细胞瘤

3. 各种类型病因及临床特点

（1）库欣病　是垂体 ACTH 分泌亢进所致,占 Cushing 综合征的 70%,多见于成人,女多于男。

分类	%	特点
垂体 ACTH 微腺瘤	80%	直径 <1cm,对大剂量外源性糖皮质激素及 CRH 有反应
垂体 ACTH 大腺瘤	10%	直径 >1cm,伴肿瘤占位表现,可有鞍外伸展;少数为恶性肿瘤,伴远处转移
垂体无腺瘤	10%	无瘤,呈 ACTH 细胞增生,可能原因为下丘脑功能紊乱

【例5】2004NO145X　Cushing 病的发生可由于

　　A. 垂体微腺瘤　　　　　B. 垂体大腺瘤　　　　　C. 肾上腺皮质腺瘤　　　D. 肾上腺皮质癌

【例6】1995NO154X　Cushing 病时,下列哪几项正确?

A. 垂体常有微腺瘤　　　　　　　　　B. 血中 ACTH 减低

C. 垂体可有大腺瘤　　　　　　　　　D. 双侧肾上腺皮质可有腺瘤

(2)**肾上腺皮质腺瘤和肾上腺皮质癌**　糖皮质激素大量分泌,反馈抑制 ACTH 分泌,导致血 ACTH 降低。

	肾上腺皮质腺瘤	肾上腺皮质癌
发病率	约占库欣综合征的 15% ~20%	约占库欣综合征的 5% 以下
病情	病情中等度,起病较缓慢	病情重,进展快
肿块特点	肿瘤圆形或椭圆形,直径 3~4cm,包膜完整	体积大,直径≥5~6cm,肿瘤浸润包膜、出血坏死
体征	多毛及雄激素增多的表现少见	多毛及雄激素增多的表现多见
其他	多见于成人,男性多见	呈重度库欣综合征表现,伴显著高血压 可有低血钾、代谢性碱中毒

(3)**不依赖 ACTH 的肾上腺小结节、大结节性增生**

①小结节增生　又称 Meador 综合征或原发性色素性结节性肾上腺病。肾上腺体积正常,或轻度增大。多为微小结节,直径 2~5mm,双侧,棕色或黑色。常伴皮肤、乳房、心房黏液瘤,睾丸肿瘤,垂体生长激素瘤等,称 Carney 综合征。能分泌大量皮质激素,反馈抑制 ACTH 分泌,使血 ACTH 降低,大剂量地塞米松不能抑制。

②大结节增生　双侧肾上腺增大,多个结节,直径 >5mm,一般为非色素性。垂体 CT、MRI 检查无异常。

(4)**异位 ACTH 综合征**　是指垂体外的恶性肿瘤分泌 ACTH,刺激肾上腺皮质增生,分泌过量皮质醇导致的库欣综合征。如小细胞性/燕麦细胞性肺癌、支气管类癌、胸腺癌;胰岛细胞癌、类癌;胃及阑尾类癌;甲状腺髓样癌、前列腺癌、乳腺癌;嗜铬细胞瘤、肾肿瘤等。

4. 辅助检查　常考,8 版内科学不详细,以下为 3 版 8 年制内科学 P1011 和 14 版实用内科学 P1166 内容。

(1)**筛查试验**　当临床上高度怀疑库欣综合征时,应作以下两项检查进行筛查。

①血浆皮质醇测定及昼夜节律变化　血中的皮质醇约 75% ~80% 与皮质醇结合球蛋白(CBG)结合,约 15% 与白蛋白结合,仅 5% ~10% 呈游离状态。结合型和游离型之间可相互转化,保持动态平衡。只有游离皮质醇才能进入靶细胞发挥生物学作用。

皮质醇主要在肝内降解,其降解产物中约 70% 为 17-羟皮质醇,从尿中排泄,因此测定尿中 17-羟皮质醇含量可反映皮质醇的分泌水平,但由于影响因素众多,诊断价值不大,故近年来临床上很少测定尿 17-羟皮质醇(8 版内科学已删除);另有约 15% 以原形从胆汁排泄,少量从尿中排泄,如下图。

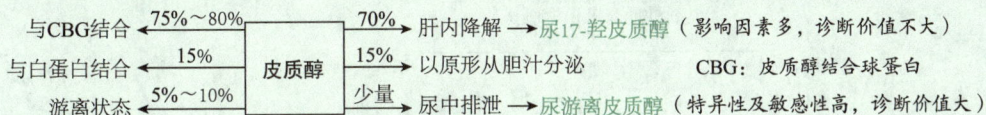

与CBG结合 ←75%~80%—　　　　　70%→ 肝内降解 → 尿17-羟皮质醇(影响因素多,诊断价值不大)

与白蛋白结合 ←15%—　　皮质醇　　15%→ 以原形从胆汁分泌　　　CBG:皮质醇结合球蛋白

游离状态 ←5%~10%—　　　　　少量→ 尿中排泄 → 尿游离皮质醇(特异性及敏感性高,诊断价值大)

皮质醇的代谢概况

正常成人血浆皮质醇具有明显的昼夜周期性波动,以 8AM 最高,平均为(276±66)nmol/L;4PM 为(129.6±52.4)nmol/L;12PM 最低,平均为(96.5±33.1)nmol/L。库欣综合征患者血浆皮质醇浓度早晨高于正常,晚上不明显低于清晨,表示皮质醇已失去昼夜分泌节律。

②24 小时尿游离皮质醇(UFC)测定　UFC 是反映同期血循环中游离皮质醇(非结合状态)的指标,其测定值不受 CBG 波动的影响,因此诊断本病的敏感性及特异性较高,诊断价值较大。正常成人尿游离皮质醇排出量为 130~304nmol/24h(即 47~110μg/24h),库欣综合征患者 UFC 大多明显高于正常。

(2)**确诊试验**　当筛查发现异常时,应行小剂量地塞米松抑制试验(LDDST)来确定是否存在库欣综合征。LDDST 是库欣综合征的定性诊断试验,即可区分假性库欣综合征(如肥胖症)和真性库欣综合征。

LDDST 方法为地塞米松 0.5mg,口服,q6h×2d。服药前、服药后第 2 天分别测定尿 17-羟皮质类固醇或尿游离皮质醇含量。正常人第 2 天尿 17-羟皮质类固醇可抑制至服药前的 50% 以下(表示能被抑制),尿游离皮质醇能抑制在 55nmol/24h 以下(表示能被抑制)。库欣综合征患者第 2 天尿 17-羟皮质类固醇不能降至 50% 以下,尿游离皮质醇不能抑制在 55nmol/24h 以下(表示不能被抑制)。

(3)确定病因

①血浆 ACTH 测定　主要用于鉴别 ACTH 依赖性和非 ACTH 依赖性库欣综合征。正常人垂体 ACTH 的分泌昼夜变化很大,午夜 24:00 最低,晨 6:00 最高,可相差一倍。ACTH 瘤时垂体呈自律性,不再受下丘脑调控,ACTH 的昼夜节律随之消失。晨 8:00 的 ACTH < 10pg/ml 提示非 ACTH 依赖性;ACTH > 20pg/ml 提示 ACTH 依赖性;若 ACTH 在 10 ~ 20pg/ml 之间,建议行 CRH 兴奋试验。

②大剂量地塞米松抑制试验(HDDST)　主要用于鉴别垂体性(库欣病)与非垂体性库欣综合征。HDDST 方法为地塞米松 2mg,口服,q6h×2d。服药前、服药后第 2 天分别测定血皮质醇及 24 小时尿游离皮质醇含量。若服药后第 2 天皮质醇能被抑制 50% 以上,则可诊断为垂体性库欣综合征(库欣病);而非垂体性库欣综合征(异位 ACTH 瘤、肾上腺皮质腺瘤、肾上腺皮质癌)则 90% 不能被抑制。

③CRH 兴奋试验　多在 8PM 进行,此时 ACTH、皮质醇处于低水平。静脉推注 CRH 1μg/kg,分别于注射前后 0、15、30、60 分钟采血,测定 ACTH 和皮质醇含量。正常人 ACTH 在 15 分钟达高峰,为基础值的 2 ~ 4 倍;皮质醇在 30 ~ 60 分钟达峰值。库欣病患者 ACTH 基础值较高,且能被 CRH 兴奋,注射 CRH 后 ACTH 升高超过 50%。肾上腺皮质腺瘤患者可自主分泌大量皮质醇,反馈抑制垂体,ACTH 基础值低于正常,注射 CRH 后 ACTH 升高 <50%。异位 ACTH 综合征患者 ACTH 基础值较高,且不受 CRH 影响。

④血电解质测定和血气分析　可有低钾性碱中毒,见于严重库欣病、肾上腺皮质癌、异位 ACTH 综合征。

(4)影像学定位诊断　主要包括肾上腺、蝶鞍区检查。

①肾上腺检查　肾上腺 B 超可发现肾上腺增生或肿瘤。肾上腺部位的病变以 CT 检查较为敏感,而垂体部位的病变则以 MRI 检查为佳。放射性核素碘化胆固醇肾上腺扫描诊断准确率可达 80% 以上,胆固醇呈两侧浓集者提示肾上腺皮质增生;浓集仅局限于一侧者提示肾上腺皮质腺瘤;腺癌患者常表现为两侧均不显影或病变侧不显影而正常侧显影。

②蝶鞍检查　MRI 动态增强对明确垂体大小、是否有大小腺瘤均有诊断价值。

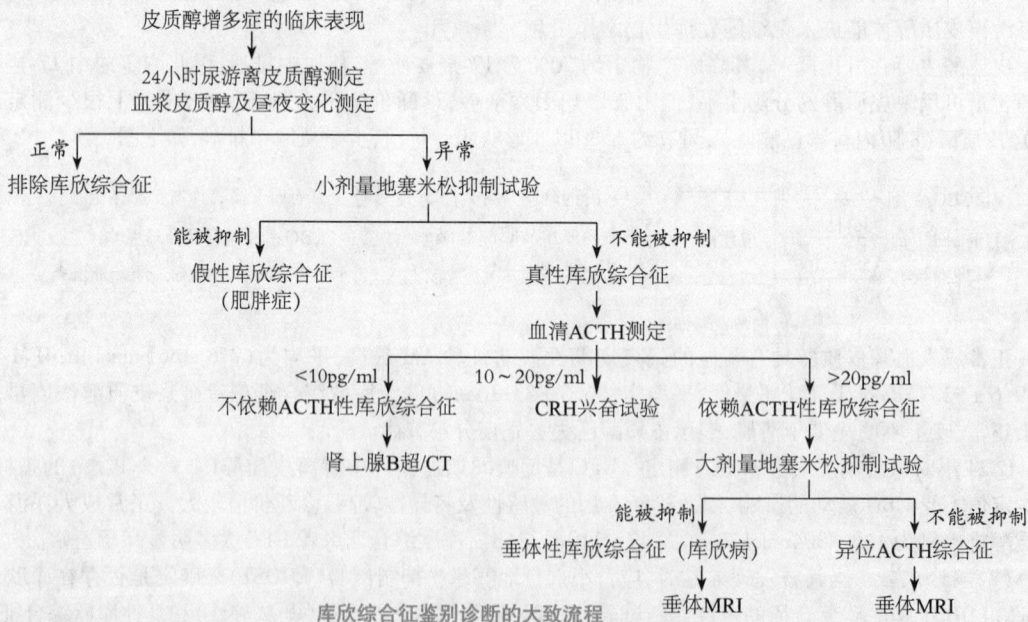

皮质醇增多症的临床表现
↓
24小时尿游离皮质醇测定
血浆皮质醇及昼夜变化测定

正常　　　　　　　　　　　　异常
排除库欣综合征　　　　　　小剂量地塞米松抑制试验

能被抑制　　　　　　　　　　　不能被抑制
假性库欣综合征　　　　　　　　真性库欣综合征
(肥胖症)
　　　　　　　　　　　　　　血清ACTH测定

<10pg/ml　　10 ~ 20pg/ml　　　　　　　>20pg/ml
不依赖ACTH性库欣综合征　　CRH兴奋试验　　依赖ACTH性库欣综合征
↓
肾上腺B超/CT　　　　　　　　　　　　大剂量地塞米松抑制试验

能被抑制　　　　　　　　　　　不能被抑制
垂体性库欣综合征(库欣病)　　异位ACTH综合征
↓　　　　　　　　　　　　　　↓
垂体MRI　　　　　　　　　　垂体MRI

库欣综合征鉴别诊断的大致流程

5. 诊断

根据典型临床表现、皮质醇分泌增多、皮质醇失去昼夜分泌节律的特点,不难诊断库欣综合征。

病因诊断甚为重要,不同病因患者的治疗不同,需掌握各型疾病的临床特点,配合影像学检查,血、尿皮质醇增高程度,血 ACTH 水平(ACTH 水平增高或正常提示 ACTH 依赖性,如明显下降提示 ACTH 非依赖性)及地塞米松抑制试验结果,往往可作出正确的病因诊断。

6. 鉴别诊断

(1)不同病因 Cushing 综合征的鉴别

	垂体性 Cushing 病	肾上腺皮质腺瘤	肾上腺皮质癌	异位 ACTH 综合征
尿 17-羟皮质醇	中度增高	中度增高	明显增高	较肾上腺癌更高
尿 17-酮皮质醇	中度增高	正常或增高	明显增高	明显增高
血、尿皮质醇	轻、中度增高	轻、中度增高	重度增高	较肾上腺癌更高
血 ACTH	清晨略增高,晚上不像正常那样下降	降低	降低	明显增高
大剂量地塞米松抑制试验	多数能被抑制少数不能被抑制	不能被抑制	不能被抑制	多数不能被抑制少数能被抑制
CRH 兴奋试验	正常或过度反应	无反应	无反应	无反应,少数有反应
ACTH 兴奋试验	有反应,高于正常	半数无反应,半数有反应	绝大多数无反应	有反应
低钾碱中毒	严重者可有	无	常有	常有
蝶鞍区 CT	微腺瘤或大腺瘤	无垂体瘤表现	无垂体瘤表现	无垂体瘤表现
肾上腺 CT/MRI	双侧增大	显示肿瘤,瘤侧增大	显示肿瘤,瘤侧增大	双侧增大
肾上腺扫描	两侧增大、显像	瘤侧增大、显像	癌侧显像或不显像	两侧增大、显像

注意:低钾性碱中毒见于——严重库欣病、肾上腺皮质癌、异位 ACTH 综合征。

(2)肥胖症(单纯性肥胖)与皮质醇增多症的鉴别

	肥胖症(单纯性肥胖)	皮质醇增多症
尿游离皮质醇	不高(5 版内科学以前为增高)	↑
血皮质醇昼夜节律	有	无
小剂量地塞米松抑制试验	+(可被抑制)	—(不能被抑制)
高血压、糖耐量减低、痤疮、多毛	+(可有)	+(可有)

注意:①小剂量地塞米松抑制试验对确诊肥胖症(单纯性肥胖)有重要价值。

②大剂量地塞米松抑制试验对确诊 Cushing 病有重要价值。

A. 血皮质醇升高,ACTH 降低,双侧肾上腺增生伴结节

B. 血皮质醇升高,ACTH 升高,双侧肾上腺皮质弥漫增生

C. 血皮质醇升高,ACTH 降低,血钾正常

D. 血皮质醇升高,ACTH 降低,伴明显低钾碱中毒

【例 7】2009NO143B Cushing 病的特点是

【例 8】2009NO144B 肾上腺皮质腺癌的特点是

A. 肾上腺皮质腺瘤　　　B. 肾上腺皮质腺癌　　　C. Carney 综合征

D. Meador 综合征　　　E. 异位 ACTH 综合征

【例 9】2002NO109B 血浆 ACTH 测定增高,见于

【例 10】2002NO110B 大剂量地塞米松抑制试验时少数被抑制,见于

【例11】2001NO73A 某患者,女性,30 岁,半年来肥胖,皮肤出现痤疮、紫纹,化验血皮质醇增高,血糖增高,小剂量地塞米松抑制试验血皮质醇较对照低38%,大剂量地塞米松抑制试验血皮质醇较对照低78%,该患者最可能的诊断是

    A. 肾上腺皮质腺瘤　　　　B. 肾上腺皮质腺癌　　　　C. Cushing 病

    D. 异位 ACTH 综合征　　　E. 糖尿病

【例12】2000NO70A 下列哪项检查最有助于鉴别垂体性 Cushing 病和异位 ACTH 综合征?

    A. 尿 17-羟测定　　　　　B. 尿 17-酮测定　　　　　C. 血浆 ACTH 测定

    D. CRH 兴奋试验　　　　　E. ACTH 兴奋试验

【例13】1998NO155X 鉴别单纯性肥胖和皮质醇增多症的主要依据是

    A. 尿 17-羟皮质醇测定　　　　　　　　　B. 小剂量地塞米松抑制试验

    C. 血浆皮质醇昼夜节律变化　　　　　　　D. 糖耐量试验

7. 治疗

应根据不同的病因,进行相应的治疗。治疗方法归纳如下图。

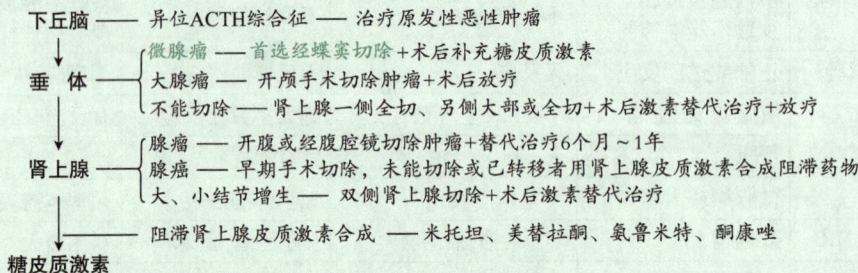

```
下丘脑 ── 异位ACTH综合征 ── 治疗原发性恶性肿瘤

        ┌ 微腺瘤 ── 首选经蝶窦切除 + 术后补充糖皮质激素
垂 体 ──┤ 大腺瘤 ── 开颅手术切除肿瘤 + 术后放疗
        └ 不能切除 ── 肾上腺一侧全切、另侧大部或全切 + 术后激素替代治疗 + 放疗

        ┌ 腺瘤 ── 开腹或经腹腔镜切除肿瘤 + 替代治疗6个月～1年
肾上腺 ─┤ 腺癌 ── 早期手术切除,未能切除或已转移者用肾上腺皮质激素合成阻滞药物
        └ 大、小结节增生 ── 双侧肾上腺切除 + 术后激素替代治疗

 │ ── 阻滞肾上腺皮质激素合成 ── 米托坦、美替拉酮、氨鲁米特、酮康唑
 ↓
糖皮质激素
```

(108～110 题共用题干)男性,46 岁。有乏力、腰背痛 2 年,常有便秘,既往高血压病史 5 年。查体:腹部稍膨隆,四肢近端较细,胸椎 X 线提示有骨质疏松,B 超显示左侧肾上腺可见一直径约 3.5cm 肿物,临床拟诊为"皮质醇增多症"。

【例14】2014NO108A 上述描述中,对提示"皮质醇增多症"诊断意义不大的是

    A. 腹部膨隆　　　　　B. 高血压　　　　　C. 骨质疏松　　　　　D. 便秘

【例15】2014NO109A 为进一步确定"皮质醇增多症"诊断,最有价值的检查是

    A. 血 ACTH　　　　　　　　　　　　　B. 小剂量地塞米松抑制试验

    C. 大剂量地塞米松抑制试验　　　　　　D. 肾上腺 CT

【例16】2014NO110A 患者确诊为"肾上腺腺瘤",对该患者的治疗原则,正确的是

    A. 手术切除 + 终身激素替代治疗　　　　B. 单纯手术切除腺瘤

    C. 手术切除 + 短期激素替代治疗　　　　D. 手术切除 + 较长期激素替代治疗

二、原发性醛固酮增多症(原醛症)

原发性醛固酮增多症简称原醛症,是由肾上腺皮质病变致醛固酮分泌增多,并导致水钠潴留及体液容量扩增,继而血压升高并抑制肾素-血管紧张素系统所致。在高血压患者中,原醛症患病率约为10%。

1. 病因分类

(1)醛固酮瘤　又称 Conn 综合征,多见,多为一侧腺瘤,直径 1～2cm。患者血浆醛固酮浓度与血浆 ACTH 的昼夜节律平行,而对血浆肾素的变化无明显反应。

(2)特发性醛固酮增多症(特醛症)　也多见。双侧肾上腺球状带增生,有时伴结节。

(3)糖皮质激素可治性醛固酮增多症(GRA)　多于青少年期起病,可为家族性,以常染色体显性方式遗传,也可散发,肾上腺呈大、小结节性增生,其血浆醛固酮浓度与 ACTH 的昼夜节律平行,用生理替代

性的糖皮质激素数周后可使醛固酮分泌量、血压、血钾恢复正常。

（4）醛固酮癌　少见，为分泌大量醛固酮的肾上腺皮质癌，往往还分泌糖皮质激素、雄激素。

（5）异位醛固酮分泌性腺瘤或腺癌　极罕见，可发生于肾内的肾上腺残余组织或卵巢内。

2. 临床表现

由于醛固酮的生理作用是保 Na^+ 保水排 K^+，因此，当醛固酮分泌增多时，可导致钠水潴留、高血压、高血钠、低血钾、高尿钾，从而引起相应的临床症状。原醛症的发展分为以下几个阶段：

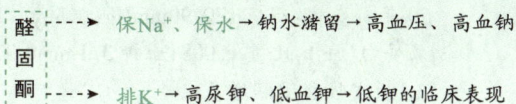

醛固酮	$\longrightarrow$ 保Na^+、保水$\to$钠水潴留$\to$高血压、高血钠
	$\longrightarrow$ 排$K^+\to$高尿钾、低血钾$\to$低钾的临床表现

（1）早期　仅有高血压，无低血钾症状，醛固酮分泌增多，肾素系统受抑制，血浆醛固酮/肾素比值上升。

（2）高血压、轻度钾缺乏期　血钾轻度下降或间歇性低血钾。

（3）高血压、严重钾缺乏期　主要临床表现如下。

高血压	为最常出现的症状，其机制为保 Na^+ 保水导致的钠水潴留
低血钾	神经肌肉功能障碍——表现为肌无力、周期性瘫痪、肢端麻木，手足抽搐 心脏表现——心电图低钾图形，心律失常（阵发性室上速、室颤） 肾脏表现——慢性失钾致肾小管上皮变性，多饮，多尿，蛋白尿，尿路感染
其他表现	儿童患者可有生长发育障碍。缺钾时胰岛素分泌减少，作用减弱，可出现糖耐量减低

【例17】2014NO73A 原发性醛固酮增多症最常见和最早出现的临床表现是

  A. 心律失常   B. 高血压   C. 低血钾症   D. 周期性麻痹

3. 实验室检查

低血钾	血钾一般在 $2\sim3mmol/L$，严重者更低
高尿钾	即使血钾很低，但尿钾仍 $>25mmol/24h$
高血钠	血钠一般在正常上限，或略高于正常
碱血症	血 pH 和 CO_2CP 为正常上限，或略高于正常
尿 pH	为中性或偏碱性
尿比重固定	多在 $1.010\sim1.018$ 之间，少数患者为低渗尿
醛固酮	血浆及尿醛固酮均增高
血浆肾素、$AT\,II$	血浆醛固酮高而肾素、血管紧张素 II 降低是原醛症的特点

4. 诊断

高血压、低血钾的患者，血浆及尿醛固酮高，而血浆肾素、血管紧张素 II 降低，螺内酯能纠正电解质代谢紊乱并降低高血压，则诊断可成立。

5. 鉴别诊断

高血压类型	临床鉴别要点
肾实质高血压	先有肾病→后有高血压；肾实质损害重
高血压肾损害	先有高血压→后有肾损害；肾实质损害轻
肾血管性高血压	单/双侧肾动脉狭窄→肾缺血→激活 RAS；上腹连续性高调血管杂音；肾动脉造影确诊
原醛症	高血压伴低血钾
嗜铬细胞瘤	阵发性高血压，血尿儿茶酚胺增加
主动脉缩窄	上臂血压增高，下肢血压不高或降低，即上下肢血压不相等
皮质醇增多症	伴库欣综合征

【例 18】2010NO174X 下列选项中,符合原发性醛固酮增多症的诊断指标有

A. 高肾素　　　　　　　　　　　　　B. 高血钠

C. 高尿钾　　　　　　　　　　　　　D. 血中 HCO_3^- 浓度升高

【例 19】2009NO62A 患者,男,40 岁。发现血压增高半年,最高达 160/90mmHg,伴乏力、肌痛、口渴。吸烟 20 年。查体:血压 170/90mmHg,肥胖,心脏不大,心律整,心率 76 次/分,双下肢不肿。尿常规:尿蛋白(±),比重 1.008,血钾 3.1mmol/L。最可能的诊断是

A. 原发性醛固酮增多症　　　　　　　B. 原发性高血压

C. 肾性高血压　　　　　　　　　　　D. 肾血管性高血压

6. 治疗

(1)**手术治疗**　醛固酮瘤的根治方法为手术切除。术前宜用低盐饮食、口服螺内酯,待血钾正常、血压下降后,减至维持量,即进行手术。术中静滴氢化可的松 100 ~ 300mg。术后氢化可的松应逐步减量,1 周后停药。

(2)**药物治疗**

药物	适应证
螺内酯	不能手术的肿瘤患者、特发性增生型患者首选螺内酯
钙拮抗剂	可使一部分原醛症患者醛固酮分泌减少,血钾和血压恢复正常,因为醛固酮的合成需钙的参与
ACEI	血管紧张素转换酶抑制剂(ACEI)对特醛症患者可以奏效
糖皮质激素	适用于糖皮质激素可治性醛固酮增多症(GRA)
化疗药物	醛固酮癌预后不良,发现时大多已失去手术根治机会 化疗药物如米托坦、氨鲁米特、酮康唑等可暂时减轻醛固酮分泌过多所致的临床症状

【例 20】2013NO74A 原发性醛固酮增多症首选的治疗方法是

A. 手术治疗　　　　　　　　　　　　B. 螺内酯

C. 氨苯蝶啶　　　　　　　　　　　　D. 血管紧张素转换酶抑制剂

(108 ~ 110 题共用题干)男性,30 岁,2 个月来自觉乏力、口渴、夜尿增多,1 周前因劳累感乏力症状明显加重,伴下肢无力,行走困难,来院检查发现血压增高。既往体健,无烟酒嗜好,无高血压病家族史。查体:BP160/90mmHg,心肺腹均未见阳性体征,尿常规:比重 1.011,蛋白(±)。心电图可见高 U 波。

【例 21】2012NO108A 该患者最可能的诊断是

A. 原发性高血压　　　　　　　　　　B. 肾性高血压

C. 糖尿病并发高血压　　　　　　　　D. 原发性醛固酮增多症

【例 22】2012NO109A 为进一步明确病情,首选的检查是

A. 肾功能检查　　　　　　　　　　　B. 超声心动图检查

C. 血、尿电解质检查　　　　　　　　D. 糖化血红蛋白检查

【例 23】2012NO110A 下列对该患者治疗不恰当的药物是

A. 氨苯蝶啶　　　　B. 氨氯地平　　　　C. 螺内酯　　　　D. 呋塞米

三、嗜铬细胞瘤

嗜铬细胞瘤(PHEO)起源于肾上腺髓质、交感神经节或其他部位的嗜铬组织,这种肿瘤持续或间断地释放大量儿茶酚胺(去甲肾上腺素、肾上腺素),引起持续性或阵发性高血压和多个器官功能及代谢紊乱。约 10% 为恶性肿瘤。本病以 20 ~ 50 岁最多见,男女发病率无明显差异。

1. 肿瘤部位及生化特征

肿瘤部位	肾上腺占80%～90%,肾上腺外嗜铬组织(腹主动脉旁占10%～15%,肾门、肾上极、肝门区少见)
良恶性	良性90%,恶性10%
分布	散发90%,家族性10%
分泌激素	儿茶酚胺——产生主要症状(详后)　　　舒血管肠肽、P物质——面部潮红 生长抑素、鸦片肽——便秘　　　　　　胃动素、血清素、血管活性肠肽——腹泻 神经肽Y——面部苍白、血管收缩　　　舒血管肠肽、肾上腺髓质素——低血压或休克

记忆:①90%的嗜铬细胞瘤来源于肾上腺髓质。　②90%的嗜铬细胞瘤是良性肿瘤。
③90%的嗜铬细胞瘤是散发性。　　　　　④90%的嗜铬细胞瘤是可以治愈的。
⑤嗜铬细胞瘤分泌的儿茶酚胺中,去甲肾上腺素占90%(肾上腺素占10%)。
⑥鸦片肽的作用是便秘——记忆为吃鸦片容易引起便秘。
⑦神经肽Y引起面部苍白——按同音记忆法记忆为Y—White(苍白)。

【例24】2008NO74A 肾上腺外的嗜铬细胞瘤发生的主要部位是
　　A. 腹主动脉旁　　　　　　　　　　　B. 肾门区
　　C. 肝门区　　　　　　　　　　　　　D. 后纵隔或脊柱旁

【例25】2004NO70A 嗜铬细胞瘤能产生多种肽类激素,其中引起面部潮红的是
　　A.P物质　　　　　B. 鸦片肽　　　　　C. 生长抑素
　　D. 血清素　　　　　E. 神经肽Y

2. 临床表现

交感神经兴奋,分泌大量的儿茶酚胺,各系统的变化如下。

心血管系统	血压不稳定(可升高、降低或正常)、心率加快、心缩力增强、心律失常,高血压为最主要症状 可表现为阵发性高血压26.4%(特征性表现);持续性高血压60.5%;低血压、休克
基础代谢率	增高
物质代谢	血糖升高,糖耐量降低——肝糖原分解加速,胰岛素分泌减少,肝糖异生加强 脂肪分解加速——游离脂肪酸浓度增高
电解质	低钾——与儿茶酚胺促使K^+进入细胞内、促进肾素、醛固酮分泌有关 高钙——与肿瘤分泌甲状旁腺激素相关蛋白有关
消化系统	便秘、肠扩张——肠蠕动减慢、张力减弱 肠出血、穿孔、坏死——儿茶酚胺使胃肠壁内血管发生增殖性及闭塞性动脉内膜炎 胆结石——与儿茶酚胺使胆囊收缩减弱、Oddi括约肌张力增强,引起胆汁潴留有关
腹部肿块	少数患者在左或右侧中上腹部可触及肿块,触及肿块可诱发高血压
泌尿系统	病程长,病情重者可有肾功能减退
血液系统	外周血白细胞和红细胞计数增多(血细胞重新分布)

【例26】2003NO69A 下列关于嗜铬细胞瘤病人的代谢紊乱,错误的是
　　A. 基础代谢率可增高　　B. 血糖升高　　　　　　　C. 血游离脂肪酸增高
　　D. 血钾可升高　　　　　E. 血钙可升高

【例27】2015NO174X、2003NO145X 嗜铬细胞瘤的心血管系统临床表现可有
　　A. 间歇性高血压　　　B. 持续性高血压　　　C. 直立性低血压　　　D. 休克

【例28】2005NO81A 下列选项中,不符合嗜铬细胞瘤消化系统表现的是
　　A. 可引起腹泻　　　　B. 胆石症发病率高　　　C. 可引起胆汁潴留
　　D. 可引起肠出血　　　E. 可引起肠扩张(原答案为A,并不严谨)

注意:①嗜铬细胞瘤既可表现为便秘,也可表现为腹泻,但"便秘"远多于"腹泻"。

②嗜铬细胞瘤既可表现为面部潮红,也可表现为面色苍白,但以面色苍白多见。

3. 实验室检查与诊断

(1)**血、尿儿茶酚胺测定**　嗜铬细胞瘤患者血尿去甲肾上腺素、肾上腺素增高,常在正常高限 2 倍以上。摄入咖啡、可乐、左旋多巴、拉贝洛尔、普萘洛尔、四环素等,可出现假阳性结果。休克、低血糖、颅内压增高等,可使内源性儿茶酚胺增高。

(2)**尿儿茶酚胺的代谢产物测定**　尿儿茶酚胺的代谢产物香草基杏仁酸(VMA)、甲氧基肾上腺素(MN)、甲氧基去甲肾上腺素(NMN)均升高达正常值 2 倍以上,其中以 MN、NMN 的敏感性和特异性最高。

(3)**胰高血糖素激发试验**　持续性高血压患者,不必作药理试验;阵发性高血压发作间歇期可进行此试验:胰高糖素 1mg IV 1～3min 内,血浆儿茶酚胺增加 3 倍以上或 >2000pg/ml,血压升高。

(4)**B 超**　用于直径 >1cm 的肾上腺肿瘤的定位诊断。

(5)**CT**　用于定位诊断,阳性率 90% 以上。

(6)**MRI**　无放射线,可用于妊娠患者。有助于鉴别嗜铬细胞瘤和肾上腺皮质肿瘤。

(7)**^{131}I 间碘苄胍扫描**　可显示分泌儿茶酚胺的肿瘤、转移灶、复发灶或肾上腺外肿瘤。

【例 29】2006NO146X 可以干扰嗜铬细胞瘤患者血、尿儿茶酚胺测定结果的有

　A. 摄入咖啡　　　　　B. 服用普萘洛尔　　　　C. 休克　　　　　D. 低血糖

4. 治疗

因 90% 的嗜铬细胞瘤都是良性肿瘤,故手术切除可根治。

(1)**术前准备和药物治疗**

①**药物**　术前用药包括 α 受体阻滞剂和 β 受体阻滞剂。由于使用 α 受体阻滞剂后,β 受体活性增强,而出现心动过速及心律失常,故应使用 β 受体阻滞剂改善症状。

②**时间**　术前应用 α 受体阻滞剂不能少于 2 周,且用到手术前一天为止。术前 β 受体阻滞剂不必常规应用,如患者有心动过速、心律失常则需使用。但不能在未使用 α 受体阻滞剂的情况下,单独应用 β 受体阻滞剂,否则由于阻断了 β 受体介导的舒血管效应而使血压升高,甚至发生肺水肿。

③**时机**　主张部分阻断 α 和 β 受体,其标志为:无明显直立性低血压,阵发性高血压发作次数减少,持续性高血压降至接近正常。

	酚苄明	哌唑嗪	普萘洛尔
作用机理	非选择性 α 受体阻滞剂 (阻断 $\alpha_1 > \alpha_2$ 100 倍)	只阻滞 α_1,不阻滞 α_2	阻断 β 受体 心缩力降低,心肌耗氧量降低
半衰期	36 小时	3～4 小时	—
副作用	直立性低血压 鼻黏膜充血	直立性低血压	不作为常规 只能与 α 受体阻滞剂合用

(2)**高血压危象的治疗**　静注酚妥拉明 1～5mg。密切观察血压,当血压降至 160/100mmHg 左右时停止推注。继之以 10～15mg 溶于 5% 葡萄糖盐水 500ml 中静滴维持。也可舌下含服硝苯地平 10mg,以降血压。

(3)**术中血压的管理**　术中接触肿瘤时,可出现急骤血压升高和(或)心律失常。对血压骤升者,给予酚妥拉明静脉推注,继之以静滴或硝普钠静脉维持。对心律失常者,给予利多卡因。

(4)**术后处理**　术后患者血压多恢复正常。但在第 1 周,血压仍可偏高,原因为:①手术后的应激状态;②患者原来体内储存的儿茶酚胺较多;③小部分患者可能合并原发性高血压;④儿茶酚胺长期增多损伤血管。

(5)**恶性嗜铬细胞瘤的治疗**　较困难,一般对放疗和化疗均不敏感,可用抗肾上腺素药作对症治疗。

【例 30】2002NO71A 不宜单独用于治疗嗜铬细胞瘤的是

　A. 哌唑嗪　　　　　B. 阿替洛尔　　　　　C. 酚妥拉明

　　D. 硝普钠　　　　　　　　　E. 酚苄明

【例31】2007NO151A 男性,36 岁,因持续性血压升高伴阵发性加剧 1 年,诊断为嗜铬细胞瘤,行手术治疗。嗜铬细胞瘤切除后第 1 周血压仍高。下列原因中,可能性最小的是
　　A. 手术后的应激状态　　　　　　　　B. 原来体内储存的儿茶酚胺较多
　　C. 合并原发性高血压　　　　　　　　D. 血容量的变化

(88～90 题共用题干)女性,32 岁。发现持续性高血压 3 年,血压为 150～160/90～100mmHg,常因情绪激动、体位改变时诱发血压增高,最高可达 210/110mmHg,伴头痛、心悸、出汗。口服多种降压药物疗效不佳。查体:T36.7℃,P90 次/分,BP158/95mmHg,甲状腺(－),双肺(－),心界不大,心律不整,可闻期前收缩 5～6 次/分,心尖部 S_1 增强,腹部未闻及血管杂音,下肢不肿。

【例32】2018NO88A 患者最可能的诊断是
　　A. 原发性高血压　　　B. 原发性醛固酮增多症　　C. 嗜铬细胞瘤　　　D. 肾动脉狭窄
【例33】2018NO89A 对患者确诊最有价值的检查是
　　A. 超声心动图　　　　B. 肾及肾上腺 CT　　　　C. 肾动脉 B 超　　　D. 腹部 X 线片
【例34】2018NO90A 患者因疾病而明显焦虑,烦躁,测血压200/108mmHg,心率108 次/分。应首选的治疗药物是
　　A. β 受体拮抗剂　　　　　　　　　　B. α 受体拮抗剂
　　C. 醛固酮受体拮抗剂　　　　　　　　D. 血管紧张素转换酶抑制剂

▶▶ **常考点**　库欣综合征的分类特点及鉴别诊断;原醛症的诊断及治疗;嗜铬细胞瘤的临床表现。

　　　　参考答案——详细解答见《贺银成2019考研西医临床医学综合能力历年真题精析》

1. ABCDE　　2. ABCDE　　3. ABCDE　　4. ABCDE　　5. ABCDE　　6. ABCDE　　7. ABCDE
8. ABCDE　　9. ABCDE　　10. ABCDE　　11. ABCDE　　12. ABCDE　　13. ABCDE　　14. ABCDE
15. ABCDE　　16. ABCDE　　17. ABCDE　　18. ABCDE　　19. ABCDE　　20. ABCDE　　21. ABCDE
22. ABCDE　　23. ABCDE　　24. ABCDE　　25. ABCDE　　26. ABCDE　　27. ABCDE　　28. ABCDE
29. ABCDE　　30. ABCDE　　31. ABCDE　　32. ABCDE　　33. ABCDE　　34. ABCDE

第36章　糖　尿　病

▶**考纲要求**

①糖尿病的分型、病因和发病机制、临床表现、并发症、实验室和其他检查、诊断、鉴别诊断和综合治疗。②糖尿病酮症酸中毒及高渗高血糖综合征的发病诱因、病理生理、临床表现、实验室和其他检查、诊断和治疗。

▶**复习要点**

一、糖尿病

糖尿病是一组由多病因引起的,以慢性高血糖为特征的代谢性疾病,是由于胰岛素分泌和(或)作用缺陷所引起。长期碳水化合物、脂肪及蛋白质代谢紊乱可引起多系统损害,导致眼、肾、神经、心脏、血管等组织器官慢性进行性病变、功能减退及衰竭。

1. 分型

WHO 糖尿病专家委员会于 1999 年提出的分型标准,将糖尿病分为 4 型。

1 型糖尿病(T1DM)	β 细胞破坏,常导致胰岛素绝对缺乏。包括免疫介导性(1A)、特发性(1B)两个亚型
2 型糖尿病(T2DM)	胰岛素抵抗为主伴胰岛素进行性分泌不足;胰岛素进行性分泌不足为主伴胰岛素抵抗
其它特殊类型糖尿病	共 8 个类型数十种疾病:①胰岛 β 细胞功能的基因缺陷;②胰岛素作用的基因缺陷③胰腺外分泌疾病;④内分泌疾病;⑤药物或化学品所致的糖尿病;⑥感染⑦不常见的免疫介导性糖尿病;⑧其他与糖尿病相关的遗传综合征
妊娠糖尿病(GDM)	指妊娠期间发生的不同程度的糖代谢异常,应与"糖尿病合并妊娠"相区别

2. 病因和发病机制

糖尿病的病因和发病机制极为复杂,至今未完全阐明。总的来说,遗传因素与环境因素共同参与其发病。胰岛素由胰岛 β 细胞合成和分泌,经血液循环到达体内各组织器官的靶细胞,与特异受体结合并引发细胞内物质代谢效应,该过程中任何一个环节发生异常均可导致糖尿病。

(1)**1 型糖尿病(T1DM)**　绝大多数是自身免疫性疾病,遗传因素和环境因素共同参与其发病。某些外界因素(如病毒感染、化学毒物、饮食等)作用于有遗传易感性的个体,激活 T 细胞介导的一系列自身免疫反应,引起选择性胰岛 β 细胞破坏和功能衰竭,体内胰岛素分泌不足进行性加重,最终导致糖尿病。

①遗传因素　在同卵双生子中 T1DM 同病率达 30% ~40%,提示遗传因素在 T1DM 发病中起重要作用。T1DM 遗传易感性涉及多个基因,包括 HLA 基因和非 HLA 基因。已知位于 6 号染色体短臂的 HLA 基因为主效基因,其他为次效基因。近年还发现许多与免疫耐受或调解有关的基因多态性与 T1DM 的易感性有关。

②环境因素　a. 病毒感染:与 T1DM 发病有关的病毒包括风疹病毒、腮腺炎病毒、柯萨奇病毒、脑心肌炎病毒、巨细胞病毒等。b. 化学毒物:链脲佐菌素、四氧嘧啶糖尿病动物模型以及吡甲硝苯脲所造成的糖尿病均属于非免疫介导性 β 细胞破坏。c. 饮食因素:过早接触牛奶、谷类蛋白,引起 T1DM 发病机会增大,可能与肠道免疫失衡有关。

③自身免疫　许多证据支持 T1DM 为自身免疫性疾病。a. 体液免疫:已发现 90% 新诊断的 T1DM 患者血清中存在针对 β 细胞的单株抗体,比较重要的有多株胰岛细胞抗体(ICA)、胰岛素抗体(IAA)、谷氨酸脱羧酶抗体(GADA)、蛋白质酪氨酸磷酸酶样蛋白抗体(IA-2A、IA-2BA)、锌转运体 8 抗体(ZnT8A)等。b. 细胞免疫:目前认为细胞免疫异常在 T1DM 发病中起重要作用。

(2)**2 型糖尿病(T2DM)**　也是由遗传因素与环境因素共同作用而形成的多基因遗传性疾病。

①遗传因素与环境因素　同卵双生子中 T2DM 的同病率接近 100%,但起病和病情进程则受环境因

素的影响而变异甚大。现有资料显示,遗传因素主要影响 β 细胞功能。环境因素包括年龄增长、现代生活方式、营养过剩、体力活动不足、子宫内环境、应激、化学毒物等。在遗传因素与环境因素共同作用下所引起的肥胖,特别是中心性肥胖,与胰岛素抵抗和 T2DM 的发病密切相关。

②胰岛素抵抗和 β 细胞功能缺陷　是 T2DM 发病的两个主要环节。

③胰岛 α 细胞功能异常和胰高血糖素样肽-1(GLP-1)分泌缺陷　可能在 T2DM 发病中也起重要作用。胰高血糖素由胰岛 α 细胞分泌,在保持血糖稳态中起重要作用。正常情况下,进餐后血糖升高,可刺激早时相胰岛素和 GLP-1 分泌,抑制 α 细胞分泌胰高血糖素,从而使肝糖输出减少,防止出现餐后高血糖。GLP-1 由肠道 L 细胞分泌,主要作用是刺激胰岛素的合成与分泌、抑制胰高血糖素的分泌。GLP-1 在体内迅速被二肽基肽酶-Ⅳ(DPP-Ⅳ)降解而失活,其血浆半衰期不足 2 分钟。因此,GLP-1 受体激动剂和 DPP-Ⅳ 抑制剂可降低血糖,用于 T2DM 的治疗。

(3)1、2 型糖尿病的区别　如下表。

	1 型糖尿病	2 型糖尿病
曾用名	Ⅰ 型糖尿病、青少年糖尿病 胰岛素依赖型糖尿病(IDDM)	Ⅱ 型糖尿病、成年糖尿病 非胰岛素依赖型糖尿病(NIDDM)
发病机理	胰岛 β 细胞破坏,导致胰岛素绝对缺乏	胰岛素抵抗,胰岛 β 细胞功能缺陷
β 细胞损伤	自身免疫性损伤,特发性则无	无胰岛 β 细胞的自身免疫性损伤
遗传易感性	有	更强,且更复杂
病理改变	β 细胞数量严重不足(仅 10% 正常) 胰岛炎,胰高血糖素正常或增高	胰岛淀粉样变性、纤维化 β 细胞数量中等或正常,胰高血糖素增高

3. 临床表现

(1)基本临床表现　典型症状为"三多一少",即多尿、多饮、多食、体重减轻。

三多一少	多尿多饮多食——血糖升高后因渗透性利尿引起多尿,继而口渴多饮;患者多有易饥、多食 体重减轻——外周组织对葡萄糖利用障碍,脂肪分解增多,蛋白质代谢负平衡,出现乏力、消瘦
血糖	大多升高,但也可正常,甚至反应性低血糖
皮肤瘙痒	患者可有皮肤瘙痒,尤其外阴瘙痒
视力模糊	血糖升高较快时,可使眼房水、晶体渗透压改变而引起屈光改变,导致视力模糊
无症状	许多患者无任何症状,仅于健康检查或因各种疾病就诊化验时发现高血糖

(2)并发症和(或)伴发病　部分患者无明显"三多一少"典型表现,仅因并发症和(或)伴发病而就诊。

(3)1、2 型糖尿病的临床特点　如下表。

	1 型糖尿病	2 型糖尿病
起病年龄(峰值)	多小于 30 岁(12 ~ 14 岁)	多大于 40 岁(60 ~ 65 岁)
起病方式	多急剧,少数缓慢	缓慢且隐匿
起病时体重	多正常或消瘦	多肥胖
三多一少症状	典型	不典型或无症状
并发酮症酸中毒	易发生	不易发生(>50 岁易发生高渗性昏迷)
并发肾病	发生率35% ~40%(主要死因)	发生率5% ~10%
并发心血管病	较少	>70%,主要死因
并发脑血管病	较少	较多
胰岛素及 C 肽释放试验	低下或缺乏	峰值延迟或不足
胰岛素治疗及反应	依赖外源性胰岛素,对胰岛素敏感	生存不依赖胰岛素,对胰岛素抵抗

注意:①胰岛素问世之前,糖尿病的主要死因为酮症酸中毒。

②1型糖尿病的主要死因为糖尿病并发肾病,2型糖尿病的主要死因为糖尿病并发心血管病。

(4)**青年人中的成年发病型糖尿病(MODY)** MODY是一组高度异质性的单基因遗传病,其临床特点为:①有3代或3代以上家族发病史,且符合常染色体显性遗传规律;②发病年龄<25岁;③无酮症倾向,至少5年内不需要应用胰岛素。

(5)**线粒体基因突变糖尿病** 临床特征为:①母系遗传;②发病早,β细胞功能逐渐减退,自身抗体阴性;③身材多消瘦;④常伴神经性耳聋或其他神经肌肉表现。

(6)**糖皮质激素所致糖尿病** 部分患者应用糖皮质激素可诱发或加重糖尿病,常常与剂量、使用时间相关。多数患者停用后糖代谢可恢复正常。不管既往有无糖尿病,使用糖皮质激素时均应监测血糖,及时调整降糖方案,首选胰岛素控制高血糖。

(7)**妊娠糖尿病(GDM)** 多在妊娠中、末期出现,一般只有轻度无症状性血糖增高。分娩后血糖多可恢复正常,但未来发生T2DM的风险显著增加,故GDM患者应在产后6~12周筛查糖尿病,并长期追踪观察。

【例1】1999NO156X 在葡萄糖刺激时,非胰岛素依赖型糖尿病病人的胰岛素水平

    A. 可稍低   B. 可基本正常   C. 可高于正常   D. 分泌高峰延迟

【例2】2017NO55A 临床诊断1型糖尿病的主要依据是

    A. 年轻患者典型三多一少症状   B. 反复出现酮症

    C. 胰岛素分泌曲线低平   D. 需用胰岛素控制血糖

    A. B细胞胰岛素分泌不足   B. 以胰岛素抵抗为主伴胰岛素分泌不足

    C. 常染色体显性遗传   D. 胰岛素作用遗传性缺陷

    E. 线粒体基因突变

【例3】2005NO123B MODY的发病是由于

【例4】2005NO124B 2型糖尿病的发病是由于

4. 并发症

糖尿病的并发症分为急性并发症和慢性并发症,前者包括糖尿病酮症酸中毒、高渗高血糖综合征和感染;后者包括微血管病变、大血管病变、神经系统并发症、糖尿病足等。

(1)**糖尿病酮症酸中毒和高渗高血糖综合征** 详见后。

(2)**感染性疾病** 包括细菌、真菌、结核分枝杆菌等感染。

①细菌感染 疖、痈等皮肤化脓性感染可反复发生;尿路感染中以肾盂肾炎和膀胱炎最常见。

②真菌感染 如足癣、体癣等。真菌性阴道炎、巴氏腺炎是女性常见并发症,多为白色念珠菌感染。

③结核感染 糖尿病合并肺结核,病灶多呈渗出干酪性,易扩展播散,且影像学表现多不典型。

(3)**微血管病变** 微血管是指微小动脉与微小静脉之间、管腔直径<100μm的毛细血管及微血管网。微血管病变是糖尿病的特异性并发症,其典型改变是微循环障碍和微血管基底膜增厚。主要危险因素包括长期糖尿病病程、血糖控制不良、高血压、血脂异常、吸烟、胰岛素抵抗、遗传背景等。

微血管病变可累及全身各组织器官,其中以糖尿病肾病和视网膜病变最为重要。

①**糖尿病肾病** 是慢性肾脏病变的一种重要类型,是导致终末期肾衰竭的常见原因。

发病状况	多发生在病史超过10年的患者 是1型糖尿病的主要死因;2型糖尿病其严重性仅次于心、脑血管病
病理改变	结节性肾小球硬化型病变——高度特异性 弥漫性肾小球硬化型病变——最常见,对肾功能影响最大,但特异性较低 渗出性病变——特异性不高,也可见于慢性肾小球肾炎
特征	为持续性白蛋白尿,早期可为间歇性白蛋白尿

糖尿病肾病的分期 GFR 为肾小球滤过率，UAER 为尿白蛋白排泄率（正常 <10μg/min）。

	Ⅰ期	Ⅱ期	Ⅲ期	Ⅳ期	Ⅴ期
别称	糖尿病初期	临床前期	早期糖尿病肾病期	临床糖尿病肾病期	尿毒症期
病理	突出特征为肾小球超滤过，肾小球入球小动脉扩张	肾小球毛细血管基膜增厚，系膜基质轻度增宽	基膜增厚系膜基质明显增宽小动脉玻璃样变	肾小球病变更重部分肾小球硬化肾小管萎缩	多数肾单位闭锁常伴视网膜病变
GFR	明显升高	轻度增高	稍高或正常	下降	进行性下降
UAER	正常	可间歇性增高	20～200μg/min	>200μg/min	降低
蛋白	尿蛋白阴性	运动后尿蛋白＋	30～300mg/24h	>500mg/24h	尿毒症
其他	肾结构和功能无明显改变	可出现运动后微量蛋白尿	出现持续微量白蛋白尿	可有水肿、高血压、肾功能减退	尿毒症表现

注意：①白蛋白尿为糖尿病肾病的常用监测指标，筛查和诊断白蛋白尿采用测定即时尿标本的白蛋白/肌酐比率：正常 <30μg/mg、微量白蛋白尿 30～299μg/mg、大量白蛋白尿≥300μg/mg。
②糖尿病肾病的早期表现为微量白蛋白尿，晚期表现为持续性白蛋白尿。

糖尿病肾病的诊断 主要诊断指标是微量蛋白尿。持续性或间歇性蛋白尿患者，若能排除其他原因引起的肾损伤且伴肾功能不全要考虑本病的诊断。若伴有糖尿病特异性视网膜病变，即可确诊。

②糖尿病性视网膜病变 国际临床分级标准依据散瞳后检眼镜检查，将糖尿病视网膜病变分为 6 期。

发病状况	多发生在病程超过 10 年 的患者，是失明的主要原因
分期	Ⅰ期——微血管瘤、小出血点　　　　　Ⅱ期——出现硬性渗出 Ⅲ期——出现棉絮状软性渗出　　　　　Ⅳ期——新生血管形成，玻璃体积血 Ⅴ期——纤维血管增殖、玻璃体机化　　Ⅵ期——牵拉性视网膜脱离、失明 Ⅰ～Ⅲ期为非增殖期视网膜病变（NPDR），Ⅳ～Ⅵ期为增殖期视网膜病变（PDR）
特点	当出现 PDR 时，常合并糖尿病肾病和神经病变

注意：①糖尿病肾病和视网膜病变多发生在病史超过10年的患者。
②糖尿病肾病的高度特异性病变为结节性肾小球硬化型病变。

③糖尿病心肌病 心脏微血管病变和心肌代谢紊乱可引起心肌广泛灶性坏死，称为糖尿病心肌病，可诱发心力衰竭、心律失常、心源性休克、猝死等。可与其他心脏病共存。

【例5】1995NO62A 糖尿病性肾脏疾病的特点是
　　A. 与病程长短无关，只与糖尿病类型有关　　　B. 蛋白尿较轻微，而主要表现为肾功能衰竭
　　C. 尿中最先出现 M 蛋白及 β₂ 微球蛋白　　　D. 常发生坏死性乳头炎
　　E. 与病程长短有关，可有大量蛋白尿、水肿、血浆蛋白降低，早期可为间歇性蛋白尿

【例6】2012A（执医试题）女，60 岁。双下肢水肿 2 周。既往高血压 10 年，平时血压 140/90mmHg，糖尿病3 年。尿蛋白3.8 g/d，尿红细胞 3～5/HP，血 Alb29g/L，空腹 Glu8.5mmol/L，Scr198μmol/L。双侧眼底出血。以下最支持糖尿病肾病诊断的是
　　A. 空腹血糖高　　　　B. 眼底出血　　　　C. 水肿
　　D. 血肌酐升高　　　　E. 糖尿病病史 3 年

　　（4）**大血管病变** 动脉粥样硬化的易患因素，如肥胖、高血压、脂代谢异常在糖尿病人群中的发生率明显增高，导致糖尿病患者动脉粥样硬化的患病率较高，发病更早，病情进展较快。动脉粥样硬化主要侵犯主动脉、冠状动脉、脑动脉、肾动脉和肢体动脉等，引起冠心病、缺血性或出血性脑血管病、肾动脉硬化、肢体动脉硬化。

　　（5）**神经病变** 发生机制与大血管和微血管病变、代谢因素、自身免疫机制及生长因子不足有关。

①中枢神经系统并发症　伴随糖尿病酮症酸中毒、高渗高血糖状态或低血糖症出现的神志改变；缺血性脑卒中；脑老化加速；老年性痴呆等。

②周围神经病变　常见类型有：

a. 远端对称性多发性神经病变：是最常见的类型，以手足远端感觉运动神经受累最多见。通常为对称性，下肢较上肢严重。早期出现肢端感觉异常、痛觉过敏、疼痛；后期出现感觉性共济失调、神经性关节病。腱反射早期亢进、后期减弱或消失。电生理检查可早期发现感觉和运动神经传导速度减慢。

b. 局灶性单神经病变：可累及任何颅神经或脊神经，但以动眼神经、正中神经及腘神经最常见。一般起病急，表现为病变神经分布区域疼痛，常是自限性。

c. 非对称性的多发局灶性神经病变：指同时累及多个神经的神经病变。

d. 多发神经根病变(糖尿病性肌萎缩)：最常见为腰段多发神经根病变，典型表现为初起股、髋、臀部疼痛，后骨盆近端肌群软弱、萎缩。

③自主神经病变　多影响胃肠、心血管、泌尿生殖系统功能。表现为瞳孔改变(缩小且不规则、光反射消失、调节反射存在)，排汗异常(无汗、少汗或多汗)、胃排空延迟(胃轻瘫)、腹泻、便秘等，直立性低血压、休息时心动过速、寂静性心肌缺血、QT 间期延长等，以及残尿量增加、尿失禁、尿潴留、阳痿等。

(6)**糖尿病足**　指与下肢远端神经异常和不同程度周围血管病变相关的足部溃疡、感染和(或)深层组织破坏。轻者表现为足部畸形、皮肤干燥和发凉、胼胝(高危足)；重者可出现足部溃疡、坏疽。糖尿病足是非外伤性截肢的最主要原因。

【例 7】2011NO174X　WHO 将糖尿病足定义为与下肢远端神经异常和不同程度的周围血管病变相关的足部病变，这些病变包括

A. 感染　　　　　　B. 溃疡　　　　　　C. 深层组织破坏　　　　D. 畸形

5. 实验室和其他检查

(1)糖代谢异常严重程度或控制程度的检查

检查项目	方法与临床意义	备注
尿糖测定	尿糖是否阳性与肾糖阈高低有关 尿糖阳性是诊断糖尿病的重要线索	肾糖阈升高——糖尿病肾病 肾糖阈降低——妊娠
血糖测定	血浆、血清血糖比全血血糖高 15% 血糖升高是诊断糖尿病的主要依据	血糖值反映的是瞬间血糖状态 诊断糖尿病时必须用静脉血浆测定血糖
口服葡萄糖耐量试验(OGTT)	成人口服 75g 无水葡萄糖 + 250 ~ 300ml 水，测定空腹及 2 小时后静脉血浆血糖	当血糖高于正常而又未达到诊断糖尿病标准时，须进行 OGTT
糖化血红蛋白测定(GHbA1)	GHbA1 的含量与血糖浓度正相关 HbA1c 反映患者近 8 ~ 12 周平均血糖水平 正常人 HbA1c 占血红蛋白总量的 3% ~6%	①红细胞血红蛋白 N 端的缬氨酸与葡萄糖结合形成 GHbA1 ②红细胞寿命约为 120 天
糖化血浆白蛋白测定(果糖胺 FA 测定)	果糖胺与血糖浓度正相关 反映患者近 2 ~3 周内平均血糖水平	①血浆白蛋白与葡萄糖反应形成 FA ②白蛋白半衰期为 19 天

注意：①诊断糖尿病最重要的检查是血糖(静脉血浆葡萄糖)测定。尿糖为诊断糖尿病的重要线索。
②当血糖高于正常，但又没有达到糖尿病诊断标准时，应进行口服葡萄糖耐量试验(OGTT)。
③糖化血红蛋白测定、果糖胺测定，均不能用于糖尿病的诊断，只能反映治疗后的血糖控制情况。
④糖化血红蛋白 A1 反映取血前血糖水平的时间是 4 ~12 周(5 版内科学)、8 ~12 周(8 版内科学)。

①导致尿糖阳性的因素　肾性糖尿、甲亢、胃空肠吻合术后、弥漫性肝病、应激(肾上腺素、促肾上腺皮质激素、肾上腺皮质激素、生长激素)、药物(阿司匹林、糖皮质激素、口服避孕药、噻嗪类利尿药、呋塞米、吲哚美辛、三环类抗抑郁药)。

②导致尿糖假阳性的因素　大量 VitC、水杨酸盐、青霉素、丙磺舒、非葡萄糖尿糖(果糖、乳糖、半乳糖)。妊娠期肾糖阈降低，尿糖可呈阳性，而血糖正常。

③导致尿糖假阴性的因素　肾小球硬化症时，GFR 降低，肾糖阈升高，虽血糖升高，但尿糖呈假阴性。

④继发性糖尿病　肢端肥大症、Cushing 综合征、嗜铬细胞瘤。

(2)胰岛 β 细胞功能检查

检查项目	方法与临床意义	备注
胰岛素释放试验	口服 75g 无水葡萄糖后，血浆胰岛素在 30～60min 升至高峰，峰值为基础值的 5～10 倍，3～4h 恢复到基础水平	可反映基础和葡萄糖介导的胰岛素释放功能 受血清中胰岛素抗体和外源性胰岛素的干扰
C 肽释放试验	方法同上，正常人空腹基础值≥400pmol/L 高峰时间同上，峰值为基础值的 5～6 倍	可反映基础和葡萄糖介导的胰岛素释放功能 不受血清中胰岛素抗体和外源性胰岛素的干扰
其他	静脉注射葡萄糖-胰岛素释放试验、高糖钳夹试验可了解胰岛素释放第一相功能	胰高血糖素-C 肽刺激试验、精氨酸刺激试验可了解非糖介导的胰岛素分泌功能

(3)并发症检查　急性严重代谢紊乱时的酮体、电解质、酸碱平衡检查，心、肝、肾、脑等的检查。

(4)有关病因和发病机制的检查　GADA、ICA、IAA 及 IA-2A 联合检测，胰岛素敏感性检查，基因分析等。

【例8】1996NO153X 下列哪些情况糖耐量可减低?

　　A. 应激性糖尿　　　　　　　　　　　　B. 糖尿病

　　C. 肾性糖尿　　　　　　　　　　　　　D. 口服阿司匹林、消炎痛

【例9】2014NO174X 关于糖尿病的检查，下列提法正确的有

　　A. 全血血糖高于血浆血糖

　　B. GHbA1c 主要反映近 2～3 个月血糖总水平

　　C. 胰岛素和 C 肽测定有助于糖尿病诊断

　　D. 注射胰岛素的患者可通过测定 C 肽水平反映胰岛功能状况

　　A. 瞬时　　　　　　B. 1～2 周　　　　　　C. 2～3 周

　　D. 3～4 周　　　　　E. 4～12 周

【例10】2003NO105B 糖化血红蛋白 A_1 反映取血前血糖水平的时间是(8 版内科学已改为 8～12 周)

【例11】2003NO106B 果糖胺反映取血前血糖水平的时间是

6. 诊断与鉴别诊断

(1)糖尿病的诊断标准　糖尿病症状 + 任意时间静脉血浆葡萄糖≥11.1mmol/L 或空腹血浆葡萄糖≥7.0 mmol/L 或 OGTT 2 小时血糖≥11.1mmol/L。需重复一次确认，诊断才能成立。

糖尿病诊断是基于空腹血糖(FPG)、任意时间血糖或 OGTT 中 2 小时血糖值(2h PG)。空腹是指至少 8 小时内无任何热量摄入。任意时间是指一日内任何时间，无论上一次进餐时间及食物摄入量。OG-TT 是指口服葡萄糖耐量试验。糖尿病症状指多尿、烦渴多饮和难于解释的体重减轻。

对于无糖尿病症状，近一次血糖值达到糖尿病诊断标准者，必须在另一天复查核实而确定诊断;如复查结果未达到糖尿病诊断标准，应定期复查。儿童糖尿病诊断标准与成人相同。

血浆葡萄糖(mmol/L)	空腹血糖(FPG)	任意时间血糖	OGTT 2 小时血糖(2h PG)
正常	3.9～6.0	—	<7.8
空腹血糖调节受损(IFG)	6.1～6.9	—	<7.8
糖耐量减低(IGT)	<7.0	—	7.8～11.0
糖尿病(DM)	≥7.0	≥11.1	≥11.1

注意：①血糖单位的换算关系：mmol/L×18 = mg/dl。
②2003 年国际糖尿病专家委员会建议将 IFG 的界限值修订为 5.6 ~ 6.9mmol/L。
③任意时间血糖也称随机血糖，不能用来诊断 IFG 和 IGT。

（2）**分型**　1、2 型糖尿病的鉴别见前述。MODY 和线粒体基因突变糖尿病的确诊有赖于基因分析。

（3）**糖尿病与低血糖症的诊断步骤**　如下图所示。

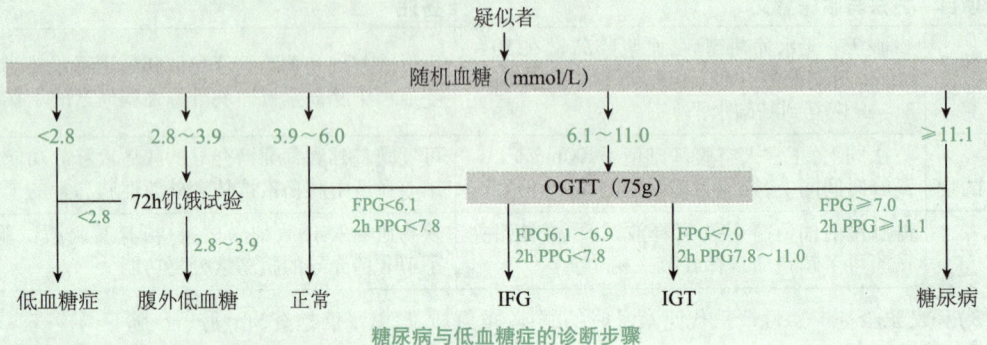

糖尿病与低血糖症的诊断步骤

（4）**鉴别诊断**　注意鉴别其他原因所致的尿糖阳性。

【例 12】2011A（执医试题）女，48 岁。健康查体发现空腹血糖偏高。次日上午行 75g 口服葡萄糖耐量试验，血糖结果：服糖前 6.8mmol/L、服糖后 1 小时 12.2mmol/L、2 小时 7.6mmol/L、3 小时 5.8mmol/L。目前该患者的诊断是

A. 2 型糖尿病　　　　　B. 糖耐量正常　　　　　C. 糖耐量减低

D. 1 型糖尿病　　　　　E. 空腹血糖调节受损

注意：葡萄糖耐量试验结果判断的主要依据是空腹血糖值和服糖后 2 小时血糖值，其它如半小时、1 小时、3 小时血糖值不作为判断依据。

7. 综合治疗

（1）**治疗目标**　①近期目标是通过控制高血糖和相关代谢紊乱，以消除糖尿病症状和防止出现急性严重代谢紊乱。②远期目标是通过良好的代谢控制达到预防和（或）延缓糖尿病慢性并发症的发生和发展，维持良好健康和学习、劳动能力，保障儿童生长发育，提高患者的生活质量，降低死亡率和延长寿命。

【例 13】2002NO156X 糖尿病治疗的目标是

A. 使血糖达到或接近正常　B. 消除糖尿病症状　　　C. 防止或延缓并发症　　　D. 彻底治愈

（2）**糖尿病管理**　近年循证医学的发展促进了糖尿病治疗观念的进步，糖尿病的控制已从传统意义上的治疗转变为系统管理，最好的管理模式是以患者为中心的团队式管理。糖尿病管理须遵循早期和长期、积极而理性、综合治疗和全面达标、治疗措施个体化等原则。国际糖尿病联盟（IDF）提出了糖尿病管理的五个要点（有"五驾马车"之称）为：糖尿病教育、医学营养治疗、运动疗法、血糖监测和药物治疗。

（3）**糖尿病健康教育**　是重要的基础管理措施，决定糖尿病管理成败的关键。

（4）**医学营养治疗**　是糖尿病的基础管理措施，是综合管理的重要组成部分。

①计算总热卡　成年人休息状态下为 25 ~ 30kcal/kg·d；轻体力劳动 30 ~ 35kcal/kg·d；中度体力劳动 35 ~ 40kcal/kg·d；重体力劳动 >40kcal/kg·d。儿童、孕妇、乳母、营养不良者，应酌情增加。

②营养物质含量　膳食中糖所提供的能量占 50% ~ 60%，蛋白质 10% ~ 15%，脂肪不超过 30%。

③合理分配　每日三餐按 1/5、2/5、2/5 或 1/3、1/3、1/3 分配。

（5）**运动治疗**　在糖尿病管理中占重要地位，尤其对肥胖的 2 型糖尿病患者，运动可增加胰岛素敏感性，有助于控制血糖和体重。1 型糖尿病患者为避免血糖波动过大，体育锻炼宜在餐后进行。

(6)病情监测 包括血糖、危险因素、并发症监测。血糖监测基本指标包括空腹血糖、餐后血糖和糖化血红蛋白(HbA1c)。建议患者应用便携式血糖仪进行自我血糖监测(SMBG),指导调整治疗方案。HbA1c用于评价长期血糖控制情况,也是指导调整治疗方案的重要依据之一,患者初诊时应常规检查,开始治疗时每3个月检测1次,血糖达标后每年至少检测2次。2010年版中国2型糖尿病防治指南提出的控制目标如下。

指标	目标值	指标	目标值
空腹血糖	$3.9 \sim 7.2 mmol/L$	非空腹血糖	$\leq 10.0 mmol/L$
HbA1c	$< 7.0\%$	血压	$< 130/80 mmHg$
LDL-C	$< 2.6 mmol/L$(未合并冠心病)	LDL-C	$< 2.07 mmol/L$(合并冠心病)
TG	$< 1.7 mmol/L$	HDL-C	$> 1.0/1.3 mmol/L$(男/女)
尿白蛋白/肌酐比值	$< 2.5/3.5 mg/mmol$(男/女)	体重指数	$< 24 (kg/m^2)$
尿白蛋白排泄率	$< 20 \mu g/min (30 mg/d)$	主动有氧活动	≥ 150 分钟/周

(7)口服药物治疗 在饮食治疗和运动治疗不能使血糖控制达标时,应及时应用降糖药物治疗。口服降糖药主要有5类:磺酰脲类、格列奈类、双胍类、格列酮类和α葡萄糖苷酶抑制剂。

①磺酰脲类(SUs) 属于促胰岛素分泌剂。磺酰脲类的主要作用是刺激胰岛β细胞分泌胰岛素,其促胰岛素分泌作用不依赖于血糖浓度。磺酰脲类降糖作用的前提是机体至少保存30%以上有功能的β细胞。常用磺酰脲类药物的特点如下表。

药物	作用时间(h)	肾排泄	临床意义
格列本脲	$16 \sim 24$	50%	作用强,价廉,易引起低血糖,老年人、肝肾功能不好者慎用
格列吡嗪	$8 \sim 12$	89%	降低血小板黏附性,可减轻、延缓并发症的发生
格列吡嗪控释片	$6 \sim 12$	—	作用温和,较适合老年人,轻度肾功能减退者可以选用
格列齐特	$10 \sim 20$	80%	降低血小板黏附性,可减轻、延缓并发症的发生
格列齐特缓释片	$12 \sim 20$	—	作用温和,较适合老年人,轻度肾功能减退者可以选用
格列喹酮	8	5%	代谢产物主要由胆汁排泄,适用于糖尿病合并肾功能损害者
格列美脲	24	60%	降糖作用最强

注意:①格列喹酮的代谢产物主要由胆汁排泄(占95%),极少由肾排泄(5%),故适用于合并肾功能不全者。

②糖尿病合并肾功能不全者首选格列喹酮——记忆为肾亏(肾喹)。

适应证 新诊断的非肥胖2型糖尿病。随着疾病的进展,当胰岛β细胞受损>70%,则需与其他作用机制不同的口服降糖药或胰岛素联合应用。

禁忌证 1型糖尿病,有严重并发症或β细胞功能很差的2型糖尿病,儿童糖尿病,孕妇、哺乳期妇女,大手术围手术期,全胰切除术后。

不良反应 a.低血糖反应最常见而重要;b.体重增加;c.皮肤过敏反应;d.消化系统反应;e.心血管系统:某些药物可减弱心肌缺血的预处理能力,可能会对心血管系统带来不利影响。

【例14】2015NO74A 经肾脏排泄最少,可在轻中度肾功能不全情况下使用的磺脲类药物是

    A. 格列本脲   B. 格列喹酮   C. 格列吡嗪   D. 格列美脲

    A. 甲苯磺丁脲   B. 氯磺丙脲   C. 格列齐特

    D. 格列喹酮   E. 格列本脲

【例15】2000NO107B 合并肾功能不全的糖尿病病人常首选

【例16】2000NO108B 为了减轻或延缓糖尿病血管并发症的发生常首选

②格列奈类 属于非磺酰脲类促胰岛素分泌剂。是一类起效迅速的胰岛素促分泌剂,可改善早相胰

岛素分泌。降血糖作用快而短暂,主要用于控制餐后高血糖。

常用制剂 瑞格列奈、那格列奈。

适应证 较适合于2型糖尿病早期餐后高血糖阶段,或以餐后高血糖为主的老年患者。

禁忌证 与磺脲类相同。

不良反应 常见不良反应是低血糖、体重增加。

③双胍类 目前广泛应用的是二甲双胍。主要作用是通过抑制肝葡萄糖输出,改善外周组织对胰岛素的敏感性、增加对葡萄糖的摄取和利用而降低血糖。二甲双胍不增加体重,并可改善血脂谱、增加纤溶系统活性、降低血小板聚集性,故有助于延缓或改善糖尿病血管并发症。

适应证 作为2型糖尿病治疗的一线用药,可单用或联合其他药物。

禁忌证 a.肝肾功能不全、高热患者、慢性胃肠病、慢性营养不良;b.1型糖尿病不宜单独使用;c.2型糖尿病合并急性严重代谢紊乱、严重感染、缺氧、外伤、孕妇、哺乳期妇女;d.酗酒者。

不良反应 a.乳酸性酸中毒为最严重的副作用;b.消化道反应;c.皮肤过敏反应;d.低血糖少见。

④格列酮类(噻唑烷二酮类) 通过增加靶组织对胰岛素的敏感性而降低血糖;还可改善血脂谱、提高纤溶系统活性、改善血管内皮细胞功能,对心血管系统具有保护作用。主要适用于2型糖尿病,尤其是肥胖、胰岛素抵抗明显者。

禁忌证 不宜用于1型糖尿病、孕妇、哺乳期妇女、儿童等。

不良反应 单独使用不导致低血糖,但与胰岛素或促胰岛素分泌联合使用时可增加发生低血糖的风险。体重增加和水肿是常见副作用,在与胰岛素合用时更明显。

⑤α葡萄糖苷酶抑制剂(AGI) 食物中淀粉、糊精、双糖(如蔗糖)的吸收需要小肠黏膜的α葡萄糖苷酶。AGI可抑制这一酶类,从而延缓碳水化合物的吸收,降低餐后高血糖。故AGI主要适用于餐后高血糖明显者。AGI应在进食第一口食物后立即服用。

⑥4类降糖药物比较

	磺酰脲类	双胍类	葡萄糖苷酶抑制剂	噻唑烷二酮(格列酮类)
代表药物	格列本脲、格列吡嗪	二甲双胍(甲福明)	阿卡波糖、米格列醇	罗格列酮、吡格列酮
作用机理	刺激β细胞分泌胰岛素,其促胰岛素分泌作用不依赖血糖浓度	抑制肝糖输出,增加外周组织对葡萄糖的利用,增加胰岛素敏感性	抑制小肠黏膜的α葡萄糖苷酶,延缓糖吸收,降低餐后血糖	增强靶组织对胰岛素的敏感性,减轻胰岛素抵抗,改善血脂谱
适用范围	2型糖尿病	2型糖尿病,1型应用胰岛素后血糖波动大者	2型糖尿病,尤其是餐后高血糖者	2型糖尿病,尤其胰岛素抵抗明显者
禁忌证	1型糖尿病,有严重并发症,儿童、孕妇、哺乳期糖尿病,全胰切除术后	1型糖尿病,有严重并发症,孕妇、哺乳期糖尿病,酗酒,肌酐清除率<60ml/min	胃肠功能紊乱 儿童、孕妇、哺乳期 肝肾功能不全慎用	1型糖尿病 儿童、孕妇、哺乳期 心衰、肝病者
副作用	低血糖反应(主要) 皮肤过敏、消化道反应 心血管系统副作用	消化道反应(常见) 皮肤过敏 乳酸性酸中毒	胃肠反应(主要) 单用不引起低血糖	水肿、体重增加 单用不引起低血糖

注意:①使用过程中易发生低血糖的降糖药是——胰岛素、磺酰脲类(尤其是氯磺丙脲)。

②双胍类可减轻体重、改善血脂谱,主要用于肥胖或超重的2型糖尿病。

③格列奈类常用于降低非肥胖型餐后高血糖,葡萄糖苷酶抑制剂常用于降低肥胖型餐后高血糖。

④葡萄糖苷酶抑制剂可抑制小肠黏膜的α葡萄糖苷酶,延缓糖吸收,主要用于餐后高血糖者。

⑤噻唑烷二酮可增强靶细胞对胰岛素的敏感性,减轻胰岛素抵抗,主要用于胰岛素抵抗型糖尿病。

⑥可减轻或延缓糖尿病血管并发症的发生——格列吡嗪、格列齐特、双胍类药物。

⑦磺酰脲类的常见副作用是低血糖,葡萄糖苷酶抑制剂的常见副作用是胃肠反应。

⑧双胍类的常见副作用是消化道反应,严重副作用是乳酸性酸中毒。

A. 低血糖　　　　　　B. 乳酸酸中毒　　　　　　C. 胃肠反应　　　　　　D. 肝、肾损害

【例17】2007NO123B 口服降糖药格列喹酮的主要不良反应是

【例18】2007NO124B 口服降糖药阿卡波糖的常见不良反应是

【例19】2013NO73A 男性,82 岁。体型较消瘦,3 个月前口服葡萄糖耐量试验诊为糖尿病,平时空腹血糖 6.5 ~ 7.2mmol/L,餐后 2 小时血糖 12 ~ 14mmol/L,有冠心病心衰病史 10 年,结肠癌术后 5 年。为控制血糖,应首选的药物是

A. 二甲双胍　　　　　　B. 阿卡波糖　　　　　　C. 胰岛素　　　　　　D. 那格列奈

> 记忆:二甲双胍用于肥胖型糖尿病,磺脲类用于消瘦型糖尿病,阿卡波糖用于肥胖型餐后高血糖。
> 记忆为胖子吃瓜,瘦子喝尿,餐后吃糖。

(108 ~ 110 题共用题干)男性,65 岁,患糖尿病 15 年,高血压 10 年。查体:双下肢轻度水肿。尿蛋白(++),血肌酐 160μmol/L,眼底检查示视网膜出现棉絮状软性渗出。

【例20】2010NO108A 为明确该患者是否出现糖尿病肾病,应进行的检查是

A. 尿渗透压　　　　　　　　　　　　　　B. 尿白蛋白排泄率

C. 糖化血红蛋白　　　　　　　　　　　　D. 血、尿 β_2 微球蛋白

【例21】2010NO109A 该患者不宜选用的降糖药物是

A. 胰岛素　　　　　　B. 阿卡波糖　　　　　　C. 格列喹酮　　　　　　D. 二甲双胍

【例22】2010NO110A 为延缓该患者糖尿病肾病的进展,不宜采用的措施是

A. 使用糖皮质激素　　　B. 控制血压　　　　　　C. 低蛋白饮食　　　　　　D. 控制血糖

(8)胰岛素和胰岛素类似物治疗 胰岛素是控制高血糖的重要和有效的手段。

适应证 ①1 型糖尿病;②各种严重的糖尿病急性或慢性并发症;③手术、妊娠、分娩;④新发病且与 1 型糖尿病鉴别困难的消瘦患者;⑤新诊断的 2 型糖尿病伴明显高血糖,或在糖尿病病程中无明显诱因出现体重显著下降者;⑥2 型糖尿病 β 细胞功能明显减退者;⑦特殊类型糖尿病。

【例23】2014NO74A 女性,35 岁。1 个月前与人争吵后开始出现口渴、多饮,体重下降 3 公斤,既往无糖尿病史,体重指数 21,空腹血糖 15.9mmol/L,尿酮体(++),最适合的治疗是

A. 使用双胍类药物　　　　　　　　　　　B. 使用磺脲类药物

C. 使用胰岛素　　　　　　　　　　　　　D. 使用磺脲类加双胍类药物

胰岛素制剂 ①根据来源和化学结构的不同,可分为动物胰岛素、人胰岛素。②根据起效快慢和维持时间,分为短效、中效、长效和预混胰岛素。③短效胰岛素皮下注射后发生作用快,但持续时间短,可经静脉注射用于抢救 DKA;短效胰岛素、速效胰岛素类似物皮下注射主要用于控制一餐饭后高血糖。

类别	制剂	皮下注射作用时间(小时)			注意事项
		起效	峰值	持续	
短效胰岛素	普通胰岛素(RI) 半慢胰岛素锌混悬液	0.5 1 ~ 2	2 ~ 4 4 ~ 6	5 ~ 8 10 ~ 16	RI 是唯一可静脉注射的胰岛素 用于抢救 DKA,控制一餐后高血糖
中效胰岛素	低精蛋白胰岛素 慢胰岛素锌混悬液	2.5 ~ 3 —	5 ~ 7 —	13 ~ 16 —	中效胰岛素主要用于控制两餐后高血糖,以第二餐饭为主
长效胰岛素	精蛋白锌胰岛素注射液 特慢胰岛素锌混悬液	3 ~ 4 —	8 ~ 10 —	长达20 —	长效胰岛素无明显作用高峰 主要提供基础胰岛素
预混胰岛素	HI 30R,HI 70/30	0.5	2 ~ 12	14 ~ 24	—
预混胰岛素	50R	0.5	2 ~ 3	10 ~ 24	—

胰岛素类似物 分为速效、长效和预混胰岛素类似物。

类别	制剂	皮下注射作用时间（小时）			注意事项
		起效	峰值	持续	
速效胰岛素类似物	门冬胰岛素 赖脯胰岛素	0.25 0.25	1~2 1~1.5	4~6 4~5	可于进餐前注射
长效胰岛素类似物	甘精胰岛素 地特胰岛素	2~3 3~4	无峰 3~14	长达30 长达24	提供的基础胰岛素水平稳定,血糖控制较好,低血糖发生减少
预混胰岛素类似物	预混门冬胰岛素30 预混赖脯胰岛素25 预混赖脯胰岛素50	0.25 0.25 0.25	1~4 0.5~1 0.5~1	14~24 16~24 16~24	使用方便,由于其预混比例固定,仅适用于血糖波动小且容易控制的患者

使用原则和方法 ①胰岛素治疗应在综合治疗基础上进行;②胰岛素治疗方案应力求模拟生理性胰岛素分泌模式;③一般从小剂量开始,根据血糖水平逐渐调整至合适剂量。

采用替代胰岛素治疗方案后,有时早晨空腹血糖仍然较高,可能原因为:

①夜间胰岛素应用不足。

②**黎明现象** 即夜间血糖控制良好,无低血糖发生,仅于黎明短时间内出现高血糖,可能由于清晨皮质醇、生长激素等分泌增加所致。

③**Somogyi 效应** 即在夜间曾有低血糖,在睡眠中未被察觉,导致体内胰岛素拮抗激素分泌增加,继而发生低血糖后的反跳性高血糖。

夜间多次(于0、2、4、6、8时)测定血糖,有助于鉴别早晨高血糖的原因。

胰岛素的抗原性、致敏性和抗药性 各种胰岛素制剂因本身来源、结构、成分特点及含有一定量的杂质,故有抗原性和致敏性。胰岛素类似物的抗原性与人胰岛素相似。

胰岛素的不良反应 ①主要不良反应是低血糖,与剂量过大和(或)饮食失调有关;②轻度水肿:胰岛素治疗初期可因水钠潴留而发生轻度水肿,可自行缓解;③视力模糊:部分患者可出现视力模糊,与晶状体屈光改变有关,常于数周内自然恢复;④过敏反应:常表现为注射部位瘙痒、荨麻疹样皮疹;⑤脂肪营养不良:为注射部位皮下脂肪萎缩或增生。

(9)胰高血糖素样肽-1(GLP-1)受体激动剂和二肽基肽酶(DPP-Ⅳ)抑制剂

	胰高血糖素样肽-1(GLP-1)受体激动剂	二肽基肽酶(DPP-Ⅳ)抑制剂
作用机制	GLP-1 由肠道 L 细胞分泌,可刺激胰岛 β 细胞葡萄糖介导的胰岛素合成和分泌,抑制胰高血糖素分泌。GLP-1 受体激动剂主要通过激动 GLP-1 受体而发挥降糖作用	GLP-1 在体内可被二肽基肽酶(DPP-Ⅳ)迅速降解而失活,其半衰期不足 2 分钟。DPP-Ⅳ抑制剂可选择性抑制 DPP-Ⅳ活性,升高内源性 GLP-1 水平而降低血糖
制剂	艾塞那肽、利拉鲁肽	西格列汀、沙格列汀
适应证	2 型糖尿病,尤其是肥胖、胰岛素抵抗者	2 型糖尿病
禁忌证	胰腺炎病史,1 型糖尿病,DKA	孕妇、儿童,过敏,1 型糖尿病,DKA
不良反应	常见胃肠道反应,如恶心呕吐	头痛,超敏反应,肝酶升高,上呼吸道感染,胰腺炎

(10)妊娠糖尿病的治疗 妊娠糖尿病严禁口服降糖药,应选用短、中效胰岛素。

(11)糖尿病慢性并发症的防治原则

①**血压** 首选 ACEI 或 ARB,一般控制在 <130/80mmHg;若尿蛋白 >1g/d,则应 <125/75mmHg。

②**血脂** 首要目标是控制 LDL-C < 2.6mmol/L,极高危患者应 < 2.07mmol/L,首选他汀类;若 TG > 4.5 mmol/L,应首选贝特类,以减少发生急性胰腺炎的风险。

③**控制血糖** 严格的血糖控制可预防或延缓蛋白尿的发生和进展。已有微量白蛋白尿而血压正常

者,应用ACEI或ARB,也可延缓肾病进展。一旦进展至临床糖尿病肾病期,治疗的重点是矫正高血压和减慢肾小球滤过率的下降速度。

④视网膜病变 重度NPDR应尽早接受视网膜光凝治疗。PDR患者存在威胁视力情况时,应尽早行玻璃体切割手术,争取保存视力。

【例24】2015NO73A 关于糖尿病视网膜病变,下列叙述**不正确**的是

    A. 当出现增殖性视网膜病变时常合并有糖尿病肾病

    B. 严格控制血糖有助于延缓视网膜病变的发生和发展

    C. 严格控制血压有助于延缓视网膜病变的发生和发展

    D. 当出现视网膜病变时,应尽早行激光治疗

A. 晚餐碳水化合物摄入过多	B. 夜间曾发生过低血糖
C. 夜间肝脏葡萄糖产生过多	D. 清晨胰岛素作用不足
E. 清晨胰岛素拮抗激素增多	

【例25】2011B(执医试题)Somogyi效应的原因是

【例26】2011B(执医试题)黎明现象的原因是

(108~110题共用题干)患者,男,56岁。患糖尿病10年,一直采用饮食控制疗法,空腹血糖持续在10mmol/L以上。近5年来,口服降糖药物格列本脲和阿卡波糖仍未获得良好控制,需采用胰岛素治疗。

【例27】2009NO108A 下列选项中,属于长效胰岛素的是

A. 普通胰岛素	B. 慢胰岛素锌悬液
C. 精蛋白锌胰岛素	D. 低精蛋白锌胰岛素

【例28】2009NO109A 近1个月来,采用强化胰岛素治疗,有时发现空腹血糖仍较高。为查明原因,下列检查最有意义的是

    A. 夜间多次血糖测定   B. 睡前血糖测定   C. 血浆胰岛素测定   D. 血浆C肽测定

【例29】2009NO110A 该患者易发生并发症。下列选项中,属于微血管病变并发症的是

A. 糖尿病足	B. 冠心病
C. 糖尿病肾病	D. 糖尿病酮症酸中毒

二、糖尿病酮症酸中毒

糖尿病酮症酸中毒(DKA)为最常见的糖尿病急症。以高血糖、酮症、酸中毒为主要表现,是胰岛素不足和拮抗胰岛素激素过多共同作用所致的严重代谢紊乱综合征。酮体包括乙酰乙酸、β-羟丁酸和丙酮。

糖尿病加重时,胰岛素缺乏,导致三大物质代谢紊乱,使血糖升高,脂肪分解增加,脂肪酸在肝脏经β氧化产生大量乙酰CoA,由于糖代谢紊乱,草酰乙酸不足,乙酰CoA不能进入三羧酸循环氧化供能而缩合成酮体;由于蛋白质合成减少,分解增加,血中成糖、成酮氨基酸均增加,使血糖、血酮进一步升高。

DKA分为几个阶段:①早期血酮升高称为酮血症,尿酮排出增多称为酮尿症,统称为酮症;②酮体中β-羟丁酸、乙酰乙酸为酸性代谢产物,消耗体内储备碱,初期血pH正常,属于代偿性酮症酸中毒,晚期血pH下降,为失代偿性酮症酸中毒;③病情进一步发展,出现神志障碍,称为糖尿病酮症酸中毒昏迷。

1. 发病诱因

糖尿病酮症酸中毒(DKA)是胰岛素问世之前糖尿病的主要死亡原因。

(1)主要病因 1型糖尿病有自发倾向,2型糖尿病在一定诱因下发生。

(2)常见诱因 最常见的诱因是感染,其他诱因包括胰岛素治疗中断或不适当减量、各种应激、酗酒、某些药物(如糖皮质激素、拟交感药物),另有2%~10%原因不明。

2. 病理生理

代谢性酸中毒	酸性产物在体内堆积,导致代谢性酸中毒
严重失水	①高血糖、高血酮引起渗透性利尿;②酮体从肺排出带走大量水分 ③厌食、恶心、呕吐使水分入量减少;④血浆渗透压增加,水从细胞内向细胞外转移
电解质紊乱	血钠——DKA 时总钠缺失,但因失水血液浓缩,故血钠可表现为正常、降低或增高 血钾——治疗前可正常、偏低或增高,治疗时若补钾不足可出现严重低钾血症
携氧系统失常	①酸中毒时,血氧解离曲线右移,释放氧增加,以利于向组织供氧(Bohr 效应) ②DKA 时,2,3-DPG 浓度降低,氧解离曲线左移。通常作用①>作用②
周围循环衰竭	严重失水、血容量减少和微循环障碍,可导致低血容量休克
肾功能障碍	肾灌注减少,少尿或无尿,肾功能衰竭
中枢神经系统	脑细胞水肿、意识障碍、昏迷

3. 临床表现

(1)**早期** 三多一少症状加重。酸中毒失代偿后,患者可有疲乏、食欲减退、恶心呕吐、多尿、口干、头痛、嗜睡,呼吸深快,呼气中有烂苹果味。

(2)**后期** 严重失水,尿量减少,眼眶下陷,皮肤黏膜干燥,血压降低,心率加快,四肢厥冷。

(3)**晚期** 可有不同程度意识障碍,昏迷。

(4)**少见症状** 少数患者表现为腹痛,酷似急腹症,易误诊。

(5)**感染** 患者虽有感染,但其临床表现可被 DKA 的表现所掩盖,且往往因外周血管扩张而体温不高,甚至偏低,是预后不良的表现。

4. 实验室检查

检查项目	临床意义
尿	尿糖强阳性、尿酮阳性。当肾功能严重损害而肾阈增高时,尿糖和尿酮可减少或消失
血糖	↑(血糖多为 16.7~33.3mmol/L,有时可达 55.5mmol/L 以上)
血酮体	↑(正常 <0.6mmol/L,>1.0mmol/L 为高血酮,>3.0mmol/L 提示酸中毒)
CO_2CP	↓(轻者 13.5~18.0mmol/L;重者 <9.0mmol/L)
BE	负值增大(<-2.3mmol/L)
AG	↑(AG:阴离子间隙)
SB	↓(SB:标准碳酸氢盐含量)
血电解质	血钠、血氯降低;血钾在治疗前可正常、偏低或偏高,治疗后补钾不足可严重降低
血生化	↑(血浆尿素氮及血肌酐增高、白细胞及中性粒细胞增高、血淀粉酶及脂肪酶增高)
血浆渗透压	正常或轻度升高

【例 30】2000NO156X 下列哪些符合糖尿病酮症酸中毒的实验室检查结果?

    A. 血糖多数为 16.7~33.3mmol/L   B. 血酮体多在 4.8mmol/L 以上

    C. 碱剩余负值增大   D. 阴离子间隙增大,与碳酸氢盐降低大致相等

5. 诊断与鉴别诊断

(1)**诊断** 如血糖 >11mmol/L 伴酮尿和酮血症,血 pH <7.3 及(或)血 HCO_3^- <15mmol/L,可诊断为 DKA。DKA 确诊后,还需判断酸中毒的严重程度:若 pH <7.3 或血 HCO_3^- <15mmol/L 为轻度;若 pH <7.2 或血 HCO_3^- <10mmol/L 为中度;pH <7.1 或血 HCO_3^- <5mmol/L 为重度酸中毒。

(2)**鉴别诊断** 如下表。

	糖尿病酮症酸中毒	低血糖昏迷	高渗高血糖综合征	乳酸性昏迷
病史	多有糖尿病史 胰岛素治疗中断史	有糖尿病史 降糖药物过量史	常无糖尿病病史 常有感染、呕吐、腹泻史	有糖尿病病史 服双胍类药物史
体征				
皮肤	失水干燥	潮湿多汗	失水	失水
呼吸	深快	正常	加快	深快
脉搏	细速	速而饱满	细速	细速
血压	下降	正常或稍高	下降	下降
化验				
血糖 mmol/L	显著增高 多为 16.7~33.3	显著降低 常 <2.8	显著增高 一般 ≥33.3	正常或增高
尿糖	阳性+++	阴性	阳性+++	阴性或 +
血酮	显著增高	正常	正常或稍增高	正常或稍增高
血钠	降低	正常	正常或显著升高	降低或正常
pH	降低	正常	正常或降低	降低
CO₂CP	降低	正常	正常或降低	降低
乳酸	稍升高	正常	正常	显著升高
血浆 渗透压	轻度升高 正常值290~310mOsm/L	正常	显著升高 常 ≥320mOsm/L	正常

　　A. 血糖16.7~33.3mmol/L　B. 尿糖和尿酮体强阳性　C. 两者均有　　　　D. 两者均无

【例31】1995NO131C 糖尿病酮症酸中毒

【例32】1995NO132C 糖尿病性非酮症高渗性昏迷

【例33】2010NO74A 女性,45 岁,1 周前查体发现空腹血糖9.2mmol/L,诊断为 2 型糖尿病,给予口服降糖
　　　　药治疗。患者饮食欠规律。家属晨起时发现患者呼之不应即来急诊。查体:心率 108 次/分,呼
　　　　吸 21 次/分,幅度较浅,血压 140/70mmHg,皮肤潮湿。引起患者昏迷最可能的原因是
　　　　A. 酮症酸中毒　　　　B. 乳酸酸中毒　　　　C. 非酮症高渗昏迷　　　　D. 低血糖

6. 治疗

输液	是治疗的关键环节,基本原则为"先快后慢,先盐后糖",首选生理盐水 当血糖 <13.9mmol/L,根据血钠情况,改输 5% 葡萄糖液或糖盐水 + 短效胰岛素(2~4:1)
胰岛素 治疗	小剂量胰岛素治疗方案——短效胰岛素 0.1 U/(kg·h) + 首次负荷量 10~20U 可使血清胰岛素浓度恒定达到 100~200μU/ml,该浓度有抑制脂肪分解和酮体生成的最大效 应及相当强的降低血糖效应,而促进钾离子运转的作用很弱
补碱	经输液、胰岛素治疗后,酮体水平下降,酸中毒可自行纠正,一般不必补碱 补碱指征——pH <7.1,[HCO₃⁻] <5mmol/L,但补碱不宜过多、过快 补碱过多过快可导致脑脊液反常性酸中毒加重、组织缺氧加重、血钾下降、反跳性碱中毒
补钾	治疗前的血钾水平不能真实反映体内缺钾程度,补钾应根据血钾、尿量而定: ①治疗前血钾低于正常:在开始胰岛素和补液治疗同时立即开始补钾;②血钾正常、尿量 > 40ml/h:应立即开始补钾;③血钾正常、尿量 <30ml/h:暂缓补钾;④血钾高于正常:暂缓补钾
诱因防治	积极处理休克、严重感染、心律失常、心衰、肾衰、脑水肿

注意：①DKA 补碱的指征为 pH < 7.1、[HCO_3^-] < 5mmol/L（8 版内科学 P754）。

　　　②代谢性酸中毒补碱的指征为 [HCO_3^-] < 10mmol/L（8 版外科学 P19）

【例 34】2012NO74A 在糖尿病酮症酸中毒的治疗中，最关键的措施是

　　A. 补充液体　　　　　B. 小剂量胰岛素治疗　　C. 纠正酸中毒　　　　D. 补钾

（108 ~ 110 题共用题干）男性，34 岁。口渴、多尿、乏力 2 个月，1 天前外出饮酒，饱餐后上述症状加重，伴恶心、频繁呕吐，继而神志恍惚，急诊入院。既往有乙型肝炎病史。入院查体：BP85/50mmHg，神志恍惚，皮肤黏膜干燥，心率 104 次/分，四肢发凉。

【例 35】2016NO108A 该患者应首先考虑的诊断是

　　A. 重症急性胰腺炎　　B. 糖尿病酮症酸中毒　　C. 急性食物中毒　　　D. 肝性脑病

【例 36】2016NO109A 为明确诊断，最主要的检查是

　　A. 血淀粉酶　　　　　B. 血糖及尿酮体　　　　C. 血氨　　　　　　　D. 血渗透压

【例 37】2016NO110A 该患者急诊应急处理正确的是

　　A. 快速静脉输入生理盐水　　　　　　　　B. 即刻使用去甲肾上腺素

　　C. 静脉输入葡萄糖　　　　　　　　　　　D. 静脉输入支链氨基酸

　　A. 发生脑水肿的可能性大　　　　　　　　B. 发生低钾、肾功能衰竭的可能性大

　　C. 两者均是　　　　　　　　　　　　　　D. 两者均不是

【例 38】1997NO133C 糖尿病酮症酸中毒早期补碱的主要缺点是

【例 39】1997NO134C 糖尿病非酮症高渗性昏迷应用小剂量胰岛素治疗

三、高渗高血糖综合征

高渗高血糖综合征以严重高血糖、高血浆渗透压、脱水为特点，无明显酮症酸中毒，患者可有不同程度的意识障碍或昏迷（<10%），部分患者可伴有酮症。主要见于老年 2 型糖尿病，超过 2/3 的患者无糖尿病病史。

1. 发病机制及临床表现

（1）诱因　为引起血糖增高和脱水的因素，如急性感染、外伤、手术、脑血管意外等应激状态，使用糖皮质激素、利尿剂、甘露醇等药物，水摄入不足或失水，透析治疗，静脉高营养疗法等。

（2）临床表现　本病起病缓慢，最初表现为多尿、多饮，但多食不明显或反而食欲减退，以致常被忽视。逐渐出现严重脱水和神经精神症状，患者反应迟钝、烦躁或淡漠、嗜睡，逐渐陷入昏迷、抽搐，晚期尿少甚至尿闭。就诊时呈严重脱水，可有神经系统损害的定位体征，但无酸中毒样大呼吸。与糖尿病酮症酸中毒相比，失水更为严重、神经精神症状更为突出。

2. 实验室检查

	高渗高血糖综合征	糖尿病酮症酸中毒（DKA）
血糖	显著增高≥33.3mmol/L（33.3 ~ 66.8mmol/L）	增高（16.7 ~ 33.3mmol/L）
血浆渗透压	显著增高≥320mOsm/L（320 ~ 430mOsm/L）	轻度增高（290 ~ 310mOsm/L）
酸中毒	无酸中毒（ CO_2CP > 15mmol/L）	有明显酸中毒
尿糖	强阳性	强阳性
尿酮体	阴性或弱阳性	阳性
血钠	正常或增高	降低

3. 诊断

(1)**病史** 有或无糖尿病病史。

(2)**临床表现** 原因不明的脱水、休克、意识障碍及昏迷,尤其是血压降低而尿量增多者。

(3)**实验室检查** 血糖≥33.3mmol/L,血浆渗透压≥320mOsm/L。

4. 治疗

(1)**补液** 本病失水比 DKA 更为严重,治疗的关键是补液。首选等渗溶液,如 0.9% 氯化钠,24 小时补液量可达 6000 ~ 10000ml。休克患者应另给予血浆或全血。如无休克或休克已纠正,在输入生理盐水后血浆渗透压 >350mOsm/L,血钠 >155mmol/L 时,可考虑适量输入低渗溶液,如 0.45% 氯化钠。

(2)**胰岛素** 当血糖下降至 16.7mmol/L 时,开始输入 5% 葡萄糖液 + 胰岛素(2 ~ 4∶1)。本病对胰岛素较敏感,因而胰岛素用量较小。

(3)**补钾** 应及时补钾。

(4)**补碱** 一般不补碱。

> **注意:**①高血糖高渗状态患者的失液量可达体重10% ~ 15%,DKA 患者可达体重10% 以上。
> ②高血糖高渗状态和 DKA 的关键性治疗措施都是——补液,首选等渗溶液,如 0.9% NaCl。
> ③高血糖高渗状态——血糖降至16.7mmol/L 时,开始输入 5% 葡萄糖液 + 胰岛素(2 ~ 4∶1)
> ④DKA——血糖降至13.9mmol/L 时,开始输入 5% 葡萄糖液 + 胰岛素(2 ~ 4∶1)

(108 ~ 110 题共用题干)女性,72 岁。6 天前进食后出现腹泻,呈稀水样,每日 7 ~ 8 次,伴恶心、呕吐,当地医院给予输注葡萄糖等治疗后,感口干加重、尿量增多。1 天来反应渐迟钝,淡漠,既往有脑梗塞病史,曾有血糖增高史。查体:BP90/50mmHg,嗜睡状,呼吸正常,即刻查血糖35.3mmol/L。

【例40】2015NO108A 该患者最可能的诊断是

    A. 糖尿病酮症酸中毒   B. 高血糖高渗状态   C. 急性胃肠炎合并脱水   D. 水电解质紊乱

【例41】2015NO109A 为明确该诊断作进一步检查,最有价值的项目是

    A. 血浆有效渗透压   B. 尿酮体   C. 血气分析   D. 血电解质

【例42】2015NO110A 下列的治疗措施中不恰当的是

    A. 开始 24 小时补液量可达 6000 ~ 10000ml

    B. 静脉胰岛素输注速度一般为每公斤体重每小时 0.1 单位

    C. 开始可先大量输入低渗盐水

    D. 血压偏低,可先给予输血浆

【例43】2016NO73A 对鉴别糖尿病酮症酸中毒与高渗高血糖综合征意义最小的检查是

    A. 血糖测定   B. 尿酮体检查   C. 血气分析检查   D. 血电解质检查

► **常考点** 考试重点,请全面掌握。

参考答案——详细解答见《贺银成2019考研西医临床医学综合能力历年真题精析》

1. ABCDE	2. ABCDE	3. ABCDE	4. ABCDE	5. ABCDE	6. ABCDE	7. ABCDE
8. ABCDE	9. ABCDE	10. ABCDE	11. ABCDE	12. ABCDE	13. ABCDE	14. ABCDE
15. ABCDE	16. ABCDE	17. ABCDE	18. ABCDE	19. ABCDE	20. ABCDE	21. ABCDE
22. ABCDE	23. ABCDE	24. ABCDE	25. ABCDE	26. ABCDE	27. ABCDE	28. ABCDE
29. ABCDE	30. ABCDE	31. ABCDE	32. ABCDE	33. ABCDE	34. ABCDE	35. ABCDE
36. ABCDE	37. ABCDE	38. ABCDE	39. ABCDE	40. ABCDE	41. ABCDE	42. ABCDE
43. ABCDE						

第 37 章　风湿性疾病

▶ **考纲要求**

　　①风湿性疾病总论：疾病分类、主要症状及体征、主要实验室和其他检查、治疗。②类风湿关节炎的病因和发病机制、临床表现、实验室和其他检查、诊断、鉴别诊断和治疗。③系统性红斑狼疮的病因和发病机制、临床表现、实验室和其他检查、诊断、鉴别诊断和治疗。④干燥综合征的病因和发病机制、临床表现、实验室和其他检查、诊断、鉴别诊断和治疗。⑤原发性血管炎概论。显微镜下多血管炎和贝赫切特病的临床表现、实验室和其他检查、诊断、鉴别诊断和治疗。

▶ **复习要点**

一、风湿性疾病总论

　　风湿病是指影响骨、关节及其周围组织，如肌肉、滑囊、肌腱、筋膜、神经等的一组疾病。弥漫性结缔组织病简称结缔组织病，是风湿性疾病中的一大类，具有以下特点：①属于自身免疫病；②以血管和结缔组织慢性炎症的病理改变为基础；③病变累及多个系统，包括肌肉、骨骼系统；④异质性，即同一疾病在不同患者的临床表现和预后差异甚大；⑤对糖皮质激素的治疗有一定反应；⑥疾病多为慢性病程，逐渐累及多个器官和系统。

1. 风湿性疾病的分类

弥漫性结缔组织病	类风湿关节炎、红斑狼疮、硬皮病、多肌炎、重叠综合征、血管炎病等
脊柱关节病	强直性脊柱炎、反应性关节炎、银屑病关节炎、未分化脊柱关节病
退行性变	骨关节炎（原发性、继发性）
与代谢和内分泌相关的风湿病	痛风、假性痛风、马方综合征、免疫缺陷病等
和感染相关的风湿病	反应性关节炎（8 版内科学 P797 观点：也属于脊柱关节病）、风湿热
肿瘤相关的风湿病	原发性（滑膜瘤、滑膜肉瘤）；继发性（多发性骨髓瘤、转移瘤等）
神经血管疾病	神经性关节病、压迫性神经病变、雷诺病等
骨与软骨病变	骨质疏松、骨软化、肥大性骨关节病、弥漫性原发性骨肥厚、骨炎等
非关节性风湿病	关节周围病变、椎间盘病变、特发性腰痛、精神性风湿病等
其他有关节症状的疾病	周期性风湿病、间歇性关节积液、药物相关的风湿综合征、慢性活动性肝炎等

2. 主要症状与体征
（1）常见关节炎的特点

	类风湿关节炎	强直性脊柱炎	骨关节炎	痛风	SLE
周围关节炎	有	有	有	有	有
起病	缓	缓	缓	急骤	不定
首发	近端指间关节掌指关节、腕	膝、髋、踝	膝、腰关节远端指间关节	第一跖趾关节	手关节其他部位
痛性质	持续性、休息后加重	休息后加重	活动后加重	痛剧烈，夜间重	不定
肿性质	软组织为主	软组织为主	骨性肥大	红、肿、热	少见
畸形	常见	部分	小部分	少见	偶见
演变	对称性多关节炎	不对称下肢大关节炎	负重关节症状明显	反复发作	—
脊柱骶髂关节病变	偶有	必有，功能受限	腰椎增生，唇样变	无	无

（2）常见弥漫性结缔组织病的特异性临床表现

系统性红斑狼疮（SLE）	颊部蝶形红斑、蛋白尿、溶血性贫血、血小板减少、多浆膜炎
原发性干燥综合征（pSS）	口眼干、腮腺肿大、猖獗龋齿、肾小管性酸中毒、高球蛋白血症
皮肌炎（DM）	上眼睑红肿、Gottron 征、颈部呈 V 形充血、肌无力
系统性硬化症（SSc）	雷诺现象、指端缺血性溃疡、硬指、皮肤肿硬失去弹性
Wegener 肉芽肿（GPA）	鞍鼻、肺迁移性浸润影或空洞
大动脉炎（TA）	无脉、颈部、腹部血管杂音
贝赫切特病（BD）	口腔溃疡、外阴溃疡、针刺反应

3. 主要实验室和其他检查

（1）**常规检查**　血沉、C 反应蛋白、球蛋白定量、补体的检查对于诊断及病情活动性的判断很有帮助。如类风湿关节炎、血管炎活动可有血沉、C 反应蛋白升高，系统性红斑狼疮活动时可有 C3、C4 下降。

（2）**自身抗体检测**　患者血清中自身抗体的出现是风湿性疾病的一大特点。自身抗体的检测对风湿病的诊断和鉴别诊断有极大的帮助。现在应用于临床的主要自身抗体有以下 5 类。

抗核抗体（ANAs）	分为抗 DNA、抗组蛋白、抗非组蛋白、抗核仁抗体、抗其他细胞成分抗体五类 其中抗非组蛋白抗体中包含的抗 ENA 抗体，对风湿病的诊断尤为重要 但与疾病的严重程度及活动性无关
类风湿因子（RF）	见于类风湿关节炎（阳性率80%）、干燥综合征、系统性红斑狼疮、系统性硬化症
抗中性粒细胞胞质抗体	ANCA 对血管炎（Wegener 肉芽肿）的诊断和活动性判断有帮助
抗磷脂抗体（APL）	目前临床上常检测抗心磷脂抗体、狼疮抗凝物、抗 β₂-GP1（抗 β₂-糖蛋白 1）抗体 本抗体常见于抗磷脂抗体综合征，表现为血栓形成、血小板减少、习惯性流产
抗角蛋白抗体谱	如抗核周因子抗体、抗角蛋白抗体、环瓜氨酸多肽等，对类风湿关节炎的特异性较高

注意：①类风湿关节炎患者 RF 的阳性率约为80%（8 版内科学 P800）。

②类风湿关节炎患者 RF-IgM 阳性率约为70%（8 版内科学 P811）。

不同弥漫性结缔组织病的自身抗体如下表。

病名	抗核抗体（ANA）谱	抗磷脂抗体	ANCA	抗角蛋白抗体谱
系统性红斑狼疮	抗 dsDNA、抗组蛋白抗体 抗 SSA 抗体	阳性	少见	
原发性干燥综合征	抗 SSA 抗体、抗 SSB 抗体	阳性	少见	
混合性结缔组织病	抗 RNP 抗体			
皮肌炎/多发肌炎	抗合成酶（Jo-1）抗体			
系统性硬化症	抗着丝点抗体（ACA） 抗 Scl-70 抗体、抗核仁抗体			
类风湿关节炎				APF、AKA 抗 CCP 抗体
系统性血管炎			阳性	
Wegener 肉芽肿			c-ANCA（PR3）	
显微镜下多血管炎			p-ANCA（MPO）	

（3）**人类白细胞抗原（HLA）检测**　HLA-B27 在强直性脊柱炎中的阳性率为90%，也可见于反应性关

节炎、银屑病关节炎、正常人群阳性率为 10%。HLA-B5 与贝赫切特病有关。HLA-DR2、DR3 与系统性红斑狼疮有关。HLA-DR3、B8 与原发性干燥综合征有关。HLA-DR4 与类风湿关节炎有关。

（4）关节液检查 关节镜目前多用于膝关节。

非炎症性关节液——白细胞总数 $<2000/mm^3$，中性粒细胞不高。

炎症性关节液——白细胞总数 $>3000/mm^3$，中性粒细胞达 50% 以上。

（5）病理检查 活组织检查对诊断具有决定性意义，并可指导治疗。

【例1】2007NO75A 下列属于退行性变的疾病是

    A. 强直性脊柱炎   B. 骨性关节炎   C. Reiter 综合征   D. 银屑病关节炎

【例2】2012NO75A 下列与感染相关的风湿病是

    A. 风湿热   B. 类风湿关节炎   C. 多肌炎   D. Reiter 综合征

【例3】2014NO75A 下列导致关节痛的疾病中，休息后症状加重的是

    A. 强直性脊柱炎   B. 系统性红斑狼疮   C. 痛风   D. 骨关节炎

【例4】2015NO75A 在下列表现中，符合皮肌炎特异性临床表现的是

    A. 腮腺肿大   B. 上眼睑红肿   C. 口、眼干   D. 雷诺现象

【例5】2007NO76 A 下列属于抗磷脂抗体的是

    A. 抗核抗体   B. 类风湿因子   C. 狼疮抗凝物   D. 抗 Sm 抗体

【例6】2008NO76A 抗角蛋白抗体谱的检查有助于类风湿关节炎的早期诊断。下列选项中，属于此类抗体的是

    A. 抗核周因子抗体   B. 抗核抗体

    C. 抗 RNP 抗体   D. 抗组织细胞抗体

【例7】2010NO76A 混合结缔组织病患者自身抗体阳性率最高的是

    A. 抗 Jo-1 抗体   B. 抗 RNP 抗体   C. 抗 SS-A 抗体   D. 抗着丝点抗体

4. 治疗

（1）**非甾体抗炎药（NSAIDs）** 可抑制环氧化酶（COX），从而抑制花生四烯酸转化为炎症介质前列腺素，起到抗炎、解热、镇痛的作用。该药应用广泛，起效快，镇痛效果好，但不能控制原发病的病情进展。COX 有两种同工酶，即 COX-1 和 COX-2。①生理情况下，COX-1 主要表达于胃黏膜，可维持胃血流量及胃黏膜的正常分泌，保护胃黏膜不受损害。一旦 COX-1 被 NSAIDs 抑制，就可出现胃肠道不良反应。②COX-2 主要出现在炎症部位，导致组织肿、热、痛等炎症反应。NSAID 可抑制 COX-1 和 COX-2，抑制 COX-1 出现胃肠道不良反应，抑制 COX-2 达到抗炎镇痛的目的。

    传统的 NSAID 制剂 包括布洛芬、双氯芬酸、萘普生等，能非选择性抑制 COX-1 和 COX-2，故胃肠道反应较大。

    选择性 COX-2 抑制剂 包括美洛昔康、塞来昔布、罗非昔布等，能选择性抑制 COX-2，胃肠道反应较少。

细胞膜磷脂

↓ 磷脂酶

花生四烯酸

↓

前列腺 G_2

COX抑制剂 ⊖ ← 前列腺 H_2 → ⊖ COX抑制剂

COX-1   COX-2

前列腺素 E_s 血栓烷 A_2

非甾体药物导致胃黏膜损伤的机制

（2）**糖皮质激素** 具有强大的抗炎作用和免疫抑制作用而被用于治疗风湿性疾病，是许多结缔组织病的一线药物，但非根治药物。其作用机理主要是抑制巨噬细胞的吞噬作用和抗原递呈作用，减少循环中的淋巴细胞和 NK 细胞数量，抑制细胞免疫。

注意：①NSAID 可缓解风湿病症状，但不能控制病情进展。糖皮质激素可迅速缓解风湿病症状，但副作用很大。

    ②改变病情抗风湿药可改善症状，延缓病情进展，但起效缓慢。

    ③美洛昔康、塞来昔布、罗非昔布为选择性 COX-2 抑制剂，均含有昔——记忆为去"西天"取经得来的。

（3）**改变病情抗风湿药（DMARDs）** 具有改善病情和延缓病情进展的作用，可以防止和延缓类风湿关节炎的关节骨结构的破坏，但起效慢，通常在治疗 2~4 个月后才显效果，病情缓解后宜长期维持；停药

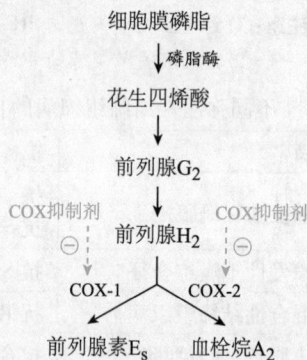

后作用消失也慢,故曾被称为慢作用抗风湿药。

药名	作用机制	常见不良反应
柳氮磺吡啶	在肠道分解为5-氨基水杨酸,抑制前列腺素的合成	肝损害,过敏反应,胃肠道反应
抗疟药	通过改变细胞溶酶体的pH,减弱巨噬细胞的抗原递呈功能	视网膜病变,皮疹
硫唑嘌呤	干扰腺嘌呤、鸟嘌呤核苷酸的合成,使活化淋巴细胞的合成和生长受阻	骨髓抑制,肝损害 胃肠道反应
甲氨蝶呤	通过抑制二氢叶酸还原酶抑制嘌呤、嘧啶核苷酸的合成使活化淋巴细胞的合成和生长受阻	骨髓抑制,肝损害 胃肠道反应,肺间质病变
来氟米特	其活性代谢物通过抑制二氢乳清酸脱氢酶抑制嘧啶核苷酸的合成,使活化淋巴细胞的合成生长受阻	肝损害,胃肠道反应 骨髓抑制,高血压
环磷酰胺	交联DNA和蛋白质,使细胞生长受阻	骨髓抑制,肝损害,胃肠道反应 出血性膀胱炎,性腺抑制
吗替麦考酚酯	其活性代谢物通过抑制次黄嘌呤单核苷酸脱氢酶抑制鸟嘌呤核苷酸,使活化淋巴细胞的合成生长受阻	偶见白细胞下降,肝损害
环孢素	通过抑制IL-2合成和释放,抑制、改变T细胞的生长和反应	高血压,肝损害,肾损害,多毛

(4)**生物制剂** 通过基因工程制造的单克隆抗体,称为生物制剂。

商品名	药名	作用机制	临床适应证
利妥昔单抗	Rituximab	以肿瘤坏死因子为靶点的CD20单抗	非霍奇金淋巴瘤、难治性类风湿关节炎 难治性系统性红斑狼疮、溶血性贫血 免疫相关性血小板减少性紫癜
阿巴西普	Abatacept	IL-1、IL-6受体拮抗剂、共刺激分子 受体CTLA-4Ig	类风湿关节炎
贝利单抗	Belimumab	抗B细胞刺激因子单抗	轻、中度系统性红斑狼疮

【例8】2017NO56A 下列药物中,属于改变病情抗风湿药的是

    A. 环孢素   B. 阿司匹林   C. 醋酸泼尼松   D. 塞来昔布

【例9】2013NO75A 下列治疗风湿病的非甾体抗炎药物中,胃肠道不良反应最小的是

    A. 萘普生   B. 炎痛喜康   C. 塞来昔布   D. 双氯芬酸

注意:吡罗昔康(炎痛喜康)虽然属于选择性COX-2抑制剂,但临床应用后胃肠道反应较大,且发生率高达20%(17版新编药理学P196)。

二、类风湿关节炎

类风湿关节炎(RA)是以侵蚀性、对称性多关节炎为主要临床表现的慢性、全身性自身免疫性疾病。基本病理改变为滑膜炎、血管翳形成,并逐渐出现关节软骨和骨破坏,最终导致关节畸形和功能丧失。

1. 病因和发病机制 未明。

(1)**环境因素** 未证实有导致本病的直接感染因子,但目前认为一些感染如细菌、支原体、病毒等,可能通过感染激活T、B淋巴细胞,分泌致炎因子,产生自身抗体,影响类风湿关节炎的发病和病情进展,感染因子的某些成分也可通过分子模拟导致自身免疫性反应。研究表明,类风湿关节炎与EB病毒关系密切。约65%~95%的患者具有一种抗体,称为类风湿关节炎沉淀素,可与EB病毒诱导的淋巴母细胞样细胞株的核抗原相作用。这种核抗原只存在于B淋巴母细胞样细胞质中。EB病毒可活化B淋巴细

胞,并产生 IgM 类风湿因子。患者对 EB 病毒感染作为一种多克隆激活剂有异常强的反应(此知识点 2009 年出题,但 8 版内科学已删除该知识点,请参阅 2 版内科学 P758)。

(2)**遗传易感性** 流行病学调查显示,类风湿关节炎的发病与遗传因素有关。HLA-DR4 单倍型、性别基因、球蛋白基因、TNF-α 基因等与其发病相关。

(3)**免疫紊乱** 免疫紊乱是类风湿关节炎的主要发病机制,以活化的 $CD4^+$ T 细胞和 MHC-Ⅱ型阳性的抗原提呈细胞(APC)浸润关节滑膜为特点。滑膜关节组织的某些特殊成分可作为自身抗原,被 APC 呈递给活化的 $CD4^+$ T 细胞,启动特异性免疫应答,导致相应的关节炎症状。$CD4^+$ T 细胞在发病中起重要和主要作用。

【例 10】2009NO73A 下列关于可能引起类风湿关节炎的感染因子中,通过活化 B 淋巴细胞而致病的感染因子是

　　A. 支原体　　　　　B. EB 病毒　　　　　C. 大肠杆菌　　　　　D. 链球菌

【例 11】2003NO73A 在类风湿关节炎发病中起主要作用的细胞是

　　A. CD_3^+ 细胞　　　　　B. CD_4^+ 细胞　　　　　C. CD_8^+ 细胞

　　D. B 淋巴细胞　　　　　E. 巨噬细胞

2. 临床表现

关节表现	晨僵	见于 95% 的患者,为活动性指标之一。晨僵持续时间超过 1 小时意义较大
	关节痛与压痛	关节痛是最早的症状。最常出现的部位为腕、掌指关节、近端指间关节 特点——对称性,持续性,时重时轻
	关节肿	原因——关节腔内积液、关节周围软组织炎症、滑膜慢性炎症后的肥厚 部位——腕、掌指关节、近端指间关节、膝关节,多呈对称性
	关节畸形	为晚期表现。最常见的晚期畸形为"天鹅颈样"及"纽扣花样"表现
关节外表现	类风湿结节	为本病特异性皮肤表现,出现在 20% ~30% 的患者 部位——关节隆突部及受压部位的皮下,如前臂伸面、肘鹰嘴突附近 特点——结节大小不一、对称性、无痛、质硬
	类风湿血管炎	其表现与滑膜炎的活动性无直接相关性
	肺	肺间质性病变(最常见)、胸膜炎、肺内结节样改变、Caplan 综合征、肺动脉高压
	心脏受累	以心包炎最常见,见于 30% 的患者
	胃肠道症状	与服用抗风湿药物有关,很少由类风湿关节炎本身引起
	血液系统症状	类风湿关节炎患者的贫血一般是正细胞正色素性贫血
	神经系统症状	多因脊髓、周围神经受压所致
	Felty 综合征	是指类风湿关节炎患者伴有脾大、中性粒细胞减少、血小板减少和贫血
	干燥综合征	30% ~40% 的患者可出现干燥综合征,口干、眼干是此综合征的特点

(1)**Caplan 综合征** 尘肺合并类风湿关节炎时,易出现大量肺结节,称为 Caplan 综合征,也称为类风湿性尘肺病。临床和胸部 X 线表现均类似肺内的类风湿结节,数量多,较大,可突然出现并伴症状加重。

(2)**Felty 综合征** 类风湿关节炎患者出现 Felty 综合征并非表明都处于关节炎活动期,其中很多患者合并有下肢溃疡、色素沉着、皮下结节、关节畸形,以及发热、乏力、食欲减退和体重下降等全身表现。

(3)**干燥综合征** 是一种以侵犯泪腺、唾液腺等外分泌腺体,具有高度淋巴细胞浸润为特征的弥漫性结缔组织病。主要表现为干燥性角结膜炎、口腔干燥症。此外,还可累及其他重要内脏,如肺、肝、胰腺、肾脏及血液系统、神经系统等,出现复杂的临床表现。

【例 12】2016NO75A 首发累及近端指间关节、掌指关节和腕关节的风湿性疾病是

　　A. 类风湿关节炎　　　　　　　　　　　B. 骨关节炎

C. 强直性脊柱炎　　　　　　　　　　　　　　D. 系统性红斑狼疮

【例13】2011NO75A 下列关于类风湿关节炎关节表现的叙述,错误的是

    A. 可有明显而持久的晨僵　　　　　　　　　B. 关节结构破坏有一定的可逆性

    C. 受累关节多呈对称性、持续性　　　　　　D. 凡受累关节均可肿胀

3. 辅助检查

项目	临床意义	反映活动性	反映严重程度
血象	轻至中度贫血,白细胞多正常	活动期血小板增高	—
血沉(ESR)	活动期升高	+	+
C反应蛋白(CRP)	活动期升高	+	—
类风湿因子(RF)	多为IgM,少数为IgG、IgA,IgM型约70%阳性	+	+
抗角蛋白抗体谱	抗CCP抗体对RA诊断的敏感性和特异性高	+	—
免疫复合物	70%阳性	+	—
补体	活动期升高	+	—
关节滑液	活动期关节液量增多、白细胞↑、中性粒↑	+	—
类风湿结节活检	典型的病理改变有助于诊断		
关节X线检查	对诊断、关节病变分期、病变演变的监测均很重要。临床应用最多的是手指及腕关节X线片 Ⅰ期:关节周围软组织肿胀阴影,关节端骨质疏松；　Ⅱ期——关节间隙变窄 Ⅲ期:关节面出现虫蚀样改变；　Ⅳ期:关节半脱位和关节破坏后的纤维性和骨性强直		

    (1)类风湿因子(RF)　　可分为IgM、IgG、IgA型。临床上主要检测IgM型类风湿因子,约70%的患者类风湿因子阳性,其滴度与疾病的活动性和严重性呈比例。但RF并非类风湿关节炎的特异性抗体,甚至在5%的正常人也可出现RF阳性,因此类风湿因子阳性者必须结合临床表现,方能诊断本病。

    (2)抗角蛋白抗体谱　　包括抗核周因子抗体(APF)、抗角蛋白抗体(AKA)、抗聚角蛋白微丝蛋白抗体(AFA)、抗环瓜氨酸多肽(CCP)抗体。抗CCP抗体是1998年由Schellekens首先报导的新型抗体。3版8年制内科学P1163观点为:IgM-RF对类风湿关节炎的阳性率为60%~78%,特异性为86%;抗CCP抗体的阳性率为47%~82%,特异性为96%,因此抗CCP抗体对类风湿关节炎诊断的敏感性和特异性均高于RF。

> **注意:**①类风湿关节炎X线检查分Ⅰ、Ⅱ、Ⅲ、Ⅳ期——记忆为疏、窄、虫蚀、变强直(一疏二窄三虫四直)。
> ②对类风湿关节炎有意义的检查是抗CCP抗体、类风湿因子(RF)及X线片。
> ③对判断类风湿关节炎活动性最有意义的检查是类风湿因子(RF)效价。
> ④对判断系统性红斑狼疮活动性最有意义的检查是抗dsDNA抗体。
> ⑤关节畸形为类风湿关节炎的晚期表现之一,畸形与其活动性无关;风湿性关节炎无关节畸形。
> ⑥类风湿关节炎IgM-RF阳性率约70%(8版内科学P811)、RF阳性率80%(8版内科学P800)。

【例14】2004NO150X 下列关于类风湿关节炎的叙述,正确的有(外科学试题)

    A. 属全身性疾病,病因不明　　　　　　　　B. 受累关节以踝、肘关节最为常见

    C. 80%患者的类风湿因子呈阳性　　　　　　D. 受累关节以近侧指间关节常见

【例15】2002NO73A 下列与类风湿关节炎活动无关的是

    A. 晨僵　　　　　　B. 关节畸形　　　　　　C. 类风湿结节

    D. 血沉增快　　　　E. C反应蛋白增高

【例16】2018NO56A 与类风湿关节炎病情活动性无关的实验室检查结果是

    A. 血红蛋白降低　　B. 血小板减少　　　　C. 血沉增快　　　　　　D. RF滴度增高

【例17】2004NO74A 在常规临床工作中测得的RF类型是

A. IgG B. IgA C. IgM
D. IgD E. IgE

【例 18】2006NO83A 类风湿关节炎的关节 X 线检查结果属Ⅲ期的特点是

A. 关节周围软组织肿胀阴影 B. 关节间隙狭窄
C. 关节半脱位和骨性强直 D. 关节面出现虫蚀样破坏性改变
E. 关节端的骨质破坏

4. 诊断与鉴别诊断

（1）诊断 类风湿关节炎的诊断主要依靠临床表现、实验室检查及影像学检查。

目前多采用美国风湿病学会 1987 年修订的分类标准：符合下列 7 项中 4 项者可诊断为类风湿关节炎（要求第①～④项病程至少持续 6 周）：①关节内或周围晨僵持续至少每天 1 小时；②至少同时有 3 个关节区软组织肿或积液；③腕、掌指、近端指间关节区中，至少 1 个关节区肿胀；④对称性关节炎；⑤有类风湿结节；⑥血清类风湿因子阳性；⑦X 线片改变（至少有骨质疏松和关节间隙狭窄）。

2010 年美国风湿病学会和欧洲抗风湿病联盟提出了新的分类标准。患者按表中所示的标准评分，6 分以上可确诊 RA，<6 分目前不能确诊。该标准提高了诊断的敏感性，为早期诊断和早期治疗提供了依据。

项目		评分
关节受累情况	1 个中到大关节	0 分
	2～10 个中大关节	1 分
	1～3 个小关节	2 分
	4～10 个小关节	3 分
	超过 10 个小关节	5 分
血清学	RF 和抗 CCP 抗体均阴性	0 分
	RF 或抗 CCP 抗体低滴度阳性	2 分
	RF 或抗 CCP 抗体高滴度阳性	3 分
急性期反应物	CRP 和 ESR 均正常	0 分
	CRP 或 ESR 异常	1 分
症状持续时间	<6 周	0 分
	≥6 周	1 分

受累关节是指关节肿胀疼痛。小关节包括掌指关节、近端指间关节、第 2～5 跖趾关节、腕关节，不包括第一腕掌关节、第 1 跖趾关节、远端指间关节。大关节包括肩、肘、髋、膝和踝关节。血清学高滴度阳性是指 >3 倍正常值。RF 为类风湿因子，CCP 为环瓜氨酸多肽，CRP 为 C 反应蛋白，ESR 为血沉。

（2）鉴别诊断 类风湿关节炎需与下列疾病相鉴别。

①骨关节炎 多见于 50 岁以上，主要累及膝、脊柱、远端指间关节等。在远端指间关节出现结节，称为赫伯登（Heberden）结节。在近端指间关节出现结节，称为布夏尔（Bouchard）结节。患者血沉多正常，RF 阴性。X 线示非对称性关节间隙狭窄、边缘骨质增生。

②强直性脊柱炎 主要累及骶髂关节及脊柱关节，多见于青壮年男性，可有家族史，90% 以上患者HLA-B27 阳性，血清 RF 阴性。

③银屑病关节炎 本病多于银屑病若干年后发病，血清 RF 多阴性。

④系统性红斑狼疮（SLE） 部分患者以指关节肿痛为首发症状，可有 RF 阳性、血沉（ESR）和 C 反应蛋白（CRP）增高，易误诊为类风湿关节炎。但 SLE 的关节病变一般为非侵蚀性，且有蝶形红斑、皮疹、脱发、尿蛋白等，血清抗核抗体、抗双链 DNA 抗体阳性。

【例19】2015NO76A 下列不属于类风湿关节炎诊断标准是

A. 晨僵　　　　　B. 关节肿　　　　　C. 关节畸形　　　　　D. 类风湿结节

【例20】2008NO179X 下列关于非化脓性关节炎的叙述,正确的有(外科学试题)

A. 原发性骨关节病变起自于关节软骨　　　　B. 类风湿关节炎病变起自于滑膜

C. 强直性脊椎炎病变起自于骶髂关节　　　　D. 血友病性关节病变起自于关节血管畸形

5. 治疗

本病不能根治,治疗的目标是达到临床缓解或疾病低活动度。临床缓解的定义是没有明显的炎症活动症状和体征。应按照早期、达标、个体化治疗原则,密切监测病情,减少致残。

(1)一般治疗　包括患者教育,休息,急性期关节制动,恢复期关节功能锻炼,物理疗法等。

(2)非甾体抗炎药　具有镇痛抗炎作用,是改善关节炎症状的常用药,但不能控制病情,应与改变病情抗风湿药同服。常用的非甾体药包括塞来昔布、美洛昔康、双氯芬酸、吲哚美辛、萘普生、布洛芬等。

(3)改变病情抗风湿药(DMARDs)　能改善和延缓病情进展,但发挥作用慢,临床症状改善大约需1~6个月。甲氨蝶呤能抑制细胞内的二氢叶酸还原酶,使嘌呤合成受抑,同时具有抗炎作用,是目前治疗类风湿关节炎首选的改变病情抗风湿药。

DMARDs 还包括柳氮磺吡啶、来氟米特、羟氯喹、氯喹、金制剂、青霉胺、硫唑嘌呤、环孢素等。

(4)糖皮质激素　具有强大的抗炎作用,能迅速缓解关节肿痛症状和全身炎症。其应用原则是小剂量、短疗程、与改变病情抗风湿药联合应用。

(5)生物制剂靶向治疗　包括 TNF-α、IL-1 拮抗剂、IL-6 拮抗剂、CD20 单克隆抗体、细胞毒 T 细胞活化抗原-4(CTLA-4)抗体等。为增加疗效、减少不良反应,本类药物应与甲氨蝶呤(MTX)联合应用。

(6)手术　包括关节置换和滑膜切除手术,前者适用于较晚期有畸形并失去功能的关节;后者可使病情得到一定程度的缓解,但术后易复发。

> 注意:①非甾体抗炎药对于类风湿关节炎——只能改善症状,不能控制病情。
> ②改变病情抗风湿药对于类风湿关节炎——既能改善症状,又能控制病情,为改变病情的首选药。
> ③糖皮质激素对于类风湿关节炎——只能迅速改善症状,不能控制病情。

三、系统性红斑狼疮

系统性红斑狼疮(SLE)是一种有多系统损害的慢性自身免疫性疾病,其血清具有以抗核抗体为代表的多种自身抗体。SLE 好发于女性,占90%,常为 20~40 岁的育龄妇女。

1. 病因

(1)遗传　①流行病学及家系调查:结果表明 SLE 患者第 1 代亲属中患 SLE 者 8 倍于无 SLE 患者家庭,单卵双胞胎 SLE5~10 倍于异卵双胞胎。②易感基因:研究表明 SLE 是多基因相关疾病,有 HLA-Ⅲ类的 C2 或 C4 缺损,HLA-Ⅱ类的 DR2、DR3 频率异常。

(2)环境因素　①阳光:紫外线使皮肤上皮细胞出现凋亡,新抗原暴露而成为自身抗原。②药物、化学试剂、微生物病原体等也可诱发疾病。

(3)雌激素　本病女性患者明显多于男性,在更年期前阶段为 9∶1,儿童及老人为 3∶1。

【例21】2013NO76A 与系统性红斑狼疮的发病无关的因素是

A. 遗传　　　　　B. 紫外线照射　　　　　C. 化学试剂　　　　　D. 雄激素

2. 发病机制

外来抗原(如病原体、药物)引起人体 B 细胞活化。易感者因免疫耐受性减弱,B 细胞通过交叉反应与模拟外来抗原的自身抗原相结合,并将抗原呈递给 T 细胞,使之活化,在 T 细胞活化刺激下,B 细胞得以产生大量不同类型的自身抗体,造成大量组织损伤。

(1)致病性自身抗体

自身抗体	发病机制	自身抗体	发病机制
DNA 抗体	与肾组织直接结合,导致肾损伤	抗血小板抗体	导致血小板破坏,血小板减少
抗红细胞抗体	导致红细胞破坏,出现溶血性贫血	抗核糖体抗体	与神经精神狼疮(NP-SLE)有关
抗磷脂抗体	引起抗磷脂抗体综合征(血栓形成、血小板减少、习惯性流产)	抗 SSA 抗体	经胎盘进入胎儿心脏,导致新生儿心脏传导阻滞

（2）致病性免疫复合物　SLE 是一个免疫复合物病,自身抗原和自身抗体结合形成免疫复合物(IC)沉积于组织造成组织损伤。IC 增高的原因有:①清除 IC 的机制异常;②IC 形成过多(抗体量多);③因 IC 的大小不当而不能被吞噬或排出。

（3）T 细胞和 NK 细胞功能失调　SLE 患者的 CD8$^+$T 细胞和 NK 细胞功能失调,不能产生抑制 CD4$^+$T 细胞的作用,因此在 CD4$^+$T 细胞的刺激下,B 细胞持续活化而产生自身抗体。T 细胞的功能异常,以致新抗原不断出现,使自身免疫持续存在。

3. 病理

（1）主要病理改变　为炎症反应和血管异常,可出现在身体任何器官。

（2）特征性改变　受损器官的特征性改变为:

①苏木紫小体　是指细胞核受抗体作用变性为嗜酸性团块,病理学称为苏木素小体。

②洋葱皮样病变　是指小动脉周围有显著向心性纤维增生,明显表现于脾中央动脉,以及心瓣膜的结缔组织反复发生纤维蛋白样变性而形成赘生物。

【例 22】2014NO49A 对红斑狼疮性肾炎最具有诊断意义的病变是(病理学试题)

　　A. 免疫复合物沉积　　　B. 苏木素小体　　　C. 基底膜增厚　　　D. 系膜增生

4. 临床表现

临床症状多样,早期症状往往不典型。

症状	发生率	临床特点
发热	90%	可出现各种热型的发热,尤其以低、中热常见
皮肤损害	80%	皮肤损害为皮肤真皮和表皮交界处免疫复合物沉积所致 特异性皮疹:颊部蝶形红斑(特征性表现)、亚急性皮肤型红斑狼疮(SCLE) 　　　　　盘状红斑、狼疮性脂膜炎、黏膜狼疮、肿胀性狼疮、冻疮样狼疮 非特异性皮疹:光过敏、脱发、甲周红斑、网状青斑、雷诺现象
浆膜炎	50%	急性发作期出现多发性浆膜炎,如双侧胸腔积液、心包积液
关节痛	95%	多发于指、腕、膝关节,伴红肿者少见。常出现对称性多关节肿痛,多无关节骨破坏
肾脏病变	70%	28% ~70%的 SLE 会出现肾脏受累,其中 25.8%的患者以肾脏受累为首发症状 主要表现为蛋白尿、血尿、管型尿、水肿、高血压,乃至肾功衰,是 SLE 主要死因之一
心血管	不定	心包炎、疣状心内膜炎(Libman-Sack 心内膜炎)、心肌损害、冠状动脉受累
肺部表现	35%	35%为胸腔积液,少数为狼疮肺炎、间质性肺炎、弥漫性肺泡出血
神经系统	25%	神经精神狼疮又称狼疮脑病
消化系统	30%	食欲减退、腹痛、呕吐、腹泻或腹水,其中部分患者以此为首发症状
血液系统	—	活动性 SLE 患者血红蛋白下降、白细胞和(或)血小板减少
APS	—	动脉或静脉血栓形成、习惯性流产、血小板减少,称为抗磷脂抗体综合征(APS)
SS	30%	30%的 SLE 并存继发性干燥综合征(SS),有唾液腺和泪腺功能不全

注意:①类风湿关节炎的关节损害——表现为腕、掌指关节、近端指间关节肿痛,对称性,多有关节骨破坏。

②系统性红斑狼疮的关节损害——表现为指、腕、膝关节肿痛,对称性,多无关节骨破坏。

③类风湿关节炎的皮肤损害——表现为关节隆突部的类风湿结节。

④系统性红斑狼疮的皮肤损害——表现为颊部蝶形红斑。

【例23】2008NO47A Libman-Sacks 血栓性心内膜炎常发生于

A. 休克　　　　　　　　　　　　　　　　B. 败血症

C. 癌症晚期　　　　　　　　　　　　　　D. 系统性红斑狼疮

5. 辅助检查

(1) 自身抗体 患者血清中可检测到的自身抗体包括抗核抗体谱、抗磷脂抗体和抗组织抗体。

①抗核抗体谱 包括抗核抗体(ANA)、抗双链 DNA(dsDNA)抗体、抗可提取核抗原(ENA)抗体。抗 ENA 抗体包括抗 Sm 抗体、抗 RNP 抗体、抗 SSA(Ro)抗体、抗 SSB(La)抗体及抗 rRNP 抗体。

②抗磷脂抗体 包括抗心磷脂抗体、狼疮抗凝物、抗 β_2-糖蛋白 1(β_2GP1)抗体、梅毒血清试验假阳性。

③抗组织抗体 抗红细胞膜抗体,现以 Coombs 试验测得。抗血小板相关抗体导致血小板减少。抗神经元抗体多见于神经精神狼疮(NP-SLE)。

④其他 少数患者血清可出现类风湿因子、抗中性粒细胞胞质抗体。

(2) 补体 包括总补体(CH50)、C3 和 C4 检测。补体低下不仅有助于 SLE 诊断,而且提示疾病活动。

项目	敏感性	特异性	临床意义
抗核抗体 ANA	约100%	65%	最佳筛选试验,不能作为 SLE 与其他结缔组织病的鉴别
抗 dsDNA 抗体	70%	95%	诊断 SLE 的标记性抗体之一,对确诊及判定活动性参考价值大
抗 Sm 抗体	25%	99%	有助于早期和不典型患者的诊断,与疾病活动无相关性
抗 RNP 抗体	40%	不高	往往与 SLE 的雷诺现象和肌炎相关
抗 SSA(Ro)抗体	30%	低	与出现光过敏、血管炎、皮损、白细胞减低、新生儿狼疮有关
抗 SSB(La)抗体	10%	低	与继发干燥综合征有关,阳性率低于抗 SSA(Ro)抗体
抗 rRNP 抗体	15%	较高	阳性表示处于活动期,有 NP-SLE 或其他重要内脏损害
抗磷脂抗体	50%	—	导致血栓形成、习惯性流产、血小板减少
CH50、C3、C4	80%	较高	C3 低下表示 SLE 活动。C4 低下表示 SLE 活动、SLE 易感
狼疮带试验	50%	较高	阳性代表 SLE 活动性
肾活检	—	—	对诊断、治疗、估计预后均有价值

注意:①系统性红斑狼疮的最佳筛选试验——抗核抗体。

②对确诊系统性红斑狼疮最有价值的自身抗体——抗 dsDNA 抗体(抗双链 DNA 抗体)。

③对诊断系统性红斑狼疮特异性最高的自身抗体——抗 Sm 抗体(标记性抗体)。

④对判断系统性红斑狼疮活动性最有价值的自身抗体——抗 dsDNA 抗体。

⑤系统性红斑狼疮的标记性抗体——抗 dsDNA 抗体、抗 Sm 抗体。

【例24】2004NO73A SLE 患者不会出现的血液学异常是

A. 血红蛋白减少　　B. 网织红细胞减少　　C. 白细胞减少

D. 淋巴细胞减少　　E. 血小板减少

【例25】2014NO76A 代表系统性红斑狼疮疾病活动性的自身抗体是

A. 抗 SSA(Ro)抗体　　B. 抗 rRNP 抗体　　C. 抗 Sm 抗体　　　D. 抗核抗体

【例26】2003NO74A 下列与 SLE 病情活动性无关的实验室检查是

A. 血清 C_3、C_4 下降　　　　B. 白细胞减少和淋巴细胞绝对值减少

C. 抗 dsDNA 抗体升高　　D. 抗 Sm 抗体升高　　　E. 血沉加快

【例27】2002NO74A 对确诊 SLE 和判断其活动性参考价值最大的抗体是

A. 抗核抗体　　　　B. 抗 dsDNA 抗体　　　　C. 抗 Sm 抗体

D. 抗 RNP 抗体　　　　E. 抗 Ro 抗体

【例28】2016NO76A 抗 ENA 抗体谱中不包括的抗体是

A. 抗 RNP 抗体　　　　B. 抗 SSB(La)抗体　　　　C. 抗 dsDNA 抗体　　　　D. 抗 Sm 抗体

【例29】2007NO152A 女性,20 岁,间断低热伴关节痛半年,1 周来高热,关节痛加重,轻度头晕。查体:血压 120/80mmHg,皮肤无出血点,肝肋下 1cm,脾侧位可触及,化验血 Hb95g/L,Ret6.5%,WBC4. 2×10^9/L,Plt76 $\times 10^9$/L,尿蛋白(+++),RBC3~8/HP,偶见颗粒管型。为明确诊断,下列血液学检查中最有意义的是

A. 抗核抗体谱　　　　　　　　　　B. 抗中性粒细胞胞浆抗体

C. 抗磷脂抗体　　　　　　　　　　D. 抗组织细胞抗体

【例30】2009NO74A 继发于 SLE 的干燥综合征患者中,出现的特异性抗体是

A. 抗 SSA 抗体　　　　B. 抗磷脂抗体　　　　C. 抗 RNP 抗体　　　　D. 抗组蛋白抗体

6. 诊断和鉴别诊断

(1)诊断　多采用美国风湿病学会(ACR)1997 年推荐的 SLE 分类标准。该分类标准的 11 项中,符合 4 项或 4 项以上,在除外感染、肿瘤和其他结缔组织病后,可诊断为 SLE。其特异性为 85%,敏感性为 95%。

①颊部红斑;②盘状红斑;③光过敏;④口腔溃疡;⑤非侵蚀性关节炎,≥2 个外周关节;⑥浆膜炎(胸膜炎或心包炎);⑦肾脏病变(尿蛋白 >0.5g/24h 或管型);⑧神经病变(癫痫发作或精神病);⑨血液学疾病(溶血性贫血、白细胞减少、淋巴细胞减少或血小板减少);⑩免疫学异常(抗 dsDNA 抗体阳性、或抗 Sm 抗体阳性、或抗磷脂抗体阳性);⑪抗核抗体阳性。

(2)鉴别诊断　本病需与类风湿关节炎、各种皮炎、癫痫病、精神病、特发性血小板减少性紫癜、原发性肾小球肾炎、原发性干燥综合征等鉴别。

(91~92 题共用题干)女性,25 岁。1 周来无明显诱因发热、双膝关节疼痛伴皮肤出血点,自测体温最高 38.8℃,无寒战。既往体健。查体:T38.1℃,四肢皮肤可见出血点,口腔颊黏膜见两处溃疡,心、肺、腹检查未见明显异常。化验血 Hb102g/L,WBC5. 2×10^9/L,Plt24 $\times 10^9$/L,网织红细胞 4.9%,尿蛋白(++)。

【例31】2018NO91A 该患者最可能的诊断是

A. 再生障碍性贫血　　　　　　　　B. 贝赫切特(Behcet)病

C. 系统性红斑狼疮　　　　　　　　D. 急性肾小球肾炎

【例32】2018NO92A 为明确诊断,查体中还应特别注意检查的是

A. 颜面部水肿　　　　B. 盘状红斑　　　　C. 结节性红斑　　　　D. 牙龈渗血

7. 治疗

SLE 目前不能根治,但经合理治疗后可以达到长期缓解。治疗要个体化。治疗原则是急性期积极用药诱导缓解,尽快控制病情活动;病情缓解后,调整用药,维持缓解状态,保护重要器官功能。

(1)一般治疗　①避免使用可能诱发狼疮的药物;②避免强阳光暴晒和紫外线照射;③缓解期才可作防疫注射,但尽可能不用活疫苗。

(2)对症治疗　①对发热、关节疼痛者,可辅以非甾体抗炎药;②对高血压、血脂异常、糖尿病、骨质疏松等给予相应治疗;③对 SLE 神经精神症状,给予降颅压、抗癫痫、抗抑郁等治疗。

(3)糖皮质激素　为目前治疗系统性红斑狼疮(SLE)的首选药物,一般选用泼尼松或甲泼尼龙。

①口服泼尼松维持治疗　适用于不非常严重的病例,但应注意长期使用激素的副作用。

②激素冲击疗法 适用于重要脏器急性进行性损伤时,即急性暴发性危重 SLE,如肺泡出血、神经精神性狼疮(NP-SLE)的癫痫发作、明显精神症状、严重溶血性贫血。可用甲泼尼龙 500～1000mg + 5% 葡萄糖 250ml 静脉滴注,每天 1 次,连用 3～5 天为 1 疗程。这样能较快地控制病情活动,达到诱导缓解。

(4)免疫抑制剂 大多数 SLE 患者,尤其是病情活动时,需选用糖皮质激素 + 免疫抑制剂联合治疗。有重要脏器受累的 SLE 患者,诱导缓解期应首选环磷酰胺(CTX)或霉酚酸酯(MMF)。加用免疫抑制剂有利于更好地控制 SLE 活动,保护重要脏器,减少复发,减少长期激素的需要量和副作用。如狼疮肾炎用激素 + CTX 治疗,会显著减少肾衰竭的发生。

(5)生物制剂 是治疗 SLE 的新型药物,目前用于治疗 SLE 的生物制剂包括 Belimumab 抗体、抗 CD20 单抗(利妥昔单抗,Rituximab)。

(6)危重或难治病例 可静脉注射大剂量免疫球蛋白(IVIG)、血浆置换、造血干细胞移植等。

(7)合并抗磷脂抗体综合征的治疗 应用阿司匹林抗血小板聚集或华法林抗凝治疗。

【例 33】2005NO84A 在 SLE 应用激素冲击疗法中,下列哪项不是适应证?
    A. 急性肾衰竭   B. NP 狼疮的癫痫发作   C. NP 狼疮的明显精神症状
    D. 严重溶血性贫血   E. 严重血小板减少性紫癜

四、干燥综合征

干燥综合征是一种以侵犯泪腺、唾液腺等外分泌腺,具有淋巴细胞浸润和特异性自身抗体(抗 SSA/SSB)为特征的弥漫性结缔组织病。主要表现为干燥性角结膜炎、口腔干燥症,还可累及其他多个器官。

1. 病因和发病机制

大多数学者认为感染、遗传、内分泌等多种因素参与了本病的发生和延续。易感人群感染某些病毒(如 EB 病毒、丙型肝炎病毒、艾滋病病毒)后,通过分子模拟机制诱发自身免疫反应,在 Th 细胞的作用下,B 细胞增殖并分化为浆细胞,产生大量免疫球蛋白及自身抗体。同时 NK 细胞功能下降,进一步通过各种细胞因子、炎症介质造成组织损伤。

2. 临床表现

起病多隐匿,临床表现多样,主要与腺体功能减退有关。

(1)局部表现

①口干燥症 因唾液腺病变而引起下列症状。

口干	70%～80% 患者诉口干,严重者讲话时需频频饮水,进食固体食物时需伴以流质送下
猖獗性龋齿	牙齿逐渐变黑,继而小片脱落,最终只留残根,是本病的特征之一
腮腺炎	50% 患者有间歇性腮腺肿痛,10 天左右自行消退,少数持续性肿大,应警惕恶性淋巴瘤
颌下腺肿大	少数患者有颌下腺肿大,舌下腺肿大较少见
舌	表现为舌痛,舌面干裂,舌乳头萎缩

②干燥性角结膜炎 因泪腺分泌的黏蛋白减少而出现眼干涩、异物感、少泪等症状,甚至哭时无泪。部分患者有眼睑肿胀、前葡萄膜炎等,严重者可致角膜溃疡,穿孔失明者少见。

③其他浅表部位 如鼻、硬腭、气管及其分支、消化道黏膜、阴道黏膜的外分泌腺均可受累。

(2)系统表现 可出现全身症状,如乏力、发热。约2/3 患者出现其他外分泌腺和系统损害。

皮肤	约25% 的患者有不同皮疹,紫癜样皮疹(特征性表现)、荨麻疹样皮疹、结节红斑等
骨骼肌肉	关节痛(70%～80%)、关节肿(10%)、肌炎(3%～14%)
肾	30%～50% 有肾损害,主要累及远端小管,表现为因肾小管性酸中毒而引起周期性低钾性麻痹;近端小管损害较少见,部分患者肾小球损害较明显

呼吸系统	支气管炎、肺大疱、间质性肺炎、肺动脉高压,少数患者可因呼吸衰竭而死亡
消化系统	萎缩性胃炎、胃酸减少、慢性腹泻,免疫性肝病,慢性胰腺炎,炎性肠病
神经系统	周围神经和中枢神经均可受累,但以周围神经损害多见,可出现感觉、运动神经异常
血液系统	可出现白细胞、血小板减少。淋巴瘤的发生率显著高于正常人,持续腮腺肿大、紫癜、白细胞减少、冷球蛋白血症、低 C4 水平提示发展为淋巴瘤

3. 实验室和其他检查

(1)**血液常规** 正细胞正色素性贫血(20%)、白细胞减少(16%)、血小板减少(13%)。

(2)**血液检查** 血沉增快(60% ~ 70%)、C 反应蛋白可增高。

(3)**氯化铵负荷试验** 约 50% 患者有亚临床肾小管酸中毒。

(4)**自身抗体** ANA(阳性率 45.7%)、抗 SSA 抗体(70%)、抗 SSB 抗体(40%)、抗 U1RNP(5% ~ 10%)、抗着丝点抗体 ACA(5% ~ 10%)、类风湿因子(43%)、抗心磷脂抗体 ACL(20%)。其中,**抗 SSA/SSB 抗体**为诊断价值较高的自身抗体,前者敏感性高,后者特异性强。抗 α-fodrin 抗体可协助可疑患者的诊断,抗毒蕈碱受体 3(M3)抗体是诊断本病的新抗体,可能参与眼干发生。

(5)**高球蛋白血症** 以 IgG 升高为主,为多克隆性,少数出现巨球蛋白血症、单克隆性高免疫球蛋白血症。

(6)**泪腺功能检查**

①Schirmer 试验 以 5mm×35mm 滤纸在 5mm 处折成直角,消毒后放入结膜囊内,滤纸浸湿长度正常为 15mm/5min,≤5mm/5min 则为阳性。

②泪膜破碎时间(BUT)试验 < 10 秒为阳性。

③角膜染色试验 受试者在实验前不能使用滴眼液,且 5 年内未行角膜手术或眼睑整容手术。用 2% 荧光素或 1% 孟加拉红做染色,在裂隙灯下检查角膜染色斑点,一侧 >10 个着色点为不正常。

(7)**涎腺功能检测**

①唾液流量 中空导管相连的小吸盘以负压吸附于单侧腮腺导管开口处,收集唾液分泌量。未经刺激唾液流量 >0.5ml/min 为正常,≤1.5ml/15min 为阳性。

②腮腺造影 腮腺管不规则、狭窄或扩张,碘液淤积于腺体末端如葡萄状或雪花状。

③涎腺放射性核素扫描 观察 99mTc 化合物的摄取、浓缩和排泄。

(8)**唇腺活检** ≥1 个灶性淋巴细胞浸润/4mm² 组织,凡有≥50 个淋巴细胞聚集为 1 个灶。

4. 诊断和鉴别诊断

(1)2002 年干燥综合征国际分类(诊断)标准 其敏感性为 88.3% ~ 89.5%,特异性为 95.2% ~ 97.8%。

项目	内容	诊断标准
Ⅰ口腔症状	①每日感口干持续 3 个月以上 ②成年后腮腺反复或持续肿大 ③吞咽干性食物时需用水帮助	3 项中有 1 项或 1 项以上
Ⅱ眼部症状	①每日感到不能忍受的眼干持续 3 个月以上 ②有反复的沙子进眼或砂磨感觉 ③每日需用人工泪液 3 次或 3 次以上	3 项中有 1 项或 1 项以上
Ⅲ眼部体征	①Schirmer 试验阳性(≤5mm/5min);②角膜染色阳性	2 项中有 1 项或 1 项以上
Ⅳ组织学检查	下唇腺病理示淋巴细胞灶≥1 个	4mm² 组织内至少有 50 个淋巴细胞聚集于唇腺间质为 1 个灶
Ⅴ唾液腺受损	①唾液流率阳性(≤1.5ml/15min) ②腮腺造影阳性 ③唾液腺放射性核素检查阳性	任 1 项或 1 项以上阳性
Ⅵ自身抗体	①抗 SSA 阳性;①抗 SSB 阳性	任 1 项阳性

诊断条件:①原发干燥综合征:无任何潜在疾病的情况下,符合下述任 1 条则可诊断:a. 符合表中 4 条或 4 条以上,但必须含有条目Ⅳ和(或)条目Ⅵ;b. 条目Ⅲ、Ⅳ、Ⅴ、Ⅵ4 条中任 3 条阳性。②继发性干燥综合征:患者有潜在的疾病(如任一结缔组织病),而符合表中Ⅰ和Ⅱ中任 1 条,同时符合条目Ⅲ、Ⅳ、Ⅴ中任 2 条。③必须除外:颈头面部放疗史、丙肝病毒感染、艾滋病、结节病、移植物抗宿主病、抗乙酰胆碱药的应用。

(2)干燥综合征 2012 年 ACR 分类(诊断)标准　具有干燥综合征相关症状/体征的患者,以下 3 项客观检查满足 2 项或 2 项以上者,可诊断为本病。

①血清抗 SSA 和(或)抗 SSB 抗体阳性,或类风湿因子阳性同时伴 ANA≥1:320;

②唇腺病理示淋巴细胞灶≥1 个/$4mm^2$($4mm^2$ 组织内至少有 50 个淋巴细胞聚集);

③干燥性角结膜炎伴眼染色评分≥3 分(患者当前未因青光眼而日常使用滴眼液,且近 5 年内无角膜手术及眼睑整形手术史)。

必须除外:颈头面部放疗史、丙肝病毒感染、艾滋病、结节病、移植物抗宿主病、IgG4 相关性疾病。

(3)鉴别诊断　本病需与系统性红斑狼疮、类风湿关节炎、IgG4 相关疾病等鉴别。

(91~92 题共用题干)男性,52 岁。近 3 年来口干、眼干,近 1 个月来加重伴双膝关节疼痛,哭时无泪。查体:舌干,牙齿多个脱落,双膝关节无肿胀。化验血 Hb105g/L,WBC3.4×10^9/L,Plt110×10^9/L,ANA1:320,ESR34mm/h,尿常规未见异常。

【例 34】2017NO91A 下列检查无助于该患者诊断的是

　　A. Schirmer 试验　　　　　　　　　　　B. 腮腺造影

　　C. 涎腺放射性核素扫描　　　　　　　　D. 双膝关节 X 线片

【例 35】2017NO92A 该病皮肤特征性的表现是

　　A. 紫癜样皮疹　　　　B. 荨麻疹样皮疹　　　　C. 结节性红斑　　　　D. 环形红斑

5. 治疗

尚无根治方法,主要是替代治疗和对症治疗。治疗目的是预防因长期口、眼干燥造成的局部损伤。

(1)改善口干、眼干的药物　减轻口干极为困难,应停止吸烟、饮酒、避免服用引起口干的药物,保持口腔清洁,减少龋齿、口腔感染的可能。使用人工替代品(如人工泪液、唾液)可减轻局部症状。M3 受体激动剂(匹罗卡品)已成为新一代改善口眼干燥的药物。

(2)系统性治疗　对出现腺外表现(如关节炎、肺间质改变、肝肾及神经等系统改变)的患者,应给予糖皮质激素、免疫抑制剂治疗。

(3)其他对症处理　纠正急性低钾血症以静脉补钾为主,平稳后改为口服钾盐片。

(4)生物制剂　抗 CD20 单克隆抗体可以抑制 B 细胞生成,有可能是疾病治疗的有效药物。

五、原发性血管炎概论

血管炎是指因血管壁炎症和坏死而导致多系统损害的一组自身免疫性疾病,分为原发性和继发性两类。原发性血管炎是指不合并有另一种已明确疾病的系统性血管炎。继发性血管炎是指血管炎继发于另一确诊的疾病,如感染、肿瘤、弥漫性结缔组织病等。

1. 血管炎的分类

参阅 8 版内科学 P830 表 8-7-1。

2. 病因

不完全清楚。一般认为有遗传基础及潜在免疫异常的易感者,通过环境中的微生物、毒素等促发血管炎的发生。各种微生物通过 T 细胞 Vβ 链基因促发 T、B 淋巴细胞活化而导致血管炎。

(1)病毒性肝炎　部分病毒性肝炎患者除有肝病变外,尚有血管炎表现。如结节性多动脉炎患者中 10% 有乙型肝炎病毒感染,混合型冷球蛋白血症患者 80% 有丙型肝炎病毒感染。

(2)HIV 及 CMV　人类免疫缺陷病毒(HIV)及巨细胞病毒(CMV)感染者可出现血管炎表现。

（3）GPA　60%～70% 的肉芽肿性多血管炎（GPA）患者是金黄色葡萄球菌的带菌者。

（4）川崎病　川崎病的发生可能与金黄色葡萄球菌、链球菌感染有关。

3. 发病机制

发病机制与人体的天然免疫系统、特异免疫系统及细胞免疫、体液免疫相关。中性粒细胞、巨噬细胞、淋巴细胞、内皮细胞及各种细胞因子均参与了血管炎的发病过程。

（1）抗中性粒细胞胞质抗体（ANCA）　是第一个被证实与原发性血管炎相关的自身抗体。ANCA 的靶抗原为中性粒细胞胞质内的各种成分：丝氨酸蛋白酶 3（PR3）、髓过氧化物酶（MPO）、弹性蛋白酶、乳铁蛋白等，其中 PR3 和 MPO 是主要的靶抗原。ANCA 是诊断小血管炎的标记。

（2）抗内皮细胞抗体（AECA）　AECA 出现在多种血管炎，如大动脉炎、川崎病、GPA、显微镜下多血管炎等。它通过补体途径或抗体介导的细胞毒反应，导致内皮细胞持续损伤。

（3）免疫复合物　免疫复合物并非导致组织损伤的直接原因，而是始动因素。相关的抗原抗体免疫复合物在血管壁的沉积引起炎症反应，如冷球蛋白血症、过敏性紫癜等。

4. 临床表现

（1）复杂多样　血管炎的临床表现取决于受累血管的类型和大小，常复杂多样、多脏器受累且无特异性。

（2）共同表现　包括全身症状如乏力、发热、体重减轻，各种皮疹，关节、肌肉疼痛等。

（3）系统表现　累及肺、肾、胃肠道、神经系统等可出现相应的临床表现。

5. 辅助检查

（1）ANCA　与小血管炎相关，在大血管炎中极少有 ANCA 阳性。

（2）AECA　参与了多种疾病的发病，尤其与血管炎的关系密切。在 GPA 中，AECA 滴度的消长与疾病活动性相关。在川崎病中，AECA 可作为标记抗体，具有诊断意义。

（3）病理检查　受累组织的活检是确诊血管炎的金标准。

（4）血管造影　对大、中血管病变者有极大帮助，也是了解病变范围最确切可靠的方法。

（5）血管彩色多普勒　是一种无创性检查，常用于检查较浅表血管管腔的狭窄和管壁状况。

（6）CT 和 MRI　对诊断血管炎可以提供很好的帮助。

6. 诊断和鉴别诊断

（1）诊断　血管炎的诊断较为困难，需根据临床表现、实验室检查、病理活检及影像学资料等综合判断。

（2）鉴别诊断　需与感染性心内膜炎、纤维肌性结构不良、动脉粥样硬化、非血管炎性栓塞等鉴别。

7. 治疗

（1）治疗原则　早期诊断，早期治疗。

（2）糖皮质激素　是血管炎的基础治疗，其剂量、用法因血管炎病变部位而异。

（3）免疫抑制剂　凡有肾、肺、心脏等重要脏器受累者，除糖皮质激素外，还需加用免疫抑制剂，其中以环磷酰胺最常用。其他常用免疫抑制剂有甲氨蝶呤、环孢素、硫唑嘌呤、麦考酚吗乙酯等。

（4）其他治疗　急性期、危重者可行血浆置换、免疫吸附、静脉注射大剂量免疫球蛋白。

（5）生物治疗　利妥昔单抗对 ANCA 相关血管炎有一定疗效，TNF-α 拮抗剂（英夫利昔单抗）对系统性血管炎可能有效。

六、显微镜下多血管炎

显微镜下多血管炎（MPA）是一种主要累及小血管（小动脉、微小动脉、微小静脉、毛细血管）的系统性血管炎，常受累肾脏与肺，无或很少有免疫复合物沉积于血管壁。

1. 临床表现

（1）全身症状　发热、关节痛、肌痛、皮疹、乏力、食欲减退、体重下降。

（2）肾脏　约78% 的患者有肾脏受累，常表现为镜下血尿、红细胞管型、蛋白尿、肾功能不全。

（3）肺 约50%的患者有肺受累，可见肺部浸润、结节等，表现为咯血，上呼吸道症状少见。

（4）神经系统 约57.6%的患者有神经系统受累，最常累及腓神经、桡神经、尺神经等，表现为受累神经分布区麻木、疼痛、运动障碍。

2. 辅助检查

（1）血液常规 贫血，白细胞总数和中性粒细胞可正常或增高，血小板增高。

（2）血液检查 急性期血沉增快，C反应蛋白增高，C3、C4正常，肾功能异常。

（3）尿液检查 镜下血尿，各种管型尿，蛋白尿。

（4）自身抗体 85%的患者ANCA阳性。

3. 诊断

本病尚无统一的诊断标准，对不明原因的发热、肺肾受累的中老年患者应考虑本病。可行ANCA检查、肾组织活检，以明确诊断。

4. 治疗

（1）联合治疗 首选糖皮质激素＋环磷酰胺联合治疗。

（2）其他治疗 大剂量静脉注射免疫球蛋白、免疫吸附等。

七、贝赫切特病

贝赫切特病（BD）也称白塞病，是一种以口腔和外阴溃疡、眼炎、皮肤损害为临床特征，并累及多个系统的慢性疾病。病情呈反复发作和缓解的交替过程，部分患者因眼炎遗有视力障碍。

1. 临床表现

在皮肤黏膜、视网膜、脑、肺等受累部位可以见到血管炎改变。血管周围有炎症细胞浸润，严重者血管壁坏死，大、中、小、微血管（动、静脉）均可受累，出现管腔狭窄、动脉瘤样改变。

（1）基本症状

口腔溃疡	每年发作至少3次，见于98%以上的患者，为首发症状，是诊断本病最基本而必需的症状
外阴溃疡	见于80%的患者，男性常见于阴囊和阴茎，女性多见于大小阴唇、阴道
皮肤病变	表现为结节性红斑（最常见且具有特异性）、假性毛囊瘤、痤疮样毛囊炎、浅表栓塞性静脉炎
眼炎	最常见的眼部病变是葡萄膜炎，视网膜血管炎可造成视网膜炎，眼炎反复发作可致视力障碍

（2）系统性症状 除基本症状外，部分患者因局部血管炎可引起内脏病变。

消化道	基本病变是多发性溃疡，常表现为腹痛、恶心呕吐、腹胀、纳差、腹泻、吞咽困难等
神经系统	脑、脊髓的任何部位均可因小血管炎而受损，临床表现随其受累部位的不同而不同
心血管	多累及大、中动静脉，心脏受累不多
关节炎	30%~50%的患者可有关节痛，以膝关节受累最多见
肺	肺较少受累。肺小动脉炎可引起小动脉瘤或局部血管栓塞而出现咯血、胸痛、气短、肺栓塞
泌尿系统	表现为血尿、蛋白尿，多不影响肾功能。膀胱镜检查可发现膀胱黏膜多发性溃疡
附睾炎	见于4.5%的患者，可累及双侧或单侧，表现为附睾肿大、疼痛、压痛
发热	部分活动期患者可有发热，以低热多见

2. 辅助检查

（1）实验室检查 本病无特异血清学检查。其抗核抗体、ANCA、抗磷脂抗体均无异常。补体水平、循环免疫复合物正常。可有轻度球蛋白增高，血沉轻至中度增快，PPD试验约40%强阳性。

（2）针刺反应 目前唯一特异性较强的试验。

3. 诊断和鉴别诊断

(1) **诊断** 有下述 5 项中 3 项或 3 项以上者,可诊断为本病:

① 反复口腔溃疡 每年至少发作 3 次,并有下述 4 项症状中的任何 2 项相继或同时出现。

② 反复外阴溃疡 经医师确诊或本人确有把握的外阴溃疡或瘢痕。

③ 眼炎 包括前葡萄膜炎、后葡萄膜炎、视网膜血管炎、裂隙灯下的玻璃体内有细胞出现。

④ 皮肤病变 包括结节性红斑、假性毛囊炎、丘疹性脓疱疹、痤疮样结节。

⑤ 针刺试验呈阳性结果。

(2) **鉴别诊断** 本病需与反应性关节炎、Steven-Johnson 综合征、系统性红斑狼疮鉴别。

4. 治疗

(1) **对症治疗** 根据患者不同的临床症状而应用不同的药物。

① 非甾体抗炎药 主要对关节炎的炎症有效。

② 秋水仙碱 对关节病变、结节性红斑者可能有效,对口腔溃疡也有一定疗效。

③ 糖皮质激素的局部应用 口腔溃疡可使用软膏,轻型的前葡萄膜炎可使用眼药水、眼药膏。

④ 沙利度胺 对黏膜溃疡,特别是口腔黏膜溃疡有较好的疗效。

(2) **内脏血管炎和眼炎的治疗** 主要应用糖皮质激素和免疫抑制剂。

(3) **生物制剂** 对于新发的后葡萄膜炎、顽固的后葡萄膜炎、中枢神经系统受累、肠白塞、皮肤黏膜受累、关节炎,经常规治疗无效者,可考虑使用肿瘤坏死因子拮抗剂。针对重要血管受累,生物制剂尚无足够循证医学证据。

(4) **手术** 有动脉瘤者应结合临床而予切除。

▶ **常考点** 类风湿关节炎与系统性红斑狼疮的诊断和治疗;其他疾病为 2017 年新增考点。

参考答案——详细解答见《贺银成 2019 考研西医临床医学综合能力历年真题精析》

1. ABCDE 2. ABCDE 3. ABCDE 4. ABCDE 5. ABCDE 6. ABCDE 7. ABCDE
8. ABCDE 9. ABCDE 10. ABCDE 11. ABCDE 12. ABCDE 13. ABCDE 14. ABCDE
15. ABCDE 16. ABCDE 17. ABCDE 18. ABCDE 19. ABCDE 20. ABCDE 21. ABCDE
22. ABCDE 23. ABCDE 24. ABCDE 25. ABCDE 26. ABCDE 27. ABCDE 28. ABCDE
29. ABCDE 30. ABCDE 31. ABCDE 32. ABCDE 33. ABCDE 34. ABCDE 35. ABCDE

第38章 急性中毒

▶ **考纲要求**

①急性中毒的病因、临床表现及抢救原则。②有机磷中毒的中毒机制、临床表现、实验室检查、诊断和治疗。

▶ **复习要点**

一、中毒概述

进入人体的化学物质达到中毒量产生组织和器官损害引起的全身性疾病称为中毒。

1. 急性中毒的病因

(1)**职业中毒** 在生产过程中,暴露于有毒原料、中间产物或成品,如不注意劳动防护,即可发生中毒。在保管、使用和运输方面,如不遵守安全防护制度,也会发生中毒。

(2)**生活中毒** 误食、意外接触毒物、用药过量、自杀或谋害等情况下,大量毒物进入人体都可引起中毒。

2. 急性中毒的临床表现

系统	临床表现	常见例子
皮肤黏膜	灼伤	强酸、强碱、甲醛、苯酚、甲酚皂(来苏儿)等灼伤皮肤及口腔黏膜
	发绀	亚硝酸盐、苯胺、硝基苯中毒可出现发绀
	黄疸	毒蕈、鱼胆、CCl_4 中毒损害肝脏可出现黄疸
眼球表现	瞳孔变化	瞳孔扩大见于阿托品、莨菪碱中毒;瞳孔缩小见于有机磷、氨基甲酸酯中毒
神经系统	昏迷	催眠镇静剂中毒、农药中毒、CO 中毒等
	谵妄	阿托品、乙醇、抗组胺药中毒
	肌纤维颤动	有机磷、氨基甲酸酯杀虫剂中毒,异烟肼中毒,丙烯酰胺中毒、铅中毒
	惊厥	窒息性毒物、异烟肼中毒,有机氯或拟除虫菊酯类杀虫药中毒
	瘫痪	蛇毒、三氧化二砷、可溶性钡剂、磷酸三邻甲苯酯中毒
	精神失常	CO、酒精、阿托品、二硫化碳、有机溶剂、抗组胺药中毒
呼吸系统	呼出气味	乙醇中毒有酒味,氰化物中毒有苦杏仁味,有机磷中毒有蒜味
	呼吸加快	水杨酸类、甲醇等兴奋呼吸中枢后可引起呼吸深快
	呼吸减慢	催眠药、吗啡中毒
	肺水肿	刺激性气体、有机磷杀虫药、百草枯等中毒
循环系统	心律失常	洋地黄、拟肾上腺药、三环类抗抑郁药、氨茶碱等中毒
	心脏骤停	心肌毒性作用(洋地黄、奎尼丁)、缺氧(CO 中毒)、严重低钾血症(排钾型利尿剂)
	休克	三氧化二砷、强酸、强碱、严重巴比妥中毒可引起循环血容量减少,导致休克
泌尿系统	中毒后肾损害	肾小管堵塞(砷化氢中毒)、肾缺血、肾小管坏死(头孢菌素、氨基糖苷类)
血液系统	溶凝血障碍	砷化氢、苯胺、硝基苯中毒引起溶血性贫血、黄疸 水杨酸、肝素、双香豆素过量,敌鼠、蛇毒咬伤中毒引起止凝血障碍致出血

A. 烂苹果味   B. 苦杏仁味   C. 蒜臭味   D. 腥臭昧

【例1】2018NO130B 有机磷中毒时,患者的呼吸气味常是

【例2】2018NO131B 氰化物中毒时,患者的呼吸气味常是

3. 急性中毒的抢救原则

立即终止毒物接触;紧急复苏和对症支持治疗;清除体内尚未吸收的毒物;应用解毒药;预防并发症。

(1)立即终止毒物接触

①呼吸道中毒者　立即撤离中毒现场,转到空气新鲜的地方。

②皮肤中毒者　脱去污染的衣服,用温水或肥皂水清洗皮肤和毛发上的毒物,不必用药物中和。

③眼内毒物　用清水彻底冲洗眼内的毒物,局部一般不用解毒药。

④特殊清洗液　见下表。

毒物种类	特殊清洗液
碱性毒物(氨水、氨、NaOH、Na_2CO_3、泡化碱)	弱酸(2% 醋酸、3% 硼酸、1% 枸橼酸溶液)
酸性毒物(有机磷、甲醛、氯化锌、汽油、CCl_4、硫酸二甲酯)	5% 碳酸氢钠或肥皂水 + 大量清水冲洗
黄磷、磷化锌	1% 碳酸钠溶液
苯类(苯酚、溴苯、硝基苯、苯胺、二硫化碳)	10% 酒精

(2)清除体内尚未被吸收的毒物　包括催吐、洗胃、导泻、灌肠。

①催吐和洗胃的禁忌证

催吐禁忌证	洗胃禁忌证
惊厥、昏迷病人 吞服腐蚀性毒物者(如强酸、强碱) 吞服石油蒸馏物	惊厥、昏迷病人 吞服强腐蚀性毒物者(如强酸、强碱) 食管静脉曲张者

【例3】1997NO50A 服毒后的洗胃处理,下列哪项不正确?

A. 一般在服毒后6小时内洗胃有效　　　　B. 超过6小时多数洗胃已无必要

C. 吞服强腐蚀性毒物后,不宜洗胃　　　　D. 惊厥患者不宜插管洗胃

E. 昏迷患者插管易导致吸入性肺炎,洗胃应慎重

注意:洗胃一般6小时内进行,超过6小时多数仍有必要洗胃。

【例4】1994NO59A 误服下列哪种药物应禁忌洗胃?

A. 东莨菪碱　　　　B. 水杨酸盐　　　　C. 氢氧化钠

D. 盐酸麻黄素　　　　E. 亚硝酸盐类

【例5】1993NO48A 误服下列哪种药物中毒应该洗胃?

A. 石炭酸　　　　B. 醋酸　　　　C. 水杨酸类

D. 硝酸　　　　E. 氯化高汞

②特殊洗胃液

毒物种类	洗胃液	毒物种类	洗胃液
阿司匹林、草酸	0.3%氧化镁	砷、硝酸银、溴化物及不明原因中毒	清水或生理盐水
河豚、生物碱	10% 活性炭悬浮液	催眠剂、镇静剂、阿片类、烟碱、氰化物	1/5000 高锰酸钾
硫磺	液体石蜡	有机磷杀虫药、苯、铊、汞、硫、铬、硫酸亚铁、磷	2% 碳酸氢钠
碘、碘化物	10% 面糊	阿片类、士的宁、氰化物、高锰酸钾	0.3% H_2O_2
氯化钡、碳酸钡	5% 硫酸钠	腐蚀性毒物、硫酸铜、铬酸盐	鸡蛋清

注意：①对硫磷(1605)中毒禁用 1/5000 高锰酸钾洗胃，因对硫磷氧化为对氧磷后，毒性增强 300 倍。
②敌百虫中毒者禁用 2% 碳酸氢钠溶液洗胃，因碱性溶液能使敌百虫变为毒性更强的敌敌畏。
③强酸(硫酸、硝酸、盐酸)中毒禁用 2% 碳酸氢钠溶液洗胃，因后者遇酸后生成二氧化碳，使胃肠道充气膨胀，有致穿孔的危险。

A. 1∶5000 高锰酸钾　　　B. 2% 碳酸氢钠　　　C. 0.3% H_2O_2

D. 0.3% 氧化镁　　　E. 5% 硫酸钠

【例6】2003NO103B 有机磷(对硫磷)农药中毒的洗胃液

【例7】2003NO104B 镇静药物中毒的洗胃液是

【例8】B 对硫磷中毒者洗胃禁用

【例9】B 敌百虫中毒者洗胃禁用

③**导泻**　一般不宜使用油性泻药，以免促进脂溶性毒物的吸收。导泻药常用硫酸钠或硫酸镁溶液，口服或经胃管内注入。硫酸镁吸收过多，可导致镁离子对中枢神经系统的抑制作用，故肾功能不全、呼吸抑制、昏迷、磷化锌或有机磷中毒晚期都不宜使用。

A. 硫酸钠导泻　　　B. 硫酸镁导泻　　　C. 两者均可用　　　D. 两者均不可

【例10】1998NO133C 脂溶性毒物中毒后导泻用

【例11】1998NO134C 昏迷患者导泻用

(3)促进已吸收毒物的排出

方法	适应证
强化利尿	主要用于毒物以原形由肾脏排除的毒物中毒，有心、肺、肾功能衰竭者禁用此疗法
改变尿液酸碱度	碱化尿液——弱酸性毒物中毒(苯巴比妥、水杨酸类中毒，静脉应用 $NaHCO_3$ 碱化尿液) 酸化尿液——碱性毒物中毒(苯丙胺、士的宁、苯环己哌啶中毒，应用 VitC 使尿液 pH < 5.0)
供氧	适用于 CO 中毒(高压氧治疗是 CO 中毒的特效疗法)
血液透析	氯酸盐、重铬酸盐中毒——能引起急性肾衰竭，首选血液透析 苯巴比妥、水杨酸、甲醇、茶碱、乙二醇、锂等中毒——可使用血液透析 短效巴比妥类、导眠能、有机磷中毒——具有脂溶性，透析效果不好，因此禁用透析治疗 应在中毒 12 小时内进行血液透析
血液灌流	适用于短、长效巴比妥类，百草枯
血浆置换	生物毒素(蛇毒、蕈中毒)，溶血毒物(砷化氢)

A. 短效巴比妥　　　B. 苯巴比妥　　　C. 水杨酸类

D. 甲醇　　　E. 锂

【例12】2002NO105B 血液灌流可清除

【例13】2002NO106B 透析疗法不能很好清除

注意：①长效巴比妥——巴比妥、苯巴比妥(作用时间均为 6~8 小时)，详见《药理学》。
②中效巴比妥——戊巴比妥、异戊巴比妥(作用时间均为 3~6 小时)。
③短效巴比妥——司可巴比妥(作用时间为 2~3 小时)。
④超短效——硫喷妥钠(作用时间为 0.25 小时)。
可见苯巴比妥属于长效巴比妥，故血液灌流也可清除苯巴比妥，故 2002NO105 题的 B 也正确。

A. 生物毒类中毒　　　B. 乙二醇中毒　　　C. 氯酸盐中毒

D. 导眠能中毒　　　E. 短效巴比妥类中毒

【例14】2005NO121B 血液透析治疗急性中毒的首选治疗指征是

【例15】2005NO122B 最适于血浆置换治疗的中毒是

  A. 血液透析   B. 应用强的利尿剂   C. 两者均可   D. 两者均不可

【例16】2000NO131C 苯巴比妥钠中毒

【例17】2000NO132C 有机磷杀虫剂中毒

【例18】2016NO171X 下列药物中毒时,采用血液透析治疗有效的有

  A. 苯巴比妥   B. 有机磷杀虫药   C. 水杨酸类   D. 茶碱

(4)使用特殊的解毒剂

中毒种类	特殊解毒剂
重金属	①依地酸钙钠——铅中毒; ②二巯丙醇——砷、汞、锑中毒 ③二巯丙磺钠——砷、汞、锑、铜中毒;④二巯丁二钠——砷、汞、锑、铜、铅中毒
高铁血红蛋白血症	亚硝酸盐、苯胺、硝基苯引起者使用小剂量美蓝(亚甲蓝)
氰化物	亚硝酸异戊酯-亚硝酸钠-硫代硫酸钠疗法
乙二醇、甲醇	甲吡唑
磺酰脲类	奥曲肽
β受体拮抗剂、CCB	胰高血糖素(CCB为钙通道阻滞剂)
有机磷	阿托品、碘解磷定
阿片类麻醉药	纳洛酮
苯二氮䓬类	氟马西尼

【例19】2010NO169X 下列关于急性中毒特殊解毒药的应用,正确的有

  A. 依地酸钙钠治疗铅中毒   B. 二巯丙醇治疗砷中毒

  C. 去铁胺治疗镁中毒   D. 亚甲蓝治疗亚硝酸盐中毒

  A. 依地酸钙钠   B. 二巯丙醇   C. 纳洛酮   D. 亚甲蓝

【例20】2017NO130B 铅中毒时的解毒药物是

【例21】2017NO131B 阿片类麻醉药的解毒药物是

二、有机磷杀虫药中毒

1. 发病机制

有机磷农药主要经胃肠道、呼吸道、皮肤黏膜吸收。吸收后迅速分布于全身各器官,其中以肝内浓度最高,最后在肝内进行生物转化和代谢。

正常体内,乙酰胆碱(ACh)被乙酰胆碱酯酶降解为乙酸和胆碱而失活。有机磷进入人体后,迅速与胆碱酯酶结合形成稳定的磷酰化胆碱酯酶,不易水解,失去分解乙酰胆碱的能力,导致乙酰胆碱大量蓄积于胆碱能神经,出现一系列毒蕈碱样(M样)、烟碱样(N样)和中枢神经系统症状。

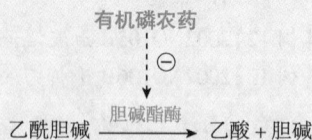

有机磷农药
⊖
乙酰胆碱 —胆碱酯酶→ 乙酸 + 胆碱

2. 临床表现

(1)M样(毒蕈碱样)症状 主要是副交感神经过度兴奋的症状,与阿托品的药理作用相反,见下表。

(2)N样(烟碱样)症状 在横纹肌神经肌肉接头处ACh蓄积过多,出现肌纤维颤动(面、眼睑、舌、四肢、全身横纹肌)。交感神经节节后纤维末梢释放儿茶酚胺,表现为血压增高和心律失常。

(3)中枢神经系统症状 如头痛头晕、烦躁不安、谵妄、抽搐、昏迷。

(4)局部损害 部分患者接触有机磷农药后发生过敏性皮炎、剥脱性皮炎、皮肤水泡;污染眼部时,

出现结膜充血、瞳孔缩小等。

记忆：同学们感到困难的就是记住 M 样症状，好像很杂，没有条理。事实上我们知道：阿托品是治疗有机磷中毒的特殊解毒剂，阿托品就是解除其 M 样症状，故 M 样症状和阿托品的作用正好相反。

	阿托品作用	M 样症状		阿托品作用	M 样症状
眼	眼干无泪	流泪	鼻	无涕	流涕
口	口干	口吐白沫、流涎	皮肤	干燥	多汗
大便	干燥、便秘	失禁	小便	潴留	失禁
支气管	分泌物少	分泌物多、支气管痉挛	胃肠	蠕动慢	蠕动快
瞳孔	散大	缩小(针尖大)	心率	增快	减慢

记忆：①阿托品作用是使所有有孔通道(眼、鼻、口、皮肤、尿道、肛门、呼吸道)分泌减少；M 样症状相反。

②瞳孔、心率不同，可记忆为：我们平常说哪个男生色眯眯地看着漂亮女生，总是形容他"阿托品化"——瞳孔散大、心率加快、颜面潮红。

【例 22】2018NO156X 有机磷中毒时的毒蕈碱样症状有

　　A. 腹痛、腹泻　　　　B. 大汗、流涎　　　　C. 肌纤维颤动　　　　D. 瞳孔缩小

【例 23】1995NO73A 下列哪个不是有机磷中毒的毒蕈碱样表现?

　　A. 恶心、呕吐和腹痛腹泻　B. 多汗　　　　C. 肌肉颤动

　　D. 瞳孔缩小　　　　E. 心率减慢

3. 实验室检查

(1)血胆碱酯酶活力测定　正常人100%，轻度中毒70% ~ 50%，中度中毒50% ~ 30%，重度中毒 < 30%。

(2)尿有机磷杀虫药代谢物测定　在体内，对硫磷和甲基对硫磷氧化分解为对硝基酚，敌百虫代谢为三氯乙醇。尿中检测出对硝基酚或三氯乙醇有助于诊断上述毒物中毒。

4. 诊断与鉴别诊断

(1)诊断　根据有机磷杀虫药接触史、临床症状(呼出气多有大蒜味、瞳孔缩小、多汗、肌纤维颤动、意识障碍等)，一般即可作出诊断。如监测全血胆碱酯酶活力降低，更可确诊。

(2)鉴别诊断　应与中暑、急性胃肠炎、脑炎等相鉴别。

(3)急性中毒诊断分级

	临床表现	胆碱酯酶活力
轻度中毒	仅有 M 样症状	70% ~ 50%
中度中毒	M 样症状 + N 样症状出现	50% ~ 30%
重度中毒	M 样 + N 样症状 + 肺水肿、抽搐、昏迷，呼吸肌麻痹和脑水肿	< 30%

【例 24】2008NO67A 下列符合中度有机磷中毒时的胆碱酯酶活力是

　　A. 35%　　　　　　B. 25%　　　　　　C. 15%　　　　　　D. 10%

【例 25】2012NO67A 急性有机磷中毒的下列临床表现中，能提示中度中毒的是

　　A. 出汗、流涎　　　　B. 呕吐、腹泻　　　　C. 胸背部肌肉颤动　　　D. 瞳孔缩小

【例 26】2015NO68A 女性，20 岁。误服有机磷农药后半小时家人送来急诊。查体：神志不清，皮肤潮湿多汗，面部肌肉束颤动，瞳孔缩小，双肺布满湿啰音。该患者最可能的中毒程度是

　　A. 轻度　　　　　　B. 中度　　　　　　C. 重度　　　　　　D. 不能确定

5. 治疗

(1)迅速清除毒物　立即将患者撤离中毒现场，彻底清除未被机体吸收入血的毒物，如迅速脱去污

染衣服,用肥皂水清洗污染的皮肤、毛发和指甲。口服中毒者,用清水、2%碳酸氢钠溶液洗胃(敌百虫禁用),或用1/5000高锰酸钾溶液洗胃(对硫磷禁用)。

(2)**紧急复苏** 有机磷中毒常死于肺水肿、呼吸肌麻痹、呼吸中枢衰竭,因此采取复苏措施。

(3)**解毒药的使用原则** 早期、足量、联合、重复应用。

(4)**解毒药的种类** 包括胆碱酯酶复能药和胆碱受体阻断药。

①胆碱酯酶复能药 胆碱酯酶复能药能恢复胆碱酯酶活性,作用于外周 N_2 受体,对抗外周N胆碱受体活性,能有效解除烟碱样毒性作用,对M样症状和中枢性呼吸抑制作用无明显影响。所用药物包括氯解磷定(首选)、碘解磷定(次选)、双复磷等。

②胆碱受体阻断药

	M 胆碱受体阻断药	N 胆碱受体阻断药
生理机制	M 受体分 M_1、M_2、M_3 三个亚型 肺组织有 M_1 受体,心肌为 M_2 受体 平滑肌和腺体上主要有 M_3 受体	N 受体有 N_1、N_2 两个亚型 神经节和节后神经元为 N_1 受体 骨骼肌上为 N_2 受体
别称	外周性抗胆碱能药	中枢性抗胆碱能药
常用药物	阿托品、山莨菪碱	东莨菪碱、苯那辛、苯扎托品、丙环定
药理作用	作用于外周 M 受体,能缓解 M 样症状 对 N 受体无作用	作用于中枢 M 和 N 受体 对外周 M 受体作用弱

记忆: M_1、M_2、M_3 受体主要分别存在于肺、心、腹(平滑肌和腺体)——记忆为体检顺序肺、心、腹。

临床上,要注意区分阿托品化和阿托品中毒。达阿托品化后应减量或停用;阿托品中毒应停用阿托品。

阿托品化指征——瞳孔较前扩大,口干,皮肤干燥,心率增快(90~100次/分),肺湿啰音消失。

阿托品中毒指征——瞳孔明显扩大、神志模糊、烦躁不安、抽搐、昏迷、尿潴留。

(5)**对症治疗** 重度有机磷中毒常有多种并发症,如酸中毒、低钾血症、严重心律失常、脑水肿等。

(6)**中间综合征的治疗** 立即给予人工机械通气,同时肌注氯解磷定,连用2~3天。积极对症治疗。

  A. 阿托品   B. 解磷定   C. 美解眠

  D. 尼可利米   E. 甘露醇

【例27】1996NO107B 解除有机磷中毒时烟碱样毒性作用,首选

【例28】1996NO108B 解除有机磷中毒时毒蕈碱样毒性作用,首选

【例29】2007NO143X 治疗急性有机磷中毒时,出现"阿托品化"的表现有

  A. 瞳孔扩大   B. 颜面潮红   C. 心率减慢   D. 肺部啰音消失

▶**常考点** 急性中毒的急救原则;有机磷中毒的M样、N样症状的区分及治疗。

  参考答案——详细解答见《贺银成2019考研西医临床医学综合能力历年真题精析》

1. ABCDE 2. ABCDE 3. ABCDE 4. ABCDE 5. ABCDE 6. ABCDE 7. ABCDE
8. ABCDE 9. ABCDE 10. ABCDE 11. ABCDE 12. ABCDE 13. ABCDE 14. ABCDE
15. ABCDE 16. ABCDE 17. ABCDE 18. ABCDE 19. ABCDE 20. ABCDE 21. ABCDE
22. ABCDE 23. ABCDE 24. ABCDE 25. ABCDE 26. ABCDE 27. ABCDE 28. ABCDE
29. ABCDE

银成教育 027-8226 6012 www.yixueks.com 国家开放大学出版社 OPEN UNIVERSITY OF CHINA PRESS

第七部分　外科学

第1章　无菌术

▶**考纲要求**

　　无菌术的基本概念、常用方法及无菌操作的原则。

▶**复习要点**

一、无菌术的基本概念与常用方法

1. 基本概念

　　(1)**无菌术**　是指针对微生物及感染途径所采取的一系列预防措施,包括灭菌、消毒、无菌操作规则及管理制度等。医务人员在医疗护理操作过程中,需遵循一套操作规程,保持无菌物品、无菌区域不被污染、防止病原微生物侵入人体。

　　(2)**灭菌**　灭菌是指杀灭一切活的微生物,包括芽胞。

　　(3)**消毒**　是指杀死病原微生物和其他有害微生物,但并不要求清除或杀灭所有微生物。

　　(4)**无菌操作规则和管理制度**　是在医疗实践中总结出来的而人为确定的规范,目的是保证已经灭菌的物品、已作消毒准备的手术人员、已消毒的手术区域不再被污染,防止手术切口和手术野的感染。

2. 几种常用的灭菌消毒法

方法	条件	适用范围	备注
高压蒸气法	①下排气式(102.9kPa,121℃,敷料30min,器械20min);②预真空式(205.8kPa,132~134℃,4min)	大多数能耐高温的医用物品:手术器械、消毒衣巾、布类敷料	最常用,效果可靠能杀灭包括细菌芽胞在内的一切微生物
化学气体灭菌法	环氧乙烷气体法:37~63℃,1~6h过氧化氢:45~65℃,28~75min低温甲醛:50~80℃,30~60min	不耐高温、湿热的物品如电子仪器、光学仪器、内镜、心导管、导尿管、橡胶制品	环氧乙烷、甲醛蒸气处理后的残留气体不能自然挥发,需专门排放
煮沸法	杀灭细菌:100℃、15~20min杀灭芽胞、细菌:100℃、60min压力锅:127.5kPa、124℃、10min	金属器械、玻璃制品、橡胶类物品	简单易行,效果肯定在部分基层医疗单位或急救场合采用
药物浸泡法	2%戊二醛30min消毒、10h灭菌;其他消毒浸泡液包括10%甲醛、70%酒精、1/1000苯扎溴铵或氯己定	锐利手术器械内镜、腹腔镜等不耐热器械	应注意消毒与灭菌的浸泡不同
干热法	160℃2h,170℃1h,180℃30min灭菌	耐热、不耐湿,气体不能穿透物品	如玻璃、粉剂、油剂灭菌
电离辐射法	采用⁶⁰Co释放的γ射线、加速器产生的电子射线灭菌	无菌医疗耗材、某些药品如一次性注射器、丝线的灭菌	属于工业灭菌法

注意:①按老教材观点,甲醛蒸气熏蒸法不是灭菌法。

　　②8版外科学P7:低温甲醛熏蒸50~80℃,30~60min可"灭菌"。

【例1】1997NO83A 下列哪种方法不属于灭菌法?

    A. 高压蒸气法   B. 甲醛蒸气熏蒸法   C. 煮沸法

    D. 火烧法   E. 电离辐射法

【例2】2012NO178X 能达到灭菌效果的制剂包括

    A. 甲醛   B. 酒精   C. 过氧乙酸   D. 氯己定

    A. 高压蒸气灭菌法   B. 煮沸灭菌法   C. 两者均可   D. 两者均不可

【例3】1998NO135C 橡胶类物品灭菌

【例4】1998NO136C 玻璃类物品灭菌

3. 刷手方法、穿无菌手术衣、戴无菌手套 8版外科学已删除。

(1)**常用的手消毒剂** 乙醇、异丙醇、氯己定、碘附等。

(2)**消毒方法** 刷手法、冲洗法、免冲洗法。外科手消毒最常见的刷手法,按一定顺序刷手臂3分钟,可达到外科手消毒标准。传统的手臂消毒法有肥皂水刷洗、乙醇浸泡法,需15分钟完成,现已很少使用。

(3)**穿无菌手术衣和戴手套的方法** ①戴干手套:先穿手术衣,后戴手套。戴湿手套:先戴手套,后穿手术衣。②戴手套的原则:尚未戴无菌手套的手,只允许接触手套套口的向外翻折部分,不能碰到手套外面。

(4)**接台手术怎样洗手穿衣?**

①应先做相对无菌手术,再做相对有菌手术。

②如前一次为污染手术,则接连施行手术时,应重新洗手。

③如前一台为无菌手术,手术完毕时手套已破,则需重新洗手。

④如无菌手术完毕,手套未破,连续施行另一手术时,可不重新刷手,仅需用酒精或新洁尔灭溶液浸泡5分钟;或灭菌王涂擦手及前臂,再穿手术衣、戴无菌手套。

【例5】2000NO78A 甲状腺手术后,术者手套有破口,接连施行手术时,术者双手应如何消毒?

    A. 加戴无菌手套,穿无菌手术衣   B. 仅更换手套

    C. 更换手套,更换手术衣   D. 重新洗手,时间缩短为1分钟

    E. 重新洗手

【例6】1990NO35A 戴无菌手套时,尚未戴无菌手套的手,只允许接触手套的

    A. 外面   B. 套口的向外翻折部分   C. 掌面

    D. 套口   E. 侧面

4. 手术区域皮肤消毒方法

①涂擦消毒剂时,应由手术区中心部向四周涂擦。如为感染部位手术、肛门区手术,则应从手术区外周涂向感染处或会阴肛门处。②手术区皮肤消毒范围要包括手术切口周围15cm的区域。如切口有延长的可能,应相应扩大皮肤消毒范围。

二、无菌操作原则

1. 无菌操作原则

(1)**手术人员无菌区的规定** 手术人员肩部以下、腰部以上的身前区,双侧手臂属于个人的无菌空间。手术台及器械推车铺设无菌单后,台面范围属于无菌区。

(2)**器械的传递** 不可在手术人员的背后传递器械或用品。

(3)**术中如手套破损或接触到有菌的地方,应更换手套** 如果前臂或肘部触碰到有菌地方,应更换无菌手术衣或加套无菌袖套。如果无菌巾、布单已被浸湿,应加盖干的无菌布单。

(4)**清点物品** 手术开始前要清点器械、敷料。手术结束时,检查胸、腹等体腔,核对器械、敷料数无误后,才能关闭切口,以免异物遗留腔内,产生严重后果。

(5)**切开空腔脏器** 切开空腔脏器前,应先用纱布垫保护周围组织,以防止或减少污染。

（6）同侧手术人员的换位　一人应先退一步,背对背地转身到达另一位置,以防触及对方背部非无菌区。

（7）参观人员　参观手术的人员不能太多,应与手术者和无菌器械台保持 30cm 以上的距离,尽量减少人员在手术间的走动。

【例7】1997NO158X 术中的无菌原则,下列哪几项是正确的?

A. 术者前臂一旦触及有菌物品,应立即更换无菌手套

B. 无菌巾湿透时,应加盖无菌单

C. 不应越过头部或术者背后传递器械及手术用品

D. 手术台缘以下的布单认为是无菌地带,接触后可以拾回再用

2. 几个常考数据

刷手至肘上 10cm。　　　　　　　　　　泡手至肘上 6cm。

皮肤消毒的范围至少达切口周围 15cm。　手术时大单应超过手术台缘下 30cm。

物品灭菌后可保留 2 周。

3. 特殊感染的消毒

（1）气性坏疽、铜绿假单胞菌感染者术后　手术室使用 40% 甲醛 + 高锰酸钾熏蒸,每 100m³ 用 40% 甲醛 200ml + 高锰酸钾 100g。

（2）肝炎、铜绿假单胞菌感染、开放性肺结核病人　所用手术器械,先在 2000mg/L 有效氯溶液中浸泡 60 分钟,然后清洗、高压蒸气灭菌。引流管、引流瓶用 2000mg/L 有效氯溶液浸泡 60 分钟后,倒入固定下水道,由医院统一处理。用过的敷料打包后集中送洗衣房专缸处理。

【例8】2001NO77A 经高压蒸气灭菌的物品一般可保留

A. 5 天　　　　　　　　　B. 7 天　　　　　　　　　C. 10 天

D. 14 天　　　　　　　　　E. 21 天

【例9】1989NO31A 关于手术区的准备下列哪项是不正确的?

A. 碘酒、酒精涂擦皮肤应包括手术切口周围 15cm

B. 一律应自手术区中心部向四周擦

C. 铺巾顺序:先铺操作者对面或铺相对不洁区,最后铺靠近操作者的一侧

D. 手术巾放置不准确时只能由手术区向外移不应向内移

E. 大单头端应盖过麻醉架,两侧和足端应垂下超过手术床边 30cm

▶ **常考点**　消毒方法,无菌原则。

参考答案——详细解答见《贺银成 2019 考研西医临床医学综合能力历年真题精析》

1. A **B**CDE　　2. A**B**C**D**E　　3. AB**C**DE　　4. AB**C**DE　　5. ABCD**E**　　6. A **B**CDE　　7. A B**C**DE

8. ABC **D**E　　9. A **B**CDE

第2章 外科病人的体液和酸碱平衡失调

▶ **考纲要求**

外科患者体液代谢失调与酸碱平衡失调的概念、病理生理、临床表现、诊断及防治、临床处理的基本原则。

▶ **复习要点**

一、概述

1. 体液分布

体液的主要成分是水和电解质,成年男性体液量占体重的 60%,成年女性体液量约占体重的 50%。两种均有 ±15% 的变化幅度。体液分为细胞内液和细胞外液,男性细胞内液约占体重的 40%,绝大部分存在于骨骼肌中;女性细胞内液约占体重的 35%。男性、女性的细胞外液均占体重的 20%。细胞外液又分为血浆和组织间液两部分,血浆约占体重的 5%,组织间液约占体重的 15%。

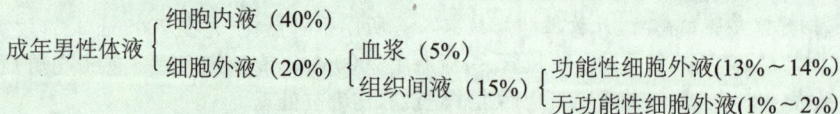

$$成年男性体液 \begin{cases} 细胞内液 (40\%) \\ 细胞外液 (20\%) \begin{cases} 血浆 (5\%) \\ 组织间液 (15\%) \begin{cases} 功能性细胞外液(13\%\sim14\%) \\ 无功能性细胞外液(1\%\sim2\%) \end{cases} \end{cases} \end{cases}$$

(1)**无功能性细胞外液** 组织间液中,其中一小部分仅有缓慢交换和取得平衡的能力,但具有各自的功能,在维持体液平衡方面的作用很小,称为无功能性细胞外液,如结缔组织液、脑脊液、关节液、消化液等。

(2)**正常血浆渗透压** 细胞外液和细胞内液的渗透压相等,为正常血浆渗透压 290～310mOsm/L。保持渗透压的稳定,是维持细胞内外液平衡的基本保证。

(3)**细胞外液主要离子成分** 主要阳离子是 Na^+,主要阴离子是 Cl^-、HCO_3^- 和蛋白质。

(4)**细胞内液主要离子成分** 主要阳离子是 K^+ 和 Mg^{2+},主要阴离子是 HPO_4^{2-} 和蛋白质。

2. 体液平衡及渗透压的调节——两大调节系统

体液及渗透压失衡的调节包括渗透压的维持和血容量的维持。渗透压主要通过下丘脑-垂体后叶-抗利尿激素(ADH)系统进行调节,血容量主要通过肾素-血管紧张素(AT)-醛固酮系统进行调节。

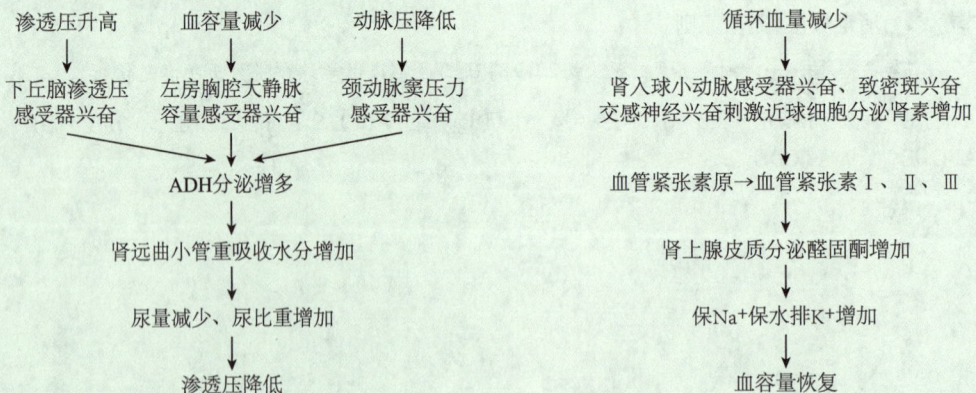

渗透压升高 → 下丘脑渗透压感受器兴奋

血容量减少 → 左房胸腔大静脉容量感受器兴奋

动脉压降低 → 颈动脉窦压力感受器兴奋

↓

ADH分泌增多

↓

肾远曲小管重吸收水分增加

↓

尿量减少、尿比重增加

↓

渗透压降低

下丘脑-垂体后叶-抗利尿激素系统调节渗透压

循环血量减少

↓

肾入球小动脉感受器兴奋、致密斑兴奋交感神经兴奋刺激近球细胞分泌肾素增加

↓

血管紧张素原→血管紧张素Ⅰ、Ⅱ、Ⅲ

↓

肾上腺皮质分泌醛固酮增加

↓

保Na+保水排K+增加

↓

血容量恢复

肾素-血管紧张素-醛固酮系统调节血容量

【例1】2000NO79A 下列关于体液的叙述,哪项是正确的?

A. 成年女性的体液量约占体重的 60%

B. 细胞内液量在男性约占体重的 40%，绝大多数存在于骨骼肌中

C. 血浆约占体重的 10%

D. 脑脊液、关节液、消化液等属于功能性细胞外液

E. 细胞外液和细胞内液的渗透压一般为 260～280mmol/L

二、水和钠的代谢紊乱

在细胞外液中，水和钠的关系非常密切，故一旦发生代谢紊乱，缺水和失钠常同时存在。

三种不同类型缺水的特征如下表。

缺水类型	丢失成分	典型病症	临床表现	实验室检查
等渗性缺水	等比丢失钠、水	肠瘘	舌干，不渴	血液浓缩，血钠正常
低渗性缺水	失钠＞失水	慢性肠梗阻	神志差，不渴	血钠降低
高渗性缺水	失水＞失钠	食管癌梗阻	有口渴	血钠增高

1. 等渗性缺水

等渗性缺水也称急性缺水或混合性缺水，在外科最常见，此时水和钠成比例丢失，因此血清钠仍在正常范围，细胞外液的渗透压也保持正常。但等渗性缺水可造成细胞外液量迅速减少。

（1）病因　①消化液的急性丧失，如肠外瘘、大量呕吐等；②体液丧失在感染区或软组织内，如腹腔内或腹膜后感染、肠梗阻、烧伤等。

（2）临床表现　临床症状有恶心、厌食、乏力、少尿，但不口渴。

①一般体征　舌干燥，眼窝凹陷，皮肤干燥、松弛等。

②血容量不足的表现　若在短期内体液丧失量达到体重的 5%（即细胞外液的 25%），病人会出现脉搏细速、肢端湿冷、血压不稳定或血压下降等血容量不足的表现。

③休克的表现　若失液量达体重的 6%～7%（即细胞外液的 30%～35%），则有更严重的休克表现。

④代谢性酸中毒　休克微循环障碍，常导致代谢性酸中毒。

（3）诊断　①消化液急性大量丢失的病史；②典型临床表现；③实验室检查：红细胞计数、血红蛋白、血细胞比容均明显增高。血清 Na^+、Cl^- 一般无明显降低。尿比重增高。

（4）治疗　原发病的治疗十分重要，若能消除病因，则缺水很容易自行纠正。

①补充细胞外液　首选平衡盐溶液，次选生理盐水。平衡盐溶液的电解质含量与血浆相仿，应为首选。因等渗盐水和血清 Cl^- 含量分别为 154mmol/L 及 103mmol/L，即溶液中的 Cl^- 含量比血清 Cl^- 高 50mmol/L 左右，因此大量使用等渗盐水，可导致血清 Cl^- 过高，引起高氯性酸中毒。

②补充每日基本需要量　水 2000ml + 氯化钠 4.5g。

③补钾　缺水纠正后，排钾量会增加，血钾浓度因细胞外液增加而稀释，故应预防低钾血症的发生。

【例 2】2009NO78A 一位肠梗阻患者，恶心、呕吐、少尿、尿比重增高，眼窝凹陷，肢端湿冷，血压偏低，血清 Na^+ 正常。首选的补液种类应是

　　A. 5% 葡萄糖溶液　　　　B. 生理盐水　　　　C. 平衡盐溶液　　　　D. 5% 氯化钠溶液

【例 3】2011NO80A 患者，男，50 岁。昨日在全麻下行右半结肠切除术，全天胃肠减压量 800ml，尿量 2000ml，今晨电解质正常。今日输液的最佳方案应是

　　A. 5% 葡萄糖盐水 1500ml + 10% 葡萄糖 2500ml　　B. 5% 葡萄糖盐水 2000ml + 10% 葡萄糖 2800ml

　　C. 5% 葡萄糖盐水 1000ml + 10% 葡萄糖 2500ml　　D. 5% 葡萄糖盐水 1500ml + 10% 葡萄糖 1000ml

2. 低渗性缺水

低渗性缺水又称慢性缺水或继发性缺水。此时水和钠同时缺失，但失钠多于缺水，故血钠低于正常。

（1）病因　①胃肠道消化液持续性丢失，如反复呕吐、长期胃肠减压、慢性肠梗阻；②大创面慢性渗

液;③应用排钠性利尿剂(利尿酸)未适当补充钠盐;④等渗性缺水治疗时补充水分过多。

(2)临床表现　随缺钠程度而不同。根据缺钠程度,低渗性缺水分为轻、中、重三度:

	轻度缺钠	中度缺钠	重度缺钠
血钠水平	<135mmol/L	<130mmol/L	<120mmol/L
缺氯化钠	0.5g/kg体重	0.5~0.75g/kg体重	0.75~1.25g/kg体重
临床表现	疲乏、头晕、手足麻木	还可出现恶心呕吐、脉搏细速、血压不稳、站立性晕倒	神志不清,痉挛性抽搐,腱反射减弱或消失,昏迷、休克
尿液	尿钠减少	尿量减少,尿中几乎不含钠和氯	尿量更少,尿中不含钠和氯

(3)诊断　根据体液慢性丢失病史和临床表现,可初步诊断低渗性缺水。

①尿液检查　尿比重<1.010,尿Na^+和Cl^-常明显减少。

②血钠测定　血钠<135mmol/L。血钠越低,提示病情越重。

③血液检测　红细胞计数、血红蛋白、血细胞比容、血尿素氮均增高。

(4)治疗

①积极处理原发病　最重要的治疗措施。

②静脉补液　输液速度应先快后慢,总输入量分次完成。

其补钠量=[正常Na^+-测量Na^+]×Kg×0.6(女性为0.5)。

如女性病人,体重60kg,血钠为130mmol/L,则补钠量=(142-130)×60×0.5=360mmol。

以17mmol Na^+相当于1g钠盐计算,应补充氯化钠约21g。当天先补1/2量,即10.5g,再加上每天正常需要量4.5g,共计15g。相当于5%葡萄糖盐水1500ml。此外,还应补充每日基本需要量2000ml。其余的一半钠,可在第二天补给。

③重度低渗性缺水的治疗　重度缺钠常伴休克,应先补足血容量,以改善微循环和组织器官的灌注。晶体液和胶体都可应用,但晶体液的用量一般要比胶体液用量大2~3倍。然后可静脉滴注高渗盐水(5% NaCl)200~300ml,尽快纠正血钠过低,以进一步恢复细胞外液量和渗透压,使水从水肿的细胞中外移。

【例4】2013A(执医试题)女,50岁。体重60kg。因反复呕吐5天入院。血清钠130mmol/L。入院当天应补充的钠量是

A. 25.5g　　　　　　B. 21g　　　　　　C. 4.5g

D. 15g　　　　　　E. 10.5g

3. 高渗性缺水

高渗性缺水也称原发性缺水,虽有水和钠的同时丢失,但缺水多于缺钠,故血清钠高于正常范围。

(1)病因　①水分摄入不足,如食管癌致吞咽困难,肠内营养给水不足;②水分丧失过多,如高热大量出汗(汗液中含有0.25%的NaCl)、大面积烧伤暴露疗法等。

(2)临床表现　缺水程度不同,症状不同。根据缺水程度不同,高渗性缺水分轻、中、重三度。

	轻度缺水	中度缺水	重度缺水
缺水占体重%	2%~4%	4%~6%	>6%
临床表现	口渴	极度口渴,乏力,尿少,尿比重增高唇舌干燥,皮肤无弹性,眼窝下陷	还可出现躁狂、幻觉、谵妄、甚至昏迷

注意:①口渴为高渗性缺水(无论轻、中、重度)的特异性表现,等渗性缺水、低渗性缺水无口渴。

②出现"躁狂、幻觉、谵妄、昏迷"为重度缺水的表现,只有口渴为轻度缺水的表现。

(3)诊断

①病史及临床表现有助于诊断。

②实验室检查：尿比重增高；红细胞计数、血红蛋白、血细胞比容增高；血钠 > 150mmol/L。

（4）治疗

①病因治疗　为重要措施，应积极纠正病因。

②补液　补充低渗液体，首选 5% 葡萄糖溶液或 0.45% NaCl 溶液。

补水量 ml = ［测量 Na^+ － 正常 Na^+］× Kg × 4。所计算的补水量分两天补完。

另外，还需补充每天 2000ml 的生理需要量。

③补钠　高渗性缺水也缺钠，缺水纠正后，可能会出现低钠血症，应及时补钠。

④纠酸　经上述补液后，若仍有酸中毒，可酌情补给碳酸氢钠溶液。

【例 5】2012A（执医试题）男，56 岁。因吞咽、饮水困难 2 周，现有乏力、尿少、极度口渴来诊。查体：血压正常，唇干，眼窝凹陷，烦躁不安，出现躁狂、幻觉，有时昏迷。该患者应考虑为

　　A. 中度等渗性缺水　　　　B. 重度等渗性缺水　　　　C. 重度高渗性缺水

　　D. 中度低渗性缺水　　　　E. 中度高渗性缺水

4. 三种类型脱水的比较

	等渗性脱水	低渗性脱水	高渗性脱水
别称	急性脱水，混合性脱水	慢性脱水，继发性脱水	原发性脱水
血 Na^+	135 ~ 150mmol/L（正常值）	< 135mmol/L	> 150mmol/L
渗透压	正常	降低	升高
主要病因	消化液或体液急性丢失（大量呕吐、肠外瘘、肠梗阻、烧伤、腹腔内或腹膜后感染）	消化液或体液慢性丢失（慢性肠梗阻、长期胃肠减压、大创面慢性渗液）；排钠性利尿剂	水分摄入不足（食道癌）、大量出汗、糖尿病昏迷、溶质性利尿、大面积烧伤暴露疗法
脱水调节	①细胞外液↓→醛固酮↑→远曲小管重吸收 Na^+↑；②若持续脱水→细胞内液外移→细胞缺水	①早期：细胞外液低渗→ADH↓→水重吸收↓、尿量↑，维持渗透压；②晚期：为避免循环血量减少→兴奋肾素-醛固酮系统、ADH↑→少尿	①细胞外液高渗→ADH↑→水重吸收↑→尿量↓；②继续缺水→循环血量↓→醛固酮↑→保 Na^+ 排 K^+、血容量↑→细胞内液向外液转移→细胞内缺水
失水部位	细胞外液为主 组织间液与血浆等比例丢失	细胞外液为主 组织间液丢失比例大于血浆	以细胞内液为主 组织间液与血浆等比例少量丢失
休克	血压降低，偶尔发生休克	血压严重降低，易发生休克	血压一般正常，不容易发生休克
尿量	减少	早期增加，晚期减少	减少
尿比重	增加	降低（< 1.010）	增加（> 1.025）
尿 Na^+	降低	严重减少（< 20mmol/L）	早期高（> 50mmol/L）
临床表现	恶心厌食、乏力少尿，不口渴 脱水征：皮肤干燥、眼窝凹陷	恶心呕吐、视觉模糊，不口渴 头晕、起立时容易晕倒	口渴，乏力 唇舌干燥、烦躁不安、谵妄昏迷
补液	纠正原发病，平衡液或生理盐水	含盐溶液或高渗盐水	5% 葡萄糖或 0.45% NaCl 溶液
补液量	丢失量 + 日需量（水 2000ml + NaCl 4.5g）	补 Na^+ = ［正常 Na^+ － 测量 Na^+］× Kg × 0.6（女为 0.5）	补水量 ml = ［测量 Na^+ － 正常 Na^+］× Kg × 4
用法	平衡液或等渗盐水静滴	先快后慢，总量分次补完	计算量分 2 天补

注意：①等渗性缺水也称急性缺水，是外科最常见的缺水类型。

②“急性病因”导致的缺水为等渗性缺水，“慢性病因”导致的缺水为低渗性缺水。

　　A. 以血液浓缩为主　　　　B. 只有组织间液减少

C. 血浆、组织间液、细胞内液均减少,以血浆减少为主

D. 血浆、组织间液、细胞内液均减少,以细胞内液减少为主

E. 血浆、组织间液、细胞内液均减少,以组织间液减少为主

【例6】1996NO113B 低渗性脱水引起体液容量的变化为

【例7】1996NO114B 等渗性脱水引起体液容量的变化为

5. 水中毒(稀释性低钠)

(1)**病因** ①抗利尿激素分泌过多;②肾功能不全,排尿能力下降;③机体摄入或输注水分过多。

(2)**临床表现**

急性水中毒→水过多→脑细胞肿胀→颅内压增高→引起一系列神经、精神症状。

慢性水中毒→症状往往被原发病的症状所掩盖→可有软弱无力、恶心、呕吐、嗜睡等。

(3)**治疗** ①立即停止水分摄入;②严重者可给予利尿剂(20%甘露醇、25%山梨醇、速尿等)。

三、体内钾的异常

体内钾98%存在于细胞内,2%存在于细胞外液,后者发挥重要生理作用。临床上测定的血钾浓度为细胞外的钾浓度,正常值为3.5~5.5mmol/L,故临床测定的血钾值并不能反映体内真正缺钾或钾剩余。

1. 低钾血症

血钾浓度<3.5mmol/L称为低钾血症。

(1)**病因** ①长期进食不足;②排钾过多:应用排钾性利尿剂(呋塞米、依他尼酸)、急性肾衰竭多尿期、醛固酮过多;③钾丢失过多:呕吐、持续胃肠减压、肠瘘;④长期胃肠外营养的病人补钾不足;⑤钾向组织内转移:大量输注葡萄糖+胰岛素、碱中毒。

(2)**临床表现** 记忆为"各相关系统兴奋性降低的表现"。

肌无力	最早的临床表现是肌无力:四肢软弱无力→躯干肌→呼吸肌→窒息;软瘫,腱反射减弱或消失
神经系统	精神萎靡、冷漠、嗜睡
胃肠系统	厌食、恶心呕吐、肠蠕动消失、腹胀
心血管系统	心脏传导阻滞、节律异常
电解质紊乱	低钾—碱中毒—反常性酸性尿
心电图	T波降低、变平、倒置,随后出现ST段降低、QT间期延长、U波出现

(3)**治疗**

①病因治疗 积极处理造成低钾的病因,较易纠正低钾血症。

②补钾 每天静脉补充氯化钾3~6g(即40~80mmol钾,1gKCl=13.4mmol钾)。补钾浓度不宜超过3g/L(40mmol/L),补钾速度不宜超过20mmol/h。若补钾浓度过高,补钾过快,可导致心跳骤停。

③疗程 补钾量一般是分次给予,因此要纠正体内的缺钾,常需连续3~5天的治疗。

【例8】1995NO80A 低钾碱中毒可能出现在下列哪种情况?

    A. 肾功能衰竭   B. 胃手术后   C. 术后少尿

    D. 严重创伤   E. 大量输血

【例9】2001NO79A 下列低血钾的临床表现中,错误的是

    A. 肌肉软弱无力,甚至四肢软瘫   B. 腹胀、肠麻痹

    C. 心率快,心律失常   D. 代谢性碱中毒   E. 尿量减少,呈碱性

2. 高钾血症

血钾浓度>5.5mmol/L,称为高钾血症。

(1)**病因** ①进入过多:口服钾或静脉补钾过多、大量输入库存血;②排钾过少:急慢性肾衰竭,使用

保钾利尿剂(螺内酯、氨苯蝶啶),盐皮质激素不足;③细胞内钾转移:溶血、挤压伤综合征、酸中毒。

(2)诊断 ①有高钾血症病因的病人,出现无法用原发病解释的临床表现时,应考虑到有高钾血症的可能;②测定血钾 >5.5mmol/L,即可确诊。

(3)治疗 高钾血症可导致心跳骤停,故一经确诊,应积极治疗。

①停用含钾药物 应首先停用一切含钾的药物或溶液。

②促进 K^+ 转入细胞内 可输注碳酸氢钠溶液、葡萄糖 + 胰岛素溶液。

③阳离子交换树脂 可口服降钾树脂,从消化道带走钾离子。可同时口服山梨醇、甘露醇以导泻。

④透析疗法 有腹膜透析和血液透析两种。

⑤补钙 钙与钾有对抗作用,静脉注射 10% 葡萄糖酸钙溶液 20ml,能缓解 K^+ 对心肌的毒性作用。

【例10】2011NO175X 血钾浓度过高时,可以降低血 K^+ 浓度的措施有

    A. 静脉注射5% 碳酸氢钠 100ml

    B. 静脉注射 10% 葡萄糖酸钙 20ml

    C. 25% 葡萄糖溶液 200ml,每 5g 糖加入 1u 胰岛素,静脉输注

    D. 应用阳离子交换树脂 15g,每日 4 次口服

【例11】2001NO157X 治疗高钾血症时,静脉注射高渗碱性溶液(5% $NaHCO_3$)的作用是

    A. 增加血容量,K^+ 得到稀释   B. 使 K^+ 移入细胞内或由尿排出

    C. Na^+ 对抗 K^+ 的作用   D. 对抗心律失常

3. 低钾血症和高钾血症的鉴别

	低钾血症	高钾血症
血钾	<3.5mmol/L	>5.5mmol/L(血钾正常值 3.5 ~ 5.5mmol/L)
病因	①摄入不足—长期进食不足、TPN 液中补钾不足 ②丢失过多—呕吐、肠瘘、持续胃肠减压、排钾性利尿剂、醛固酮增多症、肾衰多尿期 ③分布异常—大量输葡萄糖 + 胰岛素、碱中毒	①摄入过多—口服或静脉给予过量氯化钾、库血 ②排出障碍—肾衰、保钾利尿剂、醛固酮缺乏 ③分布异常—急性酸中毒、溶血、挤压伤综合征
临床表现	①神经肌肉系统—最早是肌无力,从四肢、躯干至呼吸肌;腱反射减弱 ②中枢神经系统—精神萎靡、冷漠、嗜睡 ③消化系统—肠蠕动减弱、腹胀、恶心呕吐 ④对心脏的影响—传导阻滞、节律异常 ⑤酸碱紊乱—低钾碱中毒、反常性酸性尿	临床表现无特异性: ①神经肌肉系统——肢体软弱无力、感觉异常 ②中枢神经系统——神志模糊 ③心脏——心动过缓、心律不齐 ④酸碱紊乱——高钾酸中毒、反常性碱性尿
ECG	早期 T 波降低、变平、或倒置,ST 下移,QT 间期延长 典型表现为 U 波出现	早期 T 波高尖,P 波波幅下降,后出现 QRS 增宽 典型表现为 T 波高尖
合并	碱中毒、反常性酸性尿	酸中毒、反常性碱性尿
治疗	补钾浓度≤40mmol/L(3g/L) 补钾速度 <20mmol/h 补钾量每天 40 ~ 80mmol/d(3 ~ 6g/d)	①停止含钾药物;②5% $NaHCO_3$ 60 ~ 100ml ③25% 葡萄糖液 100 ~ 200ml + 胰岛素 ④阳离子交换树脂;⑤透析;⑥对抗心律失常
备注	临床上判断缺钾程度很难;根据血钾测定值补钾并不十分准确,故只能分次补钾,边治疗边观察	

注意:高钾——酸中毒——反常性碱性尿;   低钾——碱中毒——反常性酸性尿。

四、体内钙、镁及磷的异常

1. 体内钙的异常

(1)**钙的分布** 体内钙99%以磷酸钙和碳酸钙的形式存在于骨骼中。细胞外液钙仅为总钙量的0.1%。通常所说的低钙血症与高钙血症是指离子钙的高低。

$$血钙(2.25\sim2.75mmol/L)\begin{cases} 非离子化钙(55\%)\begin{cases} 蛋白结合钙(约50\%) \\ 与有机酸结合钙(5\%) \end{cases} \\ 离子化钙(45\%)——维持神经肌肉稳定性 \end{cases}$$

(2)**低钙血症和高钙血症的鉴别**

	低钙血症	高钙血症
血钙	<2mmol/L	>2.75mmol/L
病因	急性重症胰腺炎、甲状旁腺功能受损或手术时损伤消化道瘘、肾功能衰竭、坏死性筋膜炎	甲旁亢——甲状旁腺增生或腺瘤骨转移性癌
临床表现	神经肌肉兴奋性增高：口周和指(趾)尖麻木及针刺感手足抽搐、腱反射亢进、Chvostek征	早期症状无特异性头痛、背痛、四肢痛晚期全身性骨质脱钙、多发性病理性骨折
治疗	纠正原发疾病补充钙剂(10%葡萄糖酸钙、5%氯化钙静脉注射)长期低钙者，口服钙剂、维生素D	甲旁亢——手术切除腺瘤或增生的组织对骨转移性癌者给予低钙饮食硫酸钠静脉注射可使尿钙排出增加

【例12】2002NO77A 关于体内钙的叙述，下列哪项不正确？

  A. 血清钙的浓度一般相当稳定

  B. 血清钙浓度为2.25~2.75mmol/L

  C. 不少外科病人可发生不同程度的钙代谢紊乱

  D. 机体内的钙99%以磷酸钙和碳酸钙的形式贮存于骨骼中

  E. 血清中的非离子化钙不到半数，但却起着维持神经肌肉稳定性的作用

【例13】1996NO81A 引起低钙血症的外科疾病中，不包括下述哪一种？

  A. 急性重症胰腺炎 B. 骨转移性癌 C. 甲状旁腺功能低下

  D. 小肠瘘 E. 急性肾功能衰竭

2. 体内镁的异常

(1)**镁的分布** 体内镁总量约为1000mmol，约合镁23.5g。约50%存在于骨骼中，1%存在于细胞外液中，其余存细胞内。正常血清镁浓度为0.70~1.10mmol/L。镁大部分从粪便排出，其余从肾脏排出。

(2) **镁缺乏和镁过多的鉴别**

	镁缺乏	镁过多
血镁	血镁高低与机体镁缺乏并不平行	血镁高低与机体镁缺乏并不平行
病因	摄入过少——饥饿、TPN配方中未加入镁丢失过多——长期胃肠消化液丧失(如肠瘘)急性胰腺炎	排出障碍——肾功能不全补充过量——大量应用硫酸镁治疗子痫烧伤早期、严重酸中毒、外科应激反应
临床表现	神经肌肉兴奋性增高——与低钙血症类似肌震颤、手足搐搦、Chvostek征临床上缺镁常伴发缺钾、缺钙，当补钾、补钙纠正低钾、低钙血症后症状仍未缓解，应考虑镁缺乏	神经肌肉兴奋性降低——腱反射消失乏力、疲倦、血压下降严重时心脏传导障碍——与高钾血症类似
治疗	①补充镁剂——硫酸镁或氯化镁静脉注射②纠正镁缺乏需时较长，症状解除后仍应每天补镁，持续1~3周	①10%葡萄糖酸钙或氯化钙静脉注射，对抗镁对心脏和肌肉的抑制作用②纠正酸中毒、缺水

注意：①由于血镁高低与机体镁缺乏并不平行，也就是说镁缺乏时血清镁浓度并不一定降低。

②若出现抽搐等神经系统兴奋性增高的症状，补充钙剂后，症状仍不缓解，应考虑镁缺乏。

【例14】2017NO57A 低钾血症经过补钾治疗仍然不能纠正低血钾，应该考虑合并存在的情况是

　　A. 低钠血症　　　　　B. 低磷血症　　　　　C. 低钙血症　　　　　D. 低镁血症

3. 体内磷的异常

成人体内含磷约 $700 \sim 800g$，约 85% 存在于骨骼中，其余存在于软组织中。细胞外液中含磷仅 $2g$，正常血清无机磷浓度为 $0.96 \sim 1.62mmol/L$。

	低磷血症	高磷血症
血磷	血清无机磷 $<0.96mmol/L$	血清无机磷 $>1.62mmol/L$
发生	临床上多见	临床上少见
病因	甲状旁腺功能亢进症 严重烧伤或感染 磷摄入不足，大量输入葡萄糖及胰岛素	甲状旁腺功能低下 急性肾功衰 酸中毒时磷从细胞内逸出
临表	无特异性。可有头晕、厌食、肌无力、抽搐、昏迷等	低血钙表现，可因异位钙化而出现肾功能损害
治疗	补充磷剂；甲状旁腺功能亢进者，应手术治疗	治疗原发病；治疗低钙血症

五、酸碱平衡的失调

1. 机体酸碱平衡的调节

人体通过体液的缓冲系统、肺的呼吸和肾的排泄完成对酸碱的调节作用。血液中的缓冲系统以 HCO_3^-/H_2CO_3 最为重要。根据酸碱平衡公式（Hnderson-Hasselbach 方程式），正常动脉血的 pH 值为：

$$pH = 6.1 + \lg\left[\frac{HCO_3^-}{0.03 \times PaCO_2}\right] = 6.1 + \lg\left[\frac{24}{0.03 \times 40}\right] = 6.1 + \lg[20/1] = 7.4$$

从上述公式可见，反映机体酸碱平衡的三大要素为：pH、HCO_3^- 和 $PaCO_2$。其中 HCO_3^- 反映代谢性因素，HCO_3^- 的原发性减少或增加，可分别引起代谢性酸中毒或代谢性碱中毒。$PaCO_2$ 反映呼吸性因素，$PaCO_2$ 的原发性增加或减少，则分别引起呼吸性酸中毒或呼吸性碱中毒。

正常 pH 值 $=7.35 \sim 7.45$。要维持 pH 在正常范围内，就必须保持 $HCO_3^-/H_2CO_3 = 20:1$。因此，所谓酸碱平衡的调节，实际上就是"HCO_3^-/H_2CO_3"比例的调节。其调节途径如下。

	HCO_3^- 的调节	H_2CO_3 的调节
调节器官	肾脏	肺
调节机理	①Na^+-H^+ 交换；　②HCO_3^- 重吸收 ③$NH_3 + H^+ \rightleftharpoons NH_4^+$ 排出；　④尿的酸化，排 H^+	呼出 CO_2
备注	代酸——各种原因导致的 $[HCO_3^-]\downarrow$ 代碱——各种原因导致的 $[HCO_3^-]\uparrow$	呼酸——各种原因导致的 $[H_2CO_3]\uparrow$ 呼碱——各种原因导致的 $[H_2CO_3]\downarrow$

【例15】2004NO148X 对维持与调节机体酸碱平衡起重要作用的脏器有

　　A. 肺　　　　　B. 胃肠道　　　　　C. 肝　　　　　D. 肾

【例16】1998NO159X 肾脏调节酸碱平衡的机理是

　　A. H^+-Na^+ 交换　　　　　　　　　　B. HCO_3^- 重吸收

　　C. 分泌 NH_3 与 H^+ 结合成 NH_4^+ 排出　　D. 尿的酸化而排出 H^+

2. 代谢性酸中毒

代酸是最常见的酸碱失调类型。酸性物质的积聚或产生过多，或 HCO_3^- 丢失过多，即可引起代酸。

（1）病因

①碱性物质丢失过多　如腹泻、肠瘘、胆瘘、胰瘘，经粪便、消化液丢失大量的 HCO_3^-。

②酸性物质产生过多　组织缺血缺氧引起乳酸性酸中毒；糖尿病酮症酸中毒；应用氯化铵过多。

③肾功能不全。

（2）临床表现

①轻症代酸可无明显症状。

②重症病人最明显的表现是呼吸加深加快，呼出气带有酮味。病人面颊潮红，心率加快，血压常偏低，腱反射减弱，神志不清或昏迷。

（3）诊断

①根据病人有严重腹泻、肠瘘、休克等病史，又有呼吸加深加快，即应考虑代谢性酸中毒。

②血气分析确诊：血液 pH、HCO_3^-、BE（碱剩余）、$PaCO_2$ 降低。

（4）治疗

①病因治疗　为首要治疗措施。只要消除病因，轻度的代酸可自行纠正，无需使用碱性药物。

②补液　低血容量休克可伴代酸，经补液、输血，纠正休克后，轻度代酸可自行纠正。

③碱性药物　当血浆 $HCO_3^- < 10mmol/L$ 时，可在补液的同时，应用碳酸氢钠溶液纠酸。

④补钙　酸中毒纠正后，游离 Ca^{2+} 减少，病人可出现手足抽搐，应静注葡萄糖酸钙以控制症状。

【例17】2001NO80A 有关代谢性酸中毒的描述，以下哪项是错误的？

　　A. 代谢性酸中毒指血液中 HCO_3^- 浓度原发性减少

　　B. 最突出的表现是呼吸变慢变浅　　C. 呼气中可有酮味

　　D. 血清 pH 值降低　　E. 症状轻者，一般不需要应用碱剂治疗

【例18】1998NO77A 瘢痕性幽门梗阻病人术前纠正体液代谢和酸碱平衡失调时，选用的液体应为

　　A. 1.25% 碳酸氢钠液 + 林格液　　B. 1.25% 碳酸氢钠液 +5% 葡萄糖液

　　C. 5% 葡萄糖液 + 1/6mmol/L 乳酸钠液　　D. 5% 葡萄糖盐水 + 氯化钾液

　　E. 1/6mmol/L 乳酸钠液

3. 代谢性碱中毒　体内 H^+ 丢失或 HCO_3^- 增多，可引起代谢性碱中毒（代碱）。

（1）病因

①胃液丧失过多　这是外科病人发生代谢性碱中毒最常见的原因，如严重呕吐、长期胃肠减压。

②碱性物质摄入过多　长期口服碳酸氢钠片、大量输入库存血（抗凝剂转化成 HCO_3^- 致碱中毒）。

③缺钾　低钾—碱中毒—反常性酸性尿。

④利尿剂的作用　呋塞米、依他尼酸。

（2）临床表现　代谢性碱中毒一般无明显症状，有时可有呼吸变浅变慢。

（3）诊断　①根据病史可作出初步诊断；②血气分析确诊：血液 pH、HCO_3^-、BE（碱剩余）均增高。

（4）治疗

①病因治疗　首要治疗措施。应积极治疗原发病，如解除完全性幽门梗阻等。

②补液　对于胃液丧失所致的代碱，可输注等渗盐水或葡萄糖盐水。

③重度代碱　当血浆 HCO_3^- 45～50mmol/L，pH >7.65 时，可给予稀释的盐酸溶液。

　　A. 代谢性酸中毒　　B. 代谢性碱中毒　　C. 呼吸性酸中毒

　　D. 呼吸性碱中毒　　E. 代谢性酸中毒合并代谢性碱中毒

【例19】2005NO125B 短期内输库存血 5000ml，病人容易发生的酸碱平衡紊乱是

【例20】2005NO126B 幽门梗阻的病人最易发生的酸碱平衡紊乱是

注意：短期内大量输入库存血，库血中的抗凝剂枸橼酸钠在肝脏转化为 $NaHCO_3$，后者解离为 HCO_3^-，致血中 $[HCO_3^-]$ 升高，导致代谢性碱中毒。不要错误的认为，大量输库存血后，引起血钾升高发生代酸。

4. 代谢性酸中毒和代谢性碱中毒的鉴别

	代谢性酸中毒	代谢性碱中毒
病因	①酸性物质产生过多： 　乳酸性酸中毒——休克、剧烈运动组织缺氧 　酮体酸中毒——糖尿病酸中毒、长期不进食 　过量供给——氯化铵、盐酸精氨酸 ②碱性物质丢失过多(腹泻、肠瘘、胆瘘、胰瘘) ③肾功能不全	①碱性物质摄入过多： 　长期服用碳酸氢钠片、大量输入库存血 ②酸性物质丢失过多： 　幽门梗阻(最常见)、长期胃肠减压 ③缺钾(缺钾导致碱中毒) ④利尿剂(呋塞米、依他尼酸)
临床表现	轻度代酸无明显症状。重度代酸可有呼吸深快,酮味。面颊潮红,肌张力降低,腱反射减弱	一般无症状 可有呼吸浅慢、神经精神症状
pH	↓	↑
[HCO_3^-]	↓	↑
治疗	病因治疗是首要治疗 [HCO_3^-]>16~18mmol/L无须补碱 [HCO_3^-]<10mmol/L应补碱： 5% NaHCO₃100~250ml	积极治疗原发疾病 丧失胃液所致代碱可输等渗盐水或糖盐水 严重碱中毒(pH>7.65)可给予稀盐酸溶液 纠正碱中毒不宜过速

5. 呼吸性酸中毒和呼吸性碱中毒

	呼吸性酸中毒	呼吸性碱中毒
定义	指肺泡通气及换气功能减弱,不能充分排出体内生成的 CO_2,以致血液 $PaCO_2$ 增高,引起高碳酸血症	指肺泡通气过度,体内生成的 CO_2 排出过多,以致血液 $PaCO_2$ 降低,引起低碳酸血症
常见病因	通气不足——全身麻醉过深、镇静剂过量 　　　　　CNS 损伤、气胸、急性肺水肿 换气不畅——肺组织纤维化、重度肺气肿	癔病、忧虑、疼痛、发热、创伤、CNS 疾病 低氧血症、肝衰竭、呼吸机过度通气
临床表现	胸闷、呼吸困难、躁动不安、头痛、紫绀、谵妄昏迷等	呼吸急促、眩晕、手足口周麻木感、肌震颤等
治疗	治疗原发病,改善通气,纠正缺氧 慢性呼酸很难治愈	治疗原发病,用纸袋罩住口鼻,增加呼吸道死腔 如为呼吸机使用不当,调节呼吸频率及潮气量

6. 处理水电解质和酸碱失调的基本原则

(1)充分掌握病史,详细检查病人体征　了解是否存在导致水、电解质和酸碱失调的原发病。检查病人是否存在相应的症状和体征。

(2)实验室检查　检测血尿常规、血细胞比容、肝肾功能、血糖、血电解质、血气分析等。

(3)确定水、电解质及酸碱失调的类型及程度

(4)优先处理　①积极恢复病人的血容量,保证循环状态良好。②积极纠正缺氧状态。③纠正严重的酸中毒或碱中毒。④重度高钾血症的治疗。

【例21】2016NO83A 女性,30 岁。癔病发作后出现手足搐搦、口周麻木,其原因是

　　A. 代谢性酸中毒　　　　B. 代谢性碱中毒　　　　C. 呼吸性碱中毒　　　　D. 呼吸性酸中毒

▶**常考点**　三种脱水的临床特点;高钾血症及低钾血症的区别及处理;代酸的病因及处理原则。

参考答案——详细解答见《贺银成2019考研西医临床医学综合能力历年真题精析》

1. A**B**CDE　　2. ABC**D**E　　3. ABC**D**E　　4. ABC**D**E　　5. ABC**D**E　　6. ABC**D**E　　7. **A**BCDE

8. A**B**CDE　　9. ABCD**E**　　10. A**B**CDE　　11. AB**C**DE　　12. ABC**D**E　　13. ABC**D**E　　14. ABC**D**E

15. **A**BCDE　　16. AB**C**DE　　17. AB**C**DE　　18. A**B**CDE　　19. AB**C**DE　　20. A**B**CDE　　21. ABC**D**E

第3章 输 血

▶ **考纲要求**

①输血的适应证、注意事项和并发症的防治。②自体输血。③血浆代用品及血液成分制品的种类和应用。

▶ **复习要点**

一、输血适应证与注意事项

1. 输血的适应证

大量失血	失血量＜总血容量 10%（500ml），机体可通过自身调节得到代偿，无需输血 失血量达总血量 10% ~20%（500 ~1000ml），根据临床症状、HCT 变化决定是否输血 失血量＞总血量 20%（1000ml），应输人晶体液或胶体液＋适量浓缩红细胞（CRBC） 失血量＜总血量 30%（1500ml），可不输全血 失血量＞总血量 30%（1500ml），可输全血与 CRBC 各半，再配合晶体液、胶体液及血浆
贫血或低蛋白血症	输入浓缩红细胞纠正贫血，输入血浆或白蛋白纠正低蛋白血症
重症感染	难治性感染，当中性粒细胞低下和抗生素疗效不佳时，可输入浓缩粒细胞以控制感染
凝血机制异常	输入相关的凝血因子或成分
卫生部输血指南	Hb ＞100g/L 不输血；Hb ＜70g/L 输浓缩红细胞；Hb 为 70 ~100g/L 时，根据具体情况决定

2. 输血注意事项

①输血前必须仔细核对病人和供血者姓名、血型和交叉配血单。
②检查血袋是否渗漏，血液颜色有无异常及保存时间。
③除生理盐水外，不向血液内加入任何其他药物和溶液，以免产生溶血或凝血。
④输血时严密观察病人，询问有无不适症状，检查体温、脉搏、血压及尿液颜色等，发现问题及时处理。
⑤输血完毕后仍需要观察病情，及早发现延迟型输血反应。
⑥输血后血袋应保留 1 天，以便必要时化验检查。

【例1】2008NO79A 近些年来提倡成分输血，不输全血。下列选项中，适合输入适量全血的情况是

　　A. 失血量超过总血容量的 30%　　　　　B. 恶性肿瘤并发贫血

　　C. 重症感染时　　　　　　　　　　　　D. 慢性失血所致贫血

二、输血的并发症及其防治

1. 发热反应、过敏反应与细菌污染反应

	发热反应	过敏反应	细菌污染反应
发生 时间	最常见的早期输血反应，发生 于输血开始后 15min ~2h 内	多发生在输血数分钟后 也可在输血中或输血后	由细菌污染程度定 大量污染的血液可致休克
临床 表现	寒战高热（39 ~40℃） 血压多无变化	①过敏反应：荨麻疹、瘙痒、支气管 痉挛水肿、休克死亡；②无发热	血液细菌污染轻时无反应 污染重时可有感染性休克
原因	免疫反应 致热原引起 细菌污染和溶血	病人过敏体质 多次输血浆制品，产生抗 IgA 抗体 免疫低下者，对 IgA 发生过敏反应	①在采血、贮存过程中，细菌污染血液制品 ②细菌在血液中繁殖

治疗	症状较轻的先减慢输血速度病情严重者应停止输血出现发热时可行退热治疗	①仅有局部皮肤瘙痒或荨麻疹时,不必停止输血,可抗过敏治疗②严重者应用肾上腺素、糖皮质激素	终止输血血袋细菌涂片或培养抗生素应用,抗休克
预防	输血器具消毒,控制致热原;对多次输血者,最好输入不含白细胞和血小板的成分血	过敏者,输血前给抗过敏药IgA 低下者,可洗涤红细胞有过敏史者不宜献血	严格无菌制度;血液在保存期内和输血前按规定检查

【例2】1991NO46A 下列哪项不是输血引起的过敏反应?

    A. 发热   B. 面部潮红、皮肤瘙痒   C. 荨麻疹、血管神经性水肿

    D. 支气管痉挛   E. 过敏性休克

2. 溶血反应

溶血反应是最严重的输血并发症,是所输血液血型不符所致。

(1)典型症状 ①病人输入十几毫升血型不合的血后,立即出现沿输血静脉的红肿疼痛、寒战高热、呼吸困难、腰背酸痛、头痛、胸闷、心率加快、血压下降、休克。②出现血红蛋白尿、少尿、无尿、急性肾功衰。③溶血性黄疸。④术中的病人无法主诉症状,最早征象是不明原因的血压下降和手术野渗血。⑤延迟性溶血反应(DHTR)多发生在输血后7~14天,表现为原因不明的发热、贫血、黄疸、血红蛋白尿,症状多不严重。

(2)原因 ①绝大多数是因误输了ABO血型不合的血液引起;②A亚型不合或Rh及其他血型不合时也可引起溶血反应;③供血者之间血型不合引起,常见于一次大量输血或短期内输入不同供血者的血液时;④输入有缺陷的红细胞后引起的非免疫性溶血,如血液贮存、运输不当、输入前预热过度等;⑤受血者患自身免疫性贫血时,其血液中的自身抗体也可使输入的异体红细胞遭到破坏而诱发溶血。

(3)诊断 ①立即抽取患者静脉血离心后观察血浆色泽,若为粉红色即证明有溶血。②尿潜血阳性、血红蛋白尿也有诊断意义。

(4)治疗 ①立即停止输血,核对受血者与供血者姓名、血型;②抗休克;③保护肾功能:5%的NaHCO₃碱化尿液,促使血红蛋白结晶溶解,防止肾小管阻塞;利尿加速血红蛋白排出;血液透析;④若DIC明显,可给予肝素;⑤血浆交换:彻底清除病人体内的异形红细胞及有害的抗原抗体复合物。

(5)预防 加强输血、配血过程中的"三查七对";严格输血操作规程;尽量输同型血。

3. 其他并发症

低体温	短时间内大量输入冷藏血
碱中毒	抗凝剂枸橼酸钠在肝脏转化为碳酸氢钠
暂时性低血钙	大量输入含枸橼酸钠的血制品
高钾血症	大量输入库存血,细胞内的钾释放到细胞外
循环超负荷	输血速度超过了心脏的负担能力

注意:这里的并发症是"高血钾"、"碱中毒",不能想当然地记忆为"高血钾、酸中毒"。

【例3】2010NO78A 患者误输异型血后无尿2天,无休克,此时最有效的治疗是

    A. 输注甘露醇   B. 血液透析   C. 注射地塞米松   D. 静注大量速尿

【例4】1994NO88A 血液中各种成分的含量大多随储存时间的延长而下降,只有下列哪种例外?

    A. 红细胞的活力   B. 钾离子的浓度   C. pH

    D. 血小板的活性   E. 红细胞的携氧能力

三、自体输血(自身输血)

自体输血是指收集病人自身血液后在需要时进行回输。主要优点是节约库存血、减少输血反应和疾

病传播,不需检测血型和交叉配合试验。外科自身输血常用的有三种方法。

1. 回收式自体输血 主要适用于外伤性脾破裂、异位妊娠造成的腹腔内出血。

2. 预存式自体输血 择期手术者,于术前1月开始,每3~4天采血1次,每次300~400ml,直到术前3天为止,存储采得的血液以备手术之需。

3. 稀释式自体输血 麻醉前从病人一侧静脉采血,同时以另一侧静脉输入电解质溶液。采血量800~1000ml,采血速度约200ml/5min。手术中失血量>300ml时,可按后采的血先输,先采的血后输的原则回输。

自体输血的禁忌证:①血液已受胃肠道内容物、消化液或尿液污染;②血液可能受肿瘤细胞沾污;③肝肾功能不全的病人;④严重贫血的病人;⑤有脓毒症或菌血症;⑥胸腹腔开放性损伤超过4小时。

【例5】2009NO79A 一位外伤性脾破裂患者,术中经血液回收机收集失血处理后,回输给患者的是

A. 全血　　　　B. 血浆　　　　C. 浓缩红细胞　　　　D. 洗涤红细胞

四、血液成分制品和血浆代用品

		特点	适应证
红细胞制品	浓缩红细胞	每袋含200ml全血中的全部红细胞总量110~120ml,HCT70%~80%	各种急性失血、慢性贫血 心功能不全者输血
	洗涤红细胞	200ml中含RBC170~190ml,含少量血浆,无功能WBC及Plt,去除了肝炎病毒和抗A、B抗体	对白细胞凝集素有发热反应者 肾功能不能耐受库存血中之高钾者
	冰冻红细胞	200ml中含RBC170~190ml 不含血浆,保存时间长	同洗涤红细胞 自身红细胞的储存
	LPRBC	200ml中含(1~1.5)×10⁹的WBC,LPRBC(去白细胞的红细胞)去除了90%WBC	多次输血后产生白细胞抗体者 预期需要长期或反复输血者
浓缩白细胞		输注后并发症多	现已少用
血小板制剂		输入2袋后1小时PLT至少增加5×10⁹/L	再障、血小板低下、大量输库血或术后PLT锐减者
FFP和FP		新鲜冻干血浆(FFP)中FⅧ、FⅤ及部分纤维蛋白原含量较冻干血浆(FP)高	多种凝血因子缺乏症、肝胆疾病引起的凝血障碍、大量输库血后的出血倾向
冷沉淀(Cryo)		每袋20~30ml内含纤维蛋白原>150mg FⅧ>80~120U、vW因子	血友病甲、纤维蛋白缺乏症
血浆蛋白	白蛋白	有5%、20%、25%三种浓度	营养不良性水肿、低蛋白血症
	免疫球蛋白	包括肌注免疫球蛋白、静注免疫球蛋白、特异性免疫球蛋白	肌注免疫球蛋白用于预防病毒性肝炎 静注丙球用于低球蛋白血症引起的严重感染
	浓缩凝血因子	含抗血友病因子、凝血酶原复合物等	血友病、凝血因子缺乏症
血浆代用品	右旋糖酐	中分子(75000)渗透压较高,维持6~12小时 低分子(40000)渗透压低,维持1.5小时	低血容量休克、输血准备 24小时用量不应超过1500ml
	羟乙基淀粉	在体内维持时间较长(24小时尚有60%)	低血容量休克、术中扩容
	明胶类代血浆	能有效增加血容量,防止组织水肿	改善组织灌注

▶ **常考点** 输血并发症的诊断及处理;近年来自体输血偶尔涉及。

参考答案——详细解答见《贺银成2019考研西医临床医学综合能力历年真题精析》

1. ABCDE　2. ABCDE　3. ABCDE　4. ABCDE　5. ABCDE

第4章 外科休克

▶▶**考纲要求**

外科休克的基本概念、病因、病理生理、临床表现、诊断要点及治疗原则。

▶▶**复习要点**

一、休克概论

1. 基本概念

（1）**休克** 休克是机体有效循环血量减少、组织灌注不足、细胞代谢紊乱和功能受损的病理过程，它是一个由多种病因引起的综合征。所谓有效循环血量，是指单位时间内通过心血管进行循环的血量，不包括储存于肝、脾和淋巴血窦，或停滞于毛细血管中的血量。

（2）**休克的本质** 氧供给不足和需求增加是休克的本质，产生炎症介质是休克的特征，因此恢复对组织细胞的供氧、促进其有效的利用，重新建立氧的供需平衡和保持正常的细胞功能是治疗休克的关键。

（3）**休克的分类** 可分为低血容量性、感染性、心源性、神经性和过敏性休克五类。创伤和失血引起的休克划入低血容量性休克，低血容量性休克和感染性休克是外科最常见的休克。

> **注意**：从休克的定义可知，休克的共同点就是有效循环血量的锐减，所以，无论哪种类型的休克，休克的救治原则首先是补充血容量。这一点，在解题的过程中经常用到。即使是感染性休克、神经性休克等抢救时仍是补充血容量，并非抗感染或镇痛。

【例1】2010NO77A 下列治疗休克的措施中，最重要的是

A. 应用血管活性药   B. 补充血容量

C. 纠正酸碱平衡失调   D. 保持合适的体位并吸氧

2. 病理生理

（1）**微循环的变化** 休克的共同病理生理是有效循环血量锐减和组织灌注不足，占总循环血量20%的微循环也相应地发生不同阶段的变化。

①微循环收缩期 有效循环血量减少，交感神经兴奋，释放大量儿茶酚胺，使心率加快、排出量增加，收缩外周及内脏（皮肤、骨骼肌、肝、脾、胃肠等）小动脉，以保证重要器官（心、脑等）的血供，毛细血管前括约肌收缩。微循环"只出不进"。

②微循环扩张期 休克进一步发展，微循环因动-静脉短路及直捷通道大量开放，微循环"只进不出"，大量血液滞留在微循环，进入休克抑制期。

③微循环衰竭期 若病情继续发展，便进入不可逆休克。淤滞在微循环内的黏稠血液在酸性环境中处于高凝状态，红细胞和血小板容易聚集并在血管内形成微血栓，甚至引起DIC。

（2）**代谢改变**

①无氧代谢引起代谢性酸中毒 当氧释放不能满足细胞对氧的需要时，将发生无氧糖酵解，丙酮酸在胞质内转变为乳酸，导致血乳酸浓度和乳酸/丙酮酸（L/P）比率增高。因此血清乳酸盐的含量和L/P比值，可以反映病人细胞缺氧的情况。

②能量代谢障碍 创伤和感染使机体处于应激状态，交感神经兴奋，使机体儿茶酚胺和肾上腺皮质激素明显升高，从而抑制蛋白质合成、促进蛋白质分解、促进糖异生、抑制糖降解，导致蛋白质作为底物被消耗掉、血糖水平升高。

（3）**炎症介质释放和缺血再灌注损伤** 严重创伤、感染、休克可刺激机体释放过量炎症介质，形成

"瀑布样"连锁放大反应。炎症介质包括白介素、肿瘤坏死因子、集落刺激因子、干扰素、一氧化氮等。这些炎症介质在机体缺血状况得到纠正后,会大量进入血液循环,导致"再损伤"。

(4)内脏器官的继发性损害

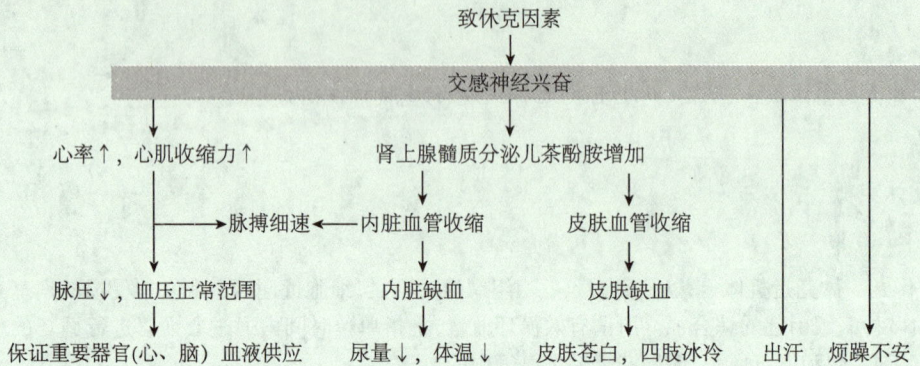

【例2】1995NO84A 关于休克的叙述中,下列哪项是错误的?

A. 休克的本质是血压下降

B. 休克时机体有效循环血量急剧减少

C. 休克代偿期时冠状动脉收缩不明显

D. 休克时肾血流量减少,肾小球滤过率降低

E. 休克抑制期微循环的病理改变是毛细血管容积增大

【例3】2007NO88A 休克代偿期,大量儿茶酚胺释放,但不减少血液供应的脏器是

A. 肺　　　　　　　B. 心　　　　　　　C. 肾　　　　　　　D. 肝

3. 临床表现

按照休克的发展过程,可分为休克代偿期(轻度休克)和休克抑制期(中、重度休克)。

	轻度休克	中度休克	重度休克
神志	神志清楚,表情痛苦	神志尚清楚,表情淡漠	意识模糊,甚至昏迷
口渴	口渴	很口渴	非常口渴,可能无主诉
皮肤色泽	开始苍白	苍白	显著苍白,肢端青紫
皮肤温度	正常,发凉	发冷	厥冷,肢端更明显
脉搏	<100次/分,尚有力	100～200次/分	速而细弱,或摸不清
血压	收缩压正常或稍升高 舒张压增高,脉压缩小	收缩压90～70mmHg 脉压小	收缩压<70mmHg 或测不到
体表血管	正常	表浅静脉塌陷 毛细血管充盈迟缓	表浅静脉塌陷 毛细血管充盈非常迟缓
尿量	正常	尿少	尿少或无尿
估计失血量	<20%(<800ml)	20%～40%(800～1600ml)	>40%(>1600ml)

4. 诊断与监测

(1)诊断　关键是应早期及时发现休克。凡是遇到严重损伤、大量出血、重度感染、过敏病人和有心脏病史者,均应想到并发休克的可能。临床观察中,对于有出汗、兴奋、心率加快、脉压小、尿量少等症状者,应疑有休克。若病人出现神志淡漠、反应迟钝、皮肤苍白、呼吸浅快、收缩压<90mmHg、尿少者,则标志病人已进入休克抑制期。

注意:休克的诊断方法为**一看二摸三测四量**,即一看(是否神志淡漠、反应迟钝、面色苍白),二摸(是否脉搏快而弱),三测(血压是否降低),四量(是否尿量<30ml/h)。

(2)**休克的监测指标** 包括一般监测和特殊监测,下表中的前5项为一般监测,其余为特殊监测。

精神状态	反映脑组织灌流和全身循环状况
皮肤温度、色泽	是体表灌流情况的标志
血压	收缩压<90mmHg、脉压<20mmHg 是休克存在的表现
脉率	休克指数=脉率/收缩压。休克指数≈0.5无休克,>1.0~1.5有休克,>2.0为严重休克
尿量	反应肾脏血液灌注情况。休克早期尿量<25ml/h,>30ml/h 表示休克已纠正
中心静脉压(CVP)	CVP 代表右心房或者胸腔段腔静脉内的压力变化,可反映全身血容量与右心功能之间的关系,变化比动脉压早。正常值为5~10cmH$_2$O ①CVP<5cmH$_2$O 表示血容量不足;②CVP>15cmH$_2$O 提示心功能不全、静脉血管床过度收缩、肺循环阻力增高;③CVP>20cmH$_2$O 提示充血性心力衰竭
肺毛细血管楔压(PCWP)	可反映肺静脉、左心房、左心室的功能状态。正常值6~15mmHg 降低反映血容量不足(较CVP敏感),增高反映左房压力增高(急性肺水肿)
心排出量 心脏指数	心排出量(CO)=心率×每搏输出量,成人正常值为4~6L/min 心脏指数(CI)=心排出量÷体表面积,正常值为2.5~3.5L/(min·m^2)
动脉血气分析	动脉血氧分压(PaO$_2$)和二氧化碳分压(PaCO$_2$)反映病人肺通气情况 pH、碱剩余(BE)、缓冲碱(BB)、标准碳酸氢盐(SB)反映休克时酸碱平衡情况 碱缺失(BD)反映全身组织的酸中毒情况、休克的严重程度和复苏情况
动脉血乳酸盐测定	休克可引起无氧代谢和高乳酸血症,故监测有助于估计休克及复苏的变化趋势 正常值1~1.5mmol/L,危重病人允许到2mmol/L,持续升高提示预后不良
DIC 检测	①血小板<80×10^9/L;　②血浆纤维蛋白原<1.5g/L; ③凝血酶原时间较对照组延长3秒以上;　④3P 试验阳性; ⑤血涂片中破碎红细胞>2%。　结合临床5项中3项阳性者可确诊
胃肠内 pH 值测定	反映胃肠组织局部灌注和供氧情况,可发现早期的隐匿性休克

注意:①休克最重要的一般监测指标是尿量,最重要的特殊监测指标是中心静脉压。
②人体的微循环血量占总循环量的20%。③休克代偿期估计失血量<20%。
④尿量>30ml/h 表明休克已纠正。⑤收缩压<90mmHg、脉压<20mmHg 是休克存在的依据。

【例4】2002NO79A 人体的微循环约占总循环量的
    A. 5%　　　　　　　　B. 10%　　　　　　　　C. 15%
    D. 20%　　　　　　　　E. 25%

【例5】2007NO156A 下列关于休克一般监测的叙述,错误的是
    A. 血压是反映休克程度最敏感的指标
    B. 休克指数>2.0提示有严重休克存在
    C. 轻压指甲,局部缺血苍白,松压后转为正常,表明末梢循环已恢复
    D. 血压正常、尿量少、比重低时提示有急性肾衰竭可能

【例6】1999NO81A 下列关于中心静脉压的叙述不正确的是
    A. 中心静脉压的正常值是0.49kPa~0.98kPa(5cmH$_2$O~10cmH$_2$O)
    B. 中心静脉压的变化一般比动脉压晚
    C. 中心静脉压低于0.49kPa(5cmH$_2$O)时,表示血容量不足

D. 中心静脉压高于 1.47kPa(15cmH₂O)时,提示有肺阻力增加、心功能不全

E. 中心静脉压受血容量、静脉血管张力等因素的影响

【例7】1990NO78A 腹膜炎病人,扩容治疗后血压 80/60mmHg,中心静脉压 5cmH₂O,尿量 20ml/h,应考虑

A. 急性肾功能衰竭   B. 呼吸困难综合征   C. 低血容量性休克

D. 急性心力衰竭   E. 感染未控制

5. 治疗原则

(1)一般紧急治疗   积极处理引起休克的原发伤病。如创伤制动、大出血止血、保证呼吸道通畅等。采取头和躯干抬高 20°～30°,下肢抬高 15°～20° 的特殊体位,以增加回心血量。

(2)补充血容量   休克的本质是有效循环血量减少造成的组织细胞氧供给不足,因此,无论何种类型的休克,其治疗首先是补充血容量。补充血容量是纠正休克引起的组织低灌注和缺氧的关键。

(3)积极处理原发病   外科疾病引起的休克,多存在需手术处理的原发病变。在尽快恢复有效循环血量后,及时施行手术,处理原发病变,才能有效地治疗休克。有时需在抗休克的同时进行手术。

(4)纠正酸碱平衡失调   原则是"宁酸毋碱",不主张早期使用碱性药物。

(5)血管活性药物的应用

①血管收缩剂   应在补足血容量的基础上应用血管收缩剂,早期血容量未补足前,禁用血管收缩剂,否则使用血管收缩剂后,可导致微循环血管的收缩,加重休克。血管活性药物辅助扩容治疗,可迅速改善循环和升高血压,尤其是感染性休克病人,提高血压是应用血管活性药物的首要目标。

多巴胺是最常用的血管收缩剂,具有兴奋 α、β₁ 和多巴胺受体的作用。小剂量的多巴胺〔＜10μg/(min·kg)〕,主要兴奋 β₁ 和多巴胺受体,增加心肌收缩力、增加心排出量,并扩张肾脏及胃肠道血管。故对休克病人,尤其合并肾功能不全者,应首选多巴胺。

②血管扩张剂   分 α 受体阻滞剂和抗胆碱能药,其中以山莨菪碱应用较多。

③强心药   包括兴奋 α 和 β 受体兼强心功能的药物,如多巴胺、多巴酚丁胺、西地兰等。

(6)治疗 DIC 改善微循环   对诊断明确的 DIC,可用肝素抗凝。

(7)糖皮质激素   可用于感染性休克和其他较严重的休克,一般主张大剂量短期应用。

【例8】2003NO76A 下列关于休克的叙述哪项是正确的?

A. 通常在迅速失血超过全身总血量的 10% 时即出现休克

B. 失血性休克时,应首先快速输入 10%～50% 葡萄糖溶液,继之大量输血

C. 损伤性休克不属于低血容量性休克

D. 感染性休克多是革兰阴性杆菌释放的内毒素引起的内毒素性休克

E. 感染性休克的治疗原则是首先控制感染

【例9】2000NO77A 病人休克,血压低,脉搏 130 次/分,尿量 20ml/h,选用哪种血管活性药物最适宜?

A. 多巴胺   B. 去甲肾上腺素   C. 异丙基肾上腺素

D. 肾上腺素   E. 苯肾上腺素(新福林)

二、失血性休克和感染性休克

1. 失血性休克

(1)临床表现   ①中心静脉压降低、回心血量减少、心排量下降造成低血压。②经神经内分泌机制引起外周血管收缩,血管阻力增加和心率增快。③微循环障碍导致各组织器官功能不全和病变。④失血性休克在外科很常见,通常在迅速失血超过全身总血量的 20% 时,即出现休克。严重的体液丢失,可造成大量细胞外液和血浆的丧失,以致有效循环血量减少,也可出现休克。

(2)治疗

①补充血容量   一般应维持 Hb 在 100g/L、HCT 在 30% 左右。若 Hb 低于 70g/L,可输浓缩红细胞。

若急性失血量超过总量的30%可输全血。临床上可结合血压、中心静脉压等来指导补液。

CVP	血压	原因	处理
↓	↓	血容量严重不足	充分补液
↓	正常	血容量不足	适当补液
↑	↓	心功能不全或血容量相对过多	强心、纠酸、扩管
↑	正常	容量血管过度收缩	扩管
正常	↓	心功能不全或血容量不足	补液试验

注意:补液试验为区分当"CVP正常,血压下降"的原因是心功能不全,还是血容量不足所致。方法为:
0.9% NaCl 250 ml iv drop,5～10min,如输液后血压升高、CVP不变提示血容量不足;如血压不变、CVP上升3～5cmH_2O,提示心功能不全。注意应与鉴别肾功衰时的补液试验相区别。

②**止血** 在补充血容量同时,如仍有出血,难以保证血容量稳定,休克也不易纠正。对于肝脾破裂、急性活动性出血病例,应在保持血容量的同时积极进行手术准备,及早施行手术止血。

【例10】2006A(执医试题)男,50岁。门静脉高压症食管胃底静脉曲张破裂出血,给予三腔管压迫止血及快速输血输液治疗,出血停止。此时,心率150次/分,血压90/70mmHg,中心静脉压20cmH_2O。提示该病人最可能是

A. 血容量不足   B. 肝性脑病   C. 心功能不全

D. 容量血管过度扩张   E. 容量血管过度收缩

2. 感染性休克

(1)常见致病菌 以革兰阴性杆菌最常见。

(2)发病机制 感染性休克多继发于革兰阴性杆菌为主的感染,如急性腹膜炎、胆道感染、绞窄性肠梗阻、泌尿系感染等。革兰阴性杆菌释放的内毒素与体内的补体、抗体或其他成分结合后,可刺激交感神经引起血管痉挛并损伤血管内皮细胞。同时,内毒素可促进组胺、激肽、前列腺素及溶酶体酶等炎症介质的释放,引起全身性炎症反应综合征(SIRS),结果导致微循环障碍、代谢紊乱及器官功能不全。

SIRS表现为:①体温>38℃或<36℃;②心率>90次/分;③呼吸急促>20次/分或过度通气,PaCO_2<32.3mmHg;④白细胞计数>12×10^9/L或<4×10^9/L,或未成熟白细胞>10%。

(3)临床表现 根据血流动力学分为高动力型(暖休克)和低动力型(冷休克)两种。

	暖休克	冷休克
类型	高排低阻力型休克	低排高阻力型休克
发病率	少见	多见
致病菌	部分革兰阳性菌感染引起的早期休克	由革兰阴性菌引起,革兰阳性菌休克的晚期
血管反应	以扩张为主	以收缩为主
失液	少见	多见
脉压	>30mmHg	<30mmHg
脉搏	慢,搏动清楚	细速
尿量	>30ml/h	<25ml/h
皮肤温度	比较温暖、干燥	湿冷或冷汗
皮肤色泽	淡红、潮红	苍白、发绀、花斑样发绀
毛细血管充盈时间	1～2秒	延长
神志	清醒	躁动、淡漠或嗜睡

(4)治疗　首先是病因治疗。治疗原则是在休克未纠正以前,应着重治疗休克,同时治疗感染;在休克纠正后,应重点治疗感染。

①病因治疗　首先是病因治疗。

②补充血容量　首先以输注平衡盐溶液为主,再配合适当的胶体液、血浆或全血,恢复足够循环血量。

③控制感染　主要措施是应用抗菌药物和处理原发感染灶。

④纠正酸碱失衡　感染性休克的病人,常有严重的酸中毒,且发生较早,应予以纠正。

⑤心血管活性药物的应用　经补充血容量、纠酸后,休克仍未好转者,应采用扩血管药物治疗。

⑥糖皮质激素　能抑制多种炎症介质的释放,稳定溶酶体膜,缓解全身性炎症反应(SIRS)。应早期、大剂量使用,可达正常用量的 10 ~ 20 倍,维持不宜超过 48 小时。

> **注意**:①外科休克的治疗原则为先盐后糖、先晶后胶、先快后慢。
> ②抢救感染性休克时,糖皮质激素的应用原则是早期、大量、短期。

【例 11】1995NO158X 下列哪些疾病常并发败血症休克?

    A. 急性阑尾炎穿孔　　　　　　　　　　B. 急性梗阻性化脓性胆管炎

    C. 原发性腹膜炎　　　　　　　　　　　D. 急性重症胰腺炎

【例 12】2002NO157X 下列哪些是感染性休克病人具有的全身炎症反应综合征(SIRS)的表现?

    A. 体温 >38℃ 或 <36℃

    B. 心率 >90 次/分

    C. 呼吸急促 >20 次/分或过度通气,$PaCO_2$ <4.3 kPa

    D. 白细胞计数 $>12 \times 10^9$/L 或 $<4 \times 10^9$/L,或未成熟白细胞 >0.1% (原题为 >0.1%,应为 >10%)

▶ **常考点**　休克的概念、本质;中心静脉压的概念、临床意义;各型休克的区别及处理。

参考答案——详细解答见《贺银成 2019 考研西医临床医学综合能力历年真题精析》

1. ABCDE　　2. ABCDE　　3. ABCDE　　4. ABCDE　　5. ABCDE　　6. ABCDE　　7. ABCDE

8. ABCDE　　9. ABCDE　　10. ABCDE　　11. ABCDE　　12. ABCDE

第5章 麻 醉

▶ **考纲要求**

①麻醉前准备内容及麻醉前用药的选择。②常用麻醉的方法、药物、操作要点、临床应用及并发症的防治。

▶ **复习要点**

一、麻醉前准备和麻醉前用药

为了保障手术病人在围术期的安全,增强病人对手术和麻醉的耐受能力,避免或减少围术期的并发症,应认真做好麻醉前病情评估和准备工作。

1. 麻醉前病情评估

美国麻醉医师协会(ASA)将手术前的病人情况分为6级,对病情的判断有重要参考价值。

分级	标准	死亡率%	评价
Ⅰ	体格健康,发育营养良好,各器官功能正常	0.06~0.08	对麻醉和手术耐受性良好,风险小
Ⅱ	有轻度并发疾病,功能代偿健全	0.27~0.40	对麻醉和手术耐受性良好,风险小
Ⅲ	并存疾病较严重,体力活动受限,但尚能应付日常活动	1.82~4.30	对麻醉和手术的耐受能力减弱,风险较大,如术前准备充分,尚能耐受麻醉
Ⅳ	并存疾病严重,丧失日常活动能力经常面临生命威胁	7.80~23.0	器官功能代偿不全,麻醉和手术风险很大即使术前准备充分,围术期死亡率仍很高
Ⅴ	无论手术与否,生命难以维持24小时的濒死病人	9.40~50.7	濒死病人,麻醉和手术异常危险不宜行择期手术
Ⅵ	确诊为脑死亡,其器官拟用于移植手术供体	—	死亡病例

2. 麻醉前准备

麻醉前准备一定要和围术期的术前准备相区别。

	麻醉前准备	围手术期的术前准备
心血管系统	控制血压<180/100mmHg 手术当天停用洋地黄	高血压病人血压<160/100mmHg不作特殊准备
呼吸系统	术前停止吸烟≥2周,进行呼吸功能锻炼雾化吸入,有效抗生素使用3~5天	术前停止吸烟2周,急性感染择期手术需推迟COPD应用支气管扩张剂,发作喘息时推迟择期手术
糖尿病	择期手术控制血糖≤8.3mmol/L 尿糖低于(++),尿酮体阴性	择期手术控制血糖5.6~11.2mmol/L 术前1天(氯磺丙脲于术前2~3天)晚停用口服降糖药糖尿病酮症酸中毒患者使用胰岛素
胃肠道准备	①排空胃,以免胃内容物反流、误吸 ②成人术前禁食易消化固体食物至少6小时,脂肪、蛋白质类食物至少8小时 ③新生儿禁母乳至少4小时,易消化食物、婴儿配方至少6小时	排空胃(术前12小时禁食,4小时禁饮) 一般手术术前1天肥皂水灌肠 结直肠手术术前1日及手术当天清晨行清洁灌肠,术前2~3天开始进流食、口服肠道制菌药物

3. 麻醉前用药

用药目的	消除病人紧张、焦虑及恐惧的情绪,增强全身麻醉药的效果 提高病人的痛阈,缓和或解除原发疾病引起的疼痛 抑制呼吸道腺体的分泌,减少唾液分泌,以防发生误吸 消除因手术或麻醉引起的不良反射,尤其迷走神经反射,抑制交感神经兴奋,维持血液动力学稳定
用药时间	麻醉前 30 ~ 60min,肌肉注射。精神紧张者,手术前晚口服催眠药或安定镇静药
用药种类	安定镇静药(地西泮)——安定镇静、催眠、抗焦虑、抗惊厥 催眠药(苯巴比妥)——镇静、催眠、抗惊厥 镇痛药(吗啡、哌替啶)——镇痛、镇静 抗胆碱药(阿托品、东莨菪碱)——抑制腺体分泌、解除平滑肌痉挛和迷走神经兴奋
麻药选择	全麻病人——镇静药、抗胆碱药; 腰麻病人——镇静药; 硬膜外麻醉——镇痛药

【例1】1995NO86A 麻醉前用药中,使用麻醉镇痛剂(吗啡等)的主要目的是下述哪项?

    A. 降低耗氧量　　　　　B. 镇静　　　　　　　C. 抑制肠管运动

    D. 稳定血压　　　　　　E. 止吐

【例2】1993NO160X 下列药物作为术前用药哪几个是正确的?

    A. 巴比妥类主要用来催眠镇静　　　　　　B. 度冷丁主要用来催眠镇静提高痛阈

    C. 纳洛酮主要用来对抗麻醉药呼吸抑制作用　　D. 东莨菪碱的目的之一是镇静作用

注意:①东莨菪碱为 M 胆碱受体阻断药,可抑制呼吸道黏液分泌。

    ②东莨菪碱有较强的中枢神经系统抑制作用,小剂量主要表现为镇静作用。

二、全身麻醉

麻醉药经呼吸道或静脉、肌肉注射进入人体内,产生中枢神经系统的抑制,表现为神志消失、全身的痛觉丧失、遗忘、反射抑制和一定程度的肌肉松弛,这种方法称为全身麻醉。

1. 全身麻醉药

根据用药途径和作用机制,全身麻醉药可分为吸入麻醉药、静脉麻醉药,肌松药和麻醉性镇痛药是全麻术中不可或缺的药物。

(1)吸入麻醉药　可用于全身麻醉的诱导和维持。其强度是以最低肺泡有效浓度(MAC)来衡量的。吸入麻醉药的强度与油/气分配系数成正比关系。

	MAC	药理特点	临床应用	特别适应证
氧化亚氮	105%	对心肌和呼吸有轻度抑制作用 麻醉性能较弱,肠梗阻不宜应用	与其他全麻药复用于麻醉维持	临床上少用
安氟醚	1.7%	对心肌和呼吸有较强的抑制作用 有肾毒性,癫痫病慎用	麻醉维持	内眼手术 (可降低眼内压)
异氟醚	1.15%	对心肌、呼吸轻度抑制,无肝肾毒性 可扩冠脉、舒张支气管	麻醉维持	控制性降压 (可扩张外周血管)
七氟醚	2%	可舒张脑血管,引起颅内压升高 对心肌轻度抑制,对呼吸较强抑制	麻醉诱导和维持	麻醉后清醒迅速 恶心呕吐发生率低
地氟醚	6.0% ~ 7.25%	对心肌、呼吸轻度抑制 抑制神经-肌接头效应,肝肾毒性低	麻醉维持	心脏手术 (对循环影响小)

【例3】2013NO84A 肠梗阻病人不宜使用的麻醉药是

    A. 氧化亚氮　　　　　B. 恩氟烷　　　　　C. 异氟烷　　　　　D. 七氟烷

(2)**静脉麻醉药** 其优点为诱导快,对呼吸道无刺激,无环境污染。常用静脉麻醉药有:

静脉麻醉药	药理特点	临床应用
硫喷妥钠	容易引起喉痉挛和支气管痉挛	全麻诱导,控制惊厥,小儿基础麻醉
氯胺酮	可增高血压及眼内压,禁用于高血压及青光眼患者	全麻诱导、小儿基础麻醉
依托咪酯	插管诱导,短效催眠药,对心血管系统干扰小 适用于心血管疾病病人	全麻诱导 年老体弱和危重病人的麻醉
异丙酚	对心血管系统抑制作用大	全麻静脉诱导

【例4】2003NO75A 下列哪种静脉麻醉药更适合于冠心病病人的麻醉诱导?

    A. 硫喷妥钠   B. 氯胺酮   C. 依托咪酯

    D. 异丙酚   E. 咪唑安定

(3)**肌松药** 全身麻醉时,常使用肌松药,肌松药是全麻用药的重要组成部分。肌松药只能使骨骼肌麻痹,不能产生麻醉作用,不能使病人的神志和感觉消失,也不产生遗忘作用。

肌松药分去极化肌松药和非去极化肌松药。常用肌松药包括琥珀胆碱(司可林)、泮库溴铵(潘可罗宁)、维库溴铵(万可罗宁)、罗库溴铵(爱可松)、顺阿曲库铵等,后四种均属于非去极化肌松药。

	去极化肌松药	非去极化肌松药
代表药物	琥珀胆碱	筒箭毒碱
药理机制	能与突触后膜ACh受体结合,引起突触后膜去极化,导致肌纤维成束收缩	能与突触后膜ACh受体结合,不引起突触后膜去极化,不出现肌纤维成束收缩
胆碱酯酶	琥珀胆碱不被胆碱酯酶分解,因而作用时间长,使突触后膜不能复极化而处于持续去极化状态,对神经冲动释放的ACh不再发生反应,结果肌肉松弛	筒箭毒碱与突触后膜ACh受体结合,当突触后膜75%~80%以上的ACh受体均被筒箭毒碱占据后,神经冲动虽可释放ACh,但不能传导神经冲动,不能引起肌肉收缩
胆碱酯酶抑制药	胆碱酯酶抑制药不仅不能拮抗其肌松作用,反而有增强效应	肌松效应能被胆碱酯酶抑制药所拮抗

【例5】2007NO153A 下列关于肌松药的叙述,正确的是

    A. 只能使骨骼肌麻痹   B. 有部分麻醉作用

    C. 有轻度使病人感觉消失作用   D. 体温降低不能延长该药物的肌松作用

2. 全身麻醉的实施

面罩吸氧2~3min→静脉诱导(依托咪酯、丙泊酚 iv)→病人神志消失后注入肌松药→自主呼吸完全停止后行麻醉面罩人工呼吸→气管插管→连接麻醉机行机械通气→维持全身麻醉。

(1)**全身麻醉深度的判断** 乙醚麻醉深度的分期标准是以对意识、痛觉、反射活动、肌肉松弛、呼吸及循环抑制的程度为标准的。通用临床麻醉深度判断标准参阅8版外科学P51表6-4。

【例6】2008NO77A 施行腹部手术时,全身麻醉深度应为(8版外科学已删除该知识点)

    A. Ⅱ期   B. Ⅲ期一级   C. Ⅲ期二级   D. Ⅲ期三级

(2)**呼吸道的管理** 维持气道的通畅性是呼吸道管理的先决条件。舌后坠是全麻诱导、恢复期、应用镇静药的非全麻病人发生呼吸道梗阻的最常见原因。将病人的头后仰或托起下颌,多能缓解舌后坠引起的呼吸道梗阻。对于全麻病人或面罩通气不足者,气管内插管是最常用的人工气道管理技术。

气管内插管时,导管插入气管内的深度为4~5cm,导管尖端至中切牙的距离为18~22cm。

【例7】2007NO85A 全麻时导管插入气管内的深度,成人应为

    A. <2cm   B. 2~3cm   C. 4~5cm   D. >5cm

3. 全麻并发症及其防治

并发症	常见原因	防治
反流与误吸	全麻后病人意识丧失,反流物造成误吸	减少胃滞留,促进胃排空,降低胃内压
上呼吸道梗阻	上呼吸道的机械性梗阻	防止舌后坠,预防喉痉挛,注射阿托品
下呼吸道梗阻	气管导管扭折、支气管痉挛	麻醉前仔细挑选气管导管 经常听诊肺部,及时清除呼吸道分泌物
低氧血症	麻醉机故障,弥散性缺氧 肺不张,误吸,肺水肿	进行相应治疗及处理
血压过低	麻醉过深、术中失血 过敏反应,肾上腺皮质功能低下等	减浅麻醉,补充血容量 恢复血管张力,病因治疗

三、局部麻醉

1. 局麻药的药理

(1)局麻药的分类 局麻药分为两类,即酯类和酰胺类。

	酯类局麻药	酰胺类局麻药
代表药物	普鲁卡因、丁卡因	利多卡因、布比卡因、罗哌卡因
代谢途径	被血浆假性胆碱酯酶水解	在肝中被线粒体酶水解,故肝功能受损时应减量
过敏反应	多见	少见
毒性反应	可见	可见
一次限量	普鲁卡因 1000mg 丁卡因 40mg(表面麻醉)、80mg(神经阻滞)	布比卡因 150mg、罗哌卡因 150mg 利多卡因 100mg(表面麻醉)、400mg(神经阻滞)

【例8】2005NO87A 利多卡因用于局部浸润麻醉或神经阻滞时,成人一次限量为

    A. 100mg   B. 200mg   C. 300mg   D. 400mg   E. 500mg

(2)局麻药的不良反应

毒性反应 与药物使用剂量有关。其原因可能为:①一次用量超过了病人的耐受量;②意外注入血管内;③注药部位血管丰富,吸收增快;④病人体质衰弱等原因导致耐受力降低。用小剂量局麻药即出现毒性反应症状者,称为高敏反应。

过敏反应 即变态反应,对酯类局麻药过敏者多于酰胺类,与药物使用剂量无关。

(3)常用局麻药

常用药物	药理特点	临床应用
普鲁卡因	是一种弱效、短时效,但较安全的常用局麻药 麻醉效能较弱,黏膜穿透力很差	因毒性较小,常用于局部浸润麻醉 不用于表面麻醉和硬膜外麻醉
丁卡因	强效、长时效的局麻药,黏膜穿透力强	表面麻醉、神经阻滞、腰麻、硬膜外阻滞 一般不用于局部浸润麻醉
利多卡因	中等麻醉效能和时效的局麻药 组织弥散性和黏膜穿透力都很好	各种局部麻醉 最适合神经阻滞、硬膜外阻滞
布比卡因	强效、长时程局麻药 与血浆蛋白结合率高,很少透过胎盘	神经阻滞、腰麻、硬膜外阻滞 较适合分娩镇痛,很少用于局部浸润麻醉
罗哌卡因	强效、长时程局麻药,对心脏毒性较低 与血浆蛋白结合率高,适合于分娩镇痛	硬膜外阻滞 尤其适合硬膜外镇痛、分娩镇痛

A. 利多卡因　　　　　　B. 丁卡因　　　　　　　C. 普鲁卡因　　　　　　D. 布比卡因

【例9】2014NO145B 毒性反应最小的局麻药是

【例10】2014NO146B 适合于分娩镇痛的局麻药是

2. 局麻方法

（1）局麻方法　局麻包括表面麻醉、局部浸润麻醉、区域阻滞、神经阻滞。

（2）神经阻滞　包括臂丛阻滞、颈丛阻滞、肋间神经阻滞、指/趾神经阻滞。

麻醉方式	麻醉部位	适应证	并发症或局麻药副作用
臂丛阻滞	C_{5-8} 和 T_1 的前支	肌间沟径路（上肢＋肩部） 锁骨上径路（上肢手术） 腋径路（前臂、手部）	①肌间沟径路：膈神经麻痹、喉返神经麻痹、霍纳综合征、全脊髓麻醉 ②锁骨上径路：气胸（最常见）、膈神经麻痹、喉返神经麻痹、霍纳综合征
颈丛阻滞	C_{1-4}	甲状腺手术 气管切开术 颈动脉内膜剥脱术	①浅丛阻滞并发症少 ②深丛阻滞并发症为：局麻药毒性反应；膈神经麻痹、喉返神经麻痹、霍纳综合征；误入蛛网膜下腔
肋间神经阻滞	T_{1-12} 前支	在肋骨角或腋后线进行	气胸、局麻药毒性反应
指/趾神经阻滞	指/趾神经	指/趾手术	局麻药内不可加入肾上腺素，以免供血血管收缩 注药量不能过多，以免压迫血管，导致手指坏疽

【例11】2004NO75A 下列选项中，不属于局部麻醉的是

A. 表面麻醉　　　　　　B. 局部浸润麻醉　　　　C. 区域麻醉

D. 骶管麻醉　　　　　　E. 神经阻滞

> **注意**：广义的局部麻醉包括椎管内麻醉；但骶管麻醉是硬膜外麻醉的一种。

A. 膈神经损伤　　　　　B. 气胸　　　　　　　　C. 两者均可　　　　　　D. 两者均无

【例12】2003NO127C 臂丛神经阻滞肌间沟径路，可能发生的并发症有

【例13】2003NO128C 臂丛神经阻滞锁骨上径路，可能发生的并发症有

【例14】2002NO75A 锁骨上臂丛神经阻滞最常见的并发症是

A. 膈神经麻痹　　　　　B. 椎动脉内注射　　　　C. 脊髓阻滞

D. 喉返神经阻滞　　　　E. 气胸

【例15】2007NO102 、2005NO103A 臂丛的组成是

A. $C_{5\sim8}$、T_1 的前支　　　　　　　　　　B. $C_{5\sim8}$、T_1 的后支

C. $C_{5\sim8}$、T_1 的前支和后支　　　　　　　D. $C_{5\sim7}$、T_1 的后支

【例16】2000NO76A 锁骨上神经阻滞是阻滞了臂丛神经的哪一部分？

A. 根　　　　　　B. 干　　　　　　C. 股　　　　　　D. 束　　　　　　E. 支

3. 局麻药内加入肾上腺素

（1）目的　延缓局麻药的吸收，避免或减轻中毒。

（2）剂量　局麻药中加入肾上腺素的浓度为 1：20 万 ~40 万。

【例17】1998NO79A 神经阻滞麻醉时，局麻药 100ml 内加用肾上腺素的最佳剂量为

A. 0.2mg　　　　　B. 0.3mg　　　　　C. 0.4mg　　　　　D. 0.5mg　　　　　E. 0.6mg

四、椎管内麻醉

　　椎管内有两个可用于麻醉的腔隙，即蛛网膜下隙和硬脊膜外隙。根据局麻药注入的腔隙不同，分为蛛网膜下隙阻滞（简称腰麻）、硬膜外间隙阻滞及腰麻-硬膜外间隙联合阻滞，统称为椎管内麻醉。

1. 椎管的应用解剖

（1）**脊柱与椎管**　椎管上至枕骨大孔，下至骶裂孔。仰卧时 C_3、L_3 最高，T_5、S_4 最低。

（2）**韧带**　从外到内：皮肤→皮下→棘上韧带→棘间韧带→黄韧带→硬膜外腔→硬脊膜、蛛网膜→蛛网膜下腔→软膜→脊髓。

（3）**脊髓、脊膜与腔隙**　成人脊髓下端平 L_1 下缘或 L_2 上缘，新生儿平 L_3 下缘。因此成人腰穿应在 L_2 以下，儿童应在 L_3 以下。脊髓的被膜由内向外为软膜、蛛网膜和硬脊膜。软膜和蛛网膜之间的腔隙称为蛛网膜下隙，上与脑蛛网膜下隙沟通，下端止于 S_2 水平，内有脑脊液。在 S_2 水平，硬脊膜与蛛网膜均封闭而成硬膜囊。蛛网膜和硬脊膜之间的腔隙，称为硬膜下间隙。

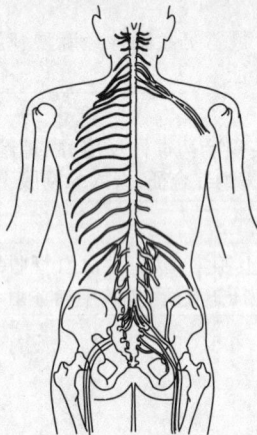
脊髓后面观

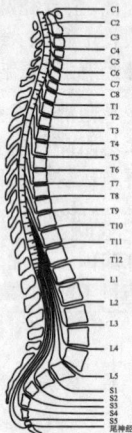
脊髓侧面观

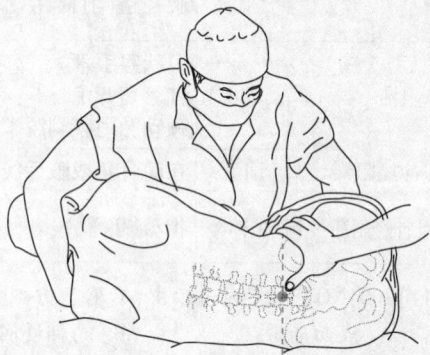
腰椎穿刺点定位

（4）**骶管**　内有丰富的静脉丛，如穿刺时损伤血管，则麻药吸收过多可导致中毒。骶裂孔至硬脊膜囊 47mm，穿刺进针过深，可误入蛛网膜下腔导致全脊髓麻醉。

（5）**脑脊液**　蛛网膜下腔充满脑脊液，容量 120～150ml，比重 1.003～1.009。蛛网膜下腔麻醉时，所用麻药比重如 >脑脊液比重，称为重比重液（常用）；如 <脑脊液比重，称为低比重液。

（6）**脊神经及阻滞作用**　神经纤维越细，被麻药阻滞越迅速。神经纤维被阻滞的顺序为：交感神经→冷觉→温觉（消失）→温度识别觉→钝痛觉→锐痛觉→触觉→运动神经（肌松）→压力觉（减弱）→本体感觉。阻滞消退顺序与阻滞顺序相反。

	阻滞效应	阻滞时间	特性
交感神经	能减轻内脏牵拉反应	最先阻滞	阻滞平面比感觉神经高 2～4 个节段
感觉神经	能阻断皮肤和肌肉的疼痛传导	居中	—
运动神经	能产生肌松弛	最晚阻滞	阻滞平面比感觉神经低 1～4 个节段

【例 18】1993NO69A 关于硬膜外麻醉，下列哪项叙述是错误的？
　　A. 老年人比青年人麻药用量少　　　　B. 在孕妇，麻药可能转移到胎儿
　　C. 麻药液进入蛛网膜下腔　　　　　　D. 比腰麻引起的血压下降轻
　　E. 硬脊膜囊止于第五腰椎水平

注意：腰麻时麻药注入蛛网膜下腔；硬膜外麻醉时注入硬膜外腔的麻药，可通过渗透进入蛛网膜下腔，因此 C 项是正确的，如 C 项改为："麻药液注入蛛网膜下腔"，则是错误的。

【例 19】2013NO78A 椎管内阻滞麻醉时，最先受到阻滞的神经是
　　A. 交感神经　　　　B. 副交感神经　　　　C. 感觉神经　　　　D. 运动神经

【例20】1997NO78A 脊髓麻醉时,哪一种神经功能最后被切断?

A. 随意运动　　　　B. 温度觉　　　　C. 深部感觉(本体感觉)

D. 植物神经功能　　E. 痛觉

2. 蛛网膜下隙阻滞(腰麻)

(1)**麻醉平面**　阻滞平面高于 T_4 称为高平面麻醉,$T_4 \sim T_{10}$ 称为中平面,达到或低于 T_{10} 称低平面麻醉。

(2)**麻醉平面的调节**　①体位调节起十分重要的作用,包括调高低、调侧位。②穿刺间隙:穿刺间隙越高,麻醉平面越高,范围越广。③注药速度:速度越快,范围越广,一般 1ml/5s。④麻药剂量:主要因素。

> **注意:**①对于麻醉平面的调节,8版外科学P64:麻药剂量是主要因素,其它是重要因素。
> ②老版外科学:体位是调节麻醉平面最重要因素。

(3)**并发症**　包括术中及术后并发症,前者如血压下降、心率减慢、呼吸抑制、恶心呕吐;后者如头痛、尿潴留、化脓性脑脊膜炎、脑神经麻痹、粘连性蛛网膜炎、马尾丛综合征等。

恶心呕吐　其原因:①麻醉平面过高,发生低血压和呼吸抑制,造成脑缺血缺氧而兴奋呕吐中枢;②迷走神经亢进,胃肠蠕动增强;③牵拉腹腔内脏;④病人对术中辅助用药较敏感(如哌替啶的催吐作用)。

腰麻后头痛　发生率 3% ~ 30%。常出现于麻醉后 2 ~ 7 天,年轻女性多见。

特点	抬头或坐立时头痛加重,平卧后减轻或消失 头痛的发生与麻醉药品种无关,但与穿刺针粗细或反复穿刺有关
原因	低压性头痛——硬脊膜和蛛网膜的血供较差,穿刺孔不易愈合,因脑脊液漏出导致颅内压降低 血管性头痛——颅内血管扩张而引起血管性头痛
预防	采用圆锥形非切割型细穿刺针(26G);穿刺针斜口应与脊髓长轴方向平行 避免反复多次穿刺;围术期输入足量液体并防止脱水
治疗	①平卧休息,可口服镇痛、安定类药物;②针灸或使用腹带捆紧腹部 ③严重者可硬膜外腔内注入生理盐水、5% 葡萄糖、右旋糖酐 15 ~ 30ml;④硬膜外自体血充填疗法

【例21】1992NO129X 关于腰麻,下列哪些是正确的?

A. 用丁卡因时,其麻醉时间比普鲁卡因长　　B. 腰麻需保证静脉通路之通畅

C. 麻黄素是治疗腰麻后血压下降的有效药物　　D. 腰麻后头痛,于立位时加重

【例22】2004NO76A 对蛛网膜下腔阻滞麻醉(腰麻)术后并发低压性头痛的处理,下列哪项是不恰当的?

A. 去枕平卧,大量输液　　　　B. 使用腹带,捆紧腹部

C. 硬膜外腔自家血充填　　　　D. 静脉注射高张葡萄糖或甘露醇

E. 硬膜外腔注入生理盐水或右旋糖酐

3. 硬脊膜外隙阻滞

(1)**常用麻醉药**　硬膜外阻滞是临床上最常用的麻醉方法之一。常用麻醉药有利多卡因、丁卡因、布比卡因、罗哌卡因。无高血压时,可加 1:20 万肾上腺素。骶管麻醉是硬膜外阻滞麻醉的一种。

(2)**注药方法**　由于硬膜外麻醉注药量比腰麻大 3 ~ 5 倍,故应严格掌握注药量及方法。一般情况下,先给予试验量,即 2% 利多卡因 3 ~ 5ml,观察 5 ~ 10min 有无腰麻现象。如无,可给追加量。

(3)**麻醉平面的调节**　硬膜外阻滞的麻醉与腰麻不同,是节段性的。影响麻醉平面的主要因素有:

①局麻药容积　注入容积愈大,扩散愈广,麻醉范围愈宽。

②穿刺间隙　麻醉上、下平面的高低取决于穿刺间隙的高低。

③导管方向　导管向头端插入,药液易向胸、颈段扩散;向尾端插管,则易向腰、骶段扩散。

④注药方式　若药量相同,则一次注药后麻醉范围较分次注药广。

⑤病人情况　老年、动脉硬化、妊娠、脱水等,注药后麻醉范围较一般人广。

⑥其他　药液浓度、注药速度、病人体位也可产生一定影响。

（4）**并发症**　全脊髓麻醉是硬膜外阻滞的一种严重并发症，为硬膜外阻滞或骶麻时针尖刺入蛛网膜下腔未发现，麻醉药大部或全部注入蛛网膜下腔所致。其临床表现为数分钟内呼吸停止，血压下降，甚至死亡。急救处理原则为：立即人工通气，维持循环功能。

【例23】2009NO77A 硬膜外阻滞的麻醉平面与下列哪项因素无关？

A. 穿刺间隙　　　　B. 麻药容积　　　　C. 麻药种类　　　　D. 导管方向

【例24】1994NO89A 出现全脊髓麻醉时的处理要点是

A. 静脉注射呼吸兴奋剂　B. 经鼻给氧吸入　　　C. 静脉注射镇痛剂

D. 快速输液补充血容量　E. 立即人工呼吸与支持循环

4. 骶管阻滞　应与鞍区麻醉相区别。

	鞍区麻醉	骶管麻醉
病人体位	穿刺时病人取坐位	穿刺时病人取侧卧位或俯卧位
穿刺间隙	$L_{4\sim5}$	骶裂孔
麻药注入	蛛网膜下腔	硬膜外腔（骶管腔）
阻滞神经	骶尾神经	骶脊神经
属于	腰麻（蛛网膜下腔麻醉、脊椎麻醉）	硬膜外麻醉
适应证	肛门、会阴部手术	直肠、肛门和会阴部手术
常见并发症	头痛、马尾丛综合征、术后尿潴留	毒性反应、全脊髓麻醉、术后尿潴留

【例25】1996NO78A 关于骶椎麻醉（骶麻），下列哪项是正确的？

A. 是硬膜外麻醉　　　B. 别名为鞍区阻滞　　　C. 易引起马尾综合征

D. 不易发生局麻药中毒　E. 睾丸切除术可用这种麻醉方法

注意：支配睾丸的神经是T_{10}，而骶麻阻滞的是骶脊神经，因此骶麻不适合行睾丸切除，睾丸切除多采用低位硬膜外麻醉。

5. 几种常用麻醉方法的比较

	腰麻	连续硬膜外麻醉	骶麻
注药部位	蛛网膜下腔	硬膜外腔	骶管
常用药物	普鲁卡因、丁卡因、布比卡因	利多卡因、丁卡因 布比卡因、罗哌卡因	利多卡因 布比卡因
平面调节	剂量（最主要）、体位（重要） 穿刺间隙、注药速度	局麻药容积、穿刺间隙、导管方向 注药方式、病人情况、药液浓度	剂量、体位
术中并发症	血压下降、心动过缓 呼吸抑制、恶心呕吐	血压下降、心动过缓、呼吸抑制、恶心 呕吐、全脊髓麻醉、局麻药毒性反应	全脊髓麻醉 局麻药毒性反应
术后并发症	头痛、尿潴留、脑神经麻痹、粘连性蛛网 膜炎、马尾丛综合征、化脓性脑脊膜炎	尿潴留（少见）、脊神经根损伤 硬膜外血肿、硬膜外脓肿	尿潴留（常见）

▶ **常考点**　内容多，每年0～2题。

参考答案——详细解答见《贺银成2019考研西医临床医学综合能力历年真题精析》

1. A**BCDE**　　2. A**BC**DE　　3. A**BCDE**　　4. AB**CDE**　　5. A**BCDE**　　6. AB**CDE**　　7. AB**CD**E

8. ABC**D**E　　9. AB**CDE**　　10. ABC**DE**　　11. ABC**DE**　　12. A**BCDE**　　13. AB**CD**E　　14. ABC**D**E

15. A**BCDE**　　16. AB**CDE**　　17. ABC**DE**　　18. ABC**DE**　　19. A**BCDE**　　20. AB**CD**E　　21. A**BCDE**

22. ABC**DE**　　23. AB**CDE**　　24. ABC**DE**　　25. A**BCDE**

第6章 重症监测治疗与复苏

▶ **考纲要求**

①重症监护的内容与应用,常见器官功能衰竭的治疗原则。②心、肺、脑复苏的概念,操作要领和治疗。

▶ **复习要点**

一、重症监护治疗

1. 循环系统的监测

监测参数	缩写	方法	正常值范围
血压	BP	测定	$90\sim140/60\sim90$mmHg
心率	HR	测定	$60\sim100$ 次/分
心排出量	CO	测定	$5\sim6$L/min
心脏指数	CI	CO(心排量)/BSA	3.5 ± 0.5L/$($min·$m^2)$
每搏量	SV	CO$\times1000$/HR	$60\sim90$ml/beat
每搏指数	SVI	SV/BSA	$40\sim60$ml/(beat·m^2)
左室每搏功指数	LVSWI	(MAP – PAWP)$\times$SVI$\times0.0136$	60g·m/m^2
肺动脉楔压	PAWP	测定	$6\sim12$mmHg
动脉血氧含量	CaO_2	$1.39\times SaO_2\times Hb+0.031\times PaO_2$	$160\sim220$ml/L
氧耗量	VO_2	CI$\times[C(a-v)O_2]\times10$	$100\sim170$ml/(min·m^2)

2. 呼吸功能的监护和治疗

(1)呼吸功能的监测

监测参数	缩写	正常值
潮气量(ml/kg)	V_T	$6\sim10$
呼吸频率(次/分)	RR	$12\sim20$
动脉血氧饱和度(%)	SaO_2	$96\sim100$
氧分压(mmHg)	PaO_2	$80\sim100$
氧合指数	PaO_2/FiO_2	>300
动脉血CO_2分压(mmHg)	$PaCO_2$	$35\sim45$
最大吸气力(cmH_2O)	MIF	$75\sim100$
肺内分流量(%)	Q_S/Q_T	$3\sim5$
无效腔量/潮气量	V_D/V_T	$0.25\sim0.40$
肺活量(ml/kg)	VC	$65\sim75$

(2)呼吸治疗

①氧疗是治疗低氧血症的方法之一,给氧方法包括高流量系统和低流量系统。

②机械通气是治疗呼吸衰竭的有效方法。

二、心肺脑复苏

心肺复苏(CPR)是针对呼吸和心跳骤停所采取的紧急医疗措施,以人工呼吸替代病人的自主呼吸,以心脏按压形成暂时的人工循环替代并诱发心脏的自主搏动。但是心肺复苏的成功,不仅要恢复自主呼吸和心跳,更重要的是恢复中枢神经系统功能。故将"心肺复苏"扩展为"心肺脑复苏"(CPCR)。复苏可分为三个阶段,即基本生命支持、高级生命支持和复苏后治疗。

1. 基本生命支持(BLS)

基本生命支持也称初期复苏或心肺复苏,是心搏骤停后挽救病人生命的基本急救措施。胸外心脏按压和人工呼吸是基本生命支持的主要措施。

(1)尽早识别心搏骤停和启动紧急医疗服务系统(EMSs)　2010年AHA复苏指南不再强调检查是否有大动脉搏动作为诊断心搏骤停的必要条件。

①非专业人员　对于非专业人员,若发现有人突然神志消失或晕厥,可轻拍其肩部并大声呼叫,如无反应(无回答、无活动),没有呼吸或有不正常呼吸(如喘息),应判断已发生心搏骤停,立即呼叫急救中心,启动EMSs。

②专业人员　对于专业救治人员,在10秒钟内还不能判断是否有脉搏,也应立即开始CPR。

(2)尽早开始CPR　CPR是复苏的关键,在启动EMSs的同时,应立即开始CPR。胸外心脏按压是CPR的重要措施,因为在CPR期间的组织灌注主要依赖心脏按压。因此,2010年AHA复苏指南将成人CPR的顺序由原来的"A(airway)→B(breathing)→C(circulation)"改为"C→A→B"。即在现场复苏时,首先进行胸外心脏按压30次,随后再开放呼吸道并进行人工呼吸。

①心脏按压　施行心脏按压时,病人必须平卧,背部垫一木板或平卧于地板上,术者立于或跪于病人一侧。按压部位在胸骨下1/2处或剑突以上4~5cm处。按压频率至少100次/分,按压深度至少为胸部前后径的1/3或至少5cm,大多数婴儿约为4cm,儿童约为5cm。心脏按压与人工呼吸的比例为30:2,直到人工气道的建立。人工气道建立后,可每6~8秒进行一次人工呼吸或8~10次/分,而不中断心脏按压。

②人工呼吸　先心脏按压30次再进行人工呼吸2次。可采用压额抬颏法开放气道。进行人工呼吸时,每次送气时间应>1s,以免气道压力过高;潮气量以可见胸廓起伏即可,约为500~600ml(6

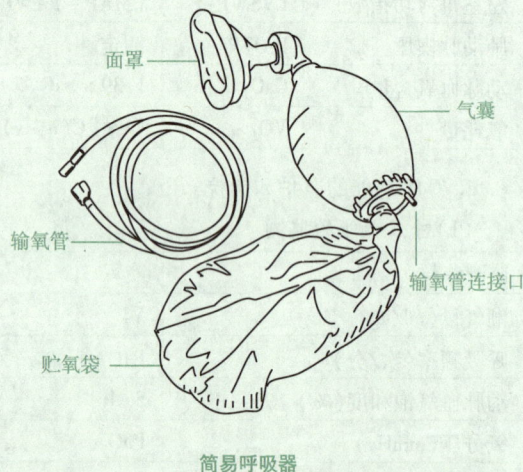

简易呼吸器

~7ml/kg),尽量避免过度通气;不能因为人工呼吸而中断心脏按压。如条件许可,可使用简易呼吸器。

③尽早电除颤　首次胸外除颤电能≤200J,第二次可增至200~300J,第三次可增至360J。

2. 高级生命支持(ALS)

(1)呼吸支持　适时建立人工气道有利于心脏复苏,最佳选择是气管内插管。

(2)恢复和维持自主循环　强调高质量的CPR和对室颤及无脉室速者进行早期除颤。

(3)CPR期间的监测　包括心电图、呼气末CO_2($P_{ET}CO_2$)、冠状动脉灌注压(CPP)和动脉血压、中心静脉血氧饱和度($ScvO_2$)。

(4)药物治疗　首选肾上腺素静脉给药,心血管活性药物首选多巴胺。

3. 复苏后治疗(PCAC)

包括呼吸道管理、维持血流动力学稳定、多器官功能障碍的防治、脑复苏等。

4. 经常考到的一些数据

①胸外心脏按压的部位在胸骨下 1/2 处或剑突以上 4～5cm。

②胸外心脏按压时,按压频率至少 100 次/分。

③胸内心脏按压时,按压频率为 60～80 次/分(8 版外科学已删除)。

④胸外心脏按压时,每次使胸骨下陷至少 5cm(7 版外科学为 4～5cm)。

⑤胸外心脏按压时,按压与放松的时间之比为 1:1。

⑥气管内插管,人工呼吸频率为 8～10 次/分。

⑦胸外按压与人工呼吸的比例为 30:2。

⑧胸外按压时,外周动脉收缩压应达 80～100mmHg,以防脑细胞不可逆损害。

【例1】2007NO86A 下列关于口对口人工呼吸操作的叙述,不恰当的是

　　A. 头极度后仰,托起下颌　　　　　　　B. 吹气时向后压环状软骨

　　C. 吹气要看到胸廓抬起　　　　　　　　D. 吹气不少于 20 次/分

【例2】2000NO75A 成人心肺复苏时,胸外按压的频率应为

　　A. 50～60 次/分　　　　B. 60～80 次/分　　　　C. 80～100 次/分

　　D. 100～120 次/分　　　E. 120～140 次/分(8 版外科学已改为至少 100 次/分,原答案为 C)

【例3】2002NO76A 心肺复苏心脏按压时,按压与放松时间之比为

　　A. 70%:30%　　　　　　B. 60%:40%　　　　　　C. 50%:50%

　　D. 40%:60%　　　　　　E. 30%:70%

【例4】1994NO090A 关于心脏复苏,下列哪项是正确的?

　　A. 房颤是心跳骤停的一种类型　　　　　B. 心脏复苏时,首选心内注射给药

　　C. 心脏复苏用药,首选去甲肾上腺素　　 D. 胸外心脏按压的正确部位是胸骨中部

　　E. 电除颤是治疗室颤最有效的方法

【例5】1992NO78A 心肺复苏的后期处理(院内处理)不包括下列哪项工作?

　　A. 接替人工呼吸心脏按压,进行生理监测　　B. 心律复转

　　C. 输血输液　　　　D. 呼吸道管理　　　　E. 立即对并发的创伤或病变进行外科处理

三、常见器官功能衰竭的治疗原则

1. 急性肾衰竭与急性肾损伤的治疗

急性肾衰竭(ARF)是指短时间(几小时至几天)内发生的肾脏功能减退,即溶质清除能力及肾小球滤过率下降,从而导致水、电解质和酸碱平衡紊乱及氮质代谢产物蓄积为主要特征的一组临床综合征。近年来医学界建议将 ARF 归类于急性肾损伤(AKI)。

AKI 的诊断标准为:①48 小时内血肌酐升高≥26.5μmol/L;②或血肌酐达基线水平(已知或推测的 7 天前水平)的 1.5 倍;③或尿量持续 6 小时少于 0.5ml/(kg·h)。

(1)治疗原则　①加强液体管理,维持液体平衡;②维持内环境稳定,调节电解质及酸碱平衡;③控制感染;④肾替代治疗,清除毒素以利于损伤细胞的修复;⑤早期发现导致 AKI 的危险因素,积极治疗原发病。

(2)少尿期的治疗

①液体管理　对于轻度 AKI,主要是补足容量,改善和防止低灌注的发生。对于较重的 AKI,常发生利尿剂抵抗,少尿期应严格控制水、钠摄入量。在纠正了原有的液体缺失后,应坚持"量出为入"的原则。

每日输液量 = 前 1 日尿量 + 显性失水量 + 非显性失水量约 400ml

显性失水量是指粪便、呕吐物、渗出液、引流液等可观察到的液体总量。

非显性失水量 = 皮肤、呼吸道蒸发水分 700ml － 内生水 300ml = 400ml。

发热病人体温每增加 1℃,应增加液量 100ml。

②纠正电解质、酸碱平衡紊乱　当血钾 >5.5mmol/L 时,应常规行降血钾治疗;当血钾 >6.5mmol/L 时,应紧急行血液净化治疗。轻度代谢性酸中毒无需处理,只有血 HCO_3^- <15mmol/L 时,才需补充碳酸氢钠。

③营养支持　若病情允许,肠内营养是首选营养支持途径。对于未接受肾脏替代治疗者,应注意血清必需氨基酸/非必需氨基酸比例失衡。

④控制感染　是减缓急性肾衰竭发展的重要措施。

⑤肾脏替代治疗　又称血液净化,是目前治疗肾衰竭的重要方法。常用方法包括血液透析、血液滤过、连续性肾脏替代治疗、腹膜透析。

(3)多尿期的治疗　维持水、电解质和酸碱平衡,控制氮质血症,治疗原发病,防止各种并发症。

2. 急性肝衰竭的治疗

急性肝衰竭(AHF)是指由多种因素引起的,在短期内出现肝脏功能急剧恶化,导致肝脏本身合成、解毒、排泄和生物转化等功能发生严重障碍或失代偿,从而表现为进行性神志改变和凝血功能障碍的综合征。

(1)病因治疗

①化学物质中毒　对于可疑药物肝毒性所致急性肝衰竭,应停用必需药物以外的所有药物。对于已知对乙酰氨基酚所致肝损伤的病人,可给予 N-乙酰半胱氨酸治疗。对于蘑菇中毒引起的急性肝衰竭,可给予青霉素和 N-乙酰半胱氨酸治疗。

②病毒性肝炎　应考虑使用核苷类似物治疗乙肝相关的肝衰竭和预防肝移植后乙肝复发。

③其他　对于妊娠期急性脂肪肝或 HELLP 综合征,建议迅速终止妊娠。

(2)一般治疗　①营养支持:首选肠内营养。肠外营养支持治疗时,必须使用支链氨基酸、葡萄糖、中链/长链脂肪乳剂,并给予足量维生素。②补充血清白蛋白。③口服乳果糖和肠道抗菌药(如新霉素、甲硝唑)。④静脉点滴谷氨酸、门冬氨酸等,以降低血氨。⑤纠正酸碱失衡和电解质紊乱。

(3)防治多器官功能障碍　给予 H_2 受体阻滞剂或质子泵抑制剂,预防与应激相关的胃肠道出血;避免使用肾损害药物以预防肾损伤;预防和治疗 ARDS。

(4)预防感染　应全身使用广谱抗生素,必要时应使用抗真菌药物。

(5)肝性脑病的治疗　①脱水:甘露醇为一线治疗药物。②低温:将体温降至 34～35℃ 为宜。③自身免疫性肝炎引起的肝性脑病可考虑使用激素。

(6)人工肝支持　可通过灌流、吸附、透析作用,清除肝衰竭病人血中有害物质。尤其是等待肝移植的病人,可用人工肝暂时支持肝的功能,为施行肝移植术作准备。

(7)肝移植　是急性肝衰竭最有效的治疗手段,适用于经内科和人工肝治疗疗效欠佳者。

【例6】2007NO89A 急性肝衰竭出现肝性脑病时,不宜选用的治疗是(8版外科学已更改)

    A. 应用硫喷妥钠　　　　　　　　　　B. 过度换气

    C. 降低体温至 32℃～33℃　　　　　　D. 腹膜透析

▶ **常考点**　题少。

　　参考答案——详细解答见《贺银成 2019 考研西医临床医学综合能力历年真题精析》

　　1. ABCDE　　2. ABCDE　　3. ABCDE　　4. ABCDE　　5. ABCDE　　6. ABCDE

第 7 章 疼痛治疗与围术期处理

▶▶ **考纲要求**

①疼痛的分类、评估及治疗。②围术期处理:术前准备、术后处理的目的与内容,术后并发症的防治。

▶▶ **复习要点**

一、疼痛治疗

疼痛是指由机体组织损伤或潜在的组织损伤,或可以用组织损伤描述的一种人体不愉快的感觉和情绪上的体验。疼痛是人对机体特定区域伤害性刺激的一种主观感受。

1. 疼痛的临床分类

(1)**按疼痛程度分** 轻微疼痛、中度疼痛、剧烈疼痛。

(2)**按起病缓急分** 急性疼痛、慢性疼痛。

(3)**按疼痛部位分** 浅表痛、深部痛。

2. 疼痛程度的评估

(1)**视觉模拟评分法(VAS)** 是临床上最常用的量化疼痛程度的方法。将病人主观感受的疼痛程度,分为 0~10 分,分值越高,疼痛越重。0 分代表无痛,10 分代表最痛。

(2)**语言描述评分法(VRS)** 病人描述自身感受的疼痛状态,一般分为 4 级:无痛(1 分)、轻微疼痛(2 分)、中度疼痛(3 分)和剧烈疼痛(4 分)。此法简单,病人容易理解,但不够精确。

3. 慢性疼痛的治疗

慢性疼痛是指疼痛持续超过相关疾病的一般病程或超过损伤愈合所需的一般时间,或疼痛复发持续超过 1 个月。慢性疼痛的诊治范围包括头痛、颈肩痛和腰腿痛、四肢慢性损伤性疾病、神经痛、周围血管疾病、癌症疼痛、艾滋病疼痛、心理性疼痛。常用治疗方法如下表。

治疗类型	分类	注射部位	(注射)药物	治疗疾病
药物治疗	解热消炎镇痛药	—	阿司匹林、布洛芬	头痛、牙痛、神经痛
	麻醉性镇痛药	—	吗啡、可待因	急性剧痛、晚期癌症疼痛
	催眠镇静药	—	苯二氮䓬类	慢性疼痛
	抗癫痫药	—	苯妥英钠、卡马西平	三叉神经痛
	抗抑郁药	—	丙米嗪、多虑平	慢性疼痛并抑郁症者
神经阻滞	星状神经节阻滞	C_6 横突	布比卡因、利多卡因	偏头痛、雷诺综合征
	腰交感神经节阻滞	L_3 横突	布比卡因、利多卡因	血栓闭塞性脉管炎
椎管注药	蛛网膜下腔注药	蛛网膜下腔	无水酒精、5% 酚甘油	晚期癌痛
	硬膜外间隙注药	硬膜外腔	类固醇、吗啡	颈椎病、癌性痛、腰椎间盘突出症
痛点注射	—	压痛点	布比卡因、利多卡因	腱鞘炎、肩周炎、腰肌劳损

此外,还有针灸疗法、推拿疗法、物理疗法、经皮神经电刺激疗法、心理疗法等。

4. 癌症疼痛的治疗

(1)**WHO 推荐的三阶梯疗法** 基本原则为:

①根据疼痛程度选择镇痛药物:非阿片类药(如阿司匹林)→弱阿片类药(如可待因)→强阿片类药(如吗啡)。②口服给药,一般以口服给药为主。③按时服药。④个体化用药,应根据具体病人和疗效给药。

(2)椎管内注药

①硬膜外间隙注入吗啡　可选择与疼痛部位相应的间隙进行穿刺,成功后置入导管以便反复注药。每次注入吗啡 1～2mg,用生理盐水 10ml 稀释,每日一次。

②蛛网膜下隙内注入神经毁损性药物　常用苯酚或无水酒精注入蛛网膜下隙,破坏后根神经,使其产生脱髓鞘丧失传导功能,从而达到止痛目的。

(3)放疗、化疗和激素疗法　都是治疗癌症的方法,同时也用作晚期癌症止痛。放疗或化疗用于对其敏感的癌瘤,可使肿块缩小,减少由于其压迫和侵犯神经组织引起的疼痛。对放疗敏感的癌瘤有精原细胞瘤、鼻咽癌、小细胞肺癌等。骨转移癌痛对放疗效果显著。化疗常用于乳腺癌、睾丸癌、卵巢癌等的治疗。一些激素依赖性肿瘤(乳腺癌、前列腺癌)使用激素疗法,能起到止痛的作用。

【例1】1999NO84A 下列哪项不符合世界卫生组织提出的癌症三阶梯止痛治疗方案的原则?

A. 最初用非吗啡类药,效果不好时追加吗啡类药　　B. 从小剂量开始

C. 痛时给药　　　　　　　　　　　　　　　　　　D. 吗啡药物效果不好时,考虑药物以外的治疗

E. 口服为主

5. 术后镇痛

(1)镇痛药物　最常用的有阿片类药(吗啡、芬太尼)、非阿片类(曲马多)等,解热镇痛药效果差,故少用。

(2)镇痛方法　目前,以硬膜外镇痛和病人自控镇痛法为好。

①硬膜外镇痛　通过留置的硬膜外导管单次或持续给药,常选用吗啡。不良反应有:恶心、呕吐、皮肤瘙痒、尿潴留和呼吸抑制。药液中加入氟哌利多可增强镇痛效果,减少恶心呕吐的发生。

②病人自控镇痛(PCA)　可通过静脉或硬膜外导管给药,常选用吗啡、芬太尼和曲马多等。

二、围术期处理

1. 术前准备

(1)术前准备的目的　围术期处理目的是为了病人手术顺利做准备并促进术后尽快康复。

(2)手术分类　分急症手术、限期手术、择期手术 3 类。

手术分类	定义	举例
急症手术	应在最短时间内进行必要的准备后立即进行的抢救手术	外伤性肠破裂
限期手术	手术时间虽可选择,但不宜延迟过久,应在尽可能短的时间内做好术前准备	恶性肿瘤根治术
择期手术	可在充分的术前准备后,选择合适时机进行的手术	腹股沟疝修补术

【例2】2005NO90A 手术前准备的最根本目的是

A. 促进切口愈合　　B. 防止切口感染　　　C. 提高病人对手术的耐受力

D. 预防术中各种并发症　E. 促进术后康复

A. 嵌顿疝还纳修补术　　B. 胃癌根治术　　　C. 甲状腺腺瘤切除术

D. 脾脏破裂行脾切除　　E. 十二指肠溃疡穿孔修补术

【例3】1998NO113B 属择期手术的是

【例4】1998NO114B 属限期手术的是

(3)术前准备

①心理准备　病人术前难免有恐惧、紧张及焦虑等情绪,或对手术与预后有多种顾虑。医务人员应从关怀、鼓励出发,就病情、施行手术的必要性及可能取得的效果,手术的风险性及可能的并发症,以恰当的言语和安慰的口气对病人作适度的解释,使病人能以积极的心态配合手术和术后治疗。

②生理准备 调整病人的生理状态,使病人能在较好的状态下安全度过手术和术后治疗过程。

适应性锻炼	术前练习在床上大小便,教会病人正确的咳嗽和咳痰方法,术前2周应停止吸烟
预防感染	预防性抗生素的给药方法:术前0.5~2h或麻醉开始时首次给药;手术时间>3h或失血量>1500ml,术中可给予第二剂;总预防用药时间不超过24h,个别情况可延长至48h
胃肠道准备	术前8~12h开始禁食,术前4h禁止饮水,以防术中呕吐而引起窒息或吸入性肺炎 胃肠道手术者,术前1~2日进流质饮食;幽门梗阻者,术前应洗胃 结直肠手术者,术前2~3天开始口服肠道制菌剂,术前1天和当天清晨作清洁灌肠或结肠灌洗
其他	手术前夜,可给予镇静剂,以保证良好的睡眠;妇女月经来潮时,应延迟手术日期

③营养不良 若血浆白蛋白<30g/L或转铁蛋白<0.15g/L,术前应行营养支持,以纠正营养不良。

④脑血管病 近期有脑卒中史者,择期手术至少推迟2周,最好6周。

⑤高血压 高血压者应继续服用降压药,避免戒断综合征。若血压<160/100mmHg,可不作特殊准备。血压>180/100mmHg,需选用合适降压药,使血压平稳在一定水平,但不要求降至正常后才做手术。对原有高血压病史,进入手术室血压急骤升高者,应与麻醉师共同处理,根据病情和手术性质,抉择实施或延期手术。

⑥伴有心脏疾病者 施行手术的死亡率明显高于非心脏病者,有时需外科医师、麻醉医师和内科医师共同对心脏危险因素进行评估和处理。

⑦肺功能障碍 危险因素包括慢阻肺、吸烟、年老、肥胖、急性呼吸系统感染。对于高危病人,术前肺功能检查具有重要意义:第1秒最大呼气量(FEV_1)<2L时,可能发生呼吸困难;$FEV_1\%$<50%,提示重度肺功能不全,可能需要术后机械通气和特殊监护。病人每天吸烟超过10支,停止吸烟极为重要。急性呼吸道感染者,择期手术应推迟至治愈后1~2周。

⑧肾疾病 急性肾衰竭的危险因素包括:术前血尿素氮和肌酐升高、充血性心衰、老年、术中低血压、夹闭腹主动脉、脓毒症、使用肾毒性药物(如氨基糖苷类、放射性造影剂)等。术前准备应最大限度地改善肾功能。如需透析治疗,应在计划手术24小时以内进行。

⑨糖尿病 a.仅以饮食控制病情者,术前不需特殊准备;b.普通降糖药服至手术前一天晚,长效降糖药术前2~3天停药;平时用胰岛素者,手术日晨停用;c.术前控制血糖在5.6~11.2mmol/L,尿糖在+~++;d.伴有酮症酸中毒,需接受急症手术者,应纠正酸中毒、血容量不足、电解质失衡。

⑩凝血障碍 凝血试验、凝血酶原时间(PT)、活化部分凝血活酶时间(APTT)及血小板计数(PLT),对严重凝血异常的识别率低,所以仔细询问病史及体格检查显得尤为重要。术前10天应停用抗血小板药噻氯匹定、氯吡格雷,术前7天停用阿司匹林,术前2~3天停用非甾体抗炎药。当$PLT<50\times10^9/L$,建议输血小板;大手术或涉及血管部位的手术,应保持$PLT>75\times10^9/L$;神经系统手术,应保持$PLT\geq100\times10^9/L$。

注意:呼吸道疾病的术前准备中,对于咳嗽病人,尤其是咳痰的病人,严禁使用中枢性镇咳剂,如可待因、吗啡、咳必清等,否则痰液滞留肺部使感染加重。这一点,往往是解题的关键。

【例5】2007NO100A 手术区域剃毛最佳的时机是

    A. 手术前三天进行   B. 手术前二天进行

    C. 手术前一天进行   D. 手术开始前进行

【例6】2016NO82A 下列幽门梗阻患者术前准备措施中,不合理的是

    A. 应用广谱抗生素   B. 纠正水电解质失衡   C. 禁食、胃肠减压   D. 温盐水洗胃

【例7】2009NO87A 下列关于结肠癌患者术前准备的叙述,错误的是

    A. 术前2日进流食   B. 口服肠道抗生素和泻剂

    C. 抗肿瘤药物灌肠   D. 术前12~24小时行肠道灌洗

【例8】2016NO84A 下列高血压患者的术前处理中,正确的是

    A. 术前两周停用降压药   B. 入手术室血压骤升,应果断停止手术

C. 血压降至正常后再手术　　　　　　　D. 血压 160/100mmHg 以下不予处理

【例9】1996NO80A 术前准备中,下列处理哪项不正确?

A. 心力衰竭的病人需控制 3~4 周后才施行手术

B. 经常发作哮喘的病人,可每日 3 次口服地塞米松 0.75mg

C. 肝功能严重损害者,一般不宜施行任何手术

D. 肾功能重度损害者,只要有有效的透析疗法处理下,仍能安全耐受手术

E. 糖尿病病人大手术前,必需将血糖控制在正常、尿糖阴性的水平,才能手术

2. 术后处理

(1)常规处理与监测

①术后医嘱　需书写的医疗文书包括:诊断、施行的手术、监测方法、治疗措施等。

②监测　应常规监测生命体征,如体温、脉率、血压、呼吸频率、尿量,记录 24 小时出入量。有心肺疾病、心肌梗死危险的病人,还应监测中心静脉压、肺动脉楔压、心电监测等。

③静脉输液　术后输液的量、成分和速度,取决于手术大小、病人器官功能状态和疾病严重程度。

④引流管　要记录引流管的种类、吸引的压力、灌洗液及次数。要经常观察引流管有无脱落、阻塞、扭曲及引流物的性质、颜色和数量。

拔管时间:乳胶片在术后 1~2 天;烟卷引流 3 天内;T 型管 14 天;胃肠减压管在肛门排气后。

【例10】2006NO87A 下列关于术后病人的饮食处理,错误的是

A. 非腹部局麻下的手术,术后即可进食

B. 非腹部腰麻或硬膜外麻醉下的手术,一般术后 2~3 天即可进食

C. 非腹部全麻下的手术,病人清醒,无呕吐时可进食

D. 择期胃肠道手术,肠蠕动恢复后,可开始饮水,进少量流食

E. 腹部手术需禁食时间较长者,应给予胃肠外营养

【例11】2011NO176X 外科引流的主要目的有

A. 引流渗血、渗液　　　　B. 引流脓液　　　　　C. 预防吻合口漏　　　　D. 治疗吻合口漏

【例12】1991NO48A 下列术后引流管的处理方法中,哪项是错误的?

A. 各种引流管注意有无堵塞、扭曲、脱出　　　B. 注意记录引流液的颜色和量

C. 置入胆道的 T 管一律在术后一周拔除　　　D. 胃肠减压管在胃肠功能恢复后拔除

E. 乳胶片引流多在术后 24~48 小时拔除

(2)饮食

①非腹部手术　小手术不引起或很少引起全身反应者,手术后即可进食。大手术需待 2~4 日才可进食。局麻下施行手术者,如无任何不适或反应,手术后即可给予饮食。椎管内麻醉在 3~4 小时后,可进饮食。全身麻醉者,应在麻醉清醒,恶心、呕吐反应消失后,方能进食。

②腹部手术　胃肠道手术后,1~2 日禁食;3~4 日肠功能恢复、肛门排气后进流质饮食;5~6 日进半流质饮食;7~9 日恢复普通饮食。

(3)卧位　手术后,应根据麻醉方式和病人的全身情况、术式、疾病的性质等选择合适的体位。

全麻未清醒	平卧,头转向一侧	蛛网膜下隙阻滞	去枕平卧或头低卧位 12h
颅脑手术,无休克或昏迷	15°~30°头高脚低斜坡卧位	颈胸手术	高半坐位
腹部手术	低半坐位,或斜坡卧位	脊柱、臀部手术	仰卧位,或俯卧位
休克病人	下肢抬高 15°~20°,头和躯干抬高 20°~30°的特殊体位		

A. 头低卧位　　　　B. 高半坐位　　　　C. 低半坐位

D. 侧卧位　　　　　E. 平卧位

【例13】2004NO107B 食管癌手术全麻清醒后,病人应采取的体位是

【例14】2004NO108B 胃大部切除术全麻清醒后,病人应采取的体位是

（4）术后不适的处理

①疼痛 麻醉作用消失后,切口受到刺激会出现疼痛。术后疼痛可引起呼吸、循环、胃肠道、骨骼肌功能变化,甚至引起并发症。处理:有效的止痛会改善大手术的预后,常用的麻醉类镇痛药有吗啡、哌替啶、芬太尼。及早停用镇痛剂有利于胃肠动力的恢复。硬膜外阻滞可留置导管数日,连接镇痛泵以缓解疼痛,特别适合下腹部手术或下肢手术的病人。

②呃逆 其原因可能是神经中枢或膈肌直接受刺激引起。实施上腹部手术后,如果出现顽固性呃逆,要特别警惕膈下积液或感染之可能。此时,应作B超、X线摄片、CT检查,一旦明确有膈下积液或感染,需要及时处理。

【例15】1990NO32A 术后腹胀主要原因是由于

  A. 细菌产生的气体   B. 腹膜后血肿   C. 组织代谢产生的气体

  D. 血液内气体弥散到肠腔   E. 咽下的空气积存在肠腔内过多

（5）胃肠道 剖腹手术后胃肠道蠕动减弱。麻醉、手术对小肠蠕动影响很小,胃蠕动恢复较慢,右半结肠需48小时,左半结肠需72小时。胃和空肠手术后,上消化道推进功能的恢复需2~3天。术后有显著肠梗阻、急性胃扩张的病人,应插鼻胃管、连接负压吸引,并留置2~3天,直到正常的胃肠功能恢复(可闻及肠鸣音或已排气)。空肠造口的营养管可在术后第2天滴入营养液。造口管需在术后3周方可拔除。

【例16】1998NO78A 术后病人的处理哪项不正确?

  A. 胃肠道手术病人肛门排气后可开始进食 B. 腹部减张缝合线一般在术后2周左右拆除

  C. 伤口的乳胶片一般在术后4~7天拔除 D. 一般手术后的病人,应鼓励早期活动

  E. 术后尿潴留导尿量 >500ml者,应留置导尿管1~2天

（6）活动 手术后,如果镇痛效果良好,原则上应早期床上活动,争取短期内下床活动。早期活动有利于增加肺活量,减少肺部并发症,改善全身血液循环,促进切口愈合,减少因静脉血流缓慢而发深静脉血栓形成的发生率。此外,尚有利于肠道蠕动和膀胱收缩功能的恢复,从而减少腹胀和尿潴留的发生。有休克、心力衰竭、严重感染、出血、极度衰弱者,不宜早期活动。

（7）缝线拆除

①拆线时间 头面颈部在术后4~5日拆线;下腹部、会阴在术后6~7日拆线;胸部、上腹部、背部、臀部手术在术后7~9日拆线;四肢手术在术后10~12日拆线(近关节处应适当延长);减张缝合14日拆线。

②切口分类与愈合 对初期完全缝合的切口,拆线时应记录切口愈合情况。

清洁切口（Ⅰ类切口）:是指缝合的无菌切口,如甲状腺大部切除术、腹股沟疝修补术等。

可能污染切口（Ⅱ类切口）:是指手术时可能带有污染的缝合切口,如胃大部切除术、皮肤不容易彻底消毒的部位、6小时内的伤口经过清创缝合、新缝合的切口再度切开者。

污染切口（Ⅲ类切口）:是指邻近感染区或组织直接暴露于污染或感染物的切口。

	切口	伤口
分类	Ⅰ类:清洁切口 Ⅱ类:可能污染切口 Ⅲ类:污染切口	清洁伤口:无菌手术切口 污染伤口:有细菌污染但尚未构成感染的伤口 感染伤口:已发生感染的伤口
愈合	甲级:愈合优良,无不良反应 乙级:愈合处有炎症,但未化脓 丙级:切口已化脓,需切开引流	一期愈合:组织损伤小,创缘整齐,无感染,伤口愈合快,呈线性瘢痕愈合 二期愈合:伤口大,组织缺损多,创缘分离远,污染重,只能在控制感染、坏死组织清除后,才能开始再生,愈合时间长、遗留明显瘢痕 延迟愈合:某些开放性伤口,观察48~72h后无明显感染,再行缝合

【例17】2012NO80A 下列属于清洁伤口的是

A. 甲状腺手术切口   B. 胸部刀割伤后4小时清创伤口

C. 头面部撞伤14小时的伤口   D. 胃大部切除术的切口

3. 术后并发症的处理

并发症	原因	预防及处理
术后出血	术中止血不完善,创面渗血未完全控制 结扎线脱落,凝血功能障碍	手术时严格止血,结扎必需规范牢靠 关腹前仔细检查
发热	术后最常见的症状 包括感染性发热和非感染性发热	查明原因,对症处理
肺膨胀不全	上腹部手术、老年、肥胖、长期吸烟	叩击胸背部,鼓励咳嗽和深呼吸,及时吸痰
术后肺炎	肺膨胀不全、异物吸入、大量分泌物	50%以上为革兰阴性杆菌感染,针对性用药
肺脂肪栓塞	长骨骨折、关节置换	立即行呼气末正压通气、利尿治疗
切口裂开	营养不良、缝合技术欠佳,腹压增加 表现为淡红色液体流出	①减张缝合; ②及时处理腹胀 ③咳嗽时最好平卧; ④适当的腹部包扎
切口感染	细菌入侵、血肿、异物、局部血供不良 机体抵抗力降低	切口红肿处拆除缝线,使脓液流出 已形成脓肿者,敞开引流
尿路感染	尿潴留是基本原因	防止和及时处理尿潴留,抗生素的应用

【例18】2011NO84A 直肠癌根治术后第一天,病人突然寒战高热,达39℃。最可能的原因是

  A. 伤口感染   B. 肺炎   C. 腹腔感染   D. 输液反应

【例19】2002NO80A 下列预防和治疗术后肺不张的措施中,哪项是不恰当的?

  A. 鼓励咳痰   B. 防止呕吐

  C. 术前锻炼深呼吸   D. 术后胸腹部切口应紧紧固定或绑扎

  E. 减少肺泡和支气管内分泌物,如术前2周应禁烟

【例20】2013A(执医试题)女,74岁。行胃癌根治术后7天,咳嗽后腹正中伤口内有多量淡红色液体流出。最可能出现的情况是

  A. 切口内血肿   B. 切口皮下积液   C. 切口裂开

  D. 切口下异物   E. 切口感染

【例21】1994NO83A 腹部大手术后,早期出现肺功能不全的最常见原因是

  A. 胃内容物误吸   B. 气管痉挛   C. 肺不张

  D. 气胸   E. 肺水肿

【例22】1994NO81A 手术前后要了解病人肺通气情况的最佳方法是

  A. 动脉血气分析   B. 测肺活量   C. 血pH

  D. 胸片   E. 肺死腔测定

▶ **常考点** 疼痛治疗很少考;特殊病人的术前准备;术后肺不张、腹胀的原因及预防;拔引流管时间。

  参考答案——详细解答见《贺银成2019考研西医临床医学综合能力历年真题精析》

1. ABCDE 2. ABCDE 3. ABCDE 4. ABCDE 5. ABCDE 6. ABCDE 7. ABCDE

8. ABCDE 9. ABCDE 10. ABCDE 11. ABCDE 12. ABCDE 13. ABCDE 14. ABCDE

15. ABCDE 16. ABCDE 17. ABCDE 18. ABCDE 19. ABCDE 20. ABCDE 21. ABCDE

22. ABCDE

第 8 章 　外科病人的代谢及营养治疗

▶▶**考纲要求**

　　外科患者营养代谢的概念,肠内、肠外营养的选择及并发症的防治。

▶▶**复习要点**

一、外科病人的代谢改变及营养状态的评定

1. 正常情况下的物质代谢

　　人体能量的物质来源是食物,当人类消化、利用碳水化合物、蛋白质和脂肪时,可产生能量或以能量形式储存。机体需每日不断地从所摄入的食物或储存的物质中进行能量转换,产生热量和机械做功,以维持机体正常的生命活动。

　　(1)**碳水化合物**　主要功能是提供能量,同时也是细胞结构的重要成分之一。正常情况下,维持机体正常功能所需的能量中,55% ~65%由碳水化合物供给。人体大脑、神经组织等则完全依赖葡萄糖氧化供能。

　　(2)**蛋白质**　是构成生物体的重要组成成分,在生命活动中起着极其重要的作用。蛋白质的主要生理功能是参与构成各种细胞组织,维持细胞组织的生长、更新和修复,参与多种重要的生理功能和氧化供能。

　　(3)**脂肪**　脂肪的主要功能是提供能量、构成身体组织、供给必需脂肪酸并携带脂溶性维生素。

2. 能量代谢

　　(1)**机体能量消耗组成、测定及计算**　机体每日的能量消耗包括基础能量消耗(BEE)、食物的生热效应、兼性生热作用和活动的生热效应几个部分。其中,基础能量消耗在每日总能量消耗中所占比例最大(60% ~70%),是机体维持正常生理功能和内环境稳定等活动所消耗的能量。BEE 可按 Harris-Benedict 公式计算。

　　男性 $BEE(kcal/d) = 66 + 13.8W + 5.0H - 6.8A$;　女性 $BEE(kcal/d) = 655 + 9.6W + 1.85H - 4.7A$;其中,W 为体重(kg),H 为身高(cm),A 为年龄(年)。

　　(2)**机体能量需要量的确定**　在许多情况下,机体能量消耗值并不等于实际能量需要量,而且不同病人的能量消耗与能量利用效率之间的关系也不同。静息能量消耗(REE)可经代谢仪测得,REE 值比 Harris-Benedict 公式计算所得的 BEE 低 10% 左右。因此,病人实际的 REE 值 = 0.9 × BEE。

　　对于无法实际测定静息能量消耗的病人(体重指数 BMI < 30),推荐的能量摄入量为 20 ~25kcal/(kg·d);BMI≥30 的病人,推荐的能量摄入量应为正常需要量的 70% ~80%。

> **注意:**①7 版外科学 P138:正常人基础能量需要为 25kcal/(kg·d)。
> ②8 版外科学 P108:正常人基础能量需要为 20 ~25kcal/(kg·d)。做计算题时请注意此改变。

3. 创伤状态下机体代谢改变

　　创伤、感染等应激状态下,机体代谢变化的特征为静息能量消耗增加、高血糖及蛋白质分解增强。

　　(1)**静息能量消耗(REE)的代谢变化**　创伤和感染时视其严重程度 REE 可增加 20% ~30%;大面积烧伤可增加 50% ~100%;通常的择期手术,REE 增加 10% 左右。

　　(2)**碳水化合物的代谢变化**　应激状态下,内源性葡萄糖异生明显增强,机体对糖的利用率下降,组织器官葡萄糖的氧化作用下降,外周组织对胰岛素抵抗,从而造成高血糖、糖尿。

　　(3)**蛋白质的代谢变化**　蛋白质分解增加,尿氮排出增加,出现负氮平衡,其程度和持续时间与创伤应激程度、创伤前营养状况、病人年龄、应激后营养摄入有关。

　　(4)**脂肪的代谢变化**　脂肪是应激病人的重要能源,创伤应激时机体脂肪组织的分解增强,其分解产物可作为糖异生作用的前体物质,从而减少蛋白质分解,保存机体蛋白质,对创伤应激病人有利。

【例1】2000NO80A 下列哪项不符合全胃肠外营养所用营养液的要求？

    A. 每日供氮量达 0.2~0.24g/kg 体重   B. 氮（克）和热卡之比为 1:100

    C. 含有适量的电解质、维生素、微量元素   D. 适量补充胰岛素和脂肪乳剂

    E. 所补充的必需氨基酸和非必需氨基酸含量一般为 1:2（8 版外科学已删除一些相关数据）

【例2】2018NO57A 关于机体在应激状态下代谢变化的叙述，错误的是

    A. 代谢率增高   B. 脂肪动员加速

    C. 蛋白质分解加速   D. 葡萄糖的储存增加

【例3】2013NO77A 男性，50 岁。体重 60kg，行胃癌根治术，其术后每日需要最合适的热量是

    A. 1500kcal   B. 1650kcal   C. 1800kcal   D. 1950kcal

4. 营养状态的评定

项目	测定方法	临床意义
临床检查	询问病史，细致的体格检查	有无肌肉萎缩、毛发脱落、皮肤损害、水肿或腹水、必需脂肪酸及维生素缺乏的体征
理想体重	实际体重占理想体重百分比（%）= （实际体重/理想体重）×100% = 身高(cm) - 105 或 100kg（男或女）	80%~90% 为轻度营养不良，70%~79% 为中度营养不良，0~69% 为重度营养不良 110%~120% 为超重，>120% 为肥胖
体重指数（BMI）	体重指数是反映蛋白质热量营养不良及肥胖症的可靠指标 BMI = 体重(kg)/身高^2(m^2) 正常值 19~27	>27.5 为肥胖，27.5~30 为轻度肥胖 30~40 中度肥胖，>40 为重度肥胖 17.0~18.5 为轻度营养不良 16~17 为中度营养不良，<16 为重度营养不良
三头肌皮褶厚度	用卡尺测量三头肌皮褶厚度（TSF）	推算脂肪及肌肉总量，间接反映热能的变化
上臂周径测量	用软尺测量上臂周径	推算脂肪及肌肉总量，间接反映热能的变化
握力测定	是营养状况评价的一个良好客观指标 正常男性握力≥35kg，女性≥23kg	握力与机体营养状况密切相关 是反映肌肉功能十分有效的指标
血浆蛋白	包括白蛋白、前白蛋白、转铁蛋白	评价内脏蛋白状态，是营养评定的重要指标
氮平衡试验	氮平衡 = 摄入氮 - 排出氮	氮平衡是评价机体蛋白质营养状况可靠和常用的指标。正氮平衡提示合成代谢 > 分解代谢；负氮平衡提示分解代谢 > 合成代谢
总淋巴细胞计数	测定外周血淋巴细胞总数 正常值为 2.5~3.0×10^9/L	1.5~1.8×10^9/L 为轻度，0.9~1.5×10^9/L 为中度，<0.9×10^9/L 为重度营养不良

【例4】2002NO158X 临床工作中，评价外科病人营养状况的指标有

    A. 体重测量   B. 淋巴细胞计数   C. 氮平衡试验   D. 血清白蛋白测定

二、肠外营养

肠外营养（PN）是指通过胃肠道以外途径（即静脉途径）提供营养支持的方式，分完全肠外营养（TPN）和部分肠外营养（PPN）。

1. 制剂

（1）**碳水化合物（葡萄糖）**　是肠外营养最主要的能源物质，供给量一般为 3~3.5g/(kg·d)，供能约占总热卡的 50%。严重应激状态下，葡萄糖供给量应降至 2~3g/(kg·d)，以避免摄入过量所致的代谢副作用。

（2）**脂肪乳剂**　是肠外营养中较理想的能源物质。脂肪乳剂的用量一般为 0.7~1.3g 甘油三酯/(kg·d)。严重应激状态下，其摄入量可增至 1.5g 甘油三酯/(kg·d)。高脂血症的病人，脂肪乳剂摄入量应减少或停用。肝功能不良的病人宜选用中/长链脂肪乳剂。

（3）**氨基酸制剂** 氨基酸是肠外营养的氮源物质,是机体合成蛋白质所需的底物。肠外营养时,氨基酸的推荐摄入量为 $1.2 \sim 1.5g/(kg \cdot d)$,严重分解代谢状态下需要量可增至 $2.0 \sim 2.5g/(kg \cdot d)$。

（4）**电解质、维生素、微量元素** 根据病情,适量供给。

2. 肠外营养液的组成

成分	内容	供给量
能量供给	葡萄糖(5%、10%、50%葡萄糖) 脂肪乳剂(10%、20%、30%脂乳)	每日总能量 25kcal/kg 按糖脂比 = 1:1 计算(应激状态下 1:2)
氮源	氨基酸	每日供氮 14g(相当于 7% 氨基酸 1500ml)
电解质	钾钠钙镁氯磷(10% KCl、10% NaCl、10% 葡萄糖酸钙、25% MgSO₄、格林福斯)	酌量(根据每日急查电解质结果而定)
维生素	水溶性和脂溶性维生素	水溶性和脂溶性维生素复方制剂各 1 支
微量元素	锌、铜、锰、铁、铬、碘等	复方注射剂 1 支

3. 完全胃肠外营养(TPN)营养液配方的计算

例如,患者,男性,70kg,每日肠外营养液配方计算如下:

（1）**总能量** $70kg \times 25kcal/kg = 1750kcal$。

如按糖脂比 = 1:1 计算,则葡萄糖 $= 875kcal = 875/4 = 217g$ 葡萄糖 $\approx 10\%$ 葡萄糖溶液 2250ml

脂乳 $= 875kcal \approx 20\%$ 脂乳 500ml。

（2）**氮量** 每日供给总氮量 = 14g,即相当于 7% 复方氨基酸 1500ml。

（3）**维生素** 水乐维它 10ml + 维它利匹特 10ml。

（4）**电解质** 根据急查血清 K^+、Na^+、Cl^-、Ca^{2+} 结果适量补充电解质。

（5）**微量元素** 安达美 10ml。

4. 全营养混合液(TNA)

将各种营养素在体外先混合在 3L 塑料袋内,称全营养混合液。最近有将 TNA 液制成三腔袋的产品,腔内分别分装氨基酸、葡萄糖和脂肪乳剂,由隔膜将各成分分开,以防相互反应。临用时用手加压即可撕开隔膜,使各成分立即混合。

5. 输入途径

肠外营养的输注途径主要有中心静脉和周围静脉途径。

（1）**中心静脉途径** 适用于需要长期(>2 周)肠外营养,需要高渗透压营养液的病人。临床上常用的中心静脉途径有:颈内静脉、锁骨下静脉、经头静脉或贵要静脉插入中心静脉导管(PICC)。

（2）**周围静脉途径** 适用于预期只需短期(<2 周)肠外营养支持的病人。周围静脉是指浅表静脉,大多数是上肢末梢静脉。周围静脉途径应用方便、安全性高、并发症少。

6. 适应证

PN 的适应证为:①1 周以上不能进食或因胃肠道功能障碍或不能耐受肠内喂养者;②通过肠内营养无法达到机体需要的目标量时应补充肠外营养。

7. 并发症

（1）**静脉导管相关并发症** 分为非感染性并发症和感染性并发症两大类。

①非感染性并发症 大多数发生于中心静脉导管放置过程中,如气胸(最常见)、空气栓塞(最严重)、血管或神经损伤;少数是长期应用、导管护理不当或拔管操作所致,如导管脱出、导管折断、导管堵塞。

②感染性并发症 主要是指中心静脉导管相关感染。周围静脉则可发生血栓性静脉炎。

（2）**代谢性并发症** 肠外营养时提供的营养物质直接进入血液循环中,营养底物过量容易引起或加重机体代谢紊乱和器官功能异常,产生代谢性并发症,如高血糖、低血糖、氨基酸代谢紊乱、高脂血症、电解质及酸碱代谢失衡、必需脂肪酸缺乏、再喂养综合征、维生素及微量元素缺乏症等。

（3）**脏器功能损害**　①长期肠外营养可引起肝脏损害，表现为肝脂肪浸润和胆汁淤积，其原因与长期禁食时肠内缺乏食物刺激、肠道激素的分泌受抑制、过高的能量供给或不恰当的营养物质摄入等有关。②长期禁食可导致肠黏膜上皮绒毛萎缩、通透性增加，肠道免疫功能障碍，导致肠道细菌易位而引发肠源性感染。

（4）**代谢性骨病**　部分肠外营养病人出现骨钙丢失、骨质疏松、血清碱性磷酸酶增高、高钙血症、尿钙排泄增加、四肢关节疼痛，甚至出现骨折等表现，称为代谢性骨病。

【例5】2005NO93A 施行肠外营养最严重的并发症是

A. 气胸　　　　　　　　B. 空气栓塞　　　　　　C. 低钾血症

D. 高血糖致高渗性非酮性昏迷　　　　E. 导管性脓毒症

【例6】2014NO177X 长期肠外营养发生胆汁淤积、肝功能损害的原因有（8版外科学有改动）

A. 肠道缺乏食物刺激　　　　　　　　　B. 体内谷氨酰胺大量消耗

C. 葡萄糖超负荷　　　　　　　　　　　D. 肠道细菌及内毒素移位

【例7】1998NO75A 哪种病人不需要使用全胃肠外营养？

A. 短肠综合征　　　B. 溃疡性结肠炎长期腹泻　C. 胆囊造瘘术后

D. 坏死性胰腺炎　　E. 癌肿化疗致严重呕吐

【例8】2007NO90A 需用肠外营养的外科特殊病人，改变营养液的组成和用量时，错误的做法是

A. 糖尿病人可增加脂肪乳剂用量

B. 肝病失代偿期病人，营养液的用量应减为全量的1/2左右

C. 肾衰竭的病人，应严格限制葡萄糖和脂肪乳剂的用量

D. 严重创伤或危重病人的氨基酸溶液应选用谷氨酰胺二肽为好（8版外科学已删除）

【例9】2015NO176X 全胃肠外营养的适应证有

A. 短肠综合征　　　　　　　　　　　　B. 结肠外瘘

C. 重症胰腺炎　　　　　　　　　　　　D. 甲亢术后饮水呛咳

三、肠内营养

肠内营养（EN）是指通过胃肠道途径提供营养的方式，分完全肠内营养（TEN）和部分肠内营养（PEN）。肠内营养符合生理状态，能维持肠道结构和功能的完整，费用低廉，使用和监护简便，并发症较少，因而是临床营养支持的首选方法。

1. 制剂

肠内营养制剂根据其组成，分为非要素型、要素型、组件型及疾病专用型四类。

	制剂组成	临床特点	适应证
非要素型	也称整蛋白型制剂，以整蛋白或蛋白质游离物为氮源	渗透压接近等渗，口感较好，口服或管饲均可，使用方便，耐受性强	胃肠道功能较好的病人，是应用最广泛的肠内营养制剂
要素型	氨基酸或多肽、葡萄糖、脂肪、矿物质和维生素的混合物	成分明确，营养全面，不需要消化即可直接吸收，含残渣少，不含乳糖，但口感较差	胃肠道消化、吸收功能部分受损的病人，如短肠综合征、胰腺炎的病人
组件型	主要有蛋白质组件、脂肪组件、糖类组件、维生素组件、矿物质组件等	以某种或某类营养素为主是对完全型肠内营养制剂进行补充或强化	适合病人的特殊营养需要
疾病专用型	根据不同疾病特征，设计的针对特殊病人的专用制剂	糖尿病、肝病、肿瘤、婴幼儿、肺病、肾病、创伤等专用制剂	专病专用

2. 适应证

若机体胃肠道具有吸收营养素的能力,且能耐受肠内营养制剂,病人因原发疾病或因治疗需要而不能或不愿经口摄食,或摄食量不足以满足机体合成代谢需要时,均可采用肠内营养。

3. 并发症

(1)**机械性并发症** 主要有鼻、咽及食管损伤,喂养管堵塞,喂养管拔出困难,造口并发症等。

(2)**胃肠道并发症** 恶心呕吐,腹泻腹胀,肠痉挛等是常见的消化道并发症。

(3)**代谢性并发症** 主要有水、电解质及酸碱代谢异常,糖代谢异常,微量元素、维生素及脂肪酸缺乏,各脏器功能异常。

(4)**感染性并发症** 主要与营养液的误吸、营养液的污染有关。吸入性肺炎是肠内营养最严重的并发症,常见于幼儿、老年人、意识障碍病人。防止胃内容物潴留及反流是预防吸入性肺炎的重要措施。

4. 肠外营养与肠内营养的比较

	肠外营养(PN)	肠内营养(EN)
适应证	①1 周以上不能进食或因胃肠道功能障碍或不能耐受肠内喂养者;②通过肠内营养无法达到机体需要的目标量时应补充肠外营养	①因原发疾病或因治疗需要而不能或不愿经口摄食;②摄食量不足以满足机体合成代谢需要
输注途径	中央静脉(颈内V或锁骨下V,PICC,输液时间>2周)周围静脉(输液时间<2周)	鼻胃管(最常用)、鼻十二指肠管鼻空肠管、胃及空肠造口、PEG、PEJ
营养液	全营养混合液	各种商品制剂(能全素、百普素等),流质饮食
优点	简化了营养液输注程序减少了营养液的污染机会可使肠道休息,有利于病人康复营养液同时输入,有利于代谢	避免了肠外营养并发症保护了肠屏障功能能防止细菌移位简单安全方便廉价,符合生理
缺点	产生各种并发症,价格昂贵	可有少量并发症
并发症	静脉导管相关并发症、代谢性并发症脏器功能损害、代谢性骨病	机械性并发症、胃肠道并发症代谢性并发症、感染性并发症

注意:①置放中央静脉导管最常选用的血管是颈内静脉或锁骨下静脉。

②置放中央静脉导管最严重的并发症是空气栓塞。

③长期全胃肠外营养可导致肝功能损害,主要原因是葡萄糖超负荷引起的肝脂肪变性。

【例10】1997NO159X 手术前后,外科病人补充营养的选择宜是

　　A. 消化道功能正常者,以口服为主

　　B. 昏迷或不能进食的病人可用管饲

　　C. 结肠手术前准备和术后处理可用要素饮食

　　D. 口服或管饲有困难或仍难提高营养者,可采用胃肠外营养

▶**常考点** 几个基本的营养学数据;肠内、肠外营养的适应证和并发症;营养状态的评价指标。

参考答案——详细解答见《贺银成2019考研西医临床医学综合能力历年真题精析》

1. ABCDE　2. ABCDE　3. ABCDE　4. ABCDE　5. ABCDE　6. ABCDE　7. ABCDE

8. ABCDE　9. ABCDE　10. ABCDE

第 9 章　外科感染

▶ **考纲要求**

①外科感染的概念、病理、临床表现、诊断及防治原则。②浅部组织及手部化脓性感染的病因、临床表现及治疗原则。③全身性外科感染的病因、致病菌、临床表现及诊治。④有芽胞厌氧菌感染的临床表现、诊断与鉴别诊断要点及防治原则。⑤外科应用抗菌药物的原则。

▶ **复习要点**

一、概论

感染是指病原体入侵机体引起的局部或全身炎症反应,病原体主要有细菌和真菌等。外科感染是指发生在组织损伤、空腔器官梗阻和手术后的感染。外科感染的特点:常为多种细菌的混合感染;局部症状明显;多为器质性病变,常有组织化脓坏死而需外科处理。

1. 外科感染的概念

特异性感染	一种感染性疾病由特定的病菌引起,特定的病菌只引起特定的感染
非特异性感染	一种感染性疾病可由多种病菌引起,一种病菌可引起多种感染性疾病
条件性感染	也称机会性感染,是指平常为非致病菌的病原菌趁机体抵抗力下降时所引起的感染
二重感染	也称菌群交替,是指发生在抗菌药物应用过程中的新感染
急性感染	病程在 3 周以内的感染
亚急性感染	病程 3 周～2 月的感染为亚急性感染
慢性感染	病程超过 2 个月的感染为慢性感染

【例 1】1993NO68A 关于外科感染分类的叙述,哪项是错误的?

　　A. 丹毒、急性阑尾炎、急性乳腺炎均属于特异性感染

　　B. 急性感染指病程在 3 周以内

　　C. 条件性感染指平常为非致病菌的病原菌趁机体抵抗力下降时所引起的感染

　　D. 院内感染的主要致病菌是条件性致病菌

　　E. 病程超过 2 个月者为慢性感染

【例 2】1998NO76A 有关外科感染,下列哪项不正确?

　　A. 约占外科疾病的 1/3 ～1/2　　　　　B. 疖、丹毒、急性阑尾炎等都属于非特异性感染

　　C. 病程在 2 月之内者均属于急性感染　　D. 医院内感染的主要致病菌是条件性病原菌

　　E. 外科感染过程中,常发展为混合感染

2. 病理

(1)**非特异性感染**　此类感染的病理变化是因致病菌入侵在局部引起急性炎症反应。致病菌侵入组织并繁殖,产生多种酶与毒素,导致炎症反应。引发炎症反应的作用是使入侵微生物局限化并最终被清除,同时局部出现红、肿、热、痛等炎症的特征性表现。其转归为炎症好转、局部化脓、炎症扩散或转为慢性。

(2)**特异性感染**　有特异性病理改变和临床表现,如结核病、破伤风、气性坏疽、真菌感染等。

3. 临床表现　局部可有红、肿、热、痛和功能障碍的典型表现。也可出现全身症状,器官-系统功能受损。

4. 诊断　根据病史、临床检查、实验室和影像学检查结果,不难诊断。

5. 预防　防止病原微生物侵入,增强机体的抗感染能力,切断病原菌的传播环节。

6. 治疗 外科感染治疗的关键在于恰当的外科干预和抗菌药物的合理应用。

去除感染灶、通畅引流是外科感染治疗的基本原则,任何一种抗菌药物都不能取代引流等外科处理。一般来说,抗菌药物在外科感染治疗中仅起到辅助作用。

二、浅部组织细菌性感染

1. 疖

(1)**病因** 疖是单个毛囊及其周围组织的急性细菌性化脓性感染,大多为金黄色葡萄球菌(金葡菌)感染,偶可因表皮葡萄球菌或其他病菌致病。好发于颈项、头面、背部毛囊,与皮脂腺分泌物排泄不畅或机体抵抗力降低有关。因金葡菌多能产生血浆凝固酶,可使感染部位的纤维蛋白原转变为纤维蛋白,从而限制了细菌的扩散,炎症特征多为局限性而有脓栓形成。

(2)**临床表现** 初期局部皮肤有红、肿、痛的小硬结(直径<2cm)。数日后肿痛范围扩大,硬结中央组织坏死、软化,出现黄白色脓栓,触之稍有波动感。继而,脓栓自行脱落、破溃。脓液流尽后炎症逐步消退。

位于危险三角(鼻根及两侧上唇角之间)的疖,严禁挤压,以免致病菌经内眦静脉、眼静脉进入颅内海绵状静脉窦,引起化脓性海绵状静脉窦炎,出现颜面部进行性肿胀,寒战高热,头痛,呕吐,昏迷甚至死亡。

(3)**治疗**

①局部处理 红肿阶段可选用热敷、超短波、红外线等理疗,也可敷贴金黄散、玉露散或鱼石脂软膏。出现脓点或波动感时,可用碘酊点涂,或用小刀头将脓栓剔出,但严禁挤压。出脓后敷以呋喃西林纱条。

②药物应用 若有发热、头痛、全身不适等症状,可选用青霉素、磺胺类抗菌药物。

2. 痈

(1)**病因** 痈是指多个相邻毛囊及其周围组织的急性细菌性化脓性感染,也可由多个疖融合而成。致病菌以金黄色葡萄球菌多见。

(2)**临床表现** 好发于中、老年,部分病人有糖尿病。病变多位于项部和背部。初起表现为局部小片皮肤硬肿、热痛,肤色暗红,其中可有数个脓点,多有畏寒、发热、食欲减退和全身不适。随后皮肤硬肿范围增大,周围浸润性水肿,引流区域淋巴结肿大,局部疼痛加剧,全身症状加重。晚期局部可破溃流脓,使疮口呈蜂窝状。唇痈容易引起颅内化脓性海绵状静脉窦炎,危险性更大。

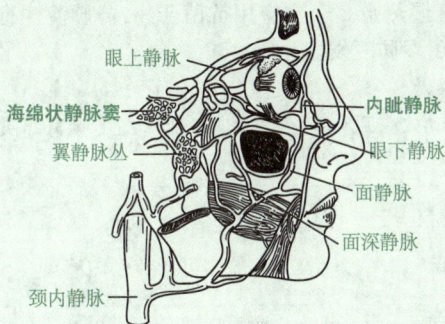

眼上静脉
海绵状静脉窦
翼静脉丛
内眦静脉
眼下静脉
面静脉
面深静脉
颈内静脉

十字切口

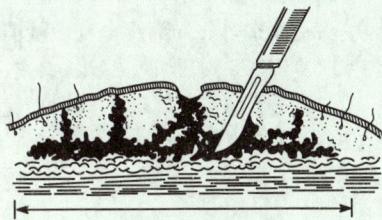

切口超过炎症范围少许, 深达筋膜

危险三角区疖/痈可导致化脓性海绵状静脉窦炎

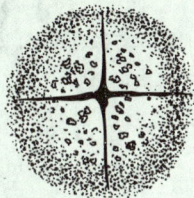

痈的切开引流方式

(3)**治疗**

①药物应用 可先选用青霉素或复方新诺明,以后根据细菌培养及药敏试验结果选药。

②局部湿敷 初期仅有红肿时,可用50%硫酸镁湿敷,鱼石脂软膏、金黄散等敷贴。

③切开引流 若出现多个脓点、表面紫褐色或已破溃流脓时,需及时切开引流(如右上图)。可在静脉麻醉下,作"＋"或"艹"形切口切开引流。切口线应超过病变边缘皮肤,清除已化脓和尚未化脓、但已失活的组织;然后在脓腔内填塞生理盐水或凡士林纱条,外用干纱布绷带包扎。

【例3】2012A(执医试题)男,12岁。10天前出现上唇部红肿,见脓头,自行挤压排脓液后出现发热,体温

最高达 39.9℃,寒战,头痛剧烈,神志不清。其最可能的并发症是

A. 颌下淋巴结炎　　　B. 眼眶内感染　　　　C. 海绵状静脉窦炎

D. 面部蜂窝织炎　　　E. 化脓性上颌窦炎

3. 急性蜂窝织炎

(1)**病因**　急性蜂窝织炎是指发生在皮下、筋膜下、肌间隙或深部蜂窝组织的急性细菌感染的非化脓性炎症。致病菌主要是溶血性链球菌,其次为金黄色葡萄球菌、大肠埃希菌等。由于溶血性链球菌感染后可释放溶血素、链激酶、透明质酸酶等,故其炎症不易局限,与正常组织分界不清,扩散迅速。

(2)**临床表现**　急性蜂窝织炎的临床表现通常分为表浅和深部两类。

①表浅蜂窝织炎　初起表现为患处红肿热痛,继之炎症迅速沿皮下向四周扩散,肿胀明显,并出现大小不等的水疱,局部皮肤发红、指压可稍退色,红肿边界不清。邻近部位淋巴结常有肿痛。

②深部蜂窝织炎　表皮的症状不明显,常有寒战、高热、头痛、乏力等全身症状。

③特殊类型蜂窝织炎　包括产气性皮下蜂窝织炎、新生儿皮下坏疽和口底、颌下急性蜂窝织炎等。颌下急性蜂窝织炎多见于小儿,可有高热、呼吸急迫、吞咽困难、不能正常进食,颌下肿胀明显,可影响吞咽和通气。

(3)**治疗**

①抗菌治疗　首选新青霉素或头孢类抗生素,疑有厌氧菌感染时加用甲硝唑。

②局部处理　早期急性蜂窝织炎,可用 50% 硫酸镁湿敷,或敷贴金黄散、鱼石脂软膏等。若脓肿形成,应及时切开引流。口底及颌下急性蜂窝织炎应及早切开减压,以防喉头水肿,压迫气管。对于产气性皮下蜂窝织炎,伤口应以 3% 过氧化氢液冲洗、湿敷,并采取隔离治疗措施。

③对症处理　高热时给予物理降温。吞咽困难者,应行输液治疗,以维持营养和体液平衡。

4. 丹毒

(1)**病因**　丹毒是皮肤淋巴管网的急性非化脓性炎症,致病菌多为乙型溶血性链球菌。常累及引流区淋巴结,病变蔓延较快,常有全身反应,但局部很少有组织坏死或化脓。治愈后容易复发。

(2)**临床表现**　起病急,病变多见于下肢,表现为片状皮肤红疹、微隆起、色鲜红、中间稍淡、境界较清楚。病变范围向外扩展时,中央红肿消退而转变为棕黄色。可有水疱及局部淋巴结肿大。下肢丹毒反复发作可导致淋巴水肿,甚至发展为"象皮肿"。

(2)**治疗**　卧床休息,抬高患肢。局部以 50% 硫酸镁溶液湿热敷。全身应用抗菌药物,静脉滴注青霉素、头孢菌素等。局部及全身症状消失后,继续用药 3~5 天,以防复发。

【例4】2008NO78A 下列感染性疾病中,创面不需做清创引流的是

A. 气性坏疽　　　B. 急性丹毒　　　C. 破伤风　　　D. 急性皮下蜂窝织炎

5. 浅部组织细菌性感染的比较

	概念	常见致病菌	特点
疖	单个毛囊及其周围组织的急性化脓性感染	金葡菌	危险三角的疖可导致颅内感染
疖病	不同部位同时发生或在一段时间内反复发生疖	金葡菌	可合并糖尿病
痈	指多个相邻毛囊及周围组织的急性化脓性感染,也可由多个疖融合而成	金葡菌	可合并糖尿病,好发于颈背部行脓肿切排时,可"十"字切开
急性蜂窝织炎	是指疏松结缔组织的急性感染,可发生在皮下、筋膜下、肌间隙或深部蜂窝组织	溶链、金葡大肠埃希菌	不易局限,迅速扩散,无明显分界局部淋巴结常受累,明显毒血症
丹毒	皮肤淋巴管网的急性感染	乙型溶链	很少坏死或化脓,"象皮肿"
急性淋巴管炎	感染经组织的淋巴间隙进入淋巴管,引起淋巴管及周围组织的急性炎症	溶链金葡菌	分浅、深两种

	痈	急性蜂窝织炎	丹毒	脓肿
部位	多个毛囊和皮脂腺	各层软组织内	网状淋巴管	软组织或器官
致病菌	金葡菌	溶链、金葡、大肠埃希菌	乙型溶链	金葡菌
特点	紫红色,边界不清,唇痈易引起颅内化脓性海绵状静脉窦炎	不易局限,迅速扩散 无明显分界 局部淋巴结常受累	好发于下肢,片状皮肤红疹、色鲜红、中间稍淡、境界较清楚	病变局限,分界清楚 波动感,穿刺有脓
治疗	"十"字切开引流 清除坏死组织	抗生素 广泛切开引流	抗生素、局部热敷 硫酸镁湿敷	抗生素 脓肿切排

  A. 溶血性链球菌   B. 厌氧性细菌   C. 两者均可   D. 两者均不可

【例5】1999NO137C 急性蜂窝织炎的致病菌常为

【例6】1999NO138C 急性淋巴管炎和急性淋巴结炎的致病菌常为

  注意:按8版外科学P116观点,1999NO137题答案应为A,原答案为C。若试题题干改为"急性蜂窝织炎的致病菌可为",则正确答案为C,因为产气性皮下蜂窝织炎的致病菌以厌氧菌为主。

三、手部急性化脓性细菌感染

1. 手部感染的特点

（1）手背皮肤和皮下组织松弛,富有弹性;而手掌皮肤角化明显,厚而坚韧。故掌面发生皮下化脓性感染后炎症很难向四周扩散,脓肿也不易从手掌表面溃破,其渗出液则通过淋巴或反流到手背,引起手背肿胀,极易误诊为手背感染。

（2）手的掌面皮下组织在鱼际与小鱼际处比较疏松,而手心部的皮下组织则甚为致密。故掌心发生感染时,炎症不易向四周扩散,而往往向手掌深部蔓延,导致腱鞘炎、滑囊炎和屈指肌腱鞘、掌部的滑液囊及掌间隙感染。

（3）手部组织结构致密,一旦发生感染,则因组织内压力极高,压迫神经末梢而出现剧痛。并可迅速压迫末节手指滋养血管,导致指骨缺血、坏死、骨髓炎。

（4）解题中,经常用到的几个解剖学途径:

①拇指→腱鞘→桡侧滑液囊→尺侧滑液囊→腱鞘→小指;

②示指→腱鞘→鱼际间隙;

③中指→腱鞘→掌中间隙→腱鞘→无名指。

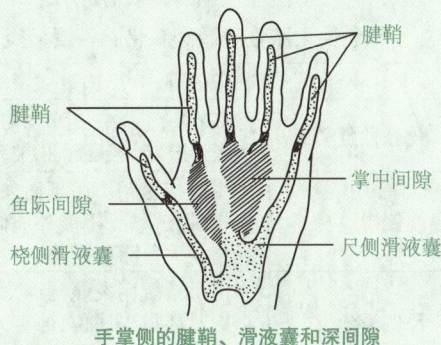

手掌侧的腱鞘、滑液囊和深间隙

甲沟炎、脓性指头炎、手掌侧化脓性腱鞘炎、滑囊炎和掌深间隙感染,均为临床上常见的手部急性化脓性感染。常见致病菌为金葡菌。手部感染大多数由外伤引起,如针刺、剪指甲过深、逆剥、新皮倒刺等。

2. 甲沟炎

（1）**病因** 甲沟炎是皮肤沿指甲两侧形成的甲沟及其周围组织的化脓性细菌感染,常因微小刺伤、倒刺、剪指甲过深等引起。致病菌多为金黄色葡萄球菌。

（2）**临床表现** 常先发生在一侧甲沟皮下,局部红肿热痛。化脓时甲沟皮下出现白色脓点,有波动感,但不易破溃。炎症可蔓延至甲根或扩展到另一侧甲沟,形成半环形脓肿;也可向下蔓延形成甲下脓肿;后者可向深层蔓延形成指头炎或慢性甲沟炎。

（3）**治疗** ①早期未形成脓肿时,局部可选用鱼石脂软膏等外敷,超短波、红外线灯理疗等,并口服头孢拉定等抗菌药物。②已形成脓肿时,应沿甲沟旁纵行切开引流。甲根处的脓肿,需要分离拔除一部分指甲甚至全片指甲,手术时应避免损伤甲床,以利于指甲再生。

3. 脓性指头炎

（1）**病因**　脓性指头炎为手指末节掌面的皮下化脓性细菌感染,多因甲沟炎加重、指尖或手指末节皮肤受伤后引起。致病菌多为金黄色葡萄球菌。

（2）**临床表现**　起初为指头针刺样痛,轻度肿胀。继而指头肿胀加重,有剧烈跳痛。最后神经末梢因受压和营养障碍而麻痹,指头疼痛反而减轻,局部组织趋于坏死;晚期末节指骨可并发骨髓炎。

（3）**治疗**

①指头炎初发时,应抬高患肢,以减轻疼痛。给予青霉素等抗菌药物,以金黄散局部外敷。

②若患指剧烈疼痛、肿胀明显,伴全身症状,应及时切开引流,以免指骨受压坏死和发生骨髓炎。

手术时选用末节指侧面作纵形切口,切口远侧不超过甲沟的1/2,近侧不超过指节横纹;脓腔较大时,宜作对口引流,切口内放置橡皮片引流,有死骨应当除去;切口不应做成鱼口状,以免术后瘢痕形成影响手指感觉。

脓性指头炎的切开线

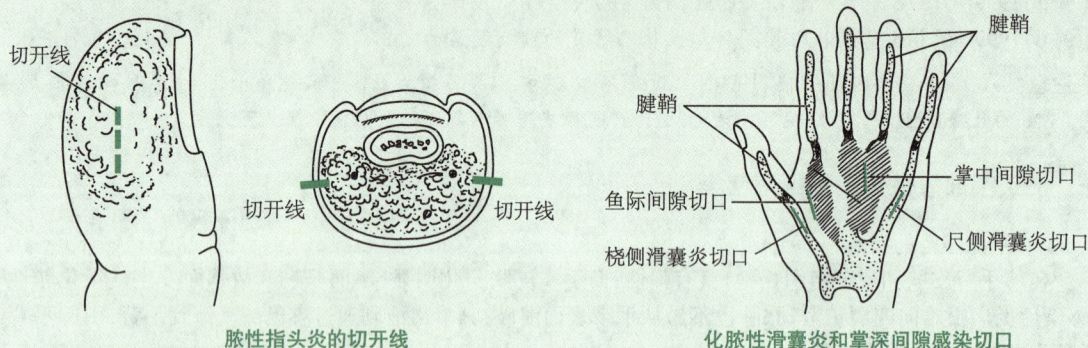

化脓性滑囊炎和掌深间隙感染切口

4. 急性化脓性腱鞘炎和化脓性滑囊炎

	临床表现	切口选择
化脓性腱鞘炎	除末节外,患指中、近节均匀性肿胀,压痛,皮肤紧张。指关节轻度屈曲,被动伸指时剧痛	应早期切开减压,以免肌腱受压坏死 切口选择在中、近两指节的侧面
桡侧滑囊炎	多由拇指腱鞘炎蔓延而来 拇指肿胀微屈、不能外展伸直 拇指及大鱼际处压痛	在大鱼际掌面作小切口引流,切口近端距离腕横纹至少1.5cm,以免损伤正中神经
尺侧滑囊炎	多由小指腱鞘炎蔓延而来 小指及环指半屈位,伸直时剧痛 小指腱鞘区和小鱼际处压痛	在小鱼际掌面作小切口引流,切口近端距离腕横纹至少1.5cm,以免损伤正中神经

5. 掌深间隙急性细菌性感染

	掌中间隙感染	鱼际间隙感染
致病菌	金黄色葡萄球菌最常见	金黄色葡萄球菌最常见
常见病因	中指、环指腱鞘炎常蔓延至掌中间隙	示指腱鞘炎常蔓延至鱼际间隙
全身症状	发热,头痛,脉搏增快,WBC增高	发热,头痛,脉搏增快,WBC增高
临床特点	掌心隆起,掌心凹消失,手背水肿严重 中指、环指和小指半屈位,被动伸指可引起剧痛	掌心凹存在,鱼际和拇指指蹼处肿胀并有压痛 示指半屈,拇指外展略屈,活动受限,不能对掌
抗炎治疗	应用大剂量抗生素静滴	应用大剂量抗生素静滴
第一切口	纵行切开中指与环指间的指蹼掌面(绿线) 切口不宜超过掌远侧横纹,以免损伤掌浅弓	在鱼际最肿胀、波动最明显处切开(绿线) 使用血管钳轻柔分离,避免损伤神经、血管、肌腱
第二切口	环指相对位置的掌远侧横纹处作一小横切口 进入掌中间隙	拇指、示指间指蹼处"虎口"作切口 或在第二掌骨桡侧作纵切口
严禁	手掌部脓肿表现为手背肿胀,严禁手背部切开	手掌部脓肿表现为手背肿胀,严禁手背部切开

【例7】2014NO77A 中指脓性指头炎如治疗不及时,最易发生的并发症是

    A. 败血症   B. 掌中间隙感染   C. 末节指骨缺血坏死   D. 化脓性腱鞘炎

【例8】1995NO87A 关于脓性指头炎的治疗措施中,下列哪项是错误的?

    A. 局部热敷、理疗   B. 抬高患肢,给止痛剂

    C. 应用磺胺药或抗生素   D. 必须在局部出现波动感时方可切开引流

    E. 疼痛剧烈,指腹张力显著增高时,马上切开减压

四、全身性外科感染

1. 概念

(1)**脓毒症** 是指因病原菌因素引起的全身性炎症反应,体温、循环、呼吸、神志有明显改变者。

(2)**菌血症** 是脓毒症的一种,即血培养检出病原菌者。多指临床有明显感染症状的菌血症。

全身性感染时,病原菌及其产物,如内毒素、外毒素等和它们介导的多种炎症介质均可对机体产生损害。这些炎症介质包括肿瘤坏死因子、IL-1、IL-6、IL-8、氧自由基和 NO 等。

【例9】2003NO149X 全身性感染时,下列哪些因素可造成对机体的损害?

    A. 内毒素   B. 外毒素   C. 病原菌   D. 炎性介质

2. 病因

(1)**致病条件** 导致全身性外科感染的原因是致病菌数量多、毒力强和(或)机体抗感染能力低下。

(2)**常见原发病** 严重创伤后的感染、各种化脓性感染,如大面积烧伤创面感染、开放性骨折并感染、急性弥漫性腹膜炎、急性梗阻性化脓性胆管炎等。

(3)**静脉导管感染** 静脉留置导管,尤其是中心静脉导管,护理不慎或留置时间过长,易造成感染。

(4)**肠源性感染** 肠道是人体最大的"储菌所"和"内毒素库",当肠道细菌移位时可导致感染。

3. 致病菌

	革兰阴性杆菌	革兰阳性球菌	无芽胞厌氧菌	真菌
病菌种类	大肠杆菌、绿脓杆菌变形杆菌、克雷伯菌	金葡菌、肠球菌表皮葡萄球菌	拟杆菌、厌氧葡萄球菌梭状杆菌、厌氧链球菌	白色念珠菌、曲霉菌毛霉菌、新型隐球菌
特点	主要毒性为内毒素所致脓毒症较严重可出现"三低"现象发生感染性休克多见	金葡菌常致转移性脓肿表皮葡萄球菌感染率↑有的肠球菌脓毒症不易找到原发灶	普通细菌培养常阴性2/3 合并有氧菌感染混合有氧菌感染时易形成脓肿,脓液恶臭	①属于条件性感染;②可血行播散,血培养阳性率低;③可在多个内脏形成肉芽肿和坏死灶

注意:革兰阴性杆菌的"三低"现象——低温、低白细胞、低血压。

【例10】2003NO77A 下列关于全身性外科感染的叙述,哪项是错误的?

    A. 菌血症是脓毒症的一种   B. 当代外科感染中,革兰阴性菌感染已超过革兰阳性菌感染

    C. 外科真菌感染属于条件性感染   D. 真菌感染时血培养易发现

    E. 伴有厌氧菌感染时易形成脓肿

4. 临床表现

①骤起寒战高热,或低温;②头痛、头晕、恶心、呕吐,腹胀,面色苍白或潮红,出冷汗,神志淡漠或烦躁、谵妄、昏迷;③心率加快,脉搏细速,呼吸急促或困难;④肝脾可肿大,严重者可出现黄疸或皮下出血瘀斑等。

5. 诊断与鉴别

(1)**诊断** 根据临床表现、实验室检查结果进行诊断。寒战发热时抽血进行细菌培养可提高阳性率。多次血液培养阴性者,应考虑厌氧菌或真菌性脓毒症,可抽血作厌氧菌培养,或作尿液、血液真菌检查和培养。

【例11】1990NO79A 有一大面积烧伤的病人,烧伤已 5 天,突然发生寒战,继而高热。不久体温不升,白细

胞升高不明显,四肢冰冷、尿少、脉快。根据以上临床表现,诊断为

A. 革兰阳性细菌败血症　B. 革兰阴性细菌败血症　C. 革兰阳性杆菌败血症

D. 真菌性败血症　E. 以上都不是

【例12】1992NO71A 对败血症的病人,抽血送培养的时间最好选择在

A. 发热开始时　　　B. 发热最高峰时　　　C. 寒战初起时

D. 寒战结束时　　　E. 预计寒战发热时

注意:本题原给出答案为"预计寒战发热时"(E),但8版外科学P122已更改为"寒战发热时"。

(2)鉴别诊断　脓毒症的鉴别如下表。

	革兰阳性菌脓毒症	革兰阴性菌脓毒症	真菌脓毒症
致病菌	金葡菌	大肠杆菌、绿脓杆菌	白色念珠菌
毒素	外毒素	内毒素	—
血培养	阳性率高	阳性率高	阳性率低
原发病	痈、急性蜂窝织炎、大面积烧伤、骨关节化脓性感染	肠道、胆道感染大面积烧伤	原有感染经抗生素治疗后
寒战	少见	多见	多见
发热	稽留热或弛张热	间歇热	稽留热或弛张热
皮疹	多见	少见	少见
昏迷谵妄	多见	少见	淡漠、嗜睡
肢冷紫绀	少见	多见	多见
少尿无尿	不明显	明显	明显
感染性休克	发生晚、持续时间短	发生早、持续时间长	发生较晚、持续时间长
转移性脓肿	常见	少见	少见
并发心肌炎	多见	少见	少见

真菌性脓毒症临床表现酷似革兰染色阴性菌脓毒症,病人突然寒战高热,一般情况迅速恶化,出现神志淡漠、嗜睡、昏迷、血压下降、休克。少数病人尚有消化道出血。周围血象可有类白血病反应,出现晚幼粒细胞和中幼粒细胞,白细胞计数可达$25 \times 10^9/L$(5版外科学P187)。

【例13】2012NO79A 革兰阴性杆菌败血症的临床特点是

A. 易并发心肌炎　　　　　　　　B. 感染性休克发生早,持续时间长

C. 热型为稽留热或弛张热　　　　D. 常可见转移性脓肿

【例14】2018NO163X 真菌败血症的临床表现有

A. 突发寒战、高热　　　　　　　B. 神志淡漠、昏迷、休克

C. 多伴有消化道出血　　　　　　D. 外周血有类白血病反应

6. 治疗

(1)**原发感染灶的处理**　为关键性治疗。找到原发灶,作及时彻底的处理,包括清除坏死组织和异物,消灭脓腔,通畅引流等。如为静脉导管感染,则应拔除导管。

(2)**抗菌药物的应用**　重症感染不能等待细菌培养结果,可先根据原发感染灶的性质、部位,与当地细菌微生态情况,选用覆盖面广的抗菌药物,再根据细菌培养+药敏试验结果,调整抗生素。

(3)**支持疗法**　补充血容量,纠正低蛋白血症等。

(4)**对症治疗**　如控制高热,纠正电解质紊乱,维持酸碱平衡等。

五、破伤风

破伤风是由破伤风梭菌引起的特异性感染。破伤风梭菌是一种革兰染色阳性的梭状芽胞杆菌,为厌氧菌,故只能在狭深伤口的无氧环境中繁殖生长。平时存在于人畜的肠道,随粪便排出体外,以芽胞状态分布于自然界。在缺氧环境中,破伤风梭菌的芽胞发育成增殖体,迅速繁殖并产生大量外毒素(痉挛毒素)和溶血毒素。主要是痉挛毒素引起病人产生一系列的临床症状和体征。可见,破伤风是一种毒血症。

【例15】2007NO91A 下列关于破伤风杆菌特点的叙述,错误的是

A. 厌氧   B. 以增殖体状态分布于自然界

C. 革兰染色阳性   D. 产生大量外毒素

1. 临床表现

潜伏期约为7天,病程一般为3~4周。潜伏期越短,预后越差;伤口部位距中枢越近预后越差。

典型临床表现是在肌紧张性收缩(肌强直、发硬)的基础上,阵发性强烈痉挛。任何轻微刺激(如光、声、接触、饮水等)均可诱发发作,每次发作持续数秒至数分钟。抽搐时病人神志清楚。一般无发热,高热往往提示有肺部感染。破伤风肌肉抽搐的顺序与临床表现的对应关系见下表。

抽搐肌肉及顺序	临床症状	抽搐肌肉及顺序	临床症状
①咀嚼肌	张口困难(牙关紧闭)	②面部表情肌	苦笑面容
③颈项肌	颈项强直	④背腹肌	角弓反张
⑤四肢肌	屈膝半握拳	⑥膈肌	呼吸停止

2. 诊断和鉴别诊断

诊断主要根据外伤史和临床表现,实验室检查很难诊断破伤风。伤口厌氧菌培养也难以发现该菌。破伤风需与化脓性脑膜炎、狂犬病等鉴别。

3. 预防

(1)早期清创 由于破伤风梭菌是厌氧菌,其生长繁殖必需有缺氧环境。因此,创伤后早期彻底清创,改善局部循环,是预防破伤风发生的关键。

(2)主动免疫 注射破伤风类毒素抗原,可使人体产生抗体而获得主动免疫力。具体方法为:总共3次,每次0.5ml。皮下注射类毒素0.5ml,4~6周后再次注射0.5ml,第2针后6~12个月再注射0.5ml。此3次注射称为基础注射。以后每隔5~7年皮下注射类毒素0.5ml,作为强化注射。接受全程主动免疫者,伤后只需肌内注射0.5ml类毒素,即可在3~7日内形成有效的免疫抗体,不需注射破伤风抗毒素(TAT)。

(3)被动免疫

①破伤风抗毒素(TAT) 对于伤前未接受自动免疫的伤员,应尽早皮下注射TAT1500~3000U,大人、小孩剂量相同。对于深部创伤,有潜在厌氧菌感染可能的病人,可在1周后追加注射1次量。抗毒素易发生过敏反应,注射前必须进行皮内试验。

②人体破伤风免疫球蛋白 是自人体血浆免疫球蛋白中提纯或用基因重组技术制备的,一次注射后人体可存留4~5周,免疫效能10倍于破伤风抗毒素。

【例16】2003NO78A 下列关于破伤风的叙述,哪项是正确的?

A. 是非特异性感染   B. 临床症状和体征主要是溶血毒素所致

C. 典型症状是肌紧张性收缩   D. 伤口的厌氧菌培养是诊断依据

E. 注射破伤风抗毒素是预防破伤风的最可靠方法

4. 治疗

治疗的关键是控制和解除痉挛,预防窒息。

伤口处理	改变破伤风梭菌的厌氧环境,使其不能生长繁殖(3%过氧化氢溶液冲洗)
大剂量破伤风抗毒素	可中和游离毒素,只在早期有效,对已与神经组织结合的毒素无效
破伤风人体免疫球蛋白	在早期应用有效,剂量为 3000~6000U,一般只用一次
避免刺激	避免光、声等刺激,避免骚扰病人,可减少抽搐次数
镇静解痉药物	10%水化氯醛保留灌肠,冬眠Ⅰ号合剂静脉滴注等
防治并发症	防止窒息——窒息是破伤风的主要死因
营养支持	保证能量供应,纠正水电解质失衡
抗生素	青霉素和甲硝唑可抑制厌氧菌生长

(97~99 题共用题干)男性,28 岁。足底被锈铁钉刺伤 2 天,出现乏力、张口困难,继之出现苦笑面容,角弓反张,声响可诱发上述症状,神志清楚,无发热。

【例 17】2017NO97A 该病致病菌属于

    A. 大肠埃希菌   B. 变形杆菌   C. 产气荚膜杆菌   D. 厌氧芽胞杆菌

【例 18】2017NO98A 伤口处理时,首选的冲洗液是

    A. 抗生素稀释液   B. 过氧化氢溶液   C. 高锰酸钾稀释液   D. 无菌生理盐水

【例 19】2017NO99A 治疗中不必使用的药物是

    A. 青霉素   B. 丙种球蛋白   C. 甲硝唑   D. TAT

六、气性坏疽

气性坏疽是梭状芽胞杆菌引起的肌坏死或肌炎。梭状芽胞杆菌是一类厌氧菌,主要有产气荚膜梭菌(占 70%~80%)、水肿杆菌、腐败杆菌、溶组织菌等。感染发生时,往往不是单一细菌,而是几种细菌的混合感染。产气荚膜梭菌可产生多种外毒素,其中以 α 毒素最重要,它是一种卵磷脂酶,能分解细胞膜上磷脂和蛋白形成的复合物,造成红细胞、白细胞、血小板和内皮细胞溶解,引起溶血、血管通透性增加、组织坏死、肝脏和心功能受损等。有些菌株可产生胶原酶、透明质酸酶、DNA 酶等,造成局部组织的广泛坏死和严重毒血症。这些酶可分解糖类和蛋白质,糖分解后产生大量气体引起皮下气肿,蛋白质分解和明胶液化后产生气味恶臭的硫化氢,积聚在组织间。

1. 临床表现

(1)潜伏期 最早伤后 8~10 小时,最迟 5~6 日,平均 1~4 日。

(2)临床表现 病情急剧恶化,全身情况可在 12~24 小时内全面迅速恶化。伤肢肿胀进行性加重,伤口中有大量浆液性或浆液血性渗出物,恶臭,皮下气肿,可触及捻发音。皮肤表面可出现大理石样斑纹。

2. 诊断 早期诊断的重要依据是局部表现。

(1)外伤史及临床表现 如上所述。

(2)伤口渗出物 涂片染色发现革兰阳性粗大杆菌,有助于确诊。

(3)X 线片检查 常显示软组织间有积气。

(4)活组织检查 可发现肌纤维间有大量气泡和大量革兰阳性粗短杆菌。

3. 预防 预防的关键是尽早彻底清创,消灭伤口的厌氧环境。早期使用大剂量青霉素和甲硝唑。

4. 治疗 急症清创(最关键的治疗)、应用抗生素(青霉素>1000 万/d)、高压氧治疗等。

【例 20】2011NO178X 下列关于气性坏疽的叙述,正确的有

    A. 是梭状芽胞杆菌所致的肌坏死或肌炎   B. 常是几种细菌的混合感染

    C. 可出现黄疸   D. 抗生素治疗最关键

【例 21】2014NO178X 下列疾病中,需要早期切开、清创引流的有

    A. 气性坏疽   B. 寒性脓肿   C. 蜂窝织炎   D. 破伤风

七、外科应用抗菌药的原则

1. 抗菌药的适应证

（1）**较严重的感染** 不是所有的外科感染都需要应用抗生素。化脓性感染中，仅严重的感染需使用抗生素，一些表浅、局限的感染，如毛囊炎、疖、伤口表面感染等不需使用抗生素。

（2）**无局限化的感染**

（3）**特异性感染** 如破伤风、气性坏疽等，应选用有效抗生素。

（4）**预防性用药** 需要预防性用药者，主要是潜在继发感染率高、或一旦继发感染后果严重者。手术的预防性抗菌药是否应用，应根据手术野的局部感染或污染程度而定。有效合理的用药只需在麻醉开始时静脉滴入；或术前2小时肌肉注射。如手术时间较长，术中可追加1次剂量。一般均在术后24小时内停药。

2. 抗菌药物的合理应用原则

（1）**尽早确定病原菌** 应尽早从病人的感染部位、血液、痰液等取样培养分离致病菌，并进行抗菌药物敏感试验，有针对性地使用抗菌药。危重病人在未获知病菌及药敏结果前，可在临床诊断的基础上，预测最有可能的致病菌种，选择适当的药物进行治疗。

（2）**根据抗菌药物的作用特点及其体内代谢过程选用药物** 应根据临床诊断、细菌学检查、药物效应、药代动力学特点，选择疗效高、毒性小、应用方便、价廉易得的药物。

（3）**抗菌药物治疗方案应综合病人病情、病原菌种类及抗菌药物特点制订**

①给药剂量 按各种抗菌药物的治疗剂量范围给药。

②给药途径 轻症感染者可口服给药，重症、全身性感染者应静脉给药。尽量避免抗菌药物的局部应用，因为皮肤黏膜局部应用抗菌药物后，很少被吸收，且易引起过敏反应或导致耐药菌产生。

③给药次数 应根据药代动力学和药效学原则，确定给药次数。

④给药疗程 因感染不同而异，一般宜用至体温正常、症状消退后72~96小时。

（4）**联合用药需有明确的指征** ①病因未明的严重感染，包括免疫缺陷的严重感染；②单一抗菌药物不能控制的混合感染或严重感染；③单一抗菌药物不能有效控制的感染性心内膜炎、败血症等重症感染；④需长程治疗，但病原菌易对某些抗菌药物产生耐药性的感染，如结核病、深部真菌病；⑤联合用药时宜选用具有协同或相加抗菌作用的药物联合，减少用药剂量，从而降低药物的毒性和不良反应。

【例22】2002NO81A 外科应用抗菌药物时，正确的是（注意：8版外科学与旧版教材有差别）

　　A. 抗菌药物的剂量一般按年龄计算　　B. 应用抗菌药物后，可以减免一些外科处理

　　C. 所有的外科感染均需应用抗菌药物　　D. 外科感染时一般情况下首选广谱抗生素联合用药

　　E. 手术的预防性用药应在术前1小时或麻醉开始时静脉滴入，一般均在术后24小时内停药

【例23】2001NO82A 下列哪种疾病不需应用抗生素？

　　A. 毛囊炎　　　　　B. 丹毒　　　　　C. 开放性骨折

　　D. 结肠手术前　　　E. 人工关节术后

▶ **常考点** 外科感染概述；全身性感染概述、脓毒血症的鉴别；破伤风的临床表现、预防及治疗。

　　参考答案——详细解答见《贺银成2019考研西医临床医学综合能力历年真题精析》

1. ABCDE　　2. ABCDE　　3. ABCDE　　4. ABCDE　　5. ABCDE　　6. ABCDE　　7. ABCDE
8. ABCDE　　9. ABCDE　　10. ABCDE　　11. ABCDE　　12. ABCDE　　13. ABCDE　　14. ABCDE
15. ABCDE　　16. ABCDE　　17. ABCDE　　18. ABCDE　　19. ABCDE　　20. ABCDE　　21. ABCDE
22. ABCDE　　23. ABCDE

第 10 章　创伤与烧伤

►►考纲要求

①创伤概念和分类。创伤的病理、诊断与治疗。②烧伤的伤情判断、病理生理、临床分期和各期的治疗原则。烧伤并发症的临床表现与诊断、防治要点。

►►复习要点

一、创伤

1. 概念

创伤是指机械性致伤因素作用于人体所造成的组织结构完整性的破坏或功能障碍。

2. 分类

(1) 按致伤因素分类　可分为烧伤、冻伤、挤压伤、刃器伤、火器伤、冲击伤、复合伤等。

(2) 按受伤部位分类　可分为颅脑伤、颌面部伤、颈部伤、胸部伤、腹部伤、多发伤等。

(3) 按伤后皮肤完整性分类

①闭合伤　指皮肤保持完整无开放性伤口者,如挫伤、挤压伤、扭伤、震荡伤、关节脱位、闭合性骨折等。

②开放伤　指皮肤破损者,如擦伤、撕裂伤、切割伤、砍伤、刺伤等。在开放伤中,根据伤道类型可分为:

贯通伤——既有入口又有出口者。　　　盲管伤——只有入口没有出口者。

反跳伤——入口和出口在同一点。　　　切线伤——致伤物沿体表切线方向擦过所致的沟槽状损伤。

(4) 按伤情轻重分类　分轻、中、重伤。

①轻伤　主要是局部软组织伤,暂时失去作业能力,但仍可坚持工作,无生命危险,或只需小手术者。

②中等伤　主要是广泛软组织伤、上下肢开放骨折、肢体挤压伤、机械性呼吸道阻塞、创伤性截肢及一般的腹腔脏器伤等,丧失作业能力和生活能力,需手术,但一般无生命危险。

③重伤　是指危及生命或治愈后有严重残疾者。

3. 病理

(1) 局部反应　主要表现为局部炎症反应,其基本病理过程与一般炎症相同。

(2) 全身反应　是一种非特异应激反应,表现为下丘脑-垂体-肾上腺皮质轴、交感神经-肾上腺髓质轴、肾素-血管紧张素-醛固酮系统被激活。伤后机体总体上处于一种分解代谢状态。

(3) 组织修复　组织修复的基本方式是由伤后增生的细胞和细胞间质再生增殖、充填、连接或替代缺损的组织。理想的修复是组织缺损完全由原来性质的细胞来修复,恢复原有的结构和功能,称为完全修复。但多数情况下,组织创伤不能靠原来性质的细胞修复,而是由其他性质的细胞(通常是成纤维细胞)增生替代来完成,称为不完全修复,即临床上的"疤痕愈合"。组织修复分三个阶段:

①局部炎症反应阶段　主要是血管和细胞反应、免疫应答、血液凝固和纤维蛋白的溶解。

②细胞增殖分化和肉芽组织生成阶段　局部炎症开始后,成纤维细胞、内皮细胞等增殖、分化、迁移,分别合成、分泌组织基质(主要是胶原)和形成新生血管,共同组成肉芽组织。大多数软组织损伤的修复都是通过肉芽组织生成的形式来完成的。

③组织塑形阶段　经过细胞增生和基质沉积,伤处组织初步得到修复。

(4) 创伤愈合的类型　分一期愈合和二期愈合。

(5) 影响创伤愈合的因素

局部因素　①伤口感染是最常见的原因;②损伤范围大、坏死组织多、异物存留;③局部血液循环障碍;④局部制动不足、包扎或缝合过紧造成继发性损伤等,均不利于伤口愈合。

全身因素 主要有营养不良(蛋白质、维生素、铁、铜、锌等微量元素缺乏或代谢异常)、大量使用细胞增生抑制剂(如糖皮质激素)、免疫功能低下、全身性严重感染(如多器官功能不全等)。

(6)**创伤并发症** 感染、休克、脂肪栓塞综合征、应激性溃疡、凝血功能障碍、器官功能障碍等。

【例1】1999NO83A 下列哪项因素有利于创伤修复和伤口愈合?

A. 细菌感染　　　　　B. 血液循环障碍　　　　　C. 异物存留
D. 局部制动　　　　　E. 服用糖皮质激素类药物

4. 创伤的诊断

根据受伤史、临床表现、仔细地体检及辅助检查等可作出正确的诊断。

(1)**受伤史** 详细的受伤史对了解损伤机制和估计伤情发展有重要意义。

(2)**体格检查** 首先应从整体上观察伤员状态,判断伤员的一般情况,区分伤情轻重。对于生命体征平稳者,可做进一步仔细检查;伤情较重者,应着手急救,在抢救中逐步检查。

(3)**辅助检查** 对某些部位创伤有重要的诊断价值,但应根据伤员的全身情况选择必需的项目,以免增加伤员的痛苦和浪费时间、人力和物力。

①实验室检查 首先是常规检查。血常规和血细胞比容可判断失血或感染情况;尿常规可提示泌尿系统损伤和糖尿病;血尿淀粉酶可判断有无胰腺损伤。电解质检查可分析水、电解质和酸碱失衡情况。

②穿刺和导管检查 诊断性穿刺是一种简单、安全的辅助方法,可在急诊室内进行。放置导尿管或灌洗可诊断尿道或膀胱损伤。监测中心静脉压可辅助判断血容量和心功能。心包穿刺可证实心包积液和积血。

③影像学检查 X线平片检查可用于骨折、胸腹部脏器损伤的诊断。CT检查可用于诊断颅脑损伤、某些腹部实质脏器及腹膜后的损伤。B超检查可发现胸腹腔的积血、肝脾破裂等。选择性血管造影可帮助确定血管损伤和某些隐蔽的器官损伤。

5. 创伤的急救与治疗

(1)**急救** 急救的目的是挽救生命和稳定伤情。必须优先抢救的急症包括:心跳呼吸骤停、窒息、大出血、张力性气胸、休克等。常用的急救技术主要有复苏、通气、止血、包扎、固定和搬运等。

复苏 心跳、呼吸骤停时,应立即进行心脏按压、口对口人工呼吸等急救。

通气 对呼吸道阻塞的病人,应立即解除梗阻,以最简单、最迅速有效的方式给予通气,通常的方法有:手指掏出致阻塞异物、抬起下颌、环甲膜穿刺或切开、气管插管、气管切开等。

止血 常用止血方法有指压法、加压包扎法、填塞法和止血带法。止血带法一般用于四肢伤大出血,且加压包扎无法止血的情况。使用止血带应注意:①不必缚扎过紧,以能止住出血为度;②应每隔1小时放松1~2分钟,且使用时间一般不应超过4小时;③上止血带的伤员必须有显著标志,并注明启用时间,优先转送;④松解止血带之前,应先输液或输血,补充血容量,准备好止血用材料,然后再松止血带;⑤因止血带使用时间过长,远端肢体已发生坏死者,应在原止血带的近端加上新止血带,然后再行截肢术。

包扎 包扎的目的是保护伤口、减少污染、压迫止血、固定骨折、关节和敷料并止痛。最常用的材料是绷带、三角巾、四头带。无上述物品时,可就地取材用干净毛巾、手绢、衣服等替代。

固定 骨关节损伤时需固定制动,以减轻疼痛,避免骨折端损伤血管和神经,并有利于防治休克和搬运后送。

搬运 平时多采用担架或徒手搬运,战时一般采用背、夹、拖、抬、架等方法。

(2)**进一步救治** 伤员经现场急救送至救治机构后,应立即对伤情进行判断、分类,然后进行救治。

①判断伤情 根据创伤分类方法及指标进行伤情判断和分类,常常简单分为三类。

第一类:致命性创伤,如危及生命的大出血、窒息、开放性或张力性气胸。应作短时紧急复苏后手术治疗。

第二类:生命体征尚平稳的伤员,可观察或复苏1~2小时。应作好交叉配血,必要检查及手术准备。

第三类:潜在性创伤,性质尚未明确,有可能手术治疗者。应密切观察,并作进一步检查。

②呼吸和循环支持 维持呼吸道通畅,积极抗休克治疗。

③防治感染　遵循无菌原则,使用抗菌药物。抗菌药物在伤后 2 ~ 6 小时内使用可起预防作用。

④密切观察　严密注视伤情变化,特别是对严重创伤怀疑有潜在性损伤的病人。

⑤对症支持治疗　主要是维持水、电解质和酸碱平衡,保护重要脏器功能,并给予营养支持。

(3)闭合性创伤的治疗

①浅部软组织挫伤、扭伤　常用物理疗法,伤后初期局部冷敷,12 小时后热敷等。

②闭合性骨折和脱位　应先复位,然后根据情况选用各种外固定或内固定。

③头、颈、胸、腹部闭合伤　可造成深部组织器官的损伤,甚至危及生命,应高度重视。

(4)开放性创伤的处理　①开放性伤口常有污染,应行清创术。伤后 6 ~ 8 小时内进行清创,一般可达到一期愈合。清创术的目的是将污染伤口变成清洁伤口,为组织愈合创造良好条件。如果伤口污染较重或处理时间已超过伤后 8 ~ 12 小时,但尚未发生明显感染,皮肤的缝线暂不结扎,伤口内留置盐水纱条引流。24 ~ 48 小时后伤口仍无明显感染者,可将缝线结扎使创缘对合。如果伤口已感染,则取下缝线,按感染伤口进行处理。②感染伤口的处理用等渗盐水纱布条敷在伤口内,引流脓液,促使肉芽组织生长。

(5)清创术　①先用无菌敷料覆盖伤口,用无菌刷和肥皂液清洗周围皮肤;②去除伤口敷料后取出异物、血块、脱落的组织碎片,生理盐水反复冲洗;③铺无菌巾;④切除创缘皮肤 1 ~ 2mm,必要时扩大创口,但肢体部位应沿纵轴切开,经关节的切口应作 S 形切开;⑤切除失活组织,清除血肿、凝血块和异物,对损伤的肌腱和神经可酌情修复或仅用周围组织掩盖;⑥彻底止血;⑦再次生理盐水反复冲洗伤腔;⑧彻底清创后,伤后时间短和污染轻的伤口可予缝合。

【例 2】1997NO82A 面颊部开放性损伤后 12 小时,局部的处理宜

　　A. 按感染伤口对待,只换药、不清创　　　　B. 清创后不缝合　　　C. 清创后延期缝合

　　D. 清创后一期缝合　　　　　　　　　　　E. 换药观察后,延期缝合

二、烧伤

热力烧伤是指由火焰、热液、高温气体、激光、炽热金属液体或固体等所引起的组织损害,即通常所称的烧伤。临床上也有将热液、蒸气所致的烧伤称之为烫伤。由电、化学物质等所致的损伤,也属于烧伤范畴。

1. 烧伤面积的估算

(1)中国新九分法　烧伤面积的估算是指皮肤烧伤区域占全身体表面积的百分数。为便于记忆,将体表面积划分为 11 个 9% 的等份,另加 1%,构成 100% 的总体表面积,即头颈部 = 1 × 9%;双上肢 = 2 × 9%;躯干 = 3 × 9%;双下肢 = 5 × 9% + 1%,共为 11 × 9% + 1%。

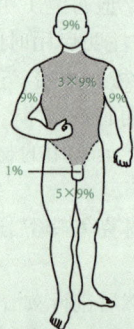

%	占成人体表面积%		占儿童体表面积%
头颈部9×1	发部3%+面部3%+颈部3%	(9%)	9+ (12-年龄)
双上肢9×2	双手5%+双前臂6%+双上臂7%	(18%)	9×2
躯干部9×3	躯干前13%+躯干后13%+会阴1%	(27%)	9×3
双下肢9×5+1	双足7%+双小腿13%+双大腿21%+双臀5%	(46%)	9×5+1- (12-年龄)

成年女性双足及臀部各为6%

烧伤面积估算(九分法)

注意: ①会阴部 1% 计入躯干部,共计:躯干前 13% + 躯干后 13% + 会阴 1% = 3 × 9%。

②成年男性双足占 7%,双臀占 5%;成年女性双足及双臀各占 6%,计算时应注意区分男女。

③12 岁以下儿童计算烧伤面积时,头颈部及双下肢应注意校正。

(2)手掌法　无论性别、年龄,病人并指的手掌面积约占病人体表面积的 1%,常用于小面积烧伤的测算。

【例3】2003NO79A 成人双膝以下烧伤,烧伤面积约占体表面积的

    A. 10%   B. 15%   C. 20%   D. 25%   E. 30%

2. 烧伤深度的识别

	Ⅰ°烧伤	浅Ⅱ°烧伤	深Ⅱ°烧伤	Ⅲ°烧伤
损伤深度	表皮浅层 生发层健在	表皮的生发层、真皮乳头层	皮肤的真皮层 但残留皮肤附件	全皮层,甚至达到皮下、肌或骨骼
水疱	无	大小不一的水疱形成	可有,小水疱	无
创面	红斑状、干燥 轻度红肿、无感染	创面红润、潮湿 红肿明显	创面微湿,红白相间 水肿明显	焦黄、炭化焦痂 树枝状栓塞的血管
感觉	烧灼感	疼痛明显,感觉过敏	痛觉较迟钝	痛觉消失
拔毛试验	剧痛	痛	微痛	不痛,且易拔除
局部温度	微增	增高	略低	发凉
愈合时间	3~7 天	1~2 周	3~4 周	>4 周
愈合方式	脱屑愈合,无瘢痕	无瘢痕,有色素沉着	瘢痕愈合	无上皮再生,需植皮

烧伤深度按三度四分法分为:

(1) Ⅰ°烧伤 仅伤及表皮浅层,生发层健在。

(2) 浅Ⅱ°烧伤 伤及表皮生发层和真皮乳头层。

(3) 深Ⅱ°烧伤 伤及真皮深层。

(4) Ⅲ°烧伤 伤及皮肤全层,如右图。

【例4】2016NO85A 烧伤创面可见脂肪组织,应属于

    A. Ⅰ度烧伤   B. 浅Ⅱ度烧伤

    C. 深Ⅱ度烧伤   D. Ⅲ度烧伤

【例5】1998NO158X Ⅲ度烧伤的特点为

    A. 深度可达皮肤全层,甚至皮下肌肉骨骼

    B. 创面无水疱,呈蜡黄或焦黄色

    C. 创面上,看不到树枝状栓塞血管

    D. 病人有剧痛和感觉过敏

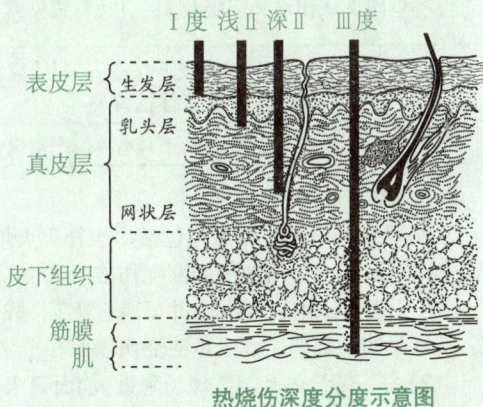

热烧伤深度分度示意图

    A. Ⅰ度烧伤   B. 浅Ⅱ度烧伤   C. 深Ⅱ度烧伤   D. Ⅲ度烧伤

【例6】2015NO145B 未损伤生发层的皮肤烧伤是

【例7】2015NO146B 去除水疱后创面湿润,但感觉迟钝的皮肤烧伤是

3. 烧伤严重性分度

(1) 轻度烧伤 Ⅱ°烧伤面积 10% 以下。

(2) 中度烧伤 Ⅱ°烧伤面积 11%~30%;或Ⅲ°烧伤面积不足 10%。

(3) 重度烧伤 烧伤总面积 31%~50%;或Ⅲ°烧伤面积 11%~20%;或Ⅱ°、Ⅲ°烧伤面积虽不到上述百分比,但已发生休克等并发症,或存在较重的吸入性损伤、复合伤。

(4) 特重烧伤 烧伤面积 50% 以上;或Ⅲ°烧伤 20% 以上。

严重程度	轻度烧伤	中度烧伤	重度烧伤	特重烧伤
(Ⅱ°)烧伤面积	<10%	11%~30%	31%~50%	>50%
或Ⅲ°烧伤面积	0	<10%	11%~20%	>20%
或总烧伤面积			31%~50%	>50%

4. 吸入性损伤（呼吸道烧伤）

吸入性损伤的诊断依据为：①于密闭室内发生的烧伤；②面、颈、前胸部烧伤，特别是口、鼻周围深度烧伤；③鼻毛烧焦、口唇肿胀、口腔、口咽部红肿有水疱或黏膜发白者；④刺激性咳嗽，痰中有炭屑；⑤声嘶、吞咽困难或疼痛；⑥呼吸困难和（或）哮鸣；⑦纤维支气管镜检查发现气道黏膜充血、水肿，黏膜苍白、坏死、剥脱等，是诊断吸入性损伤最直接和准确的方法。

【例8】2010NO175X 下列病情中，有助于诊断吸入性烧伤的有

    A. 在密闭空间的烧伤
    B. 面部烧伤重，眉毛、鼻毛烧焦
    C. 受伤时曾大声呼叫
    D. 伤后声嘶，咽部充血

5. 烧伤的病理生理和临床分期

根据烧伤病理生理特点，可将烧伤临床发展过程分为4期，各期之间相互交错，烧伤越重，其关系越密切。

分期	临床特点	治疗原则
体液渗出期	最大特点是体液渗出，渗出速度在伤后 6～12h 最快，持续 24～36h。最大的危险是休克	早期应行抗休克治疗 输液速度 先快后慢
急性感染期	烧伤水肿回吸收期一开始，感染就上升为主要矛盾	防治感染是此期的关键 应早期切痂或削痂、植皮消灭创面
创面修复期	Ⅰ°、浅Ⅱ°多能自行修复；深Ⅱ°靠残存的上皮岛融合修复；Ⅲ°靠皮肤移植修复	加强营养，扶持机体修复功能和抵抗力 积极消灭创面，防治感染
康复期	深度创面愈合后形成瘢痕，严重者影响外观和功能	需要锻炼、工疗、体疗和整形以期恢复

6. 现场急救与转运

（1）迅速去除致伤原因　包括尽快扑灭火焰、脱去着火或沸液浸渍的衣服。劝阻伤员衣服着火时站立或奔跑呼叫，以防增加头面部烧伤或吸入性损伤；迅速离开密闭和通风不良的现场；及时冷疗能防止热力继续作用于创面使其加深，并可减轻疼痛、减少渗出和水肿，越早效果越好。一般适用于中小面积烧伤，特别是四肢烧伤。方法是将烧伤创面在自来水下淋洗或浸入水中，或用冷水浸湿的毛巾敷于创面。

（2）妥善保护创面　在现场附近，创面只求不再污染，不再损伤。可用干净敷料或布类保护，或行简单包扎后送医院处理。避免用有色药物涂抹，增加对烧伤深度判定的困难。

（3）维持呼吸道通畅　火焰烧伤常伴烟雾、热力等吸入性损伤，应注意保持呼吸道通畅。

（4）其他救治措施　严重大面积烧伤早期应避免长途转运，休克期最好就近输液抗休克或加作气管切开。建立输液通道，放置导尿管。疼痛剧烈者可酌情使用地西泮、哌替啶等。

【例9】1996NO85A 烧伤现场急救时，下列哪种做法不正确？

    A. 迅速脱离热源，用凉水浸泡或冲淋局部
    B. 剪去伤处衣、袜，用清洁被单覆盖
    C. 酌情使用安定、度冷丁等药镇静止痛
    D. 呼吸道灼伤者，应在严重呼吸困难时方行气管切开、吸氧
    E. 有严重复合伤时，应先施行相应的急救处理

7. 初期处理

（1）轻度烧伤　主要是创面处理，包括清洁创周健康皮肤。①创面可用 1:1000 苯扎溴铵或 1:2000 氯己定清洗、移除异物。②浅Ⅱ°水疱皮应予保留，水疱大者，可用消毒空针抽去水疱液。深度烧伤的水疱皮应予清除。③如果用包扎疗法，内层用油质纱布，可添加适量抗生素，外层用吸水敷料均匀包扎，包扎范围应超过创周5cm。④面、颈、会阴部烧伤不适合包扎，则予暴露。⑤疼痛较明显者，可给予镇静止痛剂。⑥使用抗生素和破伤风抗毒素。

（2）中、重度烧伤　①了解受伤史，记录血压、脉搏、呼吸，严重呼吸道烧伤应及早行气管切开。②建

立输液通道开始输液。③留置导尿管。④清创,估算烧伤面积、深度。⑤制订第一个24小时输液计划。⑥大面积烧伤一般采用暴露疗法。

（3）创面污染重或有深度烧伤　注射TAT,使用抗生素。

8. 烧伤休克

（1）临床表现与诊断　①心率增快,脉搏细弱,听诊心音低弱。②早期脉压变小,随后血压下降。③呼吸浅快。④尿量减少是低血容量休克的一个重要标志,成人尿量 <20ml/h 常提示血容量不足。⑤口渴,烦躁不安,四肢冰冷。⑥血液化验结果常为血液浓缩、低血钠、低蛋白、酸中毒。

（2）体液疗法　烧伤早期大量渗出,可导致低血容量休克,故体液疗法是防治休克的主要措施。

①第1个24h补液量　成人每1% Ⅱ、Ⅲ度烧伤面积每 kg 体重补液量为 1.5ml,其中胶体为 0.5ml、电解质为1ml(即胶晶比 =1:2),广泛深度烧伤与小儿烧伤其胶晶比 =1:1。另加基础水分(5%葡萄糖溶液)2000ml(小儿 60～80ml/kg)。计算出来的总量的一半应于伤后8h内输完,后16h输入另一半。

②第2个24h补液量　胶体及电解质均为第1个24h实际输入量的一半。另加上基础需要量。

③补液量计算举例　一烧伤面积60%、体重50kg的病人,第1个24h补液总量为 60×50×1.5 + 2000 =6500ml,其中胶体为 60×50×0.5 =1500ml,电解质液为 60×50×1 =3000ml,水分为2000ml。伤后前 8 小时内输入总量的一半即 3250ml,后 16 小时输入总量的另一半 3250ml。

第 2 个24h,胶体减半为 750ml,电解质液减半为 1500ml,基础水分仍为 2000ml,于24h内均匀输入。

早期补液方案	第1个24小时补液量	第2个24小时补液量
每1% Ⅱ、Ⅲ度烧伤面积 每 kg 体重补液量	成人 1.5ml 小儿 2.0ml(7版外科学)	第1个24小时的1/2
基础需要量(5%葡萄糖)	成人2000ml,儿童 60～80ml/kg	同左
胶体:晶体	中重度烧伤1:2,广泛深度烧伤1:1	同左

【例10】2009NO81A 一名25岁消防队员,体重65kg,在救火中不幸烧伤了面部、双上肢、躯干前方和会阴部。对该患者第一个24小时应补充的液体总量约是

　　A. 3500ml　　　　　B. 4600ml　　　　　C. 5000ml　　　　　D. 5500ml

9. 烧伤全身性感染

（1）烧伤感染的原因　①广泛的皮肤屏障破坏,大量坏死组织和渗出成为微生物的良好培养基;②严重烧伤虽伤在体表,但肠黏膜屏障有明显的应激性损害,肠道微生物、内毒素等均可移位,肠道成为重要的内源性感染的来源;③吸入性损伤后继发肺部感染的几率高;④长时间静脉输液,静脉导管感染是最常见的医源性感染。

（2）诊断依据　①性格的改变,初始时仅有兴奋、多语、定向障碍,继而出现幻觉、迫害妄想,大喊大叫;②体温的骤升或骤降;③心率 >140 次/分;④呼吸急促;⑤创面骤变;⑥白细胞计数骤升或骤降。

（3）防治　①积极纠正休克,保护肠黏膜的组织屏障;②及时正确处理创面,早期切痂、削痂植皮,是防治全身性感染的关键措施;③正确使用抗生素,预防二重感染;④营养支持、水电解质平衡的维护。

【例11】1990NO79A 有一大面积烧伤的病人,烧伤已5天,突然发生寒战,继而高热。不久体温上升,白细胞升高不明显,四肢冰冷、尿少、脉快。根据以上临床表现,诊断为

　　A. 革兰阳性细菌败血症　B. 革兰阴性细菌败血症　C. 革兰阳性杆菌败血症

　　D. 真菌性败血症　　E. 以上都不是

▶ **常考点**　创伤很少考;烧伤面积的估算及烧伤深度的判断;烧伤治疗原则。

　　　　　参考答案——详细解答见《贺银成2019考研西医临床医学综合能力历年真题精析》

1. ABCDE　　2. ABCDE　　3. ABCDE　　4. ABCDE　　5. ABCDE　　6. ABCDE　　7. ABCDE

8. ABCDE　　9. ABCDE　　10. ABCDE　　11. ABCDE

第11章　肿瘤、移植与外科微创技术

▶▶**考纲要求**

①肿瘤详见本讲义病理学·肿瘤。②移植的概念、分类与免疫学基础,器官移植,排斥反应及其防治。③外科微创技术:内镜技术及腔镜外科技术的临床应用。

▶▶**复习要点**

一、移植

1. 基本概念及分类

移植术	将一个体的细胞、组织或器官用手术或介入等方法,植入到自体或另一个体的同一或其他部位,以替代或增强原有细胞、组织或器官功能的一门医学技术
移植物	移植的细胞、组织或器官
供体(供者)	是指提供移植物的个体
受体(受者)	是指接受移植物的个体
同系移植	即同基因移植。如单卵双生移植,移植后不会发生排斥反应
同种异体移植	移植后会发生排斥反应
异种移植	移植后会发生剧烈排斥反应
原位移植	心脏移植、断指再植
异位移植	肾移植、胰腺移植
活体移植	移植后恢复原有功能
结构移植	移植物已失去活力或人工灭活,目的是提供机械结构,保留其外形,移植后不会出现排斥反应
细胞移植	是指将适量游离的具有某种功能的活细胞输注到受体的血管、体腔或组织器官内的技术。如输血、骨髓移植、肝细胞移植、胰岛细胞移植等
组织移植	是指某一种组织如皮肤、筋膜、肌腱、软骨、骨与血管等,或整体联合的几种组织如皮肌瓣等的移植术。组织移植可以是活体移植,如自体皮肤移植;也可是结构移植,如血管吻合移植
实体器官移植	多为活体异体移植,移植物多为具有活力的实体器官,如肾移植、肺移植、胰腺移植

【**例1**】2003N081A 关于移植,下列哪项说法是错误的?

　　A. 植皮属于组织移植　　B. 输全血属于细胞移植　　C. 骨髓移植属于细胞移植

　　D. 肝移植属于器官移植　　E. 皮肌瓣移植属于器官移植

2. 移植免疫

(1)移植抗原　引起免疫应答的供体移植物抗原,称为移植抗原。

①主要组织相容性复合物分子(MHC分子)　是临床移植中最重要的抗原,定位于人类第6号染色体的短臂上。MHC分子首先是用血清学方法在白细胞上发现的,故又称人类白细胞抗原(HLA)。MHC具有广泛的多态性,供受体之间的MHC差异是发生急性排斥反应的主要原因。

②次要组织相容性抗原(mH抗原)　可引起较弱的排斥反应,包括与性别相关的抗原(H-Y抗原)、表达于白血病细胞或正常细胞表面的非Y染色体连锁的mH抗原等。

③内皮糖蛋白(ABO血型抗原)　ABO抗原可表达于血管内皮,违反血型配伍原则时,可与受体血液

中原已存在的血型抗体结合,通过激活补体引起血管内皮细胞损伤和血管内凝血,导致超急性排斥反应。

(2)移植抗原的识别与免疫应答 移植抗原识别分为直接识别和间接识别两种途径。一般认为直接识别在移植早期急性排斥反应中起重要作用,间接识别机制协同发挥作用。在急性排斥反应中、晚期或慢性排斥反应中,间接识别机制更为重要。

①直接识别 是指供体来源的抗原递呈细胞经血液迁移至二级淋巴组织(淋巴结和脾),将表面的MHC分子或抗原肽-MHC分子复合物直接递呈给受体淋巴细胞,使其识别并产生免疫应答。

②间接识别 是指供体移植物的脱落细胞或抗原经受体抗原递呈细胞摄取、加工和处理,以供体抗原肽-受体MHCⅡ分子复合物的形式递呈给受体T细胞,使之活化。Th细胞激活后,通过分泌细胞因子,不但促进自身分裂增殖,同时也激活$CD8^+$的细胞毒性T细胞、B细胞。细胞毒性T细胞通过分泌穿孔素、颗粒酶等形成对移植器官靶细胞的损伤。B细胞主要通过转化为浆细胞,分泌抗体,经体液免疫或抗体介导的细胞免疫反应作用于移植物。

(3)临床排斥反应的机制和分类

①超急性排斥反应 是由于受体预先存在抗供体抗原的抗体(如ABO血型不符),移植物再灌注后数分钟或数小时内,预存抗体迅速与移植物内皮细胞结合,激活补体和凝血反应,导致溶解反应,移植物微血管系统广泛微血栓形成。加速性急性排斥反应也称血管排斥反应,通常是由于受体体内预存抗供体低浓度抗体所致,在本质上与超急性排斥反应类似,是典型的体液免疫反应,通常在移植术后3~5天发生。主要病理特征是小血管炎症和管壁纤维素样坏死。

②急性排斥反应 最常见,细胞免疫和体液免疫反应均发挥重要作用。可发生于移植后的任何时间段。

③慢性排斥反应 是移植物功能丧失的常见原因,可发生在移植术后数月。

④移植物抗宿主反应(GVHR) 是移植物中的特异性淋巴细胞识别宿主抗原所致,可导致移植失败。

【例2】2018NO58A 因受者体内存在针对供者特异性抗原的预存抗体所引起的排斥反应是

    A. 超急性排斥反应   B. 加速性排斥反应   C. 急性排斥反应   D. 慢性排斥反应

【例3】2006NO90A 将猪的肝脏移植给人,目前需要解决的主要问题是

    A. 超急性排斥反应   B. 急性排斥反应   C. 慢性排斥反应

    D. 病人不愿接受   E. 手术技术尚不成熟

3. 器官移植

(1)肾移植 在临床各类器官移植中疗效最显著。其适应证为:各种肾病进展到慢性肾衰竭尿毒症期,包括慢性肾炎(占70%)、慢性肾盂肾炎、多囊肾、糖尿病性肾病、间质性肾炎、自身免疫性肾病等。

(2)肝移植 适应证:进行性、不可逆性和致死性终末期肝病,且无其他有效的治疗方法者。

(3)胰腺移植 适应证:药物治疗无效的1型晚期糖尿病;少数2型糖尿病血糖难以控制;全胰切除术后。

(4)小肠移植 适应证:各种病因导致的短肠综合征,且不能耐受营养支持者。小肠移植后排斥反应发生率高,易并发严重感染、肠功能恢复缓慢,并可能发生移植物抗宿主病(GVHD)。

(5)肺移植 适应证:终末期肺病,不适于药物治疗和其他手术治疗失败者。

(6)心脏移植 适应证:经内科治疗无效的广泛心肌不可逆损害。移植心因慢性排斥反应所致的冠状动脉硬化是影响术后长期存活的主要原因。

【例4】2004NO79A 关于器官移植的叙述,错误的是

    A. 心脏移植后长期存活的主要障碍是植入心脏的冠脉硬化

    B. 肾移植是临床各类器官移植中疗效最稳定和最显著的

    C. 胰腺移植的适应证是药物治疗无效的1型糖尿病

    D. 肺移植后近期主要死亡原因是肺部感染

    E. 小肠移植后预防排斥反应较容易

二、外科微创技术

1. 内镜技术的临床应用

（1）**胆管结石** 开腹胆道探查取石术有较大的盲目性和局限性，并发症也较多。纤维胆道镜可用于胆道探查取石、取异物、止血，也可在术中指引狭窄段胆管的扩张，或经肝实质切开处或肝断面取出胆管结石。胆道镜经 T 管窦道取出残留结石是传统胆道探查术的重要补救措施。

（2）**胃癌** 纤维胃镜可用于早期胃癌的诊断，且可在胃镜下行内镜黏膜切除术。

（3）**泌尿外科疾病** 约 90% 以上的泌尿外科手术均可通过内镜来完成。①泌尿系结石已经很少需要开放手术。经皮肾镜、输尿管镜、膀胱镜、腹腔镜，可采用气压弹道、液电、超声、激光等方法碎石，清除绝大多数肾、输尿管或膀胱结石。②经尿道前列腺电切术已经成为治疗良性前列腺增生症的标准术式。③内镜技术在泌尿系肿瘤的治疗中占有重要地位，如浅表性膀胱癌可经尿道作膀胱肿瘤电切术。

（4）**胸外科疾病** 如食管镜可用于食管息肉、早期肿瘤性病变的切除；支气管镜可用于支气管病变的切除、止血或支气管狭窄球囊扩张等。

2. 腔镜外科技术的临床应用

（1）**腹腔镜外科手术适应证** 腹腔镜手术已广泛用于外科疾病的治疗，主要适应证包括：①炎性疾病，如胆囊炎、阑尾炎；②先天性发育异常，如小儿巨结肠；③外伤；④良性肿瘤。

（2）**腹腔镜外科的常用手术** 腹腔镜胆囊切除术、结肠切除术（良性肿瘤）、阑尾切除术、食管反流手术（Nissen 手术）、小肠切除术、疝修补术、甲状腺手术、胃部分（楔形）切除术、脾切除术、胰腺尾部切除术、淋巴清扫术、肝楔形切除术（良性肿瘤）等。现在结直肠癌根治性切除术、胃癌根治术等也越来越普及。

（3）**腹腔镜手术的并发症** 腹腔镜手术除可发生开腹手术同样的并发症外，其特有并发症包括：

①**CO_2 气腹相关并发症** 如皮下气肿、气胸、心包积气、气体栓塞、高碳酸血症、酸中毒、心律失常、下肢静脉瘀血和血栓形成、腹腔内缺血、体温下降等。

②**与腹腔镜手术相关的并发症** 如血管损伤、内脏损伤、腹壁并发症等。

（4）**腹腔镜胆囊切除术（LC）** 是目前腹腔镜技术在外科手术中应用最广泛、最具代表性的手术。LC 的手术指征与开腹手术相同，其手术操作步骤大致为：①建立气腹 13mmHg，置入腹腔镜探查腹腔。②用抓钳将胆囊底部向头部牵拉，另一抓钳将胆囊颈向右下方牵拉，使胆囊管有张力并与胆总管呈垂直角度，以显露 Calot 三角。③仔细解剖出胆囊管与胆囊动脉，分别夹闭两端并剪断。④顺行或逆行将胆囊从胆囊床上剥离下来。⑤将胆囊装入标本袋取出。

【例 5】2007NO95A 腹腔镜胆囊切除时，对保证手术安全、成功和预防并发症发生最具重要意义的操作是

  A. 保持腹内气压的恒定   B. 腹壁四个戳孔位置的正确

  C. 确认胆囊和胆管的位置   D. 确认和分离胆囊管和胆囊动脉

▶ **常考点** 题少。

  参考答案——详细解答见《贺银成 2019 考研西医临床医学综合能力历年真题精析》

 1. ABCDE 2. ABCDE 3. ABCDE 4. ABCDE 5. ABCDE

第 12 章　颈部疾病

▶▶ **考纲要求**

①甲状腺的解剖生理概要。②甲状腺功能亢进的外科治疗。③甲状腺肿、甲状腺炎、甲状腺良性肿瘤、甲状腺恶性肿瘤的临床特点和诊治。④甲状腺结节的诊断和处理原则。⑤常见颈部肿块的诊断要点和治疗原则。⑥甲状旁腺疾病的诊断要点和治疗原则。

▶▶ **复习要点**

一、甲状腺的解剖生理概要

1. 甲状腺的应用解剖

（1）**组成及位置**　甲状腺由左、右两个侧叶和峡部构成，峡部时有锥状叶与舌骨相连。侧叶位于喉与气管的两侧，下极多位于第 5~6 气管软骨环之间，峡部多数位于第 2~4 气管软骨环的前面。甲状腺侧叶的背面有甲状旁腺，内侧毗邻喉、咽、食管。

（2）**甲状腺的被膜**　甲状腺由内、外两层被膜包裹，内层被膜很薄，紧贴腺体被称为甲状腺固有被膜，外层被膜又称为甲状腺外科被膜。在内外被膜之间有疏松的结缔组织、甲状旁腺和喉返神经通过。甲状腺手术时应在此两层被膜之间进行，为保护甲状旁腺和喉返神经应紧贴固有被膜逐一分离。

（3）**甲状腺的血液供应和回流**　甲状腺的血供非常丰富，主要源于甲状腺上动脉和甲状腺下动脉，偶有甲状腺最下动脉。甲状腺的静脉在腺体形成网状，然后汇合成甲状腺上静脉、中静脉和下静脉。

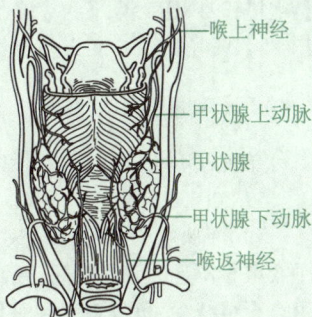

甲状腺的应用解剖

（标注：喉上神经、甲状腺上动脉、甲状腺、甲状腺下动脉、喉返神经）

支配甲状腺的动脉	甲状腺的静脉回流
甲状腺上动脉←颈外动脉	甲状腺上静脉→颈内静脉
甲状腺下动脉←锁骨下动脉	甲状腺中静脉→颈内静脉
甲状腺最下动脉←无名动脉或主动脉弓	甲状腺下静脉→无名静脉

（4）**甲状腺的神经支配及损伤时的临床表现**　支配甲状腺的神经来自于迷走神经的分支（右上图）。迷走神经行走在气管、食管沟内，发出喉上神经及喉返神经支配甲状腺。喉上神经分内支和外支。喉返神经分前支和后支。损伤后的临床表现见下表。

神经	支配	损伤后临床表现
喉上神经内支	声门裂以上喉黏膜的感觉	喉部黏膜感觉丧失，进食或饮水时误咽
喉上神经外支	环甲肌	环甲肌瘫痪，引起声带松弛、音调降低
喉返神经前支	声带内收肌、除环杓后肌外的其余喉肌	一侧后支伤——可无症状 一侧前支或全支伤——大多声音嘶哑
喉返神经后支	声带外展肌，环杓后肌	两侧后支伤——呼吸困难，甚至窒息 两侧前支伤或全支伤——失声、呼吸困难

注意：①喉上神经内支损伤表现为饮水呛咳；喉上神经外支损伤表现为音调降低；喉返神经损伤表现为声嘶。
②解题时一定要注意区分神经损伤是"一侧伤"，还是"双侧伤"。教科书上，并未严格区分"一侧伤"和"双侧伤"，但其所列临床表现一般为"双侧伤"。

2. 甲状腺生理

甲状腺的主要功能是合成、贮存和分泌甲状腺素。

【例1】2017NO59A 男性,45岁。因甲状腺癌行左叶甲状腺全切除术,术后出现饮水呛咳,但发音正常,首先考虑的原因是

  A. 喉返神经损伤   B. 交感神经损伤

  C. 喉上神经外支损伤   D. 喉上神经内支损伤

【例2】1991NO147X 甲状腺大部切除术后,出现呼吸困难和窒息,可能是由于下列哪几项原因造成的?

  A. 出血压迫   B. 一侧喉返神经损伤

  C. 喉头水肿   D. 气管塌陷

【例3】1996NO86A 甲状腺大部切除术后,呼吸困难和窒息的并发症与下列哪项因素无关?

  A. 手术创伤应激诱发危象 B. 切口内出血压迫气管 C. 气管软化塌陷

  D. 喉头水肿   E. 喉返神经损伤,两侧声带麻痹

  A. 喝水发呛   B. 声音嘶哑   C. 两者均可   D. 两者均不可

【例4】1994NO135C 甲状旁腺损伤

【例5】1994NO136C 喉上神经损伤

二、单纯性甲状腺肿

单纯性甲状腺肿是指有甲状腺肿大,而甲状腺功能正常,多由环境缺碘引起。

1. 病因

(1)**甲状腺素原料(碘)缺乏** 为主要病因。高原、山区土壤中的碘盐被冲洗流失,以致饮水和食物中含碘量不足,因此这部分区域的居民患此病的较多,故又称为<u>地方性甲状腺肿</u>。碘摄入不足,导致甲状腺素合成减少,负反馈引起垂体 TSH 分泌增多,并刺激甲状腺增生和代偿性肿大。初期,增生扩张的甲状腺滤泡较为均匀地散布在腺体各部,形成<u>弥漫性甲状腺肿</u>。若病变继续发展,扩张的滤泡便聚集成多个大小不等的结节,形成<u>结节性甲状腺肿</u>。

(2)**甲状腺素需要量增加** 青春发育期、妊娠期、绝经期妇女对甲状腺素的需求量增加,可引起生理性甲状腺肿。这种甲状腺肿大常在成年或妊娠以后自行缩小。

(3)**甲状腺素合成和分泌障碍** 某些食物和药物(如久食含硫脲的萝卜、白菜或硫脲类药物),以及甲状腺素合成酶的先天缺乏等都可导致血中甲状腺素减少。

> **注意:**①单纯性甲状腺肿可演变为结节性甲状腺肿,单纯甲状腺肿和结节性甲状腺肿均可癌变、发生甲亢。
>   ②结节性甲状腺肿合并癌变、甲亢都是手术治疗的指征。

【例6】1998NO81A 下列哪项不是单纯性甲状腺肿的病因?

  A. 碘的缺乏   B. 甲状腺素合成障碍   C. 甲状腺素分泌障碍

  D. 甲状腺素需求增多   E. 长效甲状腺刺激素浓度增高

2. 临床表现

(1)**全身症状** 女性多见,一般无全身症状。

(2)**甲状腺肿大** 甲状腺不同程度地肿大,能随吞咽上下移动。病程早期,甲状腺呈对称性弥漫性肿大,腺体表面光滑,质地柔软。随后在肿大的腺体内可出现结节。多年以后,可发生囊肿样变、囊内出血。

(3)**压迫症状** 腺体较大时,可压迫气管、食管和喉返神经,出现呼吸困难、吞咽困难和声音嘶哑。

(4)**胸骨后甲状腺肿** 易压迫气管和食管,还可压迫颈深部大静脉,引起头颈部静脉回流障碍,出现面部青紫、肿胀、颈胸部表浅静脉怒张。

(5)**其他** 结节性甲状腺肿可继发甲亢、恶变。

3. 诊断与鉴别诊断

(1)诊断　本病的诊断要点是甲状腺肿大＋甲状腺功能基本正常。甲状腺摄碘率高于正常,但吸碘高峰不提前,T_3抑制试验呈可抑制反应。

(2)鉴别诊断　如下表。

	单纯性甲状腺肿	甲状腺腺瘤	甲状腺癌	甲亢
局部症状	甲状腺肿大	甲状腺肿块	甲状腺肿块	甲状腺肿大
肿块特点	弥漫性,对称 无痛,质软光滑	单发,圆形或椭圆形 光滑无痛、活动、稍硬	单个,质硬、不平、固定 可有颈淋巴结转移	弥漫性,对称,无痛 质软光滑,上下活动
有无压迫	可有压迫症状	一般无	压迫＋侵犯症状	一般无,巨大时可有
全身症状	无	一般无	无(髓样癌可有)	有
囊内出血	可有	可有	可有	无
癌变	可有	可有(10%)	—	可合并有
合并甲亢	可有	可有(20%)	可有	—
BMR	正常	正常	正常	升高
吸^{131}I率	增高,但高峰不提前	正常	正常	增高,且高峰提前

　　A. 甲状腺癌　　　　　B. 甲状腺囊性腺瘤　　　C. 两者均有　　　　D. 两者均无

【例7】1997NO137C 短期内迅速增大的甲状腺肿物可能是

【例8】1997NO138C 质硬而高低不平的甲状腺肿物可能是

4. 治疗

(1)生理性甲状腺肿　可不给予药物治疗,宜多进食含碘丰富的食物,如海带、紫菜等。

(2)青春期单纯性甲状腺肿　对20岁以下的弥漫性单纯性甲状腺肿病人,可给予小量甲状腺素或左甲状腺素,以抑制腺垂体 TSH 分泌,缓解甲状腺的增生和肿大。

(3)手术治疗　有下列情况时,应及时施行甲状腺手术:①有压迫症状,如压迫食管、气管、喉返神经等;②胸骨后甲状腺肿;③巨大甲状腺肿影响生活和工作者;④结节性甲状腺肿继发功能亢进;⑤结节性甲状腺肿疑有恶变者。

(4)手术方式　多采用甲状腺次全切除术。

> **注意**:①压迫症状包括:压迫气管导致呼吸困难,压迫食管导致吞咽困难,压迫喉返神经导致声嘶,压迫颈交感神经导致 Horner 综合征,压迫颈静脉导致颈静脉怒张。
> 　　　　②无论甲亢、甲瘤、甲癌,还是单纯性甲状腺肿,只要有压迫症状,均应及时手术治疗。

5. 预防

全国各地已普遍进行了甲状腺肿的普查和防治工作,发病率已大大降低。在流行地区补充碘盐,常用剂量为每 10～20kg 食盐中均匀加入 KI 或 NaI 1.0g,以满足人体每日的需要量。

【例9】2001NO85A 预防甲状腺肿的碘化食盐,常用剂量为每10～20kg食盐中均匀地加入碘化钾或碘化钠

　　A. 1.0g　　　　　　　B. 2.0g　　　　　　　C. 3.0g

　　D. 4.0g　　　　　　　E. 5.0g

三、甲状腺功能亢进的外科治疗

1. 甲亢的分类

甲状腺功能亢进是由各种原因引起循环中甲状腺素异常增多而出现的以全身代谢亢进为主要特征的疾病的总称,分为原发性甲亢、继发性甲亢和高功能腺瘤三类。

	原发性甲亢	继发性甲亢	高功能腺瘤
发病率	90% 以上	5% 左右	5% 以下
发病年龄	20～40 岁多发	40 岁以上多发	无特殊
发病时间	甲状腺肿与甲亢症状同时出现	病人先有结节性甲状腺肿多年以后才出现甲亢症状	甲状腺内单发的自主性高功能结节
发病地区	近海地区	单纯甲状腺肿流行区	无特殊
肿块特点	两侧甲状腺弥漫对称性肿大无痛,质软光滑,上下活动	多由结节性甲状腺肿合并而来结节状肿大,两侧不对称,活动	单个小结节,有时不能触及肿块结节周围的甲状腺组织萎缩
特征	常伴突眼又称突眼性甲状腺肿	无突眼常并发心肌损害	无突眼甲状腺素分泌不受调节

2. 临床表现 参阅本讲义内科学部分。

现有 56 字口诀,可帮助同学们记住临床表现及甲亢特征:"甲亢诊断要记熟,女性病人把心留。眼突颈粗长得丑,好吃懒做不长肉。手颤多汗易发怒,夜晚睡觉常数数。好事不来心忧忧,吃碘基代记心头"。

3. 辅助检查

(1)**基础代谢率(BMR)测定** 血压测定值以 mmHg 表示,BMR% =(脉率 + 脉压)− 111。正常值为 ±10%;+20%～30% 为轻度甲亢;+30%～60% 为中度甲亢;+60% 以上为重度甲亢。

(2)**甲状腺摄^{131}I率的测定** 正常甲状腺 24 小时内摄取^{131}I量为人体总量的 30%～40%。如 2 小时吸^{131}I量 > 25%,或 24 小时内 > 50%,且吸^{131}I高峰提前,均可诊断甲亢。

(3)**血清 T_3、T_4 含量的测定** 甲亢时,血清 T_3 可高于正常 4 倍左右,而 T_4 仅为正常的 2 倍半,因此,T_3 测定对甲亢的诊断具有较高的敏感性。

注意:①因为 BMR% =(脉率 + 脉压)− 111,故 BMR 和脉率、脉压一样,可作为判断甲亢病情严重程度及治疗效果的标志。但 T_3、T_4 的高低与病情严重程度并不成比例。

②类似的:血尿淀粉酶的高低也不与急性胰腺炎病情严重程度成比例,只与诊断准确率有关。

【例 10】2004NO147X 下列检查结果,哪些支持"甲亢"的诊断?

A. 基础代谢率 20%　　　　　　　　　B. 24 小时甲状腺摄取的^{131}I量为人体总量的 40%

C. 2 小时内甲状腺摄取的^{131}I量为人体总量的 30%　　D. 血清 T_3 高于正常值 4 倍,T_4 高于正常值 2 倍

4. 外科治疗

(1)**手术指征** 甲亢的手术指征见下表。注意与单纯性甲状腺肿的手术指征相鉴别。

甲亢的手术指征	单纯性甲状腺肿的手术指征
有压迫症状者(压迫气管、食管、喉返神经等)胸骨后甲状腺肿、合并癌变继发性甲亢、高功能腺瘤、中度以上的原发性甲亢妊娠早、中期药物治疗或^{131}I 治疗后复发、不能长期坚持服药者	有压迫症状者(压迫气管、食管、喉返神经等)胸骨后甲状腺肿、合并癌变合并甲亢巨大甲状腺肿影响工作和生活者

(2)**手术禁忌证** ①青少年病人;②症状较轻者;③老年病人或有严重器质性疾病不能耐受手术者。

注意:①8 版外科学:妊娠早、中期的甲亢,应手术治疗,可以不终止妊娠。

②8 版内科学:甲亢合并妊娠分为 T1 期(1～3 月)、T2 期(4～6 月)、T3 期(7～9 月)。妊娠期甲亢首选药物治疗,次选手术治疗。手术只能在 T2 期进行。T1 期首选丙硫氧嘧啶,T2 和 T3 期首选甲巯咪唑。

(3)**术前准备**

①一般准备和术前检查

一般准备	精神紧张者给予安定;心率过快者给予普萘洛尔;发生心衰者给予洋地黄等
颈部摄片	了解气管有无受压或移位(气管软化试验)
心电图	常规作心电图,以了解是否合并甲亢心
喉镜检查	确定声带功能
测定 BMR	测定基础代谢率(BMR)有助于了解甲亢程度,选择手术时机

②药物准备　是术前准备的重要环节。药物准备的常用方法包括以下几种:

药物准备方法	临床操作方法	适应证
单用碘剂	直接服用碘剂,每日3次;从3滴开始,以后逐日每次增加1滴,至每次16滴为止,然后维持此剂量,以2周为宜	甲亢症状不重、BMR 约20%继发性甲亢、高功能腺瘤
碘剂 + 硫脲类	先服碘剂2周,如症状减轻不明显,可加用硫脲类待症状基本控制后,停用硫脲类,继续服用碘剂1~2周	BMR30% ~40%的甲亢
硫脲类→碘剂	先服用硫脲类药物(如丙硫氧嘧啶、甲硫氧嘧啶),待症状基本控制后,即改服碘剂2周,再进行手术	BMR 很高(>40%)甲亢症状不易控制的患者
普萘洛尔	能减慢心率,快速降低基础代谢率,控制甲亢症状可应用至术前1~2小时,术后继续口服4~7天	不能耐受碘剂或硫脲类药物心率较快者可单用普萘洛尔

注意:①碘剂是复方碘化钾溶液,其作用机制为:a.抑制蛋白水解酶,减少甲状腺球蛋白的分解,从而抑制甲状腺素的释放;b.减少甲状腺血流量,使腺体充血减少,甲状腺变小变硬,易于手术操作。

②碘剂只是抑制甲状腺素的释放,并不能抑制其合成,所以对不准备手术者,一律禁服碘剂。否则一旦停用碘剂,贮存于甲状腺滤泡内的甲状腺球蛋白大量分解,T_3、T_4 大量入血,导致甲亢症状反跳。

③硫脲类药物能使甲状腺肿大和动脉性充血,手术时极易发生出血,增加了手术困难和危险,故服用硫脲类药物后需加用碘剂2周待甲状腺缩小变硬,血管数减少后再手术。

【例11】1999NO85A 女,30岁,妊娠6周发生甲状腺机能亢进,甲状腺肿大伴有局部压迫症状,选择下列哪项治疗最恰当?

　　A. 服用抗甲状腺药物　　B. 终止妊娠后,服用抗甲状腺药物

　　C. 终止妊娠后,手术治疗 D. 终止妊娠后,^{131}I 治疗　　E. 不终止妊娠,手术治疗

【例12】2010NO178X 甲状腺功能亢进症手术治疗前,药物准备的方法有

　　A. 先用硫脲类药物后改用碘剂　　　　　　　　B. 单独使用碘剂

　　C. 普萘洛尔与碘剂合用　　　　　　　　　　　D. 单独使用普萘洛尔

　　A. 丙硫氧嘧啶　　　　B. 复方碘溶液　　　　　C. 普萘洛尔　　　　　　D. 醋酸泼尼松

【例13】2017NO132B 能使甲亢患者甲状腺体积缩小、质地变硬的药物是

【例14】2017NO133B 能使甲亢患者甲状腺体积增大、充血的药物是

　　(93~95题共用题干)女性,40岁。发现甲状腺结节10年,近年来易出汗、心悸,渐感呼吸困难。查体:脉搏104次/分,血压130/70mmHg,无突眼,甲状腺Ⅲ度肿大,结节状。心电图示:窦性心律不齐。

【例15】2018NO93A 最可能的诊断是

　　A. 原发性甲亢　　　　B. 单纯性甲状腺肿　　　C. 继发性甲亢　　　　　D. 桥本甲状腺炎

【例16】2018NO94A 确诊的主要根据是

　　A. 颈部 CT　　　　　B. 血清 T_3、T_4、TSH 值　　C. 甲状腺 B 超　　　　D. 颈部 MRI

【例17】2018NO95A 首选的根治性治疗方法是

　　A. 抗甲状腺药物治疗 B. 甲状腺大部切除术　　C. 甲状腺全切术　　　　D. 同位素治疗

（4）甲状腺大部切除术的注意事项

术中操作原则	理由
通常切除腺体的 80% ~90% + 峡部	切除腺体过少，或峡部不切除，容易引起复发 腺体切除过多，又易发生甲状腺功能低下（黏液性水肿）
保持甲状腺背面完整	以免损伤紧贴背面的甲状旁腺，有助于保护喉返神经
结扎甲状腺上动脉，应紧贴上极	以免损伤喉上神经
结扎甲状腺下动脉，应远离下极	以免损伤喉返神经
严格止血、放置引流	以免术后切口内出血导致窒息

注意： ①甲状腺大部切除术切除腺体 80% ~90%，包括峡部。胃大部切除术切除胃体 66% ~75%，包括胃窦部。

②紧贴上极结扎甲状腺上动脉，远离下极结扎甲状腺下动脉——可记忆为"紧跟上级，远离下级"。

【例18】2003NO82A 关于甲亢手术治疗，下列哪项正确？

    A. 通常需切除双侧腺体的 60% ~70%

    B. 处理甲状腺上极血管时应远离甲状腺上极

    C. 结扎甲状腺下动脉要尽量离开腺体背面靠近颈总动脉

    D. 甲状腺峡部要保留

    E. 止血充分时，术野可不放置引流

（5）甲亢的术后处理

①严密观察　术后当日应密切注意病人的呼吸、脉搏、血压、体温的变化，预防甲状腺危象。

②体位　采用半卧位，以利于呼吸和引流切口内积血。

③保持呼吸道通畅　帮助病人及时排出痰液，床边备气管切开包。

④口服碘剂　术后继续服用复方碘化钾溶液，共 1 周左右。

5. 手术的主要并发症

（1）术后呼吸困难和窒息　多发生在术后 48 小时内，是术后最严重的并发症。常见原因为：①出血及血肿压迫气管；②喉头水肿；③气管塌陷，故术前应常规作气管软化试验；④双侧喉返神经损伤。

临床表现主要为进行性呼吸困难。轻者呼吸困难不易被发现；中度者往往坐立不安、烦躁；重者可有端坐呼吸、吸气性三凹征，甚至口唇、指端发绀和窒息。

急救措施为立即床旁抢救，及时剪开缝线，敞开切口，迅速除去血肿。如此时病人呼吸仍无改善，则应立即施行气管插管。待情况好转后，再送手术室作进一步检查、止血和其他处理。

注意： ①甲状腺手术后最危急并发症是呼吸困难和窒息，严重并发症是甲状腺危象（7 版外科学 P293、P294）。

②甲状腺手术后最严重并发症是呼吸困难和窒息，严重并发症是甲状腺危象（8 版外科学 P241、P242）。

（115~117 题共用题干）患者，女，30 岁。甲亢行甲状腺次全切除术，返回病房 2 小时后感气憋、心慌，急查见患者面色发绀，呼吸急促，30 次/分，血压 136/90mmHg，脉率 120 次/分，伤口部饱满，张力高。

【例19】2011NO115A 该患者最可能发生的并发症是

    A. 创面出血压迫气管　B. 喉返神经损伤　　　C. 喉上神经损伤　　　D. 甲状旁腺损伤

【例20】2011NO116A 应立即采取的措施是

    A. 急作 B 超　　　　B. 立即拆除缝线　　　C. 静脉注射氯化钙 20ml　D. 急查血钙

【例21】2011NO117A 进一步的治疗是

    A. 急送手术室探查止血　　　　　　　　B. 急送手术室修复受损神经

    C. 加强补钙，并予 DT_{10} 治疗　　　　　　D. 密切观察

（2）喉上神经和喉返神经损伤　如前所述。

(3) **甲状旁腺功能减退** 多在术后 1~3 天出现症状。

常见原因 手术时误伤甲状旁腺或其血液供应受累。

临床表现 ①多数病人面部、唇部或手足部针刺样麻木感或强直感,2~3 周后,随着未受损甲状旁腺的代偿作用,症状可消失。②严重者出现面肌和手足伴有疼痛的持续性痉挛,甚至发生喉和膈肌痉挛,引起窒息死亡。③血钙下降至 2.0mmol/L 以下,严重者可降至 1.0~1.5mmol/L。

预防 ①切除甲状腺时,注意保留腺体背面部分的完整。②切下甲状腺标本时,要立即仔细检查其背面甲状旁腺有无误切,发现时应设法移植到胸锁乳突肌中。

治疗 ①手足抽搐发作时,立即静注 10% 葡萄糖酸钙或氯化钙 10~20ml。②症状较轻者可口服葡萄糖酸钙或乳酸钙片剂。③症状较重或长期不能恢复者,可加服 VitD₃,以促进钙在肠道内的吸收。④限制肉类、乳品和蛋类食品的摄入,因该类食品含磷较高,影响钙的吸收。⑤口服双氢速甾醇(双氢速变固醇,DT10)油剂,能明显提高血中钙含量,降低神经肌肉的应激性。⑥永久性甲状旁腺功能减退者,可行同种异体甲状旁腺移植。

【例 22】2002NO82A 甲状腺次全切除术后,病人出现手足抽搐发作时,最便捷而有效的治疗是

 A. 静脉注射 10% 葡萄糖酸钙/氯化钙 10~20ml　　B. 口服葡萄糖酸钙或乳酸钙 2 克~4 克

 C. 口服维生素 D₃ 5 万~10 万 U　　D. 口服双氢速变固醇油剂

 E. 停食肉类、乳品和蛋类食品

(4) **甲状腺危象** 多发生在术后 12~36 小时内,为甲亢术后的严重并发症,是因甲状腺素过量释放引起的暴发性肾上腺素能兴奋现象。

①常见原因 术前准备不充分,甲亢症状未能得到很好控制,手术应激。

②临床表现 归纳为 12 字:"上吐下泻,高热大汗,谵妄昏迷"。死亡率高达 20%~30%。

③预防 充分的术前准备、轻柔的手术操作是预防的关键。

④治疗 应用镇静剂、降温、吸氧、维持水电解质平衡、碘剂(口服+静滴)、肾上腺素阻断剂(利血平、普萘洛尔)、氢化可的松等。

【例 23】2003NO68A 下列不符合甲状腺危象表现的是(内科学试题)

 A. 高热达 39℃ 以上　　B. 心率 >140 次/分　　C. 厌食

 D. 恶心呕吐腹泻　　E. 白细胞总数和中性粒细胞常减低

注意: ①甲状腺手术后并发呼吸困难和窒息——多发生在术后 48 小时内。

②甲状腺手术后并发甲状腺危象——多发生于术后 12~36 小时。

③甲状腺手术后并发手足抽搐——多发生于术后 1~3 天。

④甲状腺手术后呼吸困难和窒息的急救措施——床旁敞开切口,清除血肿。

⑤甲状腺手术后手足抽搐的急救措施——静脉注射葡萄糖酸钙或氯化钙。

四、甲状腺炎

甲状腺炎包括亚急性甲状腺炎和慢性淋巴细胞性甲状腺炎,注意与本章其它常考甲状腺疾病相鉴别。

	亚甲炎	桥本氏病	甲亢	单纯甲状腺肿	甲状腺癌
别名	De Quervain 甲状腺炎 巨细胞性甲状腺炎	Hashimoto 甲状腺炎 慢性淋巴细胞性甲状腺炎	—	—	—
病史	1~2 周前上感史	无	无	无	无
BMR	↑	↓	↑	正常	正常
摄¹³¹I 率	↓↓	↓	↑	↑,高峰不提前	正常

好发	30~40岁女性	30~50岁女性	20~50岁女性	青春期女性	不定
肿块特征	肿块常位于一侧伴疼痛	弥漫、对称 无痛、质硬光滑	弥漫、对称 无痛、质软光滑	弥漫、对称 无痛、质软光滑	局限、无痛 质硬不平、固定
治疗	糖皮质激素 甲状腺素片 抗生素无效	甲状腺素片 抗生素无效	抗甲药 同位素 手术	含碘丰富的食物 甲状腺素片 手术	手术、放疗

注意:①亚甲炎病前1~2周多有"上感"或"感冒"病史,此为区别其他疾病的特征。
②亚甲炎表现为基础代谢率增高而摄碘率降低的分离现象,为其特点之一。
③"亚甲炎"和"慢性淋巴细胞性甲状腺炎",虽是"炎",但抗生素治疗无效。

【例24】2008NO175X 可用甲状腺素治疗的甲状腺疾病有

    A. 单纯性甲状腺肿　　B. 甲状腺癌　　　　　C. 亚急性甲状腺炎　　　D. 桥本甲状腺肿

【例25】2000NO82A 下列哪项是桥本甲状腺肿的表现特点?

    A. 常继发上呼吸道感染

    B. 常有基础代谢率的增高和甲状腺摄取^{131}I量降低的分离现象

    C. 组织学上,腺组织被大量淋巴细胞所浸润,并形成淋巴滤泡

    D. 强地松治疗可迅速缓解症状

    E. 无基础代谢率降低等甲状腺功能减退表现

    A. 突眼性甲状腺肿　　B. 桥本甲状腺炎　　　C. 结节性甲状腺肿

    D. 甲状腺高功能腺瘤　E. 继发性甲状腺功能亢进症

【例26】1993NO99B 向胸骨后生长延伸的是

【例27】1993NO100B 摄取^{131}I减少,基础代谢率降低的是

五、甲状腺癌

甲状腺癌是最常见的甲状腺恶性肿瘤,约占全身恶性肿瘤的1%。

1. 病理

(1)**乳头状癌**　分化程度好,恶性程度较低。常有多中心病灶,约1/3累及双侧甲状腺,且较早便出现颈淋巴结转移,但预后较好。

(2)**滤泡状腺癌**　肿瘤生长较快,属于中度恶性,且有侵犯血管倾向,可经血运转移到肺、肝、骨及中枢神经系统。颈淋巴结转移仅占10%,预后不如乳头状癌。

(3)**未分化癌**　发展迅速,高度恶性,预后很差,平均存活3~6个月。

(4)**髓样癌**　来源于滤泡旁降钙素分泌细胞(C细胞),细胞排列成巢状或囊状,而无乳头或滤泡结构,呈未分化状,间质内有淀粉样物沉积。恶性程度中等,可有颈淋巴结侵犯和血管转移。

	乳头状癌	滤泡状腺癌	未分化癌	髓样癌
发生率	60%(成人)、100%(儿童)	20%	15%	7%
好发年龄	30~45岁女性	50岁左右	70岁左右	—
恶性程度	较低	中度恶性	高度恶性	中度恶性
颈淋巴结	转移早	10%转移	早,50%转移	可有转移
远处转移	少	33%有(血行转移)	迅速	可有
预后	好(5年生存率>90%)	较好	最差(存活3~6月)	较差

注意:①乳头状癌尽管颈淋巴结转移很早,但预后很好,这点与我们常规印象相反。
②髓样癌来源于滤泡旁降钙素分泌细胞,属于神经内分泌肿瘤,应排除 MEN-Ⅱ。
③乳头状癌的好发年龄:病理学为"青少年,女性多见"。外科学为"30～45 岁女性"。

【例28】2003NO83A 下列哪项不是甲状腺乳头状癌的常见特征?

    A. 约占成人甲状腺癌的 60%   B. 占儿童甲状腺癌的全部

    C. 肿瘤大部分为单发   D. 可较早出现颈淋巴结转移

    E. 术后 5 年生存率可达 90%

    A. 乳头状腺癌   B. 滤泡状腺癌   C. 未分化癌

    D. 髓样癌   E. 转移癌

【例29】1998NO111B 分泌大量降钙素的甲状腺癌是

【例30】1998NO112B 最多见的甲状腺癌是

2. 临床表现

(1)**甲状腺肿块** 甲状腺内发现肿块是最常见的表现。肿块增大可压迫气管导致气管移位。

(2)**侵犯症状** 肿瘤侵犯气管,可产生呼吸困难或咯血;侵犯食管,可引起吞咽困难;侵犯喉返神经可出现声音嘶哑;交感神经受压可引起 Horner 综合征,侵犯颈丛可出现耳、枕、肩等处疼痛。

(3)**淋巴结转移** 可出现颈部淋巴结转移,部分病人以此为首发症状。

(4)**远处转移** 晚期可转移至肺、骨等器官,出现相应临床表现。

(5)**其他** 髓样癌可分泌降钙素、前列腺素、5-羟色胺、肠血管活性肽等,导致腹泻、面部潮红、多汗等。

3. 治疗

(1)**手术治疗** 除未分化甲状腺癌以外,手术是各型甲状腺癌的基本治疗方法。根据肿瘤的病理类型和侵犯范围不同,其方法也不相同。甲状腺癌的手术治疗包括甲状腺本身的切除,以及颈淋巴结清扫。

甲状腺的切除范围 分化型甲状腺癌甲状腺的切除范围目前仍有分歧,但最小范围为腺叶切除已达成共识。近来国内不少学者也接受甲状腺全切或近全切的观点。

甲状腺全切或近全切的指征为:①颈部有放射史;②已有远处转移;③双侧癌结节;④甲状腺外侵犯;⑤肿块直径 >4cm;⑥不良病理类型:高细胞型、柱状细胞型、弥漫硬化型、岛状细胞或分化程度低的变型;⑦双侧颈部多发淋巴结转移;⑧髓样癌。

甲状腺腺叶切除的指征为:①无颈部放射史;②无远处转移;③无甲状腺外侵犯;④无其他不良病理类型;⑤肿块直径 <1cm。

因良性病变行腺叶切除,术后病理证实为分化型甲状腺癌者,若切缘阴性、对侧正常、肿块直径 <1cm,可观察。否则,须再行手术。

颈淋巴结清扫范围 目前仍有分歧,但最小范围清扫,即中央区颈淋巴结(Ⅵ)清扫已基本达成共识。Ⅵ清扫既清扫了甲状腺癌最易转移的区域,又有助于临床分期、指导治疗、预测颈侧区淋巴结转移的可能性、减少再次手术的并发症。目前不主张对临床淋巴结阴性(CN₀)病人作预防性颈淋巴结清扫。临床淋巴结阳性(CN₊)病人可选择根治性颈淋巴结清扫术、扩大根治性颈淋巴结清扫术、改良根治性颈淋巴结清扫术。

(2)**放射性核素治疗** 甲状腺组织和分化型甲状腺癌细胞具有摄取 ^{131}I 的功能,利用 ^{131}I 发射出的 β射线,可破坏残余甲状腺组织和癌细胞,从而达到治疗目的。对分化型甲状腺癌病人,术后有残留甲状腺组织存在、其吸 ^{131}I 率 >1%,甲状腺组织显像甲状腺床残留甲状腺组织显影者,均应进行 ^{131}I 治疗。^{131}I 治疗包括清除甲状腺癌术后残留甲状腺组织、治疗甲状腺癌转移病灶。

(3)**内分泌治疗** 甲状腺作全切或次全切者需终身服用甲状腺素片,以防甲状腺功能减退及抑制 TSH。分化型甲状腺癌细胞均有 TSH 受体,TSH 通过其受体能影响甲状腺癌的生长。一般剂量掌握在保

铱成教育 027-8226 6012
www.yixueks.com
国家开放大学出版社
OPEN UNIVERSITY OF CHINA PRESS

持 TSH 低水平,但不引起甲亢。

（4）**放射外照射治疗** 主要用于未分化癌的治疗。

【例31】2014NO82A 女性,29 岁。因右侧甲状腺结节行手术治疗,术中见甲状腺右叶直径 1.5cm 囊实性结节,未触及肿大淋巴结,冰冻切片提示甲状腺乳头状癌。应采取的手术方式是

  A. 甲状腺近全切除术   B. 甲状腺全切及颈淋巴结清扫术

  C. 右侧腺叶切除术   D. 右侧腺叶加峡部切除术

【例32】2016NO81A 女性,29 岁。因右侧甲状腺结节手术,术中见甲状腺右叶多个囊实性结节,颈部无肿大淋巴结,行右叶全切除术。术后病理报告提示甲状腺内有 5mm 乳头状癌灶。进一步的处理应是

  A. 峡部及左叶部分切除术   B. 口服甲状腺素

  C. 甲状腺近全切除术   D. 甲状腺全切及颈淋巴结清扫术

六、甲状腺结节的诊断和处理原则

重点在甲状腺结节良、恶性的区分。

	恶性结节可能性大	良性结节可能性大
结节特点	单发结节,质硬、不平、活动度小、短期内迅速增大	多发结节,质软、平滑、活动度大
发病人群	儿童甲状腺结节 50% 为恶性,年轻男性结节	女性甲状腺结节
颈淋巴结	有颈淋巴结肿大	无颈淋巴结肿大
甲扫提示	冷结节（10% 为癌）,结节边缘模糊	热结节（均为良性）、温结节,结节边缘清晰
病理检查	细针细胞学穿刺示恶性,术中快切示恶性	细针细胞学穿刺示良性,术中快切示良性

注意：①甲状腺球蛋白——主要用于检测分化型癌是否早期复发,对鉴别甲状腺结节良恶性无价值。

  ②核素扫描——不能作为良恶性结节的主要鉴别依据,但能了解甲状腺功能,对高功能腺瘤有诊断价值。

  ③B 超检查——可用于肿瘤囊实性的鉴别,对良恶性肿瘤的鉴别特异性较低。

  ④细针抽吸细胞学检查——对甲状腺良恶性肿瘤的诊断正确率约为 90%。

【例33】2005NO86A 在判断甲状腺结节良恶性时,下列哪项不正确?

  A. 单发结节恶性机会较多   B. 囊性结节也可能是恶性的

  C."冷结节"都是恶性的   D. 实性结节的恶性率较高

  E. 儿童单发结节的恶性机会较大

【例34】2003NO150X 下列哪些表现有助于甲状腺恶性结节的诊断?

  A. 结节突发、生长迅速   B. 单发孤立结节

  C. 结节随吞咽移动度大   D. 核素扫描为冷结节

【例35】2000NO83A 甲状腺单发结节最应警惕恶性的年龄段为

  A. 儿童   B. 年轻男性   C. 妊娠妇女

  D. 40 岁以下妇女   E. 老年人

【例36】1989NO32 儿童甲状腺结节有多大机会是恶性的?

  A. 10%   B. 20%   C. 30%

  D. 50%   E. 90%

七、甲状旁腺功能亢进症

1. 甲状旁腺的解剖及生理概要

（1）**解剖** 甲状旁腺紧贴于甲状腺左右两叶背面,数目不定,一般为 4 枚。每枚重约 35 ~ 40mg。上甲

状旁腺多位于喉返神经与甲状腺下动脉交叉上方1cm处为中心、直径2cm的一个圆形区域内(约占80%)。下甲状旁腺有60%位于甲状腺下、后、侧方,其余可位于甲状腺前面,或与胸腺紧密联系,或位于纵隔。

(2)生理概要　甲状旁腺分泌甲状旁腺素(PTH),其主要靶器官为骨和肾。PTH的生理功能是调节体内钙的代谢并维持钙和磷的平衡。①它可促进破骨细胞的作用,使骨钙溶解释放入血,致血钙和血磷浓度升高。当其血中浓度超过肾阈时,便经尿排出,导致高尿钙和高尿磷。②PTH同时能抑制肾小管对磷的回收,使尿磷增加、血磷降低。因此当甲状旁腺功能亢进时,可出现高血钙、高尿钙和低血磷。③PTH不受垂体控制,而与血钙之间存在反馈关系,血钙过低可刺激PTH释放;反之,血钙过高则抑制PTH释放。

2. 病理

(1)腺瘤　约占原发性甲旁亢的80%,多为单发腺瘤,多发性腺瘤少于1%~5%。

(2)增生　约占12%,4枚腺体均受累。

(3)腺癌　仅占1%~2%。

3. 临床表现

(1)无症状病例　仅有骨质疏松等非特异性症状,常在普查时因血钙增高而被确诊。

(2)Ⅰ型(骨型)　最多见,以骨病为主,病人主诉骨痛,易发生骨折。骨膜下骨质吸收为其特点,好发于中指桡侧或锁骨外1/3处。

(3)Ⅱ型(肾型)　以肾结石为主,长期高钙血症后逐渐发展为氮质血症。

(4)Ⅲ型　兼有骨骼改变和尿路结石的特点。

4. 诊断

(1)血钙　是发现甲旁亢的首要指标。甲旁亢时血钙>3.0mmol/L(正常值2.1~2.5mmol/L)。

(2)血磷　诊断价值较血钙小,甲旁亢时血磷<0.65~0.97mmol/L(正常值0.96~1.62mmol/L)。

(3)PTH　PTH测定值升高是诊断甲旁亢最可靠的直接证据,可高达正常值数倍。

(4)尿中环腺苷酸(cAMP)测定　原发性甲旁亢患者尿cAMP排出量明显增高,可反映甲状旁腺的活性,有助于诊断甲状旁腺功能亢进症。

(5)B超　是常用的定位检查方法。

(6)核素显像　定位准确率可达90%以上,对于异位甲状旁腺的定位尤为有用。

> **注意:**①血钙测定是发现甲状旁腺功能亢进症的首要指标。
> ②甲状旁腺素(PTH)是确诊甲状旁腺功能亢进症最可靠的直接证据。

5. 治疗

主要采用手术治疗,手术方式可选择常规或微创。术中超声可帮助定位,术中快速切片有利于定性诊断。

(1)甲状旁腺腺瘤　原则上是切除腺瘤,对早期病例效果良好。但已有严重肾功能损害者,则效果较差。

(2)甲状旁腺增生　有两种手术方法:①甲状旁腺次全切除;②切除所有4枚甲状旁腺,同时作甲状旁腺自体移植,并冻存部分腺体,以备必要时应用。

(3)甲状旁腺癌　应作整块切除,且包括一定范围的周围正常组织。

【例37】2011NO82A 下列关于甲状旁腺功能亢进的叙述,错误的是

　　A. 原发性甲状旁腺功能亢进中,80%是由单发甲状旁腺腺瘤引起

　　B. 慢性肾衰竭也可引起甲状旁腺功能亢进

　　C. 甲状旁腺素(PTH)的分泌受垂体控制

　　D. 甲状旁腺癌也可引起甲状旁腺功能亢进

八、颈部肿块

1. 颈部各区常见的肿块

部位	单发肿块	多发肿块
颌下颏下区	颌下腺炎、颏下皮样囊肿	急、慢性淋巴结炎
颈前正中区	甲状舌管囊肿(原称甲状舌骨囊肿)、甲状腺疾病	—
颈侧区	胸腺咽管囊肿、囊状淋巴管瘤 颈动脉体瘤、血管瘤	急、慢性淋巴结炎、淋巴结结核 转移性肿瘤、恶性淋巴瘤
锁骨上窝	—	转移性肿瘤、淋巴结结核
颈后区	纤维瘤、脂肪瘤	急、慢性淋巴结炎
腮腺区	腮腺炎、腮腺多形性瘤或癌	—

2. 颈部肿块的特点

(1)**慢性淋巴结炎** 多继发于头、面、颈部的炎症病灶。肿大的淋巴结散见于颈侧区或颌下、颏下区。

(2)**转移性肿瘤** 约占颈部恶性肿瘤的3/4。原发病灶多在头颈部(85%),以鼻咽癌、甲状腺癌转移最常见。锁骨上窝转移性淋巴结的原发灶,多在胸腹部(肺、纵隔、乳房、胃肠道、胰腺);胃肠道癌、胰腺癌多经胸导管转移至左锁骨上淋巴结。

(3)**恶性淋巴瘤** 多见于男性青壮年,肿大的淋巴结常先出现于一侧或两侧颈侧区。

(4)**甲状舌管囊肿** 多见于15岁以下儿童,男性多见,表现为颈前区中线、舌骨下方直径1~2cm的圆形肿块,境界清楚,表面光滑,有囊性感,能随吞咽、伸缩舌而上下移动。治疗宜手术切除,需切除一段舌骨,并向上分离至舌根部,以免复发。

【例38】2010N083A 女性,16岁,1个月前发现颈前有1个圆形肿物,近日肿物部位红肿疼痛,6天前破溃,流出黄色黏液样液体,伤口无愈合迹象。最可能的诊断是

    A. 颈部淋巴结核   B. 甲状舌管囊肿   C. 甲状腺腺瘤   D. 囊状淋巴管瘤

【例39】2000N081A 下列关于颈部肿块的叙述,哪项不正确?

    A. 甲状腺腺瘤是颈部原发性肿瘤之一

    B. 甲状腺舌骨囊肿是先天性畸形

    C. 颈部恶性肿瘤的3/4是转移性肿瘤

    D. 颈部肿块发生坏死、溃破、感染时是颈部淋巴结核

    E. 囊状淋巴管瘤是位于颈侧区的单发性肿物

▶**常考点** 考试重点,应全面掌握。

参考答案——详细解答见《贺银成2019考研西医临床医学综合能力历年真题精析》

  1. ABCDE   2. ABCDE   3. ABCDE   4. ABCDE   5. ABCDE   6. ABCDE   7. ABCDE

  8. ABCDE   9. ABCDE   10. ABCDE   11. ABCDE   12. ABCDE   13. ABCDE   14. ABCDE

15. ABCDE   16. ABCDE   17. ABCDE   18. ABCDE   19. ABCDE   20. ABCDE   21. ABCDE

22. ABCDE   23. ABCDE   24. ABCDE   25. ABCDE   26. ABCDE   27. ABCDE   28. ABCDE

29. ABCDE   30. ABCDE   31. ABCDE   32. ABCDE   33. ABCDE   34. ABCDE   35. ABCDE

36. ABCDE   37. ABCDE   38. ABCDE   39. ABCDE

第13章 乳房疾病

▶**考纲要求**

①乳房的检查方法及乳房肿块的鉴别诊断。②急性乳腺炎的病因、临床表现及防治原则。③乳腺增生症的临床特点、诊断和处理。④乳房常见良性肿瘤的临床表现、诊断要点和处理。⑤乳腺癌的病因、病理、临床表现、分期诊断和综合治疗原则。

▶**复习要点**

一、乳房的检查方法

1. 乳房的体格检查

(1)乳房检查

①观察两侧乳房是否对称,有否局限性隆起或凹陷,有无皮肤异常改变,乳头是否凹陷。

②检查者应以手指掌面而不是指尖扪诊,不要用手指捏乳房组织。

③应按顺序检查乳房:外上、外下、内下、内上各象限及中央区作全面检查。

④先查健侧,后查患侧。

⑤轻轻挤压乳头看有否溢液。

(2)乳房肿块的检查及鉴别

①发现乳房肿块后,应注意肿块大小、硬度、表面是否光滑,边界是否清楚以及活动度。

②轻轻捻起肿块表面皮肤,明确肿块是否与皮肤粘连。如有粘连而无炎症表现,应警惕乳腺癌可能。

③良性肿瘤的边界清楚,活动度大;恶性肿瘤的边界不清,质地硬,表面不光滑,活动度小。

④较大肿块者,还应检查肿块与深部组织的关系。可让病人双手叉腰,使胸肌保持紧张,如肿块活动受限,表示肿块侵及深部组织。

(3)乳房淋巴结的检查

①检查腋窝淋巴结最好采用直立位。检查腋窝淋巴结时,检查者应面对病人,以右手检查左腋窝,左手检查右腋窝。先让病人上肢外展,以手入其腋窝顶,手指掌面压向病人的胸壁,然后嘱病人放松上肢,搁置在检查者的前臂上,用轻柔的动作自腋窝顶部从上而下扪查腋顶部淋巴结。然后,将手指掌面转向腋窝前壁,扪查胸大肌深面淋巴结。

②站在病人背后,扪摸背阔肌前内侧淋巴结。

③最后检查锁骨下及锁骨上淋巴结。

④当发现有肿大淋巴结时,应注意其大小、质地,有无压痛,有无融合,活动度。

(4)乳头溢液的临床意义

溢液性质	临床意义
鲜红色血性溢液	乳管内乳头状瘤、乳管内癌、乳腺囊性增生症
棕褐色溢液	乳管阻塞的乳管内乳头状瘤、有乳头状体形成的乳腺囊性增生症
黄色或黄绿色溢液	乳腺囊性增生症、乳癌
浆液性无色溢液	正常月经期、早期妊娠、乳腺囊性增生症

【例1】1992NO157X 关于乳腺检查,下列哪些方法是错误的?

    A. 触诊时应用手指掌面循序进行   B. 将乳腺组织抓捏提起进行检查

C. 检查腋窝淋巴结时,应让病人上肢高举   D. 检查肩胛下淋巴结时,应在病人背后

A. 血性溢液   B. 黄色或黄绿色溢液   C. 浆液性无色溢液   D. 棕褐色溢液

【例2】2010NO145B 导管内乳头状瘤时,常出现的乳头溢液是

【例3】2010NO146B 正常月经期时,常出现的乳头溢液是

A. 导管内乳头状瘤   B. 乳管阻塞的导管内乳头状瘤

C. 终止哺乳后   D. 正常月经期,早期妊娠或囊性增生病

【例4】2012NO145B 乳头鲜红色血性溢液多见于

【例5】2012NO146B 乳头浆液性无色溢液可见于

2. 乳房的特殊检查

(1)**钼靶 X 线摄片** 为检出乳腺肿块最有效的检查方法,广泛用于乳腺癌的普查。乳腺癌的 X 线表现为密度增高的肿块影,边界不规则,或呈毛刺征。有时可见钙化点,颗粒细小、密集。

(2)**超声检查** 超声对囊性病变有检出优势,超声结合彩色多普勒检查进行血供情况观察,可提高其判断的敏感性,且对肿瘤的定性诊断有一定价值,适用于致密型乳腺病变的评价,是钼靶摄片的有效补充。

(3)**磁共振成像(MRI)** 是钼靶和超声的重要补充,对微小病灶,评价病变范围有优势。MRI 的软组织分辨率高,敏感性高于乳腺 X 线检查,能三维一体的观察病变,不仅能提供病灶的形态学特征,而且运用动态增强还能提供病灶的血流动力学情况。

(4)**活组织病理检查** 常用活检方法有空芯针穿刺活检术(CNB)、麦默通旋切术活检、细针针吸细胞学(FNAC)。前两者病理诊断正确率高达 90% ~97%,FNAC 的确诊率为 70% ~90%。

(5)**术中快切病检** 对疑有乳腺癌的病人,如上述方法不能确诊,可将肿块连同周围组织一并切除,作术中冰冻活检或快速病理检查,一般不宜作切取活检。

(6)**细胞学检查** 对乳头溢液未扪及肿块者,可作乳腺导管内视镜检查,乳头溢液涂片细胞学检查,找到癌细胞即可确诊乳腺癌。乳头糜烂疑为湿疹样乳腺时,可作乳头糜烂部刮片或印片细胞学检查。

注意:①乳腺超声、MRI 检查均可观察乳腺肿块周围的血供情况,由于前者廉价,故作为首选。

②钼靶 X 线摄片为乳腺癌普查的首选检查。

③对疑为乳腺癌者,可将肿块连同周围组织一并切除,作快速病检,而不宜切取活检,以免癌细胞扩散。

【例6】2004NO81A 目前认为乳腺癌最有效的检出方法是

A. 防癌普查体检   B. 红外线   C. B超

D. 钼靶摄片   E. 核磁共振

二、急性乳腺炎

急性乳腺炎是乳腺的急性化脓性感染,多见于产后哺乳期妇女,尤以初产妇多见,多发生在产后 3 ~4 周。最常见致病菌为金葡菌。因乳房血管丰富,早期就可出现寒战高热及脉搏增快等脓毒血症表现。

1. 病因

(1)**乳汁淤积** 乳汁是细菌理想的培养基,乳汁淤积有利于细菌的生长繁殖。

(2)**细菌入侵** 乳头破损或皲裂,使细菌沿淋巴管入侵是感染的主要途径。细菌也可直接侵入乳管,上行至腺小叶而致感染。多数发生于初产妇。

2. 临床表现

(1)**局部症状** 乳腺红肿热痛 + 腋窝淋巴结肿大。

(2)**全身中毒症状** 随着炎症发展,可有寒战高热,脉搏增快,白细胞计数明显增高。

(3)**脓肿形成或破溃** 数天后形成脓肿,可以是单房或多房性。脓肿可向外破溃,深部脓肿还可从乳房与胸肌间的疏松组织间穿破,形成乳房后脓肿。

3. 诊断

(1) **临床表现** 哺乳期妇女,初产妇,乳房红肿热痛,全身炎症中毒症状。

(2) **血常规** 外周血白细胞计数明显增高。

(3) **特殊检查** 炎症早期可行乳汁细菌培养;脓肿形成时在压痛最明显的炎症区域或在B超定位下进行穿刺,抽到脓液表示脓肿已形成,作脓液细菌培养＋药敏试验。

4. 治疗 治疗原则是清除感染、排空乳汁。

(1) **脓肿未形成时,给予抗生素治疗** 首选青霉素,或用耐青霉素酶的苯唑西林,或头孢一代抗生素如头孢拉定。对青霉素过敏者,则应用红霉素。抗生素可通过乳汁影响婴幼儿的健康,故四环素、氨基糖苷类、喹诺酮类、磺胺类、甲硝唑等不宜应用。

(2) **脓肿形成后作切开引流** 为避免损伤乳管形成乳瘘,应作放射状切开。乳晕下脓肿应沿乳晕边缘作弧形切口。深部脓肿或乳房后脓肿可沿乳房下缘作弧形切口,经乳房后间隙引流。脓肿切开后应以手指轻轻分离脓肿间隔,以利引流。脓腔较大时,可在脓腔最低部位另加切口作对口引流。

(3) **一般不停止哺乳** 因停止哺乳不仅影响婴儿喂养,而且提供了乳汁淤积的机会。但患侧乳房应停止哺乳,并以吸乳器吸尽乳汁,促使乳汁通畅排出。停止哺乳的指征:感染严重;脓肿引流术后并发乳瘘。

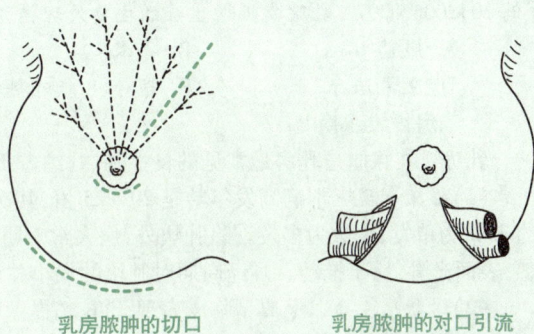

乳房脓肿的切口　　　　乳房脓肿的对口引流

5. 预防

关键在于避免乳汁淤积,防止乳头损伤,并保持其清洁。应加强孕期卫生宣教,指导产妇经常用温水、肥皂洗净两侧乳头。如有乳头内陷,应经常挤捏、提拉矫正之。要养成定时哺乳、婴儿不含乳头而睡的良好习惯。每次哺乳应将乳汁吸空。哺乳后应清洗乳头。乳头有破损或皲裂应及时治疗。注意婴儿口腔卫生。

【例7】1990NO36A 确诊乳房深部脓肿的依据是

　　A. 有波动感　　　　　B. 寒战高热　　　　　C. 乳房胀痛

　　D. 穿刺有脓　　　　　E. 白细胞明显增高

【例8】2001NO158X 急性乳腺脓肿形成切开引流时应注意

　　A. 一般做放射状切口　　　　　　　　B. 将脓肿间隔打开

　　C. 切口在脓肿的最低点　　　　　　　D. 做对口引流使引流通畅

三、乳腺囊性增生病和乳腺良性肿瘤

1. 乳腺囊性增生病

乳腺囊性增生病也称乳腺病,其病理形态呈多样性表现,增生可发生于腺管周围并伴有大小不等的囊肿形成,囊内含淡黄色或棕褐色液体;或腺管内表现为不同程度的乳头状增生,伴乳管囊性扩张;也有发生于小叶实质者,主要为乳管及腺泡上皮增生。

(1) **临床表现** 一侧或双侧乳房胀痛和肿块是本病的主要表现,部分病人具有周期性。乳房胀痛一般于月经前明显,月经后减轻,严重者整个月经周期都有疼痛。本病病程较长,发展缓慢。

体检可发现一侧或双侧乳房内有大小不一,质韧的单个或多个结节,可有触痛,与周围分界不清,也可表现为弥漫性增厚。少数病人可有乳头溢液,多为浆液性或浆液血性液体。

(2) **诊断** 诊断并不困难,但应注意本病与乳腺癌并存。应嘱病人每隔3～6个月复查。

(3) **治疗**

①对症治疗 为本病的主要治疗方法,可口服中药逍遥散等。

②药物治疗　对症状较重者,可用三苯氧胺治疗,于月经干净后5天开始口服,连用15天后停药。该药疗效较好,但对子宫内膜及卵巢有影响,不宜长期服用。

③定期观察随访　对局限乳腺囊性增生病,应在月经干净后5天内复查,若肿块变软、缩小或消退,则予以观察,并继续中药治疗。

④手术治疗　若肿块无明显消退,疑有恶变者,应予以切除并作快速病理检查。

【例9】2013NO175X 乳腺囊性增生病的特点有

A. 乳腺疼痛和结节为突出表现　　　　　　B. 触诊可触及颗粒样肿块

C. 易发生乳癌　　　　　　　　　　　　　D. 一般不必药物治疗

【例10】2005NO97A 乳腺囊性增生症的主要处理措施是

A. 服药　　　　　B. 手术　　　　　C. 定期复查

D. 激素治疗　　　E. 理疗(8 版外科学 P255 为对症治疗,原答案为 C)

2. 乳房纤维腺瘤

乳房纤维腺瘤是乳房最常见的良性肿瘤,约占3/4。

(1)临床表现　本病高发年龄是20～25岁,其次为15～20岁和25～30岁。好发于乳房外上象限,约75%为单发,少数为多发。除肿块外,病人常无明显自觉症状。肿块增大缓慢,质硬,似橡皮球的弹性感,表面光滑,易于推动。月经周期对肿块的大小并无影响。

(2)诊断　①有以上典型临床表现;②B超提示肿块形态规则,边界清晰,边缘光滑整齐,内部回声均匀,血流信号检出率低;③穿刺活检可以确诊。

(3)治疗　手术切除是治疗本病的唯一有效方法。由于妊娠可使纤维瘤增大,所以在妊娠前或妊娠后发现的纤维瘤一般都应手术切除。应将肿瘤连同包膜整块切除,并作常规病理检查。

3. 乳房肿块的鉴别

	乳房纤维腺瘤	乳腺病	乳头状瘤	乳癌	乳腺肉瘤	乳腺结核
年龄(岁)	20～25	25～40	40～50	40～60	中年	20～40
病程	缓慢	缓慢	缓慢	快	快	缓慢
疼痛	无	周期性	无	无	无	较明显
肿块数目	常单个	多数成串	不易触及	常单个	单个	不定
肿块边界	清楚	不清	不易触及	不清	清楚	不清
活动度	不受限	不受限	不易触及	受限	不受限	可受限
乳头溢液	无	血性、棕色黄色	鲜红血性棕色、黄色	血性、黄色黄绿色	无	无
转移病灶	无	无	不易触及	局部淋巴结	血行	无
脓肿形成	无	无	无	无	无	冷脓肿
治疗	手术切除	对症治疗	手术为主	手术为主	手术治疗	抗结核

【例11】2012NO77A 女性,38 岁。因双乳胀痛伴肿块数年而就诊。查体:双乳可扪及多个大小不等之结节,质韧,同侧腋窝淋巴结无明显肿大,挤压乳头时有乳白色液体溢出,细胞学检查未发现异常细胞。最可能的诊断是

A. 乳癌　　　　B. 乳房囊性增生　　　　C. 导管内乳头状瘤　　　　D. 乳腺结核

四、乳腺癌

1. 病因

（1）雌激素 雌酮和雌二醇与乳腺癌的发病有直接关系。

（2）年龄 20岁以前少见,20岁以上发病率逐渐上升,45～50岁发病率较高,绝经后发病率继续升高。

（3）月经 月经初潮年龄早、绝经年龄晚与乳腺癌的发病有关。

（4）生育史 不孕、初次足月产的年龄与乳腺癌的发病有关。

（5）遗传因素 一级亲属中有乳腺癌病史者,发病危险性是普通人群的2～3倍。

（6）良性疾病 乳腺良性疾病与乳腺癌的关系尚有争论。

（7）其他 营养过剩、肥胖、脂肪饮食、环境因素、生活方式与乳腺癌的发病有关。

【例12】2015NO177X 女性乳腺癌发病的危险因素中,有循证医学证据的包括

A. 初产大于35岁　　　B. 月经初潮早　　　C. 肥胖　　　D. 单纯性乳腺增生

2. 病理类型

病理类型	包括	预后
非浸润性癌	导管内癌、小叶原位癌、Paget病	属于早期,预后较好
浸润性特殊癌	乳头状癌、髓样癌(伴大量淋巴细胞浸润)、小管癌腺样囊性癌、黏液腺癌、顶泌汗腺样癌、鳞状细胞癌	分化程度较高、预后尚好
浸润性非特殊癌	浸润性小叶癌、浸润性导管癌、硬癌髓样癌(无大量淋巴细胞浸润)、单纯癌、腺癌	最常见,占80%分化低,预后较差

3. 临床表现

乳腺癌好发于外上象限,占45%～50%。早期表现为患侧乳房无痛、单发的小肿块。肿块质硬,表面不光滑,与周围组织分界不清,在乳房内不易推动。晚期可出现浸润和转移症状。

酒窝征	癌肿累及Cooper韧带,使其收缩导致肿瘤表面皮肤凹陷所致
乳头凹陷	乳头深部肿块累及乳管,把乳头牵向癌肿一侧,使乳头回缩、凹陷
橘皮样变	癌细胞累及或堵塞皮下淋巴管,引起淋巴回流障碍,出现真皮水肿,皮肤呈现"橘皮样"改变
卫星结节	癌细胞广泛扩散到乳腺及其周围皮肤,发生许多硬的小结节或小索
铠甲状癌	指晚期乳腺癌,累及胸肌、筋膜、背部、对侧胸壁,融合成片,可紧缩胸壁,限制呼吸
手臂白色水肿	癌细胞堵塞腋窝主要的淋巴管,引起该侧手臂淋巴回流障碍,发生的蜡白色手臂水肿
手臂青紫水肿	锁骨下或腋窝变硬的淋巴结压迫腋静脉,引起的该侧手臂青紫色水肿
炎性乳腺癌	少见,发展快,预后最差。临床特征为局部皮肤呈"炎症样表现"开始较局限,以后扩展到乳腺大部分皮肤,皮肤发红、水肿、增厚、粗糙、表面温度升高
Paget病	即乳头湿疹样乳腺癌。少见,发展慢,恶性程度低,预后好,腋窝淋巴结转移晚乳头和乳晕瘙痒、皮肤粗糙、糜烂如湿疹样,进而形成溃疡。部分病例乳晕区可扪及肿块

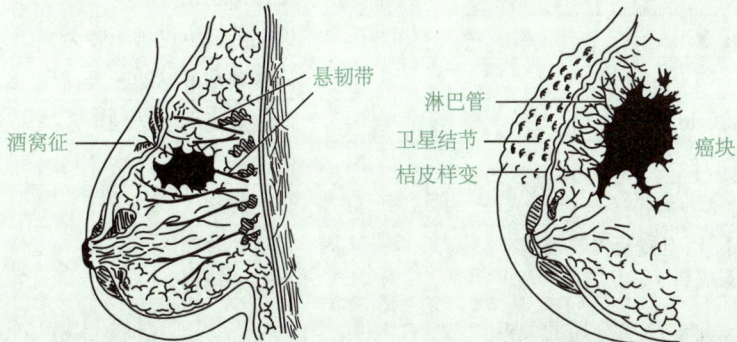

【例 13】2014NO83A 下列乳腺癌的病理类型中,预后较好的是

    A. 黏液腺癌   B. 浸润性小叶癌   C. 浸润性导管癌   D. 硬癌

【例 14】2015NO83A 乳腺癌最常发生的部位是

    A. 外下象限   B. 内下象限   C. 内上象限   D. 外上象限

【例 15】2012NO176X 关于乳癌的描述,下列各项中正确的有

    A. 多见于更年期和绝经前后妇女   B. 最常见、最早的症状是无痛性肿块

    C. 癌细胞阻塞静脉回流产生"橘皮样改变"   D. 侵犯 Cooper 韧带产生"酒窝征"

【例 16】1999NO86A 乳癌局部检查中,下列哪项提示预后最差?

    A. 乳头抬高、内陷   B. 癌块表面皮肤凹陷   C. 局部皮肤充血、发红,呈急性炎症改变

    D. 乳头、乳晕湿疹样改变   E. 局部皮肤橘皮样变

4. 转移途径

    (1)**局部扩散** 癌细胞沿导管或筋膜间隙蔓延,继而侵及 Cooper 韧带和皮肤。

    (2)**淋巴转移** 为主要转移途径。①癌细胞→同侧腋窝淋巴结→锁骨下淋巴结→锁骨上淋巴结→胸导管(左)或右淋巴导管→静脉血流;②乳腺内侧和中央区癌细胞→胸骨旁淋巴结→锁骨上淋巴结→胸导管(左)或右淋巴导管→静脉血流。

    (3)**血运转移** 早期就可有血运转移。癌细胞可经淋巴途径进入静脉,也可直接进入血液循环而致远处转移。最常见的转移部位依次为骨、肺、肝。

    (4)**椎旁静脉系统** 该转移途径详见本讲义病理学·肿瘤。

> **注意**:①乳腺癌远处转移依次为骨、肺和肝(7 版外科学 P309 为肺、骨、肝)。骨转移依次为椎体、骨盆和股骨。
> ②乳腺癌的早期表现——肿块在乳房内不易推动、皮肤凹陷、乳头凹陷。
> ③乳腺癌的晚期表现——乳房不能推动、橘皮样变。

5. 诊断及鉴别诊断

    根据病史和临床检查,乳房肿块的诊断一般不难得出,但重要的是肿块良恶性的鉴别。

    (1)**乳腺纤维腺瘤** 好发于青年妇女,肿瘤多为圆形或椭圆形,边界清楚,活动度大,发展缓慢。

    (2)**乳腺囊性增生病** 好发于中年妇女,特点是乳房胀痛,肿块呈周期性,与月经周期有关。

    (3)**浆细胞性乳腺炎** 是乳腺组织的无菌性炎症。60%病人呈急性炎症表现,肿块大时皮肤可呈橘皮样变。40%病人呈慢性炎症,表现为乳晕旁肿块,边界不清,可有皮肤粘连和乳头凹陷。

    (4)**乳腺结核** 好发于中、青年女性,病程较长,发展缓慢。初起多为孤立结节,逐渐形成一个至数个肿块,易与皮肤粘连,活动可受限。可有疼痛,无周期性。

【例 17】2016NO86A 不可能出现乳头内陷的乳房疾病是

    A. 乳腺癌   B. 浆细胞性乳腺炎   C. 乳腺 Paget 病   D. 乳管内乳头状瘤

6. 乳癌的 TNM 分期

T	原发瘤	N	区域淋巴结
T_0	原发癌瘤未查出	N_0	同侧腋窝淋巴结不肿大
Tis	原位癌	N_1	同侧腋窝淋巴结肿大,但可推动
T_1	癌瘤长径≤2cm	N_2	同侧腋窝淋巴结融合,或与周围组织粘连
T_2	2cm<癌瘤长径≤5cm	N_3	同侧胸骨旁淋巴结、锁骨上淋巴结转移
T_3	癌瘤长径>5cm	M	远处转移
T_4	癌瘤大小不计,但侵及皮肤或胸壁 炎性乳腺癌属于之	M_0	无远处转移
		M_1	有远处转移

    乳癌的临床分期与 TNM 分期的关系:

0期:$TisN_0M_0$。　　　　　　　　　　　　 Ⅰ期:$T_1N_0M_0$。

Ⅱ期:$T_{0\sim1}N_1M_0$、$T_2N_{0\sim1}M_0$、$T_3N_0M_0$。　　Ⅲ期:$T_{0\sim2}N_2M_0$、$T_3N_{1\sim2}M_0$、T_4 任何 NM_0、任何 TN_3M_0。

Ⅳ期:包括 M_1 的任何 TN。

【例18】2017NO60A 女性,55岁。左侧乳房内肿块 $4×3cm$,基底不固定,左腋下可触及多个质硬淋巴结相互融合。淋巴结活检病理报告乳腺癌转移,未发现远处转移。按照国际标准,应该属于的分期是

    A. $T_1N_1M_0$　　　　　 B. $T_2N_1M_0$　　　　　 C. $T_3N_1M_0$　　　　　 D. $T_2N_2M_0$

7. 治疗

(1)**手术治疗**　1894年 Halsted 提出的乳腺癌根治术一直是治疗乳腺癌的标准术式,但后来的研究表明扩大手术范围并不能提高术后生存率,因此近年来主张缩小手术范围,加强术后综合辅助治疗。

手术方式	手术方式	适应证
乳腺癌根治术 (Halsted 手术)	切除整个乳房、胸大肌、胸小肌及腋窝Ⅰ、Ⅱ、Ⅲ组淋巴结	原来乳腺癌的标准术式,现已少用
乳腺癌扩大根治术 (Urban 手术)	Halsted 手术+胸廓内动、静脉及其周围淋巴结(即胸骨旁淋巴结)切除	手术范围大,现已较少使用
乳腺癌改良根治术 (Patey 手术)	与 Halsted 手术比较,有两种手术方式:保留胸大肌,切除胸小肌;同时保留胸大、小肌。前者淋巴结清扫范围与根治术相仿,后者不能清除腋上组淋巴结	适用于Ⅰ、Ⅱ期乳腺癌 生存率与根治术无差异,但保留了胸肌,术后外观效果较好,目前常用
全乳房切除术	切除整个乳房,包括腋尾部及胸大肌筋膜,无淋巴结清扫	原位癌、微小癌、年老体弱不宜根治者
保留乳房的 乳腺癌切除术	完整肿块切除+腋淋巴结清扫 原发灶切除范围应包括肿瘤、肿瘤周围 1~2cm 组织,确保标本边缘无肿瘤细胞浸润。	Ⅰ、Ⅱ期乳腺癌,术后必须辅以放疗术后乳房有适当体积,外观效果好,近年渐多。多中心性癌禁用
前哨淋巴结活检术+腋淋巴结清扫术	对腋淋巴结阳性者应常规行腋淋巴结清扫术,范围包括Ⅰ、Ⅱ组腋淋巴结。前哨淋巴结是指接受乳腺癌病灶引流的第一站淋巴结	腋淋巴结阴性者,可不行腋淋巴结清扫术,但应行前哨淋巴结活检予以确认

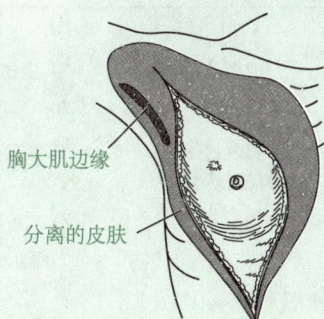

胸大肌边缘

分离的皮肤

乳癌根治术切口

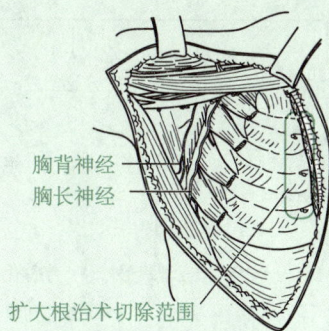

胸背神经
胸长神经

扩大根治术切除范围

乳癌根治术完毕情况

注意:①Ⅰ、Ⅱ期乳腺癌原首选 Halsted 手术,现首选保留乳房的乳癌切除术或改良根治术(8版外科学P259)。

②位于内象限的乳腺癌,若有胸骨旁淋巴结转移,首选乳腺癌扩大根治术(Urban 手术)。

③乳腺原位癌、微小癌,可选择全乳房切除术,术后补充放疗。

④保留乳房的乳腺癌切除术术后必须辅以放疗。

【例19】2014NO78A 乳腺癌的前哨淋巴结活检适合于

A. 癌块 ＜2cm   B. 癌块 ＞2cm

C. 临床腋窝淋巴结阳性者   D. 临床腋窝淋巴结阴性者

（2）**化学药物治疗**   由于手术尽量去除了肿瘤负荷,残存的肿瘤细胞易被化学抗癌药物杀灭。

①**辅助化疗指征**   辅助化疗的指征为浸润性乳腺癌伴腋淋巴结转移者。对腋淋巴结阴性者是否应用辅助化疗尚有不同意见。一般认为腋淋巴结阴性而有高危复发因素者,如原发肿瘤直径 ＞2cm、组织学分类差、雌激素和孕激素受体阴性、癌基因 HER2 过度表达者,适宜术后辅助化疗。

②**化疗方案**   包括 CAF 方案（环磷酰胺 ＋ 多柔比星 ＋ 氟尿嘧啶）、TAC 方案（多西他赛 ＋ 多柔比星 ＋ 环磷酰胺）、CMF 方案（环磷酰胺 ＋ 甲氨蝶呤 ＋ 氟尿嘧啶）。CAF 方案根据病情可在术后尽早应用。TAC 方案主要用于肿瘤分化差、分期晚的病例。CMF 方案现已少用。

术前化疗又称新辅助化疗,多用于局部晚期病例,目的在于缩小肿瘤,提高手术成功机会,探测肿瘤对药物的敏感性。多采用 TAC 方案,一般用 4～6 个疗程。

（3）**内分泌治疗**   雌激素受体（ER）阳性者,对内分泌治疗效果较好。ER 阴性者,对内分泌治疗效果较差。三苯氧胺（他莫昔芬,tamoxifen）的结构式与雌激素类似,可在靶器官上与雌二醇争夺雌激素受体,影响 DNA 转录,从而抑制肿瘤生长。该药可降低乳腺癌术后复发及转移,减少对侧乳腺癌的发生率,对 ER、孕激素受体（PgR）阳性者效果尤为明显。

新近发展的芳香化酶抑制剂（阿那曲唑、来曲唑、依西美坦等）对绝经后病人效果优于他莫昔芬,这类药物能抑制肾上腺分泌的雄激素转变为雌激素过程中的芳香化环节,从而降低雌二醇,达到治疗乳腺癌的目的。

（4）**放射治疗**   在保留乳房的乳腺癌手术后,放射治疗是一重要组成部分。单纯乳房切除术后,可根据病人年龄、疾病分期分类等情况,决定是否应用放疗。根治术后是否应用放疗,多数学者认为对Ⅰ期病例无益,对Ⅱ期以后病例可能降低局部复发率。

（5）**生物治疗**   对于表皮生长因子受体（HER2）基因过度表达的乳腺癌,使用曲妥珠单抗注射液有一定效果,可降低乳腺癌复发率,特别是对其他化疗药物无效的乳腺癌病人也能有部分疗效。

注意:①乳腺癌的内分泌治疗,仅适用于雌激素受体阳性者,首选药物为三苯氧胺。
②对于绝经后乳腺癌内分泌治疗首选芳香化酶抑制剂(阿那曲唑、来曲唑、依西美坦)。
③HER2 基因过度表达的乳腺癌,可以使用曲妥珠单抗。

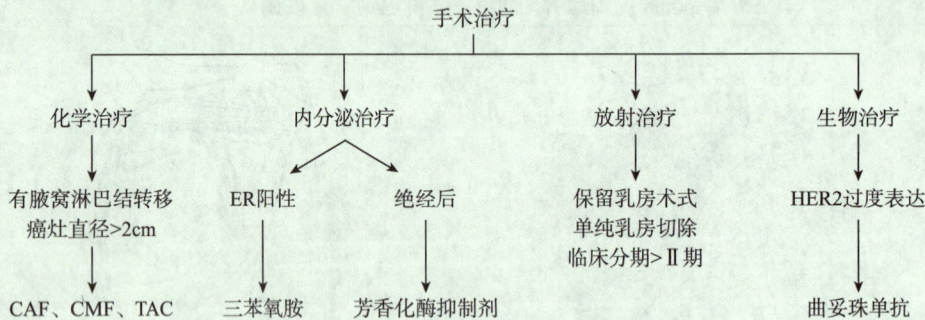

```
                              手术治疗
        ┌──────────┬──────────────┬──────────────┐
    化学治疗      内分泌治疗        放射治疗        生物治疗
        │        ┌────┴────┐          │              │
        │      ER阳性    绝经后         │              │
  有腋窝淋巴结转移                  保留乳房术式     HER2过度表达
  癌灶直径>2cm                    单纯乳房切除
        │          │      │      临床分期>Ⅱ期        │
  CAF、CMF、TAC  三苯氧胺  芳香化酶抑制剂            曲妥珠单抗
```

乳腺癌治疗方案的选择原则

【例20】2009NO82A 下列选项中,不属于乳腺癌手术后辅助化疗指征的是
    A. 雌、孕激素受体阴性   B. 腋窝淋巴结转移阳性   C. 导管内癌   D. 脉管癌栓

（179～180 题共用题干）女性,35 岁,产后哺乳期,右乳红肿,1 周来已扩展至全乳,体温 36.8℃。右乳皮肤红肿、边界不清、乳房发硬、无压痛,未触到肿物,无波动感,右腋下触及直径约 1cm 大小的肿大淋巴结,尚活动、无压痛。

【例21】2007NO179A 初步诊断是

A. 乳汁淤积　　　　B. 急性乳腺炎　　　　C. 浆细胞性乳腺炎　　　　D. 炎性乳癌

【例22】2007NO180A 该病人明确诊断后,应采取的最恰当治疗是

A. 应用抗生素　　　　B. 终止哺乳,理疗　　　　C. 手术　　　　D. 放疗、化疗

▶ **常考点** 乳腺的检查;乳头溢液的性质;急性乳腺炎的治疗;乳癌的临床特点及治疗。

参考答案——详细解答见《贺银成2019考研西医临床医学综合能力历年真题精析》

1. ABCDE　　2. ABCDE　　3. ABCDE　　4. ABCDE　　5. ABCDE　　6. ABCDE　　7. ABCDE

8. ABCDE　　9. ABCDE　　10. ABCDE　　11. ABCDE　　12. ABCDE　　13. ABCDE　　14. ABCDE

15. ABCDE　　16. ABCDE　　17. ABCDE　　18. ABCDE　　19. ABCDE　　20. ABCDE　　21. ABCDE

22. ABCDE

第14章　胸部外科疾病

▶**考纲要求**

①肋骨骨折的临床表现、并发症和处理原则。②各类气胸、血胸的临床表现、诊断和治疗原则。③创伤性窒息的临床表现、诊断和处理原则。④肺癌的病因、病理、临床表现、诊断、鉴别诊断和治疗方法。⑤食管癌的病因、病理、临床表现、诊断、鉴别诊断和防治原则。⑥腐蚀性食管烧伤的病因、病理、临床表现与诊治原则。⑦贲门失弛缓症的病因、病理、临床表现、诊断、鉴别诊断与治疗。⑧常见原发纵隔肿瘤的种类、临床表现、诊断和治疗。

▶**复习要点**

一、肋骨骨折

1. 好发部位

第1～3肋骨	粗短,且有锁骨、肩胛骨保护,不易发生骨折
第4～7肋骨	长而薄,最易发生骨折
第8～10肋骨	前端肋软骨形成肋弓与胸骨相连,不易骨折
第11～12肋骨	前端游离,弹性较大,不易骨折
连枷胸	多根多处肋骨骨折时,出现反常呼吸运动(吸气时软化区胸壁内陷,呼气时外突)

2. 病理生理

多根多处肋骨骨折,可使局部胸壁失去完整肋骨支撑而软化,出现反常呼吸运动,即吸气时软化区胸壁内陷,呼气时外突,称为连枷胸。连枷胸常伴有广泛肺挫伤,挫伤区域的肺间质或肺泡水肿导致氧弥散障碍,出现低氧血症。同时,患肺受到塌陷胸壁的压迫,呼吸时两侧胸腔压力

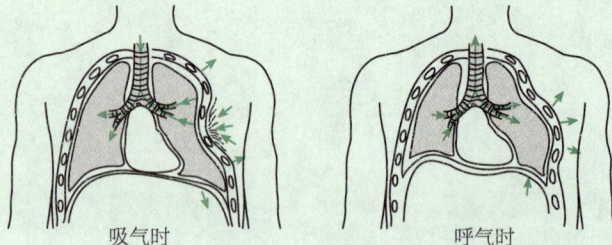
吸气时　　呼气时
多根多处肋骨骨折时胸壁软化区的反常呼吸运动（胸壁浮动）

的不均衡造成纵隔扑动,影响肺通气,导致体内缺氧和CO_2滞留,并影响静脉血液回流,严重时可发生呼吸和循环衰竭。

【例1】2018NO61A 出现反常呼吸运动的胸部损伤是

A. 张力性气胸　　　B. 多根多处肋骨骨折　　　C. 开放性气胸　　　D. 闭合性气胸

3. 临床表现

(1)**局部疼痛**　肋骨骨折断端可刺激肋间神经产生局部疼痛,在深呼吸、咳嗽或转动体位时加剧。胸痛使呼吸变浅、咳嗽无力,呼吸道分泌物增多,易致肺不张和肺部感染。

(2)**体征**　局部压痛明显,肿胀,可见局部皮下淤血斑,胸廓挤压征阳性,甚至产生骨摩擦音。多根多处肋骨骨折时,胸壁可有畸形,并可见患侧胸壁反常呼吸运动(连枷胸)。

(3)**并发症**　骨折断端向内可刺破胸膜、肋间血管和肺组织,产生气胸、血胸、皮下气肿或咯血。

4. 治疗

肋骨骨折的治疗原则是有效控制疼痛、肺部物理治疗和早期活动。

(1)**闭合性单处肋骨骨折**　固定胸廓能减少肋骨断端活动、减轻疼痛,可采用多头胸带或弹性胸带固

定胸廓。该方法也适用于胸背部、胸侧壁多根多处肋骨骨折,胸壁软化范围小而反常呼吸不严重的病人。

（2）闭合性多根多处肋骨骨折　有效镇痛和呼吸道管理是主要治疗原则。①咳嗽无力、呼吸道分泌物潴留者应施行纤支镜吸痰和肺部物理治疗;②呼吸功能障碍者需气管插管机械通气,正压通气对浮动胸壁有"内固定"作用;③长期胸壁浮动且不能脱离呼吸机者,可施行手术固定肋骨,术中采用 Judet 夹板、克氏针或不锈钢丝等固定骨折断端,近年来也采用电视胸腔镜导入钢丝的方法固定浮动胸壁;④因其他指征需要开胸手术时,也可同时施行肋骨固定手术。

（3）开放性肋骨骨折　胸壁伤口需彻底清创,选用上述方法固定肋骨断端。

【例2】2015NO175X 女性,28 岁。车祸伤及右胸 1 小时。查体:P96 次/分,R24 次/分,BP140/95mmHg。右前胸未见反常呼吸运动,局部肿胀、压痛明显,右肺呼吸音降低,X 线胸片示右侧 8、9 肋骨后端骨折,正确的处理有
　　A. 腹部 B 超　　　　　B. 镇静止痛　　　　　C. 牵引固定　　　　　D. 胸带固定

二、气胸

胸膜腔是不含气体的密闭的潜在性腔隙。当气体进入胸膜腔造成积气状态时,称为气胸。发生气胸后,胸膜腔内负压可变成正压,致使静脉回心血流受阻,产生不同程度的心肺功能障碍。

1. 分类

（1）闭合性气胸　胸膜破裂口较小,可随肺萎缩而闭合,空气不再继续进入胸膜腔。胸膜腔内压略低于大气压。胸膜腔积气量决定伤肺萎陷的程度。

（2）开放性气胸　胸膜腔破裂口较大,外界空气可经胸壁伤口或软组织缺损处,随呼吸自由进出胸膜腔。空气出入量与胸壁伤口大小有密切关系。伤口大于气管口径时,空气出入量多,胸内压几乎等于大气压,伤肺将完全萎陷,丧失呼吸功能。

（3）张力性气胸　气管、支气管或肺损伤处形成活瓣,气体随每次吸气进入胸膜腔并集聚增多,导致胸膜腔压力高于大气压,故又称高压性气胸。伤肺严重萎陷,纵隔显著向健侧移位,健侧肺受压,腔静脉回流障碍。

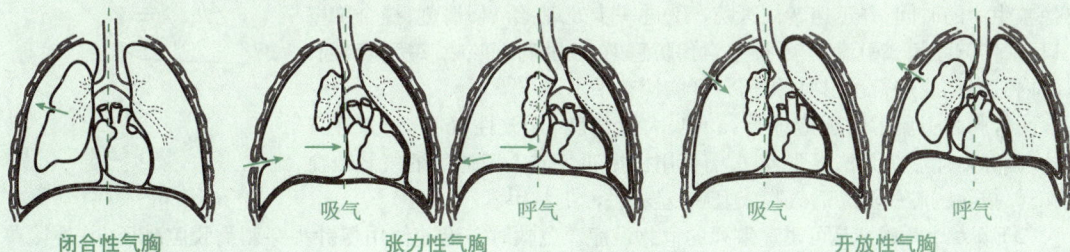

闭合性气胸　　　吸气　张力性气胸　呼气　　　吸气　开放性气胸　呼气

2. 临床表现

	闭合性气胸	张力性气胸	开放性气胸
别称	单纯性气胸	高压性气胸	交通性气胸
胸膜裂口	小	呈单向活瓣作用	大,持续开启
空气进出	空气不能自由进出胸膜腔	空气只能进,不能出	可自由进出胸膜腔
胸腔内压	仍低于大气压	持续升高、高压	接近大气压
纵隔位置	向健侧移位	向健侧显著移位	向健侧移位,纵隔扑动
气管移位	向健侧移位	向健侧显著移位	向健侧移位
伤肺	不同程度的肺萎陷	完全萎陷	肺萎陷
胸廓视诊	伤侧饱满,呼吸活动度降低	伤侧饱满	胸部吸吮伤口

皮下气肿	无	可有纵隔和皮下气肿	无
纵隔摆动	无	无	有
肺部叩诊	伤肺鼓音	伤肺鼓音	伤肺鼓音
肺部听诊	伤肺呼吸音降低	伤肺呼吸音消失	伤肺呼吸音消失
胸片检查	不同程度肺萎陷、胸腔积气	肺完全萎陷、严重胸腔积气	肺萎陷、大量胸腔积气
抽气表现	抽气后压力下降	压力先下降，后迅速增高	抽气后数分钟压力复升
治疗要点	肺压缩量<20%者先行观察 肺压缩量>20%者行穿刺抽气 自觉症状重者行闭式引流	立即穿刺抽气 自觉症状重者行闭式引流 必要时开胸探查	立即将开放性变为闭合性 自觉症状重者行闭式引流 必要时开胸探查

注意：①闭合性气胸胸内压的变化：8版内科学为接近或略超过大气压，8版外科学为仍低于大气压。
②闭合性气胸的急救处理——穿刺抽气（少见）。
③张力性气胸的急救处理——穿刺抽气。
④开放性气胸的急救处理——封闭创口，变开放性为闭合性。

3. 诊断

根据临床表现、影像学检查结果，诊断并不困难。胸部X线片或CT显示气胸线是确诊气胸的主要方法。若病情危重，无法搬动做X线检查时，可行诊断性穿刺，如抽出气体，可证实气胸的诊断。

4. 治疗

（1）**闭合性气胸**　积气量少（肺压缩量<20%）的病人，无需特殊处理，胸腔内的积气一般可在1～2周内自行吸收。大量气胸需行胸膜腔穿刺或胸腔闭式引流，排除积气，促使肺尽早膨胀。

（2）**开放性气胸**　①急救处理：将开放性气胸立即变为闭合性气胸，赢得挽救生命的时间，并迅速转往医院。②进一步处理：给氧，清创，缝合胸壁伤口，并作胸腔闭式引流，给予抗生素预防感染，鼓励病人咳嗽咳痰；若疑有胸腔内脏损伤或进行性出血，则需行开胸探查手术。

闭式胸腔引流术的适应证为：a. 中、大量气胸、开放性气胸、张力性气胸；b. 胸穿治疗后肺无法复张者；c. 需使用机械通气或人工通气的气胸或血气胸；d. 拔除胸腔引流管后气胸或血胸复发者；e. 剖胸手术。

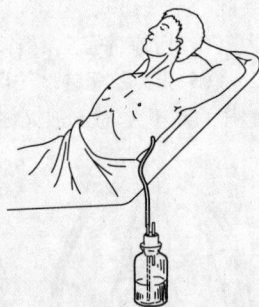
闭式胸膜腔引流术

（3）**张力性气胸**　是可迅速致死的危急重症。急救时需迅速使用粗针头穿刺胸膜腔减压，并外接单向活瓣装置。进一步处理应放置闭式胸腔引流，使用抗生素预防感染。

【例3】2013NO79A　下列急性胸部损伤中，对生命威胁最大的是
　　A. 闭合性气胸　　　　B. 开放性气胸　　　　C. 张力性气胸　　　　D. 血气胸

　　A. 开放性气胸　　　　B. 闭合性气胸　　　　C. 进行性血气胸　　　　D. 张力性气胸
【例4】2011NO145B　上述疾病中，急需手术探查的是
【例5】2011NO146B　上述疾病中，可引起纵隔扑动的是
　　A. 胸壁反常呼吸　　　　　　　　　　　　B. 呼吸时纵隔扑动
　　C. 气促胸闷、咯血　　　　　　　　　　　D. 极度呼吸困难、紫绀
【例6】2007NO125B　张力性气胸的表现是
【例7】2007NO126B　多发肋骨骨折的表现是

三、血胸

胸膜腔内积血称为血胸，血胸发生后不但因血容量丢失影响循环功能，还可压迫肺，减少呼吸面积。

血胸推移纵隔,使健侧肺受压,并影响腔静脉回流。当胸腔内迅速积聚大量血液,超过肺、心包和膈肌运动所起的去纤维蛋白作用时,胸腔内积血发生凝固,形成凝固性血胸。凝血块机化后形成纤维板,限制肺与胸廓的活动,损害呼吸功能。血液是细菌良好的培养基,细菌在积血中迅速滋生繁殖,引起感染性血胸,最终导致脓血胸。持续大量出血所致的胸膜腔积血,称为进行性血胸。即血胸→凝固性血胸→感染性血胸→脓血胸。

1. 临床表现

(1)**血胸分类** 成人血胸量≤0.5L为少量血胸;0.5~1.0L为中量血胸;>1.0L为大量血胸。

(2)**失血表现** 患者可有不同程度的面色苍白、脉搏细速、血压降低、末梢血管充盈不足的表现。

(3)**胸腔积血表现** 呼吸急促,肋间隙饱满,气管移向健侧,伤侧叩诊浊音、呼吸音减弱或消失。

(4)**进行性血胸的判定标准** ①持续脉搏加快、血压降低,或虽经补充血容量血压仍不稳定;②闭式胸腔引流量>200ml/h,持续3h;③血红蛋白、红细胞计数、红细胞压积进行性降低;④胸腔引流液迅速凝固。

(5)**提示感染性血胸** ①畏寒高热;②抽出胸腔积血1ml,加入5ml蒸馏水,无感染呈淡红透明状,出现混浊或絮状物提示感染;③胸腔积血无感染时,红细胞白细胞计数比例为500:1,感染时比例达100:1;④积血涂片和细菌培养阳性。

2. 诊断

根据病史、体检、X线、B超检查结果不难诊断。

3. 治疗

非进行性血胸可采用胸腔穿刺或闭式引流。进行性血胸应及时开胸探查。凝固性血胸应尽早(伤后2~3d)手术,清除血块。感染性血胸应及时改善胸腔引流,排尽感染性积血、积液。

【例8】2013A(执医试题)男,60岁。肺癌根治术后1天,胸腔闭式引流1.5小时引出血性液体500ml。查体:P120次/分,BP100/75mmHg。此时最重要的处理方法是

A. 输注全血　　　　B. 静脉点滴多巴胺　　　　C. 开胸止血

D. 快速补液　　　　E. 继续观察(注意:按标准判断是否进行性血胸)

四、创伤性窒息

创伤性窒息是指钝性暴力作用于胸部所致的上半身广泛皮肤、黏膜、末梢毛细血管淤血及出血性损害。当胸部和上腹部受到暴力挤压时,病人声门紧闭,胸内压骤然剧增,右心房血液经无静脉瓣的上腔静脉系统逆流,造成末梢静脉及毛细血管过度充盈扩张并破裂出血。

1. 临床表现

表现为面、颈、上胸部皮肤出现针尖大小的紫蓝色瘀斑,以面部及眼眶部最为明显。口腔、球结膜、鼻腔黏膜瘀斑,甚至出血。视网膜或视神经出血可产生暂时性或永久性视力障碍。鼓膜破裂可致外耳道出血、耳鸣,甚至听力障碍。伤后多有暂时性意识障碍。

2. 治疗

创伤性窒息所致出血点及瘀斑,一般于2~3周后自行吸收消退。病人预后取决于承受压力大小、持续时间长短和有无合并伤。少数伤员在压力移除后可发生心跳呼吸停止,应做好充分抢救准备。

【例9】2014NO84A 下列胸部损伤中须考虑手术探查的是(超纲题,答案依据见8版外科学P261)

A. 胸腹联合伤　　　　B. 胸部爆震伤　　　　C. 胸骨损伤　　　　D. 创伤性窒息

五、肺癌

肺癌又称原发性支气管肺癌,是指起源于支气管黏膜上皮的恶性肿瘤,好发于40岁以上的男性。

1. 病因 不明。

(1)**长期大量吸烟** 是肺癌最重要的风险因素。吸烟量越大、开始年龄越早、吸烟年限越长,则患肺

癌的危险性越高。戒烟后随戒烟年数的增加,肺癌的危险性会有所下降,但不会完全消失。

(2)**大气污染**　大气污染、烹饪油烟等与肺癌的发病有关。

(3)**职业接触**　长期接触砷、镉、铬、石棉、镍、煤炼焦过程、氡、电离辐射者,肺癌的发病率增高。

(4)**机体状况**　如饮食因素、遗传易感性等,均与肺癌的发病有关。

(5)**基因变异**　$P53$、$nm23\text{-}H_1$、EGFR、Ras等基因的突变与肺癌的发病密切相关。

2. 病理

肺癌的分布为右肺多于左肺,上叶多于下叶。传统上,将起源于肺段支气管开口以近,位置靠近肺门的肺癌称为中心型肺癌。将起源于肺段支气管开口以远,位于肺周围部分的肺癌称为周围型肺癌。

(1)**病理组织学分类**　2004年WHO按细胞类型,将肺癌分为9类:鳞癌、腺癌、小细胞癌、大细胞癌、腺鳞癌、肉瘤样癌、类癌、唾液腺型癌、未分类癌,其中,以前4类常见。

	肺鳞癌	肺腺癌	肺小细胞癌	肺大细胞癌
占肺癌%	50%(病理学最常见)	30%~35%(最常见)	10%~20%	15%~20%
好发人群	男性多见	较年轻女性	老年男性	老年男性
肿瘤起源	较大支气管	较小支气管上皮	较大支气管	大支气管
类型	80%~85%为中心型	65%为周围型	多为中心型	多为周围型
生长特点	具有向腔内生长倾向,早期引起支气管狭窄、肺不张、阻塞性肺炎	具有向腔外生长倾向,常在肺边缘形成直径2~4cm肿块	常位于肺中心部,早期多已转移到肺门和纵隔淋巴结	可发生在肺门附近或肺边缘的支气管
临床特点	多有吸烟史 肿瘤生长缓慢 分化程度不一 对放化疗较敏感 淋巴转移早血行转移晚	与吸烟关系不密切 肿瘤生长较缓慢 分化程度较高 早期往往无临床症状 血行转移早淋巴转移晚	常具有内分泌功能 生长迅速,转移早 对放化疗敏感 较早有淋巴和血行转移 预后差	分化程度低 肿瘤生长迅速 易发生血行转移 预后不良

注意:①8版外科学P282:肺腺癌发病率近年上升,已超越鳞癌成为最常见的肺癌。病理学为鳞癌最常见。

②预后最差的肺癌是小细胞肺癌,预后最好的是肺类癌。

③8版外科学P282:大细胞癌周围型多见。8版病理学P183:大细胞肺癌中央型多见。

(2)**转移**

①**直接扩散**　癌肿沿支气管壁并向支气管腔内生长,造成支气管腔阻塞;癌肿可穿越肺叶间隙侵入相邻的肺叶;肺癌可突破脏层胸膜,造成胸膜腔种植性转移;癌肿可直接侵犯胸壁、纵隔内其他组织和器官。

②**淋巴转移**　是常见扩散途径。小细胞癌在早期即可经淋巴转移。

③**血行转移**　小细胞癌和腺癌的血行转移较鳞癌常见,最常见的远处转移部位是骨、脑、肝、肾上腺。

　　A. 鳞状细胞癌　　　　　B. 腺癌　　　　　　C. 小细胞癌　　　　　D. 大细胞癌

【例10】2016NO145B 中老年男性吸烟患者易发生的肺癌是

【例11】2016NO146B 女性患者易发生的肺癌是

【例12】2010NO84A 目前发病率最高的肺癌病理类型是

　　A. 大细胞癌　　　　　　B. 小细胞癌　　　　　C. 鳞癌　　　　　　D. 腺癌

【例13】2007NO154A(临床部分)下列关于肺癌发病的叙述,错误的是

　　A. 肺癌发病率是男性肿瘤的首位　　　　　　B. 女性肺癌发病率明显增加

　　C. 长期大量吸烟者周围型肺癌发病率高　　　D. 城市比农村发病率高

3. 临床表现

(1)**早期肺癌** 特别是周围型肺癌往往没有任何临床症状,大多在行胸片或胸部CT检查时发现。可出现刺激性咳嗽、血痰、胸闷、胸痛、发热、气促。

(2)**晚期肺癌** 可出现各种压迫或浸润性症状:①压迫或侵犯膈神经可引起同侧膈肌麻痹。②压迫喉返神经出现声音嘶哑。③压迫上腔静脉出现颈面部静脉怒张。④压迫食管出现吞咽困难。⑤压迫交感神经出现Horner综合征(同侧上眼睑下垂、瞳孔缩小、眼球凹陷、面部无汗),见于肺上沟癌(Pancoast癌,8版外科学为瘤)。

(3)**远处转移症状** 按侵犯的器官不同产生不同的症状。脑转移可引起头痛、恶心或其他神经系统症状和体征;骨转移可引起骨痛、血液碱性磷酸酶或血钙升高;肝转移可导致右上腹疼痛、肝大、碱性磷酸酶等升高;皮下转移可在皮下触及结节。

(4)**副癌综合征** 少数肺癌患者由于肿瘤产生内分泌物质,临床上呈现非转移性全身症状,如骨关节病综合征(杵状指、骨关节痛、骨膜增生)、Cushing综合征、Lambert-Eaton综合征、男性乳腺增大、多发性肌肉神经痛等。这些症状在切除肺癌后可能消失。

【例14】2012A(执医试题)下列临床表现中,不属于副癌综合征的是

  A. 抗利尿激素分泌失调综合征   B. 神经肌肉综合征   C. Horner综合征

  D. 类癌综合征   E. 肥大性肺性骨关节病

4. 辅助检查与诊断

早期诊断具有重要意义。

(1)**胸部X线正侧位片** 是常用的筛查方法,可发现大部分肺内病灶。中心型肺癌早期胸片可无异常征象。当癌肿阻塞支气管时,受累肺段或肺叶出现肺炎征象。支气管管腔被癌肿完全阻塞,可产生相应的肺叶或一侧全肺不张。癌肿转移到肺门及纵隔淋巴结可出现肺门阴影或纵隔阴影增宽,不张的上叶肺与肺门肿块联合可形成"反S征"影像。

(2)**CT** 对诊断中心型、周围型肺癌均有重要价值,也是发现早期肺癌的最有效手段。常见CT征象有:分叶征、毛刺征、空泡征、支气管充气征、肿瘤滋养动脉、血管切迹和集束征、胸膜凹陷和牵拉征、偏心空洞征象。

(3)**正电子发射断层扫描(PET)** 是肺癌定性诊断和分期的最好、最准确的无创检查。

(4)**磁共振检查(MRI)** 并非肺癌的常用检查手段,但对肺上沟癌(8版外科学为瘤)需显示锁骨下血管和臂丛神经受累情况,MRI可提供更准确的诊断信息。

(5)**超声检查** 对肺癌分期具有重要意义。

(6)**骨扫描** 采用^{99m}Tc标记的二膦酸盐进行骨代谢显像是肺癌骨转移筛查的重要手段。

(7)**痰细胞学检查** 中央型肺癌,特别是伴有血痰的病例,痰中找到癌细胞即可确诊。

(8)**支气管镜和纵隔镜检查** 对中心型肺癌阳性率较高,并可取活组织行病理学检查。

(9)**支气管内超声引导针吸活检术(EBUS-TBNA)** 可对纵隔或肺门淋巴结进行细针穿刺针吸活检,已广泛应用于肺癌病理获取和淋巴结分期。比纵隔镜更加微创。

(10)**经胸壁针吸细胞学或组织学检查(TTNA)** 对周围型肺癌的肿块,若常规的痰细胞学或支气管镜检查难以确诊的病例,可考虑行TTNA,这项检查为有创检查,需在B超或CT引导下进行。

(11)**电视辅助胸腔镜检查(VATS)** 在其他检查未能取得病理诊断且高度怀疑肺癌时,可行VATS。

注意:①中央型肺癌早期即可有刺激性咳嗽、痰中带血。由于肿块压迫,可使远端支气管阻塞致肺不张。

②确诊中央型肺癌首选纤维支气管镜+活组织检查,确诊周围型肺癌首选经胸壁穿刺活检。

③纤支镜用于中央型肺癌的检查,胸腔镜用于周围型肺癌的检查,纵隔镜用于纵隔肿瘤的检查。

【例15】2012A(执医试题)健康体检时,胸部X线片发现肺内靠近胸膜的孤立性小结节,此时应首先进行的检查是

  A. 定期复查胸部X线片 B. 支气管镜   C. 痰细胞学

  D. 胸部CT   E. 经皮穿刺活检

5. 鉴别诊断

需与肺结核(肺结核球、粟粒性肺结核、肺门淋巴结结核)、肺部炎症(支气管肺炎、肺脓肿)、肺部良性肿瘤(错构瘤、纤维瘤、软骨瘤)、支气管腺瘤、炎性假瘤、纵隔淋巴肉瘤等鉴别。

6. 治疗

肺癌的治疗方法主要有手术治疗、放射治疗、化学药物治疗、靶向治疗等。小细胞肺癌和非小细胞肺癌在治疗原则有很大的不同。小细胞肺癌远处转移早,除早期($T_{1-2}N_0M_0$)的病人适于手术治疗外,其他应以非手术治疗为主。而非小细胞肺癌则依据确诊时的 TNM 分期采用相应的治疗:ⅠA 期采用手术治疗;ⅠB 期采用手术治疗,部分病人考虑术后辅助化疗(如肿瘤 >4cm);ⅡA 期和ⅡB 期采用手术治疗 + 术后辅助化疗;ⅢA 期采用化疗 + 放疗 ± 手术治疗;ⅢB 期采用化疗 + 放疗;Ⅳ期采用化疗,根据基因突变情况考虑靶向治疗。

(1)**手术治疗** 早期肺癌手术治疗通常能达到治愈的效果。手术适应证为:Ⅰ、Ⅱ期和部分经过选择的ⅢA 期(如 $T_3N_1M_0$)的非小细胞肺癌。已明确纵隔淋巴结转移(N_2)的病人,手术可考虑在化疗/放疗后进行。ⅢB 期、Ⅳ期肺癌,手术不应列为主要治疗手段。

(2)**放射治疗** 是肺癌局部治疗手段之一。对有纵隔淋巴结转移的肺癌,全剂量放疗联合化疗是主要的治疗模式。对有远处转移的肺癌,放疗仅用于对症治疗,是姑息治疗方法。一些早期肺癌病人,因高龄、心肺疾病不能耐受手术者,放疗可作为一种局部治疗手段。

放疗的敏感性:小细胞肺癌 > 鳞癌 > 腺癌 > 细支气管肺泡癌。

(3)**化学治疗** 肺癌的化疗分为术前化疗(新辅助化疗)、术后化疗(辅助化疗)和系统性化疗。肺癌的标准化疗方案是:下列药物之一与铂类药(顺铂或卡铂)的两药联合方案,包括长春瑞滨、紫杉醇、吉西他滨、多西他赛、培美曲赛、依托泊苷、拓扑替康等。

化疗方案的选择取决于病理类型和病人情况。身体耐受差者也可选择单药化疗。

辅助化疗一般为 4 个周期,系统性化疗不超过 6 个周期。更多周期的双药化疗不能带来生存上的获益。

(4)**靶向治疗** 针对肿瘤特有的基因异常进行的治疗称为靶向治疗。目前,肺癌治疗的靶点主要有表皮生长因子受体(EGFR)、血管内皮生长因子(VEGF)、间变淋巴瘤激酶(ALK)。

对于我国非小细胞肺癌,最重要的靶向治疗药物是 EGFR 的小分子抑制剂,如吉非替尼、厄洛替尼等。对于携带 EGFR 基因突变的肿瘤,EGFR 抑制剂治疗的有效率和疾病控制时间远高于传统化疗。东亚肺腺癌病人中,特别是女性和非吸烟者,EGFR 基因突变比例超过 50%,因此针对 EGFR 基因突变的靶向药物对于我国的肺癌病人意义重大。

(5)**其他治疗** 如中医中药治疗和免疫治疗。

【例16】A 对放疗最敏感的肺癌类型是

A. 鳞癌　　　　　　B. 腺癌　　　　　　C. 小细胞癌　　　　　　D. 类癌

六、食管癌

1. 病因

食管癌好发于男性,发病年龄多在 40 岁以上,以 60～64 岁年龄组发病率最高。

(1)**吸烟和重度饮酒** 吸烟者食管癌的发生率增加 3～8 倍,重度饮酒者增加 7～50 倍。

(2)**亚硝胺** 在我国食管癌高发区,主要危险因素还有亚硝胺、某些霉菌及其毒素。

(3)**某些微量元素和维生素缺乏** 也是食管癌的发病因素之一。

(4)**饮食习惯** 不良饮食习惯、食物过硬、过热、进食过快。

(5)**遗传因素** 食管癌的遗传易感因素。

2. 病理

(1)**食管的分段** 食管分颈段和胸段,胸段又分为上、中、下(含腹段)三段。

①颈段　自食管入口(环状软骨水平)至胸廓入口处(胸骨上切迹下缘)。

②胸上段　自胸廓入口至气管分叉平面。

③胸中段　自气管分叉平面至胃食管交界处全长的上 1/2。

④胸下段　自气管分叉平面至胃食管交界处全长的下 1/2。

⑤腹段　为食管裂孔至贲门。

(2)**好发部位**　食管癌的好发部位依次为胸中段 > 下段 > 上段。我国以鳞癌最常见,占80%以上。

(3)**病理分期**　早期病变多局限于黏膜(原位癌),表现为黏膜充血、糜烂、斑块或乳头状,少见肿块。至中、晚期癌肿长大,逐渐累及食管全周,肿块突入腔内,还可穿透食管壁全层,侵入纵隔和心包。

(4)**病理形态**　按病理形态,食管癌可分为四型:

①髓质型　管壁明显增厚并向腔内外扩展,使癌瘤的上下端边缘呈坡状隆起。

②蕈伞型　瘤体呈卵圆形扁平肿块状,向腔内呈蘑菇样突起。

③溃疡型　瘤体的黏膜面呈深陷而边缘清楚的溃疡,溃疡大小和外形不一,深入肌层,阻塞程度较轻。

④缩窄型　即硬化型,瘤体形成明显的环行狭窄,累及食管全部周径,较早出现阻塞症状。

(5)**扩散及转移**　癌肿最先向黏膜下层扩散,继而向上、下及全层浸润,很易穿透疏松的外膜侵入邻近器官。淋巴转移是食管癌的主要转移途径,血行转移发生较晚。

【例17】2007NO155A(临床部分)食管癌最多见的发病部位

　　A. 颈段　　　　　　　B. 胸部上段　　　　　　C. 胸部中段　　　　　　D. 胸部下段

　　A. 硬化型　　　　　　B. 髓质型　　　　　　　C. 蕈伞型　　　　　　　D. 溃疡型

【例18】2008NO145B 较早出现梗阻症状的食管癌是

【例19】2008NO146B 梗阻程度较轻的食管癌是

3. 临床表现

(1)**早期食管癌**　症状不明显,吞咽粗硬食物时可能偶有不适,如胸骨后烧灼样、针刺样或牵拉摩擦样疼痛。食物通过缓慢,并有停滞感或异物感。梗噎停滞感常通过吞咽水后缓解消失。症状时轻时重,进展缓慢。

(2)**中晚期食管癌**　典型症状是进行性吞咽困难。晚期可侵犯食管外组织,如侵犯喉返神经出现声音嘶哑,压迫颈交感神经产生 Horner 综合征。持续胸痛或背痛,表示癌已侵犯食管外组织。若有肝、脑等脏器转移,可出现黄疸、腹水、昏迷等状态。

4. 诊断

诊断方法主要依靠食管吞钡 X 线摄片和纤维食管镜检查。

(1)**食管吞稀钡 X 线双重对比造影**　对可疑病例,均应作此项检查。

早期食管癌　①食管黏膜皱襞紊乱、粗糙或中断;②小充盈缺损;③局限性管壁僵硬,蠕动中断;④小龛影。

中、晚期食管癌　可见明显不规则狭窄和充盈缺损,管壁僵硬。有时狭窄上方口腔侧食管可有扩张。

(2)**食管拉网脱落细胞学检查**　对早期病变的阳性率达 90% ~95%,是一种简便易行的普查筛选方法。

(3)**纤维食管镜 + 活检**　可在直视下取活组织行病理检查,为确诊食管癌的首选检查方法。

(4)**超声内镜检查(EUS)**　可用于判断食管癌的浸润层次、向外扩展深度以及有无纵隔、淋巴结或腹内脏器转移等,对评估外科手术可切除性有帮助。

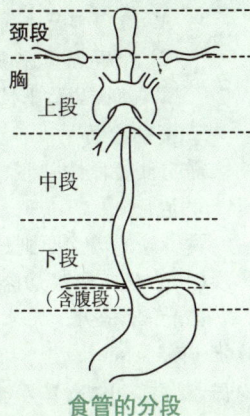

> **注意:**①普查食管癌首选食管拉网脱落细胞学检查。②确诊食管癌首选纤维食管镜 + 活组织检查。
> ③贲门失弛缓症行钡餐检查呈鸟嘴征。④门脉高压症食管胃底静脉曲张行钡餐检查呈串珠状改变。
> ⑤食管癌行钡餐检查呈充盈缺损、管壁僵硬、龛影、黏膜断裂。
> ⑥进行性吞咽困难是食管癌的典型临床表现,间歇性吞咽困难是贲门失弛缓症的典型临床表现。

【例20】2002A(执医试题)早期食管癌的X线表现是

  A. 贲门部呈光滑鸟嘴状狭窄　　　　　　B. 长的不规则线状狭窄

  C. 外压狭窄,黏膜光滑完整　　　　　　　D. 食管黏膜呈珠状改变

  E. 黏膜呈局限性管壁僵硬

5. 鉴别诊断

需与食管良性肿瘤、贲门失弛症、食管良性狭窄相鉴别。

6. 治疗

食管癌的治疗原则是多学科综合治疗,包括手术、放疗和化疗。

(1)**内镜下黏膜切除术(EMR)**　早期食管癌及癌前病变可行氩离子束凝固术(APC)或EMR。

(2)**手术治疗**　手术是治疗食管癌的**首选方法**,手术原则是肿瘤完全性切除(切除的长度应在距癌瘤上、下5~8cm以上)和淋巴结清扫(包括肿瘤周围的纤维组织及颈部、胸顶上纵隔、食管气管旁和隆凸周围、腹内胃小弯、胃左动脉及腹主动脉周围等处淋巴结)。

手术适应证为:①Ⅰ、Ⅱ期和部分Ⅲ期食管癌($T_3N_1M_0$和部分$T_4N_1M_0$);②放疗后复发,无远处转移,一般情况能耐受手术者;③全身情况良好,有较好的心肺功能储备;④对较长的鳞癌估计切除可能性不大而病人全身情况良好者,可先行术前化疗,待瘤体缩小后再作手术。

(3)**放疗**　①术前放疗:可增加手术切除率,提高远期生存率;②术后放疗:对术中切除不完全的残留癌组织在术后3~6周开始放疗;③单纯性放射治疗:多用于颈段、胸上段食管癌;也可用于有手术禁忌且病人尚可耐受放疗者;④三维适形放疗技术是目前较先进的放疗技术。

(4)**化学治疗**　食管癌化疗分为姑息性化疗、新辅助化疗(术前)、辅助化疗(术后)。

(5)**放化疗联合**　局部晚期食管癌建议联合放化疗。

【例21】2013A(执医试题)男,75岁。进行性吞咽困难3月余,目前能进半流食。胃镜检查:食管距门齿20cm处发现一长约6cm菜花样肿物,病理报告为鳞状细胞癌。其最佳治疗方法为

  A. 放疗　　　　　　B. 胃造瘘术　　　　　　C. 食管癌根治术

  D. 姑息性食管癌切除术　E. 化疗

七、腐蚀性食管灼伤

1. 病因

多为误吞强酸或强碱等化学腐蚀剂引起的食管化学性灼伤。也有因长期反流性食管炎、长期进食浓醋或长期服用酸性药物引起者。强碱产生较严重的溶解性坏死;强酸产生蛋白质凝固性坏死。

2. 病理

根据灼伤的病理程度,一般分为三度。

(1)**Ⅰ度灼伤**　食管黏膜表浅充血水肿,经过脱屑期后7~8天而痊愈,不遗留瘢痕。

(2)**Ⅱ度灼伤**　灼伤累及食管肌层。3~6周内发生肉芽组织增生修复,遗留瘢痕,易导致食管狭窄。

(3)**Ⅲ度灼伤**　食管全层及其周围组织凝固坏死,可导致食管穿孔和纵隔炎。

3. 临床表现

误服腐蚀剂后,立即引起唇、口腔、咽部、胸骨后及上腹剧烈疼痛,随即反射性呕吐,呕吐物常带血性。此外,还可出现咳嗽、声音嘶哑、呼吸困难等。瘢痕狭窄形成后可导致食管部分或完全梗阻。因不能进食,后期常出现营养不良、脱水、消瘦、贫血等。

4. 诊断　根据病史+典型临床表现即可确诊。必要时需通过食管造影确诊。

5. 治疗

(1)**急诊处理**　①保持呼吸道通畅,必要时行气管切开。②尽早吞服植物油或蛋白水,以保护食管和胃黏膜。③积极处理并发症。④防止食管狭窄,早期使用糖皮质激素和抗生素。

(2) **扩张疗法** 宜在伤后 2~3 周进行。

(3) **手术疗法** 对严重长段狭窄及扩张疗法失败者,可采用手术治疗。

八、贲门失弛缓症

贲门失弛缓症是指吞咽时食管体部无蠕动,贲门括约肌松弛不良,临床表现为间断性吞咽困难。

1. 病因和病理

(1) **病因** 未明。一般认为本病系食管肌层内神经节的变性、减少或缺如,食管失去正常的推动力。食管下括约肌不能松弛,导致食物滞留于食管内。

(2) **病理** 食管扩张、肥厚、伸长、屈曲、失去肌张力。食物淤滞,慢性刺激食管黏膜,致充血、发炎,甚至发生溃疡。时间久后,少数病人可发生癌变。

2. 临床表现

(1) **主要症状** 间断性咽下困难,胸骨后沉重感或阻塞感。

(2) **其他症状** 多数病程较长,症状时轻时重,发作常与精神因素有关。热食较冷食易于通过,有时咽固体食物可形成一定压力,反而可以通过。食管扩大明显时,可容纳大量液体及食物。在夜间可发生气管误吸,并发肺炎。

3. 诊断

(1) **食管吞钡造影** 特征为食管体部蠕动消失,食管下端及贲门部呈鸟嘴状,边缘整齐光滑,上端食管明显扩张,可有液面。钡剂不能通过贲门。

(2) **食管腔内压力测定** 可以确诊。

(3) **食管纤维镜检查** 有助于排除肿瘤。

4. 治疗

(1) **非手术疗法** ①改变饮食习惯,如少食多餐,细嚼慢咽,避免吃过热或过冷食物。②部分轻症早期病人可试行食管扩张术。扩张的方法有机械、水囊、气囊、钡囊等。

(2) **手术疗法** 常采用经腹或经左胸作食管下段贲门肌层切开术(Heller 手术),效果良好。

九、原发性纵隔肿瘤

1. 纵隔分区

纵隔实际上是一个间隙,前为胸骨,后为胸椎,两侧为纵隔胸膜,上连颈部,下止于膈肌。纵隔内有心脏、大血管、食管、气管、神经、胸腺、胸导管、丰富的淋巴组织和结缔脂肪组织。

临床上,常采用"四分法"将纵隔分为四个部分:以胸骨角与第 4 胸椎下缘的水平线为界,将纵隔分为上、下两部。下纵隔再以心包前后界分为前、中、后三部。在心包前面的间隙为前纵隔。在心包后方的间隙为后纵隔。近年来将含有很多重要器官的纵隔称为内脏器官纵隔(以往称中纵隔)。

纵隔临床解剖分区

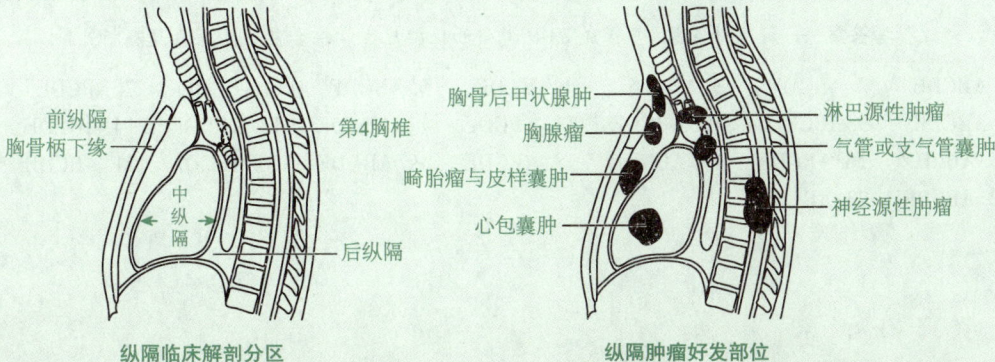

纵隔肿瘤好发部位

2. 常见的纵隔肿瘤

部位	常见的纵隔肿瘤
前纵隔	畸胎瘤和皮样囊肿（最常见）
前上纵隔	胸腺瘤（最常见）、畸胎瘤、淋巴源性肿瘤、甲状腺肿瘤
前下纵隔	畸胎瘤、淋巴源性肿瘤、海绵状血管瘤、脂肪瘤
内脏器官纵隔（中纵隔）	淋巴源性肿瘤、心包囊肿、支气管囊肿
后纵隔	神经源性肿瘤（最常见）
后上纵隔	神经源性肿瘤
后下纵隔	神经源性肿瘤、食管囊肿

3. 纵隔肿瘤的特点

①良性多见（占75%）；②多生长缓慢，早期无明显症状和体征；③既可原发，也可继发。

4. 临床表现

与肿瘤大小、部位、生长方向和速度、质地、性质等有关。常见症状有：胸痛、胸闷、刺激或压迫呼吸系统、神经系统、大血管、食管的症状。此外，还可出现一些与肿瘤性质相关的特异性症状。

（1）**压迫症状**　压迫交感神经出现 Horner 综合征；压迫喉返神经出现声音嘶哑；压迫臂丛出现上肢麻木；压迫无名静脉出现单侧上肢及颈静脉压增高；压迫上腔静脉出现颈静脉怒张；压迫食管出现吞咽困难等。

（2）**特异性症状**　对确诊意义较大，如随吞咽上下移动为胸骨后甲状腺肿；咳出头发样细毛或豆腐渣样皮脂为破入肺内的畸胎瘤；伴重症肌无力为胸腺瘤等。

5. 诊断

胸部影像学检查是诊断纵隔肿瘤的重要手段。断层摄片、CT、MRI 能显示肿瘤与邻近组织器官的关系。其他辅助检查方法有超声扫描、核素检查、颈淋巴结活检、气管镜、食管镜、纵隔镜等检查。

6. 治疗原则

①绝大多数纵隔肿瘤，一经确诊，如无禁忌，均应手术治疗。
②恶性肿瘤无法切除者，可给予放疗或化疗。
③恶性淋巴源性肿瘤对放疗敏感，首选放疗，不宜手术治疗。

【例22】A 位于后纵隔脊柱旁肋脊区的原发性纵隔肿瘤常是

　　A. 神经源性肿瘤　　　B. 畸胎瘤　　　　　C. 胸腺瘤　　　　　D. 纵隔囊肿

【例23】A 对原发性纵隔肿瘤诊断价值最大的检查方法是

　　A. 放射性核素扫描　　B. B 超　　　　　　C. CT　　　　　　　D. 胸片

▶ **常考点**　重点内容，需全面掌握。

参考答案——详细解答见《贺银成2019考研西医临床医学综合能力历年真题精析》

1. ABC**D**E　　2. A**B**CDE　　3. AB**C**DE　　4. ABC**D**E　　5. AB**C**DE　　6. AB**C**DE　　7. A**B**CDE

8. ABC**D**E　　9. A**B**CDE　　10. AB**C**DE　　11. A**B**CDE　　12. AB**C**DE　　13. AB**C**DE　　14. ABC**D**E

15. ABCD**E**　　16. AB**C**DE　　17. AB**C**DE　　18. AB**C**DE　　19. AB**C**DE　　20. ABC**D**E　　21. A**B**CDE

22. ABC**D**E　　23. AB**C**DE

第15章 腹外疝

▶ **考纲要求**

①疝的基本概念和临床类型。②腹股沟区的解剖。③腹外疝的临床表现、诊断、鉴别诊断、外科治疗的原则和方法。④无张力疝修补术的概念及应用。

▶ **复习要点**

一、疝的基本概念和临床类型

1. 疝的基本概念

体内脏器或组织离开正常解剖部位，通过先天或后天的薄弱点、缺损或孔隙进入另一部位，称为疝。疝多发生于腹部，以腹外疝多见。腹外疝是由腹腔内的脏器或组织连同腹膜壁层，经腹壁薄弱点或孔隙，向体表突出所致。腹内疝是由脏器或组织进入腹腔内的间隙囊内而形成，如网膜孔疝。

2. 临床类型

腹外疝有易复性、难复性、嵌顿性、绞窄性等类型。

①易复性疝	是指疝内容物很容易回纳入腹腔的疝
②难复性疝	疝内容物不能回纳或不能完全回纳入腹腔内，但不引起严重症状者
滑动性疝	疝内容物成为疝囊壁的一部分，属于难复性疝。多见于右侧，左右之比为1:6
③嵌顿性疝	疝囊颈较小而腹内压突然增高时，疝内容物可强行扩张囊颈而进入疝囊，随后因囊颈的弹性收缩，又将其内容物卡住，使其不能回纳，称嵌顿性疝或箝闭性疝
逆行性嵌顿疝	嵌顿的肠管包括几个肠袢，或呈W形，称逆行性嵌顿疝或Maydl疝
Richter疝	指嵌顿的内容物为肠管壁的一部分，也称为肠管壁疝
Littre疝	是指嵌顿的疝内容物为小肠憩室（通常是Meckel憩室）
④绞窄性疝	嵌顿疝合并肠壁血运障碍者，称绞窄疝
⑤儿童疝	因疝环组织一般比较柔软，嵌顿后很少发生绞窄

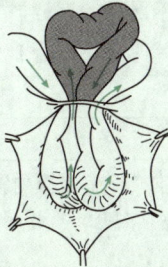

注意：①嵌顿疝——绞窄疝、逆行性嵌顿疝（Maydl疝）、箝闭性疝（嵌顿性疝）、Richter疝、Littre疝。
②容易嵌顿的疝——股疝、儿童腹股沟斜疝、成人脐疝。　③最易嵌顿的疝——股疝。
④不容易嵌顿的疝——直疝、切口疝、小儿脐疝。　⑤属于难复性疝——滑动疝。

记忆：①Maydl疝为W形，M倒置即为W。②Meckel憩室嵌顿称为Littre疝，记忆为两个英文单词的首写字母ML（毫升、马列、美菱冰箱、猛料、猛烈、忙碌、毛驴…，可自选其义，哈哈）。

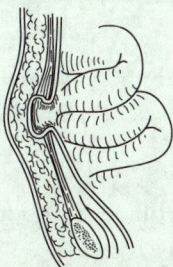

肠管壁疝（Richter疝）　　逆行性嵌顿疝（Maydl疝）　　滑动疝

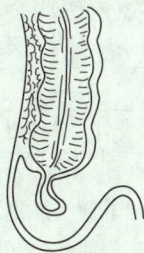

【例1】2003NO147X 下列哪些腹外疝应行紧急手术治疗？

    A. Littre 疝   B. Richter 疝   C. 难复性疝   D. 嵌顿性股疝

【例2】1994NO86A 由肠壁一部分构成疝内容物的疝，称为

    A. 滑疝   B. 直疝   C. 股疝

    D. Richter 疝   E. Littre 疝

【例3】2002NO83A 关于腹外疝的叙述，下列哪项是正确的？

    A. 滑疝多见于左侧   B. 滑疝也属于难复性疝   C. 疝内容物以大网膜最多见

    D. 直疝多见于中年肥胖者   E. 儿童的嵌顿疝易发生绞窄

注意：①最常见的疝内容物是小肠，难复性疝最常见的疝内容物是大网膜。

②左侧滑动性疝的疝内容物是乙状结肠和膀胱，右侧滑动性疝的疝内容物是盲肠、阑尾和膀胱。

二、腹股沟疝

1. 疝的大致分类

腹股沟斜疝是最常见的腹外疝。

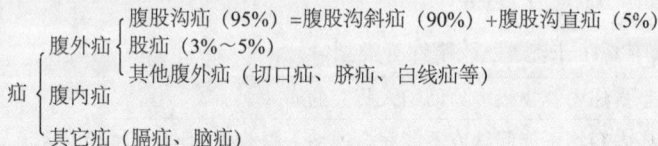

疝 分为：腹外疝（腹股沟疝（95%）=腹股沟斜疝（90%）+腹股沟直疝（5%）；股疝（3%～5%）；其他腹外疝（切口疝、脐疝、白线疝等））；腹内疝；其它疝（膈疝、脑疝）

    A. 腹股沟斜疝   B. 腹股沟直疝   C. 股疝   D. 切口疝

【例4】2009NO147B 发生率最高的疝是

【例5】2009NO148B、2017NO61A 最容易发生嵌顿的疝是

【例6】1990NO37A 最常见的腹外疝是

    A. 股疝   B. 腹壁切口疝   C. 腹股沟斜疝

    D. 脐疝   E. 腹股沟直疝

2. 腹股沟区解剖

（1）**腹股沟管的解剖** 腹股沟区是前外下腹壁一个三角形区域，其下界为腹股沟韧带，内界为腹直肌外侧缘，上界为髂前上棘至腹直肌外侧缘的一条水平线。

腹股沟管位于腹前壁、腹股沟韧带内上方，大体相当于腹内斜肌、腹横肌弓状下缘与腹股沟韧带之间的空隙。成人腹股沟管长约4～5cm。以深环为起点，腹股沟管的走向由外向内、由上向下、由深向浅斜行。女性腹股沟管内有子宫圆韧带通过，男性有精索通过。腹股沟管的结构可概括为"两环两口四壁"：

①两环两口 是指腹股沟管的深环即内口（内环），浅环即外口（外环）。深环（内环或腹环）位于腹股沟韧带中点上方2cm；浅环（外环或皮下环）位于耻骨结节外上方。

②四壁 是指腹股沟管有前、后、上、下4壁（见下表）。

腹股沟管		股管		
两口	内口：深环　外口：浅环（皮下环）	两口	上口：股环	下口：卵圆窝
四壁	前壁：皮肤、皮下组织和腹外斜肌腱膜，外1/3尚有腹内斜肌 后壁：腹膜和腹横筋膜，内1/3尚有腹股沟镰 上壁：腹内斜肌、腹横肌的弓状下缘 下壁：腹股沟韧带和腔隙韧带	四缘	前缘：腹股沟韧带 后缘：耻骨梳韧带 内缘：腔隙韧带 外缘：股静脉	

记忆:①前壁为腹外斜肌腱膜——记忆为外国人很前卫(黑体字所示)。
②后壁为腹横筋膜和腹股沟镰——记忆为慈禧太后很专横、不知廉耻。
③上壁为腹内斜肌和腹横肌的弓状下缘——皇上都有内侍手拿弓箭护卫着。
④下壁为腹股沟韧带——这个太简单,谁都会。

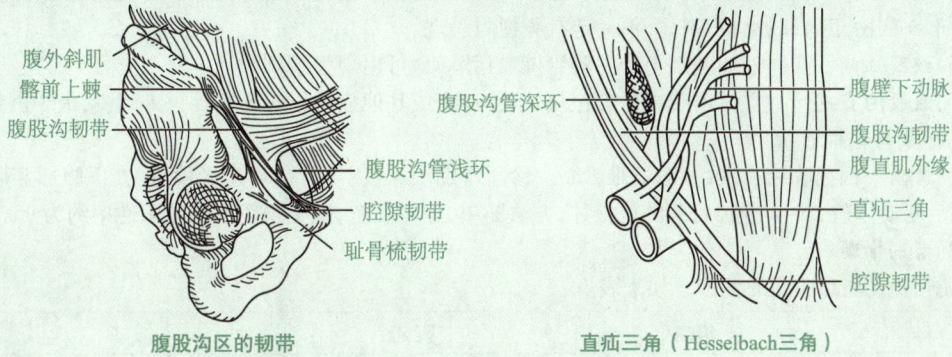

腹外斜肌
髂前上棘
腹股沟韧带
腹股沟管浅环
腔隙韧带
耻骨梳韧带

腹股沟区的韧带

腹股沟管深环
腹壁下动脉
腹股沟韧带
腹直肌外缘
直疝三角
腔隙韧带

直疝三角 (Hesselbach 三角)

(2)Hesselbach 三角 也称直疝三角或海氏三角,其外侧边是腹壁下动脉,内侧边是腹直肌外侧缘,底边是腹股沟韧带。腹股沟直疝即于此突出。

(3)股管结构 股管是一个狭长的漏斗形间隙,长约 1 ~ 1.5cm,其结构见上表。股管下口为卵圆窝,下肢大隐静脉在此处穿过筛状板进入股静脉。经股管突出的疝称为股疝。由于股管几乎是垂直的,疝块在卵圆窝处向前转折时形成一锐角,且股环本身较小,周围又多坚韧的韧带,因此股疝容易嵌顿。在腹外疝中,股疝嵌顿者最多,高达 60% 。股疝一旦嵌顿,可迅速发展为绞窄性疝。

【例 7】1992NO73A 下列哪项构成直疝三角?

A. 腹直肌外侧缘、凹间韧带、腹股沟韧带　　　B. 腹直肌外侧缘、腹壁下动脉、腹股沟韧带

C. 陷窝韧带、股静脉、腹股沟韧带　　　　　　D. 联合肌腱、腹股沟韧带、腹壁下动脉

E. 凹间韧带、腹直肌外缘、联合肌腱

3. 发病机制

腹股沟疝是指发生在腹股沟区域的腹外疝。腹股沟疝分斜疝和直疝两种。

疝囊经过腹壁下动脉外侧的腹股沟管深环(内环)突出,向内、向下、向前斜行经过腹股沟管,再穿出腹股沟管浅环(皮下环),并可进入阴囊,称为腹股沟斜疝。

疝囊经腹壁下动脉内侧的直疝三角直接由后向前突出,不经过内环,也不进入阴囊,称腹股沟直疝。

(1)先天性解剖异常 胚胎早期,睾丸位于腹膜后第 2 ~ 3 腰椎旁,以后逐渐下降,同时在未来的腹股沟管深环处带动腹膜、腹横筋膜以及各肌经腹股沟管逐渐下移,并推动皮肤而形成阴囊。随之下移的腹膜形成一鞘突,睾丸则紧贴其后壁。鞘突下段在婴儿出生后不久成为睾丸固有鞘膜,其余部分自行萎缩闭锁。如鞘突不闭锁或闭锁不完全,则成为先天性斜疝的疝囊。右侧睾丸下降比左侧略晚,鞘突闭锁也较迟,故右侧腹股沟疝较多见。

(2)后天性腹壁薄弱或缺损 任何腹外疝,都存在腹横筋膜不同程度的薄弱或缺损。此外腹横肌和腹内斜肌发育不全对发病也起重要作用。腹横筋膜和腹横肌的收缩可把凹间韧带牵向上外方,而在腹内斜肌深面关闭了腹股沟深环。如腹横筋膜和腹横肌发育不全,这一保护作用就不能发挥而容易发生疝。

4. 临床表现

(1)易复性疝 腹股沟区可复性肿块。肿块常在站立、行走、咳嗽或劳动时出现,多呈带蒂柄的梨形,并可降至阴囊或大阴唇。用手按压肿块并嘱病人咳嗽,可有膨胀冲击感。如病人平卧休息或用手将肿块向腹腔推送,肿块可向腹腔回纳而消失。回纳后,以手指通过阴囊皮肤伸入浅环,可感浅环扩大,此

时嘱病人咳嗽,指尖有冲击感。用手压住腹股沟管深环,让病人起立并咳嗽,斜疝疝块并不出现;一旦移去手指,则可见疝块由外上向内下鼓出。

(2)难复性疝 疝块不能完全回纳。

(3)滑动性疝 疝块不能完全回纳,可有消化不良和便秘症状。

(4)嵌顿性疝 疝块突然增大,不能回纳,并伴明显疼痛。若为肠管嵌顿,可出现机械性肠梗阻征象。Richter疝由于局部肿块不明显,不一定有肠梗阻表现。

(5)绞窄性疝 在嵌顿疝基础上合并肠管壁血运障碍,可出现腹膜刺激征。

(6)腹股沟直疝 直立时出现半球形包块,不伴疼痛或其他症状。直疝很少进入阴囊,极少嵌顿。

5. 诊断与鉴别诊断

(1)诊断 根据临床表现,一般不难诊断。诊断特别困难者,可行疝囊造影检查:在下腹部穿刺注入造影剂后变换体位,2～4分钟后俯卧位摄片,方法简单,相对安全,鞘突未闭显示的阳性率约为95%。

(2)鉴别诊断

①斜疝、直疝和股疝的鉴别 如下表。

	斜疝	直疝	股疝
发病年龄	儿童与青壮年多见	多见于老年	40岁以上妇女
突出途径	经腹股沟管突出	由直疝三角突出	经股管突出
进入阴囊	可进入	很少进入	绝不进入
疝块外形	椭圆形或梨形,有蒂	半球形,基底较宽	半球形,位于卵圆窝处
回纳疝块后压住内环	疝块不再突出	仍可突出	仍可突出
精索与疝囊的关系	精索在疝囊后方	精索在疝囊前外方	—
疝囊颈与腹壁下动脉关系	疝囊颈在腹壁下动脉外侧	疝囊颈在腹壁下动脉内侧	—
嵌顿机会	较多	极少	最易嵌顿(占60%)

②睾丸鞘膜积液 肿块完全局限在阴囊内,其上界可以清楚地摸到,透光试验阳性,而疝块则为阴性。

③交通性鞘膜积液 肿块的外形与睾丸鞘膜积液相似。于每日起床后或站立活动时肿块缓慢出现并增大。平卧或睡觉后肿块逐渐缩小,挤压肿块其体积可逐渐缩小。透光试验阳性。

④精索鞘膜积液 肿块较小,在腹股沟管内,牵拉同侧睾丸可见肿块移动。

⑤隐睾 肿块较小,挤压肿块可出现特有的胀痛感觉。如患侧阴囊内睾丸缺如,则诊断更为明确。

⑥急性肠梗阻 若嵌顿的疝内容物为肠管,则可伴发急性肠梗阻。

【例8】2007NO159A 下列关于腹股沟疝的叙述,错误的是

    A. 斜疝发病率占腹股沟疝的85%～95%　　　B. 左侧斜疝较少是因左侧睾丸下降早

    C. 后天性斜疝的发生常与潜在的先天性解剖异常有关　　D. 滑疝常有消化不良和便秘的症状

【例9】2015NO85A 男性,23岁。右腹股沟可复性包块2年。查体:肿块还纳后,压迫内环口肿物不再复出,无压痛。手术中最有可能的发现是

    A. 直疝三角部位腹壁薄弱　　　　　　　　B. 疝囊颈位于腹壁下动脉外侧

    C. 盲肠组成疝囊壁的一部分　　　　　　　D. 疝内容物常为大网膜

    A. 腹股沟斜疝　　　　B. 交通性鞘膜积液　　　　C. 两者均可　　　　D. 两者均不可

【例10】1993NO125C 站立位阴囊出现包块,平卧位消失者,是

【例11】1993NO126C 阴囊包块还纳时可闻及咕咕响声者,是

6. 治疗

(1)非手术治疗 适用于:①1岁以下的婴幼儿;②年老体弱者;③伴严重疾病禁忌手术者。

(2)**手术治疗** 腹股沟疝最有效的治疗方法是手术修补。手术方法主要分为以下三种:

①传统的疝修补术 手术的基本原则是疝囊高位结扎 + 腹股沟管修补术。

疝囊高位结扎 显露疝囊颈,予以高位结扎。所谓高位,解剖上应达内环口,术中以腹膜外脂肪为标志。婴幼儿的腹肌在发育中可逐渐强壮而使腹壁加强,单纯疝囊高位结扎常能获得满意疗效,无需施行修补术。绞窄性斜疝因肠坏死而局部有严重感染,通常采取疝囊高位结扎,而不修补,因感染常使修补失败。

腹股沟管修补术 成年腹股沟疝病人都存在不同程度的腹股沟管前壁或后壁薄弱、缺损,单纯疝囊高位结扎不足以预防腹股沟疝的复发,故在疝囊高位结扎后,还需行腹股沟管修补。各种修补术式如下表。

术式	加强部位	手术方法	适用证
Ferguson	加强前壁	在精索前方将腹内斜肌下缘与联合腱缝至腹股沟韧带上	腹横筋膜无显著缺损 后壁健全的斜疝、一般直疝
Bassini	加强后壁	在精索后把腹内斜肌下缘和联合腱缝至腹股沟韧带上。精索位于腹内斜肌与腹外斜肌腱膜之间	腹横筋膜松弛、腹股沟管薄弱者 临床应用最广泛
Halsted	加强后壁	与 Bassini 法相似,但把腹外斜肌腱膜也在精索后方缝合。精索位于腹壁皮下层与腹外斜肌腱膜之间	腹横筋膜松弛 腹股沟管薄弱者
Shouldice	加强后壁	将疝修补重点放在内环及腹横筋膜	较大的成人腹股沟斜疝、直疝
Mc Vay	加强后壁	在精索后方把腹内斜肌下缘和联合腱缝至耻骨梳韧带上	后壁严重薄弱者:大斜疝、复发疝、直疝、股疝、老年病人

记忆:加强腹股沟管前壁的修补术式为 Ferguson——记忆为前夫(F),其它均为加强后壁的修补术式。

②无张力疝修补术 是在无张力情况下,利用人工高分子材料网片进行修补,具有术后疼痛轻、恢复快、复发率低等优点。常用的方法有三种:

平片无张力疝修补术(Lichtenstein 手术) 使用一适当大小的补片材料置于腹股沟管后壁。

疝环充填式无张力疝修补术(Rutkow 手术) 使用一个锥形网塞置入已返纳疝囊的疝环中并加以固定,再用一成形补片置于精索后以加强腹股沟管后壁。

巨大补片加强内脏囊手术(Stoppa 手术) 是在腹股沟处置入一块较大的补片以加强腹横筋膜,通过巨大补片挡住内脏囊,后经结缔组织长入,补片与腹膜发生粘连实现修补目的,多用于复杂疝和复发疝。

人工高分子修补材料属于异物,有潜在排异和感染的危险,故临床上应选择适应证应用。因嵌顿疝行急诊手术时,若存在感染风险则不提倡使用补片,对腹股沟管未发育的儿童也不提倡使用补片。

③经腹腔镜疝修补术(LIHR) 方法有四种:经腹膜前法(TAPA)、完全经腹膜外法(TEA)、经腹腔补片植入技术(IPOM)、单纯疝环缝合法。LIHR 具有创伤小、术后疼痛轻、恢复快、复发率低、无局部牵扯感等优点,但由于手术费用高,故目前应用较少。

注意:①只做疝囊高位结扎,不做修补——1 岁以上的小儿疝、绞窄疝、绞窄性斜疝并感染者。

②只做修补,不做疝囊高位结扎——无张力疝修补。

③既不做疝囊高位结扎,也不做修补——1 岁以下的婴幼儿、年老体弱者、伴严重疾病禁忌手术者。

④需紧急手术者——嵌顿疝、绞窄疝。

A. 疝囊高位结扎术　　B. 疝修补术　　C. 两者均需　　D. 两者均不需

【例12】2000NO135C 一岁以内婴儿腹股沟斜疝的治疗

【例13】2000NO136C 中老年妇女股疝的治疗

A. 疝囊高位结扎术　　B. Bassini 法修补术　　C. Halsted 法修补术

D. Mc Vay 法修补术　　E. Ferguson 法修补术

【例14】1997NO113B 股疝最恰当的手术方式是

【例15】1997NO114B 绞窄性斜疝局部有感染者,应选的合理手术方式是

【例16】2009NO177X 成人疝修补手术成功的重要环节有
 A. 修补外环口   B. 关闭疝门
 C. 加强或修补腹股沟管管壁 D. 高位结扎疝囊

【例17】2008NO81A 下列选项中,不属于无张力疝成形术优点的是
 A. 适用于某些有腹压增高的患者 B. 术后下地早,恢复快
 C. 复发率低   D. 较常规手术不易感染

(3)嵌顿疝的处理原则

手法复位的指征 嵌顿疝具备下列情况者可先试行手法复位:①嵌顿时间在3~4小时以内,局部压痛不明显,无腹部压痛或腹肌紧张等腹膜刺激征者;②年老体弱或伴其他严重疾病而估计肠袢尚未绞窄者。

手法复位可能使早期嵌顿性斜疝复位,暂时避免手术,但有挤破肠管,把已坏死的肠管送回腹腔,或疝块虽消失而实际仍有一部分肠管未还纳的可能。因此,手法必须轻柔,复位后还需观察腹部情况,注意有无腹膜炎或肠梗阻表现,如有这些表现,应尽早手术探查。

手术治疗 除上述情况外,嵌顿疝原则上需要紧急手术,以防止疝内容物坏死。手术的关键在于判断疝内容物的活力,然后根据病情确定正确的处理方法。

(4)绞窄疝的处理原则 绞窄疝嵌顿的肠管已有血运障碍,应手术切除坏死的肠管,一期肠吻合,只作疝囊高位结扎,一般不作一期疝修补,以免因感染而致修补失败。

(5)复发性腹股沟疝的处理原则 复发疝包括以下三种情况:

①真性复发疝 在疝手术部位再次发生的疝,其解剖部位和疝类型与初次手术的疝相同。

②遗留疝 为初次手术时遗留的伴发疝。

③新发疝 指初次手术是成功的,经过一段时间后再发生的疝,疝的类型与初次手术的疝相同或不同,但解剖部位不同,为新发的疝。

【例18】1995NO90A 关于腹股沟嵌顿疝手法复位的叙述,下列哪项不正确?
 A. 疝块大、腹壁缺损较大、疝环较松者可试行手法复位
 B. 年老体弱或伴其它严重疾病的嵌顿疝病人,估计肠管无绞窄者可试行手法复位
 C. 嵌顿时间在3~4小时以内,尚无腹膜刺激征者可试行手法复位
 D. 手法复位后,仍需继续观察腹部情况
 E. 手法复位方法简便,避免了手术之苦,应该大力推荐

【例19】2014NO87A 男性,75岁。因腹股沟斜疝嵌顿2天急诊手术。术中见疝囊内有大团小肠,仍有活力,并有少量淡黄色渗出液,松解疝环,将小肠还纳腹腔并作疝修补术。术后第2天,病人觉腹痛较前加重,T38.8℃,腹部压痛、反跳痛、肌紧张,WBC18×10⁹/L。最可能的原因是
 A. 术中腹腔感染   B. 术中损伤肠管
 C. 缺血性肠病发作   D. 遗漏腹中坏死肠袢

【例20】2005NO88A 男性,50岁,右阴囊可复性肿物14年,不能还纳1天,伴呕吐,停止排气排便。查体:心率108次/分,血压150/105mmHg,右阴囊肿大,压痛明显,腹膨隆,肠鸣音亢进,白细胞14×10⁹/L,中性85%。对该患者的最佳处理是
 A. 立即剖腹探查 B. 急诊室留观 C. 止痛、抗炎
 D. 胃肠减压,择期行修补术 E. 急作腹股沟疝手术,并作肠切除准备

三、股疝

疝囊通过股环、经股管突出的疝称为股疝。由于股管几乎是垂直的,疝块在卵圆窝处向前转折时形成一锐角,且股环本身较小,周围又多坚韧的韧带,因此股疝容易嵌顿。在腹外疝中,股疝嵌顿者最多,高

达60%。股疝一旦嵌顿,可迅速发展为绞窄性疝。

1. 好发情况 股疝的发病率约占腹外疝的3%~5%,多见于40岁以上妇女。

2. 病因

(1)解剖因素 女性骨盆宽大、联合肌腱和腔隙韧带薄弱、股管上口宽大松弛。

(2)腹内压增高 妊娠。

3. 临床表现

疝块往往不大,常在腹股沟韧带下方卵圆窝处表现为一半球形突起。平卧回纳内容物后,疝块有时不能完全消失,这是因为疝囊外有很多脂肪堆积的缘故。由于疝囊颈较小,故咳嗽冲击感不明显。股疝发生嵌顿时,常伴有较明显的急性机械性肠梗阻的症状。

4. 诊断与鉴别诊断 根据好发人群、临床表现,本病不难诊断,需与腹股沟斜疝、脂肪瘤、肿大的淋巴结、大隐静脉曲张结节样膨大、髂腰部结核性脓肿等相鉴别。

5. 治疗

股疝容易嵌顿,容易绞窄,因此,诊断明确后,应及时手术治疗。最常用的手术是 Mc Vay 修补术,此法不仅能加强腹股沟管后壁而用于修补腹股沟疝,同时还能堵住股环而用于修补股疝。另一方法是在处理疝囊后,在腹股沟韧带下方把腹股沟韧带、腔隙韧带和耻骨肌筋膜缝合在一起,借以关闭股环。

> **注意:**股疝好发于中年妇女,易嵌顿,易绞窄,疝块呈半球形。疝内容物常为大网膜或小肠。

【例21】2004NO82A 下列哪项不是股疝的常见特点?

    A. 多见于中老年妇女   B. 疝块较小   C. 疝块呈半球形

    D. 咳嗽冲击感明显   E. 易嵌顿、易绞窄

四、切口疝

切口疝是发生于腹壁手术切口处的疝。临床上较常见,占腹外疝的第三位。

1. 病因

切口疝最常见病因为切口感染(占50%)。腹部切口若一期愈合,切口疝的发病率常<1%;如切口发生感染,则发病率可达10%;切口哆开者可高达30%。在各种常用的腹部切口中,最常发生切口疝的是经腹直肌纵行切口,下腹部因腹直肌后鞘不完整,切口疝更多见;其次为正中切口和旁正中切口。

2. 临床特点

腹部切口疝主要表现为腹壁切口处可复性肿块。切口疝一般疝环宽大,很少发生嵌顿。

3. 治疗原则 腹部切口疝需手术修补。

【例22】1999NO87A 发生切口疝最主要的病因是

    A. 腹部手术切口为纵行切口   B. 切口过长,缝合不够严密,对合差

    C. 引流物放置过久   D. 切口发生感染   E. 病人术后腹胀

【例23】2015NO77A 下列腹部切口中,切口疝发生率最高的是

    A. 经腹直肌切口   B. 旁正中切口   C. 沿肋缘斜切口   D. 麦氏切口

▶**常考点** 几种特殊疝;腹外疝的临床特点。

      参考答案——详细解答见《贺银成2019考研西医临床医学综合能力历年真题精析》

1. ABCDE   2. ABCDE   3. ABCDE   4. ABCDE   5. ABCDE   6. ABCDE   7. ABCDE

8. ABCDE   9. ABCDE   10. ABCDE   11. ABCDE   12. ABCDE   13. ABCDE   14. ABCDE

15. ABCDE   16. ABCDE   17. ABCDE   18. ABCDE   19. ABCDE   20. ABCDE   21. ABCDE

22. ABCDE   23. ABCDE

第16章 腹部损伤

▶ **考纲要求**

①腹部损伤的分类、病因、临床表现和诊治原则。②常见内脏损伤的特征和处理。

▶ **复习要点**

一、概论

1. 分类

腹部损伤按是否穿透腹壁、腹腔是否与外界相通,分为开放性和闭合性损伤两大类。

(1) **开放性损伤** 有腹膜破损者为穿透伤(多伴内脏损伤),无腹膜破损者为非穿透伤(偶伴内脏损伤)。开放性损伤即使涉及内脏,其诊断常较明确。

(2) **闭合性损伤** 可能仅限于腹壁,也可同时兼有内脏损伤。闭合性损伤体表无伤口,要确定有无内脏损伤,有时很困难。

(3) **医源性损伤** 穿刺、内镜、灌肠、刮宫、腹部手术等诊治措施时导致的腹部损伤。

【例1】2000NO84A 下列关于腹部损伤的叙述,哪项是正确的?

 A. 因多数腹部损伤涉及内脏而伤情严重,死亡率一般在30%以上

 B. 有腹膜破损者为穿透伤(多伴内脏损伤)   C. 涉及内脏的开放性损伤,诊断常较困难

 D. 穿透伤的入、出口与伤道呈一条直线   E. 伤口大小与伤情严重程度成正比

2. 病因

(1) **开放性损伤** 多为刀刺、枪弹、弹片所引起。受损内脏依次为肝、小肠、胃、结肠、大血管等。

(2) **闭合性损伤** 常系坠落、碰撞、冲击、挤压等钝性暴力所致。受损内脏依次为脾、肾、小肠、肝等。

3. 临床表现

(1) **差异很大** 由于致伤原因及伤情不同,腹部损伤后的临床表现差异很大,可从无明显症状体征到出现重度休克甚至濒死状态。一般单纯腹壁损伤的症状和体征较轻,可表现为受伤部位疼痛,局限性腹壁肿胀、压痛,或有皮下瘀斑。如为内脏挫伤,可有腹痛或无明显症状,严重者可有腹腔内出血和腹膜炎。

(2) **实质脏器损伤** 肝、脾、胰、肾等实质器官或大血管损伤主要表现为腹腔内(腹膜后)出血。包括面色苍白、脉率加快,严重时脉搏细弱,血压不稳,甚至休克。腹痛呈持续性,一般不很剧烈,腹膜刺激征也不严重。但肝破裂和胰腺损伤可出现明显腹痛和腹膜刺激征。体征最明显处一般即是损伤所在。移动性浊音是腹腔内出血的有力证据,但已属晚期体征。肾损伤可出现血尿。

(3) **空腔脏器破裂** 胃肠道、胆道、膀胱等空腔脏器破裂的主要表现为弥漫性腹膜炎。最为突出的是腹部有腹膜刺激征,其程度因空腔器官内容物不同而异。通常是胃液、胆汁、胰液刺激最强,肠液次之,血液最轻。伤者有时可有气腹征,严重时可发生感染性休克。空腔脏器破裂也可有腹腔内出血,但出血量一般不大,除非合并邻近大血管损伤。

【例2】2011NO85A 下列情况中,腹膜刺激征最轻的是

 A. 消化道穿孔   B. 脾破裂   C. 急性胆囊炎   D. 急性重症胰腺炎

4. 辅助检查

(1) **诊断性腹腔穿刺术和腹腔灌洗术** 阳性率可达90%以上,对于判断腹腔内脏有无损伤和哪类脏器损伤有很大帮助。如果诊断性腹穿抽到不凝血,提示实质性脏器破裂出血,这是由于腹膜的去纤维作用而使血液不凝所致;抽不到液体并不能完全排除内脏损伤。诊断性腹腔灌洗符合下列之一项者为阳性:

①灌洗液含有肉眼可见的血液、胆汁、胃肠内容物或证明是尿液;②显微镜下红细胞 $> 100 \times 10^9/L$

或白细胞 $> 0.5 \times 10^9 / L$；③淀粉酶 > 100 Somogyi 单位；④灌洗液中发现细菌。

（2）**X 线检查** 腹腔游离气体为胃肠道破裂的证据，在立位腹部平片表现为膈下新月形阴影。腹膜后积气提示腹膜后十二指肠或结直肠穿孔。

（3）**B 超检查** 具有安全、简便、无创、可重复等优点。主要用于诊断肝、脾、胰、肾等实质性脏器的损伤。

（4）**CT 检查** 需搬动病人，仅适于病情稳定而又需明确诊断者，对实质性脏器损伤有重要诊断价值。

（5）**诊断性腹腔镜检查** 可用于一般情况良好而不能明确有无或何种腹内脏器损伤的病人。

注意：①实质性脏器损伤最简单、最可靠的检查方法是诊断性腹腔穿刺和腹腔灌洗术。
②空腔脏器破裂最简单、最有意义的检查方法是立位腹部平片（或透视）。

【例3】1997NO81A 诊断性腹穿和腹腔灌洗术，在诊断腹部损伤时，其阳性率可达

    A. 90%   B. 80%   C. 70%   D. 60%   E. 50%

5. 诊断及鉴别诊断

（1）**有无内脏损伤？** 有下列情况之一者，应考虑腹内脏器损伤：①早期出现休克者（尤其是出血性休克）；②持续性甚至进行性腹痛伴恶心、呕吐；③有明显腹膜刺激征；④有气腹表现；⑤腹部出现移动性浊音；⑥有便血、呕血或尿血；⑦直肠指检发现前壁有压痛或波动感，或指套染血。

（2）**什么脏器受到损伤？** 下列各项表现对于确定哪类脏器破裂有一定价值：①有恶心、呕吐、便血、气腹者多为胃肠道损伤；②有排尿困难、血尿、外阴或会阴牵涉痛者，提示泌尿系脏器损伤；③有膈面腹膜刺激表现、同侧肩部牵涉痛者，提示上腹脏器损伤，其中以肝脾破裂多见；④有下位肋骨骨折者，提示有肝或脾破裂的可能；⑤有骨盆骨折者，提示有直肠、膀胱、尿道损伤的可能。

（3）**是否有多发性损伤？** 各种多发损伤可能有以下几种情况：①腹内某一脏器有多处损伤；②腹内有一个以上脏器受到损伤；③除腹部损伤外，尚有腹部以外的合并损伤；④腹部以外损伤累及腹内脏器。无论哪种情况，在诊断和治疗中，都应提高警惕注意避免漏诊，否则必将导致严重后果。

（4）**严密观察** 对于暂时不能明确有无腹部内脏损伤而生命体征稳定的病人，应严密观察。

观察的内容 ①每 15～30 分钟测定一次血压、脉率和呼吸；②每 30 分钟检查一次腹部体征；③每 30～60 分钟测定一次红细胞数、血红蛋白和血细胞比容；④必要时可重复诊断性腹穿或灌洗术。

观察期间的要求 ①不能随便搬动伤者，以免加重伤情；②禁用或慎用止痛剂，以免掩盖伤情；③暂禁食水，以免万一有胃肠道穿孔而加重腹腔污染。

观察期间要进行下列处理 ①积极补充血容量，并防治休克；②注射广谱抗生素，以预防和治疗可能存在的腹内感染；③疑有空腔脏器破裂或有明显腹胀时，应行胃肠减压。

（5）**急症手术探查的指征** ①全身情况有恶化趋势，出现口渴、烦躁、脉率增快或体温及白细胞计数上升或红细胞计数进行性下降者；②腹痛和腹膜刺激征进行性加重或范围扩大者；③肠蠕动减弱或消失，或腹部逐渐膨隆者；④膈下有游离气体，肝浊音界缩小或消失，或者出现移动性浊音者；⑤积极救治休克而情况不见好转或继续恶化者；⑥消化道出血者；⑦腹腔穿刺抽出气体、不凝血、胆汁、胃肠内容物等；⑧直肠指检有明显触痛。

【例4】2006NO94A 下列哪项不是腹部损伤后手术探查的可靠指征？

    A. 腹痛   B. 肠鸣音消失   C. 膈下有游离气体

    D. 血压有下降趋势   E. 脉搏增快，体温升高

6. 治疗

（1）**急救处理** 如腹部以外另有伴发损伤，应全面权衡轻重缓急，优先处理对生命威胁最大的损伤，如呼吸心跳骤停、明显的外出血、开放性气胸、张力性气胸、进展迅速的颅脑外伤等。

（2）**抢救休克** 腹部损伤的病人很容易发生休克，故防治休克是治疗中的重要环节。实质性脏器损伤常可发生威胁生命的大出血，比空腔脏器损伤更为紧急。

①实质脏器破裂出血伴休克的病人 应边快速补液抗休克，边准备手术，力争在收缩压回升至 90mmHg 以上后进行手术。但若在积极抗休克治疗下，仍未能纠正休克，提示腹腔内有进行性大出血，则

应当机立断,在抗休克的同时,迅速剖腹止血。

②空腔脏器破裂的病人　休克发生较晚,多数属于失液引起的低血容量性休克,一般应在休克纠正的前提下进行手术。少数病人同时伴有感染性休克因素而不易纠正者,也可在抗休克的同时进行手术治疗。同时应给予足量抗生素。

(3)**麻醉方式的选择**　应选用气管内插管麻醉,禁用椎管内麻醉,以免血压下降。

(4)**手术切口选择**　常选用正中切口,进腹迅速,创伤和出血较少,能满足彻底探查腹腔所有部位的需要,还可根据需要向上下延长或向侧方添加切口,甚至联合开胸。腹部开放伤时,不要通过扩大伤口去探查腹腔。

(5)**探查和处理腹腔的顺序**

①探查顺序　肝脾→膈肌、胆囊→胃→十二指肠第一段→空回肠→大肠及其系膜→盆腔脏器→胃后壁和胰腺→必要时探查十二指肠二、三、四段。

②处理顺序　出血性损伤→穿孔性损伤;结肠→回肠→空肠→胃。

【例5】2005NO85A 腹部闭合性损伤合并出血性休克的处理原则是
　　A. 立即手术探查　　　　B. 输血并给止血药　　　　C. 输血并给抗生素
　　D. 积极抗休克,休克纠正后手术探查　　　E. 积极抗休克的同时手术探查

【例6】1996NO159X 腹部损伤手术治疗的处理,哪些是正确的?
　　A. 依受伤的部位选用就近切口或右侧经腹直肌切口探查(8版外科学 P336 已改为正中切口)
　　B. 一般先探查胃肠等空腔脏器及盆腔,然后探查肝、脾等实质性脏器
　　C. 探查过程中,发现一处损伤就应立即修复一处,避免遗漏
　　D. 肝破裂手术后,在肝周及创面应留置引流物

二、常见内脏损伤的特征和处理

1. 肝破裂和脾破裂

	肝破裂	脾破裂
发病率	肝脏损伤在腹部损伤中约占 20%～30% 肝是腹部开放性损伤中最易受损的器官	脾是腹腔脏器最容易受损的器官之一 脾损伤占腹部创伤的 40%～50% 腹部闭合伤的 20%～40%,开放伤的 10%
病因	开放伤、闭合伤	闭合伤、开放伤
病理	分 2 种:真性破裂、包膜下血肿	分 3 种:真性破裂(85%)、被膜下破裂、中央型破裂
分级	分为 Ⅰ～Ⅴ级(我国),或 Ⅰ～Ⅵ级(美国)	分为 Ⅰ～Ⅳ级(我国,2000)
临床表现	空腔脏器和实质性脏器损伤的双重表现: ①腹腔内出血;②腹膜炎体征(胆汁外溢) ③黑便、呕血(胆道出血)	典型实质性脏器损伤的表现:腹腔内出血 可发生延迟性脾破裂,一般发生在伤后 2 周,也可迟至数月(该知识点考过多次)
合并征	右下位肋骨骨折	左下位肋骨骨折
破裂	右肝破裂多于左肝	多位于脾上极和膈面,85%合并包膜、实质破裂
处理	边术前准备,边紧急手术: ①彻底清创、确切止血、消除胆漏、通畅引流 ②如果入肝血流被完全阻断后仍大量出血, 　说明肝静脉或腔静脉损伤	边术前准备,边紧急手术: ①脾切除、脾破裂修补、脾片移植、腹腔镜 ②保守治疗仅适用于轻度单纯性脾破裂
并发症	继发性肝脓肿	脾切除后凶险性感染(OPSI),发生率 1% 致病菌为肺炎球菌,多发于 <2 岁婴幼儿

注意:①脾是腹部闭合性损伤中最易受损的器官,脾是腹部内脏最易受损的器官。
　　　②肝是腹部开放性损伤中最易受损的器官。
　　　③腹部外伤史＋腹腔内出血(血压下降、心率增快)→实质性脏器损伤→脾破裂。

注意:④腹部外伤史 + 腹膜刺激征→空腔脏器损伤→胃肠破裂。

⑤腹部外伤史 + 腹腔内出血 + 腹膜刺激征→肝破裂。

⑥诊断实质性脏器损伤首选诊断性腹腔穿刺→抽出不凝血。

⑦诊断空腔脏器穿孔首选腹部立位透视或平片→膈下游离气体、膈肌抬高。

【例7】2012NO83A 腹部外伤中最容易受损的器官是

    A. 肝   B. 十二指肠   C. 肾   D. 脾

【例8】2007NO92A 男性,30 岁,由5米高处跌下2小时,腹痛来院,BP100/70mmHg,P120 次/分,腹膜刺激征(+),血红蛋白100g/L,X线片示右膈升高。初步诊断是

    A. 肝破裂   B. 脾破裂   C. 胃破裂   D. 腹膜后血肿

    (113 ~ 115 题共用题干)男性,24 岁。背重物时突然昏倒2小时入院,查体:P120 次/分,R30 次/分,BP80/60mmHg,神清,面色苍白,腹胀,全腹轻度压痛及反跳痛,移动性浊音阳性,肠鸣音消失,左下胸有皮肤瘀斑痕迹。1 周前因车祸撞击左下胸部,曾卧床休息2天。

【例9】2012NO113A 为进一步明确诊断,急诊首选的检查是

    A. CT   B. B 超   C. MRI   D. 腹部 X 线

【例10】2012NO114A 该患者最可能的诊断是

    A. 脾破裂   B. 肝破裂   C. 肠系膜血管破裂   D. 腹膜后血肿

【例11】2012NO115A 该患者手术探查的顺序是

    A. 先探查胰腺,后探查肝脾   B. 先探查肝脾,后探查胃肠道

    C. 先探查盆腔器官,后探查肝脾   D. 最先探查肠系膜根部大血管

2. 胰腺损伤

    胰腺损伤仅占腹部损伤的1% ~ 2%。最常见的病因是方向盘伤、自行车把手伤(上腹部强力挤压暴力直接作用于脊柱所致),损伤部位常在胰颈、胰体。由于胰腺位置深而隐蔽,早期不易发现,甚至在手术探查时也有漏诊可能。正因如此,凡是上腹部损伤的病人,都要考虑到胰腺损伤的可能。

    (1)临床表现

    ①腹膜刺激征   胰腺损伤后,胰液外溢积聚在网膜囊,表现为上腹明显压痛和肌紧张。外渗的胰液经网膜孔或破裂的小网膜进入腹腔后,可出现弥漫性腹膜炎伴剧烈腹痛。单纯性胰腺钝性伤,可无明显临床症状,容易延误诊断。

    ②内出血征象   胰腺损伤所引起的内出血量一般不多,所致腹膜炎在体征方面无特异性。

    ③淀粉酶   血淀粉酶和腹腔穿刺液淀粉酶升高,有一定参考价值。

    (2)诊断   ①有上腹部受伤史;②典型临床表现;③B 超发现胰腺回声不均和周围积血、积液;④CT可显示胰腺轮廓是否完整、胰周积血、积液情况;⑤血淀粉酶和腹腔穿刺液淀粉酶升高。

    (3)治疗   高度怀疑或诊断胰腺损伤者,凡有明显腹膜刺激征者,应立即手术治疗。手术的目的是止血、清创、控制胰腺外分泌及处理合并症。术中应放置通畅引流,以防胰瘘发生。

    (4)并发症   胰腺损伤的主要并发症是假性囊肿、胰腺脓肿和胰瘘。

    胰腺假性囊肿常在胰腺外伤、急性胰腺炎后3 ~ 4 周形成,多位于胰体、尾部,大小几毫米至几十厘米,可压迫邻近组织引起相应症状,囊肿穿破可致胰源性腹水。

注意:①胰腺损伤的典型受伤机制是方向盘伤、把手撞伤上腹部。

②胰腺外伤、急性胰腺炎后3~4周,出现上腹包块,应首先考虑胰腺假性囊肿。

③急性胰腺炎治疗期间或病后2~3周,出现持续高热,应首先考虑胰腺脓肿。

【例12】2010NO81A 下列关于胰腺假性囊肿的叙述中,正确的是

    A. 多继发于腹部外伤   B. 囊壁上皮可分泌黏液

    C. 主要体征是上腹包块   D. 诊断后尽早手术切除

【例13】2011NO81A 患者,男,50岁。2个月前饮酒后剧烈腹痛,住院30天后好转。近日上腹稍左发现一包块,有轻度压痛。此患者应高度怀疑为

  A. 胰腺假性囊肿   B. 脾脏肿瘤   C. 胰腺炎性包块   D. 胰腺恶性肿瘤

3. 十二指肠损伤

(1)**临床特点** 十二指肠损伤多见于二、三部,占50%以上。十二指肠损伤如发生在腹腔内部分,破裂后胰液和胆汁流入腹腔而早期引起典型的腹膜炎,不难诊断。若为闭合伤所致的腹膜后十二指肠破裂,则早期症状和体征不明显,晚期表现为右上腹或腰部持续性疼痛且进行性加重,腹部体征相对较轻而全身情况不断恶化,血清淀粉酶升高。X线腹部平片可见腰大肌轮廓模糊,CT显示腹膜后及右肾前间隙有气泡。

(2)**治疗** 宜手术治疗。

【例14】2018NO63A 男性,30岁。上腹部钝器伤3小时来院,曾呕吐少量鲜血,诉上腹及腰部疼痛。查体上腹压痛,轻度肌紧张,肠鸣音弱。腹部平片见右肾及腰大肌轮廓模糊。最可能的诊断是

  A. 胃破裂   B. 十二指肠破裂   B. 脾脏破裂   D. 空肠破裂

4. 小肠损伤

(1)**临床特点** 小肠占据着中、下腹的大部分空间,故受伤的机会比较多。小肠破裂后可在早期即产生明显的腹膜炎,故诊断一般并不困难。小肠穿孔病人早期表现可以不明显,晚期可出现腹痛腹胀。小肠破裂后只有少数病人有气腹征,因此无气腹表现,并不能否定小肠破裂的诊断。

(2)**治疗** 小肠破裂一旦确诊,应立即手术治疗,手术方式以简单修补为主。

5. 结肠损伤

(1)**临床特点** 结肠损伤发病率仅次于小肠,但因结肠内容物液体成分少而细菌含量多,故腹膜炎出现得较晚,但较严重。一部分结肠位于腹膜后,受伤后容易漏诊,常常导致严重的腹膜后感染。

(2)**治疗** 由于结肠壁薄、血液供应差、含菌量大,故结肠损伤的治疗不同于小肠损伤。

①右半结肠损伤 根据全身和局部情况,行一期修补或切除吻合。

②左半结肠损伤 一期先行肠造口/肠外置,3~4周后二期关闭瘘口。

6. 直肠损伤

(1)**临床特点** 直肠上段在盆底腹膜反折之上,下段在腹膜反折之下,它们损伤后的表现是不同的。如损伤在腹膜反折之上,其临床表现与结肠破裂基本相同。

如发生在腹膜反折之下,则引起严重的直肠周围感染,但并不表现为腹膜炎,诊断容易延误。腹膜外直肠损伤的临床表现为:①血液从肛门排出;②会阴部、骶尾部、臀部、大腿部的开放伤口有粪便溢出;③尿液中有粪便残渣;④尿液从肛门排出;⑤直肠损伤后,直肠指检可发现直肠内有出血,有时可摸到直肠破裂口。

(2)**治疗** 一期行乙状结肠双腔造瘘术,2~3月后闭合造口。

  A. 修补或肠切除   B. 肠外置或造口   C. 两者均可   D. 两者均不可

【例15】1991NO111C 小肠损伤的手术方法

【例16】1991NO112C 结肠损伤的手术方法

注意:右半结肠损伤,若裂口小、腹腔污染轻、病人全身情况良好,可一期修补或一期肠切除吻合。左半结肠损伤原则上应先行肠造口或肠外置,待3~4周后再关闭瘘口。因此1991NO112题答案应为C。

➡ **常考点** 肝脾破裂的特点;腹部闭合伤的处理原则。

    参考答案——详细解答见《贺银成2019考研西医临床医学综合能力历年真题精析》

1. A**B**CDE   2. A**B**CDE   3. A**B**CDE   4. A**B**CDE   5. ABC**D**E   6. A**B**CDE   7. ABC**D**E

8. **A**BCDE   9. A**B**CDE   10. A**B**CDE   11. A**B**CDE   12. A**B**CDE   13. A**B**CDE   14. A**B**CDE

15. **A**BCDE   16. A**B**CDE

第17章　急性化脓性腹膜炎

▶**考纲要求**

①腹腔感染:急性弥漫性腹膜炎和各种腹腔脓肿的病因、病理生理、诊断、鉴别诊断和治疗原则。②腹腔间隔室综合征的病因、病理生理、诊断、鉴别诊断和治疗原则。

▶**复习要点**

①腹膜分为相互连续的壁腹膜和脏腹膜两部分。壁腹膜贴附于腹壁、横膈脏面和盆壁的内面。脏腹膜覆盖于内脏表面,构成内脏的浆膜层。腹膜腔是壁腹膜和脏腹膜之间的潜在间隙,在男性是封闭的,女性的腹膜腔则经输卵管、子宫、阴道与体外相通。②正常情况下,腹腔内有75~100ml黄色澄清液体,起润滑作用。病变时,腹膜腔可容纳数升液体或气体。③腹膜腔分大、小腹腔两部分,即腹腔和网膜囊,经由网膜孔(Winslow孔)相通。③**壁腹膜**主要受体神经(肋间神经和腰神经的分支)支配,对各种刺激敏感,痛觉定位准确。**脏腹膜**受自主神经(来自交感神经和迷走神经末梢)支配,对牵拉、胃肠腔内压力增加、炎症、压迫等刺激较为敏感,其性质常为钝痛且定位不准确。④腹膜面积与全身皮肤面积相等,约$1.7~2.0m^2$。⑤腹膜具有渗透、分泌、修复、吸收等功能。

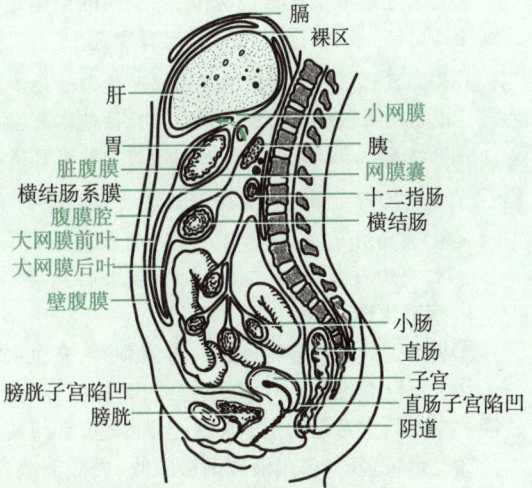

【例1】1998NO84A 有关腹膜的叙述,哪项正确?

A. 网膜不是腹膜形成的　　　　B. 腹膜是由上皮细胞组成的一层薄膜

C. 腹膜的面积约1平方米　　　　D. 盆腔腹膜较其它部位吸收力更强

E. 壁腹膜主要受肋间神经和腰神经支配,痛觉敏感,定位准确

一、急性弥漫性腹膜炎

急性化脓性腹膜炎累及整个腹腔,称为急性弥漫性腹膜炎,临床上分为原发性和继发性两种。

1. 病因

(1)**继发性腹膜炎的病因**　①腹腔内空腔脏器穿孔、外伤引起的腹壁或内脏破裂,是继发性腹膜炎最常见的病因,如胃十二指肠溃疡急性穿孔、急性胆囊炎穿孔、外伤造成的肠管破裂、膀胱破裂等;②腹腔内脏器炎症的扩散也是常见病因,如急性阑尾炎、女性生殖器官化脓性感染;③其他腹部手术中的腹腔污染,如胃肠道、胆管、胰腺吻合口渗漏等。④腹前、后壁的严重感染也可引起腹膜炎。

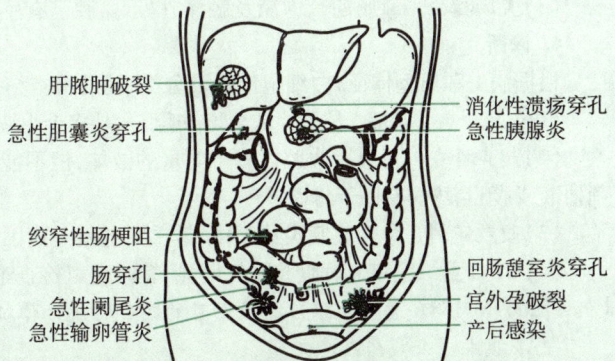

急性腹膜炎的常见病因

（2）继发性腹膜炎的致病菌　主要是胃肠道内的常驻菌群，其中以大肠埃希菌最常见，其次为厌氧拟杆菌、链球菌、变形杆菌。一般都是混合性感染，故毒性较强。

（3）原发性腹膜炎的致病菌　原发性腹膜炎又称自发性腹膜炎，即腹腔内无原发病灶。致病菌多为溶血性链球菌、肺炎双球菌或大肠埃希菌。

（4）原发性腹膜炎的细菌进入腹腔的途径

①血行播散　致病菌如肺炎双球菌和链球菌从呼吸道或泌尿系的感染灶，通过血行播散至腹膜。

②上行性感染　如女性生殖道的细菌，可通过输卵管直接向上扩散到腹腔，引起淋球菌性腹膜炎。

③直接扩散　如泌尿系感染时，细菌可通过腹膜层直接扩散至腹膜腔。

④透壁性感染　正常情况下，肠道内的细菌是不能通过肠壁的。但在机体抵抗能力降低时，肠道内的细菌即可通过肠壁进入腹腔引起腹膜炎。

注意：①继发性腹膜炎的致病菌以大肠埃希菌最多见，一般为混合性感染。
②原发性腹膜炎的致病菌以溶血性链球菌、肺炎双球菌最多见。
③继发性腹膜炎最常见的病因为空腔脏器穿孔及外伤，原发性腹膜炎最常见的病因是血行感染。

【例2】2006NO91A 继发性化脓性腹膜炎病情重的主要原因是

A. 大肠杆菌感染　　　B. 厌氧菌感染　　　C. 链球菌感染

D. 变形杆菌感染　　　E. 混合性感染

2. 病理生理

①腹膜受胃肠内容物和细菌毒素刺激，充血水肿，并产生大量浆液性渗出液，以稀释腹腔内的毒素。

②大量巨噬细胞、中性粒细胞渗出，加以坏死组织、细菌和凝固的纤维蛋白，使渗出液变混浊而成为脓液。以大肠埃希菌为主的脓液呈黄绿色，常与其他致病菌混合感染而变得稠厚，并有粪便的特殊臭味。

③病情较轻时，渗出液逐渐被吸收，炎症消散，自行修复和痊愈。

④病变局限于腹腔内的一个部位成为局限性腹膜炎，脓液积聚于膈下、肠袢间、盆腔，形成局限性脓肿。

⑤腹膜炎治愈后，腹腔内多有不同程度的粘连，部分可导致粘连性肠梗阻。

【例3】1991NO144X 急性化脓性腹膜炎导致休克的原因是

A. 心肌功能障碍　　　B. 细菌毒素吸收　　　C. 有效循环血量减少　　　D. 肝功能衰竭

3. 临床表现

（1）症状　腹痛（最主要的临床表现）、恶心、呕吐、发热、白细胞计数升高、休克及脱水表现。腹痛一般都很剧烈，难以忍受，呈持续性，疼痛从原发灶部位开始，随炎症扩散而延及全腹。

（2）腹部体征　腹胀、腹式呼吸减弱或消失。腹部压痛、腹肌紧张和反跳痛是腹膜炎的标志性体征，尤以原发部位最明显。腹胀加重是病情恶化的一项重要标志。腹胀是判断病情变化的一项重要标志。

（3）直肠指检　直肠前窝饱满及触痛，提示盆腔已有感染或已形成盆腔脓肿。

4. 诊断

根据病史和典型体征，白细胞计数及分类，辅助检查结果，腹膜炎的诊断一般比较容易。

（1）X线检查　腹部立位平片是小肠普遍胀气伴多个小液平面提示肠麻痹，膈下游离气体提示胃肠穿孔。

（2）超声检查　可显示腹腔内有不等量的液体，但不能鉴别液体的性质。可在超声引导下行腹腔穿刺抽液或腹腔灌洗，有助于诊断。

（3）腹腔穿刺　急性腹膜炎诊断中，最重要的就是病因判断。腹腔穿刺液的性质有助于病因判断。

（4）CT检查　腹膜炎时腹腔胀气明显，有时超声检查难以确定诊断，选择CT检查尤为重要。

【例4】2007NO158A 急性化脓性腹膜炎时的腹部标志性体征是

A. 腹式呼吸减弱或消失　　　　　　　　B. 腹部压痛、腹肌紧张和反跳痛

C. 腹胀　　　　　　　　　　　　　　　D. 肠鸣音减弱或消失

【例 5】2010NO86A 下列选项中,最能提示化脓性腹膜炎病情加重的临床指标是

A. 腹式呼吸消失　　　B. 腹肌紧张加重　　　C. 腹痛加重　　　D. 腹胀加重

【例 6】1993NO77A 下列关于急性化脓性腹膜炎的体征中,哪项是错误的?

A. 腹式呼吸减弱　　　B. 腹肌紧张　　　C. 腹壁肿胀及静脉曲张

D. 全腹压痛及反跳痛　　　E. 肠鸣音减弱或消失

【例 7】1993NO79A 诊断出急性化脓性腹膜炎后,进一步要明确的重要环节是

A. 病人有无脱水　　　B. 是否合并酸碱平衡紊乱　C. 引起腹膜炎的原因

D. 感染的主要细菌　　　E. 有无贫血

5. 治疗

(1)非手术治疗　对病情较轻,或病程较长超过 24 小时,且腹部体征已减轻或有减轻趋势者,或伴有严重心肺等脏器疾病不能耐受手术者,可行非手术治疗。

半靠位	①渗液流向盆腔,减少吸收,减轻中毒症状;②使渗液局限,利于引流;③改善呼吸循环
禁食、胃肠减压	①减轻胃肠内积气,促进胃肠道蠕动恢复;②防止胃肠内容物继续进入腹腔
纠正水电解质紊乱	营养支持的同时纠正水、电解质紊乱
抗生素治疗	针对致病菌选用敏感抗生素,如第 3 代头孢等
营养支持	急性腹膜炎的代谢率约为正常人的 140%,故应加强营养支持

(2)手术治疗　绝大多数继发性腹膜炎需要及时手术治疗。

手术适应证　①经非手术治疗 6～8 小时后(一般不超过 12 小时),腹膜炎症状及体征不缓解反而加重者;②腹腔内原发病严重,如胃肠道穿孔、胆囊坏疽、绞窄性肠梗阻、腹腔内脏损伤破裂等;③腹腔内炎症较重,有大量积液,出现严重的肠麻痹或中毒症状,尤其是有休克表现者;④腹膜炎病因不明确,且无局限趋势者。

原发病的处理　手术切口应根据原发病变的脏器所在的部位而定。如不能确定原发病源于哪个脏器,则以右旁正中切口为好,开腹后可向上下延长。探查时要细致轻柔,在明确腹膜炎病因后,决定处理方法。

彻底清洁腹腔　开腹后立即用吸引器吸净腹腔内的脓液及渗出液,清除食物残渣、粪便和异物等。可用甲硝唑、生理盐水冲洗腹腔至清洁。关腹前一般不在腹腔内应用抗生素,以免造成严重粘连。

充分引流　留置引流管的指征:①坏死病灶未能彻底清除或有大量坏死组织无法清除;②为预防胃肠道穿孔修补等术后发生渗漏;③手术部位有较多的渗液或渗血;④已形成局限性脓肿。

术后处理　继续禁食、胃肠减压、补液、应用抗生素、营养支持治疗,保证引流管通畅。

【例 8】1997NO79A 急性化脓性腹膜炎病人术后,采用半卧位的目的,哪项是错误的?

A. 减少毒素吸收,防止感染性休克发生　　　B. 增加肺活量,减少肺部并发症

C. 渗出物流入盆腔,吸收快,避免形成盆腔脓肿　　　D. 腹肌松弛,减少切口张力

E. 减少膈下脓肿发生的机会

(116～117 题共用题干)女性,63 岁。半年来因下肢骨关节病疼痛服用布洛芬治疗。10 天来上腹不适,1 周前突发腹痛,经禁食、输液 4 天后好转,但仍觉上腹胀满,不能进食,发热。查体:T37.8℃,P96 次/分,BP130/80mmHg,上腹饱满有压痛,轻度肌紧张,肠鸣音正常。B 超:胆囊 6.8×3.5cm,壁厚 3mm,胰腺显示不清,上腹肝下有一直径 10cm 含液性病变。化验:WBC14×10⁹/L,中性粒细胞 84%,Hb112g/L,血尿淀粉酶正常。

【例 9】2016NO116A 患者最可能的诊断是

A. 胰腺假性囊肿　　　B. 胃穿孔后包裹积液　　　C. 胆囊穿孔包裹积液　　　D. 巨大肝囊肿

【例 10】2016NO117A 此时最适宜的处理措施是

A. 穿刺置管引流　　　B. 胆囊切除术　　　C. 继续保守治疗　　　D. 开腹探查

二、腹腔脓肿

1. 膈下脓肿

（1）**临床表现**　①全身症状:发热,脉率增快,乏力,盗汗,厌食,消瘦等。②局部症状:脓肿部位可有持续性钝痛,深呼吸时加重。③体征:有季肋区叩痛,局部皮肤凹陷性水肿,右膈下脓肿可有肝浊音界扩大。

（2）**辅助检查**　①X线检查:显示胸膜反应、胸腔积液、肺下叶部分不张;膈下占位阴影;胃底受压。②超声检查:对膈下脓肿的诊断及鉴别诊断帮助很大,可在超声指导下穿刺抽脓、冲洗脓腔。

（3）**治疗**　①经皮穿刺置管引流术:适用于与体壁靠近的、局限性单房脓肿。②切开引流术:适用于肝右叶上、下位置靠前及膈下左靠前的脓肿。可通过多种切口和途径切开引流。

2. 盆腔脓肿

（1）**诊断**　①急性腹膜炎治疗过程中,如阑尾穿孔或结直肠手术后,出现体温升高,典型的直肠或膀胱刺激征,里急后重,大便数频而量少,有黏液便,尿频,排尿困难等,应考虑盆腔脓肿的可能。②腹部体检多无阳性发现。③直肠指检可在直肠前壁触及向肠腔内膨起、有触痛、有时有波动感的肿物。④已婚病人可作阴道检查,以协助诊断,若为盆腔脓肿,可行后穹窿穿刺。⑤下腹部、经直肠或经阴道超声,均有助于明确诊断。

（2）**治疗**　①盆腔脓肿较小或尚未形成时,可采用非手术治疗。②脓肿较大时,需行手术治疗。可经直肠穿刺抽脓 + 引流。已婚女病人可经后穹窿穿刺后引流。

3. 膈下脓肿和盆腔脓肿的鉴别

	膈下脓肿	盆腔脓肿	肠间脓肿
病因	平卧时位置最低,脓液积聚	腹腔最低位,脓液积聚	脓液被包裹在肠袢间
临床特点	全身症状重 可刺激膈下产生胸膜炎 70%均可保守治愈	伴直肠膀胱刺激症状 腹部检查多阴性 直肠指检可触及波动性肿物	可有腹部化脓感染症状 可应用 B 超、CT 诊断
治疗	非手术治疗 B 超引导下穿刺抽脓 手术治疗	非手术治疗 经肛门引流 经后穹窿引流	非手术治疗 B 超引导下穿刺抽脓 剖腹探查

【例11】2009NO85A 患者,男,33 岁。因急性穿孔性阑尾炎伴局限性腹膜炎,行阑尾切除术后 5 天,体温38℃以上,白细胞计数 $18 \times 10^9/L$,腹痛、腹胀,大便 3 ~ 5 次/天,伴下坠感。应考虑是

　　A. 盆腔脓肿　　　　　B. 并发肠炎或痢疾　　　　C. 并发膈下脓肿　　　　D. 切口感染

三、腹腔间隔室综合征

正常人腹内压接近大气压,为 5 ~ 7mmHg。腹内压≥12mmHg 为腹腔高压,腹内压≥20mmHg 伴有与腹腔高压有关的器官功能衰竭为腹腔间隔室综合征(ACS)。

1. 病因

任何引起腹腔内容量增加或腹腔容积相对减小的因素,均可导致腹内压增高。这些因素分为两大类:

（1）**腹壁因素**　腹部烧伤焦痂对腹腔的缩迫、腹壁的缺血和水肿、巨大腹壁疝修补术后勉强关腹等。

（2）**腹腔因素**　主要是腹腔内容量的增加,如腹腔内大出血、器官严重水肿、胃肠扩张、肠系膜静脉栓塞、腹腔积液或积脓、腹腔内大量纱布填塞止血。需要大量液体复苏如大面积烧伤、重症胰腺炎、出血性休克等。

2. 病理生理

（1）**下腔静脉**　腹腔内压力进行性增高,下腔静脉受压,回心血流减少,血压下降。

（2）**心排量**　血液循环阻力增加,心排量减少。

(3)低氧血症 腹腔内压力向胸腔传递,膈肌抬高,呼吸道、肺血管阻力增加,出现低氧血症、高碳酸血症。

(4)脑血管 胸腔压力增高可造成颈静脉压力升高,影响脑静脉回流。

(5)腹腔血流 肠系膜血流减少,门静脉回流减少,导致肠道、肝脏缺血。

(6)肾脏血流 心排出量减少,血压下降导致肾血流量减少,肾小球滤过率降低,出现少尿或无尿。

3. 临床表现

(1)胸腹表现 胸闷气短,呼吸困难,心率加快。腹部膨隆,张力增高,腹痛,肠鸣音减弱或消失。

(2)其他 早期可出现高碳酸血症、少尿,晚期可出现无尿、氮质血症、呼吸衰竭、低心排出量综合征。

4. 诊断

(1)膀胱测压 是诊断 ACS 最常用的方法,易于操作,可重复进行。

(2)CT 检查 具有重要诊断意义,表现为腹腔大量积液,圆腹征,肠壁增厚,肠系膜广泛肿胀模糊,腹腔器官间隙闭合,肾脏受压或移位,肾动、静脉及下腔静脉狭窄。

5. 治疗

(1)非手术治疗 应给予积极的综合治疗,包括科学的液体复苏,利尿脱水,早期大流量持续性血液滤过,机械辅助正压通气,减轻全身炎症反应,改善组织氧供,维护心、肺、肾功能,抑制消化液分泌,促进胃肠蠕动,合理营养支持等。

(2)经皮穿刺引流腹腔积液 是创伤小且有效的治疗方法,可在超声、CT 引导下多点穿刺,并置管引流。

(3)手术治疗 非手术治疗无效,腹内压持续 >25mmHg,且威胁生命时,应施行腹腔开放术。

【例12】2016NO78A、2013NO82A 腹腔间隔室综合征时,膀胱内测得的压力应不低于

  A. 20mmHg   B. 25mmHg   C. 30mmHg   D. 35mmHg

▶**常考点** 急性腹膜炎的诊断和治疗;腹腔间隔室综合征的压力测定。

  参考答案——详细解答见《贺银成2019考研西医临床医学综合能力历年真题精析》

1. ABCDE 2. ABCDE 3. ABCDE 4. ABCDE 5. ABCDE 6. ABCDE 7. ABCDE

8. ABCDE 9. ABCDE 10. ABCDE 11. ABCDE 12. ABCDE

银成教育 027-8226 6012
www.yixueks.com

国家开放大学出版社
OPEN UNIVERSITY OF CHINA PRESS

第18章　胃十二指肠疾病

▶ **考纲要求**

①胃十二指肠溃疡合并穿孔、出血、幽门梗阻的临床表现、诊断和治疗原则,术后并发症的诊断与防治。②胃良、恶性肿瘤的病理、分期和诊治原则。③胃十二指肠其他疾病的外科治疗原则。

▶ **复习要点**

一、胃十二指肠溃疡的外科治疗

1. 胃的应用解剖与生理

(1) **胃壁结构**　胃底由主细胞、壁细胞、黏液细胞、嗜银细胞组成。胃体由主细胞、壁细胞、黏液细胞组成。胃窦含 G 细胞、黏液细胞。各细胞的功能主要为:①主细胞分泌胃蛋白酶原、凝乳酶原。②壁细胞分泌胃酸和抗贫血因子(内因子)。③黏液细胞分泌碱性因子。④G 细胞分泌胃泌素。⑤嗜银细胞和其他内分泌细胞可分泌组胺、5-羟色胺等。

(2) **胃的神经支配**　胃受中枢神经和自主神经支配,中枢神经通过自主神经系统的交感神经和副交感神经支配胃肠道。胃的运动和分泌受交感神经和副交感神经支配。

①胃的交感神经　来源于腹腔神经丛节后纤维。交感神经兴奋时抑制胃的运动和分泌。

②胃的副交感神经　来源于迷走神经,兴奋时增强胃的运动和分泌。左右两支迷走神经沿食管右侧下行,左支在贲门腹侧面分出肝胆支和胃前支(Latarjet 前神经);右支在贲门背侧分出腹腔支和胃后支(Latarjet 后神经)。胃前支和胃后支沿胃小弯下行,并发出分支,进入胃的前、后壁。至胃窦处的最后 3~4 支终末支进入胃窦,呈"鸦爪"状,控制胃窦的运动和幽门的排空。

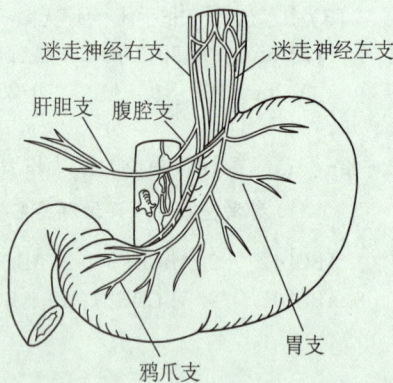

胃的迷走神经支配

(3) **胃酸分泌的调节**　正常成人每日胃液分泌量约为 1500~2500ml。胃液分泌分为基础分泌(消化间期分泌)和餐后分泌(消化期分泌)。基础分泌是指不受食物刺激时的自然胃液分泌,其量较少。餐后胃液分泌明显增加,餐后胃液分泌分为三个时相,即头相(迷走相)、胃相和肠相,如下图所示。

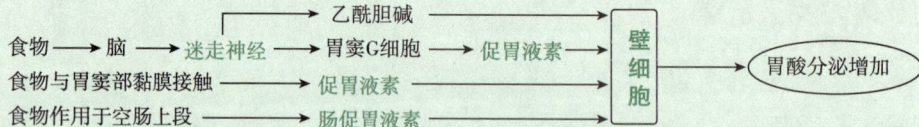

> **注意**:临床上行胃大部切除,切除胃体大部的壁细胞和胃窦的 G 细胞,可使胃酸分泌减少,也可以切断迷走神经使壁细胞的胃酸分泌减少,从而达到治疗消化性溃疡的目的。

2. 手术治疗消化性溃疡的理论基础

(1) **胃大部切除术的机理**　①切除了胃体大部,因壁细胞和主细胞数量减少,使得胃酸和胃蛋白酶原分泌大为减少;②切除了胃窦部,减少了 G 细胞分泌胃泌素(促胃液素)所引起的胃酸分泌,使体液性胃酸分泌减少;③切除了溃疡的好发部位;④切除了溃疡本身。

(2) **迷走神经切断术的机理**　①消除了神经性胃酸分泌;②消除了迷走神经兴奋引起的胃泌素释放

所致的体液性胃酸分泌;③降低了分泌胃酸的腺体对胃泌素的敏感性;④降低了胃的张力和蠕动。

3. 消化性溃疡外科治疗的适应证

消化性溃疡外科治疗指征	十二指肠溃疡外科治疗指征	胃溃疡外科治疗指征
内科治疗无效者	内科治疗(12周)无效者	严格内科治疗(8～12周)无效者
合并:梗阻、出血、穿孔、癌变	合并:梗阻、出血、穿孔	合并:梗阻、出血、穿孔、癌变
特殊溃疡	顽固性溃疡	特殊溃疡
特殊溃疡——胰源性、胼胝性、复合性溃疡、球后溃疡、高位溃疡、巨大溃疡		

4. 胃大部切除术

(1)胃的切除范围　胃大部切除通常指远端胃大部切除术,主要包括胃组织的切除和重建胃肠连续性。应切除胃远端的 2/3～3/4,包括胃体的远侧部分、胃窦部、幽门、近胃侧部分十二指肠球部。

胃大部切除术胃切断线的解剖标志是小弯侧胃左动脉第一降支至大弯侧胃网膜左动脉的最下第一垂直分支的连线,按此连线可以切除60%的远端胃组织。

(2)胃溃疡分型及切胃比例　根据溃疡位置和酸分泌量,胃溃疡分4型,低胃酸的胃溃疡切除50%即可。

分型	占比	溃疡位置	特点	切胃比例
Ⅰ型	50%～60%	胃小弯角切迹附近	低胃酸	切除胃体的50%即可
Ⅱ型	20%	胃溃疡合并十二指肠溃疡	高胃酸	切除胃体的2/3～3/4
Ⅲ型	20%	幽门管、幽门前	高胃酸	切除胃体的2/3～3/4
Ⅳ型	5%	胃上1/3或贲门周围	低胃酸	切除胃体的50%即可

(3)溃疡病灶的处理　胃溃疡病灶应尽量切除,十二指肠溃疡病灶切除很困难时则不应勉强,可改行溃疡旷置术(Bancroft术式)。

(4)吻合口的位置与大小　胃切除后,胃空肠吻合口可置于横结肠 前或横结肠 后。胃空肠吻合口的大小以 3～4cm 为宜。吻合口过大易引起倾倒综合征,过小可能造成胃排空障碍。Treitz 韧带到吻合口的空肠袢长度,一般结肠前方式为 8～10cm,结肠后方式为6～8cm。

【例1】2009NO83A 下列关于胃、十二指肠溃疡病手术治疗的叙述,正确的是
 A. 胃Ⅱ、Ⅲ型溃疡行胃大部切除的范围应不少于胃的60%
 B. 胃肠吻合口以5～6cm 为宜
 C. 毕Ⅱ式胃大部切除术后溃疡复发率较高
 D. 选择性迷走神经切断术不需加做胃引流手术

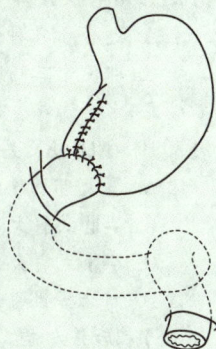

Billroth Ⅰ式胃大部切除术

(5)重建胃肠连续性

①胃肠重建方式　包括胃十二指肠吻合(Billroth Ⅰ式)、胃空肠吻合(Billroth Ⅱ式或胃空肠 Roux-en-Y 吻合)。常用 Billroth Ⅱ式的术式又分为 Hoffmeister、Polya、Moynihan 和 Eiselsberg 法。胃和空肠吻合时,近端空肠是置于胃小弯侧还是胃大弯侧,可根据术中情况和术者习惯决定,但应高于远端空肠,以利于胃内容物的排空。

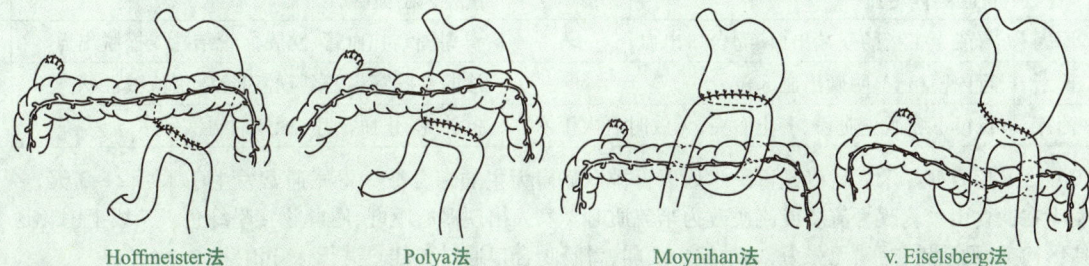

Hoffmeister法	Polya法	Moynihan法	v. Eiselsberg法

Billroth Ⅰ式	胃大部切除胃十二指肠吻合术。即远端胃大部切除后,将残端与十二指肠吻合
Hoffmeister 法	十二指肠残端封闭,结肠后将部分胃断端与空肠吻合,输入段对小弯侧
Polya 法	十二指肠残端封闭,结肠后将全部胃断端与空肠吻合,输入段对小弯侧
Moynihan 法	十二指肠残端封闭,结肠前将全部胃断端与空肠吻合,输入段对大弯侧
Eiselsberg 法	十二指肠残端封闭,结肠前将部分胃断端与空肠吻合,输入段对小弯侧
胃空肠 Roux-en-Y 吻合	远端胃大部切除后,十二指肠残端封闭,在距十二指肠悬韧带 10 ~ 15cm 处切断空肠,残胃和远端空肠吻合,距此吻合口以下 45 ~ 60cm 空肠与空肠近侧断端吻合

②Billroth Ⅰ式和Ⅱ式的鉴别

	Billroth Ⅰ (1881)	Billroth Ⅱ (1885)
方式	胃切除后,残胃与十二指肠直接吻合	胃切除后,十二指肠残端封闭,残胃与空肠上段作吻合
优点	残胃与十二指肠吻合,仅一个吻合口,手术简单 胃肠道接近于正常解剖生理 术后因胃肠功能紊乱而引起的并发症少	残胃与空肠上段吻合 切除足够胃体而不至于胃空肠吻合口张力过大 术后溃疡复发率低
缺点	球部炎症水肿较重、疤痕粘连时不能采用 为避免张力过大切胃较少,易导致复发 对胃酸高的十二指肠溃疡不适用	操作复杂 这种吻合方式改变了正常解剖生理关系 术后并发症和后遗症较多
适宜	胃溃疡	胃溃疡 + 十二指肠溃疡(尤其是十二指肠溃疡)

【例2】1998NO85A 哪项是毕Ⅰ式胃大部切除术的优点?

    A. 适合于各种情况的胃、十二指肠溃疡   B. 吻合口张力较小

    C. 即使十二指肠溃疡未切除,术后也能愈合   D. 术后胃肠道功能紊乱较少

    E. 术后溃疡复发率较低

【例3】1994NO158X 关于胃十二指肠溃疡手术治疗的叙述中,下列哪些是正确的?

    A. 胃大部切除术是切除胃远侧的 2/3 ~ 3/4

    B. 毕Ⅱ式胃大部切除术易使吻合口张力增加,术后溃疡复发率高

    C. 毕Ⅰ式胃大部切除术一般适用于十二指肠溃疡

    D. 高选择性胃迷走神经切断术不需附加引流手术

(6)术后并发症 胃大部切除术的术后并发症分为早期并发症和远期并发症。

早期并发症	术后胃出血、术后胃瘫、胃壁缺血坏死、吻合口破裂或瘘、十二指肠残端破裂、术后梗阻
远期并发症	倾倒综合征、碱性反流性胃炎、溃疡复发、残胃癌 营养性并发症(体重减轻、营养不良、巨幼细胞贫血、钙磷代谢紊乱、骨质疏松)

①术后出血 包括胃肠腔内出血和腹腔内出血。

	胃肠腔内出血	腹腔内出血
原因	胃或十二指肠残端出血、吻合口出血	胃周围结扎血管、网膜血管结扎线松脱出血
诊断	行内镜检查,明确出血部位	诊断性腹穿,观察腹腔引流管引流液性状
治疗	胃镜下喷洒止血粉、上止血夹;无效时再次手术	抗休克、止血治疗;无效时再次手术

②术后胃瘫 术后胃瘫是胃手术后以胃排空障碍为主的综合征。胃瘫通常发生于术后 2 ~ 3 天,多发生在饮食由禁食改为流质或流质改为半流质时。病人出现恶心呕吐,呕吐物多呈绿色。X 线上消化道造影检查,见残胃扩张、无张力,蠕动波少而弱,胃肠吻合口通过欠佳。需行保守治疗:

禁食、持续胃肠减压	一般需放置胃管 1~2 周,时间长者可达月余 胃管引流量减少,引流液由绿转黄、转清是胃瘫缓解的标志
营养支持	长期禁食可导致营养不良,可行肠外营养支持
纠正水电解质紊乱	长期禁食、胃肠减压,可导致脱水、水电解质和酸碱平衡失调,应予纠正
促进胃肠蠕动	可以使用甲氧氯普胺、红霉素。红霉素治疗胃瘫的剂量是 $1mg/kg$,静滴

注意: 胃大部切除术后胃瘫属于动力性胃通过障碍,无器质性病变,多数病人经保守治疗可以好转,严禁立即再次手术。保守治疗包括禁食、胃肠减压、营养支持、促进胃动力等。

③吻合口破裂或瘘　常在术后一周左右发生。原因与缝合技术不当、吻合口张力过大、组织血供不足有关。术后吻合口破裂病人有高热、脉速、腹痛及弥漫性腹膜炎的表现。需立即手术修补、引流腹腔。

④十二指肠残端破裂　表现为毕Ⅱ式胃切除术后,突发上腹部剧痛,发热,腹膜刺激征,腹腔穿刺有胆汁样液体。一旦确诊,应立即手术。术中尽量关闭十二指肠残端,并行十二指肠造瘘和腹腔引流。

⑤术后梗阻　包括输入袢梗阻、输出袢梗阻和吻合口梗阻。

梗阻部位	呕吐物性质	治疗方案
吻合口梗阻	含食物,不含胆汁	保守治疗无效时手术治疗
输出袢梗阻	含食物及胆汁	保守治疗无效时手术治疗
急性完全性输入袢梗阻	量少,不含胆汁	立即手术治疗
慢性不全性输入袢梗阻	大量胆汁,几乎不含食物	保守治疗无效时手术治疗

【例4】2008NO84A 患者,男,35 岁。6 天前因溃疡病出血行毕Ⅱ式胃大部切除术,2 天来上腹胀满,进食后半小时尤甚,常恶心、呕吐,吐出胆汁样液体,量较多,不含食物,呕吐后症状缓解。查体:轻度脱水,上腹略饱满,轻度压痛。最可能的诊断是
A. 吻合口梗阻　　　　　　　B. 输入袢梗阻
C. 输出袢梗阻　　　　　　　D. 倾倒综合征

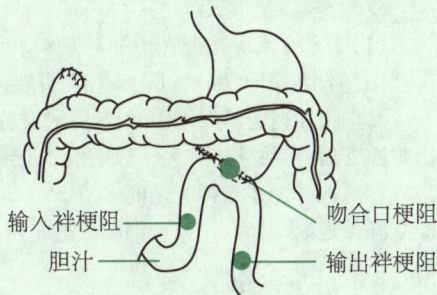

输入袢梗阻　　吻合口梗阻
胆汁　　输出袢梗阻

【例5】2013NO80A 女性,55 岁。10 天前行胃癌根治术,术后 3 天拔除胃管开始进流食。3 天来进食后半小时出现右上腹胀痛,伴呕吐,吐出物为大量胆汁,吐后症状缓解。此患者最可能的诊断是
A. 急性输入袢梗阻　　B. 慢性输入袢梗阻　　C. 输出袢梗阻　　D. 吻合口梗阻

⑥倾倒综合征　胃大部切除术后,由于失去了幽门的节制功能,导致胃内容物排空过快,产生一系列临床症状,称为倾倒综合征,多见于毕Ⅱ式吻合。根据进食后出现症状的时间,分为早期和晚期倾倒综合征。

	早期倾倒综合征	晚期倾倒综合征
发病时间	进食后半小时内	餐后 2~4 小时
发病机制	与餐后高渗性食物快速进入肠道引起肠道内分泌细胞大量分泌肠源性血管活性物质、渗透作用使细胞外液大量移入肠腔有关	由于胃排空过快,含糖食物快速进入小肠,刺激胰岛素大量分泌,继而出现反应性低血糖综合征,故也称低血糖综合征
临床表现	一过性血容量不足,恶心呕吐,腹部绞痛,腹泻	头晕、面色苍白、出冷汗、脉搏细弱
治疗措施	饮食调整(少量多餐,避免过甜高渗食物) 重症者使用生长抑素,手术宜慎重	饮食调整(添加果胶延缓碳水化合物吸收) 重症者使用生长抑素

⑦碱性反流性胃炎　碱性物质反流至残胃,导致胃黏膜充血、水肿、糜烂,破坏了胃黏膜屏障。临床

表现为"三联征"(上腹或胸骨后烧灼痛,进食加重,制酸剂无效;胆汁性呕吐,呕吐后腹痛仍旧;体重下降)。多发生于术后数月至数年。抑酸剂治疗无效,多采用保护胃黏膜、调节胃动力等综合措施。

⑧溃疡复发　胃大部切除术未能切除足够胃组织或迷走神经切断不完全,均可造成溃疡复发。应先进行溃疡的正规非手术治疗。如出现并发症,则选用适当的处理方法。

⑨营养性并发症　胃大部切除术后由于残胃容量减小,消化吸收功能受影响,病人常出现上腹部饱胀、贫血、消瘦等症状。治疗应采取调节饮食,少食多餐,选用高蛋白、低脂肪饮食,补充维生素、铁剂和微量元素。

⑩残胃癌　良性疾病行胃大部切除术后 5 年以上,残胃发生的原发癌称为残胃癌。大多在手术后10 年以上出现,发生率约为 2%。发生原因可能与残胃黏膜萎缩有关。临床症状为进食后饱胀,伴贫血、体重下降。胃镜检查可确诊。

【例6】2012NO86A 胃大部切除术后,碱性反流性胃炎通常发生的时间是

A.6 个月内　　　　B.1～2 年　　　　C.3～4 年　　　　D.5 年以上

注意:8 版外科学 P360 已删除此数据,7 版外科学 P436、6 版外科学 P459 为数月至数年。

【例7】2001NO159X 胃大部切除术后碱性反流性胃炎的典型临床表现是

A. 剑突下持续烧灼痛,进食加重,制酸剂无效　　B. 胆汁性呕吐,呕吐后腹痛仍旧

C. 脂肪泻　　　　D. 体重下降

【例8】2004NO87A 男,42 岁,毕Ⅱ式胃大部切除术后两年,上腹有烧灼痛,抗酸剂治疗无效,有时呕吐,内含胆汁。呕吐后腹痛无缓解,体重减轻。胃镜下黏膜充血、水肿、易出血。最可能的诊断是

A. 输入段综合征　　B. 输出段综合征　　C. 碱性反流性胃炎

D. 吻合口梗阻　　E. 吻合口溃疡

5. 迷走神经切断术

(1)手术方式　按照迷走神经阻断水平不同,分为三种:

①迷走神经干切断术(TV)　在食管裂孔水平切断左、右腹腔迷走神经干,又称全腹腔迷走神经切断术。

②选择性迷走神经切断术(SV)　又称全胃迷走神经切断术,是在迷走神经左干分出肝胆支、右干分出腹腔支后,再将迷走神经予以切断,切断了支配胃的所有迷走神经。

③高选择性迷走神经切断术(HSV)　又称胃近端迷走神经切断术或壁细胞迷走神经切断术,是指切断支配胃近端、胃底、胃体壁细胞的迷走神经,保留支配胃窦部和远端肠道的迷走神经(鸦爪支)。

迷走神经切断术的手术方式

【例9】2013NO178X 应用高选择性迷走神经切断术治疗十二指肠溃疡病,手术时注意保留

A. 迷走神经的前后干　　　　B. 肝支

C. 腹腔支　　　　D. 分布到胃窦的"鸦爪"支

(2)迷走神经切断术 3 种手术方式的比较

	迷走神经干切断（TV）	选择性迷走神经切断（SV）	高度选择性迷走神经切断术（HSV）
别称	全腹腔迷走神经切断术	全胃迷走神经切断术	胃近端迷走神经切断术
切断部位	食管裂孔水平切断左右腹腔迷走神经干	在迷走神经左干发出肝胆支，右干发出腹腔支以下	切断前后迷走神经分布至胃底、胃体的分支，保留胃窦的鸦爪支
优点	—	未切断肝支、胆囊支、腹腔支 避免了功能紊乱 广泛应用	保留了鸦爪支，术后不会引起胃潴留 胃容积未变，不影响进食 不需附加引流术，减少了胆汁反流
缺点	因严重并发症而弃用	复发率高（0%～15%） 丧失了幽门括约肌功能 切断了鸦爪支，导致胃潴留 加成形术后有胃切除术的并发症	复发率更高 （5%～30%，平均10%～17%） 对胃溃疡疗效不如胃大部切除

（3）**胃潴留的解决**　选择性迷走神经切断术，由于支配胃窦部的迷走神经被切断，术后胃蠕动减退，需加作幽门成形、胃空肠吻合、胃窦切除等胃引流手术，以解决胃潴留。

（4）**术后并发症**

①胃潴留　与支配幽门部的迷走神经"鸦爪支"被切断有关。治疗时一般不必再次手术，应采用保守治疗，包括禁食、持续胃肠减压、高渗盐水洗胃、补钾、肌注新斯的明等。

②吞咽困难　一般在1～4个月内自行消失。若长期不缓解，可手术治疗。

③胃小弯坏死穿孔　需立即手术修补。

④其他　包括倾倒综合征、溃疡复发、腹泻、消化不良、呕吐胆汁等。

【例10】1997NO90A 下列哪项不是高选择性迷走神经切断术的优点？

　　A. 不需要附加引流手术　　　　　　　　B. 消除了神经性胃酸分泌，不引起胃潴留

　　C. 保留了幽门括约肌的功能　　　　　　D. 保留了正常的胃容积

　　E. 手术效果稳定，术后无溃疡复发率

6. 消化性溃疡手术方式的选择

（1）**胃溃疡**　以胃大部切除术为主，首选Billroth Ⅰ式胃大部切除术。

（2）**十二指肠溃疡**　首选高选迷切或选迷切+引流手术，但Billroth Ⅱ式胃大部切除术仍被广泛采用。

在选择手术方式时，还要考虑病人的年龄、一般情况、有无溃疡穿孔、出血和幽门梗阻等因素。

【例11】2010NO87A 男性，57岁，胃窦部溃疡直径1.5cm，内科治疗8周无效，应采取的手术方式是

　　A. 毕Ⅰ式胃大部切除术　　　　　　　　B. 毕Ⅱ式胃大部切除术

　　C. 选择性迷走神经切断术　　　　　　　D. 高选迷走神经切断术

【例12】2005NO147X 十二指肠球部溃疡合并幽门梗阻病人可选择的手术方式有

　　A. 胃大部切除术　　　　　　　　　　　B. 高选迷走神经切断术

　　C. 胃空肠吻合术　　　　　　　　　　　D. 迷走神经干切断术加胃窦部切除术

二、消化性溃疡的并发症

1. 消化性溃疡穿孔

急性穿孔是消化性溃疡的常见并发症，十二指肠溃疡穿孔90%发生于球部前壁，胃溃疡穿孔60%发生于胃小弯。溃疡穿孔后酸性胃内容物流入腹腔，引起化学性腹膜炎。腹膜受到刺激后产生剧烈腹痛和渗出。约6～8小时后，细菌开始繁殖，逐渐形成化脓性腹膜炎。

（1）**诊断**

①病史　大多数病人既往有溃疡病病史，穿孔前数日症状加重。

②症状　饱餐后突发上腹刀割样剧痛,迅速波及全腹。当胃内容物沿右结肠旁沟下流时,可出现右下腹痛。可伴有面色苍白、出冷汗、脉搏细弱、血压下降等表现。

③体征　全腹压痛反跳痛,板状腹,以右上腹为甚,肠鸣音消失,肝浊音界缩小或消失,可有移动性浊音。

④腹部立位 X 线检查　80% 的病人可见膈下游离气体(具有确诊价值)。

(2)治疗

①保守治疗　适用于一般情况好,症状体征较轻的空腹穿孔。

②穿孔缝合术　为急性消化性溃疡穿孔的主要术式,穿孔缝合术后仍需正规的抗溃疡药物治疗。穿孔缝合术适用于穿孔超过 8 小时,腹腔内感染及炎症水肿明显,有大量脓性渗出液;既往无溃疡病史或有溃疡病史未经正规内科治疗,无出血、梗阻并发症;不能耐受急诊彻底性溃疡手术者。

③彻底性溃疡手术　适用于病人一般情况良好,穿孔在 8 小时以内或虽超过 8 小时但腹腔污染不重;慢性溃疡病特别是胃溃疡病人,曾行内科治疗,或治疗期间穿孔;十二指肠溃疡穿孔修补术后再次穿孔;有幽门梗阻或出血史者。手术方法可以选择胃大部切除术,迷走神经切断术很少应用。

【例13】2012A(执医试题)对十二指肠溃疡急性穿孔的描述,错误的是

    A. 部分患者既往无溃疡病症状　　　　　　　B. 男性发病率高于女性

    C. 穿孔部位最多见于十二指肠前壁　　　　　D. 明确诊断后,均应行急症手术治疗

    E. 大部分立位腹部 X 线平片可见膈下游离气体

2. 消化性溃疡出血

(1)出血部位　溃疡基底的血管壁被侵蚀而导致出血,大多数为动脉出血。

	胃溃疡出血	十二指肠溃疡出血
出血部位	胃小弯	球部后壁
出血来源	胃左、右动脉及其分支	胃十二指肠动脉、胰十二指肠上动脉及其分支

(2)临床表现　取决于出血量和出血速度。

①病史　病人多有典型溃疡病病史,近期可有服用非甾体类抗炎药物等情况。

②呕血和便血　主要症状为呕血和解柏油样黑便。多数病人只有黑便而无呕血,出血迅猛时可有呕血与黑便。

③失血表现　病人可有乏力、全身疲软,甚至晕厥。短期内失血量 >800ml,可出现休克症状。

④体征　腹部体征不明显,可有腹部稍胀,上腹部轻压痛,肠鸣音亢进。

⑤血常规检查　红细胞计数、血红蛋白降低,血细胞比容进行性下降。

(3)诊断　有典型溃疡病病史,发生呕血与黑便,诊断并不困难。

①急诊胃镜　为首选检查,可迅速明确出血部位和病因,出血 24 小时内胃镜检查阳性率达 70% ~80%。

②上消化道钡餐　大出血时不宜进行此项检查。

③选择性腹腔动脉或肠系膜上动脉造影　可用于血流动力学稳定的活动性出血病人。

(4)治疗　治疗原则是补充血容量防治失血性休克,尽快明确出血部位并采取有效止血措施。

①补充血容量　快速滴注平衡盐溶液,必要时输入胶体液、代血浆、浓缩红细胞、全血等。

②放置胃管　用生理盐水冲洗胃腔,清除血凝块。可经胃管注入去甲肾上腺素生理盐水。

③药物治疗　可选用质子泵抑制剂、H₂ 受体拮抗剂;静脉应用生长抑素等。

④胃镜治疗　如内镜下电凝、激光灼凝、局部喷洒止血药物、上血管夹等。

⑤急症手术止血　仅 10% 的病人需急症手术止血。手术指征为:①经积极非手术治疗无效者;②出血速度快,短期内出现休克症状者;③高龄病人伴动脉硬化,出血自行停止可能性小;④地处偏远,无血库或血源者;⑤经非手术治疗出血已停止,但短期内可能再次出血者。

【例14】2012N084A 并发大出血的胃十二指肠溃疡所在部位一般多见于

A. 幽门或十二指肠球前壁　　　　　B. 胃小弯或十二指肠球后壁

C. 胃大弯或十二指肠外侧壁　　　　D. 胃底部或十二指肠球后部

3. 消化性溃疡瘢痕性幽门梗阻

胃十二指肠溃疡瘢痕性幽门梗阻见于胃幽门、幽门管或十二指肠球部溃疡反复发作,形成瘢痕狭窄,通常伴幽门痉挛和水肿。瘢痕性幽门梗阻需手术治疗,为手术治疗的绝对适应证。

(1)临床表现

①症状　主要为腹痛与反复呕吐。初期表现为上腹部胀满不适,伴嗳气、恶心。随后出现腹痛和呕吐。呕吐量大,一次可达1000~2000ml,呕吐物为宿食,不含胆汁,有腐败酸臭味。呕吐后自觉腹部饱胀改善。

②体征　可有脱水征。上腹部可见胃型、胃蠕动波,晃动上腹部可闻及"振水声"。

③电解质紊乱　大量胃酸丢失,常导致低氯低钾性代谢性碱中毒。

(2)诊断　根据病人长期溃疡病史和典型临床表现,多可确定诊断。

(3)治疗

①非手术治疗　应先行非手术治疗,放置胃管进行胃肠减压,高渗温盐水洗胃,以减轻胃壁水肿。同时营养支持,补充液体、电解质,纠正酸碱失衡。

②手术治疗　若非手术治疗无效,可考虑手术治疗。需行术前准备,纠正脱水、贫血,改善胃壁水肿。手术治疗的目的是解除梗阻、消除病因,因此首选胃大部切除术。

4. 消化性溃疡并发症的鉴别

	消化性溃疡并出血	消化性溃疡并穿孔	消化性溃疡并梗阻
部位	十二指肠溃疡:球部后壁 胃溃疡:胃小弯	急性穿孔:前壁 慢性穿孔:后壁 胃溃疡穿孔:胃小弯(60%)	十二指肠球部 Ⅱ、Ⅲ型胃溃疡
病因	DU:出血来源于胃十二指肠动 　　脉或胰十二指肠动脉 GU:胃左右动脉及其分支	分类:游离穿孔、包裹穿孔 致病菌:大肠杆菌、链球菌	分类:痉挛性梗阻 　　　水肿性梗阻 　　　瘢痕性梗阻
临床表现	呕血便血,休克征象 腹部无阳性体征	上腹剧痛扩散到全腹,休克征象 板状腹,膈下游离气体	呕吐大量宿食,不含胆汁 上腹隆起、胃型,营养不良

三、胃癌

1. 胃癌的癌前病变

癌前病变	临床特点
胃溃疡	5%的胃溃疡可恶变为癌(8版内科学P371为<1%,8版外科学已删除该知识点)
胃息肉	腺瘤性息肉(恶变率10%~20%,特别是>2cm者),炎性息肉、增生性息肉恶变少
慢性萎缩性胃炎	常伴肠上皮化生或黏膜上皮异型增生,可发生癌变
胃大部切除术后残胃	残胃黏膜发生慢性炎症改变,可在术后15~25年发展为残胃癌
胃黏膜上皮异型增生	异型增生是癌前病变

注意:①8版外科学P361:胃大部切除术后15~25年可发展为残胃癌。

②8版外科学P360:因良性疾病行胃大部切除术后5年以上,残胃出现的原发癌,称为残胃癌。

【例15】2003NO84A 下列哪种疾病与胃癌无关?

A. 萎缩性胃炎　　　B. 胃溃疡　　　C. 胃息肉

D. 胃平滑肌瘤　　　E. 胃切除术后残胃

2. 病理

（1）大体类型　胃癌好发于胃窦部（占 50%），可分为早期胃癌和进展期胃癌。

①早期胃癌　是指病变仅累及黏膜或黏膜下层者，不论病灶大小、有无淋巴结转移。直径 <0.5cm 的胃癌称为微小胃癌。直径 <1.0cm 的胃癌称为小胃癌（8 版外科学 P361）。早期胃癌根据形态可分为以下三型：

分型	别称	病理特点
Ⅰ型	隆起型	癌灶突向胃腔
Ⅱ型	表浅型	癌灶比较平坦，没有明显的隆起与凹陷 Ⅱ型还可分为三个亚型，即Ⅱa 浅表隆起型，Ⅱb 浅表平坦型，Ⅱc 为浅表凹陷型
Ⅲ型	凹陷型	为较深的溃疡

②进展期胃癌　是指癌组织浸润深度超过黏膜下层。按 Borrmann 分型法分为四型：

分型	别称	病理特点
Ⅰ型	息肉型，肿块型	为边界清楚突入胃腔的块状癌灶
Ⅱ型	溃疡局限型	为边界清楚并略隆起的溃疡状癌灶
Ⅲ型	溃疡浸润型	为边界模糊不清的溃疡，癌灶向周围浸润
Ⅳ型	弥漫浸润型	癌肿沿胃壁各层全周性浸润生长，边界不清 若全胃受累，胃腔缩窄，胃壁僵硬如革囊状，称为皮革胃，恶性程度极高，发生转移早

（2）组织类型　WHO 2000 年将胃癌分为：腺癌（肠型和弥漫型）、乳头状腺癌、管状腺癌、黏液腺癌、印戒细胞癌、腺鳞癌、鳞状细胞癌、小细胞癌、未分化癌、其他。其中，以腺癌最多见。

（3）胃癌的扩散与转移

①淋巴转移　为最常见的转移途径，进展期胃癌的淋巴转移率高达 70% 左右，侵及黏膜下层的早期胃癌淋巴转移率近 20%。引流胃的淋巴结有 16 组，分为 3 站。胃癌一般由 N_1 转移至 N_2，再转移至 N_3，但也可发生跳跃式转移。终末期胃癌可经胸导管转移至左锁骨上淋巴结，即魏氏（Virchow）淋巴结。

	第一站（N_1）	第二站（N_2）	第三站（N_3）
全胃	1,2,3,4,5,6	7,8,9,10,11	12,13,14
胃窦部	3,4,5,6	1,7,8,9	2,10,11,12,13,14
胃体部	1,3,4,5,6	2,7,8,9,10,11	12,13,14
贲门部	1,2,3,4	5,6,7,8,9,10,11	12,13,14

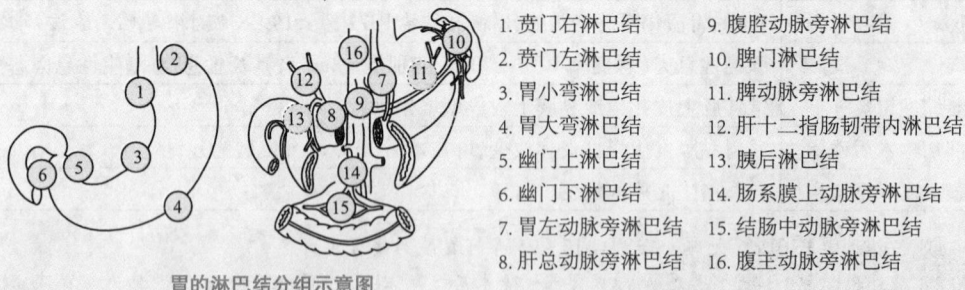

胃的淋巴结分组示意图

1. 贲门右淋巴结　9. 腹腔动脉旁淋巴结
2. 贲门左淋巴结　10. 脾门淋巴结
3. 胃小弯淋巴结　11. 脾动脉旁淋巴结
4. 胃大弯淋巴结　12. 肝十二指肠韧带内淋巴结
5. 幽门上淋巴结　13. 胰后淋巴结
6. 幽门下淋巴结　14. 肠系膜上动脉旁淋巴结
7. 胃左动脉旁淋巴结　15. 结肠中动脉旁淋巴结
8. 肝总动脉旁淋巴结　16. 腹主动脉旁淋巴结

②直接浸润　胃癌常浸润扩展至癌灶外 6cm，胃窦癌向十二指肠浸润常在幽门下 3cm 以内。

③血行转移　可转移至肝、肺、胰、骨骼，其中以肝转移最常见。

④腹膜种植　当胃癌浸润至浆膜外后，肿瘤细胞脱落并种植在腹膜和脏器浆膜上，可形成结节。女

性病人胃癌细胞经腹膜种植或血行转移,形成卵巢转移性肿瘤,称为 Krukenberg 瘤。

> **注意:** ①胃癌好发于胃窦部(占50%);②胃溃疡好发于胃小弯(内科学为胃角和胃窦小弯)。
> ③消化性溃疡急性穿孔好发于前壁,慢性穿孔好发于后壁;④消化性溃疡出血发于后壁。
> ⑤微小胃癌、小胃癌、胃的原位癌均属于早期胃癌。

【例16】2018NO161X 胃窦癌第二站淋巴结有

　　A. 贲门右侧淋巴结　　　　　　　　　　B. 脾门淋巴结
　　C. 胃左动脉旁淋巴结　　　　　　　　　D. 腹腔动脉周围淋巴结

【例17】2015NO80A 确定早期胃癌最主要的指标是

　　A. 侵犯深度　　　　　B. 肿瘤直径　　　　　C. 生长方式　　　　　D. 是否淋巴转移

【例18】2012NO85A 恶性程度较高的胃癌可以跳跃式淋巴结转移,其中最常见的转移是

　　A. 脾门淋巴结　　　　B. 肝总动脉淋巴结　　　C. 腹腔淋巴结　　　　D. 锁骨上淋巴结

【例19】2009NO84A 胃癌晚期血行转移最多见的部位是

　　A. 胃　　　　　　　　B. 胰　　　　　　　　C. 肺　　　　　　　　D. 肝

　　A. 淋巴道转移　　　　B. 直接蔓延　　　　　C. 种植转移
　　D. 血道转移　　　　　E. 椎旁静脉系统转移

【例20】2003NO107B 胃癌的盆腔转移

【例21】2003NO108B 前列腺癌的骨盆转移

> **注意:** 乳癌椎体转移、甲状腺癌的颅骨转移、前列腺癌的椎体和骨盆转移,都是经椎旁静脉系统进行的转移。

3. 临床表现

(1)**早期胃癌**　无明显症状。有时出现上腹部不适,进食后饱胀、恶心等非特异性症状。

(2)**进展期胃癌**　疼痛与体重减轻为最常见症状。病人常有明确的上消化道症状。

4. 临床病理分期

(1)**胃癌的 TNM 分期**　国际抗癌联盟(UICC)和美国癌症联合会(AJCC)2010 年共同公布的胃癌 TNM 分期法,分期的病理依据主要是肿瘤浸润深度、淋巴结及远处转移情况。

T	T_1:肿瘤侵及固有层、黏膜肌层、黏膜下层
	T_2:肿瘤浸润至固有肌层;T_3:肿瘤穿透浆膜下结缔组织而未侵犯脏腹膜或邻近结构
	T_{4a}:肿瘤侵犯浆膜;T_{4b}:肿瘤侵犯邻近组织或脏器
N	N_0:无淋巴结转移(受检淋巴结个数≥15);N_1:1~2 个区域淋巴结转移
	N_2:3~6 个区域淋巴结转移;N_3:7 个以上区域淋巴结转移
M	M_0:无远处转移;M_1:有远处转移

(2)**胃癌的临床病理分期**　如下表。

	N_0	N_1	N_2	N_3
T_1	ⅠA	ⅠB	ⅡA	ⅡB
T_2	ⅠB	ⅡA	ⅡB	ⅢA
T_3	ⅡA	ⅡB	ⅢA	ⅢB
T_{4a}	ⅡB	ⅢA	ⅢB	ⅢC
T_{4b}	ⅢA	ⅢB	ⅢC	ⅢC
M_1	Ⅳ	—	—	—

5. 诊断

下列人群应重点检查以防漏诊：①40 岁以上，既往无胃病史而出现上述消化道症状者，或溃疡病腹痛规律改变者；②有胃癌家族史；③有胃癌前期病变者，如萎缩性胃炎、胃溃疡、胃息肉、胃大部切除术病史者；④原因不明的消化道慢性失血者；⑤短期内体重明显减轻者。

常用检查有：纤维胃镜（最有效的方法）、X 线钡餐、螺旋 CT、正电子发射成像（PET）检查等。

6. 治疗

（1）**手术治疗** 外科手术是胃癌的主要治疗手段，也是目前能治愈胃癌的唯一方法。

①**根治性手术** 要求胃切断线距肿瘤肉眼边缘 5cm 以上。

②**姑息性手术** 是指原发灶无法切除，针对胃癌导致的梗阻、穿孔、出血等并发症而作的手术，如胃空肠吻合术、空肠造口术、穿孔修补术、姑息性胃大部切除术等。姑息性胃切除术不仅可以消除肿瘤出血、穿孔等危及生命的并发症，而且生存期较其他姑息性手术延长。

（2）**化疗** 早期胃癌根治术后原则上不必辅助化疗，有下列情况者需行化疗：①癌灶面积 >5cm²；②病理组织分化差；③淋巴结有转移；④多发癌灶；⑤年龄 <40 岁；⑥进展期胃癌根治术后，无论有无淋巴结转移均需化疗。常用化疗方案为 FAM（氟尿嘧啶 + 多柔比星 + 丝裂霉素）、MF（丝裂霉素 + 氟尿嘧啶）、ELP（叶酸钙 + 氟尿嘧啶 + 依托泊苷）等。

（3）**其他治疗** 包括放疗、免疫治疗、靶向治疗、中医中药治疗等。靶向治疗包括曲妥珠单抗（抗 HER-2 抗体）、贝伐珠单抗（抗 VEGFR 抗体）和西妥昔单抗（抗 EGFR 抗体）。

【例 22】2005NO149X 男性，62 岁，胃溃疡多年，2 个月来上腹痛发作频繁，无规律，食欲下降。该病人需要
　　　　进行的检查有

　　A. 大便潜血检查　　　　　B. 胃酸测定　　　　　C. 胃镜检查并取活检　　　　D. 腹部平片

【例 23】2001NO86A 行胃癌根治术时，手术切除最少应离肿瘤边缘多远才算足够？

　　A. 1 ~ 2cm　　　　　　　B. 2 ~ 4cm　　　　　　　C. 4 ~ 6cm

　　D. 6 ~ 8cm　　　　　　　E. 8 ~ 10cm（注意 8 版外科学 P364 数据已更改）

四、胃淋巴瘤

原发性胃淋巴瘤是结外型淋巴瘤中最常见者，占胃恶性肿瘤的 3% ~ 5%，仅次于胃癌而居第二位。近年发现幽门螺杆菌感染与胃的黏膜相关淋巴样组织（MALT）淋巴瘤发病密切相关，几乎所有胃淋巴瘤病人的胃黏膜上均可发现幽门螺杆菌（HP）存在。

1. 病理

（1）**病理类型** 95% 以上的胃原发性恶性淋巴瘤为非霍奇金淋巴瘤，组织学类型以 B 淋巴细胞为主。病变源于黏膜相关淋巴组织，黏膜下层出现淋巴滤泡，逐渐向周边蔓延并侵及全层。

（2）**肉眼观** 黏膜肥厚、隆起，外观完整，进展期黏膜可形成溃疡、胃壁节段性浸润或皮革胃样改变。

（3）**好发部位** 病变可发生在胃的各个部分，但以胃远端 2/3 后壁、小弯侧多见。

2. 临床表现

（1）**早期** 早期症状无特异性，常误诊为胃溃疡、胃癌。

（2）**常见症状** 最常见的症状为上腹痛，可伴有恶心呕吐、体重下降、消化道出血、贫血等。

（3）**体征** 部分病人上腹部可触及肿块。

3. 诊断

（1）**钡餐检查** 可见胃窦后壁或小弯侧面积较大的浅表溃疡，胃黏膜可见多个大小不等的充盈缺损，胃壁不规则增厚，肿块虽大但仍可见蠕动通过病变处为其特征。

（2）**胃镜检查** 可见黏膜隆起、溃疡、粗大肥厚的皱襞呈卵石样改变、黏膜下多发结节或肿块，由于胃恶性淋巴瘤多向黏膜下层浸润生长，故活检取材太浅，常难以作出正确诊断。

（3）**内镜超声（EUS）检查** 可判断淋巴瘤浸润胃壁的深度与淋巴结转移情况。

(4)CT 检查　可见胃壁增厚,并可了解有无肝脾、纵隔、腹腔淋巴结浸润。

4. 治疗

(1)抗 HP 治疗　早期低度恶性胃黏膜相关淋巴瘤可采用抗 HP 治疗,清除 HP 后,肿瘤一般于 4~6 个月消退,有效率可达 60%~70% 。

(2)化学治疗　胃淋巴瘤对化疗反应较好,常采用 CHOP 方案。

(3)放射治疗　对抗 HP 治疗治疗无效的病例,可选用放射治疗。

(4)手术治疗　手术治疗胃淋巴瘤有助于准确判断临床病理分期,病变局限的早期病变可获得根治机会。

五、胃肠道间质瘤

胃肠道间质瘤(GIST)是消化道最常见的间叶源性肿瘤,起源于胃肠道未定向分化的间质细胞。其分子生物学特点是 *c-kit* 基因突变,导致酪氨酸激酶受体持续活化,刺激肿瘤细胞持续增殖。*c-kit* 基因编码的 KIT 蛋白(CD117)是重要的诊断标志物。以往人们普遍认为胃肠道间质瘤就是平滑肌瘤,但随着免疫组化、显微结构特征、分子生物学的深入研究,发现胃肠道间质瘤与平滑肌瘤并不是同一类肿瘤。

1. 病理

肿瘤呈膨胀性生长,可向黏膜下或浆膜下浸润,形成球形或分叶状肿块。肿瘤可单发或多发,直径 1~20cm 以上不等,质地坚韧,境界清楚,表面呈结节状。瘤体生长较大可造成瘤体内出血、坏死、囊性变。

2. 临床表现

症状与肿瘤部位、大小、生长方式有关。

(1)肿瘤大小　瘤体小时症状不明显,可有上腹部不适。瘤体大时,可扪及腹部肿块。

(2)浸润症状　肿瘤浸润到胃肠道腔内常有消化道出血表现。

(3)压迫症状　小肠的间质瘤易发生肠梗阻,十二指肠间质瘤可压迫胆总管引起梗阻性黄疸。

3. 诊断

(1)钡餐检查　可见胃局部黏膜隆起,呈凸向腔内的类圆形充盈缺损。

(2)胃镜检查　可见黏膜下肿块,顶端可有中心溃疡。由于黏膜相对完整,故黏膜活检检出率低。

(3)超声内镜检查　可发现直径 <2cm 的胃壁肿瘤。

(4)CT 或 MRI 检查　有助于发现胃腔外生长的结节状肿块、有无肿瘤转移。

(5)病理检查　组织标本镜下可见多数梭形细胞,免疫组化显示 CD117、CD34 阳性,有助于病理学诊断。

(6)危险度分级　临床上根据瘤体大小、核分裂象将 GIST 的危险度分为极低、低、中、高四级。

4. 治疗

(1)手术治疗　为首选治疗,术中应避免肿瘤破裂。GIST 极少发生淋巴结转移,故不必常规清扫淋巴结。

(2)甲磺酸伊马替尼　属于酪氨酸激酶抑制剂,可抑制 *c-kit* 活性,对不能切除或术后复发转移的 GIST 有效率约为 50% 。中、高危险度的 GIST 术后给予甲磺酸伊马替尼治疗,可控制复发、改善预后。

【例24】2017NO162X 下列有关胃肠间质瘤的描述,正确的有

　　A. 肿瘤组织免疫组化 CD117(+)　　　　B. 核分裂数是判断预后的重要指标

　　C. 肿瘤长径是判断预后的重要指标　　　　D. 来源于胃肠道平滑肌组织

六、胃的良性肿瘤

1. 分类

(1)上皮细胞肿瘤　包括胃腺瘤、腺瘤性息肉。占良性肿瘤的 40% ,有一定恶变率。

(2)间叶组织肿瘤　包括平滑肌瘤(最常见)、纤维瘤、脂肪瘤、血管瘤、神经纤维瘤等。

2. 临床表现

胃良性肿瘤一般体积小,发展较慢,胃窦和胃体为多发部位。常见的临床表现有:上腹不适、饱胀感

或腹痛；上消化道出血；腹部包块；位于贲门或幽门的肿瘤可引起不全梗阻。

3. 诊断

X 线钡餐检查、胃镜、超声、CT 检查等有助于诊断。

4. 治疗

手术切除是胃良性肿瘤的主要治疗方法。

七、先天性肥厚性幽门狭窄

先天性肥厚性幽门狭窄是新生儿期幽门肥大增厚而致的幽门机械性梗阻，是新生儿器质性呕吐最常见的原因之一。可能与幽门肌层中肌间神经丛缺如、血中促胃液素水平增高、幽门肌持续处于紧张状态有关。

1. 临床表现

（1）呕吐　多在出生后 1~3 周内出现典型症状，表现为吸乳后几分钟发生呕吐，呕吐物不含胆汁，最初是回奶，接着发展为喷射状呕吐，呕吐的频率和强度呈进行性加重。

（2）体征　上腹部见胃蠕动波，剑突与脐之间可触及橄榄状的肥厚幽门，是本病的典型体征。

（3）水电解质失衡　患儿可有脱水、低钾性碱中毒、体重减轻、营养不良。

2. 诊断

（1）确诊　根据患儿典型的喷射状呕吐、胃蠕动波、扪及幽门肿块，即可确诊。

（2）超声检查　探测幽门肌层厚度≥4mm、幽门管长度≥16mm、幽门管直径≥14mm，提示本病。

（3）X 线钡餐检查　提示胃扩张、蠕动增强、幽门管腔细长、幽门成鸟喙状，通过受阻、胃排空延缓。

3. 治疗

幽门环肌切开术是治疗本病的主要方法。

八、十二指肠憩室

十二指肠憩室是部分肠壁向腔外凸出所形成的袋状突起。75% 憩室位于十二指肠乳头周围 2cm 范围内。

1. 临床表现

（1）症状　绝大多数患者无临床症状，仅 5% 的病人出现症状。表现为上腹疼痛、恶心呕吐、嗳气、在饱餐后加重等。乳头附近的憩室可并发胆道感染、胆石症、梗阻性黄疸、胰腺炎而出现相应的症状。

（2）体征　可有上腹压痛。

2. 诊断

（1）X 线钡餐检查　特别是低张性十二指肠造影，可见圆形或椭圆形腔外光滑的充盈区。

（2）纤维十二指肠镜检查　诊断率较高，可对憩室的部位、大小作出判断。

（3）超声和 CT 检查　可发现位于胰腺实质内的十二指肠憩室。

3. 治疗

无症状的憩室不需治疗。如确认症状由憩室引起，可采用调节饮食、抗炎、抗酸、解痉等治疗。

▶ **常考点**　重点内容，希望同学们全面掌握。

参考答案——详细解答见《贺银成 2019 考研西医临床医学综合能力历年真题精析》

1. ABCDE　　2. ABCDE　　3. ABCDE　　4. ABCDE　　5. ABCDE　　6. ABCDE　　7. ABCDE

8. ABCDE　　9. ABCDE　　10. ABCDE　　11. ABCDE　　12. ABCDE　　13. ABCDE　　14. ABCDE

15. ABCDE　　16. ABCDE　　17. ABCDE　　18. ABCDE　　19. ABCDE　　20. ABCDE　　21. ABCDE

22. ABCDE　　23. ABCDE　　24. ABCDE

第19章 小肠疾病

▶▶**考纲要求**

　　①肠炎性疾病的病理、临床表现和诊治原则。②肠梗阻的分类、病因、病理生理、诊断和治疗。③肠系膜血管缺血性疾病的临床表现和治疗原则。

▶▶**复习要点**

一、肠炎性疾病

　　1. 肠结核　详见本讲义内科学·肠结核与结核性腹膜炎。

　　2. 克罗恩病　详见本讲义内科学·炎症性肠病。

　　3. 伤寒肠穿孔　应与阿米巴病肠穿孔鉴别。

	伤寒肠穿孔	阿米巴病肠穿孔
部位	距回盲部50cm内的末端回肠(占80％)	结肠(盲肠87％、阑尾和升结肠)
穿孔特点	①溃疡深浅不一,长径与肠管长轴平行 ②穿孔较小,多单发,少数多发 ③有再次穿孔的可能	①溃疡小浅,烧瓶状溃疡,溃疡之间肠黏膜正常 ②穿孔常较大 ③穿孔可为单发或多发
临床诊断	①已确诊的伤寒病人,突发右下腹痛;②气腹征 ③多在伤寒2～3周发病、多见于夏秋季 ④腹腔液作细菌培养,或血培养、肥达反应	①已确诊阿米巴痢疾者,突发腹痛;②气腹征 ③直肠指检有脓血便 ④粪检或肠黏膜活检发现病原体可确诊
治疗	早期手术、抗生素	早期手术

二、肠梗阻

　　1. 病因及分类

　　(1)按梗阻原因分　可分为机械性、动力性、血运性和假性肠梗阻四类。

机械性肠梗阻	系机械性因素引起肠腔狭小或不通,致使肠内容物不能通过,临床上最常见 肠外因素——如粘连及束带压迫、疝嵌顿、肿瘤压迫 肠壁因素——如肠套叠、肠扭转、肿瘤、先天性畸形 肠腔内因素——如蛔虫梗阻、异物、粪块、胆石堵塞等
动力性肠梗阻	是由于神经抑制或毒素刺激,以致肠壁肌运动紊乱,但无器质性肠腔狭小 麻痹性肠梗阻——多发生在腹腔手术后、腹部创伤、弥漫性腹膜炎、低钾血症 痉挛性肠梗阻——可见于急性肠炎、肠功能紊乱、慢性铅中毒
血运性肠梗阻	由于肠系膜血管栓塞或血栓形成,使肠管血运障碍,肠管失去蠕动能力 肠腔虽无阻塞,但肠内容物停止运行
假性肠梗阻	无明显病因,为一种遗传性疾病,表现为反复发作性肠梗阻,但十二指肠与结肠蠕动正常

　　(2)按肠壁有无血运障碍分　分为单纯性和绞窄性两类。单纯性肠梗阻是指肠内容物通过受阻,但无肠管血运障碍。绞窄性肠梗阻是指肠梗阻伴有肠壁血运障碍者。

　　(3)按梗阻部位分　分高位(空肠)梗阻、低位小肠(回肠)梗阻和结肠梗阻。结肠梗阻因有回盲瓣的作用,肠内容物只能从小肠进入结肠,而不能反流,故属于"闭袢性肠梗阻"。

(4)按梗阻程度分 分为完全性和不完全性肠梗阻。

(5)按病程发展快慢分 分急性肠梗阻和慢性肠梗阻。

【例1】2005NO98A 下列哪项不是引起机械性肠梗阻的原因?

  A. 肠管扭转   B. 肿瘤   C. 肠道闭锁

  D. 铅中毒   E. 嵌顿疝

2. 病理生理

包括肠管局部的改变和全身性病理改变。

局部变化	梗阻近段	梗阻近段肠管蠕动增强、扩张、积气积液
	梗阻远段	梗阻远段肠管瘪陷、空虚或仅存少量粪便
	梗阻部位	扩张肠管和塌陷肠管交界处即为梗阻所在,这对手术中寻找梗阻部位至为重要
	肠腔压力	不断升高,可使肠壁静脉回流受阻,肠壁充血水肿,液体外渗
	通透性	肠壁及毛细血管通透性增加,肠壁上有出血点,血性渗出液渗入肠腔和腹腔
全身变化	体液丧失	胃肠道分泌物不能被吸收,导致体液在第三间隙大量丢失
	水电失衡	高位肠梗阻丢失大量胃酸和 Cl^-,导致代谢性碱中毒 低位肠梗阻丢失大量碱性消化液,导致代谢性酸中毒
	休克	严重缺水、血容量减少、电解质紊乱、酸碱平衡失调、细菌感染、中毒等,可引起休克
	呼吸障碍	肠膨胀时腹压增高,横膈上升,影响肺内气体交换;腹痛和腹胀可使腹式呼吸减弱
	循环障碍	腹压增高和血容量不足,可使下腔静脉回流量减少,心排出量减少

3. 临床表现

(1)共同临床症状 痛、吐、胀、停止排气排便。

①腹痛 机械性肠梗阻的腹痛呈阵发性绞痛性质,可伴高亢的肠鸣音,呈气过水声或高调金属音。若腹痛间歇期不断缩短,甚至成为剧烈的持续性腹痛,应警惕绞窄性肠梗阻的可能。麻痹性肠梗阻因无肠蠕动,故无阵发性腹痛,仅表现为持续性胀痛或不适,听诊肠鸣音减弱或消失。

②呕吐 高位肠梗阻呕吐出现早,呕吐较频繁,呕吐物为胃及十二指肠内容物。低位肠梗阻呕吐出现晚,初为胃内容物,后期为粪样物。绞窄性肠梗阻呕吐物呈血性。麻痹性肠梗阻呕吐呈溢出性。

③腹胀 高位肠梗阻腹胀不明显,低位肠梗阻及麻痹性肠梗阻腹胀明显,遍及全腹。

④排气排便停止 完全性肠梗阻时,肠内容物不能通过梗阻部位,表现为停止排气排便。

(2)体征 单纯性肠梗阻早期全身情况无明显变化,可表现为脱水。

①视诊 机械性肠梗阻常见肠型和蠕动波;肠扭转时腹胀多不对称;麻痹性肠梗阻时腹胀均匀。

②触诊 单纯性肠梗阻可有轻压痛,无腹膜刺激征;绞窄性肠梗阻时,可有固定性压痛和腹膜刺激征。

③叩诊 绞窄性肠梗阻时,腹腔有渗液,移动性浊音可呈阳性。

④听诊 机械性肠梗阻时肠鸣音亢进,有气过水声或金属音;麻痹性肠梗阻时,肠鸣音减弱或消失。

> **注意:**①闭袢性肠梗阻的特点是腹部隆起不对称,如结肠肿瘤、乙状结肠扭转所致的肠梗阻。
> ②肠套叠及蛔虫性肠梗阻,梗阻肠管并不形成闭袢,因此不是闭袢性肠梗阻。

【例2】1998NO160X 哪几种疾病所致的肠梗阻属于闭袢性肠梗阻?

  A. 肠蛔虫堵塞   B. 乙状结肠扭转   C. 横结肠癌   D. 小肠套叠

(3)辅助检查

①腹部X线检查 立位X线片可见多数液平面及气胀肠袢。空肠梗阻示"鱼肋征"。回肠梗阻示"阶梯状液平面"。结肠梗阻示结肠袋形,结肠胀气位于腹部周边。

②钡剂灌肠　主要用于诊断肠套叠、乙状结肠扭转。

注意:①高位肠梗阻腹胀不明显,呕吐发生早,呕吐频繁,呕吐物为胃及十二指肠内容物。

②低位肠梗阻腹胀明显,呕吐发生晚,呕吐物为粪样物。

③腹部 X 线平片:空肠梗阻示鱼肋征,回肠梗阻示阶梯状液平面,结肠梗阻示结肠袋形。

4. 诊断

(1)判定是否梗阻　大多数病人具有典型临床表现,诊断并不困难。

(2)判断肠梗阻的性质　区分是机械性、动力性,还是血运性肠梗阻。

(3)判断是单纯性,还是绞窄性梗阻　这点极为重要,以下应考虑绞窄的可能:

①腹痛发作急骤,初始即为持续性剧烈腹痛,或在阵发加重之间仍有持续性疼痛;

②早期出现休克,抗休克治疗不见好转;

③有腹膜炎的表现,体温上升、脉率增快、白细胞计数增高;

④腹胀不对称,腹部有局部隆起及有压痛的肿块(孤立胀大的肠袢);

⑤呕吐出现早而频繁,呕吐物、胃肠减压液、肛门排出物为血性,或腹穿有血性液体;

⑥腹部 X 线显示孤立扩大的肠袢,不随时间而改变位置;

⑦经积极的非手术治疗症状体征无明显改善。

	单纯性肠梗阻	绞窄性肠梗阻
发病	较缓慢,以阵发性腹痛为主	发病急,腹痛剧烈,为持续性绞痛
腹胀	均匀全腹胀	不对称,晚期出现麻痹性肠梗阻
肠鸣音	气过水音,金属音	气过水音
腹部压痛	轻,部位不固定	固定压痛
腹膜刺激征	无	有压痛、反跳痛、肌紧张
一般情况	良好	有中毒症状,如脉快、发热、白细胞和中性粒细胞增高
休克	无	中毒性休克,进行性加重
腹腔穿刺	阴性	可见血性液体或炎性渗出液
血性大便	无	可有,尤其乙状结肠扭转或肠套叠时
X 线检查	小肠袢扩张呈梯形排列	可见孤立、位置及形态不变的肠袢,腹部局限性密度增高等

(4)**梗阻部位的判断**　①高位肠梗阻呕吐发生早而频繁,腹胀不明显。X 线检查提示肠腔胀气不明显,无明显扩张胀气的肠袢。②低位肠梗阻腹胀明显,但呕吐出现晚而次数较少,并可有粪样物。腹部平片可见明显胀大的肠袢,腹中部呈现多数阶梯状液平面。

(5)**梗阻程度的判断**　区分是完全性肠梗阻,还是不完全性肠梗阻。

(6)**梗阻病因的判断**　粘连性肠梗阻最多见,占肠梗阻的40% ~ 60%。新生儿肠梗阻以肠道先天性畸形多见,2 岁以内小儿肠梗阻以肠套叠多见,儿童肠梗阻以蛔虫多见,老年人肠梗阻以肿瘤和粪块堵塞多见。

【例 3】2004NO85A 下列哪项不是绞窄性肠梗阻的临床表现?

A. 大便隐血阳性　　　　　　　　　　　　B. 腹痛剧烈而持续

C. 腹部有固定压痛和腹膜刺激征　　　　　D. 移动性浊音阳性或腹穿有血性液体

E. 呕吐呈反射性,呕吐物为食物或胃液

【例 4】2011NO86A 下列肠梗阻表现中,提示发生肠绞窄可能性较小的是

A. 发病急、疼痛重而持续　　　　　　　　B. 腹膜刺激征明显,有休克表现

C. 呕吐物为血性液体　　　　　　　　　　D. 有多次腹部手术史,反复发作腹痛

【例 5】2006NO89A 男性,26 岁,餐后打篮球,半小时后剧烈腹痛,6 小时后来院,伴恶心呕吐。查体:全腹腹膜炎

体征,以中腹部明显,肠鸣音弱。血淀粉酶 64U/dl,腹穿抽出淡血性液,淀粉酶 64U/dl。考虑诊断为

A. 急性出血坏死性胰腺炎　B. 急性胆囊炎　　　　C. 急性阑尾炎

D. 上消化道穿孔　　　　　E. 绞窄性肠梗阻

5. 治疗

(1)**非手术治疗**　仅适用于单纯性粘连性不全性肠梗阻、麻痹性、痉挛性、蛔虫性、粪块堵塞性肠梗阻、炎症引起的不全性肠梗阻、肠套叠早期。非手术治疗包括胃肠减压、纠正水电解质失衡、抗感染等。

(2)**手术治疗**　适用于绞窄性肠梗阻、肿瘤及先天性肠道畸形引起的肠梗阻、非手术治疗无效的肠梗阻。手术方式包括单纯解除梗阻、肠段切除、肠短路吻合术、肠造口或肠外置术等。

6. 各类肠梗阻的诊断和治疗

(1)**各类肠梗阻的鉴别**

	诊断要点		治疗
粘连性肠梗阻	多有腹部手术史或感染史; 体检可有腹膜刺激征　;	典型肠梗阻表现 肠粘连不一定引起梗阻	争取非手术治疗 绞窄者手术治疗
肠蛔虫堵塞	多发于儿童; 梗阻多为回肠不全梗阻; 腹胀不明显、腹肌不紧张	驱虫治疗不当常为诱因 阵发性腹痛 + 呕吐	多采用非手术治疗 合并肠扭转、腹膜刺激征者手术治疗
肠扭转	小肠扭转多见于青壮年,多为高位肠梗阻 乙状结肠扭转多见于男性老年人,表现为低位肠梗阻		为闭袢性肠梗阻,容易发生绞窄 应及时手术治疗
肠套叠	钡灌肠检查:杯口状阴影 多见于 2 岁以下的儿童 阵发性腹痛、果酱样大便、回盲部空虚、腊肠样包块		灌肠:适用于早期回盲型、结肠型 手术:灌肠治疗不能复位或出现腹膜刺激征、病程 >48h、疑有肠坏死

(2)**急性小肠扭转和乙状结肠扭转的鉴别**

	急性小肠扭转	乙状结肠扭转
好发人群	青壮年	老年男性
病史	饱餐后剧烈活动等诱因	习惯性便秘病史
临床表现	脐周突发剧烈绞痛,持续性痛,阵发性加剧 不能平卧,频繁呕吐,腹胀以某一部位特别明显	腹部绞痛,明显腹胀,呕吐一般不明显 行低压灌肠,往往不足 500ml 便不能再灌入
常用检查	X 线检查示绞窄性肠梗阻,空肠和回肠换位 或排列成多种形态的小跨度蜷曲肠袢	钡灌肠见扭转部位钡剂受阻,呈鸟嘴征 KUB 显示马蹄状巨大的双腔充气肠袢
治疗	扭转复位术,及时手术	扭转复位术,及时手术

(3)**常考 X 线征象**

疾病	特异性 X 线征象
乙状结肠扭转	钡剂灌肠见扭转部位钡剂受阻,钡剂尖端呈鸟嘴征 X 线平片显示马蹄状巨大的双腔充气肠袢
肠套叠	钡剂灌肠可见钡剂受阻,阻端钡剂呈杯口状阴影(结肠套叠)或弹簧状阴影(小肠套叠)
胰腺癌	合并十二指肠降部受压时,低张十二指肠造影可见倒 3 征
克罗恩病	钡餐检查见末端回肠线样征
溃疡性肠结核	钡餐检查见 X 线钡影呈跳跃征

【例6】2010NO79A 下列关于腹膜粘连的叙述中,错误的是

A. 多为腹腔手术或炎症的后果　　　　　B. 粘连可引起肠梗阻

C. 粘连越广,肠梗阻越重　　　　　D. 目前尚无有效的预防粘连的方法

【例7】2005NO100A 乙状结肠扭转时钡灌肠X线检查可见扭转部位钡剂受阻,呈现

A."中断"　　　　B."杯口"　　　　C."鸟嘴"

D."线状"　　　　E."倒3征"

【例8】2008NO83A 下列关于肠扭转的叙述,错误的是

A. 以逆时针扭转者多见　　　　　B. 突然改变体位可诱发

C. 肠内容物骤增时易发生　　　　　D. 常存在肠管及其系膜解剖异常因素

【例9】2005NO96A 肠套叠的三大典型症状是

A. 腹痛、发热、黄疸　　　B. 腹痛、脓血便、发热　　　C. 腹痛、血便、里急后重

D. 腹痛、血便、腹部肿块　　　E. 血便、腹部肿块、发热

(111～112题共用题干)男性,80岁,6小时前晨练后突发左下腹痛,恶心未吐,2天来尚未排便,既往无大病。查体:腹胀,左下腹有压痛,未及明显肿块,肠鸣音亢进,直肠指检阴性。

【例10】2010NO111A 该患者最可能的诊断是

A. 缺血性肠病　　　　　B. 乙状结肠扭转

C. 小肠扭转　　　　　D. 肠系膜动脉栓塞

【例11】2010NO112A 对该患者的诊断和治疗有价值的措施是

A. 扩血管药物　　　B. 选择性动脉造影　　　C. 钡灌肠　　　D. 胃肠减压

三、肠系膜血管缺血性疾病

肠系膜血管缺血性疾病可由肠系膜上动脉栓塞或血栓形成、肠系膜上静脉血栓形成引起。

1. 临床表现

(1)肠系膜上动脉栓塞或血栓形成　两者的临床表现相似。一般发病急骤,早期表现为突然发生剧烈腹部绞痛,恶心呕吐频繁,呕吐物多为血性,部分病人有腹泻,并排出暗红色血便。腹部平坦、柔软,可有轻压痛,肠鸣音活跃或正常。其特点是严重的症状与轻微的体征不相称。晚期可出现腹胀加重,肠鸣音消失。出现腹部压痛、腹肌紧张等腹膜刺激征。腹腔穿刺抽出血性液体。

(2)肠系膜上静脉血栓形成　起病缓慢,多有腹部不适、便秘或腹泻等前驱症状。数日或数周后可突然出现腹部剧痛、持续性呕吐,但呕血和便血更为常见,腹胀,腹部压痛,肠鸣音减弱。腹腔穿刺抽出血性液体。常有发热和白细胞计数增高。

2. 治疗

应尽早诊断,尽早治疗,包括支持疗法和手术治疗。

(1)肠系膜上动脉栓塞　可行取栓术。

(2)肠系膜上动脉血栓形成　可行血栓内膜切除或肠系膜上动脉-腹主动脉"搭桥"术。如已有肠坏死,应行肠切除术。

(3)肠系膜上静脉血栓形成　应行肠切除术,切除范围应包括全部有静脉血栓形成的肠系膜,术后行抗凝治疗。

▶ 常考点　闭袢性肠梗阻、绞窄性肠梗阻、肠套叠。

　　　　参考答案——详细解答见《贺银成2019考研西医临床医学综合能力历年真题精析》

1. ABCDE　2. ABCDE　3. ABCDE　4. ABCDE　5. ABCDE　6. ABCDE　7. ABCDE

8. ABCDE　9. ABCDE　10. ABCDE　11. ABCDE

第20章 阑尾炎

▶**考纲要求**

不同类型阑尾炎的病因、病理分型、诊断、鉴别诊断、治疗和术后并发症的防治。

▶**复习要点**

一、阑尾的解剖与生理

1. 麦氏点（Mc Burney 点） 是阑尾的体表投影点，相当于脐与右髂前上棘连线中外 1/3 交界处。

2. 阑尾尖端指向 有 6 种类型：回肠前位、盆位、盲肠后位、盲肠下位、盲肠外位、回肠后位。

3. 阑尾动脉 是回结肠动脉的分支，属于终末动脉，故急性阑尾炎易导致阑尾坏疽穿孔。

4. 阑尾静脉 阑尾的炎症可经过阑尾静脉→回结肠静脉→肠系膜上静脉→门静脉→肝脏。因此阑尾的炎症可引起门静脉炎，也可导致肝脓肿。该应用解剖学知识点经常考，请同学们注意。

5. 阑尾的神经支配

阑尾的神经由交感神经纤维经腹腔丛和内脏小神经传入，其传入的脊髓节段在 T_{10}、T_{11}，因此当急性阑尾炎发病开始时，常表现为脐周牵涉痛（属内脏性疼痛），经过一段时间（6 ~ 8 小时）后，阑尾炎症刺激壁层腹膜，可引起右下腹痛，这就是急性阑尾炎的典型腹痛表现——转移性右下腹痛的发病机理。

6. 阑尾的组织结构

阑尾是一个淋巴器官，参与 B 淋巴细胞的产生和成熟。阑尾黏膜深部有嗜银细胞，是阑尾类癌的组织学基础。阑尾类癌约占胃肠道类癌的 45%，占阑尾肿瘤的 90%，阑尾是消化道类癌的最常见部位。

【例1】2004NO86A 下列与阑尾相关的叙述，错误的是

  A. 阑尾动脉是终末动脉   B. 阑尾组织中含有丰富的淋巴滤泡

  C. 阑尾炎发病时的脐周痛属内脏性疼痛   D. 成人切除阑尾将损害机体的免疫功能

  E. 阑尾深部黏膜有嗜银细胞，与类癌发生有关

  A. 门静脉炎   B. 细菌性肝脓肿   C. 两者均可   D. 两者均不可

【例2】2001NO135C 急性阑尾炎时可并发

【例3】2001NO136C 急性化脓性胆管炎时可并发

二、急性阑尾炎

1. 病因

（1）**阑尾管腔阻塞** 是急性阑尾炎最常见的病因，阻塞的原因为淋巴滤泡明显增生（60%）、肠石（35%）、异物、炎性狭窄、食物残渣、蛔虫、肿瘤等。

（2）**细菌入侵** 致病菌多为肠道内的各种革兰阴性杆菌和厌氧菌。

（3）**其他** 阑尾先天畸形，如阑尾过长、过度扭曲、管腔细小、血运不佳等。

2. 临床病理分型

（1）**病理类型** 分 4 型，即急性单纯性、急性化脓性、坏疽性及穿孔性、阑尾周围脓肿。

（2）**急性阑尾炎转归** 炎症消退、炎症局限化（形成阑尾周围脓肿）、炎症扩散。

3. 临床表现

（1）**典型的转移性右下腹痛** 见于 70% ~ 80% 的病人，故并非所有病人都具有该典型腹痛表现。

（2）**右下腹压痛反跳痛** 最常见的重要体征。压痛点常位于麦氏点，可随阑尾位置的变异而改变，

但压痛点始终在一个固定的位置上。发病早期腹痛尚未转移至右下腹时,右下腹便可出现固定性压痛,同样具有诊断意义。老人和小孩压痛可能不明显。

(3)**右下腹包块** 若体检发现右下腹饱满,扣及一压痛性包块,边界不清,固定,应考虑阑尾周围脓肿。

(4)**腰大肌试验(psoas 征)** 提示阑尾位置较深,阑尾位于腰大肌前方、盲肠后位或腹膜后位。

(5)**闭孔内肌试验(obturator 征)** 提示阑尾位置较低,阑尾靠近闭孔内肌。

(6)**结肠充气试验(Rovsing 征)** 急性阑尾炎时可阳性,但阴性不能排除诊断。

(7)**经肛门指检** 在直肠右前方常有压痛。当形成阑尾脓肿时,可触及痛性肿块。

4. 诊断及鉴别诊断

(1)**诊断** 主要根据病史、临床表现、体检所见和实验室检查进行诊断。

(2)**鉴别诊断** 应与消化性溃疡穿孔、右侧输尿管结石、妇产科疾病、急性肠系膜淋巴结炎等鉴别。

> **注意:**①诊断急性阑尾炎最有意义的临床症状是转移性右下腹疼痛,最有意义的体征是右下腹固定性压痛。其阳性意义大于腰大肌试验、闭孔内肌试验、结肠充气试验阳性。
> ②病程较长的急性阑尾炎,可发展为阑尾周围脓肿,解题时应注意此知识点。
> ③阑尾炎炎症可经阑尾静脉→回结肠静脉→门静脉→肝脏,故急性阑尾炎可引起门静脉炎、肝脓肿。
> ④急性阑尾炎的渗液可经右下腹髂窝流至盆腔,引起急性盆腔炎。

【例4】2015NO81A 诊断急性阑尾炎最有意义的体征是

    A. 右下腹固定压痛   B. 腰大肌试验阳性

    C. 结肠充气试验阳性   D. 闭孔肌试验阳性

(113~114 题共用题干)患者,女,35 岁。2 天前开始腹痛,先上腹后脐周,有阵发性加剧,伴恶心,呕吐 2 次胃内容物,腹泻 3~5 次/日,稀便。查体:体温 37.5℃,下腹中部压痛,轻度肌紧张,肠鸣音活跃。化验 WBC12.5 × 10^9/L,大便常规 WBC2~4/HP。腹部 X 线平片未见膈下游离气体,中下腹可见数个气液平面。

【例5】2011NO113A 最可能的诊断是

    A. 急性阑尾炎   B. 急性胃肠炎   C. 急性盆腔炎   D. 急性肠梗阻

【例6】2011NO114A 该患者腹部 X 线平片出现气液平面的原因是

    A. 为肠梗阻的表现   B. 为腹泻的表现

    C. 有肠麻痹   D. 盆腔炎症刺激所致

5. 并发症

(1)**腹腔脓肿** 是急性阑尾炎未经及时治疗的后果,以阑尾周围脓肿最常见。表现为腹胀、压痛性肿块和全身感染中毒症状等。B 超可协助诊断。一经诊断,即可在 B 超引导下穿刺抽脓冲洗或置管引流,必要时手术切开引流。阑尾脓肿非手术疗法治愈后复发率很高,因此应在治愈后 3 个月左右择期手术切除阑尾。

(2)**内、外瘘形成** 阑尾周围脓肿如未及时引流,少数病例脓肿可向小肠、大肠、膀胱、阴道、腹壁等处穿破,形成各种内瘘或外瘘。X 线钡剂检查可协助了解瘘管走行。

(3)**化脓性门静脉炎** 阑尾炎症可沿阑尾静脉→肠系膜上静脉→门静脉,导致门静脉炎,可表现为寒战、高热、肝大、剑突下压痛、轻度黄疸。应行阑尾切除,并给予大剂量抗生素治疗。

6. 治疗与手术并发症

(1)**非手术治疗** 适用于单纯性阑尾炎、急性阑尾炎的早期、其他严重疾病不能耐受手术者。

(2)**手术治疗** 适用于大多数阑尾炎的治疗。

(3)**阑尾切除术并发症** 腹腔内出血(最严重)、切口感染(最常见)、粘连性肠梗阻、阑尾残株炎、粪瘘。

【例7】1998NO86A 急性阑尾炎可发生的并发症不包括下列哪项?

    A. 腹腔脓肿   B. 腹腔内出血   C. 内瘘形成

D. 外瘘形成　　　　　　　　E. 门静脉炎

【例8】2007NO94A 男性,10 岁,腹痛1 天,伴恶心、呕吐、稀便2 次,T38℃,右下腹肌紧张,有明显压痛,白细胞 $15 \times 10^9/L$。最恰当的治疗是

A. 给予镇静剂　　　　　　　　B. 给予解痉剂,服用肠道抗生素

C. 输入广谱抗生素观察　　　　D. 急症手术

【例9】2012NO177X 急性化脓性阑尾炎,行麦氏切口阑尾切除术。下列描述正确的有

A. 注意保护切口　　　　　　　B. 阑尾残端妥善处理,防止术后发生肠瘘

C. 腹腔局部使用抗生素冲洗　　D. 腹腔可不放引流

三、特殊类型阑尾炎

1. 特殊类型阑尾炎与慢性阑尾炎的鉴别

	小儿阑尾炎	老年阑尾炎	妊娠阑尾炎	慢性阑尾炎
主诉	无	不强烈	不强烈	经常性右下腹痛
临床症状	不典型	不典型	不明显	可轻可重
穿孔率	高	高	穿孔后不易包裹局限	不高
体征	不明显	不明显	不明显	阑尾部位局限性固定压痛
死亡率	高	高	可造成母子危险	不高
并发症	多	多	较多	不多
感染扩散	易扩散	易扩散	易扩散	不易扩散
治疗原则	早期手术	及时手术	早期手术	手术切除阑尾

【例10】2016NO178X 应尽早手术的阑尾炎有

A. 儿童急性阑尾炎　　　　　　B. 老年人急性阑尾炎

C. 妊娠35 周的急性阑尾炎　　D. 右下腹可触到包块的阑尾炎

【例11】2009NO86A 患者,女,28 岁。宫内孕27 周,右侧腹痛30 小时,伴发热38℃,恶心,未吐。查体:宫底脐上二指,右侧腹部压痛(+),无包块,白细胞计数 $10.8 \times 10^9/L$,诊断为急性阑尾炎。下列处理中,不恰当的是

A. 使用广谱抗生素　　B. 剖宫产加阑尾切除术　　C. 使用黄体酮　　　　D. 阑尾切除术

A. 抗生素治疗　　　　B. 保守治疗无效再手术　　C. 中药治疗　　　　　D. 尽早手术

【例12】2013NO145B 6 岁儿童诊断为急性阑尾炎,治疗应选择

【例13】2013NO146B 妊娠36 周孕妇诊断为急性化脓性阑尾炎,治疗应选择

2. 慢性阑尾炎的临床特点

①多有急性阑尾炎病史;②阑尾部位的固定性局限性压痛;③钡剂灌肠见阑尾不充盈、充盈不完全、阑尾腔不规则、72 小时后仍有钡剂残留,即可诊断为慢性阑尾炎。

【例14】2014NO175X 慢性阑尾炎钡灌肠 X 线表现有

A. 阑尾充盈不全　　　　　　　B. 阑尾排空延迟至3 天以上

C. 阑尾腔不规则　　　　　　　D. 阑尾不充盈

▶ **常考点**　阑尾静脉回流途径;急性阑尾炎的临床特点及体检;特殊类型阑尾炎的临床特点。

参考答案——详细解答见《贺银成2019考研西医临床医学综合能力历年真题精析》

1. ABCDE　　2. ABCDE　　3. ABCDE　　4. ABCDE　　5. ABCDE　　6. ABCDE　　7. ABCDE

8. ABCDE　　9. ABCDE　　10. ABCDE　　11. ABCDE　　12. ABCDE　　13. ABCDE　　14. ABCDE

第 21 章　结、直肠与肛管疾病

▶▶**考纲要求**

　　①解剖、生理概要及检查方法。②结肠癌、直肠癌的病理分型、分期、临床表现特点、诊断方法和治疗原则。③肛裂、直肠肛管周围脓肿、肛瘘、痔、直肠脱垂的临床特点和诊治原则。

▶▶**复习要点**

一、解剖生理概要与检查方法

1. 结、直肠与肛管的解剖

　　(1)**结肠**　成人结肠平均约150cm,有三个解剖标志,即结肠袋、肠脂垂和结肠带。回盲瓣具有括约功能,由于它的存在,结肠梗阻易发展为闭袢性肠梗阻。结肠的肠壁分为浆膜层、肌层、黏膜下层和黏膜层。

　　(2)**直肠**　直肠长约12～15cm,分上段直肠和下段直肠,以腹膜返折为界。上段直肠的前面和两侧有腹膜覆盖,前面的腹膜返折成直肠膀胱陷凹或直肠子宫陷凹。下段直肠全部位于腹膜外。直肠后方是骶骨、尾骨和梨状肌。临床工作中,也有将直肠分为上、中、下段直肠:齿状线上5cm、10cm、15cm,分别称为下段直肠、中段直肠、上段直肠。上段直肠癌与中、下段直肠癌的治疗方案有所不同。

　　①直肠肛管肌　肛管内括约肌为肠壁环肌增厚而成,属不随意肌,受自主神经支配,可协助排便,无括约肛门的功能。肛管外括约肌是围绕肛管的环形横纹肌,属随意肌,可括约肛门。肛管直肠环是由肛管内括约肌、直肠壁纵肌的下部、肛管外括约肌的深部和邻近的部分肛提肌纤维共同组成的肌环,此环是括约肛管的重要结构,如手术时不慎完全切断,可引起大便失禁。

　　②肛垫　位于直肠、肛管结合处,也称直肠肛管移行区(痔区),该区呈环状,宽约1.5cm,富含血管、结缔组织及 Treitz 肌。Treitz 肌呈网络状结构缠绕直肠静脉丛,构成一个支持性框架,将肛垫固定于内括约肌上。肛垫似一胶垫协助括约肌封闭肛门。

　　(3)**肛管**　长1.5～2cm。齿状线是直肠与肛管交界线。齿状线上下血管、神经支配及淋巴回流均不相同。

	齿状线上	齿状线下
结构	黏膜	皮肤
神经支配	自主神经(无痛感)	阴部内神经(痛觉敏感)
动脉供应	直肠上、下动脉＋骶正中动脉	肛管动脉
静脉回流	直肠上静脉丛→肠系膜下静脉→门静脉	直肠下静脉丛→髂内静脉→下腔静脉 肛管静脉→阴部内静脉→下腔静脉
所患疾病	内痔	外痔
淋巴回流	向上至肠系膜下动脉旁淋巴结(最主要引流途径) 向两侧经直肠下动脉旁淋巴结至髂内淋巴结 向下沿肛管动脉、阴部内动脉旁淋巴结至髂内淋巴结	向下注入腹股沟淋巴结,至髂外淋巴结 向周围沿闭孔动脉旁引流至髂内淋巴结

2. 结、直肠与肛管的生理功能

　　(1)**结肠的生理功能**　吸收水分;储存和转运粪便;吸收葡萄糖、电解质和部分胆汁酸;分泌碱性黏液以润滑黏膜;分泌数种胃肠激素。

　　(2)**直肠的生理功能**　排便;吸收少量的水、盐、葡萄糖和一部分药物;分泌黏液以利排便。

　　(3)**肛管的生理功能**　排泄粪便。排便过程是非常复杂的神经反射。直肠下端是排便反射的主要部位,是排便功能中的重要环节。

3. 直肠肛管检查方法

(1)**截石位与膝胸位的关系**　这是解答直肠肛管疾病试题时首先必需明确的概念,许多考生做错题,多是由于没注意两者之间的区别,如截石位6点相当于膝胸位的12点。

(2)**检查体位**　膝胸位是检查直肠肛管最常用的体位,也是前列腺按摩的常规体位。截石位是直肠肛管手术的常用体位。蹲位主要用于检查内痔、脱肛和直肠息肉。弯腰前俯位是肛门视诊最常用的体位。

(3)**直肠指检**　是简单而重要的临床检查方法。对早期发现肛管、直肠癌意义重大。约70%的直肠癌可检测到。此外,经直肠指检还可发现肛瘘、直肠息肉等。由于痔是曲张的静脉丛吻合而成,因此内痔多柔软不易扪及,如有血栓形成,可扪及硬结。

【例1】1994NO79A 以下哪一项是直肠排便功能最重要的环节

　　A. 直肠下段发生排便神经反射　　　　　　B. 结肠的蠕动,粪便下行

　　C. 直肠能分泌黏液　　D. 外括约肌的自主松弛　　E. 腹压的增加

【例2】2002NO87A 直肠指检不易发现的病变是

　　A. 肛瘘　　　　　　B. 直肠息肉　　　　　　C. 内痔

　　D. 肛管直肠癌　　　E. 盆腔脓肿

二、结肠癌

结肠癌是胃肠道常见的恶性肿瘤,我国以41～65岁人群发病率高,近20年发病率明显上升。

1. 病因

(1)**遗传突变**　50%以上的结肠癌来自腺瘤癌变,从"增生→腺瘤→癌变"的各个阶段都有遗传突变。结肠癌的发生发展是一个多步骤、多阶段、多基因参与的细胞遗传性疾病。从腺瘤到癌的演变过程约经历10～15年。在此癌变过程中,遗传突变包括癌基因激活($K\text{-}ras$、$c\text{-}myc$、$EGFR$)、抑癌基因失活(APC、DCC、$P53$)、错配修复基因突变($HMSHI$、$HLH1$、$PMS1$、$PMS2$、$GTBP$)、基因过度表达($COX\text{-}2$、$CD44v$)。

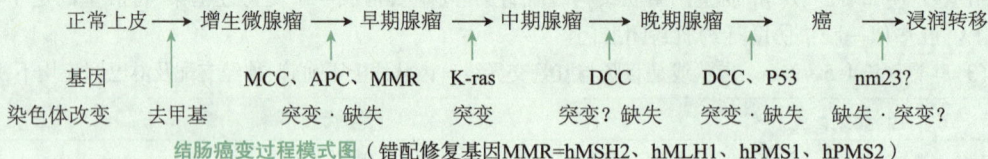

正常上皮 →	增生微腺瘤 →	早期腺瘤 →	中期腺瘤 →	晚期腺瘤 →	癌	→ 浸润转移
基因		MCC、APC、MMR	K-ras	DCC	DCC、P53	nm23?
染色体改变	去甲基	突变·缺失	突变	突变?缺失	突变·缺失	缺失·突变?

结肠癌变过程模式图(错配修复基因MMR=hMSH2、hMLH1、hPMS1、hPMS2)

(2)**高危因素**　结肠癌的病因虽未明确,但其高危因素逐渐被认识。应注意与直肠癌高危因素的鉴别。

	结肠癌	直肠癌
基本病因	病因不明	病因不明
饮食因素	高动物脂肪和动物蛋白、低纤维饮食	高动物脂肪和动物蛋白、低纤维饮食
遗传易感性	遗传性非息肉性结肠癌的错配修复基因突变携带者	+
癌前病变	家族性息肉病、绒毛状腺瘤 结肠血吸虫病肉芽肿、溃疡性结肠炎 结肠腺瘤、管状腺瘤(癌变率低)	家族性息肉病、绒毛状腺瘤 直肠血吸虫病肉芽肿、直肠慢性炎症 直肠腺瘤

【例3】2005NO99A 目前认为与直肠癌发生无关的因素是

　　A. 痔　　　　　　　　B. 日本血吸虫病　　　　　　C. 溃疡性结肠炎

　　D. 高蛋白高脂肪饮食　　　E. 直肠腺瘤

2. 临床病理和分期

(1)**大体分型**　根据肿瘤的大体形态,可分为隆起型、浸润型和溃疡型。

分型	病理特点	好发部位
隆起型	肿瘤向肠腔内生长	右侧结肠（特别是盲肠）
浸润型	沿肠壁浸润，容易引起肠腔狭窄和肠梗阻	左侧结肠
溃疡型	肿瘤向肠壁深层生长，并向周围浸润	最常见的结肠癌类型（约占50%）

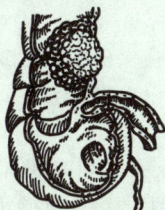
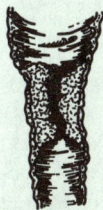
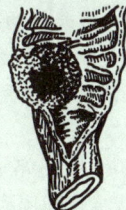

隆起型　　　　　　浸润型　　　　　　溃疡型

（2）组织学分类　可分为腺癌（管状腺癌、乳头状腺癌、黏液腺癌、印戒细胞癌），腺鳞癌，未分化癌。

（3）TNM 分期　T 代表原发肿瘤，N 为区域淋巴结，M 为远处转移。

T	T_0：无原发肿瘤证据；　Tis：原位癌；　T_1：肿瘤侵及黏膜下层；　T_2：肿瘤侵及黏膜肌层
	T_3：穿透肌层至浆膜下，或侵犯无腹膜覆盖的结直肠旁组织；　T_4：穿透脏腹膜，或侵及其他脏器或组织
N	Nx：区域淋巴结无法评价；N_0：无区域淋巴结转移；N_1：1～3 个区域淋巴结转移；N_2：≥4 个区域淋巴结转移
M	Mx：无法估计远处转移；M_0：无远处转移；M_1：有远处转移

（4）临床分期　如下表。

临床分期	与 TNM 分期的关系	5 年生存率
0 期	$TisN_0M_0$	
Ⅰ期	$T_{1\sim2}N_0M_0$	93%
Ⅱ期	Ⅱ A 期：$T_3N_0M_0$；Ⅱ B 期：$T_4N_0M_0$	80%
Ⅲ期	Ⅲ A 期：$T_{1\sim2}N_1M_0$；Ⅲ B 期：$T_{3\sim4}N_1M_0$；Ⅲ C 期：任何 T、N_2M_0	60%
Ⅳ期	任何 T、任何 N、M_1	8%

3. 转移

（1）淋巴转移　为其主要转移途径。首先转移到结肠壁和结肠旁淋巴结，再到肠系膜血管周围、肠系膜血管根部淋巴结。

（2）血行转移　依次为肝、肺、骨等。

（3）直接浸润　结肠癌可直接浸润到邻近器官，如乙状结肠癌常侵犯膀胱、子宫、输尿管；横结肠癌可侵犯胃壁。

（4）腹膜种植　脱落的癌细胞可在腹膜种植转移。

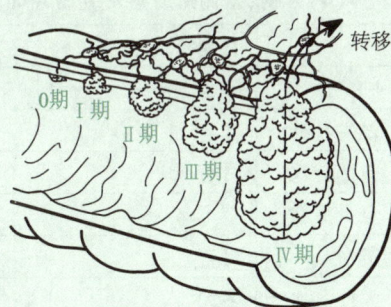

结肠癌的TNM分期

4. 临床表现

（1）排便习惯与粪便性状改变　常为最早出现的症状。多表现为排便次数增多、腹泻、便秘、粪便中带血、脓液或黏液。

（2）腹痛　早期症状之一，常为定位不确切的持续性隐痛，或仅为腹部不适或腹胀感。出现肠梗阻时则腹痛加重或为阵发性绞痛。

（3）腹部包块　多为瘤体本身，有时可能为梗阻近侧肠腔内的积粪。肿块大多坚硬，呈结节状。如为横结肠和乙状结肠癌可有一定活动度。

（4）肠梗阻症状　为中晚期症状，多表现为慢性低位不完全性肠梗阻，主要表现是腹胀和便秘，腹部胀痛或阵发性绞痛。左侧结肠癌有时以急性完全性结肠梗阻为首发症状就诊。

（5）**全身状态**　多属于晚期,病人可出现贫血、消瘦、乏力、低热、肝大、黄疸、水肿、腹水、直肠前凹肿块、锁骨上淋巴结肿大、恶病质等。

（6）**临床特点**　右侧结肠癌以全身症状、贫血、腹部肿块为主要表现。左侧结肠癌以肠梗阻、便秘、腹泻、便血为主要症状。

【例4】2017N0062A 有关结肠癌的描述,正确的是

A. 在胃肠道癌中预后最好　　　　　　　B. 右半结肠癌常出现肠梗阻

C. 左半结肠癌常出现贫血　　　　　　　D. 早期转移以血行为主

5. 诊断

（1）**高危人群**　结肠癌早期症状多不明显,易被忽视。凡40岁以上,有下列表现者,应列为高危人群:①一级亲属有结直肠癌病史者;②有癌症史、肠道腺瘤或息肉史者;③大便隐血试验阳性者;④以下5种表现具有2项以上者:黏液血便、慢性腹泻、慢性便秘、慢性阑尾炎史、精神创伤史。

（2）**辅助检查**　①高危人群行纤维结肠镜（首选检查）或X线钡剂灌肠检查,不难明确诊断。②B超和CT检查有助于了解腹部肿块和肿大淋巴结,发现肝内有无转移。③血清癌胚抗原（CEA）值约45%的结肠癌病人升高,用于术后判断预后和复发,更有价值。

（3）**结肠癌和直肠癌的比较**

	结肠癌	直肠癌
发病情况	占大肠癌40%,大肠癌的好发部位为直肠	占大肠癌60%,直肠癌的好发部位为壶腹部
发病年龄	41～65岁多发	青年人（＜30岁）发病率高
大体类型	溃疡型（最常见）、隆起型、浸润型	溃疡型（占50%）、隆起型、浸润型
组织学类型	腺癌（管状腺癌、乳头状腺癌、黏液腺癌、印戒细胞癌）、腺鳞癌,未分化癌	腺癌（管状腺癌、乳头状腺癌、黏液腺癌、印戒细胞癌）,腺鳞癌,未分化癌
转移途径	淋巴转移（最主要）、直接浸润、血行转移、种植	淋巴转移（最主要）、直接浸润、血行转移、种植
诊断	结肠镜＋活检＋CEA	直肠指检＋肛镜＋活检＋CEA
治疗	结肠癌根治术	Miles、Bacon、Dixon、Hartmann手术

（4）**右侧、左侧结肠癌及直肠癌的鉴别**

	右侧结肠癌	左侧结肠癌	直肠癌
肿块性质	隆起型多见	浸润型多见	溃疡型多见（50%以上）
发生转移	晚	早	早
腹部肿块	可有	较少扪及,偶尔肛诊可及	无
全身症状	重	轻	少见
贫血	可有	少见	少见（晚期可有）
大便潜血	多无	多有	阳性
肠梗阻	多无	常有	可有
手术方式	一期或二期手术	二期手术为主	有肠梗阻二期手术,无则一期

6. 治疗

（1）**结肠癌根治手术**　切除范围包括癌肿所在肠袢及其系膜和区域淋巴结。

①**右半结肠切除术**　适用于盲肠癌、升结肠癌、结肠肝曲癌。对于盲肠和升结肠癌,切除范围包括右半横结肠、升结肠、盲肠、长约15～20cm的回肠末段,作回肠与横结肠端端或端侧吻合。对于结肠肝曲

癌,除上述范围外,还须切除横结肠和胃网膜右动脉组的淋巴结。

②横结肠切除术　适用于横结肠癌。切除范围包括肝曲或脾曲的整个横结肠以及胃结肠韧带的淋巴结组,行升结肠和降结肠端端吻合。若两端张力大而不能吻合,可切除降结肠,行升结肠、乙状结肠吻合术。

③左半结肠切除术　适用于结肠脾曲癌、降结肠癌。切除范围包括横结肠左半、降结肠、部分或全部乙状结肠,作结肠间或结肠与直肠端端吻合。

④乙状结肠癌的根治切除术　适用于乙状结肠癌。根据乙状结肠的长短和癌肿所在的部位,分别采用切除整个乙状结肠和全部降结肠,或切除整个乙状结肠、部分降结肠和部分直肠,作结肠直肠吻合。

(2)结肠癌并发急性肠梗阻的手术　应在胃肠减压、纠正水电解质紊乱及酸碱失衡等适当准备后,早期手术。

①右侧结肠癌伴急性肠梗阻　作右半结肠切除＋一期回肠结肠吻合术;如病人条件不许可,则先行盲肠造口解除梗阻,二期手术行根治性切除;如癌肿不能切除,可行回肠横结肠侧侧吻合。

②左侧结肠癌伴急性肠梗阻　也可手术切除,一期吻合;若肠管扩张、水肿明显,可行近端造口、远端封闭;如肿物不能切除,可在梗阻近侧作横结肠造口,二期根治切除或行姑息性结肠造口。

(3)化学药物治疗　常用方案为FOLFOX6(奥沙利铂＋亚叶酸钙＋氟尿嘧啶)、XELOX(奥沙利铂＋Xeloda)、MAYO(氟尿嘧啶＋亚叶酸钙)。辅助化疗能提高Ⅱ、Ⅲ期结肠癌的5年生存率。

(4)化学预防　可选用非甾体抗炎药(阿司匹林)、舒林酸、维生素E、C、A等。

【例5】2012NO82A男性,45岁。横结肠癌约4×4cm大小,已累及浆膜层,CT检查左肝外叶亦有3cm大小转移灶,胰腺正常。该病人的治疗应首选

A. 仅行全身化学疗法　　　　　　　　　B. 根治性结肠切除术

C. 结肠造瘘术　　　　　　　　　　　　D. 根治性结肠切除＋左肝外叶切除术

【例6】2011NO87A患者,75岁。肠梗阻5天急行手术探查,术中发现结肠脾曲癌致结肠梗阻,无转移征象,横结肠扩张、水肿。恰当的手术方式是

A. 横结肠造口术,二期左半结肠切除　　B. 左半结肠切除,横结肠乙状结肠吻合术

C. 肿瘤切除,横结肠造口术　　　　　　D. 横结肠、乙状结肠侧侧吻合术

三、直肠癌

我国直肠癌流行病学特点为:①直肠癌比结肠癌发生率高,约占60%;②低位直肠癌所占比例高,约占直肠癌的60%～75%,绝大多数癌肿可在直肠指检时触及;③青年人(<30岁)直肠癌比例高,约10%～15%。

【例7】2007NO93下列关于直肠癌的叙述,错误的是

A. 直肠癌的发病率在大肠癌中仅次于乙状结肠癌　B. 低位直肠癌约占直肠癌的2/3～3/4

C. 绝大多数癌肿行直肠指检可触及　　　　　　　D. 溃疡型癌约占直肠癌全部类型的1/2以上

1. 病因

如前所述。

2. 病理

(1)大体分型　分为溃疡型、肿块型、浸润型三型。

分型	肉眼特点	病理特点
溃疡型	肿瘤呈圆形或卵圆形,中心凹陷,边缘凸起,向肠壁深层生长,并向周围浸润,早期可有溃疡,易出血	最多见,占50%以上 分化程度较低,转移较早
隆起型	肿瘤向肠腔突出,肿块增大时表面可产生溃疡,向四周浸润少	预后较好
浸润型	肿瘤沿肠壁浸润,使肠腔狭窄	分化程度低,转移早,预后差

(2)组织学分类

①腺癌　又可分为以下4类，其中管状腺癌、乳头状腺癌占75%～85%，黏液腺癌占10%～20%。

管状腺癌　癌细胞呈腺管或腺泡状排列。根据其分化程度，可分为高、中、低分化腺癌。

乳头状腺癌　癌细胞排列成粗细不等的乳头状结构，乳头中心索为少量血管间质。

黏液腺癌　由分泌黏液的癌细胞构成，癌细胞内有大量黏液为其特征，恶性度较高。

印戒细胞癌　肿瘤由弥漫成片的印戒细胞构成，恶性程度高，预后差。

②腺鳞癌　肿瘤由腺癌细胞和鳞癌细胞构成。

③未分化癌　癌细胞弥漫呈片或呈团状，不形成腺管状结构，细胞排列无规律，癌细胞较小，形态一致，预后差。

（3）扩散与转移

①直接浸润　癌肿首先向肠壁深层浸润性生长，向肠壁纵轴浸润发生较晚。浸润肠壁一圈约需1.5～2年。

②淋巴转移　主要扩散途径。上段直肠癌向上沿直肠上动脉、肠系膜下动脉、腹主动脉周围淋巴结转移。下段直肠癌多向上方、侧方转移。齿状线周围癌肿可向上、侧、下方转移。向下方转移可表现为腹股沟淋巴结肿大。

③血行转移　癌肿侵入静脉后沿门静脉转移至肝，也可由髂静脉转移至肺、骨、脑等。

④种植转移　直肠癌种植转移机会较小，上段直肠癌可发生种植转移。

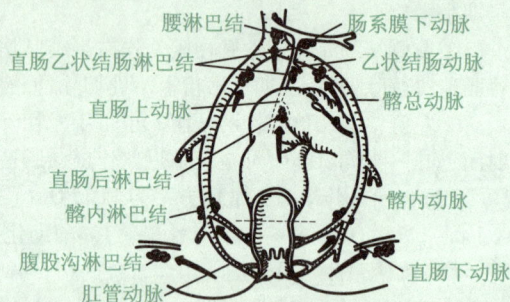

【例8】1996NO90A 关于直肠癌的叙述，哪项是错误的？

A. 约占大肠癌的60%左右
B. 常见部位是直肠壶腹部
C. 大体类型以溃疡型多见
D. 组织学分型中以黏液癌多见
E. 淋巴转移是主要转移途径

3. 临床表现

直肠癌早期无明显症状，癌肿破溃形成溃疡或感染时才出现症状。症状出现的频率依次为便血80%～90%、便频60%～70%、便细40%、黏液便35%、肛门痛20%、里急后重20%、便秘10%。

（1）直肠刺激症状　便意频繁，排便习惯改变，便前肛门有下坠感，里急后重，排便不尽感，下腹痛。

（2）肠腔狭窄症状　癌肿侵犯致肠腔狭窄，可有不全肠梗阻的表现。

（3）癌肿破溃感染症状　大便表面带血及黏液，甚至有脓血便。

（4）侵犯症状　直肠癌侵犯前列腺、膀胱，可出现尿频、尿急、血尿。侵犯骶前神经可出现骶尾部剧烈持续性疼痛。晚期出现肝转移，可有腹水、肝大、黄疸、贫血、消瘦、水肿等。

4. 诊断

根据病史、临床表现、体检、影像学、内镜检查，不难诊断，准确率可达95%。但多数病例常有不同程度的延误诊断，既有病人对便血、大便习惯改变等症状不够重视的原因，也有医生警惕性不高的原因。

（1）大便潜血检查　为大规模普查或高危人群的初筛方法。阳性者再作进一步检查。

（2）直肠指诊　是诊断直肠癌最重要的方法，因为直肠指诊能发现70%的直肠癌。因此，凡遇病人有便血、大便习惯改变、大便变形等症状，均应行直肠指诊。指诊可查出癌肿的部位，距肛缘的距离，癌肿大小、范围、固定程度、与周围脏器的关系等。

（3）肿瘤标记物　癌胚抗原（CEA）不能用于早期诊断，因为仅45%的结直肠癌病人有CEA升高。血清CEA水平与肿瘤分期正相关，Ⅰ、Ⅱ、Ⅲ、Ⅳ期病人的血清CEA阳性率分别为25%、45%、75%和85%左右。CEA主要用于预测直肠癌的预后和监测复发。CA19-9的临床意义与CEA相似。

（4）内镜检查　可明确诊断，但应注意结、直肠多发癌的可能（占5%～10%）。

（5）影像学检查

钡剂灌肠	是结肠癌的重要检查方法，对直肠癌的诊断意义不大，用以排除结、直肠多发癌和息肉病
腔内超声	对中低位直肠癌行腔内超声检查，可检测癌肿浸润肠壁的深度及有无侵犯邻近脏器
MRI 检查	对中低位直肠癌行 MRI 检查，以评估肿瘤在肠壁内的浸润深度，对术前分期有重要价值
CT 检查	可以了解直肠癌盆腔扩散情况，有无侵犯膀胱、子宫和盆壁，是术前常用检查方法
PET-CT	以排除远处转移、评价手术价值
腹部 B 超	结、直肠癌手术时约 10% ~ 15% 同时存在肝转移，故腹部 B 超应作为常规检查

注意：①直肠指检简单易行，能发现 70% 的直肠癌，是直肠癌的首选检查。
②确诊直肠癌、结肠癌首选的检查方法是结肠镜检 + 活组织检查。
③直肠癌的普查首选大便潜血检查。④监测直肠癌的预后及复发首选血清 CEA。

【例9】2013NO83A 对中国人直肠癌，直肠指诊的发现率是
　　A. 40%　　　　　　　B. 50%　　　　　　　C. 60%　　　　　　　D. 70%

【例10】2015NO86A 男性，64 岁。排便习惯改变、便血 2 个月，首选的检查是
　　A. 直肠指诊　　　　B. 直肠镜　　　　　　C. 纤维结肠镜　　　　D. 钡灌肠

【例11】2017NO58A 结肠癌患者血清 CEA 检测的临床意义，下列描述不正确的是
　　A. CEA 阳性率与结肠癌分期有关
　　B. 术后 CEA 未明显下降说明可能有肿瘤残留
　　C. 术后 CEA 持续上升提示肿瘤复发
　　D. 术前 CEA 指标正常是缩小切除范围的依据

5. 手术治疗

直肠癌手术方式的选择应根据癌肿所在部位、大小、活动度、细胞分化程度、术前的排便控制能力等因素综合判断。直肠癌向远端肠壁浸润一般不超过 2cm，手术时要求切缘距肿块下缘 2cm 以上。

（1）**局部切除术**　如肛局部切除、骶后径路局部切除术，适用于早期瘤体小、T_1 期、分化程度高的直肠癌。

（2）**腹会阴联合直肠癌根治术（Miles 手术）**　适用于腹膜返折以下的直肠癌。切除范围包括全部直肠、肠系膜下动脉及其区域淋巴结、全直肠系膜、肛提肌、坐骨肛门窝内脂肪、肛管及肛周 3 ~ 5cm 的皮肤、皮下及全部肛门括约肌，于左下腹永久性乙状结肠单腔造口。

（3）**经腹直肠癌切除术（Dixon 手术）**　是目前应用最多的直肠癌根治术。适用于距齿状线 5cm 以上的直肠癌，也有更近距离的直肠癌行 Dixon 手术的报道。要求作根治性切除，且远端切缘距癌肿下缘 2cm 以上，切除肿块及其系膜，行乙状结肠-直肠远端对端吻合。

（4）**经腹直肠癌切除、近端造口、远端封闭术（Hartmann 手术）**　适用于全身一般情况很差，不能耐受 Miles 手术，急性肠梗阻不宜行 Dixon 手术的直肠癌。

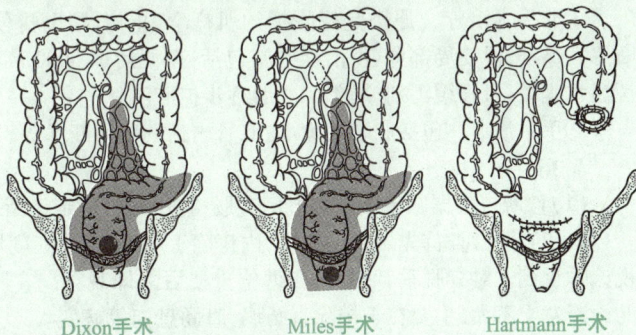
Dixon手术　　　Miles手术　　　Hartmann手术

直肠癌如伴发能切除的肝转移癌，应同时切除肝转移癌。直肠癌侵犯子宫时，可一并切除子宫，称为后盆腔脏器清扫。直肠癌侵犯膀胱，可行直肠和膀胱（男性）或直肠、子宫和膀胱（女性）切除，称为全盆腔清扫。

6. 其他治疗

（1）**放射治疗**　术前放疗可提高手术切除率，降低病人术后局部复发率。术后放疗仅适用于局部晚

期病人、T₃期直肠癌且术前未经放疗和术后局部复发的病人。

（2）化学治疗　辅助化疗能提高Ⅱ～Ⅲ期结、直肠癌的 5 年生存率,常用化疗方案为:FOLFOX6（奥沙利铂＋亚叶酸钙＋氟尿嘧啶）、XELOX（奥沙利铂＋Xeloda）、MAYO（氟尿嘧啶＋亚叶酸钙）。

（3）新辅助放化疗　T₃、T₄期直肠癌应行新辅助放化疗。

> **注意:**①直肠癌的手术方式根据肿块距肛门的距离而定:直肠癌下缘距肛门 <5cm 选用 Miles 手术,直肠癌下缘距肛门 5～7cm 以上选用 Dixon 手术(7 版黄家驷外科学 P1644、P1646)。
> ②腹膜返折以下的直肠癌选用 Miles 手术,距齿状线 5cm 以上的直肠癌选用 Dixon 手术(8 版外科学 P408、P409),此观点不适合解题。
> ③若肿块广泛浸润固定,无法切除,则一期行近端造瘘解决梗阻问题,二期处理肿瘤。

【例 12】2014NO86A 目前认为 Dixon 手术的远端切缘至肿瘤最短的距离应是

  A. 2cm   B. 3cm   C. 4cm   D. 5cm

【例 13】2014NO79A 男性,73 岁。因肠梗阻 4 天手术探查,术中发现直肠、乙状结肠交界部直径约 3cm 肿瘤,尚活动,近端结肠扩张、水肿。合理的手术方式是

  A. 横结肠造口术 B. Miles 手术 C. Dixon 手术 D. Hartmann 手术

【例 14】2017NO64A 男性,62 岁。脓血便 3 个月,结肠镜发现距肛门 7cm 处直肠前壁肿物,直径约 2cm,活检病理诊断为直肠癌,合理的手术方式是

  A. Hartmann 术 B. Miles 术 C. Dixon 术 D. York-Mason 术

四、肛裂与痔

1. 肛裂

肛裂是齿状线下肛管皮肤层裂伤后形成的小溃疡。方向与肛管纵轴平行,长约 0.7cm,呈梭形或椭圆形,常引起肛周疼痛。多见于青中年人,绝大多数肛裂位于肛管的后正中线上,也可位于前正中线上,侧方出现肛裂极少。

（1）诊断
①临床表现:典型的周期性疼痛、便秘、出血。
②局部体检:发现肛裂三联征。

（2）治疗
①非手术治疗　原则是解除括约肌痉挛,止痛,帮助排便,中断恶性循环,促使局部愈合,治疗措施包括:排便后 1:5000 高锰酸钾温水坐浴、口服缓泻剂、局部麻醉后逐步扩肛。
②手术治疗　包括肛裂切除术、肛管内括约肌切断术等。

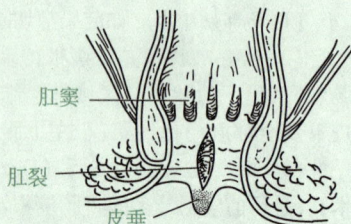
肛窦
肛裂
皮垂
肛裂三联征=肛乳头肥大+肛裂+前哨痔

2. 痔

（1）诊断　根据临床表现和肛门直肠检查,即可确定诊断。

肛门直肠检查首先做肛门视诊,内痔除Ⅰ度外,其他三度均可在肛门视诊时见到。对有脱垂者,最好在蹲位排便后立即观察。直肠指检对痔的诊断意义不大,主要在于排除直肠癌、直肠息肉等病变。

①内痔　临床上最多见,由直肠上静脉丛形成,位于齿状线上方,表面为直肠黏膜所覆盖,常见于直肠上动脉的分支处,即左侧、右前和右后（截石位 3、7、11 点）。主要表现是出血和脱出,间歇性便后出鲜血是内痔的常见症状。内痔分为 4 度:
Ⅰ度:便时带血、滴血或喷射状出血,便后出血可自行停止,无痔脱出。

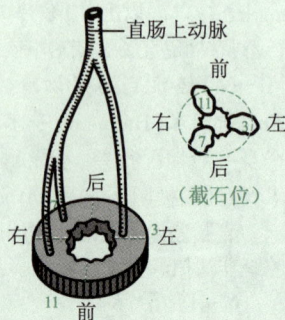
直肠上动脉
前
右 左
后
（截石位）

Ⅱ度:常有便血,排便时有痔脱出,便后可自行还纳。

Ⅲ度:偶有便血,排便或久站、咳嗽、负重时痔脱出,需用手还纳。

Ⅳ度:偶有便血,痔脱出不能还纳或还纳后又脱出。

②外痔　表现为肛门不适、潮湿不洁,可有瘙痒。如有血栓形成及皮下血肿有剧痛,称为血栓性外痔。

③混合痔　表现为内痔和外痔的症状同时存在。混合痔呈环状脱出肛门外,脱出的痔块在肛周呈梅花状,称为环状痔。脱出的痔块若被痉挛的括约肌嵌顿,以致水肿、淤血,甚至坏死,称为嵌顿性痔。

(2)治疗　应遵循三个原则:无症状的痔无需治疗;有症状的痔重在减轻或消除症状,而非根治;以非手术治疗为主。可以采用非手术治疗、注射治疗、胶圈套扎治疗、多普勒超声引导下痔动脉结扎、痔单纯切除、吻合器痔上黏膜环切钉合术(PPH)、血栓外痔剥离术等。

(3)易混概念

前哨痔	肛裂时下端皮肤因炎症、水肿及静脉、淋巴回流受阻,形成袋状皮垂向下突出于肛门外
肛裂三联征	肛乳头肥大 + 肛裂 + "前哨痔" = 肛裂三联征
内痔	齿状线上方直肠上静脉丛曲张团块形成。最常见,肛诊时不能扪及
外痔	齿状线下方直肠下静脉丛曲张团块形成
混合痔	由直肠上、下曲张静脉丛相互吻合形成
环状痔	混合痔的晚期突出肛门外,在肛周呈梅花状,称为环状痔,也称花圈痔
嵌顿痔	指痔核脱出肛外后,括约肌痉挛嵌顿,以至水肿、出血、坏死。可伴剧痛

(4)痔和肛裂的区别

	痔	肛裂
好发部位	内痔好发于截石位3、7、11 点	好发于截石位6 点,次发于 12 点,侧方少见
病史	习惯性便秘者	习惯性便秘者
便血	无痛性、间歇性、便后出鲜血	少量滴鲜血
疼痛	一般无疼痛 血栓性外痔、感染和嵌顿痔可有剧痛	便时、便后剧痛(便时剧痛→缓解数分钟→括约肌痉挛剧痛半小时至数小时)
痔核	有	肛乳头肥大 + 肛裂 + 前哨痔 = 肛裂三联征
瘙痒	肛周皮肤因分泌物刺激所致	—
治疗	润便、注射治疗、红外线凝固疗法 胶圈套扎疗法、手术	非手术治疗(坐浴、润便、必要时扩肛) 手术(肛裂切除术、肛管内括约肌切断术)

(116 ~ 117 题共用题干)男性,35 岁。肛周持续性剧烈疼痛2 天,局部有肿物突出,无便血。查体:肛周 1.0cm 直径的肿物,呈暗紫色,表面光滑,水肿,质硬有触痛。

【例 15】2012NO116A 该患者最可能的诊断是

A. 肛裂前哨痔　　　B. 直肠肛管黑色素瘤　　　C. 内痔脱出嵌顿　　　D. 血栓性外痔

【例 16】2012NO117A 对该患者正确的处理方法是

A. 肿物切除活检　　　B. 肿物还纳　　　C. 剥离痔内血栓　　　D. 胶圈套扎

五、肛瘘

1. 分类

(1)按瘘管位置的高低分　高位肛瘘(包括单纯性、复杂性)、低位肛瘘(包括单纯性、复杂性)。

(2)按瘘管与括约肌的关系分　肛管括约肌间型(70%、最常见)、经肛管括约肌型(25%)、肛管括约肌上型(4%)、肛管括约肌外型(0.5%)。

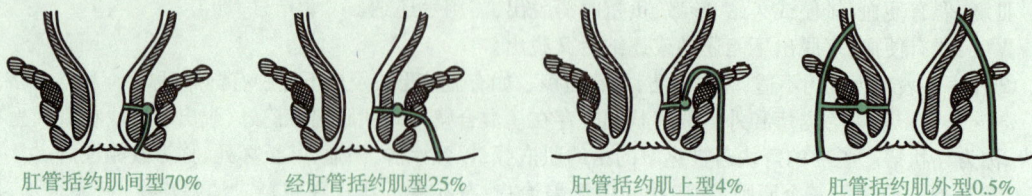

肛管括约肌间型70%　　经肛管括约肌型25%　　肛管括约肌上型4%　　肛管括约肌外型0.5%

【例17】1997NO92A 临床上最常见的肛瘘类型是

  A. 经肛管括约肌型 B. 肛管括约肌间型 C. 肛管括约肌上型

  D. 肛管括约肌外型 E. 骨盆直肠瘘

2. 诊断

根据瘘外口流出少量脓性、血性、黏液性分泌物的临床表现及反复发作的特点,诊断并不困难。

3. 治疗

肛瘘不能自愈,必须手术治疗。治疗原则是将瘘管切开,形成敞开的创面,促使愈合。肛瘘手术的关键是尽量减少肛管括约肌的损伤,防止肛门失禁;避免复发。

(1)**瘘管切开** 适用于低位肛瘘。

(2)**挂线疗法** 适用于距肛门3~5cm内,有内外口低位或高位单纯性肛瘘,或复杂性肛瘘切开、切除的辅助治疗。该法最大优点是不会造成肛门失禁。

(3)**肛瘘切除** 适用于低位单纯性肛瘘。

  A. 瘘管切开   B. 挂线疗法   C. 肛瘘切除   D. 切开联合挂线

【例18】2010NO147B 高位单纯性肛瘘的治疗方法是

【例19】2010NO148B 低位单纯性肛瘘的治疗方法是

六、直肠肛管周围脓肿

绝大多数直肠肛管周围脓肿由肛腺感染引起,肛腺开口于肛窦,因肛窦开口向上,呈口袋状,存留粪便易引发肛窦炎,感染延及肛腺后导致括约肌间感染。肛周脓肿溃破或切开引流后常形成肛瘘。

1. 临床表现

(1)肛周脓肿、坐骨肛管间隙脓肿和骨盆直肠间隙脓肿 临床上以肛周脓肿最常见。

	肛门周围脓肿	坐骨肛管间隙脓肿	骨盆直肠间隙脓肿
别称	肛周脓肿	坐骨肛门窝脓肿	骨盆直肠窝脓肿
发生率	最常见	较常见	较少见
发病机制	肛腺感染向下达肛周皮下形成	肛腺感染经外括约肌向外扩散到坐骨直肠间隙而形成	坐骨直肠间隙脓肿向上穿破肛提肌进入骨盆直肠间隙
脓肿特点	位置浅表,一般不大	位置较深,较大(60~90ml)	位置更深,较大
局部症状	局部症状明显呈肛周持续性跳痛	局部症状明显,呈持续性跳痛排尿困难,里急后重	局部症状不明显,直肠坠胀感便意不尽,排尿困难
全身症状	全身中毒症状不明显	全身中毒症状明显	全身中毒症状明显
体检	局部红肿,硬结,压痛脓肿形成时有波动感	患侧肛门红肿,双臀不对称肛诊有深压痛,波动感	会阴部正常直肠壁触痛性肿块,波动感
诊断穿刺	可抽出脓液	可抽出脓液	抽出脓液可确诊

（2）其他 有肛管括约肌间隙脓肿、直肠后间隙脓肿、高位肌间脓肿、直肠黏膜下脓肿。由于位置较深，局部症状多不明显，病人有不同程度的全身感染症状。直肠指检可触及痛性肿块。

注意：①肛门周围脓肿局部症状较重，全身症状较轻；②骨盆直肠间隙脓肿局部症状较轻，全身症状较重。
③坐骨肛管间隙脓肿局部症状和全身症状都较重。

2. 治疗

（1）非手术治疗 包括抗生素治疗、温水坐浴、局部理疗、口服缓泻剂以减轻排便时疼痛。

（2）手术治疗 脓肿切开引流是治疗直肠肛周脓肿的主要方法。

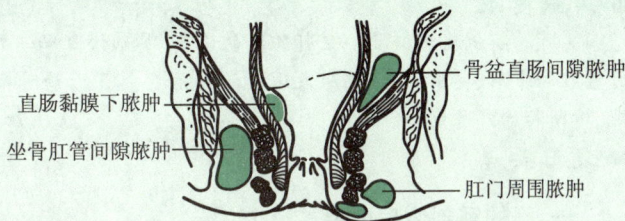

图（肛管脓肿解剖示意图）
- 骨盆直肠间隙脓肿
- 直肠黏膜下脓肿
- 坐骨肛管间隙脓肿
- 肛门周围脓肿

【例20】1997NO91A 最常见的直肠肛管周围脓肿是
    A. 肛门周围脓肿　　　　B. 坐骨直肠窝脓肿　　　　C. 骨盆直肠窝脓肿
    D. 直肠后间隙脓肿　　　　E. 直肠黏膜下脓肿

【例21】2008NO85A 患者，男，32岁。1周来发热伴会阴部疼痛，逐渐加重，大便有里急后重感，且排尿困难，直肠指诊因疼痛不合作未能进行，白细胞 17.5×10^9/L。最可能的诊断是
    A. 急性膀胱炎　　　　B. 肛旁脓肿
    C. 血栓性外痔　　　　D. 坐骨直肠窝脓肿

    A. 肛周肿痛伴发热　　　　B. 排便可加重肛门疼痛，伴大便带鲜血
    C. 排便时出血无痛　　　　D. 肛门疼痛，伴局部暗紫色肿块
    E. 反复发作的肛周红肿热痛，窦道外口流出脓性分泌物

【例22】1994NO115B 肛裂

【例23】1994NO116B 直肠肛管周围脓肿

七、直肠脱垂

直肠脱垂的知识点与"腹外疝"很相似，请同学们比较记忆。

	直肠脱垂	腹外疝
概念	直肠壁部分或全层向外脱出，无腹膜脱出	肠内容物连同腹膜一并脱出腹外
病因	解剖因素：婴幼儿发育不良、老年营养不良、手术外伤损伤局部 腹压增高：慢性咳嗽、慢性便秘、排尿困难 其　他：内痔、直肠息肉经常脱出	解剖因素：腹壁薄弱、老年、切口感染先天性薄弱部位 腹压增高：慢性咳嗽、慢性便秘、排尿困难 其　他：体位关系（站立位易发生）
临表	肿物自肛门脱出	腹股沟区可复性包块
治疗	婴幼儿可能自愈可先保守治疗，手术	婴幼儿可能自愈可先保守治疗，手术

▶ **常考点** 左、右半结肠癌及直肠癌的鉴别、手术方式的选择；痔、肛裂、肛瘘、肛周脓肿的临床特点及区别。

参考答案——详细解答见《贺银成2019考研西医临床医学综合能力历年真题精析》

1. A BCDE　　2. ABC DE　　3. A BCDE　　4. A BCDE　　5. ABC D E　　6. A BCDE　　7. A BCDE
8. ABC D E　　9. ABC D E　　10. A BCDE　　11. ABC D E　　12. A BCDE　　13. ABC D E　　14. ABC DE
15. ABC D E　　16. AB C DE　　17. AB C DE　　18. AB C DE　　19. AB C DE　　20. A BCDE　　21. ABC D E
22. AB CDE　　23. A BCDE

第22章 肝疾病与门静脉高压症

▶️**考纲要求**

①肝的解剖生理概要。②肝脓肿的诊断、鉴别诊断和治疗。③肝脏肿瘤的诊断方法及治疗原则。④肝囊肿的诊断、鉴别诊断、临床表现及治疗原则。⑤门静脉高压症的解剖概要、病因、病理生理、临床表现、诊断和治疗原则。

▶️**复习要点**

一、肝的解剖生理概要

1. 肝的应用解剖

肝的韧带	肝的膈面和前面——左右三角韧带、冠状韧带、镰状韧带、肝圆韧带 肝的脏面——肝胃韧带、肝十二指肠韧带(内有肝蒂)
肝蒂	肝十二指肠韧带内,包含门静脉、肝动脉、胆管、淋巴管、淋巴结、神经,称为肝蒂
第一肝门	门静脉、肝动脉、肝总管在肝脏面横沟各自分出左、右干进入肝实质内,称第一肝门
第二肝门	在肝后上方的静脉窝内,肝左、右、中静脉进入下腔静脉,称第二肝门
第三肝门	肝脏小部分血液经数支肝短静脉流入肝后方的下腔静脉,称第三肝门
Glisson 鞘	在肝实质内,门静脉、肝动脉、肝胆管的管道分布大体上一致,共同包裹在 Glisson 纤维鞘内
肝的血供	血流量——门静脉(70%~75%)、肝动脉(25%~30%),肝的总血流量约 1500ml/min 供氧量——门静脉(40%~60%)、肝动脉(40%~60%)

2. 肝脏的主要功能

(1)**分泌胆汁** 正常成人每天分泌胆汁约 800~1200ml,其中由肝细胞分泌的胆汁约 3/4(即 600~1000ml);由胆管分泌的约占 1/4。并不是我们想当然的胆汁全部由肝细胞分泌(8 版外科学 P447)。

(2)**代谢功能** 食物消化后由肠道吸收的营养物质经门静脉系统进入肝。①肝能将糖、蛋白质、脂肪转化为糖原,储存于肝内。当血糖减少时,又可将糖原分解为葡萄糖,释放入血液。②在蛋白质代谢过程,肝主要起合成、脱氨、转氨作用。③肝在脂肪代谢中起重要作用,并能维持体内各种脂质的稳定,使之保持一定浓度和比例。④肝也参与多种维生素代谢。

(3)**凝血功能** 肝能合成大多数凝血因子,参与凝血过程。

(4)**解毒作用** 肝可通过生物转化,使大多数毒物失去毒性或排出体外。

(5)**吞噬或免疫功能** 肝通过 Kupffer 细胞的吞噬作用,可将细菌、抗原抗体复合物、色素从血液中除去。

3. 几个经常考的数据

①常温下可阻断肝血流 15~20min。②胆汁分泌量 800~1200ml/d,其中肝细胞分泌 600~1000ml/d。③胃肠液分泌总量 8000ml/d。④小肠液分泌量 3000ml/d。⑤胰液外分泌量 750~1500ml/d。⑥胆囊分泌黏液 20ml/d。⑦胆囊容积 40~60ml。⑧胆囊可浓缩胆汁 5~10 倍。

【例1】2004N088A 下列关于胆道系统的叙述,错误的是

A. 胆汁全部由肝细胞分泌　　B. 胆囊 24 小时可接纳胆汁 500ml

C. 促进胆汁分泌最强的是促胰液素　　D. 成人每日分泌胆汁约 800ml~1200ml

E. 毛细胆管在调节胆汁流量和成分方面起关键作用

二、细菌性肝脓肿

1. 感染途径

（1）胆道逆行感染　主要感染途径。胆道蛔虫症、胆管结石等并发化脓性胆管炎时，细菌沿胆管上行，是引起细菌性肝脓肿的主要原因（占50%左右）。

（2）肝动脉　人体其它部位的化脓性感染发生菌血症时，细菌通过肝动脉侵入肝脏。

（3）门静脉　如坏疽性阑尾炎、痔核感染、菌痢等，细菌可经门静脉入肝。

（4）其他　肝毗邻感染病灶的细菌循淋巴系统侵入，开放性肝损伤的细菌直接经伤口入肝，形成脓肿。

【例2】1995NO160X 细菌可经下列哪些途径进入肝脏引起肝脓肿？

A. 胆道　　　　　　　B. 门静脉　　　　　　　C. 肝动脉　　　　　　D. 开放性肝损伤的裂口

2. 致病菌

致病菌大多为大肠埃希菌、金黄色葡萄球菌、厌氧链球菌、类杆菌属等。

3. 临床表现与诊断

炎症表现	寒战高热、体温升高、白细胞增多
消化道症状	恶心呕吐、食欲不振
局部症状	肝区疼痛、肝肿大
溃破症状	①向上溃破→右侧脓胸；　②向下溃破→腹膜刺激征；　③向左溃破→穿入心包 ④向膈下溃破→膈下脓肿；　⑤向肝内溃破→侵犯肝内血管致大量出血
X线	X线胸腹部检查——右叶肝脓肿可使右侧膈肌升高，右侧反应性胸膜炎或胸腔积液 X线钡餐检查——左叶肝脓肿可见胃小弯受压、推移现象
B超	首选检查，阳性率96%（CT阳性仅为90%）。可在B超引导下行脓肿诊断性穿刺和治疗

【例3】2008NO87A 肝穿刺的绝对禁忌证是

A. 原发性肝癌　　　　　B. 细菌性肝脓肿　　　　C. 阿米巴肝脓肿　　　　D. 肝包虫病

4. 细菌性肝脓肿与阿米巴性肝脓肿的鉴别

	细菌性肝脓肿	阿米巴性肝脓肿
病史	继发于胆道感染或其他化脓性疾病	继发于阿米巴痢疾
症状	急骤严重，全身中毒症状明显，寒战高热	起病慢，可有高热，或不规则发热、盗汗
血液化验	白细胞和中性粒细胞增高 细菌培养可阳性	白细胞增高。如无细菌感染，细菌培养阴性 血清阿米巴抗体阳性
粪便检查	无特殊发现	阿米巴滋养体可阳性 结肠黏膜或刮涂片可找到滋养体或包囊
脓液	多为黄白色脓液，涂片和培养可发现细菌	多为棕褐色脓液，无臭味，镜检可有滋养体 如无感染，涂片和培养无细菌
试验治疗	抗阿米巴治疗无效	抗阿米巴治疗有效
脓肿	较小，常多发	较大，常单发，多见于肝右叶

5. 治疗

（1）全身支持疗法　给予充分营养，纠正水电解质失衡，必要时多次小量输血和血浆，纠正低蛋白血症。

（2）抗生素治疗　为主要治疗手段，可选用较大剂量的敏感抗生素进行治疗。

（3）经皮肝穿刺脓肿置管引流术　适用于单个较大脓肿。可在B超引导下进行穿刺。

(4)**切开引流** 适用于较大脓肿有穿破可能的或已穿破者、胆源性肝脓肿、慢性肝脓肿、左外叶肝脓肿。

(5)**手术方式** 经腹或腹膜外。

(114～115 题共用题干)男性,70 岁。1 年前因壶腹癌行 Whipple 手术,术后恢复好。近 2 月来反复发热,伴寒战,最高体温达 39.5℃,WBC15×10⁹/L,血清 ALT121U/L,TBil 58μmol/L,CT 示肝内多发直径 1～2cm 低密度灶,边缘强化明显。

【例4】2013NO114A 下列拟诊中可能性最大的是

    A. 肝转移癌   B. 急性胆管炎   C. 急性肝炎   D. 多发性肝脓肿

【例5】2013NO115A 发生上述情况的原因是

    A. 肿瘤复发转移   B. 胆肠吻合口狭窄   C. 手术时输血感染   D. 免疫功能低下

三、肝肿瘤

1. 原发性肝癌

详见本讲义内科学·肝疾病。

2. 转移性肝癌(继发性肝癌)

(1)**原发病灶** 肝是最常见的血行转移器官。①50% 以上来自消化系统的原发肿瘤,如结直肠癌、胃癌、胰腺癌等。②肺癌、乳腺癌、肾癌、宫颈癌、卵巢癌、前列腺癌、头颈部肿瘤等也可发生肝转移。

(2)**临床表现** 转移性肝癌常以肝外原发肿瘤所引起的症状为主要表现,肝转移癌结节较小时,一般无症状,常在影像学检查时被发现。随着转移灶增大,可出现上腹或肝区不适或隐痛。病情发展则可出现乏力、发热、体重下降等。晚期病人可出现贫血、黄疸、腹水等。

(3)**影像学检查** B 超、CT、MRI、PET 等影像学检查有重要诊断价值。

(4)**肿瘤标记物** AFP 升高者较少。

(5)**治疗** 须根据原发性肿瘤的治疗情况,统筹计划行综合治疗。

3. 肝海绵状血管瘤

肝海绵状血管瘤是最常见的肝良性肿瘤,好发于中年女性,多为单发,也可多发,左右肝发生率大致相等。

(1)**临床表现** 肿瘤生长缓慢,病程长达数年以上。瘤体较小时无任何症状。增大后主要表现为肝大或压迫症状,引起上腹部不适、腹胀、嗳气、腹痛等。

(2)**体征** 腹部肿块与肝相连,表面光滑,质地柔软,有囊性感及不同程度的压缩感。

(3)**诊断** 根据临床表现、超声、CT、MRI、肝动脉造影等检查,不难诊断。

(4)**治疗** 手术切除是治疗本病最有效的方法。

①**无需治疗** 对于小的、无症状的肝海绵状血管瘤不需治疗。

②**肝叶切除** 手术指征:肿瘤直径 >10cm;肿瘤直径 5～10cm,位于肝缘,有外伤性破裂风险;肿瘤虽小(直径 3～5cm)而有明显症状者,可行肝部分切除或肝叶切除术。

③**肝动脉结扎术** 病变广泛不能切除者,可行肝动脉结扎术。

(5)**并发症** 最危险的并发症是肝肿瘤破裂引起腹腔急性大出血。

四、肝囊肿

肝囊肿是较常见的肝良性疾病,分为寄生虫性(如肝棘球蚴病)和非寄生虫性肝囊肿。后者又分为先天性、创伤性、炎症性、肿瘤性囊肿。临床上以先天性肝囊肿多见,它又分为单发性和多发性两种。

1. 病理

(1)**单发性肝囊肿** 以 20～50 岁多见,男女发生率之比为 1:4。。囊肿多发生于肝右叶。囊肿直径小者仅数毫米,大者含液量 >500ml,甚至可占整个肝叶。

(2)**多发性肝囊肿** 以 40～60 岁女性多见,囊肿大小不等,多累及全肝,但也可局限于一段或一叶。

（3）囊液　囊液澄清透明,不含胆汁。

2. 临床表现

（1）小的囊肿　不引起任何症状,多系 B 超、CT 等影像学检查或术中发现。

（2）大的囊肿　可压迫邻近脏器而出现食后饱胀、恶心呕吐、右上腹隐痛不适等。

（3）体征　可触及右上腹肿块和肝大。多发性肝囊肿可在肝表面触及多个囊性、大小不等的结节。

3. 诊断

（1）超声检查　是诊断肝囊肿的首选方法。

（2）CT 检查　可明确囊肿大小、部位、形态、数目。

（3）X 线检查　大的肝囊肿可显示膈肌抬高、胃肠受压移位等征象。

4. 治疗

（1）不需治疗　小的无症状的肝囊肿,不需特殊处理。

（2）适当治疗　大的有症状的肝囊肿,应行适当治疗。常用方法包括:超声引导下囊肿穿刺抽液术及内膜破坏;囊肿开窗术或去顶术;囊肿切除术;肝叶切除术或肝部分切除术。对于多发性肝囊肿不主张手术治疗,仅限于处理引起明显症状的大囊肿,可行囊肿穿刺抽液或开窗术,以缓解症状。

五、门静脉高压症

门静脉的血流受阻,血液淤滞时,引起门静脉系统压力增高,临床上表现为脾大、脾功能亢进、食管胃底静脉曲张和呕血、腹水等,具有这些症状的疾病,称为门静脉高压症。

1. 门静脉的解剖概要

（1）门静脉压力　正常门静脉压力为 13～24cmH_2O。门静脉高压症时,压力大都增至 30～50cmH_2O。

（2）门静脉的组成　门静脉由肠系膜上、下静脉和脾静脉汇合而成,其中约 20% 的血液来自脾。门静脉位于两个毛细血管网之间:一端是胃、肠、脾、胰的毛细血管网,另一端是肝窦(肝的毛细血管网)。门静脉无瓣膜,当门静脉压力升高时,首先是脾脏充血肿大。门静脉与肝动脉关系密切,如门静脉血流减少时,肝动脉血流即增加(肝动脉缓冲反应)。

（3）门静脉和腔静脉之间的主要交通支有 4 支　门静脉高压时 4 个交通支大量开放,扭曲成静脉曲张。

①胃底、食管下段交通支　为最重要的交通支。门静脉高压时,可曲张破裂导致上消化道大出血。

②直肠下端、肛管交通支　门静脉高压时,可引起继发性痔。

③前腹壁交通支　可引起腹壁静脉怒张。

④腹膜后交通支　可引起 Retzius 静脉丛扩张。只能于术中见到。

2. 病因和病理生理

按阻力增加的部位,将门静脉高压症分肝前型、肝内型、肝后型 3 型。

（1）肝前型　常见病因为肝外门静脉血栓形成、先天性畸形、外在压迫等。

（2）肝内型　又分为窦前、窦后、

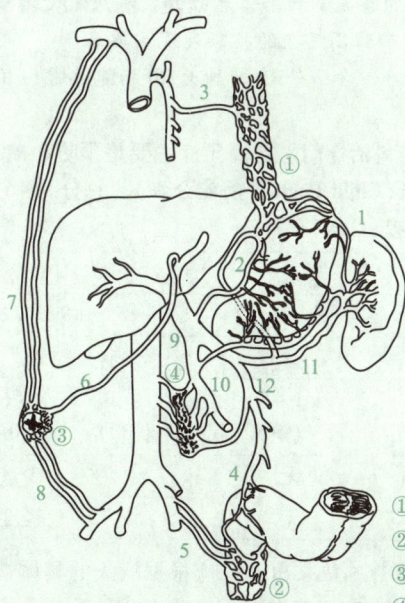

1　胃短静脉
2　胃冠状静脉
3　奇静脉
4　直肠上静脉
5　直肠下、肛管静脉
6　脐旁静脉
7　腹上深静脉
8　腹下深静脉
9　门静脉
10　肠系膜上静脉
11　脾静脉
12　肠系膜下静脉

①胃底、食管下段交通支
②直肠下端、肛管交通支
③前腹壁交通支
④腹膜后交通支

门静脉与腔静脉之间的交通支

和窦型。窦前阻塞以血吸虫肝硬化最常见。肝窦和窦后阻塞以肝炎后肝硬化最常见。

（3）**肝后型** 常见病因为 Budd-Chiari 综合征、缩窄性心包炎、严重右心衰。

3. **临床表现和诊断**

脾肿大、脾亢	门静脉高压症时，首先出现充血性脾肿大（8 版内科学 P423 为淤血性脾肿大）外周血细胞减少（白细胞、血小板和红细胞均减少，但以前两者减少最常见）
交通支扩张	4 个交通支扩张，各自产生的症状已于前述，最重要的为贲周交通支扩张破裂出血
腹水	①门静脉系统毛细血管滤过压增高； ②低蛋白血症，血浆胶体渗透压降低；③淋巴液自肝表面漏入腹腔； ④继发性醛固酮分泌增多，导致水钠潴留
雌激素增多的表现	蜘蛛痣、肝掌、男性乳腺发育、睾丸萎缩
血象	脾功能亢进——血细胞计数减少（以白细胞、血小板减少最明显）
肝功能	白蛋白降低，球蛋白增高，凝血因子减少（凝血酶原时间延长）
腹部超声检查	腹水，肝密度质地异常，门静脉扩张（内径≥13mm）
食管吞钡检查	钡剂充盈时，为虫蚀样改变；钡剂排空时，为蚯蚓样或串珠状负影

【例6】2003NO86A 下列关于门静脉的叙述，哪项错误？

　　A. 未阻断的情况下，正常门静脉压力 13～24cmH$_2$O

　　B. 门静脉压力增高时首先出现交通支扩张

　　C. 门静脉主干是由肠系膜上静脉和脾静脉汇合而成

　　D. 门静脉与腔静脉之间的交通支主要的是胃底、食管下段交通支

　　E. 门静脉无瓣膜

【例7】1999NO160X 下列哪些是门静脉高压症腹水形成的因素？

　　A. 门静脉毛细血管床的滤过压增加

　　B. 肝内淋巴液回流不畅，自肝表面漏入腹腔

　　C. 肝功能衰退，血浆白蛋白合成下降，致血浆胶体渗透压降低

　　D. 肾上腺皮质的醛固酮和垂体后叶的抗利尿激素增多，致水钠潴留

【例8】1991NO134X 门静脉高压症的临床表现主要有

　　A. 消瘦　　　　B. 肝肿大、肝功能异常　　C. 食道静脉曲张　　　　D. 腹水

4. **治疗**

（1）**治疗目的** 外科治疗门静脉高压症主要是预防和控制食管胃底曲张静脉破裂出血。

（2）**肝功能的判断（Child-Pugh 肝功能分级）** 总分 5～6 分者肝功能良好（A 级），7～9 分者中等（B级），10 分以上肝功能差（C 级）。

异常程度得分	1 分	2 分	3 分
血清胆红素（mmol/L）	<34.2	34.2～51.3	>51.3
血浆清蛋白（g/L）	>35	28～35	<28
凝血酶原延长时间（s）（凝血酶原比率%）	1～3（>50，教材错为 30）	4～6（30～50）	>6（<30）
腹水	无	少量，易控制	中等量，难控制
肝性脑病	无	轻度	中度以上

（3）**食管胃底曲张静脉破裂出血** 应根据病人的具体情况，采取药物治疗、内镜治疗、介入治疗、外科手术的综合治疗措施。应正确掌握手术适应证和手术时机。

①**肝功能 Child C 级** 对有黄疸、大量腹水、肝功能严重受损（Child C 级）的病人发生大出血，应采用保守

治疗,重点是输血、注射垂体后叶素、应用三腔管压迫止血等。严禁手术治疗,因手术死亡率高达60% ~70%。

补充血容量	建立有效的静脉通道,补充血容量,监测病人生命体征
药物止血	首选血管收缩剂或与血管扩张剂硝酸酯类合用。如特立加压素、生长抑素、奥曲肽
内镜治疗	是目前控制急性出血的首选方法。可在内镜下注射硬化剂、行食管曲张静脉套扎术等
三腔管压迫	暂时控制出血的有效方法,一般不超过24小时,等待内镜治疗或介入治疗的过渡治疗措施 插管50~60cm,胃气囊充气150~200ml,食管气囊充气100~150ml,管端悬吊0.25~0.5kg物品 注意:①病人应侧卧位或头侧转;②放置时间不宜超过3~5d,每隔12h应放空气囊10~20min
TIPS	经颈静脉肝内门体分流术(TIPS)适用于药物和内镜治疗无效、肝功能差的出血病人 能治疗急性出血、预防复发,但主要问题是支撑管进行性狭窄、并发肝衰竭、肝性脑病

注意:①门静脉高压症食管胃底静脉破裂大出血,肝功能Child C级者应保守治疗,严禁手术治疗。
　　②生长抑素、奥曲肽是治疗食管胃底静脉曲张出血最常用的药物(8版内科学P455)。
　　③内镜治疗是控制食管静脉曲张急性出血的首选方法(8版外科学P440)。
　　④TIPS主要用于药物治疗、内镜治疗无效者,但易并发肝性脑病(发生率20% ~40%)。

②肝功能Child A/B级　对于没有黄疸、没有明显腹水的病人发生大出血,应及时手术治疗。

A. 急诊手术适应证　a.病人以往有大出血病史,或本次出血来势凶猛,出血量大,或经短期积极止血治疗,仍有反复出血者;b.经严格内科治疗48小时仍不能控制出血,或短暂止血后又复发出血者。

B. 急诊手术禁忌证　肝功能Child C级者。

C. 手术方式　包括分流术和断流术两大类。

a.门体分流术　主要是降低门静脉压力,目的是治本。可分为非选择性、选择性门体分流术两类。
非选择性门体分流术是将入肝的门静脉血完全转流入体循环,代表术式是门静脉与下腔静脉端侧分流术。
选择性门体分流术旨在保存门静脉的入肝血流,同时降低食管胃底曲张静脉的压力,代表术式是远端脾-肾静脉分流术。

b.门奇断流术　主要是脾切除后,阻断门奇静脉间的反常血流,目的是治标,是通过离断胃底食管曲张静脉达到止血的目的。手术方式较多,但以脾切除+贲门周围血管离断术最为有效,最为常用。

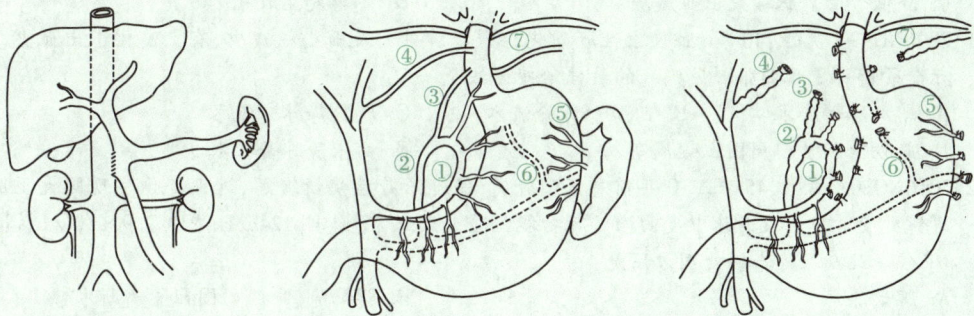

①胃支;②食管支;③高位食管支;④异位高位食管支;⑤胃短静脉;⑥胃后静脉;⑦左膈下静脉
侧侧门腔静脉分流术　　　　贲周血管局部解剖　　　　贲周血管离断术

注意:贲周血管分4组:冠状静脉、胃短静脉、胃后静脉和左膈下静脉。贲周血管离断术时应彻底切断上述静脉,包括高位食管支或同时存在的异位高位食管支。高位食管支的离断是手术成败的关键。

D. 术式比较　三种术式的比较如下表。

	非选择性分流术	选择性分流术	断流术
代表术式	门腔静脉端侧分流术	远端脾-肾静脉分流术	贲周血管离断术
术后门静脉压	降低 10~16cmH₂O 术后降压止血效果可靠	降低 8~10cmH₂O 术后降压效果稍差	增高
入肝血流	完全阻断入肝血流 术后入肝血流大大减少	部分阻断入肝血流 术后入肝血流稍减少	阻断了门奇静脉交通支 术后入肝血流增加
术后肝功能	得不到改善	得到一定程度改善	稍改善
术后肝性脑病	发生率高达 30%~50%	发生率较低	极少发生
血栓形成率	吻合口稍大,血栓形成率较高	吻合口小,血栓形成率更高	无吻合口,无血栓形成

E. 手术方式选择 急诊手术首选贲周血管离断术,该术式对病人打击小,能达到即刻止血目的,又能维持入肝血流,对肝功能影响较小,手术死亡率和并发症发生率低。

(4)是否有必要行预防性手术 ①研究表明,有食管胃底静脉曲张的病人并不一定发生大出血;鉴于肝炎后肝硬化病人的肝功能损害多较严重,任何一种手术对病人来说都是负担,甚至引起肝功能衰竭。因此,对于有食管胃底静脉曲张而没有出血的病人,原则上不作预防性手术,对于这类病人应以内科护肝治疗为主。②若有重度食管胃底静脉曲张,特别是镜下见曲张静脉表面有"红色征",为预防首次急性大出血,可酌情考虑行预防性手术,主要是断流术。

(5)严重脾肿大,合并明显的脾功能亢进 最多见于晚期血吸虫病,也见于脾静脉栓塞引起的左侧门静脉高压症。对于这类病人单纯行脾切除术效果良好。

(6)肝硬化引起的顽固性腹水 有效治疗是肝移植。其他疗法包括 TIPS 和腹腔-上腔静脉转流术。

【例9】2010NO82A 肝炎后肝硬化病人,有黄疸和大量腹水,因大量呕血入院。下列治疗措施中,不宜采取的是
    A. 三腔管压迫   B. 立即手术
    C. 输血,静脉滴注垂体加压素   D. 曲张静脉套扎、硬化

【例10】2016NO177X 肝硬化门脉高压症合并肝癌的患者,接受肝移植术后,可以获得的益处有
    A. 消除肝硬化   B. 解除脾功能亢进
    C. 降低食管静脉破裂出血风险   D. 不再发生肝癌

【例11】2006NO99A 男性,40岁,血吸虫性肝硬化伴严重脾肿大及血小板减少,有上消化道出血史,胃镜示食管静脉重度曲张。该病人的最佳治疗方法是
    A. 单纯脾切除术   B. 门腔静脉分流术   C. 脾肾静脉分流术
    D. 脾切除加贲门周围血管离断术   E. 曲张静脉套扎术

【例12】2016NO80A 男性,45岁。10年前患乙型肝炎,保肝治疗后病情缓解,近来查体发现脾大至肋缘,胃镜见食管中下段静脉中度曲张。肝功能化验大致正常,血 Hb124g/L,WBC2.9×10⁹/L,Plt40×10⁹/L。此病人恰当的处理方法是
    A. 脾切除术   B. 脾切除、贲门周围血管离断术
    C. 脾切除、脾肾分流术   D. 保肝治疗、观察

▶ **常考点** 肝脓肿的病因和治疗;肝癌的临床特点;门静脉高压症的病理及治疗。

    参考答案——详细解答见《贺银成2019考研西医临床医学综合能力历年真题精析》

1. ABCDE   2. ABCDE   3. ABCDE   4. ABCDE   5. ABCDE   6. ABCDE   7. ABCDE

8. ABCDE   9. ABCDE   10. ABCDE   11. ABCDE   12. ABCDE

第 23 章 胆道疾病

▶▶ **考纲要求**

①胆道系统的应用解剖、生理功能,常用的特殊检查诊断方法。②胆道畸形、感染、胆石病、胆道蛔虫症的病因、病理、临床表现、诊断和防治原则,常见并发症和救治原则。③胆道肿瘤的诊断和治疗。

▶▶ **复习要点**

一、概述

1. 肝外胆管解剖

（1）**肝外胆管** 左、右肝管出肝后,在肝门部汇合形成肝总管。肝总管直径约 0.4 ~ 0.6cm,长约 3cm,最长达 7cm。肝总管下端与胆囊管汇合形成胆总管。胆总管与主胰管汇合开口于十二指肠降部壁内段。

胆总管长约 7 ~ 9cm,直径 0.4 ~ 0.8cm（直径 > 1cm 称胆总管增粗）。胆总管分四段:①十二指肠上段:经肝十二指肠韧带右缘下行,肝动脉位于其左侧,门静脉位于两者后方,临床上胆总管探查、引流常在十二指肠上段施行;②十二指肠后段:行经十二指肠第一段后方;③胰腺段:在胰头后方的胆管沟内或实质内下行;④十二指肠壁内段:行至十二指肠降部中段,斜行进入肠管后内侧壁,长约 1.5 ~ 2cm。

（2）**胆管、胰管与十二指肠汇合部解剖** 在胆总管十二指肠壁内段,80% ~90% 人的胆总管与主胰管在肠壁内汇合,膨大形成胆胰壶腹（即 Vater 壶腹）。壶腹周围有括约肌（称 Oddi 括约肌）,末端通常开口于十二指肠大乳头。另有 15% ~20% 的胆总管与主胰管分别开口于十二指肠。

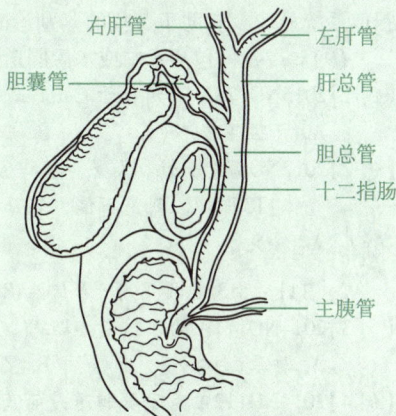

胆道应用解剖

2. 胆囊解剖

胆囊位于肝脏胆囊窝内,长约 5 ~8cm,宽 3 ~5cm,容积 40 ~60ml;分胆囊底、胆囊体和胆囊颈三部。

胆囊颈上部呈囊性扩大,称 Hartmann 袋,胆囊结石常滞留于此处。胆囊管由胆囊颈延伸而成,长 2 ~3cm,直径约 0.2 ~0.4cm,汇入胆总管。胆囊管起始部内壁黏膜形成螺旋状皱襞,称为 Heister 瓣。

胆囊三角（Calot 三角）是指由胆囊管、肝总管、肝脏下缘构成的三角形区域。

胆囊动脉常于胆囊三角内起自肝右动脉。胆囊动脉常有变异,如起自肝固有动脉、胃十二指肠动脉等。胆囊淋巴结位于胆囊管与肝总管相汇处夹角的上方,可作为手术寻找胆囊动脉和胆管的重要标志。

3. 胆道生理

胆道系统功能	分泌、贮存、浓缩、运输胆汁,对胆汁排入十二指肠起重要的调节作用	
胆管的功能	①输送胆汁至胆囊和十二指肠（主要功能）;②分泌胆汁 ③毛细胆管在调节胆汁流量和成分方面起重要作用	
胆汁分泌部位	肝细胞（占 3/4）＋胆管细胞（占 1/4）	
胆道压力	肝细胞分泌胆汁的最大压力为 $39cmH_2O$; 胆汁反流的最低压力 $20cmH_2O$;	正常胆总管压力为 $12cmH_2O$ AOSC 时胆管最大压力可达 $40cmH_2O$

4. 胆道系统常用的检查方法

（1）B超 ①诊断胆道疾病的首选检查（诊断胆囊结石的准确率接近100%，胆总管下端结石约60%）；②鉴别黄疸原因；③诊断其他胆道疾病（胆囊炎、胆囊及胆管肿瘤、胆道蛔虫）。

（2）腹部平片 约15%的胆囊结石可显影，目前已基本被B超取代。

（3）胆道造影 静脉胆道造影可显示胆管有无狭窄、扩张、充盈缺损等，目前基本被ERCP、MRCP取代。

（4）内镜逆行胰胆管造影（ERCP） ①可直接观察十二指肠和乳头部并取活检；②造影可显示胆道系统和胰腺导管的解剖和病变；③为有创检查，可诱发急性胰腺炎、胆管炎，诊断性ERCP已被MRCP取代。

（5）磁共振胆胰管造影（MRCP）、CT 能清楚地显示肝内外胆管扩张的范围和程度，结石分布，肿瘤部位、大小，胆管梗阻水平等。

（6）T管造影 可了解胆管有无狭窄、结石残存，胆总管下端通畅情况。

（7）经皮肝穿刺胆管造影（PTC） 为有创检查，可有胆汁漏、出血、胆道感染等并发症，适用于肝内胆管扩张，黄疸原因的鉴别。另外，可通过造影管行胆管引流（PTCD）或置放胆管内支架用做治疗。

（8）核素扫描 静脉注射^{99m}Tc-EHIDA，被肝细胞清除并分泌，与胆汁一起经胆道排泄至肠腔，从而使胆道系统显像。有助于黄疸的鉴别诊断。优点是在肝功能损害、血清胆红素中度升高时仍可应用。

（9）胆道镜 包括术中或术后胆道镜，可观察胆道有无结石、肿瘤、狭窄，并可经胆道镜进行一些治疗。

【例1】2015NO178X 下列属于Calot三角边线的有

    A. 肝脏下缘   B. 胆总管   C. 肝总管   D. 胆囊管

【例2】2012NO87A 女性，47岁。疑胆管结石行ERCP检查，4小时后剑突下偏左出现持续性疼痛并呕吐。查体：T37.8℃，剑突下偏左轻压痛，无反跳痛和肌紧张。最可能的诊断是

    A. 胃炎   B. 胰腺炎   C. 胆囊炎   D. 胆管炎

（111～113题共用题干）女性，80岁。3天来发现巩膜黄染、皮肤瘙痒，来院就诊。

【例3】2014NO111A 为了解黄疸性质，下列检查项目中最有意义的是

    A. 转氨酶水平   B. 乙肝病毒标志物   C. DBil/TBil   D. AFP

【例4】2014NO112A 为了解胆道是否有梗阻及梗阻部位，最简便的检查方法是

    A. B型超声   B. CT   C. MRI   D. ERCP

【例5】2014NO113A 3天后患者突然高热，体温达39℃，WBC15.0×10^9/L，此时最佳处理措施是

    A. 加大抗生素用量   B. PTCD   C. MRCP   D. 急诊手术引流

二、胆道畸形

1. 胆道闭锁

胆道闭锁是新生儿持续性黄疸最常见的病因，病变可累及整个胆道，也可仅累及肝内或肝外的部分胆管，其中以肝外胆道闭锁常见，占85%～90%。发病率女性高于男性。

（1）病因 ①先天性发育畸形学说：正常情况下，在胚胎早期原始胆管已形成，后为增殖的上皮细胞填塞，随后上皮细胞发生空泡化并相互融合贯通而形成胆道系统。若胚胎期2～3个月时发育障碍，胆管无空泡化或空泡化不完全，则形成胆道全部或部分闭锁。②病毒感染学说：胚胎后期或出生早期患病毒感染，引起胆管上皮毁损、胆管周围炎、纤维性变等，而引起胆道部分或完全闭锁。③有人认为新生儿肝炎波及肝外胆管而导致胆道闭锁。④还有人认为本病与自身免疫、胆管缺血有关。

（2）病理 胆管闭锁可造成梗阻性黄疸，导致肝细胞损害，肝脏因淤胆而显著肿大、变硬，呈暗绿或褐绿色，肝功能异常。若胆道梗阻不能及时解除，则可发展为胆汁性肝硬化。大体分为三型：Ⅰ型：完全性胆道闭锁；Ⅱ型：近端胆管闭锁，远端胆管通畅；Ⅲ型：近端胆管通畅，远端胆管纤维化。

（3）临床表现

①黄疸 梗阻性黄疸是本病的突出表现。患儿出生1～2周后，新生儿黄疸进行性加深，大便渐为陶

土色,尿色加深而呈浓茶样,皮肤有瘙痒抓痕。2～3个月后可发生出血倾向、凝血功能障碍。

②营养及发育不良 初期患儿营养发育正常,至3～4个月时出现营养不良、贫血、发育迟缓、反应迟钝等。

③肝脾大 是**本病特点**。肝脏进行性肿大,2～3个月即发展为胆汁性肝硬化、门静脉高压症。

(4)诊断 凡出生后1～2个月出现持续性黄疸,陶土色大便,伴肝脏肿大,均应怀疑本病。下列各点有助于确诊:①黄疸超过3～4周仍呈进行性加重,对利胆药物治疗无效;②十二指肠引流液内无胆汁;③超声检查显示肝外胆管、胆囊发育不良或缺如;④^{99m}Tc-EHIDA 扫描肠内无核素显示;⑤ERCP 和 MRCP 能显示胆管闭锁的长度。

(5)治疗 手术是唯一有效的治疗方法,宜在出生后2个月进行。

2. 先天性胆管扩张症

先天性胆管扩张症可发生于肝内、肝外胆管的任何部位,好发于胆总管,故曾称为先天性胆总管囊肿。

(1)病因 胆管壁先天性发育不良、胆管末端狭窄或闭锁是发生本病的基本因素,可能原因有:

①先天性胰胆管合流异常;②先天性胆道发育不良;③遗传因素所致。

(2)病理 根据胆管扩张的部位、范围和形态,分为五型。

分型	临床特点	发病率
Ⅰ型	囊性扩张,可累及肝总管、胆总管的全部或部分肝管	约占90%
Ⅱ型	憩室样扩张,为胆总管壁侧方局限性扩张呈憩室样膨出	少见
Ⅲ型	胆总管开口部囊性脱垂,常导致胆管部分梗阻	少见
Ⅳ型	肝内外胆管扩张	少见
Ⅴ型	肝内胆管扩张(Caroli 病),伴肝纤维化,肝外胆管无扩张	少见

(3)临床表现 典型表现为腹痛、腹部肿块、黄疸三联症。

①腹痛 位于右上腹部,可为持续性钝痛。

②腹部肿块 80%以上病人可触及右上腹囊性肿块,表面光滑。

③黄疸 常表现为间歇性黄疸。若合并感染,可出现黄疸持续加深。

④其他 晚期可出现胆汁性肝硬化、门静脉高压症。囊肿破裂可导致胆汁性腹膜炎。

(4)诊断 有典型"三联症"及反复发作胆管炎者诊断不难,但"三联症"俱全者仅占20%～30%。B超有助于检出囊肿,PTC、ERCP、MRCP有助于确诊本病。

(5)治疗 一经确诊应尽早手术,否则可因反复发作胆管炎导致肝硬化、癌变、囊肿破裂等并发症。

三、胆石病

胆石病包括胆囊结石和胆管结石,胆管结石又分为肝内胆管结石和肝外胆管结石。胆石分为三类:①胆固醇类结石:包括纯胆固醇结石和混合性结石;②胆色素类结石:包括胆色素钙结石和黑色素石;③其他结石。

结石类型	主要成分	结石部位	X 线检查
纯胆固醇结石	胆固醇占90%以上	80%位于胆囊内	多不显影
混合性结石	胆固醇+胆红素+钙盐	80%位于胆囊内	钙盐多者可显影
胆色素钙结石	游离胆色素+钙离子+脂肪酸等	肝内外各级胆管	部分显影
黑色素石	黑色胆色素+各种钙盐	几乎均在胆囊内	部分显影
其他结石	碳酸钙、磷酸钙、棕榈酸钙	属于少见结石	钙盐多者可显影

【例6】2001NO81A 下列哪类胆囊结石在行 X 线腹部平片检查时常显影?

  A. 胆固醇结石   B. 胆色素结石   C. 混合性结石

    D. 泥沙样结石   E. 黑结石

1. 胆囊结石

（1）发病   好发于 3F 病人（即 40 岁以上的肥胖女性）。

（2）临床表现

①胆绞痛   为典型临床表现，多发生于饱餐、进食油腻食物后。20% ~ 40% 病例是静止性胆囊结石。

②上腹隐痛   常被误诊为"胃病"。

③胆囊积液   胆囊结石长期嵌顿或阻塞胆囊管但未合并感染者，可导致胆囊积液（白胆汁）。

④其他   单纯胆囊结石极少引起黄疸；细小的胆囊结石进入胆总管成为胆总管结石；也可诱发胆源性胰腺炎；大的结石通过瘘管进入肠道，偶可引起胆石性肠梗阻；结石及炎症的长期刺激可诱发胆囊癌。

⑤Mirizzi 综合征   形成的解剖因素是胆囊管与肝总管伴行过长或者胆囊管与肝总管汇合位置过低，持续嵌顿于胆囊颈部的和较大的胆囊管结石压迫肝总管，引起肝总管狭窄；反复的炎症发作导致胆囊肝总管瘘管，胆囊管消失、结石部分或全部堵塞肝总管。临床特点是反复发作胆囊炎、胆管炎及梗阻性黄疸。

（3）诊断

①病史   典型的胆绞痛病史是诊断的重要依据。

②B 超   为首选的影像学确诊方法，其诊断准确率接近 100%。B 超提示胆囊内有强回声团，随体位改变而移动，其后有声影。

③X 线片   约 10% ~ 15% 的胆囊结石含钙量超过 10%，这时腹部 X 线片也可看到，有助于确诊，腹部侧位片可与右肾结石区别。

④CT、MRI   可显示胆囊结石，但不作为常规检查。

（4）治疗   首选腹腔镜胆囊切除（LC）。

①静止性胆囊结石   无症状的胆囊结石，一般不需预防性手术治疗，可观察和随诊。

②有症状胆囊结石   有症状和（或）并发症的胆囊结石，首选 LC 治疗，与开腹胆囊切除相比，LC 具有恢复快、损伤小、疼痛轻、瘢痕不易发现等优点。病情复杂或没有腹腔镜条件的，可作开腹胆囊切除。

③胆囊切除适应证   a. 结石数量多及结石直径≥2 ~ 3cm；b. 胆囊壁钙化或瓷性胆囊；c. 伴有胆囊息肉 >1cm；d. 胆囊壁增厚（ >0.3cm）即伴有慢性胆囊炎；e. 儿童胆囊结石（无症状者，原则上不手术）。

④胆总管探查的指征   行胆囊切除时，有下列情况应同时行胆总管探查术：a. 术前病史、临床表现、影像学检查提示胆总管梗阻，包括梗阻性黄疸，胆总管结石，反复发作胆绞痛、胆管炎、胰腺炎；b. 术中证实胆总管有结石、蛔虫、肿块；c. 胆总管扩张（直径 >1cm）、胆管壁明显增厚、发现胰腺炎或胰头肿物、胆管穿刺抽出脓性、血性胆汁或泥沙样胆色素颗粒；d. 胆囊结石细小，有可能通过胆囊管进入胆总管。

⑤拔除 T 管的指征   胆总管探查后应常规放置 T 管，拔除 T 管的指征为：a. 术后 2 周；b. 体温正常；c. 无腹痛；d. 无黄疸；e. T 管造影显示肝内外胆管无阻塞。

【例7】2011NO79A 对胆囊结石患者，目前最好的治疗方法是

    A. 胆囊切开取石   B. 药物溶石   C. 胆囊切除术   D. 体外碎石

【例8】2013NO177X 下列胆囊结石病人应行胆囊切除术的情况有

    A. 年轻人无症状   B. 常发作右上腹痛   C. 结石 >2cm   D. 伴有糖尿病

【例9】2005NO92A 女性，40 岁，有胆囊结石病史。2 小时前无明显诱因突发上腹剧痛，向腰背部放射。伴恶心、呕吐。查体：体温 37.5℃，巩膜无黄染，上腹部压痛，反跳痛，以中腹偏左为重。血淀粉酶 1024U/L。尿胆红素（++）。B 超示：胆囊 3cm×7cm 大小，多发强回声伴声影，0.5cm×0.8cm 大小，胆总管直径 0.9cm，胰腺增大，胰周渗出。入院后非手术治疗 3 日，腹痛缓解。复查 B 超示：胆总管直径 0.5cm，尿胆红素（ - ），尿淀粉酶 64U/L。最可能的诊断是

A. 胆囊结石在颈部嵌顿   B. 胆总管结石下段嵌顿   C. 十二指肠憩室炎

D. 急性胆囊炎   E. 结石一过性通过胆总管下端

【例10】2006NO88A 女性,60 岁,因突发性右上腹痛8 小时入院。查体:体温38.5℃,心率90 次/分,血压110/80mmHg,右上腹压痛,肌紧张。WBC16×10⁹/L。B超提示胆囊增大壁厚,内有结石多个,胆总管直径1.2cm。拟行急诊手术,此病人应选择的手术方式是

    A. 胆囊切除术　　　　　　B. 胆囊切除加胆总管探查术

    C. 胆囊造瘘术　　　　　　D. 胆肠吻合术　　　　　　E. PTCD

【例11】2016NO77A 女性,45 岁。B超查体发现胆囊结石多枚,最大的结石直径1.2cm,胆囊壁光滑、不厚,平时无明显相关症状,患者不愿切除胆囊。目前应采取的措施是

    A. 观察　　　　　　B. 保胆取石术　　　　　　C. 体外碎石术　　　　　　D. 药物排石

【例12】2009NO178X 总胆管探查后需放置T 管,其原因有

    A. 减低胆管内的压力有利于胆管切口愈合　　　　B. 等待探查后乳头部的炎症消退

    C. 有利于消化功能恢复　　　　D. 便于经窦道取出残余结石

【例13】2011NO78A T 型管拔出后患者出现持续性右上腹痛伴肌紧张,最可能的原因是

    A. 胆道痉挛　　　　　　B. 胆汁性腹膜炎　　　　　　C. 急性胆管炎　　　　　　D. 急性胰腺炎

> **注意:**①胆囊结石的诊断首选B 超检查,其治疗首选腹腔镜胆囊切除。
> ②胆囊切除后是否进行胆总管探查,根据上述指征决定,解题时应注意。
> ③细小的胆囊结石可经胆囊颈管→胆总管→Oddi 括约肌→十二指肠乳头,因此可导致急性胆管炎、急性胰腺炎。解题时,应注意此知识点,看胆囊结石是否已并发胆管炎、胰腺炎。

2. 肝外胆管结石

    肝外胆管结石是指发生于左、右肝管汇合部以下的胆管结石,分为继发性结石和原发性结石。原发性结石多为棕色胆色素类结石。继发性结石主要是胆囊结石排进胆总管并停留在胆总管内,故多为胆固醇结石或黑色胆色素结石;少数可能来源于肝内胆管结石。

    结石停留在胆管内主要导致:急性和慢性胆管炎、全身感染、肝损害、胆源性胰腺炎等。

    (1)临床表现　平时一般无症状或仅有上腹不适。当结石造成胆管梗阻时可出现腹痛或黄疸;如继发胆管炎时,可有较典型的 Charcot 三联征 = 腹痛 + 寒战高热 + 黄疸。

    ①腹痛　为剑突下或右上腹阵发性疼痛,或持续性疼痛阵发性加剧,可向右肩或背部放射,常伴恶心呕吐。多为结石下移嵌顿于胆总管下端,Oddi 括约肌痉挛所致。当结石上浮,嵌顿解除,腹痛可缓解。

    ②寒战高热　胆管梗阻继发感染导致胆管炎,可引起全身性感染,约2/3 的病人出现寒战高热。

    ③黄疸　胆管梗阻后可出现黄疸。黄疸呈间歇性和波动性。常伴尿色加深,粪色变浅。

    ④体格检查　平时无发作时可无阳性体征。合并胆管炎时,可有不同程度的腹膜炎征象,主要在右上腹,并可有肝区叩击痛。胆囊或可触及,有触痛。

    (2)辅助检查

    ①B 超　为首选检查方法。B 超能发现结石并明确结石大小及部位。若合并胆管梗阻,则可见肝内、外胆管扩张,但胆总管远端结石可因肠气干扰或肥胖而显示不清。

    ②CT 扫描　能发现胆管扩张和结石的部位,可排除肠气干扰,而显示胆总管远端结石。

    ③PTC 和 ERCP　经皮肝穿刺胆管造影(PTC)和内镜逆行胰胆管造影(ERCP)均为有创检查,适合于梗阻性黄疸、胆管扩张者。能清楚地显示结石及部位,但可诱发胆管炎、急性胰腺炎、出血、胆瘘等并发症。

    (3)治疗　以手术为主。术中尽量取尽结石、解除胆道梗阻、术后保持胆汁引流通畅。

    ①非手术治疗　应用抗生素、解痉、利胆、纠正水电失衡、营养支持、护肝等。

    ②胆总管切开取石 +T 管引流　为首选方法,因为该方法可保留正常的 Oddi 括约肌功能,可采用开腹或腹腔镜手术。适用于单纯胆总管结石,胆管上下端通畅,无狭窄或其它病变者。若伴胆囊结石,可同时切除胆囊。为防止和减少结石残留,术中可采用胆道造影、B 超、纤维胆道镜检查。若术后 T 管造影发现有结石遗留,应在术后6 周行纤维胆道镜检查和取石。

③Oddi 括约肌切开成形　适用于胆总管结石合并胆总管下端短段(<1.5cm)狭窄、胆总管下端嵌顿结石。

④胆肠吻合术　近年应用逐渐减少,仅适用于:a. 胆总管远端炎症狭窄造成的梗阻无法解除,胆总管扩张;b. 胆胰管汇合部异常,胰液直接流入胆管;c. 胆管因病变而部分切除无法再吻合。常用的吻合方式为胆管空肠 Roux-en-Y 吻合。胆总管十二指肠吻合易发生食物逆流入胆管,现已弃用。

⑤EST　行 ERCP 检查时,在内镜下行 Oddi 括约肌切开(EST),然后向胆总管送入取石篮取出结石。

⑥ENBD　合并胆道感染者,可临时放置内镜下鼻胆管引流(ENBD)或支撑管,该方法操作简单,创伤小,适合于结石数量不多、病人高龄、体质差、伴有重要脏器疾病不能耐受手术者。

【例14】2018NO62A 男性,65 岁。患胆总管结石,手术切开胆总管探查、取石,并放置 T 管引流。术后 T 管造影发现仍有 0.5cm 残余结石。可经 T 管瘘管取出残余结石的最短时间是

A. 术后 2 周　　　　B. 术后 4 周　　　　C. 术后 6 周　　　　D. 术后 8 周

(111～112 题共用题干)患者,男,75 岁。7 天前因胆囊多发小结石行腹腔镜胆囊切除术,近 2 日来发现巩膜黄染。

【例15】2009NO111A 患者出现黄疸最可能的原因是

A. 术中总胆管损伤　　　　　　　　　　　B. 胆管水肿狭窄

C. 胆囊内结石手术时落入总胆管　　　　　D. 甲型肝炎

【例16】2009NO112A 此时最好的处理方法是

A. ERCP 加 EST 取石　　B. 开腹总胆管探查　　C. 消炎利胆治疗　　D. 保肝治疗

3. 肝内胆管结石

(1)**病因**　主要与胆道感染、胆道寄生虫、胆汁停滞、胆管解剖变异、营养不良等有关。

(2)**胆石分布**　结石常呈肝段、肝叶分布,多见于肝左外叶和右后叶。

(3)**胆石性质**　结石多为含有细菌的棕色胆色素结石。

(4)**临床表现**　可多年无症状,或仅有上腹和胸背部胀痛不适。多数病人以急性胆管炎就诊,表现为寒战高热和腹痛。局限于某肝段、肝叶的结石可无黄疸。严重者出现急性梗阻性化脓性胆管炎、全身脓毒症等。

(5)**诊断**　对反复腹痛、寒战高热者应行影像学检查。

(6)**治疗**　主要采用手术治疗,包括胆管切开取石、胆肠吻合术、肝切除术等。

4. 胆囊结石、胆总管结石、肝内胆管结石的比较

	胆囊结石	胆总管结石	肝内胆管结石
病史	消化不良,右上腹不适 多在深夜急性发作	反复发作史	无典型表现 多有长期胆道病史
腹痛	右上腹绞痛	上腹或右上腹绞痛	肝区不适或闷痛
黄疸	一般无	波动性,中度黄疸	黄疸不明显
发热	低热	寒战高热	寒战高热
体征	胆囊区触痛及肌紧张 可能触及肿大的胆囊	剑突右下方触痛,肌紧张不明显,腹直肌右侧较紧	肝不对称性肿大,触痛 可误为肝炎或肝脓肿
粪便	正常	间歇性陶土便	正常
血 AST	急性期增高,3～4 天后下降	黄疸时增加,过后迅速降低	发作时升高
B 超	准确率约100%,表现为胆囊内强回声团,随体位移动,后伴声影	诊断胆总管下端结石准确率约60%,表现为肝内外胆管扩张	诊断准确率约90%,可显示肝内结石及部位、肝内胆管扩张

【例17】2010NO177X 肝内胆管结石的特征有

A. 多发于右肝　　　　　　　　　　　B. 常同时有肝外胆管结石

C. 单侧胆管阻塞可无黄疸　　　　　　　　　　D. 多表现为肝区和胸背部疼痛

【例18】2007NO97A 下列疾病中,可不出现梗阻性黄疸的是

　　A. 肝内胆管结石　　　B. 肝门部胆管癌　　　C. 胰头癌　　　D. 壶腹部肿瘤

四、胆道感染

1. 急性结石性胆囊炎

急性胆囊炎是胆囊管梗阻和细菌感染引起的炎症。约95%以上的病人有胆囊结石,称为结石性胆囊炎。约5%的病人无胆囊结石,称为非结石性胆囊炎。

(1)病因

①胆囊管梗阻　结石(95%)、狭窄、蛔虫等。

②细菌感染　多数为逆行感染,少数为血行或淋巴途径感染。致病菌以大肠埃希菌最常见。

③十二指肠乳头逆流　30%胆囊结石病人胆汁幽门螺杆菌阳性。

(2)临床表现　女性多见,50岁以前为男性的3倍,50岁以后为1.5倍。

上腹部疼痛	可阵发性绞痛,放射至右肩、肩胛和背部。夜间发作常见,饱餐、进食肥腻食物易诱发发作
消化道症状	常伴恶心呕吐、厌食、便秘等
中毒症状	病人常有发热,通常无寒战。若出现寒战高热,则表明病情严重,如胆囊坏疽、穿孔等
黄疸	10%~20%的病人可出现轻度黄疸
体格检查	右上腹胆囊区有压痛,有些病人可触及肿大而有压痛的胆囊,Murphy征阳性
并发症	并发胆囊穿孔可导致急性弥漫性腹膜炎,为最严重的并发症

注意:①尽管临床上10%~20%急性胆囊炎病人可有轻度黄疸,但西医综合的常见观点是"无黄疸"。

②急性胆囊炎Murphy征阳性,但慢性胆囊炎Murphy征阴性,只在急性发作时才表现为阳性。

③急性胆囊炎时可触及肿大有压痛的胆囊,Murphy征阳性。

④胰头癌时可触及肿大而无痛的胆囊(Courvoisier征),Murphy征阴性。

(3)诊断　B超为首选诊断方法。B超对急性胆囊炎的诊断准确率为85%~95%。

①B超检查　胆囊增大、囊壁增厚(>4mm);明显水肿时可见"双边征";胆囊内结石显示强回声后伴声影。

②^{99}Tc-EHIDA检查　诊断急性胆囊炎的敏感性达97%,特异性达87%,适用于症状不典型的病人。

(4)急诊手术适应证　①发病48~72小时以内者;②经非手术治疗无效或病情恶化者;③有胆囊穿孔、弥漫性腹膜炎、并发急性化脓性胆管炎、急性坏死性胰腺炎者。

2. 急性非结石性胆囊炎

(1)病因　病因未明,通常在严重创伤、烧伤、腹部非胆道手术后发生,约70%的病人伴有动脉粥样硬化;也有认为是长期肠外营养、艾滋病的并发症。

(2)症状　本病多见于男性老年病人,临床表现与急性结石性胆囊炎相似,但病情发展更迅速。腹痛症状常因病人伴有其他严重疾病而被掩盖,易误诊和延误诊断。

(3)体征　可有右上腹肌紧张,压痛反跳痛,可触及肿大胆囊,Murphy征阳性。

(4)诊断　发病早期B超检查不易诊断,CT检查有帮助,肝胆系统核素扫描约97%的病人可获得诊断。

(5)治疗　因本病易坏疽穿孔,一经诊断,应及早手术治疗。可选用胆囊切除、胆囊造口术等。

【例19】2016NO175X 急性非结石性胆囊炎的特点有

　　A. 好发于老年女性　　　B. 病情发展迅速　　　C. 长期肠外营养者易发生　D. 坏疽发生率高

3. 慢性胆囊炎

(1)病因及病理　慢性胆囊炎是急性胆囊炎反复发作的结果,超过90%的病人有胆囊结石。其病理特点为黏膜下和浆膜下纤维组织增生及单核细胞浸润,胆囊壁粘连、增厚、瘢痕形成,萎缩。

(2)临床表现及治疗 临床表现不典型,多数有胆绞痛病史。少有畏寒、高热和黄疸。Murphy 征可阳性。对伴结石、或确诊为本病的无结石者应行胆囊切除,首选腹腔镜胆囊切除。

4. 急性梗阻性化脓性胆管炎(AOSC)

急性梗阻性化脓性胆管炎(AOSC)是急性胆管炎的严重阶段,也称急性重症胆管炎(ACST)。其发病基础是胆道梗阻和细菌感染。急性胆管炎时,如胆道梗阻未解除,可发展为 AOSC 危及病人生命。

(1)病因 以肝内外胆管结石最常见,其次为胆道寄生虫、胆管狭窄、恶性肿瘤、胆道良性病变引起的狭窄、先天性胆道解剖异常、原发性硬化性胆管炎、胆肠吻合口狭窄、PTC、ERCP、置放内支架等。

(2)病理生理

①基本病理改变 胆管完全梗阻和胆管内化脓性感染。

②细菌经胆汁逆流入血 胆道梗阻时,细菌经胆汁进入肝后大部分被肝的单核-吞噬细胞系统所吞噬,约 10% 的细菌可逆流入血,成为菌血症。

③胆血反流 从门静脉血及淋巴管内发现胆砂,说明带有细菌的胆汁可直接反流进入血液。

④胆管 梗阻部位以上的胆管扩张、管壁增厚、黏膜充血水肿,炎性细胞浸润。

⑤肝 充血肿大,肝细胞肿胀、变性,汇管区炎性细胞浸润,胆小管内胆汁淤积。

⑥常见致病菌 主要是革兰阴性细菌(以大肠埃希菌、克雷伯菌最常见)。革兰阳性菌中常见的是肠球菌。约 25% ~30% 合并厌氧菌感染。

(3)临床表现

①病史 男女发病比例接近,青壮年多见。多数病人有反复胆道感染病史和(或)胆道手术史。

②Charcot 三联征 腹痛 + 寒战高热 + 黄疸。

③Reynolds 五联征 Charcot 三联征 + 休克 + 神经中枢系统受抑制表现。神经系统症状主要表现为神情淡漠、嗜睡、神志不清,甚至昏迷。合并休克时,可表现为烦躁不安、谵妄等。

④临床分型 本病起病急骤,病情发展迅速。可分为肝外梗阻和肝内梗阻两种。肝外梗阻腹痛、寒战高热、黄疸均较明显。肝内梗阻主要表现为寒战高热,而腹痛、黄疸较轻。

⑤体格检查 高热,脉搏快而弱,血压降低,唇发绀,全身皮肤可有出血点和皮下瘀斑。剑突下或右上腹压痛,可有腹膜刺激征。肝脏常肿大并有压痛、叩击痛。胆总管梗阻者可有胆囊肿大。

(4)诊断 根据病史、典型临床表现、辅助检查进行诊断。

①实验室检查 白细胞计数增高,可超过 $20 \times 10^9/L$,肝功能有不同程度的损害。

②B 超检查 床边 B 超可及时了解胆道梗阻的部位、肝内外胆管扩张情况及病变性质。

③CT 或 MRCP 检查 病情稳定者可以选择。

④PTC 或 ERCP 检查 适用于经皮经肝胆管引流(PTCD)或经内镜鼻胆管引流术(ENBD)减压者。

(5)治疗原则 立即解除胆道梗阻并引流,包括胆总管切开减压 T 管引流、经内镜鼻胆管引流术(ENBD)和经皮经肝胆管引流(PTCD)。解题时经常用到的知识点归纳如下表。

	急性胆囊炎	急性胆管炎	急性化脓性梗阻性胆管炎
典型临表	胆绞痛 (阵发性右上腹疼痛)	典型 Charcot 三联征	轻症者 Charcot 三联征 重症者 Reynolds 五联征
首选检查	B 超检查	B 超检查	B 超检查
首选治疗	胆囊切除	胆总管切开取石 + T 管引流 若有胆囊结石,则 + 胆囊切除	急诊解除胆道梗阻 (胆总管切开减压 T 管引流)
黄疸	无	有	有
血压降低	无	无	重症者有(试题一般为此类)
精神症状	无	无	重症者有(试题一般为此类)

注意：①Charcot 三联征——腹痛＋寒战高热＋黄疸，提示急性胆管炎。
　　　②Reynolds 五联征——Charcot 三联征＋休克＋神经精神症状，提示急性梗阻性化脓性胆管炎。

【例20】2014NO81A 男性，56 岁。1 年前因胆管癌行肿瘤切除、胆肠吻合术，半年来反复发热，服抗生素有效，考虑可能有胆道感染。为确诊应采取的方法是
　　A. 肝胆 B 超　　　　　　B. 发热时查肝功能　　　C. MRCP　　　　　　D. 上腹 CT

【例21】2017NO63A 男性，65 岁。反复上腹部不适、轻度黄疸 3 个月，腹痛、黄疸加重伴高热 2 天。入院查体：T39.5℃，P125 次/分，BP75/50mmHg，右上腹压痛。腹部超声检查发现胆囊多发结石，胆总管直径 1.5cm，胰头显示不清。血 WBC15×10⁹/L，中性粒细胞90%。该患者首选的治疗方法是
　　A. 大剂量抗生素抗感染后择期手术　　　　　B. 全胃肠外营养后择期手术
　　C. 大量输液抗休克同时尽早手术　　　　　　D. 应用血管收缩剂至血压正常后及早手术

（111～113 题共用题干）女性，43 岁。肝外胆管结石病史 3 年，10 小时前突然右上腹绞痛，恶心、呕吐，继而出现寒战、高热、神志淡漠、嗜睡。查体：T40℃，P120 次/分，BP85/60mmHg，上腹轻压痛。

【例22】2015NO111A 最可能的诊断是
　　A. 肝脓肿　　　　　　　　　　　　　　　B. 急性梗阻性化脓性胆管炎
　　C. 急性胰腺炎　　　　　　　　　　　　　D. 急性胆囊炎

【例23】2015NO112A 首选的腹部检查方法是
　　A. B 超　　　　　　B. 增强 CT　　　　　C. MRI　　　　　D. X 线平片

【例24】2015NO113A 最佳的处理措施是
　　A. 静脉大量补液　　　　　　　　　　　　B. 静脉应用升压药
　　C. 联合应用抗生素保守治疗　　　　　　　D. 紧急手术

五、胆道蛔虫症

蛔虫是人体内最常见的肠道寄生虫，由于饥饿、胃酸降低、驱虫不当等因素，蛔虫可钻入胆道引起一系列临床症状，称为胆道蛔虫病。

1. 病因和病理

（1）胆绞痛　肠道蛔虫有钻孔习性，喜碱性环境。当胃肠功能紊乱、饥饿、发热、妊娠、驱虫不当等导致肠道内环境发生改变时，寄生于中下段小肠内的蛔虫可窜至十二指肠。如遇 Oddi 括约肌功能失调，蛔虫可钻入胆道，机械刺激可引起 Oddi 括约肌痉挛，导致胆绞痛和诱发胰腺炎。

（2）胆道感染　蛔虫可将肠道细菌带入胆道，造成胆道感染。严重者可引起急性化脓性胆管炎、肝脓肿。

（3）胆囊穿孔　蛔虫可经胆囊管钻至胆囊，导致胆囊穿孔。

（4）胆结石　进入胆道的蛔虫可为一条至数十条不等，Oddi 括约肌长时间痉挛可致蛔虫死亡，其尸骸日后成为结石的核心。

2. 临床表现　剧烈的腹痛与较轻的腹部体征不相符，所谓"症征不符"，此为本病的特点。

（1）剧烈腹痛　突发剑突下钻顶样剧烈绞痛，阵发性加剧。痛时辗转不安，呻吟不止，大汗淋漓。常放射至右肩胛或背部。腹痛可骤然缓解，间歇期宛如常人。疼痛可反复发作，持续时间不一。

（2）轻微体征　仅有右上腹或剑突下轻度深压痛。

3. 诊断

（1）B 超检查　为首选检查方法，可显示胆管内有平行强光带及蛔虫影，有确诊价值。

（2）钡餐造影　上消化道钡餐造影常可见十二指肠乳头有蛔虫影。

（3）ERCP 检查　可见十二指肠乳头蛔虫，并可在镜下钳夹取出。

4. 治疗　以非手术治疗为主，仅在出现并发症时才考虑手术治疗。

六、胆道疾病常见并发症

1. 胆囊穿孔

约3%～10%的急性胆囊炎发生胆囊坏疽和穿孔。穿孔部位以胆囊底部常见,颈部次之。胆囊穿孔有三种形式:急性穿孔、亚急性穿孔和慢性穿孔。胆囊穿孔主要依据B超诊断。胆囊急性穿孔后可引起弥漫性胆汁性腹膜炎,应急诊手术处理。

2. 胆道出血　详见本讲义外科学·消化道大出血与急腹症。

七、胆道肿瘤

1. 胆囊息肉

胆囊息肉泛指向胆囊腔内突出或隆起的病变,呈球形或半球形,有蒂或无蒂,多为良性。由于术前难以确定病理性质,故笼统称为"胆囊息肉样病变"或"胆囊隆起性病变"。

(1)病理分类

①肿瘤性息肉　腺瘤、腺癌、血管瘤、脂肪瘤、平滑肌瘤、神经纤维瘤等。

②非肿瘤性息肉　胆固醇息肉、炎性息肉、腺肌增生、腺瘤样增生、黄色肉芽肿、异位胃黏膜或胰腺组织等。

(2)良恶性的鉴别　少数胆囊息肉可发生癌变,胆囊息肉恶变的因素包括:①直径>1cm;②单发病变且基底部宽大;③息肉逐渐增大;④合并胆囊结石和胆囊壁增厚,特别是年龄超过50岁者。

(3)诊断　B超、内镜超声(EUS)、增强CT、B超引导下经皮细针穿刺活检等。

(4)治疗

①无症状者可定期观察,每6个月复查1次B超。

②无症状但有以上恶变危险因素存在者,应考虑手术。直径<2cm的胆囊息肉,可行腹腔镜胆囊切除;>2cm或高度怀疑恶变者,应剖腹手术,以便于根治切除。

2. 胆囊腺瘤　是胆囊常见的良性肿瘤,多见于中、老年女性。可单发或多发,直径0.5cm～2.0cm,乳头状腺瘤多见。癌变率1.5%,为癌前病变。一旦确诊,应手术切除。

3. 胆囊癌

好发人群	胆囊癌是胆道最常见的恶性肿瘤,90%的病人发病年龄>50岁,女性约为男性的3～4倍
好发部位	胆囊体部和底部
病理类型	腺癌最多见(82%)、未分化癌(7%)、鳞癌(3%)、混合性癌(1%)
临床表现	早期无特异性症状,部分病人因胆囊切除标本病理检查意外发现胆囊癌
转移途径	淋巴转移,转移至肝门淋巴结少见。直接侵犯或淋巴转移是肝转移的主要原因
病因	未明。70%并存胆囊结石、瓷化胆囊、胆囊腺瘤癌变、胆胰管结合部异常、溃疡性结肠炎等　直径3cm结石发生胆囊癌的比例是1cm结石病人的10倍
治疗	手术:胆囊切除——Nevin Ⅰ期;　根治术——Ⅱ、Ⅲ、Ⅳ期;　姑息手术——晚期减黄

注意:胆囊结石直径>3cm癌变率高,胆囊息肉直径>1cm癌变率高。

【例25】1998NO88A 下列哪种胆囊息肉的征象支持良性息肉的诊断?

　　A. 单发　　　　　　　B. 多发　　　　　　　C. 不规则状

　　D. 直径>1cm　　　　 E. 生长迅速

【例26】2013NO86A 下列胆囊疾病中,与胆囊癌发病无关的是

　　A. 胆囊结石>2cm　　 B. "瓷化"胆囊　　　　C. 胆囊腺瘤　　　　　D. 胆囊胆固醇息肉

【例27】2003NO88A 关于胆囊癌的叙述,下列哪项正确?

    A. 约1/3胆囊癌并存胆囊结石   B. 多发生在胆囊颈部

    C. 以硬性腺癌多见   D. 男性多发   E. 预后较好

4. 胆管癌 胆管癌是指发生在左、右肝管至胆总管下端的肝外胆管癌。

(1)病因 胆管结石(约占1/3)、原发性硬化性胆管炎、先天性胆管囊性扩张症、胆管囊肿空肠吻合术后、肝吸虫感染、慢性伤寒带菌者、溃疡性结肠炎、乙型肝炎、丙型肝炎感染等。

(2)临床表现

①黄疸 90%~98%病人出现,逐渐加深。半数病人伴皮肤瘙痒和体重减轻。小便色黄,大便陶土色。

②胆囊肿大 中、下段胆管癌可触及肿大的胆囊,而上段胆管癌胆囊不可触及。Murphy征可能阴性。

③肝大 黄疸时间较长者可出现腹水、双下肢浮肿和肝损害。

④胆道感染 出现典型的Charcot三联征。致病菌最常见为大肠埃希菌、粪链球菌、厌氧菌等。

注意: ①胆管癌的主要症状为无痛性进行性加重性黄疸。②胆管炎的主要症状为有痛性波动性黄疸。

(3)病理和诊断

好发部位	好发于上段胆管(占50%~75%)
病理类型	腺癌(占95%以上)、鳞状上皮癌、腺鳞癌、类癌等
生长方式	生长缓慢,极少发生远处转移
扩散方式	局部浸润、淋巴转移、腹腔种植
浸润方式	主要沿胆管壁上下浸润
检查	B超(首选检查)、内镜超声、ERCP、MRCP、PTC等

(4)临床特点

	上段胆管癌	中段胆管癌	下段胆管癌
分布部位	左右肝管至胆囊管开口以上部位	胆囊管开口至十二指肠上缘	十二指肠上缘至十二指肠乳头
发生率	50%~75%(最常见)	10%~25%	10%~20%
黄疸变化	出现最早,进行性加深	出现早	出现稍晚,典型的无痛性黄疸
胆囊变化	胆囊不肿大,甚至缩小	胆囊可肿大	胆囊明显肿大
常规治疗	根据不同的Bismuth-Corlett分型采用不同的切除手术	肿瘤切除 肝总管-空肠吻合术	胰十二指肠切除术

【例28】 2000NO89A 关于胆管癌,下列哪项叙述不正确?

    A. 上段胆管癌比下段胆管癌发病率高   B. 病理组织大多是腺癌

    C. 局限性生长较多   D. 主要转移方式是血行转移

    E. 先天性胆管扩张症癌变的机会较高

注意: 腹部肿瘤多以淋巴转移多见,但胆管癌例外,它以沿胆管壁上下浸润为主。

▶ **常考点** 考试重点,需全面掌握。

参考答案 ——详细解答见《贺银成2019考研西医临床医学综合能力历年真题精析》

1. ABCDE   2. ABCDE   3. ABCDE   4. ABCDE   5. ABCDE   6. ABCDE   7. ABCDE

8. ABCDE   9. ABCDE   10. ABCDE   11. ABCDE   12. ABCDE   13. ABCDE   14. ABCDE

15. ABCDE   16. ABCDE   17. ABCDE   18. ABCDE   19. ABCDE   20. ABCDE   21. ABCDE

22. ABCDE   23. ABCDE   24. ABCDE   25. ABCDE   26. ABCDE   27. ABCDE   28. ABCDE

第24章 消化道大出血与急腹症

▶**考纲要求**

①上消化道出血的病因、临床表现、诊断和治疗(内科学大纲要求)。②消化道出血的诊断、分析和处理原则(外科学大纲要求)。③急腹症的诊断、鉴别诊断。

▶**复习要点**

一、上消化道大出血

上消化道包括食管、胃、十二指肠、空肠上段和胆道。上消化道出血主要表现为呕血和便血,或仅有便血。若一次失血量达全身总血量的20%(约800~1200ml)以上,并引起休克症状和体征,称为上消化道大出血。

1. 病因

胃十二指肠溃疡	最常见病因(约占40%~50%)。大出血的溃疡一般位于十二指肠球部后壁或胃小弯长期服用非甾体药可诱发急性溃疡形成或出血。50%的吻合口溃疡会出血
门静脉高压症	占20~25%。肝硬化合并胃十二指肠溃疡占10%~15%
应激性溃疡	占20%。严重烧伤可导致Curling溃疡,脑外伤可导致Cushing溃疡
胃癌	占2%~4%,多发生于进展期胃癌、晚期胃癌
胆道出血	肝内局限性慢性感染、肝肿瘤、肝外伤可导致胆道出血,胆道出血的特点为: ①每次出血量约200~300ml,很少引起休克;②周期性出血,间隔1~2周出血1次 ③胆道出血三联征——胆绞痛、梗阻性黄疸、消化道出血
其他少见病因	贲门黏膜撕裂综合征、食管裂孔疝、胃壁动脉瘤、胃息肉、血管畸形
全身性疾病	血管性疾病、血液病、尿毒症、结缔组织病、急性感染、应激相关胃黏膜损伤

注意:①引起上消化道出血的是应激性溃疡,也称糜烂性胃炎、出血性胃炎,但不是萎缩性胃炎。
②贲门黏膜撕裂综合征(Mallory-Weiss综合征)是指因剧烈呕吐,食管内高压导致贲门黏膜撕裂。

【例1】2012NO84A 并发大出血的胃十二指肠溃疡所在部位一般多见于

    A. 幽门或十二指肠球前壁   B. 胃小弯或十二指肠球后壁

    C. 胃大弯或十二指肠外侧壁   D. 胃底部或十二指肠球后部

【例2】2009NO57A 剧烈呕吐后,患者呕出鲜血的最常见病因是(内科学试题)

    A. 消化性溃疡   B. 食管裂孔疝   C. 急性胃炎   D. Mallory-Weiss综合征

    A. 呕大量鲜血,可伴有血块   B. 强烈呕吐,先胃液后鲜血与血块

    C. 呕血伴腹痛、寒战、高热与黄疸   D. 柏油样大便   E. 鲜血样大便

【例3】1994NO117B 胆道出血

【例4】1994NO118B 贲门胃底黏膜撕裂征(Mallory-Weiss综合征)可有

2. 临床表现

消化道出血的临床表现取决于出血量、出血速度、出血部位和性质。

(1)**呕血与黑粪** 是上消化道出血的特征性表现。上消化道出血均有黑粪,出血部位在幽门以上者常伴有呕血。若出血量较少、速度较慢,也可无呕血。呕血常呈咖啡渣样,若出血量大,可为鲜红色或有血块。黑粪常呈柏油样,若出血量大,粪便可呈暗红色,甚至鲜红色。

(2)**血便和暗红色大便** 多为中或下消化道出血的临床表现,一般不伴呕血。上消化道出血量大而

血液在肠内推进快者,也可表现为暗红色大便,甚至鲜红色。

(3)失血性周围循环衰竭　失血量超过总量的20%可有休克表现。

(4)贫血和血象变化　急性大量出血后,3～4小时出现稀释性贫血,24～72小时血液稀释到最大限度。急性出血患者呈正细胞正色素性贫血,慢性失血则呈小细胞低色素性贫血。出血24小时内网织红细胞即见增高,出血停止后逐渐降至正常。

(5)发热　多数患者出血24小时内出现低热,持续3～5天后降至正常。引起发热的原因未明。

(6)氮质血症　消化道大出血后,大量血液蛋白质的消化产物在肠道内被吸收,血中尿素氮浓度可暂时增高,称肠源性氮质血症。一般于一次出血后数小时血尿素氮开始升高,约24～48小时达高峰,大多不超过14.3mmol/L,3～4日后降至正常。另外,可出现因循环血量降低而引起肾前性氮质血症,或长期失血所致肾小管坏死引起的肾性氮质血症。

【例5】2006A(执医试题)上消化道出血的特征性表现是

　　A. 贫血　　　　　　　　B. 发热　　　　　　　　C. 呕血与黑粪
　　D. 氮质血症　　　　　　E. 失血性周围循环衰竭

【例6】2002A(执医试题)对鉴别上下消化道出血有帮助的是

　　A. 粪便潜血阳性　　　　B. 血尿素氮升高　　　　C. 血肌酐升高
　　D. 血色素下降　　　　　E. 血氨升高

3. 诊断

(1)判断是否为消化道出血　根据呕血、黑粪和失血性周围循环衰竭的临床表现,呕吐物或黑粪隐血试验呈强阳性,血红蛋白浓度、红细胞计数、血细胞比容下降的实验室证据,可诊断消化道出血。

(2)判断是上消化道还是下消化道出血　首选急诊胃镜检查。先排除上消化道出血,再行下消化道出血的检查。呕血和黑粪多提示上消化道出血,黑粪大多来自上消化道出血,血便大多来自下消化道出血。

(3)估计出血量

潜血试验阳性	出血量>5ml/d	血压下降	出血量>500～800ml
黑便	出血量>50ml/d	中心静脉压<5cmH₂O	出血量>1000ml
开始呕血	胃内积血量>250ml	红细胞压积30%～40%	出血量约500ml
引起全身症状	出血量>400ml/次	红细胞压积<30%	出血量>1000ml
出现休克	短时间出血量>800ml	血红蛋白每下降1g	出血量约300～400ml

(4)判断出血原因

	食管或胃底出血	胃及十二指肠球部出血	胆道出血
病史	多有肝炎或血吸虫病史	多有溃疡病史、酗酒 服用阿司匹林、消炎痛等	多有肝内感染或肝外伤史
临床表现	呕血为主,单纯便血少见	呕血为主,也可以便血为主	便血为主
出血量	每次达500～1000ml以上 容易导致休克	每次出血量一般<500ml 并发休克者少见	每次200～300ml 很少导致休克
保守治疗	治疗后短期内反复呕血	多能止血,但日后再出血	多能止血,但常周期性复发
周期性出血	无周期性	无周期性	有,间隔1～2周出血一次
合并胆系症状	肝硬化严重时可有	无	胆道出血三联征
胃镜/X线	发现食管下段静脉曲张	胃或十二指肠球部溃疡	无特殊
体格检查	多有慢性肝功能不全表现 如肝掌、黄疸、腹水	多无特殊体征	右上腹压痛、肝区叩痛 有时可扣及肿大的胆囊

【例7】2004NO149X 上消化道大出血时,表现是呕血还是便血,取决于

    A. 出血部位   B. 出血速度   C. 出血量   D. 出血时间

【例8】2004NO62A 下列关于消化性溃疡并发出血的叙述,正确的是

    A. 胃溃疡一般比十二指肠溃疡容易发生   B. 一般出血50ml～100ml即可出现黑便

    C. 出血超过500ml时就可引起循环障碍   D. 半小时内出血超过1000ml时均会发生休克

    E. 第一次出血后很少复发

【例9】2015NO66A 上消化道出血患者粪隐血试验阳性,最少出血量是

    A. 5ml   B. 20ml   C. 50ml   D. 100ml

4. 辅助检查

(1)**内镜检查**   有助于明确出血部位和性质,并可同时进行止血(双极电凝、激光、套扎、注射硬化剂等),是判断上消化道出血病因的首选检查方法。内镜检查应早期(出血后24小时内)进行,阳性率达95%。

注意:①8版外科学P474 内镜检查应在出血后24小时内进行,7版外科学P566应在6～12小时内进行。

      ②8版内科学P454 内镜检查应在出血后24～48小时进行。

(2)**三腔二囊管**   既是诊断方法,也是治疗方法。

(3)**选择性腹腔动脉造影或肠系膜上动脉造影**   可确定出血部位。但出血速度>0.5ml/min者,才能显示出血部位。在明确出血部位后,还可进行栓塞治疗。此项检查比较安全,在有条件时应作为首选诊断方法。

(4)**核素检查** ^{99m}Tc标记的红细胞腹部γ闪烁扫描可发现出血(5ml出血量)部位的放射性浓集区,可在扫描后1小时内获得阳性结果,特别对间歇性出血的定位,阳性率可达90%以上。

(5)**X线钡餐检查**   上消化道急性出血期进行钡餐检查可促使休克发生,或使原已停止的出血再次出血,因而不宜施行。休克改善后,为明确诊断,可作钡餐检查,故检查一般在出血停止数天后进行。由于诊断价值有限,目前多被胃镜检查所取代,仅适用于胃镜检查有禁忌或不愿进行胃镜检查者。

(6)**B超、CT检查**   有助于发现肝胆、胰腺结石、脓肿、肿瘤等病变或鉴别诊断。

注意:①对于上消化道出血,既可用于诊断又可用于治疗的是——胃镜、三腔二囊管、选择性血管造影。

      ②对于上消化道出血,只能用于诊断不能用于治疗的是——钡餐、核素扫描。

【例10】2005NO148X 消化道出血病人,下列哪些检查可能对诊断和治疗有帮助?

    A. 急诊胃镜检查   B. 急诊肠镜检查   C. 选择性血管造影   D. 核素扫描

5. 治疗

(1)**初步处理**   首先应建立1～2条足够大的静脉通道,以保证迅速补充血容量。

①**快速补液**   急救时应快速补充平衡盐溶液,输入量宜为失血量的2～3倍。只要保持血细胞比容不低于0.30,大量输入平衡盐溶液以补充功能性细胞外液与电解质的丧失,是有利于抗休克的。

②**补充胶体溶液及输血**   若在45～60分钟内输入平衡盐液1500～2000ml后血压、脉率仍不稳定,还应输入胶体溶液,并作输血前准备。紧急输血的指征:改变体位出现晕厥、血压下降、心率加快;失血性休克;Hb<70g/L或血细胞比容<0.25。

③**监测**   密切监测生命体征,尿量和中心静脉压可作为指导补液、输血速度和量的重要参考依据。

④**止血药物**   可静脉注射VitK₁、纤维蛋白原等。通过胃管注入冰盐水(内加0.02mg/ml的去甲肾上腺素,8版外科学P475错为"肾上腺素")或5% Monsel溶液反复灌洗。

⑤**血管加压素**(垂体后叶素、特利加压素)   可收缩内脏小动脉,减少血流量,达到止血目的,但对冠心病、高血压者忌用。

(2)**病因处理**

①**消化性溃疡大出血**   病人年龄<30岁,常是急性溃疡,经初步处理,出血多可自止。但如果年龄在50岁以上、慢性溃疡出血,则出血常难以自止,应早期行胃部分切除术。吻合口溃疡多发生在胃空肠吻合术后,出

血多难自止,应早期手术治疗。由药物引起的急性溃疡,在停用该药物后,经过初步处理,出血多会自止。

②门脉高压症引起的食管或胃底曲张静脉破裂出血 应视肝功能情况来决定处理方法。对肝功能差的病人(有黄疸、腹水、肝性脑病),应首先采用三腔二囊管压迫止血、胃镜下止血,必要时急诊作经颈静脉肝内门体分流术(TIPS)。对肝功能好的病人,应积极手术止血,不但可以防止再出血,而且是预防发生肝性脑病的有效措施。

③应激性溃疡 可静脉注射 H_2 受体阻滞剂、质子泵抑制剂(PPI),以抑制胃酸分泌有利于病变愈合和止血。生长抑素止血效果显著。若保守治疗仍不能止血,则可采用胃大部切除术,或选择性胃迷走神经切断术＋幽门成形术。

④胃癌 胃癌引起的大出血,应尽早手术。

⑤胆道出血 一般出血量不大,多可经非手术治疗止血。

(3)诊断不明 对于诊断不明的上消化道出血,经过积极的初步处理后,血压、脉搏仍不稳定,应考虑早期剖腹探查,以期找到病因,进行止血。

【例11】2013NO68A 男性,23 岁。间断上腹痛 2 年,2 天来柏油样便 6 次,今晨呕咖啡样物 200ml。无肝病史。静脉输液后下一步诊治措施首选

A. 急诊胃镜及镜下止血 B. 急诊上消化道造影　C. 腹部 B 型超声检查　D. 外科手术

【例12】2012NO68A 男性,58 岁。黑便 3 天,呕血 1 天伴头晕、心悸被送入急诊室。既往有"慢性胃病史",无肝病史。查体:T36.6℃,P96 次/分,BP108/70mmHg,意识清楚,面色苍白,巩膜无黄染,心肺检查未见异常,腹软,未见腹壁静脉曲张,肝脾肋下未触及,移动性浊音阴性,肠鸣音活跃。化验 Hb85g/L,WBC4.0×10⁹/L,Plt122×10⁹/L。此时最重要的处理原则是

A. 补充血容量　　　B. 急诊内镜　　　C. 肌注止血药　　　D. 急症手术治疗

(68～69 题共用题干)男性,48 岁。2 小时前参加婚宴后感上腹不适、恶心,随即呕吐大量混有残食的鲜血约 500ml,伴头晕、心悸。近年来常感上腹不适、乏力。查体:体型消瘦,面色晦暗,蜘蛛痣(＋),巩膜轻度黄染,肝肋下未及,移动性浊音阳性,肠鸣音活跃。

【例13】2018NO68A 患者最可能的出血病因是

A. 食管贲门黏膜撕裂出血　　　　　B. 胃溃疡伴出血
C. 上消化道肿瘤伴出血　　　　　　D. 食管静脉曲张破裂出血

【例14】2018NO69A 对判断该患者是否继续存在活动性出血最有价值的体征是

A. 面色晦暗　　　B. 巩膜轻度黄染　　　C. 移动性浊音阳性　　　D. 肠鸣音活跃

二、急腹症

本章内容繁杂,但历年来考题甚少。本章实际上是普外急症的综述,故从略。

▶ 常考点 上消化道出血原因鉴别及处理。

参考答案——详细解答见《贺银成2019考研西医临床医学综合能力历年真题精析》

1. ABCDE　2. ABCDE　3. ABCDE　4. ABCDE　5. ABCDE　6. ABCDE　7. ABCDE
8. ABCDE　9. ABCDE　10. ABCDE　11. ABCDE　12. ABCDE　13. ABCDE　14. ABCDE

第25章 胰腺疾病

▶**考纲要求**

①胰腺炎的临床表现、诊断方法及治疗原则(外科学大纲要求)。②胰腺炎的病因、临床表现、实验室和其他检查、诊断、鉴别诊断和治疗(内科学大纲要求)。③胰腺癌、壶腹周围癌及胰腺内分泌瘤的临床表现、诊断、鉴别诊断和治疗原则。本章将内科学和外科学关于"急、慢性胰腺炎"的内容一并归纳总结。

▶**复习要点**

共同通道学说是指85%(8版内科学P439为70%~80%)的人主胰管与胆总管汇合形成"共同通道",下端膨大称Vater壶腹,开口于十二指肠乳头。因此,胆总管下端梗阻可导致共同通道受阻,主胰管高压。相应地,胰头部或壶腹部占位性病变也可导致胆总管下端梗阻,引起黄疸。该知识点解题时常用。

一、急性胰腺炎

急性胰腺炎是一种常见的急腹症。按病理改变过程,分为水肿性和出血坏死性急性胰腺炎,前者约占80%~90%。按临床病情,分为轻型急性胰腺炎和重症急性胰腺炎,后者约占10%~20%。

1. 病因

胆石症	我国最常见病因(占50%),其原理就是共同通道受阻,称胆源性胰腺炎
过量饮酒	国外最常见的病因(约占60%)
暴饮暴食	最常见诱因。因此急性胰腺炎也称为"节日病"
胰管阻塞	胰管结石、蛔虫、狭窄、肿瘤(壶腹周围癌、胰腺癌)等均可引起胰管阻塞
十二指肠液反流	当十二指肠内压力增高,十二指肠液可反流入胰管,导致急性胰腺炎
代谢性疾病	高脂血症性胰腺炎(占7%)和高钙血症(甲状旁腺功能亢进)
手术与创伤	腹部手术(特别是胆胰手术)、腹部外伤(尤其是腹部方向盘伤)等可导致胰腺炎
感染	继发于传染性疾病(如急性流行性腮腺炎、传染性单核细胞增多症等)
药物	噻嗪类利尿剂、硫唑嘌呤、糖皮质激素、磺胺类等可引起急性胰腺炎
其他	胰腺缺血、十二指肠后壁穿透性溃疡、十二指肠憩室炎等可引起急性胰腺炎

注意:①急性胰腺炎最常见的病因,在我国为胆石症;在西方国家为过量饮酒。
②急性胰腺炎最常见的诱因为暴饮暴食。应注意"病因"和"诱因"的区别。

【例1】2005N091A 下列关于急性胰腺炎病因的叙述,错误的是

A. 胆汁逆流入胰管
B. 乙醇对胰腺有直接毒性作用
C. ERCP检查可诱发胰腺炎
D. 与高脂血症关系不清
E. 消化性溃疡易导致胰腺炎

2. 发病机制

(1)8版外科学P484的发病机制 至今尚未阐明。大多数研究者认为急性胰腺炎是腺泡内胰酶异常激活的结果。腺泡内的胰酶激活诱导胰腺实质的正常自身消化。由此,腺泡细胞释放炎性细胞因子,诸如肿瘤坏死因子(TNF-α)、IL-1、IL-2、IL-6和抗炎介质如IL-10、IL-1受体阻断剂,可引起炎症的级联反应。炎症的级联反应在约80%~90%病人是自限性的,但严重时可导致胰腺局部出血和坏死,甚至出现全身炎症反应综合征,导致多脏器功能衰竭。

(2)7 版外科学的发病机制　胆总管下端结石导致"胆胰管共同通道受阻→胰管高压→胰腺腺泡细胞破裂→胰液外溢→胰酶激活→自家消化"。从下图可以看出，胰蛋白酶原是扳机点，是最先激活的酶。脂肪酶分解脂肪成脂肪酸，脂肪酸与钙离子结合为脂肪酸钙(皂化斑)，因此急性胰腺炎时血钙降低。

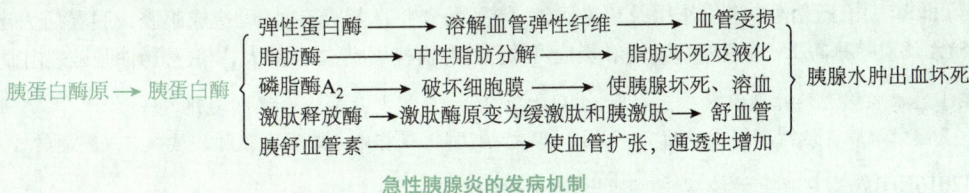

$$
\text{胰蛋白酶原} \rightarrow \text{胰蛋白酶}
\begin{cases}
\text{弹性蛋白酶} \longrightarrow \text{溶解血管弹性纤维} \longrightarrow \text{血管受损} \\
\text{脂肪酶} \longrightarrow \text{中性脂肪分解} \longrightarrow \text{脂肪坏死及液化} \\
\text{磷脂酶A}_2 \longrightarrow \text{破坏细胞膜} \longrightarrow \text{使胰腺坏死、溶血} \\
\text{激肽释放酶} \longrightarrow \text{激肽酶原变为缓激肽和胰激肽} \longrightarrow \text{舒血管} \\
\text{胰舒血管素} \longrightarrow \text{使血管扩张，通透性增加}
\end{cases}
\begin{matrix}\text{胰腺水肿出血坏死}\end{matrix}
$$

急性胰腺炎的发病机制

【例2】2015NO67A 在急性胰腺炎发病过程中起关键作用的酶是

　　A. 淀粉酶　　　　　B. 弹力纤维酶　　　　C. 胰蛋白酶　　　　D. 激肽酶

　　A. 胰蛋白酶　　　　B. 糜蛋白酶　　　　　C. 弹力蛋白酶

　　D. 磷脂酶 A　　　　E. 激肽酶

【例3】1999NO105B 引起胰腺细胞坏死的是(内科学试题)

【例4】1999NO106B 引起胰腺血管坏死的是(内科学试题)

3. 病理

基本病理改变是胰腺呈不同程度的水肿、充血、出血和坏死。

(1)急性水肿性胰腺炎　病变较轻，多局限于胰体、胰尾部。胰腺肿胀变硬，充血，被膜紧张，胰周可有积液。腹腔内脂肪组织，特别是大网膜可见散在粟粒状或斑块状黄白色皂化斑(脂肪酸钙)。腹水淡黄色。有时可发生局限性脂肪坏死。

(2)急性出血坏死性胰腺炎　病变以实质出血、坏死为特征。胰腺肿胀，呈暗紫色，坏死灶呈灰黑色。腹腔内可见皂化斑和脂肪坏死灶，腹膜后广泛组织坏死。晚期坏死组织合并感染形成胰腺或胰周脓肿。

4. 临床表现

(1)腹痛　是本病的主要症状，常于饱餐后和饮酒后突然发作，为左上腹剧痛，呈持续性，可放射至左肩及左腰背部。胆源性胰腺炎的腹痛始发于右上腹，逐渐向左上腹转移。呕吐后腹痛不缓解为其特点。

(2)恶心呕吐　剧烈且频繁，呕吐物为胃十二指肠液。常与腹痛相伴随。

(3)腹胀　腹胀与腹痛同时存在。腹膜后炎症越严重，腹胀越明显。病人排便、排气停止。

(4)腹膜炎体征　①急性水肿性胰腺炎压痛多局限于上腹部，常无明显肌紧张。②急性出血坏死性胰腺炎腹部压痛明显，并有肌紧张和反跳痛。移动性浊音阳性。肠鸣音减弱或消失。

(5)发热　急性水肿性胰腺炎可不发热或有轻度发热。合并胆道感染时常有寒战高热。

(6)黄疸　若结石嵌顿或胰头肿大压迫胆总管，可出现黄疸。

(7)休克　坏死性胰腺炎可有休克。早期为低血容量所致，后期继发感染使休克原因复杂。

(8)体征　少数重症病例的出血可经腹膜后渗入到皮下，在腰部、季肋部和下腹部皮肤出现大片青紫斑，称为 Grey-Turner 征;若出现在脐周，称为 Cullen 征。

(9)其他　胃肠出血时，可有呕血和便血。血钙降低时，可有手足抽搐。

5. 主要并发症(内科学)

(1)胰腺脓肿　急性出血坏死性胰腺炎起病 2～3 周后，因胰腺及胰周坏死继发感染而形成脓肿，出现高热、腹痛、上腹肿块和中毒症状。脓液培养有细菌和真菌生长。

(2)胰腺假性囊肿　胰液经坏死破损的胰管溢出，在胰腺周围积聚，被纤维组织包裹形成假性囊肿。多在病程 4 周出现，多位于胰体尾部。初期为液体积聚，无明显囊壁，此后由肉芽或纤维组织构成的囊壁缺乏上皮，故称假性囊肿(与真性囊肿的区别所在)。囊内无细菌生长，但含有胰酶。假性囊肿大小不一，容积可波动于 10～5000ml。囊肿可延伸至横结肠系膜、肾前后间隙及后腹膜。囊肿大时，可压迫邻近组织引起相应症状，如明显腹胀、肠道梗阻等。一般 <5cm 的假性囊肿，6 周内约有 50% 可自行吸收。

（3）**胰瘘** 急性胰腺炎致胰管破裂，胰液从胰管漏出 >7 天，即为胰瘘。胰内瘘包括胰腺假性囊肿、胰性胸腹水、胃肠道瘘等。胰液经腹腔引流管或切口流出体表，为胰外瘘。

（4）**出血** 由于胰液的消化作用及感染腐蚀，特别是合并真菌感染时，可造成腹腔或腹膜后大出血。

（5）**左侧门静脉高压** 假性囊肿压迫和炎症可致脾静脉血栓形成，继而脾大、胃底静脉曲张破裂出血。

注意：①急性胰腺炎治疗期间或病后 4 周，出现上腹包块，应首先考虑胰腺假性囊肿。

②急性胰腺炎治疗期间或病后 2 ~ 3 周，出现持续高热，应首先考虑胰腺脓肿。该知识点解题时常用。

【例5】2016NO176X 重症急性胰腺炎可能出现的并发症有
    A. 胰腺脓肿　　　　　　　　　　　　　　B. 胰腺假性囊肿
    C. 腹腔出血　　　　　　　　　　　　　　D. 腹腔间隔室综合征

【例6】2001NO66A 出血坏死型胰腺炎时的 Cullen 征是指（内科学试题）
    A. 胁腹皮肤呈灰紫色斑　　B. 脐周皮肤呈灰紫色斑　　C. 胁腹皮肤青紫
    D. 脐周皮肤青紫　　　　　E. 脐周皮肤红斑

【例7】2011NO81A 患者，男，50 岁。2 个月前饮酒后剧烈腹痛，住院 30 天后好转。近日上腹稍左发现一包块，有轻度压痛。此患者应高度怀疑为
    A. 胰腺假性囊肿　　　　B. 脾脏肿瘤　　　　C. 胰腺炎性包块　　　　D. 胰腺恶性肿瘤

6. 辅助检查

（1）**常用诊断指标及方法**

	临床特点	意义
血淀粉酶	数 h↑—6 ~ 8h 可测—24h 达高峰—4 ~ 5d 降至正常 血淀粉酶正常值 40 ~ 180U/dl（Somogyi 法）	血 AMS >500U/dl（Somogyi）确诊 淀粉酶高低与病情不平行
尿淀粉酶	24h 开始升高—48h 达高峰—1 ~ 2w 恢复正常	正常值 80 ~ 300U/dl（Somogyi）
CRP	C 反应蛋白（CRP）有助于评估与监测急性胰腺炎的严重性	胰腺坏死时，CRP 明显升高
血清脂肪酶	24 ~ 72h 开始升高—持续 7 ~ 10d	有特异性，比较客观的诊断指标
白细胞	多数升高	全身炎症反应的表现，无特异性
血清正铁血白蛋白	腹腔内出血时，红细胞释放血红素→正铁血红素→与白蛋白结合成正铁血白蛋白	重症胰腺炎 72 小时内阳性 有助判断病情及预后
血糖	升高（持续 >11.1mmol/L 提示胰腺坏死，预后不良）	血糖正常值 3.9 ~ 6.0mmol/L
血钙	降低（ <1.87mmol/L 提示出血坏死性胰腺炎，预后不良）	血钙正常值 2.25 ~ 2.75mmol/L
B 超	作为初筛检查。后期对胰腺脓肿和假性囊肿有诊断意义	有胆道结石，则胆源性可能性大
增强 CT	为诊断胰腺坏死的最佳方法	最具有诊断价值的影像学检查

注意：①不同的版本、不同的教材，上述数据并不一样，复习时请注意。以上数据为内外科学综述。

②8 版外科学 P485 尿淀粉酶于发病后 24 小时开始升高。

③7 版内科学 P472 尿淀粉酶于发病后 12 ~ 24 小时开始升高（8 版内科学已删除该知识点）。

④8 版外科学 P485 血清淀粉酶发病数小时开始升高，24 小时达高峰，4 ~ 5 天后逐渐降至正常。

⑤8 版内科学 P441 血清淀粉酶发病 2 ~ 12 小时开始升高，48 小时开始下降，持续 3 ~ 5 天。

（2）**血尿淀粉酶测定** 是最常用的诊断方法。肠梗阻、胆囊炎、肠系膜缺血、腮腺炎、巨淀粉酶血症等均可导致淀粉酶升高。血尿淀粉酶超过正常值上限 3 倍以上才能确诊为急性胰腺炎。淀粉酶值越高，诊断正确率越大。但淀粉酶升高的幅度与胰腺炎的病情严重程度不成比例。因为急性轻型胰腺炎血清

淀粉酶升高,但重症胰腺炎血清淀粉酶可升高、正常,甚至降低。

    A. 血清淀粉酶升高   B. 血清淀粉酶正常或低于正常   C. 两者都有   D. 两者都无

【例8】2001NO131C 水肿型急性胰腺炎可有(内科学试题)

【例9】2001NO132C 出血坏死型胰腺炎可有(内科学试题)

> **注意:**①急性胰腺炎时,最有诊断价值的检查是血淀粉酶测定,最早出现异常的检查指标是血淀粉酶。
> ②一般情况下血淀粉酶的确诊意义要大于尿淀粉酶,但要结合发病时间。
> ③腹穿抽出液淀粉酶升高,对诊断很有帮助,但只适用于腹部移动性浊音阳性者。
> ④急性胰腺炎时,最具有诊断价值的影像学检查是增强 CT(8版外科学 P485)。

【例10】2011NO68A 患者,男,40岁。8小时前开始上腹剧烈疼痛。查体:上腹部有压痛。此时对确诊价值不大的检查是

    A. 血淀粉酶   B. 尿淀粉酶   C. 心电图   D. X线腹部平片

【例11】2006NO100A 男性,50岁,突发剧烈上腹痛8小时,伴恶心呕吐。查体:末梢循环差,血压95/60mmHg,巩膜无黄染,全腹腹膜刺激征(+),以上腹为重,移动性浊音(+),肠鸣音弱,腹穿抽出血性液。为明确诊断,哪项检查最有效?

    A. B超   B. CT   C. MRI

    D. ERCP   E. 腹穿液淀粉酶

7. 诊断

(1)诊断依据 典型的临床表现和辅助检查结果。

(2)区别水肿性和出血坏死性胰腺炎 有下列表现提示出血坏死性胰腺炎:

①有烦躁不安、四肢厥冷、皮肤斑点等休克症状,并发多器官功能障碍和严重的代谢障碍。

②出现腹肌强直、腹膜刺激征、Grey-Turner 征和 Cullen 征。

③WBC≥16×10^9/L,血钙 <1.87mmol/L,血糖 >11.1mmol/L,血尿淀粉酶突然下降。

④血尿素氮或肌酐增高,酸中毒,出现 ARDS、DIC 等。

⑤诊断性腹穿腹水呈血性或脓性、淀粉酶显著增高。

> **注意:**①血淀粉酶 >500U/dl(正常值 40~180U/dl,Somogyi 法),尿淀粉酶 >300U/dl(正常值 80~300U/dl,Somogyi 法)可确诊急性胰腺炎,但淀粉酶高低与病情严重程度并不成比例。
> ②并不是所有急性胰腺炎患者血清淀粉酶均增高,如有些坏死性胰腺炎可增高、正常、甚至降低。

8. 非手术治疗

非手术治疗适用于急性胰腺炎全身反应期、水肿性和尚无感染的出血坏死性胰腺炎。

禁食、胃肠减压	为急性胰腺炎的**基础治疗**。持续胃肠减压可防止呕吐、减轻腹胀、降低腹内压
补充体液	急性胰腺炎时,大量液体丢失,应大量静脉输液
防治休克	急性胰腺炎最常见的并发症就是休克,因此补充体液,防治休克是关键
解痉止痛	在诊断明确的情况下,可给予解痉止痛药,常用的解痉药为阿托品、山莨菪碱。吗啡虽可引起 Oddi 括约肌张力增高,但对预后无不良影响
营养支持	禁食期主要靠完全肠外营养(TPN)。待病情稳定、肠功能恢复后可早期给予肠内营养
抑制胰酶活性	抑肽酶、加贝酯
抑制胰腺分泌	H_2 受体阻滞剂(西咪替丁)、质子泵抑制剂、生长抑素、胰蛋白酶抑制剂
抗生素	有感染证据时可经验性使用抗生素,常见致病菌为大肠埃希菌、铜绿假单胞菌、变形杆菌

> **注意:**①急性胰腺炎的镇痛解痉常用药物为阿托品(8版外科学 P486)。
> ②胆碱能受体拮抗剂阿托品可诱发或加重肠麻痹,不宜使用(8版内科学 P443)。
> ③临床上不主张单独使用吗啡镇痛,内科学主张严重腹痛者,使用哌替啶肌注。

【例 12】2003NO65A 急性胰腺炎治疗时,下列属抑制胰酶活性的药物是(内科学试题)

    A. 抑肽酶   B. 胰升糖素   C. 降钙素

    D. 生长抑素   E. 奥曲肽

【例 13】2014NO176X 重症胰腺炎时肠内营养的最佳途径有

    A. 空肠造瘘输入   B. 鼻空肠管输入   C. 胃管滴入   D. 口服

(114 ~117 题共用题干)女性,56 岁。2 天前突发持续上腹痛,阵发加剧,并腰背部胀痛,恶心、呕吐,急诊入院。既往有胆囊结石病史 3 年。查体:T36. 9℃,P104 次/分,R20 次/分,BP130/80mmHg,巩膜无黄染,上腹较膨隆,压痛,轻度肌紧张及反跳痛,肠鸣音弱。化验:Hb128g/L,WBC16. 7 × 10^9/L,血淀粉酶 786U/L,尿淀粉酶 1600U/L。

【例 14】2014NO114A 此病人最可能的诊断是

    A. 急性胰腺炎   B. 急性胆管炎   C. 急性胆囊炎   D. 上消化道穿孔

【例 15】2014NO115A 为确定诊断,最简单有效的腹部检查方法是

    A. CT   B. B 超   C. MRI   D. X 线片

【例 16】2014NO116A 诊断确定后,首先采取的治疗措施是

    A. 急诊手术切除胆囊   B. 急诊总胆管探查

    C. 腹痛加重时手术探查   D. 禁食、补液、胃肠减压等保守治疗

【例 17】2014NO117A2 周后,病情尚平稳,但上腹部可触及一包块,B 超显示为一 7×6cm 囊性肿物。此时应采取的治疗方法是

    A. 继续保守治疗   B. 囊肿切开引流术   C. 囊肿空肠吻合术   D. 手术切除囊肿

9. 手术治疗的适应证及手术方式

(1)**手术指征**　①急性腹膜炎不能排除其他急腹症时;②胰腺和胰周坏死组织继发感染;③伴胆总管下端梗阻或胆道感染者;④合并肠穿孔、大出血或胰腺假性囊肿。

(2)**手术方式**　①最常用的是坏死组织清除 + 引流术,同时行胃造瘘、空肠造瘘(肠内营养通道)、胆道引流术。②若继发肠瘘,可将瘘口外置或行近端造瘘术。③形成假性囊肿者,可酌情行内、外引流术。④对于胆源性胰腺炎,手术目的是取出胆管结石,解除梗阻,通畅引流;若病情允许,应同时切除胆囊。

【例 18】2017NO163X 急性胰腺炎的手术适应证有

    A. 膀胱测压值22mmHg   B. 合并胆道梗阻

    C. 保守治疗后,病情急剧恶化   D. 脓肿形成

(111 ~112 题共用题干)女性,56 岁。2 天前突发持续上腹痛,阵发加剧,并腰背部胀痛,恶心、呕吐,急诊入院。既往有胆囊结石病史 3 年。查体:T36. 9℃,P104 次/分,R20 次/分,BP132/82mmHg,巩膜无黄染,上腹较膨隆,压痛,轻度肌紧张及反跳痛,肠鸣音弱。化验:Hb128g/L,WBC16. 7 × 10^9/L,血淀粉酶 786U/L,尿淀粉酶 1600U/L。

【例 19】2016NO111A 为明确诊断,最有效的检查方法是

    A. 腹部 X 线片   B. 腹部 CT   C. 腹部 B 超   D. ERCP

【例 20】2016NO112A 诊断确定后,首选的治疗措施是

    A. 急诊手术切除胆囊   B. 急诊胆总管探查术   C. ERCP 置管引流   D. 保守治疗

二、慢性胰腺炎

慢性胰腺炎是各种原因所致的胰腺实质和胰管的不可逆慢性炎症,特征是反复发作的上腹部疼痛伴不同程度的胰腺内、外分泌功能减退或丧失。

1. 病因

（1）**胆道疾病**　为我国最常见的病因,约占 46.5% 。

（2）**酗酒**　为国外最常见的病因,占 70% ~ 80% 。

（3）**胰管结石**　甲旁亢引起的高钙血症和胰管内蛋白凝聚沉淀形成胰管结石,可导致本病。

（4）**其他**　高脂血症、营养不良、血管因素、遗传因素、急性胰腺炎造成的胰管狭窄等。

2. 临床表现

腹痛	最常见症状（占 90% ）,疼痛位于上腹部剑突下或偏左,放射至腰背部,呈束腰带状
胰腺内分泌功能不足	糖尿病（占 1/3）
胰腺外分泌功能不足	食欲减退、恶心呕吐、脂肪泻、消瘦、维生素 A、D、E、K 缺乏症
传统三联征	胰腺钙化、糖尿病、脂肪泻
慢性胰腺炎四联症	腹痛、体重下降、糖尿病、脂肪泻（8 版外科学 P487）
慢性胰腺炎五联征	腹痛、胰腺假性囊肿、胰腺钙化、糖尿病、脂肪泻（7 版内科学 P476,8 版删除）

【例 21】2004NO65A 慢性胰腺炎后期,由于胰腺内分泌功能不全可引起（内科学试题）

　　A. 脂肪泻　　　　　　　B. 夜盲症　　　　　　　C. VitK 缺乏症

　　D. VitD 缺乏症　　　　E. 糖尿病

3. 诊断

对有反复发作的急性胰腺炎、胆道疾病、糖尿病患者,出现发作性或持续性上腹部疼痛、慢性腹泻、消瘦者,应疑诊为慢性胰腺炎,如具有下列之一者,即可诊断为慢性胰腺炎:①有慢性胰腺炎影像学证据;②胰腺外分泌功能明显降低的临床表现;③组织病理学有慢性胰腺炎改变。

4. 治疗

（1）**非手术治疗**　①病因治疗:治疗胆道疾病,戒酒;②镇痛;③饮食疗法;④补充胰酶;⑤控制糖尿病;⑥营养支持等。

（2）**手术治疗**　包括治疗并存的胆石症、胰管引流、胰腺切除术等。

三、胰腺癌

胰腺癌包括胰头癌、胰体尾部癌。90% 为导管细胞腺癌,少见黏液性囊腺癌和腺泡细胞癌。胰头癌约占胰腺癌的 70% ~ 80% 。

1. 临床表现

最常见的临床表现是腹痛、黄疸和消瘦。

（1）**上腹痛**　是常见的首发症状。约 15% 的病人无疼痛。

（2）**黄疸**　是胰头癌最主要的临床表现（占 90% ）,常进行性加重。黄疸出现的早晚和肿瘤的位置密切相关,癌肿距胆总管越近,黄疸出现越早。胆道完全梗阻时,小便深黄,大便陶土色,潜血试验可能阳性。多数病人可触及肿大表面光滑的胆囊,但无压痛（Courvoisier 征阳性）。

（3）**消化道症状**　如食欲不振、腹胀、消化不良、腹泻或便秘。

2. 诊断

血生化检查	血尿淀粉酶可一过性升高,空腹或餐后血糖增高,糖耐量试验曲线异常
阻塞性黄疸	血清总胆红素、直接胆红素、碱性磷酸酶、转氨酶等均增高
CA19-9	糖类抗原 19-9（CA19-9）最常用于胰腺癌的辅助诊断和术后随访
B 超检查	可显示肝内外胆管扩张、胆囊肿大、胰管扩张、胰头占位性病变、有无肝及淋巴结转移

CT 检查	对肿瘤的定性、定位诊断具有重要价值,尤其对胰腺肿瘤的术前可切除性评估具有重要意义 目前可作为胰腺癌病人的首选影像学检查手段
MRI 检查	磁共振(MRI)诊断胰腺癌并不优于增强 CT
MRCP 检查	磁共振胆胰管造影(MRCP)能显示胰、胆管梗阻部位,具有重要诊断价值
ERCP	能显示胆管、胰管近壶腹部侧影像及肿瘤,为有创检查方法,易诱发急性胰腺炎或胆道感染
PTC	对判断梗阻部位、胆管扩张程度具有重要价值。在作 PTC 时行胆管内引流可用于术前减黄
动脉造影	选择性动脉造影对胰头癌的诊断价值不大,但对显示肿瘤与邻近血管的关系,估计根治手术的可行性有一定意义。由于是有创检查,故一般不作为首选

注意:①Courvoisier 征阳性是指胰头癌压迫胆总管导致胆道阻塞、黄疸进行性加深、胆囊显著肿大但无压痛。
②急性胰腺炎首选的影像学检查方法是 B 超,判断胰腺坏死程度的首选检查方法是增强 CT。
③胰腺癌首选的影像学检查是 CT,判断肿瘤切除可能性的首选检查也是 CT。

【例 22】2015NO84A 胰头癌常见的首发表现是

    A. 脂肪泻   B. 黄疸   C. 贫血   D. 上腹部隐痛

【例 23】2015NO87A 男性,60 岁。黄疸、尿色变深、皮肤瘙痒 2 周。查体:T36.5℃,皮肤巩膜黄染。右上腹无痛性圆形肿块,随呼吸上下活动。其肿块最可能是

    A. 肝脏下缘   B. 胆囊   C. 胰头部肿瘤   D. 胆总管囊肿

3. 治疗

①手术切除是胰头癌的有效治疗方法,常用术式包括胰头十二指肠切除术(Whipple 手术)、保留幽门的胰头十二指肠切除术(PPPD)、姑息性手术。②辅助治疗:吉西他滨为一线化疗药物。③术后可行放射治疗。

四、壶腹周围癌

壶腹周围癌包括壶腹癌、胆总管下端癌、十二指肠腺癌。恶性程度明显低于胰头癌,手术切除率和 5 年生存率都明显高于胰头癌。

1. 临床表现   常见症状为黄疸、消瘦和腹痛,与胰头癌的临床表现易于混淆。

	胰头癌	壶腹癌		胰头癌	壶腹癌
癌肿部位	胰头	壶腹部	病理类型	腺癌多见	腺癌最多见
转移途径	淋巴转移	淋巴转移	恶性程度	高	低
切除率	低	高	5 年生存率	低	高
黄疸出现	较晚	较早	黄疸特征	进行性	可波动

(1)**壶腹癌**   黄疸出现早,可波动。常合并胆管感染,类似胆总管结石。大便潜血试验可阳性。

(2)**十二指肠腺癌**   由于癌肿位于十二指肠乳头附近,因此癌肿对胆道的压迫不完全,黄疸出现较晚,黄疸不深,进展慢。大便潜血试验可阳性。

(3)**胆总管下端癌**   恶性程度较高。黄疸出现早,进行性加重。大便陶土色。多无胆道感染。

【例 24】1996NO92A 壶腹部癌的预后比胰头癌好,其原因是

    A. 肿瘤的恶性程度低   B. 肿瘤位于十二指肠内,不易向周围侵犯

    C. 黄疸出现较早,较易早就医,早发现,早治疗   D. 肿瘤居于肠腔内,易发生坏死脱落

    E. 不易向淋巴结及肝脏转移

2. 治疗

行胰头十二指肠切除术(Whipple 手术)或保留幽门的胰头十二指肠切除术(PPPD)。

(114～115 题共用题干)男性,70 岁。1 年前因壶腹癌行 Whipple 手术,术后恢复好。近 2 月来反复发热,伴寒战,最高体温达 39.5℃,WBC15×10^9/L,血清 ALT121U/L,TBil 58μmol/L,CT 示肝内多发直径 1～2cm 低密度灶,边缘强化明显。

【例 25】2013NO114A 下列拟诊中可能性最大的是

  A. 肝转移癌   B. 急性胆管炎   C. 急性肝炎   D. 多发性肝脓肿

【例 26】2013NO115A 发生上述情况的原因是

  A. 肿瘤复发转移 B. 胆肠吻合口狭窄 C. 手术时输血感染 D. 免疫功能低下

五、胰腺内分泌肿瘤

功能性胰腺内分泌肿瘤的分类如下:

肿瘤名称	主要激素	细胞型	症状	恶变率
胰岛素瘤	胰岛素	B	低血糖	<10%
胃泌素瘤	促胃液素	G	难治性消化性溃疡、腹泻(Zollinger-Ellison 综合征)	60%～90%
胰高血糖素瘤	胰高血糖素	A	糖尿病,坏死性游走性红斑	60%
血管活性肠肽瘤	VIP	D$_1$	水样腹泻、低钾、低胃酸(Verner-Morrison 综合征)	80%
生长抑素瘤	生长抑素	D	高血糖、脂肪泻、胆结石	—

	胰岛素瘤	胃泌素瘤(Zollinger-Ellison 综合征)
病因	胰岛 B 细胞大量分泌胰岛素	胰岛 G 细胞大量分泌促胃液素
发病情况	女性略多于男性,95% 为良性 为最常见的功能性胰腺内分泌肿瘤	发生于任何年龄,5% 为 <16 岁儿童 60%～70% 为恶性,常伴淋巴结或肝转移
肿瘤情况	92% 为单发,直径 1～2cm 分布于胰头、体、尾	80% 单发,20% 合并多发内分泌肿瘤Ⅰ型 (MEN-Ⅰ=甲旁亢+胰腺内分泌瘤+垂体瘤)
临床表现	Whipple 三联症:禁食后低血糖 症状发生时血糖 <2.8mmol/L 给予葡萄糖后症状可迅速缓解	顽固性消化性溃疡 + 腹泻 溃疡最常见于十二指肠 60% 的病人伴出血、穿孔、幽门梗阻等并发症
化验检查	①空腹血糖 <2.2mmol/L ②葡萄糖耐量试验低平曲线 ③血清胰岛素 >25μU/ml	①无胃切除史 BAO >15mmol/h ②胃切除术后 BAO >5mmol/h、BAO/MAO >0.6 ③空腹血清促胃液素 >200pg/ml(正常值 100～200)
治疗原则	饮食调节,手术切除肿瘤	抑酸治疗、手术治疗

  A. Zollinger-Ellison 综合征 B. Charcot 三联症   C. Whipple 三联症   D. 类癌综合征

【例 27】2008NO147B 胰岛素瘤表现为

【例 28】2008NO148B 胃泌素瘤表现为

▶ **常考点**　急性胰腺炎的全部内容、胰腺癌与壶腹部癌的鉴别。

   参考答案——详细解答见《贺银成 2019 考研西医临床医学综合能力历年真题精析》

1. ABCDE 2. ABCDE 3. ABCDE 4. ABCDE 5. ABCDE 6. ABCDE 7. ABCDE
8. ABCDE 9. ABCDE 10. ABCDE 11. ABCDE 12. ABCDE 13. ABCDE 14. ABCDE
15. ABCDE 16. ABCDE 17. ABCDE 18. ABCDE 19. ABCDE 20. ABCDE 21. ABCDE
22. ABCDE 23. ABCDE 24. ABCDE 25. ABCDE 26. ABCDE 27. ABCDE 28. ABCDE

第 26 章 脾切除术

▶**考纲要求**

脾切除的适应证、疗效及术后常见并发症。

▶**复习要点**

一、脾切除的适应证

1. 外伤性脾破裂

2. 门静脉高压症脾亢

3. 脾脏本身的疾病 游走脾、脾囊肿、脾肿瘤、脾脓肿、副脾、脾结核、脾梗死。

4. 造血系统疾病 遗传性球形红细胞增多症、遗传性椭圆形红细胞增多症、丙酮酸激酶缺乏、珠蛋白生成障碍性贫血、自体免疫性溶血性贫血、免疫性血小板减少性紫癜、慢性粒细胞性白血病、慢性淋巴细胞性白血病、多毛细胞白血病、霍奇金病。

【例1】2003NO146X 下列疾病中可行脾切除治疗的是（内科学试题）

    A. 遗传性球形细胞增多症　　　　B. 自体免疫性溶血性贫血

    C. 丙酮酸激酶缺乏导致贫血　　　D. 海洋性贫血

【例2】1989NO120X 溶血性贫血进行脾切除的适应证是（内科学试题）

    A. 遗传性球形细胞增多症　　　　B. 糖皮质激素治疗无效的原发性自身免疫性溶血性贫血

    C. 海洋性贫血溶血明显或脾肿大明显者　　D. 阵发性睡眠性血红蛋白尿

二、脾切除术后常见并发症

	腹腔大出血	膈下感染	血栓-栓塞性并发症	脾切除术后凶险性感染
临床表现	引流管大量血液 低血容量表现	术后高热 左季肋部叩痛	栓塞不同的部位出现不同症状	突然寒战高热、头痛 恶心呕吐、腹泻 昏迷、休克、DIC
原因	脾窝创面严重渗血 脾蒂结扎线脱落 术中遗漏出血血管	膈下积液、积血感染	脾切除术后血小板骤升	脾切除后机体免疫功能削弱、抗感染能力下降
治疗	输血输液,若短时间内出现低血容量休克,需再次手术止血	应用抗生素 B超下穿刺置管引流 切开引流	抗凝治疗	致病菌多为肺炎球菌及早大剂量抗生素
预防	术前纠正凝血障碍 术中严格止血	术中严格止血 避免损伤胰尾 术后膈下放置引流管	血小板计数 > 1000 × 10^9/L 应用肝素抗凝	2 岁以下的婴幼儿,在抢救生命第一的前提下尽量行保脾手术

▶**常考点** 外科学还没考过,仅内科学考过 2 题。

    参考答案——详细解答见《贺银成 2019 考研西医临床医学综合能力历年真题精析》

1. ABCDE　　2. ABCDE

第 27 章 血管外科疾病

▶考纲要求

①周围血管疾病的临床表现。②周围血管损伤、常见周围动脉和静脉疾病的病因、病理、临床表现、检查诊断方法和治疗原则。③动脉瘤的病因、病理、临床特点、诊断要点和治疗原则。

▶复习要点

一、周围血管疾病的临床表现和周围血管损伤

1. 周围血管疾病的临床表现

血管疾病的主要临床表现为感觉异常、形态和色泽改变、结构变化、组织丧失。

间歇性跛行	为运动性疼痛,常在步行中出现供血不足部位的沉重、乏力、疼痛、麻木感,迫使病人止步,休息片刻后疼痛缓解,周而复始。跛行时间和距离越短,提示血管阻塞越严重
体位性疼痛	肢体所处体位因与心脏平面不同而影响血流状况,可激发或缓解疼痛 动脉阻塞性疾病时,抬高患肢可加重疼痛,下垂患肢可缓解疼痛;静脉性疾病相反
温差性疼痛	因温度改变而激发或缓解肢体疼痛
动脉性静息痛	急性或慢性动脉阻塞,可引起组织缺血及缺血性神经性炎,导致静息痛
静脉性静息痛	急性主干静脉阻塞时,远侧肢体因严重淤血导致持续性胀痛,伴静脉回流障碍
静脉性肿胀	多发生在下肢深静脉回流障碍或有逆流病变时,因下肢静脉高压使血清蛋白渗入并积聚于组织间隙,引起浮肿。特征——凹陷性浮肿,踝及小腿最明显,但不累及足
淋巴水肿	多为淋巴管阻塞,富含蛋白质的淋巴液积聚在组织间隙内所致 特征——凹陷性或坚实,具海绵状特性,以足踝最明显,后期形成典型的象皮肿
指压性色泽改变	动脉缺血时,复原时间延缓 在发绀区指压后不出现暂时性苍白,提示局部组织已发生不可逆的缺血性改变
运动性色泽改变	静息时正常,但运动后肢体远侧皮肤苍白者,提示动脉供血不足
体位性色泽改变	又称 Buerger 试验。阳性提示动脉供血障碍、静脉逆流或回流障碍性疾病

【例 1】2001NO89A 下列关于疾病与疼痛类型关系的叙述,哪项是错误的?

A. 血栓闭塞性脉管炎早期有运动性疼痛　　B. 动脉硬化性闭塞症,下垂患肢可缓解疼痛

C. 下肢动脉闭塞病变严重者,高温热敷能缓解疼痛　　D. 下肢静脉曲张时,下垂患肢可加重胀痛

E. 动脉性溃疡比静脉性溃疡的静息痛严重

2. 周围血管损伤

(1)病因　包括直接损伤和间接损伤。

(2)临床表现　发生在主干动、静脉行程中任何部位的严重创伤,均应疑及血管损伤的可能性。周围血管损伤常表现为创伤部位大量出血、搏动性血肿、肢体明显肿胀、远端动脉搏动消失等。

(3)诊断　下列检查有助于诊断:超声多普勒、CTA、血管造影、术中检查等。

(4)治疗　包括急救止血及手术治疗。

二、动脉疾病

1. 动脉硬化性闭塞症(ASO)

（1）病因　ASO 主要是动脉因粥样硬化病变而引起的，多见于腹主动脉及其远端主干动脉。好发于 45 岁以上的男性。高脂血症、高血压、吸烟、糖尿病、肥胖等是其高危因素。

（2）临床表现　症状的轻重与病程进展、动脉狭窄及侧支代偿的程度相关。

①早期症状　患肢冷感、苍白，进而出现间歇性跛行。病变局限在主-髂动脉者，疼痛在臀、髋和股部，可伴阳痿；病变累及股-腘动脉时，疼痛在小腿肌群。早期慢性缺血可引起皮肤及其附件的营养性改变、感觉异常及肌萎缩。患肢远侧动脉搏动减弱或消失。

②晚期症状　患肢皮温明显降低、色泽苍白或发绀，出现静息痛，肢体远端缺血性坏疽或溃疡。

（3）诊断

①确诊依据　年龄 45 岁以上，出现肢体慢性缺血的临床表现，均应考虑本病。若动脉造影显示大、中动脉为主的狭窄或闭塞，即可确诊。

②一般检查　四肢和颈部动脉触诊及听诊，记录间歇性跛行时间与距离，对比测定双侧肢体对应部位皮温差异，肢体抬高试验（Buerger 试验，8 版外科学 P502 错为"Burger 试验"）。

③动脉造影　能显示动脉狭窄或闭塞的部位、范围、侧支及阻塞远侧动脉主干的情况，对确定诊断及术式选择有重要意义。

④X 线平片　有时可见病变动脉段有不规则钙化，患肢远侧段有骨质疏松等退行性变化。

⑤超声多普勒检查　可显示管壁厚度、狭窄程度、有无附壁血栓及测定流速。

（4）鉴别诊断　需与血栓闭塞性脉管炎、多发性大动脉炎、动脉栓塞等鉴别。

	动脉硬化性闭塞症	血栓闭塞性脉管炎
发病年龄	多见于 45 岁以上	青壮年多见
血栓性浅静脉炎	无	常见
并发病	常有高血压、冠心病、高脂血症、糖尿病	常无高血压、冠心病、高脂血症、糖尿病
受累血管	大、中动脉	中、小动静脉
其他部位动脉病变	常见	无
受累动脉钙化	可见	无
动脉造影	广泛不规则狭窄和节段性闭塞，硬化动脉扩张扭曲	节段性闭塞，病变近、远侧血管壁光滑

（5）治疗

①内科治疗　主要目的是降低血脂，稳定动脉斑块，改善高凝状态，扩张血管，促进侧支循环。方法包括：控制体重、禁烟、适量锻炼、应用抗血小板聚集及扩张血管药物（阿司匹林、双嘧达莫、前列腺素 E_1、妥拉苏林）。

②手术治疗　目的在于通过手术或血管腔内治疗，重建动脉通路。

手术方式	手术要点	适应证
经皮腔内血管成形术（PTA）	经皮穿刺插入球囊导管至动脉狭窄段，以适当压力使球囊膨胀，扩大病变管腔，恢复血流	股动脉及其远侧动脉单个或多处狭窄或闭塞
内膜剥脱术	剥除病变段动脉增厚的内膜、粥样斑块及继发血栓	短段的髂-股动脉闭塞
旁路转流术	采用自体静脉或人工血管，于闭塞段近、远端间作搭桥转流	主-髂动脉闭塞、股-腘动脉闭塞
腰交感神经节切除	先行腰交感神经阻滞试验，如阻滞后皮温升高 >1~2℃，提示痉挛因素超过闭塞因素，可行同侧 2、3、4 腰交感神经节和神经链切除术，以解除血管痉挛、促进侧支循环	早期病例作为旁路转流术的辅助手术
大网膜移植术	带血管蒂大网膜，将胃网膜右动、静脉分别与股动脉、大隐静脉作吻合，经皮下隧道拉至小腿与深筋膜固定，借建立侧支循环为缺血组织提供血运	动脉广泛性闭塞者

③创面处理 干性坏疽创面,应予消毒包扎,预防继发感染。感染创面应湿敷。

2. 血栓闭塞性脉管炎(Buerger病)

血栓闭塞性脉管炎(TAO)又称Buerger病,是血管的炎性、节段性和反复发作的慢性闭塞性疾病。多侵袭四肢中、小动静脉,以下肢多见,好发于男性青壮年。多有吸烟史。

(1)病因

①外来因素 主要有吸烟、寒冷与潮湿的生活环境、慢性损伤和感染。吸烟是本病发生和发展的重要环节,大多数病人有吸烟史,烟碱能使血管收缩,戒烟可使病情缓解,再度吸烟病情常复发。

②内在因素 自身免疫功能紊乱,性激素和前列腺素失调,遗传因素等。在病人的血清中有抗核抗体存在,罹患动脉中发现免疫球蛋白(IgM、IgG、IgA)及C_3复合物,提示免疫功能紊乱与本病的发生发展相关。

(2)病理特点

①受累血管节段分布 本病通常首先累及动脉,然后累及静脉,由远端向近端进展,呈节段性分布,两段之间血管比较正常。

②血管壁非化脓性炎症 活动期为受累动静脉管壁全层非化脓性炎症,有内皮细胞、成纤维细胞增生;淋巴细胞浸润,中性粒细胞减少,巨细胞偶见;管腔被血栓堵塞。

③血栓机化 后期炎症消退,血栓机化,新生毛细血管形成。动脉周围广泛纤维组织形成。

④缺血性改变 侧支循环不足以代偿时,神经、肌肉和骨骼等均可出现缺血性改变。

(3)临床表现 本病起病隐匿,进展缓慢,多次发作后症状逐渐明显和加重。主要表现为:

①患肢怕冷,皮肤温度降低,苍白或发绀。

②患肢感觉异常及疼痛,后期出现间歇性跛行或静息痛。

③长期慢性缺血导致组织营养障碍性改变。严重缺血者,患肢末端出现缺血性溃疡或坏疽。

④患肢的远侧动脉搏动减弱或消失。

⑤发病前或发病过程中出现复发性游走性浅静脉炎。

(4)临床分期 血栓闭塞性脉管炎的临床分期与动脉硬化性闭塞症相同。

	临床表现	缺血原因
Ⅰ期	①无明显临床症状; ②患肢麻木、发凉、皮温低、苍白 ③足背动脉搏动减弱; ④踝/肱指数<0.9	局限性动脉狭窄
Ⅱ期	①活动后间歇性跛行为主要症状;②皮温降低、苍白更明显 ③足背动脉搏动消失	动脉严重狭窄 肢体靠侧支代偿而存活
Ⅲ期	①静息痛为主要症状 ②趾/指暗红,可有远端肢体浮肿	动脉广泛严重狭窄 组织濒临坏死
Ⅳ期	①症状进一步加重;②踝/肱指数<0.4 ③静息痛、趾(指)发黑坏死、溃疡	组织坏死

(5)诊断 ①多见于青壮年男性,多有吸烟嗜好。②患肢有不同程度的缺血性症状。③有游走性浅静脉炎病史。④患肢足背动脉或胫后动脉搏动减弱或消失。⑤一般无导致动脉硬化的病史。

(6)治疗

①一般疗法 严格戒烟、防止受冷、受潮和外伤,但不应热疗,以免组织需氧量增加而加重症状。

②应用扩管药及抑制血小板聚集的药物 如前列腺素E_1、妥拉苏林、硫酸镁、低分子右旋糖酐等,可改善微循环,防止血栓繁衍。

③高压氧舱治疗 通过提高血氧含量,增加肢体的血氧弥散,改善组织的缺氧状况。

④防治血栓形成 急性期血液呈高凝状态,因而用降低血液黏稠度和高凝状态等方法以求促进循环和防治血栓形成,常用药物包括链激酶、尿激酶等溶栓制剂,以及肝素、华法林等抗凝药物。

⑤手术治疗 目的是重建动脉血流通道,增加肢体血供,改善缺血引起的后果。

在闭塞动脉的近侧和远侧仍有通畅的动脉时,可施行旁路转流术。

对于 Ⅰ、Ⅱ 期患者可行腰交感神经节切除术,可解除血管痉挛、促进侧支循环形成,近期效果良好。

大网膜移植术、动静脉转流术、腔内血管成形术(PTA),对部分病人有一定疗效。

已有肢体远端缺血性溃疡或坏疽者,应积极处理创面,选用有效抗生素。

组织已发生不可逆坏死时,应考虑不同平面的截肢术。

【例2】1999NO92A 下述哪种表现不是血栓闭塞性脉管炎的特点?

A. 病人多为男性青壮年　　　　　　　B. 病变主要累及四肢中小动静脉

C. 肢体缺血症状多是周期性发作　　　D. 反复发作游走性浅静脉炎

E. X 线检查显示动脉有钙化斑

注意:Buerger 病无动脉硬化。腹主动脉瘤和周围动脉瘤病因都有动脉硬化。

(115~117 题共用题干)患者,男,38 岁。出现下肢麻木、发凉,间歇性跛行 8 年,有 20 年吸烟史。近来病情发展,持续疼痛,夜间尤甚,右下肢肌肉萎缩,右足背动脉搏动消失,诊断为血栓闭塞性脉管炎。

【例3】2008NO115A 初诊时最重要的医嘱是

A. 卧床休息　　　　B. 使用止痛药　　　　C. 注意保暖　　　　D. 立即戒烟

【例4】2008NO116A 不考虑该患者为下肢动脉硬化性闭塞的主要依据是

A. 患者年轻,病史长　　B. 间歇性跛行　　　C. 足背动脉搏动消失　　D. 夜间疼痛重

【例5】2008NO117A 对该患者最适宜的治疗是

A. 使用血管扩张剂　　B. 腰交感神经节切除术　　C. 截肢术　　　　D. 溶栓疗法

3. 动脉栓塞

栓子来源	①心源性:最多见;②血管源性:动脉瘤、血栓;③医源性:导管折断、血管内膜撕裂
栓塞部位	①下肢较上肢多见 ②下肢:股总动脉 > 髂总动脉 > 腘动脉和腹主动脉分叉处 ③上肢:肱动脉 > 腋动脉 > 锁骨下动脉
临床表现	5P——Pain(疼痛),Pallor(苍白),Pulselessness(无脉),Paresthesia(感觉异常),Paralysis(麻痹)
检查	皮温测定——明确变温带的平面 超声多普勒——探测肢体主干动脉栓塞的部位 动脉造影——了解栓塞部位、远侧动脉是否通畅、侧支循环情况、是否继发血栓
非手术治疗	适用于:小动脉栓塞;全身情况不能耐受手术者;肢体已出现明显坏死征象,手术不能挽救肢体者 治疗措施——纤溶(尿激酶)、抗凝(肝素、香豆类衍生物)、扩管药物等
手术	切开动脉取栓、利用 Fogarty 球囊导管取栓

4. 雷诺综合征

雷诺综合征是指小动脉阵发性痉挛,受累部位程序性出现苍白及发冷、青紫及疼痛、潮红后复原的典型症状。常于寒冷刺激或情绪波动时发病。

本病多见于青壮年女性,好发于手指,常为双侧性,偶可累及趾、面颊及外耳。典型表现为依次出现苍白→青紫→潮红→复原。发作时,往往伴有极不舒适的麻木,但很少剧痛,指(趾)端溃疡少见。发作间歇期,除手指皮温稍低外,无其他症状。桡动脉(足背动脉)搏动正常。

A. 患肢动脉搏动减弱或消失　　　　　B. 患肢血管杂音

C. 二者均有　　　　　　　　　　　　D. 二者均无

【例6】2004NO125C 血栓闭塞性脉管炎可出现

【例7】2004NO126C 雷诺综合征可出现

5. 周围动脉瘤和腹主动脉瘤

	腹主动脉瘤	周围动脉瘤
发生部位	腹主动脉各部位(以肾动脉平面为界) 肾动脉平面以上——可累及腹腔脏器的供血动脉 肾动脉平面以下——可累及髂动脉	颈动脉、上肢和下肢各主干动脉 股动脉和腘动脉——最常见(占 90%)
病因	动脉粥样硬化→弹力纤维和胶原纤维损伤(最常见) 吸烟、创伤、高血压、慢阻肺——易感因素	老年人——动脉粥样硬化最常见 青年人——损伤、感染、动脉炎
临床表现	腹部搏动性肿块 疼痛 压迫症状——压迫十二指肠、空肠、胆总管、输尿管 急性动脉栓塞——肠系膜动脉、下肢动脉栓塞 动脉瘤破裂可致病人迅速死亡——最严重并发症	搏动性肿块——最典型临床表现 不同区域动脉瘤,引起不同压迫症状 肢体远端坏死 瘤体破裂
治疗	手术治疗	手术治疗
检查方法	B 超——记录瘤体大小、有无粥样斑块及附壁血栓,适用于肾动脉平面以下的动脉瘤 CT——了解是否合并夹层动脉瘤及瘤体与周围的关系 DSA——可检测瘤体大小范围、分支是否受累,为手术提供依据。是最有价值的检查方法	

三、静脉疾病

1. 下肢静脉解剖和生理

下肢静脉由浅静脉、深静脉、交通静脉和肌肉静脉组成。

(1)浅静脉　有小隐静脉和大隐静脉两条主干。

①小隐静脉　起自足背静脉网的外侧,自外踝后方上行,逐渐转至小腿屈侧中线并穿入深筋膜,注入腘静脉,可有一上行支注入大隐静脉。

②大隐静脉　是人体最长的静脉,起自足背静脉网的内侧,经内踝前方沿小腿和大腿内侧上行,在腹股沟韧带下穿过卵圆窝注入股总静脉。大隐静脉在膝平面下,分别由前外侧和后内侧分支与小隐静脉交通。于注入股总静脉前,大隐静脉主要有 5 个分支,即阴部外静脉、腹壁浅静脉、旋髂浅静脉、股外侧静脉和股内侧静脉。

(2)深静脉　小腿深静脉由胫前、胫后和腓静脉组成。胫后静脉与腓静脉汇合成一短段的胫腓干,后者与胫前静脉组成腘静脉,经腘窝进入内收肌管裂孔上行为股浅静脉,至小粗隆平面,与股深静脉汇合为股总静脉,于腹股沟韧带下缘移行为髂外静脉。

(3)肌肉静脉　小腿肌静脉分为腓肠肌静脉和比目鱼肌静脉,直接汇入深静脉。

(4)交通静脉　穿过深筋膜连接深、浅静脉。

(5)静脉壁结构　静脉壁由内膜、中膜和外膜组成。与动脉相比,静脉壁薄,肌细胞及弹性纤维少,但富含胶原纤维,对静脉壁的强度起重要作用。

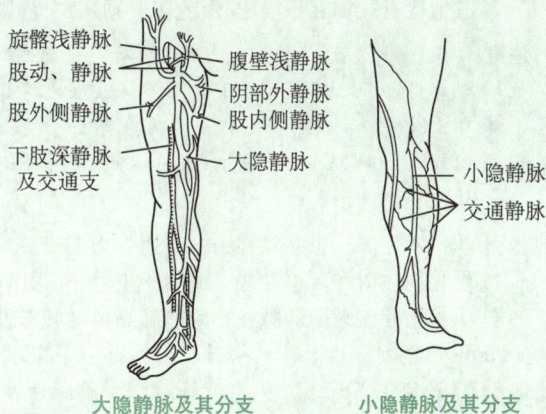

旋髂浅静脉
股动、静脉
股外侧静脉
下肢深静脉及交通支
腹壁浅静脉
阴部外静脉
股内侧静脉
大隐静脉
小隐静脉
交通静脉

大隐静脉及其分支　　　小隐静脉及其分支

(6)静脉瓣膜　周围静脉瓣膜数量多,排列密集。静脉瓣膜有向心单向开放的功能,关闭时可忍受 200mmHg 以上的逆向压力,足以阻止逆向血流。瓣膜结构异常分为先天性、继发性和原发性。

(7)血流动力学　静脉系统占全身血量的 64%,因此又称容量血管,起着血流向心回流的通路、贮存血量、调节心脏的流出道及皮肤温度等重要生理功能。

1. 原发性下肢静脉曲张(单纯性下肢静脉曲张)

(1)**病因** 静脉壁软弱、静脉瓣膜缺陷及浅静脉内压升高,是引起浅静脉曲张的主要原因。

(2)**发病机制** 长期站立、重体力劳动、妊娠、慢性咳嗽、习惯性便秘等因素,使瓣膜承受过度的压力,逐渐松弛,不能紧密关闭。循环血量经常超负荷,造成压力升高,静脉扩张,而形成相对性瓣膜关闭不全。当隐-股静脉或隐-腘静脉连接处的瓣膜遭到破坏而关闭不全后,就可影响远侧和交通静脉的瓣膜。由于离心越远的静脉承受的静脉压越高,因此曲张静脉在小腿部远比大腿部明显。

(3)**临床表现** 以大隐静脉曲张多见,单独的小隐静脉曲张较为少见。以左下肢多见,但双下肢可先后发病。主要临床表现为下肢浅静脉扩张、迂曲。当交通静脉瓣膜破坏后,可出现踝部轻度肿胀和足靴区皮肤营养性变化:皮肤色素沉着、皮炎、湿疹、皮下脂质硬化和溃疡形成。

(4)**诊断** 根据下肢静脉曲张的临床表现及体格检查,诊断并不困难。必要时可选用辅助检查。

①Perthes试验(深静脉通畅试验) 用止血带结扎大腿浅静脉主干,嘱病人用力踢腿或作下蹲活动连续10余次,迫使静脉血液向深静脉回流,使曲张静脉排空。若活动后浅静脉曲张更明显,张力增高,甚至有胀痛,则表明深静脉不通畅。

②Trendelenburg试验(大隐静脉瓣膜功能试验) 病人平卧,抬高患肢使静脉排空,在大腿根部扎止血带,阻断大隐静脉,然后让病人站立,迅速释放止血带,如出现自上而下的静脉逆向充盈,提示瓣膜功能不全。

③Pratt试验(交通静脉瓣膜功能试验) 病人仰卧,抬高患肢,在大腿根部扎止血带,然后从足趾向上至腘窝缚缠第一根弹力绷带,再自止血带处向下,扎上第二根弹力绷带。让病人站立,一边向下解开第一根弹力绷带,一边向下继续缚缠第二根弹力绷带,如果在两根绷带之间的间隙内出现曲张静脉,即提示该处有功能不全的交通静脉。

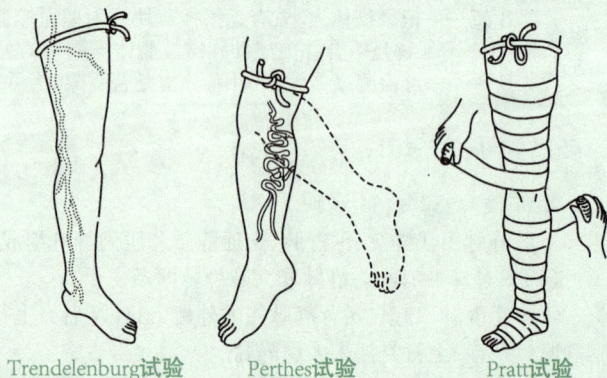

Trendelenburg试验　　Perthes试验　　Pratt试验

④其他检查 如容积描记、彩色多普勒超声、静脉造影等。可以更准确地判断病变性质及部位。

> **注意:**①Buerger试验(体位性色泽改变试验):先抬高下肢70°~80°,持续60s,肢体远端皮肤如苍白色提示动脉供血不足;再将下肢下垂,正常人皮肤色泽10s内恢复,如>45秒且色泽不均者,进一步提示动脉供血障碍。肢体持续下垂,出现明显潮红或发绀者,提示静脉逆流或回流障碍,常见于Buerger病。
> ②5P(Pain疼痛、Pallor苍白、Pulselessness无脉、Paresthesia感觉异常、Paralysis麻痹)是动脉栓塞的主征。

(5)治疗

①非手术疗法 患肢穿弹力袜或用弹力绷带。

②硬化剂注射和压迫疗法 适用于少量、局限的病变;作为手术的辅助治疗,处理残留的曲张静脉。

③手术治疗 大隐静脉或小隐静脉高位结扎与曲张静脉剥脱术。其手术指征为下肢深静脉通畅试验(Perthes试验)阴性。Perthes试验阳性见于深静脉阻塞,为大隐静脉高位结扎的禁忌证。

【例8】2007NO09A 女性,42岁,售货员,右下肢静脉迂曲、扩张8年,长时间站立有小腿酸胀,轻度可凹性浮肿,近年来常有小腿皮肤瘙痒,色素沉着,检查Trendelenburg试验(+)、Perthes试验(-)。初步诊断是

    A. 原发性下肢静脉曲张 　　　　　　　　B. 原发性下肢深静脉瓣膜功能不全

    C. 下肢栓塞性浅静脉炎 　　　　　　　　D. 周围型下肢深静脉血栓形成

【例9】2015NO78A 女性,60岁。右下肢内侧静脉迂曲10年,伴酸胀。查体:Pratt试验阳性,其临床意义是

    A. 下肢深静脉血栓形成 　　　　　　　　B. 隐-股静脉瓣膜功能不全

    C. 交通支瓣膜功能不全 　　　　　　　　D. 原发性下肢深静脉瓣膜功能不全

2. 下肢深静脉血栓形成

（1）**病因** 静脉损伤、血流缓慢和血液高凝状态是造成深静脉血栓形成的三大因素。

（2）**临床表现** 深静脉是血液回流的主要通路，一旦因血栓形成阻塞管腔，必然引起远端静脉回流障碍的症状。深静脉血栓形成以下肢深静脉最常见，根据发病部位及病程，可分为中央型、周围型、混合型。

	中央型	周围型	混合型
血栓形成部位	髂-股静脉血栓形成	小腿深静脉或股静脉血栓形成	全下肢深静脉血栓形成
肿胀部位	全下肢明显肿胀	小腿肿胀或大腿肿胀	全下肢明显肿胀
临床症状	患侧髂窝、股三角区疼痛和压痛，浅静脉扩张，患肢皮温和体温均升高。左侧多于右侧	①小腿深静脉血栓形成者，小腿肿痛，患足不能着地踏平，作踝关节过度背屈试验可致小腿剧痛（Homans征阳性）。②股静脉血栓形成者，大腿肿痛，下肢肿胀不明显	全下肢明显肿痛，股三角区、腘窝、小腿肌层均有压痛，常伴体温升高和脉率加快（股白肿）。晚期可出现下肢动脉供血障碍

（3）**诊断** 一侧下肢突然肿胀，伴胀痛、浅静脉扩张，应疑诊下肢深静脉血栓形成。

超声多普勒检查可判断下肢主干静脉是否阻塞。

下肢静脉顺行造影能显示静脉形态，作出确定诊断。主要 X 线征象为：①闭塞或中断：深静脉主干被血栓完全堵塞而不显影，或出现造影剂在静脉某一平面突然受阻的征象，见于血栓形成的急性期。②充盈缺损：主干静脉腔内出现圆柱状造影剂密度降低区域，边缘可有线状造影剂显示成轨道征，是静脉血栓的直接征象，为急性深静脉血栓形成的诊断依据。③再通。④侧支循环形成。

（4）**非手术治疗**

①祛聚药物 可应用阿司匹林、双嘧达莫、右旋糖酐、丹参等。

②抗凝治疗 可应用普通肝素、低分子肝素、华法林等。

③溶栓治疗 可应用尿激酶、链激酶等，早期（2~3天）的溶栓效果优于病程较长者。

出血是抗凝、溶栓治疗的严重并发症，因此治疗期间要严密观察凝血功能的变化，维持凝血时间（CT）不超过正常值的 2~3 倍（CT 正常值 8~12 分）、活化部分凝血时间（APTT）延长 1.5~2.5 倍、凝血酶时间（TT）不超过 60s（正常 16~18s）、凝血酶原时间（PT）不超过对照值 1.3~1.5 倍、INR 控制在 2.0~3.0。

（5）**手术治疗** 取栓术最常用于下肢深静脉血栓形成，尤其是髂-股静脉血栓形成的早期病例。取栓术的时机应在发病后 3~5 天内。

    A. 5P 表现   B. Buerger Test 阳性   C. 测定静脉血氧含量明显增高

    D. Perthes Test 阳性   E. 大隐静脉瓣膜功能试验阳性

【例 10】1995NO115B 下肢急性动脉栓塞

【例 11】1995NO116B 下肢深静脉血栓形成

  （111~112 题共用题干）患者，男，60 岁。10 天前行胃癌根治术，近 3 天来体温 38℃左右，胸片正常，尿常规未见异常，腹部伤口愈合好，已拆线，上腹部 B 超未见积液。查体发现左小腿微肿，腓肠肌有压痛。

【例 12】2011NO111A 可能的诊断是

   A. 左下肢肌筋膜炎 B. 左膝关节炎 C. 左下肢深静脉血栓形成 D. 左下肢浅静脉炎

【例 13】2011NO112A 对该患者不宜采取的措施是

   A. 手术   B. 抗凝   C. 抬高患肢   D. 多做下肢运动

▶**常考点** Buerger 病和原发性下肢静脉曲张。

    参考答案——详细解答见《贺银成 2019 考研西医临床医学综合能力历年真题精析》

1. ABCDE 2. ABCDE 3. ABCDE 4. ABCDE 5. ABCDE 6. ABCDE 7. ABCDE

8. ABCDE 9. ABCDE 10. ABCDE 11. ABCDE 12. ABCDE 13. ABCDE

第28章 泌尿系统疾病总论与泌尿系统损伤

▶ **考纲要求**

①泌尿、男生殖系统外科疾病的主要症状、检查方法、诊断和处理原则。②常见泌尿系损伤的病因、病理、临床表现、诊断和治疗。

▶ **复习要点**

一、泌尿系统疾病总论

1. 泌尿、男生殖系统外科疾病的主要症状

(1)与排尿有关的症状

尿频	由泌尿、生殖道炎症、膀胱结石、肿瘤、前列腺增生、生理性因素、精神因素等引起
尿急	常见于膀胱炎症、膀胱容量过小。常与尿频同时存在
尿痛	与膀胱、尿道、前列腺感染有关。尿频 + 尿急 + 尿痛 = 膀胱刺激症状
排尿困难	包括排尿踌躇、费力、不尽感、尿线无力、分叉、变细、滴沥等,常见于前列腺增生
尿流中断	多由膀胱结石引起
尿潴留	急性尿潴留——见于膀胱出口以下尿路严重梗阻、腹或会阴手术后 慢性尿潴留——见于膀胱颈以下尿路不完全梗阻、神经源性膀胱
尿失禁	真性尿失禁——又称持续性尿失禁,见于外伤、手术、膀胱颈和尿道括约肌的损伤 假性尿失禁——又称充溢性尿失禁,见于慢性尿潴留 急迫性尿失禁——多见于膀胱炎、神经源性膀胱、重度膀胱出口梗阻 压力性尿失禁——多因腹压突然增高、盆底支持组织张力减弱所致。多见于多次分娩的女性

【例1】A 膀胱结石的典型症状为

A. 尿频　　　　　B. 尿急　　　　　C. 尿流中断　　　　　D. 排尿困难

(2)与尿液有关的症状

混浊尿	包括晶体尿、磷酸盐尿、脓尿、乳糜尿等。磷酸盐尿见于餐后、大量饮用牛奶后;脓尿见于泌感;乳糜尿中混有淋巴液、或大量蛋白、血液,见于丝虫病
气尿	提示泌尿道-胃肠道瘘、泌尿道有产气细菌感染
血尿	肉眼血尿——1000ml 尿液含血量 >1ml;　镜下血尿——尿离心后尿沉渣红细胞 >3 个/HP 初始血尿——提示尿道炎症;　　　　　终末血尿——提示膀胱颈部、尿道前列腺部炎症 全程血尿——提示膀胱或上尿路肿瘤

(3)尿道分泌物

淋菌性尿道炎——大量黏稠、黄色脓性分泌物;　支原体、衣原体尿道炎——无色或白色稀薄分泌物。

慢性前列腺炎——少量乳白色、黏稠分泌物;　　尿道肿瘤——血性分泌物。

(4)疼痛　包括泌尿系统各部位的疼痛,由炎症或梗阻引起,不同病因其特点不同。

(5)男性性功能障碍　与性功能障碍有关的症状。

A. 初始血尿　　　　　B. 终末血尿　　　　　C. 全程血尿　　　　　D. 无血尿

【例2】2009NO145B 膀胱癌多出现

【例3】2009NO146B 急性膀胱炎时常见

2. 泌尿、男生殖系统体检

包括望、触、叩、听等检查。

3. 泌尿、男生殖系统的实验室检查

(1)尿沉渣 镜下血尿——红细胞 >3 个/HP;脓尿——白细胞 >5 个/HP。

(2)尿三杯试验 以排尿最初的 5~10ml 尿为第一杯,以排尿最后 2~3ml 为第三杯,中间部分为第二杯。

第一杯尿液异常——提示病变部位位于尿道。

第三杯尿液异常——提示病变部位位于膀胱颈部或后尿道。

三杯结果均异常——提示病变部位位于膀胱或上尿路。

(3)尿细菌学 清洁中段尿培养,若菌落数 $>10^5/ml$,提示为尿路感染。对于有尿路感染症状的病人,致病菌菌落数 $>10^2/ml$ 就有意义。

(4)尿脱落细胞学检查 用于膀胱肿瘤的初步筛选或术后随访。

(5)肿瘤标志物测定 膀胱肿瘤抗原(BTA)诊断膀胱癌正确率在 70% 左右。

(6)肾功能检查 包括尿比重、血尿素氮、血肌酐、内生肌酐清除率、酚红排泄试验等。

(7)前列腺特异性抗原(PSA) 可用于前列腺癌的筛选、早期诊断、分期、疗效评价和随访观察。直肠指检、前列腺按摩和穿刺、经尿道 B 超、前列腺电切、前列腺炎发作时,血清 PSA 均有不同程度的升高。

(8)前列腺液检查 涂片镜检可见多量卵磷脂小体,白细胞 <10 个/HP。

(9)精液分析 包括颜色、量、pH、稠度、精子状况、精浆生化测定等。

4. 诊断性器械检查

(1)导尿管 目前最常用的是气囊或 Foley 导尿管。

(2)尿道探条 主要用于放置膀胱镜前的准备,治疗尿道狭窄和膀胱颈挛缩。

(3)泌尿系统腔镜检查 包括膀胱尿道镜、输尿管镜、肾镜等。可直接窥查泌尿系统腔道内的病变,也可在直视下取石、碎石、切除或电灼肿瘤、取活检等。

(4)尿流动力学 可测定尿路输送、储存、排出尿液的功能。

5. 影像学诊断

项目	适应证	禁忌证
B 超	应用广泛	受骨骼、气体等的干扰
尿路平片(KUB)	是所有泌尿系统 X 线检查的基础和重要部分	妊娠
排泄性尿路造影	也称静脉尿路造影。用于显示尿路形态是否规则,有无扩张、推移、压迫和充盈缺损;同时可了解分侧肾功能	妊娠 肾功能严重损害
逆行肾盂造影	用于排泄性尿路造影显示尿路不清晰或禁忌者 有助于判断透光结石	尿道狭窄、膀胱炎症 膀胱容积过小
顺行肾盂造影	用于排泄性尿路造影、逆行肾盂造影失败或有禁忌而怀疑梗阻性病变者	肾恶性肿瘤
排泄性膀胱造影	用于显示膀胱输尿管回流及尿道病变	—
CT	用于鉴别肾囊肿和肾实质病变,确定肾损伤范围和程度等	—
MRI	鉴别肾良、恶性肿瘤,判断膀胱肿瘤侵犯情况、前列腺癌分期	起搏器,金属支架
放射性核素显像	常用的有肾图、肾显像、肾上腺显像、阴囊显像、骨显像	—

二、泌尿系统损伤

泌尿系统损伤以男性尿道损伤最多见,肾、膀胱损伤次之,输尿管损伤多见于医源性损伤。

1. 肾损伤

(1)病因 按损伤病因不同,可分为开放性损伤、闭合性损伤和医源性损伤。

①开放性损伤 因弹片、枪弹、刀刃等锐器致伤,常伴有胸、腹部等其他组织器官损伤。

②闭合性损伤 因直接暴力或间接暴力所致。直接暴力包括撞击、跌打、挤压、肋骨骨折等。间接暴力包括对冲伤、突然暴力扭转等。

③医源性损伤 经皮肾穿刺、肾造瘘、经皮肾镜碎石、体外冲击波碎石等,均可发生肾损伤。

④自发性破裂 有病理改变的肾脏(如肾积水、肾肿瘤、肾结核等)更易破裂,有时极轻微的创伤,也可造成严重的"自发性"肾破裂。

(2)病理 肾损伤有多种类型,临床上以闭合性肾损伤最多见,可分为以下病理类型。

①肾挫伤 损伤仅限于部分肾实质,形成肾瘀斑和(或)包膜下血肿,肾包膜、肾盂肾盏黏膜完整。临床症状轻微,可有少量血尿,可以自愈。

②肾部分裂伤 肾近包膜部位裂伤,伴肾包膜破裂,可致肾周血肿。若肾近集合系统部位裂伤伴有肾盏肾盂黏膜破裂,则可有明显血尿。一般无需手术治疗,但应绝对卧床,行止血、抗感染等治疗。

③肾全层裂伤 肾实质深度裂伤,外及包膜,内达肾盂肾盏黏膜。常引起广泛肾周血肿、血尿和尿外渗。这类肾损伤症状明显,均需手术治疗。

④肾蒂血管损伤 肾蒂或肾段血管部分或全部撕裂,可引起大出血、休克,常来不及诊治即死亡。

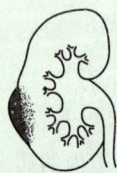 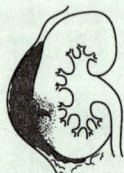 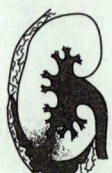 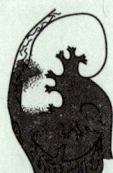 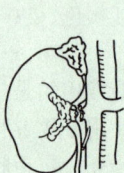 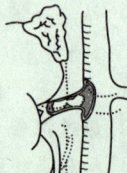

| 肾挫伤 | 肾部分裂伤 | 肾全层裂伤 | 肾横断伤 | 肾蒂裂伤 | 肾动脉内膜断裂 |

(3)临床表现 其临床表现应与输尿管、膀胱和尿道损伤相区别。

肾损伤	输尿管损伤	膀胱损伤	前尿道损伤	后尿道损伤
血尿	血尿	血尿	尿道出血	尿道出血
休克	—	休克	—	休克
尿外渗、疼痛	尿外渗	尿外渗、腹痛	尿外渗	尿外渗
腰腹部肿块、发热	尿瘘、梗阻症状	排尿困难、尿瘘	局部血肿、排尿困难	血肿、排尿困难

(4)诊断 根据病史及体检结果,可作出初步诊断。

①尿常规 血尿为诊断肾损伤的重要依据之一,主要用于肾损伤的筛查。

②B超 能提示肾损害的程度、包膜下和肾周血肿及尿外渗情况。

③CT 可清晰显示肾皮质裂伤、尿外渗和血肿范围,为首选检查(8 版外科学已删除)。

④排泄性尿路造影 可评价肾损伤的范围和程度。

⑤逆行肾盂造影 易招致感染,不宜应用。

注意:肾损伤的首选检查为 CT。诊断肾癌最可靠的影像学检查方法是 CT。

(5)治疗

①紧急治疗:有大出血、休克的病人需迅速抢救,作好手术探查的准备。

②非手术治疗 绝对卧床 2~4 周,待病情稳定、血尿消失后才允许病人离床活动。通常损伤后 4~6 周肾部分裂伤才趋于愈合。恢复后 2~3 个月内不宜参加体力劳动或竞技运动。其他治疗措施还包括密

银成教育 027-8226 6012 www.yixueks.com 国家开放大学出版社 OPEN UNIVERSITY OF CHINA PRESS

切观察、补液、维持水电解质平衡、预防性使用抗生素、镇痛镇静、止血等。

③手术治疗　几乎所有的开放性肾损伤均需经腹部切口进行手术,包括清创、缝合、引流,并探查腹部脏器有无损伤。闭合性肾损伤一旦确定为严重肾部分裂伤、肾全层裂伤、肾蒂血管损伤,均需尽早经腹进行手术。

2. 输尿管损伤

(1)诊断　输尿管损伤的早期诊断十分重要。在处理外伤、施行腹部盆腔手术时,应注意检查输尿管行径、手术野有无渗尿,输尿管有无损伤。常用诊断方法包括:

①静脉注射靛胭脂检查　手术中怀疑输尿管损伤时,由静脉注射靛胭脂可见蓝色尿液从损伤处流出。

②静脉尿路造影　可显示输尿管损伤处的尿外渗、尿漏或有无梗阻。

③逆行尿路造影　输尿管插管至损伤部位有受阻感,注射造影剂可显示梗阻或造影剂外溢。

(2)早期治疗原则　外伤性输尿管损伤应先抗休克,处理其他严重的合并损伤,而后处理输尿管损伤。只要病情允许,输尿管损伤应尽早修复,以利尿液通畅,保护肾功能。尿外渗应彻底引流,避免继发感染。

3. 膀胱损伤　包括挫伤、腹膜外型膀胱破裂和腹膜内型膀胱破裂。

	腹膜外型膀胱破裂	腹膜内型膀胱破裂
损伤部位	多见于膀胱前壁损伤	多见于膀胱后壁和顶部损伤
伴发伤	多伴骨盆骨折	时有自发性膀胱破裂
腹膜损伤	膀胱壁破裂,腹膜完整	膀胱壁破裂,腹膜破裂与腹腔相通
尿液外渗部位	膀胱周围组织、耻骨后间隙	腹腔内
主要临床症状	下腹痛、压痛、肌紧张 直肠指检可触及肿物、可有触痛	全腹压痛、反跳痛、肌紧张 移动性浊音
治疗	腹膜外切开膀胱,清除外渗尿液,修补穿孔 耻骨上膀胱造瘘	剖腹探查,修补腹膜和膀胱壁 腹膜外耻骨上膀胱造瘘

(1)导尿试验　膀胱损伤时导尿管可顺利插入膀胱,测漏试验阳性(经导尿管注入生理盐水200ml,片刻后吸出,液体进出量相差很大)。

(2)X线检查　膀胱损伤时,经导尿管将造影剂注入膀胱造影,发现造影剂漏于膀胱外。

4. 尿道损伤　多见于男性。以尿生殖膈为界,男性尿道分前、后两段。

	前尿道损伤	后尿道损伤
常见病因	骑跨伤	骨盆骨折
损伤部位	尿道球部、阴茎部(以球部多见)	尿道膜部、前列腺部(以膜部多见)
临床表现	疼痛	疼痛
	尿道出血	尿道出血
	排尿困难	排尿困难
	尿外渗(至会阴、阴茎、阴囊)	尿外渗(至耻骨后间隙、膀胱后)
	局部血肿	休克、血肿
诊断	导尿、膀胱造影	膀胱造影、直肠指检
治疗	导尿管引流 导尿失败立即行尿道修补(经会阴) 病情严重者行耻骨上膀胱造瘘 术后定期尿道扩张	耻骨上膀胱造瘘 3月后行尿道修补(经腹-会阴) 术后定期尿道扩张

记忆：①前尿道损伤多见于骑跨伤，多为球部损伤——记忆为前骑球。

②后尿道损伤多见于骨盆骨折，多为膜部损伤——记忆为后骨膜。

③骨盆挤压征和分离征阳性为骨盆骨折的特征性表现。

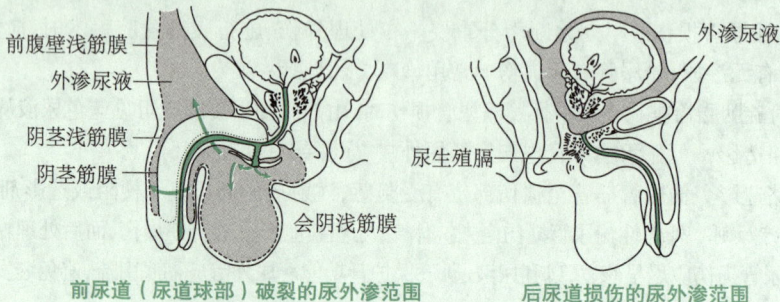

前尿道（尿道球部）破裂的尿外渗范围　　　后尿道损伤的尿外渗范围

【例4】A 腹膜外型膀胱破裂和骨盆骨折后尿道断裂相同的临床表现中，不正确的是

　　A. 排尿困难　　　　　B. 尿外渗　　　　　　C. 休克　　　　　　D. 导尿检查结果

【例5】2014NO85A 尿道膜部损伤后血肿最常见的部位是

　　A. 会阴部　　　　　　B. 阴囊部　　　　　　C. 尿生殖膈以上　　D. 下腹壁

　　A. 后尿道　　　　　　B. 尿道球部　　　　　C. 腹膜内膀胱　　　D. 腹膜外膀胱

【例6】2015NO147B 会阴部骑跨伤后出现排尿困难、尿道滴血的泌尿系损伤的常见部位是

【例7】2015NO148B 骨盆多处骨折后出现排尿困难的泌尿系损伤的常见部位是

　　（8～9题共用题干）男性，25岁，膀胱憋尿后被人踢伤下腹部半小时。感下腹剧痛，小便不能自解。体检上腹部无明显压痛，耻骨上区皮下波动感，阴囊无明显肿胀。

【例8】A 该患者最可能的诊断是

　　A. 输尿管损伤　　　　B. 腹膜外型膀胱破裂　C. 腹膜内型膀胱破裂　D. 后尿道损伤

【例9】A 若该患者导尿引流出肉眼血尿200ml，为明确诊断首选的检查方法是

　　A. 下腹部X线平片　　B. 膀胱B超　　　　　C. 膀胱造影　　　　D. 膀胱CT

　　（10～11题共用题干）男，35岁。会阴部骑跨伤，受伤后尿道外口滴血，会阴部和阴囊处肿胀、瘀斑及蝶形血肿。

【例10】2011A（执医试题）该患者泌尿系损伤的部位是

　　A. 尿道阴茎部　　　　B. 尿道球部　　　　　C. 尿道膜部　　　　D. 尿道前列腺部

【例11】2011A（执医试题）该患者最可能的诊断是

　　A. 后尿道挫裂伤　　　B. 前尿道挫伤　　　　C. 膀胱挫伤　　　　D. 前尿道裂伤

▶**常考点**　尿道损伤的特点。

　　　参考答案——详细解答见《贺银成2019考研西医临床医学综合能力历年真题精析》

　　1. ABCDE　　2. ABCDE　　3. ABCDE　　4. ABCDE　　5. ABCDE　　6. ABCDE　　7. ABCDE

　　8. ABCDE　　9. ABCDE　　10. ABCDE　　11. ABCDE

第29章 泌尿系统感染与泌尿系统梗阻

▶▶**考纲要求**

①常见各种泌尿、男生殖系感染的病因、发病机制、临床表现、诊断和治疗原则。②常见泌尿系梗阻的病因、病理生理、临床表现、诊断、鉴别诊断和治疗。

▶▶**复习要点**

一、泌尿、男生殖系统感染

泌尿系感染也称尿路感染,分上尿路感染(肾盂肾炎、输尿管炎)和下尿路感染(膀胱炎、尿道炎)。

1. 病原微生物

(1)**革兰阴性杆菌**　为主要致病菌,60%～80%为大肠埃希菌,其他为副大肠埃希菌、克雷伯杆菌、变形杆菌、产碱杆菌、铜绿假单胞菌等。

(2)**革兰阳性菌**　占20%,包括葡萄球菌、链球菌、粪链球菌。

(3)**特异性感染**　包括结核分枝杆菌、淋病奈瑟菌。

(4)**其他**　包括厌氧菌、病毒、衣原体、支原体、滴虫、原虫、真菌等,少见。

> **注意**:①泌尿系统感染最常见的致病菌是大肠埃希菌。
> ②泌尿系统上行感染最常见的致病菌是大肠埃希菌。
> ③泌尿系统下行感染(血行感染)最常见的致病菌是金黄色葡萄球菌。

2. 发病机制

尿路感染是尿路病原体和宿主相互作用的结果,在一定程度上是由细菌的毒力、接种量和宿主的防御机制不完全造成的。

(1)**正常菌群的防御功能**　正常人的尿道外口皮肤和黏膜有一些细菌停留,如乳酸杆菌、链球菌、葡萄球菌、小棒杆菌等,称为正常菌群。在致病菌未达到一定数量及毒力时,正常菌群能对致病菌起到抑制平衡的作用,使机体对感染具有一定的防御功能。

(2)**尿液的防御作用**　正常的尿液环境(酸碱度、高渗透压、尿液中所含的尿素和有机酸等)不利于细菌的繁殖,而膀胱的排尿活动又可将细菌排出体外,故正常人尿路对感染具有防御作用。

(3)**细菌的数量和毒力对感染的形成有重要作用**　①大肠埃希菌表面包裹着一层酸性的多聚糖抗原,称为K抗原。表达特殊K抗原的大肠埃希菌菌株毒力强,易引起尿路感染。②绝大多数致病菌都有菌毛,能产生黏附素,使细菌黏附于尿路黏膜,并开始繁殖。

(4)**易感性**　尿路感染的易感性还可能与血型抗原、基因型特征、内分泌等因素相关。

3. 诱发感染的因素

(1)**机体抗病能力减弱**　如糖尿病、妊娠、贫血、慢性肝病、慢性肾病、营养不良、肿瘤、免疫缺陷等。

(2)**梗阻因素**　如先天性泌尿生殖系异常、结石、肿瘤、狭窄、前列腺增生、神经源性膀胱等,导致尿液引流不畅,造成尿液潴留,降低尿路及生殖道上皮防御细菌的能力。

(3)**医源性因素**　如留置导尿管、造瘘管、尿道扩张、前列腺穿刺活检、膀胱镜检查等操作,由于黏膜擦伤或忽视无菌观念,容易引入致病菌而诱发感染。

(4)**解剖生理学因素**　女性尿道较短,容易招致上行感染,特别是经期、更年期、性交时更易发生。妊娠时由于内分泌与机械性原因使输尿管口松弛扩张,尿液排出滞缓,容易上行感染。尿道口畸形或尿道口附近有感染病灶,如尿道旁腺炎、阴道炎等,均可为诱发因素。

4. 感染途径　包括上行感染(最常见)、血行感染、淋巴道感染、直接感染。

	上行感染	血行感染
发病率	最常见	较少见
感染途径	细菌沿尿道→膀胱输尿管→肾盂肾盏→肾实质	细菌沿感染灶→血液→肾皮质
常见部位	常见为肾实质感染	常见为肾皮质感染
致病菌	多为大肠埃希菌	多为金黄色葡萄球菌
好发人群	妇女新婚期、妊娠期、婴幼儿、尿路梗阻者	免疫功能低下者
临床症状	无明显全身症状,主要为膀胱刺激征	发病急剧,有寒战、高热等全身症状
治疗	选用尿液浓度高的抗菌药物 + 解痉药	选用血药浓度高的抗菌药物

注意：①泌尿系统下行感染(血行感染)常首先累及双侧肾皮质(病理学)。

②泌尿系统上行感染可累及单侧或双侧肾盂肾盏(病理学)。

③肾结核首先累及双侧肾皮质(病理肾结核),之后90%发展为单侧肾结核(临床肾结核)。

5. 诊断

(1)**尿液检查**　如尿标本涂片检查、尿沉渣镜检、尿细菌培养和药敏试验等。尿沉渣镜检如 WBC > 5 个/HP,则为脓尿,提示尿路感染。无菌尿的脓尿要警惕结核等疾病的存在。

(2)**细菌培养和菌落计数**　是诊断尿路感染的主要依据。如菌落计数 > 10^5/ml 认为有尿路感染;< 10^4/ml 可能为污染,应重复培养;10^4 ~ 10^5/ml 之间为可疑。

(3)**定位检查**　即区分上、下尿路感染,方法包括症状的鉴别、尿镜检、尿培养、尿荧光免疫反应等。

(4)**影像学检查**　包括 B 超、尿路平片、静脉尿路造影、膀胱或尿道造影、CT、放射性核素、MRU 等。

6. 治疗原则

(1)**明确感染的性质**　应明确感染性质和致病菌,根据尿细菌培养和药敏试验结果,有针对性地用药。

(2)**鉴别上尿路感染还是下尿路感染**　前者症状重、预后差、易复发;后者症状轻、预后佳、少复发。

(3)**明确血行感染还是上行感染**　血行感染发病急剧,有寒战高热等全身症状,应用血药浓度高的抗菌药物,常静脉给药。上行感染以膀胱刺激症状为主,应用尿液浓度高的抗菌药物和解痉治疗。

(4)**查明有无尿路梗阻因素**　泌尿系梗阻常为尿路感染的直接诱因。

(5)**检查有无泌尿系感染的诱发因素**

(6)**测定尿液 pH**　若为酸性,宜选用碱性药物碳酸氢钠,使尿液碱性化以抑制病菌生长,并给予适合于碱性环境的抗菌药物。反之,尿液为碱性,则宜选用酸性药物,并给予适合于酸性环境的抗菌药物。

(7)**抗菌药物的正确使用**　治疗时必须注意尿液中要有足够浓度的抗菌药物,而不是依赖血药浓度。

7. 急性肾盂肾炎和急性细菌性膀胱炎的鉴别

	急性肾盂肾炎	急性细菌性膀胱炎
性别	女性多见(高于男性数倍)	女性多见
发病年龄	儿童、新婚期、妊娠期、老年女性	20 ~ 40 岁多见
感染途径	上行(常见)、血行感染	上行(常见)、血行、淋巴道、邻近器官感染
致病菌	大肠埃希菌多见	大肠埃希菌多见
全身症状	寒战、高热常见	不明显,体温正常或仅有低热
腰痛	单侧或双侧腰痛,肾区压痛,肋脊角叩痛	无腰痛及肾区叩痛,但膀胱区有压痛
膀胱刺激征	上行感染引起者:膀胱刺激征→全身症状 血行感染引起者:全身症状→膀胱刺激征	突发膀胱刺激征
治疗	抗菌素 7 ~ 14 日	3 日疗法

8. 尿道炎

	淋菌性尿道炎	非淋菌性尿道炎
发病率	较低	高(占性传播性疾病的第1位)
病原体	淋病奈瑟菌	沙眼衣原体、支原体、滴虫、单纯疱疹病毒等
传播途径	性接触直接传播、间接传播、垂直传播	性接触直接传播、同性恋传播
病史	不洁性交史	不洁性行为史
潜伏期	2~5日	1~5周
临床症状	尿道口黏膜红肿、发痒、刺痛,尿道刺激症状 尿道大量脓性分泌物	尿道刺痒,尿道刺激症状 尿道少量白色稀薄分泌物
分泌物涂片	多核白细胞内有成对排列的革兰阴性双球菌	多核白细胞内有衣原体或支原体包涵体
治疗	青霉素、头孢曲松、大观霉素	米诺环素(美满霉素)、红霉素

9. 急性细菌性前列腺炎

(1)临床表现　发病突然,表现为急性疼痛伴排尿刺激症状、梗阻症状、全身症状等。

①**典型症状**　为尿频、尿急、排尿痛。会阴部及耻骨上疼痛伴外生殖器不适、疼痛。

②**梗阻症状**　为排尿犹豫、尿线间断,甚至尿潴留。

③**全身症状**　有寒战高热,恶心呕吐,甚至败血症,常伴膀胱炎。

④**体检**　直肠指检前列腺肿胀、压痛、局部温度升高,表面光滑,形成脓肿时有波动感。感染蔓延可引起精囊炎、附睾炎、菌血症,故严禁作前列腺按摩或穿刺。

(2)诊断　根据急性感染史,典型临床表现及体检,即可诊断急性前列腺炎。尿沉渣检查有白细胞增多,血液和(或)尿细菌培养可阳性。

(3)治疗

①**一般治疗**　卧床休息,输液,止痛,解痉,退热等对症治疗。

②**耻骨上穿刺造瘘**　如有急性尿潴留,应避免经尿道导尿,可行耻骨上穿刺造瘘。

③**抗感染治疗**　常选用喹诺酮类(环丙沙星、氧氟沙星)、头孢菌素、妥布霉素、氨苄西林等。淋病奈瑟菌感染选用头孢曲松。厌氧菌感染选用甲硝唑。

④**外科治疗**　少数并发前列腺脓肿者,可经会阴切开引流。

10. 慢性前列腺炎

(1)慢性细菌性前列腺炎　大多数慢性前列腺炎病人没有急性炎症过程。

①**临床表现**

排尿改变	尿频、尿急、尿痛,排尿时尿道不适或灼热
尿道分泌物	排尿和便后尿道口"滴白"。合并精囊炎时,可有血精
疼痛	会阴部、下腹隐痛不适,有时腰骶部、耻骨上、腹股沟区等有酸胀感
性功能减退	可有勃起功能障碍、早泄、遗精或射精痛
精神神经症状	头晕、头胀、乏力、疲惫、失眠、情绪低落、疑虑焦急等
并发症	可表现为变态反应,如虹膜炎、关节炎、神经炎、肌炎、不育等

②**诊断**　本病的诊断依据有:反复的尿路感染发作;前列腺按摩液中持续有致病菌存在。

a.**直肠指检**:前列腺饱满、增大、质软、轻度压痛。病程长者,前列腺缩小,变硬,不均匀,有硬结。

b.**前列腺液检查**:白细胞>10个/HP,卵磷脂小体减少,可诊断为前列腺炎。

分段尿及前列腺液培养检查:取初尿10ml(VB_1);再排尿200ml后取中段尿10ml(VB_2);然后作前列腺

按摩,收集前列腺液(EPS);完毕后排尿 10ml(VB$_3$),均送细菌培养及菌落计数。菌落计数前列腺液或 VB$_3$ >VB$_1$ 和 VB$_2$10 倍,可诊断为细菌性前列腺炎。若 VB$_1$、VB$_2$ 细菌培养阴性,VB$_3$ 和前列腺液细菌培养阳性,即可确诊。

c. B 超:显示前列腺组织结构界限不清、混乱,提示前列腺炎。

③治疗　治疗效果不明显。首选红霉素、多西环素(强力霉素)等穿透力较强的抗菌药物。可采取热水坐浴、理疗、前列腺按摩、中医治疗等。应忌酒及辛辣食物,避免长时间骑、坐。

(2)慢性非细菌性前列腺炎　如下表。临床上具有慢性前列腺炎的症状,尤其是盆腔、会阴部疼痛明显,而前列腺液检查正常,培养无细菌生长,称为前列腺痛。

	慢性细菌性前列腺炎	慢性非细菌性前列腺炎
发病率	少见	常见
慢性前列腺炎症状	有	有
反复尿路感染发作	常有	无
直肠指检	前列腺饱满、质软、轻压痛	同左
前列腺液检查	WBC >10 个/HP、细菌培养阳性	WBC >10 个/HP、细菌培养阴性
致病菌	大肠埃希菌、变形杆菌、克雷伯杆菌、葡萄球菌	衣原体、支原体、滴虫、真菌、病毒
治疗	①治疗效果不理想;②综合治疗(抗生素、坐浴、前列腺按摩、活血化淤等)	①抗病原菌治疗;②综合治疗(坐浴、前列腺按摩、α 受体阻滞剂等)

注意:急性前列腺炎严禁前列腺按摩,以免感染扩散;但慢性前列腺炎可行前列腺按摩。

【例1】A 急性膀胱炎的临床症状不包括
　　　A. 高热　　　　B. 尿频、尿急、尿痛　　　C. 终末血尿　　　　D. 急迫性尿失禁

【例2】A 男性,40 岁,4 天前有不洁性生活史。现尿道口红肿、发痒,流出脓性分泌物。尿道分泌物涂片见革兰阴性球菌。该患者最可能的诊断为
　　　A. 急性肾盂肾炎　　　B. 急性前列腺炎　　　C. 淋菌性尿道炎　　　D. 非淋菌性尿道炎

二、泌尿系统梗阻

1. 概论

(1)梗阻病因　包括机械性和动力性梗阻。

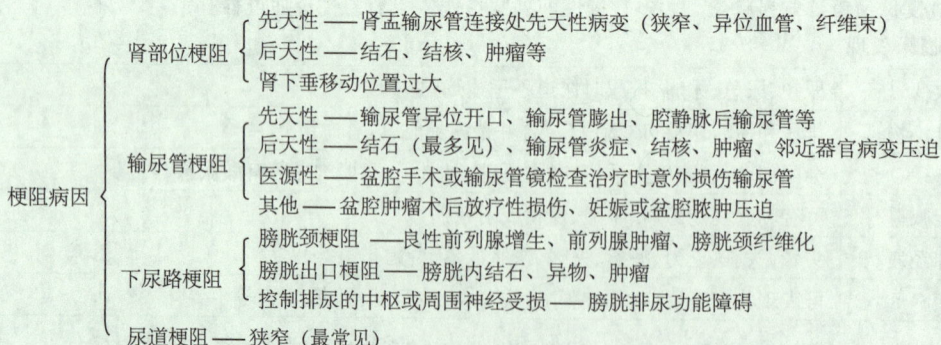

梗阻病因
　肾部位梗阻
　　先天性 —— 肾盂输尿管连接处先天性病变(狭窄、异位血管、纤维束)
　　后天性 —— 结石、结核、肿瘤等
　　肾下垂移动位置过大
　输尿管梗阻
　　先天性 —— 输尿管异位开口、输尿管膨出、腔静脉后输尿管等
　　后天性 —— 结石(最多见)、输尿管炎症、结核、肿瘤、邻近器官病变压迫
　　医源性 —— 盆腔手术或输尿管镜检查治疗时意外损伤输尿管
　　其他 —— 盆腔肿瘤术后放疗性损伤、妊娠或盆腔脓肿压迫
　下尿路梗阻
　　膀胱颈梗阻 —— 良性前列腺增生、前列腺肿瘤、膀胱颈纤维化
　　膀胱出口梗阻 —— 膀胱内结石、异物、肿瘤
　　控制排尿的中枢或周围神经受损 —— 膀胱排尿功能障碍
　尿道梗阻 —— 狭窄(最常见)

(2)病理生理　基本病理改变是梗阻以上部位压力增高,尿路扩张积水。长时间梗阻将导致肾积水和肾功能损害。

2. 肾积水

（1）临床表现　由于原发病因、梗阻部位、程度和时间长短不同,肾积水的临床表现也不相同,甚至可全无症状。当肾积水达严重程度时,腹部可出现肿块。泌尿系统各部位的结石、肿瘤、炎症或结核引起的继发性肾积水,多表现为原发病变的症状和体征,很少出现肾积水的病象。

上尿路梗阻如结石等致急性梗阻时,可出现肾绞痛、恶心呕吐、血尿、肾区压痛等,有的仅出现腰腹部包块或无任何临床症状,常为超声检查发现。下尿路梗阻时,主要表现为排尿困难和膀胱不能排空,甚至出现尿潴留,而引起肾积水出现的症状常较晚。

（2）诊断

①B超　可鉴别肾实质肿块和肾积水,并确定肾积水的程度和肾皮质萎缩情况,为首选检查方法。

②X线检查　对肾积水的诊断有重要价值。可行静脉尿路造影、逆行肾盂造影等检查。

③MRI、CT　一般不作为首选检查。

④放射性核素肾显像　可了解肾实质损害程度及分侧肾功能。

（3）治疗　最根本的治疗措施是去除病因,肾功能损害轻者可自行恢复。

3. 良性前列腺增生

良性前列腺增生(BPH)简称前列腺增生,是引起男性老年人排尿障碍最常见的一种良性疾病。

（1）病因　至今未明。目前认为老龄和有功能的睾丸是前列腺增生发病的两个重要因素,两者缺一不可。BPH的发病率随年龄的增大而增加,男性在45岁以后前列腺有不同程度的增大,多在50岁以后出现临床症状。前列腺的正常发育有赖于雄激素,受性激素的调控,前列腺间质细胞和腺上皮细胞相互影响,各种生长因子的作用,随着年龄增大体内性激素平衡失调以及雌、雄激素的协调效应等,可能是前列腺增生的重要病因。

（2）病理　良性前列腺增生也称良性前列腺肥大,但病理学主要表现为细胞增生,而不是肥大。前列腺由移行带、中央带和外周带组成。前列腺增生开始于围绕尿道精阜的腺体,这部分腺体称为移行带。前列腺增生主要发生在移行带,增生组织呈多发结节,并逐渐增大。

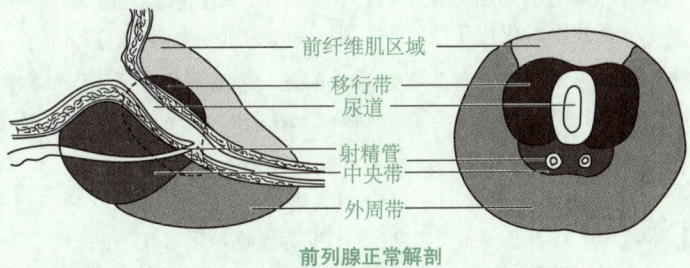

前列腺正常解剖

> **注意:** ①前列腺增生好发于移行带,前列腺癌好发于外周带——记忆为移增癌周。
> ②移增癌周——移(移行带)增(前列腺增生)癌(前列腺癌)周(外周带)。

（3）临床表现

①症状与前列腺大小不成比例　多在50岁后出现症状。症状与前列腺体积大小不成比例,而取决于梗阻的程度、病变发展速度及是否合并感染等。症状可时轻时重。

②尿频　是最常见的早期症状,以夜间更明显。随着病情发展,尿频逐渐加重,并出现急迫性尿失禁。

③排尿困难　是最重要的症状,表现为排尿迟缓、断续、尿流细而无力、射程短、终末滴沥。膀胱过度充盈可出现充溢性尿失禁。

④尿潴留　当梗阻加重达一定程度时,可使膀胱逼尿肌功能受损,可发生慢性尿潴留。在前列腺增生的任何阶段,可因气候变化、劳累、饮酒等,使前列腺充血水肿导致急性尿潴留。

（4）诊断　根据典型临床表现,诊断并不困难。一般需作下列检查:

①直肠指检　是重要检查方法,每例病人都需作本检查。

②B超　可测定前列腺体积大小、膀胱残余尿量,了解膀胱有无结石、上尿路有无继发积水等病变。

③尿流率检查　可以确定患者排尿的梗阻程度。最大尿流率 $<15ml/s$ 表明排尿不畅;如 $<10ml/s$ 表明梗阻严重,是手术指征之一。

④前列腺特异性抗原(PSA)测定　有助于排除前列腺癌。

⑤放射性核素肾图　有助于了解尿路有无梗阻及肾功能损害。

> **注意**：①良性前列腺增生症最早的症状是尿频，最重要的症状是进行性排尿困难。
> ②良性前列腺增生症最简便最重要的检查是直肠指检；最简便的影像学检查是B超。
> ③确诊前列腺增生症最有意义的检查是细胞学穿刺。

(5)治疗

①无需治疗　前列腺增生未引起明显梗阻者一般无需处理，可观察等待。

②药物治疗　下列两类药合用效果更佳。雌激素不宜常规使用，因对心血管系统副作用大。

	α 受体阻滞剂	5α 还原酶抑制剂
代表药物	特拉唑嗪、阿夫唑嗪、多沙唑嗪	非那雄胺、度他雄胺
作用机制	降低膀胱颈、前列腺平滑肌的张力，减少尿道阻力，改善排尿功能	在前列腺内阻止睾酮转变为有活性的双氢睾酮，进而使前列腺体积缩小，改善排尿症状
适应证	症状较轻，前列腺增生体积较小的病人	前列腺增生体积较大的病人
注意事项	副作用有头晕、鼻塞、体位性低血压	服用3个月才能见效，停药易复发

③手术治疗　对症状严重、存在明显梗阻、有并发症者应行手术治疗。

a.如有尿路感染、残余尿量较多、肾积水、肾功能不全时，应先留置导尿管或膀胱造瘘引流尿液，并给予抗感染治疗，待上述情况明显改善后再择期手术。

b.经尿道前列腺切除术(TURP)适用于大多数前列腺增生病人，是目前**最常用**的手术方式。

c.开放手术仅用于巨大前列腺、合并膀胱结石者。

> **注意**：①手术指征为残余尿量>50ml、最大尿流率<10ml/s。尿流率正常值：男≥15ml/s，女≥20ml/s。
> ②B超检查——正常前列腺大小为4cm×3cm×2cm(医学超声影像学P234)。

【例3】2013NO176X 前列腺增生可能出现的并发症有

A. 肾功能衰竭　　　　B. 癌变　　　　　　C. 腹股沟疝　　　　　　D. 无痛性血尿

【例4】2015A(执医试题)男，72岁。进行性排尿困难6年，近1周出现排尿疼痛伴发热，T39℃。B超提示前列腺增大，残余尿400ml，双肾积水。尿常规：WBC30～50/HP。血 BUN 及 Scr 升高。入院后首选的治疗是

A. 抗感染治疗　　　　B. α 受体阻滞剂　　　　C. 5α-还原酶抑制剂

D. 前列腺切除　　　　E. 耻骨上膀胱造瘘＋抗感染治疗

【例5】2014A(执医试题)男，65岁。进行性排尿困难2年，加重3个月，药物治疗无效。B超检查：残余尿100ml，双肾无积水，最大尿流率10ml/s。心、肺、肝、肾功能正常。首选的治疗方法是

A. 耻骨后前列腺切除　　B. 经尿道热疗　　　　C. 耻骨上膀胱造瘘

D. 经尿道前列腺切除　　E. 耻骨上经膀胱前列腺切除

▶ **常考点**　良性前列腺增生。

参考答案——详细解答见《贺银成2019考研西医临床医学综合能力历年真题精析》

1. ABCDE　　　2. ABCDE　　　3. ABCDE　　　4. ABCDE　　　5. ABCDE

第 30 章 尿石症与泌尿生殖系统肿瘤

▶▶**考纲要求**

①泌尿系结石的流行病学、病因、病理生理改变、临床表现、诊断和预防、治疗方法。②泌尿、男生殖系统肿瘤的病因、病理、临床表现和诊治原则。

▶▶**复习要点**

一、尿石症总论

尿石症又称尿路结石,分为上尿路结石(肾结石、输尿管结石)和下尿路结石(膀胱结石、尿道结石)。

1. 流行病学

欧洲尿路结石的新发病率为 100 ~ 400/10 万人。我国尿路结石的发病率为 1% ~ 5% ,南方地区高达 5% ~ 10% ,新发病率约为 150 ~ 200/10 万人。男女发病比例为 3:1 ,上尿路结石男女比例相近,下尿路结石男性明显多于女性。好发年龄为 25 ~ 40 岁。

2. 病因

(1)代谢异常

①形成尿结石的物质排出增加 尿液中钙(甲状旁腺功能亢进)、草酸(内源性合成增加)、尿酸(痛风)、胱氨酸(家族性胱氨酸尿症)排出量增加。

②尿 pH 改变 在碱性尿液中易形成磷酸镁铵及磷酸盐沉淀;在酸性尿液中易形成尿酸和胱氨酸结晶。

③尿中抑制晶体形成和聚集的物质减少 如枸橼酸、焦磷酸盐、酸性黏多糖、镁等。

④尿量减少 使盐类和有机物质浓度增高。

(2)局部病因 尿路梗阻、感染、尿路存在异物,均是诱发结石形成的局部因素。

(3)药物相关因素 引起肾结石的药物分为两类:①尿液浓度高而溶解度较低的药物,如氨苯蝶啶、茚地那韦、硅酸镁、磺胺类药物等;②能够诱发结石形成的药物,如乙酰唑胺、维生素 D、维生素 C、皮质激素等,这些药物在代谢过程中可引起其他成分结石的形成。

3. 尿路结石的成分及性质

	草酸钙结石	磷酸钙、磷酸镁铵结石	尿酸盐结石	胱氨酸结石
发病	最常见	少见	少见	罕见
病因	不明	尿路感染和梗阻	尿酸代谢异常	家族性遗传性疾病
特点	质硬,不易碎,粗糙 不规则,桑葚样,棕褐色	易碎,粗糙,不规则,鹿角形 灰白色、黄色或棕色	质硬,光滑,颗粒状 黄色或红棕色	质韧,光滑,蜡样 淡黄色至黄棕色
平片	易显影	可见多层现象	不显影	不显影

【例 1】2010NO176X 尿石症与胆石症的共同点有

A. 钙代谢异常   B. 发病率与地域有关

C. 结石含一定数量的钙   D. 可用体外碎石法治疗

A. 质硬粗糙、不规则、常呈桑葚样,棕褐色   B. 易碎粗糙、不规则,呈灰白色、黄色或棕色

C. X 线不被显示   D. 光滑、淡黄至黄棕色、蜡样外观

【例 2】2012NO147B 泌尿系草酸钙结石的特点是

【例 3】2012NO148B 泌尿系胱氨酸结石的特点是

注意:胱氨酸结石X线平片不显影,但在静脉尿路造影时可能显影,故 2012NO148 最佳答案为 D 而不是 C。

4. 病理生理

(1)**尿路结石的好发部位**　输尿管结石常位于三个生理狭窄处(肾盂输尿管连接处、输尿管跨过髂血管处、输尿管膀胱壁段),其中,以输尿管下 1/3 最多见。

(2)**尿路结石可引起泌尿道直接损伤、梗阻、感染或恶性变**

①**直接损伤**　结石本身的直接刺激,可致尿路黏膜充血、水肿,甚至糜烂或脱落。

②**尿路梗阻**　肾盂结石进入输尿管可自然排出;也可停留在尿路的任何部位,引起急性完全性尿路梗阻或慢性不全性尿路梗阻,最终导致肾积水和肾功能损害。

③**尿路感染**　尿路结石合并梗阻时,由于尿液淤滞,易并发尿路感染,而感染又会引发结晶的析出和沉淀,使原有结石体积迅速增大,结果进一步加重尿路梗阻,由此形成恶性循环。

④**恶性变**　结石在肾盏内缓慢长大,充满肾盂、肾盏,形成鹿角形结石。结石可合并感染,也可无任何症状,少数病例尿路移行上皮发生鳞化可继发鳞癌。

二、上尿路结石

肾和输尿管结石为上尿路结石,主要症状是疼痛和血尿。

1. 临床表现

(1)**疼痛**　肾结石可引起肾区疼痛伴肋脊角叩击痛。肾盂内大结石及肾盏结石可无明显临床症状,活动后出现上腹或腰部钝痛。输尿管结石可引起肾绞痛或输尿管绞痛。

(2)**血尿**　通常为镜下血尿,少数可见肉眼血尿。有时活动后镜下血尿是上尿路结石的唯一临床表现。

(3)**恶心呕吐**　常见于输尿管结石引起尿路梗阻。

(4)**膀胱刺激征**　常见于结石伴感染或输尿管膀胱壁段结石。

2. 诊断

(1)**B 超**　为首选影像学检查,可发现泌尿系平片不能显示的小结石和 X 线透光结石,适合于所有病人,包括孕妇、儿童、肾功能不全、对造影剂过敏者。

(2)**尿路平片**　能发现90%以上的 X 线阳性结石。正侧位片可除外腹腔内其他钙化阴影,如胆囊结石、肠系膜淋巴结钙化、静脉石等。侧位片显示上尿路结石位于椎体前缘之后,腹腔内钙化阴影位于椎体之前。

(3)**静脉尿路造影**　可以评价肾结石所致的肾结构和功能改变。

(4)**逆行肾盂造影**　主要在其他方法不能确定结石部位时采用。

(5)**CT**　平扫 CT 有助于鉴别不透光的结石、肿瘤、凝血块等。增强 CT 可显示肾积水的程度和肾实质的厚度,从而有助于了解肾功能的改变情况。

(6)**内镜检查**　包括肾镜、输尿管镜、膀胱镜检查等。通常在尿路平片未显示结石,静脉尿路造影有充盈缺损而不能确诊时,借助于内镜可以明确诊断和进行治疗。

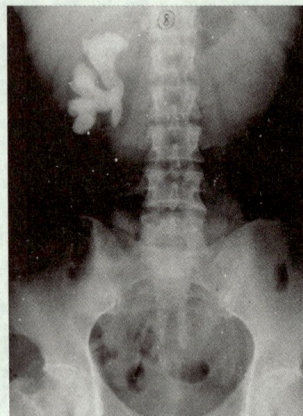

右肾鹿角形结石

【例4】2012A(执医试题)鉴别上尿路结石与腹腔钙化灶常用的检查方法是

　　A. 静脉尿路造影　　　　B. CT　　　　　　　　C. 腹部侧位 X 线平片

　　D. B 超　　　　　　　　E. MRI

3. 鉴别诊断

需与急性阑尾炎、异位妊娠、卵巢囊肿扭转、急性胆囊炎、胆石症、肾盂肾炎等鉴别。

4. 治疗

尿石症必须实施病人个体化治疗,有时需要各种方法综合实施。

（1）**病因治疗**　少数病人能找到形成结石的病因,如甲状旁腺瘤,切除腺瘤即可防止复发;尿路梗阻者,需要解除梗阻,才能避免结石复发。

（2）**药物治疗**　直径<0.6cm、光滑、结石以下无尿路梗阻时,可行药物排石治疗。

纯尿酸结石	枸橼酸氢钾钠、碳酸氢钠碱化尿液,口服别嘌醇,饮食调节
胱氨酸结石	碱化尿液（使 pH＞7.8）,摄入大量液体,卡托普利可预防胱氨酸结石的形成
感染性结石	控制感染,口服氯化铵酸化尿液,脲酶抑制剂 限制食物中磷酸的摄入,应用氢氧化铝凝胶减少肠道对磷酸的吸收,大量饮水增加尿量
解痉镇痛	肾绞痛的治疗以解痉镇痛为主,如非甾体镇痛抗炎药、阿片类（哌替啶、曲马多）、解痉药（阿托品）

（3）**体外冲击波碎石（ESWL）**　是一种无痛、安全、有效的非侵入性治疗,适用于绝大多数上尿路结石。

①**适应证**　直径≤2cm 的肾结石和输尿管上段结石。输尿管下段结石治疗成功率比输尿管镜取石低。

②**禁忌证**　结石远端尿路梗阻、妊娠、出血性疾病、严重心脑血管疾病、主动脉或肾动脉瘤、尚未控制的泌尿系感染等。过于肥胖、肾位置过高、骨关节严重畸形、结石定位不清等,因技术原因不宜采用此法。

③**碎石效果**　与结石部位、大小、性质、是否嵌顿等因素有关。结石体积较大且无肾积水的肾结石,由于碎石没有扩散空间,效果较差,需多次碎石。胱氨酸、草酸钙结石质硬,不易粉碎。

④**并发症**　碎石后多数病人出现一过性肉眼血尿、肾周围血肿、尿源性脓毒症、"石街"、肾绞痛等。

（4）**经皮肾镜碎石取石术（PCNL）**　适用于所有需开放性手术干预的肾结石,包括鹿角结石,≥2.0cm 的肾结石、有症状的肾盏结石或憩室内结石、ESWL 治疗失败者、部分 L_4 以上较大的输尿管结石。

（5）**输尿管镜取石术（URL）**　适用于中、下段输尿管结石,泌尿系平片不显影结石,因肥胖、结石硬、停留时间长而使用 ESWL困难者、ESWL 所致的"石街"。输尿管软镜主要用于＜2cm 肾结石的治疗。

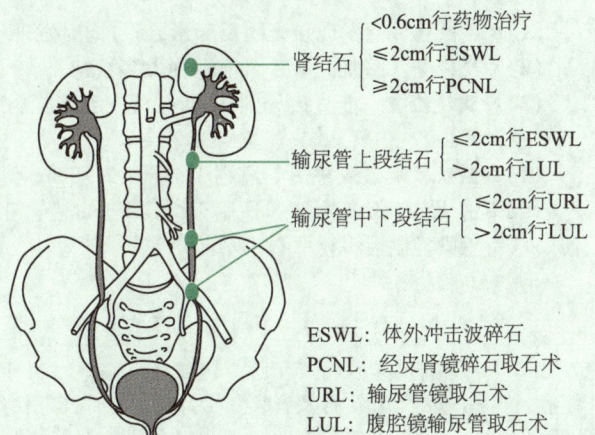

肾结石 ⎰ <0.6cm行药物治疗
　　　 ⎨ ≤2cm行ESWL
　　　 ⎱ ≥2cm行PCNL

输尿管上段结石 ⎰ ≤2cm行ESWL
　　　　　　　 ⎱ >2cm行LUL

输尿管中下段结石 ⎰ ≤2cm行URL
　　　　　　　　 ⎱ >2cm行LUL

ESWL: 体外冲击波碎石
PCNL: 经皮肾镜碎石取石术
URL: 输尿管镜取石术
LUL: 腹腔镜输尿管取石术

尿石症治疗方法的选择原则

（6）**腹腔镜输尿管取石（LUL）**　适用于输尿管结石＞2cm,经 ESWL、输尿管镜手术失败者。一般不作为首选治疗方案,手术途径有经腹腔和经后腹腔两种。

（7）**开放手术治疗**　由于 ESWL 及内镜技术的普遍开展,开放手术现已少用。

①**肾盂切开取石术**　适用于肾盂输尿管梗阻合并肾盂结石,可在取石的同时解除梗阻。

②**肾实质切开取石术**　适用于肾盏结石,尤其是肾盂切开不易取出或多发性肾盏结石。

③**肾部分切除**　适用于结石在肾的一极或结石所在肾盏有明显扩张、实质萎缩。

④**肾切除术**　因结石导致肾结构严重破坏,功能丧失,或合并肾积脓,而对侧肾功能良好,可将患肾切除。

⑤**输尿管切开取石术**　适用于嵌顿较久或其他方法治疗无效的结石。

⑥**双侧尿路结石的手术原则**　双侧上尿路同时存在结石约占病人的 15%。

双侧输尿管结石——先处理梗阻严重侧。条件许可时,可同时行双侧输尿管取石。

一侧肾结石＋另一侧输尿管结石——先处理输尿管结石。

双侧肾结石——先处理容易取出且安全的一侧。若肾功能极差,梗阻严重,全身情况差,宜先行肾造瘘。

孤立肾上尿路或双侧上尿路结石引起急性完全梗阻无尿时,只要全身情况许可,应及时手术治疗。

【例5】2011A(执医试题)右肾盂内1.3cm单发结石,静脉尿路造影显示右肾轻度积水,肾功能正常,首选的治疗方法是

A. 体外冲击波碎石　　　B. 经皮肾镜碎石　　　C. 经输尿管镜碎石

D. 药物治疗　　　E. 肾盂切开取石

【例6】2001A(执医试题)肾结石行体外冲击波碎石的主要禁忌是

A. 高血压　　　B. 结石急性发作　　　C. 前列腺增生　　　D. 输尿管狭窄

三、膀胱结石

原发性膀胱结石多见于男孩,与营养不良、低蛋白饮食有关。继发性膀胱结石常见于前列腺增生、膀胱憩室、神经源性膀胱、异物或肾、输尿管结石排入膀胱。

1. 临床表现

(1)排尿中断　典型症状为排尿突然中断,改变体位后可继续排尿。疼痛放射至远端尿道及阴茎头部。小儿常用手搓拉阴茎,跑跳或改变排尿姿势后,能使疼痛缓解,继续排尿。

(2)伴随症状　可伴排尿困难、膀胱刺激征。并发感染时,可有脓尿。

2. 诊断

(1)B超检查　能发现强光团及声影,还可同时发现膀胱憩室、良性前列腺增生等。

(2)X线检查　膀胱区平片可显示绝大多数结石。

(3)膀胱镜检查　能直接见到结石,并可发现膀胱病变。

3. 治疗

(1)经膀胱镜取石或碎石　适用于结石<2～3cm者。较大结石需采用超声、激光、气压弹道碎石。

(2)耻骨上膀胱切开取石　适用于结石>3cm者。小儿及膀胱感染严重者,应作耻骨上膀胱造瘘引流尿液,待感染控制后再行取石手术。

4. 尿石症的鉴别

	肾结石	输尿管结石	膀胱结石	尿道结石
疼痛	肾区疼痛 大肾盂结石及肾盏结石可无症状	肾绞痛 腰部或上腹部阵发性疼痛,沿输尿管、腹股沟放射	排尿时突然疼痛放射至远端尿道 改变排尿姿势后缓解	尿痛 会阴部剧痛
血尿	肉眼、镜下血尿	肉眼、镜下血尿	终末血尿	少见
膀胱刺激征	合并感染时有	合并膀胱壁段结石时有	有	无
典型症状	肾区疼痛 肋脊角叩痛 血尿	典型肾绞痛 放射痛	①排尿突然中断,改变姿势后继续排尿 ②放射痛、排尿困难	排尿困难 伴尿痛
恶心呕吐	无	尿路完全性梗阻时有	无	无
治疗	药物治疗 体外冲击波碎石 肾镜取石、碎石 开放手术	药物治疗 体外冲击波碎石 输尿管镜取石、碎石 腹腔镜输尿管取石 输尿管切开取石	膀胱镜取石、碎石 耻骨上膀胱切开取石	前尿道结石推挤取出,后尿道结石推入膀胱后按膀胱结石处理

注意:①肾结石的典型临床表现——有痛性血尿。　②肾肿瘤的典型临床表现——无痛性血尿。

③8版外科学P576:诊断尿路结石首选B超检查(旧教材首选腹部平片+静脉尿路造影)。

四、肾癌

肾细胞癌又称肾腺癌,简称肾癌,占肾恶性肿瘤的85%左右。

1. 病理

(1)**大体** 肾癌常累及一侧,多单发,多为类圆形实性肿瘤,肿瘤大小不等,以直径5~8cm多见,外有假包膜,切面以黄色为主,可有出血、坏死和钙化,少数呈囊状结构。

(2)**病理分类** 分为透明细胞癌(占70%~80%)、颗粒细胞癌、梭形细胞癌、嗜色细胞癌、嫌色细胞癌、肾集合管癌、未分类肾细胞癌等。

肾癌局限在包膜内时恶性程度较小,当肿瘤逐渐增大穿透假包膜后,除侵及肾周筋膜和邻近器官组织,向内侵及肾盂肾盏引起血尿外,还可直接扩展至肾静脉、下腔静脉形成癌栓,经血液和淋巴转移至肺、肝、骨、脑等。淋巴转移最先到肾蒂淋巴结。

2. 临床表现

(1)**好发人群** 肾癌好发于50~70岁男性。约30%~50%的肾癌缺乏早期临床表现。

(2)**典型症状** 典型症状为"肉眼血尿、腰痛和腹部肿块",被称为肾癌的"三联症"。多为间歇性无痛性肉眼血尿,表明肿瘤已侵入肾盂、肾盏。典型的"三联症"现已少见,仅占10%左右,其中任何一项都是病变发展到较晚期的临床表现。

(3)**副瘤综合征** 20%的患者可出现副瘤综合征,表现为发热、高血压、血沉增快、高钙血症、高血糖、红细胞增多症、肝功能异常等。发热可能因肿瘤坏死、出血、毒性物质吸收引起。高血压可能因瘤体内动-静脉瘘或肿瘤压迫动脉及其分支,肾素分泌过多所致。

同侧阴囊内可发现精索静脉曲张,平卧位不消失,提示肾静脉或下腔静脉内癌栓形成。

(4)**转移症状** 约30%的病人因转移症状,如病理性骨折、咳嗽、咯血、神经麻痹等初次就诊,40%~50%的病人在初次诊断后出现远处转移。

3. 诊断

(1)**B超** 发现肾癌的敏感性高。超声常表现为不均质的中低回声实性肿块。

(2)**尿路平片(KUB)** 可见肾外形增大,偶见肿瘤散在钙化。

(3)**静脉尿路造影(IVU)** 可见肾盏肾盂不规则变形、狭窄、拉长、移位或充盈缺损,甚至患肾不显影。

(4)**肾动脉造影** 对于肿瘤较小,B超、CT不能确诊的肾癌作肾动脉造影,可显示肿瘤内病理性新生血管、动-静脉瘘、造影剂池样聚集与包膜血管增多。

(5)**CT检查** 对肾癌确诊率高,是目前诊断肾癌最可靠的影像学方法。

(6)**MRI检查** 对肾癌诊断的准确性与CT相仿。T_1加权像表现为不均质的低信号或等信号,T_2加权像则表现为高信号改变。在显示邻近器官有无侵犯,肾静脉或下腔静脉内有无癌栓方面则优于CT。

【例7】2007NO101A 目前诊断肾癌最可靠的影像学方法是

 A. B超   B. KUB和IVU   C. 肾动脉造影   D. CT

4. 治疗

(1)**根治性肾切除术** 是肾癌最主要的治疗方法,切除范围包括患肾、肾周脂肪及肾周筋膜、区域肿大淋巴结及髂血管分叉以上的输尿管。肾上极肿瘤和肿瘤已累及肾上腺时,需切除同侧肾上腺。

(2)**肾动脉栓塞术** 肿瘤体积较大时,术前可作肾动脉栓塞治疗,可减少术中出血。

(3)**肾部分切除术** 适用于肾上、下极直径<4cm的肾癌。

(4)**免疫治疗** 干扰素-α、白细胞介素-2等对预防和治疗转移癌有一定疗效。

(5)**放疗和化疗** 肾癌对放射治疗及化学治疗不敏感。

(6)**分子靶向治疗** 酪氨酸激酶抑制剂已用于晚期肾癌(透明细胞癌)的治疗。

五、肾盂癌

尿路上皮主要为移行上皮,在尿路上皮性肿瘤中,膀胱癌最常见,肾盂癌次之,输尿管肿瘤少见。

1. 病理

(1)**大体**　肿瘤可单发,也可多发。

(2)**病理分类**　包括移行上皮癌(占90%)、鳞状细胞癌、腺癌等。肿瘤细胞分化和基底的浸润程度有很大差别。最常见的低分级乳头状尿路上皮癌,可通过肾盂黏膜上皮、淋巴管或血管等途径蔓延,常有早期淋巴转移。鳞癌和腺癌罕见,其中鳞癌多与长期尿石梗阻、感染等刺激有关。

> **注意:**①肾癌以透明细胞癌最多见。②肾盂癌、膀胱癌以移行细胞癌最多见。
> ③肾癌的标准手术方式为根治性肾切除,肾盂癌的标准手术方式为患肾+全长输尿管切除。

2. 临床表现

(1)**好发人群**　肾盂癌好发于50~70岁男性。

(2)**典型症状**　早期可出现间歇无痛性肉眼血尿,偶可出现条形样血块,少数为镜下血尿。

(3)**晚期表现**　可出现腰部或腹部肿块、消瘦、体重下降、贫血、下肢水肿、骨痛等转移症状。

(4)**其他**　30%的病人有腰部钝痛,血块堵塞输尿管可出现肾绞痛。15%的病人就诊时无症状,由影像学检查偶然发现病灶后才确诊。

3. 诊断

(1)**尿细胞学检查**　取新鲜尿标本或逆行插管收集患侧肾盂尿行细胞学检查,可发现癌细胞。

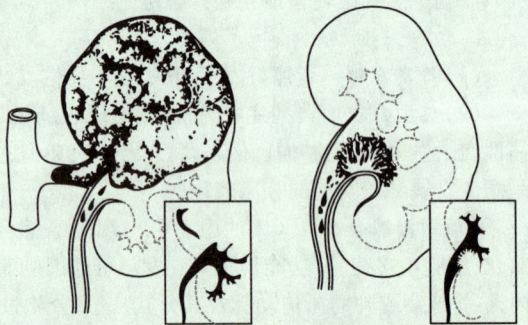

肾癌及肾盂造影所见　　　　肾盂癌及肾盂造影所见

(2)**静脉尿路造影(IVU)**　可发现肾盂内充盈缺损、梗阻或充盈不全,以及集合系统不显影。

(3)**B超、CT、MRI检查**　对诊断和鉴别诊断有重要价值。

(4)**膀胱镜检查**　可见输尿管口喷血。

(5)**逆行肾盂造影检查**　可进一步了解肾盂、输尿管充盈缺损改变的原因。

(6)**输尿管镜检查**　可直接观察肿瘤并取活检。

【例8】2013A(执医试题)男,60岁。发现全程肉眼血尿伴条状血凝块1周。无尿频、尿急、尿痛。B超检查显示左肾实质占位,肿块直径55mm。为明确肿块性质,进一步检查首选

　　A. 尿细胞学检查　　　　B. 肾动脉造影　　　　C. 静脉尿路造影

　　D. 腹部CT平扫+增强　　E. 尿路平片

4. 治疗

(1)**标准术式**　患肾+全长输尿管切除为肾盂癌的标准术式,适用于体积较大、高级别的浸润性肿瘤;体积较大、多发或复发的无浸润的肾盂、近端输尿管肿瘤。

(2)**局部切除**　适用于孤立肾或对侧肾功能已受损,肿瘤细胞分化良好、无浸润的带蒂乳头状肿瘤。

(3)**内镜切除或激光切除**　体积小、分化好的上尿路肿瘤,可通过内镜手术切除或激光切除。

六、肾母细胞瘤

肾母细胞瘤又称肾胚胎瘤或Wilms瘤,是小儿最常见的恶性肿瘤。

1. 病理

(1)**大体病理**　肿瘤可发生于肾实质任何部位,增长迅速,有纤维假膜。切面均匀呈灰白色,常有出

血与梗死,间有囊腔形成。肿瘤破坏并压迫正常肾组织,可以侵入肾盂,但少见。

(2)组织学改变　肾母细胞瘤是从胚胎性肾组织发生,典型的组织学特征为由间质、上皮和胚芽三种成分组成的恶性多形性腺瘤。间质组织占肿瘤绝大部分。

(3)转移途径　肿瘤突破肾包膜后,可广泛侵犯周围组织和器官。转移途径同肾癌,经淋巴转移至肾蒂及主动脉旁淋巴结;血行转移可播散至全身多个部位,以肺转移最常见,其次为肝,也可转移至脑等。

2. 临床表现

(1)好发人群　80%在5岁以前发病。多为单侧,占95%。

(2)典型症状　腹部肿块是最常见也是最重要的症状,多在给小儿洗澡或更衣时被发现。肿块常位于上腹一侧季肋部,表面光滑,中等硬度,无压痛,有一定活动度。少数肿瘤巨大,超越腹中线,则较为固定。

(3)血尿　约1/3病人有血尿,其中10%～15%为肉眼血尿。

(4)其他　如腹痛、发热、高血压、红细胞增多症等。

3. 诊断

发现小儿上腹部较光滑的肿块,即应想到肾母细胞瘤的可能。

(1)B超　可检出肿瘤是来自肾的实质性肿瘤。

(2)CT、MRI检查　可显示肿瘤范围及邻近淋巴结有无转移。

(3)静脉尿路造影(IVU)　可显示肾盂肾盏受压、拉长、变形、移位和破坏。

4. 治疗

应用手术、化疗、放疗综合治疗,可显著提高术后生存率。

(1)手术　早期可经腹行患肾切除术。

(2)化疗　术前化疗首选放线菌素D(ACTD)、长春新碱(VCR),两药联合应用疗效更好。

(3)放疗　术前放疗适用于曾用化疗而肿瘤缩小不明显的巨大肾母细胞瘤。术后放疗应不晚于10天,否则局部肿瘤复发机会增多。

注意:①泌尿系统肿瘤的典型症状为间歇性无痛性肉眼血尿,但肾母细胞瘤为腹部肿块(腹膜后肿块)。
②泌尿系统肿瘤多见于中老年患者,但肾母细胞瘤好发于5岁以下的儿童。
③肾癌的手术方式为根治性肾切除,肾盂癌的手术方式为肾+全长输尿管切除。

5. 四种泌尿系统肿瘤的鉴别

	肾癌	肾母细胞瘤	肾盂癌	膀胱癌
好发年龄	50～70岁	<5岁儿童	50～70岁	50～70岁
性别	男:女=2:1	—	男:女=2:1	男:女=4:1
典型症状	血尿、疼痛、肿块	腹部肿块	间歇性无痛性血尿	间歇性肉眼血尿
血尿	间歇性无痛性肉眼血尿为常见症状	1/3有血尿(10%～15%为肉眼血尿)	间歇性无痛性肉眼血尿为早期症状,少数为镜下血尿	血尿为最早最常见症状,为间歇性肉眼血尿
疼痛	腰部钝痛、隐痛	可有腹痛	常无痛	为晚期表现之一
腹部肿块	晚期症状之一	典型症状	晚期症状之一	晚期症状之一
全身症状	发热、高血压血沉增快	发热、高血压红细胞增多	晚期恶病质	晚期恶病质
主要诊断	B超、CT、X线、MRI	B超、CT、MRI	尿细胞学检查	膀胱镜检查
主要治疗	根治性肾切除	手术、放化疗	肾+全长输尿管切除	手术

【例9】2007A(执医试题)患儿,4岁。发现左上腹包块如拳头大小,质硬,可活动,无压痛,排尿正常。应首先考虑

　A. 左肾积水　　　　　B. 左肾母细胞瘤　　　　C. 脾肿大　　　　D. 胰腺囊肿

七、膀胱癌

膀胱癌是最常见的泌尿系统肿瘤,绝大多数来自上皮组织,其中90%以上为移行上皮癌。

1. 病理

(1)**组织学类型** 90%为移行细胞癌,鳞癌和腺癌各占2%~3%,非上皮性肿瘤1%~5%。

(2)**生长方式** 分为原位癌、乳头状癌和浸润性癌。原位癌局限在黏膜内,无乳头,也无浸润基底膜现象,但原位癌与肌层浸润性直接相关。移行细胞癌多为乳头状癌。鳞癌和腺癌为浸润癌。

(3)**浸润深度** 是肿瘤临床和病理分期的依据。根据癌浸润膀胱壁的深度(乳头状瘤除外),采用 TNM 分期标准。临床上将 Tis、Ta、T_1 期肿瘤称为表浅性膀胱癌;而 T_2 以上则称为肌层浸润性膀胱癌。

Tis	原位癌	Ta	无浸润的乳头状癌
T_1	浸润黏膜固有层	T_2	浸润肌层(T_{2a}浸润浅肌层,T_{2b}浸润深肌层)
T_3	浸润膀胱周围脂肪组织	T_4	浸润前列腺、子宫、阴道及盆壁等邻近器官

2. 临床表现

(1)**好发人群** 膀胱癌好发于50~70岁男性。

(2)**血尿** 血尿是膀胱癌最常见和最早出现的症状,约85%的病人表现为间歇性肉眼血尿,可自行减轻或停止。

(3)**膀胱刺激征** 尿频尿急尿痛多为晚期表现。

(4)**排尿困难** 三角区及膀胱颈部肿瘤可造成膀胱出口梗阻,引起排尿困难,甚至尿潴留。

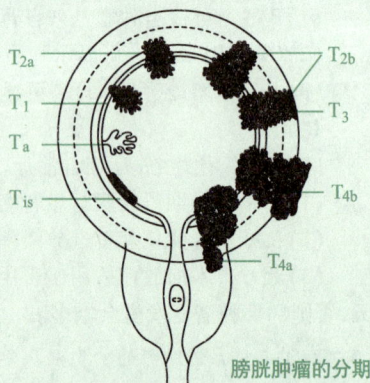

膀胱肿瘤的分期

3. 诊断

中老年出现无痛性肉眼血尿,应首先想到膀胱癌的可能。

(1)**尿细胞学检查** 可作为血尿的初步筛选。

(2)**B 超检查** 能发现直径 >0.5cm 的肿瘤,可作为最初筛选。

(3)**IVU 检查** 较大的肿瘤可显示为充盈缺损。

(4)**CT 和 MRI 检查** 多用于浸润性癌,可发现肿瘤浸润膀胱壁的深度、局部淋巴结和内脏转移情况。

(5)**膀胱镜检查** 膀胱肿瘤最常位于侧壁和后壁。膀胱镜 + 活检是确诊膀胱癌的最主要方法。

4. 治疗

以手术治疗为主。根据肿瘤的临床分期、病理、病人全身情况,选择合适的手术方式。原则上 T_a、T_1 及局限的分化较好的 T_2 期肿瘤,采用保留膀胱的手术。较大、多发、反复发作、分化不良的 T_2 期和 T_3 期肿瘤、浸润性鳞癌和腺癌,应行膀胱全切除。

(1)**原位癌(T_{is})** 位于膀胱黏膜内,可单独存在或在膀胱癌旁。部分细胞分化良好,长期无发展,可行化疗药物或卡介苗膀胱灌注治疗。原位癌细胞分化不良,癌旁原位癌或已有浸润并出现明显膀胱刺激症状时,应及早行膀胱全切除术。

(2)**T_a、T_1 期肿瘤** 主要行经尿道膀胱肿瘤电切术(TURBt)。如无电切设备,可作膀胱开放手术。为预防肿瘤复发,术后 24 小时内应行膀胱灌注化疗和维持膀胱灌注化疗。常用药物有丝裂霉素、多柔比星、表柔比星、羟喜树碱、卡介苗(BCG)等。

(3)**T_2 期肿瘤** 低级别、局限的肿瘤可行经尿道膀胱肿瘤切除或行膀胱部分切除术。

(4)**T_3 期肿瘤** ①低级别、单个局限、如病人不能耐受膀胱全切者,可采用膀胱部分切除。②根治性膀胱全切除术是肌层膀胱浸润性癌的标准术式。③浸润性膀胱癌全切术之前配合短程放疗,可以改善肿瘤的局部控制。④化学治疗多用于有转移的晚期病例,作为术前新辅助化疗和术后辅助化疗,常用药物有:甲氨蝶呤(MTX)、长春碱(VLB)、多柔比星(ADM)、顺铂(DDP)等。

(5)T_4期肿瘤　常为浸润性癌,失去了根治切除机会,可采用姑息性放射治疗或化疗。

  A. 无痛性全程肉眼血尿　B. 终末血尿伴膀胱刺激征　C. 初始血尿　 D. 疼痛伴血尿

【例10】2017NO134B 膀胱结核的血尿特点是

【例11】2017NO135B 膀胱癌血尿的典型特点是

【例12】2011NO177X 下列选项中,其发生率占膀胱肿瘤总数2%以上的有

  A. 移行细胞癌　 B. 肉瘤　 C. 腺癌　 D. 鳞癌

(113~114题共用题干)患者,男,53岁。1周来无诱因终末血尿3次,无发热,无尿频、尿痛等不适。吸烟史20年。胸片示陈旧肺结核,尿镜检有大量红细胞。

【例13】2008NO113A 对该患者最可能的诊断是

  A. 急性肾炎　 B. 膀胱癌　 C. 肾癌　 D. 肾结核

【例14】2008NO114A 下列进一步检查项目中,对该患者明确诊断帮助最大的是

  A. 尿细胞学检查　 B. 静脉尿路造影　 C. 尿路B超　 D. 膀胱镜检查

八、前列腺癌

1. 病理

(1)病理分型　腺癌(占98%)、移行细胞癌、鳞癌、黏液腺癌、小细胞癌、导管腺癌等。

(2)转移途径　可经血行、淋巴扩散或直接浸润邻近器官(如精囊),最常见的转移部位是淋巴结和骨骼,其他转移部位是肺、肝、膀胱、肾上腺等。

(3)分期　多采用TNM分期系统,分4期。

2. 临床表现

多数无明显症状,常在直肠指检或检测血清PSA值升高被发现,也可在前列腺增生标本中发现。前列腺癌可表现为下尿路梗阻症状。血尿少见。少数病人以转移症状而就诊。

3. 诊断

①直肠指检、血清前列腺特异性抗原(PSA)测定、超声引导下前列腺穿刺活检是诊断前列腺癌的三个主要方法。②CT对早期前列腺癌的诊断价值不大。③MRI对前列腺癌的诊断优于其他影像学方法。

4. 治疗　治疗方案应根据病人年龄、全身情况、临床分期及病理分级等综合考虑。

5. 前列腺增生和前列腺癌的鉴别

	前列腺增生	前列腺癌
好发年龄	>50岁	老年男性
好发部位	前列腺移行带	前列腺外周带
临床表现	尿频、排尿困难 合并感染时可有膀胱刺激征 血尿少见,合并结石、感染时可有	无明显症状 肿瘤较大时可出现膀胱刺激征 血尿少见
诊断方法	直肠指检是重要的检查方法 经直肠超声波被普遍采用 血清特异性前列腺抗原(PSA)测定	直肠指检、血清PSA测定、超声引导下前列腺穿刺活检是三个主要诊断方法

▶ **常考点**　尿路结石的特性,膀胱癌的特点。

参考答案——详细解答见《贺银成2019考研西医临床医学综合能力历年真题精析》

1. ABCDE　 2. ABCDE　 3. ABCDE　 4. ABCDE　 5. ABCDE　 6. ABCDE　 7. ABCDE

8. ABCDE　 9. ABCDE　 10. ABCDE　 11. ABCDE　 12. ABCDE　 13. ABCDE　 14. ABCDE

第 31 章 运动系统畸形

▶▶**考纲要求**

常见畸形(先天性肌性斜颈、并指和多指、髋关节脱位、马蹄内翻足、平足症、足踇外翻、脊柱侧凸)的病因、病理、临床表现、诊断和治疗。

▶▶**复习要点**

一、先天性肌性斜颈

先天性肌性斜颈是指一侧胸锁乳突肌纤维性挛缩,导致颈部和头面部向患侧偏斜的畸形。

1. 病因

(1)**产伤** 分娩过程中的产伤、难产可能是胸锁乳突肌缺血、出血、血肿机化、肌纤维变性的原因。

(2)**遗传因素** 部分胎位正常、分娩正常的婴儿也可发生肌性斜颈,因而有学者认为胸锁乳突肌纤维化在母体内已经形成,是先天性或遗传因素所致。

(3)**其他因素** 还包括子宫内、外感染,动静脉栓塞等。

2. 临床表现

①婴儿出生后,一侧胸锁乳突肌即有肿块。②头偏向患侧,下颌转向健侧。③继之肿块缩小至消失,约半年后形成纤维性挛缩的条索。④少数病例肿块不完全消失,未出现颈部肿块而直接发生胸锁乳突肌挛缩。⑤病情继续发展可出现患侧颜面短而扁,健侧长而圆,双眼、双耳不在同一平面,严重者导致颈椎侧凸畸形。

3. 诊断

根据临床表现,患侧胸锁乳突肌呈条索状挛缩,头面部偏斜即可明确诊断。

4. 治疗

(1)**非手术治疗** 适用于 <1 岁的婴儿。

(2)**手术治疗** 适用于 >1 岁患儿,最佳手术年龄为 1~4 岁,胸锁乳突肌切断术是最常用的手术方式。

【例1】2013NO180X 关于先天性肌性斜颈,下列描述不正确的有

A. 头部向健侧倾斜　　　B. 下颌转向健侧　　　C. 患侧面部发育较大　　D. 健侧面部发育较大

二、先天性并指和多指畸形

	先天性并指畸形	先天性多指畸形
多见于	第3、4指(极少累及拇指)	拇指、小指
畸形类型	①相邻两指仅软组织相连多见 ②相邻两指骨及关节相连少见	①外在软组织块与骨不连接,没有骨骼、关节、肌腱;②具有手指所有条件,附着于第1掌骨头或分叉的掌骨头;③完整的外生手指及掌骨
手术时机	分指手术在上学前完成	1岁以后为佳,切除副指
手术目的	首先是改善功能,其次是改善外观	保留正指,临床观察
常并发	有时并发足趾畸形,同时还有其他肢体异常	常与短指、并指畸形同时存在
备注	也称蹼指	最常见的手部先天性畸形

三、发育性髋关节脱位

过去称为先天性髋关节脱位。发病女多于男,约6:1。左侧比右侧多,双侧者也不少见。

1. 病因

病因未明,可能与种族、地域、基因异常、内分泌等因素有关。

(1)遗传 约20%患儿有家族史,说明有一定的遗传因素。

(2)胎位 发病与胎位有关,经临床统计臀位产发病率最高。

(3)生活习惯和环境因素 如北方某些习惯使用双下肢捆绑襁褓婴儿的地区发病率明显增高。

(4)其他 原发性髋臼发育不良、关节韧带松弛症是髋关节脱位的重要病因。

2. 病理

主要病理变化随年龄增长而不同,可分为站立前期和脱位期。

(1)原发性病变

	站立前期	脱位期
髋臼	髋臼前、上、后缘发育不良,平坦,髋臼浅	髋臼缘不发育,髋臼更浅而平坦,臼窝内充满脂肪组织和纤维组织
股骨头	较小,圆韧带肥厚,股骨头可在髋臼内、脱位或半脱位,但易回纳入髋臼	向髋臼后上方脱出,小而扁平或形状不规则,圆韧带肥厚
股骨颈	前倾角略增大	前倾角明显增大
关节囊	松弛,关节不稳	随股骨头上移而拉长,增厚呈葫芦形

(2)继发性病变 由于股骨头脱位,可引起脊柱腰段侧凸或过度前凸,久之可致腰肌劳损、脊柱骨关节病。

3. 临床表现和诊断

(1)站立前期 新生儿和婴幼儿站立前期临床表现不明显,若出现下述表现提示髋关节脱位的可能:①两侧大腿内侧皮肤皱褶不对称,患侧加深增多;②患儿会阴部增宽,双侧脱位时更为明显;③患侧髋关节活动少且受限;④患侧肢体短缩;⑤牵拉患侧下肢时有弹响声或弹响感,有时患儿会哭闹。

检查项目	操作方法	临床意义
髋关节屈曲外展试验	正常新生儿及婴儿髋关节可外展80°左右。单侧外展<70°、双侧外展不对称≥20°称为外展试验阳性	阳性提示髋关节脱位、半脱位、发育不良
Allis 征	患儿平卧,屈膝90°,双腿并拢,内侧内踝对齐,两足平放检查台上	患侧膝关节低于健侧
Ortolani 试验(弹入试验)	新生儿仰卧位,助手固定骨盆,屈膝、屈髋各90°,当髋外展至一定角度后突然弹跳者为阳性	阳性提示髋关节脱位
Barlow 试验(弹出试验)	婴儿平卧,检查者面对婴儿臀部,双髋双膝各屈90°,拇指放在大腿内侧、小转子处加压,向外上方推压股骨头,感股骨头从髋臼内滑出髋臼外的弹响,当去掉拇指的压力则股骨头又自然弹回到髋臼内,此为阳性	阳性提示髋关节不稳定或有半脱位
超声检查	灵敏度较高,可较早检查到髋臼发育异常	多用于筛查、评价新生儿髋关节发育情况
X 线检查	拍摄骨盆正位片	出生3个月后检查

(2)脱位期 患儿开始行走的时间较正常儿晚。

①步态异常 单侧脱位时患儿跛行,双侧脱位时行走呈鸭行步态。

②打气筒征阳性 患儿仰卧位,双侧髋、膝关节各屈曲90°,双侧膝关节不在同一平面。推拉患侧股骨时,股骨头可上下移动,呈打气筒征阳性。

③Trendelenburg 征(单足站立试验)阳性 正常情况下,用单足站立时,臀中、小肌收缩,对侧骨盆抬起,才能保持身体平衡。若站立侧髋关节脱位,则臀中、小肌松弛,对侧骨盆不但不能抬起,反而下降。

④X 线检查 可明确脱位性质和程度。

4. 治疗

本病预后的关键在于早期诊断和早期治疗。治疗越早,效果越佳。

(1)出生至6个月 为治疗的黄金时期。此期不需手术整复,首选 Pavlik 吊带,定期超声检查。

(2)6~18个月 首选麻醉下闭合复位+"人类位"石膏裤固定。

(3)18个月~6岁 手法复位难以成功,应采取手术切开复位、骨盆截骨、股骨近端截骨术。

(4)>6岁 常采用放弃复位的姑息手术,如骨盆内移截骨(Chiari)术、髋臼扩大术、转子下外展截骨术。

【例2】2012NO180X 典型性先天性髋脱位的主要发病因素有

  A. 髋臼发育不良   B. 股骨颈前倾角增大   C. 关节囊、韧带松弛   D. 股骨头发育不良

四、先天性马蹄内翻足

先天性马蹄内翻足是小儿常见的一种严重影响足部外观和功能的畸形,主要包括前足内收、踝跖屈、跟骨内翻、继发性胫骨远端内旋。男女发病比例约为2:1。

1. 病因 病因不明,有多种学说,如神经肌肉病变、血管发育异常、骨骼发育异常、软组织异常、遗传基因学说、宫内发育阻滞学说等。

2. 病理

(1)早期 出现足前部畸形:①跗骨间关节内收;②踝关节跖屈;③足前部内收内翻;④跟骨略内翻下垂。

(2)中期 畸形更严重,足外展功能基本丧失,但神经功能未受损,肌电兴奋性尚存在。

(3)晚期 小儿开始行走后逐渐发生骨骼畸形。

3. 临床表现

(1)出生后 一侧或双侧足出现程度不等的内翻下垂畸形。

(2)学走路时 步态不稳,跛行,用足外缘着地,畸形逐渐加重。

(3)延误治疗 畸形更明显,足前部向后内翻,足背负重部产生胼胝及滑囊,胫骨内旋加重。

4. 诊断

本病畸形明显,诊断不难。但新生儿的足内翻下垂较轻者,足前部内收、内翻尚不显著,常容易被忽略。最简便诊断法是用手握足前部向各个方向活动,如足外翻背伸有弹性阻力,应进一步检查确诊。

5. 治疗

	非手术治疗	手术治疗
治疗原则	首选,新生儿时期是最佳治疗时机	适用于非手术无效、畸形复发
治疗方法	手法矫正,石膏或足托固定 Ponseti 方法——生后5~7天至9个月 手法扳正——1岁以内	软组织松解术——6~18个月 肌力平衡术——6~18个月 截骨矫形术——>10岁 三关节融合术——>12岁

五、平足症

1. 病因

(1)先天性因素 足骨、韧带、肌肉等发育异常,如:①足舟骨结节过大;②足副舟骨或副髌未融合;③跟骨外翻;④垂直距骨;⑤先天性足部韧带、肌松弛。

(2)后天性因素 ①长期负重站立,体重增加,长途跋涉过度疲劳,维持足弓的肌肉、韧带、关节囊、腱膜等软组织逐渐衰弱,足弓逐渐低平;②长期卧床,缺乏锻炼,肌萎缩,负重时足弓下陷;③穿鞋不当,鞋跟过高,长期体重前移,跟骨向前下倾斜,足纵弓遭到破坏;④足部骨病;⑤脊髓灰质炎后遗症。

2. 病理

(1) 柔韧性平足症(姿势性平足症) 较常见,软组织虽然松弛,但仍保持一定弹性,负重时足扁平,除去承受重力,足可立即恢复正常,长期治疗效果满意。

(2) 僵硬性平足症(痉挛性平足症) 多数由于骨联合所致,手法不易矫正。

3. 临床表现和诊断

(1) 早期症状 踝关节前内侧疼痛,长时间站立或步行后加重,休息减轻。

(2) 典型症状 站立位足跟外翻,足内缘饱满,足纵弓低平或消失,舟骨结节向内侧突出,足印明显肥大。

(3) X 线检查 侧位片示足纵弓明显低平塌陷,跟、舟、骰、距骨关系失常。

4. 治疗

(1) 柔韧性平足症 首选非手术治疗,包括功能锻炼,穿矫形鞋或矫形鞋垫。

(2) 僵硬性平足症 应手术治疗,可在全麻下内翻手法矫正畸形后,石膏靴固定于内翻内收位 5~6 周。

六、踇外翻

踇外翻俗称大脚骨,是一种常见的踇趾向足的外侧倾斜、第一跖骨内收的前足畸形。

1. 病因

(1) 遗传因素 80% 有家族史,女性多见。

(2) 穿鞋不当 与常穿高跟鞋、尖头鞋有关。

2. 临床表现

(1) 踇外翻 常呈对称性。踇趾的跖趾关节轻度半脱位,内侧关节囊附着处因受牵拉,可有骨赘形成。

(2) 滑囊炎 第 1 跖骨头的突出部分,因长期受鞋帮的摩擦,局部皮肤增厚,并可在该处皮下产生滑囊,如红肿发炎,则成为滑囊炎。

(3) 胼胝 第 2、3 跖骨头跖面皮肤因负担加重,形成胼胝。

(4) 踇外翻角 指第 1 跖骨与近节趾骨轴线的夹角,它可反映踇外翻的程度。正常男性平均为 10.1°,女性平均为 10.6°。该角 >15° 为异常。

(5) 第 1、2 跖骨间角 指第 1、2 跖骨轴线的夹角,它可反映第 1 跖骨内收的程度。正常男性平均为 8.3°,女性平均为 9.9°。该角 >10° 为异常。

3. 治疗

(1) 非手术治疗 穿前部宽松的鞋,以避免对趾内侧的挤压和摩擦。轻度外翻可在第 1、2 趾间应用硅胶分趾垫或分趾鞋袜,也可使用踇外翻矫形器、矫正鞋、平足鞋垫进行矫正。

(2) 手术治疗 适用于非手术治疗无效、疼痛及畸形严重者,手术方法达 100 多种。

七、脊柱侧凸

脊柱侧凸是指脊柱的一个或数个节段向侧方弯曲,并伴有椎体旋转的三维脊柱畸形。国际脊柱侧凸研究会的定义:应用 Cobb 法测量站立正位 X 线平片的脊柱侧方弯曲,如角度 >10° 则定义为脊柱侧凸。

1. 分类

(1) 非结构性脊柱侧凸 是指脊柱及其支持组织无内在的固有改变,针对病因治疗后,脊柱侧凸即能消除。包括姿势性脊柱侧凸、癔症性脊柱侧凸、神经根受刺激、炎症、下肢不等长、髋关节挛缩。

(2) 结构性脊柱侧凸 包括特发性脊柱侧凸(最常见,约占总数的 75%~80%)、先天性脊柱侧凸、神经肌肉型脊柱侧凸、神经纤维瘤病合并脊柱侧凸、间充质病变合并脊柱侧凸、骨软骨营养不良合并脊柱侧凸、代谢性障碍合并脊柱侧凸、脊柱外组织挛缩导致脊柱侧凸、其他病因。

2. 病理

(1) 椎体、棘突、椎板及小关节改变 侧凸凹侧椎体楔形变,并出现旋转,主侧弯的椎体向凸侧旋转,棘突向凹侧旋转。凹侧椎弓根变短变窄。椎板略小于凸侧。棘突向凹侧倾斜,使凹侧椎管变窄。

(2)椎间盘、肌肉及韧带改变　凹侧椎间隙变窄,凸侧增宽,凹侧的小肌肉可见轻度挛缩。

(3)肋骨的改变　椎体旋转导致凸侧肋骨移向背侧,使后背部突出,形成隆凸,严重者形成"剃刀背"。凸侧肋骨相互分开,间隙增宽。凹侧肋骨互相挤在一起,并向前突出,导致胸部不对称。

(4)内脏的改变　严重胸廓畸形使肺脏受压变形,严重者可引起肺源性心脏病。

3. 临床表现　典型表现:①双肩不等高;②双肩胛骨不等高;③脊柱偏离中线;④一侧腰部皱褶皮纹;⑤前弯腰时两侧背部不对称,形成"剃刀背"。

4. 辅助检查与诊断

(1)X线检查　站立位全脊柱正侧位像是诊断脊柱侧凸的基本方法。脊柱侧凸的X线测量方法如下:

曲度测量　①Cobb法:最常用,Cobb角是指上端椎上缘的垂线与下端椎下缘的垂线的交角。②Ferguson法:很少用,用于测量轻度脊柱侧凸(<50°),Ferguson角是指上、下端椎的中心与顶椎中心连线的夹角。

椎体旋转度测量　通常采用Nash-Moe法。根据正位片上椎弓根的位置,将其分为5度。0度:椎弓根对称;Ⅰ度:凸侧椎弓根移向中线,但未超过第1格,凹侧椎弓根变小;Ⅱ度:凸侧椎弓根已移至第2格,凹侧椎弓根消失;Ⅲ度:凸侧椎弓根移至中央,凹侧椎弓根消失;Ⅳ度:凸侧椎弓根越过中线,靠近凹侧。

(2)脊髓造影　先天性脊柱侧凸几乎将脊髓造影作为常规检查,以了解是否存在神经系统畸形。

(3)CT　能清晰显示椎骨、椎管内、椎旁组织的细微结构。

(4)MRI　对椎管内病变分辨力强,对脊髓病变的性质分辨力优于CT,但尚不能代替CT或脊髓造影。

(5)肺功能检查　应作为常规检查,患者肺总量、肺活量减少,而残气量多正常。

(6)电生理检查　包括肌电图检查、神经传导速度测定、诱发电位检查等。

(7)发育成熟度的鉴定　成熟度的评价在脊柱侧凸的治疗中尤为重要。

5. 治疗

(1)治疗目的　矫正畸形、获得稳定、维持平衡。

(2)青少年型特发性脊柱侧凸的治疗　包括观察随访、支具治疗、手术治疗三种。

Cobb角<25°	应严密观察。如每年进展>5°且Cobb角>25°,应行支具治疗
Cobb角25°~40°之间	支具治疗
Cobb角>40°且每年加重>5°	手术治疗
Cobb角40°~50°之间	未发育成熟,应手术治疗;发育成熟,随访发现侧凸有明显进展,也应手术治疗
Cobb角>50°	手术治疗

(118~120题共用题干)女性,13岁。1年前无意中发现双肩背部不等高,后逐渐明显。X线显示胸椎侧凸畸形,Cobb角25°,临床诊断为特发性脊柱侧凸。

【例3】2013NO118A 对该患者的最佳治疗方案是

A. 改变坐姿
B. 牵引按摩治疗,每月随诊一次
C. 佩戴支具,每半年随诊一次
D. 立即手术治疗

【例4】2013NO119A 其治疗目的是

A. 找到病因,去除病因
B. 尽早手术,矫正畸形
C. 维持目前状态,待骨骼成熟后再行手术治疗
D. 矫正畸形,获得稳定、维持平衡

【例5】2013NO120A 关于该病,以下说法不正确的是

A. 属于非结构性脊柱侧凸
B. 最常见,约占脊柱侧凸的75%~80%
C. 严重胸廓畸形可使肺受压变形,引起通气功能障碍
D. 可分为婴儿型、少儿型、青少年型及成人型

▶ **常考点**　不常考。

参考答案——详细解答见《贺银成2019考研西医临床医学综合能力历年真题精析》

1. ABCDE　　2. ABCDE　　3. ABCDE　　4. ABCDE　　5. ABCDE

第32章 骨折概论

▶考纲要求

①骨折的定义、成因、分类及移位。②骨折的临床表现,影像学检查和并发症。③骨折的愈合过程,影响愈合的因素,临床愈合标准,以及延迟愈合、不愈合和畸形愈合。④骨折的急救及治疗原则,骨折复位的标准,各种治疗方法及其适应证。⑤开放性骨折和开放性关节损伤的处理原则。

▶复习要点

一、骨折的定义、成因、分类、稳定性、骨折端的移位、临床表现与 X 线检查

骨折是指骨的完整性和连续性中断。

1. 骨折的成因

骨折成因	定义	举例
病理性骨折	骨折由骨骼疾病所致,受轻微外力即可发生骨折	骨髓炎、骨肿瘤导致的骨折
直接暴力	暴力直接作用使受伤部位发生骨折	车轮撞击小腿致胫腓骨骨干骨折
间接暴力	暴力通过传导、杠杆、旋转和肌收缩使肢体受力部位的远处发生骨折	跌倒时以手掌撑地,导致桡骨远端骨折
疲劳性骨折	也称应力性骨折,是指长期、反复、轻微的直接或间接外力可致肢体某一特定部位骨折	远距离行军致第 2、3 跖骨及腓骨下 1/3 骨干骨折

2. 骨折分类

①根据骨折处皮肤、筋膜或骨膜的完整性,分为闭合性骨折和开放性骨折。
②根据骨折的程度和形态,分为不完全骨折和完全骨折。
③根据骨折端稳定程度,分为稳定性骨折、不稳定性骨折。

骨折分类	定义	举例
闭合性骨折	骨折处皮肤及筋膜或骨膜完整,骨折端与外界不相通	不伴皮肤破损的 Colles 骨折
开放性骨折	骨折处皮肤及筋膜或骨膜破裂,骨折端与外界相通	伴直肠破裂的尾骨骨折
不完全骨折	骨的完整性和连续性部分中断	裂缝骨折、青枝骨折
完全骨折	骨的完整性和连续性全部中断	嵌插骨折、压缩性骨折骨骺分离、凹陷骨折
稳定性骨折	在生理外力作用下,骨折端不易发生移位的骨折	裂缝骨折、青枝骨折、横形骨折嵌插骨折、压缩性骨折
不稳定性骨折	在生理外力作用下,骨折端易发生移位的骨折	斜形骨折、螺旋形骨折、粉碎性骨折

3. 骨折端的移位

(1)成角移位 两骨折端的纵轴线交叉成角,以其顶角的方向为准向前、后、内、外成角。
(2)侧方移位 以近侧骨折端为准,远侧骨折端向前、后、内、外的侧方移位。
(3)缩短移位 两骨折端相互重叠或嵌插,使其缩短。
(4)分离移位 两骨折端在纵轴上相互分离,形成间隙。
(5)旋转移位 远侧骨折端围绕骨之纵轴旋转。

【例 1】2007NO106A 下列骨折中,属稳定骨折的是

    A. 粉碎骨折   B. 螺旋骨折   C. 横形骨折   D. 斜形骨折

    A. 压缩性骨折   B. 横骨折   C. 斜形骨折

    D. 粉碎性骨折   E. 嵌插骨折

【例 2】2000NO115B 高处坠落发生的椎体骨折是

【例 3】2000NO116B 突然跪倒髌骨着地发生的髌骨骨折是

4. 骨折临床表现与 X 线检查

骨折全身表现	骨折局部表现	骨折的特有体征	骨折的 X 线表现
休克 发热	局部疼痛 肿胀 功能障碍	局部畸形 异常活动 骨擦音或骨擦感	对骨折的诊断和治疗具有重要价值 凡疑有骨折者应常规进行 X 线拍片检查 急诊拍片阴性者 2 周后复查

注意: ①成人骨盆骨折出血量可达 500～5000ml,股骨干骨折出血量可达 300～2000ml,均易导致休克。
②骨折后体温一般正常,出血量较大的骨折,可有低热。开放性骨折,出现高热时,应考虑感染。

【例 4】2017NO164X 骨折的特有体征有

    A. 局部压痛   B. 成角畸形   C. 骨擦音   D. 局部肿胀

【例 5】2011NO179X 可不出现骨折特有体征的骨折有

    A. 裂缝骨折   B. 嵌插骨折   C. 青枝骨折   D. 不完全骨折

二、骨折的并发症

1. 骨折的早期并发症

(1)**休克** 因严重创伤、骨折引起大出血或重要器官损伤所致。每次失血量超过循环血量的 20%(即 800ml)即可引起休克。骨盆骨折、股骨干骨折出血量常超过 800ml,导致失血性休克。

(2)**脂肪栓塞综合征** 多见于股骨干骨折。由于骨折处髓腔内血肿张力过大,骨髓被破坏,脂肪滴进入破裂的静脉窦内,可引起肺、脑脂肪栓塞。也有人认为是由于创伤的应激作用,使正常血液中的乳糜微粒失去乳化稳定性,结合成 10～20μm 的脂肪球而成为栓子,阻塞肺毛细血管。临床上出现呼吸功能不全、发绀。胸片显示广泛肺实变。动脉低血氧可致烦躁不安、嗜睡,甚至昏迷和死亡。

(3)**重要脏器损伤** 下位肋骨骨折可造成肝脾破裂。肋骨骨折可造成肺损伤。骨盆骨折可造成膀胱和尿道损伤。骶尾骨骨折可导致直肠损伤。

(4)**重要周围组织损伤** 骨折易造成血管、神经损伤,如下表。

骨折部位	合并伤	骨折部位	合并伤
锁骨骨折	臂丛损伤	肱骨中下 1/3 骨折	桡神经
肱骨髁上骨折	肱动脉、正中神经	伸直型肱骨髁上骨折	前臂骨筋膜室综合征
股骨颈骨折	股骨头坏死	股骨髁上骨折	腘动脉
股骨下 1/3 骨折	腘动脉、静脉、胫神经、腓总神经	腓骨颈骨折	腓总神经
胫骨上段骨折	胫前或胫后动脉	胫骨中 1/3 骨折	小腿骨筋膜室综合征
耻骨骨折	尿道	尾骨骨折	直肠

注意: 解题时注意"肱骨髁上骨折≠肱骨内上髁骨折"。

(5)**骨筋膜室综合征** 是指由骨、骨间膜、肌间隔和深筋膜形成的骨筋膜室内肌肉和神经因缺血而产生的一系列早期征候群。好发于前臂掌侧和小腿。常由创伤、骨折的血肿和组织水肿使骨筋膜室内内

容物体积增加或外包扎过紧、局部压迫使骨筋膜室容积减小而导致骨筋膜室压力增高所致。当压力达到前臂 65mmHg、小腿 55mmHg 时,供应肌肉的小动脉关闭,形成"缺血-水肿-缺血"的恶性循环,从而导致"骨筋膜室高压→濒临缺血性肌挛缩→缺血性肌挛缩→坏疽"的结果。

根据以下四个体征确定诊断:①患肢感觉异常;②被动牵拉受累肌肉出现疼痛(肌肉被动牵拉试验阳性);③肌肉在主动屈曲时出现疼痛;④筋膜室即肌腹处有压痛。骨筋膜室综合征常并发肌红蛋白尿,治疗时应予以足量补液、促进排尿;若骨筋膜室压力 >30mmHg,应及时行筋膜室切开减压术。

【例 6】2007NO162A 骨筋膜室综合征多见于

    A. 腰部   B. 上臂   C. 大腿   D. 小腿

【例 7】2006NO104A 胫骨平台及腓骨上端骨折,出现足背伸外翻无力,小腿外侧感觉消失,提示哪个神经受损?

    A. 胫神经   B. 腓肠神经   C. 股神经

    D. 坐骨神经   E. 腓总神经

【例 8】1995NO76A 关于骨折的合并症,下列哪项不对?

    A. 肱骨中段骨折可伤及桡神经   B. 肱骨内上髁骨折可伤及肱动脉

    C. 腓骨小头和颈部骨折可伤及腓总神经   D. 下胸壁肋骨骨折可同时发生肝或脾脏破裂

    E. 股骨颈骨折可导致股骨头缺血坏死

2. 骨折的晚期并发症

(1)坠积性肺炎   多见于长期卧床不起的病人,特别是老年、体弱和伴有慢性病的患者。

(2)压疮   严重创伤骨折,长期卧床不起,身体骨突起处受压,局部血循环障碍,易形成压疮。常见部位有骶骨部、髋部、足跟部。特别是截瘫病人,更易发生。

(3)下肢深静脉血栓形成   多见于骨盆骨折或下肢骨折,下肢长时间制动,静脉血回流缓慢,加之创伤所致血液高凝状态,易发生血栓形成。

(4)感染   污染较重或伴有较严重软组织损伤的开放性骨折患者,易发生感染。

(5)损伤性骨化   又称骨化性肌炎,多见于肘关节,多因肱骨髁上骨折反复暴力复位、牵拉所致。

(6)创伤性骨关节炎   关节内骨折,关节面遭到破坏,又未能准确复位,骨愈合后使关节面不平整,长期磨损易引起创伤性关节炎,致使关节活动时出现疼痛。

(7)关节僵硬   指患肢长时间固定,发生纤维粘连后,致使关节活动障碍,是骨折和关节损伤最常见的并发症。及时拆除外固定和积极进行功能锻炼是预防和治疗关节僵硬的有效方法。

(8)急性骨萎缩   即损伤所致关节附近的疼痛性骨质疏松,也称反射性交感神经性骨营养不良。好发于手足骨折后,典型症状是疼痛、血管舒缩紊乱。

(9)缺血性骨坏死   常见于股骨颈骨折后股骨头缺血性坏死、腕舟状骨骨折后近折端缺血性坏死。

(10)缺血性肌挛缩   是骨筋膜室综合征处理不当的严重后果。可由骨折和软组织损伤直接所致,更常见的是骨折处理不当造成,特别是外固定过紧。典型畸形是爪形手和爪形足。

骨折并发症	常见或好发部位	骨折并发症	常见或好发部位
脂肪栓塞综合征	股骨干骨折	骨筋膜室综合征	前臂掌侧、小腿
创伤性骨关节炎	关节内骨折	损伤性骨化	肘关节(肱骨髁上骨折)
缺血性骨坏死	股骨头下型骨折	缺血性肌挛缩	前臂掌侧、小腿(爪形手或爪形足)

注意:①长期卧床的骨折并发症——坠积性肺炎、压疮、下肢深静脉血栓形成。
    ②骨折和关节损伤最常见的并发症——关节僵硬。
    ③骨折最严重的晚期并发症——缺血性肌挛缩(爪形手或爪形足)。
    ④急性骨萎缩为骨折的晚期并发症,而不是早期并发症。

    A. 缺血性骨坏死   B. 骨化性肌炎   C. 创伤性关节炎   D. 关节僵硬

【例 9】2013NO149B 肘关节骨折后易发生的并发症是

【例 10】2013NO150B 腕舟状骨骨折后发生的并发症是

    A. 创伤性关节炎   B. 骨筋膜室综合征   C. 外伤性移位

    D. 关节僵硬   E. 关节积液

【例 11】2004NO109B 踝部骨折易造成

【例 12】2004NO110B 胫骨上 1/3 骨折易造成

> **注意:**胫骨上 1/3 骨折易造成肢体缺血坏死;胫骨中 1/3 骨折易造成骨筋膜室综合征。
>
>   胫骨中下 1/3 骨折易造成骨折延迟愈合或不愈合,因此 2004NO110B 答案欠佳(8 版外科学 P694)。

三、骨折愈合与急救处理

1. 骨折愈合过程

骨折愈合分三个阶段:血肿炎症机化期、原始骨痂形成期、骨痂改造塑形期。

(1)血肿炎症机化期   这一过程约在骨折后 2 周完成。

①血肿形成   骨折导致骨髓腔、骨膜下、周围组织血管破裂出血,在骨折断端及其周围形成血肿。伤后 6～8 小时,骨折断端的血肿凝结成块。

②无菌性炎症反应   严重的损伤和血管断裂使骨端缺血,可致其部分软组织和骨组织坏死,在骨折处引起无菌性炎症反应。

③肉芽组织形成   缺血和坏死的细胞所释放的产物,引起局部毛细血管增生扩张、血浆渗出、水肿和炎性细胞浸润,而使血肿机化形成肉芽组织。

④纤维连接   骨折端坏死的骨细胞、成骨细胞及被吸收的骨基质,均向周围释放内源性生长因子。在炎症期刺激间充质细胞聚集、增生及血管增生,并向成骨细胞转化。骨形态发生蛋白(BMP)具有独特的诱导成骨作用,可诱导未分化的间充质细胞分化形成软骨和骨。肉芽组织内成纤维细胞合成和分泌大量胶原纤维,转化为纤维结缔组织,使骨折端成为纤维连接。

(2)原始骨痂形成期   在成人这一过程约需 12～24 周。

①内骨痂和外骨痂的形成   首先形成内骨痂和外骨痂,骨内、外膜增生,新生血管长入,成骨细胞大量增生,在骨折端内、外形成新骨,即膜内成骨。由骨内、外膜形成的新骨,分别称为内骨痂和外骨痂。

②桥梁骨痂的形成   继之形成桥梁骨痂,填充于骨折断端间和髓腔内的纤维组织逐渐转化为软骨组织,并随着成骨细胞侵入软骨基质,软骨细胞发生变性和凋亡,软骨基质经钙化而成骨,即软骨内成骨,形成环状骨痂和髓腔内骨痂,即连接骨痂。连接骨痂与内、外骨痂相连,形成桥梁骨痂,标志着原始骨痂形成。这些骨痂不断钙化加强,直至临床愈合。X 线片上可见骨折处有梭形骨痂阴影,但骨折线仍隐约可见。骨折愈合过程中,膜内成骨比软骨内成骨快,而膜内成骨又以骨外膜为主。

(3)骨痂改造塑形期   原始骨痂中的新生骨小梁逐渐增粗,排列逐渐规则和致密。骨折端的死骨不断被清除,新生骨形成,完成爬行替代过程,则骨折部位形成骨性连接。骨折处恢复正常骨结构。这一过程一般约需 1～2 年。随着肢体活动和负重,根据 Wolff 定律,骨的机械强度取决于骨的结构,成熟骨板经过成骨细胞和破骨细胞相互作用,在应力轴线上成骨细胞相对活跃,有更多的新骨使之形成坚强的板层骨,而在应力轴线以外,破骨细胞相对活跃,使多余的骨痂逐渐被吸收而清除。髓腔重新沟通,骨折处恢复正常骨结构。

2. 骨折临床愈合标准

①局部无压痛及纵向叩击痛;②局部无异常活动;③X 线平片显示骨折处有连续性骨痂,骨折线模糊。

【例 13】2010NO89A 男性,20 岁,右肱骨干骨折 2 个月,外固定已拆除。提示骨折已愈合的临床表现是

    A. X 线片显示骨折线模糊,有连续骨痂   B. 局部有轻微异常活动

    C. 有纵向叩痛,但无局部压痛   D. 患肢平举 0.5kg 重物可持续 1 分钟

【例14】2008NO90A 下列骨折临床愈合标准中,错误的是

    A. 局部无压痛及纵向叩击痛   B. 局部无反常活动

    C. X线片显示骨折断端塑型良好   D. X线片显示有连续骨痂通过骨折线

3. 骨折的非正常愈合

(1)延迟愈合   骨折经治疗,超过一般愈合所需的时间,骨折断端仍未出现骨折连接,称骨折延迟愈合。X线片显示骨折端骨痂少,轻度脱钙,骨折线仍明显,但无骨硬化表现。

(2)骨折不愈合   骨折经过治疗,超过一般愈合时间(9个月),且经再度延长治疗时间(3个月),仍达不到骨性愈合,称为骨折不愈合。骨折不愈合分为肥大型和萎缩型两种。

①肥大型   X线平片表现为骨折端膨大、硬化,呈象足样,说明曾有骨再生,但由于断端缺乏稳定性,新生骨痂难以跨越骨折线。

②萎缩型   X线平片表现为骨折端无骨痂,断端分离、萎缩,说明骨折端血运差,无骨再生,骨髓腔被致密硬化的骨质所封闭,临床上骨折处有假关节活动。

(3)骨折畸形愈合   即骨折愈合的位置未达到功能复位的要求,存在成角、旋转或重叠畸形。

    A. 骨折经治疗后,已超过一般愈合所需时间,骨折处仍有反常活动

    B. X线片示两骨折端被浓密硬化骨质封闭   C. 两者均有   D. 两者均无

【例15】1998NO137C 骨折不愈合

【例16】1998NO138C 骨折延迟愈合

    A. 腓骨干下1/3   B. 胫骨干下1/3   C. 两者均可   D. 两者均不可

【例17】1996NO135C 疲劳骨折可发生在

【例18】1996NO136C 骨折延迟愈合可发生在

4. 影响骨折愈合的因素

(1)全身因素   包括年龄和健康状况。

①年龄   儿童愈合快于成人。如新生儿股骨骨折2周可达坚固愈合,成人则需3个月左右。

②健康状况   健康状况欠佳,特别是患有慢性消耗性疾病者,骨折愈合时间延长。

(2)局部因素   包括以下五项:

骨折的类型	螺旋形和斜形骨折,骨折断面接触面大,愈合较快 横形骨折断面接触面小,愈合较慢。多发性骨折或一骨多段骨折,愈合较慢
骨折部位的血供	这是影响骨折愈合的 主要因素,血供不良者易发生延迟愈合 ①骨折两断端血液供应良好,则愈合快——多见于干骺端骨折,如胫骨髁骨折 ②骨折段一端血液供应差,则愈合慢——如胫骨中、下1/3骨折 ③骨折段两端血液供应都差,则愈合更慢 ④骨折段完全丧失血液供应——如股骨颈关节囊内骨折易导致股骨头缺血坏死
软组织损伤程度	严重软组织损伤,特别是开放性骨折,会影响骨折的愈合
软组织嵌入	阻碍骨折端的对合和接触,可导致骨折难愈合,甚至不愈合
感染	开放性骨折、局部感染均可严重影响骨折愈合

(3)治疗方法的影响   多次手法复位失败、术中软组织和骨膜剥离过多、碎片摘除过多、骨折固定不牢固、骨牵引不当、过早和不恰当的功能锻炼都可使骨折愈合延迟。

【例19】2009NO88A 胫骨下1/3处骨折,愈合较慢的原因是

    A. 附近的主要血管损伤   B. 附近的周围神经损伤

    C. 远侧骨折段完全丧失血液供应   D. 远侧骨折段血液供应减弱

【例20】1999NO157X 因治疗不当,影响骨折正常愈合过程的因素有

A. 反复多次的手法复位   B. 复位不满意,对线差

C. 固定不确实   D. 过早的和不恰当的功能锻练

5. 骨折的急救

骨折急救的目的是用最简单而有效的方法抢救生命、保护患肢、迅速转运、以便尽快得到妥善处理。

（1）抢救休克   抢救生命为主,首先抗休克治疗。可先检查病人全身情况,如处于休克状态,应注意保温,尽量减少搬动,有条件时应立即输液、输血。合并颅脑损伤处于昏迷状态者,应注意保持呼吸道通畅。

（2）包扎伤口   开放性骨折,伤口出血者应加压包扎止血。大血管出血,加压包扎不能止血时,可采用止血带止血,并记录上止血带的时间。创用无菌敷料包扎,以减少再污染。若骨折端戳出伤口,并已污染,严禁复位,以免污物带到伤口深处,应送至医院经清创后再复位。

（3）妥善固定   固定是骨折急救的重要措施。凡疑有骨折者,均应按骨折处理。闭合性骨折急救时不必脱去患者的衣裤和鞋袜,以免过多搬动患肢,增加疼痛。若患肢肿胀严重,可剪开患肢衣袖和裤脚以减轻压迫。骨折有明显畸形,并有损伤附近重要血管、神经的危险时,可适当牵引患肢,使之变直后再行固定。

骨折固定的目的:①避免骨折端在搬运过程中对重要血管、神经、内脏的损伤;②减少骨折端的活动,减轻病人疼痛;③便于运送。

（4）迅速转运   病人经初步处理,妥善固定后,应尽快转运至附近的医院进行治疗。

【例21】1995NO77A 骨折急救处理中,下列哪项不恰当?

A. 凡有骨折可疑的病人,均按骨折处理   B. 复位已戳出创口外的骨折端

C. 创口包扎、止血   D. 妥善固定患肢   E. 迅速运往医院

四、骨折的治疗

1. 骨折的治疗原则

骨折的治疗有三大原则,即复位、固定和康复治疗。

（1）复位   是将移位的骨折端恢复正常或近乎正常的解剖关系,重建骨的支架作用。它是治疗骨折的首要步骤,也是骨折固定和康复治疗的基础。早期正确的复位,是骨折顺利愈合的必要条件。

（2）固定   即将骨折维持在复位后的位置,使其在良好对位情况下达到牢固愈合,是骨折愈合的关键。

（3）康复治疗   早期合理的功能锻炼和康复治疗,是恢复患肢功能的重要保证。

2. 骨折的复位

（1）解剖复位   骨折端通过复位,恢复了正常的解剖关系,对位和对线完全良好时,称解剖复位。

（2）功能复位   经复位后,两骨折端虽未恢复至正常的解剖关系,但在骨折愈合后对肢体功能无明显影响者,称功能复位。功能复位的标准是:

①骨折部位的旋转移位、分离移位必须完全矫正;

②缩短移位,成人下肢缩短 <1cm;儿童若无骨骺损伤,下肢缩短 <2cm 在生长发育过程中可自行矫正;

③成角移位:与关节活动方向一致者可自行矫正;侧方成角移位、与关节活动方向垂直者必须完全复位;

④长骨干横形骨折,骨折端对位至少1/3 左右;干骺端骨折至少应对位3/4 左右。

（3）复位方法   包括手法复位(闭合复位)和切开复位。

切开复位的指征   ①骨折端之间有肌肉或肌腱等软组织嵌入;②关节内骨折可能影响关节功能者;③手法复位后未达到功能复位的标准,将严重影响患肢功能者;④骨折并发主要血管、神经损伤,修复血管、神经的同时,宜行骨折切开复位;⑤多处骨折,为便于护理和治疗,防止并发症,应行切开复位;⑥不稳定性骨折,如四肢斜形、螺旋形、粉碎性骨折及脊柱骨折合并脊髓损伤者。

切开复位的优点   ①最大优点是可使手法复位不能复位的骨折达到解剖复位;②有效的内固定,可使病人提前下床活动,减少肌萎缩和关节僵硬;③方便护理,减少并发症。

切开复位的缺点   ①切开复位时分离软组织和骨膜,减少了骨折部位的血液供应;②增加局部软组织

损伤的程度,降低局部抵抗力,易于发生感染,导致化脓性骨髓炎;③内固定器材的拔除,大多需再次手术。

3. 骨折的固定

骨折的固定方法有两类,即内固定和外固定。

(1)内固定　主要用于闭合复位(手法复位)或切开复位后,采用金属内固定物,如接骨板、螺丝钉、髓内针或带锁髓内针、加压钢板等,将已复位的骨折予以固定。

(2)外固定　主要用于开放性骨折,有些骨折经切开复位内固定术后,也需加用外固定。常用的外固定有小夹板、石膏绷带、外展支具、持续牵引、骨外固定器等。

4. 骨折的康复治疗

康复治疗是骨折治疗的重要阶段,是防止发生并发症和尽早恢复功能的重要保证。

(1)早期阶段　骨折后 1 ~ 2 周内,此期康复治疗的目的是促进患肢血液循环,消除肿胀,防止肌萎缩。功能锻炼应以患肢肌主动舒缩活动为主。原则上,骨折上、下关节暂不活动。

(2)中期阶段　即骨折 2 周以后,可开始进行骨折上、下关节活动。

(3)晚期阶段　骨折已达临床愈合标准,外固定已拆除。此时是康复治疗的关键时期。

5. 开放性骨折的处理

开放性骨折是指骨折部位皮肤或黏膜破裂,骨折与外界相通。开放性骨折的处理原则是及时正确地处理创口,尽可能地防止感染,力争将开放性骨折转化为闭合性骨折。

(1)清创的时间　原则上,清创越早,感染机会越少,治疗效果越好。一般认为在 伤后6 ~ 8 小时 内清创,创口绝大多数能一期愈合,应尽可能争取在此段时间内进行手术。

(2)清创　清创是将污染的创口,经过清洗、消毒,然后切除创缘、清除异物,切除坏死和失去活力的组织,使之变成清洁的创口。

①清洗　无菌敷料覆盖创口,用无菌刷、肥皂液刷洗患肢 2 ~ 3 次,用无菌生理盐水冲洗。然后用0.1%活力碘冲洗创口或用纱布浸湿 0.1% 活力碘敷于创口,再用生理盐水冲洗,常规消毒铺巾后行清创术。

②切除创缘皮肤　切除创缘皮肤 1 ~ 2mm,皮肤挫伤者,应切除失去活力的皮肤。由浅至深,清除异物,切除污染和失去活力的皮下组织、筋膜、肌肉。对于肌腱、神经和血管,应在尽量切除其污染部分的情况下,保留组织的完整性,以便予以修复。

③关节韧带和关节囊的处理　关节韧带和关节囊严重挫伤者,应予以切除。若仅有污染,则应在彻底切除污染物的情况下,尽量予以保留,对关节的稳定和以后的功能恢复十分重要。

④骨外膜的处理　骨外膜应尽量保留,以保证愈合。若已污染,可仔细将其表面切除。

⑤骨折端的处理　既要彻底清理干净,又要尽量保持骨的完整性,以利于骨折愈合。粉碎性骨折的骨片应仔细加以处理。游离的骨片,无论大小,都应去除,因其无血运,抗生素不能在其内达到有效浓度,易滋生细菌,造成感染。较大的骨片去除后形成的骨缺损应在伤口愈合后的 6 ~ 8 周进行植骨,以降低感染率。与周围组织尚有联系的骨片应予保留,并应复位,有助于骨折愈合。

⑥再次清洗　彻底清创后,用无菌生理盐水再次冲洗创口及周围 2 ~ 3 次。然后用0.1%活力碘浸泡或湿敷创口 3 ~ 5 分钟,再次清洗后应更换手套、敷单、手术器械,继续进行组织修复手术。

(3)骨折固定与组织修复　包括骨折固定、重要软组织修复、创口引流。

(4)闭合创口　对于第一、二度开放性骨折,清创后大多数创口能一期闭合。第三度开放性骨折,在清创后伤口要保持开放,数天后重复清创,通过植皮或皮瓣转移,延迟闭合伤口。

(5)固定　清创过程完成后,根据伤情选择适当的固定方法固定患肢。应使用抗生素预防感染。

　　A. 允许短缩1.8cm　　　B. 允许向内侧成角9°　　C. 两者都允许　　　　　D. 两者都不允许

【例 22】1993NO127C 儿童股骨骨干骨折复位后

【例 23】1993NO128C 成人股骨骨干骨折复位后

【例 24】2010NO180X 下列骨折中,治疗需要达到解剖复位的有

A. 三踝骨折　　　B. 肱骨干骨折　　　C. 肱骨髁间骨折　D. 胫骨平台骨折

【例25】1994N0160X四肢新鲜闭合性骨折切开复位内固定的适应证是(按8版外科学答案为 ABCD)

A. 骨折端间有软组织嵌插,手法复位失败　　B. 关节内骨折,手法复位对位不好

C. 并发主要血管损伤　　　　　　　　　　D. 并发主要神经损伤

【例26】2009N0180X骨折切开复位的适应证有

A. 关节内骨折,手法未能完全复位　　　　B. 闭合骨折,并有大血管损伤

C. 闭合骨折,未达到解剖复位　　　　　　D. 手法复位失败,疑断端有软组织嵌入

6. 开放性关节损伤的处理原则

开放性关节损伤是指皮肤和关节囊破裂,关节腔与外界相通。其处理原则与开放性骨折基本相同,治疗目的是防止关节感染、恢复关节功能。根据损伤程度不同,可分为三度。

(1)第一度　锐器刺破关节囊,创口较小,关节软骨和骨骼无损伤。此类损伤不需要打开关节,以免污染进一步扩散。创口行清创缝合后,可在关节内注入抗生素,适当固定3周。

(2)第二度　软组织损伤较广泛,关节软骨及骨骼部分破坏,创口内有异物,应在局部软组织清创完成后,更换手套、敷单、器械,再扩大关节囊切口,充分暴露关节,用大量生理盐水反复冲洗,彻底清除关节内异物、血肿、小的碎骨片,大的骨片应予复位,并尽量保持关节软骨面的完整,用克氏针或可吸收螺丝钉固定。关节囊和韧带应尽量保留,并予以修复。关节囊的缺损可用筋膜修补。

(3)第三度　软组织毁损,韧带断裂,关节软骨和骨骼严重损伤,创口内有异物,可合并关节脱位及血管、神经损伤等。经彻底清创后敞开创口,无菌敷料湿敷,3~5天后可行延期缝合。也可彻底清创后,大面积软组织缺损可用显微外科技术行组织移植。关节功能无恢复可能者,可一期行关节融合术。

▶ **常考点**　考试重点,应熟练掌握。

参考答案——详细解答见《贺银成2019考研西医临床医学综合能力历年真题精析》

1. ABCDE　2. ABCDE　3. ABCDE　4. ABCDE　5. ABCDE　6. ABCDE　7. ABCDE
8. ABCDE　9. ABCDE　10. ABCDE　11. ABCDE　12. ABCDE　13. ABCDE　14. ABCDE
15. ABCDE　16. ABCDE　17. ABCDE　18. ABCDE　19. ABCDE　20. ABCDE　21. ABCDE
22. ABCDE　23. ABCDE　24. ABCDE　25. ABCDE　26. ABCDE

第33章 骨折与脱位

▶▶ **考纲要求**

①常见四肢骨折与关节脱位的解剖概要、病因、分类、发生机制、临床表现、并发症和治疗原则。②脊柱、脊髓损伤和骨盆、髋臼骨折的病因、分类、发生机制、临床表现、并发症和治疗原则。

▶▶ **复习要点**

一、骨折

1. 几种常见骨折的比较

	主要病因	主要合并伤	临床特点
锁骨骨折	间接暴力	臂丛损伤	青枝骨折用三角巾悬吊3周 有移位者复位后8字固定4周
肱骨外科颈骨折	间接暴力	臂丛神经、腋血管	无移位:三角巾悬吊 外展、内收型:手法复位小夹板固定
肱骨髁上骨折	间接暴力	伸直型:肱动脉、正中神经 屈曲型:无	肘后三角关系正常 复位外固定,探查有无神经、血管损伤
桡骨远端骨折	间接暴力	无	分Colles、Smith、Barton骨折
股骨颈骨折	间接暴力	股骨头坏死	患肢缩短,外旋45~60° Bryant三角底边缩短
转子间骨折	直接/间接暴力	无	患肢缩短,外旋90°
髌骨骨折	直接暴力	髌股关节创伤性关节炎	跪地产生粉碎性骨折
脊柱骨折	间接暴力	脊髓损伤	多由高处坠落导致压缩性骨折
骨盆骨折	直接暴力	腹膜后血肿等	保守治疗为主,勿轻易打开腹膜后血肿

2. 锁骨骨折

（1）**解剖概要** 锁骨呈S形,远端1/3为扁平状凸向背侧,利于肌肉和韧带的附着、牵拉,其最远端与肩峰形成肩锁关节,并有喙锁韧带固定锁骨。而近端1/3为菱形凸向腹侧,通过坚强的韧带组织与胸骨柄形成胸锁关节,并有胸锁乳突肌附着。

（2）**病因和发生机制** 锁骨骨折多发生于儿童及青壮年。

①间接暴力 多见,受伤机制是侧方摔倒,肩部着地,暴力传导至锁骨,发生斜形骨折。也可因手或肘部着地,暴力经肩部传导至锁骨,发生斜形或横形骨折。

②直接暴力 少见,常由胸上方撞击锁骨,导致粉碎性骨折。

（3）**分类** 锁骨骨折分为三型:

	骨折部位	临床特点	发生率
Ⅰ型	中1/3	近折端由于胸锁乳突肌的牵拉,而向上、后移位 远折端由于上肢的重力作用及胸大肌上份肌束的牵拉,而向前、下移位	62%
Ⅱ型	外1/3	常因肩部的重力作用,使远折端向下移位,近折端向上移位	35%
Ⅲ型	内1/3	治疗时需了解有无胸锁关节损伤	3%

（4）**临床表现** 锁骨位于皮下,位置表浅,一旦发生骨折,即出现局部肿胀、瘀斑,肩关节活动使疼痛加重。病人常用健手托住肘部,减少肩部活动引起的骨折端移动而导致的疼痛。头部向患侧偏斜,以减轻因胸锁乳突肌牵拉骨折近端活动而导致疼痛。体检可扪及骨折端,有局限性压痛,有骨摩擦感。

（5）**并发症** 锁骨骨折可合并肺部损伤、血管损伤、臂丛神经损伤。

（6）**诊断** 若体检时有骨摩擦感,易于诊断。对于无移位或儿童的青枝骨折,单靠物理检查有时难以作出正确诊断,此时上胸部的正位 X 线片检查可明确诊断。应注意锁骨骨折可合并神经、血管损伤。

（7）**治疗** 钢板固定时,应将钢板放在锁骨上方,尽量不放在前方。

①三角巾悬吊 3～6 周 适用于儿童的青枝骨折、成人的无移位骨折。

②手法复位 + 8 字绷带外固定 适用于有移位的中段骨折。

③切开复位内固定 指征为:

a. 病人不能忍受 8 字绷带固定的痛苦;b. 复位后再移位,影响外观;

c. 合并神经、血管损伤;d. 开放性骨折;e. 陈旧性骨折不愈合;f. 锁骨外端骨折,合并喙锁韧带撕裂。

3. 肱骨近端骨折

（1）**解剖概要** 肱骨近端包括肱骨大结节、小结节和肱骨外科颈三个重要的解剖部位。肱骨外科颈为肱骨大结节、小结节移行为肱骨干的交界部位,该部位是松质骨和密质骨的交接处,易发生骨折。在解剖颈下 2～3cm,有臂丛神经、腋血管在内侧经过,因此骨折时可合并血管神经损伤。

（2）**病因** 骨折多由间接暴力引起,由于暴力作用的大小、方向、肢体的位置及病人的骨质量不同,故可发生不同类型的骨折。

（3）**分型** 常用的分型方法为 Neer 分型。根据肱骨 4 个解剖部位(即肱骨头、大结节、小结节、肱骨干)及相互之间移位程度(即以移位 >1cm 或成角 >45° 为移位标准)来进行分型,而并不强调骨折线的多少。

①一部分骨折 肱骨近端骨折,无论骨折线数量多少,只要未达到上述移位标准,说明骨折部位尚有一定的软组织附着连接,有一定的稳定性。

②两部分骨折 是指肱骨近端 4 个解剖部位中,仅 1 个部位发生骨折或移位。

③三部分骨折 是指肱骨近端 4 个解剖部位中,有 2 个部位骨折并且移位。

④四部分骨折 是指肱骨近端 4 个解剖部位都发生骨折移位,形成 4 个分离的骨块,极易发生缺血坏死。

（4）**临床表现** 外伤后肩部疼痛,肿胀,瘀斑,上肢活动障碍。

（5）**诊断** X 线拍片可明确诊断。

（6）**治疗**

①非手术治疗 对于 Neer 一型(包括大结节骨折、肱骨外科颈骨折)、轻度移位的二型骨折且病人功能要求不高者,可使用三角巾悬吊 3～4 周,复查 X 线片后,逐步行肩部功能锻炼。

②手术治疗 多数移位的肱骨近端骨折都是二部分以上的骨折,应及时切开复位钢板内固定。

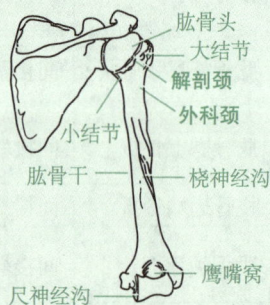

肱骨头
大结节
解剖颈
外科颈
小结节
肱骨干
桡神经沟
尺神经沟
鹰嘴窝

肱骨解剖示意图

4. 肱骨干骨折

（1）**解剖概要** 肱骨外科颈下 1～2cm 至肱骨髁上 2cm 段内的骨折,称为肱骨干骨折。在肱骨干中下 1/3 段后外侧有桡神经沟,因此此处骨折容易损伤桡神经。

（2）**病因** ①可由直接暴力、间接暴力引起。②有时因投掷运动、掰腕引起。

（3）**分类和发生机制** 骨折端的移位取决于外力作用大小、方向、骨折部位、肌肉牵拉方向等。

①骨折在三角肌止点以上 近折端受胸大肌、背阔肌、大圆肌的牵拉,而向内、向前移位;远折端因三角肌、喙肱肌、肱二头肌、肱三头肌的牵拉,而向外、向近端移位。

②骨折在三角肌止点以下 近折端由于三角肌的牵拉,而向前、外移位;远折端因肱二头肌、肱三头肌的牵拉,而向近端移位。

（4）临床表现和诊断

①症状　受伤后，上臂出现疼痛、肿胀、畸形、皮下瘀斑、上肢活动障碍。

②体检　可发现假关节活动，骨擦感，骨传导音减弱或消失。

③桡神经损伤　若合并桡神经损伤，可出现垂腕，各手指掌指关节不能背伸，拇指不能伸，前臂旋后障碍，手背桡侧皮肤感觉障碍。

④X线片　可确诊骨折的类型、移位方向。

（5）治疗

①非手术治疗　肱骨干横形、短斜形骨折可采用手法复位外固定治疗。

②切开复位内固定　手术指征为：手法复位失败，骨折端对位对线不良，估计愈合后影响功能；骨折有分离移位，或骨折端有软组织嵌入；合并神经血管损伤；陈旧骨折不愈合；影响功能的畸形愈合；同一肢体有多发性骨折；8～12小时以内的污染不重的开放性骨折。

5. 肱骨髁上骨折

（1）**解剖概要**　肱骨髁上骨折是指肱骨干与肱骨髁的交界处发生的骨折。肱骨干轴线与肱骨髁轴线之间有30°～50°的前倾角。这是容易发生肱骨髁上骨折的解剖因素。

（2）**并发症**　在肱骨髁内、前方，有肱动脉、正中神经经过。在神经血管束的浅面有坚韧的肱二头肌腱膜，后方为肱骨，一旦发生骨折，神经血管容易受到损伤。在肱骨髁的内侧有尺神经，外侧有桡神经，因此肱骨髁上骨折的侧方移位易损伤这些重要结构。

（3）**好发年龄及临床表现**　肱骨髁上骨折好发于10岁以下的儿童，分伸直型骨折和屈曲型骨折两型。

	伸直型肱骨髁上骨折	屈曲型肱骨髁上骨折
发生率	多见(占85.4%)	少见(占14.6%)
受伤机制	跌倒时手掌着地	跌倒时肘关节后方着地
远折端	向上移位	向前移位
近折端	向前向下移位	向后向下移位
并发症	容易损伤正中、尺、桡神经及肱动脉	不易损伤正中神经、肱动脉
临床表现	受伤后肘部疼痛、肿胀、皮下瘀斑 肘部向后突出并处于半屈位	受伤后肘部疼痛、肿胀、皮下瘀斑
体格检查	局部压痛，有骨擦音，假关节活动 肘前方可扪及骨折断端 肘后三角关系正常	肘上方压痛，后方可扪及骨折端。肘后方软组织较少，折端锐利，可刺破皮肤形成开放骨折

（4）**伸直型肱骨髁上骨折的诊断**　根据手掌着地受伤史，肘部出现疼痛、肿胀、皮下瘀斑，肘部向后突出并处于半屈位，应考虑肱骨髁上骨折。拍摄肘部正侧位片可明确诊断。但应注意有无神经、血管损伤。

（5）**伸直型肱骨髁上骨折的治疗**

①手法复位外固定　受伤时间短，局部肿胀较轻，没有血液循环障碍者，可行手法复位外固定。

②手术治疗　指征：手法复位失败；小的开放性伤口，污染不重；有神经、血管损伤。

③康复治疗　抬高患肢，早期进行手指及腕关节屈伸活动。4～6周后可进行肘关节屈伸活动。在手术切开复位＋内固定的病人，术后2周即可开始肘关节活动。

（6）**骨筋膜室综合征**　伸直型肱骨髁上骨折由于

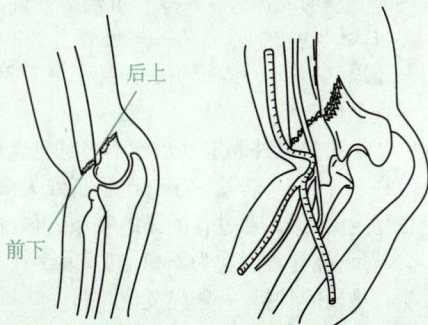

伸直型肱骨髁上骨折
骨折线由前下至后上

伸直型肱骨髁上骨折
易损伤肱动脉和正中神经

近折端向前下移位,极易刺破肱动脉,加上损伤后的组织反应,局部肿胀严重,均会影响远端肢体血液循环,导致前臂骨筋膜室综合征。

①诊断　在伸直型肱骨髁上骨折的诊疗过程中,应严密观察前臂肿胀程度及手的感觉运动功能,若出现高张力肿胀,手指主动活动障碍,被动活动剧烈疼痛(剧烈疼痛是诊断骨筋膜室综合征的主要临床表现),桡动脉搏动扪不清,手指皮温降低,感觉异常,即可确诊。

②治疗　紧急手术,切开前臂掌、背侧深筋膜,充分减压,给予脱水剂、血管扩张剂,可防止前臂缺血性肌挛缩的发生。如果出现5P征(Painlessness 无痛、Pulselessness 脉搏消失、Pallor 皮肤苍白、Paresthesia 感觉异常、Paralysis 肌麻痹),则为时已晚,即便手术减压也难以避免缺血性肌挛缩。

> **注意:**①急性动脉栓塞5P征为Pain(疼痛)、Pallor(苍白)、Pulselessness(无脉)、Paresthesia(感觉异常)、
> 　　　　Paralysis(麻痹)(8版外科学 P505)。
> 　　　　②骨筋膜室综合征5P征为Painlessness、Pallor、Pulselessness、Paresthesia、Paralysis(P654)。

【例1】2005A(执医试题)符合伸直型肱骨髁上骨折特点的描述是
　　A. 肘后三角异常改变　　B. 骨折线由前上斜向后下　C. 骨折线由前下斜向后上
　　D. 不易损伤正中神经　　E. 患肘向前突出呈后伸位

【例2】2013NO88A 儿童肘部外伤后,鉴别肱骨髁上骨折和肘关节脱位最可靠的体征是
　　A. 肿胀明显　　　　　　　　　　　　　　B. 活动明显受限
　　C. 畸形　　　　　　　　　　　　　　　　D. 肘后三角关系改变

> **注意:**①肱骨髁上骨折——未累及肘关节,肘后三点关系不发生改变,肘后三角正常。
> 　　　　②肘关节脱位——累及肘关节,肘后三点关系发生了改变,肘后三角异常。

　　A. 重要动脉损伤　　　B. 重要神经损伤　　　C. 两者均可　　　　D. 两者均不可
【例3】2001NO137C 伸直型肱骨髁上骨折可并发
【例4】2001NO138C 股骨下1/3骨折可并发

6. 前臂双骨折

(1)解剖概要　前臂骨由尺骨及桡骨组成。尺骨近端的鹰嘴窝与肱骨滑车构成肱尺关节。桡骨头与肱骨小头构成肱桡关节。尺桡骨近端相互构成尺桡上关节,桡尺骨下端相互构成下尺桡关节。尺骨下端为尺骨小头,借助三角软骨与腕骨近侧列形成关节。桡骨远端与尺骨小头一起,与近侧列腕骨形成桡腕关节。尺桡骨之间由坚韧的骨间膜相连。

(2)病因及分类　尺、桡骨干骨折可由直接暴力、间接暴力、扭转暴力引起。

(3)临床表现和诊断　伤后前臂疼痛、肿胀、畸形及功能障碍。检查可发现骨摩擦音及假关节活动。骨传导音减弱或消失。X线片可确诊骨折,以及是否合并桡骨头脱位或尺骨小头脱位。

孟氏(Monteggia)骨折——尺骨上1/3骨干骨折合并桡骨头脱位。

盖氏(Galeazzi)骨折——桡骨干下1/3骨折合并尺骨小头脱位。

(4)治疗

①手法复位外固定　治疗不当可发生尺、桡骨交叉愈合,影响旋转功能。

在双骨折中,若其中一骨干骨折线为横形稳定骨折,另一骨干为不稳定的斜形或螺旋形骨折时,应先复位稳定的骨折,通过骨间膜的联系,再复位不稳定的骨折。

若尺、桡骨骨折均为不稳定型,发生在上1/3的骨折,先复位尺骨;发生在下1/3的骨折先复位桡骨;发生在中段的骨折,一般先复位尺骨。

在X线片上发现斜形骨折的斜面呈背向靠拢,应认为远折端有旋转,应先按导致旋转移位的反方向使其纠正,再进行骨折端的复位。

②切开复位内固定　其指征为:手法复位失败;受伤时间较短、伤口污染不重的开放性骨折;合并神

经、血管、肌腱损伤;同侧肢体有多发性损伤;陈旧骨折畸形愈合或不愈合。

7. 桡骨远端骨折

(1)解剖概要　桡骨远端骨折是指距桡骨远端关节面3cm以内的骨折。这个部位是松质骨与密质骨的交界处,容易骨折。桡骨远端关节面呈由背侧向掌侧、由桡侧向尺侧的凹面,分别形成掌倾角(10°~15°)和尺倾角(20°~25°)。桡骨茎突尺侧与尺骨小头桡侧构成尺桡下关节,与尺桡上关节一起,构成前臂旋转活动的解剖学基础。尺桡骨远端共同与近排腕骨形成腕关节。

(2)病因与分类　多为间接暴力引起。桡骨远端骨折分伸直型、屈曲型、关节面骨折伴腕关节脱位。

(3)临床表现与诊断

	伸直型桡骨远端骨折	屈曲型桡骨远端骨折
别称	Colles 骨折	Smith 骨折、反 Colles 骨折
发生率	多见	少见
受伤机制	跌倒时,腕关节背伸,手掌小鱼际着地	跌倒时,腕关节屈曲,手背着地
远折端	向手背侧、桡侧移位	向手掌侧、桡侧移位
近折端	向掌侧移位	向背侧移位
典型畸形	侧面银叉样畸形,正面枪刺样畸形	—
治疗	手法复位＋小夹板或石膏外固定 手术——严重粉碎骨折移位明显、手法复位失败	手法复位＋小夹板或石膏外固定 手术——外固定不能维持复位者

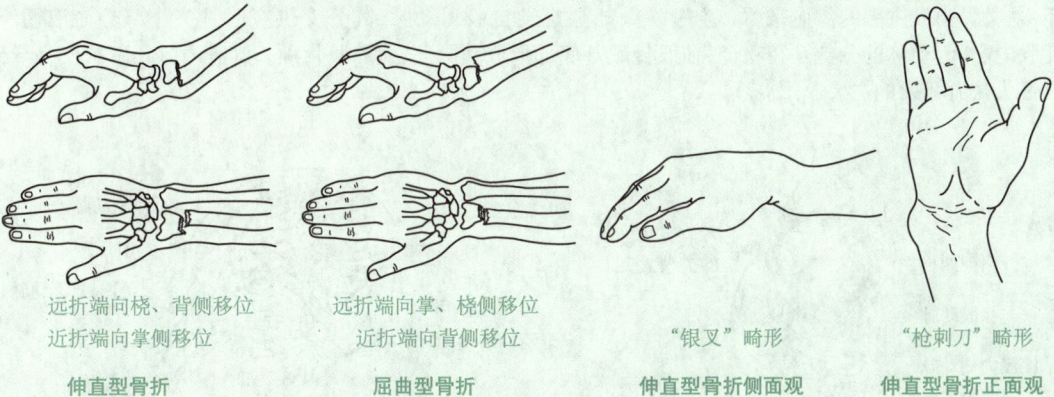

远折端向桡、背侧移位　　　远折端向掌、桡侧移位
近折端向掌侧移位　　　　　近折端向背侧移位　　　　　"银叉"畸形　　　　"枪刺刀"畸形

伸直型骨折　　　　　　屈曲型骨折　　　　　伸直型骨折侧面观　　　伸直型骨折正面观

(4)桡骨远端关节面骨折伴腕关节脱位(Barton 骨折)　是桡骨远端骨折的一种特殊类型。在腕背伸、前臂旋前位跌倒,手掌着地,暴力通过腕骨传导,撞击桡骨关节背侧发生骨折,腕关节也随之而向背侧移位。临床上表现为与 Colles 骨折相似的银叉畸形及相应的体征。当跌倒时,腕关节屈曲、手背着地受伤,可发生与上述相反的桡骨远端掌侧关节面骨折及腕骨向掌侧移位。

(5)治疗

①伸直型桡骨远端骨折　以手法复位外固定为主,部分需要手术治疗。手术指征为:严重粉碎骨折移位明显,桡骨远端关节面破坏;手法复位失败,或复位成功,外固定不能维持复位。

②屈曲型桡骨远端骨折　主要采用手法复位＋夹板或石膏固定。复位后若极不稳定,外固定不能维持复位者,行切开复位＋钢板或钢针内固定。

③Barton 骨折　无论掌侧还是背侧桡骨远端关节面骨折,均应行手法复位＋小夹板或石膏外固定治疗。复位后若很不稳定,可切开复位、钢针内固定。

【例5】2006NO103A 桡骨远端骨折,骨折线经关节面,远端骨折片向背侧移位,该骨折诊断为

A. Colles 骨折　　　　　　B. Smith 骨折　　　　　C. Barton 骨折

D. Monteggia 骨折 　　　　　　　E. Galeazzi 骨折

A. Colles 骨折 　　　　　B. Smith 骨折 　　　　　C. Galeazzi 骨折 　　　　　D. Barton 骨折

【例6】2014NO149B 桡骨远端屈曲型骨折,骨折近端向背侧移位,远端向掌侧、桡侧移位,称为

【例7】2014NO150B 桡骨干下 1/3 骨折合并尺骨小头脱位,称为

8. 股骨颈骨折

(1)股骨颈易发生骨折的原因　股骨头、颈与髋臼共同构成髋关节,是躯干与下肢的重要连接装置及承重结构。股骨颈的长轴线与股骨干纵轴线之间形成颈干角,为 110°～140°,平均为127°。在重力传导时,力线并不沿股骨颈中心线传导,而是沿股骨小转子、股骨颈内缘传导,因此形成骨皮质增厚部分。若颈干角变大,为髋外翻;若颈干角变小,为髋内翻。颈干角改变,可使力的传导发生改变,故容易导致骨折。从矢状面观察,股骨颈的长轴线与股骨干的纵轴线也不在同一平面上,股骨颈有向前的角,称为前倾角。

(2)股骨头、颈的血液供应特点　成人股骨头的血液供应包括:

①小凹动脉　股骨头圆韧带内的小凹动脉,提供股骨头凹部的血液循环。

②股骨干滋养动脉升支　沿股骨颈进入股骨头。经股骨颈骨折时,可损伤该动脉支,导致股骨头缺血坏死。

③旋股内、外侧动脉的分支　是股骨头、颈的重要营养动脉。旋股内侧动脉发自股深动脉,在股骨颈基底部关节囊滑膜反折处,分为骺外侧动脉、干骺端上侧动脉和干骺端下侧动脉进入股骨头。骺外侧动脉供应股骨头 2/3～4/5 区域的血液循环,是股骨头最主要的供血来源。旋股外侧动脉也发自股深动脉,其分支供应股骨头小部分血液循环。旋股内、外侧动脉的分支互相吻合,在股骨颈基底部形成动脉环,营养股骨颈。旋股内侧动脉损伤是导致股骨头缺血坏死的主要原因。

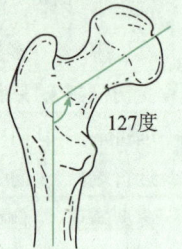

127度

股骨的颈干角

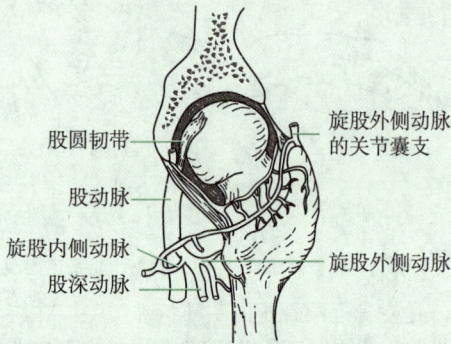

股骨头圆韧带
股动脉
旋股内侧动脉
股深动脉
旋股外侧动脉的关节囊支
旋股外侧动脉

股骨头的血供来源

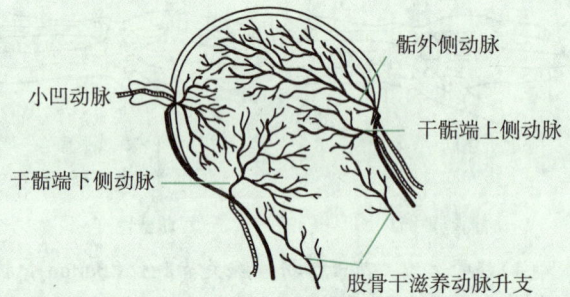

骺外侧动脉
小凹动脉
干骺端上侧动脉
干骺端下侧动脉
股骨干滋养动脉升支

股骨头的血液供应

(3)病因　①股骨颈骨折多发生在中老年人,多数情况下是在走路滑倒时,身体发生扭转倒地,间接暴力传导致股骨颈骨折。②青少年很少发生股骨颈骨折,常需较大暴力才会引起。

(4)分类

①按骨折线部位不同,分为股骨头下骨折、经股骨颈骨折和股骨颈基底骨折三类。

	股骨头下骨折	经股骨颈骨折	股骨颈基底骨折
骨折线位置	位于股骨头下	股骨颈中部,常呈斜形	股骨颈与大小转子间连线处
损伤血管	旋股内、外侧动脉发出的营养支	股骨干发出滋养动脉升支	有旋股内、外侧动脉分支合成的动脉环提供血供
并发症	最易导致股骨头缺血坏死	可导致股骨头缺血坏死、骨折不愈合	骨折容易愈合,无并发症

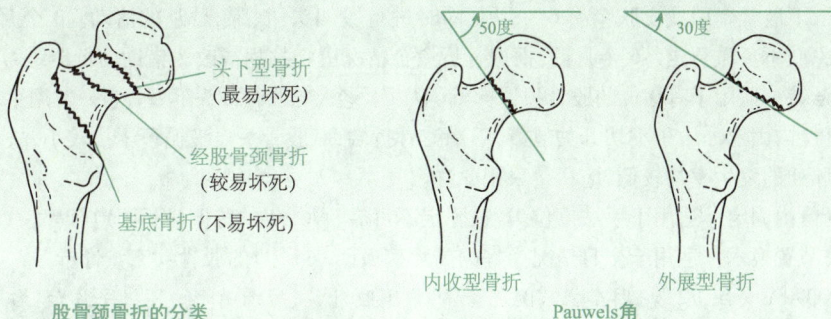

头下型骨折
（最易坏死）

经股骨颈骨折
（较易坏死）

基底骨折（不易坏死）

股骨颈骨折的分类

内收型骨折　　　　外展型骨折

Pauwels角

②按骨折线方向分类　分为内收型和外展型。

内收骨折　Pauwels 角＞50°，为内收骨折。由于骨折面接触较少，容易再移位，故属于不稳定性骨折。

外展骨折　Pauwels 角＜30°，为外展骨折。由于骨折面接触多，不容易再移位，故属于稳定性骨折。

Pauwels 角是指远端骨折线与两侧髂嵴连线的夹角。Pauwels 角与股骨颈骨折的稳定性成反比，Pauwels 角越大，骨折端所遭受的剪切力越大，骨折越不稳定。反之，Pauwels 角越小，骨折越稳定。

记忆：①内收型-大于五十度-不稳定——记忆为：内人打我，不稳定（媳妇打丈夫，家庭离婚率高，不稳定）。

②外展型-小于三十度-稳定——记忆为：家庭稳定后，在外面找小三。

③按移位程度分类　Garden 分型是常用分型，根据股骨近端正位 X 线平片上骨折移位程度分为 4 型。

分型	临床特点	占股骨颈骨折（%）
Ⅰ 型	不完全骨折，骨完整性部分中断	2.7
Ⅱ 型	完全骨折，但不移位	32.8
Ⅲ 型	完全骨折，部分移位，且股骨头与股骨颈有接触	62.8
Ⅳ 型	完全移位的骨折	1.7

　　　A. ≥140°　　　　　　B. ＜140°　　　　　　C. ＞110°　　　　　　D. ≤110°

【例 8】2016NO149B 髋内翻的颈干角范围是

【例 9】2016NO150B 髋外翻的颈干角范围是

【例 10】2011NO88A 下列关于股骨颈骨折的叙述，错误的是

　　A. 老年股骨颈骨折不易发生缺血坏死　　　　B. 头下型骨折易出现缺血坏死

　　C. 基底型骨折不易出现缺血坏死　　　　　　D. 缺血坏死可发生在骨折数年后

注意：①股骨颈骨折后发生缺血性坏死的几率为：股骨头下骨折＞经股骨颈骨折＞股骨颈基底骨折。

②股骨头下骨折主要损伤旋股内、外侧动脉发出的营养支。

（5）症状　伤后感髋部疼痛，下肢活动受限，不能站立和行走。有时伤后并不立即出现活动障碍，仍能行走，但数天后，髋部疼痛加重，甚至完全不能行走。这说明受伤时可能为稳定骨折，以后发展为不稳定骨折。

（6）体检

①患肢外旋畸形，一般为 45°～60°。这是由于骨折远端失去了关节囊及髂股韧带的稳定作用，附着于大转子的臀中、小肌和臀大肌的牵拉和附着于小转子的髂腰肌和内收肌群的牵拉，而发生外旋畸形。

②伤后少有髋部肿胀和瘀斑，可出现局部压痛和轴向叩击痛。

③肢体测量可发现患肢短缩。在平卧位，由髂前上棘向水平画垂线，再由大转子与髂前上棘的垂线画水平线，构成 Bryant 三角。股骨颈骨折时，Bryant 三角底边较健侧缩短。在侧卧位并半屈髋，由髂前上棘与坐骨结节之间画线，为 Nelaton 线，正常情况下，大转子在此线上，若大转子超过此线之上，表明大转子有向上移位。

（7）非手术治疗　适用于年龄过大，全身情况差，合并有严重心、肺、肝、肾等功能障碍不能耐受手术

者。穿防旋鞋,下肢骨牵引或皮肤牵引 6~8 周,同时进行股四头肌、踝、足趾的活动。3 个月后,可逐渐扶双拐下地,患肢不负重行走。6 个月后,根据骨折愈合情况决定拄拐或改为借助助行器练习行走。

(8)**手术治疗** 适用于有移位的股骨颈骨折,65 岁以上老人的股骨颈头下型骨折。常用手术方法有:

①闭合复位内固定 由于不切开关节囊,不暴露骨折端,对股骨头血液循环干扰较小,故术后骨折不愈合、股骨头坏死的发生率均较低,应尽量采用此法。

②切开复位内固定 适用于手法复位失败、固定不可靠、青壮年的陈旧骨折不愈合等。

③人工关节置换术 适用于全身情况尚好的高龄病人(>65 岁)的股骨头下型骨折。

【例 11】2010NO90A 女性,72 岁,因车祸来院。查体:右下肢外旋、短缩畸形。X 线平片示:右股骨颈头下型骨折,部分移位。既往有高血压,服药控制在 130~140/80~90mmHg。最适宜的治疗方法是

A. 右下肢持续牵引,对症治疗　　　　　B. 切开复位内固定

C. 手法复位,石膏固定　　　　　　　　D. 人工关节置换

【例 12】2008NO89A 患者,女,72 岁。股骨颈头下骨折,有移位 1 天。其最佳治疗方法是

A. 胫骨结节骨牵引　　　　　　　　　　B. 闭合复位,穿丁字鞋,卧床休息

C. 闭合复位,空心螺钉固定　　　　　　D. 全髋人工关节置换术

9. 股骨转子间骨折

(1)**解剖概要** 股骨上端上外侧为大转子,下内侧为小转子。在大转子、小转子及转子间均为松质骨。转子间处于股骨干与股骨颈的交界处,是承受剪切应力最大的部位。由于力线分布的特殊性,在股骨颈、干连接的内后方,形成致密的纵形骨板,称为 股骨矩。该纵形骨板稍呈弧形,沿小转子的前外侧垂直向上,上极与股骨颈后侧骨皮质融合,下极与小转子下方的股骨干后内侧骨皮质融合,前缘与股骨上端前内侧骨皮质相连,后缘在股骨上端外后侧相连。股骨矩的存在决定了转子间骨折的稳定性。

(2)**病因** 股骨转子间骨折好发于中老年骨质疏松病人,多由间接暴力引起。

(3)**分型** 参照 Tronzo-Evans 的分类方法,可将转子间骨折分为以下五型:

分型	临床特点	稳定性	占比
Ⅰ 型	顺转子间骨折,骨折无移位	稳定性骨折	11.1%
Ⅱ 型	小转子骨折,轻度移位,可获得稳定的复位	稳定性骨折	17.4%
Ⅲ 型	小转子粉碎性骨折,不能获得稳定的复位	不稳定性骨折	45.1%
Ⅳ 型	Ⅲ型骨折 + 大转子骨折	不稳定性骨折	20.1%
Ⅴ 型	逆转子间骨折,由于内收肌的牵引,存在移位的倾向	不稳定性骨折	6.3%

(4)**临床表现** 受伤后,转子区出现疼痛、肿胀、瘀斑和下肢不能活动。检查发现转子间压痛,下肢外旋畸形明显,可达 90°,有轴向叩击痛。测量可发现下肢短缩。

(5)**诊断** 根据外伤史、临床表现及体检,即可诊断。X 线片可明确骨折类型及移位情况。

(6)**鉴别诊断和治疗** 股骨转子间骨折需与股骨颈骨折鉴别。

	股骨颈骨折	股骨转子间骨折
分类	按骨折线分头下、经股骨颈、基底骨折 按 X 线分内收、外展骨折;按移位程度分 4 型	按 Tronzo-Evans 的分类方法分为Ⅰ、Ⅱ、Ⅲ、Ⅳ、Ⅴ型
临床表现	①外伤史;②髋部疼痛、下肢不能活动 ③局部压痛、轴向叩击痛;④下肢缩短 ⑤患肢外旋 45~60°	①外伤史;②转子区疼痛肿胀瘀斑、下肢不能活动 ③局部压痛、轴向叩击痛;④下肢缩短 ⑤患肢外旋 90°

| 治疗 | ①非手术治疗——年龄过大,全身情况差,合并严重心肺肾肝功能障碍不能耐受手术者
②手术治疗——有移位、内收型骨折、65岁以上头下型骨折、陈旧性骨折不愈合、影响功能的畸形愈合、股骨头缺血坏死、关节面塌陷导致跛行
③手术方法——闭合复位内固定、切开复位内固定、人工关节置换术 | ①非手术治疗——稳定性骨折行胫骨结节或股骨髁上外展位骨牵引;不稳定性骨折行骨牵引+手法复位
②手术治疗——不稳定性骨折、手法复位失败者,行切开复位内固定
③手术方法——Gamma钉、动力髋螺钉、Ender钉 |

注意: ①从上表中可看出:股骨颈骨折患肢外旋45°、转子间骨折患肢外旋90°,是两者的主要区别。

②人工髋关节置换适用于——有移位、不稳定型、年龄>65岁的股骨颈骨折(尤其是头下型骨折)。

③皮牵引适用于——无明显移位、稳定型股骨颈骨折。

【例13】2002NO91A 下列各项中,哪项更有助于鉴别股骨颈骨折与股骨粗隆间骨折?

    A. 髋关节压痛   B. 患肢轻度内收   C. Bryant三角底边短缩

    D. 患肢外旋角度   E. 患肢短缩程度

【例14】2005NO106A 女性,70岁,行走时不慎滑倒,即感右髋部疼痛,2小时后来院,查体:右髋部有皮下淤血、局部压痛,右下肢较左下肢短缩3cm,右下肢外旋80°畸形。最可能的诊断是

    A. 髋关节脱位   B. 股骨转子间骨折   C. 髋臼骨折

    D. 股骨大转子骨折   E. 骨盆骨折

    A. 股骨头下骨折   B. 经股骨颈骨折   C. 股骨颈基底骨折   D. 股骨转子间骨折

【例15】2007NO127B 骨折最不容易愈合的是

【例16】2007NO128B 外旋畸形>90°的可能是

10. 股骨干骨折

(1)解剖概要 股骨干是人体最粗、最长、承受应力最大的管状骨,需遭受强大暴力才能发生骨折,同时也使骨折后的愈合与重塑时间延长。股骨干血运丰富,一旦骨折,不仅营养血管破裂出血,周围肌肉肌支也常被撕破出血,常因失血量大而出现休克的临床表现。

(2)病因 直接暴力和间接暴力均可导致股骨干骨折。

①直接暴力 重物直接打击、车轮辗轧、火器性损伤等直接暴力作用于股骨,容易引起股骨干横形或粉碎性骨折,同时伴有广泛软组织损伤。

②间接暴力 高处坠落、机器扭转伤等间接暴力常导致股骨干斜形或螺旋形骨折,周围软组织损伤较轻。

(3)分类和发生机制 股骨干骨折分为以下三类。

①上1/3骨折 由于髂腰肌、臀中、小肌和外旋肌的牵拉,使近折端向前、外及外旋方向移位;远折端则由于内收肌的牵拉,而向内、后方向移位;由于股四头肌、阔筋膜张肌及内收肌的共同作用而向近端移位。

②中1/3骨折 由于内收肌群的牵拉,使骨折向外成角。

③下1/3骨折 远折端由于腓肠肌的牵拉以及肢体的重力作用而向后方移位;又由于股前、外、内的肌牵拉的合力,使近折端向前上移位,形成短缩畸形。

(4)临床表现和诊断 受伤后出现骨折的专有体征,即可作出临床诊断。X线正侧位片可明确骨折的准确部位、类型和移位情况。股骨干下1/3骨折有可能损伤腘动脉、腘静脉、胫神经和腓总神经。

(5)治疗

非手术治疗 适用于稳定的股骨干骨折,软组织条件差者。

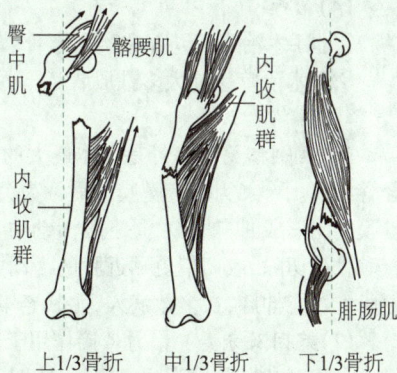

上1/3骨折   中1/3骨折   下1/3骨折

①成人 可采用 Braun 架固定持续牵引,或 Thomas 架平衡持续牵引。

②儿童 多采用手法复位＋小夹板外固定,皮肤牵引维持治疗。较小的成角畸形及 2cm 以内的重叠,随着生长发育,可逐渐代偿,至成人后可不留痕迹。

③3 岁以下儿童 采用垂直悬吊皮肤牵引。

手术治疗 手术指征包括:①非手术治疗失败;②同一肢体或其他部位有多处骨折;③合并神经血管损伤;④老年人的骨折,不宜长期卧床者;⑤陈旧骨折不愈合或有功能障碍的畸形愈合;⑥开放性骨折。

【例 17】2015A(执医试题)股骨干下 1/3 骨折时骨折端移位方向是

 A. 近折端向前上移位,远折端向前方移位   B. 近折端向前上移位,远折端向后方移位

 C. 近折端向后上移位,远折端向前方移位   D. 近折端向后下移位,远折端向内侧移位

 E. 近折端向后下移位,远折端向前方移位

【例 18】2014A(执医试题)对于 3 岁以下儿童股骨干骨折的治疗,正确的叙述是

 A. 应与成人骨折的治疗原则一致   B. 常采用切开复位内固定治疗

 C. 常采用骨牵引治疗   D. 可以接受轻度的旋转移位

 E. 可以接受骨折断端有 2cm 以内的缩短

11. 股骨远端骨折

(1)解剖概要 股骨远端包括股骨髁和股骨髁上,股骨内外髁构成远端关节面。股骨远端的后面有腓肠肌内外侧头的起点。股骨的两髁与相应的胫骨平台形成关节。在外髁的外侧面有外侧副韧带的起点。内髁比外髁大,在远端有内侧副韧带的起点。位于内髁最上方的部分是内收肌结节,是内收肌的止点。

(2)分型和损伤机制 股骨远端骨折分为以下三型:

①股骨髁上骨折 是指发生于股骨髁至股骨干干骺端(即密质骨和松质骨的移行部位)的骨折,大多数病例为高速损伤及由高处坠落所致。远骨折块由于腘绳肌、腓肠肌的牵拉而向后移位,有可能损伤血管和神经。

②股骨髁骨折 可损伤关节面或改变下肢负重力线,多需手术切开复位内固定。

③股骨髁间骨折 累及股骨远端关节面,常称为 T 形或 Y 型骨折。

(3)临床表现和诊断

①临床表现 膝关节、股骨远端部位有肿胀、畸形、压痛,骨折端有异常活动、骨擦感。若大腿张力较高,应监测筋膜室压力,以警惕筋膜室综合征的发生。

②超声检查 当小腿血运差,足背动脉搏动弱,应行 Doppler 超声检查,以明确有无腘动脉损伤。

③X 线检查 应常规拍摄股骨远端正侧位片,以明确诊断。

(4)治疗

①非手术治疗 包括闭合复位、骨牵引、管形石膏固定等,这些方法卧床时间长,并发症多,现已较少应用。

②手术治疗 绝大多数股骨远端骨折均应采用手术治疗。

12. 髌骨骨折

(1)解剖概要 髌骨是人体最大的籽骨。前方有股四头肌腱膜覆盖,并向下延伸形成髌韧带,止于胫骨结节。两侧为髌旁腱膜。后面为关节软骨面,与股骨髁髌面形成髌股关节。髌骨与其周围的韧带、腱膜共同形成伸膝装置,是下肢活动中十分重要的结构。髌骨在膝关节活动中有重要的生物力学功能。若髌骨被切除,髌韧带更贴近膝的活动中心,使伸膝的杠杆力臂缩短,这样,股四头肌需要比正常多 30% 的肌力才能伸膝,在多数病人,尤其老年人不能承受这种力,因此,髌骨骨折后,应尽可能恢复其完整性。

(2)病因及分类 暴力直接作用于髌骨,如跌倒时跪地,髌骨直接撞击地面,发生骨折。由于肌肉的强力牵拉,如跌倒时,为防止倒地,股四头肌猛烈收缩以维持身体平衡,将髌骨撕裂。

直接暴力常致髌骨粉碎骨折;肌牵拉暴力常致髌骨横形骨折。

(3)临床表现及诊断 受伤后膝前肿胀,有时可扪及骨折分离出现的凹陷。

膝关节正侧位 X 线平片可明确骨折的部位、类型及移位程度,是选择治疗方法的重要依据。

（4）治疗

①无移位的髌骨骨折　采用非手术治疗。保持膝关节伸直位,用石膏托或下肢支具固定4～6周。

②移位0.3cm以内的横形骨折　采用非手术治疗。在治疗过程,应注意观察骨折端移位情况。

③移位>0.3cm的分离骨折　应手术治疗,采用切开复位、克氏针钢丝张力带固定或钢丝捆扎固定。

④髌骨上极或下极骨折　若骨折块较大,可采用上述方法治疗。若骨折块太小,可予以切除,用钢丝缝合重建髌韧带,术后膝关节伸直位固定4～6周。

⑤髌骨粉碎骨折　若关节面不平整,应手术治疗,恢复关节面的平滑,复位后用钢丝环绕捆扎固定,术后膝关节伸直位固定4～6周;对严重粉碎骨折,无法恢复髌骨软骨面完整性时,可摘除髌骨,修补韧带。

【例19】2016NO179X 髌骨骨折的治疗原则有

A. 解剖复位,保持关节面平整　　　　　B. 尽可能保留髌骨

C. 稳定固定情况下早期活动　　　　　　D. 屈曲位膝关节固定

A. 压缩性骨折　　　　B. 横骨折　　　　C. 斜形骨折

D. 粉碎性骨折　　　　E. 嵌插骨折

【例20】2000NO115B 高处坠落发生的椎体骨折是

【例21】2000NO116B 突然跪倒髌骨着地发生的髌骨骨折是

13. 胫骨平台骨折

（1）解剖概要　胫骨上段与股骨下端形成膝关节。与股骨下端接触的面为胫骨平台,有两个微凹的凹面,并有内侧或外侧半月板增强凹面,与股骨髁的相对面吻合,增加膝关节的稳定性。胫骨平台是膝的重要负荷结构,一旦发生骨折,使内、外平台受力不均,将产生骨关节炎改变。胫骨平台内外侧分别有内、外侧副韧带附着,当胫骨平台骨折时,常发生韧带及半月板的损伤。

（2）病因　胫骨平台骨折可有间接暴力或直接暴力引起。

①间接暴力　高处坠落伤时,足先着地,再向侧方倒下,力的传导由足沿胫骨向上,坠落的加速度使体重的力向下传导,共同作用于膝部,由于侧方倒地产生的扭转力,导致胫骨内侧或外侧平台塌陷骨折。

②直接暴力　当暴力直接打击膝内侧或外侧时,使膝关节发生外翻或内翻,可导致外侧或内侧平台骨折或韧带损伤。

（3）分型　Schatzker分型是当前应用最广的分型,将胫骨平台骨折分为6型。

分型	名称	临床特点	占比
Ⅰ型	外侧平台劈裂骨折 无关节面塌陷	多发生于年轻人,骨折移位时常有外侧半月板撕裂,或向四周移位或半月板嵌入骨折间隙	15.0%
Ⅱ型	外侧平台劈裂＋关节面压缩骨折	多发生于40岁以上的病人	23.2%
Ⅲ型	外侧平台单纯压缩骨折 压缩部分常位于关节中心部分	因压缩部位、大小、程度及外侧半月板的损伤情况不同,这种损伤可以是稳定或不稳定骨折	14.5%
Ⅳ型	胫骨内侧平台骨折	常合并膝关节脱位、血管损伤	14.5%
Ⅴ型	双侧平台骨折	常合并血管神经损伤	12.0%
Ⅵ型	双侧平台骨折＋胫骨干与干骺端分离	常合并膝部软组织严重损伤、筋膜室综合征、严重神经血管损伤	20.8%

（4）临床表现　①胫骨平台骨折时,病人出现疼痛,膝关节肿胀,下肢不能负重。膝关节主动、被动活动受限,胫骨近端和膝关节局部触痛。②应注意检查有无腘动脉损伤、骨筋膜室综合征。

（5）诊断

①X线正侧位片　可明确骨折的诊断。

②CT检查 可了解骨折块移位、关节面塌陷的形态。

③MRI检查 可清楚显示损伤的半月板、韧带、关节软骨、关节周围软组织等改变,判断病情严重程度。

④血管造影 高能量暴力所造成的胫骨平台骨折和膝关节脱位,可导致血管损伤,应行血管造影检查。

(6)治疗 胫骨平台骨折的治疗以恢复关节面的平整,韧带的完整性及膝关节活动范围为目的。

①Ⅰ型单纯劈裂骨折 若无明显移位,可采用下肢石膏托固定4~6周。若移位明显,应切开复位。

②Ⅱ型伴有平台塌陷的劈裂骨折 应切开复位,恢复关节面平滑,同时植骨,内固定。

③Ⅲ型胫骨髁中央的塌陷骨折 由于不是重要负重区,在1cm以内的塌陷,只需行下肢石膏固定4~6周。若塌陷超过1cm或有膝关节不稳定者,应手术切开复位、植骨、钢板内固定。

④Ⅳ型胫骨内侧平台骨折 无移位者行石膏固定。伴骨折塌陷、合并交叉韧带损伤者,应行切开复位。

⑤Ⅴ型、Ⅵ型骨折 都属于不稳定性骨折,应切开复位,内固定。

14. 胫腓骨干骨折

(1)解剖概要

①胫骨 胫骨是支撑体重的重要骨骼,位于皮下,前方的胫骨嵴是进行骨折手法复位的重要标志。胫骨干横切面呈三棱形,在中、下1/3交界处,变成四边形。在三棱形和四边形交界处是骨折的好发部位。由于整个胫骨均位于皮下,骨折端易刺破皮肤,成为开放性骨折。胫骨上端与下端关节面是相互平行的,若骨折对位对线不良,使关节面失去平行,改变了关节的受力面,易发生创伤性关节炎。

②腓骨 腓骨的上、下端与胫骨构成上、下胫腓联合,为微动关节。腓骨不产生单独运动,但可承受1/6的负重。胫腓骨间有骨间膜连接,在踝关节承受的力除沿胫骨干向上传递外,也经骨间膜由腓骨传导。

③并发症

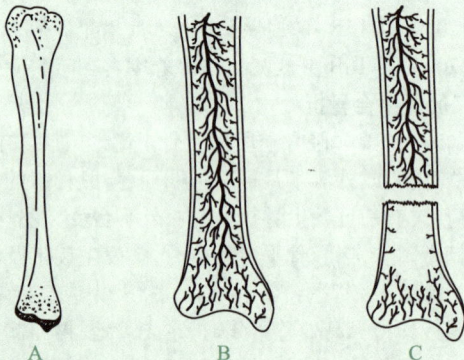

A 许多小血管经胫骨两端的小孔进入骨内,故胫骨两端血运丰富
B 滋养动脉由血管孔自上而下进入骨干,保证中、下1/3血液供应
C 胫骨干中、下1/3骨折后,滋养动脉断裂,远端丧失大部分血供

骨折类型	常见并发症	成因
胫骨上1/3骨折	下肢缺血坏死	此处相对固定的胫后动脉受损,导致下肢严重血液循环障碍
胫骨中1/3骨折	下肢血液循环障碍、缺血坏死,严重者导致骨筋膜室综合征	小腿的肌筋膜与胫骨、腓骨和胫腓骨间膜一起构成四个筋膜室。骨折后因髓腔出血、肌肉损伤出血、或血管损伤出血,均可导致骨筋膜室高压
胫骨下1/3骨折	延迟愈合或不愈合	从胫骨干上、中1/3交界处进入骨内的营养动脉受损 胫骨下1/3几乎无肌肉附着
腓骨颈骨折	腓总神经损伤	在腓骨颈,腓总神经由腘窝后、外侧斜向下外方,经腓骨颈进入腓骨长、短肌及小腿前方肌群

注意:①胫骨中下1/3处易发生骨折的原因——骨形态转变处(三棱形和四边形交界处)。
②胫骨下1/3骨折易发生延迟愈合的原因——骨营养动脉损伤。

(2)病因

①直接暴力 由于胫腓骨表浅,又是负重的主要骨,故易遭受直接暴力损伤,常引起胫腓骨同一平面的横形、短斜形、粉碎性骨折。若合并软组织开放伤,可成为开放性骨折。

②间接暴力 少见,常造成胫腓骨螺旋形、斜形骨折,不在同一平面发生的骨折是胫腓骨遭受间接暴

力损伤的特殊性。

（3）**分型**　分为三种类型：①胫腓骨干双骨折；②单纯胫骨干骨折；③单纯腓骨骨折。临床上以胫腓骨干双骨折最多见，表明所遭受的暴力大，骨和软组织损伤重，并发症多。

（4）**治疗**　治疗目的是矫正成角、旋转畸形，恢复胫骨上、下关节面的平行关系，恢复肢体长度。

①无移位的胫腓骨干骨折　采用小夹板或石膏固定。10～12 周可扶拐部分负重行走。

②有移位的横形或短斜形胫腓骨骨折　采用手法复位 + 小夹板或石膏固定。

③不稳定的胫腓骨干双骨折　采用跟骨结节牵引 + 手法复位 + 小夹板固定。

④单纯胫骨干骨折　由于有完整腓骨的支撑，多无明显移位，可用石膏固定 10～12 周后下地活动。

⑤单纯腓骨干骨折　无需特殊治疗。为减少下地活动时疼痛，可用石膏固定 3～4 周。

【例 22】2009NO88A 胫骨下 1/3 处骨折，愈合较慢的原因是

　　A. 附近的主要血管损伤　　　　　　　　　　B. 附近的周围神经损伤

　　C. 远侧骨折段完全丧失血液供应　　　　　　D. 远侧骨折段血液供应减弱

【例 23】2016NO88A 运动员骤然跨步，由于肌肉突然猛烈收缩，最不可能发生的损伤是

　　A. 髂前上棘撕脱骨折　　B. 髌骨骨折　　　　C. 跟腱撕裂　　　　D. 胫骨干骨折

15. 踝部骨折

（1）**解剖概要**　踝关节由胫骨远端、腓骨远端和距骨体构成。外踝远端较内踝远端低 1cm，偏后 1cm。由内踝、外踝和胫骨下端关节面构成踝穴，容纳距骨体。距骨体前方较宽，后方略窄，使踝关节背屈时，距骨体与踝穴适应性好，踝关节较稳定；在跖屈位时，距骨体与踝穴的间隙增大，因而活动度也增大，使踝关节相对不稳，这是踝关节在跖屈位容易发生损伤的解剖学因素。正常情况下，以足外缘与小腿垂直为中立位 0°，踝关节可背屈 20°～30°、跖屈 45°～50°、内翻 30°、外翻 30°～35°。

（2）**病因**　踝部骨折多由间接暴力引起，大多数是在踝跖屈扭伤时，力传导引起骨折。

（3）**分类**　分为 4 型：Ⅰ型（内翻内收型）、Ⅱ型（分为外翻外展型及内翻外旋型两个亚型）、Ⅲ型（外翻外旋型）、垂直压缩型（Pilon 骨折）。其中Ⅱ型骨折均为三踝骨折。

（4）**临床表现与诊断**

①病史　踝部受伤后，局部肿胀明显，瘀斑，出现内翻或外翻畸形，活动障碍。

②体检　在骨折处扪及局限性压痛。对Ⅲ型骨折，需检查腓骨全长。

③X 线片　踝关节正、侧位 X 线片可明确骨折的部位、类型、移位方向。

（5）**治疗**　先手法复位，失败后则采用切开复位 + 内固定治疗。

16. 脊柱骨折

脊柱骨折十分常见，约占全身骨折的 6.4%，以胸腰段骨折最常见。每块脊椎骨分为椎体和附件两部分。从解剖结构和功能上可将整个脊柱分为前、中、后三柱。中柱和后柱组成椎管，容纳脊髓和马尾神经，该区的损伤可累及神经系统。特别是中柱的损伤，碎骨片和髓核组织可以从前方突入椎管，损伤脊髓，因此对每个脊柱骨折病例都必须了解有无中柱损伤。胸腰段脊柱（T_{10}～L_2）位于胸腰生理弧度的交汇部，是应力集中之处，因此该处骨折十分常见。颈、胸椎骨折可合并脊髓损伤，下腰椎骨折不会导致脊髓损伤，因为脊髓下缘平第 1 腰椎。

（1）**颈椎骨折的分类**　颈椎骨折按照病人受伤时颈椎所处的位置（前屈、直立、后伸）分为 4 种类型。

①屈曲型损伤　是指颈椎在屈曲位时受暴力所致，表现为前柱压缩、后柱牵张损伤。临床上常见的有：压缩型骨折、骨折-脱位（这类病例多有脊髓损伤）。

②垂直压缩型损伤　颈椎处于直立位时受到垂直应力打击所致，无过屈或过伸力量，如高空坠落、高台跳水。

Jefferson 骨折　即寰椎的前、后弓双侧骨折，X 线平片上很难发现骨折线。CT 检查可清晰显示骨折部位、数量和移位情况，而 MRI 检查只能显示脊髓受损情况。

爆裂型骨折　为下颈椎（C_3～C_7）椎体粉碎性骨折，一般多见于 C_5、C_6 椎体，四肢瘫痪发生率高达 80%。

③过伸损伤　包括无骨折-脱位的过伸损伤、枢椎椎弓骨折(缢死者骨折)等。

④齿状突骨折　骨折机制不明。

（2）胸腰椎骨折的分类

①Denis 依据骨折的稳定性将其分为　稳定性骨折和不稳定性骨折。

稳定性骨折　轻度和中度的压缩骨折,脊柱的后柱完整,如单纯横突、棘突、椎板的骨折。

不稳定性骨折　如三柱中有两柱骨折、爆裂骨折、累及前中后三柱的骨折-脱位。

②依据骨折形态分类　分为以下 4 类。

压缩骨折　椎体前方受压缩楔形变。压缩程度以 X 线侧位片上椎体前缘高度占后缘高度的比值计算。Ⅰ度为 1/3,Ⅱ度为 1/2,Ⅲ度为 2/3。

爆裂骨折　椎体呈粉碎骨折,骨折块向四周移位,向后移位可压迫脊髓、神经。

Chance 骨折　经椎体、椎弓、棘突的横向骨折。也可以是前后纵韧带-椎间盘-后柱韧带部分的损伤。

骨折-脱位　脊柱骨折并脱位可能是椎体向前或向后的移位,可伴有关节突关节脱位或骨折。

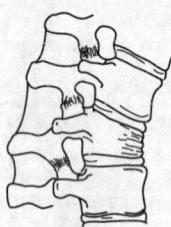 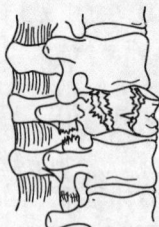 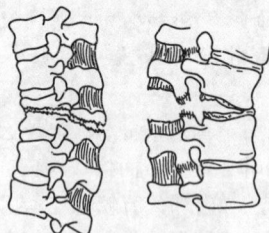 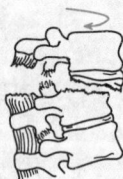

| 压缩骨折 | 爆裂骨折 | Chance骨折 | 骨折–脱位 |

（3）临床表现

①外伤史　有严重外伤史,如交通事故、高空坠落、重物撞击腰背部等。

②症状　局部疼痛;站立及翻身困难;腹膜后血肿刺激腹腔神经节,使肠蠕动减慢,常出现腹痛、腹胀、肠麻痹等症状;如有瘫痪,则表现为四肢或双下肢感觉、运动障碍。

③体征　体格检查时,脊柱和四肢必须充分暴露,但要注意保暖。

体位	观察能否站立行走,是否为强迫体位
压痛	从上至下逐个按压或叩击棘突,如发现位于中线部位的局部肿胀压痛,提示后柱已有损伤
畸形	胸腰段脊柱骨折常可看见或扪及后凸畸形
感觉	检查躯干和四肢的痛觉、触觉、温度觉。应注意检查会阴部感觉
肌力	分为 6 级,即 0~5 级
反射	膝、踝反射,病理反射,肛门反射和球海绵体反射

（4）影像学检查

①X 线摄片　为首选检查方法,但 X 线检查不能显示椎管内受压情况。

②CT　CT 检查可以显示椎体的骨折情况、有无碎骨片突出于椎管内。CT 片不能显示脊髓受损情况。

③MRI 检查　可显示脊髓受损情况。疑有脊髓、神经或椎间盘损伤时,应作 MRI 检查。

④其他　如超声检查腹膜后血肿,电生理检查双下肢神经情况等。

（5）急救搬运方法　正确方法是采用担架、木板或门板,使伤员保持平直状态,以免加重脊髓损伤。

（6）上颈椎(寰椎和枢椎)损伤的治疗

①寰椎前后弓骨折　即 Jefferson 骨折。骨折块向椎孔四周移位,不压迫颈髓,不产生脊髓受压症状。病人仅有颈项痛,治疗以 Halo 架固定 12 周,或行颅骨牵引治疗。

②寰枢椎脱位　寰枢椎无骨折,但因寰枢横韧带、翼状韧带、齿突尖韧带断裂,而致枢椎齿突与寰椎前弓间

发生脱位,此型损伤可压迫颈髓。由于此种脱位属于不稳定型损伤,故需在牵引下复位后行寰枢椎融合术。

③齿状突骨折 对Ⅰ型、Ⅲ型和没有移位的Ⅱ型齿状突骨折,一般采用非手术治疗,用 Halo 架固定。对于Ⅱ型骨折,如移位 >4mm,则愈合率极低,一般主张手术治疗。

④枢椎椎弓骨折 无移位的枢椎椎弓根骨折行牵引或 Halo 架固定12周。若椎体有向前移位,则为枢椎创伤性滑脱,应行颅骨牵引复位、内固定、植骨融合。

(7)下颈椎($C_3 \sim C_7$)损伤的治疗

①压缩性骨折 最常见于 $C_{4\sim5}$ 或 $C_{5\sim6}$ 节段。Ⅰ度压缩骨折可行颈部支具固定 8～12 周,Ⅱ、Ⅲ度的不稳定压缩骨折应行骨折椎体次全切除,内固定植骨融合。

②爆裂骨折 常累及椎管合并脊髓损伤,应行前路手术,骨折椎体次全切除,内固定植骨融合。

③骨折-脱位 若无椎间盘突出,可行颅骨牵引复位,及前路椎间融合,也可行后路切开复位固定术。若合并急性椎间盘突出,在复位前需先行前路椎间盘切除,再行后路切开复位内固定和前路植骨融合。

④颈椎过伸性损伤 若病人有椎管狭窄,可行后路椎管成形术扩大椎管容积。

(8)胸腰椎骨折的治疗

①压缩骨折 非手术治疗适于脊柱前柱压缩 <Ⅰ度,脊柱后凸成角 <30°,治疗主要是卧床、加强腰背肌功能锻炼。若脊柱前柱压缩近Ⅱ度或以上,后凸成角 >30°,则需手术复位固定 + 脊柱融合。

②爆裂骨折 若脊柱后凸成角较小,椎管受累 <30%,神经检查正常,卧床休息 2 个月后,可带支具下地活动。若病人椎管受累 >30%,脊柱后凸明显,或有神经症状,则需行脊柱复位、减压、内固定和植骨融合术。

③Chance 骨折 可用过伸位石膏或支具外固定 3～4 个月。

④骨折-脱位 此类损伤常合并脊髓损伤,需手术治疗。

⑤附件骨折 脊柱横突、棘突、椎板骨折可卧床制动,当疼痛症状缓解后可下地活动。

【例24】1996NO157X 脊柱骨折脱位引起脊髓损伤可发生在

    A. 颈椎   B. 胸椎   C. 下腰椎   D. 骶椎

【例25】2015NO179X 胸腰椎骨折的临床表现包括

    A. 畸形、后凸、生理弧度消失   B. 功能障碍

    C. 异常活动及骨擦音   D. 疼痛及肿胀

【例26】2016NO89A 颈椎压缩骨折合并脱位首选的治疗方法是

    A. 颌枕带牵引   B. 手法复位,石膏固定   C. 颅骨牵引   D. 切开复位

17. 脊髓损伤

脊髓损伤是脊柱骨折的严重并发症,由于椎体的移位或碎骨片突入椎管内,使脊髓或马尾神经产生不同程度的损伤。胸腰段损伤使下肢的感觉与运动产生障碍,称为截瘫;而颈段脊髓损伤后,双上、下肢都出现神经功能障碍,为四肢瘫痪,简称"四瘫"。

硬瘫(痉挛性瘫痪)指支配肢体的上运动神经元损伤后,肢体肌张力增高、腱反射亢进、病理反射阳性。

软瘫(弛缓性瘫痪)指支配肢体的下运动神经元损伤后,肢体肌张力下降、腱反射减弱、病理反射阴性。

(1)病理生理

①脊髓震荡 与脑震荡相似,是最轻微的脊髓损伤。脊髓遭到强烈震荡后而发生超限抑制,脊髓功能处于生理停滞状态。脊髓神经细胞结构正常,无形态学改变。

②不完全性脊髓损伤 伤后 3 小时灰质内出血较少,白质无改变;伤后 6～10 小时,出血灶扩大,神经组织水肿,24～48 小时以后逐渐消退。脊髓挫伤的程度差异很大,预后极不相同。

③完全性脊髓损伤 伤后 3 小时脊髓灰质内多灶性出血,白质尚正常;6 小时灰质内出血增多,白质水肿;12 小时后白质内出现出血灶,神经轴索开始退变,灰质内神经细胞退变坏死;24 小时灰质中心出现坏死,白质中多处轴索退变;48 小时灰质中心软化,白质退变。脊髓完性损伤后,脊髓内的病变呈进行性加重,预后恶劣。

（2）临床表现

①脊髓震荡　伤后立即出现弛缓性瘫痪，损伤平面以下感觉、运动、反射完全消失或大部分消失。一般经历数小时至数天，感觉和运动开始恢复，不留任何神经系统后遗症。

②不完全性脊髓损伤　损伤平面以下保留某些感觉和运动功能，为不完全性脊髓损伤，包括四种类型：

前脊髓综合征	颈髓前方受压严重，可引起脊髓前中央动脉闭塞，出现损伤平面以下四肢瘫痪（下肢瘫痪重于上肢），但下肢和会阴部位置觉、深感觉存在，有时保留有浅感觉
后脊髓综合征	损伤平面以下深感觉障碍，但运动功能和痛温觉、触觉仍存在
脊髓中央管周围综合征	多见于颈椎过伸性损伤，表现为损伤平面以下四肢瘫，上肢重于下肢，没有感觉分离
脊髓半切征	Brown-Sequard 征。损伤平面以下同侧肢体运动及深感觉消失，对侧肢体痛温觉消失

③完全性脊髓损伤

脊髓休克期　脊髓实质完全性横贯性损害，表现为损伤平面以下的最低位骶段感觉、运动功能完全丧失，包括肛门周围的感觉、肛门括约肌的收缩功能丧失，称为脊髓休克期。

痉挛性瘫痪　2~4 周后演变成痉挛性瘫痪，表现为肌张力增高，腱反射亢进，并出现病理性锥体束征。

瘫痪类型　胸髓损伤表现为截瘫；颈髓损伤表现为四肢瘫：上颈椎损伤的四肢瘫均为痉挛性瘫痪，下颈椎损伤的四肢瘫由于脊髓膨大部位和神经根的毁损，上肢表现为弛缓性瘫痪，下肢仍为痉挛性瘫痪。

④脊髓圆锥损伤　正常人脊髓终止于 L_1 下缘，故 T_{12} 和 L_1 骨折可发生脊髓圆锥损伤，表现为会阴部（鞍区）皮肤感觉障碍，括约肌功能丧失（大小便不能控制），性功能障碍，双下肢感觉和运动正常。

⑤马尾神经损伤　马尾神经起自第 2 腰椎的骶脊髓，一般终止于第 1 骶椎下缘。损伤后表现为损伤平面以下弛缓性瘫痪、运动及感觉障碍、括约肌功能丧失，肌张力降低，腱反射消失，没有病理性锥体束征。

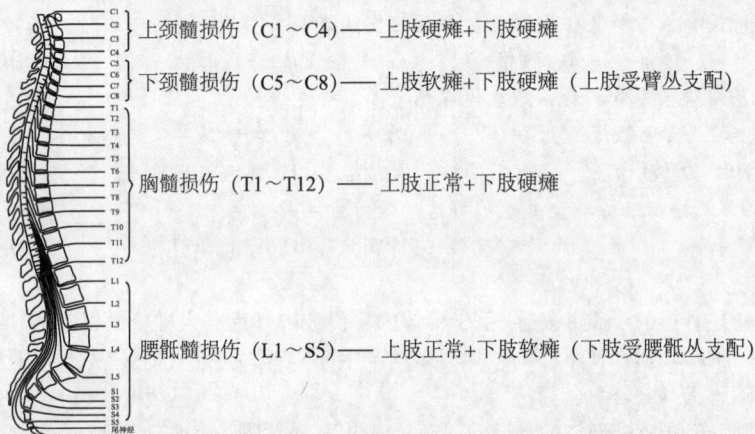

上颈髓损伤（C1~C4）——上肢硬瘫+下肢硬瘫
下颈髓损伤（C5~C8）——上肢软瘫+下肢硬瘫（上肢受臂丛支配）
胸髓损伤（T1~T12）——上肢正常+下肢硬瘫
腰骶髓损伤（L1~S5）——上肢正常+下肢软瘫（下肢受腰骶丛支配）

脊髓损伤时四肢的表现（颈膨大位于C4~T1，腰骶膨大位于L1~S3）

	主要表现	具体临床表现
颈髓损伤	四肢瘫	C_{1-4} 损伤——膈肌和腹肌的呼吸肌全部瘫痪，病人极度呼吸困难，紫绀，死亡 C_{5-8} 损伤——膈肌运动存在，胸式呼吸消失，腹式呼吸变浅，肩以下四肢瘫 上颈椎损伤的四肢瘫均为硬瘫，下颈椎损伤表现为上肢软瘫，下肢硬瘫（如图）
胸髓损伤	截瘫	损伤平面以下感觉、运动、大小便功能丧失 浅反射消失——腹壁反射、提睾反射不能引出 深反射亢进——膝腱和跟腱反射亢进，下肢肌张力增高，髌阵挛，病理征阳性
腰髓损伤	感觉障碍瘫痪	$L_1 \sim S_1$ 损伤——下背和腹股沟以下感觉障碍 L_1 以上横贯伤——下肢硬瘫；　　　　L_2 以下损伤——下肢软瘫

脊髓圆锥损伤	鞍区障碍	下肢——感觉、运动正常 会阴部——马鞍状感觉障碍,肛门反射及球海绵体反射消失 大小便——逼尿肌麻痹,无张力膀胱,充盈性尿失禁,大小便失去控制
马尾综合征	L_1以下	L_1以下为马尾,损伤后表现为感觉、运动障碍,膀胱、直肠功能障碍

　　A. 四肢硬瘫　　　　　　　　B. 四肢软瘫　　　　　　C. 上肢软瘫,下肢硬瘫

　　D. 上肢完好,下肢软瘫　　　E. 上肢完好,下肢硬瘫

【例27】2006NO127B 脊柱胸$_2$水平损伤可引起

【例28】2006NO128B 脊柱腰$_3$水平损伤可引起

　　(3)辅助检查

　　①X 线平片和 CT 检查　为脊髓损伤最常规的影像学检查手段,可发现损伤部位的脊柱骨折或脱位。经间盘和韧带结构的损伤,X 线平片、CT 检查可能不能发现明显异常,称为无放射线检查异常的脊髓损伤,多见于颈椎外伤。

　　②MRI 检查　为首选检查方法,可观察到脊髓损害变化。MRI 不仅可了解脊髓受压程度,还可观察脊髓信号强度、脊髓信号改变的范围、脊髓萎缩情况。

　　③电生理检查　体感诱发电位检查(SEP)、运动诱发电位检查(MEP)可了解脊髓的功能状态。

　　(4)并发症

　　①呼吸衰竭与呼吸道感染　这是颈髓损伤的严重并发症。人体有胸式呼吸和腹式呼吸两组肌肉。胸式呼吸由肋间神经支配的肋间肌管理,而腹式呼吸则来自膈肌的收缩。膈神经由颈$_{3~5}$组成,颈$_4$是主要成分。颈髓损伤后,肋间肌完全麻痹,因此伤者能否生存,很大程度上取决于腹式呼吸是否幸存。颈$_{1~2}$损伤,伤者往往死于现场;颈$_{3~4}$损伤,由于影响到膈神经的中枢,也常早期因呼吸衰竭而死亡;即使是颈$_{4~5}$以下的损伤,也会因伤后脊髓水肿的蔓延,波及中枢而产生呼吸功能障碍,只有下颈髓损伤才能保住腹式呼吸而生存。

　　由于呼吸肌力量不足,呼吸非常费力,呼吸道分泌物不易排出,久卧者又易发生坠积性肺炎,伤者一般在 1 周内便发生呼吸道感染而死亡。为此,应适时作气管切开,进行呼吸机辅助呼吸。

　　气管切开指征:a. 上颈椎损伤;b. 出现呼吸衰竭者;c. 呼吸道感染痰液不易咳出者;d. 已有窒息者。

　　②泌尿生殖道感染和结石　由于括约肌功能丧失,伤员因尿潴留而需长期留置导尿管,因此容易发生泌尿道的感染与结石,男性病人还会发生副睾丸炎(应为附睾炎)。

　　③压疮　截瘫病人长期卧床,皮肤知觉丧失,骨隆突部位的皮肤长时间受压于床褥与骨隆突之间而发生神经营养性改变,皮肤出现坏死,称为压疮。压疮最常发生的部位为骶部、股骨大转子、髂嵴、足跟等处。

　　④体温失调　颈髓损伤后,自主神经功能紊乱,受伤平面以下皮肤不能出汗,对气温的变化丧失了调节和适应能力,故易发生高热。

【例29】2009NO179X 高位截瘫的并发症有

　　A. 褥疮　　　　　　　　　　　　　　B. 排尿障碍及泌尿系感染

　　C. 高热　　　　　　　　　　　　　　D. 呼吸衰竭和肺部感染

　　(5)非手术治疗　伤后 6 小时内是关键时期,24 小时内为急性期,应尽早治疗。

　　①药物治疗　采用甲泼尼龙冲击疗法,适用于伤后 8 小时以内者。

　　②高压氧治疗　一般伤后 4 ~ 6 小时内应用,效果良好。

　　(6)手术治疗　可解除对脊髓的压迫和恢复脊柱的稳定性,目前还无法使损伤的脊髓恢复功能。

　　手术指征:①脊柱骨折-脱位有关节交锁者;②脊柱骨折复位不满意,或仍有脊柱不稳定因素存在者;③影像学显示有碎骨片突入椎管内压迫脊髓者;④截瘫平面不断上升,提示椎管内有活动性出血者。

　　(118 ~ 120 题共用题干)男性,29 岁。从 3 楼跌落,臀部着地,双下肢完全不能活动,双侧腹股沟

平面以下感觉丧失,尿潴留。

【例30】2014NO118A 患者最可能的诊断是

    A. 第4胸椎骨折   B. 第5腰椎骨折   C. 第10胸椎骨折   D. 骨盆骨折

【例31】2014NO119A 不必立即采取的检查项目是

    A. MRI检查   B. 心电图及血气分析检查 C. 下肢肌电图检查   D. X线检查

【例32】2014NO120A 应采取的最佳治疗措施是

    A. 高压氧治疗   B. 给予维生素B及激素等药物治疗

    C. 减压、内固定手术治疗   D. 牵引外固定,平卧硬板床

注意:①双侧腹股沟平面以下感觉丧失,提示脊髓损伤平面在T_{12}。②胸段脊髓的神经根离开脊髓出椎间孔,自上而下,由横行变为斜行至下胸椎,同序数脊髓节段约比同序数脊椎高2~3节。

(103~105题共用题干)男性,29岁。高处坠落2小时,主诉胸背部疼痛,双下肢不能活动。

【例33】2018NO103A 根据患者情况,首先考虑的是

    A. 脊柱损伤合并骨盆骨折   B. 脊柱损伤合并脊髓损伤

    C. 脊柱损伤合并双下肢骨折   D. 胸部损伤合并骨盆骨折

【例34】2018NO104A 对诊断最有价值的检查是

    A. 脊髓造影   B. MRI检查

    C. X线检查   D. 脑脊液穿刺检查

【例35】2018NO105A 现场对该患者的正确搬运方法是

    A. 一人用一手抱颈,另一手抱脚放于担架上

    B. 一人抬头,另一人抬足放于木板上

    C. 两人架其上肢拉到担架上

    D. 两人将躯干保持平直状态成一体平移至木板上

18. 骨盆骨折

(1)分类 主要根据骨盆骨折的部位、骨折的稳定性、损伤暴力的方向而进行分类。

①按骨折部位分类 分为以下4种类型。

骨盆边缘撕脱性骨折	是肌肉猛烈收缩而造成骨盆边缘肌附着点撕脱性骨折,骨盆环不受影响,多见于青少年运动损伤 常见的有:髂前上棘撕脱骨折、髂前下棘撕脱骨折、坐骨结节撕脱骨折
髂骨翼骨折	多为侧方挤压暴力所致,移位不明显,可为粉碎性,不影响骨盆环
骶尾骨骨折	骶骨骨折——Ⅰ区在骶骨翼部,Ⅱ区在骶孔处,Ⅲ区为正中骶管区 尾骨骨折——多由跌倒坐地所致,常伴骶骨末端骨折,一般移位不明显
骨盆环骨折	多为双处骨折,包括:①双侧耻骨上、下支骨折;②一侧耻骨上、下支骨折合并耻骨联合分离 ③耻骨上、下支骨折合并骶髂关节脱位;④耻骨上、下支骨折合并髂骨骨折 ⑤髂骨骨折合并骶髂关节脱位;⑥耻骨联合分离合并骶髂关节脱位

②按骨盆环的稳定性分类 Tile分型基于骨盆稳定性,将其分为3型。

A型 稳定型(后弓完整)。包括A_1撕脱损伤;A_2稳定的髂骨翼或前弓骨折;A_3骶尾骨横形骨折。

B型 部分稳定型(旋转不稳定,但垂直稳定;后弓不完全性损伤)。包括B_1开书样损伤(外旋);B_2侧方压缩损伤(内旋);B_{2-1}同侧前或后损伤;B_{2-2}对侧(桶柄状)损伤;B_3双侧损伤。

C型 旋转、垂直均不稳定(后弓完全损伤)。包括C_1单侧损伤;C_{1-1}髂骨骨折;C_{1-2}骶髂关节骨折-脱位;C_{1-3}骶骨骨折;C_2双侧损伤,一侧为B型,一侧为C型;C_3双侧C型损伤。

③按暴力的方向分类 分为4型,即侧方挤压损伤、前后挤压损伤、垂直剪力损伤、混合暴力损伤。

(2)临床表现和诊断 骨盆分离试验及挤压试验阳性,两侧肢体长度不对称,会阴部瘀斑是耻骨及

坐骨骨折的特有体征。X 线检查可了解骨折类型及骨折块移位情况。CT 检查可了解骶髂关节情况。

（3）并发症

①腹膜后血肿　骨盆各骨主要为松质骨，邻近有许多动脉、静脉丛，故骨盆骨折可引起广泛出血。

②盆腔内脏器损伤　包括膀胱、后尿道、直肠损伤。耻骨支骨折移位容易并发尿道损伤。

③神经损伤　主要是腰骶神经丛和坐骨神经损伤。腰骶神经丛损伤多为节前性撕脱。骶骨Ⅱ、Ⅲ区的骨折常导致骶$_{1\sim2}$损伤。骶神经损伤会导致括约肌功能障碍。

④脂肪栓塞与静脉栓塞　盆腔内静脉丛破裂可引起脂肪栓塞，发生率可达 35% ~ 50%。

（4）治疗　根据全身情况决定治疗步骤，应优先处理危及生命的急症。骨盆骨折本身的处理原则如下：

①骨盆边缘性骨折　无移位者不必特殊处理，可卧床休息 3 ~ 4 周。

②骶尾骨骨折　都采用非手术治疗，以卧床休息为主，骶部垫气圈或软垫。

③骨盆环单处骨折　由于无明显移位，只需卧床休息。

④单纯性耻骨联合分离　可采用骨盆兜悬吊固定。也可手术治疗，在耻骨弓上缘用钢板螺钉作内固定。

⑤骨盆环双处骨折伴骨盆环断裂　手术复位 + 内固定，再外加固定支架。

> 注意：①脊髓位于椎管内，下端平 L$_1$ 下缘，故骨盆骨折不会造成脊髓损伤。
> ②坐骨神经由 L$_{4\sim5}$ 和 S$_{1\sim3}$ 组成，因此骨盆骨折可造成坐骨神经损伤。
> ③骨盆骨折时，耻骨联合分离和耻骨支移位常导致尿道、膀胱损伤。
> ④骨盆骨折时，耻骨下支和坐骨支骨折可刺破直肠（直肠损伤）。

【例36】2015N090A 骨盆骨折早期最危险的并发症是

　　A. 膀胱、尿道破裂　　　　B. 坐骨神经损伤　　　　C. 直肠损伤　　　　D. 出血性休克

19. 髋臼骨折

（1）**解剖概述**　髋臼位于髋骨中下部的半球形深凹，向前、下、外倾斜。由髋骨的前柱（髂耻柱）、前壁和后柱（髂坐柱）、后壁组成。前柱由髂嵴前部斜向内下至前方达耻骨联合，后柱由坐骨大切迹角的平面到坐骨结节，主要构成髋臼的顶部。髋臼骨折的治疗应尽可能恢复其前后柱的解剖关系。

（2）**病因和发生机制**　髋臼骨折是由强大暴力作用于股骨头和髋臼之间造成的。常见受伤方式为：①屈膝位暴力作用于膝关节前方经股骨头传递至髋臼；②暴力经足、膝、股骨头传递到髋臼；③侧方暴力经股骨大转子传递；④经骨盆后方的暴力，不仅产生骨盆骨折，也可累及髋臼。

（3）**分型**　主要根据解剖结构的改变，分为 10 个类型。

①单一骨折　包括后壁骨折、后柱骨折、前壁骨折、前柱骨折、横断骨折 5 类。

②复合骨折　包括 T 形骨折、后柱伴后壁骨折、横断伴后壁骨折、前柱伴后半横形骨折、双柱骨折 5 类。

（4）**治疗**　髋关节是全身负荷最大的关节，因此有移位的髋臼骨折原则上应手术治疗。

①非手术治疗　主要是卧床和牵引，适用于：无移位或移位 <3mm；严重骨质疏松者；局部或其他部位有感染者；有手术禁忌证，如其他系统疾病，不能耐受手术者；闭合复位且较稳定的髋臼骨折。

②手术治疗　髋关节不稳定及移位 >3mm 者，应手术治疗。最佳手术时机为伤后 4 ~ 7 天。

二、关节脱位

1. 概述

关节面失去正常的对合关系，称关节脱位。其分类为：

（1）**按导致关节脱位的原因分**　分为创伤性、先天性、病理性和习惯性脱位。

（2）**按脱位发生的时间分**　分为新鲜脱位（<3 周）和陈旧性脱位（>3 周）。

（3）**按关节腔是否与外界相通分**　分为闭合性脱位和开放性脱位。

2. 肩锁关节脱位

（1）**解剖概要**　肩锁关节由肩峰的锁骨关节面与锁骨外端的肩峰关节面构成关节,部分关节内存在纤维软骨盘。关节面多呈垂直方向,关节囊薄弱,由周围的韧带维持其稳定性。维系肩锁关节的主要韧带是肩锁韧带、喙锁韧带。

（2）**病因**　肩锁关节脱位十分常见,多见于青年。

①直接暴力　多见。肩峰受到打击时,肩峰及肩胛骨猛然向下,使关节囊及周围韧带断裂而发生脱位。

②间接暴力　少见。当跌倒时,肩部着地,力传导至肩锁关节而发生关节脱位。

（3）**临床表现和诊断**　根据损伤程度,可将肩锁关节脱位分为三型。

分型	临床表现	X线平片
Ⅰ型	肩部有打击或跌倒受伤史,肩锁关节处疼痛、肿胀、局部压痛明显	未发现明显移位
Ⅱ型	除有Ⅰ型的临床表现外,用手按压锁骨外端有弹性感	锁骨外端向上撬起,为半脱位
Ⅲ型	除有Ⅰ型的临床表现外,肩外上方肿胀严重,与对侧比较有时可发现患侧明显高起,按压时弹性感更加明显,肩活动受限	锁骨外端完全离开肩峰的相对关节面,为完全性脱位

（4）**治疗**

Ⅰ型　可用三角巾悬吊患肢2～3周后,开始肩关节活动。

Ⅱ型　治疗宜采用手法复位＋垫外固定。

Ⅲ型　Ⅲ型病人,尤其肩锁关节移位＞2cm者,可选择手术治疗。

3. 肩关节脱位

（1）**解剖概要**　参与肩关节运动的关节包括肱盂关节、肩锁关节、胸锁关节及肩胸(肩胛骨与胸壁形成)关节,但以肱盂关节的活动最为重要。习惯上,将肱盂关节脱位称为肩关节脱位。

肱盂关节由肱骨头和肩胛盂构成。肩胛盂关节面小而浅,面积仅占肱骨头面积的1/3～1/4。关节囊和韧带松弛薄弱,故有利于肩关节活动,但缺乏稳定性。肩盂关节面朝向前下外,前侧关节囊更为薄弱,故肱盂关节以前脱位最为常见,占所有肩关节脱位的95%以上。肩关节前脱位的三种类型如下:

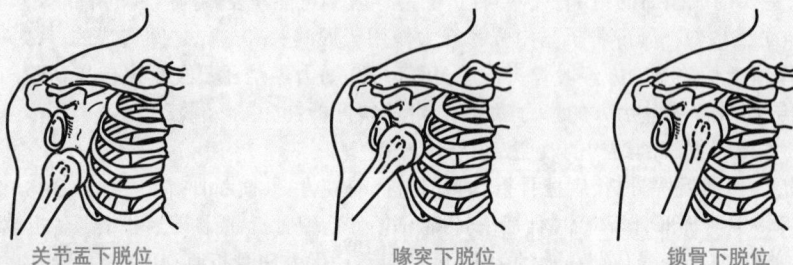

关节盂下脱位　　　　　　喙突下脱位　　　　　　锁骨下脱位

（2）**病因**　创伤是肩关节脱位的主要原因,多为间接暴力所致。直接暴力也可导致肩关节脱位。

（3）**分类**　根据肱骨头脱位的方向,可分为前脱位、后脱位、上脱位、下脱位四型,以前脱位最多见。前脱位时,肱骨头可能位于锁骨下、喙突下、肩前方、关节盂下。

（4）**临床表现和诊断**

①外伤史　上肢外展外旋或后伸着地受伤史。

②症状　肩部疼痛、肿胀、肩关节活动障碍。

③特殊姿势　患者以健手托住患侧前臂、头向患侧倾斜。

④体格检查　方肩畸形,肩胛盂处有空虚感,上肢弹性固定,Dugas征阳性。严重创伤时,肩关节脱位可合并神经血管损伤,应注意检查患侧上肢的感觉和运动功能。Dugas征阳性是指将患侧肘部紧贴胸壁时,手掌搭不到健侧肩部,或手掌搭在健侧肩部时,肘部无法贴近胸壁。

⑤X线检查　可明确肩关节脱位的类型、移位方向及有无撕脱骨折。

⑥CT 检查　对怀疑肱骨头骨折者,可行 CT 扫描。

(5)治疗

①手法复位　无论肩关节脱位的类型及肱骨头所处的位置,均应首先手法复位 + 外固定治疗。手法复位以 Hippocrates 法(足蹬法)最常用。

②固定方法　①单纯性肩关节脱位复位后可用三角巾悬吊上肢,肘关节屈曲 90°,腋窝处垫棉垫固定 3 周。②若合并大结节骨折,应延长 1 ~ 2 周。③部分病例关节囊破损明显,术后摄片会有肩关节半脱位,宜采用搭肩位胸肱绷带固定,以纠正肩关节半脱位。

③康复治疗　固定期间须活动腕部与手指,解除固定后,鼓励病人主动锻炼肩关节向各个方向活动。

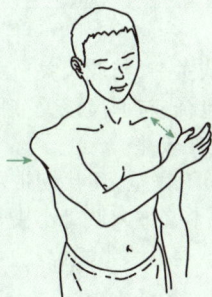

Dugas征阳性及方肩畸形
肩关节脱位的典型畸形

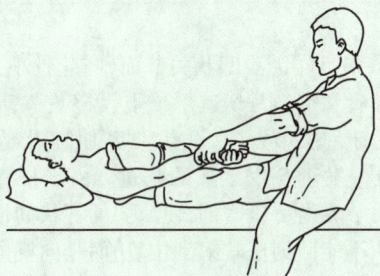

Hippocrates法　　Stimson法
肩关节脱位的复位方法

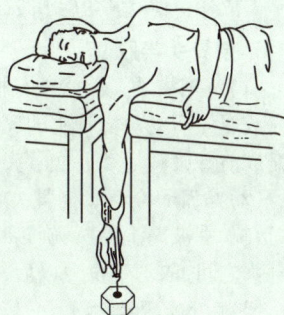

【例 37】2000NO160X 关于肩关节前脱位的治疗,下列哪些不正确?

    A. 应首选手法复位,一般可在局麻下进行

    B. 常采用 Bigelow 法复位

    C. 复位成功,Dugas 征由阳性转为阴性

    D. 复位后次日,应立即活动肩关节,以防粘连形成肩周炎

4. 肘关节脱位

(1)解剖概要　肘关节由肱骨下端、尺骨鹰嘴窝、桡骨头及其关节囊、内外侧副韧带构成。主要完成屈伸活动及很小的尺偏、桡偏活动。在肩、肘、髋、膝四大关节中发生脱位的几率列第二位。

(2)病因和分类　外伤是导致肘关节脱位的主要原因。

①后脱位　多见。当肘关节处于半伸直位时跌倒,手掌着地,暴力沿尺、桡骨向近端传导,尺骨鹰嘴处产生杠杆作用,前方关节囊撕裂,使尺、桡骨向肱骨后方脱出,发生肘关节后脱位。

②侧方脱位　当肘关节处于内翻或外翻位时遭受暴力,可发生尺侧或桡侧侧方脱位。

③前脱位　当肘关节处于屈曲位时,肘后方遭受暴力可使尺、桡骨向肱骨前方移位,发生肘关节前脱位。

(3)临床表现和诊断　上肢外伤后,肘部疼痛、肿胀、活动障碍。检查发现肘后突畸形,前臂处于半屈位,并有弹性固定,肘后出现空虚感,可扪到凹陷;肘后三角关系发生改变。X 线片可明确诊断。

(4)治疗　①多采用手法复位 + 外固定。复位成功的标志为肘关节恢复正常活动,肘后三点关系恢复正常。②肘关节在功能锻炼时,若屈曲位超过 30°有明显肘关节不稳或脱位趋势时,应手术重建肘关节韧带。

注意:①肱骨髁上骨折肘后三点关系正常,肘关节脱位肘后三点关系破坏。

    ②肩关节脱位最为常见,约占全身关节脱位的 50% 。次常见的关节脱位为肘关节脱位。

    ③肩关节脱位以前脱位最常见,髋关节、肘关节脱位以后脱位最常见。

(5)肩关节脱位和肘关节脱位的鉴别

	肩关节脱位	肘关节脱位
分类	分前脱位、后脱位、上脱位、下脱位 4 型 以前脱位最常见	分前脱位、后脱位、尺侧或桡侧侧方脱位 以后脱位最常见
临床特点	外伤史（上肢外展外旋或后伸着地） 患处疼痛、肿胀、不敢活动肩关节 方肩畸形、关节盂空虚 Dugas 征阳性	外伤史（上肢外伤） 患处疼痛、肿胀、不敢活动肘关节 肘后三点关系破坏、肘后空虚 X 线可明确脱位情况、是否合并骨折
治疗	手法复位 Hippocrates（常用）、Kocher、Stimson 复位成功后 Dugas 征由阳性转为阴性	复位成功后，肘关节恢复正常活动，肘后三 点关系转为正常

5. 桡骨头半脱位

（1）**解剖概要**　桡骨头呈椭圆形，最近端为浅凹状关节面，与肱骨小头凸面形成关节，与肱尺关节一起完成屈伸活动。桡骨头的尺侧与尺骨鹰嘴半月切迹形成上尺桡关节，有环状带包绕，与下尺桡关节一同完成前臂旋转活动。桡骨头及颈位于肘关节囊内，没有韧带、肌腱附着，因此稳定性较差。

（2）**病因和分类**　桡骨头半脱位好发于 5 岁以下的儿童。由于桡骨头发育尚不完全，环状韧带薄弱，当腕、手被向上提拉、旋转时，肘关节囊内负压增加，使薄弱的环状韧带或部分关节囊嵌入肱骨小头与桡骨头之间，取消牵拉力以后，桡骨头不能回到正常解剖位置，而是向桡侧移位，形成桡骨头半脱位。

（3）**临床表现和诊断**

①外伤史　多有儿童腕、手被向上牵拉受伤史。

②症状　肘部疼痛，前臂处于半屈位及旋前位。

③体检　肘部外侧有压痛。

④X 线　桡骨头半脱位是唯一拍片阴性的关节脱位。

（4）**治疗**　手法复位，复位后无须固定。

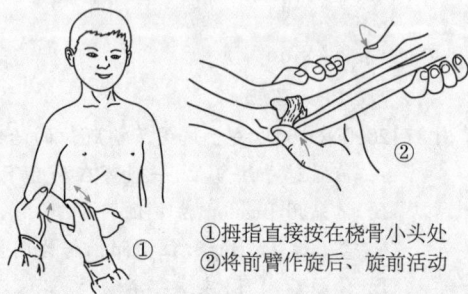

①拇指直接按在桡骨小头处
②将前臂作旋后、旋前活动

【例 38】2012NO88A 患儿 2 岁，其母在牵拉患儿双手做游戏时，患儿突然大哭，诉左上肢疼痛，其左上肢屈曲，不肯用该手取物。患儿最有可能的诊断是

A. 肩关节脱位　　　　B. 肘关节脱位　　　　C. 桡骨小头半脱位　　　　D. 腕关节脱位

注意：①确诊桡骨头半脱位主要依据上肢牵拉史，而不是 X 线片。
　　　　②桡骨头半脱位是唯一 X 线拍片阴性的关节脱位。

6. 髋关节脱位

（1）**分类**　按股骨头脱位后的方向，分为前脱位、后脱位和中心脱位，以后脱位最常见。

	髋关节后脱位	髋关节前脱位	髋关节中心脱位
发生率	85% ～90%	较为少见	少见
脱位机制	患者屈膝、髋关节屈曲内收，股骨轻度内旋，当膝部受到暴力时，股骨头从髋关节囊的后下部薄弱区脱出	①膝关节屈曲、髋关节外展，并顶于前排椅背上，急刹车时膝部受力；②高空坠落，股骨外展、外旋下髋后部受力	来自侧方的暴力，直接撞击在股骨粗隆区，可以使股骨头水平向内移动，穿过髋臼内侧壁而进入骨盆腔
分类	Ⅰ型～Ⅴ型	闭孔下、髂骨下、耻骨下脱位	Ⅰ～Ⅳ型
临床表现	患肢缩短 髋关节屈曲、内收、内旋畸形	患肢缩短 髋关节屈曲、外展、外旋畸形 腹股沟处肿胀，可扪及股骨头	患肢缩短 髋部肿胀、疼痛、活动障碍 大腿上段外侧方常有大血肿
合并症	坐骨神经损伤	很少出现合并伤	腹部内脏损伤

(2)髋关节后脱位的临床表现

①外伤史 患者常有明显外伤史,通常暴力很大,例如车祸或高处坠落。

②症状 髋部明显的疼痛,髋关节不能主动活动。

③体检 患肢缩短,髋关节呈屈曲、内收、内旋畸形。可以在臀部摸到脱出的股骨头,大转子上移明显。

④合并坐骨神经损伤 髋关节后脱位可合并坐骨神经损伤,其发生率约为10%。多表现为以腓总神经损伤为主的体征,如足下垂、趾背伸无力、足背外侧感觉障碍等。这类损伤多为受牵拉引起的暂时性功能障碍,或受到股骨头、髋臼骨折块的轻度捻挫所致,大多数病人可于伤后逐渐恢复。

(3)髋关节后脱位的诊断和鉴别 根据外伤史、临床表现,即可初步诊断。X线片有助于确诊,必要时行CT检查了解骨折移位情况。需与髋关节前脱位、中心脱位、股骨颈骨折、股骨转子间骨折相鉴别。

	临床表现	治疗方法
髋关节后脱位	患肢缩短,髋关节屈曲、内收、内旋畸形	Allis法
髋关节前脱位	髋关节屈曲、外展、外旋畸形	内收内旋法复位
髋关节中心脱位	患肢缩短,髋部肿胀、疼痛、活动障碍 大腿上段外侧巨大血肿	处理休克和内脏损伤 牵引、开放复位内固定
股骨颈骨折	患肢缩短,外旋45°~60°	皮牵引、闭合/开放复位内固定
股骨转子间骨折	患肢缩短,外旋90°	骨牵引、开放复位内固定

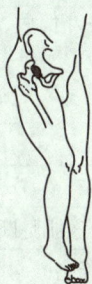 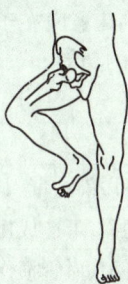 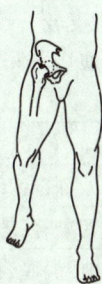 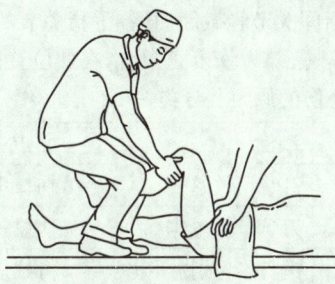

髋关节后脱位　　髋关节前脱位　　髋关节中心脱位　　髋关节后脱位的复位方法——Allis法

(4)髋关节后脱位的治疗

第Ⅰ型的治疗:第Ⅰ型即单纯脱位或只有髋臼后壁小骨折块,多采用手法复位+外固定。

①复位 常用的复位方法为Allis法,即提拉法(如上图)。复位宜早,最初24~48小时是复位的黄金时期,应尽可能在24小时内复位完毕,48~72小时后再复位十分困难。

②固定 复位后患肢作皮肤牵引或穿丁字鞋2~3周,不必石膏固定。

③功能锻炼 卧床期间作股四头肌收缩动作。2~3周后开始活动关节。4周后扶双拐下地活动。

第Ⅱ~Ⅴ型的治疗:由于合并关节内骨折,故应早期切开复位+内固定。

▶ 常考点 重点内容,需全面掌握。

参考答案——详细解答见《贺银成2019考研西医临床医学综合能力历年真题精析》

1. ABCDE　　2. ABCDE　　3. ABCDE　　4. ABCDE　　5. ABCDE　　6. ABCDE　　7. ABCDE
8. ABCDE　　9. ABCDE　　10. ABCDE　　11. ABCDE　　12. ABCDE　　13. ABCDE　　14. ABCDE
15. ABCDE　　16. ABCDE　　17. ABCDE　　18. ABCDE　　19. ABCDE　　20. ABCDE　　21. ABCDE
22. ABCDE　　23. ABCDE　　24. ABCDE　　25. ABCDE　　26. ABCDE　　27. ABCDE　　28. ABCDE
29. ABCDE　　30. ABCDE　　31. ABCDE　　32. ABCDE　　33. ABCDE　　34. ABCDE　　35. ABCDE
36. ABCDE　　37. ABCDE　　38. ABCDE

第 34 章　手外伤和断肢(指)再植

▶**考纲要求**

①手的应用解剖,手外伤的原因、分类、检查、诊断、现场急救及治疗原则。②断肢(指)再植定义、适应证及禁忌证、手术原则和术后治疗原则。

▶**复习要点**

一、手外伤

1. 手的应用解剖

(1)**手的休息位**　是手内在肌、外在肌、关节囊、韧带张力处于相对平衡的状态,即手自然静止的状态,表现为腕关节背伸 10°~15°,轻度尺偏;掌指关节、指间关节半屈曲位;拇指轻度外展,指腹正对示指远侧指间关节桡侧。其临床意义在于当肌腱损伤后,手的休息位将发生改变。

(2)**手的功能位**　是手将发挥功能时的准备体位,呈握球状,表现为腕关节背伸 20°~25°,轻度尺偏;拇指外展、外旋与其余指处于对位位,其掌指及指间关节微屈;其余手指略分开,掌指、近指间关节半屈位,远侧指间关节轻微屈曲,各手指关节的屈曲程度较一致。其临床意义在于严重手外伤后,特别是估计日后关节功能难以恢复正常者,在此位置固定可使伤手保持最大的功能。

2. 手外伤的原因及分类

损伤原因	举例	特点
刺伤	钉、针、竹签	伤口小,可伤及深部组织,并将污染物带入造成感染
切割伤	刀、玻璃、电锯	伤口较整齐,污染轻;若伤口过深,可造成血管、神经、肌腱断裂
钝器伤	锤打击、重物压砸	可致皮肤裂伤或撕脱,神经、肌腱、血管损伤,甚至断指断掌
挤压伤	门窗挤压	可导致深部组织损伤,多发性骨折
火器伤	雷管、鞭炮、枪炮	伤口多样性,组织损伤重,坏死组织多,污染重,易感染

3. 手外伤的检查与诊断

(1)**皮肤损伤的检查**　应了解创口的部位、性质,是否合并皮肤缺损,以及正确判断皮肤活力。判断皮肤活力的方法包括:检查皮肤的颜色与温度、毛细血管回流试验、观察皮肤边缘出血情况。

(2)**肌腱损伤的检查**　由于手部有伸屈肌腱及不同平面之分,故损伤后表现不一,首先是手部休息姿势的改变。屈伸肌腱的不平衡,将导致手指主动屈伸指功能障碍。

病因	临床症状
指深、浅屈肌腱断裂	手指呈伸直状态
掌指关节背侧近端的伸肌腱断裂	掌指关节屈曲位
近节指骨侧伸肌腱损伤	近端指间关节屈曲位
中节指骨背侧伸肌腱损伤	手指末节锤状指畸形
指深屈肌腱断裂	远侧指间关节不能主动屈曲
指浅屈肌腱断裂	近侧指间关节不能主动屈曲
指深浅屈肌腱均断裂	两指间关节不能主动屈曲
拇长屈肌腱断裂	掌指关节屈曲无影响

(3)神经损伤的检查 臂丛神经的终末支为正中神经、尺神经和桡神经,支配手部的运动和感觉。在腕平面及以远,正中神经、尺神经支配手部内在肌及感觉,而桡神经仅支配感觉。

①正中神经损伤 运动功能障碍表现为拇短展肌麻痹所致的拇对掌功能及拇、示指捏物功能丧失;感觉障碍位于手掌桡侧半,拇、示、中指和环指桡侧半掌侧,拇指指间关节和示、中指和环指桡侧半近侧指间关节以远背侧。

②尺神经损伤 运动功能障碍为第3、4蚓状肌麻痹所致的环、小指爪形手畸形,骨间肌和拇收肌麻痹所致的 Froment 征,即示指与拇指对指时,表现示指近侧指间关节屈曲,远侧指间关节过伸,而拇指的掌指关节过伸、指间关节屈曲;感觉障碍位于手掌尺侧、环指尺侧及小指掌背侧。

③桡神经损伤 感觉障碍位于手背桡侧和桡侧 2.5 个指近侧指间关节近端。

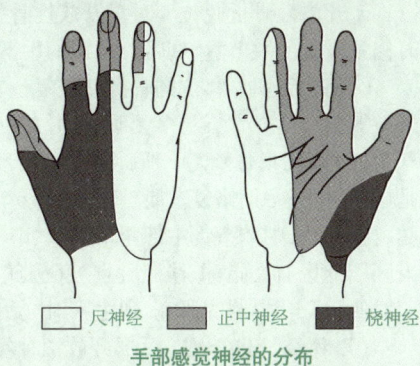

□尺神经 ■正中神经 ■桡神经
手部感觉神经的分布

(4)血管损伤的检查 若为动脉损伤,则表现为皮肤颜色苍白、皮温降低、指腹瘪陷、毛细血管回流缓慢、动脉搏动消失或减弱。若为静脉回流障碍,则表现为皮肤青紫、肿胀、毛细血管回流加快、动脉搏动存在。

由于手部尺动脉和桡动脉组成掌浅弓、掌深弓,加之侧支循环丰富,因此单独的尺动脉、桡动脉损伤,不易引起手指血供障碍。Allen 试验是判断尺、桡动脉吻合通畅的有效方法之一。具体方法为:让病人用力握拳,检查者两手拇指用力分别按压阻断腕与前臂交界处的尺、桡动脉,让病人手掌放松、伸指,此时手掌部皮肤苍白,然后放开尺动脉,手掌迅速变红。重复上述试验,放开桡动脉,得到相同结果,则表明尺、桡动脉吻合通畅。否则,可能为动脉损伤或解剖变异。

(5)骨关节损伤的检查 对疑有骨关节损伤的病人应常规做 X 线拍片。MRI 检查适用于韧带及三角纤维软骨复合体损伤。

> **注意:**①Froment 征阳性提示尺神经运动功能障碍。②Allen 试验阳性提示尺、桡动脉不通畅或损伤。

4. 现场急救

(1)止血 手外伤创面出血,可通过局部压迫止血。因此局部加压包扎是手外伤最简单而行之有效的止血方法。禁忌采用束带类物在腕平面以上捆扎,因为捆扎过紧、时间过长易导致手指坏死;若捆扎压力不够,只将静脉阻断而动脉未能完全阻断,出血会更加严重,故这是一种错误的止血方法。

(2)创口包扎 采用无菌敷料或清洁布类包扎伤口,避免进一步污染。创口内不宜用药。

(3)局部固定 可因地制宜、就地取材,固定于腕平面以上,以减轻疼痛、防止进一步损伤。

(4)迅速转运 赢得处理的最佳时间。

5. 治疗

(1)早期彻底清创 清创应在良好的麻醉和气囊止血带控制下进行,从浅层到深层,按顺序将各种组织清晰辨别、认真清创,以防漏诊,以利修复和防止进一步损伤组织。

(2)组织修复 清创后,应尽可能一期修复手部的肌腱、神经、血管、骨等组织。应争取在伤后 6～8小时内进行。若超过 12 小时,创口污染严重,组织损伤广泛,可延期(3 周左右)或二期修复(12 周左右)。影响手部血液循环的血管应立即修复,骨折、关节脱位应及时复位固定。

(3)一期闭合伤口 皮肤裂伤,可直接缝合。若为碾压撕脱伤,则应根据皮肤活力表现判断切除多少。当皮肤缺损时,其基底软组织良好或周围软组织可覆盖深部重要组织,可采用自体游离皮肤移植修复。若神经、肌腱、骨关节外露,应采用皮瓣转移修复。

(4)术后处理 ①将手包扎固定于功能位;②血管吻合固定 2 周,肌腱吻合固定 3～4 周,神经修复固定 4 周,关节脱位固定 3 周,骨折固定 4～6 周;③术后 10～14 天拆线,3～4 周皮瓣断蒂。需二期修复的深部组织,根据创口愈合和局部情况,在 1～3 个月内进行修复。

（5）**手部骨折与脱位的治疗**　治疗原则包括骨折准确复位、有效固定、早期康复锻炼。

掌、指骨折及关节脱位多为开放性损伤，而腕舟状骨骨折和月骨脱位多为闭合性损伤。

①开放性骨折脱位　对于开放性骨折脱位，无论创口情况和损伤的严重程度如何，均应立即复位，同时修复撕裂的关节囊、韧带。常用的手部骨折固定方式有克氏针、微型钢板螺钉、微型外固定支架等。

②闭合无明显移位的骨折或经复位较稳定的骨折　可采用非手术治疗，固定 4～6 周。

③末节指骨骨折　多无明显移位，一般不需内固定。

（6）**肌腱损伤修复**　肌腱是关节活动的传动装置，其损伤将严重影响手的功能，因此无论是伸肌还是屈肌，均应一期修复。肌腱修复后，易产生粘连。伸肌腱具有腱周组织而无腱鞘，术后粘连较轻。屈肌腱，特别是从中节指骨中部至掌横纹，即指浅屈肌中节指骨的止点到掌指关节平面的腱鞘起点，也称"无人区"，此区有屈指深、浅肌腱且被覆腱鞘，肌腱损伤修复术后容易粘连，过去多主张切除指浅屈肌腱，随着对肌腱愈合机制的研究，现主张对"无人区"深、浅屈肌腱均应修复，腱鞘也应一并修复。

（7）**神经损伤修复**　手部开放性神经断裂，应尽量在清创时一期修复。否则，清创后应及时转院，待 2～3 周后，伤口无感染再行修复。若创口污染严重或合并皮肤缺损，可在清创时将神经两断端的神经外膜固定于周围组织，防止神经退缩，以利于二期修复。

【例 1】1999NO77A 关于手外伤清创术的处理原则下列哪项不正确？

　　A. 力争 6～8 小时内进行

　　B. 最好在气囊止血带下进行

　　C. 不能在有张力的情况下勉强缝合伤口

　　D. 创口方向纵行越过关节或与指蹼边缘平行时应采用 Z 字成型术

　　E. 组织缺损较大有骨外露时，最好用游离植皮术

【例 2】1996NO76A 右手食指指腹切伤，有较大皮肤缺损，创伤组织血循良好，此伤口正确的处理方法是

　　A. 拉拢缝合　　　　　　　　　　　　B. 切除末节指骨，缩短手指后直接缝合

　　C. 中厚皮片移植　　　　　　　　　　D. 带蒂皮瓣移植

　　E. 凡士林纱布覆盖包扎，定期换药

【例 3】2010NO88A 手部开放性损伤后，早期清创缝合不应超过的时间是

　　A. 4 小时　　　　　　B. 8 小时　　　　　　C. 12 小时　　　　　　D. 16 小时

二、断肢（指）再植

1. 定义

（1）**完全性断肢（指）**　外伤所致肢（指）断离，没有任何组织相连，或虽有受伤失活组织相连，但清创时必须切除者。

（2）**不完全性断肢（指）**　是指肢（指）断面有主要血管断裂合并骨折脱位，伤肢断面相连的软组织少于断面总量的 1/4，伤指断面相连皮肤不超过周径的 1/8，不吻合血管，伤肢（指）远端将发生坏死者。

2. 断肢（指）再植的适应证

（1）**全身情况**　良好的全身情况是再植的必要条件，若为复合伤或多发伤，应以抢救生命为主，将断肢（指）置于 4℃ 冰箱内，待生命体征稳定后再植。

（2）**肢体损伤程度**　与损伤性质有关：

①锐器切割伤　只发生离断平面的组织断裂，断面整齐、污染轻、重要组织挫伤轻，再植成功率高。

②碾压伤　表现为受伤部位组织损伤严重，若损伤范围不大，切除碾压组织后，将肢（指）体一定范围短缩，再植存活率仍可较高。

③撕裂（脱）伤　组织损伤广泛，血管、神经、肌腱从不同平面撕脱，需复杂的血管移植，再植成功率较低。

（3）**断肢（指）离断平面与再植时限**　断肢（指）再植手术越早越好，应分秒必争，一般以伤后 6～8 小

时为限。早期冷藏或寒冷季节可适当延长。再植时限与离断平面有密切关系。断指因组织结构特殊,对全身情况影响不大,可延长至12~24小时。而高位断肢,再植时间应严格控制在6~8小时之内。

(4)年龄　断肢(指)再植与年龄无明显因果关系,但老年人因体质差,经常合并有慢性器质性疾病,是否再植应予慎重。

3. 断肢(指)再植的禁忌证

①合并全身性慢性疾病,或合并严重脏器损伤,不能耐受长时间手术,有出血倾向者;②断肢(指)多发骨折、严重软组织挫伤、血管床严重破坏,血管、神经、肌腱高位撕脱,预计术后功能恢复差;③断肢(指)经刺激性液体或其他消毒液长时间浸泡者;④高温季节,离断时间过长,断肢未经冷藏保存者;⑤合并精神异常,不愿合作,无再植要求者。

4. 断肢(指)再植的手术原则

(1)彻底清创　一般分为两组同时清创离断肢(指)体的远近端,仔细寻找、修整、标记血管、神经、肌腱。

(2)修整重建骨支架　为减少血管神经缝合后张力,适当修整和缩短骨骼,骨折内固定要求简便迅速、剥离较少、固定可靠、利于愈合。可根据情况,选用螺丝钉、克氏针、钢丝、髓内针、钢板内固定。

(3)缝合肌(肉)腱　骨支架重建后,在适当张力下缝合肌肉、肌腱。应先缝合肌肉,再吻合血管。缝合的肌肉、肌腱以满足手的功能为标准,不必将所有的肌腱缝合。

(4)重建血液循环　将动、静脉彻底清创至正常组织,在无张力下吻合。若有血管缺损应行血管移位或移植。吻合主要血管如尺、桡动脉和手指的双侧指固有动脉。吻合血管应尽可能多,动脉、静脉比例以1:2为宜。一般先吻合静脉,再吻合动脉。

(5)缝合神经　神经应尽可能一期修复。

(6)闭合创口　断肢(指)再植后创口应完全闭合。皮肤缝合时,为避免形成环形瘢痕,可行Z字成形术。

(7)包扎　用温生理盐水清洗血迹,多层无菌敷料松软包扎,指间分开,指端外露,以便观察肢(指)远端血运。石膏托固定手腕于功能位。

5. 断肢再植术后处理

(1)一般护理　室温保持在20~25℃,抬高患肢处于心脏水平。

(2)密切观察全身反应　一般低位断肢(指)再植术后全身反应较轻。高位断肢再植后全身反应重。

(3)定期观察再植肢(指)体血液循环,及时发现和处理血管危象　再植肢(指)体一般于术后48小时容易发生动脉供血不足或静脉回流障碍,因此应每1~2小时观察1次,与健侧对比,作好记录。

(4)防止血管痉挛、抗血液凝固治疗　除保温、止痛、禁止吸烟外,可适当应用抗凝、解痉药物。

(5)抗生素应用　肢体离断时,污染较重,加之手术时间长,应采用抗生素,以预防感染。

(6)再植肢(指)体康复治疗　骨折愈合拆除外固定后,应积极进行主动和被动功能锻炼。

▶**常考点**　很少考。

参考答案——详细解答见《贺银成2019考研西医临床医学综合能力历年真题精析》

1. ABCD**E**　　2. AB**C**DE　　3. A**B**CDE

第 35 章 周围神经损伤

▶ **考纲要求**

周围神经损伤的病因、分类、病理、临床表现、诊断、治疗。

▶ **复习要点**

一、概论

1. 病因及分类

（1）**神经损伤的病因** 周围神经可因切割、牵拉、挤压等而受损伤。

（2）**神经损伤分类** 按损伤程度可分为神经传导功能障碍、神经轴索中断和神经断裂 3 类。

2. 病理

（1）**神经断裂** 神经断裂后，神经纤维、神经元胞体、靶器官均出现病理改变。

①**神经纤维** 首先是神经纤维远端发生华勒（Waller）变性。远端轴索及髓鞘伤后数小时即发生结构改变，2～3 天逐渐分解成小段或碎片，5～6 天后，吞噬细胞增生，吞噬清除碎裂溶解的轴索和髓鞘。与此同时，施万细胞增生。神经纤维近端也发生类似变化，但范围仅限于 1～2 个郎飞结。

②**神经元胞体** 神经胞体的改变称为轴索反应，即胞体肿大，胞质尼氏体溶解或消失。

③**靶器官** 神经终末靶器官（运动终板、感觉小体）发生变性萎缩，甚至消失。

（2）**神经再生** 表现为伤后 1 周，近端轴索长出许多再生的支芽，如神经两断端连接，再生的支芽可长入远端的施万鞘内，以每天 1～2mm 的速度生长，直至终末器官恢复功能。同时施万细胞逐渐围绕再生的轴索形成新的髓鞘。

（3）**神经活性物质** 伤后神经远端可分泌释放一些神经活性物质，如神经营养因子、神经生长因子，可诱导近端再生的神经纤维按感觉、运动特性定向长入远端，并能促进其生长。

3. 临床表现及诊断

	临床表现	举例/临床意义
运动功能障碍	该神经所支配的肌肉呈弛缓性瘫痪 主动运动、肌张力、腱反射均消失	尺神经腕上伤——爪形手 桡神经肘上伤——垂腕
感觉功能障碍	皮肤感觉（痛、温、触觉）消失 实体感觉丧失	尺神经损伤——小指感觉丧失 正中 N 损伤——示指、中指远节感觉丧失 神经损伤后——实体感觉很难恢复
自主神经功能障碍	损伤早期——血管扩张、汗腺分泌停止 损伤晚期——血管收缩、皮温降低	汗腺功能检查:无汗表示神经损伤 从无汗到有汗表示神经功能恢复
叩击试验 （Tinel 征）	按压或叩击神经干，出现针刺性痛，有麻木感向该神经支配区放射者为阳性	①帮助判断神经损伤部位 ②判断神经修复后神经纤维再生情况
神经电生理检查	肌电位检查、体感诱发电位	用于判断神经损伤部位、程度、再生情况

4. 周围神经损伤的治疗原则

治疗原则是尽可能早地恢复神经的连续性。

（1）**闭合性损伤** 大部分闭合性神经损伤属于神经传导损伤和神经轴索断裂，多能自行恢复。如观察 3 个月不能自行恢复，行手术探查。

（2）**开放性损伤**　可根据损伤的性质、程度和污染情况决定手术时机。

	修复时机	适应证
一期修复	伤后 6 ~ 8 小时内手术修复	污染轻的切割伤,具备技术和设备条件
延期修复	伤后 2 ~ 4 周	伤口无感染者
二期修复	伤后 2 ~ 4 月	伤口曾感染、火器伤、高速震荡伤,其受伤程度和范围不易确定者

【例1】2002NO90A 下列哪项检查用于周围神经损伤的诊断?

    A. Thomas 征　　　　　　　B. Tinel 征　　　　　　　C. Hoffmann 征

    D. Babinski 征　　　　　　E. Dugas 征

二、上肢神经损伤

1. 正中神经损伤

正中神经上臂无分支,前臂段有很多分支,支配旋前圆肌、指浅屈肌、桡侧腕屈肌、掌长肌、示指及中指指深屈肌、拇长屈肌、旋前方肌。在手掌部支配拇短展肌、拇短屈肌外侧头、拇指对掌肌和 1、2 蚓状肌。3 条指掌侧总神经支配桡侧 3 个半手指掌面和近侧指关节以远背侧的皮肤。

正中神经损伤分低位损伤(腕部损伤)和高位损伤(肘上损伤)。

（1）**正中神经腕部损伤**　所支配的鱼际肌、蚓状肌麻痹,表现为拇指对掌功能障碍、手的桡侧半感觉障碍,特别是示、中指远节感觉消失。

（2）**正中神经肘上损伤**　所支配的前臂肌也麻痹,除上述表现外,另有拇指和示、中指屈曲功能障碍。

2. 尺神经损伤

尺神经为臂丛内侧束延续,于肱动脉内侧下行。在前臂段发出分支支配尺侧腕屈肌、环指、小指指深屈肌;在腕上 5cm 发出手背支支配手背尺侧皮肤;在腕尺管(Guyon 管)分为深、浅支,深支穿小鱼际肌进入手掌深部,支配小鱼际肌、全部骨间肌和 3、4 蚓状肌、拇收肌、拇短屈肌内侧头,浅支支配手掌尺侧及尺侧 1 个半手指的皮肤感觉。尺神经易在腕部和肘部损伤。

（1）**尺神经腕部损伤**　主要表现为骨间肌、蚓状肌、拇收肌麻痹所致的环指、小指爪形手畸形,手指内收、外展障碍,Froment 征,手部尺侧半和尺侧 1 个半手指感觉障碍,特别是小指感觉消失。

（2）**尺神经肘部损伤**　除上述表现外,另有环指、小指末节屈曲功能障碍,一般仅表现为屈曲无力。

3. 桡神经损伤

桡神经来自臂丛后束,沿肱三头肌外侧头下行,于肱桡肌与桡侧腕长伸肌之间进入前臂,分为深、浅两支。浅支与桡动脉伴行,在肱桡肌深面于桡骨茎突上 5cm 转向背侧,至手背桡侧及桡侧 3.5 个手指皮肤。深支又称骨间背侧神经,绕桡骨颈、穿旋后肌入前臂背侧。桡神经在上臂分支支配肱三头肌;在肘部支配肱桡肌、桡侧腕长伸肌,其深支支配桡侧腕短伸肌、旋后肌、尺侧腕伸肌、指总伸肌、示指和小指固有伸肌、拇长展肌和拇长、短伸肌。

（1）**桡神经在肱骨中、下 1/3 交界处损伤**　桡神经在此处紧贴骨面,容易损伤,表现为伸腕、伸拇、伸指、前臂旋后障碍,手背桡侧(虎口区)感觉异常。典型畸形是垂腕。

（2）**桡神经桡骨头处损伤**　桡骨头脱位可导致桡神经损伤,因桡侧腕长伸肌功能完好,故伸腕功能基本正常,仅有伸拇、伸指障碍,无手部感觉障碍。

受损神经	临床特点	临床特点
正中神经腕部伤	拇指对掌障碍	示指、中指远节感觉障碍
正中神经肘上伤	拇指对掌障碍 拇指屈曲障碍	示指、中指远节感觉障碍 示指、中指屈曲障碍

尺神经腕部伤	爪形手	手部尺侧 1.5 个指头感觉障碍
尺神经肘上伤	爪形手	手部尺侧 1.5 个指头感觉障碍 环指、小指末节屈曲障碍
桡神经肱骨中下 1/3 处受损	伸腕、伸拇、伸指、前臂旋后障碍 典型畸形为垂腕	手背桡侧和桡侧 3.5 个手指背面感觉障碍 主要是手背虎口区皮肤感觉障碍
桡神经桡骨头处受损	伸腕正常，仅有伸拇、伸指障碍	无手部感觉障碍

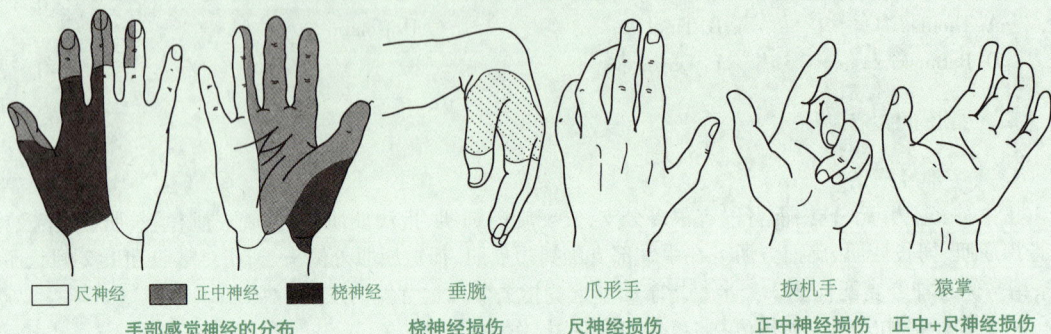

尺神经　正中神经　桡神经　垂腕　爪形手　扳机手　猿掌
手部感觉神经的分布　桡神经损伤　尺神经损伤　正中神经损伤　正中+尺神经损伤

【例2】2014NO88A 女性，48 岁。左腕部玻璃切割伤。表现为左腕部掌侧斜行切口，深达肌层，左手呈爪状畸形，拇指对掌功能丧失，手指浅感觉丧失。其损伤的神经可能是

A. 正中神经　　　　　　　　　　　B. 尺神经及桡神经
C. 桡神经及正中神经　　　　　　　D. 尺神经及正中神经

【例3】2007NO163A（临床部分）下列选项中，损伤与畸形不对应的是

A. 尺神经损伤——爪形手畸形　　　B. 正中神经损伤——垂腕畸形
C. Colles 骨折——"银叉"畸形　　　D. 肩关节脱位——方肩畸形

三、下肢神经损伤

下肢神经由前方的股神经和后方的坐骨神经及分支（胫神经、腓总神经）组成。

1. 股神经损伤

（1）应用解剖　股神经源自 $L_{2\sim4}$ 神经，在髂肌表面下行，穿腹股沟韧带后方于其下 3～4cm 在股动脉外侧分支，支配缝匠肌、股四头肌，皮支至股前部、在膝移行为隐神经支配小腿内侧皮肤。

（2）临床表现　股四头肌麻痹所致膝关节伸直障碍、股前及小腿内侧感觉障碍。

2. 坐骨神经损伤

（1）应用解剖　坐骨神经源自 $L_{4,5}S_{1\sim3}$ 神经。经坐骨切迹穿梨状肌下缘入臀部，在臀大肌深面、大转子与坐骨结节中点下行，股后部在股二头肌与半膜肌之间行走，至腘窝尖端分为胫神经和腓总神经，沿途分支支配股后部的股二头肌、半腱肌和半膜肌。损伤后表现依损伤平面而定。

（2）坐骨神经高位损伤　髋关节后脱位、臀部刀伤、臀肌挛缩手术伤、臀部肌注药物等，均可导致高位损伤，表现为股后部肌肉、小腿和足部所有肌肉全部瘫痪，导致膝关节不能屈、踝关节与足趾运动功能完全丧失，呈足下垂。小腿后外侧和足部感觉丧失。

（3）坐骨神经股后中、下部损伤　表现为腘绳肌正常，膝关节屈曲功能保存，踝、足趾功能障碍。

3. 胫神经损伤

（1）应用解剖　胫神经于腘窝部伴行腘动、静脉经比目鱼肌腱弓深面至小腿，小腿上 2/3 部行走于小腿三头肌和胫后肌之间，于内踝后方穿屈肌支持带进入足底，支配小腿后侧屈肌群和足底感觉。

（2）临床表现　股骨髁上骨折、膝关节脱位易损伤胫神经，引起小腿后侧屈肌群、足底内在肌麻痹，

出现踝跖屈、内收、内翻,足趾跖屈、外展和内收障碍,小腿后侧、足背外侧、跟外侧、足底感觉障碍。

4. 腓总神经损伤

（1）应用解剖　腓总神经于腘窝沿股二头肌内缘斜向外下,经腓骨长肌两头之间绕腓骨颈,分为腓浅、腓深神经。前者于腓骨长、短肌间下行,小腿下 1/3 穿出深筋膜至足背内侧和中间。后者于趾长伸肌和胫前肌间,贴骨间膜下降,与胫前动、静脉伴行,于踇、趾长伸肌之间至足背。支配小腿前外侧肌群、小腿前外侧和足背皮肤。

（2）临床表现　腓骨颈骨折易引起腓总神经损伤,导致小腿前外侧伸肌麻痹,出现踝背伸、外翻功能障碍,呈足内翻下垂畸形。伸踇、伸趾功能丧失,小腿前外侧和足背前、内侧感觉障碍。

【例4】2007NO164A（临床部分）男性,38 岁,左腹股沟区发现4cm×6cm 大小肿物,行肿物切除术后感大腿前部麻木,2 周后站立或行走时感膝关节伸直障碍,考虑为

A. 缝匠肌断裂　　　　B. 闭孔神经损伤　　　　C. 股神经损伤　　　　D. 坐骨神经损伤

【例5】2015NO88A 不属于腓总神经损伤的临床表现是

A. 足不能背屈、外翻、伸趾　　　　　　　　B. 马蹄内翻足

C. 小腿前内侧区感觉障碍　　　　　　　　　D. 行走困难,呈"跨阈步态"

四、周围神经卡压综合征

各种综合征	原因
腕管综合征	正中神经在腕管内受压,是周围神经卡压综合征中最常见的一种
肘管综合征	指尺神经在肘部尺神经沟内的慢性损伤
旋后肌综合征	是桡神经深支(骨间背神经)在旋后肌腱弓附近被卡压
梨状肌综合征	是坐骨神经在臀部受到卡压,在下肢神经慢性损伤中最多见

【例6】2000NO90A 腕管综合征是因为下列哪项在腕管内受压所致?

A. 尺神经　　　　　　B. 尺动脉　　　　　　C. 桡神经

D. 桡动脉　　　　　　E. 正中神经

A. 正中神经　　　　　B. 尺神经　　　　　　C. 坐骨神经　　　　　D. 股神经

【例7】2008NO149B 肘管综合征卡压的神经是

【例8】2008NO150B 梨状肌出口综合征卡压的神经是

A. 桡神经深支　　　　B. 桡神经浅支　　　　C. 尺神经　　　　　　D. 正中神经

【例9】2010NO149B 肘管综合征损伤的神经是

【例10】2010NO150B 腕管综合征损伤的神经是

➤ **常考点**　上、下肢神经损伤。

　　参考答案——详细解答见《贺银成2019考研西医临床医学综合能力历年真题精析》

1. ABCDE　　2. ABCDE　　3. ABCDE　　4. ABCDE　　5. ABCDE　　6. ABCDE　　7. ABCDE

8. ABCDE　　9. ABCDE　　10. ABCDE

第36章　运动系统慢性损伤

▶**考纲要求**

①运动系统慢性损伤的病因、分类、临床特点和治疗原则。②常见的慢性骨、软骨、肌肉、肌腱、关节囊、滑囊、筋膜等组织疾病的发病机制、病理、临床表现、诊断和治疗原则。

▶**复习要点**

一、概论

1. 病因

①局部组织反复被使用,造成组织损伤并得不到及时修复;②全身疾病造成的局部组织异常紧张、痉挛;③由于环境温度变化引起局部血管痉挛,循环系统的养分供给下降,局部代谢产物积聚;④长期反复持续地重复同一个姿势,超越了人体局部的代偿能力;⑤操作中技术不熟练、注意力不集中、姿势不正确,使局部产生异常应力;⑥身体生理结构或姿态性异常,应力分布不均;⑦急性损伤后未得到正确的康复,转变为慢性损伤。

2. 分类

(1)**软组织慢性损伤**　包括肌、肌腱、腱膜、韧带、滑囊的慢性损伤。

(2)**骨的慢性损伤**　主要指在骨结构较纤细及易产生应力集中部位的疲劳性骨折。

(3)**软骨的慢性损伤**　包括关节软骨磨损、退化、骨骺软骨的慢性损伤。

(4)**周围神经卡压伤**　神经组织结构因频繁的重复活动造成神经损伤,或由于神经组织周围的结构增生、狭窄,造成局部的神经伤害。

3. 临床特点

①局部长期慢性疼痛,但无明确外伤史;②特定部位有一压痛点或肿块,常伴有某种特殊的体征;③局部无明显急性炎症表现;④近期有与疼痛部位相关的过度活动史;⑤部分病人有过可导致运动系统慢性损伤的姿势、工作习惯或职业史。

4. 治疗原则

(1)**分散应力**　本病是由于长期不良的体位性、姿势性、职业性的局部损害所致,因此,限制致伤动作、纠正不良姿势、增强肌力、维持关节的非负重活动和适时改变姿势使应力分散,从而减少损伤性因素,增加保护性因素是治疗的关键,否则容易复发。

(2)**物理治疗**　理疗、按摩等物理治疗可改善局部血液循环、减少粘连,有助于改善症状。

(3)**非甾体抗炎药**　可减轻疼痛、消除局部炎症,可短期间断使用,长期使用会有不同程度的不良反应。

(4)**糖皮质激素**　合理、正确使用糖皮质激素局部注射,有助于抑制损伤性炎症,减轻粘连。

(5)**手术治疗**　狭窄性腱鞘炎、神经卡压综合征、腱鞘囊肿等可行手术治疗。

二、颈椎病

1. 解剖生理概要

(1)**脊柱颈段的组成**　脊柱颈段由7个颈椎、6个椎间盘组成。第1颈椎又称寰椎,由前、后弓和两侧块组成。第2颈椎又称枢椎,其椎体上方隆起形成齿状突,与寰椎的前弓构成寰齿关节。第1~7颈椎的横突有孔,称为横突孔,椎动脉通过 C_6 ~ C_1 横突孔进入颅底。颈椎椎体上缘的侧后方有嵴状突起,称为钩突。椎体下缘侧后方呈斜坡状。下一椎体的钩突与上一椎体的斜坡构成钩椎关节(Luschka 关节或弓体关节），这一结构在胸、腰段脊椎并不存在。钩椎关节可防止椎间盘向侧后方突出，但当其退行变而增生时，反而可刺激侧后方的椎动脉，或压迫后方的颈神经根。

（2）颈椎之间连接的特点　①椎体间有 5 个关节相连，即椎间盘、两侧钩椎关节和两侧关节突关节；②后纵韧带在颈段较宽，其中部厚而坚实，颈部后纵韧带退变、肥厚骨化是导致椎管狭窄，脊髓受压的原因；③颈椎的棘上韧带特别坚强。

（3）颈椎活动范围大　颈椎活动范围在全脊柱中最大，从而导致关节、椎间盘、韧带的退化。

（4）神经结构复杂　颈丛由 $C_1 \sim C_4$ 的前支组成，支配颈部肌肉、膈肌，及颈、枕、面部感觉。

【例1】2012NO90A 钩椎关节（Luschka 关节）所在部位是

　　A. 颈椎　　　　　　　　B. 胸椎　　　　　　　　C. 腰椎　　　　　　　　D. 骶、尾椎

2. 病因

颈椎病是因颈椎间盘退行性变及其继发性椎间关节退行性变所导致的脊髓、神经、血管等结构受压而表现出的一系列临床症状和体征。其病因为：①颈椎间盘退行性变是颈椎病发生和发展中最基本的原因；②损伤；③颈椎先天性椎管狭窄。

3. 分型及临床表现

根据对脊髓、神经、血管等重要组织的压迫，颈椎病分为以下几种类型：

（1）神经根型颈椎病　最常见。是由于颈椎间盘侧后方突出、钩椎关节增生肥大，压迫神经根所致。

①临床症状　开始为颈肩痛，短期内加重，并向上肢放射。可有皮肤麻木过敏、上肢无力、手指动作不灵活等。牵拉患肢可发生剧烈的闪电样锐痛。

②体格检查　患者颈项部肌肉紧张，活动受限，上肢出现相应的感觉异常区域。牵拉试验及压头试验阳性。

臂丛神经牵拉试验（Eaton 试验）　检查者一手扶患侧颈部，一手握患腕，向相反方向牵拉。此时因臂丛神经被牵张，刺激已受压之神经根而出现放射痛。

压头试验（Spurling 征）　病人端坐，头后仰并偏向患侧，检查者用手掌在其头顶加压，出现颈痛并向患手放射。

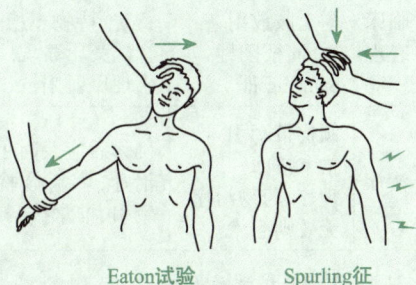
Eaton试验　　　Spurling征

③X 线平片　显示颈椎生理前凸消失，椎间隙变窄，椎体前、后缘骨质增生，钩椎关节、关节突关节增生及椎间孔狭窄等退行性改变征象。

④MRI 检查　可见椎间盘突出、椎管及神经根管狭窄、脊神经受压。

⑤颈神经根受累的定位诊断　偶尔考到，8 版外科学未讲述，参阅 3 版 8 年制外科学 P965。

椎间盘	神经根	放射痛	肌力与反射改变
$C_2 \sim C_3$	C_3	颈后部疼痛及麻木，特别是乳突及耳廓周围	无肌力减弱或反射改变
$C_3 \sim C_4$	C_4	颈后部疼痛及麻木，并沿肩胛提肌放射	无肌力减弱或反射改变
$C_4 \sim C_5$	C_5	一侧颈部及肩部放射痛，三角肌处麻木	三角肌无力，无反射改变
$C_5 \sim C_6$	C_6	沿上臂和前臂外侧向远端放射痛至拇指、示指	肱二头肌反射减弱
$C_6 \sim C_7$	C_7	沿上臂和前臂背侧中央向远端放射痛至中指、示指、环指	肱三头肌反射减弱
$C_7 \sim T_1$	C_8	环指、小指放射痛	无反射改变

（2）脊髓型颈椎病　由于颈椎退变结构压迫脊髓所致。

①临床症状　表现为上肢或下肢麻木无力、僵硬、双足踩棉花感，足尖不能离地，触觉障碍，双手精细动作笨拙，不能用筷进餐，写字颤抖，夹持东西无力，手持物经常掉落。在后期出现排尿排便困难等。

②体检　有感觉障碍平面，肌力减退，四肢腱反射亢进，而腹壁反射、提睾反射和肛门反射减弱或消

失。髌阵挛、Hoffmann 征、Babinski 征阳性。

③影像学检查　X 线平片表现与神经根型相似。MRI 检查可显示脊髓不同程度的受压。

（3）**交感神经型颈椎病**　发病机制不清。主要表现为交感神经受刺激的症状：

①交感神经兴奋症状　如头痛、头晕、恶心呕吐、视物模糊、视力下降、瞳孔扩大或缩小、心率增快、心律不齐、血压升高、头颈及上肢出汗异常、耳鸣、听力下降、发音障碍等。

②交感神经抑制症状　如头昏、眼花、流泪、鼻塞、心动过缓、血压下降、胃肠胀气等。

③体检　多有明确的神经定位体征。

④影像学　X 线平片、CT、MRI 检查可见一定程度的退变，但脊髓、神经结构受压多不明显。

（4）**椎动脉型颈椎病**　是由于颈椎退变，机械压迫椎动脉所致。

①临床症状　患者有偏头痛、耳鸣、听力减退、视力障碍、发音不清、突发性眩晕而猝倒。因椎动脉周围有大量交感神经的节后纤维，故可出现心慌、心悸、心律失常、胃肠功能紊乱等。

②体检　神经系统检查可正常。

③椎动脉造影　可有阳性发现。

④4 型颈椎病的比较如下表。

	神经根型	脊髓型	交感神经型	椎动脉型
比例	50% ～60%	10% ～15%	—	
临床表现	颈肩痛 向上肢放射 Eaton 征阳性 Spurling 征	四肢乏力 行走、持物不稳 脊髓受压表现 病理反射阳性	①交感神经兴奋：头痛恶心呕吐、瞳孔扩大或缩小、心率加快 ②交感神经抑制：头昏、流泪、心率减慢、血压下降	眩晕（主要症状） 头痛、视觉障碍、猝倒 感觉障碍 神经系统检查阴性
治疗	颌枕带牵引 推拿按摩 理疗,药物治疗 无效则手术	确诊后应及时手术治疗,严禁颌枕带牵引、推拿按摩	颌枕带牵引 推拿按摩 理疗,药物治疗 无效则手术	颌枕带牵引 推拿按摩 理疗,药物治疗 无效则手术

注意：①神经根型颈椎病上肢放射痛、压头试验及牵拉试验阳性；②脊髓型颈椎病病理反射阳性；③椎动脉型颈椎病眩晕、猝倒,神经系统检查阴性；④脊髓型颈椎病严禁牵引、推拿、按摩。

（5）**食管型颈椎病**　极少数病人椎体前方有较大而尖锐的骨赘增生,从而压迫食管产生吞咽不适,可归为食管型颈椎病,因极少见,故从略。

（118 ～120 共用题干）男性,60 岁。左手麻木半年,双下肢乏力,行走不稳 3 个月。查体:左上肢桡骨膜反射减弱,左手拇指针刺觉减退,双下肢腱反射亢进,双侧 Babinski 征(+)。初步诊断为颈椎病。

【例2】2015NO118A 颈椎病变的平面最可能位于

　　A. 颈$_{4～5}$　　　　　B. 颈$_{5～6}$　　　　　C. 颈$_{6～7}$　　　　　D. 颈$_{7}$～胸$_{1}$

【例3】2015NO119A 对诊断最有意义的影像学检查是

　　A. X 线　　　　　　B. CT　　　　　　C. 增强 CT　　　　　　D. MRI

【例4】2015NO120A 患者最终确诊为颈椎单一节段的椎间盘突出,相应平面颈椎管狭窄,颈脊髓变性。不宜采取的治疗是

　　A. 颈椎前后路联合手术　　B. 颈椎前路手术　　　C. 颈椎后路手术　　　D. 按摩治疗

【例5】2016NO90A 女性,52 岁。颈痛伴右肩部痛 1 年余,近 5 个月出现四肢麻木,无力,行走时有踩棉花样感觉。查体:颈椎无明显畸形,活动轻度受限,右手及前臂尺侧感觉减退,双下肢肌张力增高,肌力Ⅳ级。X 线检查见颈椎骨质增生,生理曲度变直。最可能的诊断是

　　A. 肩周炎　　　　　B. 交感神经型颈椎病　　　C. 脊髓型颈椎病　　　D. 颈椎肿瘤

【例6】2017NO67A 关于颈椎病的叙述,不正确的是

 A. 可有心动过速等交感神经兴奋的表现 B. 神经根型表现为手部麻木无力

 C. 交感型颈椎病最多见 D. 骨赘压迫食管可引起吞咽困难

4. 诊断与鉴别诊断

(1)**诊断** 中年以上病人,根据病史、症状、体征、神经系统检查,结合 X 线平片、CT、MRI、肌电图检查等,可作出相应的诊断。

(2)**鉴别诊断** 颈椎病需与下列疾病相鉴别。

①脊髓型颈椎病 需与肌萎缩侧索硬化症、脊髓空洞症鉴别。肌萎缩侧索硬化症多于 40 岁左右发病,起病突然,病情进展迅速,常以肌无力为主要症状,一般无感觉障碍,肌萎缩以手内在肌明显。脊髓空洞症多于青壮年发病,可出现感觉分离现象,呈痛温觉消失,触觉及深感觉存在。

②神经根型颈椎病 颈椎退变压迫神经根,可出现与周围神经卡压综合征相似的症状,如胸廓出口综合征、肘管综合征、腕管综合征和尺管综合征等,但这些综合征均有局部的骨性和纤维卡压神经的因素。

③椎动脉型颈椎病 应与 Meniere 综合征、眼肌疾患等鉴别。椎动脉造影或磁共振成像椎动脉造影(MRA)显示椎动脉狭窄。

④交感型颈椎病 临床征象复杂,常有神经症表现,且少有确诊的客观依据。需除外心脑血管疾病。

 A. X 线颈椎平片 B. 肌电图 C. 痛温觉与触觉分离 D. MRI

【例7】2011NO149B 有助于鉴别脊髓型颈椎病与脊髓空洞症的检查方法是

【例8】2011NO150B 有助于鉴别脊髓型颈椎病与髓内肿瘤的检查方法是

5. 治疗

(1)**非手术治疗** 神经根型、椎动脉型、交感神经型颈椎病主要行非手术治疗,包括颈椎牵引、理疗、改善不良工作体位和睡眠姿势。

(2)**手术治疗** 脊髓型颈椎病一旦确诊,应及时手术治疗。其他三型颈椎病,非手术治疗半年无效、影响正常生活工作者;神经根性疼痛剧烈,非手术治疗无效者;或上肢某些肌肉,尤其是手内在肌无力、萎缩,经非手术治疗 4~6 周仍有发展趋势者,均应手术治疗。

 A. 颌枕带牵引 B. 推拿按摩 C. 两者均可 D. 两者均不可

【例9】1999NO135C 颈椎病脊髓型

【例10】1999NO136C 颈椎病神经根型

三、棘上、棘间韧带损伤

1. 解剖生理概要

(1)**棘上韧带** 起于枕骨隆突,止于第 5 腰椎棘突,附着在棘突表面。颈段的棘上韧带宽而厚,称为项韧带。胸段变得纤细,腰段又较为增宽,故中胸段棘上韧带损伤多见。

(2)**棘间韧带** 是连接两个棘突之间的腱性组织,由三层纤维组成,其纤维之间交叉排列,易产生慢性损伤。棘上韧带和棘间韧带主要是防止脊柱的过度前屈,往往同时损伤。由于 $L_5 \sim S_1$ 处无棘上韧带,且处于活动腰椎和固定的骶椎之间,受力最大,故此处棘间韧带受损机会最大。

2. 病因和病理

(1)**好发人群** 长期伏案弯腰工作,不注意定时改变姿势者。

(2)**棘上韧带和棘间韧带** 早期可有撕裂损伤、出血、渗出,晚期可有退变、坏死、钙化。

(3)**腰痛** 损伤性炎症刺激分布到韧带的腰神经后支,即可发生腰痛。

3. 临床表现

(1)**病史** 无明确外伤史。

(2)**腰痛** 长期不愈,以弯腰时明显,但在过伸时因挤压病变的棘间韧带,也可引起疼痛。疼痛可向

骶部、臀部放射,但不会超过膝关节。

(3)体检 在损伤韧带处棘突或棘间有压痛,但无红肿。有时可触及棘上韧带在棘突上滑动。

4. 治疗

(1)非手术治疗 多可经非手术治疗痊愈。避免弯腰动作、局部注射糖皮质激素、按摩可缓解症状。

(2)手术治疗 病程长、非手术治疗无效者,可行筋膜条带修补术,疗效尚不肯定。

四、疲劳骨折

1. 解剖生理概要

疲劳骨折也称应力骨折,好发于第 2 跖骨干和肋骨,第 3 和 4 跖骨、腓骨远侧、胫骨近侧、股骨远侧也可发生。疲劳骨折 80% 发生于足部。

2. 病因

(1)基本病因 慢性损伤是疲劳骨折的基本病因。新兵训练或长途行军易发生行军骨折。

(2)其他 老人骨质疏松,如因慢性支气管炎而长期咳嗽,肋间肌反复强烈收缩可产生肋骨疲劳骨折。

3. 临床表现和诊断

(1)疼痛 损伤部位出现逐渐加重的疼痛为其主要症状,早期常为前足痛,以训练中或训练结束后明显。

(2)体检 局部压痛,轻度骨性隆起,但无反常活动,少数可见局部软组织肿胀。

(3)X 线片 在出现症状的 1～2 周内常无明显异常,3～4 周后可见一横形骨折线,周围有骨痂形成。

(4)放射性核素骨显像 可用于早期诊断。

4. 治疗

(1)石膏外固定 一旦确诊,应早期石膏固定 6～8 周,延迟治疗可发生缺血性坏死。由于骨折多无移位,故仅需局部牢固的外固定和正确的康复功能锻炼即可。

(2)纠正错误动作 在恢复训练前必须制订妥善计划,纠正错误动作、姿势,避免多走路。

(3)治疗原发病 老人肋骨疲劳骨折时,应同时治疗骨质疏松、慢性咳嗽等。

五、月骨缺血性坏死(Kienbock 病)

1. 解剖生理概要

月骨位于近排腕骨中心,活动度大,稳定性差。其血供主要依靠桡腕关节囊表面小血管和腕骨间韧带内小血管。对腕部活动频繁者(手工业工人、振荡器操作者),长期对月骨产生振荡、撞击,使关节囊、韧带小血管损伤、闭塞,可导致月骨缺血性坏死。

2. 临床表现和诊断

(1)症状 好发于 20～30 岁青年,起病缓慢,表现为腕关节胀痛,活动时加重,休息后缓解。随着疼痛加重,腕部逐渐肿胀,活动受限而无法坚持原来的工作。

(2)体检 腕背轻度肿胀,月骨区压痛明显,叩击第 3 掌骨头时,月骨区疼痛。腕关节各方向活动均可受限,以背伸受限最明显。

(3)X 线片 早期无异常,数月后可见月骨密度增加,表面不光滑,形态不规则。骨中心有囊状吸收。

(4)放射性核素骨显像 可早期发现月骨处异常放射性浓集。

3. 治疗

(1)非手术治疗 早期可将腕关节固定在背伸 20°～30°位,通常需 1 年左右。

(2)手术治疗 若月骨已完全坏死、变形,可行月骨切除。缺损处可用骨填充或人工假体植入。

六、胫骨结节骨软骨病(Osgood-Schlatter 病)

1. 解剖生理概要

胫骨结节是髌韧带的附着点。约 16 岁时该骨骺与胫骨上端骨骺融合,18 岁时胫骨结节与胫骨上端骨融为一整体。故 18 岁前此处易受损而产生骨骺炎,甚至缺血坏死。

2. 病因

股四头肌是全身最强大的一组肌肉,其牵拉力通过髌骨、髌韧带常使尚未骨化的胫骨结节骨骺产生不同程度的撕裂。男性青少年喜爱运动,在缺乏正确指导时往往发生这种损伤。

3. 临床表现和诊断

(1)症状 本病常见于 12~14 岁好动的男孩,多为单侧性。常有近期参加剧烈运动史。临床上以胫骨结节处逐渐出现疼痛、肿块为特点,疼痛与活动有明显关系。

(2)检查 可见胫骨结节明显隆起,皮肤无炎症。局部质硬,压痛较重。作伸膝抗阻力动作时疼痛加剧。

(3)X 线片 显示胫骨结节骨骺增大、致密或碎裂,周围软组织肿胀等。

4. 治疗

(1)自行缓解 在 18 岁以后胫骨结节与胫骨上端骨化后,症状即可自行消失,但局部隆起不会改变。

(2)非手术治疗 疼痛明显者,可辅以理疗、膝关节短期制动,但无需服用止痛剂,也不宜局部注射糖皮质激素。因注入皮下不会有效,而骨骺又难以注入。

(3)手术治疗 若成年后尚有小块碎裂骨骺未与胫骨结节融合而症状持续者,可行钻孔或植骨术。

七、股骨头骨软骨病(Legg-Calve-Perthes 病)

1. 解剖生理概要

股骨头骨骺的骨化中心在 1 岁以后出现,18~19 岁骨化融合。在此年龄阶段中均有可能发病。由于各种原因所致的股骨头缺血性坏死不包括在本病范畴。

2. 病因

病因尚不清楚,多数学者认为慢性损伤是重要因素,外伤使骨骺血管闭塞,从而继发缺血坏死。

3. 病理

(1)缺血期 软骨下骨细胞由于缺血而坏死,骨化中心停止生长,但骺软骨仍可通过滑液吸收营养而继续发育,因受刺激反可较正常软骨增厚。

(2)血供重建期 新生血管从周围组织长入坏死骨骺,逐渐形成新骨。若外力损伤持续存在,新生骨又将吸收,被纤维肉芽组织所取代,因而股骨头易受压变形。

(3)愈合期 到一定时间后骨吸收可自行停止,继之不断骨化,直到纤维肉芽组织全部为新骨所代替。

(4)畸形残存期 此期病变静止,畸形固定,随年龄增大最终将发展为髋关节的骨关节炎。

4. 临床表现和诊断

(1)好发人群 本病好发于 3~10 岁儿童,男女发病比例为 6∶1,单侧发病多见。

(2)症状 髋部疼痛,且逐渐加重。少数病人以患肢膝内上方牵涉痛为首诊主诉。随后可出现跛行。

(3)体检 Thomas 征阳性,跛行,患肢肌萎缩,内收肌痉挛,患髋内旋、外展、后伸受限较重。

(4)X 线片 显示股骨头密度增高,骨骺碎裂、变扁,股骨颈增粗,髋关节部分性脱位。

(5)放射性核素骨显像 早期诊断准确率>90%。

5. 治疗

(1)治疗原则 ①应使股骨头完全包容在髋臼内;②避免髋臼外上缘对股骨头的局限性压应力;③减轻对股骨头的压力;④维持髋关节良好的活动范围。

(2)非手术治疗 用支架将患髋固定于外展 40°、轻度内旋位约 1~2 年,直至股骨头完全重建为止。

(3)手术治疗 包括滑膜切除术、股骨转子下内旋内翻截骨术、骨盆截骨术、血管植入术等。

八、狭窄性腱鞘炎

1. 解剖生理概要

狭窄性腱鞘炎是指腱鞘因机械性摩擦而引起的慢性无菌性炎症改变。腱鞘分为两层,外层为纤维性鞘膜,内层为滑液膜,滑液膜又分为壁层和脏层。脏壁层两端形成盲囊,其间含有少量滑液,有润滑和保持肌腱活动度的功能。在日常生活和工作中,由于频繁活动引起过度摩擦,可使腱鞘发生出血、水肿、渗出等无菌性炎症反应。反复创伤或慢性迁延后则发生慢性纤维结缔组织增生、肥厚、粘连等病理变化,腱鞘增厚可使腱鞘狭窄,临床表现为局部疼痛、压痛、关节活动受限等。

手与腕部狭窄性腱鞘炎是最常见的腱鞘炎,好发于长期、快速、过度用力使用手指和腕关节的中老年妇女、轻工业工人、管弦乐器演奏家等。在手指常发生屈肌腱鞘炎,称弹响指或扳机指;在拇指为拇长屈肌腱鞘炎,称弹响拇;在腕部为拇长展肌和拇短伸肌腱鞘炎,称为桡骨茎突狭窄性腱鞘炎。

2. 病因

手指长期快速活动、用力活动等慢性劳损是主要病因。

3. 临床表现和诊断

(1)弹响指和弹响拇　起病缓慢,初时为晨起患指发僵、疼痛,活动后消失。后出现弹响及明显疼痛。严重者患指屈曲,不敢活动。各手指的发病频率依次为:中指、环指最多,示指、拇指次之,小指最少。患者诉近侧指间关节痛,而不在掌指关节。体检可在远侧掌横纹处扣及黄豆大小的痛性结节,屈伸患指该结节随屈肌腱上下移动,或出现弹拨现象。

(2)桡骨茎突狭窄性腱鞘炎　腕关节桡侧疼痛,逐渐加重,无力提物。体检时皮肤无炎症,在桡骨茎突表面有局限性压痛,有时扣及痛性结节。握拳尺偏腕关节时,桡骨茎突处出现疼痛,称为 Finkelstein 试验阳性。

4. 治疗

(1)非手术治疗　局部制动和腱鞘内注射醋酸泼尼松龙有很好疗效。

(2)狭窄腱鞘切开减压术　非手术治疗无效时采用,将切开的腱鞘的两侧各剪去约 0.3cm。

(3)先天性狭窄性腱鞘炎　小儿先天性狭窄性腱鞘炎保守治疗通常无效,应行手术治疗。

【例 11】2016A(执医试题)拇指活动时出现弹响伴疼痛,最可能的原因是

  A. 尺神经损伤　 B. 腱鞘囊肿　 C. 桡神经损伤

  D. 狭窄性腱鞘炎　 E. 正中神经损伤

九、肱骨外上髁炎(网球肘)

1. 解剖生理概要和病因

肱骨外上髁炎是伸肌总腱起点处的一种慢性损伤性炎症,因早年发现网球运动员易患此病,故又称"网球肘"。在前臂过度旋前或旋后位,被动牵拉伸肌(握拳、屈腕)和主动收缩伸肌(伸腕),将对肱骨外上髁处的伸肌总腱起点产生较大张力,如长期反复这种动作,即可引起该处的慢性损伤。

2. 临床表现和诊断

(1)症状　病人逐渐出现肘关节外侧痛,在用力握拳、伸腕时疼痛加重以致不能持物。严重者拧毛巾等生活动作均感困难。

(2)局限压痛　皮肤无炎症,肘关节活动正常。在肱骨外上髁、桡骨头及两者之间有局限性、极敏锐的压痛。

(3)伸肌腱牵拉试验(Mills 征)阳性　伸肘、握拳、屈腕,然后前臂旋前,此时肘外侧出现疼痛,为阳性。

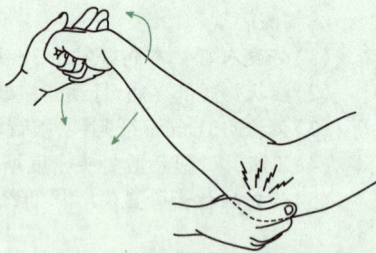

Mills征(前臂伸肌牵拉试验)阳性

3. 治疗

非手术治疗对绝大多数病人有效。

(1)基本原则　限制腕关节活动(尤其是用力握拳、伸腕动作)是治疗和预防复发的基本原则。

(2)封闭疗法　压痛点注射醋酸泼尼松龙,近期效果极佳。

（3）**捆扎护带** 对不能间断训练的运动员,应适当减少运动量,同时在桡骨头下方伸肌上捆扎弹性保护带,以减少腱起点处的牵张应力。

（4）**手术治疗** 对于非手术治疗效果不佳的顽固疼痛者,可施行伸肌总腱起点剥离松解术或卡压神经血管束切除术,或结合关节镜手术。

> **注意:** ①Mills 试验即前臂伸肌牵拉试验,阳性提示肱骨外上髁炎(网球肘)。
> ②Finkelstein 试验阳性提示桡骨茎突狭窄性腱鞘炎。

十、粘连性肩关节囊炎(肩周炎)

粘连性肩关节囊炎主要痛点在肩关节周围,影响肩关节活动范围,又称肩周炎。本病因多种原因导致肩盂肱关节囊炎性粘连、僵硬,以肩关节周围疼痛、各方向活动受限为特点,尤其是外展外旋和内旋后伸活动。

1. 临床表现

（1）**自限性** 本病有自限性,一般在 6 ~ 24 个月 可自愈,但60%的患者不能恢复到正常功能水平。

（2）**发病率** 发病率2% ~ 5%,多为中老年发病,女多于男,左侧多于右侧,也可两侧先后发病。

（3）**肩关节活动受限** 肩关节各方向主动和被动活动均不同程度受限,以外旋、外展和内旋、后伸最重。逐渐出现肩部某一处局限性疼痛,与动作、姿势有明显关系。随着病程延长,疼痛范围扩大,可伴肩关节活动受限。若勉强增大活动范围会引起剧烈锐痛。严重者患肢不能梳头、反手触摸背部。夜间因翻身移动肩部而痛醒。

（4）**压痛点** 肩周痛以肩袖间隙区、肱二头肌长腱压痛为主。

2. 诊断

根据典型临床表现及影像学检查结果,可确定诊断。

（1）**肩关节 X 线片** 见肩关节结构正常,可有不同程度骨质疏松。

（2）**肩关节腔造影** 容量 <10ml,多数 <5ml(正常容量 15 ~ 18ml)。

（3）**肩关节 MRI** 见关节囊增厚,当厚度 >4mm 对本病诊断特异性达95%。肩部滑囊可有渗出。MRI 对鉴别诊断意义较大。

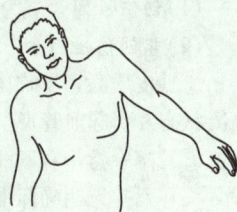

粘连性肩关节囊炎外展姿势

3. 治疗 治疗目的为缓解疼痛,恢复功能,避免肌肉萎缩。

（1）**理疗** 早期给予理疗、针灸,适当推拿按摩,可改善症状。

（2）**痛点注射** 痛点局限时,可局部注射醋酸泼尼松龙,能明显缓解疼痛。

（3）**止痛剂** 疼痛持续、夜间难以入睡时,可给予非甾体抗炎药。

（4）**主动活动肩关节** 无论病程长短、症状轻重,均应每日坚持进行,以活动不引起剧痛为限。

（5）**手术治疗** 对症状持续且较重者,以上治疗无效时,可行关节镜松解粘连。

（6）**原发病治疗** 对肩外因素所致的粘连性肩关节囊炎,除局部治疗外,还需治疗原发病。

【例12】2017NO165X 关于肩周炎的治疗,可以采用的措施有

  A. 临床观察   B. 物理治疗   C. 三角巾悬吊固定   D. 关节镜松解术

▶ **常考点** 颈椎病为重点内容,应全面掌握。

   参考答案——详细解答见《贺银成2019考研西医临床医学综合能力历年真题精析》

1. ABCDE   2. ABCDE   3. ABCDE   4. ABCDE   5. ABCDE   6. ABCDE   7. ABCDE

8. ABCDE   9. ABCDE   10. ABCDE   11. ABCDE   12. ABCDE

第 37 章　股骨头坏死与椎间盘突出症

▶ **考纲要求**

①股骨头坏死的病因、分类、病理、临床表现、诊断、治疗。②椎间盘突出症的病因、分类、病理、临床表现、诊断、治疗。

▶ **复习要点**

一、股骨头坏死

股骨头坏死为股骨头血供中断或受损,引起骨细胞、骨髓成分死亡及随后的修复,继而导致股骨头结构改变,股骨头塌陷,引起病人关节疼痛、关节功能障碍的疾病。

1. 病因

股骨头坏死属于缺血性骨坏死,也称无菌性骨坏死。其病因较多,总体上分为两大类:

(1)**创伤性因素**　为常见原因。股骨颈骨折、髋关节外伤性脱位、股骨头骨折均可引起股骨头坏死。

(2)**非创伤性因素**

①糖皮质激素　临床上此种病因导致的股骨头坏死较多见。可能是激素导致的脂肪栓塞、血液处于高凝状态及引起血管炎、骨质疏松等骨小梁强度下降容易塌陷等原因造成股骨头坏死。

②乙醇中毒　我国北方地区多见,可能与乙醇引起肝内脂肪代谢紊乱有关。饮用多少乙醇可以引起股骨头坏死并无明确标准,与个体差异有关,但过量摄入乙醇肯定是造成股骨头坏死的一个重要因素。

③减压病　是人体所处环境的气压骤然降低,使血液中释放出来的氮气在血管中形成栓塞,而造成的综合征。如沉箱工作人员、深海潜水员等。氮气在富含脂肪组织的骨髓中大量堆积而引起骨坏死。

④镰刀细胞性贫血　血液黏稠性增高,血流变慢而形成血栓,造成局部血供障碍引起骨坏死。

⑤特发性股骨头坏死　是指排除了以上已知的因素后仍不能得出明确病因的股骨头坏死。

【例 1】2013A(执医试题)男,因皮肤病曾长期服用激素药物,近 2 年双髋关节疼痛、活动受限。初步诊断是

　　A. 双髋类风湿关节炎　　　B. 双髋创伤性滑膜炎　　　C. 双髋退变性骨关节炎

　　D. 双侧股骨头缺血性坏死　E. 双侧髋关节肿瘤性病变

2. 病理

(1)**肉眼观**

①髋关节　早期表现髋关节为滑膜增厚、水肿、充血。

②股骨头　软骨较完整,但随着病情加重,可出现软骨表面压痕,关节软骨下沉,触之有乒乓球样浮动感,甚至发生软骨龟裂、剥脱,更严重者可出现股骨头变形,头颈交界处明显骨质增生。

③髋臼　软骨表面早期无改变,晚期常出现软骨面不平整,髋臼边缘骨质增生等退行性骨关节炎改变。

(2)**镜下观**　沿股骨头的冠状面做一整体大切片,股骨头坏死的病理改变较恒定,典型改变分五层。

A 层:为关节软骨。股骨头各部位软骨改变不一,有些正常,有些软骨表面粗糙不平,细胞呈灶状坏死。

B 层:为坏死的骨组织。镜下见骨质坏死,陷窝中骨细胞消失,细胞被一些坏死碎片所代替。

C 层:为肉芽组织。包绕在坏死骨组织周围,其边缘不规则。镜下见炎性肉芽组织。

D 层:为反应性新生骨。镜下见坏死骨的积极修复及重建,在坏死骨小梁的支架上有新骨沉积,大量新生骨形成,骨小梁增粗。

E 层:为正常组织。即股骨颈上的正常骨组织,含有丰富的髓细胞。

3. 临床表现

(1)症状 非创伤性股骨头坏死多见于中年男性,双侧受累者占50%~80%。早期多为髋关节疼痛,少数病人表现为膝关节疼痛。疼痛间断发作并逐渐加重。严重者可有跛行,行走困难,甚至扶拐行走。

(2)体检 典型体征为腹股沟区深部压痛,可放射至臀或膝部,"4"字试验阳性。体检可有内收肌压痛、髋关节活动受限,其中以内旋及外展活动受限最为明显。

4. 诊断与影像学检查

(1)病史 本病与外伤、酗酒、应用激素等密切相关,诊断时需详细全面的询问外伤史、用药史。

(2)X线平片 为主要诊断手段。股骨头血液供应中断12小时骨细胞即坏死,但在X线平片上看到股骨头密度改变至少需8周时间。X线分期如下:

	Ⅰ期	Ⅱ期	Ⅲ期	Ⅳ期
别称	软骨下溶解期	股骨头修复期	股骨头塌陷期	股骨头脱位期
股骨头	外形完整	外形完整	失去圆滑的外形	变扁平
股骨头负重区	关节软骨下骨质中可见1~2cm宽的弧形透明带,构成"新月征"(具有诊断价值)	关节软骨下骨质密度增高,周围可见点状及斑片状密度减低区及囊性改变,病变周围常见一密度增高的硬化带包绕	软骨下骨呈不同程度的变平和塌陷,股骨头软骨下骨的密度增高,Shenton线基本保持连续	负重区严重塌陷。股骨头内下方无塌陷,外上方未承受压力而残存突起;股骨头向外上方移位,Shenton线不连续
关节间隙	正常	正常	仍正常	变窄

(3)CT 可发现早期细微骨质改变,较普通X线片敏感,但不如核素扫描及MRI敏感。

(4)MRI 是一种有效的非创伤性的早期诊断方法。大多表现为股骨头前上部异常信号;T_1WI为条带状低信号;T_2WI为低信号或内高外低两条并行信号影,即双线征。

(5)放射性核素骨显像 对早期病变的诊断,比MRI、CT更为敏感,对早期诊断具有很大的价值。与X线平片相比,常可提前12~24周诊断股骨头缺血性坏死,其准确率可达91%~95%。

注意:①股骨头缺血性坏死的早期诊断首选放射性核素骨显像,次选MRI。
②转移性骨肿瘤的诊断首选——放射性核素骨显像。
③髋关节结核的早期诊断首选——MRI。
④急性血源性骨髓炎的早期诊断首选——局部脓肿分层穿刺+细菌涂片检查。
⑤化脓性关节炎的早期诊断首选——关节腔穿刺+关节液检查。

【例2】2015A(执医试题)诊断早期股骨头坏死最敏感的检查是

A. 血管造影 　　　　B. X线 　　　　C. B超

D. MRI 　　　　E. CT

5. 治疗

(1)非手术治疗 适用于非负重面坏死且病灶范围小,头外形基本正常的Ⅰ期病例。

①单侧髋关节病变 病变侧应严格避免持重,可扶拐、带坐骨支架、用助行器行走。

②双侧髋关节同时受累 应卧床或坐轮椅。

③髋部疼痛严重 可卧床,同时行下肢牵引常可缓解症状。

(2)手术治疗 适用于Ⅱ、Ⅲ、Ⅳ期患者。

二、颈椎间盘突出症

颈椎间盘突出症是在颈椎间盘退变的基础上,因轻微外力或无明确诱因导致的椎间盘突出而致脊髓和神经根受压的一组病症。

1. 病因和病理

当颈椎间盘退变时,后侧纤维环部分损伤或断裂,在轻微外力下使颈椎过伸或过屈运动,前者致近侧椎骨向后移位,后者致近侧椎骨向前移位,使椎间盘纤维环突然承受较大的牵张力,导致其完全断裂,髓核组织从纤维环破裂处经后纵韧带突入椎管,压迫脊髓、神经根而产生相应症状和体征。

2. 临床表现

(1)好发人群和部位 好发于40~50岁中年人,突出部位以$C_{5\sim6}$、$C_{4\sim5}$最多见。

(2)压迫神经根时 病人出现颈项痛、颈肩痛或上肢放射痛,疼痛较重,可向神经根分布范围放射,病程久者以麻木感为主。压迫严重时,表现为突然短期内不能抬举上肢或手部无力。检查时颈部处于强迫体位或颈部僵硬,活动受限,$C_2\sim T_1$神经支配区感觉障碍,患者肌力下降,腱反射减弱或消失,Hoffmann征阴性或阳性。

(3)压迫脊髓时 病人出现四肢不同程度的感觉、运动障碍或括约肌功能障碍,也可表现为截瘫、四肢瘫、Brown-Sequard综合征等。

3. 辅助检查

(1)X线片 可观察有无颈椎退行性改变。

(2)CT扫描 可显示椎间盘突出的类型、骨赘形成与否、椎管形态改变。

(3)MRI检查 可显示椎间盘突出的形态和脊髓受压情况,是诊断本病的重要依据。

4. 诊断和鉴别诊断

根据典型临床表现和影像学检查结果,可确诊,但应与颈椎管狭窄症、椎管内肿瘤、肩关节周围炎相鉴别。

5. 治疗

(1)非手术治疗 对于神经根压迫症状为主者,先采取非手术治疗。包括适当休息、卧床、牵引、理疗等。

(2)手术治疗 若非手术治疗无效、疼痛加重,甚至出现肌肉瘫痪者,应手术治疗。

三、胸椎间盘突出症

1. 病因和病理

(1)病因 多数学者认为胸椎退行性变是本病的主要原因,多见于承受应力最大的胸腰段。

(2)病理 胸椎间盘突出症产生神经损害的机制是直接的机械性压迫或继发于脊髓缺血性损害。胸椎管管径小,基本被脊髓占满,该段脊髓的血供不丰富等特点,使胸髓容易受到损伤。

2. 临床表现

(1)临床特点 临床表现多样,症状具有动态性和进展性。

(2)发病顺序 常见发病顺序为:胸痛、感觉障碍、无力,最后出现大小便功能障碍。

3. 辅助检查

(1)X线片 只有在椎间盘出现钙化时,X线平片才有较大的诊断价值。

(2)脊髓造影 过去常用,现已被MRI检查取代。

(3)MRI检查 凡怀疑本病者,均应尽早行MRI检查,是目前诊断本病的*最好方法*。

(4)CT检查 对椎间盘和韧带的钙化或骨化的诊断有帮助。

4. 诊断与鉴别诊断

根据病史、临床表现、影像学检查结果,可明确诊断。但应与脊柱肿瘤、感染、强直性脊柱炎、骨折、肋间神经痛、带状疱疹、多发性硬化症、椎管内肿瘤、脑肿瘤、脑血管意外等相鉴别。

5. 治疗

(1)非手术治疗 适用于轻型病例,尤其是年迈体弱、髓核已经钙化或骨化无再移位发展可能者,主要措施包括休息、胸部制动、非甾体抗炎药、理疗等对症处理。

(2)手术治疗 手术指征包括:进行性的脊髓病变、下肢无力或麻痹、根性疼痛经非手术治疗无效。

四、腰椎间盘突出症

腰椎间盘突出症是指腰椎间盘发生退行性改变以后,在外力作用下,纤维环部分或全部破裂,单独或连同髓核、软骨终板向外突出,刺激或压迫窦椎神经和神经根引起的以腰腿痛为主要症状的一种病变。腰椎间盘突出症是引起腰腿痛最常见的原因,最常累及 L_{4-5}、$L_5 \sim S_1$ 间隙,即 L_5、S_1 神经。占 90% ~ 96% 。

注意:①$L_{4-5} = L_5$,$L_5 \sim S_1 = S_1$。等号左边 L_{4-5}、$L_5 \sim S_1$ 指椎间隙,等号右边 L_5、S_1 指脊神经。

②L_{4-5} 椎间孔出来的神经根为 L_4,但 L_{4-5} 椎间盘突出压迫的常为 L_5,这是因为 L_4 已经向神经根管转出,L_5 发出后经侧隐窝下行,故常受累。同理,$L_5 \sim S_1$ 椎间盘突出压迫的是 S_1(如图)。

1. 病因

(1)**椎间盘退行性变**　是腰椎间盘突出症的根本原因。腰椎间盘在脊柱运动和负荷中承受巨大的应力。随着年龄的增长,椎间盘逐渐发生退变,纤维环和髓核的含水量逐渐下降,髓核失去弹性,纤维环逐渐出现裂隙。在退变的基础上,劳损积累和外力的作用下,椎间盘发生破裂,髓核、纤维环、终板均可向后突出,严重者可压迫神经产生症状。

(2)**损伤**　积累损伤是椎间盘退变的主要原因。反复弯腰、扭转等动作最易引起椎间盘损伤,故本病与职业有一定关系。急性外伤可作为椎间盘突出的诱发因素。

脊神经根斜形向下穿出椎间孔
而不是水平穿出

(3)**妊娠**　妊娠期间整个韧带系统处于松弛状态,而腰骶部又承受比平时更大的应力,增加了椎间盘突出的风险。

(4)**遗传**　有色人种本病发病率较低。

(5)**发育异常**　腰椎骶化、骶椎腰化、关节突不对称等腰骶部先天性发育异常,均会增加椎间盘的损害。

2. 病理及发病机制

(1)**解剖学**　椎间盘由髓核、纤维环、软骨终板构成,由于椎间盘承受躯干及上肢的重量,在日常生活及劳动中,易发生劳损。椎间盘仅有少量血液供应,营养主要靠软骨终板渗透,较为有限,从而极易发生退变。

(2)**椎间盘突出产生腰腿痛的机制**　①机械性压迫:神经根受到突入椎管的髓核的急性机械性压迫会产生腰腿痛症状,突出的大小直接影响疼痛的程度。②炎症反应:突出的髓核作为生物化学和免疫学刺激物,引起周围组织及神经根的炎症反应,可能是引起病人临床症状的原因。

(3)**分型**

分型	临床特点	治疗
膨出型	纤维环部分破裂,表层完整,髓核向椎管局限性隆起,但表面光滑	保守
突出型	纤维环完全破裂,髓核突向椎管,但后纵韧带仍然完整	手术
脱出型	髓核穿破后纵韧带,形同菜花状,但其根部仍在椎间隙内	手术
游离型	大块髓核组织穿破纤维环和后纵韧带,完全突入椎管,与原间盘脱离	手术
Schmorl 结节及经骨突出型	前者指髓核经上、下软骨终板的裂隙突入椎体松质骨内;后者指髓核沿椎体软骨终板和椎体之间的血管通道向前纵韧带方向突出,形成椎体前缘的游离骨块	保守

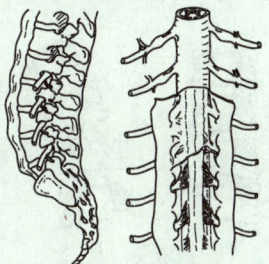

【例3】2015NO180X 腰椎间盘突出症致坐骨神经痛的原因有

　　A. 纤维环内层受到突出的髓核刺激　　　　B. 破裂的椎间盘组织产生化学物质的刺激

　　C. 自身免疫反应使神经发生炎症　　　　　D. 受压的神经根缺血

3. 临床表现

(1)**症状和体征**　病人多有弯腰劳动、长期坐位工作史。首次发作常在半弯腰持重过程中发生。

发病	男多于女(4～6∶1),好发于20～50岁
腰痛	最先出现的症状(发生率91%)
坐骨神经痛	下腰部→臀部→大腿后外方→小腿外侧→足跟部或足背(发生率95%左右)
马尾神经受压	中央型腰椎间盘突出症可压迫马尾神经,出现大小便障碍,鞍区感觉异常
腰椎侧凸	若突出髓核在神经根的肩部——则上身向健侧弯曲,腰椎凸向患侧 若突出髓核在神经根的腋部——则上身向患侧弯曲,腰椎凸向健侧
腰部活动受限	以前屈受限最明显(因前屈位是导致发病的重要体位),发生率约100%
压痛及骶棘肌痉挛	89%的患者在病变间隙的棘突间有压痛,约1/3患者有腰部骶棘肌痉挛

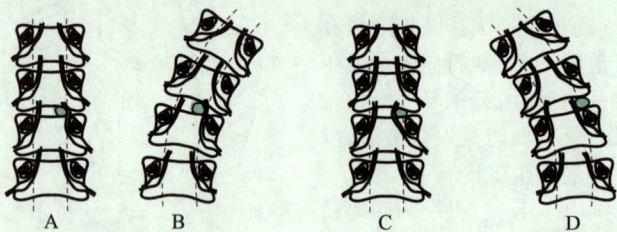

姿势性脊柱侧凸与缓解神经根受压的关系
A. 椎间盘突出在神经根腋部时   B. 神经根所受压力可因脊柱凸向健侧而缓解
C. 椎间盘突出在神经根外侧时   B. 神经根所受压力可因脊柱凸向患侧而缓解

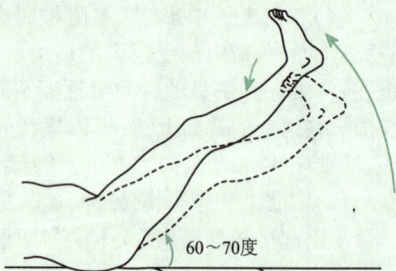

60～70度

直腿抬高试验(实线),加强试验(虚线)

(2)直腿抬高试验及加强试验   病人仰卧,伸膝,被动抬高患肢,正常人神经根有4mm的滑动度,下肢抬高到60°～70°始感腘窝不适。本症病人神经根受压或粘连使滑动度减少或消失,抬高在60°以内即可出现坐骨神经痛,称直腿抬高试验(Lasegue)阳性。在直腿抬高试验阳性时,缓慢降低患肢高度,待放射痛消失,再被动背屈踝关节以牵拉坐骨神经,如又出现放射痛,称加强试验阳性。

急性腰扭伤——直腿抬高试验阳性,但加强试验阴性。

腰椎间盘突出症——直腿抬高试验及加强试验均阳性。

(3)神经系统表现   据此可进行定位诊断。

①感觉异常 L_5 受累表现为小腿外侧和足背痛、触觉减退。S_1 受压表现为外踝附近及足外侧痛、触觉减退。

②肌力下降 L_5 受累表现为足踇趾背伸肌力下降。S_1 受压表现为足跖屈肌力减弱。

③反射异常 S_1 受累表现为踝反射减弱。$S_{3～5}$ 马尾受压,则表现为肛门括约肌张力下降、肛门反射减弱。

受累神经	关键感觉区	关键运动肌	反射
L_2(腰$_{1～2}$)	大腿前中部	屈髋肌(髂腰肌)	
L_3(腰$_{2～3}$)	股骨内髁	膝伸肌(股四头肌)	膝反射
L_4(腰$_{3～4}$)	内踝	足背伸肌(胫前肌)	
L_5(腰$_{4～5}$)	第三跖趾关节背侧	足踇长伸肌(表现为踇趾背伸无力)	
S_1(腰$_5$～骶$_1$)	足跟外侧	足跖屈肌(表现为足跖屈无力)	踝反射

4. 辅助检查

(1)X 线平片   通常作为常规检查,但不能直接反映是否存在椎间盘突出。腰椎平片的表现可以完全正常,但很多病人可见腰椎侧弯、生理前凸减少或消失、椎体边缘增生、椎间隙狭窄、纤维环钙化、骨质增生、关节突肥大、硬化等退变的表现。

(2)造影检查   脊髓造影、硬膜外造影、椎间盘造影等方法可间接显示有无椎间盘突出及程度。这些方法均为有创操作,目前少用,只在一般的诊断方法不能确诊时才慎重进行。

(3) CT 可显示脊柱骨性结构的细节。对本病的诊断具有较大价值。CT 表现包括:椎间盘后缘变形突出、硬脊膜囊受压变形、硬膜外脂肪移位、硬膜外间隙中软组织密度影及神经根鞘受压移位等。

(4) MRI 能清楚地显示人体解剖结构的图像,对腰椎间盘突出的诊断有极大帮助。MRI 可全面地观察各椎间盘退变情况,也可了解髓核突出的程度和位置,并鉴别是否存在椎管内其他占位性病变。

(5) 其他 肌电图有助于腰椎间盘突出的诊断,并可推断神经受损的节段。

【例 4】2013NO179X 腰椎间盘突出致骶$_1$神经根受压时,所表现出的症状有

  A. 外踝附近及足外侧痛、触觉减退   B. 踝及伸踇肌力下降

  C. 踝反射减弱或消失   D. 直腿抬高试验及加强试验阳性

【例 5】2008NO180X 腰椎间盘突出的典型 X 线平片表现有

  A. 腰椎前凸消失   B. 椎间盘突出间隙左右不等宽

  C. 椎间盘影向后突出   D. 椎间盘突出间隙前窄后宽

   A. L$_{1～2}$椎间盘突出 B. L$_{2～3}$椎间盘突出   C. L$_{3～4}$椎间盘突出

   D. L$_{4～5}$椎间盘突出 E. L$_5$S$_1$椎间盘突出

【例 6】2005NO127B、1996NO111B 导致踇趾背伸力弱的是

【例 7】2005NO128B、1996NO112B 导致踇趾跖屈力弱的是

5. 诊断标准

根据病史、症状、体征及 X 线平片上相应神经节段有椎间盘退行性表现,即可作出初步诊断。如仅有 CT、MRI 表现而无临床表现,不应诊断本病。

6. 鉴别诊断

(1) 腰肌劳损 与长期保持一种劳动姿势有关。无明显诱因的慢性疼痛为主要症状,腰痛为酸胀痛,休息可缓解。直腿抬高试验阴性,下肢无神经受累表现。

(2) 第三腰椎横突综合征 主要表现为腰痛,检查可见骶棘肌痉挛,第三腰椎横突尖压痛,无神经受累体征。局部封闭有很好的近期疗效。

(3) 梨状肌综合征 主要表现为臀部和下肢疼痛,症状的出现和加重常与活动有关,休息可明显缓解。查体可见臀肌萎缩,臀部深压痛,直腿抬高试验阳性,但神经定位体征不明确。

(4) 腰椎管狭窄症 主要表现为下腰痛、马尾神经或腰神经受压,以神经源性间歇性跛行为特点。主诉多而阳性体征少。结合 CT 和 MRI 检查可明确诊断。

(5) 腰椎滑脱与椎弓根峡部不连 表现为下腰痛,滑脱较重时可出现神经根症状,MRI 检查可确诊。

(6) 腰椎结核 常有结核中毒症状。X 线片见骨破坏,椎间隙变窄,寒性脓肿阴影。

(7) 脊柱肿瘤 腰痛呈进行性加重,平卧不能减轻。恶性肿瘤多有贫血、恶病质,碱性或酸性磷酸酶增高。X 线片显示骨破坏。CT 和 MRI 均可与椎间盘突出相鉴别。

(8) 椎管内肿瘤 发病缓慢但进行性加重。首先出现足部麻木,并自下而上发展,感觉、运动障碍,反射减退,不只是局限于某一神经支配区。括约肌功能障碍逐渐出现并加重。

(9) 盆腔疾病 早期盆腔炎、肿瘤等,可刺激腰骶神经根可出现腰骶部疼痛,或伴有下肢痛。

(10) 下肢血管病变 单纯腿痛的病人须注意与血管病变相鉴别。

7. 治疗

(1) 非手术治疗 80% 的患者可经非手术治疗缓解或痊愈。适应证为:①初次发作,病程较短者;②休息后症状可自行缓解者;③由于全身疾病或局部皮肤疾病,不能施行手术者;④不同意手术者。治疗方法包括卧床休息 3 周后带腰围下地活动;非甾体抗炎药物;牵引疗法(以骨盆牵引最常用);理疗。

(2) 手术治疗 适用于:①症状严重,反复发作,经半年以上非手术治疗无效,且病情加重,影响工作和生活者;②中央型突出有马尾神经综合征,括约肌功能障碍者,应急诊手术;③有明显神经受累表现者。手术方式包括:①全椎板切除髓核摘除术:适用于椎间盘突出合并有椎管狭窄、椎间盘向两侧突出、

中央型巨大突出以及游离椎间盘突出。②半椎板切除髓核摘除术:适用于单纯椎间盘向一侧突出者;③显微外科腰椎间盘摘除术、经皮腰椎间盘切除术:适用于单纯腰椎间盘突出者;④人工椎间盘置换术。

(118~120 题共用题干)男性,38 岁,3 年前诊断为腰椎间盘突出症,腰腿痛反复发作,行卧床、牵引等保守治疗可缓解。查体:外踝及足外侧痛觉、触觉减退,趾及足跖屈肌力减弱,跟腱反射减弱。

【例 8】2010NO118A 该患者最可能受累的神经根是

　　A. 腰 3　　　　　B. 腰 4　　　　　C. 腰 5　　　　　D. 骶 1

【例 9】2010NO119A 患者搬重物后突发疼痛加重,伴大小便障碍,应即刻进行的检查是

　　A. 腰椎正侧位 X 线片　　　　　　　　B. 腰椎过伸过屈位 X 线片

　　C. 腰椎双斜位 X 线片　　　　　　　　D. 腰椎磁共振扫描

【例 10】2010NO120A 若诊断为椎间盘突出症,最适宜的处理方法是

　　A. 持续牵引,理疗　　　　　　　　　　B. 髓核化学溶解术

　　C. 椎间盘切除术　　　　　　　　　　　D. 皮质激素硬膜外注射

▶ **常考点** 腰椎间盘突出症为重点内容,应全面掌握。

　　参考答案——详细解答见《贺银成 2019 考研西医临床医学综合能力历年真题精析》

1. ABC**D**E　　2. ABC**D**E　　3. A**B**CDE　　4. A**B**CDE　　5. A**B**CDE　　6. ABC**D**E　　7. ABCD**E**

8. ABC**D**E　　9. ABC**D**E　　10. AB**C**DE

第38章 骨与关节化脓性感染

▶考纲要求

①急性血源性化脓性骨髓炎和化脓性关节炎的病因、病理、临床表现、临床检查、诊断、鉴别诊断和治疗原则。②慢性血源性化脓性骨髓炎的病因、病理、临床表现、诊断和治疗原则。③局限性骨脓肿、硬化性骨髓炎、创伤后骨髓炎和化脓性脊椎炎的临床表现、诊断和治疗原则。

▶复习要点

一、急性血源性骨髓炎

1. 病因

（1）致病菌 以金黄色葡萄球菌最常见（占75%），乙型溶血性链球菌约占10%，大肠埃希菌、流感嗜血杆菌、产气荚膜杆菌、肺炎球菌、白色葡萄球菌等少见。

（2）好发部位 儿童长骨干骺端为好发部位。

（3）发病机制 本病的致病菌系经血源性播散，先有身体其他部位的感染性病灶，一般位于皮肤或黏膜处，如疖、痈、扁桃体炎、中耳炎等。当原发病灶处理不当或机体抵抗力下降时，细菌进入血液循环发生菌血症或诱发脓毒症。菌栓进入骨营养动脉后往往受阻于长骨干骺端的毛细血管内，原因是该处血流缓慢，容易使细菌停滞。

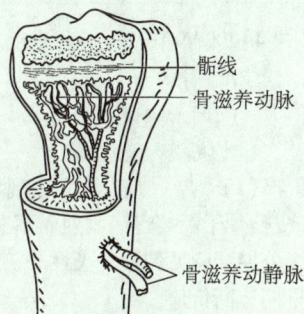

髓线
骨滋养动脉
骨滋养动静脉

急性血源性骨髓炎
好发于儿童长骨干骺端

2. 病理

基本病理变化为骨质破坏与死骨形成，后期有新生骨，成为骨性包壳。

（1）脓肿形成 大量菌栓停滞在长骨的干骺端，阻塞了小血管，迅速发生骨坏死，并有充血、渗出、白细胞渗出。白细胞释放的蛋白溶解酶破坏了细菌、坏死的骨组织及邻近的骨髓组织。渗出物和破坏的碎屑成为小型脓肿并逐渐增大，使容量不能扩张的坚硬骨腔内的压力增高。

（2）骨膜下脓肿 脓肿向骨干髓腔蔓延，由于小儿骺板抵抗力较强，不易通过，所以脓液流入骨髓腔，而使骨髓腔受累。髓腔内脓液压力增高后，可再沿哈佛管至骨膜下层，形成骨膜下脓肿。

（3）窦道 脓肿可穿破骨膜、软组织、皮肤，排出体外，成为窦道。

（4）死骨 严重病例，骨质的内、外面都浸泡在脓液中而失去血供，导致大片死骨形成。

（5）骨性包壳 在死骨形成过程中，病灶周围的骨膜因炎性充血、脓液的刺激而产生新骨，包围在骨干的外层，形成骨性包壳。包壳上有数个小孔与皮肤窦道相通。包壳内可有死骨、脓液、炎性肉芽组织。

（6）化脓性关节炎 小儿股骨头骺板位于髋关节囊内，骨髓炎可直接穿破干骺端骨密质，进入关节引起化脓性关节炎。成人骺板已经融合，脓肿可直接进入关节腔形成化脓性关节炎。

【例1】2017NO66A 急性血源性骨髓炎的好发部位是

    A. 尺骨、桡骨   B. 肱骨、肩胛骨   C. 脊椎、骨盆   D. 胫骨、股骨

    A. 骨质破坏、坏死   B. 骨髓内脓肿   C. 骨膜下脓肿

    D. 反应性新骨形成   E. 软组织蜂窝织炎

【例2】1991NO95B 急性血源性骨髓炎早期的病理特点为

【例3】1991NO96B 急性血源性骨髓炎晚期的病理特点为

3. 临床表现及检查.

自然病程	3~4 周
好发人群	儿童
好发部位	长骨干骺端(以胫骨上段和股骨下段最多见),其次为肱骨和髂骨
全身症状	起病急、寒战、高热、呕吐,呈脓毒症样发作
中毒症状	外周血白细胞增高、中性粒细胞增多;血培养及分层穿刺培养可阳性
局部症状	患部红、肿、热、剧痛,局限性压痛
血培养	可有阳性结果。寒战高热期抽血培养或初诊时每隔2小时培养1次,共3次,可提高阳性率
早期确诊	局部脓肿分层穿刺涂片发现脓细胞或细菌即确诊,为早期诊断的首选方法
X 线片	起病14天内阴性,故不能用于早期诊断;病灶<1cm 常阴性
CT 检查	可以提前发现骨膜下脓肿,对细小的骨脓肿难以显示
核素骨显像	^{99m}Tc 骨显像发病48小时就有阳性结果,具有早期间接帮助诊断的价值
MRI 检查	可早期发现骨内的炎性病灶,观察病灶范围、炎性水肿程度、有无脓肿形成,具有早期诊断价值

【例4】2007NO105A 下列关于急性骨髓炎临床表现的叙述,错误的是(原给出答案为C,但应为B)

A. 高热
B. 无明显压痛区
C. 干骺端疼痛剧烈
D. 白细胞计数和中性粒细胞增高

4. 诊断与鉴别诊断

(1)**诊断**　凡有下列表现者,均应考虑急性骨髓炎的可能:①全身中毒症状,高热寒战,局部持续性剧痛,长骨干骺端疼痛剧烈而不愿活动肢体,局部深压痛;②白细胞总数增高,中性粒细胞增高,血培养阳性;③分层穿刺见脓液和炎性分泌物;④X线平片征象2周左右方有变化,不能用于早期诊断;⑤MRI 检查具有早期诊断价值。

(2)**鉴别诊断**　本病需与蜂窝织炎、深部脓肿、风湿病、化脓性关节炎、骨肉瘤、尤因肉瘤等鉴别。

5. 治疗

(1)**抗生素治疗**　针对革兰阳性球菌,早期足量联合应用抗生素。经抗生素治疗后会出现四种结果:

①在X线片改变出现前全身及局部症状均消失,说明骨脓肿形成以前炎症已经控制,无需手术。

②在出现X线片改变后,全身及局部症状消失,说明骨脓肿已被控制,有被吸收掉的可能。无需手术治疗,但抗生素仍宜连续应用3~6周。

③全身症状消退,但局部症状加重,说明抗生素不能消灭骨脓肿,需要手术引流。

④全身和局部症状均不消退,说明:致病菌对所用抗生素有耐药性;有骨脓肿形成;产生迁徙性脓肿,为保全生命,需切开引流。

(2)**手术治疗**

手术时机　宜早期进行,最好在抗生素治疗48~72小时后,仍不能控制局部症状时进行手术,也有主张提前为36小时者。延迟的手术只能达到引流的目的,不能阻止急性骨髓炎向慢性阶段演变。

手术目的　①引流脓液,减少毒血症症状;②阻止急性骨髓炎转为慢性骨髓炎。

手术方式　钻孔引流、开窗减压。不要用探针、刮匙探髓腔。

伤口处理　①脓液较多者,可行闭式灌洗引流,引流管留置3周,或体温下降,引流液连续3次培养阴性即可拔除引流管;②脓液不多者,可放单根引流管接负压引流,每日经引流管注入少量高浓度抗生素液;③伤口不缝合,填充碘仿纱条,5~10天后再作延迟缝合。

(3)**全身辅助治疗**　高热时降温,补液,补充热量。化脓性感染时往往有贫血,可隔1~2天输给少量新鲜血,以增强病人的抵抗力。

(4)**局部辅助治疗**　肢体可作皮肤牵引或石膏托固定,可以起到下列作用:①止痛;②防止关节挛缩畸形;③防止发生病理性骨折。如果包壳不够坚固,可上管型石膏2~3个月,并在窦道处石膏上开洞换药。

【例5】1992NO68A 八岁男孩,急性化脓性骨髓炎已有3月,胫骨中段有4cm长整段死骨,周围有少许包壳,有瘘道流脓。近3日脓少,发热39℃,局部红肿。下列哪项治疗方法不宜采用?

　　A. 大量抗生素静脉点滴　　B. 手术取出死骨　　　　　C. 切开引流

　　D. 小量输血　　　　　　　E. 局部固定

【例6】2001NO91A 关于急性血源性骨髓炎的治疗,下列哪项是错误的?

　　A. 立即开始联合应用足量广谱抗生素

　　B. 抗生素治疗48~72小时后,局部症状仍不能控制,应手术治疗

　　C. 手术行软组织切开引流术

　　D. 少量多次输血增强病人抵抗力

　　E. 患肢可用皮牵引或石膏托固定

　　(106~107题共用题干)10岁男孩,左大腿下端疼痛伴高热40℃1天,怀疑为急性化脓性骨髓炎。

【例7】2017NO106A 体格检查有力的证据是

　　A. 左股骨下端皮温升高　　　　　　　　　　B. 左股骨下端肿胀

　　C. 左股骨下端(干骺端)深压痛　　　　　　D. 左膝关节伸屈受限

【例8】2017NO107A 最有价值的辅助检查是

　　A. 局部穿刺　　　　　B. 血培养　　　　　C. X线检查　　　　　D. 血常规

二、慢性血源性骨髓炎

1. 病因

慢性骨髓炎是因急性化脓性骨髓炎未能彻底控制,反复发作演变的结局。

2. 病理

(1)死骨　坏死的骨密质形成死骨、脱落浸泡在脓液中吸收缓慢。

(2)骨壳　外周骨膜不断形成新骨而成为骨壳。

(3)窦道　如形成窦道,常经久不愈。如引流不畅,可引起全身症状。

(4)瘢痕　周围软组织毁损形成瘢痕。

3. 临床表现

(1)全身症状　一般不明显,急性发作时可有全身中毒症状。

(2)局部症状　可有局部肿胀,表面粗糙,肢体增粗及变形。如有窦道,伤口长期不愈,偶有小块死骨排出。可有肌肉萎缩;如发生病理性骨折,可有肢体短缩或成角畸形,多有关节挛缩或僵硬。

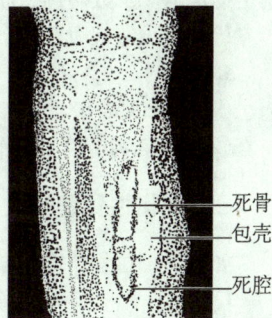

死骨
包壳
死腔

慢性骨髓炎的X线表现

4. 诊断

根据病史及临床表现,诊断不难。尤其经窦道排出过死骨者,诊断更易。

(1)X线平片　可显示虫蛀状骨破坏与骨质稀疏,并逐渐出现硬化区。表现为浓白致密,边缘不规则,完全孤立的死骨及大量较致密的新骨形成。骨膜反应为层状,部分呈三角状,状如骨肿瘤。

(2)CT检查　可显示出脓腔与小型死骨。

(3)窦道造影　经窦道插管注入碘水造影剂可以显示脓腔部位、大小及延伸方向。

注意:慢性骨髓炎的典型病理改变是骨包壳、死骨、死腔、骨膜反应,其中以死骨形成最具有诊断意义。

5. 治疗

以手术治疗为主,原则是清除死骨、炎性肉芽组织、消灭无效腔。

（1）**手术指征**　①有死骨形成；②有无效腔及窦道流脓者。

（2）**手术禁忌证**　①慢性骨髓炎急性发作期不宜作病灶清除术，应以抗生素治疗为主，积脓时应切开引流；②大块死骨形成而包壳未充分生成者，过早取掉大块死骨会造成长段骨缺损，该类病例不宜手术取出死骨，须待包壳生成后再手术。

（3）**手术方法**　每个病例手术后必须解决三个问题：清除病灶、消灭死腔、伤口的闭合。

①清除病灶　清除死骨、清除炎性肉芽组织、消灭死腔，称为病灶清除术。在骨壳上开洞，进入病灶内，吸出脓液，清除死骨与炎性肉芽组织。病灶清除是否彻底是决定术后窦道能否闭合的关键。

不重要部位的慢性骨髓炎，如腓骨、肋骨、髂骨翼等处，可将病骨整段切除，一期缝合伤口。部分病例病程较久已有窦道口皮肤癌变、或足部广泛骨髓炎骨质损毁严重不可能彻底清除病灶者，可施行截肢术。

②消灭死腔的方法　包括碟形手术（奥尔开放手术法）、肌瓣填塞、闭式灌洗、庆大霉素-骨水泥珠链填塞和二期植骨、缺损骨修复等。

③伤口的闭合　伤口应该一期缝合，并留置负压吸引管。一般在术后 2～3 天内，吸引量逐渐减少，此时可拔除引流管。伤口不能闭合，窦道不能消灭的主要原因是病灶清除不彻底与不能消灭无效腔。

【例9】2015N089A 慢性骨髓炎的治疗，不适当的处理是

A. 清除病灶、消灭死腔、伤口闭合

B. 可将不重要部位的病骨整段切除

C. 病程经久不愈，可考虑施行截肢术

D. 急性发作时，抗生素治疗、清除病灶

三、局限性骨脓肿（Brodie 脓肿）

细菌毒力较小，或机体抵抗力较强，脓肿被包围在骨质内，呈局限性骨内脓肿，称为 Brodie 脓肿。

1. 病因

（1）**好发于**　长骨的干骺端，多见于胫骨、股骨、肱骨。

（2）**主要病因**　Brodie 脓肿形成的主要原因是细菌的毒力不大和机体抵抗力较强。脓肿的内容物初期为炎性液体，中期为炎性肉芽组织，后期则为感染性瘢痕组织。

2. 临床表现和诊断

（1）**病史**　病人通常无急性血源性骨髓炎病史，病程迁延数年。

（2）**症状**　当轻微外伤或机体抵抗力降低时，局部出现红肿热痛，可反复发作，使用抗生素后炎症表现迅速消退。少数病例炎症不能控制时，可出现穿破流脓。

（3）X 线　表现为骨的囊性病变，周围有硬化骨包绕。需与骨囊肿鉴别，骨囊肿周围只有薄层成带状硬化骨。

3. 治疗

（1）**非手术治疗**　偶尔发作者，可以使用抗生素治疗。

（2）**手术治疗**　反复发作者需手术治疗。手术时间为两次急性发作的间歇期，术前术后均需使用抗生素。

四、硬化性骨髓炎

如病变部位骨质广泛增生，髓腔消失，循环较差，发生坚实性弥散硬化性骨髓炎，称为 Garre 骨髓炎。

1. 病因

（1）**好发部位**　最常发生于股骨、胫骨。

（2）**病因**　一般认为骨组织低毒性感染，有强烈的成骨反应；也有认为骨组织内有多个小脓肿，张力很高。

2. 临床表现

（1）**症状**　起病时为慢性病程，局部常有疼痛，皮温增高，很少有红肿，穿破更为罕见。使用抗生素后症状可以缓解，多次发作后骨干可以增粗。

（2）X 线片　显示多量骨密质增生，表现为大片浓白阴影，难以看出狭窄的骨髓腔与小透亮区。

（3）CT 检查　可探查出普通 X 线片难以辨认的小透亮区。

3. 治疗

使用抗生素可以缓解急性发作所致的疼痛,但由于病灶部分硬化骨很多,药物难以经血液循环进入病灶内,因此部分病例抗生素难以奏效,而需行手术治疗。

五、创伤后骨髓炎

1. 病因

创伤后骨髓炎最常见原因是开放性骨折术后感染,其次为骨折切开复位或其他骨关节手术后出现感染。

2. 临床表现

(1)**急性感染** 病变位于骨折端附近。急性期的感染以髓腔内感染最为严重,有高热、寒战等脓毒症表现,与急性血源性骨髓炎相似。

(2)**慢性感染** 表现为骨折附近的皮肤肌肉坏死感染,使失去血供的骨折段暴露于空气中干燥坏死,病程转为慢性,往往还伴有感染骨不连或骨缺损。

3. 治疗

(1)**急性期** ①急性期立即敞开创口引流,以免脓液进入骨髓腔内;②全身性使用抗生素;③分次清创,清除创口内异物、坏死组织与游离碎骨片;④管型石膏固定,开洞换药,或用外固定支架固定,以便换药。

(2)**慢性期** ①骨密质上钻洞;②手术植骨;③有皮肤缺损者需植皮治疗。

六、化脓性脊椎炎

化脓性脊椎炎比较少见,分为椎体化脓性骨髓炎和椎间隙感染两种临床类型。

	椎体化脓性骨髓炎	椎间隙感染
病变部位	多数局限于椎体,向椎间盘与上下椎体扩散	椎间隙
致病菌	以金黄色葡萄球菌最多见	以金黄色葡萄球菌、白色葡萄球菌最多见
感染途径	血行播散;直接侵犯;经淋巴引流蔓延	经手术器械污染;血行播散
好发部位	腰椎(最常见)>胸椎>颈椎	以腰椎最常见
临床表现	脓毒症明显,腰痛或颈痛明显,活动受限	血源性感染中毒症状明显,明显神经根刺激征
X 线片	早期无异常,至少1个月后出现椎体内虫蚀状破坏、椎旁脓肿、硬化骨形成、椎体间骨性融合	早期无异常,至少1个月后出现椎体内虫蚀状破坏、椎旁脓肿,可有硬化骨,但很少有骨性融合
MRI 检出	可提前发现椎体内破坏灶与椎旁脓肿	可发现椎体内破坏灶、硬化骨形成
治疗	足量有效抗生素 有椎旁脓肿、椎体破坏明显时需手术治疗	非手术治疗为主(足量有效抗生素) 手术操作困难,并发症多

七、化脓性关节炎

化脓性关节炎是关节内的化脓性感染,多见于儿童,好发于髋关节、膝关节。

1. 病因

常见致病菌为金黄色葡萄球菌(约占85%),其次为白色葡萄球菌、淋病奈瑟菌、肺炎球菌、肠道杆菌等。细菌进入关节的途径有:

(1)**血源性传播** 身体其他部位的化脓性病灶内细菌通过血液循环播散至关节内。

(2)**直接蔓延** 邻近关节附近的化脓性病灶直接蔓延至关节腔内,如髂骨骨髓炎蔓延至髋关节。

(3)**开放性关节损伤** 开放性关节损伤发生感染。

(4)**医源性** 关节手术后感染、关节内注射皮质类固醇后发生感染。

【例10】2009NO89A 下列选项中,不属于化脓性关节炎特点的是

A. 发热

B. 好发于上肢各关节

C. 周围血白细胞数增高

D. 血沉快

2. 病理

化脓性关节炎的病变发展过程分为三个阶段,这三个阶段有时演变缓慢,有时发展迅速而难以区分。

	浆液性渗出期	浆液纤维素性渗出期	脓性渗出期
渗出物	含多量白细胞	变为混浊,量多,白细胞多	转为明显的脓性渗出物
滑膜	明显充血、水肿 有白细胞浸润和浆液性渗出物	滑膜炎,滑液中酶类增多 血管通透性明显增加	已被破坏
关节软骨	没有破坏	上有纤维蛋白沉积,出现崩溃、断裂、塌陷,软骨基质破坏	已被破坏
修复结局	渗出物可完全吸收 不遗留关节功能障碍	关节粘连与功能障碍 出现不同程度的关节软骨毁损	关节重度粘连 甚至纤维性或骨性强直
病理改变	为可逆性	部分成为不可逆性	病变为不可逆性

3. 临床表现

(1)**全身症状** 起病急骤,有寒战高热等症状,甚至出现谵妄昏迷,小儿多见。

(2)**局部症状** 病变关节疼痛与功能障碍。浅表关节,如膝、肘、踝关节,局部红肿热痛明显,关节处于半屈曲位。深部关节,如髋关节因有厚实的肌肉,局部红肿热痛不明显,关节常屈曲、外旋、外展。

(3)**浮髌试验** 关节腔内积液在膝部最明显,可见髌上囊明显隆起,浮髌试验阳性。

4. 诊断

根据全身和局部症状、体征,一般诊断不难。X线表现出现较晚,不能作为早期诊断依据。关节穿刺和关节液检查对早期诊断很有价值。抽出液应作细菌培养 + 药敏试验。

(1)**化验** 外周血白细胞计数增高,中性粒细胞比例增高,血沉增快。

(2)**关节穿刺和关节液检查** 为关键的检查,有早期诊断价值。关节液可呈浆液性(清亮的)、纤维蛋白性(混浊的)、脓性(黄白色)。镜检见多量脓细胞,涂片可见大量革兰阳性球菌。

(3)**血液细菌培养** 寒战期间抽血培养可检出病原菌。

(4)**X线检查** 早期可见关节周围软组织肿胀阴影,髌上囊肿胀,关节间隙增宽。出现骨骼改变的第一个征象为骨质疏松;随后出现关节软骨破坏、关节间隙进行性变窄、虫蚀状骨质破坏。X线表现出现较晚,不能作为早期诊断依据。

> **注意:**①化脓性关节炎的早期诊断首选关节腔穿刺 + 关节液检查。
> ②急性血源性骨髓炎的早期诊断首选局部脓肿分层穿刺 + 细菌涂片检查。
> ③髋关节结核的早期诊断首选 MRI(MRI 和 CT 均有助于早期诊断,但 MRI 更能显示骨内炎性浸润)。

【例11】2005NO105A 化脓性关节炎早期诊断中,最有价值的方法是

A. 关节活动度检查　　B. X 线平片　　　　C. MRI 检查

D. 关节液检查　　　　E. 手术探查

【例12】2018NO65A 关于化脓性关节炎的叙述,正确的是

A. 关节液外观可为透明或浑浊黄白色

B. 关节液培养最常见白色葡萄球菌

C. 关节液镜检见多量革兰阴性细菌

D. 多见于老年女性,可早期关节腔注射抗生素

5. 治疗

(1)**早期足量全身性使用抗生素** 治疗原则同急性血源性骨髓炎。

（2）**关节腔内注射抗生素**　每天作一次关节穿刺,抽出关节液后,注入抗生素。若抽出液逐渐变清,而局部症状和体征缓解,说明治疗有效,可以继续使用,直至关节积液消失,体温正常。若抽出液变得更为混浊,说明治疗无效,应改为灌洗或切开引流。

（3）**经关节镜灌洗**　在关节镜直视下反复冲洗关节腔,清除脓性渗液,切除病变滑膜,必要时置管持续灌洗。比传统开放手术创伤小,术后粘连少,可多次手术。

（4）**关节腔持续性灌洗**　适用于表浅的大关节,如膝关节。

（5）**关节切开引流**　适用于较深的大关节,如髋关节。

（6）**被动活动**　为防止关节内粘连应尽可能作被动活动。

注意:①膝关节——因位置表浅,多使用关节腔内注射抗生素或腔内持续性灌洗。

②髋关节——因位置较深,穿刺插管难以成功,应及时作切开引流。

【例13】2004NO91A　早期治疗膝关节化脓性关节炎最好的方法是

A. 合理有效抗生素加石膏固定　　　　B. 足量有效抗生素加支持疗法

C. 足量有效抗生素加关节切开引流　　D. 足量有效抗生素加功能锻炼及理疗

E. 足量有效抗生素加关节穿刺抽液并注入抗生素

5. 化脓性关节炎与血源性骨髓炎的比较

	急性血源性骨髓炎	慢性血源性骨髓炎	化脓性关节炎
致病菌	金黄色葡萄球菌	金黄色葡萄球菌	金黄色葡萄球菌
好发人群	儿童	成人、儿童	儿童
好发部位	长骨干骺端	由急性骨髓炎演变而来	髋、膝关节
病理	骨坏死,死骨形成 骨壳,骨性死腔	死骨和骨死腔,包壳 纤维瘢痕化,窦道	浆液性纤维性脓性渗出 关节软骨破坏、强直
临床表现	起病急,寒战高热	病程缓慢,急性期发热	起病急,寒战高热
中毒症状	严重	轻	严重
局部症状	患处红肿痛、可溃破 病理骨折	急性期可有局部症状 窦道、死骨流出	关节红肿痛,功能障碍,浮髌试验阳性 关节间隙早期增宽、晚期变窄
X线	14天内阴性 骨膜反应、骨质稀疏	有改变。死骨形成 骨膜反应、骨质破坏	早期无改变 骨质疏松、关节间隙早期增宽、晚期变窄

▶**常考点**　急、慢性骨髓炎的病理及治疗原则;化脓性关节炎的诊断及治疗。

参考答案——详细解答见《贺银成2019考研西医临床医学综合能力历年真题精析》

1. ABC**D**E　　2. **A** BCDE　　3. ABC**D**E　　4. AB**C**DE　　5. AB**C**DE　　6. AB**C**DE　　7. ABC**D**E

8. **A** BCDE　　9. ABC**D**E　　10. AB**C**DE　　11. ABC**D**E　　12. **A** BCDE　　13. ABCD**E**

第39章　骨与关节结核

▶ **考纲要求**

①骨与关节结核的发病特点、病理、临床表现、临床检查和治疗。②脊柱结核的病理、临床表现、临床检查、诊断、鉴别诊断和治疗。③髋关节和膝关节结核的病理、临床表现、临床检查、诊断、鉴别诊断和治疗。

▶ **复习要点**

一、概论

骨与关节结核是由结核分枝杆菌侵入骨或关节引起的一种继发性感染性疾病。

1. 发病特点

（1）**发病情况**　骨与关节结核是最常见的肺外继发性结核，其原发灶绝大多数源于肺结核，大约占结核病人总数的 5%～10%。其中脊柱结核最多见（约占 50%），膝关节结核和髋关节结核各约占 15%。在发展中国家，骨与关节结核好发于儿童和青少年，30 岁以下病人约占 80%。

（2）**发病的高危人群**　包括曾感染结核者、高发区移民、糖尿病或慢性肾衰竭者、营养不良者、长期使用免疫抑制剂者。艾滋病病人也易同时感染骨关节结核。

（3）**原发病灶**　80% 以上的原发病灶在肺和胸膜，其余在消化道和淋巴结。

（4）**感染途径**　原发病灶中的结核分枝杆菌一般是通过血流到达骨和关节，少数是由邻近病灶蔓延而至。

2. 病理变化

骨与关节结核最初的病理变化是单纯性滑膜结核或单纯性骨结核。若病变进一步发展，结核病灶侵及关节腔，破坏关节软骨面，称为全关节结核。全关节结核若不能控制，便会出现破溃，产生瘘管或窦道，并引起继发感染，此时关节已完全毁损，必定会遗留各种关节功能障碍。

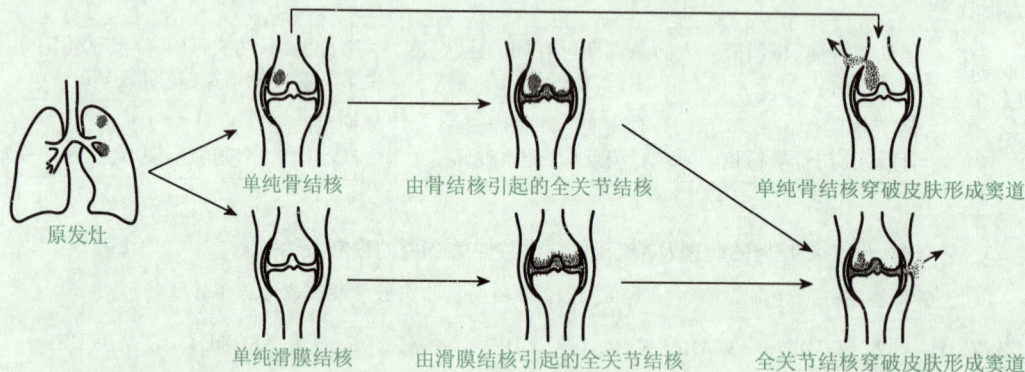

单纯骨结核　由骨结核引起的全关节结核　单纯骨结核穿破皮肤形成窦道

原发灶

单纯滑膜结核　由滑膜结核引起的全关节结核　全关节结核穿破皮肤形成窦道

3. 临床表现

（1）**病史**　自身有肺结核病史或家庭结核病史。

（2）**结核中毒症状**　起病较缓慢，症状隐匿，可有全身中毒症状，如午后低热、乏力、盗汗、消瘦、食欲差、贫血等。少数起病急骤，可有高热，一般见于儿童病例。

（3）**局部症状**　关节病变大多为单发性，少数为多发性，但对称性罕见。30%～50% 的病人起病前有局部外伤史。儿童患儿常有"夜啼"。部分病人因病灶脓液破入关节腔而产生急性症状，此时疼痛剧烈。由于髋关节与膝关节神经支配有重叠现象，所以髋关节结核病人也可主诉膝关节疼痛。

（4）**体检**　浅表关节检查可见关节肿胀、积液、压痛。关节常处于半屈曲状态，以缓解疼痛。

（5）晚期表现　晚期可出现寒性脓肿,若破溃可产生混合性感染,出现局部急性炎症反应。

（6）后遗症　晚期病变静止后可有各种后遗症,如关节功能障碍,关节屈曲挛缩畸形,脊柱后凸畸形等。

4. 实验室检查及影像学检查

白细胞	一般正常,有混合感染时增高
血沉	结核活动期、复发时血沉增快。血沉是检测病变是否静止、有无复发的重要指标
结核杆菌培养	寒性脓肿的脓液结核杆菌培养阳性率70%,普通窦道中脓液阳性率极低,且费时
X 线	一般起病6~8周后,才有X线平片改变,故不能用于早期诊断 特征性表现为区域性骨质疏松、周围少量钙化的骨质破坏、周围软组织肿胀影 晚期可见边界清楚的囊性变、明显硬化反应、骨膜反应、死骨、病理性骨折等
CT	可清楚显示寒性脓肿、死骨与病骨,可在CT引导下穿刺抽脓和活检
MRI	可用于早期诊断。可显示炎性阶段的异常信号和脊髓受压情况
B 超	可探查深部寒性脓肿的位置和大小,定位穿刺抽脓涂片+细菌培养
关节镜检查	关节镜检查+滑膜活检对诊断滑膜结核很有价值

5. 治疗

支持治疗	注意休息,避免劳累,加强营养,有贫血者应纠正贫血	
抗结核治疗	遵循"早期、联合、适量、规律、全程"的原则	
局部制动	有石膏固定、支具固定与牵引等。小关节结核固定1个月,大关节结核固定3个月	
局部注射	最适用于早期单纯性滑膜结核。常用药为异烟肼,100~200mg,每周注射1~2次 不主张对寒性脓肿反复穿刺注药,多次操作会导致混合性感染、窦道形成	
手术	切开排脓	适用于中毒症状重,寒性脓肿混合感染,病人不能耐受病灶清除术者
	病灶清除术	①有明显死骨和大脓肿形成;②窦道长期不愈;③脊柱结核有脊髓、马尾受压者 ④经非手术治疗效果不佳,病变仍有发展;⑤单纯性骨结核髓腔内压力过高者
	关节融合术	适用于关节不稳定者
	截骨术	用于矫正畸形
	关节成形术	用于改善关节功能

【例1】2014NO179X 骨关节结核的临床表现中,下列描述正确的有

A. 浅表关节早期常有轻度肿胀、疼痛与压痛
B. 深部关节或脊柱肿胀不明显
C. 脓肿常局限病灶附近,一般无红、热
D. 发病多隐潜、缓慢,常为多发病灶

二、脊柱结核

脊柱结核发病率占骨与关节结核的首位,约占50%,绝大多数发生于椎体,附件结核仅占1%~2%。腰椎结核发生率最高,其次为胸椎、颈椎。儿童和成人均可发生。

1. 病理

（1）病理分型　椎体结核可分为中心型和边缘型两种,注意与脊柱肿瘤相鉴别,常考。

	临床特点	椎间隙或关节间隙
中心型脊柱结核	多见于10岁以下的儿童,好发于胸椎,一般只侵犯一个椎体	椎间隙正常
边缘型脊柱结核	多见于成人,好发于腰椎,常累及椎间盘及相邻椎体,椎间盘破坏	椎间隙狭窄
脊柱转移癌	多见于老年,先侵犯椎弓根,后累及椎体,一般无椎旁软组织影	椎间隙正常

（2）寒性脓肿　椎体破坏后形成的寒性脓肿可有两种表现形式：

①椎旁脓肿　脓液汇集在椎体旁，可在其前方、后方或两侧。椎旁脓肿将骨膜掀起，还可沿韧带间隙向上、向下蔓延，使数个椎体边缘都出现骨侵蚀。它还可向后进入椎管内，压迫脊髓和神经根。

②流注脓肿　下胸椎及腰椎结核所致的椎旁脓肿穿破骨膜后，积聚在腰大肌鞘内形成腰大肌脓肿。浅层腰大肌脓肿位于腰大肌前方的筋膜下，可向下流动积聚在髂窝内形成髂窝脓肿。深层腰大肌脓肿可以穿越腰筋膜到腰三角，形成腰三角脓肿。腰大肌脓肿还可沿腰大肌流注至股骨小转子处，成为腹股沟脓肿。它还可绕过股骨上端的后方，流注至大腿外侧，甚至沿阔筋膜向下流注至膝上部位。

2. 临床表现

（1）结核中毒症状　起病缓慢，有午后低热、疲倦、消瘦、盗汗、食欲差、贫血等。

（2）局部症状　主要有疼痛、肌肉痉挛、神经功能障碍等。

①疼痛为最先出现的症状。初期疼痛较轻，痛点也不局限，随着病变进展，痛点多固定于脊柱病变平面的棘突或棘突旁。有时可伴有相应神经节段支配区的放射性疼痛。

②因疼痛和病变椎体的不稳定造成肌肉痉挛，使脊柱处于某种固定的被动体位，活动明显受限。

寒性脓肿流注途径

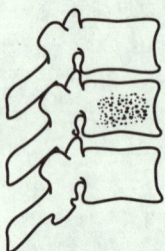

（3）颈椎结核　可有颈部疼痛，上肢麻木。有咽后壁脓肿者可影响吞咽和睡眠。后期可在颈侧摸到寒性脓肿所致的颈部肿块。

（4）胸椎结核　可有背痛、腰骶部疼痛。脊柱后凸畸形十分常见，有时为就诊的首发症状。

（5）腰椎结核　患者在站立和行走时，往往用双手扶住腰部，头及躯干向后倾，使重心后移，尽量减轻体重对病变椎体的压迫。拾物试验阳性(病人从地上拾物时，不能弯腰，需挺腰屈膝屈髋下蹲才能取物)。晚期病人有腰大肌脓肿形成，可在腰三角、髂窝、腹股沟等处摸到脓肿。少数病人以寒性脓肿为首发症状就诊。

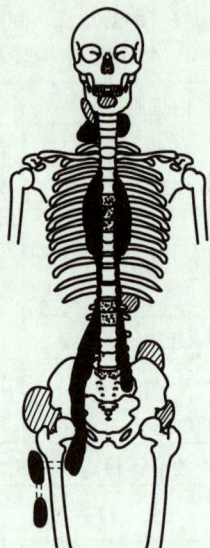

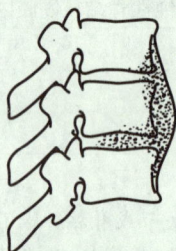

中心型脊柱结核　边缘型脊柱结核　颈椎结核的典型畸形　腰椎结核拾物试验阳性　正常

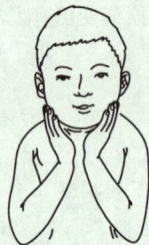

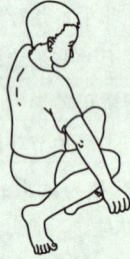

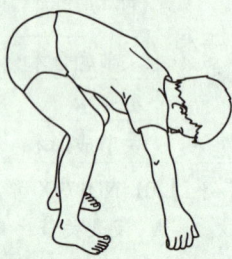

注意：①胸椎结核——脊柱后凸畸形常见，可为首发就诊症状。
　　　②腰椎结核——脊柱后凸畸形不严重，拾物试验阳性，寒性脓肿可沿"腰大肌→髂窝→腹股沟"发展。

【例2】2006NO102A　下列关于脊椎结核的叙述，错误的是

A. 多有局部红、肿、热、痛及高热　　　　　B. 边缘型椎体结核多见于成人，好发于腰椎

C. 中心型椎体结核多见于儿童，好发于胸椎　　D. X线片表现为骨质破坏和椎间隙狭窄

E. 以椎体结核占多数

3. 影像学检查

（1）X线平片　表现为骨质破坏、椎间隙狭窄（典型表现）；脊柱侧弯或后凸畸形；椎旁软组织阴影增宽。椎体结核分为中心型椎体结核和边缘型椎体结核两种。

①中心型　侧位片上可见骨质破坏集中在椎体中央，整个椎体被压缩成楔形，前窄后宽。早期不累

及椎间盘,故椎间隙正常。

②边缘型 可见骨质破坏集中在椎体上缘或下缘,表现为进行性椎间隙狭窄,累及邻近两个椎体。

(2)CT 检查 可清晰显示病灶部位、骨质破坏的程度、有无空洞和死骨形成。CT 检查对腰大肌脓肿有独特的诊断价值。

(3)MRI 检查 在结核炎性浸润阶段即可显示异常信号,能清楚地显示脊柱结核椎体骨炎、椎间盘破坏、椎旁脓肿及脊髓神经有无受压和变性。对脊柱结核具有早期诊断价值,为必不可少的检查方法。

4. 诊断与鉴别诊断

根据病史、症状、体征、影像学检查,典型病例不难诊断,但须与下列疾病相鉴别。

(1)强直性脊柱炎 多累及骶髂关节,以后背疼痛为主。X 线检查无骨破坏与死骨,胸椎受累后会出现胸廓扩张受限等临床表现。血清 HLA-B27 多为阳性。

(2)化脓性脊椎炎 发病急,有高热、明显疼痛,进展快,早期血培养可检出致病菌。

(3)腰椎间盘突出症 无全身症状,有下肢神经根受压症状,血沉不快。X 线平片上无骨质破坏,CT、MRI 检查可发现突出的髓核。

(4)脊柱肿瘤 多见于老年人,X 线平片可见骨质破坏累及椎弓根,椎间隙正常,无椎旁软组织阴影。

(5)嗜酸性肉芽肿 多见于胸椎,12 岁以下儿童多见。整个椎体均匀性压扁成线条状,上下椎间隙正常,无发热等全身症状。

【例3】1994NO75A 男性,60 岁,腰痛 3 周,无明显外伤史,X 线片示第三腰椎椎体破坏、压缩楔形变、椎间隙正常。最可能的诊断是

    A. 椎体结核   B. 椎体嗜酸性肉芽肿   C. 椎体巨细胞瘤

    D. 椎体转移性骨肿瘤   E. 老年骨质疏松椎体压缩骨折

(106 ~ 107 题共用题干)女性,30 岁。腰背痛伴低热、盗汗 1 个月。既往有肺结核病史。体格检查发现胸 11 ~ 12 棘突明显压痛。

【例4】2018NO106A 最可能的诊断是

    A. 脊柱肿瘤   B. 强直性脊柱炎   C. 脊柱结核   D. 化脓性脊柱炎

【例5】2018NO107A 最具有诊断价值的检查是

    A. MRI   B. X 线片   C. CT   D. 结核菌素试验

5. 治疗

脊柱结核治疗的目的是:彻底清除病灶,解除神经压迫,重建脊柱稳定性,矫正脊柱畸形。

(1)支持治疗 注意休息,避免劳累,合理加强营养。

(2)抗结核药物治疗 有效的药物治疗是杀灭结核分枝杆菌、治愈脊柱结核的根本措施。绝大多数脊柱结核采用全身营养支持、合理抗结核药物治疗可获得治愈。

(3)矫形治疗 躯干支具、石膏背心、石膏床等,限制脊柱活动,减轻疼痛,矫正畸形。

(4)脓肿穿刺或引流 适用于脓肿较大者,可局部注入抗结核药物加强局部治疗。

(5)窦道换药 脊柱结核的窦道可长期不愈合。

(6)手术治疗

手术适应证:①经非手术治疗效果不佳,病变仍有进展;②病灶内有较大的死骨及寒性脓肿存在;③窦道经久不愈;④骨质破坏严重,脊柱不稳定;⑤出现脊髓和马尾神经受压症状或截瘫;⑥严重后凸畸形。

手术治疗原则:①术前 4 ~ 6 周应规范化抗结核化疗,控制混合感染;②术中彻底清除病灶,解除神经及脊髓压迫,重建脊柱稳定性;③术后继续完成规范化全程化疗。

6. 脊柱结核并发截瘫

脊柱结核合并截瘫的发生率大约为 10%。结核发生截瘫的几率:胸椎结核 > 颈椎结核 > 腰椎结核。脊椎附件结核少见,一旦发病,容易发生截瘫。

（1）**发病机制** 可分为早期瘫痪和迟发性瘫痪两种。

	早期瘫痪	迟发性瘫痪
发病	病灶的活动期	病变的静止期，甚至已经愈合后多年
病因	①脓液、坏死物质和死骨等进入椎管压迫脊髓 ②脊髓前动脉栓塞可导致脊髓永久性损害	①瘢痕组织对脊髓产生环形压迫（主要原因） ②骨嵴对脊髓的压迫（骨病变静止型截瘫） ③脊髓血管的栓塞（迟发性瘫痪）
预后	病因①引起者及时手术可完全恢复 病因②可导致脊髓永久性损害	预后较早期截瘫差

（2）**临床表现和诊断** ①脊柱结核的全身症状＋局部症状＋脊髓受压表现；②运动障碍→感觉障碍→大小便功能障碍；③CT、MRI检查可显示病灶部位、受压情况，在MRI片上还可观察脊髓有无液化，估计预后。

（3）**治疗** 手术治疗。

三、髋关节结核

髋关节结核占全身骨与关节结核发病率的第三位，仅次于脊柱和膝关节。

1. 病理

早期为单纯性滑膜结核或单纯性骨结核，以单纯性滑膜结核多见。单纯性骨结核好发于股骨头的边缘部分或髋臼的髂骨部分。后期产生寒性脓肿与病理性脱位。脓肿可经过前内方髋关节的薄弱点突出于腹股沟的内侧方，也可以流向后方，成为臀部脓肿。

	临床特点	椎间隙或关节间隙
单纯性滑膜结核	骨质疏松，关节囊肿胀	早期关节间隙增宽
单纯性骨结核	关节周围骨质疏松、骨质破坏、空洞或死骨	早期关节间隙增宽
全关节结核	关节面软骨破坏，骨质疏松、脱钙	晚期关节间隙变窄

2. 临床表现

（1）**结核中毒症状** 起病缓慢，有低热、乏力、倦怠、食欲差、消瘦、贫血等症状。

（2）**局部症状** 多为单发性。早期疼痛不剧烈，小儿则表现为夜啼。儿童常诉膝关节疼痛，如不注意，会延误诊断。随着疼痛的加剧，可出现跛行。晚期出现腹股沟内侧、臀部寒性脓肿。破溃后成为慢性窦道。

（3）**体检** 股骨头破坏后可出现病理性后脱位。早期髋关节可有压痛，肿胀不明显，继而出现肌萎缩。患肢屈曲、外展、外旋。随着病情发展表现为屈曲、内收、内旋畸形，髋关节强直，下肢不等长。

（4）**体格检查** "4"字试验、髋关节过伸试验、托马斯（Thomas）征阳性。

注意：①髋关节结核"4"字试验、髋关节过伸试验、Thomas征阳性；②腰椎结核拾物试验阳性、寒性脓肿。③髋关节结核病变在髋，症状在膝（膝部疼痛）；④肾结核病变在肾，症状在膀胱（膀胱刺激征）。

【例6】2011NO180X 因软组织挛缩可出现Thomas征阳性的有

　　A. 内收肌　　　　　　B. 髂腰肌　　　　　　C. 髂股韧带　　　　　　D. 髋关节前方关节囊

3. 影像学检查

（1）**X线平片** 对诊断髋关节结核十分重要。①局限性骨质疏松是最早的放射学表现。②在疾病后期，常有破坏性关节炎伴少量反应性硬化表现，偶尔可在数周内迅速出现关节的完全破坏，出现空洞和死骨。严重者股骨头几乎消失。③后期可出现病理性脱位。

（2）**CT检查** 能清楚显示髋关节积液量，发现微小骨破坏灶，有助于早期诊断。

（3）**MRI检查** 与CT相仿，但更能显示骨内的炎性浸润，有助于早期诊断。

4. 治疗

(1)**全身支持治疗** 改善全身情况,增强机体的抵抗力。

(2)**药物治疗** 在结核病灶活动期、手术前后,规范应用抗结核药物。

(3)**牵引** 有髋部剧痛、肌肉痉挛或屈曲畸形者,应作皮肤牵引或骨牵引,以缓解疼痛、矫正畸形。

(4)**手术治疗** 非手术治疗无效者,可行手术治疗。

单纯滑膜结核	关节内注射抗结核药物;若无效,行滑膜切除 + 皮肤牵引 + 丁字鞋功能位制动 3 周
单纯骨结核	尽早行病灶清除术,以免发展为全关节结核
早期全关节结核	应及时行病灶清除术。儿童病例不作关节融合术
晚期全关节结核	若病变已静止,髋关节出现纤维性强直,宜作髋关节融合术 若髋关节明显屈曲、内收或外展畸形,可作转子下截骨矫形术 若病灶已完全控制,为了恢复关节功能,可作人工髋关节置换术

四、膝关节结核

膝关节结核与脊柱结核、髋关节结核的比较详见下表。

	脊柱结核	髋关节结核	膝关节结核
发病	发病率最高(占50%)	发病率第3	发病率第2
部位	$L > T > C > S$	股骨头边缘、髋臼的髂骨部分	股骨下端、胫骨上端关节面
年龄	儿童多见	儿童多见	儿童和青少年多见
病理分型	中心型椎体结核 边缘型椎体结核	单纯性滑膜结核,单纯性骨结核 全关节结核	单纯性滑膜结核,单纯性骨结核 全关节结核
临床表现	起病慢,有全身症状 疼痛为最早的症状 各部位的寒性脓肿 胸椎结核为后凸畸形 腰椎结核拾物试验阳性	起病慢,有全身症状 局部疼痛、跛行、活动受限 小儿夜啼,诉膝部疼痛 髋关节屈曲内收内旋 Thomas 征、4 字试验均阳性	起病慢,有全身症状 膝关节肿胀,积液,浮髌试验阳性 膝关节穿刺抽液阳性 膝关节屈曲挛缩,寒性脓肿形成 膝关节纤维性强直,活动障碍
X 线	以骨质破坏和椎间隙狭窄为主。中心型见椎体楔形压缩,边缘型见椎间隙变窄。椎旁脓肿、腰大肌脓阴影	早期见局限性骨质疏松、关节囊肿胀、进行性关节间隙变窄、边缘性骨质破坏;后期可见空洞、死骨、股骨头坏死、病理性脱位	早期见髌上囊肿胀,局限性骨质疏松 中期见关节间隙变窄、边缘性骨腐蚀 后期见骨质破坏、关节间隙消失、骨硬化
早期诊断	MRI 具有早期诊断价值 CT 对诊断腰大肌脓肿有价值	MRI 和 CT 可获得早期诊断,能显示微小病灶	MRI 具有早期诊断价值 关节镜对滑膜结核有早诊的独特价值

治疗	①抗结核治疗
	  局部固定 3 个月
	  卧床休息
	②手术治疗:
	  切开排脓,病灶清除
	  矫形手术
		①单纯性滑膜结核:抗结核药 关节内注射、滑膜切除
		②单纯性骨结核:病灶清除
		③早期全关节结核:病灶清除
		④晚期全关节结核:病灶清除术、关节融合、转子下截骨
			①单纯性滑膜结核:
			  抗结核药 关节内注射、滑膜切除
			②单纯性骨结核:病灶清除
			③早期全关节结核:病灶清除术
			  >15 岁如关节破坏严重,可加行膝关节骨矫形加压融合术

注意:①最常见的骨与关节结核是脊柱结核。②最常见的关节结核是膝关节结核。③滑膜结核好发于膝关节。④脊柱结核好发于腰椎。⑤脊柱骨折好发于 $T_{10} \sim L_2$。

▶**常考点** 脊柱结核;脊柱转移癌。

参考答案——详细解答见《贺银成2019考研西医临床医学综合能力历年真题精析》

1. ABCDE   2. ABCDE   3. ABCDE   4. ABCDE   5. ABCDE   6. ABCDE

第 40 章　非化脓性关节炎

▶**考纲要求**

骨关节炎、强直性脊柱炎和类风湿关节炎的病因、病理、临床表现、临床检查、诊断、鉴别诊断和治疗。

▶**复习要点**

一、骨关节炎

骨关节炎是一种以关节软骨退行性变和继发性骨质增生为特征的慢性关节疾病。

1. 病因

原发性骨关节炎病因未明,一般认为是多种致病因素(包括机械性和生物性因素)相互作用的结果。

(1)**主要高危因素**　年龄为主要高危因素。

(2)**其他**　包括软骨营养、代谢异常;生物力学应力平衡失调;生物化学的改变;酶对软骨基质的异常降解作用;累积性微小创伤;肥胖、关节负载增加等。

(3)**雌激素**　本病女性发病率较高,在绝经后明显增加,可能与关节软骨中雌激素受体有关。

2. 分类

(1)**原发性骨关节炎**　发病原因不明,与遗传和体质因素有一定的关系,多见于 50 岁以上的中老年人。

(2)**继发性骨关节炎**　是指由于先天畸形(如发育性髋关节脱位)、创伤(如关节内骨折)、关节面后天性不平整(如骨的缺血性坏死造成关节面塌陷变形)、关节不稳定(如关节囊或韧带松弛)、关节畸形引起的关节面对合不良(如膝内翻、膝外翻),在关节局部原有病变的基础上发生的骨关节炎。

【例 1】2014NO180X 引起继发性骨关节炎的常见原因有

　　A. 后天性关节面不平整　　　　　　　B. 先天性关节结构异常

　　C. 关节不稳定　　　　　　　　　　　D. 体重超重者下肢关节过于承重劳损

3. 病理

最早最主要的病理变化发生在关节软骨。首先是关节软骨局部发生软化、糜烂,导致软骨下骨外露;随后继发骨膜、关节囊及关节周围肌肉的改变,使关节面上生物应力平衡失调,形成恶性循环,不断加重病变。最后关节面完全破坏、畸形。

4. 临床表现

关节疼痛	初期为轻微疼痛,以后逐渐加重,休息时好转,活动后加重;也有的表现为休息痛
关节压痛	关节局部有压痛,在伴关节肿胀时尤为明显
关节僵硬	表现为晨僵,晨僵时间一般不超过 30 分钟。活动后缓解
关节肿大	手部关节肿大变形,可出现 Heberden 结节和 Bouchard 结节 部分膝关节因骨赘形成或关节积液也会造成关节肿大
骨擦音(感)	由于关节软骨破坏、关节面不平,关节活动时可出现骨擦音(感),多见于膝关节
关节活动障碍	关节疼痛,活动度下降,肌肉萎缩,软组织挛缩,关节交锁等
实验室检查	血常规、蛋白电泳、免疫复合物、血清补体均正常 伴有滑膜炎的病人可出现 C 反应蛋白(CRP)和血沉(ESR)轻度升高
X 线检查	表现为非对称性关节间隙变窄,软骨下骨硬化和(或)囊性变,关节边缘增生和骨赘形成

5. 8 版内科学诊断标准

主要根据临床症状和X线检查进行诊断。美国风湿病学会提出的分类诊断标准如下。

（1）**手骨关节炎分类标准（1990）**　临床标准：具有手疼痛、酸痛和晨僵，并具备以下4项中至少3项，可诊断为手骨关节炎：①10个指定关节中硬性组织肥大≥2个；②远端指间关节硬性组织肥大≥2个；③掌指关节肿胀<3个；④10个指定的指关节中关节畸形≥1个。注：10个指定关节是指双侧第2、3指远端和近端指间关节及第1腕掌关节。

（2）**膝骨关节炎分类标准（1986）**

临床标准　具有膝痛并具备以下6项中至少3项，可诊断为膝骨关节炎：①年龄≥50岁；②晨僵<30分钟；③骨摩擦感；④骨压痛；⑤骨性肥大；⑥膝触之不热。

临床+放射学标准　具有膝痛和骨赘，并具备以下3项中至少1项，可诊断为膝骨关节炎：①年龄≥40岁；②晨僵<30分钟；③骨摩擦感。

（3）**髋骨关节炎分类标准（1991）**　临床+放射学标准：具有髋痛，并具备以下3项中至少2项，可诊断为髋骨关节炎：①血沉≤20mm/h；②X线示股骨头和（或）髋臼骨赘；③X线示髋关节间隙狭窄。

6. 治疗

（1）**非药物治疗**　包括病人教育、物理治疗、行动支持、改变负重力线等。

（2）**药物治疗**　包括非甾体抗炎药物、关节腔药物注射（透明质酸、糖皮质激素）。

（3）**手术治疗**　包括游离体摘除术、经关节镜行关节清理术、截骨术、关节融合和关节成形术等。

二、强直性脊柱炎

强直性脊柱炎（AS）是脊椎的慢性进行性炎症，以骶髂关节和脊柱附着点炎症为主要病变的疾病。

1. 病因

本病属于血清阴性反应的结缔组织病，病因不清，但与HLA-B27相关，强直性脊柱炎病人HLA-B27阳性率达88%~96%。

2. 病理

基本病理为原发性、慢性、血管翳破坏性炎症，韧带骨化属于继发性修复过程。病变一般自骶髂关节开始，缓慢沿着脊柱向上伸延，累及椎间小关节的滑膜和关节囊，以及脊椎周围的软组织，至晚期可使整个脊柱周围的软组织钙化、骨化，导致严重的驼背。病变也可同时向下蔓延，累及双侧髋关节，少数累及膝关节。

3. 临床表现

（1）**好发人群**　16~30岁青壮年，男性占90%，有明显家族史。

（2）**下腰痛伴晨僵**　早期表现为下腰痛或骶髂部疼痛，常伴晨僵，活动后减轻。

（3）**脊柱强直**　随着病变逐渐向上发展，整个脊柱自下向上强直，呈驼背畸形。

（4）**胸廓扩张受限**　病变累及胸椎和肋椎关节时，胸廓扩张受限，肺活量减少，可有束带状胸痛。

（5）**颈部活动受限**　病变累及颈椎时，可有颈部活动受限。

4. 辅助检查

普通指标	血小板升高、ESR增快、CRP增高、贫血与病情活动有关
类风湿因子	一般为阴性
HLA-B27	阳性率达88%~96%，对诊断本病起一定辅助作用
X线表现	早期——骶髂关节骨质疏松，关节边缘虫蚀状改变，关节间隙不规则增宽，软骨下骨硬化 中期——关节面模糊，关节间隙逐渐变窄，直至双侧骶髂关节完全融合 晚期——竹节样脊柱（椎间小关节融合、椎间盘骨化、脊柱前后纵韧带骨化）、髋关节骨性强直

5. 诊断标准

（1）**修订的纽约标准（1984）**　①下腰背痛至少持续3个月，疼痛随活动改善，但休息不减轻；②腰椎在前后和侧屈方向活动受限;③胸廓扩展范围小于同年龄和性别的正常值;④双侧骶髂关节炎Ⅱ~Ⅳ级,或单侧骶髂关节炎Ⅲ~Ⅳ级。如果病人具备④并分别附加①~③条中的任何1条,即可确诊为强直性脊柱炎。

(2)**欧洲标准** 炎性脊柱痛或非对称性以下肢关节为主的滑膜炎,并附加以下项目中的任何1项:①阳性家族史;②银屑病;③炎性肠病;④关节炎前1个月内的尿道炎、宫颈炎或急性腹泻;⑤双侧臀部交替疼痛;⑥肌腱末端病;⑦骶髂关节炎。

6. 治疗 治疗目的是解除疼痛,防止畸形,改善功能。早期疼痛可给予非甾体抗炎药。症状缓解后,鼓励病人行脊柱功能锻炼。髋关节强直者可行全髋关节置换术。

    A. 脊柱结核   B. 脊柱恶性肿瘤

    C. 强直性脊柱炎   D. 退行性脊柱骨关节病

【例2】2015NO149B X线表现为骨破坏和椎间隙狭窄,常见于

【例3】2015NO150B X线表现为"竹节样"改变,常见于

    (118~120题共用题干)男性,18岁。近一年反复腰部疼痛,活动受限。近两月来,又出现双髋疼痛,轻度屈曲畸形,需拄拐行走。X线检查示:双侧骶髂关节面模糊,双侧股骨头表面毛糙,髋关节间隙变窄。

【例4】2012NO118A 该患者最有可能的诊断是

    A. 类风湿关节炎   B. 骨关节结核

    C. 强直性脊柱炎   D. 双侧股骨头缺血性坏死

【例5】2012NO119A 下列检查项目中,对该患者明确诊断帮助最大的是

    A. ESR、RF、骶髂关节 CT   B. ESR、HLA-B$_{27}$、骶髂关节 CT

    C. ESR、RF、双髋关节 MRI   D. ESR、HLA-B$_{27}$、双髋关节 MRI

【例6】2012NO120A 此病较少累及的部位是

    A. 脊柱   B. 髋关节   C. 膝关节   D. 手关节

三、类风湿关节炎

类风湿关节炎是一种病因未明的以关节病变为主的非特异性炎症,以慢性、对称性、多滑膜炎和关节外病变为主要临床表现,属于自身免疫性疾病。好发于手、腕、足等小关节,反复发作,呈对称性分布。

1. 病因

(1)**自身免疫反应** HLA-DR4 与本病有不同程度的相关性。

(2)**感染** 本病发展过程的一些特征与病毒感染相符,目前认为甲型链球菌感染为本病的诱因。

(3)**遗传因素** 本病有明显的遗传特点。

2. 病理 基本病理变化是关节滑膜的慢性炎症。

3. 临床表现

关节疼痛	多数病人以关节肿痛发病。关节疼痛的轻重与其肿胀程度相平行
关节肿胀	手指近端指间关节梭形肿胀为其典型症状
晨僵	95%的病人出现晨僵,晨僵时间超过1小时有诊断意义
关节摩擦音	关节活动时常可听到细小的捻发音或握雪感,以肘、膝关节为典型
多关节受累	受累关节多为双侧性、对称性,以掌指关节、近端指间关节常见
关节畸形	晚期可有关节畸形,如手指的鹅颈畸形

4. 辅助检查

(1)**常规检查** 血红蛋白减少,白细胞正常或降低,淋巴细胞计数增加,血沉加快,CRP 增高。

(2)**类风湿因子** 类风湿因子(RF)阳性率约70%~80%。

(3)免疫球蛋白 IgG、IgA、IgM 增高。

(4)关节液检查 混浊,黏稠度降低,黏蛋白凝固力差,糖含量降低,细菌培养阴性。

(5)X线表现 ①早期:周围软组织肿胀,关节间隙增宽,关节周围骨质疏松;②中期:关节周围骨质疏松更明显,关节面边缘模糊不清,关节间隙逐渐变窄;③晚期:关节间隙消失,关节呈骨性强直。

5. 诊断

①晨起关节僵硬至少1小时(≥6周);②3个或3个以上关节肿胀(≥6周);③腕、掌指关节或近侧指间关节肿胀(≥6周);④对称性关节肿胀(≥6周);⑤皮下结节;⑥手、腕关节X线片有明确的骨质疏松或骨侵蚀;⑦RF阳性(滴度>1:32)。确诊本病需具备4条或4条以上标准。RF阳性只能作为参考。

6. 治疗

(1)药物治疗 ①第一线药物为非甾体药物;②第二线药物为抗疟药;③第三线药物为糖皮质激素。

(2)手术治疗 早期行关节滑膜切除术,也可在关节镜下行关节清理、滑膜切除术。晚期根据病情行人工关节置换术。

7. 骨关节炎、强直性脊柱炎和类风湿关节炎的鉴别

	骨关节炎	强直性脊柱炎	类风湿关节炎
好发	中老年,女性多见	16~30岁,男性占90%	20~45岁,女性
病理变化	以关节软骨退行性变、继发性骨质增生为特征	以原发性、慢性、滑膜血管翳破坏性炎症、韧带钙化为主	基本病变为关节滑膜的慢性炎症。发病与免疫有关
累及部位	膝、髋、脊柱及远侧指间关节一般为1~2个关节	从骶髂关节沿脊柱逐渐向上蔓延"竹节样"脊椎	掌指关节、近端指间关节常见多发性,双侧性,对称性
临床表现	关节疼痛为主要症状关节活动不灵活关节肿胀、渗液、肌萎缩	早期:骶髂关节痛、下背痛晚期:躯干、髋关节弯曲驼背畸形、关节僵硬	对称性多关节疼痛、晨僵多关节受累,活动受限晚期:关节鹅颈畸形
X线表现	软组织肿胀,关节间隙变窄,关节边缘骨赘形成。晚期骨端变形,关节表面不平整,边缘骨质增生	早期骶髂关节骨质疏松、椎间隙增宽中期椎间隙变窄、骶髂关节融合后期为特征性竹节样脊椎	早期关节周围软组织肿胀、关节间隙增宽、骨质疏松、关节积液;晚期关节间隙消失、骨性强直
化验	一般都正常,无特异性	RF阴性、HLA-B27阳性	类风湿因子(RF)阳性

【例7】2007NO150X 下列关于类风湿关节炎的叙述,正确的有

    A. 是一种非特异性炎症   B. 多发于20~45岁女性

    C. 受累关节多为双侧对称性   D. 多数患者类风湿因子阳性

【例8】2004NO150X 下列关于类风湿关节炎的叙述,正确的有

    A. 属全身性疾病,病因不明   B. 受累关节以踝、肘关节最为常见

    C. 80%患者的类风湿因子呈阳性   D. 受累关节以近侧指间关节常见

【例9】2008NO179X 下列关于非化脓性关节炎的叙述,正确的有

    A. 原发性骨关节炎病变起自于关节软骨   B. 类风湿关节炎病变起自于滑膜

    C. 强直性脊椎炎病变起自于骶髂关节   D. 血友病性关节病变起自于关节血管畸形

▶ **常考点** 近几年常考。

      参考答案——详细解答见《贺银成2019考研西医临床医学综合能力历年真题精析》

1. ABCDE   2. A BCDE   3. ABCDE   4. ABCDE   5. ABCDE   6. ABCDE   7. ABCDE

8. ABCDE   9. ABCDE

第41章 骨肿瘤

▶ **考纲要求**

①骨肿瘤的分类、发病情况、诊断、外科分期和治疗概况。②良性和恶性骨肿瘤的鉴别诊断及治疗原则。③常见良性、恶性骨肿瘤,转移性骨肿瘤及肿瘤样病变的发病情况、临床表现、临床检查、诊断、鉴别诊断、治疗原则和预后。

▶ **复习要点**

一、总论

1. 分类 详见8版外科学P792表71-1。

(1)**恶性骨肿瘤** 骨肉瘤、尤文肉瘤、骨髓瘤、脊索瘤。

(2)**交界性骨肿瘤** 骨巨细胞瘤。

(3)**良性骨肿瘤** 骨瘤、骨样骨瘤、骨软骨瘤、软骨瘤。

【例1】2010NO179X 下列肿瘤中,属于骨组织的良性肿瘤有

    A. 脊索瘤   B. 软骨瘤   C. 骨肉瘤   D. 骨样骨瘤

2. 发病情况

原发性骨肿瘤中,良性比恶性多见。良性肿瘤以骨软骨瘤和软骨瘤多见。恶性肿瘤以骨肉瘤和软骨肉瘤多见。骨肉瘤多发生于儿童和青少年,骨巨细胞瘤主要发生于成人。骨肿瘤多见于长骨生长活跃的部位,即干骺端,如股骨远端、胫骨近端、肱骨近端,而骨骺则很少受累。

3. 诊断

骨肿瘤的诊断必须结合临床、影像学和病理学,生化测定起辅助诊断作用。

(1)**X线检查** 能反映骨与软骨组织的基本病变。恶性骨肿瘤的病灶多不规则,呈虫蚀样或筛孔样,密度不均,界限不清。若骨膜被肿瘤顶起,骨膜下产生新骨,呈现三角形的骨膜反应阴影,称为Codman三角(也称日光射线现象),多见于骨肉瘤。若骨膜的掀起为阶段性,可形成同心圆或板层排列的骨沉积,X线平片表现为"葱皮"现象,多见于尤因肉瘤。某些生长迅速的恶性肿瘤,很少有反应骨,X线片表现为溶骨性缺损、骨质破坏。有些肿瘤如前列腺癌骨转移,可激发骨的成骨反应。

(2)**CT和MRI** 可清楚地显示肿瘤范围,识别肿瘤的侵袭程度,制订手术方案,评估治疗效果。

(3)**ECT** 可先于其他影像学检查几周或几月显示骨转移瘤的发生,但特异性不高,不能单独作为诊断依据。

(4)**DSA** 可显示肿瘤的供血情况,以利于作选择性血管栓塞和注入化疗药物。

(5)**病理学检查** 最后确定诊断骨肿瘤唯一可靠的检查。

(6)**生化检查**

生化改变	临床意义	生化改变	临床意义
血钙升高	广泛溶骨性转移癌	血清碱性磷酸酶升高	骨肉瘤、前列腺癌骨转移
血清酸性磷酸酶升高	前列腺癌骨转移	尿本周蛋白阳性	浆细胞骨髓瘤
白细胞升高、ESR增快	尤因肉瘤		

    A. 血钙升高   B. 血磷升高   C. 血碱性磷酸酶升高

    D. 血酸性磷酸酶升高   E. 血总蛋白浓度升高

【例2】1993NO103B 骨肉瘤可以有

【例3】1993NO104B 广泛溶骨性转移性骨肿瘤可以有

4. 外科分期

外科分期是将外科分级（G）、肿瘤解剖定位（T）和区域性或远处转移（M）结合起来，综合评价。

肿瘤解剖定位 T 是指肿瘤侵袭范围——T_0 为囊内，T_1 为间室内，T_2 为间室外。

转移是指肿瘤区域或者远处发现转移病灶——M_0 为无转移，M_1 为有转移。

	G_0（良性）	G_1（低度恶性）	G_2（高度恶性）
组织学	细胞分化良好 细胞/基质之比为低～中度	细胞分化中等	核分裂象多见，分化极差 细胞/基质之比高
X 线表现	肿瘤边界清楚、局限在囊内 或外生隆起突向软组织	肿瘤穿越瘤囊 骨皮质破坏，可向囊外生长	边缘模糊 肿瘤扩散波及软组织
临床表现	包囊完整，无卫星病灶 无跳跃转移，极少远隔转移	生长缓慢 无跳跃转移，偶有远隔转移	肿块生长迅速，症状明显 有跳跃转移，常发生局部及远隔转移

5. 治疗

应以外科分期为指导，手术治疗应按外科分期来选择手术界限和方法，尽量达到既切除肿瘤，又可保全肢体。

（1）良性骨肿瘤的外科治疗　刮除植骨术、外生性骨肿瘤切除。

（2）恶性骨肿瘤的外科治疗　包括保肢手术和截肢手术。保肢手术应在正常组织中完整切除肿瘤，截骨平面在肿瘤以外 3～5cm，软组织切除范围为反应区外 1～5cm。

6. 良、恶性骨肿瘤的鉴别

	良性骨肿瘤	恶性骨肿瘤
发病率	多见	少见
年龄	成人	年轻
最常见疾病	骨软骨瘤	骨肉瘤
疼痛	多无，恶变或骨折时痛	常有
病理性骨折	可有	常有
导致截瘫	可	可
肿块	质硬无压痛	有压痛
血管怒张	无	有
远处转移	无	有
X 线	界限清楚，密度均匀 多为外生性生长，皮质膨胀变薄 病灶周围有硬化性反应骨 通常无骨膜反应 骨质破坏呈单房性或多房性，内有骨化影	界限不清，病灶不规则，密度不均 骨破坏区不规则呈虫蚀样或筛孔样 可见 Codman 三角（骨肉瘤）、葱皮现象（尤文肉瘤） 骨质破坏为溶骨性缺损

　　A. 远处转移　　　　　　B. 病理骨折　　　　　　C. 两者均可　　　　D. 两者均不可

【例4】2000NO137C 良性骨肿瘤可发生

【例5】2000NO138C 恶性骨肿瘤可发生

【例6】2007NO103A 下列选项中，提示骨肿瘤为恶性的 X 线表现

　　A. 界限清楚　　　　　　　　　　　　　　B. 三角形骨膜反应

　　C. 骨皮质膨胀变薄　　　　　　　　　　　D. 病灶周围硬化反应骨

7. 急性骨髓炎和骨肿瘤的好发部位

疾病	好发部位	疾病	好发部位
急性骨髓炎	长骨干骺端	骨肿瘤	长骨干骺端
骨软骨瘤	长骨干骺端	骨巨细胞瘤	长骨干骺端和椎体（股骨远端、胫骨近端）
骨瘤	颅骨和下颌骨	内生软骨瘤	手和足的管状骨（短管骨内）
尤因肉瘤	长骨骨干、骨盆和肩胛骨	骨肉瘤	股骨远端、胫骨近端、肱骨近端的干骺端
软骨肉瘤	骨盆	骨纤维肉瘤	四肢长骨的干骺端偏干（股骨多见）

A. 好发于颅骨和下颌骨　B. 好发于手和足的管状骨　C. 好发于骶尾椎和颅底蝶枕部

D. 好发于股骨下端、胫骨或腓骨上端和肱骨上端　　E. 好发于下肢长骨骨干

【例7】1997NO111B 骨瘤

【例8】1997NO112B 内生软骨瘤

二、几种常考骨肿瘤及肿瘤样病变的特点

1. 骨软骨瘤、骨巨细胞瘤和骨肉瘤

	骨软骨瘤	骨巨细胞瘤	骨肉瘤
好发年龄	青少年	20~40岁	10~25岁
好发部位	长骨干骺端	长骨干骺端和椎体 特别是股骨远端和胫骨近端	股骨远端、胫骨近端和肱骨近端的干骺端
生长方式	向外生长	骨内生长	骨内向骨外生长
病史	长	中等，半年~1年	短，3个月~半年
临床表现	肿块，疼痛，生长缓慢	肿胀，疼痛，关节活动受限	肿胀，疼痛进行性加重
X线片	干骺端向外的骨性突起，表面为软骨帽，不显影，厚薄不一，有时可呈不规则钙化影	骨端偏心位、溶骨性、囊性破坏无骨膜反应、膨胀生长骨皮质变薄，呈肥皂泡样改变	不规则骨质破坏，Codman三角软组织块影，瘤骨
边界	清晰	清晰，可有部分模糊	边界不清
病理骨折	一般无	可有	可有
病理分级	典型三层结构	基质细胞，巨细胞3级	肉瘤细胞，瘤性骨样组织
主要治疗	一般不需治疗有指征时手术切除	手术切除为主化疗无效	综合治疗，局部广泛切除的保肢手术/截肢，化疗
预后	预后好，恶变率约1%	易局部复发	复发、转移

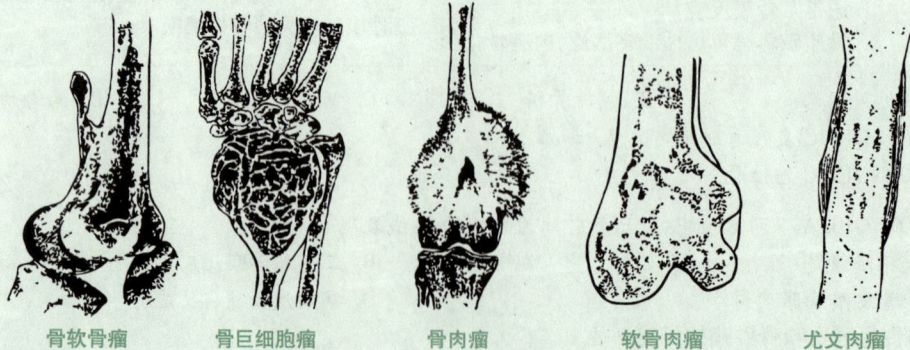

骨软骨瘤　　骨巨细胞瘤　　骨肉瘤　　软骨肉瘤　　尤文肉瘤

【例9】2006NO106A 男性,22岁,右膝内侧肿块8年,生长缓慢,无明显疼痛,X线片显示股骨下端内侧干骺端杵状肿块,边缘清楚。应首先考虑为

    A. 骨肉瘤　　　　　　B. 骨巨细胞瘤　　　　C. 软骨肉瘤

    D. 骨软骨瘤　　　　　E. 骨样骨瘤

【例10】2011NO90A 下列关于骨巨细胞瘤的叙述,错误的是

    A. 好发于20~40岁　　　　　　　　B. 局部肿胀有包块

    C. 好发于膝关节上、下骨端　　　　D. 多属恶性

【例11】2004NO92A 男性,14岁,8个月前开始左上臂肿胀、疼痛,入院诊断为左肱骨上端骨肉瘤,优选治疗方案是

    A. 左肩关节离断术　　　B. 肿瘤刮除术

    C. 术前化疗→根治性切除→术后化疗　　　D. 化疗　　　　E. 化疗加放疗

【例12】2013NO89A 最常见的原发性恶性骨肿瘤是

    A. 骨纤维肉瘤　　　B. 尤文肉瘤　　　C. 软骨肉瘤　　　D. 骨肉瘤

    A. 化疗　　　　　　B. 放疗　　　　　C. 根治性手术

    D. 化疗和根治性手术　　　E. 放疗和根治性手术

【例13】2001NO115B 骨肉瘤采用的治疗方法是

【例14】2001NO116B 软骨肉瘤采用的治疗方法是

    A. 放射治疗　　　　　　　　　B. 放射治疗加手术治疗

    C. 手术治疗　　　　　　　　　D. 化学治疗加手术治疗

【例15】2009NO149B 骨巨细胞瘤可采用的最佳治疗方法是

【例16】2009NO150B 骨肉瘤可采用的最佳治疗方法是

2. 尤因肉瘤(Ewing瘤,尤文肉瘤)

尤因肉瘤是表现为各种不同程度神经外胚层分化的圆形细胞肉瘤,以小圆细胞含糖原为特征。

好发于儿童,多见于长骨骨干、骨盆和肩胛骨。主要症状为局部疼痛、肿胀,并进行性加重。常伴低热、白细胞增高和血沉加快。X线表现的常见特征是长骨骨干或扁骨发生较广泛的浸润性骨破坏,表现为虫蛀样溶骨改变,界限不清,外有骨膜反应,呈板层状或葱皮状现象。

尤因肉瘤对放射治疗极为敏感,小剂量放疗能使肿瘤迅速缩小,局部疼痛明显减轻。但由于该肿瘤易早期转移,单纯放疗远期疗效差。化疗也很有效,但预后仍差。现多采用放疗+化疗+手术的综合治疗。

3. 转移性骨肿瘤

转移性骨肿瘤是指原发于骨外器官或组织的恶性肿瘤,经血行或淋巴转移至骨骼并继续生长,形成子瘤。常见于中老年人,以40~60岁的年龄段居多。好发部位为躯干骨(脊椎),常发生骨转移的肿瘤依次为乳腺癌、前列腺癌、肺癌、肾癌、膀胱癌、甲状腺癌等。

(1)临床表现　主要症状是疼痛、肿胀、病理性骨折和脊髓压迫,以疼痛最为常见。

(2)X线　可表现为溶骨性(如甲状腺癌和肾癌)、成骨性(如前列腺癌)和混合型的骨质破坏,以溶骨性为多见,病理性骨折常见。

(3)骨扫描　是检测转移性骨肿瘤的敏感方法。

(4)实验室检查　溶骨性骨转移时,血钙升高。成骨性骨转移时,血清碱性磷酸酶升高。前列腺癌骨转移时,酸性磷酸酶升高。

(5)治疗　转移性骨肿瘤的治疗通常是姑息性的。应采取积极态度,以延长寿命、解除症状、改善生活质量为目的。治疗时需针对原发癌和转移瘤进行治疗,采用化疗、放疗和内分泌治疗。

【例17】2016A(执医试题)女,42岁。近1个月出现进行性腰部疼痛,夜间加重。1年前因"乳腺癌"行手术治疗。为明确腰痛原因,最有价值的检查是

    A. 骨密度　　　　　　B. X线片　　　　　C. CT

D. 核素扫描　　　　　　　E. B超

4. 骨囊肿

骨囊肿是一种发生于髓内、通常是单腔的、囊肿样局限性瘤样病损,囊肿腔内含有浆液或血清样液体。

（1）**临床表现**　常见于儿童和青少年,好发于长管状骨干骺端,依次为肱骨近段、股骨近端、胫骨近端和桡骨远端。多数无明显症状,有时局部有隐痛或肢体局部肿胀。绝大多数病人在发生病理骨折后就诊。

（2）**诊断**　X线表现为干骺端圆形或椭圆形界限清楚的溶骨性病灶,骨皮质不同程度膨胀变薄,无硬化性边缘,无骨膜反应,单房或多房性,经常毗邻骨骺生长板,但不越过生长板。

（3）**治疗**　①单纯性骨囊肿的标准治疗为病灶刮除＋自体或异体骨移植填充缺损。②有些骨囊肿骨折后可以自愈。③对于患儿年龄小（＜14岁）,病灶紧邻骨骺,术中可能损伤骨骺,且术后局部复发率高者,应慎选手术治疗。④用甲泼尼龙注入囊腔有一定疗效。

【例18】2013A（执医试题）男,10岁。左上臂疼痛1周,有摔倒病史。查体:左上臂近段肿胀,压痛。X线片显示肱骨近侧干骺端圆形境界清楚透亮区,骨皮质膨胀变薄,无骨膜反应。首先考虑的诊断是

A. 骨囊肿　　　　　　B. 骨结核　　　　　　C. 骨肉瘤

D. 骨软骨瘤　　　　　E. 骨巨细胞瘤

注意:①骨软骨瘤——良性,病程长。干骺端向外的疣状突起,边界清楚,**无骨膜反应**。

②骨巨细胞瘤——交界性,病程较长,骨端偏心性、溶骨性改变,**肥皂泡样改变**,无骨膜反应。

③骨肉瘤——恶性,病程短,干骺端不规则破坏,溶骨性改变,有骨膜反应（**Codman三角**）。

④尤因肉瘤——恶性,长骨骨干浸润性骨破坏,有骨膜反应,呈**洋葱皮样改变**。

⑤转移性骨肿瘤——恶性,好发于脊椎,溶骨性、成骨性和混合性骨质破坏,无特异性。

⑥骨囊肿——良性,干骺端圆形溶骨性病灶,界限清楚,髓内单腔的瘤样病损,骨皮质变薄。

A. "肥皂泡"样改变　　B. "日光射线"形态　　C. "葱皮状"现象　　　　D. "溶冰征"

【例19】2012NO149B 尤文肉瘤的常见X线表现是

【例20】2012NO150B 骨巨细胞瘤的常见X线表现是

（118～120题共用题干）女性,16岁。6个月来左小腿上段肿胀疼痛,近1个月来肿胀明显,以夜间痛为著。查体:左小腿上段肿胀,浅静脉怒张,压痛明显,触及一直径约6cm左右肿块,质硬,固定,边界不清。X线检查示左胫骨上端呈虫蚀状溶骨性破坏,骨膜反应明显,可见Codman三角。

【例21】2016NO118A 最可能的诊断是

A. 左胫骨慢性骨髓炎　　　　　　　　B. 左胫骨软骨肉瘤

C. 左胫骨骨肉瘤　　　　　　　　　　D. 左胫骨骨巨细胞瘤恶变

【例22】2016NO119A 在手术治疗前,必须要进行的检查是

A. 腹股沟淋巴结活检　　B. 头颅CT　　　　C. 肿块穿刺物细菌培养　　D. 胸部X线摄片

【例23】2016NO120A 目前最适合的治疗方案是

A. 单纯化疗　　　　　　　　　　　　B. 抗生素治疗

C. 病灶切除,术前后化疗　　　　　　D. 肿瘤刮除、骨水泥充填术

▶ **常考点**　良恶性肿瘤的区别;几种常见骨肿瘤的临床特点。

参考答案——详细解答见《贺银成2019考研西医临床医学综合能力历年真题精析》

1. AB**C**DE　　2. ABC**D**E　　3. **A**BCDE　　4. **A**BCDE　　5. AB**C**DE　　6. A**B**CDE　　7. **A**BCDE

8. A**B**CDE　　9. ABC**D**E　　10. ABC**D**E　　11. ABC**D**E　　12. ABC**D**E　　13. ABC**D**E　　14. ABC**D**E

15. AB**C**DE　　16. ABC**D**E　　17. ABC**D**E　　18. **A**BCDE　　19. AB**C**DE　　20. **A**BCDE　　21. ABC**D**E

22. ABC**D**E　　23. AB**C**DE

第八部分　临床医学人文精神

▶ **考纲要求**

①医学职业素养:医德规范的基本内容。医学专业精神的三项基本原则及十项专业责任。②医患关系:医患关系的性质。患者的权利和义务。医生的权利和义务。医患沟通的基本原则、内容与方法。③临床伦理:临床医疗的伦理原则及应用。临床试验的伦理原则及应用。④卫生法律法规:中华人民共和国执业医师法,中华人民共和国侵权责任法,医疗事故处理条例。

▶ **复习要点**

一、医学职业素养

1. 医德规范的基本内容　参阅2版8年制医学伦理学 P77。

医德规范是指依据一定的医学道德理论和原则而制定的,用以调整医疗工作中各种人际关系、评价医学行为善恶的准则。2012年,由卫生部、国家食品药品监督管理局、国家中医药管理局联合发布的《医疗机构从业人员基本行为规范》的具体内容是:

（1）**以人为本,践行宗旨**　坚持救死扶伤、防病治病的宗旨,发扬大医精诚理念和人道主义精神,以病人为中心,全心全意为人民服务。以人为本就是要在医疗活动中尊重人的价值,强调病人的中心地位,是医学伦理精神的集中体现。践行宗旨是指践行救死扶伤这一医学服务的最高宗旨,是医务人员应该承担的基本职责。以人为本,践行宗旨,是医学事业和人民健康利益的根本要求。

（2）**遵纪守法,依法执业**　自觉遵守国家法律法规,遵守医疗卫生行业规章和纪律,严格执行所在医疗机构各项制度规定。廉洁行医,遵纪守法,是古今中外优秀医家十分重视的医学道德品格。医疗卫生相关法律、法规、制度,既是对医疗工作秩序的规范,也是对医疗职业严肃性的维护;既是对医疗从业人员工作的要求,更是对其权益的保护。广大医疗从业人员只有不断加强法律学习,逐步提升法纪意识,切实遵纪守法,严格依法执业,才能做到对工作负责、对患者生命健康负责,才能维护医疗机构和从业人员的正当权益和良好声誉。

（3）**尊重生命,关爱生命**　健康所系,性命所托。尊重生命是医德最重要的思想基础和最突出的人文特征。作为医疗从业人员,应该敬畏生命、尊重生命、关爱生命、充分保障患者的合法权益,应对所有的人予以同样的关爱和尊重。遵守医学伦理道德,尊重患者的知情同意权和隐私权,为患者保守医疗秘密和健康隐私,维护患者合法权益;尊重患者被救治的权利,不因种族、宗教、地域、贫富、地位、疾病等歧视患者。

（4）**优质服务,医患和谐**　这一准则要求医务人员举止端庄,语言文明。这不仅是自身良好素质和修养境界的体现,也是赢得患方信赖与合作的重要条件,有助于病人的救治和康复。

（5）**廉洁自律,恪守医德**　德业双修,德术并重始终是中外历代医家在长期医学实践中遵循的行医准则,也是医家为社会所崇尚的重要原因。医疗从业人员只有廉洁自律、恪守医德,始终以德行医,以诚处事,时时处处严格要求自己,心术正、行为正、作风正,堂堂正正做人,清清白白行医,不以权谋私,全心全意为患者服务,才能实现自身价值,赢得人民群众和社会的尊重。

（6）**严谨求实,精益求精**　热爱学习,钻研业务,努力提高专业素养,诚实守信,抵制学术不端行为。严谨求实,精益求精,是医疗卫生职业的内在要求。医疗从业人员应该谨慎执业,诚信行事,尊重科学,遵循规律,钻研技术,精益求精,克服功利思想,防范浮躁心态,反对不良学术风气,抵制不端学术行为,营造良好学术氛围。

（7）**爱岗敬业,团结协作**　忠诚职业,尽职尽责,正确处理同行同事间关系,相互尊重,相互配合,和谐共事。医疗行业的每一个岗位都与人的生命健康息息相关,使命神圣而崇高。视职业为生命,爱岗敬业,忠诚职业是每一位医疗从业人员应具备的一种品质,更是每一位医疗从业人员应遵守的基本职业操守。

(8)乐于奉献,热心公益　积极参加上级安排的指令性医疗任务和社会公益性扶贫、义诊、助残、支农、援外等活动,主动开展公众健康教育。奉献对于医疗从业人员而言,就是把本职工作当成事业来热爱和完成,努力做好每件事,认真善待每个人。在做好常规医疗工作的同时,医疗从业人员应积极参加相关医疗任务,承担起基本的社会责任。

【例1】A《医疗机构从业人员行为规范》中"以人为本,践行宗旨"的具体要求不包括
　　A. 发扬人道主义精神　　　　　　　　　B. 发扬大医精诚理念
　　C. 坚持救死扶伤,防病治病的宗旨　　　D. 积极维护社会公益,促进人类健康

【例2】2017NO108A《备急千金要方》曰:"凡大医治病,必当安神定志,无欲无求,先发大慈恻隐之心,誓愿普救含灵之苦",体现的是
　　A. 医乃仁术　　　　B. 博极医源　　　　C. 治病求本　　　　D. 医患和谐

2. 医学专业(医师职业)精神的三项基本原则及十项职业责任　参阅 2 版 8 年制医学伦理学 P76。

(1)**医学职业精神的定义**　医学职业精神是指从医者表现在医学行为中的精彩主观世界,是其在医学实践中创立和发展,并为整个医学界乃至全社会、全人类所肯定和倡导的基本从业理念、价值取向、职业人格及其职业准则、职业风尚的总和。医学职业精神是科学精神与人文精神的统一、群体性和个体性的统一、实然性与应然性的统一。

(2)**三项基本原则**　中国医师协会于 2005 年开始推行《新世纪的医师职业精神——医师宣言》,为当代医师提出了 21 世纪医学职业道德的三项基本原则及十项职业责任。三项基本原则如下:

①**患者利益至上原则**　这一原则是建立在为患者服务的基础上的,信任是医患关系的核心,而利他主义是这种信任的基础。市场力量、社会压力及管理的迫切需要都绝不能影响这一原则。

②**患者自主原则**　医师必须尊重患者的自主权,必须诚实地对待患者,并使患者在了解病情的基础上有权对将要接受的治疗做出决定。只要这些决定和伦理规范相符合,并且不会导致要求给予不恰当的治疗,那么患者的这种决定就极为重要。

③**社会公平原则**　医学界必须在医疗卫生体系中促进公平,包括卫生资源的公平分配。医师应该努力消除医疗卫生中的歧视,无论这种歧视是以民族、性别、社会经济条件、种族、宗教还是其他的社会分类为基础。

(3)**十项职业责任**

①**提高业务能力的责任**　医师必须终身学习,并且有责任不断更新保证医疗质量所必需的医学知识、临床技巧和团队精神。更宽泛地说,医学界作为一个集体,必须努力保证每一位成员都富有能力,而且有恰当的机制使医师能够达到这一目标。

②**对患者诚实的责任**　医师必须保证在患者同意治疗前及治疗之后将病情完整而诚实地告诉他们,这一期望并非意味着患者应该参与到非常具体的医疗方案中去,而是指他们必须有权利对治疗做出决定。同时,医师也应该承认由于医疗而受到伤害时,应该立即将情况告知患者,因为不这样做将严重危害患者和社会对医师的信任。报告和分析医疗差错,为制订恰当的预防措施和改进措施提供了基础,并且也为受到伤害的患者给予恰当的补偿提供了基础。

③**为患者保密的责任**　为了赢得患者的信任和信心,当提及患者的有关情况时,需要有恰当的保密措施。

④**和患者维持适当关系的责任**　由于患者固有的弱势和依赖性,医患之间的某些关系必须避免。特别值得强调的是,医师绝不应该利用患者获取任何方面的利益,包括个人经济利益或其他的个人目的。

⑤**提高医疗品质的责任**　医师必须为不断提高医疗卫生质量而努力奉献。这一责任不仅要求医师保持他们的临床技能,而且要求医师和其他专业人员通过合作减少医疗差错,提高患者的安全性,减少医疗卫生资源的过度使用以及优化医疗结果。医师必须积极参与建立更好的医疗质量衡量办法,并应用这些办法去常规评价所有参与医疗卫生实践的个人、机构和体系的工作。医师个人或他们的专业组织必须

对帮助建立并实施这一机制负有责任,其目的是为了医疗质量的进一步提高。

⑥促进医疗享有的责任　医师职业精神要求所有医疗卫生体系的目标是提供统一的、充分的医疗标准。作为个人及作为整体,医师必须努力减少阻碍公平医疗保健的障碍。在各种体系中,医师应该努力去消除那些基于教育、法律、财务、地域以及社会歧视的障碍。对公平负有责任而不考虑医师或行业的私利,不仅使公共卫生和预防医学得以提高,而且每个医师也因此而得到公众的拥护。

⑦公平分配有限医疗资源的责任　当满足患者个人需要时,医师必须明智而有效地利用有限的临床资源为患者提供卫生保健。医师对合理分配资源所负有的职业责任要求他们谨慎小心地避免多余的检查和操作。提供不必要的服务不仅使患者可能受到伤害,增加患者不必要的费用,而且减少了其他患者可以获得的资源。

⑧对科学知识负有责任　医学与社会之间的关系绝大部分是以完整而合理地应用科学知识与技术为基础的,医师有义务赞同科学的标准、促进研究、创新知识并保证知识的合理应用。医学界对知识的完整性负有责任,而这种完整性则是以科学证据和医师经验为基础的。

⑨通过解决利益冲突而维护信任的责任　医学工作者和他们的组织有许多机会因追求私利或个人好处而危害他们的职业责任。当追求与营利性产业相关时,包括医疗设备生产厂商、保险公司和医药公司,这种危害尤其严重。医师有责任认识、向大众揭发并处理责任范围内或工作中产生的利益冲突。

⑩对职责负有责任　医师应该为最大限度地提高医疗水平而通力合作、互相尊重,并参与自律,包括对没有达到职业标准的成员给予纠正并为此制定标准。无论作为个人还是作为集体,医师都有义务参加这些活动。这些义务活动包括参与内部评审,并从专业工作的各个方面接受外界的检查。

【例3】2018NO108A"医师宪章:新千年的医师专业精神"提出了三项基本原则和十项专业责任。以下属于三项基本原则内容的是

　　A. 将患者利益放在首位　　B. 对患者诚实　　　　C. 为患者保守秘密　　　　D. 提高医疗质量

二、医患关系

1. 医患关系的性质　参阅4版医学伦理学P80。

(1)医患关系的概念　医患关系是指医疗实践活动中客观存在着的以医务人员为一方,以患者及其家属为一方,相互交往的一种双向人际关系。医患关系有狭义和广义之分。

①狭义的医患关系　是指医生或医务人员与病人个人之间构成的医学人际关系。本节所指的医患关系专指狭义的医患关系。

②广义的医患关系　既是指医师与病人个人之间构成的医学人际关系,又指医方与患方群体之间构成的医学人际关系。其中,医方不仅指医务人员,即医师、护士、医技人员、行政人员和后勤保障人员,而且还包括医疗机构、医疗卫生行政管理部门(如卫生局、食品药品监督管理局)等。患方不仅指病人,而且还包括与病人有关联的亲属、监护人、代理人以及与病人有直接关系的其他个人或组织。

(2)医患关系的性质　医患关系是以诚信为基础的具有契约性质的信托关系。

①医患关系是信托关系　医患信托关系是指医务人员和医疗机构受患者的信任和委托,保障患者在医疗活动中的健康利益不受损害,并有所促进的一种关系。在诊疗中,基于对医师的信任,病人向医师叙述身体、心灵、家庭等私人问题,将健康托付给医师。医师则运用自己的专业知识和技能,努力维护病人的最佳利益,在病人的支持和配合下,尽最大能力医治疾病,减少痛苦,给病人尽可能多的人文关怀和帮助。信任在前,托付在后。医患之间只有相互尊重,相互信任,才能共同战胜疾病。信则两利,疑则两伤。

②医患关系是契约关系　病人在医院挂号就医后,基于医患双方法律地位的平等性和医师对专业职责的认可与承诺——病人利益至上,双方形成了明确和既定的医患契约关系,即病人承担支付诊疗费用的义务,享有接受诊疗服务的权利;医务人员及医疗机构有收取诊疗费用的权利,承担提供诊疗服务的义

务;双方都有尊重与被尊重的权利和义务,这样就使医患双方相互信任具备了相对稳定和明确的载体。

由于医学服务的专业性和疾病发展过程的复杂性和动态性,医患之间的契约关系不同于一般民事上的契约关系。国家为保障病人的身心健康,在相关法律法规中对医务人员的行为做出了一些强制性规定。例如执业医师法规定,对危急病人,医师应当采取紧急措施进行诊治,不得拒绝急救处置。

【例 4】2017NO109A 由于医患双方在医学知识拥有上的不平等,患者就医时处于脆弱和依赖的特殊地位,患者将自己的健康和生命交给医务人员照顾,医务人员全心全意为患者诊治。这种医患关系被称为

    A. 权利义务关系   B. 信托关系   C. 依附关系   D. 契约关系

2. 患者的权利和义务 参阅 2 版 8 年制医学伦理学 P108、P109。

(1) 患者的道德权利 患者的道德权利包括:

①基本医疗权 任何人在生病的情况下都有获得相应的医疗服务的权利。这种权利,不因患者社会地位的高低、财富多寡而不同,这是一个患者的基本权利之一,是人人都应平等享受的权利。

②疾病认知权 患者对自己所患疾病的性质、严重程度、治疗情况及预后有知悉的权利,医生在不危害患者利益和不影响治疗效果的前提下,应提供有关疾病信息。

③知情同意权 患者有权知道医生实施的诊治手段的作用、可能发生的并发症及危险,该诊治手段必须经患者同意后方可实施,患者在理智的情况下也有权拒绝医生的建议。

④保护隐私权 在治病过程中,患者有权要求医务人员为其保密。

⑤免除一定的社会责任权 患者拥有由于疾患可以免除承担相应的社会责任的权利。

⑥要求赔偿权 在诊治疾病过程中身体和健康受到伤害时,患者有要求相应赔偿的权利。

(2) 患者的道德义务 是指在医疗活动中患者应当履行的责任,包括:①如实提供病情和有关信息;②在医生指导下接受并积极配合医生诊疗;③避免将疾病传播他人;④尊重医务人员和医护人员的劳动;⑤遵守医院各种规章制度;⑥支持医学教育和科学研究。

【例 5】2017NO112A 在患者所拥有的伦理权利中,患者的疾病认知权是指

    A. 任何人在患病的情况下都有获得相应医疗服务的权利

    B. 患者对其所患疾病的性质、治疗情况及预后有知悉的权利

    C. 医生的诊治方案须经患者了解并同意后方可实施

    D. 患者由于患病可以免除承担相应社会责任的权利

3. 医生的权利和义务 参阅 2 版 8 年制医学伦理学 P108、P109。

(1) 医生的道德权利 是指在医疗活动中,医生在道德上享有的正当权力和利益。一般来说,法律权利都是道德权利,而道德权利不一定都是法律权利,也可能是法律权利的理想。《中华人民共和国执业医师法》规定,医师在执业活动中具有下列权利:

①在注册的执业范围内,进行医学诊查、疾病调查、医学处置、出具相应的医学证明文件,选择合理的医疗、预防、保健方案;

②按照国务院卫生行政部门规定的标准,获得与本人执业活动相当的医疗设备基本条件;

③从事医学研究、学术交流、参加专业学术团体;

④参加专业培训,接受继续医学教育;

⑤在执业活动中,人格尊严、人身安全不受侵犯;

⑥获取工资报酬和津贴,享受国家规定的福利待遇;

⑦对所在机构的医疗、预防、保健工作和卫生行政部门的工作提出意见和建议,依法参与民主管理。

在医患关系中,医生的权利主要包括:

①诊疗护理权 医方在自己注册的执业范围内,对患者享有实施疾病诊断、治疗、护理的权利。

②知情权 问诊、查体、诊断权、处置权、诊疗决定权。

③证明权 对诊疗结果享有出具医学证明文件的权利,如出生医学证明、出院证明书、诊断证明书、

死亡证明书、伤残证明、休假证明等。

④医学研究权利　医学上还有许多如今人们尚未认识的疾病,需要广大医务人员不断投入精力和体力来探索一些复杂疾病的规律性。

⑤维持正常秩序权　公安部、卫生部《关于维持医院秩序的联合通告》规定,禁止任何人利用任何手段扰乱医院的医疗秩序。

⑥特殊干涉权　是指在特定情况下,限制患者自主权利以达到对患者应尽责任的目的。

医生干涉权的应用范围有:

a. 当患者拒绝治疗时,如晚期肿瘤或危重患者不愿继续治疗时,患者有权拒绝治疗。倘若拒绝治疗会给患者带来严重后果,医生有权在作好认真解释的前提下进行干涉,如对精神病患者和自杀未遂等患者。

b. 进行人体实验性治疗时,虽然患者已知其不良后果,但患者出于某种目的而要求进行实验性治疗的,医生须行使特殊的干涉权以保护患者的健康利益。

c. 有些患者出于某种目的而来医院就诊,如要求提供不符合事实的病情介绍和证明,医生在了解情况、全面分析的基础上,能行使干涉权。

d. 在认知疾病预后时,患者有疾病认知权利。但当患者了解预后后可能对患者造成不良后果,这时,医生可行使干涉权。

e. 按规定对患者行为进行控制,如对传染病患者的隔离、发作期间的精神病患者、有自杀意念者。

⑦医疗行为豁免权　《医疗事故处理条例》规定,以下 6 种情况,不属于医疗事故:

a. 在紧急情况下为抢救垂危患者生命而采取紧急医学措施造成不良后果的;

b. 在医疗活动中由于患者病情异常或者患者体质特殊而发生医疗意外的;

c. 在现有医学科学技术条件下,发生无法预料或者不能防范的不良后果的;

d. 无过错输血感染造成不良后果的;

e. 因患方原因延误诊疗导致不良后果的;

f. 因不可抗力造成不良后果的。

(2)医生的义务　包括法律义务和道德义务两个层次的要求。

医生的法律义务　《中华人民共和国执业医师法》规定,医生在执业活动中应履行下列义务:

①遵守法律、法规,遵守技术操作规范。

②树立敬业精神,遵守职业道德,履行医师职责,尽职尽责为患者服务。

③关心、爱护、尊重患者,保护患者的隐私。

④努力钻研业务,更新知识,提高专业技术水平。

⑤宣传卫生保健知识,对患者进行健康教育。

医生的道德义务　是指对患者履行的职责和对社会的责任。

医生对患者的义务包括:①治疗的义务,医生必须以其所掌握的全部医学知识和治疗手段,尽最大努力为患者服务;②解除痛苦的义务,尤其是解除患者心理、精神上的痛苦和负担是现代医生不容忽视的义务;③解释说明义务,提供条件使患者能够履行知情同意原则,这是对患者自主权利的尊重,是为了更有效地合作和治疗;④保守患者秘密的义务;⑤尽可能降低医疗费用,减轻患者的经济负担。

医生对社会的义务包括:①宣传、普及医学科学知识的义务,教育患者加强自我保健,积极预防,主动锻炼,减少疾病的发生;②发展医学的义务,需要有对医学发展的求实精神,甚至奉献牺牲精神;③维护社会整体利益和公共健康;④及时报告疫情,预防疾病的发生和流行。

【例6】A 下列选项中仅属于医师的道德义务,不属于法律义务的是

　　A. 努力钻研业务,提高专业技术水平　　　B. 关心、爱护、尊重患者,保护患者隐私

　　C. 宣传卫生保健知识,对患者进行健康教育　　D. 宣传、普及医学科学知识

4. 医患沟通的基本原则

医患沟通是医患双方为了治疗患者的疾病,满足患者的健康需求,在诊治疾病过程进行的一种交流,其基本原则包括:

(1)**以人为本的原则** 现代社会的发展是以人为核心,以满足人的需求为价值取向的。以人与自然统一和谐发展为核心的新发展理论引起了社会的普遍关注,人们的就医需求渐渐从单纯的生理需求转向了生理、心理、社会综合型需求。人们不仅需要优秀的医疗技术服务,还需要从心理上得到关怀和尊重。以人为本的基本原则顺应了现代医学模式的转变,同时对医疗服务提出了更深层次的要求,尽可能使病人满意,最大限度地提高人们的生命质量成为卫生服务工作的出发点。作为医患沟通最基本的指导思想是坚持一切从人出发,尽可能满足对方的需求,给对方更多的人文关怀,最终达到病人至上,以病人为中心的沟通目的。

(2)**诚信原则** 诚信是一个社会赖以生存和发展的基石,也是医患沟通的基础和根本。只有讲诚信,才能建立良好的医患关系。医患之间应该真诚相处,没有隔阂。要做到这一点,首先要相互信任。作为医者特别要注意去赢得病人的信任,因为信任在治疗中发挥着重要作用,它决定着病人能否与医务人员很好地配合。作为病人也应该信任医者,这既是对医者尊重的需要,也是确保治疗效果的需要。医务人员对病人的承诺要实实在在,实事求是,一旦承诺就要认真去做,这样才能取信于病人。其次要相互负责,医生对病人要有高度责任心,病人同样要对自己的疾病负责,不能认为治病是医生的事,与己无关,病人应该与医生共同承担起治病的责任。

(3)**平等原则** 医患双方是平等的。病人首先是一个平等的社会人,然后才是一个需要帮助的人。传统的医患关系是以医生为主导,医方总是有一种凌驾于病人之上的优越感,这是影响到良好医患关系的重要原因之一。平等是医患双方沟通的前提。首先,作为医患关系的双方,不管是医务人员还是病人,都是平等的社会人,两者只不过是所担任的角色不同,都拥有人的尊严,需要同情、理解和尊重,所以,新型的医患关系必须以平等作为前提。其次,病人不是机器,不是医者的加工对象。病人是一个社会的人,有思想、有头脑,因此尊重病人对诊治的要求和意见,不仅能使医患关系更加融洽,而且有利于调动病人的积极性,使其较好地配合医生的治疗,以利于提高诊疗效果。因此,融洽的医患合作关系也是圆满完成诊治过程的需要。实践证明,随着医学模式从单纯生物学模式向生物-心理-社会模式的转变,平等合作关系将越来越体现了新型医患关系的发展趋势。

(4)**整体原则** 随着社会的激烈竞争,人们工作、学习、生活节奏不断加快,紧张程度越来越高,人们的心理社会问题、心理障碍日趋突出,临床各种疾病中涉及的心理因素也越来越多。故医生在对疾病进行诊断、治疗时,除了要考虑生物学因素外,还要考虑心理、社会诸多因素的作用。不但要考虑人的自然属性,还要考虑人的社会属性,要把病人看成是身心统一的社会成员,在医患沟通时,要从整体层次进行沟通,对病人情况全面了解。应积极引导与鼓励病人全面客观地描述其症状与感受,同时如实告知疾病带来的其他影响,以便双方全面沟通,从而提供更全面、整体的医疗服务。

(5)**同情原则** 医务人员对病人是否有同情心,是病人是否愿意和医务人员沟通的关键。就病人而言,总认为自己的病痛很突出,希望得到医务人员的同情,而医务人员则因为职业的原因"司空见惯",容易表现出淡漠。如果病人感到医务人员缺乏同情心,他就不会信任医务人员,不能与医务人员进行有效的沟通。即使有沟通,也是仅限于单纯的看病层面,而不会涉及到深层次的内容。所以,医务人员只有对病人有同情心,才能和病人有共同语言,从而与病人进行有效沟通,而从有效沟通层面上获取的信息才是真实可靠的。

(6)**保密原则** 在整个诊疗过程中,尤其是病史采集过程中,常涉及病人的隐私,病人可能有许多情况不希望他人知晓,医务人员有责任满足病人的要求,更不能随便泄露其隐私或取笑、歧视病人。一旦医务人员对病人的隐私显示出鄙视、不屑的神情,会严重损害病人的自尊心,从而影响进一步的医患沟通。

(7)**反馈原则** 反馈是指说话者所发出的信息到达听者,听者通过某种方式又把信息传回给说话者,使说话者的本意得以证实、澄清、扩展或改变。病人和医生谈话是一个双向沟通的过程,医务人员把所理解的内容及时反馈给病人,理解了病人的情感。同时,可采用目光接触、简单发问等方式探测病人是否有兴趣听,听懂没有等,以决定是否继续谈下去和如何谈下去。这样能使谈话双方始终融洽,不致陷入僵局。

（8）**共同参与原则**　诊断活动的全过程需要医患双方的全程参与和良好沟通。保持畅通的信息沟通渠道,是有效沟通的前提。医务人员要耐心倾听病人的意见,让病人参与决策,通过询问病人情况作出对问题的判断与解释,并告知病人诊断结果和处理问题的计划、干预措施,病人对医生的处置和计划有不清楚或不同意见均可与医生交流。此外,与病人的家庭保持良好的沟通与交流,了解病人的家庭、生活情况,对医务人员全面、准确地寻找出病因,并制订出有针对性和可行性的干预措施具有重要的价值。可根据病人的综合情况(疾病、家庭、社会经济等因素)设计多种诊疗方案,向病人及家属进行较全面的介绍,让其积极参与治疗方案的选择。

5. 医患沟通的内容

（1）**诊疗方案的沟通**　包括:①既往史、现病史;②体格检查;③辅助检查;④初步诊断、确定诊断;⑤诊断依据;⑥鉴别诊断;⑦拟执行方案;⑧初期预后判断等。

（2）**诊疗过程的沟通**　①诊断:系统性、全面性、通俗性、及时性;②诊疗流程:检查、治疗、手术、必要性、目的、药物副作用与检查的利弊等;③疾病的预后:可能发生的问题;④应当注意的事项:健康教育与随访;⑤医疗费用。

6. 医患沟通的方法

（1）**预防为主的沟通**　在医疗活动过程中,如发现可能出现重点沟通对象,应立即将其作为重点沟通对象,有针对性的进行沟通。

（2）**变换沟通者**　如责任医师与患者或家属沟通有困难或有障碍时,应另换其他医务人员或上级医师、科主任与其进行沟通。

（3）**书面沟通**　对丧失语言能力或需进行某些特殊检查、治疗、重大手术的患者,患者或家属不配合或不理解医疗行为的,或一些特殊患者,应当采取书面形式进行沟通。

（4）**集体沟通**　当下级医师对某种疾病的解释不肯定时,应当先请示上级医师或与上级医师一同集体沟通。

（5）**协调统一后沟通**　诊断不明或疾病恶化时,在沟通前,医-医之间、医-护之间、护-护之间要相互讨论,统一认识后由上级医师对家属进行解释,避免使病人和家属产生不信任和疑虑的心理。

（6）**实物对照讲解沟通**　医护人员可以利用人体解剖图谱或实物标本对照讲解沟通,增加患者或家属的感官认识,便于患者或家属对诊疗过程的理解和支持。

7. 医患沟通的形式　参阅 4 版医学心理学 P191。

（1）**言语沟通**　主要以口头语进行交往,交谈过程中应遵循尊重病人、有针对性、及时反馈的原则。

a.**尊重病人**　沟通要在平等和谐的医患关系中进行。医患关系中,患者常处于弱势地位,在诊疗过程中经常会出现医务人员居高临下,患者被动服从的情形,这时患者信息往往不能很好地表达,产生沟通障碍。

b.**有针对性**　医患沟通毕竟是医疗活动的一部分,应该有目的、有计划地进行。

c.**及时反馈**　在交谈过程中应及时反馈,采用插话、点头肯定、表情等手段对患者的谈话进行应答。

医患言语沟通的技巧包括积极倾听、正确共情、善于提问、适当解释和有效指导。

a.**积极倾听**　在医患沟通中,不要以"说"为主,"听"往往比"说"更重要。

b.**正确共情**　在医患沟通中,共情是指医生具有能够理解和分担患者精神世界中各种负荷的能力。

c.**善于提问**　提问在病史采集、医患会谈过程中起重要作用。适当的提问,既可避免喜爱倾诉的患者反复诉说自己的不适,也可以了解到紧张羞涩不善言辞的患者的真实情况。提问的方式主要有开放式提问和封闭式提问。

d.**适当解释**　解释是言语性技巧中比较复杂的一种,它取决于医生理论知识的储备和临床经验的丰富程度。医患沟通效果的好坏,很大程度上取决于医生理论联系实际的能力。

e.**有效指导**　是指医生运用自己的医学专业知识直接地指示患者做某事、吃某物以及一些健康方面的注意事项。指导是医生对患者影响最为直接和明显的一种技巧。

（2）**书面沟通**　医生在就诊过程中,对患者重要的告知,获得患者及家属的授权,明确医患双方的责任等问题上,往往需要进行书面沟通。书面沟通也体现了对患者权益和人格的尊重。

（3）**非言语沟通**　是指通过表情动作、目光接触、周围环境信息等手段表达自己的情感,从而达到沟通的目的。非言语沟通可分为动态与静态两种。动态主要包括面部表情、身段表情和人际距离等,静态包括衣着打扮、环境信息等。

　a. 面部表情　面部表情的变化是医生观察患者获得患者变化的一个重要信息来源,同时也是患者了解医生心灵的窗口。医生既要善于表达面部表情,也要细心体察患者的面部表情。

　b. 身段表情　临床活动中,医生诚恳友善地点头,患者的温暖和安全感就油然而生。

　c. 目光接触　临床上医患沟通,双方往往通过目光接触判断对方的心理状态和信息接收的程度。

　d. 人际距离　两人沟通的距离取决于彼此间的亲密程度。医患之间的距离以 0.5~1.2m 为宜。

　e. 语调表情　临床上,医生可通过患者的语调表情,来判断对方的心理状态。同时,医生也可借助语调表情传递关注、同情患者等信息。

【例7】A 医生与患者的交谈原则应具有

　A. 隐蔽性　　　　B. 针对性　　　　C. 广泛性　　　　D. 指令性

【例8】2017NO110A 某医院骨科医生给聋哑患者做腰椎手术,术中需要患者反馈感受。因患者不会手语并不识字,医生使用了手绘的腰椎疼痛区域分布图及疼痛表达图形,与患者进行几十次"对话",顺畅准确。这种沟通方式是

　A. 上行沟通　　　B. 下行沟通　　　C. 平行沟通　　　D. 非言语沟通

三、临床伦理

1. 临床医疗的伦理原则　参阅 2 版 8 年制医学伦理学 P118。

（1）**临床诊疗伦理的概念**　是指在临床诊疗工作中必须遵循一定的道德原则,依照这一原则,合理地选择诊疗手段,尽可能地避免诊疗手段带来的不良影响,以利于病人健康恢复。

（2）**临床诊疗工作的伦理原则**　临床诊疗工作的基本道德原则是医务人员对病人进行诊断和治疗过程中的行为依据。其代表性的伦理原则包括:

①生命至上原则　生命至上是临床工作的最基本原则。一切为了病人既是诊疗工作的出发点又是最终归宿。这是衡量医务人员医德水平的重要指标,也是医务人员为病人服务的动力源。

②知情同意原则　知情同意是指医务人员要为病人提供能帮助患者做决定所必需的足够信息（如病情资料、诊疗方案、预后、可能出现的不良反应、副作用等医疗风险）,让病人在权衡利弊后,对医务人员所推荐的诊疗方案做出同意或不同意的决定。坚持知情同意是为了促进个人的自愿性,保护病人,避免强迫或欺骗。医务人员应在自律的基础上做出合理的决定。

③最优化原则　临床诊疗工作在消除疾病的同时,往往也会给病人造成不同程度的伤害,因此在技术的选择和应用时都应采取审慎的态度,认真选择,权衡利弊。临床诊疗中应用最优化原则,就是要求医务人员在诊断和治疗疾病过程中,从各种可能的诊疗方案中选择最小代价而获得最佳效果的临床决策,即最佳方案原则。最优化原则是有利原则和无伤害原则在临床诊疗实践中的具体体现。将最优化原则作为临床诊疗中最重要的伦理原则,是由临床诊疗的特点决定的。最优化原则要求医务人员做到:效果最佳、痛苦最小、耗费最少、安全无害。

④保密守信原则　是指医务人员在对患者诊疗过程中及以后要保守患者的秘密和隐私,并遵守诚信的伦理准则。患者的秘密或隐私只涉及个人的私人领域而与公共利益无关,它通常包括在医疗活动中,即患者向医务人员吐露的自己和家庭的隐私、检查发现的患者独特体征或畸形以及不良的诊断、预后等

任何患者不想让别人知道的事情。但是,如果医务人员有高于保密的社会责任(如传染病要报告)、隐私涉及他人或社会,且有对他人或社会构成伤害的危险以及法律需要时等可以解密。

【例9】2017NO113A 女性,23 岁。妊娠27 周,因呼吸衰竭需行剖宫产手术挽救患者生命。患者指定其家属做医疗决定。家属因对手术治疗方案不理解而拒绝签字。由于其他抢救措施无效,患者和胎儿双双死亡。从伦理角度分析,以下观点正确的是

    A. 只要医务人员履行了知情同意程序,医务人员就可以免责

    B. 医务人员不实施手术并不违法,符合伦理

    C. 医务人员必须尊重患者的自主决定权

    D. 抢救患者生命是医生的首要考虑

【例10】2017NO115A 女性,20 岁。有静脉吸毒史,检测发现其 HIV 抗体(+),患者要求医生为其保守秘密。医生正确的做法是

    A. 为患者保密,不告知任何人   B. 不公开患者该信息,只告知其直系亲属

    C. 不公开患者该信息,但报告疾控中心   D. 征得患者同意后报告疾控中心

【例11】A 有权同意具有完全民事行为能力且意识清醒的患者实施特殊治疗的人员是

    A. 院长   B. 患者本人   C. 经治医生   D. 科主任

【例12】A 李某,因妊娠异常需行剖宫产,经治医师在告知孕妇丈夫手术相关信息并取得签字后实施手术。胎儿被取出后发现产妇患有双侧卵巢畸胎瘤,遂告知其丈夫并建议切除双侧卵巢。李某丈夫立即打电话与其他家属商议,医师在尚未得到家属商议结果的情况下,继续手术并切除双侧卵巢,于是发生医患纠纷。此案例中,医师侵犯的患方权利是

    A. 疾病认知权   B. 知情同意权   C. 隐私保护权   D. 健康权

2. 一般诊治伦理 参阅4 版医学伦理学 P112。

(1)临床诊断伦理 疾病的诊断是医师通过采集病史、体格检查以及各种辅助检查措施收集病人的病情资料,然后将资料进行整理、分析、归纳,从而做出概括性判断的过程。

①及时诊断准则 及时诊断准则是指要求医务人员力争尽早、尽快对疾病做出分析判断的临床伦理准则。只有早确诊才能早治疗,才能取得事半功倍的效果。

②准确诊断准则 准确诊断准则是指要求医务人员积极充分地利用现实条件、严肃认真地做出符合病情实际判断的临床伦理准则。准确诊断包含三个方面的要求:树立科学的诊断目的,积极利用现实条件,严肃认真地做出判断。

(2)临床治疗伦理 疾病的治疗包括药物治疗、手术治疗、心理治疗、康复治疗、饮食营养治疗等方法,医务人员应严格遵守治疗伦理及其有效、择优、自主三项准则。

①有效准则 是指采用成熟、可靠的临床技术,认真实施对疾病具有稳定、缓解、转归效果的治疗措施的临床伦理准则。有效准则要求医务人员做到:学习和掌握科学的治疗手段,认真实施有效治疗,实事求是地判断治疗效果。

②择优准则 是指认真、仔细地选择使病人受益与代价比例适当的优化治疗措施的临床伦理准则。其内容主要包括疗效最好、安全无害、痛苦最少、耗费最小。在诊疗工作中贯彻择优准则,需要做到:选择适当的治疗目标,降低病人所付出的代价。

③自主准则 在治疗过程中,病人有询问病情、接受、拒绝或选择治疗方案的自主权。自主准则就是要求医务人员尊重病人的自主权,这包含相辅相成的三个方面:为病人的自主选择提供充分条件,正确对待病人的拒绝,拒绝病人的不合理要求。

【例13】2017NO111A 女性,36 岁。因头痛、头晕来医院就诊,当时测血压 200/130mmHg,医生出于慎重考虑,要求其留院观察。患者不同意,想要回家。从伦理视角看,医生的最佳做法是

    A. 尊重患者自主权,但应尽力劝导患者留院观察   B. 应尽力劝导患者留院观察,无效时行使干涉权

C. 为治病救人,强行让患者留院观察   D. 同意患者回家,告知其后果自负

3. 临床医疗伦理的应用

(1)询问病史的伦理要求   在询问病史的过程中,医生应遵守以下伦理要求:

①举止端庄,态度热情   在询问病史时,医生举止端庄,态度热情,可使患者产生信赖感和亲切感,有利于缓解就诊时的紧张心理,有利于倾诉病情,从而获得全面、可靠的病史资料。

②全神贯注,语言得当   医生精神集中而冷静,语言得当,可增强患者信任感,有利于获得准确病史。

③耐心倾听,正确引导   有利于医生掌握第一手病史资料,作出正确的诊断和治疗。

(2)体格检查的伦理要求   在体格检查过程中,医生应遵守以下伦理要求:

①全面系统,认真细致   医生在体格检查时,应按照一定的顺序进行系统检查而不遗漏部位和内容,不放过任何疑点。体格检查中,应避免主观片面、丢三落四或粗枝大叶、草率从事,否则会造成漏诊和误诊。

②关心体贴,减少痛苦   患者疾病缠身,心烦体虚,加上恐惧,需要医生关心体贴、减少痛苦。

③尊重患者,心正无私   在检查异性、畸形患者时,态度要庄重。男医生给女患者进行妇科检查时,应有护士或第三者在场。对于不合作或拒绝检查的患者不要勉强,待做好思想工作后再查。

(3)辅助检查的伦理要求   在辅助检查过程中,医生应遵循的伦理要求是:①综合考虑确定检查项目,目的纯正;②患者知情同意,医生尽职尽责;③综合分析检查结果,切忌片面。

在辅助检查过程中,医技人员应遵循的伦理要求是:①严谨求实,防止差错;②工作敏捷,尊重患者;③精心管理,保证安全;④积极进取,加强协作。

2012年,卫生部、国家食品药品监督管理局和国家中医药管理局联合发布的《医疗机构从业人员行为规范》中,医技人员行为规范的具体内容是:①认真履行职责,积极配合临床诊疗,实施人文关怀,尊重患者,保护患者隐私;②爱护仪器设备,遵守各类操作规范,发现患者的检查项目不符合医学常规时,应及时与医师沟通;③正确运用医学术语,及时、准确出具检查、检验报告,不谎报数据,不伪造报告;④指导和帮助患者配合检查,耐心帮助患者查询结果,对接触传染性物质或放射性物质的相关人员,进行告知并给予必要的防护;⑤合理采集、使用、保护、处置标本,不违规买卖标本,谋取不正当利益。

(4)药物治疗的伦理要求

医生应遵循的伦理要求是:①对症下药,剂量安全;②合理配伍,细致观察;③节约费用,公正分配。

药学技术人员应遵循的伦理要求是:①审方认真,调配迅速,坚持查对;②操作正规,称量准确,质量达标;③忠于职守,严格管理,廉洁奉公。

2012年,卫生部、国家食品药品监督管理局和国家中医药管理局联合发布的《医疗机构从业人员行为规范》中,药学技术人员行为规范的具体内容是:①严格执行药品管理法律法规,科学指导合理用药,保障用药安全、有效;②认真履行处方调剂职责,坚持查对制度,按照操作规程调剂处方药品;③严格履行处方合理性和用药适宜性审核制度;④协同医师做好药物使用遴选和患者适应证、禁忌证、不良反应、注意事项、使用方法的解释说明,详尽解答用药疑问;⑤严格执行药品采购、验收、保管、供应等各项制度规定;⑥加强药品不良反应监测,自觉执行药品不良反应报告制度。

(5)手术治疗的伦理要求

手术前的伦理要求是:①严格掌握手术指征,手术动机纯正;②患者或患者家属知情同意;③认真做好术前准备,为手术的顺利进行创造条件。

手术中的伦理要求是:①关心患者,体贴入微;②态度严肃,作风严谨;③精诚团结,密切协作。

手术后的伦理要求是:①严密观察,勤于护理;②减轻痛苦,加速康复。

(6)心理治疗的伦理要求

在心理治疗过程中,对治疗师的伦理要求是:①要掌握和运用心理治疗的知识、技巧去开导患者;②要有同情、帮助患者的诚意;③要以健康稳定的心态去影响和帮助患者;④要保守患者的秘密、隐私。

(7)临床急救的伦理要求

临床急救工作的特点为:①平时有应急准备,人员坚守岗位;②工作量大、难度高、责任重;③既尊重患者的自主性,又以新的生命观为指导:急诊患者中,有些通过医务人员的积极抢救转危为安,但有些尽管医务人员尽了最大努力奋力抢救仍难以逆转,对于后一类患者如何抢救,不少时候就面临着伦理选择上的困难,为此,医务人员的急救工作往往是既要尊重患者家属的自主性,又要尊重生命神圣、生命质量和生命价值相统一的观点去开展抢救工作。

临床急救的伦理要求:①争分夺秒地抢救,力争使患者转危为安;②勇担风险,团结协作;③满腔热情,重视心理治疗;④全面考虑,维护社会公益。

【例14】A 下列选项中,符合手术治疗伦理要求的是

A. 手术方案应当经患方知情同意　　　B. 患者坚决要求而无指征的手术也可实施

C. 手术方案必须经患者单位同意　　　D. 患者充分信任时,医生可自行决定手术方案

【例15】A 某医院内科病房,责任护士误将甲床患者的青霉素注射给乙床患者。发现错误后,该护士心里十分矛盾和紧张,对乙床患者进行了严密观察,没有出现青霉素过敏反应。对此,以下说法符合伦理的是

A. 患者未出现过敏反应,为避免对护士不满可以不告诉患者

B. 打错针后护士对患者进行了严密观察,以免承担更大责任

C. 打错针后应马上告诉护士长采取应急措施,以保证患者安全

D. 患者未出现过敏反应,可以不告诉护士长以免受到处分

【例16】A 女,30岁,因出现类似早孕症状两次到某县医院门诊就医,大夫简单检查后均诊断为妇科炎症,但该女士服药多日症状未见缓解。半个月后,因突然阴道大出血和急腹症被送往医院抢救后确诊为宫外孕。该案例中,初诊医生可能违背的临床诊疗伦理要求是

A. 关心体贴,减少痛苦　　　B. 全面系统,认真细致

C. 耐心倾听,正确引导　　　D. 举止端庄,态度热情

4. 临床试验的伦理原则及应用　参阅4版医学伦理学 P187。

(1)人体实验必须具有正当的目的(医学目的原则)　人体实验必须确立合理、明晰的目的,只有符合医学目的的人体实验才是正当的。由医学国家组织理事会与世界卫生组织于1992年合作完成的《涉及人体受试者的生物医学研究的国际伦理学准则》指出:无论是临床研究,还是非临床研究,只有符合下列目的才是正当的:①对健康受试者或病人的生理、生化或病理过程的研究,以及对某物理、化学或心理干预措施反应的研究;②对较大人群的诊断、预防或治疗措施的对照性研究,研究设计的目的在于承认每个人生物学差异的情况下,显示对上述诊断、预防和治疗措施的某些普遍性的反应;③确定某些预防或治疗措施对个体或社区人群所产生的影响的研究;④在多种环境条件下,与人类健康有关的行为方面的研究。

(2)人体实验必须合理保护受试者利益(保护受试者利益原则)　保护受试者利益是指在人体实验中要保障受试者的身心安全。这一准则是人体实验的核心性伦理准则,其具体要求包括:①必须以动物实验为基础,在获得了充分的科学依据并且确认对动物无明显毒害作用以后,才可以在人体上进行实验;②在人体实验的全过程中要有充分的安全防护措施;③人体实验必须有医学研究的专家或临床经验丰富的专家共同参与,或在其指导下进行,并且运用安全性最优的途径和方法。

(3)人体实验必须经过受试者知情同意(知情同意原则)　受试者享有知情同意权,知情同意是人体实验进行的前提。凡是采取欺骗、强迫、经济诱惑等手段使受试者接受的人体实验,都是违背道德或法律的行为。这一准则要求:①必须保证受试者充分知晓真实的信息,即实验者必须将实验的目的、方法、预期的好处、潜在的风险等信息如实告知受试者或其代理人,让其理解,并回答对方的质疑;②在知情的基础上,受试者表示自愿同意参加并履行书面承诺手续后,才能在其身上进行人体实验;③正在参与人体实验的受试者,尽管他已经知情同意,但仍享有不需要陈述任何理由而随时退出人体实验的权利,若退出的受试者是病人,则不能因此而影响其正常的治疗和护理。

(4)人体实验必须恪守严谨的学风(随机对照原则)　严谨是科研道德的基本准则,人体实验则更强

调严谨的科学学风。这一具体要求包括：①人体实验的全过程都严格遵循医学科学原理,采用实验对照和双盲等方法,结论必须经过严密的思考和推理,以确保实验结果的科学性,经得起重复验证；②人体实验结束后,实验报告必须实事求是,科研成果的发表和宣传必须严肃、负责。

【例17】2017NO114A 某药企在社区开展一项抗高血压药物对脑卒中影响的随机双盲空白对照试验。试验设计选择高血压中危患者为受试者,研究期为三年。期间如果受试者发生脑卒中,则立即结束对该受试者的观察。试验组服用研究药物,对照组服用安慰剂。每成功招募一名受试者,社区医生可得 100 元酬劳。从伦理视角,对该研究的正确评价是

    A. 研究设计不符合伦理,受试者的招募存在利益冲突

    B. 研究设计符合伦理,但受试者的招募存在利益冲突

    C. 因为研究设计符合科学标准,故不存在伦理问题

    D. 研究设计虽对受试者有较大风险,但可得到伦理辩护

四、中华人民共和国执业医师法

1. 概述

(1) 医师的定义 《中华人民共和国执业医师法》(简称《执业医师法》)由中华人民共和国第九届全国人民代表大会常务委员会第3次会议于1998年6月26日通过,自 1999 年 5 月 1 日起施行。医师是指依法取得执业医师资格或者执业助理医师资格,经注册在医疗、预防、保健机构中执业的专业医务人员。

(2) 医师的基本要求及职责 《执业医师法》规定,医师的基本要求和职责是:应当具备良好的职业道德和医疗执业水平,发扬人道主义精神,履行防病治病、救死扶伤、保护人民健康的神圣职责。

【例18】A《执业医师法》明确规定,医师在执业过程中应当履行的职责是

    A. 以病人为中心,实行人道主义精神   B. 防病治病,救死扶伤

    C. 遵守职业道德,保护患者隐私   D. 防病治病,救死扶伤,保护人民健康

2. 考试和注册

(1) 参加执业医师资格考试的条件 具有下列条件之一者,可以参加执业医师资格考试:

①具有高等学校医学专业本科以上学历,在执业医师指导下,在医疗、预防、保健机构中试用期满1年的；

②取得执业助理医师执业证书后,具有高等学校医学专科学历,在医疗、预防、保健机构中工作满2年的；

③具有中等专业学校医学专业学历,在医疗、预防、保健机构中工作满5年的。

记忆:本1专2中5——本科1年,专科2年,中专5年。

【例19】A取得执业助理医师执业证书后,具有高等学校医学专科学历的,可以在医疗、预防、保健机构中工作满一定年限后报考执业医师资格考试,该年限是

    A.1 年   B.2 年   C. 3 年   D. 5 年

(2) 参加执业助理医师资格考试的条件 具有高等学校医学专科学历或者中等专业学校医学专业学历,在执业医师指导下,在医疗、预防、保健机构中试用期满1年的,可以参加执业助理医师资格考试。

(3) 参加执业医师、执业助理医师资格考试的条件 以师承方式学习传统医学3年或者经多年实践医术确有专长的,经县级以上人民政府卫生行政部门确定的传统医学专业组织或者医疗、预防、保健机构考核合格并推荐,可以参加执业医师资格或者执业助理医师资格考试。

医师资格考试成绩合格,取得执业医师资格或者执业助理医师资格。

(4) 医师资格种类 我国医师资格考试类别分为临床、中医(包括中医、民族医和中西医结合)、口腔、公共卫生共4类。因此,医师资格种类分为临床医师、中医师、口腔医师、公共卫生医师。

(5) 医师执业注册 国家实行医师执业注册制度。取得医师资格的,可以向所在地县级以上人民政府卫生行政部门申请注册。根据《医师执业注册暂行办法》,拟在医疗、保健机构中执业的人员,应当向

批准该机构执业的卫生行政部门申请注册;拟在预防机构执业的人员,应当向该机构的同级卫生行政部门申请注册;拟在机关、企业和事业单位的医疗机构中执业的人员,应当向核发该机构《医疗机构执业许可证》的卫生行政部门申请。

(6)**医师执业条件** 医师经注册后,可以在医疗、预防、保健机构中按照注册的执业地点、执业类别、执业范围执业,从事相应的医疗、预防、保健业务。未经注册取得执业证书,不得从事医师执业活动。

(7)**准予注册** 申请医师执业注册,应当提交下列材料:①医师执业注册申请审核表;②二寸免冠正面半身照片两张;③《医师资格证书》;④注册主管部门制定的医疗机构出具的申请人6个月内的健康体检表;⑤申请人身份证明;⑥医疗、预防、保健机构的拟聘用证明;⑦省级以上卫生行政部门规定的其他材料。获得执业医师资格或执业助理医师资格后2年内未注册者,申请注册时,还应提交在省级以上卫生行政部门指定的机构接受3~6个月的培训,并经考核合格的证明。

除《执业医师法》规定的不予注册情形外,受理申请的卫生行政部门应当自收到申请之日起30日内准予注册,并发给由国务院卫生行政部门统一印制的医师执业证书。

(8)**不予注册** 《执业医师法》规定,有下列情形之一的,不予注册。

①不具有完全民事行为能力的;

②因受刑事处罚,自刑罚执行完毕之日起至申请注册之日止不满2年的;

③受吊销医师执业证书行政处罚,自处罚决定之日起至申请注册之日止不满2年的;

④有国务院卫生行政部门规定不宜从事医疗、预防、保健业务的其他情形。

对不符合条件不予注册的,应当自收到申请之日起30日内书面通知申请人,并说明理由。

【例20】A 某医师因重大医疗事故受到吊销医师执业证书的行政处罚。半年后重新申请执业注册,卫生行政部门未予批准。理由是该医师自处罚决定之日起至申请注册之日止不满法定期限。该法定期限是

    A.1年   B.2年   C.3年   D.5年

【例21】A 主治医师张某被注销执业注册满1年,现欲重新执业,遂向卫生行政部门递交了相关申请,但未批准。其原因是

    A. 未经过医师规范化培训   B. 行政处罚完毕后不满2年

    C. 变更执业地点不满2年   D. 在医疗机构的试用期不满1年

(9)**注销注册** 医师注册后有下列情形之一的,其所在的医疗、预防、保健机构应当在30日内报告准予注册的卫生行政部门,卫生行政部门应当注销注册,收回医师执业证书。

①死亡或者被宣告失踪的;

②受刑事处罚的;

③受吊销医师执业证书行政处罚的;

④因考核不合格,暂停执业活动期满,经培训后再次考核仍不合格的;

⑤中止医师执业活动满2年的;

⑥有国务院卫生行政部门规定不宜从事医疗、预防、保健业务的其他情形。

(10)**变更注册** 医师变更执业地点、执业类别、执业范围等注册事项的,应当到准予注册的卫生行政部门办理变更注册手续。

①医师申请变更执业注册事项属于原注册主管部门管辖的,申请人应到原注册主管部门申请变更手续。医师申请执业变更执业注册事项不属于原注册主管部门管辖的,申请人应先到原注册主管部门申请变更注册事项和医师执业证书编码,然后到拟执业地点注册主管部门申请办理变更执业注册手续。

②跨省、自治区、直辖市变更执业注册事项的,除以上规定外,新的执业地点注册主管部门在办理执业注册手续时,应收回原《医师执业证书》,并发给新的《医师执业证书》。

③注册主管部门应当自收到变更注册申请之日起30日内办理变更注册手续。对因不符合变更注册条件不予变更的,应当自收到变更注册申请之日起30日内书面通知申请人,并说明理由。申请人如有异

议的,可以依法申请行政复议或者向人民法院提起诉讼。

(11)**重新注册** 中止医师执业活动 2 年以上以及不注册的情形之一的,申请重新执业,应当依法重新注册。重新申请注册的人员,应该先到县级以上卫生行政部门指定的医疗、预防、保健机构或组织,接受 3~6 个月 的培训,并经考核合格,方可依照有关规定重新申请执业注册。

(12)**对不予注册、注销注册持有异议的法律救济** 《执业医师法》规定,申请人对受理申请的卫生行政部门以不符合条件不予注册的决定有异议的,可以依法申请行政复议或者向人民法院提起诉讼。

当事人对卫生行政部门注销其注册的决定有异议的,可以依法申请行政复议或者向人民法院提起诉讼。

(13)**个体行医** 申请个体行医的执业医师,须经注册后在医疗、预防、保健机构中执业满五年,并按照国家有关规定办理审批手续;未经批准,不得行医。

县级以上地方人民政府卫生行政部门对个体行医的医师,应当按照国务院卫生行政部门的规定,经常监督检查,凡发现有不合法情形的,应当及时注销注册,收回医师执业证书。

【例 22】A 医师中止执业活动的情形消失后,需要恢复执业活动的,应当经所在地的县级以上卫生行政部门委托的机构或者组织考核合格,并依法申请办理

    A. 准予注册手续   B. 中止注册手续   C. 重新注册手续   D. 变更注册手续

3. 执业规则

(1)**医师在执业活动中享有的权利**

①在注册的执业范围内,进行医学诊查、疾病调查、医学处置、出具相应的医学证明文件,选择合理的医疗、预防、保健方案;

②按照国务院卫生行政部门规定的标准,获得与本人执业活动相当的医疗设备基本条件;

③从事医学研究、学术交流,参加专业学术团体;

④参加专业培训,接受继续医学教育;

⑤在执业活动中,人格尊严、人身安全不受侵犯;

⑥获取工资报酬和津贴,享受国家规定的福利待遇;

⑦对所在机构的医疗、预防、保健工作和卫生行政部门的工作提出意见和建议,依法参与所在机构的民主管理。

(2)**医师在执业活动中应履行的义务**

①遵守法律、法规,遵守技术操作规范;

②树立敬业精神,遵守职业道德,履行医师职责,尽职尽责为患者服务;

③关心、爱护、尊重患者,保护患者的隐私;

④努力钻研业务,更新知识,提高专业技术水平;

⑤宣传卫生保健知识,对患者进行健康教育。

【例 23】A 执业医师的权利是

    A. 遵守技术操作规范   B. 宣传卫生保健知识

    C. 保护患者隐私   D. 依法参与所在机构的民主管理

【例 24】A 医师在执业活动中不属于应当履行的义务是

    A. 遵守技术操作规范   B. 尊重患者隐私权

    C. 人格尊严、人身安全不受侵犯   D. 努力钻研业务

(3)**医师执业要求**

①医师实施医疗、预防、保健措施,签署有关医学证明文件,必须亲自诊查、调查,并按照规定及时填写医学文书,不得隐匿、伪造或者销毁医学文书及有关资料。医师不得出具与自己执业范围无关或者与执业类别不相符的医学证明文件。

②对急危患者,医师应当采取紧急措施进行诊治,不得拒绝急救处置。

③医师应当使用经国家有关部门批准使用的药品、消毒药剂和医疗器械。除正当诊断治疗外,不得使用麻醉药品、医疗用毒性药品、精神药品和放射性药品。

④医师应当如实向患者或者其家属介绍病情,但应注意避免对患者产生不利后果。医师进行实验性临床医疗,应当经医院批准并征得患者本人或者其家属同意。

⑤医师不得利用职务之便,索取、非法收受患者财物或者牟取其他不正当利益。

⑥遇有自然灾害、传染病流行、突发重大伤亡事故及其他严重威胁人民生命健康的紧急情况时,医师应当服从县级以上人民政府卫生行政部门的调遣。

⑦医师发生医疗事故或者发现传染病疫情时,应当按照有关规定及时向所在机构或者卫生行政部门报告。医师发现患者涉嫌伤害事件或者非正常死亡时,应当按照有关规定向有关部门报告。

(4)执业助理医师的执业范围及要求 执业助理医师应当在执业医师的指导下,在医疗、预防、保健机构中按照其执业类别执业。在乡、民族乡、镇的医疗、预防、保健机构中工作的执业助理医师,可以根据医疗诊治的情况和需要,独立从事一般的执业活动。

【例25】A 医师应当遵守的执业要求是
- A. 对急危患者不得拒绝急救处置
- B. 遵守法律、法规、技术操作规范
- C. 参加专业培训
- D. 接受继续医学教育

【例26】2018NO115A 某患者家属,来医院找骨科医生,诉其亲属因右脚踝部扭伤不能上班,请求开具假条。医生要求患者前来就诊,家属述患者行动困难,来医院不便。根据《执业医师法》相关规定,医生的正确做法是
- A. 未经亲自诊查患者,不开具假条
- B. 考虑患者行动不便,为其开具假条
- C. 考虑家属带患者来诊困难,为其开具假条
- D. 落实简化就医流程,为其开具假条

4. 考核和培训

(1)医师考核内容 受县级以上人民政府卫生行政部门委托的机构或者组织应当按照医师执业标准,对医师的业务水平、工作成绩和职业道德状况进行定期考核。对医师的考核结果,考核机构应当报告准予注册的卫生行政部门备案。

(2)医师考核不合格的处理 对考核不合格的医师,县级以上人民政府卫生行政部门可以责令其暂停执业活动3～6个月,并接受培训和继续医学教育。暂停执业活动期满,再次进行考核,对考核合格的,允许其继续执业;对考核不合格的,由县级以上人民政府卫生行政部门注销注册,收回医师执业证书。

(3)表彰和奖励 医师有下列情形之一的,县级以上人民政府卫生行政部门应当给予表彰或者奖励:
①在执业活动中,医德高尚,事迹突出的;
②对医学专业技术有重大突破,作出显著贡献的;
③遇有自然灾害、传染病流行、突发重大伤亡事故及其他严重威胁人民生命健康的紧急情况时,救死扶伤、抢救诊疗表现突出的;
④长期在边远贫困地区、少数民族地区条件艰苦的基层单位努力工作的;
⑤国务院卫生行政部门规定应当予以表彰或者奖励的其他情形的。

【例27】A 对医师的业务水平、工作成绩和职业道德状况,依法享有定期考核权的单位是
- A. 县级以上人民政府
- B. 县级以上人民政府卫生行政部门
- C. 医师所在地的医学会或者医师协会
- D. 受县级以上人民政府卫生行政部门委托的机构或者组织

【例28】A《执业医师法》规定,医师因考核不合格者被责令暂停执业活动3～6个月,并接受培训和继续医学教育,期满后仍然不合格者,由县级以上卫生行政部门对其
- A. 暂缓注册
- B. 不予注册
- C. 重新注册
- D. 注销注册

5. 法律责任

（1）**违法行为** 以不正当手段取得医师执业证书的，由发给证书的卫生行政部门予以吊销；对负有直接责任的主管人员和其他直接责任人员，依法给予行政处分。

医师在执业活动中，违反规定，有下列行为之一的，由县级以上人民政府卫生行政部门给予警告或者责令暂停六个月以上一年以下执业活动；情节严重的，吊销其执业证书；构成犯罪的，依法追究刑事责任：

①违反卫生行政规章制度或者技术操作规范，造成严重后果的；

②由于不负责任延误急危患者的抢救和诊治，造成严重后果的；

③造成医疗责任事故的；

④未经亲自诊查、调查，签署诊断、治疗、流行病学等证明文件或者有关出生、死亡等证明文件的；

⑤隐匿、伪造或者擅自销毁医学文书及有关资料的；

⑥使用未经批准使用的药品、消毒药剂和医疗器械的；

⑦不按照规定使用麻醉药品、医疗用毒性药品、精神药品和放射性药品的；

⑧未经患者或者其家属同意，对患者进行实验性临床医疗的；

⑨泄露患者隐私，造成严重后果的；

⑩利用职务之便，索取、非法收受患者财物或者牟取其他不正当利益的；

⑪发生自然灾害、传染病流行、突发重大伤亡事故以及其他严重威胁人民生命健康的紧急情况时，不服从卫生行政部门调遣的；

⑫发生医疗事故或者发现传染病疫情，患者涉嫌伤害事件或者非正常死亡，不按照规定报告的。

【例29】A 未经患者或者其家属同意，对患者进行实验性治疗的，由卫生行政部门给予的处理是

    A. 暂停执业活动 3～6 个月   B. 暂停执业活动 6 个月～1 年

    C. 给予行政处分   D. 吊销医师执业证书

【例30】A 发生自然灾害、传染病流行、突发重大伤亡事故以及其他严重威胁人民生命健康的紧急情况时，不服从卫生行政部门调遣，情节严重的，由卫生行政部门给予的处理是

    A. 暂停执业活动 3～6 个月   B. 暂停执业活动 6 个月～1 年

    C. 给予行政处分   D. 吊销医师执业证书

（2）**法律责任**

①医师在医疗、预防、保健工作中造成事故的，依照法律或者国家有关规定处理。

②未经批准擅自开办医疗机构行医或者非医师行医的，由县级以上人民政府卫生行政部门予以取缔，没收其违法所得及其药品、器械，并处十万元以下的罚款；对医师吊销其执业证书；给患者造成损害的，依法承担赔偿责任；构成犯罪的，依法追究刑事责任。

③阻碍医师依法执业，侮辱、诽谤、威胁、殴打医师或者侵犯医师人身自由、干扰医师正常工作、生活的，依照治安管理处罚条例的规定处罚；构成犯罪的，依法追究刑事责任。

④医疗、预防、保健机构未依照《执业医师法》的规定履行报告职责，导致严重后果的，由县级以上人民政府卫生行政部门给予警告；并对该机构的行政负责人依法给予行政处分。

⑤卫生行政部门工作人员或者医疗、预防、保健机构工作人员违反有关规定，弄虚作假、玩忽职守、滥用职权、徇私舞弊，尚不构成犯罪的，依法给予行政处分；构成犯罪的，依法追究刑事责任。

【例31】A 未经有关部门批准，医师擅自开办诊所，卫生行政部门可采取的措施不包括

    A. 没收违法所得   B. 责令赔偿患者损失   C. 没收药品、器械   D. 吊销执业证书

【例32】A 某医院未经批准新设医疗美容科，从外地聘请了一位退休外科医师担任主治医师，该院行为的性质属于

    A. 非法行医   B. 超范围执业   C. 正常医疗行为   D. 开展新技术

注意:2002 年 7 月全国卫生工作会议中明确通报非法行医的三大类型——无执业许可证、有证但超范围执业、聘用非卫生技术人员。

五、中华人民共和国侵权责任法(医疗损害责任)

1. 概述

(1)**医疗损害责任的赔偿主体**   患者在诊疗活动中受到损害,医疗机构及其医务人员有过错的,由医疗机构承担赔偿责任。

(2)**推定医疗机构有过错的情形**   ①违反法律、行政法规、规章以及其他有关诊疗规范的规定;②隐匿或者拒绝提供与纠纷有关的病历资料;③伪造、篡改或者销毁病历资料。

(3)**医疗机构不承担赔偿责任的情形**   患者有损害,但因下列情形之一的,医疗机构不承担赔偿责任:①患者或者其近亲属不配合医疗机构进行符合诊疗规范的诊疗;②医务人员在抢救生命垂危的患者等紧急情况下已经尽到合理诊疗义务;③限于当时的医疗水平难以诊疗。

2. 医疗机构承担赔偿责任的情形

①医务人员在诊疗活动中应当向患者说明病情和医疗措施。需要实施手术、特殊检查、特殊治疗的,医务人员应当及时向患者说明医疗风险、替代医疗方案等情况,并取得其书面同意;不宜向患者说明的,应当向患者的近亲属说明,并取得其书面同意。医务人员未尽到说明义务,造成患者损害的。

②医务人员在诊疗活动中未尽到与当时的医疗水平相应的诊疗义务,造成患者损害的。

③医疗机构及其医务人员泄露患者隐私或者未经患者同意公开其病历资料,造成患者损害的。

【例33】A 医疗侵权赔偿责任中,医疗过错的认定标准是

　　A. 未尽到分级诊疗义务　　　　　　B. 未尽到先行垫付义务

　　C. 未尽到健康教育义务　　　　　　D. 未尽到与当时的医疗水平相应的诊疗义务

【例34】A 女,36 岁。因患子宫肌瘤在县医院接受手术治疗,术后患者因对手术效果不满意诉至法院。法院经审理认为医院存在《侵权责任法》规定的过错推定情形,判决医院败诉。该推定情形是

　　A. 未尽到说明义务　　　　　　　　B. 未尽到与当时医疗水平相应的诊疗义务

　　C. 伪造病历资料　　　　　　　　　D. 限于当时的医疗水平难以诊疗

3. 紧急情况医疗措施的实施

因抢救生命垂危的患者等紧急情况,不能取得患者或者其近亲属意见的,经医疗机构负责人或者授权的负责人批准,可以立即实施相应的医疗措施。

4. 病历资料

(1)**填写与保管**   医疗机构及其医务人员应当按照规定填写并妥善保管住院志、医嘱单、检验报告、手术及麻醉记录、病理资料、护理记录、医疗费用等病历资料。

(2)**查阅与复制**   患者要求查阅、复制规定的病历资料的,医疗机构应当提供。

5. 对医疗行为的限制

医疗机构及其医务人员不得违反诊疗规范实施不必要的检查。

6. 医疗机构及其医务人员权益保护

医疗机构及其医务人员的合法权益受法律保护。干扰医疗秩序,妨害医务人员工作、生活的,应当依法承担法律责任。

六、医疗事故处理条例

1. 处理医疗事故的原则和基本要求

处理医疗事故,应当遵循公开、公平、公正、及时、便民的原则,坚持实事求是的科学态度,做到事实清

楚、定性准确、责任明确、处理恰当。

2. 医疗事故的预防与处置

(1)病历书写 医疗机构应当按照国务院卫生行政部门规定的要求,书写并妥善保管病历资料。因抢救急危患者,未能及时书写病历的,有关医务人员应当在抢救结束后6小时内据实补记,并加以注明。严禁涂改、伪造、隐匿、销毁或者抢夺病历资料。

(2)病历的复印或者复制 患者有权复印或者复制其门诊病历、住院志、体温单、医嘱单、化验单(检验报告)、医学影像检查资料、特殊检查同意书、手术同意书、手术及麻醉记录单、病理资料、护理记录以及国务院卫生行政部门规定的其他病历资料。复印病历时可以按照规定收取工本费。

患者要求复印病历资料的,医疗机构应当提供复印服务并在复印的病历资料上加盖证明印记。复印病历资料时,应当有患者在场。

(3)告知 在医疗活动中,医疗机构及其医务人员应当将患者的病情、医疗措施、医疗风险等如实告知患者,及时解答其咨询。但是,应当避免对患者产生不利后果。

(4)报告

①医务人员的报告 医务人员在医疗活动中发生或者发现医疗事故、可能引起医疗事故的医疗过失行为或者发生医疗事故争议的,应当立即向所在科室负责人报告,科室负责人应当及时向本医疗机构负责医疗服务质量监控的部门或者专(兼)职人员报告;负责医疗服务质量监控的部门或者专(兼)职人员接到报告后,应当立即进行调查、核实,将有关情况如实向本医疗机构的负责人报告,并向患者通报、解释。

②医疗机构的报告 发生医疗事故的,医疗机构应当按照规定向所在地卫生行政部门报告。

发生下列重大医疗过失行为的,医疗机构应当在12小时内向所在地卫生行政部门报告:导致患者死亡或者可能为二级以上的医疗事故;导致3人以上人身损害后果;国务院卫生行政部门和省、自治区、直辖市人民政府卫生行政部门规定的其他情形。

(5)病历资料的封存和启封 发生医疗事故争议时,死亡病例讨论记录、疑难病例讨论记录、上级医师查房记录、会诊意见、病程记录应当在医患双方在场的情况下封存和启封。封存的病历资料可以是复印件,由医疗机构保管。

疑似输液、输血、注射、药物等引起不良后果的,医患双方应当共同对现场实物进行封存和启封,封存的现场实物由医疗机构保管;需要检验的,应当由双方共同指定的、依法具有检验资格的检验机构进行检验;双方无法共同指定时,由卫生行政部门指定。

疑似输血引起不良后果,需对血液进行封存的,医疗机构应当通知提供该血液的采供血机构派员到场。

(6)尸检 患者死亡,医患双方当事人不能确定死因或者对死因有异议的,应当在患者死亡后48小时内进行尸检;具备尸体冻存条件的,可以延长至7日。尸检应当经死者近亲属同意并签字。拒绝或者拖延尸检,超过规定时间,影响对死因判定的,由拒绝或者拖延的一方承担责任。

【例35】A 患者陈某因手术效果不佳与医院发生争议,要求复制病历资料。医院按照规定复制了病历资料,并告知陈某另有部分病历资料不予复制,只能在医患双方在场的情况下封存,这部分病历资料是

　　A. 病程记录　　　　　B. 医学影像检查资料　　　C. 医嘱单　　　　　　D. 住院志

【例36】A 因抢救急危患者,未能及时书写病历的,有关医务人员应当在抢救结束后据实补记,并加以注明,其时限是

　　A.2 小时内　　　　　B.4 小时内　　　　　　C.6 小时内　　　　　　D.12 小时内

【例37】A 医务人员在医疗活动中发生医疗事故争议,应当立即向

　　A. 所在科室报告　　　　　　　　　　　B. 所在医院医务部门报告

　　C. 所在医疗机构医疗质量监控部门报告　　D. 所在医疗机构的主管负责人报告

【例38】A 凡发生医疗事故或事件,临床诊断不能明确死亡原因的,病人死亡后对其进行尸解的期限要求是

　　A.24 小时内　　　　　B.48 小时内　　　　　C.15 日内　　　　　　D.30 日内

3. 医疗事故的技术鉴定

(1) 鉴定的提起 卫生行政部门接到医疗机构关于重大医疗过失行为的报告或者医疗事故争议当事人要求处理医疗事故争议的申请后,对需要进行医疗事故技术鉴定的,应当交由负责医疗事故技术鉴定工作的医学会组织鉴定。医患双方协商解决医疗事故争议,需要进行医疗事故技术鉴定的,由双方当事人共同委托负责医疗事故技术鉴定工作的医学会组织鉴定。

当事人对首次医疗事故技术鉴定结论不服的,可以自收到首次鉴定结论之日起15日内向医疗机构所在地卫生行政部门提出再次鉴定的申请。

(2) 鉴定的组织及其分工 医疗事故的技术鉴定由医学会组织专家组进行。

首次鉴定由设区的市级地方医学会和省、自治区、直辖市直接管辖的县(市)地方医学会负责进行。

再次鉴定由省、自治区、直辖市地方医学会负责进行。

中华医学会可以组织疑难、复杂并在全国有重大影响的医疗事故争议的技术鉴定工作。

(3) 鉴定专家组的产生和组成

参加医疗事故技术鉴定的相关专业的专家,由医患双方在医学会主持下从专家库中随机抽取。

专家库的组成包括:①有良好的业务素质和执业品德;②受聘于医疗卫生机构或者医学教学、科研机构并担任相应专业高级技术职务3年以上;③有良好的业务素质和执业品德,并具备高级技术任职资格的法医。

(4) 鉴定原则和依据

①合议制原则 专家鉴定组人数为单数,涉及的主要学科的专家一般不得少于鉴定组成员的1/2。涉及死因、伤残等级鉴定的,应当从专家库中随机抽取法医参加专家鉴定组。

②回避原则 专家鉴定组成员有下列情形之一的,应当回避,当事人也可以以口头或者书面的方式申请其回避:是医疗事故争议当事人或者当事人的近亲属的;与医疗事故争议有利害关系的;与医疗事故争议当事人有其他关系,可能影响公正鉴定的。

③独立鉴定原则 专家鉴定组依照医疗卫生管理法律、行政法规、部门规章和诊疗护理规范、常规,运用医学科学原理和专业知识,独立进行医疗事故技术鉴定,对医疗事故进行鉴别和判定,为处理医疗事故争议提供医学依据。

(5) 鉴定程序和要求

双方当事人提交鉴定材料 负责组织医疗事故技术鉴定工作的医学会应当自受理医疗事故技术鉴定之日起5日内通知医疗事故争议双方当事人提交进行医疗事故技术鉴定所需的材料。当事人应当自收到医学会的通知之日起10日内提交有关医疗事故技术鉴定的材料、书面陈述及答辩。

医学会 $\xrightarrow{\text{5日内}}$ 通知争议双方提交鉴定材料 $\xrightarrow{\text{10日内}}$ 提交材料 $\xrightarrow{\text{45日内}}$ 医学会组织鉴定并出具鉴定书

医疗机构需提交的鉴定材料 包括:①住院患者的病程记录、死亡病例讨论记录、疑难病例讨论记录、会诊意见、上级医师查房记录等病历资料原件;②住院患者的住院志、体温单、医嘱单、化验单(检验报告)、医学影像检查资料、特殊检查同意书、手术同意书、手术及麻醉记录单、病理资料、护理记录等病历资料原件;③抢救急危患者,在规定时间内补记的病历资料原件;④封存保留的输液、注射用物品和血液、药物等实物,或者依法具有检验资格的检验机构对这些物品、实物作出的检验报告;⑤与医疗事故技术鉴定有关的其他材料;⑥在医疗机构建有病历档案的门诊、急诊患者,其病历资料由医疗机构提供。

患方需提交的鉴定材料 没有在医疗机构建立病历档案的,由患者提供门诊、急诊资料。

组织鉴定 负责组织医疗事故技术鉴定工作的医学会应当自接到当事人提交的有关医疗事故技术鉴定的材料、书面陈述及答辩之日起45日内组织鉴定并出具医疗事故技术鉴定书。负责组织医疗事故技术鉴定工作的医学会可以向双方当事人调查取证。专家鉴定组应当认真审查双方当事人提交的材料,听取双方当事人的陈述及答辩并进行核实。专家鉴定组应当在事实清楚、证据确凿的基础上,综合分析患者的病情和个体差异，作出鉴定结论，并制作医疗事故技术鉴定书。鉴定结论应经过专家鉴定组成员的过半数通过。鉴定过程应当如实记载。

（6）**不属于医疗事故的情形** ①在紧急情况下为抢救垂危患者生命而采取紧急医学措施造成不良后果的；②在医疗活动中由于患者病情异常或者患者体质特殊而发生医疗意外的；③在现有医学科学技术条件下，发生无法预料或者不能防范的不良后果的；④无过错输血感染造成不良后果的；⑤因患方原因延误诊疗导致不良后果的；⑥因不可抗力造成不良后果的。

【例39】A 内科医师王某，在春节探家的火车上遇到一位产妇临产，因车上无其他医务人员，王某遂协助产妇分娩。在分娩过程中，因牵拉过度，导致新生儿左上肢臂丛神经损伤。王某行为的性质为
  A. 属于违规操作，构成医疗事故   B. 属于非法行医，不属医疗事故
  C. 属于超范围执业，构成医疗事故 D. 虽造成不良后果，但不属医疗事故

【例40】A 青年李某，男性，因包茎到某医院做包皮环切术。在局部注射利多卡因后，即刻出现休克反应，经全力抢救无效死亡。经专家会诊认为其死亡是利多卡因变态反应所致，在临床中极为少见。根据《医疗事故处理条例》规定，李某的死亡后果，应当属于
  A. 一级医疗事故   B. 二级医疗事故
  C. 因不可抗力而造成的不良后果 D. 因患者体质特殊而发生的医疗意外

4. 医疗事故的行政处理与监督

（1）**卫生行政部门对重大医疗过失行为报告的处理** 卫生行政部门接到医疗机构关于重大医疗过失行为的报告后，除责令医疗机构及时采取必要的医疗救治措施，防止损害后果扩大外，应当组织调查，判定是否属于医疗事故；对不能判定是否属于医疗事故的，应当依照有关规定交由负责医疗事故技术鉴定工作的医学会组织鉴定。

（2）**卫生行政部门的责任**

①**受理申请** 卫生行政部门应当自收到医疗事故争议处理申请之日起 10 日内进行审查，作出是否受理的决定。对符合条例规定，予以受理，需要进行医疗事故技术鉴定的，应当自作出受理决定之日起 5 日内将有关材料交由负责医疗事故技术鉴定工作的医学会组织鉴定并书面通知申请人；对不符合条例规定，不予受理的，应当书面通知申请人并说明理由。

当事人既向卫生行政部门提出医疗事故争议处理申请，又向人民法院提起诉讼的，卫生行政部门不予受理；卫生行政部门已经受理的，应当终止处理。

②**组织鉴定** 当事人对首次医疗事故技术鉴定结论有异议，申请再次鉴定的，卫生行政部门应当自收到申请之日起 7 日内交由省、自治区、直辖市地方医学会组织再次鉴定。

③**主持协商** 医疗事故争议由双方当事人自行协商解决的，医疗机构应当自协商解决之日起 7 日内向所在地卫生行政部门作出书面报告，并附具协议书。

④**上报结果** 县级以上地方人民政府卫生行政部门应当按照规定逐级将当地发生的医疗事故以及依法对发生医疗事故的医疗机构和医务人员作出行政处理的情况，上报国务院卫生行政部门。

5. 医疗事故的赔偿——医疗事故赔偿争议的解决途径及要求

（1）**协商解决** 发生医疗事故的赔偿等民事责任争议，医患双方可以协商解决。

（2）**调解解决** 不愿意协商或者协商不成的，当事人可以向卫生行政部门提出调解申请。

（3）**诉讼解决** 不愿意协商或者协商不成的，当事人也可直接向人民法院提起民事诉讼。

6. 法律责任

（1）**卫生行政部门的法律责任** 卫生行政部门违反规定，有下列情形之一的，由上级卫生行政部门给予警告并责令限期改正；情节严重的，对负有责任的主管人员和其他直接责任人员依法给予行政处分：

①接到医疗机构关于重大医疗过失行为的报告后，未及时组织调查的；

②接到医疗事故争议处理申请后，未在规定时间内审查或者移送上一级人民政府卫生行政部门处理的；

③未将应当进行医疗事故技术鉴定的重大医疗过失行为或者医疗事故争议移交医学会组织鉴定的;

④未按照规定逐级将当地发生的医疗事故以及依法对发生医疗事故的医疗机构和医务人员的行政处理情况上报的;

⑤未依照本条例规定审核医疗事故技术鉴定书的。

(2) 医疗机构的法律责任 医疗机构发生医疗事故的,由卫生行政部门根据医疗事故等级和情节,给予警告;情节严重的,责令限期停业整顿直至由原发证部门吊销执业许可证。

医疗机构有下列情形之一的,由卫生行政部门责令改正;情节严重的,对负有责任的主管人员和其他直接责任人员依法给予行政处分或者纪律处分:

①未如实告知患者病情、医疗措施和医疗风险的;

②没有正当理由,拒绝为患者提供复印或者复制病历资料服务的;

③未按照国务院卫生行政部门规定的要求书写和妥善保管病历资料的;

④未在规定时间内补记抢救工作病历内容的;

⑤未按照规定封存、保管和启封病历资料和实物的;

⑥未设置医疗服务质量监控部门或者配备专(兼)职人员的;

⑦未制定有关医疗事故防范和处理预案的;

⑧未在规定时间内向卫生行政部门报告重大医疗过失行为的;

⑨未按照规定向卫生行政部门报告医疗事故的;

⑩未按照规定进行尸检和保存、处理尸体的。

医疗机构有下列情形之一的,由卫生行政部门责令改正,给予警告;对负有责任的主管人员和其他直接责任人员依法给予行政处分或者纪律处分;情节严重的,由原发证部门吊销其执业证书或者资格证书:①承担尸检任务的机构没有正当理由,拒绝进行尸检的;②涂改、伪造、隐匿、销毁病历资料的。

(3) 医务人员的法律责任 对负有责任的医务人员依照刑法关于医疗事故罪的规定,依法追究刑事责任;尚不够刑事处罚的,依法给予行政处分或者纪律处分。对发生医疗事故的有关医务人员,除依照前款处罚外,卫生行政部门可以责令暂停 6 个月以上 1 年以下执业活动;情节严重的,吊销其执业证书。

(4) 非法行医造成患者人身损害的法律责任 凡是没有取得《医疗机构执业许可证》而开展医疗活动的,皆为非法行医。非法行医,造成患者人身损害,不属于医疗事故,触犯刑律的,依法追究刑事责任;有关赔偿,由受害人直接向人民法院提起诉讼。

【例41】A 医务人员发生医疗事故,情节严重,尚不够刑事处罚的,卫生行政部门可以给予的行政处罚是

    A. 警告   B. 给予纪律处分   C. 责令改正   D. 吊销执业证书

【例42】A 医疗机构没有正当理由,拒绝为患者提供复印或者复制病历资料服务的,卫生行政部门可以采取的措施是

    A. 警告   B. 责令改正   C. 责令限期整顿   D. 吊销执业证书

▶ **常考点** 2017 年新增考点。

参考答案——详细解答见《贺银成2019考研西医临床医学综合能力历年真题精析》

1. ABCD	2. ABCD	3. ABCD	4. ABCD	5. ABCD	6. ABCD	7. ABCD
8. ABCD	9. ABCD	10. ABCD	11. ABCD	12. ABCD	13. ABCD	14. ABCD
15. ABCD	16. ABCD	17. ABCD	18. ABCD	19. ABCD	20. ABCD	21. ABCD
22. ABCD	23. ABCD	24. ABCD	25. ABCD	26. ABCD	27. ABCD	28. ABCD
29. ABCD	30. ABCD	31. ABCD	32. ABCD	33. ABCD	34. ABCD	35. ABCD
36. ABCD	37. ABCD	38. ABCD	39. ABCD	40. ABCD	41. ABCD	42. ABCD

附录　执业医师法、侵权责任法与医疗事故处理条例

一、中华人民共和国执业医师法

第一章　总则

第一条　为了加强医师队伍的建设,提高医师的职业道德和业务素质,保障医师的合法权益,保护人民健康,制定本法。

第二条　依法取得执业医师资格或者执业助理医师资格,经注册在医疗、预防、保健机构中执业的专业医务人员,适用本法。本法所称医师,包括执业医师和执业助理医师。

第三条　医师应当具备良好的职业道德和医疗执业水平,发扬人道主义精神,履行防病治病、救死扶伤、保护人民健康的神圣职责。全社会应当尊重医师。医师依法履行职责,受法律保护。

第四条　国务院卫生行政部门主管全国的医师工作。县级以上地方人民政府卫生行政部门负责管理本行政区域内的医师工作。

第五条　国家对在医疗、预防、保健工作中作出贡献的医师,给予奖励。

第六条　医师的医学专业技术职称和医学专业技术职务的评定、聘任,按照国家有关规定办理。

第七条　医师可以依法组织和参加医师协会。

第二章　考试和注册

第八条　国家实行医师资格考试制度。医师资格考试分为执业医师资格考试和执业助理医师资格考试。医师资格考试的办法,由国务院卫生行政部门制定。医师资格考试由省级以上人民政府卫生行政部门组织实施。

第九条　具有下列条件之一的,可以参加执业医师资格考试:

(一)具有高等学校医学专业本科以上学历,在执业医师指导下,在医疗、预防、保健机构中试用期满一年的;

(二)取得执业助理医师执业证书后,具有高等学校医学专科学历,在医疗、预防、保健机构中工作满二年的;具有中等专业学校医学专业学历,在医疗、预防、保健机构中工作满五年的。

第十条　具有高等学校医学专科学历或者中等专业学校医学专科学历,在执业医师指导下,在医疗、预防、保健机构中试用期满一年的,可以参加执业助理医师资格考试。

第十一条　以师承方式学习传统医学满三年或者经多年实践医术确有专长的,经县级以上人民政府卫生行政部门确定的传统医学专业组织或者医疗、预防、保健机构考核合格并推荐,可以参加执业医师资格或者执业助理医师资格考试。考试的内容和办法由国务院卫生行政部门另行制定。

第十二条　医师资格考试成绩合格,取得执业医师资格或者执业助理医师资格。

第十三条　国家实行医师执业注册制度。取得医师资格的,可以向所在地县级以上人民政府卫生行政部门申请注册。除有本法第十五条规定的情形外,受理申请的卫生行政部门应当自收到申请之日起三十日内准予注册,并发给由国务院卫生行政部门统一印制的医师执业证书。医疗、预防、保健机构可以为本机构中的医师集体办理注册手续。

第十四条　医师经注册后,可以在医疗、预防、保健机构中按照注册的执业地点、执业类别、执业范围执业,从事相应的医疗、预防、保健业务。未经医师注册取得执业证书,不得从事医师执业活动。

第十五条　有下列情形之一的,不予注册:

（一）不具有完全民事行为能力的；

（二）因受刑事处罚，自刑罚执行完毕之日起至申请注册之日止不满二年的；

（三）受吊销医师执业证书行政处罚，自处罚决定之日起至申请注册之日止不满二年的；

（四）有国务院卫生行政部门规定不宜从事医疗、预防、保健业务的其他情形的。

受理申请的卫生行政部门对不符合条件不予注册的，应当自收到申请之日起三十日内书面通知申请人，并说明理由。申请人有异议的，可以自收到通知之日起十五日内，依法申请复议或者向人民法院提起诉讼。

第十六条 医师注册后有下列情形之一的，其所在的医疗、预防、保健机构应当在三十日内报告准予注册的卫生行政部门，卫生行政部门应当注销注册，收回医师执业证书：

（一）死亡或者被宣告失踪的；

（二）受刑事处罚的；

（三）受吊销医师执业证书行政处罚的；

（四）依照本法第三十一条规定暂停执业活动期满，再次考核仍不合格的；

（五）中止医师执业活动满二年的；

（六）有国务院卫生行政部门规定不宜从事医疗、预防、保健业务的其他情形的。

被注销注册的当事人有异议的，可以自收到注销注册通知之日起十五日内，依法申请复议或者向人民法院提起诉讼。

第十七条 医师变更执业地点、执业类别、执业范围等注册事项的，应当到准予注册的卫生行政部门依照本法第十三条的规定办理变更注册手续。

第十八条 中止医师执业活动二年以上以及有本法第十五条规定情形消失的，申请重新执业，应当由本法第三十一条规定的机构考核合格，并依照本法第十三条的规定重新注册。

第十九条 申请个体行医的执业医师，须经注册后在医疗、预防、保健机构中执业满五年，并按照国家有关规定办理审批手续；未经批准，不得行医。

县级以上地方人民政府卫生行政部门对个体行医的医师，应当按照国务院卫生行政部门的规定，经常监督检查，凡发现有本法第十六条规定的情形的，应当及时注销注册，收回医师执业证书。

第二十条 县级以上地方人民政府卫生行政部门应当将准予注册和注销注册的人员名单予以公告，并由省级人民政府卫生行政部门汇总，报国务院卫生行政部门备案。

第三章 执业规则

第二十一条 医师在执业活动中享有下列权利：

（一）在注册的执业范围内，进行医学诊查、疾病调查、医学处置、出具相应的医学证明文件，选择合理的医疗、预防、保健方案；

（二）按照国务院卫生行政部门规定的标准，获得与本人执业活动相当的医疗设备基本条件；

（三）从事医学研究、学术交流，参加专业学术团体；

（四）参加专业培训，接受继续医学教育；

（五）在执业活动中，人格尊严、人身安全不受侵犯；

（六）获取工资报酬和津贴，享受国家规定的福利待遇；

（七）对所在机构的医疗、预防、保健工作和卫生行政部门的工作提出意见和建议，依法参与所在机构的民主管理。

第二十二条 医师在执业活动中履行下列义务：

（一）遵守法律、法规，遵守技术操作规范；

（二）树立敬业精神，遵守职业道德，履行医师职责，尽职尽责为患者服务；

（三）关心、爱护、尊重患者，保护患者的隐私；

（四）努力钻研业务,更新知识,提高专业技术水平;

（五）宣传卫生保健知识,对患者进行健康教育。

第二十三条 医师实施医疗、预防、保健措施,签署有关医学证明文件,必须亲自诊查、调查,并按照规定及时填写医学文书,不得隐匿、伪造或者销毁医学文书及有关资料。医师不得出具与自己执业范围无关或者与执业类别不相符的医学证明文件。

第二十四条 对急危患者,医师应当采取紧急措施及时进行诊治,不得拒绝急救处置。

第二十五条 医师应当使用经国家有关部门批准使用的药品、消毒药剂和医疗器械。除正当治疗外,不得使用麻醉药品、医疗用毒性药品、精神药品和放射性药品。

第二十六条 医师应当如实向患者或者其家属介绍病情,但应注意避免对患者产生不利后果。医师进行实验性临床医疗,应当经医院批准并征得患者本人或者其家属同意。

第二十七条 医师不得利用职务之便,索取、非法收受患者财物或者牟取其他不正当利益。

第二十八条 遇有自然灾害、传染病流行、突发重大伤亡事故及其他严重威胁人民生命健康的紧急情况时,医师应当服从县级以上人民政府卫生行政部门的调遣。

第二十九条 医师发生医疗事故或者发现传染病疫情时,应当依照有关规定及时向所在机构或者卫生行政部门报告。医师发现患者涉嫌伤害事件或者非正常死亡时,应当按照有关规定向有关部门报告。

第三十条 执业助理医师应当在执业医师的指导下,在医疗、预防、保健机构中按照其执业类别执业。在乡、民族乡、镇的医疗、预防、保健机构中工作的执业助理医师,可以根据医疗诊治的情况和需要,独立从事一般的执业活动。

第四章 考核和培训

第三十一条 受县级以上人民政府卫生行政部门委托的机构或者组织应当按照医师执业标准,对医师的业务水平、工作成绩和职业道德状况进行定期考核。对医师的考核结果,考核机构应当报告准予注册的卫生行政部门备案。对考核不合格的医师,县级以上人民政府卫生行政部门可以责令其暂停执业活动三个月至六个月,并接受培训和继续医学教育。暂停执业活动期满,再次进行考核,对考核合格的,允许其继续执业;对考核不合格的,由县级以上人民政府卫生行政部门注销注册,收回医师执业证书。

第三十二条 县级以上人民政府卫生行政部门负责指导、检查和监督医师考核工作。

第三十三条 医师有下列情形之一的,县级以上人民政府卫生行政部门应当给予表彰或者奖励:

（一）在执业活动中,医德高尚,事迹突出的;

（二）对医学专业技术有重大突破,作出显著贡献的;

（三）遇有自然灾害、传染病流行、突发重大伤亡事故及其他严重威胁人民生命健康的紧急情况时,救死扶伤、抢救诊疗表现突出的;

（四）长期在边远贫困地区、少数民族地区条件艰苦的基层单位努力工作的;

（五）国务院卫生行政部门规定应当予以表彰或者奖励的其他情形的。

第三十四条 县级以上人民政府卫生行政部门应当制定医师培训计划,对医师进行多种形式的培训,为医师接受继续医学教育提供条件。县级以上人民政府卫生行政部门应当采取措施,对在农村和少数民族地区从事医疗、预防、保健业务的医务人员实施培训。

第三十五条 医疗、预防、保健机构应当依照规定和计划保证本机构医师的培训和继续医学教育。县级以上人民政府卫生行政部门委托的承担医师考核任务的医疗卫生机构,应当为医师的培训和接受继续医学教育提供和创造条件。

第五章 法律责任

第三十六条 以不正当手段取得医师执业证书的,由发给证书的卫生行政部门予以吊销;对负有直接责任的主管人员和其他直接责任人员,依法给予行政处分。

第三十七条 医师在执业活动中,违反本法规定,有下列行为之一的,由县级以上人民政府卫生行政部门给予警告或者责令暂停六个月以上一年以下执业活动;情节严重的,吊销其医师执业证书;构成犯罪的,依法追究刑事责任:

(一)违反卫生行政规章制度或者技术操作规范,造成严重后果的;

(二)由于不负责任延误急危病重患者的抢救和诊治,造成严重后果的;

(三)造成医疗责任事故的;

(四)未经亲自诊查、调查,签署诊断、治疗、流行病学等证明文件或者有关出生、死亡等证明文件的;

(五)隐匿、伪造或者擅自销毁医学文书及有关资料的;

(六)使用未经批准使用的药品、消毒药剂和医疗器械的;

(七)不按照规定使用麻醉药品、医疗用毒性药品、精神药品和放射性药品的;

(八)未经患者或者其家属同意,对患者进行实验性临床医疗的;

(九)泄露患者隐私,造成严重后果的;

(十)利用职务之便,索取、非法收受患者财物或者牟取其他不正当利益的;

(十一)发生自然灾害、传染病流行、突发重大伤亡事故以及其他严重威胁人民生命健康的紧急情况时,不服从卫生行政部门调遣的;

(十二)发生医疗事故或者发现传染病疫情,患者涉嫌伤害事件或者非正常死亡,不按照规定报告的。

第三十八条 医师在医疗、预防、保健工作中造成事故的,依照法律或者国家有关规定处理。

第三十九条 未经批准擅自开办医疗机构行医或者非医师行医的,由县级以上人民政府卫生行政部门予以取缔,没收其违法所得及其药品、器械,并处十万元以下的罚款;对医师吊销其执业证书;给患者造成损害的,依法承担赔偿责任;构成犯罪的,依法追究刑事责任。

第四十条 阻碍医师依法执业,侮辱、诽谤、威胁、殴打医师或者侵犯医师人身自由、干扰医师正常工作、生活的,依照治安管理处罚条例的规定处罚;构成犯罪的,依法追究刑事责任。

第四十一条 医疗、预防、保健机构未依照本法第十六条的规定履行报告职责,导致严重后果的,由县级以上人民政府卫生行政部门给予警告;并对该机构的行政负责人依法给予行政处分。

第四十二条 卫生行政部门工作人员或者医疗、预防、保健机构工作人员违反本法有关规定,弄虚作假、玩忽职守、滥用职权、徇私舞弊,尚不构成犯罪的,依法给予行政处分;构成犯罪的,依法追究刑事责任。

第六章 附则

第四十三条 本法颁布之日前按照国家有关规定取得医学专业技术职称和医学专业技术职务的人员,由所在机构报请县级以上人民政府卫生行政部门认定,取得相应的医师资格。其中在医疗、预防、保健机构中从事医疗、预防、保健业务的医务人员,依照本法规定的条件,由所在机构集体核报县级以上人民政府卫生行政部门,予以注册并发给医师执业证书。具体办法由国务院卫生行政部门会同国务院人事行政部门制定。

第四十四条 计划生育技术服务机构中的医师,适用本法。

第四十五条 在乡村医疗卫生机构中向村民提供预防、保健和一般医疗服务的乡村医生,符合本法有关规定的,可以依法取得执业医师资格或者执业助理医师资格;不具备本法规定的执业医师资格或者执业助理医师资格的乡村医生,由国务院另行制定管理办法。

第四十六条 军队医师执行本法的实施办法,由国务院、中央军事委员会依据本法的原则制定。

第四十七条 境外人员在中国境内申请医师考试、注册、执业或者从事临床示教、临床研究等活动的,按照国家有关规定办理。

第四十八条 本法自 1999 年 5 月 1 日起施行。

二、中华人民共和国侵权责任法

第一章　一般规定

第一条　为保护民事主体的合法权益,明确侵权责任,预防并制裁侵权行为,促进社会和谐稳定,制定本法。

第二条　侵害民事权益,应当依照本法承担侵权责任。本法所称民事权益,包括生命权、健康权、姓名权、名誉权、荣誉权、肖像权、隐私权、婚姻自主权、监护权、所有权、用益物权、担保物权、著作权、专利权、商标专用权、发现权、股权、继承权等人身、财产权益。

第三条　被侵权人有权请求侵权人承担侵权责任。

第四条　侵权人因同一行为应当承担行政责任或者刑事责任的,不影响依法承担侵权责任。因同一行为应当承担侵权责任和行政责任、刑事责任,侵权人的财产不足以支付的,先承担侵权责任。

第五条　其他法律对侵权责任另有特别规定的,依照其规定。

第二章　责任构成和责任方式

第六条　行为人因过错侵害他人民事权益,应当承担侵权责任。根据法律规定推定行为人有过错,行为人不能证明自己没有过错的,应当承担侵权责任。

第七条　行为人损害他人民事权益,不论行为人有无过错,法律规定应当承担侵权责任的,依照其规定。

第八条　二人以上共同实施侵权行为,造成他人损害的,应当承担连带责任。

第九条　教唆、帮助他人实施侵权行为的,应当与行为人承担连带责任。

教唆、帮助无民事行为能力人、限制民事行为能力人实施侵权行为的,应当承担侵权责任;该无民事行为能力人、限制民事行为能力人的监护人未尽到监护责任的,应当承担相应的责任。

第十条　二人以上实施危及他人人身、财产安全的行为,其中一人或者数人的行为造成他人损害,能够确定具体侵权人的,由侵权人承担责任;不能确定具体侵权人的,行为人承担连带责任。

第十一条　二人以上分别实施侵权行为造成同一损害,每个人的侵权行为都足以造成全部损害的,行为人承担连带责任。

第十二条　二人以上分别实施侵权行为造成同一损害,能够确定责任大小的,各自承担相应的责任;难以确定责任大小的,平均承担赔偿责任。

第十三条　法律规定承担连带责任的,被侵权人有权请求部分或者全部连带责任人承担责任。

第十四条　连带责任人根据各自责任大小确定相应的赔偿数额;难以确定责任大小的,平均承担赔偿责任。支付超出自己赔偿数额的连带责任人,有权向其他连带责任人追偿。

第十五条　承担侵权责任的方式主要有:

(一)停止侵害;(二)排除妨碍;(三)消除危险;(四)返还财产;

(五)恢复原状;(六)赔偿损失;(七)赔礼道歉;(八)消除影响、恢复名誉。

以上承担侵权责任的方式,可以单独适用,也可以合并适用。

第十六条　侵害他人造成人身损害的,应当赔偿医疗费、护理费、交通费等为治疗和康复支出的合理费用,以及因误工减少的收入。造成残疾的,还应当赔偿残疾生活辅助具费和残疾赔偿金。造成死亡的,还应当赔偿丧葬费和死亡赔偿金。

第十七条　因同一侵权行为造成多人死亡的,可以以相同数额确定死亡赔偿金。

第十八条　被侵权人死亡的,其近亲属有权请求侵权人承担侵权责任。被侵权人为单位,该单位分立、合并的,承继权利的单位有权请求侵权人承担侵权责任。被侵权人死亡的,支付被侵权人医疗费、丧葬费等合理费用的人有权请求侵权人赔偿费用,但侵权人已支付该费用的除外。

第十九条　侵害他人财产的,财产损失按照损失发生时的市场价格或者其他方式计算。

第二十条 侵害他人人身权益造成财产损失的,按照被侵权人因此受到的损失赔偿;被侵权人的损失难以确定,侵权人因此获得利益的,按照其获得的利益赔偿;侵权人因此获得的利益难以确定,被侵权人和侵权人就赔偿数额协商不一致,向人民法院提起诉讼的,由人民法院根据实际情况确定赔偿数额。

第二十一条 侵权行为危及他人人身、财产安全的,被侵权人可以请求侵权人承担停止侵害、排除妨碍、消除危险等侵权责任。

第二十二条 侵害他人人身权益,造成他人严重精神损害的,被侵权人可以请求精神损害赔偿。

第二十三条 因防止、制止他人民事权益被侵害而使自己受到损害的,由侵权人承担责任。侵权人逃逸或者无力承担责任,被侵权人请求补偿的,受益人应当给予适当补偿。

第二十四条 受害人和行为人对损害的发生都没有过错的,可以根据实际情况,由双方分担损失。

第二十五条 损害发生后,当事人可以协商赔偿费用的支付方式。协商不一致的,赔偿费用应当一次性支付;一次性支付确有困难的,可以分期支付,但应当提供相应的担保。

第三章 不承担责任和减轻责任的情形

第二十六条 被侵权人对损害的发生也有过错的,可以减轻侵权人的责任。

第二十七条 损害是因受害人故意造成的,行为人不承担责任。

第二十八条 损害是因第三人造成的,第三人应当承担侵权责任。

第二十九条 因不可抗力造成他人损害的,不承担责任。法律另有规定的,依照其规定。

第三十条 因正当防卫造成损害的,不承担责任。正当防卫超过必要的限度,造成不应有的损害的,正当防卫人应当承担适当的责任。

第三十一条 因紧急避险造成损害的,由引起险情发生的人承担责任。如果危险是由自然原因引起的,紧急避险人不承担责任或者给予适当补偿。紧急避险采取措施不当或者超过必要的限度,造成不应有的损害的,紧急避险人应当承担适当的责任。

第四章 关于责任主体的特殊规定

第三十二条 无民事行为能力人、限制民事行为能力人造成他人损害的,由监护人承担侵权责任。监护人尽到监护责任的,可以减轻其侵权责任。有财产的无民事行为能力人、限制民事行为能力人造成他人损害的,从本人财产中支付赔偿费用。不足部分,由监护人赔偿。

第三十三条 完全民事行为能力人对自己的行为暂时没有意识或者失去控制造成他人损害有过错的,应当承担侵权责任;没有过错的,根据行为人的经济状况对受害人适当补偿。完全民事行为能力人因醉酒、滥用麻醉药品或者精神药品对自己的行为暂时没有意识或者失去控制造成他人损害的,应当承担侵权责任。

第三十四条 用人单位的工作人员因执行工作任务造成他人损害的,由用人单位承担侵权责任。劳务派遣期间,被派遣的工作人员因执行工作任务造成他人损害的,由接受劳务派遣的用工单位承担侵权责任;劳务派遣单位有过错的,承担相应的补充责任。

第三十五条 个人之间形成劳务关系,提供劳务一方因劳务造成他人损害的,由接受劳务一方承担侵权责任。提供劳务一方因劳务自己受到损害的,根据双方各自的过错承担相应的责任。

第三十六条 网络用户、网络服务提供者利用网络侵害他人民事权益的,应当承担侵权责任。网络用户利用网络服务实施侵权行为的,被侵权人有权通知网络服务提供者采取删除、屏蔽、断开链接等必要措施。网络服务提供者接到通知后未及时采取必要措施的,对损害的扩大部分与该网络用户承担连带责任。网络服务提供者知道网络用户利用其网络服务侵害他人民事权益,未采取必要措施的,与该网络用户承担连带责任。

第三十七条 宾馆、商场、银行、车站、娱乐场所等公共场所的管理人或者群众性活动的组织者,未尽到安全保障义务,造成他人损害的,应当承担侵权责任。因第三人的行为造成他人损害的,由第三人承担侵权责任;管理人或者组织者未尽到安全保障义务的,承担相应的补充责任。

第三十八条 无民事行为能力人在幼儿园、学校或者其他教育机构学习、生活期间受到人身损害的,幼儿园、学校或者其他教育机构应当承担责任,但能够证明尽到教育、管理职责的,不承担责任。

第三十九条 限制民事行为能力人在学校或者其他教育机构学习、生活期间受到人身损害,学校或者其他教育机构未尽到教育、管理职责的,应当承担责任。

第四十条 无民事行为能力人或者限制民事行为能力人在幼儿园、学校或者其他教育机构学习、生活期间,受到幼儿园、学校或者其他教育机构以外的人员人身损害的,由侵权人承担侵权责任;幼儿园、学校或者其他教育机构未尽到管理职责的,承担相应的补充责任。

第五章 产品责任

第四十一条 因产品存在缺陷造成他人损害的,生产者应当承担侵权责任。

第四十二条 因销售者的过错使产品存在缺陷,造成他人损害的,销售者应当承担侵权责任。销售者不能指明缺陷产品的生产者也不能指明缺陷产品的供货者的,销售者应当承担侵权责任。

第四十三条 因产品存在缺陷造成损害的,被侵权人可以向产品的生产者请求赔偿,也可以向产品的销售者请求赔偿。产品缺陷由生产者造成的,销售者赔偿后,有权向生产者追偿。因销售者的过错使产品存在缺陷的,生产者赔偿后,有权向销售者追偿。

第四十四条 因运输者、仓储者等第三人的过错使产品存在缺陷,造成他人损害的,产品的生产者、销售者赔偿后,有权向第三人追偿。

第四十五条 因产品缺陷危及他人人身、财产安全的,被侵权人有权请求生产者、销售者承担排除妨碍、消除危险等侵权责任。

第四十六条 产品投入流通后发现存在缺陷的,生产者、销售者应当及时采取警示、召回等补救措施。未及时采取补救措施或者补救措施不力造成损害的,应当承担侵权责任。

第四十七条 明知产品存在缺陷仍然生产、销售,造成他人死亡或者健康严重损害的,被侵权人有权请求相应的惩罚性赔偿。

第六章 机动车交通事故责任

第四十八条 机动车发生交通事故造成损害的,依照道路交通安全法的有关规定承担赔偿责任。

第四十九条 因租赁、借用等情形机动车所有人与使用人不是同一人时,发生交通事故后属于该机动车一方责任的,由保险公司在机动车强制保险责任限额范围内予以赔偿。不足部分,由机动车使用人承担赔偿责任;机动车所有人对损害的发生有过错的,承担相应的赔偿责任。

第五十条 当事人之间已经以买卖等方式转让并交付机动车,但未办理所有权转移登记,发生交通事故后属于该机动车一方责任的,由保险公司在机动车强制保险责任限额范围内予以赔偿。不足部分,由受让人承担赔偿责任。

第五十一条 以买卖等方式转让拼装或者已达到报废标准的机动车,发生交通事故造成损害的,由转让人和受让人承担连带责任。

第五十二条 盗窃、抢劫或者抢夺的机动车发生交通事故造成损害的,由盗窃人、抢劫人或者抢夺人承担赔偿责任。保险公司在机动车强制保险责任限额范围内垫付抢救费用的,有权向交通事故责任人追偿。

第五十三条 机动车驾驶人发生交通事故后逃逸,该机动车参加强制保险的,由保险公司在机动车强制保险责任限额范围内予以赔偿;机动车不明或者该机动车未参加强制保险,需要支付被侵权人人身伤亡的抢救、丧葬等费用的,由道路交通事故社会救助基金垫付。道路交通事故社会救助基金垫付后,其管理机构有权向交通事故责任人追偿。

第七章　医疗损害责任

第五十四条　患者在诊疗活动中受到损害,医疗机构及其医务人员有过错的,由医疗机构承担赔偿责任。

第五十五条　医务人员在诊疗活动中应当向患者说明病情和医疗措施。需要实施手术、特殊检查、特殊治疗的,医务人员应当及时向患者说明医疗风险、替代医疗方案等情况,并取得其书面同意;不宜向患者说明的,应当向患者的近亲属说明,并取得其书面同意。医务人员未尽到前款义务,造成患者损害的,医疗机构应当承担赔偿责任。

第五十六条　因抢救生命垂危的患者等紧急情况,不能取得患者或者其近亲属意见的,经医疗机构负责人或者授权的负责人批准,可以立即实施相应的医疗措施。

第五十七条　医务人员在诊疗活动中未尽到与当时的医疗水平相应的诊疗义务,造成患者损害的,医疗机构应当承担赔偿责任。

第五十八条　患者有损害,因下列情形之一的,推定医疗机构有过错:

(一)违反法律、行政法规、规章以及其他有关诊疗规范的规定;

(二)隐匿或者拒绝提供与纠纷有关的病历资料;

(三)伪造、篡改或者销毁病历资料。

第五十九条　因药品、消毒药剂、医疗器械的缺陷,或者输入不合格的血液造成患者损害的,患者可以向生产者或者血液提供机构请求赔偿,也可以向医疗机构请求赔偿。患者向医疗机构请求赔偿的,医疗机构赔偿后,有权向负有责任的生产者或者血液提供机构追偿。

第六十条　患者有损害,因下列情形之一的,医疗机构不承担赔偿责任:

(一)患者或者其近亲属不配合医疗机构进行符合诊疗规范的诊疗;

(二)医务人员在抢救生命垂危的患者等紧急情况下已经尽到合理诊疗义务;

(三)限于当时的医疗水平难以诊疗。

前款第一项情形中,医疗机构及其医务人员也有过错的,应当承担相应的赔偿责任。

第六十一条　医疗机构及其医务人员应当按照规定填写并妥善保管住院志、医嘱单、检验报告、手术及麻醉记录、病理资料、护理记录、医疗费用等病历资料。患者要求查阅、复制前款规定的病历资料的,医疗机构应当提供。

第六十二条　医疗机构及其医务人员应当对患者的隐私保密。泄露患者隐私或者未经患者同意公开其病历资料,造成患者损害的,应当承担侵权责任。

第六十三条　医疗机构及其医务人员不得违反诊疗规范实施不必要的检查。

第六十四条　医疗机构及其医务人员的合法权益受法律保护。干扰医疗秩序,妨害医务人员工作、生活的,应当依法承担法律责任。

第八章　环境污染责任

第六十五条　因污染环境造成损害的,污染者应当承担侵权责任。

第六十六条　因污染环境发生纠纷,污染者应当就法律规定的不承担责任或者减轻责任的情形及其行为与损害之间不存在因果关系承担举证责任。

第六十七条　两个以上污染者污染环境,污染者承担责任的大小,根据污染物的种类、排放量等因素确定。

第六十八条　因第三人的过错污染环境造成损害的,被侵权人可以向污染者请求赔偿,也可以向第三人请求赔偿。污染者赔偿后,有权向第三人追偿。

第九章　高度危险责任

第六十九条　从事高度危险作业造成他人损害的,应当承担侵权责任。

第七十条　民用核设施发生核事故造成他人损害的,民用核设施的经营者应当承担侵权责任,但能够证明损害是因战争等情形或者受害人故意造成的,不承担责任。

第七十一条 民用航空器造成他人损害的,民用航空器的经营者应当承担侵权责任,但能够证明损害是因受害人故意造成的,不承担责任。

第七十二条 占有或者使用易燃、易爆、剧毒、放射性等高度危险物造成他人损害的,占有人或者使用人应当承担侵权责任,但能够证明损害是因受害人故意或者不可抗力造成的,不承担责任。被侵权人对损害的发生有重大过失的,可以减轻占有人或者使用人的责任。

第七十三条 从事高空、高压、地下挖掘活动或者使用高速轨道运输工具造成他人损害的,经营者应当承担侵权责任,但能够证明损害是因受害人故意或者不可抗力造成的,不承担责任。被侵权人对损害的发生有过失的,可以减轻经营者的责任。

第七十四条 遗失、抛弃高度危险物造成他人损害的,由所有人承担侵权责任。所有人将高度危险物交由他人管理的,由管理人承担侵权责任;所有人有过错的,与管理人承担连带责任。

第七十五条 非法占有高度危险物造成他人损害的,由非法占有人承担侵权责任。所有人、管理人不能证明对防止他人非法占有尽到高度注意义务的,与非法占有人承担连带责任。

第七十六条 未经许可进入高度危险活动区域或者高度危险物存放区域受到损害,管理人已经采取安全措施并尽到警示义务的,可以减轻或者不承担责任。

第七十七条 承担高度危险责任,法律规定赔偿限额的,依照其规定。

第十章 饲养动物损害责任

第七十八条 饲养的动物造成他人损害的,动物饲养人或者管理人应当承担侵权责任,但能够证明损害是因被侵权人故意或者重大过失造成的,可以不承担或者减轻责任。

第七十九条 违反管理规定,未对动物采取安全措施造成他人损害的,动物饲养人或者管理人应当承担侵权责任。

第八十条 禁止饲养的烈性犬等危险动物造成他人损害的,动物饲养人或者管理人应当承担侵权责任。

第八十一条 动物园的动物造成他人损害的,动物园应当承担侵权责任,但能够证明尽到管理职责的,不承担责任。

第八十二条 遗弃、逃逸的动物在遗弃、逃逸期间造成他人损害的,由原动物饲养人或者管理人承担侵权责任。

第八十三条 因第三人的过错致使动物造成他人损害的,被侵权人可以向动物饲养人或者管理人请求赔偿,也可以向第三人请求赔偿。动物饲养人或者管理人赔偿后,有权向第三人追偿。

第八十四条 饲养动物应当遵守法律,尊重社会公德,不得妨害他人生活。

第十一章 物件损害责任

第八十五条 建筑物、构筑物或者其他设施及其搁置物、悬挂物发生脱落、坠落造成他人损害,所有人、管理人或者使用人不能证明自己没有过错的,应当承担侵权责任。所有人、管理人或者使用人赔偿后,有其他责任人的,有权向其他责任人追偿。

第八十六条 建筑物、构筑物或者其他设施倒塌造成他人损害的,由建设单位与施工单位承担连带责任。建设单位、施工单位赔偿后,有其他责任人的,有权向其他责任人追偿。因其他责任人的原因,建筑物、构筑物或者其他设施倒塌造成他人损害的,由其他责任人承担侵权责任。

第八十七条 从建筑物中抛掷物品或者从建筑物上坠落的物品造成他人损害,难以确定具体侵权人的,除能够证明自己不是侵权人的外,由可能加害的建筑物使用人给予补偿。

第八十八条 堆放物倒塌造成他人损害,堆放人不能证明自己没有过错的,应当承担侵权责任。

第八十九条 在公共道路上堆放、倾倒、遗撒妨碍通行的物品造成他人损害的,有关单位或者个人应当承担侵权责任。

第九十条 因林木折断造成他人损害,林木的所有人或者管理人不能证明自己没有过错的,应当承担侵权责任。

第九十一条 在公共场所或者道路上挖坑、修缮安装地下设施等,没有设置明显标志和采取安全措施造成他人损害的,施工人应当承担侵权责任。窨井等地下设施造成他人损害,管理人不能证明尽到管理职责的,应当承担侵权责任。

第九十二条 本法自 2010 年 7 月 1 日起施行。

三、医疗事故处理条例

第一章 总则

第一条 为了正确处理医疗事故,保护患者和医疗机构及其医务人员的合法权益,维护医疗秩序,保障医疗安全,促进医学科学的发展,制定本条例。

第二条 本条例所称医疗事故,是指医疗机构及其医务人员在医疗活动中,违反医疗卫生管理法律、行政法规、部门规章和诊疗护理规范、常规,过失造成患者人身损害的事故。

第三条 处理医疗事故,应当遵循公开、公平、公正、及时、便民的原则,坚持实事求是的科学态度,做到事实清楚、定性准确、责任明确、处理恰当。

第四条 根据对患者人身造成的损害程度,医疗事故分为四级:

一级医疗事故:造成患者死亡、重度残疾的;

二级医疗事故:造成患者中度残疾、器官组织损伤导致严重功能障碍的;

三级医疗事故:造成患者轻度残疾、器官组织损伤导致一般功能障碍的;

四级医疗事故:造成患者明显人身损害的其他后果的。

具体分级标准由国务院卫生行政部门制定。

第二章 医疗事故的预防与处置

第五条 医疗机构及其医务人员在医疗活动中,必须严格遵守医疗卫生管理法律、行政法规、部门规章和诊疗护理规范、常规,恪守医疗服务职业道德。

第六条 医疗机构应当对其医务人员进行医疗卫生管理法律、行政法规、部门规章和诊疗护理规范、常规的培训和医疗服务职业道德教育。

第七条 医疗机构应当设置医疗服务质量监控部门或者配备专(兼)职人员,具体负责监督本医疗机构的医务人员的医疗服务工作,检查医务人员执业情况,接受患者对医疗服务的投诉,向其提供咨询服务。

第八条 医疗机构应当按照国务院卫生行政部门规定的要求,书写并妥善保管病历资料。因抢救急危患者,未能及时书写病历的,有关医务人员应当在抢救结束后 6 小时内据实补记,并加以注明。

第九条 严禁涂改、伪造、隐匿、销毁或者抢夺病历资料。

第十条 患者有权复印或者复制其门诊病历、住院志、体温单、医嘱单、化验单(检验报告)、医学影像检查资料、特殊检查同意书、手术同意书、手术及麻醉记录单、病理资料、护理记录以及国务院卫生行政部门规定的其他病历资料。患者依照前款规定要求复印或者复制病历资料的,医疗机构应当提供复印或者复制服务并在复印或者复制的病历资料上加盖证明印记。复印或者复制病历资料时,应当有患者在场。医疗机构应患者的要求,为其复印或者复制病历资料,可以按照规定收取工本费。具体收费标准由省、自治区、直辖市人民政府价格主管部门会同同级卫生行政部门规定。

第十一条 在医疗活动中,医疗机构及其医务人员应当将患者的病情、医疗措施、医疗风险等如实告知患者,及时解答其咨询;但是,应当避免对患者产生不利后果。

第十二条　医疗机构应当制定防范、处理医疗事故的预案,预防医疗事故的发生,减轻医疗事故的损害。

第十三条　医务人员在医疗活动中发生或者发现医疗事故、可能引起医疗事故的医疗过失行为或者发生医疗事故争议的,应当立即向所在科室负责人报告,科室负责人应当及时向本医疗机构负责医疗服务质量监控的部门或者专(兼)职人员报告;负责医疗服务质量监控的部门或者专(兼)职人员接到报告后,应当立即进行调查、核实,将有关情况如实向本医疗机构的负责人报告,并向患者通报、解释。

第十四条　发生医疗事故的,医疗机构应当按照规定向所在地卫生行政部门报告。发生下列重大医疗过失行为的,医疗机构应当在12小时内向所在地卫生行政部门报告:

(一)导致患者死亡或者可能为二级以上的医疗事故;

(二)导致3人以上人身损害后果;

(三)国务院卫生行政部门和省、自治区、直辖市人民政府卫生行政部门规定的其他情形。

第十五条　发生或者发现医疗过失行为,医疗机构及其医务人员应当立即采取有效措施,避免或者减轻对患者身体健康的损害,防止损害扩大。

第十六条　发生医疗事故争议时,死亡病例讨论记录、疑难病例讨论记录、上级医师查房记录、会诊意见、病程记录应当在医患双方在场的情况下封存和启封。封存的病历资料可以是复印件,由医疗机构保管。

第十七条　疑似输液、输血、注射、药物等引起不良后果的,医患双方应当共同对现场实物进行封存和启封,封存的现场实物由医疗机构保管;需要检验的,应当由双方共同指定的、依法具有检验资格的检验机构进行检验;双方无法共同指定时,由卫生行政部门指定。疑似输血引起不良后果,需要对血液进行封存保留的,医疗机构应当通知提供该血液的采供血机构派员到场。

第十八条　患者死亡,医患双方当事人不能确定死因或者对死因有异议的,应当在患者死亡后48小时内进行尸检;具备尸体冻存条件的,可以延长至7日。尸检应当经死者近亲属同意并签字。尸检应当由按照国家有关规定取得相应资格的机构和病理解剖专业技术人员进行。承担尸检任务的机构和病理解剖专业技术人员有进行尸检的义务。医疗事故争议双方当事人可以请法医病理学人员参加尸检,也可以委派代表观察尸检过程。拒绝或者拖延尸检,超过规定时间,影响对死因判定的,由拒绝或者拖延的一方承担责任。

第十九条　患者在医疗机构内死亡的,尸体应当立即移放太平间。死者尸体存放时间一般不得超过2周。逾期不处理的尸体,经医疗机构所在地卫生行政部门批准,并报经同级公安部门备案后,由医疗机构按照规定进行处理。

第三章　医疗事故的技术鉴定

第二十条　卫生行政部门接到医疗机构关于重大医疗过失行为的报告或者医疗事故争议当事人要求处理医疗事故争议的申请后,对需要进行医疗事故技术鉴定的,应当交由负责医疗事故技术鉴定工作的医学会组织鉴定;医患双方协商解决医疗事故争议,需要进行医疗事故技术鉴定的,由双方当事人共同委托负责医疗事故技术鉴定工作的医学会组织鉴定。

第二十一条　设区的市级地方医学会和省、自治区、直辖市直接管辖的县(市)地方医学会负责组织首次医疗事故技术鉴定工作。省、自治区、直辖市地方医学会负责组织再次鉴定工作。必要时,中华医学会可以组织疑难、复杂并在全国有重大影响的医疗事故争议的技术鉴定工作。

第二十二条　当事人对首次医疗事故技术鉴定结论不服的,可以自收到首次鉴定结论之日起15日内向医疗机构所在地卫生行政部门提出再次鉴定的申请。

第二十三条　负责组织医疗事故技术鉴定工作的医学会应当建立专家库。专家库由具备下列条件的医疗卫生专业技术人员组成:

(一)有良好的业务素质和执业品德;

(二)受聘于医疗卫生机构或者医学教学、科研机构并担任相应专业高级技术职务3年以上。

符合前款第(一)项规定条件并具备高级技术任职资格的法医可以受聘进入专家库。负责组织医疗事故技术鉴定工作的医学会依照本条例规定聘请医疗卫生专业技术人员和法医进入专家库,可以不受行政区域的限制。

第二十四条 医疗事故技术鉴定,由负责组织医疗事故技术鉴定工作的医学会组织专家鉴定组进行。参加医疗事故技术鉴定的相关专业的专家,由医患双方在医学会主持下从专家库中随机抽取。在特殊情况下,医学会根据医疗事故技术鉴定工作的需要,可以组织医患双方在其他医学会建立的专家库中随机抽取相关专业的专家参加鉴定或者函件咨询。符合本条例第二十三条规定条件的医疗卫生专业技术人员和法医有义务受聘进入专家库,并承担医疗事故技术鉴定工作。

第二十五条 专家鉴定组进行医疗事故技术鉴定,实行合议制。专家鉴定组人数为单数,涉及的主要学科的专家一般不得少于鉴定组成员的二分之一;涉及死因、伤残等级鉴定的,应当从专家库中随机抽取法医参加专家鉴定组。

第二十六条 专家鉴定组成员有下列情形之一的应当回避,当事人也可以以口头或书面的方式申请其回避:

(一)是医疗事故争议当事人或者当事人的近亲属的;

(二)与医疗事故争议有利害关系的;

(三)与医疗事故争议当事人有其他关系,可能影响公正鉴定的。

第二十七条 专家鉴定组依照医疗卫生管理法律、行政法规、部门规章和诊疗护理规范、常规,运用医学科学原理和专业知识,独立进行医疗事故技术鉴定,对医疗事故进行鉴别和判定,为处理医疗事故争议提供医学依据。任何单位或者个人不得干扰医疗事故技术鉴定工作,不得威胁、利诱、辱骂、殴打专家鉴定组成员。专家鉴定组成员不得接受双方当事人的财物或者其他利益。

第二十八条 负责组织医疗事故技术鉴定工作的医学会应当自受理医疗事故技术鉴定之日起5日内通知医疗事故争议双方当事人提交进行医疗事故技术鉴定所需的材料。当事人应当自收到医学会的通知之日起10日内提交有关医疗事故技术鉴定的材料、书面陈述及答辩。医疗机构提交的有关医疗事故技术鉴定的材料应当包括下列内容:

(一)住院患者的病程记录、死亡病例讨论记录、疑难病例讨论记录、会诊意见、上级医师查房记录等病历资料原件;

(二)住院患者的住院志、体温单、医嘱单、化验单(检验报告)、医学影像检查资料、特殊检查同意书、手术同意书、手术及麻醉记录单、病理资料、护理记录等病历资料原件;

(三)抢救急危患者,在规定时间内补记的病历资料原件;

(四)封存保留的输液、注射用物品和血液、药物等实物,或者依法具有检验资格的检验机构对这些物品、实物作出的检验报告;

(五)与医疗事故技术鉴定有关的其他材料。

在医疗机构建有病历档案的门诊、急诊患者,其病历资料由医疗机构提供;没有在医疗机构建立病历档案的,由患者提供。医患双方应当依照本条例的规定提交相关材料。医疗机构无正当理由未依照本条例的规定如实提供相关材料,导致医疗事故技术鉴定不能进行的,应当承担责任。

第二十九条 负责组织医疗事故技术鉴定工作的医学会应当自接到当事人提交的有关医疗事故技术鉴定的材料、书面陈述及答辩之日起45日内组织鉴定并出具医疗事故技术鉴定书。负责组织医疗事故技术鉴定工作的医学会可以向双方当事人调查取证。

第三十条 专家鉴定组应当认真审查双方当事人提交的材料,听取双方当事人的陈述及答辩并进行核实。双方当事人应当按照本条例的规定如实提交进行医疗事故技术鉴定所需要的材料,并积极配合调查。当事人任何一方不予配合,影响医疗事故技术鉴定的,由不予配合的一方承担责任。

第三十一条 专家鉴定组应当在事实清楚、证据确凿的基础上,综合分析患者的病情和个体差异,作出鉴定结论,并制作医疗事故技术鉴定书。鉴定结论以专家鉴定组成员的过半数通过。鉴定过程应当如实记载。医疗事故技术鉴定书应当包括下列主要内容:

(一)双方当事人的基本情况及要求;

(二)当事人提交的材料和负责组织医疗事故技术鉴定工作的医学会的调查材料;

(三)对鉴定过程的说明;

(四)医疗行为是否违反医疗卫生管理法律、行政法规、部门规章和诊疗护理规范、常规;

(五)医疗过失行为与人身损害后果之间是否存在因果关系;

(六)医疗过失行为在医疗事故损害后果中的责任程度;

(七)医疗事故等级;

(八)对医疗事故患者的医疗护理医学建议。

第三十二条 医疗事故技术鉴定办法由国务院卫生行政部门制定。

第三十三条 有下列情形之一的,不属于医疗事故:

(一)在紧急情况下为抢救垂危患者生命而采取紧急医学措施造成不良后果的;

(二)在医疗活动中由于患者病情异常或者患者体质特殊而发生医疗意外的;

(三)在现有医学科学技术条件下,发生无法预料或者不能防范的不良后果的;

(四)无过错输血感染造成不良后果的;

(五)因患方原因延误诊疗导致不良后果的;

(六)因不可抗力造成不良后果的。

第三十四条 医疗事故技术鉴定,可以收取鉴定费用。经鉴定,属于医疗事故的,鉴定费用由医疗机构支付;不属于医疗事故的,鉴定费用由提出医疗事故处理申请的一方支付。鉴定费用标准由省、自治区、直辖市人民政府价格主管部门会同同级财政部门、卫生行政部门规定。

第四章 医疗事故的行政处理与监督

第三十五条 卫生行政部门应当依照本条例和有关法律、行政法规、部门规章的规定,对发生医疗事故的医疗机构和医务人员作出行政处理。

第三十六条 卫生行政部门接到医疗机构关于重大医疗过失行为的报告后,除责令医疗机构及时采取必要的医疗救治措施,防止损害后果扩大外,应当组织调查,判定是否属于医疗事故;对不能判定是否属于医疗事故的,应当依照本条例的有关规定交由负责医疗事故技术鉴定工作的医学会组织鉴定。

第三十七条 发生医疗事故争议,当事人申请卫生行政部门处理的,应当提出书面申请。申请书应当载明申请人的基本情况、有关事实、具体请求及理由等。当事人自知道或者应当知道其身体健康受到损害之日起 1 年内,可以向卫生行政部门提出医疗事故争议处理申请。

第三十八条 发生医疗事故争议,当事人申请卫生行政部门处理的,由医疗机构所在地的县级人民政府卫生行政部门受理。医疗机构所在地是直辖市的,由医疗机构所在地的区、县人民政府卫生行政部门受理。有下列情形之一的,县级人民政府卫生行政部门应当自接到医疗机构的报告或者当事人提出医疗事故争议处理申请之日起 7 日内移送上一级人民政府卫生行政部门处理:

(一)患者死亡;

(二)可能为二级以上的医疗事故;

(三)国务院卫生行政部门和省、自治区、直辖市人民政府卫生行政部门规定的其他情形。

第三十九条 卫生行政部门应当自收到医疗事故争议处理申请之日起 10 日内进行审查,作出是否受理的决定。对符合本条例规定,予以受理,需要进行医疗事故技术鉴定的,应当自作出受理决定之日起 5 日内将有关材料交由负责医疗事故技术鉴定工作的医学会组织鉴定并书面通知申请人。对不符合本条例规定,不予受理的,应当书面通知申请人并说明理由。当事人对首次医疗事故技术鉴定结论有异议,申请再次鉴定的,卫生行政部门应当自收到申请之日起 7 日内交由省、自治区、直辖市地方医学会组织再次鉴定。

第四十条　当事人既向卫生行政部门提出医疗事故争议处理申请,又向人民法院提起诉讼的,卫生行政部门不予受理;卫生行政部门已经受理的,应当终止处理。

第四十一条　卫生行政部门收到负责组织医疗事故技术鉴定工作的医学会出具的医疗事故技术鉴定书后,应当对参加鉴定的人员资格和专业类别、鉴定程序进行审核;必要时,可以组织调查,听取医疗事故争议双方当事人的意见。

第四十二条　卫生行政部门经审核,对符合本条例规定作出的医疗事故技术鉴定结论,应当作为对发生医疗事故的医疗机构和医务人员作出行政处理以及进行医疗事故赔偿调解的依据;经审核,发现医疗事故技术鉴定不符合本条例规定的,应当要求重新鉴定。

第四十三条　医疗事故争议由双方当事人自行协商解决的,医疗机构应当自协商解决之日起 7 日内向所在地卫生行政部门作出书面报告,并附具协议书。

第四十四条　医疗事故争议经人民法院调解或者判决解决的,医疗机构应当自收到生效的人民法院的调解书或者判决书之日起 7 日内向所在地卫生行政部门作出书面报告,并附具调解书或者判决书。

第四十五条　县级以上地方人民政府卫生行政部门应当按照规定逐级将当地发生的医疗事故以及依法对发生医疗事故的医疗机构和医务人员作出行政处理的情况,上报国务院卫生行政部门。

第五章　医疗事故的赔偿

第四十六条　发生医疗事故的赔偿等民事责任争议,医患双方可以协商解决;不愿意协商或者协商不成的,当事人可以向卫生行政部门提出调解申请,也可以直接向人民法院提起民事诉讼。

第四十七条　双方当事人协商解决医疗事故的赔偿等民事责任争议的,应当制作协议书。协议书应当载明双方当事人的基本情况和医疗事故的原因、双方当事人共同认定的医疗事故等级以及协商确定的赔偿数额等,并由双方当事人在协议书上签名。

第四十八条　已确定为医疗事故的,卫生行政部门应医疗事故争议双方当事人请求,可以进行医疗事故赔偿调解。调解时,应当遵循当事人双方自愿原则,并应当依据本条例的规定计算赔偿数额。经调解,双方当事人就赔偿数额达成协议的,制作调解书,双方当事人应当履行;调解不成或者经调解达成协议后一方反悔的,卫生行政部门不再调解。

第四十九条　医疗事故赔偿,应当考虑下列因素,确定具体赔偿数额:

(一)医疗事故等级;

(二)医疗过失行为在医疗事故损害后果中的责任程度;

(三)医疗事故损害后果与患者原有疾病状况之间的关系。

不属于医疗事故的,医疗机构不承担赔偿责任。

第五十条　医疗事故赔偿,按照下列项目和标准计算:

(一)医疗费:按照医疗事故对患者造成的人身损害进行治疗所发生的医疗费用计算,凭据支付,但不包括原发病医疗费用。结案后确实需要继续治疗的,按照基本医疗费用支付。

(二)误工费:患者有固定收入的,按照本人因误工减少的固定收入计算,对收入高于医疗事故发生地上一年度职工年平均工资 3 倍以上的,按照 3 倍计算;无固定收入的,按照医疗事故发生地上一年度职工年平均工资计算。

(三)住院伙食补助费:按照医疗事故发生地国家机关一般工作人员的出差伙食补助标准计算。

(四)陪护费:患者住院期间需要专人陪护的,按照医疗事故发生地上一年度职工年平均工资计算。

(五)残疾生活补助费:根据伤残等级,按照医疗事故发生地居民年平均生活费计算,自定残之月起最长赔偿 30 年;但是,60 周岁以上的,不超过 15 年;70 周岁以上的,不超过 5 年。

（六）残疾用具费：因残疾需要配置补偿功能器具的，凭医疗机构证明，按照普及型器具的费用计算。

（七）丧葬费：按照医疗事故发生地规定的丧葬费补助标准计算。

（八）被扶养人生活费：以死者生前或者残疾者丧失劳动能力前实际扶养且没有劳动能力的人为限，按照其户籍所在地或者居所地居民最低生活保障标准计算。对不满 16 周岁的，扶养到 16 周岁。对年满 16 周岁但无劳动能力的，扶养 20 年；但是，60 周岁以上的，不超过 15 年；70 周岁以上的，不超过 5 年。

（九）交通费：按照患者实际必需的交通费用计算，凭据支付。

（十）住宿费：按照医疗事故发生地国家机关一般工作人员的出差住宿补助标准计算，凭据支付。

（十一）精神损害抚慰金：按照医疗事故发生地居民年平均生活费计算。造成患者死亡的，赔偿年限最长不超过 6 年；造成患者残疾的，赔偿年限最长不超过 3 年。

第五十一条 参加医疗事故处理的患者近亲属所需交通费、误工费、住宿费，参照本条例第五十条的有关规定计算，计算费用的人数不超过 2 人。医疗事故造成患者死亡的，参加丧葬活动的患者的配偶和直系亲属所需交通费、误工费、住宿费，参照本条例第五十条的有关规定计算，计算费用的人数不超过 2 人。

第五十二条 医疗事故赔偿费用，实行一次性结算，由承担医疗事故责任的医疗机构支付。

第六章 罚 则

第五十三条 卫生行政部门的工作人员在处理医疗事故过程中违反本条例的规定，利用职务上的便利收受他人财物或者其他利益，滥用职权，玩忽职守，或者发现违法行为不予查处，造成严重后果的，依照刑法关于受贿罪、滥用职权罪、玩忽职守罪或者其他有关罪的规定，依法追究刑事责任；尚不够刑事处罚的，依法给予降级或者撤职的行政处分。

第五十四条 卫生行政部门违反本条例的规定，有下列情形之一的，由上级卫生行政部门给予警告并责令限期改正；情节严重的，对负有责任的主管人员和其他直接责任人员依法给予行政处分：

（一）接到医疗机构关于重大医疗过失行为的报告后，未及时组织调查的；

（二）接到医疗事故争议处理申请后，未在规定时间内审查或者移送上一级人民政府卫生行政部门处理的；

（三）未将应当进行医疗事故技术鉴定的重大医疗过失行为或者医疗事故争议移交医学会组织鉴定的；

（四）未按照规定逐级将当地发生的医疗事故以及依法对发生医疗事故的医疗机构和医务人员的行政处理情况上报的；

（五）未依照本条例规定审核医疗事故技术鉴定书的。

第五十五条 医疗机构发生医疗事故的，由卫生行政部门根据医疗事故等级和情节，给予警告；情节严重的，责令限期停业整顿直至由原发证部门吊销执业许可证，对负有责任的医务人员依照刑法关于医疗事故罪的规定，依法追究刑事责任；尚不够刑事处罚的，依法给予行政处分或者纪律处分。对发生医疗事故的有关医务人员，除依照前款处罚外，卫生行政部门可以责令暂停 6 个月以上 1 年以下执业活动；情节严重的，吊销其执业证书。

第五十六条 医疗机构违反本条例的规定，有下列情形之一的，由卫生行政部门责令改正；情节严重的，对负有责任的主管人员和其他直接责任人员依法给予行政处分或者纪律处分：

（一）未如实告知患者病情、医疗措施和医疗风险的；

（二）没有正当理由，拒绝为患者提供复印或者复制病历资料服务的；

（三）未按照国务院卫生行政部门规定的要求书写和妥善保管病历资料的；

（四）未在规定时间内补记抢救工作病历内容的；

（五）未按照本条例的规定封存、保管和启封病历资料和实物的；

（六）未设置医疗服务质量监控部门或者配备专（兼）职人员的；

（七）未制定有关医疗事故防范和处理预案的；

（八）未在规定时间内向卫生行政部门报告重大医疗过失行为的；

（九）未按照本条例的规定向卫生行政部门报告医疗事故的；

（十）未按照规定进行尸检和保存、处理尸体的。

第五十七条　参加医疗事故技术鉴定工作的人员违反本条例的规定，接受申请鉴定双方或者一方当事人的财物或者其他利益，出具虚假医疗事故技术鉴定书，造成严重后果的，依照刑法关于受贿罪的规定，依法追究刑事责任；尚不够刑事处罚的，由原发证部门吊销其执业证书或者资格证书。

第五十八条　医疗机构或者其他有关机构违反本条例的规定，有下列情形之一的，由卫生行政部门责令改正，给予警告；对负有责任的主管人员和其他直接责任人员依法给予行政处分或者纪律处分；情节严重的，由原发证部门吊销其执业证书或者资格证书：

（一）承担尸检任务的机构没有正当理由，拒绝进行尸检的；

（二）涂改、伪造、隐匿、销毁病历资料的。

第五十九条　以医疗事故为由，寻衅滋事、抢夺病历资料，扰乱医疗机构正常医疗秩序和医疗事故技术鉴定工作，依照刑法关于扰乱社会秩序罪的规定，依法追究刑事责任；尚不够刑事处罚的，依法给予治安管理处罚。

第七章　附则

第六十条　本条例所称医疗机构，是指依照《医疗机构管理条例》的规定取得《医疗机构执业许可证》的机构。县级以上城市从事计划生育技术服务的机构依照《计划生育技术服务管理条例》的规定开展与计划生育有关的临床医疗服务，发生的计划生育技术服务事故，依照本条例的有关规定处理；但是，其中不属于医疗机构的县级以上城市从事计划生育技术服务的机构发生的计划生育技术服务事故，由计划生育行政部门行使依照本条例有关规定由卫生行政部门承担的受理、交由负责医疗事故技术鉴定工作的医学会组织鉴定和赔偿调解的职能；对发生计划生育技术服务事故的该机构及其有关责任人员，依法进行处理。

第六十一条　非法行医，造成患者人身损害，不属于医疗事故，触犯刑律的，依法追究刑事责任；有关赔偿，由受害人直接向人民法院提起诉讼。

第六十二条　军队医疗机构的医疗事故处理办法，由中国人民解放军卫生主管部门会同国务院卫生行政部门依据本条例制定。

第六十三条　本条例自 2002 年 9 月 1 日起施行。1987 年 6 月 29 日国务院发布的《医疗事故处理办法》同时废止。本条例施行前已经处理结案的医疗事故争议，不再重新处理。

银成教育 2018 临床执业及助理医师资格考试辅导全国合作伙伴联系方式

城　市			报 名 地 址 及 咨 询 电 话
银成教育总部			总部地址：湖北省武汉市武昌区徐东大街 120 号汇金中心（群星城）K3-2-2805 服务热线：027-82266012、13971181888　合作热线：13971116888
湖北	荆州		武汉市洪山区省出版城图书批发市场 715 号门面　贺老师 13986075048、18571561018、18607121131
	十堰		
	襄阳		
	荆门		
	宜昌		宜昌市夷陵路 181 号（三峡大学医学院）西区实验楼　李老师 18995896878、18995897181
	恩施		
	咸宁		咸宁市咸安区咸宁大道 1 号香泉公馆 2-3 栋 4 单元 2904　刚老师 13545861515、13655567736
	黄冈		黄冈市黄州区经济开发区明珠大道瑞天新城 1 栋 1104　邹老师 15347170006　潘老师 15098049840
	孝感		孝感市孝南区兵工花园 321 栋 405 室　邹老师 18872264170　潘老师 15098049840
	随州		
湖南	长沙		长沙市麓山南路 525 号左家垅交通银行三楼鸿鹄教育办公室（中南校区）　罗老师 18608480629
	益阳市		
	邵阳市		
	张家界		
	湘西吉首		长沙市枫林三路 889 号涉外经济学院南门一条街鸿鹄教育三楼（涉外校区）　罗老师 18608480629
	株洲		
	湘潭		
	常德		常德市武陵区下南门城南街道金泰利商业大厦（步步高百货楼上）　左老师 18073638882
	怀化		怀化市鹤城区昌顺广场 13 楼 1309 医诚教育办公室　刘老师 18074542620、18273873812
	郴州		郴州市国庆南路 2 号中兴大厦 6 楼金百度教育　张老师 13786571028　李老师 18975700185
	娄底		娄底市娄星区星海名都国际 C 座 309（一中对面）　李老师 18573871767　周老师 15399885828
	衡阳		衡阳市蒸湘区联合新村安置小区三栋二单元 401　王老师 13807470970　阮老师 18692019013
	永州		永州市河东翠竹路东城明珠 A 栋 3 楼 30B　刘老师 18942583766　李老师 18942589266
	岳阳		
江西	南昌	上饶	江西省南昌市北京东路 1463 号（省肿瘤医院旁） 李老师 18979193651　政老师 18979193653
	鹰潭	九江	
	吉安	新余	
	抚州	萍乡	
	景德镇		江西省南昌市北京东路 1463 号（省肿瘤医院旁）李老师 18979193651　政老师 18979193653
	宜春		

银成教育 2018 临床执业及助理医师资格考试辅导全国合作伙伴联系方式

城	市	报 名 地 址 及 咨 询 电 话
江西	赣州	赣州市章江路馨安家园 10 栋 1802（市博物馆旁）　周老师 17707078175　欧阳老师 18970783928
重庆	重庆	重庆市涪陵区兴华中路泽胜中央广场 1-11-8　李老师 13512321489、13512321428
四川	成都	成都市十二桥路 37 号华神科技大厦 A 座 6 楼　周老师 18980720935
	资阳	
	德阳	
	绵阳	
	达州	
	巴中	
	阿坝	
	宜宾	宜宾市翠屏区民主路 58 号春秋商务大厦 14-22　董云江 18608283021
	泸州	
	凉山	凉山州西昌市健康二环路荣昌苑 1 栋 1 单元 502　李老师 18090111698
	雅安	雅安市雨城区上坝路 196 号（雅安电大）1 单元 406　李老师 18090111698
	眉山	眉山市东坡区三苏雕像献血站楼上 3 楼 304（医卫巷入口处）　邹老师 18108010311
	南充	南充市顺庆区涪江路医学街北湖盛景 1 楼（川北医学院旁）　曾老师 13228455077
广东	广州	广州市番禺区小谷围街外环东路 232 号 13 栋 B112　刘老师 17620743900　李老师 17137628229
	佛山	佛山市禅城区江湾路 2 号　明福智富广场 4 座 1328　龙老师 18718108236
广西	南宁	南宁市民族大道 1 号 21 时代广场 0615 室　曾老师 18070922509
	钦州	
	百色	
	玉林	
	贵港	
宁夏	银川	银川市西夏区怀远东路金波小区 34 号协力厚宁阳药店二楼　景老师 18809582657
河南	郑州	郑州市新郑龙湖镇锦艺城　刘老师 13323860512
	平顶山	平顶山市矿工路新华书店对面路北　李老师 13027579906　王老师 13233724358
	安阳	安阳市解放大道与迎宾路交叉口（火车站广场）东南角　安泰公寓 8 楼　叶老师 18303721080
	信阳	信阳市东方红大道新玛特对面苏荷公寓 1 单元 702　何老师 13290996646
	开封	开封市金明区大梁路与西环路交叉口，银地商务 6 楼 629A　李老师 13783632013
	南阳	南阳市七一路市教育局正对面考试书店　胡老师 18203819919
	新乡	新乡市火车站广场北出站口向北汇金城 4 号（凯宾酒店 14 楼）　韩老师 15690793032、15137355475
	许昌	禹州市华夏大道东区实验学校　刘老师 18236806779
	洛阳	洛阳市汝阳县文化路与涧河路交会东北约 100 米涧河家园　葛老师 15729092736

银成教育 2018 临床执业及助理医师资格考试辅导全国合作伙伴联系方式

城 市		报 名 地 址 及 咨 询 电 话
河南	商丘	永城市东城区欧亚路东段苏州花园南区 2301 房间　刘老师 17537043616
	漯河	漯河市火车站北 200 米昌韵快捷酒店(吉楚连锁酒店)　苗老师 13273957859
	濮阳	濮阳市京开大道与胜利路交叉口东北角（飞龙车站对面）旭龙大厦 14 楼　姜老师 15936766561
	鹤壁	安阳市解放大道与迎宾路交叉口（火车站广场）东南角　安泰公寓 8 楼　张老师 13526144895
	焦作	焦作市民主路与建设路交叉口西南角（大铜马）恒桥大厦 5 楼　张老师 18639134239
	驻马店	驻马店市文明路与文化路交叉口骨科医院　陈老师 18903968060
	三门峡	三门峡虢国路与上阳路交叉口市政府家属院 1 号楼 3 单元 5 楼 何老师 13290996646　任老师 13781000941
福建	泉州	泉州市丰泽区田淮街云谷商业楼 1-8 号　郑老师 15960431960
	漳州	漳州市芗城区芝山镇北环城路绿洲富城 7 栋　王老师 15059829351
云南	昆明	昆明市人民西路 350 号中国银行三楼（梁家河车场对面）　刘老师 18508740875
	大理	大理市下关嘉士伯大道 40 号二层（外贸宾馆旁）　段老师 13577297208
	玉溪	玉溪市红塔区菜园街 2 号综合楼二楼（第三人民医院正对面）　李老师 15125283901
	昭通	昭通市昭通市海楼路 134 号(昭通崇医教育五楼)　鲜老师 15287078615　鲜老师 15925528887
	曲靖	曲靖市麒麟区大花桥汇宝中心 16 楼 1604 室　王老师 15187490806　郑老师 13466083438
	文山	
	红河	
	临沧	临沧市临翔区公园路教育小区　张老师 13388835006
	楚雄	
	西双版纳	
	普洱	
	保山	保山市隆阳区升阳路 28 号二楼（职高对面）　刘老师 18288515859
贵州	贵阳	贵阳市南明区宝山路 128 号省医专家楼 1 单元 4 层 5 号　徐老师 18785092025
	毕节	凯里市北京西路 26 号市府花园福满楼 1-503 室　张老师 13765578498　孙老师 13688558687
	都匀	
	凯里	
	遵义	遵义市特殊教育学校斯秀德培训中心（罗庄贵阳路）　谢老师 13638529691
	六盘水	黔西南州兴义市兴义商城 3 栋 16 楼 1 号　徐老师 15308595340
	兴义	
	安顺	安顺市西秀区黄果树大街驼宝山广场住宅 1 单元 704 号　王老师 15186991007
	铜仁	铜仁市碧江区高新技术产业园人才大厦 3 楼　A　刘老师 18273873812
陕西	西安	西安市碑林区含光路 46 号新西部医药大厦 1301 室　王老师 17765031082　张老师 18165370888
	咸阳	咸阳市世纪大道铁投 V 领郡 3 号楼 402 室　李老师 15991902073

银成教育 2018 临床执业及助理医师资格考试辅导全国合作伙伴联系方式

城　市		报 名 地 址 及 咨 询 电 话
新疆	乌鲁木齐	乌鲁木齐市友好南路 339 号郑泰教育大厦七楼　郑老师 13079912181
	巴音郭楞	巴音郭楞蒙古自治库尔勒人民东路水利大厦　贾老师 18690683266
江苏	南京	扬州市江都区大桥镇龙腾花园公寓楼 11 层 1106 室　喻老师　18360294451
	宿迁	
	淮安	淮安市清江浦区淮海东路 142 号新亚国际大厦 1125 室　朱老师 15996298702
安徽	合肥	合肥市宝利丰广场徽州大道 230 号　李老师 18805676261
	安庆	安庆市大观区华贸 1958 C4 栋 612 室　邹老师 13655567736、15897934160
上海	上海	上海市普陀区棕榈路　马老师 17701756279
山西	太原	太原市迎泽区解放南路山西医科大学东门往南 50 米　薛老师 13513601716
	临汾	临汾东关大十字腾亿写字楼 901　陈老师 13223682122
甘肃	兰州	兰州大学对面黄楼写字楼 10 楼 1012 室　贾老师 18919193900
天津	天津	廊坊市安次区光明西道壹佰文创大厦八层　刘老师 13343169859
河北	石家庄	石家庄市龙泉花园 44-1-902　王老师 15100111573
	秦皇岛	秦皇岛市海港区燕山大学燕大宾馆 2101　康老师 13333337290.
	承德	廊坊市安次区光明西道壹佰文创大厦八层　刘老师 13343169859
	张家口	
	廊坊	
	邢台	沧州市禧福荷塘 D 区 2 单元 1202　郭老师 18331918866　李老师 18000683097
	沧州	沧州市禧福荷塘 D 区 2 单元 1202　郭老师 18032729972　李老师 18031711707
	唐山	唐山市金槟酒店三层（建设路西山道西南角）　王老师 13832532372
	保定	保定市涿州市范阳路 592 号惠友钻石广场 A 座 739 室　王老师 13931207367
	邯郸	邯郸市邯山区学院北路与滏河南大街交叉口金威写字楼 2—402　刘老师 15544796180
浙江	杭州	杭州市余杭区欣北钱江国际 6-2402　王老师 18329141199
	宁波	
	衢州	
	丽水	
	温州	
海南省	海口	海口市美兰区人民大道蓝海鑫城（海南大学东门旁）　李老师 18184693961
内蒙古	赤峰	赤峰市红山区万悦广场 B 座 804 室　姜老师 13624868727、18804761258
山东省	临沂	临沂市兰山区通达路 36 号城建时代广场 1318 室　庄老师 15266665687

【说明】上述合作点联系方式仅供当年学员咨询报名时参考，合作机构名单会在银成医考官网实时更新。

考生报名参加辅导前务必再次登录官网 www.yixueks.com 或致电 027-82266012 确认当地合作机构信息。

银成教育 2019 考研西医临床综合能力辅导全国合作教学点联系方式

城 市		报 名 地 址 及 咨 询 电 话
湖北	武汉	总部地址：湖北省武汉市武昌区徐东大街 120 号汇金中心（群星城）K3-2-2805 服务热线：027-82266012、13971181888　合作热线：13971116888
	恩施	湖北民族学院华雅考研考证办公室　　刘老师 13687198059
	十堰	十堰市茅箭区人民南路　30 号（湖北医药学院）图书馆　　孙老师 13733559934
	宜昌	宜昌市胜利三路 33 号三峡大学医学院　　李老师 18995897181
	咸宁	湖北科技学院　贺老师 13886118928　　（诚招校园代理）
四川	成都	成都市新都区成都医学院　　王老师 13281155115
	成都	成都市十二桥路 37 号成都中医药大学华神大厦 B-405　　贾老师 18160030372　028-83573517
	泸州	泸州市江阳区皂角巷铂金公馆三楼　　邢利明 13568139617　杜老师 18228967830
	南充	南充市涪江路医学街鱼米巷北湖盛景 1 楼　　王老师 18990795241
江西	南昌	南昌市八一大道南昌大学医学院内　　杨老师 15083820377
	九江	九江市前进东路 666 号派拉蒙文化商城三楼胜利教育　　许老师 13707929485 0792-8571897
重庆	重庆	重庆市渝中区大坪正街 129 号四环大厦　　李老师 18983488112
浙江	温州	温州市瓯海区茶山温州大学北校区　　温医短号 686862　徐老师 13655773879
	嘉兴	嘉兴市南区嘉杭路 118 号嘉兴学院医学院　（嘉兴学院短号 675055）李老师 15824364055
	绍兴	绍兴市越城区环城西路 548 号 14 幢 301 室　　魏老师 13505755656
江苏	南京	南京市秦淮区中山东路 532 号金蝶科技园 H2 座 102 中试考研　　刘老师 18051005011
	徐州	徐州市泉山区淮海西路 84 号徐州医科大学西校区西门启航教育办公室　　魏老师 13395221771
	扬州	扬州市邗江中路 88 号扬子津青年街二楼　　董老师 13952726681
陕西	西安	西安市小寨华旗国际三楼　　马老师 18165365368
	咸阳	咸阳市秦都区世纪大道陕西中医学院　　李老师 15991902073
贵州	贵阳	贵阳市云岩区北京路 9 号贵州医科大学生食堂旁火麒考研培训中心　　彭老师 15186997120
	遵义	遵义市汇川区贵阳路谢建教育　　陈老师 13765997026
河南	郑州	郑州市金水区东风路 18 号汇宝大厦十二层 1202　　程老师 15225122853　0371-63212510
	新乡	新乡医学院本部第六学生公寓对面 4#家属楼东单元 1 楼 河南科技学院老开水房后启航考研　　郝老师 13140598989、18903738282
	洛阳	洛阳市洛龙区开元大道 263 号河科大开元校区龙祥小区农贸市场 2 楼　　李老师 15236683290
	开封	河南大学金明校区创业中心二楼 D2/D7 河南大学明伦校区西门里 20 米路北启航考研　　雷老师 18739961283
辽宁	沈阳	沈阳市铁西区肇工街南八西路 11-4　　王老师 15204048889
	大连	大连市高新区黄浦路 537 号泰德大厦 1909 室　　杨老师 15841198911
	锦州	锦州市松山区科技路 19 号（渤海大学）　李老师 15841612653
甘肃	兰州	兰州市兰州大学正门对面黄楼写字楼 10 楼 1012 室　　贾老师 18919193900
福建	福州	福州市闽侯县上街镇福州大学生活三区文都教育　　孔老师 13107942581
山西	太原	太原市迎泽区桃园南路康乐街口鸿富商务 11 层文都考研　　李老师 13453105410
	大同	
	长治	太原市迎泽区桃园南路康乐街口鸿富商务 11 层文都考研　　李老师 13453105410
	晋中	

银成教育 2019 考研西医临床综合能力辅导全国合作教学点联系方式

城 市		报 名 地 址 及 咨 询 电 话
山西	汾阳	太原市迎泽区桃园南路康乐街口鸿富商务 11 层文都考研　李老师 13453105410
宁夏	银川	银川市兴庆区胜利南街双怡苑小区 6-204　孙老师18109585706、18309594847
广西	南宁	南宁市大学路鲁班路地铁口华逸大厦 A 座 27 楼　徐老师 13978685467　林老师 18978919729
	百色	广西壮族自治区百色市城乡路右江名族医学院　宋老师 18778675870
湖南	郴州	郴州市国庆南路 2 号中兴大厦 6 楼金百度教育　张老师 13786571028　李老师 18975700185
	衡阳	衡阳市常胜西路 22 号二楼文都考研专用教室　李老师 13789380955
吉林	吉林	吉林市吉林医药学院小北门启航考研办公室　迟老师 13196229950　杨老师 15604329415
内蒙古	呼和浩特	呼和浩特市赛罕区昭乌达路心想是城大厦 6 楼文都学校　王老师 14747345242
	通辽	
	包头	
青海	西宁	西宁市同仁路 46 号万兴大厦一号楼 3 单元 3032 室（810001）　贾老师 18919193900
安徽	合肥	合肥市包河区屯溪路 193 号合工大电子城 2#203　刘老师 17730016669
	芜湖	皖南医学院　刘老师 17730016669
	蚌埠	蚌埠医学院　刘老师 17730016669
	淮南	安徽理工大学　刘老师 17730016669
北京	北京	北京市海淀区西三旗桥东悦秀路北京明园大学研大　魏老师 13466665150
云南	昆明	昆明市五华区建设了协信天地　1 栋 23 楼　徐老师 18669000800
河北	石家庄	石家庄红旗大街与新石南路与交口西行 200 米河北银行六楼　孙老师 4000089095
	秦皇岛	秦皇岛市燕山大学燕大宾馆一楼大厅学程考研　康老师 0335-8079276、13333308850
	衡水	衡水学院东临庆丰街与和平路交口东南角"绿色餐厅楼上"　朱老师 18732829520
	沧州	杨校长 18931869293
	邢台	邢台市桥东区邢台学院南门对面楼上上 301　杨校长 18931869293
	廊坊	廊坊市光明西道壹佰文创大厦 8 层　周老师 18931645166
	保定	保定市河北大学本部北院竟学楼东侧领航考研　陈老师 13722286155
	承德	承德市双桥区承德医学院创博书店　郭老师 13283391711
	张家口	张家口市高新区市府西大街 3 号财富中心 D 座 3-53 室　宫老师 18931309727
	邯郸	邯郸市河北工程大学医学部　杨老师 18931869293
	唐山	唐山金槟酒店三层（建设路西山道西南角）　张老师 13343153693
广东	广州	广州医科大学　江老师 13886117908　（诚招校园代理）
天津	天津	天津医科大学　张老师 13886117728　（诚招校园代理）
新疆	乌鲁木齐	新疆医科大学　贺老师 13886118928　（诚招校园代理）
	石河子	石河子大学医学院　贺老师 13886118928　（诚招校园代理）
江苏	南京	南京医科大学　江老师 13886117908　（诚招校园代理）
	南通	南通大学医学院　贺老师 13886118928　（诚招校园代理）

【说明】上述合作点联系方式仅供当年学员咨询报名时参考，合作机构名单会在银成医考官网实时更新。考生报名参加辅导前务必再次登录官网 www.yixueks.com 或致电 027-82266012 确认当地合作机构信息。